NANZANDO'S
STANDARD
ENGLISH-JAPANESE
MEDICAL DICTIONARY

スタンダード医学英和辞典

監修

元北里学園理事長
元北里大学学長 佐藤登志郎

主編集

北里大学名誉教授 吉村博邦

南山堂

■監修

佐藤登志郎　元北里学園理事長
元北里大学学長

■主編集

吉村博邦　北里大学名誉教授

■編集

稲田真澄　埼玉医科大学名誉教授
阿部　直　東海大学客員教授
齋藤豊和　北里大学名誉教授
髙橋眞理　順天堂大学特任教授
幕内晴朗　聖マリアンナ医科大学名誉教授
村田栄子　埼玉医科大学教授
渡邊昌彦　北里大学北里研究所病院院長

（五十音順）

■協力

鈴木庸子　元東京女子医科大学非常勤講師

監修にあたって

本辞典の初版は2002年，わが国の医学・医療界で最も活用されてきた医学英和大辞典 Kato's Integrated English–Japanese Medical Dictionary を基に，実用に即した標準的な医学用語を選定し，かつ最新の用語を付加して編纂し発刊したものである．英和辞典としての用途にとどまらず，和英辞典としても活用できるよう日本語用語索引を収載するなど，コンパクトな辞典にもかかわらず充実した医学英和辞典が完成したものと自負している．

しかし，科学技術分野の発展の流れはとどまらず，用語の変化変遷はさけることができない．新たに生まれる用語も多く，そして，やがて多くが用いられなくなる．また，それが辞典の宿命でもある．今ここでその流れを一時堰き止め，改訂第２版を発刊することとした．

本辞典は医学，薬学，看護学など医療系学問・技術を修学中の学生の方々を主な読者対象として想定し，対訳語を示すにとどまらず，一部の用語には小解説を付し，読者に資することに留意している．本辞典の初版の編集にあたられた宮原英夫 北里大学元教授の努力もそこにあったと思う．今改訂で主編集の任にあたられた吉村博邦 北里大学名誉教授は医学部長の職にあったので，自身の長年の教育・研究・診療の経験を生かし，加えて学内外の先生方の協力も得て，本辞典の完成をみることができた．改訂に尽力された吉村博邦先生以下，編集の任にあたられた先生方に対し深く感謝の意を表するものである．

本辞典がわが国の医療・福祉系の学生諸君の勉学に役立つことを心から冀うものであり，完成に多大なご協力をいただいた株式会社南山堂 鈴木 肇 社長をはじめ辞典編集部の諸氏，ならびに凸版印刷株式会社の諸氏に敬意と感謝を捧げる．

2008年１月

佐藤登志郎

序

佐藤登志郎先生 監修，宮原英夫先生 編集による本書の初版が上梓されたのは2002年３月のことである．初版の序によると，「医学に関わる人々のための即応力を持った常用医学辞典として，必要な情報を網羅し，しかも不必要な情報を極力削除した手軽な英和辞典を作りたい」と編者らの意図が述べられている．上梓以来，ハンディで使いやすい医学英和辞典として，学生，医師，歯科医師，看護師，リハビリテーション関係者，介護関係者など，医療に関わる幅広い分野の多くの方々にご支持を得て，読者も年々増え続け広くご愛用をいただいているとのことである．

申すまでもなく，辞書は，正確であること，明快であること，調べたい語句が網羅されていること，関連事項が豊富に記載されていることなどに加えて，最新の知識や新たな学説に基づいた新知見の追加や語句の取捨選択など，常に時宜を得た改訂作業のなされることが求められる．

2005年の秋，初版の上梓から４年足らずの時点で改訂版の編集の依頼をいただいた．最近の医学，医療の進歩の１年分は30年前の10年分に相当するともいわれており，当初お引き受けする自信もなく大いに躊躇したが，幸い，佐藤登志郎先生には初版に引き続き監修をお受けいただき，編集協力者としては，初版以来の穐田真澄 氏，村田栄子 氏（解剖学分野）に加えて，新たに，現役の第一線でご活躍中の阿部 直 氏（内科・呼吸器分野），齋藤豊和 氏（内科・神経分野），髙橋眞理 氏（看護分野），幕内晴朗 氏（外科・循環器分野），渡邊昌彦 氏（外科・一般消化器分野）らに，全ての項目を点検した上でそれぞれの専門分野を中心に改訂作業を引き受けていただくこととなり，ここに第２版の出版を迎えることができたことを心から喜んでいる．

第２版の主な改訂点は，① 見出し語を全面的に見直して取捨選択し，努めて新しい用語の追加を行ったこと，② 略語をできるだけ多く収録したこと，③ 小解説を充実させたことなどである．収録語数約50,000語のうち，追加した用語，記述を更新した用語は約20,000項目にのぼるなど，かなり大幅な改訂となっている．さらに，内容面以外でも，より引きやすく読みやすい辞典にするために，見出し語は一般辞書同様の簡易なアルファベット順で配列し，副見出しを設けないシンプルな掲載方法を実現したこと，内容の充実にもかかわらず総頁数は旧版と同程度におさめることなど掲載上の工夫を試みた．また，巻末の索引は初版同様,和英辞典としても役立つものと自負している．

第２版が初版以上に皆様に愛され，学習に仕事に役立つことを望むとともに，次の改訂のために忌憚のないご意見，ご批判をお寄せいただくことを願っている．

最後に，南山堂編集部の直井良一編集長，小枝克寿 氏はじめスタッフの皆様の多大なご尽力に深甚なる謝意を表する．

2008年１月

吉村博邦

初版の序

医学は20世紀後半に飛躍的な発展を遂げ，医学をとり巻く他の分野との連係は，21世紀を迎えてますます密度を増している．医学に関わる人々が取捨する情報は，専門分野のみならず医学一般，分子生物学，遺伝学，物理学，数学，心理学，経済学まで広範囲にわたり，しかも情報の多くは英語圏から発信されている．このことから私たちは，医学に関わる人々のために，即応力を持った常用医学辞典を作りたいと考えた．必要な情報を網羅し，しかも不必要な情報を極力削除した手軽な英和辞典が手元にあれば，学習や仕事の効率を大いに高めるであろう．

このスタンダード医学英和辞典を編集するにあたって私たちは，学生，医師，歯科医師，看護婦（師），リハビリテーション関係者，介護関係者など幅広い層の医療関係者の便利を考えた．さらに，生物学，化学，人文科学の関係者が英文の医学記事を読むときにも役立つように用語を選択した．

医学の急速な発展は間断なく新語と廃語を生み出し，それに伴って術語の概念も次々と再構成されている．他方，長い歴史を持つ恒久的な医学用語も多い．

本書では，大改訂をした南山堂医学英和大辞典第11版の中から約43,000語を精選し，約7,000の新語を加えて，現在の医学状況に対応するよう心がけた．日本語の見出し語に基づく索引は約47,000語あり，これは和英医学辞典の役割も果す．また読者が利用しやすいように，付録として，繁用医学略語集，使用頻度の高い解剖学基本用語集，基本解剖図，医学英語接頭・接尾語集，ノーベル医学・生理学賞受賞者，単位・記号集を付けた．

辞典の編集は多くの協力者の力を借りてはじめて成立する．ここで厚くお礼を申し上げたい．伊藤 啓（北里大学名誉教授），西田琇太郎（東京外国語大学名誉教授），松永優子（聖マリアンナ医科大学病院リハビリテーション部），佐藤美智子（北里大学看護学部），鈴木庸子（東京女子医科大学非常勤講師）の諸先生には編集の労を戴いた．金子勝治（埼玉医科大学教授），稲田真澄（埼玉医科大学教授），村田栄子（埼玉医科大学助教授），藤田恵子（埼玉医科大学講師），阿佐美佳子（埼玉医科大学）の諸先生には，解剖学用語の選択，日本語訳の校閲，配列についての労を戴いた．

医学の発展は新しい辞典をたちまち時代遅れにしてしまう．関係者一同，新しい世紀の幕開けと共に出発するこの辞典が，多くの人々に役立つことを望むと共に，次の改訂のために，みなさまから忌憚のないご批判をいただきたいと願っている．

終わりに煩瑣な要望にも快く応じて下さった凸版印刷株式会社の関係者のみなさまに謝意を表する．

2002年1月

宮原英夫

——初版——

監修　佐藤登志郎
編集　宮原英夫

編集協力

西田琇太郎	金子勝治
伊藤　啓	稲田真澄
松永優子	村田栄子
佐藤美智子	藤田恵子
鈴木庸子	阿佐美佳子

凡　例

1. 本書は医学および関連諸分野で繁用される用語を中心に収録した英和辞典で，巻末に日本語用語索引，付録を付した3部構成になっている．なお，収録語は基本的に英語であるが，それ以外の欧語も含まれる．

2. 英和の部
   1) 見出し語はアルファベット順に配列した（同じ綴りの語が存在する場合は大文字を優先とする）．原則として語中の記号・数字などは無視し，ギリシャ文字は該当する英語表記に従って配列してある．また，人名は姓により配列した（前に von，van，de などが付された姓は，原則としてそれを含めて配列してある）．

【ギリシャ文字】（小文字，（ ）内は大文字）

α （A） alpha	β （B） beta	γ （Γ） gamma	δ （Δ） delta
ε （E） epsilon	ζ （Z） zeta	η （H） eta	θ （Θ） theta
ι （I） iota	κ （K） kappa	λ （Λ） lambda	μ （M） mu
ν （N） nu	ξ （Ξ） xi	o （O） omicron	π （Π） pi
ρ （P） rho	σ （Σ） sigma	τ （T） tau	υ （Υ） upsilon
ϕ （Φ） phi	χ （X） chi	ψ （Ψ） psi	ω （Ω） omega

   2) 見出し語に続く［ ］内には発音記号を記した．複数の発音が存在する場合は併記した．

   3) 見出し語中の括弧：(）はその直前の語に対する置換語，またはスペリング上の省略可能を表す．

   4) 見出し語末尾の（ ）内には略語を記載した．

   5) 日本語用語（訳語）中の括弧：〔 〕は省略可能を意味し，括弧内の文字が省略されても，その単語が通用することを示す．（ ）は置換可能を意味し，直前の語の代わりに括弧内の語を用いても用語が通用することを表す．

6) 日本語用語に続く（ ）内は，解説・補注である．

7) 動植物・微生物の学名，分類上の公式名は，各分野で国際的に用いられる表記に準じ，主に種より上位の分類についてイタリック体で表記した．

8) 動植物名は主としてカタカナを用いたが，一部にはその漢字表記または漢名を併記した．

9) 人名を冠した用語については，「's」を省略して表記した．

10) 各項目末尾の“＝”は同義語，“↔”は対義語，“→”は参照語を表す．

11) 本書に用いられている略号
[L] ラテン語　[G] ドイツ語　[F] フランス語　[I] イタリア語
[Gr] ギリシャ語　[J] 日本語
名 名詞　動 動詞　形 形容詞　単 単数形　複 複数形

3. 日本語用語索引

和英辞典としても利用できるよう，英和の部に収録されている用語の中から主なものを巻末に掲載した．用語は五十音順に配列され，日本語用語―英(欧)語―略語 が記載されている．

4. 付録

付録として以下の内容を掲載した．

1) 基本解剖図集
2) ノーベル医学・生理学賞受賞者
3) 単位・記号集

A

A ①arteria（動脈．㊫Aa，Ae），②allergy（アレルギー），③assessment（アセスメント，評価），④absorbance（吸光度），⑤adenine（アデニン），⑥adrenaline（アドレナリン）．

Å Ångström（オングストローム．長さの単位．1 Å＝10^{-10} m）．

a ①ante（前），②anterior（前の），③anode（陽極），④acid（酸）．

Aβ amyloid beta（β）peptide（アミロイドベータ（β）ペプチド）．

AA ①amino acid（アミノ酸），②alcoholics anonymous（匿名禁酒会），③achievement age（成就年齢），④aplastic anemia（再生不良性貧血），⑤absolute arrhythmia（絶対性不整脈）．

ĀĀ, āā ana（各々を同量）．

AAA abdominal aortic aneurysm（腹部大動脈瘤）．

a-ADO_2 alveolar-arterial oxygen (tension) difference（肺胞気－動脈血酸素分圧較差）．

AAH atypical adenomatous hyperplasia（異型腺腫様過形成）．

AAM anti-aging medicine（抗加齢医学）．

AAS aortic arch syndrome（大動脈弓症候群）．

AAT animal assisted therapy（動物介在療法）．

AAV adeno-associated virus（アデノ関連ウイルス，アデノ随伴ウイルス）．

AB ①asthmatic bronchitis（喘息性気管支炎），②abortion（流産）．

A/B acid-base ratio（酸・塩基比）．

Ab antibody（抗体）．

ABA antibacterial activity（抗菌力）．

abacterial pyuria 無菌膿尿症（滲出性膀胱炎 exudative cystitis ともいわれる），＝amicrobic pyuria，Soederland disease．

A band A 帯（横紋をなす筋原線維の中で，暗くて複屈折性を示す部分）．

abarognosis [eibərougnóusis] 重量覚消失．

abarticulation [əba:tikjuléiʃən] 脱臼．

abasia [əbéiziə] 歩行不能症，失歩〔症〕㊎ abatic，abasic．

abatic [əbǽtik] 歩行不能症の，＝abasic．

abaxial [əbǽksiəl] ①軸外の（非中軸の），②一軸の反対点の，＝abaxile．

Abbott method アボット療法（脊椎弯曲症の治療．包帯で患部を牽引，または反側牽引した後，ギプスで固定させる方法）．

abbreviate [əbri:viéiʃən] 略す，省略する，短縮する．

abbreviated injury scale (AIS) 簡易損傷（障害度）スコア．

abbreviation [əbri:viéiʃən] 略字，略語．

ABC ①airway，breathing，and circulation（気道確保・呼吸・循環，心肺蘇生の ABC 手順），②apnea，bradycardia，cyanosis（無呼吸，遅脈，チアノーゼ），③antigen-binding cell（抗原結合細胞）．

Abd, abd ①abdomen（腹部），②abduction（外転）．

abdomen (Abd, abd) [ǽbdəmən] 腹，腹部（体幹にある 2 つの大きい体腔のうち下方のもので，骨盤上縁から横隔膜に達し，前壁は腹筋と下部肋骨，後壁は脊柱，大腰筋および腰方形筋からなる）㊎ abdominal．

abdomen obstipum 先天性腹直筋短縮症．

abdominal [æbdámənl] 腹の（腹式の，腹壁の，腹腔の，腹部の）．

abdominal angina 腹部アンギナ（食後，上腹部や臍周囲に間欠性の仙痛が生じるもの．動脈硬化などによる腸間膜血管の虚血が原因）．

abdominal aorta (AO) 腹大動脈（下行大動脈で腹腔内にある部分），＝aorta abdominalis [L]．

abdominal aortic aneurysm (AAA) 腹部大動脈瘤．

abdominal bandage 腹帯．

abdominal binder 腹帯．

abdominal brain 腹腔神経叢，＝celiac plexus，solar plexus．

abdominal breathing 腹式呼吸．

abdominal canal 鼠径管，＝inguinal canal．

abdominal cavity 腹腔（腹部内臓をいれる横隔膜より下方の体腔），＝cavum abdominis [L]．

abdominal circumference (AC) 腹囲．

abdominal distension 腹部膨満．

abdominal girth 腹囲．

abdominal hernia 腹壁ヘルニア，腹破，＝ventral hernia．

abdominal incision 腹壁切開．

abdominal ostium 卵管腹腔口（卵管の腹膜腔側の口），＝ostium abdominale tubae uterinae [L]．

abdominal pain 腹痛．

abdominal paracentesis 腹腔穿刺．

abdominal pool 腹腔血液貯留（ショックに伴う現象で，血液濃縮の原因をなす）．

abdominal pregnancy 腹腔妊娠．

abdominal pressure 腹圧（腹壁が内臓

を圧迫して腹腔内圧を亢進させたもので，排便などの場合にみられる)，＝strain, bearing down, prelum abdominale.

abdominal reflex 腹壁反射(腹壁の擦過により同側の腹壁筋の収縮が起こる現象で，片麻痺では病巣側で消失する．後者を Rosenbach phenomenon という)．

A

abdominal respiration 腹式呼吸，横隔膜呼吸，＝abdominal breathing.

abdominal section 腹腔切開術，腹部切開．

abdominal stalk 臍帯，＝belly stalk.

abdomino- [æbdάminou, -nə] (腹の意味を表す接頭語)．

abdominoanterior [æbdαminouæntíəriər] 腹前位の(胎児の腹部が母体の腹壁に向かう胎位)．

abdominocardiac reflex 腹腔心臓反射(腹腔内臓の疾患により腹部交感神経が刺激されて心悸亢進または脈拍の変化を起こすこと)．

abdominocentesis [æbdαminousentí:sis] 腹腔穿刺〔術〕，＝paracentesis abdominis.

abdominocystic [æbdαminousístik] 腹嚢の，＝abdominovesical.

abdominohysterectomy [æbdαminouhistəréktəmi] 腹式子宮摘出〔術〕．

abdominohysterotomy [æbdαminouhistərάtəmi] 腹式子宮切開〔術〕，＝cesarean section.

abdominoperineal [æbdαminouperiní:əl] 腹会陰の．

abdominoposterior [æbdαminoupαstíəriər] 腹後位の(子宮内胎児の腹部が母体の腹壁に対し背部に向かう胎位)．

abdominosacral [æbdαminəséikrəl] 腹仙〔骨〕の．

abdominoscrotal [æbdαminouskróutəl] 腹陰嚢の．

abdominothoracic [æbdαminouθɔ:ræsik] 腹胸の．

abdominothoracic arch 胸腹弓(胸骨下端と左右の肋骨弓よりなる山形のライン，腹部と胸部の境界となる)．

abdominouterotomy [əbdαminouju:tərάtəmi] 腹式子宮切開術，＝abdominohysterotomy.

abdominovaginal [æbdαminouvǽdʒinəl] 腹腟の．

abduce [æbdjú:s] 外転する，外旋する，＝abduct.

abducens [æbdjú:səns] 外転〔の〕，外旋〔の〕(神経または筋肉)，＝abducent.

abducens labiorum 犬歯筋(口角挙筋)，＝abducens oris, musculus caninus, levator anguli oris.

abducens oculi 外側直筋(眼筋の一つで，眼球を耳側に動かす(外転))，＝musculus rectus lateralis.

abducens paralysis 外転神経麻痺．

abducent [æbdjú:sənt] 外転の．

abducent nerve 外転神経(第6脳神経，眼筋の一つである外側直筋を支配)，＝nervus abducens [L].

abduct [æbdʌ́kt] 外転する．

abduction (Abd, abd) [æbdʌ́kʃiou] ①外転(正中線から遠ざかる方向への運動または位置)，②外転運動 動 abduct.

abduction in flexion 開排(股関節と膝関節を直角に屈曲した状態で，下肢全体を外方に開く運動をいう)，＝frog-leg position.

abductor [æbdʌ́ktər] 外転筋，＝musculus abductor [L].

abductor digiti minimi 小指外転筋(小指球筋の一つ)，＝musculus abductor digiti minimi [L].

abductor hallucis 母指外転筋(足の)，＝musculus abductor hallucis [L].

abductor pollicis brevis 短母指外転筋(母指球筋の一つ)，＝musculus abductor pollicis brevis [L].

abductor pollicis longus 長母指外転筋(前腕の筋の一つ)，＝musculus abductor pollicis longus [L].

ABE acute bacterial endocarditis (急性細菌性心内膜炎)．

aberrant [əbérənt] ①迷走性の(迷走管，導管，脈管など)，②変行性の(心室内興奮伝導についていう)，③異常の(同種族の動植物についていう)．

aberrant conduction 変行伝導(上室性早期収縮の心室内伝導が正常に伝わらないこと．心電図上先行するRが短いときに生じ，早期収縮のQRS群の波形が異常化する)，＝aberrant ventricular conduction.

aberrant goiter 副甲状腺腫(過剰甲状腺腫)，＝accessory goiter.

aberrant renal arteries 複数腎動脈．

aberrant thyroid 迷入甲状腺(異所に迷入した甲状腺)．

aberratio [æbəréiʃiou] ①迷入，②収差(光の)，③異常．

aberration [æbəréiʃən] ①迷入，迷錯(発育，精神，位置の)，②光行差，収差(水晶体を通る光線が，不均等の偏位を起こして生ずる結像の異常)，③変型 形 aberrant.

abetalipoproteinemia [əbeitəlipouprouti:ní:miə] ベータ(β)-リポタンパク欠損血症．

ABF antibleeding factor (抗出血因子)．

ABG arterial blood gas (動脈血ガス)．

AB gap airbone gap (気導骨導〔聴力〕差，気骨導差)．

ability [əbíliti] 能力，体力，手腕．

abiotrophy [æbiάtrəfi] 無活力(細胞，組織，器官の衰え，退行)．

abirritant [æbíritənt] ①刺激除去の，②鎮静薬．

abirritation [æbiritéiʃən] 刺激除去(一部分に反射性または他種の興奮の減弱または消失) 形 abirritative.
ablactation [æblæktéiʃən] 離乳，乳ばなれ，= weaning 動 ablactate.
ablate [æbléit] 剥離する，切除する，焼灼する.
ablatio [æbléiʃiou] [L] 剥離，摘除，切除.
ablatio corporis ciliaris 毛様体剥離.
ablatio corporis vitrei 硝子体剥離.
ablation [æbléiʃən] ①剥離，焼灼(切断，切除などの手術操作)，②アブレーション(薬物抵抗性不整脈に対し，カテーテルを用いて不整脈回路を焼灼するものである．カテーテルアブレーション catheter ablation)，心筋焼灼術 動 ablate.
ablation of placenta 胎盤〔早期〕剥離，= premature separation of placenta.
ablatio placentae 胎盤剥離，= abruptio placentae.
ablatio retinae 網膜剥離.
ablatio retinae falciformis congenita 先天網膜ヒダ状剥離.
ablepharia [eiblefǽria, eib–] 無瞼〔症〕，無眼瞼〔症〕(先天性眼瞼の完全または部分的欠如)，= ablepharon 形 ablepharous.
ablepharon [eibléfərən] 無瞼〔症〕，無眼瞼〔症〕，= ablepharia.
ablephary [eibléfəri] 無瞼〔症〕，無眼瞼〔症〕，= ablepharia.
ablepsia [æblépsiə] 失明，盲目，= ablepsy, blindness.
abluent [ǽbluːənt] ①洗浄剤，= abluentia，②洗浄の.
ABMT autologous bone marrow transplantation (自家骨髄移植).
Abn, abn abnormal (異常).
abnerval [æbnə́ːvəl] 神経を避けて(特に神経線維の侵入する点から離れた方向に筋肉線維を通過する電流にいう).
abneural [æbnjúːrəl] ①神経を離れた(特に中枢から遠ざかることをいう)，②神経軸を外れた.
abnormal (Abn, abn) [æbnɔ́ːməl] 異常な.
abnormality [æbnɔːmǽliti] 異常〔性〕.
abnormal occlusion 不正咬合，= malocclusion.
abnormal Q wave 異常Q波(心筋梗塞などの診断に用いられる所見で，Q波の幅が0.04秒以上，深さがR波の1/4以上ある場合をいう).
abnormal retinal correspondence (ARC) 網膜対応異常(両眼網膜の対応点の視方向にずれがあるもの)，= binocular false projection, retinal incongruity.
ABO antigen ABO型抗原(ABO式血液型のA，B，O，ABのそれぞれの型を決める赤血球膜表面上の抗原をいう).
ABO blood groups (ABO) ABO〔式〕血液型(Landsteiner (1901)によって発見された血液型で，A，B，O，ABの4型に分類される．それぞれの型を決める抗原が赤血球膜表面にある).
abocclusion [æbəklúːʒən] 不正咬合(上下顎の歯列が相互に咬み合わないこと)，= malocclusion.
abolition [æbəlíʃən] 脱落，廃止.
aborad [ǽbɔːræd] 口から遠ざかった(口から反対の方向に).
aboral [æbɔ́ːrəl] 口腔外の，非経口的な.
aboral pole 反口極.
abort [əbɔ́ːt] ①流産する，②成長を止める，③病気の進行を止める.
aborticide [əbɔ́ːtisaid] ①子宮内胎児死亡，②流産薬(子宮内で胎児を殺して流産を促す薬品).
abortient [əbɔ́ːʃənt] 堕胎薬，= abortifacient, aborticide.
abortifacient [əbɔːtiféiʃənt] ①堕胎，②堕胎薬，= abortient, aborticide.
abortion (AB, ab) [əbɔ́ːʃən] ①流産(妊娠22週未満の妊娠中絶)，②頓挫(疾病などの症候が未然に停止されること) 形 abortive.
abortive [əbɔ́ːtiv] ①頓挫性の，②堕胎薬.
abortive form 頓挫型.
abortive infection 不顕性感染.
abortive SIDS abortive sudden infant death syndrome (未然型乳幼児突然死症候群).
abortive sudden infant death syndrome (abortive SIDS) 未然型乳幼児突然死症候群，= apparent life threatening event.
abortive transduction 不発〔形質〕導入，不全〔形質〕導入.
abortus [əbɔ́ːtəs] [L] ①流産，= abortion，②堕胎児.
abouchement [abuːʃmɑ́n] [F] 注入，混流(静脈がより大きな静脈に合流すること).
above [əbʌ́v] 上の，上部の，上方の.
above-elbow amputation (AE amputation, AEA) 上腕切断術.
above-knee amputation (AK amputation, AKA) 大腿切断術.
ABP ①arterial blood pressure (動脈圧)，②ambulatory blood pressure (自由行動下血圧).
ABPA allergic bronchopulmonary aspergillosis (アレルギー性気管支肺アスペルギルス症).
ABPC ampicillin (アンピシリン).
ABPM ambulatory blood pressure monitoring (携帯式血圧測定監視法，24時間血圧モニタリング，自由行動下血圧モニタリング).
ABR ①absolute bedrest (絶対就床安静)，②auditory brainstem response (聴性脳幹

反応).

abrachia [əbréikiə] 無腕症, ＝abrachiatism.

abrachiatism [əbréikiətizəm] 無腕〔症〕(上肢が完全に欠損する奇形), ＝abrachia.

A

abrachiocephalia [əbreikiousifǽliə] 無腕無頭〔症〕.

abrachiocephalus [əbreikiəséfələs] 無腕無頭体.

abrachius [əbréikiəs] 無腕体.

Abrams heart reflex エーブラムズ心臓反射(前胸部の皮膚が刺激されるときに生ずる心筋収縮).

abrasio [əbréiʒiou] ①擦傷(すりきず), ②掻は(爬), ＝curettage, ③咬耗症(歯牙の), ④剥離.

abrasio corneae 角膜〔上皮〕擦傷, ＝erosio corneae.

abrasio cutis 皮膚剥離.

abrasio dentium 歯牙脱落, 歯牙消耗症, 歯磨耗症.

abrasio mucosae uteri 子宮内膜掻は(爬)〔術〕, ＝intrauterine curettage.

abrasion [əbréiʒən] ①掻は(爬), 剥離, ②研摩, 摩耗(歯牙などの).

abrasive [əbréisiv] ①磨耗の, 研磨の, ②擦傷性の, ③擦傷薬〔剤〕, 研磨剤.

abreaction [æbriǽkʃən] 解除(解放)反応(不快な経験を言語または行動で繰り返し表現することによって無意識的に抑圧された記憶や感情が意識化されて心の緊張が解放されることで, Freud の用語), ＝psychocatharsis, catharsis 形 abreactive.

abrosia [əbróuziə] 断食, 絶食.

abruptio [əbrʌ́pʃiou] [L] 剥離.

ABS acute brain syndrome (急性脳症候群).

Abs absorption (吸収).

abs. absolute (絶対の).

abscess [ǽbses] 膿瘍(組織の壊死により膿が腔内に蓄積したもの).

abscissa [æbsísə] 横線, 横座標.

abscission [æbsíʃən] 切除, 切断.

absconsio [æbskάnsiou] 窩, 孔, 洞.

abscopal [æbskóupəl] (放射線照射部位などから離れていることを意味する).

abscopal effect アブスコパル効果(組織に放射線を照射した後, 直接照射されていない組織にも二次的効果の及ぶ現象).

absence [ǽbsəns] ①欠如, 欠乏, 欠損, ②欠神(てんかん発作), ＝absence seizure.

absent [ǽbsent] 欠如(欠乏)している, 存在しない.

absente febre (abs feb) [L] 熱はない.

abs feb absente febre (熱はない).

Absidia [æbsídiə] アブシジア属(接合菌門に属する真菌で, *Absidia corymbifera* などが含まれる).

absolute (abs.) [ǽbsəlu:t] 絶対の.

absolute accommodation 絶対調節(各眼の別々の調節).

absolute alcohol 無水アルコール(含水量1%以下), ＝alcohol absolutum.

absolute arrhythmia (AA) 絶対性不整脈.

absolute bedrest (ABR) 絶対就床安静.

absolute dullness 純濁音界, 絶対濁音界, ＝flatness.

absolute hearing 絶対音感(一音を聴いてその音の高さ(振動数)が認知できる能力).

absolute leukocytosis 絶対的白血球増加〔症〕(白血球の総数が正常値以上に増加すること).

absolute lymphocytosis 絶対的リンパ球増加〔症〕.

absolute refractory period (ARP) 絶対不応期(興奮後の期間で次の刺激がその強さにかかわらず, 興奮性膜にいかなる反応も起こらない).

absolute risk reduction (ARR) 絶対リスク減少率.

absolute scotoma 絶対暗点(光をまったく感じない暗点).

absolute temperature 絶対温度(絶対零点 −273°Cを基礎とした温度単位で単位記号はK).

absolute threshold 絶対閾値(感覚を生じうる最小の刺激量).

absolute zero 絶対零点(最低の可能温度, −273.2°C または −459.8°F).

absorb [əbsɔ́:b] 吸収する, 取り込む.

absorbable [æbsɔ́:bəbl] 吸収性の, 吸収されやすい.

absorbable cotton 被吸収性脱脂綿, 被吸収性ガーゼ(absorbable gauze は外科用ガーゼまたは脱脂綿を二酸化窒素で酸化してつくる), ＝oxidized cellulose.

absorbable gelatin sponge 被吸収性ゲラチン(海綿ゲラチンを泡沫状にして乾燥したガーゼ様物質).

absorbable suture 吸収性縫合糸.

absorbance [æbsɔ́:bəns] 吸光度.

absorbate [ǽbsɔ:beit] 吸収物.

absorbefacient [æbsɔ:biféiʃənt] 吸収〔促進〕薬.

absorbency [æbsɔ́:bənsi] ①吸収能, ②吸光度, ＝absorbance, optical density, extinction.

absorbent [æbsɔ́:bənt] 吸収性の, 吸収剤, ＝absorbentia.

absorbent cotton 脱脂綿, ＝gossypium absorbens.

absorbent gauze ガーゼ(吸収性ガーゼ).

absorptiometry [æbsɔ:pʃiάmitri] 吸〔収〕光度〔定量〕法.

absorption (Abs) [æbsɔ́:pʃən] 吸収 形 absorptive 動 absorb.
absorption band 吸収帯，＝absorption line.
absorption coefficient 吸収係数（① 放射線の均等照射において放射線の直線変化率と一定点における強度との商．② Bunsen coefficient．温度0°C，気圧760 mmHgにおいて液体の単位量が吸収する気体量を表す数）．
absorption line 吸収線，＝absorption band.
absorptive [æbsɔ́:ptiv] 吸収性の，吸収力のある．
absorptive power 吸収能，吸収力，吸収率．
absorptivity [æbsɔ:ptíviti] 吸収，吸収率，吸光率，吸光度，吸光係数．
abstergent [æbstə́:ʤənt] 清浄薬，＝abstergentia.
abstinence [ǽbstinəns] 禁断（薬物，嗜好品，食欲，性欲などの）形 abstinent.
abstinence phenomenon 禁断現象（薬物の離脱現象）．
abstinence symptom 禁断症状．
abstract [æbstrǽkt] 抽出する，要約〔する〕抄録．
abstraction [æbstrǽkʃən] ① 抽象作用（極度の精神集中），② 抽出（特に生薬の揮発性主成分を抽出すること），＝extraction.
AB substances AB物質（ABO血液群（型）抗原の特異抗原性物質で決定基はA抗原では*N*-acetylgalactosamine，B抗原ではD-galactoseである）．
abterminal [æbtə́:minəl] 末端から中心に向かう（筋細胞や神経細胞内の電流が末端から中心に向かって流れること）．
ABU asymptomatic bacteriuria（無症候性細菌尿）．
abulia [əbjú:liə] 無為，無意志〔症〕，無気力，意欲減退，意志欠如（意志決断実行力の欠如した状態），＝aboulia 形 abulic, aboulic.
abulic [əbjú:lik] 無為の．
abundance [əbʌ́ndəns] ① 数度，② 豊富，多量，裕福 形 abundant.
abundance ratio 存在比（原子力用語）．
abuse [əbjú:s] ① 濫用〔する〕，乱用〔する〕，誤用〔する〕，② 虐待〔する〕，酷使〔する〕．
abused child 被虐待児，＝battered child.
abusive [əbjú:siv] ①（肉体的に）虐待する，虐待的な，② 悪用された，乱（濫）用された．
abutment [əbʌ́tmənt] 支台，維持歯，アバットメント，＝abuttal, pier.
abutment crown 支台継続歯冠．
abutment tooth 支台歯（橋脚歯），鉤歯．
ABVD adriamycin, bleomycin, vinblastine, dacarbazine（悪性腫瘍の治療における多剤投与法の一つ）．
abzyme [ǽbzaim] アブザイム（酵素活性をもった抗体），＝catalytic antibody.
AC ① adrenal cortex（副腎皮質），② anterior chamber（前房），③ anticoagulant（抗凝固剤），④ alcoholic cirrhosis（アルコール性〔肝〕硬変），⑤ anesthesia circuit（麻酔回路），⑥ air conditioning（換気調節）．
Ac actinium（アクチニウムの元素記号）．
ac, a.c. ante cibum(cibos)（食前）．
a-c atrio-carotid（心房－頸動脈の）．
AC/A accommodative convergence-accommodation ratio（調節性輻輳対調節比）．
ACAG acute closed angle glaucoma（急性閉塞隅角緑内障）．
acalcerosis [eikælsiróusis] 無カルシウム症（組織内のカルシウム欠乏）．
acalcicosis [eikælsikóusis] 無石灰症．
acalculia [eikælkjú:liə] 計算不能症，失算〔症〕（数学的計算をする能力の欠けていること）．
acantha [əkǽnθə] ① 脊柱，② 脊椎の棘突起．
Acanthamoeba [əkænθəmí:bə] アカントアメーバ属（原生動物，根足虫綱，アメーバ目，アメーバ科の一属．淡水中で自由生活をするアメーバで，ある種はヒトに寄生する）．
***Acanthamoeba* keratitis** アカントアメーバ性角膜炎（アカントアメーバの角膜への寄生により生じる）．
acanthesthesia [əkænθesθí:ziə] アカンセスシージア（とがったもので刺されるような異常感覚，チクチク感），＝acanthaesthesia.
acanthion [əkǽnθiən] 鼻棘点．
acanth(o)- [əkænθ(ou), -θ(ə)]（棘との関係を表す接頭語）．
acanthocephaliasis [əkænθousefəláiəsis] 鉤頭虫症．
acanthocephalous [əkænθəséfələs] 鉤頭虫の．
acanthoid [əkǽnθɔid] 棘状の，＝spinous.
acanthokeratodermia [əkænθoukerətoudə́:miə] 角質増殖症（手足の表皮の有棘細胞性角化症）．
acantholysis [ækænθálisis] 棘融解．
acanthoma [ækənθóumə] 棘細胞腫．
acanthopelvis [əkænθəpélvis] 棘状骨盤，＝acanthopelyx, pelvis spinosa.
acanthorrhexis [əkænθəréksis] 有棘細胞崩壊．
acanthosis [ækənθóusis] 表皮肥厚，棘細胞増殖 形 acanthotic.
acanthosis nigricans 黒色表皮腫，＝keratosis nigricans.
acanthotic [ækənθátik] 表皮肥厚性の，

A

有棘層増殖性の．

acanth(r)ocyte [əkǽnθ(r)əsait] 有棘赤血球(赤血球の細胞質に多数の棘状突起を生じたもの)，＝crenated cell.

acanth(r)ocytosis [əkænθ(r)əsaitóusis] 有棘赤血球増加〔症〕．

acapnia [əkǽpniə] 炭酸欠乏症 形 acapnial.

acaptosis [əkæptóusis] 嚥下不能〔症〕，＝aglutition.

acardia [əká:diə] 無心症(先天性心臓欠損の奇形) 形 acardiac.

Acari [ǽkərai, –ri] ダニ目（節足動物，蛛形綱中最大の目で約５万種を含む．いわゆるダニ類の総称で，人畜を吸血し皮膚炎を起こすものも多い．ウイルスや原虫まで種々の病原生物を媒介し，アレルゲンとしても重要である），＝mites and ticks.

acariasis [ækəráiəsis] ダニ症(ダニ類により生じる疾患．ヒゼンダニ(疥癬虫)，ニキビダニの寄生やダニに刺されたことによる皮膚病変，ダニの体内侵入による消化器・呼吸器・泌尿器などの炎症やアレルギーなどがある)，＝acaridiasis.

acaricide [əkǽrisaid] ダニ駆除薬．

acarid [ǽkərid] ①ダニの，②ダニ(ダニ目に属する節足動物) 形 acaridan, acarian, acaridian.

Acaridae [əkǽridi:] コナダニ科(節足動物，無気門目の１科で，人体を刺咬して激しい瘙痒を起こす)，＝store product mite.

acaro– [ækərou, –rə] (ダニまたは痒みの意味を表す接頭語)．

acarodermatitis [ækəroudə:mətáitis] ダニ〔性〕皮膚炎．

Acarus [ǽkərəs] アシブトコナダニ属(節足動物，蛛形綱，ダニ目，コナダニ科の一属)．

acaryote [əkǽriout] ①無核の，②無核細胞．

acatalasemia [eikætələsí:miə] 無カタラーゼ血症．

acatalasia [eikætəléiziə] 無カタラーゼ症(先天性疾患．カタラーゼの欠損により，口腔内の炎症をきたす)．

ACB antibody–coated bacterium (抗体被覆菌)．

A–C bypass aortocoronary artery bypass (大動脈・冠動脈バイパス〔術〕)．

ACC ①alveolar cell carcinoma (肺胞細胞癌)，②ambulatory care center (救急管理センター)．

accelerant [ækséləraent] ①促進剤，②促進素(触媒素)．

accelerated idioventricular rhythm (AIVR) 促進〔型〕固有心室調律．

acceleration [ækseləréiʃən] ①促進，②加速現象，③一過性頻脈．

acceleration disease 加速度病(動揺病)，＝motion sickness.

accelerator [ækséləreitər] 促進因子，促進剤，加速器．

accelerator fiber 心拍促進線維，＝accelerating fiber.

accelerator globulin 促進グロブリン(血液凝固 第Ｖ因子)，＝factor V, proaccelerin, labile factor.

accelerator nerve 促進神経(刺激により心拍を促進する交感神経)．

accentuator [ækséntʃueitər] 染色強化剤(組織染色作用を強化する物質)．

acceptable daily intake (ADI) １日摂取許容量．

acceptance [ækséptəns] 受け入れること，受容，容認，受諾．

acceptor [ækséptər] 受容体，摂受体．

accessional [ækséʃənəl] 追加の．

accessional tooth 永久臼歯，＝permanent molar.

accessorius [æksesɔ́:riəs] 副器官，補助器官(副神経 nervus accessorius など)．

accessory [æksésəri] 補助的な，副の，付属の，付属物．

accessory adrenal 副副腎(副腎に密接したり，あるいは離れたところにある副腎様の小体)，＝Marchand adrenals.

accessory auricle 副耳，軟骨母斑．

accessory cell (A cell) アクセサリー細胞(リンパ球に抗原提示を行い，免疫応答を促す細胞．樹状細胞，ランゲルハンス細胞など)．

accessory gland 副腺．

accessory growth substance 必須代謝物質，＝essential metabolite.

accessory hemiazygos vein 副半奇静脈(左側で上方の肋間静脈を集め，奇静脈あるいは半奇静脈に流入する)，＝vena hemiazygos accessoria [L].

accessory mamma 副乳房，＝mammilla accessorius.

accessory muscle 副筋．

accessory nerve 副神経(第11脳神経，僧帽筋と胸鎖乳突筋を支配)，＝nervus accessorius [L].

accessory nucleus 副核．

accessory oculomotor nucleus 動眼神経副核，＝nucleus accessorius [L].

accessory pancreas 副膵，＝pancreas accessorius, pancreas aberrans.

accessory pancreatic duct 副膵管(膵臓の導管，主膵管と吻合しながら膵頭部からの膵液を小十二指腸乳頭に運ぶ管)，＝ductus pancreaticus accessorius [L].

accessory renal artery 過剰腎動脈．

accessory signal molecule 補助シグナル分子(共刺激分子)，＝costimulatory molecule.

accessory spleen 副脾．

accessory symptom 副症状, ＝assident symptom.
accessory tentacle 副触子.
accessory thyroid 異所性甲状腺, 副甲状腺(舌の基底部にある甲状腺様組織で, 上皮小体(副甲状腺) parathyroid ではない).
accident [ǽksidənt] ①事故, 災害, 故障, ②副症状発作, 偶発症状 形 accidental.
accidental cancer 偶発癌.
accidental criminal 偶発犯罪者(過失によって法を侵害した場合で, 犯意の認められないもの).
accident neurosis 災害神経症.
acclimate [əkláimət, ǽklimeit] 馴化する.
acclimatization [əklaimətaizéiʃən] ①気候順応, ②馴化, ＝acclimation, acclimatation 動 acclimate, acclimatize.
accolé [ækouléi] アコレー(マラリア原虫 *Plasmodium falciparum* が細胞表面に菲薄な原形質のように接着する幼若期).
accommodation [əkɑmədéiʃən] ①調節(眼水晶体曲面の変化に基づくことで, 外部からの光線を網膜上に結像させる機能), ②適応, 順応 形 accommodative.
accommodation muscle 調節筋(眼の毛様体筋のこと).
accommodation phosphene 調節眼閃(調節直後に暗所で見える閃光).
accommodation reflex 調節反射(遠近の物体に対する眼の調節).
accommodative asthenopia 調節(機能)性眼精疲労(毛様筋の疲労によるもの).
accommodative convergence-accommodation ratio (AC/A) 調節性輻輳対調節比.
accommodometer [əkɑmədɑ́mitər] 調節計, 近点〔測定〕計.
accompany [əkʌ́mpəni] 随伴する, 同時に起こる.
accouchement [aku:ʃmɑ́n] 分娩, 出産.
accoucheur's hand 産科医の手(テタニー, または筋ジストロフィ患者が示す手の形状. 内診を行うときの形に似ている).
ACCR amylase creatinine clearance ratio (アミラーゼ・クレアチニンクリアランス比).
accrementition [ækrimentíʃən] 成長, 増殖 形 accremetitial.
accretio cordis 心癒着(癒着性心嚢炎の一つの型).
accretion [əkrí:ʃən] ①癒着, ②追加(生長) 形 accretive.
accretionary growth 付着成長(生物以外のものが合着すること).
accretion line 成長線(歯の)(歯牙エナメルの成長が顕微鏡で線状にみえること), ＝Retzius line.
ACCS anterior chamber cleavage syndrome (前房分化症候群).
accumbent [əkʌ́mbənt] ①側座する(植物がほかの物体に寄りかかること), ②対立の.
accumulate [əkjú:mjuleit] 増大する, 集積(蓄積)する.
accumulation [əkju:mjuléiʃən] 蓄積, 集積, 貯留.
accumulation disease 蓄積病(代謝産物の細胞・組織内蓄積により発症する疾患をいう), ＝thesaurismosis.
ACD allergic contact dermatitis (アレルギー性接触性皮膚炎).
acebutolol [æsebú:toulɔ:l] アセブトロール(交感神経 β_1 受容体遮断薬).
ACEI angiotensin converting enzyme inhibitor (アンギオテンシン変換酵素阻害薬).
A cell accessory cell (アクセサリー細胞).
acentric [əséntrik] ①非中枢性の(神経中枢に由来しないもの), ②無動原体の(動原体 centromere がない染色体片) 名 acentronia.
acephalia [eisifǽliə] 無頭症, ＝acephaly, acephalism 形 acephalous.
acephalus [eiséfələs] 無頭体.
aceratosis [eiserətóusis] 無角質症, ＝akeratosis.
acervulus cerebri 脳砂.
acetabula [æsitǽbjulə] → acetabulum.
acetabular labrum 関節唇(股関節の寛骨臼辺縁を縁どる線維軟骨性の構造), ＝labrum acetabulare [L].
acetabular lip 〔寛骨臼〕関節唇.
acetabular roof 〔寛骨〕臼蓋.
acetabulectomy [æsitæbjuléktəmi] 寛骨臼(髀臼)切除術.
acetabuloplasty [æsitǽbjuləplæsti] 寛骨臼(髀臼)形成術.
acetabulum [æsetǽbjuləm] 寛骨臼(寛骨にある大腿骨の大腿骨頭と関節する臼のようにくぼんだ部位), ＝acetabulum [L] 複 acetabula.
acetal [ǽsitəl] アセタール(アルコール類とアルデヒドの化合物).
acetal value アセタール値(水酸化脂肪酸の定量法に応用され, 無水酢酸を加えて加熱すると, 水酸基の水素はアセチル基により置換される).
acetaminophen [æsitəmínəfen] アセトアミノフェン(解熱・鎮痛薬).
acetate [ǽsiteit] 酢酸塩, アセテート, ＝acetas.
acetazolamide [æsitəzóuləmaid] アセタゾラミド(利尿薬として, 緑内障治療などに用いられる).
acet(o)- [æsit(ou), -t(ə)] (酢酸または

acetyl 基との関係を表す接頭語).

acetoacetic acid アセト酢酸(β-ケトン酸で，アセト酢酸エチルのけん化により得られる不安定物質)，＝diacetic acid, beta(β)-ketohydroxybutyric acid.

acetoacetyl coenzyme A(acetoacetyl-CoA) アセトアセチル CoA (脂肪酸酸化過程の中間物質として2分子のアセチル CoA が縮合して生成する).

A

acetohexamide [æsetouhéksəmaid] アセトヘキサミド(経口糖尿病治療薬).

acetone [ǽsitoun] アセトン（比重 0.792 (20°C)，沸点 56.5°C，融点 −94.3°C．最も単純で普通のケトンで，血液や尿中に微量含まれ，糖代謝異常において増加する)，＝acetonum, dimethyl-ketone.

acetone body アセトン体(ケトン体ともいわれ，アセト酢酸，β-ヒドロキシ酪酸，アセトンの総称．糖尿病による組織内ブドウ糖の低下，飢餓による糖質供給不十分などの状態では，肝のケトン体産生が増加．ケトン体の血中増加は TCA 回路に必要な糖質の不足による)，＝ketone body.

acetonemia [æsitouní:miə] アセトン血〔症〕，＝acetonaemia 形 acetonemic.

acetonuria [æsitounjú:riə] アセトン尿〔症〕 形 acetonuric.

acetyl [ǽsitil, əsí:til] アセチル基(CH_3CO–．水酸基 –OH と結合して酢酸 CH_3COOH を作り，このカルボキシル酸基の水素が金属に置換されると酢酸塩 acetate となる).

acetyl-activating enzyme アセチル活性化酵素.

acetylase [əsétileis] アセチラーゼ，＝acetyltransferase.

acetylation [əsetiléiʃən] アセチル化(有機化合物の水酸基 OH，アミノ基 NH_2 などの水素原子をアセチル基 CH_3CO で置換すること)，＝acetylization.

acetylcholine (Ach, ACh) [æsitilkálin] アセチルコリン(コリンアセチルトランスフェラーゼにより生体内で合成され，神経インパルスにより遊離される化学伝達物質．運動神経筋接合部，自律神経部などの後膜に作用していろいろな効果をあらわす).

acetylcholine receptor アセチルコリン受容体，＝cholinergic receptor.

acetylcholinesterase (AChE) [æsitilkoulinéstereis] アセチルコリンエステラーゼ(神経伝達物質であり，コリン作動性神経終末より遊離したアセチルコリンを速やかにコリンと酢酸に加水分解して失活させる作用を有する)，＝cholinesterase.

acetyl coenzyme A (acetyl-CoA) アセチル CoA (物質代謝において触媒のような作用をもつ物質を補酵素 coenzyme という．その一つである coenzyme A (CoA)と酢酸が縮合したもので，クエン酸回路などに重要な役割を果たす).

acetyl coenzyme A acetyltransferase アセチル CoA アセチルトランスフェラーゼ(2分子のアセチル CoA が縮合してアセトアセチル CoA を合成する反応を触媒する酵素．アセトアセチル CoA チオラーゼ)，＝acetoacetylcoenzyme A thiolase.

acetylcysteine [æsitilsísti:n] アセチルシステイン(吸入用去痰薬．アセトアミノフェン中毒の治療にも用いられる).

***N*-acetylglucosamine (GlcNAc)** *N*-アセチルグルコサミン.

acetylization flask アセチルフラスコ(日本薬局方ではメントールの定量に用いる).

acetylsalicylic acid (ASA) アセチルサリチル酸(解熱鎮痛薬)，＝aspirin, acetosal, acetosalin, salacetin.

acetyltransferase [æsitiltrǽnsfəreis] アセチルトランスフェラーゼ，アセチル基転移酵素(アセチル基を転移する酵素).

ACG ① angiocardiography (心血管造影〔法〕)，② apex cardiogram (心尖拍動図).

ACH adrenocortical hormone (副腎皮質ホルモン).

Ach, ACh acetylcholine (アセチルコリン).

achalasia [ækəléiziə] アカラシア，弛緩不能〔症〕，噴門痙攣.

achalasia of the cardia 噴門アカラシア，＝cardiac achalasia, cardiospasm.

Achard-Thiers syndrome アシャール・チール症候群(閉経後，糖尿病を伴った男性化を示す).

AChE acetylcholinesterase (アセチルコリンエステラーゼ).

ache [éik] 痛み 形 achy.

acheilia [əkáiliə] 無唇〔症〕，＝achilia 形 acheilous.

acheiria [əkáiriə] 無手症，欠手症(片側または両側の手の先天的欠如).

acheiropodia [əkairəpóudiə] 無手足症.

achievement [ətʃí:vmənt] 達成，成功，成績.

achievement age (AA) 成就年齢.

achievement quotient (AQ) アチーブメント指数，＝accomplishment quotient.

achievement test アチーブメントテスト(修得した能力度の検査).

Achilles bursa アキレス腱の滑液包(アキレス腱と踵骨の間にある滑液包)，＝bursa tendinis calcanei.

Achilles tendon アキレス腱(下腿三頭筋の停止腱で踵骨につく，踵骨腱ともいう)，＝tendo calcaneus [L], calcaneal tendon.

Achilles tendon reflex アキレス腱反射(下腿三頭筋の伸張反射. アキレス腱部を叩打すると正常では足関接は底屈する. 末梢神経疾患では消失し, 責任病巣($L_{51}S_1$)よりさらに中枢の障害では亢進する. 下腿三頭筋反射), ＝triceps surae reflex.

achillo- [əkílou, -lə] (アキレス腱との関係を表す接頭語).

achillobursitis [əkiloubə:sáitis] アキレス腱滑液包炎, ＝retrocalcaneobursitis, Schwediauer disease.

achillodynia [əkiloudíniə] アキレス腱痛〔症〕.

achillorrhaphy [əkilɔ́:rəfi] アキレス腱縫合〔術〕.

achillotenotomy [əkilouti:nɑ́təmi] アキレス腱切り術, ＝achillotomy.

ACH index ACH指数(A : arm girth 上腕囲, C : chest depth 胸の厚さ, H : hip width 腰の幅に基づく小児の栄養指数).

achirus [əkáirəs] 無手体, ＝acheirus.

achlorhydria [eiklɔ:háidriə] 無塩酸症, 塩酸欠如症(胃液中の遊離塩酸が欠如する状態で, 無酸症とも呼ばれる).

achlys [ǽklis] 角膜帆.

acholia [əkóuliə] 無胆汁〔症〕, 胆汁欠乏〔症〕 形 acholic, acholous.

acholic stool 灰色便(胆管閉鎖症においてみられる).

acholuria [ækəl(j)ú:riə] 無胆汁色素尿〔症〕 形 acholuric.

acholuric jaundice 無胆汁尿性黄疸.

achondrogenesis [əkɑndroudʒénisis] 軟骨無形成症.

achondroplasia [əkɑndroupléiziə] 胎性軟骨異栄養, 軟骨発育不全〔症〕, 軟骨無形成〔症〕, ＝achondroplasia foetalis, fetal rickets 形 achondroplastic.

achondroplasty [əkɑndrəplǽsti] 軟骨発育不全症, ＝achondroplasia.

achor [éikər] ①頭部膿痂疹, ②ひげ(鬚)白癬, ＝barber's itch, ③極度の酸味.

Achordata [əkɔ:déitə] 無脊髄動物類 形 achordal.

achoresis [əkɔ:rí:sis] 縮小〔症〕(胃, 膀胱など空洞性器官容積の永久縮小).

achrestic [əkréstik] 不応性(特に治療に対する).

achromaffine [ækróuməfi:n] 非クローム親和性の, ＝non-chromaffin.

achromaffine paraganglioma 非クローム親和性傍神経節腫.

achromasia [ækrouméiziə] 無色素性, 不染色性 形 achromatic.

achromatin [ækróumətin] 不染色質 形 achromatinic.

achromatism [ækróumətizəm] ①色消し, ②無色 形 achromatic, achromatous.

achromatocyte [ækrəmǽtəsait] 無色〔赤血〕球(ヘモグロビンを失った赤血球で, 幽霊細胞), ＝Ponfick shadow, ghost (phantom) corpuscle, Bizzozero blood platelet, Hayem corpuscle, achromocyte.

achromatopsia [ækroumətɑ́psiə] 1色覚, ＝monochromatism, monochromatopsia, total color blindness.

achromatosis [ækroumətóusis] 皮膚色素欠乏〔症〕, 無色症, ＝albinism.

achromatous [ækróumətəs] 無色の.

achromaturia [ækroumətjú:riə] 無色尿〔症〕.

achromia [ækróumiə] 色素欠乏〔症〕 形 achromic.

achromia unguium 白爪症.

achromoderma [ækroumədə́:mə] 白斑, 白皮斑, 白でん(癜)風, 皮膚色素欠乏症, ＝achromodermia, leukoderma.

achromogenic [ækroumədʒénik] 色素非産生〔性〕.

achromophil [ækróuməfil] 難染色性.

achromotrichia [ækroumətríkiə] 毛髪色素欠乏性, ＝canities.

achylia [əkáiliə] ①分泌欠乏症(消化酵素の), ②乳び(糜)欠乏症, ＝achylosis 形 achylous.

achylosis [əkailóusis] 消化酵素分泌欠乏症, ＝achylia.

achymia [əkáimiə] 乳び(糜)欠乏, び(糜)汁生成不全〔症〕, ＝achymosis 形 achymous.

ACI ①acute coronary infarction (急性冠血管梗塞), ②acute coronary insufficiency (急性冠不全).

acid (A, a) [ǽsid] 酸(陽子をほかの物質に賦与し得るイオン性または分子性物質. 水溶液では水素イオンを発生する化合物), 酸性の, 酸味のある〔もの〕, 酸剤.

acid-ash diet 酸性食(肉, 魚, 卵などを主とし, 少量の野菜, 果実を含むが, チーズ, ミルクは含まないもの. これら食物を燃焼させ残った灰の水溶液が酸性を示す).

acid-base balance 酸塩基平衡(生体における緩衝系を構成する酸と塩基の関係で, 血漿中の酸と塩基が平衡状態にあること. 体液の水素イオン濃度は緩衝系の働きでpH 7.36〜7.44に調節維持され容易にそのpHは変動しない), ＝acid base equilibrium.

acid-base ratio (A/B) 酸・塩基比.

acid-base regulation 酸塩基調節.

acid cell 胃酸細胞(壁細胞のこと).

acidemia [æsidí:miə] 酸血症(血液pHが7.35以下の状態).

acid-fast 抗酸性の, 耐酸性の, ＝acid-proof.

acid-fast bacillus (AFB) 抗酸菌.

A

A

acid-fast bacterium 抗酸〔性〕菌.

acid-fastness 抗酸性.

acid-fast stain 抗酸性染色.

acid group 酸性団(有機化合物に導入されて酸性化合物をつくる原子団).

acid heat 硫酸吸収熱.

acidimetry [æsidímitri] 酸滴定法(中和を利用して酸の量をアルカリの標準液で滴定する方法), = acidometry.

acid indigestion 胃酸過多, = hyperchlorhydria.

acid-intoxication 酸中毒, = acidism.

acidity [əsíditi] ① 酸性度(溶液の酸性の強さを pH で表したもの), ② 酸度(塩基の).

acid number 酸価(食用油を非食用油から鑑別するために用いられる), = acid value.

acidocyte [əsídəsait, ǽsid-] 好酸球(好エオジン性白血球).

acidophil(e) [əsídəfil] 好酸性の, = acidophilic, acidophilous.

acidophilic [æsidəfílik] 好酸性〔の〕, = acidophil(e).

acidophilic adenoma 好酸性細胞腺腫, = eosinophil adenoma.

acidophilic bacterium 好酸性菌.

acidophilic body 好酸〔小〕体(肝細胞がエオジン好性に濃染し, 球形に収縮, 核が濃縮, 時に消失した状態. 急性ウイルス性肝炎の急性期にみられる変性所見. カウンシルマン小体), = Councilman body.

acidophil leukocyte 好酸球, = eosinophil leukocyte.

acidophilus milk 乳酸菌牛乳.

acid resistance 耐酸性, 抗酸性, = acid-fastness, acidoresistance.

acidosis [æsidóusis] アシドーシス(体液 pH が低下に向かう病的過程) 形 acidotic.

acidotic [æsidátik] アシドーシスの.

acid oxide 酸性酸化物.

acid phosphatase (ACP) 酸性ホスファターゼ(硫化鉛の黒色沈殿を起こす. 最適 pH 7.0 以下).

acid rain 酸性雨(pH5.6 以下の雨. SO_x や NO_x が雨水中に溶けて酸性となる. 森林の枯死などを引き起こす), = acid precipitation.

acidulous [əsídjuləs] 弱酸性の, 酸味ある.

aciduria [æsidjú:riə] 酸性尿症(酸性尿を排泄すること) 形 aciduric.

acid value 酸価(脂肪酸中の遊離酸で, 脂肪類に含まれた遊離酸価で, 1 g 中の遊離酸を中和するのに必要な水酸化カリウムのミリグラム数).

acies [ǽsii:z] 縁.

acinar [ǽsinər] 腺房の.

acinar cell 腺房細胞(外分泌腺の終末部の腺細胞), = acinous cell.

Acinetobacter [æsinetəbǽktər, -ni:t-] アシネトバクター属(グラム陰性桿菌で, *A. baumannii* などを含む. 日和見感染症の原因となる).

acini [ǽsinai] → acinus.

acinic [əsínik] 腺房の, 細葉の, = acinar.

aciniform [əsínifɔ:m] 腺房状の, 小胞状の, 粒状果の, = acinous.

acinitis [æsináitis] 小胞炎, 細葉炎.

acinose [ǽsinous] ① 腺房の, ② 細葉の, = acinous.

acinotubular [æsinətjú:bjulər] 房状管状の.

acinotubular gland 房状管状腺.

acinous gland 房状腺.

acinus [ǽsinəs] ① 腺房(外分泌腺の終末部で腺細胞が集まりブドウの房のようになっている部分), ② 細葉(肺の), ③ 小胞 複 acini 形 acinous.

aclasis [əkléisis] 病的組織結合(軟骨栄養異常における骨の病的状態), = aclasia 形 aclastic.

ACLS advanced cardiac life support (高次心臓救命処置, 二次心臓救命処置).

aclusion [əklú:ʒən] ① 不全咬合(特に臼歯犬歯の不完全咬合), ② 開咬, = open bite.

acmastic [əkmǽstik] 極期の(疾病の悪化症状 epacmastic および軽快症状 paracmastic の両相が交代する時期).

acme [ǽkmi:] 頂点, 極期(病勢の).

acmesthesia [ækməsθí:ziə] 鋭利感覚(皮膚を針で刺される感覚).

acne [ǽkni:] 痤瘡(主として顔および躯幹上部, 特に胸, 背の毛孔性組織の慢性炎症疾患で, 若年期に現れる. にきび).

acne fulminans 電撃性痤瘡(思春期に起こる発熱や関節痛など全身症状を伴う痤瘡).

acnegenic [æknidʒénik] 痤瘡形成〔性〕の.

acne(i)form [ǽknifɔ:m] 痤瘡状の.

acne keloid 痤瘡ケロイド(蟹足腫性毛包炎), = follicuitis keloidalis.

acnemia [ækní:miə] 無下腿〔症〕, 腓腹筋萎縮〔症〕, = aknemia.

acne rosacea 酒皶性痤瘡, 赤鼻(あかはな).

acne vulgaris 尋常性痤瘡, = acne simplex.

acnitis [æknáitis] 痤瘡疹(病巣が真皮の深層または皮下組織を占居するとされるもので, 壊疽性丘疹性結核疹とも呼ばれる), = tuberculosis papulonecrotica, acne agminata.

ACO acute coronary occlusion (急性冠血管閉塞).

acoelomate [əsí:ləmeit] 無体腔の, 無体腔動物.

acolasia [ækouléiziə] 放縦，淫欲，＝lust 形 acolastic.
acolite [ǽkəlait] アコライト(歯科鋳造に用いる材料).
acolous [ǽkələs] 無肢の.
acomia [əkóumiə] 脱毛，禿頭，＝baldness, alopecia 形 acomous.
aconative [əkánətiv] 無意志の，無努力の.
acongruent [eikáŋgruənt] 不適合の.
aconite [ǽkənait] トリカブト(キンポウゲ科植物．またはその根を指す).
aconitin(e) [əkóunitin, əkáni–] アコニチン(キンポウゲ［毛茛］科植物トリカブト *Aconitum napellus* の猛毒性アルカロイド)，＝acetylbenzoylaconine.
acorea [əkóuri:ə] 無瞳孔〔症〕.
acormus [əkɔ́:məs] 無胴体.
Acosta disease アコスタ病(高山病)，＝altitude sickness, mountain sickness, hypobaropathy.
acou(o)– [əku:(ə)] (聴覚の意味を表す接頭語).
–acousia [əku:siə] (聴覚の意味を表す接尾語).
acoustic [əkú:stik] 聴音の，音響の.
acoustic area 聴神経野(前庭神経野のこと)，＝vestibular area, 聴面.
acoustic labyrinth 蝸牛(カタツムリに形状が似ているのでこの名がある．側頭骨錐体の聴覚性骨迷路)，＝cochlea.
acoustic muscle reflex (AMR) 聴骨筋反射.
acoustic nerve 内耳神経(第8脳神経，聴覚と平衡覚に関係)，聴神経，＝nervus vestibulocochlearis.
acoustic neurile(m)moma 内耳神経鞘腫，聴神経鞘腫.
acousticopalpebral reflex 聴覚眼瞼反射，＝cochleopalpebral reflex.
acoustics [əkú:stiks] 音響学 形 acoustic, acoustical.
acoustic shadow 音響陰影(心エコー図において，人工弁のような超音波を反射する物体があると，その背後の像が不明瞭になる現象).
acoustic tubercle 聴結節(蝸牛神経核，前庭神経核による第四脳室底の隆起)，＝tuberculum acousticum, trigone of auditory nerve.
acoustic vesicle 耳胞.
ACPC 1-aminocyclohexylpenicillin (シクラシリン ciclacillin).
acquired [əkwáiərd] 後天性の，獲得性の.
acquired blue yellow color vision defect 後天青黄色覚異常.
acquired character 獲得形質，後天性形質.
acquired color vision defect 後天色覚異常.
acquired cystic disease of kidney (ACDK) 後天性腎嚢胞.
acquired immunity 獲得免疫(生後，細菌・ウイルスなどの感染によって誘導され獲得する感染抵抗性．自然免疫 natural immunity に対する語).
acquired immunodeficiency disease (AID) 後天性免疫不全症.
acquired immunodeficiency syndrome (AIDS) 後天性免疫不全症候群(エイズ．ヒト免疫不全ウイルスによる免疫不全から，ニューモシスチス肺炎などの日和見感染症，カポジ肉腫などを併発する).
acquired monochromatism 後天1色覚.
acquired red green color vision defect 後天赤緑色覚異常.
acquired reflex 獲得反射(条件反射)，＝conditioned reflex.
acquired tolerance 獲得寛容.
acral [ǽkrəl] 〔四肢〕先端の.
acrania [əkréiniə] 無頭蓋〔症〕 形 acranial.
–acratia [əkréiʃiə] (失禁，失調などを意味する接尾語).
Acrel ganglion アクレルガングリオン(手首の伸筋腱部の結節腫).
acremoniosis [ækrəmounióusis] アクレモニウム症(*Acremonium* 属真菌による皮膚病).
Acremonium [ækrəmóuniəm] アクレモニウム属(皮膚真菌症の原因となる).
acribometer [ækribámitər] 微粒子計，微細物測定計.
acrivastine [ækrivǽsti(:)n] アクリバスチン(経口抗ヒスタミン薬).
acr(o)– [ækr(ou), –r(ə)] (四肢先端の意味を表す接頭語).
acroagnosis [ækrouægnóusis] 四肢認知障害，＝acragnosis.
acroanesthesia [ækrouænisθí:ziə] 肢端感覚消失.
acroarthritis [ækrouɑ:θráitis] 四肢関節炎.
acroataxia [ækrouətǽksiə] 先端運動失調〔症〕.
acroblast [ǽkroublæst] 精子先体形成体(精子細胞でゴルジ装置から先体を形成する部分).
acrobrachy [ækroubrǽki] 先端短縮〔症〕.
acrobrachycephaly [ækroubrækiséfəli] 尖短頭〔症〕(冠状縫合が癒合して頭蓋の前後径が異常に短縮された状態).
acrocentric [ækrouséntrik] 末端動原体〔型〕の.
acrocephalia [ækrousifǽliə] 塔状頭〔蓋〕(異常に高い頭蓋で，頭蓋長高指数77以上のもの)，＝acrocephaly, oxycephaly, pyrgocephaly, hypsicephaly 形 acrocephalic, acrocephalous.

A

A

acrocephalic [ækrousifǽlik] 尖頭〔症〕の.

acrocephalopolysyndactyly [ækrousefəloupɑlisindǽktili] 尖頭多指癒合〔症〕(Apert syndrome などにみられる尖頭と複数の指趾の癒合との合併奇形), ＝ acrocephalosyndactylia, acrocephalosyndactylism, Apert syndrome.

acrochordon [ækroukɔ́:dən] 糸状線維腫, 有茎性軟腫, ＝ molluscum fibrosum.

acrocinesia [ækrousiní:siə] 行為奔放, 運動過多, 多動, ＝ acrocinesis 形 acrocinetic.

acrocyanosis [ækrousaiənóusis] 先(肢)端チアノーゼ〔症〕.

acrodermatitis [ækroudə:mətáitis] 先(肢)端皮膚炎.

acrodermatitis atrophicans chronica 慢性萎縮性先(肢)端皮膚炎.

acrodermatitis continua suppurativa 化膿性稽留性先(肢)端皮膚炎, ＝ dermatitis repens, Hallopeau acrodermatitis.

acrodermatitis enteropathica 腸性先(肢)端皮膚炎, ＝ syndrome of Dambolt and Cless.

acrodermatitis perstans 固定性先(肢)端皮膚炎.

acrodermatosis [ækroudə:mətóusis] 先(肢)端皮膚症.

acrodont [ǽkrədɑnt] 頂生歯, 端生歯〔型, 性〕(歯が顎骨の縁辺に生えることで, 両生類および爬虫類にみられる).

acrodynia [ækrədíniə] 先端疼痛〔症〕(Feer 病, 紅斑性浮腫), ＝ aorodyny, epidemic erythema, pedionalgia epidemica, vegetative neurosis.

acrodynic erythema 先端疼痛性紅斑(水銀の摂取により発症する指先の発赤, 灼熱感, 腫脹), ＝ acromelalgia, acrodynia.

acrodysplasia [ækroudispléisiə] 先端形成不全.

acroerythema [ækroueriθí:mə] 先端紅斑症.

acroesthesia [ækrouesθí:ziə] 肢端感覚過敏, ＝ acroaesthesia.

acrognosis [ækrəgnóusis] 四肢一般感覚, ＝ acragnosis.

acrohyperhidrosis [ækrouhaipə:hidróusis, -haid-] 肢端多汗〔症〕.

acrokeratosis [ækroukerətóusis] 先(肢)端角化症.

acromegalic gigantism 巨端性巨人症, 末端肥大性巨人症.

acromegaly [ækrəmégəli] 先(肢)端巨大症, 巨端症(脳下垂体前葉の好酸性細胞増殖による機能亢進に基づく), ＝ Marie syndrome 形 acromegalic.

acromelalgia [ækroumelǽlʤiə] 肢端疼痛〔症〕, ＝ erythromelalgia.

acromere [ǽkrəmiər] 外節(視細胞の) 形 acromeric.

acromial [əkróumiəl] 肩峰の.

acromial angle 肩峰角(肩峰の外側端の皮下に触れる点で生体計測の指標となる).

acromial process 肩峰.

acromial reflex 肩峰反射(肩峰を叩打すると前腕は屈曲し, 手は軽度に内反する).

acromicria [ækrəmíkriə] 小先端症, 四肢矮小症.

acromicria congenita 先天性小先端症, ＝ Down syndrome, mongolism.

acromioclavicular [əkroumiouklәvíkjulər] 肩峰鎖骨の.

acromioclavicular joint 肩鎖関節, ＝ articulatio acromioclavicularis [L].

acromiocoracoid [əkroumioukɔ́:rəkɔid] 肩峰烏口突起の.

acromiohumeral [əkroumiouhjú:mərəl] 肩峰上腕骨の.

acromion [əkróumiən] 肩峰(肩先, 肩甲骨の背面にある突起(肩甲棘)の先端), ＝ acromion [L].

acromioscapular [əkroumiouskǽpjulər] 肩峰肩甲骨の.

acromiothoracic [əkroumiouθɔ:rǽsik] 肩峰胸〔動脈〕の.

acromphalus [ækrʌ́mfələs] ①臍中心窩(臍帯付着部), ②出臍《でべそ》, ③臍切端.

acromyotonia [ækroumaioutóuniə] 四肢強直症, 四肢拘縮, ＝ acromyotonus.

acronyx [əkrɑ́niks] 陥入爪, ＝ ingrown nail, unguis aduncus.

acroparesthesia [ækroupæresθí:ziə] 先(肢)端異常感覚, 先端錯感覚, 先端知覚異常(四肢末梢に自覚的な異常感覚を特徴とするもので, 特に女性に多くみられる), ＝ acrodysesthesia.

acrophobia [ækroufóubiə] 高所恐怖〔症〕.

acropustulosis [ækroupʌstjulóusis] 肢端膿疱症.

acroscleroderma [ækrouskliədə́:mə] 肢端強皮症.

acrosclerosis [ækrouskliəróusis] 肢端硬化症.

acrosome [ǽkrəsoum] 先体(精子頭部前端にある小体), ＝ perforatorium.

acrotic [əkrɑ́tik] ①無脈拍の, ＝ pulseless, ②皮〔膚〕腺の.

acrotism [ǽkrətizəm] 無脈拍(脈なし病) 形 acrotic.

ACS acute coronary syndrome (急性冠症候群).

ACT ①activated coagulation time (活性(賦活)化凝固凝血時間), ②asthma control test (喘息コントロールテスト).

ACTH adrenocorticotropic hormone (副腎

皮質刺激ホルモン).

actin [ǽktin] アクチン(筋肉の細いフィラメントを構成するタンパク質. 多くの真核細胞の細胞骨格の重要な構成成分).

actinal [æktáinəl, ǽkti–] 口の.

actinal side 口側.

acting out 行動化(精神分析の概念の一つで, 心的葛藤の回避や快感の満足のために治療場面の内外で言動によって自己表現を行う現象).

actinic [æktínik] 光化学作用の.

actinic cheilitis 光線性口唇炎.

actinic conjunctivitis 照射性結膜炎(光線照射によるもの).

actinic elastosis 光線性弾性線維症.

actinic ray 活性線(化学的変化を及ぼす光線).

actinium (Ac) [æktíniəm] アクチニウム(天然放射性元素で, 半減期は20年, 原子番号89, 原子量227.0278で, ウラン鉱の残渣ピッチブレンドの中から発見された).

actin(o)– [æktin(ou), –n(ə)] (光線または照射体の意味を表す接頭詞).

Actinobacillus [æktinoubəsíləs] アクチノバシラス属(通性嫌気性のグラム陰性桿菌で, 日和見感染症の原因となる. *A. actinomycetemcomitans* は歯周病, 感染性心内膜炎から検出される. *A. lignieresi* は家畜の wooden tongue (木舌)の起炎菌で, この菌によりまれにヒトの創傷感染がある).

actinochemistry [æktinəkémistri] 放射線化学.

actinodermatitis [æktinoudə:mətáitis] 放射線皮膚炎, = dermatitis actinica.

actinogelin [æktináʤəlin] アクチノゲリン(筋肉外の細胞に広く分布するFアクチン結合タンパク質).

Actinomadura [æktinoumədjú:rə] アクチノマズラ属(好気性のグラム陽性細菌. 放線菌腫の原因となる *A. madurae*, *A. pelletieri* などが含まれる).

actinomycelial [æktinoumaisí:liəl] ①放線菌の, ②放線菌糸の.

Actinomyces [æktinoumáisi:z] アクチノマイセス属, 放線菌属(嫌気性のグラム陽性細菌. 放線菌症の原因となる. *A. israelii*, *A. naeslundii*, *A. odontolyticus*, *A. viscosus*, *A. bovis* などを含む).

Actinomycetaceae [æktinoumaisi:téisii:] 放線菌科(放線菌目 *Actinomycetales* の一科で, 菌糸体は発育初期には中隔をもたないが, 後期には短節に分裂して桿状または球状を呈する).

actinomycetic [æktinoumaisí:tik] 放線菌の.

actinomycetic thread 放線菌糸.

actinomycin [æktinoumáisin] アクチノマイシン(抗菌薬の一種).

actinomycoma [æktinoumaikóumə] 放線菌腫(放線菌感染により生じる腫瘤).

actinomycosis [æktinoumaikóusis] 放線菌症(主にアクチノマイセス属細菌による感染症で, 顔頸部, 胸腹部に化膿性の病巣を形成する), = lumpy jaw, clyers, wooden tongue.

actinomycosis cutis 皮膚放線菌症.

actinomycotic mycetoma 放線菌腫.

actinotherapy [æktinouθérəpi] 放射線療法.

action [ǽkʃən] 作用, 活動, 行為, 行動.

action current 活動電流(筋または神経が活動するときに起こる電流).

action potential 活動電位(神経または筋肉の興奮に際してその表面に起こる電位差で, 短時間のスパイク電位とそれに続く後電位からなる).

activate [ǽkriveit] 活性化する, 賦活する.

activated charcoal 活性炭, = carbo medicinalis.

activated coagulation time (ACT) 活性(賦活)化凝固凝血時間.

activated partial thromboplastin time (aPTT) 活性化部分トロンボプラスチン時間(部分トロンボプラスチン時間の測定値安定化のために, カオリン, セライト, エラジン酸などを加えて測定するもの).

activated protein C resistance 活性化プロテインCレジスタンス(家族性の血栓傾向を示す3家系の検査で, 血漿に活性 protein (APC)を添加しても APTT が十分に延長せず, また protein S 活性は正常に存在することから, APC レジスタンス(APC 不応症)と呼んだ).

activated sleep 賦活睡眠(レム睡眠).

activated sludge 活性汚泥(廃水の有機物を酸化分解する好気性の細菌を中心とする微生物の凝集塊).

activated T lymphocyte 活性化Tリンパ球.

activation [æktivéiʃən] 活性化, 賦活 動 activate 形 activated.

activation analysis ①活性化分析, ②放射化分析.

activation energy 賦活エネルギー.

activator [ǽktiveitər] 賦活体, 活性体, 活性剤.

activator action 賦活作用.

activator reaction 賦活反応.

active [ǽktiv] 活発な, 活動性の, 活性がある.

active anaphylaxis 能動アナフィラキシー(抗原を投与することによって生じたアナフィラキシー. 受身アナフィラキシーと区別する).

active center 活性中心.

active charcoal 活〔性〕炭.

active euthanasia 積極的安楽死,

A

＝positive euthanasia.
active hepatitis 活動性肝炎.
active hydrogen 活性水素.
active immunity 能動免疫，自動免疫（抗原刺激により誘導された抗体やリンパ系細胞による免疫）.
active listening 積極的傾聴.

A

active material 活性物質.
active nitrogen 活性窒素.
active oxygen 活性酸素（生体内で異物除去や組織障害に関与し，スーパーオキシド（$O_2^{\cdot -}$），過酸化水素（H_2O_2），ヒドロキシラジカル（$HO^{\cdot}$），一重項酸素（$^1O_2$）の総称）.
active principle 有効成分.
active range of motion (AROM) 能動的運動範囲.
active repressor 活性リプレッサー（オペレータとその構造遺伝子の作用を制御するオペレータ遺伝子と直接結合し，酵素合成を制御するリプレッサー）.
active systemic anaphylaxis (ASA) 能動全身性アナフィラキシー.
active transport 能動輸送（濃度勾配，電位勾配（電気化学ポテンシャル）に逆らって行われる膜における物質輸送のこと）.
activities of daily living (ADL) 日常生活動作（日常生活の上で必要な基本的身体動作（食事・排泄など）．スコアリングし，介護計画やQOLの指標として用いられる）.
activities parallel to daily living (APDL) 生活関連動作（家事動作など，ADL（日常生活動作）よりも広い生活圏の動作）.
activity [æktíviti] ①活動〔性〕，行動，②活性，③放射能，＝radioactivity.
activity coefficient 活動度係数，活量係数（物質の熱力学的反応をいうので，理論的または理想的反応に対立する事実上の反応についていう）.
activity intolerance 活動不耐（日常の活動を行うだけの意欲，体力が不足した状態）.
actomyosin [æktoumáiəsin] アクトミオシン（筋線維細胞の基本的収縮物質で，アクチンとミオシンからなるタンパク質複合体でアデノシン三リン酸（ATP）で活性化される．筋肉の基本的な収縮単位），＝myosin-alpha（α）.
actual [ǽktjuəl] ①活躍性の（化学），②事実上の，活動の.
actual cautery 真性焼灼具.
ACU ambulatory care unit（救急患者収容治療室）.
acuity [əkjú:iti] 尖鋭度，明瞭度，鋭敏度.
aculeate [əkjú:liət] ①棘のある，②刺棘のある.
acuminate [akjú:mənət] 尖圭の，先のとがった形の.
acupuncture [ǽkjupʌŋktʃər] 刺鍼術，はり（鍼），＝pyonex.
acusticus [əkú:stikəs] 聴神経（内耳神経（第Ⅷ脳神経）のこと），＝nervus acusticus.
acute [əkjú:t] ①急性の，②鋭形の.
acute abdomen 急性腹症.
acute alcohol poisoning 急性アルコール中毒（一般には多量飲酒によるエチルアルコール中毒を指す．血中濃度200mg/dL程度で泥酔となり，それ以上で昏迷・昏睡，500mg/dL以上では死亡する可能性がある），＝acute alcoholism.
acute anterior poliomyelitis ＝acute poliomyelitis.
acute appendicitis 急性虫垂炎（虫垂の急性炎症で，頻度の高い急性腹症．盲腸炎），＝typhlitis.
acute aseptic meningitis 急性無菌性髄膜炎，→aseptic meningitis.
acute atrophic paralysis 急性萎縮性麻痺（小児の急性脊髄前角炎）.
acute bacterial endocarditis (ABE) 急性細菌性心内膜炎.
acute brain syndrome (ABS) 急性脳症候群.
acute cardiovascular disease (ACVD) 急性心血管疾患.
acute closed angle glaucoma (ACAG) 急性閉塞隅角緑内障.
acute contagious conjunctivitis 急性伝染性結膜炎（Koch-Weeks菌による流行性結膜炎），＝pink-eye.
acute coronary infarction (ACI) 急性冠血管梗塞.
acute coronary insufficiency (ACI) 急性冠不全.
acute coronary occlusion (ACO) 急性冠血管閉塞.
acute coronary syndrome (ACS) 急性冠症候群（冠動脈硬化巣の破綻を引き金に血管攣縮，冠血栓が関与して起こる不安定狭心症，急性心筋梗塞，心臓性突然死を含めた総称）.
acute disseminated encephalitis 急性播種性脳炎，＝postinfection encephalitis.
acute epidural hematoma (AEDH) 急性硬膜外血腫.
acute febrile respiratory disease 急性熱性呼吸器疾患.
acute fulminating meningococcemia 急性電撃性髄膜炎菌菌血症，＝Waterhouse-Friderichsen syndrome.
acute gastric mucosal lesion (AGML) 急性胃粘膜病変.
acute gastroenteritis 急性胃腸炎.
acute glomerulonephritic syndrome 急性糸球体腎炎症候群.
acute glomerulonephritis (AGN)

急性糸球体腎炎(先行する腎疾患がなく，上気道などの感染症後に10〜20日の潜伏期間を経て，急性に血尿，タンパク尿，浮腫，腎機能低下などを発現する病態をいう).

acute heart disease (AHD) 急性心疾患.

acute heart failure (AHF) 急性心不全.

acute hemorrhagic conjunctivitis (AHC) 急性出血性結膜炎(エンテロウイルス70型による疾患で，結膜下出血をきたす)，＝Aporo disease.

acute hemorrhagic rectal ulcer (AHRU) 急性出血性直腸潰瘍.

acute hepatitis (AH) 急性肝炎(肝炎ウイルスや薬物などによる，急性に経過する肝臓のびまん性の炎症性疾患).

acute inflammation 急性炎症.

acute intermittent porphyria (AIP) 急性間欠性ポルフィリン症.

acute left ventricular failure (ALVF) 急性左心〔室〕不全.

acute leukemia (AL) 急性白血病(骨髄で白血病細胞(芽球)が顕著に増殖し分化成熟した顆粒球がほとんどみられない病型．骨髄性とリンパ性とに大別される).

acute liver failure (ALF) 急性肝不全.

acute low back pain 急性腰痛症(腰椎捻挫，いわゆるぎっくり腰)，＝lumbar spine sprain.

acute lung injury (ALI) 急性肺損傷.

acute lymphoblastic leukemia (ALL) 急性リンパ性白血病，＝acute lymphocytic leukemia.

acute miliary tuberculosis 急性粟粒結核症(結核菌血症による急性全身性結核症で，器官および組織に多数の粟粒結核を生じ，発熱，脾腫，貧血などをきたす)，＝disseminated tuberculosis.

acute monocytic leukemia (AMoL) 急性単球性白血病.

acute myelogenous leukemia (AML) 急性骨髄性白血病，＝acute myeloblastic leukemia.

acute myocardial infarction (AMI) 急性心筋梗塞.

acute narrow angle glaucoma (ANAG) 急性狭隅角緑内障.

acute necrotizing encephalopathy 急性壊死性脳症(視床，側脳室周囲の白質，内包，被殻，脳幹に左右対称性の多発病変がみられる).

acute necrotizing ulcerative gingivitis (ANUG) 急性壊死性潰瘍性歯肉炎.

acute nephritic syndrome 急性腎炎症候群.

acute nephritis 急性腎炎(急性発症の浸出性増殖性病変を特徴とする疾患である).

acute non-lymphocytic leukemia (ANLL) 急性非リンパ性白血病.

acute otitis media (AOM) 急性中耳炎.

acute pancreatitis 急性膵炎(膵が産生・分泌する酵素によって自己組織を消化，脂肪壊死，膵実質破壊，膵出血などをきたす病態．主に胆石症，アルコール過飲による).

acute pharyngoconjunctival fever (APCF) 急性咽頭結膜熱.

acute phase protein (APP) 急性期タンパク質(急性炎症時に血中に増加するCRPやハプトグロビンなどのタンパク質で，IL-6などにより誘導され肝で産生される).

acute phase reactant (APR) 急性期反応物質.

acute phase substance 急性期物質(炎症の急性期に出現するタンパク質，一般に肝で産生される．CRP，血清アミロイドAなど)，＝acute phase protein.

acute pneumonia (AP) 急性肺炎.

acute poisoning 急性中毒.

acute poliomyelitis 急性灰白髄炎(ポリオウイルスによる疾患で，脳炎を起こし，四肢の麻痺をきたす場合がある)，＝polio.

acute postoperative renal failure (APORF) 急性術後腎不全.

acute poststreptococcal glomerulonephritis (APSGN) 急性溶レン菌感染後糸球体腎炎.

acute pseudomembranous candidiasis 急性偽膜性カンジダ症.

acute pyelonephritis (APN) 急性腎盂腎炎.

acute recurrent rhabdomyolysis 急性再発性横紋筋融解〔症〕(運動後にミオグロブリン尿がみられる種々の疾患の総称．paroxysmal myoglobinuriaの一つ．エネルギー代謝異常によるミオパチー，筋糖原病，脂質代謝異常，ミトコンドリアミオパチーなどが含まれる).

acute reflex bone atrophy 急性反射性骨萎縮(交感神経反射により生じた骨異栄養状態で，骨折，骨周辺の外傷などでAδ，C線維が興奮し脊髄後角に伝えられ交感神経が興奮し，骨栄養障害が起こる)，＝Sudeck atrophy.

acute rejection 急性拒絶〔反応〕(移植組織に対する拒絶反応のうち急速に進行するもの).

acute renal failure (ARF) 急性腎不全.

acute respiratory disease (ARD) 急性呼吸器疾患.

acute respiratory distress syndrome (ARDS) 急性呼吸窮迫症候群(重篤な肺または全身性の外傷，薬物中毒，ウイルス肺炎，呼吸性肺炎，出血性膵炎などの患者で重篤な呼吸不全をきたす症状．成人呼吸窮迫症候群 adult respiratory distress syndrome（ARDS）と呼称されたが，成人例に限らないため，この名称が用いられるようになった）．

acute respiratory failure (ARF) 急性呼吸不全．

acute respiratory infection (ARI) 急性呼吸器感染症．

acute respiratory insufficiency (ARI) 急性呼吸不全．

acute retinal necrosis (ARN) 急性網膜壊死．

acute rheumatic fever (ARF) 急性リウマチ熱．

acute subdural hematoma (ASDH) 急性硬膜下血腫．

acute tonsillitis 急性扁桃炎（細菌やウイルスの感染による口蓋扁桃の急性炎症，口峡炎ともいう），＝ angina．

acute toxic encephalopathy (ATE) 急性中毒性脳症．

acute tubular necrosis (ATN) 急性尿細管壊死．

acute urethral syndrome (AUS) 急性尿道症候群．

acute urticaria 急性じんま（蕁麻）疹（4週間未満に終息するじんま疹）．

acute ventilatory failure (AVF) 急性換気不全．

acute viral hepatitis (AVH) 急性ウイルス〔性〕肝炎．

acute yellow atrophy 急性黄色萎縮（肝の）．

acute yellow atrophy liver (AYA) 急性黄色萎縮肝．

ACV acyclovir（アシクロビル）．

ACVD ① acute cardiovascular disease（急性心血管疾患），② atherosclerotic cardiovascular disease（動脈硬化性心血管疾患）．

acyanotic [əsaiənάtik] 非チアノーゼの．

acyclovir (ACV) [eisáiklouvər] アシクロビル（ウイルス感染症の予防，治療に使用される薬剤で，抗ヘルペス薬として用いられている．ウイルスの DNA 依存性 DNA ポリメラーゼを阻害して抗ウイルス作用を示す．単純ヘルペスウイルスによる脳炎，帯状疱疹に主に用いられる）．

acyesis [əsaiíːsis] 不妊症．

acyl [ǽsil] アシル基，酸基（有機カルボン酸からカルボキシル基 COOH の OH を除いた残基）．

acyl coenzyme A (acyl–CoA) アシル CoA（脂肪酸のカルボキシル基と CoA の SH がチオエステル結合したもの）．

AD ① Alzheimer disease（アルツハイマー病），② atopic dermatitis（アトピー性皮膚炎），③ autosomal dominant（常染色体優性），④ androstenedione（アンドロステンジオン）．

Ad admission（入院）．

ad– [æd, əd]（前置詞“の方へ”，“付加”，“強さを増す”などの意味を与える接頭語）．

–ad [æd, əd]（① 集合数． ② 化学元素など． ③ 植物の個々種類． ④ 解剖学動物学では“の方向へ”を表す接尾語）．

ad, add （ラテン語 adde（加えよ），または addetur（加えさせよ）の略で処方箋に用いる）．

A & D admission and discharge（入退院）．

ADA adenosine deaminase（アデノシンデアミナーゼ）．

adactyly [ədǽktili] 無指症，＝ adactylia．

Adair–Dighton syndrome アデーア・ダイトン症候群（骨薄弱，青色強膜および難聴の症候を呈する家族性疾患），＝ van der Hoeve syndrome, Eddowes syndrome．

adamantine [ædəmǽntin] エナメル質の．

adamantine epithelioma エナメル上皮腫，＝ adamantinoma．

adamantinoma [ædəmæntinóumə] エナメル〔上皮〕腫，＝ ameloblastoma．

adamantoblast [ædəmǽntəblæst] エナメル芽細胞，＝ ameloblast．

adamantoblastoma [ædəmæntoublæstóumə] エナメル芽細胞腫．

adamantoma [ædəmæntóumə] エナメル〔質〕腫．

Adam apple アダムのりんご（喉頭甲状軟骨隆起（俗称のどぼとけ）），＝ pomum adami, laryngeal prominence．

Adamkiewicz artery アダムキーウィッチ動脈（下部肋間動脈から分枝する脊髄動脈枝）．

Adams–Stokes syndrome アダムス・ストークス症候群（不整脈の結果起こる脳虚血による意識障害全般を指す）．

adaptation [ædəptéiʃən] ① 順応，適応，② 接着，連接 形 adaptive, adaptable．

adaptation model 適応モデル（適応の概念に基づいて行う看護ケアモデル）．

adaptation stage 適応段階．

adaptation syndrome 適応症候群，調節症候群（生体にストレスが加わると，下垂体，副腎皮質系が活動し，副腎皮質ホルモンの過量分泌により抵抗するが，この活動の程度によって種々の疾患が誘発されるとの概念をいう），＝ general adaptation syndrome．

adapter [ədǽptər] 連接器，接合装置，受管（アダプター），＝ adaptor．

adaptive [ədǽptiv] 適応する，適応性の．

adaptive character 適応形質．

adaptive enzyme 適応酵素．

adaptometer [ædəptάmitər] 順応計（視紅の再生をみるための網膜順応性をみる

器械).
ADAS Alzheimer disease assessment scale (アルツハイマー病評価尺度).
ADCC antibody-dependent cell-mediated cytotoxicity (抗体依存性細胞性細胞傷害).
ADD attention deficit disorder (注意集中困難症).
Add, add adduction (内転).
adde (ad, add) [ǽde] [L] 加えよ.
adde libitum (ad lib) [L] 任意量.
addict [ǽdikt] たんでき(耽溺)者, 嗜癖者.
addiction [ədíkʃən] たんでき(耽溺), 嗜癖(熱中, 中毒的傾向, 特に薬物常習) 形 addictive.
Addison(-Biermer) anemia アジソン[・ビールメル]貧血(悪性貧血), = Biermer anemia, pernicious anemia.
Addison clinical planes アジソン臨床平面(胸腹部の局所解剖において指標となる平面(経幽門面など)).
Addison disease アジソン病(副腎皮質機能低下症), = adrenal insufficiency.
addisonian crisis アジソン病発症(アジソン病の急激な発病時に起こる疲労感, 悪心, 嘔吐, 体重減少).
Addison keloid アジソンケロイド(蟹足腫, 斑紋癩), = Addison kelis, kelis addisoni, morpha.
addition [ədíʃən] ①添加, ②付加(化合物についていう), ③相加, ④累加 形 additional.
additive [ǽditiv] ①付加の, ②添加剤, 添加物 名 additivity.
additive effect 累加効果 (薬剤の).
adducens oculi (内側直筋のこと).
adduct [ædʌ́kt] 内転する.
adductio [ədʌ́kʃiou] [L] 内転, = adduction.
adduction (Add, add) [ədʌ́kʃən] 内反, 内転(身体中心軸へ向かって(内転)の手足または眼球の運動).
adductor [ədʌ́ktər] 内転筋.
adductor brevis 短内転筋(大腿の内転筋群に一つ), = musculus adductor brevis [L].
adductor canal 内転筋管(大内転筋と大腿骨でできる管状のすきまで, 大腿動脈などが通る), = Hunter canal.
adductor hallucis 母指内転筋(足の), = musculus adductor hallucis [L].
adductor longus 長内転筋(大腿の筋の一つ), = musculus adductor longus [L].
adductor magnus 大内転筋(大腿の筋の一つ. 大腿の内側にあり, 股関節を内転する), = musculus adductor magnus [L].
adductor minimus 小内転筋(大腿の内転筋の一つ), = musculus adductor minimus [L].
adductor pollicis 母指内転筋(手の筋, 母指球筋の一つ), = musculus adductor pollicis [L].
adductor reflex 内転筋反射(下肢の内側を軽く打つと大腿の内転筋が攣縮する).
adenectomy [ædinéktəmi] 腺切除(摘出)〔術〕.
adenectopia [ædinektóupiə] 腺異常位〔症〕.
adenine [ǽdinin] アデニン(核酸などに含まれている6-aminopurineで, 3分子の結晶水をもち尿酸群の最も単純なもの).
adenine arabinosid = arabinofuranosyladenine, vidarabine.
adenine nucleotide アデニンヌクレオチド(アデノシンのリン酸エステル体(アデノシン一〜三リン酸)の総称. 核酸の構成成分).
adenitis [ædináitis] リンパ節炎, 腺炎.
adenization [ædinizéiʃən] 腺化(ほかの組織が腺状を呈すること).
aden(o)- [ǽdin(ou), -n(ə)] (腺の意味を表す接頭語).
adenoacanthoma [ædinouəkænθóumə] 腺棘細胞腫, = adenocancroid.
adenoameloblastoma [ædinouəmeloublæstóumə] 腺エナメル上皮腫.
adeno-associated virus (AAV) アデノ随伴ウイルス(パルボウイルス科のデペンドウイルス属の一つ).
adenoblast [ǽdinəblæst] 腺芽細胞(胎生期腺形成細胞).
adenocancroid [ædinəkǽŋkrɔid] 腺カンクロイド(腺棘細胞腫, 腺類癌), = adenoacanthoma.
adenocarcinoma [ædinoukɑ:sinóumə] 腺癌.
adenocellulitis [ædinouseljuláitis] 腺フレグモーネ(腺炎の一つの型).
adenochondroma [ædinoukɑndróumə] 腺軟骨腫.
adenochondrosarcoma [ædinoukɑndrousɑ:kóumə] 腺軟骨肉腫.
adenocystoma [ædinousistóumə] 腺嚢腫(腺腫のうち腺管が嚢状に拡張する腫瘍), = cystoadenoma.
adenocyte [ǽdinəsait] 腺細胞(分泌細胞).
adenofibroma [ædinoufaibróumə] 腺線維腫.
adenofibrosis [ædinoufaibróusis] 腺線維症.
adenogenous [ædinɑ́ʤənəs] 腺発生の.
adenohypophysial [ædinouhaipoufíziəl] 腺下垂体の.
adenohypophysis [ædinouhaipɑ́fisis] 腺〔性〕下垂体(下垂体は2部(腺性下垂体と神経性下垂体)に区分される, 前方にある腺性下垂体は前葉と中間部からなり口腔上皮に由来し下垂体前葉ホルモンを分泌する，後葉ホルモンを分泌する神経に由来する神経性下垂体に対する用語)，＝adenohypophysis ［L］.

adenoid ［ǽdinɔid］ 腺様の，アデノイド の.

adenoid cystic carcinoma 腺様嚢胞癌(丸い腺様の腔あるいは嚢胞の大型塊を特徴とする癌の一型)，＝cylindromatous carcinoma.

A

adenoidectomy ［ædinɔidéktəmi］ アデノイド切除(摘出)〔術〕.

adenoid face アデノイド顔ぼう(貌)(開口し，鼻唇溝のない顔貌．鼻副鼻腔の通気障害がある．幼児期に咽頭，扁桃が大きく増殖し，鼻呼吸が長く続いた結果起こる)，＝adenoid facies.

adenoiditis ［ædinɔidáitis］ 咽頭扁桃炎.

adenoid ［ǽdinɔid］ アデノイド(咽頭扁桃肥大症).

adenoid vegetation 腺様増殖症，＝adenoid.

adenolipoma ［ædinoulipóumə］ 腺脂肪腫.

adenolipomatosis ［ædinoulipoumətóusis］ 腺脂肪腫症.

adenoma ［ædinóumə］ 腺腫 複 adenomata 形 adenomatous.

adenoma fibrosum 線維腺腫，＝fibroadenoma.

adenomata ［ædinóumətə］ 腺腫 単 adenoma.

adenomatoid ［ædinóumətɔid］ 腺腫様の.

adenomatosis ［ædinoumətóusis］ 腺腫症 形 adenomatous.

adenomatous goiter 腺腫性甲状腺腫.

adenomyoma ［ædinoumaióumə］ 腺筋腫(子宮内膜分泌腺を含む筋腫，または子宮腺状構造を示す筋腫).

adenomyosis ［ædinoumaióusis］ アデノミオーシス，腺筋症(子宮の).

adenopathy ［ædinápəθi］ アデノパチー，腺症.

adenosarcoma ［ædinousɑ:kóumə］ 腺肉腫(腺腫の間質である紡錘細胞から肉腫の発生するもの，または胎生期腎に原発する胎生性腺肉腫).

adenosine ［ədénəsi:n］ アデノシン(リン酸と結合して生体反応に重要な作用をもつ物質で，プリンヌクレオシドの一つ).

adenosine deaminase (ADA) アデノシンデアミナーゼ.

adenosine diphosphate (ADP) アデノシン二リン酸(アデノシン三リン酸(ATP)の分子から1個のリン酸がとれたもの)，＝adenosine-5′-diphosphate.

adenosine monophosphate (AMP) アデノシン一リン酸.

adenosine-5-phosphoric acid アデノシン-5-リン酸(筋肉アデニル酸).

adenosine triphosphatase (ATPase) ［ədenəsi:ntraifɑ́sfəteis］ アデノシントリフォスファターゼ(アデノシン三リン酸の加水分解酵素の総称)，＝adenylpyrophosphatase.

adenosine triphosphatase inhibitor (ATPase inhibitor) アデノシントリホスファターゼ阻害薬.

adenosine triphosphate (ATP) アデノシン三リン酸(動物組織，特に筋肉に多く含まれるヌクレオチドの一種で，高エネルギーリン酸結合2個をもつ).

adenosine triphosphoric acid cycle アデノシン三リン酸回路.

adenosis ［ædinóusis］ 腺疾患.

adenotomy ［ædinátəmi］ アデノイド切除(摘出)〔術〕.

adenotonsillectomy ［ædinətɑnsiléktəmi］ 扁桃腺アデノイド切除(摘出)〔術〕.

Adenoviridae ［ædinəvíridi:］ アデノウイルス科(二本鎖DNAウイルスで，*Mastadenovirus*，*Aviadenovirus* 属に分けられる).

adenovirus ［ǽdinouvaiərəs］ アデノウイルス(アデノウイルス科のウイルスを指す．アデノウイルス感染症には急性熱性咽頭炎，咽頭結膜熱，流行性角膜炎，急性濾胞性結膜炎などがある．遺伝子治療用のベクターとしても高頻度に使用されている).

adenylate ［ədénileit］ アデニレート，アデニル酸塩.

adenylate cyclase アデニル酸シクラーゼ(アデニレートシクラーゼ，アデニルシクラーゼ．ATP ⇄ cAMP + PPi の反応を触媒する酵素)，＝adenylyl cyclase.

adenylate kinase アデニレートキナーゼ，アデニル酸キナーゼ(ほとんどすべての細胞に存在する．Mg^+ の存在下で ATP + AMP ⇄ 2ADP の反応を触媒．ミオキナーゼ)，＝myokinase.

adenylic acid アデニル酸(アデノシンのリン酸エステルで，3つの異性体(2′-, 3′-, 5′-)がある．5′-アデニル酸はアデノシン一リン酸).

adeps ［ǽdəps］ 脂，脂肪.

adeps lanae 羊毛脂(羊毛から精製された無水脂肪(脱水ラノリン)で，水加物は軟膏および化粧品の基材として用いる)，＝wool fat.

adequate dose of intake (ADI) 安全摂取量.

adequate intake (AI) 目安量.

adermia ［ədə́:miə］ 皮膚欠如.

adermogenesis ［ədə:məʤénisis］ 皮膚発育不全.

ADG atrial diastolic gallop (心房拡張期奔馬調律).

ADH ① antidiuretic hormone (抗利尿ホルモン)，② alcohol dehydrogenase (アルコール脱水素酵素).

adh. adhesion (付着，固着).

AD/HD attention deficit/hyperactivity disorder (注意欠陥・多動性障害).

adherence [ædhí:rəns] ①接着，付着(細胞間の直接的な情報伝達は細胞と細胞との接着により行われる．また細胞は細胞外マトリックスに接着することにより，機能を発現したり調節を受けたりする)，②アドヒアランス(服薬遵守のこと．コンプライアンスは強制的意味合いが強く近年この語が使用されることが多い)．

adherence junction アドヘレンス・ジャンクション(細胞接着を担う接着結合の一つ)．

adherent [ædhí:rənt] 付着性の，接着性の，癒着性の．

adhesion (adh.) [ædhí:ʒən] 付着，接着，癒着〔症〕 形 adhesive.

adhesion molecule 接着分子(細胞接着に関与する分子の総称)．

adhesion phenomenon 粘着現象(トリパノソーマ症の免疫血液に他の動物から得た同種原虫を混ぜると，原虫の鞭毛に血小板が粘着する免疫反応)，＝thrombocytobarin phenomenon, Rieckenberg phenomenon.

adhesion test 粘着試験(伝染性黄疸患者の血清をワイル病の病原菌と桿菌または血小板との混合物に加えて，鏡検すると，陽性反応では桿菌または血小板は *Leptospira* に粘着するのが観察される)．

adhesive [ædhí:siv] ①付着性の，接着性の，癒着性の，②接着剤 名 adhesiveness.

adhesive bandage 絆創膏，＝adhesive plaster.

adhesive capsulitis 肩関節周囲炎(肩関節周辺にみられる炎症性疾患の総称．主にはいわゆる五十肩，四十肩で，40～60 歳代に好発し，肩関節周辺の疼痛，関節の運動制限をきたす)．

adhesive placenta 癒着胎盤．

adhib [L] adhibendus (投与する)．

adhibendus (adhib) [L] 投与する．

ADI ①adequate dose of intake (安全摂取量)，②acceptable daily intake (許容摂取量)．

adiadochokinesis [eidaiədoukoukainí:sis] アジアドコキネシス，反復拮抗運動不能〔症〕，変換運動障害(小脳疾患の結果内反と外反とを連続的に行うことが不能な症状)，＝adiadochokinesia.

adiaphoresis [eidaiəfərí:sis] 無汗症，＝adiaphoria 形 adiaphoretic.

Adie syndrome アディー症候群(瞳孔緊張症 pupillotonia ともいい，光に対し一見反応しないようであるが徐々に縮瞳し，また暗所での散瞳も徐々に起こる．腱反射消失を伴うことが多い)，＝Holmes-Adie syndrome, Adie pupil, Weill-Reys syndrome.

adip(o)- [ædip(ou), -p(ə)] (脂肪に関する接頭語)．

adipocere [ǽdipəsiər] 死ろう(蝋)(死体が水中や空気の遮断された土中などに置かれると形成されるろう状の脂肪様物質)，＝grave-wax, corpse fat, lipocere 形 adipoceratous.

adipocyte [ǽdipəsait] 脂肪細胞(脂肪を合成，貯蔵する細胞，結合組織を構成する細胞の一つで，集合して脂肪組織をつくる)，＝fat cell.

adipogenesis [ædipədʒénisis] 脂肪形成．

adipogenic [ædipəʤénik] 脂肪生成の，＝adipogenous, lipogenic.

adipoid [ǽdipɔid] 脂肪性の．

adipokinetic [ædipoukainétik] 脂肪動員物質の．

adipokinin [ædipoukáinin] アディポキニン(脂肪組織からの脂肪の動員を促進する下垂体前葉由来のホルモン)．

adiponectin [ædipənáktin] アディポネクチン(抗糖尿病，抗動脈硬化ホルモン)．

adipose [ǽdipous] 脂肪，脂肪を含む．

adipose cell 脂肪細胞，＝adipocyte.

adipose infiltration 脂肪浸潤(実質細胞で胞体内に脂質，特に中性脂肪が出現し，沈着している状態)．

adipose osteoporosis 脂肪性骨孔症．

adipose tissue 脂肪組織．

adipose tumor 脂肪腫，＝lipoma.

adiposis [ædipóusis] 脂肪〔過多〕症，肥満症．

adipositis [ædipousáitis] 脂肪組織炎，＝panniculitis.

adiposity [ædipásiti] 脂肪蓄積，＝adiposis.

adiposogenital dystrophy 脂肪性器性ジストロフィー，脂肪性器性異栄養〔症〕(肥満，性器発育不全，二次性徴発現障害を示す．下垂体，視床下部の障害による)．

adiposuria [ædipousjú:riə] 脂肪尿〔症〕，＝lipuria.

aditus [ǽditəs] 口，入り口(空洞につながる入り口)，＝aperture, inlet.

adjection [əʤékʃən] 付加(特に体内，既存の細菌に同種細菌を外部から，付加接種して免疫を発現させる原理)．

adjust [əʤʌ́st] ①(機械や装置などを)調節する，②(環境などに)適合させる，③(保険の支払い要求に対して)賠償額を決める．

adjusted death rate 標準化死亡率．

adjustment [əʤʌ́stmənt] 調整 形 adjustable.

adjustment disorder 適応障害(新しい環境や課題に対して，社会的，心理的，または生理的に適応できず，種々の心身症状をきたすもの)．

adjustment process 適応過程．

adjustment reaction 適応反応．

adjuvant [ǽʤu:vənt] ①佐薬，補助薬(主薬の補助的な助けとなる薬剤)，②媒質，＝adjuvans.

adjuvant chemotherapy 補助化学療法.

adjuvant-induced arthritis アジュバント関節炎(特定の系統のラットなどにフロイント完全アジュバントを１回注射することによって四肢に生じる単関節炎または多関節炎をいう).

A

adjuvant polyarthritis アジュバント多関節炎(Freund の完全アジュバントをラットに注射すると２週間後に四肢に多発性の関節炎が生じる).

ADL activities of daily livings (日常生活動作・活動).

ad lib [ædlíb] ad libitum (任意量，適宜に).

ad libitum (ad lib.) [L] 無制限に，＝without restriction.

ADL index activities of daily living index (日常生活動作指標，ADL 指標).

AdM adrenal medulla (副腎髄質).

Adm, adm ① admission (入院)，② administration (投与，投薬).

admaxillary [ædmǽksiləri] 上顎隣接の.

administer [ədmínistər] 管理する，投与する(薬物など)，施行する.

administration (Adm) [ædministréiʃən] ① 管理，投与(薬物など)，② 行政.

administrative autopsy 行政解剖(犯罪に関係ない異状死体につき死因究明のため行う法医解剖).

administrative dietitian 管理栄養士(医療的特定給食管理，指導を行う)，＝national registered dietitian.

administrative doctor 病棟管理医.

admission (Ad, Adm, adm) [ədmíʃən] ① 入院，② 承認.

admission orientation 入院時オリエンテーション.

admittance [ədmítəns] ① 入院，② アドミッタンス(インピーダンス impedance の逆数).

admixture [ædmíkstʃər] 混加物，混合薬.

adnerval [ædnə́:vəl] ① 神経隣接の，② 向神経の(神経が筋肉に進入する点への電流)，＝adneural.

adnexa [ædnéksə] 付属器(器官に付属する物を意味する際に用いられるラテン語)，＝appendages 形 adnexal.

adnexitis [ædneksáitis] 〔子宮〕付属器炎，＝annexitis.

adolescence [ædəlésəns] 青年期，＝youth，少壮期 形 adolescent.

adolescent turmoil 青年期混乱.

adoptive immunochemotherapy (AICT) 受動免疫化学療法.

adoptive immunotherapy 養子免疫療法(他人の感作リンパ球などを移入してもたらされる免疫を利用した治療法).

adoptive tolerance 養子〔免疫〕寛容(免疫寛容となっている個体のリンパ系細胞を正常宿主に移入することにより免疫寛容を導入すること).

adoral [ædɔ́:rəl] 口辺の，口側の.

ADP adenosine diphosphate (アデノシン二リン酸).

ADR ① adverse drug reaction (薬物有害反応，〔医薬品〕副作用)，② alternative dispute resolution (裁判所外紛争処理〔制度〕).

adrenal [ædrí:nəl] 副腎(腎臓の上極に接する小臓器で，皮質と髄質とに区別され，皮質はステロイドホルモンを，髄質はエピネフリンを分泌する)，＝adrenal gland，suprarenal body.

adrenal cortex (AC) 副腎皮質(副腎の表層の部分で，副腎皮質ホルモンを分泌する).

adrenal gland 副腎，腎上体(左右の腎臓の上方に位置する内分泌腺で，副腎皮質ホルモンを分泌する皮質と副腎髄質ホルモンを分泌する髄質よりなる)，＝suprarenal gland.

adrenalin(e) [ədrénəlin] アドレナリン(副腎髄質で合成され，交感神経などの興奮により分泌されるホルモン)，＝epinephrine.

adrenalitis [ədri:nəláitis] 副腎炎，＝adrenitis.

adrenal medulla (AdM) 副腎髄質(副腎の深層の部分で，副腎髄質ホルモンを分泌する).

adrenalopathy [ədri:nəlápəθi] 副腎疾患.

adrenal rest 副腎残屑(副副腎のこと).

adrenal steroid 副腎ステロイド.

adrenergic [ædrinə́:dʒik] アドレナリン〔作動〕性の(アドレナリンを産生する).

adrenergic blockade アドレナリン作動遮断，交感神経遮断，＝adrenergic blocking.

adrenergic fiber アドレナリン作動線維(興奮がシナプスを通過するときにアドレナリン様物質を遊離する神経線維).

adrenergic receptor アドレナリン作動性受容体，交感神経受容体(α 受容体と β 受容体に分けられる)，＝adrenoceptor，adrenoreceptor.

adrenic [ədrénik] 副腎の.

adren(o)- [ədri:n(ou), -n(ə)] (副腎に関する接頭語).

adrenoceptive [ədri:nəséptiv] アドレナリン受容〔体〕の.

adrenocortical [ədri:noukɔ́:tikəl] 副腎皮質の.

adrenocortical hormone (ACH) 副腎皮質ホルモン(コルチンが有効成分).

adrenocorticomimetic [ədri:noukɔ:tikoumaimétik] 副腎皮質〔様〕作用の.

adrenocorticosteroid [ədri:noukɔ:tikəstérɔid] 副腎皮質ステロイド.

adrenocorticotropic hormone (ACTH) 副腎皮質刺激ホルモン(下垂体前葉から分泌され副腎皮質に作用するホルモン).
adrenogenic [ədri:nədʒénik] 副腎由来の, = adrenogenous.
adrenogenital [ədri:nədʒénitəl] 副腎生殖器の.
adrenogenital syndrome 副腎性器症候群(先天性副腎過形成あるいは副腎腫瘍による副腎由来の性ホルモン過剰によって性器の異常をきたす病態の総称).
adrenogenous [ædrinádʒənəs] = adrenogenic.
adrenoleukodystrophy (ALD) [ədri:noulju:kədáistrəfi] 副腎白質ジストロフィー, アドレノロイコジストロフィー.
adrenolytic [ədri:nəlítik] 抗アドレナリン性の.
adrenomedullary [ədri:noumédulæri] 副腎髄質の.
adrenomedullary hormone 副腎髄質ホルモン, = epinephrine.
adrenomedulline [ədri:nəmédjuli:n] アドレノメデュリン(血小板の cAMP 増加を指標として褐色細胞腫から発見されたペプチドで, 血圧を低下させる).
adrenomegaly [ədri:nəmégəli] 副腎腫大.
adrenomimetic [ədri:noumaimétik] ①アドレナリン〔様〕作用の, ②アドレナリン作動薬(交感神経作動薬).
adrenopathy [ædrinápəθi] 副腎疾患.
adrenotropic [ədri:nətrápik] ①副腎刺激性の(特に下垂体前葉のホルモンについて), ②副腎栄養性, = adrenotrophic.
ADS antibody deficiency syndrome (抗体欠損症候群).
adsorbent [ædsó:bənt] 吸着剤, 吸着媒, = adsorbentia.
adsorption [ædsó:pʃən] 吸着(固形物表面に凝縮すること) 形 adsorptive.
adstante febre (adst feb) [L] 有熱時.
adsternal [ædstá:nəl] 胸骨付近の.
adst feb adstante febre (有熱時).
adterminal [ædtá:minəl] 末梢方向の(特に筋肉内電流がその停止点に向かって流れることを表す).
adulterant [ədʌ́ltərənt] 不純物.
adulteration [ədʌltəréiʃən] 不純物混和.
adult hemoglobin (HbA) 成人ヘモグロビン, = hemoglobin A.
adulthood [ədʌ́lthud] 成人期.
adult inclusion conjunctivitis 成人型封入体結膜炎(*Chlamydia trachomatis* の感染による結膜炎. 性感染症の一つ).
adult-onset diabetes mellitus (AODM) 成人発症型糖尿病.
adult progeria 成人型早老症(ウェルナー症候群の一つ. 常染色体劣性の遺伝疾患), = Werner syndrome.
adult T-cell leukemia (ATL) 成人T細胞白血病(ヒトTリンパ球向性ウイルス1型による疾患).
adult T-cell leukemia-associated antigen (ATLA) 成人T細胞性白血病抗原.
adult T-cell leukemia/lymphoma (ATLL) 成人T細胞白血病・リンパ腫.
adult T-cell leukemia virus (ATLV) 成人T細胞白血病ウイルス, = human T-lymphotropic virus 1.
advance [ædvá:ns, ədvǽns] 進む(める), 前進する(させる), 進歩, 前進.
advanced cancer 進行癌.
advanced cardiac life support (ACLS) 高次心臓救命処置, 二次循環救命処置.
advanced gastric cancer (AGC) 進行胃癌(胃の筋層あるいはそれ以上(漿膜下層, 漿膜)に深達したもの. 早期胃癌と区別される).
advanced glycation endproduct (AGE) 糖化終末産物.
advanced life support (ALS) 高度救命救急, 二次救命処置(蘇生術の技術のある専門の医師, 看護師, 救命救急士が行う蘇生法).
advanced sleep phase syndrome (ASPS) 睡眠相前進症候群(睡眠時間帯が通常より前進(早寝)するもの. 高齢者に多く, 加齢による生体時計の変化が関与していると考えられる. 健康の面では障害となることは少ない).
advanced trauma life support (ATLS) 二次外傷救命処置.
advancement [ædvǽnsmənt] ①進歩, 前進, 発達, ②腱前位縫合(腱切除後前位に再縫合する手術), ③前転法(反対の直筋を前方に縫付ける斜視の手術).
advancement flap 伸展皮弁, 前進皮弁(皮弁のなかで, 移動方式による分類の一つ).
adventitia [ædvəntíʃiə] 外膜(血管や食道などの中空性の器官の再外層の膜で, 結合組織よりなる).
adventitial [ædvəntíʃəl] 外膜の, 血管外膜の, = adventitious.
adventitial cell 外膜細胞(血管の外膜を構成する細胞, 周皮細胞など), = pericyte, perithelium.
adventitial neuritis 外鞘神経炎.
adventitious [ædventíʃəs] ①他来の, 外来の, ②不定の, 偶然の, 非遺伝性の, ③外膜の, 血管外膜の.
adventitious cyst 異物嚢胞(異物または滲出物の付加物).
adverse drug reaction (ADR) 薬物有害反応, 〔医薬品〕副作用(薬物を投与された患者に生じる好ましくない医療上の反応).

adverse event (AE) 有害事象.
adverse reaction 有害反応.
adversive epilepsy 向反性てんかん(頭，眼，体躯幹を一方に回転する発作で，前頭葉の病変による).
advocacy [ǽdvəkəsi] アドボカシー(小児を対象として子どもたちの生活を社会制度などの欠陥から守り，改革することを意味する語として用いられる).

A

adynamia [ædinéimia] 無動力〔症〕，無力症(アジソン病にみられる全身の衰弱)，＝adynamy 形 adynamic.
adynamic ileus 麻痺性イレウス(腸閉塞〔症〕)(腸管の蠕動運動低下，麻痺により腸内容の通過障害をきたした状態．腹膜炎，開腹術後，薬物などによって出現する)，＝paralytic ileus.
A & E accident and emergency (事故救急).
AE adverse event (有害事象).
AEA above-elbow amputation (上腕切断術).
AED ① antiepileptic drugs (抗てんかん薬)，② automated external defibrillator (自動体外式除細動器).
Aedes [eií:di:z] ヤブカ［藪蚊］属(カ［蚊］科 *Culicidae* の一属．黄熱，デング熱を媒介するネッタイシマカ *A. aegypti* (yellow fever mosquito)，デング熱を媒介するヒトスジシマカ *A. albopictus* (Asian tiger mosquito)などが含まれる).
AEDH acute epidural hematoma (急性硬膜外血腫).
AEG angio-encephalography (脳血管造影〔法〕).
-aemia [i:miə] ＝-emia.
AEP auditory-evoked potential (聴覚誘発電位).
aerate [éiəreit] ① 通気する(空気またはほかのガスを液中に通入すること)，② 空気を含ませる.
aerated water 炭酸水，＝carbonated water.
aeration [εəréiʃən] 通気，風化，曝気.
aeriferous [εərífərəs] 空気を運搬する，含気の.
aer(o)- [eiə-] (空気(ガス)との関係を表す接頭語).
aerobe [éiəroub] 好気〔性〕菌，有気〔性〕菌(空気存在の下に最良の発育を示す微生物)，＝aerobion, aerobium 形 aerobic.
aerobic [εəróubik] ① 好気性の，有気性の，② 好気菌の発生した，＝erobian.
aerobic exercise 有酸素運動，エアロビクス運動(生体のエネルギーはATPが分解するときに生じる．有酸素性反応によってATPを生じる運動．長時間の持続的な運動は有酸素性エネルギー供給機構が使われるので有酸素運動という).
aerobic respiration 有気呼吸，酸素呼吸.
aerobics [εəróubiks] エアロビクス，有酸素運動.
aerobiosis [εəroubaióusis] 好気生活，有気生活 形 aerobiotic.
aerocele [éiərəsil] 気瘤(空気・ガスを含んだ嚢胞)，＝pneumatocele.
Aerococcus [εəroukákəs] エロコッカス属(好気性のグラム陽性球菌．*A. viridans* などを含む).
aerocolpos [εəroukálpəs] 腟気腫.
aerodontalgia [εəroudɑntǽlʤiə] 航空性歯痛(気圧の圧迫または低圧室内に密閉されたときに起こる).
aeroembolism [εərouémbəlizəm] 空気塞栓症，＝air embolism.
aeroemphysema [εərouemfsí:mə] 気腫(肺胞)の.
aerolysin [εərálisin] アエロリジン(エロモナス属細菌が産生する毒素).
Aeromonas [εəroumóunəs] エロモナス属(ビブリオ科の一属で，通性嫌気性のグラム陰性桿菌．食中毒の原因となる *A. hydrophila*, *A. sobria* などを含む).
aerophagia [εərouféiʤiə] 空気嚥下症(呑気症)，＝aerophagy.
aerophil [éiərəfil] 好気性の，＝aerophilous.
aerophilic [εəroufílik] 好気性の，有酸素性の.
aerophobia [εəroufóubiə] 恐気症，嫌気性 形 aerophobic.
aeropiesotherapy [εəroupaiəsəθérəpi] 気圧療法(希薄または圧縮空気を用いる療法).
aerosinusitis [εərousainəsáitis] 航空性副鼻腔炎(慢性副鼻腔炎において，航空時のような急激な外気の変化，減圧に際して急性症状を起こした状態)，＝barotrauma.
aerosol [éiərəsɔ:l] エア〔ロ〕ゾル，煙霧質(気体中に固体または液体の微粒子が浮遊・分散するもの).
aerotherapeutics [εərouθerəpjú:tiks] 大気療法〔学〕，＝aerotherapy.
aerothermotherapy [εərouθə:məθérəpi] 大気温熱療法.
AES aortic ejection sound (大動脈駆出音).
aesthesio- [esθi:ziou-, -ziə] ＝esthesio-.
AF ① atrial(auricular) fibrillation (心房細動)，② atrial flutter (心房粗動)，③ anterior fontanel(le) (大泉門)，④ ascitic fluid (腹水)，⑤ amniotic fluid (羊水).
AFB acid-fast bacillus (抗酸菌).
AFD appropriate for dates (infant) (適正発育〔児〕).
afebrile [eifébril, əfí:brail] 無熱の，＝non-febrile, apyretic.
affect [əfékt] ① 影響する，襲う(病気などが)，冒す，② 情動.

A

affected people 被災者，＝displaced people.
affection [əfékʃən] ①愛情，情動，②影響，疾患.
affectionless psychopath 情性欠如者，無情者，冷情者(K. Schneider の記載した精神病質人格の一類型).
affective disorder 気分障害，＝mood disorders.
affectivity [æfektíviti] 情動性，感動性 形 affective.
afferent [ǽfərent] ①輸入の，②求心性の，上行性の，③導入の，＝inferent.
afferent arteriole 輸入細動脈(腎臓の糸球体に入る方の動脈，輸入管ともいう)，＝vas afferens [L].
afferent lymphatic リンパ輸入管.
afferent lymphatic vessel 輸入リンパ管，流入リンパ管(リンパ節に流入するリンパ管．皮質，外側部から流入する).
afferent nerve 求心〔性〕神経(感覚神経)，＝sensory nerve.
afferent pathway 求心性経路.
affinity [əfíniti] 親和力，類縁.
affricate [ǽfrikət] 破擦音.
affusion [əfjú:ʒən] 潅注(患者の身体に薬液などを注ぐこと).
A fiber A 線維(軸索の最も太いタイプで伝導速度が早い．有髄線維).
afibrinogenemia [eifaibrinoudʒení:miə] 無フィブリノーゲン血症.
AFO ankle-foot orthosis (踝・足整形).
AFP alpha(α)-fetoprotein (アルファ(α)-フェトプロテイン).
African trypanosomiasis アフリカトリパノソーマ症(*Trypanosoma gambiense* または，*T. rhodesiense* の感染による疾病で，ツェツェバエにより媒介される．アフリカ睡眠病)，＝African sleeping sickness, African lethargy, nelavan.
afterbirth [ǽftə:be:θ] 後産.
afterbrain [ǽftə:brein] 後脳(橋と小脳からなる)，＝metencephalon.
aftercare [ǽftə:keər] アフターケア，後保護.
afterdepolarization [æftə:dipouləraizéiʃən] 後脱分極.
afterdischarge [æftə:distʃá:dʒi] 後発(反射の)，後放電.
afterimage [ǽftərimidʒ] 残像.
afterimpression [æftərimpréʃən] 後感.
afterload [ǽftə:loud] 後負荷(筋標本で等張性収縮時にかけた錘の負荷．これを心室に適用すると，収縮時に心室壁に生ずる壁応力で，心室収縮機能と逆相関関係にある).
afterpain [ǽftə:pein] 後陣痛.
afterperception [æftə:pə:sépʃən] 後認知.
after-potential 後電位(活動電位においてスパイク電位に続いて起こる電位).
aftersensation [æftə:senséiʃən] 後感.
aftersound [ǽftə:saund] 後響.
aftertaste [ǽftə:teist] 後味，残味(食後口中に残る味).
afterwaters 後羊水.
AG ①angiography (血管造影〔法〕)，②aminoglycoside (アミノ配糖体).
A/G albumin-globulin ratio (アルブミン・グロブリン比).
Ag ①argentum (銀の元素記号)，②antigen (抗原).
AGA ①appropriate for gestational age (適正発育)，②allergic granulomatous angiitis (アレルギー性肉芽腫性血管炎)，③androgenetic alopecia (男性型脱毛).
against medical advice (AMA) 医学指示拒否.
agalactia [əgəlǽkʃiə] 乳汁分泌欠如，＝agalactosis, agalaxia, agalxy 形 agalactous.
agalactosis [əgəlæktóusis] 乳汁分泌欠如，＝agalactia.
agalactosuria [eigəlæktousjú:riə] 無ガラクトーゼ尿.
agamete [eigǽmi:t] 非配偶体 形 agamic, agamous.
agamic [eigǽmik] 非配偶体性の(ヒドラの出芽のように配偶子の生産なしに増殖する状態).
agamic reproduction 無生殖子生殖，無性生殖.
agammaglobulinemia [eigæməglɑbjulin-í:miə] 無ガンマグロブリン血症(血清ガンマグロブリン欠乏症で化膿性感染に罹患しやすい．原発性のものと続発性のものとがある).
agamont [eigǽmənt, ǽgə-] 無性生殖体(分裂前体)，＝schizont.
agamous [ǽgəməs] 無性生殖の，隠花性の(植物)，＝agamic.
aganglionic [eigæŋgliɑ́nik] 神経節細胞欠損の.
aganglionosis [eigæŋgliounóusis] 神経節細胞欠損〔症〕.
agar [éigər, ǽg-] 寒天，アガール(テングサなどの諸種紅藻類植物から得た粘液を凍結脱水乾燥したもの)，＝agar-agar.
AGC advanced gastric cancer (進行胃癌).
AGE advanced glycation endproduct (糖化終末産物).
age [éidʒ] ①年齢，②枯らす，時効の，③材齢(セメントの).
age adjusted mortality rate 年齢調整死亡率.
aged [éidʒid] ①老齢の，成熟した(年数を経た)，②年齢，…歳の.
agenesis [ədʒénisis] ①発育不全，無発育，②不妊，＝agenesia.
agenitalism [eidʒénitəlizəm] 無性器〔症〕.
agenosomia [eidʒenousóumiə] 性尿器発

育不全奇形(腹壁ヘルニアに性尿器発育不全を伴う奇形).

agent [éiʤənt] 物質, 薬品, 病因(病原体).

age-related cataract 加齢性白内障, = senile cataract.

age-related macular degeneration (AMD, ARMD) 加齢黄斑変性症.

age specific mortality rate 年齢別死亡率.

ageusia [əgú:siə] 無味覚〔症〕, 味覚障害, 味覚消失, = ageustia.

agg. ① aggregate (凝固物), ② agglutination (凝集〔作用〕).

agglutinability [əgl(j)u:tinəbíliti] 凝集能.

agglutinant [əgl(j)ú:tinənt] 凝集剤.

agglutinating antibody 凝集抗体, = agglutinin.

agglutination (agg.) [əgl(j)u:tinéiʃən] 凝集反応(細菌, 赤血球, その他の粒子が抗体などを介して互いにくっつき, 大小の塊を作る現象).

agglutination test 凝集試験(① 赤血球またはほかの粒子が特異的抗体により凝集を呈する反応. ② 血清中に存する凝集素の種類を検出するために, 細菌抗原を用いて病原菌を判定する方法).

agglutination titer 凝集〔素〕価(抗原の濃度, 抗体の力価を示す方法の一つで, 凝集反応で抗体の希釈系列をつくり反応させたときに凝集が認められる最大の希釈倍数).

agglutinin [əgl(j)ú:tinin] 凝集素(液体中に分散する粒子体の表面を認識結合し, 複数の粒子体を架橋反応によって集合塊とする物質), = agglutinator.

agglutinogen [əgl(j)u:tínəʤən] 凝集原.

agglutinogenic [əgl(j)u:tinəʤénik] 凝集素産生の.

agglutinophilic [əgl(j)u:tinəfílik] 易凝集性の(容易に凝集する).

aggravate [ǽgrəveit] 悪化させる, 増悪させる, 重症化させる.

aggravation [ægrəvéiʃən] 悪化, 増悪, 重症化.

aggregate (agg.) [ǽgrigeit] 集まる, 集合する, 集合〔体〕.

aggregated lymphatic follicles 集合リンパ小節(回腸にみられる), = folliculi lymphatici aggregati [L], Peyer patch.

aggregated lymphoid nodules 集合リンパ小節, = Peyer patch.

aggregate gland 集合腺(パイエル板), = Peyer patches, aggregated lymphoid nodules of small intestine.

aggregation [ægrigéiʃən] 集合, 累積, 凝集.

aggregometer [ægrigámitər] 血小板凝集計(血小板凝集の程度を測定する計器).

aggression [əgréʃən] 侵襲, = invasion, 攻撃〔性〕.

aging [éiʤiŋ] ① 加齢, 老化, 老齢化, ② 熟成, = ageing.

aging index 老年化指数(年齢構造指数の一つ. 年少人口(0～14), 生産年齢人口(15～64), 老年人口(65以上)に区分される).

agitation [æʤitéiʃən] ① 動揺, 興奮, ② 撹拌.

aglossostomia [æglɑsoustóumiə] 無舌口症(舌を欠如し, 口腔閉鎖を伴う奇形).

aglutition [eiglu:tíʃən] 嚥下不能〔症〕, = dysphagia.

AGML acute gastric mucosal lesion (急性胃粘膜病変).

agnail [ǽgneil] ① さかむけ(逆剥), ② 爪炎, ひょう(瘭)疽.

agnathia [ægnéiθiə] 無顎症, 下顎欠如, = agnathy 形 agnathous.

agnogenic [ægnouʤénik] 原因不明の.

agnosia [ægnóuziə] 失認(聴覚, 視覚, 味覚, 嗅覚, 触覚などの障害に基づいて分類されている).

-agog(ue) [əgɔ:g] (促進物または刺激物を示す接尾語).

agomphosis [ægɑmfóusis] 無歯症, = agomphiasis, anodontia.

agonad [eigánæd] 性腺欠損〔症〕, = agonadism.

agonal [ǽgənəl] 死戦期の, 瀕死の, = agonadal.

agonist [ǽgənist] ① 動筋〔群〕(主動筋群), = protagonist, ② 作動(用)薬.

agony [ǽgəni] 苦悶, 苦悩, 臨終の苦しみ, = agonia 形 agonal.

agoraphobia [ægɑrəfóubiə] 広場恐怖〔症〕(見知らぬ所で物理的, 精神的に孤立する不安. パニック障害に併発することが多い).

-agra [ægrə, ɑ:-] (急性疼痛を意味する接尾語).

agrammatism [əgrǽmətizəm] 失文法〔症〕, 文法錯誤〔症〕, = acataphasia.

agranular leukocyte 無顆粒球, 無顆粒性白血球, = lymphoid leukocyte, nongranular leukocyte.

agranulocyte [əgrǽnjuləsait] 無顆粒球.

agranulocytosis [əgrænjulousaitóusis] 無顆粒〔白血〕球症, 無顆粒細胞症(白血球の極度の減少, 特に顆粒球がほとんど完全に消失し, 感染に対する無抵抗状態に陥る致死的疾病), = agranulocytic angina, malignant granulocytopenia.

agraphia [əgrǽfiə] 失書, 書字不能 形 agraphic.

A/G ratio albumin-globulin ratio (アルブミン・グロブリン比).

agrippa [əgrípə] 逆産, 足位分娩, = footling, agrippina, agrippus.

ague [éigju:] 間欠熱, おこり(瘧), 悪

寒，マラリア(旧語).

agyria [əʤáiriə] 脳回欠如，無脳回症(先天性の).

AH ① acute hepatitis (急性肝炎), ② alcoholic hepatitis (アルコール性肝炎), ③ arterial hypertension (動脈性高血圧), ④ antihistamine (抗ヒスタミン).

AHC acute hemorrhagic conjunctivitis (急性出血性結膜炎).

AHD ① acute heart disease (急性心疾患), ② antihypertensive drug (抗高血圧薬), ③ arteriosclerotic heart disease (動脈硬化性心疾患), ④ antihyaluronidase (抗ヒアルロニダーゼ).

AHF ① acute heart failure (急性心不全), ② antihemophilic factor (抗血友病因子).

AHI apnea–hypopnea index (無呼吸低呼吸指数).

A–H interval A–H 時間(ヒス束心電図においてA波とH波間の時間，心房から房室結節内を経てヒス束上部に達するまでの伝導時間).

AHM ambulatory Holter monitor (携帯型ホルターモニター).

A–hypervitaminosis ビタミンA過剰症.

AI ① aortic insufficiency (大動脈弁閉鎖不全), ② apnea index (無呼吸指数), ③ autoimmune (自己免疫), ④ artificial insemination (人工授精), ⑤ artificial intelligence (人工知能), ⑥ avian influenza (鳥インフルエンザ), ⑦ adequate intake (目安量), ⑧ autopsy imaging (オートプシー・イメージング).

AIA aspirin–induced asthma (アスピリン喘息).

AICT adoptive immunochemotherapy (受動免疫化学療法).

AID ① acquired immunodeficiency disease (後天性免疫不全症), ② autoimmune disease (自己免疫疾患), ③ artificial insemination with donor's semen (非配偶者間人工授精).

aid [éid] 扶助，救護，手当て.

AIDS [éidz] acquired immunodeficiency syndrome (後天性免疫不全症候群).

AIDS encephalopathy エイズ脳症(症状の主体は痴呆であり，運動障害，感情障害，認知障害を伴うことが多い. HIV脳症もしくはエイズ痴呆症候群と呼ばれることも多い).

AIDS–related complex (ARC) エイズ関連症候群.

aid station 応急診療所(前線における負傷兵を集合させる場所).

AIG anti–immunoglobulin (抗免疫グロブリン).

AIH artificial insemination with husband's semen (配偶者間人工授精).

ailment [éilmənt] 不快，病気(慢性の) 動 ail.

AIP acute intermittent porphyria (急性間欠性ポルフィリン症).

air [eər] 空気(地球を包む大気の下層部を構成する気体で，窒素75～78%，酸素20～23%，炭酸ガス0.03%，アルゴン0.94%，その他を含み，生物の呼吸に必須の物質) 形 airy.

airbone gap (AB gap) 気導骨導〔聴力〕差，気骨導差.

air–borne infection 空気感染.

air cell ① 肺胞(気管支の終末部で呼吸部となる)，＝alveolus，② 含気洞(乳突の).

air conditioning (AC) 換気調節.

air conduction 空気伝導(気導)，＝aerial conduction.

air embolism 空気塞栓症(外傷，分娩，手術的に静脈損傷により大量の空気が血管内に入ることにより起こる塞栓. 70～150mL が致死量といわれている).

air hunger 空気飢餓〔感〕，＝Kussmaul breathing.

air mattress エアマットレス，＝air bed.

airplane splint 飛行機副子(針金でつくったもので，腕骨の骨折に際し，腕を内転し，前腕を中等度に屈曲して固定するために用いる).

air pollution 大気汚染.

air sickness 航空病(飛行中，飛行後に起こる副鼻腔炎(上顎洞と外気圧差で起こる)，中耳炎などを含めた状態，あるいは搭乗により生ずる動揺病，自律神経症状(めまい，手足の冷汗など)を総称していう)，＝aviation sick, balloon disease.

air splint 空気副子(副木)，＝inflatable splint.

air trapping 空気とらえ込み〔現象〕，エアートラッピング.

air tube 気管(喉頭に続く気道の一部，壁には15～20個のU字形の軟骨をもつ).

air vesicle 肺胞，＝alveolus pulmonum.

airway [éə:wei] ① 通気管(歯科)，② 気道，③ 航空路.

airway obstruction (AWO) 気道閉塞.

airway occlusion pressure ($P_{0.1}$) 気道閉塞圧.

airway pressure (AWP, Paw) 気道〔内〕圧.

airway pressure release ventilation (APRV) 気道内圧緩和換気.

airway reactivity (AR) 気道反応性.

airway reactivity index (ARI) 気道反応係数.

airway resistance (RAW, Raw) 気道抵抗.

AIS abbreviated injury scale (簡易傷害度スケール).

AITL angioimmunoblastic T-cell lymphoma（血管免疫芽球性T細胞リンパ腫）.
AIV avian influenza virus（トリインフルエンザウイルス）.
AIVR accelerated idioventricular rhythm（促進〔型〕固有心室調律）.
Ajellomyces [ædʒəloumáisi:z] アジェロミセス属（子嚢菌の一種. *A. capsulatus* (*Histoplasma capsulatum*), *A. dermatitidis* (*Blastomyces dermatitidis*)などを含む）.

AK ① astigmatic keratotomy（乱視矯正角膜切開〔術〕）, ② artificial kidney（人工腎〔臓〕）, ③ above knee（膝上の）.
AKA above-knee(AK, A/K) amputation（大腿切断術）.
***Akabane virus* (AKAV)** アカバネウイルス（ブニヤウイルス科，ブニヤウイルス属に属し，ウシ，ヒツジ，ヤギなどに先天性異常，軟骨形成不全，流(死)産を起こす）.
akamushi disease 赤虫病（恙虫病），= tsutsugamushi disease.
akaryocyte [eikǽriəsait] 無核細胞（赤血球など），= akaryote.
akathisia [ækəθíziə] 静坐不能〔症〕，アカシジア（抗精神病薬投与初期に多く，じっとしていられない状態），= acathisia.
AKAV *Akabane virus*（アカバネウイルス）.
AKBR arterial ketone body ratio（動脈血中ケトン体比）.
akinesia [eikiní:siə] 無動〔症〕（随意運動障害），= akinesis 形 akinesic, akinetic.
akinetic [eikinétik] ①無動〔症〕の，②無動性の.
akinetic mutism 無動無言症，無動緘黙症（開眼して，物の動きは追う，音の方向へは目を向けるが，まったく意志発動のない無言状態．脳幹の視床下部（脳幹網様体）の障害で起こる．脳出血，脳梗塞によることが多い）.
akinetic seizure 無動発作（倒れて運動能力を失った状態だが脱力がない発作），= akinetic epilepsy.
aknephascopia [æknəfəskóupiə] 黄昏盲，= twilight blindness.
akromikria [ækrəmíkriə] 小端症.
AL acute leukemia（急性白血病）.
Al aluminum（アルミニウムの元素記号）.
ala [éilə] 翼（翼状の器官あるいは部位を意味するラテン語）複 alae.
alactasia [eilæktéiziə] 乳糖分解酵素欠損〔症〕，無ラクターゼ症（乳糖分解酵素欠損による乳糖の吸収不全，乳幼児にはきわめてまれで，白人以外の成人に多い）.
alae [éili:] → ala.
alalia [əléiliə] 発語不能〔症〕形 alalic.
ala nasi 鼻翼（鼻の穴の外側のふくらんだ部分，「こばな」のこと）.
alanine (Ala) [ǽləni:n] アラニン（αアミノ酸の一つで，多くのタンパク質に存在する．2-アミノプロピオン酸）.
alanine aminotransferase (ALT) アラニンアミノトランスフェラーゼ（アラニンのアミノ基を2-オキソグルタル酸に転移させ，グルタミン酸を形成させる酵素．血中活性値の上昇は肝炎のマーカー），= glutamic pyruvic transaminase.
alar [éilər] 翼の.
alarm reaction 警告反応（対応が不十分なとき突然刺激を受けて起こる非特異的現象で，Selye の汎適応症候群の第1段階）.
alar scapula 翼状肩甲骨〔症〕.
alastrim [əlǽstrim] アラストリム（痘瘡の軽症型でウイルス弱毒株により引き起こされる），= variola minor.
alastrim virus 白痘ウイルス，アラストリムウイルス.
alate [éileit] 翼状の，= winged.
alatus [əléitəs] 翼状の.
ALB, Alb albumin（アルブミン）.
Albert suture アルベルト縫合.
albiduria [ælbidjú:riə] 白尿症，= albinuria.
albinism [ǽlbinizəm] 白化，白皮症（先天性のメラニン色素生成異常）形 albinic.
albino [ælbáinou] 白子（しろこ，しらこ）形 albinotic.
albinuria [ælbinjú:riə] ①白色尿〔症〕（無色低比重の尿），②乳び(糜)尿，= chyluria, albiduria.
Albright syndrome オルブライト症候群，= McCune-Albright syndrome.
albuginea [ælbjudʒíniə] ①白膜（白色線維性被膜）形 albugineous.
albumen [ælbjú:mən] ①卵白（タンパク質），②胚乳（植物種子の栄養物質）.
albumin (ALB, Alb) [ælbjú:min] アルブミン（卵白 albumin を原型とする一群の単純タンパク群で，加熱により凝固し，主として水溶性血漿成分として体液浸透圧を左右する物質）形 albuminous.
albuminemia [ælbju:miní:miə] アルブミン血症（血漿タンパク過剰）.
albumin-globulin ratio (A/G ratio) アルブミン・グロブリン比.
albuminogenous [ælbju:minɑ́dʒənəs] アルブミン生成の.
albuminoid [ælbjú:minɔid] ①アルブミン様の，②アルブミノイド，類タンパク質（中性溶媒不溶性で，生体内の amyloid, fibroin, collagen, elastin, keratin などの総称），= scleroprotein.
albuminometer [ælbju:minɑ́mitər] アルブミン定量計，タンパク計，= albuminimeter, albumimeter.
albuminous [ælbjú:minəs] アルブミン様の，アルブミンを含む.
albuminous cell タンパク性細胞.

＝serous cell.

albumin tannate タンニン酸アルブミン(止痢薬), ＝albumini tannas, tannin albuminate.

albuminuria [ælbju:minjú:riə] アルブミン尿〔症〕, タンパク尿〔症〕(血清タンパク質, 特にアルブミンが尿中に排泄されること), ＝proteinuria 形 albuminuric, albuminuretic.

albuminurophobia [ælbju:minju:roufóubiə] タンパク尿恐怖症.

albumose [ǽlbju:mous] アルブモーゼ(硫酸アンモニアにより沈殿するペプシンタンパク分解物), ＝proteose.

albumosuria [ælbju:mousjú:riə] アルブモーゼ尿〔症〕, ＝peptonuria.

albuterol [ælbjútərɔ:l] アルブテロール(気管支拡張薬).

Alc, alc. alcohol (アルコール).

Alcaligenes [ælkeilíʤini:z] アルカリゲネス属(グラム陰性桿菌で, 日和見感染症の原因となる. *A. faecalis* などを含む).

alchemy [ǽlkimi] 錬金術(基礎金属から金をつくる術).

alclometasone [ælkloumétəsoun] アルクロメタゾン(外用副腎皮質ステロイド. 皮膚疾患治療薬).

Alcock canal アルコック管(陰部神経および内陰部動・静脈が通る閉鎖筋膜層の分裂した箇所. 陰部神経管), ＝pudendal canal.

alcohol (Alc, alc.) [ǽlkəhɔ:l] アルコール(①エチルアルコール, エタノール, 酒精 CH_3CH_2OH. ②炭化水素の水素原子を水酸基で置換した化合物(フェノールを除く).

alcohol dehydrogenase (ADH) アルコール脱水素酵素(アルコールとアルデヒド間の酸化還元を触媒する酵素. 利用する補酵素の違いにより4種に分類される).

alcohol dependence アルコール依存症.

Alcoholic Anonymous (AA) 匿名アルコール者の会(断酒会, 禁酒会ともよばれるアルコール依存者の会).

alcoholic cirrhosis (AC) アルコール性〔肝〕硬変.

alcoholic hepatitis (AH) アルコール性肝炎(過剰な飲酒を契機として発症する. 日本酒換算3合以上, 5年以上の常習飲酒家が危険とされる).

alcoholic liver disease (ALD) アルコール性肝疾患.

alcoholic liver injury アルコール性肝障害.

alcoholic neuropathy アルコール性ニューロパチー(長期間のアルコール多飲に起こる末梢神経障害).

alcoholics anonymous (AA) 匿名禁酒会.

alcoholic steatohepatitis (ASH) アルコール性脂肪性肝炎.

alcoholism [ǽlkəhɔ:lizəm] アルコール依存〔症〕.

ALD ①aldosterone (アルドステロン), ②alcoholic liver disease (アルコール性肝疾患).

aldehyde [ǽldihaid] アルデヒド(第1級アルコールの酸化物でアルデヒド基 –CHO をもつ化合物. アセトアルデヒド, ホルムアルデヒドなど).

aldolase [ǽldəleiz] アルドラーゼ(無気性解糖における重要な酵素で, fructose–1,6–diphosphate を分解する), ＝thymohexase.

aldosterone (ALD) [ældástəroun] アルドステロン(副腎皮質球状層で産生されるホルモンで, 腎におけるナトリウム再吸収, カリウム排泄に作用する).

aldosterone antagonist アルドステロン拮抗薬.

aldosteronism [ældástərɑnizəm] アルドステロン症(腫瘍などによる副腎機能の亢進でアルドステロンが過剰に分泌される症候群).

Aldrich syndrome オールドリッチ症候群(血小板減少症および湿疹を伴う免疫不全症で, 男児のみに起こる).

alecithal [eilésiθəl] 無黄卵(deutoplasm を含まない卵), ＝alecithic, meiolecithal.

alert [əlá:t] 注意を喚起する, 覚醒を促す, 敏捷な, 油断ない 名 alertness.

aleukemia [eil(j)u:kí:miə] 無(非)白血病(造血組織には白血病の特有変化があるにもかかわらず, 末梢血液には白血病細胞がみられない白血病) 形 aleukemic, aleucemic.

aleukemic leukemia 非白血病性白血病(末梢血液中に白血病細胞が出現しない白血病), ＝aleukemia.

aleukia [æl(j)ú:kiə] 無白症(造血器および末梢血液に白血球が欠如するとともに血小板および赤血球にも変化が起こる), ＝aleukemic myelosis, aleukemic lymphadenosis, myelophthisis, malignant thrombocytopenia.

Alexander deafness アレキサンダー型難聴.

alexia [əléksiə] 失読, 読字不能, ＝visual aphasia 形 alexic.

alexithymia [əleksiθáimiə] アレキシサイミア, 失感情症(心身症発症のメカニズムに対して Sifneos, P. E. が提唱した概念で, 心身症者に知性と情動の解離がみられるのは, 新皮質と大脳辺縁系や視床下部の間に機能的解離がみられるためとする).

Alezzandrini syndrome アレサンドリーニ症候群(変性性網膜症による片側の視力低下からはじまり, 数年後に白毛や顔白斑，感音性難聴が起こる症候群．原因不明）．
ALF acute liver failure（急性肝不全）．
alfalfa ［ælfǽlfə］ ムラサキウマゴヤシ，アルファルファ（ビタミンK_1を含有する植物），＝lucerne．
ALG antilymphocyte globulin（抗リンパ球グロブリン）．
alge(si)– ［ældʒi(:)(si)］（痛みを意味する接頭語）．
algesic substance 発痛物質．
algesimeter ［ældʒisímitər］ 痛覚計，＝algesiometer．
algesiometer ［ældʒi:siámitər］ 圧痛計，＝algesimeter．
algesthesia ［ældʒesθí:ziə］ 痛覚過敏，＝algesthesis，hyperesthesia．
algetic ［ældʒétik］ 痛覚の，＝painful．
–algia ［ældʒiə］（痛みのある状態を意味する接尾語）．
algid ［ǽldʒid］ 寒性の．
algi(o)– ［ældʒi(ou)，–dʒi(ə)］（疼痛を意味する接頭語）．
alg(o)– ［ælg(ou)，–g(ə)］＝alge(si)–．
algometer ［ælgámitər］ 痛覚計．
algometry ［ælgámitri］ 痛覚測定〔法〕（痛みを測定する方法）．
algophilia ［ælgəfíliə］ 痛覚嗜好症，嗜痛愛，＝algophily．
algophobia ［ælgoufóubiə］ 疼痛恐怖症．
algorithm ［ǽlgəriðəm］ アルゴリズム，算法（問題を解くための計算法あるいは手順のこと．計算機プログラムと同じ意味で使用されることもある）．
ALI ① acute lung injury（急性肺損傷），② annual limit of intake（年摂取限度），③ argon laser iridotomy（アルゴンレーザー虹彩切開〔術〕）．
alienation ［eiliənéiʃən］ ①精神錯乱，②疎隔，棄却．
aliform ［éilifɔ:m，ǽ–］ 翼状の，＝pterygoid．
alignment ［əláinmənt］ ①一列整列，一直線〔化〕，②体軸，＝alinement．
alimentary ［æliméntəri］ 食事(物)性の，栄養の，消化の，＝alimental．
alimentary canal 消化管，＝canalis almientarius ［L］．
alimentary glycosuria 食事性糖尿，＝digestive glycosuria．
alimentary tract 消化管，＝digestive tract．
alimentation ［æliməntéiʃən］ 栄養〔法〕．
alinasal ［ælinéisəl］ 鼻翼の．
alinement ［əláinmənt］ ＝alignment．
aliquot ［ǽlikwɑt］ ①部分標本，一部分，アリコート（被検液の一定分量を実測に採用するもの），②約数．
alisphenoid ［ælisfí:nɔid］ 蝶形骨翼状突起（蝶形骨大翼に付属する突起で咀嚼筋の一部が付着する）．
ALK automated lamellar keratectomy（自動表層角膜切除）．
Alk, alk. alkaline（アルカリ性）．
alkalemia ［ælkəlí:miə］ アルカリ血症（血液pHが7.43以上の状態）．
alkali ［ǽlkəli，–lai］ アルカリ，塩基（カリ樹kaliはエジプト人がガラス製造のため灰をとった原料）形 alkaline．
alkaline (Alk, alk.) ［ǽlkəlain］ アルカリ性の，アルカリ族の．
alkaline diet アルカリ食（主として野菜，果実からなる食事）．
alkaline phosphatase (ALP) アルカリホスファターゼ（硫化コバルトの黒色沈殿を起こす．最適pH 7.0以上pH 10付近）．
alkaline spring 重曹泉，アルカリ泉（重炭酸ナトリウムが主成分である鉱泉）．
alkalinity ［ælkəlíniti］ アルカリ度．
alkali phosphatase (ALP) アルカリホスファターゼ．
alkali reserve アルカリ予備，塩基予備（予備アルカリともいうが，現在全く使用されない概念）．
alkaloid ［ǽlkəlɔid］ アルカロイド，類塩基，植物塩基，類塩基体（天然の有機塩基類で窒素を含みアルカリ性の反応を示し，酸と結合して塩類をつくる物質の総称）形 alkaloidal．
alkalosis ［ælkəlóusis］ アルカローシス（体液pHが上昇に向かう病的過程）．
alkyl ［ǽlkil］ アルキル（1価の炭化水素基），＝alphyl．
alkylation ［ælkiléiʃən］ アルキル化（環状化合物の水素をアルキル基で置換すること）．
ALL acute lymphocytic (lymphoblastic) leukemia（急性リンパ性白血病）．
allach(a)esthesia ［æləkesθí:ziə］ 異所知覚〔症〕（刺激された部位よりも異なった部位にそれを感じること），＝allochesthesia，all(a)esthesia．
allant(o)– ［ælənt(ou)，–t(ə)］（尿膜，尿嚢などの意味を表す接頭語）．
allantochorion ［əlæntoukóuriən］ 漿尿膜（鳥類と爬虫類の受精卵にみられる，尿膜と絨毛膜内層の融合によって生じる胚外性膜），＝chorioallantoic membrane．
allantogenesis ［əlæntoudʒénisis］ 尿膜発生．
allantoic ［æləntóuik］ 尿膜の，＝allantoid．
allantoic stalk 尿膜茎（尿膜の狭い近位部），＝allantoic duct．
allantoic vesicle 尿膜嚢胞，＝allantoic sac．
allantoidoangiopagous teratism 尿嚢血管結合奇形．
allantoinuria ［əlæntouinjú:riə］ アラントイン尿〔症〕（脊椎動物では正常．ヒトでは異常）．

allantois [əlǽntɔis] 尿膜，尿嚢(胎児期に発生する胎膜(羊膜，卵黄嚢など)の一つで，ヒト以外の動物では尿を貯蔵したりする機能があるが，ヒトでは痕跡的) 形 allantoic, allantoid.

allel(e) [əlí:l] 対立遺伝子，アレル(アリール．相同染色体の同じ位置を占めている対立形質に対応する遺伝子)，＝allelomorph 形 allelic.

allele frequency 対立遺伝子頻度，＝gene frequency.

allelic [əlí:lik] 対立の.

allelic gene ＝allele.

allelo– [əli:lou, –lə] （1対またはほかとの関係を表す接頭語）.

allelomorph [əlí:ləmɔ:f] 対立形質，対立遺伝子，交互遺伝(染色体において相同の場所に位置する遺伝子で形式は遺伝子の場所により規定される)，＝allele 形 allelomorphic.

allelomorphism [əli:loumɔ́:fizəm] 対立形質性(優性と劣性の1対の遺伝形質性)，＝allelism.

allelotaxis [əli:lətǽksis] アレロタクシス(数個の胎生組織から器官または部分が発生すること．単一器官指向)，＝allelotaxy.

allenthesis [ælənθí:sis] 補てつ(綴)術(異物介在の意味で外界異物を体内に補綴すること)，＝endoprosthesis.

allergen [ǽlə:ʤən] アレルゲン，アレルギー抗原(アレルギーを引き起こす抗原物質の総称) 形 allergenic 名 allergenicity.

allergenic [ælə:ʤénik] アレルゲン性の(アレルゲンとしての作用を有すること).

allergic [əlɔ́:ʤik] アレルギー〔性〕の.

allergic alveolitis アレルギー性〔肺〕胞炎.

allergic bronchitis アレルギー性気管支炎.

allergic bronchopulmonary aspergillosis (ABPA) アレルギー性気管支肺アスペルギルス症.

allergic conjunctivitis アレルギー性結膜炎，＝anaphylactic conjunctivitis.

allergic contact dermatitis (ACD) アレルギー性接触性皮膚炎.

allergic disease アレルギー性疾患.

allergic gastroenteritis アレルギー性胃腸症(主として食物に対するアレルギー反応による消化管の炎症で，下痢，嘔吐，腹痛などをきたす).

allergic granulomatous angiitis (AGA) アレルギー性肉芽腫性血管炎，＝Churg–Strauss syndrome.

allergic pneumonia アレルギー性肺炎.

allergic purpura アレルギー性紫斑〔病〕(四肢，とくに下肢に好発する紫斑病で，腹痛，関節痛などを伴う場合があり，まれに腎障害をきたす)，＝anaphylactoid purpura, Henoch–Schönlein purpura.

allergic reaction アレルギー〔性〕反応(以前に生体が感作された特異アレルゲンに接触することによって生じる局所または全身の反応．Ⅰ～Ⅳ型に分類される).

allergic response アレルギー〔性〕応答(本来生体防御を目的とするはずの免疫応答が結果としてむしろ生体に危害を及ぼす場合の免疫反応).

allergic rhinitis (AR) アレルギー性鼻炎.

allergic vasculitis アレルギー性血管炎(紅斑，膨疹，紫斑，結節，血疱，潰瘍を形成する．血管に多形性白血球とその核破片を含む細胞浸潤，フィブリンをみる)，＝cutaneous vasculitis, leukocytoclastic vasculitis.

allergist [ǽlə:ʤist] アレルギー専門医.

allergy (A) [ǽlə:ʤi] アレルギー(ヒトにおいて抗原抗体反応の表現として起こる特異的感作性 hypersensitivity をいう) 形 allergic.

allergy relief medicine (ARM) アレルギー治療医学.

Allescheria [æleskí:riə] アレシェリア属(子嚢菌類の一属．*A. boydii* (*Pseudallescheria boydii*)などを含む).

alleviation [æliviéiʃən] 軽減，緩和 動 alleviate.

allied health professional 関連保健医療専門家(医師や看護師以外で患者のケアサービスを行う教育を受けた人．放射線技師，理学療法士など).

alligator forceps ワニ(鰐)口鉗子(二重緊子を備えた強いもの).

all(o)– [æl(ou), –l(ə)] (①異常，変態，②異性体を意味する接頭語).

alloantibody [ælouǽntibɑdi] 同種〔異系〕抗体.

alloantigen [ælouǽntiʤən] 同種〔異系〕抗原.

allocheiria [ældoukáiriə] 対側知覚〔症〕(知覚刺激を身体の反対側に知覚することで，錯誤症の一型).

allocinesis [ælousiní:sis] 反対側運動〔症〕(命ぜられた側とは反対の側を動かし，または一側の手足を意識的に動かすと，他側の手足が無意識的に運動すること)，＝allocinesia, allokinesis.

allocortex [ælouk ɔ́:teks] 旧皮質，不等皮質，異〔種〕皮質(終脳の6層構造を示す新皮質(等皮質)に対する用語，旧皮質は6層構造を示さず不等皮質とも呼ばれる)，＝anisocortex.

allodiploid [æloudíplɔid] アロディプロイド，異質2倍体(2倍性のうちで，例えばＡＢのように異質のゲノムを1組ずつ含んだ状態．2基2倍性ともいう．ゲノムの異なる2倍体の交雑によるのが一般的).

A

allodynia [æloudíniə] 異痛〔症〕，アロジニア(痛みのない刺激でも痛みの感覚をもつ状態).

alloeroticism [ælouírɑtisizəm] 対象性愛，他人愛(自己愛に対立していう)，＝alloerotism.

allogeneic [æloudʒəní:ik] 同種〔異系〕の(同じ種に属しながら，遺伝的に異なること．遺伝的に同一な関係である同種同系の syngeneic，自己の autologous などと対比して用いられる)，＝allogenic.

allogeneic antigen 同種〔異系〕抗原，＝alloantigen.

allogeneic effect 同種〔異系〕〔細胞〕効果，アロジェニック効果(移植時には，移植抗原に対し宿主の免疫応答，移植片中の免疫応答細胞による宿主の同種移植抗原に対する反応が起きる．このとき移植抗原とは関係のない他の抗原に対する免疫反応に及ぶ影響をいう).

allogeneic graft 同種移植，＝allograft, homologous graft, homoplastic graft.

allogeneic immune tolerance 同種免疫寛容(移植免疫寛容ともいう．同種移植抗原に対して免疫寛容である状態)，＝transplantation tolerance.

allogeneic inhibition 同種細胞抑制(同種細胞をレクチンで混合培養後にみられる細胞成長の抑制).

allogeneic reaction 同種異系反応(移植抗原が異なる同種の動物間で移植を行う際，移植片中の免疫応答細胞が宿主上の同種移植抗原に対して起こす免疫反応).

allogeneic transplantation 同種移植，＝allotransplantation, homologous transplantation, homoplastic transplantation.

allogenic [ælədʒénik] ＝allogeneic.

allograft [ælougræft] 同種〔異型〕移植〔片〕(同種の動物間で，遺伝的に異なる個体間の移植およびそれに用いた移植片).

allograft rejection 同種移植片拒絶〔反応〕.

alloimmune [ælouimjú:n] 同種免疫の.

alloimmune reaction 同種免疫反応(同種(異系)の遺伝的に異なる個体の抗原に対する免疫応答).

alloimmune response 同種免疫反応(同種の，遺伝的に異なる個体の抗原に対する免疫応答).

allolalia [ælouléiliə] 錯話症(精神病者の).

allomerism [əlɑ́mərizəm] 異質同形(化学組成が異なっているのに結晶形が同じであること).

allometry [əlɑ́mitri] 相対成長.

allopathy [əlɑ́pəθi] 逆症療法，異症療法(治療しようとする疾患とまったく反対の病的症状を引き起こす薬剤を用いる医療法)，＝alloeopathy 形 allopathic.

alloplasty [ælouplæsti] 異物形成術(欠損部を補充するため無生物材料または動物材料を用いる方法で，パラフィンを用いる隆鼻術のような方法をいう).

alloploid [æləplɔid] 異質倍数体.

allopolyploid [æləpɑ́liplɔid] 異質倍数体，＝alloploid 形 allopolyploidy.

allopurinol [æləpjú:rinɔ:l] アロプリノール(キサンチンオキシダーゼを阻害し尿酸産生を抑制する痛風治療薬).

all or none law 悉無律(しつむりつ)，全か無かの法則(神経・筋などの興奮性細胞は，刺激が一定強度以下では応答せず，一定強度以上になると応答の大きさは変わらないという法則)，＝all or nothing law, Bowditch law.

allosome [æləsoum] 異質染色体，特殊〔染色〕体(普通染色体とその大きさまたは形の相異するもの)，＝heterochromosome.

allosteric [æləstérik] アロステリック(①活性中心外の．②別位の).

allosterism [əlɑ́stərizəm] アロステリズム(アロステリックタンパク質の制御機構)，＝allostery.

allotope [ælətoup] アロトープ(ほかの抗体の抗原結合部分によって認識される抗体分子中の構造).

allotransplantation [ælоutrænsplæntéiʃən] 同種移植〔術〕.

allotrope [ælətróup] 同素〔体〕，同質異形体 形 allotropic.

allotropy [əlɑ́trəpi] 同質異形(同一元素が理学的性質のまったく異なった物体をつくること)，同素体.

allotype [ælətaip] アロタイプ(同一種の個体間で，遺伝的に異なる免疫グロブリンの抗原性．アロタイプは定常部領域における遺伝的なアミノ酸配列の違いとして説明される).

allotype suppression アロタイプ抑制(妊娠中の母体中に，父親のアロタイプに対する抗体の存在するとき，新生児の免疫グロブリンのうち父親のアロタイプをもつものの産生が抑えられること).

allotypic [ælətípik] アロタイプの.

allowance [əláuəns] 許容量.

alloxan [əlɑ́ksən] アロキサン(尿酸の酸化物．1回の注射により，動物の膵臓のβ細胞が選択的に破壊されて実験的糖尿病モデルをつくることができる).

alloxan diabetes アロキサン糖尿病(体重 1 kg につき alloxan 100〜200 mg の注射により起こる実験的糖尿病状態).

alloxuremia [əlɑksjurí:miə] プリン体血症.

alloxuria [ælɑksjú:riə] プリン体尿症.

ALO apraxia of lid opening (開眼失行).

Aloe [ælou, æləwi:] アロエ属(アロエ科の一属で，アロエの原料．*A. arborescens* var. *natalensis* (キダチアロエ), *A. vera* などを含む).

alogia [əlóuʤiə] 寡黙, 寡語症(中枢神経障害による発語障害をいう), ＝aphrasia.

alometric growth 相対成長, ＝alometric relative growth.

alopecia [æloupí:siə] 脱毛症, 禿頭病, ＝baldness.

alopecia adnata 先天性脱毛症, ＝congenital baldness.

alopecia areata 円形脱毛症, ＝alopetia areata.

alopecic [æloupí:sik] 脱毛〔症〕の.

ALP alkali phosphatase (アルカリホスファターゼ).

Alpers disease アルパース病(乳児期より原因不明の痙攣発作, 運動機能や精神機能の退行, 初めは筋緊張低下から次第に進行する筋緊張亢進, 小児期に死亡にいたる退行性疾患をいう. 進行性脳灰白質ジストロフィー), ＝progressive cerebral poliodystrophy.

alpha (α, A) [ǽlfə] アルファ(ギリシャ語アルファベットの第1字. α：有機化合物の置換基の位置や異性体を示す記号などに用いられる).

alpha(α)-adrenergic blockade アルファ(α)交感神経遮断.

alpha(α)-adrenergic receptor アルファ(α)交感神経受容体.

alpha(α) angle アルファ(α)角(角膜楕円の長軸と視線とのなす角で, 近視では小さく, 遠視では大きく見える).

alpha$_1$(α_1)-antitrypsin (α_1-AT) α_1-抗トリプシン(血清中に存在するトリプシンインヒビーター), ＝alpha$_1$(α_1)-trypsin inhibitor.

alpha$_1$(α_1)-antitrypsin clearance α_1-アンチトリプシンクリアランス法(腸管からのタンパク喪失を同定するための方法).

alpha$_1$(α_1)-antitrypsin deficiency α_1-抗トリプシン欠乏症(先天性α_1-抗トリプシン(α_1-AT)の減少症で, アミノ酸置換による質的異常を伴うもの).

alpha(α) blocker アルファ(α)遮断薬(交感神経のα作用を抑える薬), ＝alpha(α)-adrenergic blocking agent.

alpha(α) cell アルファ(α)細胞(①膵臓ランゲルハンス島にある大顆粒をもつ内分泌細胞. ②下垂体前葉にある抗酸性細胞).

alpha(α) chain disease アルファ(α)鎖病(単クローン性高ガンマグロブリン血症の一種であるH鎖病のうちの一つで, IgAのH鎖に属すMタンパクが認められ, 小腸の悪性リンパ腫の病態をとるまれな疾患).

alpha(α) decay アルファ(α)崩壊(壊変)(原子核がα粒子を放出して別の核種に変化する現象), ＝alpha (α) disintegration.

alpha(α) disintegration アルファ(α)崩壊(壊変), ＝alpha(α) decay.

alpha(α)-fetoprotein (AFP) アルファ(α)-フェトプロテイン, アルファ(α)-胎児タンパク(分子量が約70,000の糖タンパク. 肝細胞癌の腫瘍マーカー).

alpha(α) fiber アルファ(α)線維(α運動ニューロンの軸索部).

alpha(α)-galactosidase アルファ(α)-ガラクトシダーゼ(糖脂質や糖タンパク質の非還元末端のα-ガラクシド結合を切断する作用をもつエキソグリコシダーゼ), ＝melibiase.

alpha(α)-glucose-1-phosphate アルファ(α)-グルコース1-リン酸(グリコーゲンやデンプンがホスホリラーゼによって加リン酸分解を受けて生成する糖代謝の中間体), ＝cori ester.

alpha(α)-glucuronic acid アルファ(α)-グルクロン酸(生体内の代謝産物として生じるグルコースのウロン酸で, この物質は体内に発生する毒性有機化合物を肝で無毒化する).

alpha(α) granule アルファ(α)顆粒(エオジン親和性の顆粒で, 白血球および下垂体の細胞にある), ＝eosinophil granule, oxyphilic granule.

alpha(α)-heavy-chain disease ＝alpha(α) chain disease.

Alphaherpesvirinae [ælfəhə:pəsvírini:] アルファヘルペスウイルス亜科(ヘルペスウイルス科の亜科で, *Simplexvirus*, *Varicelovirus* 属などに分けられる).

alpha(α)-hydroxylase deficiency アルファ(α)-ヒドロキシラーゼ欠損症.

α_2-M alpha$_2$(α_2)-macroglobulin (α_2-マクログロブリン).

alpha$_2$(α_2)-macroglobulin α_2-マクログロブリン(グロブリンの一種で分子量約800,000. 肝でつくられ炎症やリポイドネフローゼに際して血清濃度が高値となる).

alpha(α) motor neuron アルファ(α)運動ニューロン(脊髄前角にあり, α線維を通じて骨格筋の錘外筋線維を支配し, 筋の張力発生に関与する).

alpha(α) particle アルファ(α)粒子(アルファ線として放射性物質から放出される微粒子で, すなわちヘリウム原子核).

alpha(α) ray アルファ(α)線(アルファ崩壊の際に生ずる陽電気をもつ粒子(α粒子)からなる放射線でイオン化は強度であるが, 透過性は弱い).

Alpharetrovirus [ælfəretrouváiərəs] アルファレトロウイルス属(レトロウイルス科の一属で, トリ白血病ウイルス, ラウス肉腫ウイルスなどが含まれる).

alpha(α) rhythm アルファ(α)波(脳波において成人皮質から発生する優性リズ

ムで，周波数 8～13 Hz．後頭部から最もよく得られる)，＝Berger wave，alpha (α) wave．
alpha(α)-tocopherol アルファ(α)-トコフェロール(ビタミンE)．
alpha(α)-tocopherol acetate 酢酸アルファ(α)-トコフェロール(溶液から濃縮されるビタミンE)，＝alpha(α)-tocopheryl acetate，vitamin E acetate．
Alphavirus [ǽlfəvaiərəs] アルファウイルス属(トガウイルス科の一属で，チクングニヤウイルス，シンドビスウイルス，東部ウマ脳炎ウイルス，西部ウマ脳炎ウイルス，ベネズエラウマ脳炎ウイルスなどが含まれる)．
alpha(α) wave アルファ(α)波(脳波において，8～13 Hz の周波数を示す波)，＝alpha(α) rhythm，Berger wave．
Alport syndrome アルポート症候群(X染色体性優性遺伝性疾患で，神経性難聴，眼球異常(水晶体，網膜，角膜異常)，進行性腎不全に至る)．
alprazolam [ælprǽzoulæm] アルプラゾラム(ベンゾジアゼピン系の抗不安薬)．
alprostadil [ælprástədil] アルプロスタンジル(血管拡張薬)．
ALS ① antilymphocyte serum (抗リンパ球血清)，② advanced life support (高度救命救急，二次救命処置)，③ amyotrophic lateral sclerosis (筋萎縮性側索硬化症)．
Alström syndrome アルストレム症候群(網膜色素変性症，白内障，小児期の肥満，神経性難聴，インスリン抵抗性糖尿病が 10 歳前後に起こる常染色体劣性遺伝疾患．責任遺伝子は第 2 染色体短腕上に存在)．
alt dieb alternis diebus (隔日)．
ALTE apparent life threatening event (乳幼児突発性危急事態)．
alter [ɔ́:ltər] 変更する，改変する，変わる．
alternant [ɔ́:ltə:nənt] 交互の，交代〔性〕の，＝alternating．
alternate [ɔ́:ltə:nət] 交互の，交代性の，代替の，交替にする(なる)．
alternating current (AC) 交流，交番電流．
alternating hemiplegia 交代性片麻痺．
alternating nystagmus 交代性眼振(眼振の方向(眼振急速相)が経時的に変化する眼振で，先天性と後天性のものがある)．
alternating personality 交代性人格．
alternating pulse 交互(交代)脈(脈の大きさが交互に代わる脈)．
alternation [ɔ:ltənéiʃən] 交互，交代，交番．
alternative [ɔ:ltə́:nətiv] 一つを選ぶべき，二者択一の，代案．
alternative complement pathway 第 2 補体活性化経路(標的細胞の膜上において C3 転換酵素により C3 が分解され，これによって誘導される補体活性化経路)．
alternative dispute resolution (ADR) 裁判所外紛争処理〔制度〕(裁判所外の紛争解決を指す．医療においては，医療事故に対して患者側と病院側が訴訟を通さず解決していく場合など)．
alternative hypothesis 対立仮説．
alternative medicine 代替医療，＝complementary and alternative medicine．
alternative reaction 交互反応．
alternative splicing 選択的スプライシング，可変スプライシング(異なるスプライシング部位が選択されて 1 つの遺伝子から数種類のメッセンジャー RNA が産生される現象)．
alternis diebus (alt dieb) [L] 隔日．
alternis horis (alt hor) [L] 1 時間おき．
alt hor alternis horis (1 時間おき)．
altitude [ǽltitju:d] 高度，高角，高距，標高(海抜)．
altitude adaptation 高所順〔適〕応．
altitude sickness 高山病，＝mountain sickness．
aluminosis [əl(j)uminóusis] アルミニウム〔沈着〕症(塵肺症の一種)．
aluminum (Al) [əl(j)ú:minəm] アルミナム，アルミニウム(周期表第 Ⅲb(13) 族の金属元素で，地球上多量に存在し，銀白色で軽く軟らかく，展性延性に富み，用途も広い．原子番号 13，原子量 26.9815，質量数 27)，＝aluminium．
aluminum hydroxide 水酸化アルミニウム(抗胃酸薬)．
alum-precipitated toxoid (APT) ミョウバン沈殿毒素．
alum springs ミョウバン泉(硫酸アルミニウムが主成分である鉱泉)．
Alu sequence アル配列(ヒト DNA 中に存在する約 300 塩基対の反復配列のこと)．
alvei [ǽlvei] → alveus．
alveiolo- [ælvi(:)əlou, -lə] ＝alveolo-．
alveolar [ælví:ələr] ① 肺胞の，② 歯槽の，③ 胞状の．
alveolar air 肺胞気．
alveolar angle 歯槽角(鼻棘下の点と上顎骨歯槽突起の下縁の最高点とを結ぶ線と頭水平線とが交差してつくる角)．
alveolar arch 歯槽弓(上顎骨と下顎骨で歯が生えている弓形の部分)．
alveolar-arterial oxygen (tension) difference (a-A_{DO_2}) 肺胞気 - 動脈血酸素分圧較差．
alveolar bone 歯槽骨(歯がはえている骨，上顎骨と下顎骨をいう)．
alveolar canals 歯槽管(上歯槽管，下歯槽管)，＝dental canal，canales alve-

olares.

alveolar-capillary barrier 肺胞毛細血管関門，＝blood-air barrier.

alveolar-capillary block 肺胞毛細血管遮断，＝alveolocapillary block.

alveolar carbon dioxide fraction ($FACO_2$) 肺胞気二酸化炭素(炭酸ガス)分画.

alveolar carbon dioxide pressure ($PACO_2$) 肺胞気二酸化炭素(炭酸ガス)分圧，＝alveolar carbon dioxide tension.

alveolar cell 肺胞細胞(気管支の終末部，肺胞にある細胞でⅠ型とⅡ型がある).

alveolar cell carcinoma (ACC) 肺胞細胞癌.

alveolar duct 肺胞管(肺のなかで呼吸細気管支から続き，肺胞嚢になる)，＝ductus alveolaris [L].

alveolar ectasia 肺胞拡張，＝ectatic emphysema.

alveolar foramen 歯槽孔(上顎骨後面にある小孔で歯槽管につながる．後上歯槽神経が通る).

alveolar gingiva 歯槽部歯肉(歯槽突起を覆う部分).

alveolar hypoventilation syndrome 肺胞低換気症候群.

alveolar index 歯槽指数，＝gnathic index.

alveolar macrophage 肺胞マクロファージ(肺胞内にみられる大食細胞．塵埃，異物をとり込んで処理するため塵埃細胞ともいわれる).

alveolar oxygen pressure (PAO_2) 肺胞気酸素分圧，＝alveolar oxygen tension.

alveolar pressure (PA) 肺胞〔内〕圧.

alveolar process 歯槽突起(上顎骨または下顎骨の).

alveolar proteinosis 肺胞タンパク症.

alveolar pyorrh(o)ea 歯槽膿漏〔症〕，＝pyorrh(o)ea alvoelaris.

alveolar septa 肺胞中隔(肺胞間の毛細血管に富む結合組織性隔壁，肺胞孔という小孔がある)，＝septum interalveolare [L].

alveolar space (AS) 肺胞腔.

alveolar ventilation (V_A, $\dot{V}_A$) 肺胞換気〔量〕.

alveolar ventilation-perfusion ratio ($\dot{V}_A/\dot{Q}$) 換気血流比.

alveoli [ælví:əlai] →alveolus.

alveolitis [ælvi(:)ouláitis] ①歯槽炎，歯槽骨炎，②肺胞炎.

alveolo- [ælvi(:)əlou, -lə] (肺胞，歯槽を意味する接頭語).

alveoloclasia [ælvi(:)əloukléiziə] 歯槽崩壊.

alveolodental [ælvi(:)əloudéntəl] 歯槽の.

alveololabial [ælvi(:)əlouléibiəl] 歯槽突起と唇との，歯槽突起と舌との，歯槽唇側の，＝alveololabialis.

alveololingual [ælvi(:)əloulíŋgwəl] 下顎歯槽突起の，舌側面の.

alveolon [ælví:ələn] 歯槽点(顎歯槽突起の後面の接線である直線が硬口蓋正中線，すなわち正中口蓋縫合と交差する点).

alveolopalatal [ælvi(:)əloupǽlətəl] 上顎歯槽突起の，口蓋側面の.

alveoloplasty [ælví(:)əlouplæsti] 歯槽形成〔手術〕，歯槽骨形成，＝alveoplasty.

alveolotomy [ælvi(:)əlɑ́təmi] 歯槽切開〔術〕，歯槽突起切開〔術〕.

alveolus [ælví:ələs] ①歯槽，②肺胞 複 alveoli 形 alveolar.

alveolus dentalis 歯槽.

alveoplasty [ǽlvi(:)əplæsti] 歯槽骨形成〔術〕，＝alveoloplasty.

alveus [ǽlviəs] ①腔，槽，②海馬白板(海馬の脳室に面する側をおおう薄い白質層)，＝alveus of hippocampus 複 alvei.

alveus of hippocampus 海馬白板，＝alveus.

ALVF acute left ventricular failure (急性左心〔室〕不全).

alymphia [əlímfiə] 無リンパ.

alymphocytosis [əlimfousaitóusis] 無リンパ球〔症〕，リンパ球消失症，＝lymphocytophthisis, lymphocytopenia.

alymphoplasia [əlimfoupléiziə] リンパ無形成〔症〕.

Alzheimer cell アルツハイマー細胞(脳細胞などにみられる巨大グリア細胞).

Alzheimer disease (AD) アルツハイマー病(初老期痴呆のこと．神経系線維の病変および皮質硬化を特徴とし，いわゆる老人斑が現れ，脳の萎縮・硬化をきたす).

Alzheimer disease assessment scale (ADAS) アルツハイマー病評価尺度(アルツハイマー病の進行度を把握するためのスケール．とくに認知機能をはかるサブスケール(ADAS-cog)がよく用いられる).

Am ①americium (アメリシウムの元素記号)，②astigmatismus myopicus (近視性乱視).

am ametropia (非正視).

A.M., a.m. ante meridiem (午前).

amalgam [əmǽlgəm] アマルガム(水銀と他種金属との合金).

amalgamate [əmǽlgəmeit] こう(汞)和する，アマルガムをつくる.

amantadine hydrochloride アマンタジン塩酸塩，塩酸アマンタジン(抗パーキンソン薬および抗ウイルス薬).

amastia [əmǽstiə] 無乳房〔症〕，＝amazia, absence of breasts.

amaurosis [æmɔ:róusis] 黒内障(眼の外

A

見上，異常がみられないのに盲の状態） 形 amaurotic.
amaurosis fugax 一過性黒内障，＝blackout.
amaurotic [æmɔ:rátik] 黒内障性の.
amaurotic cat's eye 黒内障性猫眼（白色瞳孔のこと）.
amazia [əméiziə] 無乳房〔症〕，＝amastia.
amb(i)- [æmb(i)] （双，両の意味を表す接頭語）.
ambidexter [æmbidékstər] 両手の利く人 形 ambidextrous.
ambidexterity [æmbidekstériti] 両手利き.
ambidextrous [æmbidékstrəs] 両手利きの.
ambient [ǽmbiənt] 環境の，周囲の.
ambient temperature 環境温度，室温.
ambilateral [æmbilǽtərəl] 両側の，＝bilateral.
ambilevous [æmbilí:vəs] 両手〔作業〕が不器用な，＝ambisinister.
ambisexuality [æmbisekʃuǽliti] 両性〔併存〕 形 ambisexual.
ambivalence [æmbívələns, -bivéi-] アンビヴァレンス，両価性（相反する感情が並立する精神状態．統合失調症などでみられる），＝ambivalency.
ambivalent [æmbívələnt] 両価性の.
amblosis [æmblóusis] 流産.
ambly- [æmbli] （鈍弱の意味を表す接頭語）.
amblyacousis [æmbliəkú:sis] 弱聴，鈍聴.
amblyaphia [æmbliéifiə] 鈍感（触覚鈍麻）.
amblygeustia [æmbligú:stiə] 味覚鈍感.
Amblyomma [æmblióumə] キララマダニ属（マダニ科の一属．ロッキー山紅斑熱など，人獣に病気を伝播する）.
amblyopia [æmblióupiə] 弱視（矯正不能で視力の弱い全ての場合をいう） 形 amblyopic.
amblyoscope [ǽmbliəskoup] 弱視計.
amboceptor [ǽmbəseptər] 両受体，双摂体，アンボセプター（血清中に存在する耐熱性因子で補体および細菌両者に親和性を示す，溶血素，溶菌素など）.
Ambrosia [æmbróuziə] ブタクサ属（北アメリカ産のサワギク ragweed で，花粉症の原因植物の一つ）.
Ambu bag アンビューバッグ（患者の気道に陽圧をかけて呼吸させる用手式蘇生器（バッグ・マスク式人工呼吸器）の一種）.
ambulance [ǽmbjuləns] 救急車.
ambulanceman [ǽmbjulənsmən] 救急隊員.
ambulation [æmbjuléiʃən] 移動，歩行〔運動〕，外来通院 形 ambulatory, ambulant, ambulating.
ambulation activity 歩行動作.
ambulatory blood pressure (ABP) 自由行動下血圧.
ambulatory blood pressure monitoring (ABPM) 携帯式血圧測定監視法，24時間血圧モニタリング，自由行動下血圧モニタリング.
ambulatory care 外来〔通院〕治療.
ambulatory care center (ACC) 救急管理センター.
ambulatory care unit (ACU) 救急患者収容治療室.
ambulatory electrocardiography 歩行時心電図記録，動的心電図記録（小型の記録装置を患者に携帯させて，その中に連続的に心電図を記録する．ホルター心電図とも呼ぶ）.
ambulatory exercise 歩行運動，歩行練習.
ambulatory Holter monitor (AHM) 携帯型ホルターモニター.
ambulatory leg 歩脚.
ambulatory patient 外来患者，通院患者.
ambulatory patient group (APG) 外来患者グループ（医療費の返済額を決定するための外科的処置による患者のカテゴリー分類．似かよった処置は，似かよった費用を要するという前提の下に決められる）.
ambulatory rehabilitation 通所（外来）リハビリテーション.
ambulatory traction 外来牽引法（患者が歩行中にも骨折の牽引が行われる方法）.
ambustion [æmbʌ́stʃən] 熱傷，火傷，＝burn.
AMC arthrogryposis multiplex congenita（先天性多発性関節拘縮症）.
AMD age-related macular degeneration（加齢性黄斑変性）.
AME apparent mineralocorticoid excess (syndrome)（ミネラロコルチコイド産生過剰症）.
ameba [əmí:bə] アメーバ（原虫，根足虫類），＝amoeba 形 amebic, amoebic.
amebiasis [əmibáiəsis] アメーバ症.
amebic [əmí:bik] アメーバ性の.
amebic colitis アメーバ性大腸炎.
amebic dysentery アメーバ赤痢（*Entamoeba histolytica* の感染症），＝amebic colitis.
amebic granuloma アメーバ性肉芽腫.
amebicidal [əmi:bisáidəl] 殺（抗）アメーバ性の.
amebicide [əmí:bisaid] 殺（抗）アメーバ薬，＝amebacide.
amebiform [əmí:bifɔ:m] アメーバ形の.
amebocyte [əmí:bəsait] アメーバ様細胞（無脊椎動物組織中の顆粒細胞で，血液の凝固機序において脊椎動物の血小板と同様の機能を示すといわれる).
ameboid [əmí:bɔid] アメーバ状の.
ameboidism [əmí:bɔidizəm] アメーバ様運動性(特に神経細胞の).
ameboma [əmi:bóumə] アメーバ肉芽腫, = amebic granuloma.
ameburia [æmi:bjú:riə] アメーバ尿〔症〕, = amoeburia.
amelia [əmí:liə] 無肢症, 四肢欠損症, = ameleia.
amelioration [əmi:liouréiʃən] 回復, 改善, 軽減.
ameloblast [əméləblæst] エナメル芽細胞(歯の発生, 特にエナメル質の形成に関係する細胞(エナメル器の内エナメル上皮より分化する)), = adamantoblast, ganoblast, enameloblast.
ameloblastoma [æmeloublæstóumə] エナメル芽細胞腫, = adamantinoma.
amelodentinal [æmeloudéntinəl] エナメル質象牙質の, = dentinoenamel.
amelogenesis [əmiloudʒénisis] エナメル質形成.
amenity of life (AOL) 生活の快適さ.
amenorrhea [æmenɔ́:riə] 無月経, = amenorrhoea, amenia 形 amenorrheal.
amenorrhea due to weight loss 体重減少性無月経, 減食性無月経.
amenorrheic [əmenərí:ik] 無月経〔性〕の.
amenorrh(o)ea galactorrh(o)ea syndrome 乳汁漏出性無月経症候群.
amentia [əménʃiə] 精神遅滞, アメンチア(a-mens 無思考力の意味で, 軽度の意識混濁, 思考散乱, 認識および思考障害などに基づく困惑状態), = feeble-mindedness 形 amential.
American trypanosomiasis アメリカトリパノソーマ症(*Trypanosoma cruzi* の感染による疾患で, サシガメにより媒介される. シャーガス病), = Chagas disease, Cruz trypanosomiasis, Brazilian trypanosomiasis, South American trypanosomiasis.
ameristic [æmərístik] 無分割〔性〕の, 分化していない.
Ames test エーメス試験(バクテリアを用いた突然変異誘発試験法).
ametria [əmí:triə] 無子宮〔症〕 形 ametrous.
ametropia (am) [æmətróupiə] 非正視(無調節の状態で平行光線が網膜に結像しないもの, すなわち屈折異常で近視, 遠視, 乱視などの総称) 形 ametropic.
AMI acute myocardial infarction (急性心筋梗塞).
amicrobic [eimaikróubik] 無菌性の.
amicrobic pyuria 無菌性膿尿, = abacterial pyuria.
amicron [eimáikrɑn] 超微コロイド粒子(直径 10^{-7} cm 程度の大きさで限外顕微鏡でしか見えない最小微粒子), = amicrone.
amicroscopic [eimaikrəskápik] 超顕微鏡的な(顕微鏡でも見えないくらいの), = submicroscopic.
amiculum [əmíkjuləm] アミクラム(①外被. ②オリーブ核周囲の神経線維叢 amiculum of olive).
amide [ǽmaid] アミド(①アミド基($-CO-NH_2$ 根を含む化合物). ②アンモニアの水素を金属で置換した化合物, アンモノ塩基 ammono base).
amid(o)- [əmi:d(ou), æmi-, -d(ə)] ($-CONH_2$ なる1価の基を表す接頭語).
amiloride [əmílɔraid] アミロライド(カリウム保持性の利尿薬).
amimia [əmímiə] 無表情〔症〕.
amine [ǽmi:n] アミン(脂肪化合物のアンモニア塩基で, NH_3 の水素原子を炭水基で置換した化合物).
amine precursor uptake and decarboxylation (APUD) アミン前駆物質摂取と脱炭酸(ペプチドホルモンを分泌する器官内の細胞群の略称).
amino- [əmi:nou, æmi-, -nə] アミノ基($-NH_2$ 群が酸根以外の化合物に含まれていることを示す接頭語で, Temple of Jupiter Ammon にちなんで命名されたもの).
amino acid (AA) アミノ酸(アミノ基 $-NH_2$ とカルボキシル基 $-COOH$ とをもつ化合物で, アミノカルボン酸ともいう).
aminoacyl-tRNA synthetase アミノアシル-tRNA シンテターゼ(ATP (アデノシン三リン酸)により活性化されたアミノ酸を, tRNA の3′末端にエステル結合させることによって, アミノアシル-tRNA を合成する酵素).
***p*-aminobenzoic acid (PABA)** パラアミノ安息香酸.
aminoglutethimide [əmi:nouglu:téθimaid] アミノグルテチミド(副腎皮質ステロイド産生阻害薬, クッシング症候群などに用いる).
aminoglycoside (AG) [əmi:nougláikəsaid] ①アミノ配糖体, ②アミノグリコシド(アミノ配糖体)系抗生物質(必要なタンパク質合成を阻害することから抗生物質として用いる. ストレプトマイシンなどがある).
aminogroup [əmí:nougru:p] アミノ基.
***p*-aminohippuric acid (PAH)** パラアミノ馬尿酸(腎血漿流量測定に用いる薬剤).
***p*-aminohippuric acid clearance (PAH clearance)** パラアミノ馬尿酸クリアランス(有効腎血漿流量 effective renal plasma flow (ERPF) を表す).
aminonitrogen [əmi:nounáitrədʒən] ア

ミノ窒素(タンパク質のアンモニア化合物として存在する窒素).

aminopeptidase [əmi:noupéptideis] アミノペプチダーゼ(腸粘膜, 酵母, 細菌などに存在し, アミノ酸を含むペプチドの加水分解を触媒する).

aminophylline (APE) [əmə:noufílin] アミノフィリン(白色～微黄色の粉末, アンモニア臭と苦味がある. 強心利尿作用, 平滑筋弛緩作用がある. 喘息に用いられる), ＝euphyllin, cardiophyllin, metaphylline.

aminoprotease [əmi:noupróutieis] アミノタンパク分解酵素(タンパク質を分解し, その媒質の遊離アミノ群と化合する酵素).

aminopurine [əmi:noupjú:ri:n] アミノプリン(プリン核の水素がアミノ基で置換された化合物で, 核酸の成分), ＝nucleopurine.

***p*-aminosalicylic acid (PAS)** パラアミノサリチル酸(結核治療薬).

aminotransferase [əmi:nətrǽnsfəreis] アミノトランスフェラーゼ(ある代謝物質からほかの代謝物質へのアミノ基転移を触媒する酵素), ＝transaminase.

aminuria [æminjú:riə] アミン尿〔症〕, ＝aminosuria.

amiodarone [əmí:oudəroun] アミオダロン(Vaughan Williams 分類Ⅲ群に属する抗不整脈薬).

amithiozone [æmiθáiəzoun] アミチオゾン(thioacetazone の米国名).

amitosis [æmitóusis] 無糸〔核〕分裂, ＝direct cell division 形 amitotic.

amitriptyline [æmitríptili:n] アミノトリプチリン(三環系の抗うつ薬).

AML ① acute myelogenous leukemia (急性骨髄性白血病), ② angiomyolipoma (血管筋脂肪腫).

amlodipine [æmlóudaipi:n] アムロジピン(Ca 拮抗薬).

ammeter [ǽmitər] 電流計, アンメータ(amperemeter の縮小語).

ammonemia [æmouní:miə] アンモニア血〔症〕, ＝ammoniemia.

Ammon horn アンモン角(古代エジプトの太陽神アンモンに因む名. 海馬と同意. 側脳室下角の内側に隆起した大脳皮質), ＝cornu Ammonis, hippocampus.

ammonia [əmóuniə] アンモニア(無色, 刺激臭をもつアルカリ性の気体. 皮膚・粘膜の刺激作用をもつ. 体内で産生されるアンモニアは肝で尿素に処理され, 排泄される).

ammoniuria [əmounijú:riə] アンモニア尿〔症〕.

amnemonic [æmnimάnik] 健忘の(記憶障害の).

amnemonic aphasia 健忘性失語〔症〕, ＝anomia, amnesic aphasia.

amnesia [æmní:ziə] 健忘〔症〕(特に最近の過去についての記憶消失) 形 amnesic, amnestic.

amnesiac [æmní:siæk] 健忘症患者.

amnestic [æmnéstik] 健忘症の.

amnestic aphasia 健忘〔症〕性失語〔症〕(喚語の障害を中核症状とする失語. 呼称障害, 語想起障害が目立ち, 流暢失語である. 左側頭葉, 頭頂葉病変で起こる).

amnestic apraxia 健忘性失行(自発動作不能).

amnestic syndrome 健忘症候群, ＝Korsakoff syndrome.

amnio- [æmniou, -niə] (羊水, 羊膜との関係を表す接頭語).

amnioblast [ǽmiəbla:st] 羊膜芽細胞.

amniocardiac vesicle 羊心小胞(鳥類などの胚胎初期における体腔において, 心臓と外心膜に発育する中胚葉の間隙).

amniocentesis [æmniousentí:sis] 羊水穿刺.

amniochorial [æmnioukɔ́:riəl] 羊膜絨毛膜の.

amnioclepsis [æmniəklépsis] 羊水漏.

amniofetography [æmniəfi:tάgrəfi] 羊水胎児造影.

amniogenesis [æmnioudʒénisis] 羊膜発生.

amnioma [æmnióumə] 羊膜腫.

amnion [ǽmniən] 羊膜 形 amniotic, amnionic.

amnionitis [æmniounáitis] 羊膜炎.

amniorrhexis [æmniəréksis] 羊膜破裂.

amniorrh(o)ea [æmniərí:ə] 羊水漏.

amnioscope [ǽmniəskoup] 羊水鏡.

amnioscopy [æmniάskəpi] 羊水鏡検査.

amniosis [æmnióusis] 羊膜〔炎〕症, ＝amniotitis.

amniotic [æmniάtik] 羊膜の.

amniotic band 羊膜索.

amniotic cavity 羊膜腔(羊膜で囲まれ羊水をいれる腔).

amniotic fluid (AF) 羊水.

amniotic fluid embolism 羊水塞栓〔症〕.

amniotic infection 羊水感染.

amniotic sac 羊膜, ＝amnion.

amniotome [ǽmniətoum] 羊膜切開器.

amniotomy [æmniάtəmi] 羊膜切開〔術〕, 人工破膜.

amobarbital [æmoubά:bitəl] アモバルビタール(バルビツール酸系鎮静薬), ＝amylobarbitone.

A-mode Aモード(amplitude mode. 超音波受信信号(エコー)の表示法の一種).

amodiaquine hydrochloride 塩酸アモジアキン(抗マラリア薬).

amoebiasis [æmi:báiəsis] アメーバ症(赤痢アメーバによる消化器症状を主徴とする感染症. アメーバ性肝膿瘍が多い), ＝amebiasis.

amoeboid cell アメーバ様細胞(白血球のようなアメーバー様運動をする細胞).

amoeburia [əmi:bjú:riə] アメーバ尿〔症〕, ＝ameburia.

amoenomania [əmenouméiniə] 病的快活, ＝amenomania.

amok [əmák, əmʌ́k] アモク(興奮状態で殺人を犯し，あとで疲労困憊と健忘を残す狂気．最初マレー人に発見された), ＝amuck.

AMoL acute monocytic leukemia (急性単球性白血病).

amorph [əmɔ́:f] 無定形態，アモルフ.

amorphia [əmɔ́:fiə] 無形〔奇形〕, 不具, ＝amorphism.

amorphous [əmɔ́:fəs] 無〔定〕形の，塊状の，アモルファスの.

amorphus [əmɔ́:fəs] 無形体，＝amorphus globulus.

amosite [ǽməsait] アモサイト(茶石綿．アスベストの一つ).

amoxicillin (AMPC) [əmɑksisílin] アモキシシリン(抗菌薬の一種．合成ペニシリン系抗生物質).

AMP adenosine monophosphate (アデノシン一リン酸).

amp ① amplus (アンプル), ② amputation (切断術).

AMPC amoxicillin (アモキシシリン).

ampere [ǽmpεər] アンペア(電流の単位．A または amp. と略記する．真空中に1m隔てて平行に置いた太さを無視できる無限長の導体に定常電流を流したとき，導体間に働く力が長さ1m当たり 2×10^{-7} N (ニュートン)となるような電流の値を1アンペアと定義する．国際単位系 SI の基本単位の一つである).

amphetamine [æmfétəmmi:n] アンフェタミン(覚醒薬，交感神経興奮薬), ＝raphetamine.

amph(i)- [æmf(i)] (両，双の意味，化学においては置換基の位置すなわち縮合環化合物の2,6-位を示す接頭語).

amphiarthrosis [æmfiɑ:θróusis] 半関節(ほとんど運動性のない関節) 形 amphiarthrodial.

amphiaster [æmfiǽstər] 双星〔状〕体(細胞分裂に起こる核の二重星状体をいう).

amphibolic fistula ① 不〔安〕定瘻孔(研究目的で胆汁を採るための胆嚢瘻), ② 両面瘻(内部および外部の両側に開く完全痔瘻).

amphicentric [æmfiséntrik] 両中心性の.

amphichroic [æmfikróuik] 両色性の(リトマス紙の赤青両色を呈するような), ＝amphichromatic.

amphitheater [ǽmfiθiətər] 円形臨床講堂，円形劇場.

ampho- [æmfou, -fə-] (両方の意味を表す接頭語).

amphocyte [ǽmfousait] 両染色性の細胞(酸性と塩基性色素の両方に染色される細胞).

amphoric [æmfɔ́:rik] ① 両性，双性，＝amphoteric, ② 空壺(甕)音(空洞の).

amphoric resonance 壺音性共鳴音(空びんの口に呼気を当てたときに聴かれるような音).

amphoric respiration 空洞(壺音)呼吸.

amphoteric [æmfoutérik] 両性の(酸，塩基の), ＝amphoterous, amphoric.

amphoteric electrolyte 両性電解質(水素イオン H^+ および水酸基イオン OH^- とに解離し得る物質), ＝ampholyte.

amphotericin [æmfətérisin] アムホテリシン(*Streptomyces nodosus* M4575 株から得られる．アムホテリシンBは，ポリエン-マクロライド系抗真菌性抗生物質として主に深在性真菌症の治療に用いられている).

amphotony [æmfɑ́təni] 両交感神経緊張(交感神経と副交感神経との緊張).

amphotropic virus 両栄養性ウイルス(ヒトをはじめとしたさまざまな種の哺乳動物に感染するウイルスを指す．レトロウイルスなど).

ampicillin (ABPC) [æmpisílin] アンピシリン(抗菌薬の一種).

amplification [æmplifikéiʃən] 増幅，拡大.

amplitude [ǽmplitju:d] ① 振幅，較差(気温その他), ② 偏角(振動における変位の最大値), ＝argument.

amplitude of convergence 輻輳幅.

amplus (amp) [ǽmpəl] アンプル.

ampulla [æmpúlə, -pʌ́lə] 膨大部 形 ampullar, ampullary, ampullate.

ampulla duodeni 十二指腸膨大部(十二指腸球部), ＝duodenal cap.

ampulla of ductus deferens 精管膨大部，＝Henle ampulla.

ampulla of uterine tube 卵管膨大部(卵管の卵巣寄りのやや膨らんだ部位で受精の場となる), ＝ampulla tubae uterinae [L].

ampulla recti 直腸膨大部(肛門の上方，紡錘形に膨らんだ部分(長さ約 15cm)).

ampullary crest 膨大部稜(内耳にあり平衡覚に関係), ＝crista ampullaris [L].

ampulla tubae uterinae 〔輸〕卵管膨大部(卵管膨大部のこと).

ampullitis [æmpəláitis] 膨大部炎(特に精管の拡張端の).

amputation (amp) [æmpju:téiʃən] 切断〔術〕, 切断法(四肢または突出した部分の外科的切断である．壊疽のような場合には自発的に行われるが，外傷時のように偶発的に起こることもある), ＝amputatio.

amputation flap 切断皮〔膚〕弁.

amputation neuroma 切断神経腫，断端神経腫(偽神経腫)，＝pseudoneuroma.
AMR acoustic muscle reflex (聴骨筋反射).
Amsler chart アムスラー図(中心視野障害検査用図)，＝Amsler grid.
amu atomic mass unit (原子質量単位).
amuck [əmʌ́k] アモク(人に危害を加える可能性の高い精神状態)，＝amok.

A

amusia [əmjú:ziə] 楽音ろう(聾)，失音楽，音痴(楽音を出す，または理解する能力を喪失した状態).
AMY, amy amylase (アミラーゼ).
amyelia [əmaiíːliə] 無脊髄症，脊髄欠如 形 amyelic, amyelous.
amyelinic [əmaiəlínik] ミエリン欠如の，無髄の.
amyeloic [əmaiəlóuik] ①無脊髄の，＝amyelonic，②無骨髄の.
amygdala [əmígdələ] ①扁桃〔腺〕(口蓋扁桃のこと)，②小脳扁桃，＝amygdalus, almond.
amygdala cerebelli 小脳扁桃(小脳半球の一部で，下面にみられる).
amygdaloid [əmígdəlɔid] 類扁桃の，扁桃様の.
amygdaloid tubercle 扁桃体結節(扁桃体による側脳室下角前端の結節).
amylase (AMY, amy) [ǽmileis] アミラーゼ，デンプン水解酵素(カルボヒドラーゼの一種で，植物界に広く存在し，デンプン，グリコーゲンなどを水解して，マルトースとデキストリンとを生ずる酵素)，＝diastase.
amylase creatinine clearance ratio (ACCR) アミラーゼ・クレアチニンクリアランス比.
amylasuria [æmiləsjú:riə] アミラーゼ尿〔症〕(尿中にアミラーゼが逸脱すること．正常でも認められるが，特に高値の場合を指す．急性膵炎が典型的).
amylemia [əmilí:miə] デンプン血症，＝amylaemia.
amyl nitrite 亜硝酸アミル(狭心症治療薬).
amyloid [ǽmilɔid] 類デンプン質(体)，アミロイド(コンゴーレッドに淡赤染し，偏光顕微鏡で緑色の蛍光を発する物質で主としてタンパク質．アミロイドーシスの沈着する物質).
amyloid beta(β) peptide (Aβ) アミロイドベータ(β)ペプチド(アルツハイマー病で脳内蓄積がみられるタンパク質)，＝beta(β)-amyloid peptide.
amyloid degeneration アミロイド変性(デンプン様変性).
amyloid kidney デンプン様腎，類デンプン質腎.
amyloidosis [æmilɔidóusis] アミロイドーシス，アミロイド症，類デンプン症(臓器に amyloid が沈着する状態).
amyloid plaque アミロイド斑(大脳皮質のニューロピルにアミロイドが沈着する病態．老人斑ともいわれ加齢とともに増加する)，＝senile plaque.
amyloid precursor protein (APP) アミロイド前駆体タンパク〔質〕.
amyloid tumor 類デンプン腫(声帯に発生する球状の有茎小結節で，好酸性硝子様物質からなり，類デンプンと同一の染色を呈し，時には膀胱にも生ずることがある)，＝nodular amyloidosis.
amylolysis [æmilálisis] デンプン分解 形 amylolytic.
amylopectinosis [æmiləpektinóusis] アミロペクチン症，＝glycogen storage disease type IV.
amylorrhea [æmilərí:ə] デンプン不消化便(糞便中に異常に多量のデンプンが存在すること).
amylose [ǽmilous] アミロース(デンプン内部を構成する主要成分で，水に溶けヨウ素反応により青色を呈する多糖類)，＝beta(β)-amylose, beta(β)-starch, granulose.
amylosis [æmilóusis] 穀粉症.
amylosuria [æmilousjú:riə] アミロース尿〔症〕.
amylum [ǽmiləm] デンプン(トウモロコシ *Zea mays* の粒子を粉砕したもので，アメリカ薬局方では glyceritum amyli と呼ばれている)，＝starch, corn starch.
amyluria [æmiljú:riə] デンプン尿〔症〕.
amyoesthesia [əmaiouesθí:ziə] 無筋覚，＝amyoesthesis，筋覚欠如.
amyoplasia [əmaioupléiziə] 筋形成不全〔症〕 形 amyoplastic.
amyostasia [əmaioustéiziə] 筋均衡失調，筋振戦 形 amyostatic.
amyostatic syndrome 筋静止不能症，＝amyostasia.
amyosthenia [əmaiousθí:niə] 筋無力症，筋衰弱症，＝myasthenia 形 amyosthenic.
amyotaxia [əmaioutǽksiə] 筋失調〔症〕，＝amyotaxy 形 amyotactic.
amyotonia [əmaioutóuniə] 筋無緊張〔症〕.
amyotonia congenita 先天性筋無緊張症(出生児の脱力，筋緊張低下を特徴とする孤発性先天性疾患．オッペンハイム病．現在フロッピーインファント症候群(ぐにゃぐにゃ乳児症候群)といわれている)，＝Oppenheim disease, floppy infant syndrome.
amyotrophic [əmaioutráfik] 筋萎縮の.
amyotrophic lateral sclerosis (ALS) 筋萎縮性側索硬化症(一次運動ニューロンおよび二次運動ニューロンの退行変性により，四肢の運動障害，痙直，筋萎縮，延髄核の病変による嚥下・構語障害を起こし，呼吸筋麻痺をきたす疾患).

amyotrophic paralysis 筋萎縮性麻痺(筋萎縮による運動麻痺).

amyotrophy [əmaiátrəfi] 筋萎縮, = amyotrophia.

Amytal-interview アミタールインタビュー(アモバルビタールを徐々に静注または経口的に投与して類催眠状態を誘発し, 外傷的体験を分析, または暗示を与えて, 神経症症状や緊張病昏迷の治療に応用する方法. Amytal はアメリカの商品名), = Isomytal interview.

amyxorrh(o)ea [əmiksərí:ə] 粘液分泌欠如.

AN ① anorexia nervosa (神経性食欲不振症), ② aseptic necrosis (無菌性壊死).

An aneurysm (動脈瘤).

ANA ① antinuclear antibody (抗核抗体), ② anisometropia ([同種]不同視).

ana- [ænə, ənæ] (後, 上, 再などの意味を表す接頭語).

ana (ĀĀ, āā) [ǽnə] [Gr] 各々を同量.

anabiosis [ænəbaióusis] ① 蘇生, ② 潜生活 形 anabiotic.

anabolic [ænəbálik] タンパク同化の.

anabolic action 同化[促進]作用.

anabolic hormone タンパク同化ホルモン.

anabolic steroid (AS) タンパク同化ステロイド, アナボリックステロイド.

anabolism [ənǽbəlizəm] ① 同化(同化作用ともいう. 生体の構造形成および機能保持に必要な物質を食餌および体内の物質から生合成する過程の総称. これに対し物質が分解される過程は異化作用 catabolism と呼ばれる), 類化, 等化(機序, 機能, 作用などの), ② 構成物質代謝 形 anabolic, anabolistic.

anabolite [ənǽbəlait] 同化産物(物質代謝で生合成により産生した物質).

anacatadidymous teratism 上下体重複奇形(腰部で結合した奇形で, 2頭4脚, および性器が重複しているもの).

anacidity [ænəsíditi] 無酸[症], 胃酸欠乏症.

anaclasis [ənǽkləsis] ① 反射, 屈折(光または音の), ② 挫折, ③ 強制屈曲(関節強直の) 形 anaclastic.

anacrotic [ænəkrátik] ① 上行脚隆起の(動脈波図の), ② 上行脚重複隆起[波]の, = anadicrotic.

anacrotic incisura 上行脚隆起性切痕(動脈波上行脚に認められる明瞭な鋭角凹).

anacrotic limb 脈波の上行脚.

anacrotic pulse 上行脚隆起脈(異常に上行脚隆起が著明化), = anacrotism.

anacrotic shoulder 上行脚隆起[波](正常).

anacusia [ænəkú:siə] 無聴覚[症], 全ろう(聾), = anacousia, anakusis, anacusis.

anadenia [ænədí:niə] 無腺症(胃腺欠如症, 胃癌, 悪性貧血などでみられる).

anadicrotism [ænədíkrətizəm] 上行脚重複隆起脈(脈波図で) 形 anadicrotic.

anadidymous teratism 上体重複奇形(腰から上部において結合したもの).

anadipsia [ænədípsiə] 煩(はん)渇(のどの激しい渇き).

anadrenalism [ænədrí:nəlizəm] 副腎機能低下.

anaemia [əní:miə] = anemia.

anaerobe [ǽnəroub] 嫌気性菌, 嫌気性生物, = anerobe, anaerobion 形 anaerobic.

anaerobic [ænɛəróubic] 無気性の, 嫌気性の.

anaerobic exercise 無酸素運動(生体のエネルギーは ATP が分解するときに生じる. 無酸素性反応によって ATP を生じる運動. 瞬発的な運動は無酸素性エネルギー供給機構が使われるので無酸素運動という).

anaerobic respiration 嫌気性呼吸, 無酸素呼吸.

anaerobic threshold (AT) 無酸素性作業閾値.

anaerobiosis [ænɛəroubaióusis] 嫌気生活, 無気生活(植物), = anoxybiosis 形 anaerobiotic.

anaerogenic [ænɛərəʤénik] ガス発生欠如の.

anaesthesia [ænesθí:ziə] 麻酔, = anesthesia.

ANAG acute narrow angle glaucoma (急性狭隅角緑内障).

anagen [ǽnəʤən] 成長期(毛の).

anagen effluvium 成長期脱毛.

anakusis [ænəkú:sis] 無聴覚[症], 全ろう(聾), = anacusia.

anal [éinəl] 肛門の.

anal atresia 肛門閉鎖(鎖肛).

analbuminemia [ænəlbju:miní:miə] 無アルブミン血[症].

anal canal 肛門管(直腸の最後の細い柱状の部分で肛門に続く), = canalis analis [L].

anal cancer 肛門癌.

anal columns 肛門柱, = columnae anales [L].

analeptic [ænəléptik] ① 興奮性の, 滋養強壮の, ② 中枢神経刺激薬, 興奮薬, 呼吸刺激薬(通常, 麻酔からの回復を促進する目的で用いる薬剤), 滋養薬, = analeptica.

analeptic enema 食塩水浣腸(微温湯 500 mL に食塩 1/2 さじを加えて注腸すること), = thirst enema.

analgesia [ænəlʤí:ziə] ① 無痛覚[症], 痛覚脱失[症], ② 鎮痛, ③ 麻酔 形 analgesic.

analgesia algera 疼痛性無痛覚症(疼

痛刺激に無反応な部位に生じる疼痛), = deafferentation pain.

analgesic [ænəlʤíːzik] 鎮痛薬〔剤〕, = analgetica, anodyna, antalgic 形 analgic, analgetic.

analgia [ənǽlʤiə] 痛覚脱失, 痛覚消失, = analgesia.

A

anality [ənǽliti] 肛門愛.

anallergic [ænələ́ːʤik] 非アレルギー性の(アレルギー反応を発生しない).

analog [ǽnəlɑg] 同族体, 相似体, 類似体, = analogue 形 analogous.

analogous [ənǽləgəs] 同族性の, 類縁の.

analphalipoproteinemia [ænəlfəlipouproutiːníːmiə] 無アルファ(α)-リポタンパク血症(血漿中のHDLが欠損し, 泡沫細胞中にコレステロールエステルが蓄積して肝, 脾, 扁桃腺などが腫大する. 常染色体性劣性遺伝する疾患).

anal plate 肛門膜(発生の過程で後腸とつながり肛門管となる), = anal membrane.

anal prolapse 肛門脱.

anal reflex 肛門反射(会陰皮膚を刺激すると肛門括約筋が収縮する).

anal sinus 肛門洞(肛門管の下部, 肛門柱の間のくぼみ), = sinus anales [L].

anal speculum 肛門鏡.

anal valves 肛門弁(肛門の下部で縦ヒダである肛門柱を横につなぐヒダのこと), = valvulae anales [L].

analysand [ənǽlisænd] 被分析者(精神分析を受ける患者).

analysis [ənǽlisis] ① 分析(化学, 精神), ② 解析(作図の) 形 analytical, analytic.

analysis of variance (ANOVA) 分散分析〔法〕(実験計画法によって計画された実験の分析を行うための方法).

analyst [ǽnəlist] ①分析家, ②精神分析家, = psychoanalyst.

analyte [ǽnəlait] 分析物(血液, 尿など体液で分析される化学成分).

analytic [ænəlítik] 分析論, 分析の.

analytical [ǽnəlítikəl] 分析的な.

analytical psychology 分析心理学.

analytical study 分析的研究.

analyzer [ǽnəlaiʒər] ①分析器, ②分析者, = analyzor.

anamnesis [ænæmníːsis] ①アナムネ, 既往症, 既往歴, ②記憶力.

anamnestic [ænæmnéstik] 既往の, 既往症の.

anamnestic reaction 既往〔抗体〕性反応(特異性抗体が消失した後, 非特異性刺激により, 元の消失した抗体が再生すること).

anamnestic response 既往性応答(以前の感染で成立し, 時間とともに低下した免疫が, 無関係の抗原による免疫で少し強まることを示す).

anancastia [ænænkǽstiə] 強迫行為, = obsessive-compulsive.

anaphase [ǽnəfeiz] 後期(有糸分裂において, 2群の娘染色体が分離して, 中心紡錘の線維に沿い, それぞれの星状体に向かって動く時期で, 双星体が発生する).

anaphia [ənǽfiə] 無触覚〔症〕, 触覚障害 形 anaptic.

anaphrodisia [ænæfroudíziə] 無性欲症, 冷感症 形 anaphrodisiac.

anaphylactic [ænəfailǽktik] アナフィラキシーの, 過敏症(性)の.

anaphylactic antibody アナフィラキシー抗体(アナフィラキシーの原因となる抗原の初回注射により産生される抗体で, 同じ抗原の次回注射でアナフィラキシーを誘発する).

anaphylactic reaction アナフィラキシー性反応(抗原抗体反応の一表現).

anaphylactic shock アナフィラキシーショック(アナフィラキシーのうちで全身症状を伴うものをいう. ときに致命的な重篤なものもある).

anaphylactogen [ænəfailǽktəʤən] アナフィラクトゲン(アナフィラキシーを誘発する抗原).

anaphylactoid [ænəfailǽktɔid] アナフィラキシー様の, 類過敏性の.

anaphylactoid purpura アナフィラクトイド紫斑, = allergic purpura, Henoch-Schönlein purpura.

anaphylactoid reaction アナフィラキシー様反応(アナフィラキシー同様の症候群を呈し, 特異的IgE抗体が証明されないものをいう).

anaphylatoxin [ænəfailətɑ́ksin] アナフィラトキシン(補体活性化に伴って放出されるC3aやC5aのように肥満細胞, 好塩基細胞に作用してヒスタミンなどのケミカルメディエーターを放出させる物質), = anaphylotoxin.

anaphylaxis [ænəfailǽksis] アナフィラキシー(抗原で感作された個体に同一抗原を再度投与したときに生じるI型アレルギー反応のうちで, 特に激しい症状を示した状態).

anaphylotoxin [ænəfailətɑ́ksin] アナフィロトキシン, = anaphylatoxin.

anaplasia [ænəpléiziə] 退形成, 退化 形 anaplastic.

anaplastia [ænəplǽstiə] 補整術, 形成手術, 植皮, = anaplasty, palstic surgery 形 anaplastic.

anapophysis [ænəpɑ́fisis] (腰椎副突起のこと).

anaptic [ənǽptik] 触覚消失〔症〕の.

anarithmia [ænəríθmiə] 計算不能症, 計算力喪失.

anarthria [ənɑ́ːθriə] 構音不能〔症〕 形 anarthric.

anasarca [ænəsɑ́:kə] 全身浮腫(皮下組織および漿膜腔に広範に体液が貯留した状態) 形 anasarcous.
anastigmatic [ænəstigmǽtik] 無収差の，アナスチグマートの(収差を矯正した).
anastomosis [ənæstəmóusis] ① 吻合術，吻合〔症〕，② 吻合(分生子が発芽して間もなく菌糸と胞子との間に網状結合をする現象) 形 anastomotic.
anastomotic [ənæstoumɑ́tik] 吻合の.
anatomical [ænətɑ́mikəl] 解剖〔学〕の.
anatomical age 解剖学的年齢(ヒトの発育に伴い，機能よりも形態から推定される年齢)，= physical age.
anatomical dead space 解剖学的死腔.
anatomical neck 解剖頸(上腕骨頭から体に続くやや細くなった部位，解剖学的にはこの部位が頸になる．より下方にある骨折を起こしやすい細くなった部位を外科頸という)，= collum anatomicum [L].
anatomical snuff-box 解剖たばこつぼ(長・短母指伸筋の腱の間にできる皮膚のくぼみ)，= tabatiere anatomique [L].
anatomical wart 解剖者の手のいぼ.
anatomist [ənǽtəmist] 解剖学者.
anatomophysiology [ənætəmoufiziɑ́lədʒi] 解剖生理学.
anatomy [ənǽtəmi] 解剖学(ギリシャ原語では切り離すことの意味で，動植物の器官構造などを解剖により研究する学問) 形 anatomic, anatomical.
anatoxin [ænətɑ́ksin] アナトキシン(破傷風菌などの細菌毒素をホルムアルデヒドによって毒素活性を不活化し，抗原性をもつようにしたもの).
ANCA antineutrophil cytoplasmic autoantibody (抗好中球細胞質抗体).
anchor [ǽŋkər] 接極子，固定.
anchorage [ǽŋkəridʒ] 接極子，固定.
anchoring junction 接着結合.
anchoring villus 付着絨毛(基底外胚葉により基底脱落膜の露出面に付着する末端をもつ胎盤絨毛).
anchor splint 固定副子(下顎の骨折に用いるもので，歯を固定するために針金の係蹄を備えたもの).
ancillary [ǽnsiləri] 補助的な，隷属する.
ancipital [ænsípitəl] 二頭の，二稜形の，二面の.
anconad [ǽŋkənæd] 肘頭方向に.
anconal [ǽŋkənəl] 肘の，= anconeal.
anconeus [ænkóuniəs] 肘筋(上腕の伸筋に分類される肘にある小さな筋)，= musculus anconeus [L].
ancylo- [ænsilou, æŋki-, -lə] = ankylo-.
Ancylostoma [ænsilɑ́stəmə] アンキロストーマ属(線虫の一属．ヒトの小腸に寄生する *A. duodenale* (ズビニ鉤虫)，*A. ceylanicum* (セイロン鉤虫)などを含む).
Ancylostomatidae [ænsiloustoumǽtidi:] 鉤虫科(線虫の一科).
ancylostomiasis [ænsiləstoumáiəsis] 鉤虫症，十二指腸虫症，= hookworm disease.
ancyroid [ænsáirɔid] 鉤状の，錨状の.
Anderson-Hynes pyeloplasty アンダーソン・ハインズ腎盂形成術(腎盂尿管移行部の狭窄部を切除し，拡張した腎盂を切除縫縮したのち，腎盂と尿管を再吻合する腎盂形成術)，= dismembered pyeloplasty.
andr(o)- [ændr(ou), -r(ə)] (男性の意味を表す接頭語).
androblastoma [ændroublæstóumə] 男性ホルモン産生細胞腫.
androgen [ǽndrədʒən] アンドロゲン，男性ホルモン(男性ホルモン作用を有するステロイドホルモンの総称)，= male sex hormone.
androgenesis [ændroudʒénisis] 雄核発生(受精卵の雌性前核が何らかの理由で不活性化し雄性前核のみで起こる発生，単為生殖の一つ) 形 androgenic.
androgenetic alopecia (AGA) 男性型脱毛，アンドロゲン性脱毛症(男性型の脱毛症で遺伝素因もある)，= alopecia hereditaria, male pattern alopecia.
androgenic hormone = androgen.
androgen receptor アンドロゲン受容体(男性ホルモン受容体).
androgyny [ændrɑ́dʒini] 女性偽半陰陽者，= androgyne.
android pelvis 男〔性〕型骨盤.
andrology [ændrɑ́loudʒi] 男性〔病〕学.
andromorphous [ændroumɔ́:fəs] 男性体型の，男性型特徴のある.
androphobia [ændroufóubiə] 男性恐怖症.
androstane [ǽndrəstein] アンドロスタン(男性ホルモン化合物の核をなすステロイドで，炭素原子第3および第17の位置に O = [-one] または -OH [-ol] が1〜3個結合すると，種々の男性ホルモンの構造式が得られる)，= etioallocholane.
androstenediol [ændroustí:ndaiɔ:l] アンドロステンジオール.
androstenedione (AD) [ændroustí:ndioun] アンドロステンジオン(アンドロゲンの一種).
androsterone [ændrɑ́stəroun] アンドロステロン(ステロイド系男性ホルモン，テストステロンの代謝産物).
ANE angioneurotic edema (血管神経症性浮腫).
anechoic [ænikóuik] 無響の.
anechoic room 無響室.

anemia [əníːmiə] 貧血(赤血球数，ヘモグロビン濃度，ヘマトクリット値が正常より低下した状態．骨髄機能低下，溶血の亢進，出血，ヘモグロビンやDNA合成に必要な物質の欠乏などが原因となる)，＝anaemia 形 anemic.
anemia of pregnancy 妊娠性貧血．
anemic [əníːmik] 貧血〔性〕の．
anemic halo 貧血暈(クモ状血管拡張の周囲の白色で血管の少ない皮膚)．
anemic infarct 貧血性梗塞，＝white infarct.
anemic murmur 貧血性心雑音．
anemophobia [ænimoufóubiə] 隙間風恐怖症，風恐怖症．
anencephaly [ænenséfəli] 無脳〔症〕，＝anencephalia.
anephric [ənéfrik] 無腎の．
anergasia [ænəːgéiziə] 器質性精神病(器質性脳疾患に基づく)，＝anergasis 形 anergastic.
anergy [ǽnəːʤi] アネルギー(遅延型過敏反応において，既感作の抗原に対する皮膚反応が低下している状態)．
anerobe [ǽnəroub] 嫌気〔性〕菌，＝anaerobe.
anerobic infection 嫌気性感染．
aneroid manometer アネロイド圧力計(真空箱の上に目盛板をつけたもの)，＝dial manometer.
anerythroplasia [æniriθroupléiziə] 赤血球形成不全 形 anerythroplastic.
anesthekinesia [ænesθəkiníːsiə] 感覚運動〔両〕麻痺，知覚運動〔両〕麻痺，＝anesthecinesia, anesthekinesis.
anesthesia [ænisθíːziə, ænes-] ①麻酔〔法〕，②感覚消失(脱失)，知覚麻痺，＝anaesthesia 形 anesthetic.
anesthesia circuit (AC) 麻酔回路．
anesthesia dolorosa 無感覚性疼痛症，有痛性感覚脱失〔症〕．
anesthesiologist [ænisθiːziáləʤist] 麻酔科医，麻酔専門医(イギリスでは麻酔研修医，専門医ともに anaesthetist)．
anesthesiology [ænisθiːziáləʤi] 麻酔学，麻酔科学．
anesthetic [ænisθétik] 麻酔薬〔剤〕，＝anaesthetica.
anesthetic area 麻酔幅(麻酔領域)．
anesthetic index 麻酔指数(投与する麻酔薬が，完全麻酔を起こすために必要な単位数を，その麻酔薬が呼吸障害を起こす単位数で除した商)．
anesthetic psychopathic 無力性精神病質者．
anesthetic shock 麻酔性ショック(麻酔が何らかの原因となり患者がショック状態に陥いること．麻酔合併症の一つ)，＝anesthesia shock.
anesthetist [ænésθətist] 麻酔科医，麻酔士(アメリカでは看護師からとれる資格のことを指す)，＝anesthesiologist.
anetoderma [ænetoudə́ːmə] 皮膚萎縮〔症〕．
aneuploid [ǽnjuːplɔid] 異数体．
aneuploidy [ǽnjuːplɔidi] 異数性，異倍数体(個体の染色体数において，その種がもつ染色体の基本数の整数倍に比し増減がみられること) 形 aneuploid.
aneurysm (An) [ǽnjurizəm] 動脈瘤，脈瘤，＝aneurism 形 aneurysmal, aneurysmatic.
aneurysmal bone cyst 動脈瘤性骨嚢胞(腫)．
aneurysmal bruit 動脈瘤雑音．
aneurysmectomy [ænjuːrizméktəmi] 動脈瘤切除〔術〕．
aneurysm needle 動脈瘤針(血管の結紮に用いられる手術用器具の一つ)，＝artery needle.
aneurysmoplasty [ænjuːrízməplæsti] 動脈瘤整復術(形成術)(動脈瘤の修復術)，＝endo-aneurysmorrhaphy.
aneurysmorrhaphy [ænjuːrizmɔ́ːrəfi] 動脈瘤縫縮術．
aneurysmotomy [ænjuːrizmátəmi] 動脈瘤切開術．
Angelica [ænʤélikə] シシウド属(セリ科の一属で，トウキ［当帰］，ビャクシ［白芷］などの生薬を得る種を含む)．
Angelucci syndrome アンジェルッチ症候群(春季に急に発症するアレルギー性結膜炎を起こす症候群．血液検査で好酸球増多，IgE 増加がみられる)．
angiectasis [ænʤiektéisis] 脈管拡張〔症〕，＝angiectasia 形 angiectatic.
angiitis [ænʤiáitis] 脈管炎，血管炎(血管，リンパ管の炎症)，＝angitis, vasculitis.
angina [ǽnʤinə, ænʤáinə] ①狭心症(絞扼感を起こす疾患の総称であるが，通常狭心症を意味するために用いられる)，②アンギナ，口峡炎 形 anginal, anginous, angioid, anginose.
angina abdominis 腹部アンギナ(腸間膜アンギナ(腹部狭心症)で主に動脈硬化症による腸血管の陽性閉塞性疾患．食事摂取後に腸管などの血流増加により相対的な虚血状態によって起こる)．
angina at rest 安静時狭心症．
angina cruris 間欠〔性〕は(跛)行(前脊髄動脈の虚血による下肢の脱力による跛行や，腰部脊柱管狭窄による有痛性感覚障害などの神経根症状により下肢の跛行を呈する状態)，＝intermittent claudication.
angina inversa 異型狭心症，＝variant angina pectoris.
angina of effort 労作性狭心症．
angina pectoris 狭心症(心筋が一過性虚血状態に陥り生ずる疼痛発作を主徴とする症候群)．

angina sine dolore 無痛性アンギナ.
anginiform [ænʤínifɔ:m] アンギナ状の.
anginoid [ǽnʤinɔid] 類アンギナ〔症〕, アンギナ様の(特に狭心症に類似の症状).
anginose [ǽnʤinous] アンギナ性の, ＝anginous.
angi(o)- [ænʤi(ou), -ʤi(ə)] (血管の意味を表す接頭語).
angioblast [ǽnʤioublæst] 血管芽細胞(血球や血管内皮細胞に分化するもとになる細胞) 形 angioblastic.
angioblastoma [ænʤioublæstóumə] 血管芽細胞腫.
angiocardiography (ACG) [ænʤiouka:diágrəfi] 血管心臓造影法(血流中にカテーテルまたは注射器により, 放射線不透過性の造影剤を急速に注入して大血管または心臓をX線により刻々撮影する方法で, その図を血管心臓図 angiocardiogram という), ＝cardioangiography.
angiocardiopathy [ænʤiouka:diápəθi] 血管心〔臓〕疾患.
angiodysplasia [ænʤioudispléiziə] 血管形成異常.
angiodystrophia [ænʤioudistróufiə] 血管異栄養〔症〕, ＝angiodystrophy.
angioedema [ænʤiouidí:mə] 血管性浮腫, ＝angioneurotic edema.
angioencephalography (AEG) 脳血管造影〔法〕.
angioendothelioma [ænʤiouendouθi:lióumə] 血管内皮腫(血管内皮細胞由来の腫瘍を総称. 良性と悪性の中間の腫瘍を意味する), ＝hemangioendothelioma.
angiofibroma [ænʤioufaibróumə] 血管線維腫, 線維性血管腫 形 angiofibromatous.
angiogenesis [ænʤiouʤénisis] 脈管新生(形成) 形 angiogenic.
angioglioma [ænʤiouglaióumə] 血管性膠腫(眼底の血管ならびに神経組織からなる腫瘍に命名した語).
angiogram [ǽnʤiəgræm] 血管造影図, 脈波図.
angiography (AG) [ænʤiágrəfi] 血管造影法, 脈管学.
angiohemophilia [ænʤiouhi:məfíliə] 血管血友病.
angioid [ǽnʤiɔid] 血管様の.
angioid streaks (of retina) 血管様線条, 網膜色素線条〔症〕, 網膜血管〔様〕線条〔症〕.
angioimmunoblastic lymphadenopathy 血管免疫芽球性リンパ節炎, ＝angioimmunoblastic T-cell lymphoma.
angioimmunoblastic lymphadenopathy with dysproteinemia タンパク異常血症を伴う血管免疫芽球性リンパ節炎, ＝angioimmunoblastic T-cell lymphoma.
angioimmunoblastic T-cell lymphoma (AITL) 血管免疫芽球性T細胞リンパ腫(T細胞性腫瘍. リンパ節腫脹, 肝脾腫, 発熱, 皮疹, 自己免疫性溶血性貧血, 多クローン性高γグロブリン血症などを呈し, 多くは予後不良), ＝angioimmunoblastic lymphadenopathy, angioimmunoblastic lymphadenopathy with dysproteinemia, immunoblastic lymphadenopathy.
angiokeratoma [ænʤioukerətóumə] 被角血管腫(アワ粒大ないしアズキ大, 暗紅色の血管腫が播種状に発生し, その表面が角質増殖によりざらざらとなったもの. 角化血管腫), ＝keratoangioma.
angiokeratosis [ænʤioukerətóusis] 角化血管腫症.
angiokinesis [ænʤioukiní:sis, kai-] 脈管運動, 血管運動.
angiokinetic [ænʤioukinétik] 血管運動〔性〕の.
angioleiomyoma [ænʤioulaioumaióumə] 血管平滑筋腫.
angiolith [ǽnʤiəliθ] 脈管結石.
angiolupoid [ænʤioulú:pɔid] 血管類狼瘡(指頭大までの蒼紅色, 扁平の隆起で, 表面に拡張した多数の血管がみられ, 顔面に好発する).
angiolymphoma [ænʤioulimfóumə] 血管リンパ腫.
angiolysis [ænʤiálisis] 血管退化(胎生期にみられる脈管の閉塞).
angioma [ænʤióumə] 血管腫, ＝haemangioma 形 angiomatous.
angioma cavernosum 海綿様血管腫, ＝cavernous angioma.
angioma serpiginosum 蛇行性血管腫, ＝infective angioma.
angiomatosis [ænʤioumətóusis] 血管腫症(多発性).
angiomatosis of retina 網膜血管腫症, ＝von Hippel disease, angiogliomatosis.
angioma venosum racemosum つる状静脈性血管腫.
angiomyolipoma (AML) 血管筋脂肪腫.
angiomyoma [ænʤioumaióumə] 血管筋腫.
angiomyoneuroma [ænʤioumaiounju:róumə] 血管筋神経腫, ＝glomus tumor.
angioneurectomy [ænʤiounju:réktəmi] 血管神経切除術.
angioneurotic [ænʤiounju:rátik] 血管神経性の.
angioneurotic edema (ANE) 血管神経症性浮腫(クインケ浮腫として知られている. 皮下組織, 粘膜下組織に生じる発作性, 限局性の浮腫), ＝giant urticaria, giant edema, Quincke edema.

angioneurotic purpura 血管神経性紫斑〔病〕(皮膚出血，感覚過敏，血管神経性浮腫，胃腸症状発作などを特徴とするもの).

angiopathy [ændʒiápəθi] 血管障害，血管症，= angiopathia.

angiophacomatosis [ændʒioufækouməτóusis] 血管性母斑症.

angioplasty [ǽndʒiouplæsti] 血管形成術.

angioplasty balloon 動脈形成バルーン(冠動脈硬化による狭窄部を拡張させるためのカテーテルにつけたバルーン).

angiopoiesis [ændʒioupɔiíːsis] 血管新生，血管化，= neovascularization.

angiopoietic [ændʒioupɔiétik] 血管新生の.

angiorrhaphy [ændʒiárəfi] 脈管縫合〔術〕.

angiosarcoma [ændʒiousɑːkóumə] 血管肉腫.

angiosarcoma myxomatodes 粘液変性血管肉腫.

angioscope [ǽndʒiouskoup] 〔毛細〕血管顕微鏡.

angioscotoma [ændʒiouskoutóumə] 〔網膜〕血管性暗点.

angioscotometry [ændʒiouskoutámitri] 血管性暗点測定法(血管暗点を計測して作図する．緑内障の診断に用いる).

angiospasm [ǽndʒiouspæzəm] 血管痙攣，血管攣縮症 形 angiospastic.

angiospastic retinopathy 血管痙攣(攣縮)性網膜症(病変は一側の眼に限られ，もうろう視，小視症，変視症，中心窩水腫，白黄小斑点が発現する疾患)，= chorioretinitis centralis serosa, idiopathic flat detachment of retina, preretinal edema, retinitis centralis angioneurotica.

angiostenosis [ændʒioustinóusis] 血管狭窄.

angiostomy [ændʒiástəmi] 血管切開術，血管瘻造設術，= angiotomy.

Angiostrongylus [ændʒioustrándʒiləs] 住血線虫属(線虫の一属．哺乳動物の循環系，呼吸系に寄生．ヒトの寄生虫として広東住血線虫 *A. cantonensis* が重要である．その成虫はドブネズミなどの肺動脈に寄生，カタツムリやナメクジ体内の幼虫をヒトが生食すると，幼若成虫がクモ膜下腔などに寄生し，好酸球性髄膜炎を起こす．ほかに，コスタリカ住血線虫 *A. costaricensis*，マレーシア住血線虫 *A. malaysiensis* などを含む).

angiotensin [ændʒiouténsin] アンギオテンシン(血管収縮作用を有する生理活性ペプチドの一つ).

angiotensinase [ændʒiouténsineis] アンギオテンシナーゼ(アンギオテンシンⅡを分解する酵素).

angiotensin converting enzyme (ACE) アンギオテンシン変換酵素(ジペプチジルカルボキシペプチダーゼ，angiotensin Ⅰから angiotensin Ⅱに変換する酵素).

angiotensin converting enzyme inhibitor (ACEI) アンギオテンシン変換酵素阻害薬.

angiotensin receptor アンギオテンシン受容体(AT_1，AT_2 のサブタイプがある).

angiotomy [ændʒiátəmi] 血管切開術.

angiotonia [ændʒioutóuniə] 血管緊張，= vasotonia.

angiotonic [ændʒiətánik] ①血管収縮性の，②血管収縮薬，= angiotonica.

angiotrophic [ændʒiətráfik] 血管栄養の.

angitis [ændʒáitis] 脈管炎，血管炎，= angiitis.

angle [ǽŋgl] 角(2平面または2線が交差してつくる空間の分散度) 形 angular.

Angle band アングル帯環(舌面のねじによってとめられた固定帯環，歯科矯正で用いる).

Angle clamp band アングル捻合帯環.

Angle classification of malocclusion アングルの不正咬合分類(第Ⅰ級：上下顎歯列弓の近遠心関係が正常な場合，第Ⅱ級：下顎歯列弓が上顎歯列弓に対して正常より遠心に咬合する場合(両側性と片側性)，第Ⅲ級：下顎歯列弓が上顎歯列弓に対して正常より近心に咬合する場合)，= Angle malocclusion.

angle-closure glaucoma 閉塞隅角緑内障，= acute glaucoma, narrow-angle gene.

angle of convergence 輻輳角.

angle of inclination 伏角(ふっかく．①地磁気の向きが水平面となす角，= pelvivertebral angle．②大腿骨などの長骨で骨幹の長軸と大腿骨頸がなす角，= neck-shaft angle.

angle of jaw 下顎角(下顎骨の下縁と後縁との角).

angle of mandible 下顎角(解剖学用語)，= angulus mandibulae [L].

angle of mouth 口角(上唇と下唇が外側であわさる左右の角)，= angulus oris [L].

angle of pubes 恥骨角(恥骨結合線と恥骨稜とがなす角)，= pubic angle.

angle of torsion ねじれの角(長管骨の軸が相互につくる角).

Angle splint アングル副子(下顎骨折に用いる副子).

Angle wire splint アングル針金副子.

angstrom (Å) [ǽŋstrəm] オングストローム(長さの単位．1Å $=10^{-10}$ m)，= Ångström unit.

angular artery 眼角動脈(顔面動脈の枝で内眼角のあたりに分布), ＝arteria angularis [L].
angular cheilitis 口角びらん症, ＝perlèche.
angular conjunctivitis 眼角結膜炎.
angular curvature 角状彎曲(Pott 病での脊椎の鋭い彎曲), ＝Pott curvature.
angular gyrus 角回(大脳回の一つ, 頭頂葉にある), ＝gyrus angularis.
angular kyphosis 突背(とつはい).
angular notch 角切痕(X 線像において, 胃体部より幽門部への移行部にみられる胃小彎の陥凹), ＝incisura angularis [L].
angular stomatitis 口角炎, ＝angulus infectiosus.
angular vein 眼角静脈, ＝vena angularis [L].
angular velocity 角速度.
angular vision (AV) 角視力(字ひとつ視力. 一つずつ指標を測る視力).
angulation [æŋgju:léiʃən] 角形成(整形用語では傷害された長骨のアラインメントに用いる).
angulation of ileum 回腸終末部屈曲, ＝Lane band.
angulus [ǽŋgjuləs] 角, ＝angle.
anhedonia [ænhi:dóuniə] 無快感〔症〕(性交中の), ＝anorgasmy, dyspareunia.
anhidrosis [ænhidróusis] 無汗症 形 anhidrotic.
anhidrotics [ænhaidrátiks] 制汗薬, 止汗薬, ＝anhydrotica, anidrotic, adiaphoretic.
anhydrase [ænháidreis] 脱水酵素($H_2O + CO_2 \rightleftarrows H_2CO_3$ の反応を触媒する酵素).
anhydremia [ænhaidrí:miə] 乏水血症(血液中の水分低下. 血管内脱水).
anhydr(o)- [ænhaidr(ou), -dr(ə)] (無水の意味を表す接頭語).
anhydrochloric [ænhaidrouclɔ́:rik] 無塩酸の.
anhydrous [ænháidrəs] 無水, 脱水, 乾燥(結晶水の欠如したものの意).
anhydrous dextrose 無水ブドウ糖, ＝dextrose, dextrosum.
anhydrous lanolin 脱水ラノリン, ＝wool fat, adeps lanae.
anicteric virus hepatitis 無黄疸性ウイルス性肝炎.
anilingus [ænilíŋgəs] 肛門接吻(肛門に口を当てる性行為あるいはそれを行う者).
anilinism [ǽnilinizəm] アニリン中毒(アニリンの中毒でメトヘモグロビン血症, 貧血, めまい, 衰弱, チアノーゼが特徴), ＝anilism.
anima [ǽnimə] ①魂, ②アニマ(persona に対して, 内面的自己. または animus に対して, 男性が潜在意識にもつ女性像).
animal [ǽniməl] 動物.
animal assisted therapy (AAT) 動物介在療法.
animal psychology 動物心理学.
animal virus 動物ウイルス.
animation [ænimé iʃən] ①活気, 活力, ②動画.
animus [ǽniməs] ①敵意, 意思, ②アニムス(anima に対して, 女性の潜在意識にある男性像).
anion [ǽnaiən, ǽniən] 陰イオン(陰電荷をもつイオンで陽電極に向かって移動し, その価数に応じ－または′の記号で表す), 負イオン, アニオン, ＝negative ion 形 anionic.
anion exchanger 陰イオン交換体.
anion gap アニオンギャップ(細胞外液の通常測定可能な主要イオンの濃度間の関係式で, 式の値が主要な陽イオンと陰イオンの差という意味でアニオン(陰イオン)ギャップと呼ばれる).
aniridia [ænirídiə] 無虹彩〔症〕.
anisakiasis [ænisəkáiəsis] アニサキス症(サバやイカなど海産魚介類に寄生するアニサキスと呼ばれる一群の線虫幼虫をヒトが生食すると, その幼虫が胃壁や腸壁に穿入し, 激しい腹痛を起こす).
Anisakis [æniséikis] アニサキス属(線虫の一属. イルカ, アザラシ, クジラなどの海獣の胃, 小腸に寄生する. この幼虫をヒトが生食するとアニサキス症を発症することがある).
aniseikonia [ænisaikóuniə] 不等像症(両眼網膜像の不同) 形 aniseikonic.
aniseikonic asthenopia 不等像性眼精疲労.
anis(o)- [ænais(ou), -s(ə)] (不等, 不同の意味を表す接頭語).
anisoaccommodation [ænaisouəkɑmədéiʃən] 不同調節.
anisochromasia [ænaisoukrouméiziə] 色調不同〔症〕, 赤血球染色不同〔症〕.
anisocoria [ænaisoukɔ́:riə] 瞳孔不同〔症〕.
anisocytosis [ænaisousaitóusis] 赤血球〔大小〕不同〔症〕(赤血球の大きさが大小異る状態).
anisodactyl(o)us [ænaisoudǽktiləs] 不等指症の.
anisodactyly [ænaisoudǽktili] 不等指症.
anisodont [ænáisədɑnt] 不同歯, 異形歯, 異形歯の.
anisodontia [ænaisoudɑ́nʃiə] 不同歯型, 異形歯型, 異形歯性.
anisogamete [ænaisougǽmi:t] 異形配偶子(不同接合子).
anisogamy [ænisɑ́gəmi] 異形融合(不同配偶), 異形接合, 異形配偶.
anisognathous [ænisɑ́gnəθəs] 不同顎型の.

anisokaryosis [ænaisoukæriόusis] 核大小不同〔症〕(腫瘍組織などで同一細胞腫でありながら，核の大きさが不斉になる現象).
anisomastia [ænaisoumǽstiə] 乳房不同.
anisomelia [ænaisoumíːliə] 四肢不同.
anisomeria [ænaisouméːriə] 不同分体(化学構造の)，不同分節.
anisometropia (ANA) [ænaisoumetróupiə] 不同視，同種不同視(左右眼の屈折度が異なるもの)，＝anisopia.
anisopiesis [ænaisoupaiíːsis] 血圧不同(両側の動脈圧が均等でないもの).
anisosphygmia [ænaisousfígmiə] 不同脈(血圧不同で，両側の動脈圧が等しくなく，脈拍時間に差がある状態).
anisosthenia [ænaisousθíːniə] 不同力(力の平衡が異常であること).
anisotonic [ænaisoutánik] 非等張の.
Anitschkow cell アニチコフ細胞(Aschoff 結節内にみられる組織球)，＝myocyte.
ankle [ǽŋkl] 踝(果)(くるぶし)，足首，足関節，距骨.
ankle bone 距骨，＝talus.
ankle brachial pressure index (ABPI) (足関節血圧と上腕部血圧の比．下肢動脈閉塞性疾患の重症度指標).
ankle clonus 足クローヌス，足間代，＝foot clonus.
ankle clonus reflex 足間代反射，足クローヌス反射(足底を圧迫すると腓腹筋がクローヌスを起こす).
ankle disarticulation 足関節離断〔術〕.
ankle–drop 足関節垂下(鉛中毒の)，＝foot–drop，toe–drop.
ankle–foot orthosis (AFO) 踝・足整形.
ankle jerk (AJ) くるぶし反射，アキレス腱反射.
ankle joint 足関節(足首の関節で，距腿関節ともいう)，＝articulatio talocruralis [L].
ankle joint capsule 足関節包.
ankle pulse 足首脈拍.
ankle reflex アキレス腱反射(踵骨腱を強く叩かれたときに生じる腓腹筋の収縮)，＝Achilles reflex.
ankylo– [æŋkilou, –lə] (屈曲，鉤，癒着，強直の意味を表す接頭語).
ankyloblepharon [æŋkiloubléfərən] 眼瞼癒着，＝symblepharon.
ankyloglossia [æŋkilouglásiə] 舌小帯短縮症，＝tongue–tied.
ankylosing spondylitis 強直性脊椎炎(脊椎と仙腸関節が侵される疾患．リウマトイド因子は陰性で原因は不明であるが，HLA–B27 は 95% 陽性で，90% は男性に発症)，＝spondylarthritis ankylopoietica, bamboo spine, poker back, Strümpell–Marie disease, Bekhterev disease.
ankylosis [æŋkilóusis] 強直(特に関節の) 動 ankylose 形 ankylosed, ankylotic.
ankylostomiasis [æŋkiloustoumáiəsis] 鉤虫症，＝ancylostomiasis.
ankylotic [æŋkilátik] 強直性の.
anlage [ɑːnlάːgə] 原基，＝primordium, blastema, 素因.
ANLL acute non–lymphocytic leukemia (急性非リンパ性白血病).
annealed gold 焼還金(凝集力を高めるために使用前加熱したもの).
annealing lamp 焼還灯(歯牙充填用の金箔を加熱するためのアルコール灯).
annectent [ənéktənt] 連結する.
annellation [ænəléiʃən] 環紋.
annexa [ənéksə] 付属器 形 annexal.
annexitis [æniksáitis] 付属器炎.
annual limit of intake (ALI) 年摂取限度.
annular [ǽnjulər] 輪状の.
annular cataract 輪状白内障.
annular scotoma 輪状暗点(視野の中心部と辺縁部との境界にある).
annuloaortic ectasia (AAE) 大動脈弁輪拡張〔症〕(大動脈弁閉鎖不全の原因となる).
annulorrhaphy [ænjulɔ́ːrəfi] (ヘルニアまたはほかの輪様嚢などの縫合).
annulospiral endings らせん形終末(第一知覚終末のこと，筋紡錘内線維の中央を取り巻く知覚神経終末).
annulus [ǽnjuləs] ① 輪，② 体環(動物の)，③ 環帯(植物の)，＝anulus.
annulus abdominalis 腹〔内〕鼠径輪(深鼠径輪のこと)，＝deep inguinal ring.
annulus ciliaris 毛様体輪(毛様体の一部).
annulus conjunctivae 結膜輪(眼球結膜と角膜が結合する狭い輪状の部分).
annulus inguinalis 鼠径輪(鼠径部にある腹腔と腹腔外を連絡する鼠径管の両端(浅鼠径輪と深鼠径輪がある)).
annulus iridis 虹彩輪(虹彩の大部分を占め，内側の小虹彩輪と外側の大虹彩輪がある).
annulus ovalis 卵円輪，卵円窩縁(右心房の卵円窩を取り巻く輪状の筋線維)，＝limbus fossae ovalis.
annulus tendineus communis 総腱輪(視神経孔のあたりで視神経を輪状に取り巻き眼筋の起始部となる腱)，＝common anular tendon, ligament of Zinn, tendon of Zinn.
annulus tympanicus 鼓〔室〕輪(胎児にみられる軟骨性の外耳道の内側端にあるやや不完全な輪状の骨で鼓膜に付着している)，＝tympanic ring, tympanic bone.

annulus umbilicalis 臍〔帯〕輪(臍のある部位は出生後は閉じているが，胎児では臍帯が通る輪状のすきまになっている)，＝canalis umbilicalis, lumbilical ring.
annulus urethralis 尿道輪(膀胱頸を取り巻く括約筋)，＝internal urethral sphincter.
annus [ǽnəs] 年.
ano– [einou, ænou, –nə] (①エーノは肛門との関係. ②アノは上の意味を表す接頭語).
anococcygeal [ænəkɑksíʤiəl] 肛門尾骨の.
anococcygeal nerve 肛〔門〕尾〔骨〕神経，＝nervus anococcygeus [L].
anocutaneous line 肛門皮膚線(歯状線(櫛状線)のこと)，＝pectinate line.
anodal opening (AO) 陽極解放.
anode (a) [ǽnoud] 陽極 形 anodic, anodal.
anode drop 陽極降下，＝anode fall.
anoderm [éinədə:m] ①肛門上皮(肛門管の痔帯直下の粘膜，重層扁平上皮であるが汗腺，毛等を欠き真の皮膚ではない，神経終末が豊富にあり刺激に鋭敏である)，②上皮欠如 形 anodermous.
anodontia [ænədánʃiə] 無歯〔症〕，＝congenital anodontia 形 anodous, anodontous.
anodyne [ǽnədain] 鎮痛薬，＝analgesic.
anomalad [ənóuməlæd] 奇形症候群.
anomalo– [ənɑməlou, –lə] (異常，不規則の意味を表す接頭語).
anomaloscope [ənámələskoup] アノマロスコープ(色覚検査機器).
anomalous calyx 異常腎杯.
anomalous trichromatism 異常3色覚.
anomaly [ənáməli] ①異常，変則，②偏差(重力学の)，③奇形 形 anomalous.
anomia [ənóumiə] 健忘性失語症，名称失語症，＝dysnomia, nominalaphasia.
anomie [ǽnəmi:] アノミー(心理的混沌状態，社会的無規制状態).
anonychia [ænəníkiə] 無爪症，爪欠如.
anonyma [ənánimə] 無名〔動脈〕(腕頭動脈の旧名).
anonymous [ənániməs] 無名の，＝innominate.
anonymous artery 無名動脈(腕頭動脈の旧名).
anonymous veins 無名静脈(腕頭静脈のこと).
anopelvic version 肛門式胎児骨盤回転〔術〕.
Anopheles [ənáfili:z] アノフェレス属，ハマダラカ属(カ［蚊］科の一属，亜属 *Anopheles*, *Cellia*, *Kerteszia*, *Nyssorhynchus* が含まれる．翅に斑紋があり，静止時には吻と体が一直線となって壁に対し一定の角度を保ってとまる．一部の種はマラリアの媒介カとして知られ，また，フィラリアなどを媒介する種も含まれる．アフリカでは *A. gambiae* (African malaria mosquito)などがマラリアのベクターとして重要).
Anophelinae [ənɑfəlaíni:] ハマダラカ亜科(カ［蚊］科 *Culicidae* の一亜科).
anophthalmia [ænɑfθǽlmiə] 無眼球症，眼球欠如，＝anophthalmos.
anoplasty [éinəplæsti] 肛門形成術.
Anoplura [ænəplú:rə] シラミ［虱］亜目(哺乳類に寄生する吸血性昆虫．ヒトジラミ科 *Pediculidae*，ケモノジラミ科 *Haematopinidae*，および海獣シラミ科 *Echinopthiridae* などの科に区別される).
anopsia [ənápsiə] ①視覚廃用，失明，盲，②上斜視，＝anoopsia.
anorchia [ənɔ́:kiə] 無精巣症，無睾丸症，＝anorchism.
anorchism [ənɔ́:kizəm] 無精巣(睾丸)症，＝anorchia.
anorexia [ænəréksiə] 無食欲，食欲(思)不振 形 anorectic.
anorexia nervosa (AN) 神経性食欲不振〔症〕.
anorexiant [ænəréksiənt] 食欲抑制薬.
anorexic [ænəréksik] 食欲不振の，＝anorectic.
anorgasmy [ænɔ:gǽzmi] 性感異常症，快感欠如(性交の)，＝anorgasmia, dyspareunia.
anorthography [ænɔ:θágrəfi] 正書不能(運動性失書症).
anorthosis [ænɔ:θóusis] 起立不能症.
anosmia [ənázmiə] 無嗅覚〔症〕，嗅覚消失，＝anaesthesia olfactoria 形 anosmic, anosmatic.
anosognosia [ænəsɑgnóusiə] 病態失認，疾病否認(脳疾患患者における自己の片麻痺を否定する症状．多くは右半球病変による左片麻痺である) 形 anosognostic.
anosognosic epilepsy 病態失認てんかん.
anospinal [einəspáinəl] 肛門脊椎の.
anostosis [ænɑstóusis] 造骨不全，骨形成欠損，＝anosteoplasia.
anotia [ənóuʃiə] 無耳症 形 anotal, anotous.
ANOVA analysis of variance (分散分析〔法〕).
anovesical [einəvésikəl] 肛門膀胱の.
anovular menstruation 無排卵性月経，＝nonovulational menstruation, anovulatory menstruation.
anovulation [ænəvjuléiʃən] 無排卵 形 anovular, anovulatory.
anovulia [ænəvjú:liə] 無排卵，＝anovulation.
anovulomenorrhea [ænəvjuləmenərí:ə] 無排卵性月経.

anoxia [ənɑ́ksiə] 無酸素症(生体組織の無酸素状態．または酸素欠乏 hypoxia) 形 anoxic．
anoxic spells 低酸素発作(大脳皮質の無酸素状態によるもので，意識障害，運動，感覚現象を含む種々の発作を指し，非てんかん性痙攣を呈する)．
A
ANP atrial natriuretic peptide (心房性ナトリウム利尿〔ポリ〕ペプチド)．
ANS autonomic nervous system (自律神経系)．
ansa [ǽnsə] 係蹄(ワナ，ループ)，＝loop 複 ansae．
ansa cervicalis 頸神経ワナ(頸神経の枝がつくる神経のループで舌骨下筋群を支配する)，＝ansa cervicalis [L]．
ansae [ǽnsi:] → ansa．
ansate [ǽnseit] 係蹄の．
ansiform [ǽnsifɔ:m] 係蹄状の．
antacid [æntǽsid] 制酸薬(剤)，＝antacida．
antagonism [æntǽgənizəm] ① 拮抗作用，対抗作用，② 対向(歯の) 形 antagonistic．
antagonist [æntǽgənist] 拮抗筋，拮抗薬，拮抗〔物〕質，＝inhibitor．
antagonistic action 拮抗作用．
antagonistic muscle 拮抗筋(相反する作用をもつ関係にある筋)．
antalgesic [æntælʤésik] 鎮痛薬，＝antalgic，analgesic．
an-talgic gait 有痛性歩行．
antazoline [æntǽzəlin] アンタゾリン(抗ヒスタミン薬)．
ante- [ǽnti(:)] (～の前の意味を表す接頭語)．
ante (a) [L] 前，＝before．
antecedent [æntisí:dənt] ① 前駆，前駆物，② 先行する，前駆する．
ante cibos (a.c.) [L] 食前，＝before meals．
ante cibum (ac) [L] 食前．
antecubital [æntikjú:bitəl] 肘前の．
anteflexion [æntiflékʃən] 前屈〔症〕．
ante meridiem (A.M., a.m.) [L] 午前，＝before noon，in the morning．
antemortem [æntimɔ́:təm] 生前の，死の直前の．
antenatal [æntinéitəl] 出産前の．
ante partum (AP, A/P) [ǽnti(:) pɑ́:təm] [L] 分娩前，＝before the onset of labor．
antepartum eclampsia 妊娠子癇．
ante prandium (a.p.) [L] 夕食前，＝before dinner．
antepyretic [æntipairétik] 発熱前の．
anterior (a) [æntí:riər] 前方の(より体の腹側面に近い位置であることを表す)，腹側の，＝anteriad．
anterior asynclitism 前不正軸進入，＝Naegeli obliquity．
anterior cardiac veins 前心〔臓〕静脈，＝venae cordis anteriores [L]．
anterior central gyrus 中心前回(体性運動野にあたり，中心前溝の間にある大脳回)，＝precentral gyrus．
anterior cerebral artery 前大脳動脈(内頸動脈の枝でウイリスの動脈輪をつくる)，＝arteria cerebri anterior [L]．
anterior cerebral vein 前大脳静脈，＝vena cerebri anterior [L]．
anterior chamber 前眼房(虹彩と角膜との間で眼房水が流れる)，＝camera anterior bulbi [L]．
anterior chamber cleavage syndrome (ACCS) 前房分化症候群．
anterior choroid artery 前脈絡叢動脈，＝arteria chor(i)oidea anterior [L]．
anterior ciliary arteries 前毛様体動脈，＝arteriae ciliares anteriores [L]．
anterior ciliary veins 前毛様体静脈，＝venae ciliares anteriores [L]．
anterior circumflex humeral artery 前上腕回旋動脈(上腕動脈の枝)，＝arteria circumflexa humeri anterior [L]．
anterior column 前柱(脊髄の前角を脊髄全体として3次元的にみた際の用語)，＝ventral column，cornu anterius．
anterior commissure 前交連(僧帽弁の)，＝commissura anterior [L]．
anterior corticospinal tract 前皮質脊髄路(錐体路系に属す，錐体で交叉せず脊髄の前索を通る神経線維がつくる伝導路，錐体前索路)，＝tractus corticospinalis anterior [L]，tractus pyramidalis anterior [L]．
anterior cranial fossa 前頭蓋窩(頭蓋骨の内面，前方で前頭葉をいれるくぼんだ部位)，＝fossa cranii anterior [L]．
anterior cruciate ligament 前十字靱帯(膝関節にある膝十字靱帯の一つ)，＝ligamentum cruciatum anterius [L]．
anterior ethmoidal artery 前篩骨動脈，＝arteria ethmoidalis anterior [L]．
anterior ethmoidal nerve 前篩骨神経，＝nervus ethmoidalis anterior [L]．
anterior ethmoidal vein 前篩骨静脈，＝vena ethmoidalis anterior [L]．
anterior fascicular block 前枝ブロック(左脚の2枝のうち前枝の伝導がブロックされたもの)．
anterior fontanel(le) (AF) 大泉門(冠状縫合と矢状縫合の合わさる部分で菱形をなし，最大の泉門，生後1歳半～2歳で骨に置き換わる)，＝fonticulus anterior [L]．
anterior funiculus 前索(脊髄の白質で腹側の部)，＝funiculus anterior [L]．
anterior hemiblock 左脚前枝ヘミブロック(心刺激伝導系の)．
anterior horn 前角(脊髄灰白質で運動神経の出るところ)，＝cornu anterius

[L].

anterior inferior cerebellar artery 前下小脳動脈(脳底動脈の枝), ＝arteria cerebelli inferior anterior [L].

anterior interosseous artery 前骨間動脈, ＝arteria interossea anterior [L].

anterior interventricular branch 前室間枝(左冠状動脈の枝, 前下行枝ともいう), ＝ramus interventricularis anterior [L].

anterior interventricular groove 前室間溝(左心室と右心室の境目となる心臓の前表面にある浅い溝), ＝sulcus interventricularis anterior [L].

anterior jugular vein 前頸静脈, ＝vena jugularis anterior [L].

anterior labial veins 前陰唇静脈, ＝venae labiales anteriores [L].

anterior lateral malleolar artery 前外果動脈, ＝arteria malleolaris anterior lateralis [L].

anterior lobe 前葉, ＝lobus anterior [L].

anterior lobe of hypophysis 下垂体前葉, ＝pars sistalis.

anterior longitudinal ligament 前縦靱帯(脊柱の靱帯の一つ), ＝ligamentum longitudinale anterius [L].

anterior myocardial infarction (AMI) 前壁心筋梗塞(前壁梗塞ともいう).

anterior nuclei of thalamus 視床前核, ＝nuclei anteriores thalami [L].

anterior occlusion 前側咬合, 突出咬合, ＝protrusive occlusion.

anterior pituitary gonadotropin 向下垂体前葉性腺ホルモン.

anterior pituitary hormone (APH) 下垂体前葉ホルモン〔群〕(下垂体前葉ホルモンには, 成長ホルモンと乳腺刺激ホルモン, 性腺肥大ホルモン, 甲状腺刺激ホルモン, 副腎皮質刺激ホルモンなどがある).

anterior pituitary-like hormone (APLH) 下垂体前葉様ホルモン(胎盤および妊娠尿中にある), ＝choriogonadotropin.

anterior pyramidal tract 錐体前索路(前皮質脊髄路), ＝tractus corticospinalis [L].

anterior root 前根(脊髄前角からの運動線維で構成される神経根).

anterior scrotal nerves 前陰嚢神経, ＝nervi scrotales anteriores [L].

anterior scrotal veins 前陰嚢静脈, ＝venae scrotales anteriores [L].

anterior spinal artery 前脊髄動脈, ＝arteria spinalis anterior [L].

anterior spinal artery syndrome (ASAS) 前脊髄動脈症候群(前脊髄動脈の閉塞により脊髄腹側部に梗塞が起こる. 障害部位以下に錐体路徴候, 膀胱機能障害, 表在感覚障害などが出現する. 大動脈解離, 大動脈の手術後に出現することが多い).

anterior superior alveolar arteries 前上歯槽動脈, ＝arteriae alveolares superiores anteriores [L].

anterior superior iliac spine 上前腸骨棘(腸骨にあり体表からの目印として重要), ＝spina iliaca anterior superior [L].

anterior tibial artery 前脛骨動脈(膝窩動脈の枝の一つ), ＝arteria tibialis anterior [L].

anterior tibial recurrent artery 前脛骨反回動脈, ＝arteria recurrens tibialis anterior [L].

anterior tibial veins 前脛骨静脈, ＝venae tibiales anteriores [L].

anterior tympanic artery 前鼓室動脈, ＝arteria tympanica anterior [L].

anterior vagal trunk 前迷走神経幹(左右の迷走神経が食道裂孔を通過するあたりでは, 腸管の回転のため左側は前方に(前迷走神経幹), 右側は後方に位置するようになる), ＝truncus vagalis anterior [L].

anterior wall myocardial infarction 前壁心筋梗塞.

anterior wall of the right ventricle (RVAW) 右室前壁.

anter(o)- [æntər(ou), -r(ə)] (前, 前方, 前部の意味を表す接頭語).

anterodorsal [æntəroudɔ́:səl] 前背側の.

anteroexternal [æntərouikstə́:nəl] 前外方の.

anterograde [ǽntərougreid] 前転, 前方に動く.

anterograde amnesia 先行性健忘〔症〕(外傷直後の意識障害).

anterograde block 順行〔性〕ブロック.

anteroinferior [æntərouinfí:riər] 前下方の.

anteroinferior myocardial infarction 前下壁心筋梗塞.

anterointerior [æntərouintí:riə] 前内の.

anterolateral [æntərəlǽtərəl] 前外側の.

anterolateral myocardial infarction 前側壁心筋梗塞.

anteromedial [æntəroumí:diəl] 前内側の, ＝anteromedian.

anter(o)-occlusion [ǽntərou əklú:ʒən] 前方咬合.

anteroparietal [æntəroupəráiətəl] 前頭頂の.

anteroposterior (AP) [æntəroupɑstí:riər] 前後の, 背腹の.

anteroseptal myocardial infarction 前壁中隔心筋梗塞.

anterosuperior [æntərousu:pí:iər] 前上

方の．

anteroventral [æntərouvéntrəl] 前腹方の．

anteversion [æntivə́ːʒən] 前捻，前傾 形 anterovert, anteroverted.

anthelix [ǽnθiːliks] 対〔耳〕輪(耳介の一部)，＝antihelix.

anthelmint(h)ic [ænθəlmínθik] 駆虫薬，虫下し，＝anthelminthica, vermifuga.

anthracoma [ænθrəkóumə] 炭粉腫．

anthracosis [ænθrəkóusis] 炭粉症，炭粉沈着，＝coal miner's disease 形 anthracotic.

anthracotic tuberculosis 塵肺症(粉塵を長期間吸入することにより，肺に線維性の増殖性変化を中心とする病変が出現した状態をいう．原因としてベリリウム，アスベストなどがある)，＝pneumoconiosis.

anthracycline [ænθrəsáikliːn] アントラサイクリン(抗癌性抗生物質)．

anthralin [ǽnθrələn] アンスラリン(主に脱毛症などの皮膚疾患治療に用いられる軟膏)．

anthrax [ǽnθræks] 炭疽，脾脱疽(炭疽菌 *Bacillus anthracis* による家畜の伝染性疾患であり，ヒトにも伝播する)，＝charbon, woolsorter's disease, malignant pustule, ragpicker's disease, Tanner disease, anthropozoonosis.

anthrax bacillus 炭疽(そ)菌．

anthrax of skin 皮膚炭疽(皮膚の小創傷から感染する．炭疽病の中では最も頻度が高い)．

anthrop(o)- [ænθrəp(ou), -p(ə)] (人類の意味を表す接頭語)．

anthropoid pelvis 類人性骨盤(前後径は長く横径の短いもの)．

anthropology [ænθrəpáləʤi] 人類学，＝anthropologia.

anthropometric [ænθrəpəmétrik] 人体計測の(人体の各部分を計測する)．

anthropometry [ænθrəpámitri] 人体測定〔学，法〕(Bertillon (1853-1914)が1879年に考案した犯罪者鑑定法で，現在の指紋法もその一部) 形 anthropometric.

anthropophilic [ænθrəpoufílik] 好人性．

anthropophobia [ænθrəpoufóubiə] 対人恐怖〔症〕，恐人症．

anthropotomy [ænθrəpátəmi] 人体解剖．

anthropozoonosis [ænθrəpouzouənóusis] 人獣伝染病，人獣共通感染症(動物から伝染するヒトの感染症で狂犬病，ツツガムシ病など)，＝zoonosis.

ant(i)- [ænt(i), -t(ai)] (拮抗，反対，代用，抑制などの意味を表す接頭語)．

antiacetylcholine receptor (anti-AChR) 抗アセチルコリン受容体(重症筋無力症の患者では85%に抗アセチルコリン受容体抗体が出現する)．

anti-AChR antiacetylcholine receptor (抗アセチルコリン受容体)．

antiacid [æntiǽsid] 制酸薬(剤)，＝antacid.

antiadrenergic [æntiədrinə́ːʤik] ①抗アドレナリン作用性の，②アドレナリン拮抗薬．

antiagglutinin [æntiəglúːtinin] 抗凝集素．

anti-aging アンチエイジング．

anti-aging medicine (AAM) 抗加齢医学(予防医学の領域で，生活の質，健康で長寿を目指すことを目的とする)．

antiandrogen [æntiǽndrouʤər] 抗男性ホルモン．

antiantibody [æntiǽntibədi] 抗-抗体(抗原と結合したIgGとのみ結合する抗体(主としてIgM)で非特異的凝集IgG (例えば熱変性IgG)とは反応しない．リウマトイド因子の一つの型)．

antiantitoxin [æntiæntitáksin] 拮抗毒素(抗毒素抗体を免疫することによって生じる抗体で，抗毒素抗体の作用に拮抗する)．

antianxiety drug 抗不安薬(パニック障害，外傷後ストレス障害などの不安神経症に対する薬物)．

antiarrhythmic [æntiəríθmik] ①抗不整脈〔性〕の，②不整脈治療薬．

antibacterial [æntibæktíːriəl] 抗菌性の．

antibacterial activity (ABA) 抗菌力．

antibacterial spectrum 抗菌スペクトル(病原体を大きさの順に並べて，これらに対する抗生物質の効果をみると，あたかもスペクトル帯に似た形が描かれる)．

anti-basement membrane glomerulonephritis 抗基底膜型腎炎(糸球体の基底膜に対する抗体による腎炎で糸球体毛細血管壁へ線状にIgG，C3が沈着している)．

antibiosis [æntibaióusis] 抗生(細菌またはその産物がほかの菌の発育を阻止する現象．共生 symbiosis に対する語)．

antibiotic [æntibaiátik] ①抗生の，②抗生物質，抗菌薬(微生物が産生する化学的物質で，微生物の発育を抑制し，また殺す物質)．

antiblackout suit 暗点予防飛行服(飛行において急加速の場合網膜の乏血による暗点を予防するため，脚部の循環を圧迫制限する装置のある飛行服)．

antiblastic (Ab) [æntiblǽstik] 細菌発育阻止の．

antibleeding factor (ABF) 抗出血因子．

antibody (Ab) [ǽntibədi] 抗体(抗原と反応し得る免疫グロブリンに対する名称)．

antibody binding site 抗体結合部位(タンパク質などの高分子量抗原の分子中

で抗体と特異的に結合する領域).

antibody-coated bacterium (ACB) 抗体被覆菌.

antibody deficiency syndrome (ADS) 抗体欠損症候群(無ガンマグロブリン症，免疫グロブリンの特定のクラスまたはサブクラスの欠損症など，抗体の欠損が免疫不全症の主因となっている症候群).

antibody-dependent cell-mediated cytotoxicity (ADCC) 抗体依存性細胞性細胞傷害.

antibody excess 抗体過剰.

antibody forming cell 抗体産生細胞(B細胞の最終的分化段階である形質細胞のことで，プラズマ細胞ともいう).

antibody radioimmunoassay 抗体ラジオイムノアッセイ(抗原に対する抗体を用いたラジオイムノアッセイの測定系).

antibody response 抗体産生応答(抗原刺激に対する免疫応答のうちB細胞による抗体産生によってもたらされるもの).

antibody valency 抗体の結合価(抗体1分子当たりの抗原結合部の数．IgG，IgE，IgDは2価抗体，IgMは10価抗体).

antibrachium [æntibréikiəm] 前腕，＝antebrachium.

anticathexis [æntikəθéksis] 反対表出(一つの衝動から発する感情を，その反対の衝動に変更する心理状態)，＝counterinvestment.

antichirotonus [æntikairátənəs] 母趾痙攣性屈曲(てんかん発作前兆の一つ)，＝anticheirotonus.

anticholinergic [æntikɑlinə́:ʤik] 抗コリン作用性の，＝parasympatholytic.

anticholinesterase [æntikɑlinéstəreis] 抗コリンエステラーゼ薬.

anticipation [æntisipéiʃən] ①予想，予期，②表現促進(世代が下がるに従って早期に遺伝病が発病すること).

anticlinal [æntikláinəl] 背斜の.

anticoagulant (AC) [æntikouǽgjulənt] ①抗凝固(血)性の，②抗凝固(血)薬，＝anticoagulative.

anticodon [æntikóudɑn] アンチコドン，対応コドン(mRNAのアミノ酸を指定する遺伝暗号は3つの連続するヌクレオチドから成り，これを暗号子と呼ぶが，これを解読するtRNA上の3つのヌクレオチドをいう).

anticonceptive [æntikənséptiv] 避妊薬.

anticonvulsant [æntikənvʌ́lsənt] ①抗痙攣薬，＝anticonvulsive drug，②抗痙攣性の.

anticonvulsive [æntikənvʌ́lsiv] ①鎮痙性の，抗痙攣性の，②鎮痙薬，＝anticonvulsant，抗痙攣薬，＝anticonvulsant.

anticorrosion [æntikəróuʒən] 耐食(蝕).

antidepressant [æntidiprésənt] ①抗うつ〔作用〕の，②抗うつ薬.

antidiabetic [æntidaiəbétik] ①抗糖尿病〔性〕の，②抗糖尿病薬.

antidiarrheal [æntidaiərí:əl] 下痢止めの，＝antidiarrhetic.

antidiarrhoeica [æntidaiəréikə，–rí:–] 止しゃ(瀉)薬(剤)，下痢止め薬，＝antidiarrheic.

antidinic [æntidínik] めまい(眩暈)制止薬，抗暈薬.

antidipticum [æntidíptikəm] 止渇薬.

antidiuretic [æntidaiju:rétik] ①抗利尿〔性〕の，②抗利尿薬(尿量を減少させる薬，vasopressinなど).

antidiuretic hormone (ADH) 抗利尿ホルモン(下垂体後葉ホルモン)，＝vasopressin.

antidote [ǽntidout] 解毒薬 形 antidotal.

antidotum [æntidóutəm] 解毒薬.

antidromic [æntidrámik] 逆行性の，逆方向の.

antidromic conduction 逆伝導.

antiemetic [æntiimétik] ①制吐性の，鎮吐性の，②制吐薬，鎮吐薬，＝antiemetica，antemetica.

antiepileptic [æntiepiléptik] ①抗てんかん作用の，②抗てんかん薬.

antiepileptic drugs (AED) 抗てんかん薬.

antiestrogen [æntiéstrədʒən] 抗エストロゲン.

antifibrinolytic [æntifaibrinəlítik] 抗線維素溶解薬.

antifungal [æntifʌ́ŋgəl] 抗真菌〔性〕の，＝antimycotic.

antigen (Ag) [ǽntiʤən] 抗原(生体に非自己と認識され，特異的な抗体の産生を含む各種免疫現象や免疫学的トレランス状態を成立させる比較的大分子量の物質).

antigen-antibody reaction 抗原抗体反応(生体または試験管内での抗原と抗体の反応).

antigen-binding cell (ABC) 抗原結合細胞.

antigen-binding fragment 抗原結合フラグメント(IgGのFab領域のこと)，＝Fab fragment.

antigen-binding fragment region (Fab region) Fab領域(IgGのパパイン分解によって生じるN末端側の断片で，抗原結合能をもつ).

antigen-binding receptor ＝antigen receptor.

antigen binding site 抗原結合部位(免疫グロブリン分子中で抗原と結合する部分．H鎖およびL鎖の可変部(超可変部)によって形成される).
antigen competitive radioimmunoassay 抗原競合的ラジオイムノアッセイ(抗原に対する天然の結合タンパクを用いたラジオイムノアッセイ系).
antigenemia [æntiʤəní:miə] 抗原血症(流血中に抗原が存在する状態. 例えばB型肝炎ウイルス無症候性キャリアーや慢性B型肝炎患者の血中にHBs抗原が認められる状態などが相当する).
antigen excess 抗原過剰.
antigenic [æntiʤénik] 抗原の.
antigenic determinant 抗原決定基(抗体の産生を誘導する分子が抗原で, 抗体によって特異的に認識される抗原分子の限られた一部分をいう), = epitope.
antigenic drift 連続〔抗原〕変異, 抗原ドリフト.
antigenicity [æntiʤənísiti] 抗原性(ある物質を生体に投与したときに, 免疫応答を引き起こし, 産生された抗体あるいは感作されたリンパ球と特異的に反応する能力).
antigenic mimicry 抗原分子相同性(外来抗原と自己抗原の抗原エピトープの相同性を意味する. 自己免疫反応の発症メカニズムの一因と考えられている).
antigenic modulation 抗原〔修飾〕変調(細胞膜表面上の表面分子がその抗原と結合することにより, 細胞膜表面上の表面分子の数が減少したり, 異なる分子が出現することをいう).
antigenic shift 抗原不連続変異(抗原突然変異のうち, 何年かに一度起こる遺伝子組換えによる大きな変化).
antigenic specificity 抗原特異性(免疫系において, 抗体やリンパ球膜上の抗原受容体が, ある抗原(決定基)をほかの抗原から区別している性質).
antigen presentation 抗原提示(マクロファージなどが抗原をプロセシングし, class II抗原とともに複合体を形成して細胞膜上に提示すること).
antigen presenting cell (APC) 抗原提示細胞(マクロファージ, 樹状細胞, B細胞など, 抗原を分解したペプチドをMHCとともに細胞膜上に発現し, 抗原特異的T細胞に提示する細胞).
antigen processing 抗原プロセッシング(抗原が抗原提示細胞により処理を受け, B細胞, T細胞に提示される過程).
antigen receptor 抗原受容体(抗原を特異的に認識する受容体. 膜型免疫グロブリンとT細胞抗原受容体).
antigen recognition site 抗原認識部位(免疫グロブリンの構造においてH鎖とL鎖の可変部で構成される抗原結合部位を指す).
antigen sensitive cell 抗原感受性細胞(抗原により誘導される免疫反応にかかわる種々の細胞をさし, 抗原特異的なT細胞, B細胞や非特異的なマクロファージ, 樹状細胞, 多核白血球などを含む).
antigen specific receptor 抗原特異的受容体, = antigen receptor.
antigentophil [æntiʤéntəfil] 抗原親和性の(両受体についていう), = antigenophil.
antigen unit 抗原単位(抗原抗体反応により検出できる抗原の最小単位のこと).
antigen valency 抗原の結合価(抗原1分子において, 抗体と結合する抗原決定基(エピトープ)の数).
anti-glomerular basement membrane antibody disease 抗糸球体基底膜抗体病, 抗GBM抗体病(グッドパスチャー症候群, 急速進行性腎炎の一部では糸球体基底膜の成分に対する抗体が出現し, その病因に関与する).
antigravity muscle 抗重力筋(重力に抗して正常位を保つために働く筋).
anti-growth hormone autoantibody 抗成長ホルモン自己抗体.
anti-HBe (HBeAb) 抗HBe抗体(HBe抗原に対する抗体).
anti-HBs (HBsAb) 抗HBs抗体(B型肝炎ウイルスの外被タンパク質に対する抗体. HBs抗体陽性は過去の感染を示す).
antihelix [æntihí:liks] 対〔耳〕輪.
antihemagglutinin [æntihi:məglú:tinin] 抗〔赤〕血球凝集素(血球凝集素の働きを抑制する物質(抗体も含まれる)).
antihemolysin [æntihi:málisin] 抗溶血素.
antihemophilic [æntihi:məfílik] ①抗血友病性の, ②抗血友病薬.
antihemophilic factor A (AHF-A) 抗血友病因子A(血液凝固 第Ⅷ因子), = factor Ⅷ, antihemophilic globulin, platelet cofactor Ⅰ.
antihemophilic factor B (AHF-B) 抗血友病因子B(血液凝固 第Ⅸ因子), = factor Ⅸ, plasma thromboplastin component, Christmas factor, platelet cofactor Ⅱ, autoprothrombin Ⅱ.
antihemophilic globulin (AHG) 抗血友病性グロブリン(Cohnの血漿タンパク分画によりフィブリノーゲンとともに第1分画中にアルコール沈殿されるグロブリンで, 血友病の凝結時間を短縮させる効果がある血液凝固 第Ⅷ因子), = factorⅧ, antihemophilic factor A, platelet cofactor Ⅰ.
antihemorrhagic [æntihemərǽʤik] 抗出血性の.
antihistamine (AH) [æntihístəmi:n] 抗ヒスタミン薬.
antihistaminic [æntihistəmínik] ①抗ヒスタミン性の, ②抗ヒスタミン薬, = antihistaminic agents.
antihormone [æntihɔ́:mən] アンチホル

モン，抗ホルモン(種特異性とホルモン特異性とをもつ中和抗体で，性腺刺激ホルモンなどを長期投与するときに生成されるといわれる)．

antihuman globulin (AHG) 抗ヒトグロブリン(精製ヒトグロブリンをウサギ等に免疫して得られた抗血清．IgG，補体成分に対する抗体を含んでいる)．

antihyaluronidase (AHD) [æntihaiəlu:rónideis] 抗ヒアルロニダーゼ．

antihypertensive [æntihaipə:ténsiv] ①抗高血圧性の，降圧〔性〕の，②降圧薬．

antihypertensive drug (AHD) 抗高血圧薬．

antihypnotic [æntihipnátik] 覚醒薬(剤)(不眠薬)．

antihypotensive drug 抗低血圧薬，＝vasopressor drug．

anti-idiotype antibody 抗イディオタイプ抗体(免疫グロブリンや，T細胞受容体可変部のユニークなアミノ酸配列からなる立体構造を認識する抗体)．

anti-immunoglobulin (AIG) 抗免疫グロブリン．

anti-inflammatory [ǽnti inflǽmətəri, -tɔ:ri] 抗炎症性の．

antiluetic [æntilu:étik] ①駆梅性の，②駆梅薬(剤)，＝antiluetica，antisyphilitic．

antilymphocyte globulin (ALG) 抗リンパ球グロブリン(抗リンパ球抗体活性をもつグロブリン)．

antilymphocyte serum (ALS) 抗リンパ球血清．

antilysin [æntiláisin] 抗溶解素．

antimalarial [æntiməléəriəl] 抗マラリア薬．

antimere [ǽntimiər] 対質，体輻(体の縦軸に関して対称な部分)．

antimetabolite [æntimətǽbəlait] 抗代謝物，代謝拮抗物質(主として生物学的代謝において生ずる非活性物質)，＝metabolic antagonist, enzyme antagonist, competitive antagonist．

antimicrobial [æntimaikróubiəl] 抗菌の．

antimicrobic [æntimaikróubik] ①抗菌〔性〕の，②抗菌物質，＝antimicrobia．

antimitotic [æntimaitátik] ①抗有糸分裂性の，②細胞の分裂阻害剤．

antimorph [ǽntimɔ:f] アンチモルフ，抑制的対立遺伝子(野生型遺伝子に拮抗する変異型遺伝子)，＝enantiomer．

antimuscarinic [æntimʌskərínik] 抗ムスカリン作用の，副交感神経遮断作用の．

antimycotic [æntimaikátik] 抗真菌性の，抗カビ性の．

antineoplastic [æntini:əplǽstik] ①抗腫瘍性の，②抗腫瘍薬．

antineuritic vitamin 抗神経炎ビタミン，＝thiamin．

antineutrophil cytoplasmic autoantibody (ANCA) 抗好中球細胞質抗体(好中球細胞質中の酵素などに対する自己抗体．ウェゲナー肉芽腫症，チャーグ・シュトラウス症候群などの診断に用いられる)．

antinion [æntíniən] 頭部前〔頭〕極(眉間中央点) 形 antinial．

antinuclear antibody (ANA) 抗核抗体(細胞内核物質に対する自己免疫抗体で，全身性エリテマトーデス(SLE)など，多くの自己免疫疾患患者血中に存在する)，＝antinuclear factor．

antinuclear factor (ANF) 抗核因子(核に強い親和性をもつ血清中の因子で，蛍光抗体法によって検出．エリテマトーデス，関節リウマチに出現する)．

antioncogene [æntiáŋkəʤi:n] 発癌抑制遺伝子．

antioxidant [æntiáksidənt] 抗酸化薬，酸化防止剤(特に酸化しやすい物質に対して用いられる酸化防止物)．

antioxidase [æntiáksideis] 抗酸化酵素．

antioxidation [æntiɑksidéiʃən] 抗酸化．

antiparasitic [æntipærəsítik] ①抗寄生虫の，②駆虫薬．

antiparkinson drug 抗パーキンソン薬．

antipellagra vitamin 抗ペラグラビタミン，＝niacin．

antiperistalsis [æntiperistǽlsis] 逆ぜん(蠕)動 形 antiperistaltic．

antipertussis [æntipə:tʌ́sis] 抗百日ぜきの(百日ぜき抗毒血清についていう)．

antiphlogistic [æntifloudʒístik] 消炎〔性〕の，消炎薬，＝antiphlogistica，antipyrotic．

anti-phospholipid antibody syndrome 抗リン脂質抗体症候群(リン脂質に対する抗体(抗カルジオリピン抗体，ループス抗凝固因子)が血中に証明され血栓症，流産，血小板減少などの症状を呈する症候群)．

anti-plasmin drug 抗プラスミン薬(線溶を起こすプラスミンのプロテアーゼ活性を抑制する薬物で，止血薬の一種類)．

antiplatelet [æntipléitlit] ①抗血小板，②抗血小板薬．

antiplatelet antibody (APA) 抗血小板抗体．

antipodagric [æntipədǽgrik] ①抗痛風性の，痛風に効果のある，②痛風治療薬．

antiport [ǽntipɔ:r] アンチポート，逆輸送，逆行共輸送(1輸送系で2物質のうち1つを逆方向に輸送する)．

antipruritic [æntiprú:ritik] ①止痒性の，②止痒薬．

antipsychotic [æntisaikátik] ①抗精神病の，②抗精神病薬．

antipsychotic drug 抗精神病薬．

antipyogenic [æntipaiəʤénik] 抗化膿性の．

antipyretic [æntipairétik] ①解熱性の，②解熱薬，＝antifebrile，febrifuge.
antipyrotic [æntipairɑ́tik] ①熱傷治療の，②熱傷治療薬.
antirenin [æntirénin] 抗レニン.
antireticular cytotoxic serum (ACS) 抗細網系細胞毒血清(健康人の細網内皮を含む脾組織などで免疫して得た血清で，刺激療法として用いられる)，＝antireticular cytotoxin.
antirheumatic [æntirju:mǽtik] ①抗リウマチ性の，②抗リウマチ薬.
anti-Ro antibody 抗Ro抗体(抗核抗体の一つ．全身性エリテマトーデスやシェーグレン症候群など．膠原病で広く陽性となる)，＝anti SS-A antibody.
antiscorbutic vitamin 抗壊血病ビタミン，＝ascorbic acid.
antisecretory drug 分泌抑制薬(胃酸などの体内物質の分泌を抑制する).
antisense RNA アンチセンスRNA(大腸菌などの遺伝子発現や複製をネガティブに制御する長さ100塩基前後のRNAのこと).
antisensitization [æntisensitizéiʃən] 逆感作，抗感作(特異性タンパク質で動物を感作する前に，ほかの非特異性タンパク質を注射すると，感作現象が軽減される．この感作発現機序における干渉を逆感作または感作拮抗という).
antiseptic [æntiséptik] ①防腐薬，②消毒薬，＝antiseptica.
antiserum (AS) [æntisí:rəm] 抗血清(ある特定の抗原に対する抗体を含んでいる血清．このような抗体は通常IgGである) 複 antisera.
antisocial [æntisóuʃəl] 反社会的な.
antisocial personality disorder 反社会性人格障害(非社会性人格障害．15歳以降になっても反社会的な違法行為を繰り返し，易怒性や攻撃性，けんか，暴力，経済的無責任行為がみられ，良心の呵責を感じることが少ないなどの特性をみせる18歳以上のものをいう．15歳以下の場合，行為障害という).
antispasmodic [æntispæzmɑ́dik] ①抗痙攣性の，②鎮痙薬，＝antispastic，spasmolytic.
antisterility vitamin 抗不妊ビタミン，＝vitamin E.
antistreptolysin-O (ASLO) [æntaistreptɑ́lisin óu, æntis-] 抗ストレプトリジン-O.
antisyphilitic [æntisifilítik] ①抗梅毒性の，②駆梅薬(剤)，＝antisyphilitica，antiluetic.
antitetanic serum (ATS) 抗破傷風血清.
antithenar [æntiθénər] 小指球(手掌の小指側のふくらみ).
antithermic [æntiθə́:mik] 解熱性の，冷却性の，＝antipyretic.
antithrombin (AT) [æntiθrɑ́mbin] アンチトロンビン(血液中などに存在する凝固阻害因子)，抗トロンビン.
antithrombin test 抗トロンビン試験(トロンビンが患者の血清に及ぼす影響に基づく腸チフス検査法)，＝Kitzmiller test.
antithrombogenic material 抗血栓性材料.
antithrombotic [æntiθrɑmbɑ́tik] 抗血栓症の.
antithymocyte globulin (ATG) 抗胸腺細胞グロブリン(抗胸腺細胞活性をもつグロブリン).
antithyroglobulin antibody 抗サイログロブリン抗体.
antithyroid antibody 抗甲状腺抗体.
antitoxic [æntitɑ́ksik] 抗毒素の(細菌の外毒素に対する).
antitoxic serum 抗毒素血清(ヘビ毒のような動物の毒液および細菌，植物などの毒性タンパク質に対する抗血清)，＝antivenomous serum.
antitoxic unit 抗毒素単位(抗毒素の効力を表す量をいう).
antitoxin [æntitɑ́ksin] 抗毒素(抗毒素抗体．毒素中和抗体ともいう．細菌の外毒素や，動物，植物が有する毒素に対する抗体で，毒力を中和する作用をもつ).
antitragohelicine fissure 対珠耳輪裂.
antitragus [æntitréigəs] 対〔耳〕珠(耳介の一部).
antitreponemal [æntitripəní:məl] ①抗トレポネーマ性の，②駆梅薬.
antitropic [æntitrɑ́pik] 対称器官の.
antitrypsin [æntitrípsin] 抗トリプシン 形 antitrypsic，antitryptic.
antitryptic [æntitríptik] 抗トリプシン作用の，＝antitrypsic.
anti-tumor immunity (ATI) 抗腫瘍免疫.
anti-tumor necrosis factor therapy (anti-TNF therapy) 抗TNF療法(炎症性サイトカインであるヒト腫瘍壊死因子α(TNFα)を中和することにより慢性炎症を治癒させる治療法).
antitussive [æntitʌ́siv] ①鎮咳薬，②鎮咳性の.
antivenin [æntivénin] 抗〔ヘビ〕毒素，＝antivenom，antivenene.
antivenom [æntivénəm] 抗〔ヘビ〕毒素(ヘビ毒のような動物の毒液または毒性タンパク質に対する抗血清．一般にvenomは動物毒素に，toxinは細菌や植物の毒薬に用いられることが多い).
antivenomous [æntivénəməs] 抗〔ヘビ〕毒性の.
antivertiginous drug めまい(眩暈)剤(めまいに対する抑制効果を有する治療

薬).
antiviral [æntiváirəl] 抗ウイルス性の.
antixenic function 異物に対する反応.
Antoni type A neurile(m)moma アントニA型神経〔線維〕鞘腫.
Antoni type B neurile(m)moma アントニB型神経〔線維〕鞘腫.
Anton syndrome アントン症候群(視覚性病態失認のこと. 両側後頭葉皮質の鳥距野, 視放線の障害により皮質盲が起こる. 皮質盲に気付かず見えていると主張したり, 見えないことに平然としている状態をいう), = Anton symptom, visual anosognosia.
antra [ǽntrə] → antrum.
antracele [ǽntrəsi:l] 上顎洞水腫, = antrocele.
antral [ǽntrəl] 洞の, 腔の, 室の.
antrectomy [æntréktəmi] 〔鼓室〕洞摘除術.
antritis [æntráitis] 洞炎(特に上顎洞炎).
antr(o)- [ætr(ou), -r(ə)] (洞の意味を表す接頭語).
antroatticotomy [ætrouætikánəmi] 洞上鼓室切開術.
antrocele [ǽntrəsi:l] 洞瘤(上顎洞の貯留嚢胞).
antrochoanal [ætroukóuənəl] 上顎洞後鼻腔の.
antrodynia [æntrədíniə] 上顎洞痛.
antronalgia [æntrənǽlʤiə] 上顎洞痛.
antronasal [æntrounéizəl] 上顎洞性鼻腔の.
antroscopy [æntráskəpi] 上顎洞鏡検査.
antrostomy [æntrástəmi] 〔乳突〕洞切開.
antrum [ǽntrəm] 洞, 腔, 室 複 antra 形 antral.
antu, ANTU [ǽntju] alpha(α)-naphthylthiourea (アンツウ. 殺そ(鼠)薬).
anular ligament of radius 橈骨輪状靱帯(肘関節の靱帯の一つで, 橈骨頭を輪状に取り巻く. 亜脱臼を肘内障という), = ligamentum anulare radii [L].
anuria [ænjú:riə] 無尿〔症〕, 尿閉, = retentio urinae 形 anuric, anuretic.
anus [éinəs] 肛門(直腸の末端で, 消化管の出口), = anus [L] 形 anal.
anvil [ǽnvil] キヌタ骨(ツチ骨 malleus とアブミ骨 stapes との間にある耳小骨の一つ), = incus.
anxiety [æŋgzáiəti] 不安, 苦悶.
anxiety hysteria 不安性ヒステリー(不安を伴う転換現象).
anxiety neurosis 不安神経症(対象のない漠然とした不安が中心で, 動悸, 息苦しさ, 目まい, 冷汗, 頭痛などの身体症状を伴う), = anxiety state.
anxiety syndrome 不安症候群(精神的不安に随伴する症候群で, 心悸亢進, 呼吸困難, 発汗, 蒼白顔色, 恐怖など).
AO ① aorta (大動脈. Ao), ② abdominal aorta (腹大動脈), ③ anodal opening (陽極解放).
AOD arterial occlusive disease (動脈閉塞性疾患).
AODM adult-onset diabetes mellitus (成人発症型糖尿病).
AOM acute otitis media (急性中耳炎).
AOP aortic pressure (大動脈圧).
aorta (AO, Ao) [eió:tə] 大動脈(左心室から出た血液を全身に送る太い動脈), = aorta [L] 形 aortal, aortic.
aortalgia [eiɔ:tǽlʤiə] 大動脈痛(大動脈梅毒または大動脈瘤にみられる胸骨上部の疼痛), = angor pectoris.
aortarctia [eiɔ:tá:kʃiə] 大動脈狭窄.
aortectasia [eiɔ:tektéiziə] 大動脈拡張, = aortectasis.
aortectomy [eiɔ:téktəmi] 大動脈切除〔術〕.
aortic [eió:tik] 大動脈の.
aortic aperture 大動脈裂孔(下行大動脈が横隔膜を通過する孔. 胸管も通る), = aortic hiatus, hiatus aorticus [L].
aortic arch 大動脈弓(上行大動脈の続きで腕頭動脈, 左総頸動脈, 左鎖骨下動脈がでる), = arcus aortae [L].
aortic arch syndrome (AAS) 大動脈弓症候群(大動脈弓の枝の慢性閉塞. 大動脈炎に好発する).
aortic bodies 大動脈小体(大動脈弓にある血液中の酸素ガス分圧, 二酸化炭素ガス分圧, pH の変化を感知する化学受容器), = glomus aorticum.
aortic bulb 大動脈球(上行大動脈の基部のふくらんだ部分).
aortic ejection sound (AES) 大動脈駆出音.
aortic hiatus 大動脈裂孔(横隔膜にある下行大動脈の通る孔), = hiatus aorticus [L], aortic aperture.
aortic insufficiency (AI) 大動脈弁閉鎖不全.
aorticopulmonary septum 大動脈肺動脈中隔(心臓の発生過程でできるラセン状の隔壁, 1本の動脈幹が大動脈と肺動脈に分けられる), 動脈幹中隔.
aortic pressure (AOP, AP) 大動脈圧.
aortic regurgitation (AR) 大動脈弁閉鎖不全(逆流)〔症〕, = aortic insufficiency.
aortic sinus 大動脈洞(上行大動脈基部, 動脈弁の上方の空間), = sinus aortae, valsalva sinus.
aortic spindle 大動脈紡錘(大動脈峡部直後の紡錐形の拡張), = His spindle.
aortic stenosis (AS) 大動脈弁狭窄, = aortic valve stenosis.
aortic stenosis and regurgitation (ASR) 大動脈弁狭窄兼閉鎖不全〔症〕.
aortic valve (AV, AoV) 大動脈弁(左

A

心室から出る上行大動脈起始部にあり，3個の半月弁からなる）．
aortic valve area (AVA) 大動脈弁口．
aortic valve atresia (AVA) 大動脈弁閉鎖〔症〕．
aortic valve disease (AVD) 大動脈弁疾患．
aortic valve opening (AVO) 大動脈弁口径．
aortic valve replacement (AVR) 大動脈弁置換〔術〕．
aortic valve stenosis (AVS) 大動脈弁狭窄，＝aortic stenosis．
aortic valve stroke volume (AVSV) 大動脈弁駆出量．
aortic valvoplasty (AVP) 大動脈弁形成〔術〕．
aortitis [eiɔːtáitis] 大動脈炎．
aortitis syndrome 大動脈炎症候群（高安病，脈なし病．大動脈およびその分枝の動脈炎を主徴とする疾患．発熱，高血圧，眼底異常，頭部，上肢の虚血症状がみられ，大動脈造影に特徴的所見が得られる）．
aort(o)- [eiɔːt(ou), -t(ə)] （大動脈との関係を表す接頭語）．
aortocoronary artery bypass (A-C bypass) 大動脈・冠動脈バイパス〔術〕．
aortogram [eiɔ́ːtəgræm] 大動脈造影図．
aortography [eiɔːtɑ́grəfi] 大動脈造(撮)影〔法〕．
aortoiliac bypass 大動脈腸骨動脈バイパス（大動脈と腸骨動脈とを人工血管で結ぶ術式）．
aortopathy [eiɔːtɑ́pəθi] 大動脈疾患（大動脈の障害）．
aortorenal bypass 大動脈腎動脈バイパス（大動脈と遠位腎動脈の間を自家動脈，大伏在静脈，人工血管を用いて腎動脈の閉塞部をバイパスにして結ぶ術式）．
aortorrhaphy [eiɔːtɔ́ːrəfi] 大動脈縫合〔術〕．
aortosclerosis [eiɔːtouskliəróusis] 大動脈硬化〔症〕．
aortostenosis [eiɔːtoustinóusis] 大動脈狭窄．
aortotomy [eiɔːtɑ́təmi] 大動脈切開〔術〕．
AoV aortic valve（大動脈弁）．
AP ① arterial pressure（動脈圧），② aortic pressure（大動脈圧），③ atrial pacing（心房調律），④ acute pneumonia（急性肺炎），⑤ aspiration pneumonia（嚥下性肺炎），⑥ appendectomy（虫垂切除〔術〕），⑦ ante partum（A/P 分娩前），⑧ anteroposterior（前→後撮影）．
A/P assessment and plan（評価 / 計画）．
a.p. ante prandium（夕食前）．
A & P auscultation and percussion（聴診と打診）．
APA antiplatelet antibody（抗血小板抗体）．
apall(a)esthesia [æpəlisθíːziə] 振動感覚消失，＝pallanesthesia．
apathetic [æpəθétik] 無関心の，無欲の，＝apathic．
apathism [ǽpəθizəm] 冷淡症，鈍感症（刺激に対する反応が鈍いこと）．
apathy [ǽpəθi] 無関心，感情鈍麻，無感動，冷淡（精神的感情の量的減退）㊊ apathetic．
APB atrial premature beat（心房性期外収縮）．
APC ① atrial premature contraction（心房性期外収縮），② antigen presenting cell（抗原提示細胞），③ apneustic center（持続性吸息中枢），④ argon plasma coagulation（アルゴンプラズマ凝固〔療法〕）．
APC compound （アスピリン acetylsalicylic acid，フェナセチン phenacetin，カフェイン caffeine からなる製剤）．
APCF acute pharyngoconjunctival fever（急性咽頭結膜熱）．
APE aminophylline, phenobarbital, ephedrine（アミノフィリン，フェノバルビタール，エフェドリン）．
ape-hand サル(猿)手（正中神経運動枝麻痺の特徴的症候（母指球筋を中心とする筋萎縮をきたす））．
aperiodic [eipiːriɑ́dik] 無周期の，無振動性の ㊔ aperiodicity．
aperistalsis [əperistǽlsis, -stɔ́ːl-] 無ぜん(蠕)動．
aperitive [əpéritiv] ① 食欲亢進薬，② 緩下薬，＝aperitivia．
Apert-Crouzon syndrome アペール・クルーゾン症候群（アペール症候群とクルーゾン病を伴ったもの）．
Apert-Gallais syndrome アペール・ガレ症候群（先天性副腎過形成で，女性にみられる）．
apertognathia [əpəːtɑgnéiθiə] 開咬（不正咬合の一種）．
Apert syndrome アペール症候群（頭蓋縫合の早期癒合，上顎骨形成不全，眼球突出および多指，合指症など四肢奇形をみる）．
apertura [əpəːt(j)úːrə] ① 孔，開口，② 口径，＝opening, aperture．
aperture [ǽpəːʧər] ① 口，孔，口径，② 鏡径（光学ではレンズの直径のことで，その焦点距離1インチのF/4として表される）．
apex [éipeks] 尖，頂，前頂，頂端 ㊋ apices ㊊ apical, apiciform．
apex beat 心尖拍動，＝point of maximum impulse．
apex cardiogram (ACG) 心尖拍動図．
apex of lung 肺尖（肺の先端の部分で鎖骨よりも上に位置する），＝apex pulmonis [L]．

Apgar score (APS) アプガースコア(appearance-pulse-grimace-activity-respiratory effort の略．新生児の生後1分の状態を表す点数法).

APH ① anterior pituitary hormone (下垂体前葉ホルモン), ② aphasia (失語症. aph.).

aph- [æf] = ap(o)-.

aphagia [əféiʤiə] 嚥下不能〔症〕.

aphakia [əféikiə] 無水晶体症, = aphacia 形 aphacic, aphakic.

aphakic eye 無水晶体眼.

aphalangiasis [æfəlænʤáiəsis] 無指(趾)症, = aphalangia.

aphasia (APH, aph.) [əféiziə] 失語〔症〕(左大脳半球にある言語中枢が障害されたときに現れる症状．自発言語のできない運動性失語〔症〕，言語理解不能の感覚性失語，錯語，錯書を呈する遺伝性失語〔症〕，書写以外まったく不可能な失語〔症〕および失読〔症〕などの区別がある) 形 aphasic, aphasiac.

aphasiac [əféiziæk] 失語〔症〕患者.

aphemesthesia [æfəmisθí:ziə] 語盲，語ろう(聾).

apheresis [əférisis, æfərí:-] アフェレーシス(必要な細胞や成分を除いた後，再度血液を患者自身に戻すこと).

aphonia [əfóuniə] 無声〔症〕，失声〔症〕, = aphony 形 aphonous, aphonic.

aphonic pectoriloquy 無音胸声.

aphonic sound 無声音.

aphrasia [əfréiziə] 連句不能〔症〕(語句として並んだ言葉を話したり，理解できない), = heterophrasia.

aphrenia [əfrí:niə] 認知障害.

aphrodisiac [æfrədíziæk] ① 催淫性の，② 催淫薬(ギリシャ女神アフロディテ Aphrodite を崇める祭礼を Aphrodisia といい，ヒポクラテスはこれを性快楽の意味に用いた), = aphrodisiaca.

aphronesis [æfrouní:sis] 痴呆，狂気, = aphronesia.

aphtha [ǽfθə] アフタ，鵞口瘡(小潰瘍の意味で，主として粘膜面に生ずる白色ないし灰色の斑点または限極性びらんとしてみられ，周囲は赤暈(せきうん)を呈する) 形 aphthous.

aphthoid [ǽfθɔid] アフタ様の，アフタ様発疹.

aphthosis [əfθóusis] アフタ症(全身性または局所性の疾患で，口腔および性器粘膜にアフタを発生し，紅斑または紫斑を伴うこともあり，眼症状としては前房蓄膿，網膜出血などを併発する).

aphthous [ǽfθəs] アフタ〔性〕の.

aphthous stomatitis アフタ性口内炎.

Aphthovirus [æfθouváiərəs] アフトウイルス属(ピコルナウイルス科の一属で，口蹄疫ウイルスなどが含まれる).

apical [ǽpikəl] 先端の，根尖の，根尖側の.

apical area 歯根尖.

apical cyst 歯根嚢胞, = radicular cyst.

apical granuloma 歯根肉芽腫, = dental granuloma.

apical space 歯尖隙(歯槽と根尖部との間隙で，歯根膜のある部分で，歯槽膿漏の根拠部).

apices [ǽpisi:z, éi-] → apex.

apicitis [æpisáitis] 先端炎(歯根，肺尖，側頭骨錐体尖など).

apico- [æpikou, -kə] (頂，尖，頂端を意味する接頭語).

apicoectomy [æpikouéktəmi] 根尖(根端)切除〔術〕, = apicectomy, apicotomy.

apicolysis [æpikálisis] 肺尖剥離〔術〕.

Apicomplexa [æpikəmpléksə] アピコンプレックス門(*Plasmodium*, *Toxoplasma*, *Cryptosporidium*, *Cyclospora* など寄生性の原生生物で，スポロゾイトの細胞先端に apical complex と呼ばれる構造体をもつ．医学上重要な原虫が含まれる一群).

apicostome [ǽpikəstoum] 歯根切開器.

apicostomy [æpikástəmi] 歯根切開〔術〕.

apicotomy [æpikátəmi] 根尖切除〔術〕, = apicectomy, apicoectomy.

apiectomy [æpiéktəmi] 根尖切除〔術〕, = apectomy.

APIVR artificial pacemaker-induced ventricular rhythm (人工ペースメーカ誘導心室調律).

aplanatio [æplənéiʃiou] 扁平.

aplanatio corneae 扁平角膜症.

aplasia [əpléiziə] ① 形成不全〔症〕，発育不全〔症〕，無形成〔症〕，欠如，② 先天性萎縮 形 aplastic.

aplastic [əplǽstik] 無形成〔性〕の，再生不良性の.

aplastic anemia (AA) 再生不良性貧血(造血幹細胞の異常のための骨髄低形成により汎血球減少を呈する).

aplastic dysplasia 無形成性異形成.

aplastic kidney 無形成腎.

aplastic lymph 無形成リンパ(フィブリノーゲンの少ない白血球を多数含有するリンパ), = corpuscular lymph.

APN acute pyelonephritis (急性腎盂腎炎).

apnea [ǽpniə] 無呼吸，窒息, = apnea vera.

apnea-hypopnea index (AHI) 無呼吸低呼吸指数(呼吸モニターを用いる睡眠時の呼吸異状指数).

apnea index (AI) 無呼吸指数.

apneic [æpní:ik] 無呼吸の.

apneumia [æpnjú:miə] 無肺症，先天性肺欠損症.

apneusis [æpnjú:sis] 持続性吸息, = maintained respiration, inspiratory spasm 形 apneustic.

apneustic [æpnjú:stik] 持続性吸息の.

apneustic breathing 無呼吸呼吸(吸

息位での呼吸運動停止(持続性吸息)の状態).
apneustic center (APC) 持続性吸息中枢.
ap(o)– [æp(ou), –p(ə)] (分離または誘導の意味を表す接頭語).
Apo ① apolipoprotein (アポリポタンパク), ② apoplexy (脳卒中, 脳内出血).
apocrine [ǽpəkrin] アポクリンの(分泌腺房の終末部に分泌物が濃縮され, 原形質の一部がちぎれて分泌液中に混入する分泌様式についていう).
apocrine gland アポクリン腺(汗腺の一つで, 腋窩など特定の部位に存在する), ＝apocrine sweat gland.
apocrine sweat gland アポクリン汗腺, ＝apocrine gland.
Apodemus [æpoudí:məs] アカネズミ属(流行性出血熱の病原体を保有するセスジネズミ *A. agrarius* (Eurasian field mouse), 日本産ノネズミの一種であるアカネズミ *A. speciosus* (large Japanese field mouse) などが含まれる).
apodia [əpóudiə] ①〔先天〕無足症, ② ウナギ類 形 apodal, apodous, apous.
APOE apolypoprotein E (アポリポプロテインE).
apoenzyme [æpouénzaim] アポ酵素(酵素の担体をなすタンパク質成分で, これに助酵素 coenzyme を加えると全酵素 holoenzyme として作用する), ＝pheron.
apoferritin [æpəféritin] アポフェリチン(血色素の形成において鉄と軽く結合してフェリチン ferritin となり, さらに鉄を放出して元の形に戻るタンパク質. 分子量 460,000).
apogee [ǽpəʤi:] 最悪期(疾病経過中の極期).
apolipoprotein (Apo) [æpəlipoupróuti:n] アポリポタンパク(血中の低比重脂質と結合して, それを組織へと運搬するタンパク質).
apolipoprotein E (APOE) アポリポプロテイン E (APOE には 3 種ある. APOE4 遺伝子はアルツハイマー病の原因遺伝子で, さらに, パーキンソン病との関連も示唆されている).
aponeurectomy [æpounju:réktəmi] 腱膜切除術.
aponeurorrhaphy [æpounju:rɔ́:rəfi] 腱膜縫合術.
aponeurosis [æpounju:róusis] 腱膜(腱が薄く膜状になったもの, シート状の線維性の筋膜) 形 aponeurotic.
aponeurositis [æpounju:rəsáitis] 腱膜炎.
aponeurotomy [æpounju:rɑ́təmi] 腱膜切開術.
apophyseopathy [æpoufiziɑ́pəθi] 骨端症(長骨骨端核を含めた無菌性骨端壊死), ＝apophyseopathia.
apophysis [əpɑ́fisis] アポフィーゼ, 骨突起(短骨または扁平骨に現れる骨端核で, 長骨のエピフィーゼに相当する) 形 apophysary, apophyseal, apophysial.
apophysitis [æpɑfisáitis] 骨端炎(股関節ペルテス病, ケーラー病, キーンベック病などの総称).
apophysitis tibialis adolescentium 青年脛骨骨端炎, ＝Schlatter disease.
Apophysomyces [æpəfizoumáisi:z] アポフィソミセス属(真菌. *A. elegans* はムーコル症の原因となる).
apoplectic [æpəplétik] 卒中〔性〕の.
apoplectic insult 卒中発作, ＝apoplectic fit.
apoplectic stroke 卒中(突然に出現する意識障害, 神経麻痺をいう. 脳出血, 脳梗塞による場合は脳卒中という).
apoplexy (Apo) [ǽpəpleksi] ① 卒中(俗名は中風), ② 出血, 溢出(主として臓器内の), ＝apoplexia 形 apoplectic.
apoprotein [æpoupróuti:n] アポタンパク体(酵素の補欠群を除いた部分), ＝apoenzyme, pheron.
apoptosis [æpouptóusis] アポトーシス(細胞死の一型で, プログラムされた細胞死. 細胞の核と細胞質の凝集に始まり断片化に至る. 細胞内小器官は保存される. necrosis と区別される).
aporepressor [æpouripréʃər] アポリプレッサー, 主抑制体(調節遺伝子の産物. コリプレッサーと結合して活性リプレッサーを形成し, オペレーターに結合することにより転写を阻害するタンパク質).
APORF acute postoperative renal failure (急性術後腎不全).
Aporo disease アポロ病(急性出血性結膜炎. 1969 年に大流行し, 同年アポロ 11 号が月面着陸に成功したためこの名がある), ＝acute hemorrhagic conjunctivitis.
a posteriori [ei pɑsti:riɔ́:ri] 後天的の, 経験後の, ↔ a priori.
a posteriori probability 事後確率.
aposthia [əpɑ́sθiə] 先天性無包皮〔症〕.
apothanasia [æpouθənéisiə] 延命治療.
apothecaries' weight 薬用式衡量法(1 オンスは 480 グレーン).
APP ① appendicitis (虫垂炎), ② acute phase protein (急性期タンパク質), ③ amyloid precursor protein (アミロイド前駆体タンパク).
apparatus [æpəréitəs] ① 装置, ② 系統的機能的器官.
apparatus lacrimalis 涙器.
apparent [əpǽrənt] ① 明白な, ② 見かけの.
apparent death 仮死.
apparent infection 顕性感染.
apparent life threatening event (ALTE) 乳幼児突発性危急事態(観察者に児が死亡すると思われるような無呼吸,

チアノーゼ，顔面蒼白，筋緊張低下，窒息などのエピソードをいう)，＝abortive sudden infant death syndrome.

apparent mineralocorticoid excess (syndrome) (AME) ミネラロコルチコイド産生過剰症(先天性疾患．高血圧を発症する)．

apparition [æpəríʃən] 排臨．

appendage [əpéndiʤ] 付属器，付随肢 動 appendiculate.

appendectomy (AP) [æpəndéktəmi] 虫垂切除〔術〕，＝appendicectomy.

appendical [əpéndikəl] 付属器の，＝appendiceal.

appendiceal abscess 虫垂炎膿瘍．

appendices [əpéndisi:s] → appendix.

appendices epoophori 卵巣上体垂(発生過程で生じる遺残物の一つ)．

appendicitis (APP) [əpendisáitis] 虫垂炎．

appendico– [əpéndikou, –kə] (虫垂に関する接頭語)．

appendicocele [əpéndikəsi:l] 虫垂ヘルニア．

appendicolithiasis [əpendikouliθáiəsis] 虫垂結石．

appendicostomy [əpendikástəmi] 虫垂瘻設置術，＝Weir operation.

appendicular [əpəndíkjulər] ①虫垂の，②付属性の．

appendicular artery 虫垂動脈(回結腸動脈の枝の一つ)，＝arteria appendicularis [L].

appendicular vein 虫垂静脈，＝vena appendicularis [L].

appendix [əpéndiks] ①垂，②付属〔器〕，③虫垂 複 appendices 形 appendicular.

appendix auricularis 心耳(心房で耳のような形をした部分で，左心耳と右心耳がある)，＝auriculus.

appendix vermiformis 虫垂(盲腸に付属する紐状の腸でリンパ小節が豊富)，＝vermiform appendix.

apperception [æpə:sépʃən] 統覚(過去の経験に基づく新事項の意識) 形 apperceptive.

apperceptive [æpə:séptiv] 統覚の．

appestat [ǽpəstæt] 食欲調節野(食欲を調節すると考えられている脳の一部)．

appetite [ǽpitait] 食欲，食思．

applanation [æplənéiʃən] 圧平，扁平化 形 applanate.

appliance [əpláiəns] ①装置，②歯科矯正装置(矯正歯科において不正咬合に用いる固定装置)．

applicable [ǽplikəbl] 適用可能な(治療法などの選択)，効力がある．

application [æplikéiʃən] ①適用〔性〕，応用〔性〕，②申請，願書．

applicator [ǽplikeitər] ①塗布具，②膏薬．

apply [əplái] 適用する(治療法などを選択する)，応用する，利用する，あてはめる．

apposition [æpəzíʃən] ①付着，②並置，③連立，④同格 形 appositive.

appositional [æpəzíʃənəl] 付加の，付加成長(生長)の．

apposition suture 並置縫合，＝coaptation suture.

apprehension [æprihénʃən] 不安(懸念)．

appropriate for dates (infant) (AFD) 適正発育〔児〕．

appropriate for gestational age (AGA) 適正発育．

approximal [əpráksiməl] 近似の，隣接の，＝approximate.

approximate [əpráksimət] ①隣接の，近似の，近づく，②概算する，③模倣する 名 approximation.

approximate caries 隣接面う(齲)蝕，＝approximal caries.

approximate value 近似値．

approximating suture 接合縫合，＝apposition suture.

approximation [əpraksiméiʃən] ①近似，②近置，③推定．

approximation suture 近接縫合，隣接縫合(外科における縫合法)．

APR acute phase reactant (急性期反応物質)．

apraxia [əprǽksiə] 失行〔症〕，行為倒錯症 形 apraxic, apractic.

apraxia of lid opening (ALO) 開眼失行(眼瞼下垂，眼瞼痙攣がないのに眼瞼の挙上(開瞼)の開始が困難な状態)．

a priori [ei praiɔ́:ri:] 先天的の，先験的の，↔ a posteriori.

a priori probability 事前確率．

aproctia [əprákʃiə] 無肛門〔症〕，鎖肛 形 aproctous.

aprosopia [æprousóupiə] 無顔症 形 aprosopous.

aprosopus [əprásəpəs] 無顔体．

aprotinin [əpróutinin] アプロチニン(セリンタンパク質分解酵素阻害薬)．

APRV airway pressure release ventilation (気道内圧緩和換気)．

APS Apgar score (アプガースコア)．

APSGN acute poststreptococcal glomerulonephritis (急性溶レン菌感染後糸球体腎炎)．

APT alum–precipitated toxoid (ミョウバン沈殿毒素)．

aptation [æptéiʃən] 順応(光度に対する虹彩と網膜の)，＝adaptation.

aptitude test 適性試験(職業に対する適性を判定する心理学的検査法で，職業レディネステストが最もよく用いられる)．

aPTT activated partial thromboplastin

time（活性化部分トロンボプラスチン時間）.

aptyalia [æptaiéiliə] 無唾液症(唾液分泌の減少または枯渇)，＝aptyalism, asialia.

APUD amine precursor uptake and decarboxylation（アミン前駆物質摂取と脱炭酸）.

A

APUD cell APUD細胞（APUDはamine precursor uptake and decarboxylation systemの略．セロトニン，ドパミン，エピネフリンなどのアミン類を分泌する内分泌細胞．また，それらの前駆体を取りこんで代謝的にアミンに変換するはたらきも持つ）.

apudoma [əpjudóumə] アプドーマ(APUD細胞の腫瘍）.

APVC anomalous pulmonary venous connection（肺静脈還流異常）.

apyrexia [əpairéksiə] 無熱.

AQ achievement quotient（学力指数）.

Aq, aq aqua（水，常水）.

aq. dest. aqua destillata（蒸留水）.

aqeous tincture 水製チンキ剤.

aqua (Aq, aq) [ækwə, eik-] 水，常水（H_2Oのこと），＝water, potable water.

aqua destillata (aq.dest.) 蒸留水，＝distilled water.

aquaeductus [ækwidʌ́ktəs] ＝aqueductus.

aquaphobia [ækwəfóubiə] 水恐怖〔症〕.

aqueduct [ǽkwidʌkt] 水道，導水管，＝aquaeductus.

aqueductus [ækwidʌ́ktəs] 水道，導水管.

aqueductus cerebri 中脳水道，＝cerebral aqueduct, sylvian(Sylvius) aqueduct, aqueductus Sylvii.

aqueductus cochleae 蝸牛水管，外リンパ管，＝cochlear aqueduct.

aqueductus Cotunnii コツンニウス水道，＝vestibular aqueduct, aqueductus vestibuli.

aqueductus mesencephali 中脳水道，＝cerebral aqueduct, aqueductus cerebri Sylvii, sylvian(Sylvius) acquduct, acqueductus cerebri.

aqueductus Sylvii シルヴィウス水道，＝aqueductus cerebri, cerebral aqueduct, sylvian(Sylvius) acqeduct.

aqueous [ǽkwi:əs] 水性の，水溶性の.

aqueous chamber of eye 眼房.

aqueous humor 眼房水，眼房液，房水，＝humor aquosus [L].

aqueous solution 水溶液.

AR ① aortic regurgitation（大動脈弁閉鎖不全(逆流)〔症〕），② airway reactivity（気道反応性），③ assisted respiration（補助呼吸），④ allergic rhinitis（アレルギー性鼻炎），⑤ autosomal recessive（常染色体劣性）.

Ar argon（アルゴンの元素記号）.

ar- [ær, ər]（芳香性の意味を示す接頭語（ad-と同義で，rの前にはar-と変化する））.

Ara-A arabinofuranosyladenine.

arabinofuranosyladenine (Ara-A) [ərӕbinoufjù:rənəsilədéni:n] ＝adenine arabinosid, vidarabine.

arachidonic acid cascade アラキドン酸カスケード.

arachnase [ərǽkneis]（流血中ループス抗凝固物質をクロッティング終末凝固法で測定するときのイトグモ類の毒腺抽出物を含む陽性標準血漿）.

arachnidism [ərǽknidizəm] 毒グモ中毒.

arachnitis [əræknáitis] クモ膜炎.

arachn(o)- [ərækn(ou), -n(ə)]（クモの意味を表す接頭語）.

arachnodactyly [əræknədǽktili] クモ状指，＝arachnodactylia, spider fingers.

arachnoid [ərǽknɔid] クモ膜(髄膜の一つ．硬膜の下層にある薄い膜で細いクモの糸状のものが軟膜にのびている)，＝arachnoidea 形 arachnoideal.

arachnoidal [əræknɔ́idəl] クモ膜の.

arachnoid cyst クモ膜嚢胞.

arachnoid granulations クモ膜顆粒(パキオニ顆粒ともいい，上矢状静脈洞に沿ってクモ膜が顆粒状に硬膜外に突出したもの)，＝granulationes arachnoideales [L], pachionian bodies.

arachnoiditis [əræknɔidáitis] クモ膜炎，＝arachnitis.

arachnoid mater クモ膜(3枚の髄膜のなかで中間の薄い膜で，下方をクモ膜下腔といい脳脊髄液が流れている)，＝arachnoidea [L].

arachnoid villus クモ膜絨毛(クモ膜下腔の突起で，脳脊髄液を硬膜静脈洞に流す)，＝pachionian granulations.

arachnophobia [əræknoufóubiə] クモ恐怖〔症〕.

arborescent [ɑ:bərésənt] 分枝の.

arborization [ɑ:bəraizéiʃən] 分枝 動 arborize 形 arboreal, arboreous.

arborization block 分枝ブロック(四肢誘導の低電位と脚ブロックパターンを示す心室内ブロックの一型．プルキンエ線維の広汎な障害を示すと考えられていた).

arboroid [ɑ́:bərɔid] 樹状の.

arborvirus [ɑ:bə:váiərəs]（arthropod-borne virusの略．現在用いられない)，＝arbovirus.

arbor vitae cerebelli 小脳活樹(小脳灰白，白両質が樹枝のように交合している状態)，＝tree of life.

arbovirus [ɑ́:bəvaiərəs] アルボウイルス(脊椎動物の間を吸血性節足動物の媒介により伝播されるウイルスの総称)，

= arthropod-borne virus.

ARC ① AIDS-related complex（エイズ関連症候群），② abnormal retinal correspondence（網膜対応異常）.

arc [ɑ́:k] ① 弓〔形〕，弧，弧線，② 弧光 形 arcuate.

arc de cercle [F] 弓なり緊張（仰臥位で，弓なりにそり返った体位を示す状態．ヒステリー，破傷風，てんかん，脳炎などでみられる背部筋の強直性痙攣である．ヒステリーの場合はヒステリー弓 hysterical arc とも呼ばれる），= opisthotonus.

arc-eye アーク〔溶接工〕眼炎（アーク熱を用いた溶接の際，紫外線により角膜に炎症をきたす眼疾患）.

arch- [ɑ:tʃ] （主（第1），由来，原始の意味を表す接頭語）.

arch [ɑ́:tʃ] 弓，= arcus.

Archaea [ɑ:kí:ə] アーケア（3ドメイン説（Woese, 1990）におけるドメインのひとつで，古細菌が含まれる）.

arch bar 弓状杆（義歯の両側を連結するもの）.

arche- [ɑ:ki] = arch-.

arches of foot 足弓（横足弓と縦足弓があり，土踏まずをつくる）.

archetype [ɑ́:kitaip] 原型，= prototype.

archi- [ɑ:ki] = arch-.

archwire [ɑ́:tʃwaiər] 弧線（歯槽弓または歯列弓に合わせたワイヤの装置．歯列矯正に用いる）.

Arcobacter [ɑ:koubǽktər] アルコバクター属（微好気性，グラム陰性のラセン菌．家畜の流産，小児の下痢の原因となる菌種を含む）.

arc shadow 弧状陰影.

arctation [ɑ:ktéiʃən] 狭窄（管または開口部の）.

Arctostaphylos [ɑ:ktoustǽfiləs] クマコケモモ［熊苔桃］属（ツツジ科の一属．クマコケモモ *A. uva-ursi* (bearberry)の葉はウワウルシといい，尿路消毒薬）.

arcual [ɑ́:kju:əl] 弓の.

arcuate [ɑ́:kju:eit] 弓形の，弓状の 名 arcuation.

arcuate arteries 弓状動脈（腎臓動脈の枝で皮質と髄質の間を走る），= arteriae arcuatae [L].

arcuate veins 弓状静脈（腎臓の皮質と髄質の境を走る静脈），= venae arcuatae [L].

arcuate zone 弓状帯，= zona arcuata.

arcuation [ɑ:kju:éiʃən] ① 彎曲（弓状形成），② 曲線，③ アーチ構造，④ 圧条法 形 arcual, arcuate.

arcus [ɑ́:kəs] ① 弓，環，② 弓状紋（指紋），= arch.

arcus pubis 恥骨弓，= pubic arch.

arcus senilis 老人環（脂肪変性による角膜縁の白色環），= gerontoxon.

ARD ① acute respiratory disease（急性呼吸器疾患），② arthritis and rheumatic disease（関節炎・リウマチ性疾患）.

ardent spirit アルコール飲料.

ARDS acute respiratory distress syndrome（急性呼吸窮迫症候群）.

area [έəriə] ① 面（表面の限られた部分），② 野（区域），③ 領（脳皮質の機能中枢） 形 areal.

area centralis 中心窩野，中心視覚面（胎生期5ヵ月に至り中心窩が発生する網膜の部分）.

areflexia [æirifléksiə] 無反射〔症〕，= absence of reflex.

Arenaviridae [əri:nəvíridi:] アレナウイルス科（一本鎖 RNA ウイルスで，*Arenavirus* 属が含まれる．自然宿主である齧歯類に持続感染している．ヒトに伝播するとラッサ熱，ボリビア出血熱，アルゼンチン出血熱を起こすウイルスがある）.

Arenavirus [ərí:nəvaiərəs] アレナウイルス属（アレナウイルス科．リンパ球性脈絡髄膜炎ウイルス，ラッサウイルスをはじめとする出血熱の原因ウイルスが含まれる）.

areola [ərí:ələ] ① 輪，乳輪，= areola mammae [L]，② 乳房暈，③ 強紅輪（種痘疱の），④ 小室，小隙 形 areolar.

areolar [ərí:ələr] ① 輪状の，② 疎性（有形成分が少ないため小間隙が多くみえる組織についていう）.

areolar glands 乳輪腺（アポクリン腺に属す），= glandulae areolares [L], Montgomery glands.

ARF ① acute respiratory failure（急性呼吸不全），② acute renal failure（急性腎不全），③ acute rheumatic fever（急性リウマチ熱）.

ARG autoradiography（オートラジオグラフィー）.

Arg arginine（アルギニン）.

arg. argentum（銀）.

Argasidae [ɑ:gǽsidi:] ヒメダニ［姫蝨］科（マダニ目の一科で *Argas*, *Ornithodoros* 属などがこれに属する．大形のダニでマダニ科とともに tick と呼ばれる），= softbacked ticks.

argentaffin(e) [ɑ:ʤéntəfin] 銀親和性の（銀またはほかの金属塩で好染すること）.

argentaffin cell 銀親和性細胞（銀塩に好染性の細胞で消化管粘膜上皮の内分泌細胞など），= argyrophil cell.

argentaffinoma [ɑ:ʤentəfinóumə] 銀親和性細胞腫，= carcinoid.

argentation [ɑ:ʤəntéiʃən] 銀染色.

Argentine hemorrhagic fever virus アルゼンチン出血熱ウイルス，= *Junín virus*.

argentum (Ag, arg.) [ɑ:ʤéntəm] [L]

銀，＝silver.
arginase [á:ʤineiz] アルギナーゼ(L-アルギニンをオルニチンと尿素に分解する酵素．肝臓中にある)．
arginine (Arg) [á:ʤini:n] アルギニン(L-アルギニンはタンパク質の構成成分で，特にプロタミン，ヒストンなどのタンパク質に多い)．
argininosuccinic acid アルギニノコハク酸(尿素回路の中間物質でアミノ酸の一種．$C_{10}H_{18}N_4O_6$ シトルリンとアスパラギン酸の縮合により生成する)，＝argininosuccinic acid.
argininosuccinic aciduria アルギニノコハク酸尿〔症〕．
argon (Ar) [á:gən] アルゴン(空気中0.937%存在する不活性気体元素で，原子番号18，原子量39.948，同位元素の質量数36，38，40)．
argon laser アルゴンレーザー(アルゴンを用いた代表的なガスイオンレーザーで，アルゴンイオンレーザーともいう)，＝argon ion laser.
argon laser iridotomy (ALI) アルゴンレーザー虹彩切開〔術〕．
argon plasma coagulation (APC) アルゴンプラズマ凝固〔療法〕(イオン化アルゴンガスと高周波電流を結合した凝固法)．
Argyll Robertson pupil アーガイルロバートソン瞳孔(反射性瞳孔強直ともいい，脊髄癆のとき，輻輳反射はあるが対光反射が欠如しているもの)，＝Argyll Robertson sign, Vincent sign.
argyria [ɑ:ʤíriə] 銀中毒，銀沈着症，＝argyrism, argyrosis 形 argyric.
arhinencephalia [ərainənsifæ̀liə] 無嗅脳〔症〕．
arhinia [əríniə] 無鼻〔症〕，＝arrhinia.
ARI ① acute respiratory infection (急性呼吸器感染症)，② acute respiratory insufficiency (急性呼吸不全)，③ airway reactivity index (気道反応係数)．
ariboflavinosis [əraiboufleivinóusis] リボフラビン欠乏症(ビタミンB_2欠乏症)．
arithmetic mean 算術平均，相加平均．
ARM allergy relief medicine (アレルギー治療医学)．
arm [á:m] ① 腕(上肢)，② 辺(ブリッジの)，＝upper extremity.
armamentarium [ɑ:məmentέəriəm] ① 武器，② 用品．
ARMD age-related macular degeneration (加齢黄斑変性症)．
Armigeres [ɑ:míʤəri:z] アルミジレス属(カ［蚊］科 *Culicidae* の一属で，広くアジア地区に分布する．日本にみられるオオクロヤブカ *A. subalbatus* などを含む)．
Armillifer [ɑ:mílifər] アルミフェル属(舌虫類の一属．幼虫はヒトを中間宿主とし，肝，脾，肺に寄生し，舌虫症の原因となる．*A. armillatus* を含む)．
armored heart 甲心(よろいしん)，＝calcified pericardium.
arm sling 腕吊包帯．
ARN acute retinal necrosis (急性網膜壊死)．
Arneth index アルネート指数(1葉，2葉の好中球の百分率に3葉の百分率の1/2を加えた値，正常は60%)．
Arnold-Chiari syndrome アーノルド・キアリ症候群(第四脳室の閉塞により起こる小頭症で，脊髄髄膜瘤に伴うことが多い)，＝Arnold-Chiari malformation.
Arnold ganglion アーノルド節(耳神経節のこと)，＝otic ganglion, ganglion oticum.
AROM active range of motion (能動的運動範囲)．
aromatherapy [əroumə θérəpi] アロマテラピー(植物抽出の精油を用いて，香りの効能によりストレスや疾患などを緩和する．芳香療法ともいう)．
aromatic [æroumǽtik] ① 芳香族の，② 芳香剤，＝aromatica.
aromatic spirit of ammonia 芳香アンモニア精(失神，衰弱などに際して呼吸刺激薬として用いる)．
aromatic stomachic 芳香健胃薬．
arousal [əráuzəl] 覚醒の．
ARP absolute refractory period (絶対不応期)．
ARR absolute risk reduction (絶対リスク減少率)．
arrachement [əraʃmán] [F] ① 被膜剥離(膜性白内障の手術)，② 抜歯．
arrector [əréktər] 起立筋，＝erector, 挙筋 複 arrectores.
arrectores [əréktəri:s, ɑ:rektɔ́:ri:z] → arrector.
arrector pili muscle 立毛筋．
arrest [ərést] 停止〔する〕，抑止〔する〕，阻止〔する〕．
arrhenoblastoma [ərenoublæstóumə] 〔卵巣〕男性胚細胞腫(男性化を特徴とする卵巣の上皮性腫瘍の一つ)．
arrhina [əráinə] 無鼻〔症〕．
arrhinencephalia [ərainənsifǽliə] 無嗅脳〔症〕，＝arhinencephalia.
arrhythmia [əríðmiə] 不整脈，＝arhythmia, pulsus irregularis 形 arrhythmic, arrhythmical.
arrhythmogenic [əriðməʤénik] 不整脈惹起性の．
arrhythmogenic right ventricular dysplasia (ARVD) 不整脈惹起性右室異形成．
arrhythmokinesis [əriðməkainí:sis] 不規則運動〔症〕，律動的〔自発〕運動不能〔症〕．

arsenic (As) [ɑ́:sənik] ヒ素(第Ｖ族(第15族)元素の一つで，原子番号33，原子量74.9216，同位元素の質量75)，＝arsenium，arsenum.

arsenical [ɑ:sénikəl] ①ヒ素剤，②ヒ素の.

arsenical eruption ヒ素疹(ヒ素による薬疹).

arsenicalism [ɑ:sénikəlizəm] 慢性ヒ素中毒，＝arsenism.

arsenical keratosis ヒ素角化症.

arsenic cancer ヒ素癌.

arsenic poisoning ヒ素中毒(ヒ素やその他のヒ素化合物による中毒．耐性が生じ，慢性化しやすい．急性中毒では米のとぎ汁様の下痢，嘔吐など胃腸症状をきたす．慢性中毒では胃腸症状，黒皮症，潰瘍などの皮膚粘膜症状，多発性神経炎をきたす．ヒ素は毛髪に沈着するため，慢性中毒の診断には毛髪分析が用いられる).

ART assisted reproductive technology (生殖補助技術).

artefact [ɑ́:tifækt] ①人工産物，＝artifact，②自傷性皮膚症，自己損傷症.

Artemisia [ɑ:timísiə] ヨモギ[艾]属(キク科の一属．回虫駆除成分サントニンを含む種がある．カワラヨモギ *A. capillaris* の花穂はインチンコウ[茵陳蒿]と呼ばれ，消炎利胆，解熱，利尿作用がある．ヨモギ *A. princeps* の葉および枝先はガイヨウ[艾葉]と呼ばれ，モグサの製造原料).

arterectomy [ɑ:tiréktəmi] 動脈切開術.

arteria (A, a) [ɑ:tí:riə] [L] 動脈，＝artery.

arterial [ɑ:tí:riəl] 動脈〔性〕の.

arterial blood 動脈血(静脈血に酸素が付加され，酸素含量の多い体循環動脈内の血液).

arterial blood gas (ABG) 動脈血ガス.

arterial blood pressure (ABP) 動脈圧.

arterial canal 動脈管(ボタロー管ともいい，胎児期に大動脈と肺動脈を連絡する動脈．生後は閉鎖し動脈管索となる)，＝ductus arteriosus.

arterial carbon dioxide pressure (Pa_{CO_2}) 動脈血二酸化炭素(炭酸ガス)分圧，＝arterial carbon dioxide tension.

arterial circle of Willis ウイリスの大脳動脈輪(左右の内頸動脈と脳底動脈の吻合によってつくられる脳底部の動脈輪，ここから前・中・後大脳動脈が出る)，＝Willis circle，cerebral arterial circle，circulus arteriosus cerebri [L].

arterial endoscopy 動脈内視鏡検査法(フレキシブルファイバースコープを用いて動脈内を観察すること).

arterial hypertension (AH) 動脈性高血圧.

arterial infusion chemotherapy (AIC) 動注化学療法(癌の栄養動脈に直接抗癌剤を注入し，局所の薬剤濃度の上昇による治療効果の増強を目的とした療法).

arterial ketone body ratio (AKBR) 動脈血中ケトン体比.

arterial network around knee joint 膝関節動脈網，＝rete articulare genus [L].

arterial occlusive disease (AOD) 動脈閉塞性疾患.

arterial oxygen content (Ca_{O_2}) 動脈血酸素含有量.

arterial oxygen pressure (Pa_{O_2}) 動脈血酸素分圧，＝arterial oxygen tension.

arterial oxygen saturation (Sa_{O_2}) 動脈血酸素飽和度.

arterial pressure (AP, Pa) 動脈圧.

arterial puncture 動脈穿刺法.

arterial sclerosis 動脈硬化症，＝arteriosclerosis.

arterial spider クモ状血管腫(丘疹，分枝状の血管拡張をみる．赤く盛り上がった丘疹状の血管拡張とその周辺へ放射状に細く拡張した血管が走った状態．自然消退はない)，＝spider angioma，vascular spider.

arterial spin labeling (ASL) (脳の潅流画像撮影法).

arteria sulci mediani posterioris 後正中溝動脈(脊髄の動脈の一つ)，＝arteria sulci mediani posterioris [L].

arteriectomy [ɑ:ti:riéktəmi] 動脈切除術.

arteri(o)- [ɑ:ti:ri(ou), -ri(ə)] (動脈との関係を表す接頭語).

arteriocapillary [ɑ:ti:riəkǽpiləri] 動脈毛細血管の.

arteriogram [ɑ:tí:riəgræm] 動脈〔造影〕図.

arteriography [ɑ:ti:riɑ́grəfi] 動脈造影〔法〕.

arteriola [ɑ:ti:rióulə] 細動脈，＝arteriole 複 arteriolae.

arteriolae [ɑ:ti:rióuli:] → arteriola.

arteriolar [ɑ:ti:rióulər] 細動脈の.

arteriolar sclerosis 細動脈硬化症，＝arteriolosclerosis.

arteriolar-venular (AV) 動脈－静脈.

arteriole [ɑ:tí:rioul] 細動脈(毛細血管になる手前の細い動脈で，血流を調節し最も抵抗を生じやすい部分)，＝arteriola.

arteriolith [ɑ:tí:riəliθ] 動脈結石.

arteriolitis [ɑ:ti:riouláitis] 細動脈炎.

arteriolonecrosis [ɑ:ti:rioulounikróusis] 細動脈壊死.

arteriolosclerosis [ɑ:ti:riouloukliəróusis] 細動脈硬化症.

arterioluminal [ɑ:ti:rioulú:minəl] 動脈内径の，動脈内腔の．
arteriomalacia [ɑ:ti:rioumәléiʃiә] 動脈軟化症．
arteriomotor [ɑ:ti:rioumóutər] 動脈運動性の．
arterionecrosis [ɑ:ti:riounikróusis] 動脈壊死．
arterioplasty [ɑ:tí:riәplæsti] 動脈形成術．
arteriopuncture [ɑ:ti:riәpʌ́ŋktʃər] 動脈穿刺．
arteriorrhaphy [ɑ:ti:riɔ́:rəfi] 動脈縫合．
arteriorrhexis [ɑ:ti:riəréksis] 動脈破裂．
arteriosclerosis [ɑ:ti:riouskliəróusis] 動脈硬化〔症〕 形 arteriosclerotic．
arteriosclerosis obliterans (ASO) 閉塞性動脈硬化症．
arteriosclerotic aneurysm 動脈硬化性動脈瘤(粥状動脈硬化病変の進行により動脈壁の膠原線維が消失することにより生じる動脈瘤．上行大動脈，下行大動脈，腹部大動脈のいずれにも生じる)．
arteriosclerotic cardiovascular disease (ASCVD) 動脈硬化性心血管疾患．
arteriosclerotic coronary artery disease (ASCAD) 動脈硬化性冠動脈疾患．
arteriosclerotic heart disease (AHD, ASHD) 動脈硬化性心疾患．
arteriosclerotic hypertensive cardiovascular disease (ASHCVD) 動脈硬化性高血圧性心血管疾患．
arteriospasm [ɑ:tí:riouspæzəm] 動脈痙攣，動脈攣縮．
arteriostenosis [ɑ:ti:rioustinóusis] 動脈狭窄．
arteriosympathectomy [ɑ:ti:riousimpəθéktəmi] 動脈周囲交感神経切除術．
arteriotomy [ɑ:ti:riátəmi] 動脈切開術．
arteriovenous (A-V) [ɑ:ti:riouví:nəs] 動静脈の．
arteriovenous anastomosis (AVA) 動静脈吻合(毛細血管を介さない動脈と静脈の連絡(吻合)．指先や唇に多くみられる)，＝anastomosis arteriovenosa [L]．
arteriovenous aneurysm 動静脈瘤(動静脈瘻により形成される)．
arteriovenous angiorrhaphy 動静脈縫合術．
arteriovenous fistula 動静脈瘻，＝arteriovenous aneurysm．
arteriovenous malformation (AVM) 動静脈奇形．
arteriovenous ratio (AVR) 動静脈比．
arteriovenous shunt (A-V shunt) 動静脈シャント．
arteritis [ɑ:tiráitis] 動脈炎，＝arteriitis．
arteritis nodosa 結節性動脈炎，＝periarteritis nodosa．
arteritis obliterans 閉塞性動脈炎．
Arteriviridae [ɑ:rtirivíridi:] アルテリウイルス科(一本鎖 RNA ウイルスで，ウマ動脈炎ウイルス，ブタ生殖器呼吸器症候群ウイルス，サル出血熱ウイルスなどを含む)．
artery [á:təri] 動脈(心臓から出た血液を末梢に運ぶ血管)，＝arteria [L] 形 arterial．
artery flap 動脈皮弁(axial pattern flap の範疇に入り，皮弁の中に明らかな動静脈を含むので血行がよい)．
artery forceps 動脈鉗子，＝hemostatic forceps．
artery of clitoris 陰核動脈，＝arteria clitoridis [L]．
artery of penis 陰茎動脈，＝arteria penis [L]．
artery of pterygoid canal 翼突管動脈，＝arteria canalis pterygoidei [L]．
artery of round ligament 子宮円索動脈，＝arteria ligamenti teretis uteri [L]．
artery of vestibular bulb 腟前庭球動脈，＝arteria bulbi vestibuli (vaginae) [L]．
artery to deferent duct 精管動脈，＝arteria ductus deferentis [L]．
artery to tail of pancreas 膵尾動脈，＝arteria caudae pancreatis [L]．
arthral [á:θrəl] 関節の．
arthralgia [ɑ:θrælʤiə] 関節痛，＝arthrologia 形 arthralgic．
arthrectomy [ɑ:θréktəmi] 関節切除術，＝articular resection．
arthritides [ɑ:θrítidi:s] → arthritis．
arthritis [ɑ:θráitis] 関節炎 複 arthritides 形 arthritic．
arthritis and rheumatic disease (ARD) 関節炎・リウマチ性疾患．
arthritis mutilans 破壊性関節炎．
arthr(o)- [ɑ:θr(ou), -r(ə)] (関節との関係を表す接頭語)．
arthrocele [á:θrəsi:l] 関節瘤．
arthrocentesis [ɑ:θrousentí:sis] 関節穿刺，＝joint aspiration, arthrotomy．
arthrochalasis [ɑ:θroukǽləsis] 関節弛緩〔症〕．
arthrochondritis [ɑ:θroukandráitis] 関節軟骨炎．
arthroclasis [ɑ:θrákləsis] 関節強直砕き〔術〕，＝arthroclasia．
arthrodesis [ɑ:θroudí:sis] 関節固定術．
arthrodia [ɑ:θróudiə] 滑動関節，球状関節(全動関節の一型)，＝gliding joint 形 arthrodial．
arthrodial joint 平面関節，＝plane joint, gliding joint, arthrodia．
arthrodynia [ɑ:θrədíniə] 関節痛．
arthrodysplasia [ɑ:θroudispléiziə] 関節異形成〔症〕，関節形成不全〔症〕(先天的な関節形成不全)．

arthroendoscopy [ɑ:θrouendáskəpi] 関節鏡検査〔術〕.
arthrogenous [ɑ:θráʤənəs] 関節性の, 分節性の.
arthrogram [á:θrəgræm] 関節造影像(関節腔内の病態を知るために関節腔内に造影剤, 空気を注入する検査法).
arthrography [ɑ:θrágrəfi] 関節〔腔〕造影法.
arthrogryposis [ɑ:θrougripóusis] 関節拘縮〔症〕, = amyoplasia congenita, myodysplasia foetalis deformans.
arthrogryposis multiplex congenita (AMC) 先天性多発性関節拘縮症(筋肉発育の異常に由来する四肢関節の拘縮を特徴とするまれな先天性奇形).
arthrolysis [ɑ:θrálisis] 関節剥離〔術〕.
arthrometer [ɑ:θrámitər] 関節計(関節運動の角度を測定する器械で, これを用いる検査を arthrometry という).
arthrometry [ɑ:θrámitri] 関節測定〔法〕.
arthro-ophthalmopathy 関節眼症(障害)(遺伝性疾患としてスティックラー症候群がある).
arthropathy [ɑ:θrápəθi] 関節症, 関節病質 形 arthropathic.
arthroplasty [á:θrəplæsti] 関節形成術(機能障害の著しい関節に対し人工関節置換, 中間膜挿入などによる処置を行い, 機能回復をはかる手術法).
arthroscope [á:θrəskoup] 関節鏡.
arthroscopy [ɑ:θráskəpi] 関節鏡検査〔法〕.
arthrosis [ɑ:θróusis] 関節症.
arthrosis deformans 変形性関節症, = arthritis deformans.
arthrostomy [ɑ:θrástəmi] 関節切開術.
arthrosynovitis [ɑ:θrousinəváitis] 関節滑膜炎.
arthrotomy [ɑ:θrátəmi] 関節切開術, = arthrotomia.
arthrotropia [ɑ:θroutróupiə] 関節親和性.
arthroxerosis [ɑ:θrouziróusis, -θrɑksir-] 関節乾燥症(慢性骨関節炎).
Arthus reaction アルツス(アルサス)反応(Ⅲ型アレルギー反応(抗原抗体複合物による組織傷害)の一型).
articular [ɑ:tíkjulər] 関節〔性〕の.
articular capsule 関節包, = joint capsule.
articular cartilage 関節軟骨(関節をつくる骨の表面にある軟骨で硝子軟骨に属す), = cartilago articularis [L].
articular disk 関節円板(滑膜性関節に付着している線維軟骨の円板), = discus articularis [L].
articular lamella 関節層板(関節軟骨が付着する骨層板).
articular muscle 関節筋(関節包に直接停止する筋).
articular nerve 関節神経, = nervus articularis.
articulate [ɑ:tíkjuleit] ①関節する, ②構音する(明瞭に発音する), ③咬合する.
articulating paper 咬合紙(歯の).
articulatio [ɑ:tikjuléiʃiou] 関節, = articulation, joint 複 articulationes.
articulation [ɑ:tikjuléiʃən] ①構音, 構語, 調音, 呂律(ろれつ), = enunciation, ②咬合(上下の顎骨の歯列の), ③分節構成(環状動物および節足動物の), ④関節(2個以上の骨と骨との接合. とくに可動関節 diarthrosis, 滑膜性の連結), = joint 形 articular.
articulationes [ɑ:tikjuleiʃióuni:s] → articulatio.
articulator [ɑ:tíkjuleitər] ①咬合器(関節に似た運動ができる器具), ②構音器官(舌, 唇, 声帯など).
articulatory [ɑ:tíkjulətəri, -tɔ:ri] 発声の, 構音の.
articulus [ɑ:tíkjuləs] 関節.
artifact [á:tifækt] アーチファクト(米語), 人工産物, = artefact 形 artifactitious, artifactual.
artifactual [ɑ:tifæktʃuəl] 人工産物の 形 artifactitious.
artificer [ɑ:tífisər] 歯科技工〔士〕.
artificial [ɑ:tifíʃəl] 人工的, 人造の, 人為の.
artificial abortion 人工流産.
artificial alimentation 人工栄養.
artificial ankylosis 人工強直.
artificial antigen 人工抗原(①不完全抗原に補タンパク質としてほかのタンパクを結合させた複合抗原. ②化学的または機械的に処置して特異性を変えた抗原).
artificial anus 人工肛門, = stoma.
artificial bladder 人工膀胱.
artificial blood 人工血液(人工材料を使用してつくられる血液成分), = blood substitute.
artificial breast 人工乳房.
artificial crown 人工歯冠.
artificial denture 義歯.
artificial dermis 人工真皮.
artificial dura mater 人工硬膜(開放性頭部外傷や外傷性髄液瘻に続発しての硬膜の欠損に用いる).
artificial eye 義眼.
artificial feeding 人工栄養.
artificial fertilization 人工受精.
artificial heart 人工心臓.
artificial hyperemia 人工的充血.
artificial insemination (AI) 人工授精.
artificial insemination with donor's semen (AID) 非配偶者間人工授精.
artificial insemination with hus-

A

band's semen (AIH) 配偶者間人工授精.
artificial intelligence (AI) 人工知能.
artificial interruption of pregnancy 人工妊娠中絶, ＝induced abortion.
artificial kidney (AK) 人工腎〔臓〕(患者の血液を透析して非タンパク性窒素と毒性物質を除去し，腎機能不全を代償し得るようにつくられた装置).
artificial larynx 人工喉頭.
artificial limb 義肢, ＝prosthesis.
artificial organ 人工臓器.
artificial pacemaker 人工ペースメーカ.
artificial parthenogenesis 人工処女生殖(化学的または機械的刺激により起こる単為生殖).
artificial passive immunity 人工受動免疫, ＝acquired immunity.
artificial pneumoperitoneum 人工気腹術.
artificial pneumothorax 人工気胸術.
artificial red cells 人工赤血球(人工血液として治療にも用いることができる．輸血による感染の予防にも期待できる).
artificial respiration 人工呼吸, ＝artifical ventilation.
artificial rupture 人工破水(分娩前人工的に羊膜を破って羊水を放出させること).
artificial selection 人為淘汰.
artificial sunlamp 人工太陽灯.
artificial synapse 人工シナプス(特殊条件の下で，一方の神経線維からほかの線維に興奮が乗り移る場所).
artificial tooth 人工歯，義歯，＝artificial teeth.
artificial tooth root 人工歯根.
artificial tympanum 人工鼓膜.
artificial ventilation (AV) 人工換気.
art of caring ケア技術，ケアの技(わざ)(看護の技術).
arytenoid [æritíːnɔid] 披裂の.
arytenoid cartilage 披裂軟骨(喉頭の軟骨の一つ), ＝cartilago arytenoidea [L].
arytenoidectomy [æritiːnɔidéktəmi] 披裂軟骨切除.
arytenoideus [æritiːnɔ́idiəs] 披裂筋(喉頭筋で斜，横披裂筋がある), ＝musculus arytenoideus [L].
arytenoiditis [æritiːnɔidáitis] 披裂炎(軟骨または筋の).
arytenoidopexy [æritiːnɔ́idəpeksi] 披裂軟骨固定術.
arytenoid swelling 披裂隆起(胎生期喉頭の声門両側の隆起，喉頭の軟骨の一つ，披裂軟骨が形成される).
AS ① aortic stenosis (大動脈弁狭窄), ② alveolar space (肺胞腔), ③ auris sinistra (左耳. As, a.s.).
As arsenic (ヒ素の元素記号).
ASA active systemic anaphylaxis (能動全身性アナフィラキシー).
ASAP as soon as possible (出来るだけ早く).
asaphia [əsǽfiə] 発音(発語)不明瞭.
ASAS anterior spinal artery syndrome (前脊髄動脈症候群).
asbestos [æzbéstəs, æs-] 石綿，アスベスト.
asbestos body 石綿小体(アスベスト肺の分泌物中にある黄色体).
asbestosis [æzbestóusis, æs-] 石綿沈着症，石綿肺，アスベスト肺.
asbestosis pulmonum 肺石綿症，アスベスト肺.
asbestos lung アスベスト肺，石綿肺(アスベスト(石綿)の粉塵暴露による細気管支炎，肺胞炎から進展したびまん性の間質性肺線維症．長期の潜伏期間を経て，胸膜の肥厚・石灰化(胸膜プラーク)，悪性胸膜中皮腫，肺癌が発症するといわれる).
ASC ① ascorbic acid (アスコルビン酸), ② asymptomatic carrier (無症候性保菌者，無症候性キャリアー).
ASCAD arteriosclerotic coronary artery disease (動脈硬化性冠動脈疾患).
ascariasis [æskəráiəsis] 回虫症, ＝ascaridosis.
ascaricide [æskǽrisaid] 回虫駆除薬(剤).
Ascaris [ǽskəris] アスカリス属(回虫の一属で，哺乳類に寄生する．*A. lumbricoides* は雌体長 20～40cm，雄体長 15～25cm，ヒトの小腸に寄生，全世界で最も普通にみられる寄生線虫である).
ascaris [ǽskəris] 回虫.
ascending [əséndiŋ] 上行の，上向きの.
ascending aorta 上行大動脈(左心室から出て上行する大動脈の初部), ＝aorta ascendens [L].
ascending cervical artery 上行頸動脈, ＝arteria cervicalis ascendens [L].
ascending colon 上行結腸(盲腸の続きで右下腹部から上行し肝臓の下面で横行結腸に至るまで), ＝colon ascendens [L].
ascending degeneration 上行変性(脊髄の).
ascending limb 上行脚(腎尿細管の).
ascending lumbar vein 上行腰静脈(腰静脈を集め，奇静脈系となる), ＝vena lumbalis ascendens [L].
ascending myelography 上行性脊髄造影法(硬膜下に比重の軽い造影剤を注入して行う方法).
ascending neuritis 求心性神経炎，上行性神経炎.
ascending paralysis 上行性麻痺(運動麻痺が下肢から上方に向かって進行していく状態).
ascending pharyngeal artery 上行

咽頭動脈，＝arteria pharyngea ascendens [L].

ascending poliomyelitis 上行性灰白髄炎(Landry 麻痺と同一の病型で，最初に四肢の先端に麻痺を起こし，漸次上行して，ついに呼吸筋の麻痺となる).

ascending pyelography 上行腎盂撮影法.

Aschner phenomenon アシュネル現象(眼球心臓反射とも呼ばれ，眼球加圧に際し，眼球後部の三叉神経を刺激し，これが反射性に迷走神経中枢を刺激して徐脈を起こす，迷走神経緊張状態)，＝Aschner eyeball pressure test, oculocardiac reflex.

Aschner reflex アシュネル反射(眼球を圧迫すると徐脈となる現象．圧迫により三叉神経第1枝が刺激され，迷走神経が興奮することにより徐脈が起こる．自律神経機能検査法の一つであるが，強く圧迫すると心拍の停止が起こることがある．眼球心臓反射)，＝oculocardiac reflex.

Aschoff body アショフ小体(リウマチ〔性〕結節．リウマチ性心筋炎にみられる).

Aschoff node アショフ結節(房室結節)，＝atrioventricular node, Aschoff–Tawara node, His–Tawara node.

Aschoff nodule アショフ小〔結〕節(リウマチ性心臓炎にみられる組織球および類上皮様細胞からなる小結節)，＝Aschoff bodies.

ascites [əsáiti:z] 腹水，＝abdominal dropsy, hydroperitoneum 形 ascitic.

ascitic fluid (AF) 腹水.

ascitogenous [æsitáʤənəs] 腹水を生じる.

ascocarp [ǽskəkrəp] 子嚢果.

ascogenesis [æskəʤénisis] 子嚢発生.

Ascomycota [æskoumaikóutə] 子嚢菌門.

ascorbic acid (ASC) アスコルビン酸(広く生物組織に分布する還元力の強い6炭素原子化合物で，L–アスコルビン酸はビタミンCとも呼ばれる)，＝vitamin C.

ascus [ǽskəs] 子嚢.

ASCVD arteriosclerotic cardiovascular disease (動脈硬化性心血管疾患).

ASD atrial septal defect (心房中隔欠損〔症〕).

ASDH acute subdural hematoma (急性硬膜下血腫).

-ase [eis, -z] (酵素の意味を表す接尾語).

asecretory [æsikrí:təri] 分泌減少の.

asemasia [əsi:méisiə] 象徴不能〔症〕，＝asemia.

asemia [əsí:miə] 象徴不能，失象徴〔症〕(中枢の病変により言語または象徴(動作など)を理解し，または用いることの不能)，＝asemasia, asymbolia 形 asemic.

asepsis [əsépsis] 無菌〔法〕，防腐〔法〕 形 aseptic.

aseptic [əséptik] 無菌的な，防腐の.

aseptic fever 無菌熱.

aseptic meningitis 無菌性髄膜炎(通常の塗抹標本や細菌培養で病原体が確認できない髄膜炎で，その多くはウイルスによる．発熱，頭痛，嘔吐で急性発症する．髄液所見では細胞数増多がみられる).

aseptic necrosis (AN) 無菌性壊死(大腸骨頭または上腕骨頭の外傷性疾患に続発する漸増性硬化および嚢腫性変性).

aseptic necrosis of femoral head 大腿骨頭無菌性壊死(原因がはっきりしない特発性のものと，外傷，減圧症など，原因が比較的明らかなものとの2群に大別される)，＝avascular necrosis of femoral head.

aseptic procedure 無菌操作，＝aseptic technique.

asexual [əsékʃuəl] ①無性の，②無性交生殖の.

asexual generation 無性世代，無性生殖，＝nonsexual generation.

asexual reproduction 無性生殖(分裂または発芽法による).

asexual spore 無性胞子.

ASH alcoholic steatohepatitis (アルコール性脂肪性肝炎).

ASHCVD arteriosclerotic hypertensive cardiovascular disease (動脈硬化性高血圧性心血管疾患).

ASHD arteriosclerotic heart disease (動脈硬化性心疾患).

Asherman syndrome アッシャーマン症候群(子宮腔癒着による二次性無月経).

ash–leaf macule 葉状白斑(Pringle 病の体幹にみられる脱色素斑).

Asiatic cholera vibrio アジア型コレラ菌，＝classical cholera vibrio.

ASL arterial spin labeling.

ASLO antistreptolysin–O (抗ストレプトリジン–O).

Asn asparagin(e) (アスパラギン).

ASO arteriosclerosis obliterans (閉塞性動脈硬化症).

asocial [eisóuʃəl] 非社会的な.

asparaginase [əspǽrəʤineis, æspərǽʤ–] アスパラギナーゼ(アスパラギンおよびグルタミンを分解するアミノ酸分解酵素).

asparagin(e) (Asn) アスパラギン.

aspartame [əspá:teim] アスパルテーム *N*–L–*α*–Aspartyl–L–phenylalanine methylester (低カロリーの甘味料．dipeptide ester はショ糖の約160倍の甘さ).

aspartate [əspá:teit] アスパラギン酸塩(アスパラギン酸，2–アミノコハク酸)，＝aspartic acid.

aspartate aminotransferase (AST)

アスパラギン酸アミノ基転移酵素(アスパラギン酸のアミノ基を2-オキソグルタル酸に転移しオキサロ酢酸とグルタミン酸生成をするアミノ基転移酵素，可逆性でビタミンB_6を補酵素とする．血中活性値の上昇は肝炎，心筋梗塞などのマーカーとなる)，＝glutamic oxaloacetic transaminase．

A

aspartic acid アスパラギン酸，＝asparaginic acid．

aspastic [eispǽstik] 非痙攣性の，無痙攣性の．

ASPC aspoxicillin (アスポキシシリン)．

aspecific [eispəsífik] 非特異性の，＝nonspecific．

aspect [ǽspekt] ①外観，②面，向．

aspergilloma [æspəːʤilóumə] アスペルギローマ(コウジ[麹]菌腫)．

aspergillosis [æspəːʤilóusis] アスペルギルス症(*Aspergillus fumigatus* などによる日和見感染症)．

Aspergillus [æspəːʤíləs] アスペルギルス属(*A. fumigatus*, *A. flavus*, *A. niger* などアスペルギルス症の原因となる真菌が含まれる)．

aspermatism [əspə́ːmətizəm] 無精液症，＝aspermia．

aspermia [əspə́ːmiə] 無精液〔症〕，射精不能症，＝aspermatism 形 aspermatic．

asperous [ǽspərəs] 凸凹の．

aspersion [əspə́ːʃən] 散布(薬剤を身体に散布すること)．

asphyxia [æsfíksiə] 仮死，窒息，＝asphyxy, suffocation 形 asphyxial．

asphyxia neonatorum 新生児仮死，＝neonatal asphyxia．

asphyxiant [æsfíksiənt] ①窒息性の，②窒息薬．

asphyxiate [æsfíksieit] 窒息させる(する)．

aspidium oleoresin メンマエキス，＝male fern extraxt．

aspiration [æspiréiʃən] 吸引，吸気，誤嚥 動 aspirate．

aspiration biopsy 吸引生検〔法〕，＝needle biopsy．

aspiration pneumonia (AP) 誤嚥性肺炎(食物などの異物が気管支内へ吸入されて起こる)，＝deglutition pneumonia．

aspirator [ǽspireitər] 吸引器，吸気器．

aspirin [ǽspirin] アスピリン(解熱鎮痛，抗炎症および抗血小板薬)，＝acetylsalicylic acid．

aspirin-induced asthma (AIA) アスピリン喘息(アスピリン，NSAIDなどの投与で誘発される喘息．喘息患者の10%程度にみられる)．

asplenia [əspléniə, ei-] 無脾症 形 asplenic．

aspoxicillin (ASPC) [æspɑksisílin] アスポキシシリン(半合成ペニシリン系抗生物質)．

ASPS advanced sleep phase syndrome (睡眠相前進症候群)．

ASR aortic stenosis and regurgitation (大動脈狭窄兼閉鎖不全〔症〕)．

assanation [æsənéiʃən] 衛生法，防疫法，清潔法，＝sanitation．

assay [əséi, ǽsei] 効力検定，試金，評価分析，定量．

assess [əsés] 事前評価を行う，査定する，判断する．

assessment (A) [əsésmənt] アセスメント，評価．

assessment and plan (A/P) 評価/計画．

assident [ǽsidənt] 随伴性の 名 assideration．

assimilation [əsimiléiʃən] 同化，類化，適応 形 assimilable, assimilative．

assistant professor 講師．

assisted reproductive technology (ART) 生殖補助技術．

assisted respiration (AR) 補助呼吸．

assisted ventilation (AV) 補助換気(器械的人工呼吸，用手人工呼吸法などにより，患者の自発呼吸を残した状態で換気を補助すること)．

Assmann aspiration psychrometer アスマン通風乾湿計．

association [əsouʃiéiʃən] ①連合，総合，②連想(精神の)，③会合(化学では同一物質の分子2〜10個が分子間力によって相互に結合して1つの分子のように行動する現象)，④群集，群叢，⑤会，協会 形 associative．

association area 連合野(運動野と感覚野を介す大脳皮質の一部)．

association cortex 連合皮質．

association test 連想試験(精神分析の一法で，患者にある語を話し，それから連想されるほかの語を話させ，それに要する時間や連想語の内容により精神状態を判定する方法)．

associative aphasia 連合性失語〔症〕．

assonance [ǽsənəns] 類音(言語に頭韻の癖があること)．

assortment [əsɔ́ːtmənt] 〔遺伝〕配列．

AST aspartate aminotransferase (アスパラギン酸アミノトランスフェラーゼ)．

astasia [æstéisiə] 失立(器質的麻痺によらず，精神的困惑による神経症の症状) 形 astatic．

astasia-abasia 失立失歩．

astasic abasia 起立歩行不能症．

astatic [æstǽtik] 不安定な，無定位の，起立不能〔症〕の．

astatine (At) [ǽstətin] アスタチン(原子番号85，元素記号At，原子量210，ビスマス[蒼鉛]をα粒子で破壊してつくられた人工放射性元素)．

asteatosis [æstiətóusis] 乾皮症，皮脂欠

乏症，＝xerosis.

aster [ǽstər] 星状体(有糸分裂において中心体の周囲に放射状の糸が生じて，星の光に似た形をなす時期) 形 astral.

astereognosis [æsteriɑgnóusis] 立体認識不能(触覚により物体の形を認識することの不能)，＝astreognosia, tactile agnosia.

asterion [æstíːriən] 星状点(頭蓋測定上の1点で，耳後部における頭頂骨，側頭骨，後頭骨との接合点).

asterixis [æstəríksis] アステリクシス，羽ばたき振戦(肝性脳症で認められる不随意性の運動).

asternal [æstə́ːnəl] 胸骨に関連しない.

asternia [æstə́ːniə] 無胸骨〔症〕.

aster(o)- [æstər(ou), -r(ə)] (星状の意味を表す接頭語).

asteroid [ǽstərɔid] 星形の，星状の.

asteroid body 星状体.

Asth asthenopia (眼精疲労).

asthenia [æsθíːniə] 無力症，薄弱，＝adynamia 形 asthenic.

asthenic [æsθénik] 無力の，衰弱の.

asthenic psychopathia 無力性精神病質.

asthen(o)- [æsθen(ou), -nə] (無力，衰弱の意味を表す接頭語).

asthenopia (Asth) [æsθinóupiə] 眼精疲労，＝eye strain 形 asthenopic.

asthenospermia [æsθenouspə́ːmiə] 精子無力〔症〕.

asthma [ǽzmə, ǽs-] 喘息(発作性呼吸困難を特徴とする疾患) 形 asthmatic.

asthma control test (ACT) 喘息コントロールテスト(自己管理による評価を判定するもの．完全・良好・不良に区分する).

asthmatic bronchitis (AB) 喘息性気管支炎.

asthmogenic [æzmədʒénik] 喘息誘発の.

astigmagraph [əstígməgræf] 乱視表.

astigmatic [əstigmǽtik] 無焦点性の，乱視の.

astigmatic dial 乱視表(乱視の検査に用いる表).

astigmatic keratotomy (AK) 乱視矯正角膜切開〔術〕.

astigmatism [əstígmətizəm] ①乱視(眼に入る平行，集合および分散などの光線が眼底の1点に結像しないため，物体を明視することのできない眼で，円柱レンズで矯正できる)，②無焦点性(1点からの細い光束が，非点光束となって，主光線に垂直で，かつ互いに垂直な2つの焦点をつくる現象で，乱視の原理をなす) 形 astigmatic, astigmic.

astigmatism against rule 倒乱視(縦主径線より横主経線の屈折が大である場合)，＝reverse astigmatism.

astigmatismus myopicus (Am) 近視性乱視.

astigmatism with rule 直乱視.

astigmatometry [əstigmətɑ́mitri] 乱視測定〔法〕，＝astigmometry.

astigmatoscope [æstigmǽtəskoup] 乱視計，＝astigmoscope.

astigmatoscopy [æstigmətɑ́skəpi] 乱視測定〔法〕.

ASTM astromicin (アストロマイシン).

astomia [æstóumiə] 無口症(口のまったくないきわめてまれな奇形).

astragalectomy [əstrægəléktəmi] 距骨切除〔術〕.

astragalocalcanean [əstrægəloukælkéiniən] 距骨踵骨の.

astragaloscaphoid [əstrægələskǽfɔid] 距骨舟状骨の.

astragalotibial [əstrægələtíbiəl] 距骨脛骨の.

Astragalus [əstrǽgələs] ゲンゲ属(マメ科の一属．キバナオウギ［黄花黄耆］*A. membranaceus* の根はオウギ［黄耆］と呼ばれ，強壮，強心，利尿，止汗，血圧下降に用いられる).

astragalus [əstrǽgələs] 距骨(足根骨の一つ)，＝talus, ankle-bone 形 astragalar.

astral [ǽstrəl] 星状の.

astriction [əstríkʃən] ①収斂(れん)作用，②便秘，③圧迫止血.

astringent [əstríndʒənt] ①収斂(れん)性の，②収斂薬(組織を収縮し結合または集合させる薬物)，＝caustic.

astr(o)- [æstr(ou), -r(ə)] (星の意味を表す接頭語).

astroblast [ǽstrəblæst] 〔神経膠〕星〔状〕芽細胞，星状膠芽細胞(幼若神経膠細胞の一つで，星状膠細胞に発達するもの).

astroblastoma [æstroublæstóumə] 〔神経膠〕星状芽細胞腫，星芽腫(星状神経膠細胞よりやや未熟な星状膠芽細胞からなり，大脳半球白質部に好発し，軽度の悪性を示すがまれな腫瘍).

astroc(o)ele [ǽstrəsiːl] 星状腔(中心体が存在する星状球内の陥凹部).

astrocyte [ǽstrəsait] 星状膠細胞(神経膠細胞(グリア細胞)の一種．星状膠細胞には脳や脊髄の灰白質にみられ細胞質が豊富で短い突起をもつ形質性星状膠細胞と，白質にみられ細胞質に乏しく突起が長い線維性星状膠細胞がある．星状膠細胞の突起には，毛細血管壁に伸びて内皮細胞の基底膜に達し血液脳関門に関与するものや，神経細胞や他の神経膠細胞に終わるものとがある．星状膠細胞は神経細胞を支持するとともに，毛細血管と神経細胞の間の物質代謝を仲介する)，＝astrocytus [L].

astrocytoma [æstrousaitóumə] 〔神経膠〕星状細胞腫，アストロサイトーマ(アストロサイトの腫瘍で，25～50歳までの壮年期の大脳半球に現れることが多い．組織学的異型性の程度によって，グレードI～IVに診断される）．
astroglia [æstrάgliə] 大グリア細胞，大膠細胞，＝macroglia.
astroid [ǽstrɔid] 星芒形の，＝asteroid.
astromicin (ASTM) [æstrəmáisin] アストロマイシン(アミノグリコシド系抗生物質).
astrophobia [æstroufóubiə] 天体恐怖症.
astrosphere [ǽstrəsfiər] 星状球(①星状体 aster の中心部であり，糸状体と放線体とを除いた部分．②中心粒 centriole を除いた星状体)，＝attraction sphere, centrosome, centrosphere.
Astroviridae [æstrəvíridi:] アストロウイルス科(一本鎖RNAウイルスで，ヒト，動物の胃腸炎の原因となるウイルスが含まれる).
Astrovirus [æstrouváiərəs] アストロウイルス属(アストロウイルス科).
Astrup method アストラップ法(微量の血液により血液中のpHを測定してCO_2分圧を測定する方法).
asymbolia [æsimbóuliə] 象徴不能症，失象徴(象徴を理解する能力がないこと．大脳損傷による)，＝asymboly, asemia.
asymmetrical tonic neck reflex (ATNR) 非対称性緊張性頸反射(原始反射の一つ．新生児を背臥位として，頭を左，右へ一方に向けると，顔の向いた方の上肢，下肢が伸展し，後頭側上下肢は屈曲する現象).
asymmetric catalyst 不斉触媒(酵素など不斉反応を促進する触媒).
asymmetry [eisímetri] ①非対称性，非相称，②不斉(化合物の)，③ひずみ，＝skewness 形 asymmetric, asymmetrical.
asymptomatic [eisimptəmǽtik] 無症候性の，症状のない.
asymptomatic bacteriuria (ABU) 無症候性細菌尿(尿中に細菌がみられるが，膀胱炎などの症状はない状態).
asymptomatic brain tumor 無症候性脳腫瘍(画像診断の進歩により，症候以前に発見される脳腫瘍をいう).
asymptomatic carrier (ASC) 無症候性保菌者，無症候性キャリアー.
asymptomatic cerebral infarction 無症候性脳梗塞.
asymptomatic myocardial ischemia 無症候性心筋虚血(虚血性心疾患，狭心症，心筋梗塞では胸痛が典型的症状であるが，これらの症状を伴わない例をいう).
asymptotic [æsənptάtik] 漸近の.
asymptotic equilibrium 漸近平衡，永年(永続)平衡(放射平衡の一種).
asynchronous [eisíŋkrənəs] 非同時性の，異時性の，非同期的な.
asynclitism [eisíŋklitizəm] 不正軸進入(分娩時に児頭が骨盤入口に進入する場合頭頂が同高でなく前後いずれか一方がほかよりも先に進入すること).
asynechia [eisinékiə] 構造不連続性.
asynergy [eisínə:ʤi] 協同運動不能〔症〕，協同運動消失(特に小脳疾患において拮抗筋の適正調和が消失(失調)した状態)，＝asynergia 形 asynergic.
asystole [eisístəli:] ①心停止，②無収縮，＝asystolia.
AT ①atropine (アトロピン)，②antithrombin (抗トロンビン)，③atrial tachycardia (心房性頻脈)，④ataxia telangiectasia (毛細血管拡張性失調症)，⑤anaerobic threshold (無酸素性作業閾値).
At astatine (アスタチンの元素記号).
ATA, ata atmosphere absolute at sea level (絶対気圧，大気圧).
atactic [ətǽktik] 失調の(主として筋肉失調をいう)，＝ataxic.
atactic abasia 失調性歩行不能症，＝ataxic abasia.
ataraxia [ætərǽksiə] 平静，冷静.
atavism [ǽtəvizəm] 先祖返り，隔世遺伝 形 atavistic.
ataxia [ətǽksiə] 運動失調〔症〕，失調症 形 ataxic.
ataxiaphasia [ətæksiəféiziə] 失調性失語症，＝ataxaphasia.
ataxia telangiectasia (AT) [L] 毛細血管拡張性失調症(①ルイ・バール症候群 Louis-Bar syndrome．②ボーダー・セドジウィック症候群 Boder-Sedgwick syndrome).
ataxic [ətǽksik] 失調〔性〕の.
ataxic aphasia 失調性失語〔症〕.
ataxic gait 失調性歩行(小脳性歩行と同意．ただし脊髄後索障害，感覚性ニューロパチーによる大径線維障害でもみられる).
ataxophemia [ətæksoufí:miə] 言語協同運動失調，＝ataxiophemia.
ATE acute toxic encephalopathy (急性中毒性脳症).
atelectasis [ætiléktəsis] 無気肺，拡張不全〔症〕(肺胞内の空気が欠如している状態)，＝atelectasia 形 atelectatic.
atelectatic rale 無気肺によるラ音，＝crepitant rale.
ateliosis [æti:lióusis] 発育不全，幼稚症，小人症，侏儒(〔脳〕下垂体機能不全によるもの)，＝ateleiosis, ateleosis, infantilism, Loraine disease 形 ateliotic, ateleiotic, atelic.
atel(o)- [ætil(ou), -l(ə)] (発育不全の意味を表す接頭語).
atenolol [ǽtinəlɔ:l] アテノロール(β-アドレナリン遮断薬).
atherectomy [æθeréktəmi] 粥(じゅく)

腫切除.

athero– [æθərou, –rə] 粥(じゅく)状の(のり状物質の沈着に関する接頭語).

atheroembolism [æθərouémbəlizəm] アテローム塞栓症.

atherogenesis [æθrərəʤénisis] アテローム発生.

atherogenic [æθərəʤénik] アテローム発生の.

atheroma [æθəróumə] アテローマ, 粉瘤, 粥(じゅく)腫 形 atheromatous.

atheromatous degeneration 粥(じゅく)状変性, アテローム変性.

atherosclerosis [æθərouskliəróusis] アテローム性動脈硬化症, 粥(じゅく)状硬化症(大動脈にみられる動脈硬化症).

atherosclerotic cardiovascular disease (ACVD) 動脈硬化性心血管疾患.

athetoid [ǽθitɔid] アテトーゼ様.

athetosis [æθitóusis] アテトーゼ, 無定位運動症(主として小児において, 脳疾患の結果, 手足を絶えず虫の運動に似たように動かして一定位をとることが不能な状態) 形 athetotic, athetoid, athetosic.

athlete [ǽθli:t] 運動家, 強壮者.

athlete's foot 運動家足(足のみずむし).

athlete's heart スポーツ心〔臓〕(運動〔家〕心, 運動選手心臓ともいわれ, 常に身体的トレーニングをしている人にみられる. 心肥大, 心拡大, 不整脈などをきたすが, 病変を伴わない), = neurocirculatory asthenia.

athletic constitution 闘士型体型(細長型, 肥満型, 異形成型とともにKretschmerが分類した4体型の一つ).

athletic injury スポーツ外傷.

athopia [əθóupiə] 精神衰弱.

athrepsia [əθrépsiə] 無栄養症(小児の), 消耗〔症〕, = marasmus, athrepsy 形 athrepic.

athrocytosis [æθrousaitóusis] 摂食〔作用〕(近位尿細管細胞が尿細管内に入ってきた原尿成分中から選択的にある物質を再吸収する現象で, 細網内皮細胞の食作用と区別する語) 形 athrocytotic.

athymia [əθáimiə, əθí–, ei–] ① 痴呆, = dementia, ② 無感覚, 意識消失, ③ 無胸腺症 形 athymic.

athymism [əθáimizəm] 無胸腺症(胸腺欠損あるいは胸腺摘出およびその影響をいう), = athymismus.

athyreosis [əθairióusis] 無甲状腺症(主として先天性の), = athyria 形 athyreotic.

athyreotic nanism 無甲状腺性小人症.

athyroidism [əθairɔ́idizəm] 無甲状腺症, = athyreosis.

athyrotic [æθairátik] 無甲状腺症の.

ATI anti-tumor immunity (抗腫瘍免疫).

ATL adult T-cell leukemia (成人T細胞白血病).

ATLA adult T-cell leukemia-associated antigen (成人T細胞性白血病抗原).

atlantad [ətlǽntæd] 環椎の方向へ.

atlantal [ətlǽntəl] 環椎の.

atlanto– [ətlæntou, –tə] (環椎との関係を表す接頭語).

atlantoaxial [ətlæntouǽksiəl] 環椎軸椎の, = atloaxial.

atlantoaxial spondyloarthropathy 環軸椎病変.

atlas [ǽtləs] ① 環椎(第1頸椎. ギリシャ神話のAtlasにちなむ. アトラスが天を支えるように, 第1頸椎は頭蓋を支える), = atlas [L], ② 図譜.

ATLL adult T-cell leukemia/lymphoma (成人T細胞白血病・リンパ腫).

atloaxoid [ætlouǽksɔid] 環軸椎の, = atlantoaxial.

ATLS advanced trauma life support (高次外傷救命処置, 二次外傷救命処置).

ATLV adult T-cell leukemia virus (成人T細胞白血病ウイルス).

ATM, atm atmospheric (気圧).

atm(o)– [ǽtm(ou), –m(ə)] (大気, 蒸気の意味を表す接頭語).

atmosphere [ǽtməsfiə] ① 大気〔圏〕(地球上に大気の存在する部分), ② 雰囲気(環境の), ③ 気圧(圧力の単位で, 海面において1インチにつき15ポンド).

atmosphere absolute at sea level (ATA, ata) 絶対気圧, 大気圧(海面レベルにおける).

atmospheric (ATM, atm) [ætməsfér-ik] 気圧.

atmospheric pressure 〔大〕気圧(760 mmHg).

ATN acute tubular necrosis (急性尿細管壊死).

ATNR asymmetrical tonic neck reflex (非対称性緊張性頸反射).

atomic [ətámik] 原子の, 原子力の.

atomic mass unit (amu) 原子質量単位.

atomic nucleus 原子核.

atomic number 原子番号(原子核の陽電荷数に相当する数).

atomic susceptibility 原子磁化率.

atomic weight (AT wt, at wt) 原子量.

atomizer [ǽtəmaizər] 噴霧器, 霧吹き.

atonic bladder 弛緩膀胱, 無緊張性膀胱.

atonic bleeding 弛緩出血.

atonic labor 陣痛微弱分娩.

atony [ǽtəni] 弛緩症, = atonia.

atopen [ǽtəpən] アトペン(アトピーの原因となる抗原の総称).

atopic [ətápik] ① アトピー性(家族性過敏性の), ② 転位した, 定所外の.

atopic allergy アトピー性アレルギー(I型アレルギー反応に基づく過敏症).

atopic cataract アトピー白内障(アトピー性皮膚炎に合併).

atopic dermatitis (AD) アトピー性皮膚炎, = lichenoid eczema.

atopic reaction アトピー反応(IgE抗体と特異抗原との抗原抗体反応の結果生ずる反応).

atopic reagin アトピー反応体(アトペンと反応を起こす抗体で, 天然に過敏性をもつ個人の血清中に存在し, それにより正常な他人に被動的に特異的過敏性を与えると思われるもの), = Prausnitz-Küstner antibody.

atopognosia [ətɑpɑgnóuziə] 無位覚〔症〕, 位置覚欠如〔症〕, = atopognosis.

atopy [ǽtəpi] アトピー(家族性に発症するアレルギー性疾患をさす. アレルギー性鼻炎, アレルギー性喘息, アトピー性皮膚炎がこれに属する. IgE抗体を介するI型アレルギー反応が主要な病態を形成する).

atoxic [ætɑ́ksik, ei-] 無毒の.

ATP adenosine triphosphate (アデノシン三リン酸).

ATPase adenosinetriphosphatase (アデノシントリホスファターゼ).

ATPase inhibitor adenosine triphosphatase inhibitor (アデノシントリホスファターゼ阻害薬).

Atractylodes [ætræktilóudi:s] オケラ[朮]属(キク科植物. 根は生薬ソウジュツ[蒼朮], ビャクジュツ[白朮]となり, 健胃その他の効果がある).

atransferrinemia [ætrænsfərinί:miə] 無トランスフェリン血症.

atraumatic suture 無傷性縫合糸.

atresia [ətrí:ʒiə] 閉鎖 形 atretic.

atresic teratism 閉鎖奇形(正常孔が閉鎖したもの).

atreto- [ətri:tou, -tə] (無孔, 閉鎖の意味を表す接頭語).

atria [ǽtriə, éit-] → atrium.

atrial [éitriəl] 心房〔性〕の.

atrial demand pacemaker 心房デマンド型ペースメーカ.

atrial diastolic gallop (ADG) 心房拡張期奔馬調律.

atrial extrasystole 心房期外収縮, = atrial premature contraction, aulicular extrasystole.

atrial fibrillation (AF, Af) 心房細動, = auricular fibrillation.

atrial flutter (AF) 心房粗動(心房の一定筋束をめぐって1分間約300回の速度で収縮が起こるが, 心室は2:1, 3:1などの頻度で応答する), = auricular flutter.

atrialized right ventricle (ARV) 心房化右室.

atrial kick 心房収縮(左心室圧の上昇).

atrial natriuretic factor 心房性ナトリウム利尿ホルモン〔因子〕(心房より分泌されるペプチドホルモン. 心房が伸展すると分泌され, 腎臓よりナトリウム排泄を促進する作用がある).

atrial natriuretic hormone 心房性ナトリウム利尿ホルモン(心房拡張により分泌され, ナトリウム利尿と血管拡張作用を起こすホルモン), = atrial natriuretic peptide.

atrial natriuretic peptide (ANP) 心房性ナトリウム利尿ペプチド(哺乳類の心房組織から発見されたホルモンで, レニン-アンギオテンシン-アルドステロン系の作用に拮抗する. 腎, 血管に作用する強力な利尿, 血管拡張, 降圧作用を示す), = atrial natriuretic factor.

atrial natriuretic polypeptide (ANP) 心房性ナトリウム利尿ポリペプチド.

atrial pacing (AP) 心房ペーシング.

atrial premature beat (APB) 心房性期外収縮, = premature atrial contraction.

atrial premature contraction (APC) 心房性期外収縮.

atrial septal defect (ASD) 心房中隔欠損〔症〕(先天性心疾患. 一次孔欠損, 二次孔欠損, 静脈洞欠損の3型がある).

atrial septum 心室中隔.

atrial standstill 心房停止(洞停止, 洞房ブロックによることが多いが, ときに心房筋興奮性の低下による心房筋活動停止もある).

atrial synchronized ventricular-limited pacemaker 心房同期型ペースメーカ.

atrial systolic murmur 心房収縮期雑音.

atrial tachycardia (AT) 心房性頻脈.

atrial-well technique 心房井戸法.

atrichia [ətríkiə] 無毛症, = atrichosis, hair lessness.

atrio- [eitriou, æt-, -riə] (房の意味を表す接頭語).

atrio-carotid (a-c) 心房-頸動脈の.

atriomegaly [eitriəmégəli] 心房肥大.

atrioseptoplasty [eitriəséptəplæsti] 心房中隔形成〔術〕.

atrioseptostomy [eitriouseptɑ́stəmi] 心房中隔欠損作成術.

atrioventricular (AV) [eitriouventríkjulər] 房室の(心臓).

atrioventricular band 〔心〕房室束(心臓の刺激伝導系の一部. 心房と心室をつなぐ特殊筋線維の束. ヒス束), = auriculoventricular band, bundle of His.

atrioventricular block (A-V block, AVB) 房室ブロック(房室結節, His束, それ以下の3部位における刺激伝導障害のために，伝導時間がのび(1度)，ついで心室収縮が部分的に欠落(2度)，ついには心房と心室がべつべつに拍動する状態になる(3度)．3度に至ればAdams-Stokes syndromeの主要な原因となる)，＝auriculoventricular block.

atrioventricular bundle 房室束(刺激伝導系の一部，ヒス束ともいう)，＝bundle of His.

atrioventricular canal 房室管(胎児期の心臓で原始心房と原始心室を連絡する)．

atrioventricular dissociation 房室解離(心房と心室が独立して活動している状態)．

atrioventricular groove 房室間溝(冠状溝のこと)，＝coronary sulcus.

atrioventricular junction (AVJ) 房室接合部．

atrioventricular junctional tachycardia (AVJT) 房室接合部頻拍，＝nodal tachycardia.

atrioventricular malformation (AVM) 房室奇形．

atrioventricular node 房室結節(刺激伝導系の一部で，心臓の房室中隔基底部にあるプルキンエ線維からなる白色帯で，His束の起始点)，＝auriculoventricular node, node of Tawara, nodus atrioventricularis [L].

atrioventricular orifice 房室口(心房と心室の間，房室弁がある)，＝ostia atrioventricularia [L].

atrioventricular pathway (AV pathway) 房室伝導路．

atrioventricular reentrant tachycardia (AVRT) 房室回帰性頻脈．

atrioventricular septal defect (AVSD) 房室中隔欠損．

atrioventricular septum 房室中隔(心臓の発生過程でできる原始心房と心室間の隔壁)，＝septum atrioventriculare [L].

atrioventricular sequential pacing 心房心室連続(順次)ペーシング．

atrioventricular valves 房室弁(心房と心室の境にある尖弁，右は三尖弁，左は二尖弁である)，＝auriculoventricular valve.

atrium [éitriəm] 〔心〕房(心房中隔により左右の心房に分けられる．右心房には上下の大静脈からもどる静脈血が入る．左心房には肺静脈からもどる動脈血が入る)，＝atrium cordis [L] 複 atria 形 atrial.

Atropa [ǽtroupə] ベラドンナ属(ナス科の一属．ベラドンナ *A. belladonna* はアトロピンなどのアルカロイドをもつ)．

atrophia [ətróufiə] 萎縮，＝atrophy.

atrophic [ətrάfik] 萎縮性の．

atrophic gastritis 萎縮性胃炎(固有胃腺の萎縮を伴い，大部分はヘリコバクター・ピロリの感染による．胃癌のハイリスク因子でもある)．

atrophic glossitis 萎縮性舌炎(悪性貧血にみられる舌縁および舌表面の萎縮により平滑になるもの)，＝Hunter glossitis.

atrophic pyelonephritis 萎縮性腎盂腎炎．

atrophoderma [ætroufoudə́:mə] 皮膚萎縮症，＝atrophodermia, atrophia cutis.

atrophodermatosis [ætroufoudə:mətóusis] 皮膚萎縮症．

atrophodermia [ætroufoudə́:miə] 皮膚萎縮症，＝atrophoderma.

atrophy [ǽtrəfi] 萎縮(成熟期に達した細胞組織または器官の栄養異常に基づく退化をいい，生理的および病理的の2種がある)，衰退，退化 形 atrophied, atrophic.

atrophy skin 萎縮皮，＝dermatatrophia.

atropine (AT) [ǽtrəpi:n] アトロピン($C_{17}H_{23}NO_3$．ナス科植物ロウトウ［莨菪］*Atropa belladonna* の根，およびマンダラ葉に存在するアルカロイド．アセチルコリンのムスカリン受容体拮抗薬．散瞳・鎮痙など抗コリン作用がある)，＝atropina.

atropine test アトロピン試験(自律神経に対する薬物効果検査法)．

A-T split A-Tスプリット方式(精神科や心療内科の入院治療において，患者1人に対して病棟管理医 Administrative Doctor と精神療法治療者 Therapist の2人が役割を分担して関与する方式)．

attachment [ətǽtʃmənt] ①アタッチメント(義歯の可撤性支台装置の一つ)，②付着，付加，③愛着(特別な情緒的結びつきのこと)．

attachment disorder 愛着障害，＝reactive attachment disorder.

attack [ətǽk] 発作，発病，＝fit, seizure.

attack rate 発病率．

attempted suicide 自殺未遂．

attend [əténd] 付き添う，世話をする，受け持つ，看護する，治療する 名 attendance.

attendant [əténdənt] ①付添い人，看護人，治療者，②係員，従業員，隊員．

attending [əténdiŋ] ①(医師が患者を)担当している，②(医師が付属病院で)実習指導している．

attending nurse 担当看護師，受け持ち看護師．

attending physician 主治医，非常勤医，教育医．

attention [əténʃən] ①世話，手当て，②注意，注意力．

attention deficit disorder (ADD)

注意集中困難症.

attention deficit/hyperactivity disorder (AD/HD) 注意欠陥・多動性障害(多動が目立つもの，注意力散漫がめだつもの，両者の共存するものの3亜型がある).

attention-seeking desire 顕示欲(自己顕示欲).

attenuated tuberculosis 減毒性結核症(主として皮膚に乾酪性変化が起こり，寒性膿瘍をつくる型).

attenuated virus 弱毒化ウイルス.

attenuation [ətenjuéiʃən] ①弱毒化，②減衰.

attic [ǽtik] 上鼓室，鼓室上窩，＝atticus.

atticitis [ætisáitis] 上鼓室炎，上鼓室化膿症.

atticotomy [ætikátəmi] 上鼓室切開.

attitude [ǽtitju:d] ①態度，姿態，②胎勢(胎児の姿勢).

attitudinal reflex 体位反射(頭の位置を保つために体の姿勢を調節する反射).

attollens [ətóuləns] 挙筋.

attraction [ətrǽkʃən] 引力，牽力，親和性 形 attractive.

attraction sphere 引力圏(有糸分裂に際し卵子の核付近にみられる透明部で，中心体を含み，双星体が発生する部分).

attrition [ətríʃən] ①磨耗，磨滅，②咬耗症(歯の磨滅).

Atwater-Benedict calorimeter アトウォーター・ベネディクト熱量計(ヒトの発生する熱量を測定する装置).

AT wt atomic weight (原子量).

atypical [eitípikəl] 異型の，非定型性の(典型的，定型的でないこと).

atypical adenomatous hyperplasia (AAH) 異型腺腫様過形成(腺癌の前癌病変と考えられる病変).

atypical ductal hyperplasia (ADH) 異型乳管過形成(乳管内癌の組織像の特徴を一部に有しているもの).

atypical lymphocyte 異型リンパ球(伝染性単核細胞症患者の末梢血液中に増多しているリンパ球).

atypical mycobacteria 非定型抗酸菌(結核菌群 *Mycobacterium tuberculosis* mycobacteria (結核菌，ウシ菌，アフリカ菌，ネズミ菌)以外の抗酸菌の総称)，＝nontuberculous mycobacteria.

atypical mycobacteriosis 非定型抗酸菌症，＝nontuberculous mycobacteriosis.

atypical pneumonia 異型肺炎(クラミジア，リケッチア，マイコプラズマなどの微生物による肺炎の総称).

Au aurum (金の元素記号).

ÅU, AU Ångström unit (オングストローム単位).

Au antigen Australia antigen (オーストラリア抗原).

Aubert phenomenon アウベルト現象(光学的錯覚の一種).

audible [ɔ́:dibl] 可聴の.

audile [ɔ́:dail, -dil] 聴覚性(聴覚による像の記憶力に用い，視覚性 visile または動覚性 motile との区別を表す).

audimutism [ɔ:dimjú:tizəm] 聴唖(聴覚は消失しないが，発語が遅延する).

audio [ɔ́:diou] ①可聴周波数の，低周波の，②音声の.

audi(o)- [ɔ:di(ou), -di(ə)] (聴覚の意味を表す接頭語).

audioanalgesia [ɔ:diouænəlʤí:ziə] 聴覚減痛法(痛みの軽減あるいは消失を目的として背景音あるいは音楽をヘッドホンで流すこと).

audiofrequency [ɔ:dioufrí:kwənsi] 可聴周波数，可聴振動数(可聴音波の振動数とほぼ同じ範囲の振動数，すなわち30〜10,000 Hz のもの).

audiogenic [ɔ:diəʤénik] 聴〔覚〕原性の.

audiogram [ɔ́:diəgræm] ①聴力図，オージオグラム(聴力計による描画記録)，②聴野.

audiologist [ɔ:diáləʤist] 聴覚〔機能〕訓練士，聴覚学の専門家.

audiometer [ɔ:diámitər] 聴力計，オージオメーター，騒音計，＝acoumeter.

audiometrician [ɔ:dioumetríʃən] 聴力検査士.

audiometry [ɔ:diámitri] 聴力測定 形 audiometric.

audiovisual [ɔ:diəvíʒuəl] 視聴覚の.

audition [ɔ:díʃən] 聴覚，聴力.

auditive [ɔ́:ditiv] ①聴覚の，②聴覚による記憶力の強い人.

auditooculogyric reflex 聴覚動眼反射(音声の源に向かって眼球の運動が起こること).

auditory [ɔ́:ditəri, -tɔ:ri] 聴覚の.

auditory acuity 聴力，＝hearing acuity.

auditory amnesia 聴覚性健忘〔症〕.

auditory aphasia 聴覚性失語〔症〕.

auditory area 聴野(人が聴き得る音の周波数の下限は10〜20Hzで，上限は20,000〜30,000Hz．この範囲を聴野という).

auditory brainstem response (ABR) 聴性脳幹反応.

auditory canal 耳道(内耳道，外耳道の総称).

auditory-evoked potential (AEP) 聴覚誘発電位.

auditory field 聴野，聴覚面.

auditory hair 聴毛(聴覚毛).

auditory massage 鼓膜マッサージ.

auditory nerve 蝸牛神経(聴覚に関係)，＝nervus cochlearis.

auditory ossicles 耳小骨(ツチ骨，キ

ヌタ骨，アブミ骨)，＝ossicula auditus [L].

auditory plate 聴板(外耳道の屋根を形成する骨板).

auditory reflex 聴覚反射(音声の刺激にて起こる反射の総称).

auditory screening 難聴スクリーニング.

auditory sensation 聴覚.

auditory steady state response (ASSR) 聴性定常〔状態誘発〕反応(音刺激に対する脳の反応電位から聴力を推定する).

auditory training 聴能訓練(聴能学習．聴覚障害児に補聴器などを装用させ教育すること).

auditory trauma 聴覚障害，＝acoustic trauma.

auditory tube 耳管(咽頭と中耳の鼓室を連絡する管)，＝tuba auditiva [L], eustachian tube, guttural.

auditory vertigo 耳性めまい，＝aural vertigo, Menière syndrome.

auditory vesicle 耳胞(内耳の膜迷路の原基)，＝otic vesicle, otocyst.

Auerbach ganglion アウエルバッハ神経節(消化管の筋層間にみられる).

Auerbach plexus アウエルバッハ神経叢(食道，胃，小腸，大腸の壁．筋層の内外両層の間にある神経の網で，ところどころに神経細胞の集まりがある)，＝myenteric plexus, plexus mesentericus.

Auer body アウエル小体(急性骨髄性白血病の白血病細胞の細胞質にみられる赤紫色のペルオキシダーゼ陽性の針状の封入体).

augmentation rhinoplasty 隆鼻術.

augmented limb lead 増大単極肢誘導.

augmentor [ɔ:gméntər] ①促進物，②増量剤，増補液.

aur. auris (耳).

aura [ɔ́:rə] ①前兆(てんかん発作の起こる前に感ずる異常知覚)，②放電気流(静電放電の際に現れる) 形 aural.

aural [ɔ́:rəl] 耳の，聴力の.

aural speculum 耳鏡.

aural syringe 耳洗浄器.

auranofin [ɔ:rǽnəfin] オーラノフィン(リウマチの治療薬).

auri– [ɔ:ri] (①金，②耳，の意味を表す接頭語).

auricle [ɔ́:rikl] ①耳介(外耳道とともに外耳を構成する．耳介軟骨を含む)，②心耳(左右心房の一部で耳介様に突出した部位．心房内血栓は心耳内に好発する)，＝auricula [L].

auricula [ɔ:ríkjulə] ①耳介，②心耳，＝auricle.

auricular [ɔ:ríkjulər] ①心耳の，②耳介の.

auricular cartilage 耳介軟骨(耳介の軟骨で弾性線維を多く含む(弾性軟骨))，＝cartilago auriculae [L].

auriculare [ɔ:rikjuléər] 耳点(外耳道孔の中心点，またはその上縁正中点)，＝auricular point.

auricular extrasystole 心房期外収縮.

auricular fibrillation ＝atrial fibrillation.

auricular flutter ＝atrial flutter.

auricular gallop 心房性奔馬律(房室伝導障害，心房負荷などの際，心房収縮が亢進するために起こる収縮前期奔馬調律).

auricular tachycardia 心房性頻拍(脈)，＝atrial tachycardia.

auricular tophus 耳介結節.

auricular training 耳の訓練(難聴者の).

auriculopalpebral [ɔ:rikjuləpǽlpibrəl] 耳眼瞼の.

auriculopressor reflex 心房性増圧反射(右心房圧および大静脈圧の降下による動脈圧降下).

auriculotemporal nerve 耳介側頭神経，＝nervus auriculotemporalis [L].

auriculotemporal nerve syndrome 耳介側頭神経症候群(食物摂取に際し現れる頬部の潮紅と発汗で，耳下腺炎または耳介側頭神経の障害時に出現する).

auriculoventricular (AV) [ɔ:rikjulouventríkjulər] 房室の，＝atrioventricular.

auris (aur.) [ɔ́:ris] [L] 耳，＝ear.

auris sinister (As) 左耳.

auris sinistra (AS, a.s.) [L] 左耳，＝left ear.

auro– [ɔ:rou, –rə] (金(1価の金)との関係を表す接頭語).

aurum (Au) [ɔ́:rəm] [L] 金，＝gold–element.

AUS acute urethral syndrome (急性尿道症候群).

auscultation [ɔ:skʌltéiʃən] 聴診(内臓，特に心臓，肺臓の病変を診断するために，通常は聴診器により，それぞれの音の変化を聴取する方法) 動 auscultate 形 auscultatory.

auscultatory alternans 聴診交代(心臓の交代拍動の結果，心音や心雑音の強度が心拍ごとに交互に代わる)，＝auditory alternans.

auscultatory gap 聴〔診間〕隙(聴診法によって血圧を測定する際，第1点後に生ずる無音期で，収縮期血圧を間違える原因となる)，＝trou ausculta toire.

auscultoplectrum [ɔ:skʌltoupléktrəm] 聴打診器.

Austin Flint murmur オースチン・フリント雑音(大動脈弁閉鎖症で，心尖部で聴取される拡張期時の雑音)，＝Austin Flint phenomenon, Flint murmur.

Australia antigen オーストラリア抗原(B型肝炎の表面抗原の旧名称. Au抗原), = Australian antigen.

Australian antigen (Au antigen) オーストラリア抗原, Au抗原(Blumbergが頻回に輸血を受けた血友病患者の血清によってオーストラリア先住民の血液中に発見(1964)した抗原. 後にB型肝炎のウイルスであることがわかりHBs抗原と呼ばれるようになった).

Australian X disease オーストラリアX病(マリーバレーウイルスによる脳炎), = Murray Valley encephalitis.

Australian X disease virus オーストラリアX病ウイルス, = *Murray Valley encephalitis virus*.

autarcesis [ɔ:tá:sisis] 自己防衛(抗体性免疫に対して, 体細胞の正常活動により感染に対抗することをいう) 形 autarcetic.

autism [ɔ́:tizəm] 自閉〔症〕, 内閉〔症〕(自己のみを考慮する病的傾向で, 白日夢, 妄想などにふける), = autismus, scnizosis 形 autistic.

autistic [ɔ:tístik] 自閉の, 内閉の.

autistic disorder 自閉〔症〕, = autism, infantile autism.

aut(o)- [ɔ:t(ou), -t(ə)] (自己, 自身, 同一, という意味を表す接頭語).

autoagglutination [ɔ:touəgl(j)u:tinéiʃən] 自己凝集(血清中に存在する, 自己赤血球を凝集する因子によって赤血球が凝集すること).

autoagglutinin [ɔ:touəgl(j)ú:tinin] 自己凝集素(自己の赤血球に結合し, 凝集させる能力のある抗体. 自己免疫性溶血性貧血や, マイコプラズマ感染で寒冷凝集素が産生されている状態で血清中に存在する).

autoantibody [ɔ:touǽntibɑdi] 自己抗体(自己の構成成分に反応する抗体).

autoantigen [ɔ:touǽntiʤən] 自己抗原(自己の構成成分に表現されている抗原. 自己抗体が結合する抗原. 例えばDNA, IgGなど).

autocatalysis [ɔ:toukətǽlisis] 自〔家〕触媒作用(反応) 形 autocatalytic.

autochthonous idea 自生観念.

autoclasis [ɔ:tákləsis] 自己崩壊, 自己破壊(免疫学的に誘発された組織破壊), = autoclasia.

autoclave [ɔ́:təkleiv] 高圧滅菌器.

autoconduction [ɔ:toukəndʌ́kʃən] 高圧電流性自己感応療法.

autocorrelation [ɔ:toukɔ:riléiʃən] 自己相関.

autocorrelation function 自己相関関数.

autocrine [ɔ́:təkrin] オートクリン, 自己分泌(ホルモン, 成長因子など生理活性物質の作用様式に存在する形の一つで, 細胞の産生する成長因子が産生細胞自体に作用する様式をオートクリン機構という).

autocytolysin [ɔ:tousistálisin] 自己細胞溶解素, = autolysin.

autocytolysis [ɔ:tousistálisis] 自己細胞溶解, = autolysis.

autocytolytic [ɔ:tousaitəlítik] 自己細胞溶解〔性〕の.

autocytotoxin [ɔ:tousaitətáksin] 自己細胞毒素.

autoecholalia [ɔ:touekouléiliə] 自己文語反復症, 自己反響言語.

autoeczematization [ɔ:touekzemətizéiʃən] 自己湿疹化(自家感作性皮膚炎).

autoepilation [ɔ:touepiléiʃən] 自己抜毛.

autoerotic [ɔ:touirátik] 自己愛の.

autoeroticism [ɔ:təérətisizəm] 自己愛, 自己欲情(自分の身体部分にリビドーを向ける自己愛と対象愛との中間の段階の現象. ナルシシズム), = autoerotism, narcissism, egoerotism.

autoerythrocyte sensitization syndrome 自己赤血球感作症候群, 自己赤血球過敏症候群, = psychogenic purpura.

autoextraction [ɔ:touikstrǽkʃən] 自己抜歯.

autogamy [ɔ:tágəmi] ① 自家受精, 自家生殖(同一の核から生じた染色体が1細胞内に接合すること), = automixis, syngamic nuclear union, ② 同類細胞接合 形 autogamic.

autogenous vaccine 自己ワクチン(自己の組織や細胞などを取り出し, 化学修飾, アジュバント添加などで免疫原性を高めたもの. 癌治療などに研究されている).

autograft [ɔ́:təgræft] 自己(家)移植, = autoplastic graft.

autohemagglutination [ɔ:touhi:məglutinéiʃən] 自己血液凝集.

autohemagglutinin [ɔ:touhi:məgl(j)ú:tinin] 自己〔赤〕血球凝集素(自身の赤血球を凝集させる活性を有する凝集素(抗体). 自己免疫性溶血性貧血のときに出現する).

autohemolysin [ɔ:touhi:málisin] 自己(家)〔赤血球〕溶血素(自己の赤血球を破壊する抗体), = autolysin.

autohemolysis [ɔ:touhi:málisis] 自己(家)溶血.

autohemotransfusion [ɔ:touhi:moutrænsfjú:ʒən] 自己(家)輸血〔法〕, 返血〔法〕.

autoimmune [ɔ:touimjú:n] 自己免疫〔性〕の, = autoallergic.

autoimmune cholangitis (AIC) 自己免疫性胆管炎(原発性胆汁性肝硬変に類似する組織像を呈するが, 抗ミトコンドリア抗体が陰性で, ステロイド剤が著効する病態).

autoimmune complement fixation reaction 自己免疫補体結合反応.
autoimmune disease (AID) 自己免疫疾患.
autoimmune exocrinopathy 自己免疫性外分泌腺症(シェーグレン症候群でみられる唾液腺や涙腺など外分泌腺が一般に侵されること).
autoimmune hemolytic anemia 自己免疫性溶血性貧血(温式自己抗体による免疫性溶血性貧血であり，赤血球表面にIgGあるいはIgGと補体とが検出される場合が多い(Coombs試験)).
autoimmune hepatitis 自己免疫性肝炎(自己免疫機序により肝細胞障害が発生するもの．中年以降の女性に好発する慢性肝疾患).
autoimmune infertility 自己免疫性不妊症.
autoimmune lymphocytic hypophysitis 自己免疫性リンパ球浸潤性下垂体炎(リンパ球浸潤を主体とした炎症．抗下垂体抗体の出現や慢性甲状腺炎，萎縮性胃炎を合併したりする．自己免疫性機序が関与している．妊娠後期から分娩後に発症することが特徴).
autoimmune pancreatitis (AIP) 自己免疫性膵炎.
autoimmune polyglandular syndrome 自己免疫性多発内分泌腺症候群(自己免疫機序により，複数の内分泌腺が機能不全に陥る病態，シュミット症候群，HAM (ハム)症候群など).
autoimmune receptor disease 自己免疫性受容体病(細胞膜受容体が抗原となって，自己抗体が出現した結果起こる疾患．バセドウ病，重症筋無力症，一部糖尿病などがある).
autoimmune response 自己免疫反応(自己の体構成成分に対する免疫反応).
autoimmune thyroiditis 自己免疫甲状腺炎(中年女性に多く，びまん性甲状腺腫を有する．橋本病)，＝Hashimoto disease, chronic lymphocytic thyroiditis.
autoimmunity [ɔ:touimjú:niti] 自己免疫(自己の体組織構成成分に対する抗体産生や細胞性免疫現象の成立を意味する)，＝autoallergy.
autoimmunization [ɔ:touimju:nizéiʃən] 自己免疫化，＝autosensitization.
autoinfection [ɔ:touinfékʃən] 自己(家)感染，＝self-infection.
autoinoculation [ɔ:touinɑkjuléiʃən] 自己接種，自家接種(体内の感染病巣から二次的に広がる感染).
autointoxication [ɔ:touintɑksikéiʃən] 自己(家)中毒.
autoisolysin [ɔ:touaisɑ́lisin] 自己同種溶解素(自己の細胞(赤血球)を破壊する活性を有するとともに同種の異なった個体の細胞にも結合して細胞溶解をきたす抗体).
autokeratoplasty [ɔ:təkérətəplæsti] 自家角膜移植(自己の角膜を用いる).
autokinesis [ɔ:toukainí:sis] ①随意運動，②自動 形 autokinetic.
autologous [ɔ:tɑ́ləgəs] 自己〔由来〕の，自家移植(組織)の.
autologous bone marrow transplantation (ABMT) 自家骨髄移植.
autologous graft 自家移植，＝autograft, autogeneic graft, autoplastic graft.
autologous mixed lymphocyte reaction (AMLR) 自己混合リンパ球反応，自己由来混合リンパ球反応(単一個体由来細胞からT細胞を分離精製した後，再びMHCクラスⅡ抗原をもつ細胞と混合して培養すると，混合リンパ球反応と同様の反応が起こることをいう).
autolysin [ɔ:tɑ́lisin] 自己溶解素(自己の細胞または組織を破壊する能力をもった抗体).
autolysis [ɔ:tɑ́lisis] 自己融解，自己消化，＝autodigestion 形 autolytic.
autolytic [ɔ:təlítik] 自己溶解の，自己消化の.
autolytic enzyme 自解酵素(産生した細胞を分解するもの).
automated external defibrillator (AED) 自動体外式除細動器(心停止時の救命機器).
automated lamellar keratectomy (ALK) 自動表層角膜切除.
automatic blood cell counter 自動血球計数器.
automatism [ɔ:tɑ́mətizəm] 自動〔症〕，自動性(心臓などの).
automat(o)- [ɔ:toumət(ou), -t(ə)] (自動，自律の意味を表す接頭語).
automutilation [ɔ:toumju:tiléiʃən] 自傷，＝selfmutilation.
autonarcosis [ɔ:tounɑ:kóusis] 自己催眠(自己の暗示による催眠).
autonomic [ɔ:tənɑ́mik] 自律の，内因の，自己の，＝autonomous.
autonomic bladder 自律性膀胱(神経因性膀胱の一型．下位排尿中枢の仙髄排尿あるいは反射弓の感覚路，運動路の両方でみられる．正常な尿意がないため，努責や用手圧迫による排尿を行う．残尿が多い).
autonomic blocking agent 自律神経遮断薬.
autonomic epilepsy 自律神経性てんかん(頭頸部潮紅，鳥肌，発汗，吃逆が起こる発作).
autonomic imbalance 自律神経失調症(特に脈管神経運動性の平衡失調をい い，充血または乏血を起こす).
autonomic nerve 自律神経.
autonomic nervous system (ANS) 自律神経系(内臓，平滑筋，腺組織に分布

される不随意神経系で，副交感神経系と交感神経系との2系に区別されている)，＝visceral nervous system.

autonomic reflex 自律神経反射.

autonomous [ɔːtánəməs] 自律の，自己の，＝autonomic.

autonomous neurogenic bladder 自律性神経因性膀胱.

autonomy [ɔːtánəmi] 自律性，自主性 形 autonomic, autonomous.

autophagy [ɔːtáfəʤi] ①自食症，自咬症(自己の皮膚や筋肉をかむ行為)，②自己消耗(self-consumption)，③オートファージ(自食作用のこと．細胞内タンパクの分解機能の一つ)，＝autophagia.

autophony [ɔːtáfəni] 自声強聴，自音共鳴(自己の発した音声を，異常にあるいは過度に強く聴取する現象)，＝autophonia.

autoplasty [ɔ́ːtəplæsti] 自己形成術(自己の皮片を移植すること) 形 autoplastic.

autoploid [ɔ́ːtəplɔid] 同質倍数体.

autoploidy [ɔ́ːtəplɔidi] 同質倍数性.

autoprothrombin Ⅱ オートプロトロンビンⅡ(血液凝固 第Ⅸ因子)，＝factor Ⅸ, plasma thromboplastin component, Christmas factor, platelet cofactor Ⅱ, antihemophilic factor B.

autopsia [ɔːtápsiə] ＝autopsy.

autopsy [ɔ́ːtəpsi] 解剖，剖検(死体解剖)，＝autopsia.

autopsy imaging (AI) オートプシー・イメージング(剖検時画像診断．遺体の情報を得るための検査で，剖検と画像により高度な所見を得られる検査).

autoradiograph [ɔːtouréidiəgræf] オートラジオグラフ，＝autoradiogram.

autoradiography (ARG) [ɔːtoureidiágrəfi] オートラジオグラフィー(写真フィルムを標本に密着させ組織，臓器内の放射性核種の分布を記録する技法).

autoregulation [ɔːtouregjuléiʃən] 自〔己〕調節.

autoserum [ɔːtousíːrəm] 自己血清(患者自身の血液から得た血清で，自己血清療法に用いられる).

autosite [ɔ́ːtəsait] 自生体(自営重複奇形で主体となっている方で，独立して生存し得る) 形 autositic.

autosmia [ɔːtásmiə] 自己嗅覚症(自身の体臭を感ずること).

autosomal [ɔːtousóuməl] 常染色体の.

autosomal aberration 常染色体異常.

autosomal dominant (AD) 常染色体優性.

autosomal gene 常染色体遺伝子.

autosomal inheritance 常染色体遺伝(常染色体上にある遺伝子による遺伝．その遺伝子が優性であるか劣性であるかにより優性遺伝と劣性遺伝に分けられる．性染色体上の遺伝子による遺伝は伴性遺伝 sex-linked inheritance と呼ばれる)，→inheritance.

autosomal recessive (AR) 常染色体性劣性.

autosome [ɔ́ːtəsoum] 常染色体，普通体 形 autosomal.

autosuggestion [ɔːtousəʤéstʃən] 自己暗示(①自己の思考による心身の調節．②催眠状態にあったときに得た印象の持続).

autothrombin Ⅰ オートトロンビンⅠ(血液凝固 第Ⅶ因子)，＝factor Ⅶ, proconvertin, stable factor, cothromboplastin, serum prothrombin conversion accelerator.

autotopagnosia [ɔːtoutɑpəgnóuziə] 自己身体部位失認〔症〕(視覚的に自己の身体部位を呼称できない状態).

autotoxemia [ɔːtoutɑksíːmiə] 自己(家)毒血症，自己(家)中毒症.

autotoxic [ɔːtətáksik] 自己(家)中毒の.

autotoxicosis [ɔːtətɑksikóusis] 自己(家)中毒症，＝autotoxis.

autotoxin [ɔ́ːtətɑksin] 自己(家)毒素.

autotransfusion [ɔːtoutrænsfjúːʒən] 自己(家)輸血，自己血輸血(術前に貯めておいた患者自身の血液や術中・術後に出血した血液を輸血(返血)する方法).

autotransplant [ɔːtətrǽnsplænt] 自己(家)移植片(自家移植に用いられる組織片).

autotroph [ɔ́ːtətrouf] 独立栄養生物，自家栄養生物(独立栄養の形式をとる生物．化学合成独立栄養生物と光合成独立栄養生物に分けられる)，＝lithotroph 形 autotrophic.

autotrophism [ɔːtoutróufizəm] 独立栄養(無機物のみをエネルギー源とする栄養形式)，＝autotrophy, lithotrophism.

autovaccination [ɔːtəvæksinéiʃən] 自家ワクチン療法(自家ワクチンを投与して免疫応答を誘導することにより，その患者を治療する方法).

autovaccine [ɔːtəvǽksiːn] 自家ワクチン(患者自身から分離された細菌またはウイルスからつくられたワクチン).

autozygous [ɔːtouzáigəs] 同質接合の(同じ親から由来する相同遺伝子をもつ接合体の).

auxano- [ɔːksænou, -nə] (成(生)長 の意味を表す接頭語).

auxanogram [ɔːksǽnəgræm] 細菌成(生)長検査用平板培養.

auxanographic [ɔːksænəgrǽfik] オキサノグラフィの，細菌成(生)長検査法.

auxanography [ɔːksənágrəfi] 細菌成(生)長検出法(不適培地に発育させた微生物に異なった栄養素を添加し，その生長に最適の培地を見いだす方法).

auxiliary [ɔːgzíliəri] 補助の，副の.

auxilytic [ɔːgzilítik] 溶解を増強する，

破壊を増強する．
auxo- [ɔ:ksou, -sə] (成(生)長，促進の意味を表す接頭語)．
auxocyte [ɔ́:ksəsait] 成(生)長細胞(精細胞，卵細胞，芽胞などの総称名)．
auxogram [ɔ́:ksəgræm] 成長図表(身長：体重，身長：胸囲の相関性を表す小児発育表示図)．
auxotonic [ɔ:ksətánik] 張力変動性の，増負荷性の．
auxotony [ɔ:ksátəni] 張力変動性．
auxotrophic [ɔ:ksətráfik] 栄養要求性の．
AV ① arteriolar-venular (動脈－静脈)，② atrioventricular, auriculoventricular (房室の)，③ aortic valve (大動脈弁)，④ artificial ventilation (人工換気)，⑤ assisted ventilation (補助換気)，⑥ angular vision (角視力)．
AVA ① aortic valve atresia (大動脈弁閉鎖〔症〕)，② arteriovenous anastomosis (動静脈吻合)，③ aortic valve area (大動脈弁口)．
availability ratio 作用率，利用率．
avascular [əvǽskjulər, ei-] 無血管の．
avascularization [əvæskjulərizéiʃən] 駆血，阻血(弾性帯などを用いて)．
AVB atrioventricular block (房室ブロック)．
AVD aortic valve disease (大動脈弁疾患)．
aversion therapy 嫌悪療法(行動療法の技法の一つ．嫌忌療法)．
aversive [əvə́:siv] 有害な，嫌悪の．
AVF acute ventilatory failure (急性換気不全)．
AVH acute viral hepatitis (急性ウイルス〔性〕肝炎)．
Aviadenovirus [æviædənouváiərəs] アビアデノウイルス属(アデノウイルス科の亜科)．
avian [éiviən] 鳥類の，鳥の．
avian influenza (AI) 鳥インフルエンザ(鳥類がA型インフルエンザウイルスに感染して発症する．ウイルスの病原性や感染鳥種によって軽症から致死的なものまで症状は多様．ニワトリなど家禽での流行が問題となる)．
avian influenza virus (AIV) 鳥インフルエンザウイルス(オルトミクソウイルス科のウイルス．高い致死性を示す高病原性鳥インフルエンザウイルスが存在し，ヒトへの感染死亡例も確認されている)．
avidity [əvíditi] 結合性，和合力(血清反応における抗体の時間的凝集力)．
A-V interval A-V 間隔(心電図やペースメーカ刺激における心房および心室の収縮開始期間の間隔)．
Avipoxvirus [eivipɑksváiərəs] アビポックスウイルス属(ポックスウイルス科の一属)．
avirulent [əvírjulənt] 弱毒性，無毒性．
avitaminosis [əvaitəminóusis] ビタミン欠乏症 形 avitaminotic.
avivement [avivmán] [F] 更新，更生(特に創縁を手術的に更生すること)．
AVJ atrioventricular junction (房室接合部)．
AVJT atrioventricular junctional tachycardia (房室接合部頻拍)．
AVM ① arteriovenous malformation (動静脈奇形)，② atrioventricular malformation (房室奇形)．
A-V node atrioventricular node (房室結節)．
AVO aortic valve opening (大動脈弁口径)．
Avogadro number アボガドロ数(物質1モル中に含有されている分子数で，6.022045×10^{23})．
avoidant [əvɔ́idənt] 回避性の．
avoidant personality disorder 回避性人格障害(引っ込み思案で臆病なパーソナリティー．批判などに対して恐怖，不安などを感じやすい)．
avoirdupois [ævə:dəpɔ́iz, avwardju-pwá] 常衡〔法〕(一般取引き用のイギリスの度量衡法で avoir-du-pois (重さをみる)の縮小語)．
avoirdupois weight 常用式重量(英語圏の国で宝石，貴金属，薬品以外の日用品で使われている単位(単位1ドラムは27.344 グレーン，1オンスは16 ドラム)，常衡．
AVP aortic valvoplasty (大動脈弁形成〔術〕)．
AVPU AVPU 意識状態評価法(A:alert (覚醒) V:resoponds to Verbal stimuli (話しかけに反応する) P:responds to painful stimuli (痛みに反応する) U:totally Unresponsive (無反応)の4項目で患者の意識障害を評価する方法)．
AVR ① arteriovenous ratio (動静脈比)，② aortic valve replacement (大動脈弁置換〔術〕)．
AVRT atrioventricular reentrant tachycardia (房室回帰性頻脈)．
AVS aortic valve stenosis (大動脈弁狭窄)．
AVSD atrioventricular septal defect (房室中隔欠損)．
A-V shunt arteriovenous shunt (動静脈シャント)．
AVSV aortic valve stroke volume (大動脈弁駆出量)．
avulsion [əvʌ́lʃən] 剥離，＝avulsio，摘出，捻除(力で引きはなすこと)．
avulsion fracture 裂離骨折．
A & W alive and well (健康にて生存中)．
AWD alive with disease (病気状態で生存中)．
AWO airway obstruction (気道閉塞)．
AWP airway pressure (気道〔内〕圧)．

A

Ax axis (軸).
axenic [eizénik] 無菌〔性〕の.
axes [ǽksi:z] → axis.
axial [ǽksiəl] ①軸の, ②軸脈の(昆虫), ＝axile.
axial angle 歯軸化斜角(歯軸に平行する歯角度).
axial current 軸〔電〕流, ＝axial stream.
axial neuritis 軸性神経炎.
axial pattern flap アキシアルパターン皮弁(通常, 皮下に特定の血管を含んだ皮弁のことをいう).
axial plate 軸板(原始線条のこと).
axifugal [æksífjugəl] 軸索遠心性の, ＝axofugal.
axile [ǽksail] 軸性の, ＝axial.
axilla [æksílə] 腋, 腋窩 形 axillar, axillary.
axillary [ǽksiləri] 腋の, 腋窩の.
axillary arch 腋窩弓(大胸筋から広背筋につながる異常な筋あるいは腱), ＝pectorodorsalis muscle.
axillary artery 腋窩動脈(鎖骨下動脈の続きで, 上腕動脈となるまで), ＝arteria axillaris [L].
axillary line 腋窩線.
axillary lymph nodes 腋窩リンパ節, ＝lymphonodi axillares [L].
axillary nerve 腋窩神経(腕神経叢の枝の一つで三角筋などに分布), ＝nervus axillaris [L].
axillary vein 腋窩静脈, ＝vena axillaris [L].
axio- [æksiou, -siə] (軸の意味を表す接頭語).
axiobuccal [æksiəbʌ́kəl] 軸面頬側の.
axiobuccogingival [æksiəbʌkouʤinʤáivəl] 軸面頬側歯肉側の.
axiogingival [æksiouʤinʤáivəl] 軸面歯肉面の.
axioincisal [æksiouinsáizəl] 軸面切縁側の.
axiolabial [æksiouléibiəl] 軸面口唇面の.
axiolabiolingual [æksiouleibiəlíŋgwəl] 軸面唇側舌側の.
axiolingual [æksiəlíŋgwəl] 軸面舌側の.
axiolinguocervical [æksiəliŋgwousə́:vikəl] 軸面舌側歯頸側の.
axiolinguogingival [æksiəliŋgwouʤinʤáivəl] 軸面舌側歯肉側の.
axiolinguo-occlusal [æksiəliŋgwouɑklú:səl] 軸面舌側咬合側の.
axiomesial [æksioumí:ziəl] 軸面近心側の.
axiomesiocervical [æksioumi:ziousə́:vikəl] 軸面近心側歯頸側の.
axiomesiodistal [æksioumi:ziədístəl] 軸面近遠心平面.
axiomesiogingival [æksioumi:ziouʤinʤáivəl] 軸面近心側歯肉側の.
axiomesioincisal [æksioumi:ziouinsáizəl] 軸面近心側切側の.
axio-occlusal [ǽksiou ɑklú:səl] 軸面咬合面側の.
axiopulpal [æksiəpʌ́lpəl] 軸面歯髄面の.
axis [ǽksis] ①軸, ②軸椎〔骨〕(第二頸椎のこと. 頭の回転は第二頸椎にある歯突起が軸となる), ＝epistropheus, ③脊椎, ④軸動脈, ⑤歯の長軸 複 axes 形 axial.
axis rotation 軸捻(小腸の), ＝volvulus.
axis-traction forceps 応軸鉗子.
axle tooth 大臼歯.
ax(o)- [æks(ou), -s(ə)] (軸索の意味を表す接頭語).
axoaxonic [æksouæksάnik] 軸索軸索間の.
axo-axonic synapse 軸索軸索間シナプス.
axodendrite [æksədéndrait] 軸索樹枝(神経細胞の軸索から突出する無鞘性細線維で, 細胞樹枝 cytodendrite と区別していう).
axodendritic [æksoudendrítik] 軸索樹状突起間の.
axo-dendritic synapse 軸索樹状突起間シナプス.
axofugal [æksάfjugəl] 軸索遠心性の(刺激が軸索から末梢に向かうこと), ＝axifugal, centrifugal.
axolemma [æksəlémə] 軸索鞘(軸索の形質膜), ＝axilemma, Mauthner sheath.
axolysis [æksάlisis] 軸索融解.
axon [ǽksoun] 軸索(神経細胞の突起, 刺激を細胞体から末梢へ伝える), ＝axon [L] 形 axonal.
axonal degeneration 軸索変性(神経組織のなかで軸索主体の変性をきたす状態).
axonal transport 軸索〔内〕輸送(タンパク質合成機能を有する細胞体で合成された高分子を, 神経線維の軸索内で輸送すること. 速いものから遅い軸索輸送がある), ＝axonal flow.
axon degeneration 軸索変性, ＝axonal degeneration.
axoneme [ǽksəni:m] 軸糸(①染色体軸索糸状体で, 遺伝子が結合する部位, ＝chromoneme, genoneme. ②生毛体から波状膜として前方突出し, 将来自由鞭毛となる軸索糸状体).
axon hillock 軸索丘, 起始円錐(神経細胞体から出る軸索突起の起始部で円錐状の部分).
axonotmesis [æksənɑtmí:sis] 軸索断裂(軸索のみの断裂で, シュワン鞘(髄鞘)は断裂していない状態).
axon reflex 軸索反射(2つに分かれている感覚神経の一方の末梢神経枝の刺激による興奮が, 分岐部から遠心性に他枝の末端へと伝導し, その末梢に反応を引き起こす現象．神経細胞の仲介を要しないインパルスの伝導で，血管調節に関与する．この現象が起こっていると，皮膚を刺激するとその部が紅潮し，腫脹が起こる)，＝pseudoreflex．

axopetal [ækápətəl] 軸索求心性の(刺激が末梢から軸索に向かうこと)．

axoplasm [ǽksəplæzəm] 軸索原形質(神経軸索内にある原形質)．

axopodium [æksoupóudiəm] 〔有〕軸〔偽〕足(微細管よりなる軸をもった常時存在する長い義足．細胞の運動に関係)，＝axiopodium 複 axopodia．

axosomatic [æksousoumǽtik] 軸索細胞体間の．

axo-somatic synapse 軸索細胞体間シナプス．

AYA acute yellow atrophy liver (急性黄色萎縮肝)．

Ayala index アヤーラ指数(脳脊髄液指数)．

Ayerza syndrome アイエルザ症候群(慢性肺性心で，肺動脈硬化と重症チアノーゼをもつもの)，＝black cardiac syndrome．

azathioprine [æzəθáiəpri:n] アザチオプリン(免疫抑制剤)．

azi- [æzi] (窒素基 N_2 を含む化合物を表す接頭語)．

azidothymidine (AZT) [æzidouθáimidi:n] アジドチミジン(HIV ウイルスの逆転写酵素を阻害するチミジン誘導体，エイズの初期治療薬)．

azithromycin (AZM) [əziθrəmáisən] アジスロマイシン(マクロライド系抗菌薬)．

AZM azithromycin (アジスロマイシン)．

az(o)- [eiz(ou), æ-, -z(ə)] アゾ基(-N,N-)．

azoospermia [eizouəspə́:miə] 無精子〔症〕，＝azoospermatism．

azotemia [æzoutí:miə] 〔高〕窒素血症(血液中に尿素またはほかの窒素性物質が蓄積する状態．窒素過剰血〔症〕)，＝azotaemia 形 azotemic．

azotemic [æzoutí:mik] 〔高〕窒素血〔症〕の．

azoturia [æzoutjú:riə] 窒素尿〔症〕形 azoturic．

AZT azidothymidine (アジドチミジン)．

aztreonam [ǽztriənæm] アズトレオナム(β-ラクタム系抗菌薬)．

azurophil(e) [əʒú:rəfil, ǽʒurəfail] アズール〔親和性〕の，＝azurophilic．

azurophilic granule アズール〔親和性〕顆粒(ある種の細胞の細胞質にみられるアズール染色によく染まる顆粒)．

azurophilic stippling アズール親和〔性〕斑点．

azygography [æzaigágrəfi] 奇静脈造影法．

azygos [ǽzigəs, eizái-] 奇性の，不対の 形 azygous．

azygos lobe 奇静脈葉(右肺上葉の先端にみられるもの)．

azygos vein 奇静脈(右側の上行腰静脈に続き，肋間静脈から胸壁の静脈を集め，上大静脈に流入する)，＝vena azygos [L]．

A

B

B boron（ホウ素の元素記号）.

BA ①brachial artery（上腕動脈），②bronchoalveolar（気管支肺胞の），③bronchial asthma（気管支喘息），④biliary atresia（胆道閉鎖症）.

Ba ①barium（バリウムの元素記号），②basophil（好塩基球）.

Babesia [bəbíːziə] バベシア属（ピロプラズマ目の一属で，家畜の血液中に寄生する原虫）.

babesiosis [bəbiːzióusis] バベシア症（バベシア原虫による感染症．マダニ類により媒介され，マラリアに似た症状を示す），＝babesiasis.

Babinski combined flexion phenomenon バビンスキー屈股現象（片麻痺においては，仰臥位で腕を組んだ状態で起き上がるように命ずるとき，麻痺側の下肢は屈曲し踵が床から離れるが，健側は動かない）.

Babinski–Nageotte syndrome バビンスキー・ナジョット症候群（病巣の反対側に片麻痺があり，患側に小脳症状，舌咽・迷走神経障害，ホルネル症候群，眼振を呈するもの．延髄半側の病巣による）.

Babinski phenomenon バビンスキー現象，＝Babinski reflex.

Babinski reflex バビンスキー反射（足底外側から母指のつけ根に向かってこすると母指が背屈し，他指が扇のように広がる現象（開扇現象）で，錐体路障害の際にみられ，病的反射のうちで最も重要なものである），＝Babinski sign, Babinski phenomenon.

Babinski sign バビンスキー徴候，＝Babinski reflex.

baby [béibi] 乳児（生後1ヵ月～1年まで）.

baby cyclotron 超小型サイクロトロン（検査室の近くに設置し，半減期が短い陽電子放出核種を生産するために使われる），＝in-house cyclotron.

baby farm 乳児院.

baby sign ベビー・サイン（乳児のコミュニケーション．身振り，手振りなど体を使った伝達方法で言語発達能力が高まるといわれている．近年わが国でも育児法の一つとして注目されている）.

BAC ①basal acid concentration（〔胃液〕基礎分泌濃度），②blood alcohol concentration（血中アルコール濃度），③bronchioloalveolar carcinoma（細気管支肺胞上皮癌）.

Bac, bac. ①bacteria（細菌），②bacillus（桿菌）.

bacillary [bǽsiləri] ①細菌性の，②杆状の.

bacillary dysentery 細菌性赤痢.

bacillary layer 錐状体杆状体層（網膜の杆状体と錐状体からなる層），＝the rod and cone layer, Jacob membrane.

bacillemia [bæsilíːmiə] 菌血症（血中に桿菌が存在する状態）.

bacilli [bəsílai] → bacillus.

bacilliform [bəsílifɔːm] 桿状の.

bacill(i,o)– [bæsilou, –lə]（細菌，特に桿菌との関係を表す接頭語）.

bacillosis [bæsilóusis] 細菌感染症，桿菌感染症.

bacilluria [bæsiljúːriə] 細菌尿〔症〕（尿中に細菌（特に桿菌）が存在する状態），＝bacteriuria.

Bacillus [bəsíləs] バシラス属（バチルス属．好気性または通性嫌気性のグラム陽性桿菌．枯草菌 *B. subtilis*，炭疽菌 *B. anthracis*，食中毒の原因となる *B. cereus* などを含む）.

bacillus [bəsíləs] 桿菌（とくにバシラス属細菌）複 bacilli 形 bacillary.

bacillus Calmett–Guérin (BCG) カルメット・ゲラン菌（ウシ型結核菌を継代培養，無毒化したもの．結核ワクチン），＝bacille de Calmette–Guérin.

bacillus Calmette–Guérin cell wall skeleton (BCG cell wall skeleton) BCG細胞壁骨格（ウシ型結核菌BCG株の死菌より精製された細胞壁骨格，強い免疫増強活性，マイトジェン活性を有する）.

bacitracin (BC) [bæsitréisin] バシトラシン（ペプチド系抗菌薬）.

back [bǽk] 背部，背中（体幹の後部）.

backache [bǽkeik] 背〔部〕痛（腰痛および下背部の疼痛を表す俗語）.

backbone [bǽkboun] 脊椎，＝spinal column, spine, vertebral column.

back care (BC) 背部清拭.

backcross [bǽkkrɑs] もど（戻）し交雑，退交雑（雑種第1代（F_1）とその両親のいずれか一方または同一の遺伝子型をもつ個体との交雑．劣性ホモ接合体とのもどし交雑を検定交雑と呼び，F_1 のつくる配偶子の遺伝子型がそのまま次世代の表現型になるので遺伝分析に用いられる）.

backflow [bǽkflou] 逆流，＝reflux.

background (BG) [bǽkgaund] ①背景，②＝background radiation.

background activity (BGA) 背景活動（背景脳波．突発波に対していう）.

background radiation バックグラウンド放射線（放射線測定において，検出対象以外からの計数をいう).
backing [bǽkiŋ] 裏装〔法〕(歯の).
backknee [bǽkni:] 反張膝, ＝genu recurvatum.
back pointer バックポインタ(放射線治療の際, 放射線束の方向を正確に病巣に向けるために用いられるもので, 被照射体の射出側の線束中心を示す).
back-pressure effect 反圧効果(肺静脈うっ血).
backrest [bǽkrest] 背もたれ.
backscatter [bǽkskætər] 後方散乱(一次線より 90° 以上後方へ向かって散乱する二次放射線), ＝back scattering.
back-stroke elevation 反撞隆起(動脈波において大動脈弁の閉鎖により, 血液が弁に反撞して起こる).
bacteremia [bæktərí:miə] 菌血症(血中に細菌が存在する状態), ＝bacteraemia.
Bacteria [bæktí:riə] バクテリア(3ドメイン説(Woese, 1990)におけるドメインの一つで, 真正細菌が含まれる).
bacteria [bæktí:riə] →bacterium.
bacterial [bæktí:riəl] 細菌〔性〕の.
bacterial conjunctivitis 細菌性結膜炎(黄色ブドウ球菌をはじめとする種々の細菌が原因となりうる. 新生児では淋菌が, 小児ではインフルエンザ菌や肺炎球菌が原因となりやすい).
bacterial corneal ulcer 細菌性角膜潰瘍(黄色ブドウ球菌や緑膿菌などの細菌感染による化膿性潰瘍性の角膜炎).
bacterial culture filtrate (BCF) 細菌培養濾液.
bacterial flora 細菌叢(ある場所に定着している細菌の集団).
bacterial food poisoning 細菌性食中毒(飲食物を介して生きた細菌やその産生毒素を摂取することにより発症する急性中毒. 細菌の生体内増殖によるものを感染型食中毒, 細菌の食品中増殖により蓄積した毒素によるものを毒素型食中毒と呼ぶ).
bacterial meningitis 細菌性髄膜炎(各種細菌が原因となる髄膜の急性化膿性炎症).
bacterial pneumonia 細菌性肺炎(肺炎球菌, インフルエンザ菌などの細菌を原因とする肺胞性肺炎).
bacterial toxin 細菌毒素(細菌が産生する生体に対する有害物質で, 外毒素と内毒素に大別される).
bactericide [bæktí:risaid] 殺菌薬 形 bactericidal.
bacteri(o)- [bækti:ri(ou), -ri(ə)] (細菌, バクテリアとの関係を表す接頭語).
bacteriocidin [bækti:riousáidin] 殺菌素(細菌を死滅させる効果のある特異抗体).
bacteriogenic agglutination 細菌性凝集(細菌の作用による血球凝集), ＝Huebner-Thompson phenomenon.
bacterioh(a)emolysin [bækti:riouhi:málisin] 細菌性溶血素.
bacteriology [bækti:riáləʤi] 細菌学 形 bacteriologic, bacteriological.
bacteriolysin [bækti:riálisin] 溶菌素(補体添加により細菌を溶解する活性のある特異抗体).
bacteriolysis [bækti:riálisis] 溶菌(一般に特異抗体による) 形 bacteriolytic.
bacteriolytic [bækti:riəlítik] 溶菌〔性〕の(細菌の溶解や破壊を起こさせる).
bacteriolyze [bæktí:riəlaiz] 溶菌する.
bacteriophage [bæktí:riəfeiʤ] バクテリオファージ(細菌を宿主とするウイルス), ＝phage.
bacteriopsonin [bækti:riápsənin] 細菌オプソニン(細菌に特異的に結合し, 白血球による貪食を促進させる抗体) 形 bacteriopsonic.
bacteriosis [bækti:ríousis] 細菌症.
bacteriostatic [bækti:riəstǽtik] 静菌性の.
bacteriotoxemia [bækti:rioutaksí:miə] 細菌中毒症.
bacterium [bæktí:riəm] 細菌, バクテリア 複 bacteria 形 bacterial.
bacteriuria [bækti:rijú:riə] 細菌尿〔症〕, ＝bacteruria.
bacteriuria screening test (BST) 細菌尿スクリーニング.
Bacteroides [bæktərɔ́idi:z] バクテロイデス属(嫌気性のグラム陰性桿菌. 菌血症, 化膿性疾患の原因となる *B. fragilis* などを含む).
BAE bronchial artery embolization (気管支動脈塞栓〔術〕).
BaE, BE barium enema (バリウム注腸造影〔法〕).
Baer method ベーア療法(関節癒着を剥離した後, 滅菌油を注射して癒着再発を予防する方法), ＝Baer treatment.
bag [bǽg] ①袋, ②嚢.
bag of waters 胎胞, ＝amniotic sac.
BAI bronchial artery infusion (気管支動脈注入療法).
Bainbridge reflex ベインブリッジ反射(心房反射ともいわれ, 心右房などの昇圧による心臓の反射性亢進と動脈血圧の上昇), ＝cardiovascular reflex, right heart reflex.
baked tongue チフス舌(腸チフスにみられる暗色舌).
Baker cyst ベーカー嚢胞(膝窩滑液嚢炎, 膝窩滑液嚢腫).
Baker hypothesis バーカー仮説(胎生期の子宮内環境で低栄養にさらされた場合, 将来生活習慣病などを発症しやすいという説), ＝fetal origins hypothesis.
baker leg 膝内反, X脚.
BAL ①bronchoalveolar lavage (気管支肺胞洗浄〔法〕), ②blood alcohol level (血

B

中アルコール濃度レベル).

balaesitas [bəléisitəs] サ行発音障害(s[s], sh[ʃ], z[z], zh[ʒ]をth[θ]と発音する), ＝lisp, lisping.

balance [bǽləns] ①平衡〔を保つ〕, つりあい, ②天秤, ＝equi-arm balance.

balanced anesthesia バランス麻酔(2種類以上の麻酔薬を組み合わせて用いる全身麻酔法. 主に静脈麻酔薬を組み合わせる方法を指す).

B

balanced electrolyte solution (BES) 平衡電解質溶液.

balanced occlusion 平衡咬合.

balanced salt solution (BSS) 平衡食塩水.

balance test (BT) 平衡検査.

balancing network method 平衡回路法.

balanic [bəlǽnik] 陰茎亀頭の, 陰核亀頭の.

balanitis [bælənáitis] 亀頭炎, ＝balanochlamyditis.

balan(o)- [bælən(ou), -n(ə)] (亀頭との関係を表す接頭語).

balanocele [bǽlənəsi:l] 亀頭嵌頓.

balanoplasty [bǽlənəplæsti] 亀頭形成術.

balanoposthitis [bælənoupɑsθáitis] 亀頭包皮炎, ＝balanopostitis.

balantidiasis [bæləntidáiəsis] バランチジウム症(大腸バランチジウムが大腸に寄生して起こる疾病. 下痢, 血便を起こす), ＝balantidial colitis, balantidiosis.

Balantidium [bæləntídiəm] バランチジウム属(原生動物. 大腸バランチジウム *B. coli* はブタ, ヒト, チンパンジーなどの盲結腸に寄生する).

baldness [bɔ́:ldnis] 脱毛, ＝acomia, alopecia, calvities.

bald tongue 萎縮性舌炎(ペラグラ, 悪性貧血などにみられる滑らかな光沢のある舌), ＝atrophic glossitis.

Balkan frame バルカン框(きょう), ＝Balkan splint.

ball [bɔ́:l] 球(球形のもの, 丸いもの).

ball and socket joint 球〔窩〕関節(球状の関節頭とそれを受ける関節窩からなる関節(肩関節など)), ＝spheroidal joint.

ballismus [bəlízməs] バリスム〔ス〕, 舞踏病痙攣様運動.

ballistospore [bəlístəspɔ:r] 射出胞子.

balloon [bəlú:n] バルーン(空気やガスで膨張させた袋, 気球).

balloon atrioseptostomy (BAS) バルーン心房中隔裂開〔術〕.

balloon dilation バルーン拡張〔術〕.

ballooning [bəlú:niŋ] ①送気法, ②球状の.

ballooning degeneration 球状変性.

balloon-tip catheter バルーン付きカテーテル(先端にバルーンが付いているカテーテル. 挿入後, バルーンをふくらませたり, 脱気したりすることができる).

ballottement [bəlɑ́tmənt] [F] バロットマン, 浮球感(水袋内にあるゴム球が動揺するときのような感触で, 触診に用いる) 形 ballotable.

ball thrombus 球状血栓(心臓に発生する).

balm [bɑ́:m] ＝balsam.

balneotherapy [bælniəθérəpi] 温泉療法, ＝balneation.

balsam [bɔ́:lsəm] バルサム(植物由来の粘稠性をもつ含油樹脂).

BALT bronchus-associated lymphoid tissue (気管支関連リンパ組織).

Bamberger sign バンベルゲル徴候(①三尖弁閉鎖不全症における頸静脈の異常拍動, ②対部知覚症, ③滲出性心膜炎の際の肩甲骨の角の濁音界).

bamboo hair 結節性裂毛症(頭毛, 須毛に灰白色から灰褐色の球状結節を見, この部では毛皮質は縦に線維状に細裂し, 毛は容易に切断, 屈曲される).

bamboo spine 竹様脊柱 (X線像にみられる滑らかな輪郭で, 細く曲がった脊柱).

BAN British Approved Name (英国一般名).

Bancroft filaria バンクロフト糸状虫, ＝*Wuchereria bancrofti*.

band [bǽnd] 帯, ひも, 包帯.

bandage [bǽndidʒ] 包帯, 帯具(ガーゼまたは弾力性材料を用いてつくる).

band cell 桿状核細胞 (好中球の核が分葉する前に1個の帯状を呈するもの), ＝stab cell, staff cell.

banding [bǽndiŋ] バンディング, 染色法, 分染法.

band neutrophil 帯状核細胞, ＝band cell, stab neutrophil.

band-shaped keratopathy 帯状角膜混濁(失明眼などで認められる瞼裂に一致した角膜混濁).

bank [bǽŋk] ①銀行, 貯蔵所, ②バンク角.

Bankart method バンカート法(反復性肩関節脱臼に対する関節包縮術).

Banti syndrome バンチ症候群(特発性門脈圧亢進症), ＝Banti disease, Banti-Senator disease, idiopathic portal hypertension.

bar [bɑ́:r] ①棒(または棒状のもの), ②線条, 帯, ③バール(圧力単位. 1 cm^2 に対しての1メガダインすなわち100万ダインに相当する圧力で, 気圧単位としては水銀29.53インチに相当する. 1 bar ＝ 10^5pa (pascal) ＝ 10^6dyn / cm^2), ＝barye.

Bárány caloric test バラニー温度試験, ＝Bárány sign(nystagmus).

Bárány pointing test バラニー指示

試験(前庭機能試験の一つ．運動時における腕の偏倚試験)．
Bárány sign バラニー徴候(前庭機能試験の一つ．迷路障害のない場合，冷水を外耳道に注入すると対側への眼振を起こし，温水を注入すると同側への眼振が起こる徴候)，＝Bárány nystagmus.
barbital [bá:bitæl, -tɔ:l] バルビタール(無色または白色結晶体で無臭，やや苦味を呈す．鎮静薬，催眠薬)，＝barbitone, diethylbarbituric acid.
barbiturate [bɑ:bítʃureit] バルビタール酸塩.
barbiturism [bá:bitʃurizəm] バルビタール中毒症，＝barbitalism, barbituism.
barbotage [bɑ:bətá:ʒ] [F] バルボタージ(麻酔剤の一部をクモ膜下に注射した後，髄液を吸引し，再び注射を行い，最後にその全部を注入する脊椎麻酔法)．
bare area 無漿膜野(肝上部の腹膜を欠如した三角形の領野)，＝area nuda [L].
bare lymphocyte syndrome ベアリンパ球症候群，不全リンパ球症候群(裸リンパ球症候群，HLA欠損症．リンパ球，血小板表面にHLA抗原が表現されていないか，ごくわずかしか存在しない疾患)．
baresthesia [bærisθí:ziə] 圧覚，＝baraesthesia.
Bar incision バール切開(帝王切開に際し，腹部臍上方の正中線に沿って行う切開)．
baritosis [beəritóusis] バリウム肺塵症(重晶石または硫酸バリウム粉の吸入が原因で起こる肺疾患)．
barium (Ba) [béəriəm] バリウム(アルカリ土金属の一つ．原子番号56，原子量137.33，質量数130，132，134〜138) 形 baric.
barium contrast medium バリウム造影剤.
barium enema (BaE, BE) バリウム注腸造影〔法〕.
barium meal バリウムがゆ(消化管造影用の造影剤)．
barium sulfate 硫酸バリウム($BaSO_4$．X線造影剤として広く用いられる．消化管内停留により，穿孔，腸閉塞，腹膜炎，虫垂炎などが起こる場合がある)．
barking cough 犬吠様咳嗽.
Barmah Forest virus バーマフォレストウイルス(アルファウイルスの一つ．多発関節炎の病原ウイルス)．
baro- [bærou, -rə] (重さ，圧の意味を表す接頭語)．
baroagnosis [bærouægnóusis] 重量知覚欠如.
barognosis [bærɑgnóusis] 〔重〕圧感(重さの知覚)．
barometric pressure (PB) 気圧，大気圧(大気の圧力で，ヘクトパスカルhPaが単位)．
baroreceptor [bærouriséptər] 圧受容器(頸動脈洞などに存在する)，＝baroceptor, pressoreceptor.
barosinusitis [bærousainəsáitis] 気圧性副鼻腔炎，＝aerosinusitis.
barostat [bǽrəstæt] バロスタット(①圧力調節器，②バロスタット法．消化管運動機能検査に用いられる)．
barotrauma [bæroutrɔ́:mə] 圧力傷害(気圧または水圧による病変)．
barrel chest 樽〔状〕胸(肺気腫患者にみられる前後径の大きい樽状の胸)．
Barré-Lieou syndrome バレー・リュー症候群(椎骨動脈周囲の交感神経叢が刺激されて起こる頭痛，項部痛，嘔気，耳痛，顔面痙攣などを特徴とする)．
barrelshaped thorax 樽状胸郭(肺気腫にみられる樽胸で背腹直径の異常に大きいもの)．
Barrett epithelium バレット上皮(バレット食道にみられる食道の円柱上皮)．
Barrett esophagus バレット食道(下部食道がほぼ全周性に逆流性食道炎などに起因する難治性潰瘍により円柱上皮に置き換わった状態をいう．食道胃接合部より口側に3cm以上にわたって，円柱上皮が広がっていることが基準とされている．腺癌が発生しやすい)．
Barrett syndrome バレット症候群(食道の扁平上皮に被っている胃噴門部からの円柱上皮であるバレット上皮(食道炎，潰瘍病変の修復像)に消化性潰瘍などを伴う)，＝Barrett esophagus.
barrier [bǽriər] 障壁，関門，境界.
barrier-free バリアフリー，障壁除去(障害のある人々の障壁(バリア)をなくすこと．物理的なものをはじめ，社会生活上のすべてのものからバリアを取り除き社会参加を容易にすることを意味する)．
barrier nursing 隔離看護.
Barthel index バーテル指数(ADLの評価法の一つ．10項目，5点刻みで100点満点で表記する)．
Bartholin gland バルトリン腺(腟前庭に存在する腺)，＝greater vestibular gland, Duverney glands.
bartholinitis [bɑ:θəlináitis] バルトリン腺炎.
Barton bandage バートン包帯(顎に当てる8字形包帯)．
Bartonella [bɑ:tənélə] バルトネラ属(偏性好気性のグラム陰性桿菌．ブルセラ属の近縁とされている．カリオン病(オロヤ熱，ペルーいぼ)の原因となる *B. bacilliformis*，ネコひっかき病の原因となる *B. henselae*，塹壕熱の原因である *B. quintana* などが含まれる)．
bartonellosis [bɑ:tənilóusis] バルトネラ症(主としてブユおよびスナバエにより媒介される疾患で，初期症状として高熱や貧血，後に皮膚の腫瘍を呈する)．

B

Bart syndrome バート症候群(四肢，間擦部の水疱，口唇のびらん，爪変形を伴う表皮水疱症の一型).

Bartter syndrome バーター症候群(血漿レニン活性上昇，アンジオテンシンⅡに対する昇圧反応低下，傍糸球体装置の過形成，アルドステロン分泌過剰に伴う低カリウム血性アルカローシス，多飲・多尿や成長遅延，正常血圧，浮腫欠如などを特徴とする).

BAS balloon atrioseptostomy (バルーン心房中隔裂開〔術〕).

basad [béisæd] 底へ(物体の底部に向かう方向).

basal [béisəl] 基底の，基礎の.

basal acid concentration (BAC) 〔胃液〕基礎分泌濃度.

basal anesthesia 基礎麻酔，＝basis anesthesia, prenarcosis.

basal body 基底小体(線毛細胞で線毛が細胞質に入っている部分で中心子に似た構造)，＝blepharoplast.

basal body temperature (BBT) 基礎体温(諸条件(環境など)のないところで計測した体温．早朝口腔内で検温する．基礎体温表(BBT chart)は排卵の予測に用いられる).

basal cell 基底細胞(重層上皮の)，＝basilar cell.

basal cell carcinoma (BCC) 基底細胞癌.

basal cell epithelioma (BCE) 基底細胞上皮腫瘍.

basal cell layer 基底〔細胞〕層(表皮の基底層，胚芽層ともいう).

basal energy expenditure (BEE) 基礎エネルギー消費量(性別，身長，体重，年齢から算出される．ＢＥＥに活動係数などを乗することで，病態，治療目的に応じた患者の必要熱量が求められる).

basal fetal heart rate (BFHR) 基礎胎児心拍数.

basal ganglia 大脳基底核(大脳半球白質にある終脳由来の神経核．尾状核，レンズ核(被殻および淡蒼球)，扁桃体，前障からなる).

basal granule 基礎顆粒，＝blepharoplast.

basal heart rate (BHR) 基本心拍数.

basal lamina of choroid 基底板(脈絡膜の)，＝Bruch membrane.

basal layer 基底層(子宮内膜の深層，浅層を機能層といい性周期に伴って変化する)，＝stratum basalis.

basal metabolic rate (BMR) 基礎代謝率(標準条件のもとで，単位時間において消費されるエネルギー量で，普通体表1 m² または体重1 kg につき1時間のカロリー数(kcal)で表される).

basal metabolism (BM) 基礎代謝，維持代謝(生命維持に要する最小のエネルギー消費量．体温調節にエネルギーを要しない温度下，消化吸収作用もない安静下，覚醒時，仰臥位の消費熱量).

basal narcosis 基礎麻酔，＝basal anesthesia.

basal seat area 義歯負担域，床下組織面(支持組織面).

basal vein 脳底静脈，＝vena basalis [L].

base [béis] ①塩基(塩の非酸部分，酸と結合して塩を形成するもの)，②基底，基礎構造，基部，③主薬，基剤，④台，歯床(義歯を支持する部分)，⑤基(位相の) 形 basic, basal, basilar.

baseball elbow 野球肘(野球，特に投球動作によって肘に障害が起こったものの総称)，＝little leaguer's elbow.

baseball finger 野球指(末端指節骨基部からの中指伸筋の部分的または完全な剥離).

base deficit (BD) 塩基不足.

Basedow disease バセドウ病(びまん性甲状腺腫，甲状腺ホルモン産生過剰を呈し，眼球突出などの眼病変，限局性粘液水腫などの皮膚病変を伴う自己免疫疾患．甲状腺刺激ホルモン受容体に対する自己抗体が甲状腺機能亢進をもたらす．グレーヴス病)，＝Graves disease, Parry disease, toxic diffuse goiter.

Basedow triad バセドウ三徴(バセドウ病の重要な徴候．甲状腺腫，眼球突出，頻脈)，＝Merseburg triad.

base excess (BE) 過剰塩基，塩基過剰.

Basel anatomical nomenclature ＝Basel Nomina Anatomica.

base line 基線.

basement [béismənt] ①基礎，＝base, ②地階.

basement membrane (BM) 基底膜.

base of lung 肺底(肺の下面(下葉)で横隔膜に面する側)，＝basis pulmonis [L].

base of support 支持基底面.

basic cardiac life support (BCLS) 一次循環救命処置.

basic care 基本的看護，＝basic nursing.

Basic Environmental Law 環境基本法(わが国の基本的な環境政策を定めた法律).

basic hospital for disasters 災害拠点病院(各都道府県に1ヵ所の基幹拠点病院と各2次医療圏に1ヵ所ずつ地域拠点病院が全国で約500指定されている).

basic human needs (BHN) 人間生活の基本的要請.

basicity [beisísiti] ①塩基度(酸の塩基を中和する能力を表す)，②塩基性度(溶液の塩基性の強さを表す量).

basic life support (BLS) 基本蘇生，一次救命処置(二次救命処置を行い得るところにバトンタッチするまで生命を維持するための必要な心肺蘇生法).
basic nursing 基本的看護，＝basic care.
basic oxide 塩基性酸化物.
basic trauma life support (BTLS) 一次外傷救命救急処置，基本外傷蘇生救急法.
basic trust 基本的信頼.
Basidiobolus [bəsidiábələs] バシディオボールス属(エントモフラ症の原因となる接合菌).
Basidiomycota [bəsidioumaikóutə] 担子菌門.
basifacial [beisiféiʃəl] 顔面下部の.
basilar [bǽsilər] 基底の，基礎の.
basilar angle 基底角(鼻底線とマイスネル水平線とがなす角)，＝basiopic angle.
basilar artery 脳底動脈(左右の椎骨動脈が合わさりできる1本の動脈)，＝arteria basilaris [L].
basilar meningitis 脳底部髄膜炎(結核性髄膜炎で起こりやすく，脳神経障害をきたす髄膜炎).
basilar process 基底突起(後頭骨の底部).
basilar vertebra 基底脊椎(第5仙椎).
basilateral [beisilǽtərəl] 外側基底の.
basilemma [beisilémə] 基底膜，＝basement membrane.
basilic vein 尺側皮静脈，＝vena basilica [L].
basi(o)– [beisi(ou), -si(ə)] (底，基礎を意味する接頭語).
basion [béisiən] 基底点(大後頭骨孔の前縁が頭蓋正中線と交差する点) 形 basial.
basipetal [beisípitəl] 求基的の，求底的の(下方または尾側方向に進行することをいう).
basiphobia [beisifóubiə] 歩行恐怖症，＝basophobia.
basis [béisis] ①底，②主薬，＝remedium cardinale.
basisphenoid [beisisfí:nɔid] 蝶形骨基底(蝶形骨の主に体の後方の部分をいう).
basisylvian [beisisílviən] 大脳外側裂の横底部(側頭葉と眼窩部の間の外側溝の部分).
basitemporal [beisitémpərəl] 側頭部下部の.
basivertebral [beisvə́:tibrəl] 椎体に関連の.
basivertebral veins 椎体静脈，＝venae basivertebrales [L].
basket cell 籠細胞(①小脳皮質にあって，軸索の小線維が突出して籠状の巣をつくり，その間隙にPurkinje細胞を封入しているもの．②汗腺または口腔腺の腺細胞と基底細胞との間にある籠状細胞．③白血球の老廃破壊したもの).
Basle Nomina Anatomica (BNA) バーゼル解剖学用語(1895年スイスのバーゼルで選定された国際解剖学用語，BNAと略す)，＝Basel anatomical nomenclature.
baso– [beisou, -sə] (底，基礎を意味する接頭語)，＝basi–.
basoerythrocyte [beisouiríθrəsait] 塩基性赤血球 (好塩基性斑点などのある赤血球).
basophil(e) [béisəfil] ①好塩基性の，塩基親和性の，＝basophilic，②好塩基球.
basophil granule 好塩基性顆粒.
basophilia [beisəfíliə] ①好塩基球増加〔症〕，②好塩基性赤血球症，＝granular degeneration，punctate basophilia 形 basophilic.
basophilic adenoma 好塩基性細胞腺腫(好塩基性細胞からなる〔脳〕下垂体腺腫)，＝Cushing syndrome.
basophilic hyperpituitarism 好塩基細胞性下垂体機能亢進症，＝Cushing disease.
basophilic leukemia 好塩基性白血病.
basophilic leukocyte 好塩基球.
basophilism [beisáfilizəm] 好塩基性細胞症(腺腫).
basosquamous carcinoma 基底扁平細胞癌.
Bassini operation バッシーニ手術(成人鼠径ヘルニアの根治術で内腹斜筋，腹横筋，横筋筋膜の3層を鼠径靭帯に縫合して後壁を補強する方法).
bath [bǽθ] 入浴，沐浴，浴槽.
bathmotropic [bæθmətrápik] 変域値〔性〕の(特に心筋の興奮を左右する神経刺激性線維についていう) 名 bathmotropism.
batho– [bæθou, -θə] ＝bathy–.
bathophobia [bæθoufóubiə] 深所恐怖症.
bathroom privileges (BRP) (患者が自力でトイレに行ってもいいという意味).
bathy– [bæθi] (深部，深所の意味を表す接頭語).
bathyanesthesia [bæθiænisθí:ziə] 深部感覚消失(麻痺).
bathyesthesia [bæθiesθí:ziə] 深部感覚(知覚).
bathyhyperesthesia [bæθihaipəresθí:ziə] 深部感覚亢進.
bathyhypesthesia [bæθihipəsθí:ziə] 深部感覚低下.
Batista operation バチスタ手術(重症心不全を伴う心筋症に対して行われる左室部分切除により収縮力の向上をはかる手術)，＝partial left ventriculectomy.

Batten–Mayou disease バッテン・マユー病，＝Batten disease, Spielmeyer–Vogt disease.
batter [bǽtər] 虐待する，打ちたたく，壊す.
battered child 被虐待児(バタードチャイルド)，＝abused child.
battered child syndrome (BCS) 被虐待児症候群(身体的虐待を受け，外傷を負った小児の状態を表す用語).
battered spouse syndrome 被虐待配偶者症候群.
battered woman 被虐待女性.
battered woman syndrome (BWS) 被虐待女性症候群，バタードウーマン症候群(被虐待女性に特徴的な心的傾向を捉えた概念).
battery [bǽtəri] ①電池，＝cell，②バッテリー(診断目的で行なう一連のテスト).
Bauhin valve バウヒン弁(回盲弁)，＝valvula coli, ileocecal valve.
BAW bronchoalveolar washing (気管支肺胞洗浄).
bayonet hair 銃剣状毛.
Bayou virus バヨウウイルス(ブニヤウイルス科のウイルスで，ハンタウイルス肺症候群の原因となる).
Bazett index バゼット指数(心電図においてQ–T間隔を測定するときの心拍速度に対する補正式)，＝Bazett formula.
Bazin disease バザン病(壊死性の潰瘍をきたす慢性皮膚疾患．結核罹患後の若年女性に好発するが，結核との因果関係は証明されていない).
BB buffer base (緩衝塩基).
BBA born before arrival (病院到着前出産).
BBB ①blood–brain barrier (血〔液〕脳関門)，②blood buffer base (血液緩衝塩基)，③bundle branch block (脚ブロック).
BBBB bilateral bundle branch block (両脚ブロック).
BBF bronchial blood flow (気管支血流).
BBT basal body temperature (基礎体温).
BC ①blood count (血球算定〔法〕)，②bronchial carcinoma (気管支癌)，③bacitracin (バシトラシン)，④back care (背部清拭).
B & C biopsy and curettage (生検掻爬).
BCA brachiocephalic artery (腕頭動脈).
BCAA branched chain amino acids (分岐鎖アミノ酸).
BCC basal cell carcinoma (基底細胞癌).
BCE basal cell epithelioma (基底細胞上皮腫瘍).
BCECT benign childhood epilepsy with centrotemporal spike (中心・側頭部に棘波をもつ良性小児てんかん).
B cell B細胞(骨髄でつくられ末梢リンパ器官へ移行する．抗原刺激をうけると抗体産生細胞となる．Bリンパ球)，＝B lymphocyte.
B cell antigen receptor (BCR) B細胞抗原受容体(膜型免疫グロブリン)，＝B cell receptor.
B cell growth factor (BCGF) B細胞増殖因子(B細胞増殖に関与する物質の総称．IL–1, IL–4, IL–5などがある).
B cell lymphoma B細胞系リンパ腫.
B cell subset B細胞サブセット(B細胞の機能的に異なる集団，またはその表面抗原の違いによって分けられる集団).
B cell tolerance B細胞〔免疫〕寛容(B細胞がある抗原に対して免疫不応答状態にあること．クローン除去とクローンアネルギーとによる).
BCF bacterial culture filtrate (細菌培養濾液).
BCG bacillus Calmette–Guérin (カルメットゲラン菌).
BCGF B cell growth factor (B細胞増殖因子).
BCLS basic cardiac life support (一次心臓救命処置).
BCP birth control pill (出産調節用ピル).
BCS battered child syndrome (被虐待児症候群).
BCT blood coagulation time (血液凝固時間).
BCU burn care unit (熱傷集中監視室).
BD ①birth date (誕生日)，②base deficit (塩基不足)，③bile–duct (胆管)，④brain death (脳死)，⑤behavior disorder (行動異常)，⑥bronchodilator (気管支拡張薬).
BDL below detectable limit (検出限界以下).
BDNF brain–derived neurotrophic factor (脳由来神経栄養因子).
b.d.s. bis in die summendus (1日2回摂取).
BE ①base excess (過剰塩基)，②brain edema (脳浮腫)，③bronchiectasis (気管支拡張症).
Be ①beryllium (ベリリウムの元素記号)，②Berrens (個人的血液因子).
beaded [bí:did] 珠状の.
beaded hair 連珠毛，＝monilethrix.
beading of ribs 肋骨珠状形成(くる病において肋軟骨部が珠状に膨隆している状態)，＝rachitic rosary, rachitic beads.
beaker cell ビーカー細胞(杯細胞のこと)，＝goblet cell.
beak sign ビーク徴候(乳児肥厚性幽門狭窄症などでみられる幽門の造影所見).
BEAM brain electrical activity mapping (脳電気活動分布図).
beam [bí:m] 線束(光線のように射出することからいう).
beamtherapy [bi:mθérəpi] 光線療法(特

にスペクトルの一部から発散する光線，またはラジウムの遠隔療法).
bear [béər] 運ぶ，伝える．
bearer [béərər] 担体．
bearing down 努責(陣痛第2期における産婦の努責．分娩を促進する)．
beat [bí:t] 打つ，鼓動する，拍動，脈拍．
beats per minute (BPM, bpm) 分時拍動数．
Beau line ボー線(指爪の横線)，＝transverse lines.
Bechterew sign ベヒテレフ徴候(顔面の自動運動のための麻痺)．
Beck belt ベック腹帯(布製の産褥腹帯で，産後出血を阻止するためのもの)．
Becker muscular dystrophy (BMD) ベッカー型筋ジストロフィー．
Becker test ベッカー試験(各径線上に3本の平行線を並べて行う乱視検査法)．
Beckman spectrophotometer ベックマン分光光度計(石英プリズムを用いてスペクトルを分析する器械)，＝quartz spectrophotometer.
Beckwith–Wiedemann syndrome ベックウィズ・ヴィーデマン症候群(臍ヘルニア，大舌症，巨人症)，＝exomphalos–macroglossia–gigantism syndrome.
Béclard hernia ベクラードヘルニア(大腿ヘルニアの一つで伏在裂孔(卵円窩)から脱出するもの)．
beclomethasone [bekləméθəzoun] ベクロメタゾン(副腎皮質ステロイド)．
becquerel (Bq) [bekərél] ベクレル(放射能の国際標準単位で，1秒当たり1個の壊変は1 Bq である．1 Bq＝1壊変/秒．$1Ci=3.7\times10^{10}$ Bq)．
bed [béd] ①ベッド，寝台，床，②(組織の支持構造)．
bed bath 清拭．
bed–fast 就床(病者が床を離れられないほど安静の必要あること)，＝bed–ridden.
bed for long–term care 療養病床．
bed making ベッドメイキング．
bed occupancy ベッド利用率，病床利用率，満床率．
bedpan [bédpæn] 便器．
bed rest 就床安静，臥床安静．
bedside (BS, bs.) [bédsaid] ベッドサイド．
bedside drainage (BSD) ベッドサイドドレナージ．
bedside learning (BSL) 臨床実習．
bedside table 床頭台．
bedside teaching (BST) 臨床実習．
bedsore [bédsɔ:r] 褥瘡，床ずれ(長期臥床において，骨の突出部と病床の間で圧迫による循環障害が起こり，皮膚，軟部組織が壊死する状態)，＝decubitus ulcer, bed sore.
bedtime (BT) [bédtaim] 就寝時刻．
bed–wetting 夜尿症，＝enuresis.
BEE basal energy expenditure (基礎エネルギー消費量)．
Béguez César disease ベゲス・セサル病(好中球の巨大なアズール顆粒，好中球の機能異常による易感染性などを主徴とし，常染色体性劣性遺伝を示す先天性疾患)，＝Chédiak–Steinbrink–Higashi syndrome.
behavior [bihéivjər] 行動，行為，態度．
behavioral and psychological symptoms of dementia (BPSD) (認知症の中核症状である認知機能障害以外の周辺症状を指す)．
behavior disorder (BD) 行動異常，行動障害．
behaviorism [bihéivjərizəm] 行動主義．
behavior reflex 行動反射，条件反射，＝conditioned reflex.
behavior science 行動科学．
behavior therapy 行動療法(異常行動を修正することを目的とする精神科治療法の一つ)．
Behçet disease ベーチェット病(再発性口腔アフタ，前房蓄膿性ぶどう膜炎，外陰部潰瘍を3主徴とする慢性の全身性炎症性疾患．20～30歳代に好発する)，＝Behçet syndrome.
bejel [bédʒəl] ベジェル(アラビア人種の子どもによくみられる非性病性梅毒)．
Bekhterev disease ベクテレフ病，＝ankylosing spondylitis.
Bekhterev–Mendel reflex ベクテレフ・メンデル反射(足の背部を叩くことにより，足底筋反射を誘発する(足がおしさがり，足底アーチが伸び足底筋を伸展させることにより足趾の足底屈曲が起こる)．背屈が正常反応)，＝hypog.
Bel, bel [bél] ベル(Graham Bell にちなんで命名された音の単位)．
belch [béltʃ] ①げっぷ〔をする〕(噯気，あくび)，②噴出〔する〕(ガスなど)．
belladonna [belədánə] ベラドンナ(アトロピンおよびヒスチアミンを含有するナス科の樹)．
belle indifference 善良な無関心(転換性障害にみられる，自分の機能障害に関する無関心)．
Bell law ベルの法則(脊髄前角は運動神経，後角は知覚神経である)，＝Bell–Magendie law.
bell note ベル様呼吸音．
Bell palsy ベル麻痺(原因不明の末梢性の顔面神経麻痺)，＝Bell paralysis.
Bell phenomenon ベル現象(末梢性顔面神経麻痺では，閉眼時に，眼瞼の閉鎖不十分のため，眼球上転して眼裂のすき間から白色の強膜の露出している状態)．
belly [béli] ①腹，②筋肉の膨大部．
belonephobia [belounifóubiə] 恐尖症，

尖鋭恐怖(針，ピン，そのほか尖った物体に対する恐怖).

below detectable limit (BDL) 検出限界以下.

below-knee amputation (BK amputation, BKA) 下腿切断.

belt [bélt] ベルト，腹帯.

belt test 腹帯試験法(内臓下垂症において，患者の下腹部を左右から把握して挙上すると軽快感がある).

B

Bence Jones albumin ベンスジョーンズアルブミン，＝Bence Jones protein.

Bence Jones protein (BJP) ベンスジョーンズタンパク〔質〕(多発性骨髄腫患者尿中に発見されたもの．免疫グロブリンの単クローン性 L 鎖に類似する).

Bence Jones reaction ベンスジョーンズ反応(ベンスジョーンズタンパク(BJP)を確認する方法．被検尿に2 mol/L 酢酸緩衝液を加え酸性にして，56℃，15分間加温すると，BJP は凝固).

bend [bénd] 屈曲〔する〕.

Bender gestalt test (BGT) ベンダーゲシュタルトテスト(器質的な脳障害の有無などをゲシュタルト心理学に基づいた観点から測定する方法．人格傾向なども知ることができる)，＝Bender test.

bending fracture 屈曲骨折，＝bent fracture.

bend of elbow 肘窩，＝chelidon，cubital fossa.

bends [bénz] ベンズ(潜函病や超高空病の俗称)，＝caisson disease.

beneceptor [beniséptər] 有利受容器.

Benedikt syndrome ベネディクト症候群(中脳の第3脳神経，赤核，皮質脊髄路の障害による症候群で，同側の動眼神経麻痺，反対側の片麻痺と同側の小脳症状(激しい振戦など)を呈する).

benign [bináin] 良性の，無害性の 形 benignant 名 benignity.

benign intracranial hypertension (BIH) 良性頭蓋内圧亢進.

benign lymphoepithelial lesion (BLL) 良性リンパ上皮病変.

benign mesenchymal tumor (BMT) 良性結合(間葉)組織腫瘍.

benign monoclonal gammopathy (BMG) 良性単クローン性免疫グロブリン血症(原発性，あるいは続発性(感染症，肝疾患，悪性腫瘍)に，血清中の単クローン性免疫グロブリンが増加した状態).

benign paroxysmal positional nystagmus (BPPN) 良性発作性頭位眼振.

benign paroxysmal positioning vertigo (BPPV) 良性発作性頭位変換眩暈症(頭位を動かすことにより出現する回転性めまい).

benign paroxysmal vertigo (BPV) 良性発作性眩暈.

benign positional vertigo (BPV) 良性体位性眩暈.

benign prostatic hypertrophy (BPH) 良性前立腺肥大〔症〕.

benign recurrent vertigo (BRV) 良性再発性眩暈症.

benign respiratory distress (BRD) 良性呼吸窮迫症.

benign rolandic epilepsy (BRE) 良性ローランドてんかん.

benign spontaneous pneumothorax (BSP) 良性自然気胸.

benign tumor 良性腫瘍.

benign ulcer 良性潰瘍.

Bennett fracture ベンネット骨折(母指 CM 関節部における脱臼骨折).

Bennett respirator ベンネット型人工呼吸器.

bentiromide [bentí:rəmaid] ベンチロミド(膵外分泌不全および膵補強治療のスクリーニングテストに用いられる).

benzalkonium chloride ベンザルコニウム塩化物(逆性石けんなどの殺菌薬).

benzene [bénzi:n] ベンゼン(C_6H_6．無色，特有の臭気を持つ揮発性，易燃性の液体．工業用に広く用いられる).

benzene poisoning ベンゼン中毒(ベンゼンの蒸気吸入により，急性中毒では頭痛，めまい，興奮，酩酊，意識消失などを起こす．慢性中毒では造血器障害をきたし，再生不良性貧血を起こすほか，白血病の発生も認められる).

benzidine reagent ベンチジン試薬(潜血反応の一種).

benz(o)- [benz(ou), -z(ə)] (ベンゼン環との関連またはその存在の意味を表す接頭語).

benzodiazepine [benzoudaiǽzəpi:n] ベンゾジアゼピン(マイナートランキライザーの一群).

benzoic acid 安息香酸(最も簡単な芳香族カルボン酸．医薬品，食品の防腐薬)，＝acidum benzoicum.

benzolism [bénzəlizəm] ベンゼン中毒，＝benzene poisoning.

benzoyl peroxide 過酸化ベンゾイル(皮膚疾患治療薬).

bereavement [bərí:vmənt] 近親死，死別(近親者の死がもたらす残された者の激しい感情).

Berger disease ベルジェ病(ベルジェ巣状糸球体腎炎．IgA 腎症のこと).

beriberi [beribéri] 脚気(かっけ．ビタミン B_1 の欠乏が主因であるが，ほかのビタミンの欠乏も併存する．多発神経炎，心拡大などがみられる).

berloque dermatitis ベルロック皮膚炎(香水中にあるベルガプテンの光毒性反応による接触皮膚炎).

Bernard-Soulier syndrome ベルナール・スリエ症候群(血小板減少，巨大血小板，出血傾向などを示す先天性血小板機能異常症）．

Bernheim syndrome ベルンハイム症候群（左室肥大患者の肺うっ血をみない右心不全．肥大した中心室中隔の突出による右室腔の減少に基づく）．

berry aneurysm 桑実状動脈瘤（脳動脈に生ずる小嚢状脈瘤）．

berylliosis [bəriliόusis] ベリリウム症（ベリリウム化合物の曝露による皮膚と肺の肉芽腫性病変で，急性と慢性障害がある），＝ beryllosis.

beryllium (Be) [bəríliəm] ベリリウム（原子番号 4，原子量 9.012118，質量数 9，比重 1.816 の銀白色の金属元素で，天然には緑柱石として産する），＝ glucinium.

BES balanced electrolyte solution（平衡電解質溶液）．

bestiality [bestiǽliti] 獣姦，＝ sodomy, zoophilia.

beta (β，Β) [béitə] ベータ（ギリシャ語アルファベットの第 2 字）．

beta(β) action ベータ(β)作用（β 受容体を介するホルモン作用）．

beta(β)-adrenergic blockade ベータ(β)交感神経遮断．

beta(β)-adrenergic receptor ベータ(β)交感神経受容体．

beta(β) blocker ベータ(β)遮断薬（交感神経の β 作用を抑える薬），＝ beta (β)-adrenergic blocking agent.

beta(β) cell ベータ(β)細胞（① 膵臓ランゲルハンス島にある細胞で，アルコール溶性顆粒を有し，インスリンをつくる．② 下垂体前葉にある好塩基性細胞）．

betacism [bí:təsizəm, béi-] バ行発音過多症（b 音が異常に多く発音されること）．

beta(β) decay ベータ(β)崩壊（壊変）（原子核が電子を放出して別の核種に変化する現象），＝ beta(β) disintegration.

beta(β) disintegration ベータ(β)崩壊，＝ beta (β) decay.

beta(β)-endorphin ベータ(β)-エンドルフィン（脳や下垂体にある内因性オピエイト endogenous opiate の一つ．オピオイド受容体に結合してモルヒネ様の強い鎮痛作用を示す）．

beta(β) fiber ベータ(β)線維（軸索の最も太い A 線維をさらに 4 つに区分し，その中で α 線維についで太い線維）．

beta(β)-galactosidase ベータ(β)-ガラクトシダーゼ（ラクトース（グルコース-β-D-ガラクトシド）の分解および合成を行う酵素），＝ lactase.

beta(β)-globulin ベータ(β)グロブリン（電気泳動においてアルファグロブリンとガンマグロブリンとの中間速度で移動するもの）．

beta(β) granule ベータ(β)顆粒（下垂体および膵臓ベータ細胞の顆粒，またはウサギ白血球の偽好酸性顆粒）．

Betaherpesvirinae [beitəhérpezvirini:] ベータヘルペスウイルス亜科（ヘルペスウイルス科の亜科で，*Cytomegalovirus*, *Muromegalovirus*, *Roseolovirus* 属に分けられる）．

beta(β)-lactam antibiotic ベータ(β)ラクタム系抗菌薬．

beta(β)-lactamase ベータ(β)-ラクタマーゼ（ペニシリン系およびセファロスポリン系抗生物質の共通構造である β-ラクタム環を開裂させる酵素．バクテリアの抗生物質耐性の原因となる）．

beta(β)-lactamase inhibitor ベータ(β)-ラクタマーゼインヒビター（ペニシリンやセファロスポリンなどの β-ラクタム抗生物質は β-ラクタマーゼによって加水分解されて抗菌活性を失うが，この β-ラクタマーゼの酵素活性の阻害物質のことである）．

beta(β)-lipoprotein ベータ(β)-リポタンパク質．

betamethasone [beitəméθəsoun] ベタメタゾン（合成副腎皮質ホルモン）．

beta(β) ray ベータ(β)線（放射性核種から放出される電子線で，光速の 0.98 倍の最大速度を示す）．

Betaretrovirus [beitəretrouváiərəs] ベータレトロウイルス属（レトロウイルス科の一属で，マウス乳癌ウイルスなどが含まれる）．

beta(β) rhythm ベータ(β)波（脳波にみられる低電圧速波で，周波数 14～25 Hz．前頭葉から発生する感覚運動系の波）．

betatron [béitətrɑn, bí:tə-] ベータトロン，磁気誘導加速器（時間的に強さの変化する磁場内で電子を一定の半径の軌道上を回転しつつ加速するようにした電子加速装置で，これにより数 Mev から 20 Mev のエネルギーの電子線または X 線が得られる．医療的には癌の治療に利用されている）．

beta(β) wave ベータ(β)波（脳波において，14 Hz 以上の周波数を示すもの）．

Bethesda System, The (TBS) ベセスダシステム（子宮頸腟部細胞診の診断，報告の体系）．

betweenbrain [bitwí:nbrein] 間脳（終脳と中脳の間の部分で自律機能の中枢がある），＝ interbrain, diencephalon.

Betz cell ベッツ細胞（大脳灰白質運動野にみられる大錐体神経細胞で，巨大錐体神経節細胞とも呼ばれる）．

bezoar [bí:zɔ:r] 胃石，＝ bezoard，球体．

Bezold ganglion ベツォルド神経節（心房中隔に有る神経細胞の集団）．

Bezold-Jarisch reflex ベツォルト・ヤリッシュ反射（心臓左室壁化学受容体から主に迷走神経を求心路とする反射．ベラトリウム・アルカロイドで刺激され徐脈，血圧下降，無呼吸が起こる．心室機械的受容体反射の緩衝効果の特異的なものといわれている．急性心筋梗塞にみる心原性ショックに関与する可能性がある）．
BFHR basal fetal heart rate（基礎胎児心拍数）．
BFI brain function index（脳機能係数）．
B fiber B線維（軸索の太さがA，C線維の中間のタイプで伝導速度も中間．有髄線維が多い）．
BG ①blood glucose（血糖），②breast girth（胸囲）．
BGA ①blood gas analysis（動脈血ガス分析），②background activity（背景活動）．
BGAg blood group antigen（血液型抗原）．
BGT Bender–Gestalt test（ベンダー・ゲシュタルト検査）．
BGTT borderline glucose tolerance test（耐糖能下限試験）．
BH birth history（出生歴）．
Bh bohrium（ボーリウムの元素記号）．
BHL ①biological half life（生物学的半減期），②bilateral hilar lymphadenopathy（両側肺門リンパ節症）．
BHN basic human needs（人間生活の基本的要請）．
BHR basal heart rate（基本心拍数）．
BI ①burn index（熱傷指数），②Brinkman index（ブリンクマン指数）．
Bi bismuth（ビスマス，蒼鉛の元素記号）．
bi– [bai]（複，重，2個の意味を表す接頭語）．
BIA bioimmunoassay（生体免疫検定）．
biarticular [baiɑ:tíkjulər] 二関節の，2つの関節の，＝diarthric.
bias [báiəs] ①偏見，②偏り（統計資料の偶然ではない食い違い）．
biaxial joint 二軸〔性〕関節（運動軸が2つある関節）．
bib bibe（飲む）．
bibe (bib) [L] 飲む．
bibliotherapy [bibliəθérəpi] 読書療法（病気の成り立ち，社会的関与などを理解させ，臨床効果をあげるために行われる）．
BIC blood isotope clearance（血中アイソトープクリアランス）．
bicarbonate [baiká:bəneit] 重炭酸塩（炭酸の水素1原子が金属で置換された塩であるが，正しくは酸性炭酸塩または炭酸水素塩と呼ぶ）．
bicellular [baiséljulər] 二胞性の，＝bilocular, bicameral.
biceps [báiseps] 二頭筋（上腕二頭筋のように筋頭を2つもつ筋）㊏ bicipital.
biceps brachii 上腕二頭筋（力こぶをつくる筋，上腕の屈筋の一つで筋皮神経支配），＝musculus biceps brachii [L].
biceps femoris 大腿二頭筋（大腿の屈筋），＝musculus biceps fernoris [L].
biceps jerk (BJ) 二頭筋反射．
biceps muscle 二頭筋（筋頭を2つもつ筋），＝musculus biceps [L].
biceps muscle of arm 上腕二頭筋（上腕の筋で肘関節を屈曲させる）．
biceps muscle of thigh 大腿二頭筋（大腿の筋で膝関節を屈曲させる）．
biceps tendon reflex (BTR) 二頭筋腱反射．
bicipital [baisípitəl] 二頭の，二頭筋の．
bicipital aponeurosis 上腕二頭筋腱膜（上腕二頭筋の停止腱の一部，膜状となった部分），＝aponeurosis musculus bicipitis brachii [L], bicipital fascia.
bicipital groove 二頭筋溝（上腕骨前面にあって，上腕二頭筋長頭の腱が通る溝）．
biclonal gammopathy 2クローン性免疫グロブリン血症．
biconcave [baikánkeiv] 両凹の．
biconcave lens 両凹面レンズ（両面が陥凹したもの），＝concavoconcave lens.
biconvex [baikánveks] 両凸．
bicornate [baikɔ́:neit] 双角の．
bicuspid [baikʌ́spid] ①二弁の，二尖の，②双頭歯 ㊏ bicuspidal, bicuspidate.
bicycle ergometer 自転車エルゴメーター（仕事自転車ともいい，被検者に負荷を与えてペダルを動かさせる固定自転車），＝cyclergometer.
b.i.d. bis in die（1日2回）．
bidactyly [baidǽktili] 二指症（第1，第5指を除く先天性指欠損症），＝lobster-claw deformity.
bidirectional [baidirékʃənəl] 両方向の，二方面の．
Bielschowsky–Jansky disease ビールショウスキー・ヤンスキー病，＝Jansky–Bielschowsky disease.
Biernacki sign ビールナッキー徴候（三期神経梅毒でみられる尺骨神経領域の痛覚消失（無痛覚症））．
bifid [báifid] 二裂の．
bifid loblus 耳垂裂．
Bifidobacterium [baifɑidoubæktí:riəm, –fid–] ビフィドバクテリウム属（嫌気性のグラム陽性桿菌．腸管に常在し，病原性はない．ビフィズス菌 *B. bifidum* は新生児，とくに母乳栄養児の腸管内に高率にみられる）．
bifid thumb 二裂母指．
bifid uvula 二裂口蓋垂．
bifurcate(d) [baifə́:keit(id)] 分岐の，二叉の．
bifurcation [baifə:kéiʃən] 分岐，＝bifurcatio.
Bigelow septum ビグロー中隔（大腿骨距），＝calcar femorale.
bigeminal [baiʤéminəl] 二重の，二丘の，双卵性の．

bigeminal bodies 二丘体(中脳の背側にある2対の半球状の隆起を四丘体というが，爬虫類以下の動物には1対しかなく，二丘体と呼ばれる)，＝corpora bigemina.
bigeminal pulse ＝bigeminy.
bigeminy [baiʤémini] 二段脈，二連脈(期外収縮により2拍が対になって生じ，続いて長い休止期がくるもの)，＝bigeminal pulse.
big five ビッグ・ファイブ(心理学分野での性格の概念．神経質，外向性，開拓性，誠実，人との摩擦を避け協調する愛想の良さをいう).
BIH benign intracranial hypertension (良性頭蓋内圧亢進).
bilateral [bailǽtərəl] 両側の，左右の 名 bilateralism.
bilateral hilar lymphadenopathy (BHL) 両側肺門リンパ節症.
bilateral otitis media (BOM) 両中耳炎.
bilateral otitis media, acute (BOMA) 急性両耳性中耳炎.
bilateral symmetry 左右相称.
bile [báil] 胆汁(苦味アルカリ性の緑色ないし褐色の粘稠性体液で，肝臓から分泌され十二指腸内に注入される．胆汁酸塩，コレステロール，レシチン，脂肪，色素および粘素を含み，とくに脂肪の消化吸収作用の補助となる)，＝bilis [L]，gall.
bile acid 胆汁酸(胆汁の主成分).
bile capillary 毛細胆管(肝細胞間にある胆汁が通る細管)，＝canaliculus bilifer [L].
bile duct (BD) 胆管(肝臓でつくられた胆汁を運ぶ管)，＝ductus biliferi [L].
bile salt agar 胆汁酸塩寒天〔培地〕，＝McConkey agar.
bile thrombus 胆管栓塞(炎症において肝内に起こる).
bilharziosis [bilhɑ:ziόusis] ビルハルツ住血吸虫症.
biliary [bíliəri] 胆汁の，胆嚢の.
biliary atresia (BA) 胆道閉鎖症.
biliary calculus 胆石.
biliary cirrhosis 胆汁性肝硬変〔症〕，＝Hanot cirrhosis.
biliary excretion 胆汁排泄.
biligenesis [biliʤénisis] 胆汁産生 形 biligenetic, biligenic.
bilious [bíliəs] 胆汁質の，＝choleric.
bilious stool 胆性便(甘汞投与後みられる緑色便).
bilirachia [biliréikiə] 胆汁性髄液(脳脊髄液中に胆汁が存在すること).
bilirubin [bilirú:bin] ビリルビン，胆赤素(黄色を呈する胆汁の主成分で，糞便中に存在するが，閉塞性黄疸の際は尿中にも排泄される).
bilirubinemia [biliru:biní:miə] ビリルビン血症(血中ビリルビンが過剰に存在する状態).
bilirubinuria [biliru:binjú:riə] ビリルビン尿症.
biliuria [bilijú:riə] 胆汁尿症.
Billroth operation ビルロート手術(幽門を切除する胃癌の外科的療法で，再建術式として残胃と十二指腸を吻合するBillroth I法と十二指腸断端を閉鎖して残胃と空腸を吻合するBillroth II法とがある).
bilobate [bailóubeit] 二葉の.
bilobular [bailɑ́bju:lər] 二小葉の.
bilocular [bailɑ́kjulər] 二室の，二房の，＝biloculate.
bilocular joint 二房〔性〕関節(関節円板によって関節腔が二分されている関節).
bimanual [baimǽnju:əl] 双合(手)の，両手の，＝bimanous.
bimanual compression 双手圧迫法(子宮に対して).
bimanual examination 双合診.
bimastoid [baimǽstɔid] 両側乳様突起の.
bimastoid line 両側乳様突起線.
bimaxillary [baimǽksiləri] 両顎の.
bimaxillary prognathia 両顎前突〔症〕.
bin- [bin] ＝bi-.
binary fission 二分裂，二分法.
binaural [binɔ́:rəl, bai-] 両耳の，＝binotic, biaural.
bind [báind] ①包帯を当てる，②結合する(化学).
binder [báindər] ①支持帯(幅広で厚い布でつくった包帯)，②結合剤(丸薬に粘着性を与えてその形成を容易にする物質).
binding energy 結合エネルギー.
Binet age ビネー〔知能〕年齢.
Binet test ビネー試験(ビネー式知能検査で，判断操作，記憶，理解など6項目を調べ，30〜60分と短時間に検査でき，知能指数とともに精神年齢が示される．日本でよく用いられている)，＝Stanford-Binet intelligence scale.
binge [bínʤ] 好きなだけ飲む(食べる)，大飲，大食.
binge eating 過食.
binge-purge 過食嘔吐.
binge-purge syndrome 気晴らし食い症候群(主に思春期・青年期の女性にみられる．多くは肥満嫌悪，やせ願望などがベースにあり，ダイエットや拒食行為がみられ，その反動として過食に至ると考えられる).
binocle bandage 両眼包帯.
binocular [binɑ́kjulər] 双眼の，双眼鏡.
binocular contrast 両眼対比.
binocular microscope 双眼顕微鏡.
binocular single vision (BSV) 両眼単視.

B

binocular vision (BV) 両眼視力.
binocular visual efficiency (BVE) 両眼視能.
binomial [bainóumiəl] 二項の，二名の.
binomial distribution 二項分布.
binotic [binátik] 両耳の，＝binaural.
Binswanger disease ビンスワンガー病(慢性高血圧症患者にみられる器質的痴呆で，2次性脱髄を伴った大脳白質の反復性浮腫が特徴).
binuclear [bainjú:kliər] 二核の，＝binucleate.
binucleolate [bainjú:kliəleit] 二核小体の(核小体を2つ有すること)，二核仁の.
bi(o)- [bai(ou), bai(ə)] (生物，生活の意味を表す接頭語).
bioabsorbable material 生体吸収性人工材料.
bioassay [baiouǽsei] 生物検定法，バイオアッセイ，＝biological assay.
bioavailability [baiouəveiləbíliti] バイオアベイラビリティ，生体利用性.
bioavailability rate 生体内利用率(速度).
biochemical [baiəkémikəl] 生化学の.
biochemical lesion 生化学的病変(組織，体液の).
biochemical metastasis 生化学的転移.
biochemical oxygen demand (BOD) 生物化学的酸素要求量.
biochemistry [baiəkémistri] 生化学(化学の知識と方法を用いて生物の生命現象を研究する学問で，生物化学 biological chemistry，生理化学 physiological chemistry とも呼ばれる) 形 biochemical.
biocidal [baiousáidəl] 殺菌の，＝bactericidal.
bioclean patient room (BPR) バイオクリーンルーム，＝bioclean room.
bioclock [báiəklɑk] 生体(生物)時計，日周期リズム(24時間のリズム).
biocompatibility [baioukəmpǽtəbiləti] 生体適合性.
biocompatible material 生体適合材料，医用材料.
biocomputer [baioukəmpjú:tər] バイオコンピュータ(生体高分子，細胞などを用い，またはその性質を模倣して設計したコンピュータ).
bioengineering [baiouenʤiníəriŋ] 生体工学.
bioequivalence [baioukwívələns] 〔薬物〕生体内利用率等価性，生物学的等価(同等)性.
bioethanol [baiouéθənɔ:l] バイオエタノール(植物資源(トウモロコシ，サトウキビなど)を発酵させて生成されるエチルアルコール．バイオマスエタノール)，＝biomass ethanol.
bioethics [baiouéθiks] 生命倫理，医〔療〕の倫理，バイオエシックス.
biofeedback (BF) [baioufí:dbæk] 生体フィードバック，バイオフィードバック(自律性体機能に対してある種の制御ができるようになるための順応過程).
biofilm [báiəfilm] バイオフィルム，生物膜.
biogenesis [baiəʤénisis] ① 生物発生(Huxley)，＝biogeny，② 発生(個体発生および種族発生を含む一般語) 形 biogenic, biogenetic.
biohazard [baiəhǽzə:d] バイオハザード，生物災害.
bioimmunoassay (BIA) 生体免疫検定.
bioinformatics [baiouinfəmǽtiks] バイオインフォマティクス，生命情報科学(情報科学を利用して生命現象を解明する分野).
biological [baiəláʤikəl] 生物学〔上〕の.
biological assay 生物検定，＝bioassay.
biological false positive reaction (BFPR) 生物学的偽陽性〔反応〕(脂質抗原による梅毒血清反応において，梅毒とは無関係に陽性反応を示すことをいう).
biological half-life 生物学的半減期(生体内の放射性物質が生理的に体外に排泄されて半分になる時間).
biological plastic 生物標本用プラスチック.
biological response 生体反応，生物学的応答.
biological response modifier (BRM) 生物学的応答調節物質(免疫賦活剤や腫瘍壊死因子など，癌細胞に対する生体応答を調節して治療効果を上げる物質).
biological rhythm バイオリズム，生体リズム，＝biorhythm.
biological science 生物科学.
biological unit (BU) 生物学的単位(ワクチンなどの生物学的活性を示す).
biologic indicator 生物学的指標(滅菌の確実性を判定する指標．通常芽胞を濾紙片に付着したものかアンプルに封入したものを用いる).
biologic limit values (BLV) 生物学的許容値.
biologics [baiəláʤiks] 生物学的製剤，＝biologicals.
biology [baiáləʤi] 生物学 形 biologic, biological.
biomarker [báiəma:kər] バイオマーカー(尿や血清中に含まれる生体由来の物質．生体内の生物学的変化を定量的に調べるための指標となる).
biomass [báiəmæs] 生物体量，バイオマス(ある時点の空間内に存在する生物体の総量で，生物体量または生物量ともいう).
biomass energy バイオマスエネルギ

ー(バイオマス資源によるエネルギーで，有機物を主体とするものを燃料への転換法によってエネルギーを抽出し，燃焼させて熱として利用するほか，化学原料としての利用もある)．

biomaterial [baioumətí:riəl] 生体用材料．

biomedical [baiəmédikəl] 生物医学的な．

biomedical engineering (BME) 生体医用工学．

biomembrane [baiəmémbrein] 生体膜．

biomes [báioumz] 生態群．

biomicroscope [baioumáikrəskoup] 生体〔顕微〕鏡(細隙灯を用い眼前部を検査する両眼解剖顕微鏡．その検査法を biomicroscopy という)．

biomicroscopy [baioumaikráskəpi] 生体〔顕微〕鏡検〔査〕〔法〕(細隙灯顕微鏡検査)，＝slit lamp biomicroscopy．

biomimetics [baioumaimétiks] バイオミメティックス(生体の構造，機能を模倣，応用する技術．工業用ロボットなどが開発例である)．

bionecrosis [baiounikróusis] 死生，類壊死，＝necrobiosis．

bionics [baiániks] バイオニクス，生体工学(生体の制御や情報伝達のメカニズムを工学の立場から解析するとともに，その工学的応用を目指す学問分野)．

biopharmaceutics [baioufɑ:məsjú:tiks] 生物薬剤学．

biophysical profile (BPP) バイオフィジカルプロフィール．

biophysics [baiəfíziks] 生物物理学．

biopsy (Bx) [báiɑpsi] バイオプシー，生検(生体から被検組織を採って検査する方法)．

biopsy needle 生検針，バイオプシー針．

bioptic [baiáptik] 生検的の．

bioptome [baiáptoum, báiəp–] バイオトーム(心臓カテーテルを通して診断のために心臓組織片を採取する毛抜き状の装置．心バイオプシー用器具)．

biorhythm [báiəriðəm] バイオリズム，生体(生物)リズム．

biosafety [baiouséifti] バイオセーフティ(微生物や寄生虫のヒトや動物に対しての病原性，危険性あるいは安全性の程度を表す用語)．

biosensor [báiəsensər] バイオセンサー，生物化学検知器，生物測定器(酵素，微生物，抗体などが特定の物質と鋭敏に反応することを利用した検知器)．

biospectrometry [baiouspektrámitri] 生体分光計検査法 形 biospectrometric．

biospectroscopy [baiouspektráskəpi] 生体分光鏡検査〔法〕，＝clinical spectroscopy．

biosphere [báiəsfiər] ①大生活圏(地球の生物生存圏)，②生物環境反応圏(生物と環境とが相互作用する圏)．

biostatistics [baioustətístiks] 生物統計学，＝vital statistics，衛生統計学，＝sanitary statistics．

biosynthesis [baiəsínθəsis] 生合成〔現象〕．

biosynthetic [baiousinθétik] 生合成の．

biosystematics [baiousistəmǽtiks] 生物分類学，系統生物学．

Biot breathing ビオー呼吸，＝Biot respiration．

biotechnology [baiouteknáləʤi] バイオテクノロジー，生命(生体)工学(主に DNA テクノロジーがその中心となっている)．

biotic [baiátik] 生命に関する．

biotic energy 生物エネルギー．

biotin [báiətin] ビオチン(ビタミンB複合体の一つ．酵母の増殖に必要な因子)，＝vitamin H．

biotope [báiətoup] 小生活圏，ビオトープ(特定の生物群の生存できる環境が整った区画)．

biotoxin [baiətáksin] 生体毒素．

Biot respiration ビオー呼吸(無呼吸と過呼吸とが突然交代する呼吸型であり，呼吸中枢の失調により生じる．頭蓋内圧上昇をきたす疾患にみられる)，＝Biot breathing，meningitic respiration．

biotribology [baioutraibáləʤi, –tri–] バイオトライボロジー(摩擦，摩耗，潤滑などについての研究分野であるトライボロジー tribology の考え方を，生体および人間工学などに導入した学問)．

biotron [báiətrən] バイオトロン(人工気候室，生物 bio と器具や施設を示す tron との合成語で，生物環境調節実験室の総称)，＝artificial climate．

biotype [báiətaip] ①純型(同一遺伝子をもつ個人の一群)，②〔身〕体型，＝body type．

biovar [báiəva:r] 生物型．

BiPAP bi-level positive airway pressure (両レベル設定陽圧〔呼吸〕)．

biparental [baipəréntəl] 両親の．

biparietal [baipəráiətəl] 両側頭頂骨の．

biparietal diameter 大横径(両頭頂径)．

biparous [bípərəs] ①2児経産の，②双生児を分娩する．

bipartite [baipá:tait] 二分の，両分の．

bipedicle flap 両側有茎皮〔膚〕弁．

bipennate [baipéneit] 双翼状の，＝bipenniform．

bipennate muscle 双翼筋．

bipolar [baipóulər] 二極の，双極性の，二極神経細胞．

bipolar cell 双極細胞(2突起をもつ網膜のニューロン)．

bipolar lead 双極誘導(身体の異なった2つの部位に電極を置いて得られる心電図

誘導).
bipolar neuron 双極ニューロン(軸索2個をもつもの).
bipolar pressure 両端圧(骨折片の断端が相互に圧力を加えて痛覚を起こすことをいう).
biradial symmetry 二放射相称.
biramous [bairéiməs] 二枝の，二叉の，二枝形の.
Birbeck granule バーベック顆粒(ランゲルハンス顆粒)，＝Langerhans granule.
bird breeder's lung 鳥飼肺，＝bird fancier's lung.
bird fancier's lung トリ愛好者肺，トリ飼病(鳥の飼育者や愛好家が鳥の排泄物を反復吸入することによって起こる過敏性肺臓炎).
Bird respirator バード型人工呼吸器.
birefractive [bairifrǽktiv] 二重屈折の，複屈折の，＝birefringent.
birefringence [bairifríndʒəns] 複屈折(単軸または双軸結晶に光が入射するとき，あるいは等方性の物体でも，ある方向に圧力を加えるとき，一般に2つの屈折光線が現れる現象)，＝double refraction, birefringency.
birefringent [bairifríndʒənt] 複屈折の，＝double refracting.
birth [bə́:θ] 出産，分娩.
birth canal 産道(子宮頸部，腟および外陰).
birth control 産児制限.
birth control pill (BCP) 出産調節用ピル.
birth–death ratio 出産死亡率(同一年間，同一人口中の死亡例100についての出生率)，＝vital index.
birth history (BH) 出生歴.
birthing chair 分娩台.
birth injury 分娩損傷.
birthmark [bə́:θma:k] 母斑(あざ)，＝nevus.
birth palsy 分娩麻痺，＝birth paralysis.
birth rate 出生率.
birth room 分娩室，産室，＝delivery room.
birth scar 出生痕.
birth trauma ①分娩時外傷，②分娩ショック(分娩とともに起こる新生児の精神的障害).
birth weight (BW) 出生時体重.
BIS bispectral index (ビス〔モニター〕).
bis– [bis] (二，両の意味を表す接頭語).
bisexual [baisékʃuəl] 両性生殖の，雌雄同体の.
bisexuality [baisekʃuǽliti] ①両性素質，②両性愛(同性愛と異性愛との両方を行うことで，女性に多くみられる)，③雌雄同体，＝hermaphroditism 形 bisexual.
bisexual reproduction 両性生殖(有性生殖)，＝syngamy.
bisferious [bisfí:riəs] 二拍動の.
Bishop score ビショップスコア(分娩に際しての妊産婦の内診所見の評価).
bisiliac [bisíliæk] 腸骨櫛径(両腸骨櫛間の最大直径).
bis in die (b.i.d.) [L] 1日2回.
bis in die summendus (b.d.s.) [L] 1日2回摂取，＝to be taken twice a day.
bismuth (Bi) [bízməθ] ビスマス(蒼鉛)(原子番号83，原子量208.9804，同位元素の質量数209)，＝bismuthum.
bismuthosis [bizməθóusis] ビスマス中毒，＝chronic bismuth poisoning.
bispecific antibody 双特異抗体(特異性の異なる2つのモノクローナル抗体を人工的に結合した抗体で，1つの抗体分子が2つの特異性を有する).
bispectral index (BIS) ビス〔モニター〕(麻酔深度を示すもので，脳波を解析し数値化する).
bit [bít] ビット(①交換可能なドリル用の刃，＝rotary drill. ②情報量をはかる最小基本単位).
bite [báit] バイト(①歯でかみとること. ②歯の咬合. ③動物や虫による咬傷. ④縫合の深さ).
bitemporal [baitémpərəl] 両耳側の.
biteplate [báitpleit] 咬合床，咬合挙上板，咬合挙上床.
bite taking 咬合採得.
bite up plate 咬合挙上床.
bitewing [báitwiŋ] 咬翼(歯科用X線フィルム).
bitrochanteric [baitrəkæntérik] 両大転子の.
bits per second (B/S) 1秒間のビット数.
bitter springs 硫酸塩泉，苦味泉(陰イオンとして硫酸SO_4^{2-}が主成分をなす鉱泉).
bitter tincture 苦味チンキ.
biuret reagent ビウレット試薬(尿素の縮合産物で，ビウレット反応の試薬として用いる).
biuret test ビウレット試験(血清タンパク検出法).
bivalence [baivéiləns] 二価性，＝bivalency.
bivalent [baivéilənt] ①二〔原子〕価の，②二価の染色体をもつ，＝divalent.
bivalent chromosome 二価染色体.
biventer muscle 二腹筋(中間腱をもち筋腹が2つある筋)，＝musculus biventer [L].
biventricular hypertrophy (BVH) 両心室肥大.
B & J bone and joint (骨と関節).
Bjoernstroem algesimeter ベルンス

トレーム痛覚計.
BJP Bence Jones protein (ベンス・ジョーンズタンパク).
Bk berkelium (バーケリウムの元素記号).
BK bradykinin (ブラジキニン).
BKA below-knee amputation (下腿切断).
BK polyomavirus BKポリオーマウイルス(ポリオーマウイルス科のウイルス.腎移植患者の尿から分離された).
BL ① blood loss (失血, 出血), ② Burkitt lymphoma (バーキットリンパ腫).
black cataract 黒色白内障.
Black Creek Canal virus ブラッククリークカナルウイルス(ブニヤウイルス科のウイルスで,ハンタウイルス肺症候群の原因となる).
black eye 眼瞼皮下出血(眼の周囲の暗色輪,ほとんどは外傷性のもの).
black fever 黒熱〔病〕(①= kala-azar, visceral leishmaniasis, Dum-dum fever, tropical splenomegaly. ②= Rocky Mountain spotted fever), = black sickness.
blackhead [blǽkhed] 黒色にきび.
black heel ブラックヒール(踵足部出血斑.小さい靴などが原因となり,機械的圧迫により表皮直下に出血をきたし,角層に移行したもの).
black induration 黒色硬化(肺炎にみられる肺臓の着色).
black-out ブラックアウト(飛行士が急降下直後,元の位置に戻ったときに起こる一過性の視覚消失で,脳および網膜の血液循環障害による), = amaurosis fugax.
black piedra 黒色砂毛(*Piedraia hortae* による感染症).
black plague 黒死病(ペスト敗血症.血行性に菌が散布すると出血斑により全身が黒色となり死亡するのでこの名がある.14世紀に世界的大流行し,6,000万人が死亡したといわれる), = black death.
black rat クマネズミ, = *Rattus rattus*.
black sickness 黒熱病(顔面,四肢,腹部に色素沈着を起こし,暗赤色を呈するためこの名がある), = visceral leishmaniasis.
black smallpox 黒〔色〕痘〔瘡〕, = hemorrhagic smallpox.
black tongue 黒舌(黒毛舌,毛舌という.舌背にみられる黒色,褐色,白色を呈する毛様物), = black hairy tongue, hairy tongue.
black urine 黒色尿 (メラニンの存在する尿), = melanuria.
black vomit 黒吐病, = yellow fever.
blackwater fever 黒水尿(マラリアの合併症として起こるヘモグロビン尿).
bladder [blǽdər] ① 嚢, ② 膀胱, ③ 浮嚢.
bladder reflex 膀胱反射, = vesical reflex, urinary reflex.
bladder stone 膀胱結石.
bladder training 排尿訓練(乳児に排尿時間を規則正しく教えること).
blade bone 肩甲骨, = shoulder-bone, scapula.
Blainville ear ブランヴェル耳(左右非対称の耳介).
Blalock-Taussig shunt (B-T shunt) ブレロック・タウシグ短絡術(シャント)(ファロー四徴症や肺動脈閉鎖症の手術で,鎖骨下動脈と肺動脈を連結して肺血流を増加する手術).
blanch [blǽntʃ] 白くする(なる),青白くなる.
bland [blǽnd] 低刺激の,穏やかな.
bland diet 無刺激食.
blank [blǽŋk] 対照液(測定する物質を除いた反応液の測定値.酵素活性の測定の場合反応ゼロ時間の値,試薬盲検,基質盲検などがある).
blanket suture 裾かがり縫合,連続かがり縫合.
-blast [blǽst] (芽細胞,芽球(血液の)の意味を表す接尾語).
blast cell 芽細胞(特に血球の).
blastema [blæstí:mə] 芽株,胚種質,元体質,芽体 形 blastemal, blastematic, blastemic.
blast injury 爆〔風〕損傷(爆風が原因で起こる肺組織の裂傷や腹部臓器の破裂).
blast(o)- [blæst(ou), -t(ə)] (胚または芽の意味を表す接頭語).
blastocele [blǽstəsi:l] 割腔,胞胚腔, = blastocoele, blastocoelom.
blastocelic [blæstousí:lik] 胞胚腔の,割腔の,分割腔の, = blastocoelic.
blastocyst [blǽstəsist] 胞胚, = blastula.
blastocyst transfer 胚盤胞移植(体外受精胚移植の方法の一つ.胚盤胞に分化した後着床させる).
blastocyte [blǽstəsait] 未分化胚芽細胞.
blastocytoma [blæstousaitóumə] 芽細胞腫,芽〔球〕腫.
blastoderm [blǽstədə:m] 胚〔盤〕葉 形 blastodermal, blastodermic.
blastodermic vesicle 胞胚(受精卵が卵割を繰り返し桑実胚からさらに進み内腔をもったもの), = blastocyst.
blastodisk [blǽstədisk] 胚盤〔板〕, = blastodiscus.
blastogenesis [blæstəʤénisis] 胚子発生 形 blastogenic, blastogenetic.
blastogenic reaction 芽球化反応(あらかじめ感作に用いられた特異的抗原やマイトジェンに反応してリンパ球が芽球化(幼若化)することをさす), = blastogenic response.
blastogenic transformation 芽球化(幼若化ともいう.抗原やマイトジェン刺

激を受けたリンパ球がDNA合成の盛んなピロニン好性の大型細胞(芽球)になること).

blastogeny [blæstáʤəni] 胚子発生(個体発育の一過程).

blastoid transformation 芽球化転換.

blastoma [blæstóumə] 芽〔細胞〕腫, 芽〔球〕腫, = blastocytoma 形 blastomatous.

blastomere [blǽstəmiər] 割球, 分割細胞(受精卵が着床までに核が2個に分裂する第1期の発育を遂げたもの), = vegetative cell.

B

Blastomyces [blæstoumáisi:z] ブラストミセス属(ブラストミセス症の原因となる真菌 *B. dermatitidis* などを含む).

blastomycosis [blæstoumaikóusis] ブラストミセス症(*Blastomyces dermatitidis* による感染症).

blastopore [blǽstəpɔ:r] 原口, 胚門, 胞胚孔, = protostoma, Rusconi anus.

blastula [blǽsʧulə] 胞胚, = blastodermic vesicle, germ vesicle, blastosphere, blastocyst, vesicular morula 形 blastular.

blastulation [blæsʧuléiʃən] 胞胚形成.

bleb [bléb] ブレブ, 小気胞(臓側胸膜内に発生した異常気胞).

bleeding [blí:diŋ] 出血, = hemorrhage.

bleeding time (BT) 出血時間(穿刺傷からの出血が停止するまでの時間).

blenn(o)- [blen(ou), -n(ə)] (粘液との関係を示す接頭語).

blennogenic [blenəʤénik] 粘液産出性の, = blennogenous, muciparous.

blennogenous [blenáʤənəs] 粘液産生性の, = blennogenic.

blennoid [blénɔid] 粘液様の, = mucoid.

blennorrhagia [blenouréiʤiə] ①粘液分泌, ②淋病.

bleomycin (BLM) [bli:oumáisin] ブレオマイシン(抗腫瘍薬).

blepharadenitis [blefərədináitis] 眼瞼腺炎(マイボーム腺炎), = blepharoadenitis, meibomitis.

blepharal [bléfərəl] 眼瞼の.

blepharectomy [blefəréktəmi] 眼瞼切除術.

blepharedema [blefəridí:mə] 眼瞼浮腫, = blepharoedema, edema of eyelids.

blepharelosis [blefərəlóusis] 眼瞼内反, = entropion.

blepharism [bléfərizəm] 眼瞼痙攣(不随意性瞬目), = spasmodic nictitation.

blepharitis [blefəráitis] 眼瞼炎 形 blepharitic.

blephar(o)- [blefər(ou), -r(ə)] (眼瞼との関係を表す接頭語).

blepharoadenitis [blefərouædináitis] 眼瞼腺炎, = blepharadenitis, meibomitis.

blephar(o)adenoma [blefər(ou)ædinóumə] 眼瞼腺腫.

blepharoatheroma [blefərouæθə:róumə] 眼瞼脂嚢腫, 眼瞼粉瘤.

blepharochalasis [blefərəkǽləsis] 〔眼〕瞼皮膚弛緩〔症〕, = pseudoptosis.

blepharoclonus [blefəráklənəs] 眼瞼間代性痙攣.

blepharocoloboma [blefəroukálouboumə] 眼瞼欠損, = coloboma palpebrae.

blepharoconjunctivitis [blefəroukənʤʌŋktiváitis] 眼瞼結膜炎.

blepharophimosis [blefəroufimóusis] 眼裂縮小.

blepharoplasty [bléfərəplæsti] 眼瞼形成術, = tarsoplasty.

blepharoplegia [blefəroupli:ʤiə] 〔上〕眼瞼麻痺.

blepharoptosis [blefərɑptóusis] 眼瞼下垂, = blepharoptosia, ptosis.

blepharospasm (BS) [bléfərəspæzəm] 眼瞼痙攣.

blepharostenosis [blefəroustinóusis] 〔眼〕瞼裂狭窄, = blepharophimosis.

blepharosynechia [blefərousinékiə] 眼瞼癒着.

blepharotomy [blefərátəmi] 眼瞼切開術.

blepsopathy [blepsápəθi] 眼精疲労, = eye-strain, blepsopathia.

blind [bláind] ①盲の(目が不自由な. または管などの一端が閉じているさま), ②目隠しの, 盲検の.

blind loop syndrome 盲系蹄症候群(手術後に盲系蹄, 盲嚢を形成することによる腹痛などを呈する).

blindness [bláindnis] 盲, 失明(光覚を完全に欠く状態).

blind spot 盲点, 盲斑(マリオット斑).

blind study 盲検試験(各群に割付けられた治療法を患者または医師(あるいは両者)が知らずに行う試験法).

blink [blíŋk] 瞬目(まばたき), = nictitation.

blink reflex 瞬目反射(眼周囲, 角膜にものが触れるなどの刺激があると, 眼輪筋が収縮し閉瞼する), = orbicularis oculi reflex.

blister [blístər] 水疱, 疱疹, 発斑(ほっぱん. blistering).

BLL benign lymphoepithelial lesion (良性リンパ上皮病変).

BLM bleomycin (ブレオマイシン).

Bloch-Sulzberger syndrome ブロッホ・サルズバーガー症候群(遺伝性皮膚疾患で, 歯, 骨, 組織, 眼に成育異常をきたす. 斜視, 白内障, 視神経萎縮などを合併. ほとんど女子に発症する. 色素失調症), = incontinentia pigmenti.

block [blák] ①遮断〔する〕, ブロック〔する〕, ②塊.

blockade [blɑkéid] 閉塞, 遮断.

blocker [blákər] 遮断薬, 遮断物.

blocking [blάkiŋ] ①遮断, ②型入れ.
block(ing) anesthesia 遮断麻酔, 神経ブロック.
blocking antibody 遮断抗体, 阻止抗体(Ⅰ型アレルギー反応における特異的IgE抗体と特異性を同じくするほかのクラスの抗体で, IgE抗体と抗原との反応を競合的に阻止する働きがある).
blood [blʌ́d] 血, 血液, = sanguis 形 bloody.
blood access ブラッドアクセス(血液透析療法に際して体外循環を可能にするため, 生体から確保する必要のある送脱血路).
blood agar 血液寒天培地.
blood-air barrier 血液空気関門, = alveolar-capillary barrier.
blood alcohol concentration (BAC) 血中アルコール濃度.
blood alcohol level (BAL) 血中アルコール濃度レベル.
blood and lymphatic system 血液・リンパ系.
blood-aqueous barrier 血液房水関門.
blood bank (BB) 血液銀行.
blood blister 血疱(血液が滲出した内容のあるもの).
blood-brain barrier (BBB) 血液脳関門(血液中にある物質の脳への移行のための, 脳血管と脳の間の機能的関門のこと).
blood cast 血液円柱, 赤血球円柱.
blood cell 血球, 血液細胞.
blood-cerebrospinal fluid barrier 血液〔脳脊〕髄液関門.
blood chemistry 血液化学.
blood circulation 血液循環.
blood clot 血餅.
blood-clot lysis time (BLT) 凝血溶解時間.
blood coagulation 血液凝固.
blood concentration 血中濃度.
blood count (BC) 血球算定〔法〕(1 μL中の赤血球, 白血球などの数).
blood crisis 血液分利(急激に網赤血球が増加すること).
blood crust 血痂.
blood cyst 血液嚢胞.
blood donor 給血者.
blood doping 血液ドーピング(自分の赤血球を凍結などで保存しておき, 後に自分に輸血すること).
blood examination 血液検査.
blood flow 血流〔量〕.
blood gas 血液ガス(血液中に存在する酸素, 二酸化炭素など).
blood gas analysis (BGA) 動脈血ガス分析.
blood glucose (BG) 血糖, = blood sugar.
blood gravity (Gb) 全血の比重.
blood group 血液群(やや不正確に血液型と一般に呼ばれている).
blood group antigen (BGAg) 血液型抗原.
blood group cross matching 血液型交差適合(赤血球の型を表と裏両試験を通じて合わせること).
blood group matching 血液型適合(赤血球の血液型を合わせること).
blood group substance 血液型物質(血液型を分類する赤血球膜上または体液中に存在する型特異的物質. 抗原性をもつ), = blood group antigen.
blood island 血島(胚の卵黄嚢にみられる部で, 血球芽細胞と血管とを最初に分化する).
blood isotope clearance (BIC) 血中アイソトープクリアランス.
bloodless [blʌ́dles] 無血の, 非観血的な 名 bloodlessness.
bloodless operation 非観血手術.
bloodletting 瀉血.
blood loss (BL) 失血, 出血.
blood patch ブラッドパッチ(硬膜外自家血注入法のこと), = epidural autologous blood patch.
blood plasma 血漿.
blood platelet 血小板(巨核球から生じる血球の一種で, 血液凝固に関与する), = platelet,thrombocyte.
blood poisoning 毒血症, 敗血症, = septicemia.
blood pressure (BP) 血圧(血液の血管壁に及ぼす側圧力. 正常血圧は収縮期130 mmHg未満, 拡張期85 mmHg未満とされている).
blood pressure crisis 血圧発作(発作的に血圧が上昇すること), = vasomotor crisis.
blood pressure gauge (BPG) 血圧計.
blood production rate (BPR) 血液産生速度.
blood recipient 受血者.
blood sedimentation rate (BSR) 赤血球沈降速度(赤沈といわれる).
blood serologic test (BST) 血液血清学的試験.
blood serum 血清.
blood smear 血液塗抹標本.
bloodstain 血痕.
blood stasis 血液停留, うっ血.
blood stream 血流.
blood sugar (BS) 血糖〔値〕.
blood supply 血液供給.
blood test 血液検査.
blood transfusion (BT) 輸血.
blood transfusion reaction 輸血反応(予期しなかった有害な輸血効果を意味する).

blood tumor 血液腫瘤，＝hematoma.
blood type (BT) 血液型(あるヒトの赤血球がどの血液群の抗血清(ABなど)と特異的に反応するかを調べて決定する型．血液群 blood group と区別していう).
blood typing 血液型判定(赤血球膜上の型抗原を検査するおもて検査と血清中の抗A，抗B凝集素の有無を検査するうら検査により型判定を行う).
B
blood urea nitrogen (BUN) 血中尿素窒素.
blood uric acid (BUA) 血液尿酸.
blood vessel (BV) 血管，＝vas sanguinea [L].
blood viscosity 血液粘度.
blood volume (BV) 血液量(体内に存在する血液の総量で，体重1kgにつき，血液のリットル(L)数で表したもの).
blood volume replenisher 血液量補充物(輸血または輸血代用に供する物質).
bloody [blʌ́di] 血の，血性の.
bloody diarrhea 血性下痢.
bloody discharge 血性帯下.
bloody sputum 血痰.
bloody stool 血便.
bloody sweat 血汗，＝hemathidrosis.
bloody vomit 血性吐物.
Bloom syndrome ブルーム症候群(まれな常染色体劣性遺伝疾患で，小人症と顔面への光線過敏性毛細血管拡張性紅斑の出現が特徴．白血病を合併することあり).
blot technique ブロット法(特定のタンパク，RNA，DNAがある画分にどのくらい存在するか，存在するならその量はどの程度かを特異的なプローブを用いることで簡便に調べる方法).
blow-out fracture 眼窩底破裂骨折(眼窩底の骨折で，上方を見ると複視を生ずる．ブローアウト骨折ともいう).
BLS basic life support (基本蘇生，一次救命処置).
BLT blood-clot lysis time (凝血溶解時間).
blue [blúː] ①青色〔の〕，藍色〔の〕，②憂うつな.
blue baby 青色児(先天心疾患，そのほかの原因からチアノーゼを呈する新生児).
blue cataract 青色白内障(透射光線で青色に見える)，＝cerulean cataract.
blue color blindness ＝tritanopia.
blue diaper syndrome 青いおむつ症候群(腸管におけるトリプトファン吸収障害によりインジカン尿が排出され，おむつが青く着色される).
blue nevus 青色母斑(真皮にあるメラノサイトの良性増殖によって生じた青色の斑点)，＝nevus caeruleus.
blue spot 青色斑(蒙古斑)，＝mongolian spot.
Blumberg sign ブルンベルグ徴候(腹部における除圧痛で，腹膜炎を示唆する).
Blumenbach clivus ブルーメンバッハ斜台，＝clivus.
blunt injury 鈍傷(鈍器による損傷).
blush [blʌ́ʃ] ①赤面，②濃染.
blushing [blʌ́ʃiŋ] 顔面潮紅(羞恥，はにかみの).
BLV biologic limit values (生物学的許容値).
B lymphocyte Bリンパ球(B細胞)，＝B cell.
BM ①basal metabolism (基礎代謝)，②basement membrane (基底膜)，③between meals (食間薬)，④breast milk (母乳).
BMC bone marrow cell (骨髄細胞).
BMD ①bone mineral density (骨〔塩〕密度)，②Becker muscular dystrophy (ベッカー型筋ジストロフィー).
BMG benign monoclonal gammopathy (良性単クローン性免疫グロブリン血症).
BMI body mass index (肥満指数，体格指数，ボディマスインデクス).
BMMP benign mucous membrane pemphigus (良性粘膜類天疱瘡).
B-mode Bモード(brightness mode．超音波受信信号の表示法の一種).
BMR basal metabolic rate (基礎代謝率).
BMT ①bone marrow transplantation (骨髄移植)，②benign mesenchymal tumor (良性結合(間葉)組織腫瘍).
BNP brain natriuretic peptide (脳性ナトリウム利尿ペプチド).
BO bowel obstruction (腸閉塞).
BOA born on arrival (到着時すでに出産).
Boas algesimeter ボアス痛覚計.
Boas point ボアス〔圧痛〕点(背部第10〜12胸椎の棘突起の両側における圧痛点で，胃潰瘍，胆石などにみられる).
Bochdalek ganglion ボホダレック神経節(上顎犬歯の上方の神経叢にある神経節).
Bochdalek hernia ボホダレック孔ヘルニア(左右いずれかの胸腹膜孔に相当する横隔膜の欠損部をヘルニア門として，胸腔内へ腹腔内臓器が脱出するもの).
Bock ganglion ボック神経節(頸動脈神経節).
BOD biochemical oxygen demand (生物化学的酸素要求量).
Bodansky unit ボダンスキー単位(ホスファターゼ活性の単位).
Bodecker index ボーデッケル指数(歯の全咬合面に対するう(齲)蝕された咬合面の比).
body [bádi] ①体，＝corpus，②身体，＝soma 形 bodily.
body bandage 全身包帯.
body cavity 体腔(胸部ならびに腹部内

臓をいれる体幹にある空洞).
body dysmorphic disorder 身体醜形障害(自分の身体のある部位が正常あるいはわずかな欠点しかないにもかかわらず, それに不満や嫌悪を抱き, 魅力がなく, 人に不快感を与えるというような信念や恐怖を持つ精神障害), ＝dysmorphophobia.
body fat 体脂肪.
body fluid 体液.
body hygiene ①身体清拭, ②身体保清, 身体衛生.
body image ボディイメージ, 身体像(心理学), 身体図式.
body image disturbance ボディイメージ(身体像)障害.
body language ボディランゲージ, 身体言語, 身振り言語.
body length 身長(頭頂から踵までの距離).
body mass index (BMI) ボディマスインデクス(ボディマス指数. 体重(kg)÷(身長(m)×身長(m))で表す. 22を標準体重とする. 体格指数の一つ).
body odor (BO) 体臭.
body of stomach 胃体(胃の区分の一つで胃底と幽門部の間の広い部分), ＝corpus ventriculi [L].
body of uterus 子宮体(子宮の区分の一つで子宮底と頸部の間の大きな部分), ＝corpus uteri [L].
body-righting reflex 正向反射(体位反射, 整位反射, 立ち直り反射などの同義語が用いられ, 生体が異常な体位に置かれるとき正常体位に復帰する反射をいう).
body stalk 付着茎(絨毛膜と胚羊膜管の尾側部とを連結する胎外中胚葉で, 尿膜血管が通過する路となり, 後には臍帯の結合織となる).
body surface area (BSA) 体表面積.
body temperature (BT, T_b) 体温(身体の温度. 核心温度と外殻温度に大別され, 体温といえば一般に核心温度を意味する).
body weight (BW) 体重.
body-weight ratio (BWR) 比体重(体重のグラム(g)数を身長のセンチメートル(cm)数で割った数値).
Boeck disease ベック病(サルコイドーシス), ＝sarcoidosis.
boil [bɔ́il] ①せつ(癤), ＝furuncle, ②沸騰する.
boiling point 沸点(液体の蒸気圧と大気圧とが等しいときの温度).
Bolivian hemorrhagic fever virus ボリビア出血熱ウイルス, ＝*Machupo virus*.
bolus [bóuləs] ①巨丸〔薬〕, ②塊, ③陶土, ④ボーラス(検査または治療のために比較的多量の物質または薬剤を一度に投与する).
BOM bilateral otitis media (両中耳炎).
BOMA bilateral otitis media, acute (急性両耳性中耳炎).
Bombay phenotype ボンベイ表現型(H抗原の完全欠損によるまれな表現型. 個体はA, B, Hに対する抗原を欠き, 血清には抗A, 抗B, 抗Hの抗原をもつ).
bomb calorimeter ボンブ熱量計(物質の燃焼熱を測定する装置).
bond [bánd] ①結合(原子または原子団の結合で, 2個の原子核の間を往来する電子の振動または回転に基づく), ②価標(1,2,3などの原子の).
bonding [bándiŋ] ①結合, ②愛着形成.
bone [bóun] 骨(成人では互に連結した約200個の骨からなる. 形より長骨・短骨・扁平骨・不規則骨・含気骨などに分けられる. 骨表面は骨膜, 関節軟骨でおおわれ, 内部には骨髄を入れる) 形 bony.
bone age 骨〔発育〕年齢(骨の発育より推定される年齢).
bone atrophy 骨萎縮.
bone bank 骨銀行.
bone block ①骨片(塊), ②骨性制動術(関節に隣接する骨を一部改造して機械的に関節の運動を制限させる手術).
bone cell 骨細胞(通常2枚の骨層板の間の骨小腔に存在する), ＝osteocyte.
bone conduction 骨〔伝〕導.
bone formation 骨形成.
bone graft 骨移植.
bone-let 小骨(耳小骨のこと), ＝ossicle.
bone marrow 骨髄(髄腔内にある造血組織), ＝medulla ossium [L].
bone marrow bank 骨髄バンク.
bone marrow cell (BMC) 骨髄細胞.
bone marrow donor registry 骨髄バンク, ＝marrow donor program.
bone marrow puncture 骨髄穿刺.
bone marrow transplantation (BMT) 骨髄移植(骨髄組織を移植すること. 再生不良性貧血, 原発性免疫不全, 急性白血病の治療に行われる).
bone mineral content 骨塩量.
bone mineral density (BMD) 骨〔塩〕密度.
bone morphogenic protein (BMP) 骨形成タンパク〔質〕.
bone-onlay 骨移植片(骨折部に移植するための).
bone pain 骨痛.
bone reflex 骨反射(骨を刺激すると起こるが, 実は筋肉伸張反射である), ＝periosteal reflex.
bone resorption 骨吸収.
bone scan 骨スキャン(テクネチウムが主に用いられる. 炎症や腫瘍などの性質, 範囲を知る上で有効な検査法), ＝bone scanning.

bones of lower limb 下肢骨(下肢を構成する骨), ＝ossa membri inferioris [L].
bones of upper limb 上肢骨(上肢を構成する骨), ＝ossa membri superioris [L].
bone spur 骨棘(骨増殖体を総称していうことば), ＝osteophyte.
bone with air cells 含気骨(内部に空洞をもつ骨, 上顎骨, 篩骨, 前頭骨, 蝶形骨が該当), ＝os pneumaticum [L].
Bonnier syndrome ボニエ症候群(脳幹部のダイテルス核の病変により回転性めまい, 眼振を示す. 時に片麻痺, 顔面痛を呈する).
Bonnot gland ボノー腺(冬眠腺ともいう), ＝hibernating gland.
bony [bóuni] 骨〔性〕の.
bony ankylosis 骨性強直.
bony labyrinth 骨迷路.
booster [bú:stər] 昇圧器, 増幅器, ブースター.
booster effect 追加免疫効果, ブースター効果(抗原接種を2回, 3回と繰り返すことでより強い免疫をつけること).
BOR bowel open regular (便通正常).
borax [bɔ́:ræks] ホウ砂(硼砂. 洗眼薬として用いる).
borborygmus [bɔ:bərígməs] 腹鳴, グル音.
border [bɔ́:dər] 境界.
border cell 境界〔上皮〕細胞(ラセン器の), 辺縁細胞.
borderline glucose tolerance test (BGTT) 耐糖能下限試験.
borderline personality disorder (BPD) 境界型人格障害.
Bordetella [bɔ:dətélə] ボルデテラ属(偏性好気性のグラム陰性桿菌. 百日咳菌 *B. pertussis*, パラ百日咳菌 *B. parapertussis*, ヒト, 種々の動物に常在する *B. bronchiseptica* などを含む).
Bordet–Gengou phenomenon ボルデー・ジャング現象(補体結合反応の一種).
borism [bɔ́:rizəm] ホウ酸中毒〔症〕(ホウ砂またはホウ素の摂取により起こる症候群).
Borna disease ボルナ病(ウマ, ウシ, メンヨウのウイルス性脳膜脳脊髄炎で, 病原体は *Bornaviridae* 科のRNAウイルスである).
borne [bɔ́:n] (bear の過去分詞. ～-borne ～により伝播される, 媒介される).
Bornholm disease ボーンホルム病(コクサッキーウイルスB群による疾患で, 発熱と筋肉痛をきたす. 流行性筋痛症. ボーンホルム島で報告された), ＝epidemic pleurodynia.
boron (B) [bɔ́:rɑn] ホウ素(半金属元素で, 結晶または粉末として存在し, 空気中では発光し, ホウ酸塩およびホウ砂の主成分).
Borrelia [bəréliə] ボレリア属(スピロヘータ科の一属. ライム病の原因となるライム病ボレリアは *B. burgdorferi* sensu lato と総称され, *B. garinii*, *B. afzelii* などが含まれる(これに対し, 菌種としての *B. burgdorferi* は *B. burgdorferi* sensu stricto と表記される). その他, 本属はダニ媒介性回帰熱の原因となる *B. duttonii*, *B. hermsii*, *B. hispanica*, *B. parkeri*, シラミ媒介性回帰熱の原因となる *B. recurrentis* などを含む).
borreliosis [bəreliόusis] ボレリア症(スピロヘータ目に属するグラム陰性のラセン状菌が原因で, ダニあるいはノミによって媒介される疾病).
Borrmann classification ボールマン分類(胃癌の肉眼的病型分類. 1～4型として進行胃癌に用いられる).
Borst–Jadassohn type intraepidermal epithelioma ボルスト・ヤーダソーン型表皮内上皮腫(老人性ゆうぜいの一種).
boss [bɑ́s] ①隆起, ②瘤(こぶ), ＝bosselation.
Botallo duct ボタロー管(動脈管), ＝ductus arteriosus [L].
Botallo foramen ボタロー孔(心臓の卵円孔のこと).
bothropic antivenin 抗ボスロプスヘビ毒素.
bottle shy ミルク嫌い(人工乳を拒否する現象. 強制的に母乳から人工乳に替えられたことが原因となることが多い).
botulinum toxin ボツリヌス毒素(ボツリヌス菌から産生される神経毒. 末梢神経終末部からのアセチルコリンの放出を抑制することにより, 筋弛緩作用を示す).
botulism [bɑ́tʃulizəm] ボツリヌス症(中毒)(ボツリヌス菌による感染症で, 食中毒の場合は嘔吐, 倦怠から脳神経麻痺症状へ進行する. 運動神経終末部からのアセチルコリン放出をブロックするため呼吸筋麻痺を呈する).
Bouchard node ブーシャール結節(指に起こる変形関節症).
bougie [bu:ʒí] [F] ①ブジー, 消息子(管腔器官や創, 瘻孔などに挿入し, 診断・治療に用いられる柔軟性の器具), ②坐薬.
bougienage [bu:ʒinɑ́ʒ] [F] 消息子拡張法.
bound water 結合水(ほかの物質と結合したもの).
Bourneville–Pringle disease ブルヌヴィーユ・プリングル病(母斑症の一型で顔面の皮疹, てんかん発作, 精神遅滞を3徴候とする優性遺伝性疾患).

bout [báut] 発作.
boutonneuse fever ブートヌーズ熱, ボタン熱(*Rickettsia conorii* による疾患).
bouton terminal 神経線維の末端, = end foot, terminal buttons, synapse.
bovine [bóuvain, -vi:n] ウシの, ウシのような.
bovine smallpox 牛痘, = vaccinia.
bovine spongiform encephalopathy (BSE) ウシ海綿状脳症(プリオン病の一種で, 狂牛病とも呼ばれる), = mad cow disease.
Bowditch law ボウディッチの法則, = all or none law.
bowel [báuəl] 腸, = intestine.
bowel control 排便調節.
bowel movement (BM) 便通.
bowel obstruction (BO) 腸閉塞.
bowel sound (BS) 腸雑音.
bowel sounds regular (BSR) 腸雑音正常.
Bowen disease ボーエン病(高齢者の顔面, 体幹, 四肢皮膚に単発, 多発する境界明瞭な紅斑. 後年, 有棘細胞癌となることがある).
bowleg [bóuleg] 内反膝, 彎脚, O脚, = bow leg, bandy-leg, genu varum 形 bowlegged.
Bowman capsule ボウマン嚢(糸球体を包む薄い膜), = capsula glomeruli [L].
Bowman gland ボウマン腺, = olfactory gland.
boxer encephalopathy ボクサー脳症, = boxer dementia, punch-drunk syndrome.
boxer's fracture ボクサー骨折(第5中手骨先端の骨折).
boxy note 紙箱音.
Boyden technique ボイデン法(サザンブロット, ノーザンブロット, ウェスタンブロット法がある. 白血球の走化活性を調べる方法).
Bozeman-Fritsch catheter ボーズマン・フリッチカテーテル(子宮内洗浄カテーテル), = two-way catheter.
Bozeman operation ボーズマン手術(子宮腟瘻の手術).
BP blood pressure (血圧).
BPD ① bronchopulmonary dysplasia (気管支肺形成不全症), ② borderline personality disorder (境界型人格障害).
BPG blood pressure gauge (血圧計).
BPH benign prostatic hypertrophy (良性前立腺肥大〔症〕).
BPM breaths per minute (分時呼吸数).
BPM, bpm beats per minute (分時拍動数).
BPP biophysical profile (バイオフィジカルプロフィール).
BPPN benign paroxysmal positional nystagmus (良性発作性頭位眼振).
BPPV benign paroxysmal positioning vertigo (良性発作性頭位変換眩暈症).
BPR ① blood production rate (血液産生速度), ② bioclean patient room (バイオクリーンルーム).
BPSD behavioral and psychological symptoms of dementia.
BPV ① benign paroxysmal vertigo (良性発作性眩暈), ② benign positional vertigo (良性体位性眩暈).
BR ① breathing rate (呼吸速度), ② breathing reserve (換気予備量).
Br ① bromine (臭素の元素記号), ② bronchus (気管支).
brace [bréis] ① 装具(副子に対し, 不動性を強調する装置), ② ブレース.
brachia [bréikiə] → brachium.
brachial [bréikiəl] 上腕の.
brachial artery (BA) 上腕動脈(腋窩動脈続きで, 橈骨動脈と尺骨動脈の分かれるまで), = arteria brachialis [L].
brachialgia [breikiǽlʤiə] 腕痛.
brachialis [breikiéilis] 上腕筋(上腕二頭筋の下層にある上腕の屈筋, 筋皮神経支配), = musculus brachialis [L].
brachial plexus 腕神経叢(C5～Th1の前枝で構成される神経叢, 上肢の運動に関わる筋と皮膚に分布), = plexus brachialis [L].
brachial vein 上腕静脈, = vena brachialis [L].
brachi(o)- [breiki(ou), -ki(ə)] (腕との関係を表す接頭語).
brachiocephalic [breikiousifǽlik] 腕頭の.
brachiocephalic artery (BCA) 腕頭動脈, = brachiocephalic trunk.
brachiocephalic trunk 腕頭動脈(大動脈弓の枝で, 右総頸動脈と右鎖骨下動脈に分かれる), = truncus brachiocephalicus [L].
brachiocephalic vein 腕頭静脈(内頸静脈と鎖骨下静脈が合した静脈, さらに左右の腕頭静脈が合して上大静脈となる), = vena brachiocephalica [L].
brachiocrural [breikioukrú:rəl] 腕脚の.
brachiocubital [breikioukjú:bitəl] 腕肘の.
brachioradialis [breikioureidiéilis] 腕橈骨筋(前腕の伸筋に分類され橈骨神経支配), = musculus brachioradialis [L].
brachium [bréikiəm] ① 腕, 上腕(肩と肘の間), ② 腕状構造 複 brachia.
brachium of superior colliculus 上丘腕(外側膝状体から上丘に達する線維束, 視覚路となる), = brachium quadrigeminum superius.
brachium pontis 橋腕(中小脳脚 middle cerebellar peduncle の旧名).
brachium quadrigeminum inferius

下丘腕(下丘から内側膝状体に達する線維束，聴覚路となる)，= brachium of inferior colliculus.

brachium quadrigeminum superius 上丘腕，= brachium of superior colliculus.

brachy– [bræki] (短小の意味を表す接頭語).

brachybasia [brækibéiziə] 小股歩行.

brachybasophalangia [brækibeisoufəlǽnʤiə] 基節骨短縮〔症〕.

brachycephalia [brækisifǽliə] 短頭〔蓋〕症(長広指数 81.0～85.4)，= brachycephalism, brachycephaly 形 brachycephalic, brachycephalous.

brachycheilia [brækikáiliə] 短唇奇形(人中の短縮したもの)，= brachychily, brachycheilia microcheilica.

brachycnemic [brækiní:mik] 下腿短縮の.

brachydactyly [brækidǽktili] 短指(趾)〔症〕(母指を除くほかの4指の関節が一つで，母指と同じような構造をもつ奇形)，= brachydactylia.

brachygnathia [brækignéiθiə] 鳥顔〔貌〕，短顎〔症〕，下顎短小症.

Brachyspira [brækispáirə, brəkíspi–] ブラキスピラ属(スピロヘータの一属．ブタ赤痢スピロヘータ *B. hyodysenteriae* などを含む).

brachytelephalangia [bræktelifəlǽnʤiə] 末節骨短縮〔症〕.

brachytherapy [brækiθérəpi] 近接照射療法，密封小線源治療(Ra, ^{137}Cs, ^{60}Co, ^{192}Ir などの密封小線源を用いて，腔内照射，組織内照射などが行われる).

bracket [brǽkit] 腕木.

brady– [brædi] (緩徐，遅滞の意味を表す接頭語).

bradyarrhythmia [brædiəríðmiə] 徐脈性不整脈(洞性徐脈で PP 間隔の乱れがあるもの．洞機能不全症候群の一つ).

bradyarthria [brædiá:θriə] 言語緩徐，= bradylalia.

bradyblasia [brædibléiziə] 小刻み歩行.

bradycardia [brædiká:diə] 徐脈，徐拍(1分間60以下となる脈拍緩徐) 形 bradycardic .

bradycardiac [brædiká:diæk] 徐脈の.

bradycardia–tachycardia syndrome 徐脈頻脈症候群(洞不全症候群の一つのタイプで，発作性心房細動，心房頻拍などの頻拍発作が止まった際に overdrive suppression の形で徐脈が起こる).

bradydiastole [brædidaiǽstəli:] 拡張期延長，= bradydiastolia.

bradyesthesia [brædiesθí:ziə] 感覚遅鈍.

bradyglossia [brædiglásiə] 言語渋滞.

bradykinesia [brædikiní:ziə] 運動緩徐，運動緩慢.

bradykinetic [brædikainétik] 運動緩徐な.

bradykinin (BK) [brædikínin] ブラジキニン(血管拡張薬．オータコイドの一つ).

bradylalia [brædiléiliə] 言語緩徐，遅語症.

bradylexis [brædiléksis] 読書緩徐.

bradylogia [brædilóuʤiə] 言語緩慢(思考緩徐による)，= bradyarthria.

bradypnea [brædipní:ə] 徐呼吸.

bradyspermatism [brædispə́:mətizəm] 射精遅延.

bradysphygmia [brædisfígmiə] 徐脈.

bradystalsis [brædistǽlsis] ぜん(蠕)動緩徐，= bradydiastalsis.

bradyteleocinesia [bræditeliousiní:ziə] 動作完了困難(動作が完了する前に緩慢になるか中止される運動調節機構の障害).

bradytocia [bræditóusiə] 分娩遷延.

bradyuria [brædijú:riə] 排尿遅延.

braille [bréil] ブレーユ点字(Braille の開発した点字法).

brain [bréin] 脳(中枢神経系のうち，頭蓋内にある終脳，間脳，中脳，橋，延髄，小脳の総称)，= encephalon [L].

brain abscess 脳膿瘍.

brain box 脳頭蓋，= neurocranium.

brain–cerebrospinal fluid barrier 脳髄液関門.

brain concussion 脳震盪.

brain damage 脳損傷.

brain death 脳死(脳幹を含む脳の機能が不可逆的に停止した状態．臓器移植に関連して判定基準が定められている).

brain–derived neurotrophic factor (BDNF) 脳由来神経栄養因子(海馬の可塑性，記憶調節に関わる脳内ペプチド).

brain dysfunction 脳機能障害.

brain edema (BE) 脳浮腫.

brainedness [bréindnis] 利き脳.

brain function index (BFI) 脳機能係数.

brain–gut peptide 脳・腸管ペプチド(脳神経系と消化管の神経，内分泌細胞の両者に局在するペプチドの総称).

brain hypothermia treatment 脳低温療法(重症脳損傷の際，神経細胞の蘇生を目的として行う).

brain infarction 脳梗塞.

brain mantle 外套(脳の皮質およびその下層を含む組織の旧名)，= pallium.

brain metabolic stimulant 脳代謝改善薬.

brain natriuretic peptide (BNP) 脳性ナトリウム利尿ペプチド(主に心室から分泌される利尿ホルモンで，ナトリウム利尿作用，血管拡張作用をもつ．心不全の診断に用いられる).

brain pan 頭蓋，= skull, cranium.

Brain reflex ブレーン反射(片麻痺患者

が四足位をとるとき屈曲した麻痺腕を伸張する反射であり，四肢伸張反射ともいう)，＝quadrupedal extensor reflex.
brain sand 脳砂(松果体中にみられる主にカルシウムの結晶で，年齢とともに増加する).
brainstem 脳幹(中脳，橋，延髄をあわせたもので生命維持の中枢がある).
brainstem death 脳幹死(大脳機能の廃絶により植物状態が生ずるが，この場合脳死と違い脳幹部の機能には支障がない．わが国において規定している脳死の場合，大脳と脳幹部の機能が同時に廃絶されている状態がなければならない).
brainstem response (BSR) 脳幹反応.
brain transplantation 脳移植(神経移植により脳機能の回復を目的とする)，＝neurotransplantation.
brain tumor (BT) 脳腫瘍.
brainwashing [bréinwɑʃiŋ] 洗脳.
brain wave 脳波(脳の微細な電気活動を増幅し記録したもの．周波数によって4Hz以下のδ波，4〜7Hzのθ波，8〜13Hzのα波，14Hz以上のβ波からなる．睡眠深度や意識レベルによって波形が変化し，また，てんかんなどでは特有の異常波形を示す).
branch [brǽntʃ] ①枝分かれさせる，枝，②領域，分科.
branched chain amino acid (BCAA) 分岐鎖アミノ酸.
branched chain amino acids and tyrosine ratio (BTR) 分岐鎖アミノ酸/チロシン比(肝機能検査の指標の一つ).
branchial arches 鰓弓(胎生期に6対形成され，これらが頭頸部の筋，神経，骨，血管，内分泌腺などをつくる).
branchial cleft 鰓溝.
branchial fistula 鰓性瘻，＝branchial sinus.
branchial groove 鰓溝(鰓弓と鰓弓の間の外胚葉性の部分)，＝branchial cleft.
branching [brǽntʃiŋ] 分枝，分枝形成，＝ramification.
branching enzyme 分枝酵素.
Brandt-Andrews maneuver ブラント・アンドリュース法(胎児娩出後，積極的に胎盤を娩出する方法で，後出血の減少をみる).
Branhamella [brænhəmélə] ブランハメラ亜属(*Moraxella* 属細菌の一亜属).
Branham sign ブラナム徴候(動静脈瘻において圧迫により瘻孔が閉鎖すると脈拍数が減少し，最低血圧が上昇し，心雑音が消失する).
branny [brǽni] ひこう(粃糠)状の.
brash [brǽʃ] 胸やけ，呑酸(どんさん)，嘈囃(そうそう).
Braun anastomosis ブラウン吻合(胃腸前吻合術の後に起こりやすい消化管内容の悪循環防止のため，空腸の輸出入脚間に行う吻合術).
brawny edema 硬性浮腫，＝nonpitting edema.
Braxton Hicks sign ブラクストンヒックス徴候(妊娠時に起こる無痛性の子宮収縮).
Brazilian purpuric fever ブラジル紫斑熱(インフルエンザ菌の生物型 aegyptius による疾患で，小児に化膿性結膜炎，続いて発熱，皮下出血をきたす).
BRD benign respiratory distress (良性呼吸窮迫症).
BRE benign rolandic epilepsy (良性ローランドてんかん).
breadth [brédθ] 幅，横幅.
breakage-reunion model 切断・再結合モデル(遺伝的組換えのメカニズムを説明するモデルの一つ).
breast [brést] ①胸〔部〕，②乳房，＝mamma.
breast bone 胸骨，＝sternum.
breast cancer 乳癌.
breast feeding 母乳栄養，母乳哺育.
breast girth (BG) 胸囲.
breast implant 人工乳房移植.
breast milk (BM) 母乳.
breast-pump 搾乳器，搾乳ポンプ，＝milk pump.
breast reconstruction 乳房再建〔術〕.
breast self-examination (BSE) 乳房自己検査(法).
breath [bréθ] 呼吸，息づかい 動 breathe.
breath-holding 息こらえ.
breath-holding attack 息止め発作(幼児が啼泣中に呼吸を止めることにより一時的なチアノーゼ等の症状を呈すること)，＝breath-holding spells.
breathing [brí:ðiŋ] ①呼吸，②ガス抜き(樹脂).
breathing rate (BR) 呼吸速度，呼吸数.
breathing reserve (BR) 換気予備量.
breathing training 呼吸訓練(腹式呼吸法および口すぼめ呼吸を伴った緩徐化呼吸の修得を目的としたトレーニング).
breathlessness [bréθlesnis] 息切れ，＝shortness of breath.
breath sound (BS) 呼吸音.
breaths per minute (BPM) 分時呼吸数.
breech [brí:tʃ] ①殿〔部〕，尻，②砲尾，筒尾(注射筒の)，＝buttock, nates.
breech delivery 骨盤位分娩.
breech extraction 骨盤位牽出術.
breech presentation 骨盤位，＝pelvic presentation.
bregma [brégmə] 前頂の(頭蓋骨の冠状および矢状縫合の交差点) 形 bregmatic.
bregmatic presentation 前頂位，

= sincipital presentation.

bregmocardiac reflex 前項心臓反射(矢状縫合と冠状縫合の交差部で泉門を圧迫すると心拍が緩徐となる).

Brenner tumor ブルンネル腫瘍(卵巣の充実性良性腫瘍).

Breschet sinus ブレシェー洞(蝶形〔骨〕頭頂静脈洞), = sinus sphenoparietalis.

B

bretylium tosylate ブレチリウムトシラート(不整脈治療薬. 血圧降下剤).

brevi- [brevi] (短いことを表す接頭語).

Brevibacillus [brevibəsíləs] ブレビバシラス属(好気性のグラム陽性桿菌. *B. brevis* は抗生物質 gramicidin を産生する).

Brevibacterium [brevibæktí:riəm] ブレビバクテリウム属(グラム陽性桿菌).

Bricker operation ブリッカー手術(尿管から尿を集め皮膚面に誘導するために回腸の一部(回腸導管)を用いる手術).

bridge [bríʤ] ①橋, ②ブリッジ, 架工義歯(加工義歯, 橋義歯), ③架橋.

bridge abutment 支台.

bridgework [bríʤwə:k] 架工義歯〔術〕.

bridle suture 制御糸.

Brill-Zinsser disease ブリル・ジンサー病(再発性の流行性発疹チフス).

brim [brím] 縁(ふち).

Brinkman index (BI) ブリンクマン指数(喫煙習慣の指標として総喫煙量を表す喫煙指数. 1日の喫煙本数×喫煙年数で表す. 400を超えると肺癌のリスクが確実に上昇するといわれる).

Briquet syndrome ブリケー症候群(転換型(身体症状)を主とするヒステリー反応. 解離性転換障害といわれている).

Brissaud reflex ブリソー反射(足底を刺激すると大腿筋膜張筋の収縮がみられる反射. 錐体路疾患でみられる).

bristle cell (内耳にある有毛細胞のこと).

British Approved Name (BAN) 英国一般名(英国薬局方に基づく医薬品の一般名).

brittle bone ぜい(脆)弱骨(慢性, 遺伝性の疾病による脆弱な骨, 骨折が起こりやすい), = osteogenesis imperfecta.

brittle diabetes ブリットル型糖尿病(不安定型糖尿病), = unstable diabetes.

BRM biological response modifier (生物学的応答調節物質).

BRO, BS bronchoscopy (気管支鏡〔検査法〕).

broach [bróuʧ] ブローチ, 根管針, 抜髄針(次の種類が区別されている barbed broach, hooked broach, smooth broach, spiral broach, root-canal broach, watchmaker's broach).

Broadbent sign ブロドベント徴候(癒着性心嚢炎 pericarditis adhesiva において心臓収縮期に左後腋窩線付近に起こる陥凹が後方から認められること), = Broadbent symptom.

broad cast 巨大円柱.

broad ligament of uterus 子宮広間膜(子宮の両側にある幅広の膜, 子宮・卵管・卵巣間にある腹膜のヒダの総称), = ligamentum latum uteri [L].

Broca amnesia ブローカ健忘〔症〕, = auditory amnesia.

Broca aphasia ブローカ失語〔症〕(皮質性運動性失語症), = cortical motor aphasia.

Broca area ブローカ野(運動性言語中枢のある部位), = motor speach center.

Broca center ブローカ中枢(大脳下前頭回弁蓋部にあり, この部の病変により運動性失語症が発症する).

Broca convolution ブローカ回(運動性語中枢のあるところ).

Broca formula ブローカ公式(成人の理想体重(kg)=身長(cm) − 100).

Brock syndrome ブロック症候群(〔肺〕中葉症候群).

Brodie abscess ブロディー膿瘍(慢性の骨髄炎の一種. 長管骨の骨幹端部に好発し, 周囲は骨硬化像を伴う円形の骨透明巣をなす).

Brodmann areas ブロドマン領(野)(大脳皮質を神経細胞の配列の特徴より分類し番号で表したもの).

bromatotoxism [broumətətáksizəm] 食中毒, = food poisoning.

bromhidrosis [bramhidróusis] 臭汗症, = bromidrosis.

bromide [bróumaid, -mid] 臭化物(鎮静作用を呈するものが多い).

bromidrosis [broumidróusis] = bromhidrosis.

brominated [bróumineitid] 臭素化の, = bromated.

bromine (Br) [bróumin] 臭素(ハロゲン族元素の一つで, 原子番号35, 原子量79.904. 単体は Br_2. 暗赤色発煙性液体で, 粘膜を刺激し, 金属および有機組織を侵食する), = bromum.

brominism [bróuminizəm] ブロム中毒症, 臭素中毒, = bromine poisoning, bromide poisoning, bromism.

brom(o)- [broum(ou), -m(ə)] (ブロム基 Br-, または臭素との関係を表す接頭語).

bromoderma [broumoudə́:mə] 臭素疹(慢性臭素中毒にみられる膿疱性皮疹).

bromsulphalein test (BSP test) ブロムスルファレイン試験(肝機能の検査法の一種).

bronchi [bráŋkai] → bronchus.

bronchia [bráŋkiə] → bronchium.

bronchial [bráŋkiəl] 気管支の.

bronchial arteries 気管支動脈(肺の栄養血管), = bronchial branches.

bronchial artery embolization (BAE) 気管支動脈塞栓〔術〕.
bronchial artery infusion (BAI) 気管支動脈注入療法.
bronchial asthma (BA) 気管支喘息(慢性気道炎症, 気道反応性の亢進, 可逆性の気道狭窄の3つを特徴とする疾患である. 臨床症状は喘鳴, 呼吸困難, せき, 喀痰などである. 検査所見では末梢血, 喀痰中の好酸球増多が特徴である. 気管支喘息はアトピー型(外因型)と感染型(内因型), 両者の混合した混合型に分類される).
bronchial blood flow (BBF) 気管支血流.
bronchial branches 気管支動脈(肺の栄養血管), = rami bronchiales [L], bronchial arteries.
bronchial candidiasis 気管支カンジダ症.
bronchial carcinoma (BC) 気管支癌.
bronchial pneumonia 気管支肺炎.
bronchial tree 気管支樹.
bronchial veins 気管支静脈, = venae bronchiales [L].
bronchial washing (BW) 気管支洗浄液.
bronchic cell 肺胞細胞, = pulmonary alveolus.
bronchiectasic [braŋkiektéisik] 気管支拡張〔症〕の, = bronchiectatic.
bronchiectasis (BE) [braŋkiéktəsis] 気管支拡張症, = bronchiectasia.
bronchi(o)– [braŋki(ou), –ki(ə)] (細気管支の意味を表す接頭語).
bronchiogenic [braŋkiəʤénik] 細気管支性の.
bronchioid [bráŋkiɔid] ブロンキオイド(非小細胞肺癌の亜型).
bronchiolar carcinoma 細気管支癌(肺腺癌の一組織亜型. 細気管支・肺胞上皮に由来する癌. 細気管支肺胞上皮癌ともいう), = bronchio–alveolar carcinoma, alveolar cell carcinoma, bronchiolar adenocarcinoma.
bronchiole [bráŋkioul] 細気管支, 気管支梢, = bronchioli [L] 形 bronchiolar.
bronchiolectasis [braŋkiəléktəsis] 細気管支拡張〔症〕, = bronchiolectasia.
bronchioli [braŋkíəlai, –káiə–] → bronchiolus.
bronchiolitis [braŋkiouláitis] 細気管支炎.
bronchiolitis fibrosa obliterans 線維閉塞性細気管支炎.
bronchiolitis obliterans (BO) 閉塞性細気管支炎.
bronchioloalveolar carcinoma (BAC) 細気管支肺胞上皮癌.
bronchiolus [braŋkíələs, –káiə–] 細気管支, = bronchiole 複 bronchioli.
bronchitis [braŋkáitis] 気管支炎形 bronchitic.
bronchium [bráŋkiəm] 気管支(主気管支からの分枝) 複 bronchia.
bronch(o)– [braŋk(ou), –k(ə)] (気管支との関係を表す接頭語).
broncho(a)egophony [braŋkoui:gáfəni] 気管支声(気管支ヤギ声).
bronchoalveolar (BA) [braŋkouælví:əl-ər] 気管支肺胞性の, = bronchosicular.
bronchoalveolar lavage (BAL) 気管支肺胞洗浄〔法〕.
bronchoalveolar washing (BAW) 気管支肺胞洗浄.
bronchoaortic constriction 気管支大動脈(第2)狭窄部(食道の生理的狭窄部の一つ).
bronchoblennorrhea [braŋkoublenə-rí:ə] 気管支膿漏症.
bronchocavernous [braŋkəkǽvə:nəs] 気管支空洞性の.
bronchocele [bráŋkəsi:l] 気管支瘤.
bronchoconstriction [braŋkoukənstrík-ʃən] 気管支狭窄, = bronchostenosis.
bronchoconstrictor [braŋkoukənstrík-tər] 気管支収縮薬.
bronchodilation [braŋkoudiléiʃən] 気管支拡張.
bronchodilator (BD) [braŋkoudiléitər] 気管支拡張薬.
bronchoesophagology [braŋkoui:safə-gáləʤi] 気管食道科学.
bronchoesophagoscopy [braŋkoui:saf-əgáskəpi] 気管支食道鏡検査.
bronchofiberscope [braŋkoufáibə:-skoup] 気管支ファイバースコープ.
bronchogenic [braŋkəʤénik] 気管支原性, = bronchiogenic.
bronchogenic carcinoma 気管支癌.
bronchogenic cyst 気管支嚢胞, 気管支性嚢胞(嚢胞壁が気管支壁類以の構造を呈する. 嚢肺内には灰白色の粘液が充満し, 内腔は線毛上皮に覆われ壁には気管支腺, 軟骨, 平滑筋などがみられる).
bronchogram [bráŋkəgræm] 気管支造影像.
bronchography [braŋkágrəfi] 気管支造影法.
broncholith [bráŋkəliθ] 気管支結石.
broncholithiasis [braŋkouliθáiəsis] 気管支結石症.
bronchomalacia [braŋkouməléiʃiə] 気管支軟化〔症〕.
bronchomediastinal trunk 気管支縦隔リンパ本幹(胸部内臓からのリンパを集める), = truncus bronchomediastinalis [L].
bronchomycosis [braŋkoumaikóusis] 気管支糸状菌症.
bronchophony [braŋkáfəni] 気管支声

B

(音声が正常よりも強く聴取される現象で，その部に浸潤巣があることを示す)．

bronchoplasty [bráŋkəplæsti] 気管支形成術．

bronchopneumonia [braŋkounju:móuniə] 気管支肺炎，＝catarrhal pneumonia, lobular pneumonia, capillary bronchitis.

bronchopulmonary [braŋkəpʌ́lmənəri] 気管支肺の．

bronchopulmonary dysplasia (BPD) 気管支肺形成不全症．

bronchopulmonary segments 肺区域(区域気管支が分布する領域，右肺は10区域，左肺は9区域からなる．segmentのSで表す)，＝segmenta bronchopulmonalia [L].

bronchopulmonary spirochetosis 気管支肺炎性スピロヘータ症(出血性気管炎ともいう)，＝Castellani bronchitis.

bronchorrhaphy [braŋkɔ́:rəfi] 気管支縫合．

bronchorrh(o)ea [braŋkərí:ə] 気管支漏．

bronchoscope [bráŋkəskoup] 気管支〔直達〕鏡．

bronchoscopy (BRO, BS) [braŋkáskəpi] 気管支鏡検査〔法〕．

bronchospasm (BSp) [bráŋkəspæzəm] 気管支痙攣．

bronchospirometer [braŋkouspairámitər] 気管支呼吸計(肺活量などを左右別に分離測定記録する器械)．

bronchospirometry [braŋkouspairámitri] 気管支呼吸計測法，＝bronchospirography.

bronchostaxis [braŋkoustǽksis] 気管支壁出血．

bronchostenosis [braŋkoustinóusis] 気管支狭窄．

bronchostomy [braŋkástəmi] 気管支造瘻術(気管支粘膜と皮膚面とを縫合して瘻管をつくること)．

bronchotome [bráŋkətoum] 気管支開口器．

bronchotomy [braŋkátəmi] 気管支切開術．

bronchotracheal [braŋkoutréikiəl] 気管支気管の．

bronchotyphoid [braŋkoutáifɔid] 気管支性〔腸〕チフス．

bronchovascular bundle 気管支血管束，＝bronchovascular distribution.

bronchovesicular [braŋkouvesíkjulər] 気管支肺胞の．

bronchus (Br) [bráŋkəs] 気管支，主気管支(気管が左右に分岐した部分) 複 bronchi 形 bronchial.

bronchus-associated lymphoid tissue (BALT) 気管支関連リンパ組織．

bronze(d) diabetes 青銅〔色〕糖尿病(ヘモクロマトーシスに伴う糖尿病)，＝bronzed disease, hemochromatosis.

bronze(d) disease 青銅病(副腎皮質機能不全による)，＝Addison disease.

bronzed skin 青銅皮膚(副腎皮質機能低下症時にみられる皮膚)．

Brooke disease ブルック病(毛包性角化症性のまれな疾患)，＝keratosis follicularis contagiosa.

Brooke tumor ブルック腫瘍(多発性毛包上皮腫)．

brought in dead (BID) 入院時すでに死亡．

brow [bráu] ①前額，②眼窩上隆起，③眉毛．

brown adipose tissue 褐色脂肪組織．

brown induration 褐色硬化(①肺炎にみられる肺臓の変化．②慢性心臓弁膜症または塵肺症にみられる充血)．

browning reaction 褐変現象(食品の成分が酵素的あるいは非酵素的に変質を起こして褐色になる現象)．

Brown-Séquard syndrome ブラウン・セカール症候群(脊髄の一側病変に際し，病巣以下の同側性運動麻痺，深部感覚障害，反対側の温痛感覚の障害が起こるもの)．

BRP bathroom privileges.

Brucella [bru:sélə] ブルセラ属(偏性好気性のグラム陰性桿菌．人獣共通感染症であるブルセラ症，家畜の流産の原因となる *B. melitensis* が含まれる．ブルセラ属はこの1菌種のみにまとめられ，生物型 Abortus, Canis, Neotomae, Ovis, Suis に分けられるが，*B. abortus*, *B. suis* といった従来の菌種名も慣用されている)．

brucellosis [bru:silóusis] ブルセラ症(急性の熱性疾患をきたす．発熱は断続的で，マルタ熱，地中海熱，波状熱などと呼ばれてきた)．

Bruce protocol ブルースプロトコール(トレッドミル運動負荷試験の代表的プロトコールで，3分毎にトレッドミルの傾斜と運動速度を変化させる多段階負荷法)．

Bruch glands ブルーフ腺(トラコーマ腺)，＝trachoma glands.

Bruch membrane ブルーフ膜(脈絡膜の基底板)，＝basal lamina of choroid.

Bruck disease ブルック病(骨奇形，多発骨折，関節拘縮，筋萎縮を主徴とする疾患)．

Brudzinski sign ブルジンスキー徴候(①頸部の屈曲により，股，膝関節が屈曲する徴候．②股関節で一側下肢を強制的に屈曲させると(下肢伸展挙上)，対側下肢が不随意に屈曲，または伸展する徴候．髄膜炎の診断に有用)．

Brugada syndrome ブルガダ症候群(特発性心室細動の一型．青年～中年の男性に多く，器質的心疾患は認めない．突然死の危険がありポックリ病との関連が指摘される）．

Brugia [bru:ʤiə] ブルギア属（糸状虫科の一属．マレー糸状虫 *B. malayi* はヒトやネコのリンパ組織に寄生し，糸状虫症の原因となる）．

bruise [brú:iz] 挫傷（披裂を伴わない打撲傷），＝ contusion.

bruissement [bruismɑ́n] [F] 猫喘〔音〕（ゴロゴロと鳴る聴診音）．

bruit [brú:t] [F] 雑音，ブルイ（聴診器により聴取される雑音，特に異常雑音）．

Brunhild complex ブルンヒルド・コンプレックス（精神異常症，強い女性がさらに強い男性を求める葛藤の状態．ニーベルンゲン物語に由来する）．

Brunner gland ブルンネル腺（十二指腸腺），＝ duodenal glands.

Brunschwig operation ブルンシュウィッグ手術（骨盤内臓器全摘術），＝ total pelvic exenteration.

brush border 刷子縁（腎臓の尿細管上皮細胞の自由面にみられる微細な細胞質突起の光顕レベルでの用語で，電顕的には微絨毛）．

brush catheter ブラシカテーテル（先端に小さなブラシを付けた尿管カテーテル．尿管や腎盂の腫瘍の表面から細胞を擦過により採取する）．

Brushfield spots ブラッシュフィールド斑（虹彩周辺にみられる黄色の斑）．

Bruton disease ブルトン病（X 染色体性乳児無ガンマグロブリン血症）．

bruxism [brʌ́ksizəm] 歯ぎしり（食物をそしゃく（咀嚼）する以外の），＝ grinding of teeth, clending.

BRV benign recurrent vertigo（良性再発性眩暈症）．

Bryant ampulla ブライアント膨大部（結紮の直上の動脈の外観的膨大）．

BS ① blood sugar（血糖〔値〕），② breath sound（呼吸音），③ bowel sound（腸雑音），④ blepharospasm（眼瞼痙攣），⑤ bedside（ベッドサイド）．

B/S bits per second（1 秒間のビット数）．

BSA body surface area（体表面積）．

BSB body surface burned（体表面熱傷）．

BSD bedside drainage（ベッドサイドドレナージ）．

BSE bovine spongiform encephalopathy（ウシ海綿状脳症）．

BSL bedside learning（臨床実習）．

BSP benign spontaneous pneumothorax（良性自然気胸）．

BSp bronchospasm（気管支痙攣）．

BSP test bromsulphalein test（ブロムスルファレイン試験）．

BSR ① blood sedimentation rate（赤血球沈降速度），② brainstem response（脳幹反応），③ bowel sounds regular（腸雑音正常）．

BSS ① balanced salt solution（平衡食塩水），② buffered saline solution（緩衝食塩水）．

BST ① bacteriuria screening test（細菌尿スクリーニング），② blood serologic test（血液血清学的試験），③ bedside teaching（臨床実習）．

BSV binocular single vision（両眼単視）．

BT ① body temperature（体温），② blood type（血液型），③ blood transfusion（輸血），④ bleeding time（出血時間），⑤ brain tumor（脳腫瘍），⑥ balance test（平衡検査），⑦ bedtime（就寝時刻）．

BTLS basic trauma life support（基本外傷蘇生救急法，一次外傷救命救急処置）．

BTPS body temperature, ambient pressure, saturated with water vapour（体温，大気圧，水蒸気飽和状態．肺活量測定時の諸条件）．

BTR ① biceps tendon reflex（二頭筋腱反射），② branched chain amino acids and tyrosine ratio（分岐鎖アミノ酸 / チロシン比）．

B–T shunt Blalock–Taussig shunt（ブレロックタウシグ短絡（シャント））．

BU biological unit（生物学的単位）．

BUA blood uric acid（血液尿酸）．

bubbling rale 水泡ラ音．

bubo [bjú:bou] 横痃（おうげん．主に鼠径部リンパ節にみられる炎症性腫脹．無痛性もあるが，軟性下疳では片側に強い痛みを伴う炎症で，最終的には自潰する．横根（よこね），便毒），＝ sympathetic abscess, inguinal adenitis 形 bubonic.

bubonalgia [bju:bənǽlʤiə] 鼠径痛．

bubonic [bju:bɑ́nik] よこね（横痃）．

bubonic plague 腺ペスト（ノミなどに咬まれた部位の所属リンパ節の有痛性の腫大，発熱，頭痛などの全身症状がみられる）．

bucca [bʌ́kə] 頬（内外の表面をいうこともある），＝ cheek 形 buccal.

buccal [bʌ́kəl] 頬側の．

buccal artery 頬動脈，＝ arteria buccalis [L].

buccal cavity 口腔前庭，＝ vestibule of mouth.

buccal fat pad 頬脂肪体，＝ corpus adiposum buccae [L].

buccal gland 頬腺．

buccal nerve 頬神経，＝ nervus buccalis [L].

buccal occlusion 頬側咬合（咬合線の外側すなわち頬側における咬合）．

buccinator [bʌ́ksineitər] 頬筋（顔面表層にある表情筋の一つ），＝ musculus buccinator [L].

bucco– [bʌkou, -kə]（頬との関係を表す接頭語）．

buccoaxial [bʌkouǽksiəl] 歯空洞の，頬軸面の．

buccoaxiocervical [bʌkouæksiousə́:vikəl] 歯空洞の，頬軸頸面の.
buccoaxiogingival [bʌkouæksiouʤinʤáivəl] 頬側軸面歯肉側の.
buccocervical [bʌkousə́:vikəl] 頬側歯頸壁の.
buccoclusal [bʌkouklú:səl] 頬側咬合側の.
buccodistal [bʌkoudístəl] 頬側遠心側の.

B

buccofacial obturator 頬顔面栓塞子.
buccogingival [bʌkouʤinʤáivəl] 頬側歯肉の.
buccogingival ridge 歯肉稜.
buccolabial [bʌkouléibiəl] ①頬唇の，②頬側唇面の.
buccolingual [bʌkouliŋgwəl] ①頬舌の，②頬側舌側の.
buccomesial [bʌkoumí:ziəl] 頬側近心側の.
bucconasal [bʌkounéizəl] 頬鼻の.
bucco-occlusal line angle 頬咬合面稜角.
buccopharyngeal [bʌkoufəríndʒiəl] 頬咽頭の.
buccoversion [bʌkouvə́:ʒən] 頬側転位(咬合線に対し歯が頬側にある位置).
Bucky diaphragm バッキー絞り(バッキー格子. 二次性放射線または散乱X線を除くため，細長い多数の金属片を平行に並べた格子)，＝Bucky-Potter diaphragm，Bucky grid.
Bucky grid バッキー格子(X線撮影に用いられ，被写体からの散乱X線を除くために，細長い金属片を数多く平行に並べた格子)，＝moving grid device.
bud [bʌ́d] 芽，蕾，発芽.
Budd-Chiari syndrome バッド・キアリ症候群(肝静脈三主幹の閉塞，あるいは肝部の下大静脈閉塞などで門脈圧亢進症，下腿浮腫と静脈瘤，腹壁の静脈怒張(メズサの頭)などの症状をみるもの. 原因は多岐にわたる).
budding [bʌ́diŋ] 出芽，芽生，芽接，＝gemmation.
bud scar 出芽痕.
Buerger disease バージャー病(閉塞性血栓血管炎. ビュルガー病)，＝thromboangiitis obliterans.
buffalo hump 野牛肩(ステロイドによる副作用).
buffer [bʌ́fər] 緩衝剤(①酸性またはアルカリ性液を加えても，そのpHの変化を最小限に止め得る物質. ②化学治療薬を投与するときに偶発する作用を最小限に止め得る物質).
buffer action 緩衝作用.
buffer base (BB) 緩衝塩基.
buffered saline solution (BSS) 緩衝食塩水.
buffer solution 緩衝液(弱酸と弱酸塩，または弱塩基と弱塩基酸とからつくった液で，pHの激変を防ぐ性質(緩衝作用)を有する).
buffy coat バフィコート，軟層，軟膜(血液を遠心したとき下部赤血球層の上にみられる菲薄な淡黄色の白血球血小板層).
buffy coat clot 豚脂凝血(徐々に凝血が起こるとき，血球の少ない凝塊のこと).
bulb [bʌ́lb] ①延髄，②球 形 bulbar.
bulbar [bʌ́lbər] 球状の，延髄の.
bulbar conjunctiva 眼球結膜(結膜で眼球の強膜表面をおおう部分)，＝tunica conjunctiva bulbi [L].
bulbar palsy 球麻痺(真性と仮性球麻痺に分けられる. 真性は第XII脳神経核の障害にて舌萎縮がみられ，構音・嚥下障害をきたす. 仮性球麻痺は皮質延髄路障害により，舌萎縮はみられない).
bulbar paralysis 球麻痺(延髄橋麻痺).
bulbar phenomenon 球症状(延髄に障害が起こったときに発現する症状).
bulbi [bʌ́lbɑi] → bulbus.
bulbiform [bʌ́lbifɔ:m] 球形の，＝bulb-shaped.
bulbitis [bʌlbáitis] 尿道球炎(尿道球部の炎症).
bulbo- [bʌlbou, -bə] (球または球状の意味を表す接頭語).
bulbocavernosus [bʌlbəkævə:nóusəs] 球海綿体筋.
bulbocavernous reflex 球海綿体反射(亀頭，陰核を圧迫，刺激することにより球海綿体筋，肛門括約筋が急激に収縮する反射. この反射がみられない場合，第2～4仙髄障害が考えられる. 錐体路障害では亢進する)，＝penile reflex.
bulb of penis 尿道球(尿道海綿体の基部の膨らんでいる部)，＝bulbus penis [L].
bulbomimic reflex 眼球表情反射(代謝性昏睡と卒中昏睡とを区別する反射. 眼球に圧を加えると病巣反対側の顔面筋が収縮し，顔面をしかめ，限局性脳病変では一側顔面のみをしかめる. 両側が収縮すれば代謝性昏睡である)，＝facial reflex，Mondonesi reflex，coma reflex.
bulbonuclear [bʌlbounjú:kliər] 延髄核の.
bulbopontine [bʌlboupɑ́nti:n] 延髄橋(脳橋とその背方に位置する延髄の部分とを含む).
bulbospongiosus [bʌlbouspʌnʤióusəs] 球海綿体筋，＝musculus bulbospongiosus [L].
bulbourethral gland 尿道球腺(カウパー腺)，＝glandula bulbourethralis [L]，Cowper gland.
bulbus [bʌ́lbəs] 球(球状隆起部)，＝bulb 複 bulbi.
bulbus aortae 大動脈球，＝aortic bulb.

bulbus oculi 眼球.
bulbus olfactorius 嗅球, ＝olfactory bulb.
bulbus pili 毛球, ＝hair bulb.
bulimia [bju:límiə] 食欲亢進, 過食, ＝boulimia, adephagia, cynorexia, polyphagia 形 bulimiac, bulimic.
bulla [búlə, bʌ́lə] 水疱, ブラ(肺尖部に存在することが多い. 破裂すると自然気胸を起こす) 形 bullous.
bullate [búleit, bʌ́l–] 水疱状に膨大する 名 bullation.
bulldog forceps 止血用発条鉗子, ブルドッグ鉗子.
bullet forceps 弾片鉗子.
bullosis [bulóusis, bʌl–] 水疱症.
bullous [bʌ́ləs] 水疱性の.
bullous impetigo 水疱性膿痂疹(主に黄色ブドウ球菌による膿痂疹で, 水疱を形成し周囲皮膚に伝染する. 乳幼児に好発する).
bullous keratopathy 水疱性角膜症(角膜内皮細胞障害によって生じる上皮下水疱を伴う角膜浮腫).
bullous pemphigoid 水疱性類天疱瘡.
BUN blood urea nitrogen (血中尿素窒素).
bundle [bʌ́ndl] 束, 索.
bundle branch 脚(心臓の刺激伝導系が心中隔の上部で左右に分かれるもの).
bundle branch block (BBB) 脚ブロック(房室束の左右いずれかの分枝の障害により, 心臓の一側心室から収縮を起こす状態).
bundle of His ヒス束(刺激伝導系の一部, 房室束のこと), ＝atrioventricular bundle, fasciculus atrioventricularis [L].
Bunina body ブニナ小体(筋萎縮性側索硬化症のニューロンに出現する封入体).
buninoid [bʌ́ninɔid] 丸くはれた, はれもののような.
bunion [bʌ́njən] 腱膜瘤(関節付近の筋腱膜に生ずる粘液性滑液性腫瘤で, 特に母趾滑液包上の腫瘤).
bunionectomy [bʌniənéktəmi] 腱膜瘤切除.
bunionette [bʌniənét] 小腱膜瘤(足の小指に生ずる瘤で, 足外側部からの圧迫による), ＝tailor's bunion.
Bunyamwera virus group ブニヤンベラウイルス群(ブニヤウイルス科のウイルスとして, 1943年ウガンダにおいて初めて分離された).
Bunyaviridae [bjunjɔvíridi:] ブニヤウイルス科(一本鎖RNAウイルスで, *Bunyavirus*, *Hantavirus*, *Nairovirus*, *Phlebovirus*, *Tospovirus* 属に分けられる. 主にカ(蚊)など節足動物によって媒介される).
Bunyavirus [bju:njəváiərəs] ブニヤウイルス属(ブニヤウイルス科の一属で, ラクロスウイルスなどが含まれる).
BUO bleeding of undetermined origin (未決定原因による出血).
buphthalmus [bju:fθǽlməs] 牛眼(小児にみられる水眼 hydrophthalmus, 球状強膜 keratoglobus または先天性緑内障 congenital glaucoma における眼球肥大), ＝keratoglobus, hydrophthalmos, buphthalmia, buphthalmos.
Bupleurum [bjuplú:rəm] ミシマサイコ属(セリ科 *Apiaceae* の一属. ミシマサイコ *B. falcatum* の根はサイコ［柴胡］と呼ばれ, 漢方処方の要薬, 抗炎症・解熱薬).
Bupleurum falcatum ミシマサイコ(根はサイコ［柴胡］Bupleuri Radix と呼び, 漢方処方の要薬. 抗炎症・解熱薬).
bur [bə́:r] ①耳介, ②歯バー(粗面のついた球形の器具で, 歯の空洞などをつくるために用いる), ③外科用バー(歯科医の用いるものと同一構造であるが, 形は大きく骨の手術に用いる), ④バー(切削用の), ＝burr.
Burdach nucleus ブルダッハ核(楔状束核 cuneate nucleus の旧名. 延髄背内側部で楔状束の深部にある神経核), ＝Brudach cuneate nucleus.
burette [bjurét] [F] ①ビュレット, 滴管(滴定に用いる液体の容積を測る目盛ガラス製装置), ②ビウレット(biuret. イギリスの慣用).
Bürger–Grütz syndrome ビュルガー・グリュッツ症候群(家族性高リポタンパク血症Ⅰ型をいう).
Burget triangle バーゲット三角, ＝Einthoven triangle.
buried suture 埋伏縫合, 埋没縫合.
Bürker–Türk hemocytometer ビュルケル・チュルク血球計算板.
Burkholderia [bə:khouldéəriə] バークホルデリア属(グラム陰性桿菌で, かつてはシュードモナス属に分類されていた. 鼻疽菌 *B. mallei*, 類鼻疽菌 *B. pseudomallei* などが含まれ, また, *B. cepacia* は病院内感染の原因菌となる場合がある).
Burkitt lymphoma (BL) バーキットリンパ腫(アフリカリンパ腫とも呼ばれる. Bリンパ球に由来する悪性リンパ腫の一種).
burn [bə́:n] 熱傷, ＝scalds.
burn care unit (BCU) 熱傷集中監視室.
Burnett syndrome バーネット症候群(消化性潰瘍の治療でアルカリ制酸剤とカルシウムの大量摂取で起こる低クロール性代謝性アルカローシス, 尿中カルシウム排泄低下を伴う高カルシウム血症, 腎機能低下を示すもの), ＝milk–alkali syndrome.
burn index (BI) 熱傷指数.
burnout [bə́:naut] ①燃えつき, ②消耗,

強度の疲労，③焼却(歯科)．

burnout syndrome 燃えつき症候群，バーンアウトシンドローム(全力投入してきたことが失望のうちに終わり，力を使い果たしたときに起こる症候群．心身の疲弊，感情の枯渇，仕事嫌悪などを起こす，＝burnout．

Burow operation ブロー手術(①皮膚弁を利用する口唇の手術．②眼瞼内反の整復術)．

B

burp [bə́:p] ①げっぷ，おくび，②げっぷをする．

burr [bə́:] バー，＝bur．

bursa [bə́:sə] 嚢包，滑液包 複 bursae 形 bursal．

bursa ischiadica musculi glutei maximi 大殿筋の坐骨包，＝ischial bursa．

bursa of Fabricius ファブリキウス嚢(トリの総排泄腔の背側にある嚢状のリンパ組織．ここでB細胞が分化増殖し，免疫グロブリンの多様性を獲得する)．

bursa subtendinea iliaca 腸骨筋腱下包，＝subtendinous iliac bursa，iliac bursa．

bursectomy [bə:séktəmi] 滑液包切除術．

bursitis [bə:sáitis] 滑液包(嚢)炎．

bursolith [bə́:səliθ] 滑液包結石．

bursotomy [bə:sátəmi] 滑液包切開術．

burst [bə́:st] バースト，群発，爆発．

butane [bjú:tein] ブタン(パラフィン炭化水素に属し，天然では石油中に含まれる)．

butt [bʌ́t] ①衝頭接合する，②補てつ(綴)する(歯科の)．

butter [bʌ́tər] 牛酪，バター，乳剤．

butterfly [bʌ́tə:flai] ①バタフライ(子宮外科に用いる脱脂綿塊を翼状付属器に付けたもの)，②双翼状皮膚弁．

butterfly rash 蝶形紅斑(全身性エリテマトーデスの両頬の紅斑が鼻橋を越えて蝶形をなすこと)，＝butterfly patch．

butter stool 脂肪便，＝fatty stools．

buttock [bʌ́tək] 殿部(しり)，＝natis．

button [bʌ́tən] ボタン(鈕)．

buttonhole [bʌ́tənhoul] ボタン穴(腔内への直線形小切開)．

buttonhole deformity ボタン穴変形(指の変形の一種でPIP関節が屈曲し，DIP関節が過伸展位をとるもの)．

button suture ボタン縫合(連続かがり縫合)，＝blanket suture．

butyl [bjú:til] ブチル基($CH_3(CH_2)_3$–)．

butyraceous [bju:tiréiʃəs] バター状の．

butyric acid 酪酸，ブチル酸(脂肪酸の一種)，＝butanoic acid．

butyrophenone [bju:tiroufí:noun] ブチロフェノン(強力精神安定薬の一つ)．

butyrous [bjú:tirəs] バター様の．

BV ①blood vessel(血管)，②blood volume(血液量)，③binocular vision(両眼視力)．

BVE binocular visual efficiency(両眼視能)．

BVH biventricular hypertrophy(両心室肥大)．

B19 virus B19ウイルス(パルボウイルス科のウイルスで，伝染性紅斑の原因となる)，＝human parvovirus B19．

B virus Bウイルス(旧世界サルが保有するヘルペスウイルスで，ヒトに感染すると重篤な症状を引き起こす)，＝*Cercopithecine herpesvirus 1*．

B virus disease Bウイルス病(マカカ属サルを宿主とするBウイルスによる熱性，神経性疾患)．

BW ①birth weight(出生時体重)，②body weight(体重)，③bronchial washing(気管支洗浄液)．

B wave B波(網膜電位図でのはじめの陽性波)．

BWR body-weight ratio(比体重)．

BWS battered woman syndrome(被虐待女性症候群，バタードウーマン症候群)．

Bx biopsy(生検)．

bypass [báipæs] バイパス，副〔血〕行路，側副路．

bypass graft バイパス移植，バイパスグラフト．

by-product 副産物，副生物．

byssinosis [bisinóusis] 綿線維沈着症，綿花肺，綿工場熱，＝byssophthisis，mill fever．

byssocausis [bisəkɔ́:sis] 灸，灸点法，＝moxibustion．

C

C ① carbon（炭素の元素記号），② Celsus, centigrade（摂氏度，百分度），③ congius（ガロン），④ central（中心の），⑤ cervical（頸部の，歯頸側の），⑥ circulation（循環），⑦ complement（補体），⑧ clearance（クリアランス），⑨ clonus（間代，クローヌス），⑩ contraction（収縮，攣縮），⑪ compliance（コンプライアンス），⑫ cathode（陰極），⑬ closure（閉鎖，縫合），⑭（心電図における胸部誘導の記号）.

c ① curie（キュリー），② centum（百），③ contact（接触），④ capillary（毛細血管）.

C̄, c̄ cum（とともに）.

CA ① carotid artery（頸動脈），② coronary artery（冠〔状〕動脈），③ cardiac arrest（心停止），④ cardiac arrhythmia（不整脈），⑤ carcinoma（癌〔腫〕. Ca），⑥ chronological age（生活年齢），⑦ cholic acid（コール酸）.

Ca calcium（カルシウムの元素記号）.

ca. circa（約）.

CAA computer-assisted assessment（コンピュータ補助による評価）.

CAB coronary artery bypass（冠動脈バイパス）.

CABG coronary artery bypass graft（冠〔状〕動脈バイパス術）.

Cabot ring body カボット環状体（悪性貧血の末梢血液赤血球にみられる）.

cachectic [kəkéktik] 悪液質の，悪態症の.

cachectin [kækhéktin] カケクチン（最初は様々な固形癌に出血性壊死をもたらす分子として報告されたが，現在は腫瘍壊死因子 tumor necrosis factor（TNF）に分類されている）.

cachexia [kəkéksiə] 悪液質，カヘキシー（癌などの慢性疾患においてみられる栄養失調による全身性の衰弱），＝cachexy 形 cachectic.

cachinnation [kækinéiʃən] 笑痙，高笑い（ヒステリーなどにみられる）.

cac(o)- [kæk(ou), kæk(ə)]（悪，病気の意味を表す接頭語）.

$Caco_2$ content of carbon dioxide in arterial blood（動脈血二酸化炭素（炭酸ガス）含有量）.

cacogeusia [kækougú:siə] 悪味，味覚異常.

cacomelia [kækoumí:liə] 四肢奇形.

cacopharyngia [kækəfərínʤiə] 咽頭壊疽.

cacosmia [kəkázmiə] 異常嗅覚.

C3 activator (C3A) C3 アクチベータ，C3 活性化因子.

cacumen [kǽkjumən] 山頂（小脳の一部，culmen の旧語）.

CAD ① coronary artery disease（冠動脈疾患），② computer-assisted diagnosis（計量診断治療学），③ cadaver（Cad. 死体，屍（しかばね））.

cadaver (CAD, Cad) [kədǽvər] 死体，屍（しかばね） 形 cadaveric.

cadaveric [kədǽvərik] 死体の.

cadaveric reaction 死体様反応（家族性周期性麻痺において電気刺激に対する反応の消滅すること）.

cadaveric rigidity 死体硬直，死後硬直，＝rigor mortis.

cadaveric spasm 死後強直，＝rigor mortis.

cadaveric stiffening 死体強直，＝rigor mortis.

cadaveric transplantation 死体移植（脳死判定基準により脳死と判定された身体から臓器をとり出し移植するもの）.

cadaverous [kədǽvərəs] 死体の，死体様の.

cadence [kéidns] ケーデンス，歩行率（通常成人の自由歩行 100〜120 歩/分）.

cadherin [kædhí:rin] カドヘリン（Ca^{2+} 依存性の細胞―細胞間接着を担うタンパク質）.

cadherin superfamily カドヘリンスーパーファミリー（細胞間接着のために必須の膜タンパク質群．構造，機能により複数のタイプに分類されるが，これらを総称してカドヘリンスーパーファミリーと呼ぶ）.

CADL communicative ability in daily living.

cadmium (Cd) [kǽdmiəm] カドミウム（原子番号 48，原子量 112.41，原子価 2，質量数 106，108，110〜114，116．第Ⅱb 族（第 12 族）金属元素）.

caecum [sí:kəm] 盲腸（大腸の初部で，虫垂が付属する．intestinum caecum），盲嚢，＝cecum.

c(a)eruleus [sirú:liəs] 青色の，青藍の.

caesarean section ＝cesarean section.

café-au-lait spot カフェオレ斑（多発神経線維腫症の皮膚に出現する淡褐色斑点）.

caffeine [kǽfi:in, kæfí:in] カフェイン（コーヒーのアルカロイドで，ねむけ，倦怠感，腎性浮腫，頭痛などに効果あり），＝caffeina, guaranine, methyltheobromine, psoraline, theine.

caffeinism [kǽfi:inizəm] カフェイン中

毒症.

Caffey syndrome カフィー症候群(生後3ヵ月頃にみつかる骨肥厚性疾患．四肢長幹骨，扁平骨の骨皮質の肥厚がみられる．乳児皮質骨増殖症)，＝infantile cortical hyperostosis.

CAG ①coronary angiography (冠〔状〕動脈造影〔法〕)，②cerebral angiography (脳血管造影〔法〕)，③carotid angiography (頸動脈造影〔法〕)，④cardioangiography (心〔臓〕血管造影〔法〕).

C

CAG repeat disease CAGリピート病(遺伝子中のCAG配列の反復伸長により起こる疾患をいう．ハンチントン病など).

CAH chronic active hepatitis (慢性活動性肝炎).

caisson [kéisən] ①潜函，②弾薬箱.

caisson disease ケイソン病，潜函病(圧気潜函作業や潜水作業などの際にみられる高気圧による障害．高圧下から常圧に戻る際に減圧速度が速すぎると体内に溶解した窒素ガスが飽和状態となり循環障害を起こす)，＝compressed air sickness, diver's disease, decompression sickness.

cake kidney 菓子様腎〔臓〕(完全融合腎)，＝caked kidney.

CAL calibration (較正).

cal calorie (カロリー).

calamine [kǽləmi:n] カラミン(天然の炭酸亜鉛で，皮膚疾患治療外用薬に用いられる).

calamus scriptorius 筆先(菱形窩の下方部，第四脳室後角のことで筆先状を呈するため).

calc. calculate (計算).

calcaneal [kælkéini(:)əl] 踵部の.

calcaneal bone 踵骨(7個ある足根骨の1つ)，＝calcaneus.

calcaneal tendon 踵骨腱(アキレス腱)，＝tendo calcaneus [L], Achilles tendon.

calcaneo- [kælkeiniou, -niə] (踵〔骨〕との関係を表す接頭語).

calcaneoapophysitis [kælkeiniouəpɑfisáitis] 踵骨骨頭炎(踵骨後部の炎症で，アキレス腱付着部の疼痛と軟部の腫脹を伴う).

calcaneoastragaloid [kælkeiniouəstrǽgəlɔid] 踵骨距骨の.

calcaneocavus [kælkeiniouk éivəs] 凹踵足(talipes cavus の一型).

calcaneocuboid [kælkeinioukjú:bɔid] 踵立方骨の(関節および靭帯に用いる形容詞).

calcaneodynia [kælkeinioudíniə] 踵骨痛，踵骨神経痛.

calcaneonavicular [kælkeiniounəvíkjulər] 踵骨舟状骨の.

calcaneotibial [kælkeinioutíbiəl] 踵骨脛骨の.

calcaneum [kælkéiniəm] 踵骨，＝calcaneus, os calcis [L].

calcaneus [kælkéiniəs] 踵骨(かかとの骨，足根骨の一つ)，＝calcaneum, os calcis [L] 形 calcaneal, calcanean.

calcar [kǽlkər] ①距(きょ)，小海馬，②バッカク(麦角)瘤，＝ergot.

calcar avis 鳥距(脳側室後角内壁の隆起)，＝calcar avis [L].

calcareous [kælkéəriəs] 石灰質の，＝chalky.

calcareous infiltration 石灰浸潤，＝calcification.

calcareous metastasis 石灰転移.

calcar femorale 大腿距，＝Bigelow septum.

calcarine cortex 鳥距皮質(視覚中枢の).

calcarine sulcus 鳥距溝(後頭葉にある大脳溝の一つ，付近の皮質には視覚の中枢がある)，＝sulcus calcarinus [L].

calcarinus [kælkéərinəs] 鳥距，＝calcar avis, hippocampus minor 形 calcarine.

calcariuria [kælkərijú:riə] 石灰塩尿〔症〕.

calcicosis [kælsikóusis] カルシウム沈着症，石灰蓄積症.

calcidiol [kælsidáiɔ:l] カルシジオール(ビタミンD_3のより活性型(カルシトリオール)への生物学的変換の第1段階である．ビタミンD_3より強力である).

calciferol [kælsífərɔ:l] カルシフェロール(エルゴステロールの紫外線照射により得られる活性ビタミンD)，＝drisdol, vigantol, vitamine D_2.

calcification [kælsifikéiʃən] 石灰化，カルシウム沈着.

calcinosis [kælsinóusis] 石灰〔沈着〕症(体内のカルシウム代謝障害による石灰沈着症で，炎症による病巣の石灰化，または腫瘍の転移性石灰化と区別する).

calcinosis circumscripta 限局性石灰〔沈着〕症.

calciphilia [kælsifíliə] カルシウム親和性.

calciphylaxis [kælsifilǽksis] カルシフィラキシー(過感作状態がつくられた後，誘発剤の投与に応じて石灰化組織が形成されること).

calciprivia [kælsiprívia] カルシウム欠乏(主として生体組織の).

calcitonin (CT) [kælsitóunin] カルシトニン(甲状腺より分泌されるペプチドホルモン．カルシウムやリンを骨に沈着させる作用がある)，＝thyrocalcitonin.

calcium (Ca) [kǽlsiəm] カルシウム(原子番号20，原子量40.08，質量数40〜48．アルカリ土類金属元素の一つで，地球上に広くかつ多量に存在する．生体では骨格成分として重要で，また，血液凝固にも関与する(第Ⅳ因子)), ＝factor Ⅳ.

calcium antagonist カルシウム拮抗薬, ＝calcium channel blocker.

calcium channel カルシウムチャネル(カルシウムイオン(Ca^{2+})に対して高い選択的透過性を示すチャネル).

calcium channel blocker カルシウム拮抗薬(平滑筋, 心筋などの電位依存性Caチャネルを遮断し, 細胞外から細胞内へのカルシウムの流入を阻止する薬剤. 狭心症, 高血圧症, 不整脈の治療に用いる).

calcium deposition カルシウム沈着.

calcium spike カルシウムスパイク(膜内外のCaイオン濃度化に依存する活動電位).

calciuria [kælsijú:riə] カルシウム尿〔症〕.

calcospherite [kælkəsfí:rait] 石灰小球, ＝calcospherule.

calculate (calc.) [kǽlkjəleit] 計算〔する〕.

calculi [kǽlkjulai] → calculus.

calculosis [kælkjulóusis] 結石症, ＝lithiasis.

calculus [kǽlkjuləs] 結石, ＝concretion, concretio 複 calculi.

Caldwell-Luc operation コールドウェル・ルック手術(上顎洞手術の一つで口内の開口術), ＝Luc operation, intraoral antrostomy.

calefacient [kæliféiʃənt] ①温める, ②引熱薬, ＝calefacientia.

calf [ká:f] ①腓(こむら), ふくらはぎ, 腓腹部, ②犢(仔牛) 複 calves.

calf bone 腓骨(下腿の外側(小指側)の骨).

caliber [kǽlibər] ①口径, ②度量(心の), ＝calibre.

calibration (CAL) [kælibréiʃən] ①目盛定め, 検度(実験器具の目盛を正しく定めること), ②較正.

calibrator [kǽlibreitər] ①キャリブレータ, 較正器, ②較正物質.

caliceal [kælisí:əl] 腎杯の, ＝calyceal.

calicectasis [kæliséktəsis] 腎杯拡張〔症〕, ＝caliectasis, calycectasis.

calices [kǽlisi:z] → calix.

Caliciviridae [kælisiváiridi:] カリシウイルス科(一本鎖RNAウイルスで, *Lagovirus*, *Norovirus*, *Sapovirus*, *Vesivirus* 属に分けられる).

caliculus [kəlíkjuləs] 小杯, 蕾, ＝bud, calyculus.

caliectasis [keiliéktəsis] 腎杯拡張〔症〕, ＝calyectasis.

California encephalitis virus カリフォルニア脳炎ウイルス(ブニヤウイルス科のウイルス).

californium (Cf) [kælifɔ́:niəm] カリフォルニウム(キュリウム $_{96}Cm^{242}$ にヘリウムイオンを反応させて得た人工放射性元素. 原子番号98, ^{252}Cf は半減期2.64年で中性子線源として放射線治療に用いられた).

calipers [kǽlipər] カリパス(径を測るのに用いる器械で, 例えば産科では骨盤径を測る).

calisthenics [kælisθéniks] 柔軟体操, 美容体操.

calix [kéiliks] 杯, ＝calyx.

CALLA common acute lymphoblastic leukemia antigen (急性リンパ性白血病共通抗原).

Call-Exner body コール・エクスナー小体(顆粒膜細胞腫瘍にみられる構造物).

callosal [kəlóusəl] 脳梁の.

callosity [kəlásiti] べんち(胼胝), ＝callus, tyloma, 線維症.

callosity of heart 心臓べんち(胼胝), 心筋線維症, ＝myofibrosis cordis.

callosomarginal fissure 脳梁辺縁裂(帯状溝のこと), ＝cingulate sulcus.

callosum [kəlóusəm] 脳梁, べんち(胼胝)体, ＝corpus callosum 形 callosal.

callus [kǽləs] ①仮骨, ②べんち(胼胝), ＝callosity 形 callose, callous.

Calori bursa カロリ嚢(大動脈球と気管との間にある滑液嚢).

caloric [kəlɔ́:rik] 熱量の, 熱素の.

caloric nystagmus 熱性眼振(温度性眼振).

calorie (cal) [kǽləri] カロリー(熱量の単位で, 1気圧下で純水1gの温度を14.5°Cから15.5°Cに上昇させる熱量が1calと定義される. SI単位系のジュール(J)に移行中である. 1cal＝約4.2J), ＝calory.

calorigen(et)ic [kələ:ridʒénik] 熱産生の.

calorimeter [kælərímitər] 熱量計(熱量を測定する装置で, 物体の比熱または潜熱, 反応熱などの測定にも使われる).

calorimetry [kælərímitri] 熱量測定〔法〕 形 calorimetric.

calory [kǽləri] → calorie.

calvaria [kælvέəriə] 頭蓋冠(眼窩上縁から後頭骨項上部に達する平面の上部の部分), ＝calvaria [L], skullcap 形 calvarial.

calvarium [kælvέəriəm] 頭蓋冠(calvariaの誤称).

calx [kǽlks] ①石灰, ＝lime, calcium oxide, ②踵, ＝heel.

calyceal [kælisí:əl] 腎杯の, ＝caliceal.

calyceal diverticulum 腎杯憩室.

calycectasis [kæliséktəsis] 腎杯拡張〔症〕, ＝calicectasis, caliectasis.

calycectomy [kæliséktəmi] 腎杯切除〔術〕, ＝calicectomy, caliectomy.

calyces [kǽlisi:z] → calyx.

C

calyx [kéiliks] 杯，腎杯，＝calix 複 calyces.
CAM ① complementary and alternative medicine（相補・代替医療），② clarithromycin（クラリスロマイシン）.
camera [kǽmərə] ①房，室，②カメラ.
camera oculi 眼房，＝chamber of the eye.
cAMP cyclic adenosine–3′,5′–monophosphate（サイクリックAMP，環状アデノシン－3′，5′－一リン酸）.

C

CAMP factor CAMP因子（細菌鑑別試験で，B群レンサ球菌が産生する物質でブドウ球菌のβ–ヘモジリンの形成した割れ目を大きくする作用がある）.
campho– [kæmfou, –fə]（樟脳との関係を表す接頭語）.
camphor [kǽmfər] カンフル，ショウノウ（樟脳）（クスノキ *Cinnamomum camphora* の主成分，呼吸中枢刺激薬），＝camphora.
campimeter [kæmpímitər] 平面視野計（これを用いる検査を campimetry という）.
camptocormia [kæmptoukɔ́:miə] 背屈症（兵士に多くみられるヒステリーの一病型で，背部を高度に彎曲し，地面を注視して歩行するのが特徴），＝camptospasm, bent back, prosternation.
camptodactyly [kæmptədǽktili] 屈指症（先天性の近位指節間関節の屈曲拘縮．小指のみと多数指が障害されるものがある），＝camptodactylism.
camptomelia [kæmptoumí:liə] 屈肢〔症〕（四肢長管骨の屈曲を特徴とする骨異形成症で，患肢の永続的弓状変形や彎曲をきたす）.
camptomelic [kæmptoumí:lik] 屈肢〔症〕の.
camptospasm [kǽmptəspæzəm] 体幹前屈〔症〕（神経性またはヒステリー性の体幹の前屈）.
Campylobacter [kǽmpiləbæktər] カンピロバクター属（嫌気性から微好気性，グラム陰性のらせん菌．髄膜炎，心内膜炎などの原因となる *C. fetus*，腸炎の原因となる *C. jejuni*，*C. coli* などを含む）.
campylobacteriosis [kæmpiloubækti:rióusis] カンピロバクター症（カンピロバクター属細菌による）.
CA–MRSA community acquired methicillin resistant *Staphylococcus aureus*（市中感染メチシリン耐性黄色ブドウ球菌）.
Can cancer（癌）.
Canadian smallpox カナダ痘瘡（馬痘）.
canal [kənǽl] 管，道.
canales [kənéili:z] → canalis.
canalicular [kænəlíkjulər] 小管の.
canaliculi [kænəlíkjulai] → canaliculus.
canaliculi dentales 象牙細管（ゾウゲ質にありゾウゲ芽細胞の突起であるゾウゲ線維（トームス線維）がはいる細管），＝tubli dentales.
canaliculus [kænəlíkjuləs] 細管，小管 複 canaliculi.
canalis [kənéilis] 管，＝canal 複 canales.
canalis adductorius 内転筋管（大内転筋と大腿骨でできる管状のすきまで，大腿動脈などが通る），＝canalis adductorius [L].
canalization [kænəlaizéiʃən] ①疎通（新生血管による血栓部の流通化），②排出管形成.
canal of Corti コルチ管，＝tunnel of Corti, inner tunnel.
cANCA, C–ANCA cytoplasmic antineutrophil cytoplasmic antibody.
cancellated [kænsəléitid] 格子状の，＝cancellous.
cancellous [kǽnsiləs] ①方眼格子性の，②網状組織の，＝cancellate.
cancellous bone 海綿骨，網状骨，＝spongy bone.
cancellous tissue 海綿様骨組織.
cancellus [kǽnsələs] 格子構造 複 cancelli.
cancer (Ca) [kǽnsər] 癌〔腫〕（上皮性の悪性腫瘍．広義に悪性腫瘍全般を指す場合もある），＝carcinoma 形 cancerous.
canceration [kænsəréiʃən] 癌化，腫瘍化，癌発生，癌性変化，＝cancerization, carcinogenesis.
cancer en cuirasse よろい状癌，装甲癌（胸部扁平皮膚癌のことで，多くは乳癌に併発する）.
cancer immunotherapy 癌免疫療法（自然免疫，獲得免疫機能を利用した癌治療）.
cancerization [kænsərizéiʃən] 腫瘍化，＝canceration.
cancerophobia [kænsəroufóubiə] 癌恐怖症，＝cancer–phobia, carcinophobia.
cancerous lesion 癌化部位（腹腔内に腹腔鏡を入れて臓器を直接観察する方法）.
cancriform [kǽŋkrifɔ:m] 癌様の，類癌の，＝cancroid.
cancroid [kǽŋkrɔid] 類癌〔腫〕（基底細胞癌や角化刺細胞癌のごとく，ほかの癌腫に比して悪性度の低いもの）.
cancroid pearl 癌真珠（扁平上皮癌にみられる角化された球状構造），＝cancer pearl.
cancrum [kǽŋkrəm] 下疳（壊疽性，潰瘍性，炎症性の病変）.
candela (cd) [kændí:lə] カンデラ（光度の単位．白金の凝固点における黒体の1 cm² あたりの光度の1/60を1カンデラという）.
Candida [kǽndidə] カンジダ属（口腔，

腸管，皮膚，腟などに常在する真菌で，*C. glabrata*, *C. guilliermondii*, *C. kefyr*, *C. krusei*, *C. parapsilosis*, *C. tropicalis* などが含まれる．カンジダ症の主要原因菌は *C. albicans*)．
candidal endocarditis カンジダ性心内膜炎．
candidal endophthalmitis カンジダ眼内炎．
candidal interdigital erosion カンジダ性指趾間びらん症．
candidal intertrigo カンジダ性間擦疹．
candidal meningitis カンジダ髄膜炎．
candidal onychia カンジダ性爪炎．
candidal paronychia カンジダ性爪囲炎．
candidal peritonitis カンジダ腹膜炎．
candidal pyelonephritis カンジダ腎盂炎．
candidal sepsis カンジダ性敗血症．
candidal vaginitis 腟カンジダ症．
candidemia [kændidíːmiə] カンジダ血症．
candidiasis [kændidáiəsis] カンジダ症（*Candida albicans* などによる日和見感染症）．
candidid [kǽndidid] カンジダ疹．
candidosis [kændidóusis] カンジダ症，= candidiasis.
candiduria [kændidjúːriə] カンジダ尿症．
candle [kǽndl] ①燭(光度の単位)，= foot candle，②ろうそく(蝋燭)，③濾過筒，= filter.
cane [kéin] 杖．
canine [kéinain] ①イヌの，②犬歯，= dentes canini [L].
canities [kəníʃiiːz] 白毛《しらが》(びまん性の白毛)，= poliosis, hoariness.
Cannabis [kǽnəbis] アサ[麻]属(アサ科 *Cannabaceae* の一属．アサ(大麻草) *C. sativa* の未熟果穂および葉の乾燥物が大麻・マリファナで，大麻取締法で規制される麻薬)．
cannabis [kǽnəbis] タイマ[大麻](アサ)．
cannabism [kǽnəbizəm] タイマ[大麻]中毒症．
cannula [kǽnjulə] カニューレ，排管，套管 形 cannular, cannulate.
cannulation [kænjuléiʃən] カニューレ挿入，= cannulization.
cannulization [kænjulizéiʃən] カニューレ挿入法，挿管法，= cannulation.
canthal [kǽnθəl] 眼角の．
cantharidin [kænθǽridin] カンタリジン(マメハンミョウなどがもつ毒素で，皮膚の刺激発砲作用がある)．
cantharidism [kænθǽridizəm] カンタリジン中毒．
canthectomy [kænθéktəmi] 眼角切除．
canthi [kǽnθai] → canthus.
canthitis [kænθáitis] 眼角炎．
cantholysis [kænθɑ́lisis] 眼角〔靭帯〕離断．
canthomeatal line (CML) 外眼角耳孔線．
canthoplasty [kǽnθəplæsti] 眼角形成術(外眥形成術)．
canthorrhaphy [kænθɔ́ːrəfi] 眼角縫合〔術〕．
canthotomy [kænθɑ́təmi] 眥部切開術，外眼角切開術．
canthus [kǽnθəs] 眼角(まなじり)，眥部 複 canthi 形 canthal .
CAO ①chronic arterial obstruction (慢性動脈閉塞)，②chronic airway obstruction (慢性気道閉塞)．
Cao_2 arterial oxygen content (動脈血酸素含有量)．
CAP ①chronic alcoholic pancreatitis (慢性アルコール性膵炎)，②central arterial pressure (〔網膜〕中心動脈圧)，③carotid arterial pulse (頸動脈波)．
cap [kǽp] ①帽子(または帽子様のもの)，ふた，②キャップ(①細胞内の一端に集まった分子群．②数学において，集合の交わり)．
cap. ①capsule (カプセル)，②capiat (取らせる)．
capacitation [kəpæsitéiʃən] 受精能獲得(雌の生殖管内に射精された精子が受精の能力を得る生理学的過程)．
capacitor [kəpǽsitər] 電気コンデンサ，= condenser.
capacity [kəpǽsiti] ①容量，②能力．
CAPD continuous ambulatory peritoneal dialysis (持続(連続)携行式自己腹膜透析)．
Capgras syndrome カプグラ症候群(既知の人物を，その人物とうり二つの別人と誤認する妄想性人物誤認．急性精神病，器質性精神病にみられる．うり二つの錯覚)．
capiat (cap.) [L] 取らせる．
Capillaria [kæpiléəriə] 毛頭虫属，カピラリア属(鳥類や哺乳動物に寄生する線虫で，肝毛頭虫 *C. hepatica* およびフィリピン毛頭虫 *C. philippinensis* はヒトにも寄生することが知られている)．
***Capillaria* granuloma** カピラリア肉芽腫．
capillarimeter [kəpilərímitər] 〔毛〕細〔血〕管直径測定器．
capillariomotor [kæpilærioumóutər] 毛細〔血〕管運動の．
capillarioscopy [kæpilæriɑ́skəpi] 毛細管顕微鏡検査，= capillaroscopy.
capillaritis [kæpiləráitis] 〔毛〕細〔血〕管炎．
capillarity [kæpilǽriti] 毛〔細〕管現象．

capillaropathy [kæpilərápəθi] 毛細血管疾患.
capillaroscopy [kæpilərάskəpi] 毛細血管顕微鏡検査法, = capillarioscopy.
capillary [kǽpiləri] 毛細〔血〕管(血管に関係ある場合は毛細血管ということがある), = vas capillare [L].
capillary bed 毛細血管床.
capillary blood flow (CBF) 毛細〔血〕管血流.
capillary fracture 毛細管様骨折.
capillary fragility test 毛細血管ぜい(脆)弱性試験(一般には毛細血管抵抗検査法として知られ, 陰圧または陽圧を皮膚に加え, その部分に出現する溢血斑の数を判定する方法), = capillary resistance test.
capillary pressure (CP) 毛細〔血〕管圧.
capita [kǽpitə] → caput.
capitate [kǽpiteit] 有頭骨(手首にある8つの手根骨の1つ), = capitate bone, os capitatum [L].
capitate bone 有頭骨(手首にある8つの手根骨の1つ), = capitate, os capitatum [L].
capitellum [kæpitéləm] 上腕骨小頭, = capitulum of humerus.
capitis [kǽpitis] 頭の(caput の第2格).
capitular [kəpíʧulər] 小頭の.
capitulum [kəpíʧuləm] ①小頭, ②擬頭部(ダニの体の前端部).
capitulum of humerus 上腕骨小頭(上腕骨の一部で橈骨と関節し腕橈関節をつくる), = capitulum humeri [L].
Caplan syndrome カプラン症候群(関節リウマチ患者, 炭坑労働者の塵肺症の肺内に出現する, 皮下のリウマトイド結節に類似する結節性病変).
capped elbow 肘水瘤.
capping protein キャッピングタンパク〔質〕(アクチンモノマーの付加, 離脱を阻止するタンパク質).
capreomycin (CPRM) [kæpriəmáisən] カプレオマイシン.
Capripoxvirus [kæpripɑksváiərəs] カプリポックスウイルス属(ポックスウイルス科の一属).
CAPs client assessment protocols.
capsicum tincture 蕃椒(ばんしょう)チンキ(胃腸の興奮薬, トウガラシ 10%), = tinctura capsici.
cap snatching キャップ付加反応.
capsula [kǽpsjulə] 被膜, 嚢, 包, 莢膜.
capsula articularis 関節包, = joint capsule.
capsula bulbi 眼球被膜(眼球鞘, テノン鞘ともいう), = capsula Tenon, fascia bulbi.
capsula externa 外包(レンズ核の), = external capsule.
capsula interna 内包(レンズ核の), = internal capsule.
capsular [kǽpsjulər] 被膜の, 包の, 嚢の.
capsular cataract 水晶嚢白内障.
capsular infarction 内包梗塞(ラクナ梗塞(長径数 mm～2 cm)よりやや大きく, 内包付近に出現するもの), = striatocapsular infarction.
capsular stain 莢膜染色(菌体の表層に莢膜を有する肺炎球菌などはグラム染色では染色されないため, ヒス染色(クリスタル紫により莢膜は淡い紫色に染まる. 菌体は濃い紫色に染まる)を用いる).
capsule [kǽpsju:l] ①被膜, 包, 嚢, 球鞘, 莢膜(細菌の), ②カプセル剤(cap.), 膠嚢.
capsulectomy [kæpsjuléktəmi] 被膜切断術.
capsulitis [kæpsjuláitis] 被嚢炎, 眼球嚢炎.
capsul(o) [kæpsjul(ou), -l(ə)] (被膜または包の意味を表す接頭語).
capsulolenticular [kæpsjuloulentíkjulər] 水晶体嚢の.
capsulolenticular cataract 水晶嚢被膜(皮質)白内障.
capsuloplasty [kǽpsjuləplæsti] 関節包形成術.
capsulorrhaphy [kæpsjulɔ́:rəfi] 嚢縫合術(特に関節の).
capsulorrhexis [kæpsjulɔ:réksis] 水晶体破嚢術.
capsulosynovectomy [kæpsjulousinouvéktəmi] 関節包滑膜切除〔術〕.
capsulotomy [kæpsjulάtəmi] ①関節包切離術, ②被膜切開術(白内障において行う水晶体嚢切開術).
captation [kæptéiʃən] 催眠状態の初期.
captopril [kǽptəpril] カプトプリル(抗高血圧薬, ACE阻害薬の一種).
capture [kǽpʧər] 捕獲, 捕捉.
Capuron points カプロン点(骨盤上口を規定する左右の腸恥隆起と仙腸関節の4点).
caput (cap.) [kǽpət] [L] 頭, = head, 冠 複 capita.
caput medusae メズサの頭(門脈循環の障害で臍の周囲にみられる静脈瘤), = caput medusae [L], Medusa head.
caput succedaneum 産瘤.
CAR chronic articular rheumatism (慢性関節リウマチ).
carbachol [kά:bəkɔ:l] カルバコール(降圧薬. 縮瞳薬).
carbamate [kά:bəmeit] カルバミン酸塩(1価基 NH_2COO- を含む).
carbamazepine (CBZ) [kɑ:bəmǽzipi:n] カルバマゼピン (抗てんかん薬, 鎮痙薬, 鎮痛薬).
carbenicillin (CBPC) [kɑ:bənisílin]

カルベニシリン(抗菌薬).
carbo [ká:bou] 炭, ＝charcoal, carbon.
carboanhydrase [kɑ:bouænháidreis] 炭酸脱水酵素, ＝carbonic anhydrase.
carbohydrate [kɑ:bouháidreit] 炭水化物(含水炭素, 糖質とも呼ばれ, 水素と酸素が水を形成する比率に化合している物質($C_m(H_2O)_n$)).
carbohydrate moiety 糖質成分.
carbohydraturia [kɑ:bouhaidrətjú:riə] 炭水化物尿〔症〕, ＝glycosuria, mellituria.
carbomycin (CRM) [kɑ:boumáisin] カルボマイシン.
carbon (C) [ká:bən] [L] 炭素(原子番号6, 原子量12.011, 質量数12, 13, 原子価4, 周期表第Ⅳb族(第14族)の元素), ＝charcoal.
carbonate [ká:bəneit] 炭酸塩($-CO_3$と金属との化合物).
carbondioxated common salt springs 含炭酸食塩泉(食塩泉の1kg中にCO_2が1,000 mg以上あるもの).
carbon dioxide (CO_2) 二酸化炭素, 炭酸ガス.
carbon dioxide content (Cco_2) 二酸化炭素(炭酸ガス)含有量.
carbon dioxide laser 炭酸ガスレーザー(高出力用として用いられるレーザーのなかでも最も効率の高いレーザー).
carbon dioxide production (output) ($\dot{V}co_2$) 二酸化炭素(炭酸ガス)産出量.
carbonic anhydrase 炭酸脱水酵素(CO_2を重炭酸塩に変化して運搬し, さら肺臓でCO_2を分解する酵素で赤血球に存在する).
carbon monoxide (CO) 一酸化炭素.
carbon monoxide poisoning 一酸化炭素中毒.
carbon rest 炭素残屑(除タンパク後に残った炭素).
carbon tetrachloride 四塩化炭素(有機溶剤などに使用される), ＝tetrachloromethane.
carbonyl [ká:bənil] カルボニル基(2価の基 =C=O のこと).
carboplatin [ká:bouplætən] カルボプラチン(抗癌剤. CBDCA), ＝cyclobutane dicarboxylate platinum.
carboxy- [kɑ:bɑksi] カルボキシ基の(COまたはCO_2がついていることを示す連結形).
carboxyhemoglobin [kɑ:bɑksihi:mouglóubin] 一酸化炭素ヘモグロビン(Hb CO. 一酸化炭素とヘムとの比較的安定性の化合物で組織への酸素供給を減少させる), ＝carbonyl hemoglobin.
carboxyhemoglobinemia [kɑ:bɑksihi:mougloubiní:miə] 一酸化炭素ヘモグロビン血〔症〕, 一酸化炭素血色素血〔症〕(一酸化炭素中毒のように, 血中に一酸化炭素ヘモグロビンが存在すること).
carboxyl [kɑ:bɑ́ksil] カルボキシル〔基〕(COOH).
carboxylase [kɑ:bɑ́ksileis] カルボキシラーゼ(アルコール発酵において焦性ブドウ酸を脱炭酸してアセトアルデヒドを生ずる反応 $CH_3COCOOH \rightarrow CH_3CHO+CO_2$ を触媒する酵素).
carboxypeptidase [kɑ:bɑksipéptideis] カルボキシペプチダーゼ(膵臓に存在するタンパク分解酵素で, 天然食物のタンパク質をペプトン, アミノ酸などに変える金属ペプチダーゼ).
carbuncle [ká:bʌŋkl] よう(癰), カルブンケル(皮下組織の限局性化膿性炎症で, 発熱などの全身症状を伴い, 初期には浸潤性発赤硬結を呈し, 後に軟化し, 開口して排膿が起こる), ＝carbunculus 形 carbuncular.
carbunculosis [kɑ:bʌŋkjulóusis] カルブンケル症, よう(癰)疽症.
carcin(o)- [kɑ:sin(ou), -n(ə)] (癌の意味を表す接頭語).
carcinoembryonic [kɑ:sinouembriɑ́nik] 癌胎児性の.
carcinoembryonic antigen (CEA) 癌胎児性抗原(腫瘍その他の診断に用いられる糖タンパク).
carcinogenesis [kɑ:sinəʤénisis] 発癌〔現象〕 形 carcinogenetic, carcinogenic.
carcinogenic [kɑ:sinəʤénik] 発癌性の, ＝cancerigenic.
carcinogenicity [kɑ:sinouʤənísiti] 発癌性, 癌原性.
carcinogen [kɑ:sínəʤən] 発癌〔性〕物質, ＝carcinogenic substance.
carcinoid [ká:sənɔid] カルチノイド.
carcinoid syndrome (CS) カルチノイド症候群(カルチノイド腫瘍が産生, 分泌するセロトニン, ブラジキニンなどのホルモン, またはホルモン様物質によって起こる顔面潮紅, 下痢, 喘息発作などの徴候).
carcinoma [kɑ:sinóumə] 癌〔腫〕(上皮性の悪性腫瘍), ＝cancer 複 carcinomata 形 carcinomatous.
carcinoma in situ (CIS) 上皮内癌.
carcinoma medullare 髄様癌.
carcinoma melanodes 黒色腫(メラニン産生細胞であるメラノサイトが腫瘍化したもの. 悪性化した場合は悪性黒色腫と呼ばれる), ＝melanotic carcinoma.
carcinoma simplex 単純癌(未分化細胞癌).
carcinomata [kɑ:sinóumətə] → carcinoma.
carcinomatoid [kɑ:sinóumətɔid] 類癌性の, 癌様の.
carcinomatosis [kɑ:sinoumətóusis] 癌

腫症 形 carcinomatous.

carcinoma villosum 絨毛〔様〕癌.

carcinomectomy [kɑ:sinəméktəmi] 癌切除術.

carcinophobia [kɑ:sinoufóubiə] 癌恐怖, = carcinomatophobia.

carcinosarcoma [kɑ:sinousɑ:kóumə] 癌肉腫(癌と肉腫との混合型腫瘍).

carcinosis [kɑ:sinóusis] 癌症, 癌腫症, = carcinomatosis.

C

Cardarelli sign カルダレリ徴候(大動脈瘤または大動脈弓拡張においては, 心拍動とともに喉頭が下方に拍動すること), = Oliver–Cardarelli sign, tracheal tugging, Cardarelli symptom.

Carden amputation カルデン切断術(膝関節の上部で大腿骨を切断する単一皮膚弁利用の切断法).

cardia [ká:diə] 噴門(食道の続きで胃の入り口), = cardia [L].

cardiac [ká:diæk] ① 心臓の, ② 噴門の, ③ 強心薬, = cordial, ④ 心臓病患者.

cardiac amyloidosis 心アミロイドーシス(心臓へのアミロイド沈着により, 心不全, 不整脈などをきたすもの).

cardiac aneurysm 心室(臓)瘤, 心〔臓〕壁動脈瘤, = aneurysma cordis, ventricular aneurysm.

cardiac anomaly 心奇形(出生児の1%弱にみられる. ダウン症候群など染色体異常に合併することが多い).

cardiac apex 心尖(心室の下部先端, 左第5肋間あたりに位置する), = apex cordis [L].

cardiac arrest (CA) 心〔拍〕停止.

cardiac arrhythmia (CA) 不整脈.

cardiac asthma 心臓性喘息(高血圧, 心臓弁膜症, 冠動脈疾患などの心疾患を基礎にして急性左心不全が起こり, その結果生じた肺循環障害により気道収縮が出現している状態である。就寝後間もなく喘鳴を伴った呼吸困難が突然出現し, 患者は起坐呼吸をする).

cardiac base 心底(心臓の後上方, 大血管が出入りする側), = basis cordis [L].

cardiac beat 心拍動, = heart beat.

cardiac catheterization (CC) 心〔臓〕カテーテル法.

cardiac cirrhosis 心臓性肝硬変(長期, 重症のうっ血性心不全でみられる場合がある. うっ血性肝硬変), = congestive cirrhosis.

cardiac cycle 心臓周期(収縮期の初めから弛緩期の終わりまで).

cardiac death 心臓死(心疾患による死亡. 狭義には急性心臓死を指す).

cardiac decompensation 心不全, 心機能代償不全〔症〕.

cardiac disease (CD) 心〔臓〕疾患.

cardiac dullness 心〔臓〕濁音界.

cardiac dynamics 心〔臓〕力学(心臓の力学的特性に関する学問分野. 心臓の収縮・弛緩によるさまざまな動態を研究する).

cardiac failure (CF) 心不全(主に左心の機能障害による循環障害により, 息切れ, 動悸, 倦怠感, 運動耐容能の低下などをきたす症候群. 基礎疾患としてはすべての心臓の病気が含まれる).

cardiac gland 噴門腺(胃の噴門にある腺).

cardiac hypertrophy 心肥大(心重量の増大. 心内腔が狭小化する求心性肥大と, 拡大化する遠心性肥大に分けられる).

cardiac index (CI) 心係数(体表面積1平方メートルに対する心臓の1分間血液放出量).

cardiac infarction 心筋梗塞, = myocardial infarction.

cardiac injury 心外傷.

cardiac insufficiency 心不全〔症〕, 心〔臓〕機能不全, 循環不全.

cardiac massage 心臓マッサージ.

cardiac minute volume 毎分心拍出量(心臓が1分間に拍出する血液の量で, 一般にリットル(L)で表す).

cardiac monitor 心臓モニター(重症患者の際, 心臓の拍動停止, 心室性細動などの心臓の機能が危険に瀕する状態を監視, 警告するための心電図モニター).

cardiac murmur 心臓雑音(心臓を聴診するときに聴取される雑音の一般名で, 心臓周期との関係により収縮期および拡張期の2期に分かれる).

cardiac muscle 心筋.

cardiac muscle cell 心筋細胞(心臓壁の心筋層を構成する細胞群で, 心房筋細胞, 心室筋細胞, ペースメーカー細胞に分けられる), = cardiocyte.

cardiac myxoma 心臓粘液腫(良性の心腫瘍. 原発性の心腫瘍のなかでは最も頻度が高い).

cardiac nerve 心臓神経(心臓には交感神経と迷走神経が分布し, 周期変更などを司る).

cardiac neurosis 心臓神経症(器質的心疾患が認められないにもかかわらず, 心臓に関係する症状を示し, 心臓病で死ぬのではないかというような不安・恐怖を感じるもの. 主に精神療法によって治療される), = irritable heart.

cardiac notch 心切痕(心臓によってできる肺の圧迫痕).

cardiac output (CO) 心拍出量.

cardiac output by thermodilution (COTD) 熱希釈法による心拍出量.

cardiac output per minute ($\dot{Q}t$) 分時心拍出量.

cardiac output recorder (COR)

心拍出量記録〔計〕.
cardiac plexus 心臓神経叢(大動脈弓の下部から肺動脈分岐部の間，迷走神経と交感神経幹からの枝でつくられる)，＝plexus cardiacus [L].
cardiac rate 心拍数，＝heart rate.
cardiac reflex 心臓反射(心臓壁に受容体をもつ種々の反射，例えば左室後壁から迷走神経反射が，左室前壁から交感神経反射が起こる).
cardiac rehabilitation unit (CRU) 心機能回復訓練部(室).
cardiac reserve 心臓予備〔力〕(心臓の予備力で，心臓病患者においては筋運動により呼吸困難を起こすのは，この予備力が低下しているためである).
cardiac resuscitation (CR) 心蘇生.
cardiac resynchronization therapy (CRT) 心臓同期療法.
cardiac rhythm 心拍リズム.
cardiac rupture 心臓破裂.
cardiac shock 心臓性ショック(心ポンプ機能の急激な低下により起こる臓器，組織の灌流不全の病変をいう．うっ血を伴う)，＝cardiogenic shock.
cardiac sound 心音，＝heart sound.
cardiac stimulant 強心薬.
cardiac surgery (CAS) 心臓外科.
cardiac sympathetic nerve (CSN) 心臓交感神経.
cardiac tamponade 心〔臓〕タンポナーデ(心臓または心外膜の破裂により血液が心膜内に蓄積して起こる心臓の急性圧迫)，＝heart tamponade.
cardiac toxicity 心障害.
cardiac tumor 心臓腫瘍(原発性のものはきわめて少なく，多くは他臓器悪性腫瘍からの転移性腫瘍).
cardiac volume (CV) 心〔臓〕容量.
cardiac work index (CWI) 心仕事係数.
cardiectasis [kɑːdiéktəsis] 心臓拡張.
cardinal [kɑ́ːdinəl] 基本の，主要な.
cardinal ligament 基靱帯(子宮頸，腟から骨盤底に扇状に広がる線維束，マッケンロート靱帯ともいう)，＝ligamentum cardinale [L].
cardinal point ①枢要点(産科では，子宮入口の4点，すなわち2つの仙腸骨関節と2つの腸恥骨隆起の一つ)，②主要点(眼科では，屈折媒から出入する光線の方向を決定する6点の一つ).
cardinal symptom ①主症状(診断上の主症状)，②基本症状(体温，呼吸，脈拍などについていう).
cardi(o)- [kɑːdi(ou), -di(ə)] (噴門，心臓との関係を表す接頭語).
cardioaccelerator [kɑːdiouæksélәreitәr] 心悸促進薬(心臓活動促進薬).
cardioactive [kɑːdiəǽktiv] 心臓作用性の.
cardioangiography (CAG) [kɑːdiouænʤiɑ́grəfi] 心〔臓〕血管造影法，＝angiocardiography.
cardioaortic [kɑːdioueiɔ́ːtik] 心臓大動脈の.
cardioarterial [kɑːdiouɑːtíːriəl] 心臓と動脈の.
Cardiobacterium [kɑːdioubæktíːriəm] カーディオバクテリウム属(通性嫌気性のグラム陰性桿菌．心内膜炎の原因となる *C. hominis* などを含む).
cardiocele [kɑ́ːdiəsiːl] 心臓脱出.
cardiocentesis [kɑːdiousentíːsis] 心臓穿刺.
cardiochalasia [kɑːdioukəléisiə] 噴門弛緩症.
cardiodynia [kɑːdioudíniə] 心臓痛.
cardioesophageal [kɑːdiouisɑfəʤíːəl] 噴門食道性の.
cardiogenic [kɑːdiəʤénik] 心臓性の，＝cardiogenous，心原性の.
cardiogenic pulmonary edema (CPE) 心原性肺水腫.
cardiogenic shock (CGS) 心原性ショック(心筋収縮不全によって生ずる血圧低下とショック症状).
cardiogram [kɑ́ːdiəgræm] 心拍(動)曲線(心拍記録器でつくった心臓運動図).
cardiograph [kɑ́ːdiəgræf] カルジオグラフ，心拍記録器(心臓部における運動の型および力を測定描写する器械で，これを用いる診断法を cardiography と呼ぶ).
cardiography [kɑːdiɑ́grəfi] 心拍〔動〕記録〔法〕，カルジオグラフィ(echo，epex などの接頭語をつけて心エコー図，心尖拍動図などのように用いる).
cardiohepatic [kɑːdiouhipǽtik] 心肝の.
cardiohepatic angle 心肝角(肝臓濁音上界と心臓濁音の直立縁がなす角).
cardioinhibitory [kɑːdiouinhíbitəri] 心臓機能抑制性の.
cardiokinetic [kɑːdioukinétik] 心臓運動の.
cardiokymography [kɑːdioukaimɑ́grəfi] 心臓運動描画法.
cardiology [kɑːdiɑ́ləʤi] 心臓〔病〕学，循環器〔病〕学.
cardiolysis [kɑːdiɑ́lisis] 心膜剥離術(癒着性心膜炎に際し心壁前面の肋骨，肋軟骨または胸骨を切除して心臓を遊離する手術)，＝thoracolysis praecardiaca.
cardiomalacia [kɑːdiouməléiʃiə] 心筋軟化.
cardiomegaly [kɑːdiəmégəli] 心〔臓〕肥大，心〔臓〕拡大.
cardiomyoliposis [kɑːdioumaioulipóusis] 心筋脂肪変性.
cardiomyopathy (CM) [kɑːdioumaiɑ́pəθi] 心筋症(原因不明の心筋疾患をいい，拡張型(うっ血型)心筋症，肥大型心筋症，拘束型心筋症などが含まれる)，＝myocardiopathy.
cardionephric [kɑ:diənéfrik] 心腎の.
cardioneural [kɑ:diounjú:rəl] 心臓神経の.
cardioneurosis [kɑ:diounju:róusis] 心臓神経症(心臓機能障害，窒息感，潮紅，不安などの症候群)，＝pseudoangina pectoris, cardiac neurasthenia, neuro circulatory asthenia.
cardio-omentopexy [kɑ:diououméntəpeksi] 心臓大網固定術(横隔膜を通って大網の一部を心臓に縫合し，後者の血液循環を助長する手術)，＝O'Shaughnessy operation, cardiomentopexy.
cardiopathy [kɑ:diápəθi] 心臓病，心疾患 形 cardiopathic.
cardiopericardiopexy [kɑ:diouperiká:diəpeksi] 心臓心膜固定〔術〕.
cardiopericarditis [kɑ:diouperikɑ:dáitis] 心臓心膜炎.
cardiophonogram [kɑ:dioufóunəgræm] 心音図.
cardiophrenic angle 心横隔膜角，＝cardiodiaphragmatic angle, phrenopericardial angle.
cardioplasty [ká:diəplæsti] 噴門形成〔術〕.
cardioplegia [kɑ:diəplí:ʤiə] 心臓麻痺，心臓外傷，カルジオプレジア(心筋保護法の一種).
cardioplegic [kɑ:diəplí:ʤik] 心臓麻痺の，カルジオプレジアの.
cardiopneumograph [kɑ:diənjú:məgræf] 心肺運動描記器.
cardiopneumography [kɑ:diənju:mágrəfi] 心肺〔運動〕描記法.
cardiopneumonopexy [kɑ:diounju:mánəpeksi] 心肺固定術(心臓と左肺とを連合させて側副血行を助長する手術で，機械的または化学的方法により血管癒合をつくる).
cardioptosis [kɑ:diɑptóusis] 心〔臓〕下垂症，＝cardioptosia.
cardiopulmonary [kɑ:dioupÁlmənəri] 心肺の.
cardiopulmonary arrest (CPA) 心肺停止(心臓の拍動と呼吸の停止をいう．社会的にはDOA (dead on arrival)と呼ばれるが，心肺機能停止状態を意味するので医学的にはCPAが用いられる).
cardiopulmonary arrest on arrival (CPAOA) 来院時心肺停止状態.
cardiopulmonary blood volume (CPBV) 心肺血液量.
cardiopulmonary bypass (CPB) 人工心肺，心肺バイパス(心臓手術の際に，体外循環を行う術式．心臓へ戻ってくる静脈血を酸素化して動脈に送り出す).
cardiopulmonary-cerebral resuscitation (CPCR) 心肺脳蘇生法.
cardiopulmonary murmur 心肺性雑音(心肺相互の衝動により起こる).
cardiopulmonary reserve (CPR) 心肺予備力.
cardiopulmonary resuscitation (CPR) 心肺蘇生〔法〕(呼吸・循環状態など生命に危機的な状況が出現した場合，緊急に行われる蘇生術．一次救命処置 basic life support (BLS)と二次救命処置 advance life support (ALS)に分かれる．前者は家庭などの現場で，救命用機器など使用せずだれもができる方法．後者は病院などで器具や薬剤を用いて専門家が行う方法)，＝heart-lung resuscitation.
cardiopuncture [kɑ:diəpÁŋkʧər] 心臓穿刺(直接心臓を穿刺して，心内腔に薬剤を投与すること)，＝cardiocentesis.
cardiopyloric [kɑ:diəpailɔ́:rik] 噴幽門の.
cardiorespiratory (CR, C-R) [kɑ:diəréspirətɔ:ri] 心臓性呼吸の，心肺性，心肺の.
cardiorespiratory function 心肺機能.
cardioroentgenogram [kɑ:diourentgénəgræm] 心臓X線図.
cardiorrhaphy [kɑ:diɔ́:rəfi] 心筋縫合〔術〕.
cardiorrhexis [kɑ:diəréksis] 心〔臓〕破裂.
cardioselective [kɑ:diousiléktiv] 心選択性の(例えばβブロック薬で).
cardiospasm [ká:diəspæzəm] 噴門痙攣.
cardiosphygmograph [kɑ:diousfígməgræf] 心脈波計(心臓の運動と橈骨脈拍とを同時に描写する装置).
cardiosurgery [kɑ:diousɔ́:ʤəri] 心臓外科.
cardiosurgical unit (CSU) 心臓外科集中治療室.
cardiotachograph [kɑ:diətǽkəgræf] 心拍タコグラフ(心拍頻度の変化を連続記録する装置).
cardiotachometer [kɑ:dioutəkámitər] 長期心拍タコメータ(長期にわたり心臓の拍動数を測る器械).
cardiothoracic index 心胸比(X線像において胸郭の最大横径に対する心臓の最大横径の比)，＝cardiothoracic ratio.
cardio thoracic ratio (CTR) 心胸郭比(胸部レントゲン写真で，心臓の最大幅と胸部の比で心拡大の指標).
cardiotocogram (CTG) [kɑ:dioutóukəgræm] 胎児心拍数陣痛図.
cardiotomy [kɑ:diátəmi] ①心臓切開，②噴門切開.
cardiotonic [kɑ:diətánik] 強心薬，＝cardiotonica.
cardiotoxic [kɑ:diətáksik] 心臓毒.

C

cardiovalvulitis [kɑ:diəvælvjuláitis] 心〔臓〕弁膜炎.
cardiovascular [kɑ:diəvǽskjulər] 心〔臓〕血管系の.
cardiovascular care unit (CCU) 心血管疾患集中治療室(部).
cardiovascular disease (CD, CVD) 心血管疾患.
cardiovascular failure (CVF) 心〔臓〕血管不全.
cardiovascular hypertension 心血管性高血圧.
cardiovascular resistance (CVR) 心〔臓〕血管抵抗.
cardiovascular-respiratory system (CVR) 心〔臓〕血管呼吸器系.
cardiovascular surgery (CVS) 心臓血管外科.
cardiovascular system (CVS) 心〔臓〕血管系.
cardioversion [kɑ:diouvə́:ʒən] 心臓除細動, カルジオバージョン(電気刺激による洞調律の回復), = countershock.
cardioverter [kɑ:diouvə́:tər] 電気〔的〕除細動器.
Cardiovirus [kɑ:diouváiərəs] カルジオウイルス属(ピコルナウイルス科の一属で, 脳心筋炎ウイルスなどが含まれる).
carditis [kɑ:dáitis] 心〔臓〕炎.
care [kéər] 看護, 介護, ケア〔する〕.
care coordination ケアコーディネーション.
career development キャリア開発.
care giver 介護者.
care insurance 介護保険.
care needs 介護度.
care plan ケアプラン, 看護計画.
care worker 介護福祉士.
caries [kéərii:z] ①カリエス, 骨瘍, 骨疽, ②う(齲)歯, う(齲)蝕.
carina [kəráinə] ①気管龍骨, = carina tracheae [L], ②舟弁.
carinate [kǽrineit] 龍骨形の.
carination [kærinéiʃən] 櫛形成, 龍骨形成 形 carinate.
caring [kéəriŋ] ①ケア行為(看護), ②世話すること, 保護すること.
cariogenesis [kæriəʤénisis] う(齲)蝕発生.
cariogenic [kæriəʤénik] う(齲)蝕原性の, カリエス誘発性の.
cariogenicity [kæriəʤənísiti] う(齲)蝕原性 形 cariogenetic, cariogenic.
carious [kéəriəs] ①う(齲)歯の, ②骨疽の.
Carlen tube カーレン管(肺機能検査に用いられる気管支内挿管チューブ).
carminative [ká:minətiv] 駆風薬(ガス膨満を緩和する).
carnitine [ká:nitin] カルニチン(すべての生物, 各組織に存在する窒素含有化合物で, ベタインの誘導物. ビタミンB_Tとも呼ばれる. ミトコンドリア内膜を通しての長鎖脂肪酸の輸送のための担体となる), = novain, mealworm factor, carnutine.
carnotic function カルノー作用(身体からの消失熱力がなし得る仕事の量), = Carnot function.
Caroli disease カロリ病(先天性胆道拡張症で肝内胆管のみの拡張を認めるもの).
carotene [kǽrəti:n] カロチン(実験式$C_{40}H_{56}$をもつ炭化水素で, ビタミンAの前駆物である. provitamin Aとも呼ぶ), = carotin.
carotenemia [kærətiní:miə] カロチン血症(カロチノイド色素が循環血液に増加した状態で, 黄疸様の色素沈着を起こすことがある), = xanthemia.
carotenodermia [kærətinədə́:miə] 柑皮症(カロチン着色皮膚症).
carotenoid [kərátinɔid] カロチノイド(①カロチノイド, カロチノイド色素(植物：ニンジン, トマト, 柑橘類, に存在するポリエン構造を有する色素の総称), ②カロチン様色素性の), = carrotinoid.
carotenosis [kærətinóusis] カロチン沈着症, 柑皮症, = aurantiasis.
carotid [kərátid] 頸動脈の.
carotid angiography (CAG) 頸動脈造影〔法〕.
carotid arterial pulse (CAP) 頸動脈波.
carotid artery (CA) 頸動脈(頸の一部と頭の大部分に血液を導く動脈, 総頸動脈が, 右は腕頭動脈から, 左は大動脈弓から起こり, 気管・食道の外側を上行し, 甲状軟骨上縁の高さで外頸動脈と内頸動脈とに分岐する).
carotid artery stenosis 頸動脈狭窄症(頸動脈の狭窄の多くは粥状硬化によるもので, 内頸動脈の起始部付近にみられることが多い), = carotid stenosis.
carotid body 頸動脈小体(内頸動脈と外頸動脈の分岐部にある血液中の酸素ガス分圧, 二酸化炭素ガス分圧, pHの変化を感知する化学受容器), = glomus caroticum [L].
carotid canal 頸動脈管(頭蓋底にある内頸動脈が通る管), = canalis caroticus [L].
carotid-cavernous fistula (CCF) 頸動脈海綿静脈洞瘻(頸動脈, 特に内頸動脈と海綿静脈に異常交通をきたした状態をいう).
carotid endarterectomy (CEA) 頸動脈内膜切除〔術〕(一過性脳虚血発作や脳梗塞の予防および治療に用いられる).
carotid ganglion 頸動脈神経節, = Laumonier ganglion.
carotid groove 頸動脈溝(蝶形骨トル

コ鞍の左右にある内頸動脈と海綿静脈洞を収める溝), ＝carotid sulcus, cavernous groove.
carotid pulse tracing (CPT) 頸動脈波記録.
carotid sinus 頸動脈洞(総頸動脈の分岐部, 内頸動脈の起始部のふくらみで血圧の調整に関わる圧受容器がある), ＝sinus caroticus [L].
carotid sinus response (CSR) 頸動脈洞反射(大脈弓部などに血圧変化を感受する圧受容体があり, 血管内圧の上昇, 外部から頸動脈洞を圧迫すると反射的に徐脈, 血圧低下や呼吸抑制が出現する).
carotid sinus syncope 頸動脈洞性失神.
carotid sinus syndrome 頸動脈洞症候群(頸動脈洞を刺激するとき起こる徐脈, 降圧, 失神, ときには痙攣などの症状).
carotid stenosis 頸動脈狭窄症, ＝carotid artery stenosis.
carotid sulcus 頸動脈溝, ＝carotid groove.
carotid tubercle 頸動脈結節(第6頸椎の横突起先端にある), ＝Chassaignac tubercle.
carotodynia [kærətədíniə] 総頸動脈圧痛(総頸動脈に圧迫を加えるときに起こる疼痛で, 主として頬部および頸後部に感ずる).
carpal [ká:pəl] 手根〔骨〕の, 手首の.
carpal bones 手根骨(手首にある8つの小さな骨), ＝ossa carpi [L].
carpal canal 手根管(手首にある手根骨と靱帯でできるトンネルで正中神経が通る), ＝canalis carpi.
carpal joints 手根間関節, ＝articulationes intercarpeae.
carpal tunnel 手根管(手根骨と屈筋支帯によってできる管で正中神経が通る. 腱鞘炎などで正中神経が長期に圧迫されると手根管症候群を生じる), ＝canalis carpi [L].
carpal tunnel syndrome 手根管症候群(手根管部で正中神経が圧迫されることによる手指Ⅰ～Ⅳ指先端のしびれ. 重症になると筋萎縮をきたす. 原因不明, 甲状腺機能低下症, 糖尿病などによって起こり, 中年女性に圧倒的に多い).
carpectomy [kɑ:péktəmi] 手根骨切除.
Carpenter syndrome カーペンター症候群(尖頭, 多指・合指症, 肥満, 精神遅滞などを特徴とする遺伝性疾患. 心奇形を伴う場合もある. 尖頭多合指症Ⅱ型).
carphology [kɑ:fáləʤi] 撮空摸床(高熱などのため, 患者がシーツや空を掴むしぐさをすること), ＝floccillation.
carp(o)– [kɑ:p(ou), –p(ə)] (手根骨との関係を示す接頭語).
carpometacarpal [kɑ:poumetəká:pəl] 手根中手〔骨〕の.
carpopedal [kɑ:poupédəl] 手根と足の.
carpopedal spasm 手足攣縮(テタニーの症状).
carpus [ká:pəs] ①手首, 手根骨(手根にある8個の短骨を総称する名称すなわち舟状骨, 月状骨, 楔状骨, 豆状骨, 大多角骨, 小多角骨, 有頭骨, 有鉤骨), ＝ossa carpi, ②腕骨, 腕節(動物の) 形 carpal.
carrier [kǽriər] ①保菌者, 排菌者, 保有者, ②輸送器, ③担体, ＝pheron.
carrier effect 担体効果(ハプテン単独では抗体産生は起きないが, ハプテンを異種タンパク質に結合し免疫することで抗ハプテン抗体が誘導されること).
carrier–mediated transport 担体輸送(細胞膜にはある溶質に特異的に結合する輸送担体があり, 溶質はこの担体と結合して初めて膜が通過できる. この輸送形式をいう).
carrier protein 担体タンパク〔質〕, 運搬体タンパク〔質〕, ＝transport protein.
Carrión disease カリオン病(*Bartonella bacilliformis* による疾患で, オロヤ熱とペルーいぼを総称する).
CARS compensatory anti–inflammatory respose syndrome.
car sickness 車輪動揺病, ＝motion sickness, 車酔い.
cartilage [ká:tiliʤ] 軟骨(軟骨細胞とそれを取り囲む軟骨基質(コンドロイチン硫酸などのムコ多糖類や膠原線維や弾性線維などの線維成分)からなる. これら組成の違いによって①硝子軟骨, ②線維軟骨, ③弾性軟骨の3種に区別される), ＝gristle 複 cartilagines 形 cartilaginous.
cartilage bone 軟骨性骨(軟骨が骨によって置き換えられた骨(置換骨)), ＝endochondral bone, replacement bone.
cartilagenous external acoustic meatus 軟骨性外耳道(外耳道の初部で軟骨よりなる部分, 骨性外耳道に続く), ＝meatus acusticus externus cartilagineus [L].
cartilage of auditory tube 耳管軟骨(耳管の咽頭寄りの部位の軟骨で, 中耳寄りの方は骨で構成されている), ＝cartilago tubae auditivae [L].
cartilage of external acoustic meatus 外耳道軟骨(耳介軟骨の続きで外耳道の初部にある軟骨), ＝cartilago meatus acustici [L].
cartilage of nasal septum 鼻中隔軟骨(骨性鼻中隔の前下方にある軟骨), ＝cartilago septi nasi [L].
cartilagines [kɑ:tilǽʤini:s] → cartilage.
cartilaginoid [kɑ:tilǽʤinɔid] 類軟骨の.
cartilaginous [kɑ:tilǽʤinəs] 軟骨性の,

軟骨質の.
cartilaginous joint 軟骨性連結，＝articulatio cartilaginis.
cartilago [kɑ:tilɑ́:gou, -lǽ-] 軟骨，＝cartilage.
carumonam (CRMN) [kərú:mənəm] カルモナム(カルモナムナトリウムのこと．単環性β-ラクタム系抗生物質(モノバクタム系抗生物質)である．β-ラクタマーゼに安定で緑膿菌を含むグラム陰性菌に対して強い抗菌作用を示す)，＝carumonam sodium.
caruncle [kǽrəŋkl] ①丘，小丘，②肉阜(肉の隆起) 形 caruncular, carunculated.
caruncula [kərʌ́ŋkjulə] ＝caruncle 複 carunculae.
carunculae [kərʌ́ŋkjuli:] →caruncula.
caruncula hymenalis 処女膜痕，＝caruncula myrtiformis.
caruncula sublingualis 舌下小丘(顎下腺管が開口する舌小帯の乳頭)，＝sublingual caruncle.
Carvallo sign カルヴァロ徴候(呼気中あるいはその直後に三尖弁逆流の全収縮期雑音の強度が増大する徴候)，＝Rivero-Carvallo sign.
cary(o)- [kæri(ou), kæri(ə)] (核の意味を表す接頭語)，＝kary(o)-.
caryogamy [kæriɑ́gəmi] 核接合(真性接合)，＝true conjugation.
CAS ①coronary artery spasm (冠動脈攣縮)，②cardiac surgery (心臓外科).
cascade [kæskéid] 小瀑，瀑状の，多段〔階〕.
cascade stomach 瀑状胃(胃の上部が後方へ下垂した変形胃)，＝cup and spill stomach.
case [kéis] 症例，事例，場合.
caseation [keisi:éiʃən] 乾酪化，チーズ化(乾酪変性ともいい，凝固壊死の一種).
caseation necrosis 乾酪壊死(結核菌の感染病巣では，通常の細菌の感染病巣と異なり，チーズ様の色調と硬さをもつ特有の凝固壊死となる．この変化を乾酪壊死という).
case-case study 症例症例研究.
case conference ケースカンファレンス，症例検討会.
case-control study 症例対照研究，患者対照研究.
case fatality rate 致命率(死亡率とは異なり，ある疾病により死亡した者の数と，その疾病に罹った患者100名との比).
case history (CH) 症例の今までの経過，病歴，＝anamnesis.
casein [kéisi:n, keisí:in] カゼイン，乾酪素(乳汁中の主成分であるリンタンパク質).
case-morbidity rate 動態疾病率(ある人口中特定の期間に発生した疾病の発生件数の中央の人口に対する比率)，＝morbidity incidence rate.
caseous [kéisiəs] 乾酪様の，チーズ様の.
caseous necrosis 乾酪壊死.
caseous pneumonia 乾酪性肺炎(肺の結核による滲出性病変．肺胞腔内に広範にマクロファージ，血漿成分が滲出し，チーズ様を呈する．しばしば軟化融解して空洞を形成するようになる)，＝cheesy pneumonia.
case registry 疾病登録.
case report form (CRF) 症例報告書.
Case splint ケース固定装置(動揺歯固定装置の一つで，帯環連続固定).
case study ケーススタディ，症例研究，事例研究.
case-study analysis ケーススタディ分析，症例(事例)研究分析.
case taking 病歴聴取.
case work ケースワーク(ケースワーカーが行う援助的活動)，＝social casework.
caseworm [kéiswə:m] 包虫，＝*Echinococcus*.
CASH corticoadrenal-stimulating hormone (副腎髄質刺激ホルモン).
Casoni intradermal test カソニ皮内試験(包虫液を皮内注射後，膨疹発赤反応がみられれば陽性(包虫感染である))，＝Casoni skin test.
CASS composite autonomic scoring scale (自律神経機能評価法).
Casselberry position キャッセルベリー体位(麻酔チューブを気管内に挿管したのち分泌物の誤嚥を防止する目的で患者を腹臥位とした体位).
cassette [kəsét] 取枠(X線撮影用フィルム枠)，＝cash box, casket, カセット.
Cassia [kǽʃiə, -siə] カワラケツメイ属(マメ科 *Fabaceae* 植物．*C. senna* などを含む．センナ senna が得られる).
CAST children of alcoholism screening test (アルコール中毒児スクリーニング).
cast [kǽst] ①円柱，②注出，瀉出，③ギプス包帯，④鋳造，⑤鋳型.
Castle factor キャッスル因子(キャッスル内因子と外因子がある)，＝Castle extrinsic factor, Castle intrinsic factor.
castrate [kǽstreit] 去勢する，去勢体.
castration [kæstréiʃən] 去勢(性腺の切除).
casual [kǽʒu:əl] ①偶発性の，日常の，②救急患者(入院すべき).
casual clinic blood pressure (CBP) 随時外来血圧.
casualty [kǽʒu:əlti] ①死傷(事故による損傷または死亡)，②死傷者.
casualty clearing station (CCS)

死傷者処理所.

CAT ①cataract（白内障），②computed axial tomography（X線CTコンピュータ断層撮影法），③children's apperception test（小児知覚テスト）.

cat(a)- [kæt(ə)]（下方，反対，完全などの意味をもつ接頭語）.

catabolic [kætəbálik] 異化の.

catabolic gene activator 異化作用遺伝子活性化物質.

catabolic steroid 異化ステロイド.

C

catabolism [kətǽbəlizəm] 異化〔作用〕（物質代謝において同化作用anabolismと対立する語で，生体を構成し，または生体内に摂取された貯蔵物質を分解して簡単な分子に変化させる過程），＝dissimilation.

catabolite [kətǽbəlait] 異化代謝産物.

catacrotic [kætəkrátik] カタクロートの，下行期隆起の.

catacrotic shoulder 下行脚隆起，後隆起，潮浪波（動脈波の頂点から切痕に至るまでに生ずる隆起）.

catadicrotic [kætədaikrátik] 下行脚重複隆起の（特に収縮期の下行脚隆起に加え拡張期の拡張早期隆起が目立つ際，重複波と呼ぶ場合がある）.

catadicrotism [kætədáikrətizəm] 下行脚重複隆起脈（動脈波下降脚が2つに現れること）.

catadidymous teratism 下体重複奇形（頭胸以下の重複したもの）.

catagen [kǽtəʤən] 退行期（毛の成長循環において成長anagenが止まり，休止telogenが開始する短い期間）.

catagenesis [kætəʤénisis] 退縮.

catalase [kǽtəleis] カタラーゼ（①過酸化物を破壊する酵素（$2H_2O_2 \rightarrow O_2 + 2H_2O$）．②酸化酵素）形 catalatic.

catalepsy [kǽtəlepsi] カタレプシー，強硬症，ろう（蝋）屈症（外部から与えられた四肢の位置，一定の姿勢を長時間保持する状態．受動的姿勢を保ち，自らの意志で元に戻そうとしない状態．緊張病，ヒステリー，催眠状態などにみられる）形 cataleptic.

cataleptoid [kætəléptɔid] 強硬症様の.

catalysis [kətǽlisis] 触媒現象，接触作用 形 catalytic.

catalyst [kǽtəlist] ①触媒〔質〕，②作用物質，＝reactant.

catalytic [kætəlítik] 触媒性の，接触性の.

catalyze [kǽtəlaiz] 触媒する，触媒作用をする.

catamnesis [kætəmní:sis] 病後歴.

catamnestic [kætəmnéstik] 病後歴の，治療後の経過の.

cataphora [kətǽfərə] 不全昏睡.

cataplasia [kætəpléiziə] ①退行変化（幼若型への逆変態），②衰退期，＝cataplasis.

cataplasm [kǽtəplæzəm] パップ（巴布），湿罨法，＝poultice.

cataplexis [kætəpléksis] カタプレキシー，情動性脱力発作（感情をかき乱すような出来事によって引き起こされるレム睡眠疾患の一種．突発的，一過性で，可逆性の全身・一部の局所の筋力，腱反射の消失が起こるが，意識は正常で数秒後に回復する．ナルコレプシーの四徴をしばしば呈する），＝cataplexy 形 cataplectic.

cataract (CAT) [kǽtərækt] 白内障（そこひ，うみそこひ），＝cataracta 形 cataractous.

cataracta [kætərǽktə] 白内障，＝cataract.

cataractogenic [kætəræktəʤénik] 白内障誘発性の.

catarrh [kətá:r] カタル（組織の破壊を起こさない粘膜の炎症）.

catarrhal カタル性の.

catarrhal inflammation カタル性炎症.

catarrhetic [kætərétik] 下薬.

CAT assay キャットアッセイ（DNA上の転写調節領域の転写活性の強さを測定する方法）.

catastalsis [kætəstǽlsis] 推運ぜん（蠕）動（蠕動とともに抑制運動に導かれない腸の下向運動）形 catastaltic.

catastaltica [kætəstǽltikə] 収斂薬，抑制薬，＝catastaltics.

catatonia [kætətóuniə] 緊張病，緊張型統合失調症（拒絶反応，昏迷と興奮の両相，衝動的または常同的行為を特徴とする統合失調症の一型），＝catatony, flexibilitas cerea.

catatoniac [kætətóuniæk] 緊張病患者，緊張〔病〕性の.

catatonic [kætətánik] 緊張〔病〕性の，緊張病患者，＝catatoniac.

catatricrotism [kætətráikroutizəm] 降脚三脈波 形 catatricrotic.

cat cry syndrome ネコ鳴き症候群（第5染色体の短腕の欠失による障害），＝cri-du-chat syndrome.

catecholamine [kætəkáləmi:n] カテコールアミン（カテコールとアミンの結合物で，アドレナリン，ノルアドレナリン，ドパミンなど）.

catechol-*O*-methyl transferase (COMT) カテコール-*O*-メチルトランスフェラーゼ（ドパミン代謝酵素）.

catenating [kǽtineitiŋ] 関連性のある（症候群における）.

catenation [kætinéiʃən] 染色体の連結.

catenin [kǽtinin] カテニン（cadherinに結合するタンパク質）.

caterpillar rash 毛虫皮膚炎.

catgut [kǽtgʌt] 腸線（羊腸から製造し，

滅菌した縫合用材).
catgut suture 腸線縫合.
cath– [kæθ] ＝cat(a)–.
catharsis [kəθɑ́:sis] ①浄化，瀉下，通利，＝purgation，②〔精神〕開通法(Freud の療法で，神経症患者にすべての事実を詳述させて精神的緊張を解く方法)，＝psychocatharsis，abreaction.
cathartic [kəθɑ́:tik] ①瀉下薬，下薬(腸内容の排泄を促進する作用を示す薬品)，＝purgative，purgantia，②瀉下性の，③浄化する.
cathectic [kəθéktik] 教義問答の.
cathepsin [kəθépsin] カテプシン(動物組織の細胞内にあるタンパク質分解酵素で，多くは癌細胞から放出される).
catheter [kǽθitər] ①カテーテル(体腔または空洞性臓器内へ挿入するための有孔管状器械)，②カテーテル性の.
catheter gauge カテーテル外径測定器(フランス式1〜23，アメリカ式1〜35までの円孔を備えた金属板).
catheterization [kæθitərizéiʃən] カテーテル挿入〔法〕，導尿.
catheterized bladder (CB) カテーテル挿入状態の膀胱.
catheter specimen of urine (CSU) カテーテル採取尿.
cathexis [kəθéksis] 注意集中，熱狂(思考または感情に精神力を集中すること).
cathion [kǽθiən] カチオン，陽イオン，＝cation.
cathodal [kǽθədəl] 陰極の，＝cathodic.
cathode [kǽθoud] 陰極(電源において電流が流れ入る方の電極，すなわち電位の低い方のもので，ca と略す) 形 cathodal，cathodic.
cathode ray 陰極線(Crookes 管の陰極から放射される電子線で，陽極とは無関係に直線方向に進むもの).
cathode ray oscillograph 陰極線オシログラフ(電子ビームを蛍光板に当て，その変化を描画する装置で，機械的惰性がないため速度の高い変化を精細に記録し得る).
cathode ray tube (CRT) 陰極線管，＝Braun tube.
cathodic [kəθɑ́dik] ①陰極性の，②遠心性の(神経影響の).
cation [kǽtaiən, –tiɑn] 陽イオン，正イオン(陰極 cathode に向かって動くイオン)，＝kation，positive ion 形 cationic.
cation exchanger 陽イオン交換体.
cation exchange resin 陽イオン交換樹脂.
cat scratch disease ネコひっかき病(*Bartonella henselae* による疾患で，ネコによるひっかき傷，咬傷から感染，発熱やリンパ節腫大を発症する).
CAT sequence キャット配列(遺伝子を転写する RNA 合成酵素の転写開始に必要な配列).
cat's eye ネコの目(網膜芽細胞腫の初発症状で，瞳孔がネコの目のように白く光って見える).
cat syncope 恐猫症，ネコ恐怖〔症〕，＝ailurophobia.
cauda [kɔ́:də] 尾 形 caudal，caudate.
cauda equina 馬尾(腰髄，仙髄から出た脊髄神経の根が脊柱管内で束になり馬の尾のように見える部分).
cauda equina syndrome 馬尾症候群(耳尾神経や脊髄円錐の障害により，会陰部の感覚障害，膀胱直腸障害をきたすもの．椎間板ヘルニアなど圧迫性のものにより起こりやすい).
caudal [kɔ́:dəl] 尾側の(下側 inferior と同じ意味にも用いられ，頭側 cranial または吻側 rostral に対する語).
caudal anesthesia 脊髄尾部麻痺.
caudal medullary rest 尾髄残屑(胎生期の脊髄尾端小胞の残遺物で，6ヵ月後には消失するが，時には仙尾囊腫または瘻に変化することがある).
caudate lobe 尾状葉(4葉(右葉，左葉，尾状葉，方形葉)の一つ)，＝lobus caudatus [L].
caudate nucleus 尾状核(大脳基底核の一つ)，＝nucleus caudatus [L].
caudate process 尾状突起(肝臓の右葉と尾状葉をつなぐ狭い部分)，＝processus caudatus.
caud(o)– [kɔ:d(ou)] (尾，尾骨との関係を表す接頭語).
caul [kɔ́:l] ①大網(胃の大弯と横行結腸を結ぶ腹膜のヒダ)，＝great omentum，epiploon，②カール(胎児頭部を覆う羊膜)，＝pileum，pileus.
cauliflower ear カリフラワー耳(耳介血腫による外耳の変形．ボクシング，レスリング，柔道選手にみられる)，＝boxer's ear.
caumesthesia [kɔ:mesθí:ziə] 熱感覚(冷温に対し灼熱感を感ずる状態).
causal [kɔ́:zəl] 原因の.
causalgia [kɔ:zǽldʒiə] 灼熱痛，カウザルギー(末梢神経幹の外傷により起こり，血管運動性，交感神経性または栄養神経性障害に伴う灼熱感が特徴である)，＝reflex sympathetic dystrophy，Gaucher trophoneurotic rheumatoid arthritis.
causal therapy 原因療法.
cause [kɔ́:z] 引き起こす，原因となる，もたらす，原因，理由.
cause mortis (CM) [L] 死因.
causis [kɔ́:sis] 熱傷，腐食.
caustic [kɔ́:stik] ①腐食剤，②火面，火線，③腐食性の，苛性の，焼灼性の.
cauterization [kɔ:təraizéiʃən] ①腐食，＝corrosion，②焼灼 動 cauterize.
cautery [kɔ́:təri] ①焼灼，②腐食〔具〕.

CAV croup-associated virus (クループ関連ウイルス).
cava [kéivə, kǽvə] 大静脈, ＝vena cava 形 caval.
CAVB complete atrioventricular block (完全房室ブロック).
CAVD completion, arithmetic problems, vocabulary, following directions (完了・計算問題・語彙・追跡).
cave [kéiv] 空洞.
caveola [keivióulə] 小胞, 小嚢 形 caveolae.
cavern [kǽvən] 空洞(体内組織に生じる病的な空洞) 形 cavernous.
cavernitis [kævənáitis] 海綿体炎(陰茎の), ＝serangitis.
cavernositis [kævə:nousáitis] ＝cavernitis.
cavernous [kǽvə:nəs] 空洞性の.
cavernous bodies 海綿体(海綿体洞と呼ばれる静脈にとむ組織で陰茎や陰核にみられる), ＝corpora cavernosa.
cavernous body of clitoris 陰核海綿体(男性の陰茎海綿体に相当する), ＝corpus cavernosum clitoridis.
cavernous body of penis 陰茎海綿体(海綿体洞と呼ばれる静脈にとむ勃起装置), ＝corpus cavernosum penis.
cavernous groove 海綿溝(蝶形骨の頸動脈溝のこと), ＝carotid sulcus, carotid groove.
cavernous nerve of penis 陰茎海綿体神経, ＝nervus cavernosus penis [L].
cavernous nerves of clitoris 陰核海綿体神経, ＝nervus cavernosi clitoridis.
cavernous nevus 海綿状母斑.
cavernous sinus 海綿静脈洞(硬膜静脈洞の一つ), ＝sinus cavernosus [L].
cavernous sinus syndrome 海綿静脈洞症候群(トルコ鞍両側で, 側頭骨錐体部から上眼窩裂に至る海綿静脈洞の血栓により, 結膜浮腫, 上眼瞼, 鼻根部の突出と浮腫, 第3, 4, 6脳神経の麻痺が起こるもの).
cavernous voice 空洞音(患者が発声するとき聴取される音で, 空洞または気管支拡張を証明する).
CAVH continuous arteriovenous hemofiltration (持続動静脈血液濾過).
cavitary [kǽvitəri] ①有洞の, ②有腔虫.
cavitas [kǽvitəs] 腔, 空洞, ＝cavity.
cavitation [kævitéiʃən] ①空洞化, 空洞形成, ②空洞現象.
cavitis [kəváitis] 大静脈炎.
cavity [kǽviti] ①空洞, ②窩洞(歯の) 形 cavitary.
cavity angle 窩洞隅角(歯窩洞壁がつくる角).
cavity liner キャビティライナー, 歯腔裏装材.
cavity lining 裏装, ライニング(窩洞の).
cavosurface angle 窩縁隅角(窩縁歯面隅角), ＝cavity margin angle.
cavum [kéivəm] 腔, 窩, 空洞, ＝cavity.
cavus [kéivəs] 凹足, ＝talipes cavus.
CB ①chronic bronchitis (慢性気管支炎), ②catheterized bladder (カテーテル挿入状態の膀胱), ③cutting balloon (カッティングバルーン).
CBC complete blood count (全血球算定〔値〕).
CBD common bile duct (総胆管).
CBF ①coronary blood flow (冠動脈血流〔量〕), ②cerebral blood flow (脳血流〔量〕), ③capillary blood flow (毛細〔血〕管血流), ④cortical blood flow (〔腎〕皮質血流), ⑤cutaneous blood flow (皮膚血流量).
CBH chronic benign hepatitis (慢性良性肝炎).
CBL circulating blood lymphocyte (循環血中リンパ球).
CBP casual clinic blood pressure (随時外来血圧).
CBPC carbenicillin (カルベニシリン).
CBPZ cefbuperazone (セフブペラゾン).
CBR ①complete bedrest (絶対就床安静), ②chronic bedrest (慢性的就床安静).
CBS chronic brain syndrome (慢性脳症候群).
CBSCT cord blood stem cell transplantation (臍帯血肝細胞移植).
CBT ①computer based test (コンピュータ〔多肢選択式〕試験), ②cord blood transplantation (臍帯血移植).
CBV ①circulating blood volume (循環血液量), ②central blood volume (中心血液量), ③corrected blood volume (補正血液量), ④cerebral blood volume (脳血液量).
CBZ carbamazepine (カルバマゼピン).
CC ①common cold (感冒), ②congenital cardiopathy (先天性心疾患), ③cardiac catheterization (心〔臓〕カテーテル法), ④circulatory collapse (循環虚脱), ⑤consumption coagulopathy (消費性凝固障害), ⑥cerebral cortex (脳皮質), ⑦chief complaint (主 訴), ⑧current complaint (現在の愁訴), ⑨critical condition (危篤状態), ⑩clinical conference (臨床検討会), ⑪chemotherapeutic coefficient (化学療法係(指)数), ⑫coefficiens of correlation (相関係数), ⑬cell culture (細胞培養), ⑭cranio-caudal (頭尾方向).
cc cubic centimeter (立方センチメート

ル).

CCA ①common carotid artery (総頸動脈), ②conjunctivitis catarrhalis acuta (急性カタル性結膜炎).

CCAG chronic closed angle glaucoma (慢性閉塞隅角緑内障).

CCBV central circulating blood volume ([中心]循環血液量).

CCC conjunctivitis catarrhalis chronica (慢性カタル性結膜炎).

CCE clubbing, cyanosis and edema (バチ状指, チアノーゼ, 浮腫).

CCHF Crimean-Congo hemorrhagic fever (クリミア・コンゴ出血熱).

CCI chronic coronary insufficiency (慢性冠不全).

CCM congestive cardiomyopathy (うっ血型心筋症).

CCN critical care nursing ([危急]重症患者看護).

CCNU lomustine 1-(2-chloroethyl)-3-cyclohexyl-1-nitrosourea (ロムスチン).

Cco_2 carbon dioxide content (二酸化炭素(炭酸ガス)含有量).

CCPD continuous cyclic peritoneal dialysis (持続(連続)循環型腹膜透析).

Ccr creatinine clearance (クレアチニンクリアランス).

CCS casualty clearing station (死傷者処理所).

CCT cranial computed tomography (頭蓋の CT 検査).

CCU ①cardiovascular care unit (心血管疾患集中治療室(部)), ②coronary care unit (冠[状][動脈]疾患集中治療[病棟]), ③critical care unit ([危急]重症患者管理室(部)).

CCVD chronic cerebrovascular disease (慢性脳血管疾患).

CCW counterclockwise (反時計方向).

Ccw chest wall compliance (胸壁コンプライアンス).

CD ①cardiac disease (心[臓]疾患), ②cardiovascular disease (心血管疾患), ③Crohn disease (クローン病), ④collagen disease (膠原病), ⑤contact dermatitis (接触性皮膚炎), ⑥curative dose (治癒[線]量), ⑦control diet (対照標準食), ⑧cluster of differentiation.

Cd cadmium (カドミウムの元素記号).

CD classification CD 分類(ヒト白血球分化抗原を認識するモノクローナル抗体の国際的分類法のこと).

CDD chronic degenerative disease (慢性変性疾患).

CDH ①cervical disc herniation (頸部椎間板ヘルニア), ②congenital dislocation of the hip (先天性股関節脱臼).

CDI chronic diabetes insipidus (慢性尿崩症).

CDLE chronic discoid lupus erythematosus (慢性円板状紅斑性狼瘡).

CDR clinical dementia rating (臨床痴呆評価尺度).

CDS contact dermatitis syndrome (接触皮膚炎症候群).

CDZ chlordiazepoxide (クロルジアゼポキシド).

CE ①cholesterol ester (コレステロールエステル), ②clinical engineering (臨床工学), ③conjugated estrogens (結合エストロゲン).

Ce cerium (セリウムの元素記号).

CEA ①carotid endarterectomy (頸動脈内膜切除[術]), ②carcinoembryonic antigen (癌胎児性抗原).

ceasmic teratism 裂孔開存奇形.

cebocephalia [si:bousifǽliə] 猿頭[蓋]症.

ceca [sí:kə] →cecum.

cecal [sí:kəl] 盲端の, 盲腸の.

cecectomy [si:séktəmi] 盲腸切除術(部分的), ＝caecectomy.

cecitis [si:sáitis] 盲腸炎, ＝caecitis, typhlitis.

ceco- [si:kou, -kə] (盲[腸]の意味を表す接頭語).

cecocolostomy [si:koukəlástəmi] 盲腸結腸吻合術.

cecofixation [si:koufikséiʃən] 盲腸固定術, ＝cecopexy.

cecoileostomy [si:kouiliástəmi] 盲腸回腸吻合術.

cecopexy [sí:kəpeksi] 盲腸固定術, ＝cecofixation.

cecosigmoidostomy [si:kousigmɔidástəmi] 盲腸S字結腸吻合術.

cecostomy [si:kástəmi] 盲腸瘻[造設]手術(盲腸人工肛門術).

cecotomy [si:kátəmi] 盲腸切開[術].

cecum [sí:kəm] 盲腸(大腸の初部で, 虫垂が付属する), 盲嚢, ＝caecum 複 ceca.

cedar oil シダー油, ＝cedar wood oil.

cefazolin (CEZ) [səfǽzələn] セファゾリン(広域抗生物質で感染症に抗菌力を示す. セフェム系抗生物質).

cefdinir (CFDN) [séfdiniər] セフジニル(経口用セフェム系抗生物質).

cefepime (CFPM) [seféәpim] セフェピム(セフェム系抗生物質).

cefixime (CFIX) [sifíksi:m] セフィキシム(経口用セフェム系抗生物質. 感染症に用いる).

ceftriaxone (CTRX) [seftráiəzoun] セフトリアキソン(β-ラクタム系抗菌薬).

cefuroxime (CXM) [sifjúərəzi:m] セフロキシム(セファロスポリンC系抗生物質).

CeHV-1 *Cercopithecine herpesvirus 1* (オナガザルヘルペスウイルス1型).

ceiling effect 天井効果(薬剤投与など

の場合，それ以上投与しても投与量による変化がないこと）.

-cele [sí:l] （腫瘤または空洞の意味を示す接尾語）.

celerity [sìlériti] 鋭さ，急速〔性〕（特に精神作用または脈拍などに用いる）.

celiac [sí:liæk] 腹〔腔〕の，＝coeliac.

celiac angiography 腹腔動脈造影〔法〕.

celiac axis 腹腔動脈軸（腹腔動脈のこと），＝celiac trunk, celiac arterial trunk.

C

celiac disease セリアック病，ツェリアキー（吸収不良症候群の一つ．小児の腸性インファンティリズムまたは脂肪便症性幼稚症，そのほか多くの別名がある．Zöliakie），＝Celiac sprue, Gee-Herter disease, Heubner-Herter disease, Gee-Thaysen disease.

celiac plexus 腹腔神経叢（腹腔動脈の起始部付近にある大きな交感神経叢，太陽神経叢ともいう），＝plexus celiacus [L].

celiac trunk 腹腔動脈（腹大動脈の直接枝で，胃，肝臓，胆嚢，十二指腸，膵臓，脾臓に分布），＝truncus celiacus [L].

celio- [si:liou, -liə] （腹腔との関係を表す接頭語）.

celiocentesis [si:liousentí:sis] 腹腔穿刺.

celiorrhaphy [si:liɔ́:rəfi] 腹壁縫合.

celioscopy [si:liáskəpi] 腹腔鏡検査法（腹腔に空気を注入し，腹腔鏡を挿入して検査する方法），＝laparoscopy.

celiotomy [si:liátəmi] 開腹術，＝laparotomy, ventrotomy.

celitis [si:láitis] 腹部炎，＝coelitis.

cell [sél] ①細胞，②蜂巣，③小胞，④箱，⑤電池 形 cellular.

cella [sélə] 小房，小室 複 cellae.

cell adhesion molecule (CAM) 細胞接着分子（細胞接着に関与する分子の総称．インテグリン，セレクチン，カドヘリンなどのいくつかのファミリーに分類される）.

cell-adhesive protein 細胞接着性タンパク〔質〕.

cell axis 細胞軸（核と中心体を通る軸）.

cell biology 細胞生物学.

cell bridge 細胞間橋，＝intercellular bridge.

cell culture (CC) 細胞培養（動植物の細胞，組織を生体から離れた環境で生存，増殖させること）.

cell cycle 細胞周期（分裂周期．細胞分裂を完了してから次の細胞分裂に至るまでの，細胞の生活環），＝division cycle.

cell damage 細胞傷害.

cell death 細胞死.

cell degeneration 細胞変性（細胞が行う代謝に異常が生じ，細胞の形態変化として現れるもの）.

cell fusion 細胞融合（化学物質や電気的操作により形質の異なる2種の細胞を融合させ，両者の特性を持つ細胞をつくり出すこと．モノクローナル抗体の作製に繁用されている）.

cell growth 細胞増殖.

cell hybridization 細胞融合（同種あるいは異種細胞を種々の手法で融合させ，新しい細胞をつくり出すこと）.

cell inclusion 細胞封入体.

cell injury 細胞傷害.

cell junction 細胞間接着〔装置〕.

cell line 細胞株（株化細胞）.

cell-mediated cytotoxicity 細胞媒介性細胞傷害（エフェクター細胞が標的細胞に直接接着，結合することによる細胞傷害）.

cell-mediated immunity (CMI) 細胞媒介性免疫，＝cellular immunity.

cell membrane (CM) 細胞膜（細胞の表面を形成する膜）.

cell membrane permeability 細胞膜の透過性（動物細胞では細胞膜を介して細胞内外の物質，イオンの交換が行われる．この物質やイオンが膜を通過しうる性質をいう）.

cell of Corti コルチ細胞（コルチ器の外有毛細胞）.

cell organelle 細胞〔内〕小器官.

cell response 細胞応答.

cell saturation density 細胞飽和密度（培養細胞の増殖で，単位面積の容器底面，または単位容積の培養液当り到達し得る最大の細胞密度）.

cell sorter 細胞分離（選別）装置（フローセルソーター，細胞選別器．細胞の有する各種パラメーターに基づいて細胞を選別採取する装置）.

cell surface 細胞表面.

cell surface antigen 細胞表面抗原.

cell surface marker 細胞表面マーカー（特定の細胞の特徴となるような細胞表面上のマーカー分子）.

cell technology 細胞工学（細胞の培養，融合，突然変異の誘導，遺伝子導入などの操作により，有用物質の産生，品種改良，細胞学上の解析，疾患治療・診断などを目的とする応用細胞生物学の一領域）.

cell therapy 細胞療法.

cellula [séljulə] 蜂巣〔窩〕 複 cellulae 形 cellular.

cellulae [séljuli:] （小房），→cellula.

cellular [séljulər] 細胞の，細胞性の.

cellular cancer 細胞癌.

cellular immunity (CI) 細胞性免疫（リンパ球（T細胞）に依存した免疫現象で，移植臓器や腫瘍の拒絶，臓器特異的自己免疫疾患などにおける主要な免疫現象は主にこれによって担われている．また，細菌やウイルスに対する感染防御免疫においても，抗体による体液性免疫とともに働く）.

cellular immunity deficiency syndrome 細胞性免疫不全症候群（T 細胞系の機能の異常による免疫不全．免疫グロブリン産生能のあるB細胞の機能異常は認めない．ディジョージ症候群などがある），＝cell-mediated immunity deficiency syndrome.

cellular infiltration 細胞浸潤.

cellularity [seljulǽriti] 細胞充実性（組織に細胞が充満している状態），＝cellulosity.

cellular transport 細胞性輸送，＝vesicular transport.

cellule [sélju:l] 小〔細〕胞，小房，＝minute cell.

cellulicidal [seljulísidəl, selju:lisái-] 細胞融解.

cellulifugal [seljulífjugəl] 細胞体遠心性の.

cellulipetal [seljulípitəl] 細胞体求心性の.

cellulite [séljulait] セルライト（女性の殿部，大腿にできる皮下脂肪の塊で，皮膚表面が凸凹状になる．血行不良，脂肪代謝不良などが原因とされる）.

cellulitis [seljuláitis] 蜂巣炎，蜂窩織炎（皮下疎性結合織のびまん性の急性化膿性炎症）.

cellulose [séljulous] セルロース（植物組織を形成する多糖類）.

cell wall 細胞壁（植物，細菌，真菌細胞の細胞膜の外側にある層）.

cell wall skeleton (CWS) 細胞壁骨格（細菌細胞壁を構築する袋状のヘテロポリマー．免疫アジュバント活性はペプチドグリカンの部分にある）.

celo– [si:lou, –lə] （①体腔を意味する接頭語．②ヘルニアを意味する接頭語．③腹を意味する接頭語）.

celom [sí:ləm] 腔，＝coelom，体腔 形 celomic, coelomic.

celophlebitis [si:louflibáitis] 大静脈炎.

Celsius (C) [sélsiəs] 摂氏度，百分度，＝centigrade.

cement [simént] セメント質（歯根の象牙質を包む薄い骨質の層で，歯を顎骨に固定．哺乳類に特有），＝cementum [L].

cementicle [siméntikl] セメント粒，セメント質粒（歯根組織の代謝障害によって起こるセメント様物質形成），＝cemento-exostosis.

cement line セメント線（新旧の歯の成長を示す線）.

cementoblast [siméntəblæst] セメント芽細胞.

cementoblastoma [simentoublæstóumə] セメント芽細胞腫，＝benign cementoblastoma, true cementoma.

cementoclasia [simentoukléiziə] セメント崩壊.

cementoclast [siméntəklæst] セメント質破壊細胞.

cementocyte [siméntəsait] セメント芽細胞（多数の突起をもつ骨細胞様細胞で，歯の第2セメント質中の小腔に存在する），＝cementoblast.

cementoma [si:məntóumə] セメント腫，白亜質腫.

cementum [siméntəm] セメント質（歯根を被う骨組織で，Sharpey 線維を多量に含む），＝cement, substantia ossea dentis.

cenesthesia [si:nisθí:ziə] セネステジア，体感（身体器官が正常に機能しているという感覚），＝coenesthesia, coenaesthesia, panesthesia 形 cenesthetic.

ceno– [si:nou, –nə] （①共有の，②新しい，を意味する接頭語）.

cenosite [sénəsait] セノサイト（通性共生細菌．宿主を随意に離れて生活し得る共生寄生物），＝coinosite.

censor [sénsər] ①検閲官，②検閲（フロイト精神分析学では，潜在意識や無意識的願望が意識ないし前意識に入ってくることが阻止される作用），＝Freudian censor, psychic censor.

center [séntər] ①中心（物体の），②中枢（生体機能を司る神経細胞群），③センター（事業または行政の本部）.

center of gravity (COG) 重心.

centesimal [sentésiməl] 百分法の，100分の1の.

centesis [sentí:sis] 穿刺.

centi– [senti] センチ（1/100 の意味を表す接頭語）.

centigrade [séntigreid] C目盛（1気圧の下で水の凝固点と沸点との間を100度の間隔に分けた温度の単位または直角の100等分角を表す方法，Cの略号を用いる）.

centimeter (cm) [séntimi:tər] センチメートル（1メートルの1/100．1 cm＝0.3937 インチ）.

centimeter wave センチメートル波（狭義には波長1～10 cmの電磁波．広義には1から数十センチメートルの電磁波），＝super high frequency.

centra [séntrə] → centrum.

centrad [séntræd] セントラード（①ラジアン(rad)の 1/100（三稜角の屈折度の測定単位(▽)で，曲光度の弓は円の 1/100 (0.57°)である）．②向心〔性〕の）.

central [séntrəl] 中心の，中央の，中枢の.

central amputation 中心切断法（縫合部が骨断端の上を走る切断）.

central arterial pressure (CAP) 〔網膜〕中心動脈圧.

central blood volume (CBV) 中心血液量.

central body 中心体（中心小体ともいい

通常 2 個の中心子よりなり，細胞分裂に関係する)，＝ centrosome.
central bone 中心骨(手根骨相互間にときにみられる小さな副小骨).
central canal 中心管(第四脳室の続きで脊髄の中にある細い管)，＝ canalis centralis [L].
central canal of vitreous 硝子体管(硝子体動脈を導入する)，＝ central canal of Stilling, Cloquet canal.
central circulating blood volume (CCBV) 〔中心〕循環血液量.
central cord syndrome 中心性脊髄症候群(脊髄中心部虚血，出血に陥って起こるもの．頸髄に多く起こる．表在感覚障害，下肢痙性麻痺などを呈する).
central core disease セントラルコア病(先天性ミオパチーの一型).
central facial paralysis 中枢性顔面神経麻痺.
central inhibitory state (CIS) 中枢抑制状態.
centralis [sentréilis] 中心の，中枢の.
central lacteal of villus 中心乳び(糜)腔(腸絨毛にあるリンパ管の起始部で，吸収した脂肪分が通る).
central nerve (CN) 中枢神経.
central nervous system (CNS) 中枢神経系.
central obesity 中心性肥満(体幹のみにみられる肥満).
central paralysis 中枢性麻痺.
central pneumonia 中心性肺炎.
central ray 中心線(X 線管球の対陰極から放射される分散線のうち，映像板に直角になる並行投射線).
central retinal artery 網膜中心動脈(視神経内を走り網膜に枝を送る)，＝ arteria centralis retina [L].
central retinal artery occlusion (CRAO) 網膜中心動脈閉塞症.
central retinal vein 網膜中心静脈，＝ vena centralis retinae [L].
central retinal vein occlusion (CRVO) 網膜中心静脈閉塞症.
central scotoma 中心暗点，＝ scotoma centrale.
central spindle 中心紡錘(細胞分裂の初期にみられる 2 つの星状体間の微小管による紡錘状の束).
central sulcus 中心溝(前頭葉と頭頂葉の間にある大脳溝)，＝ sulcus centralis [L].
central tendon 腱中心(横隔膜の中央にあり停止腱となる)，＝ centrum tendineum [L].
central terminal electrode 中心電極(心電図記録の).
central tolerance 中枢性〔免疫〕寛容(特定の抗原と反応する特異的リンパ球のクローンの消失によって，免疫寛容が成立すること．胸腺内で起こる免疫寛容をいう場合もある).
central vein occlusion (CVO) 中心血管(静脈)閉塞〔症〕.
central venous catheter (CVC) 中心静脈内カテーテル.
central venous pressure (CVP) 中心静脈圧(上大静脈あるいは右心房内の圧).
centrencephalic [sentrensifǽlik] 脳中心の.
centric [séntrik] 中心の，中枢の.
centriciput [sentrísipət] 中頭(頭頂と後頭との中間部).
centric occlusal position 中心咬合位(咬頭嵌合位)，＝ intrecuspal position.
centric occlusion 中心咬合(下顎が正常に閉鎖したときの咬合で，安静咬合ともいう).
centrifugal [sentrífjugəl] 遠心的な，遠心性の.
centrifugal nerve 遠心性神経，＝ efferent nerve.
centrifugation [sentrifjugéiʃən] 遠心分離，＝ centrifugalization.
centrifuge [séntrifju:ʤ] 遠心機，遠心分離機，＝ centrifugal machine.
centrilobular [sentrilábjulər] 小葉中心の，小葉中心付近の.
centrilobular distribution 小葉中心性分布(病変の有無や局在を，正常既存構造である二次小葉の構造に基づいて高分解能 CT で解析したもの).
centrilobular emphysema 小葉中心型肺気腫.
centriole [séntrioul] 中心子.
centripetal [sentrípitəl] 求心的の，向心性の.
centripetal nerve 求心性神経，＝ afferent nerve.
centr(o)- [sentr(ou), -r(ə)] (中央，中心の意味を表す接頭語).
centroacinar cell 腺房中心細胞(腺房の中心部にある非分泌細胞).
centrocecal [sentrousí:kəl] 中央黄斑部の，盲点の，＝ cecocentral.
centrokinetic [sentroukainétik] 中枢性運動の，＝ centrocinetic.
centromere [séntrəmiər] 中心節(①精子の頸部で，第一・第二中心体を含む．②動原体(染色体紡錘糸の付着部にある小粒)).
centrosome [séntrəsoum] 中心体(中心小体ともいい，中心子と呼ばれる 2 個の小体からなる．細胞分裂に関係する)，＝ polecorpuscle.
centrosphere [séntrəsfiər] 中心球(細胞の).
centrostaltic [sentroustǽltik] 運動中枢の.
centrum [séntrəm] ①中心，中枢，＝ cen-

C

ter, ②椎体 複 centra.
CEP cephalosporin（セファロスポリン）.
cephalad [séfəlæd] 頭方へ，頭側向の.
cephalalgia [sefəlǽldʒiə] 頭痛，＝cephalalgy, headache.
cephalexin (CEX) [sefəléksin] セファレキシン（経口用広域抗菌スペクトル抗生物質）.
cephalhematoc(o)ele [sefəlhi:mǽtəsi:l] 頭蓋骨膜洞（頭蓋骨の小孔を通じて頭蓋内静脈洞と連結している皮下の静脈プール），＝sinus pericranii, pericranial sinus.
cephalhematoma [sefəlhi:mətóumə] 頭血腫，頭蓋骨骨膜下血腫，＝cephalohematoma.
cephalhydrocele [sefəlháidrəsi:l] 頭水瘤，脳水腫.
cephalic [sifǽlik] ①頭部の，頭側の，②頭痛薬.
cephalic vein 橈側皮静脈，＝vena cephalica [L].
cephalitis [sefəláitis] 脳炎，＝encephalitis.
cephalline bandage 頭布包帯.
cephal(o)- [sefəl(ou), -l(ə)] （頭部，上部の意を表す接頭語）.
cephalocaudal axis 頭尾軸（体の長軸）.
cephalocele [séfələsi:l] 頭瘤，脳瘤.
cephalocentesis [sefəlousentí:sis] 頭蓋穿刺.
cephalodymia [sefəloudímiə] 頭部結合体，＝cephalopagy.
cephalogyric [sefəloudʒáirik] 回頭運動の.
cephalohematocele [sefəlouhi:mǽtəsi:l] 頭部血瘤，＝cephalhematoc(o)ele.
cephalohematoma [sefəlouhi:mətóumə] 頭血腫，＝cephalhematoma.
cephalohemometer [sefəlouhi:mámitər] 頭蓋内圧測定計.
cephalometer [sefəlámitər] 頭蓋測定器.
cephalometrics [sefələmétriks] 頭蓋計測〔法〕.
cephalometry [sefəlámitri] 頭部計測〔法〕，頭蓋計測〔法〕，＝craniometry.
cephalopathy [sefəlápəθi] 頭部疾患.
cephalopelvic [sefələpélvik] 児頭骨盤（母体）の.
cephalopelvic disproportion (CPD) 児頭骨盤不均衡.
cephalosporin (CEP) [sefəlouspɔ́:rin] セファロスポリン（*Cephalosporium* 属真菌から得られる抗生物質）.
Cephalosporium [sefəlouspɔ́:riəm] セファロスポリウム属（糸状菌の一種）.
cephalostat [séfələstæt] セファロスタット（歯科放射線学において，X線と患者の頭とX線フィルムの間の関係の再現性を保証する頭部定位装置）.
cephalothorax [sefəlouθɔ́:ræks] 頭胸郭 形 cephalothoracic.
cephalotractor [sefələtrǽktər] 頭蓋鉗子.
ceptor [séptər] 受体（①Ehrlich 側鎖説の受容器．②外部からの刺激を受けて神経中枢に伝導する器官）.
ceramics [sirǽmiks] セラミックス，陶材術（歯科），窯業装品 形 ceramic.
cerat(o)- [serət(ou), -t(ə)] ＝kerato-.
cercaria [sə:kéəriə] セルカリア（吸虫類の幼虫の一時期．第1中間宿主体内で終末期に形成される有尾子虫） 形 cercarial, cercarian.
cerclage [sə́:kleidʒ, -kla:ʒ] 締結法（子宮頸の縫縮や骨折における骨の固定など．もともとは環状に取り囲むことを意味するフランス語）.
***Cercopithecine herpesvirus 1* (CeHV-1)** オナガザルヘルペスウイルス1型（旧世界サルが保有するヘルペスウイルスで，ヒトに感染すると重篤な症状を引き起こす），＝B virus.
cereal [sí:riəl] 穀粒.
cerebella [seribélə] → cerebellum.
cerebellar [seribélər] 小脳の，小脳性の.
cerebellar ataxia 小脳性〔運動〕失調.
cerebellar cortex 小脳皮質（小脳の表層部で，分子層，プルキニエ細胞層，顆粒層よりなる），＝cortex cerebelli [L].
cerebellar gait 小脳性歩行（小脳の病変により起こる酩酊様の動揺性歩行）.
cerebellar hemisphere 小脳半球，＝hemispherium cerebelli [L].
cerebellar rigidity 小脳性硬直（小脳中葉の病変により身体が硬直を起こす状態で，頭は後反し，脊柱は弯曲し，四肢に強直を現す）.
cerebellar syndrome 小脳症候群（原因の如何に問わず，小脳あるいは入出力系の障害により脱落症状をみる）.
cerebellar tonsil 小脳扁桃，＝tonsilla cerebelli.
cerebellar tumor 小脳腫瘍（小脳内および第四脳室内に発生した腫瘍．頭蓋内腫瘍全体の10％程度を占めるが，小児ではこれより多くみられる）.
cerebellitis [seribəláitis] 小脳炎.
cerebello- [seribelou, -lə] （小脳を意味する接頭語）.
cerebellomedullary cistern 小脳延髄槽（小脳と延髄の間でクモ膜下腔の広くなった部位），＝cisterna cerebellomedullaris [L].
cerebellopontine angle 小脳橋角（小脳，橋，延髄で囲まれる部位で，聴神経腫の好発部），＝pontocerebellar recess.
cerebellum [seribéləm] 小脳（橋・延髄の後方にあり，姿勢・運動の制御に関与する．正中部の虫部と，その左右の小脳半球に区分される)，＝cerebellum ［L］ 複 cerebella 形 cerebellar.

cerebra ［séribrə, sərí:brə］ → cerebrum.

cerebral ［séribrəl, sərí:b–］ 〔大〕脳の.

cerebral achromatopsia 大脳性1色覚.

cerebral anemia 脳貧血(俗語．脳血流低下によるめまい，ふらつきなど).

cerebral aneurysm 脳動脈瘤(脳の動脈壁が瘤状に拡張したもの．破裂によりクモ膜下出血，脳内出血を引き起こす).

C

cerebral angiography (CAG) 脳血管造影〔法〕.

cerebral apoplexy 脳卒中(脳血管障害により急性に意識障害，神経症状が出現するものの総称).

cerebral aqueduct 中脳水道(第3脳室と第4脳室間の細管状の脳室の一部で中脳にある)，＝aqueductus cerebri ［L］.

cerebral arachnoid mater 脳クモ膜，＝arachnoidea encephali ［L］.

cerebral arterial circle 大脳動脈輪，＝circulus arteriosus cerebri ［L］, arterial circle of Willis, Willis circle.

cerebral arteries 大脳動脈(前，中，後大脳動脈がある)，＝arteriae cerebri ［L］.

cerebral arteriovenous malformation 脳動静脈奇形.

cerebral aspergillosis 脳アスペルギルス症.

cerebral atrophy 大脳萎縮.

cerebral blood flow (CBF) 脳血流〔量〕(健常成人の脳血流量は50～55 mL/100 g脳重量 / 分).

cerebral blood volume (CBV) 脳血液量.

cerebral contusion 脳挫傷.

cerebral cortex 大脳皮質(大脳の表層部で，6層の細胞よりなり灰白質とも呼ばれる)，＝cortex cerebri ［L］.

cerebral death 脳死，＝brain death.

cerebral dura mater 脳硬膜，＝dura mater encephali ［L］.

cerebral edema 脳浮腫(脳実質内に異常な水分貯留が起こり，脳容積が増大した状態).

cerebral embolism 脳塞栓(血流中の血栓，空気，脂肪，腫瘍などにより脳血管が閉塞し，脳虚血を起こすこと).

cerebral evoked response 大脳誘発反応(大脳誘発電位．種々の感覚刺激によって大脳に誘発される電位)，＝cerebral evoked potential.

cerebral gigantism 脳性巨人症.

cerebral hemisphere 大脳半球，＝hemispherium ［L］.

cerebral hemorrhage 脳出血.

cerebral hernia 脳ヘルニア(頭蓋外に脳が脱出すること).

cerebral infarction (CI) 脳梗塞.

cerebral localization 大脳定位(各生理的機能の領域を判定すること).

cerebral longitudinal fissure 大脳縦裂(大脳半球を左右に分ける裂溝)，＝fissura longitudinalis cerebri ［L］.

cerebral medulla 大脳髄質(大脳の深部で神経線維が主体で白色を呈す(白質))，＝medulla cerebri ［L］.

cerebral metabolic rate (CMR) 脳代謝率.

cerebral palsy (CP) 脳性麻痺(脳性小児麻痺)，＝cerebral infantile palsy.

cerebral perfusion pressure (CPP) 脳灌流圧.

cerebral perfusion scintigraphy 脳血流シンチグラフィ(放射性同位元素を用いて脳血流を測定する検査).

cerebral pia mater 脳軟膜，＝pia mater encephali ［L］.

cerebral poliomyelitis 脳性灰白髄炎.

cerebral sleep 脳睡眠(深度の比較的浅いもの).

cerebral softening 脳軟化(虚血により脳組織が壊死に陥った状態．部分的に壊死部が軟らかい所見が剖検時にみられる).

cerebral sulci 大脳溝(大脳半球表面の溝，溝と溝の間を大脳回といい大脳特有のいわゆるシワをつくる)，＝sulci cerebri ［L］.

cerebral thrombosis 脳血栓〔症〕.

cerebral tuberculoma 脳結核腫(脳内の結核性肉芽腫．他部位の結核から血行転移により生じる).

cerebral ventriculography (CVG) 脳室造影〔法〕.

cerebral vomiting 脳性嘔吐(脳腫瘍およびほかの脳疾患の一症状として起こり，胃腸病には無関係のもの).

cerebration ［seribréiʃən］ 脳〔髄〕作用.

cerebriform ［sərí:brifɔ:m］ 大脳様の.

cerebritis ［seribráitis］ 脳炎，＝encephalitis.

cerebr(o)– ［seribr(ou), –br(ə)］ (大脳との関係を表す接頭語).

cerebrocerebellar fissure 大脳小脳裂(大脳と小脳を分ける裂溝)，＝fissura cerebrocerebellaris ［L］.

cerebrohepatorenal syndrome 脳肝腎症候群(ペルオキシソーム欠損症の一つ．遺伝子異常によるもの．精神運動発達遅延，肝障害，痙攣などがあり，数ヵ月で死亡する．ツェルウェーガー症候群)，＝Zellweger syndrome.

cerebroma ［seribróumə］ 〔頭蓋〕脳腫(脳組織からなる頭蓋腫瘍).

cerebromalacia ［seribrouməléiʃiə］ 脳軟化症，＝cerebral softening.

cerebromeningitis [seribroumenindʒái-tis] 脳髄膜炎.

cerebropathy [seribrάpəθi] 脳症, = encephalopathy, cerebropathia.

cerebroretinal angiomatosis 脳網膜血管腫症, = (von) Hippel–Lindau syndrome.

cerebrosclerosis [seribrouskliəróusis] 脳硬化症.

cerebroside [séribrəsaid] セレブロシド(大脳に存在する糖脂質).

cerebrospinal [seribrouspáinəl] 脳脊髄の, = cerebromedullary.

cerebrospinal axis 脳脊髄軸(中枢神経, 脳と脊髄のこと), = neural axis.

cerebrospinal fluid (CSF) 脳脊髄液, 髄液(主として側脳室の脈絡叢から分泌される水様透明の液体で, 脳室と脊髄のクモ膜下腔を満たす. 脳炎や髄膜炎などの検査にあたっては腰椎穿刺により採取される), = liquor cerebrospinalis [L].

cerebrospinal fluid hypovolemia 脳脊髄液減少症, = low cerebrospinal fluid pressure syndrome.

cerebrospinal fluid leakage 脳脊髄液漏出.

cerebrospinal fluid pressure 髄液圧.

cerebrospinal fluid shunt 髄液短絡術(水頭症に対する治療法).

cerebrospinal meningitis (CSM) 脳脊髄膜炎.

cerebrospinal pressure (CSP) 脳脊髄〔液〕圧.

cerebrospinal rhinorrhea 脳脊髄液(鼻)漏(頭蓋底骨折などでみられる).

cerebrostomy [seribrάstəmi] 大脳開口術.

cerebrovascular [seribrəvǽskjulər] 脳血管性の.

cerebrovascular accident (CVA) 脳血管障害.

cerebrovascular disease (CVD) 脳血管疾患.

cerebrovascular insufficiency (CVI) 脳血管不全.

cerebrum [séribrəm] 大脳(広義の大脳は, 終脳と間脳あるいは中脳をも含むが, 通常, 終脳すなわち左右の大脳半球を指す. 大脳半球は高次神経活動の中枢である), = cerebrum [L] 複 cerebra 形 cerebral.

cerium (Ce) [sí:riəm] セリウム(原子番号 58, 原子量 140.12, 質量数 136, 138, 140, 142, 希土類元素の一つ).

certifiable [sə́:tifaiəbl] 証明し得る(疾病についていう).

certification [sə:tifikéiʃən] 診断書, 検案書, 証明書, 医療説明書.

Certified Nurse Specialist System 専門看護師制度.

certify [sə́:təfai] 証明する, 認定する.

ceruloplasmin [siru:louplǽzmin] セルロプラスミン(主として移動性の血漿銅を含有するα_2グロブリンで, ウィルソン病で減少する).

cerumen [sirú:mən] 耳垢(みみあか) 形 ceruminal, ceruninous.

ceruminal [sirú:minəl] 耳垢の.

ceruminolytic [siru:minəlítik] 耳垢溶解, 耳垢溶解薬.

ceruminosis [siru:minóusis] 耳垢症.

ceruminous gland 耳道腺.

cervical [sə́:vikəl] 頸〔部〕の, 子宮頸の, 頸管の, 歯頸の.

cervical anesthesia 頸髄麻酔法.

cervical auricle 頸耳介, 副耳介(しばしば頸部外側, 特に胸鎖乳突筋上にみられる突起で, 皮膚片と黄色軟骨が存在し, 第 2 鰓裂の遺残物).

cervical canal 子宮頸管(子宮頸部にある細い管で腟に続く), = canalis cervicis uteri [L].

cervical cerclage 〔子宮〕頸管縫縮術(子宮頸管無力症に対する手術法).

cervical cord injury 頸髄損傷.

cervical dilatation 〔子宮〕頸管拡張〔術〕.

cervical dilation curve 〔子宮〕頸管開大曲線.

cervical disc herniation (CDH) 頸椎椎間板ヘルニア.

cervical enlargement 頸膨大(脊髄の一部で上肢への神経が出る部位でやや膨らんでいる), = intumescentia cervicalis [L].

cervical gland 頸管腺(子宮頸腺), = glandulae cervicales.

cervical glands of uterus 子宮頸管腺.

cervical incompetence 〔子宮〕頸管無力症.

cervical laceration 〔子宮〕頸管裂傷(分娩時における子宮頸管の損傷).

cervical line 〔歯〕頸線(エナメルとデンチンとの境界線).

cervical mucous test (CMT) 頸管粘液検査.

cervical mucus 〔子宮〕頸管粘液.

cervical nerves 頸神経(頸髄より出る 8 対の脊髄神経), = nervi cervicales [L].

cervical neuro muscular syndrome 頸性神経筋症候群.

cervical plexus 頸神経叢(C1 ～ C4 の前枝で構成される神経叢, 舌骨下筋群と横隔膜, 頸部の皮膚に分布), = plexus cervicalis [L].

cervical polyp 〔子宮〕頸管ポリープ(子宮頸管に発生する粘膜ポリープで, 発生頻度は高い).

cervical pregnancy 〔子宮〕頸管妊娠

(受精卵が頸管内に着床し発育したもの).
cervical rib 頸肋(頸椎にまれにみられる肋骨様の骨で，神経や血管を圧迫することがある).
cervical rib syndrome 頸肋骨症候群(先天性奇形の頸肋骨において，腕神経叢下部の圧迫症候群).
cervical ripeness 〔子宮〕頸管成熟度.
cervical segment 頸髄，＝pars cervicalis [L].
cervical sinus 頸洞(舌骨弓(第二咽頭弓)と尾方の第三，第四咽頭弓と外胚葉を底とする鰓溝よりなる側頸部の陥凹，胎生2ヵ月には閉鎖するが稀に頸瘻として残存する)，＝cervical vesicle.
cervical spinal cord 頸髄.
cervical spondylosis (CS) 頸部脊椎症(頸椎症，頸部骨軟骨症で，頸椎の退行性変化によって生じる病変)，＝cervical osteochondrosis.
cervical spondylotic myelopathy 頸椎症性脊髄症(頸椎椎間板の退行変性がその周囲の脊椎，靭帯に二次的な退行変性をもたらすことにより，頸髄や脊髄が障害され脊髄症状が出現する).
cervical vertebrae 頸椎(頸部にある7つの椎骨)，＝vertebrae cervicales [L].
cervical vesicle 頸洞，＝cervical sinus.
cervicectomy [səːviséktəmi] 〔子宮〕頸管切除術，＝trachelectomy.
cervicitis [səːvisáitis] 〔子宮〕頸管炎.
cervic(o)- [səːvik(ou), -k(ə)] (頸との関係を表す接頭語).
cervicobrachial [səːvikoubréikiəl] 頸腕の.
cervicodynia [səːvikədíniə] 頸痛.
cervicofacial [səːvikouféiʃəl] 頸顔面の.
cervicolabial [səːvikouléibiəl] 歯頸唇面の，歯頸側唇側の.
cervicolingual [səːvikoulíŋgwəl] 歯頸舌面の，歯頸側舌側の.
cervico-occipital [səːvikouɑksípitəl] 頸後頭部の.
cervico-oculoacoustic syndrome 頸部眼聴覚症候群(聾唖，クリッペル・ファイル症候群，デュアン眼球退縮症候群，顔面異形成，毛髪異常を特徴とするもの．ほとんど女性である．ウィルダーヴァンク症候群)，＝Wildervanck syndrome.
cervicoplasty [sə́ːvikəplæsti] 頸形成術.
cervicoscapular [səːvikəskǽpjulər] 頸肩甲骨の.
cervicothoracic [səːvikouθɔːrǽsik] 頸胸の.
cervicothoracic ganglion 頸胸神経節(交感神経幹神経節の下頸神経節と第1胸神経節が合したもの)，＝ganglion cervicothoracicum [L].
cervicothoracic transition 頸胸遷移.
cervicovaginal [səːvikəvǽʤinəl] 〔子宮〕頸腟の.
cervicovaginitis [səːvikouvæʤináitis] 〔子宮〕頸腟炎.
cervix (Cx, cx.) [sə́ːviks] 頸，頸管 形 cervical.
cervix of uterus 子宮頸(子宮の中央部を占める子宮体から腟に連絡する狭くなった部分)，＝cervix uteri [L].
cervix uteri 子宮頸，＝cervix of uterus.
cervix vesicae 膀胱頸部，＝neck of the bladder.
cesarean section (CS, C/S) 帝王切開〔術〕，＝cesarotomy.
cesium (Cs) [síːziəm] セシウム(原子番号55，原子量132.9054，質量数133，銀白色の金属元素).
Cestan-Chenais syndrome セスタン・シュネ症候群(ホルネル症候群，失行，交叉性片麻痺，内側毛帯障害による感覚障害を伴う軟口蓋と声帯の一側麻痺．セスタン症候群ともいう)，＝Cestan syndrome.
cestode [séstoud] ①条虫，②サナダムシ様，＝cestoid.
cestodiasis [sestədáiəsis] 条虫症.
CEX cephalexin (セファレキシン).
CEZ cefazolin (セファゾリン).
CF ①coronary flow (冠血流)，②cardiac failure (心不全)，③cystic fibrosis (嚢胞性線維症)，④clotting factor (凝固因子)，⑤complement fixation reaction (補体結合反応)，⑥colon fiberscope (結腸鏡)，⑦counting fingers (指数弁).
Cf californium (カリフォルニウムの元素記号).
Cf., cf. confer (参照).
CFA comprehensive functional assessment (総合機能評価).
CFCL cefclidin (セフクリジン).
CFDN cefdinir (セフジニル).
C fiber C線維(軸索の最も細いタイプで伝導速度が遅い．無髄線維で自律神経が属す).
CFIX cefixime (セフィキシム).
CFNS chills, fever, night sweats (悪寒，発熱，寝汗).
CFP chronic false positive (慢性偽陽性).
CFPM cefepime (セフェピム).
CFS chronic fatigue syndrome (慢性疲労症候群).
CFU colony forming unit (コロニー形成単位).
CGA comprehensive geriatric assessment (老年医学的総合機能評価法，高齢者総合機能評価).
CGAS children's global assessment scale (小児包括評価尺度).
cGMP cyclic guanosine-3′, 5′-monophosphate (サイクリックGMP，環状グアノシン-3′,5′-一リン酸).

CGN chronic glomerulonephritis (慢性糸球体腎炎).

CGS cardiogenic shock (心原性ショック).

CGS unit system CGS単位系(長さをcm, 質量をg, 時間をsecで単位を表す絶対単位系), ＝centimetergramsecond system.

CH ①chronic hypertension (慢性高血圧), ②chronic hepatitis (慢性肝炎), ③clinical history (病歴), ④case history (症例の今までの経過), ⑤cholesterol (コレステロール. Ch).

CH_{50} 50 % hemolytic complement assay (CH_{50}測定法).

CHA ①chronic hemolytic anemia (慢性溶血性貧血), ②congenital hypoplastic anemia (先天性形成不良性貧血).

Chaddock reflex チャドック反射(①錐体路の障害において, 脛骨踝の後下部の擦過またはその他の刺激により足の母指が背屈する. ②片麻痺において前腕掌側の尺骨側を腕関節近くで刺激すると, 腕関節の屈曲と同時に指の伸展開扇が起こる).

Chaddock sign チャドック徴候, ＝Chaddock reflex.

chafe [ʧéif] 皮膚刺激性.

chain [ʧéin] ①鎖, ②測鎖(距離を測定する器械), ③チェーン(ヤード, ポンド法の長さの単位の一つで, 略号ch, 1 ch＝22 yard＝20.11680 m).

chain reflex 連鎖反射(一つの反応が, 次の反射を喚起し, そのすべてが統一された反応として機能を営む).

chalasia [kəléiziə] ①軟化, 食道弛緩, ＝chalasis, ②緩下作用.

chalazia [kəléiziə] ①霰粒喀痰, ②霰粒腫, ＝chalazion.

chalazion [kəléiziən] 霰粒腫(マイボーム腺開口の閉鎖による眼瞼の小腫瘍), ＝chalasium, meibomian stye.

chalicosis [kælikóusis] 石肺, ケイ〔石〕肺, 石〔粉〕症, ＝flint disease, silicosis.

chalicosis pulmonum 珪(ケイ)肺.

challenge [ʧæləndʒ] 誘発.

chalone [kæloun] カローン(鼠肝より単離されたタンパク質. 組織で分泌され近接する組織に作用して細胞増殖を抑制する因子の総称. autacoidの一種).

chamber [ʧéimbər] 室, 房, 箱(函).

Chance fracture チャンス骨折(胸椎, 腰椎に生じる横骨折), ＝seat belt fracture.

chancre [ʃæŋkər] 下疳(梅毒の原発疹で, 初期には小丘疹であるが, 漸次赤色潰瘍に変わり, 黄色滲出液を発する) 形 chancrous, chancriform.

chancriform [ʃæŋkrifɔ:m] 下疳様の.

chancroid [ʃæŋkrɔid] 軟性下疳, ＝soft chancre 形 chancroidal.

chancrous [kæŋkrəs] 下疳性の.

change [ʧéindʒ] 変化〔する〕, ＝alteration 形 changeable.

change of voice 声変わり.

changing clothes 寝衣交換.

changing position 体位交換.

channel [ʧænəl] ①通路, ②溝, ③通話器(電話の).

channel-bone 鎖骨, ＝clavicle.

chaos theory カオス理論.

chapped [ʧæpt] あかぎれの(ひび, あかぎれなどの皮膚亀裂についていう).

character [kærəktər] 性質, 特性, 特徴, 性格.

characteristic [kærəktərístik] 特徴的な, 特有の, 特徴, 特性.

charcoal [ʧá:koul] 木炭.

Charcot bath シャルコー浴(足首までは湯, 身体は冷水で刺激する方法).

Charcot gait シャルコー歩行(遺伝性運動失調症で鶏歩のこと. 脛骨筋の筋力低下により垂足となる).

Charcot joint シャルコー関節(脊髄癆性関節病で, 神経原性の関節変形に対して用いる), ＝arthropathie tabétique [F], neurogenic arthropathy.

Charcot-Leyden crystals シャルコー・ライデン結晶(気管支喘息で, 発作時の喀痰中に20～40 μm程度の大きさで無色, 光輝性で両側に尖った菱形八面体を示す結晶が出現することがあり, 顕微鏡で観察することができる. 好酸球中にある疎水性タンパク, リゾホスホリパーゼの結晶).

Charcot-Marie-Tooth disease シャルコー・マリー・トゥース病(下肢の筋萎縮(逆シャンペンボトル型), 鶏歩を主とする遺伝性疾患. PMP-22遺伝子の重複, P0遺伝子の点変異などがある. 神経性進行性筋萎縮症), ＝neural progressive muscle atrophy, peroneal muscular atrophy.

Charcot syndrome シャルコー症候群(足の筋肉の虚血によって起こる. 筋萎縮性側索硬化症).

Charcot triad シャルコー三徴(①企図振戦, ②断綴性言語, ③眼振の3徴で, 小脳疾患, 特に多発性硬化症の小脳病変で出現しやすい).

charge coupled device (CCD) 電荷結合素子(電子の眼といわれる. 昆虫の複眼に類したもので電気量をパルスに変換して画像を得ることができる受光素子).

charge nurse 主任看護師, 看護師責任者, ＝head nurse.

charley-horse チャーレイホース(過労または挫傷による筋肉の疼痛または強直で主として四頭筋についていう).

chart [ʧá:t] ①チャート, 図, 図表, ②病歴.

Chauffard syndrome ショーファル症候群(ウシ型やヒト型以外の結核にかかった患者にみられ，発熱，リンパ節腫大，多関節炎，脾腫など Still 病様の症状がみられる)，＝Chauffard-Still syndrome.
CHB complete heart block (完全房室心ブロック).
CHD ① congenital heart disease (先天性心疾患)，② coronary heart disease (冠動脈性心疾患)，③ cyanotic heart disease (チアノーゼ性心疾患)，④ childhood disease (小児疾患)，⑤ chronic hemodialysis (慢性的透析).
CHE chronic hepatic encephalopathy (慢性肝性脳症).
check-bite チェックバイト，指定咬合.
Chédiak-Higashi syndrome (CHS) チェジアック・東症候群(常染色体劣性遺伝の先天疾患．易感染性を特徴とする好中球の機能異常)，＝Béguez César disease, Chédiak-Steinbrink-Higashi syndrome.
cheek [ʧí:k] 頬(ほお)，＝bucca, gena.
cheilectomy [kailéktəmi] 骨縁切除術(関節運動を阻害する関節内の骨縁を切除する手術).
cheilectropion [kailektróupiən] 口唇外反.
cheilitis [kailáitis] 口唇炎.
cheil(o)- [kail(ou), -l(ə)] (唇の意味を表す接頭語).
cheiloplasty [káiləplæsti] 口唇形成術.
cheilorrhaphy [kailɔ́:rəfi] 唇縫合.
cheiloschisis [kailáskisis] 唇裂，＝hare-lip.
cheilosis [kailóusis] 口角症，口唇症(リボフラビン欠乏症の一症候で，口唇粘膜および口角の亀裂および鱗屑形成)，＝riboflavin deficiency, ariboflavinosis.
cheilotomy [kailátəmi] (口唇または関節唇の切開術).
cheimaphobia [kaiməfóubiə] 寒冷恐怖症(cheima はギリシャ語で冬の意).
cheir(o)- [kair(ou), -r(ə)] (手の意味を表す接頭語).
cheirognostic [kairágnastik] 左右刺激識別能の，＝chirognostic.
cheirokinesthetic [kairoukinəsθétik] 自己の手運動感覚の(特に書字の)，＝chirokinesthetic.
cheiroplasty [káirəplæsti] 手指形成術，＝chiroplasty.
cheiropodalgia [kairoupoudǽlʤiə] 手足痛，＝chiropodalgia.
cheiropompholyx [kairoupámfəliks] 手汗疱，指汗疱，＝chiropompholyx.
cheirospasm [káirəspæzəm] 書痙(書字に際して，手指に疼痛を伴う痙攣や振戦を生じて書字困難に陥いること．局所性ジストニアともいわれている)，＝chirospasm, writer's cramp.
chelate [kí:leit] キレート(キレート化合物のこと).
chelating reagent キレート試薬.
chelation [ki:léiʃən] キレート化，錯化.
chemexfoliation [ki:meksfouliéiʃən] 化学性剥脱，化学的皮膚剥離法.
chemical [kémikəl] 化学の，化学的な.
chemical burn 化学熱傷(強酸，強アルカリなど刺激性または腐食性をもつ物質との接触による皮膚炎).
chemical carcinogenesis 化学発癌.
chemical food poisoning 化学性食中毒(誤用された添加物，有毒物質が混入した食品による中毒).
chemical mediation 化学的仲介(シナプス前の神経細胞からシナプス後の神経細胞へ興奮が伝わるとき，必要とされる化学的ステップを経ること).
chemical mediator 化学メディエーター，化学伝達物質.
chemical modification 化学修飾.
chemical peeling ケミカルピーリング(皮膚に化学物質を塗布し，皮膚の表層を脱落させ，性状の改善を図る方法).
chemical sterilization 化学的滅菌法(消毒剤と菌体成分を非特異的に化学反応させて細菌を死滅させる方法).
chemical synaptic junction 化学シナプス結合(細胞が別の細胞に情報を伝達する連絡結合の一つ．結合部分を synapse と呼ぶ).
chemiluminescence [kemil(j)u:minésəns] 化学ルミネッセンス(熱を出さず，単なる化学作用により発光すること)，＝cold light.
chemiluminescence immunoassay 化学ルミネッセンス免疫測定法(化学発光する物質を抗原もしくは抗体結合して，これを用いて行う免疫測定法).
chemist [kémist] ① 化学者，② 薬剤師(イギリス).
chemistry [kémistri] 化学.
chem(o)- [kem(ou), ki:-, -m(ə)] (化学との関係を表す接頭語).
chemoautotroph [kemouɔ́:tətrouf] 化学合成独立栄養生物，＝chemolithotroph.
chemocautery [kemoukɔ́:təri] 化学的腐食，＝chemicocautery.
chemocephalia [kemousifǽliə] 扁平頭〔蓋〕.
chemoceptor [keməséptər] 化学受体，化学受容器，＝chemoreceptor.
chemodectoma [kemədektóumə] 化学感受体腫，非クロム親和性傍神経節腫.
chemoheterotroph [keməhétərətrouf] 化学合成従属栄養生物，＝chemoorganotroph.
chemokinesis [kemoukainí:sis] 化学運動性(化学物質の存在により運動性が高まること).
chemokinetic [kemoukainétik] 化学運

動性の.
chemolithotroph [kemәlíθәtrouf] 化学合成無機栄養生物, = chemoautotroph.
chemoluminescence [kemoul(j)u:minésәns] 化学発光(化学反応によって生じる光. 化学エネルギーが直接エネルギーに転換されて発する光).
chemonucleolysis [kemounju:kliɑ́lisis] 化学〔的〕核溶解.
chemoorganotroph [kemouɔ́:gәnәtrouf] 化学合成有機栄養生物, = chemoheterotroph.
chemoprophylaxis [kemouproufilǽksis] 化学〔的〕予防〔法〕, 予防的化学療法.
chemoradiation therapy 化学放射線療法(化学療法と放射線治療の併用による癌治療).
chemoreceptor [kemouriséptәr] 化学受容器, 化学受容体(化学的刺激による興奮に応じ, あるいは化学的物質を固定し得る細胞群または細胞内原子群で味覚, 嗅覚の受容体, 頸動脈球, 大動脈体などを含む), = chemoceptor.
chemoreceptor trigger zone (CTZ) 化学受容器引き金帯.
chemosensitive [kemәsénsitiv] 化学的敏感性の.
chemosis [kemóusis, ki:-] 結膜浮腫(眼球結膜の浮腫による角膜周囲の膨隆), = chaemosis 形 chemotic.
chemosurgery [kemousә́:ʤәri] 化学外科〔療法〕.
chemotactic [kemәtǽktik] 走化性の.
chemotactic peptide 走化性ペプチド(細胞の走化性を誘導するペプチド. IL-8 や MCAF/MCP-1 などがある).
chemotaxis [kemәtǽksis] 走化性, 化学走性, 遊走性(多核白血球, リンパ球をより濃度の高い方向へ, または低い方向へ遊走すること. マクロファージ, ケモカインとして知られている), = chemotaxy.
chemotherapeutic [kemouθerәpjú:tik] ①化学療法の, ②化学療法薬.
chemotherapeutic coefficient (CC) 化学療法係(指)数.
chemotherapy (CT) [kemouθérәpi] 化学療法.
chemotherapy, hyperthermia, radiation (CHR) 化学・温熱・放射線療法.
chemotic [ki:mɑ́tik] 結膜水腫(浮腫)性の.
chemotropism [kemɑ́trәpizәm, kemoutróup-] 化学向性, 屈化性.
chemovar [kí:mәvɑ:r, kém-] 化学型(細菌分類の亜種の下の細分の一つ), = chemotype.
cheoplastic [kiәplǽstik] 合金義歯.
cheoplasty [kíәplæsti] 合金義歯鋳造法(スズ, 銀, ビスマス(蒼鉛)の合金を用いる義歯鋳造法).
cherry angioma サクランボ色血管腫(老年性の血管腫をいう), = senile hemangioma.
cherry-red spot チェリーレッド斑(家族性黒内障性痴呆において網膜黄斑部に鮮赤色斑点の現れたもので, 辺縁部には白色の輪状帯がある), = Tay spot.
cherubism [ʧérәbizәm] 家族性線維性異形成症, ケルビム症(語源は cherub で, 聖書に描かれた天使の一人. 豊頬の美児にちなむ. 上下顎骨の線維骨性形成障害で家族性遺伝形式を示す奇形の一種).
chest [ʧést] 胸(thorax の一般名).
chest girth 胸囲.
chest lead 胸部誘導(関電極を胸部に置く誘導), = precordial lead.
chest pain (CP) 胸痛.
chest pain of unknown etiology (CPUE) 病因不明の胸痛.
chest voice 胸声, = chest register.
chest wall 胸壁.
chest wall compliance (Ccw) 胸壁コンプライアンス.
chest X-ray (CXR) 胸部X線写真.
Cheyne-Stokes respiration チェーン・ストークス〔型〕呼吸(比較的規則的に浅呼吸から深呼吸となり再び浅呼吸となって無呼吸期に移行する. 1回の換気量が変化する周期性異常呼吸の一型. 心肺疾患重症時や意識障害時にみられる).
CHF ① congestive heart failure (うっ血性心不全), ② congenital heart failure (先天性心不全).
CHI closed head injury (閉鎖性頭部外傷).
chi (χ, X) [kái] カイ(ギリシャ語アルファベットの第 22 字).
Chiari disease キアリ病(肝静脈の閉塞などで起こる), = Budd-Chiari syndrome.
Chiari-Frommel syndrome キアリ・フロンメル症候群(子宮の萎縮と長期授乳による続発性無月経を呈する症候群), = Frommel disease, persistent postpartum amenorrhea-galactorrhea syndrome.
chiasm [káiәzәm] 交差, 十字, = chiasma.
chiasma [kaiǽzmә] 交差, 十字, キアズマ(染色体交差ともいう), = chiasm 形 chiasmic, chiasmal, chasmatic.
chiasmal syndrome 視神経交叉症候群, = chiasmatic syndrome, 視交叉症候群(下垂体腺腫, 髄膜腫などにより視神経交叉が圧迫され, 視力減退, 視野狭窄, 中心暗点, 頭痛, めまいなどを特徴とする症候群).
chicken breast 鳩胸(はとむね), = pectus carinatum.
chicken-fat clot 鶏脂様凝血(血餅)(死後に起こる凝血型で, 上層は淡黄色の線維状を呈し(白血球，血漿を含む)，赤血球は下層に沈積する状態).

chickenpox [tʃíkənpɑks] 水痘，＝varicella.

chief agglutinin 主凝集素(細菌またはほかの抗原に対して産出する特異的凝集素で，副凝集素よりは高い希釈度において反応を起こすもの)，＝haupt agglutinin, major agglutinin.

chief cell 主細胞(① 胃腺のペプシノーゲン分泌細胞，＝zymogenic cell, central cell, adelomorphous cell, peptic cell. ② 下垂体色素嫌性細胞，＝chromophobe cells of the hypophysis).

C

chief complaint (CC) 主訴.

chigger [tʃígər] ツツガムシ［恙虫］(アキダニ harvest mite，アカムシ red bug とも呼ばれるダニで，草原，山村，畑に生息し，ヒトや哺乳動物を刺し，皮疹を起こすとともに，一部の種ではツツガムシ病リケッチアを媒介する).

***Chikungunya virus* (CHIKV)** チクングニアウイルス(トガウイルス科のウイルスで，発熱，発疹，筋肉痛などを起こす).

Chilaiditi syndrome キライジチ症候群(肝臓と横隔膜との間に結腸または小腸の一部が嵌入して起こる状態．腸管膨張，横隔膜麻痺などによる．腹部 X 線で確認できる).

chilblain [tʃílblein] 凍瘡(しもやけ)，＝congelation.

child [tʃáild] 小児 複 children 形 childish.

child abuse 児童虐待，子ども虐待(被害児の年齢は6ヵ月〜3歳が多く，性差はない．加害者は実母，実父，継母，継父の順といわれる)，＝maltreatment.

childbearing [tʃáildbɛəriŋ] 出産，分娩.

childbed [tʃáildbed] 産褥，＝lying-in.

childbirth [tʃáildbəːθ] 分娩，＝parturition, delivery, labor.

child birth without pain (CWOP) 無痛分娩(硬膜外麻酔などを用いることが多い)，＝painless labor.

child care and education 保育.

child guidance center 児童相談所.

child health check-up 乳幼児健康診査.

childhood [tʃáildhud] 小児期(生時〜満15歳).

childhood autism 幼児自閉症，＝infantile autism.

childhood chronic fatigue syndrome (CCFS) 小児慢性疲労症候群(集中力・記銘力障害，疲労感，過眠型睡眠障害などを症状とし，引きこもり，不登校状態の小児にみられることが多い).

CCFS childhood chronic fatigue syndrome (小児慢性疲労症候群).

childhood disease (CHD) 小児疾患.

childhood rheumatic disease (CRD) 小児期リウマチ疾患.

childhood schizophrenia 児童統合失調症.

child neglect 養育拒否(ネグレクト．児童虐待の一型)，＝neglect.

children manifest anxiety scale (CMAS) 児童用不安尺度.

children's apperception test (CAT) 小児知覚テスト.

children's global assessment scale (CGAS) 小児包括評価尺度.

children women aged patient (CWAP) 災害弱者.

chill [tʃíl] 悪寒，さむけ.

chil(o)- [kail(ou), kail(ə)] (唇の意味を表す接頭語).

chimation [kaimǽtlɑn] 霜焼，凍瘡(しもやけ).

chimera [kaimíːrə] キメラ(① 体変異，隔離または人工融合により生ずる雑種，異種2胚が等分に融合して生ずる複合体．② ギリシャ神話の獅子頭，羊身，龍尾の吐火獣)，＝chimaera.

chimera protein キメラタンパク［質］(異種動物のタンパク同士を結合させたもの)，＝fusion protein.

chin [tʃín] オトガイ(頤)，＝mentum.

Chinese restaurant syndrome 中華料理店症候群(調味料 L-グルタミン酸ナトリウムを含む食物を，この物質に過敏症の人が摂取したときに起こる．めまい，嘔気，嘔吐などを呈する).

chinoform poisoning キノホルム中毒(亜急性脊髄神経ニューロパチー(SMON スモン)．キノホルムの副作用による中毒性神経障害).

chir(o)- [kair(ou), -r(ə)] (手との関係を表す接頭語).

chirognostic [kairɑgnɑ́stik] 左右弁別の，＝cheirognostic.

chiropodalgia [kairoupoudǽldʒiə] 手足痛，＝cheiropodalgia.

chiropodist [kairɑ́pədist] 手足治療医.

chiropody [kairɑ́pədi] 手足あんま術.

chiropompholyx [kairəpɑ́mfəliks] 手足汗疱症，＝cheiropompholyx.

chiropractic [kairoupræ̀ktik] カイロプラクティック，［脊柱］指圧療法，＝chiropraxis.

chiropractor [kairəprǽktər] ［脊柱］指圧療法師.

chirospasm [káirəspæzəm] 書痙，＝cheirospasm, writer's cramp.

chi-square (χ^2) χ (カイ) 2乗(観測値と期待値との差の二乗和の平均として定義される統計量で，分布の適合度検定などに用いられる).

chi-square(χ^2) test χ^2 (カイ二乗)検定(統計的仮説検定の手法のうち，カイ二乗分布を用いる検定法の総称)，＝chi test.

chi structure カイ構造(DNA 上の塩基配列．非対象の5′-GCTGGTGG-3′．chi は crossover hot spot instigator に由来).

Chlamydia [kləmídiə] クラミジア属(クラミジア科の一属．トラコーマクラミジア *C. trachomatis* はトラコーマ，封入体結膜炎，性病性リンパ肉芽腫症の原因となるほか，尿道炎，頸管炎，子宮内膜炎などの性感染症を起こす).

Chlamydiaceae [klæmidiéisi:] クラミジア科(真核生物に偏性細胞内寄生性を示すグラム陰性細菌で，*Chlamydia*, *Chlamydophila* 属に分けられる).

chlamydial [kləmídiəl] クラミジアの.

chlamydial conjunctivitis クラミジア結膜炎.

chlamydiosis [kləmidióusis] クラミジア症(クラミジアによる感染症).

Chlamydophila [klæmidáfilə] クラミドフィラ属(クラミジア科の一属．肺炎クラミジア *C. pneumoniae*，オウム病クラミジア *C. psittaci* などを含む).

CHLD chronic hypoxic lung disease (慢性低酸素性肺疾患).

chloasma [klouǽzmə] 肝斑.

chloracne [klɔ:rǽkni] 塩素痤瘡.

chloral hydrate 抱水クロラール(催眠・鎮静薬).

chloramphenicol [klɔ:ræmfénikɔ:l] クロラムフェニコール(*Streptomyces venezuelae* から分離した抗生物質で，その後合成された物質はクロロマイセチン chloromycetin である).

chlordiazepoxide (CDZ) [klɔ:daiæzipáksi:d] クロルジアゼポキシド(ベンゾジアゼピン系抗不安薬).

Chlorella [klərélə] クロレラ属(単細胞海藻類の一属．クロレラ．食品，飲料用).

chloremia [klɔ:rí:miə] ①萎黄病，＝chlorosis，②〔高〕塩素血症，＝chloraemia.

chlorhexidine hydrochloride 塩酸クロルヘキシジン(ブドウ球菌などグラム陽性球菌に対しても有効な局所用殺菌・消毒薬).

chlorhydria [klɔ:háidriə] 胃酸過多症.

chloride (Cl) [klɔ́:raid] クロール，塩化物(塩素と塩素よりは陽性の元素との化合物で希ガス類以外の元素はほとんどすべて塩化物をつくる).

chloriduria [klɔ:ridjú:riə] クロール尿症.

chlorination [klɔ:rrənéiʃən] 塩素化，塩素処理.

chlorine (Cl) [klɔ́:rain, -ri:n] 塩素(自然界に広く分布するハロゲン元素の一つで，1774年 Scheele の発見による，原子番号17，原子量35.453，質量数35，37，分子式 Cl_2)，＝chlorum.

chlor(o)- [klɔ:r(ou), -r(ə)] (塩素との関係を表す接頭語).

chlorobutanol [klɔ:roubjú:tənɔ:l] クロロブタノール(白色結晶の局所麻酔薬).

chloroform [klɔ́:rəfɔ:m] クロロホルム(吸入麻酔薬として用いられたが，肝・腎に障害を残すため現在用いない)，＝trichloromethane.

chloroformism [klɔ:roufɔ́:mizəm] クロロホルム中毒(または麻酔).

chloroleukemia [klɔ:roulju:kí:miə] 緑色白血病(骨髄性白血病の一つ．断面が淡い緑色の腫瘤を発生する)，＝chloroma.

chloroma [klɔ:róumə] 緑色腫(骨膜，特に眼窩に好発する．腫瘍性増殖を特徴とし剖検に際し断面などは緑色を呈するので，その名があり，また頭蓋骨，躯幹の骨格など骨膜部にも転移を起こす)，＝chlorosarcoma, chloroleukemia, green cancer 形 chloromatous.

chloromyeloma [klɔ:roumaiəlóumə] 緑色腫性骨髄腫，骨髄性緑色腫.

chloropercha method クロロパーチャ法(ガッタパーチャをクロロホルムで溶解したもので根管充填を施す方法).

chlorophyll [klɔ́:rəfil] 葉緑素，クロロフィル.

chloropsia [klɔ:rápsiə] 緑視症(色視症の一つ)，＝chloropia, green vision.

chloroquine [klɔ́:rəkwi:n] クロロキン(抗マラリア薬．本剤の過剰摂取で網膜症が起こり(クロロキン網膜症)，視野狭窄，傍中心暗点などが起こる).

chlorosis [klɔ:róusis] ①萎黄病(鉄欠乏に基づく小球性低色〔素〕性貧血)，②白化(植物)，③斑葉(黄緑交互の斑点のある木葉の状態) 形 chlorotic.

chlorotic [klɔ:rátik] 萎黄病の.

chlorpheniramine maleate クロルフェニラミンマイレン酸塩，マイレン酸クロルフェニラミン(抗ヒスタミン薬).

chlorpromazine [klɔ:prámәzi:n] クロルプロマジン(フェノチアジン誘導体の代表的なメジャートランキライザーの一つ．鎮静作用，制吐作用を有する).

CHO cholesterol (コレステロール).

choana [kóuənə:] 後鼻孔(鼻腔の後方で咽頭につながる)，＝choana [L] 複 choanae.

choanae [kóuəni:] → choana.

choanal [kóuənəl] 後鼻孔.

choanoid [kóuənɔid] 漏斗状の，＝infundibuliform.

chocolate cyst チョコレート嚢胞(卵巣組織内に発生した子宮内膜症において，月経様出血を起こし，血液が嚢胞状にたまって粘稠な液になったもの)，＝Sampson cyst.

choice [ʧɔ́is] 選択，チョイス.

choke [ʧóuk] ①窒息，②閉鎖，③絞扼.

choked disk うっ血乳頭，＝stasis papillaris, papilledema.

C

chokes [ʧóuks] 息づまり，空気塞栓症，＝aeroembolism, compressed air illness.
chol– [koul] （胆汁を意味する接頭語）.
cholagog(ue) [kóuləgɑg, ká–] 胆汁排出物質（胆汁分泌促進薬 choleretica と胆汁の排泄促進薬 cholekinetica の総称名），＝cholagoga 形 cholagogic.
cholagogic [kouləgáʤik] 胆汁分泌促進性の，＝cholagogue.
cholangeitis [koulænʤiáitis] 胆管炎，＝cholangitis.
cholangiectasis [koulænʤiéktəsis] 胆管拡張.
cholangiocarcinoma [koulænʤioukɑ:sinóumə] 肝内胆管癌.
cholangioenterostomy [koulænʤientərástəmi] 胆管腸管吻合術.
cholangiogastrostomy [koulænʤigæstrástəmi] 胆管胃吻合術.
cholangiogram [kouléndʒiəgræm] 胆管造影写真（図）.
cholangiography [koulænʤiágrəfi] 胆管造影法（造影剤を用いるX線撮影法）.
cholangiojejunostomy [koulænʤiouʤiʤu:nástəmi] 胆管空腸吻合術.
cholangiole [kouléndʒioul] 細胆管（毛細胆管と小葉間胆管の間）.
cholangiolitic hepatitis 胆細管性肝炎.
cholangiolitic (liver) cirrhosis 胆細管〔性〕肝硬変（細胆管に広汎な炎症性変化がみられる肝硬変，発熱，易再発性，慢性化を特徴とする）.
cholangiolitis [koulænʤiəláitis] 細胆管炎 形 cholangiolitic.
cholangioma [koulænʤíoumə] 胆管〔細胞〕腫.
cholangiopancreatography [koulænʤioupæŋkriətágrəfi] 胆道膵管造影〔法〕，＝endoscopic retrograde cholangiopancreatography.
cholangiopathy [koulænʤiápəθi] 胆管症.
cholangiostomy [koulænʤiástəmi] 胆管瘻〔造設〕術.
cholangiotomy [koulænʤiátəmi] 胆管切開〔術〕.
cholangitis [koulænʤáitis] 胆管炎，胆道炎.
cholanopoiesis [koulənoupɔií:sis] 胆汁生成 形 cholanopoietic.
cholanopoietic [koulənoupɔiétik] 胆汁生成の.
cholate [kóuleit] 胆汁酸塩.
chol(e)– [koul(i), kɑl(i)] （胆汁との関係を表す接頭語）.
cholecalciferol [koulikælsífərɔ:l] コレカルシフェロール，＝vitamin D_3.
cholecyst [kóulisist] 胆嚢，＝gallbladder.
cholecystagogic [koulisistəgáʤik] 胆嚢機能促進性の.
cholecystagogue [koulisístəgɑg] 胆汁排泄促進薬.
cholecystatony [koulisistǽtəni] 胆嚢弛緩（胆嚢の収縮能低下と胆汁排泄遅延を示す病態．無力体質者に多い），＝atonic gallbladder.
cholecystectasia [koulisistektéiziə] 胆嚢拡張.
cholecystectomy [koulisistéktəmi] 胆嚢切除術.
cholecystenterorrhaphy [koulisistentərɔ́:rəfi] 胆嚢腸管縫合.
cholecystenterostomy [koulisistentərástəmi] 胆嚢腸管吻合.
cholecystic [koulisístik] 胆嚢の.
cholecystis [koulisístis] 胆嚢，＝gall bladder.
cholecystitis [koulisistáitis] 胆嚢炎.
cholecystocholedocholithiasis [koulisistoukoulidoukouliθáiəsis] 胆嚢総胆管結石症.
cholecystocolostomy [koulisistoukoulástəmi] 胆嚢大腸吻合.
cholecystoduodenostomy [koulisistoudju:oudinástəmi] 胆嚢十二指腸吻合〔術〕.
cholecystogastrostomy [koulisistougæstrástəmi] 胆嚢胃吻合〔術〕.
cholecystogram [koulisístəgræm] 胆嚢造影写真（図）.
cholecystography [koulisistágrəfi] 胆嚢造影法.
cholecystoileostomy [koulisistouiliástəmi] 胆嚢回腸吻合〔術〕.
cholecystojejunostomy [koulisistouʤiʤu:nástəmi] 胆嚢空腸吻合〔術〕.
cholecystokinetic [koulisistoukainétik] 胆嚢運動促進の.
cholecystokinin [koulisistəkáinin] コレシストキニン（腸粘膜により分泌されるホルモンで，胆嚢運動性を亢進する作用を示す）.
cholecystolithiasis [koulisistouliθáiəsis] 胆嚢結石症.
cholecystolithotripsy [koulisistəlíθətripsi] 胆嚢結石破砕〔術〕.
cholecystopathy [koulisistápəθi] 胆嚢疾患.
cholecystopexy [koulisístəpeksi] 胆嚢固定術（胆嚢を腹壁に固定する手術）.
cholecystorrhaphy [koulisistɔ́:rəfi] 胆嚢縫合術.
cholecystostomy [koulisistástəmi] 胆嚢造瘻術.
cholecystotomy [koulisistátəmi] 胆嚢切開術.
choledochal [koulédəkəl, –lidák–] 総胆管の.
choledochal cyst 総胆管嚢胞.
choledochectomy [kouledəkéktəmi]

〔総〕胆管切除術.
choledochitis [kouledoukáitis] 胆管炎.
choledoch(o)– [kouledɑ́k(ou), –k(ə)] (総胆管の意味を表す接頭語).
choledochocholedochostomy [kouledoukoukoulidəkɑ́stəmi] 総胆管－総胆管縫合術(総胆管の2個所を吻合する手術), ＝ choledochodochorrhaphy.
choledochoduodenostomy [kouledəkoudju:oudinɑ́stəmi] 総胆管十二指腸吻合〔術〕.
choledochoenterostomy [kouledəkouentərɑ́stəmi] 総胆管腸管吻合〔術〕.
choledochogastrostomy [kouledəkougæstrɑ́stəmi] 総胆管胃吻合〔術〕.
choledochogram [koulédəkəgræm] 総胆造影〔写真〕.
choledochography [kouledəkɑ́grəfi] 総胆管造影法.
choledochoileostomy [kouledəkouiliɑ́stəmi] 総胆管回腸吻合〔術〕.
choledochojejunostomy [kouledəkouʤiʤu:nɑ́stəmi] 総胆管空腸吻合〔術〕.
choledocholithiasis [kouledəkouliθáiəsis] 総胆管結石症.
choledocholithotomy [kouledəkouliθɑ́təmi] 総胆管結石摘出術.
choledocholithotripsy [kouledəkəlíθətripsi] 総胆管結石破砕術.
choledochoplasty [koulédəkəplæsti] 総胆管形成術.
choledochorrhaphy [kouledəkɔ́:rəfi] 総胆管縫合術.
choledochostomy [kouledəkɑ́stəmi] 総胆管造瘻術.
choledochotomy [kouledəkɑ́təmi] 総胆管切開術.
choledochus [koulédəkəs] 総胆管(胆汁を運ぶ管で，肝臓からの総肝管と胆囊からの胆囊管とが合流し大十二指腸乳頭に至るまで), ＝ ductus choledochus, common bile duct 形 choledochal.
choleic [koulí:ik] 胆汁〔性〕の, ＝ cholic.
cholelithiasis [koulililθáiəsis] 胆石症.
cholelithotomy [koulililθɑ́təmi] 胆石摘出術.
cholelithotripsy [koulilíθətripsi] 胆石破砕術.
cholemesis [koulémisis] 吐胆症, 胆汁嘔吐症.
cholemia [koulí:miə] 胆血症, ＝ cholaemia, hepatalgia 形 cholemic.
cholemic [koulí:mik] 胆血症の.
choleperitoneum [kouliperitəní:əm] 胆汁性腹膜炎, ＝ biliary peritonitis.
cholepoiesis [koulipɔií:sis] 胆汁生成 形 cholepoietic.
cholepoietic [koulipɔiétik] 胆汁生成の.
cholera [kɑ́lərə] コレラ(コレラ毒素産生性の *Vibrio cholerae* O1による感染症で，水様性下痢と嘔吐により脱水症状，電解質異常をきたし，痙攣などを起こす) 形 choleraic.
choleraic [kɑləréiik] コレラの, コレラ性の.
cholera toxin コレラ毒素(コレラ菌の産生するタンパク性毒素).
choleresis [koulérisis, –lərí:sis] 催胆(肝臓の胆汁分泌促進とともに胆囊からの排泄促進) 形 choleretic.
choleretic [koulərétik] 胆汁分泌物質(利胆薬 cholagog の一つ), ＝ choleretica.
choleriform [kɑ́lərifɔ:m] コレラ様の.
cholerine [kɑ́lərin] ①コレラの初期, ②軽症コレラ(霍乱).
choleroid [kɑ́lərɔid] コレラ様の.
cholerrhagia [kouləréiʤiə] 胆汁漏出, 胆汁流出.
cholestasis [koulistéisis] 胆汁分泌停止, ＝ cholestasia 形 cholestatic.
cholestatic [koulistǽtik] 胆汁うっ滞性の, 胆汁分泌停止後の.
cholesteatoma [koulisti:ətóumə] コレステリン腫(真珠腫), ＝ pearl tumor 形 cholesteatomatous.
cholesteremia [koulestərí:miə] コレステロール血〔症〕.
cholesterol (Ch) [kəléstərɔ:l, kou–] コレステロール($C_{27}H_{46}O$. 生物細胞の常成分で，特に脳，神経組織，臓器には多量含まれる．血管壁に沈着するとアテローム性動脈硬化症を引き起こす原因となる), ＝ cholesterin.
cholesterolemia [koulestəroulí:miə] 高コレステロール血症, ＝ cholesteremia.
cholesterol ester (CE) コレステロールエステル.
cholesterol thorax コレステロール性胸水症(滲出液が多量のコレステロールを含有するもの).
cholesterosis [koulestəróusis] コレステリン沈着症.
choleuria [kouljú:riə] 胆汁尿症, ＝ choluria.
cholic acid (CA) コール酸(胆汁中にグリコロールやタウリンと結合して存在する最も普通の胆汁酸), ＝ cholalic acid, trihydroxycholanic acid.
choline [kóuli:n] コリン(無色の粘稠な液体，潮解性をもち，水，アルコールに易溶，強い塩基性を示し，空気中の炭酸ガスを吸収する．生体組織に存在するビタミンB複合体の一つ), ＝ bilineurine, bursine, fagine, gossypine, luridine, sinkaline, vidine.
cholineacetylase (ChE) [koulinəsétileis] コリンアセチラーゼ(アセチルコリンの合成を触媒する酵素).
cholinergic [koulinə́:ʤik] コリン〔作動(用)〕性の.
cholinergic agent コリン作用薬(アセ

チルコリン受容体に結合し，効果器の反応を起こす薬物）．
cholinergic blocking agent コリン遮断薬（アセチルコリン受容体拮抗薬．アセチルコリンの受容体結合を阻止してアセチルコリンによる信号伝達を遮断する），＝cholinergic blocker, anticholinergic agent, antimuscarinic agent.
cholinergic fiber コリン作動性神経線維（終末からアセチルコリンを分泌する神経線維．交感神経，副交感神経節前線維，副交感神経節後線維および運動神経線維がこれにあたる）．

C

cholinergic nerve コリン作動性神経．
cholinergic receptor コリン受容体（アセチルコリン作動性受容体．自律神経系神経節や運動神経骨格筋接合部に存在するニコチン性受容体と，中枢神経系や副交感神経系節後線維支配器官に存在するムスカリン性受容体とがある），＝acetylcholine receptor.
cholinergic urticaria コリン作動性じんま（蕁麻）疹（温熱，感情，運動などの刺激が皮膚の神経末端でアセチルコリンを遊離して発症するじんま疹）．
cholinesterase [koulinéstəreis] コリンエステラーゼ（広く組織に存在するエステル水解酵素．アセチルコリンをコリンと酢酸とに分解する），＝acetylcholine esterase.
cholinoceptive [koulinəséptiv] コリン受容〔体〕の．
cholinoceptive site コリン受容体結合部位．
cholinoceptor [koulinəséptər] コリン受容体．
cholinolytic [koulinəlítik] 抗コリン性の，抗コリン薬．
cholinomimetic [koulinoumaimétik] コリン〔様〕作用の．
chol(o)– [kɑl(ou), kou–, –əl(ə)] ＝chol(e)–.
choluria [kouljú:riə] 黄疸尿〔症〕．
chondral [kándrəl] 軟骨の，＝chondric.
chondralgia [kandrǽlʤiə] 軟骨痛．
chondrectomy [kandréktəmi] 軟骨切除術．
chondrification [kandrifikéiʃən] ①軟骨核，②軟骨化，軟骨形成．
chondrin [kándrin] 軟骨素．
chondrio– [kandriou, –riə] ＝chondro–.
chondritis [kandráitis] 軟骨炎．
chondro– [kandr(ou), –dr(ə)] （軟骨との関係を表すまたは顆粒を意味する接頭語）．
chondroblast [kándrəblæst] 軟骨芽細胞．
chondroblastoma [kandroublæstóumə] 軟骨芽〔細胞〕腫．
chondrocalcinosis [kandroukælsinóusis] 軟骨石灰化〔症〕．
chondroclast [kándrəklæst] 軟骨吸収細胞．
chondrocostal [kandroukástəl] 肋軟骨の．
chondrocranium [kandroukréiniəm] 軟骨頭蓋（胎児の）．
chondrocyte [kándrəsait] 軟骨細胞．
chondrodynia [kandrədíniə] 軟骨痛．
chondrodysplasia [kandroudispléiziə] 軟骨発育不全，＝dyschondroplasia.
chondrodystrophia [kandroudistróufiə] ①軟骨発育不全症，＝dyschondroplasia, ②脂肪軟骨異栄養症，＝lipochondrodystrophy.
chondrodystrophy [kandrədístrəfi] 軟骨発育不全，＝chondrodystrophia.
chondrofibroma [kandroufaibróumə] 軟骨線維腫．
chondrogenesis [kandrouʤénisis] 軟骨形成．
chondroid [kándrɔid] ①軟骨様の，②類デンプン，＝amyloid.
chondroid tissue 軟骨様組織．
chondroitin [kandróuitin] コンドロイチン（アラビアゴムに類似の物質で，コンドロイチン硫酸の脱硫酸で得られるグリコサミノグリカン）．
chondrolysis [kandrálisis] 軟骨溶解（石炭沈着に際し石灰化軟骨の吸収されること）．
chondroma [kandróumə] 軟骨腫（軟骨芽腫ともいわれる），＝chondroblastoma 形 chondromatous.
chondromalacia [kandrouməléiʃiə] 軟骨軟化症．
chondromatosis [kandroumətóusis] 軟骨腫症．
chondromatous [kantróumətəs] 軟骨腫様の，軟骨腫性の．
chondromyoma [kandroumaióumə] 軟骨筋腫．
chondromyxoid fibroma 軟骨粘液線維腫（良性軟骨性腫瘍の一種）．
chondromyxoma [kandroumiksóumə] 軟骨粘液腫．
chondro–osseous [kandrouásiəs] 軟骨骨の．
chondro–osteodystrophy [kandrouɑstioudístrəfi] 骨軟骨異形成症（eccentro–osteochondrodysplasia および lipochondrodystrophy を含む総称名）．
chondro–osteoidsarcoma [kandrouɑstiɔidsɑ:kóumə] 軟骨類骨肉腫（骨軟骨肉腫），＝chondrosteoma.
chondropathy [kandrápəθi] 軟骨疾患．
chondrophyte [kándrəfait] 軟骨棘．
chondroplast [kándrəplæst] 軟骨芽細胞，＝cephaloblast.
chondroplasty [kándrəplæsti] 軟骨形成術．

chondroporosis [kɑndroupɔ:róusis] 軟骨粗化.
chondrosarcoma [kɑndrousɑ:kóumə] 軟骨肉腫.
chondroseptum [kɑndrouséptəm] 鼻中隔の軟骨部.
chondrosis [kɑndróusis] ① 軟骨形成, ② 軟骨症(軟骨性腫瘍).
chondrosternal [kɑndroustə́:nəl] 胸骨軟骨の.
chondrosternoplasty [kɑndroustə́:nəplæsti] 胸肋軟骨形成術.
chondrotomy [kɑndrɑ́təmi] 軟骨切離術.
chondroxiphoid [kɑndrouzáifɔid] 剣状突起の.
Chopart amputation ショパール切断術(踵骨, 距骨をショパール関節にて残し, 末梢部を切断する方法), = mediotarsal amputation.
Chopart joint ショパール関節(横足根関節), = mediotarsal articulation, articulatio tarsi transversa.
chop wound 割創, = cut wound.
chorda [kɔ́:də] 索, 腱 形 chordal, chordate.
chordae tendineae 腱索(心室の乳頭筋の先端から房室弁につく索状物), = chordae tendineae [L].
chordal [kɔ́:dəl] 脊索の.
chorda tendinea 腱索(心室の肉柱と房室弁とを連結する索).
chorda tympani 鼓索神経(味覚と顎下腺と舌下腺の分泌に関係する神経), = chorda tympani [L].
chorda vocalis 声帯, = vocal cord.
chordectomy [kɔ:déktəmi] 声帯切除術.
chordee [kɔ́:di:] [F] 尿道索(尿道下裂に伴う尿道索症).
chordeic penis 陰茎勃起痛, = chordee.
chorditis [kɔ:dáitis] ① 声帯炎, ② 精索炎.
chordo– [kɔ:dou, –də] (脊索, 脊髄との関係を表す接頭語).
chordoma [kɔ:dóumə] 脊索腫(胎生期脊索遺残組織より発生する悪性腫瘍).
Chordopoxvirinae [kɔ:dəpɑksvírini:] コルドポックスウイルス亜科(ポックスウイルス科の亜科で, *Orthopoxvirus*, *Parapoxvirus*, *Avipoxvirus*, *Capripoxvirus*, *Leporipoxvirus*, *Suipoxvirus*, *Molluscipoxvirus*, *Yatapoxvirus* 属に分けられる).
chordotomy [kɔ:dɑ́təmi] 脊髄前側索切断〔術〕, = chordotomia anterolateralis.
chorea [kɔ:rí:ə] 舞踏病, ヒョレア(舞踏様の特徴ある不随意運動, 四肢遠位部に好発する比較的速い, 滑らかな不随意運動. 原因疾患は多岐で遺伝性, 変性, 中毒, 炎症, 感染など), = St. Vitus' dance 形 choreic, choreal, choreatic.
choreal [kɔ́:riəl] 舞踏病の.
chorea major 大舞踏病.
chorea minor 小舞踏病(急性, 良性の自然に治癒する舞踏病. A 群溶血レンサ球菌感染が引き金となる. 尾状核, 血管内皮に対する抗体ができる), = Sydenham chorea.
choreic [kərí:ik] 舞踏病の.
choreic abasia 舞踏病性歩行不能症.
choreiform [kərí:ifɔ:m] 舞踏病状の, = choreoid.
choreoathetoid [kɔ:riouǽθitɔid] 舞踏アテトーゼ様(速い成分をもった舞踏様運動と緩徐な捻転, ジストニア様の虫の這うような不随意運動の混合するもの).
choreoathetosis [kɔ:riouæθitóusis] 舞踏アテトーゼ.
choreoid [kɔ́:riɔid] 舞踏病様の.
choreophrasia [kɔ:rioufréiziə] 語句反復症.
chorial [kɔ́:riəl] 絨毛の.
chorio– [kɔ:riou, –riə] (絨毛との関係を表す接頭語).
chorioadenoma [kɔ:riouædinóumə] 絨毛腺腫, = choriodestruens.
chorioallantoic [kɔ:riouæləntóuik] 漿尿膜の.
chorioallantoic membrane 絨毛尿膜, = allantochorion.
chorioallantois [kɔ:riouəlǽntɔis] 絨毛尿膜(鳥類胎生期の卵黄嚢で, 絨毛膜と尿膜との融合により生ずる).
chorioamnionitis [kɔ:riouæmniənáitis] 絨毛〔膜〕羊膜炎(子宮内感染. 切迫早産などの誘因となりうるため, その管理が重要).
chorioangiofibroma [kɔ:riouænʤioufaibróumə] 絨毛血管線維腫.
chorioangioma [kɔ:riouænʤióumə] 絨毛血管腫.
choriocapillaris [kɔ:rioukæpiléəris] 脈絡膜毛細血管層.
choriocapillary layer 脈絡毛細管板, = lamina choriocapillaris.
choriocarcinoma [kɔ:rioukɑ:sinóumə] 絨毛癌(絨毛上皮腫), = chorionepithelioma.
choriocele [kɔ́:riəsi:l] 脈絡膜ヘルニア.
chorioepithelioma [kɔ:riouepiθi:lióumə] 絨毛上皮腫(悪性絨毛上皮腫とも呼ばれ, 胎盤絨毛上皮の成分である合胞細胞と Langhans 細胞から発生する悪性腫瘍), = chorionepithelioma, chorionepithelioma malignum.
chorioepithelium [kɔ:riouepiθí:liəm] 絨毛上皮.
chorioid [kɔ́:riɔid] 脈絡膜(血管と色素に富む眼球中膜の一部で網膜と強膜の中間にある), = choroid.

C

C

chorioidal [kɔ:riɔ́idəl] 脈絡膜の.
chorioiditis [kɔ:riɔidáitis] 脈絡膜炎, ＝chorioiditis.
choriomeningitis [kɔ:rioumenindʒáitis] 脈絡髄膜炎(脈絡叢にリンパ球の浸潤が起こる髄膜炎).
chorion [kɔ́:riən] ① 絨毛膜(受精卵発育期にみられる胚被膜の外層で, 卵膜ともいう), ② 漿膜, ＝serosa 形 chorial, chorionic.
chorionepithelioma [kɔ:riounepiθi:lióumə] 絨毛上皮腫, ＝chorioepithelioma.
chorionic [kɔ:riánik] 絨毛膜の, 脈絡膜の.
chorionic gonadotropin 絨毛性ゴナドトロピン(胎盤で合成される糖タンパクホルモン).
chorionic villi sampling (CVS) 絨毛診断(出生前診断の一つで, 妊娠初期, 子宮頸部より特殊なカテーテルを挿入して絨毛を吸引採取し, 染色体分析などを行う).
chorionic villus 絨毛膜(胎盤にみられる).
chorioplacental [kɔ:riouplǝséntǝl] 絨毛膜胎盤の.
chorioretinal [kɔ:riərétinəl] 網脈絡膜の.
chorioretinitis [kɔ:riouretináitis] 脈絡網膜炎, ＝choroidoretinitis, retinochorioiditis.
chorioretinopathy [kɔ:riouretinápəθi] 網脈絡膜疾患.
chorista [kɔ:rístə] 分離体, 分離組織(分離原基による発育不全).
choristoblastoma [kɔ:ristəblæstóumə] 分離芽腫(分離腫 choristoma が自律的に増殖を示して真性腫瘍の性格を帯びたもの).
choristoma [kɔ:ristóumə] 分離腫(組織の奇形に基づく結節性組織の一種で, 個体発生の途中で, 一定の組織が正常の連続性を失って分離し, ほかの組織内に入って生存増殖したもの).
choroid [kɔ́:rɔid] ① 絨毛膜, ② 脈絡膜(眼の), ＝chor(i)oidea [L], ③ 真皮様の 形 choroidal.
choroidal [kɔ:rɔ́idəl] 脈絡膜の.
choroid angiomatosis 脈絡膜血管腫症, ＝Sturge-Weber syndrome.
choroidea [kɔ:rɔ́idiə] 脈絡膜, ＝choroid.
choroiditis [kɔ:rɔidáitis] 脈絡膜炎, ＝chorioiditis.
choroidocyclitis [kɔ:rɔidousikláitis] 脈絡膜毛様体炎.
choroidoiritis [kɔ:rɔidouairáitis] 脈絡膜虹彩炎.
choroidopathy [kɔ:rɔidápəθi] 脈絡膜疾患.
choroidoretinitis [kɔ:rɔidouretináitis] 脈絡膜網膜炎, ＝chorioretinitis.
choroid plexus 脈絡叢(脳室にあり脳脊髄液を分泌する), ＝plexus chorioideus [L].
Chotzen syndrome コッツェン症候群(尖頭合指症の一タイプ).
CHR chemotherapy, hyperthermia, radiation (化学・温熱・放射線療法).
Christian-Weber disease クリスチャン・ウェーバー病(疼痛性皮下結節が四肢および躯幹に発現する発熱非化膿性症候群で, 結節は後には消失するが, 脂肪壊死により陥凹病巣として残存する), ＝nodular nonsuppurative panniculitis.
Christmas disease クリスマス病(血漿トロンボプラスチン因子の一つであるPTCが欠乏しているため, トロンボプラスチン生成に異常を呈する血友病の一型), ＝hemophilia B.
Christmas factor クリスマス因子(血液凝固 第Ⅸ因子), ＝factor Ⅸ, plasma thromboplastin component, platelet cofactor Ⅱ, autoprothrombin Ⅱ, antihemophilic factor B.
chromaffin body クロム親和体(クロム塩に親和性をもつ細胞の集まったもの, パラガングリオン), ＝paragan glion, Zuckerkandl body.
chromaffin(e) [króuməfin] クロム親和〔性〕の.
chromaffine cell クロム親和性細胞, ＝pheochrome cell.
chromaffine tissue クロム親和性組織(クロム塩, クロム酸に親和性をもつ細胞群, 副腎髄質, 腸管の内分泌細胞, パラガングリオンなど).
chromaffine tumor クロム親和性腫瘍, ＝paraganglioma, pheochromocytoma.
chromaffinoma [krouməfinóumə] クロム親和〔性〕細胞腫, 褐色細胞腫.
chromasia [krouméiziə] 色錯誤, 色分散(水晶体の機能において色収差により生ずる色効果).
chromatic [kroumǽtik] ①原色の, 色の, ②染色質の.
chromatic aberration 色収差.
chromatic granule 色素親和性顆粒, ＝chromophil granule, Nissl bodies.
chromatid [króumətid] 染色分体.
chromatin [króumətin] 染色質, クロマチン, ＝chromoplasm 形 chromatinic.
chromatin body 染色体, ＝chromosome.
chromatism [króumətizəm] ① 色収差, ②異常色素沈着, ＝chromatism aberration.
chromat(o)- [kroumət(ou), -t(ə)] (色との関係を表す接頭語).
chromatogenesis [kroumətədʒénisis] 色素形成 形 chromatogenous.
chromatogenous [kroumətádʒənəs] 色

素形成の，色彩発現性の．

chromatogram [kroumǽtəgræm] クロマトグラム(吸収剤を入れた直立試験管または濾紙クロマトグラフィーにより吸収柱に展開する被験液の色帯)．

chromatograph [kroumǽtəgræf] クロマトグラフ．

chromatographic [kroumətəgrǽfik] クロマトグラフィの．

chromatography [kroumətágrəfi] クロマトグラフィ〔ー〕，色層分析(直立のガラス筒に適当な吸着剤を満たし，色素の溶液を上から注ぐと，各色素はその吸着親和力の差異に応じて異なった高さの部位に層状となって分離吸着され，これに溶液を注ぐと，各層は展開分離して明らかに区別される) 形 chromatographic.

chromatolysis [kuroumətálisis] ①染色質溶解，= karyolysis，②虎斑溶解，= tygrolysis 形 chromatolytic.

chromatolytic [kroumətəlítik] 染色質溶解の．

chromatophil(e) [króumətəfil] 好染細胞〔の〕，好色素性成分．

chromatophilia [kroumətoufíliə] 好色素性，好染性，= chromophilia.

chromatophilic [kroumətəfílik] 好染性の，= chromatophilous.

chromatophobia [kroumətoufóubiə] 色彩恐怖症，= chromophobia.

chromatophore [króumətəfɔ:r, kroumǽtə-] 担色細胞，色素〔保有〕細胞，色素体，色素顆粒(色素形成細胞)．

chromatopsia [kroumətápsiə] 色視症(ものが，本来の色ではなく，種々の色彩を帯びて見える状態．赤視症，緑視症，黄視症，青視症など)，= chromatopsy, colored vision.

chromatotaxis [kroumətətǽksis] 染色質走性．

chromatotropism [kroumətátrəpizəm] 向色性．

chromaturia [kroumətjúriə] 着色尿，変色尿〔症〕．

chromesthesia [kroumesθí:ziə] 色覚，色幻覚(聴覚，嗅覚，味覚に連合して感ずる)，= chromaesthesia.

chrome ulcer クロム性潰瘍(クロミウム工場の職人に起こる潰瘍)．

chromhidrosis [kroumhaidróusis, -mid-] 色汗〔症〕．

chromium (Cr) [króumiəm] クロム(原子番号 24，原子量 51.996，質量数 50，52～54，比重 7.1．金属性元素で，主として色素性塩をつくる)．

chrom(o)- [kroum(ou), -m(ə)] (色との関係を表す接頭語)．

chromoblast [króuməblæst] クロモブラスト(胚の色素芽細胞)．

chromoblastomycosis [krouməblæstoumáikousis] 黒色分芽菌症(糸状菌の感染による皮膚炎)，= chromomycosis, dermatitis verrucosa.

chromogen [króuməʤən] 色原体，色素原．

chromogenesis [krouməʤénisis] 色素生成 形 chromogenic.

chromogenic [krouməʤénik] 色素の，色素産生性の．

chromolysis [kroumálisis] 染色質溶解，= chromatolysis.

chromomere [króuməmiər] ①染色小粒(染色体中にみる濃縮部)，②顆粒質〔分粒〕(血小板(栓球)の屈折性部分で，凝血要素を含有するといわれる)，= granulomere.

chromomycosis [krouməmaikóusis] 黒色真菌症，= chromoblastomycosis.

chromonema [kroumənί:mə] 染色糸，= spireme, spiral 複 chromonemata.

chromonemata [kroumənί:mətə] → chromonema.

chromonichia [kroumənίkiə] 着色爪．

chromo-oxidase [kroumouáksideiz] 色素酸化酵素．

chromophil(e) [króuməfil] 好色素性，易染性．

chromophile adenoma 好色素性細胞腺腫(色素に染まりやすい細胞からなる腺腫)．

chromophilic [krouməfílik] 好色素性，易染性の，= chromophilous.

chromophil substance 好色素性物質(神経細胞では Nissl 小体をいう)，= chromidial substance, tigroid bodies.

chromophobe [króuməfoub] 難染性の，嫌色素性の，= chromophobic.

chromophobe adenoma 嫌色素性細胞腺腫(色素に染まりにくい細胞からなる腫瘍)．

chromophobe cell 色素嫌性細胞(脳下垂体前葉の染色し難い細胞)．

chromophobia [krouməfóubiə] ①難染性，②色彩恐怖症．

chromophore [króuməfɔ:r] 発色団，担色基(有機化合物の発色の原因となる分子団で，一般に不飽和結合をもったもの)，= chromatophore, color radical.

chromophoric [krouməfɔ́:rik] 担色の(特に有色細菌についていう)，= chromophorous.

chromosomal [krouməsóuməl] 染色体の．

chromosomal aberration 染色体異常(染色体に生じる数や構造の異常．放射線や化学物質，ウイルスが原因)，= chromosomal abnormality.

chromosomal abnormality 染色体異常，= chromosomal aberration.

chromosomal recombination 染色体組換え，染色体乗換え(生殖細胞の減数分裂期の相同染色体交換と，体細胞における染色体交換がある．二本鎖DNAの切断，ギャップ・ニックなどの生成が引き金になって，DNA修復に伴って生じる）．

chromosomal translocation 染色体転座（異なる染色体間での切断結合をいう．骨髄細胞，B細胞，T細胞などの癌に多く観察される）．

chromosome ［króuməsoum］ 染色体（動植物細胞の核に存在し，二本鎖DNAを含み遺伝情報を担う構造体．有糸分裂の際には糸状を呈して認められる．ヒト体細胞の核には22対の常染色体（1～22番）と1対の性染色体（女性：XX，男性：XY），合計46本の染色体が存在する） 形 chromosomal，chromosomic．

chromosome map 染色体地図（ある遺伝子が染色体のどの部位に位置しているのかを示すこと）．

chromosome mapping 染色体地図作製（染色体上の特定の遺伝子部位を決定し，この位置を示す染色体図を作製すること）．

chromosome ring 染色体輪．

chromosome satellite 染色体不随体．

chromosome walking 染色体ウォーキング（染色体の微細構造地図を作成したり，連鎖解析（リンケージ解析）のデータをもとに未知の遺伝子をクローニングするための一手法）．

chronaxie ［króunæksi］ クロナキシー，時値（基電流の2倍の電流で刺激したとき収縮を起こし得る最短の刺激時間），＝chronaxy．

chronic ［kránik］ 慢性の 名 chronicity．

chronic active Epstein–Barr virus infection 慢性活動性EBウイルス感染症（伝染性単核症に類似の症状が数ヵ月続き，諸臓器に種々の合併症を起こす）．

chronic active gastritis 慢性活動性胃炎．

chronic active hepatitis (CAH) 慢性活動性肝炎．

chronic adrenocortical insufficiency 慢性副腎皮質不全（原発性のものはアジソン病に相当する）．

chronic airway obstruction (CAO) 慢性気道閉塞．

chronic alcoholic pancreatitis (CAP) 慢性アルコール性膵炎．

chronic anterior poliomyelitis 慢性前角灰白髄炎（慢性に出現，進行するもので，頸および上腕の筋麻痺を起こす），＝chronic muscular atrophy．

chronic arterial obstruction (CAO) 慢性動脈閉塞．

chronic atrophic candidiasis 慢性萎縮性カンジダ症．

chronic bedrest (CBR) 慢性的就床安静．

chronic benign hepatitis (CBH) 慢性良性肝炎．

chronic brain syndrome (CBS) 慢性脳症候群．

chronic bronchitis (CB) 慢性気管支炎（咳嗽と気道の粘液の過剰産生が持続するもの）．

chronic catarrhal enteritis 慢性カタル性腸炎．

chronic cerebral circulatory insufficiency 慢性脳循環不全．

chronic cerebrovascular disease (CCVD) 慢性脳血管疾患．

chronic closed angle glaucoma (CCAG) 慢性閉塞隅角緑内障．

chronic coronary insufficiency (CCI) 慢性冠不全．

chronic degenerative disease (CDD) 慢性変性疾患．

chronic dental fluorosis 慢性歯牙フッ素沈着症（歯牙発生期においてフッ素を多量に含んだ水に接触して起こる慢性歯牙増殖および着色を特徴とする疾患），＝endemic dental fluorosis，mottled enamel．

chronic diabetes insipidus (CDI) 慢性尿崩症．

chronic discoid lupus erythematosus (CDLE) 慢性円板状紅斑性狼瘡．

chronic false positive (CFP) 慢性偽陽性．

chronic fatigue 慢性疲労（長期間にわたる疲労）．

chronic fatigue syndrome (CFS) 慢性疲労症候群（健康人に著しい疲労感，倦怠感が出現し，継続することを主徴とする原因不明の状態）．

chronic gastritis 慢性胃炎（胃粘膜の慢性炎症がみられ，胃腺の萎縮をきたしたもの）．

chronic glomerulonephritis (CGN) 慢性糸球体腎炎（慢性腎炎症候群．急性腎炎経過後または不顕性に発症して，1年以上腎炎性尿所見が持続する1次性腎炎群のこと），＝chronic nephritic syndrome．

chronic granulomatous disease (CGD) 慢性肉芽腫症（遺伝的に食細胞の機能異常があるために細菌，真菌類の殺菌が不能となり，反復性の感染症，肉芽腫形成を起こす）．

chronic hemodialysis (CHD) 慢性的透析．

chronic hemolytic anemia (CHA) 慢性溶血性貧血．

chronic hepatic encephalopathy (CHE) 慢性肝性脳症．

chronic hepatitis (CH) 慢性肝炎（肝の門脈域，肝実質領域の持続性炎症と肝実質細胞死が6ヵ月以上持続するもの）．

chronic hyperplastic candidiasis 慢性肥厚性カンジダ症．

chronic hypertension (CH) 慢性高

血圧.

chronic hypoxic lung disease (CHLD) 慢性低酸素性肺疾患.

chronic inflammation 慢性炎症.

chronic inflammatory demyelinating polyneuropathy (CIDP) 慢性炎症性脱髄性多発ニューロパチー(脱髄が主体の多発ニューロパチー. 慢性進行型と再発・再燃型がある).

chronic interstitial hepatitis 慢性間質性肝炎.

chronic kidney disease (CKD) 慢性腎臓病(糖尿病, 高血圧などにより腎機能が低下した状態で, 放置すれば腎不全に移行する. 人工透析予備群ともいわれる).

chronic laryngitis 慢性喉頭炎.

chronic liver disease (CLD) 慢性肝疾患.

chronic lung disease (CLD) 慢性肺疾患.

chronic lymphocytic leukemia (CLL) 慢性リンパ性白血病.

chronic metabolic acidosis (CMA) 慢性代謝性アシドーシス.

chronic mucocutaneous candidiasis (CM(C)C) 慢性粘膜皮膚カンジダ症(一般に *Candida albicans* が病原体で指間などの皮膚, 口腔, 腟などを侵す. 免疫抑制状態では食道, 胃粘膜に及ぶこともある).

chronic myelogenous leukemia (CML) 慢性骨髄性白血病(幼若骨髄球から成熟顆粒球まで各成熟段階の顆粒球を含む著しい白血球増多を示す. 慢性顆粒球性白血病), = chronic granulocytic leukemia.

chronic necrotizing pulmonary aspergillosis 慢性壊死性肺アスペルギルス症.

chronic nonspecific lung disease (CNSLD) 慢性非特異性肺疾患.

chronic obstruction of biliary tract (COBT) 慢性胆道閉塞.

chronic obstructive airway disease (COAD) 慢性閉塞性気道疾患, = chronic obstructive pulmonary disease.

chronic obstructive pulmonary disease (COPD) 慢性閉塞性肺疾患(慢性の気道閉塞を呈する疾患の総称. 肺気腫, 慢性気管支炎など), = chronic obstructive airway disease.

chronic otitis media (COM) 慢性中耳炎.

chronic pancreatitis (CP) 慢性膵炎(膵実質の破壊, 脱落, 進行性の線維化などが起こり膵機能が低下する. 男性に多い. 成因はアルコール過飲, 胆石症など).

chronic paroxysmal hemicrania (CPH) 慢性発作性片側頭痛.

chronic peritoneal dialysis (CPD) 慢性腹膜透析.

chronic persistent hepatitis (CPH) 慢性持続性肝炎.

chronic pneumonia 慢性肺炎.

chronic polyarthritis (CP) 慢性多発性関節炎.

chronic polyneuropathy (CPN) 慢性多発ニューロパチー.

chronic progressive external ophthalmoplegia (CPEO) 慢性進行性外眼筋麻痺(外眼筋に限局する筋疾患. 単独の疾患でもあり, またカーンズ・セイアー症候群, 眼咽頭筋ジストロフィーでも外眼筋麻痺は主要徴候としてみられる).

chronic progressive multiple sclerosis (CPMS) 慢性進行性多発性硬化症.

chronic pulmonary emphysema (CPE) 慢性肺気腫.

chronic pyelonephritis (CPN) 慢性腎盂腎炎.

chronic rejection 慢性拒絶〔反応〕(急性拒否の場合より重篤でない症状を伴いつつ移植器官の機能が徐々に失われていく).

chronic renal disease (CRD) 慢性腎疾患.

chronic renal failure (CRF) 慢性腎不全(不可逆性の腎機能低下が数ヵ月以上持続し, 体液の恒常性維持が不可能になったもの).

chronic renal insufficiency (CRI) 慢性腎不全.

chronic respiratory disease (CRD) 慢性呼吸器疾患.

chronic respiratory failure (CRF) 慢性呼吸不全.

chronic respiratory insufficiency (CRI) 慢性呼吸不全.

chronic subdural hematoma 慢性硬膜下血腫(外傷による少量の硬膜下血腫が, 数週間から数ヵ月の経過のうちに次第に増大し, 意識低下などをきたすもの).

chronic thyroiditis 慢性甲状腺炎(甲状腺がびまん性に腫大し, 比較的硬く凹凸不整をなす. 病勢が進行すると甲状腺機能低下症となる. 若年～中年までの女性に多い. 原因は自己免疫異常と考えられるので, 自己免疫性甲状腺炎ともいわれる), = Hashimoto disease, Hashimoto struma.

chronic tolerance 慢性免疫寛容(特定の抗原に対する免疫寛容が, 長期に維持されること).

chronic toxicity 慢性毒性.

chronic ulcerative colitis (CUC) 慢性潰瘍性大腸炎.

chronic urticaria 慢性じんま(蕁麻)疹

（4週間以上続くじんま疹）.
chronic valvular heart disease (CVHD) 慢性弁〔心臓〕疾患.
chron(o)– [krɑn(ou), –n(ə)] （時との関係を表す接頭語）.
chronological [krɑnəlɑ́ʤikəl] 年代，年暦.
chronological age (CA) 暦年齢，生活年齢.
chronological aging 加齢による生理学的な老化.
chronology [krənɑ́ləʤi] 年代学，年号表.
chronorisk [krɑ́nərisk] 危険時間帯.
chronotherapy [krɑnəθérəpi] 時間治療.
chronotropic [krɑnətrɑ́pik] 変時性の.
chronotropic action 変時作用（心拍数を増加させるとき positive chronotropic action，減少させるとき negative chronotropic action），= chronotropic effect.
chronotropism [krɑnətróupizəm, krounɑ́trə–] 変時性，周期変動（特に心臓の拍動数を増減させる作用をいう．positive chronotropism は増，negative chronotropism は減）形 chronotropic.
Chryseobacterium [krisioubæktí:riəm] クリセオバクテリウム属（グラム陰性桿菌で，日和見感染症の原因となる）.
chrysiasis [kraisáiəsis] 金皮症（金剤などの投与（注射）でみられる），= aurosis.
chrys(o)– [kris(ou), –s(ə)] （金との関係を表す接頭語）.
chrysotherapy [krisəθérəpi] 金療法，= aurotherapy, gold cure.
chrysotile [krísətaıl] クリソタイル（白石綿，温石綿．アスベストの一つ）.
Churg–Strauss syndrome チャーグ・ストラウス症候群（中動脈以下の動脈系に出現する壊死性肉芽腫性血管炎を基本とし，肺病変と好酸球増多症をみとめる．治療抵抗性喘息があり，アレルギー機序が考えられている．アレルギー性肉芽腫性血管炎），= allergic granulomatous angiitis.
Chvostek sign クヴォステック徴候（耳介前部で顔面神経を叩打すると同側の顔面筋の単収縮が起こるのはカルシウム欠乏性テタニーの一徴候で興奮性亢進による），= Chvostek symptom, facialis phenomenon, Schultze–Chvostek sign, Chvostek–Weiss sign.
chylangioma [kailænʤióumə] 乳び（糜）管腫.
chyle [káil] 乳び（糜）形 chylous.
chylectasia [kailektéiziə] 乳び（糜）管拡張.
chylemia [kailí:miə] 乳び（糜）血〔症〕.
chylidrosis [kailidróusis] 乳び（糜）汗症.
chylifaction [kailifækʃən] 乳び（糜）生成，乳び化 形 chylifactive.
chyliferous [kailífərəs] 乳び（糜）を含有する（運搬する）.
chyliferous vessel 乳び（糜）管.
chylification [kailifikéiʃən] 乳び（糜）化，乳び生成.
chyliform [káilifɔ:m] 乳び（糜）状の.
chyl(o)– [kail(ou), –l(ə)] （乳び（糜）との関係を表す接頭語）.
chylocele [káiləsi:l] 乳び（糜）性陰嚢水腫.
chyloderma [kailədə́:mə] 乳び（糜）皮膚症（象皮症にみられる皮膚およびリンパ管が乳びにより拡張した状態）.
chylomediastinum [kailoumi:diəstáinəm] 乳び（糜）縦隔症.
chylomicron [kailoumáikrɑn] 乳び（糜）脂粒，カイロミクロン（特に脂肪消化時血漿および乳びリンパ中に存在する．直径 0.5～1.0 μm の粒子），= hemoconia.
chylomicronemia [kailəmaikrouní:miə] 乳び（糜）血症，カイロミクロン血症.
chylopericarditis [kailouperikɑ:dáitis] 乳び（糜）心膜炎〔症〕.
chylopericardium [kailouperikɑ́:diəm] 乳び（糜）心膜〔症〕（心膜腔内に滲出した乳び．胸管の外傷，手術によるもの，フィラリア症などがある）.
chyloperitoneum [kailouperitóuniəm] 乳び（糜）腹膜〔症〕.
chylophoric [kailoufɔ́:rik] 乳び（糜）を含有する（運搬する），= chyliferous.
chylopleura [kailouplú:rə] 乳び（糜）胸膜〔症〕.
chylopneumothorax [kailounju:mouθɔ́:ræks] 乳び（糜）気胸.
chylopoiesis [kailoupɔií:sis] 乳び（糜）生成，乳び化，= chylification.
chylopoietic [kailoupɔiétik] 乳び（糜）生成の.
chylorrhea [kailərí:ə] ①乳び（糜）漏（胸管の破裂による漏出），②乳び性下痢（リンパ流の中枢側の何らかの狭窄や閉塞によりリンパ流のうっ滞が起こり，消化管内へ漏出することによる下痢）.
chylosis [kailóusis] 乳び（糜）生成機構（摂取物から生ずる乳びが，組織内へ取り込まれる過程）.
chylothorax [kailouθɔ́:ræks] 乳び（糜）胸（胸腔内へ乳び液が貯留すること．胸管破裂で起こることが多い）.
chylous [káiləs] 乳び（糜）の.
chylous hydrothorax 乳び（糜）性水胸症（胸管の破裂による）.
chylous urine 乳び（糜）尿（乳びまたは脂肪を含有する尿），= chyluria.
chylous vessel 乳び（糜）管（脂質の消化・吸収された成分を含み乳白色となった液が流れるリンパ管）.
chyluria [kailjú:riə] 乳び（糜）尿〔症〕（フィラリア *Filaria sanguinis* Bancrofti の感染による）.
chyme [káim] び（糜）汁 形 chymous.

chymification [kaimifikéiʃən] び(糜)汁形成，胃消化.
chymogen [káiməʤən] キモゲン，＝rennet.
chymopapain [káimoupəpéiin] キモパパイン(牛乳凝固物質).
chymosin [káiməsin] キモシン，凝乳酵素，＝rennet，rennin.
chymotrypsin [kaimətrípsin] キモトリプシン，凝乳トリプシン(トリプシン型プロテアーゼの一種．タンパク分解酵素で，トリプシンより凝固作用が強大である).
chymotrypsinogen [kaimoutripsínəʤən] キモトリプシノゲン(キモトリプシンの酵素原で，膵臓抽出液から長針状結晶として得られ，トリプシンの作用により活性化されてキモトリプシンとなるもの).
CI ①candiac index (心係数)，②coronary insufficiency (冠不全)，③cerebral infarction (脳梗塞)，④continuous infusion (持続注入)，⑤clinical impression (臨床的印象)，⑥cellular immunity (細胞性免疫)，⑦color index (色素指数)，⑧coefficient of intelligence (知能係数)，⑨contamination index (汚染指数).
Ci curie (キュリー).
Ciaccio gland チャーチオ腺(副涙腺).
cib. cibus (食).
cibus (cib.) [L] 食，＝food，meal.
cicatrectomy [sikətréktəmi] 瘢痕切除〔術〕.
cicatrical pemphigoid 瘢痕性類天疱瘡.
cicatrices [sikətráisi:z] →cicatrix.
cicatricial [sikətríʃəl] 瘢痕〔性〕の.
cicatrix [sikéitriks, síkə–] 瘢痕 複 cicatrices 形 cicatricial.
cicatrization [sikətrizéiʃən] 瘢痕化，瘢痕形成，＝cicatrication.
cicatrized infarct 瘢痕性梗塞.
cicatrizing enteritis 瘢痕性腸炎，＝regional ileitis.
ciclacillin (ACPC) [sikləsílin] シクラシリン(1–aminocyclohexylpenicillin).
CID combined immunodeficiency (disease) (複合免疫不全〔疾患〕).
CIDS congenital immunological deficiency syndrome (先天性免疫不全症候群).
cigarette drain 巻タバコ式ドレーン(ガーゼをゴムなどで巻いたもの).
cilia [síliə] 複 cilium
ciliarotomy [siliərátəmi] 毛様体部切開術(緑内障の手術).
ciliary [síliəri] 毛様体の，繊毛の.
ciliary body 毛様体(眼球血管膜の一部で，水晶体の厚みを調整する毛様体筋を含む)，＝corpus ciliare [L].
ciliary ganglion 毛様体神経節(自律神経節の一つ．眼窩内にあり，副交感神経の動眼神経神経節前線維がシナプスをつくる)，＝ganglion ciliare [L].
ciliary gland 睫毛腺，＝grandula ciliaris [L]，Moll gland.
ciliary muscle 毛様体筋(水晶体の厚みを調節する筋)，＝musculus ciliaris [L].
ciliary nerve 毛様体神経，＝nervus ciliaris [L].
ciliary ring 毛様体輪(毛様体の外周部，脈絡膜・網膜に続く).
ciliary vein 毛様体静脈，＝vena ciliaris [L].
ciliary zone 毛様帯(虹彩小頸または角状線と呼ばれる不規則な線で虹彩が分割されたものの外層).
ciliary zonule 毛様体小帯(Zinn 小帯)，＝zonula ciliaris [L].
ciliated [sílieitid] 毛髪のある，睫毛のある，繊毛をもつ.
ciliated epithelium 線毛上皮(線毛を有する細胞よりなる上皮で気道粘膜にみられる).
ciliectomy [siliéktəmi] ①毛様体切除術，②眉毛床切除術.
cili(o)– [sili(ou), –i(ə)] (繊毛，毛様体との関係を表す接頭語).
cilioretinal [siliourétinəl] 毛様網膜の.
cilioscleral [siliousklíərəl] 毛様強膜の.
ciliospinal [siliouspáinəl] 毛様脊髄の.
ciliospinal center 毛様脊髄中枢(第一胸髄にあり散瞳筋へ運動性節前線維を送る)，＝Budge center.
ciliospinal reflex 毛様体脊髄反射(頸部の皮膚をつねるなど，強く刺激すると，同側の散瞳が起こる．脳幹障害の程度を調べるのに用い，意識障害時にも有用)，＝cutaneous pupillary reflex.
ciliotomy [siliátəmi] 毛様体神経切開術.
cilium [síliəm] ①線毛，②睫毛(まつげ) 複 cilia 形 ciliated.
cillosis [silóusis] 眼瞼間代，＝cillo.
cimetidine [saimétidi:n] シメチジン(ヒスタミン H_2受容体の拮抗薬．胃酸分泌を抑制する).
cinchona [siŋkóunə] キナ属(根皮はキニーネ原料．健胃，鎮痛薬).
cinchonism [síŋkənizəm] キニーネ中毒症(頭痛，耳鳴，難聴，脳充血の症状を伴う).
cine– [sini] (①運動の意味を表す接頭語，②撮影の意味を表す接頭語).
cineangiocardiography [siniænʤiəka:diágrəfi] 血管心〔臓〕撮〔造〕影〔法〕.
cineangiography [siniænʤiágrəfi] 血管造影法.
cinefluorography [siniflυərágrəfi] シネ透視撮影法 形 cinefluorographic.
cineradiograph [siniréidiəgræf] X線動画撮影〔像〕.
cineradiography [sinireidiágrəfi] X線

C

動画撮影, = cineroentgenography.

cinerea [siníriːə] 灰白質, 灰白色 形 cinereal.

cinereal [siníːriəl] 灰白質の.

cingulate gyrus 帯状回(大脳回の一つで, 辺縁系の一部), = gyrus cinguli.

cingulate sulcus 帯状溝, = callosomarginal fissure.

cingulectomy [siŋgjuléktəmi] 帯回切除術.

C

cingulum [síŋgjuːləm] ① 帯, = girdle, zone, ② 帯状疱疹, = shingles, ③ 帯状束(前穿孔質から海馬回に達する大脳帯回にある連合線維), ④〔切歯の〕舌側葉(歯頸部から歯冠部に向かう帯状のエナメル隆線で, しばしば鈍尖となるか, 痕跡様咬頭に終わるもの), = basal ridge.

cionectomy [saiənéktəmi] 口蓋垂切除術, = excision of the uvula.

cion(o)- [saiən(ou), -n(ə)] (口蓋垂との関係を表す接頭語).

ciprofloxacin (CPFX) [sɪprəflɑ́ksəsən] シプロフラキサシン(ニューキノロン系抗菌薬).

CIR, cir. circulation (循環).

circa (ca.) [sə́ːka] [L] 約, = about, approximately.

circadian [səːkədíːən, -kéidiən] 概日の(約24時間の周期をもつこと).

circadian rhythm 日周期リズム(24時間周期の), 日内リズム, 概日周期(リズム), サーカディアンリズム, 生体(生物)時計.

circinate [sə́ːsineit] 圏輪状, 連環状, わらび巻き(巻曲).

circle [sə́ːkl] ① 円, 輪, 円周, 環, ② 圏 形 circular.

circular amputation 輪状切断, 環状切断(単一皮膚弁を利用し, 肢軸と直角の線で輪状に切断する方法).

circular bandage 環状包帯.

circular dichroism 円偏光二色性(光学活性物質が吸収を示す波長領域では, 左右円偏光で吸光度が異なることにより透過光が楕円偏光となる現象).

circular slit 波紋.

circulating blood lymphocyte (CBL) 循環血中リンパ球.

circulating blood volume (CBV) 循環血液量.

circulating plasma volume (CPV) 循環血漿量.

circulating time (CT) 循環時間.

circulation (CIR, cir.) [səkjuléiʃən] 循環 形 circulatory.

circulation rate 循環率(1分間に心室から拍出される血液量についていう).

circulation volume 循環〔血液〕量(心臓から肺を通りほかのすべての臓器に放出される血液総量で, 1分間につき血液のリットル(L)数で表したもの).

circulatory [sə́ːkjulətɔːri, -təri] 循環の, = circulation.

circulatory assist 補助循環.

circulus [sə́ːkjuləs] 環, 輪, = circle.

circulus arteriosus cerebri 大脳動脈輪(脳底部において, ① 前交通動脈, ② 前大脳動脈, ③ 内頸動脈, ④ 後交通動脈, ⑤ 後大脳動脈で形成される動脈の輪をいう. ウィリス動脈輪), = circle of Willis, cerebral arterial circle.

circulus arteriosus halleri ハルレル動脈輪(チン小環ともいい, 視神経が強膜に侵入する部分にある動脈網), = Zinn circle.

circulus vitiosus 悪循環, = vicious cycle.

circum- [səːkəm] (周囲の意味を表す接頭語).

circumanal gland 肛門周囲腺, = anal gland.

circumcise [sə́ːkəmsaiz] 環状切除.

circumcision [səːkəmsíʒən] 環状切除〔術〕, 包皮切開術(ユダヤ教では生後8日目に男子包皮の輪切を行う慣習を割礼と呼ぶ).

circumduction [səːkəmdʌ́kʃən] 循環〔運動〕 形 circumductory.

circumduction gait 分回し歩行(遊脚初期に股外転・外旋, 後期に内転・内旋が起こり, 足先が半円を描くようになる歩行).

circumduction nystagmus 循環眼振.

circumference [səkʌ́mfərəns] 周囲, 円周.

circumferential fibrocartilage 関節周囲線維軟骨(関節唇のことで寛骨臼などにみられる).

circumferential infiltration 周囲浸潤麻酔.

circumferential lamella 周囲薄膜(骨膜または骨内膜の下層をなす薄膜).

circumflex [sə́ːkəmfleks] 回旋.

circumflex nerve 腋窩神経(腕神経叢の枝の一つで三角筋などに分布), = nervus axillaris.

circumflex scapular artery 肩甲回旋動脈, = arteria circumflexa scapulae [L].

circumflex scapular vein 肩甲回旋静脈, = scapular circumflex vein, vena circumflexa scapulae [L].

circumoral pallor 口囲蒼白(猩紅熱において顔面は発赤するのに反し, 口周囲は蒼白である症候).

circumscribed [sə́ːkəmskraibd] 限局性の, 外接した.

circumscribed myxedema 限局性粘液水腫(甲状腺機能亢進症の患者に起こる脛骨前面の粘液様浮腫), = localized myxedema.

circumscribed scleroderma 限局性強皮症(レイノー現象，内臓侵襲を認めず，皮膚に限局する強皮症)，= localized scleroderma.

circumstantiality [sə:kəmstænʃiǽliti] 迂遠(関係の遠い事柄または脱線的事実に詳しい説明を加えて，回りくどく話しをする形式的思考障害).

circumvallate [sə:kəmvǽleit] 有郭の.

circumvolute [sə:kəmválju:t] 迂回の.

cirrhosis [siróusis] 硬変〔症〕(腺性臓器が，その間質の結合織が増殖し瘢痕化して実質が萎縮し，硬く縮小した状態をいう．多くの場合肝硬変を指す) 形 cirrhotic.

cirrhotic [sirátik] 硬変の.

cirsoid [sə́:sɔid] ①静脈瘤状の，②迂回性の.

cirsoid aneurysm つる状動脈瘤，静脈瘤性動脈瘤(先天奇形による血管拡張)，= racemose aneurysm.

CIS ①carcinoma in situ (上皮内癌)，②central inhibitory state (中枢抑制状態).

cis– [sis] (①此方，同側，後などの意味を表す接頭語．②シス型(化学においては立体異性のうち元素が同側に結合している二重結合をいう)).

cisapride シサプリド(ベンザミド系薬で，腸管運動促進薬).

cistern [sístən] 槽(①貯蔵室．②脳底の液槽．③〔小胞体〕槽(小胞体やゴルジ装置の)).

cisterna [sistə́:nə] 槽 複 cisternae.

cisterna chyli 乳ビ槽(腸リンパ本幹と腰リンパ本幹が合流しややふくらみ胸管の起始部となる)，= cisterna chyli [L].

cisternal [sistə́:nəl] 槽の.

cisternography [sistə:nágrəfi] 大槽造影(撮影)〔法〕，脳槽造影〔法〕，後頭蓋窩造影〔法〕(クモ膜下槽に造影剤を注入して行う脳槽の造影).

cistron [sístrɑn] シストロン(相補性検定によって検出される遺伝子の機能単位．一般にシストロンは遺伝子と同義).

citrate [sítreit, sáit–] クエン酸塩.

citrated blood クエン酸塩加血液(保存血).

citrate phosphate dextrose solution (CPD solution) クエン酸・リン酸・ブドウ糖液，CPD 液(血液の保存液).

citrate–thrombin クエン酸塩トロンビン(クエン酸塩で活性化されたもの).

citric acid クエン酸($C_6H_8O_7$．多くの柑橘類の果実にある酸で，その塩は抗凝固性を示す)，= acidum cirticum.

citric acid cycle クエン酸回路(炭水化物および脂肪のオキサル酸が好気的酸化過程において焦性ブドウ酸との作用により順次イソクエン酸，ケトグルタール酸，コハク酸，フマール酸，リンゴ酸を通過する経路)，= Krebs cycle, tricarboxylic cycle.

Citrobacter [sitrəbǽktər] シトロバクター属(腸内細菌科の一属で，通性嫌気性のグラム陰性桿菌．胃腸炎などの原因となる *C. freundii*，新生児髄膜炎や脳膿瘍の原因となる *C. koseri* などを含む).

citrulline [sítrələn] シトルリン(アミノ酸の一種で，尿路感染症治療に用いられることがある).

citrullinemia [sitrələní:miə] シトルリン血症(アンモニア中毒，肝機能障害，嘔吐，痙攣，発育不全などの症状を伴う).

Citrus [sítrəs] ミカン属(ミカン［芸香］科 *Rutaceae* の一属．ウンシュウ［温州］ミカン *C. unshiu* または近縁植物の成熟果皮はチンピ［陳皮］と呼ばれ，フラボノイド類を含み，芳香健胃，発汗，去痰薬として用いられる).

CJD Creutzfeldt–Jakob disease (クロイツフェルト・ヤコブ病).

CK ①creatine kinase (クレアチンキナーゼ)，②cytokine (サイトカイン)，③clinical knowledge (臨床知識).

CKD ①chronic kidney disease (慢性腎臓病)，②chlorine (塩素の元素記号).

CL ①cleft lip (口唇裂，兎唇)，②contact lens (コンタクトレンズ).

CL, C_L lung compliance (肺コンプライアンス).

Cl ①chlorine (塩素の元素記号)，②chloride (塩化物).

cladosporiosis [klædouspɔ:rióusis] クラドスポリウム症(*Cladosporium* 属の菌類による感染症).

Cladosporium [klædouspɔ́:riəm] クラドスポリウム属(黒色真菌の一種，いわゆる黒カビ．自然界に広く分布する).

clamp [klǽmp] 鉗子，鉗搾子，クランプ.

clamp forceps 圧挫鉗子.

clang association 音響連想.

clarificant [klærífəkənt] 清澄剤，= clarifying agent.

clarification [klærifikéiʃən] 清澄化(懸濁液の浮遊物を吸着または相互凝集させることで，卵白，素焼き片，石灰，漂白土，ケイ藻土などが用いられる).

clarithromycin (CAM) [klæriθrəmáisin] クラリスロマイシン(合成マクロライド系抗生物質).

Clarke cell クラーク細胞(脊髄の背核色素細胞).

clasp [klǽsp] 鉤.

clasp knife phenomenon 折りたたみナイフ効果(錐体路障害において痙縮的に起こる現象．関節を他動的に伸展，屈曲させたときの抵抗ははじめ強く，あるところで抵抗が減じることをいう)，= clasp knife effect, clasp knife spastity, clasp knife rigidity.

C

C

class [klǽs] ①類(統計学において，標本値の範囲をいくつかの区間に分割した場合の各区間)，②級，階級，③綱(生物分類の).
classical cholera vibrio 古典型コレラ菌，＝Asiatic cholera vibrio.
classical complement pathway 古典的経路(抗原抗体反応複合物などの抗体分子のFc部分にC1が結合することにより補体反応が開始される経路).
classical conditioning 古典的条件付け(条件刺激と無条件刺激との組み合せを反復することで，新しい反応を習得する)，＝Pavlovian conditioning, conditioned reflex.
classification [klæsifikéiʃən] 分類，分類法，類別.
classification of diseases 疾病分類.
classify [klǽsifai] 分類する，区分する.
class switch クラス転換(B細胞内の免疫グロブリン遺伝子再構成により，同一のV遺伝子が異なったC遺伝子に共有結合を起こし，異なったクラスの免疫グロブリンを合成するようになること).
class switch recombination (CSR) クラススイッチ組換え.
clastic [klǽstik] 破砕の.
clastogenic [klæstəʤénik] 染色体破壊の(染色体異常の原因となり得る).
clastothrix [klǽstəθriks] 結節性裂毛症，＝trichorrhexis nodosa.
clathrate [klǽθreit] クラスレート，クラスレート化合物，包接化合物(化合物の封入体の一つで，高分子の網状構造中にほかの低分子化合物を捕らえているもの).
Clauberg test クラウベルグ試験(プロゲステロン試験．未成熟のウサギにエストロゲンを注射し，子宮内膜の変化をきたす必要量を調べる).
Claude syndrome クロード症候群(動眼神経と滑車神経麻痺に加えて反対側の小脳性運動失調，赤核振戦，半身感覚鈍麻がみられる症候群．上小脳脚を含む中脳被蓋傍正中領域の障害による．下赤核症候群，赤核脊髄小脳脚症候群)，＝inferior red nucleus syndrome, rubrospinal cerebellar peduncle syndrome.
claudication [klɔːdikéiʃən] は(跛)行 形 claudicatory.
claudicatory [klɔ́ːdikətɔːri] は(跛)行の.
Claudius cell クラウジウス細胞(コルチ器官上層細胞の一つ).
claustra [klɔ́ːstrə] → claustrum.
claustral [klɔ́ːstrəl] 前障の，帯状核の.
claustrophilia [klɔːstrəfíliə] 閉所嗜好症.
claustrophobia [klɔːstrəfóubiə] 閉所恐怖〔症〕，＝cleisiophobia, cleithrophobia.
claustrum [klɔ́ːstrəm] 前障(大脳基底核の一つで，レンズ核の外側にある)，＝claustrum [L] 複 claustra 形 claustral.
clavi [kléivai] → clavus.
Claviceps [klǽviseps] バッカク［麦角］菌属(子嚢菌類．バッカク［麦角］菌 *C. purpurea* の菌核はバッカク ergot).
clavicl(e) [klǽvikl] 鎖骨，＝clavicula [L], collar bone 形 clavicular.
clavicula [kləvíkjulə] ①鎖骨，②巻きひげ.
clavicular [kləvíkjulər] 鎖骨の.
clavus [kléivəs] 鶏眼(うおのめ)，べんち(胼胝)(たこ)，＝corn 複 clavi.
claw [klɔ́ː] かぎ(鉤)爪，爪.
clawfinger [klɔːfíŋgər] かぎ(鉤)爪〔様〕指.
clawfoot [klɔ́ːfut] かぎ(鉤)爪足(足筋肉の萎縮に伴う凹状収縮したもの)，＝claw foot, hollow foot, contracted foot, pes cavus, nondeforming clubfoot.
clawhand [klɔ́ːhænd] ワシ(鷲)手(尺骨神経麻痺にともなう症状．手指が内反する掻抓手態で，かぎ爪手ともいう)，＝main en griffe, claw hand.
claw toe かぎ爪〔様〕足指(趾)(足の指の中足指節関節の過伸展と近位指節間関節の強い屈曲を呈するもの).
CLD ①chronic lung disease (慢性肺疾患)，②chronic liver disease (慢性肝疾患).
clean bench クリーンベンチ(微粒子や微生物が存在しない実験用の空間(箱)をもった実験台).
clean room クリーンルーム(生物清浄環境または無菌環境の手術室，病棟，製剤室などをいう)，＝bioclean patient room.
clearance (C) [klíərəns] クリアランス，浄化値，浄化容積(腎臓実質を流れる血漿中からある成分を選択排泄する機能を表す率).
clear cell 明細胞，淡明細胞(標本上明るくみえる染色性の少ない細胞).
clear cell sarcoma of kidney (CCSK) 腎明細胞肉腫.
cleavage [klíːviʤ] ①分割，分節，＝segmentation，②卵割，③割線(皮膚の)，④開裂，⑤へきかい，はぎわれ.
cleavage cavity 分裂腔，卵割腔，＝segmentation cavity, blastocele cavity.
cleavage lines 皮膚割線(皮膚の線状裂隙で，体表部位によって特徴的な走向を示すが近接部位では方向は異なる)，＝Langer lines.
cleft [kléft] 裂溝，裂(正常の).
cleft hand 裂手(①指間の裂け目が中手辺まで延長するもの．②第3指が欠損し，ほかの指が異常に長大なもの)，＝split hand, lobster-claw hand.
cleft lip (CL) 口唇裂，兎唇.
cleft palate (CP) 口蓋裂.
cleft sternum 先天胸骨裂.

cleid(o)- [klaid(ou), -d(ə)] (鎖骨との関係を表す接頭語).
cleidocostal [klaidoukástəl] 鎖骨肋骨の.
cleidocranial [klaidoukréiniəl] 鎖骨頭蓋の.
clemastine [kléməsti:n] クレマスチン(抗ヒスタミン薬).
Clérambaut-Kandinsky complex クレランボー・カンジンスキーコンプレックス(精神病者が自己の心が外界からまたは他人により支配されていると考える作為体験).
CLH corpus luteum hormone (黄体ホルモン).
click [klík] クリック(カチッという過剰心音).
clicking [klíkiŋ] クリック音.
clicking rale 叩音様ラ音.
clid(o)- [klaid(ou), -d(ə)] = cleid(o)-.
client [kláiənt] クライアント(福祉や医療関連機関においては，心理療法やカウンセリング，社会福祉サービスなどを受けたり援助を受けたりするもの．来談者，被援助者，利用者).
client assessment protocols (CAPs) (キャップス．在宅ケアのための評価・プラン作成指針で，アセスメント表(MDS-HC)と組み合わせて使用される．MDS/RAPsの在宅版).
climacteria disturbance 更年期障害.
climacteric [klaimæktérik] 更年期，更年期の.
climacteric psychosis 更年期精神障害.
climacterium [klaimæktí:riəm] 更年期，= climacteric.
climatotherapy [klaimətəθérəpi] 転地療法，気候療法.
climax [kláimæks] ①頂，絶頂(病気経過中の)，②極相.
clinic [klínik] 臨床，診療所(クリニック).
clinical [klínikəl] 臨床的な，臨床上の.
clinical brain death 臨床的脳死(法的脳死判定の前段階に当たり，法的脳死判定に要求される5項目のうち，無呼吸テストを除く4項目(深昏睡，瞳孔の固定と瞳孔径4mm以上，脳幹反射の消失，平坦脳波)を満たした状態をいう).
clinical chart 病床日記，臨床日記.
clinical clerkship クリニカルクラークシップ(学生の診療参加型の臨床実習).
clinical conference (CC) 臨床検討会.
clinical dementia rating (CDR) 臨床痴呆評価尺度(認知症の重症度を多面的な観察から総合的に判断する尺度).
clinical department 臨床部門.
clinical diagnosis 臨床診断.
clinical engineer 臨床工学士(呼吸，循環，代謝に関する生命維持装置の運用，保持点検を行う).
clinical engineering (CE) 臨床工学(医用工学の一分野で，臨床に直結した領域).
clinical equivalence 臨床的同等性(薬物についていう).
clinical history (CH) 病歴.
clinical impression (CI) 臨床的印象.
clinical knowledge (CK) 臨床知識(臨床的な所見，知識).
clinical ladder クリニカルラダー(臨床実践能力を段階分けした評価・教育の制度).
clinical nurse specialist (CNS) クリニカルナーススペシャリスト，専門看護師(問題のある患者の看護計画を立てるなど「考える部分」を主に担う).
clinical pathology (CP) 臨床病理学.
clinical pharmacology 臨床薬理学(薬理学の原理を基盤として，臨床における薬物投与の理論と実際について研究する学問).
clinical pharmacy 臨床薬学(医薬品の適正使用に関する科学分野).
clinical psychologist 臨床心理士.
clinical reasoning 臨床推理.
clinical record (CR) 臨床記録.
clinical research (CR) 臨床研究.
clinical research coordinator (CRC) 治験コーディネーター.
clinical skills (CS) 臨床スキル.
clinical skills assessment (CSA) 問診スキル査定.
clinical sports medicine 臨床スポーツ医学(スポーツ障害や外傷の予防，診断，治療などを対象とする分野).
clinical supervisor クリニカルスーパーバイザー(看護師，医療従事者を支援，監督する人).
clinical technologist (CT) 臨床検査技師.
clinical trial 臨床試験(人間を対象にした治療法などの試験)，治験(薬剤の場合，認可される前の臨床試験のこと).
clinician [kliníʃən] 臨床医，臨床医学者(研究者).
clinicopathological [klinikoupæθəláʤikəl] 臨床病理学的な，= clinicopathologic.
clinicopathological conference (CPC) 臨床病理検討会(患者の臨床所見を比較・検討する).
clin(o)- [klain(ou), -n(ə)] (勾配または傾斜を意味する接頭語).
clinocephaly [klainəséfəli] 扁平頭，= clinocephalism.
clinodactyly [klainədǽktili] 彎曲指〔症〕.
clinoid [kláinɔid] 床状，寝台状の.

C

clinoid process 床突起(蝶形骨トルコ鞍にある), ＝processus clinoideus.
clip [klíp] クリップ, 鋏子(外科手術後切開部を縫合するために用いる金属製クリップ).
clitoriditis [klitɔ:ridáitis] 陰核炎.
clitoris [kláitəris, klít-, kl(a)itɔ́:r-] 陰核, ＝clitoris [L] 複 clitorides 形 clitoridean, clitoral.
clitorism [kláitərizəm, klít-] ①陰核肥大, ②陰核勃起.

C

clitoritis [klaitəráitis, klít-] 陰核炎, ＝clitoriditis.
clitoromegaly [klitəroumégəli] 陰核肥大症.
clivus [kláivəs] 斜台(頭蓋後頭骨基底部上面で, 下垂体窩から傾斜する骨面) 複 clivi 形 clival.
CLL chronic lymphocytic leukemia (慢性リンパ性白血病).
cloaca [kloueikə] ①総排出腔, ②汚溝 形 cloacal.
cloacal membrane 排泄腔膜(内外両胚葉層が融合して生ずる膜で, 排泄腔を閉鎖し将来肛門となる位置にあたる), ＝cloacal plate.
cloasma [klouǽzmə] 肝斑, しみ, ＝chloasma.
clockwise [klákwaiz] 時計回りの(に)(時計の針の回る方向をいう).
clockwise rotation 時計方向回転.
clonal [klóunəl] クローンの.
clonal selection theory クローン選択説(免疫応答の特異性を説明するために提唱された説. 特異的な抗原を認識するさまざまな細胞がその抗原と反応する前に存在しており, ある抗原にさらされると, その中の適当な細胞群がクローン増殖するとする Burnet による説).
clonazepam (CZP) [klounǽzepæm] クロナゼパム(ベンゾジアゼピン系抗痙攣薬).
clone [klóun] クローン(単一原種から発生した植物個体の群属または単性生殖体から無性生殖的に発生したものの群属) 形 clonal.
clonic [klóunik] 間代性の, クローヌス性の.
clonic convulsion 間代性痙攣.
clonicity [klounísiti] 間代性.
clonicotonic [klɑnikətánik] 間代緊張性の.
clonic spasm 間代痙攣(間欠的に筋の収縮が起こること).
cloning [klóuniŋ] クローニング, クローン化(1個の細胞またはウイルス粒子から由来する, 遺伝的に均一な集団を得る技術).
clonism [klóunizəm] 間代痙攣〔症〕, ＝clonismus.
clonogenic [klounəʤénik] クローン産生性の.
clonorchiasis [klounɔ:káiəsis] 肝吸虫症(肝吸虫 *Clonorchis sinensis* の感染症), ＝clonorchiosis, distomiasis.
Clonorchis sinensis 肝吸虫(成虫はヒトや哺乳動物の胆管に寄生する. 第1中間宿主はマメタニシ, 第2中間宿主は淡水魚で, ヒトは淡水魚を生食して感染する).
clonospasm [klánəspæzəm] 間代痙攣.
clonotype [klóunətaip] クローン型, クロノタイプ(1つのクローンは抗原認識分子の可変部領域の構造により, ほかのクローンと区別され, この特性をいう).
clonus (C) [klóunəs] クローヌス, 間代(患者の腱を急速, 持続的に伸展状態にしたとき, 周期的に収縮と伸展をくり返す不随意運動. 錐体路障害, 特に深部腱反射亢進に出現しやすい), ＝clonicity.
Cloquet hernia クロケーヘルニア(血管裂口内のヘルニアで大腿動静脈の後方に位置する), ＝crural hernia.
close [1] 閉じる, 閉鎖(閉塞)する.
close [2] 近い, 接近した.
close-bite malocclusion 緊密咬, 緊密不正咬合.
closed anesthesia 閉鎖〔循環〕式麻酔(麻酔ガスを反復吸入させる方法で, 呼気の CO_2 はソーダライムに吸着させる).
closed bed クローズドベッド(寝床としての準備が整ったベッド).
closed chest heart massage 非開胸式心臓マッサージ(急性心停止 cardiac arrest に対してとりあえず行う心臓マッサージ法).
closed comedo 閉鎖面皰.
closed fracture 閉鎖骨折, ＝simple fracture.
closed head injury (CHI) 閉鎖性頭部外傷(外力による頭部外傷で開裂のないもの).
closed hospital 閉鎖式病院(所属医のみにより診療が許されるもので, 大学病院はその例).
closed surgery 非観血的手術.
closing volume (CV) クロージングボリューム(肺機能検査値の一つ. 末梢気道閉塞の検出に用いられる).
clostridia [klɑstrídiə] → clostridium.
clostridial [klɑstrídiəl] クロストリジウム〔性〕の.
clostridial cellulitis クロストリジウム性蜂巣炎.
clostridial myonecrosis クロストリジウム性筋壊死, ＝gas gangrene.
Clostridium [klɑstrídiəm] クロストリジウム属(嫌気性のグラム陽性桿菌. 主に土壌に分布する. 破傷風菌 *C. tetani*, ボツリヌス菌 *C. botulinum*, ガス壊疽, 食中毒の原因となる *C. perfringens* (ウェルシュ菌), 偽膜性大腸炎を起こす *C. difficile*

などを含む).
clostridium [klɑstrídiəm] クロストリジウム(*Clostridium* 属の細菌を指す) 複 clostridia.
closure [klóuʒər] 閉鎖, 閉塞, 縫合.
clot [klɑ́t] クロット, 血餅,〔凝〕血塊, = coagulate 形 clotting.
clot retraction 血餅退縮(凝血完了後, 時間の経過とともに, 凝塊が縮小する現象).
clotting factor (CF) 凝固因子.
clotting time (CLT) 凝固時間, = blood coagulation time.
cloudiness [kláudinis] 曇り, 濁り, 混濁, 乳白度, 不透明度, 濁度.
cloudy swelling 混濁腫脹.
clove-hitch knot 巻結び, とくり結び(索の2つの輪を患部に巻き付け, その両端が相互向かい合うように結ぶ方法で, 脱臼の固定に利用する).
cloverleaf skull クローバー葉頭蓋.
cloxacillin (MCIPC) [klɑksəsílən] クロキサシリン.
CLT clotting time (凝固時間).
clubbed finger ばち〔状〕指.
clubbing [klʌ́biŋ] 棍棒状, バチ状.
clubbing of the fingers ばち〔状〕指(指先端が棍棒状に腫脹すること).
club foot 内反足, = clubfoot, pes contortus, talipes equinovarus.
club hair 棍毛.
club hand 内反手(解剖学的な上肢の基本肢位は手掌を前方にしたもので, 内反とは手関節が内方, すなわち尺骨側に曲がった形であるべきであるが, 臨床的にはその逆に橈側に曲がった状態を内反手と呼ぶ), = clubhand, talipomanus.
clunis [klú:nis] 殿, 尻 複 clunes 形 cluneal.
cluster [klʌ́stər] 群, 集団, クラスタ.
cluster headache 群発頭痛(片頭痛の一型. 片側眼窩周囲の激しい痛みで, 同様の発作を繰り返す頭痛. 群発期にはアルコール, ニトログリセリン投与で誘発される. 20〜30歳代の男性に多い. ヒスタミン性頭痛ともいわれた), = histamine cephalalgia.
clustering [klʌ́stəriŋ] 菌株群作製, 菌株群生成.
cluster ion 複合イオン, クラスターイオン.
cluster of differentiation (CD) 分化〔抗原〕の群別化(CD分類は白血球分化抗原を認識する抗体の群別化からなされた).
Clute incision クルート切開(横隔膜ヘルニア整復手術に用いる切開法).
cluttering [klʌ́təriŋ] クラッタリング(発声器官の器質的障害に基づく遺伝性発語困難症で, それに対する患者の機能的反応はやがて連発性吃音 stuttering に発展する傾向を示す).
Clutton joint クラットン関節(先天梅毒にみられる膝関節の両側性関節水症).
clysis [kláisis] ①浣腸, ②注液, = enema.
CM ①cardiomyopathy (心筋症), ②cause mortis (死因), ③cell membrane (細胞膜).
Cm curium (キュリウムの元素記号).
c.m. cras mane (翌朝).
CMA chronic metabolic acidosis (慢性代謝性アシドーシス).
CMAS children manifest anxiety scale (児童用不安尺度).
CM(C)C chronic mucocutaneous candidiasis (慢性粘膜皮膚カンジダ症).
CMD congenital muscular dystrophy (先天性筋ジストロフィー).
CMI cell-mediated immunity (細胞媒介性免疫).
CML ①canthomeatal line (外眼角耳孔線), ②chronic myelogenous leukemia (慢性骨髄性白血病).
CMM cutaneous malignant melanoma (皮膚悪性黒色腫).
CMN group コリネバクテリウム属, マイコバクテリウム属, ノカルジア属菌群 (*Corynebacterium-Mycobacterium-Nocardia* group の略).
C-mode Cモード(color Doppler mode. 超音波受信信号表示法の一種).
CMR cerebral metabolic rate (脳代謝率).
CMT cervical mucous test (頸管粘液検査).
CMV cytomegalovirus (サイトメガロウイルス).
CN ①central nerve (中枢神経), ②cyanosis neonatorum (新生児チアノーゼ).
c.n. cras nocte (翌夜).
CNB core needle biopsy (針生検).
CNS ①central nervous system (中枢神経系), ②coagulase-negative staphylococcus (コアグラーゼ陰性ブドウ球菌).
CNSLD chronic nonspecific lung disease (慢性非特異性肺疾患).
CO ①carbon monoxide (一酸化炭素), ②cardiac output (心拍出量), ③critical organ (決定臓器).
Co ①cobalt (コバルトの元素記号), ②coenzyme (補酵素).
co- [kou] (双対, 共力, 補助などの意味を表す接頭語).
co. compositus (合剤).
c/o complains of (〜の訴え).
CO_2 carbon dioxide (二酸化炭素, 炭酸ガス).
Co_2 oxygen content (酸素含有量).
CoA coenzyme A (補酵素A).
COAD chronic obstructive airway disease (慢性閉塞性気道疾患).

coadaptation [kouædəptéiʃən] 共同順応(2つの器官における相関変化).
coagglutination [kouəglu:tinéiʃən] 共同凝集(特異性凝集がそれ自体では凝集を起こさないが, 同群に属するもので凝集する現象), ＝ group agglutination.
coagglutinin [kouəglú:tinin] 共同凝集素(特異性凝集素で, 希釈度を低くすると同種または同属の血球または細菌にも凝集を起こし得るもの), ＝ partial agglutinin, mitagglutinin, paralysin.
coagula [kouǽgjulə] → coagulum.
coagulable [kouǽgjuləbl] 凝固し得る.
coagulant [kouǽgjulənt] 凝固薬, 凝結薬.
coagulase [kouǽgjuleis] 凝固〔促進〕酵素, コアグラーゼ(ブドウ球菌により産生される酵素の一つ. 遊離型, 結合型がある).
coagulase-negative staphylococcus (CNS) コアグラーゼ陰性ブドウ球菌(ヒトから分離される菌種では黄色ブドウ球菌以外がコアグラーゼ陰性である).
coagulate [kouǽgjuleit] 凝固する, ＝ curdle.
coagulation [kouæ̀gjuléiʃən] 凝固(血液または乳汁のような膠質溶液が膠状化する現象), 凝結, 凝集 形 coagulable, coagulative.
coagulation necrosis 凝固壊死.
coagulation time 凝固時間.
coagulative [kouǽgjulətiv] 凝固性の.
coagulopathy [kouæ̀gjulápəθi] 凝血異常, 凝固障害.
coagulum [kouǽgjuləm] 凝塊 複 coagula.
coalescence [kouəlésəns] 融合, 癒着, 合着 形 coalescent.
Co/Ao coarctation of the aorta (大動脈縮(狭)窄症).
coaptation [kouæptéiʃən] 接合, 癒合(骨折端を整復し, あるいは創縁を接合すること, また心臓の弁の閉じる状態).
coaptation splint 接合副子(同じ大きさの木片を多数に接合して, 完全な固定を施すもの).
coapting suture 接合縫合, ＝ coaptation suture.
coarctate retina 漏斗状網膜(網膜が剥離して, 脈絡膜と網膜との間に漏出液がたまって, 漏斗状となること).
coarctation [kouɑ:ktéiʃən] 縮窄(狭窄)症, ＝ stricture.
coarctation of aorta 大動脈縮(狭)窄症(先天的に大動脈の狭いもので, 上肢の高血圧を生じる).
coarticulation [kouɑ:tikjuléiʃən] 関節癒合症, ＝ synarthrosis.
coat [kóut] 外被物, 上衣, 外膜, ＝ tunica.
coated vesicle 被覆小胞.
coating [kóutiŋ] 被覆物, 被覆加工, 剤皮.
coating of tongue 舌苔.
Coats disease コーツ病(滲出性網膜症, 白色瞳孔, 輪状網膜症を特徴とする若年者の周辺部網膜毛細血管拡張によるものをいう), ＝ exudative retinitis.
cobalamine [koubǽləmin] コバラミン(ビタミンB_{12}のシアン基を除いた部分で, コバルトとアミンを含むビタミンB_{12}分子の基本構造).
cobalt (Co) [kóubɔ:lt] コバルト(原子番号27, 原子量58.9332, 質量数59, 原子価2,3. 鉄族に属する金属元素).
cobalt-60 (^{60}Co) コバルト-60 (半減期5.27年. 放射線治療や核医学検査に用いられてきた人工放射性核種).
cobbler's suture 靴修繕工縫合, ＝ doubly armed suture.
COBT chronic obstruction of biliary tract (慢性胆道閉塞).
cocaine [koukéin] コカイン($C_{17}H_{21}NO_4$. コカ樹から得られるアルカロイドで, 塩酸塩として局所麻酔に用いられる).
cocainism [kóukeinizəm] コカイン中毒〔症〕.
cocainization [koukeinizéiʃən] コカイン麻酔.
cocarcinogen [koukɑ:sínəʤən] 補発癌剤(組織に対し直接協力発癌作用を示して, 発癌物質の効果を増強する物質).
coccal [kákəl] 球菌の.
cocci [káksai] → coccus.
coccidial [kaksídiəl] コクシジウムの.
Coccidioides [kaksidiɔ́idi:z] コクシジオイデス属(真菌. コクシジオイデス症の原因となる *C. immitis* は組織内で球状体をつくり, 内部に多数の内生胞子を形成する. 高い感染性を有する).
coccidioides granuloma コクシジオイデス肉芽腫.
coccidioidoma [kaksidiɔidóumə] コクシジオイデス腫.
coccidioidomycosis [kaksidiɔidoumaikóusis] コクシジオイデス症(*Coccidioides immitis* による真菌症. 不顕性から重篤な播種型まであり, 肺に最も多く原発し, 肺結核に似る).
coccobacillary [kakoubǽsiləri] 球桿菌性の(バルトネラ属または胸膜肺炎菌群の微生物についていう).
coccobacillus [kakoubəsíləs] 球桿菌.
coccoid [kákɔid] 球状, ＝ globose.
coccus [kákəs] 球菌 複 cocci 形 coccal, coccoid.
coccy- [káksi] (尾骨の意味を表す接頭語).
coccydynia [kaksidíniə] 尾骨痛, ＝ coccygodynia.

coccygeal [kɑksíʤiəl] 尾骨の.
coccygeal body 尾骨小体(尾骨の仙骨面にある動静脈吻合の特殊なものと考えられている), ＝glomus coccygeum [L].
coccygeal bone 尾骨(脊柱を構成する骨で仙骨に続くヒトでは退化傾向にある骨. 3～5個の尾椎が成長とともに1個の尾骨となる), ＝os coccygis.
coccygeal ganglion 尾骨神経節, ＝ganglion impar, Walther ganglion.
coccygeal gland 尾骨腺(尾骨小体のこと), ＝glomus coccygeum, coccygeal body.
coccygeal nerve 尾骨神経(尾髄より出る1対の脊髄神経), ＝nervus coccygeus [L].
coccygeal sinus 尾骨洞(尾骨の先端にある瘻孔または洞で, 神経腸管の残遺物), ＝pilonidal cyst, postnatal dimple.
coccygectomy [kɑksiʤéktəmi] 尾骨切除.
coccygeus [kɑksíʤiəs] 尾骨筋, ＝musculus coccygeus [L].
coccyx [káksiks] 尾骨(3～5個の尾椎が思春期以降癒合し1個の尾骨となる), ＝os coccygis [L] 形 coccygeal.
cochlea [kákli:ə] 蝸牛(側頭骨にあるカタツムリ状の骨性の管で, なかにコルチ器のある蝸牛管をいれる), ＝cochlea [L] 形 cochlear.
cochlear aqueduct 蝸牛水管(外リンパ管のこと, 側頭骨内の蝸牛小管内を通る), ＝perilympahtic duct.
cochlear canal 蝸牛管, ＝cochlear duct.
cochlear duct 蝸牛管(内耳の一部でコルチ器を含むラセン状の管), ＝ductus cochlearis [L].
cochleare [kɑkli:ɛ́əri:] さじ(匙)〔一杯分〕, ＝spoon.
cochleariform [kɑkli:ɛ́ərifɔ:m] さじ(匙)状の.
cochleariform process さじ状突起(筋耳管管中隔の先端), ＝septum tubae.
cochlear implant 人工内耳(内耳障害で聾となった患者の蝸牛を直接に電気刺激する方法である).
cochlear joint 蝸牛関節(左右運動をなし得る蝶番関節), ＝spiral joint, screw joint.
cochlear nerve 蝸牛神経(聴覚に関係), ＝pars cochlearis [L], nervus octavi [L].
cochlear window 蝸牛窓(第二鼓膜によって塞がれている), ＝fenestra cochleae [L].
cochleitis [kɑkliáitis] 蝸牛炎.
cochleovestibular [kɑkliouvestíbjulər] 蝸牛前庭の.
Cochliomyia [kɑklioumáiə] コクリオミイア属(クロバエ科の一属. ヒトや哺乳動物の鼻孔内や口腔にウジが寄生し, ハエウジ症の原因となる).
Cockayne syndrome コケイン症候群(常染色体性劣性遺伝の小人症, 網膜萎縮, 難聴を呈する症候群).
cocktail [kákteil] カクテル(いくつかの成分, 薬物の混合物).
cocktail anesthesia カクテル麻酔(人工冬眠ともいわれ, 人工的に動物の冬眠に類似した状態を患者に作り出し, 治療に応用したり, 麻酔を行ったりする方法), ＝artificial hibernation, induced hibernation.
cocontraction [koukɑntrǽkʃən] 協力収縮(伸筋, 屈筋などが相互協力して体位を直立させる作用).
coct coctio (煮沸).
coctio (coct) [L] 煮沸(boiling).
coction [kákʃən] 煮沸.
COD cause of death (死因).
code [kóud] コード, 規約, シグナル.
codeine phosphate コデインリン酸(モルヒネのメチル化合物. 麻薬系鎮咳薬, 鎮痛薬), ＝methylmorphine.
coding [kóudiŋ] 符号化.
coding region コード領域(遺伝子の塩基配列において, タンパク質のアミノ酸配列を支配している部分).
Codman sign コッドマン徴候(肩関節腱板の機能がない場合に, 三角筋収縮によって肩が突き出る).
codominant [koudáminənt] 相互優性の.
codon [kóudɑn] コドン, 暗号単位(mRNAに含まれる3つの隣接するヌクレオチド. タンパク質合成において1つの特定のアミノ酸を指定する単位として機能し, どのアミノ酸がポリペプチド鎖のどの位置に入るかを決める).
coe– [si:] (この形で始まる語はce–の項を参照).
coecum [sí:kəm] → caecum.
coefficient [kouifíʃənt] ①係数, 率, ②乗数.
coefficient of correlation (CC) 相関係数(2つの現象の間にある関係の大小を示す数で, 普通rで表す).
coefficient of intelligence (CI) 知能係数.
coefficient of partial correlation 偏相関係数.
coefficient of recombination 再結合係数.
coefficient of variation (CV) 変動係数(標準偏差を平均値で割ったもの. CVの字で表す統計学上の用語. 散布度の一つ).
coelom [sí:lɑm] 体腔.
coeno– [si:nou, –nə] (共通の, 一般の, を意味する接頭語).

C

coenzyme [kouénzaim] 補酵素，コエンザイム(助酵素とも呼ばれ，酵素を賦活する耐熱性水溶性の非タンパク質部分)，＝agone, coferment.
coenzyme A (CoA) 補酵素A(パントテン酸とシステインの化合物 pantotheine が ATP と結合したもので，クエン酸の生体内合成に関与する補酵素).
coenzyme Q (CoQ) 補酵素Q(広く生物界に分布するキノン化合物．ユビキノン)，＝ubiquinone.
coeur [kəː:r] [F] 心臓，＝heart.
coeur en sabot 木靴心臓(Fallot 四徴候においてX線像にみられる長靴形をなす心臓影).
cofactor [koufǽktər] ①助因子，補因子，②余因数.
COG center of gravity (重心).
Cogan syndrome コーガン症候群(眼前庭聴覚症候群，角膜実質炎とメニエール様症状を伴うもの).
cognition [kɑgníʃən] 認識〔力〕 形 cognate.
cognitive [kágnitiv] 認識の，認識的な，認知の.
cognitive behavior therapy 認知的行動療法.
cognitive dissonance 認知的不協和.
cogwheel [kághwi:l] 歯車，車骨.
coherent scattering 可干渉性散乱.
coherent smallpox 合着痘瘡(膿疹が癒合しないで，その辺縁部が合着しているもの).
cohesion [kouhí:ʒən] 凝集力，＝cohesive force 形 cohesive.
Cohn plasma protein fractionation コーン血漿タンパク分画法(温度，pH，イオン強度，塩類濃度，タンパク濃度およびアルコール濃度の5条件を随意に変え，血漿タンパク質の溶解度を利用してアルブミン，グロブリン，フィブリノーゲンなどを分離する方法).
cohort [kouhɔ́:t] コホート(成員が共通の曝露を受けたり，経験，特性を共有している集団，疫学研究で用いられる).
cohort study コホート研究(前向き prospective 研究，あるいは追跡 follow-up 研究とも呼ばれ，疾患のない集団をある時点で設定し，その疾患の発生について追跡研究を行う方法).
coil [kɔ́il] コイル，線輪.
coil gland 捲状腺，＝sweat gland, convoluted gland.
coin lesion 銭型陰影，円形陰影.
coital [kóuitəl] 性交の，交尾の.
coitus [kóuitəs] 性交，＝coition, copulation.
coitus interruptus 中絶性交(性交の中断).
Coix [kóuiks] ハトムギ属(イネ科 *Poaceae* の一属．ハトムギ *C. lacryma-jobi* の種皮を除いた種子はヨクイニン［薏苡仁］と呼ばれ，排膿，利尿，消炎薬).
col [kál] コル，鞍部(臼歯部の歯間歯肉を指す).
colchicine [kálʧisin] コルヒチン(ベンゾヘプタレン系痛風治療薬で，急性痛風発作に対する特異的な抑制作用を有する).
cold [kóuld] ①寒冷，寒性，②生焼け，③感冒，かぜ(風邪).
cold abscess 冷膿瘍(通常の炎症反応を伴わない膿瘍)，＝abscessus frigidus.
cold affusion 冷浴療法.
cold agglutination 寒冷凝集反応(寒冷凝集素により，赤血球が低温(0〜5°C)で凝集する現象).
cold agglutinin 寒冷凝集素(4°C以下で自己赤血球や同型または O 型赤血球を凝集する自己抗体).
cold allergy 寒冷アレルギー(寒冷曝露によって肥満細胞や好塩基細胞からヒスタミンなどのケミカルメディエーターが遊離されて生じる症状).
cold cure 低温度療法.
cold pack 冷罨法.
cold pressure test (CPT) 寒冷昇圧試験(一側の手を手関節の上まで4℃の冷水に浸し，15秒ごとに反対側上肢で血圧を測定する．1分後に手を冷水から出し，手を水に入れる前の血圧になるまで2分ごとに測定する．交感神経機能評価法の一つ).
cold-rigor point 冷硬直点(細胞が麻痺あるいは冬眠状態になる温度).
cold sore 口唇ヘルペス，＝herpes simplex.
cold spot コールドスポット(心臓核医学においてタリウム－201の取り込みが減少ないし消失した部分．血流減少を示す).
cold urticaria 寒冷じんま(蕁麻)疹.
cold vascular reaction 寒冷血管反応(寒冷環境に曝露されたときの末梢血管の反応).
colectomy [kouléktəmi] 結腸切除〔術〕.
Coleman spectrophotometer コールマン分光光度計(回折格子を用いるもの).
cole(o)- [kɑli(ou), koul-, -li(ə)] (腟または鞘膜との関係を表す接頭語).
colibacillosis [koulibæsilóusis] 大腸菌症.
colic [kálik] 仙痛 形 colicky.
colicin [kálisin] コリシン(大腸菌が産出するバクテリオシン).
colic intussusception 結腸重積(結腸の一部が他の部分に嵌入したもの).
colicky [káliki] 仙痛の.
colicky pain 仙痛(腹部の管腔臓器の平滑筋攣縮による疼痛)，＝colic.
colipase [kóulipeis] コリパーゼ(膵液中

に分泌されるタンパク質).
coliphage [kóulifeiʤ] 大腸菌ファージ.
colitis [kouláitis] 大腸炎, 結腸炎.
colitis ulcerosa (CU) 潰瘍性大腸炎.
colla [kálə] → collum.
collagen [káləʤən] コラーゲン(結合組織の主要な線維である膠原線維をつくる線維状タンパク質. 3本のラセン状の細い線維よりなり種々のタイプがある).
collagenase [kouléʤəneis] コラゲナーゼ(コラーゲンを分解するプロテアーゼ, 動物性と細菌性の酵素がある).
collagen disease (CD) 膠原病(病理組織学的概念である. 広範な結合組織の炎症を主病変とする疾患群であり, 膠原線維と基質におけるフィブリノイド変性という共通の病変がみられる. 膠原病は疾患群であり, 診断名としては使用しない).
collagenic [kɑləʤénik] 膠原〔性〕の.
collagenolytic [kouléʤənəlítik] コラーゲン溶解の.
collagenous [kouléʤənəs] 膠原〔性〕の, コラーゲン〔性〕の.
collagenous colitis 膠原性大腸炎(慢性の下痢が認められるが, 直腸所見は正常で, 生検で固有粘膜層の慢性炎症と上皮下の厚い膠原組織の沈着が認められる疾患).
collagenous fiber 膠原線維(コラーゲンという線維状のタンパクよりなる. 骨や腱などに含まれ, 種々のタイプがある).
collapse [kəléps] 虚脱 形 collapsable.
collapse therapy 虚脱療法(肺結核の).
collar [kálər] ①襟(えり), ②頸輪.
collarbone [kálə:boun] 鎖骨(上肢帯(肩甲帯)を構成する骨), = clavicle.
collar-button ulcer カラーボタン潰瘍(腸造影像の際みられることがある下掘れ状の潰瘍のこと).
collar of Stokes ストークス頸輪(上大静脈閉鎖症にみられる頸部胸部の浮腫性腫脹).
collateral [koulétərəl] ①側副, 並立の, ②副軸索, 側軸索, = paraxon.
collateral circulation 側副循環(血行), 副枝血行(脈管が閉鎖されたとき, ほかの副枝路を通って行われる血液循環).
collateral hyperemia 側副路性充血, 側枝充血, 傍側性充血(主動脈の血流が阻止されて側枝の血流が増すことにより起こる).
collateral inheritance 傍系遺伝.
collateral ligament 側副靱帯(膝関節などの蝶番関節の両側にみられる靱帯), = ligamentum collaterale [L].
collateral vascular bed 側副血管床(側副血行に関わる血管全体).
collateral vessel 側副血管.
collecting tube 集合管(遠位尿細管に続く管, 尿の濃縮に関係), = tubulus renalis colligens [L].
collection [kəlékʃən] 貯留, 蓄積, 採集.
collective unconscious 集団的無意識.
Colles fracture コーレス骨折(手を背屈位にして転倒した際に生ずる橈骨遠位端骨折で, 下骨片が後方に転位してフォーク様奇形を呈するもの), = silver-fork deformity.
Collet-Sicard syndrome コレー・シカール症候群(片側性の第9, 10, 11, 12脳神経障害. 局所感染, 腫瘍の圧迫, 浸潤によることが多い).
colliculectomy [koulikjuléktəmi] 精丘切除.
colliculitis [koulikjuláitis] 精丘炎.
colliculus [koulíkjuləs] 小丘, = small eminence.
collimation [kɑliméiʃən] 視準(レンズまたはそれを通過する光を平行にすること) 形 collimated.
collimator [kɑliméitər] 視準器.
colliquation [kɑlikwéiʃən] 液化, 融解, 軟化 形 colliquative.
Collis horizontal reaction コリス水平反応(中枢性協調障害を診断するための Vojta の7つの姿勢反射の一つ).
collision tumor 衝突腫瘍(癌腫と肉腫が接近して発生するもの).
Collis vertical reaction コリス垂直反応(中枢性協調障害を診断するための Vojta の7つの姿勢反射の一つ).
collodion [koulóudiən] コロジオン(綿火薬 pyroxylin 4g をエーテル 75, アルコール 25 の混合液に溶解した局所塗布剤, 小創傷, 火傷などの包帯液).
colloid [kálɔid] 膠質, コロイド(物質が微粒子に分解して分散媒中に均等に分散し(disperse phase), 重力の影響によっては沈殿しない. 膠質粒子は晶質粒子よりははるかに大きく, 直径は1～500 nm といわれる) 形 colloidal.
colloidal [koulɔ́idəl] コロイド状の, 膠様の.
colloid carcinoma 膠様癌.
colloid goiter コロイド甲状腺腫.
colloid osmotic pressure 膠質浸透圧.
collum [káləm] 頸, = neck, cervix 複 colla.
collunarium [kɑljunέəriəm] 点鼻薬, = nasal douche.
collyrium [koulíriəm] 洗眼薬, 点眼薬.
col(o)- [koul(ou), -l(ə)] (結腸, 大腸との関係を表す接頭語).
coloboma [kɑloubóumə] 欠損〔症〕, 欠裂(先天性および後天性).

C

colocecostomy [kouloսsi:kástəmi] 盲腸結腸吻合術，＝cecocolostomy.
colocentesis [kouloսsentí:sis] 結腸穿刺.
colocholecystostomy [kouloukoulisistástəmi] 胆嚢大腸吻合，＝cholecystocolostomy.
colocolostomy [kouloukoulástəmi] 結腸－結腸吻合術.
coloenteritis [koulouentəráitis] 結腸小腸炎.
colofixation [kouloufikséiʃən] 結腸固定術(結腸下垂病の).
colon [kóulən] 結腸(上行結腸，横行結腸，下行結腸，S状結腸よりなる)，＝colon [L] 形 colonic.
colon fiberscope (CF) 結腸鏡.
colonitis [koulounáitis] 結腸炎.
colonization [kɑlənizéiʃən] コロニー形成，定着，転移増殖.
colonize [kálənaiz] コロニーを形成する.
colonofiberscope [koulənəfáibə:skoup] 大腸(結腸)ファイバースコープ.
colonopathy [koulənápəθi] 結腸疾患.
colonopexy [kóulənəpeksi] 結腸固定術.
colonoscope [kouláռəskoup] 大腸(結腸)内視鏡.
colonoscopic polypectomy 大腸(結腸)内視鏡的ポリープ(茸腫)切除〔術〕.
colonoscopy [koulənáskəpi] 結腸鏡検査法.
colony [káləni] コロニー，集落(同種生物の集落，集団，群生．菌類においては，とくに培養において形成される可視集落をいう).
colony formation assay コロニー形成能測定，＝cell survival assay.
colony forming unit (CFU) コロニー形成単位.
colony stimulating factor (CSF) コロニー刺激因子(血液幹細胞の増殖，分化を刺激し，寒天培地上で血液幹細胞由来のコロニーを形成させる造血調節因子).
colony stimulating factor producing tumor CSF産生腫瘍(コロニー刺激因子(CSF)を産生する腫瘍).
colopathy [koulápəθi] 結腸疾患，＝colonopathy.
colopexy [kóuləpeksi] 結腸固定術.
coloplication [kouloupIikéiʃən] 結腸造襞術.
coloproctitis [kouloupraktáitis] 結腸直腸炎.
coloproctostomy [kouloupraktástəmi] 結腸直腸吻合術，＝colorectostomy.
coloptosis [koulaptóusis] 結腸下垂症.
colopuncture [kouləpʌ́ŋktʃər] 結腸穿刺，＝colocentesis.
color [kʌ́lər] ①色，色彩，②染料.
Colorado tick fever virus コロラドダニ熱ウイルス(レオウイルス科のウイルス).
color anomaly ＝color vison defect.
color blindness ＝dichromatism.
color chart カラーチャート，色彩表(文字色や背景色の色程度をチェックするための色見本．色名やカラーコード一覧表).
colorectal [kouləréktəl] 結腸直腸の(全大腸を指す).
colorectitis [koulourektáitis] 結腸直腸炎.
colorectostomy [koulourektástəmi] 結腸直腸吻合.
colored vision 色視症，＝chromatopsia.
color flow Doppler imaging カラードプラー法(非観血的に弁膜の逆流や先天性心疾患の短絡血流が青，赤，緑の色で表示される).
color hearing 色聴(聴覚性色感)，＝chromatic audition.
colorimeter [kʌlərímitər] 比色計，＝chromoscope, chromatometer.
colorimetry [kʌlərímitri] 比色法，比色定量，＝chromometry, measurement of color 形 colorimetric.
color index (CI) 色素指数.
coloring matter 着色料(食品に添加される色素．化学的合成の着色料と天然着色料がある).
colorrhaphy [kouló:rəfi] 結腸縫合術.
color scotoma 色暗点(視野の一部にある色覚異常).
color sense 色覚(眼科においては異なった波長をもつ光線を分別する感覚)，＝color vision.
color vision 色覚，＝color sense.
color vision defect (CVD) 色覚異常(色覚を生じる錐体から視覚中枢に至る経路の障害により色の弁別に異常をきたした状態)，＝color anomaly, dyschromatopsia.
colosigmoidostomy [kouloսsigmɔidástəmi] 結腸S状結腸吻合術.
colostomy [koulástəmi] 結腸瘻造設術(結腸を用いた人工肛門〔造設術〕).
colostomy bag 結腸瘻袋(人工肛門造設後に糞便を集めるため，人工肛門の上に装着する袋).
colostrum [kəlástrəm] 初乳 形 colostric, colostral.
colotomy [koulátəmi] 結腸切開術.
colpatresia [kɑlpətrí:ziə] 腟閉鎖〔症〕，鎖腟，無孔腟.
colpectasia [kɑlpektéiziə] 腟拡張〔症〕.
colpectomy [kɑlpéktəmi] 腟切除術.
colpeurynter [kɑlpjurírıtər] コルポイリンテル(腟内に挿入するゴム嚢).
colpitis [kɑlpáitis] 腟炎，＝vaginitis,

elytritis.
colp(o)- [kalp(ou), -p(ə)] (腟との関係を表す接頭語).
colpocele [kálpəsi:l] 腟ヘルニア，腟瘤.
colpocleisis [kalpoukláisis] 腟閉鎖術.
colpocystitis [kalpousistáisis] 腟膀胱炎.
colpocystocele [kalpəsístəsi:l] 腟膀胱ヘルニア.
colpocystoplasty [kalpəsístəplæsti] 膀胱腟形成術.
colpodynia [kalpədíniə] 腟痛.
colpomicroscope [kalpoumáikrəskoup] 腟顕微鏡.
colpomicroscopy [kalpoumaikráskəpi] 腟顕微鏡診，腟顕微鏡検査法.
colpopathy [kalpápəθi] 腟疾患.
colpoperineoplasty [kalpouperiní:ə-plæsti] 腟会陰形成〔術〕.
colpoperineorrhaphy [kalpouperinió:rə-fi] 腟会陰縫合〔術〕，= perineauxesis.
colpoperineotomy [kalpouperiniátəmi] 腟会陰切開〔術〕.
colpopexy [kálpəpeksi] 腟壁固定術.
colpoplasty [kálpəplæsti] 腟形成〔術〕.
colpopoiesis [kapoupəií:sis] 造腟術.
colpoptosis [kalpouptóusis, -papt-] 腟壁下垂，腟脱.
colporrhagia [kalpəréiʤiə] 腟出血.
colporrhaphy [kalpó:rəfi] 腟壁縫合〔術〕，= colporrhaphia.
colporrhexis [kalpəréksis] 腟断裂.
colposcope [kálpəskoup] 腟鏡，コルポスコープ.
colposcopy [kalpáskəpi] コルポスコピー，腟拡大鏡診，腟〔拡大〕鏡検査〔法〕.
colpospasm [kalpəspǽzəm] 腟痙，= vaginismus.
colpostenosis [kalpoustinóusis] 腟狭窄.
colpostenotomy [kalpoustinátəmi] 腟閉鎖切開術.
colposuspension [kálpousəspénʃən] 子宮体部吊上術.
colpotomy [kalpátəmi] 腟切開〔術〕.
colpoxerosis [kalpouziróusis] 腟乾燥症.
Coltivirus [káltivaiərəs] コルチウイルス属(レオウイルス科の一属で，コロラドダニ熱ウイルスなどが含まれる).
columella [kalju:mélə] ① 軸柱(原生動物などにおいて胞子嚢を支える短柄)，② 小柱，③ 柱状骨(トカゲ類に特有)，= epipterygoid.
column [káləm] 柱，列 形 columnar.
columna [koulʌ́mnə] 柱，= column 複 columnae.
columnar epithelium 円柱上皮(円柱形の細胞よりなる上皮で消化管粘膜などにみられる).
columnella [kaləmnélə] 柱，= columella.
COM chronic otitis media (慢性中耳炎).
coma [kóumə] ① 昏睡，② コーマ(① 強い刺激を与えても覚醒せず，皮膚に強い痛みを与えても逃避反射もなく，角膜反射，深部腱反射，皮膚反射はすべて消失した最高度の意識障害．一切の精神的活動と反応が失われる．② 軸を外れた物点からの各方向への光線が明確に焦結しない球面収差，彗星形収差 形 comatose.
comatose [kóumatous] 昏睡の，昏睡状態の.
coma vigil 覚醒昏睡(睡眠・覚醒のリズムと開閉眼と眼球の自動運動は保たれるが，刺激に対する反応の力がない状態で，失外套症候群や無動性無言語症にみられる).
combination [kambinéiʃən] 組み合わせ，併用，併存，合併.
combination denture 連合床義歯.
combined glaucoma 結合緑内障.
combined immunodeficiency 複合〔型〕免疫不全〔症〕(Bリンパ球，Tリンパ球双方の免疫欠損).
combined immunodeficiency (disease) (CID) 複合免疫不全〔疾患〕.
combined sclerosis 併合硬化症(脊髄の後索と側索との硬化).
combined spinal-epidural anesthesia (CSEA) 硬膜外併用脊椎麻酔.
combined system disease 脊髄索状変性.
combined vaccine 混合ワクチン(2種類以上のワクチンを混合したもの．DPT ワクチン，MMR ワクチンなど).
combined ventricular hypertrophy (CVH) 両心室肥大.
combining ability 結合活性.
combustion [kəmbʌ́stʃən] 燃焼，発光.
co-medical staff コメディカルスタッフ.
comedo [kámidou] 面皰(にきび)，= comedon 複 comedos, comedones.
comedocarcinoma [kamidouka:sinóu-mə, koumi:-] 面皰性乳癌.
comedogenic [kamidəʤénik] 面皰形成性.
comfortable posture 楽な姿勢.
comfort zone 快感帯(室内温度が13〜21°C で，湿度が 30〜55%の環境).
commensal [kəménsəl] 共生の.
commensalism [kəménsəlizəm] 片利共生 形 commensal.
comminuted [káminju:tid] 粉砕した.
comminuted fracture 粉砕骨折，= periclasis.
comminution [kaminjú:ʃən] 粉砕.
commissura [kamiʃú:rə] ① 交連，連合，② 横連合 複 commissurae.
commissura alba anterior 前白交連，= white commissura.
commissura anterior grisea 灰白質

前交連.

commissura cerebri 大脳交連(左右の大脳半球を連絡する線維束でできるもので，例として脳梁がある).

commissura labiorum oris 口唇交連.

commissural fiber 交連線維(脳や脊髄内の左右を連絡する神経線維).

commissura posterior cerebri 大脳後交連.

commissura supraopticae 視交叉上交連.

C

commissure [kámiʃuər] ①交連，連合，②横連合 形 commissural.

commissurotomy [kamiʃərátəmi] 交連〔部〕切開術(器官の線維帯を切る手術).

common acute lymphoblastic leukemia antigen (CALLA) 急性リンパ性白血病共通抗原.

common antigen 共通抗原(微生物においてある類縁関係の範囲内に共通の抗原を，それぞれに固有の特異抗原に対して共通抗原という).

common bile duct (CBD) 総胆管(肝臓でつくられた胆汁を十二指腸に運ぶ管)，= ductus choledochus [L].

common carotid artery (CCA) 総頸動脈(側頸部を走る大きな動脈，内頸静脈，迷走神経が並走する)，= arteria carotis communis [L].

common cold (CC) 感冒.

common cold virus 感冒ウイルス.

common fibular nerve 総腓骨神経(坐骨神経の枝の一つ)，= nervus fibularis communis [L], common peroneal nerve.

common hepatic artery 総肝動脈(腹腔動脈の枝で肝臓，胆嚢，十二指腸，膵臓などに分布する枝に分かれる)，= arteria hepatica communis [L].

common hepatic duct 総肝管(肝臓でつくられた胆汁を運ぶ管の一部で左右の肝管が合流したもの)，= ductus hepaticus communis [L].

common iliac artery 総腸骨動脈(腹大動脈が第4腰椎あたりで二分してできる動脈)，= arteria iliaca communis [L].

common iliac vein 総腸骨静脈(内・外腸骨静脈が合した静脈，さらに左右の総腸骨静脈が合して下大静脈となる)，= vena iliaca communis [L].

common interosseous artery 総骨間動脈，= arteria interossea communis [L].

common nasal meatus 総鼻道(鼻中隔の左右で下鼻道，中鼻道，上鼻道に属さない空気の通路となる部分)，= meatus nasi communis [L].

common palmar digital arteries 総掌側指動脈，= arteriae digitales palmares communes [L].

common palmar digital nerves 総掌側指神経，= nervi digitales palmares communes [L].

common peroneal nerve 総腓骨神経，= nervus peroneus communis [L], common fibular nerve.

common plantar digital nerves 総底側指神経，= nervi digitales plantares communes [L].

common tendinous ring 総腱輪(視神経を取り巻く腱，眼筋の起始部となる)，= anulus tendineus communis [L].

commotio [kəmóuʃiou] 振とう(盪)〔症〕，= concussion, commotion, shock.

communicable [kəmjú:nikəbl] 伝染性の，伝染力のある 名 communicability.

communicable disease 伝染病，感染症.

communicating branch 交通枝.

communicating hydrocephalus 交通性水頭症(脳室外の髄液の通過障害による水頭症).

communication [kəmju:nikéiʃən] ①伝達，②交通.

communication aid コミュニケーションエイド(コミュニケーションを補助する道具．トーキングエイド，パソコン，ワープロなどがある．広義にはめがね，補聴器も含む).

communication skill コミュニケーション技術.

community-acquired infection 市中感染.

community-acquired methicillin resistant *Staphylococcus aureus* (CA-MRSA) 市中感染メチシリン耐性黄色ブドウ球菌(Panton-Valentine leukocidin (PVL)産生性の高病原性 MRSA で，市中における人との接触により感染する例が1990年代より報告され，院内感染と区別されこう呼ばれる．重篤な軟部組織感染症や壊死性肺炎を伴う).

community based rehabilitation 地域リハビリテーション.

community care コミュニティケア，地域ケア.

community center コミュニティセンター，地域社会センター，市民文化会館.

community health 地域保健，コミュニティヘルス.

community health center (CHC) 地域医療センター，コミュニティヘルスセンター.

Community Health Law 地域保健法.

community health nurse コミュニティヘルスナース，地域保健看護師，保健師，= public health nurse.

community health nursing 地域保健看護.

community medicine 地域医療，コミ

ユニティ医療.

community mental health center (CMHC) コミュニティメンタルヘルスセンター，地域精神衛生センター(主にアメリカ).

comorbidity [koumɔ:bíditi] 共存症(二つ以上の疾病の共存).

compact bone 緻密骨(骨の表層の皮質をつくる骨で，内部の海綿骨に対する用語)，＝compact substance.

compact substance 緻密質(骨幹部の表層部，髄腔の海綿質に対する用語)，＝substantia compacta [L]，compact bone.

comparative anatomy 比較解剖学(ヒトだけでなくヒト以外の動物とも比較しながら研究する解剖学).

comparative psychology 比較心理学.

comparator microscope 比較顕微鏡(被検物2個を同時に鏡検し，それらの相互関係および相違を比較し，また接眼レンズにより直接物体の大きさを測定し得る装置).

compartment [kəmpá:tmənt] 区画，コンパートメント.

compartment syndrome コンパートメントシンドローム，筋区画症候群(前腕や下腿における強固な筋膜で区画された間隙内の組織圧が上昇し，神経や筋肉への循環不全が起こって重篤な機能障害を生じること).

compatibility [kəmpætibíliti] ①適合〔性〕(調剤または血液型の)，②融和性(化合物の)，③和合性 形 compatible.

compensated alkalosis 代償性アルカローシス(H_2CO_3 / $NaHCO_3$ 比に変化ないもの).

compensation [kɑmpənséiʃən] ①代償，対償，補償，②調整 形 compensatory.

compensation neurosis 賠償神経症(心身に外傷を受けたとき，より多くの賠償・補償を得たいとの願望が動機となって生じる神経症)，＝revendication neurosis.

compensation point 補償点.

compensatory [kəmpénsətəri] 代償性の.

compensatory anti-inflammatory respose syndrome (CARS) (全身性炎症反応症候群(SIRS)とは逆に，抗炎症反応が過剰となり免疫能が低下した状態いう).

compensatory circulation 代償〔性〕循環，＝collateral circulation.

compensatory pause 〔心〕代償休止(早期収縮の代償として比較的長い停止).

competence [kámpitəns] 適応，能力.

competitive antagonist 競合的拮抗〔物〕質.

competitive inhibition 競合的阻害(抑制).

competitive protein binding assay (CPBA) 競合タンパク結合測定法.

competitive radioassay 競合ラジオアッセイ，競合的放射測定〔法〕.

complain [kəmpléin] 訴える(苦痛などを)，不平(不満)をいう.

complaint [kəmpléint] 訴え(症状の).

complement [kámplimənt] 補体.

complement activation pathway 補体活性化経路(古典的経路と第2補体活性化経路がある).

complemental air 補気.

complementarity [kɑmplimentǽriti] 相補性.

complementary and alternative medicine (CAM) 相補・代替医療(西洋医学以外の療法を指す).

complementary determining region (CDR) 相補性決定領域(免疫グロブリンの超可変領域で，抗原結合部位を形成する).

complementary recombinant 相補性組換え型(組換えによって生じた新しい組み合わせをもつ個体のこと).

complementation [kɑmplimənté iʃən] 相補〔性〕，補足〔性〕，補償(1つの遺伝形質に異なる突然変異をもつ2本の染色体またはその一部が同じ細胞内に共存するとき，各突然変異により互いに欠損した機能を補い合い，野生型またはそれに近い形質を発現すること).

complementation map 相補〔性〕地図(あるシストロンに属する一連の突然変異の相補性の相互関係を示す地図).

complement component 補体成分.

complement fixation 補体結合(抗原抗体複合体は血清中の補体と結合し，単球マクロファージの補体受容体を介して細胞内にとり込まれる．補体結合反応は補体結合性を有する特異抗体の検出に利用される).

complement fixation reaction (CF) 補体結合反応.

complement fixation test 補体結合試験(抗原抗体結合物が補体を活性化し，消費することを利用して，抗原抗体反応の成否を判定する検出法).

complement fixing antibody 補体結合抗体(抗原と結合した場合に補体を結合し活性化し得る抗体で，古典的補体活性化経路で補体を活性化するIgM，IgG1，IgG2，IgG3抗体を通常さす).

50% complement hemolytic unit (CH_{50}) 補体50%溶血単位(血清などの体液中の補体活性を表す量．感作ヒツジ赤血球を用い，その50%溶血を示したときの補体価).

complement receptor (CR) 補体受容体(細胞表面の活性化された補体に対す

C

る糖タンパク質).
complement titer 補体価(血清，体液の補体活性を表す量．一定容量中で一定量の抗体感作赤血球を溶血させるに必要な血清または体液量).
complement unit 補体単位(両受体とともに赤血球の一定量を溶解させる補体の最少量).
complete [kəmplíːt] 完全な，全部の，完了する，完成する．
complete antigen 完全抗原(生体に抗体産生などの免疫応答を誘導する物質．一般にタンパク質，タンパク質と糖質，脂質，その他種々の物質との複合体は完全抗原である).
complete atrioventricular block (CAVB) 完全房室ブロック．
complete bedrest (CBR) 絶対就床安静．
complete blood count 全血球計算値．
complete denture 総義歯，全部床義歯，＝complete denture prosthesis, full denture.
complete disinfectant 完全消毒薬(菌体および芽胞を撲滅する性能のあること).
completed stroke 完成脳卒中(症状の進行が停止した脳卒中．進行性脳卒中 progressive stroke に対していう).
complete heart block (CHB) 完全房室心ブロック(房室伝導が完全に廃絶し，両者が独立して収縮する状態で，心房拍数毎分 70 前後に対し，心室は毎分 30～40 の自動調律で収縮する．第 3 度房室ブロック)，＝third-degree arterioventricular block.
complete hernia 完全ヘルニア(外鼠径輪を越えて脱出したもの).
complete response (CR) 完全寛解．
complete transposition of the great arteries (TGA) 完全大血管転位．
complex [kámpleks] ① 複合体，複体，② 観念複合体，コンプレックス(Freud 精神分析学では，抑圧状態における精神生活に強い影響力をもつ観念や記憶の集合体をいう— Brill)，③ 群(心電図では心房または心室の収縮期に相当する棘波の群)，④ 錯性の(化合物などの).
complexion [kəmplékʃən] 顔色．
complex regional pain syndrome (CRPS) 複合性局所疼痛症候群(外傷，神経損傷の治癒後もその部位を中心に疼痛，知覚異常などの持続を訴えるもの).
compliance (C) [kəmpláiəns] コンプライアンス，服薬厳守(① 指示された治療法に患者が従う確かさ．② ひずみとそれを起こす外力との比(物理学)) 形 compliant.
complicate [kámplikeit] 悪化させる(併発による悪化)，困難にする，複雑にする．
complicated fracture 複雑骨折．
complicated labor 合併症を伴う分娩(子癇，出血などを伴う).
complication [kɑmplikéiʃən] 合併症，併発症，複雑〔化〕，困難〔化〕.
component [kəmpóunənt] 成分，＝constituent.
composite autonomic scoring scale (CASS) 自律神経機能評価法．
composite graft 複合移植．
composition [kɑmpəzíʃən] ① 構成，組成，② 調合品．
compositus (co.) [L] 合剤，＝a compound, compounded.
compos mentis 正気，健全精神，＝sound mind.
compound [kámpaund] 化合物，複方，複式，複合．
compound aneurysm 複合性動脈瘤(血管壁の一部が損傷し，その他は無傷である動脈瘤).
compound dislocation 開放脱臼，＝open dislocation.
compound fracture 開放骨折，＝open fracture.
compound gland 複合腺．
compound hyperopic astigmatism 複性遠〔視〕性乱視．
compound joint 複〔雑〕関節(関節で 2 個の骨からなるものを単関節 simple joint，3 個以上の骨からなるものを複〔雑〕関節という).
compound microscope 複合顕微鏡(接眼鏡と対物鏡との 2 種類を組み合わせたもの).
compound myopic astigmatism 複〔合〕性近視性乱視．
comprehensive functional assessment (CFA) 総合機能評価．
comprehensive geriatric assessment (CGA) 老年医学的総合機能評価法，高齢者総合機能評価．
comprehensive medical care 包括医療(診断と治療を中心とする臨床的医学だけでなく，健康増進や予防からリハビリテーションまでを含めた一連の過程の中で行われる医療).
comprehensive risk score (CRS) 総合リスクスコア．
compress [kámpres] 湿布(罨法).
compressed air 圧縮空気．
compression [kəmpréʃən] ① 圧迫，加圧，② 圧迫症 形 compressible.
compression bandage 圧迫包帯，＝pressure bandage.
compression fracture 圧迫骨折．
compression nystagmus 気圧性眼振(一側の外耳道に Politzer ゴム球を挿入し

て，これを圧縮または吸引するときに起こる眼振で，迷路骨殻の障害においてみられる)，＝fistula symptom.

compression thrombosis 圧迫〔性〕血栓症.

compressor [kəmprésər] ①圧迫器，②圧縮筋.

compromised host 易感染性宿主，＝immunocompromised.

compulsion [kəmpʌ́lʃən] 強迫(冷静な判断または意志に反対する行動をとる衝動) 形 compulsive.

compulsive [kəmpʌ́lsiv] 強迫の，強迫的.

compulsive idea 強迫思考.

compulsive jacket 拘束服.

compulsive personality 強迫性格.

compulsive thinking 強迫思考.

compulsory [kəmpʌ́lsəri] 強迫の，義務的な.

compulsory vaccination 法定接種.

computed radiography (CR) コンピュータ処理X線映像法.

computed scintigram コンピュータシンチグラム(コンピュータシステムでイメージの抽出，動態解析を行うシンチグラム).

computed tomographic angiography (CTA) コンピュータ断層血管撮影.

computed tomography (CT) コンピュータ断層撮影〔法〕，＝computerized axial tomography.

computer-assisted assessment (CAA) コンピュータ補助による評価.

computer-assisted diagnosis (CAD) 計量診断治療学，自動(計算機)診断.

computer based test (CBT) コンピュータ〔多肢選択式〕試験.

computerized tomography (CT) コンピュータ断層撮影〔法〕，＝computerized axial tomography.

computerized X-ray scanning コンピュータX線スキャン〔ニング〕.

COMT catechol-*O*-methyl transferase (カテコール-*O*-メチルトランスフェラーゼ).

con- [kɑn] (共に，共存の意味を表す接頭語．p，b，mの前でcom，lの前でcolとなる).

con. contra (…に対して).

conarium [kounéəriəm] 松果体(円錐状をなすために与えられた名称)，＝pineal body 形 conarial.

conation [kounéiʃən] 能動，努力.

conative [kóunətiv] 努力の，動態の，試行の.

conavanine [kɑnəvǽnin] コンアバニン(豆がゆから得られる塩基性アミノ酸).

concanavalin [kɑnkənǽvəlin] コンカナバリン(ナタマメから得られる単純タンパク質で，α-D-マンノース残基，α-D-グルーコース残基に親和性を有し，種々の糖タンパク質と沈降するレクチン).

concave [kɑ́nkeiv] 凹の，陥凹の.

concavity [kɑnkǽviti] 陥凹面.

concavoconcave [kɑnkeivoukɑnkéiv] 両面凹の.

concavoconvex [kɑnkeivoukɑnvéks] 凹凸の(一面が凹，他面が凸のこと).

concealed conduction 潜行伝導(刺激が途中まで伝導されて消滅してしまう状態).

concentrated red blood cells (CRC) 濃厚(濃縮)赤血球〔液〕，＝packed red cells.

concentrating ability 濃縮能(腎臓の)，＝concentrating capacity.

concentration [kɑnsəntréiʃən] ①集中(心理学では注意力の，物理学では応力の)，②濃度(化学においては一般に溶液の組成を表す量のことであるが，その表示法には，重量比，体積比，モルmol数の比が用いられる) 形 concentrative.

concentric [kənséntrik] 同心性の，同軸の，包囲の.

concentric hypertrophy 求心性肥大(心肥大の様式の一つ．心壁の肥大で，大きさには影響なく，内容量は減少する).

concentric lamella 同心円層板(ハバース管の周囲にある緻密骨の層板．ハバース層板)，＝Haversian lamella.

concept [kɑ́nsept] 概念 形 conceptual.

conception [kənsépʃən] ①受胎(受精卵が子宮内膜に着床すること)，＝conceptio，②概念，構想.

conceptual age 在胎年齢.

conceptus [kənséptəs] 受胎産物.

concha [kɑ́ŋkə] 甲介(舟の形をした構造物).

concha auriculae 耳甲介(耳甲介腔と耳甲介舟をあわせたもの).

concha nasalis inferior 下鼻甲介，＝inferior nasal concha.

concha nasalis media 中鼻甲介，＝middle nasal concha.

concha nasalis superior 上鼻甲介，＝superior nasal concha.

concha nasalis suprema 最上鼻甲介.

concha sphenoidalis 蝶形骨甲介.

concomitant [kənkɑ́mitənt] 随伴の，共同の.

concomitant symptom 随伴症状.

concordance [kənkɔ́:dəns] なじみ.

concordant [kənkɔ́:dənt] 一致した，同向性の.

concordant alternans 調和性交代(心活動の電気的ないし機械的交代が大循環系と小循環系両方で起こる).

concrement [kɑ́nkrimənt] 石，結石，

C

＝concretion.

concrescence [kənkrésəns] 癒合，癒着，融合．

concretio [kənkríːʃiou] 結石，癒着，＝concretion.

concretio cordis 心膜癒着，＝concretio pericardii.

concretion [kənkríːʃən] 結石，＝calculus.

concurrent disinfection 同時消毒法(伝染病患者が罹病中に直接触れたものを直ちに殺菌すること)．

C

concussion [kənkʌ́ʃən] 振とう(盪)〔症〕．

concussor [kənkʌ́sər] 振とう(盪)器(マッサージにおける)．

condensation [kɑndenséiʃən] 凝縮，圧縮，凝結．

condenser [kəndénsər] 集光鏡，凝縮機，冷却機，コンデンサー．

condition [kəndíʃən] ①状況，状態，体調(病状，容態)，②条件を設ける 形 conditional.

conditioned reflex 条件反射(Pavlov が発見した後天的に訓練，経験などによって形成される反射)，＝conditional reflex.

conditioning [kəndíʃəniŋ] ①更生(古いものを新しくすること，または運動により身体を鍛えること)，②条件づけ．

condom [kándəm] コンドーム(性交時避妊の目的で陰茎を覆うゴム製品)．

condominant inheritance 相互優性(2つの遺伝子の優性度が等しく，特に個体の表現型として表れる遺伝(血液の ABO 型で A と B の遺伝子など))．

conductance [kəndʌ́ktəns] コンダクタンス(抵抗の逆数で，その単位は mho)．

conduct disorder 行為障害(反社会性人格障害といわれるもので，特に 15 歳未満に始まる怠学，家出，けんか，武器の使用，レイプ，動物の虐待，暴力，虚言，窃盗，強盗などをくり返す行動障害)．

conduction [kəndʌ́kʃən] 伝導(熱または電気が物体内を移動する現象) 形 conductive.

conduction anesthesia 伝達麻酔(神経遮断法)，＝block anesthesia.

conduction aphasia 伝導性失語〔症〕(自発語や言語の理解に比べて，復唱の障害が著しい失語症)，＝commissural aphasia.

conductive hearing loss 伝音難聴(外耳道や中耳など音が伝達する器官の障害による難聴)．

conductivity [kɑndʌktíviti] 伝導性，伝導率，伝導度(物体が電気を通過させる能力で，抵抗の逆数がその値である．金，銀，銅の伝導力は高い)．

conductor [kəndʌ́ktər] ①〔伝〕導体(電気または熱の)，良導体，導手，②遺伝形質保有者(非顕性遺伝因子の)．

conduit [kándjuit] 導管．

condylar [kándilər] 顆〔状〕の，関節丘の．

condylar canal 顆管(後頭骨顆窩にある小管で顆導出静脈が通る)．

condylar joint 楕円関節，＝articulatio ellipsoidea.

condylar process 関節突起(下顎骨の一部で側頭骨と顎関節をつくる)．

condylarthrosis [kɑndilɑːθróusis] 顆〔状〕関節(楕円形関節)，＝ellipsoid arthrosis.

condyle [kándil] ①顆，②関節丘，＝condylus 形 condylar.

condylectomy [kɑndiléktəmi] 顆切除術．

condyl(o)- [kɑndil(ou) -l(ə)] (顆状突起との関係を表す接頭語)．

condyloid [kándilɔid] 顆状の，顆状突起様の．

condyloma [kɑndilóumə] 湿疣，コンジローマ 複 condylomata 形 condylomatous.

condyloma acuminatum 尖圭(形)コンジローマ(ヒトパピローマウイルスによる性感染症で，陰部，肛門周囲に鶏冠状の良性腫瘍をきたす)，＝genital wart, pointed condyloma, verruca, acuminata.

condyloma latum 扁平コンジローマ(第 2 期丘疹状梅毒疹の一型．外陰部，肛囲などに淡紅色～灰白色の湿潤した疣贅，扁平隆起した腫瘤)，＝flat condyloma, mucous patch, plaque muqueuse.

condylomata [kɑndilóumətə] → condyloma.

condylomatosis [kɑndiloumətóusis] コンジローマ症．

condylomatous [kɑndilóumətəs] コンジローマ様の，コンジローマ性の．

condylotomy [kɑndilátəmi] 顆切離〔術〕．

condylus [kándiləs] 顆，＝condyle.

cone [kóun] ①円錐，→conus，②錐〔状〕体(網膜に杆体とともに存在する視細胞．青・緑・赤に感応する 3 種類の細胞があり，明所視で色覚を司る)．

cone cell 錐状体細胞(網膜の視細胞の一つで色覚に関係する)，＝epitheliocytus conifer [L].

cone granule 錐状体顆粒(網膜錐状体に連続する外縁核層における視細胞の核)．

cone monochromatism 錐体 1 色覚．

cone of light 光錐(鼓膜の中心(鼓膜臍)から前下方に扇形に白く輝いて見える部位．中耳炎などでは消失する)．

confabulation [kənfæbjuléiʃən] 作話〔症〕(Korsakoff 精神病などの器質精神病者にみられる記憶の間隙．健忘を埋めるために捏造される談話)，＝fabrication, fabulation pseudoreminiscence.

confection [kənfékʃən] 糖剤，舐剤，

= confectio, electuary, conserve.
confer (Cf., cf.) [kənfə́:r] 参照.
conference [kánfərəns] 検討会, 委員会.
confidence limit 信頼限界.
confidentiality [kanfidenʃiǽliti] 守秘義務.
configuration [kənfigjuréiʃən] 立体配置, 配置, 形像(化学では分子中の原子が空間に配列したこと, 形像心理学では全体の存在物の意味で, それを構成する部分の和以上のもの) 形 configurational.
configuration space 配置空間, 位置座標空間.
confinement [kənfáinmənt] 出産, 分娩.
confirmed diagnosis 確定診断, 診断の確認.
conflict [kánflikt] ① 葛藤, コンフリクト(力の強さがほぼ等しい2つあるいはそれ以上の欲求が相反的に対立している状態で, 精神分析学ではこの葛藤から不安が生じ神経症形成に至るという), ② 矛盾, 闘争, 衝突.
confluence [kánfluəns] 合流, 交会(コンフルエント confluent の状態), = confluens.
confluent [kánfluənt] 融合〔性〕の, コンフルエント(単層培養した細胞が容器の表面を覆い細胞同士が接している状態).
confluent smallpox 合流性痘瘡(膿疹が2個以上癒合して大膿疹を形成するもの).
confocal laser scanning microscope 共焦点レーザー顕微鏡.
conformation [kanfɔ:méiʃən] 配座, 立体配座, コンホメーション(分子を単結合を軸として回転するときにできる原子の空間配列を表す用語).
confrication [kanfrikéiʃən] コンフリケーション(薬物を細末に粉砕すること).
confrontation [kanfrəntéiʃən] 対診.
confusion [kənfjú:ʒən] 錯乱〔状態〕, 支離滅裂 形 confusional, confused.
confusional episode 錯乱性挿話.
congelation [kanʤeléiʃən] 凍傷, 氷結.
congener [kánʤinər] ① 協同作用物, ② 協同筋 形 congeneric, congenerous.
congenital [kənʤénitəl] 先天性の.
congenital absence 先天性欠如症(身体の部分, 器官などの).
congenital achromia 先天的皮膚色素欠乏〔症〕, = albinism.
congenital amputation 先天性切断, 自然切断(胎児の一部が切断されること).
congenital aniridia 先天性無虹彩〔症〕(部分的中心窩の形成不全症を伴うことが多い).
congenital anodontia 先天性無歯症.
congenital anomaly 先天異常.
congenital atransferrinemia 先天性トランスフェリン欠乏症(鉄輸送タンパクであるトランスフェリン欠乏による高度の小球性低色素性貧血をきたす常染色体性劣性遺伝による先天性疾患).
congenital biliary atresia (CBA) 先天性胆道閉鎖症.
congenital cardiopathy (CC) 先天性心疾患.
congenital color vison defect 先天色覚異常.
congenital cytomegalovirus infection 先天性サイトメガロウイルス感染症.
congenital dislocation of the hip (CDH) 先天性股関節脱臼.
congenital esophageal atresia 先天性食道閉鎖〔症〕(胎生4週頃, 前腸から気管と食道が分離する過程での形成異常で, 食道の閉鎖, 離断を呈する).
congenital glaucoma 先天性緑内障.
congenital heart disease (CHD) 先天性心疾患.
congenital heart failure (CHF) 先天性心不全.
congenital hernia 先天ヘルニア(主として陰嚢ヘルニア).
congenital hydrocephalus 先天性水頭症.
congenital hypoplastic anemia (CHA) 先天性形成不良性貧血.
congenital ichthyrosis 先天性魚鱗癬(魚鱗癬のうち, 常染色体劣性遺伝を示す型).
congenital immunological deficiency syndrome (CIDS) 先天性免疫不全症候群(一次的免疫異常で, 液性免疫, 細胞性免疫のいずれか, または両者の異常をみる), = primary immunodeficiency disease.
congenital intestinal atresia 先天性腸閉鎖〔症〕(先天的に腸管内腔の連続性がないもの. 部位により, 十二指腸, 空腸, 回腸, 結腸閉鎖に分けられる).
congenital leukemia 先天性白血病(出生時または新生時期の急性白血病), = neonatal leukemia.
congenital megacolon 先天性巨大結腸, = Hirschsprung disease.
congenital muscular dystrophy (CMD) 先天性筋ジストロフィー(常染色体劣性遺伝の筋ジストロフィー. 福山型が日本では頻度が高く, 中枢神経障害を伴う. 第9染色体ワクチン遺伝子異常により発症. その他メロシン欠損症, ウルリッヒ型筋ジストロフィーなどがある).
congenital myotonia 先天性筋硬直症(トムゼン病とベッカー型筋硬直症の2種があり, 共にクロライドチャネル1型遺伝子(CLCN1)変異による. 乳幼児期から全身の筋強直が出現するが, 臨床症状に大きな差異はない), = myotonia congen-

ita, Thomsen disease.
congenital myotony 先天性筋緊張症(オッペンハイム病ともいわれたもので，現在用いられない).
congenital myxedema 先天性粘液水腫(クレチン病)，＝cretinism.
congenital nystagmus 先天性眼振(生下時から眼振がみられるもの．脳障害に伴う場合もある).
congenital pyeloureteral junction stenosis 先天性腎盂尿管移行部狭窄.
congenital rubella syndrome (CRS) 先天性風疹症候群(風疹ウイルスによる疾患．妊婦から胎児へ感染し，難聴，白内障，心奇形などをきたす)，＝Gregg syndrome.
congenital syphilis 先天〔性〕梅毒(妊娠中母体からの感染による新生児の疾患で，病変は性器以外の臓器に起こり，晩発性の場合もある)，＝syphilis congenita.
congenital tolerance 先天性免疫寛容(自己寛容ともいう)，＝self tolerance.
congenital tumor 先天性腫瘍(胎生期から発生した腫瘍．先天性白血病，神経芽細胞腫，ウィルムス腫瘍など).
congenital ureteropelvic junction obstruction 先天性腎盂尿管移行部通過障害.
congested [kənʤéstid] 充血した.
congestion [kənʤéstʃən] 滞留，うっ血，充血，＝hyperemia 形 congestive.
congestive [kənʤéstiv] うっ血性の.
congestive cardiomyopathy (CCM) うっ血型心筋症.
congestive cirrhosis うっ血性肝硬変(心臓性肝硬変)，＝cardiac cirrhosis.
congestive heart failure (CHF) うっ血性心不全(持続的に全身の組織への血液循環が障害される状態).
congestive splenomegaly うっ血性巨脾〔症〕(脾性貧血，バンチ病など).
congestive transudate うっ血性漏出液.
conglobate [káŋgləbeit, kəŋglóub–] 円塊形成の，凝塊形成の.
conglobation [kɑŋgloubéiʃən] 凝塊，団塊，円塊(丸状に集合すること).
conglomerate [kəŋglámәreit] 集合，集塊，凝塊.
conglomeration [kəŋglɑmәréiʃən] 集合，集積.
conglutinant [kəŋglú:tinənt] 癒着の，粘着剤.
conglutination [kəŋglu:tinéiʃən] ①コングルチネーション，膠着反応(コングルチニンによる凝集反応)，②癒着.
conglutinin binding test コングルチニン結合試験(免疫複合体の定量法の一つ).
Congo red コンゴレッド(pH 指示薬).
Congo red paper コンゴーレッド紙(コンゴーレッド 0.1%溶液に浸した紙)，＝Riegel paper, Herzberg paper.
coni [kóunai] → conus.
conic [kánik] ①円錐の，②円錐曲線，＝conical.
conical [kánikəl] 三角の，円錐形の.
conical cornea 円錐角膜，＝keratoconus.
conical stump 錐状断端(筋攣縮のために錐状を呈したもの)，＝sugar loaf stump.
conid [kánid] ①コニード，円錐小体，②下顎の〔歯牙〕咬頭.
conimeter [kounímitər] 塵埃計算器.
coni(o)- [kouni(ou), -ni(ə)] (塵埃との関係を表す接頭語).
coniometer [kouniámitər] 粉塵計，＝impinger.
coniophage [kóuniəfeiʤi] 塵埃食細胞.
coniosis [kounióusis] 塵肺症(塵埃吸入による肺疾患)，＝pneumoconiosis.
conization [kounizéiʃən] 円錐切除〔術〕(子宮頸部の).
conjoint tendon 結合腱(腹横筋の腱膜と内腹斜筋の腱膜が結合し恥骨結節に鎌状につく，鼠径鎌ともいう)，＝falx aponeurotica inguinalis.
conjugant [kánʤugənt] 接合体.
conjugata [kɑnʤugá:tə, –géi–] 結合線(主として骨盤計測法に用いる)，＝conjugate.
conjugate [kánʤugeit] ①共役，②配合体，抱合体(化合物の)，③結合線(特に骨盤産道にある直径についていう) 形 conjugated.
conjugate axis 骨盤の結合直径(仙骨の岬角から恥骨結合上後縁までの距離).
conjugated antigen 接合抗原(ハプテンとキャリアータンパクとを共有結合させた抗原).
conjugated estrogens (CE) 結合エストロゲン.
conjugate deviation 共同偏視.
conjugation [kɑnʤugéiʃən] ①接合〔生殖〕，②共役，抱合(2つの化合物が結合して別の物質をつくること).
conjunctiva [kɑnʤʌŋktáivə] 結膜(眼瞼の両面 palpebral conjunctiva および眼球 bulbar または ocular conjunctiva とからなる薄い粘膜).
conjunctival arteries 結膜動脈，＝arteriae conjunctivales [L].
conjunctival reaction 結膜反応，＝ophthalmic reaction.
conjunctival reflex 結膜瞳孔反射(前眼部への痛覚刺激による瞳孔反射)，＝corneal reflex.
conjunctival veins 結膜静脈，＝venae conjunctivales [L].
conjunctiviplasty [kɑnʤʌ́ŋktiviplæsti]

結膜形成術，＝conjunctivoplasty.

conjunctivitis [kənʤʌŋktiváitis] 結膜炎.

conjunctivitis catarrhalis acuta (CCA) 急性カタル性結膜炎.

conjunctivitis catarrhalis chronica (CCC) 慢性カタル性結膜炎.

conjunctivochalasis [kɑnʤʌŋktivəkǽləsis] 結膜弛緩症(中高年に多くみられ，結膜が弛緩しヒダが生じた状態をいう).

conjunctivoplasty [kɑnʤʌ́ŋktivəplæsti] 結膜形成〔術〕，＝conjunctiviplasty.

connection [kənékʃən] 接続，連結，連絡，＝connexion 形 connected.

connective tissue (CT) 結合組織，＝textus connectivas [L].

connective tissue disease 結合組織病(筋・骨格系や間質の結合組織に病変が生じる疾患をいう).

Connell suture コンネル縫合(連続縫合の一つで吻合する腸管壁が内翻する形になるようにするもの).

Conn syndrome コン症候群(副腎皮質の腺腫などによりアルドステロンの過剰分泌が起こり，低カリウム血症性の四肢麻痺，高血圧症をきたす．原発性アルドステロン症)，＝primary aldosteronism.

con(o)– [koun(ou), –n(ə)] (円錐，錐状体の意味を表す接頭語).

conoid process 円錐靱帯結節，＝conoid tubercle.

conoid tubercle 円錐靱帯結節(鎖骨の下面，烏口突起からの円錐靱帯の付着点)，＝conoid process.

Conradi line コンラジ線(胸骨剣状突起から心尖に達する線で，肝左葉の濁音境界線).

consanguinity [kɑnsæŋgwíniti] 血縁，血族性(同血族者の結婚) 形 consanguineous.

conscience [kánʃəns] ①意識，②良心.

conscious (C_S) [kánʃəs] 意識下.

consciousness [kánʃəsnis] 意識，知覚作用(感覚による印象が知覚として応答すること)，＝sensorium 形 conscious.

consecutive [kənsékjutiv] 連続した(間隔をおかない)，連続的な，連続(続発)性の.

consecutive amputation 連続切断(化膿期またはその直後に行う切断).

consensual [kənsénʃuəl] 共感性の.

consensual light reflex 共感性対光反射(光線に対し縮瞳が同側のみでなく他側の眼にも起こること).

consensual reflex 共感性反射(交差反射とも呼ばれ，刺激反対側の体部に反射が起こること)，＝crossed reflex.

consent [kənsént] ①内縁(法医)，②同意.

consequence 結果，帰結，転帰.

conservative [kənsə́:vətiv] 保存的な.

conservative treatment 保存療法(病巣の根治を目的とする切除法とちがい，組織や機能を可能なかぎり温存する療法)，温存療法.

conservative treatment of breast cancer 乳房温存療法(切除範囲を縮小した乳癌手術).

consolidation [kənsɑlidéiʃən] ①統合，併合，②硬化，③融合影(浸潤影)，＝infiltrative shadow.

consolidation therapy 地固め療法(急性白血病の化学療法の一つ).

consonant [kánsənənt] 子音(母音 vowel と複合して初めて発せられる語音で，その発声機序に準じ，狭窄子音と閉鎖子音とが区別され，また構音部分の相違により唇音，舌音，口蓋音などがある).

consonation [kɑnsənéiʃən] 共鳴音(有響性ラ音).

constancy [kánstənsi] 定常性，安定度，＝continuity.

constant [kánstənt] ①定数，常数(変数 variable に対して，値の変わらない数)，②一定の，不変の，絶えず続く.

constant region (C region) 定常領域，C 領域(免疫グロブリンの L 鎖，H 鎖の C 末端部分．常にアミノ酸配列が一定している).

constipated [kánstipeitid] 便秘〔性〕の.

constipation [kɑnstipéiʃən] 便秘，＝constipatio, obstipatio.

constitution [kɑnstitjú:ʃən] ①体質，素質(身体の構成または機能性)，②構造，組成(化合物の分子中にある原子の成分)，③表現型，＝genotype 形 constitutional.

constitutional [kɑnstitjú:ʃənəl] 構成〔状態〕の.

constitutional leucorrhea 体質性白〔色〕帯下.

constitutional reaction 体質反応(アレルゲンの接種後異なった部位に発現する反応で，局所反応または原発症状とは独立したもの).

constitutional symptom 全身症状，＝general symptom.

constraint [kənstréint] 強制，制約.

constraint induced movement therapy CI 療法(脳卒中のリハビリテーションの一つ．片麻痺の健側の運動制限によって患側の運動を誘導し，機能回復をめざす).

constriction [kənstríkʃən] ①狭窄，収斂，②絞〔窄〕輪 形 constrictive.

constrictor [kənstríktər] ①括約筋，収縮筋，②圧迫器.

constrictor pharyngis medius 中咽頭収縮筋(咽頭後壁にある 3 つの咽頭収縮筋の 1 つで嚥下に関係)，＝musculus constrictor pharyngis medius [L].

construction bite 構造咬合.

C

constructive apraxia 構成失行(視覚による認識欠如).
consult [kənsʌ́lt] 相談する，意見を聞く，助言を求める，診察を受ける.
consultation [kɑnsəltéiʃən] 相談，診察，問診.
consumption [kənsʌ́mpʃən] ① 消費，消耗，② 肺癆，肺結核，③ 摂取(栄養物などの利用) 形 consumptive.
consumption coagulopathy (CC) 消費性凝固障害(血液凝固に必要な血液凝固因子が異常に消費されてしまうため血液凝固障害を起こしている病態).
contact [kɑ́ntækt] 接触 形 contactile, contactual.
contact allergy 接触アレルギー(アレルゲンに直接接触することによって生じる皮膚反応).
contactant [kəntǽktənt] 接触物，接触原(アレルギー症状を接触により誘発する抗原性物質).
contact cheilitis 接触〔性〕口唇炎.
contact dermatitis (CD) 接触〔性〕皮膚炎.
contact dermatitis syndrome (CDS) 接触皮膚炎症候群.
contact inhibition 接触阻害(増殖している正常細胞が近接した細胞と接触するとアメーバ様運動が停止すること).
contact lens (CL) コンタクトレンズ(角膜に接着させて矯正眼鏡に用いるもの).
contact reaction 接触反応，＝contact test.
contact receptor 接触受容体.
contact urticaria (CU) 接触性じんま(蕁麻)疹.
contagion [kəntéiʤən] 接触伝染(病にかかっている人がほかの人と接触してその病原体を伝播することで感染 infection と区別する) 形 contagious.
contagious [kəntéiʤəs] 感染(伝染)性の，伝達性の.
contagious disease 接触伝染病(感染症 infectious disease とはやや異なった意味を表し，病原体の侵入は前提ではあるが，とくに自然感染により爆発的流行性の強い疾患群の総称).
contagious pustular dermatitis (CPD) 接触性膿疱性皮膚炎.
contagium [kəntéiʤiəm] 感染(伝染)病原体.
contaminant [kəntǽminənt] 汚染物.
contaminated wound 汚染創.
contamination [kəntæminéiʃən] ① 汚染，感染，② 詞語混同(Freud) 形 contaminative.
contamination index (CI) 汚染指数.
content [kɑ́ntent] ① 内容，② 含量，容量，＝capacity.
contig map コンティグ地図(一連の巨大で重複するDNA断片(コンティグ)の物理的地図).
contiguity [kɑntigjú:iti] 接近 形 contiguous.
continence [kɑ́ntinəns] 禁制，自制(特に禁欲) 形 continent.
continual [kəntínjuəl] 連続的な(間隔をおいて繰り返される)，断続的な，頻繁(頻回)な.
continue [kəntínju:] 続ける(間隔をおかないで)，持続する，継続する.
continuenter remedia (cont rem) [L] 治療継続せよ.
continuing nursing care 継続看護.
continuous [kəntínjuəs] 連続(持続)的な(途切れることなく).
continuous ambulatory peritoneal dialysis (CAPD) 持続(連続)携行式自己腹膜透析.
continuous arteriovenous hemofiltration (CAVH) 持続動静脈血液濾過.
continuous cyclic peritoneal dialysis (CCPD) 持続(連続)循環型腹膜透析.
continuous epidural analgesia 持続硬膜外麻酔(鎮痛)(硬膜外腔に細いカテーテルを留置し，鎮痛薬を持続的(または間けつ的)に注入して長時間の鎮痛を得る方法).
continuous fever 稽留熱(38℃以上の高熱が持続し，1日の朝夕の体温差が1℃を超えないもの).
continuous-gum denture 陶装白金床義歯(連続陶材義歯).
continuous hemodiafiltration (CHDF) 持続的血液濾過透析.
continuous hemodialysis (CHD) 持続的血液透析.
continuous hemofiltration (CHF) 持続的血液濾過.
continuous infusion (CI) 持続注入.
continuous machinery murmur 連続〔性〕機械様雑音(動脈管開存〔症〕で収縮期から拡張期にかけて連続的に生ずる機械が回転するように聞こえる雑音).
continuous oxygen therapy (COT) 持続酸素療法.
continuous passive motion (CPM) 持続的他動運動.
continuous positive airway pressure (CPAP) 持続的気道内陽圧〔呼吸法〕.
continuous positive pressure breathing (CPPB) 持続性陽圧呼吸(気道に一定の圧をかけ，呼気に細気管支や肺胞の虚脱が起こるのを防ぐようにした状態).
continuous positive pressure ventilation (CPPV) 持続的陽圧換気.
continuous sedation 持続的鎮静.

continuous subcutaneous insulin infusion (CSII) インスリン皮下持続注入〔療法〕.
continuous suture 連続縫合.
continuous venovenous hemofiltration (CVVH) 持続的静脈静脈血液濾過.
continuous wave Doppler echocardiography 連続波ドプラー心エコー法(連続的にドプラーを送受信する方法で，高速血流に対する制約はないが，サンプルボリュームの深さを設定できない).
contortion [kəntɔ́:ʃən] 歪曲.
contour [kɑ́ntuər] 輪郭，外形.
contra- [kɑntrə] (逆，反対の意味を表す接頭語).
contra (con.) [kɑ́ntrə] [L] …に対して，= against.
contra-aperture [kɑntrəǽpə:tʃər] 対照孔，対口(膿瘍の排膿を促進するために反対側に第2の孔を開けること).
contraception [kɑntrəsépʃən] 避妊〔法〕，産児制限，= birth control.
contraceptive [kɑntrəséptiv] 避妊薬.
contraceptive device 避妊器具.
contract [kəntrǽkt] ①収縮する，②獲得する，③契約.
contracted jaw 顎狭小〔症〕.
contracted kidney 萎縮腎(慢性糸球体性腎炎，細動脈性腎硬化症，慢性腎盂炎の末期).
contractile [kəntrǽktil] 収縮性の.
contractility [kəntræktíliti] 収縮性.
contraction (C) [kəntrǽkʃən] 収縮，攣縮.
contraction stress test (CST) 子宮収縮刺激試験，コントラクションストレステスト(ハイリスク妊娠などによる潜在性胎児ジストレスを診断する方法の一つである).
contract practice 契約診療.
contracture [kəntrǽktʃər] 拘縮，攣縮(活動電位をともなわない非伝播性の収縮).
contraindication [kɑntrəindikéiʃən] 禁忌.
contralateral [kɑntrəlǽtərəl] 対側〔性〕の(同側 ipsilateral に対する語).
contralateral reflex 対側反射(①一側に刺激を加えると，他側が対応すること．②髄膜炎において一側下肢を股関節で曲げると他側下肢が曲がること)，= Brudzinski sign.
contralateral sign 対側徴候(髄膜炎における髄膜刺激症状．一側の脚を挙上すると，他側の脚が追従する．ブルジンスキー徴候の一つ)，= Brudzinski sign.
contrary sexual 性倒錯(同性に対する渇望)，= sexual invert.
contrast [kɑ́ntræst] ①対比(比較によってその差が目立つこと)，②対照法(写真の明暗部分の相対的な差異).
contrast agent 造影剤.
contrast bath 交代浴(温湯と冷水とを交互するもの).
contrast color 対比色.
contrast echocardiogram コントラスト心エコー図(エコー源となる物質を注入して，それを心エコー図でとらえ，短絡，逆流等の検出に利用する方法).
contrast enhancement 造影剤強調〔法〕.
contrast medium 造影剤.
contrecoup [kɑ́ntrəku:] [F] 反衝(間接性振盪体液が存在する器官に衝撃が加えられたとき，その部の反対側に傷害が現れること)，= counterstroke.
contrecoup injury 対側衝撃損傷(衝撃を受けた側と反対側に起こる損傷).
contrecoup injury of brain 脳の対側衝撃損傷(衝撃を受けた側と反対側の頭蓋内に起こる損傷).
cont rem continuenter remedia (治療継続せよ).
control [kəntróul] ①管理〔する〕，制御〔する〕，②対照(実験的観察において所見を比較するために採用される目標または標準).
control diet (CD) 対照標準食.
control experiment 対照実験.
control group 対照群(比較対照試験において，試験群と並んで同一の実験に組み込まれているが，実験の目的とされている処置が加えられていない群).
controlled release formulation 徐放性薬剤(投与部位(経口剤の場合は消化管内)で薬物をゆっくりと放出することによって，より少ない投与回数で長時間にわたって作用が持続するように設計された製剤).
controlled ventilation 調節呼吸(麻酔中に行う人工呼吸 artificial ventilation を呼ぶ語)，= controlled respiration.
contrude [kəntrú:d] ①叢生する，②押し詰める(特に歯を押し詰めること) 形 contrusion.
contuse [kəntjú:z] 挫傷を負わせる，打撲傷を負わせる.
contusion [kəntjú:ʒən] 挫傷，打撲傷.
contusion pneumonia 挫傷性肺炎(外傷性肺炎)，= traumatic pneumonia.
conus [kóunəs] ①円錐(円錐状の構造をもつ器官，部位)，②コーヌス(高度近視にみられる視神経板の周囲にある黄色半月状斑点) 複 coni.
conus arteriosus 動脈円錐(右心室から肺動脈の起始部にかけての円錐状の部位).
conus medullaris 脊髄円錐(脊髄最末端の円錐状をなした部).
convalescence [kɑnvəlésəns] 回復期

C

形 convalescent.

convective heat 対流熱(対流によって運ばれる熱).

convergence [kənvə́:ʤəns] ①輻輳,収斂,収束(同一の近点注視の際,両眼が1焦点に向かう眼球の運動),②胚分子接合,＝concrescence,③相似(昆虫の幼生が形態上2次的近似を呈すること),＝convergency 形 convergent.

convergence excess 輻輳過度.

convergence stimulus adduction 輻輳刺激性内転.

C

conversion [kənvə́:ʃən] 転換,転化,変調.

conversion hysteria 転換ヒステリー(転換症状と徴候とを主とする型).

conversion neurosis 転換神経症(運動性や感覚性にほかの器官の症状を生じる神経症),＝conversion hysteria.

conversive heat 変(転)換熱(高周波が組織を透過するとき,組織の抵抗により生ずる熱).

convertase [kánvə:teis] コンベルターゼ,転換酵素(補体成分を分解する酵素).

convex [kánveks] 凸(とつ) 名 convexity.

convexoconcave [kɑnveksoukánkeiv] 凸凹(一面が凸状で,他面が凹状の).

convexoconvex [kɑnveksoukánveks] 凸凸(両面が凸状の).

convoluted gland 捲状腺(コイル状の腺),＝coil gland, sweat gland.

convoluted part 曲部(近位尿細管の迂曲した部分,水とブドウ糖の再吸収のさかんな部位).

convoluted seminiferons tubules 曲精細管(精巣にある精子を形成する細管),＝tubuli seminiferi convoluti [L].

convolution [kɑnvəlú:ʃən] ①回(溝により区別される大脳の屈曲),＝gyrus,②屈曲,回旋,渦巻,③たたみこみ,くりこみ 形 convolutional, convolutionary.

convulsion [kənvʌ́lʃən] 痙攣(随意筋が激烈な不随意収縮を起こす状態で,緊張性 tonic,または間代性 clonic である) 形 convulsive, convulsionary.

convulsive reflex 痙攣性反射(個々の筋または筋群が痙攣性に,または間代性にまちまちに収縮すること).

convulsive tic 痙攣性チック.

cooing murmur (ハトの鳴くような僧帽弁逆流性の雑音).

cool-down クールダウン(ウォームアップの逆).

Cooley anemia クーリー貧血(地中海沿岸地方にみられる先天性の溶血性貧血.地中海貧血),＝erythroblastic anemia, thalassemia major.

Coolidge tube クーリッジ管(X線管の一種で,モリブデン管で囲まれたタングステン.ラセン状網からなる陰極をもつ).

Coombs serum クームス血清,＝antihuman globulin serum.

Coombs test クームス試験(抗体の検出法.直接法と間接法がある),＝antiglobulin test.

Cooper hernia クーパーヘルニア(内ヘルニアの一つで上十二指腸陥凹に腸が陥入するヘルニア),＝retroperitoneal hernia.

Cooper ligament クーパー靱帯(①乳房提靱帯.②恥骨櫛靱帯.③肘横靱帯),＝suspensory ligaments of breast, pectineal ligament, transverse ligament of elbow.

coordinated reflex 協調反射(数種の筋が規則的な運動を生ずるような反射).

coordination [kouɔ:dinéiʃən] ①協調,対等関係,②配位(化学) 形 coordinated, coordinating.

coordinator [kouɔ́:dineitər] コーディネーター,調整者.

COP cryptogenic organizing pneumonia (原因不明の器質化肺炎).

COPD chronic obstructive pulmonary disease (慢性閉塞性肺疾患).

cope [kóup] 上型(鋳造の型取に使われるフラスコの上半,歯科補てつでフラスコの上半部あるいは窩洞側を指す).

coping [kóupiŋ] コーピング,対応(ストレスや脅威に直面したとき,積極的に対処し克服しようとする個人の適応力).

coping behavior コーピング行動,対処(対応)行動.

copper (Cu) [kápər] 銅(原子番号29,原子量63.546,原子価1.2,質量数63,65,天然に遊離して産することもある金属で,赤色光沢があり,展性延性をもつ) 形 coppery.

copremesis [kaprémisis] 吐糞症.

copr(o)- [kɑpr(ou), -(ə)] (糞便との関係を表す接頭語).

coprolagnia [kɑprəlǽgniə] 弄糞(ろうふん性倒錯の一種で,糞尿を舐めたり食べたりして性欲の満足を得ること).

coprolalia [kɑprəléiliə] 穢言(わいげん),汚言(強迫行為の一種で,汚言や卑猥な言葉を強迫的に口に出すこと).

coprolalomania [kɑproulælouméiniə] 不浄語狂,汚言症.

coprolith [kápreliθ] 糞石(腸石の一つ),＝fecal calculus.

coproma [kɑpróumə] 糞〔便〕腫.

coprophagy [kɑpráfəʤi] 食糞〔症〕,＝coprophagia.

coprophil [kápr əfil] 好糞性の,＝coprophilic.

coprophilia [kɑprəfíliə] 好糞性(好糞性の微生物についていう).

coprophobia [kɑprəfóubiə] 恐糞症.

coproporphyria [kɑproupɔ:fíliə] コプ

ロポルフィリン症.
coproporphyrin [kɑproupɔ́:firin] コプロポルフィリン(糞尿中に存在するポルフィリン).
Coptis [kɑ́ptis] オウレン［黄蓮］属(キンポウゲ科 *Ranunculaceae* の一属．オウレン［黄蓮］*C. japonica* の根茎は苦味健胃・整腸薬), ＝goldthread.
copula [kɑ́pjulə] ①接合子(構造上連結している部分), ②底鰓節(第2鰓裂の融合により生ずる正中隆起で，将来舌に発育する組織), ＝copula linguae, ③双受体.
copulation [kɑpjuléiʃən] ①融合(後生動物の受精現象), ②核癒合(発生学の) 形 copulatory.
CoQ coenzyme Q (補酵素Q).
coque (Coq) [L] 煮沸せよ.
COR cardiac output recorder (心拍出量記録〔計〕).
cor [kɔ́r] 心臓, ＝heart.
coraco- [kɔ:rəkou-] (烏口との関係を表す接頭語).
coracoacromial [kɔ:rəkouækróumiəl] 烏口肩峰の.
coracoacromial ligament 烏口肩峰靱帯, ＝ligamentum coracoacromiale [L].
coracobrachialis [kɔ:rəkoubreikiéilis] 烏口腕筋(上腕の屈筋の一つで，筋皮神経の支配), ＝musculus coracobrachialis [L].
coracoclavicular [kɔ:rəkoukləvíkjulər] 烏口鎖骨の.
coracoclavicular ligament 烏口鎖骨靱帯, ＝ligamentum coracoclaviculare.
coracohumeral [kɔ:rəkouhjú:mərəl] 烏口上腕骨の.
coracohumeral ligament 烏口上腕靱帯, ＝ligamentum coracohumerale [L].
coracoid [kɔ́:rəkɔid] 烏口状の.
coracoid process 烏口突起(肩甲骨の外側前方への突起，上腕二頭筋(短頭)などが付着する), ＝processus coracoideus [L].
cor adiposum 脂肪心.
cor biloculare 二腔心(心房中隔と心室中隔が欠損して2腔のみとなっている先天性心疾患).
cord [kɔ́:d] 索, 帯.
cordate [kɔ́:deit] 心臓形の, ＝cordiform.
cord bladder 脊髄性膀胱機能障害.
cord blood 臍帯血(胎盤血で臍の緒から採取する．造血幹細胞が多く含まれる).
cord blood bank 臍帯血バンク(骨髄移植の代わりに臍帯血を用いる試みが実用化されてきたため，産婦の了解のもとに臍帯血を採取し凍結保存する).
cord blood stem cell transplantation (CBSCT) 臍帯血肝細胞移植, ＝cord blood transplantation.
cord blood transplantation (CBT) 臍帯血移植(難治性血液疾患である白血病や再生不良性貧血に対する治療法の一つ．臍帯血中に含まれる造血幹細胞を移植する).
cordectomy [kɔ:déktəmi] 声帯切除.
cordiform [kɔ́:difɔ:m] 心臓形の.
cordocentesis [kɔ:dousentí:sis] 臍帯穿刺.
cordopexy [kɔ́:dəpeksi] 声帯固定術.
cordotomy [kɔ:dɑ́təmi] 声帯切除〔術〕, コルドトミー, ＝tractotomy.
core- [kɔ:ri] (瞳孔との関係を示す接頭語).
core [kɔ́:r] 核, コア, 芯.
core conduction model 核電導体模型.
corectopia [kɔ:rektóupiə] 瞳孔変位, 瞳孔偏位, ＝malposition of pupil, ectopia papillae.
co-reductase 還元補酵素, ＝coenzyme I.
corelysis [kɔ:rélisis] 瞳孔剥離術(特に水晶体から虹彩の瞳孔縁癒着を剥離する手術).
core needle biopsy (CNB) 針生検.
coreometer [kɔ:riɑ́mitər] 瞳孔計, 瞳孔距離計, ＝corometer, pupillometer.
coreoplasty [kɔ́:riəplæsti] 虹彩形成術, ＝coreplasty.
coreotomy [kɔ:riɑ́təmi] 瞳孔切開術, ＝iridotomy.
corepraxia [kɔ:ripræksiə] 瞳孔整復〔術〕.
corepressor [kouriprésər] コリプレッサー(調節遺伝子の産物と結合して，リプレッサーを活性化または不活性化したりする低分子物質のこと).
core temperature 核心温度(一般的にいう体温をさす．末梢部の温度変化の影響を直接受けることのない，比較的温度が一定している身体の深部の温度である).
coretomy [kɔ:rétəmi] 虹彩切開術, ＝iridotomy, corotomy.
Cori cycle コーリサイクル(筋肉，脂肪組織，脳などで産生した乳酸は肝臓でグルコースに再生され血糖として末梢組織で利用される．血中グルコースと乳酸との間に異なった臓器間で形成される回路).
Cori disease コーリ病(グリコーゲンの分枝部を分解するための特異な酵素である debrancher が欠損しているために発症する肝型糖尿病．糖尿病Ⅲ型，デブランチャー欠損症), ＝glycogen storage disease type Ⅲ, debrancher deficiency.
corium [kɔ́:riəm] 真皮(表皮下層の線維分の密な結合組織の層), ＝corium [L], dermis.
corn [kɔ́:n] ①トウモロコシ［玉蜀黍］, ②べんち(胼胝)《たこ》, 鶏眼《うおのめ》.

cornea [kɔ́:niə] 角膜(眼球線維膜(外膜)で，眼球前方の透明な部分)，＝cornea [L] 形 corneal.

corneal [kɔ́:niəl] 角膜の.

corneal abrasion 角膜剥離.

corneal abscission 角膜切除術.

corneal astigmatism 角膜乱視.

corneal corpuscle 角膜小体(角膜の固有質板間にあるセメント様物質で，線維芽細胞が吻合して星状をなすもの).

C

corneal ectasia 角膜拡張〔症〕.

corneal graft 角膜移植.

corneal limbal transplantation 角膜輪部移植(角膜輪部上皮に存在する角膜上皮の幹細胞を移植する方法).

corneal reflex 角膜反射，＝conjunctival reflex.

corneal spot 角膜斑，白斑，＝leukoma.

corneal transplantation 角膜移植(視力改善を目的として角膜を移植すること.死体の眼の提供による同種移植が行われている).

Cornelia de Lange syndrome コルネリアドランゲ症候群(精神遅滞に奇形を伴う先天性の症候群).

corneo– [kɔ:niou, –niə] (角膜との関係を表す接頭語).

corneosclera [kɔ:niousklíərə] 強角膜.

corneoscleral [kɔ:niousklíərəl] 角強膜の.

corneous [kɔ́:niəs] 角質の，角化状の，＝horny.

Corner-Allen test コーナー・アレン試験(プロゲステロン試験.成熟雌ウサギを用い，プロゲステロン投与により子宮内膜増殖が完成するのに要する最小量を調べる).

corniculate [kɔ:níkjuleit] 小角状の.

corniculate cartilage 小角軟骨(喉頭の軟骨の一つ)，＝Santorini cartilage.

corniculate tubercle 小角結節(喉頭口の後部にある小角軟骨による結節).

corniculum [kɔ:níkjuləm] 小角，角状突起.

cornification [kɔ:nifikéiʃən] 角化，角質化 動 cornify.

cornified [kɔ́:nifaid] ケラチン化の.

cornoid lamella 角梢(汗孔角化症のときにみられる特有な角質増殖).

cornu [kɔ́:nju] 角，＝horn 複 cornua 形 cornual.

cornua [kɔ́:njuə] → cornu.

cornu ammonis アンモン角(海馬脚の切断面で雄ヒツジの角のようにみえる部分).

cornu cutaneum 皮角，＝warty horn.

Cornus [kɔ́:nəs] ミズキ属(ミズキ科 *Cornaceae* の一属.サンシュユ［山茱萸］*C. officinalis* の種子を除いた果肉は滋養強壮・収斂薬.アメリカヤマボウシ *C. florida* (ハナミズキ)は庭園，街路に植えられる).

coro– [kɑrou, kɔ:–, –r(ə)] ＝core–.

corocleisis [kɔ:roukláisis] 瞳孔閉塞，＝coreclisis.

corona [kəróunə] 冠(冠状の構造物，歯科では歯冠あるいは歯にかぶせるもの).

coronad [kɑ́rənæd, kɔ:–] 冠方へ.

corona dentis 歯冠.

coronal [kəróunəl] ①〔歯〕冠側の，②冠状縫合の.

coronal suture 冠状縫合(前頭骨と左右の頭頂骨間の縫合)，＝sutura coronalis [L].

corona radiata 放線冠(卵胞において卵子に接近した細胞が放線状に配列したもの).

coronaritis [kɑrounəráitis] 冠〔状〕動脈炎.

coronary [kɑ́rənəri, kɔ́:–] 冠〔状〕の.

coronary angiography (CAG) 冠〔状〕動脈造影〔法〕.

coronary angioplasty 冠動脈形成術.

coronary arteriosclerosis 冠動脈硬化症(冠動脈の粥状硬化，進行し狭窄，閉塞が発生すると虚血性心疾患を発症する).

coronary artery (CA) 冠〔状〕動脈(心臓を養う動脈，左右2本ある.枝どうしに吻合が少なく機能的終動脈といわれ心筋梗塞と関係する.臨床では冠動脈という).

coronary artery bypass (CAB) 冠動脈バイパス.

coronary artery bypass graft (CABG) 冠動脈バイパス術(冠状動脈狭窄，閉塞に対し患者の大伏在静脈，内胸動脈などを用いてバイパスを作成し，心筋血流回復手術を行う).

coronary artery disease (CAD) 冠動脈疾患.

coronary artery spasm (CAS) 冠動脈攣縮.

coronary blood flow (CBF) 冠動脈血流〔量〕.

coronary care unit (CCU) 冠〔動脈〕疾患集中治療〔病棟〕.

coronary cataract 冠状白内障.

coronary cineangiography 冠動脈シネアンギオグラフィ.

coronary flow (CF) 冠血流.

coronary groove 冠状溝，＝sulcus coronarius, atrioventricular groove, atrioventric sulcus.

coronary heart disease (CHD) 冠動脈性心疾患.

coronary insufficiency (CI) 冠不全(冠状循環不全).

coronary ligament of liver 肝冠状間膜，＝ligamentum coronarium hepatis

[L].
coronary occlusion 冠動脈閉塞症.
coronary sclerosis (CS) 冠動脈硬化〔症〕.
coronary sinus (CS) 冠状静脈洞(心臓からの静脈血を集めて右心房に注ぐ静脈), ＝sinus coronarius [L].
coronary steal 冠〔状〕血管盗血(流)現象(冠動脈狭窄時に冠動脈拡張を起こさせた際, 狭窄のない血管の血流が増加し, 狭窄部では虚血が逆に強まる現象).
coronary sulcus 冠状溝(心房と心室の間, 左右の冠状動脈が通る), ＝sulcus coronarius [L].
coronary tendons 冠状腱(左右の房室口の周囲にある房室弁が付着する固い結合組織, 左右の線維輪のこと).
coronary thrombosis 冠動脈血栓症.
coronary T wave 冠性T波(心電図における深くて尖った陰性T波, 重大な心筋虚血でみられる).
Coronaviridae [kərounəvíridi:] コロナウイルス科(一本鎖RNAウイルスで, かぜ症候群の原因となるウイルスが含まれる).
coronoidectomy [kɑrənɔidéktəmi] 烏口突起切除〔術〕.
coronoid process 鉤状突起(尺骨の肘関節をつくる滑車切痕の下端の前方に突出する部分).
corpora [kɔ́:pərə] → corpus.
corporeal [kɔ:pɔ́:riəl] 身体の, 肉体の.
corporic [kɔ:pɔ́:rik] 身体的な, 肉体的な.
corpse [kɔ́:ps] 死体, ＝cadaver.
corpulence [kɔ́:pjuləns] 肥満〔症〕, ＝obesity, polysarcia, corpulency 形 corpulent.
cor pulmonale 肺性心(肺循環系の抵抗が増加したために肺高血圧を生じ右心室に圧負荷が加わって, それが肥大拡大した状態. 気管支喘息, 肺気腫, 肺線維症および肺塞栓症においてみられる), ＝pulmonary heart disease.
corpus [kɔ́:pəs] 体 複 corpora 形 corporeal.
corpus albicans 白体(排卵後妊娠しない場合, 卵巣に形成された黄体が退縮・変性したもの), ＝corpus albicans [L].
corpus amylaceum アミロイド小体(アミロイド類似の組織化学反応を示す小体. エオジンに染まりPAS染色陽性の物質), ＝amyloid corpuscle.
corpus arenaceum 脳砂(松果体実質, 間質結合組織内にみられるリン酸カリシウム, 炭酸カルシウムを主成分とするコンペイ糖状の沈着物), ＝brain sand.
corpus callosum 脳梁(左右の大脳皮質を連絡する交連神経線維. 脳梁吻, 脳梁膝, 脳梁幹, 脳梁膨大に分けられる), ＝corpus callosum [L].
corpus cavernosum clitoridis 陰核海綿体.
corpus cavernosum penis 陰茎海綿体(陰茎のなかにある海綿体で2つ(左右1対)ある), ＝corpus cavernosum penis [L].
corpus cavernosum urethrae 尿道海綿体.
corpus ciliare 毛様体, ＝ciliary body.
corpuscle [kɔ́:pəsl] 小体, 球, ＝corpusculum 形 corpuscular.
corpus coccygeum 尾骨〔小〕体, ＝coccygeal body.
corpuscula [kɔ:pʌ́skjulə] → corpusculum.
corpuscular [kɔ:pʌ́skjulər] 血球の, 小体の, 粒子の.
corpusculum [kɔ:pʌ́skjuləm] 小体, 球 複 corpuscula.
corpus fimbriatum 采状体, ＝fringed body.
corpus geniculatum laterale 外側膝状体, ＝lateral geniculate body.
corpus geniculatum mediale 内側膝状体, ＝medial geniculate body.
corpus haemorrhagicum 出血体(排卵後卵胞内にみられる血塊).
corpus luteum 黄体(排卵後に形成される黄色の色素をもつ細胞塊, 黄体ホルモン(プロゲステロン)を分泌する), ＝corpus luteum [L].
corpus luteum hormone (CLH) 黄体ホルモン.
corpus luysii ルイス体(視床下核), ＝Luys body.
corpus mamillare 乳頭体, ＝mammillary body.
corpus pineale 松果体, ＝pineal body.
corpus spongiosum penis 尿道海綿体(陰茎のなかの海綿体で尿道をとりかこんでいる), ＝corpus spongiosum penis [L].
corpus spongiosum urethrae muliebris 女性尿道海綿体.
corpus striatum 線条体, ＝striate body.
corpus vitreum 硝子体, ＝hyaloid body.
correct [kərékt] ①正す, 修正する, 矯正する, 治す, ②正確な, 正しい(基準などに照らして適当であること).
corrected birth rate 標準化出生率.
corrected blood volume (CBV) 補正血液量.
corrected sinus node recovery time (CSNRT) 補正洞結節回復時間.
corrective [kəréktiv] 矯正薬, 矯味薬, ＝corrigent, corrigentia.
correlation [kɔ:riléiʃən] 関連性, 相関.
correlation ratio 相関比(エータηで表

す).

correspondence [kɔ:rispándəns] 相応, 対応.

Corrigan pulse コリガン脈(大動脈弁不全症に現れる脈拍. 大脈, 速脈ともいう), = water-hammer pulse.

corrin [kɔ́:rin] コリン核, コリン環(還元された4つのピロール環が, そのα位で3つのメチル基と1つの直接結合によりつながって形成する15員環をコリン環という), = corrinring.

C

corrosive [kəróusiv] ①腐食の, ②腐食剤.

corrugator [kár(j)u:geitər] 皺筋(表情筋の一つ).

corrugator supercilii 皺眉筋(表情筋の一つ), = musculus corrugator supercilii [L].

corset [kɔ́:sit] コルセット(整形外科用), = surgical corset.

cortex [kɔ́:teks] ①皮質(器官の髄質に対していう), ②皮類, ③皮層(植物の) 形 cortical.

Corti arch コルチ弓(内コルチ細胞(内有毛細胞)と外柱細胞がつくるアーチ), = arch of Corti.

cortical [kɔ́:tikəl] ①皮質性の, 大脳皮質性の, ②木皮の, 樹皮の, 皮層の(植物).

cortical apraxia 皮質性失行.

cortical blindness 皮質盲(両側の後頭葉の視覚領皮質の障害による視力障害. 完全な視覚喪失である. 対光反射は保たれ, 眼底にも異常所見は認められない).

cortical blood flow (CBF) 〔腎〕皮質血流.

cortical bone 皮質骨, = compact bone.

cortical cataract 皮質部白内障.

cortical epilepsy 皮質性てんかん(発作の起始する部位が大脳皮質に局在するてんかん).

cortical hormone 副腎皮質ホルモン(cortinなどをいう).

cortical vision 皮質視力(字づまり視力).

Corti canal コルチ管, = Corti tunnel, inner tunnel.

Corti cell コルチ細胞(コルチ器の外有毛細胞).

corticifugal [kɔ:tisífjugəl] 皮質遠心性の.

corticipetal [kɔ:tisípitəl] 皮質求心性の.

cortico- [kɔ:tikou, -kə] (皮質, 樹皮との関係を表す接頭語).

corticoadrenal-stimulating hormone (CASH) 副腎髄質刺激ホルモン.

corticoafferent [kɔ:tikouǽfərənt] 皮質求心的の.

corticoautonomic [kɔ:tikouɔ:tənámik] 皮質自律性の.

corticobulbar [kɔ:tikoubʌ́lbər] 皮質延髄の.

corticoefferent [kɔ:tikouéfərənt] 皮質遠心的の.

corticoid [kɔ́:tikɔid] コルチコイド(副腎皮質ホルモンおよび類似物質の総称), = corticosteroid, adrenal cortical steroid.

corticospinal tract 皮質脊髄路(大脳皮質と脊髄を連絡する, 錐体路系に属す), = tractus corticospinales [L].

corticosteroid (CS) [kɔ:tikoustérɔid, -stíər-] 副腎皮質ステロイド(コレステロールの側鎖切断により生成するプレグネノロンを出発点として副腎皮質において産生・分泌されるステロイド・ホルモンの総称), = corticoid.

corticosteroid-binding globulin (CBG) コルチコステロイド結合グロブリン.

corticosterone [kɔ:tikástiroun] コルチコステロン(副腎皮質ホルモンの結晶性有効成分で, 糖コルチコイドの一つ).

corticotropin [kɔ:tikətróupin] コルチコトロピン(下垂体前葉から分泌されるホルモンで, 副腎皮質ホルモンの分泌を促進する), = corticotrophin, corticotrophic hormone, adrenocorticotropic hormone, adrenotropin.

corticotropin releasing hormone (CRH) 副腎皮質刺激ホルモン放出ホルモン, コルチコトロピン放出ホルモン(ポリペプチドホルモン. 脳, 腸管, 性腺, 副腎, 胎盤などに分布する).

Corti ganglion コルチ神経節(ラセン神経節), = ganglion spirale.

Corti membrane コルチ膜(蓋膜のこと, 内耳の聴覚感受装置であるコルチ器にある), = membrana tectoria.

Corti organ コルチ器(ラセン器ともいい, 内耳の蝸牛管の中にあり聴覚に関係する細胞よりなる), = spiral organ.

Corti pillars コルチ柱細胞(内柱細胞と外柱細胞がある).

Corti rods (コルチ器の柱状細胞のこと), = Corti fibers.

cortisol [kɔ́:tisɔ:l] コルチゾル(副腎皮質ホルモンの一種, 糖質コルチコイド), = hydrocortison.

cortisone [kɔ́:tisoun] コルチゾン(副腎皮質ホルモンの一つ), = Kendall compound E, Wintersteiner compound F, Reichstein substance Fa.

cortisone glucose tolerance test (CGTT) コルチゾンブドウ糖負荷試験.

cortisone-resistant thymocyte コルチゾン抵抗性胸腺細胞(コルチゾンなどのグルココルチコイドを投与したとき生き残る胸腺細胞のこと. 主に成熟T細胞. 成熟T細胞を採取する最も簡便な方法).

Corti tunnel コルチトンネル(コルチ器の有毛細胞と柱細胞によってできる隙

間).

cor triatrium trilocutare 三腔三房心.

cor triloculare biatrium 三腔二房心, ＝cor triloculare biauriculare.

cor triloculare biventriculare 三腔二室心.

corymbiform [kərímbifɔ:m] 散房花状(病巣の花弁状配列).

Corynebacterium [kɔ:rinibæktí:riəm] コリネバクテリウム属(好気性〜嫌気性のグラム陽性桿菌. ジフテリア菌*C. diphtheriae*, 偽ジフテリア菌*C. pseudodiphtheriticum*などを含む).

corynebacterium [kɔ:rinibæktí:riəm] コリネバクテリウム(*Corynebacterium*属の細菌を指す) 複 corynebacteria.

coryza [kəráizə] 鼻感冒(はなかぜ), ＝common cold.

cosmetic [kazmétik] ①美容の, ②化粧剤の.

cosmetic surgery 美容外科.

cosmic ray 宇宙線(宇宙の空間を通ってあらゆる方向に放散する透過性の高い放射線), ＝Millikan rays, ultra-x rays, penetrating radiation of atmosphere.

cosmid vector コスミドベクター(λファージのcos部位をもったプラスミドのこと).

costa [kástə] 肋骨(12対あり後方では胸椎と, 前方では下位の2対を除き胸骨と肋軟骨を介して関節する) 複 costae 形 costal.

costae fluctuantes 浮動肋骨(12対の肋骨のうち下位の2対(第11, 12肋骨)), ＝floating ribs.

costae spuriae 仮肋骨(下位5対の肋骨, 胸骨と肋軟骨を介して直接関節しない), ＝false ribs.

costae verae 真肋骨(上位7対の肋骨, 胸骨と肋軟骨を介して直接関節する), ＝true ribs.

costal [kástəl] 肋骨の.

costal angle 肋骨角(肋骨の彎曲で最も著しいところ), ＝angulus costae [L].

costal arch 肋骨弓(第8〜10肋骨の肋軟骨が合してできる弓状縁), ＝arcus costalis [L].

costal cartilage 肋軟骨(肋骨が胸骨に連結するところにあり硝子軟骨に分類される), ＝cartilago costalis [L].

costalgia [kastælʤiə] 肋骨痛, ＝costagra.

costal groove 肋骨溝(肋間神経, 肋間動脈, 肋間静脈が通る), ＝sulcus costae [L].

costal pleura 肋骨胸膜(肋骨のある胸壁の内面をおおう胸膜), ＝pleura costalis [L].

costal process 肋骨突起(腰椎で横突起のようにみえる部分, 肋骨に由来), ＝processus costarius [L].

costate [kásteit] 肋骨状の.

costectomy [kastéktəmi] 肋骨切除〔術〕, ＝costatectomy.

cost-effectiveness 費用対効果.

Costen syndrome コステン症候群(下顎関節の咬合機能異常, 咀嚼筋の痙攣によって起こる下顎関節を中心とする多彩な異常を呈するもの), ＝temporomandibular syndrome.

costimulatory molecule 共刺激分子(補助シグナル分子), ＝accessory signal molecule.

costo- [kastou, -tə] (肋骨との関係を表す接頭語).

costocervical trunk 肋頸動脈(鎖骨下動脈の枝の一つ), ＝truncus costocervicalis [L].

costochondral [kastəkándrəl] 肋軟骨の.

costoclavicular [kastouklәvíkjulər] 肋骨鎖骨の.

costoclavicular syndrome 肋骨鎖骨症候群(鎖骨と第1肋骨との間隙狭窄のため鎖骨下動脈, ときには下位上腕神経叢が圧迫されるもの).

costocoracoid [kastoukɔ́:rəkɔid] 肋骨烏口の.

costodiaphragmatic recess 肋骨横隔洞(肋骨と横隔膜の間の胸膜腔で胸水などがたまりやすい), ＝recessus costodiaphragmaticus [L].

costogenic [kastəʤénik] 肋骨から発生する.

costophrenic angle 肋骨横隔膜角.

costoscapular [kastəskǽpjulər] 肋肩甲骨の.

costosternal [kastoustə́:nəl] 肋胸骨の.

costosternoplasty [kastoustə́:nəplæsti] 肋胸骨形成〔術〕.

costotome [kástətoum] 肋骨切り.

costotomy [kəstátəmi] 肋骨切開術.

costotransverse [kastətrǽnsvə:s] 肋横突起の.

costotransversectomy [kastoutrænsvə:séktəmi] 肋骨横突起切除術.

costovertebral [kastouvə́:tibrəl] 肋骨脊椎の.

costovertebral angle (CVA) 肋骨脊柱角.

costovertebral angle tenderness (CVAT) 肋骨脊柱角叩打痛.

costoxiphoid [kastouzáifɔid] 肋骨剣状突起.

COT continuous oxygen therapy (持続酸素療法).

Cotard syndrome コタール症候群(偏執狂, 虚無的妄想, 自殺念慮や感覚障害を呈するもの).

COTD cardiac output by thermodilution (熱希釈法による心拍出量).

Cote d'Ivoire Ebola virus コートジボワールエボラウイルス(フィロウイルス科のウイルスで，エボラ出血熱の原因となる).

cothromboplastin [kouθrɑmbəplǽstin] コトロンボプラスチン(血液凝固 第Ⅶ因子), ＝factor Ⅶ, proconvertin, stable factor, autothrombin Ⅰ, serum prothrombin conversion accelerator.

cotransport [koutrǽnspɔ:t] 共輸送(1輸送系で2物質を同方向に輸送する).

C

Cotte operation コット手術(前仙骨神経切除術), ＝presacral neurectomy.

cotton [kɑ́tən] 綿(草綿), ワタ(草綿 *Gossypium herbaceum* の種から集めた織物の原料).

cotton applicator 綿棒, ＝cotton swab.

cotton-wool spot 綿花状白斑(高血圧性網膜症における重要所見で，眼底の滲出により生じ，KWⅢ型に分類される).

cotyledon [kɑtilí:dən] ①胎盤分葉, ②子葉(植物の), ③絨毛叢.

cotylo- [kɑtilou, -lə] (盃状，寛骨臼の意味を表す接頭語).

cotyloid [kɑ́tilɔid] 盃状，盞状, ＝cup-shaped.

cotyloid cavity 寛骨臼(寛骨にあり大腿骨頭と関節する), ＝acetabulum.

couch [káuʧ] 床(特に軽便用の).

coudé catheter クーデカテーテル(先端で屈曲したカテーテル), ＝elbowed catheter.

cough [kɑ́f] 咳嗽(がいそう), 咳(せき).

cough reflex (CR) 咳嗽反射.

cough syncope 咳失神(強い咳嗽時に胸腔内圧が上昇し，一過性に心への血液流入量が減少し，それに伴う心拍出量が減少することにより脳貧血を起こす状態. 咳嗽性失神), ＝tussive syncope.

cough variant asthma (CVA) 咳喘息(喘鳴や呼吸困難を伴わず，慢性乾性咳嗽を唯一の症状とする疾患である).

coulomb [ku:lóum] クーロン(SI単位系における電荷の単位. 1アンペアAの電流が1秒間に流れたとき運ばれる電荷量が1C(クーロン)である).

Councilman body カウンシルマン小体(好酸小体で，黄熱患者の肝にみられる非炎症性硝子状壊死), ＝acidophilic body.

counsel(l)ing [káunsəliŋ] カウンセリング，相談，助言.

counsel(l)or [káunsələr] カウンセラー，助言者，相談相手，顧問.

count [káunt] 計算〔値〕.

counter- [kauntə(:)] (反対の意味を表す接頭語).

counter [káuntər] 計数管，計数器(ガスを充満した金属管で，その中を放射線のような電離作用をもつ粒子が通ると気体放電が起こり，ネオン管を発光させ，または機械的計数器を発動させる装置).

counteraction [kauntərǽkʃən] 反作用，逆作用，拮抗作用.

counterclockwise (CCW) [kauntə:-klɑ́kwaiz] 反時計方向(右から左への方向をいう).

counterclockwise rotation 反時計方向回転.

counterextension [kauntə:iksténʃən] 対償牽引，反対伸展，反対牽引, ＝contraextension.

counterfeit [káuntə:fit] 虚偽，仮性.

counterfissure [kauntə:fíʃər] 対側骨折, ＝contrafissure.

counterimmunoelectrophoresis [kauntə:imjunouilektroufərí:sis] 対向免疫電気泳動〔法〕.

counterincision [kauntə:insíʒən] 副切開，対(つい)切開(最初の切開に隣接した第2の切開).

counterinvestment [kauntə:invéstmənt] 反対表出.

counterirritant [kauntə:íritənt] 反対刺激薬.

counterirritation [kauntə:iritéiʃən] 反対刺激，誘導発疱(発赤).

counteropening [kauntə:óupəniŋ] 対孔切開, ＝contraincision.

counterphobic [kauntə:fóubik] 逆恐怖の，恐怖に対抗した.

counterpulsation [kauntə:pʌlséiʃən] カウンタパルセイション(心不全治療における機械的自動補助手段，大動脈バルーンパンピング法).

counterpuncture [kauntə:pʌ́ŋkʧər] 対孔穿刺.

countershock [káuntərʃɑk] カウンターショック(心室細・粗動，心房細・粗動，発作性頻拍症に際し，直流通電を行って，これら不整脈を停止する方法をいう), ＝electrical defibrillation.

counterstain [káuntə:stein] 対比染色.

countertraction [kauntə:trǽkʃən] 反対牽引〔法〕.

countertransference [kauntə:trǽnsfərəns] 逆転移.

countertransport [kauntə:trǽnspɔ:t] 対向輸送.

counting chamber 血球計算室.

counting fingers (CF) 指数弁.

counts per minute (cpm) 毎分カウント数.

coup [kú:(p)] [F] 打撃, ＝stroke.

coup de glotte [F] 声門衝撃(発声時の衝撃的硬起音).

coup injury of brain 脳の衝撃側損傷(衝撃を受けた側の頭蓋骨の直下に起こる損傷).

couple [kʌ́pl] ①2個，夫婦，②偶力，力対(物理学)，③連星(天文), ＝binary

star 形 coupled.

coupled transport 共役輸送(2種類以上の溶質が共役して担体タンパク質の仲介により，同時に輸送されることをいう．等方輸送と逆方輸送がある)．

coupling [kʌ́pliŋ] ①連結期(心臓期外収縮とその前の正常収縮との間の時間をいう)，②相引(遺伝子相互の牽引力)，③配偶，共役，結合，抱合(化合物の)，④発色現象．

coupling interval 連結間隔．

course [kɔ́:s] 進行，経過，推移，過程，行程，期間．

Courvoisier gallbladder クールヴォアジエ胆嚢(胆管慢性閉鎖性の拡張した胆嚢)．

couvade [ku:vɑ́:d] クーバード(妻の産褥期中，夫が病を装う民俗的習慣)．

couveuse [ku:vjú:z] [F] ①保温期(育児用の)，②孵卵期．

covalent [kouvéilənt] 共有結合〔形〕の．

Cowden disease カウデン病(外毛根鞘腫で，高齢者の顔面に好発する単発性丘疹や小結節．その多くは腫瘍である)，= multiple hamartoma syndrome.

cowl [kául] 頭布，僧帽，= pilleus.

Cowper cyst カウパー嚢腫(カウパー腺の停滞によるもの)．

Cowper gland カウパー腺(尿道球腺)，= bulbourethral gland, Méry gland.

cowperitis [kaupəráitis] カウパー腺炎．

Cowper ligament カウパー靱帯(大腿筋膜の恥骨櫛に付着している部分)．

cowpox [káupɑks] 牛痘．

Cowpox virus 牛痘ウイルス(ポックスウイルス科のウイルスで，搾乳などでウシから感染し，皮疹，潰瘍をきたす)．

coxa [kɑ́ksə] ①寛骨〔部〕，股関節部，= hip joint，②基節(蛹の) 形 coxal.

coxa adducta 内反股，= coxa vara.

coxalgia [kɑksǽldʒiə] 股関節痛，= coxalgy.

coxa magna 大股，過大骨頭(大腿骨頭が病的に肥厚した状態)．

coxa plana 扁平股．

coxa valga 外反股(大腿骨の頸部の軸と大腿骨骨幹軸のなす角度(頸体角)が正常より大きいもの．内反股 coxa vara の反対)．

coxa vara 内反股(大腿骨の頸体角が正常より小さいもの)，= coxa flexa, coxa adducta.

coxa vara luxans 脱臼性内反股．

Coxiella [kɑksiélə] コクシエラ属(Q熱コクシエラ *C. burnetii* 1菌種のみが含まれる．偏性細胞内寄生性の細菌で，人獣共通感染症であるQ熱の原因となる)．

coxitis [kɑksáitis] 股関節炎．

coxodynia [kɑksədíniə] 股関節痛，= coxalgia.

coxofemoral [kɑksəféмərəl] 股大腿の．

coxotuberculosis [kɑksoutjubə:kjulóusis] 股関節結核．

coxsackievirus [kɑksǽki:vaiərəs] コクサッキーウイルス(ピコルナウイルス科のウイルスで，A群とB群に分けられる．かぜ症候群，無菌性髄膜炎を起こすほか，A群は手足口病，ヘルパンギーナ，B群は心筋炎，流行性筋痛症などの原因となる)．

CP ①capillary pressure (毛細管圧)，②cerebral palsy (脳性麻痺)，③chest pain (胸痛)，④chronic pancreatitis (慢性膵炎)，⑤chronic polyarthritis (慢性多発性関節炎)，⑥cleft palate (口蓋裂)，⑦clinical pathology (臨床病理学)，⑧creatine phosphate (クレアチンリン酸)，⑨critical path (way) (クリティカルパス)．

CPA cardiopulmonary arrest (心肺停止状態)．

CPAOA cardiopulmonary arrest on arrival (来院時心肺機能停止)．

CPAP continuous positive airway pressure (持続〔的〕気道内陽圧〔呼吸法〕)．

CPB cardiopulmonary bypass (人工心肺，心肺バイパス)．

CPBV cardiopulmonary blood volume (心肺血液量)．

CPD ①cephalopelvic disproportion (児頭骨盤不均衡)，②chronic peritoneal dialysis (慢性腹膜透析)，③contagious pustular dermatitis (接触性膿疱性皮膚炎)．

CPD solution citrate phosphate dextrose solution (クエン酸・リン酸・ブドウ糖液，CPD液)．

CPE ①cardiogenic pulmonary edema (心原性肺水腫)，②chronic pulmonary emphysema (慢性肺気腫)．

CPEO chronic progressive external ophthalmoplegia (慢性進行性外眼筋麻痺)．

C-peptide immunoreactivity (CPR) Cペプチド免疫測定値．

CPFX ciprofloxacin (シプロフロキサシン)．

CPH ①chronic persistent hepatitis (慢性持続性肝炎)，②chronic paroxysmal hemicrania (慢性発作性片側頭痛)．

CPM continuous passive motion (持続的他動運動)．

cpm ①cycles per minute (サイクル毎分)，②counts per minute (毎分カウント数)．

CPMS chronic progressive multiple sclerosis (慢性進行性多発性硬化症)．

CPN ①chronic polyneuropathy (慢性多発ニューロパチー)，②chronic pyelonephritis (慢性腎盂腎炎)．

CPP cerebral perfusion pressure (脳灌流圧)．

CPPB continuous positive pressure breathing (持続陽圧呼吸)．

CPPV continuous positive pressure ventilation (持続〔的〕陽圧換気).
CPR ① computer based patient record (健康情報のコンピュータ管理), ② cardiopulmonary reserve (心肺予備力), ③ cardiopulmonary resuscitation (心肺蘇生〔法〕), ④ C-peptide immunoreactivity (C ペプチド免疫測定値).
CPRM capreomycin (カプレオマイシン).
CPS count per second (毎秒カウント数).
C
cps cycles per second (サイクル毎秒).
CPT ① carotid pulse tracing (頸動脈波), ② cold pressure test (寒冷昇圧試験).
CPUE chest pain of unknown etiology (病因不明の胸痛).
CPV circulating plasma volume (循環血漿量).
C1q solid phase radioimmunoassay C1q 固相化反応(補体第1成分の亜成分の一つで循環性免疫複合体結合性をもつ C1q を利用した方法).
CR ① cardiac resuscitation (心蘇生), ② cardio-respiratory (C-R. 心肺性, 心肺の), ③ clinical record (臨床記録), ④ clinical research (臨床研究), ⑤ complement receptor (補体受容体), ⑥ computed radiography (コンピュータ処理 X 線映像法), ⑦ cough reflex (咳嗽反射).
Cr ① chromium (クロムの元素記号), ② creatinine (クレアチニン).
crack cocaine クラックコカイン(コカインの誘導体吸入で短期間, 強力な幸福感をきたす. 比較的安価で習慣性もきたしやすい).
cracked heel 亀裂踵, = keratodermia plantare sulcatum.
cracked-pot note 破壺様呼吸音.
crackles [krǽklz] パチパチ音, クラックル(断続性ラ音).
crackling rale 有響性ラ音, = subcrepitant rale.
cradle [kréidl] ① 離被架(傷口から寝具を離れさせるための装置), ② 揺籃《ゆりかご》.
cradle cap 乳児頭部脂漏性湿疹(脂肪と垢からなる乳児頭頂の帽状滲出物).
cramp [krǽmp] 痙攣, 痙直(こむら返り).
cramp of swallowing 嚥下痙攣, = deglutition cramp.
cramps [krǽmps] 痙攣.
craniad [kréiniæd] 頭の方に, = cephalad.
cranial [kréiniəl] 頭蓋の, 頭側の.
cranial arteritis 頭蓋動脈炎, = giant cell arteritis, temporal arteritis.
cranial bones 頭蓋骨(頭蓋を構成する 15 種 23 個の骨), = ossa cranii.
cranial cavity 頭蓋腔(脳をいれる頭蓋の骨で囲まれた腔), = cavum cranii [L].
cranial computed tomography (CCT) 頭蓋の CT 検査.
cranial nerves 脳神経(12対あり, 多くは脳幹から出る), = nervi craniales [L].
cranial sinus 硬膜静脈洞, 頭蓋静脈洞, = sinus durae matris.
cranial sutures 頭蓋の縫合.
cranial vertebra 頭蓋顔面骨(脊椎の残遺物と考えられている).
craniectomy [kreiniéktəmi] 頭蓋骨切除術.
cranio- [kreiniou, -niə] (頭蓋との関係を表す接頭語).
cranio-caudal (CC) 頭尾方向.
craniocele [kréiniəsi:l] 頭蓋瘤(頭蓋内容のヘルニア).
cranioclasty [kréiniəklæsti] 砕頭〔術〕.
craniofacial [kreiniouféiʃəl] 頭蓋顔面の.
craniofacial axis 頭蓋基底軸(頭蓋底をつくる篩骨, 蝶形骨, 後頭骨の底を通る直線).
craniofenestria [kreinioufənéstriə] 頭蓋有窓症.
craniolacunia [kreiniouləkjú:niə] 頭蓋裂孔.
craniomalacia [kreinioumәléiʃiə] 頭蓋骨軟化症(くる病の), = craniotabes.
craniomeningocele [kreiniouminíŋgəsi:l] 頭蓋髄膜瘤.
craniometer [kreiniámitər] 頭蓋計測器.
craniometric points 頭蓋測定点(頭蓋骨測定に用いる各種の固定点).
craniometry [kreiniámitri] 頭〔蓋〕計測法 形 craniometric.
craniopagus [kreiniápəgəs] 頭蓋結合体(頭蓋癒着性重複児).
craniopathy [kreiniápəθi] 頭蓋病.
craniopharyngeal [kreinioufərínʤiəl] 頭蓋咽頭管の.
craniopharyngioma [kreinioufərinʤióumə] 頭蓋咽頭腫(下垂体下部の下垂体管から発生する良性の混合腫瘍で, 嚢腫性と充実性とに区別される), = Erdheim tumor.
cranioplasty [kréiniəplæsti] 頭蓋形成術.
craniopuncture [kreiniəpʌ́nktʃər] 頭蓋穿刺.
craniorhachischisis [kreiniourəkískisis] 頭蓋脊椎披裂(先天性).
craniosacral [kreiniouséikrəl] 頭蓋仙骨の.
cranioschisis [kreiniáskisis] 頭蓋破裂, 二分頭蓋(潜在性と嚢胞性に分類される).
craniosclerosis [kreiniəskliəróusis] 頭蓋骨硬化症(くる病の).
craniospinal [kreiniəspáinəl] 頭蓋脊柱

の.

craniostenosis [kreinioustinóusis] 狭頭症(頭蓋骨縫合早期癒合症による), = craniosynostosis.

craniosynostosis [kreiniousinɑstóusis] 頭蓋骨縫合早期癒合症.

craniotabes [kreinioutéibi:z] 頭蓋癆, 頭蓋軟化症, = craniomalacia 形 craniotabetic.

craniotome [kréiniətoum] 開頭器.

craniotomy [kreiniátəmi] 開頭術.

craniotympanic [kreiniətimpǽnik] 頭蓋鼓室の.

cranium [kréiniəm] 頭蓋, = skull 形 cranial.

cranter [krǽntər] 智歯(第3臼歯で, これが生歯すると歯弓が完成される).

CRAO central retinal artery occlusion (網膜中心動脈閉塞症).

cras mane (c.m.) [L] 翌朝, = tomorrow morning.

cras nocte (c.n.) [L] 翌夜, = tomorrow night.

crater [kréitər] ①クレーター, 噴火口, ②弾孔, = niche 形 crateriform.

crateriform [kreitérifɔ:m] 噴火口状の, = crater-shaped.

cravat bandage 三角包帯, = triangular bandage.

crawling [krɔ́:liŋ] 腹這い.

CRC ①concentrated red blood cells (濃厚(濃縮)赤血球〔液〕), ②clinical research coordinator (治験コーディネーター).

CRD ①childhood rheumatic disease (小児期リウマチ疾患), ②chronic renal disease (慢性腎疾患), ③chronic respiratory disease (慢性呼吸器疾患).

C-reactive protein (CRP) C反応性タンパク〔質〕(急性期タンパク質で, 肺炎菌から得られるC多糖類により沈殿し, 急性炎症の診断に広く用いられるが, 特異性はない), = acute phase protein.

cream [krí:m] ①乳脂, ②乳剤, ③精華(粋).

crease [krí:s] ひだ, しわ, 折り目.

creatine [krí:ətin] クレアチン(哺乳類の筋肉組織中にあり, またリン酸塩としても存在する).

creatine kinase (CK) クレアチンキナーゼ(クレアチンリン酸の合成分解を触媒する), = creatine phosphokinase.

creatine kinase isoenzyme クレアチンキナーゼアイソエンザイム(クレアチンキナーゼの同位酵素で, CK-BB, -MB, -MM が知られている).

creatinemia [kriətiní:miə] クレアチン血症(血中クレアチンが3 mg%以上), = creatinaemia.

creatine phosphate (CP) クレアチンリン酸, = phosphocreatine, creatine phosphoric acid, phosphagen.

creatine phosphokinase (CPK) クレアチンリン酸酵素(リン酸クレアチンのPをADPに転換させる作用を触媒する酵素).

creatine system クレアチン系(筋肉の解糖作用と攣縮系との間のリン酸移動の諸反応を営む化学的系統).

creatinine (Cr.Crt) [kriǽtini:n] クレアチニン(クレアチンの脱水物(メチルグリコシアミジン) $C_4H_7N_3O$ で, 生体内では筋肉・脳でクレアチンリン酸から非可逆的非酵素的脱水反応により生成されたり, クレアチンの脱水により生成される).

creatinine clearance (Ccr) クレアチニンクリアランス(内因性クレアチニンが糸球体から濾過されて尿中に排泄されるために要する血漿量から腎機能を判定する方法).

creatinine coefficient クレアチニン係数(血中の正常値1〜2 mg%).

creatinuria [kri:ætinjú:riə] クレアチン尿〔症〕(クレアチンの尿排泄が増加した状態. 筋ジストロフィー, 多発筋炎, クッシング症候群などで増加する).

creatorrhea [kri:ætərí:ə] 筋線維便(不消化筋肉線維が糞便に排泄されること).

creep [krí:p] ほふく(匍匐), クリープ.

creeping [krí:piŋ] 四つ這い.

C region constant region (定常部領域, C領域).

cremaster [kri:mǽstər] 精巣挙筋(内腹斜筋の一部で精索に含まれる. 旧名 挙睾筋), = musculus cremaster [L] 形 cremasteric.

cremasteric [kri:mæstérik] 精巣挙筋の.

cremasteric artery 精巣挙筋動脈, = arteria cremasterica [L].

cremasteric reflex 精巣挙筋反射(大腿内側上部の皮膚を軽く刺激すると, 同側の精巣が反射的に吊り上がる).

cremnocele [krémnəsi:l] 陰唇ヘルニア, = labial hernia.

crena [krí:nə] 裂, 溝, 隙.

crenate [krí:neit] 溝の, 裂の, 隙の, = crenated.

crenation [kri:néiʃən] 円鋸歯状物(特に赤血球の辺縁部が収縮して凹凸を呈する状態).

crenocyte [krí:nəsait] こんぺいとう(金米糖)状赤血球, = crenated erythrocyte.

crenotherapy [kri:nəθérəpi] 鉱泉水治療.

crepitant rale 捻髪音.

crepitation [krepitéiʃən] 捻髪音(ねんぱつおん), 軋轢音(いあつおん) 形 crepitant.

crepitus [krépitəs] 捻髪音.

crescendo angina 漸増性狭心症,

= acute coronary insufficiency, impending myocardial infarction, unstable angina.

crescendo murmur 漸強(増)性心雑音.

crescent [krésənt] ①半月体, 脊髄半月, ②コーヌス(眼の), ③〔マラリア原虫の〕半月形期 形 crescentic.

crescent-cell anemia 半月状細胞貧血, = sickle-cell anemia.

crescentic glomerulonephritis (GN) 半月体形成性糸球体腎炎.

C

cresol red クレゾール赤(pH 7.2では黄, 8.8では赤となる指示薬).

CREST calcinosis, Raynaud phenomenon, esophageal motility disorders, sclerodactyly, telangiectasia (クレスト〔症候群〕).

crest [krést] 稜(骨の), 櫛, 冠, 頂.

crest of head of rib 肋骨頭稜, = crista capituli costae.

CREST syndrome クレスト症候群(汎発性強皮症の一型. 石灰沈着 calcinosis (C), レイノー Raynaud 症状(R), 食道病変(E), 肢端硬化症 sclerodactylia (S), 毛細血管拡張症(T)を特徴とする).

cretin [krí:tin] クレチン病患者(新生児〜乳児期から甲状腺ホルモン欠乏の症状が発現している状態) 形 cretinoid, cretinous.

cretinism [krí:tinizəm] クレチン症(新生児甲状腺機能低下症).

cretinistic [kri:tinístik] クレチン病の, クレチン病患者の, = cretinous.

cretinoid [krí:tinɔid] クレチン病様の.

cretinous [krí:tinəs] クレチン病の, クレチン病患者の, = cretinistic.

Creutzfeldt-Jakob disease (CJD) クロイツフェルト・ヤコブ病(プリオン病の一種で, ヒトの亜急性海綿状脳症).

Creutzfeldt-Jakob syndrome クロイツフェルト・ヤコブ症候群, = Creutzfeldt-Jakob disease.

crevice [krévis] 間隙(すきま), 凹部 形 crevicular.

CRF ①case report form (症例報告書), ②chronic renal failure (慢性腎不全), ③chronic respiratory failure (慢性呼吸不全).

CRH corticotropin releasing hormone (副腎皮質刺激ホルモン放出ホルモン).

CRI ①chronic renal insufficiency (慢性腎不全), ②chronic respiratory insufficiency (慢性呼吸不全).

crib [kríb] ①寝台(周囲に横木をつけた乳児用の), ②格状矯正装置(歯科用).

crib death ゆりかご死(乳幼児突然死症候群の俗称), = sudden infant death syndrome.

cribra [kríbrə] → cribrum.

cribriform [kráibrifɔ:m, kríb-] ふるい(篩)状の, = cribrate, cribrose, sieve-like.

cribriform plate 篩板(篩骨の一部, 嗅神経の通過する小さな孔がある), = lamina cribrosa [L].

cribrum [kríbrəm] 篩(ふるい), 篩板 複 cribra.

cricket thigh クリケット大腿(クリケットまたはフットボールの競技においてみられる大腿隣接筋肉の腱裂).

cricoaryt(a)enoid [kraikouærití:nɔid] 輪状披裂の.

cricoesophageal tendon 輪状食道腱束(喉頭の輪状軟骨の後面につく食道の縦走線維束).

cricoid [kráikɔid] 輪状の.

cricoid cartilage 輪状軟骨(喉頭の軟骨の一つ), = cartilago cricoidea [L].

cricopharyngeal [kraikoufərínʤiəl] 輪状咽頭の.

cricothyroid [kraikouθáirɔid] 輪状甲状筋(喉頭筋の一つ), = musculus cricothyr(e)oideus [L].

cricothyroidotomy [kraikouθairɔidátəmi] 輪状甲状軟骨切開〔術〕.

cricothyrotomy [kraikouθairátəmi] 輪状甲状膜切開〔術〕.

cricotomy [kraikátəmi] 輪状軟骨切開.

cricotracheotomy [kreikoutreikiátəmi] 輪状気管切開.

cri-du-chat syndrome ネコ鳴き症候群, = cat-cry syndrome.

Crigler-Najjar syndrome クリグラー・ナジャー症候群(常染色体性劣性遺伝疾患. 肝における, グルクロニルトランスフェラーゼ欠損による高間接ビリルビン血症を呈する症候群), = Crigler-Najjar disease.

Crimean-Congo hemorrhagic fever (CCHF) クリミア・コンゴ出血熱(クリミア・コンゴ出血熱ウイルスによる疾患).

Crimean-Congo hemorrhagic fever virus クリミア・コンゴ出血熱ウイルス(ブニヤウイルス科のウイルス).

criminal [kríminəl] 犯罪者.

criminal psychology 犯罪心理学.

criminology [kriminálədʒi] 犯罪学.

crinogenic [krinədʒénik] 分泌促進性の.

crinophagy [krináfədʒi] 分泌胞消化(分泌胞がリソソームとの融合によって除かれ, ついでその複合物が分解される自食作用の変形).

cripple [krípl] 身体障害者, 肢体不自由者.

crisis [kráisis] ①分利(疾病の経過中の頂点または急激な変化で, 主として軽快に向かう時期をいう), ②発症(発作性の症状が発現すること) 形 critical.

crisis intervention 危機介入.

crisis theory 危機理論.

crispation [krispéiʃən] ①攣縮性蟻走

感，②とりはだ(鳥肌).
crista [krístə] 稜，櫛，＝crest 複 cristae 形 cristate.
crista dividens 分割稜(胎児の卵円孔の上縁で，下大静脈液を二部に分割する).
crista galli 鶏冠(篩骨の一部で頭蓋腔へ突出している，大脳鎌が付着する)，＝crista galli [L].
crista iliaca 腸骨稜，＝iliac crest.
crista terminalis 分界稜(右心房の内面にある).
criteria [kraití:riə] →criterion.
criteria of brain death diagnosis 脳死判定基準(臨時脳死及び臓器移植調査会によって脳死が個体の死の一つの型であることが結論づけられ，これに基づいて臓器移植法が制定された際に決められた判定基準).
criterion [kraití:riən] 基準(診断・判断などの) 複 criteria.
critical [krítikəl] 臨界の，危険の.
critical age 更年期，＝climacteric age.
critical care nursing (CCN) 〔危急〕重症患者看護.
critical care unit (CCU) 〔危急〕重症患者管理室(部).
critical community size 限界集団サイズ，限界人口規模(ウイルス病の疫学で，ある人口集団中に流行が成立するために必要な集団の大きさ)，＝critical population size.
critical condition (CC) 危篤状態.
critical incident stress (CIS) 惨事ストレス(消防隊員，救急隊員などが災害や事件現場へ出動した際，被害者と同様な心的衝撃を受けストレス反応を引き起こすこと).
critical organ (CO) 決定臓器.
critical path(way) (CP) クリティカルパス(入院から退院までの工程を一覧にし，効率・効果の向上をはかる管理方式).
critical period 臨界期(ある刺激が生理的あるいは薬理的に作用しうる特定の期間または時期).
critical point 臨界点(温度などの).
critical temperature 臨界温度.
CRL crown rump length (頭殿長).
CRM ①carbomycin (カルボマイシン)，②cross reacting material (交叉反応物質).
CRMN carumonam (カルモナム).
crocidolite [krousídəlait] クロシドライト(青石綿．アスベストの一つで最も毒性が高い．原則使用禁止).
crocodile tears syndrome ワニの涙症候群(顔面神経麻痺後遺症でみられる症候．食事時に唾液分泌刺激が涙液の分泌刺激となり麻痺側の目から流涙がみられる現象．回復時の過誤再生によるもの)，＝Bogorad sign.
Crohn disease (CD) クローン病(急性限局性小腸炎のことで，回腸終末20〜35 cmの部分に慢性腸炎が起こり瘢痕化する)，＝regional ileitis.
Cronkhite–Canada syndrome クロンカイト・カナダ症候群(中高年に好発する爪の萎縮，毛髪脱落，皮膚色素沈着を伴う消化管ポリポーシス．タンパク漏出性胃腸症を伴うことがある).
Crooke hyaline degeneration クルック硝子変性(下垂体前葉好塩基細胞の)，＝Crooke changes.
cross [krάs] ①交差(叉)〔させる，する〕，交配〔させる，する〕，②十字形.
cross agglutination 交差凝集反応(特定の粒子に対する抗体が共通抗原を有する別種の粒子を凝集する反応).
cross birth 横位分娩，＝transverse presentation.
crossbite [krάsbait] 交差咬合.
cross circulation 交差循環(2匹の実験動物の一方の動脈から動脈血を他方の動物の臓器に灌流し，その静脈血を元の動物に戻す実験方法をいう．交差灌流).
crossed embolism 交差塞栓症(開存卵形孔または動脈管を通過して生じた塞栓).
crossed extensor reflex 交差性伸展反射(屈曲反射が誘発されたときに，反対側の足首，足指の底屈，殿部，膝関節が伸展する現象．仰臥位で足底をこすると，対側下肢の内転，足指の伸展，開扇とともに，下肢が屈曲したのち伸展する．新生児にみられ12ヵ月までに消去．フィリップソン反射)，＝Phillipson refkex.
crossed laterality 交差性一側優位.
crossed metastasis 交差転移(動脈から静脈への転移で，肺を通過しないときにいう).
crossed paralysis 交差麻痺(一側の上下肢の麻痺に，対側の顔面または動眼神経の麻痺を伴うもの).
crossed reflex 交差反射(反射中枢の緊張亢進あるいは抑制が低下して起こる反射)，＝indirect reflex, consensual reflex.
crossed renal ectopia 交差性変位腎.
cross eye 内斜視(俗，やぶにらみ)，＝esotropia.
cross grid クロスグリッド(X線撮影時の散乱線除去装置の一つ).
cross infection 交差感染(病室内などで患者が2種以上の病原菌を相互に交換感染させること).
crossing [krάsiŋ] 交配，交差，交雑.
crossing–over 交差，乗り換え(連関linkageが破れて遺伝子の新結合が形成される現象).
crossmatching (XM) [krasmǽtʃiŋ] 交

C

差〔適合〕試験(輸血に際し，供血受血の適合性を検査する方法).

cross-over ① 交配，交差，＝crossing-over，② 交差組(交叉型).

cross-over design 交差試験，＝cross-over brial.

cross(-reacting) agglutinin 交差反応性凝集素(異なった種類の粒子が有する共通抗原に対する凝集素).

cross reacting material (CRM) 交差反応物質.

C

cross reaction 交差反応(ある抗原で免疫して得られた抗血清(あるいは抗体)が別の抗原とも反応すること)，＝cross reactivity.

cross-sectional echocardiography 断層心エコー図法(心臓超音波断層法)，＝two-dimentional echocardiography.

cross-sectional study 横断的研究.

cross sensitivity 交差過敏性(ある抗原物質で感作された動物が，それと交差反応するほかの抗原物質と接することで起こる過敏反応).

cross sensitization 交差感作(交差反応性の抗原を用いて，別のある抗原に対して感作すること).

cross suckling 交差哺乳(養母が授乳を交互交換すること).

cross tolerance 交差寛容(ある抗原に対して免疫寛容を誘導したとき，その抗原と交差反応性を示す抗原に対しても免疫寛容が成立していること).

crotamiton [kroutəmáitən] クロタミトン(湿疹や小児ストロフルスなどの皮膚疾患に用いる鎮痒薬).

crouch [kráutʃ] かがむ，うずくまる.

croup [krú:p] クループ(窒息性呼吸困難，喉頭痙攣などを特徴とする呼吸器病で，ときには偽膜形成がみられる) 形 croupy，croupous.

croup-associated virus (CAV) クループ関連ウイルス.

croupous [krú:pəs] クループ性の(線維素性の滲出を特徴とする).

croupy [krú:pi] クループ様の.

crown [kráun] 歯冠(エナメル質で覆われた歯肉から表面に見える部分)，＝corona clentis [L].

crowning [kráuniŋ] 発露(娩出期に胎児先進部最大周囲径が陰裂間に現れた状態)，＝delivery of the head.

crown rump length (CRL) 頭殿長.

CRP C-reactive protein (C反応性タンパク〔質〕).

CRPS complex regional pain syndrome (複合性局所疼痛症候群).

CRS ① comprehensive risk score (総合リスクスコア)，② congenital rubella syndrome (先天性風疹症候群).

CRT ① cardiac resynchronization therapy (心臓同期療法)，② cathode ray tube (陰極線管).

Crt creatinine (クレアチニン).

CRU cardiac rehabilitation unit (心機能回復訓練部(室)).

cruces [krú:si:z] → crux.

crucial [krú:ʃəl] ① 十字形の，② 決定的な，断定的な.

crucial anastomosis 十字形吻合(股動脈結紮後副血行形成の目的で行われる，大腿近位部の下殿，中側大腿回旋，外側大腿回旋，および第1穿孔動脈の吻合術).

crucial bandage 十字形包帯，丁字形包帯.

cruciate [krú:ʃieit] 十字形の.

cruciate ligaments of knee 膝十字靱帯(膝関節の前十字靱帯と後十字靱帯をあわせたもの)，＝ligamenta cruciata genus [L].

cruciform [krú:sifɔ:m] 十字形の.

cruciform ligament of atlas 環椎十字靱帯(環椎(第一頸椎)と軸椎(第二頸椎)間にある靱帯)，＝ligamentum cruciforme atlantis [L].

crude [krú:d] 粗製の.

crude birth rate 粗出生率.

crude death rate 粗死亡率(特定期間中の死亡総数の中央人口総数に対する比率).

crude urine 希薄尿(固形物を少量しか含まず，沈渣物が少なく色の薄い尿).

crura [krú:rə] → crus.

crural [krú:rəl] 脚の，下腿の，すねの.

crural hernia 大腿ヘルニア，＝femoral hernia.

crura of diaphragm 横隔膜脚部(横隔膜と脊柱とを結ぶ2つの支柱).

crus [krʌ́s] ① 脚(脳の各部を連結する堅固な線維塊)，② 下腿(すね) 複 crura 形 crural.

crus cerebri 大脳脚(中脳の一部で錐体路系，錐体外路系を構成する神経が通る).

crus clitoridis 陰核脚(陰核海綿体の両脚で，後方に分岐して腟弓隆に付着している).

crus fornicis 脳弓脚(弓隆脚).

crush [krʌ́ʃ] 圧挫，挫傷，圧潰.

crush syndrome 挫滅症候群，圧挫症候群(四肢の筋肉が圧潰された後数時間のうちに発現する一連の全身的反応で，血液濃縮，血圧下降，嘔気，嘔吐，乏尿に続いて無尿症または尿毒症となり，死亡することがある)，＝compression syndrome，release syndrome，traumatic anuria.

crus of penis 陰茎脚(海綿体の後脚).

crust [krʌ́st] 痂皮，かさぶた，＝crusta 形 crustal，crustose.

crusta [krʌ́stə] [L] 痂皮，＝crust scab，scurf，eschara.

crusta lactea 乳痂，＝milky tetter, cradle cap.
crusta petrosa 歯牙セメント質，＝dental cementum.
crutch [krʌ́tʃ] まつばづえ(松葉杖)，かせづえ(桛杖).
Cruveilhier–Baumgarten syndrome クリュヴェイエ・バウムガルテン症候群(肝硬変症で門脈圧の亢進の結果，臍傍静脈が再開通して腹壁静脈を介して大静脈に流入するため，腹壁に静脈蛇行を形成した状態《メズサの頭》)，＝caput medusae.
crux [krʌ́ks] 十字 複 cruces.
CRVO central retinal vein occlusion (網膜中心静脈閉塞症).
cryalgesia [krɑiælʤí:ziə] 寒冷痛.
cryanesthesia [kraiænisθí:ziə] 寒冷麻痺(寒冷刺激により増強したり，出現する麻痺．高カリウム血性周期性四肢麻痺でみられる)，＝refrigeration anesthesia.
Cryer elevator クライヤー抜除器(歯根抜除器).
cryesthesia [kraiesθí:ziə] ① 寒冷感〔覚〕，冷覚，② 寒冷過敏症.
crymo– [kraimou, –mə] (寒の意味の接頭語).
crymoanesthesia [kraimouænisθí:ziə] 寒冷麻酔，＝cryoanesthesia.
crymodynia [kraimədíniə] 寒冷期関節痛.
crymophilic [kraiməfílik] 寒冷親和性の，好寒冷性の，＝cryophilic.
crymophylactic [kraimoufilǽktik] 耐寒冷性の，＝cryophylactic.
crymotherapy [kraiməθérəpi] 寒冷療法，＝cryotherapy.
cry(o)– [krai(ou), krai(ə)] (寒冷の意味を表す接頭語).
cryoaerotherapy [kraioueərəθérəpi] 冷気療法.
cryoanesthesia [kraiouæisθí:ziə] 寒冷麻酔〔法〕，冷凍麻酔〔法〕(氷片により急速冷却して麻酔効果を得る．全身麻酔ができないときに適応される．表面冷却麻酔ともいう)，＝crymoanesthesia, cold anesthesia.
cryobiology [kraioubaiɑ́ləʤi] 低温生物学.
cryocautery [kraioukɔ́:təri] 凍結腐食器(剤)，冷凍腐食器(剤).
cryoextraction [kraiouikstrǽkʃən] 凍結抽出.
cryofibrinogen [kraioufaibrínəʤən] クリオフィブリノーゲン(寒冷線維素原．低温において沈殿し，室温で液状に還元される異常タンパク質).
cryofibrinogenemia [kraioufaibrinəʤəní:miə] 寒冷線維素原血症，寒冷フィブリノーゲン血症.
cryogenic [kraiəʤénik] 寒冷発生の.
cryoglobulin [kraiəglɑ́bjulin] クリオグロブリン，寒冷グロブリン(冷却して沈殿する血液グロブリン).
cryoglobulinemia [kraiouglɑbjuliní:miə] クリオグロブリン血症，寒冷グロブリン血症(血清を4℃にしたとき，ゲル化や沈殿する熱に不安定な成分(クリオグロブリン)が出現すること．寒冷時に手足のしびれ(レイノー現象)を呈する．白血病，骨髄腫などにみられる).
cryopathy [kraiɑ́pəθi] 寒冷病.
cryophilic [kraiəfílik] 好寒冷性，好低温性，＝crymophilic.
cryophylactic [kraioufailǽktik] 寒冷抵抗性(細菌の).
cryoprecipitate [kraiouprisípiteit] 寒冷沈降物(可溶性物質を冷却したときに生じる沈殿物．特に正常血漿に生じる沈殿物を意味し，第Ⅷ因子を多く含有する).
cryoprecipitation [kraiouprisipitéiʃən] 寒冷沈降反応.
cryopreservation [kraiouprizə:véiʃən] 低温保存法(切除した組織，器官を生かしたまま極低温で保存すること).
cryoprobe [kráiəproub] 凍結探針(凍結外科で用いる器具).
cryoprotectant [kraiouprətéktənt] 不凍剤，凍結保護剤.
cryoprotein [kraiouprόuti:n] クリオプロテイン，寒冷タンパク〔質〕(凝固性などのフィブリノーゲンの性質を有する可逆性の寒冷沈降物．血漿を冷却すると沈殿し，再加温により可溶化する沈降物．クリオグロブリンとは異なる).
cryoscope [kráiəskoup] 氷点計.
cryoscopy [kraiɑ́skəpi] 凝固点降下法，氷点測定，結氷降下度測定(医学では溶液の浸透圧の測定に利用され，普通 Beckmann 装置が用いられる) 形 cryoscopic.
cryostat [kráiəstæt] 低温槽.
cryosurgery [kraiousə́:ʤəri] 冷凍外科〔学〕，凍結外科〔学〕(液体窒素，または二酸化炭素による凍結温度を用いて組織を破壊する外科的療法).
cryotherapy [kraiəθérəpi] 寒冷療法，＝crymotherapeutics, 凍結療法.
cryotolerant [kraiətɑ́lərənt] 低温許容性の，耐寒性の.
crypt [krípt] 陰窩，小嚢腺，＝crypta.
crypta [kríptə] 陰窩，＝crypt 複 cryptae.
cryptectomy [kriptéktəmi] 陰窩切除，腺切除術.
cryptic [kríptik] 隠れた，潜在の.
cryptitis [kriptáitis] 陰窩炎，腺炎.
crypt(o)– [kript(ou), –t(ə)] (陰窩または隠された，潜在の意味を表す接頭語).
cryptococcal meningitis クリプトコッカス髄膜炎(*Cryptococcus neoformans* を経気道で吸入することで出現する髄膜炎.

髄液に黒汁染色で莢膜を有する円形菌体を認める．AIDS など日和見感染での発症が多い）．

cryptococcosis [kriptoukakóusis] クリプトコッカス症(*Cryptococcus neoformans* などクリプトコッカス属真菌による疾患)，＝torulosis, European blastomycosis, Busse-Buschke disease.

Cryptococcus [kriptəkákəs] クリプトコッカス属(*C. neoformans* などクリプトコッカス症の原因となる真菌が含まれる)．

C

cryptogenic [kriptəʤénik] 潜原性の，特発性の．

cryptogenic organizing pneumonia (COP) 原因不明の器質化肺炎．

cryptogenic septicopyemia 特発性膿敗血症，＝spontaneous septicopyemia.

cryptolith [kríptəliθ] 陰窩結石．

cryptomenorrhea [kriptoumenərí:ə] 潜伏月経，＝amenorrhea spuria.

cryptophthalmus [kriptαfθǽlməs] 潜在眼球〔症〕(先天性完全眼瞼癒着)，＝cryptophthalmia, cryptophthalmos.

cryptopodia [kriptoupóudiə] 隠足症(足背および下腿が膨隆して足底は平らな状態)．

cryptorchidectomy [kriptɔ:kidéktəmi] 潜伏精巣(睾丸)切除．

cryptorchidism [kriptɔ́:kidizəm] 停留精巣(睾丸)，潜伏精巣(睾丸)(精巣が陰嚢底部になく，正常下降経過の途中にとどまっている状態)，＝enorchia.

cryptorchidopexy [kriptɔ:kidəpéksi] 潜伏精巣(睾丸)固定術．

cryptorchism [kriptɔ́:kizəm] ＝cryptorchidism.

cryptosporidiosis [kriptouspɔ:ridióusis] クリプトスポリジウム症(*Cryptosporidium* 属の原虫によって生じる腸疾患．AIDS 患者など免疫不全者で激しい下痢症状を起こすことで，医学的に重要)．

Cryptosporidium [kriptouspɔ:rídiəm] クリプトスポリジウム属(原虫．*C. parvum* は免疫不全者の消化管に寄生し，激しい下痢を生じる)．

cryptozygous [kriptouzáigəs] (頭蓋が顔幅よりは大きいため，頂から見ると，顔が全く隠れること)．

crystal [krístəl] 結晶 形 crystalline.

crystalizable fragment 結晶〔化〕フラグメント(IgG の Fc 領域)，＝Fc fragment.

crystallin [krístəlin] クリスタリン(水晶体から希酢酸で抽出されるタンパク質)．

crystalline [krístəli:n] 結晶性の，結晶質の．

crystalline humor 水晶体，＝crystalline lens.

crystallizable fragment region (Fc region) Fc領域(IgG をパパイン分解して得られる 2 本の H鎖のヒンジ領域の一部からC末端側の断片)．

crystallization [kristəlaizéiʃən] 晶出(結晶を形成すること)．

crystalloid [krístəlɔid] クリスタロイド，晶質，類結晶(膠質 colloid に対立する語)．

crystalluria [kristəljú:riə] 結晶尿〔症〕(サルファピリジンなどの結晶物が過剰に排泄されること)．

crystal rash 汗疹(あせも)．

CS ① carcinoid syndrome (カルチノイド症候群)，② cervical spondylosis (頸部脊椎症)，③ clinical skills (臨床スキル)，④ coronany sinus (冠静脈洞)，⑤ coronary sclerosis (冠動脈硬化〔症〕)，⑥ cesarean section (帝王切開〔術〕)，⑦ corticosteroid (副腎皮質ステロイド)．

Cs ① cesium (セシウムの元素記号)，② conscious (意識下)．

C & S cough and sneeze (咳とくしゃみ)．

CSA clinical skills assessment (問診スキル査定)．

CSEA combined spinal-epidural anesthesia (硬膜外併用脊椎麻酔)．

CSF ① cerebrospinal fluid (〔脳脊〕髄液)，② colony stimulating factor (コロニー刺激因子)．

CSII continuous subcutaneous insulin infusion (インスリン皮下持続注入〔療法〕)．

CSM cerebrospinal meningitis (脳脊髄膜炎)．

CSN cardiac sympathetic nerve (心臓交感神経)．

CSNRT correctedsinusnoderecoverytime (補正洞結節回復時間)．

CSP cerebrospinal pressure (脳脊髄圧)．

CSR ① carotid sinus response (頸動脈洞反射)，② class switch recombination (クラススイッチ組換え)．

CST contraction stress test (子宮収縮刺激試験，コントラクションストレステスト)．

Cst static compliance (静〔的〕肺コンプライアンス)．

CSU ① cardio-surgical unit (心臓外科集中治療室)，② catheter specimen of urine (カテーテル採取尿)．

CT ① cytotoxicity test (細胞傷害試験)，② chemotherapy (化学療法)，③ circulating time (循環時間)，④ clinical technologist (臨床検査技師)，⑤ computerized tomography (コンピュータ断層撮影〔法〕)，⑥ connective tissue (結合組織)．

CT (total) lung/thorax compliance (〔全〕肺胸部コンプライアンス)．

CTA computed tomographic angiography (コンピュータ断層血管撮影)．

Ctenocephalides [ti:nousifǽlidi:z] イヌノミ属(節足動物，昆虫綱，ノミ目，ノ

ミ科の一属).
CTG cardiotocogram (胎児心拍数陣痛図).
CT number CT値(CT画像の画素のX線吸収係数), = Hounsfield number.
CTR cardio thoracic ratio (心胸郭比).
CTRX ceftriaxone (セフトリアキソン).
CTZ chemoreceptor trigger zone (化学受容器引き金帯).
CU ① cause unknown (原因不明), ② colitis ulcerosa (潰瘍性大腸炎), ③ contact urticaria (接触性じんま(蕁麻)疹).
Cu cuprum (銅 copper の元素記号).
Cua uric acid clearance (尿酸クリアランス).
cubic (C, c) [kjú:bik] 立方体の.
cubic centimeter (cc) 立方センチメートル(1 cc = 1 mL).
cubicle [kjú:bikl] 小〔病〕室(病院または学校宿舎で相互の寝台が低い仕切りで分けられている小区画で, 隔離病院では交差感染の予防に利用される).
cubital [kjú:bitəl] 肘の.
cubital nerve 尺骨神経(腕神経叢の枝の一つで主に尺側に位置する前腕と手の筋, 皮膚に分布), = nervus ulnaris.
cubitus [kjú:bitəs] ① 肘(ひじ), = elbow, ② 尺骨, = ulna.
cubitus varus deformity 内反肘, = gunstock deformity.
cubo- [kju:bou, -bə] (立方または肘の意味を表す接頭語).
cuboid [kjú:bɔid] ① 立方形, = cuboidal, ② 立方骨, = os cuboides.
cuboid bone 立方骨(7個ある足根骨の1つ), = os cuboideum [L].
CUC chronic ulcerative colitis (慢性潰瘍性大腸炎).
cucumber shin キュウリ脛(後方に弯曲した脛).
CUD cause undetermined (原因未確定).
cuff [kʌ́f] ①カフ(カフス状の構造), ② 袖口, ③ 手錠.
cul-de-sac 盲嚢, 盲管.
culdocentesis [kʌldəsentí:sis] ダグラス窩穿刺〔術〕.
culdoscope [kʌ́ldəskoup] クルドスコープ, 骨盤腔鏡.
culdoscopy [kʌldáskəpi] クルドスコピー, 骨盤腔鏡〔検査〕法(ダグラス窩に内視鏡を挿入して経腟的に骨盤内の病的所見を直接観察する方法).
Culex [kjú:leks] イエカ属(カ[蚊]科の一属. アカイエカ *C. pipiens pallens* は日本で最も普通にみられる種で, 糸状虫症や日本脳炎を媒介する. コガタアカイエカ *C. tritaeniorhynchus* はアカイエカに似るがやや小形で, 日本脳炎の媒介者として重要).
culicide [kjú:lisaid] 殺蚊剤.
Culicini [kju:lisáinai] イエカ族(カ科, ナミカ亜科の一族で, イエカ属, ヤブカ属, ヌマカ属など医学上重要な種を含む).
Culicoides [kju:likɔ́idi:z] ヌカカ属(ヌカカ科の一属で, ヒトを吸血する. 常在糸状虫を媒介する).
Cullen sign カレン徴候(子宮外妊娠破裂の場合などの腹腔内出血があるときにみられる臍周辺部皮膚が青変する徴候).
culmen [kʌ́lmən] 山頂(小脳葉の最も隆起した部分).
Culp pyeloplasty カルプ腎盂形成〔術〕(拡張した余剰の腎盂壁を利用して狭窄部を補填し, 腎盂尿管の連続性を保ったまま行う腎盂形成術).
cultivation [kʌltivéiʃən] 培養(細菌を人工的に増殖させること).
culture [kʌ́ltʃər] 培養, 栽培.
cultured skin 培養皮膚(皮膚の一部を体外で培養し, 移植可能な皮膚を作成すること).
culture medium 培養基, 培地.
cum (C̄, c̄) [kúm] [L] とともに, = with.
cumulative [kjú:mjulətiv] 累積の, 累積性.
cumulus [kjú:mjuləs] 丘.
cumulus ovaricus 卵丘(卵細胞と周囲の卵胞細胞が卵胞腔に丘状に出た部分), = cumulus oophorus [L].
cuneate [kjú:nieit] 楔(けつ, せつ)状の.
cuneiform [kju:ní:ifɔ:m] 楔(けつ, せつ)状の.
cuneiform bone 楔状骨(7個ある足根骨の1つで, 外側, 中間, 内側楔状骨の3つがある).
cuneiform cartilage 楔状軟骨(喉頭の軟骨の一つ), = Wrisberg cartilage.
cuneo- [kju:ni:ou, -niə] (楔状の意味を表す接頭語).
cuneocuboid [kju:nioukjúbɔid] 楔状立方骨の.
cuneonavicular [kju:niounəvíkjulər] 楔状舟状骨の.
cuneoscaphoid [kjuniouskǽfɔid] 楔状舟状骨の, = cuneonavicular.
cuneus [kjuní:əs, kjú:niəs] 楔状葉(大脳後頭葉の正中面にある).
cuniculus [kju:níkjuləs] (ヒゼンダニ, 疥癬虫 *Sarcoptes hominis* の潜行した隧道(トンネル)).
cunnilingus [kʌnilíŋgəs] クニリングス, 舐陰.
cup [kʌ́p] ① 杯, コップ, ② 吸角(すいだま), ③ 結び, = join.
cupola [kjú:pələ] 杯, 頂, = cupula.
cupping [kʌ́piŋ] ① 吸角法, ② 杯形成.
cupula [kjú:pjulə] 杯, 頂.
cupula ampullaris 膨大部〔平衡〕頂(内耳にあり平衡覚に関係).
cupula oculi 眼杯, = optic cup.

C

cupula of pleura 胸膜頂(胸膜腔の上端の部分で肺尖にあたる部分．鎖骨より3～4cm上方に位置する)，＝cupula pleurae [L].
cupuliform cataract 杯状白内障.
cupulogram [kyúpjuləgræm] クプログラム(クプロメトリーにより測定された後感覚および眼振の持続時間を片対数表で表した記録．形，傾き，基線との交点(閾値)，左右，眼振と感覚などを比較して，半規管およびその中枢路の機能を判定する).
cupulometry [kjupjulámitri] クプロメトリー(内耳半規管の回転刺激による機能検査の一つ．閾値下等角加速度で所定の回転速度に達した後，急停止して，一定方向の単一刺激を加え発現する後感覚および眼振の持続時間を測定する).
curable [kjúərəbl] 治療可能な.
curage [kuráʒ, kjú:riʤ] [F] 掻は(爬)(子宮またはほかの傷創の).
curare [kju:rá:ri:] クラーレ(ホミカ(*Strychnos* 属植物)の成分で，有効成分の*d*-tubocurarineが薬理学研究および麻酔時の補助筋弛緩薬として用いられている)，＝curari, ourari, urari.
curative [kjú:rətiv] 治療効果のある，治癒的な.
curative dose (CD) 治癒〔線〕量.
curative ratio 治癒率，＝rate of healing, therapeutic ratio.
Curcuma [kə́:kjumə] ウコン属(ショウガ科の一属．ウコン［鬱金］*C. longa* (turmeric)，ガジュツ［莪朮］*C. zedoaria*，キョウオウ［薑黄］*C. aromatica* などを含む).
cure [kjúər] 治療する，治癒する，治療〔法，薬〕，治癒，回復 形 curative.
curet [kjurét] 有窓鋭ひ(匙)，＝curette.
curettage [kjuritá:ʒ] [F] 掻は(爬)〔術〕.
curette [kju:rét] ①掻は(爬)器，②有窓鋭ひ(匙)，＝curet.
curettement [kjurétmənt] 掻は(爬)〔術〕，＝curettage.
curie (Ci) [kjú:ri:] キュリー(キュリー(Ci)は，1970年より放射能の補助計量単位で，単位時間内に壊変する放射性同位元素の原子数で定義され，1 Ci＝3.7×10^{10}/秒である．放射性物質の量は放射能で評価される).
curium (Cm) [kjú:riəm] キュリウム(原子番号96，原子量247，ウランおよびプルトニウムからサイクロトロンにより作られた元素).
Curling ulcer カーリング潰瘍(身体表面の重症の熱傷後の十二指腸潰瘍).
current [kʌ́rənt] 現行の，最新の，動向.
current complaint (CC) 現在の愁訴.
Current Procedural Terminology (CPT) 最新専門用語集(アメリカ医師会より公表されるすべての医学に関する専門用語集).
curvature [kə́:vəʧər] ①彎曲，屈曲，②曲率(屈折の).
curve [kə́:v] 曲線.
CUSA cavitron ultrasonic surgical aspirator (超音波手術吸引装置).
Cushing disease クッシング病(①〔脳〕下垂体性好塩基細胞より発する下垂体前葉腫瘍により，肥満症，多毛症，高血圧，性器機能不全，衰弱，過血糖，骨質多孔症などの病状を起こす症候群，＝pituitary basophilism. ②副腎皮質腫瘍による機能亢進症. ③副腎皮質ホルモンの大量長期投与による同様の症状. ④小脳橋角腫瘍症候群(聴神経の神経鞘腫などで，耳鳴り，難聴，眼振，めまいなどの症候群．現在ではほとんど使われない)，＝angle tumor syndrome).
cushingoid [kúʃiŋɡɔid] クッシング様の(Cushing病またはCushing症候群に似た).
Cushing phenomenon クッシング現象(脳圧上昇によって全身血圧も上昇する現象).
Cushing suture クッシング縫合(連続水平マットレス縫合).
Cushing syndrome クッシング症候群(副腎皮質から分泌される糖質ステロイドの過剰によって起こる症候群．慢性のコルチゾール過剰摂取などでも同様の症状が出現する．満月様顔貌，中心性肥満，高血圧，多毛症，バッファロー躯幹などが特徴)，＝Cushing disease.
cushion [kúʃən] ①クッション(ざぶとん)，②軟肉.
cushion of epiglottis 喉頭蓋襞.
cushion of glomerulus 糸球体近接装置，＝juxtaglomerular apparatus.
cusp [kʌ́sp] ①咬(尖)頭(歯の)，②心臓弁膜尖，③先点 形 cuspate, cuspated.
cusp height 咬頭高(咬頭尖端と基底平面との最短距離).
cuspid [kʌ́spid] ①尖，②犬歯，＝canine 形 cuspidal, cuspidate.
cuspidate [kʌ́spideit] 凸形の，尖頭の，犬歯の.
custom-made medicine カスタムメイド医療(個人の遺伝子レベルでの相違に基づき，最も適切な治療法を選択する医療)，＝tailor-made medicine, personalized medicine, individualized medicine.
cutaneous [kju:téiniəs] 皮膚の.
cutaneous aspergillosis 皮膚アスペルギルス症.
cutaneous blood flow (CBF) 皮膚血流量.
cutaneous candidiasis 皮膚カンジダ症.
cutaneous cryptococcosis 皮膚クリプトコッカス症.
cutaneous malignant melanoma

(CMM) 皮膚悪性黒色腫.
cutaneous muscle 皮筋(皮下の浅層にある筋(表情筋など)), ＝musculus cutaneus [L].
cutaneous mycosis 皮膚真菌症.
cutaneous nerve 皮神経(皮下に分布し, 皮膚知覚に関係する), ＝nervus cutaneus [L].
cutaneous reflex 皮膚反射(足底反射, Babinski 反射, Oppenheim 反射, 精巣挙筋反射, 腹壁反射などの総称).
cutaneous respiration 皮膚呼吸(皮息), ＝dermal respiration.
cutaneous T cell lymphoma 皮膚T細胞リンパ腫.
cutaneous tuberculosis 皮膚結核(結核菌による皮膚病変の総称).
cutaneous vein 皮静脈(皮下を走る静脈で深静脈に対し浅静脈ともいう), ＝vena cutanea [L].
cutaneous zygomycosis 皮膚接合菌症.
cutdown [kʌ́tdaun] 静脈切開.
cuticle [kjú:tikl] 小皮, 表皮, ＝epidermis 形 cuticular.
cuticula [kju:tíkjulə] ①小皮, 小麦皮, ②クチクラ, 表皮膜(植物皮部の), ③角皮(回虫などの), ＝cuticle 形 cuticular.
cuticular border 小皮縁(小腸などの上皮細胞の自由面にみられる微細な細胞質突起の光顕レベルでの用語で, 電顕的には微絨毛).
cutireaction [kju:tiriǽkʃən] 皮膚反応(アレルギー性疾患の診断に利用する反応で, 特に結核菌感染に対する反応を指すことが多い), ＝cutaneous reaction.
cutis [kjú:tis] ①皮膚, ②真皮.
cutis anserina 鵞皮, ＝goose-flesh.
cutis laxa 皮膚弛緩症, ゴム様皮膚.
cutis marmorata 大理石様皮膚(皮斑), ＝marbled skin, livedo reticularis.
cutis plate 皮板, ＝dermatome.
cutis rhomboidalis nuchae 項部菱形皮膚, ＝pachydermie vorticellee [F].
cutis vera 真皮.
cutis verticis gyrata 脳回転状皮膚, ＝bulldog scalp.
Cutler-Power-Wilder test カトラー・パワー・ワイルダー試験(アジソン病の補助診断法で, 食塩と水とを制限した後カリウムを投与すると, 尿中食塩の排泄が増加する).
cutting balloon (CB) カッティングバルーン.
cuvette [kju:vét] キュベット(分光比色計の吸収管), ＝absorption tube.
CV ①cardiac volume (心〔臓〕容量), ②cardiovascular (心〔臓〕血管系の), ③closing volume (クロージングボリューム), ④coefficient of variation (変動係数).
CVA ①cerebrovascular accident (脳血管障害), ②costovertebral angle (肋骨脊柱角).
CVAT costovertebral angle tenderness (肋骨脊柱角叩打痛).
CVC central venous catheter (中心静脈内カテーテル).
CVD ①cardiovascular disease (心血管疾患), ②cerebrovascular disease (脳血管疾患), ③color-vision deficiency (色覚異常).
CVF cardiovascular failure (心〔臓〕血管不全).
CVG cerebral ventriculography (脳室造影〔法〕).
CVH combined ventricular hypertrophy (両心室肥大).
CVHD chronic valvular heart disease (慢性弁〔心臓〕疾患).
CVI cerebrovascular insufficiency (脳血管不全).
CVO central vein occlusion (中心血管(静脈)閉塞〔症〕).
CVP central venous pressure (中心静脈圧).
CVR ①cardiovascular resistance (心〔臓〕血管抵抗), ②cardiovascular-respiratory system (心〔臓〕血管呼吸器系).
CVS ①cardiovascular surgery (心臓血管外科), ②cardiovascular system (心〔臓〕血管系), ③chorionic villi sampling (絨毛診断).
CVVH continuous venovenous hemofiltration (持続的静脈静脈血液濾過).
C/W compare with (…との比較).
CWAP children women aged patient (災害弱者).
C wave C波(網膜電位図で網膜色素上皮の反応を示す陽性波).
CWI cardiac work index (心仕事係数).
CWOP child birth without pain (無痛分娩).
Cx, cx. cervix (頸, 頸管).
CXM cefuroxime (セフロキシム).
CXR chest X-ray (胸部X線写真).
cyanide [sáiənaid] シアン化物(1価基-CNを含有する塩).
cyanmethemoglobin [saiənmethí:mouglóubin] シアンメトヘモグロビン(低温で青酸がメトヘモグロビンに作用するか, 体温で酸素ヘモグロビンに作用して生じる結晶性物質).
cyan(o)- [saiǽnou] (藍色またはシアン化合物を表す接頭語).
Cyanobacteria [saiənoubækti:riə] 藍細菌門, 青緑色細菌門, シアノバクテリア, ＝blue-green algae.
cyanocobalamine [saiənoukoubǽləmin] シアノコバラミン, ＝vitamin B_{12}.
cyanopsia [saiənɑ́psiə] 青視症(色視症の一つ), ＝cyanopia, blue vision.

C

cyanosed [sáiənouzd] チアノーゼの, = cyanotic.
cyanosis [saiənóusis] チアノーゼ(主として赤血球の酸素欠乏による) 形 cyanotic.
cyanosis neonatorum (CN) 新生児チアノーゼ.
cyanosis tardiva 晩発〔性〕チアノーゼ(先天性心疾患で緩徐に出現するチアノーゼ).
cyanotic heart disease (CHD) チアノーゼ性心疾患.
cyanotic induration 紫藍色硬化(腎臓の充血).
cyberknife [sáibərnaif] サイバーナイフ(定位放射線治療システム).
cybernetics [saibə:nétiks] サイバネティクス(動物と機械における制御と通信を総括的に取り扱う学問).
cyclamate [síkləmeit,sáik–] シクラメート(甘味剤).
cyclarthrodial [siklɑ:θróudiəl] 環状関節の.
cyclarthrosis [sikləθróusis] 環状関節(環軸関節), = rotatory diarthrosis, lateral ginglymus.
cycle [sáikl] ① 周期, ② サイクル, 回路, ③ 循環, ④ 輪, ⑤ 周波数 形 cyclic.
cyclectomy [sikléktəmi, sik–] ① 毛様体切除, ② 眼瞼睫毛切除.
cyclencephalia [saiklensifǽliə] 輪状脳半球癒着奇形, = cyclencephalus.
cyclergometer [saiklə:gámitər] 自転車エルゴメータ(検査に際して運動を負荷する装置).
cyclic [sáiklik] ① 周期の(閉鎖化合物のこと), ② 環式.
cyclic adenosine–3′,5′–monophosphate (cAMP) サイクリックAMP, 環状アデノシン-3′,5′-一リン酸.
cyclic compound 環式化合物(原子が環を形成している化合物), = closed-chain compound.
cyclic guanosine–3′,5′–monophosphate (cGMP) サイクリックGMP, 環状グアノシン-3′,5′-一リン酸.
cyclic thrombocytopenia 周期性血小板減少症.
cyclic vomiting 周期性嘔吐(主として小児にみられるもの), = periodic vomiting.
cyclitis [sikláitis] 毛様体炎.
cyclobenzaprine [saikloubénzəpri:n] シクロベンザプリン(骨格筋弛緩薬).
cyclocephalia [saiklousifǽliə] 馬蹄形脳半球癒着(まれな奇形).
cyclocephalus [saikləséfələs] 馬蹄形脳半球癒着体(単眼体の場合もある), = cyclocephaly, cyclops.
cyclochoroiditis [saiklouko:roidáitis] 毛様体脈絡膜炎.
cyclocryotherapy [saikloukraiəθérəpi] 毛様体冷凍凝固術(緑内障の難治例に行う房水産生抑制手術).
cyclodialysis [saikloudaiǽlisis] 毛様体解離, 毛様体剥離術.
cyclodiathermy [saikloudáiəθə:mi] 毛様体ジアテルミー(緑内障における毛様体の部分的焼灼).
cycloduction [saiklədʌ́kʃən] 眼球回旋(動脈斜筋による眼球の回転).
cycloid [sáikləid] ① 循環病質, 躁うつ病質(気分の爽快と憂うつが循環的に現れる素質), ② 環状化合物の, 環式の.
cycloid personality 循環性人格(情動性人格異常ともいう. 気分状態が軽度うつから軽度躁に至る範囲で変動する人格).
cyclophoria [saikloufɔ́:riə] 回転斜位(凝視線の軸の回りに回旋する斜視), = rotation heterophoria.
cyclopia [saiklóupiə] 単眼症, キクロプス〔症〕(一つ目奇形. 先天両眼癒合症), = cyclops.
cycloplegia [saikloupli:ʤiə] 毛様筋麻痺, 調節麻痺 形 cycloplegic.
cycloplegic [saikloupli:ʤik] ① 毛様体筋麻痺の, ② 毛様体筋麻痺薬.
Cyclospora [saiklouspɔ́:rə] サイクロスポーラ属(胞子虫類の一種. 腸管寄生性の *C. cayetanensis* は, 感染すると下痢を主徴とするサイクロスポーラ症を引き起こす).
cyclosporine [saiklouspɔ́:ri:n] シクロスポリン(真菌より産生される環式オリゴペプチド免疫抑制薬), = cyclosporin A, ciclosporin A.
cyclothymia [saikləθáimiə] 循環気質, 循環症(憂うつと爽快の軽い気分変動を繰り返す周期性精神病) 形 cyclothymic.
cyclotome [sáiklətoum] 毛様体筋剥離刀.
cyclotomy [saiklátəmi] ① 毛様体切開(緑内障の療法), ② 円分法 形 cyclotomic.
cyclotron [sáiklətrɑn] サイクロトロン(イオン加速器で, 核医学検査などに利用される).
cyclotropia [saikloutróupiə] 回転斜視, まわし斜視.
cylinder [sílindər] ① 気筒, ② 円筒, ③ 円柱, = cast, ④ 円柱レンズ 形 cylindric, cylindrical.
cylindr(o)– [silindr(ou), –r(ə)] (円柱の意味を表す接頭語).
cylindroma [silindróumə] ① 円柱腫(基質が円柱状の硝子状物質からなる腫瘍), = siphonoma, ② ビルロート腫(Billroth が涙腺から発生した眼窩内の特異な腫瘍に円柱腫の名を与えた).
cylindromatous carcinoma 円柱腫様癌, = colloid carcinoma.

C

cylindruria [silindrjú:riə] 円柱尿〔症〕.
cymbo– [simbou, –bə] (艇形の意味を表す接頭語).
cymbocephaly [simbəséfəli] 舟状頭蓋, = scaphocephaly 形 scaphocephalic, scaphocephalous, cymbocephalic, cymbocephalous.
cynic spasm 痙笑(顔面の一側の筋のみが収縮して歯がみえる現象).
Cyon nerve シーオン神経(迷走神経の枝, 大動脈球と心底に分布, 血圧の低下に関係), = aortic nerve.
cyst [síst] ① 嚢胞, 嚢腫, ② 包子, 包嚢, 嚢子(アメーバ赤痢の病原体にみられる) 形 cystic.
cystadenocarcinoma [sistædinoukɑ:sinóumə] 嚢胞腺癌.
cystadenolymphoma [sistædinoulimfóumə] 嚢腺リンパ腫.
cystadenoma [sistædinóumə] 嚢腺腫.
cystadenosarcoma [sistædinousɑ:kóumə] 嚢腺肉腫.
cystalgia [sistǽlʤiə] 膀胱痛.
cystathionine [sistəθáiəni:n] シスタチオニン(システインまたはメチオニンの代謝中間産物).
cystectasia [sistiktéiziə] 膀胱拡張, = cystectasy.
cystectomy [sistéktəmi] 膀胱切除術.
cystelcosis [sistilkóusis] 膀胱潰瘍.
cystencephalus [sistinséfələs] 先天性嚢胞状脳(大脳の代わりに膜性嚢胞のある胎児奇形).
cysti– [sisti] = cyst(o)–.
cystic [sístik] 嚢胞性の.
cystic artery 胆嚢動脈(固有肝動脈の枝), = arteria cystica [L].
cystic cystitis 嚢胞性膀胱炎, = cystitis cystica.
cystic duct 胆嚢管(胆嚢からの管で肝臓からの管と合流し総胆管となる), = ductus cysticus [L].
cysticercosis [sistisə:kóusis] 胞虫症, 有鉤嚢虫症, 嚢虫症(有鉤条虫などの幼虫である嚢尾虫の寄生により生じる疾病).
cysticercosis cerebri 脳有鉤嚢虫症.
Cysticercus [sistisə́:kəs] (嚢尾虫. 条虫綱円葉類のうち, 有鉤条虫や無鉤条虫の六鉤幼虫が中間宿主に侵入後に形成される幼虫を指し, 便宜上用いられている属名. 無鉤嚢虫 *C. bovis* (*Taenia saginata*, *Taeniarhynchus saginatus*), 有鉤嚢虫 *C. cellulosae* (*Taenia solium*)など).
cystic fibrosis (CF) 嚢胞性線維症.
cystic goiter 嚢胞性甲状腺腫.
cystic mole 胞状奇胎, = hydatid mole.
cystico– [sistikou–, –kə] (胆嚢管との関係を表す接頭語).
cysticolithectomy [sistikouliθéktəmi] 胆嚢管結石切除術.
cysticolithotripsy [sistikoulíθətripsi] 胆嚢管結石破砕術.
cysticorrhaphy [sistikɔ́:rəfi] 胆嚢管縫合術.
cysticotomy [sistikátəmi] 胆嚢管切開術.
cystic vein 胆嚢静脈, = vena cystica [L].
cystid [sístid] 包体.
cystides [sístidi:z] → cystis.
cystido– [sistidou, –də] (膀胱との関係を表す接頭語).
cystiform [sístifɔ:m] 嚢胞状の, = encysted, cystomorphous.
cystigerous [sistíʤərəs] 嚢腫をもつ, = systiferous.
cystine [sísti:n] シスチン(L–シスチンは多くのタンパク質に含まれているアミノ酸で, システインの2分子がS–S結合しており, 還元されてシステインとなる), = paniltin.
cystine calculus シスチン結石(シスチンからなる軟性膀胱結石).
cystine disulfoxide シスチンジスルフォキシド.
cystinemia [sistiní:miə] シスチン血〔症〕(細胞内のリソソームからシスチンが転送できないためにリソソーム内にシスチンが蓄積し, 組織障害を起こす. ファンコニー症候群の一因となる), = cystinaemia 形 cystinemic.
cystine storage disease シスチン蓄積症(リソソーム蓄積異常の一つ), = cystinosis.
cystinosis [sistinóusis] シスチン蓄積症(小児にみられる常染色体劣性遺伝疾患).
cystinuria [sistinjúriə] シスチン尿〔症〕(シスチンの結晶がそのまま尿中に排泄されるまれな遺伝病) 形 cystinuric.
cystis [sístis] ① 膀胱, ② 膿腫 複 cystides.
cystitis [sistáitis] 膀胱炎.
cystitome [sístitoum] 水晶体被膜切開刀.
cystitomy [sistítəmi] 水晶体被膜切開術.
cyst(o)– [sist(ou), –t(ə)] (嚢または膀胱との関係を表す接頭語).
cystoadenoma [sistouædinóumə] 嚢腺腫.
cystocarcinoma [sistoukɑ:sinóumə] 嚢癌腫, 嚢腫性癌腫.
cystocele [sístəsi:l] ① 嚢瘤, ② 膀胱〔嚢〕瘤.
cystochromoscopy [sistoukroumáskəpi] 色素膀胱鏡検査〔法〕.
cystocolostomy [sistoukoulástəmi] 胆嚢大腸吻合〔術〕.
cystodynia [sistədíniə] 膀胱痛.
cystoepithelioma [sistouepiθi:lióumə] 膀胱上皮腫.

C

cystofibroma [sistoufaibróumə] 嚢胞性線維腫.
cystogram [sístəgræm] 膀胱造影像.
cystography [sistágrəfi] 膀胱造影.
cystoid [sístɔid] 嚢腫様の，胞状の.
cystolithectomy [sistouliθéktəmi] 膀胱結石切除術.
cystolithiasis [sistouliθáiəsis] 膀胱結石症.
cystolithic [sistəlíθik] 膀胱結石の.
cystolithotomy [sistouliθátəmi] 膀胱切石術.
cystoma [sistóumə] 嚢腫(嚢胞性腫瘍) 形 cystomatous.
cystometer [sistámitər] 膀胱計，膀胱内圧計(膀胱の内圧および容積を測定して神経筋肉機能を検査する器械，これを用いる検査法を cystometry という).
cystometrogram [sistəmétrəgræm] 膀胱内圧測定図(膀胱内圧測定法 cystometrography により描画された曲線).
cystometrography [sistoumitrágrəfi] 膀胱内圧測定〔法〕.
cystometry [sistámitri] シストメトリー(膀胱の内圧と容量の関係を測定する方法).
cystomorphous [sistoumɔ́:fəs] 嚢腫様の，膀胱様の.
cystoparalysis [sistoupərǽlisis] 膀胱麻痺.
cystopexy [sistəpéksi] 膀胱固定術.
cystoplasty [sístəplæsti] 膀胱形成術.
cystoplegia [sistəplí:ʤiə] 膀胱麻痺.
cystoptosis [sistɑptóusis] 膀胱下垂症(膀胱粘膜が尿道へ脱出すること).
cystopyelitis [sistoupaiəláitis] 膀胱腎盂炎.
cystopyelography [sistoupaiəlágrəfi] 膀胱腎盂造影法.
cystopyelonephritis [sistpaiəlounifráitis] 膀胱腎盂腎炎.
cystorectostomy [sistourektástəmi] 膀胱直腸瘻設置術.
cystorrhaphy [sistɔ́:rəfi] 膀胱縫合術.
cystorrhea [sistərí:ə] 膀胱膿漏.
cystosarcoma [sistousa:kóumə] 嚢腫〔状〕肉腫.
cystoscope [sístəskoup] 膀胱鏡.
cystoscopy [sistákəpi] 膀胱鏡検査法 形 cystoscopic.
cystostomy [sistástəm] 膀胱造瘻術.
cystotome [sístətoum] ① 膀胱切開器，② 水晶体被膜切開器，= cystitome.
cystotomy [sistátəmi] 膀胱切開術.
cystotrachelotomy [sistoutreikilátəmi] 膀胱頸部切開〔術〕.
cystoureteritis [sistouju:ri:təráitis] 膀胱尿管炎.
cystoureterogram [sistouju:rí:tərəgræm] 膀胱尿管造影図.
cystourethritis [sistouju:riθráitis] 膀胱尿道炎.
cystourethrocele [sistouju:rí:θrəsi:l] 膀胱尿道脱(女性の).
cystourethrogram [sistoujú:riθrəgræm] 膀胱尿道造影図.
cystourethrography [sistouju:riθrágrəfi] 膀胱尿道造影法.
cystourethroscope [sistoujú:riθrəskoup] 膀胱尿道鏡.
cytapheresis [saitəfərí:sis] 血球アフェレーシス(供血者よりまず採血し，必要な細胞成分を分離採取した後，血漿および残りの血液成分は供血者に返血する手法).
cytarabine [saitærəbì:n] シタラビン(ヌクレオシド系抗悪性腫瘍薬．急性白血病に用いられる).
-cyte [sáit] (細胞を表す接尾語．これに前接する結合形が細胞の種類を示す．例えば erythrocyte や leukocyte).
cythemolysis [saithi:málisis] 溶血，= hemocytolysis.
cytidine (Cyd) [sáitidi:n] シチジン(核の分解により得られるシトシンを塩基とするリボヌクレオチド).
cytidine 5′-diphosphate choline シチジン 5′-二リン酸コリン(CDP コリン．ヌクレオチド誘導体).
cytidine 5′-triphosphate (CTP) シチジン 5′-三リン酸(高エネルギーリン酸結合をもつヌクレオチド).
cytidylic acid シチジル酸(酵母核酸から得られるピリミジン，ヌクレオチドの一つで，α および β の 2 型がある).
cyt(o)- [sait(ou), -t(ə)] (細胞との関係を表す接頭語).
cytoarchitecture [saitouá:kitekʧər] 細胞構造(特に大脳皮質についていう).
cytobiology [saitoubaiáləʤi] 細胞生物学.
cytocentrum [saitəséntrəm] 細胞中心体，= attraction sphere.
cytochemistry [saitəkémistri] 細胞化学.
cytochrome (Cyte) [sáitəkroum] シトクロム，チトクロム(動植物の組織中にある電子伝達ヘムタンパク質).
cytocidal [saitəsáidəl] 細胞破壊性の.
cytocide [sáitəsaid] 細胞破壊薬.
cytocinesis [saitousiní:sis] 細胞質分裂，= cytokinesis.
cytoclasis [saitákləsis] 細胞破壊，細胞壊死.
cytoclastic [saitəklǽstik] 細胞破壊〔性〕の.
cytodesma [saitədézmə] 細胞橋帯(細胞間の橋状結合帯).
cytodiagnosis [saitədaiəgnóusis] 細胞診断学.
cytodieresis [saitədaiérisis] 間接細胞分裂.
cytofibril [saitəfíbril] 細胞糸.

cytogamy [saitάgəmi] 細胞質融合.
cytogene [sáitəʤi:n] 細胞遺伝子, = plasmagene.
cytogenesis [saitəʤénisis] 細胞発生, 細胞遺伝 形 cytogenous, cytogenic.
cytogenetics [saitouʤənétiks] 細胞遺伝学 形 cytogenetic.
cytogenic [saitəʤénik] 細胞発生の.
cytogenic reproduction 細胞性生殖(受精体からの).
cytoid [sáitɔid] 細胞様の.
cytoid body 細胞様小体(網膜深層にみられる神経線維の瘤状膨大したものか, 組織学的には脂肪を含む滲出液の集合).
cytokine (CK) [sáitəkain] サイトカイン(非抗体性タンパク細胞制御因子の総称. リンホカイン, インターロイキンなど).
cytokine receptor サイトカイン受容体(サイトカインが結合する細胞側の受容体).
cytokinesis [saitoukainí:sis] 細胞〔質〕分裂, = cytodieresis.
cytolergy [sáitoulə:ʤi] 細胞活力, = cell activity.
cytology [saitάləʤi] 細胞学 形 cytologic, cytological.
cytolysin [saitάlisin] 細胞溶解素.
cytolysis [saitάlisis] ①細胞崩解, ②細胞溶解〔反応〕 形 cytolytic.
cytolysosome [saitouláisəsoum] 粗大ライソソーム.
cytolytic [saitəlítik] 細胞溶解性〔の〕, 細胞傷害性〔の〕.
cytomegalic inclusion disease 細胞肥大性封入体病(乳児にみられるウイルス性疾患で, 早産, 黄疸, 貧血および血小板減少性紫斑などを特徴とし, 内臓には弱塩基性輪状を呈する核内封入体が発見される).
Cytomegalovirus [saitoumegəlouváiərəs] サイトメガロウイルス属(ヘルペスウイルス科の一属で, ヒトヘルペスウイルス5型などが含まれる).
cytomegalovirus (CMV) [saitoumegəlouváiərəs] サイトメガロウイルス(ヘルペスウイルス科のウイルスで, 易感染性宿主に肺炎, 網膜炎などをきたすほか, 妊婦の初感染では胎児に先天性巨細胞封入体症を起こすことがある), = *Human herpesvirus 5*.
cytomegalovirus mononucleosis サイトメガロウイルス感染性単核球症(サイトメガロウイルスにより生じる感染性単核球症).
cytomegalovirus retinitis サイトメガロウイルス網膜炎.
cytometaplasia [saitoumetəpléiziə] 細胞化生(形態または機能の).
cytometer [saitάmitər] 細胞計算器(特に血球計算器), = hemocytometer.
cytometry [saitάmitri] 細胞計算(特に血球計算), = hemocytometry, blood counting.
cytomorphosis [saitoumɔ:fóusis] 細胞変態.
cytopathic [saitəpǽθik] 細胞障害〔性〕の.
cytopathic effect (CPE) 細胞変性効果(細胞のウイルス感染や化学物質作用により細胞の剥離・円形化, 細胞間隔の増大などの変化を示すことをいう).
cytopathogenic [saitoupæθəʤénik] 細胞病原性の.
cytopathogenicity [saitoupæθouʤənísiti] 細胞変性原性(ウイルス感染により細胞の形態学的変化を惹起する性質).
cytopathogenic virus 細胞変性ウイルス.
cytopathologic [saitoupæθəlάʤikəl] 細胞病理学的な, 細胞病理学の, = cytopathological.
cytopathology [saitoupəθάləʤi] 細胞病理学, = cellular pathology.
cytopenia [saitəpí:niə] 血球減少〔症〕, 細胞減少〔症〕(循環血液の血球成分が減少する状態の一般名称).
cytophagous [saitάfəgəs] 食細胞性の, 細胞食作用性の.
cytophil(ic) [sáitəfil(saitəfílik)] 細胞親和性(双受体の).
cytophotometry [saitoufoutάmitri] 細胞測光法, サイトフォトメトリー.
cytophylactic [saitoufailǽktik] 細胞防衛の.
cytophylaxis [saitoufailǽksis] ①細胞防衛, ②細胞作用増強.
cytophyletic [saitoufailétik] 細胞世代の.
cytopipette [saitoupaipét] サイトピペット, 細胞ピペット(細胞検査用の腟分泌物を採取するために用いられる).
cytoplasm [sáitəplæzəm] 細胞質, 細胞形質(原形質とも呼ばれ, 細胞核を除いた細胞構成成分で, 粘性の半流動性物質. 核質 nucleoplasm に対する語) 形 cytoplasmic.
cytoplasmic [saitəplǽzmik] 細胞質の, 原形質の.
cytoplasmic antineutrophil cytoplasmic antibody (cANCA, C-ANCA) (抗好中球細胞質抗体(ANCA)のうち, 蛍光抗体法で細胞質がび漫性に染色されるタイプを指す. ウェゲナー肉芽腫症で特異的に認められる. protease-3 (PR3)を対応抗原とする).
cytoplasmic inheritance 細胞質遺伝.
cytoplasmic membrane 細胞膜.
cytoplast [sáitəplæst] サイトプラスト(細胞原形質).
cytosine (Cyt) [sáitəsi:n] シトシン,

サイトシン(核酸の分解産物で，ピリミジン塩基の一つ，互変異性体を形成する．この物質のリボシドは，シチジン cytidine と呼ばれる)．

cytoskeleton [saitouskélitən] 細胞骨格，サイトスケルトン(細胞質の微小管，中間フィラメントなどにより構成される網目状や糸まり状の構成体の総称)．

cytosol [sáitəsɔ:l] 細胞質基質，サイトゾル(細胞質から細胞器官 organelles と不溶性成分を除いた可溶性成分)．

C

cytosolic [saitəsálik] 細胞質基質の，サイトゾルの．

cytosome [sáitəsoum] 細胞質体．

cytospongium [saitəspánʤiəm] 細胞海綿質．

cytost [sáitəst] サイトスト(細胞破損により生ずる物質で，細胞作用を変化させるもの)．

cytostasis [saitástəsis] 細胞性塞栓(毛細血管の塞栓)．

cytostatic [saitəstǽtik] 細胞増殖抑制性の．

cytostromatic [saitoustroumǽtik] 細胞基質の．

cytotactic [saitətǽktik] 細胞走性の．

cytotaxis [saitətǽksis] サイトタキシス(走化性現象のこと)，＝chemotaxis, cytotaxia，細胞走性．

cytotaxonomy [saitətæksánəmi] 細胞学的分類学．

cytothesis [saitáθisis] 細胞整復，細胞復位．

cytotoxic [saitətáksik] 細胞毒〔性〕の．

cytotoxicity [saitoutaksísiti] 細胞毒性．

cytotoxicity test (CT) 細胞傷害試験(標的細胞に NK 細胞などのエフェクター細胞，または特異抗体などを反応させて，標的細胞の傷害を in vitro で測定する方法)．

cytotoxin [saitətáksin] 細胞毒〔素〕．

cytotrophoblast [saitətráfəblæst] 細胞栄養層(着床したヒト卵子を包む上皮層)，＝Langhans' layer．

cyturia [saitjú:riə] 細胞尿〔症〕．

CZP clonazepam (クロナゼパム)．

D

D ①deuterium（水素の同位元素の記号），②dosis（投与量），③detur, da（与えよ），④dexter（右），⑤deciduous（脱落性の），⑥density（密度，比重），⑦diopter（ジオプター，ジオプトリー），⑧distal（遠位の，末梢の），⑨dorsal（背部の），⑩duration（期間），⑪died（死んだ），⑫dead space gas（死腔気），⑬diffusing capacity（拡散能），⑭diameter（直径），⑮diagnosis（診断），⑯Dn. 屈折率 refractive index）．

D– （化合物の性状を表す記号．D–glyceraldehyde 系列の立体配置であることを示す．L–に対して用いる）．

***d*–** dextr(o)–（右旋性）．

DA ①degenerative arthritis（変形性関節炎），②delayed action（遅延作用），③developmental age（発達年齢）．

DaCosta syndrome ダコスタ症候群（心臓神経症のこと．心臓や心血管系に器質的障害が認められないのに循環器症状（不整脈）を呈し，恐怖感に苦しむ），＝cardiac neurosis, effort syndrome.

dacry(o)– [dækri(ou),–i(ə)]（涙または涙腺との関係を示す接頭語）．

dacryoadenitis [dækriouædináitis] 涙腺炎，＝dacryadenitis.

dacryoblennorrhea [dækrioublenərí:ə] 涙嚢漏，慢性涙嚢炎．

dacryocanaliculitis [dækrioukænəlikjuláitis] 涙管炎．

dacryocele [dǽkriəsi:l] 涙嚢ヘルニア，涙嚢脱，＝dacryocystocele.

dacryocyst [dǽkriəsist] 涙嚢，＝saccus lacrimalis, lacrimal sac.

dacryocystalgia [dækriousistǽlʤiə] 涙嚢痛．

dacryocystectomy [dækriousistéktəmi] 涙嚢切除．

dacryocystitis [dækriousistáitis] 涙嚢炎．

dacryocystocele [dækriousístəsi:l] 涙嚢ヘルニア．

dacryocystorhinostomy [dækriousistourainɑ́stəmi] 涙嚢鼻腔吻合術，＝Toti operation.

dacryocystotomy [dækriousistɑ́təmi] 涙嚢切開術．

dacryohemorrhea [dækriouhi:mərí:ə] 血涙流出．

dacryolith [dǽkriəliθ] 涙〔結〕石（涙道結石），＝lacrymal calculus, tear-stone.

dacryolithiasis [dækriouliθáiəsis] 涙〔結〕石症．

dacryon [dǽkriɑn] 涙骨点（鼻根において涙骨，前頭骨，上顎骨が出合う頭蓋測定点），＝lacrimal point.

dacryops [dǽkriəps] 涙線嚢腫（涙点狭窄による眼内涙液貯留）．

dacryorrhea [dækriərí:ə] 涙流過多（多涙症）．

dacryostenosis [dækrioustinóusis] 涙管閉鎖症．

dactylitis [dæktiláitis] 指炎（手足の）．

dactyl(o)– [dæktil(ou)]（手足の指との関係を表す接頭語）．

dactylogram [dǽktiləgræm] 指紋，＝finger print.

dactylogryposis [dæktilougripóusis] 指彎曲症，鉤状指．

dactylomegaly [dæktiləmégəli] 巨指症（手足の）．

dactylus [dǽktiləs] 指（特に足の），＝dactyl.

DAD diffuse alveolar damage（びまん性肺胞障害）．

DAEC diffusely adherent *Escherichia coli*（均一付着性大腸菌）．

daily activity index 生活活動強度指数（エネルギー所要量の計算のため，生活強度の類型ごとの1日エネルギー消費量を基礎代謝量の倍率として示した指数）．

Dakin solution デーキン液（石灰 calx chlorinata 14，無水炭酸 20，水 1,000 mL を混合溶解濾過後ホウ酸 4 を加えたもの），＝Dakin–Carrel solution.

Dalrymple sign ダルリンプル徴候（中毒性甲状腺腫でみられる．バセドウ病で眼裂の大きく開くのは，上瞼が異常に後転しているため），＝Stellwag sign.

dalton [dɔ́:ltən] ダルトン（質量の単位，酸素原子の質量の 1/16）．

daltonism [dɔ́:ltənizəm]（色覚異常の総称的名称．ドールトン病）．

DAM difficult airway management（気道管理困難）．

dam [dǽm] ダム（歯科防湿ゴム），＝rubber dam, coffer dam.

damage [dǽmiʤ] 損傷〔する〕，傷害〔する〕．

damage from medicines 薬害（医薬品の使用による被害．サリドマイド，キノホルム，エイズ，ソリブジンなどの事件がある）．

damp [dǽmp] ①有毒ガス（鉱山の），②湿気．

Dana operation デーナ手術（脊髄神経後根切断〔術〕），＝posterior rhizotomy.

danazol [dǽnəzɔ:l] ダナゾール（エチステロン誘導体．下垂体からのゴナドトロピン分泌抑制および男性ホルモン作用があり，子宮内膜症に用いる）．

dandruff [dǽndrəf] 頭部粃糠疹(ふけ), ＝scurf.

Dandy operation ダンディ手術(神経根切断術), ＝third ventriculostomy, trigeminal rhizotomy.

Dandy–Walker syndrome ダンディー・ウォーカー症候群(小脳虫部の欠損か低形成, 低形成小脳の前上方への移動, 第四脳室の嚢胞化性拡大, 水頭症の合併を特徴とする. 後頭蓋窩の拡大を示す発生異常).

danger [déinʤər] 危険〔性〕(または危険な状態, 危急事態) 形 dangerous.

D

Danlos syndrome ダンロス症候群, ＝Ehlers–Danlos syndrome.

Danysz phenomenon ダーニス現象(毒素を分画的に加えると, 全部を一時に加えるときよりも抗毒素の中和作用が低下する現象).

DAo descending aorta (下行大動脈).

DAP diastolic aortic pressure (拡張期大動脈圧).

dapsone [dǽpsoun] ダプソン(かつてハンセン病, 疱疹状皮膚炎の治療, あるいはマラリアの感染予防に用いられていた抗菌薬).

DAR death after resuscitation (蘇生後死亡).

Darier disease ダリエー病(遺伝性毛嚢角化症で, 丘疹が融合して汚穢褐色の硬い角質性痂皮を形成するため, 表面は粗面のような感じを与える), ＝parapsoriasis follicularis vegetans, keratosis follicularis vegetans.

Darier sign ダリエー徴候(色素性じんま疹の皮膚病変をこすって起こる膨疹).

dark adaptation 暗順応(明るい場所から急に暗い所に入ると, 最初は弱い光のものは見えないが, 時の経過とともに漸次見えるようになる).

Darrow solution ダロー液(塩化カリウム2.7 g, 食塩3 g, 1モル乳酸ソーダ50 mL, 水1,000 mL), ＝potassium saline solution.

dartos muscle 肉様膜(陰嚢の皮下にある平滑筋を多量に含む層), ＝tunica dartos [L].

Darwin ear ダーウィン耳(耳輪をなさずに上縁が直立した形の耳介).

Darwin tubercle ダーウィン結節(耳輪後上部にある結節), ＝tuberculum auricula.

Dasypus [dǽsipəs] ココノオビ［九帯］アルマジロ属(トリパノソーマ原虫を媒介する).

DAT dementia of the Alzheimer type (アルツハイマー型痴呆(認知症)).

database [déitəbeis] データベース.

date of admission (DOA) 入院日.

date of birth (DOB) 誕生日.

date of death (DOD) 死亡日.

date of examination (DOE) 検査日.

date of surgery (DOS) 手術日.

Datura [deitjú:rə] チョウセンアサガオ属(マンダラゲ［曼陀羅華］. ナス科 *Solanaceae* の一属で, 種子にはスコポラミン, ヒヨスチアミン, アトロピンそのほか脂肪油を含む重要生薬の原植物).

daughter cell 娘細胞(母細胞が分裂し生じる細胞).

daughter cyst 娘嚢胞.

Daviel operation ダヴィエル手術(水晶体嚢外摘出術).

day blindness 昼盲〔症〕, ＝hemeralopia.

day care デイケア(高齢者, 障害者などを, 1日のうち一定時間, 施設に受け入れ, 食事, 入浴, リハビリテーションなどのサービスを提供する).

day care center デイケアセンター.

day hospital デイホスピタル(精神障害者を日中のみ受け入れ, 治療を行うこと. またはその施設. 現在ではデイケアがほぼ同義に用いられる).

day surgery デイ・サージェリー, 日帰り手術.

DB direct bilirubin (直接〔型〕ビリルビン).

dB decibel (デシベル).

DBP diastolic blood pressure (拡張期血圧).

DBS deep brain stimulation (脳深部電気刺激〔療法〕).

DBW desirable body weight (理想体重).

DC ① direct current (直流), ② dendritic cell (樹状細胞).

D & C dilatation and curettage (子宮内膜掻は(爬)除去〔術〕).

DCD developmental coordination disorder (発達性協調運動障害).

DC defibrillator 直流除細動器.

DCG dynamic electrocardiography (動的心電図検査).

DCIS ductal carcinoma in situ (非浸潤性乳管癌).

DCM dilated cardiomyopathy (拡張型心筋症).

DCR diagnostic criteria for research (研究用診断基準).

DCT drug challenge test (ドラッグチャレンジテスト).

DD ① digestive disease (消化器病), ② disc diameter (〔網膜〕乳頭径).

Dd diameter of diastolic (拡張末期径).

DDB deep dermal burn (深部皮膚熱傷).

DDD pacemaker DDDペースメーカ, ＝dual chamber pacemaker.

DDR diastolic descent rate (〔僧帽弁〕拡張期後退速度).

DDST Denver developmental screening test (デンバー式発達スクリーニングテスト).

DDx differential diagnosis (鑑別診断).
DE dose equivalent (線量当量).
de– [di(:)] (否定, 下降, 分離, 脱, 除, 逆などの意味を表す接頭語).
deacylase [di(:)ǽsileis] デアシラーゼ, 脱アシル酵素.
dead [déd] 死んだ, 生気のない(死んだように), 死んだ〔ような〕状態.
dead of other causes (DOC) 他原因の死.
dead fetus in uterus (DFU) 子宮内死亡胎児.
dead on arrival (DOA) 来院時心肺停止状態.
dead space 死腔(① 切創を閉鎖した後に残存する隙. ② 呼吸に際し肺胞に達しない空気を含む呼吸道の空間).
deaf [déf] 難聴の, 聴覚障害の.
deafferentation [di(:)æfərəntéiʃən] 輸入路遮断, 求心路遮断.
deaf–mute 聾唖者.
deaf–mutism 聾唖〔症〕.
deafness [défnis] 難聴(完全または部分的聴覚障害), = hearing loss.
dealcoholization [di(:)ælkəhɔ:lizéiʃən] 脱アルコール.
deambulation [di(:)æmbjuléiʃən] 軽運動(散歩のような).
deamidase [di(:)ǽmideis] 脱アミド酵素, デアミダーゼ(アミダーゼのうち, 酸アミドからのアミノ基の水解離脱を触媒する酵素で, グルタミナーゼ, アスパラギナーゼ, ウレアーゼなど).
deamidation [di(:)æmidéiʃən] アミド分解, 脱アミド, = deamidization.
deamidizing enzyme 脱アミノ基酵素(化合物から $-NH_2$ を落脱させたのち, 二次性酸化を行うもの), = demination enzyme.
deamination [di(:)æminéiʃən] 脱アミノ〔作用〕, = deaminization.
Dean fluorosis index ディーンフッ素症指数.
deaquation [di(:)ækwéiʃən] 脱水, = dehydration.
death [déθ] 死, 死亡〔例〕.
death after resuscitation (DAR) 蘇生後死亡.
death certificate 死亡診断書, = certificate of death.
death education デスエデュケーション(死を拒否したり黙殺したりせず, 死という現実や死にまつわる諸問題について正面から考える活動で「死への準備教育」と訳される).
death from unknown origin 不詳の死(死亡診断書の書式のうちの一つ. 病死, 外因死の判断ができないもの).
death in action (DIA) 運動死.
death instinct 死の本能(フロイト), = thanatos.
death mask 死面, デスマスク(死後, 石膏でつくるもの).
death rate 死亡率, = mortality rate.
death with dignity 尊厳死(人間としての尊厳を保ちつつ死を迎えること).
debanding [di(:)bǽndiŋ] デバンディング, 帯環撤去(絞扼解除).
debilitating [dibíliteitiŋ] 消耗性の.
debility [dibíliti] 衰弱, 弱質, 疲労, 無気力 形 debilitated, debilitating.
debranching enzyme 枝切り酵素(グルカン中の α-1→6 結合を分解して直鎖グルカンを生ずる酵素).
Debré–Fibiger syndrome ドゥブレ・フィビゲル症候群(先天性副腎過形成症のことで, 嘔吐, 心臓循環虚脱, 仮性陰陽症などを特徴とする).
débridement [debri:dmán] [F] デブリドマン, 挫滅壊死組織除去, 辺縁切除〔術〕.
debriding agent 排膿促進薬.
debris [dəbrí] [F] 汚物, 残屑.
debt [dét] 負債(生体が, 平常時の状態を取り戻すために生理的に要求するもの. 酸素負債など).
dec(a)– [dek(ə)] (10 倍の意味を表す接頭語).
decagram [dékəgræm] デカグラム(10 グラム(g), トロイ量 154.32 grains).
decalcification [di(:)kælsifikéiʃən] 脱灰(石灰質除去).
decalcify [di(:)kǽlsifai] 脱〔石〕灰する.
decapacitation [dikjəpæsitéiʃən] 受精能獲得抑制.
decapacitation factor 受精能獲得抑制因子.
decapitation [di(:)kæpitéiʃən] 断頭〔術〕.
decapsulation [di(:)kæpsəléiʃən] 被膜剥離術(特に腎被膜の).
decarboxylase [di(:)kɑ:bɑ́ksileiz] 脱炭酸酵素, デカルボキラーゼ(カルボン酸のカルボシキル基を炭酸として脱離する酵素の総称).
decarboxylation [di(:)kɑ:bɑksiléiʃən] 脱カルボキシル化.
decay [dikéi] ① 腐敗, ② 崩壊(特に放射能の).
decease [disí:s] 死亡する 形 deceased.
decem– [disem] (10 を表す接頭語).
decerebrate [di(:)séribreit] ① 除脳する, 去脳する, ② 除脳の, 去脳の.
decerebrate rigidity 除脳硬直(赤核の付近, ダイテルス核の上方を切断して, 運動領と錐体外路との連結を破壊したときに起こる. 四肢を伸展させた突張る姿勢をとる).
decerebration [di(:)seribréiʃən] 大脳除去, 除脳術 形動 decerebrate.
deci– (d) [desi] (単位の 1/10 (0.1)を示す接頭語).
decibel (dB) [désibel] デシベル(電気

D

信号や音響のレベル変化を表現するために用いられる単位．記号dBを用いる）．
decidua [disídjuə] 脱落膜（妊娠期に発生する子宮粘膜で，分娩後脱落する）
形 decidual.
decidual cell 脱落膜細胞（妊娠時に特殊的に増殖を示す大きい子宮粘膜部結合織細胞）．
deciduation [disidjuéiʃən] 〔子宮〕粘膜脱落（月経中の）．
deciduitis [disidjuáitis] 脱落膜炎，＝decidualitis.

D

deciduoma [disidjuóumə] 脱落膜腫，＝syncytioma, chorioma.
deciduous (D) [disídju:əs] 脱落性の．
deciduous teeth 乳歯，脱落歯，＝milk teeth.
deciliter (dL) [désilitər] デシリットル（1リットルの1/10．100 mL）．
decimal [désiməl] ①十進の，十進法の，1/10の，②小数 名 decimalism.
decimal classification 十進分類法．
declamping shock デクランピングショック（大動脈の手術中，遮断鉗子を解除したときに血圧が急激に下がって起こる．遮断解除後ショック，血清遮断解離後現象），＝declamping phenomenon, ischemia reperfusion syndrome.
declive [dikláiv] 山腹（小脳の虫部上面の一部），＝declivis, clivis monticuli.
declivis [dikláivis] [L] ＝declive.
decollement [dekɔlmán] ①剥離〔術〕，②剥皮創（デコルマン．皮膚と筋膜の間にずれが生じ，その部位にリンパ液や血液が貯留すること．交通事故によく観察される）．
decompensation [di(:)kɑmpənséiʃən] 代償不全，代償機能障害．
decomposition [di(:)kɑmpəzíʃən] ①消耗〔症〕，②分解，解構 動 decompose.
decompression [di(:)kəmpréʃən] 減圧術，圧力減退．
decompression sickness 減圧症，潜函病．
deconditioning [di(:)kəndíʃəniŋ] 脱条件づけ．
decongestant [di(:)kəndʒéstənt] 充血除去性の．
decongestive [di(:)kəndʒéstiv] 充血除去．
decontamination [di(:)kəntæminéiʃən] 汚染除去．
decorticate rigidity 除皮質硬直（哺乳動物の大脳皮質を除去した際にみられる中程度の硬直のこと）．
decortication [dikɔ:tikéiʃən] 剥皮，皮質剥離．
decrease [dikrí:s] 減少〔する（させる）〕，縮小〔する（させる）〕，低下〔する（させる）〕．
decrement [dékrimənt] 減衰，減少．
decrement conduction 減衰伝導（麻痺した神経束で興奮が減弱することから，伝道するに従って活動電位の大きさが減衰すること）．
decrementless [dékriməntlis] 不減衰．
decrementless conduction 不減衰伝導．
decrepitation [dikrepitéiʃən] 発散．
decrescendo murmur 漸弱（減）性心雑音．
decrescent arteriosclerosis 老人性動脈硬化症，＝senile arteriosclerosis.
decrudescence [di(:)krudésəns] 漸弱（症状などの）．
decubital [dikjú:bitəl] 褥瘡の．
decubitus [di:kjú:bitəs] ①褥瘡，床ずれ（一定の部位に長時間圧力が加わって血行障害となり，皮膚組織が壊死となって生じた潰瘍である），＝bedsore, ②臥位．
decubitus ulcer 褥瘡性潰瘍，＝decubital ulcer.
decussate [dékəseit] 十字形の，交差する．
decussatio [dekəséiʃiou] [L] 交叉（差），＝decussation 複 decussationes.
decussatio lemniscorum 毛帯交叉．
decussation [dekəséiʃən] 交叉（差），＝decussatio [L].
decussationes [dekəseiʃióuni:z] → decussatio.
decussationes tegmentales 被蓋交叉，＝tegmental decussations.
decussatio pyramidum 錐体交叉，＝pyramidal decussation.
dedentition [di(:)dentíʃən] 歯脱落，＝loss of teeth.
dedifferentiation [di(:)difərənʃiéiʃən] 逆分化，退化．
deep [dí:p] 深い，深在性の，深層の．
deep artery of clitoris 陰核深動脈，＝arteria profunda clitoridis [L].
deep artery of penis 陰茎深動脈，＝arteria profunda penis [L].
deep auricular artery 深耳介動脈，＝arteria auricularis profunda [L].
deep body temperature 深部体温．
deep brachial artery 上腕深動脈（上腕動脈の枝の一つで，橈骨神経とともに走る），＝arteria profunda brachii [L].
deep brain stimulation (DBS) 脳深部電気刺激〔療法〕（不随意運動や激しい痛みに対して定位脳手術法により脳深部に電極を植え込み，体外から刺激条件を変えるなどして，電気刺激により症状の軽減をはかる方法）．
deep burn 皮下熱傷（3度または4度熱傷）．
deep candidiasis 深在性カンジダ症．
deep cardiac plexus 深心臓神経叢（迷走神経と交感神経幹からの枝でつくられる心臓神経叢の深部），＝plexus cardia-

cus profundus [L].
deep cervical artery 深頸動脈，＝arteria cervicalis profunda [L].
deep cervical vein 深頸静脈，＝vena cervicalis profunda [L].
deep circumflex iliac artery 深腸骨回旋動脈，＝arteria circumflexa ilium profunda [L].
deep circumflex iliac vein 深腸骨回旋静脈，＝vena circumflexa ilium profunda [L].
deep dermal burn (DDB) 真皮深層熱傷(２度熱傷).
deep femoral artery 大腿深動脈(大腿動脈の枝で大腿の筋などに分布する)，＝arteria profunda femoris [L].
deep femoral vein 大腿深静脈，＝vena profunda femoris [L].
deep fibular nerve 深腓骨神経，＝deep peroneal nerve.
deep inguinal lymph nodes 深鼠径リンパ節，＝lymphonodi inguinales profundi [L].
deep inguinal ring 深鼠径輪(鼠径管の腹腔側の口，間接鼠径ヘルニアと関係)，＝anulus inguinalis profundus [L].
deep lingual artery 舌深動脈，＝arteria profunda linguae [L].
deep lingual vein 舌深静脈，＝vena profunda linguae [L].
deep middle cerebral vein 深中大脳静脈，＝vena cerebri media profunda [L].
deep muscle of back 固有背筋(背部深層の筋の総称，脊柱起立筋などがある)，＝muscles of back proper.
deep pain 深部疼痛.
deep palmar arch 深掌動脈弓(橈骨動脈と尺骨動脈が手掌で吻合してできる２つの動脈のアーチの深層のもの)，＝arcus palmaris profundus [L].
deep peroneal nerve 深腓骨神経(総腓骨神経の枝の一つ)，＝nervus peroneus profundus [L], deep fibular nerve.
deep petrosal nerve 深錐体神経，＝nervus petrosus profundus [L].
deep reflex 深部反射(腱または骨膜反射のこと)，＝proprioceptive reflex.
deep(-seated)infection 深在性感染〔症〕.
deep(-seated) mycosis 深在性真菌症(皮膚および皮下組織を除く臓器，組織に発生する真菌症の総称．内臓真菌症)，＝visceral mycosis.
deep sedation 深い鎮静.
deep sensibility 深部知覚，＝bathyesthesia.
deep temporal arteries 深側頭動脈，＝arteriae temporales profundae [L].
deep temporal nerves 深側頭神経，＝nervi temporales profundi [L].
deep temporal veins 深側頭静脈，＝venae temporales profundae [L].
deep tendon reflex (DTR) 深部腱反射.
deep transverse arrest 低在横定位，＝deep transverse position.
deep transverse position 低在横定位，＝deep transverse arrest.
deep veins of clitoris 陰核深静脈，＝vena profunda clitoridis [L].
deep veins of penis 陰茎深静脈，＝venae profundae penis [L].
deep vein thrombosis (DVT) 深部静脈血栓症(血流停滞，血管内膜損傷，血液性状の変化が主な原因で，多くは下肢深部静脈に発生する．長期の臥床，圧迫などが血流うっ滞の原因となる．ロングフライト血栓症，エコノミークラス症候群と呼ばれるものは本症をさす).
defecation [defikéiʃən] ①排便，脱糞，②純化，浄化，＝defaecation.
defecation desire 便意.
defecation reflex 排便反射.
defect [difékt] ①欠損，欠如，欠乏，欠点，②奇形 形 defective.
defective [diféktiv] ①欠損した，欠如した，欠点のある，②不良品.
defective phage 欠損ファージ.
defective virus 欠損ウイルス，欠陥ウイルス(ゲノムが不完全なために増殖能力を欠くウイルス．増殖にはヘルパーウイルスの存在が必要となる).
defect symptom 欠損症状，＝deficiency symptom.
defeminization [di(:)feminizéiʃən] 脱女性化(女性の特徴がなくなること．男性化).
defense reaction 防衛反応，防御反応.
defense wound 防御創.
defensin [difénsin] デフェンシン(システインやアルギニンに富む，好中球のアズール顆粒やマクロファージなどに含まれる塩基性抗菌ペプチド).
defensive coping 防衛的コーピング.
defensive medicine 防衛医療(医療過誤訴訟を恐れて，過剰な検査や診断を行うこと).
deferent [défərənt] ①輸出の，排泄の，②〔輸〕精管の，＝deferens.
deferent canal 精管(精巣でできた精子が通る平滑筋がよく発達した長い管)，＝ductus deferens.
deferent duct 精管(精巣でつくられた精子を運ぶ管)，＝ductus deferens [L], vas deferens.
deferentectomy [defərəntéktəmi] 精管切除〔術〕，＝vasectomy.
deferential [defərénʃəl] 精管の.
deferentitis [defərəntáitis] 精管炎.
deferoxamine mesilate デフェロキサ

ミンメシル酸塩，メシル酸デフェロキサミン(酸アミド系解毒薬).

defervescence [di(:)fə:vésəns] 解熱，発熱停止.

defibrillation [di(:)faibriléiʃən] ①除細動，②線維素分離.

defibrillator [di(:)fíbrileitər] 細動除去器，除細動器.

defibrination [di(:)faibrinéiʃən] 線維素除去 形 defibrinated.

deficiency [difíʃənsi] 不足，欠乏，欠失，欠損.

deficiency symptom 欠乏症状(内分泌，ビタミンなどの)，脱落症状(臓器または組織の一部または全部を除去したり，機能喪失をきたした場合に現れる症状)，＝defect symptom.

deficit [défisit] 欠損，不足，欠乏，脱落，障害.

definition [definíʃən] ①定義，②解像力(レンズの).

definitive [difínitiv] 決定的な，最終的な(発生学的には，器官などの発達が完成した).

definitive host 固有宿主，＝final host.

deflection [diflékʃən] ①反屈，反屈位，②偏向，変角，③動揺(心電図の)，偏位(心電図の)，＝deflexio [L].

deflorescence [déflɔ:résins] 発疹消退.

defluvium [diflú:viəm] 排出，漏出，＝defluxio.

defluxion [diflʌ́kʃən] 排出，漏出，＝defluxio.

deform [di(:)fɔ́:m] 変形させる，奇形にする.

deformation [di(:)fɔ:méiʃən] ①変形，奇形，＝deformity，②ひずみ，ゆがみ，＝distortion.

deforming spondylitis 変形性脊椎炎(強直性脊椎炎と同義に用いられることもあるが，外傷などの結果脊椎の萎縮変性により脊椎に病的突起を発生し，椎間板の傷害と奇形を生じ，運動不全を起こす).

deformity [difɔ́:miti] 変形，奇形，＝malformation.

degenerate [diʤénəreit] ①変質した，退化した，②変性者，変質者.

degeneration [diʤenəréiʃən] 変性，退行，退化 形 degenerative.

degenerative arthritis (DA) 変形性関節炎.

degenerative joint disease (DJD) 変性的関節疾患.

degenerative spondylolisthesis 変性性脊椎すべり症.

degloving [di(:)glʌ́viŋ] 下顎露出術.

degloving injury ディグロービング損傷，手袋状剥皮損傷(回転機械あるいは走行中の自動車のタイヤに四肢もしくは頭皮が巻き込まれ，急激な牽引力により皮膚損傷を生じた状態をいう).

Deglut deglutiatur (嚥下).

deglutiatur (Deglut) [L] 嚥下.

deglutition [di(:)glu:tíʃən] 嚥下(えんげ)，飲み込み，＝swallowing 形 deglutitive，deglutitory.

deglutition pneumonia 嚥下性肺炎.

Degos syndrome デゴス症候群(常染色体優先遺伝疾患．出生時より伸側の皮膚に出現している固定紅斑で，落屑が時々起こる．先天性落屑性紅斑症，悪性萎縮性丘疹症)，＝Degos disease，malignant atrophic papulosis.

degradation [degrədéiʃən] ①減成(複雑な化合物が単純なものに変化すること)，②退歩(器官が発達しないこと).

degree [digrí:] ①程度，度合い，②度((1)角の単位名で，2直角の1/180は1度，1度の1/60を1分，1分の1/60を1秒といい，それぞれ°，′，″の記号で表す．(2)温度の単位名で°の符号を用いる)，③学位(修学を証明するための称号)，④次数.

degree centigrade (°C) 摂氏度.

degree Fahrenheit (°F) 華氏度.

degustation [di(:)gʌstéiʃən] 賞味，試味.

dehiscence [dihísəns] ①披裂，裂開，②骨間隙(骨管洞の境界の欠損) 形 dehiscent.

dehydrase [di(:)háidreis] 脱水素酵素，＝dehydrogenase.

dehydratase [di(:)háidrəteis] 脱水酵素，デヒドラターゼ.

dehydrate [di(:)háidreit] ①脱水物，②脱水する.

dehydration [di(:)haidréiʃən] ①脱水(物体の水分を除去すること)，②脱水症.

dehydr(o)– [di(:)haidr(ou)，–dr(ə)] (脱水または水素除去の意味を表す接頭語).

dehydroacetic acid (DHA) デヒドロ酢酸.

dehydrocholate test デヒドロコール酸塩試験(血液循環時間の測定方法で，デヒドロコール酸を肘静脈に注射し，舌に苦味を感ずるまでの時間で正常値は13秒).

dehydroepiandorosteron (DHEA) [dihaidrouepiændrʌ́stəroun] デヒドロエピアンドロステロン(ステロイドの一つ).

dehydrogenase [di(:)háidrəʤeneis，–haidrá–] 脱水素酵素(生体内で行われる反応において水素を放出するときに触媒し，放出された水素は水素受容体 hydrogen acceptor と結合して，それを還元する)，＝dehydrase.

dehydrogenation [di(:)haidrouʤənéiʃən] 脱水素化作用(水素受容体の反応による脱水素性間接酸化) 動 dehydrogenate.

3-dehydroretinol 3-デヒドロレチノール(ビタミンA_2)，= vitamin A_2.
Deiters cell ダイテルス細胞(①コルチ器の外支持細胞. ②グリア細胞の一つ).
déjà [déʒa] [F] すでに，既往の.
déjà vu [F] 既視感，= déjà pansée.
dejection [diʤékʃən] ①排便，排出，②憂うつ，消沈.
Dejerine-Klumpke syndrome デジェリン・クルムプケ症候群(分娩外傷による下部腕神経叢の麻痺)，= Klumpke palsy.
Dejerine-Roussy syndrome デジェリン・ルシー症候群(視床症候群)，= thalamic syndrome.
Dejerine sign デジェリン徴候(くしゃみ，りきむことにより頸部に急激に起こる疼痛. 脊椎管内圧の変化による脊髄神経根症の症状).
Dejerine-Sottas disease デジェリン・ソッタス病(シャルコー・マリー・トゥース病に類する疾患. 通常小児期から10歳代に発症する. 多発ニューロパチーが四肢に始まり，筋萎縮，知覚障害，深部反射消失などをみる. 末梢神経の肥厚を特徴的所見とする).
dek(a)- [dek(ə)] = dec(a)-.
delactation [di(:)læktéiʃən] 離乳，断乳，= weaning.
delamination [dilæminéiʃən] ①分離形成層(胞胚壁が内胚葉と外胚葉に分離すること)，②離層法.
de Lange syndrome ドランゲ症候群，= Cornelia de Lange syndrome.
delayed action (DA) 遅延作用.
delayed allergic reaction 遅延型アレルギー反応(Ⅳ型アレルギー反応).
delayed allergy 遅延型アレルギー(感作されたT細胞によって伝達される過敏症(Ⅳ型アレルギー反応). アレルゲンと接触して24〜48時間で最大の反応を生じる).
delayed hemolytic reaction 遅発性溶血性副作用，= delayed hemolytic blood transfusion reaction.
delayed hypersensitivity reaction (DHR) 遅延型過敏反応(Ⅳ型アレルギー反応).
delayed menstruation 遅発月経(満16歳以降に初経が発来するもの)，= delayed menarche.
delayed radiation injury 晩発性障害，遅発性障害，= late injury.
delayed reaction 遅延反応(刺激または抗原の接種後，これに対する反応が遅延すること).
delayed reaction experiment 遅延反応実験.
delayed reflex 遅延反射.
delayed rupture of membranes 遅滞破水.
delayed sleep phase syndrome (DSPS) 睡眠相後退症候群(慢性的に睡眠相が睡眠時間帯から遅れる睡眠障害. 思春期から青年期に多く，昼夜逆転生活が発症の要因となることも多い).
delayed traumatic intracerebral hematoma (DTICH) 遅発性外傷性脳内血腫.
Delbet sign デルベー徴候(主動脈の動脈瘤の場合，拍動がなくなっても末梢部の栄養が維持されていれば副側血行が十分である).
de-lead 鉛除法(鉛中毒者にヨウ化カリウムを与える拮抗療法).
deleterious [delití:riəs] 有害な.
deletion [dilí:ʃən] ①欠失(染色体の)，②削除，抹殺.
deletion mapping 欠失地図作成(欠失マッピング法)，= deletion mapping method.
delicate [délikət] ①敏感な(天秤などの)，②繊細な，菲薄な(組織構造の)，③虚弱な(体質などの).
deligation [deligéiʃən] 結紮，包帯.
deliquescence [delikwésəns] 潮解，融化 形 deliquescent.
deliquium [delíkwiəm] 放神，精神衰退.
delirium [dilíriəm] せん(譫)妄，うわごと(中等度の意識混濁に妄想，幻覚，錯覚，活発な感情変動，運動性不安などの出現を特徴とする) 形 delirious.
delirium tremens (DT) 振戦せん(譫)妄(アルコール離断症状の一つで，幻視などを伴った意識混濁で，振戦に引き続き2，3日後よりはじまる失見当識などを特徴とする. 酒客せん妄).
delivery [dilívəri] ①分娩，②導出，摘出 動 deliver.
delivery of the fetus 胎児娩出.
delivery of the placenta 胎盤娩出.
delivery room (DR) 分娩室.
delle [dél] 凹窩(染色した赤血球の中央にみられる透明部).
dellen [délən] 角膜陥凹(涙液層の破壊による角膜の菲薄化).
Delphian node デルフィのリンパ節(頸部前方の喉頭前リンパ節. 甲状腺疾患により腫大する).
Delphi method デルファイ法.
delta (δ,Δ) [déltə] デルタ(ギリシャ語アルファベットの第4字).
delta cell デルタ細胞(膵島組織または下垂体前葉の細胞).
delta(δ) granule デルタ(δ)顆粒(膵臓デルタ細胞の顆粒，またはアズール顆粒).
delta(δ) ray デルタ(δ)線(アルファ(α)線が通過するとき，気体中に生ずる二次ベータ(β)線).
Deltaretrovirus [deltəretrouváiərəs] デルタレトロウイルス属(レトロウイルス科

の一属で，ヒトTリンパ球向性ウイルスなどが含まれる）．

delta(δ) rhythm デルタ(δ)波(周波数0.5〜3.5 Hz の脳波で，正常睡眠時の波)．

delta(δ)-tocopherol デルタ(δ)-トコフェロール(最も強力な抗酸化作用を示す)．

Deltavirus [deltəváiərəs] デルタウイルス属(一本鎖RNA ウイルスで，D型肝炎ウイルスが含まれる．ウイルス科は未定)．

D

delta(δ) wave デルタ(δ)波 (①脳波において4Hz未満の周波数を示すもの．②WPW症候群の心電図でみられるゆっくりとしたΔ型のQRS波の立ち上がり)．

deltoid [déltɔid] 三角筋(上肢帯の筋の一つで上肢の外転に関係，腋窩神経の支配)，＝musculus deltoideus [L]．

deltoid crest 三角稜，三角筋粗面，＝tuberositas deltoidea．

deltoid muscle 三角筋(上肢帯の筋の一つ)．

deltoid tuberosity 三角筋粗面(上腕骨で三角筋が付着する部位)，＝tuberositas deltoidea [L]．

deltopectoral groove 三角筋胸筋溝(三角筋と大胸筋の間の溝で橈側皮静脈が通る)，＝sulcus deltoideopectoralis [L]．

delusion [dil(j)úːʒən] 妄想(理論やほかの証拠によっては変えることのできない誤った確信) 形 delusional．

delusional [dilúːʒənəl] 妄想〔性〕の．

delusion of reference 関係妄想(被害妄想)．

demand pacemaker デマンド型ペースメーカ(心臓自体の電気活動が起こるとペースメーカからの電気刺激が抑えられる人工ペースメーカ)．

demasculinization [di(ː)mæskjulinizéiʃən] 脱男性化(男性の特徴がなくなること．女性化)．

dematiaceous [diːmætiéiʃəs] 暗色の．

dematiaceous fungi 黒色真菌(不完全菌類のうち，培地上で暗色のコロニーを形成する真菌の総称)．

dementia [di(ː)ménʃiə] 痴呆(ちほう)，認知症(脳の器質的変化による後天性の回復不能の知能障害．行政用語は認知症である) 形 dement, demented．

dementia of the Alzheimer type (DAT) アルツハイマー型痴呆(認知症)(40歳代後半から，高齢期では70歳代後半に発症し，記憶障害，意欲障害，人格障害，感情障害などの症状が現れ，高度痴呆に移行し，失外套症候群，寝たきりとなって死に至る脳の変性疾患)．

dementia with Lewy bodies (DLB) レビー小体型痴呆(認知症)(脳内にLewy小体が蓄積することによる痴呆(認知症)．男性に多いといわれる)，＝Lewy body disease．

demi- [demi] (半数，半分の意味を表す接頭語)．

demibain [démibən] [F] 座浴，行水，＝sitz bath, half bath, hip bath．

demigauntlet bandage 半籠手包帯(指を除いての手の包帯)．

demilune [démil(j)uːn] 半月，＝crescent, 半月状の．

Demodex [démoudeks] ニキビダニ属(胴の後半部が伸長してウジ虫様の形態を呈する．*D. folliculorum* (follicule mite, pimple mite)はヒトの毛包内に寄生し増殖，種々の程度の皮膚炎を起こす)．

demulcent [dimʌ́lsənt] 保護剤，包摂剤，粘滑剤(膠状粘着性の製剤で，特に粘膜皮膚面の庇護の目的に用いられる緩和薬)，＝demulcentia．

demyelination [di(ː)maiəlinéiʃən] 脱髄，＝demyelinization．

demyelinization [di(ː)maiəlinizéiʃən] 脱髄，髄鞘脱落，髄鞘除去 形 demyelinating．

denaturation [di(ː)neiʧuréiʃən] 変性，変質(天然タンパク質が種々の原因によって，単一構造を変えて理化学的または生物学的性状に異常をきたすこと)，＝denaturization．

denature [dinéiʧəː] 変性させる，変質させる．

denatured protein 変性タンパク〔質〕(理学的影響により構造と外観の変化したもの)．

denaturing agent 変性剤(タンパク質などの変性を引き起こす化学薬品)．

dendriform [déndrifɔːm] 樹枝状の．

dendriform keratitis 樹枝状角膜炎，＝keratitis arborescens, dendritic keratitis．

dendrite [déndrait] ①樹状突起(神経細胞の突起の一つで興奮を細胞体の方へ伝える)，＝neurodendron, ②樹枝状結晶．

dendritic [dendrítik] 樹状の．

dendritic cell (DC) 樹状細胞(全身の間質に存在する抗原提示細胞)．

dendritic process 樹状突起(神経細胞の突起で軸索(神経突起)に対するほかの突起)．

dendroid [déndrɔid] 樹枝様の．

dendron [déndrɑn] 樹状突起，＝dendrite, dendritic process．

denervate [di(ː)nə́ːveit] 神経除去．

denervation [di(ː)nərvéiʃən] 神経支配除去(脱神経，除神経ともいう)．

denervation supersensitivity 脱神経性過敏(交感神経あるいは副交感神経が切断された後に代償機能が作動して外分泌腺や平滑筋の効果器が化学伝達物質に過敏に反応する状態)．

dengue [déŋgei, -gi] デング熱(ヤブカであるネッタイシマカ *Aedes aegypti*, ヒトスジシマカ *A. albopictus* により媒介さ

れるウイルス性疾患．悪感戦慄を伴って高熱を呈し，頭痛，結膜充血，解熱後に再上昇したときに麻疹様発疹が四肢に出現．頸部，鼠径部のリンパ節腫脹，著明な出血(デング熱)が出現する)．

dengue fever (DF) デング熱，＝dengue.

dengue hemorrhagic fever (DHF) デング出血熱(デングウイルスによる疾患)．

dengue shock syndrome (DSS) デングショック症候群(デングウイルスによる疾患で，デング出血熱に加え循環障害によるショックを呈するもの)．

Dengue virus デングウイルス(フラビウイルス科のウイルスで，デング熱，デング出血熱の原因となる)．

denial [dináiəl] 拒絶．

denidation [denidéiʃən] 子宮内膜剥離(月経期における子宮粘膜表面の剥離排出)．

Denis Browne splint デニス・ブラウン副子．

de novo cancer デノボ癌(前癌病変なしで正常粘膜より発生する癌のこと)．

de novo synthesis デノボ合成(生体構成成分が簡単な素材から新たに合成されることを示す用語．de novo は新規の意)．

dens [déns] ① 歯，② 歯突起(第二頸椎(軸椎)にある突起で第一頸椎(環椎)と関節し頭の回転の軸となる)，＝dens [L] 複 dentes.

dens acutus 切歯，＝incisor tooth.

dens adultus 永久歯，＝permanent tooth.

dens angularis 犬歯，角歯，＝dens caninus.

dens bicuspidatus 小臼歯，＝dens bicuspidus.

dens buccalis 頬歯，小臼歯．

dens caninus 犬歯，＝canine tooth.

dens cariosus う(齲)歯(むし歯)，＝carious tooth.

dens columbellaris 臼歯，＝molar tooth, multicuspidatur.

dens cuspidatus 犬歯，＝dens caninus, canine tooth.

dens deciduus 乳歯，＝dens lacteus, dens infantilis, first tooth, milk tooth.

dens exsertus 出歯(特に犬歯についていう)．

densimeter [densímitər] 密度計，比重計(線維用)．

dens incisivus 切歯，＝incisor tooth.

dens in dente 歯内歯，重積歯(歯髄内にほかの歯様構造の存在すること)，＝dens invaginatus.

densitometer [densitámitər] 濃度計，密度計．

densitometry [densitámitri] 密度計測，濃度計測．

density (D) [dénsiti] 密度．

dens lacteus 乳歯，＝dens decidius, densinfantilis, milk tooth, dens deciduus, deciduous tooth, 脱落歯．

dens molaris 臼歯，大臼歯，＝molar tooth, grinder, multicuspidate tooth.

dens ordens 犬歯．

Densovirinae [densəvírini:] デンソウイルス亜科(パルボウイルス科の亜科)．

dens permanens 永久歯，＝permanent tooth.

dens premolaris 小臼歯，＝premolar tooth, bicuspid tooth.

dens primoris 前歯，切歯，＝incisor tooth.

dens sapientia 智歯，＝dentia serotinus.

dens serotinus 智歯，＝lete tooth, wisdom tooth.

dens succedaneus 継承歯，継続歯．

dens supernumeraris 過剰歯．

dens tomici 切歯，＝incisor tooth.

dens tortilis 捻転歯．

dens vitalis 生活歯．

dental [déntəl] 歯の，歯科の．

dental alveoli 歯槽(上顎骨と下顎骨で各歯根を入れる部分)，＝alveoli dentales [L].

dental arch 歯列弓(上顎，下顎のアーチ状の歯並び．上歯列弓と下歯列弓がある)，＝arcus dentalis.

dental branch 歯枝．

dental bridge ブリッジ，橋義歯．

dental bulb 歯乳頭．

dental calculus 歯石，＝tartar, odontolith.

dental canal 歯根管，＝root canal.

dental caries う(齲)蝕(むし歯)．

dental cone デンタルコーン，歯科用円錐(抜歯窩の感染予防に挿入する円錐形の薬剤)．

dental crest 歯稜．

dental crypt 歯陰窩．

dental floss デンタルフロス(口腔清掃におけるプラークコントロールの一法)．

dental follicle 歯嚢(歯の発生時，歯胚(エナメル器と歯乳頭)を包む結合組織の鞘)，＝dental sac.

dental forceps 抜歯鉗子，＝extracting forceps.

dental formula 歯式(上・下顎にある乳歯，永久歯の種類別を表したもの．乳歯式，永久歯式がある)．

dental germ 歯胚，＝tooth germ.

dentalgia [dentǽlʤiə] 歯痛，＝odontalgia, tooth ache, dental pain.

dental granuloma 歯根肉芽腫．

dental groove 歯溝．

dental hygiene 歯科衛生．

dental hygienist 歯科衛生士．

dental index 歯牙指数(歯長×100と基

底鼻根線の長さとの比).
dental ledge 歯堤, ＝dental shelf.
dental length 歯長, 歯牙長径(第1大臼歯の近心面から同側第3大臼歯遠心面に達する距離).
dental nerve 歯槽神経(①歯髄の神経の俗語. ②上下の歯槽神経), ＝nervus alveoralis.
dental orthopedics 歯科矯正学.
dental plaque 歯垢, ＝tooth coating, bacterial plaque.
dental prosthesis 義歯.
dental pulp 歯髄(歯髄腔と歯根管とを充満しているゼラチン状の血管, 神経に富んだ組織. 最表層には象牙芽細胞がならんでいる), ＝tooth pulp, pulpa dentis [L].
dental surgeon 歯科医.
dental technologist 歯科技工士.
dental tophus 歯垢.
dental tubercle 歯冠結節(咬頭), ＝dental cusp.
dental ulcer 歯性潰瘍(歯の破傷面により刺激されて起こる舌の潰瘍).
dental unit 歯単位.
dentata [dentéitə] 軸椎(歯状をなす第2脊椎 axis のこと), ＝vertebra dentata, axis.
dentate [dénteit] 歯状の, ＝notched, toothed, cogged.
dentate gyrus 歯状回(大脳回の一つ), ＝gyrus dentatus [L].
dentate line 歯状線(肛門管で単層円柱上皮から重層円柱上皮に変わる部位で, 肛門弁の位置に相当), ＝pectinate line.
dentate nucleus 歯状核(小脳核の一つ), ＝nucleus dentatus [L].
dentate suture 歯状縫合.
dentatorubral pallidoluysian atrophy (DRPLA) 歯状核赤核淡蒼球ルイ体萎縮症, ＝dentatorubropallidoluysian atrophy.
dentes [dénti:s] →dens.
dent(i)- [dent(i)] (歯との関係を表す接頭語).
denticle [déntikl] ①小歯(または小歯突起), ②象牙〔質〕粒(石灰化した髄石), ＝pulp stone.
denticurate ligament 歯状靭帯(脊髄の軟膜からクモ膜をつらぬき硬膜につく三角形の靭帯), ＝ligamentum denticulatum [L].
dentifrice [déntifris] 歯磨き剤.
dentigerous [dentíʤərəs] 有歯の, 歯をもつ.
dentigerous cyst 歯牙嚢腫.
dentilabial [dentiléibiəl] 歯唇の.
dentilingual [dentilíŋgwəl] 歯舌の.
dentinal canal デンチン管, 歯牙管(歯髄からデンチンおよびエナメルに達する小管).
dentinal tubule 象牙細管(象牙芽細胞の突起で象牙質中にある. トームス線維(Tomes fibers)と呼ばれる), ＝tubulus dentinalis [L], canaliculus dentinalis [L].
dentin(e) [déntin] 象牙質(歯の基礎組織で, 露出部はエナメル, 顎骨に埋まった部分はセメントで囲まれ, 内部には歯髄がある. 充実性組織で石灰質に富み, 多数の樹枝状小管がある), ＝dentinum [L] 形 dentinal.
dentinocemental junction デンチンセメント連結.
dentinogenesis [dentinəʤénisis] 象牙質形成 形 dentinogenic.
dentinogenesis imperfecta 象牙質形成不全〔症〕, ＝dentin(e) hypoplasia.
dentinoid [déntinɔid] ①デンチノイド, ＝predentine, ②デンチン様の, 象牙質様の.
dentinoma [dentinóumə] 象牙〔質〕腫.
dentinum [déntinəm] 象牙質, ＝substantia eburnea.
dentiparous [dentípərəs] 歯牙形成の.
dentist [déntist] 歯科医師.
dentistry [déntistri] 歯科医学.
dentitio [dentíʃiou] [L] 生歯, ＝tooth eruption.
dentition [dentíʃən] 歯生, 歯列, 歯群, ＝dentitio, tooth eruption, teethig.
dentitio praecox 早期生歯.
dentitio tarda 萌出遅延, 晩期萌出.
dentitio tertia 第3生歯.
dent(o)- [dent(ou), -t(ə)] ＝dent(i)-.
dentoalveolar [dentouælví:ələr] 歯と歯槽の.
dentoalveolar abscess 歯槽膿瘍, ＝alveolar abscess.
dentulous [dénʧuləs] 有歯の, 歯をもった.
denture [dénʧər] 義歯(入れ歯), ＝dental prosthesis.
denture fibroma 義歯性線維腫〔症〕.
denture service 補てつ(綴)治療.
denture stomatitis 義歯性口内炎.
denturist [denʧúrist] 歯科技工師.
denucleation [di(:)nju:kliéiʃən] 脱核(赤芽球の核が成熟して細胞外に脱出すること) 形 denucleating, denucleated.
denudation [dinu:déiʃən] 裸化, 表皮剥離.
Denver developmental screening test (DDST) デンバー式発達スクリーニングテスト.
deodorant [di(:)óudərənt] 脱臭剤.
deontology [di(:)ɑntáləʤi] 義務論, ＝ethics.
deossification [diɑsifikéiʃən] 骨質吸収, 骨石灰質脱失.
deoxy- [di(:)ɑksi] (脱酸素〔還元〕の意味を表す化合物に用いる接頭語).

deoxyadenosine (dA, dAdo) [di(:)ɑksiədénəsi:n] デオキシアデノシン(デオキシリボヌクレオシドの一つでアデニンを含む．DNAの構成成分で，加水分解で得られる)．
deoxyadenylic acid (dAMP) デオキシアデニル酸(デオキシアデノシンのリン酸エステルであるヌクレオチド)，＝deoxyadenosine monophosphate.
deoxycholate (DOC) [di-(:)ɑksikóuleit] デオキシコール酸塩．
deoxycholic acid デオキシコール酸(非結合性胆汁酸の一つ)，＝desoxycholic acid, choleic acid.
deoxycorticosterone (DOC) [di(:)ɑksikɔ:tikɑ́stəroun] デオキシコルチコステロン(副腎皮質ホルモンのうちコルチコステロンの11位炭素にOHの代わりにHが結合している鉱質コルチコイド)，＝desoxycorticosterone, desoxycortoine.
deoxycytidine [di(:)ɑksisáitidi:n] デオキシシチジン(DNAヌクレオシドの一つ)．
deoxycytidylic acid (dCMP) デオキシシチジル酸(デオキシシチジンのリン酸エステルであるヌクレオチド)，＝deoxycytidine monophosphate.
deoxygenation [di(:)ɑksiʤənéiʃən] 脱酸素，酸素脱失，還元 動 deoxidize.
deoxyguanosine [di(:)ɑksigwɑ́:nəsi:n] デオキシグアノシン(DNAヌクレオシドの一つ)．
deoxyguanylic acid (dGMP) デオキシグアニル酸(デオキシグアノシンのリン酸エステルであるヌクレオチド)，＝deoxyguanosine monophosphate.
deoxyribonuclease (DNase, DNAse, DNAase) [di(:)ɑksiraibounjú:klieis] デオキシリボヌクレアーゼ(DNA加水分解酵素ともいう．DNAのエンドヌクレアーゼの一種で5′末端にリン酸基をもったジヌクレオチドおよびオリゴヌクレオチドを生じる)．
deoxyribonucleic acid (DNA) デオキシリボ核酸，＝desoxyribonucleic acid, → DNA.
deoxyribonucleoprotein (DNP) [di(:)ɑksiraibounju:kliouprόuti:n] デオキシリボ核タンパク(DNAとタンパク質の複合体)．
deoxyribonucleoside [di(:)ɑksiraibounjú:kliəsaid] デオキシリボヌクレオシド(DNAを加水分解して得られる化合物で，プリン塩基またはピリミジン塩基とデオキシリボースからなる)．
deoxyribonucleotide [di(:)ɑksiraibounjú:kliətaid] デオキシリボヌクレオチド(プリン塩基またはピリミジン塩基とデオキシリボース，リン酸からなる化合物．デオキシリボヌクレオシドのリン酸エステル)．
deoxyribose [di(:)ɑksiráibous] デオキシリボース(通常は2-デオキシ-D-リボースのことをいう．DNA中に含まれるペントース)．
deoxythymidylic acid (dTMP) デオキシチミジル酸(デオキシチミジンのリン酸エステルであるヌクレオチド)，＝deoxythymidne monophosphate.
dep depuratus (精製)．
dependence [dipéndəns] 依存〔症〕(薬物においては，その作用による快楽を得るため，あるいは離脱による不快を避けるために，有害であることを知りながらその薬物を続けて使用せずにはいられなくなった状態) 形 dependent.
dependent edema 就下性水腫(浮腫)，依存部水腫(浮腫)(身体や手足の下部に限局して生じる)．
dependent variable 従属変数．
Dependovirus [dipendouváiərəs] ディペンドウイルス属(パルボウイルス科の一属で，アデノ随伴ウイルスが含まれる)．
depersonalization [di:pə:sənəlaizéiʃən] 離人症，離情〔症〕(人格感喪失，有機感喪失)．
de Pezzer catheter デペッフェルカテーテル(先端に球を備えた留置カテーテル)．
dephasing [diféiziŋ] デファジング(磁気共鳴診断の際，スピンの位相が横緩和や傾斜磁場の印加などのため散らばること)．
dephosphorylation [di(:)-fɑsfəriléiʃən] 脱リン〔酸基〕．
depigmentation [di(:)pigməntéiʃən] 色素脱失，脱色．
depilate [dépileit] 脱毛する．
depilation [depiléiʃən] 脱毛，禿髪．
depilatory [dipílətəri] 脱毛剤，除毛剤，＝depilatoria.
depletion [diplí:ʃən] 除去，消耗，枯渇(水分欠乏状態)．
deplumation [di(:)pl(j)u:méiʃən] 睫毛消失(疾病により)．
depolarization [di(:)poulərizéiʃən] ①脱分極，消極(電解質溶液内に起こる分極を妨げて，その進行を阻止すること)，②解消させる(偏りなどを)．
depolarize [di(:)póuləraiz] 脱分極する．
depolymerase [di(:)pəlíməreis] デポリメラーゼ(解重合酵素)．
deposit [dipɑ́zit] ①沈着物，沈渣，②被覆物(金属などの)．
deposition [dipəzíʃən] 沈着(組織細胞内に物質が異所的に多量に固着すること)．
depot [dépou] [F] ①貯留物，②貯蔵所．
depressant [diprésənt] ①抑制薬，②抑制作用の．
depressed [diprést] ①陥凹の，②抑うつの．

depressed fracture 陥没骨折(頭蓋骨の).
depression [dipréʃən] ① 陥凹〔部〕, 凹窩, ② 降下(沸点, 結氷点などの), 低下(物質成分の減少), ③ 抑うつ症, うつ病(メランコリー), ④ 減圧, 低気圧 形 depressed, depressive.
depressive [diprésiv] 抑うつの.
depressive psychosis うつ病.
depressive reaction 抑うつ反応.
depressive stupor うつ病性昏迷.
depressor [diprésər] ① 減圧〔物〕, ② 降圧薬, ③ 抑圧薬, ④ 下引筋, ⑤ 減圧神経.

D

depressor fiber 減圧〔神経〕線維(血管収縮中枢からの刺激を緩和して, 血圧降下を起こさせるもの).
depressor reflex 減圧反射, 降圧反射(大動脈弓および心基部にある減圧神経受容器の刺激により, 末梢血管拡張と心抑制による血圧低下をきたす), = cardiac depressor reflex.
deprivation [deprivéiʃən] 奪取, 欠損.
depth [dépθ] 深さ, 奥行.
depth of anesthesia 麻酔深度, 麻酔の深さ(現在使用される指標はMAC (肺胞濃度)の倍数として表現), = anesthetic depth.
depth psychology 深層心理学.
depuratus (dep) 精製.
de Quervain disease デケルヴァン病(母指を過度に使うことによって起こる長母指外転筋腱および短母指伸筋腱の腱鞘炎で, 母指の機能障害を生ずる), = tenosynovitis stenosans.
derangement [diréindʒmənt] 障害(精神または身体部分の).
derealization [di(:)riəlaizéiʃən] 現実感消失(知覚界の疎隔感で, 外界対象を生き生きと知覚できない外界精神離人症とみられる).
dereism [di(:)rí:izəm] 幻想狂(事実から完全に隔離した精神病) 形 dereistic.
derencephalus [derenséfələs] 頭頸不全体.
derepression [di(:)ripréʃən] 抑制解除, 脱抑制.
derivation [derivéiʃən] ① 誘導(心電図の), = lead, ② 吸引.
derivative [dirívətiv] ① 誘導体, 誘導薬, ② 導関数.
derive [diráiv] 誘導する.
derived protein 誘導タンパク〔質〕(酸, アルカリ, 酵素, 熱などの作用により生じたタンパク質誘導体).
derm(a) [də:m(ə)] 真皮, = corium.
derm(a)– [də:m(ə)] = dermat(o)–.
dermabrader [də:məbréidər] 皮膚剥削器.
dermabrasion [də:məbréiʒən] 剥皮術(母斑, 痤瘡瘢痕などを剥離する方法).
Dermacentor [də:məséntər] カクマダニ属(マダニ科の一属. 哺乳類やヒトに寄生, 病原体を媒介し, ヒトにロッキー山熱, 野兎病などを伝播する).
dermal [də́:məl] 皮膚の.
dermal graft 真皮移植(全層皮膚のうち, 表皮と皮下脂肪を除去して真皮層だけを移植する方法).
dermal malasseziosis 皮膚マラセジア症.
dermal respiration 皮膚呼吸(体表面より直接酸素を取り入れること. 外界と体内で酸素分圧の勾配があるとき, 透過性をもつ膜を通じて起こる), = cutaneous respiration.
dermal ulcer (DU) 皮膚潰瘍.
Dermanyssus [də:mənísəs] ワクモ属(ワクモ科の一属. ワクモ *D. gallinae* はニワトリや飼鳥, 軒下に営巣する鳥に寄生し吸血, しばしばヒトの刺症例もあり, 北アメリカで脳炎ウイルスが分離されている).
dermatic [də:mǽtik] 皮膚の, = dermal.
dermatitides [də:mətáitidi:s] → dermatitis.
dermatitis [də:mətáitis] 皮膚炎(皮膚の炎症) 複 dermatitides 形 dermatitic.
dermat(o)– [də:mət(ou), –t(ə)] (皮膚との関係を表す接頭語).
Dermatobia [də:mətóubiə] ヒフバエ属(ヒツジバエ科の一属. 皮膚ハエウジ症を起こすことで医学上重要. 中南アメリカ産のヒトヒフバエ *D. hominis* (human botfly, tropical warble fly)はヒトや獣の皮下に寄生し, 局所の腫脹, 疼痛を起こす).
dermatofibroma [də:mətoufaibróumə] 皮膚線維腫.
dermatofibrosarcoma [də:mətoufaibrousɑ:kóumə] 皮膚線維肉腫, = Lévy-Roussy syndrome.
dermatofibrosis [də:mətoufaibróusis] 皮膚線維腫症.
dermatogen [də:mǽtədʒən] ① 表皮原, ② デルマトゲン(皮膚病に関係のある抗原で, 皮膚側からの病因をなすもの).
dermatoglyph [də:mǽtəglif, də́:mətə–] 皮紋.
dermatoglyphics [də:mətəglífiks] 皮紋判定法(皮膚面特に足底手掌にある皮溝および皮紋とその判定法).
dermatographism [də:mətágrəfiz(ə)m] = dermographism.
dermatoid [də́:mətɔid] ① 皮膚様の, 類皮の, ② 硬性線維腫, = desmoid.
dermatology [də:mətáləʤi] 皮膚科学, = dermatologia.
dermatolysis [də:mətálisis] 皮膚弛緩症(先天性), = dermalaxia, cutis laxa, cutis pendula, loose skin, chalazodermia,

pachydermatocele.
dermatoma [dəːmətóumə] 皮膚腫.
dermatome [dә́ːmətoum] ① 皮膚節(各1対の脊髄後根によって支配される皮膚知覚領域), 皮板, ② 皮膚切除器(植皮用) 形 dermatomic.
dermatomegaly [dəːmətəmégəli] 皮膚巨大[症].
dermatomere [dә́ːmətəmiər] [胎生]皮節.
dermatomyces [dəːmətoumáisiːz] 皮膚糸状菌, = dermatophyte.
dermatomycosis [dəːmətoumaikóusis] 皮膚糸状菌症, 皮膚真菌症(糸状菌 *Hyphomycetes* の寄生による伝染性疾患).
dermatomyoma [dəːmətoumaióumə] 皮膚筋腫.
dermatomyositis (DM) [dəːmətoumaiousáitis] 皮膚筋炎.
dermatoneurosis [dəːmətounjuːróusis] 皮膚神経症.
dermatopathy [dəːmətápəθi] 皮膚障害.
Dermatophagoides [dəːmətəfəgɔ́idiːz] ヒョウヒ[表皮]ダニ属(チリダニ科の一属で, 室内塵に生息し, ダニアレルゲンとして医学上重要. コナヒョウヒダニ *D. farinae* (American house dust mite), ヤケヒョウヒダニ *D. pteronyssinus* (European house dust mite)などを含む).
Dermatophilus [dəːmətáfiləs] デルマトフィルス属(好気性～通性嫌気性のグラム陽性細菌).
dermatophylaxis [dəːmətoufilǽksis] 皮膚病予防.
dermatophyte [dә́ːmətəfait] 皮膚糸状菌(皮膚, 爪, 毛髪に感染する近縁の真菌群を指す総称).
dermatophytid [dəːmətáfitid] 白癬疹(皮膚糸状菌によるアレルギー性続発疹).
dermatophytosis [dəːmətoufaitóusis] 皮膚糸状菌症(皮膚糸状菌による表在性真菌症で, 白癬, 黄癬, 渦状癬を指す).
dermatoplasty [dә́ːmətəplæsti] 植皮術, 造皮術.
dermatopolyneuritis [dəːmətəpɑlinjuːráitis] 皮膚多発[性]神経炎(ピンク病ともいう. 肢端疼痛症), = acrodynea.
dermatosclerosis [dəːmətouskliəróusis] 皮膚硬化症, = scleroderma.
dermatoses [dəːmətóusiːs] → dermatosis.
dermatosis [dəːmətóusis] 皮膚病 複 dermatoses.
dermatosome [dә́ːmətəsoum] デルマトソーム(細胞分裂における紡錘線維の赤道部にある膨大結節).
dermis [dә́ːmis] 真皮(表皮(皮膚の最表層)の下層で膠原線維などが密な層), = derium [L], corium, derma 形 dermic.
derm(o)– [dəːm(ou), –m(ə)] = dermat(o)–.
dermoblast [dә́ːməblæst] 皮膚芽細胞(発育して真皮となる中胚葉の一部).
dermographism [dəːməgrǽfizəm] 皮膚描記症(皮膚を爪尖のようなもので擦過したときに起こる隆起や紅斑), = dermographia, dermography, dermatographism, dermatographia, dermatography.
dermoid [dә́ːmɔid] ① 皮膚様の, ② 皮様腫.
dermoid cyst 類皮嚢胞, 皮様嚢胞(主として外胚葉, 時にはほかの胚葉により形成される重複奇形), = cuticular cyst.
dermoid tumor 類皮腫, = dermoid cyst.
dermoplasty [dә́ːməplæsti] 植皮術.
dermotropic [dəːmətrápik] 皮膚向性の, 皮膚親和性の.
dermovascular [dəːməvǽskjulər] 皮膚血管の.
der(o)– [der(ou), –r(ə)] (頸の意味を表す接頭語).
des– [des, dis] = de–.
DES drug eluting stent (薬剤溶出性ステント).
De Sanctis–Cacchione syndrome ドゥサンクティス・カッキオーネ症候群(色素性乾皮症に精神遅滞(神経症候)が合併したもの. 常染色体劣性遺伝性疾患である).
desaturation [di(ː)sætʃuréiʃən] 不飽和化(水素除去による).
Desault bandage デソー包帯(腕を胸部に固定する包帯で鎖骨骨折に用いる).
descemetitis [desimitáitis] デスメー膜炎, 角膜後面沈着物(角膜後面にあるデスメー膜の仮性炎症), = serous iritis, cyclitis, keratitis punctata.
Descemet membrane デスメー膜(角膜の後境界板).
descemetocele [desimétəsiːl] デスメー膜瘤, デスメー膜ヘルニア, = keratocele.
descend [disénd] 下行する, 降下する.
descendant [diséndənt] 下行性の.
descending aorta (DAo) 下行大動脈(左心室から出て上行大動脈, 大動脈弓となった後の部分で, 胸腔, 腹腔と下行する), = aorta descendens [L].
descending colon 下行結腸(横行結腸の続きで左上腹部から下行しS状結腸に至るまで), = colon descendens [L].
descending degeneration 下行変性(脊髄の).
descending limb 下行脚(腎尿細管の).
descending neuritis 下行性神経炎.
descensus [disénsəs] 下垂, 降下, = ptosis.
descensus testis 精巣(睾丸)降下.
descent [disént] 降下, 下垂.
description [diskrípʃən] 記述, 記載,

D

解説.

descriptive [diskríptiv] 記述的な.

descriptive study 記述的研究(主としてデータの記述にとどまり，分析にまでは至らない研究．症例報告など).

desensitization [di(:)sensitizéiʃən] 脱感作.

desert rheumatism 砂漠リウマチ(深在性真菌症であるコクシジオイデス症の別名．地域流行性でこの名がある)，＝coccidioidomycosis.

desetope [dí:sitoup] デセトープ(抗原提示細胞の MHC により抗原ペプチドが T 細胞受容体に提示されるとき抗原上のアグレトープと結合する MHC 分子内の部位を呼ぶ).

D

desiccant [désikənt] 乾燥薬〔剤〕.

desiccate [désikeit] 乾燥する，乾燥させる.

desiccation [desikéiʃən] ①乾燥，＝drying，②脱水，＝dehydration.

desiccative [désikətiv] 乾燥させる(働きがある).

desiccator [désikeitər] デシケーター，乾燥器.

design [dizáin] 設計，計画，デザイン.

DESIGN (褥瘡重症度分類；Depth 創の深さ，Exudate 浸出液の量，Size 創の大きさ，Inflammation/Infection 炎症／感染，Granulation tissue 肉芽組織，Necrotic tissue 壊死組織の略．大文字で記載は重度，小文字で記載軽度を示し，－P を付した場合はポケット形成を示す).

designate [dézigneit] ①示す，②指示する，指定する.

designated infectious disease 指定感染症(政令により 1 年間に限定して指定される感染症．感染症法の一～三類感染症に準じた対応が必要となった感染症が指定される).

desirable [dizáiərəbl] 望ましい，妥当な.

desirable body weight (DBW) 理想体重.

desmepithelium [desmepiθí:liəm] 靭帯上皮(脈管，滑液腔管などの内皮または表皮層).

desmiognathus [desmiounǽθəs, –miagnǽ–] 頭部寄生体，＝dicephalus parasiticus.

desmitis [desmáitis] 靭帯炎.

desm(o)– [desm(ou), –m(ə), dez–] (結合または靭帯との関係を表す接頭語).

desmocranium [desmoukréiniəm] 靭帯頭蓋(脛脊索の一端にある中胚葉群で，将来頭蓋に発育するもの).

desmogenous [desmáʤənəs] 靭帯原性(靭帯の異常による奇形などについていう).

desmoid [désmɔid] ①デスモイド，靭帯様の，②類腱腫.

desmoid tumor 硬性線維腫(皮下組織または筋の腫瘍性病変).

desmolase [désməleis] 酸化還元酵素(広義には加水分解酵素に対立する一群の酵素で，加水分解によって生ずる低分子化合物に作用し，≡C-C≡結合が開裂し，生体エネルギーを起こす代謝にあずかる)，＝oxidoreductase.

desmoma [desmóumə] 結合織腫瘍，線維腫.

desmoneoplasm [desmouní:ouplæzəm] 結合織腫瘍.

desmopathy [desmápəθi] 靭帯病.

desmoplasia [desməpléiziə] 線維形成.

desmoplastic [desməplǽstik] 結合織形成(癒着).

desmopressin [desməprésin] デスモプレシン(抗利尿ホルモン(バソプレシン)の誘導体．バソプレシン V_2 受容体に強く作用し，抗利尿作用をあらわす).

desmosome [désməsoum] 接着斑，デスモソーム(細胞間接着装置の一つで，特に皮膚などの重層扁平上皮にみられる).

desoxy– [disáksi] ＝deoxy–.

desquamation [deskwəméiʃən] 剥離，剥脱，落屑(らくせつ) 形 desquamative.

desquamative [deskwámətiv] 剥離性の，落屑性の.

desquamative gingivitis 剥離性歯肉炎.

dest destilla (蒸留).

destilla (dest) [L] 蒸留(distill).

destonation [destənéiʃən] 低調発声(調子外れ).

destructive spondyloarthropathy (DSA) 破壊性脊椎関節症.

desulfhydrase [di(:)sʌlfháidreis] 脱硫化水素酵素(システインなどの含硫化合物を分解して硫化水素を放出させる反応の触媒を営む)，＝thionase.

desynchronization [di(:)siŋkrounizéiʃən] 脱同期，脱同調.

det detur (投与させる).

detachment [ditǽʧmənt] 剥離，離解，＝ablatio.

detachment of retina 網膜剥離(網膜色素上皮層から感覚網膜が離れること).

detection [ditékʃən] 検出，発見.

detector [ditéktər] 検出器，指示器.

detergent [ditə́:ʤənt] 洗浄剤，浄化薬，清拭薬.

deterioration [diti:riəréiʃən] 荒廃，劣化，頽廃，痴呆(精神科).

determinant [ditə́:minənt] ①決定〔因〕子，＝antigenic determinant，②行列式，＝determining factor.

determination [ditə:minéiʃən] 決定，定量.

determinism [ditə́:minizəm] 定命説，命数論.

de Toni–Debré–Fanconi syndrome デトーニ・ドゥブレ・ファンコーニ症候

群(近位尿細管の多彩な再吸収障害による症候群で先天性と後天性がある．後天性はシスチン沈着がなく予後良好)，= amine diabetes, chronic aminoaciduria.
detoxicated vaccine 減毒ワクチン．
detoxication [di(:)tɑksikéiʃən] 解毒(げどく)，無毒化．
detoxification [di(:)tɑksifikéiʃən] 解毒，= detoxication.
detoxify [di(:)tɑ́ksifai] 解毒する，= detoxicate.
detrition [di(:)tríʃən] ① 減損，挫滅，② 磨耗(歯の)．
detrusor [di(:)trú:zər] ① 圧迫筋(特に排尿筋のこと)，② 圧下器．
detumescence [di(:)tju:mésəns] (腫脹や緊張が減退すること)．
detur (det) [L] 投与させる．
deutan [djú:tən] 2型色覚者．
deutan defect 2型色覚．
deuteranomal [dju:tərənóuməl] 2型3色覚者．
deuteranomaly [dju:tərənɑ́məli] 2型3色覚．
deuteranope [djú:tərənoup] 2型2色覚者．
deuteranopia [dju:tərənóupiə] 2型2色覚，= green color blindness.
deuterion [dju:tí:riən] 二重子，重陽子，= deuteron.
deuterium (D) [dju:tí:riəm] デューテリウム，重水素(水素の同位元素の一つで，化学記号Dまたは^{2}H，原子量2.0136，質量数2)，= diplogen, heavy hydrogen.
deuterium oxide 酸化ジュウテリウム(重水)，= heavy water.
deuter(o)- [dju:tər(ou), -r(ə)] (第二の意味を表す接頭語)．
Deuteromycetes [dju:təroumaisí:ti:z] 不完全菌類(胞子嚢胞子，子嚢胞子あるいは担子胞子を発生せず，なお有性生殖器官をもたない菌の総称)，= Fungi imperfecti.
Deuteromycota [dju:təroumaikóutə] 不完全菌門．
deuteropathic [dju:tərəpǽθik] 続発性の(病巣が該当箇所以外にある場合についていう)．
deuteropathy [dju:tərɑ́pəθi] 二次性疾患，後発症，続発症 形 deuteropathic.
deuteroplasm [djú:tərəplæzəm] 卵黄質，= deutoplasm.
deut(o)- [dju:t(ou), -t(ə)] = deuter(o)-.
devascularization [di(:)-væskjulərizéiʃən] 脈管遮断(組織内血行を除去する方法)．
develop [divéləp] 発展させる(する)，発達させる(する)，発生させる(する)，発現させる(する)，患う．
development [divéləpmənt] ① 発達，発育，② 発生，③ 展開，④ 現像(写真) 形 developmental.
developmental [diveləpméntəl] 発達〔上〕の，発育〔上〕の，発生の．
developmental age (DA) 発達年齢．
developmental biology 発生生物学．
developmental coordination disorder (DCD) 発達性協調運動障害(日常活動に必要な協調運動が年齢や知能に比して劣る状態．粗大運動・微細運動の困難は，運動が苦手，不器用といった形で表出し，教育現場や社会適応上で問題となる場合がある)．
developmental delay 発育遅滞．
developmental disorder 発達障害，= developmental disability.
developmental genetics 発生遺伝学．
developmental glaucoma (DG) 発育緑内障(胎生期の隅角の発育異常による)．
developmental groove 発育溝(歯の表面にある主要な溝あるいは線)．
developmental history (DH) 発育歴．
developmental language disorder 発達性言語障害(聴覚，非言語的知能などは良好であるが，言語の発達に障害が認められるもの)．
developmental lines 発育線(歯の表面にある縦線．発育融合線)，= developmental grooves.
developmental medicine 発達医療．
developmental psychology 発達心理学．
developmental quotient (DQ) 発達指数．
developmental screening 発達スクリーニング(乳幼児期の言語，運動，社会性などの発達度をみるもの)．
developmental theory 発達理論．
developmental toxicity 発生毒性．
Devergie attitude デベルジー姿勢(手足四肢を屈曲した死人の態勢)．
deviant [dí:viənt] ① 異常の，② 異常者．
deviation [di:viéiʃən] ① 偏位，偏差，かたより，② 斜位(眼科では動眼筋の不平衡により視軸が線列を脱することをいう)．
Devic disease デビック病(多発性硬化症の一型．急性播種性視神経脳脊髄炎)，= acute disseminated encephalomyelitis, neuromyelitis optica.
device [diváis] 装置．
devil's grip 流行性胸膜痛，= epidemic pleurodynia.
deviometer [di:viɑ́mitər] 斜視偏位測定計．
devisceration [di(:)visəréiʃən] 内臓摘出，= evisceration.
devitalization [di(:)vaitəlizéiʃən] 除活〔法〕，失活法 動 devitalize.
devolution [devəlú:ʃən] 退化，= degeneration 形 devolutive.

D

dexamethasone (DXM) [deksəméθəsoun] デキサメタゾン(合成副腎皮質ホルモン).
dext. dextra (右).
dexter (D,d) [dékstər] 右.
dextra (dext.) [L] 右, ＝right.
dextrad [dékstræd] 右方.
dextral [dékstrəl] 右方の, 右側の, 右利きの.
dextrality [dekstrǽliti] 右利き, ＝right handedness.
dextran(e) [dékstræn, -rən] デキストラン(加水分解によりブドウ糖を生ずる高分子性多糖類), ＝expander, gentran, plavolex.
dextrin [dékstrin] デキストリン, 糊精(デンプンが水解される過程において生ずる種々の中間産物の混合物).
dextrinosis [dekstrinóusis] デキストリン蓄積〔症〕, ＝glycogenosis.
dextrinuria [dekstrinjú:riə] デキストリン尿〔症〕.
dextr(o)- [dekstr(ou), -r(ə)] (① 右側との関係を表す接頭語. ② 化合物の命名法では右旋性(+)を示し, *d*-で表す).
dextro-amphetamine sulfate 右旋性硫酸アンフェタミン(ラセミ形化合物である硫酸アンフェタミンと同一の作用があるが, 中枢神経系に対する刺激性が大きい), ＝dexedrine sulfate, amphetamine sulfate.
dextrocardia [dekstrouká:diə] 右胸心, 右心〔症〕(胸郭内右に位置する心臓), ＝dexiocardia.
dextrocularity [dekstrɑkjulǽriti] 右眼利き(左目利き sinistrocularity に対する).
dextrogastria [dekstrəgǽstriə] 右胃症.
dextrogyration [dekstrouʤairéiʃən] 右旋, ＝dextrorotation.
dextromethorphan hydrobromide デキストロメトルファン臭化水素酸塩, 臭化水素酸デキストロメトルファン(合成モルヒネ誘導体の一種).
dextropedal [dekstrɑ́pədəl, -strəpédəl] 右足利きの.
dextroposition [dekstroupəzíʃən] 右偏, 右位, ＝right-sidedness.
dextrorotatory [dekstrouróutətɔri] 右旋性の.
dextrose [dékstrous] デキストロース(D-グルコース), ＝dextrosum.
dextrose in normal saline (D/NS) ブドウ糖生理的食塩水.
dextrose in saline (D/S) ブドウ糖食塩水.
dextrose in water (D/W) ブドウ糖水溶液.
dextrosinistral [dekstrousinístrəl] ① 右から左への(方向または運動についていう), ② 右手使いの左手利き(左利きの人が特殊の作業に右手を使うことを覚えたことをいう).
dextrotorsion [dekstroutɔ́:ʃən] 右回転.
DF dengue fever (デング熱).
DFA direct immunofluorescent antibody test (直接免疫蛍光抗体法).
DFU dead fetus in uterus (子宮内死亡胎児).
DG developmental glaucoma (発育異常緑内障).
DGI disseminated gonococcal infection (播種性淋菌感染症).
DH developmental history (発育歴).
DHA ① dehydroacetic acid (デヒドロ酢酸), ② docosahexaenoic acid (ドコサヘキサエン酸).
DHEA dehydroepiandorosteron (デヒドロエピアンドロステロン).
DHF dengue hemorrhagic fever (デング出血熱).
DHR delayed hypersensitivity reaction (遅延型過敏反応).
DHS duration of hospital stay (入院期間).
DI ① diabetes insipidus (尿崩症), ② drug information (医薬品情報).
di- [di] (二重の意味を表す接頭語).
DI discomfort index (不快指数).
DIA death in action (運動死).
dia- [daiə] (通過, 隔離などの意味を表す接頭語).
diabetes [daiəbí:ti:z] 糖尿病, ＝diabetes mellitus 形 diabetic.
diabetes innocens 無害性糖尿病(膵臓の病変を伴わないもの).
diabetes insipidus (DI) 尿崩症(視床下部下垂体後葉系の障害により抗利尿ホルモン(ADH)が欠乏(中枢性尿崩症)する疾患. 高度の飢渇と1日尿量は3～15Lに達する. 多量の排尿が特徴で, 糖尿はみられない).
diabetes intermittens 間代性糖尿病(糖尿が間代性に出現するもの).
diabetes mellitus (DM) 糖尿病(膵のランゲルハンス島β細胞のインスリン分泌不全, またはインスリンの標的細胞での作用不全の結果, 糖分の代謝異常をきたし, 血糖増加と糖尿が出現する. 1型(インスリン依存), 2型(非インスリン依存)の病型がある).
diabetes mellitus ketoacidosis (DMKA) 糖尿病性ケトアシドーシス.
diabetes treatment satisfaction questionnaire (DTSQ) 糖尿病治療満足度質問票.
diabetic [daiəbétik] 糖尿病性, 糖尿病患者.
diabetic acidosis 糖尿病性アシドーシス.
diabetic amyotrophy 糖尿病性筋萎縮症(急性発症の一側・両側に非対称性に出現する疼痛を伴う筋萎縮と筋力低下).

diabetic cataract 糖尿病白内障.
diabetic coma 糖尿病性昏睡.
diabetic ketoacidosis (DK,DKA) 糖尿病性ケトアシドーシス(血中ケトン体の蓄積と酸血症に代表される糖尿病の代謝異常の極限状態で，20 歳未満のインスリン依存性糖尿病患者にしばしばみられる).
diabetic macroangiopathy 糖尿病性大血管障害.
diabetic maculopathy 糖尿病黄斑症(糖尿病網膜症のうち，非増殖性でありながら黄斑障害が高度な病型).
diabetic microangiopathy 糖尿病〔性〕細小血管症(糖尿病の重症度および罹病期間に比例して起こる毛細血管を中心とした血管の病的変化で，血管基底膜の肥厚，内皮細胞の変形，外皮細胞の脱落などがみられる．これにより全身の組織障害をきたすが，とくに網膜，腎，神経が障害され，網膜症，腎症，神経障害は糖尿病の三大合併症と呼ばれる).
diabetic nephropathy 糖尿病性腎症.
diabetic neuropathy (DN) 糖尿病性神経障害，糖尿病性ニューロパチー(糖尿病の代謝異常または血管障害の結果，2 次的に生じる神経障害).
diabetic papillopathy 糖尿病視神経〔乳頭〕症.
diabetic polyneuropathy (DPN) 糖尿病性多発ニューロパチー.
diabetic retinitis 糖尿病〔性〕網膜炎，= retinitis glycosurica.
diabetic retinopathy (DR) 糖尿病網膜症(進行が遅く視力障害の発生も少ない非増殖網膜症と，進行が速く視力障害を伴うことが多い増殖網膜症とに分けられる).
diabetogen [daiəbíːtəʤən] 糖尿病誘発物質.
diabetogenic [daiəbiːtəʤénik, -betə-] 催糖尿病性の.
diabetogenous [daiəbiːtáʤənəs] 糖尿病に基づく.
diacrisis [daiǽkrisis] ① 診断(特に鑑別の)，② 分泌性疾患 形 diacritic, diacritical.
diad [dáiæd] ① 2 価の，② 2 価原子，③ 二集染色体，= dyad.
diadochokinesia [daiədoukoukainíːsiə] 拮抗〔運動〕反復(内転外転などの交互運動を迅速に行い得る機能)，= diadochocinesia, diadochokinesis 形 diadochokinetic.
diagnose [dáiəgnous] [G] 診断する，= Diag.
diagnoses [daiəgnóusiːz] → diagnosis.
diagnosis (Dx) [daiəgnóusis] 診断〔法〕，鑑別 形 diagnostic, 複 diagnoses.
diagnosis procedure combination (DPC) 診断群分類.
diagnosis-related group (DRG) 診断群別分類，診断関連グループ(病院に対する医療費償還(PPS)のために，患者の年齢，診断名，外科処置などに基づいて作成された診断・治療グループ分類．支払額は各グループごとに決まり，個々の患者の実際の医療費や入院期間は考慮しない).
diagnostic [daiəgnástik] 診断〔上〕の.
Diagnostic and Statistical Manual of Mental Disorders (DSM) 精神疾患の診断と分類の手引き.
diagnosticate [daiəgnástikeit] 診断を下す，疾病を見分ける，= diagnose.
diagnostic criteria for research (DCR) 研究用診断基準.
diagnostic examination 検査.
diagnostic impression 診断的印象.
diagnostic peritoneal lavage (DPL) 診断的腹腔洗浄法.
diagnostic plan 診断計画.
diagnostics [daiəgnástiks] 診断学.
diagonal [daiǽgənəl] 対角〔線〕の，斜の.
diagonal conjugate diameter 対角結合径(仙骨の岬角から恥骨結合下縁まで).
diagram [dáiəgræm] 図表，図形，図示 形 diagrammatic.
diakinesis [daiəkainíːsis] 貫動期，移動期(減数分裂において染色体の接着部がゆるみ，各染色体は縦列する時期).
dial [dáiəl] ダイアル(時計面).
dialysance [daiəláisəns] ダイアリサンス(血液透析または腹膜透析でのクリアランス).
dialysate [daiǽlizət, -seit] 透析物，= dialyzate.
dialysis [daiǽlisis] 透析 形 dialytic.
dialysis amyloidosis 透析アミロイドーシス(長期透析患者に認められる β_2-ミクログロブリン(β_2-MG)を原因とするアミロイドーシス).
dialysis disequilibrium syndrome 透析不均衡症候群(透析導入時，急速に透析が行われ，血液中と脳脊髄液中の溶質の濃度差に不均衡が生じることにより発生する症状．頭痛，嘔気などを生じる).
dialysis membrane 透析膜.
dialyzer [daiəláizər] 透析器.
diameter (D, d.) [daiǽmitər] 直径 形 diametral, diametrical.
diameter of diastolic (Dd) 拡張末期径.
4,4′-diaminodiphenyl sulfone syndrome (DDS syndrome) DDS 症候群(発熱，皮疹，リンパ節腫脹，単核細胞症，肝炎などの症候群).
Diamond-Blackfan syndrome ダイアモンド・ブラックファン症候群(先天性に赤芽球系のみが障害されるもので，貧血のほかに腎奇形，低身長などがみられる．先天性赤芽球癆)，= congenital pure

red cell aplasia.

diamond-shaped murmur ダイヤモンド形雑音.

Diana complex ダイアナコンプレックス(女性における男性的心理傾向).

diapason [daiəpéizən] 音叉, = tuning-fork.

diapedesis [daiəpi:dí:sis] 漏出, 血管外遊出(血液成分が無傷の血管を通り抜ける現象, 特に血球が血管壁を通過して血管外に遊出する現象を漏出性出血という) 形 diapedetic.

D

diaper [dáiəpər] おむつ.

diaper dermatitis おむつ皮膚炎(尿・便の刺激による殿部周囲の皮膚炎), = ammonia rash, diaper rash, napkin rash.

diaphane [dáiəfein] ①徹照用小灯, ②顕微鏡標本封入剤.

diaphanoscope [daiǽfənəskoup] 徹照器(強い光束を用いて眼球内や他の器官の内部を照射観察するための器械) 形 diaphanoscopic.

diaphanoscopy [daiæfənáskəpi] 徹照法, 透視法, = transillumination.

diaphemetric [daiæfimétrik] 触覚測定の.

diaphoresis [daiəfərí:sis] 発汗〔作用〕, = perspiration.

diaphoretic [daiəfərétik] 発汗薬(剤), = hidrotica, sudorifica.

diaphragm [dáiəfræm] ①横隔膜(膜様の筋肉および腱からなる主要呼吸補助筋肉で, 体腔を胸腔と腹腔とに区分する), = diaphragma [L], midriff, ②隔壁, 隔膜(化学的透析に用いる半透過性の薄膜など), ③絞り(カメラ, または顕微鏡の光路に置いて光線の強弱を調節する装置) 形 diaphragmatic.

diaphragmatic [daiəfrægmǽtik] 横隔膜の.

diaphragmatic constriction 横隔膜狭窄(食道の横隔膜貫通部の狭窄).

diaphragmatic hernia 横隔膜ヘルニア(腹腔内の臓器が横隔膜の裂孔から胸腔内に脱出した状態).

diaphragmatic myocardial infarction 横隔膜壁心筋梗塞, = inferior myocardial infarction.

diaphragmatic paralysis 横隔膜麻痺.

diaphysectomy [daiəfiséktəmi] 骨幹部切除術(長管骨の).

diaphysis [daiǽfisis] 骨幹(長骨の中央部), = diaphysis [L] 形 diaphysary, diaphyseal, diaphysial.

diapiresis [daiəpirí:sis] 漏出, 血管外遊出, = diapedesis.

diaplacental [daiəpləséntəl] 胎盤を経由する, = transplacental.

diaplasis [daiǽpləsis, -əpléisis] 整復(骨折または脱臼の), = diorthosis 形 diaplastic.

diarrhea [daiərí:ə] 下痢(ヒポクラテスの定義では異常に頻繁に水様便を排泄すること), = diarrhoea 形 diarrheal.

diarrheagenic *Escherichia coli* 下痢原性大腸菌(下痢の原因となる大腸菌).

diarrheal [daiərí:əl] 下痢の, = diarrheic 名 diarrhea.

diarthrodial joint 可動関節, = diarthrosis.

diarthrosis [daiɑ:θróusis] 可動関節, 可動結合, = movable joint 形 diarthric.

diarticular [daiɑ:tíkjulər] 2関節の, = biarticular, diarthric.

diascope [dáiəskoup] ガラス圧診器.

diascopy [daiǽskəpi] ①ガラス圧診, 圧視法, ②徹照法.

diastalsis [daiəstǽlsis] 波状ぜん(蠕)動(蠕動運動に伴う下向性収縮運動で, その直前に運動の抑制がみられる) 形 diastaltic.

diastase [dáiəsteis] ジアスターゼ, デンプン酵素, = diastasum, vegetable diastase, amylase 形 diastatic.

diastasis [daiǽstəsis] ①離開, ②心拍静止期(収縮直前の).

diastema [daiəstí:mə] ①正中離開(特に先天性の), ②歯隙, = diastem.

diastematocrania [daiəsti:mətoukréiniə] 頭蓋正中離開.

diastematomyelia [daiəsti:mətoumaií:liə] 脊髄正中離開.

diastole [daiǽstə:l] 〔心〕拡張〔期〕 形 diastolic.

diastolic [daiəstálik] 拡張期の(心拍の).

diastolic aortic pressure (DAP) 拡張期大動脈圧.

diastolic blood pressure (DBP) 拡張期〔血〕圧, = minimal blood-pressure.

diastolic descent rate (DDR) 〔僧帽弁〕拡張期後退速度(僧帽弁Mモード心エコー図のEF勾配(EF slope), 僧帽弁狭窄症で勾配が低下, その他, 左室拡張期圧上昇時や左室コンプライアンス低下時にも低値となる).

diastolic murmur (DM) 拡張期雑音.

diastolic pressure (DP) 拡張期血圧.

diastolic ventricular volume (DVV) 拡張期心室内容積.

diathermal [daiəθə́:mik] 透熱性の, = diathermic.

diathermanous [daiəθə́:mənəs] 透熱性の, = diathermal, diathermic.

diathermic [daiəθə́:mik] ジアテルミーの, 透熱性の.

diathermy [dáiəθə:mi] ジアテルミー(透熱療法. 高周波電流が組織を通過する際に発する温熱を利用し, 疼痛, 痙攣などに好影響を与えようとする療法), = transthermia.

diathesis [daiǽθisis] 素質(体質と同義の語で，ある疾病に対する特異的感受性が遺伝的に存在すること)，＝constitution 形 diathetic.
diathetic [daiəθétik] 素質の.
diatrizoate sodium ジアトリゾエートナトリウム(静注用腎盂造影剤).
diazepam (DZP) [daiǽzipæm] ジアゼパム(ベンゾジアゼピン系抗不安薬).
diaz(o)- [daieiz(ou), -æz, -əz, z(ə)] ジアゾ基(-N=N-, または -N⁺≡N).
diazo reagent ジアゾ試薬，＝Ehrlich reagent.
diazoxide [daiəzáksaid] ジアゾキシド(降圧薬).
dibasic [daibéisik] 二塩基の(塩基で置換し得る水素2個をもつもの).
dibucaine number (DN) ジブカイン数(非定型的コリンエステラーゼの検出，解析に使用される．当該酵素がジブカインによりどの程度阻止されたか百分率で表す).
DIC disseminated intravascular coagulation (播種性血管内血液凝固).
dicarboxylic acid cycle ジカルボン酸サイクル(トリカルボン酸サイクルのうちのジカルボン酸を含む部分)，＝succinic-malic system.
dicentric [daiséntrik] 2動原体の.
dichlorphenamide [daiklɔ:fénəmaid] ジクロフェナミド(炭酸脱水素酵素阻害薬の一種).
dichorial [daikɔ́:riəl] 二絨毛膜の(二卵性双胎にみられる).
dichotomy [daikátəmi] ①二分，二分類法，②診療料の二分 動 dichotomize 形 dichotomous.
dichroism [dáikrouizəm, daikróizəm] 2色性(1色は反射光，ほかは透過光で見えること) 形 dichroic.
dichromatic [daikrəmǽtik] 2色の.
dichromatism [daikróumətizəm] 2色覚(色覚の3要素のうち1つが欠損しているもの)，＝color blindness.
Dick test ディック試験(猩紅熱に対する感受性をみる試験).
dicoria [daikɔ́:riə] 重複瞳孔，＝diplocoria.
dicrotic [daikrátik] 重複〔拍〕の，重複〔拍〕波の.
dicrotic notch 重複切痕(脈波の用語).
dicrotic pulse 重拍脈，＝dicrotic，複脈(2番目の脈拍が最初の脈より弱く触知されるもの).
dicrotic wave 重拍(複)脈波.
dicrotism [dáikrətizəm] 重複脈波(大きな収縮期波と大きな拡張早期隆起によって重複した動脈波を形成したもの).
DIC syndrome disseminated intravascular coagulation syndrome (播種性血管内血液凝固症候群).
dicto ditto (do.) [L] 〔前と〕同じく，＝the same, as before, repeat, 繰り返し.
dictyoma [diktióumə] 網膜腫.
dicumarol [daikú:mərɔ:l] ジクマロール(抗凝血薬).
dicynodont [daisínədɑnt, daisáin-] 二犬歯〔性，型〕.
DID dissociative identity disorder (解離性同一障害).
didactic [didǽktik, dai-] 教説的(臨床実習的に対立していう).
didactylism [daidǽktilizəm] 二指奇形.
didelphic [daidélfik] 二子宮の，重複子宮の.
didymus [dídiməs] ①精巣，＝testis，②双子奇形.
DIE died in emergency room (救急室での死亡).
diecious [daií:siəs] 雌雄異体の(各個体がそれぞれの性をもつこと)，＝dioecious.
dieldrin [dí:ldrən] ジエルドリン(殺虫薬として用いられる塩素化炭化水素).
diencephalic [daiensifǽlik] 間脳〔性〕の.
diencephalic amenorrhea 間脳性無月経.
diencephalic syndrome 間脳症候群(視床下部腫瘍(神経膠腫など)による視床下部から下垂体の機能不全が原因である．強度のるいそう，運動過多，多幸感などを呈する．ラッセル症候群)，＝Russell syndrome.
diencephalon [daienséfəlɑn] 間脳(終脳 telencephalon と中脳 mesencephalon との中間に位置する部分)，＝diencephalon [L], inter-brain, between-brain 形 diencephalic.
dieresis [daiérisis] ①分離，②分割(外科手術による)，＝diaeresis 形 dieretic.
diestrus [daiéstrəs] 発情静止期(休止期，中間期)，＝dioestrus, diestrum.
diet [dáiət] 食事，食物，患者食 形 dietary.
dietary [dáiətəri] 食事の，食事性の，食事由来の.
dietary allowance 栄養所要量(1日に食事から摂るべきエネルギー量と各種栄養素の量)，＝dietary nutritional allowances.
dietary fiber 食物繊維(消化酵素で消化できない食品中の難消化成分の総称).
dietary management 食事療法.
dietary protein intake (DPI) 食事性タンパク摂取.
Dietary Reference Intakes (DRIs) 食事摂取基準(栄養所要量の新しい名称．日本人の食事摂取基準として改定).
dietetic [daiətétik] 食事の，栄養の.
dietetic support 食事介助.

dietetic therapy 食事療法.
diethyl-*p*-nitrophenylthiophosphate (DNTP) パラチオン（有機リン系殺虫薬），＝parathion, nitrostigminum.
diethylpropion [daieθilpróupiən] ジエチルプロピオン(食欲抑制薬).
diethylstilbestrol [daieθilstilbéstrɔ:l] ジエチルスチルベストロール(合成女性ホルモン)，＝stilbestrol, cyren B.
dietitian [daiətíʃən] 栄養士，＝dietician, dietist.

D

Dietl crisis ディートル発症(嘔気，嘔吐やショック症状を伴った激しい仙痛).
dietotherapy [daiətəθérəpi] 食事療法.
Dieulafoy triad デュラファニ三徴(皮膚過敏症，反射性筋肉攣縮，McBurney点の圧痛の3徴で，虫垂炎にみられる).
DIF diffuse interstitial fibrosis (びまん性間質性線維症).
difference [dífərəns] ① 違い，相違〔点〕，隔差，差，②差分(数学) 形 different.
different [dífərənt] 異なる，違う.
differential [difərénʃəl] ①他と異なる，特異な，②差異，③鑑別の，④差動〔の〕，示差〔の〕，⑤微分〔の〕(数学).
differential blood count 〔白血球〕百分率数.
differential diagnosis (DDx) 鑑別診断.
differential lung ventilation (DLV) 左右肺独立換気.
differential stain 鑑別染色.
differentiate [difərénʃieit] 区別(鑑別)する，分化する(させる).
differentiation [difərenʃiéiʃən] ①分化，②区別，分別，鑑別，③岐化(化学)，④微分(数学).
difficult airway management (DAM) 気道管理困難.
difficult dentition 生歯困難，歯牙難生(智歯，永久歯などの)，＝difficult eruption.
difficult labor 難産，＝dystocia.
diffusate [difjú:zeit] 透析質，＝dialysate.
diffuse [difjú:z] びまん(瀰漫)性の，汎発性の，広範性の，散在性の，拡散(放散)する.
diffuse alveolar damage (DAD) びまん性肺胞障害.
diffuse arteriosclerosis びまん性動脈硬化症，＝diffuse hypertrophic sclerosis, arteriocapillary sclerosis.
diffuse axonal injury びまん性軸索損傷.
diffuse brain injury びまん性脳損傷(外傷により，脳全体に損傷が及んだものの総称).
diffuse crescentic glomerulonephritis びまん性半月体形成糸球体腎炎(多くの糸球体でBowman嚢上皮細胞が著しく増殖し，半月体を形成することを特徴とする糸球体腎炎．急性進行性糸球体腎炎でよく認められる).
diffuse endocapillary proliferative glomerulonephritis びまん性管内性増殖性糸球体腎炎.
diffuse extracapillary proliferative glomerulonephritis びまん性管外性増殖性糸球体腎炎，＝diffuse crescentic glomerulonephritis.
diffuse goiter びまん性甲状腺腫.
diffuse interstitial fibrosis (DIF) びまん性間質性線維症.
diffusely adherent *Escherichia coli* (DAEC) 均一付着性大腸菌.
diffuse panbronchiolitis (DPB) びまん性汎細気管支炎(細気管支を中心とした炎症性疾患で，閉塞性の呼吸障害をきたす).
diffuse scleroderma 汎発性強皮症，＝progressive systemic sclerosis.
diffusibility [difju:zibíliti] ①拡散性(化学)，②拡散率(物理) 形 diffusible.
diffusing capacity (D) 拡散能.
diffusion [difjú:ʒən] 拡散.
diffusion weighted image (DWI) 拡散強調画像.
diffusivity [difju:síviti] 拡散率.
digastric [daigǽstrik] 顎二腹筋(舌骨上筋群の一つで，前腹と後腹よりなる)，＝musculus digastricus [L].
digastric fossa 二腹筋窩.
digastric submandibular triangle 顎下三角(顎二腹筋と下顎骨による三角，顎下腺が位置する)，＝trigonum submandibulare [L].
digenesis [daiʤénisis] 世代交代(世代交番) 形 digenetic.
DiGeorge syndrome ディジョージ症候群(副甲状腺機能低下症に伴う新生児期のテタニー，大動脈系の心奇形，顔貌異常を特徴とする免疫不全症候群).
digest [diʤést, dai-] ①消化する，②消化物(分解物)，③抄録〔集〕.
digestant [diʤéstənt, dai-] 消化薬，＝digestiva.
digestion [diʤéstʃən, dai-] 消化〔作用〕(摂取した食物を吸収できる形に分解すること).
digestive [diʤéstiv, dai-] ①消化〔性〕の，分解の，②消化薬.
digestive apparatus 消化器.
digestive disease (DD) 消化器病.
digestive endoscope 消化器内視鏡.
digestive enzyme 消化酵素(摂取した食物の体内での分解反応を触媒する加水分解酵素).
digestive leukocytosis 消化時(性)白血球増加〔症〕(食物摂取後の白血球増加)，

＝post-prandal leukocytosis.
digestive organ 消化器.
digestive tract 消化管，＝alimentary tract.
digestive tube 消化管(口から肛門に至る食物の消化・吸収にかかわる中空性の器官).
digit [díʤit] ①指，②桁(数の).
digital [díʤitəl] ①指の，指状の，②計数的な，デジタルの.
digital examination 指診.
digital impression 指圧痕.
Digitalis [diʤitéilis, -tǽlis] ジギタリス属(オオバコ［大葉子，車前］科植物で，葉には強心作用をもつ配糖体の数種が含まれている).
digitalis [diʤitǽlis] ジギタリス(①ジギタリス属植物の総称，または，その葉を乾燥したもの．②ジギタリス製剤).
digitalization [diʤitəlaizéiʃən] ジギタリス飽和(ジギタリスを投与しその有効血中濃度を維持させること).
digital marking 指圧痕.
digital radiography (DR) デジタルラジオグラフィー.
digital reflex 指反射(爪を急激に叩打するか，または強く弾くと，指の末節が屈曲する．ホフマン反射)，＝Hoffmann reflex.
digital subtraction angiography (DSA) デジタル減算血管造影〔法〕(造影剤注入後の画像から造影剤注入前の画像を引き算することにより鮮明な造影を与得る方法).
digitate [díʤiteit] 指状突起のある.
digitation [diʤitéiʃən] ①指状突起(筋肉などの)，②指形成術(中手骨間を分裂し，断端を利用する切断法).
digiti [díʤitai] →digitus.
digitoxin [diʤitáksin] ジギトキシン(ラナトサイドAの分子からアセチル基とブドウ糖が離脱した配糖体．強心作用の最も強いもの)，＝crystalline digitaline.
digitus [díʤitəs] 指(ゆび)(手と足の) 複 digiti.
diglossia [daiglásiə] 複舌〔症〕.
digoxin [diʤáksin] ジゴキシン(コール酸ラクトン三グリコシド系強心薬．心不全と頻脈の予防治療に用いられる).
Di Guglielmo disease ディグリエルモ病(赤血病性骨髄症 erythremic myelosis とも呼ばれ，高度の貧血，発熱，著明な脾腫，肝腫などを特徴とし，急性の経過をとる)，＝acute erythremia, erythromyelosis maligne.
Di Guglielmo syndrome ディグリエルモ症候群(赤血症性骨髄症の一タイプ)，＝erythremic myelosis.
diheterozygote [daihetərouzáigout] 二重異型接合体(遺伝子2対に対する異型接合子).
DIHS drug-induced hypersensitivity syndrome (薬剤性過敏症症候群).
dihydrate [daiháidreit] 2水和物(水2分子を含む化合物).
dihydro- [daihaidrou, -drə] (1分子に水素2原子が結合している化合物の接頭語).
dihydrocodeine [daihaidroukóudi:n] ジヒドロコデイン(白色結晶性の鎮痛薬で，codeine よりは強く，morphine よりは弱い).
dihydroxy- [daihaidrɑksi] (2個の水酸基が含まれることを表す接頭語)，＝dioxy-.
dihydroxyacetone [daihaidrɑksiǽsitoun] ジヒドロキシアセトン(最も簡単なケトースで青酸解毒薬).
diketone [daikí:toun] ジケトン基(C=O 2個を含むケトン体).
dil dilue (希釈せよ).
dilaceration [dailæsəréiʃən] ①切裂法(特に白内障の手術で水晶体を切開する方法)，②挫傷，③彎曲歯(外傷および歯の転位による歯根の奇形).
dilatation [dilətéiʃən, dail-] 拡張〔症〕，膨張，開大〔度〕.
dilatation and curettage (D & C) 子宮内膜掻は(爬)術.
dilatation and evacuation (D & E) 子宮内容除去術.
dilatation of uterine os 子宮口開大.
dilatator [díləteitər] ＝dilator.
dilate [dailéit] 拡張する.
dilated cardiomyopathy (DCM) 拡張型心筋症，＝congestive cardiomyopathy.
dilating pains 開口期陣痛.
dilation [dailéiʃən] ＝dilatation.
dilator [dailéitər] ①拡張器，②拡張筋，散大筋.
dilator muscle of pupil 瞳孔散大筋，＝musculus dilator pupillae [L].
diltiazem hydrochloride ジルチアゼム塩酸塩，塩酸ジルチアゼム(ベンゾチアゼピン系カルシウム拮抗薬．狭心症治療薬，抗高血圧薬として用いられる).
dilue (dil) [L] 希釈する(dilute).
diluent [dílu:ənt] 希釈剤，希釈液.
Dilut, dilut dilutus (希釈した).
dilute [dailú:t] 希薄の.
dilution [dailú:ʃən] 希釈〔度〕.
dilution method 希釈法.
dilutus (Dilut, dilut) [L] 希釈した.
dimension [diménʃən] 次元，元，ディメンション 形 dimensional.
dimer [dáimər] 二節，二量体(2個の分子が結合してなる化合物)，＝dimeride 形 dimeric.
dimercaprol [daimə:kǽprɔ:l] ジメルカプロール(ジチオール系解毒薬(重金

属）．ヒ素，水銀，鉛，銅，金，ビスマス，クロム，アンチモンの中毒に対して用いられる）．

dimerism ［dímərizəm, dáim–］ 2 型性（多型性 polymerism の一つ），＝dimorphism.

dimethyl sulfoxide (DMSO) ジメチルスルホキシド（非プロトン性極性溶媒）．

diminish ［dimíniʃ］ 減少する（させる）．

diminished appetite 食欲減退．

dimorphism ［daimɔ́:fizəm］ ① 二形〔態〕，② 同質二像，③ 雌雄異体（植物） 形 dimorphic.

D

dimple ［dímpl］ ①えくぼ，②小凹点．

dimpling ［dímpliŋ］ えくぼ形成，陥凹形成．

dimpling sign デンプリングサイン（えくぼ症状．乳癌のある皮膚表面に生じる浅い陥凹）．

dineric interspace 液相間腔．

dinus ［dáinəs］ めまい，＝vertigo, dizziness, 眩暈．

–diol ［daiɔ:l］ （ステロイド化合物の構造において–OH 基 2 個あることを示す接尾語）．

diopter (D) ［daiɑ́ptər］ ジオプター，ジオプトリー（レンズ焦点距離の単位．d によって表し，1 m 距離における屈折力をいう） 形 diopteric, dioptral.

diorthosis ［daiɔ:θóusis］ 整復，整形，＝diaplasis.

diotic ［daiɑ́tik］ 両耳の，＝binaural.

diotic listening 両耳聴取．

diovulatory ［daiɑ́vjulətɔ:ri, –təri］ 二排卵性の．

dioxide ［daiɑ́ksaid］ 二酸化物（酸素 2 原子と金属元素との化合物）．

dioxin ［daiɑ́ksin］ ダイオキシン（2,3,7,8–テトラクロロジベンゾ-*p*-ダイオキシンのこと．急性毒性が強く，また催奇性，発癌性もある）．

dioxy– ［daiɑksi］ （2 個の水酸基が含まれることを表す接頭語），＝dihydroxy–.

dioxygenase ［daiɑ́ksiʤəneis］ ジオキシゲナーゼ，二原子酸素添加酵素（2 原子の分子状酸素を基質に導入する反応を触媒するオキシゲナーゼの一種）．

DIP distal interphalangeal joint（遠位指節間関節，DIP 関節）．

dip ［díp］ ①浸液，②傾斜，くぼみ，③伏角，＝depression.

dip and plateau （心室コンプライアンス低下により，心室圧波が拡張早期に急降し，ついで急昇して平坦波となること），＝root wave.

dipeptidase ［daipéptideiz］ ジペプチダーゼ（ジペプチドをアミノ酸に分解する酵素）．

dipeptide ［daipéptaid］ ジペプチド（ペプチド基を含むアミノ酸 2 分子の結合物），＝dipe.

diphasic ［daiféizik］ 二相性の，両相性（菌の），＝biphasic.

diphenhydramine ［daifenháidrəmi:n］ ジフェンヒドラミン（エーテル系抗ヒスタミン薬）．

diphenyl ［daifénil］ ジフェニル（炭脂に存在する化合物で，ポリ塩化ビフェニル類として用いられる），＝biphenyl.

diphenylhydantoin sodium ジフェニルヒダントインナトリウム（抗てんかん薬．大発作，精神運動発作に適用される），＝diphenylhydantoinum sodium, alepsin, eptoin, phenytoin, solantoin.

1,3–diphosphoglycerate (1,3–P2 Gri) ［–daifɑsfəglísəreit］ 1,3–ジホスホグリセリン酸．

diphosphopyridine nucleotide (DPN) ジホスホピリジンヌクレオチド（ニコチンアミドアデニンジヌクレオチド（NAD））．

diphtheria ［difθí:riə］ ジフテリア（ジフテリア菌の感染による急性伝染病で，感染部位によって鼻ジフテリア，咽頭ジフテリア，喉頭ジフテリア，皮膚ジフテリアに分けられ，偽膜形成を特徴とする） 形 diphtherial, diphtheric.

diphtherial ［difθériəl］ ジフテリア性，＝diphtheritic.

diphtheria, pertussis and tetanus toxoids vaccine (DPT vaccine) ジフテリア・百日咳・破傷風〔三種混合〕ワクチン，＝DTP vaccine.

diphtheroid ［dífθərɔid］ ①ジフテリア様の，②偽ジフテリア（ジフテリア菌によらない疾患），③類ジフテリア菌（毒素を産生しない）．

diphyllobothriasis ［daifiloubɑθráiəsis］ 裂頭条虫症．

Diphyllobothrium ［daifiloubɑ́θriəm］ 裂頭条虫属（裂頭条虫科の一属．広節裂頭条虫 *D. latum* はヒト，イヌに多く，日本海裂頭条虫 *D. nihonkaiense* はサケなどから感染する）．

diphyodont ［dífiədɑnt］ 一換性歯，二生歯性の．

DIP joint distal interphalangeal joint（遠位指節間関節）．

diplacusis ［dipləkú:sis］ 複聴，二重聴．

diplegia ［daiplí:ʤiə］ 両〔側〕麻痺 形 diplegic.

dipl(o)– ［dipl(ou), –l(ə)］ （複，重，双などの意味を表す接頭語）．

diplobacillus ［diploubəsíiəs］ 双桿菌 複 diplobacilli.

diplobacteria ［diploubæktí:riə］ 双細菌．

diploblastic ［dipləblǽstik］ 双胚葉性の．

diplocardia ［diploukɑ́:diə］ 二心臓体．

diplocephaly ［dipləséfəli］ 二頭奇形．

diplocheilia ［diploukáiliə］ 二重唇．

diplococci ［dipləkɑ́ksai］ →diplococcus.

diplococcoid ［dipləkɑ́kɔid］ ① 双球菌

様の，② 双球菌状細菌．

diplococcus [dipləkákəs] 双球菌 複 diplococci.

diploe [díplɔi] 板間層(頭頂骨などの扁平骨にみられ緻密質よりなる外板と内板の間の海綿質の層)，＝diploë [L].

diplogenesis [dipləʤénisis] 二体発生，双生．

diploic [diplóuik] 板間層の．

diploic vein 板間静脈， ＝vena diploica [L].

diploid [díplɔid] 二倍体，全数(染色体が2倍数を示す正常の状態) 名 diploidy.

diploid parthenogenesis 倍数単為生殖．

diploidy [díplɔidi] 二倍性．

diplomyelia [diploumaií:liə] 二重脊髄〔症〕(縦軸裂開のあるため外観上2本の脊髄があるような奇形)．

diplonema [diplouní:mə] 複糸期(減数分裂において染色体が2個相接したことが明瞭になる時期)．

diplopagus [diplápəgəs] 重複体(ある器官を共通にもつ双子結合奇形)．

diplophonia [diploufóuniə] 二重音声，複音，＝diphthongia.

diplopia [diplóupiə] 複視，二重視，＝double vision, ambiopia, monodiplopia.

diplosome [dípləsoum] 双心子，複中心体．

diplotene [díplətiːn] 複糸期，デプロテン期(染色体糸球が明らかに重複している分裂の一期)，＝diplotene stage.

dipolar ion 双極子イオン，＝zwitterion, amphion.

dipole [dáipoul] 双極子，二重極(磁気または電気モーメントをもつ微粒子のことで，正と負との電荷またはNとSの磁極が，一定の距離を隔てて相対立する)，＝doublet 形 dipolar.

dipole theory 双極説(心電図を心臓の中心におかれた双極子を使って説明する理論．空間的ベクトル心電図の基礎をなしている)．

diprosopus [daiprásəpəs, -prousóup-] 二顔体．

dipsesis [dipsí:sis] 口渇，高度口渇 形 dipsetic.

dipsomania [dipsouméiniə] 飲酒癖，渇酒癖．

dipterous [díptərəs] 双翅の，＝two-winged.

dipylidiasis [dipilidáiəsis] 瓜実条虫症．

Dipylidium caninum 瓜実条虫，イヌ条虫(条虫の一種．楕円形の条虫で，長さ25～30cmにも達し，イヌ，ネコ，まれにヒトの小腸に寄生)．

dipyridamole [daipirídəmoul] ジピリダモール(冠血管拡張薬，血小板凝集抑制作用もある)．

direct [dirékt, dai-] ① 直接の，まっすぐな，② 指示する，命令する．

direct bilirubin (D-Bil, DB) 直接型ビリルビン．

direct calorimetry 直接熱量測定．

direct Coombs test 直接クームステスト(赤血球に結合している不完全抗体の検出検査．患者赤血球洗浄後にクームス血清(抗ヒトグロブリン血清)を加えて凝集をみる．自己免疫性溶血性貧血などの診断に有用)．

direct current (DC) 直流．

direct fracture 直達骨折(直接的に外力の作用した部位に生じる骨折)．

direct immunofluorescent antibody test (DFA) 直接免疫蛍光抗体法．

direction [dirékʃən] 方向，指示，命令 形 directional.

direct laryngoscopy 直達喉頭検査法．

directly observed treatment, short-course (DOTS) 短期化学療法による直接監視下治療(WHOの提唱による結核の化学療法．耐性菌の発生を防ぐため短期に効率よく殺菌することが目的とされる．略号「ドツ」として知られる)．

direct metaplasia 直接化生．

director [diréktər] ① 導子，② 所長，院長．

director of nursing 総師長，看護部長，＝nurse director.

direct radiography X線直接撮影(被写体を透過したX線が増感紙上に像をつくり，それが直接フィルムに写される撮影法)．

direct vision 直視下．

Dirofilaria immitis イヌ糸状虫(イヌの心臓に寄生．ときに幼虫がヒトの肺などに寄生する)，＝dog heartworm nematode.

dirt-eating [dəːt íːtiŋ] 土食〔症〕，＝geophagia.

dis- [dis] (分離，反対，否定の意味を表す接頭語)．

disability [disəbíliti] 障害．

disabled person 障害者．

disaccharide [daisǽkəraid] 二糖類(一般式 $C_n(H_2O)_{n-1}$，または $C_{12}H_{22}O_{11}$ の構造をもつ糖質で，水解して2分子の単糖類 monosaccharide を産生するもの)，＝disaccharose.

disaggregation [disæɡriɡéiʃən] ① 分離〔症〕(ヒステリー患者が新しい感覚を互いに結びつけること，特に眼のそれと連結させることのできない状態で，二重意識の発端となることがある)，② 離解．

disappear [disəpíər] 姿を消す，消退する，消失する．

disappearance [disəpíərəns] 消退，消失．

disarticulation [disɑːtikjuléiʃən] 関節

離断〔術〕.

disassociation [disəsousiéiʃən] 分離(特に加熱による分子の分離および除熱による再結合).

disaster [dizǽstər] 大災害, = catastrophe.

Disaster Relief Law 災害救助法(災害にあった者の保護と社会の秩序の保全を図る法律).

disc [dísk] = disk.

discectomy [diséktəmi] 椎間板切除.

disch. discharge (退院).

discharge (disch.) [distʃáːdʒ] ① 放出〔する〕, 放電〔する〕, 分泌〔する〕(または分泌物), 排泄〔する〕(または排泄物), ② 流量, ③ 消色, 抜染, ④ 解放〔する〕, 退院〔させる〕 形 dischargeable.

discharge teaching 退院指導.

dischronation [diskrounéiʃən] 時識錯乱, 時間失見当〔識〕.

disci [dísai] → discus.

disciform [dísifɔːm] 円板状の.

discission [disíʃən] 切割〔術〕, 切離術(軟性白内障の療法として水晶体の穿刺破砕).

disclination [disklinéiʃən] 両眼外反, = abtorsion.

disc(o)- [disk(ou), -k(ə)] (円板との関係を表す接頭語).

discogenic [diskədʒénik] 椎間板に原因する, = discogenetic.

discography [diskágrəfi] 椎間板造影〔法〕.

discoid [dískɔid] 円板状の.

discoid lupus erythematosus (DLE) 円板状紅斑性狼瘡(ディスコイド疹を特徴としたSLEの亜型).

discomfort [diskʌ́mfəːt] 不快感.

discomfort index (DI) 不快指数(感覚温度の風速を除外した温度と湿度から人体が感じる不快感を表す指数. 国により多少の感覚の違いがある).

discontinuation [diskəntinjuéiʃən] 中止, 中断, 停止, = discontinuance.

discopathy [diskápəθi] 椎間板症.

discoplacenta [diskoupləséntə] 板状胎盤.

discordance [diskɔ́ːdəns] 不一致, 不調和, 不整合.

discordant [diskɔ́ːdənt] 不一致の(双胎で両児間に発育差が認められる).

discordant alternans 不調和性交代(心活動の電気的ないし機械的交代が大循環系ないし小循環系のいずれかで起こる).

discrete [diskríːt] ① 離散の(融合 confluent の反対), ② 個々別々の(連続 continuous の反対(数学)).

discrete smallpox 限局性痘瘡.

discrimination [diskriminéiʃən] 区別, 判別, 識別, 弁別 形 discriminating.

discus [dískəs] 円板, = disc 複 disci.

disease [diziːz] 病, 疾病(全身またはその一部の構造・機能などが健康な正常性を失った状態), = illness, sickness, 疾患 形 diseased.

disease management 疾病管理.

disengagement [disengéidʒmənt] 〔胎児〕排出機序(胎児先進部が外陰部から見える状態).

disequilibrium [disiːqwilíbriəm] 不均衡, 不安定, = instability.

disesthesia [disesθíːziə] 不快感.

disimpaction [disimpǽkʃən] 埋伏骨片除去(骨折における).

disinfect [disinfékt] 消毒する 名 disinfection.

disinfectant [disinféktənt] 殺菌薬, 消毒薬.

disinfection [disinfékʃən] 消毒, 殺菌.

disinfestation [disinfestéiʃən] 殺虫.

disintegration [disintigréiʃən] ① 崩壊(分析の), ② 異化, ③壊変 (放射性核種の).

disintegration constant 壊変定数.

disintegration rate 壊変率.

disintegrative disorder 崩壊性障害(小児にみられる人格障害で, 発達の後退がみとめられる).

disjunction [disdʒʌ́ŋkʃən] 分離 形 disjunctive.

disjunctive nystagmus 分離性眼振(左右両側方向に運動するもの).

disjunctor cell 解離細胞.

disk [dísk] 円板, 盤, = disc.

disk diameter (DD) 〔網膜〕乳頭径.

disk diffusion method ディスク拡散法.

diskitis [diskáitis] 椎間板炎, = discitis.

disk kidney 板状腎(一側の腎が他側のものの上に重なり合った融合腎).

disk(o)- [disk(ou), -k(ə)] = disc(o)-.

dislocate [dislóukeit] 脱臼させる, 関節をはずす.

dislocation [disloukéiʃən] 脱臼, = luxation, 転(変)位, 転座.

dislocation fracture 骨折脱臼(脱臼骨折ともいう), = fracture-dislocation.

dislodging [disládʒiŋ] 〔ペースメーカ〕電極離脱.

dismember [dismémbər] 四肢を切断する.

dismemberment [dismémbəːmənt] 解体(人体, その他の構造を分解すること), = dismembration.

dismutase [dismjúːteiz] ジスムターゼ(2個の同一の分子から異なる2種の分子を生成する不均化反応を触媒する酵素. 不均化酵素).

disorder [disɔ́ːdər] ①障害, 異常, ②無秩序.

disorganization [disɔːgənizéiʃən] 解体,

分裂，組織崩壊.

disorientation [disɔ:rientéiʃən] 見当識障害，非定位性.

disparity angle 固視ずれ角(網膜像のずれの角度).

dispensary [dispénsəri] ①外来診療室，②薬局，③健康相談所，＝dispensatorium.

dispensatory [dispénsətəri] ①薬局方注解，＝dispensatorium，②薬品説明書，調剤手引書.

dispense [dispéns] 投薬する，調剤する.

dispensing [dispénsiŋ] 調剤(処方箋により医薬品を調製すること).

dispensing chemist 調剤師.

disperse [dispə́:s] ①分散させる，散布する，②分散子.

dispersion [dispə́:ʒən] ①分散〔現象〕，散乱，②散布度.

dispersion medium 分散媒.

dispersonalization [dispə:sənəlizéiʃən] 人格解体(自己人格の存在を否定し，または身体の部分的欠損を認識せず，それが他人のものと考える精神錯乱症).

dispirem(e) [daispáirim] 双ラセン期(核分裂の).

displace [dispéis] 移す(本来の位置からはずす)，置換する.

displaced people 被災民(自然災害，民族的あるいは宗教対立，大災害，広範囲にわたる公害などのため，本来の生活場所で生存の継続ができなくなった人々．難民)，＝affected people.

displacement [displéismənt] 置換，転位，変位.

disposal [dispóuzəl] 廃棄，投棄，処理，使い捨て(ディスポーザル).

disposition [dispəzíʃən] 素因，＝predisposition.

disrupt [disrʌ́pt] 崩壊させる，混乱させる.

disruption [disrʌ́pʃən] 縫合破裂.

dissect [disékt] 切離する，切開する，剥離する，解剖する.

dissecting aneurysm 解離性動脈瘤，＝intramural aneurysm.

dissection [disékʃən] 切離，切開，剥離，解剖(ラテン語原で狭義の解剖を意味し，ギリシャ語原の anatomy は広義の解剖学を意味する).

dissection tubercle (リスター結節，橈骨遠位端にある背側結節のこと).

disseminate [disémineit] 広まる，散布する.

disseminated [disémənei tid] 播種性の，散発性の.

disseminated aspergillosis 播種性アスペルギルス症.

disseminated candidiasis 播種性カンジダ症.

disseminated encephalitis 播種性脳炎.

disseminated gonococcal infection (DGI) 播種性淋菌感染症.

disseminated intravascular coagulation (DIC) 播種性血管内凝固〔症候群〕(悪性腫瘍，感染症，産科疾患，外傷などに伴って，広範な血管壁の損傷や凝固促進因子の血管内流入などにより微小血管に広範な血管内凝固を起こす病態．血小板や血液凝固因子が異常に消費されて出血症状を呈す).

disseminated lupus erythematosus 播種性エリテマトーデス，播種性紅斑性狼瘡，＝disseminated erythematodes.

disseminated metastasis 播種性転移.

disseminated tuberculosis 播種性結核症，＝acute miliary tuberculosis.

disseminated zygomycosis 播種性接合菌症.

dissemination [diseminéiʃən] 播種(はしゅ)，伝染 形 disseminated.

dissimilation [disimiléiʃən] 異化(作用または機能)，＝catabolism 形 dissimilative.

dissociate [disóuʃieit] 分離する，解離する.

dissociated anesthesia 解離性感覚麻痺(触覚を残す痛覚温覚の麻痺)，＝dissociation anesthesia.

dissociated nystagmus 解離性眼振(左右両眼の眼振が不同の場合をいう).

dissociated vertical deviation (DVD) 交代性上斜位.

dissociation [disouʃiéiʃən] 解離(①化合物が分子に可逆的に分解する現象．②細菌の解離．変種が母細菌とは異なった集落を生ずること．③精神病理において心的機能の統合が失われて，独自活動を営む現象) 形 dissociative，dissociable，dissociated.

dissociation constant (p*K*) 解離定数(酸の電離定数を K とするとき，pK $-\log_{10}K$ によって定義される量で，水素指数 pH とともに，溶液中の酸または塩基の性質を量的に表す値).

dissociative identity disorder (DID) 解離性同一障害(かつて多重人格障害と呼ばれていた人格障害の一つ).

dissolution [disəl(j)ú:ʃən] ①溶解，②分解.

dissolve [dizálv] 溶解する.

dissonance [dísənəns] 不協和〔音〕.

distad [dístæd] 遠位に，遠心方向へ.

distal [dístəl] 遠位の(上下肢において付け根から遠い位置であることを表す)，遠心性の，末端の.

distal bite 遠心咬合.

distal ileitis 末梢性回腸炎.

distal interphalangeal (DIP) 遠位指

D

節間(中節骨と末節骨の間).
distal interphalangeal joint (DIP joint) 遠位指節間関節, DIP関節, ＝articulatio interphalangeae manus distalis [L].
distalis [distéilis] 遠位の.
distal myopatny 遠位型ミオパチー(四肢筋の遠位部(前腕, 手指, 下腿)が特徴的に筋萎縮と筋低下をきたす疾患の総称. 三好型ミオパチー, 縁どり空胞型(埜中型)ミオパチーがある).
distal occlusion 遠心咬合(咬合線の後側における咬合).
distal phalanx 末節骨(手足の指の骨で最も遠位にある), ＝phalanx distalis [L].
distal surface 遠心面(歯の正中線から遠ざかった部分).
distal tubule 遠位尿細管(糸球体に遠い位置にある尿細管), ＝tubulus distalis [L].
distance [dístəns] 距離, ＝distantia 形 distant.
distance visual acuity (DVA) 遠見視力.
distant flap 遠隔皮弁(形成外科の).
distemper [distémpər] ジステンパー(イヌジステンパーウイルスによって起こる病気で, イヌ科, イタチ科の動物が発病する).
distention [disténʃən] 拡張, 拡延, 膨満, ＝distension.
distichia [distíkiə] 睫毛重生, ＝distichiasis 形 distichous.
distillate [dístileit] 留出物.
distillation [distiléiʃən] 蒸留〔法〕.
distillatory [distílətəri] 蒸留器, ＝distiller.
distilled water (DW) 蒸留水, ＝aqua destillata.
dist(o)– [dist(ou), –t(ə)] (遠位, 遠心の意味を表す接頭語).
distobuccal [distəbʌ́kəl] 遠心頬側の.
distobuccal cusp 遠心頬側咬頭.
distobuccal groove 遠心頬側溝(下顎大臼歯の).
distobucco–occlusal 遠心頬側咬合の.
distobuccopulpal [distəbʌkəpʌ́lpəl] 遠心面頬側髄側の.
distocclusion [distɑklúːʒən] 遠心咬合, ＝posterior occlusion, distal occlusion, distal bite.
distocervical [distousə́ːvikəl] 遠心側歯頸側の.
distoclusal [distouklúːsəl] 遠心咬合の.
distoclusion [distouklúːʒən] 遠心咬合.
distogingival [distəʤínʤivəl] 遠心側歯肉側の.
distolabial [distouléibiəl] 遠心唇側の.
distolingual [distoulíŋgwəl] 遠心側舌面の.
distolinguo–occlusal 遠心舌側咬合面の.
distomatosis [daistouməto̍usis, dist–] ジストマ症(吸虫類により起こる疾患), ＝distomiasis, paragonimiasis.
distomolar [distoumóulər] 臼後歯.
disto–occlusal 遠心咬合, ＝distoclusal.
disto–occlusion 後側咬合, ＝distal occlusion.
distopulpal [distəpʌ́lpəl] 遠心髄面の.
distortion [distɔ́ːʃən] ①捻挫, ②歪曲《ゆがみ, ひずみ》, ③ディストーション(超自我に不愉快な物体をほかの無意味なもので置き換える機構), ＝distorsion.
distortion product otoacoustic emission (DPOAE) 歪成分耳音響反射.
distoversion [distouvə́ːʒən] 遠心転位(歯の).
distraction [distrǽkʃən] ①伸延, 延展法(骨折の療法), ②注意逸散, ＝absent–mindedness.
distress [distrés] 窮迫, 困難.
distribution [distribjúːʃən] 分布, 配分.
districhiasis [distrikáiəsis] 睫毛重生〔症〕.
distrix [dístriks] 毛分裂(先端の), ＝splitting of hair.
disturbance [distə́ːbəns] 障害.
disulfiram [daisʌ́lfirəm] ジスルフィラム(アルデヒド脱水素酵素阻害薬, チオニトリル系嫌酒薬. 慢性アルコール中毒に対する抗酒療法に用いられる).
disuse [disjúːz] 廃用.
disuse syndrome 廃用症候群(生体(骨, 筋)には絶えず加重という負荷がかかりその機能を保っている. 運動が行えなかったり, 寝たきりで加重がかからなかったりすると, 骨には萎縮や骨粗鬆化が, 軟部には萎縮や拘縮が起こる. これらを総称して廃用症候群と呼ぶ).
diuresis [daijuríːsis] 利尿.
diuretic [daijurétik] 利尿薬〔剤〕, ＝diuretica.
diurnal [daiə́ːnəl] 昼間の, 昼行の, 日毎の.
diurnal ejaculation 昼間遺精.
diurnal variation 日内変動(通常, うつ病における病状の早期の増悪と夕方の改善との1日内の変化をいう).
DIV drip infusion in vein (点滴静脈内注射).
div divide (分割せよ).
divagation [daivəgéiʃən] ①彷徨, ②言語混迷.
divalent [dáivələnt, daivéi–] 2価の, ＝bivalent.
divarication [daiværikéiʃən] 分岐, 開離, ＝separation, diastasis.

divergence [divə́:ʤəns] 分岐，開散(眼球運動においては，両眼の視線が外に向かうこと．輻輳 convergence の反対)，発散(神経においては，1つのニューロンが分岐して複数のニューロンに接続し，情報を分配すること)，放散 形 divergent.

diverticula [daivə:tíkjulə] →diverticulum.

diverticular [daivə:tíkjulər] 憩室の.

diverticulation [daivə:tikjuléiʃən] 憩室〔形成〕，＝diverticulization.

diverticulectomy [daivə:tikjuléktəmi] 憩室切除〔術〕.

diverticulitis [daivə:tikjuláitis] 憩室炎.

diverticulopexy [daivə:tíkjuləpeksi] 憩室固定術.

diverticulosis [daivə:tikjulóusis] 多発性憩室症(内臓に多数存在する憩室).

diverticulotomy [daivə:tikjulátəmi] 憩室切開〔術〕.

diverticulum [daivə:tíkjuləm] 憩室(消化管や膀胱のような管状，嚢状の臓器の壁が，ポケット状に落ちこんで生じた部分をいう) 複 diverticula 形 diverticular.

diving goiter 遊走甲状腺腫.

division [divíʒən] ①分裂，分割，②目盛，③門(生物分類の).

divulsion [diválʃən, dai–] 裂開(強制拡張).

divulsor [diválsər, dai–] 尿道拡張器.

dizygotic [daizaigátik] 二卵性，二接合子の.

dizziness [dízinis] めまい，眩暈(空間における身体に対する見当識障害．動揺感，不安定感，眼前暗黒感で，非回転性めまいで仮性めまいともいわれる．真性めまい vertigo (周囲が上下，左右に揺れ動く回転性めまい)と区別している)，＝giddiness 形 dizzy.

DJD degenerative joint disease (変性的関節疾患).

DK(A) diabetic ketoacidosis (糖尿病性ケトアシドーシス).

dl– (1対の対掌体が等量混合されていることを示す化学的接頭語で，光学的分画を行わずに合成された場合またはラセミ化法により合成される場合に適用される).

DLB dementia with Lewy bodies (レビー小体型痴呆(認知症)).

DLO_2 oxygen diffusion capacity (酸素拡散能).

DM ①dermatomyositis (皮膚筋炎)，②diabetes mellitus (糖尿病)，③diastolic murmur (拡張期雑音).

D.M. Doctor of Medicine (内科学博士).

DMF Decayed, Missing, Filled (歯面率．う蝕に罹患した状態を示す記号として，研究，調査において用いられる).

DMF(dmf) index DMF (dmf)指数(若い人の集団のう蝕罹患状態を把握するための指数．乳歯は dmf で表す).

dmfs(DMFs) caries index う蝕の指標(D：decayed 未処置う歯，M：missing because of decayed う蝕を原因とする喪失歯，F：filled う蝕のための処置歯).

DMKA diabetes mellitus ketoacidosis (糖尿病性ケトアシドーシス).

DMPPC dimethoxyphenyl penicillin, methicillin (ジメトキシフェニルペニシリン，メチシリン).

DN ①dibucaine number (ジブカイン数)，②diabetic neuropathy (糖尿病性神経症).

DNA deoxyribonucleic acid (デオキシリボ核酸．核酸の一種，遺伝子を構成する物質．主に4種の塩基(アデニン，グアニン，シトシン，チミン)からなり，糖として D-2-デオキシリボースが含まれる．これら塩基の配列によって遺伝情報が保存されている).

DNA chip DNA チップ(DNA 測定に用いる).

DNA diagnosis 遺伝子診断〔法〕，DNA 診断(遺伝病や癌およびウイルス感染などの疾患において，病因となる遺伝子の分析に基づいて行う診断).

DNA helix DNA ラセン，＝Watson–Crick DNA model.

DNAR do not attempt resuscitation (蘇生不要).

DNA replication DNA 複製.

DNA transfection DNA トランスフェクション(動物の組織培養細胞へ DNA を直接取り込ませる手法)，＝gene transfection.

DNA tumor virus DNA〔型〕腫瘍ウイルス.

DNA typing DNA タイピング(HLA タイピングを HLA 遺伝子レベルで行うこと).

DNA virus DNA ウイルス(ゲノムに DNA をもつウイルスの総称).

DND died a natural death (自然死).

DNP deoxyribonucleoprotein (デオキシリボ核タンパク).

DNR ①do not resuscitate (蘇生不要)，②daunorubicin (ダウノルビシン).

DNR order do not resuscitate order (蘇生不要指示，DNR 指示).

do. dicto ditto (〔前と〕同じく，繰り返し).

$\dot{D}O_2$ oxygen delivery (酸素供給量).

DOA ①dead on arrival (来院時心肺停止状態)，②date of admission (入院日)，③dopamine (ド〔ー〕パミン).

DOB ①date of birth (誕生日)，②dobutamine (ドブタミン).

Dobrava–Belgrade virus ドブラバ・ベルグラードウイルス(ブニヤウイルス科のウイルスで，腎症候性出血熱の原因と

なる).
dobutamine (DOB) [doubjúːtəmiːn] ドブタミン(交感神経作動薬).
DOC dead of other causes (他原因の死).
docosahexaenoic acid (DHA) ドコサヘキサエン酸.
doctor (Dr) [dáktər] ①医師, ②博士.
DOD date of death (死亡日).
Döderlein bacillus デーデルライン〔腟〕桿菌.
DOE ①date of examination (検査日), ②dyspnea on exertion (労作性呼吸困難).

D

dog unit イヌ単位(副腎切除を行ったイヌに毎日投与して7〜10日間生存させるのに必要な副腎皮質ホルモンの体重1kg当たりの最小量).
dol [dál] ドル(痛覚強度の単位).
dol. dolor (痛み).
dolich(o)- [dalik(ou), -k(ə)] (細長いことを表す接頭語).
dolichocephalic [dalikousifǽlik] 長頭体の, =dolichocephalous.
dolichocephalus [dalikəséfələs] 長頭〔蓋〕体.
dolichofacial [dalikouféiʃəl] 長顔の.
dolichol [dálikɔːl] ドリコール(イソプレノイドの一種で, 真核生物に広く分布).
dolichopelvic [dalikoupélvik] 長径骨盤の, =dolichopellic.
dolichoprosopic [dalikouprəsápik] 長顔の, =dolichoprosopous.
doll's eye reflex 人形の眼反応(ジフテリアでみられる頭と目の解離現象. 頭を上げると眼球を下げ, 頭を下げると眼球を上げる).
dolor (dol.) [dóulər] [L] 疼痛, =pain, 痛み.
dolorific [doulərífik] 疼痛〔性〕の.
dolorimetry [doulərímitri] 疼痛測定〔法〕.
domain [douméin, də-] 領域, 分域(生体高分子の構造上または機能上の単位を表す領域をいう. 110〜120個のアミノ酸からなり, 機能や構造上1つのまとまりをもつ領域で構造領域とも呼ばれる. 免疫グロブリンはドメイン構造をもつ代表的なタンパク分子).
domestic [dəméstik] 家庭の, 国内の.
domestic violence (DV) 家庭内虐待, ドメスティック・バイオレンス(夫から妻へ(恋人同士の場合も)の心身の暴力. わが国ではDV防止法が2001年施行された).
dominance [dáminəns] 優性 形 dominant.
dominant [dáminənt] 支配的な, 優性(顕性)の, 優占の, 優位の, 利くほうの 名 dominance.
dominant character 優性形質.
dominant eye 利き眼.
dominant gene 優性遺伝子(顕性遺伝子. 対立遺伝子をもつ両親の交配により次世代に現われる優性形質に関わる遺伝子).
dominant hemisphere 優位〔脳〕半球(右手利き者における左半球, またはその逆).
dominant idea 優格観念, =idea of superior value.
dominant inheritance 優性遺伝(雑種の両親の一方が有する対立形質で, 他方の親からの対立形質を排してF_1に出現する形質).
dominant receptor 優性受容体(薬物が作用する部で結合すると思われる生理学的な受容体).
domino transplantation ドミノ移植(臓器移植をする患者から摘出した臓器を第2の患者に移植すること), =domino liver transplantation.
donor [dóunər] 提供者, ドナー.
donor card ドナーカード(脳死に陥ったとき臓器提供をしますという意思表示のカード).
donor leukocyte infusion (DLI) ドナー白血球輸注療法, =donor lymphocyte infusion.
donor lymphocyte infusion (DLI) ドナーリンパ球輸注療法(同種造血幹細胞移植後, 白血病の再発に対してGVL効果を発揮させるため, ドナーからリンパ球を輸注する細胞療法), =donor leukocyte infusion.
do not attempt resuscitation (DNAR) 蘇生不要, =do not resuscitate.
do not resuscitate (DNR) 蘇生不要, =do not attempt resuscitation.
do not resuscitate order (DNR order) 蘇生不要指示, DNR指示.
Donovan body ドノバン小体(鼠径リンパ肉芽腫症の病原菌が病巣部の単核球細胞質中に形成する菌塊のこと), =*Leishmania donovani*, *Herpetomonas donovani*.
dopa [dóupə] ドーパ(3,4-dihydroxyphenylalanineの略称. ノルアドレナリン, アドレナリン, メラニンの生合成, チロジン, フェニルアラニンの異化の中間産物. L-ドーパはパーキンソン病治療薬).
dopamine (DOA) [dóupəmiːn] ド〔ー〕パミン(ノルアドレナリン, アドレナリンの前駆物質であると共に, それ自体も中枢神経系の刺激伝導物質である. チロジン代謝にも関係).
dopamine receptor ド〔ー〕パミン受容体.
dope [dóup] ①麻薬(俗語), ②濃厚液, 半流動物.
doping [dóupiŋ] ドーピング(スポーツおいて薬理的, 化学的, 物理学的な方法によって選手の能力を一時的に高めること．禁止薬物は興奮剤，麻薬性鎮痛剤，タンパク同化剤，利尿剤，ペプチドホルモンの５群に大別される．選手自身の血液を採取，保存し，直前に輸血する血液ドーピングblood dopingも禁止されている）．

doping test ドーピング試験．

Doppler echocardiography ドプラー心エコー図（運動体に超音波を当てるとドプラー効果によって反射波は速度に比例した周波数偏位をうける．これを利用して血流速度を求める方法），＝Doppler ultrasonography.

Doppler effect ドプラー効果，＝Doppler phenomenon.

Dor operation ドール手術（心臓の容積を縮小して機能を高める虚血性心筋症の手術）．

dorsa [dɔ́:sə] →dorsum.

dorsad [dɔ́:sæd] 背方へ，後方へ．

dorsal (D) [dɔ́:səl] 背側の，背面の．

dorsal arch 足背動脈弓，＝arcus dorsalis pedis [L].

dorsal arterial network of foot 足背動脈網，＝rete dorsale pedis [L].

dorsal artery of clitoris 陰核背動脈，＝arteria dorsalis clitoridis [L].

dorsal artery of foot 足背動脈（前脛骨動脈の続き），＝arteria dorsalis pedis [L].

dorsal artery of penis 陰茎背動脈，＝arteria dorsalis penis [L].

dorsal carpal arch 背側手根動脈網（橈骨動脈と尺骨動脈の背側の枝が手根で吻合してできる動脈のアーチ），＝rete carpi dorsale [L].

dorsal column stimulation (DCS) ①〔脊髄〕後角電気刺激法（痛覚伝導路である脊髄後角または後根を刺激して痛みを減弱させる鎮痛法．主に硬膜外腔に電極を挿入して電気刺激する方法が行われている），＝spinal cord electrical stimulation，②硬膜外通電法，＝epidural spinal cord stimulation.

dorsal digital arteries 背側指動脈，＝arteriae digitales dorsales [L].

dorsal digital nerves of foot 足背指神経（足の背側指神経．足指の基節，中節の背面の神経），＝nervi digitales dorsales pedis [L].

dorsal digital nerves of hand 背側指神経（手指基節，中節背面の神経），＝nervi digitales dorsales [L].

dorsal digital veins 背側指静脈，＝venae digitales dorsales pedis [L].

dorsal flexion 背屈．

dorsalgia [dɔ:séilʤiə] 背痛，＝notalgia, rachialgia.

dorsal interossei 背側骨間筋，＝musculi interossei dorsales [L].

dorsalis [dɔ:séilis] 背側．

dorsal lingual veins 舌背静脈，＝venae dorsales linguae [L].

dorsal metacarpal arteries 背側中手動脈，＝arteriae metacarpeae dorsales [L].

dorsal metacarpal veins 背側中手静脈，＝venae metacarpeae dorsales [L].

dorsal metatarsal arteries 背側中足動脈，＝arteriae metatarseae dorsales [L].

dorsal metatarsal veins 背側中足静脈，＝venae metatarseae dorsales pedis [L].

dorsal nasal artery 鼻背動脈，＝arteria dorsalis nasi [L].

dorsal nerve of clitoris 陰核背神経，＝nervus dorsalis clitoridis [L].

dorsal nerve of penis 陰茎背神経，＝nervus dorsalis penis [L].

dorsal nerve of scapula 肩甲背神経，＝nervus dorsalis scapulae.

dorsal reflex 背筋反射（脊椎伸筋上の皮膚刺激によって背部筋群が収縮する），＝erector spinae reflex.

dorsal root 後根（脊髄後角に入る知覚線維で構成される神経根），＝radix dorsalis [L].

dorsal root ganglion (DRG) 後根神経節（脊髄神経節）．

dorsal scapular nerve 肩甲背神経（腕神経叢の枝の一つで肩甲挙筋，菱形筋に分布），＝nervus dorsalis scapulae [L].

dorsal vein of clitoris 陰核背静脈，＝vena dorsalis clitoridis [L].

dorsal vein of penis 陰茎背静脈，＝vena dorsalis penis [L].

dorsal venous arch of foot ①足背静脈弓（足背の皮下にある静脈），②背側静脈弓，＝arcus venosus dorsalis pedis [L].

dorsal venous network of foot 足背静脈網，＝rete venosum dorsale pedis [L].

dorsiflexion [dɔ:siflékʃən] 背屈．

dorsiventral [dɔ:siventrəl] 背腹の（表裏の）．

dorsocephalad [dɔ:souséfəlæd] 後頭方向へ．

dorsolateral [dɔ:səlǽtərəl] 背側面の．

dorsolumbar [dɔ:səlʌ́mbər] 背腰の．

dorsoventrad [dɔ:səvéntræd] 背腹方向．

dorsum [dɔ́:səm] 背（せなか） 複 dorsa.

DOS date of surgery（手術日）．

dos. dosis（用量，服量）．

dosage [dóusiʤ] ①用量決定（処方に従って薬物を与えること），＝posology，投薬〔量〕，適量，②線量（放射線の），③供与量．

dose [dóus] ①投薬〔する〕（または投与

量)，服用量(薬物の)，②線量(治療光線の照射量で，X線の治療単位は一過性脱毛を起こす線量で，普通これを10Xという)．
dose equivalent (DE) 線量当量．
dose metameter 用量メタメータ(薬物の致死量が用量 x の対数 log x について正規分布するとき，LD_{50} の計算には y = log x を用いる．この y をいう)．
dose reduction factor (DRF) 線量減少率．
dose response curve 用量一反応曲線(薬物用量を横軸に対数目盛でとり，縦軸に反応〔率〕をとるとS字状曲線となる．50%反応する量を50%有効量という)．
dosimeter [dousímitər] 線量計(放射線量の測定器で，器体には電離槽，検電器，荷電部，顕微鏡などを備える)，= quantimeter.
dosimetry [dousímitri] 線量計測法．
dosing interval 投与間隔．
dosis (dos.) [dóusis] ①投与量，用量，服量，②線量，= dose.
dot [dát] 点，斑点．
dotage [dóutiʤ] 老衰(特に精神の衰弱)，= dotardness.
dot blot technique ドットブロット法(ニトロセルロースやナイロン膜などにタンパク，RNA，DNAなどを小円状の形に転写する技法)．
DOTS directly observed treatment, short-course (短期化学療法による直接監視下治療，ドツ)．
double blind trial 二重盲検試験(実薬とそれと外見のすべて同じ無効薬(プラセボ)を無作為に患者に割りつけ，暗示効果，自然治癒などを差し引いた薬効を検定する方法)．
double bond 二重結合．
double cancer 重複癌．
double contrast radiography 二重造影〔法〕．
double contrast technique 二重造影法．
double eyelid operation 重瞼術．
double-flap amputation 二弁切断．
double helix 二重ラセン．
double kidney 重複腎．
double point threshold 二点閾(二点が一点と知覚される最小距離)．
double staining technique 二重染色法(蛍光抗体法のうち，蛍光波長の異なる色素で標識した2種類の抗体を用いて，同一標本中の2種の抗原を同時に検出する方法)．
double stranded DNA (dsDNA) 二本鎖DNA．
double-stranded helix 二重束ヘリックス，二重〔束〕ラセン．
double stranded RNA (dsRNA) 二本鎖RNA．
double support 両脚支持．
doublet [dʌ́blit] ①二重線，二重項，双極，②複レンズ，双焦点レンズ．
double vision (DV) 複視(動眼，外転，滑車神経など，眼球運動に関与する脳神経障害などにより物が二重に見えること)．
doubling time 倍加時間．
douche [dú:ʃ] [F] 洗浄，潅注浴．
douche massage 潅注浴マッサージ，圧注マッサージ．
Douglas abscess ダグラス窩膿瘍．
Douglas bag ダグラスバッグ(呼吸機能検査のために用いるゴム製袋で，患者の肩上に備えて，呼気を貯蔵する)．
douglascele [dʌ́gləsi:l] 後腟ヘルニア，= posterior vaginal hernia.
Douglas pouch ダグラス窩(直腸子宮窩のこと．子宮と直腸の間の深い陥凹で血液や膿がたまりやすい部位)．
down regulation ダウンレギュレーション，下方調節(作用物質による受容体数の負の調節のこと)．
Down syndrome ダウン症候群(第21染色体の過剰異常によって起こる．知能障害(IQ 25〜50)や短頭，40%に先天性心疾患を合併する)．
doxazosin [daksǽzənin] ドキサゾシン(降圧薬)．
DP diastolic pressure (拡張期血圧)．
DPB diffuse panbronchiolitis (びまん性汎細気管支炎)．
DPC diagnosis procedure combination (診断群分類)．
dp/dt ratio of change of ventricular pressure to change in time (時間に対する心室圧の微分値)．
DPI ①dietary protein intake (食事性タンパク摂取)，②diphtheria and pertussis immunization (ジフテリア，百日咳免疫)．
DPL diagnostic peritoneal lavage (診断的腹腔洗浄法)．
DPN ①diphosphopyridine nucleotide (ジホスホピリジンヌクレオチド)，②diabetic polyneuropathy (糖尿病性多発ニューロパチー)．
DPOAE distortion product otoacoustic emission (歪成分耳音響反射)．
DPT diphtheria, pertussis and tetanus vaccine (ジフテリア・百日咳・破傷風三種混合ワクチン)．
DPTPM diphtheria, pertussis, tetanus, poliomyelitis, measles (ジフテリア，百日咳，破傷風，ポリオ，麻疹)．
DQ development(-tal) quotient (発達指数)．
DR ①delivery room (分娩室)，②diabetic retinopathy (糖尿病網膜症)，③digital radiography (デジタルラジオグラフィー)．

Dr doctor (医師).
drachm [drǽm] ＝dram.
dracunculiasis [drəkʌŋkjuláiəsis] メジナ虫症(メジナチュウ *Dracunculus medinensis* の寄生により起こる疾病. 皮膚の潰瘍などが生じる), ＝dracunculosis.
Dracunculus [drəkʌ́ŋkjuləs] ドラクンクルス属(脊椎動物の体組織内に寄生する線虫. アフリカ, 中近東などに分布するメジナ虫 *D. medinensis* (medina worm, guinea worm, dragon worm)はヒト, サル, イヌなどの皮下結合織に寄生, 虫体が成熟すると皮膚近くに移行し, 局所性の潰瘍を形成する).
dragée [drəʤéi] 糖剤, 糖衣錠, ＝sugar coated tablet.
drain [dréin] 流出管, 排水管, ドレーン.
drainage [dréiniʤ] ドレナージ, 排液法, 排膿法, 導膿法.
drainage-bronchus 瀦注気管支, 誘導気管支(肺の空洞内に開口している気管支で, 肺結核においては重要な排菌路をなす).
drainage tube 排膿管.
dram [drǽm] ドラム(薬用度量衡法では60グレーン(1/8オンス), 常衡法では27.34グレーン(1/16オンス), メートル法では約3.9gに相当する重量の単位で, 符合はʒ), ＝drachm.
DR antigen HLADR抗原(ヒト白血球抗原のなかのクラスII抗原の一種で, HLA-D遺伝子領域内に同定されている).
drape [dréip] 滅菌した布で包む(手術の準備に).
drastic [drǽstik] 峻下薬, ＝drastica.
draught, draft [drǽft, drɑ:-] (①水薬などの1回の服用量dose. ②飲みの量a drink).
drawer sign 引き出し症状(膝関節十字靱帯損傷時にみられる症候).
dream state 夢幻状態(てんかんの精神運動発作または精神発作の一型. Jackson, J. H. が1876年に用いた言葉で, 鉤回発作時の状態をいう), ＝dreamy state.
drepanocyte [drépənəsait] 鎌状〔赤〕血球, ＝crescentocyte, sickle-cell, meniscocyte.
drepanocytic anemia 鎌状赤血球貧血, ＝sickle-cell anemia.
dressing [drésiŋ] ①包帯, 包帯剤(外傷を保護するために用いるもの), ②調味.
dressing forceps 麦粒鉗子(創面用, 包帯用).
Dressler beat ドレスラー収縮.
Dressler syndrome ドレスラー症候群(心筋梗塞後症候群, 心筋梗塞後数日〜数週で発生する心膜炎), ＝postmyocardial infarction syndrome.
DRF dose reduction factor (線量減少率).
DRG ①diagnosis-related group (診断群別分類(グループ)), ②dorsal root ganglion (後根神経節).
dribbling [dríbliŋ] 滴下(膀胱括約筋緊張減退により尿が滴下すること).
drift [dríft] 変動, 流動(偶然的).
drip [dríp] 滴注, ＝intravenous drip, 点滴.
drip infusion cholangiography (DIC) 点滴〔静注〕胆道造影(撮影)〔法〕.
drip infusion in vein (DIV) 点滴静脈内注射.
DRIs Dietary Reference Intakes (食事摂取基準).
drive [dráiv] 衝動.
drivers' thigh 運転士坐骨神経痛.
dromograph [drɑ́məgræf] 血流速度計.
dromomania [drɑmouméiniə] 徘徊症.
dromotropic [drɑmətrɑ́pik] 変伝導の.
dronabinol [drounǽbinɔ:l] ドロナビノール(マリファナの成分で精神活性作用を持ち, 癌治療における化学療法では制吐薬としても用いられる).
drop [drɑ́p] ①滴, ②滴下, ③球薬, 点滴薬.
drop culture 懸滴培養.
drop-finger 下垂指(指伸筋の麻痺により, 伸張することのできない槌状になった指), ＝mallet-finger.
drop-foot 下垂足(足関節が背屈不能となり, 足が下垂した状態. 深腓骨・総腓骨神経麻痺や下腿の筋萎縮などで出現する. 垂れ足), ＝dangle foot.
drop-hand 下垂手(手関節が背屈不能となり, 手が下垂する状態. 橈骨神経麻痺, 鉛中毒, ポルフィリン症などでみられる. 垂れ手), ＝wrist-drop.
drop-heart 滴状心, 心下垂症(肺気腫などにより横隔膜が下垂すると心臓は垂直位となる. 胸部X線像で水滴状にみられる心陰影), ＝cardioptosis.
droplet [drɑ́plit] 飛沫, 小滴.
droplet infection 飛沫感染.
dropped beat 脱落拍動, 欠滞拍動(房室ブロックのため心拍動が脱落すること).
dropsy [drɑ́psi] 水症(組織液が異常に多く組織内または体腔内に溜まった状態で, 組織内のときは水腫edema, 皮下組織内のものを全身浮腫anasarca, 体腔内のものは腔水症という), ＝hydrops 形 dropsical.
Drosophila [drousɑ́filə] ショウジョウバエ属(ショウジョウバエ科の一属. キイロショウジョウバエ[黄色猩々蝿] *D. melanogaster* は20世紀初頭より, 遺伝学, 発生学におけるモデル生物として研究に用いられてきた), ＝fruit flies.
drowsiness [dráuzinis] 嗜(し)眠状態, うとうと状態.
DRPLA dentatorubral pallidoluysian atro-

D

phy（歯状核赤核淡蒼球ルイ体萎縮症）.
DRSP drug-resistant *Streptococcus pneumoniae*（薬剤耐性肺炎球菌）.
drug [drʌ́g] 薬，薬剤，医薬品，＝medicine.
drug abuse 薬物乱用.
drug addict 薬物常用者，薬物嗜癖者.
drug administration 与薬，投薬.
drug allergy 薬物アレルギー.
drug challenge test (DCT) ドラッグチャレンジテスト（慢性疼痛に対し，薬物を少し宛投与する臨床薬学的判別試験）.

D

drug compliance 服薬遵守.
drug dependence 薬物依存.
drug design ドラッグデザイン（医薬品の開発における設計）.
drug eluting stent (DES) 薬剤溶出性ステント（表面に免疫抑制剤などが塗布され，動脈硬化部位で薬剤を徐放するステント．再狭窄防止効果が高い）.
drug-fast 薬物耐性の，＝drug-resistant.
drug fever 薬剤熱（使用した薬剤が発熱原因となる）.
drug hypersensitivity 薬物過敏症.
drug idiosyncrasy 薬物特異体質.
drug-induced hypersensitivity syndrome (DIHS) 薬剤性過敏症症候群（投与された薬剤が原因で発症する重症型の薬疹．薬疹とウイルス感染の複合したものと考えられている）.
drug-induced lupus-like syndrome 薬剤性全身性エリテマトーデス様症候群（ヒドララジン，プロカインアミドなどの薬剤により全身性エリテマトーデス様の症状または免疫現象がみられる症候群）.
drug-induced pneumonitis 薬剤誘起性肺炎（薬剤投与により起こる間質性肺炎）.
drug-induced tolerance 薬剤誘導寛容（同種移植時に十分量の適切な免疫抑制薬をレシピエントに投与することにより免疫寛容に誘導すること）.
drug information (DI) 医薬品情報.
drug intoxication 薬物中毒.
drug lag ドラッグ・ラグ（アメリカ，ヨーロッパなど各国で標準的に用いられている医薬品が，国内では使用できない状況をいう）.
drug potency assay 効力検定（薬物の）.
drug rash 薬疹，＝medicinal rash.
drug resistance 薬剤耐性.
drug-resistant *Pseudomonas aeruginosa* 薬剤耐性緑膿菌.
drug-resistant *Streptococcus pneumoniae* (DRSP) 薬剤耐性肺炎球菌.
drug tariff 薬価表.
drug tariff standard 薬価基準（保険診療で使用できる医薬品の品目表，診療報酬算定の基準となる基準価格表）.
drug use evaluation (DUE) 薬物使用評価（処方や使用実態の調査を行い，適正などを判断，評価する）.
drum [drʌ́m] 鼓，鼓室，＝tympanum (ear).
drumhead [drʌ́mhed] 鼓膜，＝drum-membrane.
drum-membrane 鼓膜，＝membrana tympani.
drumstick [drʌ́mstik] 太鼓ばち.
drumstick finger ばち〔状〕指，＝clubbed finger.
drunkenness [drʌ́ŋkənnis] 酩酊（種々の神経毒の中毒においてみられる症状で，大脳の高等機能の自制を失った状態）.
druse [drú:z] ①結晶腔，晶洞（デスメー膜付近の脈絡膜に起こる炎症性肥厚で，ドイツ語の腺 drüsen とは別個の名称），＝druse of optic nerve, colloid bodies, hyaline bodies, ②菌塊, ③イオウ顆粒 複 drusen.
drusen [drú:zin] → druse.
dry [drái] 乾燥した，乾性の.
dry cough 虚咳（からせき，空咳）.
dry eye syndrome ドライアイ症候群（涙液量あるいは質の異常によって角結膜上皮に障害を生じている状態をいう．乾燥症候群，シェーグレン症候群でみられる）.
dry gangrene 乾性壊疽.
dry-heat sterilization 乾熱滅菌（160℃以上の乾燥空気中で，30〜120分間静置する滅菌法．ガラス器具が対象となる），＝hot air sterilization.
dry labor 乾性分娩（羊水過少または早期破水の）.
dry mouth 口腔乾燥症.
dry pack 乾罨法.
dry rale 乾性ラ音（気管支狭窄部を空気が流れるときに発生する連続性の異常呼吸音）.
DSA digital subtraction angiography（ディジタル減算血管造影〔法〕）.
dsDNA double stranded DNA（二本鎖 DNA）.
DSM-IV diagnostic and statistic manual of mental disorders, fourth edition（精神障害分類診断基準第4版）.
DSR dynamic spatial reconstructor（ダイナミック空間的画像再構成装置）.
dsRNA double stranded RNA（二本鎖 RNA）.
DSS dengue shock syndrome（デングショック症候群）.
DT delirium tremens（振戦せん(譫)妄症）.
DTP ①distal tingling on percussion（打診における指の震動：チネル徴候 Tinel sign），②diphteria, tetanus and pertusis（ジフテリア，破傷風，百日咳三種混合ワ

クチン).
DTR deep tendon reflex (深部腱反射).
DTSQ diabetes treatment satisfaction questionnaire (糖尿病治療満足度質問票).
DU ①dermal ulcer (皮膚潰瘍), ②duodenal ulcer (十二指腸潰瘍).
dual atrioventricular pathways (dual AV pathway) 二重房室伝導路(房室伝導路が，伝導が遅く不応期の短い経路と，伝導が速く不応期の長い経路の2種からなるもの．リエントリーにより頻拍発作を起こす原因となる).
dual chamber pacemaker デュアルチェンバーペースメーカ(心房と心室の両方でペーシングとセンシングを行うペースメーカ)，＝DDD pacemaker.
dual-energy X-ray absorptiometry (DXA) 二重エネルギーX線吸収法.
dualism [djú:əlizəm] 二元説(①血球はすべて2種の異なった幹細胞，すなわちリンパ系と骨髄系から分化すると考える説．②人間は2つの独立した系統，すなわち肉体と精神とからなり，おのおのはその性質を異にするという説) 形 dualistic.
dual personality 二重人格(解離性同一性障害の一つ)，＝double personality.
Duane syndrome デュエーン症候群(優性遺伝の先天性脳幹部の異常．外直筋が第3脳神経の下方板により異常支配をうけ，眼裂の狭小化，内転障害，内転時の眼球後退を示す．眼球後退症候群)，＝retraction syndrome.
DUB dysfunctional uterine bleeding (機能不全性子宮出血).
Dubini hookworm ズビニ鉤虫，＝*Ancylostoma duodenale* Dubini.
Dubin-Johnson syndrome デュービン・ジョンソン症候群(遺伝性の抱合型高ビリルビン血症(先天性黄疸)で常染色体劣性遺伝).
DuBois formula デュボア公式(体表面積(cm²)＝体重$^{0.425}$(kg)×身長$^{0.725}$(cm)×74.84).
Duchenne syndrome デュシェンヌ症候群(①進行性球麻痺．②デュシェンヌ型筋ジストロフィー).
Duckworth phenomenon ダックウォルス現象(脳疾患による心停止の前にくる呼吸停止).
Ducrey bacillus デュクレー桿菌(軟性下疳菌)，＝*Haemophilus ducreyi*.
duct [dʌ́kt] ①管，②管路.
ductal [dʌ́ktəl] 管の.
ductal carcinoma in situ (DCIS) 非浸潤性乳管癌.
ductile [dʌ́ktil] 延性(強靱な) 名 ductility.
duction [dʌ́kʃən] ①伝導(眼科学における眼球の回転)，②回転作用.
ductless gland (ホルモンを分泌する導管をもたない内分泌腺のこと)，＝endocrine gland.
duct of epididymis 精巣上体管(精巣でつくられた精子を運ぶ管の一部で精管に続く．十数本の精巣輸出管が精巣上体のなかで1本になったもの)，＝ductus epididymidis [L].
ductule [dʌ́ktju:l] 細管，小管.
ductulus [dʌ́ktjuləs] 小管 複 ductuli.
ductus [dʌ́ktəs] 管，＝duct.
ductus arteriosus 動脈管(ボタロー管)，＝Botallo duct.
ductus deferens 精管，＝deferent duct, vas deferans.
ductus venosus 静脈管(胎児循環で，臍静脈と下大静脈を連絡する短絡路，アランチウス管ともいう)，＝ductus venosus [L].
ductus venosus Arantii アランチウス静脈管(胎児期に臍静脈と下大静脈あるいは肝静脈を連絡する血管．出生後は静脈管索となる).
DUE drug use evaluation (薬物使用評価).
dulcet [dʌ́lsit] 糖剤，糖衣錠.
dull [dʌ́l] 暗い，鈍な.
dullness [dʌ́lnis] ①濁音〔界〕，②鈍麻(精神の)，＝dulness 形 dull.
dull pain 鈍痛(鈍い痛み．発現が遅く持続が長い)，＝slow pain.
dumb [dʌ́m] おし(唖)，＝mute.
dumbness [dʌ́mnis] おし(唖)，無言症.
dumdum fever ダムダム熱，＝visceral leishmaniasis.
dummy [dʌ́mi] ①プラセボ，プラシーボ(偽薬)，＝placebo，②ダミー(架工歯)，③唖者.
dumping [dʌ́mpiŋ] 投下，投げ捨てること.
dumping syndrome ダンピング症候群，落下症候群(胃切除術または胃腸吻合術後，食物摂取に際して胃から空腸への迅速な食物移動が起こり，その結果衰弱感，温感，冷汗，心拍亢進，および昇圧が起こること)，＝dumping stomach.
duodenal [dju:oudí:nəl, dju:ɑ́din-] 十二指腸の.
duodenal bulb 十二指腸球(十二指腸の初部X線によって認められる)，＝duodenal cap.
duodenal cap 十二指腸球(十二指腸の初部でX線写真で認められる)，＝duodenal bulb, pilleus ventriculi.
duodenal gland 十二指腸腺(十二指腸の粘膜下組織に存在する腺で粘液を分泌する)，＝glandulae duodenales [L], Brunner gland.
duodenal regurgitation 十二指腸逆流.
duodenal ulcer (DU) 十二指腸潰瘍.
duodenectomy [dju:oudinéktəmi] 十二

指腸切除〔術〕.

duodenitis [dju:oudináitis] 十二指腸炎, = dodecadactylitis.

duodeno– [dju:oudi(:)nou,–nə] (十二指腸との関係を示す接頭語).

duodenocholang(e)itis [dju:oudi:noukoulænʤáitis] 十二指腸総胆管炎.

duodenocholecystostomy [dju:oudi:noukoulisistástəmi] 十二指腸胆嚢吻合術.

duodenocholedochotomy [dju:oudi:noukouledəkátəmi] 十二指腸総胆管切開.

duodenocystostomy [dju:oudi:nousistástəmi] 十二指腸胆嚢吻合術.

D

duodenoenterostomy [dju:oudi:nouentərástəmi] 十二指腸小腸吻合術.

duodenojejunal flexure 十二指腸空腸曲(十二指腸から空腸への移行部), = flexura duodenojejunalis [L].

duodenojejunostomy [dju:oudi:nouʤeʤu:nástəmi] 十二指腸空腸吻合術.

duodenolysis [dju:oudinálisis] 十二指腸剥離術.

duodenopancreatectomy [dju:oudi:noupæŋkriətéktəmi] 十二指腸膵臓切除.

duodenoplasty [dju:oudí:nəplæsti] 十二指腸形成術.

duodenorrhaphy [dju:oudinɔ́:rəfi] 十二指腸縫合術.

duodenoscopy [dju:oudináskəpi] 十二指腸〔直達〕鏡〔検査法〕.

duodenostomy [dju:oudinástəmi] 十二指腸開口術, 十二指腸造瘻術.

duodenotomy [dju:oudinátəmi] 十二指腸切開.

duodenum [dju:oudí:nəm] 十二指腸(小腸の近位部で, 12 横指の長さがある), = duodenum [L] 形 duodenal.

Duplay disease デュプレー病(肩甲関節周囲炎ともいわれ, 疼痛と関節挙上運動の制限を呈するもの), = subacromial or subdeltoid bursitis, scapulo–humeral periarthrits.

duplex [djú:pleks] 二重, 重複.

duplex uterus 重複子宮(先天的子宮奇形で, 子宮が左右に分離しているもの).

duplication [dju:plikéiʃən] 重複, 複製.

duplication of chromosome 染色体複製.

dupp [dʌ́p] ドゥップ(心尖部第 2 心音(Ⅱ音)の表現に用いる語).

Dupuytren amputation デュピュイトラン切断術(肩関節からの上肢切断), = Lisfranc amputation.

Dupuytren contracture デュピュイトラン拘縮(手掌腱膜の拘縮. ひどくなると中手指節関節, 近位指節間関節の屈曲拘縮も生じてくる), = contracture palmaris.

Dupuytren fracture デュピュイトラン骨折(腓骨下端の骨折).

Dupuytren suture デュピュイトラン縫合(連続 Lembert 縫合).

dura [djú:rə] 硬膜(髄膜の最外層の厚い膜で脳と脊髄を包む) 形 dural.

dura clip 硬膜クリップ(脳クリップ), = brain clip.

dural [djú:rəl] 硬膜の, = dura matral.

dural sinuses 硬膜静脈洞, = sinus durae matris [L].

dura mater 硬膜(3 枚の髄膜のなかで最外層の厚い丈夫な膜), = dura mater [L].

dura mater encephali 脳硬膜.

dura mater spinalis 脊髄硬膜.

duration [dju:réiʃən] 〔持続〕期間.

Dürck nodes デュルク結節(血管周囲のリンパ組織の細胞浸潤. トリパノソーマ感染に際して脳や髄膜に出現する).

Durham tube ダーラム管(① 気管切開に用いる気管チューブ. ② 菌のガス生成の有無を調べるための管).

dust [dʌst] 粉塵, 塵埃(空気中の浮遊微粒子の総称).

Duvenhage virus ドゥーベンハーゲウイルス(ラブドウイルス科リッサウイルス属, 狂犬病関連ウイルス).

Duverney foramen デュベルネ孔(網嚢孔), = epiploic foramen.

Duverney gland デュベルネ腺(大前庭腺), = greater vestibular gland, Bartholin gland.

DV ① double vision (複視), ② domestic violence (家庭内虐待, ドメスティック・バイオレンス).

D & V diarrhea and vomiting (下痢・嘔吐).

DVA distance visual acuity (遠見視力).

DVD dissociated vertical deviation (交代性上斜位).

DVV diastolic ventricular volume (拡張期心室内容積).

DW distilled water (蒸留水).

D/W dextrose in water (ブドウ糖水溶液).

dwarf [dwɔ́:f] 小人, 萎縮, 矮小〔な〕 名 dwarfism.

dwarfism [dwɔ́:fizəm] 小人症(侏儒症), = nanism, dwarfishness.

D wave D 波(網膜筋電図で刺激終了後に起こる波).

DWD died with disease (病死).

DWI diffusion weighted image (拡散強調画像).

Dx diagnosis (診断).

DXA dual–energy X–ray absorptiometry (二重エネルギーX線吸収法).

DXM dexamethasone (デキサメタゾン).

Dy dysprosium (ジスプロシウムの元素記号).

dyad [dáiæd] ① 2 価元素, = bivalent element, ② ディヤード(2つのベクトル a および b を並べて書いたときの ab),

③二分染色体.
dye [dái] 染料(主として有機性のものをいい，鉱物性のものは顔料という)，＝dyestuff.
dye-exclusion test 色素排除試験(細胞傷害試験の一つ．傷害された細胞は色素などに対する膜の透過性が亢進し，排除能は低下する).
dying patient 臨死患者.
dying with dignity 尊厳死(過剰な延命措置をせず自然に死を望むことを意思表示し，人間として尊厳を保ちつつ死を迎えること)，＝death with dignity.
dynamic [dainǽmik] 動的な，動力的な.
dynamic compliance of lung 肺の動的コンプライアンス.
dynamic electrocardiography (DCG) 動的心電図検査.
dynamic exercise 動的運動(自転車エルゴメーターやトレッドミル試験のように伸展屈曲を律動的に行う運動).
dynamic ileus 力学的イレウス(腸閉塞〔症〕)(腸管の痙攣による腸の閉塞)，＝hyperdynamic ileus
dynamic pressure 動的圧力.
dynamics [dainǽmiks] 動力学(物体の運動と力との関係を研究する)，力学，＝mechanics.
dynamic scintigraphy 動態シンチグラフィ.
dynamic spatial reconstructor (DSR) ダイナミック空間的画像再構成装置.
dynamic splint 動的副子，＝active splint, functional splint.
dynamogenesis [dainəməʤénisis] 動力発生 形 dynamogenic.
dynamometer [dainəmámitər] ①力量計(筋群の収縮力を測る装置)，②拡度計(望遠鏡の)，＝dynameter，③動力計.
dyne [dáin] ダイン(力の cgs 単位，すなわち 1 g の質量に 1 cm/sec² の加速度を生じさせる大きさの力の量で，mks 単位の 10^{-7} ジュールに当たる).
dys- [dis] (変質，異常の意味を表す接頭語).
dysacusis [disəkú:sis] 異聴覚〔症〕(聴覚不全)，＝dysacousia, dysacousis, dysacousma.
dysadaptation [disədæptéiʃən] 調節異常(虹彩および網膜の)，＝dysaptation.
dysanagnosis [disænəgnóusis] 語盲症，誤読症.
dysaphia [diséifiə] 異触覚〔症〕.
dysarteriotony [disɑ:ti:riátəni] 血圧異常.
dysarthria [disá:θriə] 構音障害(意図した音が正しく生成されない言語障害) 形 dysarthric.
dysarthrosis [disɑ:θróusis] ①関節異常，②錯語症.
dysautonomia [disɔ:tounóumiə] 自律神経障害.
dysbarism [disbá:rizəm] 潜函病，減圧症.
dysbasia [disbéiziə] 歩行困難症(特に神経性のもの).
dysbolism [dísbəlizəm] 代謝異常(必ずしも病的ではない).
dysb(o)ulia [disbú:liə] 意志障害 形 dysbulic.
dyscalculia [diskælkjú:liə] 計算障害.
dyscephaly [diséfəli] 頭蓋顔面奇形，＝dyscephalia.
dyschezia [diskí:ziə] 排便困難症(直腸性便秘)，＝dyscheisia, dyschizia.
dyschiasia [diskaiéiziə] 異局所感覚〔症〕，局所感覚障害，＝dyschiasis.
dyschiria [diskáiriə] 体側知覚困難症(知覚障害の一種で，感覚は欠損していないが，刺激を加えられた体側を認識することの困難症)，＝dyscheiria 形 dyschiric, dyscheiric.
dyschondroplasia [diskɑndroupléiziə] 軟骨発育不全症(長管骨骨幹部軟骨の発育異常に伴い，骨化部に軟骨腫または骨腫が発現する状態)，＝multiple cartilaginous exostosis, Ollier disease, skeletal enchondromatosis, diaphyseal aclasia, hereditary deforming chondrodysplasia.
dyschondrosteosis [diskɑndrastióusis] 軟骨骨形成異常(小肢症を誘発し得る軟骨発育不全症).
dyschroia [diskrɔ́iə] 黒色症，＝dyschroa, dyschromia.
dyschromasia [diskrouméiziə] 異色症.
dyschromatodermia [diskroumətoudə́:miə] 皮膚異色症.
dyschromatopsia [diskroumətápsiə] ＝color vision defect.
dyschromatosis [diskroumətóusis] 色素異常症.
dyschromia [diskróumiə] 皮膚色異常(皮膚の異常変色).
dyschylia [diskáiliə] 乳び(糜)異常.
dyscoria [diskɔ́:riə] 瞳孔異常(構造および機能の).
dyscrasia [diskréiziə] ①障害，疾病，②悪液質 形 dyscrasic, dyscratic.
dysdiadochokinesia [disdaiædəkoukainí:siə] 拮抗運動反復不全(手の回内，回外運動など拮抗運動の反復が拙劣な状態．小脳症状の一つでもある)，＝dysdiadochokinesis.
dysentery [dísəntəri] 赤痢(腸管，特に結腸の炎症性疾患で，高熱，腹痛，しぶり，頻繁な粘液血便の排泄などの症候が現れる．赤痢菌およびアメーバ原虫による) 形 dysenteric.
dyserethism [disériθizəm] 感受性鈍麻，＝dyserethesia.
dysergia [disə́:ʤiə] 異作動，ジスエルギ

ー(特に感染に対する抵抗力の低下をいう), ＝dysergy.

dysesthesia [disesθíːziə] 異〔常〕感覚〔症〕, ＝dysaesthesia.

dysfibrinogenemia [disfaibrinouʤəníːmiə] フィブリノ〔ー〕ゲン異常血〔症〕, 線維素原異常血〔症〕.

dysfunction [disfʌ́ŋkʃən] 異機能, 機能障害(不全).

dysfunctional [disfʌ́ŋkʃənəl] 機能不全の.

dysfunctional uterine bleeding (DUB) 機能不全性子宮出血.

dysgammaglobulinemia [disgæməglоubjuliníːmiə] 異常ガンマグロブリン血〔症〕.

dysgenesis [disʤénisis] 発育不全, 奇形.

dysgenic [disʤénik] 非優生学的な, 逆選択の, 劣性の.

dysgerminoma [disʤəːminóumə] 未分化胚細胞腫, 卵巣精上皮腫(卵巣に発生する未分化胚細胞腫で, 硬い弾力性があり, 普通は被膜をもたず, また転移を示す腫瘍), ＝disgerminoma, seminoma ovarii.

dysgeusia [disgjúːsiə] 異味覚〔症〕, 味覚異常.

dysgnathia [disnéiθiə] 顎骨発育不全, 顎骨異常.

dysgnathic [disnǽθik] 顎骨異常の.

dysgnosia [disnóusiə] 知能異常.

dysgraphia [disgrǽfiə] 書字障害, 書痙.

dyshem(at)opoiesis [dishiːm(ət)oupɔiíːsis] 造血異常.

dyshem(at)opoietic [dishim(ət)oupɔiétik] 造血異常の.

dys(h)idrosis [dis(h)idróusis] 異汗症, 発汗異常症, 汗疱, ＝dys(h)idria, pompholyx.

dysimmunoglobulinemia [disimjunouglɑbjuliníːmiə] 異常免疫グロブリン血症, ＝dysgammaglobulinemia.

dysinsulinosis [disinsjulinóusis] インスリン分泌異常, ＝dysinsulinism.

dyskaryosis [diskæriόusis] 不良核形成(細胞質に異常なく, 過色素性の核や不規則な染色質などの核異常がみられる. これに引き続いて悪性腫瘍の発生することがある).

dyskaryotic [diskæriɑ́tik] 不良核形成の, 異常核変化促進性の.

dyskeratoma [diskerətóumə] ジスケラトーマ(皮膚腫瘍の一つ).

dyskeratosis [diskerətóusis] 異常角化, 角化不全症.

dyskeratotic [diskerətɑ́tik] 異常角化〔性〕の.

dyskinesia [diskainíːsiə] ジスキネジア, 運動機能異常, 運動障害, ＝dyscinesia.

dyskinetic [diskainétik] ジスキネジーの.

dyslalia [disléiliə] 発音不全, 構音障害(発音器の障害によるもの), ＝lisping, delayed speech.

dyslexia [disléksiə] 失読症, 読書障害(仮性, 真性球麻痺など, 機能の障害はない読書障害).

dyslipidemia [dislipidíːmiə] 脂質異常症(血清脂質が増加する病態で, 動脈硬化性疾患の原因となる. 従来, 高脂血症と称されていた), ＝hyperlipidemia.

dyslogia [dislóuʤiə] ①思考障害, ②談話困難.

dysmaturity [dismətjúːriti] 異成熟.

dysmelia [dismíːliə] 異肢症.

dysmenorrh(o)ea [dismenəríːə] 月経困難症, ＝molimina menstrualis.

dysmetria [dismíːtriə] ディスメトリア, 共同運動障害(小脳性運動失調症状の一つ. ある一つの意志運動をさせるとき, 運動の速度, 範囲, 力の見当を誤るため, その目的にはずれること) 形 dysmetric, dysmetrical.

dysmorphism [dismɔ́ːfizəm] 異形〔態〕症, ＝dysmorphia, allomorphism.

dysmorphophobia [dismɔːfoufóubiə] 醜形恐怖〔症〕(変形恐怖. 正常の範囲内であっても, わずかな変形を極度に恐れる精神症状).

dysmyotonia [dismaioutóuniə] 筋緊張異常.

dysodontiasis [disoudɑntáiəsis] 生歯困難, 生歯異常.

dysontogenesis [disɑntəʤénisis] 異個体発生, 個体発生異常(腫瘍の成り立ちの説明に Schwalbe の用いた語) 形 dysontogenetic.

dysontogenetic [disɑntəʤənétik] 異個体発生の, 個体発生異常の.

dysorexia [disɔːréksiə] 食欲欠乏.

dysosmia [disɑ́smiə] 異嗅覚.

dysosteogenesis [disɑstiəʤénisis] 異骨発生, ＝dysostosis.

dysostosis [disɑstóusis] 異骨症(骨および軟骨の発育不全).

dyspareunia [dispərjúːniə] 性交疼痛〔症〕, ＝anorgasmy.

dyspepsia [dispépsiə] 消化不良〔症〕, ＝disturbed digestion 形 dyspeptic.

dyspeptic [dispéptik] 消化不良の.

dysphagia [disféiʤiə] 嚥下困難, ＝dysphagy.

dysphasia [disféiziə] 神経性不全失語〔症〕, ＝dysphrasia.

dysphemia [disfíːmiə] どもり, 構音障害(精神神経性構音障害), ＝nervous stammering, stuttering.

dysphonia [disfóuniə] 音声障害, 発声困難.

dysphoria [disfɔ́ːriə] 不快, 身体違和.

dysphrasia [disfréiziə] 神経性不全失語

〔症〕, = dysphasia.

dyspigmentation [dispigməntéiʃən] 色素〔沈着〕異常.

dysplasia [displéiziə] 形成異常〔症〕, 異形成〔症〕, ジスプラジー.

dysplastic [displǽstik] 形成異常の.

dysplastic kidney 異形成腎.

dyspnea [díspniə] 呼吸困難〔症〕, = dyspnoea 形 dyspneal, dyspneic.

dyspnea on exertion (DOE) 労作性呼吸困難.

dyspraxia [dispræksiə] 統合運動障害.

dysprosium (Dy) [dispróuziəm] ジスプロシウム(原子番号 66, 原子量 162.50, 質量数 156, 158, 160～164, 希土類元素).

dysprosody [disprásədi] 失音調, ディスプロソディ〔ー〕(韻律の障害).

dysproteinemia [disprouti:ní:miə] タンパク異常血〔症〕(血清タンパクの異常でグロブリン, アルブミンなどの質的・量的異常がある).

dysraphia [disréifiə] 縫合不全〔状態〕, = dysraphism.

dysraphism [disrǽfizəm] 癒合不全, = failure of fusion, dysraphia 形 dysraphic.

dysregulation [disregjuléiʃən] 調節異常〔症〕(器官などの調節の異常).

dysrhythmia [disríðmiə] 律動異常(てんかんにおける脳波の).

dyssebacea [dissibéiʃiə] 脂漏異常, = seborreheic, 皮脂異常症(皮脂小胞障害).

dyssomnia [dissámniə] 睡眠異常.

dysstasia [disstéisiə] 起立困難, 定位異常.

dysstatic [disstǽtik] 起立困難.

dyssynergia [disiná:ʤiə] 協働収縮異常(2つ以上の組織・部位や薬剤が関連・協力して作用する, その障害をいう. まったくできないことを asynergy という).

dyssynergia cerebellaris myoclonica ミオクローヌス性小脳性協働収縮異常症(小脳性協働収縮異常と動作性ミオクローヌス, 強直性間代性痙を主徴とする疾患), = Ramsay Hunt syndrome.

dyssynergia cerebellaris progressiva 進行性小脳性協働収縮異常症(Hunt により純粋な小脳変性症とされたが, 現在はミトコンドリア脳筋症, ジストニー性振戦の可能性が考えられている).

dysthymia [disθáimiə] ①気分変調症(軽症あるいは中等症の慢性的抑うつ気分で, 抑うつ神経症や神経症性うつ病の概念と共通するもの), ②胸腺分泌障害 形 dysthymic.

dystocia [distóuʃiə] 難産, 異常分娩.

dystonia [distóuniə] 異緊張症, 筋緊張異常 形 dystonic.

dystopia [distóupiə] 異所〔症〕(正常位置を離れた場所に器官などが発生すること) 形 dystopic.

dystroglycan [distrougláikən] ディストログリカン(laminin, agrin, perlecan の細胞表面受容体タンパク質).

dystrophia [distróufiə] ジストロフィー, 異栄養〔症〕, 栄養失調〔症〕, = dystrophy 形 dystrophic.

dystrophia adiposogenitalis 脂肪性器性異栄養症, 脂肪性器性ジストロフィー.

dystrophia epithelialis corneae 角膜上皮性異栄養症(フック型), = Fuch dystrophy.

dystrophia myotonica 筋緊張性異栄養症, = myotonic dystrophy.

dystrophia unguium mediana canaliformis 正中溝状爪異栄養症(爪板の中心裂が対称的に発現する状態).

dystrophin [dístrəfin] ジストロフィン(筋細胞膜に局在し, 膜の裏打ち構造をなしている. デュシェンヌ型筋ジストロフィーの場合は, ジストロフィン遺伝子に異変があるためにジストロフィンが筋細胞膜で完全に欠損している. ベッカー型筋ジストロフィーの場合はジストロフィンは量的に少なく, 分子量の異常も伴っている).

dystrophy [dístrəfi] ジストロフィー, 異栄養〔症〕, 栄養失調〔症〕, = dystrophia.

dysuresia [disjurí:siə] 排尿障害, = dysuria.

dysuria [disjú:riə] 排尿障害, = dysury, 排尿困難(尿閉と疼痛とを感じる).

dysuric [disjú:rik] 排尿障害の.

DZP diazepam (ジアゼパム).

D

E

E ①eye (眼), ②emmetropia (正視眼), ③expired gas (呼　気), ④epinephrine (エピネフリン), ⑤estrogen (エストロゲン), ⑥ether (エーテル), ⑦elastance (弾性), ⑧einstein (アインシュタイン単位. 6.06×10^{23} quanta).

e electron (電子, またはその電荷の符号).

E_1 estrone (エストロン).

E_2 estradiol (エストラジオール).

E_3 estriol (エストリオール).

EA ①early antigen (初期抗原), ②electroanesthesia (電気麻酔), ③educational age (教育年齢).

EAA essential amino acids (必須アミノ酸).

EABV effective arterial blood volume (有効動脈血液量).

EACA epsilon(ε) aminocaproic acid (イプシロン(ε)アミノカプロン酸).

EACD eczematous allergic contact dermatitis (湿疹状アレルギー性接触皮膚炎).

EAEC enteroadherent *Escherichia coli* (腸管付着性大腸菌).

EAggEC enteroaggregative *Escherichia coli* (凝集付着性大腸菌).

EAP ①effort angina pectoris (労作性狭心症), ②electric acupuncture (電気鍼〔療法〕).

ear [íə, íər] 耳(聴覚器で, 解剖学的には内耳, 中耳, 外耳の3部に区別され, 内耳は聴覚神経の末端をなす).

EAR estimated average requirement (推定平均必要量).

earache [íəreik] 耳痛, = otalgia.

ear bones 耳小骨(ツチ, キヌタ, アブミ骨の3つの小骨で中耳にある).

eardrum [íə:drʌm] 鼓膜, = tympanum.

ear lobe 耳朶(みみたぶ).

early [ə́:li] 早い, 早期の, 初期の.

early abortion 早期流産(妊娠12週未満の流産).

early ambulation 早期離床.

early antigen (EA) 初期抗原.

early deceleration 早期一過性除脈.

early development 初期発生(個体発生において, 受精から胚形成までの時期).

early diagnosis 早期診断.

early diastolic murmur (EDM) 拡張早期雑音.

early esophageal cancer 早期食道癌(原発巣の癌浸潤が粘膜層にとどまり, リンパ節転移を認めないもの).

early gastric cancer (EGC) 早期胃癌(癌の浸潤が粘膜下層までにとどまっているもの. 進行胃癌と区別される).

early gene 初期遺伝子(感染初期に発現するウイルス遺伝子. ウイルスゲノムの複製より前に発現するもの).

early infantile autism (EIA) 早期幼児自閉症.

early morning stiffness (EMS) 朝のこわばり(関節リウマチに特徴的な症状. 起床時に関節が動きにくい).

early morning urine (EMU) 早朝尿.

early (radiation) injury 早発性障害(放射線被曝の後, 数週間以内に症状が現れるもの).

early reaction 早期反応(即時反応. 感作された同じ抗原に再びさらされたあと, 約1時間以内に発生する局所または全身の反応), = immediate reaction.

early repolarization 早期再分極(興奮消退過程が早期から始まる心電図で, 正常範囲のST上昇を示す).

early response 早期反応(I型アレルギーにて, IgE依存的に活性化されたマスト細胞から隔離した種々の化学物質が抗原曝露後15〜30分を最大に平滑筋収縮や血管透過性をひき起こすこと).

early rupture of membranes 早期破水(陣痛が発来して分娩が開始する前に卵膜が破綻するもの).

early separation of placenta 常位胎盤早期剥離, = premature ablation of normally implanted.

early treatment 早期治療.

early urethral obstruction sequence 早期尿道閉塞症候群.

earthy springs 重炭酸土類泉(重炭酸カルシウムと重炭酸マグネシウムを主成分とするもの).

earwax [íə:wæks] 耳垢(みみあか), = cerumen.

Eastern equine encephalitis virus 東部ウマ脳炎ウイルス(トガウイルス科のウイルスで, ヒトにも感染し脳炎の原因となる).

easy fatigability 易疲労性.

eatin tetter 狼瘡, = lupus.

Eaton-Lambert syndrome イートン・ランバート症候群, = Lambert-Eaton myasthenic syndrome.

EB ①epidermal burn (表皮熱傷), ②epidermolysis bullosa (表皮水疱症), ③elementary body (基本小体).

EBD endoscopic biliary drainage (内視鏡的胆管ドレナージ).

EBL estimated blood loss (推定出血量).

Ebl erythroblast (赤芽球).

EBM evidence-based medicine (根拠に基づく医療).
EBN evidence-based nursing (根拠に基づく看護).
EBNA Epstein-Barr virus-associated nuclear antigen (EB ウイルス関連核抗原).
Ebner gland エブネル腺(小唾液腺の一つで舌の有郭乳頭の基部に開口する腺で漿液を分泌する).
Ebola hemorrhagic fever (EHF) エボラ出血熱(エボラウイルスによる疾患).
Ebolavirus エボラウイルス属(フィロウイルス科の一属で, *Cote d'Ivoire Ebola virus*, *Reston Ebola virus*, *Sudan Ebola virus*, *Zaire Ebola virus* が含まれる).
ebonation [i:bənéiʃən] 骨片除去(創傷からの).
EBP epidural autologous blood path (硬膜外自家血注入法).
Ebstein anomaly エブスタイン奇形(先天性心奇形の一種).
Ebstein sign エブスタイン徴候(心膜腔内に多量の液が貯留してくると心臓肝臓角が次第に鈍角となってくる).
eburnation [ebə:néiʃəni:-] ①化骨性骨炎, = condensing osteitis, ②象牙質化.
eburnitis [ebə:náitis] ①象牙質炎, ②エナメル硬化.
EBV ①effective blood volume (有効血液量), ②Epstein-Barr virus (EB ウイルス, エプスタイン・バーウイルス).
EB virus EB ウイルス, = Epstein-Barr virus.
EC ①effective concentration (有効濃度), ②electrocoagulation (電気凝固〔術〕), ③*Escherichia Coli* (大腸菌).
ECA enterobacterial common antigen (腸内細菌共通抗原), external carotid artery (外頸動脈).
ecbolic [ekbálik] ①奪胎の, ②奪胎薬.
ECBV effective circulating blood volume (有効循環血液量).
ECC extracorporeal circulation (体外循環).
eccentric [ikséntrik] ①離心の, 偏心の, 中心外の, ②偏心輪(工学), = excentric.
eccentric hypertrophy 遠心性肥大(心肥大の様式の一つ. 心筋細胞内で筋節が主として縦方向に新生するので心内腔は拡大する).
eccentric occlusion 偏心咬合(下顎が安静位置から動いたときの咬合で, 動作時咬合ともいう).
ECCG echocardiography (超音波心気図).
ecchondroma [ekəndróumə] 外軟骨腫(軟骨または骨膜下に発生する真性腫瘍), = ecchondrosis.
ecchondrosis [ekəndróusis] 外軟骨症, = ecchondroma.
ecchordosis [ekɔ:dóusis] 脊索腫症(下垂体斜台から頭蓋内部に突出する膠質状脊索の部分).
ecchymosis [ekimóusis] 斑状出血, 溢血斑(点状出血より大きく, 1〜2 cm 直径程度の皮下溢血斑) 複 ecchymoses 形 ecchymotic.
ecchymotic [ekimátik] 斑状出血の, = ecchymoid.
ecchymotic mask 紫斑面(外傷性窒息にみられる).
eccrine [ékri:n] エクリン(分泌物が液状成分のみで, その細胞を含まずに漏出する分泌様式についていう), = exocrine.
eccrine gland エクリン腺(小汗腺. 液体のみを分泌する腺).
eccrine sweat エクリン汗.
eccrisis [ékrisis] 排出(廃棄物の).
eccritic [ekrítik] 排泄薬, 催泌薬.
ECCU emergency cardiac care unit (緊急心疾患集中治療部).
eccyesis [eksaií:sis] 子宮外妊娠.
ecdemic [ikdémik] 異所性疾患の.
ecdysis [ékdisis] 脱皮, 脱穀.
ECF ①extracellular fluid (細胞外液), ②effective capillary flow (有効毛細血管流), ③eosinophil chemotactic factor (好酸球走化因子).
ECG electrocardiogram (心電図).
echin(o)- [ikainou, iki-, -nə] (棘の, とげがあるという意味を表す接頭語).
echinococcosis [ikainəkakóusis] 包虫症(*Echinococcus granulosus* および *E. multilocularis* の幼虫が寄生して生じる疾患で, 単房性の場合は慢性の経過をとるが, 多房性包虫では結合織膜ができないで, 多発性転移を起こす), = hydatid disease.
Echinococcus [ikainəkákəs] エキノコッカス属(条虫の一属. イヌ, キツネ, オオカミ, ネコなどの小腸に寄生, 幼虫はヒトの肝臓などに寄生し, 包虫症の原因となる. 単包条虫 *E. granulosus*, 多包条虫 *E. multilocularis* などを含む).
echinococcus cyst 胞虫嚢胞.
Echinostoma [ikainoustóumə, -nástəmə] 棘口吸虫属(棘口吸虫科の一属. 幼虫はドジョウ, カエルなどに寄生, それを摂取することで感染し, 成虫は哺乳類の腸管, ときに胆管に寄生).
echinulate [ikínjuleit] ヒゲの多い.
ECHO echocardiogram (心エコー図).
echo [ékou] エコー, = reverberation, 反響, 反射〔波〕.
echoacousia [ekouəkú:siə] 反響様複聴症, = diplacusis echotica.
echocardiogram (ECHO) [ekouká:diəgræm] 心エコー図.
echocardiography (ECCG) [ekouka:diágrəfi] 心臓超音波検査法, 心エコー図検査法.
echoencephalography [ekouensefəlág-

rəfi] 超音波脳検査法(大泉門より冠状断, 矢状断の2方向の断層面を描出. 新生児の頭蓋内構造・病変, 脳血流の経時的描出. 頭蓋内出血, 虚血性病変, 脳室周囲白質軟化症, 水頭症などの診断に有用).

echo-free エコーフリー, 無エコー(超音波の照射において無反射の状態で, 超音波検査によって描出された臓器の一部に内部エコーがないこと. 充満した膀胱, 胆嚢, 血管, 胸・腹水, 各種嚢胞性病巣などは無反射となりエコーがない), ＝sonolucent.

echogenic [ekouʤénik] エコー源性(内部に超音波を反射する面を有すること).

echogenicity [ekouʤənísiti] エコー反射性(超音波反射の程度).

echogram [ékougræm] エコー図(超音波の照射により各組織からの反射波の差を電気的信号に変換し画像化されたもの).

echography [ekáɡrəfi] 超音波検査法(パルス状の超音波を放出し, 組織からの反射波を画像化する方法. エコー法診断装置により, 通常1～20メガヘルツ(MHz)程度の高周波が用いられる).

echolalia [ekouléiliə] 反響言語(反響症状ともいう. 検者の言葉をおうむ返しにいう), ＝echophrasia.

echomimia [ekoumímiə] 反響表情.

echo planar imaging (EPI) 超高速撮像.

echopraxia [ekoupræksiə] 反響動作〔症〕(検者の動作を自動的に模倣すること), ＝echopathy, echomotism.

écorché [ekɔːʃéi] [F] 筋肉体模型(筋肉系を学ぶために皮膚をはいだもの).

echovirus [ekouváiərəs] エコーウイルス(ピコルナウイルス科のウイルスで, かぜ症候群, 無菌性髄膜炎などの原因となる).

EC-IC bypass extracranial-intracranial arterial bypass (頭蓋内外バイパス, 外頸内頸動脈バイパス).

Eck fistula エック瘻(門脈と下大静脈の間の人工的連絡路).

eclabium [ikléibiəm] 唇外反.

eclampsia [iklæmpsiə] 子癇, 痙攣発作(主として末梢神経の急激な痙攣発作) 形 eclamptic.

eclamptic [iklæmptik] 子癇の.

eclamptogenic [iklæmptəʤénik] 子癇誘発の, ＝eclamptogenetic, eclamptogenous.

eclipse blindness 日食盲.

eclysis [éklisis] エクリシス, 軽度虚脱(軽症な失神).

ECM extracellular matrix (細胞外基質).

ECMO extracorporeal membrane oxygenation (膜型人工肺補助体外循環).

ECoG electrocorticography (皮質脳波記録法).

E. coli *Escherichia coli* (大腸菌).

ecology [ikáləʤi] ①生態学(生物の環境と生活環とを研究する学問), ②環境衛生学, ＝environmental hygiene, bionomy 形 ecological.

Economo encephalitis エコノモ脳炎, ＝lethargic encephalitis.

economy class syndrome エコノミークラス症候群(深部静脈血栓症の一つ. 最近ではロングフライト血栓症または旅行血栓症と呼ばれることが多い), ＝long flight thrombosis, traveler's thrombosis.

ecosystem [íːkəsistem] 生態系.

ecotropic virus エコトロピックウイルス(マウス細胞にしか感染しないウイルス).

ecphyma [ekfáimə] 皮膚腫瘍.

ECPR external cardiopulmonary resuscitation (胸壁外心肺蘇生).

ECR electrocardiographic response (心電図上の反応).

ECS ①electrocerebral silence (平坦脳波, 無脳波活動), ②electroconvulsive shock (電気ショック(痙攣)〔療法〕).

ecstasy [ékstəsi] 恍惚, エクスタシー.

ecstrophia [ekstróufiə] 外反(主として眼瞼外反症 ectropion の意味に用いられる), ＝ecstrophy.

ecstrophia vesicae 膀胱外反, ＝exstrophy of bladder.

ECT electric convulsive therapy, electroconvulsive therapy (電気痙攣療法).

ectad [éktæd] 外面へ, ＝outward.

ectal [éktəl] 表面の, 外面の, ＝external.

ectasia [ektéiziə] 拡張〔症〕, ＝ectasis, ectasy 形 ectatic.

ectasia cordis 心臓拡張症.

ectasis [éktəsis] 拡張〔症〕, 拡張〔法〕, ＝ectasia.

ectental [ekténtəl] 内外胚葉の.

ecthyma [ekθáimə] 膿瘡(化膿菌による深部膿痂疹) 形 ecthymatous.

ecthyreosis [ekθairióusis] 甲状腺機能欠如.

ectiris [ektáiris] 虹彩表層, ＝Zinn membrane.

ect(o)- [ekt(ou), -t(ə)] (外の意味を表す接頭語).

ectoantigen [ektouǽntiʤən] 外抗原, エクトアンチゲン (①細菌の外膜によりつくられる抗原. ②細菌外膜に結合した抗原).

ectoblast [éktəblæst] ①外胚葉, ＝epiblast, ectoderm, ②外膜.

ectocardia [ektoukáːdiə] 心臓偏位, 心臓転位.

ectocervical [ektousə́ːvikəl] 子宮腟部の.

ectoderm [éktədəːm] 外胚葉(胚子の原始胚芽層のうち最も外層をなす部分で,

表皮とその誘導組織である爪，毛髪，皮腺，および神経系，感覚器，肛門と口腔の粘膜とに発育分化する)，＝ectoderma 形 ectodermal, ectodermic.

ectodermal defect 外胚葉欠損.

ectodermal dysplasia (ED) 上皮異形成症.

ectoenzyme [ektouénzaim] 細胞外酵素(細胞から周囲に分泌されるもの).

ectogenic teratism 〔先天性〕部分欠損性奇形.

ectogenous [ektáʤənəs] 外生〔性〕の，外因〔性〕の，外原〔性〕の，＝ectogenic.

ectoglobular [ektəglábjulər] 血球外〔性〕の.

ectomere [éktəmiər] 割球外胚葉.

ectomorph [éktəmɔ:f] 外胚葉型，＝longitype.

ectomorphic [ektəmɔ́:fik] 外胚葉型の.

-ectomy [ektəmi] (器官やその一部を切除することを表す接尾語).

ectopagus [ektápəgəs] 胸壁結合奇形体，＝thoracopagus tribrachius.

ectoparasite [ektəpǽrəsait] 外〔部〕寄生虫，＝ectosite.

ectopia [ektóupiə] 転位，偏位，脱出(臓器などの位置異常)，＝ectopy.

ectopia cordis 心臓転位症，心臓脱〔出〕(心臓の先天性位置異常)，＝ectocardia.

ectopia lentis 水晶体偏位.

ectopia renis 腎転位症，腎外翻症.

ectopia visceralis 内臓転位症，＝ectopia viscerum.

ectopic [ektápik] 異所性の.

ectopic adrenocorticotropic hormone syndrome (ectopic ACTH syndrome) 異所性ACTH産生症候群(非内分腺由来の悪性腫瘍(肺癌など)で産生されるACTHによりホルモン過剰の症状，検査状況のみられるものをいう．異所性副腎皮質刺激ホルモン症候群).

ectopic beat 異所性収縮，期外収縮(洞房結節以外の刺激によるもの).

ectopic hormone 異所性ホルモン(正所性ホルモンに対して，非内分泌腺由来の悪性腫瘍やカルチノイドホルモンを産生するような異所性に出されるホルモンをいう).

ectopic myelopoiesis 異所性造血(成人において骨髄以外の組織に造血現象が起こること)，＝extramedullary myelopoiesis.

ectopic pacemaker 異所性ペースメーカ(洞〔房〕結節以外のもの).

ectopic placentation 異所〔性〕胎盤形成.

ectopic pregnancy (EP) 異所性妊娠(異所性妊娠は着床部位の名を冠して呼称される．腹腔－，腹膜－).

ectopic rhythm 異所性調律(リズム)(洞以外の部位の刺激による心拍リズム)，＝ectopic beats.

ectopic teratism 異所性奇形(先天的に部分または器官が転位したもの).

ectopic tissue 異所性組織.

ectoplasm [éktəplæzəm] 細胞外質，細胞外膜.

ectopy [éktəpi] 転位，＝ectopia.

ectospore [éktəspɔ:r] 外生胞子.

ectosteal [ektástiəl] 骨外表の.

ectostosis [ektastóusis] 骨外生，軟骨外生(軟骨膜下化骨)，外骨化.

ectothrix [éktəθriks] 毛外菌(毛髪幹の外面に寄生する白癬菌).

ectro- [ektrou, -trə] (先天性欠如を表す接頭語).

ectrodactylia [ektroudæktíriə] 欠指(欠趾)，無指(趾)症，＝ectrodactylism.

ectrogeny [ektráʤəni] 先天性形成欠如.

ectromelia [ektroumí:liə] 奇肢症(四肢，特に下脚が不全の先天奇形).

Ectromelia virus エクトロメリアウイルス(ポックスウイルス科のウイルスで，マウスに四肢欠損をきたす．マウス痘ウイルス)，＝mousepox virus.

ectromelic [ektrəmélik] 奇肢体の，欠肢体の.

ectromelus [ektrámiləs] 奇肢体(四肢の発育不全または欠如による奇形体) 形 ectromelic.

ectropion [ektróupiən] 外反〔症〕，＝ectropium.

ectropion uveae ぶどう膜外反症.

ectropodism [ektroupóudizəm] 先天性足指欠損.

ectrosyndactyly [ektrousindǽktli] 無指合指症(無指症と合指症との共存).

ECV extracorporeal volume (体外循環容量).

eczema [ékzimə] 湿疹 形 eczematous.

eczematid [ekzémətid] 湿疹様発疹(アレルギー性の).

eczematization [ekzimətizéiʃən] 湿疹〔様変〕化.

eczematogenic [ekzimətəʤénik] 湿疹発生の.

eczematoid [ekzémətɔid] 類湿疹の，湿疹様の.

eczematoid seborrh(o)ea 湿疹様脂漏.

eczematosis [ekzimətóusis] 湿疹症.

eczematous [ekzémətəs] 湿疹〔性〕の.

eczematous allergic contact dermatitis (EACD) 湿疹状アレルギー性接触皮膚炎.

ED ①effective dose (有効量)，②ectodermal dysplasia (上皮異形成症)，③erectile dysfunction (勃起〔機能〕障害，勃起不全)，④elemental diet (成分栄養剤).

ED_{50} median effective dose (50%有効量).

EDC expected date of confinement (分娩予定日).
EDD expected date of delivery (分娩予定日).
edema [idí:mə] ① 浮腫(外から見える部位のもの), ② 水腫(組織間隙に異常に多量の水分が蓄積した状態) 形 edematous.
edematous [idémətəs] 浮腫状の.
edentate [í:denteit] 無歯.
edentulous [i:déntjuləs] 無歯の(無歯顎の), ＝toothless, edentulate.
edetate [éditeit] エデト酸塩(ナトリウム塩は高カルシウム血症の治療に，また金属中毒の解毒などに用いられる).
edge [éʤ] 縁.
edge-to-edge bite 切縁(端)咬合, ＝end-to-end bite, edge-to-edge occlusion.
edge-to-edge bite arrangement 切縁咬合配列.
EDH extradural hematoma (硬膜外血腫).
Edinburgh postnatal depression scale (EPDS) エディンバラ産後うつ病自己評価票(産後うつ病のスクリーニングに用いられる).
Edinger-Westphal nucleus エジンガー・ウエストファール核(動眼神経副核，毛様体筋，瞳孔括約筋を支配する中脳にある副交感性神経細胞の集団).
EDM early diastolic murmur (拡張早期雑音).
EDN electrodesiccation (電気乾燥法).
EDRF endothelium-derived relaxing factor (内皮細胞(血管内皮)由来〔血管平滑筋〕弛緩因子).
edrophonium [edrəfóuniəm] エドロホニウム(重症筋無力症の検査に用いる第4級アンモニウム系機能検査薬).
EDTA ethylenediamine tetracetic acid (エチレンジアミン四酢酸).
education [eʤəkéiʃən] 教育，養成.
educational [eʤəkéiʃənəl] 教育の，教育的な.
educational age (EA) 教育年齢(学力検査の結果に基づく年齢).
educational quotient (EQ) 教育指数(教育年齢÷暦年齢×１００で算出される学力の発達度合いをはかる指数).
educational rehabilitation 教育的リハビリテーション.
educational therapy (ET) 訓練療法，教育療法.
EDV end-diastolic volume (拡張終期容量).
Edwardsiella [edwə:dsiélə] エドワージエラ属(腸内細菌科の一属で，通性嫌気性のグラム陰性桿菌．胃腸炎の原因となる *E. tarda* などを含む).
Edwards syndrome エドワーズ症候群(18番染色体が3本存在し，胎生期の顕著な発達障害を認める予後不良の疾患．18トリソミー症候群), ＝frisomy 18 syndrome.
EED environmental endocrine disruptors (内分泌かく(撹)乱物質).
EEG electroencephalogram (脳波).
EEP end-expiratory pressure (呼気終末圧).
EF ejection fraction (駆出率).
EFA essential fatty acid (必須脂肪酸).
EFE endocardial fibroelastosis (心内膜線維弾性症(弾性線維症)).
effacement [iféismənt] 子宮腟部展退度(元の長さに比した短縮度を％表示).
effect [ifékt] 結果，効果，作用 形 effective.
effective [iféktiv] 有効な，効果的な，実効の.
effective orifice area 有効弁口面積.
effective arterial blood volume (EABV) 有効動脈血液量.
effective blood volume (EBV) 有効血液量.
effective capillary flow (ECF) 有効毛細血管流.
effective circulating blood volume (ECBV) 有効循環血液量.
effective concentration (EC) 有効濃度.
effective dose (ED) ① 有効量(薬物が治療上有効な作用を示す量), ② 実効線量(放射線の健康影響をはかる指標となる量．2001年の法令改正以前は実効線量当量 effective dose equivalent という用語が用いられていた).
effective half-life 有効半減期，実効半減期(生体内の放射性物質は生理的過程と物理的過程(自然崩壊)で減少していく．この両作用をあわせた半減期をいう).
effective refractory period (ERP) 有効不応期.
effective temperature 実効温度.
effector [iféktər] ① 作動因子，エフェクタ，② 効果器(中枢からの刺激は神経を介し筋肉や腺などに伝えられ，それぞれの器官の機能を発揮する．このような器官を効果器という).
effector cell 効果細胞，奏効細胞(① 自律神経奏効器官で神経末端部に局在し，伝達物質の受容体が存在する細胞．② 細胞性免疫担当細胞のうちの一つ，＝immunologically performing cell).
effemination [ifeminéiʃən] 女性化(男性が女性の感情と趣味をもつこと), ＝eviration.
efferent [éfərənt] 導出〔性〕の，輸出〔性〕の，遠心〔性〕の，＝efferential.
efferent arteriole 輸出細動脈(腎臓の糸球体から出る方の動脈，輸入管ともいう), ＝vas efferens [L].
efferent ductules 精巣輸出管(精巣でつくられた精子を運ぶ管の一部で精巣上

体管に続く), ＝ductuli efferentes testis [L].

efferent lymphatic venule 輸出リンパ管, 流出リンパ管(リンパ節の髄質部から流出するリンパ管).

efferent nerve 遠心性神経.

efferent vessels 輸出リンパ管, ＝vasa efferentia [L].

efficacy [éfikəsi] 効果, 有効性, 効力, 効能.

efficiency [ifíʃənsi] 効率(作業などの).

effleurage [eflərá:ʒ] [F] 按撫法, 軽擦法(マッサージ療法の).

efflorescence [eflərésəns] ①発疹(ほっしん), 皮疹, ②風解, 風化(結晶性化合物が空気に曝露され, 結晶水を失って粉末状態に変化すること).

effluvia [iflú:viə] → effluvium.

effluvium [iflú:viəm] ①放散(発散)物, ＝body odor, 臭気, ＝emanation, ②脱落, 脱毛.

effluvium capillorum 脱毛.

effluvium symptomaticum 症候性脱毛症, ＝alopecia symptomatica.

effort angina pectoris (EAP) 労作性狭心症.

effort syndrome 努力症候群(神経性循環系無力症とも呼ばれ, 動作の際, 疲労, 呼吸促迫, 心悸亢進, 心臓部痛を特徴とする血管運動神経系の機能障害), ＝neurocirculatory asthenia, DaCosta syndrome.

effort ventilation 努力呼吸.

effusion [ifjú:ʒən] 滲出液 形 effusive.

eflornithine [iflɔ́:niθin] エフロルニチン(アフリカ睡眠病の治療に用いられた抗原虫薬).

E-Frag erythrocyte osmotic fragility test (赤血球浸透圧抵抗試験).

EFW estimated fetal weight (推定胎児体重).

e.g. exempli gratia (例えば).

EGA estimated gestational age (推定在胎月齢).

EGC early gastric cancer (早期胃癌).

EGCG, EGCg epigallocatechin gallate (エピガロカテキンガレート).

egesta [idʒéstə] 排泄物, ＝excreta, dejecta.

EGF epidermal growth factor (上皮成長因子).

EGG electrogastrography (胃電図).

egg [ég] 卵, 卵子, ＝ovum.

egg albumin 卵アルブミン, ＝ovalbumin.

egg-white syndrome 卵白症候群(卵白傷害とも呼ばれ, ビオチン欠乏症のこと), ＝egg-white injury.

Eglis gland エグリ腺(尿管, 腎盂にまれにみられる粘液腺).

ego [í:gou, ég-] 自我(意識をもつ精神状態で, 真実を認識し得る部分, 精神分析学では最重要概念).

egobronchophony [i:goubrɑŋkɑ́fəni] 羊鳴性気管支音(胸膜炎に聴取されるヤギ声様の呼吸音).

egocentric [i:gouséntrik] 自己中心性の.

ego ideal 自我理想(個人が自己愛によって理想化した手本, 模範).

ego identity 自我同一 (自己同一性の感覚).

egomania [i:gouméiniə] 自己優越症, 独善狂.

egophony [igɑ́fəni] ヤギ声(聴診音の一つ), ＝aegophony.

egotropic [i:goutrɑ́pik] 自己中心の, ＝introspective, self-centered.

EGTA esophageal gastric tracheal (tube) airway (食道胃管式エアウェイ).

EH essential hypertension (本態性高血圧〔症〕).

EHC enterohepatic circulation (腸肝循環).

EHEC enterohemorrhagic *Escherichia coli* (腸管出血性大腸菌).

EHF ①epidemic hemorrhagic fever (流行性出血熱), ②Ebola heamorrhagic fever (エボラ出血熱).

Ehlers-Danlos syndrome エーラース・ダンロス症候群(皮膚の過弾力性と可橈性, 関節の過伸, 皮膚被傷性, 脈管萎縮などを特徴とする遺伝性全身性結合〔組〕織疾患の一群).

Ehrenritter ganglion エーレンリッテル神経節(舌咽神経の頸神経節).

Ehrlichia [ə:líkiə] エーリキア属(リケッチアの一属で, ダニにより伝播され, 経卵巣感染がある. 宿主の単核細胞に寄生する. 腺熱(伝染性単核症)類似疾患で, 土佐熱(高知県), 鏡熱(熊本県), 日向熱(宮崎県)などと呼ばれる地方病の原因となる *E. sennetsu* (*Neorickettsia sennetsu*) などを含む. *E. chaffeensis* はヒトエーリキア症を引き起こす).

ehrlichiosis [ə:likióusis] エーリキア症(エーリキア属細菌による感染症).

EHT essential hypertension (本態性高血圧〔症〕).

EI ①exercise index (運動指数), ②emesis index (悪阻指数).

E/I expiration-inspiration ratio (呼気/吸気比).

EIA ①external iliac artery (外腸骨動脈), ②exercise induced asthma (運動誘発喘息), ③early infantile autism (早期幼児自閉症), ④enzyme immunoassay (酵素免疫測定法).

EIAn exercise-induced anaphylaxis (運動誘発性アナフィラキシー).

eicosanoids [aikóusənɔid] エイコサノイド(炭素数20の高度不飽和脂肪酸であるアラキドン酸, ビスホモ-γ-リノレ

E

ン酸，エイコサペンタエン酸から生成される種々の生理活性物質の総称）.

eicosapentaenoic acid (EPA) エイコサペンタエン酸.

eidetic ［aidétik］ 直観者（過去に目撃した事柄または物体を正確に思い出すことのできる状態または人，五官印象を視覚印象として記憶し得る人）.

eidetic image 直観像（昔見たり，想像したりした事物を記憶したり，視覚化する能力をもつ者が経験する現実感に富んだ像）.

eidetic imagery 直観像.

EIEC enteroinvasive *Escherichia coli*（腸管組織侵入性大腸菌）.

E

Eikenella ［aikənélə］ エイケネラ属（通性嫌気性のグラム陰性桿菌．*E. corrodens* はヒトの消化管，鼻口腔に常在し，日和見感染症の原因となる）.

eikonometer ［aikənámitər］ 〔網膜〕不平等像測定器.

einsteinium (Es) ［ainstáiniəm］ アインシュタイニウム（原子番号 99，原子量 252 の人工放射性超ウラン元素）.

Einthoven formula アイントーヴェン方程式（標準肢誘導Ⅰ，Ⅱ，Ⅲにおいて記録される QRS の電位差は心臓を中心とし各誘導を 3 辺とする下向きの正三角形（Einthoven triangle）の各辺に投影されたと仮定しうる．その各辺の QRS ベクトルを e^1，e^2，e^3 とすると，$e^2 = e^1 + e^3$ となる），＝Einthoven law，Einthoven equation.

Einthoven law アイントーヴェンの法則（心電図四肢誘導で，第 1 誘導の電位と第 3 誘導の電位との和は第 2 誘導の電位に等しい）.

Einthoven triangle アイントーヴェン三角（心電誘導ⅠおよびⅢの電位差の総和は誘導Ⅱのそれに等しいことを示す模型 $(e^1 + e^3 = e^2)$）.

Eisenmenger syndrome アイゼンメンゲル症候群（心室中隔の欠損や動脈管開存などによって肺高血圧症と逆シャントを生じたチアノーゼ疾患）.

EIV external iliac vein（外腸骨静脈）.

ejaculate ［iʤǽkjuleit］ 射精する.

ejaculatio ［iʤækjuléiʃiou］ 射精，＝ejaculation.

ejaculation ［iʤækju:léiʃən］ 射精.

ejaculatory ［iʤǽkjulətɔ:ri，-təri］ 射精の.

ejaculatory duct 射精管（精管が前立腺を貫き尿道につながる細くなった部分），＝ductus ejaculatorius ［L］.

ejecta ［iʤéktə］ 排泄物，＝dejecta，egesta.

ejection ［iʤékʃən］ ①駆出，拍出，②駆虫，排除，③突き出し（樹脂）.

ejection click 駆出性クリック.

ejection fraction (EF) 駆出率（1 回心拍出量と心室拡張終期容量の比，Starling 曲線上行脚勾配を意味し，心収縮機能の指標として用いられる）.

ejection murmur (EM) 駆出性雑音.

ejection period 駆血（出）期，＝sphygmic period.

ejector ［iʤéktər］ 突き出し器，放射器，排出器.

Ekbom syndrome エクボム症候群（レストレスレッグ症候群），＝restless legs syndrome.

EKC epidemic keratoconjunctivitis（流行性角結膜炎）.

EKG electrocardiogram（心電図）.

ekiri ［ekíri，i:káirai］ ［J］ 疫痢（幼小児にみられる細菌性赤痢の重症型）.

elaboration ［ilæbəréiʃən］ ①加工，②同化〔作用〕，③精錬，生産.

elastance ［ilǽstəns］ エラスタンス，弾性（変形を生ずる圧を除いたとき，元に戻ろうとする性質．圧力に対する容積変化の比例定数（圧縮率）であるコンプライアンスの逆数）.

elastic ［ilǽstik］ 弾力性の，弾性の.

elastic bandage 弾力（性）包帯.

elastic cartilage 弾性軟骨（弾性線維を多く含む軟骨で耳介軟骨などにみられる），＝yellow cartilage.

elastic cone 弾性円錐（甲状軟骨と輪状軟骨を結ぶ靭帯），＝conus elasticus ［L］.

elastic constant 弾性定数.

elasticin ［ilǽstisin］ 弾力素，弾性素，＝elastin.

elasticity ［ilæstísiti］ 弾〔力〕性 形 elastic.

elastic skin ゴム様皮膚（エーラース・ダンロス症候群でみられる，皮膚の過伸展，関節の過可動をみる．伸展後は元に戻る），＝cutis laxa.

elastic tissue 弾性組織（弾性線維（エラスチン）が豊富な組織，大動脈や肺など）.

elastin ［ilǽstin］ エラスチン（弾性線維を構成するゴムのような性質をもつタンパク質），＝elasticin.

elastofibroma ［ilæstoufaibróumə］ 弾性線維腫.

elastoid degeneration 類弾力変性（動脈弾力組織の類デンプン変性）.

elastoma ［ilæstóumə］ 弾力線維腫，＝pseudoxanthoma elasticum.

elastosis ［ilæstóusis］ 弾力線維症.

elation ［iléiʃən］ 意気高揚，＝exaltation.

elbow ［élbou］ ひじ（肘），＝cubitus.

elbow bone （尺骨または肘頭を指す），＝oleranon.

elbow joint 肘関節（上腕骨と尺骨，橈骨でできる関節），＝articulatio cubiti ［L］.

elbow reflex 肘反射，＝triceps reflex.

elder [éldə] 年長の，高齢者.
elder abuse 高齢者虐待.
election [ilékʃən] 選択.
elective mutism 選択無言症，場面緘黙(特定の人物，場面で喋らないもの)，＝selective mutism.
Electra complex エレクトラコンプレックス(女児のエディプスコンプレックス Oedipus complex).
electric [iléktrik] 電気の，電動性の.
electric acupuncture (EAP) 電気鍼〔療法〕(鍼灸).
electrical [iléktrikəl] 電気に関する，電気を用いた.
electrical alternans 電気的交代(心電図上，ふつうは心室波群が心拍ごとに交互に代わる．P波に起こることはまれ).
electrical axis 電気軸(心電図QRSの平均ベクトルの方向)，＝mean electric axis.
electrical stimulation (ES) 電気刺激.
electric convulsive therapy (ECT) 電気痙攣療法.
electric defibrillator 電気除細動器(細動除去器．心臓に電気的ショックを加えて心室細動を制御する器械).
electric gustometry 電気味覚検査法.
electric synapse 電気シナプス(電気伝達が行われるシナプス．化学シナプスに対していう).
electric unit 電気単位(アンペア(A)，クーロン(C)，ファラッド(F)，オーム(Ω)，ボルト(V)，ワット(W)などの総称).
electro- [iléktrou, -trə] (電気との関係を表す接頭語).
electroanalgesia [ilektrouænəldʒíːziə] 電気無痛法(金属針に微弱電流を流して痛みを減弱させる疼痛治療法).
electroanesthesia (EA) [ilektrouænisθíːziə] 電気麻酔.
electrocardiogram (ECG) [ilektroukáːdiəgræm] 心電図.
electrocardiograph [ilektroukáːdiəgræf] 心電計.
electrocardiographic response (ECR) 心電図上の反応.
electrocardiography [ilektroukaːdiágrəfi] 心電図記録〔法〕.
electrocardiophonography [ilektroukaːdioufounágrəfi] 電気心音図記録.
electrocauterization [ilektroukɔːtəraizéiʃən] 電気焼灼.
electrocautery [ilektroukɔ́ːtəri] 電気メス，高周波メス.
electrocerebral silence (ECS) 平坦脳波，無脳波活動.
electrocision [ilektrousíʒən] 電気切開.
electrocoagulation (EC) [ilektroukouægjuléiʃən] 電気凝固法(術).
electrocochleogram [ilektrəkákliəgræm] 蝸電図.
electrocochleography [ilektroukakliágrəfi] 蝸電図法.
electroconductivity [ilektroukandʌktíviti] 電気伝導性.
electrocontractility [ilektroukantræktíliti] 電気収縮性.
electroconvulsion [ilektroukənvʌ́lʃən] 電気痙攣.
electroconvulsive [ilektroukənvʌ́lsiv] 電気痙攣の.
electroconvulsive shock (ECS) 電気ショック(痙攣).
electroconvulsive therapy (ECT) 電気痙攣療法(うつ病や自殺企図の治療に用いられることがある．電気ショック療法)，＝electroshock therapy.
electrocorticogram (ECoG) [ilektroukɔ́ːtikəgræm] 皮質脳波，皮質電図，脳電図.
electrocorticography (ECoG) [ilektroukɔːtikágrəfi] 皮質脳波記録法.
electrocystography [ilektrousistágrəfi] 膀胱電図記録法(膀胱から電流を記録すること).
electrode [iléktroud] ①電極(電流を導体中に導き入れ，または外へ導き出す目的で，これに接続させる金属または特殊の導体で，陰陽の2個が必要)，②電導子(電気治療または心電図において，電気を体内に導く点または面についていう)，＝lead.
electrodermal [ilektroudə́ːməl] 皮膚の電気的性質の，皮膚電気抵抗の変化の.
electrodesiccation (EDN) [ilektroudesikéiʃən] 電気乾燥法.
electrodiagnosis [ilektroudaiəgnóusis] 電気診断〔法〕.
electrodialysis [ilektroudaiǽlisis] 電気透析.
electrodiaphake [ilektroudaiǽfəkiː] 水晶体焼灼器.
electroencephalogram (EEG) [ilektrouenséfələgræm] 脳波(ヒトの脳細胞に由来する電気発生の模様を増幅描記した周期的波動図).
electroencephalography [ilektrouensefəlágrəfi] 脳波記録.
electrogastrogram [ilektrəgǽstrəgræm] 胃〔筋〕電図.
electrogastrography (EGG) [ilektrougæstrágrəfi] 胃〔筋〕電図(胃筋の運動を電気的に記録すること).
electrogram [iléktrəgræm] 電気〔記録〕図，電位図.
electrohemostasis [ilektrouhiːmástəsis] 電気止血法.
electrohypnotic [ilektrouhipnátik] 電気睡眠の.
electroimmunodiffusion [ilektrouimjunoudifjúːʒən] 免疫電気拡散法.

E

electrokymography [ilektroukaimágræfi] 心波動撮影法.
electrolithotripsy [ilektrəlíθətripsi] 電気切石〔術〕, 電気砕石〔術〕.
electrolyte [iléktrəlait] 電解質(水に溶けてその溶液が電気伝導性をもつような物質).
electrolytic [ilektrəlítik] 電解の.
electromagnetic units (emu) 電磁単位(電磁系で表される電気の基本単位の一つ).
electromagnetic wave 電磁波.
electromanometer [ilektroumənámitər] 電気血圧計, 電気圧力計.
electromassage [ilektrouməsá:ʤ] 電気マッサージ.
electromechanical dissociation 電気機械解離(機械的収縮を伴わない心臓の電気活動の持続, 心破裂にみる).
electrometer [ilektrámitər] 電位計.
electromotive [ilektroumóutiv] 起電の, 電動の.
electromotive force (emf) 起電力.
electromuscular sensibility 筋電感覚(電気刺激による筋覚).
electromyogram (EMG) [ilektroumáiəgræm] 筋電図(随意運動による筋の活動電位(AP)を直接記録する方法と外的刺激によって誘発される電位を記録する方法がある).
electromyography [ilektroumaiágrəfi] 筋電図検査法.
electron (E, e) [iléktrɑn] 電子(素粒子の一種. 電荷-4.8029×10^{-10} esu (絶対静電単位)$=1.602\times10^{-19}$クーロン, 質量9.1096×10^{-28}グラム. 導体中に流れる電子は電流, また放射性物質からはβ線として放出され, 原子核周囲の軌道に回転してその原子の理化学的性状を左右する) 形 electronic.
electronarcosis [ilektrounɑ:kóusis] 電気麻酔法(精神病者に用いる).
electron donor 電子供与体.
electroneurography [ilektrounju:rágrəfi] 神経電気検査〔法〕(末梢神経を経皮的に電気刺激し, 誘発される反応波から伝導速度を求める検査法), = nerve conduction studies.
electroneuromyography [ilektrounju:roumaiágrəfi] 電気神経筋検査法(electromyographyと同義. 一般にこれらの用語が用いられる. 筋に針電極を挿入し, 安静時および随意収縮時に記録される電位から神経原性変化, 筋原性変化などを判定する検査法).
electronic [ilektránik] 電子の, 電子化された.
electronic endoscope 電子内視鏡.
electronic linear scan 電子リニア走査(スキャン).
electronic medical record (EMR) 電子カルテ, 電子化診療録(診療録, 看護記録などを電子化したもの. 病診連携にも役立ち, 病院, 診療所などに普及している).
electron microscope (EM) 電子顕微鏡(光源として電子線を利用し, これを磁場で屈折させて蛍光板または写真乾板に拡大像を結像させる).
electron spin resonance (ESR) 電子スピン共鳴.
electron synchrotron 電子シンクロトロン(強いX線を発射させ, 強烈な透視力で物質の構造を調べる装置).
electron-volt (eV) 電子ボルト(エネルギーの単位で, 1個の電子と同等の電荷をもつ粒子が, 1ボルトの電位差で得られるエネルギー, 1.602×10^{-19}ジュールに相当する).
electronystagmography (ENG) [ilektrounistægmágrəfi] 電気眼振計検査〔法〕.
electro-oculogram (EOG) [iléktrouákjuləgræm] 電気眼球運動図, 眼球電図.
electro-oculography (EOG) [iléktrouɑkjulágrəfi] 電気眼球〔運動〕図記録〔法〕.
electroolfactography (EOG) [ilektrouɑlfæktágrəfi] 電気嗅覚グラフィ, 嗅電図.
electro-osmotic flow 電気浸透流.
electropherogram [ilektrəférəgræm] 電気泳動図(電気泳動によって物質が分離された濾紙から得られる濃度計のパターン).
electrophoresis [ilektroufərí:sis] 電気泳動(電気運動学的現象の一つで, コロイド溶液内において電極に電圧を加えると, その粒子が一方の極に向かって移動し, ドルン効果と逆の現象を示す. また粒子の形や大きさによっても異なるので, タンパク質の分析に利用される), = cataphoresis 形 electrophoretic.
electrophoretic [ilektrəfərétik] 電気泳動の.
electrophoretic mobility 電気泳動易動度.
electrophoretic mobility shift assay (EMSA) 電気泳動度移動検定(ゲルリターデイションアッセイ), = gel retardation assay.
electrophoretogram [ilektroufərétəgræm] 電気泳動図, = electropherogram.
electrophrenic respiration (EPR) 横隔膜電気刺激性呼吸.
electrophysiological [ilektroufiziálədʒikəl] 電気生理学的な, = electrophysiologic.
electrophysiological mapping (EPS) 電気生理学的検査(心臓の興奮伝

播様式を調べる検査).

electroretinogram (ERG) [ilektrərétinəgræm] エレクトロレチノグラム，網膜電図(網膜の活動電位を描写したもので，内面と外面に電極をおいて照射すると，網膜の電位変動が証明される).

electroretinography [ilektroureitinágrəfi] 網膜電図検査〔法〕(光刺激を用いた網膜機能の他覚的検査法).

electroscission [ilektrəsíʃən] 電気焼灼切断.

electroshock [iléktrəʃɑk] 電気ショック.

electroshock therapy 電気ショック療法(統合失調症の治療法で，約80〜120 V，100〜200 mA の電流を前額部に3秒以内通電する)，= electroconvulsive therapy.

electrosleep [iléktrəsli:p] 電気睡眠.

electrostimulator [ilektroustímjuleitər] 電気刺激装置.

electrotaxis [ilektrətǽksis] 走電性，電気走性(電気刺激に対する走性).

electrotherapy [ilektrəθérəpi] 電気療法.

electrothermometer [ilektrouθə:mámitər] 電子体温計.

electrotonic [ilektrətátik] 電気緊張の.

electrotonometer [ilektroutounámitər] 電気眼圧計.

electrotonus [ilektrátənəs] 電気緊張〔性〕(神経に電気を通じたときに起こる生理学的，または物理学的緊張) 形 electrotonic.

electrotropism [ilektrátrəpizəm] 向電性(電流の影響による細胞の運動)，= electropism.

electuary [iléktʃuəri] し(舐)剤，れん(煉)薬(砂糖を混じてつくった薬剤．なめぐすり)，= electuarium, confection.

eleidin [ilí:idin] エレイジン(表皮透明層にある半固形性好酸性物質).

Elektrokardiogramm (EKG) [G] 心電図，= electrocardiogram.

element [élimənt] ①元素，②要素，成分 形 elemental, elementary.

elemental [eliméntəl] 本質的な，構成要素(成分)の，基本の.

elemental diet (ED) 成分栄養剤.

elementary [eliméntəri] 基本の，初等の.

elementary body (EB) 基本小体(クラミジアの感染，増殖過程でみられる形態の一つ).

eleo– [eliou, –liə] (脂油との関係を表す接頭語).

elephantiasis [elifəntáiəsis] 象皮症(糸状虫 filaria の寄生による皮膚および全身の慢性疾患) 形 elephantiasic, elephantiac.

elephantoid [elifǽntɔid] ゾウのような，象皮症様の.

Elettaria [elətériə] エレッタリア属(ショウガ科の一属．*E. cardamomum* の果実はショウズク［小豆蔻］，カルダモン cardamon と呼ばれ，芳香性，健胃・駆風薬).

elevation [elivéiʃən] ①挙上，隆起，揚起，②高位，上位.

elevator [éliveitər] ①エレベーター(昇降機)，②起子，てこ.

elicit [ilísit] 引き出す(反応などを)，顕在化させる，誘発する.

elicitation [ilisitéiʃən] 顕在化，誘出.

eliminant [illíminənt] ①排泄促進の，②除去促進薬.

elimination [iliminéiʃən] ①除去，排除，放出，②消去(数学).

elimination diet 除外食(アレルギー患者に対し，抗原となる物質を除外して与えるもの).

ELISA enzyme-linked immunosorbent assay (〔固相〕酵素免疫測定法).

elixir [ilíksər] エリキシル(主薬の悪味を隠蔽する目的で，香料と甘味剤とを混合したアルコール性液剤)，= elixira.

Ellik evacuator エリック吸出(排出)器(経尿道的切除術に際して，膀胱内に貯留した組織片や凝血塊を洗浄排除する器具).

Elliot operation エリオット手術(円鋸術，緑内障の眼圧亢進を緩和するために行う)，= trephining.

Elliot position エリオット体位(手術体位の一つ．肝胆道系手術に用いられる．背臥位下，胸背部に支持物(パット，枕など)を挿入した体位).

ellipsoid joint 楕円関節，= articulatio ellipsoidea [L].

elliptic amputation 楕円切断〔術〕(切断面が楕円形をなす切断).

elliptocyte [ilíptəsait] 楕円赤血球，卵形赤血球，= ovalocyte 形 elliptocytic, elliptocytary.

elliptocytosis [iliptəsaitóusis] 楕円赤血球症，= ovalocytosis 形 elliptocytotic.

elongation [i:lɑŋgéiʃən, ilɔ:n–] ①延長〔術〕，②伸び，= dilation，③伸長（成長などにおいて).

El Tor cholera vibrio エルトール型コレラ菌(アジア型に比べて症状が軽い．El Tor は本菌が分離されたエジプト北西，シナイ半島の検疫所の名).

eluant [éljuənt] 溶出剤.

eluate [éljueit] 溶出液.

eluent [éljuənt] = eluant.

elution [il(j)ú:ʃən] 溶出，溶離.

elutriation [il(j)u:triéiʃən] 水ひ(簸)，傾瀉，= levigation.

elytr(o)– [elitrou, –trə] (腟または鞘との関係を表す接頭語).

EM ①ejection murmur (駆出性雑音)，②erythromycin (エリスロマイシン)，

③ emergency (call)(緊急〔呼出〕),
④ electron microscope(電子顕微鏡).

EMA epithelial membrane antigen(上皮性膜抗原).

emaciation [imeiʃiéiʃən] るいそう(羸痩), = tabetification, 痩衰(そうすい), やせ.

emaculation [imækjuléiʃən] そばかす(雀斑)除去法.

emanation [emənéiʃən] ① 放散〔物〕, 放射〔物〕, ② エマナチオン(ラドン(^{222}Rn)の旧名).

emasculation [imæskju:léiʃən] 男性器除去, 去勢(精巣(睾丸)および陰茎切除), = castration, eviration.

E

Emax maximum elastance(収縮終末期最大圧容積比).

embalming [imbá:miŋ] エンバーミング, 死体防腐保存(香料, 香剤, 防腐剤を注射または塗布して死体を保存すること).

Embden–Meyerhof pathway エムデン・マイエルホーフ経路(細胞内に取り込まれたグルコースが, グルコースb-リン酸からピルビン酸を経て乳酸に至る代謝経路), = glycolytic pathway.

embedding [imbédiŋ] 埋没, 包埋(組織の顕微鏡標本をつくるための), = imbedding.

EMB medium eosinmethylene blue agar medium(エオジンメチレンブルー培地).

embol(a)emia [emboulí:miə] 塞栓血症.

embole [émbəli:] ① 脱臼肢整復術, ② エンボリ, = emboly 形 embolic.

embolectomy [embəléktəmi] 塞栓切除術.

emboli [émbəlai] → embolus.

embolic [embálik] 塞栓性の.

embolic pneumonia 塞栓性肺炎.

emboliform nucleus 栓状核(小脳核の一つ), = nucleus emboliformis [L].

embolism [émbəlizəm] 塞栓症(循環する血液により運ばれた栓子が血管内腔を閉鎖した状態) 形 embolic.

embolization [embəlizéiʃən] 塞栓形成法(止血あるいは悪性腫瘍に対する治療(栄養動脈を閉塞する)のためにゼラチンスポンジあるいは金属コイルなどを目的とする動脈内にカテーテルを通して注入し血管を閉塞させる手技).

embololalia [embəlouléiliə] 冗語挿入症(無意味な言語を談話に挿入する習慣), = embolalia.

embolotherapy [embələθérəpi] 塞栓術.

embolus [émbələs] ① 塞栓〔子〕, 栓子, ② 栓状菌 複 emboli 形 emboliform, emboloid.

emboly [émbəli] 陥入(胞胚が重積して腸胚を形成すること), = embole, invagination.

embouchment [ɑmbuʃmán] [F] 血管開口(一つの血管がほかの血管に開口すること).

embrasure [embréiʒər] 鼓形空隙(歯の傾斜面が両側にあって鼓形に開いていること).

embrittlement [embrítlmənt] ぜい(脆)弱化.

embryo [émbriou] ① 胎児, ② 胚, 胚子, 胚芽 形 embryonal, embryonic.

embry(o)– [embri(ou), -ri(ə)] (胚, 胎との関係を表す接頭語).

embryoblast [émbriəblæst] 胎芽胚葉(胎児の身体を形成する組織).

embryocardia [embriouká:diə] 胎児性心音, 胎児調律(重症心筋障害に出現し, Ⅰ音とⅡ音が同質で等間隔のもの), = pendulum rhythm, fetal rhythm.

embryogenesis [embriəʤénisis] 胚形成, 胚胎発育(胚子が成熟すること).

embryogenic [embriəʤénik] ① 胚胎発育の, ② 胚形成の.

embryogeny [embriáʤəni] 胚形成, 受胎.

embryoid [émbriɔid] 胚子様の, 胎児様の, = embryonoid.

embryology [embriáləʤi] 発生学, 胎生学(受精生物の発育初期の状態を研究する学問).

embryoma [embrióumə] 胚芽腫(機能的分化を示さないで形態的に成熟した数種の組織からなる奇形腫).

embryonal [embri:óunəl] 胚の, 胎児〔性〕の.

embryonal carcinoma 胎児性癌, = seminoid carcinoma.

embryonal leukemia 幹細胞性白血病, = stem cell leukemia.

embryonal tumor 胎児性腫瘍(胚の腫瘍), = embryonic tumor.

embryonic area 胚〔子〕部(胚盤), 胎域, = embryonic disk, germinal disk, gastrodisk.

embryonic axis 胚軸(胎体の頭端と尾端とを結ぶ長軸方向の仮想直線).

embryonic life 胚胎生活.

embryonic shield (胚盤葉の肥厚部, 胎児が発育してくる).

embryonoid [émbriənɔid] 胚子様の, 胎児様の, = embryoid.

embryonum [émbriənəm] 胎脂, = vernix caseosa.

embryopathy [embriápəθi] 胎芽病(器官形成期に種々の原因により分化が障害されると, 形成不全などが起こる).

embryoplastic [embriəplæstik] 胚形成の.

embryotomy [embriátəmi] 切胎術.

embryotoxicity [enbrioutaksísiti] 胎芽毒性, 胎児毒性.

embryotoxon [embriətáksin] 胎生環(角膜周辺の先天性の輪状混濁), = arcus

juvenilis.
embryo transfer (ET) 胚移植(卵移植)，＝ovum transfer.
embryotroph(y) [émbriətrouf(embriátrəfi)] 胎芽栄養.
EMD emergency medical dispatching (救急指令，通信指令).
emergency [imə́:ʤənsi] 緊急〔事態〕，救急，急患 形 emergent.
emergency and trauma unit (ETU) 緊急・外傷収容部門.
emergency (call) (EM) 緊急〔呼出〕.
emergency cardiac care unit (ECCU) 緊急心疾患集中治療部.
emergency complex 複合災害.
emergency life guard 救急救命士.
emergency medical dispatching (EMD) 救急指令，通信指令.
emergency medical service (EMS) 救急医療.
emergency medical service system (EMSS) 救急医療システム.
emergency medical system (EMS) 救急医療体制.
emergency medical team (EMT) 救急医療チーム.
emergency medical technician (EMT) 救急隊員.
emergency medicine 救急医療.
emergency nursing 救急看護.
emergency outpatient (EOP) 救急外来患者.
emergency room (ER) 救急室.
emergency room laparotomy (ERL) 救急室開腹.
emergency room thoracotomy (ERT) 救急室開胸.
emergency theory 緊急説(緊急の場合には交感神経により副腎髄質が刺激されてホルモンを分泌する).
emerging fungal infection 新興真菌感染症(従来ほとんど報告をみなかった日和見感染型の深在性真菌症).
emerging infectious disease 新興感染症(世界的規模での新しい感染症(エボラ出血熱，AIDS，C型肝炎など)の流行が広く問題となっている．これらの感染症をまとめて称している).
emerging virus 新興ウイルス，エマージングウイルス.
emesis [émisis, imí:-] 嘔吐，＝vomiting.
emesis gravidarum 妊娠嘔吐(つわり)，＝vomiting of pregnancy, morning sickness.
emesis index (EI) 悪阻指数.
emetic [imétik] 吐剤，催吐薬，＝emetica.
emetine [émitain, -tin] エメチン(生体細胞毒であり，特にアメーバ赤痢の治療に用いられる).
emetomania [emitouméiniə] 嘔吐狂.
emetophobia [emitəfóubiə] 嘔吐恐怖症.
EMF endomyocardial fibrosis (心内膜心筋線維症).
EMG electromyogram (筋電図).
EMG syndrome EMG症候群(常染色体性劣性遺伝で，臍ヘルニアExomphalos，大舌症Macroglossia，巨人症Gigantismを呈するもの)，＝Beckwith–Wiedemann syndrome.
-emia [i:miə] (血液を意味する接尾語).
emigration [emigréiʃən] 遊出.
eminence [éminəns] 隆起，＝eminentia.
eminentia [eminénʃiə] 隆起，＝eminence.
emissarium [emisέəriəm] 導出静脈(頭蓋内と頭蓋外を連絡する静脈)，＝emissaria, emissary (vein).
emissary [émisəri] ①導出部，②輸出孔.
emission [imíʃən] ①放出，射出，②精漏(後部尿道に精液の放出)，＝seminal emission, ③白帯下，＝discharge, flow.
emission computed tomography (ECT) エミッションCT，放射型コンピュータ断層撮影法.
emission scanning 放射スキャン(スキャニング).
emission spectrography 放出分光写真法(原子または分子の状態遷移によって放出される放射光のスペクトルを撮影記録する方法).
EMIT enzyme multiplied immunoassay technique (多元酵素免疫測定法).
emmenagogue [imenəgág, -gɔ́:g] 月経促進薬，通経薬.
emmenia [iménia, imí:-] 月経，＝menses, catamenia 形 emmenic.
emmenic [iménik] 月経の.
emmeniopathy [imeniápəθi] 月経異常，＝menstrual disorder.
Emmet operation エンメット手術(子宮頸管裂傷縫合〔術〕)，＝trachelorrhaphy.
emmetropia (E, Em) [emətróupiə] 正視眼 形 emmetropic.
emollient [imáliənt] 緩和薬，皮膚軟化薬(粘漿薬mucilagoの一種)，＝emollientia, malagma.
emotion [imóuʃən] 感情，情動(危険，欲求，思考，動作などの刺激により発現する一過性の強い感情反応) 形 emotional.
emotional [imóuʃənəl] 感情の，感情的な，情動的な.
emotional abuse 情緒的虐待，＝psychological abuse.
emotional disorder 情緒障害.
emotional intelligence quotient

E

(EQ) 情動指数.
emotional paralysis 情動麻痺，＝emotional stupor.
emotional reaction 情動反応.
emotional stupor 情動昏迷(突然強烈な情動体験に襲われたときにみられる精神機能の高度の障害)，＝emotional paralysis.
emotional sweating 精神性発汗.
empathic understanding 共感的理解.
empathy [émpəθi] 感情移入(他人の中へ自分の感情を移し入れることで，Theodor Lipps が美学についてつくった語) 形 empathic 動 empathize.

E

emphysema [emfisíːmə] 気腫(組織または肺胞の) 形 emphysematous.
empiric [empírik] ①経験的な，②経験主義者(医学の知識なくして，単なる経験から診療を論ずる者).
empirical [empírikəl] 実験の，経験の，＝empiric.
empirical formula 実験式.
empiric treatment 経験的療法.
empowerment [empáuəmənt] エンパワーメント.
emprostho- [emprɑsθou-，-θə] (前方の意味を表す接頭語).
emprosthotonus [emprɑsθɑ́tənəs] 前弯痙攣，前方反張(テタヌスにみられる).
empyema [empaiíːmə] ①蓄膿，②膿胸 形 empyematic，empyemic.
empyema tube 膿胸排膿管.
empyesis [empaiíːsis] ①膿疱疹，膿疹，②蓄膿性疾患.
EMR ①endoscopic mucosal resection (内視鏡的粘膜切除〔術〕)，②electronic medical recode (電子カルテ，電子化診療録).
EMS ①early morning stiffness (早朝こわばり)，②emergency medical service (救急医療)，③emergency medical system (救急医療体制).
EMT emergency medical team (救急医療チーム).
EMU early morning urine (早朝尿).
emul emulsion (乳剤).
emulsifier [imʌ́lsifaiər] 乳化剤，＝emulsifying agent.
emulsion (emul) [imʌ́lʃən] 乳剤，乳濁液(脂肪，脂肪油またはほかの薬品を水中に微細均等に分散させて乳状としたもの)，＝emulsum.
emulsoid [imʌ́lsɔid] 乳濁〔膠〕質，＝emulsion colloid.
EN ①erythema nodosum (結節性紅斑)，②enteral nutrition (経腸栄養法).
en- [en] (内，内部の意味を表す接頭語).
enamel [inǽməl] エナメル質(歯冠の象牙質の表面をおおう硬い組織)，＝enamelum [L].
enamel cap エナメル冠.
enamel crypt エナメル溝，＝enamel niche.
enamel germ エナメル芽(エナメル器の上皮残遺).
enamel lamella エナメル葉〔板〕，エナメル層板(歯のエナメル層から内部へ向かって沈着した有機物の薄膜で，歯の発育障害を示す).
enameloma [inæməlóumə] エナメル腫.
enamel organ エナメル器(将来エナメル質の形成に関する上皮性歯胚部，内外エナメル上皮，── 髄，中間層の4要素からなる).
enamel tuft エナメル叢(エナメル層の約1/3の深さに延長する石灰化の程度の低いエナメル小柱の束).
enanthema [enənθíːmə] 粘膜疹，＝eisanthema.
enanthematous [enənθémətəs] 粘膜疹の.
enanthesis [enənθíːsis] 内臓性発疹(内科疾患に起因する皮疹).
enantio- [inæntiou，-tiə] (反対，対抗，拮抗の意味を表す接頭語).
enarthritis [enɑːθráitis] 球関節炎.
enarthrodial [enɑːθróudiəl] 球関節の.
enarthrodial joint 杵臼関節(球窩関節)，＝ball-and-socket joint，multiaxial joint，enarthrosis.
enarthrosis [enɑːθróusis] 臼状関節，＝articulatio cotylica [L]，ball-and-socket joint，球関節(関節窩が臼状の深いくぼみとなる関節で，股関節が該当する).
en bloc [F] ひとまとめにして，一括して.
en bloc anchorage 一括固定〔法〕.
encapsulation [enkæpsjəléiʃən] 被嚢，包囲 形 encapsulated.
encephalalgia [ensefəlǽlʤiə] 頭痛，＝cephalalgia，headache.
encephalatrophy [ensefəlǽtrəfi] 脳萎縮.
encephalic [ensifǽlik] 脳の.
encephalic arachnoid 脳クモ膜(クモ膜のうち脳を包む部分).
encephalin [enséfəlin] エンセファリン(脳実質から得られるという窒素含有成分).
encephalitides [ensefəlítidiːz] → encephalitis.
encephalitis [ensefəláitis] 脳炎(特異病原体ウイルス性のものと，他疾患の後遺症との2型を含む) 複 encephalitides 形 encephalitic.
encephalitis virus 脳炎ウイルス.
encephal(o)- [ensefəl(ou)，-l(ə)] (脳 encephalon との関係を表す接頭語).
encephaloarteriography [ensefəlouɑːtiːriɑ́grəfi] 脳動脈写，脳血管撮影.
encephalocele [enséfələsiːl] 脳瘤，脳脱(二分頭蓋による頭蓋骨の欠損部から脳が頭蓋外に脱出したもの).

encephalocystocele [ensefəlousístəsi:l] 脳嚢瘤(二分頭蓋による頭蓋骨欠損部から脳室の一部を伴って脳が脱出したもの).

encephalocystomeningocele [ensefəlousistəminíŋgəsi:l] 脳嚢髄膜瘤(脳嚢瘤の嚢胞壁の間に髄液腔のみられるもの).

encephalogram [inséfələgræm] 脳造影(撮影)図.

encephalography [ensefəlágrəfi] 脳造影(撮影)法(脳写, 気脳法とも呼ばれ, 腰椎穿刺または脳室穿刺により髄液と空気とを置換した後, 空気を陰性造影剤として脳室系をX線フィルム上に描写する方法), = pneumoencephalography, pneumoventriculography 形 encephalographic.

encephaloid [inséfəlɔid] ①脳様の, ②脳様癌, = acute carcinoma.

encephalolith [inséfələliθ] 脳石, = brain coral.

encephaloma [ensefəlóumə] ①脳腫瘤, ②脳髄様腫瘍.

encephalomalacia [ensefəlouməléiʃiə] 脳軟化[症].

encephalomeningitis [ensefəloumenindʒáitis] 脳髄膜炎.

encephalomeningocele [ensefəloumininŋgəsi:l] 脳髄膜瘤, = meningoencephalocele.

encephalomeningopathy [ensefəloumeniŋgápəθi] 脳髄膜疾患.

encephalomere [inséfələmiər] ①脳節, ②神経分節, = neuromere.

encephalometer [ensefəlámitər] 脳髄計測器(皮質中枢の位置を頭蓋表面に表す装置).

encephalomyelitis [ensefəloumaiəláitis] 脳脊髄炎(脳と脊髄の炎症) 形 encephalomyelitic.

encephalomyelocele [ensefəloumáiələsi:l] 脳脊髄瘤.

encephalomyeloneuropathy [ensefəloumaiəlounju:rápəθi] 脳脊髄ニューロパチー.

encephalomyelonic axis 脳脊髄軸, = encephalospinal axis, cerebrospinal axis.

encephalomyelopathy [ensefəloumaiəlápəθi] 脳脊髄症.

encephalomyeloradiculitis [ensefəloumaiəlourædikjuláitis] 脳脊髄神経根炎[症].

encephalomyeloradiculoneuritis [ensefəloumaiəlourædikjulounju:ráitis] 脳脊髄神経根神経炎, = Guillain-Barré syndrome.

encephalomyeloradiculopathy [ensefəloumaiəlourædikjulápəθi] 脳脊髄神経根障害.

encephalomyocarditis [ensefəloumaiouka:dáitis] 脳心筋炎(ウイルス感染による急性疾患で, 主として神経症状を特徴とする).

encephalon [inséfəlɑn] 大脳(頭蓋内にある神経系の組織および器官).

encephalopathy [ensefəlápəθi] 脳症, 脳疾患(変性を起こす脳の疾患) 形 encephalopathic.

encephalosclerosis [ensefəlouskliəróusis] 脳硬化症.

encephalosis [ensefəlóusis] [大]脳症(変性を伴う大脳の器質的疾患).

encephalospinal [ensefəlouspáinəl] 脳脊髄の.

encephalotomy [ensefəlátəmi] 脳切開.

encephalotrigeminal angiomatosis 大脳三叉神経性血管腫症(三叉神経領域における髄膜の静脈血管腫, それを被う皮膚血管腫(ポートワイン母斑). 片麻痺, 発作を伴うことが多い), = Sturge-Weber syndrome, Parkes-Weber-Dimitri syndrome.

encheiresis [enkairí:sis] 挿入法(カテーテル, ブジー, ゾンデなどの).

enchondroma [enkɑndróumə] [真性]軟骨腫(J. Mueller の提唱した名称で, 軟骨腫 chondroma と同義に用いたが, Virchow は軟骨のない部位に発するものを名付けた).

enchondromatosis [enkɑndroumətóusis] 内軟骨腫症.

enchondromatous [enkɑndróumətəs] 内軟骨腫の.

enchondrosarcoma [enkɑndrousɑ:kóumə] 軟骨肉腫.

encolpism [inkálpizəm] 腟坐薬.

encopresis [enkəprí:sis] 大便失禁, 屎失禁, 遺糞症, = fecal incontinence.

encysted [ensístid] 被嚢した, 被胞した.

encysted calculus 嚢包性結石(膀胱壁により抱合された結石).

End endocardium (心内膜).

end [énd] 末端, 終末.

endangiitis [endændʒiáitis] 血管内膜炎.

endaortitis [endeiɔ:táitis] 大動脈内膜炎.

endarterectomy [endɑ:tiréktəmi] 血管内膜切除術.

endarterial [endɑ:tí:riəl] 動脈内の.

endarteriectomy [endɑ:tiriéktəmi] 動脈内容除去術.

endarteritis [endɑ:tiráitis] 動脈内膜炎.

endarterium [endɑ:tí:riəm] 動脈内膜.

end artery 終動脈(枝どうしに吻合のない動脈. 網膜や脳などにみられる).

endaural [endɔ́:rəl] 内耳の.

endbrain [éndbrein] 終脳(大脳半球), = telencephalon.

end-bulb 球状小体, 終末小体(知覚神経の終末の一つ), = corpusculum bulboideum, neuropodium.

end-diastolic volume (EDV) 拡張

終期容量.

endemic [endémik] ①地方流行の, ②地方流行病(風土病的流行).

endemic disease 風土病(地方病. 気候, 環境などの要因で発症する. ある地域に限局して長期間発生する疾患).

endemic goiter 地方病性甲状腺腫(地域的特性からヨウ素摂取不足となり甲状腺腫大を認めるもの. 著しいヨウ素欠乏ではクレチン病となる).

endemic mycosis 地域流行型真菌症(原因となる真菌が特定の地域に限られて生息するため, 原則として当該地域内でのみ感染が起こる真菌症).

E

endemic typhus 発疹熱(*Rickettsia typhi* による疾患), = murine typhus, flea-borne typhus.

endemoepidemic [endimouepidémik] 流行性地方病の(時には一般流行性となることもある).

endergonic [endə:gánik] エネルギー吸収性の.

end-expiratory pressure (EEP, PEE) 呼気終末圧.

end-foot 終足(シナプス釦), = end-bulb, synaptic bouton, axon terminal, synaptic ending.

ending [éndiŋ] 末端, 終末(神経の).

end(o)- [end(ou), -d(ə)] (内, 内部の意味を表す接頭語).

endoabdominal [endouæbdáminəl] 腹内の.

endoaneurysmorrhaphy [endouænjurizmɔ́:rəfi] 動脈瘤縫合術.

endoaortitis [endoueiɔ:táitis] 大動脈内膜炎, = endaortitis.

endoarteritis [endouɑ:tiráitis] 動脈内膜炎, = endarteritis.

endoblast [éndəblæst] 内胚葉, = endoderm, entoderm.

endobronchial pressure 気管内圧.

endobronchial tube 気管支内挿入用チューブ(左右の分離肺換気を行うための片側の気管支内に挿入する2重の管).

endocardial cushion 心内膜床(隆起)(心臓が形成される過程で房室管にできる心内膜の隆起で心房と心室の隔壁や弁が形成される), = tuber endocardiale [L].

endocardial cushion defect (ECD) 心内膜床欠損〔症〕, 一次孔心房中隔欠損症(心房中隔下部と心室中隔膜性部は発生上心内膜床でつくられ, この部分に先天的欠損をもつもの, 僧帽弁閉鎖不全や三尖弁閉鎖不全も加わり, 種々の組み合わせを生じる).

endocardial fibroelastosis (EFE) 心内膜線維弾性症(アフリカなどの熱帯地方に多発する拘束型心筋症の一種).

endocardial murmur 心内膜性雑音.

endocardial pressure 心内圧.

endocardial viability ratio (EVR) 心内膜活性率.

endocarditic [endoukɑ:dítik] 心内膜炎の.

endocarditis [endoukɑ:dáitis] 心内膜炎.

endocarditis lenta 亜急性心内膜炎, = subacute bacterial endocarditis.

endocardium (End) [endoukά:diəm] 心内膜(心臓壁の内腔面をおおう薄い層), = endocardium [L].

endocervical [endousə́:vikəl] 子宮頸内膜の.

endocervicitis [endousə:visáitis] 子宮頸内膜炎.

endocervix [endousə́:viks] 子宮頸内膜.

endochondral bone 軟骨内性骨(軟骨内骨化で発生した骨, 置換骨ともいう), = cartilage bone, replacement bone.

endochondral ossification 内軟骨性骨化, 軟骨内骨化(骨形成における2つの様式のうちの1つ).

endocolitis [endoukouláitis] 大腸粘膜炎.

endocolpitis [endoukɑlpáitis] 腟粘膜炎.

endocranial [endoukréiniəl] 頭蓋内の.

endocranium [endoukréiniəm] 硬膜, = pachymeninx.

endocrine [éndəkrin, -krain] 内分泌の(exocrine に対する語), 内分泌物 形 endocrinic, endocrinous.

endocrine disruptors 内分泌かく(撹)乱化学物質(内分泌系の機能に変化をもたらし, 個体, 集団, 子孫に有害な影響を引き起こす外因性の化学物質および混合物のこと. ホルモン様作用により微量で生体機能をかく乱し, 環境ホルモンと通称されている), = environmental endocrine disruptors.

endocrine glands 内分泌腺(導管を経由しないで血管などに分泌する細胞の集まり), = glandulae sine ductibus [L], ductless glands.

endocrinology [endoukrinálədʒi] 内分泌学.

endocrinopathic [endoukrinəpǽθik] 内分泌病の.

endocrinopathy [endoukrinápəθi] 内分泌疾患.

endocystitis [endousistáitis] 膀胱内膜炎, = cystitis.

endocytosis [endousaitóusis] エンドサイトーシス, 細胞内取り込み(物質が形質膜の陥入により細胞内に摂取される過程).

endoderm [éndədə:m] 内胚葉(卵黄嚢に面する側にでき消化管や呼吸器の上皮を形成する), = entoderm.

endodontics [endədántiks] 歯内療法学(歯内治療学), = endodontology, endodontia.

endodontitis [endoudɑntáitis] 歯髄炎, = pulpitis.

endoduction [endədʌ́kʃən] 内転(眼球角膜が内側に向かい移動する運動), = adduction.
endoenteritis [endouentəráitis] 腸炎, = enteritis.
end-of-life care エンドオブライフケア(ターミナルケアの概念を発展させた幅広い疾患における終末期医療として捉えられる).
endogamy [endáɡəmi] 内婚〔制〕(ある集団内にのみ配偶を制限すること), 族内婚.
endogenous [endáʤənəs] 内因〔性〕の.
endogenous fiber 内線維(脊髄内の神経細胞から起こる線維).
endogenous infection 内因感染.
endogenous purine 内因性プリン体(体内で, ヌクレオチドの代謝分解により生ずるもの).
endointoxication [endouintɑksikéiʃən] 内因性中毒症.
endolymph [éndəlimf] 内リンパ(内耳の膜迷路(蝸牛管や膜半規管)にあるリンパ), = endolympha [L].
endolymphatic hydrops 内リンパ〔性〕血水腫(メニエール病), = Ménière disease.
endometria [endoumí:triə] → endometrium.
endometrial [endoumí:triəl] 子宮内膜の.
endometrial smear test (EST) 子宮内膜スメアテスト.
endometriosis [endoumi:trióusis] 子宮内膜症, エンドメトリオーシス(internal, external とに区別される).
endometritis [endoumitráitis] 子宮内膜炎(子宮内膜の炎症で, カタル性, ジフテリア性, 糸状菌性, 壊疽性, 出血性, 敗血症性などの臨床型と, 頸部および体部との解剖学的区別がある).
endometrium [endoumí:triəm] 子宮内膜(子宮の内腔面をおおう粘膜上皮), = endometrium [L] 複 endometria 形 endometrial.
endometry [endámitri] 内腔容積測定法(体腔内容積を測定すること).
endomitosis [endoumaitóusis] 核内分裂, = endopolyploidy.
endomorph [éndəmɔ:f] 内胚葉型.
endomorphic [endoumɔ́:fik] 内胚葉型の.
endomorphism [endoumɔ́:fizəm] 内胚葉型(体格的に四肢に比して体幹が大きい), = endomorphy 形 endomorphic.
endomycosis [endoumaikóusis] 鵞口瘡.
endomyocardial fibrosis (EMF) 心内膜心筋線維症.
endomyocarditis [endoumaioukɑ:dáitis] 心筋内膜炎.
endomyometritis [endoumaioumitráitis] 子宮筋層内膜炎.
endomysium [endoumísiəm] 筋内膜(筋線維1本ずつを包む結合組織の薄い膜).
endonasal [endounéizəl] 鼻内の.
endoneuritis [endounju:ráitis] 神経線維内鞘炎.
endoneurium [endounjú:riəm] 神経線維内鞘, 周神経線維鞘, = Henle sheath 形 endoneurial.
endoneurolysis [endounju:rálisis] 神経内剥離術(神経幹内に刀を入れて, 神経線維間を分離する手術), = hersage.
endoparasite [endoupǽrəsait] 内部寄生虫.
endopeptidase [endoupéptideiz] エンドペプチダーゼ, = proteinase.
endoperiarteritis [endouperiɑ:tiráitis] 動脈内膜周囲炎.
endopericarditis [endouperikɑ:dáitis] 心膜心内膜炎.
endoperimyocarditis [endouperimaioukɑ:dáitis] 心膜心内膜心筋炎, = perimyoendocarditis.
endoperineuritis [endouperinju:ráitis] 神経線維鞘内鞘炎(神経線維内鞘 endoneurium および神経鞘 perineurium の炎症).
endoperitoneal [endouperitouní:əl] 腹腔内の.
endoperitonitis [endouperitounáitis] 腹腔漿膜炎(腹膜炎).
endophlebitis [endouflibáitis] 静脈内膜炎.
endophthalmitis [endɑfθælmáitis] 眼内炎(眼球の内部構造の炎症).
endoplasm [éndəplæzəm] 内質, 内肉(滴虫の) 形 endoplasmic, endoplasmatic.
endoplasmic reticulum (ER) 小胞体(細胞質内にあり, 膜につつまれた管状, 胞状, 嚢状構造物で, 互いに連絡し核膜やゴルジ装置ともつながる).
endoplastic [endəplǽstik] 内形質の.
endoproduct inhibition 最終産物阻害, = negative feedback.
endoprosthesis [endouprɑsθí:sis] 体内プロテーゼ(人工骨頭などをいう).
endoreduplication [endouridju:plikéiʃən] 核内倍加(核分裂前期と中期に染色体が2度倍数になり, 各染色体に4つの糸状基ができることを特徴とする倍数性, あるいは倍数体の一形態).
end organ 終末器官(感覚神経の膨大末端).
endorphin [éndɔ:fin] エンドルフィン(動物の脳から抽出されたモルヒネ様の作用をもつ内因性物質, ペプチドである).
endosalpingitis [endousælpinʤáitis] 卵管内膜炎.
endoscope [éndəskoup] 内視鏡.
endoscopic biliary drainage (EBD) 内視鏡的胆管ドレナージ.

E

endoscopic biopsy 内視鏡下生検.

endoscopic gastrostomy 内視鏡的胃瘻造設術(腹壁外と胃内腔との間に瘻孔を形成する．経腸栄養のルート確保のためなどに行われる).

endoscopic laser therapy 内視鏡的レーザー治療.

endoscopic mucosal resection (EMR) 内視鏡的粘膜切除術(病変部位の粘膜下層に薬液を注入し，膨隆部位にスネアーをかけ高周波電流にて切除する方法)，＝strip biopsy.

endoscopic pancreatocholangiography (EPCG) 内視鏡的膵胆管造影〔法〕.

E

endoscopic papillary balloon dilatation (EPBD) 内視鏡的〔十二指腸〕乳頭バルーン拡張術(十二指腸乳頭を切開せず，拡張して総胆管にアプローチする．主に総胆管結石の治療に用いられる).

endoscopic polypectomy 内視鏡的ポリペクトミー(胃，腸管の内視鏡下ポリープ切除術).

endoscopic retrograde cholangiopancreatography (ERCP) 内視鏡的逆行性胆管膵管造影〔法〕.

endoscopic sinus surgery (ESS) 内視鏡下鼻内副鼻腔手術(慢性副鼻腔炎に対する治療法).

endoscopic sphincterotomy (EST) 内視鏡的〔十二指腸〕乳頭切開術(胆管結石症などに対する治療法)，＝endoscopic papillotomy.

endoscopic spine surgery 鏡視下脊椎手術(多くは胸腔鏡や腹腔鏡を用いた手術).

endoscopic surgery 内視鏡手術.

endoscopic third ventriculostomy 内視鏡下第三脳室底開放術(水頭症に対する治療法).

endoscopic ultrasonography (EUS) 超音波内視鏡.

endoscopic variceal ligation (EVL) 内視鏡的静脈瘤結紮術.

endoscopy [endáskəpi] 内視鏡検査〔法〕.

endoskeleton [endəskélitən] 〔体〕内骨格(脊椎動物の真性骨組織およびその付属軟骨組織からなるもの)，＝neuroskeleton.

endosmosis [endəzmóusis] 内方浸透.

endosonoscopy [endousənáskəpi] 内腔超音波検査(超音波画像診断法の一つ).

endospore [éndəspɔ:r] 内生胞子，内膜(胞子の).

endosteal [endástiəl] 骨内膜の.

endosteitis [endastiáitis] 骨内膜炎，＝endostitis.

endosteoma [endoustióumə] 骨内膜腫，＝endostoma.

endosteum [endástiəm] 骨内膜，＝perimyelis.

endostitis [endastáitis] 骨内膜炎，＝endosteitis.

endostoma [endastóumə] 骨内膜腫，＝endosteoma.

endostosis [endastóusis] 軟骨化骨，軟骨内骨形成.

endotendineum [endətendíniəm] 腱内結合織線維，＝endotenon.

endothelia [endouθí:liə] 内皮(特に血管・リンパ管の).

endothelial [endouθí:liəl] 内皮の.

endothelial myeloma 内皮性骨髄腫，＝Ewing tumor.

endotheliitis [endouθi:liáitis] 内皮炎.

endothelin (ET) [endouθí:lin] エンドセリン(血管内皮細胞由来の血管収縮物質，ET-1，ET-2，ET-3がある).

endothelin receptor エンドセリン受容体.

endothelioblastoma [endouθi:lioublæstóumə] 内皮芽細胞腫.

endotheliocyte [endouθí:liəsait] 内皮細胞，＝endothelial phagocyte.

endotheliocytosis [endouθi:liəsaitóusis] 内皮細胞増多症.

endothelioid [endouθí:liɔid] 内皮細胞様の.

endothelioma [endouθi:lióumə] 内皮腫(血管またはリンパ管内皮から発生する).

endotheliosis [endouθi:lióusis] ①内皮〔増殖〕症，②非血小板減少性紫斑病.

endothelium [endouθí:liəm] 内皮(血管の内腔面をおおう層で内皮細胞よりなる)，＝endothelium [L].

endothelium-derived relaxing factor (EDRF) 内皮細胞(血管内皮)由来〔血管平滑筋〕弛緩因子.

endothermic [endouθə́:mik] 吸熱の(熱を吸収して潜在エネルギーとする)，＝endothermal.

endothyreopexy [endouθáiriəpeksi] 内甲状腺固定術(甲状腺を気管から離して一側に固定する手術)，＝endothyroidopexy，endothyropexy.

endotoscope [endóutəskoup] 耳鏡，＝otoscope.

endotoxemia [endoutaksí:miə] 内毒素血症(血中にエンドトキシン(内毒素)が存在する状態).

endotoxic [endətáksik] 内毒素の.

endotoxicosis [endoutaksikóusis] 内毒素中毒症.

endotoxin (ET, Et) [endoutáksin] エンドトキシン，内毒素.

endotoxin shock エンドトキシンショック，内毒素性ショック(細菌内毒素によりひき起こされるショック).

endotoxoid [endoutáksɔid] 内毒素トキソイド.

endotracheal [endoutréikiəl] 気管内の.

endotracheal anesthesia 気管内麻酔.
endotracheal intubation (ET) 気管挿管.
endotracheal tube (ETT) 気管チューブ.
endotracheitis [endoutreikiáitis] 気管粘膜炎.
endotrachelitis [endoutreikiláitis] 子宮頸部内膜炎.
endovaccination [endouvæksinéiʃən] 経口接種(ワクチンの).
endovascular stent 血管内ステント.
endovascular treatment 血管内治療(経皮的にカテーテルを血管内に挿入し,血管の内腔より行う治療の総称. 冠動脈の狭窄などの治療に用いられる).
endovasculitis [endouvæskjuláitis] 脈管内皮炎.
end-piece 末端部.
end-plate 終板, 端板(運動神経が筋に終わる点にある特殊組織), = motor end-plate, end-flake.
end-plate potential (EPP) 終板電位.
endpoint [éndpɔint] 端点, 区間の両端の点(数学).
end spike 終期スパイク.
end-stage renal disease (ESRD) 終末期腎疾患.
endtidal [endtáidəl] 呼気終末の.
end-tidal CO_2 fraction ($FETCO_2$) 終末呼気二酸化炭素(炭酸ガス)分画.
endtidal position 呼気終末位.
end-to-end anastomosis 端々吻合術(腸管や血管外科手術において, 切断した両断端を合わせて縫合する方法).
endurance [əndjú:rəns] 持久性, 耐久性(作業を長時間継続し得る能力).
endyma [éndimə] 上衣(脳室の内腔面をおおう層でグリア細胞の一種である上衣細胞よりなる), = ependyma.
-ene [i:n] (化合物の接尾語で, 二重結合1個を含む不飽和炭水化物を表す).
enema [énimə] 浣腸, 注腸, = clysis.
enemator [eniméitər] 浣腸器.
energy [énə:ʤi] エネルギー(エネルギー保存の原理によって規定される量で, 仕事を行う能力).
energy quotient (EQ) エネルギー率.
enervation [enə:véiʃən] ① 神経衰弱, 無気力, ② 神経切除.
en face view 正面像.
ENG electronystagmograph, electronystagmography, electronystagmogram (眼振計, 眼振計検査, 眼振図).
engagement [engéiʤmənt] エンゲージメント(児頭の), 嵌入(分娩時, 児頭先進部が骨産道内で坐骨棘平面まで下降した状態).
engineering [enʤiníəriŋ] 工学.
engorged [engɔ́:ʤid] うっ積した, 充血した.
engorgement [engɔ́:ʤmənt] 充血, 怒張, うっ血, = hyperemia, injection, congestion.
engram [éngræm] エングラム, 記憶痕跡(刺激によって生体に生じた持続的変化で, これによって記憶が保持される), = mnemic hypothesis.
engraphia [engræ̃fiə] エングラフィア(刺激は細胞原形質に潜伏記憶 engram を残し, その刺激が反復されると, ついには恒久的に残る), = formation of engrams.
enhancement [enhǽnsmənt] 増強, 強化, 高揚(免疫学において, 対立する過程を抑制し, ある過程を延長すること. 造影剤の投与により, CT において病巣部特に腫瘍部分の陰影を増強すること).
enhancer [inhǽnsər] ① エンハンサー(一本のデオキシリボ核酸(DNA)鎖上の, すなわち cis の位置にある, 近傍の遺伝子の転写開始を促進する DNA 上の塩基配列部分. エンハンサー配列 enhancer suquence), ② 増強剤.
enkephalin [enkéfəlin] エンケファリン(ブタ脳中より抽出された, 5 個のアミノ酸からなる内因性モルヒネ様物質).
enkephalinergic [enkefəlinə́:ʤik] エンケファリン作用の(神経伝達物質エンケファリンの).
ENL erythema nodosum leprosum (らい(癩)性結節性紅斑).
enlargement [enlá:ʤmənt] 拡大, 腫脹 形 enlarged.
enol [í:nɔ:l] エノール(互変異性体の一つで, 他のケト型からそのカルボニル基に隣接した炭素原子から水素が移動して生ずる化合物).
enolase [í:nəleis] エノール酵素, エノラーゼ(リングリセリン酸をリン焦性ブドウ酸に変化する酵素).
enophthalmos [inɑfθǽlməs] 眼球陥没, 眼球陥入(眼球が眼窩内後方に陥没している状態), = enophthalmus.
enostosis [enɑstóusis] 内骨症(骨髄内の骨発生).
enquête [ɑnkɛ́:t] [F] 意見調査, = poll.
enriched [enríʧt] 強化された.
enrichment [enríʧmənt] ① 濃縮, 強化(食品), ② 増菌法(細菌) 形 enriched.
enrollment [enróulmənt] 登録.
ensiform [énsifɔ:m] 剣状の, = xiphoid, sword-shaped.
ENT ear-nose-throat (耳鼻咽喉科).
entad [éntæd] 内方へ, = inward.
ental [éntəl] 内部の, 中心の, = internal.
entamebiasis [entəmi:báiəsis] アメーバ症, = amebiasis, loeschiasis, amebic dysentery.
Entamoeba [entəmí:bə] アメーバ属(ヒ

E

トに寄生する数種を含む原虫の一属．赤痢アメーバ*E. histolytica*は熱帯赤痢および熱帯肝膿瘍の原因となる）．

enteral [éntərəl] ①腸内の，②経腸の（薬剤の内服による），＝intestinal.

enteralgia [entərǽlʤiə] 腸痛，腸仙痛．

enteral hyperalimentation 経腸的高カロリー栄養〔法〕．

enteral nutrition (EN) 経腸栄養法．

enterauxe [entərɔ́:ksi:] 腸壁肥厚．

enterectasis [entəréktəsis] 腸拡張，鼓腸（現在は用いない）．

enterectomy [entəréktəmi] 腸切除．

enterelcosis [entərelkóusis] 腸潰瘍．

enteric [entérik] 腸の．

enteric coated tablet 腸溶性錠剤，腸溶錠．

enteric coating 腸溶剤皮（錠剤の）．

enteric cytopathogenic human orphan virus ＝echovirus.

enteric plexus 腸壁内神経叢（腸管壁内にあり網目状に腸管全周を取りまく神経組織．粘膜下層に存在するマイスネル神経叢，輪走筋と縦走筋の筋層間に存在するアウエルバッハ神経叢など）．

enteritis [entəráitis] 腸炎．

enteritis anaphylactica アナフィラキシー性腸炎．

enteritis necroticans 壊疽性腸炎．

enter(o)- [entər(ou), -r(ə)] （腸との関係を表す接頭語）．

enteroadherent *Escherichia coli* (EAEC) 腸管付着性大腸菌（腸管上皮細胞に付着し，慢性下痢をきたす大腸菌）．

enteroaggregative *Escherichia coli* (EAggEC) 凝集付着性大腸菌．

enteroanastomosis [entərouənæstəmóusis] 腸吻合術．

Enterobacter [entərəbǽktər] エンテロバクター属（腸内細菌科の一属で，通性嫌気性のグラム陰性桿菌．*E. aerogenes*, *E. cloacae*, *E. sakazakii*などが含まれる．自然界，ヒト・動物の腸管に広く分布し，日和見感染症の原因となる）．

Enterobacteriaceae [entəroubæktiːriéisii:] 腸内細菌科．

enterobacterial common antigen (ECA) 腸内細菌共通抗原．

enterobiasis [entəroubáiəsis] 蟯（ぎょう）虫症，＝oxyuriasis.

Enterobius [entəróubiəs] 蟯虫属（線虫の一属．蟯虫*E. vermicularis* (pinworm, seatworm, threadworm)はヒトの腸管に寄生し，肛門周囲に産卵する）．

enterocele [éntərəsi:l] ①脱腸，腸ヘルニア，腸瘤，②後部脱腟．

enterocentesis [entərousentí:sis] 腸穿刺（外科的な）．

enterocholecystostomy [entəroukoulisistástəmi] 腸胆嚢吻合術．

enterocholecystotomy [entəroukoulisistátəmi] 腸胆嚢切開術．

enterocleisis [entəroukláisis] 腸管閉塞．

enteroclysis [entəráklisis] 高位浣腸法，＝enteroclysm.

Enterococcus [entərəkákəs] エンテロコッカス属（通性嫌気性のグラム陽性球菌で連鎖状をなす．腸球菌とも呼ばれる．尿路・腹腔内感染，菌血症，心内膜炎の原因となる．*E. faecalis*, *E. faecium*などが含まれる）．

enterococcus [entərəkákəs] 腸球菌 複 enterococci.

enterocolitis [entəroukouláitis] 小腸結腸炎，腸炎．

enterocolostomy [entəroukoulástəmi] 小腸結腸吻合術．

enterocyst [éntərəsist] 腸嚢腫．

enterocystocele [entərəsístəsi:l] 腸膀胱ヘルニア．

enterocystoma [entərəsistóumə] 腸嚢腫（臍腸管の残留により生ずる先天性嚢腫）．

enterodynia [entərədíniə] 腸痛．

enteroenterostomy [entərouentərástəmi] 小腸間吻合．

enteroepiplocele [entərouepípləsi:l] 腸網ヘルニア．

enterogastritis [entərougæstráitis] 胃腸炎．

enterogenous [entəráʤənəs] 腸性の（腸管内に原因のあること）．

enterogenous cyanosis 腸性チアノーゼ（H_2Sなどの腸からの吸収によりスルフヘモグロビン，メトヘモグロビンが生成されて起こる）．

enterohemorrhagic *Escherichia coli* (EHEC) 腸管出血性大腸菌（O157株などのベロ毒素を産生し，出血性下痢をきたす大腸菌．重症化し溶血性尿毒症症候群や急性脳症を引き起こすこともある）．

enterohepatic circulation (EHC) 腸肝循環（胆汁の）．

enterohepatocele [entərouhépətəsi:l] 腸肝ヘルニア（小児臍帯ヘルニアの一型）．

enteroinvasive *Escherichia coli* (EIEC) 腸管組織侵入性大腸菌（腸管上皮細胞に侵入し，赤痢様の下痢をきたす大腸菌）．

enterokinetic [entəroukainétik] 消化管運動の．

enterolith [éntərouliθ] 腸結石，糞石．

enterolithiasis [entərouliθáiəsis] 腸石症．

enterolysis [entərálisis] 腸癒着剥離術．

enteromegalia [entəroumigǽliə, -géil-] 腸拡張，＝enteromegaly.

enteromycosis [entəroumaikóusis] 腸真菌症．

enteroparalysis [entərouperǽlisis] 腸麻痺．

enteroparesis [entərouparí:sis, -pǽri-]

腸不全麻痺(腸壁筋層の弛緩と拡張).

enteropathogen [entəroupǽθəʤən] 腸病原体.

enteropathogenic [entəroupæθəʤénik] 腸病原性の.

enteropathogenic *Escherichia coli* (EPEC) 腸管病原性大腸菌(腸管上皮細胞を傷害し水様下痢をきたす大腸菌).

enteropathy [entərάpəθi] 腸疾患.

enteropeptidase [entəroupéptideis] エンテロペプチダーゼ(十二指腸粘膜,膵臓に存在するトリプシン活性化プロテアーゼ), = enterokinase.

enteropexy [éntərəpeksi] 腸固定術.

enteroplasty [éntərəplæsti] 腸狭窄拡張術,腸形成〔術〕.

enteroplegia [entərouplí:ʤiə] 腸麻痺.

enteroplexy [éntərəpleksi] 腸結合術.

enteroproctia [entərəprάkʃiə] 人工肛門,腸瘻〔孔〕.

enteroptosis [entərαptóusis] 腸下垂症(胃下垂症に伴い,またほかの臓器の下垂が共存することがある), = enteroptosia, Glénard disease.

enteroptotic [entərαptάtik] 腸下垂の.

enterorrhagia [entəraréiʤiə] 腸出血.

enterorrhaphy [entərɔ́:rəfi] 腸縫合術.

enteroscope [éntərəskoup] 腸鏡, = endoscope.

enterosepsis [entərəsépsis] 腸性敗血症.

enterospasm [éntərəspæzəm] 腸痙攣.

enterostasis [entərάstəsis, -roustéi-] 腸内容停滞.

enterostaxis [entəroustǽksis] 腸出血.

enterostenosis [entəroustinóusis] 腸狭窄.

enterostomy [entərάstəmi] 腸瘻管形成術,腸瘻造設術.

enterotomy [entərάtəmi] 腸切開術.

enterotoxemia [enəroutαksí:miə] 腸毒素血症.

enterotoxication [entəroutαksikéiʃən] 腸性自家中毒症(腸内に入ったタンパク質の一部が腸内細菌により分解され,生成された有害物質が体内へ吸収されて起こる障害.現在は障害性はないともされている), = enterotoxism.

enterotoxigenic [entəroutαksiʤénik] 腸毒素産生性,エンテロトキシン産生性.

enterotoxigenic *Escherichia coli* (ETEC) 〔腸管〕毒素原性大腸菌(腸管毒を産生し,旅行者下痢症,コレラ様の下痢をきたす大腸菌).

enterotoxin [entərətάksin] 腸毒素.

enterotropic [entərətrάpik] 腸向性,向腸性.

enterovioform [entərouváiəfɔ:m] エンテロビオホルム(スモンの原因薬剤の一つ), = iodochloroxy-quinoline.

Enterovirus [entərouváiərəs] エンテロウイルス属(ピコルナウイルス科の一属で,ポリオウイルス,コクサッキーウイルス,エンテロウイルス,エコーウイルスなどが含まれる.エンテロウイルス70型は急性出血性結膜炎の,71型は手足口病の原因となる).

enterozoon [entərouzóuən] 腸寄生虫 形 enterozoic.

enteruria [entərjú:riə] 糞尿〔症〕(腸管内に尿の成分が含まれていること).

enthalpy (H) [énθəlpi] エンタルピー(熱関数).

enthesitis [enθisáitis] 骨付着部炎(筋肉の付着した部位に生じる外傷性疾患).

enthesopathy [enθisάpəθi] 腱付着部症,靭帯付着部症(靭帯付着部位に生じる病変).

enthetic [enθétik] 外因の.

enthlasis [énθləsis] 頭骨陥凹粉砕性骨折, = depressed skull fracture.

ent(o)- [ent(ou), -t(ə)] (内または内部の意味を表す接頭語).

entoblast [éntəblæst] ① 内胚板, = endoblast, hypoblast, ② 核小体, = mucleolus.

entocele [éntəsi:l] 内部ヘルニア,内臓転移.

entochor(i)oidea [entoukɔ:r(i)ɔ́idiə] 脈絡膜内板(眼の).

entoderm [éntədə:m] 内胚葉(胚子の原始形成細胞層のうち最も内部に位置するもので,咽頭,鼻腔を除く呼吸器,消化器,尿路の上皮を発生させる), = endoderm 形 entodermal.

entoectad [entouéktæd] 内部から外部へ, = from inside outward.

entomion [entóumiən] エントミオン(頭頂骨乳突角先端が側頭骨の頭頂切痕に接合する点).

entomology [entəmάləʤi] 昆虫学.

entomophilous [entəmάfiləs] 虫媒の(昆虫による植物の花粉媒介受精).

entomophobia [entəmoufóubiə] 昆虫恐怖症.

entomophthoramycosis [entəmαfθərə-maikóusis] エントモフトラ症(Entomophthorales 目の真菌による慢性肉芽腫性疾患).

Entomopoxvirinae [entəmoupαksvírini:] エントモポックスウイルス亜科(ポックスウイルス科の亜科).

entopic [entάpik] 正常位置の.

entoptic [entάptik] 眼内の,内視的な.

entoptic pulse 内視脈(脈拍と同時に主観的に暗所に光を知覚する).

entoretina [entərétinə] 内網膜(網膜の神経内層), = Henle nervous layer, lamina vasculosa retinae.

entozoal [entouzóuəl] 内部寄生動物の.

entozoon [entouzóuən] 内部寄生動物 形 entozoal.

entrance block 進入ブロック,保護ブ

ロック(心室における自動中枢は，外界からの刺激の侵入から保護され，外界の調律により左右されない)，＝protective block.

entrapment neuropathy 絞扼〔性〕ニューロパチー，絞扼〔性〕神経障害(末梢神経が周囲の組織により局所的に絞扼されて機能障害をきたす．手根管症候群，肘管症候群，胸郭出口症候群，総腓骨神経麻痺，足根管症候群などがある)，＝compression neuropathy.

entropion [entróupiən] 眼瞼内反，＝entropium.

entropium [entróupiəm] ＝entropion.

entropy [éntrəpi] 熱力関数，エントロピー(物体の熱力学的状態を規定するのに要する状態変数の関数をいい，仕事に転換し得ない熱力の大きさを表す)，＝thermodynamic function 形 entropic.

entypy [éntipi] 押刻，痕跡(原腸形成の一つのタイプ).

enucleate [injú:klieit] 摘出する，核出する.

enucleation [inju:kliéiʃən] 〔核〕摘出〔術〕.

enuresis [enjurí:sis] 遺尿症(主に夜間遺尿症を指す).

envelope [énvəloup] エンベロープ(外膜，被覆物，外包).

envenomation [envenəméiʃən] 毒物注入.

enviomycin (EVM) [enviəmáisin] エンビオマイシン(抗結核薬).

environment [enváirənmənt] 環境 形 environmental.

environmental endocrine disruptors (EED) 内分泌かく(撹)乱物質(ホルモン様作用を示し，生体機能に有害な影響を及ぼす化学物質．いわゆる環境ホルモン)，＝endocrine disruptors.

environmental hormone 環境ホルモン(わが国のマスメディアで使用された用語で，内分泌かく(撹)乱化学物質と同義的に用いられた)，＝environmental endocrine disruptors.

environmental tobacco smoke (ETS) 環境タバコ煙(喫煙者が呼出する煙(主流煙の一部)とタバコから立ちのぼる煙(副流煙))，間接喫煙.

enzygotic [enzaigátik] 同一受精卵発生の(双胎児についていう).

enzygotic twins 一卵性双胎，＝monochorionic twins, monozygotic twins, mono-ovular twins, uniovular twins, similar twins, identical twins.

enzymatic [enzaimǽtik] 酵素〔の〕.

enzyme [énzaim] 酵素(無生酵母とも呼ばれ，生体細胞または細菌により産生され，水にはコロイド状に溶解する高分子有機触媒物質で，特異的基質に働いて，その反応を促進完成させる作用をもつ)，＝ferment 形 enzymatic, enzymic.

enzyme immunoassay (EIA) 酵素免疫測定法.

enzyme-linked immunosorbent assay (ELISA) 〔固相〕酵素免疫測定法.

enzyme-linked receptor 酵素結合受容体.

enzyme multiplied immunoassay technique (EMIT) 多元酵素免疫測定法(エミット法．酵素標識リガンドと抗体とが結合すると酵素の不活性化を生じ，未標識リガンドの定量が可能となる測定法).

enzyme reaction 酵素反応.

enzymolysis [enzaimálisis] 酵素性分解.

enzymopathy [enzaimápəθi] 酵素病.

Eo eosinophil (好酸球).

EOA ① effective orifice area (有効弁口面積), ② esophageal obstructive airway (食道閉鎖式エアウェイ).

EOG ① electrooculogram (電気眼球運動図，眼球電図)，② electroolfactography (電気嗅覚グラフィ，嗅電図)，③ ethylene oxide gas (エチレンオキサイドガス).

EOM ① extraocular muscle (外眼筋), ② eye ocular movement (眼球運動), ③ exudative otitis media (浸出性中耳炎), ④ error of measurement (計測誤差).

EOP emergency outpatient (救急外来患者).

eosin(e) [í:əsin] エオジン，エオシン(堅牢度は低いが鮮麗な緋赤色のフタレイン染料で，レーキ顔料または赤インキの原料となる) 形 eosinic, eosinophilic.

eosin(e) yellowish エオジン黄(強緑色蛍光を放つ赤色結晶で染色に用いる)，＝bromo-eosine, tetrabromofluorescein soluble.

eosinocyte [i:əsínəsait] 好酸球，＝acidocyte, eosinophil.

eosinopenia [i:əsinoupí:niə] 好酸球減少症，好酸球.

eosinophil adenoma エオジン細胞性腺腫(巨端症を伴う〔脳〕下垂体前葉腺腫で，主細胞は好エオジン性).

eosinophil chemotactic factor (ECF) 好酸球走化因子.

eosinophil(e) (Eo) [i:əsínəfil, -nəfail] ① 好酸性の，② 好酸球(白血球の分類の一種で，細胞質内に酸性色素エオジンで赤橙色に染まる大きい顆粒を有する．抗原抗体反応に際して抗原抗体複合物を貪食する).

eosinophil granule 好酸性顆粒.

eosinophilia [i:əsinəfíliə] 好酸球増加症，＝eosinophilic leucocytosis.

eosinophilic granuloma of skin 皮膚好酸性肉芽腫(皮膚の組織にエオジン嗜好性細胞が増殖し，網状織肉芽腫群に属する疾患で，組織肥満細胞の増殖を伴うことが多い).

eosinophilic leukocyte 好酸球, ＝acidophil leukocyte.
eosinophilic pneumonia (EP) 好酸球性肺炎(好酸球増多を伴う肺浸潤を特徴とする肺の実質炎を呈する疾患).
eosinophilotactic [i:əsinoufilətǽktik] 走好酸球性の, ＝eosinotactic.
eosinophiluria [i:əsinoufiljú:riə] 好酸球尿症(好酸球が尿中に存在すること).
EP ① epinephrine (エピネフリン), ② evoked potential (誘発電位), ③ eosinophilic pneumonitis (好酸球浸潤肺炎), ④ ectopic pregnancy (子宮外妊娠(外妊)).
epactal ossicle 縫間骨, ＝wormian bone.
EPAP expiratory positive airway pressure (呼気陽圧呼吸〔法〕).
eparterial bronchus 動脈上気管支(右の上葉気管支で, 肺動脈よりも上方にあるのでこのように呼ばれる), ＝ramus bronchialis eparterialis [L].
epaxial [epǽksiəl] 軸上の.
EPBD endoscopic papillary balloon dilatation (内視鏡的〔十二指腸〕乳頭バルーン拡張術).
EPC epilepsia partialis continua (持続性部分てんかん).
EPCG endoscopic pancreatocholangiography (内視鏡的膵胆管造影〔法〕).
EPDS Edinburgh postnatal depression scale (エディンバラ産後うつ病自己評価票).
EPEC enteropathogenic *Escherichia coli* (腸管病原性大腸菌).
ependyma [epéndimə] 〔脳室の〕上衣(上衣神経膠芽細胞から分化したもので, 脳室上皮, 体腔上皮とも呼ばれていた), ＝ependyma [L], ependymal layer, ependyma ventriculorum 形 ependymal.
ependymal cell 上衣細胞(① 発育中の神経弓の上衣層にあるもの. ② 脳脊髄中心管の内面にある膠細胞).
ependymitis [ependimáitis] 〔脳室〕上衣炎.
ependymoblast [epéndiməblæst] 〔脳室〕上衣芽細胞.
ependymoblastoma [ependimoublæstóumə] 〔脳室〕上衣芽〔細胞〕腫(上衣神経膠芽細胞の増殖による腫瘍).
ependymocyte [epéndiməsait] 〔脳室〕上衣細胞.
ependymoma [ependimóumə] 〔脳室〕上衣〔細胞〕腫(上衣細胞の増殖による).
ephapse [ifǽps, éfəps] エファプス(2個以上の神経細胞突起が典型的なシナプスを形成せずに結合する場所).
ephapsis [ifǽpsis] エファプシス, 人工接触伝導(電気により刺激された神経線維で, 神経接合部以外の部位から直接隣接する神経線維へ興奮が伝導されること) 形 ephaptic.
ephaptic [ifǽptik] エファプスの.
ephebiatrics [ifi:biǽtriks] 青年期医学, ＝hebiatrics.
ephebic [ifí:bik] 青春の, 若年の.
Ephedra [ifédrə] マオウ［麻黄］属(マオウ科の一属で, 中国産の *E. sinica* や, *E. distachya* などの地上茎を乾燥したものにはアルカロイド ephedrine を含む).
ephedrine (APE) [éfədri:n, ifé–] エフェドリン(マオウから発見されたアルカロイドで, エピネフリンと同様の作用を示し, 気管支拡張薬として用いる), ＝bendrine, fedrin.
ephelides [ifélidi:z] 雀卵斑(そばかす), ＝freckles 複 ephelis.
ephelis [ifí:lis] → ephelides.
Epi ① epicardium (心外膜), ② epilepsy (てんかん).
ep(i)– [ep(i)] (① 上の, または上方の意味を表す接頭語. ② 化合物については置換基の位置を示す接頭語).
epiandrosterone [epiændrástəroun] エピアンドロステロン.
epiblast [épiblæst] 外胚葉, ＝ectoderm, ectoblast.
epiblastic [epiblǽstik] 原外胚葉の, 外胚葉の.
epiblepharon [epibléfərɑn] 眼瞼贅皮(下眼瞼皮膚にヒダがあり, 睫毛が内側に向く).
epiboly [ipíbəli] 被包(原腸形成の際に内胚葉が外胚葉に包まれること).
epibulbar [epibʌ́lbɑr] 眼球上の.
epicanthus [epikǽnθəs] 内眼角ぜい(贅)皮(鎌状皮膚ヒダ, モンゴル人ヒダ), ＝epicanthal fold, epicanthine fold.
epicardia [epiká:diə] 噴門上部(噴門から食道裂口までの部分).
epicardiectomy [epikɑ:diéktəmi] 心外膜切除術(冠状動脈の障害により心筋循環が阻害されたときに行う手術で, 心膜から血管を移行させる).
epicardiolysis [epikɑ:diálisis] 心外膜剥離術(心筋との癒着を剥離する).
epicardium (Epi) [epiká:diəm] 心外膜(心臓の外側を包む漿膜(漿膜性心膜の臓側板)), ＝epicardium [L] 形 epicardial.
epicolic [epikálik] 腸上の.
epicondylalgia [epikɑndilǽlʤiə] 上顆痛.
epicondyle [epikándail] 上顆 形 epicondylar, epicondylian, epicondylic.
epicondylitis [epikɑndiláitis] 上顆炎, ＝tennis elbow.
epicondylus [epikándiləs] 上顆, ＝epicondyle 複 epicondyli.
epicranial aponeurosis 帽状腱膜(頭蓋骨骨膜の上に帽子をかぶったように頭部全体をおおっている膜), ＝galea

aponeurotica [L].
epicranium [epikréiniəm] 頭蓋外被, ＝galea capitis, scalp.
epicrisis [epikráisis] ①二次性分利, ②分利後症状検討.
epicritic [epikrítik] 判別性の, 断定的な(温度または触覚に対する鋭敏かつ正確な識別を行う皮膚の感覚機能について, H. Head が原始感覚 protopathic と区別するために提唱した術語).
epicystitis [episistáitis] 膀胱上組織炎.
epidemic [epidémik] 流行〔性〕の, 流行期.
epidemic cerebrospinal meningitis 流行性脳脊髄膜炎(髄膜炎菌による感染症).

E

epidemic hemorrhagic fever (EHF) 流行性出血熱(1938年, 中国東北部に流行したウイルス出血熱で, 発熱, 出血傾向, 腎障害を特徴とする. 現在は hemorrhagic fever with renal syndrome (HFRS) 腎症候性出血熱と総称され, Hantaan virus による感染症でネズミによって媒介される).
epidemic hysteria 集団ヒステリー, ＝epidemic conversion, mass hysteria.
epidemicity [epidimísiti] 流行性.
epidemic keratoconjunctivitis (EKC) 流行性角結膜炎(急性濾胞性結膜炎. アデノウイルス8型, 19型, 37型の感染により伝染力が極めて強い. はやり目ともいう).
epidemic myalgia 流行性筋痛症(コクサッキーB群ウイルスによる感染症. 発熱, 胸筋痛が起こる), ＝Bornholm disease.
epidemic parotitis 流行性耳下腺炎(ムンプスウイルスによる疾患で, 耳下腺の腫脹, 発熱などをきたす. おたふくかぜとも呼ばれる), ＝mumps.
epidemic pleurodynia 流行性筋痛症(コクサッキーウイルスB群による疾患. 発熱と筋肉痛をきたす), ＝Bornholm disease.
epidemic typhus 〔流行性〕発疹チフス(*Rickettsia prowazekii* による疾患で, 悪寒, 発熱などから発病し, バラ疹が全身に広がり出血斑へと進行する), ＝louse-borne typhus.
epidemic vomiting 流行性嘔吐症(冬季に流行するノロウイルスなどによる急性胃腸炎).
epidemiology [epidi:miáləʤi] 疫学, 流行病学(人間集団を対象とし, 人間の健康およびその異常の原因を宿主・病因・環境の面から包括的に検討する学問).
epiderm [épidə:m] 表皮, ＝epiderma, epidermis.
epidermal [epidə́:məl] 表皮の, 表面の.
epidermal burn (EB) 表皮熱傷(1度熱傷).
epidermal cyst 表皮囊胞.
epidermal growth factor (EGF) 上皮成長因子.
epidermic [epidə́:mik] 表皮の, ＝epidermal, epidermatous, epidermatic.
epidermic cell 表皮細胞(皮膚の最表層の細胞で外胚葉由来).
epidermic graft 表皮移植.
epidermis [epidə́:mis] 表皮(皮膚の最も外表面にある組織で, 角質層, 淡明層, 顆粒層, 有棘細胞層, 基底細胞層からなる), ＝pellicula, scarfskin, cuticle 形 epidermal.
epidermitis [epidə:máitis] 表皮炎.
epiderm(o)- [epidə:mou, -mə] (表皮との関係を表す接頭語).
epidermodysplasia [epidə:moudispléiziə] 表皮発育異常.
epidermoid [epidə́:mɔid] ①類表皮の, 表皮細胞の, ②類表皮腫, ＝atheroma.
epidermoid carcinoma 類表皮癌(扁平上皮癌).
epidermoid cyst 類表皮囊胞.
epidermolysis [epidə:málisis] 表皮剥離.
epidermolysis bullosa (EB) 表皮水疱症(軽微な外力で皮膚・粘膜に水疱, びらんを生じる疾患で, 主に生後1年未満に発生する先天性(遺伝性)と中年期以降に発症する後天性がある).
epidermolysis bullosa acquisita 後天性表皮水疱症.
epidermolysis bullosa hereditaria 先天性表皮水疱症.
epidermomycosis [epidə:moumaikóusis] 表皮真菌症, ＝epidermatomycosis, dermatomycosis.
Epidermophyton [epidə:máfitɑn] 表皮〔糸状〕菌属, エピデルモフィトン属(皮膚糸状菌の一種. 培養は帯緑黄色, 放射状溝をつくり, 棍棒状の大分生子形成が特徴).
epidermotropism [epidə:mátrəpizəm] 表皮向性, 表皮親和性.
epididymal [epidídiməl] 精巣上体の, 副睾丸の.
epididymectomy [epididiméktəmi] 精巣上体切除術, 副睾丸切除術, 睾上体摘除術.
epididymidectomy [epididimaidéktəmi] 精巣上体切除術, 副睾丸切除術, 睾上体摘除術, ＝epididymectomy.
epididymis [epidídimis] 精巣上体(精巣の上部で精子の通路となり精管に連なる), ＝epididymis [L].
epididymitis [epididimáitis] 精巣上体炎, 副睾丸炎.
epididym(o)- [epididim(ou), -m(ə)] (精巣上体(副睾丸, 睾上体)との関係を表す接頭語).
epididymodeferentectomy [epididi-

moudefərentéktəmi] 精巣上体精管切除.
epididymo-orchitis [epidídimo ɔ:káitis] 精巣精巣上体炎.
epididymotomy [epididimátəmi] 精巣上体切開術.
epididymovasectomy [epididimouvæséktəmi] 精巣上体精管切除.
epididymovasostomy [epididimouvæsástəmi] 精巣上体精管吻合術.
epidural [epidjú:rəl] 硬膜外(上)の.
epidural anesthesia 硬膜外麻酔〔法〕, = extradural anesthesia.
epidural autologous blood patch (EBP) 硬膜外自家血注入法(ブラッドパッチ. 脳脊髄液減少症などの治療に用いられる).
epidural morphine モルヒネ硬膜外注入法.
epidural pressure (EDP) 硬膜外圧.
epidural space 硬膜上腔(脊髄硬膜の上方の骨とのすきま, 硬膜外腔ともいう), = cavum epidurale [L].
epidurography [epidju:rágrəfi] 硬膜外造影〔法〕.
epigallocatechin gallate (EGCG, EGCg) エピガロカテキンガレート(茶に含まれるカテキン中の主要成分).
epigastralgia [epigæstrǽlʤiə] 上腹痛, 心窩部痛.
epigastric [epigǽstrik] 心窩部の.
epigastric distress 胃部不快感.
epigastric reflex 心窩部反射(心窩部の付近を刺激すると腹直筋上部に収縮が起こることで, 正常ではあるが, 脊髄癆のような運動失調の発症でよく発現するので臨界反射とも呼ばれる), = critical reflex.
epigastrium [epigǽstriəm] 心窩部, 上腹部, 前胃部, = scrobiculus cordis 形 epigastric.
epigastrocele [epigǽstrəsi:l] 前胃部ヘルニア.
epigenesis [epiʤénisis] 後成(前定説 preformation に反対する考え方で, 胚子の発育はそのつど新たに開展するという個体新生説) 形 epigenetic.
epiglottic [epiglátik] 喉頭蓋の, = epiglottidean.
epiglottic cartilage 喉頭蓋軟骨(喉頭の軟骨の一つ), = cartilago epiglottica.
epiglottidectomy [epiglatidéktəmi] 喉頭蓋切除, = epiglottectomy.
epiglottis [epiglátis] 喉頭蓋, 会厭(ええん), のどぶた 形 epiglottidean.
epiglottitis [epiglatáitis] 喉頭蓋炎, = epiglottiditis.
epihyoid [epiháiɔid] 舌骨上〔部〕の.
epikeratophakia [epikerətouféikiə] エピケラトファキア(角膜移植によって屈折異常を矯正する手術).
epilate [épileit] 脱毛する.
epilation [epiléiʃən] 脱毛, 抜毛(ばつもう) 形 epilatory.
epilemma [epilémə] 終末神経線維鞘 形 epilemmal.
epilepsia [epilépsiə] [L] てんかん(癲癇).
epilepsia nutans 点頭てんかん.
epilepsia partialis continua (EPC) [L] 持続性部分てんかん(数日間から数日, 数ヵ月にわたって出現する身体一側に限局した間代性, 焦点性などの筋収縮のさまざまな組合わせを特徴とするてんかん症候群), = Kozhevnikov epilepsy.
epilepsy (Epi) [épilepsi] てんかん(癲癇)(種々の原因によってもたらされる慢性の脳疾患であって, 大脳ニューロンの過剰な発射から由来する反復性の発作(てんかん発作)を主徴とする).
epileptic [epiléptik] てんかん性の.
epileptic stupor てんかん性昏迷.
epileptiform [epiléptifɔ:m] てんかん様の, = epileptoid.
epileptogenic [epileptəʤénik] てんかん原性の, = epileptogenous.
epileptogenic zone てんかん発生帯(刺激されると, てんかん発作を起こす区域).
epileptoid psychopathy てんかん性精神病質.
epimandible [epimǽndibl] 下顎上〔部〕.
epimandibular [epimændíbjulər] 下顎上〔部〕の.
epimenorrhagia [epimenəréiʤiə] 月経過多.
epimenorrhea [epimenərí:ə] 頻発月経.
epimer [épimər] エピマー(単糖類において, α 位の炭素原子における H と OH の位置のみが異なるジアステレオマーで, α 位転位 α-inversion とも呼ばれる).
epimerase [epíməreis] エピメラーゼ(エピマー間の相互変換を行う異性化酵素).
epimere [épimiər] 上分節(筋板 myotome の背側部), ↔ hypomere.
epimorphosis [epimɔ:fóusis] 付加形成, 真再生(切断面からの組織再生), = regeneration, neogenesis.
epimysium [epimísiəm] 筋上膜, 筋肉鞘(筋全体を包む密な結合組織性の膜), = perimysium externum.
epinephrectomy [epinəfréktəmi] 副腎切除術.
epinephrine (E, EP) [epinéfrin] エピネフリン(副腎髄質より, 内臓神経刺激により分泌されるホルモン・交感神経系(アドレナリン作用性受容体)の強力な伝達物質で, 血圧上昇, 心筋刺激, 心拍亢進, 血糖増加などを示す), = adrenaline.
epinephrine test エピネフリン試験(①バセドウ病患者にエピネフリン 1 mg を注射すると, 迷走神経緊張者では血圧は降下し, 交感神経緊張者では上昇する.

②Benda test).
epinephros [epinéfrəs] 副腎, ＝suprarenal gland.
epineural [epinjú:rəl] 神経鞘の.
epineurial [epinjú:riəl] 神経上膜の.
epineurium [epinjú:riəm] 神経鞘, 神経上膜(神経線維の被包結合織), ＝nerve sheath.
epipharynx [epifǽriŋks] 上咽頭, 鼻咽腔, ＝rhinopharynx, nasopharynx.
epiphenomenon [epifinάminən] 副現象, 付帯徴候(定型的病徴に付帯している副性, 例外性または偶発性徴候).
epiphora [epífɔ:rə] 流涙〔症〕, ＝lacrimation, watering.

E

epiphyseal [epifíziəl] ①骨端の, ②松果体の, ＝epiphysial.
epiphyseal acrodysplasia 骨端部形成不全(多発性少年性骨端部形成不全. 指趾骨端に局在した骨化障害で, 15歳前後の思春期の男性に多い), ＝epiphyseal dysplasia of phalanx, Thiemann disease.
epiphyseal arrest 骨端骨幹癒合.
epiphyseal fracture 骨端骨折.
epiphyseal plate 骨端板(骨端軟骨とも呼ばれ, 骨の長さの成長に関係する), ＝epiphyseal disk.
epiphysial cartilage 骨端軟骨(骨の長さの成長点となる軟骨で, 思春期以降は骨化し骨端線として残る), ＝cartilago epiphysialis [L].
epiphysial line 骨端線(骨端と骨幹の間で長さの成長に関係する軟骨がある), ＝linea epiphysialis [L].
epiphysis [ipífisis] ①骨端(骨化の中心で成長期には軟骨に包まれている), ＝epiphysis [L], ②松果体, ③上生体 形 epiphyseal, epiphysial.
epiphysitis [epifisáitis] 骨端炎.
epiplo– [epiplou, ipi–, –lə] (大網に関する接頭語).
epiploic [epiplóuik] 大網の, ＝omental.
epiploic appendices 腹膜垂(結腸にみられる腹膜の襞で中に脂肪を入れる. 小腸にはみられない), ＝appendices epiploicae [L].
epiploic foramen 網嚢孔(肝十二指腸間膜後方にある網嚢に続く孔), ＝foramen epiploicum [L], Duverney foramen, Winslow foramen.
epiploitis [epiplouáitis] 大網〔膜〕炎.
epiploon [ipíplouən] 大網膜, ＝omentum (great).
epiplopexy [ipípləpeksi] 大網膜固定術, ＝Talma operation, omentopexy.
episclera [episklíərə] 上強膜(強膜と結膜との間にある疎性結合織) 形 episcleral.
episcleral artery 強膜上動脈, ＝arteriae episclerales [L].
episcleritis [episkliəráitis] 上強膜炎, ＝episclerotitis.
episio– [ipiziou, –ziə] (外陰, 会陰との関係を表す接頭語).
episioperineorrhaphy [ipiziouperiniɔ́:rəfi] 外陰会陰縫合〔術〕.
episioplasty [ipíziəplæsti] 外陰形成〔術〕.
episiorrhaphy [ipiziɔ́:rəfi] 外陰縫合〔術〕.
episiostenosis [ipizioustinóusis] 外陰狭窄症.
episiotomy [ipiziάtəmi] 会陰切開〔術〕(腟出口の小さい妊婦の分娩を容易にし, 大きい会陰裂傷を防ぐための手術), ＝perineotomia lateralis.
episode [épisoud] ①エピソード, 挿話, ②症状の発現(再発).
episome [épisoum] 遺伝子副体, エピソーム(宿主細菌の染色体へ可逆的に組み込まれるプラスミド. λファージやF因子がその例).
epispadias [epispéidiəs] 尿道上裂, ＝epispadia 形 epispadiac, epispadial.
episplenitis [epispli:náitis] 脾外膜炎.
epistasis [ipístəsis] ①うっ滞(排膿などを抑制すること), ②浮渣, ＝scum, ③上位〔性〕(遺伝子相互作用の一型. 下位 hypostasis に対立する語で, 1つの遺伝子がほかのものの発現を抑制または隠ぺいすること), ＝epistasy 形 epistatic.
epistaxis [epistǽksis] 鼻出血, 衄血(じくけつ), はなぢ, ＝nose bleed.
episternal [epistə́:nəl] 胸骨柄の.
episternum [epistə́:nəm] 胸骨柄, 上胸骨, ＝manubrium sterni, presternum.
epistropheus [epistróufiəs] 軸錐, 枢軸(第2頸椎), ＝axis.
epitendineum [epitendiní:əm, –díniəm] 腱鞘, ＝epitenon.
epithalamus [epiθǽləməs] 視床上部(松果体, 手綱, 手綱交連, 手綱核, 視床髄条, 手綱三角を含む間脳の部分), ＝epithalamus [L] 形 epithalamic.
epithelia [epiθí:liə] →epithelium.
epithelial [epiθí:liəl] 上皮〔性〕の.
epithelial cell 上皮細胞(消化管や気道の内腔面にある細胞).
epithelialization [epiθi:liəlaizéiʃən] 上皮形成.
epithelial membrane antigen (EMA) 上皮性膜抗原.
epithelial outlay 上皮移植.
epithelial pearl 上皮真珠(癌の), ＝epithelial nest.
epithelial rest 上皮残屑(主として歯根膜にみられる細胞索で, エナメル器の上皮鞘の残遺), ＝embryonal rest, Malassez rest.
epithelial tissue 上皮組織(表皮や中空性器官の内面をおおうシート状の細胞群,

吸収や分泌に関係する).
epithelial tumor (ET) 上皮性腫瘍.
epithelio– [epiθi:liou, –liə] (上皮との関係を表す接頭語).
epithelioid [epiθí:liɔid] 類上皮, 上皮様の.
epithelioid cell 上皮様細胞(結核および他の肉芽腫性組織にみられる巨大細胞).
epithelioid hemangioendothelioma 類上皮血管内皮腫.
epitheliolysis [epiθi:liálisis] 上皮融解.
epitheliolytic [epiθi:liəlítik] 上皮融解性の.
epithelioma [epiθi:lióumə] 上皮腫(主として皮膚または粘膜の上皮から発生する良性ないし悪性腫瘍), = cancer carcinoma.
epitheliomatosis [epiθi:lioumətóusis] 上皮腫症 形 epitheliomatous.
epithelium [epiθí:liəm] 上皮(消化管, 気道などの内腔に面する層で同様な機能と形態をもった細胞がシート状に配列している. 細胞の形や配列により分類される), = epithelium [L] 複 epithelia.
epithelization [epiθi:lizéiʃən] 上皮化.
epitope [épitoup] エピトープ, 抗原決定基.
epitrichium [epitríkiəm] ①胎児表皮(胎児の表面膜で, 毛の発生により漸次消失する), ②角化表皮.
epitympanic [epitimpǽnik] 鼓膜上部の, 鼓室上の.
epizoon [epizóuən] 外部寄生虫 形 epizoic.
E–point septal separation (EPSS) 僧帽弁・心室中隔間距離.
eponychia [epouníkiə] 上爪皮膿疱.
eponychium [epouníkiəm] 上爪皮, = quick nail.
eponym [épənim] 冠名(命名者の名を冠するために用いる名称).
epoophoron [epouáfərən] 卵巣上体, = metanephric duct.
epoxy [ipáksi] エポキシの, エポキシ樹脂(epoxy resin).
EPP end-plate potential (終板電位).
EPR electrophrenic respiration (横隔膜電気刺激性呼吸).
EPS electrophysiological mapping (電気生理学的検査).
epsilon (ε, E) [épsilɑn] イプシロン(ギリシャ語アルファベットの第5字).
epsilon(ε) aminocaproic acid (EACA) イプシロン(ε)アミノカプロン酸.
Epsilonretrovirus [epsilənretrouváiərəs] イプシロンレトロウイルス属(レトロウイルス科の一属).
EPSS E-point septal separation (僧帽弁・心室中隔間距離).
Epstein–Barr virus (EBV) エプスタイン・バーウイルス, EBウイルス(ヘルペスウイルス科のウイルスで, 伝染性単核症, バーキットリンパ腫などの原因となる), = *Human herpesvirus 4*.
Epstein–Barr virus–associated nuclear antigen (EBNA) EBウイルス関連核抗原.
epulis [ipjú:lis] 歯肉腫.
epuloid [épjulɔid] 歯肉ポリープ(茸腫)様.
EQ ①educational quotient (教育指数), ②emotional intelligence quotient (情動指数), ③energy quotient (エネルギー率).
equation [i:kwéiʃən] ①方程式, ②均等.
equatorial plate 赤道板.
equiaxial [i:kwiǽksiəl] 等軸の.
equilibration [i:kwilibréiʃən] 平衡(2つの物の間に平衡が保たれること), = maintenance of equilibrium.
equilibrium [i:kwilíbriəm] 平衡〔状態〕, つりあい, = aequilibrium, poise, balance.
equilibrium sense 平衡感覚, 平衡知覚, = static sense.
equine [ékwain] ウマの〔ような〕, ウマ科動物の.
equine gait 尖足歩行(錐体路障害により内反尖足をとった下肢での歩行).
equinovalgus [i:kwinouvǽlgəs, ek–] 外反尖足.
equinovarus [i:kwainouvéirəs, ek–] 内反尖足, = club-foot.
equivalence [i:kwívələns] ①相等性, 当量性, ②等量, = quantivalence, ③当価(化合物の元素と置換し得る水素の量).
equivalent [ikwívələnt] ①当量〔の〕, 同値(化学的), ②代理症, 等価症(精神科).
equivalent point 最適点, 等量点, = optimal point.
equivocal symptom 不定症状(特異的でない症状).
ER emergency room (救急室).
Er erbium (エルビウムの元素記号).
ERA evoked response audiometry (誘発反応聴力検査).
eradication therapy 除菌治療(消化性潰瘍の原因であるヘリコバクター・ピロリの除菌を指すことが多い. わが国ではプロトンポンプ阻害薬, アモキシシリン, クラリスロマイシンを組み合わせた3剤併用療法を1～2週間継続投与する).
erbium (Er) [ə́:biəm] エルビウム(希土類元素で, 原子番号68, 原子量167.26, 質量数162, 164, 166～168, 170).
Erb palsy エルブ麻痺(生下時新生児に起こる腕神経叢麻痺).
Erb sign エルブ徴候(テタニーのときに

みられる神経の過興奮性).
erectile [iréktail] 拡張性の，直立性の，勃起性の.
erectile dysfunction (ED) 勃起〔機能〕障害，勃起不全.
erectile tissue 勃起組織.
erection [irékʃən] 勃起 形 erectile.
erector [iréktər] 起立筋，挙筋，= arrector.
erector muscles of spine 脊柱起立筋(背部の筋，最長筋，腸肋筋，棘筋をいう)，= musculus erector spinae [L].
erethism [érəθizəm] 異常興奮，過敏.
erethismic [erəθízmik] 異常興奮の，過敏性の.
E-RFC erythrocyte rosette forming cell (赤血球ロゼット形成細胞).
ERG electroretinogram (網膜電位図).
erg [ə́:g] エルグ(仕事の単位で，物体に 1 dyne の力が働いて 1 cm の距離を動かす仕事の量).
ergastoplasm [ə:gǽstəplæzəm] エルガストプラズマ(粗面小胞体のこと)，= kinoplasm, archoplasm.
erg(o)- [ə:g(ou), -g(ə)] (仕事，作業との関係を表す接頭語).
ergocalciferol [ə:goukælsífərɔ:l] エルゴカルシフェロール(エルゴステロールに紫外線を照射して生じる)，= vitamin D_2.
ergodermatosis [ə:goudə:mətóusis] 産業皮膚症(工業毒によるもの).
ergograph [ə́:gəgræf] 作業記録器.
ergometer [ə:gámitər] 作業計，筋力計(筋肉活動力を測定する機器)，= dynamometer.
ergonomics [ə:gənámiks] 人間工学，エルゴノミクス.
ergonovine [ə:gənóuvi:n] エルゴノビン(バッカクアルカロイド．毒性の低い分娩促進薬として利用される．血管攣縮作用を有する).
ergosterol [ə:gástərɔ:l] エルゴステロール(バッカク，酵母などに存在する不飽和性炭水化物で，紫外線の照射により活性化されてビタミン D_2 に転化する)，= provitamin D_2.
ergot [ə́:gət] ① バッカク［麦角］(バッカク菌 *Claviceps purpurea* の保続菌体すなわち菌核 selerotium で，小動脈および平滑筋線維を収縮する作用をもつ強力な堕胎薬，止血薬である)，= secale cornutum, ② 鳥距，= calcar avis.
ergotamine [ə:gátəmi:n] エルゴタミン(バッカクの有効アルカロイド).
ergotism [ə́:gətizəm] バッカク(麦角)中毒，= ergot poisoning.
ERL emergency room laparotomy (救急室開腹).
erode [iróud] 腐食する，侵食する 名 erosion.
erogenous zone 性感帯(性的快感を得る身体の部位)，= erotogenic zone.
eros [érəs, ɛ́ə-] 生の本能(フロイトによる用語．人は死の本能 thanatos に対し生の本能をもつとされる)，= life instinct.
E-roset(te) E-ロゼット(ヒトT細胞，胸腺細胞はヒツジ赤血球(E)を結合する E 受容体をもつ．E との反応で，細胞周囲にバラの花弁状に E が結合したものをいう).
erosion [iróuʒən] ① びらん(糜爛)(続発疹の一種．皮膚，粘膜の浅い組織欠損．ただれ)，② 侵食 形 erosious.
erosive [iróusiv] ① びらん(糜爛)性の，② 腐食剤.
eroticism [irátəsizəm] 好色〔症〕，性衝動，= erotism.
erotomania [iroutouméiniə] 色情狂，= eroticomania.
erotopathy [erətápəθi] 性の倒錯，変態性欲，= sexual perversion.
erotophobia [iroutoufóubiə] 色情恐怖症.
ERP effective refractory period (有効不応期).
erroneous perception 妄覚(知覚の錯誤).
error [érər] 誤差，過誤(統計)，錯誤〔異常〕 形 erroneous.
error of measurement (EOM) 計測誤差.
error of the first kind 第一種の過誤(統計的仮説検定において帰無仮説が正しい場合にそれを棄却する誤り)，= type Ⅰ error.
error of the second kind 第二種の過誤(統計的仮説検定において帰無仮説が正しくない場合にそれを受容する誤り)，= type Ⅱ error.
ERT ① emergency room thoracotomy (救急室開胸)，② external radiation therapy (外的放射線療法).
eructation [irʌktéiʃən] 噯気，おくび，= belching, ructation.
eruption [irʌ́pʃən] ① 発疹，皮疹，② 萌出(歯の) 形 eruptive.
eruption of tooth 歯の萌出.
eruptive xanthoma 発疹型黄色腫.
ERV expiratory reserve volume (予備呼気量).
erysipelas [erisípiləs] 丹毒(主に A 群，時に C・G 群溶連菌による急性の皮膚感染症で，高熱，局所の有痛性で境界鮮明な発赤，腫脹がみられる) 形 erysipelatous.
erysipelatous [erisipélətəs] 丹毒の.
erysipeloid [erisípilɔid] 類丹毒(ブタ丹毒菌による疾患で，皮膚に紅斑を生じ，痛みを伴う).
Erysipelothrix [erisípələθriks] エリジペロトリックス属(通性嫌気性のグラム陽性

桿菌．ブタ丹毒菌 *E. rhusiopathiae* はブタ丹毒，ヒトでは類丹毒の原因となる）．

erythema [eriθí:mə] 紅斑（皮膚毛細管の炎症性の充血による病的発赤），＝rose rash 形 erythematous.

erythema ab acris 刺激物紅斑．

erythema ab igne 温熱性紅斑（ひだこ）．

erythema caloricum 熱紅斑．

erythema infectiosum 伝染性紅斑（B19 ウイルスによる疾患で，リンゴ病とも呼ばれる．感冒様症状と頬部，四肢の紅斑をきたす），＝slap cheek, infectious blushing.

erythema nodosum (EN) 結節性紅斑（主として下腿脛骨前面に現れる疼痛性紅斑を特徴とする疾患で，時期をおい発現し数週日の経過をとる）．

erythema nodosum leprosum (ENL) らい（癩）性結節性紅斑（多菌型ハンセン病患者の化学療法で生じるアレルギー反応．破壊された菌に対する抗原抗体複合体がみられる）．

erythema pernio 凍瘡性紅斑，＝pernio.

erythema perstans 固定性紅斑．

erythematosus [eriθi:mətóusəs] 紅斑性狼瘡，＝lupus erythematosus.

erythematous [eriθémətəs] 紅斑性の．

erythemogenic [eriθi:məʤénik] 紅斑発生の．

erythralgia [eriθrǽlʤiə] 皮膚紅痛症，＝erythromelalgia.

erythrasma [eriθrǽzmə] 紅色陰癬（*Corynebacterium minutissimum* による皮膚の表皮性感染症．紅色の境界鮮明の斑で，表面に細かい鱗屑がみられる．陰嚢，大腿などが好発部位）．

erythredema [eriθridí:mə] 紅色水腫．

erythredema polyneuropathy 多発神経病性紅色水腫〔症〕（血漿ナトリウム低下，白血球増多症，赤血症，脈拍亢進，弛緩期血圧上昇，発熱，発汗などを特徴とする），＝acrodynia, dermatopolyneuritis, pink dermatopolyneuritis, Feer dermatopolyneuritis, Selter dermatopolyneuritis, Swift dermatopolyneuritis, pedionalgia epidemica, trophodermatoneurosis, vegetative neurosis.

erythremia [eriθrí:miə] 赤血病（赤血球系の増殖を特徴とする状態で，骨髄では異常な赤芽球の増殖があり，脾腫がみられる．急性型は赤血病性骨髄症 erythremic myelosis と同義），真性多血症 形 erythremic.

erythremic myelosis 赤血病性骨髄症（赤血球造血器を選択的に侵す全身性増殖症で，網内症の一変型と考えられている）．

erythremoid [iríθrimɔid] 類赤血病の．

erythrism [ériθrizəm] 赤髪症 形 erythristic.

erythr(o)- [iriθr(ou), -r(ə)] （赤色の意味を表す接頭語）．

erythroblast (Ebl) [iríθrəblæst] 赤芽球（骨髄中に存在する赤血球系の未熟細胞で，核を有しヘモグロビン合成が盛んである），＝prorubricyte.

erythroblastemia [iriθroublæstí:miə] 赤芽球血病．

erythroblastic [iriθrəblǽstik] 赤芽球性の．

erythroblastomatosis [iriθroublæstoumətóusis] 赤芽球腫症．

erythroblastopenia [iriθroublæstəpí:niə] 赤芽球減少症．

erythroblastosis [iriθroublæstóusis] 赤芽球症，＝erythroleukosis 形 erythroblastotic.

erythroblastosis fetalis 胎児赤芽球症（妊娠後期に胎児にみられる新生児溶血性疾患．Rh陰性の母体に Rh陽性の胎児が宿る場合，母体中の抗 Rh 抗体産生によって起こる），＝erythroblastosis neonatorum.

erythroclasis [eriθrάkləsis] 赤血球崩壊．

erythroclastic [iriθrəklǽstik] 赤血球崩壊の．

erythrocyanosis [iriθrousaiənóusis] 紅色チアノーゼ（うっ血紅斑），＝erythrocyanogenesis.

erythrocyte [iríθrəsait] 赤血球（赤血球はヘモグロビン（血色素）を含むために，多数集まると肉眼的に赤色を呈す．正常な赤血球には核はなく扁平な円板状で中央部は薄くなっている．直径約 7～8 μm，血球の大部分を占め，男性で約 500 万/μL，女性で約 450 万/μL である），＝erythrocytus [L], rubricyte 形 erythrocytic.

erythrocyte indices 赤血球恒数．

erythrocyte osmotic fragility test (E-Frag) 赤血球浸透圧抵抗試験（赤血球を低張緩衝液中に浮遊させ，浸透圧をどの程度低下させると溶血が起こるかをみる方法．溶血度を比色法により定量する）．

erythrocyte rosette forming cell (E-RFC) 赤血球ロゼット形成細胞（周囲に異種の赤血球が付着してロゼット模様をなす細胞）．

erythrocyte sedimentation 赤血球沈降．

erythrocyte sedimentation rate (ESR) 赤血球沈降速度（赤沈．抗凝固剤を加えた全血中の赤血球が自然凝集により沈降していく速度．グロブリン，フィブリノーゲンが増加すると赤血球凝集が亢進して沈降速度が促進する），＝blood sedimentation rate.

erythrocythemia [iriθrousaiθí:miə]

E

＝erythremia.

erythrocytolysin [iriθrousaitálisin] 溶血素，＝hemolysin.

erythrocytolysis [iriθrousaitálisis] 溶血〔反応〕現象，＝hemolysis.

erythrocytopenia [iriθrəsaitoupí:niə] 赤血球減少〔症〕.

erythrocytopoiesis [iriθrəsaitoupɔií:sis] 赤血球形成，＝erythropoiesis.

erythrocytorrhexis [iriθrousaitəréksis] 赤血球崩壊，＝plasmorrhexis.

erythrocytoschisis [iriθrəsaitáskisis] 赤血球円板状変性，＝plasmoschisis.

erythrocytosis [iriθrousaitóusis] 赤血球増加症（反応性のものを指す場合が多い).

erythroderma [iriθroudá:mə] 紅皮症(皮膚が異常に紅色を呈する状態) 形 erythrodermal, erythrodermic.

erythrodontia [iriθrədánʃiə] 赤色歯(赤褐色に変化した歯).

erythrogenesis [iriθrəʤénisis] 赤血球生成 形 erythrogenic.

erythrogenic [iriθrəʤénik] 赤血球生成性の，紅斑誘発性の.

erythrogenic toxin 発赤毒素(レンサ球菌などの毒素で，紅斑を誘発するもの)，＝Dick toxin.

erythrokinetics [iriθroukainétiks] 赤血球〔回転〕動態(赤血球寿命，鉄代謝などを測定して，赤血球の生成および破壊による貧血の機序を数量的に研究する方法).

erythroleukemia [iriθroulju:kí:miə] 赤白血病(Di Guglielmo が用いた語で，骨髄で赤芽球，骨髄芽球双方の顕著な腫瘍性増殖が起こる)，＝erythroleukosis.

erythroleukoblastosis [iriθroulju:kəblæstóusis] 赤白芽球症.

erythroleukosis [iriθroulju:kóusis] 赤白血病，＝erythroleukemia.

erythrolysin [iriθrálisin] 溶血素，＝erythrocytolysin, hemolysin.

erythrolysis [iriθrálisis] 溶血〔反応〕現象，＝erythrocytolysis, hemolysis.

erythromelalgia [iriθrouməlǽlʤiə] 先端(皮膚)紅痛症，皮膚紅痛症，＝erythermalgia, acromelalgia.

erythromycin (EM) [iriθroumáisin] エリスロマイシン(マクロライド系抗生物質．グラム陽性菌に有効)，＝ilotycin, erythrocin.

erythron [iríθrɑn] 赤血球組織系(赤血球の造血組織と循環赤血球とを含む系統の総称).

erythroneocytosis [iriθrouni:ousaitóusis] 新生赤血球増加〔症〕.

erythronormoblastic anemia 正赤芽球性貧血，＝hypochromic anemia.

erythropenia [iriθrəpí:niə] 赤血球減少〔症〕.

erythrophagia [iriθroufeiʤiə] 赤血球貪食.

erythrophagocytosis [iriθrəfægəsaitóusis] 赤血球食細胞増加〔症〕，＝erythrophagia.

erythrophobia [iriθroufóubiə] 赤面恐怖(人前で緊張とともに赤面することを怖れる，対人恐怖の代表的亜型)，＝ereuthophobia.

erythroplakia [iriθrəplǽkiə] 赤色斑(外陰部に発現する皮膚の色素性病変).

erythroplasia [iriθroupléiziə] 紅色肥厚症(粘膜に生ずる紅色肥厚性増殖で，無痛性ではあるが悪化性の傾向があり，いわゆる前癌性変化で粘膜のボーエン病に相当する)，＝benign syphiloid epithelioma, papillary epithelioma, erythroplasia of Queyrat.

erythropoiesis [iriθroupɔií:sis] 赤血球生成.

erythropoietic [iriθrəpɔiétik] 赤血球生成の.

erythropoietic protoporphyria 赤血球新生性プロトポルフィリン症.

erythropoietin (Epo, Ep) [iriθroupɔ́iətin] エリスロポエチン，赤血球生成促進因子(赤血球系細胞に作用する造血因子であり，腎皮質でつくられる).

erythroprosopalgia [iriθrouprousəpǽlʤiə] 顔面紅痛症(顔面血管神経症の一型).

erythropsia [eriθrápsiə] 赤視症(色視症の一つ)，＝erythropia, red vision.

erythrorrhexis [iriθrəréksis] 赤血球崩壊，＝erythrocytorrhexis.

erythrosedimentation [iriθrousedimənteiʃən] 赤血球沈降〔現象〕，＝erythrocyte sedimentation.

Erythrovirus [iriθrouváiərəs] エリスロウイルス属(パルボウイルス科の一属で，B19 ウイルスが含まれる).

erythruria [eriθjú:riə] 赤尿症(血色素(ヘモグロビン)尿，血尿).

ES electrical stimulation (電気刺激).

Es einsteinium (アインシュタイニウムの元素記号).

ESBL extended-spectrum β-lactamase (基質特異性拡張型βラクタマーゼ).

escape [iskéip] ① 逃避，回避，② 補充(心筋収縮の).

escaped [iskéipt] ① 補充の，② 逸出の(生物).

escaped beat 補充収縮(正常収縮の脱落など心室収縮間隔延長後に起こる下位自動中枢からの収縮).

escaped rhythm 補充調律(リズム)(異所性刺激が規則正しく生成されること).

eschar [éskɑ:r] 痂(かさぶた)，焼痂(火傷の後に発生する痂皮)，＝scar.

escharotic [eskərátik] ① 腐食，② 腐食剤，③ 結痂性の.

escharotomy [eskərátəmi] 焼痂切開術.

Escherichia [eʃəríkiə] 大腸菌属，エシ

エリキア属(腸内細菌科の一属で，通性嫌気性のグラム陰性桿菌．ブドウ糖と乳糖を発酵させて酸とガスとを生成し，メチルレッド試験は陽性．大腸菌 *E. coli* は動物，ヒトの腸管に常在する運動性短桿菌)．

***Escherichia coli* (EC)** 大腸菌．

***Escherichia coli* enterotoxin** 大腸菌エンテロトキシン(毒素原性大腸菌の産生するエンテロトキシン)．

***Escherichia coli* phage** 大腸菌ファージ．

esodic nerve 求心性神経(刺激を中枢へ伝える(知覚神経))，＝ afferent nerve.

esophageal [i:sɑfəʤí:əl] 食道の．

esophageal achalasia 食道アカラシア(食道の運動障害疾患で，食道下端の狭窄と口側食道の拡張をきたし，嚥下障害を起こす)．

esophageal aperture 食道裂孔(食道が横隔膜を通過する孔．迷走神経も通る)，＝ esophageal hiatus, hiatus esophageus [L].

esophageal atresia 食道閉鎖症，＝ congenital esophageal atresia.

esophageal branches 食道動脈(胸大動脈あるいは肋間動脈からの枝)，＝ rami esophagei [L].

esophageal candidiasis 食道カンジダ症．

esophageal cardiogram 食道心拍曲線(胃管内の空気鼓動を観察して心左房の収縮を描画した図)．

esophageal diverticulum 食道憩室(食道壁の一部が外に嚢状に突出したもの)．

esophageal dysmotility 食道蠕動〔運動〕低下．

esophageal gastric tracheal (tube) airway (EGTA) 食道胃管式エアウェイ．

esophageal hiatus 食道裂孔(横隔膜にある食道の通る孔)，＝ hiatus esophageus [L], esophageal aperture.

esophageal lead 食道誘導(食道内に電極を置く誘導)．

esophageal obstructive airway (EOA) 食道閉鎖式エアウェイ．

esophageal perforation 食道穿孔．

esophageal spasm 食道痙攣(多様な原因により起こりうるが，原因不明で全食道に強い収縮が起こるびまん性食道痙攣が臨床上問題となる)．

esophageal speech 食道発声(喉頭全摘出による音声喪失に対する発声法で，食道に吸い込んだ空気を吐き出すときに下咽頭の粘膜を振動させて音を出す方法)．

esophageal stenosis 食道狭窄，＝ esophageal stricture.

esophageal stricture 食道狭窄，＝ esophageal stenosis.

esophageal ulcer 食道潰瘍(主に胃液逆流による消化性の潰瘍で，その他，ウイルス感染，薬剤などを原因とする場合もある．胸やけ，胸部痛，嚥下障害などを呈する)．

esophageal varices 食道静脈瘤(門脈圧亢進症が発生すると，門脈から上大静脈への副血行路として食道静脈叢が拡張，蛇行し，瘤が形成される)．

esophageal veins 食道静脈，＝ venae esophageae [L].

esophageal voice 食道発声(音声機能のリハビリテーションの方法．喉頭摘出者など音声を喪失した場合用いられる)．

esophagectasia [i:sɑfəʤektéiziə] 食道拡張，＝ esophagectasis.

esophagectomy [i:sɑfəʤéktəmi] 食道切除．

esophagectopy [i:sɑfəʤéktəpi] 食道変位，食道異所症．

esophagism [i:sáfəʤizəm] 食道痙攣，＝ oesophagismus, esophagospasm.

esophagitis [i:sɑfəʤáitis] 食道炎．

esophag(o)– [i:sɑfəg(ou), –g(ə)] (食道との関係を表す接頭語)．

esophagocele [i:sáfəgəsi:l] 食道ヘルニア，食道脱．

esophagoduodenostomy [i:sɑfəgou-dju:oudinástəmi] 食道十二指腸吻合．

esophagodynia [i:sɑfəgədíniə] 食道痛．

esophagoenterostomy [i:sɑfəgouentər-ástəmi] 食道小腸吻合術．

esophagogastrectomy [i:sɑfəgougæs-tréktəmi] 食道胃切除術．

esophagogastroanastomosis [i:sɑfə-gougæstrouənæstəmóusis] 食道胃吻合術．

esophagogastroplasty [i:sɑfəgougǽs-trəplæsti] 食道胃形成術，＝ cardioplasty.

esophagogastroscopy [i:sɑfəgougæs-tráskəpi] 食道胃鏡検査法．

esophagogastrostomy [i:sɑfəgougæs-trástəmi] 食道胃吻合術．

esophagogastrotomy [i:sɑfəgougæstrá-təmi] 食道胃切開術．

esophagogram [i:sáfəgəgræm] 食道造影像．

esophagography [i:sɑfəgágrəfi] 食道造影法．

esophagojejunogastrostomosis [i:sɑfəgouʤiʤu:nəgæstrastəmóusis] 食道空腸胃吻合術(空腸の一部を可動性にして，その近位部を食道に，その遠位部を胃に縫合する食道狭窄症の手術)，＝ esophagojejunogastrostomy.

esophagojejunostomy [i:sɑfəgouʤiʤu:-nástəmi] 食道空腸吻合術．

esophagomalacia [i:sɑfəgouməléiʃiə] 食道軟化〔症〕．

esophagomycosis [i:sɑfəgəmaikóusis]

食道真菌症.
esophagomyotomy [i:sɑfəgoumaiɑ́təmi] 食道筋切開術.
esophagoplasty [i:sɑ́fəgəplæsti] 食道形成〔術〕.
esophagoplication [i:sɑfəgouplikéiʃən] 食道ヒダ法.
esophagoptosis [i:sɑfəgouptóusis, -gɑpt-] 食道下垂症.
esophagorrhagia [i:sɑfəgəréiʤiə] 食道出血.
esophagoscope [i:sɑ́fəgəskoup] 食道鏡, 食道直達鏡(食道鏡検査法 esophagoscopy に用いる器械).
esophagoscopy [i:sɑfəgɑ́skəpi] 食道鏡検査〔法〕.
esophagospasm [i:sɑ́fəgəspæzəm] 食道痙攣.
esophagostenosis [i:sɑfəgoustinóusis] 食道狭窄.
esophagostomy [i:sɑfəgɑ́stəmi] 食道瘻造設術.
esophagotomy [i:sɑfəgɑ́təmi] 食道切開術.
esophagus [i:sɑ́fəgəs] 食道(消化管の一部で咽頭から続き, 胃となる), = esophagus [L], gullet 形 esophageal.
esophoria [esoufɔ́:riə, i:s-] 内斜位(一眼をおおったときにのみ視線が内方に偏る潜伏性斜視) 形 esophoric.
esotropia (ET) [esoutróupiə, i:s-] 内斜視, = convergent strabismus 形 esotropic.
ESP extrasensory perception (超感覚的知覚).
ESR ① electron spin resonance (電子スピン共鳴), ② erythrocyte sedimentation rate (赤血球沈降速度, 赤沈).
ESRD end-stage renal disease (終末期腎疾患).
ESS endoscopic sinus surgery (内視鏡下鼻内副鼻腔手術).
essential [isénʃəl] ① 本態性の, 特発性の, = idiopathic, ② 本質的な, 必須の.
essential amino acid (EAA) 必須アミノ酸.
essential fatty acid (EFA) 必須脂肪酸(動物体内で生合成できず, 食物から摂取しなければならない脂肪酸の総称. 一般的にはリノール酸, γ-リノレン酸, アラキドン酸を指す).
essential hypertension (EH, EHT) 本態性高血圧〔症〕, = hyperpiesia.
essential nutrients 必須栄養素.
essential tachycardia 特発性頻拍.
essential thrombopenia 本態性血小板減少〔症〕, = thrombopenic purpura.
essential tremor 本態性振戦, 真性振戦(原因が不明な振戦に対していう. 優性遺伝または孤発性の姿勢時や運動時の振戦).
EST ① endoscopic sphincterotomy (内視鏡的〔十二指腸〕乳頭切開術), ② endometrial smear test (子宮内膜スメアテスト).
establishment of breast feeding 母乳哺育の確立.
esteem need 尊重のニード(要求).
ester [éstər] エステル(酸とアルコールとから水1分子が脱出して生ずる化合物), = compound ether, alcohol salt, ethereal salt.
esterase [éstəreis] エステル分解酵素, エステラーゼ(エステルをその構成分の酸およびアルコールに分解させる酵素の総称).
esterification [esterifiké:ʃən] エステル化.
Estes operation エステース手術(卵巣を子宮角部に移植して排卵が直接子宮腔内に生ずるようにする手術).
esthesio- [esθi:ziou, -ziə] (感覚, 知覚との関係を表す接頭語).
esthesiodic [esθi:ziɑ́dik] 感覚インパルス伝導の, = esthesodic.
esthesiometer [esθi:ziɑ́mitər] 触覚計, 知覚計, = aesthesiometer.
esthesodic [esθi:zɑ́dik] 感覚インパルス伝導の.
esthetic [esθétik] 美学的の, 美容的の, 審美性.
esthetics [esθétiks] 美学, 美容学.
esthetic surgery 美容外科〔学〕, = cosmetic surgery.
esthiomène [estiəménə, esθiɑ́mini:] [F] エスチオメーヌ(慢性女性外陰部潰瘍および象皮病), = ulcus chronicum vulvae et ani.
estimated average requirement (EAR) 推定平均必要量(DRIs の栄養素の指標の一つ).
estimated fetal weight (EFW) 推定胎児体重.
estimated gestational age (EGA) 推定在胎月齢.
Estlander operation エストランデル手術(唇弁翻転法).
estradiol (E_2) [estrədáiɔ:l] エストラジオール(主として卵胞から分泌されるホルモンで, 女性性殖器, 乳腺の発育などに関与する), = dihydroestrone, dihydrotheelin.
estriol (E_3) [éstriɔ:l] エストリオール(エストロゲンの一種. 妊娠後期の母体尿中に多く存在する), = theelol, folliculin hydrate.
estrogen [éstrəʤən] エストロゲン, 卵胞ホルモン(主に卵巣から分泌されるいわゆる女性ホルモン. エストロン, エストラジオール, エストリオールなど), = estrogenic hormone.
estrogen derivatives エストロゲン

薬，＝female hormone agents.

estrogenic [estrəʤénik] エストロゲンの.

estrogenic hormone 発情ホルモン，＝estradiol, estrone, estriol.

estrone (E_1) [éstroun] エストロン(エストロゲンの一種)，＝folliculin, estrin, estrugenone, estrusol, theelin, thelestrin.

estrous cycle 発情周期.

estrus [éstrəs] 発情期，発情〔現象〕(哺乳動物の雌の受精排卵の最も旺盛に起こる性周期，または実験動物において女性ホルモン注射の結果起こる性器の特異変化)，＝oestrus, heat, rut 形 estrous, estrual.

ESWL extracorporeal shock wave lithotripsy (体外衝撃波結石破砕〔術〕).

ET ①endotracheal intubation (気管挿管)，②expiration time (呼気時間)，③exchange transfusion (交換輸血)，④epithelial tumor (上皮性腫瘍)，⑤endotoxin (エンドトキシン，内毒素)，⑥exfoliative toxin (表皮剥脱毒素)，⑦embryo transfer (胚移植)，⑧educational therapy (訓練療法).

eta (η, H) [éitə, í:tə] イータ(ギリシャ語アルファベットの第7字).

et al. et alii (およびその他).

et alibi (et al.) [L] およびどこか他のところに，＝and elsewhere.

et alii (et al.) [L] およびその他，＝and others.

état [etá] [F] 状態，素質，＝status, condition.

etc. et cetera (…ほか，…など).

et cetera (etc.) [L] …ほか，…など，＝and others, and so forth.

ETEC enterotoxigenic *Escherichia coli* (〔腸管〕毒素原性大腸菌).

ethacrynic acid エタクリン酸(ループ利尿薬としてうっ血性心不全，腎性浮腫，肝性浮腫，脳性浮腫，脳圧上昇などに用いられている).

ethambutol hydrochloride エタンブトール塩酸塩(エチレンジアミノブタノール系抗結核薬).

ethanol [éθənɔ:l] エタノール，＝ethyl alcohol, grain alcohol.

ethchlorvynol [eθklɔ́:vinɔ:l] エチクロビノール(不眠，不安，緊張状態時に用いられる鎮静薬).

ether (E) [í:θər] エーテル(R-O-R′の構造をもつ化合物，とくにエチルエーテル($C_2H_5OC_2H_5$)を指す．エチルエーテルは無色，特異臭を放つ可燃揮発性液体で，吸入麻酔薬として用いられる)，＝aether, ethyl oxide, diethyl ether, diethyl oxide.

ethereal [iθí:riəl] ①エーテル性の，②たちまち消える，＝ephemeral.

ethical [éθikəl] ①倫理的な，倫理学の，②認定基準にそった.

ethical drugs ＝prescription drugs.

ethics [éθiks] 倫理学.

ethinyl estradiol エチニルエストラジオール(エストラトリエン系合成卵胞ホルモンで，更年期障害の治療に用いられる).

ethmo- [eθmou, -mə] (ふるい(篩)状の意味を表す接頭語).

ethmoid [éθmɔid] ①ふるい(篩)状の，＝cribriform, sievelike, ②篩骨，＝os ethmoides.

ethmoidal [eθmɔ́idəl] 篩骨の.

ethmoidal air sinus 篩骨蜂巣(篩骨の中にあるハチの巣状の空洞，副鼻腔を構成)，＝ethmoidal air cells.

ethmoidal cell 篩骨蜂巣(篩骨の中に蜂の巣状の多数の空洞)，＝ethmoidal air cells, ethmoid cell, cellulae ethmoidales [L], ethmoidal air sinus.

ethmoidal crest 篩骨稜.

ethmoidal groove 篩骨神経溝(鼻骨にあり前篩骨神経外鼻枝が通る).

ethmoidal sinus 篩骨洞(篩骨の中にある空洞，副鼻腔を構成)，＝sinus ethmoidalis [L].

ethmoid bone 篩骨(鼻腔の中央に位置する骨で鼻中隔の一部，上，中鼻甲介をつくる)，＝os ethmoidale [L].

ethmoidectomy [eθmɔidéktəmi] 篩骨切除〔術〕.

ethmoiditis [eθmɔidáitis] 篩骨炎，篩骨洞炎，＝ethmoid sinusitis.

ethmoturbinal [eθmoutə́:binəl] 篩骨甲介骨の.

ethnic [éθnik] 人種の，民族の.

ethnology [eθnáləʤi] 人種学，民族学.

ethopharmacology [eθoufɑ:məkáləʤi] 行動薬理学(民族種，行動，習慣等社会的要因に対する薬理作用を研究する学問).

ethoxy- [iθáksi] (エトキシ基(C_2H_5O-)が含まれることを表す接頭語).

ethyl [éθil] エチル基(1価のアルキル基CH_3CH_2-).

ethyl alcohol エチルアルコール(C_2H_5OH．無色透明，臭気をもつ液体で，揮発性，易燃性．燃料，化学薬品などに広く用いられる．酒類に含まれるいわゆるアルコール．エタノール)，＝ethanol, ethylhydroxide.

ethyl carbamate エチルカルバメート(ウレタン)，＝urethane.

ethyl chloride 塩化エチル(CH_3CH_2Cl．揮発性液体で，局所麻酔薬)，＝aethylis chloridum, hydrochloric ether.

ethylene [éθili:n] エチレン.

ethylenediamine tetracetic acid (EDTA) エチレンジアミン四酢酸.

ethylene dibromide 二臭化エチレン(ガソリン添加剤，ラット，マウスでの発癌性のある殺虫剤).

ethylene oxide gas (EOG) エチレンオキサイドガス(手術用機器，器具の滅菌・消毒に用いられる).
ethyl formate ギ酸エチル($HCOOC_2H_5$)，＝formic ether.
ethyl oleate オレイン酸エチル.
ethyl oxide 酸化エチル，＝ether.
ethyl salicylate サリチル酸エチル(HOC_6H_4 $COOC_2H_5$．消炎薬)，＝salicylic ether, sal ethyl.
ethyl susceptibility エチル効果.
etiology [i:tiɑ́ləʤi] 病因学，病因，＝aetiology 形 etiologic, etiological.
ETS environmental tobacco smoke (環境由来の間接喫煙，環境タバコ煙).

E

ETT ①endotracheal tube (気管チューブ)，②exercise tolerance test (運動耐力テスト，運動負荷試験)，③exercise treadmill test (トレッドミル運動負荷テスト).
ETU emergency and trauma unit (緊急・外傷収容部門).
etw ①etwa (約，おおよそ)，②etwas (ある物，幾分).
etwa (etw) [G] 約，おおよそ.
etwas (etw) [G] ある物，幾分.
Eu europium (ユウロピウムの元素記号).
eu– [ju:] (正常，佳良，適正の意味を表す接頭語).
EUA examination under anesthesia (麻酔下診察).
Eubacterium [ju:bæktí:riəm] ユーバクテリウム属(嫌気性，非芽胞形成性のグラム陽性桿菌の一属．水中，土壌，ヒト・動物の口腔や腸管に常在する).
eucalyptol [ju:kəlíptɔ:l] ユーカリプトール(ユーカリ油中にある成分で，ショウノウ臭のある局所刺激，防腐，鎮痙薬).
Eucarya [jukǽriə] ユーカリア(3ドメイン説(Woese, 1990)におけるドメインの一つで，真核生物が含まれる)，＝*Eukaryota*.
euchlorhydria [ju:klɔ:háidriə] 胃液塩酸正常〔状態〕.
eucholia [ju:kóuliə] 胆汁正常〔状態〕.
euchromatin [ju:króumətin] 真性染色質(凝縮度が低く，RNAへの転写が行われている遺伝子担体部分).
eudiaphoresis [ju:daiəfɔ:rí:sis] 発汗正常.
eugenic [ju:ʤénik] 優生学の，＝eugenetics.
eugenic sterilization 優生手術(現在使用されない不妊手術の法律用語).
euglobulin [ju:glɑ́bjulin] ユーグロブリン，真性グロブリン(硫酸アンモニウムの半飽和で塩析され，水には不溶であるが食塩水には可溶で，この性状に基づいて偽グロブリン pseudoglobulin と区別する).
euglycemia [ju:glaisí:miə] 正常血糖.
euglycemic [ju:glaisí:mik] 正常血糖の.
eugonic [ju:gɑ́nik] 発育良好の(細菌培養についていう).
Eukaryota [ju:kærióutə] (3ドメイン説(Woese, 1990)におけるドメインの一つで，真核生物が含まれる)，＝eucaryote.
eukaryote [ju:kǽriət, –iout] 真核生物.
eukaryotic cell 真核細胞(核膜によって染色体を包む構造をもつ細胞．動植物，原虫，真菌などがこの細胞構造をもつ．原核細胞 prokaryotic cell に対していう).
eumycetoma [ju:maisitóumə] 真正菌腫，＝eumycotic mycetoma.
eumycotic mycetoma 真菌性菌腫.
eunuch [jú:nək] 宦官(かんがん去勢された人).
eunuchism [jú:nəkizəm] 宦官症，＝agenitalism.
eunuchoid [jú:nəkɔid] 宦官のような，類宦官症の.
eunuchoidism [jú:nəkɔidizəm] 類宦官症(精巣(睾丸)の機能不全による性ホルモン分泌不全によって，男性第二次性徴が発現しない状態).
EUP extrauterine pregnancy (子宮外妊娠).
eupepsia [ju:pépsiə] 消化良好.
euphoretic [ju:fɔ:rétik] ①多幸感をもたらす，②陶酔薬，＝euphoriant.
euphoria [ju:fɔ́:riə] 多幸〔症〕，上機嫌(脳器質障害や中毒性障害の際にみられる感情の病的高揚状態，時には軽度の意識障害と運動不安を伴い，児戯的な色彩を帯びる).
euphoriant [ju:fɔ́:riənt] 爽快薬，強壮薬.
euplastic lymph 線維形成〔性〕リンパ，＝fibrinous lymph, 正常形成〔性〕リンパ.
euploid [jú:plɔid] 倍数体.
euploidy [ju:plɔ́idi] 倍数性，正倍数性(個体の染色体数において，その種がもつ染色体の基本数の整数倍であること).
eupn(o)ea [ju:pní:ə] 正常呼吸，安静呼吸.
eupraxia [ju:prǽksiə] 正常行為.
eurhythmia [ju:ríðmiə] ①調和(身体ないし臓器発育の)，②脈拍整斉，整調リズム.
europium (Eu) [ju:róupiəm] ユウロピウム(原子番号63，原子量151.96，質量数151，153，希土類元素テルビウム族の一つ).
EuroQol (QOL評価指標の一つ．質問票EQ–5D (EuroQol–five dimension)を用いる).
eurycephalic [ju:risifǽlik] 広頭の(頭蓋指数81～85.4範囲の横の広い頭蓋)，＝eurycephalous, eurycranial.
eurygnathism [ju:rígnəθizəm] 巨大顎 形 eurygnathic, eurygnathous.
euryon [jú:riən] ユーリオン(頭蓋の横幅

最大部の両端の点).
EUS endoscopic ultrasonography (超音波内視鏡).
eustachian [ju:stéikiən] オイスタヒイの(耳管に関係している. B. Eustachio にちなむ形容詞).
eustachian tube エウスタキオ管(咽頭と中耳の鼓室を連絡する管), = auditory tube, tuba auditiva.
eustachitis [ju:stəkáitis] 耳管炎.
eusystole [ju:sístəli] 心収縮正常 形 eusystolic.
euthanasia [ju:θənéiziə] 安楽死(苦悶なく死なせること).
euthyroid [ju:θáirɔid] 甲状腺機能が正常な.
euthyroidism [ju:θairɔ́idizəm] 甲状腺機能正常 形 euthyroid.
eutrophia [ju:tróufiə] 栄養良好, = eutrophy 形 eutrophic.
eutrophication [ju:troufikéiʃən] 富栄養(湖沼, 内湾などの閉鎖性水域で, 周囲からの栄養塩類の供給により水生生物が増殖繁茂し, 栄養分が蓄積することをいう).
evacuant [ivǽkjuənt] 瀉下薬(剤), = evacuative, lapactic.
evacuation [ivækju:éiʃən] ①瀉出, ②排気, ③排便(大小便の).
evacuator [ivǽkju:eitər] 吸引器, 吸収器(膀胱砕石術を行った後結石破片を除去する器械).
evagination [ivæʤinéiʃən] 膨出, 外反.
evaluation [ivæljuéiʃən] 評価.
evanescent [evənésənt] 消失性の, 不安定の, 一過性の.
Evans blue エバンスブルー(青緑色または褐色暈色性のジアゾ染料の一つで, 血液内に注入すると血漿アルブミンと堅固に結合し, 徐々に排泄されるので, 血漿-染料-ヘマトクリット法による総循環血液量の測定に利用される).
Evans syndrome エヴァンス症候群(自己免疫性溶血性貧血に特発性血小板減少性紫斑病を合併した症候群).
evaporation [ivæpəréiʃən] 蒸発, 蒸着, 蒸泄, = evaporization.
EVC expiratory vital capacity (呼気肺活量).
eventration [i:vəntréiʃən, e-] 内臓突出, 内臓脱出.
eversion [ivə́:ʃən] 外反, 外転.
evert [ivə́:t] 外転する.
evidence [évədəns] 証拠, 根拠, エビデンス.
evidence-based medicine (EBM) 根拠に基づく医療.
evidence-based nursing (EBN) 根拠に基づく看護.
eviration [i:vairéiʃən] ①去勢, = castration, emasculation, ②女性化妄想(男性が自分を女性と考え, また女性の行動を振舞うパラノイアの一型).
evisceration [i:visəréiʃən] 内臓摘出術, 内容物摘出術, = exenteration.
EVM enviomycin (エンビオマイシン).
evocation [evoukéiʃən] 喚起(組織形成質の放出する科学的物質が奏効すること).
evocator [évəkeitər] 喚起体(組織形成質が放出する特異性化学物質).
evoked electromyogram (evoked EMG) 誘発筋電図(筋, 末梢神経, 脊髄, 大脳などへの電気や磁気刺激などで誘発される筋電図).
evoked potential (EP) 誘発電位(与えられた感覚刺激を伝える神経系でみられる電気活性の変化. 与えられる刺激によって視覚誘発電位, 聴覚誘発電位などと呼ばれる), = evoked response.
evoked response 誘発反応(感覚刺激によって起こる中枢神経系の部位の電気的活性変化. 知覚(SER), 脳幹聴性(BAER), 視性(VER)誘発反応がある), = evoked potential.
evoked response audiometry (ERA) 誘発反応聴力検査.
evolution [evəljú:ʃən] ①進化, 進展, ②娩出.
evolutionary distance 進化距離(塩基およびアミノ酸の置換数により2つの配列間の違いを表す尺度).
EVR endocardial viability ratio (心内膜活性率).
evulsion [ivʌ́lʒən, -ʃən] 摘出, 抉断, 抜去, = evulsio.
Ewart sign エワルト徴候(滲出性心膜炎にみられる徴候. 大きな心臓周囲の滲出液貯留がある際の濁音界と聴診音).
Ewing tumor ユーイング腫〔瘍〕(骨髄原発性肉腫).
Ex ①examined (検査した), ②example (見本, 例), ③extract (抽出物).
ex- [eks] (外へ, 超過, 完全に, 前の, などの意味を表す接頭語).
exacerbation [igzæsə:béiʃən] 増悪, 再燃(病状の).
examination [igzæminéiʃən] 試験, 検査, 診察, 検診.
examination under anesthesia (EUA) 麻酔下診察.
examine [igzǽmin] 検査する, 調べる(状態・性質などを), 試験する.
examining table 検査台.
example (Ex) [igzǽmpl, eg-] 見本, 例, 症例.
exanthema [iksænθí:mə, -θémə, igz-] 皮疹, 発疹, = eruptions, exanthem 複 exanthemata 形 exanthematous.
exanthema subitum 突発性発疹(ヒトヘルペスウイルス6型による感染症で, 6〜18ヵ月の乳児にみられる. 突然に高熱が出現し，3〜4日持続したのち，解熱とともに発疹が出現する)，＝roseola infantum, Duke disease, sixth disease, parascarlatina, exanthem subitum.
exanthemata [igzænθémətə] → exanthema.
exarticulation [iksɑ:tikjuléiʃən] 関節離断〔術〕，＝exarticulatio.
excavatio [ekskəvéiʃou] 陥凹，窩，＝excavation.
excavation [ekskəvéiʃən] 陥凹，窩，腔窩，削掘(歯の).
excavation of optic disc 円板陥凹.
excavator [ékskəveitər] 穿孔器，掘洞器.
excementosis [eksiməntóusis] ①セメント質増殖症，＝hypercementosis，②白亜質腫(歯根の).
excentric [ikséntrik] 偏心輪(工学)，＝eccentric.
excess [iksés] 過剰，過度，過多.
excessive [iksésiv] 過剰な，過度の，過多の.
excessive appetite 食欲亢進.
excessive sweating 多汗，＝hyperidrosis.
excess mortality rate 超過死亡率(ある集団において，通常考察できるか，期待される以上の死亡数の増加をいう).
exchange [ikstʃéindʒ] 交換.
exchange transfusion (ET) 交換輸血(患者の血液を他人の血液と交換する方法)，＝replacement transfusion.
excimer laser エキシマレーザー(強力紫外線レーザーで，動脈硬化性病変の除去などに用いられる).
excipient [iksípiənt] 賦形剤，補形薬，付形剤(水薬または錠剤を作る時に用いる無効成分)，＝vehicle, excipiens, constituens.
excise [eksáiz, éksa-] 切除する，摘出する.
excision [eksíʒən] 切除〔術〕(部分的に小範囲).
excitability [iksaitəbíliti] 興奮性 形 excitable.
excitable area 興奮野，＝motor area.
excitation [eksaitéiʃən] ①興奮(刺激により活動電位を発生，あるいは発生するようになった状態)，②励起(化学)，③発揚(精神) 形 excitatory.
excitation-contraction coupling 興奮収縮連関.
excitation wave 興奮波(筋肉が収縮を起こす直前に発生する電波).
excitatory [iksáitətɔ:ri, -təri] 興奮性の.
excitatory junctional potential (EJP) 興奮性シナプス電位，接合部電位.
excitatory postsynaptic potential (EPSP) 興奮性シナプス後電位，興奮性接合部後電位.
excitatory synapse 興奮性シナプス.
excitement [iksáitmənt] 興奮.
excito- [iksaitou, -tə] (促進，興奮，励起，刺激の意味を表す接頭語).
excitomotor [iksaitoumóutər] 運動促進性の，機能促進薬，＝excitomotory.
excitoreflex nerve 刺激反射神経(内臓神経で，刺激により反射を起こす).
exclave [ékskleiv] 飛地(ある器官の一部が飛地のように別の部位に存在する場合，例えば甲状腺に対して副甲状腺などを表現する際に用いる)，＝detached.
exclusion [iksklú:ʒən] ①除外，排除，②空置術，広置術(exclusion operation．消化管など管腔臓器を遮断，病変部の安静を保つ).
excoriation [ikskɔ:riéiʃən] ①擦創《すりきず》，蒼痕，爪痕，②脱皮，表皮剥離.
excrement [ékskrimənt] 排泄物，屎尿(しにょう) 形 excrementitious.
excrescence [ikskrésəns] 病的増殖物，突出物(いぼや息肉など).
excreta [ikskrí:tə] 排泄物(尿，糞)，＝excrete.
excretion [ikskrí:ʃən] 排出〔物〕，排泄 形 excretory.
excretion pyelography 排泄性腎盂撮影法，＝intravenous pyelography.
excretory disorder 排泄障害.
excretory gland 排出腺.
excurrent [ikskʌ́rənt] ①流出の，＝excretory，②遠心性の，③輸出性の，＝efferent.
excursion [ikskə́:ʃən] ①可動域，②偏倚運動，転移，③旅行 形 excursive.
excyclophoria [iksaikloufɔ́:riə] 外旋斜位，陽性回旋斜位(側頭方への回転斜位)，＝positive cyclophoria, plus cyclophoria.
excystation [eksistéiʃən] 脱嚢，包嚢脱出(寄生虫などが外包または被嚢から脱出すること).
exdative otitis media (EOM) 浸出性中耳炎.
exemia [iksí:miə] 血液水分脱出，＝hemoconcentration.
exempli gratia (e.g.) [L] 例えば，＝for example.
exencephaly [iksenséfəli] 脳瘤，＝exencephalia 形 exencephalous.
exenteration [iksentəréiʃən] 臓器摘出(除臓術)，＝exenteratio, evisceration.
exenteritis [iksentəráitis] 腸外膜炎，腸腹膜炎.
exentration [eksəntréiʃən] ①内容除去，②臓器摘出(除臓術).
exercise [éksə:saiz] ①運動，体操(身体の調子を良好にするための)，②練習.
exercise index (EI) 運動指数.
exercise-induced anaphylaxis

(EIAn) 運動誘発性アナフィラキシー.
exercise-induced anemia 運動性貧血(激しい運動や運動量の増加などにより引き起こされる貧血).
exercise induced asthma (EIA) 運動誘発喘息.
exercise prescription 運動処方(疾病の予防, 治療, 健康増進などを考慮し, 目的に合わせて適切な運動を決めること).
exercise stress testing 運動負荷試験.
exercise test 運動負荷試験.
exercise tolerance test (ETT) 運動耐力テスト, 運動負荷試験.
exercise treadmill test (ETT) トレッドミル運動負荷テスト.
exeresis [iksérəsis] 切除, 捻除術, = excision.
exergonic [iksə:gánik] エネルギー発生の.
exertion [igzə́:ʃən] 努力, 尽力.
exertional [igzə́:ʃənəl] 努力性の, 労作性の.
exertional rhabdomyolysis 労作性横紋筋融解〔症〕(筋肉労働に伴い, 骨格筋の破壊によって発症する. ミオグロビン血症およびミオグロビン尿症が出現する).
exflagellation [eksflæʤəléiʃən] 鞭毛放出(マラリア原虫の生殖母体が成熟して核の分裂とともに細胞質が伸長し, これに核が移行すると鞭毛状となって遊離する現象).
exfoliatin [eksfóuliətin] エクスフォリアチン, = exfoliative toxin.
exfoliation [eksfouliéiʃən] 剥脱, 落屑(皮膚続発疹である鱗屑が剥がれ落ちる現象), = exfoliatio.
exfoliative [eksfóuliətiv] 剥離性の, 剥脱性の 图 exfoliation.
exfoliative cytology 剥離細胞診断法.
exfoliative toxin (ET) 表皮剥脱毒素(黄色ブドウ球菌が産生する外毒素. 伝染性膿痂疹に関与し, またこの毒素による全身性中毒反応としてブドウ球菌性熱傷様皮膚症候群がある), = exfoliatin.
exhalation [ekshəléiʃən] ①呼息, 呼気, 呼出, ②発散, ③気化.
exhale [ekshéil] 呼出する.
exhaustion [igzɔ́:sʧən] ①疲憊(ひはい), 極度疲労, = prostration, ②排気.
exhaust ventilation 吸引式換気法, 排気式換気法.
exhib exhibeatur (投与せよ).
exhibeatur (exhib) [L] 投与せよ.
exhibition [eksibíʃən] ①薬物投与, ②展示.
exhibitionism [eksibíʃənizəm] 露出症(性器を露出して性欲を満足させる性倒錯の一つ).
exhibitionist [eksibíʃənist] ①〔性器〕露出症者, ②見世物師.
exit [éksit, égz–] 出口, 射出.
exit block 進出ブロック(刺激が発生した点から出ることができないこと).
exit interview 臨死面接.
ex(o)– [eks(ou), –s(ə)] (外側, 外部の意味を表す接頭語).
exoantigen [eksouǽntiʤən] 外抗原, = ectoantigen.
exocardia [eksouká:diə] 心臓転移.
exocardiac [eksouká:diæk] 心臓外の, = exocardial.
exocrine [éksəkrin, –krain] 外分泌の(endocrine に対する語), 外分泌物.
exocrine gland 外分泌腺(導管を経由して目的の部位に分泌する細胞の集まり).
exocytosis [eksousaitóusis] エクソサイトーシス(分泌顆粒内容物を細胞外に放出すること).
exodeviation [eksoudi:viéiʃən] 外偏位, 外斜視(眼科).
exodic [iksádik] 遠心性の, 輸出の.
exodic nerve 遠心性神経(刺激を末梢の筋などへ伝える(運動神経)), = efferent nerve.
exodontia [eksədánʃiə] 抜歯〔術〕.
exogamy [ikságəmi] ①異系交配, ②外婚〔制〕, 族外婚.
exogastrula [eksougǽstrulə] 外腸胚(原腸の突出後発育停止状態を示す異常胚子).
exogenous [iksáʤənəs] 外因性の, = exogenic, exogenetic.
exogenous fiber 外線維(脊髄外の神経細胞から出る線維).
exogenous purine 外因性プリン体(食物から摂取したプリン塩基).
exomphalos [iksámfələs] 臍ヘルニア(でべそ).
exon [éksɑn] エキソン(真核細胞 DNA における コーディング配列部位. この配列は成熟メッセンジャー RNA 部分に対してコードする DNA 部分へと転写され, さらにタンパク質へと翻訳される).
exonuclease [eksounjú:klieis] エキソヌクレアーゼ(ポリヌクレオチド鎖の一端から連続的にヌクレオチドを加水分解する酵素. 3′→5′ exonuclease, 5′→3′ exonuclease, exonuclease Ⅲ, Ⅳ, Ⅴなどの種類がある).
exopeptidase [eksəpéptideis] エクソペプチダーゼ(タンパク質分解産物の終末連結部に作用するタンパク分解酵素で, 以前は peptidase および ereptase と呼ばれていた).
Exophiala [eksoufáiələ] エキソフィアラ属(黒色真菌の一種で, 皮下真菌症の原因となる *E. dermatitidis* などが含まれる).
exophoria [eksoufɔ́:riə] 外斜位(視線の

E

斜位の一つで，遮蔽された眼の視線が外方に偏るもの）㊋ exophoric.

exophthalmic [iksɑfθǽlmik] 眼球突出性の.

exophthalmic goiter 眼球突出性甲状腺腫（バセドウ病），＝Flajan disease, Graves disease, Basedow disease, Parry disease, hyperthyroidism, thyrotoxicosis.

exophthalmometer [iksɑfθælmɑ́mitər] 眼球突出〔測定〕計，＝proptometer.

exophthalmos [iksɑfθǽlməs] 眼球突出〔症〕（眼球が前方へ異常に突出している状態），＝exophthalmus ㊋ exophthalmic.

exophytic [eksəfítik] 外方増殖性の.

exoskeleton [eksəskélitən] 〔体〕外骨格（昆虫類の甲殻，ワニ，カメなどの甲），＝dermal skeleton, external skeleton.

exosmosis [eksɑsmóusis] 外方浸透（半透過膜を通して溶液中の物質が内方から外方へ交流する現象）.

exostosis [eksɑstóusis] 外骨症（骨腫）㊋ exostotic.

exothermic [eksouθə́:mik] 発熱の，散熱的の，熱遊離的の，＝exothermal.

exotoxin [eksətɑ́ksin] 〔菌体〕外毒素（真性毒素，可溶性毒素），＝soluble toxin, true toxin.

exotropia (XT) [eksoutróupiə] 外斜視，＝divergent strabismus, external squint.

expansion [ikspǽnʃən] 拡大，伸展，膨張.

expansion arch 拡大弓（歯間を広げたり矯正歯科で用いる固定器），拡大弦線.

expect [ikspékt] 予期する，予想する，期待する.

expectancy [ikspéktənsi] 予期.

expectancy of life 寿命，余命，＝life expectancy.

expectation [ekspektéiʃən] ①期待，予期，②期待値，＝expected value.

expected date of confinement (EDC) 分娩予定日，＝expected date of delivery.

expected date of delivery (EDD) 分娩予定日，＝expected date of confinement.

expected morbidity rate 予測（期待）罹病率.

expectorant [ikspéktərənt] 去痰薬，＝expectorantia.

expectoration [ikspektəréiʃən] 喀痰，喀出.

expectoration of retained secretions 排痰法（気道分泌物を気道から積極的除去し，気道を正常に保つ方法）.

experience [ikspíəriəns] 経験〔する〕，体験〔する〕.

experienced death rate 実〔測〕死亡率.

experiential learning 体験学習.

experiment [ikspérimənt] 実験，試験 ㊋ experimental.

experimental [ikspèriméntəl] 実験〔用〕の，実験的な.

experimental animal 実験動物.

experimental design 実験計画.

experimental study 実験的研究.

expiration [ekspiréiʃən] ①呼気，呼息（肺から空気を呼出すること），②終結，満了 ㊋ expiratory.

expiration-inspiration ratio (E/I) 呼気/吸気比.

expiration time (ET) 呼気時間.

expiratory [ekspáirətɔ:ri, -təri] 呼気の.

expiratory phase time (T_E) 呼気相時間.

expiratory positive airway pressure (EPAP) 呼気陽圧呼吸〔法〕.

expiratory pressure 呼息圧，呼気圧.

expiratory reserve 呼息予備.

expiratory reserve volume (ERV) 予備呼気量.

expiratory stridor 呼気性狭窄音.

expiratory vital capacity (EVC) 呼気肺活量.

expire [ikspáiər] ①止息（死）する，②有効期〔限〕消滅，③息を吐く.

expired air resuscitation 呼気吹込み蘇生〔法〕.

expired gas (E) 呼気.

expired gas volume per minute ($\dot{V}_E$) 分時換気量.

explant [éksplænt] ①体外移植組織，②体外に移植する.

exploration [eksplɔ:réiʃən] 診断〔的〕切開.

exploratory [iksplɔ́:rətəri] 診査の，試験的な.

exploratory laparotomy 診断的開腹術，試験〔的〕開腹術.

exploratory operation 診査手術.

explorer [iksplɔ́:rər] ①研究器具，②探針.

explosion [iksplóuʒən] 爆発（または人口などの爆発的な増加）.

explosion injuries 爆創.

explosive [iksplóusiv] 爆発性の，爆発的な.

explosive psychopath 爆発性格.

explosive psychopathic 爆発性精神病質者.

exposure [ikspóuʒər] 曝露，露出（特に外傷の診断時に重視される）.

expression [ikspréʃən] ①表徴，表情，表現，容貌，②圧出（薬学，外科，産科で用いる），③式 ㊋ expressive.

expressive [iksprésiv] 表現の.

expressive aphasia 表現的失語〔症〕，＝motor aphasia.

expulsion [ikspʌ́lʒən] ①駆除，放逐，②娩出，③脱出，＝expulsio ㊋ expulsive.

expulsive [ikspʌ́lsiv] 追い出す，駆逐性の．
expulsive force 娩出力．
exsanguination [eksæŋgwinéiʃən] 瀉血 動 exsanguinate 形 exsanguinating.
exsanguine [eksǽŋwin] 瀉血する．
exsiccation [eksikéiʃən] 乾燥，乾涸(特に結晶水の除去)．
exsorption [iksɔ́:pʃən] 漏出する(血液から消化管腔に物質が移動すること)．
exstrophy [ékstrəfi] 外反，＝ecstrophia.
exsufflation [eksʌfléiʃən] 強制呼吸(強制的(力学的)に行う肺の換気)，＝forced respiration.
Ext extraction (抜歯)．
extend [iksténd] 拡大(拡張)する，延長(伸長)する，継続する．
extended operation 拡大手術(標準的な手術を超えるもの)．
extended-spectrum beta(β)-lactamase (ESBL) 基質特異性拡張型ベータ(β)ラクタマーゼ．
extension [iksténʃən] 拡大，拡張，延長，伸展，牽引 形 extensive.
extensive [ikstén siv] 広範囲の，広汎な，拡張性の，大規模な，継続的な，長期の．
extensively drug-resistant tuberculosis (XDR-TB) 超多剤耐性結核菌(主要な薬剤のほとんどに耐性をもつ結核菌)．
extensor [iksténsər] 伸筋(関節を伸展させる筋肉)．
extensor carpi radialis 橈側手根伸筋(前腕の筋の一つ)，＝musculus extensores carpi radialis [L].
extensor carpi radialis brevis 短橈側手根伸筋(前腕の伸筋の一つで，橈骨神経支配)，＝musculus extensor carpi radialis brevis [L].
extensor carpi radialis longus 長橈側手根伸筋(前腕の筋の一つ)，＝musculus extensor carpi radialis longus [L].
extensor carpi ulnaris 尺側手根伸筋(前腕の筋の一つ)，＝musculus extensor carpi ulnaris [L].
extensor digiti minimi 小指伸筋(前腕の伸筋の一つ)，＝musculus extensor digiti minimi [L].
extensor digitorum 〔総〕指伸筋(前腕の伸筋に属し母指以外の指を伸展，橈骨神経支配)，＝musculus extensor digitorum [L].
extensor digitorum brevis 短指伸筋(足背にある)，＝musculus extensor digitorum brevis [L].
extensor digitorum longus 長指伸筋(下腿の筋の一つ)，＝musculus extensor digitorum longus [L].
extensor hallucis brevis 短母指伸筋(足背にある)，＝musculus extensor hallucis brevis [L].
extensor hallucis longus 長母指伸筋(前腕の筋の一つ)，＝musculus extensor hallucis longus [L].
extensor indicis 示指伸筋(示指を伸展させる前腕の筋)，＝musculus extensor indicis [L].
extensor pollicis brevis 短母指伸筋(前腕の伸筋の一つで，橈骨神経支配)，＝musculus extensor pollicis brevis [L].
extensor pollicis longus 長母指伸筋(下腿の筋の一つ)，＝musculus extensor pollicis longus [L].
extensor retinaculum 伸筋支帯(手首，足首にある伸筋の腱を支持する線維状の帯)，＝retinaculum extensorum [L].
extent [ikstént] 範囲，程度，限度，広さ，大きさ．
exteriorize [ikstí:riəraiz] (内臓を体外に転移すること)．
extern [ékstə:n, ikstə́:n] エキスターン(医学校の上級生または卒業生で，院外から通勤して臨床医学を習練するもの．院内宿直のインターン生に対していう)，＝externe.
external [ikstə́:nəl] 外部の，外の(腔，器官の中心から遠い位置であることを表す)．
external acoustic meatus 外耳道(いわゆる「耳の穴」から鼓膜までの部分)，＝meatus acusticus externus [L], external auditory meatus.
external auditory meatus 外耳道，＝external acoustic meatus.
external capsule 外包(レンズ核の外側方の白質の部分)．
external cardiopulmonary resuscitation (ECPR) 胸壁外心肺蘇生．
external carotid artery (ECA) 外頸動脈(総頸動脈の枝で舌，顔面，後頭部などに分布する)，＝arteria carotis externa [L].
external conjugate diameter 外結合径(第5腰椎棘突起尖から恥骨結合上縁まで)．
external cranial base 外頭蓋底(脳をいれる頭蓋腔の底をつくる骨の外面)，＝basis cranii externa [L].
external dental epithelium 外エナメル上皮，外歯上皮，＝external enamel epithelium.
external dialysis 体外透析(人工腎臓のこと)．
external ear 外耳(耳介と外耳道よりなる)，＝auris enterna [L].
external fecundation 体外受精．
external fistula 外瘻．
external genital organs 外生殖器，

= genitalis externa [L].
external hemorrhoids 外痔核.
external iliac artery (EIA) 外腸骨動脈(総腸骨動脈の枝，鼠径靱帯の下を通り大腿動脈となる)，= arteria iliaca externa [L].
external iliac vein (EIV) 外腸骨静脈(下肢からの静脈を集める)，= vena iliaca externa [L].
external intercostal muscles 外肋間筋(肋間筋の一つ，呼吸筋として働く)，= musculi intercostales externi [L].
external jugular vein 外頸静脈(顔面の静脈を集める皮静脈である)，= vena jugularis externa [L].

E

external nose 外鼻，= nasus externus [L].
external occipital crest 後頭外稜(正中頂線)，= median crest nuchal line.
external occipital protuberance 外後頭隆起(後頭骨の外面にある隆起)，= protuberantia occipitalis externa [L].
external otitis media 外因性中耳炎.
external pudendal arteries 外陰部動脈，= arteriae pudendae externae [L].
external pudendal veins 外陰部静脈，= venae pudendae externae [L].
external radiation therapy (ERT) 外的放射線療法.
external rotation 外回旋(児頭が顔面を後方または前方に向けて娩出されるとき，骨盤入口面にある肩甲が回旋下降して腟外で回旋して，顔面を母体大腿の内面に向ける運動).
external transmigration 〔卵管〕外移行(卵子が一側からその卵管を経ずして他側の卵管に移行すること).
external urethral orifice 外尿道口(尿道の出口)，= ostium urethrae externum [L].
external uterine orifice 〔外〕子宮口(子宮頸管の腟側の口)，= ostium uteri [L].
exteroceptive [ekstərəséptiv] 外受容性の.
exteroceptor [ekstərəséptər] 外受容器(外界感覚受容器).
exterofective [ekstərəféktiv] 随意的の.
extinction [ikstíŋkʃən] ①消衰，消去，②絶滅(動植物の)，③吸光.
extinguish [ikstíŋgwiʃ] 消滅させる(火炎などを).
extirpation [ekstə:péiʃən] 摘除〔術〕，摘出〔術〕.
extorsion [ikstó:ʃən] 外反(角膜垂直経線上部の).
extra- [ekstrə] (外の，以外の，以上に，などの意味を表す接頭語).
extra-articular [ekstrə ɑ:tíkjulər] 関節外の.
extracapillary proliferative glomerulonephritis 管外性増殖性糸球体腎炎.
extracapsular ankylosis 嚢外強直，= false ankylosis, spurious ankylosis.
extracellular fluid (ECF) 細胞外液.
extracellular matrix (ECM) 細胞外基質.
extracellular toxin 細菌外毒素，= exotoxin.
extracerebral [ekstrəséribrəl, -sərí:b-] 脳外の.
extrachromosomal inheritance 染色体外遺伝.
extracorporeal [ekstrəkɔ:pó:riəl] 体外の.
extracorporeal circulation (ECC) 体外循環.
extracorporeal dialysis 体外血液透析，体外透析(半透膜を介して血液中の溶質を拡散により透析する).
extracorporeal membrane oxygenation (ECMO) 膜型人工肺補助体外循環(体外式模型人口肺．エクモ).
extracorporeal shock wave lithotripsy (ESWL) 体外衝撃波胆石破砕療法(砕石装置により腎盂内結石や胆嚢内結石を破砕し，小細胞として排出させる砕石療法).
extracorporeal ultrafiltration method (ECUM) 体外限外濾過〔法〕(液圧差を利用して，血液から水，溶質を体外に濾過する).
extracorporeal volume (ECV) 体外循環容量.
extracranial [ekstrəkréiniəl] 頭外の，頭蓋外の.
extracranial intracranial arterial bypass (EIAB) 頭蓋外内動脈吻合術(外頸動脈系の血管を頭蓋内動脈と吻合して，脳内に新しく側副循環を作成するもの).
extracranial-intracranial bypass (EC-IC bypass) 頭蓋内外バイパス，外頸内頸動脈バイパス.
extract (Ex) [ikstrǽkt] ①抽出物，②エキス(有効成分を抽出した固形または反固形薬)，= extractum，③抽出する.
extracting forceps 抜歯鉗子，= dental forceps.
extraction (Ext) [ikstrǽkʃən] ①抜出，摘出，②抽出(化学)，③抜歯，④娩出術(産科) 形 extractive.
extractive [ikstrǽktiv] エキス，抽出物.
extractor [ikstrǽktər] 摘出器，抽出器.
extracystic [ekstrəsístik] 膀胱外の，嚢胞外の，胆嚢外の.
extradural [ekstrədjú:rəl] 硬膜外の.
extradural anesthesia 硬膜外麻酔〔法〕，= epidural anesthesia.
extradural hematoma (EDH) 硬膜外血腫.

extradural hemorrhage 硬膜外(上)出血, ＝epidural hemorrhage.
extradural space 硬膜外腔(脊髄硬膜の上方の骨とのすきま，硬膜上腔ともいう)，＝cavum extradurale [L], epidural space.
extraembryonic [ekstrəembriánik] 胚体外の.
extramedullary [ekstrəmédjuləri] 骨髄外の.
extramedullary plasmacytoma 髄外形質細胞腫(孤立性形質細胞腫の骨髄外病変).
extraocular muscle (EOM) 外眼筋.
extraperitoneal [ekstrəperitouní:əl] 腹膜外の.
extraperitoneal fascia 腹膜外筋膜.
extrapyramidal [ekstrəpirǽmidəl] 錐体外路の.
extrapyramidal syndrome 錐体外路症候群(線条体の疾患に際し，全身筋の固縮，身体不安定，運動の調和の機能低下を有する特異症候群)，＝striatum syndrome.
extrapyramidal system 錐体外路系.
extrarenal [ekstrərí:nəl] 腎外の.
extrarenal calix 腎外腎杯.
extrasaccular hernia 嚢外性ヘルニア(滑脱ヘルニアのこと)，＝sliding hernia.
extrasensory perception (ESP) 超感覚的知覚.
extrasystole [ekstrəsístəli:] 期外収縮(正常の調律とは独立に，正常の洞調律より早く洞房結節以外の異所的刺激によって心臓が収縮することをいう)，＝premature beat, premature contraction.
extrauterine [ekstrəjú:tərin] 子宮外の.
extrauterine pregnancy (EUP) 子宮外妊娠.
extravaginal [ekstrəvǽʤinəl] 腟外の.
extravaginal ejaculation 腟外射精(避妊法の一つ).
extravasate [ikstrǽvəseit] ①溢出する，②〔血〕管外遊出物，溢出物.
extravasation [ikstrævəséiʃən] 血液溢出，〔血〕管外遊出，溢血(いっけつ).
extraversion [ekstrəvə́:ʒən] 外向性(①精神を外へ表現する傾向. ②歯弓の異常に広いこと).
extreme [ikstrí:m] 最大の，極度の.
extreme infrared ray 遠赤外線(赤外線のうちだいたい30 μm 以上マイクロ波までの部分).
extremely [ikstrí:mli] 極度に，きわめて.
extremely premature infant 超低出生体重児(出生体重1,000g 未満の児).
extremitas [ikstrémitəs] 端，四肢，＝extremity.
extremitas anterior 前端.
extremity [ikstrémiti] ①体肢，四肢，手足，②端.
extrinsic [ikstrínzik] 外的な，外因性の.
extrinsic muscle 外筋(起始点が器官の外部に，付着点がその内部にあるもの).
extroversion [ekstrouvə́:ʒən] ①外反，②外向性，＝extraversion.
extrovert [ékstrəvə:t] ①外へ向ける，②外向型の人(心を外界へ向ける社交家)，＝extravert.
extroverted personality 外向性人格(個人よりはむしろ外界に本能エネルギーが向かう性格).
extrude [ekstrú:d] 排出する.
extrusion [ikstrú:ʒən] ①挺出(歯の)，＝elongation, overeruption, elevation，②突出，③押出 形 extrusive.
extubation [ekstju:béiʃən] 抜管法 動 extubate.
extuberance [ikstjú:bərəns] 突起，膨張 形 extuberant, extrusive.
exuberation [igz(j)u:bəréiʃən] 高度増殖，豊富，繁茂 形 exuberant.
exudate [éksjudeit] 滲出液.
exudation [eksjudéiʃən] 滲出 形 exudative.
exudation cyst 滲出性嚢胞.
exudative [iksjú:dətiv] 滲出性の.
exudative inflammation 滲出性炎症.
exumbilication [eksʌmbilikéiʃən] 臍突出，臍ヘルニア，＝exomphalos.
ex vivo 生体外の.
eye (E) [ái] 眼，目(視覚系の最も重要な部分で，眼窩前部にあり，ほとんど球形をなす. 外層は角膜 cornea と強膜 sclera，中層(ぶどう膜)は虹彩 iris，毛様体 ciliary body および脈絡膜 choroid，内層は網膜 retina である)，＝oculus.
eyeball [áibɔ́:l] 眼球，＝bulbus oculi [L].
eyeball pressure test 眼球圧迫試験，＝Aschner test.
eye bank アイバンク，眼球銀行，角膜銀行(新鮮なあるいは保存角膜を移植用に供する目的で設けられた施設で，法によって許可された病院が，提供者の角膜を移植または他施設と交換する).
eyebrow [áibrau] 眉毛，＝supercilia [L].
eye-closure pupil reaction 閉瞼瞳孔反応，＝orbicularis pupillary reflex.
eye drop 点眼薬，＝collyrium.
eyeglasses [áiglæsiz] 眼鏡(めがね)，＝spectacles.
eye ground [áigraund] 眼底，＝fundus oculi.
eyelash [áilæʃ] 睫毛(まつげ)，＝cilium [L] 複 eyelashes.
eyelid [áilid] 眼瞼(眼球を上下から開閉する，結膜が裏打ちする)，＝palpebrae [L].

E

eye ocular movement (EOM) 眼球運動.

eyepiece [áipi:s] 接眼鏡(顕微鏡の光学系において眼に最も接近するレンズ), = ocular.

eyestrain [áistrein] 疲れ目(眼性疲労の俗称), 眼精疲労(眼に疲労症状(かすみ目, 眼痛, 頭痛, 羞明など)を生じたり, 肩こり, 胃部の不快感, 全身のだるさなどを自覚する状態のことをいう. 症候群であり, 成因を明確にしてはじめて眼精疲労と診断される. 眼科的, 環境的また心身医学的治療が必要となることもある), = asthenopsia.

eye tracking test 視標追跡検査.

E

F

F ① female (女性，雌．F，f)，② father (父〔親〕)，③ field of vision (視野)，④ respiratory frequency (呼吸数．f)，⑤ formula (公式)，⑥ French (フレンチ式(カテーテルの太さを示す))，⑦ fluorine (フッ素の元素記号)，⑧ gilbert (ギルバート(動磁力単位))，⑨ variance ratio (分散比)．

F_1 first filial generation (雑種第一代)．

F_2 second filial generation (雑種第二代)．

°F Fahrenheit (華氏)．

FA ① fatty acid (脂肪酸)，② femoral artery (大腿動脈)，③ first aid (応急処置)，④ folic acid (葉酸)．

F/A fetus active (胎児生育)．

fabella [fəbélə] 腓腹筋頭種子骨(腓腹筋外側頭に形成された種子骨，ファベラ)．

Faber syndrome ファーバー症候群(血色素の著しい減少を呈する鉄欠乏性貧血)，＝hypochromic chloranemia．

Fab fragment Fabフラグメント(IgGにタンパク分解酵素(パパイン)を作用させると分子中央部(ヒンジ)で切断される．このアミノ末端側の断片)．

Fab region antigen-binding fragment region (Fab領域)．

Fabry disease ファブリ病(ヒトのスフィンゴ糖脂質代謝に関する遺伝病の一つで，α-ガラクトシダーゼ欠乏によるX染色体連鎖劣性欠損症．主として血管を侵す家族性リン脂質貯蔵性疾患，血管運動障害，浮腫，左室肥大，血圧上昇，タンパク尿などを生じる)，＝angiokeratoma corporis diffusum．

fabulation [fæbjuléiʃən] 作話〔症〕．

FAC familial adenomatosis coli (家族性大腸腺腫症)．

face [féis] ①かお(顔)，＝facies，②面 形 facial．

face mask 顔マスク(酸素吸入のための)．

face presentation 顔位．

facet [fǽsit] ①切り子面，②小関節面(関節面，特に小さなもの，椎骨間の関節，椎骨と肋骨間の関節などにみられる)，③個眼．

facetectomy [fæsitéktəmi] 椎間関節切除〔術〕．

facial [féiʃəl] 顔面の．

facial artery 顔面動脈(外頸動脈の枝)，＝arteria facialis [L]．

facial axis 顔軸，＝basifacial axis．

facial canal 顔面神経管(側頭骨内にある顔面神経の通る管)，＝canalis facialis [L]．

facial furuncle 顔面癤(せつ)，面疔(顔面の毛包，皮脂腺の急性化膿性炎症で，主に黄色ブドウ球菌が，他に溶血性レンサ球菌，表皮ブドウ球菌が原因となる)．

facial hemiatrophy 顔面片側萎縮症(原因不明な顔面片側の皮膚と皮下組織の萎縮を呈するもの．合併症として虹彩異色症，白斑，てんかんなどがある)，＝Parry-Romberg syndrome，Romberg disease．

facial nerve (FN) 顔面神経(第7脳神経，表情筋を支配)，＝nervus facialis [L]．

facial neuralgia 顔面神経痛(三叉神経痛のこと)，＝trifacial neuralgia，trigeminal neuralgia．

facial nucleus 顔面神経核，＝nucleus nervus facialis [L]．

facial palsy (FP) 顔面神経麻痺．

facial paralysis 顔面〔神経〕麻痺．

facial spasm 顔面攣縮(顔面筋(口輪，眼輪筋など)の不随意的な筋収縮)．

facial tic 顔面チック．

facial vein 顔面静脈，＝vena facialis [L]．

-facient [feiʃənt] (……の作用を引き起こすという意味を表す接尾語)．

facies [féiʃii:z] ①顔ぼう(貌)，②面．

facilitation [fəsilitéiʃən] 疎通，促通，促進(反射運動の際にみられる現象で，あらかじめ適当な刺激を加えておくと起こりやすくなる反射運動)．

facilitatory [fəsíliteitəri, -tətɔ:ri] 助長の，促進の，疎通の．

facing [féisiŋ] 前歯．

facio- [féiʃiou, -ʃiə] (顔との関係を表す接頭語)．

facioplasty [féiʃiəplæsti] 顔面形成術，美容術．

facioplegia [feiʃioupli:ʤiə] 顔面神経麻痺，＝prosopoplegia．

facioscapulohumeral muscular dystrophy 顔面肩甲上腕筋ジストロフィー(顔面，肩甲(翼状肩甲)，上腕(ポパイ腕)が強く障害される筋ジストロフィー)，＝facioscapulohumeral atrophy，Landouzy-Dejerine dystrophy．

FA_{CO_2} alveolar carbon dioxide fraction (肺胞気二酸化炭素(炭酸ガス)分画)．

FACS fluorescence activated cell sorter (蛍光細胞分析分離装置)．

F-actin Fアクチン(アクチンのポリマーで二重ラセン構造をとる)．

factitious [fæktíʃəs] 人工的な，＝factitial．

factitious disorder 虚偽性障害(自らの身体に毒物を投与するなどして，ある疾患の症状を捏造する精神障害．詐病 malingering とは区別される）．

factor [fǽktər] ①因子，要素，②因数．

factor Ⅰ～ⅩⅢ 第Ⅰ～ⅩⅢ因子（血液凝固因子で，1～13 の番号が付されている(6 番は欠番)．Ⅰ：フィブリノーゲン，Ⅱ：プロトロンビン，Ⅲ：組織トロンボプラスチン，Ⅳ：カルシウム，Ⅴ：ACグロブリン(プロアクセレリン，不安定因子)，Ⅶ：プロコンバーチン(血清プロトロンビン転化促進因子，安定因子)，Ⅷ：抗血友病性グロブリン(抗血友病因子A)，Ⅸ：血漿トロンボプラスチン成分(クリスマス因子，抗血友病因子B)，Ⅹ：スチュアート・プラウアー因子，Ⅺ：血漿トロンボプラスチン前駆因子，Ⅻ：ハーゲマン因子，ⅩⅢ：フィブリン安定化因子)．

factorial [fæktɔ́:riəl] ①因子の，要因の，②階乗(数学)．

facultative anaerobe 通性嫌気性細菌（無酸素の環境で生育する細菌を嫌気性細菌というが，酸素存在下では生育不可能な偏性嫌気性細菌に対し，酸素が存在しても生育可能な細菌を通性嫌気性細菌という)．

FAD familial Alzheimer disease（家族性アルツハイマー病)．

Faden suture ファーデン縫合糸(眼科領域の手術に用いられる)．

fagot cell ファゴット細胞(白血病でみられる腫瘍性前骨髄細胞．アズール顆粒が多く，これが束状のアウエル小体を形成している)．

Fahraeus–Lindqvist effect ファレーウス・リンドクヴィスト効果(血液が直径 1 mm 以下の血管を流れるときにみられる粘性の低下，毛細血管内では大血管内の粘性より半減している)．

Fahrenheit (°F) [fá:renhait] [G] 華氏．

Fahrenheit scale ファーレンハイト(華氏)温度単位法(氷点 32°と沸点 212°との間隔を 180 度に分けた温度表示法)，＝Fahrenheit thermometer.

failure [féiljər] ①失敗，②不足，③不全〔症〕，④破損，障害．

failure to thrive (FTT) 発育不全．

faint [féint] 失神，＝syncope.

fainting [féintiŋ] 気絶，卒倒，失神．

fainting spells 失神発作(脳循環の全般的低下により一過性の意識水準の低下をきたす．原因として，血圧によるものから反射性のものまでさまざまなものがある)．

falcate [fǽlkeit] 鎌形の，＝falciform.

falces [fǽlsi:z] → falx.

falcial [fǽlsiəl] 鎌の．

falciform [fǽlsifɔ:m] 鎌状の．

falciform ligament 肝鎌状間膜(臍から肝臓に至る腹膜のヒダで臍静脈の遺残である肝円索を含む)，＝ligamentum falciforme hepatis [L].

falciparum malaria 熱帯熱マラリア(原虫 *Plasmodium falciparum* によるマラリアで，高熱をきたす．治療が遅れれば脳症や種々の臓器不全に移行し死に至ることがある．悪性マラリア)，＝malignant malaria, malignant tertian malaria.

falcula [fǽlkjulə] 小脳鎌，＝falx cerebelli 形 falcular.

fallen arch 扁平足(土踏まずを形成する足骨弓の消失)．

falling palate 下垂口蓋垂(異常に長いもの)．

falling sickness てんかん，＝fainting sickness.

fallopian arch ファロピウス弓(鼠径靭帯のこと)，＝inguinal ligament, ligamentum teres uteri.

fallopian tube ファロピウス管(卵管)，＝uterine tube.

Fallot tetralogy ファロー四徴(心室中隔欠損，大動脈騎乗位，肺動脈狭窄，右室肥大が合併する代表的チアノーゼ性先天性心疾患)，＝Fallot tetrad.

fallout [fɔ́:laut] 降下物，降下塵．

false [fɔ́:ls] 仮性の，偽の．

false amniotic fluid 偽羊水(羊膜と絨毛膜の間に貯留する液．この流出が破水と誤られることがある)．

false anemia 仮性貧血(顔面蒼白患者の外観的貧血状態)．

false aneurysm 仮性脈瘤，偽〔性〕脈瘤(脈管壁の破裂によるもの)，＝pseudoaneurysm.

false angina 偽性アンギナ(心筋虚血がない時でも感じる狭心症様感覚)，＝spurious angina, angina notha.

false ankylosis 偽性強直，＝spurious ankylosis.

false cast 偽性円柱，＝pseudocast.

false cyanosis 偽〔性〕チアノーゼ(血液中の異常色素によるチアノーゼ)．

false hematuria 仮性血尿〔症〕．

false joint 偽関節．

false knot 偽結節(臍帯の)．

false labor 偽陣痛．

false negative 偽陰性(検査結果に基づく病気の診断において，実際には病気である者の検査結果が陰性を示すこと)．

false pain 偽陣痛(妊娠中の)．

false pelvis 大骨盤(骨盤を分界線で分けた場合の上方の部．腸をのせる)，＝greater pelvis, pelvis major [L].

false positive (FP) 偽陽性．

false positive reaction 偽陽性反応(誤って陽性となった反応)．

false pregnancy 偽妊娠，＝spurious pregnancy.

false ribs 仮肋(第 8～12 肋骨のこと)，＝costae spuriae [L].

false spermatorrhea 仮性精液漏(精子の混在していない前立腺分泌液の排

出), = prostatorrhea.
false suture 偽縫合.
falsetto [fɔːlsétou] 裏声(頭声ともいい, 声域の高い部分で張り上げた声), = vox capitis.
false vocal cord 仮声帯.
falsification [fɔːlsifikéiʃən] 錯誤, 虚偽.
falx [fǽlks] 鎌 複 falces.
falx cerebelli 小脳鎌(脳硬膜の一部で小脳の左右の半球の間にある), = falx cerebelli [L].
falx cerebri 大脳鎌(脳硬膜の一部. 鎌状で, 大脳を左右の半球に分ける), = mediastinum cerebri.
falx inguinalis 鼠径鎌(結合腱ともいい, 鼠径管の後内側壁の一部), = falx inguinalis [L].
FAM functional assessment measure (機能的予後評価法).
familial [fəmíliəl] 家族性の.
familial adenomatosis coli (FAC) 家族性大腸腺腫症.
familial adenomatous polyposis (FAP) 家族性大腸ポリポーシス(常染色体優性遺伝, 大腸に多数の腺腫性ポリープをきたす疾患), = familial adenomatosis coli.
familial Alzheimer disease (FAD) 家族性アルツハイマー病.
familial amyloidotic poly neuropathy 家族性アミロイドポリニューロパチー.
familial amyotrophic lateral sclerosis (FALS) 家族性筋萎縮性側索硬化症.
familial benign chronic pemphigus 家族性良性慢性天疱瘡, = Hailey–Hailey disease.
familial Creutzfeldt–Jakob disease 家族性クロイツフェルト・ヤコブ病.
familial dysautonomia 家族性自律神経異常症, = Riley–Day syndrome.
familial erythroblastic anemia 家族性赤芽球性貧血(主として, 地中海沿岸諸国に頻発し, 脾, 肝腫, モンゴル様顔ぼう, 骨格の変化を見, 流血中には多数の赤芽球が発現し, 栄養不良も著しく, 無抵抗性感染により倒れる), = thalassemia, Mediterranean anemia, Cooley anemia.
familial goiter 家族性甲状腺腫.
familial hemolytic icterus 家族性溶血性黄疸, = Chauffard–Minkowski disease.
familial hypercholesterolemia (FH) 家族性高コレステロール血症(常染色体優性遺伝形成をとり, 成因は LDL 受容体の異常(Ⅱa 型)), = familial type Ⅱa hyperlipoproteinemia.
familial hyperlipidemia 家族性高脂血症, = familial hyperlipoproteinemia.
familial hyperlipoproteinemia 家族性高リポタンパク血症(家族性に発症する血中脂質濃度の増加をみる疾患. 血清中に増加するリポタンパクの種類によってⅠ～Ⅴ型に分類される. 家族性高脂血症), = familial hyperlipidemia.
familial hypertriglyceridemia 家族性高トリグリセリド血症(高リポタンパク血症Ⅳ型の高脂血症が家族内に多発するものをいう), = familial type Ⅳ hyperlipoproteinemia.
familial hypocalciuric hypercalcemia 家族性低カルシウム尿性高カルシウム血症(常染色体優性遺伝疾患).
familial juvenile nephrophthisis (FJN) 家族性若年性腎症.
familial multiple endocrine neoplasia 家族性多発性内分泌腫瘍(家族性の原発性副甲状腺機能亢進症の病型の一つ, 常染色体優性遺伝形式を示す).
familial occurrence 家族集積性(ある疾病の発生が特定の家族に集中してみられること).
familial paroxysmal rhabdomyolysis 家族性発作性横紋筋融解〔症〕(遺伝病とされている. 骨格筋中の過度のホスホリラーゼ活性により起こる).
familial periodic paralysis 家族性周期性四肢麻痺.
familial primary hyperparathyroidism 家族性〔原発性〕副甲状腺機能亢進症.
family [fǽmili] ① 家族(生態), ② 科(生物分類法における目と属の中間族), ③ 一族.
family–centered care 家族中心のケア(医療)(家族全体を一つの単位として受けとめて実施するプライマリ・ケア).
family–centered maternity care 家族中心の母性ケア.
family doctor (FD) 家庭医.
family evaluation form (FEF) 家族評価書式.
family history (FH) 家族歴.
family infection 家族内感染.
family nurse practitioner (FNP) 家族ナースプラクティショナー.
family planning 家族計画, = planned parenthood.
family practitioner 家庭医, かかりつけ医.
family romance 家族ロマンス(誇大妄想の一種, 血統妄想で自分は高貴の生まれであるなどと妄想する).
family therapy 家族療法(患者の家族全体を対象とする精神療法).
famine [fǽmin] 飢饉, 飢餓.
famish [fǽmiʃ] 飢えさせる, = starve.
Fanconi anemia ファンコーニ貧血(先天性の再生不良性貧血で奇形を伴うことが多い. 染色体にぜい(脆)弱性があり白

血病発症例がある).
Fanconi syndrome ファンコーニ症候群, ＝de Toni–Debré–Fanconi syndrome.
fang [fǽŋ] ①牙, 内裂歯, ②歯根.
fanning [fǽniŋ] 開扇(手, 足の指が開くこと).
fanning sign 開扇徴候, 扇徴候(Babinski徴候時にみられ, 母指の背屈とともに足指が扇のように開く現象で, 錐体路症候でみられる).
fantasy [fǽntəsi] ファンタジー, 白昼夢.
F_{AO_2} alveolar oxygen fraction (肺胞気酸素分画).
FAP familial adenomatous polyposis (家族性大腸ポリポーシス).
far [fɑ́:r] 遠い.
farad [fǽrəd, –ræd] ファラド(電気容量の実用単位. Michael Faradayの名にちなんだ名称で, コンデンサに1クーロンの電気量を充電したとき1ボルトの電位差を生じるコンデンサの電気容量).
faradic [fərǽdik] 感応電流の, ＝faradaic.
faradism [fǽrədizəm] ①誘導電流, ②感応通電法(医療目的で電流を用いて筋肉や神経を刺激すること).
faradization [fæ̀rədaizéiʃən] 感応通電法.
Farber disease ファーバー病(セラミダーゼの欠乏によるムコリピドーシスで, 皮下結節, リンパ腺腫脹, 関節腫脹があり, 脂肪が病的細胞のリソゾーム内に蓄積している), ＝Farber syndrome, disseminated lipogranulomatosis.
fardel [fɑ:dél] 重荷(遺伝性疾患である個人に遺伝病が発現する結果受ける不利益の合計).
far infrared therapy 遠赤外線療法.
farmer's lung 農夫肺(酪農者が, 湿った牧草中の好熱性放線菌を反復吸入することによって起こる過敏性肺臓炎).
farmer's skin 農夫皮膚, ＝sailor's skin.
far point 遠点(はっきりと物体が見える最遠点).
far point of convergence 輻輳遠点.
farsightedness [fɑ:sáitidnis] 遠視, ＝hyperopia.
FAS fetal alcohol syndrome (胎児性アルコール症候群).
fascia [fǽʃiə, féi–] 筋膜(一般には筋膜という用語があてられている. しかし実際に示すものは筋肉の表面をおおう結合組織膜に限らず一般の層状になった結合組織膜を広く総称する用語) 複 fasciae, fascias.
fascial [fǽʃiəl] 筋膜[性]の.
fasciaplasty [fǽʃiəplæsti] 筋膜形成術.
fascia spermatica interna 内精筋膜, ＝spermatic fascia, internal fascia.
fascicle [fǽsikl] 小束, ＝fasciculus.
fascicular [fəsíkjulər] 線維束の, 維管束の.
fascicular block 分枝ブロック(左脚の2枝のいずれかの伝導がブロックされたもの).
fasciculation [fəsikjuléiʃən] ①線維束形成, ②筋線維束攣縮.
fasciculi [fəsíkjulai] → fasciculus.
fasciculi longitudinales 縦束(環椎十字靱帯を構成する靱帯の一つ), ＝fasciculi longitudinales [L].
fasciculitis [fəsikjuláitis] 視束炎(視神経炎).
fasciculus [fəsíkjuləs] 〔小〕束(筋または神経の) 複 fasciculi.
fasciectomy [fæsiéktəmi] 筋膜切除.
fasciitis [fæsiáitis] 筋膜炎.
fasciodesis [fæsiɑ́disis] 筋膜固定術.
fasciola [fəsáiələ] 小帯, ＝fasciole 形 fasciolar.
fascioplasty [fǽsiəplæsti] 筋膜形成術.
fasciorrhaphy [fæsiɔ́:rəfi] 筋膜縫合術, ＝aponeurorrhaphy.
fasciotomy [fæsiɑ́təmi] 筋膜切開術.
fascitis [fəsáitis] 筋膜炎, ＝fasciitis.
fast [fǽst] ①急速な, 速(早)い, ②耐性のある, 堅牢な, ③断食する, 絶食する.
FAST ①fluorescent allergosorbent test (蛍光アレルゲン吸着試験), ②functional assessment staging.
fastidious [fæstídiəs] 選好性の, 偏好性の.
fastigium [fæstíʤiəm] ①極期(病勢が最も増した時期), ②室頂(第四脳室の).
fasting [fǽstiŋ] 断食, 絶食, ＝abrosia, nestia.
fasting blood glucose (FBG) 空腹時血糖.
fasting blood sugar (FBS) 空腹時血糖.
fasting hyperglycemia 空腹時高血糖.
fasting hypoglycemia 空腹時低血糖.
fasting immunoreactive insulin (FIRI) 空腹時インスリン値.
fast wave 速波(脳波においてα波より周波が速いもの).
fat [fǽt] ①脂肪, ②中性脂肪(グリセロールのエステル).
fatal [féitəl] 致死性の.
fatal dose (FD) 致死量.
fatal familial insomnia (FFI) 致死性家族性不眠症(プリオンタンパク遺伝子の変異に基づく遺伝性疾患. 睡眠障害, 自律神経障害を経て, 激しい不眠, 痴呆(認知症)へと進展する).
fatal sporadic insomnia (FSI) 致死性孤発性不眠症(プリオン病の一種).
fat cell 脂肪細胞, ＝adipocyte.

fat embolism 脂肪塞栓症(骨折などによって遊離した脂肪組織の血管・リンパ管内流入が原因となる塞栓), = oil embolism.
fat-free body mass (FFM) 除脂肪体重(体重より脂肪重量をひいたもの. 骨, 筋肉, 水分などの重量).
father (F) [fɑ́:ðə] 父〔親〕.
father-in-law (FIL) 義父.
fat hernia 脂肪ヘルニア, = hernia adiposa.
fatigability [fætigəbíliti] 疲労性.
fatigue [fətí:g] 疲労.
fatigue fracture 疲労骨折, = march fracture, stress fracture.
fatigue phenomena of tibia 脛骨過労性骨障害(過度の繰り返す力で脛骨にみられる疲労現象), = fatigue fracture of tibia, shin splint.
fatigue severity scale (FSS) 疲労度尺度.
fatigue test (FT) 疲労検査.
fatness [fǽtnis] 肥満, = corpulence, adiposity.
fat stool 石けん便, = soap stool.
fatty [fǽti] 脂肪の.
fatty acid (FA) 脂肪酸(脂肪の加水分解により産生される).
fatty cast 脂肪円柱.
fatty infiltration 脂肪浸潤(脂肪化を起こした細胞では一般に細胞内脂質の絶対量が増加している状態).
fatty kidney 脂肪腎.
fatty liver (FL) 脂肪肝.
fatty stool 脂肪便(1日の糞便中に排泄される脂肪量が6g以上をいう. 脂肪吸収障害により起こり, 脂肪吸収不良症候群の症状として重要).
fauces [fɔ́:si:z] 口峡(口腔の奥で咽頭につながる), = fauces [L] 形 faucial.
faucial [fɔ́:ʃəl] 口峡の.
faucial reflex 咽頭反射(咽頭を刺激すると, こみ上げと嘔吐とを催す).
faucitis [fɔ:sáitis] 咽門炎, 口峡炎.
faveolate [fəví:əleit] 小窩のある.
faveolus [fəví:ələs] 小窩.
favism [féivizəm] ソラマメ中毒症(ソラマメ *Vicia fava* による中毒症で, 溶血発作をきたし, 黄疸, 血尿, 貧血を生じる. グルコース-6-リン酸脱水素酵素欠乏による溶血).
favus [féivəs] 黄癬(皮膚糸状菌症の一つ).
FB ① fiberoptic bronchoscopy (気管支ファイバースコープ), ② foreign body (異物).
FBAO foreign body airway obstruction (異物気道閉塞).
FBG fasting blood glucose (空腹時血糖).
FBM fetal breathing movement (胎児呼吸様運動).
FBS fasting blood sugar (空腹時血糖).
FCA Freund complete adjuvant (フロイント完全アジュバント).
Fc fragment Fcフラグメント(免疫グロブリンにタンパク分解酵素(パパイン)を作用させるとFabフラグメントとともに得られるC末端側の断片), = crystallizable fragment.
Fc region crystallizable fragment region (Fc領域).
FD ① family doctor (家庭医), ② fatal dose (致死量), ③ fetal danger (胎児危機), ④ functional dyspepsia (機能性胃腸症(障害), 機能性ディスペプシア).
FD_{50} median fatal dose (50%致死量).
FDA Food and Drug Administration (食品医薬品局(アメリカの)).
Fd region Fd領域(Fabフラグメントの H鎖の一部).
Fe ferrum (鉄).
fear [fiə́r] 恐怖, 恐れ(認知できる原因に由来する強い恐れ).
feb. febris (〔発〕熱).
febrifugal [fibrífjugəl] 消熱の, 解熱〔性〕の, = antipyretic.
febrifuge [fébrifju:ʤ] 解熱薬, = antipyretic, antifebrile.
febrile [fébril, fí:b-] 熱性の.
febrile crisis 熱分利(急速な熱の下降で, 解熱の種類の一つ).
febrile neutropenia 発熱性好中球減少.
febrile proteinuria 熱性タンパク尿(機能性タンパク尿の一つで, 腎疾患を伴わず高熱時に持続的に出現する良性のもの).
febrile psychosis 熱病性精神病, = infection-exhaustion psychosis.
febrile seizure 熱性痙攣.
febrile urine 熱病性尿(熱病にみられる尿で, 暗褐色を呈し, 臭気の強いもの).
febris (feb.) [fébris, fí:b-] [L] 〔発〕熱, = fever.
fecal [fí:kəl] 糞〔便〕の.
fecal abscess 糞便〔性〕膿瘍(腸と連絡して糞便が混じる膿瘍), = stercoraceous abscess.
fecal fistula 糞瘻, = stercorous fistula.
fecal incontinence 便失禁.
fecalith [fí:kəliθ] 糞石, = coprolith.
fecal occult blood (FOB) 便潜血.
fecaloid [fí:kəlɔid] 糞便様の.
fecaloma [fi:kəlóumə] 糞石, = scatoma, coproma, stercoroma.
fecal tumor 糞石, = fecaloma, stercoroma.
fecaluria [fi:kəljú:riə] 糞尿〔症〕.
fecal vomiting 吐糞症, = stercoraceous vomiting.
feces [fí:sis] 糞〔便〕, = faeces, stool.
feces examination 便検査, 検便,

F

= stool examination.
FECG fetal electrocardiogram (胎児心電図).
Fechner-Weber law フェヒネル・ウェーバー法則(心理物理学的法則とも呼ばれる. 感覚の強度Eは与えられた刺激強度Rの自然対数に正比例する).
feculent [fékjulənt] 残渣のある, 排便性の, = excrementitious, fecal.
fecundability [fi:kʌndəbíliti] 受胎確率.
fecundate [fí:kəndeit] 受胎させる.
fecundation [fi:kəndéiʃən] 受精, = impregnation, fertilization.
fecundity [fi:kʌ́nditi] 生殖能〔力〕.
feed [fí:d] 食事(食物)を与える, 栄養を与える.
feedback [fí:dbæk] フィードバック, 帰還(電子回路や生体システムにおいて出力の一部を再び入力側に戻すこと).
feeding [fí:diŋ] 栄養, 給食, 哺乳.
feeding disorder 摂食障害.
feeding tube 栄養管.
fee-for-service 診療報酬(医療サービスを受けた際の支払い金).
feel [fí:l] 感じる, 感知する, 感覚がある.
feeling of cold 冷え症(身体の特定部位の冷感. 自律神経失調による血管運動神経障害, 毛細管攣縮による血行障害など).
feeling of fullness 膨満感.
feeling-type personality 感情型人格.
FEF family evaluation form (家族評価書式).
FEF_{25} forced expiratory flow after 25% of vital capacity (25%努力性呼気量).
Feingold diet ファインゴールド食(人工着色料, 香料, 保存料を一切排除した食事療法で, 多動児の治療に用いられた).
feline [fí:lain] ネコの, ネコ科動物の, ネコのような.
***Feline immunodeficiency virus* (FIV)** ネコ免疫不全ウイルス(レトロウイルス科のウイルス).
***Feline leukemia virus* (FeLV)** ネコ白血病ウイルス(レトロウイルス科のウイルス).
feline spongiform encephalopathy (FSE) ネコ海綿状脳症(プリオン病の一種).
fellatio [fəléiʃiou] 口淫, 吸茎(陰茎を口でなめて性欲を満足させること. フェラチオ), = fellatorism.
felon [félən] ひょう(瘭)疽, = whitlow, paronychia, panaritium.
feltwork [féltwə:k] フェルト様神経組織(灰白質の神経線維網あるいは叢), = neuropil.
Felty syndrome フェルティ症候群(巨脾症および白血球減少症を伴うリウマチ様関節炎).
female (F, f) [fí:meil] 女性, 雌.
female catheter 女性用カテーテル(金属製またはガラス製の短いもの).
female homosexuality 女性同性愛.
female hormone agents 女性ホルモン薬(卵胞ホルモン薬. エストラジオール, エストロン, エストリオールなど), = estrogen derivatives.
female infertility 女性不妊症.
female sex chromosome (X) 雌性核染色体.
female sex hormone 女性ホルモン.
female sterility 女性不妊(女性側の要因による不妊).
female sterilization 不妊手術(女性の).
feminism [féminizəm] 男体女性化.
feminization [feminaizéiʃən] 女性化, 雌性化, = feminism.
femoral [fémərəl] 大腿の.
femoral artery (FA) 大腿動脈(外腸骨動脈の続きで鼠径靱帯の下, 大腿三角を通り膝窩動脈となる), = arteria femoralis [L].
femoral canal 大腿管(プーパー靱帯とハンター管の後方にある大腿血管鞘の内側腔), = canalis femoralis [L].
femoral hernia 大腿ヘルニア, = crural hernia.
femoral muscle 大腿筋(大腿四頭筋の一つである中間広筋のこと).
femoral nerve 大腿神経(腰神経叢の枝の一つで大腿四頭筋などに分布する), = nervus femoralis [L].
femoral reflex 大腿反射(大腿の上方3分の1の伸側皮膚を刺激すると, 膝関節以下で下腿が伸び足が曲がる).
femoral ring 大腿輪(鼠径靱帯の下方の口で大腿管に続く. 大腿ヘルニアと関係), = anulus femoralis [L].
femoral triangle 大腿三角(鼠径靱帯, 縫工筋, 長内転筋に囲まれた大腿上部の窪んだ部位. スカルパの三角), = trigonum femorale [L], Scarpa triangle.
femoral vein (FV) 大腿静脈(大腿三角の中にあり, 鼠径靱帯の下を通り外腸骨静脈となる), = vena femoralis [L].
femorocele [féməərəsi:l] 大腿ヘルニア(小腸あるいは大網などの腹部内臓が, 大腿管を通じて鼠径靱帯の直下, 内側1/3の部に脱出するヘルニアで, 中年以降の女性に多い), = femoral hernia.
femoroiliac [femərouíliæk] 大腿腸骨の.
femorotibial [femərətíbiəl] 大腿脛骨の.
femto- (f) [femtou] フェムト(10^{-15}倍を意味する接頭語).
femur [fí:mər] ①大腿骨(大腿の骨, 人体のなかで最も長い骨), = femur [L], ②大腿(もも, ふともも).

F

femur length (FL) 大腿骨長.
FENa fractional excretion of filtrated Na (ナトリウム排泄率).
fenestra [finéstrə] 窓.
fenestra cochleae 蝸牛窓(正円窓ともいう. 第2鼓膜がある), ＝fenestra rotunda, cochlear window.
fenestra ovalis 卵円窓(前庭窓), ＝fenestra vestibuli, oval window.
fenestra rotunda 正円窓(蝸牛窓), ＝round window, fenestra cochleae.
fenestrated [fénistreitid] 有窓の.
fenestrated bandage 有窓包帯, 窓あき包帯.
fenestration [fenistréiʃən] ①開窓術, 造窓術, 穿孔術(fenestration operation. 主に嚢状の部位において, 切開・穿孔により外部と交通させて貯留物を排出する方法), ②有窓.
fenestra vestibuli 前庭窓(卵円窓ともいう), ＝vestibular window, fenestra ovalis.
Fenn effect フェン効果(筋肉の仕事量に伴い収縮反応の速度が上昇する効果).
F_{EO_2} fraction of oxygen in expired gas (呼気ガス内酸素分画).
ferment [fə:mént] ①発酵させる, ②酵素(生体の酸化還元反応を促進する触媒作用物質で, 無生酵母ともいう), ＝enzyme.
fermentation [fə:mәntéiʃən] 発酵(溶液中で酵母, 細菌, カビのような微生物によって複雑な糖類が分解されて簡単な有用物質を生成する過程で, その分解主成分の種類により, 種々様式がある) 形 fermentative.
fermentative [fə:méntətiv] 発酵性の.
fermentative diarrhea 発酵性下痢.
fermium (Fm) [fə́:miəm] フェルミウム(原子番号100, 原子量257の人工放射性元素).
ferning [fə́:niŋ] シダ状化.
ferri– [feri, –rai] (第二鉄Fe^{3+}イオンの存在を表す接頭語).
ferric [férik] ①第二鉄塩, ②鉄の, ＝ferruginous.
ferritin [féritin] フェリチン(鉄タンパク質ともいわれ, 腸粘膜細胞内に吸収された2価の鉄がタンパク質アポフェリチンと水酸化第二鉄のような形で結合した物質).
ferro– [ferou] (2価基鉄Fe^{2+}を含む化合物の意味を表す接頭語).
ferrokinetics [ferəkainétiks] 鉄動態(血液中の鉄の利用度を同位元素を用いた平衡指数により研究する学問).
ferroprotein [ferouprόuti:n] 鉄タンパク質(呼吸酵素運搬体).
ferrous [férəs] 第一鉄(2価基Fe^{2+}).
ferrous bromide 臭化第一鉄($FeBr_2$–$2H_2O$).
ferruginous [fərú:ʤinəs] ①鉄の, 含鉄の, ②含鉄薬, ＝chaly beate.
ferrum (Fe) [férəm] [L] 鉄, ＝iron.
fertile [fə́:tail] ①多産の, ②肥沃の, ③ねん(稔)性の 名 fertility.
fertility [fə:tíliti] 妊孕性, 受胎能.
fertilization [fə:tilaizéiʃən] 受精, ＝impregnation, fecundation.
fester [féstər] ①化膿する, ②膿瘡(表皮潰瘍ともいい, 瘻 fistula という原語の俗化したもの).
festinant [féstinənt] 促進の, 加速の, ＝rapid.
festinating gait 加速歩行(パーキンソン病にみられる, 次第に加速がついて早足になる歩行), ＝festination.
festination [festinéiʃən] 加速歩調(主にパーキンソン病でみられる, 歩行時に次第に加速がかかる歩行), ＝propulsion.
festoon [festú:n] フェストゥーン(①花綵(づな). ②歯肉縁の膨隆および彎曲).
FET forced expiratory technique (強制呼気(出)法).
fetal [fí:təl] 胎〔児〕の, ＝foetal.
fetal alcohol syndrome (FAS) 胎児アルコール症候群(妊婦の大量アルコール摂取によって起こる. 胎児の発育不全および外表奇形, 心奇形などを認める).
fetal asphyxia 胎児仮死(胎児・胎盤系の呼吸・循環不全を主とする症候群. 胎児ジストレスの用語が多く用いられる), ＝fetal distress.
fetal breathing movement (FBM) 胎児呼吸様運動.
fetal circulation 胎児循環.
fetal danger (FD) 胎児危機.
fetal death rate 死産率.
fetal diagnosis 胎児診断.
fetal distress 胎児ジストレス, 胎児切迫仮死(胎児仮死と同義. 胎児ジストレスを使用することが推奨されている), ＝fetal asphyxia.
fetal electrocardiogram (FECG) 胎児心電図.
fetal heart rate (FHR) 胎児心拍数.
fetal heart sound (FHS) 胎児心音.
fetal hemoglobin (HbF) 胎児ヘモグロビン, ＝hemoglobin F.
fetal medicine 胎児医学.
fetal period 胎児期.
fetal phonocardiogram (FPCG) 胎児心音図.
fetal rest 胚細胞残遺, ＝cell rest.
fetal rhythm 胎児心拍, ＝pendulum rhythm.
fetal tolerance 胎生期免疫寛容(胎生期など免疫機能が十分発達していない段階での免疫寛容).
F_{ETCO_2} end–tidal carbon dioxide fraction (終末呼気二酸化炭素(炭酸ガス)分画).
feticide [fí:tisaid] 胎児殺し, 堕胎.

F

fetid [fétid, fí:t-] 悪臭の, ＝foul-smelling.
fetid perspiration 臭汗症, ＝bromhidrosis, bromohyperhidrosis.
fetid sweat 臭汗, ＝bromhidrosis.
fetish [fétiʃ] 執着, 固執(病的な), ＝fetich.
fetishism [fétiʃizəm] フェティシズム(異性の所持品, 性器以外の身体の部分を眺め, または接触し, 所持し, あるいは思い浮かべて性的満足を得る変態性欲の一種), ＝fetichism.
fetomaternal [fi:təmətə́:nəl] 母児の(母体と胎児の).
fetometry [fi:támitri] 胎児計測.
fetopathy [fi:tápəθi] 胎児病.
fetoplacental [fi:toupləséntəl] 胎児胎盤の.
fetoplacental unit 胎児胎盤系.
fetoprotein [fi:toupróuti:n] 胎児性タンパク, フェトプロテイン.
fetor [fí:tɔ:r] 臭気, 悪臭, ＝foetor.
fetoscope [fí:təskoup] 胎児鏡(胎児観察に用いるファイバー内視鏡).
fetoscopy [fi:táskəpi] 胎児鏡検査(ファイバー内視鏡を用いた胎児異常の胎内診断).
fetus [fí:təs] 胎児, ＝foetus.
fetus active (F/A) 胎児生育.
fetus papyraceous 紙様〔胎〕児(双胎妊娠で, 死亡して生きている胎児に押しつぶされた胎児).
Feulgen reaction フォイルゲン反応(DNA の特異的染色法).
FEV forced expiratory volume (努力性(努力呼気)肺活量).
$FEV_{1.0}$ forced expiratory volume in one second (〔努力性呼気〕一秒量).
$FEV_{1.0\%}$ forced expiratory volume percent in 1.0 second (〔努力性呼気〕一秒率).
fever [fí:vər] ①熱(平温以上に体温が上昇すること), ＝pyrexia, ②熱病(発熱を主徴とする疾患) 形 febrile, feverish.
fever blister 単純疱疹.
feverishness [fí:vəriʃnis] 発熱状態, 有熱状態.
fever of unknown origin (FUO) 〔原因〕不明熱(38°C以上の熱が3週間以上持続し, 原因が特定できないものをいう(多くは感染症といわれる)).
fever therapy 熱療法, 発熱療法, ＝pyretotherapy.
FFA free fatty acid (遊離脂肪酸).
FFI fatal familial insomnia (致死性家族性不眠症).
FFP fresh frozen plasma (新鮮凍結血漿).
FGID functional gastrointestinal disorder (機能性消化管(胃腸)障害).
FH ①familial hypercholesterolemia (家族性高コレステロール血症), ②family history (家族歴).
F-H plane Frankfurt horizontal plane (フランクフルト水平面).
FHR fetal heart rate (胎児心拍数).
FHS fetal heart sound (胎児心音).
FI forced inspiration (強制吸気).
fiat (ft) [L] 作れ.
fiber [fáibər] ①線維, 線維組織, ②繊維 形 fibrous.
fiberoptic [faibəráptik] 光ファイバーの.
fiberoptic bronchoscopy (FB,FOB) 気管支ファイバースコープ.
fiberoptics [faibəráptiks] 光ファイバー, ファイバーオプティックス.
fiberscope [fáibə:skoup] ファイバースコープ.
fibra [fáibrə] 線維, ＝fiber 複 fibrae.
fibril [fáibril] 原線維(微細な線維または糸), ＝minute fiber.
fibrillary [fáibriləri] 線維の.
fibrillary neuroma 線維性神経腫, ＝plexiform neuroma.
fibrillated [fáibrileitid] ①原線維からなる, ②細動性の.
fibrillation [faibriléiʃən] ①細動(心房または心室の心筋線維が相互不調和な活動を呈するため, 不整な痙攣様収縮を起こし, 心臓は極度に不規則な間隔と強さで拍動する), ②線維性攣縮(筋の振戦) 形 fibrillary.
fibrillogenesis [faibrilədʒénisis] 原線維発生.
fibrin [fáibrin] フィブリン, 線維素(血液凝固の機序において凝血酵素 thrombin が水溶性線維素原 fibrinogen に作用して生ずる水不溶性のゲルに転化して析出されるタンパク質).
fibrin and fibrinogen degradation product (FDP) フィブリン分解〔産〕物(フィブリンがタンパク分解酵素により分解されたフィブリン断片).
fibrinase [fáibrineis] フィブリナーゼ(血液凝固 第XIII因子), ＝fibrin stabilizing factor, factor XIII.
fibrin(o)- [fáibrin(ou), -n(ə)] (線維素との関係を表す接頭語).
fibrinocellular [faibrinəséljulər] 線維素細胞性の.
fibrinogen [faibrínədʒən] 線維素原, フィブリノーゲン(血漿中にある水溶性質で, 多くの炎症性疾患において著明に増加を示し, 赤血球沈降反応の速度を増強する. 凝血酵素トロンビンの作用により非可溶性の線維素 fibrin に転化して凝血現象を完成させる物質. 血液凝固 第I因子), ＝factor I.
fibrinogenemia [faibrinoudʒəní:miə] 線維素原血〔症〕, フィブリノーゲン血〔症〕.
fibrinogenesis [faibrinədʒénisis] 線維素生成, フィブリン生成.

fibrinogenic [faibrinəʤénik] 線維素(フィブリン)生成の, ＝fibrinogenous.
fibrinogenolysis [faibrinouʤənálisis] フィブリノーゲン分解.
fibrinogenopenia [faibrinəʤenəpí:niə] 線維素原減少〔症〕, フィブリノーゲン減少〔症〕.
fibrinoid [fáibrinɔid] ①フィブリン様の, 線維素様の, ②フィブリノイド, 類線維素.
fibrinoid necrosis フィブリノイド壊死(リウマチ性疾患などで, 血管壁, 結合組織内病巣部に見いだされる特徴的病理所見. 周辺部に強い炎症性細胞浸潤を伴う).
fibrinolysin [faibrinálisin] 線維素溶解素, フィブリン溶解酵素, フィブリノリジン(線維素溶解を起こすとともに, 線維素原を非活性化する作用があり, 前駆物 profibrinolysin が活性化されたもの), ＝plasmin, serum tryptase.
fibrinolysis [faibrinálisis] 線維素溶解, フィブリン溶解.
fibrinolytic [faibrinəlítik] フィブリン分解の.
fibrinopurulent [faibrinəpjú:rələnt] フィブリン(線維素)化膿性の.
fibrinous [fáibrinəs] 線維素性の.
fibrinous cataract 線維素性白内障(虹彩炎における水晶嚢体中への滲出による仮性白内障).
fibrinous inflammation 線維素性炎症.
fibrin stabilizing factor (FSF) フィブリン安定化因子(血液凝固 第XIII因子), ＝fibrinase, factor XIII.
fibrinuria [faibrinjú:riə] フィブリン尿〔症〕, 線維素尿〔症〕.
fibro– [fáibrou, –rə] (線維または線維組織との関係を表す接頭語).
fibroadenoma [faibrouædinóumə] 線維腺腫.
fibroblast [fáibrəblæst] 線維芽細胞, ＝fibroplast.
fibroblastic [faibrəblǽstik] 線維芽細胞の, 線維増殖症の.
fibrocarcinoma [faibroukɑ:sinóumə] 線維癌腫.
fibrocartilage [faibroukɑ́:tiliʤ] 線維軟骨(膠原線維の豊富な軟骨, 椎間円板などにみられる) 形 fibrocartilaginous.
fibrocellular [faibrəséljulər] 線維と細胞との.
fibrochondritis [faibroukɑndráitis] 線維軟骨炎.
fibrochondroma [faibroukɑndróumə] 線維軟骨腫.
fibrocyst [fáibrəsist] 線維嚢胞.
fibrocystic [faibrəsístik] 線維嚢胞性の.
fibrocystoma [faibrousistóumə] 線維嚢腫.
fibrocyte [fáibrəsait] 線維細胞, ＝fibroblast, desmocyte.
fibrodysplasia [faibroudispléiziə] 線維性異形成(線維形成異常).
fibroelastic [faibrouilǽstik] 線維性弾性組織の.
fibroelastosis [faibrouilæstóusis] 線維弾性症(膠原線維, 弾性線維の層状, 斑状の肥厚状態をいう. アテローム性動脈硬化症の基本病変としてみられている).
fibroepithelioma [faibrouepiθi:lióumə] 線維上皮腫.
fibroid [fáibrɔid] ①線維性の, 類線維の, ②類線維〔腫〕, ＝myoma uteri.
fibroid degeneration 線維性変性.
fibroidectomy [faibrədéktəmi] 類線維腫切除.
fibrolipoma [faibroulipóumə] 線維脂肪腫.
fibroma [faibróumə] 線維腫, ＝fibroid tumor, inoma 形 fibromatous.
fibromatoid [faibróumətɔid] 線維腫様の.
fibromatosis [faibroumətóusis] 線維腫症.
fibromuscular [faibrəmʌ́skjulər] 線維筋性の.
fibromuscular dysplasia (FMD) 線維筋性形成異常症(中・小動脈に生じるもので, 狭窄病変により虚血症状を呈する. 腎・頸・腸間膜動脈などに生じ, 女性に多い).
fibromuscular hyperplasia 線維筋性過形成(線維筋形成異常. 狭窄や拡張を主体とする動脈の発育異常. 最も頻度の高いのは腎動脈).
fibromyalgia [faibroumaiǽlʤiə] 線維筋痛〔症〕.
fibromyalgia syndrome (FMS) 線維筋痛症候群(線維筋痛症. 慢性的な軟骨組織のびまん性疼痛. リウマチ性疾患に合併することもあり, 20～60歳の女性に多い).
fibromyectomy [faibrouméktəmi] 線維腫切除.
fibromyoma [faibroumaióumə] 線維筋腫.
fibromyositis [faibroumaiousáitis] 線維筋炎.
fibromyxochondroma [faibroumiksoukɑndróumə] 線維粘液軟骨腫.
fibromyxoma [faibroumiksóumə] 線維粘液腫.
fibronectin [faibrənéktin] フィブロネクチン(ガラクトプロテイン, レッツ(LETS)タンパク質. 細胞の接着・伸展や悪性化に関連がある接着性糖タンパク質).
fibronectin receptor フィブロネクチン受容体(細胞膜にあるフィブロネクチン結合タンパク質).
fibroneurinoma [faibrounju:rinóumə] 線維神経鞘腫.

F

fibroneuroma [faibrounju:róumə] 線維神経腫.
fibropapilloma [faibroupæpilóumə] 線維乳頭腫.
fibroplasia [faibroupléiziə] 線維増殖〔症〕 形 fibroplastic.
fibroreticulate [faibrouritíkjuleit] 線維網状の.
fibrosarcoma [faibrousɑ:kóumə] 線維肉腫(線維芽細胞由来の非上皮性の悪性腫瘍).
fibroserous [faibrousí:rəs] 線維漿膜性の.
fibrosis [faibróusis] ①線維症(線維組織の増殖), ②線維形成 形 fibrotic.
fibrositis [faibrousáitis] 結合組織炎 形 fibrositic.

F

fibrotic lung disease (FLD) 線維性肺疾患.
fibrous [fáibrəs] 線維の, 線維性の, = fibrose.
fibrous astrocyte 線維性星状膠細胞(脳や脊髄の白質にみられる細胞質に乏しく突起が長いタイプの細胞), = fibrillary astrocyte.
fibrous dysplasia 線維性骨異形成(若年者にみられる骨腫瘍類似疾患).
fibrous goiter 線維性甲状腺腫.
fibrous joint 線維性連結, = articulatio fibrosa.
fibrous pericardium 線維性心膜(心膜の外側, 膠原線維を主体となす), = pericardium fibrosum [L].
fibrous tissue 線維組織.
fibrous trigone 線維三角(心臓(骨格)の解剖名の一つ).
fibrous tubercle 線維結節(細菌による反応性結節).
fibrous tunic of bulb 眼球線維膜(眼球の最も外層の厚い膜で強膜と角膜よりなる), = tunica fibrosa bulbi [L].
fibula [fíbjulə] 腓骨(ひこつ. 下腿外側, 小指側にある細長い骨), = calf-bone, peroneal bone.
fibular [fíbjulər] 腓骨の, = fibularis.
fibular collateral ligament 外側側副靱帯(膝関節), = ligamentum collaterale fibulare [L].
fibularis [fibjulǽris, -léir-] 腓骨の, = fibular.
fibularis longus 長腓骨筋(下腿の筋の一つ), = musculus fibularis longus [L], peroneus longus.
fibularis tertius 第三腓骨筋(下腿の筋で, 長指伸筋の小指への部分), = musculus fibularis tertius [L], peroneus tertius.
fibulocalcaneal [fibjuloukælkéiniəl] 腓骨踵骨の.
Fick method フィック法(1分間の酸素消費量, ならびに動脈および動静脈混合血の酸素含有量から, 全酸素消費量÷動静脈血酸素差×100の式を用いて心拍出量が算出できる), = Fick principle.
field [fí:ld] 野, 場, 領域.
field block 手術野周囲遮断麻酔, 区域遮断(手術部の周囲に麻酔剤を注射する局所麻酔法).
field block anesthesia 周囲浸潤麻酔〔法〕.
field of consciousness 意識界.
field of fixation 注視野(頭を動かさず, 眼だけを動かして明確に見える範囲).
field of vision (F) 視野.
FIF forced inspiratory flow (努力性吸気流量).
fifth disease 第五病, = erythema infectiosum.
Fig. figure (図, さし絵).
FIGLU formiminoglutamic acid (ホルムイミノグルタミン酸).
FIGO staging 国際産婦人科学会分類法(FIGO (国際産婦人科学会)が考案した子宮頸癌の病期分類法).
figure (Fig.) [fígər, fígjər] ①図, ②形, ③数字.
figure-of-eight bandage 8字形包帯.
figure-of-eight suture 8字状縫合, = transfixion suture.
FIL father-in-law (義父).
fila [fáilə] → filum.
filaceous [failéiʃəs] 糸状の, 線条の, = filamentous.
filament [fíləmənt] ①糸状体, 索状体, ②線条, フィラメント, ③花糸 形 filamentous.
filamentary [filəméntəri] 糸状の.
filamentary keratopathy 糸状角膜炎(症)(角膜上皮に糸状物を生じる角膜表層病変).
filar [fáilər] 糸状の, 線維状の, = fibrillar, filamentous.
Filaria [filéəriə] 糸状虫属, フィラリア属(中間宿主として吸血昆虫を必要とする. 本属に属していた種は, 現在は他属に再分類されている).
filaria [filéəriə] フィラリア, 糸状虫.
filariasis [filəráiəsis] フィラリア症, 住血糸状虫症, = filariosis.
filaricidal [filéərisaidəl] フィラリア殺虫性の.
filaricide [filǽrisaid] フィラリア殺虫薬.
filariform [filǽrifɔ:m] フィラリア型(線虫類の幼虫のうち, 体が細長く, 食道も細長く食道球のない形態をもつ時期のものをいう).
filial [fíliəl] 子の.
filial generation 子の世代.
filiform [fáilifɔ:m] 糸状の, 毛状の, = piliform.
filiform papilla 糸状乳頭(舌乳頭の一つ, 角化しているので白色を呈す),

= papillae filiformes [L].

fill [fíl] ①満たす，充填する，②調剤する，③充満する．

fillet [fílit] ①係蹄，= loop，②肉片(細長い)，③絨帯，= lemniscus.

filling defect 充満欠損，陰影欠損(造影剤によるX線の)．

film [fílm] ①皮膜，薄膜，②フィルム(写真またはX線用の)．

film speed フィルム感度．

filopodium [filoupóudiəm] 糸足，糸状偽足，= filopod.

filopressure [fáiləpreʃər] (糸にて血管を圧迫すること)．

Filoviridae [filouvíridi:, -váir-] フィロウイルス科(一本鎖RNAウイルスで，*Marburgvirus*, *Ebolavirus* 属に分けられる)．

filter [fíltər] ①フィルター，②濾材(電磁気)，③濾過器．

filtrable [fíltrəbl] 濾過性の，= filterable.

filtrate [fíltreit] 濾液．

filtrating pressure (FP) 濾過圧．

filtration [filtréiʃən] 濾過，濾別．

filtration angle 透過角(虹彩角膜角のこと)，= iridocorneal angle.

filtration rate (FR) 濾過率．

filtrum [fíltrəm] ①濾過器，= filter，②陥凹，窩．

filum [fáiləm] 糸 複 fila.

filum terminale 終糸(脊髄の最末端，脊髄円錐に続く1本の細枝)，= filum terminale [L].

FIM functional independence measure (機能的自立度評価法)．

fimbria [fímbriə] ①采(ふさ．卵管采，海馬采など)，②線毛 複 fimbriae.

fimbriae [fímbrii:] → fimbria.

fimbriae of uterine tube 卵管采(卵管が腹腔に開くヒダ状の部分，排卵した卵を受け取る)，= fimbriae tubae [L].

fimbria of hipocampus 海馬采．

final diagnosis 最終診断．

finasteride [finǽstəraid] フィナステリド(良性前立腺肥大症の治療薬として使用されるが，内服用の発毛薬として男性型脱毛にも用いられる)．

finding [fáindiŋ] ①所見，②病変，③発見，④調査結果．

fine needle biopsy (FNB) 穿刺吸引生検．

finger [fíŋgər] 手指，= digit (of hand).

finger agnosia 手指失認．

finger breadth (FB) 横指(指の間に相当する長さ)．

finger-nose test 指-鼻試験(患者が眼を閉じ，両腕を側方にあげさせた位置から水平に腕を動かして示指先端で鼻を押さえさせる．共同運動の検査に利用する)．

finger phenomenon 手指現象(不全片麻痺において，腕を挙上すると不随意的に手指が離れて伸びる現象)，= Souques phenomenon.

fingerprint [fíŋgə:print] 指紋，= dactylography.

finger-thumb reflex 母指反射(1指と中手指関節を被動的に屈曲すると，基底関節と母指の終末指節は屈曲する)，= basal joint reflex.

finger toe 足指．

finger-to-finger test 指-指試験(指鼻試験と同様の方法で，示指先端を右と左から合わさせる法)．

Finger Zahl (F.Z.) [G] 指数弁，= counting fingers.

Finney operation フィニー手術(十二指腸潰瘍に対して施行する幽門形成術のうちの一つの方法)．

F_{IO_2} inspiratory oxygen fraction (吸入〔気〕酸素分画)．

FIRI fasting immunoreactive insulin (空腹時インスリン値)．

first [fə́:st] 第一の，最初の．

first aid (FA) 応急処置，救急処置．

first aid measure 救急処置．

first aid post 応急救護所(大災害の際医療機関などが混乱し，傷病者が医療の途を失った場合に，傷病者が現場で応急手当を受けるため臨時に設置された医療所)．

first degree arterioventricular block 第1度房室ブロック，= atrioventricular block.

first filial generation 雑種第一代．

first molar 第一大臼歯．

first-pass effect 初回通過効果(薬物量が血管外の適用部位から吸収され循環血中に移行するまでに減少すること．特に経口投与の場合を指し，消化管で吸収された後に肝などで代謝・排泄を受け，投与量に比べて循環血中の薬物量が少なくなる現象をいう)．

first permanent molar 第一永久大臼歯．

FISH fluorescence in situ hybridization (フィッシュ法)．

fish skin 魚りんせん(鱗癬)(角質層の形成，剥脱の異常により，角質層の異常堆積が起こり，魚のうろこ状を呈するもの．遺伝性と非遺伝性のものがある)，= ichthyosis.

fission [fíʃən] 〔二〕分裂，核分裂 形 fissionable.

fissura [fisú:rə, fíʃurə] 裂〔溝〕，= fissure.

fissura calcarinus 鳥距溝(後頭葉内側面にある大脳溝の一つ)，= sulcus calcarinus.

fissura hippocampi 海馬裂(海馬溝のこと)，= hippocampal sulcus, dentate fis-

sure, hippocampal fissure.
fissure [fíʃər] 亀裂〔を生じる〕, 裂〔溝〕.
fissure fracture 亀裂骨折(頭蓋骨, 肩甲骨体部, 腸骨翼などの扁平骨にみられる亀裂状の骨折).
fissure of glottis 声門裂(左右の声帯ヒダの間の隙間で空気の通路(気道)となる), = rima glottidis [L].
fistula [fístʃulə] 瘻〔孔〕, 瘻管, フィステル(管状の組織欠損) 複 fistulae 形 fistulous.
fistula of anus 肛門瘻.
fistula test 瘻孔試験(外聴道内圧を増減すると鼓室骨壁にびらんがあれば眼振を起こす. 迷路機能の異常のないときに限ってこの試験が成立する).
fistulation [fistʃuléiʃən] 瘻管形成, = fistulization.
fistulatome [fístʃulətoum] 瘻孔切開刀, = syringotome.
fistulectomy [fistjuléktəmi] 瘻孔切除術.
fistulotomy [fistjulátəmi] 瘻孔切開〔術〕, = fistulatomy, フィステル切開〔術〕.
fistulous [fístjuləs] 瘻の.
fit [fít] 発作(特にてんかんの), = ictus, attack, seizure.
fitness [fítnis] ① 適応度(値)(自然淘汰に対する個体の有利不利を表す基準), = adaptive value, ② 適性.
FIVC forced inspiratory vital capacity (努力吸気肺活量).
five-day fever 五日熱(塹壕熱ともいう. 病原体は *Bartonella quintana* で, コロモジラミにより媒介される. 世界大戦中ヨーロッパ東部の戦線で大流行した. 発熱は5〜6日で治まり2〜8回反復する), = trench fever, war typhus, Wolhynian fever.
fix [fíks] 固定する(させる).
fixation [fikséiʃən] ①固定, 定着, 凝固, ②固視, ③執着, 固執(病的な).
fixation disparity 固視ずれ.
fixation nystagmus 注視眼振.
fixation reflex 固視反射, = gaze reflex.
fixative [fíksətiv] 固定液, 固定剤.
fixed coupling 固定連結(連結期の一定なこと).
fixed idea 固定観念(自体に関する優格観念).
fixed macrophage 固定大食細胞(疎性結合織または肝, 脾, 骨髄, リンパ節などの静脈洞の内皮に付着するもの).
fixed rate pacemaker 固定レートペースメーカ(一定の周期で固定的に電気刺激が発生する人工ペースメーカ).
fixed virus 固定ウイルス(動物体を通過させて, ウイルスの病毒性を増強したもので, 特に狂犬病ウイルスでは, その潜伏期が一定期間に固定されたもの).
FJN familial juvenile nephrophthisis (家族性若年性腎症).
FL ① fatty liver (脂肪肝), ② femur length (大腿骨長).
fl fluid (液性の).
flaccid [flǽksid] 弛緩性の, = relaxed, flabby.
flaccidity [flæksíditi] 弛緩性.
flaccid paralysis 弛緩性麻痺.
flagella [flǽdʒələ] → flagellum.
flagellar [flədʒélər] 鞭毛の.
flagellar stain 鞭毛染色.
flagellate [flǽdʒəleit] 鞭毛のある, 有鞭毛の.
flagellated [flǽdʒəleitid] 鞭毛を有する.
flagellation [flædʒəléiʃən] ① 鞭毛運動, ② 鞭打ち.
flagellosis [flædʒəlóusis] 鞭毛虫症.
flagellum [flədʒéləm] 鞭毛 複 flagella 形 flagellous.
flag sign 旗徴候(タンパク欠乏疾患が原因で出現する毛髪の縞状変色).
flail chest 動揺胸郭(同側の3本以上の肋骨が折れ, 呼吸時に逆に動く胸壁のことで呼吸効率が低下する).
flail joint 動揺関節(関節手術後過度に動くもの).
flame [fléim] 炎〔を発する〕.
flame spot 火炎斑(網膜の出血斑).
flaming [fléimiŋ] 火炎滅菌.
flange [flǽndʒ] 凸縁, 出縁, つば.
flank [flǽŋk] 脇腹, 側腹部(肋骨と腸骨との間の腹横部), = latus.
flap [flǽp] 皮〔膚〕弁, 弁, 組織片.
flap amputation 弁状切断(切り方による).
flapless amputation 無弁切断.
flap operation 皮膚弁切断法.
flapping tremor 羽ばたき振戦(肝脳疾患でみられる異常運動. あたかも鳥が羽ばたくような運動を指していう. 律動性ミオクローヌスという方が正しい現象), = asterixis.
flare [fléər] ① 発赤(膿瘍などの周囲に皮膚発赤が広がること), ② 再燃(肺結核などで病巣が新たに発生すること), ③ 張開(特にくる病にみられる季肋部が外方へ張開すること).
flash [flǽʃ] 閃光.
flashback [flǽʃbæk] 再燃, フラッシュバック(心的外傷を受けた場面の再想起や, 覚醒剤断薬の際の幻覚の再発現など).
flash blindness 閃光盲(網膜の適応能力を超えた強い光によって引き起こされる一過性の視力喪失).
flash method 閃光法(牛乳を178°F (81°C)まで加熱した後, 急激に冷却する滅菌法).
flash point 引火点(可燃性液体の蒸気が

F

燃焼し得る最低温度).

flask [flǽsk] フラスコ，びん(瓶).

flat [flǽt] ①扁平の，②平調(写真の) 名 flatness.

Flatau law フラトー法則(脊髄神経の長いものは中心から離れた部にある).

Flatau-Schilder disease フラトー・シルデル病(進行性皮質下脳症).

flat bone 扁平骨(骨を形状から分類する際の用語，扁平な骨で例として胸骨などがある)，= os planum [L].

flat chest 扁平胸.

flatfoot [flǽtfút] 扁平足(足アーチの減少，消失した形態の足変形をいう)，= pes planus.

flatulence [flǽʧuləns] 鼓腸(消化管内ガスによる腹部膨満) 形 flatulent.

flatulent [flǽʧulənt] 鼓腸〔性〕の.

flatus [fléitəs] ①膨満(胃腸内にガスまたは空気の充満すること)，②放屁.

flat wart 扁平ゆうぜい(疣贅)，= verruca plana.

flatworm [flǽtwə:m] 扁虫，扁形虫.

flavin(e) [fléivin] フラビン(動植物界に広く分布している蛍光を放つ黄赤色の水溶性色素群の総称で，脂溶性の lipochrome に対し lyochrome ともいう．リボースとの結合によりビタミンB_2となる).

Flaviviridae [fleivaivíridi:, -vάir-] フラビウイルス科(一本鎖 RNA ウイルスで，*Flavivirus*, *Pestivirus*, *Hepacivirus* 属に分けられる).

Flavivirus [fleiviváiərəs] フラビウイルス属(フラビウイルス科の一属で，黄熱ウイルス，デングウイルス，日本脳炎ウイルス，ウエストナイルウイルスなどが含まれる).

flavo- [fléivou, -və] (黄色色素および，コバルトの黄色塩との関係を示す接頭語).

flavoprotein [fleivouprόuti:n] フラビンタンパク質，黄色タンパク質(リボフラビンを補欠分子族としてもつ複合タンパク質の総称).

FLD fibrotic lung disease (線維性肺疾患).

flea [flí:] ノミ [蚤] (隠翅目 *Siphonaptera* に属する昆虫).

flea-borne typhus ノミ媒介性チフス(*Rickettsia typhi* による疾患で，発熱，発疹などをきたす)，= endemic typhus, murine typhus.

flecainide acetate 酢酸フレカイニド(抗不整脈薬).

Flecher standard フレッチャー基準(慢性気管支炎の病態基準．痰を伴った慢性，あるいは持続性の咳が1年に連続して3ヵ月以上，少なくとも2年以上続くもの).

Flechsig areas フレヒシッヒ領(迷走神経と舌下神経とにより限定される延髄の前，側，後の3領域).

Flechsig tract 後脊髄小脳路，= fasciculus cerebellospinalis.

fleck [flék] 斑にする，斑，斑点.

flecked retina 斑状網膜.

fleck retina of Kandori 神鳥斑点網膜(常染色体劣性遺伝疾患で日本人にみられる).

flesh [fléʃ] 肉.

Fletcher-Hugh-Jones criteria フレッチャー・ヒュージョーンズ分類(呼吸困難の重症度分類)，= Hugh-Jones criteria.

flex [fléks] 屈曲する.

flexibilitas cerea [fleksibílitəs sériə] ろう(蝋)屈症(被動的に置かれた肢位を，あたかも蝋で作られたように保ち続ける現象)，= cerea flexibilitas, catatonia.

flexibility [fleksibíliti] 加撓性，たわみ性，= pliability.

flexible [fléksibl] 曲がりやすい，柔軟な.

flexion [flékʃən] 屈曲，= flection, bending.

flexor [fléksər] 屈筋(関節を屈曲させる筋).

flexor carpi radialis 橈側手根屈筋(前腕の筋の一つ)，= musculus flexor carpi radialis [L].

flexor carpi ulnaris 尺側手根屈筋(前腕の筋の一つ)，= musculus flexor carpi ulnaris [L].

flexor digiti minimi brevis 短小指屈筋(小指球筋の一つ)，= musculus flexor digiti minimi brevis [L].

flexor digitorum brevis 短指屈筋(小指球筋の一つ)，= musculus flexor digitorum brevis [L].

flexor digitorum longus 長指屈筋(下腿の筋の一つ)，= musculus flexor digitorum longus [L].

flexor digitorum profundus 深指屈筋(前腕の屈筋の一つで母指以外の四指の運動に関係)，= musculus flexor digitorum profundus [L].

flexor digitorum superficialis 浅指屈筋(前腕の筋，母指以外の4指を屈曲する)，= musculus flexor digitorum superficialis [L].

flexor hallucis longus 長母指屈筋(下腿の筋の一つ)，= musculus flexor hallucis longus [L].

flexor pollicis brevis 短母指屈筋(母指球筋の一つ)，= musculus flexor pollicis brevis [L].

flexor pollicis longus 長母指屈筋(前腕の筋の一つ)，= musculus flexor pollicis longus [L].

flexor reflex 屈筋反射(足に強い痛み刺激を受けたときのくるぶし，膝，腰の屈曲).

flexor retinaculum 屈筋支帯(手首，足

首にある屈筋の腱を支持する線維状の帯），＝retinaculum musculi flexorum［L］.

flexura［flékʃurə］ 曲，彎曲．

flexura duodenojejunalis 十二指腸空腸曲．

flexural［flékʃurəl］ 彎曲の，屈側の．

flexure［flékʃər］ 曲，彎曲，＝flexus, flection.

flicker［flíkər］ 明滅〔する〕，揺光．

flick sign 払いのけ徴候（手根管症候群の一症状）．

flight［fláit］ ①飛行，飛躍，奔逸，②逃避．

flight nurse フライトナース（飛行機内で看護するナース）．

flight of ideas 観念奔逸（湧出），意想奔逸（観念が次から次へ湧き話題が変転，当初の目標から逸れていくこと）．

flight reaction 逃避反応，逃走反応．

flint disease 石灰肺，石粉症，＝chalicosis.

Flint murmur フリント雑音（大動脈弁閉鎖不全症において，左房から流入する血液が逆流血液と衝突して心尖部に起こる拡張期雑音），＝Austin Flint murmur, Flint presystolic rumble.

float［flóut］ 浮遊する，浮動する．

floater［flóutə:］ 浮遊物（眼科においては特に飛蚊症），フローター．

floating cartilage 浮遊軟骨（関節ネズミ．関節腔内にできた遊離軟骨片）．

floating kidney 浮動腎，遊走腎（立位において1.5椎体以上移動する腎．時に腎の回転，尿管の屈曲，圧迫が起こる），＝movable kidney.

floating patella 遊走膝蓋骨．

floccilation［flɑksiléiʃən］ 瀕死のもがき，撮空摸床（患者がシーツをつかみ，または空をつかむような真似をすること），＝carphologia.

floccose［flɑkóus］ 毛状の（特に細菌の培養にみられる繁殖状態についていう）．

flocculation［flɑkjuléiʃən］ ①綿化，絮出，②凝結（coagulation と同義にも用いられることがある），③綿状反応．

flocculation number reaction 定量的絮数（じょすう）反応．

flocculation test 綿状試験（抗原抗体反応による沈降反応の一つ．過剰のウマの抗体を用いた毒素-抗毒素反応）．

flocculent［flákjulənt］ 綿状の，絮（じょ）状の．

flocculonodular lobe 片葉節状葉（小脳の虫部と片葉とからなる葉）．

flocculus［flákjuləs］ ①綿状沈降物，＝floccule，②片葉（小脳の），③小葉（実質性器官を分ける単位で葉よりさらに小さな単位．例：肝小葉）形 floccular.

flon gas フロンガス（低級炭化水素の水素を塩素やフッ素で置き換えた物質の総称）．

flooding［flʌ́diŋ］ フラッジング（子宮からの多量出血）．

floor nurse 病棟看護師．

floor plate 底板（胎児神経管の腹側板で，上衣細胞性の構造を示す）．

floppy［flápi］ しまりのない，ぐにゃぐにゃの，へなへなの．

floppy infant syndrome フロッピーインファント症候群，ぐにゃぐにゃ乳児症候群（筋緊張低下児），＝amyotonia congenita, myatonia congenita, congenital atonic pseudoparalysis, Oppenheim disease.

floppy valve syndrome フロッピーバルブ症候群（弁逸脱症候群．左室の収縮期に僧帽弁尖が僧帽弁口内へ逆行性にずれ僧帽弁逸脱を生ずる），＝mitral valve prolapse.

flora［flɔ́:rə］ 叢，フローラ．

florid［flɔ́:rid］ 開花性の，病勢盛んな．

flotation method 浮遊法（検便法の一つ．塩水集卵法）．

flow［flóu］ ①流れ，流量，②月経，多量月経．

flowchart［flóutʃɑ:t］ 流れ図，フローチャート．

flow cytometry フローサイトメトリー（蛍光色素で染色した個々の細胞を細い管を通過させるとき，レーザー光線をあてることによりその細胞から発生する蛍光の強弱で細胞の大きさ，相対的なDNA量などを測定しようとするもの）．

flower-spray ending 散形終末（第二知覚終末のこと，筋紡錘内線維の両端を取り巻く知覚神経終末）．

flowmeter［flóumitər］ 流速計（ガスまたは液体の流動速度を測定する器械で，医学では血流の測定に利用される），＝stromuhr.

flow rate (FR) 流量．

flow volume (FV, $\dot{V}$-V) フローボリューム．

floxuridine［flɑksjú:ridi:n］ フロクスウリジン（抗腫瘍薬）．

flu［flú:］ フルー，＝influenza，流行性感冒．

fluconazole［flukánəzoul］ フルコナゾール（抗真菌薬）．

flucrylate［flú:krileit］ フルクリレート（手術後の組織接着剤）．

fluctuation［flʌktʃuéiʃən］ ①波動（特に体腔内に液体が貯留したときにみられる症状），②彷徨変異，③動揺，変動，ゆらぎ 形 fluctuating.

flucytosine［flu:sáitəsi:n］ フルシトシン（抗真菌薬）．

Fluhmann test フルーマン試験（Allen-Doisy 試験の変法で，発情ホルモンの陽性反応には腟分泌液の粘液化を目標とする）．

fluid (fl)［flú:id］ ①流体，②液性の，

= liquid.
fluidextract [flu:idékstrækt] 流エキス剤(粉砕して得た生薬の有効成分をアルコールまたはアルコール水で滲出した薬剤), = fluidextractum, diacolation.
fluidounce [flú:idouns] フルイドオンス, 液量オンス(8フルイドドラム fluidrams に相当).
fluidrachm [flú:idræm] フルイドラム, 液量ドラム(約4mLに相当する調剤用量), = fluidram.
fluid vitreous 硝子体融解症, = synchysis corporis vitrei.
fluid volume (FV) 液量.
fluke [flú:k] 吸虫類(扁形動物門 *Plathelminthes*, 吸虫綱 *Trematoda* に属する動物の総称で, 住血吸虫 *Schistosoma*, 肺吸虫 *Paragonimus*, 肝吸虫 *Clonorchis* などを含む).
flumen [flú:mən] 流れ 複 flumina.
flumina [flú:minə] → flumen.
fluo- [flú:ou, -ə] (フッ素との関係を表す接頭語).
fluor [flú:ər] 帯下(たいげ), こしけ.
fluorescein [flu:ərési:n] フルオレセイン(蛍光染料), = resorcinolphthalein, dihydroxyfluoran.
fluorescence [flu:ərésəns] 蛍光 形 fluorescent.
fluorescence activated cell sorter (FACS) 蛍光細胞分析分離装置(蛍光色素で特定の細胞を染色しフローサイトメトリーの原理と組み合わせたセルソーター).
fluorescence fundus angiography 蛍光眼底血管撮影〔法〕.
fluorescence in situ hybridization (FISH) フィッシュ法.
fluorescence microscope 蛍光顕微鏡(蛍光色素で染色した物体の蛍光を紫外線により観察する顕微鏡).
fluorescent [flu:ərésənt] 蛍光の.
fluorescent allergosorbent test (FAST) 蛍光アレルゲン吸着試験(アレルギー検査における特異的IgE抗体の定量に用いられる手法の一つ).
fluorescent antibody technique 蛍光抗体法(蛍光色素を標識した抗体を用いて細胞, 組織中の抗原を検出する方法).
fluorescent antinuclear antibody test (FANA test) 蛍光抗核抗体試験(細胞内の自己抗体を検出する方法の一つ).
fluorescent scanning 蛍光スキャン〔ニング〕.
fluoride [flú:ərid] フッ素化物.
fluoride number フッ化物数(フッ化物による擬コリンエステラーゼの阻害率, この酵素の標準型と不安定型を区別する).
fluoridization [flu:əridizéiʃən] フッ素処理, フッ素化, フッ素添加.
fluorine (F) [flú:ərin] フッ素(原子番号9, 原子量18.998403, 質量数19をもつ非金属性気体元素で, ハロゲン元素の一つ).
fluorochrome [flú:ərəkroum] 蛍光色素(紫外線によって観察すると蛍光を発する物質), = fluorchrome.
fluorography [flu:ərágrəfi] 〔蛍光〕間接撮影〔法〕, 蛍光写真法, = miniature fluorography, photo-roentgenography.
fluoroimmunoassay (FIA) [flu:ərouimjnouəséi, -ǽsei] 蛍光免疫測定法(ホルモンや液性因子などを抗原抗体反応を利用して測定し, その検出に蛍光物質を用いる方法).
fluorometer [flu:ərámitər] ① 蛍光計, ② X線像判読器.
fluorometry [flu:ərámitri] 蛍光光度法(微量分析), 蛍光比色法.
fluorophotometry [flu:əroufoutámitri] 蛍光光度測定〔法〕(蛍光物質の発する光の測定).
fluororoentgenography [flu:ərourentgənágrəfi] X線蛍光撮影〔法〕, 〔蛍光〕間接撮影〔法〕(蛍光板に投射されたX線透視像を写真フィルムに記録するもので, 集団検診に用いられる), = photofluorography, fluorography.
fluoroscope [flú:ərəskoup] 〔X線〕透視装置, = cryptoscope.
fluoroscopy [flu:əráskəpi] 〔X線〕透視検査〔法〕.
fluorosis [flu:əróusis] フッ素〔沈着〕症.
fluorouracil [flu:əroujú:rəsil] フルオロウラシル(代謝拮抗薬, 抗腫瘍薬), = 5-fluorouracil.
fluoxetine [fluáksəti:n] フルオキセチン(SSRI系抗うつ薬).
flurazepam [fluərǽzipæm] フルラゼパム(抗不安薬).
flush [flʌʃ] ① 潅水, 水洗, 瀉水, ② 潮紅, 発熱, 興奮.
flutter [flʌ́tər] ① 粗動(心筋が速く振動する状態), ② 筋振動.
flutter-fibrillation 粗細動.
flux [flʌ́ks] ① 融剤, 溶剤, ② 瀉剤, 下痢, ③ 磁束, ④ 流量.
fluxionary hyperemia 流動性充血, = active hyperemia.
fly [flái] ハエ [蝿], = gnat.
Fm fermium (フェルミウムの元素記号).
FMF forced midexpiratory flow (最大呼気中間流量).
FMG foreign medical graduate (外国の医学部を卒業した者).
FMS fibromyalgia syndrome (線維筋痛症候群).
FN facial nerve (顔面神経).
FNB fine needle biopsy (穿刺吸引生検).
FO ocular fundus (眼底).

foamy [fóumi] 泡沫の，泡のような．
foamy cell 泡沫細胞(脂肪を取り込んだマクロファージ，アテローム変性を起こした動脈にみられる)．
foamy virus フォーミーウイルス(ウイルスが増殖している細胞が泡状の様相を示す．レトロウイルス科スプーマウイルス属に属する)．
FOB ① fecal occult blood (便潜血)，② fiberoptic bronchoscopy (気管支ファイバースコープ)．
focal [fóukəl] ①病巣の，巣状の，②焦点の．
focal brain injury 局所性脳損傷(外傷による脳損傷が局所のみに限定されているものの総称．硬膜外血腫など)．
focal distance 焦点距離．
focal glomerulonephritis (FGN) 巣状糸球体腎炎(塞栓性化膿性巣状糸球体腎炎と非化膿性巣状分節状糸球体腎炎に大別される)，＝focal nephritis.
focal infection 病巣感染．
focal point 焦点，＝focus.
focal sclerosis 病巣性硬化症(脳脊髄の限局性硬化)．
focal segmental glomerulosclerosis (FSGS) 巣状糸球体硬化症．
focal visualization 注視．
focimeter [fousímitər] 焦点距離計(レンズ系の表面から主焦点に至る距離を測定する器械)，＝focometer.
foco– (分娩の意味を表す接頭語)．
focus [fóukəs] ①焦点，②焦点を合わせる，③重点，④病巣 複 foci 形 focal.
focus charting フォーカスチャーティング．
focused ultrasound surgery (FUS) 集束超音波療法(子宮筋腫などの腫瘍に対する治療法で，MRI 下で超音波を腫瘍へ集中照射し，患部組織を焼灼する)．
foetor [fí:tər] 臭気，悪臭，＝fetor.
Fogarty balloon catheter フォガーティカテーテル(バルーン付きカテーテルの一種．動脈塞栓，大静脈の血栓除去，胆管結石の除去に使用される)．
fogging [fágiŋ] 雲霧法(凸レンズを用いて人工的近視状態にした後，適応機転を休止させてから円柱レンズで検査を行う方法)，＝fogging system.
Foix–Alajouanine syndrome フォア・アラジュアニン症候群(脊髄虚血による緩徐進行性の疾患．脊髄壊死をきたし，脊髄横断症状を呈する．亜急性壊死性脊髄症)，＝subacute necrotizing myelopathy.
folate [fóuleit] 葉酸塩，＝folvite.
fold [fóuld] ヒダ(皺襞)(しわ．組織の構造が再屈曲するかまたは重複したこと)，＝plica.
Foley catheter フォーリーカテーテル(先端にバルーンが付いた主として泌尿器科で使われるカテーテル)．
Foley Y–plasty pyeloplasty フォーリーY字形腎盂形成[術](腎盂尿管移行部の狭窄部に縦切開を加え，Y字状の腎盂片をその部に補填縫合して拡張をはかる方法)．
FOLFOX regimen フォルフォックス療法(癌化学療法の一つ．oxliplatin と folic acid，5–FU の併用療法で大腸癌に用いる)．
folia [fóuliə] → folium.
foliate papillae 葉状乳頭(舌乳頭の一つ，ヒトではあまり発達していない)，＝papillae foliatae [L].
folic acid (FA) 葉酸(抗貧血因子．生物体内には配糖体として存在する)，＝folvite, vitamin M.
folic acid antagonist 葉酸拮抗体，抗葉酸薬(アミノプテリン aminopterin，およびアメソプテリン amethopterin，およびアミノアンフォール amino–anfol などの総称)．
folie [fɔlí:] [F] ①精神病，②狂気，＝insanity.
folie de doute [F] 疑惑癖(強迫神経症)．
folinic acid フォリン酸(肝臓，酵母などにある作用因子で，葉酸の体内活性型)，＝citrovorum factor, leucovorin.
folium [fóuliəm] ①葉(味蕾が存在する葉状部粘膜のヒダ)，②葉類(生薬の) 複 folia.
follicle [fálikl] ①小胞，卵胞，濾胞，②袋果．
follicle stimulating hormone (FSH) 卵胞刺激ホルモン(下垂体前葉にあるホルモンで，Graefe 卵胞の成熟を促進し，精管細胞に刺激を与えるもの)，＝prolan A, prosylan A.
follicle stimulating hormone releasing factor (FRF, FSH–RF) 卵胞刺激ホルモン放出因子．
follicle stimulating hormone–releasing hormone (FSH–RH) 卵胞刺激ホルモン放出ホルモン．
follicle–stimulating principle 卵胞刺激成分，＝prolan A.
follicular [fəlíkjulər] 小胞の，濾胞の．
follicular cell 卵胞細胞(1つの卵細胞を取り巻く多数の小型の細胞)．
follicular center cell 濾胞性中心細胞(B細胞増殖の場であるリンパ濾胞の胚中心にあるB細胞)．
follicular cyst ①毛包嚢胞，②卵胞嚢胞．
follicular dendritic cell (FDC) 濾胞樹状細胞(リンパ濾胞に存在する樹枝状形態の細胞で，より抗原特異性の高いB細胞の選別に関与すると考えられている)．
follicular goiter 濾胞性甲状腺腫(実質

性甲状腺腫)，＝parenchymatous goiter.

follicular trachoma 濾胞性トラコーマ，＝granular tractoma.

folliculi [fəlíkjulai] → folliculus.

folliculin hydrate ホリクリン水化物，＝estriol.

folliculitis [fəlikjuláitis] 毛包炎，毛嚢炎，濾胞炎.

folliculitis barbae 鬚髯毛嚢炎，＝sycosis vulgaris.

folliculitis decalvans 禿髪性毛包炎，＝pseudoalopecia atrophicans crustosa, Quinpuand disease.

folliculoma [fəlikjulóumə] ①濾胞腫(卵胞から発生する良性腫瘍)，②毛包腫.

folliculosis [fəlikjulóusis] 濾胞症，小胞症.

folliculus [fəlíkjuləs] ①小胞，②毛包，③濾胞，④卵胞，＝follicle 複 folliculi.

folliculus lingualis 舌濾胞.

folliculus pili 毛胞，＝hair follicle.

follow-up study 追跡研究.

FOM fosfomycin (ホスホマイシン).

fomentation [foumәntéiʃәn] 湿布，湿布薬.

fomes [fóumi:z] ①媒介物(接触伝染における)，②保温物，＝fomite 複 fomites.

fomite [fóumait] 媒介物，＝fomes.

fomites [fóumiti:z] → fomes.

Fonsecaea [fɑnsi:sí:ə] フォンセカエア属(黒色真菌の一種．皮下真菌症の原因菌 *F. pedrosoi* などが含まれる).

fontanel(le) [fɑntənél] 泉門(胎児から幼児期の頭蓋骨で骨化が完了していない部分で結合組織が膜状になっている).

Fontan operation フォンタン手術(三尖弁閉鎖，肺動脈弁狭窄または閉鎖を合併した単心室に対する手術法，右房と肺動脈を吻合，三尖弁または肺動脈弁の修復を行う).

fonticulus [fɑntíkjuləs] 泉門(胎児期から新生児にみられる頭蓋骨間の隙間)，＝fontanel.

food [fú:d] 食品，食物，栄養物，＝aliment, nourishment.

food adulteration 食品不純物混和.

Food and Drug Administration (FDA) 食品医薬品局(アメリカの保健人的サービス省の一部門).

food-borne botulism 食餌性ボツリヌス症(肉類，缶詰が不十分に処理されているとき，嫌気的条件にあるため菌が増殖して毒素を放出する).

food chain 食物連鎖.

food exchange list 食品交換表(栄養価の等しい食品の表).

food group 食品群(おもな栄養素にしたがって食品を分類したもの).

food infection 食物感染.

food poisoning 食中毒(有害物質に汚染された飲食物を摂取することにより急激な中毒症状，急性感染症状を呈したもの．原因により，細菌性，ウイルス性，自然毒，化学物質による食中毒に分けられる．このうち，発生件数では細菌性食中毒が通常最も多くみられる).

food sanitation supervisor 食品衛生管理者.

foot [fút] ①足，＝pes，②フィート(ヤール・ポンド法における長さ，距離の単位の一つで，1ヤールの1/3).

Foot-and-mouth disease virus 口蹄疫ウイルス(ピコルナウイルス科のウイルス).

football knee フットボール膝(フットボール競技者にみられる腫脹して柔らかく微痛のある膝).

footbath [fútbæθ] 足浴.

foot-candle (fc) フート燭(照度の単位で，1燭光力の標準灯が1フィートの距離から表面を照らすときの照明の強さ．1 foot-candle ＝1.0764 milliphots).

foot clonus 足クローヌス，足首間代，＝ankle clonus.

foot-drop 垂足(下垂足，尖足)，＝dangle foot.

foot-flat 足底接地(立脚期のうち，踵接地後に同側の足底全体が床についた時点).

foot-pad reaction (FPR) 足蹠(せき)反応(マウスやラットの足蹠に特異抗原を皮下や血管に入らないよう注射し，24～48時間後に局所の発赤腫脹をみる．遅延型アレルギーの in vivo 検出法である).

foot-pound フットポンド(エネルギーの単位，重力と反対方向へ1ポンドの重さの物体を1フィート動かすのに必要な力).

foot process 小足(ボウマン嚢，足細胞の二次突起)，＝pedicle.

foot process disease 足突起病(腎糸球体足細胞の足突起消失を主徴とする病変(電顕的用語)である．巣状糸球硬化症などにみられる).

foramen [fɔ:réimən, fər-] 孔 複 foramina.

foramen cecum 舌盲孔(舌背と舌根の境の正中にある先端が塞がった小孔で胎児期に甲状腺と連絡があった遺残物．まれに深い管となる(舌管))，＝foramen cecum linguae [L].

foramen incisivum 切歯孔(上顎骨の口蓋面に切歯管が開口する孔)，＝foramen of Stensen, lateral incisor foramen.

foramen magnum 大〔後頭〕孔(後頭骨にあり延髄・脊髄，椎骨動脈・静脈，副神経などが通る大きな孔)，＝foramen magnum [L].

foramen of Luschka ルシュカ孔(第四脳室外側口).

foramen of Magendie マジャンディ

一孔(第四脳室正中口), = median aperture of the fourth ventricle.

foramen of Monroe モンロー孔(室間孔), = interventricular foramen.

foramen ovale 卵円孔(胎児期に心房中隔にある孔で, 血液は右心房から直接左心房に流れる), = foramen ovale [L].

foramen rotundum 正円孔(三叉神経の第2枝, 上顎神経が通る), = foramen rotundum [L].

foramen spinosum 棘孔(内頭蓋底にあり中硬膜動脈が通る), = foramen spinosum [L].

foramina [fɔːrǽminə, fər–] → foramen.

foraminiferous [fɔːræminífərəs] 有孔の.

foraminotomy [fɔːræminátəmi] 椎間孔天蓋切除術(椎間孔の上板を切除する手術で, 脊髄神経の圧迫症に対する療法).

foraminulum [fɔːrəmínjuləm] 小孔 複 foraminula.

Forbe amputation フォーブ切断法(踵骨, 距骨, 舟状骨, および立方骨の一部を除く足の切断).

force [fɔ́ːs] ①力(ちから)(物体が加速度運動をするとき, この物体に力が作用するという), ②動力, 活力, 精力, 効力, = power, strength 形 forceful, forcible, forced.

forced [fɔ́ːst] 強迫した, 強制した.

forced beat 強制拍動(人工的刺激により生ずる期外収縮).

forced duction 強制ひき運動, = passive duction.

forced expiratory flow rate 強制呼気流量.

forced expiratory technique (FET) 強制呼気(出)法.

forced expiratory volume (FEV) 努力性(努力呼気)肺活量.

forced inspiration (FI) 強制吸気.

forced inspiratory flow (FIF) 努力性吸気流量.

forced inspiratory spirogram 努力吸気曲線.

forced inspiratory vital capacity (FIVC) 努力吸気肺活量.

forced midexpiratory flow (FMF) 最大呼気中間流量.

forced respiration 強制呼吸(機械的に空気を肺に送り入れること).

forced vital capacity (FVC) 努力肺活量.

forceps [fɔ́ːseps] 鉗子, 摂(鑷)子 形 forcipial.

forceps delivery 鉗子分娩術.

forcible vomiting 強制嘔吐.

forcipressure [fɔːsipréʃər] 鉗子圧迫(止血の目的で).

fore– [fɔː(r)] (前の意味を表す接頭語).

forearm [fɔ́ːɑːm] 前腕(肘から手首まで), = cubitus, antibrachium.

forebrain [fɔ́ːbrein] 前脳(脳の発生用語で終脳と間脳になる), = prosencephalon.

foreconscious [fɔːkánʃəs] 前意識の, = coconscious, preconscious, 予備意識の.

forefinger [fɔ́ːfiŋgər] 示指(ひとさしゆび), = second finger, index finger.

foregut [fɔ́ːgʌt] 前腸(原始腸管で口腔から十二指腸起始部までになる), = prosogaster.

forehead [fɔ́ːrid] 額, 前頭, = brow.

foreign [fɔ́(ː)rən] 外国の, 外来の, 異質の.

foreign body (FB) 異物.

foreign body airway obstruction (FBAO) 異物気道閉塞.

foreign body giant cell 異物巨細胞(慢性炎症反応巣にみられるマクロファージの癒合による多核巨細胞).

foreign medical graduate (FMG) (外国の医学部を卒業した者).

foreign protein 異種タンパク〔質〕.

foremilk [fɔ́ːmilk] 初乳, = colostrum.

forensic [fərénsik] 法廷の, 法医学の.

forensic medicine 法医学, = legal medicine, medical jurisprudence.

forequarter amputation 肩甲胸郭間上肢切断.

foreshortening [fɔːʃɔːtniŋ] フォレショトニング(X線像かX線照射の角度により実際よりも短くみえること).

foreskin [fɔ́ːskin] 包皮, = praeputium, prepuce, acroposthion.

forewaters [fɔ́ːwɔːtərz] 前羊水(子宮頸管内腔にある羊水).

fork [fɔ́ːk] フォーク.

fork deformity フォーク背状変形(Colles型の橈骨遠位端骨折のとき, 末梢骨片が, 橈・背側に転位することにより生ずる変形をいう).

form [fɔ́ːm] ①形状, 形態, ②品種.

forma [fɔ́ːmə] 形(かたち).

Formad kidney ホルマッド腎(アルコール中毒患者にみられる拡大した腎臓).

formaldehyde [fɔːmǽldihaid] ホルムアルデヒド(HCHOの構造を持つ無色, 刺激臭のある気体. 防腐剤のほか建築材料に用いられて室内汚染を起こし, シックビル症候群の原因となる. 37%水溶液をホルマリンという).

formalin [fɔ́ːməlin] ホルマリン(ホルムアルデヒドの37～40%水溶液).

formant [fɔ́ːmənt] 形成音(声の場合音色を決定する一定の振動数帯で, 特有的振動数帯である).

formate [fɔ́ːmeit] ギ(蟻)酸塩(HCOO–基).

formatio [fɔːméiʃiou] 形成, 構造, 体, = formation.

formation [fɔ:méiʃən] ①形成，形成物，構造，体，②化成，③群系.
formationes [fɔ:meiʃióuni:z] → formatio.
formboard [fɔ́:mbɔ:d] 型板(いろいろな異なった型の凹みを刻んだ板で，精神発達度の検査に用いるもの).
forme [fɔ́:m] [F] 形，型.
forme fruste [F] 不完全型(頓挫型. 疾病の諸徴候が十分に発現していない型).
formication [fɔ:mikéiʃən] ギ(蟻)走感(脊髄癆などにみられる症状の一つ)，= Tinel sign, distal tingling on percussion.
formiminoglutamic acid (FIGLU) ホルムイミノグルタミン酸.
formula (F) [fɔ́:mjulə] ①公式，形式，②処方，③組成.
formulary [fɔ́:mjuləri] 処方集，公式集.
formulation [fɔ:mjəléiʃən] 処方.
formyl [fɔ́:mil] ホルミル基.
fornicate [fɔ́:nikeit] ①弓状の，②姦通する.
fornicate gyrus 脳弓回，= gyrus fornicatus.
fornix [fɔ́:niks] ①円蓋，②脳弓，弓隆(脳の海馬から乳頭体に至る神経線維の束)，= fornix [L] 形 fornical.
fornix column 脳弓柱(脳弓の前部で乳頭体の続き)，= columnae fornicis.
fornix of vagina 腟円蓋(子宮口の後方にある腟の天井で，腹膜腔側がダグラス窩)，= fornix vaginae [L].
Forrester classification フォレスターの分類(左室充満圧と心係数を使った心機能分類).
Forssman antibody フォルスマン抗体(Forssman 抗原に対する抗体. Forssman 抗原陽性の動物(ヒツジ，モルモット，ウマなど)組織で陰性の動物(ウサギなど)を免疫して得られる).
Forssman antigen フォルスマン抗原(モルモット腎とヒツジ赤血球に共通する抗原として見いだされた糖脂質. 動植物の系統発生学的位置とは無関係に分布するため，異好性抗原と呼ばれる).
Forsythia [fɔ:sáiθiə] レンギョウ[連翹]属(モクセイ[木犀]科 *Oleaceae* の一属. *F. suspensa* などの乾燥果実は消炎，利尿，排膿，解毒薬として用いられる).
forward [fɔ́:wə:d] 前方への.
forward failure 前方不全(心拍出量の低下により組織および臓器血行の減少症状が現れる心臓機能不全).
forward scatter (FSC) 前方散乱光.
fosfomycin (FOM) [fɑsfəmáisən] ホスホマイシン(抗菌薬).
fossa [fɑ́sə] 窩，= pit, depression, fovea, hollow.
fossa inguinalis medialis 内側鼠径窩.
fossa ovalis 卵円窩(胎児期に心房中隔にあった孔が出生後閉鎖した跡)，= fossa ovalis [L].
fossette [fɔsét] [F] ①小窩，= fossula, small fossa, ②角膜潰瘍.
fossula [fɑ́ʃulə] 小窩，= fossette.
Foster Kennedy syndrome フォスター・ケネディ症候群(脳腫瘍により生じる圧迫による一側の視神経萎縮と脳圧亢進による他側のうっ血乳頭を特徴とする症候群)，= Kennedy syndrome.
Fothergill neuralgia フォザーギル神経痛，= trigeminal neuralgia.
Fothergill operation フォザーギル手術(子宮脱に対する手術)，= Manchester operation, Fothergill–Donald operation.
fountain syringe 重力式注射器.
Four Corners disease フォーコーナーズ病(1993年アメリカ南西部の4州(ニューメキシコ，アリゾナ，ユタ，コロラド)が接する地域で多発した. ハンタウイルス肺症候群)，= hantavirus pulmonary syndrome.
Four Corners virus フォーコーナーズウイルス，= *Sin Nombre virus*.
Fourier analysis フーリエ分析(調和分析ともいい，周期的信号を種々の振動数，振幅，位相をもつ正弦波信号の和に分解する信号解析法)，= harmonic analysis.
Fourier transformation フーリエ変換.
fourth disease 第四病(伝染性紅斑)，= exanthema subitum.
fourth ventricle 第四脳室(脳室の一つで橋，延髄，小脳の間にある)，= ventriculus quartus [L].
fovea [fóuviə] 窩(杯状陥凹)，= cup-shaped depression.
fovea centralis retinae 網膜中心窩(黄斑の中心にある陥凹部で錐状体細胞が多く集まり色彩覚の鋭敏な部位)，= central pit.
fovea sphaerica 球窩，= recessus sphaericus.
foveate [fóuvieit] 窩状の，= pitted，陥凹した.
foveation [fouviéiʃən] 陥凹，= pitting.
foveola [fouví:ələ] 小窩，= minute fovea, minute pit.
foveolate [fouví:əleit] 陥凹状の.
Foville syndrome フォヴィル症候群(脳幹梗塞による症候群で，同側の核性顔面神経麻痺，病巣側への共同性注視麻痺に対側の片麻痺を呈したもの).
Fowler position ファウラー位(患者のベッドの頭部が水平より挙上する体位).
foxglove [fɑ́ksglʌv] きつねのてぶくろ，ジギタリス(digitalis purpura の花をさす)，= digitalis.
FP ①facial palsy (顔面神経麻痺)，②false positive (偽陽性)，③filtrating pressure (濾過圧).

FP, f.p. freezing point (氷点，凝固点).
FPCG fetal phonocardiogram (胎児心音図).
F plasmid Fプラスミド(細菌の性線毛の形成に関わる遺伝子をもつプラスミド).
FR ①filtration rate (濾過率), ②flow rate (流量), ③free radical (フリーラジカル，遊離基).
Fr francium (フランシウムの元素記号).
fraction [frǽkʃən] ①分画，留分，②分数(数学)，③端数 形 fractional.
fractional sterilization 間欠滅菌法(80〜100℃の熱水・蒸気中で，一日30〜60分の滅菌を，3〜5回くり返す方法．ゴム製品など高圧滅菌で変質するものを対象とする)，= intermittent sterilization.
fraction A prothrombin プロトロンビン転化促進因子(クエン酸塩加またはシュウ酸塩加血漿を空気中に放置しておくと，その作用を失う因子)，= accelerator factor, labile factor, co-factor of thromboplastin, proaccelerin.
fractionation [frækʃənéiʃən] 分別，分割法.
fraction B prothrombin プロトロンビンB分画(ビタミンKの欠乏により著しく低下する部分).
fracture (Fx) [frǽktʃər] 骨折，破損，= fractura [L].
fracture by contrecoup 反衝骨折(打撲を受けた部位と反対の側に起こる頭蓋骨折).
fradiomycin (FRM) [freidiəmáisən] フラジオマイシン(アミノグリコシド系抗生物質で，ネオマイシン neomycin(NM)ともいう)，= neomycin.
fragile [frǽdʒail] 脆弱な，もろい.
fragile site 脆弱部位(染色体の).
fragile-X syndrome 脆弱X症候群(種々の程度の精神遅滞，突出した下顎，大耳，小児期の自閉，巨大睾丸などを呈するもの．DNA合成に必要なαTTPの供給を妨げる条件下で培養されたリンパ球で，Xq27.3にギャップが捻出されるX連鎖性精神遅滞の一型).
fragilitas [frədʒílitəs] = fragility.
fragility [frədʒíliti] ぜい(脆)弱性 形 fragile.
fragility test ぜい(脆)弱性試験(低張食塩水に対する赤血球の抵抗試験で，およそ0.45%濃度の食塩水で，溶血が開始し，0.33〜0.30%で完全に溶血する)，= erythrocyte fragility test.
fragment [frǽgmənt] 破片，断片 形 fragmentary.
fragmentation [frægməntéiʃen] ①細分，断裂，分断，= amitosis, ②無糸分裂.
fraise [fréiz] 穿孔器(移植用骨小片を切除し，または円鋸孔を拡大するための錐状または球状のバー).
frambesia [fræmbí:ziə] フランベジア，イチゴ腫，覆盆子(ふくぼんし)腫，= yaws.
frambesioma [fræmbi:zióumə] イチゴ腫.
frame [fréim] ①構成物，組織体，②枠，框(わく)，③縁(眼鏡の).
Francisella [frænsisélə] フランシセラ属(偏性好気性のグラム陰性桿菌．野兎病菌 *F. tularensis* などが含まれる).
francium (Fr) [frǽnsiəm] フランシウム(原子番号87，原子量223をもつアルカリ金属元素)，= virginium.
Frankenhäuser plexus フランケンホイゼル神経叢(子宮頸神経節)，= uterovaginal plexus.
Frankfurt horizontal plane (F-H plane) フランクフルト水平面(ドイツ水平面．耳眼平面とも呼ばれ，頭と頭蓋との比較測定に最も便利な基準となる)，= eye-ear plane.
Frank-Starling curve フランク・スターリング曲線(イヌの心肺標本から発見された心臓の法則の基となる曲線)，= Starling curve.
Frank-Starling law フランク・スターリング法則(収縮前静止長が伸展される程度に応じ心筋線維がより強い力で収縮すること．臨床では，x軸にLVEV(ときにLVEPで代用)，y軸に心拍出量，心仕事量を用いると，まず直線の上行脚をつくり，ついで曲線部分を経て下行脚に移行する)，= Starling law.
fraternal [frətə́:nəl] 兄弟の，二卵性の.
Frazier-Spiller operation フレージァー・スピラー手術(三叉神経痛緩和の目的で行う).
FRC functional residual capacity (機能的残気量).
freckle [frékl] 雀卵斑(そばかす)，= ephelis, lentigo.
Fredet-Ramstedt operation フレデー・ラムステット手術(先天性幽門狭窄症に対する手術．肥厚した幽門筋層を切開して内腔の拡大を図る方法)，= pyloromyotomy.
free [frí:] 自由な，独立した，遊離した.
free electron laser (FEL) 自由電子レーザー(自由電子シンクロトロン放射光を使用したレーザー).
free energy 自由エネルギー(仕事に変わり得るエネルギー).
free fatty acid (FFA) 遊離脂肪酸(血中に存在する脂肪酸のうちエステルとなっていないもの．運動，血糖，興奮，精神的ストレスなどアドレナリン分泌を促進する要因によりその量は大きく変動する．非エステル化脂肪酸)，= nonesterified fatty acid.
free gingiva 遊離歯肉.

free graft 遊離移植.
free intestinal transplantation 遊離腸管移植(主として下咽頭・頸部食道癌切除後の頸部食道再建に用いる自家腸管の遊離移植をいう).
free macrophage 遊離大食細胞(炎症性病巣にみられる活動性食細胞), = inflammatory macrophage, polyblast.
free radical (FR) 遊離基, フリーラジカル(不対電子をもち, 連鎖反応的に酸化還元状態を変化させる分子・原子団).
free radical scavenger フリーラジカル捕捉剤(化学反応性の高い遊離基と反応して, 反応性の低い遊離基や分子に変化させる物質).
free receptor 遊離受容体(抗体, 凝集素, 溶血素など).
freeze [frí:z] 凍結する(させる), 冷却する(させる), 凝固(凝結)する.
freezing point (FP, f.p.) 氷点(純液体がその固相と平衡状態にある温度), 凝固点.
fremitus [frémitəs] 振盪(とう)音(触診しうる低周波の振動音).
frena [frí:nə] → frenum.
frenal [frí:nəl] 小帯の.
French paradox フレンチパラドックス(フランス人の食習慣では高脂肪食を多く摂取するが, 反して心血管病変の罹患率は低いことを指す).
frenectomy [fri:néktəmi] 小帯切除〔術〕.
frenoplasty [frí:nəplæsti] 〔舌〕小帯形成〔術〕.
frenotomy [fri:nátəmi] 小帯切開術(短舌症に対する舌小帯切開).
frenulum [frénjuləm, frí:nju–] ① 小帯, 繋帯, ② 抱きとげ(昆虫の), = fraenulum.
frenulum clitoridis 陰核小帯.
frenulum linguae 舌小帯, = frenulum of tongue.
frenulum of tongue 舌小帯(舌の下面正中にあるヒダで唾液腺の開口部が左右にある), = frenulum linguae [L].
frenum [frí:nəm] 小体, = frenulum 複 frena.
frequency [frí:kwənsi] ① 度数, 頻度, 回数(脈拍などの), ② 頻発, ③ 振動数, ④ 周波数.
frequency analyzer 周波数分析器.
frequent [frí:kwənt] ① 頻繁な, 頻回の, ② よくある(みられる), 常習的な, ありがちな.
frequent micturition 尿意頻数, = thamuria, pollakiuria, urgency.
frequent urination 頻尿〔症〕.
fresh [fréʃ] 新鮮な, 新しい.
fresh frozen plasma (FFP) 新鮮凍結血漿.
fresh plasma (FP) 新鮮液状血漿.
Freund adjuvant フロイント補助液, フロイントアジュバント(抗酸菌の死菌を加えた完全アジュバントと, 死菌を加えない不完全アジュバントがある).
Freund anomaly フロイント異常(第1肋骨の短縮により上部胸腔の狭窄を起こすと, 肺尖の拡張が不全になる).
Freund complete adjuvant (FCA) フロイント完全アジュバント.
Freund operation フロイント手術(① 子宮癌に対する手術. ② Freund 奇形に対する手術).
friable [fráiəbl] もろい.
friction [fríkʃən] ① 摩擦, ② 塗擦薬(すりこみ薬), = inunctin 形 frictional.
friction murmur 摩擦性雑音(炎症を起こした漿膜が相互接触により起こるもの), = friction rub.
friction sound 摩擦音.
Friderichsen–Waterhouse syndrome フリーデリックセン・ウォーターハウス症候群(小児にみられる, 髄膜炎球菌感染の激症型. 全身に紫斑が出現し, 副腎出血により急激にショックを起こし死に至る), = Waterhouse–Friderichsen syndrome.
Friedländer bacillus フリードレンデル肺炎菌, = *Klebsiella pneumoniae*.
Friedreich ataxia フリードライヒ運動失調症(運動失調, 深部反射消失, 眼振, 内反足などの症状を主とする小児の進行性疾患で, 脊髄側柱, 後柱の退行変性に基づく), = hereditary spinal ataxia, familial ataxia, juvenile ataxia.
Friedreich phenomenon フリードライヒ現象(フリードライヒ音響変換のこと. 肺内に空洞があると打診上鼓音を呈するが, 吸気時に聴取すると陰圧による空洞壁の緊張のために高調となり, 呼気時には低調となる現象).
Friedreich sign フリードライヒ徴候(心膜の癒着のある際にみられる拡張期に頸静脈が虚脱する).
frigidity [fridʒíditi] 冷感症(性行為における女性の), = sexual coldness, frigiditas sexualis 形 frigid.
frigorific [frigərífik] ① 寒冷を生ずる, ② 寒剤.
FRM fradiomycin (フラジオマイシン).
Fröhlich syndrome フレーリヒ症候群(女性型の肥満, 性器の発育障害の二徴を示し, 視床下部に器質的障害をもつ疾患), = dystrophia adiposogenitalis, Babinski–Fröhlich disease.
Froin syndrome フロアン症候群(脊髄腫瘍などで脊髄クモ膜下腔が閉塞されると髄液のタンパク含有量が極端に増加し, 採取後室温に放置しても凝固する現象).
FROM full range of motion (最大可動域).
frons [fránz] 前頭, 額(ひたい), = fore-

head 複 frontes.

frontad [frʌ́ntæd] 前方へ.

frontal [frʌ́ntəl] 前頭の.

frontal apraxia 前頭葉性失行.

frontal bone 前頭骨(額をつくる頭蓋の骨), = os frontale [L].

frontal crest 前頭稜.

frontal foramen 前頭孔(眼窩の内側上縁にあり前頭神経が通る), = foramen frontale [L].

frontalis [frəntéilis] 前頭の.

frontal lobe 前頭葉(中心溝より前方の部分, 運動の中枢がある), = lobus frontalis [L].

frontal nerve 前頭神経, = nervus frontalis [L].

frontal plane ①前平面(体, 器官を前後に分ける面), ②額面.

frontal sinus 前頭洞(前頭骨の中にある空洞, 副鼻腔を構成), = sinus frontalis [L].

frontomalar [frʌntouméilər] 前頭頬部の.

frontomaxillary [frʌntəmǽksiləri] 前頭上顎の.

frontonasal [frʌntənéizəl] 前頭鼻部の.

fronto-occipital [frʌ́ntou ɑksípitəl] 前頭後頭の.

frontoparietal [frʌntəpəráiətəl] 前頭頭頂の.

frontotemporal [frʌntətémpərəl] 前頭側頭の.

frontotemporal dementia 前頭側頭型痴呆(前頭側頭葉優位の血流低下, 機能低下を示す非アルツハイマー型痴呆の総称).

frontotemporal lobar degeneration (FTLD) 前頭側頭葉変性症.

Froriep ganglion フロリープ神経節(舌下神経の背側に一時的にみられる知覚性神経節).

frostbite [frɑstbáit] 凍傷.

Frost suture フロスト縫合糸(瞼縁の縫合に用いる).

frottage [frətɑ́:ʒ] [F] フロタージ(①マッサージの摩擦運動. ②陰部を他人に擦りつけて快感を得る性倒錯).

frozen [fróuzən] 凍結した, 固定された.

frozen section (FS, f.s.) 凍結切片.

frozen shoulder 凍結肩(肩関節周囲炎, いわゆる五十肩, 四十肩).

frozen watchfulness 凍りついた凝視(被虐待児に特有の無表情).

Fru fructose (フルクトース).

fructose (Fru) [frʌ́ktous] ①フルクトース(ケトヘキソースの一つで, d-glucoseとともに天然に存在し, 左旋性αおよびβ型のほかに, 不安定性のσ型がある), ②果糖.

fructosemia [frʌktousí:miə] 果糖血〔症〕, = levulosemia.

fructosuria [frʌktəsjú:riə] 果糖尿〔症〕, フルクトース尿〔症〕, = levulosuria.

fruit sugar 果糖.

frustration [frʌstréiʃən] ①挫折, 頓挫, 蹉跌, ②欲求不満 動形 frustrate.

FS, f.s. frozen section (凍結切片).

FSC forward scatter (前方散乱光).

FSE feline spongiform encephalopathy (ネコ海綿状脳症).

FSF fibrin stabilizing factor (フィブリン安定化因子).

FSI fatal sporadic insomnia (致死性孤発性不眠症).

FSS fatigue severity scale (疲労度尺度).

FT ①fatigue test (疲労検査), ②full term (満期).

ft ①foot (フィート), ②fiat (作れ).

FTG full thickness graft (全層植皮, 全層皮膚移植).

FTLD frontotemporal lobar degeneration (前頭側頭葉変性症).

FTND full term and normal delivery (満期正常分娩).

FTT failure to thrive (発育不全).

fubularis brevis 短腓骨筋(下腿の外側の筋, 浅腓骨神経支配), = musculus fubularis brevis [L], peroneus brevis.

fuchsin [fúksin] フクシン(赤色ローザニリン染料), = magenta.

Fuchs syndrome フックス症候群(虹彩異色性虹彩毛様体炎：虹彩毛様体炎, 角膜混濁, 白内障を有する虹彩の異色症を特徴とする).

-fugal [fjugəl] (前につく語の主要部分から離れることを示す接尾語).

fugitive [fjú:ʤitiv] 移動性の, 遊走性の.

fugue [fjú:g] 徘徊, = poriomania, wandering.

fulgurant [fʌ́lgjurənt] 閃光性の, 電光的な, = ful gurating.

fulguration [fʌlgjuréiʃən] 放電療法(放電アークによる組織の破壊. 直接, 間接の2法がある).

full [fúl] 満ちている, 完全な, 十分, 全部.

full denture 総義歯, 全部床義歯, = full plate denture, complete denture.

fullness [fúlnis] 満ちること, 十分なこと, 膨満感.

full range of motion (FROM) 最大可動域.

full squat 深屈膝運動.

full term (FT) 満期.

full term and normal delivery (FTND) 満期正常分娩.

full thickness graft (FTG) 全層植皮, 全層皮膚移植.

fulminant [fʌ́lminənt] 電撃性の, 閃光状の, = fulgurant, foudroyant.

fulminating [fʌ́lmineitiŋ] ①雷酸の, ②閃光性の, ③爆発性の, = fulgurating.

fumaric acid フマル酸(マレイン酸の異性体で，Krebs 回路を構成する一員)，= allomaleic acid，boletic acid.

fume [fjúːm] フューム(溶融金属からでたガス状物質が凝集したもの．塵埃の一つ).

fumigant [fjúːmigənt] 燻蒸剤，燻煙剤(消毒薬，殺虫薬として用いる気化性物質).

fumigate [fjúːmigeit] 燻蒸消毒する.

fumigation [fjuːmigéiʃən] 燻蒸(消毒上の).

fuming [fjúːmiŋ] 発煙性の.

function [fʌ́ŋkʃən] ①機能，作用，②関数，③機能を営む.

functional [fʌ́ŋkʃənəl] ①機能〔性〕の，機能的な，②汎関数.

functional assessment measure (FAM) 機能的予後評価法.

functional assessment staging (FAST) (認知症の重症度の評価尺度).

functional blindness 機能盲.

functional cloning ファンクショナルクローニング(cDNA ライブラリーなどを用いたスクリーニングによって遺伝子を単離する方法の総称).

functional disorder 機能障害.

functional dyspepsia (FD) 機能性胃腸症(障害)，機能性ディスペプシア(原因が特定できない上腹部消化器症状．従来慢性胃炎として治療されていたもの).

functional dysphonia 機能性発声障害.

functional gastrointestinal disorder (FGID) 機能性消化管(胃腸)障害(非器質性の胃腸疾患群で，過敏性腸症候群(IBS)など).

functional group 官能基.

functional hearing loss 機能性難聴(聴覚経路に器質的異常がないのに，聴こえが悪い状態).

functional impotence 機能性インポテンス.

functional independence measure (FIM) 機能的自立度評価法.

functional jaw orthopedic appliance (FJO) 機能的顎矯正装置.

functional localization 機能局在(生体のある働きが特定の部位に限局して営まれること．とくに中枢神経系において機能が脳の特定領域に担われていること).

functional mapping 脳活動解析〔装置〕.

functional MRI (fMRI) 機能的 MRI.

functional murmur 機能性雑音，= accidental murmur.

functional nursing system 機能別看護方式.

functional occlusion 機能〔的〕咬合(外傷を起こさない完全正常咬合).

functional position 機能肢位(日常生活を行うのに最も使いやすく苦痛の少ない肢位．良肢位ともいう).

functional psychosis 機能〔性〕精神病(病理組織学的変化や生化学的変化といった身体の生物学的変化の存在が明らかにされていない精神病).

functional regurgitation 機能的逆流.

functional residual capacity (FRC) 機能的残気量(安静呼吸状態で，呼気終末にもなお肺内に残っている肺容量．予備呼気量と，残気量の和).

functional spasm 機能性攣縮.

functional splint 機能的副子.

functional training 機能訓練.

fundamental [fʌndəméntəl] 基本〔の〕，基準の，根本的な.

fundamental needs 基本的欲求(食欲，睡眠，排泄，性欲など)，= basic human needs.

fundamental position 基本肢位.

fundectomy [fʌndéktəmi] 胃底切除，噴門側胃切除術，= fundusectomy.

fundiform [fʌ́ndifɔːm] ①三角布形の，②底部様の.

fundoplication [fʌndəplikéiʃən] フンドプリケーション，噴門形成術(逆流防止手術で，食道を巻くように胃底部を縫合すること).

fundus [fʌ́ndəs] 底(基底部) 形 fundal，fundic.

funduscope [fʌ́ndəskoup] 眼底検査鏡.

funduscopy [fəndʌ́skəpi] 眼底検査法.

fundusectomy [fʌndəséktəmi] 胃底切除術，噴門側胃切除術，= fundectomy.

fundus oculi 眼底.

fundus of stomach 胃底(噴門の左にドーム状に膨らんだ部位(胃の1区分)，胃体に続く)，= fundus ventriculi [L].

fundus of uterus 子宮底(子宮の一部で(子宮頸の反対側)，中央の体部の端で両側の子宮角から卵管につながる)，= fundus uteri [L].

fungal [fʌ́ŋgəl] 真菌〔性〕の.

fungal meningitis 真菌性髄膜炎(クリプトコッカスなどの真菌により発症する髄膜炎).

fungal pneumonia 真菌性肺炎.

fungal toxin かび毒.

fungate [fʌ́ŋgeit] 菌状に発生する 形 fungating.

fungemia [fʌnʤíːmiə] 真菌血症(血中に真菌が存在する状態).

fungi [fʌ́nʤai] → fungus.

fungicide [fʌ́nʤisaid] 殺真菌薬(ボルドー液など多種の化合物で，真菌を殺滅する作用をもつものの総称)，防かび剤 形 fungicidal.

fungiform [fʌ́nʤifɔːm] キノコ状の，真菌状の.

fungiform papilla 茸状乳頭(舌乳頭の

F

一つ，角化しないので赤色を呈す)，= papillae fungiformes [L].

fungistatic [fʌnʤistǽtik] 静真菌性の，静真菌作用をもつ(真菌類の増殖に抑制的，または何らかの有害な作用をもつ).

fungitoxic [fʌnʤitáksik] 対真菌毒性の(真菌の増殖に毒性，または何らかの有害な作用をもつ).

fungoid [fʌ́ŋgɔid] 真菌様の，キノコ様の，傘状の.

fungosity [fʌŋgásiti] キノコ状増殖.

fungus [fʌ́ŋgəs] ①真菌(キノコ，カビ)，②海綿腫，③菌腫 複 fungi 形 fungal, fungous.

funicle [fjú:nikl] 帯，索，束，= funiculus.

funicular [fju:níkjulər] 索の，精索の.

funicular process 精索突起(精巣の鞘膜が延長した精索周囲の部分).

funiculitis [fju:nikjuláitis] ①精索炎，②髄索炎(特に脊椎管内にある脊髄神経索炎).

funiculopexy [fju:níkjuləpeksi] 精索固定術(特に不降精巣(睾丸)の).

funiculus [fju:níkjuləs] ①帯，索，束，②珠柄 形 funicular.

funiform [fjú:nifɔ:m] 類索帯の，索条様の.

funis [fjú:nis] 索条 形 funic.

funnel [fʌ́nəl] 漏斗(ろうと).

funnel breast 漏斗胸(胸骨が陥凹している奇形)，= funnel chest.

funnel chest 漏斗胸.

FUO fever of unknown origin (〔原因〕不明熱).

furcal [fə́:kəl] 分岐の，= forked.

furcal nerve 分岐神経(第四腰神経の前枝のこと，分岐して腰神経叢と仙骨神経叢の両方に加わる)，= nervus furcalis.

furcation [fə:kéiʃən] 分岐部(①分岐すること．②多根歯の歯根が分かれる部位).

furfur [fə́:fər] 粃糠疹，頭垢(ふけ)，= dandruff, poffigo.

furfuraceous [fə:fjuréiʃəs] 糠状の，頭垢様の.

furor [fjú:rə:r] 狂暴，激怒，= fury, madness, rage.

furor epilepticus てんかん性激怒.

furosemide [fju:róusimaid] フロセミド(ループ利尿薬).

furrow [fárou] 溝，= sulcus, groove.

furuncle [fjú:rʌŋkl] せつ(癤)，フルンケル(黄色ブドウ球菌による毛包炎で毛包性膿皮症として化膿性炎症が生じたもの．顔面にできたものを面疔(めんちょう)という).

furunculoid [fju:rʌ́ŋkjulɔid] 癤様の，フルンケル様の.

furunculosis [fju:rʌŋkjulóusis] せつ(癤)腫症.

furunculus [fju:rʌ́nkjuləs] せつ(癤)，= furuncle, boil 形 furuncular 複 furunculi.

FUS focused ultrasound surgery (集束超音波療法).

fusariosis [fju:zeirióusis] フサリウム症，= *Fusarium* infection.

Fusarium [fju:sǽriəm] フサリウム属(真菌．広くみられるカビで，植物に寄生し被害をもたらすほか，ヒトでは角膜，皮膚を侵すことがある．マイコトキシン産生菌も含まれ，食中毒の原因ともなる).

fuse [fjú:z] 融合する，癒合する.

fused kidney 融合腎(左右の腎実質の一部が対側や中央部で融合したもの).

fusidate sodium フシジン酸ナトリウム(抗生物質).

fusiform [fjú:zifɔ:m] 紡錘状，つむ形の，= spindle-shaped.

fusiform aneurysm 紡錘状動脈瘤，= Richet aneurysm.

fusiform gyrus 紡錘状回(外側後頭側頭回のこと)，= lateral occipitotemporal gyrus.

fusiform muscle 紡錘〔状〕筋.

fusiform thorax 錐状胸郭.

fusimotor [fju:simóutər] 紡錘運動の.

fusimotor fiber 紡錘運動線維(筋紡錘の錘内筋線維を遠心性に支配する運動神経線維のこと).

fusion [fjú:ʒən] ①融合，融解，溶融，②融像(眼科)，③関接癒合術 形 fusible.

Fusobacterium [fju:zoubæktí:riəm] フソバクテリウム属(グラム陰性，偏性嫌気性菌．染色すると顆粒が認められる *F. nucleatum*, *F. necrophorum*, *F. mortiferum* などが含まれる).

fusocellular [fju:zəséljulər] 紡錘細胞の.

fusospirochetal [fju:zouspairəkí:təl] 紡錘菌スピロヘータの.

FV ①femoral vein (大腿血管)，②flow volume (フローボリューム)，③fluid volume (液量).

FVC forced vital capacity (努力肺活量).

Fx fracture (骨折).

F.Z. Finger Zahl (指数弁).

G

G, g ①gram（グラム），②gingiva（歯肉），③gonidial colony（胞子集落），④glucose（グルコース，ブドウ糖），⑤gravida（妊娠の回数），⑥gas（ガス），⑦ニュートン万有引力定数を表す記号(Gで表す)，⑧gravity（gで表す．重力加速度の単位．1g≒9.81m/s²），⑨gravitation（超遠心力），⑩giga（ギガ，10⁹）．

GA ①general anesthesia（全身麻酔），②glucuronic acid（グルクロン酸）．

Ga gallium（ガリウムの元素記号）．

GABA gamma(γ)-aminobutyric acid（ガンマ(γ)-アミノ酪酸，ギャバ）．

GABA receptor gamma（γ）-aminobutyric acid receptor（ギャバ受容体，ガンマ(γ)アミノ酪酸受容体）．

G-actin Gアクチン(アクチンの単量体)．

gadolinium (Gd)［gædəlíniəm］ガドリニウム(希土類元素．MRIの造影剤として用いられる物質)．

Gaffky table ガフキー表(塗抹標本における結核菌の量を表す基準．号数で表し，1～10号まである)，＝Gaffky scale.

GAG glycosaminoglycan（グリコサアミノグリカン）．

gag［gǽg］①嘔吐しようとする(ゲーゲーいう)，むかつく，＝retch，②開口器．

gag reflex 催吐反射，＝pharyngeal reflex.

gain［géin］①利得，②増加．

Gaisböck syndrome ガイスベック症候群(高血圧性赤血球増加〔症〕)．

gait［géit］歩行，歩きぶり．

gal［gǽl］ガル(加速度のcgs単位で，1ガルは1 cm/s²)．

galact(a)-［gəlækt(ə)］＝galact(o)-.

galactagog(ue)［gəlǽktəgɑg］催乳薬，乳汁分泌促進物質．

galactic［gəlǽktik］乳の，催乳の．

galact(o)-［gəlækt(ou)，-t(ə)］（ガラクトースまたは乳汁との関係を表す接頭語）．

galactocele［gəlǽktəsi:l］乳瘤(乳腺の)，乳様水瘤(精巣の)，＝galactoma.

galactokinase［gəlæktoukáineis］ガラクトキナーゼ(ATPを消費し，ガラクトース1-リン酸生成反応を触媒する酵素の一つ)．

Galactomyces geotrichum ガラクトミセス・ゲオトリクム(真菌)，＝*Geotrichum candidum*.

galactophore［gəlǽktəfɔ:r］①催乳性の，②乳管．

galactophoritis［gəlæktoufəráitis］乳管炎．

galactophorous［gæləktɑ́fərəs］乳汁分泌性の．

galactophorous duct 乳管(乳腺でつくられた乳汁を乳頭まで運ぶ管で15～20本ある)，＝lactiferous duct.

galactopoiesis［gəlæktoupɔií:sis］乳汁産生．

galactopoietic［gəlæktoupɔiétik］①乳汁産生の，乳汁産生促進性の，②催乳剤．

galactopoietic hormone 乳汁分泌ホルモン，＝prolactin.

galactorrhea［gəlæktərí:ə］乳汁漏出〔症〕．

galactose (Gal)［gəlǽktous］ガラクトース(白色結晶性のアルドヘキソースで，右旋性のものは乳糖，脳のセレブロシド，砂糖ダイコンのラフィノース，樹脂，海藻などに存在し，左旋性のものはあまに(亜麻仁)粘漿中にある)．

galactosemia［gəlæktousí:miə］ガラクトース血〔症〕．

galactose tolerance test ガラクトース負荷試験(肝機能検査の一種)，＝Althausen test, Bauer test.

galactoside［gəlǽktəsaid］ガラクトシド(一般にガラクトースを糖成分とする配糖体)．

galactosis［gəlæktóusis］乳汁生成(乳腺による乳汁形成および分泌)．

galactosuria［gəlæktousjú:riə］ガラクトース尿〔症〕，＝glactose diabetes.

galactotherapy［gəlæktəθérəpi］乳汁療法，＝lactotherapy.

Galant reflex ガラン反射，＝lower abdominal periosteal reflex.

galea［géiliə］①帽状腱膜(頭頂部皮下の結合組織の発達した膜．表情筋の起始となる)，②外葉 複 galeae.

Galeati glands ガレアッチ腺(腸腺のこと．Lieberkuen glands)，＝intestinal glands, Lieberkühn glands.

Galeazzi fracture ガレアッチ骨折(橈骨骨折に遠位橈尺関節脱臼を伴うもの)．

galenicals［geilénikəlz］生薬(しょうやく．Galenusの名に因む)，＝galenica.

gall［gɔ́:l］①胆汁，＝bile，②没食子．

gallamine triethiodide 三ヨウ化エチルガラミン(クラーレに類似の作用をもつ筋弛緩薬，第四級アミン化合物の誘導体)．

gallbladder (GB)［gɔ́:lblædər］胆嚢(肝臓でつくられた胆汁の貯蔵，濃縮を行う嚢状の器官)，＝vesica fellea［L］，gall bladder.

gallium (Ga)［gǽliəm］ガリウム(原子番号31，原子量69.72，原子価3，質量数69，71)．

gallon [gǽlən] ガロン(液量単位の一つ．アメリカ標準ガロンは231立方インチ(3.7853 L)，イギリス標準ガロンは277.42立方インチ(4.546 L))．

gallop [gǽləp] 奔馬〔調〕律(ギャロップ)．

gallop rhythm 奔馬〔性〕調律(リズム)(1心拍周期に3回の心音が聴取され，異常第3音は弛緩期性である．ギャロップ)，＝cantering rhythm．

gallstone (GS) [gɔ́:lstoun] 胆石．

galvanic [gælvǽnik] ガルバーニ電気の，直流電気の，＝voltaic．

galvanic nystagmus 電流性眼振，電気眼振(内耳迷路の電気刺激により起こる眼振)．

galvanic skin reflex (GSR) 皮膚電気反射(反応)(皮膚面において電気的に測定し得る自律反射の部分現象．うそ発見器はこれを応用したもの)．

galvanism [gǽlvənizəm] ①ガルバーニ電気，②直流電気〔療法〕．

galvanization [gælvənaizéiʃən] 直流通電〔療法〕，直流刺激．

galvano- [gælvənou, -nə] (直流電気を意味する接頭語)．

galvanometer [gælvənɑ́mitər] ガルバノメータ，検流計(電流計 ammeter と同じ原理に基づいてつくった敏鋭な電流計．目盛は任意であるが，10^{-6}A 以上の感度をもつ)．

Gambian trypanosomiasis ガンビアトリパノソーマ症(*Trypanosoma gambiense* の感染によるもの)，＝mid-african sleeping sickness．

gamete [gǽmi:t, gəmí:t] 配偶子，生殖子，ガメート(雌雄の配偶子は接合 conjugation により両核の合体を行い，接合子 zygote をつくる)．

gamete intrafallopian transfer (GIFT) 胚細胞卵管内移植，配偶子卵管内移植．

gametic [gəmétik] 配偶子の．

gametic coupling 配偶子相引．

gameto- [gæmitou, gəmi:-, -tə] (配偶子との関係を表す接頭語)．

gametocide [gəmí:təsaid] 殺生殖子薬．

gametocyte [gəmí:təsait] 配偶子細胞，生殖母細胞，配偶母体(カの体内では配偶子に発育するマラリア血液中の有性原虫細胞で，雄(小) microgametocyte または雌(大) macrogametocyte の区別がある)．

gametogenesis [gæmitəʤénisis] 配偶子発生．

gametophagia [gæmitouféiʤiə] 配偶子消失，＝gamophagia．

gamma (γ, Γ) [gǽmə] ガンマ(ギリシャ語アルファベットの第3字)．

gamma(γ)-aminobutyric acid (GABA) ガンマ(γ)-アミノ酪酸(神経伝達物質の一つ，抑制的に作用する)．

gamma(γ)-aminobutyric acid receptor (GABA receptor) ギャバ受容体，ガンマ(γ)-アミノ酪酸受容体(GABA 受容体は現在 $GABA_A$ と $GABA_B$ とに分類される)．

gamma(γ) angle ガンマ(γ)角(注視線と眼球回転の中心における視軸とがつくる角)．

gamma(γ) camera ガンマ(γ)カメラ(人体内に投与されたγ線の体内分布を表示する装置．検出器の支持装置，各種コリメータ，CRT 表示装置，操作台などの本体と，各種付属機器より構成される)，＝scinticamera, Anger camera．

gamma(γ) decay ガンマ(γ)崩壊(壊変)(原子核の放射性崩壊の一種)，＝gamma(γ) disintegration．

gamma(γ) disintegration ガンマ(γ)崩壊(壊変)，＝gamma(γ) decay．

gamma(γ) efferent ガンマ(γ)遠心性神経．

gamma(γ) fiber ガンマ(γ)線維(γ運動ニューロンの軸索部)．

gamma(γ) globulin (GG) ガンマ(γ)グロブリン(血清タンパク質であるグロブリン分画の亜(ガンマ)分画．電気泳動上，最も陰極側に泳動される．免疫グロブリンの大部分はこの分画に含まれる)．

gamma(γ)-glutamyl transpeptidase (γ-GTP) ガンマ(γ)-グルタミルトランスペプチダーゼ(γ-glutamyl transferase (γ-GT)．γ-glutamyl 基を他のペプチドやアミノ酸に転移させる転移酵素)．

gamma(γ)-heavy-chain disease ガンマ(γ)鎖病．

Gammaherpesvirinae [gæməhərpezvíərəni] ガンマヘルペスウイルス亜科(ヘルペスウイルス科の亜科で，*Lymphocryptovirus*, *Rhadinovirus* 属などに分けられる)．

gamma(γ) knife ガンマ(γ)ナイフ(レクセルガンマユニット，ステレオタクティックガンマラジオサージェリーともいう．頭蓋内病巣専用の放射線治療装置で，病巣を焦点に一致させて集中照射を行う．1回に15〜25 Gy 程度の大量の線量を照射することが可能である)，＝Leksell gamma unit, stereotactic gamma radiosurgery．

gamma(γ) motor neuron(e) ガンマ(γ)運動ニューロン(脊髄前角にあり，γ線維を通じて骨格筋の錘内筋線維を支配し，筋紡錘の運動に関与する)．

gamma(γ) ray ガンマ(γ)線(放射性核種から放出される透過性の高い電磁波)．

Gammaretrovirus [gæməretrouváirəs] ガンマレトロウイルス属(レトロウイルス科の一属で，マウス白血病ウイルスなどが含まれる)．

gamma(γ) rhythm ガンマ(γ)波(前頭

部から発生する脳波で，周波数 50 Hz を数えるが，意義不明）．
gamma(γ)-seminoprotein ガンマ(γ)-セミノプロテイン(前立腺の産出する精液に特有のタンパク質．前立腺癌の腫瘍マーカー）．
gammopathy [gæmάpəθi] ガンマグロブリン異常，高ガンマグロブリン血〔症〕．
Gamna disease ガムナ病(脾腫を特徴とする疾患で，その被膜は肥厚し，ガムナ小結節と呼ばれる褐色結節を生じ，その周囲には出血帯が認められ，血鉄素と石灰の沈着をみる)，= splenogranulomatosis siderotica.
gamogenesis [gæmədʒénisis] 雌雄生殖，両性生殖，= bisexual reproduction.
Gandy-Gamna nodule ガンディ・ガムナ小〔結〕節(鉄線維性結節とも呼ばれ，門脈系のうっ血を招来する疾患において，脾被膜および梁柱中にみられる小結節で，血鉄素と石灰の沈着により黄褐色を呈する)，= Gamna nodule, nodules tabac.
Gandy-Nanta disease ガンディ・ナンタ病，= Gamna disease, siderotic splenomegaly.
ganglia [gǽŋgliə] → ganglion.
ganglial [gǽŋgliəl] 神経節の，結節腫の，= ganglionic.
gangliate [gǽŋglieit] 神経節のある，= gangliated.
gangliated nerve 神経節神経(交感神経をいう)．
gangliectomy [gæŋgliéktəmi] 神経節切除術，= ganglionectomy.
gangliform [gǽŋglifɔ:m] 神経節状の，= ganglioform.
gangliitis [gæŋgliáitis] 神経節炎(後根神経節の炎症．著しい感覚性失調症を生じる)．
ganglioblast [gǽŋgliəblæst] 〔神経〕節芽細胞．
gangliocyte [gǽŋgliəsait] 神経節細胞．
gangliocytoma [gæŋgliousaitóumə] 〔神経〕節細胞腫．
ganglioform [gǽŋgliəfɔ:m] 神経節状の，= gangliform.
ganglioglioma [gæŋgliouglaióumə] 〔神経〕節膠腫．
ganglioma [gæŋglióumə] 神経節腫，= ganglioneuroma, paraganglioma.
ganglion [gǽŋgliən] ①神経節(末梢神経で神経細胞体が集まりややふくらんだ部分．脊髄神経節，自律神経節など)，②結節腫，ガングリオン，硬性滑液腫 複 ganglia.
ganglionated [gǽŋglioneitid] 神経節を備えた，= gangliate.
ganglion cell (GC) 神経節細胞(末梢神経系における神経細胞体の集合部分をいう．自律神経節と感覚神経節の2種がある．感覚神経節細胞体は末梢側へ樹状突起を，中枢側へ神経突起を送る)．
ganglionectomy [gæŋgliənéktəmi] 神経節切除術．
ganglioneuroma [gæŋgliounju:róumə] 〔神経〕節神経腫(脊髄神経または脳神経に沿って発生する神経腫で，普通神経細胞および神経線維からなる)，= neuroganglioma, neuroma cellulare.
ganglion habenulae 手綱神経節(手綱核)，= habenular nucleus, nucleus habenulae.
ganglionic [gæŋgliάnik] 神経節の(交感神経の)，= ganglial.
ganglion impar 不対神経節，= coccygeal ganglion, Walther ganglion.
ganglionitis [gæŋgliounáitis] 神経節炎．
ganglion mesentericum superius 上腸間膜動脈神経節(上腸間膜動脈の分布する小腸から横行結腸までを支配する交感神経節後神経よりなる)．
ganglionostomy [gæŋgliənάstəmi] 結節腫切開術．
ganglion terminale 終神経節(終神経に沿って存在する神経細胞．副交感神経の節後神経細胞よりなる)．
ganglioplegics [gæŋgliouplí:dʒiks] 神経節遮断薬，= neuroplegics.
ganglioside [gǽŋgliəsaid] ガングリオシド(中枢神経系組織の成分ラクトース・セレブロシドで，水解すると脂肪酸，スフィンゴシンあるいは類似物，ニウラミン酸が得られる)，= galactose-cerebroside.
gangliosidosis [gæŋgliousidóusis] ガングリオシド蓄積症．
gangosa [gæŋgóusə] ガンゴサ(南太平洋諸島にみられるイチゴ腫症末期の潰瘍性鼻咽喉炎)．
gangrene [gǽŋgri:n] 壊疽，脱疽(組織の死または腐敗)，= mortification, necrosis 形 gangrenous.
gangrenous [gǽngrinəs] 壊疽〔性〕の．
gangrenous granuloma 壊疽性肉芽腫，= granuloma gangraenescens.
gangrenous stomatitis 壊疽性口内炎(水癌)，= stomatitis gangrenosa, noma.
Ganser symptom ガンザー症候(ガンザー仮性痴呆ともいう．問いに対して間違ったり不合理な的はずれ応答をする状態)，= pseudodementia.
Ganser syndrome ガンザー症候群(特異なヒステリー性もうろう状態で，的はずれ応答が特徴．拘禁状態やヒステリーでよくみられる)，= nonsense syndrome.
gap [gǽp] 裂，裂孔，空隙．
gap junction ギャップ結合(細胞接着装置の一つで，イオンなどの小分子を通し細胞間の電気的共役に関与する．心筋細胞などにみられ，心筋が同調して収縮するのに関係する)．
Garcin syndrome ガルサン症候群(片側脳神経の広範な麻痺，四肢の運動または感覚障害の欠如，頭蓋内圧の正常，頭蓋底部のX線上の異常などを特徴とする症候群．癌の頭蓋底への浸潤などで起こる）．

Gardner–Diamond syndrome ガードナー・ダイアモンド症候群（何らかの原因で自己赤血球に感作されてできた抗体と血管外に漏れた自己赤血球が反応し，紫斑が出現するもの．自己赤血球感作性症候群，自己赤血球感作性紫斑病），＝autoerythrocyte sensitization syndrome, autoeryth sensitization purpura.

Gardnerella [gɑ:dnərélə] ガードネレラ属（通性嫌気性のグラム陰性桿菌）．

Garel–Gignoux syndrome ガレル・ジグヌー症候群（頸静脈孔下方の迷走神経と副神経麻痺によるもの）．

gargle [gá:gl] ①含嗽する，②含嗽剤，＝gargarisma.

G

gargoylism [gá:gɔilizəm] ガル（ー）ゴイリズム（精神異常，骨奇形，肝脾腫脹，角膜混濁などを呈する劣性遺伝病で，類脂質の沈着症と考えられる．ムコ多糖症の一つ），＝lipochondrodystrophy, Hurler syndrome, Pfaundler–Hurler disease.

Garland triangle ガーランド三角（多量の胸水が貯留するとき，立位，坐位で打診すると，脊柱と胸水による濁音界（ダモワゾー線）を2辺とする逆三角形部に鼓濁音を発する），＝Garland paravertebral triangle.

Gärtner duct ゲルトネル管．

GAS ①generalized arteriosclerosis（全身性動脈硬化症），②Global assessment scale（グローバル診断法），③group A streptococcus（A群レンサ球菌）．

gas (G, g) [gǽs] ガス，気体（空気様の弾性流体で，分子は相互作用がきわめて小さく自由に運動ができるもの）㊎ gaseous, gasiform.

gas chromatography (GC) ガスクロマトグラフィ〔ー〕（キャリアーガスを用いて分離する．呼気成分，薬物成分の分析に用いる）．

gaseous [gǽsiəs] ガスの，気体の．

gas gangrene ガス壊疽（*Clostridium perfringens*, *C. novyi*, *C. septicum* などの創傷感染による組織の壊死）．

gas liquid chromatography (GLC) ガス液体クロマトグラフィ〔ー〕．

gasometric [gæsəmétrik] 気体定量の ㊔ gasometry.

gasp [gǽsp] ①喘ぐ，呼吸促迫，②臨終〔呼吸〕．

gasserian ganglion ガッセル神経節（三叉神経節），＝trigeminal ganglion.

Gastaut technique ガストウ術式（stroboscope と metrazol 併合賦活により脳波の変化をみるてんかんの診断法）．

gaster [gǽstər] ①胃，＝stomach, ②腹，＝venter.

gastradenitis [gæstrædináitis] 胃腺炎．

gastralgia [gæstrǽlʤiə] 胃痛，腹痛，＝gastrodynia, stomachache.

gastrectasia [gæstrektéiziə] 胃拡張，＝gastrectasis.

gastrectomy [gæstréktəmi] 胃切除〔術〕．

gastric [gǽstrik] 胃の．

gastric acidity 胃液酸度．

gastric analysis 胃液検査．

gastric antral vascular ectasia (GAVE) 胃前庭部毛細血管拡張症．

gastric area 胃小区（胃粘膜にみられる浅い溝で仕切られた2～3mmの多角形の小区画で，胃腺の開口部である胃小窩がある），＝area gastricae [L].

gastric biopsy 胃生検．

gastric bypass 胃バイパス（胃を高位で分割し，上側の小胃嚢を空腸へ吻合する術式．病的肥満の治療法），＝Mason operation.

gastric cancer (GC) 胃癌（胃粘膜上皮細胞由来の悪性腫瘍．ヘリコバクター・ピロリ感染に伴う慢性炎症や，EBウイルス感染など外因性の原因が重要視されている．腫瘍浸潤の深達度により早期癌（浸潤範囲が粘膜下層まで）と進行癌（固有筋層，漿膜などの深部浸潤）に分けることができる）．

gastric colic 胃仙痛．

gastric crisis 胃発症，胃クリーゼ．

gastric emptying time 胃排出時間（胃内容が十二指腸に送り出されるまでに要する時間）．

gastric erosion 胃粘膜びらん．

gastric glands 胃腺，＝glandulae gastricae (propriae) [L].

gastric indigestion 胃性消化不良症．

gastric inhibitory polypeptide (GIP) 胃機能抑制ペプチド（グルコース依存性インスリン分泌ペプチド．小腸の消化管ホルモンの一種．糖の存在下でのインスリン分泌刺激作用を有する）．

gastric irrigation 胃洗浄，＝gastrolavage.

gastric juice 胃液．

gastric mucosa 胃粘膜．

gastric perforation 胃穿孔．

gastric pits 胃小窩（胃腺が開口する凹み），＝foveolae gastricae [L].

gastric resection (GR) 胃切除〔術〕．

gastric smear 胃スミア．

gastric ulcer (GU) 胃潰瘍（胃粘膜組織が傷害をうけ欠損した状態．癌，平滑筋腫，GISTなどの腫瘍．非ステロイド性消炎鎮痛薬（NSAID）などの薬剤，ヘリコバクター・ピロリなどの感染，血流障害などの原因による．通常，胃潰瘍という病名は，腫瘍性の潰瘍を除いたものをさすことが多い）．

gastric vertigo 胃性めまい．

gastrin [gǽstrin] ガストリン（代表的な

消化管ホルモンの一つ．摂食により胃幽門前庭部のG細胞から放出され胃酸分泌を刺激する）．

gastrinoma ［gæstrinóumə］ ガストリン産生腫瘍，ガストリノーマ．

gastritis ［gæstráitis］ 胃炎．

gastr(o)– ［gæstr(ou), –tr(ə)］（胃との関係を表す接頭語）．

gastroanastomosis ［gæstrouənæstəmóusis］ 胃吻合術，＝gastrogastrostomy.

gastrocamera ［gæstrəkǽmərə］ 胃カメラ(胃内面を撮影するカメラ)．

gastrocardiac ［gæstroukáːdiæk］ 胃と心臓の．

gastrocardiac syndrome 胃心臓症候群(胃疾患ことに無酸症では期外収縮，徐脈，頻脈などの心臓症状を呈する)，＝gastric cardiopathy.

gastrocele ［gǽstrəsiːl］ 胃ヘルニア．

gastrochronorrhea ［gæstroukrɑnəríːə］ 慢性胃液分泌過多．

gastrocnemius ［gæstrɑkníːmiəs, –trouníː–］ 腓腹筋(ふくらはぎをつくる下腿三頭筋の一部．二頭をもつ)，＝gastrocnemius muscle, musculus gastrocnemius [L].

gastrocnemius muscle ＝gastrocnemius.

gastrocolic ［gæstrəkɑ́lik］ ①胃結腸の，②胃仙痛．

gastrocolic reflex 胃結〔腸〕反射(空胃に食物が入ると結腸の運動が起こる)．

gastrocolitis ［gæstroukouláitis］ 胃大腸炎．

gastrocoloptosis ［gæstroukoulɑptóusis］ 胃結腸下垂症．

gastrocolostomy ［gæstroukoulɑ́stəmi］ 胃結腸吻合術．

Gastrodiscoides ［gæstroudiskɔ́idiːz］（吸虫．*G. hominis* はカニクイザルやヒトの大腸，盲腸に寄生する)．

gastroduodenal (GD) ［gæstroudjuːoudíːnəl, –djuːɑ́din–］ 胃十二指腸の．

gastroduodenal artery 胃十二指腸動脈(腹腔動脈から総肝動脈の枝)，＝arteria gastroduodenalis [L].

gastroduodenal ulcer (GDU) 胃十二指腸潰瘍．

gastroduodenitis ［gæstroudjuːoudináitis］ 胃十二指腸炎．

gastroduodenoscopy ［gæstroudjuːoudinɑ́skəpi］ 胃十二指腸鏡検査〔法〕(食道を通過して胃鏡を通す方法)．

gastroduodenostomy ［gæstroudjuːoudinɑ́stəmi］ 胃十二指腸吻合〔術〕，＝gastroduodenoenterostomy.

gastrodynia ［gæstrədíniə］ 胃痙，胃痛，＝stomach ache.

gastroenteritis (GE) ［gæstrouentəráitis］ 胃腸炎．

gastroenteroanastomosis ［gæstrouentərouənæstəmóusis］ 胃腸吻合術．

gastroenterocolitis ［gæstrouentəroukouláitis］ 胃腸炎，胃小腸大腸炎．

gastroenterocolostomy ［gæstrouentəroukoulɑ́stəmi］ 胃腸結腸吻合術．

gastroenterology ［gæstrouentərɑ́lədʒi］ 胃腸病学，消化器病学．

gastroenteropathy ［gæstrouentərɑ́pəθi］ 胃腸病．

gastroenteroplasty ［gæstrouéntərəplæsti］ 胃腸形成術．

gastroenteroptosis ［gæstrouentərɑptóusis］ 胃腸下垂症．

gastroenterostomy ［gæstrouentərɑ́stəmi］ 胃腸吻合術，＝gastroenterostomia.

gastroenterotomy ［gæstrouentərɑ́təmi］ 胃腸切開術．

gastroepiploic ［gæstrouepiplóuik］ 胃大網の．

gastroesophageal (GE) ［gæstrouiːsɑfədʒíːəl］ 胃食道の．

gastroesophageal hernia 胃食道ヘルニア(横隔膜裂孔を通過する胃および食道下部の脱出)．

gastroesophageal reflux (GER) 胃食道逆流現象．

gastroesophageal reflux disease (GERD) 胃食道逆流症．

gastroesophagitis ［gæstrouiːsɑfədʒáitis］ 胃食道炎．

gastroesophagostomy ［gæstrouiːsɑfəgɑ́stəmi］ 胃食道吻合術．

gastrofiberscope (GFB) ［gæstroufáibəːskoup］ 胃ファイバースコープ．

gastrogastrostomy ［gæstrougæstrɑ́stəmi］ 噴門幽門吻合術．

gastrogavage ［gæstrougəvɑ́ːdʒ］ 腹式胃栄養法，胃瘻栄養法(腹壁開口部から胃の中へ食物を挿入する人工栄養法)．

gastrogenic ［gæstrədʒénik］ 胃〔性〕の，胃原性の．

gastrohepatic ［gæstrouhipǽtik］ 胃肝臓の．

gastrohydrorrhea ［gæstrouhaidrəríːə］ 水様胃液分泌(塩酸と消化酵素の欠如)．

gastroileac ［gæstrouíliæk］ 胃腸の．

gastroileac reflex 胃回〔腸〕反射(胃に食物があると，回盲弁が弛緩する)．

gastroileitis ［gæstrouiliáitis］ 胃回腸炎．

gastroileostomy ［gæstrouiliɑ́stəmi］ 胃回腸吻合術．

gastrointestinal (GI) ［gæstrouintéstinəl］ 胃腸の，胃腸管系の．

gastrointestinal candidiasis 〔下部〕消化管カンジダ症．

gastrointestinal hemorrhage (GIH) 胃腸管出血．

gastrointestinal hormone 胃腸ホルモン(胃や腸の粘液中から特別な刺激によって分泌されるホルモンの総称で，secretin はその代表的なもの)．

gastrointestinal motility disorder (GIMD) 消化管運動障害.
gastrointestinal stromal tumor (GIST) 消化管間葉系腫瘍(胃，腸管の壁から発生する間葉系腫瘍).
gastrointestinal system (GIS) 消化管系.
gastrointestinal toxicity 消化管障害.
gastrointestinal tract (GIT) 胃腸管.
gastrojejunocolic [gæstrouʤiʤu:nəkálik] 胃空腸結腸の.
gastrojejunostomy [gæstrouʤiʤu:nástəmi] 胃空腸吻合術.
gastrolavage 胃洗浄，＝gastric irrigation.
gastrolienal [gæstroulaií:nəl] 胃脾臓の.
gastrolith [gǽstrəliθ] 胃石.
gastrolithiasis [gæstrəliθáiəsis] 胃石症.
gastrolysis [gæstrálisis] 胃癒着剥離術(癒着した胃を剥離すること).
gastromalacia [gæstrouməléiʃiə] 胃〔壁〕軟化症.
gastromegaly [gæstrəmégəli] 胃異常膨大，巨胃症.
gastromyxorrhea [gæstroumiksərí:ə] 胃粘液漏.
gastroparalysis [gæstroupərǽlisis] 胃麻痺(胃排泄の遅延).
gastroparesis [gæstroupərí:sis, -pǽrisis] 胃不全麻痺(軽症胃アトニー).
gastropathic [gæstrəpǽθik] 胃病の，胃疾患の.
gastropathy [gæstrápəθi] 胃病，胃疾患.
gastropexy [gǽstrəpeksi] 胃腹壁固定術.
gastrophrenic [gæstrəfrénik] 胃横隔膜の.
gastroplasty [gǽstrəplæsti] 胃形成術.
gastroplication [gæstrouplikéiʃən] 胃ヒダ形成術(慢性胃拡張の外科療法で，胃壁の大きい水平ヒダを縫合して，過剰の壁で覆うBircherの方法)，＝gastroplasty, gastrorrhaphy, gastroptyxis, stomach reefing.
gastroptosis [gæstrɑptóusis] 胃下垂〔症〕，＝gastroptosia.
gastropulmonary [gæstroupʌ́lmənəri] 胃肺〔系統〕の.
gastropylorectomy [gæstroupailəréktəmi] 幽門切除術，＝pylorectomy.
gastropyloric [gæstroupailɔ́:rik] 胃幽門の.
gastrorrhagia [gæstrouréiʤiə] 胃出血.
gastrorrhaphy [gæstrɔ́:rəfi] 胃縫合術.
gastrorr(o)hea [gæstrərí:ə] 胃液分泌過多症，胃液漏.
gastroschisis [gæstráskisis] 胃壁破裂.
gastroscope [gǽstrəskoup] 胃鏡.
gastroscopic [gæstrəskápik] 胃鏡の.
gastroscopy [gæstráskəpi] 胃鏡検査法.
gastrospasm [gǽstrəspæzəm] 胃痙攣(胃の輪状筋の発作性の収縮により生じ，胃緊張が異常に亢進する．炎症などが誘因となるが心理的要因もある)，＝stomach cramp.
gastrosplenic [gæstrəsplénik] 胃脾の.
gastrostaxis [gæstrəstǽksis] 胃出血(胃粘膜から血液の漏れること).
gastrostenosis [gæstroustinóusis] 胃狭窄.
gastrostogavage [gæstrɑstəgəvá:ʤ] 胃瘻栄養.
gastrostolavage [gæstrɑstələvá:ʤ] 胃瘻洗浄.
gastrostoma [gæstrɑstóumə] 胃瘻.
gastrostomy [gæstrástəmi] 胃瘻造設術(腹壁外の胃内腔の間に瘻孔を形成すること).
gastrotomy [gæstrátəmi] 胃切開術.
gastrotonometry [gæstrətounámitri] 胃内圧測定法.
gastrotropic [gæstrətrápik] 胃親和性の.
gastrula [gǽstrulə] 腸胚，原腸胚，嚢胚(胞胚につぐ胚子発生期で，外胚葉と内胚葉からなり，またその中間腔と内胚葉の嵌入によって生ずる原腸との2腔をもつ).
gastrulation [gæstruléiʃən] 原腸形成，嚢胚形成，腸胚形成(胞胚が腸胚に発育すること).
gating [géitiŋ] ゲーティング，通門.
gating mechanism 通門機序(イオンチャネルのゲート開閉のメカニズム．開閉は確率的に起こり，開放によってイオンの通過が可能な状態となる．刺激によってその開放の確率は増減し，チャネルの活性化，不活化が起こる．ゲーティング機構).
Gatti-Lux syndrome ガッティ・ラックス症候群(短肢性小人症に伴う免疫不全症．T細胞の細胞内活性化経路の欠損による機能不全).
Gaucher cell ゴーシェ細胞(ゴーシェ病に独特のケラシン貪食細胞).
Gaucher disease ゴーシェ病(家族性脾性貧血とも呼ばれ，肝脾の腫脹，貧血，骨格の変化を特徴とし，ゴーシェ細胞の浸潤が臓器に証明され，脂肪タンパク代謝病の一型と考えられ，特にケラシンの蓄積が起こる).
gauge [géiʤ] ①計器，尺度，ゲージ，②標準規，③軌間，＝gage.
gauntlet [gɔ́:ntlit] 手袋状包帯.
gauss [gáus] ガウス(磁束密度のcgs電磁単位).
gauze [gɔ́:z] ガーゼ.
gavage [gəvá:ʤ, gaváʒ] ①摂食，②栄養，＝feeding.
GAVE gastric antral vascular ectasia (胃前庭部毛細血管拡張症).
gaze [géiz] 注視〔する〕，凝視〔する〕.
gaze reflex 注視反射，＝fixation re-

flex.
GB gallbladder (胆嚢).
Gb blood gravity (全血の比重).
GBS ①group B streptococcus (B群溶レン菌), ②Guillain–Barré syndrome (ギラン・バレー症候群).
GB virus GBウイルス(フラビウイルス科のウイルス. A～C型に分けられ, C型はG型肝炎ウイルスと同一).
GC ①ganglion cells (神経節細胞), ②gastric cancer (胃癌), ③gas chromatography (ガスクロマトグラフィー).
GC, Gc gonorrhea (淋病).
GCA giant cell arteritis (巨細胞動脈炎).
G cell G細胞(胃幽門前庭部粘膜にみられるガストリンを分泌する腸内分泌細胞).
GCP good clinical practice (医薬品の臨床試験の実施に関する基準).
GCS Glasgow coma scale (グラスゴーコーマスケール).
G–CSF granulocyte colony stimulating factor (顆粒球・コロニー刺激因子).
GCT giant cell tumor (巨細胞腫).
GD gastroduodenal (胃十二指腸).
Gd gadolinium (ガドリニウム).
GDM gestational diabetes mellitus (妊娠糖尿病).
GDS geriatric depression scale.
GDU gastroduodenal ulcer (胃十二指腸潰瘍).
GE ①gastroenteritis (胃腸炎), ②gastroesophageal (胃・食道の), ③generalized epilepsy (全身性てんかん), ④glycerin enema (グリセリン浣腸).
Ge germanium (ゲルマニウムの元素記号).
Geiger–Müller counter ガイガー・ミュラー計数管(放射線による気体の電離を利用した, 高電圧による放射線検出器), = Geiger–Müller counting circuit, Geiger–Müller tube.
gel [ʤél] ゲル, 膠化体(コロイド溶液ゾル中に分散しているコロイド粒子の濃度が増してゼリー状になったもの).
gelatin(e) [ʤélətin] ゼラチン(変性コラーゲンのことをいう. 市販のゼラチンは変性コラーゲンのほかに他の物質や色素を含む).
gelatinize [ʤəlǽtinaiz] ゼラチン化させる, ゼラチン化する.
gelatinous [ʤəlǽtinəs] ゼラチン状の, 膠様の.
gelatinous cancer 膠様癌.
gelatinous polyp 粘液ポリープ.
gelation [ʤeléiʃən] ゲル化(溶質ゾルがゲルに変化すること).
gel electrophoresis ゲル電気泳動.
Gélineau syndrome ジェリノ症候群(若年成人期に発症する睡眠発作. 昼間は睡眠発作をくり返し, 夜間は睡眠障害を呈する. 入眠時レム期がみられる).
Gély suture ジェリ縫合(腸の創口を閉じるとき用いる両端針縫合).
geminate [ʤémineit] 一対の, 双生の, = geminous.
gemination [ʤeminéiʃən] 双生, 双胎児出生 形 geminal, geminate, geminous.
gemmation [ʤeméiʃən] 芽生, 発芽(無性生殖の一形体).
gemmule [ʤémju:l] ①小芽, 芽胞, 芽球, ②神経細胞の突起, ③ジェミュール(体細胞の放出する仮定単位で, 芽細胞に蓄積して形質の発育を左右するもの).
gen [ʤén] 遺伝子, 因子, = gene.
–gen [ʤən] (化学では物質を産生する母体, 生物学では産生された物質をいう接尾語).
gena [ʤí:nə] 頰(ほお), 頰部, = cheek 形 genal.
genae [dʒí:ni:] → gena.
genal [ʤí:nəl] 頰の.
genal glands 頰腺(小唾液腺の一つ. 口腔の頰側にある).
gender [ʤéndər] 性.
gender identity 性同一性.
gender identity disorder 性同一性障害(生物学的性別と自己の性の認識が一致しないもの).
gender specific medicine 性差医療(性差医学. 男女の性差を考慮した研究結果を疾病の診断, 治療, 予防に反映させる).
gene [ʤí:n] 遺伝子(生物の遺伝形質を決定する核内構造単位. 遺伝子の本体は原則的にはDNA (例外的にRNAを遺伝子とするウイルスもある). 真核生物では核, ミトコンドリア, 葉緑体(植物)内にある) 形 genic.
genealogy [ʤi:niálədʒi, –niǽlədʒi] 家系学, 系統学(遺伝学において家系を調査する学問) 形 genealogical.
gene amplification 遺伝子増幅.
gene bank 遺伝子銀行, ジーンバンク.
gene expression 遺伝子発現(形質発現. 遺伝子の上の情報はまずmRNAに転写され, さらにアミノ酸配列に翻訳され, 遺伝子によって支配されるタンパク質が合成される), = phenotypic expression.
gene extinction 遺伝子消失(1つの集団(あるいは種)から1個あるいはそれ以上の対立遺伝子が失われることをいう), = loss of allele, loss of gene.
gene frequency 遺伝子頻度(集団において, ある対立遺伝子の相対的頻度), = allele frequency.
gene locus 遺伝子座.
gene manipulation (GM) 遺伝子操作(遺伝子を単離するDNAクローニングや, 単離した遺伝子を構造変換する一連の操作過程の中で, 試験管内で行われるDNA組換え反応をいう).

G

gene map 遺伝子地図(この染色体地図を決定することを gene mapping という), = chromosome map.

genera [ʤénərə] → genus.

general adaptation syndrome 〔全身〕順応(適応)症候群(下垂体前葉副腎皮質系を主とした一連の非特異的反応. ① 警告反応 alarm reaction, ② 抵抗期 stage of resistance, ③ 疲憊期 stage of exhaustion の3段階が区別されている).

general anesthesia (GA) 全身麻酔(全身麻酔薬により中枢神経機能が可逆的に抑制され, 意識の消失と無痛状態がもたらされる. 吸入麻酔, 静脈麻酔, 筋肉内麻酔, 直腸麻酔などに分けられる).

general anesthetic 全身麻酔薬.

generalist [ʤénərəlist] 一般医, 家庭医.

generalized anaphylaxis 全身アナフィラキシー(抗原の静脈内(時に皮内)投与により感作されたヒトに起こる即時的全身反応, アナフィラキシーショック), = systemic anaphylaxis.

generalized arteriosclerosis (GAS) 全身性動脈硬化症.

generalized epilepsy (GE) 全身性てんかん.

generalized rash (GR) 全身発赤.

generalized tonic-clonic epilepsy 全身性強直・間代てんかん.

generalized transduction 普遍〔形質〕導入.

general medicine (GM) 一般医学.

general paralysis 進行麻痺(神経梅毒でみられる).

general paresis 進行〔性〕麻痺, = general paralysis of the insane.

general physician (GP) 一般医.

general practitioner (GP) 一般〔開業〕医(専門医に対していう).

general sensation 一般感覚(痛, 触, 熱, 寒などの).

general status 全身状態.

general urinalysis (U/G) 一般検尿.

generatio [ʤenəréiʃiou] [L] 世代, = generation.

generation [ʤenəréiʃən] ① 世代, ② 発生.

generative [ʤénərətiv] 繁殖の, 生殖の.

gene rearrangement 遺伝子再構成(遺伝子断片のあいだで組換えが起こり, 新しい遺伝情報が形成されること).

gene redundancy 遺伝子重複, 遺伝子重剰〔性〕(ある遺伝子の多コピーが染色体に存在すること).

generic [ʤənérik] ① 属性の, ② 一般的な.

generic name 一般名.

generics [ʤənériks] ジェネリック薬, 後発医薬品(先発医薬品(新薬)の特許期限後, 同等の有効成分, 投与経路や規格を持つものとして臨床試験なしに承認された効能・効果が同一の医薬品).

generic term 属名(生物分類の).

genesial [ʤəní:siəl] 世代の, 由来の, = genesic.

genesis [ʤénisis] 発生.

gene targeting ジーンターゲッティング(生体レベルで特定遺伝子座のみに目的とした変異を導入すること).

gene targetted mouse 標的組換えマウス.

gene therapy 遺伝子治療(療法).

genetic [ʤənétik] 遺伝の, 発生の.

genetically [ʤənétikəli] 遺伝子による.

genetically modified food 遺伝子組換え食品.

genetically restricted factor (GRF) 遺伝子拘束因子.

genetic code 遺伝暗号(アミノ酸暗号).

genetic conversion 遺伝子変換(ある遺伝子の状態がほかの対立遺伝子の状態に移行することによって起こる遺伝的組換え現象).

genetic counsel(l)ing 遺伝カウンセリング(優生相談. 遺伝病の問題に対する相談を受ける医療関連行為).

genetic counsel(l)or 遺伝カウンセラー(遺伝的疾患を有する患者および家族に対して遺伝学的情報の提供, アドバイスを行う).

genetic distance 遺伝距離(種間および集団間の遺伝子の違いを表した尺度をいう. 遺伝子頻度の関数として表わされるもの).

genetic engineering 遺伝子工学(組換えDNA作製技術のことをいうとともにその技術に基づく遺伝子改造による医薬品, 農産物など微生物産業のための技術革新への応用性に関する研究分野をも包括していう).

genetic equilibrium 遺伝的平衡(集団において, 対立遺伝子の遺伝頻度が一定の分布に安定している状態をいう).

genetic fine structure 遺伝的微細構造(遺伝的形質を担う単位としての分子レベルの遺伝子の構造), = fine structure of gene.

genetic information 遺伝情報(生物を特徴づけている, 親の形質を子に伝える機構を支える生物学的情報のこと).

geneticist [ʤənétisist] 遺伝学者, = genetist.

genetic load 遺伝的荷重(集団遺伝学で, 自然淘汰の強さを表す用語).

genetic map 遺伝地図(染色体上の遺伝子の配列や相対的位置を組換えを用いて作成した染色体地図, 連鎖地図など).

genetic marker 遺伝マーカー, 遺伝標識(遺伝学的解析では, 遺伝子の伝達を検出するために, 種々の表現形質を調べるが，それらをコードする遺伝子をマーカー遺伝子または遺伝マーカーという）.

genetic polymorphism 遺伝的多型（ある生物集団の特定の遺伝子に注目した場合に，高い頻度で変異した遺伝子が存在することをいう）.

genetic psychology 発生心理学.

genetic reassortant 遺伝的再集合体.

genetic reassortment 遺伝的再集合.

genetic recombination 遺伝的組換え，遺伝子組換え（DNA の遺伝的組換えは，2つの異なる個体からの遺伝物質の会合によって起こり，交差の結果，新しい型の遺伝形質の組み合わせが生じることをいう）.

genetic restriction 遺伝的拘束（T細胞が外来抗原と反応するとき，抗原ペプチドが自己の MHC 分子によって提示されたときにのみ反応することができ，自己以外の MHC 分子により提示された場合には反応できないという性質），＝MHC restriction.

genetic risk 遺伝的危険率.

genetics [ʤənétiks] 遺伝学 形 genetic, genetical.

genetic variation 遺伝的変異（遺伝子の突然変異，組換えあるいは欠失など染色体異常も含めた遺伝子構成の変化が原因で生じ，遺伝する変異），＝heritable variation.

genetotrophic [ʤenitətrɑ́fik] 遺伝栄養性の.

gene transfer 遺伝子移入.

Geneva Convention ジュネーブ協定（1864年に開かれた会議で，戦場においては，すべての負傷兵ならびに軍医および看護師を中立国民として取り扱うことの協定）.

gene walking 遺伝子歩行（遺伝子ライブラリーから長い遺伝子を拾い上げたり，隣接遺伝子の研究に用いる方法）.

Gengou phenomenon ジャングー現象（非細胞抗原と特異抗体の複合物が補体を吸着する現象）.

genial [ʤí:niəl] 顎の.

genial tubercle オトガイ結節.

genic [ʤénik] 遺伝子の.

genicula [ʤəníkjulə] →geniculum.

genicular [ʤəníkjulər] 膝状の.

genicular ganglion 膝神経節（顔面神経の知覚神経よりなる），＝ganglion geniculi [L].

geniculate [ʤəníkjuleit] 膝状に屈曲した，ひざおりの，＝geniculated.

geniculate bodies 膝状体（視床後部にあり，視覚に関係する外側膝状体と聴覚に関係する内側膝状体がある）.

geniculate neuralgia 膝状神経痛（顔面神経の膝状部にある神経節の疼痛で，主として中耳および耳道部を侵す）.

geniculum [ʤəníkjuləm] 膝（genu の縮小形） 複 genicula.

genioglossus [ʤeniəglɑ́səs] オトガイ舌筋（舌を動かす筋），＝musculus genioglossus [L].

geniohyoid [ʤeniouhάiɔid] オトガイ舌骨筋（舌骨を動かす筋），＝musculus geniohyoideus [L].

genion [ʤéniən] 顎点.

genioplasty [ʤéniəplæsti] オトガイ（頤）形成術.

genital [ʤénitəl] 性器の，生殖器の.

genital cord 生殖索（左右の中腎管を含むヒダが膀胱と直腸の間で癒合した部分）.

genital corpuscle 外陰神経末端球.

genital furrow 生殖溝（胎生2ヵ月末頃みられる生殖結節上の溝）.

genital herpes 性器ヘルペス（単純ヘルペスウイルスによる疾患で，外陰部，腟に水疱をきたす）.

genitalia [ʤenitéiliə] 性器，生殖器，＝organa genitalia [L].

genital organ 性器，生殖器，＝genitalia.

genital phase 性器期（精神分析用語）.

genital prominence 性器隆起（胎児排泄管の腹側にある細胞の集合で，生殖器に発育するもの）.

genital swelling 生殖隆起（胎生期の外性器の一部，男性では陰嚢，女性では大陰唇となる），＝labioscrotal swelling.

genital tubercle 生殖結節（胚子の排泄孔の前方にある隆起で，将来陰茎または陰核に発達する）.

genital wart 性器いぼ.

genito– [ʤenitou, –tə] （生殖，性器などの意味を表す接頭語）.

genitofemoral [ʤenitoufémərəl] 性器と大腿との.

genitofemoral nerve 陰部大腿神経（腰神経叢の枝の一つ，精巣挙筋反射と関係），＝nervus genitofemoralis [L].

genitourinary (GU) [ʤenitəjú:rinəri] 性尿器の，生殖・泌尿器の.

genius [ʤí:niəs] ①天才，才能，②体質，＝progenerate.

genocopy [ʤénəkɑpi] ゲノコピー（1つの遺伝子座の遺伝子型がほかの遺伝子型のつくる表現型をまねること）.

genodermatosis [ʤenoudə:mətóusis] 遺伝性皮膚症.

genogram [ʤénəgræm] 心理的家系図（家系の関係，死，職業などを数世代にわたって記録した図）.

genome [ʤí:noum] 半数染色体，ゲノム（生物が完全に発育し，生命を維持するために必要な染色体の一組，または DNA（一部のウイルスでは RNA）の総体をさす），＝genom.

genome library ゲノムライブラリー，遺伝子ライブラリー，＝gene library.

G

genomic [ʤi:námik] 遺伝子の，ゲノムの．

genomic imprinting ゲノム刷込み，遺伝子刷込み，＝imprinting.

genospecies [ʤi:nouspi:ʃi:z, ʤén–] 遺伝子種(相互交雑が可能な生物のグループ).

genote [ʤí:nout] ゲノート(遺伝学で染色体の対の一つが完全でない場合の組換えの要素．一般的には接尾語として用いる).

genotoxic [ʤi:nətáksik] 遺伝子毒性の．

genotype [ʤénətaip, ʤí:nə–] ①遺伝子型(因子型とも呼ばれ，特殊な遺伝子の結合による生物の遺伝素質，または同一の遺伝子構造をもつ固体の集まり)，②属模式種 形 genotypic.

gentamicin (GM) [ʤentəmáisin] ゲンタマイシン(アミノ糖系抗菌薬)，＝gentamicin sulfate.

gentian violet ゲンチアナバイオレット(pH 0.1では青緑色，pH 3.2では紫色を呈する指示薬)，＝methyl violet, crystal violet.

genu [ʤénju:] 膝(ひざ，しつ)，＝knee 形 genual.

genual [ʤénuəl] 膝の，膝様の．

genu recurvatum 反張膝．

genus [ʤí:nəs] ①属，②示性数 複 genera 形 generic.

genus cross 属間交配．

genu valgum 外反膝，＝knock-knee.

genu varum 内反膝，＝bow-leg.

geo– [ʤi:ou, –ə] (地球または土壌との関係を表す接頭語).

geode [ʤí:oud] [F] 骨小洞(ジオード．嚢腫状の空洞で関節下骨にみられる).

geographic [ʤi:əgrǽfik] 地理上の，地図状の．

geographic keratitis 地図状角膜炎．

geographic tongue 地図〔状〕舌(舌の前面，側縁に白斑を生じ，周囲に拡大し，中心部は紅色を呈し，融合して地図状を呈する．アレルギー体質児にみられやすい)，＝lingua geographica.

geomedicine [ʤi:əmédisin] 地理医学(地上の分布からみた医学).

geometric [ʤi:əmétrik] 幾何学的な．

geometric isomerism 幾何異性(有機化合物の二重結合の両側の原子に結合している原子または基が，空間的配置を異にする立体異性の一種).

geometric mean 幾何平均．

geophilic [ʤi:əfílik] 好土壌性．

geotrichosis [ʤi:outraikóusis] ゲオトリクム症(*Galactomyces geotrichum*による感染症).

Geotrichum candidum ＝*Galactomyces geotrichum*.

geotropism [ʤi:átrəpizəm] 向地性，＝geotaxis.

GER gastroesophageal reflux (胃食道逆流現象).

GERD gastroesophageal reflux disease (胃食道逆流症).

Gerhardt sign ゲルハルト徴候(肺空洞の徴候の一つ)，＝Gerhardt change of tone.

geriatric [ʤeriǽtrik] 老年の，老人の，老化の，老年病学の．

geriatric depression scale (GDS) (高齢者の抑うつ症状の評価尺度).

geriatrics [ʤeriǽtriks] 老年医学，老人病学，＝geriatric medicine 形 geriatric.

Gerlier disease ジェリエー病(アルペン地方(現在はヨーロッパから消失)に出現する夏期の疫病．麻痺性めまいともいう．農夫に多くみられ，めまい，頸部伸展筋，背筋の脱力などがあり，首下がりを呈する)，＝kubisagari, endemic paralytic vertigo.

germ [ʤə́:m] ①細菌，微生物(特に病原菌)，②胚芽(胞子，卵子などをいう) 形 germinal.

germanium (Ge) [ʤə:méiniəm] ゲルマニウム(原子番号32，原子量72.59，原子価2，4，質量数70，72〜74，76をもつ希元素．灰白色のもろい結晶で，半導体semiconductorとして利用される).

German measles 風疹(発熱，リンパ節腫脹，発疹を三徴とする風疹ウイルスによる急性ウイルス疾患．5〜15歳に好発．合併症として関節痛，脳炎などがある)，＝rubella.

germicide [ʤə́:misaid] 殺菌薬(剤) 形 germicidal.

germinal [ʤə́:minəl] 胚の，生殖の．

germinal area 胚域．

germ(inal) cell 胚細胞(生殖細胞(精子，卵子をつくる細胞))，＝gonioblast.

germinal center 胚中心(リンパ節の中心部で，B細胞の増殖の場である)，＝centrum germinale [L].

germinal disk 胚板(爬虫類そのほかの下等動物の卵子の原形質部で，その中心に胚子が発生するが，哺乳類では中心細胞叢との同義語である).

germinal rod 胚芽体，鎌状胞子，＝sporozoite.

germinoma [ʤə:minóumə] 胚細胞腫．

germ layer 胚葉(内，中，外の3層を含む).

germ line 生殖細胞系．

germ-line gene 生殖細胞遺伝子，胚細胞遺伝子(体細胞遺伝子に対する用語．生殖細胞が有する遺伝子で親から子へ受け継がれる遺伝子を示す).

germ-line mutation 生殖細胞突然変異．

germ nucleus 生殖核(単細胞生物である繊毛虫類(ゾウリムシなど)が有糸分裂する際にみられる2つの核のうち小さい

G

方，固有の遺伝物質を含む)，＝ micronucleus.
germ plasm 胚形質，＝ germinal vesicle.
germ tube 発芽管.
gero– [ʤerou, –rə] ＝ geront(o)–.
geroderma [ʤeroudə́:mə] 老人様皮膚，＝ cutaneous geromorphism.
gerodontics [ʤeroudάntiks] 老年歯科〔学〕，＝ dental geriatrics, gerodontology.
geromarasmus [ʤeroumərǽzməs] 老衰，老人削痩，＝ senile atrophy.
gerontal [ʤərάntəl] 老人性，老年期の.
geront(o)– [ʤərɑnt(ou)–, ʤerənt(ou), –t(ə)] (老人，老年期の意味を表す接頭語).
gerontology [ʤerəntάləʤi] 老人学(老年期に起こる変化特徴などを研究する学問).
gerontoxon [ʤerəntάksən] 老人環(老人の角膜に，その縁から1 mm ほど離れて幅 1〜3 mm の輪状混濁が見られるもの)，＝ arcus senilis, cholesterolarch, gerontotoxon.
Gerstmann–Sträussler–Scheinker disease (GSS) ゲルストマン・シュトロイスラー・シャインカー病(伝播性のある家族性の稀な疾患で，痴呆，脊髄小脳性運動失調，パーキンソニズムを呈する．プリオン病の一種).
Gerstmann syndrome ゲルストマン症候群(優位半球角回および回旋回の障害に基づく症候群で，主として手指失認，左右障害，失算，失書の4症が基本的症状である)，＝ parieto–occipital syndrome.
gestagen [ʤéstəʤən] ゲスタゲン(黄体ホルモン様作用をもつ化合物の総称)，＝ progestin, progestogen.
gestalt [gəʃtɔ́:lt] 形態，ゲシュタルト，すがた，姿勢(もとは独語).
gestaltism [gəʃtɔ́:ltizəm] ゲシュタルト学説(心的現象は一つのまとまりをもったゲシュタルトを示し，全体は部分の総和以上のものであるとする学説)，＝ gestalt theory, gestalt psychology.
gestalt therapy ゲシュタルト療法(精神療法の一つ).
gestation [ʤestéiʃən] 妊娠，＝ pregnancy, fetation.
gestational [ʤestéiʃənəl] 妊娠の.
gestational age 在胎週数，妊娠〔持続〕期間，＝ duration of the pregnancy.
gestational diabetes mellitus (GDM) 妊娠糖尿病(妊娠中に発生したか，または発見された耐糖能異常をいう．分娩後にいったん正常化しても将来的に糖尿病に進展する可能性が高い).
gestational hypertension 妊娠高血圧.
gestational toxicosis ＝ gestosis.
gestosis [ʤestóusis] 妊娠中毒症(現在は妊娠高血圧症候群と呼ばれる)，＝ gestational toxicosis, pregnancy induced hypertension.
GF growth factor (増殖因子).
GFR glomerular filtration rate (糸球体濾過値(量)).
GG gamma globulin (γグロブリン).
GGA ground glass attenuation (すりガラス様陰影).
G–G diet Giordano–Giovannetti diet (ジョルダノ・ジョヴァネッティ食).
GGO ground glass opacity (すりガラス様陰影).
GH growth hormone (成長ホルモン).
GHIH growth hormone inhibiting hormone (成長ホルモン抑制ホルモン).
ghost [góust] ゴースト(ヘモグロビンを欠いた赤血球).
ghost cell 幽霊細胞(細胞外形は認められるが，染色性の核を持たず，細胞質の構造がみられない壊死細胞．また，ヘモグロビンを失った血球膜のみの赤血球(血球影)を指す).
ghost corpuscle 血球影，＝ phantom corpuscle.
ghoul hand 鬼手(第三期熱帯フランベジアの一形態といわれる).
ghrelin [grélin] グレリン(成長ホルモン分泌促進因子の受容体に対する内因性リガンドとしてヒトとラットの胃から単離されたペプチド).
GHRH growth hormone releasing hormone (成長ホルモン放出ホルモン).
GI ① gastrointestinal (胃腸)，② glycemic index (血糖上昇係数).
giant [ʤáiənt] 巨大な.
giant cell 巨細胞.
giant cell arteritis (GCA) 巨細胞〔性〕動脈炎.
giant cell carcinoma 巨細胞癌.
giant cell myeloma 巨細胞骨髄腫.
giant cell pneumonia 巨細胞〔性〕肺炎(致死性の麻疹ウイルスによって起こる間質性肺炎の一つ．白血病などに罹患する小児を侵し，多核性の巨細胞封入体の存在を特徴とする)，＝ Hecht pneumonia.
giant cell sarcoma 巨細胞肉腫.
giant cell tumor (GCT) 巨細胞腫.
giant colon 巨大結腸，＝ megacolon.
giant follicular lymphadenopathy 巨大濾胞性リンパ節症(全身のリンパ節および脾臓の肥大をみる疾患で，その肥大は濾胞細胞の著明な増殖による)，＝ giant follicular lymphoma, Brill–Symmers disease.
giantism [ʤáiəntizəm] 巨人症，＝ gigantism.
Giardia [ʤiά:diə] ジアルジア属(脊椎動物の小腸に寄生する原虫．ランブル鞭毛

虫*G. intestinalis* (*Giardia lamblia*)はヒトの小腸上部，胆道系に寄生し，下痢などの症状を起こす).

giardiasis [ʤiɑːdáiəsis] ジアルジア鞭毛虫症(ランブル鞭毛虫の嚢子を経口摂取することにより感染し，主症状は下痢，腹痛，食欲不振などである)，＝lambliasis.

gibbous [gíbəs] 〔脊椎〕角状彎曲の(せむしの)，＝humped, hump-backed.

gibbus [gíbəs] 突背，＝hump, hunch.

giddiness [gídinis] めまい(眩暈)(身体の不安定な，ぐらぐら動き回る感)，＝dizziness 形 giddy.

Giemsa stain ギムザ染色(マラリア原虫および血液染色法).

Giemsa staining solution ギムザ液(アズールⅡエオジン3，アズールⅡ0.8をグリセリンとメタノールおのおの250を混ぜて60°Cに加温したもので溶解する).

GIFT gamete intrafallopian transfer (胚細胞卵管内移植，配偶子卵管内移植).

giga (G) [ʤaí(ː)gə, gíg-] ギガ(10^9を表す．また，巨大な大きさを表す場合にも用いられる).

gigantism [ʤaigǽntizəm] 巨大症，巨大発育(巨人症)，＝giantism.

gigant(o)- [ʤaigǽnt(ou), -t(ə)] (巨大の意味を表す接頭語).

gigantomastia [ʤaigæntəmǽstiə] 巨乳〔症〕.

Gigli operation ギーリ手術(恥骨切開術)，＝pubiotomy.

GIH gastrointestinal hemorrhage (胃腸管出血).

gilbert [gílbəːt] ギルバート(起磁力のcgs電磁単位(F)＝1 emu＝3×10^{10} esu).

Gilbert syndrome ジルベール症候群(間接型の高ビリルビン血症を示す体質性黄疸を呈する染色体性優性遺伝性疾患)，＝Gilbert disease.

Gilles de la Tourette disease ジル・ド・ラ・トゥーレット病，＝Gilles de la Tourette syndrome, Guinon disease.

Gilles de la Tourette syndrome ジル・ド・ラ・トゥーレット症候群(小児期から青年期早期にかけて，特に男子に多く，顔・頭・頸部を中心とする不随意運動(運動性チック)，意味不明の汚言，反響言語(音声チック)，自傷行為などを呈するもの)，＝Tourette syndrome.

Gilliam operation ギリアム手術(子宮後屈に対する手術).

Gillies operation ギリース手術(頬骨や頬骨弓骨折を整復するための手術).

Gilmer splint ギルマー副子(下顎骨折において，下顎歯列を上顎のそれに結びつける銀製副子).

Gimbernat ligament ギンベナルト靭帯(鼠径靭帯の内端から下りて恥骨櫛に至る裂口靭帯).

GIMD gastrointestinal motility disorder (消化管運動障害).

gingiva [ʤinʤáivə, ʤínʤi-] 歯肉(保護歯周組織)，＝gingivae [L], gum 複 gingivae 形 gingival.

gingival [ʤinʤáivəl, ʤínʤi-] 歯肉の，歯齦の.

gingival fistula 歯肉瘻.

gingival margin 歯肉縁.

gingivectomy [ʤinʤivéktəmi] 歯肉切除〔術〕.

gingivitis [ʤinʤiváitis] 歯肉炎，歯齦炎，＝ulitis, inflammation of gum.

gingiv(o)- [ʤinʤiv(ou), -v(ə)] (歯肉との関連を意味する接頭語).

gingivoglossitis [ʤinʤivouglɑsáitis] 歯肉舌炎，＝uloglossitis.

gingivolinguoaxial [ʤinʤivouliŋgjuouǽksiəl] 歯肉側舌側軸側の.

gingivoplasty [ʤínʤivəplæsti] 歯肉形成手術.

gingivosis [ʤinʤivóusis] 歯肉症.

gingivostomatitis [ʤinʤivoustoumətáitis] 歯肉口内炎.

ginglyform [ʤíŋglifɔːm] 蝶番状の.

ginglymoarthrodial [ʤiŋglimouɑːθróudiəl] 蝶番関節状の，＝ginglymoid.

ginglymoid [ʤíŋglimɔid] 蝶番関節状の，＝ginglymoarthrodial.

ginglymoid joint 蝶番関節，＝hinge joint.

ginglymus [ʤíŋgliməs] 蝶番関節(ちょうつがいのような動きをする関節，膝関節などが該当する)，＝hinge-joint.

Giordano-Giovanetti diet (G-G diet) ジョルダノ・ジョヴァネッティ食(腎不全患者のための食事のこと).

Giovannini disease ジョヴァンニーニ病(糸状菌の感染により起こる毛髪結節疾患).

GIP gastric inhibitory polypeptide (胃機能抑制ペプチド).

girdle [gəːdl] ①帯，肢帯，②帯状束，＝cingulum，③殻環面(ケイ藻類細胞の被殻の内殻と外殻とが重なっている部分).

girdle anesthesia 帯状感覚麻痺.

girdle pain 帯状痛(帯状疱疹痛など体幹を帯状に走る疼痛をいう).

girdle sensation 帯状感，＝zonesthesia.

GIS gastrointestinal system (消化管系).

GISA glycopeptide intermediate-resistant *Staphylococcus aureus* (グリコペプチド軽度耐性黄色ブドウ球菌).

GIST gastrointestinal stromal tumor (消化管間葉系腫瘍).

GIT gastrointestinal tract (消化管).

Gitelman syndrome ギテルマン症候群(原発性尿細管性低カリウム性代謝性アルカローシスを呈するもの．著明な低マグネシウム血症，カルシウム尿症を示す).

giving way 膝折れ現象，膝くずれ(歩行時に膝が無意識に折れ曲がる病態．十字靱帯など膝関節内の損傷による．膝蓋軟骨軟化症の自覚症状でもある).

glabella [glәbélә] グラベラ(眉間のこと．左右の眉の間)，＝glabella [L] 複 glabellae 形 glababellar.

glabrous [gléibrәs] 無毛の(平滑，無毛の)，＝smooth.

glabrous skin 皮膚脱毛症.

gland [glǽnd] 腺(glandula 体液を分泌または排泄する器官).

glanders 鼻疽(*Burkholderia mallei* による人獣共通感染症で，ウマなどからヒトへ感染し，身体各所に化膿性の病巣を形成する).

glandes [glǽndi:z] → glans.

glandilemma [glændilémә] 腺被膜，腺外被.

glandula [glǽndjulә] 小腺，腺 複 glandulae.

glandulae [glǽndjuli:] → glandula.

glandular [glǽndjulәr] 腺の.

glandular carcinoma 腺癌，＝adenocarcinoma.

glandular epithelium 腺上皮(分泌細胞よりなる上皮).

glandule [glǽndju:l] 小腺，＝small gland.

glandulous [glǽndjulәs] 腺の，＝glandular.

glans [glǽnz] 亀頭 複 glandes.

glans clitoridis 陰核亀頭.

glans penis 陰茎亀頭.

Glanzmann disease グランツマン病(グランツマン血小板無力症)，＝Glanzmann thrombasthenia.

glare [glέәr] 眩輝，まぶしさ(眼が暗順応の状態にあるとき突如強い光線が視野に突入することにより起こる不快な眼の状態ならびに中心視の抑制をいう).

glaserian fissure グラゼル裂(錐体鼓室裂)，＝petrotympanic fissure, Glaser fissure.

Glasgow coma scale (GCS) グラスゴー昏眠尺度，グラスゴーコーマスケール(Glasgow 大学の医師らが提唱した重傷頭部外傷の意識障害の程度の数量化の方法).

Glasgow outcome scale (GOS) グラスゴー転帰尺度，グラスゴーアウトカムスケール.

Glasgow-Pittsburgh coma scale (GPCS) グラスゴー・ピッツバーグ昏睡度尺度.

glasses [glǽsi:z] 眼鏡，めがね，＝spectacles.

glaucoma [glɔ:kóumә] 緑内障(眼内圧の著しく上昇する疾病で，眼球硬化，乳頭陥凹，視野狭窄が特徴).

glaucomatous [glɔ:kóumәtәs] 緑内障性の.

glaucomatous cataract 緑内障性白内障.

glaucomatous cup 緑内障性〔乳頭〕陥凹.

glaucomatous halo 緑内障性暈輪，＝glaucomatous ring.

glaucomatous ring 緑内障輪(緑内障にみられる視神経乳頭周囲の黄色輪で，脈絡膜の萎縮を示す).

GLC gas liquid chromatography (ガス液体クロマトグラフィー).

Glc glucose (ブドウ糖).

gleet [glí:t] 後淋(淋病にみられる粘液性分泌物).

glenohumeral [gli:nouhjú:mәrәl] 上腕関節窩の.

glenoid [glí:nɔid] 浅窩の，関節窩の，＝cavitas glenoidalis.

glenoidal [glí:nɔidәl] 浅窩様の，＝glenoid.

glenoidal labrum 関節唇(肩関節の関節窩辺縁を縁どる線維軟骨性の構造)，＝glenoidal lip, labrum glenoidale [L].

glenoidal lip 〔肩甲骨〕関節唇(肩関節)，＝glenoidal labrum, labrum glenoidale [L].

glenoid cavity 関節窩(肩甲骨にあり上腕骨頭と関節する)，＝cavitas glenoidalis [L].

Gley glands グレー腺(上皮小体のこと)，＝parathyroid glands.

glia [gláiә, glí:ә] 神経膠，グリア(神経膠細胞，グリア細胞のこと)，＝glia cell, neuroglia.

glia cell グリア細胞，神経膠細胞(稀突起膠細胞，星状膠細胞，小膠細胞に区別される)，＝neuroglial cell, neuroglia.

gliacyte [gláiәsait] 神経膠細胞，＝glia cell, neuroglial cell.

gliadin(e) [gláiәdin] グリアジン(プロラミンの一種でグルテニンとともにコムギ *Triticum vulgare* に存在するタンパク質)，＝glutin.

glial [gláiәl] 神経膠の.

gliding joint 滑走関節，＝arthrodial joint, arthodia.

glio– [glaiou, gli–, –iә] (膠質または特に神経膠細胞との関係を表す接頭語).

glioblast [gláiәblæst] 〔神経〕膠芽細胞，＝spongioblast.

glioblastoma [glaioublæstóumә] グリア芽細胞腫，〔神経〕膠芽〔細胞〕腫，＝spongioblastoma.

glioblastoma multiforme 多形〔性〕グリア芽〔細胞〕腫，多形〔性〕〔神経〕膠芽〔細胞〕腫(神経膠腫中，最も頻発する悪性型で，大脳に好発し，皮質下に浸潤するもので，古来の神経膠肉腫 gliosarcoma に相当する).

glioma [glaióumə] グリオーマ,〔神経〕膠腫(神経膠細胞の発育分化のあらゆる段階にある細胞からなる腫瘍の総称名) 形 gliomatous.

gliomatosis [glaioumətóusis] 神経膠腫症(びまん性神経膠腫).

gliomatous [glaióumətəs] 神経膠腫の.

glioneuroma [glaiounju:róumə] 神経膠腫, = neuroglioma.

gliosarcoma [glaiousɑ:kóumə] 神経膠肉腫, 膠肉腫, = glioblastoma multiforme.

gliosis [glaióusis] グリオーシス, 神経膠症.

gliosome [gláiəsoum] グリオソーム(神経膠細胞原形質の顆粒体).

G

Glisson capsule ① グリッソン被膜(肝被膜), ② グリッソン鞘(肝動脈, 胆管, 門脈を包む線維嚢), = perivascular fibrous capsule, interlobular connective tissue.

glissonitis [glisounáitis] ① グリッソン被膜炎, ② グリッソン鞘炎.

global [glóubəl] 全体の, 全般の.

global aphasia 全失語〔症〕(発語と理解の両方が障害されるあらゆる言語機能が障害された状態), = total aphasia.

Global assessment scale (GAS) グローバル診断法.

global warming 地球温暖化.

globi [glóubai] → globus.

globin [glóubin] グロビン(ヘモクロモゲンと結合して血色素を構成するヒストンの一種. 加水分解してロイシンとヘキソン塩基を生ずる).

globoside [glóubəsaid] グロボシド(ヒト赤血球膜の主要糖脂質).

globular [glɑ́bjulər] 球状の.

globular process 球状突起(内鼻突起の両側下部に球状をなして突出し, 正中線において融合して上唇の人中を形成するもの).

globular protein 球状タンパク.

globular thrombus 球状血栓.

globule [glɑ́bju:l] ① 小球(血球, 乳球などにも用いられる), ② 丸薬, 球剤.

globulin [glɑ́bjulin] グロブリン(50%飽和硫酸アンモニウムにより血清から沈降する一群のタンパクの総称).

globulinemia [glɑbjuliní:miə] グロブリン血〔症〕.

globulinuria [glɑbjulinjú:riə] グロブリン尿症.

globulus [glɑ́bjuləs] ① 球状核, = nucleus globosus, ② 腟球, ③ 丸薬, 球剤 複 globuli.

globus [glóubəs] ① 球, = sphere, ball, globe, ② 抗酸菌球状塊(ハンセン病の病巣にある) 複 globi.

globus hystericus ヒステリー球(ヒステリー患者が, 咽喉, 食道部の痙攣により胸部に食物塊が上下する感じを抱くこと).

globus pallidus (GP) [L] 淡蒼球(大脳基底核の一つであるレンズ核の内側の部分), = globus pallidus [L].

glomangioma [gloumænʤióumə] グロムス血管腫, = glomus tumor.

glomectomy [glouméktəmi] 頸動脈球切除術.

glomera [glɑ́mərə] → glomus.

glomerular [gləmérjulər] 糸球体の.

glomerular basement membrane (GBM) 抗糸球体基底膜.

glomerular capillary endotheliosis (GCE) 糸球体系蹄毛細血管内皮症.

glomerular capsule 糸球体嚢, = Bowman capsule.

glomerular filtration rate (GFR) 糸球体濾過値(量)(腎機能検査の一つで, 糸球体から単位時間にどれだけの濾液が濾過されるか表すもの).

glomerule [glɑ́məru:l] 糸球体, = glomerulus.

glomerulitis [gloumerjuláitis] 糸球体炎, = glomerulonephritis.

glomerulo– [gloumerjulou, –lə] (糸球体との関係を表す接頭語).

glomerulonephritis (GN) [gloumerjulounifráitis] 糸球体腎炎, びまん性糸球体腎炎, = glomerulonephritis diffusa.

glomerulopathy [gloumerjulɑ́pəθi] 糸球体症.

glomerulosclerosis [gloumerjulousklíəróusis] 糸球体硬化症(糸球体の毛細血管が硬化する病変).

glomerulus [glouмérjuləs] 糸球体(腎臓の皮質にある毛細血管の塊で血液を濾過する), = glomeruli [L].

glomus [glóuməs] 糸球, 毬(まり) 複 glomera 形 glomal, glomic.

glomus aorticum 大動脈球(化学受容器), = aortic body.

glomus caroticum 頸動脈小体(化学受容器), = carotid body.

glomus coccygeum 尾骨小体, = coccygeal body.

glomus jugulare 頸静脈小体(内頸静脈の頸静脈球外膜にある顕微鏡的な化学受容器. 頸静脈糸球ともいう).

glomus tumor グロムス腫瘍, 球腫(手指皮膚の動静脈球. 特に Sucquet–Hoyer 型吻合から発生する腫瘍で, 小形, 青色を呈し, 有痛性で良性が多い), = angioneuromyoma, angiomyoneuroma, glomangioma.

glossa [glɑ́sə] ① 舌, ② 中舌, = lingua, tongue 形 glossal.

glossalgia [glɑsælʤiə] 舌痛.

glossectomy [glɑséktəmi] 舌切除.

Glossina [glɑsáinə, glous–] ツェツェバ

エ属(ツェツェバエ科の一属．*G. palpalis*, *G. mousitans* などを含む．吸血性のハエで，アフリカ睡眠病の病原体トリパノソーマを媒介する)，＝tsetse fiies.

glossitis [glɑsáitis] 舌炎．

glossitis areata exfoliativa 地図状舌，＝geographic tongue.

glossitis rhomboidea mediana 正中菱形舌炎(舌の正中部が平滑な光沢ある萎縮を現し，硬化部と入りまじった変化)．

gloss(o)- [glɑs(ou),-s(ə)] (舌の意味を表す接頭語)．

glossocele [glɑ́səsi:l] 舌脱(舌が膨大して口外に突出すること)，＝prolapsus linguae.

glossodynia [glɑsədíniə] 舌痛．

glossoepiglottic [glɑsouepiglɑ́tik] 舌喉頭蓋の，＝glossoepiglottidean.

glossohyal [glɑsouháiəl] 舌と舌骨の．

glossolalia [glɑsəléiliə] 舌語，舌懸かり(夢中遊行者の意味不明の話)，＝jargon.

glossopathy [glɑsɑ́pəθi] 舌病．

glossopharyngeal [glɑsoufərínʤiəl] 舌咽の．

glossopharyngeal nerve 舌咽神経(第9脳神経，舌と咽頭の知覚，嚥下運動，唾液の分泌などに関係)，＝nervus glossopharyngeus [L].

glossopharyngeal neuralgia 舌咽神経痛．

glossoplasty [glɑ́səplæsti] 舌形成術．

glossorrhaphy [glɑsɔ́:rəfi] 舌縫合術．

glossoscopy [glɑsɑ́skəpi] 舌検査．

glossospasm [glɑ́səspæzəm] 舌痙攣．

glossotomy [glɑsɑ́təmi] 舌切開術．

glossotrichia [glɑsətríkiə] 毛舌，＝hairy tongue.

glossy skin 光沢皮膚(神経切断などによる萎縮)．

glottic [glɑ́tik] 声門の．

glottis [glɑ́tis] 声門(声門裂と声帯ヒダをあわせたもの)，＝glottis [L].

glottis spuria 仮声門．

glottitis [glɑtáitis] 舌炎，＝glossitis.

glove anesthesia 手袋状知覚麻痺(手と指の感覚消失)，＝gauntlet anesthesia.

glover's suture 手袋製造人縫合．

GLP good laboratory practice (医薬品の安全性試験の実施に関する基準)．

Glu glucose (ブドウ糖，グルコース)．

glucagon [glú:kəgɑn] グルカゴン(膵臓ランゲルハンス島のA (α)型細胞により合成されるホルモンの一つで，血糖を上昇させる抗インスリン物質)，＝hyperglycemic glycogenolytic factor.

glucagonoma [glu:kəgənóumə] グルカゴノーマ，グルカゴン産生腫瘍(グルカゴンを産生する腫瘍で，通常，膵島細胞より発生)．

glucagon secretion (GS) グルカゴン分泌．

glucan [glú:kæn] グルカン(D-グルコースから構成される多糖の総称．天然の多糖の中で最も多量に分布している)．

gluc(o)- [glu:k(ou), -k(ə)] (ブドウ糖または単に糖との関係を表す接頭語)．

glucocerebroside [glu:kəséribrəsaid] グルコセレブロシド．

glucocorticoid [glu:koukɔ́:tikɔid] グルココルチコイド，糖質コルチコイド，〔副腎〕糖性皮質性ステロイド群(副腎皮質から分泌されるステロイドホルモンの中で糖質代謝に関係するステロイドおよび同様の作用をもつ合成物質を含めた総称)．

glucofuranose [glu:koufjú:rənous] グルコフラノース(ヘミアセタール環が五員環(フラノース環型)のグルコース)．

glucogenesis [glu:kəʤénisis] 糖新生，糖形成(グリコーゲン以外のものからグルコースが合成されること)．

glucogenic [glu:kəʤénik] グルコース生成の，糖新生の．

glucokinase [glu:koukáineis] グルコキナーゼ(グルコースとATPからグルコース6-リン酸を生成する反応を触媒する酵素)．

glucokinetic [glu:koukainétik] グルコース動員性の．

gluconeogenesis [glu:kouni:əʤénisis] 糖新生，＝glyconeogenesis.

gluconic acid グルコン酸(糖類を酸化して得られる pentahydroxy-caproic acid の異性体)，＝maltonic acid, glycogenic acid.

glucopyranose [glu:kəpírənous] グルコピラノース(炭素原子第1および第5の位置が酸素により橋連結をなすブドウ糖の活性型)．

glucosamine (GlcN) [glu:kóusəmi:n] グルコサミン(粘液質およびキチンから得られる針状結晶)．

glucosan [glú:kəsæn] グルコサン(α-グルコースの無水物，加水分解で六炭糖を生ずる)，＝α-glucosan.

glucose (G, Glu) [glú:kous] ブドウ糖，グルコース(植物界に多量に存在する六炭糖で，エネルギーの源泉として生物には最も重要な生理的機能をもつ)，＝α-D-glucopyranose, dextrose, grape sugar.

glucose oxidase (GOD) ブドウ糖酸化酵素(尿糖，血糖の検査に用いられる)．

glucose-6-phosphatase (G6Pase) グルコース-6-ホスファターゼ，グルコース6-リン酸(糖代謝の分岐点に位置する重要な化合物)．

glucose-6-phosphate dehydrogenase (G6PD) グルコース6-リン酸脱水素酵素(ペントースリン酸回路の酵素で，$NADP^+$ を補酵素としてグルコース6-リン酸を脱水素し，6-ホスホグルコノ-δ-

ラクトンを生成する反応を触媒する).

glucose tolerance 耐糖能(糖忍容力), ＝ sugar tolerance.

glucose tolerance curve (GTC) 耐糖曲線.

glucose tolerance test (GTT) ブドウ糖負荷試験(糖尿病検査).

glucose transporter (GLUT) グルコース輸送体.

glucosuria [glu:kəsjú:riə] 糖尿, ＝ glycosuria.

glucosyltransferase [glu:kəsiltrǽnsfəreis] グルコシルトランスフェラーゼ(グルコース残基の転移を触媒する酵素の総称. トランスグルコシラーゼ), ＝ transglucosylase.

glucuronate [glu:kjú:rəneit] グルクロン酸塩.

glucuronate conjugation グルクロン酸抱合.

glucuronic acid (GlcUA) グルクロン酸.

glucuronidase [glu:kjuránideis] グルクロニダーゼ(β-グルクロニドを加水分解してD-グルクロン酸を遊離させる反応を触媒する酵素).

glucuronide [glu:kjú:rənaid] グルクロニド(D-グルクロン酸のグルコシドで, 天然のものはすべてp-配向をもつ. グルコシドウロン酸), ＝ glucosidouromic acid.

glue [glú:] にかわ(膠)(動物の蹄などのゼラチン性物質を水で煮沸して得られる粘着性物質).

glue-sniffing 有機溶剤乱用.

Gluge corpuscle グルーゲ小体(神経細胞が変性するときに生ずる複合顆粒細胞), ＝ Gluge cells.

glutamate [glú:təmeit] グルタミン酸塩.

glutamic acid グルタミン酸(タンパク質の分解により生ずるαアミノ酸の一つ), ＝ glutaminic acid.

glutamic acid decarboxylase (GAD) グルタミン酸デカルボキシラーゼ(膵島細胞障害のマーカー).

glutamic acid receptor グルタミン酸受容体.

glutamic oxaloacetic transaminase (GOT) グルタミン酸オキサロ酢酸トランスアミナーゼ(アミノ酸とα-ケト酸との間のアミノ基転移反応を触媒するトランスアミナーゼの一つ. アスパラギン酸アミノトランスフェラーゼ), ＝ aspartate aminotransferase.

glutamic pyruvic transaminase (GPT) グルタミン酸ピルビン酸トランスアミナーゼ(アミノ基の転移を触媒している酵素. アラニンアミノトランスフェラーゼ), ＝ alanine aminotransferase.

glutaminase [glu:tǽmineis] グルタミナーゼ(L-グルタミンに作用してアミド基を加水分解して, L-グルタミン酸とアンモニアに分解する酵素).

glutamine [glú:təmi:n] グルタミン($NH_2CO(CH_2)_2CHNH_2COOH$. グルタミン酸のモノアミド).

glutamine conjugation グルタミン抱合.

glutaminyl [glu:tǽminil] グルタミニル基($H_2NCOCH_2CH_2CH(NH_2)CO$–).

glutamoyl [glú:təmɔil] グルタモイル基(–$COCH_2CH_2CH(NH_2)CO$–).

glutamyl [glú:təmil] グルタミル基(α-glutamyl $HOOC(CH_2)_2CH(NH_2)CO$–. γ-glutamyl $HOOCCH(NH_2)(CH_2)_2CO$–).

glutathione [glu:təθáioun] グルタチオン(5-L-グルタミル-L-システイニルグリシン. スルフヒドリル化合物中最も重要な還元性補酵素で, グルタミン酸, グリシン酸, システインよりなるペプチド).

glutathione reductase グルタチオンレダクターゼ(生物界に広く存在するフラビン黄色酵素).

gluteal [glú:tiəl] 殿の, 殿筋の.

gluteal fold 殿溝, ＝ sulcus gluteus.

gluteal gait 殿筋麻痺歩行(トレンデレンブルグ歩行で, 中殿筋の麻痺により歩行の際患者側へ体が傾く歩行).

gluteal reflex 殿筋反射(殿部の刺激により殿筋が収縮する).

gluten [glú:tən] グルテン(コムギに存在する植物性タンパク質で, グルテニンとグリアジンなる2成分の混合物で, 水解により多量のグルタミン酸が得られる), ＝ wheat gum.

gluten-free diet 無グルテン食(グルテンを除去したもので, セリアックスプルーの治療に用いる).

gluteofemoral [glu:tiəfémərəl] 殿大腿の.

glutethimide [glu:téθimaid] グルテチミド(鎮静催眠薬).

gluteus [glú:tiəs] 殿筋.

gluteus maximus (muscle) 大殿筋(殿部の表層にある大きな筋), ＝ musculus gluteus maximus [L].

gluteus medius 中殿筋(大殿筋の下層にある筋), ＝ musculus gluteus medius [L].

gluteus minimus 小殿筋(中殿筋の下層にある筋), ＝ musculus gluteus minimus [L].

glutinous [glú:tinəs] 粘着性の, 膠状の, ＝ sticky, adhesive, viscid.

glutitis [glu:táitis] 殿筋炎.

Gly glycine (グリシンあるいはグリシル(グリシンのアシル基)の記号).

glycate [gláikeit] 糖が反応する.

glycated hemoglobin 糖化ヘモグロビン, ＝ glycohemoglobin, glycosylated hemoglobin, hemoglobin A_{1C}.

glycemia [glaisí:miə] 糖血症, 血糖〔症〕, ＝ glycaemia, glycosemia.

glycemic index (GI) 血糖上昇係数，血糖指数．

glyceraldehyde [glisəræ'ldihaid] グリセルアルデヒド(グリセロールの酸化により形成される唯一のアルドトリオース)，＝glyceric aldehyde．

glyceraldehyde 3–phosphate グリセルアルデヒド3–リン酸(糖代謝の重要な中間体)．

glyceric [glisérik] グリセリンの，グリセリン化合物の(グリセリンの化合物を表す形容詞)．

glyceride [glísəraid] グリセリド(グリセリンの脂肪酸エステルの総称)．

glycerin [glísərin] ①グリセリン(脂肪の水解により得られる1, 2, 3–trihydroxypropaneで，無色，透明，粘性，甘味ある親水性液体)，＝glycerol, glycyl, alcohol，②グリセリン混和剤，＝glycerite．

glycerin and water enema (GWE) 水加グリセリン浣腸．

glycerin enema (GE) グリセリン浣腸．

glycerol [glísərɔ:l] グリセロール(①グリセライトglycerite．②グリセリン剤)．

glycine [gláisi:n] グリシン(最も単純なα–アミノ酸の一つ)，＝aminoacetic acid, glycocoll．

glyc(o)– [glaik(ou), –k(ə)] (糖との関係を表す接頭語)．

glycoclastic [glaikəklæ'stik] 解糖の，＝glycolytic．

glycocoll [gláikəkɔ:l] グリココール，＝glycine, aminoacetic acid．

glycocyamine [glaikousáiəmi:n] グリコシアミン(グアニジンをグリシンとともに熱して得られ，メチル基添加によりクレアチンになる．グアニジノ酢酸)，＝guanidine acetic acid．

glycogen [gláikəʤən] グリコーゲン $(C_6H_{10}O_5)n$ (グルコースよりなる動物性のホモ多糖で，特に筋肉および肝臓中に多く存在し，分子量1〜10×10^{6}程度といわれヨードにより赤色に変色する)．

glycogenesis [glaikəʤénisis] グリコーゲン合成(単糖類からのグリコーゲン合成で，主として肝臓で行われる) 形 glycogenetic．

glycogenetic [glaikouʤənétik] 糖生成の，糖原形成の．

glycogenolysis [glaikouʤənálisis] グリコーゲン分解(グリコーゲンがホスホリラーゼでカロリン酸分解しグルコース1–リン酸になること) 形 glycogenolytic．

glycogenosis [glaikouʤənóusis] 糖原〔貯蔵〕病(グリコーゲン代謝に関与する酸素欠損により，組織内のグリコーゲンが蓄積，構造の異常が起こる疾患群)，＝glycogen disease, von Gierke disease, thesaurismosis glycogenica．

glycogen storage disease (GSD) 糖原病，グリコーゲン蓄積症(グリコーゲン代謝系酵素欠損により，組織にグリコーゲン蓄積をきたす疾患の総称)，＝glycogenesis．

glycohemoglobin [glaikouhi:məglóubin] グリコヘモグロビン，＝glycated hemoglobin, glycosylated hemoglobin, hemoglobin A1c．

glycol [gláikɔ:l] ①グリコール(脂肪族2価アルコール)，②エチレングリコール，＝ethylene glycol．

glycolic acid グリコール酸(シュウ酸の還元産物)，＝hydroxyacetic acid．

glycolipid [glaikəlípid] 糖脂質(分子内に水溶性糖鎖と脂溶性基の両者を含む物質の総称)．

glycolysis [glaikálisis] 解糖〔作用〕(解糖系により行われるグルコースの分解機構) 形 glycolytic．

glyconeogenesis [glaikouni:əʤénisis] 糖質新生(アミノ酸，ピルビン酸，乳酸など炭水化物以外の物質からグルコースが生成されること)，＝neoglycogenesis．

glycopenia [glaikoupí:niə] 低血糖症．

glycopeptide [glaikəpéptaid] 糖ペプチド．

glycopeptide intermediate–resistant *Staphylococcus aureus* (GISA) グリコペプチド軽度耐性黄色ブドウ球菌．

glycoprotein (GP) [glaikoupróuti:n] 糖タンパク質，グリコプロテイン(糖とタンパク質が共有結合した複合タンパク質で，ほとんどのタンパク質には糖が結合している)，＝glycoproteid．

glycoptyalism [glaikoutáiəlizəm] 糖唾液〔症〕．

glycorrhachia [glaikouréikiə] 糖髄液症(脊髄液に糖が過剰に含まれていること)．

glycorrhea [glaikərí:ə] 糖液漏，＝glycosuria, 糖尿．

glycosaminoglycan (GAG) [glaikousæminouglíkən] グリコサアミノグリカン．

glycosecretory [glaikousikrí:təri] 糖原分泌の．

glycosialia [glaikousaiéiliə] 糖性唾液症．

glycosialorrhea [glaikousaiələrí:ə] 糖唾液過剰分泌(糖性唾液を過剰に排泄すること)．

glycoside [gláikəsaid] 配糖体，グリコシド(天然に存在する複合炭水化物の総称で，水解して残基residueと非糖質aglyconeとを生じ，ブドウ糖を残基とするグルコシドglucosideよりも広い範囲の化合物を含む)，＝heteroside．

glycosphingolipid [glaikousfiŋgoulípid] グリコスフィンゴリピド(スフィンゴシン，脂肪酸，糖よりなる脂質．スフィンゴ糖脂質)，＝sphingoglycolipid．

glycostatic [glaikəstǽtik] 血糖抑制性の(過剰に糖分を摂取しても血糖の上昇を抑制して正常値を保つこと).

glycosuria [glaikəsjú:riə] 糖尿.

glycosyl [gláikəsil] グリコシル(糖のヘミアセタールまたはヘミケタール性水酸基が離脱してできる基).

glycosylated hemoglobin 糖化ヘモグロビン, ＝glycohemoglobin, glycated hemoglobin, hemoglobin A_{1c}.

glycosyltransferase [glaikəsiltrǽnsfəreis] グリコシルトランスフェラーゼ(グルコシル基を含む供与体から受容体にグリコシル基を転移する反応を触媒する酵素), 糖転移酵素(トランスグルコシダーゼ).

glycotrophic [glaikətrάfik] ＝glycotropic.

glycotropic [glaikətrάpik] 糖親和性, ＝glycotrophic.

glycotropic principle 糖親和性成分(下垂体に存在する成分で, インスリンの糖類低下性作用に拮抗するもの), ＝anti-insulin principle.

glycyl [gláisil] 1価酸基(H_2NCH_2CO–. グリココールから誘導される).

GM ①general medicine (一般医学), ②gene manipulation (遺伝子操作), ③gentamicin (ゲンタマイシン), ④grand mal (大発作).

Gm, gm gramma (グラム).

GMCD grand mal convulsive disorder (大発作障害).

Gmelin test グメリン試験(胆汁色素検出法の一つ), ＝Rosenbach-Gmelin test.

GM_1 gangliosidosis GM_1ガングリオシドーシス(βガラクトシダーゼの欠損により中枢神経および内臓にGM_1ガングリオシドが蓄積する疾患. 幼児型・若年型・成人型に分けられる. 常染色体劣性遺伝の遺伝性疾患).

GM_2 gangliosidosis GM_2ガングリオシドーシス(βヘキソサミニダーゼの欠損により中枢神経にGM_2ガングリオシドが蓄積する疾患. βヘキソサミニダーゼAの欠損によるものはTay-Sachs病, Aに加えBも欠損するものはSandhoff病と呼ばれる. 常染色体劣性遺伝の遺伝性疾患).

GMP ①good manufacturing practice (医薬品の製造および品質管理に関する基準), ②guanosine 5′-monophosphate (グアノシン一リン酸).

GN glomerulonephritis (糸球体腎炎).

gnashing [nǽʃiŋ] 歯ぎしり(歯を食いしばること).

gnat [nǽt] ブユ(双翅類の吸血小昆虫. イギリスではカ, アメリカではアブ), ＝mosquito, midge.

gnathic [nǽθik] 顎の, 歯槽突起の.

gnathion [nǽθiαn] 下顎点, グナチオン(下顎正中線の最低点), ＝pogonion.

gnath(o)- [neiθ(ou), næ-, -θ(ə)] (オトガイまたは顎との関係を表す接頭語).

gnathocephalus [næθouséfələs] 顎頭奇形(下顎以外の頭部を欠損する奇形).

gnathodynamics [næθoudainǽmiks] 顎力学(そしゃく(咀嚼)力の物理を研究する学問).

gnathodynamometer [næθoudainəmάmitər] 咬合圧測定器, 顎力測定計(上下顎の咬合力を測定する器械), ＝occlusometer.

gnathology [neiθάləʤi] ナソロジー(生理学, 機能障害, 治療を含めたそしゃく(咀嚼)系を研究する学問).

gnathoplasty [nǽθəplæsti] 顎形成術.

Gnathostoma [neiθάstəmə] 顎口虫属(線虫の一属. 頭球に多くの鉤があり, 肉食獣の胃壁に寄生する. 有棘顎口虫 *G. spinigerum* などを含む).

gnathostomiasis [næθoustoumáiəsis] 〔皮膚〕顎口虫症(有棘顎口虫や剛棘顎口虫などの幼虫が皮下に寄生して生ずる遊走性皮膚腫脹や皮膚爬行症).

GNB Gram-negative bacillus (グラム陰性桿菌).

gnosia [nóusiə] ①認識, ②神感, ＝gnosis.

-gnosis [nousis] (認識, 術などの意味を表す接尾語).

gnotobiology [noutoubaiάləʤi] ノトバイオロジー, 無菌動物学(体表および腸内などいかなるところにも微生物を認めない高等動物を無菌動物という. この高等動物の生命と微生物の生命との関係について研究する学問領域).

gnotobiota [noutoubaióutə] ノトビオタ(ノトバイオート, 無菌動物のこと), ＝gnotobiote.

gnotobiotic [noutoubaiάtik] ノトバイオートの(実験動物(無菌動物)に特定の微生物のみを寄生させた状態の).

gnotobiotics [noutoubaiάtiks] 無菌動物学(常在細菌叢と宿主の形態, 生理, 生化学, 栄養, 薬理, 感染免疫, 癌などの関係を解明する学問領域).

goals of treatment (GOT) 治療目標.

goblet cell 杯細胞(気道や消化管の上皮にある粘液分泌細胞), ＝chalice cell.

GOD glucose oxidase (ブドウ糖酸化酵素).

goiter [gόitər] 甲状腺腫(ヨウ素の欠乏する地域にみられる地方病), ＝struma 形 goitrous.

goitrogen [gόitrəʤən] 甲状腺腫誘発物質(抗甲状腺物質とも呼ばれ, 甲状腺腫を誘発する物質), ＝antithyroid substance 形 goitrogenic.

goitrous [gόitrəs] 甲状腺腫の.

gold [góuld] 金(原子番号79, 元素記号

Au，原子量196.9665，質量数197，比重19.32をもつ金属元素）．

gold aurothiosulfate アウロチオ硫酸金，＝sodium thiosulfate.

gold lining 裏装金（歯の）．

Golgi apparatus ゴルジ装置（細胞小器官の一つでタンパク質に糖を付加するなどの働きがある）．

Golgi cell ゴルジ細胞（①脊髄索の後角中にあって短い突起をもつ神経細胞．②神経細胞の分類上I型は軸索が長く灰白質外に突出するものと，II型はそれが短く灰白質外に出ないものとを含む．③グリア細胞）．

Golgi-Mazzoni corpuscle ゴルジ・マツォーニ小体（パチニ小体に類似の指頭にある触覚球）．

Goltz syndrome ゴルツ症候群（皮膚結合識の低形成による毛細血管拡張，色素沈着を伴う皮膚萎縮と脂肪組織の異常増殖による黄色丘疹，四肢の骨異常を伴うもの．女性に多い）．

gomitoli [goumítəli] コイル状動脈（複雑なコイル状の毛細血管．主に下垂体柄の上漏斗部にあり，下垂体門脈系をつくる）．

gomphosis [gamfóusis] 釘植（ていしょく．歯と歯槽骨間の連結，関節の一種），＝gomphosis [L].

gonad [góunæd, gá-] 性腺，生殖腺（卵巣または精巣）形 gonadal.

gonadal dysgenesis 性腺形成異常．

gonadectomy [gounədéktəmi] 去勢，性腺摘出．

gonadopathy [gɑnədápəθi] 性腺異常．

gonadotroph [gounǽdətrəf] 性腺刺激細胞（下垂体前葉に存在する好塩基性細胞で，アニリン青により特異的に染色されるもの），＝cyanophilic beta cell.

gonadotrophic [gounədətáfik] ＝gonadotropic.

gonadotrop(h)ic hormone (GTH) 性腺刺激ホルモン（下垂体前葉にある生殖腺刺激ホルモン）．

gonadotrop(h)ic hormone releasing hormone 性腺刺激ホルモン放出ホルモン，＝gonadotrop(h)in releasing hormone.

gonadotrophin [gounədoutróufin] ゴナドトロフィン，＝gonadotropin.

gonadotrop(h)in releasing hormone (GnRH) 性腺刺激ホルモン放出ホルモン，ゴナドトロピン放出ホルモン．

gonadotropic [gounədətrápik] 性腺刺激の，＝gonadotrophic.

gonadotropin [gounədoutróupin] ゴナドトロピン，性腺刺激ホルモン（脳下垂体前葉に存在するペプチドホルモンで生殖腺の機能を促進する），＝gonadotrophin, gonadotropic hormone.

gonaduct [gánədʌkt] 生殖管，性管（卵管，または精管）．

gonalgia [gounǽlʤiə] 膝痛．

gonangiectomy [gounænʤiéktəmi] 射精管切除．

gonarthritis [gɑnɑ:θráitis] 膝関節炎．

gonarthrotomy [gɑnɑ:θrátəmi] 膝関節切開．

Gonda reflex ゴンダ反射（下肢の腱伸張反射で，錐体路症状の一診断法），＝Allen reflex, Gonda sign.

gonecyst [gánisist] 精嚢，＝gonecystis, seminal vesicle.

gonecystitis [gɑnisistáitis] 精嚢炎，＝seminal vesiculitis.

gonia [góuniə] → gonium.

gonio- [gouniou, -niə] （角，角度との関係を表す接頭語）．

goniometer [gouniámitər] ゴニオメータ，測角器，角度計．

gonion [góuniən] 顎角点（下顎骨隅角の先端）．

goniopuncture [gouniəpʌ́ŋkʧər] 眼前房穿刺（緑内障手術の一法）．

gonioscope [góuniəskoup] 〔前房〕隅角鏡．

gonioscopy [gouniáskəpi] 〔前房〕隅角検査法．

goniosynechia [gouniousinékiə] 隅角癒着（緑内障，虹彩炎などで認められる虹彩根部と線維柱帯の癒着）．

goniotomy [gouniátəmi] 隅角切開術（眼前房の隅角が開放され，深さが正常である場合の緑内障手術で，接着レンズで直視しながらSchlemm管を切開する法）．

gonitis [gounáitis] 膝関節炎．

gonium [góuniəm] 〔生殖〕祖細胞 複 gonia.

gon(o)- [gɑn(ou), -n(ə)] （性，性殖との関係を表す接頭語）．

gonoblennorrhea [gɑnəblenərí:ə] 膿漏眼（特に淋菌性結膜炎）．

gonocele [gánəsi:l] 精液瘤，＝spermatocele.

gonococcal [gɑnəkákəl] 淋菌〔性〕の．

gonococcal urethritis (GU) 淋菌性尿道炎．

gonococcemia [gɑnəkaksí:miə] 淋菌〔敗〕血症．

gonococci [gɑnəkáksai] → gonococcus.

gonococcic [gɑnəkáksik] 淋菌〔性〕の，＝gonococcal.

gonococcus [gɑnəkákəs] 淋菌（淋疾の原因となる），＝*Neisseria gonorrhoeae* 複 gonococci.

gonophore [gánəfɔ:r] 生殖付属器（卵管，子宮，精管，精嚢などをいう），＝gonophorus.

gonorrhea (GC, Gc) [gɑnərí:ə] 淋疾，淋病（淋菌 *Neisseria gonorrhoeae* の感染による性器粘膜の炎症で，局部の疼痛，

G

排尿時灼痛，膿漏などを特徴とし，前立腺，精巣上体(副睾丸)炎，精巣(睾丸)炎，膀胱炎などを併発することがある)，＝gonorrhoea.

gonorrheal [gɑnərí:əl] 淋菌性の，淋疾の.

gonorrhoea [gɑnərí:ə] 淋病，＝gonorrhea.

gony– [gáni] (膝との関係を表す接頭語).

gonycampsis [gɑnikǽmpsis] 膝関節屈曲，＝gonocampsis.

good clinical practice (GCP) 医薬品の臨床試験の実施に関する基準.

Goodell sign グデル徴候(妊娠していれば子宮頸部が口唇状に軟らかい).

good laboratory practice (GLP) 医薬品の安全性試験の実施に関する基準.

G

good manufacturing practice (GMP) 医薬品の製造および品質管理に関する基準.

Goodpasture stain グットパスチャー染色.

Goodpasture syndrome グッドパスチャー症候群(肺出血，腎半月体形成を伴う腎炎(急速進行性腎炎症候群)を呈するもの．基底膜抗体が肺胞壁，腎糸球体基底膜に結合して起こる).

good pharmacy practice (GPP) 薬局業務規範.

good recovery (GR) 回復良好.

good risk 予後良好.

good supplying practice (GSP) 優良医薬品供給基準.

Good syndrome グッド症候群(40～70歳にみられる胸腺腫，低ガンマグロブリン血症，T細胞機能不全症を伴う免疫不全症).

good visual field (GVF) 正常視野.

gooseflesh [gú:sfleʃ] 鳥肌(立毛筋の収縮による立毛反射)，＝goose flesh, cutis anserina, pilomotor reflex.

Gordon reflex ゴードン反射(アキレス腱の上方で腓腹筋を強く圧迫すると，母指が背屈する)，＝paradoxical flexor reflex.

Gordon sign ゴードン徴候(手掌で豆状骨の上を抑えると第1，第2指の屈曲が起こる．また，腕を挙上すると手指が無意識的に広がり伸びる．スーケー現象，手指現象)，＝Souques phenomenon, finger phenomenon.

gorget [gɔ́:ʤit] 有溝導子(砕石術用).

GOS Glasgow outcome scale (グラスゴー転帰尺度，グラスゴーアウトカムスケール).

Goslee tooth ゴスリー義歯(金属基底床に付着させて置換し得る義歯).

GOT ①glutamic oxaloacetic transaminase (グルタミン酸オキサロ酢酸トランスアミナーゼ)，②goals of treatment (治療目標).

gothic palate ゴシック式口蓋(非常に高く尖った硬口蓋).

Göthlin test ゲトリン試験(毛細血管ぜい弱性の検査で，壊血病の有無を調べる).

gouge [gáuʤ] 切骨器.

Gouley catheter グーレーカテーテル(下面に溝を備え，尿道狭窩を拡張するため，導子に沿い挿入する充実性金属製のもの).

goundou [gú:ndu:] 大鼻〔症〕.

gout [gáut] 痛風(プリン代謝の遺伝性異常により血液中に尿酸が増加し，関節軟骨に尿酸塩からなる有痛性結節を生ずる) 形 gouty.

gouty [gáuti] 痛風の.

gouty attack 痛風発作.

Gowers column ガワース束(脊髄の腹側にある浅在性線維束)，＝Gowers bundle, tractus spinocerebellaris ventralis, funiculus anterolateralis superficialis.

Gowers syndrome ガワース症候群(①遺伝性遠位型筋ジストロフィー．現在はほとんど用いられていない．②迷走神経〔性〕発作．急速な血圧低下による意識消失発作を呈するもので，迷走神経の抑制によるものとされている．徐脈となり，意識が消失する．原因は不明である)，＝vagal attack, vasovagal syndrome.

Gowers tract ガワース束(前脊髄小脳路).

GP ①general physician (一般医)，②general practitioner (一般〔開業〕医)，③globus pallidus (淡蒼球)，④glycoprotein (糖タンパク)，⑤grasping power (握力)，⑥guinea pig (モルモット).

G6Pase glucose–6–phosphatase (グルコース–6–ホスファターゼ).

GPB Gram–positive bacillus (グラム陽性桿菌).

GPCS Glasgow–Pittsburgh coma scale (グラスゴー・ピッツバーグ昏睡度尺度).

GPFX grepafloxacin (グレパフロキサシン).

GPP good pharmacy practice (薬局業務規範).

G protein Gタンパク〔質〕(GTP結合タンパク質スーパーファミリーのなかで，細胞受容体刺激を介する情報伝達に関与し，$\alpha\beta\gamma$サブユニットからなる3量体構造のファミリーの総称).

GPSP good postmarketing surveillance practice (市販後調査の実施に関する基準).

GPT glutamic pyruvic transaminase (グルタミン酸ピルビン酸トランスアミナーゼ).

GR ①gastric resection (胃切除〔術〕)，②generalized rash (全身発赤)，③good recovery (回復良好)，④growth retardation (発育遅延).

gr. granum (グレイン).

graafian follicle グラーフ卵胞(濾胞)(卵胞が発育し中に卵胞腔をもつもの), = vesicular follicle.

gracile [grǽsil] ほっそりした, = slender, delicate.

gracile tubercle 薄束結節(延髄薄束核による隆起), = clava.

gracilis [grǽsilis] 薄筋(大腿の内側にある内転筋の一つ, 閉鎖神経の支配), = musculus gracilis [L].

gracilis muscle = gracilis.

grad gradatim (徐々に).

gradatim (grad) [greidéitim] [L] 徐々に.

grade [gréid] ① 等級, 進行度, 重症度, 悪性度, ② 等級(段階)分けする.

Gradenigo syndrome グラデニーゴ症候群(急性中耳炎, 三叉神経痛, 外転神経麻痺を三徴とする. 急性中耳炎により錐体尖端炎が起こり, 炎症により尖端部にあるドレロ管を通る外転神経が障害される. 錐体尖端症候群), = petrous apical syndrome.

gradient [gréidiənt] ① 勾配, グラディエント(ベクトルの), ② 傾き(温度, 速度の), ③ 階調度.

gradient echo グラディエントエコー(磁気共鳴撮像法のスピンエコー法の 180° パルスの代わりに勾配磁場の反転を用いてエコーを受信する方法で, 高速撮像法である).

grading [gréidiŋ] 格付け, 分類, グレード分け.

gradual [grǽdjuəl] 徐々の, 緩徐な, 漸進的な, 漸減(増)の.

graduated [grǽdjueitid] 目盛付きの.

Graefe sign グレーフェ徴候(下方注視時に上眼瞼下降が遅れる現象. バセドウ病, 筋緊張性ジストロフィーでみられる), = von Graefe sign.

graft [grǽft] ① 移殖する, 植皮する, ② 組織移植, 移植術, ③ 移植片(移植に用いる組織小片).

grafted hebephrenia 接枝破瓜病, = graft schizophrenia, propfschizophrenia.

grafting [grǽftiŋ] 移植〔術〕.

graft rejection 移植片拒絶(移植された組織中の移植抗原が宿主の免疫系に認識され反応し, 移植片が脱落すること).

graft schizophrenia 接枝統合失調症, = propfschizophrenia, grafted hebephrenia.

graft survival 移植片生着(移植された臓器や組織がレシピエント内で正常に機能を発揮している状態).

graft-versus-host disease (GVHD) 移植片対宿主病(移植や移入された免疫系細胞が宿主の組織適合抗原に反応して宿主を攻撃する反応. 宿主の免疫能低下でも同様の症状が起こる).

graft-versus-host reaction (GVHR) 移植片対宿主反応(臓器移植の際, ドナーの移植片中のリンパ球がレシピエントに対して起こす免疫応答をいう).

graft-versus leukemia (GVL) 移植片対白血病(移植片中のドナーリンパ球が宿主に対して起こす免疫反応をGVHといい, 臨床的に症状が出現した場合をGVHDという).

graft-versus-leukemia effect (GVL effect) 移植片対白血病効果(同種骨髄移植などを受けた患者で, ドナー由来の免疫担当細胞が, 患者の白血病細胞を非自己とし, 免疫学的に増殖を抑制する反応).

Graham Steell murmur グラハムスチール雑音(相対性肺動脈閉鎖不全症に起こる拡張期雑音で, 肺高血圧を起こした重症の僧帽弁狭窄症で聞かれる).

grain [gréin] ① グレーン(重量の単位. gr と略し, 1 gr=0.0648 g ; 1/7,000 ポンド), ② 穀類の種子, ③ 種子, 細粒体.

gram (Gm, gm, g) [grǽm] グラム(CGS 単位系における重さの基本単位. 1 グラムは 15.432 グレーンに相当する), = gramme.

gram atom グラム原子(各元素について, その原子量に等しいだけのグラム単位の質量).

gram equivalent グラム当量(元素または化学物質の化学当量に等しいだけのグラム単位の質量).

gram ion グラムイオン(グラム重量がイオンの式量に数値的に等しいイオンの量).

gram molecule グラム分子(化合物の分子量に等しいだけのグラム単位の質量), = mol.

Gram-negative グラム陰性〔の〕.

Gram-negative bacillus (GNB) グラム陰性桿菌.

Gram-negative cocci グラム陰性球菌.

Gram-positive グラム陽性〔の〕.

Gram-positive bacillus (GPB) グラム陽性桿菌.

Gram-positive cocci グラム陽性球菌.

Gram stain グラム染色(代表的な細菌染色法. 塩基性の紫色色素で染色しヨードで処理すると, 菌によりアルコールで脱色されるものとされないものに分かれる. 脱色した細菌はグラム陰性, 脱色しないものはグラム陽性), = Gram method.

granddaughter cyst 孫娘嚢胞.

grand mal (GM) 大発作(てんかんの).

grand mal convulsive disorder (GMCD) 大発作障害(てんかんの).

grand mal epilepsy 大発作てんかん.
grand multipara 頻産婦.
granny knot 逆結び，たて結び(軸の一端をほかの下に，ほかの一端を上に重ねて，2つの輪が同じ線にこないように結ぶ二重結索．男結び).
granular [grǽnjulər] 〔顆〕粒状の，＝granulated.
granular cast 顆粒状円柱.
granular endoplasmic reticulum 粗面小胞体，＝rough-surfaced endoplasmic reticulum.
granular leukocyte 顆粒球(好酸球，好塩基球，および好中球の総称名).
granular lids 顆粒状眼瞼，＝tractoma.
granular stool 顆粒便(小児の便中に灰白色の乳小塊があるもの).
granulatio [grænjuléiʃiou] [L] 肉芽，顆粒，＝granulation.
granulation [grænjuléiʃən] ①肉芽(にくげ)，②顆粒化，顆粒形成.
granulation tissue 肉芽組織.
granule [grǽnju:l] ①顆粒，②〔小〕丸薬 形 granular，granulated.
granule cell 顆粒細胞(大脳と小脳の皮質にある).
granulo- [grænjəlou, -lə] (顆粒との関連語をつくる接頭語).
granuloblastosis [grænjuloublæstóusis] 顆粒芽球症(鳥類の血液中に幼若顆粒細胞が病的に増多して，肝脾に浸潤を示す状態).
granulocyte [grǽnjuləsait] 顆粒球(骨髄性白血球のうち，特に好中球，好酸性，好塩基球の総称)，＝granulocytic.
granulocyte colony stimulating factor (G-CSF) 顆粒球・コロニー刺激因子.
granulocyte-macrophage colony stimulating factor (GM-CSF) 顆粒球マクロファージコロニー刺激因子.
granulocytic leukemia 顆粒球性白血病.
granulocytopenia [grænjulousaitoupí:niə] 顆粒球減少〔症〕(通常顆粒球の大部分は好中球なので，好中球減少症とほぼ同義).
granulocytopoiesis [grænjulousaitoupɔií:sis] 顆粒球形成.
granulocytopoietic [grænjulousaitoupɔiétik] 顆粒球形成の，＝granulopoietic.
granulocytosis [grænjulousaitóusis] 顆粒球増加症.
granuloma [grænjulóumə] 肉芽腫(にくげしゅ．Virchow の定義では，肉芽組織からなる腫瘍．最近では慢性の特異性炎の呼称として使われる).
granuloma coccidioides コクシジオイド性肉芽腫，＝Posadas-Wernicke disease.
granuloma eosinophilicum cutis 皮膚好酸球性肉芽腫，＝eosinophilic granuloma of skin.
granuloma inguinale 鼠径肉芽腫，＝granuloma venereum.
granuloma malignum 悪性肉芽腫(ホジキン病のこと)，＝lymphogranulomatosis，Hodgkin disease.
granuloma pyogenicum 化膿性肉芽腫，＝granuloma telangiectodes.
granuloma sarcomatodes 肉腫性肉芽腫，＝mycosis fungoides.
granuloma telangiectodes europaeum 末梢血管拡張性肉芽腫.
granuloma teleangiectaticum 毛細血管拡張性肉芽腫.
granulomatosis [grænjuloumətóusis] 肉芽腫症 形 granulomatous.
granulomatous [grænjulɑ́mətəs] 肉芽腫〔性〕の.
granulomatous glomerulonephritis 肉芽腫性糸球体腎炎(糸球体が類上皮細胞，多核性巨細胞を含む肉芽腫病変の場となった重篤な糸球体腎炎の一つ).
granulomatous inflammation 肉芽腫性炎症.
granuloma tropicum 熱帯肉芽腫，＝framboesia tropica.
granuloma venereum 性病性肉芽腫.
granulomere [grǽnjuləmiər] 顆粒部(血小板の中央部の顆粒状を呈す部位，周囲の硝子部 hyalomere に対立していう)，＝chromomere.
granulopenia [grænjuloupí:niə] 顆粒球減少〔症〕，＝granulocytopenia.
granuloplastic [grænjuləplǽstik] 顆粒形成.
granulopoiesis [grænjuloupɔií:sis] 顆粒状形成，＝granulocytopoiesis.
granulopoietic [grænjuloupɔiétik] 顆粒球形成の.
granulosa [grænjulóusə] 顆粒層.
granulosa cell 顆粒膜細胞(顆粒層黄体細胞のこと，排卵後黄体となる細胞).
granulosa cell tumor 顆粒膜細胞腫(卵巣の腫瘍).
granulosis [grænjulóusis] 顆粒症(咽頭後壁リンパ組織の増殖)，＝granulosity.
granum (gr.) [gréinəm] [L] グレイン，＝grain.
granzyme [grǽnzaim] グランザイム(細胞傷害性の T，NK 細胞などの分泌顆粒内にあるセリンプロテアーゼの総称).
grape sugar ブドウ糖.
graph [grǽf] 図表，グラフ 形 graphic，graphical.
graphanesthesia [græfənesθí:ziə] 皮膚書字覚消失.
graphesthesia [græfesθí:ziə] 書画感覚(皮膚表面に書かれた字または画を認識する知覚).
graphite [grǽfait] グラファイト，黒鉛，

石墨(炭素同素体の一つ), = plumbago.

grapho- [græfou, -fə] (書字または記録の意味を表す接頭語).

graphology [græfálədʒi] 筆跡学, 筆相学.

graphomotor [græfoumóutər] 書字運動の.

graphomotor aphasia 書字運動性失語〔症〕, = motor agraphia.

graphorrhea [græfəríːə] 書字漏れ(無意味な文字を書き並べる精神異常).

-graphy [grəfi] (記述または描写を表す接尾語(例えば angiography)).

grasp [grǽsp] 把握.

grasping power (GP) 握力.

Gratiolet optic radiation グラシオレー視放線, = optic radiation, occipitothalamic radiation.

grattage [grætídʒ] 顆粒除去法(硬い刷毛などで, トラホームの顆粒を除去する療法).

grave [gréiv] ①重篤な, 重症性の, ②墓.

gravel [grǽvəl] ①尿砂(膀胱または腎に生ずる結砂で, 結石よりは小さいものをいう), ②結砂〔病〕.

Graves disease グレーヴス病(眼球突出性甲状腺腫で, バセドウ病と同一疾患), = Basedow disease, exophthalmic goiter.

gravid [grǽvid] 妊娠の.

gravida (G) [grǽvidə] [L] ①妊婦, = pregnant woman, ②妊娠の回数, = pregnant.

gravidic [grəvídik] 妊娠の, 妊婦の.

gravidity [grəvíditi] 妊娠, = pregnancy, graviditas.

gravimetric [grəvimétrik] 重量の.

Grawitz tumor グラウィッツ腫〔瘍〕, 腎癌.

gray (Gy) [gréi] グレイ(吸収線量の計量単位およびSI単位で, 1 Gy = 1 J/kg, rad は補助計量単位で 1 rad = 0.01 Gy).

gray cataract 暗黒色白内障(老人性皮質白内障).

gray column 灰白柱(脊髄の灰白質を脊髄全体として3次元的にみた際の用語).

gray fiber 無髄線維, = fiber of Remak.

gray induration 灰白色硬化(着色のない肺臓の硬化).

grayish stool 灰白便(胆汁のうっ滞, 閉塞性黄疸で胆汁が腸管に排出されない場合にみられる).

gray matter 灰白質(神経細胞体が主体で灰白色を呈する部分で, 終脳では表層の皮質に, 脊髄では深部の髄質にある), = substantia grisea [L].

gray ramus communicans 灰白交通枝(交感神経節と脊髄神経を連絡する無髄線維からなり灰白色にみえる), = ramus communicans griseae [L].

gray substance 灰白質(中枢神経の神経細胞体が主体で灰白色を呈し, 神経線維が主体の白質に対する用語), = substantia grisea, gray matter.

gray tubercle 灰色結核(粟粒結核ともいう).

great auricular nerve 大耳介神経(頸神経叢の枝の一つで耳介, 後頭部の皮膚知覚に関係), = nervus auricularis magnus [L].

great cardiac vein 大心〔臓〕静脈, = vena cordis magna [L].

great cavernous nerves of penis 大陰茎海綿体神経, = nervus cavernosus penis major [L].

great cerebral vein 大大脳静脈(ガレン大静脈), = venae cerebri magna [L].

greater circle of iris 大虹彩輪(虹彩の外方の広い部分, 内方の狭い部分を小虹彩輪という), = anulus iridis major [L].

greater circulation 大循環((肺循環に対して)体循環), = systemic circulation.

greater curvature 大彎(胃の左側の湾曲した部位), = curvatura ventriculi major [L].

greater duodenal papilla 大十二指腸乳頭(十二指腸下行部にある胆汁と膵液の出口(総胆管と膵管の開口部)), = papilla duodeni major [L].

greater occipital nerve 大後頭神経(第2頸神経の後枝で, 後頭部の皮膚に分布する例外的に前枝よりよく発達した神経), = nervus occipitalis major [L].

greater omentum 大網(胃大彎から横行結腸の間, 小腸の前をエプロンのように包む腹膜), = omentum majus [L], gastrocolic omentum.

greater palatine artery 大口蓋動脈, = arteria palatina major [L].

greater palatine canal 大口蓋管, = canalis palatinus major [L].

greater palatine foramen 大口蓋孔, = foramen palatinum majus [L].

greater palatine groove 大口蓋溝, = pterygopalatine groove.

greater palatine nerve 大口蓋神経, = nervus palatinus major [L].

greater pelvis 大骨盤, = pelvis major [L], false pelvis.

greater petrosal nerve 大錐体神経, = nervus petrosus major [L].

greater sciatic foramen 大坐骨孔(梨状筋によって上下の孔に分けられ, 坐骨神経は下方の梨状筋下孔を通る), = foramen ischiadicum majus [L].

greater splanchnic nerve 大内臓神経(内臓に分布する交感神経の一つ), = nervus splanchnicus major [L].

greater supraclavicular fossa 大鎖骨上窩(肩甲鎖骨三角), ＝fossa supraclavicularis major [L].
greater trochanter 大転子(大腿骨頸部の下方外側にある突起), ＝trochanter major [L].
greater tubercle 大結節(上腕骨にあり, 棘上筋, 棘下筋などの停止部), ＝tuberculum majus [L].
greater vestibular gland 大前庭腺(女性の外陰部にある腺で導管は膣前庭にひらく. Bartholin 腺), ＝glandula vestibularis major [L], Bartholin gland, Duverney gland.
great saphenous vein 大伏在静脈(下肢の皮静脈で大腿前面で伏在裂孔を通り, 大腿静脈に流入する), ＝vena saphena magna [L].
great-toe reflex 母趾反射(Babinski reflex, Chaddock reflex, Gordon reflex, Oppenheim reflex などの総称).
green [grí:n] 緑色, 緑色顔料.
green color blindness 2型2色覚(緑錐体の機能欠如で, 赤と青の錐体のみが機能していること. 緑から赤にかけての色の区別ができない), ＝aglaucopsia, deuteranopia.
green sickness 萎黄病(若い女性に多く, 緑を帯びた黄色皮膚を特徴とする貧血. 鉄欠乏性貧血である), ＝chlorosis.
greenstick fracture 若木骨折(不全骨折), ＝willow fracture, infraction.
green stool 緑便(ビリベルジンを多く含む小児の便で病的ではない), ＝greenish stool.
Gregg syndrome グレッグ症候群(風疹ウイルスの母体感染による先天異常症. 白内障, 小眼球症, 聾, 小頭症, 水頭症, 心奇形を特徴とする. 先天性風疹症候群), ＝congenital rubella syndrome.
Greig syndrome グレーグ症候群(隔離症, 眼裂離開, 優性常染色体, X染色体連鎖, または孤発性の両眼間の広い離開をみる症候群).
grepafloxacin (GPFX) [grepəflɑ́ksesin] グレパフロキサシン.
GRF ①growth (hormone) releasing factor (成長ホルモン放出因子), ②genetically restricted factor (遺伝子拘束因子), ③griseofulvin (グリセオフルビン).
grid [gríd] 格子, グリッド(三極真空管の一部).
grief [grí:f] 悲嘆(適応障害の一つ. 情緒反応としてとらえられる), ＝grief reaction.
grief reaction 悲嘆反応(適応障害の一つ).
grimace [gríməs] ひそめ眉, しかめ顔(統合失調症の初期にみられる特徴の一つで, 特に緊張病では衒奇症とともにしばしば現れる).
grinding [gráindiŋ] 粉砕, 摩砕, すり(ガラス).
grinding-in 削合〔術〕, 咬頭調整.
grinding of teeth 歯ぎしり, ＝bruxism, clending.
grip [gríp] ①インフルエンザ, ＝grippe, ②把握.
gripe [gráip] 仙痛.
grippe [gríp] [F] 流行〔性〕感冒, ＝influenza 形 grippal.
grip strength 握力.
griseofulvin (GRF) [grizioufúlvin, -fʌ́l-] グリセオフルビン(抗真菌剤).
Gritti operation グリッティ切断術(大腿骨の顆上部切断), ＝Gritti-Stockes amputation.
Gritti-Stokes amputation グリッティ・ストークス切断術(大腿切断術の一方法. 断端部での負荷を得るために膝蓋骨を大腿骨端に固定する切断法), ＝Gritti amputation.
groin [grɔ́in] 鼠径部(股の付け根で腹と大腿の境), ＝inguinal region, inguen.
Grönblad-Strandberg syndrome グレンブラット・ストランドベルグ症候群(劣性遺伝によるまれな症候群. 広汎な膠原形障害により, 皮膚の弾性偽性黄色腫, 網膜の血管様線条, しばしばみられる消化管出血, 頭蓋内動脈瘤を形成する特徴がある).
groove [grú:v] 溝, ＝sulcus, furrow.
groove for radial nerve 橈骨神経溝, ＝spiral groove.
groove for ulnar nerve 尺骨神経溝(上腕骨内側顆下方にある尺骨神経の通る溝), ＝sulcus nervus ulnaris [L].
gross [gróus] 肉眼的の, 粗大な.
gross anatomy 肉眼解剖学(マクロ解剖学ともいわれる).
ground [gráund] ①基底, 基礎, ②地面.
ground bundle 固有束(脊髄の連合線維), ＝fasciculus proprius.
grounded theory グラウンデッドセオリー.
ground glass appearance すりガラス様像(線維性骨異形成症, びまん性肺間質病変などで, X線像上無構造に見えること).
ground glass attenuation (GGA) すりガラス様陰影, ＝ground glass opacity.
ground glass opacity (GGO) すりガラス様陰影, ＝ground glass attenuation.
grounding [gráundiŋ] 接地.
ground lamella 基質層板, ＝interstitial lamella.
ground substance 基質(組織細胞間にある物質).
group [grú:p] ①群, 分類群(同種のもの

G

の集合), ②団, 族, 類(相互置換可能な原子または元素についていう).
group agglutination 同群凝集, 群凝集反応(数種の微生物群に共通の抗原に対する抗体による凝集反応).
group agglutinin 群凝集素(数種の異なった近縁の微生物の共通抗原に対する凝集素).
group A streptococcus (GAS) A群レンサ球菌.
group B streptococcus (GBS) B群溶レン菌.
group dynamics グループダイナミクス, 集団力学.
group model HMO グループ方式保健維持機構(加入者だけに医療を提供する医師の診療グループと契約している保健維持機構).
group practice 協同診療(各科の専門医が協同して同一診療所を設けること).
group psychotherapy 集団精神療法.
growing [gróuiŋ] 成(生)長, 発育.
growing fever 成長熱.
growing fracture 成長骨折(成長に伴う小児の線状頭蓋骨折).
growing pain 成長痛(少年期にみられる骨痛).
growth [gróuθ] ①発育, 成長(動物に用いる), ②生長(植物などに用いる).
growth by apposition 付加成長.
growth factor (GF) 増殖因子.
growth hormone (GH) 成(生)長ホルモン(下垂体前葉から分泌されるホルモン. 多彩な生物活性を示すが, とくに重要な作用としてタンパク質合成と骨格発達の促進, および脂肪分解があげられる. 成長ホルモンの過剰分泌は先端巨大症, 下垂体性巨人症を, 分泌低下は下垂体性小人症をまねく).
growth hormone inhibiting hormone (GHIH) 成長ホルモン抑制ホルモン(視床下部で産生され, 成長ホルモン分泌に対して強い抑制作用を示す. ソマトスタチン), = somatostatin.
growth hormone releasing hormone (GHRH) 成長ホルモン放出ホルモン(視床下部から下垂体に分泌され, 成長ホルモン分泌を促進する).
growth quotient 発育指数.
growth retardation (GR) 発育遅延.
Gruber-Widal reaction グルーベル・ウィダール反応, = Gruber-Durham reaction.
gryposis [gripóusis] グリホシス, 彎曲(特に爪についていう).
GS ①gallstone (胆石症), ②glucagon secretion (グルカゴン分泌).
G/S glucose and saline (ブドウ糖と生食水).
GSD glycogen storage disease (糖原病).
GSH reduced glutathione (還元型グルタチオン).
GSP good supplying practice (優良医薬品供給基準).
GSR galvanic skin reflex (皮膚電気反射(反応)).
GSS Gerstmann-Sträussler-Scheinker disease (ゲルストマン・シュトロイスラー・シャインカー病).
G_0 stage G_0期(細胞分裂周期に入っていない状態. 休止期).
G_1 stage G_1期(細胞分裂周期のなかで, M期とS期の中間の期間. DNA を除く核酸やタンパク質の持続的な合成が認められる), = gap period.
G_2 stage G_2期(細胞分裂周期のなかでS期とM期の中間の期間), = gap period.
G syndrome G症候群(まれな優性遺伝の先天性症候群. 尿道下裂, 内眼角解離, 嚥下困難などを併せもつ. 網膜色素変性, 顔面異型, 肺・消化管奇形を呈する), = Opitz-Frias syndrome, telecanthushypospadia syndrome Opitz G syndrome.
gt. gutta (一滴).
GTC glucose tolerance curve (耐糖曲線).
GTH gonadotrop(h)ic hormone (性腺刺激ホルモン).
GTT glucose tolerance test (ブドウ糖負荷試験).
gtt. guttae (gutta の複数形).
GU ①gonococcal urethritis (淋菌性尿道炎), ②gastric ulcer (胃潰瘍), ③genito-urinary (生殖・泌尿器).
guaiac [gwáiæk] ①グアヤック, ユソウボク[癒瘡木](ハマビシ[浜菱, 蒺藜]科植物), ②グアヤック脂(グアヤック *Guaiacum sanctum* の樹脂), = guaiacum, guaiac resin.
guaiac reaction グアヤック反応(潜血反応の一種).
guaiac test グアヤック試験(ヘモグロビン(血色素)の定性試験で, グアヤックチンキ, 過酸化水素を被験物に加えると青色を発する. 便潜血の有無に用いる方法).
guaifenesin [gwaifénisin] グアイフェネシン(グリセリンモノエーテル系鎮咳去痰薬).
Guanarito virus グアナリトウイルス(アレナウイルス科のウイルスで, ベネズエラ出血熱の原因ウイルス).
guanase [gwá:neis] グアナーゼ(グアニンに作用してキサンチンに変化する脱アミノ基酵素の一種).
guanine [gwá:ni:n] グアニン(白色結晶性塩基で, ヌクレインの分解産物, 人工真珠の原料に用いる), = aminohypoxanthine.
guanosine (Guo) [gwá:nəsi:n] グアノシン(プリンヌクレオチドの一つで, グアニンを含む RNA の主成分).
guanosine diphosphate (GDP)

グアノシン二リン酸.
guanosine 5′-monophosphate (GMP) グアノシン一リン酸.
guanosine triphosphate (GTP) グアノシン三リン酸.
guanosine triphosphate-binding protein (GTP-binding protein) グアノシン三リン酸結合タンパク〔質〕, GTP結合タンパク〔質〕.
guarding [gɑ́:diŋ] 防御(防衛ともいう. 障害された部位の動きを小さくするために起こる筋肉の痙攣. 腹壁防御 abdominal guarding などがある).
gubernaculum [gu:bə:nǽkjuləm] ① 導帯, ② 導刺帯(線虫の交尾補助器. 副交接刺).
gubernaculum dentis 歯帯(結合組織からなり歯嚢と歯肉をつなぐ).
gubernaculum of testis 精巣導帯(精巣原基と発達する陰嚢をむすぶ線維索), = gubernaculum testis [L].
Gubler hemiplegia ギュブレル片麻痺(脳幹橋病巣で, 下交代性片麻痺をいう. 反対側片麻痺と同側の顔面神経麻痺を伴う場合, ミラー・ギュブラー症候群という), = Millard-Gubler paralysis, Weber-Gubler syndrome.
Gubler tumor ギュブレル腫瘍(鉛中毒者の手首背面の腫瘤).
Guérin fold ゲランヒダ(尿道前端の舟状窩弁).
Guérin fracture ゲラン骨折(上顎骨歯槽突起の水平骨折).
guide [gáid] ①導子, ②指南, 案内者.
guideline [gáidlain] ガイドライン, 指針.
guidewire [gɑ́idwaiər] ガイドワイヤ(血管造影用カテーテルを血管内の適した位置に誘導するための柔軟性に富んだ鋼線).
Guillain-Barré syndrome (GBS) ギラン・バレー症候群(多くは上気道感染, 下痢などの症状が改善したあと, 7〜10 日後に出現する四肢の運動麻痺を主徴とする. 腱反射消失, 髄液タンパク増加に比して細胞数の増加をみない. 脱髄性ニューロパチー), = radiculoneuritis, encephalomyeloradiculoneuritis, acute infectious polyneuritis.
Guillain-Thaon syndrome ギラン・タオン症候群(第 3 期梅毒の髄膜脊髄炎に起因する痙性対麻痺).
guillotine [gílәti:n] ギロチン(扁桃腺または口蓋垂を切除する器具).
guinea pig (GP) モルモット.
gullet [gʌ́lit] 食道, 消化器, 咽喉, = esophagus, throat.
gum [gʌ́m] ①ゴム(植物の分泌物から得られる無定形の粘性樹脂), ②歯肉(保護歯周組織. 通例— s), = gingiva 形 gummy.
gumboil [gʌ́mbɔil] 歯槽膿漏.
gum line 歯肉線(縁).
gumma [gʌ́mə] ゴム腫(梅毒第 3 期にみられる皮膚, 皮下組織, 骨, 間節などの組織, 臓器に出現するゴム様の弾力をもつ塊から腫瘤までの大きさのもの), = syphiloma, syphilis gummosa 形 gummatous.
gummatous syphilid(e) ゴム腫, = gumma.
gummatous ulcer ゴム腫性潰瘍.
gummy [gʌ́mi] ゴム状の.
Gunn phenomenon ガン現象(網膜血管硬化の際みられる現象. マーカス・ガン現象), = Marcus Gunn phenomenon, Salus phenomenon.
Gunn sign ガン徴候(①細動脈硬化症における眼底動静脈交叉部の所見. ②求心性瞳孔反射異常).
gunstock deformity 銃床変形(上腕骨顆骨折後にみられる奇形で, 腕を完全に伸ばすと, 外方に腕が曲がる).
gurney [gə́:ni] ガーニー(歩行できない患者を病院内で移動させるための台車付き担架).
Gussenbauer suture グッセンバウエル縫合(Czerny-Lembert に似た 8 字状縫合で粘膜を含まないもの).
gustation [gʌstéiʃən] 味覚, 賞味, 吟味〔覚〕.
gustatory [gʌ́steitəri, -tətɔ:ri] 味覚の.
gustatory cell 味覚細胞(味蕾にある味覚を感じる感覚細胞).
gustatory pore 味孔, = porus gustatorius [L], taste pore.
gut [gʌ́t] ① 消化管, 臓器, ② 腸線(ガット), = catgut.
Guthrie test ガスリー試験(枯草菌を用いた細菌増殖阻止試験. メープルシロップ尿症, ホモシスティン尿症にも応用されている).
gutta (gt.) [gʌ́tə] [L] 滴, 一滴, = drop 複 guttae.
gutta-percha グッタペルカ(マレー半島に野生するアカテツ科植物の乳液を凝固させた物質).
gutta-percha point グッタペルカポイント(根管充填に用いる).
guttat guttatim (1 滴ずつ).
guttate [gʌ́teit] 滴状の.
guttatim (guttat) [gʌtéitim] [L] 1 滴ずつ.
gutter [gʌ́tər] 溝.
gutter fracture 溝状骨折(楕円形陥凹をきたす頭蓋骨折).
gutter wound 溝創(打撃により溝が生ずるもの).
guttur [gʌ́tər] 咽喉, = throat 形 guttural.
guttural [gʌ́tərəl] 咽喉の.
guttural duct 耳管, = auditory tube,

Eustachian tube.

Gutzeit test グートツァイト試験(ヒ素を含む検体を酸性で亜鉛と反応させ，生成したアルシン AsH_3 を臭化水銀紙に触れさせて呈色させるヒ素の微量検出法．ヒ素量に応じて黄，褐，黒色へ変化していく)．

GVF good visual fields (正常視野)．

GVHD graft-versus-host disease (移植片対宿主病)．

GVL graft-versus leukemia (移植片対白血病)．

GVL effect graft-versus leukemia effect (移植片対白血病(GVL)効果)．

GWE glycerin and water enema (水加グリセリン浣腸)．

gymnastics [ʤimnǽstiks] ① 体操，修錬，② 体操療法 形 gymnastic.

GYN, Gyn. gynecology (婦人科学)．

gynandrism [ʤinǽndrizəm] ① 男性半陰陽，= hermaphroditism in male, ② 女性偽半陰陽，= pseudohermaphroditismus femininus.

gynandroblastoma [ʤinændroublæstóumə] 男女性胚〔細胞〕腫(顆粒膜細胞腫と男化芽細胞腫との混合卵巣癌)．

gynandroid [ʤinǽndrɔid] 男性化女性．

gynandromorphism [ʤinændroumɔ́:fizəm] 雌雄モザイク，半陰陽．

gynandromorphous [ʤinændroumɔ́:fəs] 雌雄モザイクの(男性と女性の両方の特徴をもつこと)．

gynatresia [ʤinətrí:ziə] 外陰閉鎖，鎖陰(さいん)，= atresia genitalis.

gynecic [ʤinésik] 女子の，女性の，= gynaecic.

gyneco- [ʤinikou, gai-, -kə] = gyn(o)-.

gynecoid [ʤínikɔid, gai-] 女性様の，婦人のような．

gynecoid pelvis 女〔性〕型骨盤(入口が円形または先端のない心臓形をなすもの)．

gynecology (GYN, Gyn.) [ʤinikáləʤi, gai-] 婦人科学(婦人の性器を中心とする学問)，= gynecologia 形 gynecologic, gynecological.

gynecomania [ʤinikouméiniə, gai-] 男子色情症，性欲亢進(男性の)，= satyriasis.

gynecomastia [ʤinikəmǽstiə, gai-] 女性化乳房，女性型乳房(男性にみられる乳房の肥大．クロウ・深瀬症候群，球脊髄性筋萎縮症などにみられる)，= gynecomasty.

gynephobia [ʤinifóubiə, gai-] 女性恐怖症．

gyn(o)- [ʤin(ou), gain(ou), -n(ə)] (女との関係を表す接頭語)．

gynogenesis [ʤinəʤénisis, gai-] 雌性発生(受精後精子核の協力なくして卵子が発育すること)，= merospermia.

gyrate [ʤáireit] うずまき状の，花環状の．

gyrectomy [ʤairéktəmi] 脳回切除術(Penfield が提唱した皮質切除術の一手技)．

gyri [ʤáirai] → gyrus.

gyri cerebri 大脳回(大脳溝と大脳溝の間の部分)，= gyri of cerebrum.

gyri insulae 島回，= insular gyri.

gyro- [ʤáirou, -rə] (回転，脳回との関係を表す接頭語)．

gyrose [ʤáirous] 曲線状の，環状の．

gyrospasm [ʤáirəspæzəm] 頭部回転痙攣．

gyrus [ʤáirəs] 回(大脳回のこと)，= convolution 複 gyri 形 gyrous, gyral.

gyrus cinguli [L] 帯状回，= cingulate gyrus.

gyrus fornicatus 脳弓回，= fornicate gyrus, limbic lobe.

gyrus longus insulae 島長回，= long gyrus of insula.

gyrus postcentralis 中心後回，= postcentral gyrus, posterior central gyrus.

gyrus subcallosus 梁下回(終板旁回のこと)，= paraterminal gyrus.

gyrus supracallosus 梁上回(脳梁の灰白層のこと)，= supracallosal gyrus, indusium griseum.

gyrus uncinatus 鉤状回(海馬旁回のこと)，= uncinate gyrus, uncus gyri parahippocampalis.

H

^{1}H protium（質量数1の普通水素の化学記号）.

^{2}H 重水素（質量数2の水素同位元素．H^{b}），＝deuterium，deutium，D．

^{3}H 三重水素，トリチウム，超重水素（質量数3の水素同位元素），＝tritium．

H ①hydrogen（水素の元素記号），②Holzknecht unit（ホルツクネヒト単位），③oersted（エルステッド），④henry（ヘンリー），⑤hora（時間），⑥haustus（水　薬1服），⑦hypermetropia（遠視），⑧（運動株（細菌の運動を特徴とする株）Hauch の略で，非動株 O に対立する略字），⑨enthalpy（エンタルピー（熱関数））．

H^{+} hydrogen ion（水素イオンの記号）．

H, h hour（時間）．

HA ①hemagglutinin（赤血球凝集素），②hemolytic anemia（溶血性貧血），③hyaluronic acid（ヒアルロン酸），④hyperalimentation（高栄養輸液）．

HAA hepatitis-associated antigen（肝炎関連性抗原，オーストラリア抗原）．

HAART highly active antiretroviral therapy（HAART〔療法〕）．

habenula［həbénjulə］手綱（視床上部の構成要素，嗅覚と関係）．

habenular［həbénjulər］手綱の．

habenular commissure 手綱交連，＝commissura habenularum［L］．

habenular nucleus 手綱核，＝ganglion habenulae．

habit［hǽbit］①慣習性（体型），習性，②嗜癖（精神）形 habitual．

habit chorea 習慣性舞踏病，＝tic chorea．

habit spasm 習慣性攣縮，＝habit chorea．

habitual［həbítʃuəl］習慣的な，習慣性の，常習性の．

habitual abortion 習慣流産（連続3回以上自然流産を繰り返すもの．着床前診断の適応となる）．

habituation［həbitʃuéiʃən］慣習作用，習慣性（薬物などに対する）．

habitus［hǽbitəs］体型，体質，姿質，＝habit，physique．

HACCP hazard analysis and critical control points（食品の衛生管理手法．もとはアメリカ航空宇宙局が宇宙食安全性確保のために開発した．ハサップ）．

HACEK group HACEK 群（感染性心内膜炎の原因となる細菌群．*Haemophilus aphrophilus*，*Actinobacillus actinomycetemcomitans*，*Cardiobacterium hominis*，*Eikenella corrodens*，*Kingella kingae*）．

HAE hereditary angioedema（遺伝性血管浮腫）．

haema-［hi:mə］＝hem(o)-．

Haemagogus［hi:məgóugəs］ヘマゴグス属（カ［蚊］の一属．黄熱病伝播種が含まれる）．

Haemaphysalis［hi:məfáisəlis］チマダニ属（マダニ科の一属．*Coxiella burneti* を媒介する *H. humerosa*，野兎病や発疹熱を媒介する *H. leprispalustris* などが含まれる）．

haemat(o)-［hi:mət(ou)，-t(ə)］＝hemat(o)-．

Haematopinus［hi:mətəpáinəs］ケモノジラミ［獣虱］属（ケモノジラミ科の一属でバルトネラ菌 *Bartonella bacilliformis* を媒介する）．

haem(o)-［him(ou)，-m(ə)］＝hem(o)-．

Haemophilus［hi:máfiləs］ヘモフィルス属（通性嫌気性のグラム陰性桿菌．軟性下疳菌（デュクレー桿菌）*H. ducreyi*，インフルエンザ菌 *H. influenzae*，パラインフルエンザ菌 *H. parainfluenzae* などを含む．*H. influenzae* biovar aegyptius は小児に化膿性結膜炎を起こす）．

hafnium (Hf)［hǽfniəm］ハフニウム（原子番号72，原子量178.49，質量数174，176～180），＝celtium．

Hageman factor (HF) ハーゲマン因子（血液凝固 第XII因子），＝factor XII．

H agglutinin H凝集素（運動性微生物の鞭毛中にある抗原に対する凝集素），＝flagellar agglutinin．

hahnium［há:niəm］ハーニウム（人工的につくられた105番目の元素）．

HAI hemagglutination inhibition（赤血球凝集抑制）．

Hailey-Hailey disease ヘイリー・ヘイリー病，＝familial benign chronic pemphigus．

hair［héər］毛，毛髪（上皮の変形組織として体表面に発生し，解剖学上幹 shaft と毛包 follcle とからなり，その毛根 root が球状に膨大した毛球 bulb は，毛孔頭 papilla の上方にある）形 hairy．

hair bulb 毛球（毛根の下部のふくらんだ部分），＝bulbus pili［L］．

hair cell〔有〕毛細胞（内耳のコルチ器にある細胞，内有毛，外有毛細胞がある）．

hair cycle 毛周期（毛包が周期的にくり返す，成長期・中間期・休止期のサイクル）．

hair density 頭髪密度．

hair follicle 毛包（胎生3ヵ月ころ表皮から落ち込んだ小塊．先端に毛球が発達し，やがて内・外毛根鞘となる），＝folliculus pili [L].

hair graft 植毛.

hair root 毛根(毛で皮膚の中にある部分, 下端部の膨らんだところを毛球という), ＝radix pili [L].

hair tonic ヘアトニック(石炭酸5, サリチル酸10, 黄色ワセリン100).

hair tuft 毛房.

hairy [héəri] ①毛のような, ②毛でおおわれた.

hairy cell ヘアリー細胞(ヘアリー細胞白血病で末梢血中に出現する白血病細胞. 多くの細胞突起をもち, それが毛状を呈することからこう呼ばれる).

hairy cell leukemia 有毛細胞白血病, ヘアリー細胞白血病.

hairy mole 有毛母斑, ＝nevus pilosus.

Halberstaedter–Prowazek body ハルベルステッテル・プロバツェク小体(トラコーマの結膜上皮細胞にみられる封入体), ＝Prowazek body.

half lethal dose (HLD) 半数致死量.

half–life (HL) 半減期(薬物においては, 投与された薬物の血中濃度が半減するまでに要する時間. 放射性物質においては, 崩壊してその放射能が半分に変わる期間で, これは放射線を放散して原子核数が半分に減るまでに要する時間に等しい), ＝half–value period.

half–time 半減期, 半減時間.

half–value layer 半価層(連続X線を吸収によって, 最初の強さの半分の強さにするのに要する吸収物質の厚さ), ＝half–value thickness.

halfway house ①中間施設(福祉施設, 医療施設と社会を結ぶ社会適応能力向上のための中間的施設), ②中間寮, 中間住居, ハーフウェイハウス(入院を必要としないが, 在宅治療はまだ難しい患者のための介護施設).

halide [hǽlaid, héi–] ハロゲン化物, ＝halogenide.

halitosis [hælitóusis] 口臭(呼気悪臭), ＝bad breath, foul breath, mouth odor, oral odor, fetor ex ore.

halitus [hǽlitəs] ①蒸気, ②呼気.

Hallervorden–Spatz disease ハーラーフォルデン・シュパッツ病(劣性遺伝形式をとる小児期発症の症候群. 淡蒼球・黒質に鉄・その他の色素沈着を起こす. 進行性ジストニー, 舞踏運動, 精神衰退, パーキンソニズムなどがみられる新生児神経軸索ジストロフィーと同じである. 進行性淡蒼球変性症).

hallucal [hǽlukəl] 母趾の, 母指の.

hallucination [hælu:sinéiʃən] 幻覚 形 hallucinative, hallucinatory.

hallucinatory [həlú:sənətori] 幻覚的な.

hallucinatory neuralgia 幻覚神経痛(発作後, 神経痛の疼痛の幻覚が残ること).

hallucinatory voices 幻声.

hallucinogen [həlú:sinəʤen] 幻覚〔誘発〕薬(幻覚を誘発する薬物の総称).

hallucinogenic [hælu:sinəʤénik] ①幻覚薬の, ②幻覚剤.

hallucinosis [hælu:sinóusis] 幻覚症(仮性幻覚とも呼ばれ, 病的であるとの病識をそなえており, 精神的幻覚から区別していう) 形 hallucinotic.

hallux [hǽləks] 母指(趾)(足の第1指), ＝big toe, great toe 形 hallucal.

hallux dolorosus 母趾疼痛〔症〕, ＝painful toe.

hallux flexus 屈曲母趾.

hallux malleus 鎚趾, つちあしゆび, ＝hammer toe.

hallux rigidus 強直性屈趾症, ＝stiff toe.

hallux valgus 外反母趾, 母趾外反症.

hallux varus 内反母趾, 母趾内反症.

halo [héilou] 暈輪, 暈(うん), ハロー.

halo effect 後光効果(①医療従事者の態度が医療行為を受けている患者に与える影響. ②観察者が観察対象以外の印象によって, 観察対象に加える影響).

halogen [hǽləʤən, héi–] ハロゲン(造塩元素の意味で, Cl, F, Br, I の略称).

halogenoderma [hæləʤenədə́:mə, həlougénə–] ハロゲン疹(ブロムやヨードなどのハロゲン化合物の摂取や注射による皮膚の病変).

halometer [həlɑ́mitər] ①暈輪計(網膜乳頭周囲の暈輪を測定する器械), ②遮光計(回折の原理に基づいて赤血球の平均直径を測る器械).

haloperidol [hǽləperidɔ:l] ハロペリドール(抗精神病薬).

halophil(e) [hǽləfil(–fail)] 好塩菌.

halo sign かさ(暈)徴候(X線診断上, 胎児死亡の徴候で, 頭部皮下脂肪と頭蓋骨の間に認められる暈輪).

Halsted operation ハルステッド手術(①鼠径ヘルニアの根治術. ②乳癌の根治手術, ＝standard radical mastectomy).

Halsted suture ハルステッド縫合(表皮下筋膜を通して縫合).

Haltia–Santavuori disease ハルティア・サンタブオリ病(神経セロイドリポフスチン症の乳児型), ＝infantile neuronal ceroid lipofuscinosis, Santavuori–Haltia disease.

HAM HTLV–1 associated myelopathy (HTLV–1関連脊髄症).

hamartia [hæmɑ:tíə, həmɑ́:ʃiə] 過誤組織(組織の構成成分の組み合わせの割合の異常に基づく奇形組織).

hamartoblastoma [hæmɑ:toublæstóumə] 過誤芽腫(過誤腫から発生する真正腫瘍).

hamartoma [hæmɑ:tóumə] 過誤腫(ある部の組織の構成成分の組み合わせの割合

の異常に基づく組織奇形およびその奇形組織の増殖により生ずる腫瘍様新生物).

hamartomatous [hæmɑːtóumətəs] 過誤腫性の.

hamate [héimeit] 有鉤骨(手根骨の一つ), ＝os hamatum [L], hamate bone.

hamate bone ＝hamate, unciform bone.

Hamman-Rich syndrome ハンマン・リッチ症候群(びまん性間質性肺線維症), ＝idiopathic pulmonary fibrosis.

Hamman syndrome ハンマン症候群(特発性縦隔気腫), ＝Hamman disease, spontaneous mediastinal emphysema.

hammer toe 槌趾, 槌状足指(第1指節が伸張し, 第2, 第3指節は屈曲して槌状を呈するもの).

hamstring [hǽmstriŋ] 膝腱, 膝窩腱.

hamstring tendon 膝腱(半腱様筋, 半膜様筋と大腿二頭筋の腱, ハムストリングという).

H

Ham test ハム試験(赤血球の補体感受性を検査する試験で, 発作性夜間血色素尿症診断のスクリーニング検査法).

hamular [hǽmjulər] 鉤状の, 鉤形の.

hamulus [hǽmjuləs] 鉤(小さい鉤) 形 hamular, hamulate.

hand [hǽnd] 手, ＝manus.

hand crutch 手用まつばづえ.

handedness [hǽndidnis] 利き手.

hand-foot-and-mouth disease (HFMD) 手足口病(コクサッキーウイルスA16型, エンテロウイルス71型などによる疾患で, 口腔, 手, 足に水疱をきたす).

hand-foot-cloth monitor ハンドフットクロスモニター(非密封RIを使用する管理区域の出入口に設置される, 手, 足, 衣服の放射線汚染の有無を検査する装置).

handicapped [hǽndikæpt] 障害のある〔者〕.

handling [hǽndliŋ] 操作, 扱うこと.

hand motion (HM) 手動弁.

Hand-Schüller-Christian disease ハンド・シュラー・クリスチャン病(小児の症候群で, 組織球の浸潤による肝脾腫, 扁平骨の穿孔様病変, 尿崩症, 頭部の脂漏性湿疹様の発疹, 眼球突出, 貧血衰弱などが特徴), ＝histiocytosis syndrome in childhood, Langerhans cell histiocytosis.

handshapes [hǽndʃeips] 手文字.

hand-washing 手洗い.

hanging [hǽŋiŋ] ①縊頸(いっけい), 首吊り, ②懸垂.

hanging drop preparation 懸滴標本.

hangman's fracture ハングマン骨折, 絞首刑者骨折(第2頸椎(軸椎)の関節突起間骨折).

hangnail [hǽŋneil] 逆剥(さかむけ).

Hanks solution ハンクス〔溶〕液(動物細胞の培養のために天然に存在する体物質(血清, 組織抽出物など)と組み合わせて通常用いる塩溶液).

Hansen disease ハンセン病(癩(らい)菌による疾患で, 皮膚病変, 末梢神経の麻痺などをきたす), ＝leprosy.

Hantaan virus ハンターンウイルス(ブニヤウイルス科のウイルスで, 腎症候性出血熱の原因となる).

Hantavirus [hǽntəvaiərəs] ハンタウイルス属(ブニヤウイルス科の一属で, ハンターンウイルス, ソウルウイルス, プーマラウイルス, シンノンブレウイルスなどが含まれる).

hantavirus [hǽntəvɑiərəs] ハンタウイルス(ハンタウイルス属のウイルスを指す).

hantavirus pulmonary syndrome (HPS) ハンタウイルス肺症候群(人獣共通感染症の一つ. シンノンブレウイルスなどハンタウイルス属ウイルスによる疾患で, 発熱, 肺水腫などをきたす. ウイルスを含むマウス糞尿の飛沫吸入により感染する).

H-antigen H抗原(①非耐熱性鞭毛性粗大塊凝集性をもつO抗原. ②S型血液にあるO抗原).

HAPE high altitude pulmonary edema (高所肺水腫).

haphalgesia [hæfəlʤíːziə] 接触痛(ヒステリーにみられる).

haplo- [hæplou, -lə] (単純または単一の意味を表す接頭語).

haplodontia [hæplədɑ́nʃiə] 単錐歯〔型, 性〕.

haploid [hǽplɔid] 半数体, 単一遺伝子の, 一倍体(染色体の半減した細胞), ＝monoploid.

haploprotein [hæplouprόutiːn] ハプロプロテイン(アポタンパク質と補欠分子族との機能性複合体).

haplotype [hǽplətaip] 単相型.

Hapsburg lip ハプスブルグ唇(ハプスブルグ顎 Hapsburg jaw とともにしばしばみられる下唇の肥大した状態. Hapsburg 家によくみられたのでこの名がある).

hapten [hǽptən] ハプテン(キャリアと結合して初めて抗原性を示す物質), ＝incomplete antigen.

haptic [hǽptik] 触覚に関する.

haptic hallucination 幻触.

hapto-, hapt-, hapte- [hæptou, hæpt, -ti] (接触または接収の意味を表す接頭語).

haptoglobin [hæptouglóubin] ハプトグロビン(α_2-グロブリンの一つで, 分子量約100,000, ヘモグロビンと特異的に結合するタンパク質).

Harada disease 原田病(両側ぶどう膜炎, 滲出性脈絡膜炎, 網膜剥離, 白斑, 脱毛, 髄膜脳炎などを呈するもの. ぶどう膜髄膜脳炎症候群，フォークト・小柳・原田症候群)，＝Vogt–Koyanagi–Harada syndrome.

hard [hɑ́:d] 硬い.

hard chancre 硬性下疳(梅害感染3週間後に梅毒の病原体であるトリポネーマが侵入した部位の皮膚，粘膜に硬結が起こる．硬く盛り上がるので硬性下疳という)，＝Hunterian chancre, ulcus durum.

hard corn 硬鶏眼，＝heloma durum.

hard palatine 硬口蓋(口腔の上壁を口蓋といいその骨性の部分)，＝palatum durum [L].

hard ulcer 硬性下疳，＝chancre.

hard water 硬水(カルシウム，マグネシウムなどを多く含有する水).

harelip [héəlip] 〔口〕唇〔披〕裂，兎唇(左右上顎骨の発生過程における癒合欠陥)，＝cheiloschisis, cleft lip.

harmful [hɑ́:mfl] 有害な.

harmful work 有害業務(高温下，低温環境など健康上有害とされる業務).

harmonic [hɑ:mɑ́nik] 倍音，調波.

harmonic mean 調和平均.

Harrison groove ハリソン溝(くる病などにより生じる胸郭下縁の溝).

Hartmann operation ハルトマン法(S状結腸，直腸を切除後，口側結腸で人工肛門を造設し肛側直腸は縫合閉鎖する方法).

Hartnup disease ハートナップ病(腎尿細管における新生児期のα–アミノ酸の吸収欠損によるアミノ酸尿症とトリプトファン誘導体の尿排出からなる常染色体性劣性遺伝．ペラグラ様の皮疹と小脳症状を伴う)，＝Hartnup syndrome.

harvest [hɑ́:vest] 組織回収，組織採取(培養細胞や組織を集めて保存すること).

Hasegawa Dementia Scale–Revised (HDS–R) 改訂長谷川式簡易知能評価スケール.

Hashimoto disease 橋本病(慢性甲状腺炎，リンパ腫性甲状腺腫と同義に使用される)，＝Hashimoto thyroiditis, chronic thyroiditis, struma lymphomatosa.

Hashimoto thyroiditis 橋本甲状腺炎(女性に多くみられ，甲状腺ペルオキシダーゼに対する自己抗体が存在．著明な甲状腺腫があり，進行すると線維化が強く，甲状腺はより硬くなる．甲状腺機能は正常のことが多い．慢性甲状腺炎，橋本病)，＝autoimmune thyroiditis, chronic lymphocytic thyroiditis, Hashimoto disease.

hashish [hǽʃi:ʃ] ハシシュ(インドタイマ[大麻] *Cannabis sativa* L. var. *indica* の茎，葉)，＝hasheesh.

Hasner fold ハスナーヒダ(鼻涙管ヒダ)，＝lacrimal fold.

Hassall corpuscle ハッサル小体(胸腺髄質に存在する胸腺上皮細胞が同心円上に配列したタマネギ様の構造)，＝Hassall concentric corpuscle, Hassall body, thymic corpuscles.

natal cleft 殿裂，＝crena ani [L].

haustra [hɔ́:stə] → haustrum.

haustra coli 結腸膨起(結腸壁の筋の作用による外側への膨隆)，＝haustra coli [L].

haustral [hɔ́:strəl] 膨起の 名 haustration.

haustrum [hɔ́:strəm] 膨起(結腸表面の) 複 haustra.

HAV *Hepatitis A virus* (A型肝炎ウイルス).

haversian [heivə́:ʃən, –ʒən] ハバースの(イギリスの解剖学者，Clopton Havers (1650–1702)にちなんだ形容詞．haversian canal).

haversian canal ハバース管(骨のハバース層板の中心にある血管を通す管)，＝canalis centralis [L].

haversian lamella ハバース層板，＝lamella osteoni [L].

Hawthorne effect ホーソーン効果.

hay [héi] 枯草.

hay asthma 枯草喘息，＝hay fever.

hay fever 枯草熱(花粉などを原因とする季節性鼻アレルギーで，花粉症のこと)，＝autumnal catarrh, pollinosis.

Haygarth nodes ヘーガース結節(指節関節にみられる外骨腫の一つ，リウマチでみられる)，＝Haygarth nodosities.

haze [héiz] ヘイズ(炭化水素の凝集粒子．塵埃の一つ).

HB hepatitis B (B型肝炎).

Hb hemoglobin (ヘモグロビン，血色素).

HbA hemoglobin A, adult hemoglobin (ヘモグロビンA，成人ヘモグロビン).

HbA_{1C} hemoglobin A_{1c} (ヘモグロビン A_{1c}).

HBAb hepatitis B antibody (B型肝炎抗体).

HBAg hepatitis B antigen (B型肝炎抗原).

H band H帯(板)(横紋筋で複屈折性暗調のA帯中央部のやや明るい部分)，＝Hensen disk.

HBcAb hepatitis B core antibody (HBc抗体).

HBcAg hepatitis B core antigen (HBc抗原).

HBe, HBeAg hepatitis Be antigen (HBe抗原).

HBeAb hepatitis Be antibody (HBe抗体).

HbF hemoglobin F, fetal hemoglobin (ヘモグロビンF，胎児ヘモグロビン).

HBGM home blood glucose monitoring (在宅血糖測定).

HBIG hepatitis B immunoglobulin (B型肝炎免疫グロブリン).

H

H_2-blocker H_2 遮断薬.
HBO hyperbaric oxygen therapy (高〔気〕圧酸素療法).
HbO_2 oxyhemoglobin (オキシヘモグロビン).
HBP(M) home blood pressure (measurement) (家庭血圧〔測定〕).
HBsAg hepatitis B surface antigen (HBs 抗原).
HBV *Hepatitis B virus* (B 型肝炎ウイルス).
HC ① head circumference (頭囲), ② hepatitis C (C 型肝炎), ③ home care (家庭治療).
HCD hypertensive cardiac disease (高血圧性心疾患).
HCFA Health Care Financing Administration (健康保険機構. 老人や低所得層のための医療保障を扱うアメリカの公的保険機構).
HCG, hCG human chorionic gonadotropin (〔ヒト〕絨毛〔膜〕性ゴナドトロピン, ヒト絨毛性性腺刺激ホルモン).
H chain heavy chain (H 鎖, 重鎖).
HCL hard contact lens (ハードコンタクトレンズ).
HCM hypertrophic cardiomyopathy (肥大型心筋症).
HCS human chorionic somatomammotropic hormone (ヒト胎盤性乳腺刺激ホルモン).
Hct hematocrit (ヘマトクリット).
HCV ① *Hepatitis C virus* (C 型肝炎ウイルス), ② home care ventilation (在宅人工呼吸).
HCW health care workers (保健従事者).
HD ① head down (頭部低下, 頭低位), ② heart disease (心臓病), ③ herniated disc (ヘルニア板), ④ high dosage (多量), ⑤ hospital day (入院期間), ⑥ house dust (ハウスダスト, 室内塵).
HDF hemodiafiltration (同時血液濾過透析法).
HDG hypotonic duodenography (低緊張性十二指腸造影〔法〕).
HDH heart disease history (心疾患歴).
HDL high density lipoprotein (高比重リポタンパク).
HDL-C high density lipoprotein cholesterol (高比重リポタンパクコレステロール).
HDN hemolytic disease of the newborn (新生児溶血性疾患).
HDS-R Hasegawa Dementia Scale-Revised (改訂長谷川式簡易知能評価スケール).
HDV *Hepatitis delta virus* (D 型肝炎ウイルス).
HE ① hematoxylin and eosin stain (ヘマトキシリン・エオジン染色), ② hepatitis E (E 型肝炎).

H

He helium (ヘリウムの元素記号).
head [héd] 頭〔部〕, あたま, 関節頭(生物の脳および感覚器を包蔵する身体の部分), = caput articulare [L].
headache [hédeik] 頭痛, = cephalalgia.
head band 額帯.
head birth 頭位分娩, = cephalic presentation.
head cap 先体(精子の核の前部をおおう膜で加水分解酵素などを含み, 卵子の透明帯への侵入に関係する).
head circumference (HC) 頭囲.
head girth (HG) 頭囲.
head nurse ヘッドナース, 主任看護師, = charge nurse.
head of femur 大腿骨頭(大腿骨近位端. 寛骨臼との間で股関節をつくる), = caput femoris [L].
head of pancreas 膵頭(膵臓の十二指腸側の部分, 脾臓側を膵尾という), = caput pancreatis [L].
head voice 頭声(とうせい), 上声, 管声.
Head zone ヘッド帯(内臓疾患に際して生じる皮膚の知覚過敏帯).
heal [hí:l] ① 治癒させる, いやす, ② 回復する.
healing [hí:liŋ] 治癒, ヒーリング, = restitution.
healing by first intention 1 次治癒, 第 1 期癒合(化膿または肉芽形成なくして癒合すること).
healing by second intention 2 次治癒, 第 2 期癒合(2 つの肉芽面が相接着して癒合すること).
healing by third intention 3 次治癒, 第 3 期癒合, 肉芽性治癒(傷が肉芽組織により充填されて癒合すること), = healing by granulation.
health [hélθ] 健康, 保健 形 healthy.
health behavior 保健行動.
health behavior model 保健行動モデル.
health care ヘルスケア.
Health Care Financing Administration 保健医療財務局(U. S. Department of Health and Human Services の一部局でアメリカの医療保健制度を管理する).
health care provider 保健医療提供者(保健医療を提供する側).
health care workers (HCW) 保健従事者.
health certificate 健康診断書, 健康証明書.
health education 健康教育.
health examination 健康診断, 健康診査, 健診, = health check.
health food 健康食品(機能性食品 functional foods ともいわれ, 栄養のほかに健康や保健の目的で用いられる食品類．薬効表示をすることができない）．

health for all ヘルスフォーオール（WHO の事業の一つ．全世界の人々に健康をという目標）．

health guidance 保健指導．

health information management (HIM) 保健情報管理（保健に関する情報を集めたり，整理して，意志決定に役立たせること）．

Health Insurance Act 健康保険法．

Health Maintenance Organization (HMO) 健康維持機構（健康管理の総括的な前払いシステム）．

health management 健康管理．

health promotion ヘルスプロモーション（健康増進，健康づくりなどを推進）．

Health Promotion Law 健康増進法．

health risk appraisal (HRA) 健康危険度評価（保険統計理論に基づいて，個人の疾病罹患確率や，特定の疾病で死亡する確率を求めること．健康リスクアセスメント）．

health risk assessment (h.r.a.) 健康リスクアセスメント（健康リスク評価），＝health risk appraisal.

health screening center 人間ドック．

health statistics 保健統計．

healthy [hélθi] 健康〔的〕な，健康促進の，健康そうな．

hearing [híəriŋ] 聴覚．

hearing acuity 聴力（音を聞く能力．音の感覚にはピッチ（音の高低），ラウドネス（音の大きさ），音色（澄んだ/濁ったというような，音を構成する周波数関係と対応した心理学的因子）の三要素がある）．

hearing aid 補聴器．

hearing and fitting examination 補聴器適合検査（難聴者のそれぞれの聴覚機能を測定し，最も適合した機種を選択する）．

hearing disorder 聴覚障害．

hearing impairment 聴力障害（聴覚の完全または部分的喪失）．

hearing level (HL) 聴力レベル．

hearing loss 難聴（完全または部分的聴覚障害），＝deafness.

heart (HT, ht.) [há:t] 心〔臓〕（循環の原動力である筋肉性臓器で，2 個の心房 auricles と 2 個の心室 ventricles とに区別され，おのおのに連結された血管がある），＝cor [L].

heart beat 心拍動，＝cardiac beat.

heart block 心ブロック（心臓の刺激伝導路の病変により，伝導時間が延長し，高度の場合は心収縮の脱落を起こす状態で，その部位により，洞房間，房室間，心房内，心室内などに分かれる）．

heartburn [há:tbə:n] 胸やけ，呑酸嘈囃（どんさんそうそう．酸性噯気ともいわれ，逆ぜん（蠕）動が胃噴門部から食道にかけて起こるとき，または反芻が加わる症状），＝gastric pyrosis, peratodynia.

heart disease (HD) 心臓病．

heart disease history (HDH) 心疾患歴．

heart failure (HF) 心不全．

heart–lung bypass 心肺バイパス（体外循環），＝cardio–pulmonary bypass.

heart–lung ratio (HLR) 心肺（胸郭）比．

heart–lung resuscitation (HLR) 心肺蘇生．

heart–lung transplantation (HLT) 心肺移植．

heart murmur 心雑音．

heart rate (HR, H/R) 心拍数（心室の 1 分間収縮回数のこと．動脈の拍動回数（脈拍数）とは一致しない場合がある），＝cardiac rate.

heart sound (HS) 心音（第 1 音は lubb と聞こえ，第 2 音は dup と聴取される）．

heart transplantation (HTx) 心臓移植（死体もしくは脳死体からの心臓や人工心臓を受供者の障害された心臓と置換すること）．

heat [hí:t] ① 高熱，② 熱感，③ 発情，＝oestrus.

heat capacity 熱容量，＝thermal capacity.

heat cramp 熱性痙攣．

heat dissipation 熱放散，＝heat loss.

heat exhaustion 暑さばて，熱ばて，熱射病，熱中症（暑さに対する反応の一種．激しい脱水作用の結果，疲憊，衰弱，虚脱などを起こす），＝heat prostration.

heat illness 熱中症（高温下で生じる急性疾患の総称．熱痙攣，熱虚脱，熱疲憊，熱射病に大別される）．

heat–labile 熱不安定の，＝thermolabile.

heat–labile enterotoxin (LT) 易熱性腸管毒（毒素原性大腸菌が産生する腸管毒で，60 ℃ 15 分間の加熱で失活する）．

heat production 熱産生．

heat rash 紅色汗疹（皮膚の発赤と炎症反応を伴う），＝miliaria rubra.

heat shock protein (HSP) 熱ショックタンパク〔質〕（熱刺激に曝露した際に，細胞保護のために産生が亢進するタンパク）．

heat–stable enterotoxin (ST) 耐熱性腸管毒（毒素原性大腸菌が産生する腸管毒で，100 ℃ 10 分間の加熱に耐える）．

heat sterilization 加熱滅菌（蒸気，煮沸，火炎などによる滅菌）．

heatstroke [hí:tstrouk] 熱中症，熱射病（熱射病など高温，高熱環境による急性障害の総称），＝heat stroke, heat illness.

heavy chain (H chain) H 鎖，重鎖（免疫グロブリンを構成する 2 本のポリペプチドの大きい方).

heavy chain disease H鎖病(免疫グロブリンH鎖のFcフラグメントに相当する部分が単クローン性に増加している病態. α鎖病, γ鎖病, μ鎖病とがある).

hebephrenia [hi:bifrí:niə] ①破瓜病(統合失調症の一亜型), ②早発痴呆 形 hebephrenic.

hebephrenic [hi:bifrénik] 破瓜病の.

Heberden nodes ヘバーデン結節(DIP関節に生じる骨性腫脹を伴う変形. 中年以後の女性に多い), = Heberden nodosities, Rosenbach disease, tuberculum arthriticum.

hebetic [hi:bétik] 思春期の.

hebetude [hébitju:d] 遅鈍.

hebiatrics [hi:biǽtriks] 青年学.

hecateromeric [hekətərəmérik] 両分節の(神経細胞の突起が2分して脊髄の両側に分布することについていう), = hecateromeral.

hedrocele [hédrəsi:l] 直腸ヘルニア, 脱肛.

heel [hí:l] 踵(かかと), = calx.

heel bone 踵骨, = calcaneus.

heel contact 踵接地(立脚期のうち, 踵が床についた時点).

heel off 踵離地(歩行周期において, 立脚期から遊脚期への移行点).

heel tap 踵叩打.

heel tap test 踵叩打試験(踵を叩打すると反射的に足指が屈曲する).

HEENT head, eyes, ears, nose, throat (頭, 目, 耳, 鼻, 咽喉).

Heger sign ヘーガル徴候(子宮峡部の軟化で, 妊娠初期の徴候).

Heidenhain disease ハイデンハイン病(クロイツフェルト・ヤコブ病の一亜型).

height (Ht) [háit] ①高さ, ②身長, = stature.

height vertigo 高所めまい.

Heimlich maneuver ハイムリッヒ手技(気道に異物が詰まった患者から, その異物を取り除く手技).

Heine operation ハイネ手術(毛様体解離術, 無水晶体眼の緑内障に用いられる), = cyclodialysis.

Heinz body ハインツ〔小〕体(不安定ヘモグロビン症に多くみられ, 変性したグロビンが赤血球内に沈殿したものである. 超生体染色で青色に染色される), = beta substance, substantia metachromaticogranularis.

HeLa [hí:lə] ヒーラー(人名. ヒーラー細胞株HeLa cell lineは世界で最初に樹立されたヒト組織由来の株細胞).

HeLa cell ヒーラー細胞(子宮癌の組織から培養して以来純培養の続いている上皮細胞で, ポリオその他のウイルスがその中でよく増殖する).

helical [hélikəl] ①ラセン〔形〕の, ②耳輪の.

helices [hí:lisi:z] → helix.

helicine [hélisi:n] ①耳輪の, ②ラセンの, = coiled.

Helicobacter [helikəbǽktər] ヘリコバクター属(ヒトの胃内から分離されたラセン状のグラム陰性桿菌. ヘリコバクター・ピロリ*H. pylori*は上部消化管に存在する細菌で, 胃炎, 十二指腸潰瘍などの原因となる. また, 胃癌とも関連があるとみられている. 他に, 胃疾患との関連が示唆されている*H. heilmannii*, 胆嚢・胆道疾患との関連性が示唆されている*H. bilis*などが本属に属する).

helicoid [hélikɔid] ①ラセン状の, ②ラセン体, ラセン面.

helicopod gait 捻り歩き(ヒステリーまたは片麻痺にみられる歩行で, 足が半円を描きながらの運足).

helicopodia [helikəpóudiə] ひねり歩き, = helicopod gait.

helicotrema [helikoutrí:mə] 蝸牛殻孔(内耳蝸牛頂で前庭階と鼓室階とを交通させる半月状の裂孔).

heliencephalitis [hi:liensefəláitis] 日光(射)性脳炎.

heliotherapy [hi:liəθérəpi] 日光療法.

heliotrope [hí:liətroup] ①ヘリオトロープ, ②赤紫.

heliotrope erythema ヘリオトロープ様紅斑(皮膚筋炎の特徴的皮膚症状の一つ. 両側上眼瞼の紫紅色の浮腫性腫脹).

heliotropism [hi:liɑ́trəpizəm] 向日性, 走日性.

helium (He) [hí:liəm] ヘリウム(原子番号2, 原子量4.00260, 質量数3, 4をもつ不活性な無色無臭気体元素, 気球, 飛行船, 電球などに用いられる).

helix [hí:liks] ①耳輪(耳朶の辺縁部), ②ラセン 複 helices 形 helical.

helix model ヘリックス模型(タンパク質の).

HELLP syndrome HELLP (ヘルプ)症候群(重症妊娠高血圧症候群の4~12%にみられ, 溶血(H), 肝酵素上昇(EL), 血小板減少(LP)を示す. 周産期死亡率, 母体の死亡率ともに高い).

helminth [hélminθ] 蠕(ぜん)虫(線虫, 吸虫, 条虫などの腸内寄生虫の総称) 形 helminthous.

helminthagogue [helmínθəgɑg] 駆虫薬, = anthelmintic, vermifuge.

helminthemesis [helminθémisis] 寄生虫吐出.

helminthiasis [helminθáiəsis] 寄生蠕(ぜん)虫症.

helminthoma [helminθóumə] 蠕(ぜん)虫腫(蠕虫またはその産生物により引き起こされる境界明瞭な肉芽腫性炎症による小結節).

H

Helminthosporium [helminθouspɔ́:riəm] ヘルミントスポリウム属(腐生性の真菌類).

heloma [helóumə] 鶏眼(うおのめ), = clavus corn.

heloma durum 硬鶏眼, = hard corn.

heloma miliare 粟粒鶏眼, = seed corn.

helotomy [hi:lɑ́təmi] べんち(胼胝)切開, = helotomia.

helper cell ヘルパー細胞.

helper phage ヘルパーファージ(増殖能を欠いた不完全なウイルスの存続を助けるウイルスのこと).

helper T cell (Th) ヘルパーT細胞(免疫応答を増強する因子で, 2型に分化し, 細胞性免疫に関わるTh1と体液性免疫に関わるTh2がある).

helper virus ヘルパーウイルス(ウイルスが増殖するための介助(ヘルパー)をするウイルス).

Helsinki Oath ヘルシンキ宣言(ヒトを対象とする医学研究の倫理綱領. ヘルシンキにおける第18回世界医師会総会(1964年)で採択された).

hema– [hemə, hi:mə] = hem(o)–.

hemacytometer [hi:məsaitɑ́mitər] 血球計算盤(板), 血球計, = hemocytometer, hematometer, hemometer.

hemadsorption [hi:mədsɔ́:pʃən] 〔赤〕血球吸着〔現象〕(赤血球の凝集塊がウイルス感染細胞に付着する現象).

hemagglutinating virus of Japan (HVJ) 日本血球凝集性ウイルス, = *Sendai virus*.

hemagglutination [hi:məglu:tinéiʃən] 赤血球凝集(赤血球表面上の抗原と, それに対する抗体が反応して赤血球が凝集する現象).

hemagglutination inhibition (HAI) 赤血球凝集抑制.

hemagglutination inhibition test 赤血球凝集抑制試験, 赤血球凝集阻止反応(赤血球凝集反応が起こる条件下で, 抗原や抗体によって凝集反応が阻止される反応. ウイルス抗体検出法として多用されている).

hemagglutinin (HA) [hi:məglú:tinin] 赤血球凝集素.

hemagogue [hí:məgɑg] ①通経薬, ②痔出血促進薬 形 hemagogic.

hemal [hí:məl] ①血管の, 血道の, 血液の, ②腹側の, = haemal.

hemal node 血道節(血管に沿って存在するリンパ節で, げっ歯類にあってリンパ球とともに赤血球を形成するもの), = hemolymph node.

hemangiectasis [hi:mænʤiékəsis] 血管拡張〔症〕, = hemangiectasia.

hemangioblast [hi:mǽnʤiəblæst] 血管芽細胞.

hemangioblastoma [hi:mænʤioublæstóumə] 血管芽細胞腫.

hemangioendothelioblastoma [hi:mænʤiouendóuθi:lioublæstóumə] 血管内皮芽細胞腫.

hemangioendothelioma [hi:mænʤiouendouθi:lióumə] 血管内皮腫.

hemangioendothelioma tuberosum multiplex 多発性結節状血管内皮腫.

hemangiofibroma [hi:mænʤioufaibróumə] 血管線維腫.

hemangioma [hi:mænʤióumə] 血管腫, = angioma.

hemangiomatosis [hi:mænʤioumətóusis] 血管腫症.

hemangiopericytoma [hi:mænʤiouperisaitóumə] 血管周〔囲〕細胞腫, 血管外皮腫, 血管外皮細胞腫.

hemangiosarcoma [hi:mænʤiousɑ:kóumə] 血管肉腫.

hemapheresis [hi:məfərí:sis] 血液アフェレーシス, 血液交換療法(体外循環を用いて特定の血液成分を選択的に採取あるいは除去し, 残りの血液成分を返却する方法).

hemarthrosis [hi:mɑ:θróusis] 出血性関節症, 血関節症(関節内出血によるもの), = hemarthros.

hematemesis [hi:mətémisis, hem–] 吐血〔症〕, = vomitus cruentes, vomiting of blood.

hematencephalon [hi:mətenséfələn] 脳出血, = cerebral hemorrhage.

hematic [hi:mǽtik] ①血液の, ②造血薬.

hematidrosis [hi:mətidróusis] 血汗症, = sudor sanguinosus.

hematin [hí:mətin] ヘマチン(第二鉄状態のヘムheme. 鉄が3価となったものはferriprotoporphyrinすなわちヘマチンであり, 1個の陽電荷をもつ).

hematinemia [hi:mətiní:miə] ヘマチン血症.

hematinic [hi:mətínik] ①造血性の, ②ヘマチン性の.

hemat(o)– (血液との関係を表す接頭語).

hematoblast [hémətəblæst, hí:m–] 赤芽球, 血球芽細胞, = erythrogonium, proerythroblast.

hematocele [hí:mətəsi:l] 血瘤, 血腫, 血洞.

hematocele peritubaria 卵管周囲血腫.

hematochezia [hi:mətəkí:ziə] 血便排泄.

hematochromatosis [hi:mətoukroumətóusis] 血色素症, = hemochromatosis.

hematochyluria [hi:mətoukailjú:riə] 乳び(糜)血尿.

hematocolpometra [hi:mətoukɑlpoumí:trə] 腟子宮留血症(腟口の異常により経血が腟および子宮内に貯留すること).

H

hematocolpos [hi:mətoukálpəs] 腟留血症，＝haematocolpus.
hematocrasia [hi:mətoukréiziə] 血球破壊.
hematocrit (Hct, Ht, HMT) [hi:mǽtəkrit, hémət–] ヘマトクリット(全血中に占める赤血球成分の容積．全血に対する赤血球層 packed cell volume の比率より求める方法と個々の赤血球容積から全体の容積を求める方法がある．貧血患者では，両法に数％の差がみられることがある).
hematocyanin [hi:mətousáiənin] 血青素(軟体動物および節足動物の血液に存在する色素タンパク質の呼吸色素で，銅 0.17～0.38％を含有する).
hematocyst [hí:mətəsist, hém–] 血液嚢胞，血液嚢腫，＝hematocystis.
hematogenesis [hi:mətəʤénisis] 造血，＝hematopoiesis, hemopoiesis.

H

hematogenic [hi:mətəʤénik] 血行性，血液原の，＝haematogenic, hematogenous.
hematogenous [hi:mətáʤənəs] 造血の，血行性の，＝hematogenic.
hematogenous metastasis 血行性転移.
hematohidrosis [hi:mətahidróusis] 血汗症(汗の中に血液が混ずること)，＝hemathidrosis.
hematoid [hí:mətɔid] 血液様の，類血の.
hematoidin [hi:mətɔ́idin] ヘマトイジン(① 類血素 $C_{16}H_{18}N_2O_3$ (血餅から得られる黄褐色結晶体)．② Virchow が提唱したビリルビンの旧名).
hematolin [hi:mətálin] ヘマトリン(ヘマチンからの誘導物).
hematology [hi:mətáləʤi] 血液学，血液病学(血液とその関連組織についての基礎的および臨床的研究に関する医学分野).
hematolymphangioma [hi:mətoulimfænʤióuma] 血管リンパ管腫.
hematolysis [hi:mətálisis] 溶血，＝hemolysis.
hematolytic [hi:mətəlítik] 溶血性の.
hematoma [hi:mətóumə] 血腫，血洞，血瘤.
hematomediastinum [hi:mətoumi:diəstáinəm] 縦隔出血，＝hemomediastinum.
hematometra [hi:mətoumí:trə] 子宮留血症，＝haematometra.
hematometry [hi:mətámitri] 血液検査(血色素，血球および白血球百分率測定).
hematomphalocele [hi:mətəmfǽləsi:l] 臍〔帯〕血瘤，＝hematomphalon.
hematomyelia [hi:mətoumaií:liə] 脊髄〔内〕出血，脊髄卒中.
hematomyelitis [hi:mətoumaiəláitis] 出血性脊髄炎.
hematomyelopore [hi:mətoumáiələpɔ:r] 出血性脊髄穿孔症(出血のため脊髄実質に小管が生ずる状態).
hematoncometry [hi:mətənkámitəri] 血液量測定.
hematonephrosis [hi:mətənifróusis] 血腎症(腎盂に血液が貯留すること).
hematoplastic [hi:mətəplǽstik] 造血の，血液生成の.
hematopoetic progenitor cell 造血前駆細胞(造血前駆細胞は多系列の血球に分化できる多能性造血前駆細胞から，1つの血球のみ分化が限定されている単能性造血前駆細胞まで，いくつかの段階の細胞の総称である).
hematopoiesis [hi:mətoupɔií:sis] 造血，＝hemopoiesis 形 hematopoietic.
hematopoietic [hi:mətoupɔiétik] 造血の.
hematopoietic growth factor receptor 造血因子受容体.
hematopoietic inductive microenvironment (HIM) 造血微小環境(骨髄や脾臓などの造血組織にあって造血幹細胞が定着し，分化，増殖を行うのに適した微細な環境).
hematopoietic growth factor (HGF) 造血性増殖因子.
hematopoietic stem cell transplantation (HSCT) 造血幹細胞移植(造血幹細胞の移植により，新たに造血・免疫系を再構築する療法．同系，同種，自家移植に分類される)，＝stem cell transplantation.
hematoporphyria [hi:mətoupɔ:fíriə] ヘマトポルフィリン症，＝porphyria.
hematoporphyrin [hi:mətoupɔ́:firin] ヘマトポルフィリン(ヘモグロビンの分解産物)，＝iron–free heme, hematoporphin.
hematoporphyrinemia [hi:mətoupɔ:firiní:miə] ヘマトポルフィリン血症.
hematoporphyrinuria [hi:mətoupɔ:firinjú:riə] ヘマトポルフィリン尿症.
hematopyuria [hi:mətoupaijú:riə] 血膿尿.
hematorrhachis [hi:mətɔ́:rəkis] 脊椎管内出血，脊髄膜間出血.
hematosalpinx [hi:mətəsǽlpiŋks] 卵管留血症.
hematospermatocele [hi:mətouspə́:mətəsi:l, –spə:mǽt–] 血精液瘤.
hematospermia [hi:mətouspə́:miə] 血精液症.
hematosteon [hi:mətástiən] 骨髄内出血.
hematotrachelos [hi:mətoutrəkí:ləs] 子宮頸部留血症(腟あるいは外子宮口閉鎖による).
hematotropic [hi:mətətrápik] 血液向性の(血球ことに赤血球の表面にあり，食細胞の遊走を促す機序).

hematotympanum [hi:mətətímpənəm] 鼓室内出血, = hemotympanum.

hematoxic [hi:mətáksik] 血液毒性の, = hematotoxic.

hematoxylin [hi:mətáksilin] ヘマトキシリン(スホウギ[蘇方樹]のエーテル抽出物で無色結晶体. 酸化されてヘマテインを生ずる. 指示薬として用いるときは, pH 5〜6 の指示に適する).

hematoxylin and eosin stain (HE) ヘマトキシリン・エオジン染色.

hematoxylin body ヘマトキシリン体(膠原病の病変の一表現として糸球体, 血管壁などにみられる).

hematuria [hi:mətjú:riə] 血尿〔症〕, 赤血球尿症, ヘモグロビン尿症.

heme [hí:m] ヘム(ポルフィリン鉄錯塩の総称, 鉄が3価のときにはヘマチンと呼ぶ), = ferroprotoporphyrin.

hemeralopia [hemərəlóupiə] 昼盲〔症〕(本来は昼盲症 day blindness を意味する言葉であるが, 夜盲症 nyctalopia として誤用されている).

hemi- [hemi] (半, 片側の意味を表す接頭語).

hemiageusia [hemiəgú:siə] 片側味覚脱失〔症〕, = hemiageutia.

hemianalgesia [hemiænəldʒí:ziə] 片側痛覚脱出(消失)症.

hemianesthesia [hemiænisθí:ziə] 片無感覚〔症〕, 半身感覚脱失, = hemianaesthesia.

hemianopia [hemiənóupiə] 半盲(視野の半分が見えないもの. 片側視野欠損), = hemianopsia.

hemianosmia [hemiənásmiə] 半側無嗅覚症.

hemianosognosia [hemiənousounóuziə, -sɑg-] 半側病態失認.

hemiapraxia [hemiəprǽksiə] 片側失行症, 半側失行症.

hemiataxia [hemiətǽksiə] 片側〔運動〕失調〔症〕.

hemiathetosis [hemiæθitóusis] 片側アテトーシス, 半側アテトーシス.

hemiatrophy [hemiǽtrəfi] 半側萎縮〔症〕, = hemiatrophia.

hemiazygos vein 半奇静脈(左上行腰静脈に続き, 下方の肋間静脈を集め, 奇静脈に流入する), = vena hemiazygos [L].

hemiballism [hemibɔ́:lizəm] 片側バリズム(視床下核(ルイ体)の病巣により, 対側に症状が発現する), = hemiballismus.

hemiballismus [hemibɔ:lízməs] = hemiballism.

hemiblock [hémiblɑk] ヘミブロック(左脚の2分枝すなわち前枝ないし後枝のいずれかの伝導障害), = fascicular block.

hemic [hemik, hi:-] 血〔液〕性の, = haemic.

hemicardia [hemikɑ́:diə] 片側心臓(心臓半分のみの奇形. 心臓の左右いずれかの2房室).

hemicentrum [hemiséntrəm] 半椎体(椎骨の椎体の半側), = pleurocentrum.

hemichorea [hemikɔ́:riə] 半身舞踏運動(脳血管障害でみられ, 一側にのみ出現する舞踏様運動).

hemic murmur 血液性雑音(血液異常, 特に貧血によって生ずる心雑音), = blood murmur.

hemicolectomy [hemikouléktəmi] 結腸半切除〔術〕.

hemicorporectomy [hemikɔ:pəréktəmi] 下半身切除術.

hemicrania [hemikréiniə] ①片頭痛, ②半頭症(部分的無頭症).

hemicraniosis [hemikreinióusis] 半頭肥大症(硬膜内皮腫), = meningioma en plaque.

hemidesmosome [hemidésmousoum] ヘミデスモソーム, 半接着斑(重層扁平細胞の最下層の底面にみられる, 結合組織と結合する連結構造).

hemidiaphoresis [hemidaiəfərí:sis] 片側発汗.

hemidiaphragm [hemidáiəfræm] 半横隔膜(横隔膜の半側).

hemidrosis [hemidróusis] ①片側多汗症, ②血汗症, = haemidrosis.

hemidysesthesia [hemidisesθí:ziə] 片側感覚不全.

hemidystrophy [hemidístrəfi] 片側ジストロフィ.

hemiectromelia [hemiektroumí:liə] 片側欠肢〔症〕.

hemifacial [hemiféiʃəl] 反側顔面の.

hemigastrectomy [hemigæstréktəmi] 胃半切除〔術〕(特に幽門部の).

hemigeusia [hemigú:siə] 半側味覚異常.

hemiglossal [hemiglɑ́səl] 半舌の.

hemiglossectomy [hemiglɑséktəmi] 半舌切除術.

hemiglossitis [hemiglɑsáitis] 片側舌炎.

hemignathia [heminéiθiə] 半顎症.

hemihidrosis [hemihidróusis] 半側発汗.

hemihypalgesia [hemihaipældʒí:ziə] 片側痛覚減退症.

hemihyperesthesia [hemihaipəresθí:ziə] 片側感覚減退症.

hemihyperidrosis [hemihaipəridróusis] 片側多汗症.

hemihypertonia [hemihaipə:tóuniə] 片側筋緊張亢進〔症〕.

hemihypertrophy [hemihaipə́:trəfi] 片側肥大〔症〕.

hemihypesthesia [hemihaipesθí:ziə] 片側感覚減退.

hemihypotonia [hemihaipoutóuniə] 片側筋緊張低下〔症〕.

hemiketal [hémiki:təl] ヘミケタール(ヘミケトンアセタール，ケトンにアルコールが付加した生成物).

hemilaminectomy [hemilæminéktəmi] 半側椎弓切除術.

hemilaryngectomy [hemilærinʤéktəmi] 片側喉頭切除術.

hemilaryngotomy [hemilæriŋgátəmi] 片側喉頭切開術.

hemilateral [hemilǽtərəl] 半外側の.

hemimacroglossia [hemimækrəglásiə] 半側舌肥大症.

hemimelia [hemimí:liə] 半肢症(四肢の部分的欠損).

hemin [hémin] ヘミン(ヘムの塩酸塩でヘモグロビンの誘導体).

heminephrectomy [heminifréktəmi] 腎部分切除術，半腎切除〔術〕.

hemipagus [hemípəgəs] 胸部結合体.

hemiparesis [hemipərí:sis] 片側〔不全〕麻痺.

hemiplegia [hemiplí:ʤiə] 片麻痺，半身不随(脳内の血管障害，腫瘍などにより一側の錐体路が障害されて起こる症状で，一般には錐体路交叉前では病巣の反対側，交叉後は同側の半身運動麻痺を起こす) 形 hemiplegic.

hemiplegic [hemipí:ʤik] 片麻痺の.

hemiplegic gait 片麻痺歩行.

hemiplegic migraine 片麻痺性片頭痛.

hemisacralization [hemisækrəlaizéiʃən] 片側仙骨化.

hemispasm [hémispæzəm] 片側痙直，片側痙攣.

hemispatial neglect 半側空間無視(中大脳動脈領域の脳梗塞で，右側半球障害の場合みられる).

hemisphere [hémisfiər] 半球，脳半球，= hemisphaerium.

hemispherectomy [hemisfiəréktəmi] 脳半球切除術.

hemizygote [hemizáigout] 半接合体，ヘミ接合体(相同染色体の一方を欠いたり，染色体の一部を欠失し対立遺伝子の組をもたないような接合体).

hemizygotic [hemizaigátik] 半接合体の，= hemizygous.

hemizygous [hemizáigəs] 半接合体の.

hemlock [hémlɑk] ①ドク(毒)ニンジン，②ツガ.

hem(o)- [hi:m(ou), hi:m(ə), hem-] (血液との関係を表す接頭語)，= hema, haem(o)-, haema.

hemoblast [hí:məblæst] 血球芽細胞，= hemocytoblast.

hemoblastosis [hi:moublæstóusis] 造血器〔官〕増殖症，血芽球症(造血臓器の原発性腫瘍性増殖の総称)，= hemomyelosis.

hemocatheresis [hi:moukæθərí:sis, -kəθə́:ris-] 赤血球崩壊.

hemocatheretic [hi:moukæθərétik] 血液破壊の.

hemochromatosis [hi:moukroumətóusis] 血色〔素〕症，ヘモクロマトーシス(鉄の摂取過剰によるヘモジデリンおよびヘモフスチンにより皮膚および肝・膵など内臓の色素沈着を起こし，肝硬変，糖尿などを特徴とし，青銅色糖尿病とも呼ばれる)，= hematochromatosis, pigmentary cirrhosis, bronze diabetes.

hemocidal [hi:mousáidəl] 血球破壊性の，溶血性の.

hemoclasis [hi:mákləsis] 血球崩壊，= hemoclasia.

hemoclastic [hi:məklǽstik] 血球崩壊性の.

hemoclastic reaction 溶血反応(過敏症において生じた抗体が，さらに新たに抗原が接種されたときに起こる反応で，結果として赤血球または白血球が減少を示す).

hemoconcentration [hi:moukɑnsəntréiʃən] 血液濃縮(血液の液状成分の著しい減少により血球成分が比較的に増加した状態).

hemoconia [hi:məkóuniə] 血塵(新鮮血の小滴を染色せずに鏡検するとき血球間に運動する小体で，直径 0.5〜1.0 μm．赤血球破片と脂質との結合物と考えられている)，= hemokonia, blood dust, blood motes, Müller dust bodies.

hemoconiosis [hi:moukounióusis] 血塵増加〔症〕.

hemoculture [hi:məkʌ́lʧər] 血液培養.

hemocyanin [hi:mousáiənin] ヘモシアニン(軟体動物の血液にある呼吸色素で，ヘモグロビンに比べると，鉄の代わりに銅と化合し，ポルフィリン核を含まず，また，分子量も比較的大きい)，= hematocyanin.

hemocytoblast [hi:mousáitəblæst] 血球芽細胞，血液芽球，ヘモサイトブラスト(Ferrata の一元論において，すべての血球に分化し得る多能性をもつ原始芽球で，細網内細胞が血球の方向に分化するときにみられる最も幼若のもの).

hemocytocatheresis [hi:mousaitoukəθérisis] 赤血球破壊，= hemolysis.

hemocytogenesis [hi:mousaitəʤénisis] 血球発生.

hemocytolysis [hi:mousaitálisis] 血球崩壊.

hemocytometer [hi:mousaitámitər] 血球計，血球計算板(メランジュールと区画に区切られた計算板を用いて，血球数を測定する).

hemocytometry [hi:mousaitámitri] 血球計算(血液の単位容積(1 μL)当たりの各種血球成分(赤血球，白血球，血小板など)を算定する方法．メランジュールによる用手法と機械による自動化法がある).

hemocytopoiesis [hi:mousaitoupɔií:sis] 造血(血球成分の赤血球，白血球，血小板の産生をいう).

hemocytotripsis [hi:mousaitətrípsis] 血球破壊(特に物理的な力による).

hemodia [hi:móudiə] 歯牙知覚過敏(特に歯がうずくこと).

hemodiafiltration (HDF) [hi:moudaiə-filtréiʃən] 〔同時〕血液濾過透析法.

hemodiagnosis [hi:moudaiəgnóusis] 血液診断.

hemodialysis (HD) [hi:moudaiǽlisis] 血液透析.

hemodialyzer [hi:moudáiəlaizər] 血液透析器(人工腎臓の中心的部分で，血液中の老廃物を除去し，同時に電解質の平衡を保たせる装置).

hemodilution [hi:moudailú:ʃən] 血液希釈(赤血球の比容積が低値を示すこと).

hemodynamic [hi:moudainǽmik] 血行(流)力学の，血行動態の.

hemodynamics [hi:moudainǽmik] 血行(流)動態，血行力学.

hemofiltration (HF) [hi:moufiltréiʃən] 血液濾過〔法〕(体外循環した血液をフィルターに通して，体液および血中に含有される物質を除去する方法).

hemogenesis [hi:məʤénisis] 血液生成，＝hematogenesis.

hemogenic [hi:məʤénik] 造血の，血液生成の，＝hemopoietic.

hemoglobin (Hb, Hg) [hi:mouglóubin] ヘモグロビン，血色素，血球素(赤血球に存在する酸素運搬性の赤色色素で，ヘムとグロビンとからなる共役タンパク質).

hemoglobin A (HbA) ヘモグロビンA，成人ヘモグロビン(正常成人ヘモグロビンの約95%を占め，$\alpha_2\beta_2$ で示される．重要な機能は赤血球内にあり，大量の酸素運搬能，大きな溶解度，一定分圧での酸素の結合・解離，緩衝能である)，＝adult hemoglobin.

hemoglobin A_{1C} (HbA_{1C}) ヘモグロビンA_{1c} (ヘモグロビンAの β 鎖N末端のバリン残基の α-アミノ酸基に単糖が結合したもの．HbA_{1c} は糖尿病で増加するので，診断，管理に利用される)，＝glyco-hemoglobin, glycated hemoglobin, glycosylated hemoglobin.

hemoglobin D ヘモグロビンD (異常ヘモグロビンの一種．ヘモグロビン β 鎖の121番目のアミノ酸であるグルタミン酸がグルタミンに置換されたもの).

hemoglobinemia [hi:mougloubiní:miə] 血色素血〔症〕，ヘモグロビン血〔症〕.

hemoglobin F (HbF) ヘモグロビンF，胎児ヘモグロビン(正常胎児のヘモグロビンで，出生後は特殊な遺伝性疾患以外では著明に減少する)，＝fetal hemoglobin.

hemoglobin H ヘモグロビンH (β サブユニットのみからなるヘモグロビンで，異常ヘモグロビンの一種).

hemoglobin M ヘモグロビンM (異常ヘモグロビンの一種．α 鎖または β 鎖の1個のアミノ酸置換により metHb の生成が促進するもの).

hemoglobinogenous [hi:mougloubinɑ́ʤənəs] ヘモグロビン性の，ヘモグロビンに由来する.

hemoglobinolysis [hi:mougloubinɑ́lisis] ヘモグロビン溶解.

hemoglobinometer [hi:mougloubinɑ́mitər] ヘモグロビン計(血色素計).

hemoglobinopathy [hi:mougloubinɑ́pəθi] 異常ヘモグロビン症(グロビンのアミノ酸構造異常による異常ヘモグロビンの存在する疾患．例えば鎌状赤血球貧血など).

hemoglobin S 鎌状赤血球ヘモグロビン(異常ヘモグロビンの一種).

hemoglobinuria [hi:mougloubinjú:riə] 血色素尿〔症〕，ヘモグロビン尿〔症〕(血管内溶血により尿中にみられるもの．尿沈渣で赤血球を認めない).

hemoglobinuric [hi:mougloubinjú:rik] ヘモグロビン尿〔症〕の，血色素尿症の.

hemoglobin Yakima ヘモグロビンヤキマ(酸素親和性が高いため赤血球増加症を伴う).

hemogram [hí:məgræm] 血像図，血液像.

hemohistioblast [hi:mouhístiəblæst] 血液組織芽細胞(フェラタの仮定したすべての血球の母細胞)，＝Ferrata cell.

hemolith [hí:məliθ] 血液結石，血管結石(血管内腔または血管壁に発生する結石).

hemolysate [hi:mɑ́liseit] 溶血〔産〕物.

hemolysin [hi:mɑ́lisin] 溶血素.

hemolysinogen [hi:məlisínəʤən] 溶血素原.

hemolysis [hi:mɑ́lisis] 溶血〔反応〕現象(赤血球内の血球素が細胞外へ放出すること) 形 hemolytic.

hemolysis inhibition reaction 溶血阻止反応(細菌などの溶血素の作用が，特異的抗体によって阻止される反応をいう).

hemolytic [hi:məlítik] 溶血性の.

hemolytic anemia (HA) 溶血性貧血.

hemolytic blood transfusion reaction 溶血性輸血反応(輸血反応の一型).

hemolytic chain 溶血連鎖(赤血球と抗体との結合に補体が結合して起こる溶血).

hemolytic disease of the newborn (HDN) 新生児溶血性疾患.

hemolytic index 溶血指数(糞便中に排泄されるウロビリノーゲン量を基準として使用する)，＝urobilin metabolism index.

hemolytic jaundice 溶血性黄疸(溶血

によって血漿ビリルビン量が増加する結果，発現する黄疸）．

hemolytic plaque assay 溶血プラーク試験（溶血反応を用いて抗体産生細胞数を測定する方法）．

hemolytic splenomegaly 溶血性巨脾〔症〕．

hemolytic unit 溶血単位（不活性化した免疫血清の単位），＝hemolysin unit, amboceptor unit.

hemolytic uremic syndrome (HUS) 溶血性尿毒症症候群（病原性大腸菌の産生するベロ毒素が腎血管内皮細胞の障害を起こす）．

hemolyze [híːməlaiz] 溶血を起こす．

hemomediastinum [hiːmoumiːdiəstáinəm] 縦隔出血，＝hematomediastinum.

hemometra [hiːmoumíːtrə] 子宮血腫，子宮留血症，＝hematometra.

hemopathy [hiːmápəθi] 血液病．

H

hemoperfusion (HP) [hiːmoupəːfjúːʒən] 血液吸着，血液灌流（血液中の小～中分子量の病因物質を，活性炭または非極性樹脂に物理化学的に捕捉除去する方法）．

hemopericardium [hiːmouperikáːdiəm] 心膜血腫，心嚢内出血．

hemoperitoneum [hiːmouperitouníːəm] 腹腔内出血．

hemopexin [hiːmoupéksin] 凝血酵素．

hemophagocytic syndrome (HPS) 血球貪食症候群（マクロファージや組織球が何らかの原因により活性化された結果，網内系で血球が貪食され，汎血球減少をきたすとともに，高熱・肝脾腫・出血傾向・発疹などを呈する）．

hemophil(e) [híːməfil] 好血性の（血液を含有する培養基に繁殖する細菌についていう）．

hemophilia [hiːməfíliə] 血友病（伴性劣性遺伝で先天性血液凝固異常症のうち最も頻度の高い疾患．血友病Aでは血液凝固第Ⅷ因子，Bでは第Ⅸ因子が欠乏している），＝bleeder 形 hemophilic.

hemophilia A 血友病A（古典的血友病．PTF（血漿トロンボプラスチン因子；第Ⅷ因子）の欠乏による）．

hemophilia B 血友病B（第2血友病．PTC（血漿トロンボプラスチン成分；第Ⅸ因子）の欠乏による．クリスマス因子欠乏症），＝Christmas factor deficiency.

hemophilia C 血友病C（第3血友病．PTA（血漿トロンボプラスチン前駆物質；第Ⅺ因子）の欠乏による）．

hemophiliac [hiːməfíliæk] 血友病患者．

hemophilia D 血友病D（PTF-D（血漿トロンボプラスチン因子D）の欠乏による）．

hemophilic [hiːməfílik] 血友病の．

hemophilic arthritis 血友病関節炎．

hemophilic arthropathy 血友病性関節症．

hemophilic joint 血友病〔性〕関節，＝bleeder's joint, hemarthrosis.

hemophthalmia [hiːmɑfθǽlmiə] 眼球出血，＝hemorrhage into eye, hemophthalmus, hemophthalmos.

hemophthalmia interna 眼内出血．

hemoplastic [hiːmouplǽstik] 血液生成の，＝hemopoietic.

hemopneumopericardium [hiːmounjuːmouperikáːdiəm] 心膜血気腫．

hemopneumothorax [hiːmounjuːmouθɔ́ːræks] 血気胸．

hemopoiesis [hiːmoupɔiíːsis] 造血．

hemopoietic [hiːmoupɔiétik] 造血性〔の〕．

hemoporphyrin [hiːmoupɔ́ːfirin] ヘモポルフィリン（$C_{34}H_{38}N_4O_4$．ヘマトポルフィリンが還元されて2個の酸素原子を失ったもので，ヘマチンの誘導物）．

hemoprecipitin [hiːmouprisípitin] 血液沈降素．

hemoptysis [hiːmáptisis] 喀血 形 hemoptic, hemoptoic, hemoptysic.

hemorrhachis [hiːmɔ́ːrəkis] 脊椎管内出血，＝hematorrhachis.

hemorrhage [hémәriʤ] 出血 形 hemorrhagic.

hemorrhagic [hemərǽʤik] 出血性の．

hemorrhagic anemia 出血性貧血．

hemorrhagic colitis 出血性大腸炎．

hemorrhagic cyst 出血性嚢胞．

hemorrhagic diathesis 出血〔性〕素質，＝hemorrhagic disposition.

hemorrhagic encephalitis 出血性脳炎（急性出血性白質脳炎で急性激症の多発性脳内出血を伴うもの）．

hemorrhagic enteritis 出血性腸炎．

hemorrhagic family angiomatosis 出血性家族性血管腫症，＝angiomatosis hereditaria haemorrhagica.

hemorrhagic fever (HF) 出血熱．

hemorrhagic fever with renal syndrome (HFRS) 腎症候性出血熱（ハンターンウイルスなどによる疾患で，げっ歯類によって媒介される）．

hemorrhagic gastritis 出血性胃炎．

hemorrhagic infarct 出血性梗塞（赤色梗塞），＝red infarct.

hemorrhagic pneumonia 出血性肺炎．

hemorrhagic shock and encephalopathy syndrome (HSES) 出血性ショック脳症症候群（1歳未満の乳児に発症する急性脳症．発熱を伴い，ショック，DIC，肝・腎機能障害を伴って呼吸の停止，痙攣，昏睡に至る）．

hemorrhagic smallpox 出血性痘瘡，＝black smallpox.

hemorrhagic tendency 出血〔性〕傾向，出血〔性〕素質．

hemorrhoidal [hemərɔ́idəl] 痔の.
hemorrhoidal bleeding 痔出血.
hemorrhoidal fistula 痔瘻(肛門管,肛門周囲の皮膚に瘻孔を生じる疾患. 後天的な瘻管である).
hemorrhoidal piles 痔核, = hemorrhoids.
hemorrhoidal ring 肛門輪, = annulus haemorrhoidalis.
hemorrhoidectomy [hemərɔidéktəmi] 痔〔核〕切除〔術〕.
hemorrhoidolysis [hemərɔidálisis] 痔消滅法(腐食剤または電気による焼灼(痔分解法)).
hemorrhoids [hémərɔidz] 痔核, 痔疾, = piles.
hemosalpinx [hi:məsǽlpiŋks] 卵管〔留〕血腫.
hemosiderin [hi:məsídərin] ヘモジデリン, 血鉄素(光学顕微鏡で黄金色あるいは褐色の顆粒としてみられる色素タンパク体で, フェリチンとともに生体内の鉄貯蔵に関与している).
hemosiderosis [hi:mousidəróusis] ヘモジデリン沈着症(特に肝臓の).
hemospermia [hi:mouspə́:miə] 血精液症, = haemospermatismus.
hemostasis [hi:moustéisis, –mástəsis] ①止血, ②うっ血, = hemostasia 形 hemostatic.
hemostat [hí:məstæt] 止血鉗子.
hemostatic [hi:məstǽtik] ①止血の, 凝血の, ②止血薬, = hemostatica, hemostyptica.
hemostatic forceps 止血鉗子.
hemotherapeutics [hi:mouθerəpjú:tiks] 血液療法, = hemotherapy.
hemotherapy [hi:məθérəpi] 血液療法.
hemothorax [hi:mouθɔ́:ræks] 血胸.
hemotympanum [hi:mətímpənəm] 内鼓室.
hemoxometer [hi:mɑksámitər] 血液酸素計.
Henderson–Hasselbalch equation ヘンダーソン・ハッセルバルヒ公式(血漿のような緩衝液の pH を計算する式で, pH=pK′+log ([BA]/[HA]) ただし [HA] は弱酸の濃度, [BA] は弱酸塩の濃度, pK′ は緩衝系を示す), = Hasselbalch–Henderson equation.
Hendra virus ヘンドラウイルス(パラミクソウイルス科のウイルスで, 動物, ヒトに重篤な感染症を引き起こす場合がある).
Henle ampulla ヘンレ膨大部(精管膨大部のこと), = ampulla of ductus deferens.
Henle loop ヘンレ係蹄, ヘンレのワナ(腎尿細管の U 字形部), = ansa nephroni [L].
Henle reaction ヘンレ反応(クロミウム塩処理をすると副腎髄質細胞が暗赤色に染まること).
Henle sheath ヘンレ鞘(神経内膜の Schwann 鞘の外側にある結合〔組〕織).
Henoch–Schönlein purpura (HSP) ヘノッホ・シェーンライン紫斑病(下肢に好発する血小板非減少性の紫斑病. 腹痛, 血便, 関節炎, 腎炎などを合併する), = allergic purpura, anaphylactoid purpura.
henry (H) [hénri] ヘンリー(Joseph Henry の名にちなんだインダクタンスの国際単位).
Hensen cell ヘンゼン細胞(内耳のコルチ器官を保護する最外側の支持細胞).
Hensen node ヘンゼン結節(原始結節のこと), = primitive node.
HEPA high efficiency particulate air filter (ヘパフィルター).
Hepacivirus [hepəsiváiərəs] ヘパシウイルス属(フラビウイルス科の一属で, C 型肝炎ウイルスが含まれる).
Hepadnaviridae [hipædnəvíridii:] ヘパドナウイルス科(二本鎖 DNA ウイルスで, 遺伝子複製に際し逆転写の過程を介する. *Orthohepadnavirus*, *Avihepadnavirus* 属に分けられる).
hepaplastin test (HPT) ヘパプラスチン試験.
hepar [hí:pɑ:r] ①肝〔臓〕, = liver, ②硫肝(肝臓に似た色調を呈する硫化物).
heparin [hépərin] ヘパリン(動物の組織, 特に肝臓に存在する生理的抗凝血作用をもつ多糖類である. プロトロンビンがトロンビンに転化する反応を阻止する).
heparin induced thrombocytopenia (HIT) ヘパリン誘因性血小板減少症.
heparinize [hépərinaiz] ヘパリン化する(ヘパリンを血液に加える).
heparinized fresh whole blood ヘパリン加新鮮血液.
hepatalgia [hepətǽlʤiə] 肝臓痛.
hepatatrophy [hepətǽtrəfi] 肝萎縮, = hepatatrophia.
hepatectomy [hepətéktəmi] 肝切除〔術〕(肝実質の切除).
hepatic [hipǽtik] 肝〔臓〕の.
hepatic adenoma 肝細胞腺腫(良性肝腫瘍の一つ. 経口避妊薬を長期使用した 20〜30 歳代の女性に好発する).
hepatic artery 肝動脈(腹腔動脈の枝の一つ), = arteria hepatica [L].
hepatic aspergillosis 肝アスペルギルス症.
hepatic candidiasis 肝カンジダ症.
hepatic clearance 肝クリアランス(血中の物質が一定時間にどれだけ肝によって摂取, 除去されたかをみる指標).
hepatic coma 肝性昏睡(肝疾患に伴う脳症状).
hepatic duct 肝管(肝臓でつくられた胆

汁を運ぶ管の一部で左右の肝管がある)，＝ductus hepaticus [L].

hepatic encephalopathy 肝性脳症(肝不全による脳障害).

hepatic fibrosis 肝線維症(肝細胞傷害の結果，肝に膠原線維が増加した状態．線維増生が進展し再生結節を認める終末像が肝硬変).

hepatic lobule 肝小葉(グリッソン鞘と呼ばれる結合組織で仕切られた小区画)，＝lobulus hepaticus [L].

hepatico– (肝臓との関係を表す接頭語).

hepaticodochotomy [hipætikoudoukátəmi] 肝管総胆管切開〔術〕，＝hepaticotomy.

hepaticoduodenostomy [hipætikoudju:oudinástəmi] 肝〔管〕十二指腸吻合術.

hepaticoenterostomy [hipætikouentəréstəmi] 肝〔管〕腸吻合術.

H

hepaticogastrostomy [hipætikougæstrástəmi] 肝〔管〕胃吻合術.

hepaticolithotomy [hipætikouliθátəmi] 肝結石除去術.

hepaticolithotripsy [hipætikoulíθətripsi] 肝管結石破砕術.

hepaticostomy [hipætikástəmi] 肝管瘻設置術.

hepaticotomy [hipætikátəmi] 肝管切開術.

hepatic segment 肝区域.

hepatic siderosis 肝鉄症，＝iron–liver.

hepatic toxicity 肝障害.

hepatic veins 肝静脈(肝臓からの静脈で通常3本あり，下大静脈に流入する)，＝venae hepaticae [L].

hepatitis [hepətáitis] 肝炎.

hepatitis A (HA) A型肝炎(A型肝炎ウイルスによる肝炎．経口感染による).

hepatitis–associated antigen (HAA) 肝炎関連性抗原，オーストラリア抗原，＝Australian antigen.

***Hepatitis A virus* (HAV)** A型肝炎ウイルス(ピコルナウイルス科ヘパトウイルス属に属する．糞口感染で，潜伏期間は短く流行性伝播を示す).

hepatitis B (HB) B型肝炎(B型肝炎ウイルスによる肝炎．血液感染，母子感染などによる).

hepatitis B antibody (HBAb) B型肝炎抗体.

hepatitis B antigen (HBAg) B型肝炎抗原.

hepatitis B core antibody (HBc Ab) HBc抗体.

hepatitis B core antigen (HBcAg) HBc抗原(B型肝炎ウイルスのコア粒子表面の抗原．HBc抗体価が低力価の場合は過去の感染．高力価の場合は持続感染状態にあると考えられる).

hepatitis Be antibody (HBeAb) HBe抗体.

hepatitis Be antigen (HBe, HBe Ag) HBe抗原(B型肝炎(HB)ウイルスのコア粒子内部に存在する抗原．HBe抗原陽性者の血清中にはHBウイルス量が多く，感染性が強い).

hepatitis B immunoglobulin (HBIG) B型肝炎免疫グロブリン.

hepatitis B surface antigen (HBs Ag) HBs抗原(B型肝炎ウイルスの外被にある抗原．オーストラリア抗原ともいう．血中のHBs抗原は持続感染の状態を示し，HBs抗体は過去の感染を示す).

hepatitis B vaccine B型肝炎ワクチン(B型肝炎ウイルスのエンベロープ成分(HBs抗原)を本体とするコンポーネントワクチン)，＝HB vaccine.

***Hepatitis B virus* (HBV)** B型肝炎ウイルス(ヘパドナウイルス科オルトヘパドナウイルス属に属する．血清により伝播し，潜伏期が長い．抗原抗体検査では，HBs抗原，感染既往を示すHBs抗体をみる．ウイルス量のマーカーとしてHBV–DNAポリメラーゼがある).

hepatitis C (HC) C型肝炎(C型肝炎ウイルスによる肝炎．血液感染による).

***Hepatitis C virus* (HCV)** C型肝炎ウイルス(フラビウイルス科ヘパシウイルス属に属する．輸血などの血液感染により肝臓に慢性炎症をきたす．診断には，過去(低力価)，現在(高力価)のウイルス感染を示すHCV–RNA測定(ウイルス量の指標)などが用いられる).

hepatitis D (HD) D型肝炎，デルタ(δ)型肝炎(B型肝炎と同じ感染経路をとる).

***Hepatitis delta virus* (HDV)** D型肝炎ウイルス(デルタウイルス属(科は未分類)に属する．イタリアのRizzettoらによって報告された．不完全ウイルスでありHBVをヘルパーウイルスとして増殖する).

hepatitis E (HE) E型肝炎(E型肝炎ウイルスによる肝炎．経口感染による).

***Hepatitis E virus* (HEV)** E型肝炎ウイルス(ヘペウイルス属(科は未分類)に分類される．エンベロープをもたずヌクレオカプシドのみからなる．経口感染する).

hepatitis G (HG) G型肝炎.

Hepatitis G virus (HGV) G型肝炎ウイルス(フラビウイルス科のウイルス．劇症化や重感染との関連も示唆されている)，＝GB virus C.

hepatitis viruses 肝炎ウイルス(肝臓を標的臓器として感染するウイルスの総称).

hepatization [hepətaizéiʃən] 肝変(外観上肝様の変化を起こすこと).

hepat(o)– [hepət(ou), –t(ə)] (肝臓との

関係を表す接頭語).
hepatobiliary [hepətəbíliəri] 肝胆の.
hepatoblastoma [hepətəblæstóumə] 肝芽腫(小児の肝癌としては最も多い).
hepatocarcinogenic [hepətəkɑ:sinəʤénik] 肝臓癌発生の.
hepatocarcinoma [hepətəkɑ:sinóumə] 肝細胞癌.
hepatocele [hépətəsi:l] 肝臓ヘルニア.
hepatocellular [hepətəséljulər] 肝細胞の.
hepatocellular carcinoma 肝細胞癌(肝に原発する上皮性悪性腫瘍. 肉眼的に結節型, 塊状型, びまん型の3型に分類される), = malignant hepatoma.
hepatocellular jaundice 肝細胞性黄疸(ウイルスまたは中毒により生ずる肝細胞の広汎な炎症, 損傷などにより起こる黄疸. 実質性黄疸), = hepatocellular icterus.
hepatocholangiocystoduodenostomy [hepətoukoulænʤiousistədju:oudinástəmi] 肝胆管胆嚢十二指腸吻合術.
hepatocholangioenterostomy [hepətoukoulænʤiouentərástəmi] 肝胆管腸吻合術.
hepatocholangiogastrostomy [hepətoukoulænʤiougæstrástəmi] 肝胆管胃吻合術.
hepatocholangiostomy [hepətoukoulænʤiástəmi] 肝臓胆管瘻設置術.
hepatocholangitis [hepətoukoulænʤáitis] 肝胆管炎.
hepatocystic [hepətəsístik] 肝臓胆嚢の.
hepatocyte [hépətəsait] 肝細胞.
hepatocyte growth factor (HGF) 肝細胞増殖因子.
hepatocyte stimulating factor (HSF) 肝細胞刺激因子.
hepatocyte transplantation 肝細胞移植(自己の正常肝細胞を脾臓に移植, 増殖させ, 病肝の機能を代行させる治療法. 提供臓器の不足などの問題がある肝移植に代わるものとして研究が進められている).
hepatoduodenal ligament 肝十二指腸間膜(肝臓と胃の小弯の間にある腹膜のヒダの一部で, 門脈, 総胆管, 固有肝動脈を含む), = ligamentum hepatoduodenale [L].
hepatoduodenostomy [hepətoudju:oudinástəmi] 肝十二指腸吻合術.
hepatoenteric [hepətouentérik] 肝腸の.
hepatofugal [hepətáfjugəl] 遠肝性の(主に門脈血の流れる方向についていう. 肝向性 hepatopetal に対していう).
hepatogastric [hepətəgǽstrik] 肝胃の.
hepatogenic [hepətəʤénik] 肝発生の, = hepatogenous.
hepatography [hepətágrəfi] 肝臓造影法, 肝臓撮影.
hepatoid [hépətɔid] 肝様の(外観または構造が肝臓に類似すること).
hepato-jugular reflux 肝頸静脈逆流(右心不全のときに, 腹部(うっ血肝)を圧迫すると頸静脈の怒張, 拍動増強がみられる現象).
hepatolenticular [hepətoulentíkjulər] 肝臓レンズ核の.
hepatolienal [hepətoulaií:nəl] 肝脾の.
hepatolienomegaly [hepətəlaiənəmégəli] 肝脾腫, = hepatosplenomegaly.
hepatolith [hépətəliθ] 肝石.
hepatolithiasis [hepətouliθáiəsis] 肝石症.
hepatology [hepətáləʤi] 肝臓〔病〕学.
hepatolysin [hepətálisin] 肝細胞崩壊素.
hepatolysis [hepətálisis] 肝細胞崩壊.
hepatoma [hepətóumə] 肝細胞癌, ヘパトーム(肝臓に原発する癌腫のうち, 肝細胞に由来する肝細胞癌に対して山極の用いた語で, 胆管上皮由来のものは胆管〔細胞〕癌 cholangioma と呼んだ), = hepatocellular carcinoma.
hepatomegaly [hepətoumigéili] 肝腫大, 肝肥大, = hepatomegalia.
hepatomelanosis [hepətoumelənóusis] 肝黒色症.
hepatomphalocele [hepətɑmfǽləsi:l, -tɑ́mfəl-] 肝臍ヘルニア(臍帯ヘルニアの内容が肝臓を含む場合), = hepatomphalos.
hepatonecrosis [hepətənikróusis] 肝壊死.
hepatonephric [hepətənéfrik] 肝腎の, = hepatorenal.
hepatonephritis [hepətənifráitis] 肝腎炎.
hepatopancreatic ampulla 胆膵管膨大部(総胆管と膵管が合流する手前の大十二指腸乳頭内にある内腔の拡張した部位), = Vater ampulla.
hepatopathy [hepətápəθi] 肝臓病.
hepatopetal [hepətápitəl] 求肝性の(主に門脈血の流れる方向についていう. 遠肝性 hepatofugal に対していう).
hepatopexy [hépətəpeksi] 肝固定術.
hepatopneumonic [hepətounju:mánik] 肝肺の.
hepatoportal [hepətoupɔ́:təl] 肝門脈の.
hepatoptosis [hepətəptóusis] 肝下垂症(遊走肝), = wandering liver.
hepatopulmonary [hepətəpʌ́lmənəri] 肝肺の.
hepatopulmonary syndrome 肝肺症候群(肝障害, 肺血管拡張, 低酸素血症を主徴とする症候群).
hepatorenal [hepətourí:nəl] 肝腎の.
hepatorenal syndrome (HRS) 肝腎

症候群(種々の病因により肝腎が同時に病変を起こすもので，外国では肝腎炎 hepatonephritis または肝腎症 hepatonephrosis などの術語がある)，＝Heyd syndrome.

hepatorrhagia [hepətəréiʤiə] 肝出血.

hepatorrhaphy [hepətɔ́:rəfi] 肝縫合術.

hepatorrhexis [hepətəréksis] 肝破裂.

hepatoscopy [hepətáskəpi] 肝臓検査.

hepatosplenic candidiasis 肝脾カンジダ症.

hepatosplenitis [hepətouspli:náitis] 肝脾炎.

hepatosplenography [hepətouspli:nágrəfi] 肝脾撮影法.

hepatosplenomegaly [hepətouspli:nəmégəli] 肝脾腫.

hepatosplenopathy [hepətouspli:nápəθi] 肝脾障害.

hepatostomy [hepətástəmi] 肝臓開孔術.

hepatotomy [hepətátəmi] 肝臓切開術.

hepatotoxemia [hepətoutɑksí:miə] 肝性毒血症.

hepatotoxic [hepətətáksik] 肝細胞毒〔性〕.

hepatotoxicity [hepətətɑksísiti] 肝毒性.

hepatotoxin [hepətətáksin] 肝臓毒素，＝hepatoxin.

hepatotropic [hepətətrápik] 肝親和性の.

Hepatovirus [hepətouváiərəs] ヘパトウイルス属(ピコルナウイルス科の一属で，A 型肝炎ウイルスが含まれる).

Hepatozoon [hepətouzóuən] ヘパトゾーン属(原虫．無性世代は脊椎動物の肝臓や脾臓細胞内，有性世代はダニなどの吸血性節足動物に寄生する).

Hepevirus [hepiváiərəs] ヘペウイルス属(E型肝炎ウイルスが属する).

hept(a)- [hept(ə)] (7 (七)の数を表す接頭語).

HER2 human epidermal growth factor receptor type 2 (ヒト上皮増殖因子受容体2型).

herb [hə́:b] 薬草，草本(根以外の葉，茎，果などを含む生薬の原料．ハーブ)，＝herba, species.

herbal [hə́:bəl] ①薬草書，②薬草の.

herbal medicines 漢方薬.

herd [hə́:d] 群.

herd immunity 群集免疫，集団免疫(特定の集団のある感染症に対する免疫保有状態)，＝community immunity.

herd infection 集団感染.

hereditary [hərédit(ə)ri] 遺伝性の.

hereditary angioedema (HAE) 遺伝性血管浮腫.

hereditary angioneurotic edema (HANE) 遺伝性血管神経性浮腫(常染色体優性遺伝によると考えられる，補体第1成分の不活性化因子である C1 inhibitor が先天的に欠損しているためにまれに生じる).

hereditary cancer 遺伝性癌.

hereditary cerebellar ataxia 遺伝性小脳性運動失調(壮年期にみられる小脳萎縮で，運動失調，腱反射亢進，言語異常，眼振を特徴とする)，＝Marie ataxia.

hereditary chorea 遺伝性舞踏病，＝chronic chorea.

hereditary disease 遺伝性疾患，遺伝病.

hereditary fructose intolerance 遺伝性果糖不耐症.

hereditary hearing loss 遺伝性難聴.

hereditary motor and sensory neuropathy (HMSN) 遺伝性運動感覚性ニューロパチー(シャルコー・マリー・トゥース病とその周辺疾患を包括するもので，8病型に分けられている).

hereditary non-polyposis colorectal cancer 遺伝性非ポリポーシス大腸癌，＝Lynch syndrome, cancer family syndrome.

hereditary persistence of fetal hemoglobin 遺伝性高胎児ヘモグロビン血症(生後もヘモグロビンFが高値を持続するもの).

hereditary progressive arthro-ophthalmopathy 遺伝性進行性関節眼症(障害)，＝Stickler syndrome.

hereditary sensory and autonomic neuropathy (HSAN) 遺伝性感覚自律性ニューロパチー.

hereditary sensory neuropathy (HSN) 遺伝性感覚性ニューロパチー(感覚障害を主症状とし，若年発症，下肢の穿孔性潰瘍を呈する遺伝性末梢神経障害).

hereditary spherocytosis (HS) 遺伝性球状赤血球症(黄疸，貧血，脾腫を主症状とする常染色体優性遺伝の疾患).

hereditary spinal ataxia 遺伝性脊髄性運動失調(脊髄小脳変性症の一型で，主として病変が脊髄に限局された脊髄型である．常染色体劣性遺伝で7～15歳発病が多い．初発症状として，深部覚障害による失調性歩行が必発で，四肢末梢の筋萎縮，深部知覚障害(振動覚減弱)がある)，＝hereditary spinal sclerosis, Friedreich disease.

hereditary syphilis 先天性梅毒，＝congenital syphilis.

heredity [hərédit̬i] 遺伝(子孫が祖先に似た性格をもつことで，疾病または病的形質を含む) 形 hereditable, hereditary.

heredoataxia [herədouətǽksiə] 遺伝性運動失調症.

heredodegeneration [herədoudiʤenəréi-

ʃən] 遺伝性変性〔症〕.
heritability [heritəbíliti] 遺伝率, 遺伝可能性.
hermaphrodism [hə:mǽfrədizəm] 半陰陽, 雌雄同体性(ギリシャ神話で Hermes と Aphrodite との間に生まれた子が半陰陽であったことに由来する), ＝hermaphroditism.
hermaphrodite [hə:mǽfrədait] ①半陰陽者, ②両性の(化学で用いる酸性とアルカリ性との) 形 hermaphroditic.
hermaphroditism [hə:mǽfrədaitizəm] 半陰陽.
hermetic [hə:métik] ①気密の, ②神秘の.
hermetic container 気密容器.
hermetic medicine 魔術〔療法〕, ＝iantrochemical, spagiric, paracelsian medicine.
hernia [hə́:niə] ヘルニア(臓器または組織が体内の開孔部あるいは欠損部を通して異常部位へ脱出すること).
hernial [hə́:niəl] 脱出の, ヘルニアの, ＝herniary.
hernial sac ヘルニア嚢.
herniated [hə́:nieitid] 脱出した.
herniated intervertebral disc 椎間板ヘルニア, ＝herniated nucleus pulposus.
herniated nucleus pulposus 髄核ヘルニア, 脱出髄核.
herniation [hə:niéiʃən] ヘルニア形成.
hernio– [hə:niou, –niə] (脱出の意味を表す接頭語).
hernioid [hə́:niɔid] ヘルニア様の.
hernioplasty [hə́:niəplæsti] ヘルニア根治手術.
herniorrhaphy [hə:nió:rəfi] ヘルニア縫合術.
herniotomy [hə:niátəmi] ヘルニア切開術.
heroin(e) [hérouin] ヘロイン(モルフィンの誘導物で, 白色または無色の苦味結晶, 塩酸ヘロインとして一時広く用いられた), ＝diacetylmorphine.
heroinism [hérouinizəm] ヘロイン中毒症, ＝heroinomania.
herpangina [hə:pænʤáinə] ヘルパンギーナ, 疱疹性アンギナ(コクサッキーウイルスA群による疾患で, 発熱, 口峡部に水疱をきたす).
herpes [hə́:pi:z] 疱疹, ヘルペス(小水疹が集合して皮膚表面に発現する炎症性疾患).
herpes simplex 単純ヘルペス(疱疹), ＝cold–sore, fever blisters.
herpes simplex virus 1 (HSV–1) 単純ヘルペスウイルス1型(ヘルペスウイルス科のウイルスで, 口唇ヘルペスなどの原因となる), ＝*Human herpesvirus 1*.
herpes simplex virus 2 (HSV–2) 単純ヘルペスウイルス2型(ヘルペスウイルス科のウイルスで, 性器ヘルペスなどの原因となる), ＝*Human herpesvirus 2*.
Herpesviridae [hə:pi:zvíridi:] ヘルペスウイルス科(二本鎖DNAウイルスで, *Alphaherpesvirinae*, *Betaherpesvirinae*, *Gammaherpesvirinae* の3亜科に分けられる).
herpesvirus [hə:pi:zváiərəs] ヘルペスウイルス, 疱疹ウイルス.
herpes zoster (HZ) 帯状疱疹(水痘ウイルスの感染による脳神経節および脊髄後根の急性炎症性疾患で, 神経幹の経路に沿う皮膚表面に炎症性小水疱が発現し, 疼痛を伴うのが特徴).
herpes zoster virus (HZV) 帯状疱疹ウイルス, ＝*Human herpesvirus 3*.
herpetic [hə:pétik] 疱疹性の.
herpetic keratitis 疱疹性角膜炎.
herpetic whitlow ヘルペス(疱疹)性ひょう(瘭)疽.
herpetiform [hə:pétifɔ:m] ヘルペス状の.
hertz (Hz) [hə́:ts] ヘルツ(振動数の単位で, 1秒間n回の振動をnヘルツという), 周波数/秒.
Herxheimer reaction ヘルクスハイマー反応(第2期梅毒および回帰熱の抗生物質治療開始後2時間以内に, 皮膚病変の不快感が一過性に増悪し, 発熱をみる現象), ＝Jarisch–Herxheimer reaction.
HES hypereosinophilic syndrome (好酸球増加症候群).
hesitancy [hezitə́nsi] 排尿躊躇(ちゅうちょ).
hesitancy in voiding 遅延性排尿.
Hesselbach hernia ヘッセルバッハヘルニア(憩室を伴い篩状筋膜から脱出したヘルニア).
heteraxial [hetərǽksiəl] 不等軸性の.
heterecism [hetərí:sizəm] 異種寄生(発育期により異なった宿主に寄生すること) 形 heterecious, heteroecious.
heter(o)– [hetər(ou), –r(ə)] (異種または雑種の意味を表す接頭語).
heteroagglutinin [hetərouəglú:tinin] 異種凝集素.
heteroallele [hetərouəlí:l] 異質対立遺伝単位.
heteroantibody [hetərouǽntibɑdi] 異種抗体(異種抗原に対する抗体).
heteroantigen [hetərouǽntiʤən] 異種抗原(種類の異なる生物由来の抗原. 通常の抗原はこれに属する).
heteroantiserum [hətərouæntisí:rəm] 異種血清.
heteroblastic [hetərəblǽstik] 異種組織に由来する.
heterochromia [hetəroukróumiə] 異色〔症〕, ＝pleochromia, heterochromatosis

H

形 heterochromic.
heterochromosome [hetəroukróuməsoum] 異形染色体, ＝allosome.
heterochromous [hetəroukróuməs] 異色性の.
heterocomplement [hetərəkámplimənt] 異種補体(両受体を供給する動物と異なった種類の動物からの補体).
heterocrine [hétərəkri:n] 異〔質〕分泌の(2種以上の物質を分泌する).
heterocytolysin [hetərousaitálisin] 異種細胞溶解素, ＝heterolysin.
heterocytotoxin [hetərousaitətáksin] 異種細胞毒素.
heterocytotropic [hetərousaitətrápik] 異種細胞親和性の.
heterodontia [hetərədánʃiə] 不同歯型, 異形歯形, 異形歯性(各歯群を構成する歯は歯列上の位置に従ってそれぞれ特有の形態を備えている状態).

H

heterodromia [hetəroudróumiə] 逆運動性, 逆伝導性 形 heterodromic, heterodromous.
heteroduplex [hetəroudjú:pleks] ヘテロ二本鎖.
heteroduplex analysis ヘテロデュプレックス分析(DNA相互の相補性を検出するため考案された方法).
heteroerotism [hetərouérətizəm] 対象愛(自分のほかに相手を求める欲動).
heterogamete [hetərəgǽmi:t] 異型配偶子.
heterogametic [hetərougəmétik] 異型配偶子の.
heterogamous [hetərágəməs] 異型接合の.
heterogamy [hetərágəmi] 異型生殖, 異胎接合, 配偶子二型.
heterogen [hétərəʤən] 異原.
heterogeneic [hetərəʤéniik] 異種遺伝子型の.
heterogeneity [hetərouʤəní:iti] ① 多様性(異種の成分または部分からなること), 異性, ＝heterogenous system, 異質, ② 多相系 形 heterogenous.
heterogeneous [hetərouʤí:niəs] 異種の(homogeneousに対する), 不均質の.
heterogenesis [hetərəʤénisis] ① 異常発生, 異型発生, 世代交番(配偶子と処女生殖との交番), 無性生殖, ② 多相 形 heterogenetic, heterogenous.
heterogenetic [hetərouʤənétik] 異質の, 異種の(多くの種において広く分布していることの表現).
heterogenic [hetərəʤénik] 異種発生の, 多相性の(染色体の位置に異種の対性因子が含まれている多相性生体についていうので, 二相性生体については雑種発生と同じ) 名 heterogenicity.
heterogenote [hetərouʤí:nout] ヘテロジェノート, 異型遺伝子接合体.
heterogenous [hetəráʤənəs] 不均質の, 異質性の(異なる性質, 特徴をもつ部分からできている).
heterograft [hétərəgræft] 異種植皮, 異種移植片.
heterokaryosis [hetəroukæriόusis] 異核接合.
heterokeratoplasty [hetərəkérətəplæsti] 異種角膜移植(動物の角膜を用いる).
heterokinesia [hetəroukainí:siə] ヘテロキネシア(減数分裂において性染色体が配偶子に遠心性配列を示す期).
heterokinesis [hetəroukainí:sis] ヘテロキネシス(減数分裂期においてX, Y染色体が互いに分かれて分布すること).
heteroliteral [hetərəlítərəl] 錯音の, 錯字の(綴字を取り違えて発音すること).
heterologous [hetəráləgəs] 非定型の(homologousに対する), 異型の, 異常組織からなる.
heterologous graft 異種移植, ＝heteroplastic graft, xenograft.
heterologous stimulus 異種刺激(神経の全経路に対して作用を起こすもの).
heterolysin [hetəráliisin] 異種溶解素(異種動物細胞に溶解作用を及ぼす溶解素).
heterolysis [hetərálisis] 異種溶解(異種からの溶解成分による細胞やタンパク質の溶解).
heteromeric [hetərəmérik] 異節の(脊髄の一側から起こり交連を通って他側に突起を出すニューロンについていう), ＝heteromeral, heteromerous.
heteromerous [hetərámirəs] 異節の, ＝heteromeric.
heterometaplasia [hetərəmetəpléiziə] 異種組化成.
heterometropia [hetəroumitróupiə] 異視症(両眼の屈折度が不均等なこと).
heterometry [hetərámitri] ヘテロメトリー, 量的異常性(量的に生活現象が異常を呈することで, 筋の萎縮, 痙攣, 内分泌機能の障害, 血圧の異常, 発育異常などを含む).
heteromorphism [hetəroumɔ́:fizəm] 異形(型)性.
heteromorphosis [hetəroumɔ́:fəsis] ① 異形再生, 異形態症(喪失した器管と再生した器官が異なること), ② 完全変態, ③ 異質補充 形 heteromorphous, heteromorphic.
heteromorphous [hetəroumɔ́:fəs] 異形の.
heteronomous [hetəránəməs] ① 不等の, ② 他律の(異なった発生原則または特異性をもつことで, 心理学では他人の意志に服従すること).
heteronomy [hetəránəmi] 不等性, 異規 形 heteronomous.
heteronymous [hetəránimәs] 異名の.
heteronymous image 異名像(物体よ

りも遠位にある点を注視する時に見える2像).

heteropathy [hetərápəθi] ①異常過敏性(刺激に対して病的感性), ②逆症療法, = allopathy.

heterophany [hetəráfəni] 同質異像(同一物質が異像を呈すること).

heterophemia [hetəroufí:miə] 言語錯誤症, = heterophemy.

heterophil(e) [hétərəfil] 異種親和〔性〕の, 異好性の, 異染色性の, = heterophilic.

heterophonia [hetəroufóuniə] 音声異常, 声音異常, = heterophony.

heterophoria [hetəroufɔ́:riə] 〔眼球〕斜位(両眼視では視線が正しく物体に向かうが, 一眼を遮蔽すると, その眼が目標を外れて一方に偏り, 遮蔽を除くと再び回復して不活発ながら目標に向かって戻る異常), = latent, dynamic, suppressed squint 形 heterophoric.

heterophthalmia [hetərafθǽlmiə] 異色眼, 異軸眼, = heterophthalmos.

Heterophyes [hetəráfii:z] 異形吸虫属(吸虫, 異形吸虫科の一属. 小形の吸虫で鳥類や哺乳類の腸管に寄生, ヒトへの寄生種も含む).

heterophyiasis [hetəroufiáiəsis] 異形吸虫症(異形吸虫属の寄生による疾患で, 腹痛と粘液便性下痢が特徴), = heterophydiasis.

heteroplasia [hetəroupléiziə] 異形成(組織奇形の発生は, その組織の異常方向への分化の結果できると考えられる表現で, Orth の変形成 alloplasia とほぼ同一の意味).

heteroploid [hétərəplɔid] 異数体(ゲノムの一部のみが増加した染色体数).

heteroploidy [hétərəplɔidi] 異類体性, 非倍数性(種族特有のハプロイドの倍数の染色体をもたないこと) 形 heteroploid.

heteropsia [hetərápsiə] 不同視.

heteropyknosis [hetəroupiknóusis] ①異常濃縮(細胞の部分が不同染色を呈すること), ②密度分布異常.

heteropyknotic [hetəroupiknátik] 異常濃縮〔性〕の, 密度分布異常の.

heterosexuality [hetərousekʃuǽliti] 異性愛, = heteroerotism 形 heterosexual.

heterosis [hetəróusis] 雑〔種〕強勢(雑種第一代が特に強勢を呈すること).

heterosuggestibility [hetərousəʤestibíliti] 他者暗示(他人の影響に敏感なこと).

heterotaxia [hetərətǽksiə] 内臓錯位, 内臓逆位症(単体奇形の一つで, 内臓が正常とまったく反対の位置にある場合をいう), = heterotaxia, heterotaxy.

heterotaxic [hetərətǽksik] 内臓錯位〔症〕の, 錯位の.

heterotonia [hetərətóuniə] 緊張変動, 張力差異.

heterotopia [hetərətóupiə] ①異所性(部位的異常), ②転位, = heterotopy.

heterotopic [hetərətápik] 迷入〔性〕の, 異所〔性〕の.

heterotopic graft 異所移植.

heterotopic ossification 異所性骨化(本来骨形成のみられない部位に認められる骨形成の総称), = heterotopic bone formation.

heterotransplantation [hetəroutrænsplæntéiʃən] 異種移植.

heterotrichosis [hetəroutrikóusis] 異毛症(身体の各部位に異色の毛が生えること) 形 heterotrichous.

heterotroph [hetərátrəf] 従属栄養生物, 他家栄養生物(従属栄養の形式をとる生物. 化学合成従属栄養生物と光合成従属栄養生物に分けられる), = organotroph 形 heterotrophic.

heterotrophism [hetəroutróufizəm] 従属栄養(体外から取り入れる有機物をエネルギー源とする栄養形式), = organotrophism.

heterotropia [hetəroutróupiə] 異方視, 斜視, = heterotropy, strabismus.

heterotropic parasitism 異所寄生〔性〕(寄生虫の寄生部位は種により一定しているが, 本来の寄生部位以外の器官に寄生し, 成熟すること).

heterotropic pregnancies 異処性同時妊娠.

heterotypic [hetərətípik] 異形(型)の(特に胚細胞の第1減数分裂についていうこともある), = heterotypical.

heterotypical chromosome 異型染色体, = accessory chromosome.

heteroxanthine [hetərəzǽnθi:n] ヘテロキサンチン(カフェインまたはほかのプリン体が尿中に排泄される型), = methyl xanthine, monomethylxanthine.

heterozygosis [hetərouzaigóusis] 異型接合 形 heterozygous.

heterozygosity [hetərouzaigásiti] ヘテロ接合性, 異型接合性.

heterozygote [hetərouzáigout] ヘテロ接合体, 異型接合体(不純接合体).

heterozygous [hetərouzáigəs] ヘテロ接合の, 異型接合の(相同染色体の対合部位に異なった遺伝子が存在する状態).

HEV *Hepatitis E virus* (E型肝炎ウイルス).

hex(a)- [heks(ə)] (六(6)の数を表す接頭語).

hexachlorophene [heksəklɔ́:rəfi:n] ヘキサクロロフェン(皮膚消毒薬).

hexad [héksæd] 6価の.

hexadactylism [heksədǽktilizəm] 六指症(手足の).

hexamer [héksəmər] 六量体.

hexaploid [héksəplɔid] 6倍体(染色体の).

hexaploidy [héksəplɔidi] 6倍性.
hexokinase [heksoukáineis] ヘキソキナーゼ(六炭糖分解酵素で，アデノシン三リン酸のリン酸を六炭糖に賦与して，六炭糖6位リン酸とアデノシン二リン酸を産出させる酵素).
hexosamine [heksásəmin] ヘキソアミン(窒素を含有する糖で，水酸基がアミノ基で置換されたもの).
hexose [héksous] ヘキソース，六炭糖(炭素原子6個を基礎とする単糖類).
hexose– [heksous] (六炭糖との化合を表す接頭語).
hexosephosphatase [heksousfásfəteis] リン酸六炭糖分解酵素.
hexosephosphate [heksousfásfeit] リン酸六炭糖(ブドウ糖のリン酸エステルで，糖類の吸収を補助し，糖類の代謝に関与する).
hexose–1–phosphate uridylyltransferase ヘキソース-1-リン酸ウリジリルトランスフェラーゼ(UDP グルコース-ヘキソース-1-リン酸ウリジリルトランスフェラーゼ).

H

Hey amputation ヘイ切断術(内楔状骨の一部を切断し，足首骨から足根骨を切断する方法).
Hey hernia ヘイヘルニア(外鼠径ヘルニアの一つで腸管が腸間膜とともに陰嚢まで脱出したもの)，＝encysted hernia.
HF ①head flat (頭部水平)，②heart failure (心不全)，③Hageman factor (ハーゲマン因子)，④hemorrhagic fever (出血熱).
Hf ①hafnium (ハフニウムの元素記号)，②hydrofluoric acid (フッ化水素酸).
HFJV high frequency jet ventilation (高頻度ジェット換気).
HFMD hand, foot and mouth disease (手足口病).
HFO high frequency oscillation (高頻度振動換気).
HFRS hemorrhagic fever with renal syndrome (腎症候性出血熱).
HFV high frequency ventilation (高頻度換気).
HG ①head girth (頭囲)，②human growth factor (ヒト成長因子).
Hg ①hydragyrum (水銀 mercury の元素記号)，②hemoglobin (ヘモグロビン，血色素).
HGF ①hematopoietic growth factor (造血性増殖因子)，②hepatocyte growth factor (肝細胞増殖因子).
HgF fetal hemoglobin (胎児性ヘモグロビン).
HGG human gamma(γ) globulin (ヒトガンマ(γ)グロブリン).
hGH, HGH human growth hormone (ヒト成長ホルモン).
HGP human genome project (ヒトゲノム計画).
HGPS Hutchinson–Gilford progeria syndrome (ハッチンソン・ギルフォード型早老症).
HGV *Hepatitis G virus* (G型肝炎ウイルス).
HHNS hyperosmolar hyperglycemic nonketotic syndrome (高浸透圧性高血糖性非ケトン性症候群).
HHS hyperglycemic hyperosmolar syndrome (高血糖性高浸透圧症候群).
HHV human herpes virus (ヒトヘルペスウイルス).
hiatal [haiéitəl] 裂孔性，裂孔の.
hiatus [haiéitəs] 裂孔，間隙，裂目 形 hiatal.
hiatus hernia 裂孔ヘルニア(横隔膜食道裂孔を通るもの)，＝hiatal hernia.
HIB, Hib *Haemophilus influenzae* type b (インフルエンザ菌b型).
hibernating myocardium 冬眠心筋(生存能はあるが，生理的に心活動を停止している心筋).
hibernation [haibə:néiʃən] 冬眠，＝winter sleep.
hibernoma [haibə:nóumə] 冬眠腫(褐色脂肪腫．冬眠動物の褐色脂肪に類似することからこのようにいわれる).
Hib vaccine ヒブワクチン(*Haemophilus influenzae* (インフルエンザ菌)に対するワクチンをいう．有効性が高い).
hiccup [híkʌp] 吃逆(きつぎゃく)(しゃっくり)，＝singultus, hiccough.
hidradenitis [haidrædináitis] 汗腺炎，＝hidrosadenitis.
hidradenitis suppurativa 化膿性汗腺炎(急性または慢性のアポクリン汗腺の化膿性炎症．思春期以降，腋窩，乳房，外陰，肛囲に生じる).
hidradenoma [haidrædinóumə] 汗腺腫(汗腺または表皮細胞から発生する).
hidr(o)– [haidr(ou), hid–, –r(ə)] (汗または汗腺との関係を表す接頭語).
hidrocystoma [haidrousistóumə] 汗嚢腫(汗腺の貯留性嚢腫)，＝hydrocystoma.
hidropoiesis [haidroupɔií:sis, hid–] 発汗.
hidropoietic [haidroupɔiétik, hid–] 発汗の，汗分泌の.
hidroschesis [haidráskisis, hid–] 止汗(発汗の抑制).
hidrosis [hidróusis, haid–] ①発汗，②汗腺症，③多汗.
hidrotic [hidrátik, haid–] 発汗薬，＝hidrotica.
HIE hypoxic ischemic encephalopathy (低酸素性虚血性脳症).
HIES hyperimmunoglobulin E syndrome (高IgE症候群).
HIg human immunoglobulin (ヒト免疫グロブリン).

Higginson syringe ヒッギンソン浣腸器(直腸洗浄器).
high altitude pulmonary edema (HAPE) 高所肺水腫.
high density lipoprotein (HDL) 高比重リポタンパク〔質〕.
high density lipoprotein cholesterol (HDL-C) HDLコレステロール，高比重リポタンパクコレステロール(血液中に存在するリポタンパク質の一種であるHDLに含まれるコレステロールのこと．肝で合成され，虚血性心疾患の発症率との間に逆相関が認められることから，抗動脈硬化作用をもつリポタンパクと考えられている．HDLコレステロール値は女性のほうが男性より高値).
high dosage (HD) 多量.
high endothelial venule (HEV) 高内皮性小静脈(リンパ節の傍皮質にある毛細血管後静脈．内皮細胞上皮にはリンパ球に対するリガンドが発現している).
high-energy phosphate bond 高エネルギーリン酸結合(リン酸エステルに比べて数倍のエネルギーを発し得る化学的連結).
highest intercostal artery 最上肋間動脈(鎖骨下動脈からの枝で，第1，2肋間動脈となる)，＝arteria intercostalis suprema [L].
highest intercostal vein 最上肋間静脈，＝vena intercostalis suprema [L].
highest thoracic artery 最上胸動脈，＝arteria thoracica suprema [L].
high fever 高熱.
high frequency jet ventilation (HFJV) 高頻度ジェット換気.
high frequency oscillation (HFO) 高頻度振動換気.
high frequency positive pressure ventilation (HFPPV) 高頻度陽圧呼吸.
high frequency ventilation (HFV) 高頻度人工換気法.
high-lateral myocardial infarction 高位側壁心筋梗塞.
highly active antiretroviral therapy (HAART) HAART〔療法〕(HIV感染の治療の一つ．抗HIV薬を複数組み合わせて用いる).
highly advanced medical technology 高度先進医療(特定療養費制度で活用される先進技術を用いた医療).
highly pathogenic avian influenza (HPAV) 高病原性鳥インフルエンザ(家禽ペストともいわれ，強い病原性を示す鳥類の感染症．家畜伝染病であり感染した鶏などはほぼ100％死に至る．ヒトでの感染死亡もありH5N1型が最も要注意．現在人獣共通感染症として取り扱われる)，＝avian plaque.
high performance liquid chromatography (HPLC) 高速液体クロマトグラフィ〔ー〕(カラムクロマトグラフィ〔ー〕).
high power field (HPF) 強拡大〔顕微鏡対物レンズ〕.
high-responder 高応答者(動物)(生体が自己と非自己とを識別する能力の高い個体．それが低い個体はlow-responder).
high risk group ハイリスク集団.
high spinal anesthesia 高位脊椎麻酔.
high voltage transmission electron microscope 高電圧電子顕微鏡.
hila [háilə] → hilum.
hilar [háilər] 門の，肺門の.
hilitis [hailáitis] 肺門炎(特に肺門部の炎症).
hillock [hílək] 小丘.
Hill operation ヒル手術(食道裂孔ヘルニアを修復する手術).
hilum [háiləm] 門(神経，脈管の出入りする部分)，＝hilus 複 hila 形 hilar.
hilum of lung 肺門(気管支，肺動脈・静脈，気管支動脈・静脈，自律神経，リンパ管が出入りする部位)，＝hilus pulmonis [L].
hilum of spleen 脾門(脾臓へ脾動・静脈が集束して出入りする部位)，＝hilus lienis [L].
hilus [háiləs] 門(神経，脈管の出入りする部分)，＝hilum 複 hili.
hilus cell 〔卵巣〕門細胞.
hind [háind] 後の.
hindbrain [haindbrèin] 菱脳(将来，後脳と髄脳とに発育する)，＝rhombencephalon.
hindgut [háindgʌt] 後腸(横行結腸遠位部以下の腸管が発生する)，＝end-gut.
hinge joint 蝶番関節(ちょうつがいのような運動をする関節(膝関節など))，＝ginglymus [L].
hip [híp] 股関節部，腰，殿部，尻，股.
hip bone 寛骨(骨盤を構成する骨．左右の寛骨と仙骨，尾骨で骨盤が構成される)，＝os coxae [L].
hip joint 股関節(寛骨臼と大腿骨頭とでできる関節)，＝articulatio coxae [L].
hippiatry [hipiǽtri] 獣医学，＝hippiatrics.
hippocampal [hipəkǽmpəl] 海馬の.
hippocampal sulcus 海馬溝，＝fissura hippocampi.
hippocampus (HIPP) [hipəkǽmpəs] 海馬，＝hippocampus [L] 形 hippocampal.
hippocratic face ヒポクラテス顔〔貌〕(眼窩が窪み死期の近い容貌)，＝facies hippocratica.
hippocratic oath ヒポクラテスの誓い.
hippocratic succussion ヒポクラテス振水音(水気胸患者の上身を振動して振

H

水音を聴取する診断法).

hippus [hípəs] 瞳孔変動(対光反応において瞳孔の散縮が速やかに変化する現象), = irododonesis, iridoplania.

Hirayama disease 平山病(若年性一側上枝筋萎縮症).

hircismus [hə:sízməs] わきが(腋臭症. 優性遺伝のアポクリン腺分泌異常. 軟耳垢を呈する), = osmidrosis axillae.

hircus [hə́:kəs] ① 腋毛, ② 腋臭(わきが), = hircismus, ③耳毛.

Hirschsprung disease ヒルシュスプルング病(生後まもなくから頑固な便秘と腹部膨満を呈する. 下部結腸と直腸の壁内神経叢に先天的な異常があり, この部位の通過障害をきたし, 口側結腸に二次的な拡張と肥厚を生じる. 結腸の拡張, 肥厚をみることから先天性巨大結腸と称されてきたが, 現在では上記のような疾患の本態が明らかになっている), = congenital megacolon.

H

hirsute [hə́:su:t] 粗毛の, 粗大な.

hirsutism [hə́:su:tizəm] 男性型多毛症, 男性化毛症.

Hirudo [hirú:dou] ヒル[蛭]属, チスイビル[血吸蛭]属(*H. medicinalis* (医用ヒル medicinal leech), *H. nipponia* を含む).

His histidine (ヒスチジン).

His bundle(band) ヒス束, = atrioventricular bundle, His–Tawara bundle.

His bundle electrocardiogram ヒス束心電図.

histaminase [histǽmineis] ヒスタミン酵素(ヒスタミンおよびほかのジアミン類を分解する作用を利用して, ヒスタミン中毒症の治療に用いられる).

histamine [hístəmin] ヒスタミン(あらゆる動物および植物組織に存在するアミン. 哺乳動物では結合組織型および粘膜型マスト細胞(肥満細胞)の顆粒中に存在し, この細胞が刺激されると血管拡張, 局所浮腫を起こす. アレルギー反応に関係し, じんま疹などの原因となる), = 5-imidazole–ethylamine.

histamine headache ヒスタミン性頭痛(血液中に循環するヒスタミンの作用により頸部脈管系の拡張に原因すると考えられる頭痛で, 急激な発作, 側頭, 顔面, 一側の眼などに疼痛を覚える), = cluster headache, Horton cephalalgia.

histaminemia [histæminí:miə] ヒスタミン血[症].

histamine receptor ヒスタミン受容体(H_1～H_4のサブタイプがある. H_1受容体は気管支, 胃, 腸管などの平滑筋に存在し, 収縮に関与する. H_2受容体は胃壁細胞に存在し胃酸分泌に, H_3受容体は中枢神経伝達物質に関与する).

histaminergic [histəminə́:ʤik] ヒスタミン作用性の.

histamine test ヒスタミン試験(① 胃液塩酸分泌の検査. ② 自律神経過敏症の検査).

His–Tawara bundle ヒス・田原束, = atrioventricular bundle.

histidine (His) [hístidin] ヒスチジン(タンパク質, 特にグロビンに多く, バッカク, ジャガイモにあるαアミノ酸で, 抗原中にあるが, 脱炭酸反応の後ヒスタミンになる).

histidinemia [histidiní:miə] ヒスチジン血[症].

histidinuria [histidinjú:riə] ヒスチジン尿[症].

histiocyte [hístiəsait] 組織球, 大食細胞(広義には一般の組織性細胞 tissue cell の意味を表す名称であるが, 普通には狭義の細網内皮系の主成分である大形の間葉性細胞をいう), = histocyte.

histiocytic necrotizing lymphadenitis 組織球性壊死性リンパ節炎(亜急性壊死性リンパ節炎), = subacute necrotizing lymphadenitis, Kikuchi disease.

histiocytoma [histiousaitóumə] 組織球腫.

histiocytosis [histiousaitóusis] 組織球増加[症], 組織球症(マクロファージの増殖する疾患), = histocytosis.

histiogenic [histiəʤénik] 組織原[性]の, = histogenic.

hist(o)- [hist(ou), -t(ə)] (組織との関係を表す接頭語).

histochemistry [histəkémistri] 組織化学.

histocompatibility [histoukɑmpætibíliti] 組織適合性.

histocompatibility antigen 組織適合抗原(臓器移植を行う際に, 宿主が移植片を免疫学的に異物と認識して拒絶反応を起こすときに問題となる抗原).

histocompatibility test 組織適合試験(ヒトの同種移植において, ドナーとレシピエントにHLAタイピング, 細胞傷害試験, リンパ球混合培養反応などで適合性を検査すること).

histocyte [hístəsait] 組織球, 大食細胞, = histiocyte.

histocytosis [histousaitósis] 組織球症, = histiocytosis.

histodifferentiation [histoudifərenʃiéiʃən] 組織分化.

histogenesis [histəʤénisis] 組織発生, 組織生成 形 histogenetic, histogenic.

histogenous [histɑ́ʤənəs] 組織原[性]の, = histogenic.

histogram [hístəgræm] ヒストグラム, 柱図表, 柱状図, = column diagram.

histography [histɑ́grəfi] 組織描写, 組織学.

histoid [hístɔid] ① 組織様の, ② クモの巣様の, ③ 周囲の組織と同一の.

histoincompatibility [histouinkɑmpætibíliti] 組織非適合性.

histologic [histəláʤik] 組織学の, ＝histological.

histological anatomy 組織解剖学(組織学, 顕微解剖学, ミクロ解剖学ともいわれる).

histology [histáləʤi] 組織学, ＝histologia.

histolysis [histálisis] 組織分解, 組織融解, ＝histodialysis.

histoma [históumə] 組織腫, ＝histioma.

histon(e) [hístoun] ヒストン(細胞核または染色体, 血球素グロビンの一成分である塩基性単純タンパク質で, チロジンを多量に含み, 熱により凝固しない).

histonuria [histounjú:riə] ヒストン尿〔症〕.

histopathology [histoupəθáləʤi] 組織病理学.

Histoplasma [hístəplæzmə] ヒストプラズマ属(不完全菌の一属で, *H. capsulatum* (*Ajellomyces capsulatus*)はヒストプラズマ症の原因となる).

histoplasmin [histəplǽzmin] ヒストプラズミン(*Histoplasma capsulatum* の培養濾液からつくった診断用試薬).

histoplasmoma [histouplæzmóumə] ヒストプラズマ腫.

histoplasmosis [histouplæzmóusis] ヒストプラズマ症(*Histoplasma capsulatum* の感染症で, 主に胞子を吸入することにより感染し, 多くは無症状であるが肝脾腫, 発熱, 貧血などを伴う), ＝reticuloendothelial cytomycosis.

histoplasmosis capsulati カプスラーツス型ヒストプラズマ症(*Histoplasma capsulatum* var. capsulatum による感染症).

histoplasmosis duboisii ズボアジイ型ヒストプラズマ症(*Histoplasma capsulatum* var. duboisii による感染症).

historrhexis [histəréksis] 組織崩壊(Southard が提唱した造語で, 特に神経組織の非炎症性局所的崩壊についていう).

history (Hx) [hístəri] ①歴史, 病歴, ②沿革(疾病の由来).

history and physical examination (H & P) 病歴と身体検査.

history of present complaint (HPC) 現病歴.

history of present illness (HPI) 現病歴.

histotome [hístətoum] 組織刀.

histotoxic clostridia 組織傷害性クロストリジウム(クロストリジウム属のうち組織傷害性の毒素を産生する細菌で, ガス壊疽菌群とも呼ばれる. *Clostridium perfringens*, *C. novyi*, *C. septicum* など).

histotropic [histətrápik] 組織親和性の.

histrionic [histriánik] 劇的な, 芝居がかった.

histrionic personality disorder 演技性人格障害.

histrionic spasm 表情攣縮(主として顔面に発現する限局性痙攣で, 小児期に始まり, 成人期にまで永続し, 感情的原因により増強する).

HIT heparin induced thrombocytopenia (ヘパリン誘因性血小板減少症).

HIV human immunodeficiency virus (ヒト免疫不全ウイルス).

hives [háivz] じんま(蕁麻)疹, ＝urticaria.

H^+–K^+–ATPase H^+–K^+–ATP アーゼ(H^+ を細胞外に K^+ を細胞内に輸送する ATP 加水分解酵素).

HL ①half life (半減期), ②hearing level (聴力レベル).

HLA human leucocyte antigen (ヒト白血球抗原).

HLA cross matching HLA 交差適合試験(白血球の型を表・裏の両試験で合わせること).

HLA haplotype HLA ハプロタイプ(ヒトの HLA–A, B, C, D 遺伝子座に存在する 4 つの遺伝子の組み合わせ).

HLA matching HLA 適合性試験(白血球の型を合わせること).

HLA typing HLA タイピング(ヒトの主要組織適合抗原である HLA 抗原のタイプを同定すること).

HLD half lethal dose (半数致死量).

HLHS hypoplastic left heart syndrome (左心室発育不全症候群, 左心低形成症候群).

HLR ①heart lung ratio (心肺(胸郭)比), ②heart–lung resuscitation (心肺蘇生).

HLT heart lung transplantation (心肺移植).

HM hand motion (手動弁).

HMD hyaline membrane disease (肺硝子膜症).

HME human monocytic ehrlichiosis (ヒト単球性エーリキア症).

HMG, hMG human menopausal gonadotropin (ヒト閉経期ゴナドトロピン).

HMGB–1 high mobility group box–1.

HMG–CoA reductase inhibitor HMG–CoA 還元酵素阻害剤(HMG–CoA (hydroxy–3–methylglutary CoA)還元酵素は, HMG–CoA からメバロン酸の産生されるステップに作用し, この酵素の阻害薬は脂質異常症の治療薬となる. スタチンと略される).

HMO Health Maintenance Organization (保健維持機構. 疾病の一次予防, 早期発見, 治療の継続を重視する健康管理の包括的前払方式の診療システム).

HMSN hereditary motor and sensory neuropathy (遺伝性運動感覚性ニューロパチー).

HMT hematocrit (ヘマトクリット).
H & N head and neck (頭頸).
Ho [hóu] holmium (ホルミウムの元素記号).
H_2O water (水).
hoarseness [hɔ́:snis] 嗄声(させい), 枯声(かれごえ) 形 hoarse.
HOCM hypertrophic obstructive cardiomyopathy (閉塞性肥大型心筋症).
Hodgkin cell ホジキン細胞, ＝Sternberg–Reed cell.
Hodgkin disease ホジキン病(初期には頸部リンパ節の両側性腫脹に始まり, 漸次進行して, ほかのリンパ節, 脾臓に及び, ついに全身リンパ系を侵す無痛進行性疾患).
Hodgkin–Key murmur ホジキン・ケイ雑音(拡張期雑音で大動脈弁尖の後反により発生する).
Hoffa operation ホッファ手術(先天性股関節脱臼に対する手術).
Hoffmann phenomenon ホフマン現象(テタニーにおける機械的刺激に対し感覚神経の興奮性が高まる), ＝Hoffman sign.
Hoffmann sign ホフマン徴候(潜伏テタニーの場合, 機械的刺激に対する感覚神経の興奮性が高まり, 三叉神経の刺激が激しい疼痛を起こす. チネル徴候), ＝Tinel sign.
Hoffman reflex ホフマン反射, ＝digital reflex.
holandric [hɑlǽndrik] 全雄性の(Y染色体により遺伝する因子または雄系により遺伝するものについていう).
holism [hóulizəm] 全体論(人間が機能的に全体として行動する観念) 形 holistic.
holistic [houlístik] 全体論の.
holistic medicine ホリスティック医学, 全人的医療(患者全体を一つの機能単位として診療する方法).
holmium (Ho) [hóulmiəm] ホルミウム(原子番号67, 原子量164.9304, 質量数165. 希土類元素の一つ).
hol(o)– [hɑl(ou), –l(ə)] (完全, または全体の意味を表す接頭語).
holocrine [hɑ́ləkri:n, –krain] 全分泌の(分泌液がその細胞をも含有して分泌される様式), ＝wholly secreting.
holocrine gland 全分泌腺(分泌の様式の一つで, 分泌物が変性した細胞とともに分泌される. 皮脂腺などにみられる), ＝holocrinous gland.
holodiastolic [hɑloudaiəstɑ́lik] 心臓拡張期全体の(holosystolic に対する).
holoenzyme [hɑləénzaim] ホロ酵素, 全酵素(アポ酵素 apoenzyme と補酵素 coenzyme とを含有するもの).
hologram [hɑ́ləgræm] ホログラム(レーザー光のような位相のそろった光を物体に照射し, 物体からの反射波あるいは透過波と基準となる光(参照波)との干渉によってつくられる干渉波の強度と位相を記録したもの).
holoprosencephaly [hɑlouprɑsenséfəli] 完全前脳症.
holorachischisis [hɑlourəkískisis] 全脊椎裂.
holosystolic [hɑlousistɑ́lik] 心臓収縮期全体の(holodiastolic に対する).
holosystolic murmur 汎(全)収縮期雑音, ＝pansystolic murmur.
Holter electrocardiograph ホルター心電計(携帯用の24時間に及ぶ長時間の心電図モニター記録装置).
Holter monitoring ホルターモニタリング(ホルター心電図による患者監視).
Holthouse hernia ホルトハウスヘルニア(鼠径ヘルニアの一つで鼠径部から外側に向かって脱出したもの), ＝inguinocrural hernia.
HOMA–IR homeostasis model assessment–insulin resistance.
Homans sign ホーマンズ徴候(脚静脈の血栓症を示唆する徴候).
home birth 家庭分娩, ＝home delivery.
home blood glucose monitoring (HBGM) 在宅血糖測定.
home blood pressure (measurement) (HBP(M)) 家庭血圧〔測定〕.
home care (HC) ホームケア, 在宅ケア, 家庭看護.
home care ventilation (HCV) 在宅人工呼吸(気管切開部に人工呼吸器を装置し, 自宅にて療養していく方法).
home dialysis 在宅透析.
home health nurse 家庭〔保健〕ナース(看護師), ＝visiting nurse.
home helper ホームヘルパー, 家庭奉仕員, ＝domestic help.
homeopathic [houmiəpǽθik] ホメオパシーの.
homeopathist [houmiɑ́pəθist] ホメオパシスト, ＝homeopath.
homeopathy [houmiɑ́pəθi] ホメオパシー(類似療法または同種療法とも呼ばれる民間療法. ある症状をもつ者に対して, 健康人にそれと同様の症状をもたらすものを投与して治療できるという考え方) 形 homeopathic.
homeostasis [houmioustéisis, –ɑ́stə–] 恒常性, ホメオスタシス, 動的平衡(生体の内的環境または体液的素質が交感副腎系を中心として生物学的正常平衡を保つこと) 形 homeostatic.
homeostasis model assessment–insulin resistance (HOMA–IR) (インスリン抵抗性の指標とされる. 空腹時血糖(mg/dL)×空腹時インスリン(μU/mL)÷405で求められ, 1.6以下が正常, 2.5以上であればインスリン抵抗性があると判断される).

home oxygen therapy (HOT) 在宅酸素療法(酸素吸入を必要とする慢性呼吸不全患者が,入院することなく在宅で継続する酸素療法).

home peritoneal dialysis (HPD) 在宅腹膜透析.

home rehabilitation 在宅リハビリテーション.

homing [hóumiŋ] ホーミング(末梢リンパ球が特定のリンパ組織に戻る現象. 特定の炎症巣へのリンパ球の移動をホーミングということも多い).

Homo [hóumou] ヒト属(ヒト科の一属. 1種, ヒト *H. sapiens* のみ原生する).

hom(o)– [houm(ou), hɑm(ou), –m(ə)] (同種, 類似の意味を表す接頭語).

homoblastic [houməblǽstik] 同胚葉性の, 同種細胞発生の, 同起源の.

homocystinemia [houmousistiní:miə] ホモシスチン血〔症〕.

homocystinuria [houmousistinjú:riə] ホモシスチン尿〔症〕.

hom(o)eo– [houm(ɔ)iou, –m(ɔ)iə] (類似, 同等の意味を表す接頭語).

homoeomorphous [houmioumɔ́:fəs] 類似形態の, = homeomorphous.

homogenate [houmɑ́ʤineit] ホモジネート, 均等質(ガラス製均等器で粉砕した動物組織の浮遊液).

homogeneity [houmouʤəní:iti] 等質性, 均質性, 同種性 形 homogeneous.

homogeneous [houmouʤí:niəs] ① 同質の(heterogeneous に対する), 均質の, ② 相同の.

homogenesis [houməʤénisis] 純一発生(各世代の生殖が同一方法によること), = homogeny 形 homogenetic, homogenic.

homogenic [houməʤénik] 純一発生の(一定の染色体位置に同一対性因子を含有する多相染色体性生物の遺伝子型についていうので, 二相染色体性 homozygous と同様の意味).

homogenization [houmɑʤinaizéiʃən] 均質化, = homogeneization.

homogenize [houmɑ́ʤənaiz] 均質化する, ホモジナイズする, 均一化する.

homogenizer [houmɑ́ʤinaizər] ホモジナイザー.

homogenous [houmɑ́ʤənəs] 同一祖先からの, 同一構造をもつ.

homogentisic acid ホモゲンチジン酸(1分子の結晶水をもつ柱晶. ビタミンC欠乏症においてフェニルアラニン, チロシンの体内分解が不十分なとき産出されて尿中に排泄される状態をアルカプトン尿症という), = alcapton.

homogentisuria [houmouʤentisjú:riə] ホモゲンチジン酸尿症(アルカプトン尿症), = alkaptonuria.

homograft [hóuməgræft] 同種移植〔片〕, = homotransplant.

homoio– [houmɔiou, –iə] = hom(o)eo–.

homokeratoplasty [houmoukérətəplæsti] 同種角膜移植(他人の角膜を用いる).

homologous [houmɑ́ləgəs] 相同性の(heterologous に対する), 同類体の, 同族の.

homologous antibody 同一〔対応〕抗体(ある一つの抗原 a がほかの抗原 b で免疫して得た抗体に反応する場合, a に対しては異種抗体, b に対しては同一抗体といわれる).

homologous chromosome 相同染色体(倍数染色体 diploid においてみられる対性染色体).

homologous protein 相同タンパク〔質〕.

homologous recombination 相同遺伝子組換え(染色体上のある特定の遺伝子に組換えを起こすこと).

homologous restriction factor (HRF) 対応制御因子.

homolysin [houmɑ́lisin] 同種溶血素.

homolysis [houmɑ́lisis] 同種組織溶解.

homomorphic [houmoumɔ́:fik] 同形染色体の(同形同大の染色体結合を示すことをいう).

homonymous [houmɑ́niməs] ① 同音名の, ② 同側の 名 homonym.

homonymous diplopia 同側複視.

homonymous image 同名像(物体よりも近位にある点を注視するときに見える2像).

homophil [hóuməfil] 同種〔特異〕親和性の(抗体の特異性についていう).

homoplasty [hóuməplæsti] ① 同種〔組織〕移植術, ② 器官の同種性 形 homoplastic.

homoploidy [hóuməplɔidi] 同数性(染色体の).

homosexual [houmousékʃuəl] 同性愛者, 同性愛の.

homosexuality [houmousekʃuǽliti] 同性愛 形 homosexual.

homothermic [houmouθə́:mik] 定温〔性〕の, 恒温〔性〕の, = homothermal.

homotonic [houmətɑ́nik] 一様緊張の, 均一調の.

homotopic [houmətɑ́pik] 同位置の.

homotransplant [houmoutrǽnsplænt] 同種移植片.

homotransplantation [houmoutrænsplæntéiʃən] 同種移植.

homotype [hóumətaip] 同型性, = homotypy.

homotypic [houmətípik] 同型性の, = homotypical.

homotypy [hóumətaipi] 同型(一個体中に左右相対的に存在する器官相互の相

同).

homozygosis [houmouzaigóusis] 同型接合体形成.

homozygosity [houmouzaigɑ́siti] ホモ接合性，同型接合性(染色体のある遺伝子座に1対の同じ対立遺伝子が存在する状態).

homozygote [houmouzáigout] ホモ接合体，同型接合体(ある形質について同一対性因子をもつ接合体).

homozygous [houmouzáigəs] 同型接合の.

homunculus [həmʌ́ŋkjuləs] ①小人，②解剖実験用人体模型.

honeycombed [hʌ́nikoumd] 蜂巣状の.

honeycomb lung 蜂巣肺，蜂窩肺(特発性肺線維症に多くみられる).

honeycomed macula 蜂巣状黄斑.

honeymoon palsy ハネムーン麻痺(花嫁の頭の重さによる上腕部麻痺).

Hong Kong influenza 香港型インフルエンザ(A型インフルエンザウイルス(H3N2型)によるもので，1968～1969年に世界的大流行をみた．香港風邪).

hook [húk] 鉤.

hookworm [húkwəːm] 鉤虫(線形動物，線虫綱，円形線虫目，鉤虫科の一群．特に *Ancylostoma duodenalis* および *Necator americanus* をいう).

Hoover sign フーヴァー徴候(①呼吸時肋骨と患側の肋骨弓とのなす角度の変化．②仰臥位の患者に片脚を挙上させると他脚の踵に反対圧力がかかる．ヒステリー，仮病の場合には起こらない).

hopelessness [hóupləsnis] 希望のない状態，絶望.

hora (H) [hɔ́ːrə] 時間(hour).

hordeolum [hɔːdíːələm] 麦粒腫(ものもらい)，= barleycorn, sty(e).

horizontal [hɔːrizɑ́ntəl] 水平，= horizontalis [L].

horizontal fissure 水平裂(①右肺の上葉と中葉の間の裂．②小脳溝の一つ)，= fissura holizontalis [L].

horizontal fissure of right lung 右肺の水平裂(右肺の上葉と中葉の境)，= fissura holizontalis pulmonis dextri [L].

horizontal overbite 水平〔的〕被蓋，= horizontal overjet, horizontal overlap.

horizontal overlap 水平被蓋，= horizontal overjet, horizontal overbite.

horizontal plane 水平面，横平面(身体の長軸と直角をなす横平面).

horizontal vertigo 水平位めまい.

hormesis [hɔːmíːsis] ホルメシス(閾下増進効果．抑制的濃度以下の毒物の生体に対する刺激効果).

hormonal [hɔ́ːmounəl] ホルモン性の.

hormonal gingivitis ホルモン性歯肉炎.

hormone [hɔ́ːmoun] ホルモン(主に内分泌腺，一部胃腸管でつくられ血液によって体の他の臓器や部位に運ばれ，対象の機能活性や構造に影響を与える化学物質) 形 hormonal.

hormone dependent tumor ホルモン依存性腫瘍(発生や進展にホルモンが関与している腫瘍).

hormone producing tumor ホルモン産生性腫瘍(ホルモンを産生する腫瘍．その産生したホルモンによりホルモン過剰症状をきたすものは過機能性腫瘍という).

hormone receptor ホルモン受容体.

hormone replacement therapy (HRT) ホルモン補充療法(不足ホルモンを投与により補充する治療法．とくにエストロゲンの投与による更年期障害の治療法を指す).

hormone-sensitive lipase ホルモン感受性リパーゼ(脂肪組織などに存在し，トリグリセリドをグリセロールと脂肪酸に分解する).

hormone therapy ホルモン療法(子宮内膜症の治療などに用いる偽妊娠療法など).

hormonogenesis [hɔːmounəʤénisis] ホルモン産生，ホルモン生成.

hormonogenic [hɔːmounəʤénik] ホルモン生成の.

horn [hɔ́ːn] ①角(つの)(ケラチンを主成分とする物質)，②角様構造，= cornu.

Horner syndrome ホルネル症候群(同側の交感神経経路のいずれの部位の病巣でも出現し，眼裂狭少化，縮瞳を呈する．同側顔面の発汗減少，一過性紅潮もみられることがある).

horny [hɔ́ːniː] 角状の，角質の，= corneous.

horopter [hɔːrɑ́ptər] ホロプター(両眼単一視しているとき，両眼の網膜対応点に結像するようなすべての外界点群のつくる軌跡) 形 horopteric.

horseradish peroxidase (HRP) 西洋ワサビペルオキシダーゼ(酵素抗体法で用いられる酵素の一つ).

horseshoe fistula 馬蹄瘻(肛門を部分的に囲んでいる痔瘻で，両端は皮膚に開いている).

horseshoe kidney 蹄鉄腎，馬蹄腎(両腎の下極が左右融合したもの)，= ren arcuatus.

Hortaea [hɔːtíːə] ホルタエア属(黒色真菌の一種で，黒癬の原因となる *H. werneckii* が含まれる).

Hortega cell オルテガ細胞(神経膠細胞の一つ．細胞体が小さく突起を有する細胞．神経損傷，炎症部位で貪食能を示す).

Horton syndrome ホートン症候群(①側頭動脈炎．②群発頭痛)，= temporal

H

arteritis.

hospice [háspis] ホスピス(死期の近い病人およびその家族に支持的なサービスを提供し，苦しみを和らげることを企図する施設).

hospital [háspitəl] 病院，＝nosocomion, nosocomium.

hospital acquired infection 病院内感染(院内感染)，＝nosocomial infection, hospital infection.

hospital care 病院内治療.

hospitalism [háspitəlizəm] ホスピタリズム(施設症．長期入院など地域社会から隔離されることにより，無関心，無気力などの症状を呈する)，＝institutionalism.

hospitalization [hɑspitəlizéiʃen] 入院，＝hospital admission.

hospitalization and treatment (H & T) 入院と治療.

hospitalization for non-medical reasons 社会的入院(医学的に入院治療を要しない人の入院．介護などの受け入れ施設がない場合に生じる).

hospitalizing [háspitəlaiziŋ] 入院加療，＝hospitalization.

hospital pharmacy 病院薬局学.

hospital record (HR) 入院記録.

hospital superintendent 病院管理長(日本の病院では事務長に相当する経営主任で，院長 director と区別する).

hospital transfer order (HTO) 病院搬送指示.

host [hóust] 宿主，寄主.

host cell reactivation (HCR) 宿主〔細胞〕回復(ウイルスDNA の受けた損傷が宿主細胞の DNA 修復系の働きによって回復する現象).

host range 宿主域.

host-versus-graft reaction (HVGR) 宿主対移植片反応(臓器移植の際，レシピエントが移植片を排除する免疫応答をいう).

HOT ①home oxygen therapy (在宅酸素療法)，②hyperbaric oxygen therapy (高〔気〕圧酸素療法).

hot pack 温罨法.

hot spot 温点.

hot springs 温泉(摂氏 25℃ 以上，溶存する鉱物などの物質が 1 kg 中 1 g 以上含むもの)，＝thermal springs.

Hounsfield number ハウンスフィールド値(CT 値の単位．物質の X 線吸収係数の相対値)，＝CT number.

Hounsfield unit (HU) ハウンスフィールド単位(CT 値の単位).

hour (H, h) [áuər] 時間.

hourglass stomach 砂時計胃，嚢状胃，＝bilocular stomach.

house call 往診(医師や看護師の).

housemaid's knee ハウスメイド膝(膝蓋前滑液包炎)，＝prepatellar bursitis.

house physician 病棟医(病院に住み込んで，いつでも診療に応じ得る医師．インターンやレジデントを指す).

house tube feeding (HTF) 在宅経管栄養.

Houssay animal オーセイ動物(〔脳〕下垂体および膵臓を摘出された動物).

Houttuynia [hu:túiniə] ドクダミ属(ドクダミ科 *Saururaceae* の一属．ドクダミ *H. cordata* はジュウヤク［十薬］と呼ばれ，地下茎および葉は煎汁として用いられる).

Howell-Jolly bodies ハウエル・ジョリー〔小〕体(血球を普通染色すると，赤血球内に核と同じ色調に染まる円形体(核の遺残物)．正常赤血球ではみられず，赤芽球異形成でみられる)，＝Jolly bodies.

HP *Helicobacter pylori* (ヘリコバクター・ピロリ).

H & P history and physical examination (病歴と身体検査).

HPAV highly pathogenic avian influenza (高原病性鳥インフルエンザ).

HPC history of present complaint (現病歴).

HPD home peritoneal dialysis (在宅腹膜透析).

HPF high power field (強拡大〔顕微鏡対物レンズ〕).

HPI history of present illness (現病歴).

HPL, hPL human placental lactogen (ヒト胎盤性乳汁分泌促進因子，ヒト胎盤性ラクトゲン).

HPLC high performance liquid chromatography (高速液体クロマトグラフィー).

HPS Hantavirus pulmonary syndrome (ハンタウイルス肺症候群).

HPT hepaplastin test (ヘパプラスチン試験).

HPV ①*Human papillomavirus* (ヒトパピローマウイルス，ヒト乳頭腫ウイルス)，②hypoxic pulmonary vasoconstriction (低酸素性肺血管攣縮).

HPV-B19 human parvovirus B19 (ヒトパルボウイルス B19).

HR hospital record (入院記録).

HR, H/R heart rate (心拍〔数〕).

HRA health risk appraisal (健康危険度評価).

HRF homologous restriction factor (対応制御因子).

HRS hepatorenal syndrome (肝腎症候群).

HRT hormone replacement therapy (ホルモン補充療法).

HS ①heart sound (心音)，②hereditary spherocytosis (遺伝性球状赤血球症).

Hs hassium (ハッシウムの元素記号).

H & S, H/S hemorrhage and shock (出血とショック).

HSAN hereditary sensory and autonomic neuropathy（遺伝性感覚自律性ニューロパチー）.

HSF hepatocyte stimulating factor（肝細胞刺激因子）.

HSG hysterosalpingography（子宮卵管造影〔法〕）.

HSN hereditary sensory neuropathy（遺伝性感覚性ニューロパチー）.

HSP Henoch–Schönlein purpura（ヘノッホ・シェーンライン紫斑病）.

HSV herpes simplex virus（単純ヘルペスウイルス）.

HT ①hypertension（高血圧症），②hyperthermia（高温熱），③heart（心臓）.

Ht ①total hypermetropia（完全遠視），②height（身長），③hematocrit（ヘマトクリット）.

H & T hospitalization and treatment（入院と治療）.

H

HTCVD hypertensive cardiovascular disease（高血圧性心血管疾患）.

HTF house tube feeding（在宅経管栄養）.

H(T)HD hypertensive heart disease（高血圧性心疾患）.

HTLV ①human T–cell leukemia virus（ヒトT細胞白血病ウイルス），②human T–lymphotropic virus（ヒトTリンパ球向性ウイルス）.

HTLV–1 associated myelopathy (HAM) HTLV–1関連脊髄症（ヒトTリンパ球向性ウイルス1型が関与した痙性脊髄麻痺で，胸髄レベルでの障害の排尿障害，下肢の感覚障害を随伴し，深部腱反射亢進，バビンスキー徴候陽性がみられる．感染系路として輸血，母子感染，夫婦感染がある．熱帯地方でみられる熱帯性痙性脊髄麻痺と同一疾患）.

HTO hospital transfer order（病院搬送指示）.

HTVD hypertensive vascular disease（高血圧性血管疾患）.

HTx heart transplantation（心臓移植）.

HU Hounsfield unit（ハウンスフィールド単位）.

Hubbard tank ハバードタンク（患者に水中運動を行わせるための治療用水槽）.

Huggins operation ハッギンス手術（前立腺癌に対して行う精巣（睾丸）摘除術）.

Huguenin edema ユグナン浮腫（急性充血性脳浮腫）.

Huhner sterility test ヒューナー不妊試験法（性交後1時間に腟内容を採集し，その液中にある精子の運動性を検査する），＝postcoital semen test.

hum [hʌ́m] ①唸音（蜂鳴humming–birdまたは唸りこま（独楽）humming–topがブーンブーンと唸る音），②ハム（主として交流電源によって生ずる雑音成分）.

human [hjúːmən] ①ひと，ヒト，②人体.

human adenovirus ヒトアデノウイルス（アデノウイルス科のウイルスで，咽頭結膜熱，流行性角結膜炎のほか，腸管，呼吸器，泌尿生殖器感染症の原因となる）.

human anatomy 人体解剖学.

human chorionic gonadotropin (HCG, hCG) ヒト絨毛〔膜〕性ゴナドトロピン.

human chorionic somatomammotropic hormone (HCS) ヒト胎盤性乳腺刺激ホルモン（胎盤やある種の新生物より産生される成長ホルモン類似のホルモン）.

human coxsackievirus ヒトコクサッキーウイルス，→coxsackievirus.

human cysticercosis 人体有鉤嚢虫症.

human echovirus ヒトエコーウイルス，→echovirus.

human engineering 人間工学（諸設備が自動化される社会において，人間の身体的特性，形態，運動能力，精神的機能を研究し，機械装置や作業環境に適合する最大効果を追求し，安全性を高めるために最適設計を行う目的で発達してきた一連の学問体系），＝human factors engineering.

human enterovirus ヒトエンテロウイルス，→*Enterovirus*.

human epidermal growth factor receptor type 2 (HER2) ヒト上皮増殖因子受容体2型（乳癌，卵巣癌などで過剰発現がみられるタンパク質）.

human foamy virus ヒトフォーミウイルス（レトロウイルス科のウイルス）.

human gamma(γ) globulin (HGG) ヒトガンマ（γ）グロブリン（健康成人の抗体を含んでいるヒト血漿タンパク製剤．重症感染症，自己免疫疾患等の治療に用いられる）.

human genome project (HGP) ヒトゲノム計画（塩基配列のすべてを決定することによって生命のブループリントを解明しようという研究計画．1990年に15ヵ年計画として国際協力で開始された）.

human granulocytic ehrlichiosis ヒト顆粒球性エーリキア症（顆粒球内で増殖するエーリキア属細菌による感染症）.

human growth factor (HG) ヒト成長因子.

human growth hormone (hGH, HGH) ヒト成長ホルモン.

***Human herpesvirus 1* (HHV–1)** ヒトヘルペスウイルス1型（ヘルペスウイルス科のウイルスで，口唇ヘルペス，角膜ヘルペスなどの原因となる），＝herpes simplex virus 1.

***Human herpesvirus 2* (HHV–2)** ヒトヘルペスウイルス2型（ヘルペスウイル

ス科のウイルスで，性器ヘルペスの原因となる)，＝herpes simplex virus 2.

***Human herpesvirus 3* (HHV-3)** ヒトヘルペスウイルス3型(ヘルペスウイルス科のウイルスで，水痘，帯状疱疹の原因となる．初感染では水痘を起こし，三叉神経節，脊髄後根神経節に潜伏，宿主の抵抗力低下にともない再活性化して疱疹を形成する)，＝varicella-zoster virus, herpes zoster virus.

***Human herpesvirus 4* (HHV-4)** ヒトヘルペスウイルス4型(ヘルペスウイルス科のウイルスで，伝染性単核症，バーキットリンパ腫などの原因となる)，＝Epstein-Barr virus.

***Human herpesvirus 5* (HHV-5)** ヒトヘルペスウイルス5型(ヘルペスウイルス科のウイルスで，易感染性宿主に肺炎，網膜炎などをきたすほか，妊婦の初感染では胎児に先天性巨細胞封入体症を起こすことがある)，＝cytomegalovirus.

***Human herpesvirus 6* (HHV-6)** ヒトヘルペスウイルス6型(ヘルペスウイルス科のウイルスで，乳幼児の突発性発疹などの原因となる).

***Human herpesvirus 7* (HHV-7)** ヒトヘルペスウイルス7型(ヘルペスウイルス科のウイルスで，乳幼児の突発性発疹などの原因となる).

***Human herpesvirus 8* (HHV-8)** ヒトヘルペスウイルス8型(ヘルペスウイルス科のウイルスで，カポジ肉腫などに関与する).

human immunodeficiency virus (HIV) ヒト免疫不全ウイルス(レトロウイルス科のウイルスで，1型(*Human immunodeficiency virus 1*：HIV-1)と2型(—2：HIV-2)に分けられる．免疫不全の原因となり，エイズを引き起こす).

human immunoglobulin (HIg) ヒト免疫グロブリン.

human leukocyte antigen (HLA) ヒト白血球抗原.

human leukocyte antigen complex (HLA complex) HLA複合体(ヒト主要組織適合遺伝子複合体で，その遺伝子群は6番染色体上にある)，＝human leukocyte antigen, HLA gene complex.

human major histocompatibility complex ヒト主要組織適合遺伝子複合体.

human menopausal gonadotropin (HMG, hMG) ヒト閉経期ゴナドトロピン.

Human metapneumovirus ヒトメタニューモウイルス(パラミクソウイルス科のウイルスで，呼吸器感染症の原因となる).

human-milk bank 母乳銀行.

human monocytic ehrlichiosis (HME) ヒト単球性エーリキア症(単球系細胞内で増殖するエーリキア属細菌による感染症).

***Human papillomavirus* (HPV)** ヒトパピローマウイルス，ヒト乳頭腫ウイルス(パピローマウイルス科の腫瘍ウイルスで，ヒトの腫瘍から分離され，皮膚や粘膜に良性腫瘍を起こす．一部は悪性化する．16，18型ウイルスは子宮頸癌の発生に関与する．疣贅，尖圭コンジローマの原因となる).

human parainfluenza virus ヒトパラインフルエンザウイルス，→parainfluenza virus.

human parvovirus B19 (HPV-B19) ヒトパルボウイルスB19(パルボウイルス科のウイルスで，伝染性紅斑の原因となる)，＝*B19 virus*.

human placental lactogen (HPL, hPL) ヒト胎盤性乳汁分泌促進因子，ヒト胎盤性ラクトゲン(胎盤ホルモンの一つで，タンパクホルモンである).

Human respiratory syncytial virus ヒトRSウイルス(パラミクソウイルス科のウイルスで，上気道炎の原因となる).

human T-cell leukemia virus (HTLV) ヒトT細胞白血病ウイルス，＝human T-lymphotropic virus 1.

human T-lymphotropic virus (HTLV) ヒトTリンパ球向性ウイルス(レトロウイルス科のウイルスで，1型，2型に分けられる．1型(HTLV-1)は成人T細胞白血病，HTLV-1関連脊髄症(HAM)の原因となる)，＝human T-cell leukemia virus.

humectant [hju:méktənt] ①湿気を与える，②湿潤剤(保水剤).

humeral [hjú:mərəl] 上腕の.

humeroradial [hju:mərouréidiəl] 腕橈部の.

humeroradial joint 腕橈関節，＝articulatio humeroradialis [L].

humeroscapular [hju:mərouskǽpjulər] 上腕肩甲骨の.

humeroulnar [hju:mərouʌ́lnər] 腕尺部の.

humeroulnar joint 腕尺関節，＝articulatio humeroulnaris [L].

humerus [hjú:mərəs] 上腕骨，＝humerus [L].

humor [hjú:mər, jú-] ①液素，液体，体液，②気分，＝mood.

humoral [hjú:mərəl] 液素性の.

humoral immune response 体液性免疫反応(抗原刺激に対する免疫応答のうち抗体産生によるもの).

humoral immunity 液性免疫(主として抗体や補体を介した免疫).

hump [hʌ́mp] こぶ(曲線の)，瘤波(脳波の).

humpback [hʌ́mpbæk] 突背，脊椎後弯，＝hunchback, kyphosis.

hunger [hʌ́ŋgər] 飢餓，空腹(生体がある物質に欠乏を感ずる状態).

hunger swelling 飢餓浮腫.

Hunter glossitis ハンター舌炎(悪性貧血にみられる萎縮性舌炎)，＝glossitis exfoliativa.

Hunter gubernaculum ハンター導帯(精巣導帯のこと)，＝gubernaculum testis.

Hunter operation ハンター手術(動脈瘤に対する療法．瘤の近位側で動脈を結紮する方法).

Hunter-Russell syndrome ハンター・ラッセル症候群(有機水銀中毒の大部分を占める低級アルキル水銀の慢性中毒による疾患．小脳失調，同心性視野狭窄，難聴，感覚性ニューロパチーが中枢症状である).

Huntington chorea ハンチントン舞踏病(遺伝性進行性舞踏病)，＝Huntington disease.

Huntington disease ハンチントン病(常染色体優性遺伝型式をとる疾患．進行性痴呆と舞踏運動を主徴とする．CAG リピート病)，＝Huntington chorea.

Hunt neuralgia ハント神経痛(膝状神経節の病変により，顔面神経麻痺，外耳道前壁痛，水疱性発疹などの症状が発現する．ラムゼイハント症候群)，＝geniculate neuralgia，Ramsay Hunt syndrome.

Hunt paradoxical phenomenon ハント逆現象(変形性筋失調症にみられる現象).

Hunt syndrome ハント症候群，＝Ramsay Hunt syndrome.

Hurler syndrome ハーラー症候群(ムコ多糖体沈着症，常染色体性劣性遺伝).

Hürthle cell adenoma ヒュルツル細胞〔甲状〕腺腫.

Hürthle cell carcinoma ヒュルツル細胞癌(甲状腺の濾胞腺腫．膨大細胞腺腫，好酸性腺腫ともいう).

HUS hemolytic uremic syndrome (溶血性尿毒症症候群).

Hutchinson-Gilford disease ハッチンソン・ギルフォード病，＝progeria, Hutchinson-Gilford syndrome.

Hutchinson-Gilford progeria syndrome (HGPS) ハッチンソン・ギルフォード型早老症(早老症 progeria，premature aging syndrome．極めて稀な遺伝性疾患で，通常と比して約 7 倍の速度で加齢する).

Hutchinson-Gilford syndrome ハッチンソン・ギルフォード症候群，＝progeria.

Hutchinson sign ハッチンソン徴候(①先天梅毒の症状で，実質性角膜炎および薄汚い赤色の角膜変色．②先天梅毒にみられる歯牙で，上切歯が半月状に欠けている状態＝Hutchinson teeth).

Hutchinson tooth ハッチンソンの歯(遅発性先天梅毒にみられる歯の変化(咬合面で半月状に陥凹している)．永久歯の発育が侵される)，＝hutchinsonian tooth.

Hutchinson triad ハッチンソン三徴(先天梅毒の診断的徴候で，①実質性角膜炎，②半月状切歯，③神経性難聴をいう).

Hutchison type of sympathoblastoma ハッチソン型交感神経芽細胞腫(主として頭蓋骨およびほかの骨に転移するもの).

HV ①hospital visit (受診)，②hyperventilation (過呼吸，過換気).

HVGR host-versus-graft reaction (宿主対移植片反応).

H-V interval H-V 間隔(ヒス束心電図におけるヒス束波と心室波の間隔).

HVJ hemagglutinating virus of Japan (日本血球凝集性ウイルス).

HVS hyperventilation syndrome (過換気症候群).

Hx history (病歴).

hyalin body 硝子状小体(中年期以後にみられる脈絡膜の硝子状息肉)，＝colloid body.

hyaline [háiəli:n] 硝子質の，ヒアリンの，＝hyaloid.

hyaline cartilage 硝子軟骨(線維分の少ない軟骨で，関節軟骨や肋軟骨にみられる)，＝cartilage hyalina [L].

hyaline cast 硝子様円柱.

hyaline membrane disease (HMD) 肺硝子膜症，＝respiratory distress syndrome.

hyalinization [haiəlinaizéiʃən] 硝子〔質〕化，ヒアリン〔質〕化.

hyalinosis [haiəlinóusis] 硝子質症，ヒアリン症，＝hyalin degeneration.

hyalinuria [haiəlinjú:riə] 硝子質尿症.

hyalitis [haiəláitis] 硝子体炎，＝vitreitis.

hyal(o)- [haiəl(ou), -l(ə)] (ガラス様の，または硝子質に関する接頭語).

hyaloid [háiəlɔid] 硝子様の，硝子体の，＝hyaline.

hyaloid artery 硝子体動脈(胎児期のみにみられ消失する)，＝arteria hyaloidea [L].

hyaloid body 硝子体(水晶体後部の眼球内部を満たしている透明なゼリー状物質).

hyalomere [haiǽləmiər] 透明質〔分粒〕(血小板などの硝子質で，顆粒質 granulomere に対立していう).

hyaloplasm [háiəplæzəm] 硝子形質，透明質(細胞原形質の透明部)，＝paraplasm, interfilar mass, interfilar substance, interfibrillar substance of Flemming, paramitome, enchylema, cytolymph.

hyalosome [háiələsoum] 透明質, ＝hyalomitome.

hyaluronic acid (HA) ヒアルロン酸(アセチルグルコサミンとグルクロン酸が交互に結合してできた直鎖状の高分子多糖類).

hyaluronidase [haiəlurǽnideis] ヒアルロニダーゼ(ムチナーゼ. 精巣, 悪性腫瘍などに存在し, また溶血性レンサ球菌により産生される酵素で, ヒアルロン酸を解重合する酵素).

hybrid [háibrid] 雑種, 交雑(単因子monohybrid, 両性di-hybrid, 三因子tri-hybridなどがある).

hybrid-artificial organ ハイブリッド人工臓器(生体材料と人工材料を組み合わせた人工臓器).

hybridization [haibridizéiʃən] ハイブリッド形成(①相補的な2本の一本鎖(DNAまたはRNAが二本鎖を形成すること). ②雑種形成).

hybrid leukemia ハイブリッド白血病(リンパ系と骨髄系の両方の性格をもった混合系統系急性白血病の一型), ＝biphenotypic leukemia.

hybridoma [haibridóumə] ハイブリドーマ, 融合雑種腫瘍細胞(2つの細胞の融合によって生まれる雑種細胞でモノクローナル抗体の生産に有用である).

hybrid vigo(u)r 雑種強勢, ＝heterosis.

hybrid virus ハイブリッドウイルス.

hydantoin [haidǽntɔin] ヒダントイン(アラントインの誘導物).

hydatid [háidətid] ①胞状の, ②包虫, 包虫嚢, ③水胞〔体〕 形 hydatic.

hydatid cyst 包虫嚢胞, ＝echinococcus cyst.

hydatid disease 包(胞)虫症(条虫の*Echinococcus*属の幼虫期の包虫hydatidがヒトの肺, 肝, 骨, 腎に寄生する疾患), ＝echinococcosis, hydatidosis.

hydatidiform [haidətídifɔ:m] ①包(胞)虫状の, ②水胞形の.

hydatidiform mole 胞状奇胎.

hydatid mole ＝hydatidiform mole.

hydatidocele [haidətídəsi:l] 包虫性陰嚢腫.

hydatidoma [haidətidóumə] 包虫腫.

hydatidosis [haidətidóusis] 包虫症.

hydatidostomy [haidətidástəmi] 包虫嚢切開術.

hydatid pregnancy 奇胎妊娠(子宮内に胞状奇胎を有している).

hydatoid [háidətɔid] ①眼水, ②眼水の, ③硝子膜.

hydramnion [haidrǽmniən] 羊水過多〔症〕, ＝hydraminos.

hydramnios [haidrǽmniəs] ＝hydramnion.

hydranencephaly [haidrænenséfəli] 水頭性無脳症.

Hydrangea [haidréinʤiə] アジサイ［紫陽花］属(アマチャ［甘茶］*H. macrophylla*は甘味料に用いる).

hydrargyria [haidrɑ:ʤíriə] 水銀疹(水銀中毒の皮膚症状の一つ), ＝mercurism, hydrargyrism.

hydrargyrism [haidrá:ʤirizəm] 水銀中毒症, ＝mercurialism, mercurial poisoning.

hydrarthrosis [haidrɑ:θróusis] 関節水症 形 hydrarthrodial.

hydrate [háidreit] 水和物, 抱水物, 含水化合物.

hydration [haidréiʃən] ①水和(水化物をつくる現象で, 水化ともいう), ②水分補給.

hydrazide [háidrəzaid] ヒドラジド(ヒドラジン類の-NH_2との酸のカルボキシル基との間の脱水縮合生成物の総称).

hydremia [haidrí:niə] 水血症(血漿の増加による血液量の増加), ＝hydraemia.

hydrencephalocele [haidrenséfələsi:l] 脳室水腫性脳脱出.

hydrencephalomeningocele [haidrensefəlouməníŋgəsi:l] 脳室水腫性軟〔髄〕膜脱出.

hydric [háidrik] 水素を含む, 水素の.

hydride [háidraid] 水素化物.

hydr(o)- [haidr(ou), -r(ə)] (水または水素との関係を表す接頭語).

hydrocalycosis [haidroukælikóusis] 腎杯水腫, 水腎杯症.

hydrocarbon [haidrouká:bən] 炭化水素(炭素と水素のみを含有する化合物で, 鎖式および環式とに大別される).

hydrocele [háidrəsi:l] 水瘤, 水腔, 水腫(水の集積した状態で, 特に精巣(睾丸)および精索鞘膜内の水腫をいう).

hydrocelectomy [haidrousi:léktəmi] 水瘤切除術.

hydrocephalia [haidrousifǽliə] 水頭症, ＝hydrocephaly 形 hydrocephalic.

hydrocephalocele [haidrəséləfəsi:l] 水頭瘤, 脳室水腫性脳脱出, ＝hydrencephalocele.

hydrocephaloid [haidrəséfəlɔid] 類水頭〔症〕(①水頭症様の. ②小児水頭症様の頭蓋で泉門の陥凹を呈する下痢症の随伴症).

hydrocephalus [haidrəséfələs] 水頭症(髄液の異常増加により, 脳室が拡大し, 頭は大きく, 脳実質は圧迫萎縮を起こす), ＝hydrocephaly.

hydrocephaly [haidrəséfəli] ＝hydrocephalus.

hydrochloric acid 塩酸, 塩化水素酸(胃酸補給薬. 消化促進薬, 製剤原料).

hydrochlorothiazide [haidrouklɔ:rouθáiəzaid] ヒドロクロロアチド(利尿薬. 抗高血圧薬).

hydrocholeresis [haidroukouləri:sis] 水様性胆汁分泌(水分の多い希薄胆汁分泌).
hydrocholeretic [haidroukoulərétik] 水様胆汁分泌の.
hydrocolpos [haidrəkálpəs] 腟水症.
hydrocortisone [haidroukɔ́:tizoun] ヒドロコルチゾン(経口的に用いる糖性コルチコイドの一つ), = cortef, hydrocortone, 17-hydroxycorticosterone.
hydrocyst [háidrəsist] 水〔性〕嚢腫, 水嚢胞(水を内容とする嚢胞).
hydroencephalocele [haidrouenséfələsi:l] 水脳瘤, 水脳ヘルニア.
hydroflumethiazide [haidrouflu:miθáiəzaid] ヒドロフルメチアジド(降圧利尿薬).
hydrofluoric acid (Hf) フッ化水素酸.
hydrogen (H) [háidrəʤən] 水素(原子番号1, 原子量1.0079, 比重0.069, 天然同位元素の質量数1, 2, 無色, 無味, 無臭, 可燃性の気体で, 元素中最も軽い. 水素は最も広く天然に存在し, 酸素とともに有機物の主要成分をなす), = hydrogenium.
hydrogenase [haidráʤəneis] 水素酵素(脱水素酵素系, チオル群などを受容体とし, 分子性水素により還元を触媒する酵素), = reductase.
hydrogenation [haidrouʤənéiʃen] 水素添加, 添水素〔作用〕.
hydrogen electrode 水素電極(気体電極の一つ).
hydrogen number 水素価(脂肪が吸収し得る水素量で, 不飽和脂肪酸の量を示す).
hydrogen peroxide 過酸化水素.
hydrolase [háidrəleis] ヒドロラーゼ, 加水分解酵素.
hydrolysis [haidrálisis] 加水分解(単に水解と略すことがある) 形 hydrolytic.
hydrolytic [haidrəlítik] 加水分解の.
hydroma [haidróumə] ヒドローマ(水嚢腫), = hygroma.
hydromassage [haidrouməsá:ʒ] 水中マッサージ, 水あんま(按摩)(水を動揺させてマッサージを施す方法).
hydromechanics [haidroumikǽniks] 流体力学.
hydromeningocele [haidroumininŋgəsi:l] 水髄膜瘤.
hydrometer [haidrámitər] 液体比重計(液体の比重を測定する器械. 浮き秤), = areometer.
hydrometra [haidroumí:trə] 子宮留水症(老年期に閉経のため子宮口の閉鎖とともに粘液が貯留する状態).
hydromyelia [haidroumaii:liə] 脊髄〔内〕水腫〔症〕.
hydromyelomeningocele [haidroumaiəlouminíŋgəsi:l] 水脊髄髄膜ヘルニア, 水脊髄髄膜瘤.
hydromyoma [haidroumaióumə] 水腫性筋腫.
hydronephrosis [haidrounifróusis] 水腎症(尿腎症ともいう), = uronephrosis.
hydronephrotic [haidrounifrátik] 水腎症の.
hydropancreatosis [haidroupæŋkriətóusis] 水膵症.
hydropericarditis [haidrouperika:dáitis] 血膜血腫.
hydropericardium [haidrouperiká:diəm] 心膜水腫(心膜腔内に漿液性液体が大量貯留した状態).
hydroperitoneum [haidrouperitəní:əm] 腹水症, = hydroperitonia.
hydrophil(e) [háidrəfil] 親水性物質, 吸湿性の, = hydrophilic, hydrophilous.
hydrophilic [haidrəfílik] 親水性の, = hydrophil(e), hydrophilous, 吸水性の.
hydrophilic colloid 親水膠質, = hydrophil(e) colloid.
hydrophilicity [haidrəfilísiti] 親水性.
hydrophobia [haidroufóubiə] 恐水病, 狂犬病, = lyssa, rabies.
hydrophobic [haidroufóubik] 疎水性の, = hydrophobe.
hydrophobicity [haidroufoubísiti] 疎水性.
hydropneumatosis [haidrounju:mətóusis] 水気症, 水気腫.
hydropneumogony [haidrounju:móugəni] 関節内空気注入検査法.
hydropneumopericardium [haidrounju:mouperiká:diəm] 水気心膜〔症〕, 心膜水気腫.
hydropneumoperitoneum [haidrounju:mouperitəní:əm] 水気腹症.
hydropneumothorax [haidrounju:mouθɔ́:ræks] 水気胸〔症〕, 漿液気胸.
hydrops [háidrɑps] 水症, = dropsy 形 hydropic, hydropical.
hydrops fetalis 胎児水腫, = erythroblastosis fetalis.
hydrops folliculi 卵胞水腫.
hydropyonephrosis [haidroupaiounifróusis] 水膿腎症.
hydrorrh(o)ea [haidrərí:ə] 漏水症.
hydrosalpinx [haidrəsǽlpiŋks] 卵管留水症, 水卵管〔症〕, = sactosalpinx serosa.
hydrosarcocele [haidrousá:kəsi:l] 精巣肉様水瘤.
hydrostatic [haidrəstǽtik] 液体静力学的の, 静水学的の.
hydrostatic pressure 静水圧.
hydrosyringomyelia [haidrousiriŋgoumaií:liə] 脊髄空洞水症.
hydrotaxis [haidrətǽksis] 走水性, 走湿性(湿気に対して動物が運動すること).
hydrotherapy [haidrəθérəpi] 水治療法, = hydrotherapeutics.

hydrothionuria [haidrouθaiounjú:riə] 硫化水素尿〔症〕.
hydrothorax [haidrouθɔ́:ræks] 水胸〔症〕, 胸水〔症〕.
hydrotropism [haidrátrəpizəm] 水向性.
hydrotubation [haidroutʃu:béiʃən] 卵管通水〔法〕.
hydroureter [haidroujurí:tər] 尿管水瘤, 水尿管〔症〕.
hydrovarium [haidrouvéəriəm] 卵巣留水症.
hydroxy [haidráksi] ヒドロキシ基, 水酸基(HO–).
hydroxyamphetamine [haidraksiæmfétəmi:n, –main] ヒドロキシアンフェタミン (交感神経興奮薬).
hydroxyapatite [haidraksiǽpətait] ヒドロキシアパタイト, 水酸化リン灰石(骨・歯の無機成分の一つ).
hydroxychloroquine sulfate 硫酸ヒドロキシクロロキン(抗マラリア薬, 全身性エリテマトーデスにも使用されたことがある).
hydroxyl [haidráksil] 水酸基(陰イオン OH^- で, 溶液のアルカリ性度を左右する場合がある), = hydroxy.
17–hydroxylase deficiency syndrome 17–ヒドロキシラーゼ欠損症候群(副腎皮質あるいは卵巣のステロイド C–17 のヒドロキシラーゼの先天的欠損).
hydroxyproline [haidraksipróuli:n] ヒドロキシプロリン(コラーゲン中に存在するアミノ酸).
hydroxy radical ヒドロキシラジカル (活性酸素の一つ. 細胞傷害活性が最も強い. HO·).
5–hydroxytryptamine [–haidraksitríptəmi:n] 5–ヒドロキシトリプタミン(セロトニン), = serotonin.
hydroxyurea [haidraksijú:riə] ヒドロキシ尿素(抗腫瘍薬).
hydroxyzine hydrochloride ヒドロキシジン塩酸塩, 塩酸ヒドロキシジン(ピペラジノエトキシエタノール系抗ヒスタミン薬).
hygiene [háiʤi:n] ①衛生学, ②衛生, = hygienics 形 hygienic.
hygienic [haiʤ(i)énik] 衛生の, 保健の.
hygienist [haiʤí:nist] 保健師.
hygr(o)– [haigr(ou), –r(ə)] (湿気または湿度の意味を表す接頭語).
hygroma [haigróumə] ヒグローマ(水滑液嚢腫) 形 hygromatous.
hygrometer [haigrámitər] 湿度計, 乾湿計.
hygrometry [haigrámitri] 湿度測定法, 計湿法.
hygroscopic [haigrəskápik] 吸湿性の, 引湿性の.
hymen [háimən] 処女膜 形 hymenal.
hymenal [háimənəl] 処女膜の.
hymenectomy [haimənéktəmi] ①処女膜切除術, ②膜質切除術.
hymenitis [haimənáitis] 処女膜炎.
Hymenolepis [haimənálipis] 膜様条虫属(膜様条虫科の一属. 吻には環状の小鉤をもつ. ネズミなど, ときにヒト寄生する縮小条虫 *H. diminuta*, 小形条虫 *H. nana* を含む).
hymenotomy [haimənátəmi] ①処女膜切開, ②膜質解剖.
hyoepiglottic [haiouepiglátik] 舌骨喉頭蓋の, = hyoepiglottidean.
hyoglossal [haioueglásəl] 舌骨舌筋の.
hyoglossus [haiouglásəs] 舌骨舌筋.
hyoid [háiɔid] ①υ字形の(ギリシャ文字の), ②舌骨の.
hyoid arch 舌骨弓(第2鰓弓のこと, 表情筋や顔面神経をつくる).
hyoid bone 舌骨(頭蓋を構成する骨の一つ. 例外的にほかの骨と関節しない), = os hyoideum [L].
hypaesthesia [haipesθí:ziα] 知覚鈍麻, 知覚減退, = hypesthesia.
hypalbuminemia [haipælbjuminí:miə] 低アルブミン血〔症〕, 低タンパク血〔症〕.
hypalbuminosis [haipælbjuminóusis] 低アルブミン症, アルブミン減少症.
hypalgesia [haipælʤí:ziə] 痛覚減退〔症〕(痛覚鈍麻), = hypalgia.
hypalgesic [haipælʤí:sik] 痛覚鈍麻の, 痛覚低下の, = hypalgetic.
hyper– [haipər] (上方, 超, 過剰などの意味を表す接頭語).
hyperabduction [haipərəbdʌ́kʃən] 過外転, = superabduction.
hyperabduction syndrome 過外転症候群(上肢の過外転肢位によって橈骨動脈脈拍が減弱または消失し, 同時に上肢のしびれ, 痛み, だるさなどの症状を示す症候群. 胸郭出口症候群の一つ), = thoracic outlet syndrome.
hyperacidity [haipərəsíditi] 過酸症, 胃酸過多症.
hyperactivity [haipərǽktíviti] ①多動, ②機能亢進, = superactivity.
hyperacusia [haipərəkú:siə] 聴覚過敏〔症〕, 聴覚増強, = hyperacusis, oxyecoia.
hyperadenosis [haipərædinóusis] 肥大性腺疾患.
hyperadiposis [haipərædipóusis] 脂肪性肥大, = hyperadiposity.
hyperadrenalism [haipərədrí:nəlizəm] ①高アドレナリン症, ②副腎機能亢進状態.
hyperaldosteronism [haipərældástərənizəm] アルドステロン過剰〔症〕, 高アルドステロン症, 過アルドステロン症.
hyperalgesia [haipərælʤí:ziə] 痛覚過敏(痛覚路に刺激状態の存在するときに現れる), = hyperalgesis, hyperalgia

形 hyperalgesic, hyperalgetic.

hyperalimentation (HA) [haipərælimentéiʃən] ①高栄養輸液，高栄養(カロリー)療法，②栄養過剰.

hyperamylasemia [haipəræmileisíːmiə] 高アミラーゼ血症.

hyperanakinesia [haipərænəkainíːsiə] 運動機能亢進(胃などの)，＝hyperanakinesis.

hyperaphia [haipəréifiə] 触覚過敏症.

hyperaphic [haipərǽfik] 触覚過敏の.

hyperarousal [haipəræráuzəl] 過覚醒(統合失調症患者の精神生理学的特性の一つ).

hyperbaric [haipəːbáːrik] 高圧〔性〕の，高比重〔性〕の.

hyperbaric anesthesia 高圧麻酔〔法〕.

hyperbaric chamber 高圧室(潜水後の減圧症を予防するなどのため圧をかけることができる装置).

hyperbaric oxygen therapy (HOT) 高〔気〕圧酸素療法.

hyperbarism [haipəːbáːrizəm] 潜函病.

hyperbilirubinemia [haipəːbiliruːbiníːmiə] 高ビリルビン血〔症〕.

hypercalcemia [haipəːkælsíːmiə] 高カルシウム血〔症〕，＝hypercalcinemia.

hypercalcinuria [haipəːkælsinjúːriə] 高カルシウム尿〔症〕.

hypercapnia [haipəːkǽpniə] 高炭酸ガス〔血〕症，炭酸ガス過剰症.

hypercarotinemia [haipəːkærətiníːmiə] 高カロチン血症.

hypercementosis [haipəːsiːməntóusis] 過セメント〔質〕症，セメント質増殖症(歯根にセメント質が過剰に沈着すること).

hyperchloremia [haipəːklɔːríːmiə] 高クロール血〔症〕.

hyperchlorhydria [haipəːklɔːháidriə] 過酸症.

hypercholesterolemia [haipəːkəlestərouliːmiə] 高コレステロール血〔症〕(血中の脂質のなかで特にコレステロールが220 mg/dL以上の場合)，＝hyper-β-lipoproteinemia, hypercholesterinemia.

hypercholia [haipəːkóuliə] 胆汁過多症.

hyperchromasia [haipəːkrouméiziə] 高色素症，＝hyperchromatism.

hyperchromatic [haipəːkroumǽtik] ①多染色体の，②高色素性の，＝hyperchromic.

hyperchromatism [haipəːkróumətizəm] 高色素症.

hyperchromic anemia 高色〔素〕性貧血(平均赤血球ヘモグロビン濃度MCHC≧35%).

hyperchylia [haipəːkáiliə] 胃酸過多症.

hyperchylomicronemia [haipəːkailoumaikrouníːmiə] 高カイロミクロン血〔症〕，高乳び(糜)〔状脂粒〕血〔症〕(血清中にリポタンパク質が増加した状態．Ⅰ型からⅤ型の表現型に分類される．高リポタンパク血症).

hypercorticalism [haipəːkɔ́ːtikəlizəm] 副腎皮質機能亢進，＝hypercorticoidism.

hypercryalgesia [haipəːkraiældʒíːziə] 冷覚過敏〔症〕.

hypercryesthesia [haipəːkraiesθíːziə] 冷覚過敏，＝hypercryalgesia.

hypercupremia [haipəːkjuːpríːmiə] 高銅血症(血液中の銅成分増加).

hypercyanotic [haipəːsaiənɑ́tik] 過チアノーゼの.

hypercythemia [haipəːsaiθíːmiə] 赤血球増加〔症〕.

hypercytosis [haipəːsaitóusis] 〔白〕血球増加〔症〕，＝hypoleukocytosis.

hyperdactylia [haipəːdæktíliə] 多指症，＝hypardactylism, polydactylism.

hyperdactylism [haipəːdǽktilizəm] 多肢症，＝polydactylism.

hyperdicrotic [haipəːdaikrɑ́tik] 重複脈亢進の.

hyperdynamia [haipəːdainéːmiə] 筋力過多(過度筋力).

hyperekplexia [haipərekpléksiə] ビックリ病，＝startle disease，驚愕過剰症(過剰な驚愕反応を示す疾患).

hyperemesis [haipərémisis] 悪阻(おそ) 形 hyperemetic.

hyperemia [haipəríːmiə] 充血(身体の一部に血液の充満すること)，＝hyperaemia, injection 形 hyperemic.

hyperemotivity [haipərimoutíviti] 過度感動性(刺激に対する反応の過敏なこと).

hyperenergia [haipərinɔ́ːdʒiə -rénəːdʒi] 機能亢進，活力過剰，＝hyperenergy.

hypereosinophilia [haipəriːəsinəfíliə] 過好酸球増加症.

hypereosinophilic syndrome (HES) 好酸球増加症候群.

hyperephidrosis [haipərefidróusis] 多汗症.

hyperergasia [haipərəːgéisiə] 機能亢進.

hyperergia [haipərɔ́ːdʒiə] ヒペルエルギー，＝hypergia.

hyperergic [haipərɔ́ːdʒik] 機能亢進の，ヒペルエルギーの.

hypererythrocythemia [haipəririθrousaiθíːmiə] 赤血球増加〔症〕，＝hypercythemia.

hyperesophoria [haipəresoufɔ́ːriə] 上内斜位(動眼筋不全のため視線が上内方向に傾くこと).

hyperesthesia [haipərisθíːziə] 知覚過敏，感覚過敏，＝hyperaesthesia 形 hyperesthetic.

hyperextension [haipərikstéŋʃən] 伸展過度，過伸展.

hyperferremia [haipəːferíːmiə] 過鉄血症，鉄過剰症(先天性トランスフェリン欠乏など).

hyperfibrinogenemia [haipə:faibrinəʤəní:miə] 高フィブリノーゲン(線維素原)血〔症〕.

hyperflexion [haipə:flékʃən] 屈曲過度, 過屈曲.

hyperfractination irradiation 多分割照射法(1回線量1.2 Gy程度で5時間以上の間隔をおいて1日2〜3回, 週5回照射する).

hyperfunctional occlusion 過度咬合.

hypergalactosis [haipə:gæləktóusis] 乳汁過多分泌症.

hypergammaglobulinemia [haipə:gæməglɑbjuliní:miə] 高ガンマグロブリン血〔症〕.

hypergenesis [haipə:ʤénisis] 発育過多性肥大.

hypergenetic [haipə:ʤənétik] 発育過度の, 肥大の.

hypergenetic teratism 肥大性奇形.

hypergenitalism [haipə:ʤénitəlizəm] 性腺機能亢進症, 性的早熟症.

hypergeusia [haipə:gú:siə] 味覚過敏症.

hypergia [haipə́:ʤiə] ヒペルエルギー(アレルギー性過敏症), = hyperergia.

hyperglycemia [haipə:glaisí:miə] 高血糖〔症〕(一般に血糖というと血中ブドウ糖をいい, 血糖値が健常時に調節される範囲を超えて上昇するときに高血糖という), = hyperglykemia 形 hyperglycemic.

hyperglycemic-glycogenolytic factor (HGF) 血糖上昇〔性〕糖原分解〔性〕因子(膵臓のアルファ細胞により生成されるホルモンの一つ), = glucagon.

hyperglycemic hyperosmolar syndrome (HHS) 高血糖性高浸透圧症候群.

hyperglycemic nonketotic coma 高血糖性非ケトン性昏睡.

hyperglycinemia [haipə:glaisiní:miə] 高グリシン血〔症〕(常染色体劣性遺伝疾患であり, グリシン開裂酵素の欠損により血中にグリシンが増加する. 生後間もなく痙攣, 呼吸障害などが出現し死の転帰をとるか重篤な障害を残す. 非ケトーシス型高グリシン血症), = nonketotic hyperglycinemia.

hyperglycosuria [haipə:glaikousjú:riə] 高血糖性糖尿(高尿糖〔症〕ともいう).

hypergonadism [haipə:góunədizəm] 性腺機能亢進〔症〕.

hypergonadotropic [haipə:gounədətrɑ́pik] 過ゴナドトロピン〔性〕の.

hypergraphia [haipərgræ̀fiə] 過剰書字(書くことへの強迫観念で, 側頭葉てんかん患者および右脳に障害のある患者にみられる).

hyperhemoglobinemia [haipə:hi:mougloubiní:miə] 高血色素血〔症〕, 高ヘモグロビン血〔症〕.

hyperhidrosis [haipə:hidróusis] 発汗過多〔症〕, 多汗〔症〕.

hyperhydration [haipə:haidréiʃən] 過水症, 水分過剰.

hyperidrosis [haipəridróusis] 多汗症, = excessive sweating, hyperhidrosis, ephidrosis, sudatoria, polyhidrosis.

hyperimmune [haipərimjú:n] 過免疫(繰り返し, あるいはアジュバンドを用いて強力に免疫し, 高力価の抗体を産生させること).

hyperimmunoglobulin E syndrome (HIES) 高IgE症候群(慢性湿疹または皮膚炎, 血清IgE値の上昇, 黄色ブドウ球菌の反復感染を3主徴とする免疫不全症. 高免疫グロブリンE症候群).

hyperinfection [haipərinfékʃən] 重感染, 過剰感染(寄生虫の発育過程において宿主の腸管内で直接変態してF型幼虫となって起こる自家感染), = superinfection.

hyperinsulinism [haipərínsjulinizəm] 高インスリン血症, インスリン分泌過剰症.

hyperinsulinosis [haipərinsjulinóusis] 高インスリン症, インスリン分泌過剰症, = hyperinsulinism, hyperinsulinemia.

hyperinvolution [haipərinvəljú:ʃən] 過度退縮.

hyperisotonic [haipəraisətɑ́nik] 高張〔性〕の, 高浸透〔圧〕の.

hyperkal(i)emia [haipə:kəlí:miə, (-kælií:-)] 高カリウム血〔症〕, = hyperpotassemia.

hyperkeratinization [haipə:kerətinizéiʃən] 角化亢進.

hyperkeratosis [haipə:kerətóusis] 角質増殖(増生, 肥厚), 過角化.

hyperketonemia [haipə:ki:touní:miə] 高ケトン血〔症〕(アセトン中毒症).

hyperketonuria [haipə:ki:tounjú:riə] 高ケトン尿〔症〕.

hyperkinemia [haipə:kainí:miə] 心拍出亢進(静止または仰臥時にも心拍出量が多い状態をいう).

hyperkinesia [haipə:kainí:siə] 多動, 運動亢進(過多)〔症〕(異常の運動亢進性), = hyperkinesis 形 hyperkinetic.

hyperkinesis [haipə:kainí:sis] 運動亢進, 多動.

hyperkinetic 多動の, 運動過剰の.

hyperkinetic syndrome 多動症候群(脳損傷, 精神病, 注意力欠損をもつ小児, てんかんなどにみられる).

hyperlactation [haipə:læktéiʃən] 乳汁分泌過多.

hyperleukocytosis [haipə:lju:kousaitóusis] 白血球増加〔症〕(白血球数はleukocytosisより多い).

H

hyperlipemia [haipə:laipí:miə] 高脂血症, ＝hyperlipidemia.

hyperlipidemia [haipə:lipidí:miə] 高脂血症(脂質異常症), ＝hyperlipemia, dyslipidemia.

hyperlipoidemia [haipə:lipɔidí:miə] 高類脂質血症.

hyperlipoproteinemia [haipə:lipouprou-ti:ní:miə] 高リポタンパク血〔症〕, ＝hyper-beta(β)-lipoproteinemia.

hyperlithuria [haipə:liθjú:riə] 高尿酸尿〔症〕.

hyperlucent [haipə:lú:sənt] 透過性亢進(X線の).

hyperlucent lung 透明肺, 〔X線〕透過性亢進肺.

hypermagnesemia [haipə:mægnisí:miə] 高マグネシウム血〔症〕(腸管からのマグネシウムの吸収増加, 腎不全による排泄増加, 甲状腺機能低下症などによる尿細管での再吸収増大, 血液透析などにより血中にマグネシウムが増加した状態).

hypermastia [haipə:mǽstiə] 乳房肥大症, 乳房過大.

hypermature cataract 過熟白内障.

hypermenorrhea [haipə:menərí:ə] 過多月経.

hypermetabolism [haipə:mitǽbəlizəm] 代謝過度.

hypermetria [haipə:mí:triə] 測定過大症(小脳障害などで, 測定障害により対象物をとるときに行き過ぎたり手前で止まったりする状態).

hypermetropia [haipə:mitróupiə] 遠視, ＝far-sightedness.

hypermotility [haipə:moutíliti] 運動亢進〔症〕, 多動.

hypermyotonia [haipə:maioutóuniə] 筋緊張過度.

hypermyotrophy [haipə:maiátrəfi] 筋発育過度.

hypernatremia [haipə:nətrí:miə] 高ナトリウム血〔症〕(血清中のナトリウム濃度が正常上限 154 mEq/L を超えて上昇した病態. 大量発汗, 飲水減少, 尿崩症などが原因となる. 口喝が強く, 高張性脱水を伴うことが多い).

hyperneocytosis [haipə:ni:ousaitóusis] 幼若白血球増多症.

hypernephroma [haipə:nifróumə] 副腎腫.

hyperoncotic [haipərɑŋkátik] 高膨張性の.

hyperonychia [haipərouníkiə] 過爪症, 爪肥厚症, ＝hyperonychosis.

hyperopia [haipəróupiə] 遠視, ＝hypermetropia.

hyperopic (H) [haipərápik] 遠視の.

hyperopic astigmatism 遠視性乱視.

hyperorchidism [haipərɔ́:kidizəm] 精巣内分泌過度, 睾丸内分泌過度.

hyperorthocytosis [haipərɔ:θousaitóu-sis] 正常白血球増加〔症〕(白血球増加症で白血球百分率数は正常なもの).

hyperosmia [haipərázmiə] 嗅覚過敏症.

hyperosmolar [haipərazmóulər] 高浸透圧性.

hyperosmolar hyperglycemic non-ketotic syndrome (HHNS) 高浸透圧性高血糖性非ケトン性症候群.

hyperosmolarity [haipərɑzmoulǽriti] 高浸透圧症.

hyperosmolar nonketotic coma 高浸透圧性非ケトン性昏睡.

hyperosmolar nonketotic diabetic coma 高浸透圧性非ケトン性糖尿病昏睡(ケシアシドーシスを欠いた糖尿病性ケシアシドーシスと類似の昏睡で, 著しい高血糖, 高浸透圧, 脱水を呈する).

hyperosmosis [haipərɑzmóusis] 高浸透圧〔性〕.

hyperosmotic [haipərɑzmátik] 高浸透圧〔性〕の.

hyperostosis [haipərɑstóusis] 骨増殖症, 骨膜性骨増殖 形 hyperostotic.

hyperovaria [haipərouvέəriə] 卵巣内分泌過多(卵巣ホルモンの分泌過多による少女の性機能早熟).

hyperovarianism [haipərouvέəriənizəm] 卵巣内分泌過多, ＝hyperovarism, hyperovaria.

hyperoxaluria [haipərɑksəljú:riə] シュウ酸過剰尿〔症〕, 高シュウ酸尿〔症〕.

hyperoxia [haipərúksiə] 高酸素〔症〕, 酸素過剰〔症〕.

hyperoxidation [haipərɑksidéiʃən] 過酸化.

hyperparasitism [haipə:pǽrəsaitizəm, -siti-] 寄生過度, 過寄生(人体に寄生する生物が, さらにそれ自体がほかの寄生物により感染していること).

hyperparathyroidism [haipə:pærəθái-rɔidizəm] 副甲状腺機能亢進症(上皮実質の増殖により, 骨組織のカルシウムが消失して体液中へ放出される結果, 骨痛, 特発性骨折, 筋力減退, 腹痛, 線維性骨炎が起こる), ＝hyperparathyreosis.

hyperparotidism [haipə:pərátidizəm] 耳下腺機能亢進.

hyperpepsinia [haipə:pepsíniə] ペプシン分泌過度.

hyperphonesis [haipə:founí:sis] 高〔声〕音(聴診または打診の).

hyperphonia [haipə:fóuniə] 高声, 発生過度.

hyperphoria [haipə:fɔ́:riə] 上斜位(一眼を覆ったときにのみ起こる視線の上転) 形 hyperphoric.

hyperphosphatemia [haipə:fɑsfətí:miə] リン酸〔塩〕過剰血〔症〕, 高リン酸塩血〔症〕.

hyperphosphaturia [haipə:fɑsfətjú:riə]

高リン酸塩尿〔症〕.

hyperpigmentation [haipə:pigməntéiʃən] 色素沈着過度.

hyperpinealism [haipə:píniəlizəm] 松果体機能亢進症.

hyperpituitarism [haipə:pitjú:itərizəm] 下垂体機能亢進症(下垂体機能不全 dyspituitarism の一型で, 成長過度, 先端(肢端)巨大症および巨人症などの下垂体機能亢進を引き起こす), = hyperhypophysism.

hyperplasia [haipə:pléiziə] 過形成, 増殖〔症〕 形 hyperplastic.

hyperplastic [haipə:plǽstik] 過形成性の, 増殖の.

hyperpn(o)ea [haipə:pní:ə] 過呼吸.

hyperpolarization [haipə:poulærizéiʃən] 過分極.

hyperponesis [haipə:pouní:sis] 皮質活動電位過剰(大脳皮質の運動野, 前運動野の活動電位出力が異常に亢進している).

hyperpotassemia [haipə:poutəsí:miə] 高カリウム血〔症〕, = hyperkalemia.

hyperproinsulinemia [haipə:prouinsjuliní:miə] 高プロインスリン血〔症〕(インスリン前駆物質).

hyperproteinemia [haipə:prouti:ní:miə] 高タンパク血〔症〕.

hyperproteosis [haipə:proutióusis] 高タンパク質症(食事性の).

hyperpyretic [haipə:pairétik] 高発熱物質血〔症〕の.

hyperpyrexia [haipə:pairéksiə] 過高体温, 異常高熱症.

hyperpyrexial [haipə:pairéksiəl] 超高熱の.

hyperreflexia [haipə:rifléksiə] 反射異常亢進.

hyperresonance [haipə:rézənəns] 共鳴過度.

hyperrhinolalia [haipə:rainouléiliə] 開〔放性〕鼻声.

hypersalivation [haipə:sælivéiʃən] 過流涎.

hypersensitivity [haipə:sensitíviti] 過敏性, 過敏症.

hypersensitivity pneumonitis (HP) 過敏症性肺〔臓〕炎(真菌, 異種タンパクなどの粉塵を感受性のあるヒトが反復吸入し, 粉塵内の抗原成分により引き起こされる肺炎. 外因性アレルギー性肺胞炎), = extrinsic allergic alveolitis.

hypersensitivity reaction 過敏反応(抗原で感作された個体に同じ抗原を投与した際に, 生体に不利な傷害をきたす反応. アレルギーと同義的に用いられる).

hypersensitization [haipə:sensitizéiʃən] 過感作, 過増感.

hypersialosis [haipə:saiəlóusis] 唾液分泌過多症.

hypersideremia [haipə:sidərí:miə] 高鉄血症(血液中の鉄成分が増加したこと).

hypersomnia [haipə:sámniə] 過眠症.

hypersplenism [haipə:splí:nizəm] 脾機能亢進症(脾腫とともに好中球減少, 血小板減少, 貧血などを呈する症候群で, 骨髄には血球の増殖があっても, その末梢への放出が阻止されるものと思われる), = hypersplenia.

hypersthenia [haipə:sθí:niə] 異常興奮, 異常緊張.

hypersthenic [haipə:sθénik] 過大力の.

hypersthenuria [haipə:sθinjú:riə] 高張尿(結氷点の高い希薄尿の排泄).

hypersynchrony [haipə:síŋkrəni] 過同期性(脳波の).

hypertelorism [haipə:télərizəm] 隔離症(2個の器官またはその部分の間が異常に広がっている状態).

hypertension (HT) [haipə:ténʃən] 高血圧〔症〕(大循環系の安静時動脈圧が異常に上昇した状態を高血圧と称し, 肺疾患などでみられる肺動脈の高血圧(肺高血圧症), 肝疾患でみられる門脈血圧の上昇(門脈高血圧)とは区別される. 多くは原因不明(基礎疾患が見出せない)で本態性高血圧と呼ばれ, 原因の明らかなものは二次性高血圧と呼ばれる).

hypertensive [haipə:ténsiv] ① 高血圧性の, 昇圧性の, ② 高血圧患者.

hypertensive cardiac disease (HCD) 高血圧性心疾患.

hypertensive cardiovascular disease (HTCVD) 高血圧性心血管疾患.

hypertensive choroidopathy 高血圧性脈絡膜症.

hypertensive encephalopathy 高血圧性脳症(血圧亢進時にみられる脳性症候群).

hypertensive heart disease (H(T)HD) 高血圧性心疾患.

hypertensive retinopathy 高血圧性網膜症.

hypertensive vascular disease (HTVD) 高血圧性血管疾患.

hypertensor [haipə:ténsər] 昇圧薬.

hyperthecosis [haipə:θi:kóusis] 莢膜細胞過形成症.

hyperthelia [haipə:θí:liə] 過乳頭症.

hyperthermalgesia [haipə:θə:mælʤí:ziə] 温度性過敏(熱に対し過敏なこと).

hyperthermia (HT) [haipə:θə́:miə] ① 高熱, 過温症, = hyperthermy, ② ハイパーサーミア, 加温療法(癌の温度を人為的に上昇させることにより癌の制御をめざす治療法).

hyperthermoesthesia [haipə:θə:mouesθí:ziə] 温覚過敏〔症〕.

hyperthrombinemia [haipə:θrɑmbiní:miə] 高トロンビン血症.

hyperthymia [haipə:θáimiə] 発揚性〔気分変調〕(快活, 活発, 多血質, 活動性,

H

社交性などを特徴とする気質の一型で，抑うつ性気分変調 dysthymia に対立する) 形 hyperthymic.

hyperthyroidism [haipə:θáirɔidizəm] 甲状腺機能亢進症(甲状腺機能亢進により，基礎代謝の上昇，眼球突出，自律神経系の障害，およびクレアチン代謝異常を招来する)，＝Basedow disease, Graves disease, exophthalmic goiter, hyperthyroidosis.

hyperthyroxinemia [haipə:θairɑksiní:miə] 高チロキシン血症.

hypertonia [haipə:tóuniə] 緊張亢進.

hypertonic [haipə:tánik] ①高張の，②緊張過度の，緊張亢進の，③過緊張者，④高浸透〔圧〕的な 名 hypertonicity.

hypertonicity [haipə:tounísiti] 高張性，高浸透圧性，緊張亢進〔状態〕.

hypertonic salt solution 高張食塩水，＝hypertonic seawater.

hypertrichosis [haipə:trikóusis] 多毛症.

hypertriglyceridemia [haipə:traigliserídí:miə] 高トリグリセリド血〔症〕.

hypertrophic [haipə:tráfik] 肥大性の，肥厚性の.

hypertrophic arthritis 肥厚性関節炎，＝degenerative arthritis.

hypertrophic cardiomyopathy (HCM) 肥大型心筋症(左室，右室(時に両室)の肥大を呈するもの. 50%は家族性である. 不整脈が多く，突然死も認められる).

hypertrophic gastritis 肥厚性胃炎.

hypertrophic obstructive cardiomyopathy (HOCM) 閉塞性肥大型心筋症.

hypertrophic pulmonary osteoarthropathy 肥大性肺性骨関節症(肺または胸膜の慢性疾患で，特にチアノーゼを伴う場合，両手指の末節が血流の増加および血圧の亢進によりバチ状に膨大し，爪が彎曲する状態)，＝Hippocratic fingers, toxicogenic osteoperiostitis ossificans, Bamberger-Marie disease, periostitis hypertrophicans generalisata.

hypertrophic ringworm 肥厚性白癬，＝granuloma trichophyticum.

hypertrophic scar 肥厚性瘢痕.

hypertrophy [haipə́:trəfi] 肥大〔症〕，肥厚，栄養過度 形 hypertrophic.

hypertropia [haipə:tróupiə] 上斜視.

hyperuricemia [haipərju:risí:miə] 高尿酸血〔症〕.

hyperuricemic [haipərju:risí:mik] 高尿酸血〔症〕の.

hyperuricuria [haipərju:rikjú:riə] 尿酸過剰尿〔症〕，高尿酸尿〔症〕.

hypervalinemia [haipə:væliní:miə] 高バリン血〔症〕.

hypervariable region 超可変部領域，高頻度可変部領域(可変領域の中でもL鎖で，アミノ酸配列の変化に富む部分).

hypervascular [haipə:væskjulər] 血管過多の.

hyperventilation (HV) [haipə:ventiléiʃən] 過換気，換気増大，過剰換気，＝overventilation, forced breathing.

hyperventilation syndrome (HVS) 過呼吸症候群(原発性の神経症性障害で，不安状態またはほかの精神的侵襲に対する固定反応として発現する).

hyperventilation tetany 過換気性テタニー(呼吸頻繁により，血中炭酸ガスが過度に減少してアルカローシスを起こすために起こる).

hyperviscosity [haipə:viskásiti] 高粘稠度.

hyperviscosity syndrome (HVS) 過粘〔稠〕度症候群(血液粘〔稠〕度の増加に伴い眼症などの出血症状や神経症状をみる).

hypervitaminosis [haipə:vaitəminóusis] ビタミン過剰症，高ビタミン症.

hypervolemia [haipə:valí:miə] 〔循環〕血液量過多症(体内の循環血液量あるいは血液総量が異常に多い状態)，＝plethora.

hypesthesia [haipesθí:ziə] 感覚減退，＝hypaesthesia.

hypha [háifə] 菌糸 複 hyphae.

hyphedonia [haiphidóuniə] 不感症(性交感やオルガスムスを欠くか不十分なもの).

hyphema [haifí:mə] 前房出血(前房内に出血した状態. 外傷と内因性虹彩ルベオーシス，白血病の場合がある. 緑内障を発症したときは手術適応となる).

hyphemia [haifí:miə] ①前房出血，②貧血，＝hyphaemia, oligemia.

hypnagogic [hipnəgáʤik] 催眠の，入眠の.

hypnagogic hallucination 入眠時幻覚.

hypnagogue [hípnəgɑg] ①半眠，昏睡，②催眠薬，＝hynotic, hypnagogic.

hypnic [hípnik] 睡眠の.

hypn(o)- [hipn(ou), -n(ə)] (睡眠の意味を表す接頭語).

hypnoanalysis [hipnouənǽlisis] 催眠分析(精神分析による催眠療法).

hypnogenesis [hipnəʤénisis] 催眠.

hypnogenic [hipnəʤénik] ①催眠〔性〕の，＝hypnogenous，②催眠薬.

hypnogenic spot 催眠点.

hypnoidal [hipnɔ́idəl] 催眠様状態の.

hypnoidal state 催眠状態.

hypnolepsy [hípnəlepsi] 嗜眠症，＝sleepiness, narcolepsy.

hypnopompic [hipnoupámpik] 半睡半識の，覚醒期にわたる(睡眠前後の半睡半識状態で見ていた夢や幻視などの視覚像についていう).
hypnopompic hallucination 覚醒時幻覚.
hypnopompic state 覚醒前状態.
hypnosis [hipnóusis] 催眠〔状態〕.
hypnotherapy [hipnəθérəpi] 催眠療法.
hypnotic [hipnátik] ①催眠性の,②睡眠薬,= soporific, somnifacient.
hypnotic addict 睡眠薬嗜癖者.
hypnotism [hípnətizəm] 催眠術,= mesmerism, animal magnetism, pathetism.
hypnotist [hípnətist] 催眠者.
hypnotize [hípnətaiz] 催眠する.
hypnozoite [hipnouzóuait] ヒプノゾイト(肝内休眠型原虫.三日熱マラリア原虫と卵形マラリア原虫では,肝臓型原虫の一部が休眠型虫体として長期間肝細胞内に潜伏し,その後なんらかの転機で分裂を開始,赤血球型原虫をつくり出す).
hyp(o)- [haip(ou)] (①下,低下,不全,欠損などの意味を表す接頭語.②化学では,化合物の主成分が最低原子価で結合されているものについていう).
hypoacidity [haipouəsíditi] 低酸症.
hypoactivity [haipouæktíviti] 機能低下,活動低下.
hypoacusia [haipouəkú:siə] 聴覚減退〔症〕,聴力低下,= hypacusia, hypoacusis.
hypoadrenalism [haipouədrí:nəlizəm] 副腎機能不全症,= hypoadrenia.
hypoadrenocorticism [haipouədri:nəkɔ́:tisizəm] 副腎皮質機能低下(不全)〔症〕.
hypoagnathus [haipouægnéiθəs] 無下顎体.
hypoalbuminemia [haipouælbjuminí:miə] 低アルブミン血〔症〕.
hypoaldosteronism [haipouældástərənizəm] 低アルドステロン症.
hypoaldosteronuria [haipouældousterənjú:riə] 低アルドステロン尿〔症〕.
hypoalgesia [haipouælʤí:ziə] 痛覚減退症,= hypalgesia, hypalgia.
hypoalimentation [haipouælimәntéiʃən] 栄養不足.
hypoalkalinity [haipouælkəlíniti] 低アルカリ度,アルカリ性低下.
hypoalonemia [haipouælouní:miə] 血中塩類減少症.
hypoazoturia [haipouæzətjú:riə] 窒素減少尿症.
hypobaric [haipoubá:rik] 低圧の,低〔比〕重性の.
hypobetalipoproteinemia [haipoubeitəlipouprouti:ní:miə] 低ベータ(β)-リポタンパク血〔症〕.
hypoblastic [haipoublǽstik] 内胚葉の,= endodermal.
hypobranchial [haipoubrǽŋkiəl] 鰓〔弓〕下の.
hypobulia [haipoubjú:liə] 意欲減退.
hypocalcemia [haipoukælsí:miə] 低カルシウム血〔症〕(血清中濃度8.0mg/Dl以下).
hypocalcification [haipoukælsifikéiʃən] 低石灰化.
hypocapnia [haipoukǽpniə] 炭酸不足,低炭酸ガス血〔症〕,= hypocapnemia.
hypocarbia [haipouká:biə] 低炭酸塩〔症〕,= hypocapnia.
hypochloremia [haipouklɔ:rí:miə] 低クロール血〔症〕.
hypochlorhydria [haipouklɔ:háidriə] 減酸症,低酸症.
hypochloruria [haipouklɔ:rjú:riə] 低塩酸塩尿〔症〕.
hypocholester(in)emia [haipoukoulestər(in)í:miə] 低コレステリン(コレステロール)血〔症〕,= hypocholesterolemia.
hypochondria [haipoukándriə] 心気症(心気神経症ともいわれ,身心の些細な変調にとらわれる),= hypochondriasis.
hypochondriacal neurosis 心気症性神経症.
hypochondriasis [haipoukandráiəsis] ヒポコンドリー〔症〕,心気症(心身の些細な不調に対して重大な疾患の徴候ではないかと過度にこだわり,不安とおびえを抱いて執拗に訴える神経症),= depression, vapors, hypochondria 形 hypochondriacal.
hypochondrical [haipoukándrikəl] 心気症の.
hypochondrium [haipoukándriəm] 季肋部(心窩部(ミズオチ)の左右,肋下部ともいう).
hypochondroplasia [haipoukandroupléiziə] 軟骨形成不全.
hypochromasia [haipoukrouméiziə] ①染色性低下,②血色素減少 形 hyochromatic.
hypochromia [haipoukróumiə] 血色素減少〔症〕 形 hypochromic, hypochromatic.
hypochromic [haipoukróumik] ①低色素〔性〕の,②淡色性の.
hypochromic anemia 低色〔素〕性貧血(平均赤血球ヘモグロビン濃度(MCHC)≦30%).
hypochromic microcytic anemia 低色素性小球性貧血.
hypoconulid [haipoukánjulid] ハイポコニュリド,下顎次小錐(下顎大臼歯の遠心または第5咬頭).
hypocupremia [haipoukju:prí:miə] 低銅血症,= hypocupraemia.
hypocythemia [haipousaiθí:miə] 血球減少症(再生不良性貧血などでみられる).
hypodactylia [haipoudæktíliə] 指(趾)欠損.
hypodactyly [haipoudǽktili] = hypodac-

tylia, hypodactylism.

hypodermic [haipoudə́:mik] 皮下の(注射についていう), ＝hypodermatic.

hypodermic needle 皮下注射針.

hypodermic syringe 皮下注射器.

hypodermis [haipoudə́:mis] 皮下, ＝tela subcutanea.

hypodermoclysis [haipoudə:máklisis] 皮下注入, ＝hypodermatoclysis.

hypodipsia [haipoudípsiə] 渇感低下〔症〕.

hypodontia [haipoudánʃiə] 歯数不足, 部分的無歯〔症〕.

hypodynamic [haipoudainǽmik] 心室収縮力低下の.

hypoeccrisia [haipouekrísiə] 排泄減退, ＝hypoeccrisis.

hypoeccritic [haipouekrítik] 排泄減退の.

hypoechoic [haipouekóuik] 低エコー.

hypoechoic area 低エコー域.

H

hypoesophoria [haipouesoufɔ́:riə] 下内斜位.

hypoesthesia [haipouesθí:ziə] 感覚減退症, ＝hypesthesia.

hypoexophoria [haipoueksəfɔ́:riə] 下外斜位.

hypofibrinogenemia [haipoufaibrinəʤəní:miə] 低線維素原血〔症〕, 低フィブリノ〔ー〕ゲン血〔症〕.

hypofractionation [haipoufrækʃənéiʃən] 少分割照射〔法〕.

hypofunction [haipoufʌ́ŋkʃən] 機能低下(不全).

hypogalactia [haipougəlǽkʃiə] 乳汁〔分泌〕過少〔症〕.

hypogalactous [haipougəlǽktəs] 乳汁分泌不全の.

hypogammaglobulinemia [haipougæməglabjuliní:miə] 低ガンマグロブリン血〔症〕.

hypogastralgia [haipougæstrǽlʤiə] 下腹痛.

hypogastric [haipougǽstrik] ①胃下部の, 下腹部の, ②内腸骨動脈の.

hypogastric nerve 下腹神経(交感神経の枝の一つ), ＝nervus hypogastricus [L].

hypogastric reflex 下腹反射(大腿内側をなでると, 下腹部筋肉の攣縮が起こる), ＝Bekhterev reflex.

hypogastrium [haipougǽstriəm] 下腹部.

hypogastrocele [haipougǽstrəsi:l] 下腹部ヘルニア.

hypogastropagus [haipougæstrápəgəs] 下腹部結合奇形(下腸部において結合した双生児), ＝hypogastrodidymus.

hypogastroschisis [haipougæstráskisis] 下腹裂.

hypogenesis [haipouʤénisis] 減形成, 発育不全 形 hypogenetic.

hypogenitalism [haipouʤénitəlizəm] 性腺機能減退〔症〕(小児症, 類宦官症などをいうので, 胸腺リンパ体質を合併することが多い).

hypogeusia [haipougjú:siə] 味覚減退症.

hypoglossal [haipouglásəl] 舌下の.

hypoglossal canal 舌下神経管(後頭骨にある第12脳神経である舌下神経の通る管), ＝canalis hypoglossi [L].

hypoglossal nerve 舌下神経(第12脳神経, 舌筋を支配), ＝nervus hypoglossus [L].

hypoglossal nucleus 舌下神経核, ＝nucleus nervus hypoglossi [L].

hypoglottis [haipouglátis] 舌下(舌の下面).

hypoglycemia [haipouglaisí:miə] 低血糖〔症〕, 血糖減少〔症〕(血糖の恒常性が失われ, 血糖値 50 mg/dL 以下に低下したときに低血糖と呼び, さらに神経症状の出現したときに低血糖症という), ＝hypoglycemosis 形 hypoglycemic.

hypoglycemic [haipouglaisí:mik] ①低血糖症の, ②血糖低下薬.

hypoglycemic coma 低血糖性昏睡.

hypoglycemic shock therapy 低血糖昏睡療法, ＝insulin coma therapy, insulin shock treatment.

hypoglycogenolysis [haipouglaikouʤənálisis] 糖原分解低下.

hypoglycorrachia [haipouglaikɔ:réikiə] 髄液中糖類減少(細菌性, 真菌性, 癌性髄膜炎で著しい糖の低下をみる).

hypognathus [haipágnəθəs, -pounǽ-] 下口体(寄生体が主体の下顎部に結合したもの), ＝paragnathus 形 hypognathous.

hypogonadism [haipougóunædizəm] 性腺機能低下〔症〕, ＝hypogonadia.

hypogonadotropic [haipougounədətráp-ik] ゴナドトロピン欠乏〔性〕の.

hypogranulocytosis [haipougrænjulousaitóusis] 顆粒球減少症.

hypohidrosis [haipouhidróusis] 発汗減少症.

hypohidrotic [haipouhidrátik] 発汗減少〔症〕の.

hypoimmunoglobulinemia [haipouimjunouglabjuliní:miə] 低免疫グロブリン血症.

hypoinsulinism [haipouínsjulinizəm] インスリン分泌低下症.

hypokalemia [haipoukəlí:miə] 低カリウム血〔症〕(血清中濃度 3.5mEg/L 以下), ＝hypopotassemia.

hypokinesia [haipoukainí:siə] 運動機能減少(低下)症, ＝hypocinesia, hypocinesis, hypokinesis.

hypokinesis [haipoukainí:sis] 運動低下.

hypokinetic [haipoukainétik] 運動機能減退の.
hypoleydigism [haipouláidigizəm] ライディッヒ細胞〔機能〕減退(ライディッヒ細胞からの男性ホルモン減少).
hypolipidemia [haipoulipidí:miə, –laip-id–] 低脂血症(二次性のものが多く，甲状腺機能亢進症などにより起こる).
hypolipidemia syndrome 低脂肪血性症候群.
hypomagnesemia [haipoumægnisí:miə] 低マグネシウム血〔症〕.
hypomania [haipouméiniə] 軽躁症(軽度な躁状態).
hypomastia [haipoumǽstiə] 乳房矮小症，乳房発育不全，＝hypomazia.
hypomenorrhea [haipoumenərí:ə] 過少月経.
hypomere [háipoumiər] 下分節(筋板 myotome の腹側部．上分節 epimere に対していう).
hypometria [haipoumí:triə] 測定過少〔症〕.
hypometropia [haipoumitróupiə] 近視，＝myopia, near-sightedness.
hypomnesis [haipɑmní:sis] 記憶減退，＝hypomnesia.
hypomorph [háipoumɔ:f] 矮小体型(座高に比較して身長の小さいもの).
hypomotility [haipoumoutíliti] 運動性減弱.
hypomyotonia [haipoumaioutóuniə] 筋弛緩症，筋緊張減退.
hypomyxia [haipoumíksiə] 粘液分泌減退.
hyponasality [haipouneizǽliti] 鼻音減弱〔化〕.
hyponatremia [haipounətrí:miə] 低ナトリウム血〔症〕.
hyponeocytosis [haipouni:ousaitóusis] 幼若型白血球減少症(未熟顆粒球の比較的増加がみられる白血球減少症).
hyponychial [haipouníkiəl] 爪床の，下爪皮の.
hyponychium [haipouníkiəm] 下爪皮.
hyponychon [haipánikɑn] 皮床溢血.
hypo-orthocytosis [hɑipouɔ:θousɑitóu-sis] 正常百分率性白血球減少〔症〕.
hypoparathyroidism [haipoupærəθái-rɔidizəm] 副甲状腺(上皮小体)機能低下症(上皮小体の萎縮または欠如により，血中カルシウム量が低下するため，テタニーと呼ばれる四肢の発作性強直性痙攣が起こる)，＝hypoparathyreosis.
hypoperistalsis [haipouperistǽlsis] ぜん(蠕)動緩慢.
hypophalangism [haipoufəlǽnʤizəm] 減指骨症(指骨または趾骨の数が先天的に不足しているため指趾が短くなっている状態)，＝branchyphalangia.
hypopharyngectomy [haipoufærinʤék-təmi] 下咽頭切除〔術〕.
hypopharynx [haipoufǽriŋks] 下咽頭，咽頭喉頭部，＝laryngopharynx.
hypophonesis [haipoufouní:sis] 聴診音減弱，打診音減弱.
hypophoria [haipoufɔ́:riə] 下斜位(視線が下方に傾く斜視)，＝hypotropia.
hypophosphatemia [haipoufɑsfətí:miə] 低リン血〔症〕.
hypophrenia [haipoufrí:niə] 精神薄弱(精神遅滞のこと．発達期に一般的な知的機能が明らかに平均より低く(IQ 70 以下)，適応行動の障害を伴う状態．現在用いない)，＝mental deficiency.
hypophrenic [haipoufrénik] ①精神薄弱の，②横隔膜下腔の.
hypophrenium [haipoufrí:niəm] 横隔膜下腔(横隔膜と横行結腸との間にある腹膜腔の一部分).
hypophyseal [haipoufíziəl] 下垂体〔性〕の，＝hypophysial.
hypophyseal gigantism 下垂体〔前葉〕性巨人症.
hypophysectomize [haipɑfiséktəmaiz] 下垂体切除を行う 名 hypophysectomy, hypophysiectomy.
hypophysectomy [haipáfisektəmi] 下垂体切除〔術〕.
hypophyseoprivus [haipoufiziəprívəs] 脳下垂体機能不全症，＝hypophysioprivus, dyspituitarism 形 hypophyseoprivic, hypophysioprivic, hypophyseoprivous.
hypophysial [haipoufíziəl] 下垂体〔性〕の，＝hypophyseal.
hypophysial fossa 下垂体窩(蝶形骨にあり下垂体が入る)，＝fossa hypophysialis [L].
hypophysioportal circulation 下垂体門脈循環(下垂体の両葉から視床下部に至る血液循環).
hypophysioprivic [haipoufiziəprívik] 下垂体分泌低下の.
hypophysiotropic [haipoufiziətrápik] 下垂体刺激の.
hypophysis [haipáfisis] 〔脳〕下垂体，＝hypophysis [L], pituitary gland.
hypophysis syndrome 下垂体症候群，＝Marie syndrome.
hypophysitis [haipɑfisáitis] 下垂体炎.
hypopiesis [haipoupaií:sis] 本態性低血圧〔症〕(器質的疾患と無関係の低血圧)，＝esential hypotension.
hypopinealism [haipoupíniəlizəm] 松果体機能低下症.
hypopituitarism [haipoupitjú:itərizəm] 〔脳〕下垂体機能低下症.
hypoplasia [haipoupléiziə] ①減〔低〕形成〔症〕，形成不全〔症〕，＝hypoplasty, ②減形成体質，形成不全体質，＝hypoplastic constitution.

H

hypoplastic [haipouplǽstik] 低形成の，発育不全の，形成不全の．
hypoplastic anemia 低形成性貧血．
hypoplastic left heart syndrome (HLHS) 左心室発育不全症候群，左心低形成症候群(左室腔が小さく大動脈弁口や僧帽弁口に狭窄ないし閉鎖があり，上行大動脈形成不全を伴う)．
hypoplastic leukemia 低形成性白血病(骨髄の芽球化率が30％を超え，急性白血病の診断に合致するが，骨髄での細胞密度が正常より減少するもの)．
hypoplasty [háipouplæsti] 減形成〔症〕，形成不全 形 hypoplastic.
hypopn(o)ea [haipápniə] 低呼吸．
hypopolarization [haipoupoulərizéiʃən] 低分極．
hypoposia [haipoupóuziə] 液体摂取低下．
hypopotassemia [haipoupoutasí:miə] 低カリウム血〔症〕，＝hypokalemia.
hypopraxia [haipoupréksiə] 行動減退．
hypoproteinemia [haipouprouti:ní:miə] 低タンパク血〔症〕(血漿タンパク質が減少する状態)．
hypoproteinosis [haipouprouti:noúsis] 低タンパク症(小児期のタンパク食摂取不足により，成長遅滞，貧血などが起こる)．
hypoprothrombinemia [haipouprouθrɑmbiní:miə] 低プロトロンビン血〔症〕(ビタミンK欠乏症の主要症状)．
hypoptyalism [haipɑptíəlizəm] 唾液〔酵素〕分泌減退．
hypopyon [haipóupiɑn] 前房蓄膿，＝hypopium.
hyporeflexia [haipourifléksiə] 反射減弱．
hyporeninemia [haipouri:niní:miə] 低レニン血症．
hyporhinion [haipouráiniən] 人中，鼻下部，＝philter, philtrum.
hyposalivation [haipousælivéiʃən] 唾液分泌減退．
hyposarca [haipousá:kə] 全身水腫(浮腫)，＝anasarca.
hyposcleral [haipousklíərəl] 強膜下の．
hyposensitivity [haipousensitíviti] 感受性低下，過敏性減退〔能〕．
hyposensitization [haipousensitizéiʃən] 除感作，＝desensitization.
hyposmia [haipázmiə] 嗅覚減退，＝hyposphresia.
hypospadias [haipouspéidiəs] 尿道下裂(亀頭から会陰に至る正中線上に尿道が開口する)，＝hypospadia urethrae.
hypospermia [haipouspə́:miə] 精液減少〔症〕．
hyposplenism [haipousplénizəm] 脾臓機能低下〔症〕(脾臓のホルモン性作用が低下した結果，血液有形成分が正常以上に増加する状態)，＝hyposplenia.
hypostasis [haipástəsis] ①体液沈下(特に血液，漿液なども下位に向かって沈降すること)，②下位性(多因子形質性を示す遺伝現象において一つの遺伝因子がほかの因子によって抑制または被へい(蔽)されたもので，隠ぺいされなかった因子を上位〔性〕epistatic というのに対立する語)，＝hypostasy 形 hypostatic.
hypostatic [haipoustǽtik] ①下位性の，②沈下性の．
hypostatic albuminuria 仰臥性アルブミン尿(患者が仰臥の位置を保つと出現し，起立すると消失する)．
hypostatic ectasia 下垂性拡張(重力による血管拡張)．
hyposthenia [haipɑsθí:niə] 衰弱状態．
hyposthenic [haipɑsθénik] 衰弱状態の，衰弱した．
hyposthenuria [haipɑsθinjú:riə] 低張尿〔症〕(腎が尿を濃縮することができずに，比重の低いものを排泄すること)．
hypostomia [haipoustóumiə] 下唇症(小口症の一型で，口裂が垂直位をなすもの)．
hypostosis [haipɑstóusis] 骨発育不全．
hypotelorism [haipoutélərizəm] 眼窩間狭小，両眼接近〔症〕．
hypotension [haipouténʃən] 低血圧〔症〕．
hypotensive [haipouténsiv] 低血圧〔症〕性の．
hypothalamic [haipouθǽləmik] 視床下部の．
hypothalamic infundibulum 視床下部漏斗．
hypothalamus [haipouθǽləməs] 視床下部，視丘下部(第三脳室の外側壁と床部とをなす間脳の部分で，視束交叉，乳頭体，灰白隆起，漏斗および下垂体後葉を総括する)，＝hypothalamus [L] 形 hypothalamic.
hypothenar [haipouθí:nər, -páθə-] 小指球(手掌の小指側のふくらみ，母指側のふくらみを母指球という)．
hypothenar eminence 小指球(手掌小指側のふくらみ)，＝hypothenar [L].
hypothermia [haipouθə́:miə] ①低温症，体温異常降下，低体温症，②冷却法，③低体温麻酔(麻酔に際して，出血を防止し手術しやすい術野を得る方法)，＝hypothermy 形 hypothermal.
hypothermic anesthesia 低体温麻酔〔法〕(全身麻酔中に体温を低下させ，血流減少による臓器障害を防ぐ麻酔法)．
hypothermic death 低体温死．
hypothesis [haipáθisis] 仮説，仮定 形 hypothetical.
hypothesize [haipáθisaiz] 仮説を立てる，仮定する．
hypothrombonemia [haipouθrɑmbəní:miə] 低トロンビン血〔症〕．

hypothymia [haipouθáimiə] 感情減退，気分沈滞.
hypothyroid [haipouθáirɔid] 甲状腺機能低下〔症〕の.
hypothyroid dwarfism 甲状腺機能低下性小人症.
hypothyroidism [haipouθáirɔidizəm] 甲状腺〔機能〕低下〔症〕.
hypothyroid obesity 甲状腺機能低下性肥満.
hypotonia [haipoutóuniə] ① 低張，弛緩，② 低血圧，＝hypotension, hypotony.
hypotonic [haipoutánik] 低張の，低浸透〔圧〕的 名 hypotonicity.
hypotonic duodenography (HDG) 低緊張性十二指腸造影〔法〕.
hypotonic syndrome 低張症候群(水分の過剰静注により食塩が欠乏する症候群).
hypotrichiasis [haipoutrikáiəsis] 乏毛症，先天性脱毛症.
hypotrichosis [haipoutrikóusis] 乏毛症.
hypotropia [haipoutróupiə] 下斜視.
hypotympanotomy [haipoutimpənátəmi] 下鼓膜切開〔術〕.
hypotympanum [haipoutímpənəm] 鼓室下部.
hypouricuria [haipouju:rikjú:riə] 低尿酸尿〔症〕.
hypoventilation [haipouventiléiʃən] 低換気.
hypovitaminosis [haipouvaitəminóusis] ビタミン欠乏症，低ビタミン血症.
hypovolemia [haipouvəlí:miə] 〔循環〕血液量減少症.
hypovolemic [haipouvəlí:mik] 〔循環〕血液量減少の.
hypovolia [haipouvóuliə] ① 水分含有量減少，② 減量症(含水量が減少すること).
hypoxanthine [haipouzǽnθi:n] ヒポキサンチン(生物組織にある物質でキサンチンを経て尿酸に酸化される)，＝sarcine, 6-oxypurine.
hypoxemia [haipɑksí:miə] 低酸素血〔症〕(動脈血酸素分圧が低い状態).
hypoxia [haipɑ́ksiə] 低酸素症(生体組織における酸素欠乏).
hypoxic [haipɑ́ksik] 低酸素を呈した.
hypoxic ischemic encephalopathy (HIE) 低酸素性虚血性脳症.
hypoxic pulmonary vasoconstriction (HPV) 低酸素性肺血管攣縮.
hypsar(r)hythmia [hipsəríðmiə, hais-] ヒプスアリスミア(脳波の不整波．点頭てんかんでみられる).
hyps(i,o)- [hipsi] (高いことを表す接頭語).
hypsodont [hípsədɑnt] 長冠歯.
hypsodontia [hipsədɑ́nʃiə] 長歯〔型，性〕.
hypsokinesis [hipsoukainí:sis] 直立性後倒症(直立体位に際し後方に動揺しまたは転倒する症状で，振戦麻痺またはほかの筋失調性症候群にみられる).
hysteralgia [histərǽlʤiə] 子宮痛，＝metrodynia, hysterodynia, metralgia.
hysteratresia [histərətrí:ziə] 子宮閉鎖〔症〕.
hysterectomy [histəréktəmi] 子宮摘出〔術〕.
hysteresis [histərí:sis] ヒステリシス(① 履歴現象(2つの量の間の関係でその一つが変化するとき，もう一つの値が前者の変化の経歴に影響される場合をいう)，② 凝固遅延(凝血後血餅の発現が遅延すること)，③ 化学的平衡遅延，④ 乾燥ゲル再水和).
hysteresis curve 履歴曲線(2つの量をXY軸とする平面に描いた履歴現象を表す曲線).
hystereurysis [histərjú:risis] メトロイリンテル挿置〔法〕.
hysteria [histí:riə] ヒステリー(精神神経症で，転換 conversion に基づく症状を呈し，特に感覚過敏症または無感覚症，窒息症状，もうろう，麻痺，強直性痙攣，排尿困難，幻想，強硬症などが発現する) 形 hysteric, hysterical.
hysteriac [histériæk] ヒステリー患者.
hysteric [histérik] ヒステリー性，＝hysterical.
hysterical [histérikəl] ヒステリー性の，＝hysteric.
hysterical amaurosis ヒステリー性黒内障.
hysterical arc ヒステリー弓(ヒステリー性後弓反張ともいう).
hysterical paralysis ヒステリー性麻痺.
hysterical stigma ヒステリー徴候.
hysterical vertigo ヒステリー性めまい.
hysterical vomiting ヒステリー性嘔吐.
hysteric ataxia ヒステリー性運動失調.
hysteric joint ヒステリー性関節炎.
hysteric pregnancy ヒステリー性妊娠(ヒステリー患者が妊娠したと仮想するもの).
hysterics [histériks] ヒステリー発作(心因性動機により，意識障害や人格の統合性の喪失，運動・知覚機能の障害が生じ，これらの障害により心理的・象徴的意味を有することがあるような現象をいう．現在は運動・知覚障害をみるものを転換型(転換ヒステリー)という).
hyster(o)- [histər(ou), -r(ə)] (子宮との関係を表す接頭語).
hysterocatalepsy [histərəkǽtəlepsi] ヒステリー性カタレプシー(強直症を伴うヒステリー).
hysterocele [hístərəsi:l] 子宮脱.
hysterocleisis [histəroukláisis] 子宮口

縫合術.

hysterocystic [histərəsístik] 子宮膀胱の.

hysterocystocleisis [histərousistəklái-sis] 子宮膀胱閉鎖術(膀胱子宮腟瘻，または尿管子宮瘻の外科的療法として子宮を膀胱内部に縫合する方法).

hysterocystopexy [histərousístəpeksi] 子宮膀胱固定術，＝uterovesicofixation.

hysterodynia [histərədíniə] 子宮痛.

hysteroepilepsy [histərouépilepsi] ヒステリーてんかん(同一患者において，てんかん発作とヒステリー発作が併存する状態).

hysterogenic [histərəʤénik] ヒステリー発生〔性〕の，＝hysterogenous.

hysterogram [hístərəgræm] 子宮収縮〔描写〕図.

hysterograph [hístərəgræf] 子宮X線像.

hysterography [histərágrəfi] 子宮造影〔法〕.

hysteroid [hístərɔid] ヒステリー様の，＝hysteroidal, major hysteria, hysteroepilepsy.

hysterolithiasis [histərouliθáiəsis] 子宮結石症.

hysterolysis [histərálisis] 子宮剥離術.

hysteromalacia [histərouməléisiə] 子宮軟化症.

hysterometer [histərámitər] 子宮消息子.

hysterometry [histərámitri] 子宮計測法.

hysteromyoma [histəroumaióumə] 子宮筋腫.

hysteromyomectomy [histəroumaimék-təmi] 子宮筋腫摘出〔術〕.

hysteromyotomy [histəroumaiátəmi] 子宮筋腫切開〔術〕.

hystero-oophorectomy [histərououɑfə-réktəmi] 子宮卵巣摘出〔術〕，＝hystero-oothecectomy, hystero-ovariotomy.

hysteropathy [histərápəθi] 子宮疾患.

hysteropexy [hístərəpeksi] 子宮固定〔術〕.

hysterorrhaphy [histərɔ́:rəfi] 子宮縫合術.

hysterorrhexis [histərəréksis] 子宮破裂.

hysterorynter [histərəríntər] メトロイリンテル(子宮頸管拡張用ゴム嚢)，＝metreurynter.

hysterosalpingectomy [histərəsælpin-ʤéktəmi] 子宮卵管摘出〔術〕.

hysterosalpingography (HSG) [his-tərəsælpiŋgágrəfi] 子宮卵管造影〔法〕，＝uterosalpingography, hysterotubography, metrosalpingography, metrotubography.

hysterosalpingo-oophorectomy [his-tərəsælpiŋgououɑfəréktəmi] 子宮卵管卵巣摘出〔術〕，＝hysterosalpingo-oothecectomy.

hysterosalpingostomy [histərəsælpiŋ-gástəmi] 子宮卵管開口術.

hysteroscope [hístərəskoup] ヒステロスコープ，子宮鏡(子宮内視診用).

hysteroscopy [histəráskəpi] ヒステロスコピー，子宮鏡検査〔法〕.

hysterospasm [hístərəspæzəm] 子宮痙攣.

hysterotomy [histərátəmi] 子宮切開〔術〕，＝hysterotomia.

hysterotomy anterior 前壁子宮切開術.

hysterotrachelectomy [histəroutreiki-léktəmi] 子宮頸摘出〔術〕.

hysterotracheloplasty [histəroutréikilə-plæsti] 子宮頸形成術.

hysterotrachelorraphy [histəroutreiki-lɔ́:rəfi] 子宮頸縫合〔術〕.

hysterotrachelotomy [histəroutreikilátə-mi] 子宮頸切開〔術〕.

hysterotubography [histəroutju:bágrə-fi] 子宮卵管造影〔法〕.

HZ herpes zoster (帯状疱疹).

Hz hertz (ヘルツ，周波数 / 秒).

HZV herpes zoster virus (帯状疱疹ウイルス).

I

I ① iodine (ヨウ素の元素記号), ② index (係数), ③ intake (摂取), ④ electric current (電流), ⑤ intensity of magnetism (磁気力).

IA immunoassay (免疫測定法, 免疫学的検査).

IA-2 insulinoma-associated antigen 2 (インスリノーマ関連抗原).

IAB intra-aortic balloon (大動脈内バルーン).

IABC intra-aortic balloon counterpulsation (大動脈内バルーン対向拍動).

IABP intra-aortic balloon pumping (動脈内バルーンパンピング).

IADL instrumental activities of daily living (手段的日常生活動作).

I antigen I抗原(抗Iと呼ばれる抗体に対する反応によって決められる赤血球膜抗原. 自己抗I抗体は溶血性貧血の原因となる. 自然抗I抗体は表現型iのヒトの血清中に常にみられる).

IAR ① immediate allergic response (即時型アレルギー反応), ② immediate asthmatic response (即時型喘息反応).

IAS interatrial septum (心房中隔).

-iasis [aiəsis] (病的状態の意味を表す接尾語).

I-A subregion I-A亜領域(マウスの主要組織適合抗原をコードするH-2遺伝子複合体領域の一つ. $A\beta_2$座, $A\beta_1$, $A\alpha$座よりなる).

iatric [ɑiǽtrik, iː-] 医薬の, 医師の.

iatro- [aiætrou, -trə] (医師, 医療との関係を表す接頭語), = iater.

iatrogenic [aiætrəʤénik] 医原性の(医師による投薬, X線照射, 輸血などの医療行為, 内視鏡検査, 臓器生検などの診断手技により患者に好ましくない状態を惹起することの総称).

iatrogenic Creutzfeldt-Jakob disease 医原性クロイツフェルト・ヤコブ病(クロイツフェルト・ヤコブ病罹患の硬膜, 角膜, 脳への刺入針などをうけた人に出現する同病).

iatrogenic disease 医原性疾患, 医原病(手技, 投薬など医療行為全般により, 本来の疾患以外に患者に不可抗力的に発生する病気).

I band I帯, = isotropic band.

IBD inflammatory bowel disease (炎症性腸疾患).

IBL immunoblastic lymphadenopathy (免疫芽球性リンパ節炎).

IBS ① irritable bowel syndrome (過敏性腸症候群), ② isobaric solution (等比重液).

IBW ideal body weight (理想的体重).

IC ① integrated circuit (集積回路), ② inspiratory capacity ([最大]吸気量), ③ informed consent (インフォームドコンセント), ④ intracutaneous (ic. 皮内の).

i.c. inter cibos (食間).

ICA internal carotid artery (内頸動脈).

ICD ① International Classification of Diseases (国際疾病分類), ② immune complex disease (免疫複合体病), ③ intrauterine contraceptive device (子宮内避妊[器]具).

ice application 氷冷法.

ice collar 氷頸(頸部用氷嚢).

I cell inclusion cell (I細胞, 封入体細胞).

ice pack 氷罨法.

ice-pillow 氷枕(こおりまくら).

ICH intracerebral hematoma (脳内血腫).

ichor [áikɔːr] 膿漿[液], = sanies 形 ichorous.

ichoroid [áikərɔid] 膿漿様の.

ichthyism [íkθiizəm] 魚肉中毒.

ichthyismus [ikθiízməs] = ichthyism.

ichthy(o)- [ikθi(ou), -θi(ə)] (魚の意味を表す接頭語).

ichthyoid [íkθiɔid] 魚形の, 魚類の, = fish-shaped.

ichthyosis [ikθióusis] 魚りんせん(鱗癬), = fishskin disease, xeroderm.

ichthyotic [ikθiátik] 魚りんせん(鱗癬)の, 魚りんせん様の.

ichthyotoxism [ikθiətáksizəm] 魚中毒(魚の毒性物質による中毒).

ICIDH International Classification of Impairments, Disabilities, and Handicaps.

ICP intracranial pressure (頭蓋内圧, 脳圧).

ICRC International Committee of the Red Cross (赤十字国際機構).

ICRP International Commission on Radiological Protection (国際放射線防護委員会).

ICRP recommendation ICRP勧告(ICRPはInternational Commission on Radiological Protectionの略. 国際放射線防護委員会が出している放射線防護・管理に関するさまざまな勧告).

ICSA islet cell surface antigen (膵島細胞膜抗体).

ICSH interstitial cell-stimulating hormone (間質細胞刺激ホルモン).

ICT infection control team (感染対策チーム).

ictal [íktəl] 発作性の(てんかんなどの).

icteric [iktérik] 黄疸の.

ictero– [iktərou, –rə] (黄疸を表す接頭語).
icterogen [íktərəʤən] 黄疸発生物(ヒ素性化合物で，肝臓細胞に選択性毒性を呈するが，実験的には制癌作用がある) 形 icterogenic.
icterohemolytic [iktərouhi:məlítik] 黄疸性血尿の.
icterohemolytic anemia 黄疸溶血性貧血.
icterohepatitis [iktərouhepətáitis] 黄疸性肝炎.
icteroid [íktərɔid] 黄疸様の.
icterus [íktərəs] 黄疸，＝jaundice.
icterus gravis 重症黄疸(主として急性黄色肝萎縮をいう).
icterus gravis neonatorum 新生児重症黄疸(胎児溶血性疾患．母体にない血液型抗原を胎児が有する場合，母児間の同種免疫により産生された抗体が母体より胎児に移行し，胎児に溶血性貧血を起こす．新生児の主症状は貧血と黄疸である)，＝erythroblastosis fetalis.
icterus index 黄疸指数.
icterus neonatorum 新生児黄疸(生理的黄疸)，＝physiologic icterus.
ictus [íktəs] ①急発症，発作〔症状〕，②急襲.
ICU intensive care unit (集中治療室(部)).
ID ①identification (同定，識別)，②infectious disease (感染症)，③immunodeficiency (免疫不全〔症〕)，④initial diagnosis (初回診断)，⑤initial dose (初回量)，⑥inside diameter (内径)，⑦intradermal (id. 皮内の).
–id [id] (皮疹の意味を表す接尾語).
id. idem (同じく).
i.d. in diem (日中，その日のうちに).
ID_{50} median infective dose (50％感染量).
IDA iron deficiency anemia (鉄欠乏性貧血).
IDDM insulin–dependent diabetes mellitus (インスリン依存型糖尿病).
–ide [aid] (非金属元素の二元性化合物を表す接尾語).
idea [aidí(:)ə] 観念，思考，意想 複 ideas.
ideal [aidí(:)əl] 理想的な.
ideal body weight (IBW) 理想的体重(理想体重．BMI 22).
ideation [aidiéiʃən] 表象，思考過程 形 ideational.
idem (id.) [L] 同じく，＝the same.
identical twins 一卵性双胎，＝monochorionic twins.
identification (ID) [aidentifikéiʃən] ①同定(生物の属名や種名の決定)，②確認，識別，③同一視.
identity [aidéntiti] ①同一性，個性，②恒等式(等式中に含まれている文字に，いかなる数字を与えても成立するもの).
identity crisis 同一性危機.
identity diffusion 同一性拡散.
identity disorder 同一性障害(自己同一性障害．自己の単一性・連続性・不変性・独自性などからなる内的自己感覚が障害されたもので，同一性拡散，同一性危機などの状態になる．社会的機能の喪失，対人関係悪化などをきたす).
ideo– [idi:ou, ai–, –di:ə] (思考，観念との関係を表す接頭語).
idio– [idiou, –diə] (自我，自発，独特などの意味を表す接頭語).
idiocy [ídiəsi] 白痴(知能年齢3歳または知能指数IQ25以下のもので，多く先天性奇形または他の異常を伴う).
idiogram [ídiəgræm] イディオグラム，核型図式(体細胞分裂中期における染色体の大きさ，動原体の位置，腕比，付随体の有無，色素による分染構造などの観察・測定に基づく核型の図示).
idioheteroagglutinin [idiouhetərouəglú:tinin] 自発性異種凝集素.
idioheterolysin [idiouhetərálisin] 自発性異種溶解素.
idiohypnotism [idiəhípnətizəm] 自己催眠術.
idioisoagglutinin [idiouaisouəglú:tinin] 自発性同種凝集素.
idioisolysin [idiouaisálisin] 自発性同種溶解素.
idiolysin [idiálisin] 自発性溶解素.
idiopathic [idiəpǽθik] 特発性(原因の不明な疾患に付される語)，＝essential.
idiopathic amyloidosis 特発性アミロイドーシス，＝primary amyloidosis.
idiopathic generalized epilepsy 特発性全般てんかん(小児期に発病する．薬物により発作を抑制できることが多い).
idiopathic hyperaldosteronism (IHA) 特発性高アルドステロン症.
idiopathic hypercalcemia of infancy 特発性乳児高カルシウム血症.
idiopathic hypertrophic subaortic stenosis (IHSS) 特発性肥厚性大動脈弁下部狭窄，＝muscular subaortic stenosis.
idiopathic interstitial pneumonia (IIP) 特発性間質性肺炎(間質性肺炎のうち原因不明のもの．労作時呼吸困難，乾性咳嗽の症状を呈し，徐々に進行する).
idiopathic (juvenile) osteoporosis 特発性〔若年性〕骨粗鬆症(思春期前の小児に骨粗鬆症を生じるまれな疾患).
idiopathic myelofibrosis 特発性骨髄線維症，＝primary myelofibrosis.
idiopathic orthostatic hypotension 特発性起立性低血圧，＝Shy–Drager syndrome.
idiopathic osteonecrosis 特発性骨

壊死.

idiopathic osteonecrosis of femoral head 特発性大腿骨頭壊死症.

idiopathic portal hypertension (IPH) 特発性門脈圧亢進症(脾腫, 貧血, 門脈圧亢進を示すが, 原因疾患を証明しえないもの), ＝Banti syndrome (disease).

idiopathic pulmonary fibrosis (IPF) 特発性肺線維症.

idiopathic pulmonary hemosiderosis 特発性肺ヘモジデローシス(肺内のヘモジデリン沈着症で, 血痰, 呼吸困難, 貧血をみる).

idiopathic respiratory distress syndrome (IRDS) 特発性呼吸窮迫症候群.

idiopathic retroperitoneal fibrosis 特発性後腹膜腔線維化症(後腹膜腔に進行性の線維性増殖をきたす疾患で, 線維化が進むと両側尿管の狭窄を生じ, 水腎症のため腎不全に陥る).

idiopathic thrombocytopenic purpura (ITP) 特発性血小板減少性紫斑〔病〕(自己免疫性, 内分泌機能の異常によって生じる原因不明の血小板減少と紫斑など), ＝immune thrombocytopenic purpura, Werlhof disease.

idiopathic ventricular fibrillation 特発性心室細動.

idiopathy [idiάpəθi] 特発性疾患(交感性や外傷性でなく, 自然発生した病的状態) 形 idiopathic.

idiophrenic [idioufrénik] 脳自体の.

idiosyncrasy [idiəsíŋkrəsi] ①特異〔体〕質, ②個人的性癖 形 idiosyncratic.

idiot [ídiət] [F] 白痴〔者〕, 痴呆.

idiot-savant [F] イディオサヴァン, 天才白痴(一般的な知能は低いが, ある特定の精神的作業に対して, 並はずれた特殊な才能を有する人).

idiotype [ídiətaip] イディオタイプ, 遺伝型, 因子型(抗体分子の可変部領域(V_H,V_L)の抗原構造), ＝genotype.

idiotype suppression イディオタイプ抑制(抗イディオタイプ抗体を投与することにより, 抗体の産生や細胞性免疫が抑制される現象).

idioventricular [idiouventríkjulər] 心室自体の, 心室固有の.

IDL intermediate density lipoprotein (中間密度リポタンパク).

IDM infant from diabetic mother (糖尿病母体からの出生児).

IDR intradermal reaction (皮内反応).

IDSEP increased dead space and expiratory pressure (死腔負荷法).

IDT ①intradermal test (皮内テスト), ②immunodiffusion test (免疫拡散法).

IE infective endocarditis (細菌性心内膜炎).

I/E inspiratory-expiratory ratio (吸気呼気時間比).

I & E internal and external (内/外).

IED immune-enhancing diet (免疫増強〔経腸〕栄養剤).

IEL intraepithelial lymphocyte (上皮内リンパ球).

IEP individualized education program (個人的障害者教育プログラム).

IF ①intermediate form (中間体), ②intrinsic factor (内〔因性〕因子).

IFG impaired fasting glycemia (空腹時血糖異常).

IFN interferon (インターフェロン).

IFR inspiratory flow rate (吸気流量).

IFV intracellular fluid volume (細胞内液量).

IG intragastric (胃内).

Ig, IG immunoglobulin (免疫グロブリン).

IgA immunoglobulin A (免疫グロブリンA).

IgD immunoglobulin D (免疫グロブリンD).

IgE immunoglobulin E (免疫グロブリンE).

IgG immunoglobulin G (免疫グロブリンG).

IgM immunoglobulin M (免疫グロブリンM).

ignipuncture [ignipʌ́ŋktʃər] 焼刺法.

IGT impaired glucose tolerance (耐糖能異常).

IH ①infectious hepatitis (流行(伝染)性肝炎), ②in hospital (〔病〕院内).

IHA ①idiopathic hyperaldosteronism (特発性高アルドステロン症), ②implantable hearing aid (植込み型補聴器).

IHD ischemic heart disease (虚血性心疾患).

IHR intrinsic heart rate (固有心拍数).

^{131}I-HSA iodine-131-labeled human serum albumin (^{131}I 標識ヒト血清アルブミン).

IHSS idiopathic hypertrophic subaortic stenosis (特発性肥厚性大動脈弁下部狭窄).

IIDM insulin-independent diabetes mellitus (インスリン非依存型糖尿病).

IIP idiopathic interstitial pneumonia (特発性間質性肺炎).

IJV internal jugular vein (内頸静脈).

IL interleukin (インターロイキン).

ILD interstitial lung disease (間質性肺疾患).

Ile isoleucine (イソロイシン).

ileac [íliæk] ①イレウス様の, ②回腸の, ＝ileal.

ileal [íliəl] 回腸の, ＝ileac.

ileal arteries 回腸動脈(上腸間膜動脈の枝), ＝arteriae ilei [L].

ileal kink 小腸のねじれ.
ileal veins 回腸静脈, ＝venae ilei [L].
ileectomy [iliéktəmi] 回腸切除術.
ileitis [iliáitis] 回腸炎.
ileo– [iliou, –liə] (回腸との関係を表す接頭語).
ileocecal [iliousí:kəl] 回盲部の.
ileocecal valve 回盲弁(回腸終末部と盲腸との接合点にある弁で，上下唇からなる．結腸弁，バウヒン弁ともいう)，＝valva ileocaecalis [L], colic valve, ileocolic valve, Bauhin valve.
ileocecostomy [iliousikástəmi] 回腸盲腸吻合術.
ileocolic [ilioukálik] 回結腸の，＝ileocolonic.
ileocolic artery 回結腸動脈(上腸間膜動脈の枝で回腸，盲腸，虫垂，上行結腸に分布)，＝arteria ileocolica [L].
ileocolic vein 回結腸静脈，＝vena ileocolica [L].
ileocolitis [ilioukouláitis] 回結腸炎.
ileocolostomy [ilioukoulástəmi] 回〔腸〕結腸吻合術.
ileocystoplasty [iliəsístəplæsti] 回腸膀胱形成〔術〕(回腸の一部を切離し，その両端を縫合閉鎖して膀胱と吻合する．これにより膀胱の容量を増大できる).
ileoileostomy [iliouiliástəmi] 回腸回腸吻合〔術〕.
ileojejunitis [ilioudʒedʒu:náitis] 回空腸炎.
ileopexy [íliəpeksi] 回腸固定〔術〕.
ileoproctostomy [iliouprɑktástəmi] 回直腸吻合術.
ileorr(h)aphy [ilió:rəfi] 回腸縫合術.
ileosigmoidostomy [iliousigmɔidástəmi] 回腸S状結腸吻合〔術〕.
ileostomy [iliástəmi] 回腸瘻造設〔術〕.
ileotomy [iliátəmi] 回腸切開術.
ileum [íliəm] 回腸(空腸に続く小腸の末端部，大腸初部の盲腸につながる)，＝ileum [L].
ileus [íliəs] 腸閉塞，吐糞症，イレウス(腸管の物理的狭窄や閉塞または機能〔的〕障害(痙攣や麻痺)により起こる腸閉鎖症．腸管の血行障害を伴う絞扼性イレウスは手術的療法によらなければ致命の危険がある).
iliac [íliæk] 腸骨の.
iliac bone 腸骨(寛骨を構成する3つの骨の1つで最も上方にあり腸と接する．寛骨は腸骨，坐骨，恥骨よりなる)，＝os ilium [L], ilium.
iliac colon 腸骨部結腸(S状結腸の腸骨部).
iliac crest 腸骨稜，＝crista iliaca [L].
iliacosubfascial fossa 腸骨筋膜下窩，＝fossa iliacosubfascialis.
iliacosubfascial hernia 腸骨筋膜下ヘルニア.
iliacus [iláiəkəs] 腸骨筋，＝musculus iliacus [L].
ilio– [iliou, –liə] (腸骨との関係を表す接頭語).
iliococcygeal [ilioukɑksídʒiəl] 腸尾骨の.
iliocostalis [ilioukɑstéilis] 腸肋筋(脊柱起立筋の一つ)，＝musculus iliocostalis [L].
iliocostalis lumborum 腰腸肋筋(背部深層の筋で，脊柱起立筋に属す)，＝musculus iliocostalis lumborum [L].
iliocostalis thoracis 胸腸肋筋(背部深層の筋，脊柱起立筋の一つ)，＝musculus iliocostalis thoracis [L].
iliofemoral [ilioufémərəl] 腸骨大腿骨の.
iliofemoral ligament 腸骨大腿靱帯(股関節の靱帯の一つ)，＝ligamentum iliofemorale [L].
iliohypogastric nerve 腸骨下腹神経(腰神経叢の枝の一つで下腹部に分布する)，＝nervus iliohypogastricus [L].
ilioinguinal [iliouíŋgwinəl] 腸骨鼠径の.
ilioinguinal nerve 腸骨鼠径神経(腰神経叢の枝の一つで外陰部などに分布する)，＝nervus ilioinguinalis [L].
iliolumbar [ilioulʌ́mbər] 腸腰の.
iliolumbar artery 腸腰動脈，＝arteria iliolumbalis [L].
iliolumbar vein 腸腰静脈，＝vena iliolumbalis [L].
iliopectineal [ilioupektíniəl] 腸恥骨の.
iliopectineal line 腸恥骨線(分界線のこと).
iliopsoas [iliousóuəz] 腸腰筋，＝musculus iliopsoas [L].
iliosacral [iliouséikrəl] 腸仙骨の.
iliosciatic [iliousaiǽtik] 腸坐骨の.
iliotibial tract 腸脛靱帯(大腿筋膜の外側の肥厚部)，＝tractus iliotibialis [L].
iliotrochanteric [ilioutroukæntérik] 腸骨転子の.
ilium [íliəm] 腸骨(寛骨をつくる3つの骨(腸骨，坐骨，恥骨)の一つ)，＝os ilium [L].
ill [íl] ①病，②不機嫌.
illicit drug 違法製造薬品，密造薬，密売薬.
illness [ílnis] 病気，＝disease.
illusion [il(j)ú:ʒən] 錯覚(実際の知覚を錯解する精神状態あるいは間違った感覚印象) 形 illusional.
ILM internal limiting membrane (内境界膜).
IM ①internal medicine (内科学)，②intramuscular (im. 筋肉内の).
131IMAA iodine–131–labeled macroaggregated albumin (131I標識大凝集アルブミン).

image [ímiʤ] 像，心像(精神科).
imagery [ímiʤri] 結像.
imaging [ímiʤiŋ] イメージング，画像化.
imago [iméigou] ①成体(昆虫が性的に成熟した時期)，②心像，イマーゴ(精神分析学で小児期に崇拝または恋慕した人物，多くは両親の像を成人期にまで持続すること) 複 imagines 形 imaginal.
imbalance [imbǽləns] 平衡異常，平衡失調.
imbibition [imbibíʃən] ①吸水，浸染，膨潤，膨化，②潅水法.
imbibition pressure 膨潤圧(膠質が水を吸収して容積を増すために生ずる圧力).
imbricate [ímbrikeit] かわら状の.
IMG inferior mesenteric ganglion (下腸間膜神経節).
131I-MIBG metaiodobenzyl guanidine (131I-メタヨードベンジルグアニジン).
imidazole [imidǽzoul] イミダゾール(容易に合成でき，ヒスタミン，ヒスチジン，プリビンなどの誘導物をつくる)，＝iminazole, glyoxaline.
imid(e) [ímaid] イミド(酸基に2価基>NH が結合した化合物).
imido- [ímidou, -də] (イミド基を表す接頭語).
imino- [íminou] (イミノ基 NH= を表す接頭語).
imipramine [imíprəmi:n] イミプラミン(三環系抗うつ薬).
imitation [imitéiʃən] 模倣 形 imitative.
imitative [ímitətiv] 模倣的な.
imitative behavior 模倣行動.
immature [imətʃúər] 未熟の，幼若の.
immature cataract 未熟白内障.
immature labor 未熟産.
immediate [imí:diət] 直接の，即時〔型〕の.
immediate allergic response (IAR) 即時型アレルギー反応.
immediate allergy 即時型アレルギー(I型アレルギー反応. 感作された個体ではアレルゲン曝露後，数分以内に反応が発現しはじめ，1時間以内でピークに達する).
immediate asthmatic response (IAR) 即時型喘息反応.
immediate denture 即時義歯，＝immediate insertion denture.
immediate early gene 前初期遺伝子(ウイルス感染後，ただちに発現するウイルス遺伝子).
immediate hypersensitivity reaction 即時型過敏反応.
immediate percussion 直接打診法，＝direct percussion.
immediate reaction 即時〔型〕反応，＝immediate hypersensitivity reaction.
immediate union 一次癒合，＝healing by first intention.
immersion [imə́:ʃən, -ʒən] ①液浸(液体に浸して標本を高倍率で鏡検すること)，②潜入(天体が月の背後に隠れる現象).
immiscibility [imisibíliti] 不混和性 形 immiscible.
immobilization [imoubilaizéiʃən] 固定，不動化，非可動化 動 immobilize.
immortality [imɔ:tǽliti] ①不滅，不死，②無限生存の妄想(心理学) 形 immortal.
immortalization [imɔ:təlaizéiʃən] 不老化(試験管内で培養している正常細胞に，ウイルス感染などにより永遠の寿命をもつ性質を与えること).
immotile [imóutil] 動かない.
immotile cilia syndrome 線毛不動症候群(線毛の超微構造的異常に基づく全身の線毛機能の不全症で，同じ形態を示す精子鞭毛の機能不全も起こる. 代表的疾患としては Kartagener syndrome がある).
immovable [imú:vəbl] 固定した，不動の.
immovable bandage 固定包帯.
immovable joint 不動関節，＝synarthrosis.
immune [imjú:n] 免疫〔性〕の.
immune adherence hemagglutination assay (IAHA) 免疫粘着赤血球凝集測定法(細菌やウイルスに反応する抗体を検出する方法).
immune adherence reaction 免疫粘着反応，免疫付着反応(細菌やウイルス粒子などの粒子抗原に抗体と補体が反応した際に，C3b 受容体をもったヒト赤血球や多核白血球などに免疫複合体が吸着する現象).
immune assay 免疫測定法(抗原抗体反応を用いて物質を測定する方法の総称)，＝immunoassay.
immune complex 免疫複合体(抗原・抗体・補体の複合物)，＝antigen-antibody complex.
immune complex disease (ICD) 免疫複合体病.
immune complex glomerulonephritis 免疫複合体腎炎(糸球体に免疫複合体や補体の沈着が認められる糸球体腎炎).
immune-enhancing diet (IED) 免疫増強〔経腸〕栄養剤.
immune organs 免疫臓器(リンパ組織など).
immune precipitate 免疫沈降物(特異抗原と抗体との結合により生じた沈殿).
immune protein 免疫タンパク〔質〕.
immune reaction 免疫反応.
immune reconstitution inflammatory syndrome (IRIS) 免疫再構築症

候群.

immune response 免疫応答(抗原への曝露によって動物体の反応性が特異的に変化した状態のこと. 抗体産生, 細胞媒介免疫または免疫寛容として表現される).

immune response gene (Ir gene) 免疫応答遺伝子(合成ポリペプチドに対する免疫応答を支配する遺伝子. H-2I 領域の遺伝子に相当する).

immune serum 免疫血清(ある特定の抗原に対する抗体を含んでいる血清).

immune serum globulin (ISG) 免疫血清グロブリン(ヒト成人血清由来グロブリン溶液で, 多くの抗体を含む).

immune suppression 免疫抑制(免疫反応のうち, その反応を抑える現象).

immune surveillance 免疫監視機構.

immunifacient [imju:niféiʃənt] 免疫発生薬.

immunity [imjú:niti] 免疫〔性〕(異物を排除するような反応. 非自己を認識し, 非自己を排除するような一連の反応).

immunization [imju:nizéiʃən] 免疫法, 免疫処置(免疫反応を惹起するための操作, 免疫応答が成立するときの免疫学的過程).

immunize [ímjunaiz] 免疫する.

immunizing unit (IU) 免疫単位.

immunoadjuvant [imjunouǽdʒuvənt] 免疫アジュバント(抗原とともに投与することにより, その抗原に対する免疫反応を増強させる物質).

immunoadsorption [imjunouædsɔ́:pʃən] 免疫吸着法(抗体を血清などから分離・精製する一法).

immunoassay (IA) [imjunouəséi] 免疫測定法, 免疫学的検査(抗原抗体反応を利用して, ホルモン濃度などを測定する方法), = immune assay.

immunoblast [ímjunəblæst] 免疫芽球, 免疫芽細胞(免疫担当細胞の前駆細胞の総称).

immunoblastic [imjunəblǽstik] 免疫芽球型.

immunoblastic lymphadenopathy (IBL) 免疫芽球性リンパ節炎, = angioimmunoblastic T-cell lymphoma.

immunoblastic lymphoadenopathy-like T cell lymphoma 免疫芽球性リンパ節炎様T細胞リンパ腫, = angioimmunoblastic T-cell lymphoma.

immunoblot [ímjunəblat] = immunoblotting.

immunoblotting [ímjunəblatiŋ] 免疫ブロット法(タンパク質を分離, 同定する方法. ゲルからニトロセルロースなどの膜上にタンパクを転写し, 抗体を反応させる), = immunoblot technique, Western blotting.

immunocompetence [imjunəkámpətəns] 免疫適格, 免疫能(抗原に曝露された際に, 正常な免疫反応を生じる能力).

immunocompetent [imjunəkámpətənt] 免疫適格性, 免疫応答性(正常な免疫能を有すること).

immunocompromised [imjunəkámprəmaizd] 免疫無防備状態の(免疫不全状況下にある個体を表す).

immunocompromized host 易感染性宿主, = compromized host.

immunoconglutinin [imjunoukanglú:tinin] 免疫コングルチニン(補体成分, 特に C3b, C4b に対する自己抗体).

immunocyte [imjúnəsait] 免疫担当細胞(すべての免疫担当細胞を総称する用語).

immunocytoadherence [imjunousaitouædhíərəns] 免疫〔担当〕細胞付着.

immunocytochemistry [imjnousaitəkémistri] 免疫細胞化学.

immunodeficiency (ID) [imjunoudifíʃənsi] 免疫不全, 免疫欠乏(免疫系に欠陥があり, 生体に防御不全が存在すること).

immunodeficiency syndrome 免疫不全症候群, 免疫不全症(免疫系のいずれかに欠陥があるため感染を受けやすい状況にあること. 原発性と続発性がある).

immunodeficient [imjunoudifíʃənt] 免疫不全.

immunodiffusion [imjunoudifjú:ʒən] = immunodiffusion test.

immunodiffusion test (IDT) 免疫拡散法(ゲル内で抗原や抗体を反応させ, それらの存在などを知るための実験方法).

immunoelectrophoresis [imjunouilektroufərí:sis] 免疫電気泳動〔法〕(抗原を電気泳動と免疫拡散法を組み合わせて分離・同定する方法).

immunoengineering [imjunouendʒəníəriŋ] 免疫工学.

immunoenhancement [imjunouenhǽnsmənt] 免疫増強.

immunoenhancer [imju:nouenhǽnsər] 免疫増強剤(免疫反応を亢進させる物質).

immunofluorescence [imjunouflu:ərésəns] 免疫蛍光法(抗原や抗体の存在を検出するため, 蛍光色素で標識した抗体または抗原を用いる方法).

immunofluorescent assay with Raji cells ラジ細胞免疫蛍光法.

immunogen [ímjunədʒən] 免疫原, = antigen.

immunogenetics [imjunoudʒenétiks] 免疫遺伝学.

immunogenic [imjunədʒénik] 免疫原の.

immunogenicity [imjunədʒənísiti] 免疫原性(免疫原が生体内で免疫を誘起する活性).

immunogenic signal 免疫原性シグナル.

immunoglobulin (Ig, IG) [imjunəglábjulin] 免疫グロブリン(抗体としての分子

構造をもち，免疫を担う糖タンパク質．高等動物では，IgG，IgA，IgM，IgD，IgE の5種類に分けられる）．

immunoglobulin A (IgA) 免疫グロブリンA（全免疫グロブリン量の10〜15％を占める．外分泌液中では主要な免疫グロブリンで，体表面，粘膜面の一次生体防御に働く）．

immunoglobulin constant region 免疫グロブリンの定常部領域（可変部領域からC末端にかけての一次構造）．

immunoglobulin D (IgD) 免疫グロブリンD（ヒト血清中にわずかしか存在しない．IgM とともに成熟B細胞表面に発現して抗原受容体として機能する）．

immunoglobulin domain 免疫グロブリン領域（免疫グロブリンポリペプチド鎖の構造単位）．

immunoglobulin E (IgE) 免疫グロブリンE（ヒト血清中にはごく微量しか含まれていないが，アレルギーやアナフィラキシーの主要な原因となる）．

immunoglobulin G (IgG) 免疫グロブリンG（ヒトでは全免疫グロブリン量の70〜80％を占める最も多い抗体．主に二次免疫応答において機能し，補体の活性化，細菌の貪食促進などに働く．また，胎盤通過性があり，新生児体内での免疫応答に関与する）．

immunoglobulin gene 免疫グロブリン遺伝子（免疫グロブリンポリペプチド鎖をコードする遺伝子）．

immunoglobulin G myeloma (IgG myeloma) IgG 骨髄腫（IgG 産生性の腫瘍性形質細胞の増殖性疾患）．

immunoglobulin hypervariable region 免疫グロブリンの超可変部領域．

immunoglobulin M (IgM) 免疫グロブリンM（免疫反応の初期に産生される．補体の活性化能が高い．成熟B細胞表面では IgD とともに発現して抗原受容体として機能する）．

immunoglobulin receptor 免疫グロブリン受容体（B細胞表面に存在する免疫グロブリンH鎖とL鎖により構成される抗原受容体）．

immunoglobulin subclass 免疫グロブリンサブクラス（免疫グロブリンの各クラスを一次構造の違いによりさらに細かく分類したもの）．

immunoglobulin superfamily 免疫グロブリンスーパーファミリー（免疫グロブリンの定常部または可変部ドメインと相同性のあるドメインを1つあるいは複数個含むという構造上の特徴をもつタンパク質の総称）．

immunoglobulin variable region 可変部領域（H鎖とL鎖とに認められるN末端側のアミノ酸組成に多様性のある部分）．

immunohistochemistry [imjunouhistəkémistri] 免疫組織化学（組織における抗原分子の局在などを検索する分野），＝immunocytochemistry．

immunologic [imjunəlάʤik] 免疫の，免疫学的，＝immunological．

immunological [imjunəlάʤikəl] 免疫学的な．

immunological enhancement 免疫学的増強，＝immunoenhancement．

immunological escape mechanism 免疫回避機構．

immunologically activated cell 免疫〔学的〕活性化細胞．

immunologically competent cell 免疫適格細胞（免疫系の機能を行いうる状態にあるリンパ球をいう）．

immunological memory 免疫学的記憶（獲得免疫系で，初回の抗原曝露の記憶を保持して，二次反応をより速やかに生じること）．

immunological rejection 免疫学的拒絶〔反応〕．

immunological surveillance 免疫学的監視（体細胞突然変異によりある頻度で出現すると予想される悪性化細胞を免疫学的機構により識別してそれらを排除するという概念）．

immunological surveillance mechanism 免疫監視機構（Burnel より提唱された）．

immunological tolerance 免疫寛容（抗原特異的に免疫反応が失われている状態）．

immunologic sterility 免疫性不妊（体外受精の対象となる）．

immunology [imju:nάləʤi] 免疫学．

immunomodulator [imjunoumάdjuleitər] 免疫調節薬（免疫機能低下時には免疫能を増強，亢進時には抑制的に働くと考えられる薬剤）．

immunopotentiation [imjunoupoutənʃiéiʃən] 免疫強化（免疫応答性を増強させる処置）．

immunopotentiator [imjunoupouténʃieitər] 免疫増強薬，免疫強化物質．

immunoprecipitation reaction 免疫沈降反応（タンパク質や多糖質などの可溶性高分子の抗原に抗血清あるいは抗体を反応させた結果，抗原抗体複合体が生成され，不溶性となり沈殿する反応）．

immunoproliferation [imjunouproulifəréiʃən] 免疫増殖（抗体産生にかかわるリンパ球系細胞の増殖）．

immunoproliferative small intestinal disease 免疫増殖性小腸疾患（α 鎖病に，小腸のびまん性形質細胞浸潤を伴った疾患．リンパ球増殖性小腸疾患）．

immunoprophylaxis [imjunouproufilǽksis] 免疫防御（免疫による疾病発生の防御）．

immunoradiometric [imjunoureidiəmét-

rik］イムノラジオメトリック．
immunoradiometric assay (IRMA) 免疫放射定量法（固相に抗体を付着，抗原を加えて，固相に結合した抗体の放射活性から測定すべき抗原の量がわかる）．
immunoreactive ［imjunouriǽktiv］ 免疫反応性（免疫反応を示す状態のこと）．
immunoreactive glucagon (IRG) 免疫反応性グルカゴン．
immunoreactive insulin (IRI) 免疫反応性インスリン．
immunosorbent ［imjunousɔ́:bənt］ 免疫吸着物（免疫吸着法で用いられる可溶性でない抗原または抗体），＝immunoadsorbent.
immunosuppressant ［imjunousəprésənt］ 免疫抑制薬（生体に不利な免疫反応を抑制して，疾病の発症や進行を阻止，病態の改善をはかる薬剤），＝immunosuppressive drug, immunosuppressive agent.
immunosuppression ［imjunousəpréʃən］ 免疫抑制，＝immunodepression.
immunosuppressive ［imjunousəprésiv］ 免疫抑制の，免疫抑制的な，＝immunodepressive.
immunosurveillance ［imjunousə:véiləns］ 免疫監視機構（免疫学的機構により体内の細胞の性状が恒常的に監視されている状態），＝immunologic surveillance.
immunotherapy ［imjunəθérəpi］ 免疫療法（感染症に対する免疫グロブリン投与，能動免疫，養子免疫，さらに免疫強化薬療法などの総称をさすことが多い）．
immunotoxin ［imjunətɑ́ksin］ 免疫毒素．
immunotransfusion ［imjunoutrænsfjú:ʒən］ 免疫輸血（患者の感染微生物で免疫された供血者から得られる血液（抗体を含む）で患者が受動的に免疫されること）．
impacted ［impǽktid］ ①埋伏した，②衝突した．
impacted fracture 嵌入骨折，楔入骨折，嵌合骨折．
impair ［impéər］ 障（傷）害する，減弱させる，そこなう．
impaired ［impéərd］ 障害の，障害された．
impaired adjustment 適応の障害．
impaired fasting glycemia (IFG) 空腹時血糖異常．
impaired glucose tolerance (IGT) ①耐糖障害，耐糖能低下，②境界型糖尿病（糖負荷試験で，糖尿病型，正常型にも属さない血糖値を示す群）．
impaired social interaction 社会的相互作用の障害．
impaired verbal communication 言語コミュニケーション障害．
impairment ［impéəmənt］ 〔機能〕障害，損傷，欠陥，減弱，悪化．
impalement ［impéilmənt］ 杙（よく）創（切り株などの尖った上に落下などしてできる創）．
impedance ［impí:dəns］ インピーダンス（①気流，電流など流れに対する抵抗，②交流回路の抵抗を示す量）．
impedance plethysmography (IPG) インピーダンスプレチスモグラフィー（血管内容量が脈波により変化することを利用した脈波計の一種）．
impending myocardial infarction 切迫心筋梗塞，＝acute coronary insufficiency, unstable angina.
imperforate ［impə́:fəreit］ 閉塞した，無孔の．
imperforate anus 鎖肛．
imperforation ［impə:fəréiʃən］ 不穿孔，無孔，閉塞．
impermeability ［impə:miəbíliti］ 不透過性，不浸透性 形 impermeable.
impetiginous ［impitíʤinəs］ 膿痂疹性の．
impetigo ［impitáigou］ 膿痂疹（いわゆるとびひ），＝serum pox.
impetigo bullosa 水疱性膿痂疹（主に黄色ブドウ球菌による膿痂疹で，水疱を形成し周囲皮膚に伝染する．乳幼児に好発する）．
impetigo contagiosa 伝染性膿痂疹．
impetigo crustosa 痂皮性膿痂疹（レンサ球菌による膿痂疹で，厚い痂皮を形成する）．
implant ［ímplænt］ ①移植，②充填．
implantable ［implǽntəbl］ 移植可能〔異〕物，植え込み可能〔異〕物．
implantable cardioverter defibrillator (ICD) 植込み型除細動器．
implantable hearing aid (IHA) 植込み型補聴器．
implantable pacemaker 植込み〔式〕ペースメーカ．
implantation ［implæntéiʃən］ ①移植，②納入（骨頭部の），③挿入術（神経の），④着床（胚子の），＝nidation，⑤移植培養，＝inculturing.
implosion ［implóuʒən］ 内的破砕療法．
imported infectious disease 輸入感染症（わが国には常在しないか，あってもまれな伝染病が，これらの常在する国に旅行して感染し帰国後に発病したり，輸入食品から持ち込まれる伝染病．コレラ，マラリアなど）．
impotence ［ímpətəns］ 陰萎，インポテンス（勃起不全），性交不能症（現在では一般に erectile dysfunction (ED) の語が用いられる），＝erectile dysfunction, impotency, asynodia, invirility.
impregnate ［imprégneit］ ①浸透させる（染色液などを），②受胎させる．
impression ［impréʃən］ ①印象（歯科で用いる），型穴，②圧痕，＝impressio，③圧入法（眼科），④印象（精神または身体に外界からの影響が残ること），感じ．

imprinting [imprínti ŋ] インプリンティング，刷込み．

improper [imprápər] ①不当な，誤った，②非固有．

improper fraction 仮分数(分子が分母より大きい値をもつ分数で，真分数 proper fraction に対立する語)．

improve [imprú:v] 改善する，改良する，向上させる(する)，増進させる(する)，進歩させる(する)．

improvement [imprú:vmənt] 改善，改良，向上，進歩．

impulse [ímpʌls] ①衝動，インパルス，衝撃(原子核，宇宙線)，②欲求(精神)，③力積(力の大きさと，これが作用する時間との積)．

impulse conducting system 刺激伝導系(特殊心筋よりなる心臓のペースメーカ)，＝systema conducens cardiacum [L].

impulsion [impʌ́lʃən] 欲求 形 impulsive.

impulsive [impʌ́lsiv] 衝動的な．

IMR infant mortality rate (乳児死亡率)．

IMV intermittent mandatory ventilation (間欠的強制換気〔法〕)．

In indium (インジウムの元素記号)．

in- (①内へ，内に，否定，増強などの意を表す接頭語．②ino- に同じ接頭語)．

inactivate [inǽktiveit] 不活〔性〕化する．

inactivated poliovirus vaccine (IPV) 不活化ポリオウイルスワクチン．

inactivated virus 不活化ウイルス．

inactivated virus vaccine 不活化ウイルスワクチン．

inactive [inǽktiv] 不活〔性〕の，非活動〔性〕の．

inactive repressor 不活性リプレッサー(調節遺伝子の産物．コリプレッサーと結合して活性リプレッサーを形成し，オペレータに結合することにより転写を阻害するタンパク質)，＝aporepressor.

inactive tuberculosis 不活動性結核症(長期にわたり何らの臨床的所見のない型)．

inanimate [inǽnimeit] 生命のない，無生物の．

inanition [inəníʃən] 飢餓による衰弱．

inapparent [inəpǽrənt] 明らかでない，不顕性の．

inapparent infection 不顕性感染．

inappetence [inǽpitəns] 食欲欠乏，食思不振，＝anorexia.

inarticulate [inɑ:tíkjuleit] 無関節の，言語不明瞭の．

in articulo mortis [L] 臨終に．

inassimilable [inəsímiləbl] 不同化の 名 inassimilability.

inattention [inəténʃən] 注意障害．

inborn [ínbɔ:n] 生まれつきの(先天性)．

inborn errors of metabolism 先天性代謝異常．

inbred [inbréd] ①同系交配の，②近親交配の．

inbred strain 近交系マウス(兄妹交配を繰り返すことにより，ヘテロ接合型が減少し，ホモ接合型が上昇し，遺伝的に均一な個体を再生産する目的で開発されたマウスの系統)．

inbreeding [inbrí:diŋ] ①近親交配，同系交配(植物または動物における近縁の交配．遺伝実験における親子，兄妹，姉弟などを交配させる)，②血族結婚，＝consanguinity.

inca bone インカ骨(後頭骨と頭頂骨間にある通常みられない骨でインカ人に多くみられる)，＝os incae [L].

incarcerated hernia 嵌頓ヘルニア(ヘルニア門で絞扼されて整復し得ないもの)．

incarceration [inkɑ:səréiʃən] 嵌頓〔症〕 形 incarcerated.

incarceration symptom 嵌頓症状(腎の茎捻転によると考えられている腎疼痛，胃痛，発熱，虚脱などの症候群)，＝Dietl crisis.

incentive [inséntiv] 誘因，動機，＝incentivus, provocative.

incest [ínsest] 血族性交，近親相姦 形 incestuous.

incidence [ínsidəns] ①頻度，発生〔率〕，発症〔率〕，罹患〔率〕，②入射．

incidence rate 罹患率(通常は1年内に新発生した疾病異常者数の単位人口に対する割合をいう)，＝morbidity rate.

incident [ínsidənt] ①インシデント(本来の意味は事件，出来事．患者に障害を及ぼすまでに至らない医療上のミスをいう．ニアミス，ヒヤリ・ハットともいわれる)，②投射の．

incidental [insidéntəl] ①偶発の，②付随的な，随伴性の．

incidentaloma [insidentəlóumə] 偶然腫瘍，偶然発見腫瘍．

incident-light fluorescence microscope 落射蛍光顕微鏡．

incineration [insinəréiʃən] ①灰化，焼却，②火葬．

incisal [insáizəl] 切歯の，切端の．

incisal guide angle 切歯路角．

incise [insáiz] 切開する．

incised wound 切創．

incision [insíʒən] 切開〔術〕(人体の外科的手術において切り開くこと)．

incisional hernia 切開創ヘルニア(瘢痕ヘルニア)．

incisive [insáisiv] ①鋭利な，②切歯の．

incisive bone 切歯骨，＝intermaxillary bone.

incisive canal 切歯管(切歯孔から鼻窩に達する上顎骨の管)，＝canalis incisivus.

incisive suture 切歯縫合(胎児にみられる前上顎骨と上顎骨との縫合で出産前に消失する).
incisor [insáizər] 切歯(門歯), ＝dens incisivus.
incisor canal 切歯管, ＝anterior palatine canal.
incisor crest 切歯稜(上顎骨鼻稜の前方延長部).
incisura [insisjú:rə] 切痕, ＝incisure.
incisure [insíʒər] 切痕, ＝notch.
inclination [inklinéiʃən] ①傾向, 性癖(精神), ②傾斜(歯の鉛直線からの変位または回転).
inclusion [inklú:ʒən] 封入, 封入体.
inclusion body (IB) 封入体(ウイルスなどの感染や化学物質により細胞内に光学顕微鏡で認めることのできる特徴ある小体. ウイルス感染細胞では核内封入体, 細胞質内封入体がみられ, ウイルスの種類により, 大きさ, 形状, 分布は異なる).
inclusion cell (I cell) I細胞, 封入体細胞(ムコリピドーシスにみられる異常な線維芽細胞).
inclusion conjunctivitis 封入体結膜炎(トラコーマクラミジア *Chlamydia trachomatis* による疾患).
incompatibility [inkəmpætibíliti] ①不適合(血液群または血液型の), ②禁忌(薬物の), ③不和合 形 incompatible.
incompatible [inkəmpǽtibl] 不適合の.
incompatible transfusion 不適合輸血(患者の血液型(A, B, AB, O)と一致しない血液型の輸血を行うこと).
incompetence [inkámpitəns] ①不全〔症〕, ②無能, ＝incompetency 形 incompetent.
incomplete [inkəmplí:t] 不全の, 不完全の.
incomplete abortion 不全流産(自然流産の一つ. 胎児や付属物が完全に排出できない状態).
incomplete antibody 不完全抗体(凝集反応の際, 抗原結合能を有するが, 凝集活性を示さない抗体をいう).
incomplete disinfectant 不全消毒薬(菌体のみに作用し芽胞に影響を与えないもの).
incomplete heart block 不完全ブロック(心ブロックの初期のことで, 伝導時間の延長は心電図により発見される).
incomplete virus 不完全ウイルス.
inconstant [inkánstənt] ①不規則な, ②不定の.
incontinence [inkántinəns] 失禁.
incontinent [inkántinent] 失禁の.
incontinentia [inkantinénʃiə] [L] 失禁, 失調〔症〕.
incoordination [inkouɔ:dinéiʃən] 協調不能, 共同運動失調, 失調.
increased dead space and expiratory pressure (IDSEP) 死腔負荷法.
increment [ínkrimənt] 増度, 増量, 増分, 増強 形 incremental.
incretion [inkrí:ʃən] 内分泌, ＝internal secretion, endocrine.
incrustation [inkrʌstéiʃən] 痂皮形成, 結痂, かさぶた.
incubation [inkjubéiʃən] ①潜伏〔期〕(伝染病などの), ②ふ(孵)卵, 培養, ③保温, ④保育.
incubation period 潜伏期(細菌感染が起こってから発病までの期間).
incubator [ínkjubeitər] ふ卵器, 定温器, 恒温器, ＝thermostat, 保育器(早産児の発育を助長するために用いる), ＝infant incubator.
incubus [ínkjubəs] 悪夢(うなされ), ＝nightmare.
incudal [ínkjudəl] キヌタ(砧)骨の.
incudectomy [inkjudéktəmi] キヌタ(砧)骨切除術.
incudostapedial [inkju:doustəpí:diəl] キヌタ・アブミ骨の, ＝incostapedial.
incurable [inkjú:rəbl] 不治の.
incurvate [inkə́:veit] 内側に曲がった.
incurvated nail 巻き爪.
incurvation [inkə:véiʃən] 内屈, ＝curvature.
incus [íŋkəs] キヌタ(砧)骨(ツチ骨 malleus とアブミ骨 stapes との間にある耳小骨), ＝incus [L] 複 incudes.
incycloduction [insaikləd́ʌkʃən] 単眼内方回旋, 内まわしひき.
incyclophoria [insaikloufɔ́:riə] 内転斜位, 内方回旋斜位, ＝negative(minus) cyclophoria.
incyclotropia [insaikloutróupiə] 内転斜視.
in d. in dies (日々).
IND investigational new drug (治験薬).
indeterminate [inditə́:mineit] 不確定の, 不定の.
indeterminate leprosy 病型不定型らい(未分化型らい).
index (I) [índeks] ①食指, 示指, ひとさしゆび(手の第2指), ②索引(書物の), ③指数(同一物または現象の第1次元と第2次元との比または率), ④指示線 複 indices 形 indicial.
indican [índikən] ①インジカン(マメ科コマツナギ属植物 *Indigofera* にある配糖体), ②インドキシル硫酸カリウム(トリプトファンの腸管内分解産物で, 尿中に排泄される. Obermayer 法により検出される).
indican(h)idrosis [indikən(h)idróusis] 青汗症, ＝blue sweat.
indicanuria [indikənjú:riə] インジカン尿症(トリプトファンの吸収障害. 青いお

むつ症候群も本症の一つ).

indicate [índikeit] 指し示す，指示する，必要を示す.

indication [indikéiʃən] 適応，徴候，指示.

indicator [índikeitər] ①示指，= index finger，②示指伸筋，= extensor indicis，③指示薬(pH の高低により色調が変化する特徴をもつ物質でその指示に利用されるもの)，④指圧計，⑤指示体，指標.

indicator paper pH 試験紙(pH を試験するために指示薬で飽和された紙)，= test paper.

indices [índisi:z] → index.

in diem (i.d.) [L] 日中，= during the day，その日のうちに.

in dies (in d.) [L] 日々，= daily.

indifferent [indífərənt] 未分化の，不関性の，無関心の.

indifferent cell 未分化細胞.

indifferent electrode 無関導子，不偏導子.

indifferent gonad 未分化性腺.

indifferent temperature 不関温度(無関温度．ストレスとして働かない環境の温度).

indifferent tissue 未分化組織.

indigestion [indiʤéstʃən] 消化不良 形 indigestible.

indirect [indirékt, -dai-] 間接の，介達の.

indirect bilirubin 間接型ビリルビン.

indirect calorimetry 間接熱量測定(生物体が放散する窒素および炭酸ガスとそれが消費する酸素量から熱量を算出する方法).

indirect Coombs test 間接クームステスト(血清中の抗赤血球抗体を検出する検査．輸血を受ける人，供血者の不規則抗体のスクリーニング，交差適合試験を目的として用いられる).

indirect fracture 介達骨折(外力に対して間接的な部分に生じる骨折．上腕骨顆上骨折，脛骨らせん骨折などがある).

indirect fulguration 間接法(金属柄により直接患者を連結し，鉛筆を用いて患者から放電を起こさせる).

indirect hemagglutination 間接凝集反応(赤血球表面に可溶性抗原を吸着させて，抗体を検出する方法．受身凝集反応)，= passive hemagglutination.

indirect laryngoscopy 間接喉頭検査法.

indirect metaplasia 間接化生.

indirect radiography X 線間接撮影(被写体を透過したX線が蛍光板に像をつくり，それをカメラで縮小撮影する．集団検診などで用いられる撮影法).

indium (In) [índiəm] インジウム(原子番号49，原子量114.82，質量数113，115，原子価3をもつ元素で，鉛に似た柔軟性があるため，歯科用合金に利用される).

individual [indivídjuəl] 単一〔の〕，個体〔の〕 名 individuality.

individual death 個体死，= somatic death.

individual difference 個体差〔異〕.

individual hygiene 個人衛生.

individualized education program (IEP) 個人的障害者教育プログラム(障害のある人が必要な教育を受けられるアメリカの保障プログラム).

individualized medicine 個別化医療(個人の遺伝子レベルでの相違に基づき，最も適切な治療法を選択する医療)，= personalized medicine, tailor-made medicine, custom-made medicine.

Individuals with Disabilities Education Act (IDEA) 個人的障害者教育法(障害のある3歳より21歳までのすべての人々に必要とする教育を無料で受ける権利を保障したアメリカの法律).

individual variation 個体変異.

individuation [individjuéiʃən] 個性発達.

indocyanine green インドシアニングリーン(暗緑色の色素で静注するとアルブミンと結合して肝細胞に摂取され，そのままの形で胆汁中に排泄される．循環血液量や肝機能の測定に用いる).

indolaceturia [indoulæsitjú:riə] インドール酢酸尿症(腸の疾患に起こる).

indole [índoul] インドール，= 2,3-benzopyrrole.

indolent [índələnt] 無痛性の.

indolent bubo 無痛横痃.

indolic acid インドール酸(インドール酢酸やインドール乳酸などトリプトファンの代謝産物．主に腸内細菌による).

indomethacin [indouméθəsin] インドメタシン(抗炎症薬，インドール酢酸系解熱鎮痛薬).

3-indoxyl [- indáksil] 3-インドキシル(水溶性油状物質で，尿中に発見され，トリプトファン分解の初段階と考えられる)，= 3-oxyindole.

indoxyluria [indaksiljú:riə] インドキシル尿〔症〕.

induce [indjú:s] 引き起こす，誘発する(分娩を)，誘導する(電気・磁気・放射線，胚発生・遺伝子発現を).

induced [indjú:st] 誘発された，誘導された.

induced abortion 人工妊娠中絶，= artificial interruption of pregnancy.

induced enzyme 誘導酵素(特定の基質の存在に応じて酵素分子の合成速度が変化する酵素群をいう)，= inducible enzyme.

induced labor 誘発分娩.

induced mutation 誘発突然変異.

inducer [indjú:sər] 誘導質.
inductance [indʌ́ktəns] インダクタンス(コイルまたは回路の一部がそこを流れる電流によって磁束を生じ，磁気エネルギーを蓄える性質．単位はヘンリー，(1 H=1 V·s/A)).
induction [indʌ́kʃən] ①誘導(胚発生・遺伝子発現，電気・磁気，放射線などの)，②誘発(分娩などの)，③帰納〔法〕 形 inductive.
inductor [indʌ́ktər] ①誘導〔物〕質(生物学では放射体と呼ばれるが放射性物質と混同されるおそれがある)，②感応器，誘電子.
indurated [índjureitid] 硬化した，硬結を起こした.
induration [indjuréiʃən] 硬化，硬結，硬変 形 indurative.
indusium [indjú:ziəm] 包膜，羊膜.
indusium griseum 灰白層(脳梁の上表面にある)，＝gyrus limbicus，supracallosal gyrus.
industrial hygiene 産業衛生，工場衛生.
industrial physician 産業医.
indwelling [indwéliŋ] ①留置の(カテーテルなど)，②内に住む，内在の.
indwelling catheter 留置カテーテル(持続カテーテル)，＝catheterismus permantus.
inebriant [iní:briənt] 麻酔薬，酩酊薬.
inebriation [ini:briéiʃən] 酩酊，麻酔.
inebriety [ini:bráiəti] ①飲酒癖，②陶酔.
inedia [iní:diə] 絶食，飢餓.
ineffective [iniféktiv] 効果のない，無力な.
ineffective airway clearance 気道浄化能の低下.
ineffective breast-feeding 授乳不良.
ineffective breathing pattern 無効な呼吸パターン.
ineffective denial 非効果的な否認.
ineffective erythropoiesis 無効造血(骨髄中で，赤芽球が成熟赤血球となり放出される前に破壊されること．鉄芽球性貧血，骨髄異形成症候群，巨赤芽球性貧血などでみられる).
ineffective individual coping 個人のコーピングの障害.
inert [inə́:t] 不活性の.
inert gas 不活性気体(希ガス元素をいう).
inertia [inə́:ʃiə] ①慣性，②無気力.
inertia time 慣性時間(筋の).
in extremis 臨終に，死に際して.
infancy [ínfənsi] 乳児期(生後の2ヵ年間).
infant [ínfənt] 乳児，小児.
infant botulism 乳〔幼〕児ボツリヌス症.
infanticide [infǽntisaid] 幼児殺害.
infanticulture [infæntikʌ́ltʃər] 育児学.
infantile [ínfəntail] 乳児の，小児の.
infantile cortical hyperostosis 乳児皮質骨増殖症，＝Caffey syndrome.
infantile diarrhea 乳幼児下痢症.
infantile eczema 乳児湿疹(脂漏性湿疹，アトピー性皮膚炎が含まれる).
infantile hemiplegia 小児片麻痺.
infantile leukemia 小児白血病(大部分は急性型で，急性リンパ性白血病が多い).
infantile myxedema 幼児粘液水腫(ブリソー小人症)，＝Brissaud infantilism.
infantile nephrotic syndrome (INS) 乳児ネフローゼ症候群.
infantile paralysis 小児麻痺(小児運動麻痺の総称．脊髄性および脳性に大別できる).
infantile spasm 点頭てんかん(幼児期，小児期に生ずる変性てんかん症候群である．群発性ミオクローヌス発作に類似の筋の短い収縮を特徴とする．ウエスト症候群として知られている)，＝salaam spasmus，West syndrome.
infantile spinal progressive muscular atrophy 幼児型脊髄性進行性筋萎縮症(常染色体性劣性の遺伝形式で幼児に発症する，脊髄性筋萎縮症 spinal muscular atrophy の中で最重症型の疾患．ウェルドニッヒ・ホフマン病)，＝Werdnig-Hoffmann disease.
infantilism [infǽntilizəm，ínfən-] 幼稚症，インファンチリズム(成人期に至るまで小児の特徴が残存し，低能，性器発育不全，小人などを伴う).
infant mortality rate (IMR) 乳児死亡率(特定期間内の生後1年未満の死亡の出生に対する比率).
infarct [ínfɑ:kt] 梗塞(動脈または静脈の閉塞に基づく組織の凝固壊死で，臓器では肉眼的には普通錐体状をなすが，四肢では閉塞された動脈に沿い，乏血性壊死を起こす)，＝infarctus [L].
infarction [infɑ́:kʃən] ＝infarct.
infect [infékt] ①感染する，②体内に寄生する.
infectant [inféktənt] ①感作物(アレルギー発現性抗原の一種で，特に細菌性物質)，②感染物.
infected wound 感染創.
infection [infékʃən] 感染，伝染(主として個体に病原体が侵入することで，伝播 contagion との区別がある) 形 infectious，infective.
infection control nurse 感染予防ナース，＝nurse epidemiologist.
infection control team (ICT) 感染対策チーム(院内感染対策組織の重要なチーム).

infectious [infékʃəs] 伝染性の(生物から生物へうつるという意味), 感染性の.

infectious disease (ID) 感染症(ウイルス, 細菌などの微生物がヒトまたは動物の体内に侵入して, 臓器や組織あるいは細胞の中で分裂増殖し, その結果発生する疾病を感染症という. ヒトからヒトへ伝染していくものを伝染病と呼ぶ).

infectious gastroenteritis 感染性胃腸炎.

infectious hepatitis (IH) 流行(伝染)性肝炎.

infectious mononucleosis 伝染性単核症(EB ウイルスによる疾患で, 発熱, リンパ節の腫脹をきたし, 血中に異型リンパ球をみる).

infectiousness [inféktʃəsnis] 感染性, = infectiosity.

infectious plasmid 感染性プラスミド, = conjugative plasmid.

infectious tolerance 感染性寛容(免疫寛容を誘導した個体のリンパ球を同一系統の個体に移入することにより, 同じ抗原に対する特異的免疫応答が抑制されること).

infective [inféktiv] 感染〔性〕の(原因が感染であるという意味).

infective embolism 感染性塞栓症(細菌による血栓によって諸臓器の血流が閉塞するもの).

infective endocarditis (IE) 感染性心内膜炎.

infectivity [infektíviti] 感染能, = infectiousness.

infectivity titer 感染価.

infecundity [infi:kʌ́nditi] 不妊症, = sterility.

inference [ínfərəns] 推測, 推理 形 inferential, inferable.

inferior [infí:riər] ①下, 下方, 下位, ②劣等の, 劣性の.

inferior alveolar artery 下歯槽動脈(顎脈の枝の一つで下顎の歯などに分布), = arteria alveolaris inferior [L].

inferior alveolar nerve 下歯槽神経(三叉神経第3枝(下顎神経)の枝, 歯の知覚に関係), = nervus alveolaris inferior [L].

inferior cardiac branches 下心臓神経(交感神経の枝, 心臓へ分布), = rami cardiaci inferiores [L].

inferior cerebellar peduncle 下小脳脚(小脳と延髄との連絡路), = pedunculus cerebellaris inferior [L].

inferior cerebral veins 下大脳静脈, = venae cerebri inferiores [L].

inferior cervical cardiac branches 下頸心臓枝(迷走神経の枝, 心臓へ分布), = rami cardiaci cervicales inferiores [L].

inferior cervical cardiac nerve 下〔頸〕心臓神経(心臓への交感神経の枝の一つ), = nervus cardiacus cervicalis inferior [L].

inferior cervical ganglion 下頸神経節(頸部にある交感神経節の一つ), = ganglion cervicale inferius [L].

inferior clunial nerve 下殿皮神経.

inferior colliculus 下丘(中脳の背側にある2対の半球状の隆起を四丘体といい, 下方の1対を下丘, 上方を上丘という), = colliculus inferior [L].

inferior distocclusion 下顎遠心咬合.

inferior epigastric artery 下腹壁動脈(外腸骨動脈の枝で上腹壁動脈と腹直筋内で吻合する), = arteria epigastrica inferior [L].

inferior genicular artery 下膝動脈, = arteria genus inferior [L].

inferior gluteal artery 下殿動脈(内腸骨動脈の枝で大殿筋などに分布), = arteria glutea inferior [L].

inferior gluteal nerve 下殿神経(仙骨神経叢の枝の一つで大殿筋などに分布する), = nervus gluteus inferior [L].

inferior gluteal veins 下殿静脈, = venae gluteae inferiores [L].

inferiority [infi:riɑ́riti] 劣性 形 inferior.

inferiority complex 劣等感, ↔ superiority complex.

inferior labial artery 下唇動脈, = arteria labialis inferior [L].

inferior labial veins 下唇静脈, = venae labiales inferiores [L].

inferior laryngeal artery 下喉頭動脈, = arteria laryngea inferior [L].

inferior laryngeal nerve 下喉頭神経(迷走神経の枝の反回神経の続きで喉頭に分布し発声に関係, 麻痺すると嗄声(させい)を生じる), = nervus laryngeus inferior [L].

inferior laryngeal vein 下喉頭静脈, = vena laryngea inferior [L].

inferior mesenteric artery 下腸間膜動脈(腹大動脈の枝で下行結腸, S状結腸, 直腸の上部に分布), = arteria mesenterica inferior [L].

inferior mesenteric ganglion (IMG) 下腸間膜神経節(上腸間膜動脈の分布する下行結腸, S状結腸を支配する交感神経節後神経よりなる).

inferior mesenteric vein 下腸間膜静脈, = vena mesenterica inferior [L].

inferior myocardial infarction 下壁心筋梗塞, = diaphragmatic myocardial infarction.

inferior nasal concha 下鼻甲介(鼻腔にある薄い小さな骨で頭蓋をつくる15種23個の骨の一つ), = concha nasalis inferior [L].

inferior nasal meatus 下鼻道(下鼻甲介の下方の空気の通路となる部分),

＝meatus nasi inferior [L].

inferior oblique (IO) 下斜筋(眼筋の一つ), ＝musculus obliquus inferior [L].

inferior ophthalmic vein 下眼静脈, ＝vena ophthalmica inferior [L].

inferior palpebra 下眼瞼, ＝palpebra inferior, lower eyelid.

inferior pancreaticoduodenal artery 下膵十二指腸動脈, ＝arteriae pancreaticoduodenales inferiores [L].

inferior pancreaticoduodenal vein 下膵十二指腸静脈, ＝vena pancreaticoduodenalis inferior [L].

inferior pharyngeal constictor 下咽頭収縮筋(嚥下に関係する下咽頭の後壁にある筋), ＝musculus constrictor pharyngis inferior [L].

inferior phrenic artery 下横隔動脈(腹大動脈の枝で横隔膜に分布), ＝arteria phrenica inferior [L].

inferior phrenic veins 下横隔静脈, ＝venae phrenicae inferiores [L].

inferior quadrigeminal body 下丘(中脳の背側にある2対の半球状の隆起を四丘体といい, 下方の1対を下丘(聴覚に関係する), 上方を上丘という), ＝inferior colliculus.

inferior rectal artery 下直腸動脈(内腸骨動脈の枝で直腸の下部に分布), ＝arteria rectalis inferior [L].

inferior rectal nerves 下直腸神経(陰部神経の枝), ＝nervi rectales inferiores [L].

inferior rectal veins 下直腸静脈, ＝venae rectales inferiores [L].

inferior rectus (IR) 下直筋(眼筋の一つ), ＝musculus rectus inferior [L].

inferior red nucleus syndrome 下赤核症候群, ＝Claude syndrome.

inferior thyroid artery 下甲状腺動脈(鎖骨下動脈の枝で甲状腺に分布), ＝arteria thyr(e)oidea inferior [L].

inferior thyroid vein 下甲状腺静脈, ＝vena thyr(e)oidea inferior [L].

inferior vena cava (IVC) 下大静脈(主に下半身から心臓に戻る血液を右心房に集める血管), ＝vena cava inferior [L].

inferior vesical artery 下膀胱動脈(内腸骨動脈の枝で膀胱に分布), ＝arteria vesicalis inferior [L].

inferolateral myocardial infarction 下側壁心筋梗塞.

infertility [infəːtíliti] 不妊症, 不育症(妊娠しても流産, 早産などにより成児が得られないもの).

infest [inféstl] 寄生する.

infestation [infestéiʃən] 侵襲, 横行, 侵入, 出没, 寄生, ＝inestment.

infiltrate [infíltreit] ①浸潤させる(する), 浸透させる(する), ②浸潤物.

infiltration [infiltréiʃən] ①浸潤〔巣〕(細胞, 体液またはほかの種類の物質が組織間隙および細胞内に侵入すること), ②浸潤性陰影(浸潤によるX線像上の陰影) 形 infiltrative.

infiltration analgesia ①浸潤性〔麻酔〕無痛覚〔症〕, ②浸潤性局所麻酔.

infiltration anesthesia 浸潤麻酔〔法〕.

infiltrative shadow 浸潤影(肺胞腔内の空気が液体や細胞あるいはその両者によって置換された状態).

infirm [infə́ːm] 虚弱な, 病弱な.

infirmary [infə́ːməri] 療養所, 医務室(学校または工場の).

infirmity [infə́ːmiti] 虚弱, 弱質 形 infirm.

inflammation [infləméiʃən] 炎症(組織が損傷に対して反応することで, その原因のいかんを問わず, 臨床上発熱を特徴とし, 局部的発赤, 腫脹, 疼痛などを伴う) 形 inflammatory.

inflammatory [inflǽmətəri, -tɔːri] 炎症性の.

inflammatory bowel disease (IBD) 炎症性腸疾患.

inflammatory mediator 炎症の化学伝達物質(炎症にかかわる液性因子キニン, カリクレイン, プロスタグランジン, ロイコトリエン, 炎症性サイトカインなどをいう).

inflammatory pseudotumor 炎症性偽腫瘍.

inflammatory reaction 炎症性反応(炎症のこと).

inflation [infléiʃən] ①膨張, ②鼓腸(空気またはほかのガスが注入して起こること).

inflection [inflékʃən] 内弯症, ＝inflexion.

inflow [ínflou] 流入量.

influence [ínfluəns] ①影響を及ぼす, ②影響, 作用, ③誘導(電気の).

influenza (flu) [influénzə] インフルエンザ, 流行〔性〕感冒, ＝grip, grippe 形 influenzal.

Influenza A virus A型インフルエンザウイルス(オルトミクソウイルス科のウイルスで, インフルエンザの原因となる. ヒトと動物の双方に感染し抗原性が変化しやすく, 新しい抗原をもつウイルスが大流行を引き起こす場合がある).

Influenza B virus B型インフルエンザウイルス(オルトミクソウイルス科のウイルスで, インフルエンザの原因となる).

Influenza C virus C型インフルエンザウイルス(オルトミクソウイルス科のウイルスで, インフルエンザの原因となる. ヒトのみに感染する).

influenzal [influénzəl] インフルエンザの, 流行性感冒の.

influenzal encephalitis インフルエン

ザ脳炎.

influenzal meningitis インフルエンザ髄膜炎(インフルエンザ菌 *Hemophilus influenze* の感染による).

influenza myocarditis インフルエンザ心筋炎(インフルエンザ感染症に合併する心筋炎. ウイルス性心筋炎の急性期死亡率は約10%といわれるが, 急性期以後は予後良好).

influenzavirus [influenzəváiərəs] インフルエンザウイルス(A～C型インフルエンザウイルスを指す).

Inflenzavirus A A型インフルエンザウイルス属(オルトミクソウイルス科の一属で, A型インフルエンザウイルスが含まれる).

Influenzavirus B B型インフルエンザウイルス属(オルトミクソウイルス科の一属で, B型インフルエンザウイルスが含まれる).

Influenzavirus C C型インフルエンザウイルス属(オルトミクソウイルス科の一属で, C型インフルエンザウイルスが含まれる).

influenza virus split vaccine インフルエンザウイルススプリットワクチン(インフルエンザウイルスを精製した後, 界面活性剤およびエーテルで処理しウイルス構成成分を可溶化したもの).

influenza virus vaccine (IVV) インフルエンザウイルスワクチン.

influx [ínflʌks] 内向き流束(流入).

infolding [infóuldiŋ] 包囲術(潰瘍などを周囲の組織に縫い合わせて被覆する手術).

infooted [ínfutid] 足指内転(うちまた), = pigeontoed.

inform [infɔ́:m] 知らせる, 告げる.

information [infɔ:méiʃən] 情報, 認識, 報知(神経, ホルモン).

information retrieval 情報検索.

informed assent インフォームド・アセント(assent は同意の意で小児に対するインフォームド・コンセントのこと. 説明と了解).

informed choice インフォームド・チョイス(インフォームド・コンセントにより説明を受けた後, 医師と連携(相談)し自ら治療法を選択すること).

informed consent (IC) インフォームド・コンセント, 説明と同意(医師と患者の関係を規定した概念で, 医療において患者が十分に説明を受けたあとでの患者の承認をいう. 具体的には医師から十分に説明を受け, 患者が納得できる医療内容を医師と患者がともに形成していこうというプロセスをいう).

informofers [infɔ́:məfərz] インフォーモファー(RNA が核タンパクより分離するときにみられるタンパク粒子).

informosomes [infɔ́:məsoumz] インフォーモゾームズ(動物の細胞質にみられるメッセンジャーRNA とタンパクの複合体).

infra- [infrə] (下, 下方, 下部の意味を表す接頭語).

infrabulge [ínfrəbʌlʤ] 添窩部〔領域〕.

infrabulge clasp インフラバルジクラスプ(鉤の維持腕が歯冠の下方から維持領域に達するように設計された鉤).

infraclusion [infrəklú:ʒən] 低位咬合(咬合欠如, 短縮歯).

infraction [infrǽkʃən] 不完全骨折, 亀裂骨折, = greenstick fracture.

infradian [infréidiən] インフラディアン(24時間よりも長い周期で起こる生物学的変化またはリズム).

infradian rhythm 長日周期.

infraglenoid tubercle 関節下結節(肩甲骨関節窩の下方にある三頭筋の長頭の起始部).

infraocclusion [infrəɑklú:ʒən] 低位咬合.

infraorbital [infrəɔ́:bitəl] 眼窩下の.

infraorbital artery 眼窩下動脈, = arteria infraorbitalis [L].

infraorbital canal 眼窩下管, = canalis infraorbitalis.

infraorbital foramen 眼窩下孔, = foramen infraorbitale [L].

infraorbital nerve 眼窩下神経, = nervus infraorbitalis [L].

infrapiriform foramen 梨状筋下孔(坐骨神経などが通る), = foramen infrapiriforme [L].

infrapsychic [infrəsáikik] 自律的な(精神の介在を要しない).

infrared (IR) [infrəréd] 赤外線の, 赤外部の.

infrared ray 赤外線(可視線とヘルツ線との中間にある電磁放射線).

infrared spectrometer 赤外線分光計.

infrasonic [infrəsɑ́nik] 可聴域下の.

infraspinatus [infrəspɑinéitəs] 棘下筋(上肢帯の筋の一つ), = musculus infraspinatus [L].

infraspinous fossa 棘下窩(棘下筋がつく), = fossa infraspinata [L].

infratemporal crest 側頭下稜(翼状稜), = pterygoid ridge.

infratrochlear nerve 滑車下神経, = nervus infratrochlearis [L].

infraversion [infrəvə́:ʒən] ①咬合低位, ②下方偏視(眼球の).

infriction [infríkʃən] 塗擦(軟膏やクリームなどの薬剤を皮膚に擦り込むこと).

infundibula [infʌndíbjulə] → infundibulum.

infundibular [infʌndíbjulər] 漏斗部の.

infundibulectomy [infʌndibjuléktəmi] 漏斗部切除〔術〕(右心室漏斗部の筋性肥厚

による狭窄に対し肥厚した筋性部分を切除すること).
infundibuloma [infʌndibjulóumə] 漏斗腫(視床下の).
infundibulum [infʌndíbjuləm] 漏斗(主として視床下部および卵管の漏斗をいうのであるが，その他に篩骨，心臓などにも同名の構造がある)，＝infundibulum [L] 複 infundibula.
infundibulum ethmoidale 篩骨漏斗.
infusion [infjú:ʒən] ① 浸剤，＝infusum，② 滲出液，③ 注入，輸液，＝injection.
infusion pump (IP) 注入ポンプ，輸液ポンプ.
infusum [infjú:səm] 浸剤(生薬から水，酒，アルコールによって常温で抽出された薬剤) 複 infusa.
ingesta [inʤéstə] 栄養物，飲食物.
ingestion [inʤéstʃən] ① 摂取(食物の)，② 摂取作用，＝phagocytosis 形 ingestidraft.
ingestive [inʤéstiv] 食物摂取の.
ingravescent [ingrəvésənt] 漸次に悪化する，漸悪性の.
ingredient [ingrí:diənt] 成分，要素.
ingrowing [ingróuiŋ] 内方へ生成する.
ingrowing toenail 趾爪内生，陥入爪.
ingrown hair 内生毛(正常よりも急な角度で彎曲し，あらゆる方向に生える毛．顔や頸の部分に多い).
inguen [íŋgwen] 鼠径〔部〕の，＝inguinalis [L].
inguinal [íŋgwinəl] 鼠径部の，＝inguinalis [L].
inguinal canal 鼠径管(下腹部にある腹壁の筋の隙間で，男性では精管などが通る)，＝canalis inguinalis [L].
inguinal hernia 鼠径ヘルニア(鼠径管への脱腸で，間接と直接との2型がある).
inguinal ligament 鼠径靱帯(外腹斜筋の腱膜の下端部，上前腸骨棘と恥骨結節の間にある)，＝ligamentum inguinale [L]，fallopian arch.
inguinal region 鼠径部(腹の部位の一つで，下腹部と大腿の境目)，＝iliac region.
inguinal rings 鼠径輪(鼠径管の口，浅と深鼠径輪がある)，＝anuli inguinales [L].
inguinocrural [iŋgwinoukrú:rəl] 鼠径大腿の.
inguinocrural hernia 鼠径大腿ヘルニア，＝inguinofemoral hernia，Holthouse hernia.
inguinodynia [iŋgwinədíniə] 鼠径痛(ヒステリーの症状).
inguinolabial [iŋgwinouléibiəl] 鼠径陰唇の.
inguinolabial hernia 鼠径大陰唇ヘルニア.
inguinoproperitoneal [iŋgwinouprouperitouní:əl] 鼠径腹膜前の.
inguinoscrotal [iŋgwinouskróutəl] 鼠径陰嚢の.
inhalant [inhéilənt] ① 吸入剤(アレルギー抗原の一種で，特に吸入により症状を発現させるもの)，② 吸入因子.
inhalation [inhəléiʃən] 吸入〔法〕.
inhalation anesthesia 吸入麻酔.
inhalation-challenge test 吸入誘発試験(アレルギー性肺疾患の原因抗原の証明をするための検査法).
inhalation scintigraphy 吸入シンチグラフィ.
inhalation therapy (IT) 吸入療法.
inhale [inhéil] 吸入する，＝inspire.
inhaler [inhéilər] 吸入器.
inherent [inhíərənt] 生来の，固有の.
inherit [inhérit] 遺伝によって受け継ぐ.
inheritance [inhéritəns] 遺伝.
inherited [inhéritid] 遺伝した，遺伝〔性〕の(遺伝的に受け継いだ疾患や異常などについていう．遺伝性でないものを表す獲得性に対していう).
inherited character 遺伝性形質(動植物でメンデルの法則にしたがって遺伝する形質).
inhibit [inhíbit] 抑制する，阻害する.
inhibition [inhibíʃən] 抑制，制止，阻害(化学反応の) 形 inhibitory，inhibitive.
inhibitor [inhíbitər] ① 抑制因子，制止因子，② 抑制剤(薬)，防止剤(薬).
inhibitory [inhíbitəri，-tɔ:ri] 抑制的な.
inhibitory nerve 抑制神経.
inhibitory synapse 抑制性シナプス.
in hospital (IH) 〔病〕院内.
inion [íniən] イニオン，＝external occipital protuberance，外後頭隆起点(頭蓋計測上の一点).
initial [iníʃel] 初期の，＝incipient.
initial complex 初期心室群(心電図の初期動揺 Q,R,S).
initial diagnosis (ID) 初回診断.
initial dose (ID) 初回量.
initial hematuria 初期血尿〔症〕.
initial spike 初期スパイク.
initiation [iniʃiéiʃən] 発足，入門，入会.
initiation codon 開始コドン(mRNA 上でタンパク質合成の開始を指令するコドン)，＝initiator codon.
initiation factor (IF) 開始因子(タンパク合成の開始に関与するいくつかの可溶性タンパクのうちの一つで，鎖の延長が進行していく際にリボソームから離れる).
initis [ináitis] 筋実質炎.
Inj. injection (注射).
inject [inʤékt] 注射する，注入する.
injectable [inʤéktəbl] 注射できる.
injected [inʤéktid] ①注射された，

②充血した.
injection (Inj.) [indʒékʃən] ①注射，注入，②充血，＝hyperemia，③注射薬(液).
injure [índʒər] 傷つける，害する(健康，感情などを)，けがをさせる，損傷する.
injured [índʒə:d] 負傷した.
injury [índʒəri] 損傷，創傷，負傷，不具，傷害，＝damage, harm, hurt, wound, maim, trauma 形 injurious.
injury potential 分画電位，損傷電位(損傷した部分と正常部分との電位差で約30～40 mV).
injury severity index (ISI) 外傷重症度係数.
injury severity score (ISS) 外傷指数.
in knee 外反膝，＝genu valgum.
inlay [ínlei] 一時充填，インレー.
inlet [ínlet] 入口(骨盤，喉頭，胸郭の入り口に用いる).
INN International Nonproprietary Name (国際一般名).
innate [innéit] 生来の，先天の，生得の，＝inborn.
innate immunity 先天免疫，生得免疫，自然免疫(個体に生来備わる生体防御能．獲得免疫 acquired immunity に対立していう)，＝natural immunity, inherent immunity, innate immunity.
inner [ínər] 内の，内部の.
inner canthus 内眥(鼻側眼角).
inner ear 内耳(側頭骨の中にあり平衡聴覚器が存在する)，＝auris interna [L].
inner ear hearing loss 内耳性難聴(感音難聴は大きく内耳性難聴と後迷路性難聴に分けられるが，その多くは内耳性である).
inner hamstring 内側膝腱(薄筋，縫工筋などの腱).
inner membrane 内膜.
innervation [inə:véiʃən] 神経支配.
innidiation [inidiéiʃən] 転移増殖，＝colonization, indenization.
innocent [ínəsənt] 良性の(性質，潰瘍などについていう).
innocent murmur 無害性雑音，＝functional murmur.
innocent tumor 無害腫瘍(良性腫瘍)，＝benign tumor.
innocuous [inákjuəs] 無害〔性〕の，＝harmless.
innominate [ináminət] 無名の，＝nameless.
innominate bone 無名骨(寛骨のこと).
ino- [inou, -nə] (線維との関係を表す接頭語).
inoculability [inɑkjuləbíliti] 接種感受性 形 inoculable.
inoculate [inákjuleit] 接種する.
inoculation [inɑkju:léiʃən] 接種〔法〕.
inoculation smallpox 接種性痘瘡.
inoculum [inákjuləm] 接種物.
inoperable [inápərəbl] 手術不能の(手術不可能の状態をいう).
inorganic [inɔ:gǽnik] ①無機性の，②無器官の.
inorganic chemistry 無機化学.
inorganic compound 無機化合物.
inorganic murmur 非器質性雑音，＝functional murmur, hemic murmur.
inoscopy [ináskəpi] 線維診断法(滲出物中にある線維などを人工的に消化溶解して疾病を診断する方法).
Inose disease 猪瀬病(猪瀬型肝脳疾患．肝内の門脈肝静脈シャントや肝外門脈大循環シャントにより精神障害，意識障害，錐体路徴候などを呈するもの)，＝hepatocerebral disease of Inose type.
inosemia [inəsí:miə] イノシトール血〔症〕(線維血症)，＝fibremia.
inosine [ínəsin] イノシン(イノシニン酸の分解により生ずるヌクレオチドで，ヒポキサンチンとリボースとの化合物).
inosine 5′-monophosphate (IMP) イノシン5′—リン酸(5′-イノシン酸(IMP)は，プリンヌクレオチド合成の共通の前駆体であり，これからアデニロコハク酸を経てアデニル酸(AMP)が，キサンチル酸を経てグアニル酸(GMP)がつくられる).
inosine 5′-triphosphate (ITP) イノシン5′-三リン酸.
inosinic acid イノシン酸 (筋肉中に存在する核酸の分解物).
inositol [inásitɔ:l] イノシトール，筋肉糖(ヒドロ芳香族に属する6価アルコールで，生物組織中には旋光性をもつものと，不活性のメゾ型とがあり，後者はビオスIとも呼ばれ，ビタミンB複合体の一つ)，＝dambose, nucite, meat sugar, phaseomannite.
inotropic [inətrápik] 変力〔性〕の(筋収縮力を変化させること).
inotropic action 変力作用(心筋収縮亢進作用．なお亢進の際，positive inotropic action，低下の際 negative inotropic action という)，＝inotropic effect, inotropism.
inpatient [inpéiʃənt] 入院患者(外来患者 outpatient に対していう).
inquest [ínkwest] 検死.
insane [inséin] 精神障害の，狂気の.
insanitary [insǽnitəry] 非衛生的な，不衛生な.
insanity [insǽniti] 精神異常，狂気，精神錯乱，瘋癲(ふうてん)，発狂(医学的術語としては psychosis を用い，むしろ法的社会的の意義に用いられる通俗語で，自己または他人に対して行動の自由が束縛されるべき患者の精神状態をいう).

inscription [inskrípʃən] 題字(処方箋で薬品とその分量を記した主要部分).
insect [ínsekt] 昆虫, 虫.
insect bite 虫刺症, 虫さされ.
insecticide [inséktisaid] 殺虫薬(剤)(硫酸ニコチン, デリス薬, DDT, BHC, パラチオンなど).
insecurity [insikjú:riti] 不安定(無防備でどうすることもできない感じ).
insemination [inseminéiʃən] 授精, 媒精, = semination.
insenescence [insənésəns] 老朽, 老衰(老境に達すること).
insensible [insénsibl] 無感覚の, 不感性の.
insensible perspiration 不感蒸散, = perspiration insensibilis.
insensible sweating 不感知性発汗.
insertion [insə́:ʃən] ① 挿入, ② 着点(筋肉の末端で, 収縮の際移動して起点の方へ接近する部分), ③ 停止, = insertio [L].
insertion sequence 挿入配列(トランスポゾンの一種).
inside diameter (ID) 内径.
insidious [insídiəs] 潜行性の, 隠匿性の.
insight [ínsait] ① 病識, ② 洞察力.
insight into disease 病識(自分が病気であることの自覚, 認識).
in situ [L] その位置のまま, 同所発生部位の, 正常所在の, = in position.
in situ hybridization (ISH) インサイチュー ハイブリダイゼーション, ISH法(組織あるいは細胞において発現している遺伝子の mRNA を, その形態を保ったまま検出する技法).
insolation [insəléiʃən] 日光浴.
insole [insóul] 足底板.
insolubility [insɑljubíliti] 不溶〔解〕性 形 insoluble.
insomnia [insɑ́mniə] 不眠症, = agrypnia, sleeplessness 形 insomnic.
insomniac [insɑ́mniæk] 不眠症患者.
insorption [insɔ́:pʃən] 〔血中〕吸収(物質の血中への移動, たとえば消化管内から血中へ).
inspection [inspékʃən] ① 視診, 望診, ② 視察, 検閲, 検査.
inspersion [inspə́:ʒən] 散布(散布剤などの).
inspiration [inspiréiʃən] ① 吸息, 吸気作用, ② 霊感.
inspiratory [inspáirətəri, -tɔ:ri] 吸息の.
inspiratory capacity (IC) 〔最大〕吸気量.
inspiratory-expiratory ratio (I/E) 吸気呼気時間比.
inspiratory flow rate (IFR) 吸気流量.
inspiratory oxygen fraction (F_{IO_2}) 吸入〔気〕酸素分画, 吸気酸素濃度.
inspiratory positive airway pressure (IPAP) 吸気気道陽圧.
inspiratory reserve 吸息予備.
inspiratory reserve volume (IRV) 予備吸気量.
inspiratory resistance (IR) 吸気抵抗.
inspiratory stridor 吸気性狭窄音.
inspiratory vital capacity (IVC) 吸気肺活量.
inspissated [inspíseitid] 濃縮した, 固くなった, 濃厚になった.
inspissation [inspiséiʃən] 濃縮(濃厚にすること).
instability [instəbíliti] 不安定性 形 instable.
instance [ínstəns] 例, 症例, 事例.
instep [ínstep] 足の甲.
instillation [instiléiʃən] ① 点滴注入〔法〕, ② 点眼〔法〕.
instillator [ínstileitər] 点眼器, 注入器, 滴下器, = dropper.
instinct [ínstiŋkt] 本能 形 instinctive, instinctual.
institutional [instət(j)ú:ʃ(ə)nəl] ① 制度上の, ② 施設の.
institutional care 施設ケア(社会福祉あるいは保健・医療施設において提供されるサービス).
institutionalism [institjú:ʃənəlizəm] 施設症, = hospitalism.
institutionalization [institjù:ʃənəlizéiʃən] 施設収容性社会不適応.
institutional practice 保健医療施設診療, 医療機関診療.
Institutional Review Board (IRB) 治験審査委員会(治験を行う施設に設置が義務付けられた機関. 倫理性, 安全性をも審査する).
instrument [ínstrumənt] 器機, 道具, 器械, 器具, 計器.
instrumental [instruméntəl] ① 役に立つ, ② 機器の.
instrumental activities of daily living (IADL) 手段的日常生活動作(手段的 ADL と呼ばれ, 老年者の地域における生活環境への適応度をはかるもの).
instrumental conditioning 道具的条件付け(operant conditioning の類義語として用いられるが, 区別している専門家もいる).
instrumentarium [instrumentéəriəm] 器具整備箱(手術用の).
instrumentation [instrumentéiʃən] ① 器械使用, ② 手段, ③ インストゥルメンテーション(骨癒合の促進目的のために使用する器具の総称. spinal instrumentation (SI) は脊椎固定などに用いられる).
insudate [ínsjudeit] 壁内滲出液(血管壁

内の液体の貯留).
insufficiency [insəfíʃənsi] ①不全症(特に機能の), ②閉鎖不全(心臓弁膜の), ③不十分, ④不適当 形 insufficient.
insufficient [insəfíʃənt] ①不十分な, ②不適当な.
insufflation [insʌfléiʃən] ①通気法, ②ガス注入法.
insufflation anesthesia 吹送麻酔.
insula [ínsjulə] 島(脳の外側窩の下面をなす脳皮質の三角部), ＝island of Reil, central lobe, insula [L] 形 insular.
insular gyri 島回, ＝gyri insulae.
insulin [ínsjulin] インスリン(膵〔臓〕の内分泌物質で，ランゲルハンス島のβ細胞より分泌される抗糖尿病ホルモン), ＝insulimum, iletin 形 insulinoid.
insulinase [ínsjulineis] インスリン分解酵素.
insulin coma therapy インスリン昏睡療法(低血糖昏睡療法ともいう), ＝insulin shock therapy.
insulin-dependent diabetes mellitus (IDDM) インスリン依存型糖尿病(1型糖尿病．インスリンを産生する膵島B細胞機能がほとんど廃絶しており，インスリン注射を行わなければただちに生命に危険がおよぶ糖尿病のこと．欧米人の発症率は日本人の20〜30倍), ＝type 1 diabetes mellitus, juvenile-onset type diabetes mellitus.
insulin-independent diabetes mellitus (IIDM) インスリン非依存型糖尿病.
insulin-like activity (ILA) インスリン様活性(作用)(生物学的または免疫学的測定法により測定されたインスリン類似の物質，または薬剤のインスリンと類似の薬効のこと).
insulin-like growth factor I (IGF I) インスリン様成長因子I, ＝somatomedin C.
insulinogenesis [insjulinəʤénisis] インスリン生成(産生).
insulinogenic [insjulinəʤénik] インスリンの産生・分泌を促進する, ＝insulogenic.
insulinoma [insjulinóumə] 〔膵〕島細胞腫(ランゲルハンス島細胞からなる腫瘍).
insulinoma-associated antigen 2 (IA-2) インスリノーマ関連抗原(1型糖尿病(IDDM)の診断に有用な自己抗体).
insulin resistance インスリン抵抗性.
insulin resistant diabetes インスリン抵抗型糖尿病(高インスリン血症にもかかわらず耐糖能異常を呈し，インスリン作用に組織が抵抗性を示す病態のこと).
insulin sensitivity test インスリン感受性試験.
insulin shock インスリンショック(インスリン投与における低血糖によるショック), ＝wet shock.
insulin shock treatment インスリンショック療法(インスリンを注射して低血糖性昏睡を起こさせる，統合失調症の身体的治療法として一時は盛んに行われた．今日ではほとんど行われなくなった).
insulin test インスリン試験(胃・十二指腸潰瘍において迷走神経切断術後完全切断を確かめる方法).
insulin therapy related quality of life measure (ITR-QOL) インスリン治療に関連するQOL質問票.
insulin tolerance test (ITT) インスリン耐性試験.
insulitis [insjuláitis] 膵島炎.
insuloma [insjulóumə] 島腺腫, ＝islet adenoma, langerhansian adenoma.
insult [ínsʌlt] ①発作, ②傷害〔する〕, ③侮辱〔する〕.
insusceptibility [insəseptibíliti] 非感受性, ＝immunity.
intact [íntækt] 無疵の，無傷の(自然のままなんらの損傷を加えられないこと), 損われていない.
intactness [íntæktnis] 無傷，無侵襲.
intake (I) [ínteik] ①摂取〔量〕, ②インテイク(取り入れの意．受理面接あるいは初回面接とも呼ばれ，カウンセリングにおいてクライエントに対して行われる最初の面接).
integrated circuit (IC) 集積回路.
integrated education 統合教育.
integration [intəgréiʃən] ①同化, ②統合，集成, ③統合機，積分器, ④積分法(数学).
integrin [íntəgrin] インテグリン(細胞外マトリックスや細胞表面のリガンドに結合する接着分子のファミリー).
integument [intégjumənt] ①外皮, ②珠皮(植物), ＝integumentum 形 integumentary.
intellectual disability 知的障害(精神遅滞と同義．教育，福祉などの分野で用いられる).
intellectualization [intəlektjuəlaizéiʃən] 知性化(青年期の自我の防衛機制として，感情や欲動の意識化や解放の代わりに知的態度によってコントロールしようとする).
intelligence [intéliʤəns] 知能，叡知.
intelligence age 知能年齢(精神年齢).
intelligence quotient (IQ) 知能指数(田中・ビネー式知能検査やウェクスラー成人用知能検査などにより得られた精神年齢を生活年齢で割った数値で，知能指数(IQ)＝精神年齢 / 生活年齢×100と計算される).
intelligence test 知能検査法.
intensity [inténsiti] 強度，強さ, ＝strength.
intensity modulated radiation ther-

apy (IMRT) 強度変調放射線治療(病巣の照射野内の線量分布に強弱をつけ，多門照射により最適三次元線量分布を得らることにより腫瘍線量の増加や周囲組織の傷害を軽減する)．

intensive [inténsiv] ①加強法の，②集約法の．

intensive care unit (ICU) 集中治療室(部)，集中治療〔病棟〕．

intensive respiratory care unit (IRCU) 呼吸器疾患集中治療部．

intensive (therapy) observation unit (IOU) 集中〔治療〕観察室(部)．

intention [inténʃən] ①意思，②企図 形 intentional.

intention spasm 企図攣縮(随意的な運動(細かい運動)を行う際に，拮抗筋の同時収縮が起こり意図した運動の遂行ができなくなるもの．ジストニーの一つの型)．

intention to treat 方針通り(臨床試験でプロトコル違反がみられても，はじめの割付通りに解析する)．

intention tremor 企図振戦，意図振戦(企図的，意図的に動作や姿勢を保持したときに出現する大きい，粗大な揺れる異常なふるえをいう．多型性硬化症，低酸素脳症，脊髄小脳変性症などで出現する)，＝volitional themor.

inter- [intər] (中間の意味を表す接頭語)．

interaction [intərǽkʃən] 相互作用，交互反応．

interallelic recombination 対立遺伝子間組換え．

interatrial [intəréitriəl] 心房間の．

interatrial septum (IAS) 心房中隔(左右の心房間の隔壁)，＝septum interatriale [L].

interbrain [íntə:brein] 間脳(中脳と終脳の間に存在し，視床上部，視床下部，視床，視床下域の4つの部分からなる極めて重要な機能を有する)，＝diencephalon, betweenbrain.

interbreeding [intə:brí:diŋ] 同種間繁殖(同種間に交種が行われて繁殖すること)．

intercadence [intə:kéidəns] 脈拍不整(2拍動間に余分の拍動が加わる不整脈) 形 intercadent.

intercalary [intə́:kələri] ①介在の，間在の，②節間の，＝interposed.

intercalated [intə́:kəleitid] 差し込む，挿入する．

intercalated disk 介在板(心筋細胞間にある構造物で光輝線ともいう．細胞間接着装置などを含む)．

intercalated duct 介在部導管(腺房と線条部導管の間の部分)．

intercalation [intə:kəléiʃən] 介在，挿入，＝interposition 形 intercalary, intercalated.

intercapillary glomerulosclerosis 糸球体毛細血管内硬化症(Kimmelstiel-Wilson 病に特異な腎の病変)．

intercarotid body 頸動脈小体，＝carotid body, glomus caroticum.

intercarpal joint 手根間関節，＝articulationes intercarpeae.

intercavernous sinus 海綿間静脈洞(海綿静脈洞間の吻合)，＝sinus intercavernosus [L].

intercellular [intə:séljulər] 細胞間の．

intercellular bridge 細胞間橋(細胞間接着装置で，皮膚の表皮にみられる重層扁平上皮に明瞭)，＝cell bridge.

intercellular channel 細胞間チャネル．

inter cibos (i.c.) [L] 食間，＝between meals.

intercilium [intə:síliəm] 眉間，＝glabella.

intercostal [intə:kɑ́stəl] 肋間の．

intercostales interni 内肋間筋，＝musculi intercostales interni [L].

intercostal muscles 肋間筋(横隔膜とともに呼吸筋として働く)，＝musculi intercostales [L].

intercostal nerves 肋間神経(胸神経の枝で12対ある．12番目は肋下神経という)，＝nervi intercostales [L].

intercostal neuralgia 肋間神経痛(肋間を走行する肋間神経の痛み)，＝Schepelmann sign.

intercostal space 肋間隙(上下の肋骨間も隙間で肋間筋，肋間神経，肋間動・静脈が存在する)，＝spatium intercostale [L].

intercostobrachial nerves 肋間上腕神経，＝nervi intercostobrachiales [L].

intercourse [íntə:kɔ:s] 交際，交通．

intercross [íntə:krɑs] 異種交配(ヘテロ接合体 heterozygote の交配)．

intercurrent [intə:kʌ́rənt] 介入性の，挿間性の，間欠発生性の．

intercurrent disease 間発病，併発病．

intercuspation [intə:kʌspéiʃən] 〔咬頭〕嵌合，＝interdigitation.

intercusping [intə:kʌ́spiŋ] 正常咬頭咬合．

interdental [intə:déntəl] 歯間の．

interdental canal 歯間管(下顎骨の歯槽突起の中にあり，中切歯と側切歯，歯根の間の路)．

interdentium [intə:déntiəm] 歯間．

interdigit [intə:díʤit] 指趾間 形 interdigital.

interdigitality [intə:diʤitǽliti] 歯間音．

interdigitation [intə:diʤitéiʃən] ①指状細胞間連結(隣接する上皮細胞どうしの複雑な細胞膜の連結，かみあいともいう)，②交互嵌入咬合指嵌(犬歯，臼歯が咬合するとき，一列の歯の先端が他列の咬合溝に閉鎖すること).

interface [íntə:feis] 界面(固，液，気相のうち2相の境界に想定される面または薄層)，＝boundary surface 形 interfacial.

interference [intə:fíərəns] 干渉(2つの光線や音が波長の差により強め合ったり弱め合ったりする現象).

interference microscope 干渉顕微鏡.

interference phase contrast microscope 干渉位相差顕微鏡(着色位相差顕微鏡，可変位相差顕微鏡，ポーランレット顕微鏡)，＝polanret microscope.

interferon (IFN) [intə:férɑn] インターフェロン(糖タンパクの一種．種々のウイルスに対して抗ウイルス作用を示すが，それが産生されたのと同種の細胞にのみ有効である．3種類(α，β，γ)に分類され，抗ウイルス作用のほかに細胞増殖抑制，免疫調節，細胞高分子合成調節などの制御作用を発揮する．ウイルス性疾患の治療薬，さらにある種の癌細胞に対して特異的に増殖を抑制するので，種々の悪性腫瘍の治療薬として臨床的に使用されている).

interferon receptor (IFNR) インターフェロン受容体(膜貫通型糖タンパク質．IFNと結合すると，細胞質内伝達系が作動し，核内の遺伝子発現調節分子に作用し，細胞変化をもたらす).

interferon-regulatory factor インターフェロン制御因子(インターフェロン遺伝子の発現を調節する分子として同定された転写因子).

interglobular dentin(e) 球間象牙質，球間デンチン.

interictal [intəríktəl] 発作間の，発作間欠期の.

interim [íntərim] ①中間の，②仮の.

interim analysis 中間解析.

interkinesis [intə:kainí:sis] 中間期(核分裂の).

interleukin (IL) [intə:l(j)ú:kin] インターロイキン(リンホカイン，サイトカインの一群の名称．リンパ系あるいは免疫系の細胞により産生される生物活性を有するタンパク分子(サイトカイン)のうち，2種類以上の細胞に対して活性をもつものをインターロイキンと呼ぶ).

interleukin receptor インターロイキン受容体(インターロイキンが結合する細胞側の受容体).

interlobar [intə:lóubər] 葉間の.

interlobar artery 葉間動脈(実質性器官を構成する葉という区画の間を通る動脈．例：腎動脈からの枝で腎葉をつくる腎錐体の間を通る動脈)，＝arteria interlobaris [L].

interlobar veins 葉間静脈(葉と葉の間を走る静脈のこと)，＝venae interlobares [L].

interlobitis [intə:loubáitis] 葉間炎.

interlobular [intəlɑ́bjulər] 小葉間の.

interlobular arteries 小葉間動脈(実質性器官を構成する葉よりも小さな区画である小葉間を通る動脈．例：肝臓などでは肝小葉と呼ばれる小区画があり，それぞれの肝小葉の間を通る動脈)，＝arteriae interlobulares [L].

interlobular bile duct 小葉間胆管(肝小葉間にある胆管で，小葉間動脈，静脈の3つが組になって存在する)，＝ductuli interlobulares [L].

interlobular connective tissue 小葉間結合組織(肝小葉ではグリッソン鞘という)，＝perivascular fibrous capsule.

interlobular veins 小葉間静脈(小葉と小葉の間を走る静脈のこと，肝臓では肝小葉間にあり小葉間動脈，小葉間胆管とともに3つ組をつくる)，＝venae interlobulares [L].

interlocal recombination 座間組換え.

intermaxillary activation 顎間固定〔法〕，顎内固定〔法〕，＝intramaxillary activation.

intermaxillary bone 顎間骨(切歯骨ともいい，胎児期まれに成人の上顎にみられる．ヒトにもあることをゲーテが発見しゲーテ骨と呼ばれる)，＝incisive bone.

intermediary metabolism 中間代謝.

intermediate [intə:mí:dieit] ①中間の，中庸の，②中間物(歯科においては金属充填の支持台として用いる非伝導性中間物).

intermediate body 中間体(クラミジアの感染・増殖過程でみられる形態の一つ)，＝intermediate form.

intermediate cuneiform 中間楔状骨(足根骨の一つ)，＝os cuneiforme intermedium [L].

intermediate density lipoprotein (IDL) 中間密度リポタンパク.

intermediate disk 中間板(横紋筋の明帯の中央にあるZ線のことで，介在盤ともいう．Z線とZ線の間を筋節という)，＝Z disk, Krause membrane, Dobie line.

intermediate form (IF) 中間体(クラミジアの感染・増殖過程でみられる形態の一つ)，＝intermediate body.

intermediate host 中間宿主.

intermediate lamella 中間層板(共心層板の中間にある).

intermediate nerve 中間神経(顔面神経で舌からの味覚に関係する知覚神経と唾液の分泌に関わる副交感神経を含む部分)，＝nervus intermedius [L].

intermediate pituitary hormone 下

垂体中葉ホルモン(ヒトには存在しないが，ラット，マウスではメラノトロピン産生細胞が存在する).

intermetacarpal joint 中手間関節.

intermetatarsal joint 中足骨間関節.

intermittent [intəːmítənt] 間欠性の，断続的な.

intermittent claudication 間欠性は(跛)行症，= angina cruris, dysbasia intermittens angiosclerotica.

intermittent fever 間欠熱(マラリアなどにみられる).

intermittent hydronephrosis 間欠的水腎症.

intermittent mandatory ventilation (IMV) 間欠的強制換気〔法〕(自発呼吸を補助，支持する方法).

intermittent pain 間欠痛.

intermittent peritoneal dialysis (IPD) 間欠的腹膜潅流.

intermittent positive pressure breathing (IPPB) 間欠的陽圧呼吸〔法〕，= intermittent positive pressure ventilation.

intermittent positive pressure ventilation (IPPV) 間欠的陽圧換気〔法〕(人工呼吸器により完全に呼吸を調節する方法)，= intermittent positive pressure breathing.

intermittent pulse 間欠脈(期外収縮の駆血が弱く脈として感じないため，脈拍間がときどきのびる)，= dropped beat pulse.

intermittent sedation 間欠的鎮静.

intermittent tetanus 間欠性破傷風，= tetany.

intern [intə́ːn] インターン，医学研修生(院内宿直の医学生．院外から通勤する医師あるいは医学生 extern に対立していう)，= interne [F].

internal [intə́ːnəl] ①内側の(腔，器官の中心に近い位置であることを表す)，内部の，②分子内，= intramolecular.

internal acoustic meatus 内耳道(側頭骨内にある内耳神経と顔面神経が通るところ)，= meatus acusticus internus [L], internal auditory meatus.

internal auditory meatus 内耳道，= internal acoustic meatus.

internal basic lamellae 内基礎層板(骨層板の一つ).

internal capsule 内包(レンズ核と尾状核，視床の間の白質の部分で運動線維と知覚線維の主要な通路)，= capsula interna [L].

internal carotid artery (ICA) 内頸動脈(総頸動脈の枝で眼球と脳に分布)，= arteria carotis interna [L].

internal cerebral veins 内大脳静脈，= venae cerebri internae [L].

internal cranial base 内頭蓋底(脳をいれる頭蓋腔の底をつくる骨の内面)，= basis cranii interna [L].

internal derangement of elbow 肘内障(正確には輪状靭帯外橈骨亜脱臼 subluxatio radii perannularis のこと)，= pulled elbow.

internal derangement of knee 膝関節内障.

internal ear 内耳.

internal fistula 内瘻(皮膚に開口しない異常な臓器間の交通).

internal hemorrhoids 内痔核.

internal hernia 内ヘルニア，= indirect hernia.

internal iliac artery 内腸骨動脈(総腸骨動脈の枝で膀胱や直腸，子宮，前立腺などの骨盤内臓，殿部に分布)，= arteria iliaca interna [L].

internal iliac vein 内腸骨静脈(骨盤内臓・壁からの静脈を集める)，= vena iliaca interna [L].

internalization [intəːnəlaizéiʃən] ①内界投射，内部移行，= introjection，②内在化(作用物質が細胞膜受容体に結合して，複合体として取り込まれる現象).

internal jugular vein (IJV) 内頸静脈(脳の静脈を集め，鎖骨下静脈と合流し，腕頭静脈となる)，= vena jugularis interna [L].

internal limiting membrane (ILM) 内境界膜.

internal medicine (IM) 内科学.

internal occipital crest 後頭内稜.

internal occipital protuberance 内後頭隆起(後頭骨の内面にある隆起)，= protuberantia occipitalis interna [L].

internal pudendal artery 内陰部動脈(内腸骨動脈の枝)，= arteria pudenda interna [L].

internal pudendal vein 内陰部静脈，= vena pudenda interna [L].

internal respiration 内呼吸(組織における呼吸).

internal rotation 内回旋(先進部が産道内にあるときに起こる胎児の回旋運動).

internal secretion 内分泌(体外に排泄されないで，血液中に吸収される分泌).

internal spermatic fascia 内精筋膜(精巣と精索を包む膜の一部で筋横筋の腱膜の移行)，= fascia spermatica interna [L].

internal thoracic artery 内胸動脈(鎖骨下動脈の枝で胸骨の後方をくだる．心臓のバイパス手術などに用いられる)，= arteria thoracica interna [L].

internal thoracic veins 内胸静脈，= venae thoracicae internae [L].

internal transmigration 〔卵管〕内移行(卵子が一側からその卵管および子宮を経由して他側の卵管に移行すること).

internal tunic of bulb 眼球内膜(眼球

壁の最内層で視細胞，神経細胞を含む網膜)，＝tunica interna bulbi [L].

internal urethral orifice 内尿道口(尿道の入口)，＝ostium urethrae internum [L].

internal uterine orifice 内子宮口(子宮頸管の子宮腔側の口)，＝ostium internum uteri [L].

international [intəːnǽʃənəl] 国際的な，万国の.

international atomic weight 国際原子量.

international candle power 国際燭(光度の実用単位).

International Classification of Diseases (ICD) 国際疾病分類(世界保健機関加盟国で施行される).

International Commission on Radiological Protection (ICRP) 国際放射線防護委員会.

International Committee of the Red Cross (ICRC) 赤十字国際委員会.

International Conference on Harmonisation (ICH) ハーモナイゼーション国際会議(医薬品の承認申請の際の方策や，国際的ハーモナイゼーションを達成するための方策について勧告することを目的に，日米欧の医薬品の承認申請にかかわる行政機関および業界の代表で構成された会議).

international index of erectile function (IIEF) 国際勃起機能スコア.

international infectious disease 国際伝染病.

International Nonproprietary Name (INN) 国際一般名(WHO に登録された医薬品の国際共通一般名).

International Organization for Standardization (ISO) 国際標準化機構.

International Sensitivity Index (ISI) 国際感度指数.

International System for Human Cytogenetic Nomenclature, An (ISCN) 人類染色体国際命名規約.

international system of units (SI) SI 単位系，国際単位系(国際度量衡会議や国際純粋応用化学連合などにより提唱されている国際的な単位系のこと).

International Units (IU) 国際単位(国際連盟生物学的標準恒久委員会の決議に基づく任意単位).

interneuron [intəːnjúːrɑn] 介在ニューロン(末梢から中枢へ向かう 1 次求心ニューロンと，運動ニューロンの間にあってニューロン鎖を形成しているニューロン) 形 interneuronal.

internist [intə́ːnist] 内科医.

internodal [intəːnóudəl] 結節間の.

internode [íntəːnoud] 結節間〔部〕.

internode of Ranvier ランヴィエーの絞輪間節(ランヴィエーの絞輪と絞輪の間の部分で，髄鞘節ともいう).

internship [intə́ːnʃip] インターン制，医学研修〔制〕，研修資格.

internuclear [intəːnjúːkliər] 核間の.

internuncial [intəːnʌ́nʃiəl] 介在の，連絡の(組織と組織との中間にあることについていう)，＝intercalated.

internuncial neuron 介在ニューロン(神経路の起始と終末との中間にあって，興奮伝導の中継をなすもの).

interobserver error 観測者間誤差(二人以上の観察者が同じ現象を観測したときに生じる解釈上の誤差).

interoceptive [intərəséptiv] ①内受容〔性〕の，②内生的な.

interoceptor [intərəséptər] 内〔部刺激〕受容器，内臓受容器，＝visceroseptor.

interosseous [intərɑ́siəs] 骨間の.

interosseous cartilage 骨間軟骨(左右の恥骨を結合する年骨(恥骨結合)などが該当する)，＝connecting cartilage.

interosseous nerve of leg 下腿骨間神経，＝nervus interosseus cruris.

interosseous wiring 骨縫合法，骨結紮法(針金を用いて骨と骨とを結び付ける方法).

interparietal [intəːpəráiətəl] ①頭頂骨間の，②壁間の.

interparietal bone 頭頂間骨(左右の頭頂骨間にある通常みられない骨(縫合骨の一つ)).

interparoxysmal [intəːpærəksízməl] 発作間の.

interpediculate [intəːpidíkjuleit] 椎弓根間の.

interpeduncular [intəːpidʌ́ŋkjulər] 脚間の.

interpenetrating [intəːpénitreitiŋ] 相互貫入の.

interphase [íntəːfeiz] 中間期(核分裂の分裂間期)，＝interkinesis.

interpolated extrasystole 間入性期外収縮(2 つの正常心拍間の本来の RR 間隔の中に心室性期外収縮が挟まれるもの).

interpretation [intəːpritéiʃən] 解釈(神経症患者に自己の症状を洞察させるにあたって，その症状発生のあり方について精神分析医の行う解釈).

interprismatic cement エナメル稜柱間質.

interproximal [intəːprɑ́ksiməl] 隣接面間の，＝interproximate.

interrupt [intərʌ́pt] ①中断する，離断する，妨げる，②中絶する.

interrupted [intərʌ́ptid] 中絶した，中断した，断続した.

interrupted micturition 中絶性排尿，尿線中絶.

interscapular reflex 肩甲間反射(肩甲間を強く叩打するか，またはほかの刺激を加えることで，肩甲筋群の収縮が起こる)，＝scapular reflex.
intersex [íntəːseks] 半陰陽，間性，中性体質(性器の胎生的発育異常による先天奇形で，異性の定型的な二次的性徴を有しているもの．インターセックス)，＝sex intergrade.
interspace [intəːspéis] 間腔.
interstice [intə́ːstis] 間隙(細胞間細隙).
interstitial [intəːstíʃəl] 間質性の，介在性の.
interstitial cell 間細胞(ライディッヒ細胞とも呼ばれ，精巣の結合組織にある性ホルモンを産生する細胞)，＝endocrinocytus interstitialis [L]，Leydig cell.
interstitial cell-stimulating hormone (ICSH) 間質細胞刺激ホルモン，＝luteinizing hormone.
interstitial fluid (ISF) 間質液，組織間液(組織細胞間を満たしている細胞外液).
interstitial hernia 〔鼠径〕間質ヘルニア，＝intermuscular hernia.
interstitial keratitis 間質性角膜炎(梅毒性の深部または実質性角膜炎ともいう)，＝parenchymatois keratitis, deep keratitis.
interstitial lamella 不在層板.
interstitial lung disease (ILD) 間質性肺疾患.
interstitial neuritis 間質性神経炎(神経線維の障害でなく，間質組織の神経上膜，周膜，内膜に一次的病変のある末梢神経障害)，＝interstitial neuropathy.
interstitial pneumonia 間質性肺炎(肺の支持組織の炎症性病変を示す疾患をさす．主として肺の胞隔に炎症が起こり，胞隔の肥厚とともに線維化により肺の構造が破壊され硬化縮小する(肺線維症に至る)病態のもの．基礎疾患や病因が特定できない場合を特発性間質性肺炎と呼ぶ).
interstitium [intəːstíʃiəm] 間質(実質に対する用語).
intertarsal [intəːtáːsəl] 中足骨間の.
intertrigo [intəːtráigou] 間擦疹(互いに相接触する皮膚面に生ずる皮疹) 形 intertriginous.
intertrochanteric [intəːtroukæntérik] 転子間の.
intertrochanteric crest 転子間稜.
intertrochanteric line 転子間線(大腿骨の大転子と小転子の間，内側広筋の起始部)，＝linea intertrochanterica.
interval [íntəːvəl] ①間隔，中間〔期〕，間程，②音程.
interval operation 間欠期手術(急性期が経過した後に行う手術で，特に虫垂炎の場合にいう).
intervenous tubercle 静脈管隆起(右心房の上大静脈口と下大静脈口の間の新防壁の隆起)，＝tuberculum intervenosum.
intervention [intəːvénʃən] ①インターベンション(冠動脈疾患におけるカテーテル治療)，②介入(精神的危機の早期発見と再発予防を意図する).
interventional magnetic resonance imaging (IVMRI) 開放型 MRI (磁気共鳴画像)(手術中にリアルタイムでMR画像が得られる．また，撮像方向の自由度も高い).
interventional radiology (IVR) インターベンショナルラジオロジー(放射線手技を用いた血管内の治療法).
interventioned vascular reconstruction (IVR) 血管内治療.
intervention study ①介入研究，介入試験(薬物などを強制的に使ったあとの治療効果の研究)，②侵襲的検査.
interventricular foramen 室間孔(側脳室と第3脳室の間にある孔．モンロー孔ともいう)，＝foramen interventriculare [L].
interventricular heart block 心室間ブロック(His束の分枝にブロックが起こるため刺激が一室のみにしか伝導されない脚ブロックと心室内のブロックがある)，＝bundle-branch heart block.
interventricular septum (IVS) 心室中隔(左右の心室間の隔壁)，＝septum interventriculare [L].
intervertebral [intəːvə́ːtibrəl] 〔脊〕椎間の.
intervertebral cartilage 椎間軟骨(板)(椎間円板)，＝intervertebral disks.
intervertebral disc hernia 椎間板ヘルニア.
intervertebral disks 椎間円板(椎骨の椎体間にある円板状の軟骨，髄核と線維輪よりなる)，＝disci intervertebrales [L].
intervertebral foramen 椎間孔，＝foramen intervertebrale [L].
intervertebral vein 椎間静脈，＝vena intervertebralis [L].
intervillous lacuna 絨毛間腔(血液が充満した胎盤の空隙で，胎児絨毛のある個所).
intestinal [intéstinəl] 腸〔管〕の.
intestinal anthrax 腸炭疽(まれに炭疽菌で汚染された食品を介して起こる).
intestinal candidiasis 腸管カンジダ症.
intestinal gland 腸腺(腸液を分泌する細胞よりなる)，＝Lieberkühn glands, Galeati glands.
intestinal infusion 注腸.
intestinal microflora 腸内細菌叢.
intestinal motility 腸運動〔性〕.

intestinal obstruction 腸閉塞.
intestinal transplantation 腸管移植.
intestinal trunk 腸リンパ本幹(腸管からのリンパを集める), = trunci intestinales [L].
intestinal villus 腸絨毛(小腸粘膜の輪状ヒダにある多数の小突起で吸収面積を増大している), = villi intestinales [L].
intestine [intéstin] 腸, 腸管 形 intestinal.
intestinitis [intestináitis] 腸炎.
intestinotoxin [intestinətɑ́ksin] 腸毒素, = enterotoxin.
intestinum [intéstinəm] 腸, = intestine.
intima [íntimə] 内膜(血管内膜) 形 intimal.
intimitis [intimáitis] 動脈内膜炎.
intoe [íntou] 内反母趾, = hallux valgus.
intolerance [intɑ́lərəns] 不耐症, 不耐〔性〕(耐性のないこと) 形 intolerant.
intorsion [intɔ́:ʒən] 内方回旋, 内まわし(眼の角膜垂直径線が内転すること).
intoxication [intɑksikéiʃən] 中毒, = intoxation, poisoning.
intoxication induced by heroin ヘロイン中毒.
intoxication induced by hypnotics 睡眠薬中毒.
intra- [intrə] (内部の意味を表す接頭語).
intra-aortic balloon (IAB) 大動脈内バルーン(カテーテルにつけたバルーンで胸部大動脈に挿入し, 心臓の拡張, 収縮に合わせてバルーンも拡張, 収縮させる. 動脈圧は拡張期に上昇, 収縮期に低下し心臓のポンプ機能が補助され, 冠血流量も増加する).
intra-aortic balloon counterpulsation (IABC) 大動脈内バルーン対向拍動.
intra-aortic balloon pumping (IABP) 動脈内バルーンパンピング(バルーンカテーテルを末梢動脈より下行大動脈に入れ, 心拡張期にバルーンを広げて上流の圧を上昇させ, 冠血流量の増加をはかる. また収縮期直前にバルーンを収縮させて左室駆血抵抗を低下させる治療法), = intra-aortic balloon counter pulsation.
intra-arterial injection 動脈内注射.
intra-atrial heart block 心房内ブロック(心電図で, 幅の広い刻みのあるP波を示し, その時間も延長している).
intracanalicular backflow 尿細管内逆流.
intracanicular part of optic nerve 視神経管内部, = pars intracaniculus nervi optici.
intracavitary applicator 腔内照射用器具.
intracellular [intrəséljulər] 細胞内の.
intracellular fluid volume (IFV) 細胞内液量.
intracellular receptor 細胞内受容体.
intracerebral hematoma (ICH) 脳内血腫.
intracranial [intrəkréiniəl] 頭〔蓋〕内の.
intracranial hemorrhage 頭蓋内出血, = intracranial hematoma.
intracranial hypotension syndrome 髄液圧低下症(腰椎穿刺, 脳室シャントなどの後生じることがある. 髄液の流出により圧が低下し頭痛, 悪心, 嘔吐, 倦怠感などが起こる. 立位・座位で悪化し, 臥位で改善する).
intracranial pressure (ICP) 頭蓋内圧, 脳圧.
intractable [intrǽktəbl] 処置困難な, 御し難い, 頑固な 名 intractability.
intractable pain 難治性疼痛(慢性化した疼痛症候群をいう. 通常の鎮痛薬は効果がみられず, 神経ブロックや心理的療法も試みられる).
intracutaneous (IC, ic) [intrəkju:téiniəs] 皮内の.
intracutaneous injection 皮内注射.
intrad [íntræd] 内方へ.
intradermal (ID, id) [intrədə́:məl] 皮内の.
intradermal injection 皮内注射.
intradermal reaction (IDR) 皮内反応.
intradermal test (IDT) 皮内テスト.
intraepithelial lymphocyte (IEL) 上皮内リンパ球.
intragastric (IG) [intrəgǽstrik] 胃内.
intragenic recombination 遺伝子内組換え.
intramembranous ossification 結合組織内骨化.
intramuscular (IM,im) 筋肉内の.
intramuscular injection 筋肉内注射.
intranasal anesthesia 鼻内麻酔.
intraobserver error 観測者内誤差(一人の観察者が時を異にして同じ現象を観測したときに生じる解釈上の誤差).
intraocular [intrəɑ́kjulər] 眼内の.
intraocular lens (IOL) 眼内レンズ.
intraocular pressure (IOP) 眼〔内〕圧(眼圧. 正常人は10～21 mmHg間で, 平均は15 mmHg±3 mmHg).
intraocular tension (IOT) 眼内圧.
intraoperative [intrəɑ́pərətiv] 術中の.
intraoperative radiation therapy (IORT) 術中放射線療法.
intraoral anesthesia 口内麻酔.
intrapartum [intrəpɑ́:təm] 分娩時に.
intrapartum eclampsia 分娩子癇.
intrapartum hemorrhage 分娩時出血.

intraperitoneal [intrəperitouní:əl] 腹腔内の.
intrapleural pressure (IPP) 胸腔内圧.
intrapulmonary shunt fraction (Qs/Qt, Q̇s/Q̇t) 肺内シャント率, ＝right-to-left shunt ratio.
intrapyretic [intrəpairétik] 発熱期中の.
intrarectal (IR) [intrəréktəl] 直腸内の.
intrasplenic [intrəsplénik] 脾臓内の.
intrathoracic (IT) [intrəθɔ:rǽsik] 胸腔内.
intratracheal (IT) [intrətréikiəl] 気管内.
intratracheal intubation 気管挿管.
intratracheal tube (IT) 気管チューブ.
intrauterine (IU) [intrəjú:təri:n] 子宮内.
intrauterine amputation 子宮内切断.
intrauterine contraceptive device (ICD) 子宮内避妊〔器〕具.
intrauterine fetal death (IUFD) 子宮内胎児死亡.
intrauterine fracture 子宮内骨折, ＝congenital fracture.
intrauterine growth retardation (IUGR) 子宮内〔胎児〕発育遅延.
intrauterine life 子宮内生活, ＝uterine life.
intravaginal ring (IVR) 腟内リング.
intravascular (IV) [intrəvǽskjulər] 血管内の.
intravascular coagulation (IVC) 血管内凝固.
intravascular fluid (IVF) 血管内液(血液中の液体成分(血漿)).
intravascular ultrasound imaging (IVUS) 血管内エコー〔図〕法.
intravenation [intrəvinéiʃən] 静脈内注射.
intravenous (IV, iv) [intrəví:nəs] 静脈〔内〕の, ＝endovenous.
intravenous alimentation 経静脈栄養〔法〕.
intravenous anesthesia 静脈麻酔, ＝phlebonarcosis.
intravenous blood transfusion 静脈内輸血(輸血の系路は主に静脈系が用いられ, 単に輸血といえば静脈内輸血を指す).
intravenous drip (IVD) 点滴静脈内注射.
intravenous hyperalimentation (IVH) 経静脈内高カロリー輸液, 中心静脈栄養法, ＝parenteral hyperalimentation, total parenteral nutrition.
intravenous injection 静脈内注射.
intravenously (IV, iv) [intrəví:nəsli] 静脈注射による.
intravenous nutrition (IVN) 経静脈栄養.
intravenous pyelogram (IVP) 静脈性腎盂造影〔法〕.
intravenous pyelography 静脈性腎盂撮影法.
intravenous urography (IVU) 〔経〕静脈性尿路造影〔法〕.
intraventricular [intrəventríkjulər] ①心室内の, ②脳室内の.
intraventricular block (IVB) 心室内ブロック(心室内伝導系または心筋内の伝導障害), ＝arborisation heart block.
intraventricular conduction delay (IVCD) 心室内伝導遅延.
intraventricular hemorrhage 脳室内出血.
intraventricular pressure (IVP) 脳室内圧(脳室内髄液圧のこと. 側脳室前角部でのカテーテル圧でもある).
intraversion [intrəvə́:ʒən] 歯弓狭小.
intravital [intrəváitəl] 生存中に, 生体内の, ＝intravitam.
intravitam [intrəváitəm] [L] 生存中に, ＝intravital.
intrinsic [intrínsik] 内的な, 内因性の, 固有の.
intrinsic deflection 近接効果(心電図上興奮が導子下にきたことを示す. 臨床では, 胸誘導でみるものを近接様効果 intrinsicoid deflection とし, さらに QRS の始まりから R 波の頂点までの時間を ventricular activation time として使用する).
intrinsic factor (IF) 内〔因性〕因子(キャッスル因子の一つで, 胃粘膜から分泌され, ビタミン B_{12} 吸収に必須である).
intrinsic heart rate (IHR) 固有心拍数(自律神経を遮断して得られる洞房細胞による一定の心拍).
intrinsic muscle 内筋(起始点および付着点が器官内にあるもの).
intrinsic sympathomimetic activity (ISA) 内因性交感神経刺激作用(β 遮断薬のうち, 軽度に β 受容体を刺激する働きを併せてもつものがあり, その作用をいう).
intro- [introu, -trə] (内へ, または内部の意味を表す接頭語).
introduce [intrədjú:s] 挿入する, 導入する.
introducer [intrədjú:sər] 挿入器(挿管器), ＝intubator.
introflexion [intrəflékʃən] 内曲, 内屈.
introitus [intróitəs] 入口, 口(腟などの中空性器官の入り口).
introjection [intrədʒékʃən] 摂取, とり込み(事象または特徴を自分のものとし, また他人に対する敵がい心を己れに向けること), ＝internalization.
intromission [intrəmíʃən] 挿入(主に性交について用いる).
intromittent [intrəmítənt] 送(挿)入する

名 intromission.

intron [íntrɑn] イントロン(介在配列．真核細胞やそのウイルスの遺伝子では，タンパク質のアミノ酸配列をコードする遺伝情報が分断されている場合が多く，アミノ酸配列を支配しない挿入配列部分をイントロン，アミノ酸配列を支配し分断されている各配列部分をエクソンという)，＝intervening sequence.

introspection [intrəspékʃən] 内省，自省.

introspective [intrəspéktiv] 内省的な.

introsusception [introusəsépʃən] 重積.

introversion [introuvə́:ʒən] ① 内転(外部を内部に転換すること)，② 内省(欲求特に性欲を外部よりはむしろ内部に向けること).

introvert [íntrəvə:t] ①〔性欲〕内向者，② 内向型.

introverted personality 内向性人格.

intubate [íntjubeit] 挿管する.

intubation [intjubéiʃən] 挿管法(特に気管内への).

intubation tube 挿管チューブ.

intubator [íntjubeitər] 挿管器.

intumesce [intjumés] 膨張する，膨大する.

intumescent [intjumésənt] 膨大性の 名 intumescence.

intussusception [intəsəsépʃən] 腸重積症，重積嵌頓(腸管の一部が隣接する腸管内腔に嵌入した状態．2歳以下の乳幼児に好発する)，＝invagination, indigitation.

intussusceptum [intəsəséptəm] 嵌入部(腸重積症において腸管が嵌入する内筒または中筒部分)，＝invaginatum.

intussuscipiens [intəsəsípiəns] ① 莢部，② 外鞘(腸重積症において外筒をなす部分で，嵌入部または内筒に対していう)，＝invaginans.

inulin [ínjulin] イヌリン(多糖類，fructofuranose の重合体で，腎機能の検査に用いる).

inulin clearance イヌリンクリアランス(糸球体濾過率の正確な値．ただし，日常臨床では用いられない).

inunction [inʌ́ŋkʃən] 塗擦，塗膏.

invaginate [invǽʤineit] 陥入する，重積する.

invagination [invæʤinéiʃən] ① 陥入(卵割において嚢胚形成のとき，胚胞細胞の一部が内部に陥入する現象)，② 重積(ヘルニアの嵌頓)，＝indigitation.

invalid [ínvəlid, invəlí:d] ① 虚弱者，病身，② 無効の 名 invalidism.

invasion [invéiʒən] 浸潤，侵襲，＝aggression，侵入.

invasive [invéisiv] 侵襲性の，浸潤性の，侵襲的な.

inventory [ínvəntəri, −tɔ:ri] 項目表，目録.

inverse [invə́:s] 逆〔性〕の，逆位の.

inverse anaphylaxis 逆アナフィラキシー(アナフィラキシーを起こす物質が抗原ではなく，抗体の場合).

inverse symmetry 逆対称(個人の右と左が，ほかの左と右とに相応すること).

inversio [invə́:ʒiou] 内反，転向，倒錯，＝inversion.

inversion [invə́:ʒən] ① 内反〔症〕，逆位，逆生(歯の)，② 転倒，転位，反転(数の)，③ 転化(化合物)，④ 反像 形 inverted.

invert [ínvə:t] 逆転する，転位させる，倒立する，転化する.

invertebrate [invə́:tibreit] 無脊椎動物.

inverted microscope 倒立顕微鏡.

inverted pelvis 転向骨盤，転倒骨盤(先天脱出，脊椎裂，尾仙骨内屈，脊柱管拡大などを示す).

inverted radial reflex 逆〔転〕橈骨反射(腕橈骨筋反射のかわりに手指の屈曲が生じるもの．第5頸髄レベルでの脊髄障害を示す．通常では上腕三頭筋反射亢進がこの現象に伴う).

invertor [invə́:tər] 内反筋(足などを内反する筋).

invert soap 逆性石けん(陽性石ケンともいい，$RN^{+}\cdots(R^1, R^2, R^3)\ X^{-}$ のような構造をもつ一群の界面活性剤の総称).

invert sugar 転化糖(グルコースとレブロースとのほぼ等分子量混合物で，ショ糖の水解により得られる)，＝travert.

investigate [invéstigeit] 調査する，研究する.

investigation [investigéiʃən] 調査，研究，研究報告(論文).

investigational new drug (IND) 治験薬.

investing [invéstiŋ] ① 埋没，② 被覆.

investing material 埋没材.

investment [invéstmənt] 埋没材.

inveterate [invétəreit] 慢性の，不治の.

inviscation [inviskéiʃən] 混唾(そしゃくに際し食物が唾液と混ざること)，＝insalivation.

in vitro [L] 試験管内における，＝in a glass (test tube)，非生体内で(試験管や培養容器内など，人工的な環境における反応系についていう．生体内における反応系を表す語 in vivo に対応する).

in vitro fertilization (IVF) 体外受精，＝extracorporeal fertilization.

invitus [ínvitəs] 嫌忌.

in vivo [L] 生体内で(生体内における反応系についていう．非生体内における反応系を表す語 in vitro に対応する).

involucrum [invoul(j)ú:krəm] ① 骨柩，② 総包(植物の)，＝involucre 複 involucra.

involumentum [invəl(j)u:méntəm] 緩和薬.

involuntary [inválәntәri] 不随意の.
involuntary movement (IVM) 不随意運動.
involuntary muscle 不随意筋(心筋, 内臓筋のように意志の力で運動できない筋).
involution [invәl(j)ú:ʃәn] ①退縮, 衰退, ②復古, ③対合(数学), ④纏絡法, ⑤包合(物理) 形 involutional.
involutional [invәlú:ʃәnәl] 退行の.
involutional depression 退行期うつ病(初老期うつ病), ＝presenile depression.
involutional melancholia 退行期うつ病, 更年期うつ病, ＝presenile melancholia.
involutional psychosis 退行期精神病(初老期または更年期にみられる).
involve [inválv] 含む, 包む, 浸潤する, 転移する, 伴う, 従事(参加)させる.
involvement [inválvmәnt] 浸潤, 転移, 併発.
IO inferior oblique (下斜筋).
I & O input and output (摂取量と排泄量).
iodinated serum albumin (ISA) ヨード化血清アルブミン.
iodine (I) [áiәdi:n, -dain] ヨウ素(原子番号53, 原子量126.9045, 質量数127. ハロゲン族元素の一つ), ＝iodinium.
iodine eruption ヨウ素疹.
iodine-131-labeled human serum albumin (^{131}I-HSA) ^{131}I標識ヒト血清アルブミン.
iodine-131-labeled macroaggregated albumin (^{131}IMAA) ^{131}I標識大凝集アルブミン.
iodine number ヨウ素価(脂肪1gが吸収し得るヨウ素量で, 不飽和脂肪酸の量を示す).
iodine test ヨウ素試験(デンプンにヨウ素液を混ずると青色を発し, エリトロデキストリンとグリコーゲンは赤色となる).
iodipamide [aiәdípәmaid] ヨージパミド(X線造影剤).
iodism [áiәdizәm] ヨード中毒〔症〕.
iodize [áiәdaiz] ヨードを加える, ヨードで処理する.
iododerm [aióudәdә:m] ヨード性皮疹, ＝iododerma.
iododerma [aiәdoudә́:mә] ヨード疹.
iodometric [aioudәmétrik] ヨウ素滴定に関連した, ヨウ素還元滴定の.
iodophil granule ヨード親和性顆粒(急性伝染病の好中球原形質にある).
iodopsin [aiәdápsin] ヨードプシン(錐体物質. 視紅以上に鋭敏な網膜錐体の感光物質で, photopsinと称するオプシンと結合して網膜の視覚系をなすもの), ＝visual violet.
iodopyracet [aioudoupáirәsit] ヨードピラセット(静注用尿路造影剤), ＝diodrast, perabrodil, umbradil.
iodotherapy [aiәdәθérәpi] ヨード療法.
IOL intraocular lens (眼内レンズ).
ion [áiәn] イオン(中性の原子または原子団が, あるエネルギーの作用により, その電子を失ったとき, または過剰の電子と結合した場合に, 正(+)または負(−)に荷電されたイオンを生ずる) 形 ionic.
ion channel イオンチャネル(細胞膜や細胞内器官の膜に分布するイオンの通路. イオンの移動により電気的変化が生じ, 情報伝達などに関与する).
ion channelopathy イオンチャネロパチー(イオンチャネルの機能異常による疾患で, てんかん, ミオトニアなどを示す. 神経筋疾患に多い. 遺伝性のものとチャネルタンパク質に対する自己抗体による自己免疫性チャネロパチー(ランバート・イートン症候群, アイザックス症候群など)に分類できる).
ion exchange イオン交換.
ionization [aiәnizéiʃәn] 電離, ＝electrolytic dissociation, イオン化.
ionize [áiәnaiz] イオン化する, 電離する, ＝ionizing.
ionophore [aiánәfɔ:r] イオノフォア, イオン透過担体.
ionophoresis [aiɑnәfәrí:sis] イオン電気導入〔法〕, イオン浸透療法(特定の薬剤を平流電気によって皮膚または粘膜を通して痛みのないように体内に導く電気療法), ＝iontophoresis.
ion-selective electrode (ISE) イオン選択電極.
iontherapy [aiәnθérәpi] イオン療法, ＝iontotherapy.
iontophoresis [aiɑntoufәrí:sis] イオン導入法, ＝ionophoresis.
iontophoretic [aiɑntәfәrétik] イオン泳動の.
iontoquantimeter [aiɑntәkwɑntímitәr] 放射線量計(電離量から放射線量を測定する装置), ＝ionometer.
iontotherapy [aiɑntәθérәpi] イオン療法(電流により薬物イオンを組織に導入する治療法).
IOP intraocular pressure (眼〔内〕圧).
iopanoic acid イオパノ酸(有機ヨウ素系X線造影剤).
iophendylate [aiәféndileit] ヨーフェンジラート(脊髄用造影剤).
IORT intraoperative radiation therapy (術中放射線療法).
IOT intraocular tension (眼内圧).
iota (ι, I) [aióutә] イオタ(ギリシャ語アルファベットの第9字).
IOU intensive (therapy) observation unit (集中〔治療〕観察室〔部〕).
IP infusion pump (インフュージョンポン

プ，輸液注入器）.

IPAP inspiratory positive airway pressure（吸気気道陽圧）.

IPD intermittent peritoneal dialysis（間欠的腹膜灌流）.

ipecac [ípikæk] トコン(吐根)(去痰，催吐，アメーバ赤痢治療薬)，＝ipecacuanha, ipecac root.

IPF idiopathic pulmonary fibrosis（特発性肺線維症）.

IPG impedance plethysmography（インピーダンス脈波）.

IPP intrapleural pressure（胸腔内圧）.

IPPA inspection, palpation, percussion, auscultation（視診・触診・打診・聴診）.

IPPB intermittent positive pressure breathing（間欠的陽圧呼吸〔法〕）.

IPPV intermittent positive pressure ventilation（間欠的陽圧換気〔法〕）.

ipratropium bromide 臭化イプラトピウム(気管支喘息などの呼吸困難に対して用いられる副交感神経遮断薬).

ipsilateral [ipsilǽtərəl] 同側の(患側と同側の意味で，contralateral に対立している)，＝ipselateral, ipsolateral.

IPV inactivated poliovirus vaccine（不活化ポリオウイルスワクチン）.

IQ intelligence quotient（知能指数）.

IR ① inferior rectus（下直筋），② inspiratory resistance（吸気抵抗），③ intrarectal（直腸内の），④ infrared（赤外線の）.

Ir iridium（イリジウムの元素記号）.

IRB Institutional Review Board（治験審査委員会）.

IRDS idiopathic respiratory distress syndrome（特発性呼吸窮迫症候群）.

IRG immunoreactive glucagon（免疫反応性グルカゴン）.

Ir gene immune response gene（免疫応答遺伝子）.

IRI immunoreactive insulin（免疫反応性インスリン）.

iridal [írідəl] 虹彩の，＝iridian, iridial.

iridectomy [iridéktəmi] 虹彩切除術，＝iridectomia.

iridelcosis [iridelkóusis] 虹彩潰瘍，＝ulceration of iris.

iridencleisis [iridenkláisis] 虹彩結合術(角膜切創に虹彩の小片を絞扼して人工虹彩をつくる方法)，＝iridodesis.

irideremia [iridərí:miə] 無虹彩〔症〕，＝iridosteresis.

irides [íridi:z] → iris.

iridesis [iridí:sis, ai-] 虹彩結合術，虹彩移動術(角膜の切創に虹彩の一片を結合して新虹彩をつくる方法)，＝iridodesis.

iridian [irídiən] 虹様の，虹彩の，＝iridial.

iridic [irídik] 虹彩の.

iridium (Ir) [irídiəm] イリジウム(硬質の白金属元素で，原子番号 77，原子量 192.99).

irid(o)- [irid(ou), -d(ə)]（虹彩に関する接頭語）.

iridoavulsion [iridouəvʌ́lʒən] 虹彩切除，＝iridavulsion.

iridocele [irídəsi:l] 虹彩脱出.

iridochor(i)oiditis [iridoukɔ:r(i)ouaidáitis] 虹彩脈絡膜炎.

iridocoloboma [iridoukɑloubóumə] 虹彩欠損〔症〕.

iridoconstrictor [iridoukɑnstríktər] ① 虹彩括約筋，② 縮瞳薬.

iridocorneal angle 虹彩角(前房縁角膜と虹彩とのなす角)，＝iritic angle, angle of iris.

iridocorneosclerotomy [iridoukɔ:niouskliərɑ́təmi] 虹彩角膜強膜切開術.

iridocyclectomy [iridousaikléktəmi] 虹彩毛様体切除術.

iridocyclitis [iridousaikláitis] 虹彩毛様体炎，＝iritis.

iridocyclochoroiditis [iridousaiklouko:-rɔidáitis] 虹彩毛様体脈絡膜炎.

iridocystectomy [iridousistéktəmi] 虹彩形成術(Knapp 手術).

iridodialysis [iridoudaiǽlisis] 虹彩離断(虹彩根部が円周方向に断裂するもの．眼球外傷などでみられる).

iridodilator [iridoudailéitər] ① 散瞳筋，② 散瞳薬.

iridodonesis [iridoudouní:sis] 虹彩振戦，＝hippus, 虹彩動揺.

iridokinetic [iridoukainétik] 虹彩運動の，＝iridomotor.

iridomalacia [iridouməléiʃiə] 虹彩軟化〔症〕.

iridomesodialysis [iridoumesoudaiǽlisis] 虹彩内縁癒合剥離術.

iridomotor [iridoumóutər] 虹彩運動の，＝iridocinetic.

iridoparalysis [iridoupərǽlisis] 虹彩麻痺.

iridopathy [iridɑ́pəθi] 虹彩疾患.

iridoplegia [iridouplí:ʤiə] ① 瞳孔強直症，② 虹彩括約筋麻痺.

iridoptosis [iridɑptóusis] 虹彩脱出.

iridorrhexis [iridəréksis] 虹彩破裂，虹彩離断.

iridoschisis [iridɑ́skisis] 虹彩欠損症(虹彩の一部が先天的，後天的に欠損するもの)，＝iris coloboma.

iridosclerotomy [iridouskliərɑ́təmi] 虹彩強膜切開術(緑内障療法として).

iridoscopy [iridɑ́skəpi] 虹彩鏡検査〔法〕.

iridotomy [iridɑ́təmi] ① 虹彩切開術(虹彩に孔を開ける手術．閉塞性隅角緑内障の治療，予防に行う)，② 瞳孔形成術，＝iridotomia.

IR image inversion recovery image（反転回復像(IR 像)）.

iris [áiris] 虹彩(角膜の後にある円盤状の膜で，いわゆる黒目に相当する．カメラの絞りに例えられる)，＝iris [L] 複 irides.

IRIS immune reconstitution inflammatory syndrome (免疫再構築症候群).

iris bombë 膨隆虹彩.

irisopsia [airisóupiə] 虹視症(眼圧上昇による光分散像)，＝halo vision.

iritic [airítik] 虹彩炎性の.

iritis [airáitis] 虹彩炎，＝iridocyclitis.

IRMA immunoradiometric assay (免疫放射定量法).

iron (Fe) [áiən] 鉄(原子番号26，原子量55.847，質量数54，56〜58，比重7.85〜7.88の金属元素で，自然には広く存在し，生体組織，特に血色素の主要成分．低色素性貧血の治療に用いられる)，＝ferrum.

iron deficiency anemia (IDA) 鉄欠乏性貧血(鉄の供給が生体の需要を下回ったときに生じる．妊娠時などにもみられ女性に多い．血清鉄が低値で小球性低色素性貧血を呈し，嚥下困難(Plummer–Vinson 症候群)，スプーン状爪などの症状がある)，＝hypoferric anemia.

iron lung 鉄の肺，＝Drinker respirator.

iron preparation 鉄剤(造血などに用いる).

iron springs 鉄泉(鉱泉1kg中に鉄イオン10mg以上を含有するもの).

irradiation [ireidiéiʃən] ①照射，放散(光線の)，②光滲(こうじん．発光体の大きさを実際よりは大きく見る心理的現象)，③拡延，放発(神経衝動が正常の伝導路以外に分散すること)，④光線療法 形 irradiated.

irrational [iræ̀ʃənəl] ①非合理的な，無理の，②分別のない(高熱時の意識混乱についていう).

irreducible [iridjú:sibl] ①整復不能，非還納性の，②既約，可約 名 irreducibility.

irreducible hernia 不還納性ヘルニア.

irregular [irégjulər] ①不規則の，異常な，異例の，②不整の，＝irregularis [L].

irregular astigmatism 不正乱視.

irregular bone 不規則骨(骨を形状から分類する際の用語，不規則な複雑な形の骨で，例として椎骨などがある)，＝os irregulare.

irregular dentin(e) 不規則象牙質，不正象牙質.

irregular pulse 不整脈，＝arhythmia.

irresuscitable [irisʌ́sitəbl] 蘇生不能の.

irreversibility [irivə:sibíliti] 不可逆性.

irreversible [irivə́:sibl] 不可逆性の，回復不可能な.

irrigate [írigeit] 灌注する，洗浄する.

irrigation [irigéiʃən] ①灌注，②洗浄(眼，膀胱などを洗うこと).

irrigator [írigeitər] イルリガートル(灌注器).

irritability [iritəbíliti] 感応性，被刺激性，過敏性，興奮性.

irritable [íritəbl] 感応性の，刺激反応性の，過敏な，興奮性の.

irritable bladder 過敏性膀胱(膀胱神経症).

irritable bowel syndrome (IBS) 過敏性腸症候群(下痢，便秘，下痢・便秘交替の3型がある．下部消化管の運動機能異常により起こる).

irritable colon 過敏性結腸.

irritant [íritənt] 刺激薬，＝irritantia, stimulant.

irritation [iritéiʃən] 刺激，過敏 形 irritative.

irritative [íritətiv] 刺激性の.

IRV inspiratory reserve volume (予備吸気量).

ISA iodinated serum albumin (ヨード化血清アルブミン).

Isaacs syndrome アイザックス症候群(神経原性の異常自発筋活動がみられ，線維束性収縮，ミオキミア，偽性テタニー，発汗過多，有痛性筋攣縮をきたすもの)，＝idiopathic neuromyotonia.

isch(a)emia [iskí:miə] 虚血，阻血，断血，乏血(血管の収縮による局所的貧血) 形 ischemic.

ischemia reperfusion injury 虚血再灌流障害(虚血に陥った臓器への血流再開に伴う再灌流が，逆に虚血臓器の細胞・組織に障害を生じることをいう).

ischemia reperfusion syndrome 虚血再灌流症候群(遮断された血流の再灌流による障害．横紋筋融解など)，＝declamping shock.

ischemic [iskémik, -kí:m] 虚血〔性〕の.

ischemic heart disease (IHD) 虚血性心疾患(狭心症と心筋梗塞に大別できる).

ischia [ískiə] 坐骨，→ischium.

ischiadic [iskiæ̀dik] ＝ischiac, sciatic.

ischiagra [iskiæ̀grə] 股痛風.

ischial [ískiəl] 坐骨の，＝ischiac, ischiadic, ischiatic, sciatic.

ischial bone 坐骨(寛骨を構成する3つの骨の1つで，座ったときに床に接する骨．寛骨は腸骨，坐骨，恥骨よりなる)，＝os ischii.

ischialgia [iskiæ̀ldʒiə] 坐骨神経痛，＝ischias.

ischial spine 坐骨棘(仙棘靱帯がつく)，＝spina ischiadica [L].

ischial tuberosity 坐骨結節(歩行に重要なハムストリング筋(半腱様筋，半膜様筋，大腿二頭筋)が起始する)，＝tuber ischiadicum [L].

ischias [ískiəs] 坐骨神経痛，＝ischialgia.

ischiatic [iskiǽtik] 坐骨の，＝ischiadic, ischial.

ischiatic hernia 坐骨〔孔〕ヘルニア(大仙骨坐骨孔を通るもの).

ischi(o)– [iski(ou), –(ə)] (坐骨との関係を表す接頭語).

ischiocapsular [iskiəkǽpsjulər] 坐骨股関節包の.

ischiocavernosus [iskiəkævəːnóusəs] 坐骨海綿体筋，＝musculus ischiocavernosus [L].

ischiocele [ískiəsiːl] 坐骨ヘルニア，＝sciatic hernia.

ischiococcygeal [iskioukɑksíʤiəl] 坐骨尾骨の.

ischiodynia [iskiədíniə] 坐骨痛.

ischiofemoral [iskiəfémərəl] 坐骨大腿の.

ischiofemoral ligament 坐骨大腿靱帯(股関節の靱帯の一つ)，＝ligamentum ischiofemorale [L].

ischiofibular [iskiəfíbjulər] 坐骨腓骨の.

ischioneuralgia [iskiounjuːrǽlʤiə] 坐骨神経痛.

ischiorectal fossa 坐骨直腸窩，＝fossa ischiorectalis [L].

ischium [ískiəm] 坐骨(寛骨をつくる3つの骨(腸骨，坐骨，恥骨)の1つ)，＝os ischii [L].

ischo– [iskou, –kə] (閉止，抑制の意味を表す接頭語).

ischuria [iskjúːriə] 尿閉，＝urinary retention, retentio urinae 形 ischuretic.

ISCN An International System for Human Cytogenetic Nomenclature (人類染色体国際命名規約).

ISDN isosorbide dinitrate (硝酸イソソルビド).

ISE ion–selective electrode (イオン選択電極).

ISF interstitial fluid (間質液，組織間液).

ISG immune serum globulin (免疫血清グロブリン).

ISH in situ hybridization (インサイチューハイブリダイゼーション).

Ishihara test 石原試験(色覚異常の有無を調べる検査).

ISI ①injury severity index (外傷重症度係数)，②International Sensitivity Index (国際感度指数).

island [áilənd] 島.

island flap 島皮〔膚〕弁(皮膚および皮下組織の皮膚弁で，茎には栄養血管のみをもつもの).

island of Langerhans ランゲルハンス島(膵臓にある内分泌細胞群で，インスリンやグルカゴンを分泌する組織. 1869年に詳述された)，＝islet of pancreas, Langerhans island, pancreatic islet.

islet [áilit] 小島，島.

islet cell surface antigen (ICSA) 膵島細胞膜抗体.

islet cell transplantation 膵島移植(膵臓中の膵ランゲルハンス細胞を採り出し，重症糖尿病患者に移植する治療法. ラ島移植).

–ism [izəm] (症状，疾患を表す接尾語).

–ismus [izməs] (–ism のラテン語形).

ISO International Organization for Standardization (国際標準化機構).

is(o)– [ais(ou), –s(ə)] (①同等，同一，同類，均等の，を意味する接頭語. ②化学では他の化合物との異性，および炭素の鎖状化合物で，その側鎖にメチル基の結合したもの(記号はi–)，を意味する接頭語).

isoagglutination [aisouəgluːtinéiʃən] 同種凝集現象.

isoagglutinin [aisouəglúːtinin] 同種凝集素，＝isohemagglutinin.

isoagglutinogen [aisouəgluːtínəʤən] 同種凝集原.

isoallele [aisouəlíːl] 同類対立遺伝子(正常な対立遺伝子に非常に類似した対立遺伝子で，特定の遺伝子が共存するとき，あるいは特定の環境条件下におかれたときのみ表現型から区別できるような対立遺伝子をいう).

isoantibody [aisouǽntibɑdi] 同種抗体，＝alloantibody.

isoantigen [aisouǽntiʤən] 同種抗原，＝alloantigen.

isobar [áisəbɑːr] ①同重体(原子番号は異なるが，質量数の互いに等しい原子で，同電気素，同重元素，同重核とも呼ばれる)，②等圧式((1)物体の状態変数のうち圧力のみを一定に保ち，他の変数との関係を示す曲線. (2)気象学では気圧の等しい点をつなぐ線) 形 isobaric.

isobaric [aisoubɑ́ːrik] 等量の，等圧の.

isobaric solution (IBS) 等比重液(等圧溶液ともいう).

isobody [áisəbɑdi] 同種抗体(同種の他動物の抗原に対して有効な抗体).

isocaloric [aisoukəlɔ́ːrik] 等熱量の.

isocellular [aisouséljulər] 同種細胞の.

isochromatid [aisoukróumətid] 同位染色分体，同腕染色分体.

isochromatophil(e) [aisoukroumǽtəfil] 等染性の.

isochromia [aisoukróumiə] 等色性，無色性，整色性，＝isochromism, isochroism 形 isochromatic, isochroous.

isochromic anemia 正色素性貧血.

isochromosome [aisoukróuməsoum] 同腕染色体，同位染色体(相同な遺伝子座をもつが逆方向の配列をとる2つの同一アーム(腕)をもつ染色体).

isochronism [aisɑ́krənizəm] ①同時値性(筋とその支配神経のように同じ時値をもっている状態をいう)，＝isochronia,

②等時性(時間割合および頻度に関する過程の一致している状態) 形 isochronal, isochronous.
isochroous [aisákrəəs] 同色性の, ＝isochromatic.
isocoria [aisoukɔ́:riə] 瞳孔等大(等瞳ともいう. 両眼の瞳孔が同等の大きさを示すこと).
isocortex [aisoukɔ́:teks] 等皮質, 同皮質(大脳皮質のうち発生学的に最も新しい部分で, 学習・感情・意志などの高次の精神作用に関係する), ＝neocortex, neopallium.
isocytolysin [aisousaitálisin] 同種細胞溶解素.
isodactylism [aisədǽktilizəm] 等指症(指の長さがすべて同等であること).
isodont [áisədɑnt] 等歯型, 等歯性.
isoelectric [aisouiléktrik] 等電性の.
isoelectric line 等電位線, ＝isopotential line.
isoelectric period 等電期(筋が収縮しているが電流計が振れを生じない時期).
isoelectric point 等電点(陰陽の両イオンが相互に作用して溶質の電荷が零となるpH値).
isoelectric separation 等電点分離法(等電点電気泳動〔法〕ともいう. 等電点に相当するpH位置に物質を濃縮させる電気泳動〔法〕).
isoenzyme [aisouénzaim] アイソエンザイム, 同位酵素(同じ反応をするが, アミノ酸配列, 基質親和性あるいは最大活性などを異にする酵素の多型. イソ酵素ともいう), ＝isozyme.
isogame [áisəgeim] 同形配偶子生殖, ＝isogamy.
isogamete [aisəgǽmi:t] 同形配偶子, 同胎接合子.
isogamy [aiságəmi] 同形配偶子生殖(融合する2個の配偶子が互いに同形同大である場合), ＝isogame 形 isogamous.
isogeneic [aisəʤénik] 同系の, 同質遺伝子の, ＝isogenic, syngeneic.
isogeneic graft 同系移植, ＝syngraft.
isohemagglutination [aisouhi:məglu:tinéiʃən] 同種血球凝集.
isohemagglutinin [aisouhi:məglú:tinin] 同種血球凝集素.
isohemolysin [aisouhimálisin] 同種溶血素.
isohemolysis [aisouhi:málisis] 同種溶血.
isohydric [aisouháidrik] ①等水性の, ②水素平衡性の(赤血球がガス交換において炭酸ガスを採り, 過剰の水素を発生せずに酸素を放つ反応環についていう) 名 isohydria.
isohydric shift 水素イオン平衡移動(酸素添加により赤血球の塩基結合力が増大すること).
isohydric solution 等水溶液(2種以上の溶液を混合しても解離平衡が混合前と同一に保たれるもの).
isohypercytosis [aisouhaipə:saitóusis] 等率白血球増加〔症〕(百分率の変化を起こさない白血球の増加).
isohypocytosis [aisouhaipousaitóusis] 等率白血球減少〔症〕.
isoiconia [aisouaikóuniə] 等像(両眼の網膜上の), ＝isoikonia.
isoiconic [aisouaikánik] 等像の.
isoimmunization [aisouimj:unizéiʃən] 同種免疫(輸血時の血液型物質の違いによる抗体産生などの同種間で免疫遺伝子型の異なる個体間の免疫).
isoionic point 等イオン点(酸性基と塩基性基のイオン価が等しいときのpH).
isolate [áisəleit] ①隔離する, ②分離する, 単離する(化合物, 細菌などを), ③分離物(特に細菌の培養における) 形 isolated.
isolated [áisəleitid] 孤発性の.
isolated ambulatory hypertension 自由行動下高血圧, ＝masked hypertension.
isolated clinic (office) hypertension 診察室高血圧, ＝white-coat hypertension.
isolation [aisəléiʃən] ①分離, 単離(化合物, 細菌などの), ②隔離, ③絶縁.
isolator [áisəleitər] 絶縁装置, アイソレーター.
isolecithal [aisəlésiθəl] 等卵黄の, ＝holecithal.
isoleucine (Ile) [aisoul(j)ú:sin] イソロイシン(タンパク質分解産物として得られたアミノ酸).
isologous [aisáləgəs] 同種同系の, ＝autologous, syngeneic.
isolysin [aisálisin] 同種溶血素, ＝isohemolysin.
isolysis [aisálisis] 同種溶血〔現象〕, ＝isohemolysis.
isolytic [aisəlítik] 同種溶解〔現象〕の, 同種溶血〔現象〕の.
isomer [áisəmər] 異性体, 異性核〔体〕, ＝isomeride.
isomerase [aisáməreiz] イソメラーゼ, 異性化酵素(異性化炭素一組の異性体となる化合の互変を触媒する酵素).
isomeric [aisəmérik] 異性の, 異性体の, ＝isomerous.
isomeric transition (IT) 核異性体転移.
isomerism [aisámərizəm] 異性(化合物の分子式が同一で, 性質の異なることをいい, 有機化合物の場合, 構造異性と立体異性に大別される) 形 isomeric.
isomerization [aisɑməraizéiʃən] 異性化.

isometric [aisəmétrik] 等長〔性〕の，等尺〔性〕の，同長性の，＝isometrical.

isometric contraction 等長性収縮，等尺性収縮(筋の両端を固定し，筋の長さを一定に保ったときの収縮).

isometric contraction period 等容性(等長性)収縮期，＝presphygmic period.

isometric exercise 等尺性運動(筋の長さを変えないで筋に張力が発生するような運動．発生するエネルギーはほとんど熱となる).

isometric relaxation 等尺性弛緩(筋肉がその長さを変えずに弛緩すること).

isometric relaxation period 等容性弛緩期，＝post sphygmic period.

isometropia [aisoumitróupiə] 同等視(両眼の) 形 isometropic.

isomorphism [aisoumɔ́:fizəm] 同形，異質同形，異質同像 形 isomorphous, isomorphic.

isomorphous [aisoumɔ́:fəs] 同形の．

isoniazid [aisounáiəzid] イソニアシド(イソニコチン酸系抗結核薬).

isonicotinic acid hydrazide イソニコチン酸ヒドラジド(イソニアジド．抗結核薬)，＝isoniazid.

isopathic principle 等病原理(犯罪の自覚またはその原因となる感情，すなわち憎悪の念を表現することにより緩和されるという矛盾論)，＝homeopathic principle.

isopathy [aisápəθi] 同種毒療法(病巣からつくった物質を用いる療法をいう)，＝isotherapy.

isoperistaltic anastomosis 順ぜん(蠕)動吻合(両分節が同一方向のぜん動を起こすように腸の両切端を吻合する).

isophagy [aisáfəʤi] 自解，＝autolysis.

isophane insulin イソフェンインスリン(インスリン，プロタミン，亜鉛の結晶製品で緩衝液に懸濁したもの).

isophoria [aisoufɔ́:riə] 眼球正位(視線が水平にある状態).

isoplastic [aisəplǽstik] 同種組織移植の(植皮についていう).

isoprecipitin [aisouprisípitin] 同種族沈降素．

isopter [aisáptər] 等視力線(視野において同一中心外視力点を結合した曲線).

isorrhea [aisərí:ə] 水分均衡．

isosexual [aisousékʃuəl] ①両性的な，②同性的な．

isosmotic [aisɑsmátik] 等浸透圧の．

isosorbide dinitrate (ISDN) 硝酸イソソルビド．

Isospora [aisáspərə] イソスポーラ属(原虫．哺乳類，鳥類の消化管に寄生．戦争イソスポーラ *I. belli* はヒトの小腸上皮細胞に寄生し，ときに激しい下痢と消化不良を起こす．第1次大戦中に多くの兵士が感染した).

isosporiasis [aisəspɔ:ráiəsis] イソスポーラ症(戦争イソスポーラの感染で起こる疾病).

isosthenuria [aisɑsθinjú:riə] 等張尿〔症〕(除タンパクされた血漿と同等の比重をもつ尿が排泄される状態で，腎機能の低下を示す).

isotherapy [aisəθérəpi] 同種毒療法，＝isopathy.

isotherm [áisəθə:m] 等温〔線〕，等温式．

isothermal [aisouθə́:məl] 等温の，恒温の．

isotone [áisətoun] 同中性子体(核に同数の中性子数をもっているいくつかの異なる核種のうちの一つ).

isotonia [aisoutóuniə] 等張〔性〕，＝isotonicity.

isotonic [aisətánik] 等張性の．

isotonic contraction 等張性収縮(筋収縮時，加わる荷重が一定に保たれる場合の筋の収縮をいう．荷重が筋の発生した張力より小さいときは筋は短縮する).

isotonicity [aisoutənísiti] 等張〔性〕，等浸透〔圧〕性 形 isotonic.

isotonic overhydration 等張性溢水(水分過剰の).

isotonic solution 等張液(体液と同等の浸透圧をもつようにつくった液).

isotope [áisətoup] 同位核〔体〕，同位元素，同位体，アイソトープ(原子番号は同じで，質量数の異なる元素をいう) 形 isotopic.

isotopy [aisátəpi] イソトピー，アイソトピー，同位．

isotransplantation [aisoutrænsplæntéiʃən] 同種植皮術．

isotropic [aisətrápik] 等方性の．

isotropic band (I band) I帯，等方帯(横紋筋線維の横紋で単屈折性を示し明るく見える部分．明帯).

isotropic substance 等方性物質．

isotropy [aisátrəpi] ①等方性(気体や液体のように方向によって物理的性質が違わないこと．動物の卵の中心からどの方向にも同じ形であること)，単属折，②不偏光 形 isotropic, isotropous.

isotype [áisətaip] アイソタイプ，〔重〕複基準(生物の標本について，原著者が用いた学名，すなわち正基準 holotype の重複標本) 形 isotypic.

isovolumetric [aisouvɑljumétrik] ＝isovolumic.

isovolumic [aisouvəljú:mik] 等容性の．

isovolumic contraction 等容性収縮．

isovolumic interval 等容性時間間隔．

isovolumic relaxation 等容性弛緩．

isovolumic relaxation time 等容性弛緩期．

isozyme [áisəzaim] アイソザイム，＝isoenzyme，同位酵素．

Issatchenkia orientalis ＝*Candida krusei*.
isthmectomy [isméktəmi] 峡部切除術(特に甲状腺峡部を切除すること).
isthmitis [ismáitis] 咽峡炎, 口峡炎.
isthmoparalysis [ismoupərǽlisis] 口峡部麻痺, ＝isthmoplegia.
isthmoplegia [ismouplí:ʤiə] 口峡部麻痺.
isthmospasm [ísməspæzəm] 口峡痙攣.
isthmus [ísməs, ísθ-] 峡〔部〕 形 isthmian, isthmic.
isthmus of auditory tube 耳管峡(咽頭と中耳の鼓室を連絡する管の狭くなった部位, 耳管狭窄を起こしやすい部位), ＝isthmus tubae auditivae [L].
isthmus of thyroid gland 甲状腺峡部(甲状腺の右葉と左葉をつなぐ狭くなった部分, 錐体葉がある場合もある), ＝isthmus glandula thyr(e)oideae [L].
isthmus of uterine tube 卵管峡部(卵管の卵巣寄りの膨大部から次第に狭くなり子宮に続く部位), ＝isthmus tubae uterinae [L].
isuria [aisjú:riə] 正時排尿(規則正しい間隔での).
IT ①intratracheal (気管内), ②intrathoracic (胸腔内), ③inhalation therapy (吸入療法), ④intratracheal tube (気管チューブ).
itch [iʧ] ①瘙痒(そうよう), ②瘙痒症(かゆみ), ＝pruritus, ③疥癬(かいせん), ＝scabies.
itching [íʧiŋ] かゆみ(痒み), そうよう(瘙痒), ＝itch.
iter [ítər] 通路, 入口, ＝passageway 形 iteral.
iteration [itəréiʃən] 反復(刺激興奮などの).
iterative [ítərətiv] 反復性の(刺激などの).
-ites [aiti:z] (浮腫の意味を表す接尾語).
-itides [aitidi:z] →-itis.
-itis [aitis] (炎症の意味を表す接尾語) 複 -itides.
ITP idiopathic thrombocytopenic purpura (特発性血小板減少性紫斑病).
ITR-QOL insulin therapy related quality of life measure (インスリン治療に関連するQOL質問票).
ITT insulin tolerance test (インスリン耐性試験).
IU ①International Unit (国際単位), ②immunizing unit (免疫単位), ③intrauterine (子宮内).
IUFD intrauterine fetal death (子宮内胎児死亡).
IUGR intrauterine growth retardation (子宮内〔胎児〕発育遅延).
IV ①intravascular (血管内), ②intravenous (静脈内. iv), ③intravenously (静脈注射による. iv).
IVC ①inferior vena cava (下大静脈), ②inspiratory vital capacity (吸気肺活量), ③intravascular coagulation (血管内凝固).
IVCD intraventricular conduction delay (心室内伝導遅延).
IVD intravenous drip (点滴静脈内注射).
Ivemark syndrome イヴェマルク症候群(身体の左側の器官が右側の鏡像を示す).
IVF ①intravascular fluid (血管内液), ②in vitro fertilization (体外受精).
IVM involuntary movement (不随意運動).
IVMRI interventional magnetic resonance imaging (開放型MRI (磁気共鳴画像)).
IVN intravenous nutrition (経静脈栄養).
ivory [áivəri] ①デンチン, 象牙質(歯のエナメル質の内方の部分), ＝dentine, ②象牙.
IVP ①intraventricular pressure (脳室内圧), ②intravenous pyelogram (静脈性腎盂造影〔法〕).
IVR ①intravaginal ring (腟内リング), ②interventional radiology (インターベンショナルラジオロジー), ③interventioned vascular reconstruction (血管内治療).
IVS interventricular septum (心室中隔厚).
IVU intravenous urography (〔経〕静脈性尿路造影〔法〕).
IVUS intravascular ultrasound imaging (血管内エコー〔図〕法).
IVV influenza virus vaccine (インフルエンザウイルスワクチン).
Ixodes [iksóudi:z] マダニ[真蝨]属(マダニ科の一属で, その種も多く, ヒトに咬着し, 吸血したり, ある種の細菌, ウイルス性疾患を媒介する).
ixodiasis [iksoudáiəsis] マダニ症.
ixodic [iksádik] マダニの.
ixodism [íksədizəm] マダニ症, ＝ixodiasis.

J

J ①joule（ジュール），②Joule equivalent（ジュール当量）．

jacket [ʤǽkit] ジャケット，包被(体を支持するための短い上衣様の装置)．

jackknife position ジャックナイフ位(腹臥位で殿部屈曲高位の体位)．

jacksonian epilepsy ジャクソンてんかん(隣接する一側の体の部分に沿って伝播していく強直性間代性痙攣)，＝focal epilepsy．

jacksonian seizure ジャクソン発作(ジャクソンマーチ(痙攣の波及，進行)を示す身体運動発作，てんかんの一種)．

Jackson membrane ジャクソン膜，＝Treves fold．

Jacobson nerve ヤコブソン神経(鼓室神経のこと)，＝nervus tympanicus．

Jacoby line ヤコビー線(左右の腸骨陵の最高点を結ぶ水平線，腰椎穿刺や腰椎麻酔を行う際の指標となる)．

Jacquart angle ジャカルの角(眉間鼻棘角)，＝Jacquart facial angle, ophryospinal angle．

Jacquemier sign ジャックミエー徴候(妊娠第4週以後にみられる尿道孔下の腟粘膜の紫藍斑点)．

jactation [ʤæktéiʃən] 転々反側(急性疾患においてみられる患者が身体を前後左右に反転すること)，＝jactitation．

jaculiferous [ʤækjulífərəs] 刺状の，刺針のある，＝prickly．

Jaffe reaction ヤッフェ反応(クレアチニンの定量法)．

Jakob-Creutzfeldt disease ヤコブ・クロイツフェルト病，＝Creutzfeldt-Jakob disease．

jamais vu [F] 未視体験．

JAN Japanese Accepted Name（日本医薬品一般名称）．

janiceps [ʤǽniseps] 頭胸結合体(一頭二顔奇形)，＝cephalothoracopagus disymmetros, heteroprosopus．

Jansky-Bielschowsky disease ヤンスキー・ビールショウスキー病(神経セロイドリポフスチン症の幼児型)，＝late infantile neuronal ceroid lipofuscinosis．

Janus green B ヤーヌスグリーンB(塩基性アニリン染料 diethyl safranin で生体染色に広く利用される)，＝diazine green S．

Japan coma scale (JCS) ジャパンコーマスケール(日本昏睡尺度，Ⅲ-3-9度方式)．

Japanese Accepted Name (JAN) 日本医薬品一般名称．

Japanese encephalitis 日本脳炎(日本脳炎ウイルスによる疾患で，夏から初秋に発生し，発熱，痙攣，意識障害などをきたすもの)．

***Japanese encephalitis virus* (JEV)** 日本脳炎ウイルス(フラビウイルス科のウイルスで，コガタアカイエカにより媒介され日本脳炎の原因となる．ワクチンの普及により患者発生は少なくなった)．

Japanese Pharmacopoeia (JP) 日本薬局方(医療に用いられる重要な医薬品について，品質や純度，品質管理のための試験法などを定めたもの．日本薬局法の初版は1886年(明治19年)に公布され，以後改正を重ねている)．

Japan Pharmaceutical Information Center (JAPIC) 日本医薬情報センター．

Japan Stroke Scale (JSS) 日本脳卒中スケール．

JAPIC Japan Pharmaceutical Information Center（日本医薬情報センター）．

jargon [ʤɑ́ːgɑn] ①ジャーゴン，＝paraphasia, jargon aphasia，②特殊用語．

jargon aphasia ジャーゴン失語〔症〕，＝agrammatism．

Jarvik artificial heart ジャーヴィック型人工心臓(空気による駆動)．

jaundice [ʤɔ́ːndis] 黄疸(胆赤素 bilirubin が血液中に増加する結果，皮膚および粘膜が黄色に着色する症候群)，＝icterus 形 jaundiced．

jaw [ʤɔ́ː] 顎(あご)．

jaw bone 下顎骨(頭蓋を構成する骨の一つで下あごをつくる)，＝mandibula．

jaw joint 顎関節(側頭骨と下顎骨とでできる関節)，＝articulatio mandibularis．

jaw-winking phenomenon オトガイ瞬目現象(先天性のもので，一側の眼瞼下垂で，大きく開口したり下顎を健側に動かすと，上眼瞼が挙上する現象．随意的に行っても出現しない)．

JCA ①Japan Coronary Association（日本冠疾患学会），②juvenile chronic arthritis（若年性慢性関節炎）．

J chain J鎖(IgM および分泌型 IgA に1分子存在．分泌片の結合に必須)．

JCP juvenile chronic polyarthritis（若年性慢性多発性関節炎）．

JC polyomavirus JCポリオーマウイルス(ポリオーマウイルス科のウイルスで，進行性多巣性白質脳症の原因となる)．

JCS Japan coma scale（ジャパンコーマスケール）．

JDM juvenile diabetes mellitus（若年型糖尿病）．

jejunal [ʤiʤúːnəl] 空腸の．

jejunal arteries 空腸動脈(上腸間膜動脈の枝で空腸に分布), = arteriae jejunales [L].

jejunal veins 空腸静脈, = venae jejunales [L].

jejunectomy [ʤiʤu:néktəmi] 空腸切除術.

jejunitis [ʤiʤu:náitis] 空腸炎.

jejun(o)– [ʤiʤu:n(ou), –n(ə)] (空腸との関係を表す接頭語).

jejunocecostomy [ʤiʤu:nousikástəmi] 空盲腸吻合術.

jejunocolostomy [ʤiʤu:noukoulástəmi] 空結腸吻合術.

jejunoileal [ʤiʤu:nouíliəl] 空回腸の.

jejunoileal bypass 空腸回腸バイパス(空腸の近位端と回腸の遠位端とを吻合して短絡させる術式. 病的肥満の治療に使用される).

jejunoileitis [ʤiʤu:nouiliáitis] 空回腸炎.

jejunoileostomy [ʤiʤu:nouiliástəmi] 空回腸吻合術.

jejunoileum [ʤiʤu:nəíliəm] 空回腸(Treitz 靱帯より回盲弁までの小腸).

jejunojejunostomy [ʤiʤu:nouʤiʤu:nástəmi] 空腸空腸吻合術(空腸の異なった2個所を吻合する手術).

jejunostomy [ʤiʤu:nástəmi] 空腸瘻〔造設〕術.

jejunotomy [ʤiʤu:nátəmi] 空腸切除〔術〕.

jejunum [ʤiʤú:nəm] 空腸(十二指腸から回腸に至るまでの小腸) 形 jejunal.

jelly [ʤéli] ゼリー, 凝膠体.

jerk [ʤə́:k] ① 筋単収縮性反射(急激な攣縮性筋運動で, 反射の俗称), ② 単収縮, = twitch.

jerking nystagmus 衝動性眼振(眼球運動に緩徐相と急速相を有する眼振. 律動性眼振), = rhythmical nystagmus.

Jerne plaque assay イエルネプラーク形成試験, = hemolytic plaque assay.

Jervell and Lange–Nielsen syndrome ジェルヴェル・ランゲ・ニールセン症候群(QT 延長症候群 QT prolongation syndrome の一つ. ろう(聾)・心症候群. 先天性難聴の小児で, 心電図上 QT 延長をもち, 心室細動を生じて意識消失や急死を起こす).

jet dust counter (空気中の塵埃計数器で, 一定量の空気を高速度で狭孔から垂直板の上へ吹き出し, それに固着した塵埃数を鏡検して計算する).

jet lag 時差ぼけ(時差がある地点へジェット機で移動する場合(西↔東), ヒトが適応するには数日を要する現象をいう. 正しくは非同期症候群という), = desynchronization syndrome.

jetmizer [ʤétmaizər] 鼻用噴霧器.

Jeune syndrome ジュヌ症候群(窒息性胸郭形成異常).

JEV *Japanese encephalitis virus* (日本脳炎ウイルス).

JGA juxtaglomerular apparatus (傍糸球体装置).

JME juvenile myoclonic epilepsy (若年ミオクロニーてんかん).

jodbasedow [joudbǽzidou] ヨードバセドウ(ヨードの過剰摂取により甲状腺ホルモンの過剰分泌をきたす).

Joffroy sign ジョフロワ徴候(① 甲状腺異常眼球突出症で, 上方視時に額に皺ができないこと. ② 進行性麻痺で, 簡単な計算ができないこと).

Johnson–Stevens syndrome ジョンソン・スティーヴンス症候群(多形性紅斑に口腔粘膜, 結膜, 尿道, 亀頭および陰唇などの粘膜の病変を合併したもの).

joint [ʤɔ́int] 関節(骨と骨の連結, 狭義には可動性の連結をいう), = articulatio (-tiones) [L].

joint aspiration 関節穿刺, = arthrocentesis.

joint capsule 関節包(関節を包む厚い線維性の膜で内部の空所を関節腔といい, 滑液という粘液が含まれる), = capsula articularis [L].

joint cavity 関節腔(間接包で囲まれた腔で滑液をいれる), = cavum articulare [L].

joint dislocation 間節脱臼.

joint laxity 間節弛緩.

joint mouse 関節鼠(ねずみ)(関節腔内に関節組織が遊離して存在するもの. 疼痛, 運動制限を生じる. 関節内遊離体), = arthrolith, joint mice.

Jolly bodies ジョリー〔小〕体, = Howell–Jolly bodies.

Jolly reaction ジョリー反応(筋無力性反応. 強直刺激に対する筋の反応が急速に衰えること), = myasthenic reaction.

joule (J, j) [ʤú:l] ジュール.

Joule equivalent ジュール当量(熱の機械的当量. 記号 J).

JP Japanese Pharmacopoeia (日本薬局方).

JRA juvenile rheumatoid arthritis (若年性関節リウマチ).

JSS Japan Stroke Scale (日本脳卒中スケール).

judicial autopsy 司法解剖.

juga [ʤú:gə] ① 隆起, ② 頬骨, = zygoma.

juga alveolaria 歯槽隆起(上下顎骨の).

juga cerebralia 脳隆起.

jugal [ʤú:gəl] 頬の, = malar.

jugal bone 頬骨(頭蓋を構成する骨の一つで頬をつくる), = malar bone, os zygomaticum.

jugale [ʤu:géili:] 頬骨点(頬骨の前頭蝶形突起後縁が側頭突起の上縁をなす角に

相当する点)，＝jugal point.

jugular [ʤúːgjulər, ʤʌ́g−] 頸の，頸静脈の.

jugular foramen 頸静脈孔(頭蓋底にあり内頸静脈と舌咽神経，迷走神経，副神経が通る)，＝foramen jugulare [L].

jugular foramen syndrome 頸静脈孔症候群(頭蓋底の頸静脈孔は舌咽(Ⅸ)，迷走(Ⅹ)，副(Ⅺ)神経の3つの脳神経が通っており，頸静脈孔付近の病変によってこれら神経が障害されるものをいう．ヴェルネ症候群)，＝Vernet syndrome.

jugular gland 頸静脈腺(鎖骨上部にみられるリンパ節)，＝signal lymph node, Virchow node.

jugular nerve 頸静脈神経，＝nervus jugularis.

jugular notch 頸切痕(胸骨上端，左右の鎖骨の間のくぼみ)，＝incisura jugularis [L].

jugular process 頸静脈突起(後頭骨頭骨顆の外方にある突起，頸静脈孔の一部となる).

jugular trunk 頸リンパ本幹(頭頸部からのリンパを集める)，＝truncus jugularis [L].

jugular tubercle 頸静脈結節(後頭骨大孔の両側にある内面の隆起).

jugular vein (JV) 頸静脈.

jugular venous pressure (JVP) 頸静脈圧.

jugular venous pulse (JVP) 頸静脈波.

jugum [ʤúːgəm] 隆起(原意は後項であるが，解剖学では長い隆起をいう) 複 juga.

juice [ʤúːs] 液，汁.

jump flap 跳躍皮弁(腹部の皮膚を前腕に移植し，その部の前腕皮膚弁は後にほかの部に移植する方法).

jumping bite 移動咬合.

junction [ʤʌ́ŋkʃən] 連結，結合 形 junctional.

junctional [ʤʌ́ŋkʃənəl] 接合の.

junctional extrasystole 〔房室〕接合部期外収縮(房室結節とヒス束から出て，Ⅱ，Ⅲ，aVFで陰性のP′波が先行する期外収縮)，＝atrioventricular junctional extrasystole.

junctional nevus 境界〔部〕母斑，＝dermoepidermal nevus, marginal nevus.

junctional tachycardia 接合部頻拍症.

junctura [ʤʌ́ŋktjurə] 連結，＝junction.

Junín virus フニンウイルス(アレナウイルス科のウイルスで，アルゼンチン出血熱の原因ウイルス).

justo-minor 正常より小さい.

justo-minor pelvis 均等狭窄骨盤(正常より小さい骨盤)，＝generally contracted pelvis.

juvenile [ʤúːvinail] ①幼年の，少年の，若年の，②幼若の(未熟の).

juvenile cell 幼若細胞(特に後骨髄球をいう).

juvenile chronic arthritis (JCA) 若年性慢性関節炎.

juvenile chronic polyarthritis (JCP) 若年性慢性多発性関節炎.

juvenile diabetes mellitus (JDM) 若年型糖尿病.

juvenile kyphosis 若年性後彎(思春期に発生し，胸椎の円背と腰椎前彎の増強がみられ，しばしば背痛が生じる).

juvenile melanoma 若年性黒色腫(主に20歳までに発生する皮膚良性腫瘍．スピッツ母斑)，＝Spitz nevus.

juvenile myoclonic epilepsy (JME) 若年ミオクロニーてんかん.

juvenile nephronophthisis 若年性髄質性嚢胞腎.

juvenile-onset diabetes (JD) 若年発症糖尿病，若年型糖尿病(多くは急速に発病し，ケトーシス(ケトン血症)を呈し，インスリン治療を必須とする糖尿病．25歳以下の発病が多い．インスリン依存型糖尿病)，＝insulin dependent diabetes mellitus.

juvenile osteoporosis 若年性骨粗鬆症.

juvenile paresis 若年性進行麻痺.

juvenile parkinsonism 若年性パーキンソニズム(常染色体劣性遺伝を示し，原因遺伝子は第6番染色体のparkin遺伝子).

juvenile polyp 若年性ポリープ(良性の非腫瘍性ポリープ．小児に好発するが，成人発生も1/3みられる．発生部位は主に直腸)，＝retention polyp.

juvenile rheumatoid arthritis (JRA) 若年性関節リウマチ(小児期に発症する関節リウマチで，成人発症のものとやや病像を異にする．急性発症型(Still型)，少関節型(3関節以下)，多関節型(4関節以上)の3型に分けられる).

juxta- [ʤʌkstə] (近接，近傍の意味を表す接頭語).

juxtacrine [ʤʌ́kstəkrin] ジャックスタクリン(ホルモン産生細胞がそのホルモンの標的細胞に直接接触して作用するような情報伝達機構).

juxtaepiphysial [ʤʌkstəepifíziəl] 骨端近接の.

juxtaglomerular [ʤʌkstəglouméɾjulər] 傍糸球体の.

juxtaglomerular apparatus (JGA) 傍糸球体装置(腎臓で血液を濾過する糸球体には輸出・輸入細動脈という2本の細動脈が出入りし，この2本の血管およびその間には特殊な細胞群が存在する．これらにはレニンを分泌する傍糸球体細胞と遠位尿細管に近接して存在する緻密斑があり，これらをまとめて傍糸球体装置という)，＝Goormaghtigh apparatus, Sentinel cells.

juxtaglomerular cell 傍糸球体細胞(糸球体輸入動脈の中膜内の分泌顆粒をもつ特殊な細胞で，レニンを放出する).

juxtaposition [ʤʌkstəpəzíʃən] 並列，＝apposition.

juxtarestiform body 索状体傍体(下小脳脚の内側区分)，＝corpus juxtarestiform [L].

JV jugular vein (頸静脈).

JVP ①jugular venous pressure (頸静脈圧)，②jugular venous pulse (頸静脈波).

J

K

K ①kalium（カリウム(potassium)の元素記号），②Kelvin（ケルビン），③coefficient of ocular rigidity（眼硬性係数），④(定数・常数を示す記号)，⑤kathode (cathode，陰極)．

kak(o)– [kæk(ou)，–k(ə)] ＝cac(o)–．

kala azar [kɑ́:lə əzɑ́:r] カラアザール(インド語で黒熱病の意味)，＝visceral leishmaniasis．

kalemia [kəlí:miə] カリウム血〔症〕．

kaliopenia [kælioupí:niə] カリウム欠乏．

kaliopenic [kælioupí:nik] カリウム欠乏の．

kalium (K) [kǽliəm] カリウム，カリ，＝potassium．

kaliuresis [kælijurí:sis] カリウム尿〔症〕，＝kaluresis．

kaliuretic [kæliju:rétik] カリウム尿の，＝kaluretic．

kallidin [kǽlidin] カリジン(10のアミノ酸からなる活性ペプチドで，血管拡張，降圧，発痛，血管透過性亢進作用が強い)．

kallikrein [kǽlikri:n] カリクレイン(タンパク分解酵素でセリンプロテアーゼの一種．血漿，腺性，組織カリクレインの3種がある．末梢循環障害や脳循環障害の随伴症状などの改善に用いられる)，＝padutin．

kaluresis [kæljurí:sis] ＝kaliuresis．

kaluretic [kælju:rétik] ＝kaliuretic．

Kanagawa phenomenon 神奈川現象(腸炎ビブリオの外毒素が特定の培地(我妻培地)で示す溶血現象)．

kanamycin (KM) [kænəmáisin] カナマイシン．

kangaroo–care カンガルー・ケア(母親(父親)が素肌に乳児を抱くこと．もとは低体重出生児に対して行われた療法．母児間の愛情形成や母親の心身の安定に効果があるともいわれる)．

Kanner syndrome カンナー症候群(幼児自閉〔症〕)．

kaolin [kéiəlin] カオリン(天然ケイ酸アルミニウム水化物の漢名で，下痢の治療のための吸収剤として用いられる)．

Kaplan–Meier product limit method カプラン・マイヤー法(生存曲線の分析に使われる統計手法)．

Kaposi sarcoma カポジ肉腫(特発性多発性出血性肉腫)，＝sarcoma idiopathicum multiplex haemorrhagicum．

kappa (κ, K) [kǽpə] カッパ(ギリシャ語アルファベットの第10字)．

kappa(κ) angle カッパ(κ)角(視軸と眼球軸のなす角)．

kappa(κ) granule カッパ(κ)顆粒(ゾウリムシ細胞の遺伝因子で，κ(カッパ)と称する核内遺伝因子の共存により繁殖を営むもの，またはアズール顆粒にもいう)．

Karl Fisher method カールフィッシャー法(水分測定法)．

Kartagener syndrome カルタゲナー症候群(気管支拡張症と副鼻腔炎を伴う全内臓逆位症)．

kary(o)– [kæri(ou)，–ri(ə)] (核の意味を表す接頭語)，＝caryo–．

karyocyte [kǽriəsait] カリオサイト(prokaryocyteとmetakaryocyteとの中間にある赤芽球)，＝late polychromatic erythroblast，macronormoblast，pronormoblast．

karyogamy [kæriɑ́gəmi] 細胞核融合(核融合を伴う細胞の接合)，＝copulation 形 karyogamic．

karyogenesis [kæriəʤénisis] 〔細胞〕核発生 形 karyogenic．

karyokinesis [kærioukainí:sis] 核動，有糸核分裂．

karyolysis [kæriɑ́lisis] 核溶解 形 karyolytic．

karyomorphism [kærioumɔ́:fizəm] ①核形態(細胞特に白血球の核の形状)，②核形成．

karyon [kǽriən] 核(細胞の)，＝caryon．

karyophage [kǽriəfeiʤ] 核食細胞，核食原虫．

karyoplasm [kǽriəplæzəm] 核質(核膜に包まれた核の成分で，主にクロマチンよりなる)，＝nucleoplasm．

karyoplast [kǽriəplæst] 細胞核．

karyopyknosis [kærioupiknóusis] 核濃縮．

karyorrhexis [kæriəréksis] 核崩壊．

karyosome [kǽriəsoum] 染色質核小体，偽核小体(核染質中にある球状体)，＝chromocenter，false nucleolus，chromatin nucleolus chromatin reservoir，net-knot．

karyotype [kǽriətaip] 核型，核形(核を形態学的に研究して得られた染色体の一組)，＝caryotype．

Kasai operation 葛西の手術(肝門部空腸吻合術．先天性胆道閉鎖症のなかで吻合不能型に対して行われる方法)，＝portoenterostomy．

Kaschin–Beck disease カッシン・ベック病(中国東北部，シベリア，朝鮮にみられる地方病で，長管骨の発育停止，指関節の腫脹を特徴とし，唾液腺内分泌およびほかの内分泌腺の機能障害に基づくといわれる).

kat katal (カタール．酵素活性の単位．1秒間に1 mol の基質を転換する活性量).

kat(a)- [kæt(ə)] ＝cat(a)-.

katathermometer [kætəθə:mámitər] カタ温度計(温度，湿度，気流の三者総合冷却力を測定する装置)，＝psychrometer.

Katayama disease 片山病(日本住血吸虫症).

Kauffmann-White scheme カウフマン・ホワイトの抗原表(サルモネラ属細菌をその外膜の抗原構造に基づいて分類した体系)，＝Kauffman-White table.

Kaup index カウプ指数(体重(g)と身長(cm)の二乗との比(W/L²)．栄養指数の一つ)，＝body mass index.

Kawasaki disease 川崎病(皮膚粘膜リンパ節症候群，急性熱性皮膚粘膜リンパ節症候群．1967年川崎富作によって，初めて報告された病因不明の疾患)，＝(acute febrile) mucocutaneous lymph node syndrome.

Kayser-Fleischer ring カイザー・フライシャー〔角膜〕輪(銅沈着による角膜周辺の暗褐色の色素輪，ウィルソン病に特徴的にみられる).

Kazanjian operation カザニアン手術(無歯隆線前庭溝の外科伸長術).

kc kilocycle (1,000 サイクル).

kcal kilocalorie (キロカロリー).

K cell K細胞(細胞傷害性をもつキラーリンパ球(キラーT 細胞，NK細胞など)をさす総称)，＝killer lymphocyte.

KDA known drug allergy (既知薬物アレルギー).

Kearns-Sayre syndrome カーンズ・セイアー症候群(外眼筋麻痺，心ブロック，網膜色素変性症，小脳症状を主要症状とし，ミトコンドリア脳筋症の一型)，＝Kearns-Shy syndrome.

Keen operation キーン手術(斜頸の治療法).

Keger exercise ケーゲル体操(排尿時などに恥骨尾骨筋を繰り返し収縮させ，強化をはかる運動．緊張性尿失禁の治療のために考案された).

Kehr sign ケール徴候(脾破裂の際の左肩に感じる痛み).

Keith-Flack node キース・フラックの結節(洞房結節，特殊心筋よりなる刺激伝導系の初部)，＝sinuatrial node.

Keith-Wagener classification (KW classification) キース・ウェージナー分類，KW 分類(高血圧眼底所見の分類).

Kelly operation ケリー手術(①子宮後傾症に対する手術．②緊張性尿失禁の矯正術).

Kelly pad ケリーパッド(ベッドや手術台での排液に用いられるゴム製馬蹄形のパッド).

keloid [kí:lɔid] ケロイド，蟹足腫(かいそくしゅ).

keloidosis [ki:lɔidóusis] ケロイド症.

keloplasty [kí:ləplæsti] 瘢痕整復術.

kelvin [kélvin] ケルビン(熱力学的温度単位，記号 K).

Kelvin scale ケルビン度目盛(温度の絶対度目盛で，零点は −273 °C).

Kent bundle ケント束(心房と心室の間に存在することがある副伝導路の一つ).

keratectasia [kerətektéiziə] 角膜拡張〔症〕，＝keratoectasia.

keratectomy [kerətéktəmi] 角膜切除術.

keratic [kirǽtik] 角質の，角膜の，＝horny, corneous, keratinous.

keratic precipitate (KP) 角膜後面沈着物.

keratin [kérətin] ケラチン，角素(硬タンパク質の一種で，表皮，毛，爪，角質，歯，蹄，羽などに含まれ，分解してチロシンとロイシンを生ずる)，＝ceratin, epidermose.

keratinase [kirǽtineis] ケラチナーゼ，角質分解酵素(虫が毛織物線維を消化するために必要な酵素).

keratinization [kerətinaizéiʃən] 角化.

keratinocyte [kirǽtinəsait] 角化細胞，ケラチノサイト.

keratinose [kirǽtinous] ケラチノース(ケラチンの分解により生ずるアルブモース).

keratinosome [kirǽtinəsoum] ケラチノソーム(表皮有棘細胞層にみられる顆粒で，オドラント顆粒あるいは層板顆粒ともいう)，＝membrane-coating granule, lamellar granule, Odland body.

keratinous [kirǽtinəs] ケラチンの，＝horny.

keratin pearl 〔癌〕真珠(扁平上皮癌の癌実質中心部にみられる球形の角化巣)，＝squamous pearl.

keratitis [kerətáitis] 角膜炎.

keratitis disciformis 円板状角膜混濁，＝diciform keratitis.

keratitis nummularis 貨幣状角膜炎，＝Dimmer keratitiis, keratoconjunctivitis epidemica.

keratitis punctata superficialis (KPS) 表層点状角膜炎.

keratitis sicca 乾性角膜炎，＝keratoconjunctivitis sicca.

keratitis superficialis diffusa (KSD) [L] びまん性表層角膜炎.

keratitis superficialis punctata (KSP) [L] 表在性点状角膜炎.

kerat(o)- [kerət(ou), -t(ə)] (角質，角膜，角層，角化などの意味を表す接頭語).

keratoacanthoma [kerətouækənθóumə] ケラトアカントーマ，角化性棘細胞腫.

K

keratocele [kérətəsi:l] 角膜瘤(角膜の後境界板の脱出), = ceratocele.
keratoconjunctivitis [kerətoukənʤʌŋktiváitis] 角結膜炎.
keratoconjunctivitis sicca 乾性角結膜炎.
keratoconus [kerətoukóunəs] 円錐角膜, = conical cornea.
keratocyte [kérətəsait] 角膜実質細胞.
keratoderma [kerətoudə́:mə] ① 角皮(または角被), ② 角膜, ③ 角皮症, = keratodermia.
keratodermatitis [kerətoudə:mətáitis] 角皮性皮膚炎, 皮膚角皮症, = keratosis.
keratodermia [kerətoudə́:miə] 角皮症(皮膚の角層が増殖する状態).
keratoectasia [kerətouektéiziə] 角膜突出.
keratogenesis [kerətəʤénisis] 角質形成.
keratogenetic [kerətəʤenétik] 角質形成の.
keratoglobus [kerətouglóubəs] 球形角膜, = megalocornea.
keratohyalin [kerətouháiəlin] ケラトヒアリン(表皮顆粒層細胞内にある硝子質様顆粒).
keratoid [kérətɔid] 類角膜の, 角質様の.
keratoiridocyclitis [kerətouiridousikláitis] 角膜虹彩毛様体炎.
keratoiritis [kerətouairáitis] 角膜虹彩炎.
keratoleptynsis [kerətouleptínsis] 角膜表皮剥離術(角膜の表面層を剥離し, その部分を眼球結膜で覆う手術で, その癒着により機能的には無効でも美容的には有効).
keratoleukoma [kerətoul(j)u:kóumə] 角膜〔白色〕混濁, 角膜白斑, = white opacity of cornea.
keratolysis [kerətálisis] ① 表皮剥脱(特に掌蹠(しょうせき)の), ② 剥脱性皮膚炎.
keratolytic [kerətəlítik] ① 角層剥離性の, 角質溶解性の, ② 角質溶解剤, 上皮溶解剤.
keratoma [kerətóumə] 角化腫.
keratomalacia [kerətouməléiʃiə] ① 角膜軟化〔症〕, ② 角質軟化症.
keratome [kérətoum] 角膜切開刀.
keratometer [kerətámitər] 角膜〔弯曲〕計(角膜の不正弯曲を測定して角膜乱視の有無を調べる).
keratometry [kerətámitri] 角膜曲率測定〔法〕(他覚的屈折検査の一つで角膜曲率半径と主径線を測定する).
keratomileusis [kerətəmil(j)ú:sis] 角膜曲率形成〔術〕.
keratomycosis [kerətoumaikóusis] 角膜真菌症.
keratopathy [kerətápəθi] 角膜症.
keratophakia [kerətouféikiə] ケラトファキア(屈折異常を修正するために他者の核膜かプラスチックレンズを移植すること. ケラトレンズ移植眼), = keratophakic keratoplasty.
keratoplasty [kérətəplæsti] 角膜移植術, 角膜形成術 形 keratoplastic.
keratoprosthesis [kerətəprásθi:sis] 人工角膜移植〔術〕.
keratorefractive surgery 角膜屈折矯正手術, = refractive keratoplasty.
kerato(r)rhexis [kerətəréksis] 角膜破裂, = rupture of cornea.
keratoscleritis [kerətouskliəráitis] 角膜強膜炎.
keratoscope [kérətəskoup] 角膜鏡, 検影器.
keratoscopy [kerətáskəpi] 検影法(角膜の弯曲面からの光線反射を観察すること).
keratosis [kerətóusis] 角化症.
keratosis follicularis 毛包(孔)性角化〔症〕, = follicular keratosis, keratosis pilaris, ichthyosis follicularis, lichen pilaris, pseudospermosis, sauriosis.
keratosis seborrheica 脂漏性角化〔症〕, = seborrheic keratosis.
keratotome [kérətətoum] 角膜切開刀, = keratome.
keratotomy [kerətátəmi] 角膜切開術, = keratomy.
keratotransplantation [kerətoutrænsplæntéiʃən] 角膜移植.
keraunophobia [kerɔ:noufóubiə] 雷恐怖〔症〕, = astrapophobia, tonitrophobia.
Kerckring folds ケルクリングヒダ(小腸の粘膜ヒダ).
kerion [kériən] 禿瘡(とくそう. 頭部浅在性白癬の経過中に, 菌が経毛包に下行し, 真皮内毛包部で増殖し, 周辺に炎症を生じたもの. ケルスス禿瘡), = kerion celsi, tinea kerion.
kerion Celsi ケルスス禿瘡(深在型の頭部白癬).
Kerley A line カーリーのAライン(肺野のほぼ中央から末梢に向かって認められる長さ5~12 cm, 厚さ1 mm以下の分岐しない線状陰影).
Kerley B line カーリーのBライン(肋骨横隔膜角や下肺野末梢に現れる線状陰影. 肺静脈圧上昇を示す).
kernicterus [kə:níktərəs] 核黄疸(重症性新生児黄疸すなわち胎児赤芽球症においてみられる脳脊髄核の黄色調), = nuclear icterus.
Kernig sign ケルニッヒ徴候(髄膜炎にみられる徴候で, 仰臥位として股関節, 膝関節を90°に屈曲しておき, 膝関節を伸展させると疼痛のため伸展できず, 抵抗する現象. 反射的に膝関節が屈曲す

K

る).

keroid [kérɔid] 角膜様の，角質様の，＝keratoid.

KES group *Klebsiella–Enterobacter–Serratia* group (クレブシエラ属・エンテロバクター属・セラチア属菌群).

ket(o)– [ki:t(ou), –t(ə)] ①カルボニル基(>C=O)，②オキソ基(O=).

ketoacidosis [ki:touæsidóusis] ケトアシドーシス(代謝性アシドーシスの一型で1型糖尿病のインスリン不足状態でみられる).

ketogenesis [ki:təʤénisis] ケトン体生成.

ketogenic [ki:təʤénik] ケトン体産生の，ケトン合成の(ケトン体産生物質は主として脂肪およびタンパク質に由来するアミノ酸の一部).

ketone [kí:toun] ケトン(アセトン acetone の一般名)，＝acetone.

ketone body ケトン体，＝acetone body.

ketonemia [ki:touní:miə] ケトン血〔症〕，アセトン血〔症〕，＝ketonaemia.

ketonic [ki:tánik] ケトン〔化合物〕の.

ketonuria [ki:tounjú:riə] ケトン尿〔症〕，アセトン尿〔症〕(アセトン体が尿中に排泄される状態).

K

ketose [kí:tous] ケトン糖(糖質の一種であるポリヒドロキシケトンの総称名).

ketosis [ki:tóusis] ケトーシス，ケトン症(体内で過剰のケトン体が組織，体液中に蓄積している状態をいう).

ketosteroid [ki:təstérɔid] ケトステロイド(コルチコステロン，アンドロステロン，エストロンなどの中性の C_{17} ステロイド化合物)，＝17–ketosteroid, urinary androgen.

kg kilogram (キログラム).

KI potassium iodide (ヨード化カリウム).

kibisitome [kibísitoum] 水晶体被膜切開刀，＝cystitome.

Kidner operation キドナー手術(扁平足の手術).

kidney [kídni] 腎臓(腰部の左右にあって尿排泄の機能を営む器官で，120〜160 g の重さがある．内側縁の腎門 hilus からは腎動静脈と神経および尿管が出入し，組織学的には皮質 cortex と髄質 medulla に区別される)，＝ren [L], nephros.

kidney basin 膿盆(腎臓の形の膿盆).

Kienböck disease キーンベック病(月状骨の無腐性骨壊死で手関節機能障害を起こす)，＝lunatomalacia.

Kiesselbach area キーセルバッハ部位(鼻中隔前下方にある鼻出血のおきやすい部位).

Kikuchi disease 菊池病(亜急性壊死性リンパ節炎)，＝subacute necrotizing lymphadenitis, Kikuchi–Fujimoto disease.

Killian operation キリアン手術(前頭洞疾患の手術).

Killian triangle キリアン三角(下咽頭後壁の輪状の咽頭筋上方の筋層の薄い部分．キリアン披裂)，＝laimer triangle, killian dehiscence.

Killip classification キリップの分類(急性心筋梗塞の臨床所見による重症度分類).

kilo– (k) [kilə] (1,000 を表す接頭語で，原則として1以上の倍数の略字としては k を用いる).

kilobase (kb) [kíləbeis] キロベース(核酸の塩基配列の長さを示すのに用いる単位．1,000 塩基(kb)，あるいは 1,000 塩基対(kbp)に等しい長さの単位).

kilocalorie (kcal) [kiləkǽləri] キロカロリー(1,000 cal)，＝kilocalory.

kilocycle (kc) [kíləsaikl] キロサイクル(周波数の単位で，1,000 サイクル．現在は毎秒 1,000 サイクルのキロヘルツ kHz を用いる).

kilogram (kg) [kíləgræm] キログラム(1,000 g).

kilogram–meter (kg–m) キログラムメートル(仕事の単位で，重力に対して1キログラムの重さのある物体を鉛直線に沿い持ち上げる力).

kilogram weight 重量キログラム.

kilojoule (kj) [kíləʤu:l] キロジュール.

kiloliter (kl) [kíləli:tər] キロリットル.

kilometer (km) [kilámitər] キロメートル(1,000 メートル).

kilopascal (kPa) [kíləpæskəl] キロパスカル.

kilovolt (kv) [kíləvoult] キロボルト(1,000 ボルト).

kilowatt (kW) [kíləwat] キロワット(1,000 ワット＝1,000 ジュール/秒).

kilowatt hour キロワット時(1キロワットが1時間においてなす仕事に相当するエネルギーの単位).

Ki–1 lymphoma Ki–1 リンパ腫(未分化大細胞型リンパ腫のこと．高悪性度型の悪性リンパ腫である)，＝Ki–1 positive anaplastic large cell lymphoma.

Kimmelstiel–Wilson syndrome キンメルスチール・ウィルソン症候群(浮腫，タンパク尿〔症〕，円柱尿，眼底病変，尿毒症などからなる糖尿病の併発症候群で，腎糸球体の結節性病変).

kinaesthesia [kini:sθí:ziə] 運動感覚，筋覚，＝kinesthesia.

kinan(a)esthesia [kinənesθí:ziə] 筋覚鈍麻，筋覚妄覚，＝cinan(a)esthesia.

kinase [káineis] キナーゼ，〔賦〕活素(賦活物質のうち不活性の酵素原を活性化するもの).

kindred [kíndred] ①近親の，②血縁.

kine– [kini:, kai–] (運動の意味を表す接頭語).

kinematics [kinimǽtiks] 運動学，＝cinematics.
kineplastics [kiniplǽstiks] 動形成切断術，＝kineplastic amputation.
kineplasty [kíniplæsti] 動形成術(切断後断端の筋肉を利用して随意運動を可能にする手術)，＝plastic amputation 形 kineplastic.
kinesalgia [kinisǽldʒiə] 筋運動痛，＝kinesialgia.
kinesiatrics [kaini:siǽtriks] 運動療法，＝kinesitherapy, kinetotherapy.
kinesics [kainí:siks, kin–] キネシクス(非言語的身体動作を研究する学問)，＝body language.
kinesimeter [kinisímitər] ①運動定量計，②皮膚感覚測定器.
kinesio– [kaini:siou, kini:–, –siə] (運動の意味を表す接頭語).
kinesiodic [kaini:siádik] 運動神経路の.
kinesiology [kaini:siálədʒi] 運動学.
kinesiometer [kaini:siámitər] 運動定量計，＝kinesimeter.
kinesis [kainí:sis] 動性(エネルギーの物質的形が変化する現象).
kinesis paradoxa 矛盾性運動(パーキンソン病患者で平坦な道，障害物のあるところでは足がすくんで歩けないが，階段や横縞模様のある場所では容易に歩ける状態，リズム形成障害).
kinesitherapy [kaini:siθérəpi] 運動療法，＝kinesiatrics.
kinesodic [kinisádik] 運動神経衝動伝達の.
kinesthesia [kinisθí:ziə] 筋覚，筋神，運動感覚，＝cinaesthesia, kinesthesis 形 kinesthetic, cinaesthetic.
kinesthesiometer [kinisθi:ziámitər] 筋覚計，＝cinesthesiometer.
kinesthetic [kinisθétik] 運動感覚性の，＝cinesthetic.
kinesthetic sense 運動〔感〕覚.
kinetic [kinétik] 運動性の，＝kinesic.
kinetic energy 運動エネルギー.
kinetic perimetry 動的視野測定.
kinetic tremor 運動性振戦(手指の運動時に出現する律動性の不随意運動).
kineto– [kini:tou, –tə] (可動性の意味を表す接頭語).
kinetocardiography (KCG) [kini:touka:diágrəfi] 胸壁低周波振動図，心臓壁動態記録図.
kinetochore [kiní:təkɔ:r] 動原体，導粒(有糸分裂中期において紡錘糸が染色体に付着している部位にみられる小粒).
kinetogenic [kini:tədʒénik] 運動発生の，運動惹起の.
kinetographic [kini:təgrǽfik] 運動描写の.
kinetosis [kinitóusis] 加速度病(運動性原因による機能障害で船酔い，航空病などを含む)，＝cinetosis, cinesia.
King unit キング単位(ホスファターゼ活性の単位).
kinin [kínin] キニン(初期は活性ペプチドの bradykinin 様作用をもつペプチドの総称だったが，この中から substance P や caerulein のような神経ペプチドは tachykinin と総称されて，bradykinin とは分離された).
kinin–kallikrein system キニン・カリクレイン系(キニンの産生はカリクレインにより調節され，両者をキニンカリクレイン系と呼ぶ).
kininogen [kinínədʒən] キニノ〔ー〕ゲン(カリクレインの基質となるタンパク質).
kink [kíŋk] ねじれ，＝angulation, kinking.
kinky hair 縮れ毛.
kinky hair disease 縮れ毛病(先天性の銅代謝異常．頭髪異常，脳障害をはじめ，多彩な症状を呈する)，＝Menkes disease.
kino– [kinou, kai–, –nə] (運動に関する接頭語).
kinocilium [kainəsíliəm] 運動〔線〕毛.
kinship [kínʃip] 血族.
kiotomy [kaiátəmi] 口蓋垂切除術.
Kirschner wire キルシュナー針金(骨折において患部を体骨格に固定し，その骨格牽引を得るための鋼鉄製針金で，骨および軟組織を刺貫し鉗子で固定する).
Kitasato bacillus 北里菌(ペスト菌)，＝*Yersinia pestis*.
Kitasato serum 北里血清(抗コレラ血清)，＝anticholera serum.
Kite apparatus カイト装置(腕および手の筋肉を再練習させる装置).
KL Kopflage (頭位).
Klebsiella [klebsiélə] クレブシエラ属(腸内細菌科の一属で，通性嫌気性のグラム陰性桿菌．呼吸器，尿路感染症，敗血症，髄膜炎などの原因となる肺炎桿菌 *K. pneumoniae* (3 亜種 subsp. *pneumoniae*, subsp. *ozaenae*, subsp. *rhinoscleromatis* に分けられる)，*K. oxytoca*，鼠径肉芽腫の原因となる *K. granulomatis* などを含む).
kleptomania [kleptouméiniə] 病的盗癖.
kleptomaniac [kleptouméiniæk] 盗癖者，盗癖.
Klinefelter syndrome クラインフェルター症候群(染色体数 47，XXY 性染色体成分をもつ染色体異常で，無精子発育不全の精巣(睾丸)になるヒトの遺伝病．XXY，AA という核型．ときに精神遅滞も併発することがある).
Klippel–Feil syndrome クリッペル・フェール症候群(環椎の後頭骨の癒合を伴うものと伴わない 2 つ以上の頸椎椎体の癒合および頭蓋底陥入．先天性頸椎融合症，先天性翼状頸，先天性短頸)，

K

= Feil–Klippel syndrome.

Klumpke palsy クルンプケ麻痺，= Dejerine–Klumpke syndrome.

Klüver–Bucy syndrome クリューバー・ビュシー症候群(側頭葉と大脳正中部間の連絡の離断症候群．過食，視覚失認，落ち着きのなさ，何でも口に触れ，手よりも口を用いて確めようとする習慣，性的放恣などを特徴とする．両側の海馬損傷後のサルで記載された)．

Kluyveromyces marxianus = *Candida kefyr*.

KM kanamycin (カナマイシン)．

kneading [ní:diŋ] ①じゅうねつ(揉捏)法，②練和．

knee [ní:] 膝(ひざ)，= genu.

kneecap [ní:kæp] 膝蓋骨，= kneepan.

knee–chest position 膝胸位(肛門検査などに用いる．うつ伏せで殿部を上に突き出す)．

knee clonus = patellar clonus.

knee–elbow position 膝肘位．

knee–heel test 膝–踵試験(踵で対側の膝蓋を正しく，リズミカルに反復して打つ検査．小脳機能，脊髄後索機能をみる検査法)．

K

knee jerk 膝蓋反射(膝蓋腱の反射)，= patellar reflex.

knee–jerk reflex 膝蓋〔腱〕反射(弛緩した膝蓋腱を叩打すると下腿が不随的に跳び上がる現象で，大脳および脊髄疾患の多くの疾患においては増強する)，= patellar reflex, quadriceps reflex.

knee joint 膝関節(大腿骨と脛骨，膝蓋骨とでできる関節)，= articulatio genus [L].

kneepan [ní:pæn] 膝蓋骨，= kneecap.

knee–position 膝位(骨盤位の一つ)．

knee reflex 膝蓋反射，= patellar reflex.

knee walker 膝行者．

knife needle 針尖刀(白内障摘出に用いる)．

Knipping method クニッピング法(クニッピング装置を用いて基礎代謝を測定する方法で，そのO_2消費量とCO_2発生量から呼吸商を求め，それより熱量計算を行う)．

knitting [nítiŋ] 癒着，結合(特に骨折の)．

knock [nák] ノック(コツンコツンと打つような音)．

knock knee 外反膝(X脚)，= in knee, genu valgum.

knockout mouse ノックアウトマウス(人工的に遺伝子を欠損させた実験動物)．

knock pain 叩打痛．

knot [nát] ①結索(索の両端を結び合わせたもの)，②ふし(節，結節)，結び目，= node.

knots of umbilical cord 臍帯結節．

knowledge deficit 知識の不足．

known drug allergy (KDA) 既知薬物アレルギー．

knuckle [nʌ́kl] ナックル(①指関節，ゆびぶし(指節)，特に指の中手骨とのつけ根の突起をいう．②ヘルニア嚢中の腸係蹄)．

Köbner phenomenon ケブネル現象(同形反応ともいう．皮膚疾患において病巣を掻破すると，外的刺激を受けた部位に同じ病巣が生じる．主に経過の長い炎症性疾患で自己免疫疾患でみられる)，= Köbner sign.

Koch bacillus コッホ菌(①結核菌 *Mycobacterium tuberculosis*．②コレラ菌 *Vibrio cholerae*．コッホはコレラ菌と結核菌を発見した)．

Kocher forceps コッヘル鉗子(組織を把握し，または止血に用いられる鋸歯付鉗子)．

Koch pastulates コッホの4原則(コッホが感染症病原体の実験を進めるための原則とした論理過程．すべての病原体に適用できるわけではないが，以降の病原細菌学の進展に大きな影響を及ぼした．ある微生物が特定の疾患の原因であるならば，1) 一定の疾患に一定の微生物が証明され，2) その微生物を分離し培養でき，3) 分離した微生物で実験動物に同じ疾患を再現でき，4) 感染動物から再び同じ微生物を分離できること，というもの)，= Koch law.

Koch phenomenon コッホ現象(結核菌感染の既往のあるモルモットに結核菌を皮内投与すると，皮膚は硬結，壊死を生じ剥脱する．細胞性過敏反応である)．

Koch triangle コッホ三角(右心房壁にある三角形の領域で刺激伝導路が走る)．

koilonychia [kɔilouníkiə] さじ(匙)形爪，スプーン状爪，= spoon nail.

Kolmer test コルマー試験(梅毒補体結合反応(ワッセルマン反応)の一種)，= Kolmer method.

kolp(o)– [kɑlp(ou), –p(ə)] = colp(o)–.

kolytic [kəlítik] 自重自制性の(異常興奮性に対立していう)．

Kondoleon operation コンドレオン手術(象皮病治療に行う)．

koniocortex [kouniouk ɔ́:teks] 顆粒性皮質(感覚皮質領(野)の顆粒層) 形 koniocortical.

Kopflage (KL) [G] 頭位．

Koplik spots コプリック斑(麻疹時に頬粘膜に現れる白い斑点で，皮膚に現れる発疹よりはやや早く現れ，麻疹の早期診断的症候とされている)，= Koplik sign.

kopro– [kɑprou, –rə] = copro–.

Korean hemorrhagic fever 韓国型出血熱(腎症候性出血熱でセスジノネズミが媒介するウイルス性の感染症．流行性出血熱ともいわれた)，= hemorrhagic fever with renal syndrome.

Korean hemorrhagic fever virus 韓国型出血熱ウイルス, ＝*Hantaan virus*.

korocyte [kɔ́:rəsait] 桿状核好中球, ＝stab neutrophil leucocyte.

Korotkoff sounds コロトコフ音(血圧を測定するときに聴取される動脈音で, 最大血圧と最小血圧との中間にある).

Korsakoff syndrome コルサコフ症候群(健忘症候群の代表例で, 通常はアルコール中毒と栄養障害によるとされている. 記銘障害, 作話, 見当識, 健忘, 左右失認を主徴とし, 多発ニューロパチーの症状を伴うことがある), ＝Korsakoff psychosis, polyneuritic psychosis, cerebropathia psychica toxaemica, chronic alcoholic delirium.

Kostmann syndrome コストマン症候群(先天性好中球減少症の一つ).

KP keratic precipitate (角膜後面沈着物).

kPa kilopascal (キロパスカル).

KPS keratitis punctata superficialis (表層点状角膜炎).

Kr krypton (クリプトンの元素記号).

Kraske operation クラスケ手術(直腸切除のために尾骨と仙骨を切除する方法).

kraurosis [krɔ:róusis] 萎縮症(特に40歳以後の女性外陰部の).

kraurosis vulvae 外陰萎縮症, ＝Breisky disease, leukokraurosis, leukoplakia vulvae, pruritis vulvae.

Krause glands クラウゼ腺(上眼瞼にある副涙腺).

Krause method クラウゼ植皮術(皮膚全体の厚さを採って用いる植皮術), ＝Wolfe-Krause graft.

Krebs cycle クレブスサイクル, クレブス回路(TCA (トリカルボン酸)回路, クエン酸回路), ＝tricarboxylic acid cycle, citric acid cycle.

Krebs-Henseleit cycle クレブス・ヘンゼライトサイクル(哺乳動物, その他の尿素排泄動物 ureotelic animals, 例えば両生類の親に存在する, 二酸化炭素, アンモニア, アスパラギン酸のアミノ窒素から尿素を合成する代謝反応), ＝urea cycle.

Krebs urea cycle クレブス尿素サイクル, ＝tricarboxylic acid cycle.

kringle [kríŋgl] クリングル(ジスルフィド結合で安定化した多重ループのアミノ酸配列. プラスミノ〔ー〕ゲンに存在する).

Krönlein hernia クレーンラインヘルニア(一部は鼠径部に一部は腹膜前方に脱出するヘルニア), ＝inguinoproperitoneal hernia.

Krönlein operation クレーンライン手術(眼球後方の腫瘍に対して眼窩外側部よりアプローチする方法).

Krukenberg tumor クルーケンベルグ癌(転移性卵巣癌で, 主として胃癌からの転移による. 粘液を充満した印環細胞の増殖が特徴である).

Krukow sign クルコーウ徴候(患側の第8〜12肋骨の前胸部皮膚の浮腫と圧痛).

krymotherapy [kraiməθérəpi] 寒冷療法, ＝crymotherapy.

krypton (Kr) [kríptɑn] クリプトン(アルゴン系の不活性気体元素, 原子番号36, 原子量83.80), ＝crypton.

KSD keratitis superficialis diffusa (びまん性表層角膜炎).

K-shell radiation K殻X線(電子が金属製対陰極に衝突して発する硬度の高いX線で, L殻X線に比べて約エネルギーが大きい).

KSP keratitis superficialis punctata (表在性点状角膜炎).

KUB kidney, ureter, bladder (腎臓・尿管・膀胱).

Kufs disease クーフス病(神経セロイドリポフスチン症の成人型), ＝adult neuronal ceroid lipofuscinosis.

Kuhnt illusion クーント錯視(一側の眼にはその外側視野において, 同間隔の距離はその内側視野におけるよりは短く見える).

Kuhnt operation クーント手術(① 前頭洞の根治手術で, その前壁を切除し, 洞内容および粘膜を掻は(爬)する方法. ② 眼角切除術で, 眼瞼の皮膚弁を切開創に対して眼角の方向へ縫合する方法. ③ 外反手術で, 瞼板および結膜の楔状片を切除する方法. ④ 眼瞼癒着手術で, 植皮により癒合を防ぐ方法).

Kulenkampff anesthesia クーレンカンフ麻酔(腕神経叢麻酔法で, 鎖骨中央部に近接する所で叢内に局所麻酔薬を注射する局所麻酔法), ＝brachial plexus block.

Kunkel test クンケル試験(血清混濁試験の一つ).

Küntscher nail キュンチャー釘(骨折, 特に大腿骨のような大きい長管状骨骨折の治療において, その偽関節を固定するための釘), ＝Küntscher intramedullary nail.

Kupffer cell クッパー細胞(肝類洞の壁に付着する星状または紡錘状細胞で, 大食細胞の一種), ＝stellate cell of Kupffer.

kuru [kú(:)ru(:)] クールー(プリオン病の一種で, パプアニューギニアのフォア族にみられた海綿状脳症).

Kussmaul breathing クスウマル〔大〕呼吸(糖尿病性ケトアシドーシスにみられる, 深く, 速く, 規則的な, 過呼吸と頻呼吸を併せもつ呼吸), ＝Kussmaul respiration.

K

Kussmaul sign クスマウル徴候(心タンポナーデ患者の吸気時に静脈圧が上昇すること), ＝Kussmaul respiration.

Kveim–Stilzbach antigen クベイム・シュティルツバッハ抗原(サルコイドーシス患者リンパ節組織などの懸濁液. サルコイドーシスの診断のために行われる皮内反応の抗原として用いられる), ＝Kveim antigen.

KW classification Keith–Wagener classification (キース・ウェージナー分類).

Kyasanur Forest disease virus キャサヌール森林病ウイルス.

kymatism [kaimǽtizəm] 筋波動〔症〕, ＝myokymia.

kymogram [káiməgræm] キモグラム, 運動記録図.

kymograph [káiməgræf] キモグラフ, 運動記録器, ＝cymograph, kymographion.

kymography [kaimágrəfi] キモグラフィ, 動態記録法, ＝cymography.

kynocephalus [kainəséfələs] イヌ様頭蓋, ＝cynocephalus.

kyphos [káifəs] [G] こぶ.

kyphoscoliosis [kaifouskoulióusis] 〔脊柱〕後側弯, ＝cyphoscoliosis.

kyphosis [kaifóusis] 〔脊柱〕後弯, 亀背(脊柱の), ＝cyphosis 形 kyphotic.

kyphotone [káifətoun] 〔脊柱〕後弯装具.

kyto– [kaitou, –tə] ＝cyto–.

L

L ①liter（リットル），②length（長さ），③left（左），④low（低…），⑤Latin（ラテン語），⑥lumbar（腰椎），⑦light sense（光感覚），⑧*Lactobacillus*（乳酸菌），⑨libra（ポンド），⑩limes（極度），⑪lambert（ランベルト（輝度の単位））．

L– （化合物の性状を表す記号．L-glyceraldehyde 系列の立体配置であることを示す．D– に対して用いる）．

***l*–** levo–（左旋性）．

LA ①left atrium（左〔心〕房），②lactic acid（乳酸），③local anesthesia（局所麻酔）．

La lanthanum（ランタンの元素記号）．

LAA ①left atrial appendage（左心耳），②low attenuation area（低吸収領域）．

Lab laboratory（検査〔室〕）．

LABA long-acting beta$_2$(β_2) agonist（ラバ，長時間作用型 β_2 刺激薬）．

LABC lymphadenosis benign cutis（皮膚良性リンパ節症）．

label [léibəl] 表示（薬事法で，薬品を入れた容器に，その内容を正確に記載したもの）．

labia [léibiə] 唇，＝lips，→labium．

labial [léibiəl] 唇側の．

labial hernia 陰唇ヘルニア（主に大陰唇に脱出するヘルニア）．

labial occlusion 唇側咬合（咬合線の前側すなわち唇側における咬合）．

labial swelling 陰唇隆起（大陰唇の原基），＝labioscrotal swelling．

labial tubercle 上唇結節（上唇の中心にある人中（にんちゅう）下端の隆起）．

labidontia [leibidɑ́nʃiə] 鉗子咬合（上顎第1切歯の），＝labidodontia．

labile [léibil, -bail] ①不安定の，変わりやすい，②移動しやすい．

labile factor 不安定因子（血液凝固 第V因子），＝factor V．

lability [leibíliti] 不安定性．

labio– [leibiou, -biə] （唇との関係を表す接頭語）．

labioalveolar [leibiouælví:ələr] 唇歯槽の，歯槽の唇面の．

labioaxiogingival [leibiouæksiouʤinʤáivəl] 唇面軸壁歯肉側（部）の．

labiocervical [leibiousə́:vikəl] 唇面歯頸部の．

labiochorea [leibioukɔ́:riə] 口唇舞踏病，口唇間代痙攣（言語に障害を及ぼす口唇痙攣）．

labioclination [leibiouklinéiʃən] 唇方歯軸傾斜．

labiodental [leibiədéntəl] 唇歯の，歯の唇面の．

labiogingival [leibiouʤinʤáivəl] 唇側歯肉面の．

labioglossolaryngeal [leibiouglɑsouləríndʒiəl] 唇舌喉頭の．

labioglossopharyngeal [leibiouglɑsoufəríndʒiəl] 唇舌咽頭の．

labiograph [léibiəgræf] 唇動記録器（発声に伴う口唇の運動を記録する器械）．

labiolingual [leibiəlíŋgwəl] 唇舌の．

labiomancy [léibiəmænsi] 読唇法（ろうあ者の）．

labiomental [leibiəméntəl] 唇頤の．

labionasal [leibiounéizəl] 唇鼻の．

labiopalatine [leibiəpǽləti:n] 唇口蓋の．

labioplacement [leibiəpléismənt] 唇側転位（歯の），＝lavioversion．

labioplasty [léibiəplæsti] 唇形成術．

labioscrotal swelling 陰嚢陰唇隆起（男性では陰嚢，女性では大陰唇の原基），＝torus genitalis．

labioversion [leibiouvə́:ʒən] 唇側転位．

labium [léibiəm] 唇，下唇，陰唇 形 labial．

labium majus pudendi 大陰唇，＝labium majus pudendi [L]．

labium minus pudendi 小陰唇，＝labium minus pudendi [L]．

labor [léibər] ①分娩，②労働，仕事，＝labour．

labor and delivery room (LDR) 分娩・出産滞在室．

laboratorian [læbərətɔ́:riən] 実験室助手．

laboratory (Lab) [ləbɔ́:rətəri] 実験室，検査室，作業所．

laboratory data (LD) 検査室のデータ．

labored respiration 努力呼吸，呼吸困難，＝labored breathing．

labor room 陣痛室，分娩室．

labour [léibər] 分娩，＝labor．

labra [léibrə] 縁，→labrum．

labrum [léibrəm] 上唇，縁 複 labra．

labyrinth [lǽbirinθ] 迷路 形 labyrinthine, labyrinthal．

labyrinthectomy [læbirinθéktəmi] 迷路切除術．

labyrinthine [læbirínθain, -θin] 迷路の．

labyrinthine artery 迷路動脈（脳底動脈の枝で内耳に分布），＝arteria labyrinthi [L]．

labyrinthine nystagmus 迷路性眼振．

labyrinthine veins 迷路静脈（内耳からの静脈），＝venae labyrinthi [L]．

labyrinthitis [læbirinθáitis] 迷路炎（内耳での感染症などにより難聴，めまいを呈する疾患．内耳炎のこと），＝internal oti-

tis.
labyrinth of ethmoid 篩骨迷路.
labyrinthotomy [læbirinθátəmi] 迷路切開術.
lacerated [lǽsəreitid] 裂かれた, 裂傷した.
lacerated foramen 破裂孔, = foramen lacerum [L].
laceration [læsəréiʃən] 裂傷 形 lacerable, lacerated.
lacertus [ləsə́:təs] 腱膜, = aponeurosis.
lack [lǽk] 欠如, 不足.
lack of retinal correspondence (LRC) 網膜対応欠如.
lacrima [lǽkrimə] 涙液, = tear 形 lacrimal.
lacrimal [lǽkriməl] 涙液の, = lacrymal.
lacrimal artery 涙腺動脈(眼動脈の枝), = arteria lacrimalis [L].
lacrimal bone 涙骨(頭蓋を構成する骨の一つで鼻骨の後方にあり眼窩を構成する骨の一部となる), = os lacrimale [L].
lacrimal canaliculus 涙小管(涙を涙点から涙嚢に通す細管), = canaliculus lacrimalis [L].
lacrimal caruncule 涙丘(内眼角にある結膜の赤色の隆起部), = caruncula lacrimalis [L].
lacrimal fold 鼻涙管ヒダ, = Hasner fold.
lacrimal gland 涙腺, = glandula lacrimalis [L].
lacrimal groove 涙溝.
lacrimal nerve 涙腺神経(三叉神経第一枝(眼神経)の枝), = nervus lacrimalis [L].
lacrimal punctum 涙点, = punctum lacrimale [L].
lacrimal reflex 流涙反射(角膜を刺激すると流涙すること).
lacrimal sac 涙嚢(鼻涙管上端の拡張部), = saccus lacrimalis [L].
lacrimal vein 涙腺静脈, = vena lacrimalis [L].
lacrimation [lækriméiʃən] 流涙, 催涙, = epiphora, watering of eye.
lacrimator [lǽkrimeitər] 催涙剤(戦争用毒ガスのような), = tear gas.
lacrimatory [lǽkrimətəri] ①催涙性の, ②催涙薬.
lacrimonasal [lækrimounéizəl] 涙腺鼻孔の, = nasolacrimal.
lacrimotectomy [lækrimətéktəmi] 涙器切除術.
lacrimotome [lǽkrimətoum] 涙器切開刀.
lacrimotomy [lækrimátəmi] 涙器切開術.
La Crosse virus ラクロスウイルス(ブニヤウイルス科のウイルスで, 脳炎の原因となる).
lacrymal [lǽkriməl] = lacrimal.
lactacidosis [læktæsidóusis] ラクトアシドーシス(乳酸の増加によるアシドーシス).
lactalbumin [læktǽlbjumin] ラクトアルブミン(乳汁中のアルブミン分画で, α, βの2種がある).
lactase [lǽkteiz] ラクターゼ, 乳糖酵素(カルボヒドラーゼの一つで, α-ラクトースを水解してα-*d*-グルコースとβ-*d*-ガラクトースに変化する酵素).
lactate [læktéit] ①乳酸塩, ②乳汁産生(分泌)の.
lactated Ringer solution (LR, LRS) 乳酸加リンゲル液.
lactate threshold 乳酸性閾値(好気性代謝から嫌気性代謝へ変化する過程で血中乳酸濃度が指数関数的に上昇し始める点).
lactation [læktéiʃən] ①乳汁分泌, ②授乳 形 lactational.
lactation amenorrhea 授乳〔性〕無月経.
lactation hormone 乳腺刺激ホルモン, = lactogenic hormone, prolactin, luteotropin.
lacteal [lǽktiəl] ①哺乳時の, 乳汁の, ②乳び(糜)管, 乳び(糜)腔.
lactic [lǽktik] 乳汁の.
lactic acid (LA) 乳酸(1塩基性の有機酸), = acidum lacticum.
lactic acid bacterium 乳酸菌.
lactic acid dehydrogenase (LAD, LDH) 乳酸脱水素酵素.
lactic acidosis 乳酸〔性〕アシドーシス(組織での乳酸の産生過剰の結果, 乳酸が蓄積して代謝性アシドーシスをきたした病態).
lactiferous [læktífərəs] 乳汁分泌性の, = galactophorous.
lactifuge [lǽktifju:ʤ] 制乳剤.
lactigenous [læktíʤənəs] 乳汁分泌性の, 催乳性の.
lactigerous [læktíʤərəs] 乳汁分泌の, = lactiferous.
lact(o)- [lækt(ou), -t(ə)] (乳汁または乳酸との関係を表す接頭語).
Lactobacillus [læktoubəsíləs] 乳酸桿菌属(通性嫌気性のグラム陽性桿菌. 自然界に広く分布し, ヒトの口腔, 消化管に常在する. 膣には数種が常在し, Döderlein bacillusと呼ばれる. 一般的には非病原性).
lactobacillus [læktoubəsíləs] 乳酸桿菌.
lactocele [lǽktəsi:l] 乳汁嚢胞, = galactocele.
lactogen [lǽktəʤən] ラクトゲン(プロラクチン様物質の総称).
lactogenesis [læktəʤénisis] 催乳, 乳汁産生.

lactogenic [læktədʒénik] 催乳性の，乳汁産生の．
lactogenic hormone 乳腺刺激ホルモン(プロラクチン，黄体刺激ホルモン)，＝prolactin.
lactone [lǽktoun] ラクトン(①有機化合物の1分子内のカルボキシル基と水酸基とから水を脱離して生ずる環式の分子内エステル．②乳酸菌を含有する錠剤で，バター乳 buttermilk をつくるために用いる)．
lactorrhea [læktərí:ə] 乳汁漏出〔症〕，＝galactorrhea.
lactose [lǽktous] 乳糖，ラクトース(ブドウ糖とガラクトースからなる二糖類)，＝alpha(α)-lactose, lactin, lactobiose, milk sugar, 4-(β-D-galactosido)-D-glucose.
lactose intolerance 乳糖不耐症．
lactose tolerance test (LTT) 乳糖負荷試験．
lactosuria [læktousjú:riə] 乳糖尿〔症〕．
lactotherapy [læktəθérəpi] 牛乳療法(乳汁療法．牛乳摂取による病気の治療)，＝galactotherapy, milk cure.
lactulose [lǽktjulous] ラクツロース(二糖系高アンモニア血症治療薬)．
lacuna [ləkjú:nə] 裂孔，小窩 複 lacunae 形 lacunar.
lacuna lateralis sinuum 静脈洞外側小窩，＝parasinusoidal sinus.
lacuna magna 大裂孔(尿道腺の)．
lacuna pharyngis 咽頭小窩(耳管の咽頭端にある陥凹)．
lacunar [ləkjú:nər] 裂孔の，空隙の．
lacunar amnesia 脱漏性健忘〔症〕，部分(限局)健忘〔症〕(単一事件のみの記憶障害．限局性健忘)．
lacunar dementia まだら痴呆(血管性痴呆にみられ，知的機能の低下に比して人格・感情面が比較的保たれている痴呆をいう)．
lacunar infarct ラクナ梗塞(脳深部の小動脈閉塞による直径15㎜以下の小梗塞．高血圧に合併することが多い．片麻痺，言語障害など種々の症状を起こしうるが，発生する部位によっては無症状のことも少なくない)．
lacunar ligament 裂孔靱帯，＝ligamentum lacunare [L].
lacunar stroke 小空洞性脳卒中．
lacunule [ləkjú:nju:l] 小裂孔，細窩．
lacus [léikəs] 湖，＝lake.
lacus lacrimalis 涙湖(内眼角において上下の眼瞼を区別する三角形小窩)，＝lacrimal lake.
lacus seminalis 精液湖(性交後の腟円蓋)，＝seminal lake.
LAD ①lactic acid dehydrogenase (乳酸脱水素酵素)，②left atrial diameter (左房径)．
laetrile [lí:tril] リトリル(アンズやアーモンドの種から得られる配糖体で，抗腫瘍作用がある)，＝amygdalin.
Lag lagena (フラスコ)．
lag [lǽg] 遅延，遅れ(刺激を加えてから，それに対する反応が起こるまでの期間)．
lagena (Lag) [lədʒí:nə] [L] ①薬びん，フラスコ，②壺嚢，壺(爪状体．蝸牛管の上方の盲端部．下等脊椎動物における内耳の一部で，哺乳類では蝸牛管)，＝cecum cupulare.
lagging [lǽgiŋ] 呼吸運動遅滞(患側の肺の運動が呼吸に遅れること)．
lagophthalmic keratitis 兎眼性角膜炎，＝keratitis elagophthalmo.
lagophthalmos [lægɑfθǽlməs] 兎眼(眼が完全に閉じられない状態)，＝hare's eye, lagophthalmia.
Lagovirus [lǽgəvaiərəs] ラゴウイルス属(カリシウイルス科の一属)．
LAK lymphokine-activated killer cell (リンホカイン活性キラー細胞)．
Lake Victoria marburgvirus レイクヴィクトリアマールブルグウイルス(フィロウイルス科のウイルスで，マールブルグ病の原因となる)．
lallation [læléiʃən] ①冗舌(口数の多いこと．おしゃべり)，②ラ行発音不良症(アール r 音をエル l 音に発音すること)，＝lalling.
lalling [lǽliŋ] 冗舌，ラ行発音不良症，＝lallation.
lalo- [lælou, -lə] (言語または冗舌の意味を表す接頭語)．
laloplegia [læloupli:dʒiə] 言語能力麻痺．
lalorrhea [lælərí:ə] 駄弁，冗舌．
Lamaze method ラマーズ法(弛緩法と呼吸法による無痛分娩の一方法)．
lambda (λ, Λ) [lǽmdə] ラムダ(ギリシャ語アルファベットの第11字)．
lambdacism [lǽmdəsizəm] ラ音発音困難症(l 音の発音が困難であり，r との区別がなく，または l 音を濫用する異常症)，＝lambdacismus.
lambda(λ) phage ラムダ(λ)ファージ(バクテリオファージλ)，＝bacteriophage lambda(λ).
lambdoid [lǽmdɔid] ラムダ字形(ギリシャ語のΛまたはλ)．
lambdoid suture ラムダ縫合(後頭骨と左右の頭頂骨との縫合)，＝sutura lambdoidea [L].
lambert (L) [lǽmbə:t] ランベルト(輝度の単位)．
Lambert-Eaton myasthenic syndrome (LEMS) ランバート・イートン筋無力症候群(とくに悪性腫瘍に伴い発症することの多いもので，神経筋接合部のシナプス前の障害により筋無力状態を呈する)，＝Eaton-Lambert syndrome.
Lambrinudi operation ランブリヌー

L

ディ手術(三関節固定術の一つ).

lamella [ləmélə] 層板，薄膜(lamina の縮小型) 形 lamellar, lamellated.

lamellar [ləmélər] 層板〔状〕の.

lamellar bone 層板骨(中心にハバース管をもつ).

lamellar cataract 層板性白内障.

lamellar corpuscles 層板小体(皮膚感覚受容器の一種. 層状構造を示し，刺激の動的成分にのみ応じて受容器電位を発生する)，＝corpusculum lamellosum [L], Vater–Pacini corpuscle.

lamellar granule 層板顆粒，ラメラ顆粒(オドランド小体)，＝Odland body.

lameness [léimnis] 跛，は(跛)行 形 lame.

lamina [lǽminə] ①板，層(非薄な扁平板または層，特に輪状軟骨に用いる)，②神経隆縁(脊髄動物の)，＝neurapophysis, ③薄片，葉体(植物) 複 laminae 形 laminar, laminated.

laminae [lǽmini:] →lamina.

lamina elastica externa 外弾性板(動脈壁の外膜よりで弾性線維があつまり板状になった部分)，＝membrana elastica externa [L].

lamina elastica interna 内弾性板(膜)(動脈の内膜と中膜の間にある弾性線維よりなる厚い膜)，＝membrana elastica interna [L].

laminagram [lǽminəgræm] 断層X線像，＝tomogram.

laminagraph [lǽminəgræf] 断層X線撮影装置.

laminagraphy [læminǽgrəfi] 断層X線撮影〔法〕(所望の横断面のみを撮影する方法の一つ).

lamina muscularis mucosae 粘膜筋板(食道などの粘膜上皮下にみられる平滑筋層)，＝lamina muscularis mucosae [L].

lamina propria 粘膜固有層(粘膜上皮の下層の部)，＝lamina propria mucosae [L].

laminar [lǽminər] 層状の，層の.

laminaria [læminέəriə] ラミナリア〔桿〕(コンブ属の一種でつくった桿で，人工妊娠中絶のため，子宮内容を除去するとき，頸管に挿入するもの)，＝laminaria tent.

laminated [lǽmineitid] 層状になった，＝laminer.

lamination [læminéiʃən] ①断層形成，成層，層板構造，②切胎〔術〕(胎児の頭を薄片に切断し胎外に取り出すこと).

laminectomy [læminéktəmi] ラミネクトミー，椎弓切除〔術〕.

laminin [lǽminin] ラミニン(細胞接着性タンパク質の一種).

laminogram [lǽminəgræm] 断層撮影図，＝laminagram.

laminograph [lǽminəgræf] 断層撮影装置，＝laminagraph.

laminography [læminágrəfi] 断層撮影〔法〕，＝laminagraphy.

laminoplasty [lǽminəplæsti] 椎弓形成術(わが国で開発された脊髄後方切除術の一法で，椎弓切除術を改良したもの).

laminotomy [læminátəmi] 椎弓切開術.

lamivudine [lǽməvjudi:n] ラミブジン(経口抗ウイルス薬. B型慢性肝炎の治療に用いる).

lamp [lǽmp] ランプ.

lance [lǽns] 切開する(lancet を用いて膿瘍などを切開する).

lancet [lǽnsit] 乱切刀，槍状刀，ランセット.

lancinating [lǽnsineitiŋ] 刺すような，裂かれるような，電撃性の.

lancinating pain 電撃痛.

Landry paralysis ランドリー麻痺(急性上行性脊髄麻痺)，＝acute ascending spinal paralysis, acute infectious polyneuritis, encephalomyeloradiculitis.

Landschutz tumor ラントシュッツ腫瘍.

Langer axillary arch ランゲル腋窩弓(大胸筋とともに腋窩を通過し上腕骨に至る筋または腱)，＝axillary arch.

Langer lines ランゲル線(皮膚割線).

Langhans cell ラングハンス細胞(①胎盤絨毛上皮を合胞細胞とともに構成する多角形の細胞. ②結核結節にみられる多核巨細胞).

Langhans giant cell ラングハンス巨細胞(結核結節にある巨大細胞).

Langley granule ラングレー顆粒(分泌中にみられる漿膜細胞顆粒).

Langoria sign ランゴリア徴候(大腿骨関節嚢内骨折の症状で，大腿伸筋の弛緩).

language delay 言語発達遅滞.

language development 言語発達.

language disorder 言語障害.

laniary [lǽniəri] 短剣状の(犬歯についていう).

lanolin [lǽnəlin] ラノリン(羊毛に付着しているヒツジの脂肪質の分泌物を溶剤で分離精製したもので，種々のコレステロール，高級アルコール，高級脂肪酸のエステルからなる. 羊毛脂)，＝lanolinum, adeps lanae hydrosus, hydrous wool fat.

lanolin anhydricum 脱水ラノリン，＝lanalin.

lanolin cum aqua 含水ラノリン.

lanthanum (La) [lǽnθənəm] ランタン(希土類元素で，原子番号57，原子量138.9055，質量数138, 139).

lanugo [lənjú:gou] うぶ毛(胎児の生毛)，＝downy hair 形 lanuginous.

lanugo hair 胎生毛(うぶ毛)，＝downy hair, lanugo.

lanula [lǽnjulə] 爪半月(爪体と爪根との

境にある半月状の白色部).

Lanz point ランツ圧痛点(虫垂の位置を知る点で，両側腸骨の前上棘状突起を連結する線で，右側から1/3の距離にある).

LAO left anterior oblique position (左前斜位).

LAP ①left atrial pressure (左房圧)，②leucine aminopeptidase (ロイシンアミノペプチダーゼ).

laparectomy [læpəréktəmi] 腹壁切除術(腹壁の一部を切除して，腹壁弛緩を是正する方法).

lapar(o)– [læpər(ou), -r(ə)] (側腹 flank または腹部 abdomen との関係を表す接頭語).

laparocele [lǽpərəsi:l] 腹壁ヘルニア，＝ventral hernia.

laparocholecystotomy [læpəroukoulisistátəmi] 腹式胆嚢切開術.

laparocolectomy [læpəroukouléktəmi] 腹式結腸切除術，＝colectomy.

laparocolostomy [læpəroukoulástəmi] ①腹式結腸開口術，②腹式人口肛門形成術.

laparocolotomy [læpəroukoulátəmi] 腹式結腸切開術.

laparocolpohysterotomy [læpəroukalpouhistərátəmi] 腹式膣子宮切開〔術〕(帝王切開の一法).

laparocolpotomy [læpəroukalpátəmi] 腹式膣切開〔術〕.

laparocystectomy [læpərousistéktəmi] 腹式〔卵巣〕嚢腫摘出〔術〕.

laparocystidotomy [læpərousistidátəmi] 腹式膀胱切開術.

laparocystotomy [læpərousistátəmi] ①腹式嚢腫切開術，②腹式膀胱切開術，＝lapavovesicotomy.

laparoelytrotomy [læpərouelitrátəmi] 腹式膣切開術，＝laparocolpotomy.

laparoenterostomy [læpərouentərástəmi] 腹式腸瘻造設〔術〕.

laparoenterotomy [læpərouentərátəmi] 腹式腸切開術.

laparogastroscopy [læpərougæstráskəpi] 腹式胃鏡検査法.

laparogastrostomy [læpərougæstrástəmi] 腹式胃瘻造設〔術〕.

laparogastrotomy [læpərougæstrátəmi] 腹式胃切開術.

laparography [læpərágrəfi] 腹腔造影〔法〕.

laparohepatotomy [læpərouhepətátəmi] 腹式肝臓切開術.

laparohysterectomy [læpərouhistəréktəmi] 腹式子宮摘出〔術〕.

laparohystero–oophorectomy [læpərouhistərououafəréktəmi] 腹式子宮卵巣摘出〔術〕.

laparohysteropexy [læpərouhístərəpeksi] 子宮腹壁固定術，＝ventrofixation.

laparohysterosalpingo–oophorectomy [læpərouhistərousælpiŋgououafəréktəmi] 腹式子宮卵管卵巣摘出〔術〕.

laparohysterotomy [læpərouhistərástəmi] 腹式子宮切開〔術〕.

laparoileotomy [læpərouiliátəmi] 腹式回腸切開術.

laparokelyphotomy [læpəroukelifátəmi] 腹式子宮外妊娠嚢切開〔術〕.

laparomonodidymus [læpəroumanədídiməs] 腹部結合双胎奇形.

laparomyitis [læpəroumaiáitis] 腹筋炎.

laparomyomectomy [læpəroumaiəméktəmi] 腹式筋腫摘出術.

laparomyomotomy [læpəroumaiəmátəmi] 腹式筋腫切開術.

laparomyositis [læpəroumaiousáitis] 側腹筋炎.

laparonephrectomy [læpərounifréktəmi] 腹式腎摘出術.

laparorrhaphy [læpərɔ́:rəfi] 腹壁縫合術.

laparosalpingectomy [læpərousælpiŋʤéktəmi] 腹式卵管摘出〔術〕.

laparosalpingo–oophorectomy [læpərousælpiŋgouəfəréktəmi] 腹式卵管卵巣摘出〔術〕.

laparosalpingotomy [læpərousælpiŋgátəmi] 腹式卵管切開〔術〕.

laparoscope [lǽpərəskoup] 腹腔鏡(腹腔の臓器をみるために用いる).

laparoscopic [læpərəskápik] 腹腔鏡下の.

laparoscopic surgery 腹腔鏡手術(開腹せず，腹腔に穿刺したトロカールと呼ばれる中空の円筒形の管を通して，内視鏡や手術器具を腹腔内に挿入して行う手術．開腹手術に比して低侵襲で入院期間も短いという利点をもち，当初は胆嚢摘出術に用いられたが，現在ではあらゆる分野に普及しつつある)，＝laparoscopy-assisted surgery.

laparoscopy [læpəráskəpi] 腹腔鏡検査〔法〕(腹腔内に腹腔鏡を入れて臓器を直接観察する方法).

laparosplenectomy [læpərouspli:néktəmi] 腹式脾摘出術.

laparosplenotomy [læpərouspli:nátəmi] 腹式脾切開術.

laparothoracoscopy [læpərouθɔ:rəkáskəpi] 胸腹腔鏡.

laparotome [lǽpərətoum] 腹壁切開刀.

laparotomy [læpərátəmi] ①開腹術，＝celiotomy，②側腹切開術.

laparotrachelotomy [læpəroutreikilátəmi] 子宮下部帝王切開〔術〕，＝low cesarean section.

laparotyphlotomy [læpəroutiflátəmi] 腹式盲腸切開術.

L

laparouterotomy [læpərouju:tərάtəmi] 腹式子宮切開〔術〕.
lapinization [læpinizéiʃən] ウサギ［家兎］継代(痘苗をウサギに継代する方法).
lapinized vaccine ウサギ［家兎］馴化ワクチン.
lapsus [lǽpsəs] ①下垂，脱垂，②落度，過失.
lapsus unguium 脱爪.
LAR ①late allergic response (遅発型アレルギー反応)，②late asthmatic response (遅発型喘息反応).
large calorie (Cal) 大カロリー(従来栄養学では熱量を表すのに1,000カロリーを1単位としていた．記号としては大文字のCで始まるCalを用いた．現在はキロカロリー(kcal)が一般に用いられている．SI単位系のジュール(1 kcal＝約4.2 kJ)へと移行中である).
large cell carcinoma 大細胞癌.
large for date infant (LFD) LFD児(不当重量児のこと)，＝heavy for date infant.
large for gestational age infant (LGA) LGA児(不当重量児のこと)，＝heavy for gestational age infant.
large intestine 大腸(盲腸，上行・横行・下行結腸，S状結腸，直腸よりなる)，＝intestinum crassum ［L］.
large vessel vasculitis 大型血管炎(大動脈炎症候群(高安動脈炎)などの大血管の炎症).
Larrey amputation ラレー切断〔術〕(肩関節における上腕骨の切断).
Larrey cleft ラレー裂(胸肋三角)，＝Larrey fissure, trigonum sternocostale.
Larsen syndrome ラーセン症候群(顔ぼう(貌)異常，関節異常，手足の異常を伴う遺伝性疾患).
larva [lά:və] 幼虫，幼生，仔虫，蛹 複 larvae 形 larval.
larvae [lά:vi] → larva.
larva migrans 幼虫移行症(ヒト以外の動物を固有宿主とする寄生虫の感染型がヒトに侵入し，成虫には発育できずに，幼虫のままヒトの体内を移行し，種々の症状を引き起す症候群).
larvate [lά:veit] ①仮面の，隠れた，②不明瞭な(疾病の症状についていう).
larvicide [lά:visaid] 幼虫撲滅剤.
laryngeal [ləríndʒiəl] 喉頭の.
laryngeal cancer 喉頭癌.
laryngeal cartilages 喉頭軟骨(喉頭にある軟骨で甲状軟骨，輪状軟骨などがある)，＝cartilagines laryngis ［L］.
laryngeal mask ラリンジアルマスク(昏睡患者の口腔内に挿入し気道を確保する器具)，＝laryngeal mask airway.
laryngeal mask airway (LMA) ラリンジアル(喉頭)マスクエアウエイ.
laryngeal muscles 喉頭筋，＝musculi laryngis ［L］.
laryngeal prominence 喉頭隆起(甲状軟骨の前方突出部，俗にいう「アダムのリンゴ」)，＝prominentia laryngea ［L］.
laryngeal reflex 喉頭反射(口峡および喉頭を刺激するとき起こるせき).
laryngeal stridor 喉頭喘鳴(喉頭狭窄による)，＝laryngismus stridulus.
laryngeal tonsil 喉頭扁桃.
laryngeal ventricle 喉頭室(前庭ヒダと声帯ヒダの間の外側に突出した腔)，＝ventriculus laryngis ［L］.
laryngeal vertigo 喉頭めまい(めまいとともに喉頭の痙攣があり意識を失うこと).
laryngectomee [lærindʒektəmí:] 無喉頭者(手術により喉頭を摘出した人).
laryngectomy [lærindʒéktəmi] 喉頭切除術.
laryngismus [lærindʒízməs] 喉頭〔声門〕痙攣 形 laryngismal.
laryngismus stridulus 喘鳴痙攣，＝crowing convulsion, Kopp asthma, Millar asthma, Weichmann asthma.
laryngitis [lærindʒáitis] 喉頭炎 形 laryngitic.
laryngitis stridulosa 喘鳴性喉頭炎，＝laryngismus stridulus.
laryng(o)- [ləriŋ(ou), -g(ə)] (喉頭との関係を表す接頭語).
laryngocatarrh [ləriŋgoukətά:r] 喉頭カタル(カタル喉頭炎)，＝catarrhal laryngitis.
laryngocele [ləríŋgəsi:l] 喉頭気腫，喉頭ヘルニア，喉頭粘膜腫.
laryngocentesis [ləriŋgousentí:sis] 喉頭穿刺(喉頭腫瘍などの摘出に際して行う穿刺または浅部切開).
laryngodynia [ləriŋgədíniə] 喉頭痛.
laryngoesophagopharyngectomy [ləriŋgoisɑfəgoufærindʒéktəmi] 喉頭食道咽頭摘出〔術〕.
laryngofissure [ləriŋgəfíʃər] 喉頭切開，喉頭開口〔術〕(腫瘍摘出のため行う甲状軟骨の切開)，＝laryngofission.
laryngoparalysis [ləriŋgoupərǽlisis] 喉頭麻痺.
laryngopharyngeal [ləriŋgoufəríndʒiəl] 咽喉の.
laryngopharyngectomy [ləriŋgoufærindʒéktəmi] 咽喉頭切除術.
laryngopharyngitis [ləriŋgoufærindʒáitis] 咽喉頭炎.
laryngopharynx [ləriŋgoufǽriŋks] 咽喉頭.
laryngophony [læriŋgάfəni] 喉頭聴音(聴診により聴取し得る喉頭音).
laryngophraxis [ləriŋgəfrǽksis] 喉頭閉塞.
laryngoplasty [ləríŋgəplæsti] 喉頭形成術.

laryngoplegia [ləriŋgouplíːʤiə] 喉頭筋麻痺.

laryngoptosis [ləriŋgoutóusis] 喉頭下垂症.

laryngopyocele [ləriŋgoupáiəsiːl] 喉頭膿腫.

laryngorrhagia [læriŋgəréiʤiə] 喉頭出血.

laryngorrhaphy [læriŋgɔ́ːrəfi] 喉頭縫合術.

laryngoscope [ləríŋgəskoup] 喉頭鏡(口腔または鼻腔より気管へ気管チューブを挿入するときに用いる麻酔器具).

laryngoscopic [ləriŋgəskápik] 喉頭鏡の.

laryngoscopic resuscitation 喉頭鏡蘇生〔法〕.

laryngoscopy [læriŋgáskəpi] 喉頭検査法.

laryngospasm [ləríŋgəspæzəm] 声門痙攣(痙攣性素因にみられる痙攣型で,急癇,テタニー痙攣などと同じような発作).

laryngostenosis [ləriŋgoustinóusis] 喉頭狭窄.

laryngostomy [læriŋgástəmi] 喉頭開口術.

laryngotomy [læriŋgátəmi] 喉頭切開術.

laryngotracheal [ləriŋgoutréikiəl] 喉頭気管の.

laryngotracheal groove 喉頭気管溝.

laryngotracheitis [ləriŋgoutreikiáitis] 喉頭気管炎.

laryngotracheobronchitis [ləriŋgoutreikioubraŋkáitis] 喉頭気管気管支炎.

laryngotracheotomy [ləriŋgoutreikiátəmi] 喉頭気管切開術.

laryngoxerosis [ləriŋgouziróusis] 喉頭乾燥症.

larynx [læriŋks] 喉頭(舌根と気管との中間にある筋軟骨性の管状構造で,気道の一部と発声が主な機能である), = larynx [L].

lasanum [lǽsənəm] 出産用椅子.

Lasègue sign ラゼーグ徴候(坐骨神経痛時に膝関節を伸展し,下肢を上に持ちあげると,坐骨神経幹に疼痛が出現する).

LASER, laser light amplification by stimulated emission of radiation (レーザー〔光線〕).

laser angioplasty レーザー血管形成術.

laser disc decompression レーザー椎間板減圧術(局所麻酔下で椎間板正中部に刺入した外筒針を通して高出力のレーザー照射を行い,椎間板を蒸散,除圧をはかる).

laser Doppler レーザードプラー(レーザー光を用いる生体測定法であり,ドップラー効果 Doppler effect を基礎とした医学的応用である).

laser in situ keratomileusis レーザー角膜切削形成術(眼の屈折異常(近視・遠視・乱視)をエキシマレーザーを用い,角膜の形状を変化させる屈折矯正手術).

laser knife レーザーメス(CO_2 レーザー,YAG レーザー,アルゴンレーザーなどの種類がある).

laser microscope レーザー顕微鏡.

laser photocoagulation (LPC) レーザー光凝固〔術〕.

laser plastic surgery レーザー形成外科.

laser therapy レーザー療法.

lash [lǽʃ] ① 睫毛(まつげ), = eyelash, ② 鞭毛, = flagellum.

LASIK laser-assisted in situ keratomileusis (レーザー角膜内切削形成〔術〕,レーシック).

laser-assisted in situ keratomileusis (LASIK) レーザー角膜内切削形成〔術〕(レーシック.近視,遠視,乱視に対して,エキシマレーザーを用いて角膜形状を変化させ屈折異常を矯正する).

Lassa fever ラッサ熱(ラッサ出血熱.ナイジェリアから西アフリカ一帯にみられるウイルス出血熱で,*Mastomys* の媒介により起こる.ヒトからヒトへの感染もあり,致命率が高い.発熱,咽頭痛,出血傾向などがみられる), = Lassa hemorrhagic fever.

Lassa virus ラッサウイルス(アレナウイルス科のウイルスで,ラッサ熱の原因ウイルス).

lassitude [lǽsitjuːd] 倦怠,衰弱,疲労, = fed-up with life, languor.

last menstrual period (LMP) 最終月経〔期〕.

LASV *Lassa virus* (ラッサウイルス).

LAT left anterior temporal (左側頭前部).

latamoxef (LMOX) [lætəmáksef] ラタモキセフ(第3世代セフェム系抗生物質の一つ).

late [léit] 遅い,遅れた,遅発〔性〕の.

late abortion 後期流産(妊娠 12 週以降 22 週未満の流産).

late allergic response (LAR) 遅発型アレルギー反応.

late asthmatic response (LAR) 遅発型喘息反応.

late cutaneous reaction (LCR) 遅発皮膚反応(抗原投与から 15〜30 分で極期となる膨疹・紅斑反応が,膨疹消退後に再び紅斑の出現を認め 1 日以上持続する反応をいう.IgE 抗体を介する).

late deceleration 遅発一過性徐脈.

late diastolic murmur 拡張後期雑音, = presystolic murmur.

late evening snack (LES) 就寝前軽食摂取療法(肝硬変では代謝異常によって

タンパク質・エネルギー低栄養をきたすことがあるが，1日の食事を分割し，200kcal程度の軽食を就寝前にとることで，早朝の飢餓的状態を改善する方法）．

late gene 後期遺伝子（ウイルス感染後，ウイルスのゲノム複製が開始された後に発現するウイルス遺伝子．初期遺伝子に対していう）．

latency [léitənsi] 潜伏期，潜時．

latency period 潜在年齢期（5歳頃から思春期までの年齢に相当する期間で，主として精神分析学の用語）．

latent [léitənt] 潜伏の，潜在性の．

latent allergy 潜伏性アレルギー．

latent cancer 潜伏癌（臨床的に何ら気づかれずに，剖検時あるいは剖検材料の組織学的検索によりはじめて発見される癌）．

latent carrier 潜在保因者．

latent content 潜伏内容（夢に見た内容が隠されているもので，自由連想法などで明らかにすることが必要な場合）．

latent infection 潜伏感染（通常，ウイルスの感染様式を表す用語として用いられる．ウイルスのゲノムが感染細胞内に存在するが，感染性のある完全なウイルス粒子は産生されない状態）．

L

latent nystagmus 潜伏眼振（眼をおおうことで起こる眼振）．

latent period 潜伏期．

latent schizophrenia 潜伏統合失調症（統合失調症性素質をもっているがまだ顕在化していない統合失調症の軽症型）．

late onset hypogonadism (LOH) 加齢男性性腺機能低下〔症候群〕（いわゆる男性更年期障害）．

late postpartum hemorrhage (LPPH) 遷延分娩後出血．

laterad [lǽtəræd] 外側の方向へ．

late (radiation) injury 晩（遅）発性障害（放射線被曝の後，長い潜伏期を経て現れる障害），＝delayed radiation injury．

lateral [lǽtərəl] 外側の（正中矢状面から遠い位置であることを表す），側方の，横生の，横向きの．

lateral angle of eye 外眼角（上眼瞼と下眼瞼があわさる外側の角．目じりに相当する），＝angulus oculi lateralis [L]．

lateral antebrachial cutaneous nerve 外側前腕皮神経，＝nervus cutaneus antebrachii lateralis [L]．

lateral cartilage of nose 外側鼻軟骨，＝nasi lateralis．

lateral circumflex femoral artery 外側大腿回旋動脈（大腿動脈の枝），＝arteria circumflexa femoris lateralis [L]．

lateral circumflex femoral veins 外側大腿回旋静脈，＝venae circumflexae femoris laterales [L]．

lateral column 側柱（脊髄の側角を脊髄全体として3次元的にみた際の用語）．

lateral condyle 外側顆（大腿骨下端と脛骨上端の外側の部分で膝関節を構成する），＝condylus lateralis [L]．

lateral corticospinal tract 外側皮質脊髄路（錐体路系に属す，錐体で交叉し脊髄の側索を通る神経線維がつくる伝導路，錐体側索路），＝tractus corticospinalis lateralis [L]，tractus pyramidalis lateralis [L]．

lateral cuneiform 外側楔状骨（足根骨の一つ），＝os cuneiforme laterale [L]．

lateral epicondyle 外側上顆（①上腕骨肘側の外側隆起部．②大腿骨膝側の外側隆起部），＝epicondylus lateralis [L]．

lateral femoral cutaneous nerve 外側大腿皮神経（腰神経叢の枝の一つで大腿外側の皮膚に分布），＝nervus cutaneus femoris lateralis [L]．

lateral funiculus 側索（脊髄の白質で外側の部），＝funiculus lateralis [L]．

lateral geniculate body 外側膝状体（視床後部にあり，視覚に関係する），＝corpus geniculatum laterale [L]．

lateral hamstring 外側膝腱，外側ハムストリング（膝屈筋群で外側にあるもの．大腿二頭筋）．

lateral hermaphrodism 側半陰陽（一側に男性器，他側に女性器のあるもの）．

lateral horn 側角（脊髄灰白質で交感神経の出るところ），＝cornu laterale [L]．

lateralis [lætəréilis] 外側の，＝lateral．

laterality [lætərǽliti] 側性．

lateral lingual swelling 外側舌隆起（舌の原基の一部，単に舌隆起ともいう），＝distal tongue buds．

lateral malleolus 外果，＝malleolus lateralis [L]．

lateral meniscus 外側半月（膝関節半月板の外側部），＝meniscus lateralis [L]．

lateral myocardial infarction 側壁心筋梗塞．

lateral occipitotemporal gyrus 外側後頭側頭回，＝fusiform gyrus．

lateral pectral nerve 外側胸筋神経（腕神経叢の枝の一つで大胸筋，小胸筋を支配），＝nervus pectralis lateralis [L]．

lateral plantar artery 外側足底動脈（後脛骨動脈の枝），＝arteria plantaris lateralis [L]．

lateral plantar nerve 外側足底神経（脛骨神経の枝），＝nervus plantaris lateralis [L]．

lateral plate 外側板（蝶形骨翼状突起の一部）．

lateral position 側臥位（横たわった体位．横臥位），＝lateral decubitus．

lateral pterygoid 外側翼突筋（咀嚼筋の一つ），＝musculus pterygoideus lateralis [L]．

lateral pyramidal tract 錐体側索路(外側皮質脊髄路), = tractus pyramidales lateralis [L].
lateral rectus 外側直筋(眼筋の一つ), = musculus rectus lateralis [L].
lateral sacral arteries 外側仙骨動脈, = arteriae sacrales laterales [L].
lateral sacral veins 外側仙骨静脈, = venae sacrales laterales [L].
lateral sinus 側〔静脈〕洞(静脈洞交会に始まり, 内頸静脈に達するまでの静脈洞).
lateral sulcus 外側溝(前頭葉, 頭頂葉と側頭葉の間にある大脳溝), = sulcus lateralis [L].
lateral tarsal artery 外側足根動脈, = arteria tarsea lateralis [L].
lateral thoracic artery 外側胸動脈, = arteria thoracica lateralis [L].
lateral thoracic vein 外側胸静脈, = vena thoracica lateralis [L].
lateral ventricle 側脳室(左右の大脳半球内にある脳室), = ventriculus lateralis [L].
lateral vertigo 側面性めまい(同形物からなる側面を迅速に走る際に起こるもの).
late response 遅発反応(Ⅰ型アレルギーにおいて3~8時間後好酸球や好中球などの炎症細胞が局所に集積し, 皮内では発赤や硬結が, 気管支では気道収縮や気道粘膜の炎症が起こること).
late rickets 晩発くる病, = rachitis tarda.
latero– [lætərou, –rə] (一側または外側の意味を表す接頭語).
laterodeviation [lætəroudiːviéiʃən] 側方偏差.
lateroduction [lætəroudʌ́kʃən] 側方偏視.
lateroflection [lætərouflékʃən] 側方屈曲, 側屈症, = lateroflexion.
lateropulsion [lætəroupʌ́lʒən] 側歩症, 側方突進(パーキンソン症候群の一症状).
laterotorsion [lætəroutɔ́ːʃən] 側方捻転(眼球の垂直径線が左または右へねじれること).
laterotrusion [lætəroutrúːʒən] 外側偏位(下顎頭の).
lateroversion [lætərouvə́ːʒən] 側反, 側彎屈.
late schizophrenia 遅発統合失調症(40歳以後に初発した高齢発症の統合失調症をいう).
late syphilis 晩発梅毒, = syphilis tardive, lues tarda.
latex [léiteks] ラテックス, 乳液(ゴムの樹の樹皮を傷つけ滲出する乳液).
latex agglutination test ラテックス凝集試験(ラテックス粒子に可溶性抗原を付着させ行う受身凝集試験).
latex fixation test (LFT) ラテックス吸着試験, = latex agglutination test.
lathyrism [lǽθirizəm] (エジプトマメ *Lathyrus cicera* の有毒アルカロイドによる中毒症), = cicerism.
lat(i)– [læt(i)] (広い意味を表す接頭語).
Latin (L) ラテン〔の〕, ラテン語〔の〕.
latissimus dorsi 広背筋(背部浅層の筋で胸背神経支配), = latissimus dorsi muscle, musculus latissimus dorsi [L], broadest muscle of back.
latrodectus mactans antivenin ゴケグモ抗血清, = black widow spider serum, lyovac antivenin.
LATS long acting thyroid stimulator (持続性甲状腺刺激物質).
latus [léitəs] 側腹(わきばら).
laudable [lɔ́ːdəbl] 健全な(排膿状態が正常に回復しつつあることについていう).
laughing gas 笑気〔ガス〕(亜酸化窒素), = nitrous oxide, laughing gas.
Laugier hernia ロージェーヘルニア(大腿ヘルニアの一つで裂口靱帯を貫いて脱出するもの).
Laugier sign ロージェー徴候(橈骨下端の骨折において, 尺骨と橈骨との茎状突起が同一平面にあること).
Laumonier ganglion ロモニエー神経節(頸動脈神経節), = carotid ganglion.
Launois syndrome ロノワ症候群(骨端が閉鎖する前に下垂体腺腫による成長ホルモンの過剰な産生にて成長が進む), = pituitary gigantism.
Laurence–Moon–Biedl syndrome ローレンス・ムーン・ビードル症候群(家族性色素性網膜症, 肥満性性器発育不全, 痙性不全対麻痺を伴った劣性遺伝形成のびまん性脳症. 特異的な網膜色素変性の眼底像と, 時には合指症, 肛門閉鎖症も加わり, 精神遅滞が高度の場合もある).
lavage [lǽviʤ] 洗浄(洗腸, 洗胃など).
lavation [ləvéiʃən] 洗腸, = lavage, lavature.
law [lɔ́ː] ①法則, 定律, ②法律, 法案.
Lawrence strabismometer ローレンス斜視計(眼瞼に似た形に目盛と柄をつけたもの), = Lawrence strabometer.
lawrencium (Lr) [lɔːrénsiəm] ローレンシウム(原子番号103, 超ウラン元素).
laxation [lækséiʃən] ①便通, ②弛緩.
laxative [lǽksətiv] 緩下薬, 弛緩薬, = laxantia.
laxity [lǽksiti] 弛緩性.
layer [léiər] 層(厚さのほぼ均等な構造), = stratum.
layette [leiét] 新生児用品(産着, おむつ, 布団など).
layout [léiaut] ①配置, 設計, 計画, ②割付け.
LBBB left bundle branch block (左脚ブロック).

L

LBD Lewy body disease（レビー小体病）.

LBM lean body mass（除脂肪体重）.

LBP ①low blood pressure（低血圧），②lower back pain（腰痛）.

LBWI low birth weight infant（低出生体重児）.

LC ①lung cancer（肺癌），②liver cirrhosis（肝硬変）.

LCAT lecithin cholesterol acyltransferase（レシチンコレステロールアシル基転移酵素）.

LCC liver cell carcinoma（肝細胞癌）.

L chain light chain（L鎖，軽鎖），＝light chain.

LCM ①lymphocytic choriomeningitis（リンパ球性脈絡髄膜炎），②lincomycin（リンコマイシン），③least common multiple（最小公倍数）.

LCMV *Lymphocytic choriomeningitis virus*（リンパ球性脈絡髄膜炎ウイルス）.

LCMV-LASV complex リンパ球性脈絡髄膜炎ウイルス・ラッサウイルス群，＝old world arenaviruses.

LD ①lethal dose（致死量），②liver disease（肝〔臓〕疾患），③learning disability(disorder)（学習障害），④laboratory data（検査室のデータ）.

LD_{50} median lethal dose（50％致死量，半致死量）.

L-dihydroxyphenylalanine (L-DOPA) エルドーパ（ドパミンの前駆物質であり，チロシンからチロシンハイドロオキシラーゼにより酸化され合成される．脳内の不足したドパミンを補充するために用いられる．脳血液関門を通り，脳内でドパミンに変換される．パーキンソン病の治療薬）.

LDL low density lipoprotein（低比重リポタンパク）.

LDL receptor low density lipoprotein receptor（低密度リポタンパク質受容体）.

LDLT living donor liver transplantation（生体肝移植術）.

L-DOPA L-dihydroxyphenylalanine（エルドーパ）.

LDR ①low dose rate（低線量率），②labor and delivery room（分娩・出産滞在室）.

LE ①left eye（左眼），②lupus erythematosus（エリテマトーデス，紅斑性狼瘡）.

LEA lower extremity amputation（下肢切断）.

leaching [líːʧiŋ] 滲，＝lixiviation.

lead [líːd] 誘導，導出（心電図を記録するための誘導）.

lead (Pb) [léd] ①鉛（軟性灰青色金属元素．原子番号82，原子量207.2，質量数204，206〜208），＝plumbum，②鉛製の.

lead paralysis 鉛中毒性麻痺.

lead-pipe rigidity 鉛管状硬直（錐体外路障害（パーキンソン病など），振戦麻痺においてみられる筋トーヌス異常）.

lead poisoning 鉛中毒，＝plumbism.

lead sugar 鉛糖（酢酸鉛）.

lead susceptibility 加鉛効果.

lean [líːn] やせた，脂肪のない.

lean body mass (LBM) 除脂肪体重（体構成成分のうち脂肪や脂肪組織を除いた部分）.

learning [lə́ːniŋ] 学習.

learning ability 学習能力.

learning disability (LD) 学習能障害〔の〕.

learning disorder (LD) 学習障害.

learning theory 学習理論.

least common multiple (LCM) 最小公倍数.

least fatal dose (LFD) 最小致死量.

leather bottles stomach 革袋状胃（硬性胃癌）.

Leber congenital amaurosis レーベル先天黒内障（常染色体劣性遺伝の先天盲．中枢神経系の異常を合併することもある），＝Leber disease.

Leber optic atrophy レーベル視神経萎縮症（ミトコンドリアDNAの点突然変異を有する．10〜20歳代に発症し，急性，亜急性の視力低下，中心暗点をきたし数ヵ所で視神経萎縮をきたす．80％は男子に母性遺伝する）.

LE cell lupus erythematosus cell（エリテマトーデス細胞）.

lecithin [lésiθin] レシチン（卵黄中に多く，またほかの臓器にも存在するリン脂質），＝ovolecithin, lecithol, phospholutein.

lecithin cholesterol acyltransferase (LCAT) レシチンコレステロールアシル基転移酵素（肝から分泌されるコレステロールのエステル化に関わる酵素で，活性が低下すると脂質代謝異常を惹起する）.

lectin [léktin] レクチン（①ある種の植物種子抽出液中に存在する赤血球凝集素の総称．②動物組織に存在する抗体以外の糖鎖認識タンパク質）.

Le Dentu suture ラダンチュ縫合（腱を切断したときに用いる縫合で，両端に2個の腸線を縫い，前で結び，第3の腸線を右から左へ切断部の下から取って一側に結ぶ）.

ledge [léʤ] 棚（棚状構造），＝shelf.

leech [líːʧ] ①ヒル［蛭］，＝*Hirudo medicinalis*，②ヒルを付ける（治療用）.

Lee ganglion リー神経節（子宮頸部神経節），＝uterovaginal plexus.

left (L) [léft] 左の.

left anterior oblique position (LAO) 左前斜位.

left anterior temporal (LAT) 左側頭前部.

left atrial appendage (LAA) 左心

L

耳(左心房の一部で外側へ耳のような形をしてふくらんだ部分).
left atrial diameter (LAD) 左房径.
left atrial pressure (LAP) 左房圧.
left atrioventricular orifice 左房室口, = ostium atrioventriculare sinistrum [L].
left atrioventricular valve 左房室弁(僧帽弁, 二尖弁ともいう), = valva atrioventricularis sinistra [L].
left atrium (LA) 左〔心〕房(肺静脈からの動脈血が流入するところ), = atrium sinistrum [L].
left auricle 左心耳(左心房の一部で耳介様に突出した部位), = auricula sinistra [L].
left axis deviation 左〔方電気〕軸偏位(心電図上の平均電気軸が −30° 以下のもの), = left axis shift.
left bundle branch block (LBBB) 左脚ブロック.
left colic artery 左結腸動脈(下腸間膜動脈の枝, 主に下行結腸に分布), = arteria colica sinistra [L].
left colic flexure 左結腸曲(左上腹部で横行結腸から下行結腸への移行部), = flexura coli sinistra [L].
left colic vein 左結腸静脈, = vena colica sinistra [L].
left coronary artery 左冠状動脈(心臓の栄養動脈. 左右ある), = arteria coronaria sinistra [L].
left eye (LE) 左眼.
left frontal (LF) 左前頭部.
left gastric artery 左胃動脈(腹腔動脈の枝), = arteria gastrica sinistra [L].
left gastric vein 左胃静脈, = vena gastrica sinistra [L].
left gastroepiploic artery 左胃大網動脈(脾動脈の枝で大弯にそって分布), = arteria gastroepiploica sinistra [L].
left gastroepiploic vein 左胃大網静脈, = vena gastroepiploica sinistra [L].
left-handed ① 左手利きの, ② 左回りの(偏光の).
left-handedness 左手利き.
left heart bypass 左心バイパス(肺静脈や左房から大動脈へ直接血流を分岐させ, 左室を通過させない術式).
left heart failure (LHF) 左心不全.
left inferior vena cava (LIVC) 左下大静脈.
left internal thoracic artery (LITA) 左内胸動脈.
left lower lobe (of lung) (LLL) 〔肺の〕左下葉.
left lower quadrant (LLQ) 左下腹部.
left main coronary artery disease 左冠動脈主幹部病変.
left main trunk (LMT) 左冠状動脈主幹部.
left otitis media (LOM) 左中耳炎.
left upper lobe of lung (LUL) 左肺上葉.
left upper lung (LUL) 左上肺.
left upper quadrant (LUQ) 左上腹部.
left ventricle (LV) 左心室, = ventriculus sinister [L].
left ventricular assist device (LVAD) 左室補助人工心〔臓〕.
left ventricular ejection fraction (LVEF) 左室駆出率.
left ventricular failure (LVF) 左心〔室〕不全.
left ventricular function 左室機能.
left ventricular heart failure 左心〔室性〕不全.
left ventricular hypertrophy (LVH) 左室肥大.
left ventricular pressure (LVP) 左室〔内〕圧.
left ventricular volume (LVV) 左室容量.
left ventricular wall (LVW) 左室壁.
leg [lég] 脚, 下肢.
legal blindness 法的盲(法律で保護, 定義された盲をいう. 欧米では両眼視力 0.1 以下を法的に盲としている).
legal brain death 法的脳死(臓器移植法に基づき脳死と診断された場合をいう).
Legionella [li:ʤənélə] レジオネラ属(偏性好気性のグラム陰性桿菌. レジオネラ症(在郷軍人病)の原因となる. 空調・給水設備などで増殖すると集団感染が起こりうる. 原因菌として最も多い菌種は *L. pneumophila*).
***Legionella* pneumonia** レジオネラ肺炎(レジオネラ属の細菌感染による肺炎で, 本菌はマクロファージ内で増殖可能な細胞寄生細菌の一つ. エアゾールを経気道的に吸い込んで発症する. 院内感染を起こすこともある), = legionnaires' disease.
legionellosis [li:ʤənelóusis] レジオネラ症(レジオネラ属の細菌による感染症で, これによる肺炎はレジオネラ肺炎, 肺炎の経過をとらずインフルエンザ様の症状が発症したものをポンティアック熱という), = Legionnaires disease.
legionnaires' disease 在郷軍人病(1976年にアメリカ在郷軍人会で肺炎の集団発生が起こりこの名がある. 細胞内寄生のグラム陰性桿菌で *Legionella* 属の感染で起こる. 本菌は土壌, 水など自然界に広く分布し, 特にビルの冷却水の中に生息し, ときに集団発生する), = legionella pneumonia.
legitimate fertility rate 配偶出生率(有配偶女性 1,000 人に対しての比).

Leichtenstern phenomenon ライヒテンシュテルン現象(骨を圧迫した場合にみられる痛覚過敏で，髄膜炎患者でみられた報告がある)，= Leichtenstern sign.

Leigh encephalopathy リー脳症(常染色体劣性遺伝形式を示す家族性疾患．視床，脳幹，脊髄に左右対称性の壊死性病変をきたす．多くは2歳以前に発症し，精神，運動の発達遅滞，多彩な神経症状を呈する．亜急性壊死性脳脊髄症)，= subacute necrotizing encephalopathy.

l(e)io– [laiou, laiə] (平滑の意味を表す接頭語)．

leiodermia [laioudə́:miə] 平滑皮膚〔症〕．

leiofibroma [laioufaibróumə] 平滑筋線維腫．

leiomyoma [laioumaióumə] 平滑筋腫，滑平筋腫．

leiomyosarcoma [laiəmaiousɑ:kóumə] 平滑筋肉腫．

Leishmania [li:ʃméiniə] リーシュマニア属(住血鞭毛虫の一種で，リーシュマニア症の原因となる．ハエ *Phlebotomus* の刺咬により伝播される．以下の各種を代表とする種群 species complex にも分類される．ドノヴァンリーシュマニア *L. donovani* (カラアザール病原虫)，小児リーシュマニア *L. infantum* (小児カラアザール病原虫)，ブラジルリーシュマニア *L. brasiliensis* (皮膚粘膜リーシュマニア症の原因となる)，熱帯リーシュマニア *L. tropica* (皮膚リーシュマニア症の原因となる)，エチオピアリーシュマニア *L. aetiopica*，メキシコリーシュマニア *L. mexicana*, *L. major*)．

leishmaniasis [li:ʃmənáiəsis] リーシュマニア症(リーシュマニアの感染による疾患)．

Lembert suture ランベール縫合．

lemmoblast [léməblæst] 神経線維鞘芽細胞．

lemmocyte [léməsait] 神経線維細胞．

lemniscus [lemnískəs] 毛帯(旧名は絨帯，触覚や深部感覚などを伝える上行性伝導路となる)，= fillet, laqueus 形 lemniscal.

LEMS Lambert–Eaton myasthenic syndrome (ランバート・イートン筋無力症候群)．

length [léŋθ] ①長さ(物体または時間の)，②糸引き状態(顔料) 形 lengthy.

Lennox–Gastaut syndrome レンノックス・ガストー症候群(緩徐な棘徐波異常を伴う小児の灰白質脳症．精神発達遅滞，さまざまなタイプの難治性痙攣(ミオクローヌス発作，強直発作など)を特徴とする)．

lens [lénz] ①水晶体，= lens [L]，②レンズ．

lens vesicle 水晶体胞．

lente insulin レンテインスリン(インスリン亜鉛懸濁液)，= insulin zinc suspension.

lenticonus [lentikóunəs] 円錐水晶体(水晶体の前面または後面が突出して，円錐体をなす先天異常)．

lenticula [lentíkjulə] ①レンズ核(大脳基底核の一つ，錐体外路系に関係)，②夏日斑，③レンズ豆 形 lenticular.

lenticular [lentíkjulər] レンズ形の．

lenticular astigmatism 水晶体〔性〕乱視．

lentiform [léntifɔ:m] レンズ豆状の，水晶体形の，= lenticulate.

lentiform nucleus レンズ核(大脳基底核の一つ，淡蒼球と被殻をあわせたもの)，= nucleus lentiformis [L].

lentiginosis [lentiʤinóusis] 黒子症．

lentiglobus [lentiglóubəs] 球形円錐水晶体．

lentigo [lentáigou] 黒子(ほくろ)，黒痣(こくし)，= nevus lenticularis.

lentigo maligna 悪性黒子．

Lentivirus [lentiváiərəs] レンチウイルス属(レトロウイルス科の一属で，ヒト免疫不全ウイルスなどが含まれる)．

leontiasis [li:ɑntáiəsis] シシ(獅子)顔，獅面症(らい腫らいでは顔面の皮下組織へ結節性浸潤が起こるためシシ様の顔貌となる)，= satyriasis, facies leontina.

leopard retina 豹紋状網膜，紋理状網膜，= fundus tabulatus.

LEOPARD syndrome レオパード症候群(優性遺伝性の神経皮膚症候群の一つ．体表全体に出現する黒子，心電図での伝導障害，両眼隔離症，肺動脈狭窄，性器異常，高度な感音性難聴などを伴う．多発性黒子症候群)，= multiple lentigines syndrome.

LE phenomenon lupus erythematosus phenomenon (LE 現象)．

lepidic [lipídik] 鱗状の．

lepid(o)– [lepid(ou), –d(ə)] (鱗状の意味を表す接頭語)．

Leporipoxvirus [lepəripɑ́ksvaiərəs] レポリポックスウイルス属(ポックスウイルス科の一属)．

lepra [léprə] ハンセン病，= Hansen disease, leprosy.

leprechaunism [leprikɔ́:nizəm] 妖精症(劣性遺伝病の一つで，小妖精あるいは小鬼子のような顔ぼう(貌)をもち，両眼間は広く，低位の大耳症，多毛症などを呈する)．

leproma [lepróumə] レプローマ，らい(癩)腫，らい(癩)結節 形 lepromatous.

lepromatous leprosy らい腫型らい(結節性らい)．

lepromin [léprəmin] レプロミン(光田反応に用いる抗原．光田反応液とも呼ばれ，ハンセン病の診断に用いられた)．

leprostatic [leprəstǽtik] 抗らい(癩)菌

性の.

leprosy [léprəsi] ハンセン病，らい(癩)(らい菌 *Mycobacterium leprae* による感染症．現在，病名としてのらいは一般に用いられない)，= Hansen disease, lepra.

leprotic [leprátik] = leprous.

leprous [léprəs] らい〔性〕の，ハンセン病〔性〕の.

-lepsy [ləpsi] (発作の意味を表す接尾語)，= -lepsis.

leptin [léptin] レプチン(肥満遺伝子産物．摂食調節に関与する).

lept(o)- [lept(ou), -t(ə)] (軟，小，微，薄などの意味を表す接頭語).

leptocephalous [leptəséfələs] 狭小頭蓋の.

leptocephaly [leptəséfəli] 狭小頭蓋症.

leptocyte [léptəsait] 標的赤血球，= target cell, platocyte, Mexican hats.

leptocytosis [leptousaitóusis] 標的赤血球増加〔症〕.

leptodactylous [leptədǽktiləs] 繊柔の指をもつ，繊弱皮の.

leptodont [léptədɑnt] 狭小歯〔型，性〕 形 leptodontous.

leptomeningeal [leptouminíndʒiəl] 軟〔髄〕膜の.

leptomeninges [leptouminíndʒi:z] → leptomeninx.

leptomeningitis [leptoumenindʒáitis] 軟〔髄〕膜炎.

leptomeninx [leptouméniŋks] 軟〔髄〕膜，= pia mater 複 leptomeninges.

leptophonia [leptoufóuniə] 弱声症，軟声症.

Leptospira [leptəspáirə] レプトスピラ属(レプトスピラ科のスピロヘータ．*L. interrogans* serovar Icterohaemorrhagiae がワイル病の原因となるほか，同菌の血清型 hebdomadis, autumnalis, australis などがレプトスピラ症の原因となる．また，血清型 canicola (イヌ型レプトスピラ)はヒトにも病原性がある).

leptospiral jaundice レプトスピラ性黄疸(*Leptospira icterohaemorrhagiae* の感染による伝染性疾患で，腎炎，黄疸，発熱，筋痛，肝脾腫を特徴とする)，= Weil disease, infectious spirochetal jaundice, icterogenic spirochetosis, spirochetosis icterohaemorrhagica, leptospirosis icterohaemorrhagica, Fieldler disease.

leptospirosis [leptouspairóusis] レプトスピラ症.

leptospiruria [leptouspirjú:riə] レプトスピラ尿〔症〕.

leptotene [léptəti:n] 細糸，レプトテン.

Leptotrichia [leptətríkiə] レプトトリキア属(乳酸桿菌に付属する一属).

Leptotrombidium [leptoutrɑmbídiəm] レプトトロンビディウム属(ダニの一種で，恙虫病を媒介する).

Leriche syndrome ルリーシュ症候群(大動脈，腸骨動脈閉塞により，殿部，下肢に虚血性疼痛を呈する．時に持続性勃起を伴う).

Lermoyez syndrome レルモワイエ症候群(若年成人にみられ，耳鳴り，難聴，嘔吐を主徴とするが，発作はメニエール症候群に類似する．回転性めまいがはじまると難聴は一時的に改善する).

LES ① lower esophageal sphincter (下部食道括約筋)，② late evening snack (就寝前軽食摂取療法).

lesbian [lésbiən] ①レスビアン，②女性同性愛の.

lesbianism [lésbiənizəm] 女性同性愛，= lesbian love, sapphism, tribadism.

Lesch-Nyhan syndrome レッシュ・ナイハン症候群(X染色体連鎖劣性遺伝の先天性症候群．ヒポキサンチンホスホリボシルトランスフェラーゼ(HGPRT)の欠損を伴うプリン代謝障害である．ジストニー，舞踏病などの異常運動を呈し，尿路結石を呈する高尿酸血症，精神発達遅延，口唇・手指を咬む自咬症(自傷行為)を特徴とする).

lesion [lí:ʒən] ①病変(病的作用により組織，体液などに変化を起こし，それらの機能が異常を呈すること)，②病巣 形 lesional.

lesser [lésər] 小さい(特に重要性の少ないもの，またはほかに比べて小さいことについていう).

lesser circulation 小循環(肺循環)，= pulmonary circulation.

lesser curvature 小弯(胃の右側の湾曲した部位)，= curvatura ventriculi minor [L].

lesser duodenal papilla 小十二指腸乳頭(十二指腸下行部にある膵液の出口(副膵管の開口部))，= papilla duodeni minor [L].

lesser occipital nerve 小後頭神経，= nervus occipitalis minor [L].

lesser omentum 小網(胃小弯から肝臓の間にある．その右方端を肝十二指腸間膜といい総胆管，門脈，固有肝動脈を含む．その後方には網嚢孔という小網の後方にある狭い腹膜腔の入り口がある)，= omentum minus [L].

lesser palatine nerves 小口蓋神経，= nervi palatini minores [L].

lesser pelvis 小骨盤(骨盤を分界線で分けた場合の下方の部．膀胱，前立腺，子宮，直腸をいれる)，= pelvis minor [L], true pelvis.

lesser peritoneal cavity 小腹腔(網嚢のこと).

lesser petrosal nerve 小錐体神経，= nervus petrosus minor [L].

lesser sciatic foramen 小坐骨孔，= foramen ischiadicum minus [L].

lesser splanchnic nerve 小内臓神経(内臓に分布する交感神経の1つ), = nervus splanchnicus minor [L].

lesser trochanter 小転子(大腿骨頸部の下方内側にある突起), = trochanter minor [L].

LET linear energy transfer (線エネルギー転移(付与)).

lethal [lí:θəl] 致死の, = fatal, mortal.

lethal dose (LD) 致死量.

lethal gene 致死遺伝子(突然変異によって出現し, 個体に死をもたらす遺伝子).

lethality [li:θǽliti] 致命率, = case fatality rate, 死亡率(患者数でその疾患による死亡者数を割った値. 死亡率 mortality と区別して用いる).

lethality rate 致命率, 死亡率, = death rate, mortality rate.

lethargic [liθá:ʤik] 嗜眠〔性〕の.

lethargic encephalitis 嗜眠性脳炎(流行性脳炎で, 傾眠と眼筋麻痺を主徴とする. ① 多動 - 易刺激型, ② 傾眠 - 眼筋麻痺型, ③ パーキンソン症候を呈する3型がある. 後遺症として注視発作, 脳炎後パーキンソニズムが知られている. エコノモ脳炎), = Economo encephalitis, type A encephalitis, Vienna encephalitis.

L

lethargic hypnosis 嗜眠性催眠, = trance coma.

lethargic stupor 嗜眠性昏迷, = trance.

lethargy [léθə:ʤi] 嗜眠, 嗜眠状態 形 lethargic.

leucine [ljú:si:n] ロイシン(結晶アミノ酸で, 脾, 膵およびほかの組織中に, また急性肝萎縮症において尿中に発見され, 肝臓で尿素に転化される) 形 leucic.

leucine aminopeptidase (LAP) ロイシンアミノペプチダーゼ(leucin, leucyl 基を含む化合物を水解するもの).

leuc(o)- [l(j)u:k(ou), -k(ə)] = leuk(o)-.

leucocyte [ljú:kəsait] 白血球, = leukocyte.

leucocytosis [lju:kousaitóusis] 白血球増加〔症〕, = leukocytosis.

leucoderma [ljukoudémə] 白斑, = leukoderma.

leucoma [lju:kóumə] 角膜白斑, = leukoma.

leukapheresis [lju:kəfərí:sis] 白血球搬出〔法〕, 白血球除去輸血, 白血球分離.

leukemia [lju:kí:miə] 白血病(造血臓器の腫瘍性病変で白血球の未熟細胞である白血病細胞(芽球)の腫瘍性増殖が起こる. 急性白血病では芽球が増殖し正常造血は抑制され易感染性, 出血傾向, 貧血がみられる. 慢性骨髄性白血病では種々の成熟段階の顆粒球増加がみられ Ph′ と呼ばれる特異な染色体異常がみられる), = leukaemia 形 leukemic.

leukemia cutis 皮膚白血病(皮膚に白血病病変が出現するもの), = leukemia of skin.

leukemia inhibitory factor (LIF) 白血病抑制因子.

leukemic [lju:kí:mik] 白血病〔性〕の.

leukemic retinitis 白血病性網膜炎(白血病においてみられるもので, 乳頭および血管は蒼白となり, 出血斑点および白色斑点が斑状に出現する), = splenic retinitis.

leukemic retinopathy 白血病性網膜症.

leukemid [lju:kí:mid] 白血病性皮疹.

leukemogen [lju:kí:məʤən] 白血病誘発物質.

leukemogenesis [lju:kiməʤénisis] 白血病誘発, 白血病発生 形 leukemogenic.

leukemogenic [lju:ki:məʤénik] 白血病誘発性の.

leukemoid [lju:kí:mɔid] 類白血病〔性〕の, 白血病様の.

leukemoid reaction 類白血病反応(末梢血液中に白血球増加とともに好中球の未熟型が出現する現象. 重症感染症, 中毒, 癌の骨髄転移などでみられる).

leuk(o)- [lju:k(ou), -k(ə)] (白の意味を表す接頭語).

leukoagglutinin [lju:kouəglú:tinin] 白血球凝集素.

leukoblast [ljú:kəblæst] 白〔血球〕芽細胞.

leukoblastosis [lju:koublæstóusis] 白芽球症.

leukocidin [lju:kousáidin] ロイコシジン, 白血球毒(細菌培養濾液中に産生される).

leukocoria [lju:koukɔ́:riə] 白色瞳孔.

leukocyte [ljú:kəsait] 白血球, = leucocyte 形 leukocytal, leukocytic.

leukocyte adhesion deficiency (LAD) 白血球接着不全症(先天性免疫不全症. LFA-1, Mac-1, p150/95 の3種類の接着因子に共通の β 鎖の異常のため, これらが欠損するか減少している. 反復する細菌感染, 白血球数異常高値などの特徴を示す).

leukocyte cast 白血球円柱.

leukocyte migration 白血球遊走(血管から組織内へ遊出した白血球が組織内を動くこと).

leukocyte migration inhibitory factor (LMIF) 白血球遊走阻止因子.

leukocytoblast [lju:kousáitəblæst] 白血球芽細胞.

leukocytogenesis [lju:kousaitəʤénisis] 白血球生成.

leukocytoid [ljú:kəsaitɔid] 類白血球の.

leukocytolysin [lju:kousaitálisin] 白血球溶解素.

leukocytolysis [lju:kousaitálisis] 白血球溶解, ＝leukolysis.
leukocytolytic [lju:kousaitəlítik] 白血球溶解の, ＝leukolytic.
leukocytoma [lju:kousaitóumə] 白血球腫.
leukocytopenia [lju:kousaitəpí:niə] 白血球減少〔症〕.
leukocytoplania [lju:kousaitəpléiniə] 白血球遊出(血管外への).
leukocytopoiesis [lju:kousaitəpɔií:sis] 白血球生成.
leukocytosis [lju:kəsaitóusis] 白血球増加〔症〕(食物の消化中または妊娠中には健康者の血液に起こり, また炎症, 外傷, 感染などでは病的現象として発現する).
leukocytotactic [lju:kousaitətǽktik] 白血球〔遊〕走性の, ＝leukotactic.
leukocytotaxis [lju:kousaitətǽksis] 白血球〔遊〕走性, ＝leukocytotaxia.
leukocytotoxin [lju:kousaitətáksin] 白血球毒〔素〕.
leukocyturia [lju:kousaitʃú:riə] 白血球尿症.
leukoderm(i)a [lju:koudə́:m(i)ə] 白板, 白斑 形 leukodermic, leukodermatic, leukodermatous.
leukodystrophy [lju:kədístrəfi] 白質ジストロフィー(脂質, 糖タンパクなど白質の髄鞘に関連するリソソーム酵素, ペルオキシソーム酵素の遺伝的な欠損や機能低下により髄鞘形成障害, 崩壊をきたす疾患群), ＝Merzbacher–Pelizaeus disease.
leukoedema [lju:kouidí:mə] 白色水腫.
leukoencephalitis [lju:kouensefəláitis] 白質脳炎.
leukoencephalopathy [lju:kouensefəlápəθi] 白質脳症(大脳白質に病変を有する疾患, 感染症, 脱髄疾患, 低酸素脳症, 先天性代謝異常などで起こる), ＝leukodystrophy.
leukoerythroblastosis [lju:kouiriθroublæstóusis] 白赤芽球症(白血球および赤血球の未熟型が末梢血液中に出現する状態).
leukokoria [lju:koukɔ́:riə] 白色瞳孔, ＝leukocoria.
leukolysin [lju:kouláisin] ロイコリジン, ＝leukocytolysin.
leukolysis [lju:kálisis] 白血球溶解, ＝leukocytolysis.
leukolytic [lju:kəlítik] 白血球溶解の, ＝leukocytolytic.
leukoma [lju:kóumə] 白斑(特に角膜または口腔粘膜の混濁) 形 leukomatous.
leukomelanodermia [lju:koumelənoudə́:miə] 白斑黒皮症(色素沈着と色素形成阻止とが不規則に交錯する皮膚の病像).
leukomyelitis [lju:koumaiəláitis] 白質〔脊〕髄炎.
leukomyelopathy [lju:koumaiəlápəθi] 脊髄白質病.
leukonychia [lju:kəníkiə] 爪甲白斑〔症〕, ＝leukoma unguium, onychopacity.
leukopathia [lju:kəpǽθiə] 白斑, 白皮症, ＝leukopathy 形 leukopathic.
leukopedesis [lju:koupidí:sis] 白血球漏出.
leukopenia [lju:koupí:niə] 白血球減少〔症〕 形 leukopenic.
leukopenic index 白血球減少指数(食物摂取後白血球数が減少すれば, その食物に対するアレルギー性がある).
leukopenic leukemia 白血球減少性白血病.
leukophyl(l) [ljú:kəfil] ロイコフィル(植物組織に存在する無色化合物で, protochlorophyl に転化し得る物質).
leukoplakia [lju:koupléikiə] 白斑, 白板症(はくばんしょう. 口腔粘膜に肥厚性の白斑が生ずる疾病で, 亀裂が起こりやすく, 時には悪性腫瘍に変化することがある), ＝leukokeratosis, leukoma, psoriasis buccalis.
leukopoiesis [lju:koupɔií:sis] 白血球生成, 白血球造血.
leukopoietic [lju:koupɔiétik] 白血球産生の.
leukorrhagia [lju:kəréiʤiə] 白帯下過剰.
leukorrh(o)ea [lju:kərí:ə] 白〔色〕帯下.
leukotaxin(e) [lju:kətǽksin] 〔白血球〕走化因子, ロイコタキシン(毛細血管壁の透過性を亢進して白血球を血管外に遊出させる作用を示すポリペプチド), ＝leucotaxine.
leukotaxis [lju:kətǽksis] 白血球〔遊〕走性 形 leukotactic.
leukotomy [lju:kátəmi] 〔前頭葉〕白質切断術(大脳前頭葉の卵形中枢における白質を切断する方法), ＝prefrontal lobotomy.
leukotoxin [lju:kətáksin] ロイコトキシン, 白血球毒〔素〕 形 leukotoxic.
leukotrichia [lju:kətríkiə] 白毛症, ＝canities 形 leukotrichous.
leukotriene (LT) [lju:kətráii:n] ロイコトリエン(プロスタグランジンやトロンボキサンなどと共に不飽和脂肪酸から生合成される生理活性物質で, A から F まである. 平滑筋収縮作用や白血球遊走作用をもつ).
levator [li:véitər] 挙筋.
levator ani 肛門挙筋(肛門を引き上げ会陰の緊張を高める), ＝musculus levator ani [L].
levatores costarum 肋骨挙筋, ＝musculus levatores costarum [L].
levator hernia 挙筋ヘルニア(肛門挙筋の筋膜の間から脱出したヘルニア), ＝pudendal hernia.

L

levator labii superioris 上唇挙筋(表情筋の一つ), ＝musculus levator labii superioris [L].
levator palpebrae superioris 上眼瞼挙筋, ＝musculus levator palpebrae superioris [L].
levator scapulae 肩甲挙筋(背部浅層の筋の一つ), ＝musculus levator scapulae [L].
levator veli palatini 口蓋帆挙筋, ＝musculus levator veli palatini [L].
level [lévəl] ①断位(インパルスを組み合わせ総合する脳脊髄中枢), ②圏(心理学において意識と成人活動に向かう傾向が現れる層), ③層(赤血球生成の骨髄層), ④水準器(水盛), ⑤準位.
levo- [li:vou, -və] (①左側との関係を表す接頭語. ②化合物の命名法では左旋性(−)を示し, *l*- で表す).
levocardia [li:voukά:diə] 左胸心(すなわち, 正常心).
levoclination [li:vouklinéiʃən] 左方回旋(不随意的に右眼が内反し, 左眼が外反すること), ＝levotorsion.
levodopa [li:voudóupə] レボドパ(抗パーキンソン薬), ＝L-DOPA.
levoduction [li:vədʌ́kʃən] 左〔方〕回転(眼球の).
levofloxacin (LVFX) [livəflάksəsin] レボフロキサシン(キノロン系抗菌薬).
levorotation [li:vouroutéiʃən] 左旋.
levorotatory [livouróutətəri, -tətɔ:ri] 左旋性の.
levothyroxine sodium レボチロキシンナトリウム(粘液水腫, クレチン病, 甲状腺機能低下症, 甲状腺腫に適用).
levotorsion [li:voutɔ́:ʃən] 左方回旋, ＝levoclination.
levoversion [li:vouvә́:ʒən] 左回転, 左方偏視(眼球の左方回転).
Lewis triple response ルイスの三重反応(鈍端器具でこすることで起こる皮膚の生理反応. 最初にこすった場所にヒスタミンの遊離で赤い線が現れ, 次いでこれに沿って発赤, 局部浮腫が現れ膨疹ができる).
Lewy body disease レビー小体病(小阪ら(1980)により提唱された概念で, 初老期または老年期に発病し, 慢性, 進行性の経過をとる痴呆, パーキンソニズムなどを主徴とする中枢神経系変性疾患. パーキンソン病で特異的とされるレビー小体が大脳皮質などにびまん性に存在する).
Leyden-Möbius muscular dystrophy ライデン・メービウス筋ジストロフィー, ＝limb-girdle muscular dystrophy.
Leydig cell ライディッヒ細胞(間細胞), ＝interstitial cell.
LF left frontal (左前頭部).
LFD ①large for date infant (LFD 児), ②least fatal dose (最小致死量), ③low fat diet (低脂肪食).
LFT long flight thrombosis (ロングフライト血栓症).
LGA large for gestational age infant (LGA 児).
LGV lymphogranuloma venereum (性病性リンパ肉芽腫).
LH left hand (左手).
Lhermitte sign レルミット徴候(多発性硬化症などにみられる現象. 仰臥位で頭部を屈曲すると背中に電撃痛が出現する).
LHF left heart failure (左心不全).
Li lithium (リチウムの元素記号).
liaison [lí:əzɑn, liéizɑn] リエゾン, 連携.
liaison psychiatry リエゾン精神医学(総合病院において, 精神科以外の領域で精神科医が当該科医師との連携(リエゾン)のもとに行う診療活動).
Lib libra (ポンド).
liberation [libəréiʃən] 遊離, 離生.
libido [libí:dou] リビドー(フロイトが用いた性的エネルギーの概念. 人間に生得的にそなわった本能エネルギーで, 発達とともに口愛期, 肛門愛期, 男根期, 思春期の性器期へと発達する. 同時に精神エネルギーをも意味する) 形 libidinal, libidinous.
Libman-Sacks endocarditis リブマン・サックス心内膜炎(全身性エリテマトーデスの心血管病変で, 非細菌性の疣贅性心内膜炎), ＝Osler-Libman-Sacks syndrome.
libra [láibrə] ポンド(l または lb と略す. ポンド法のポンドに当る古代ローマの重量の単位), ＝pound.
lice [láis] → louse.
licensed practical nurse (L.P.N.) 免許准看護師, 免許専修看護師(アメリカの), ＝licensed vocational nurse.
licensed vocational nurse (L.V.N.) 免許職業看護師(アメリカの), ＝licensed practical nurse.
lichen [láikən] ①苔癬(充実性丘疹と著明な皮膚斑点などを呈する皮膚症の一般名), ②地衣 形 lichenoid.
lichenification [laikənifikéiʃən] 苔癬化.
lichenoid [láikənɔid] ①苔癬様, ②類苔癬(黄色輪で包まれた白斑を特徴とする小児の舌病).
lichen planus 扁平苔癬, ＝lichen ruber planus.
lichen ruber planus 扁平紅色苔癬, ＝lichen planus.
lichen sclerosus et atrophicus 硬化性萎縮性苔癬.
lichen urticatus じんま(蕁麻)疹様苔癬(ストロフルス), ＝strophulus infantum

L

urticaria papulosa.

Lichtsinn (l.s.) [G] 光覚弁(視覚障害において明暗を区別できる程度の視力の状態をいう．明暗弁)，＝light sense.

lid [líd] ①ふた(蓋)，②まぶた(眼瞼)，＝eyelid.

lidocaine [lídəkein, láidə–] リドカイン(局所麻酔薬．抗不整脈薬としても用いられる)．

lie [lái] ①虚言，②位置(母親の長軸と胎児の長軸との関係)．

Lieberkühn glands リーベルキューン腺，＝intestinal glands, Galeati glands.

lie detector うそ(嘘)発見器(呼吸の変化，脈波，血圧，精神の電気的反射などを描画し，被験者の虚言による感情的反応を総合表示する複式描写器)．

lien [láiən] 脾臓，＝spleen 形 lienal.

lien(o)– [laii:n(ou), –n(ə)] (脾臓との関係を表す接頭語)．

lienteric stool 不消化便.

lientery [láiəntəri] 不消化下痢(不消化物を含有する糞便を排泄する下痢) 形 lienteric.

LIF leukemia inhibitory factor (白血病抑制因子)．

life [láif] ①生活(生活現象の総称)，②寿命，生命.

life cycle 生活環，生活周期(ライフサイクル)．

life event ライフイベント(生活上の出来事)．

life expectancy 寿命，余命.

life form 生活形.

life habit 生活習慣.

life history 生活史.

life–improvers 生活改善薬(気になる体調や症状などの改善，また生活の質を向上させることを目的として用いられる医療用医薬品)．

life instinct 生の本能(フロイト)，＝eros.

lifelong [láiflɑŋ] 終生の，長年の.

lifelong integrated learning 生涯学習.

lifelong therapy 終生治療.

life phase 生活相.

life science ライフサイエンス，生命科学.

lifespan [láifspæn] 寿命，平均余命(新生児が生きることができる年数の平均．現在の死亡傾向が継続することが要因である)，＝natural span.

lifespan development 生涯発達.

life stress ライフストレス(生活上のストレス．日常の出来事，対人関係など)．

lifestyle [láifstail] ライフスタイル，健康習慣.

lifestyle drugs 生活改善薬，＝life–improvers.

lifestyle related disease 生活習慣病(公衆衛生審議会が1996年に提案した概念で，食習慣，運動習慣，休養のとりかた，嗜好などに深く関わっている疾病．糖尿病，高血圧，脂質異常症，肝機能障害，肥満，骨粗鬆症，むし歯，癌，脳卒中，心臓病など)．

life support system (LSS) 生命維持装置.

life table 生命表(人口の死亡と生存の様式を，概略的に記載するために用いられる方法)，＝mortality table.

life table analysis 生命表分析.

lifetime [láiftaim] 寿命.

Li–Fraumeni syndrome リー・フラウメニ症候群(若年者に肉腫，乳癌，脳腫瘍が多発する遺伝性腫瘍後発症候群)．

lig ligamentum (靭帯)．

ligament [lígəmənt] ①靭帯(関節の周囲にある硬強な線維性結合組織の索状物，時には筋膜または腹膜が重なり厚くなったヒダ，索状物をいう)，②ヒダ，③索 形 ligamentous.

ligamenta [ligəméntə] →ligamentum.

ligament of head of femur 大腿骨頭靭帯(大腿骨頭と寛骨臼の間にある靭帯．閉鎖動脈の枝が通る)，＝ligamentum capitis femoris [L].

ligamentopexis [ligəmentəpéksis] 靭帯固定術(円靭帯を短縮縫合して子宮を腹側懸垂する方法)，＝ligamentopexy.

ligamentous [ligəméntəs] 靭帯の，靭帯状の.

ligamentum (lig) [ligəméntəm] ①靭帯，②ヒダ，③間膜，④索 複 ligamenta.

ligamentum arteriosum 動脈管索(胎児期にみられる血管(ボタロ管)が出生後閉塞し索状物となったもの)，＝ligamentum arteriosum [L].

ligamentum teres hepatis 肝円索(臍から肝臓に至る臍静脈の遺残)，＝ligamentum teres hepatis [L].

ligand [lígənd, láig–] 配位子，リガンド(錯塩ができるとき，中心の金属陽イオンと配位結合して錯イオンをつくる分子またはイオンの総称)．

ligate [láigeit] 結紮する.

ligation [laigéiʃən] 結紮.

ligator [laigéitər] 結紮器(深部結紮に用いるもの)．

ligature [lígətʃər] 結紮，結紮糸，結紮法，結紮線(矯正歯科の)．

ligature mark 索痕(頸部を圧迫，擦過した索状物の痕跡)．

light [láit] ①光，光線，②軽い.

light adaptation 明順応(暗順応 dark adaptation と逆の現象)．

light chain (L chain) L鎖，軽鎖(免疫グロブリンを構成する2つのポリペプチドの小さい方．κ鎖とλ鎖がある)．

lightening [láit(ə)niŋ] 下降感，軽減感

L

（胎児の頭部または殿部が骨盤腔内へ下降すること．分娩の2～3週間前に起こる．初産婦では児の先進部が骨盤入口部を通過できる可能性が高いことを示す）．

lightning pain 電光様疼痛（脊髄癆において脊髄根部に起こる疼痛で，電光のように迅速に去来する）．

lightning stroke ①電光病，②落雷．

light perception (LP) 光覚弁．

light reaction (LR) 対光反応（瞳孔反応の一つ．眼に光を入れると瞳孔が縮小し，光が弱いと散大する反射的に起こる反応）．

light reflex 対光反射（瞳孔，鼓膜，網膜などの）．

light scattering 光の散乱（光が電子，原子などの粒子あるいは物質にあたって，入射方向と異なった方向に進む現象）．

light sedation 浅い鎮静．

light sense (LS) 光覚（眼科では光線の強さに対する感覚）．

light stroke 光線病（光線に照射されて起こる昏睡または死）．

likelihood [láiklihud] 尤度（ゆうど），公算，確度．

likelihood function 尤（ゆう）度関数．

limb [lím] ①肢，②辺縁，＝limbus．

limb bud 肢芽（四肢の原器）．

limb-girdle muscular dystrophy 肢帯型筋ジストロフィー，＝Leyden-Möbius muscular dystrophy, pelvofemoral muscular dystrophy, scapulohumeral muscular dystrophy．

limbic [límbik] 〔大脳〕辺縁系の．

limbic lobe 辺縁葉（大脳内側で脳幹を上方から包む弓状の部位で，海馬，扁桃体，帯状回などを含む）．

limbic system 〔大脳〕辺縁系（辺縁葉とその関連部位からなる機能的単位．感情，本能，欲求に関与するため情動脳とも呼ばれ，また，視床下部を制御して呼吸，循環，吸収，排出にも関与するため内蔵脳とも呼ばれる．機能系に対する呼称で，解剖学的な範囲は定まっていない）．

limb lead 肢誘導〔法〕．

limb salvage surgery 患肢温存手術（四肢の悪性腫瘍（骨腫瘍，軟部組織腫瘍）に対する手術で，切除後の組織欠損を再建する術式の総称）．

limbus [límbəs] 縁（眼の角膜と結膜の連接部）形 limbal, limbic．

limbus corneae 角膜縁．

lime [láim] ①石灰，生石灰（酸化カルシウム，CaO），＝calcium oxide，②ライム（*Citrus* 属植物またはその果実．果実は小形レモン様でクエン［枸櫞］とも呼ばれる）．

limen [láimen] 限，閾，＝threshold 形 liminal．

limen insulae 島限（脳底とライル島との中間部）．

limen nasi 鼻限（鼻腔の軟骨部と骨部との境界）．

limen of twoness 2点閾（2点を別個の触覚として知覚し得る感覚度）．

limes [láimi:z] 境界，極限．

liminal [líminəl] 域値の，閾値の，限界の．

liminal value 限界値，閾値，＝threshold value．

limit [límit] ①限定する，制限する，②限界，限度，極限，境界．

limitation [limitéiʃən] 制限，制約，限界，短所．

limited surgery 縮小手術（標準的手術に比していう．早期癌の乳房温存手術など）．

limiting [límitiŋ] 限定する，制限する．

limiting factor 制限因子，限定因子．

limotherapy [laiməθérəpi] 飢餓療法，＝hunger cure．

limp [límp] は（跛）行，＝claudication．

lincomycin (LCM) [liŋkoumáisin] リンコマイシン（主に嫌気性菌に有効な抗生物質）．

lincture [líŋktʃər] 舐（し）剤（リンクタス剤．なめる薬剤），＝electuary, linctus．

lindane [líndein] リンデーン（殺虫剤）．

Lindau disease リンドウ病（小脳血管腫に網膜血管腫および膵腎の嚢腫性変性を伴う疾病），＝Lindau-von Hippel disease．

line (l) [láin] ①線，境界線（解剖学では色や性状によって隣接組織から区別する線状のものをいう），＝linea，②指標，③ライン（1インチの1/10～1/12の長さ），④系統（遺伝学や培養細胞などで用いる），＝lineage．

linea [líniə] 線，＝line 複 lineae．

linea alba 白線（前腹部にある左右の腹直筋の間，ヘソの上下にある結合組織よりなる白い線状の部分で，腹部の外科的切開部位となる），＝linea alba [L]．

linea aspera 粗線（大腿骨の後面にあり筋の付着部），＝linea aspera [L]．

linea nigra 黒線（妊娠時の白色線条が色素の沈着により着色したもの），＝linea fusca．

linear [líniər] 直線の，一次の，線形の．

linear accelerator リニアアクセレレータ，線形加速器（マイクロ波の進行波または定在波を用いて電子を直線的に加速する装置をいう．高エネルギーX線または高エネルギー電子線の発生装置として用いられている．直線加速器），＝linac, liniac．

linear atrophy 引線性萎縮（皮膚乳頭層の萎縮により青白の線条が現れるもの）．

linear energy transfer (LET) 線エネルギー転移（付与）．

linear fracture 線状骨折（亀裂骨折）．

linearized growth curve (LGC) 成

長直線(*i* 番目の個体の t 歳での身長を h*i*(t) とし，同じ人種，世代，性に属する十分大きな集団でのその平均値を h.(t) とすると，推移期を除き，小児期でも思春期でも，h*i*(t) は h.(t) の一次式で表わせる，これを LGC という．もし直線にならないなら，測定の誤りか記録誤りかあるいは発育異常がある．体重では栄養や体育などが効いてこの種の線形化はうまくいかない)．

linear regression 線形回帰．

linear scanner for whole body 全身線スキャン装置．

linear scleroderma 線状強皮症．

line of demarcation 分離線，分画線．

line of fixation 注視線(眼の回転中心から物体に至る視線)，＝line of regard.

lingism [líŋgizəm] リンギズム(スウェーデン運動家 Peter H. Ling (1776–1839)にちなむ装具を使わない体操)，＝kinesitherapy.

lingua [líŋgwə] 舌，＝tongue 形 lingual.

lingua geographica 地図〔状〕舌，＝annulus migrans.

lingual [líŋgwəl] 舌の，舌側の．

lingual arch 舌弓(矯正歯科で用いる舌の形に準じた固定器)．

lingual artery 舌動脈(外頸動脈の枝)，＝arteria lingualis [L].

lingual goiter 舌根甲状腺腫．

lingual gyrus 舌状回(大脳回の一つで，大脳半球内側面にある)．

lingual hemorrhoids 舌痔(舌根部の静脈瘤)．

lingual muscles 舌筋，＝musculi linguae [L].

lingual nerve 舌神経(三叉神経第三枝(下顎神経)の枝，舌の知覚に関係)，＝nervus lingualis [L].

lingual occlusion 舌側咬合(咬合線の内側すなわち舌側における咬合)．

lingual tonsil 舌扁桃(舌根の表面にあるリンパ組織，咽頭，口蓋扁桃とともにワルダイエルの咽頭輪をつくる)，＝tonsilla lingualis [L].

lingual vein 舌静脈，＝vena lingualis [L].

lingua nigra 黒舌病(舌背中央部が黒褐色の毛状を呈する．菌の産生する色素と食物含有の金属との結合物により着色される．黒毛舌)，＝black tongue.

lingua plicata 溝状舌，ヒダ舌，陰嚢舌(舌表面にある溝の多い舌の状態をいう)，＝fissured tongue.

linguiform [líŋgwifɔ:m] 舌状の．

lingula [líŋgjulə] 小舌(①小脳小舌．②舌状の突起) 形 lingular.

lingulectomy [liŋgjuléktəmi] 〔肺〕舌状葉(舌区区域)切除術．

linguo– [liŋgwou, –gwə] (舌との関係を表す接頭語)．

linguoclination [liŋgwouklinéiʃən] 舌側傾斜(歯の)．

linguoclusion [liŋgwəklú:ʒən] 舌側咬合．

linguogingival [liŋgwouʤinʤáivəl] 舌歯肉の．

linguogingival ridge 基底結節．

linguo–occlusal [liŋgwouəklú:səl] 舌側咬合面の．

linguopapillitis [liŋgwoupæpiláitis] 舌乳頭炎．

linguoversion [liŋgwouvə́:ʒən] 舌側転位．

liniac [líniæk] 直線加速器，リニアック，ライナック．

liniacgraphy [liniǽ(k)grəfi] リニアックグラフィ(直線加速器により X 線外部照射を行うときに照射照準を確認するため照合撮影を行う方法)，＝lineac graphy.

liniment [línimənt] 塗布剤，リニメント〔剤〕(擦剤，液状または泥状の皮膚にすり込んで用いる外用薬)，＝embrocation.

lining [láiniŋ] 裏装，内層，内膜，内張り．

lining material 裏装材．

linition [lainíʃən] 塗擦法．

linitis [lainάitis] 胃線維炎(胃の血管周囲の炎症)，胃組織炎．

linitis plastica 形成性胃線維炎，形成性胃炎(形成性胃組織炎ともいい，胃壁の間質細胞層が肥大して，革袋状となる状態)，＝Brinton disease, hypertrophic gastritis, cirrhosis of stomach, fibromatosis ventriculi, cirrhotic gastritis, leather bag stomach.

linkage [líŋkiʤ] ①結合(化合物における原子の結合)，②連鎖(遺伝学では，染色体の遺伝子群が代々接合すること)，③連関(心理学では，刺激とその反応との関連)，＝linking.

linkage map 連鎖地図(染色体上の遺伝子やマーカー間の距離を組換え頻度(CM：センチモルガン)で示したもの．このほかに距離を物理的に示す物理的遺伝子地図 physical gene map がある)．

linkage value 連鎖価．

linked [líŋkt] 連鎖による，連鎖性の．

linker [líŋkər] リンカー(DNA 断片同士を接続するため，その末端部分に挿入する制限酵素が認識できるようなオリゴヌクレオチド配列をいう)．

lint [línt] 生綿，リント(①創傷保護に用いる．②lint は糸くずとしてハウスダストの意もある)．

liothyronine sodium リオチニン(甲状腺機能低下症の治療に用いる)．

liotrichia [laiətríkiə] 直毛，＝stright hair, lissotrichia.

lip [líp] ①唇(くちびる)，②唇縁．

lipase [lípeis] 脂肪分解酵素，リパーゼ(肝，膵，胃，およびある種の植物に存在するエステラーゼ)，＝steapsin, pialyn.
lipectomy [laipéktəmi] 脂肪織切除術(肥満症の外科的療法).
lipedema [lipidí:miə] 脂肪性浮腫.
lipemia [laipí:miə] 脂〔肪〕血症，＝lipidemia.
lipemia retinalis 網膜脂血症.
lipid [lípid] 脂質，脂肪エステル(脂肪酸，石けん，中性脂肪，ろう(蝋)，ステロール，リン脂質などを含む物質の総称名)，＝lipin 形 lipidic.
lipid A リピドA(リポ多糖の糖脂質).
lipidemia [lipidí:miə] 脂〔肪〕血症，＝lipemia.
lipid metabolism 脂質代謝.
lipidosis [lipidóusis] 網内系脂肪蓄積症(細胞脂肪代謝病の総称名).
lipid peroxide 過酸化脂質，＝lipoperoxide.
lipid proteinosis 脂質タンパク症(脂質代謝の異常に基づくまれな皮膚症で，関節付近，顔面，特に口の周辺に黄色斑が発生する)，＝lipoidosis cutis et mucosae, Urbach-Wiethe disease.
lip(o)- [lip(ou), -p(ə)] (脂肪，脂質との関係を表す接頭語).
lipoarthritis [lipoua:θráitis] 関節脂肪組織炎.
lipoatrophy [lipouǽtrəfi] 脂肪組織萎縮〔症〕，＝lipoatrophia.
lipoblast [lípəblæst] 脂肪形成細胞，脂肪芽細胞，＝lipoplast, oleoplast.
lipoblastoma [lipoublæstóumə] 脂肪芽細胞腫，脂肪母細胞腫，＝lipoplastoma.
lipoceratous [lipousə́:rətəs] 死ろう(蝋)性の.
lipocere [lípəsiər] 死ろう(蝋)，＝adipocere.
lipochondrodystrophy [lipəkandrədístrəfi] 脂肪軟骨異栄養症(軟骨，骨格，皮膚，皮下組織，脳，角膜，肝脾を侵す先天性脂肪代謝病で，体躯矮小，短頸，脊椎弯曲，鼻橋陥凹，関節硬直，短指，精神遅滞，角膜混濁などを特徴とする)，＝dysostosis multiplex, chondro-osteodystrophy, gargoylism.
lipochrome [lípəkroum] 脂肪色素，脂色素(天然の脂肪物質に存在する色素の一般名)，＝chromolipoid, carotinoid.
lipocyte [lípəsait] 脂肪細胞 形 lipocytic.
lipodermoid [lipoudə́:mɔid] 脂肪類皮腫.
lipodystrophy [lipədístrəfi] 脂肪異栄養症，リポジストロフィ(皮下脂肪をはじめ体内蓄積脂肪が全身的または部分的に消失した病態をいう).
lipoedema [lipouidí:miə] 脂肪性浮腫(下肢に脂肪が蓄積し，直立性浮腫を伴うことで，女性に好発する).
lipofibroma [lipoufaibróumə] 脂肪線維腫.
lipofuscin [lipəfʌ́sin] 脂褐素，リポフスチン，消耗色素(ヘモクロマトーゼにおいて皮膚に沈着するヘモフスチン)，＝hemofuscin.
lipofuscinosis [lipoufʌsinóusis] リポフスチン〔沈着〕症，脂褐素〔沈着〕症.
lipogenesis [lipəʤénisis] 脂肪形成 形 lipogenetic, lipogenic.
lipogenous [lipáʤənəs] 肥満症発生の.
lipogranuloma [lipougrænjulóumə] 脂肪肉芽腫，脂肪結節(腹部手術の癒着予防に用いるワセリンなどにより起こる肉芽腫).
lipogranulomatosis [lipougrænjuloumətóusis] 脂肪肉芽腫症.
lipoid [lípɔid] リポイド，類脂〔体〕 形 lipoidal, lipoidic.
lipoidemia [lipɔidí:miə] 類脂血症.
lipoid granuloma リポイド肉芽腫，類脂〔質〕性肉芽腫.
lipoid granulomatosis 脂質性肉芽腫症，＝Hand-Schüller-Christian disease, lipoid histiocytosis, xanthomatosis.
lipoid nephrosis 類脂〔肪〕性腎症(血中コレステロール濃度増加を起こし，タンパク尿症と浮腫とを伴うが，予後は比較的良好なもの．真性ネフローゼ，微少変化ネフローゼ症候群ともいう).
lipoidosis [lipɔidóusis] リポイド〔沈着〕症，類脂症(類脂体，ことに脂肪タンパク質および脂肪が組織，特に肝脾腎などの網皮系細胞内に蓄積する代謝異常症の一般名)，＝lipoid histiocytosis.
lip(o)id pneumonia 脂肪肺炎(誤って気道に脂肪が流入して起こる)，＝oil pneumonia, oil-aspiration pneumonia, pneumonolipoidosis.
lipolysis [lipálisis] 脂肪分解 形 lipolytic.
lipolytic [lipəlítik] 脂肪分解の，＝lipoclastic.
lipoma [lipóumə] 脂肪腫 形 lipomatous.
lipomatosis [lipoumətóusis] 脂肪腫症，多発性脂肪腫.
lipomeningocele [lipouminíŋgəsi:l] 脂肪髄膜瘤.
lipopenia [lipoupí:niə] 脂肪欠乏症.
lipophage [lípəfeiʤ] 脂肪呼吸細胞，脂肪摂取細胞，脂肪貪食細胞.
lipophagia [lipouféiʤiə] 脂肪沈着症，＝lipophagy 形 lipophagic.
lipophagic [lipouféiʤik] 脂肪貪食の.
lipophagic granuloma 脂肪沈着性肉芽腫(皮下脂肪壊疽を伴うもの).
lipophagy [lipáfəʤi] 脂肪吸収，＝lipophagia.
lipophil [lípəfil] 好脂性.
lipophilic [lipəfílik] 脂肪親和〔性〕の.
lipopolysaccharide (LPS) [lipoupalisǽkəraid] リポ多糖〔類〕，リポ多糖体

（グラム陰性細菌表層のペプチドグリカンを取り囲んで存在する外膜の重要構成成分で，リピドAとこれに共有結合した各種の糖からなる物質．強力なマクロファージ活性物質）．

lipoprotein [lipouprо́uti:n] リポタンパク質（脂質とタンパク質が結合した複合タンパク質で生体膜や血清に広く分布する）．

lipoprotein (a) (LP(a)) リポタンパク(a)，リポプロテイン(a)（主に肝臓で合成されるリポタンパクで，血栓形成や動脈硬化との関連がみられる）．

lipoprotein glomerulopathy リポタンパク糸球体症．

lipoprotein lipase (LPL) リポタンパクリパーゼ（キロミクロン，超低比重リポタンパク中のトリグリセリドをグリセロールと脂肪酸とに分解する酵素．食後に白濁したキロミクロンはこの酵素の作用によって清浄化されることから，清澄化因子とも呼ばれる．本酵素の先天的欠損は家族性高リポタンパク血症をもたらす），＝clearing factor.

liposarcoma [lipousɑ:kóumə] 脂肪肉腫（脂肪芽細胞由来の悪性腫瘍）．

liposis [lipóusis] 脂肪腫症，＝lipomatosis.

liposoluble [lipousáljubl] 脂溶性の，油溶性の．

liposome [lípəsoum] リポソーム（細胞内脂肪粒子）．

liposuction [lipəsʌ́kʃən] 脂肪吸引〔法〕（カニューレを用いて皮下脂肪を吸収する方法．腹部，殿部などに適応されている）．

lipotrophy [lipátrəfi] 脂肪増加〔症〕，脂肪性肥満〔症〕 形 lipotrophic.

lipotropic [lipətrápik] 脂肪親和性の，脂肪向性の．

lipotropic hormone リポトロピン，脂肪親和性ホルモン．

lipotropin (LPH) [lípətroupin, lipoutróupin] リポトロピン（下垂体の前葉と中葉で生成されるペプチドホルモン．内因性オピオイドペプチドであるエンドルフィンはβLPHの一部）．

lipotropism [lipátrəpizəm] 向脂肪性，好脂肪性，脂肪親和性，＝lipotropy 形 lipotropic.

lipoxidase [lipáksideis] 脂肪酸酸化酵素，リポキシダーゼ（不飽和二重結合をもつ脂肪酸に酸素を添加する反応を触媒する酵素），＝lipoxygenase.

lipping [lípiŋ] 骨辺縁（軟骨肉腫のX線像において骨皮質と骨膜との間にみられる楔状陰影）．

lip-reading 読唇法（発声を伴わない言語で，唇およびほかの顔面筋の動きを見て，意義を理解すること），＝speech reading.

lip reflex 唇反射（睡眠中の乳児の口角に触れると唇が動くこと），＝mouth phenomenon.

lipuria [lipjú:riə] 脂肪尿〔症〕 形 lipuric.

LIQ, liq. liquor（液，流動性の）．

liquefacient [likwiféiʃənt] 液化剤，融解剤．

liquefaction [likwifǽkʃən] 液化，融解（臨界温度以下に冷却した気体に圧を加えると液体となること） 形 liquefactive.

liquefactive necrosis 液化壊死，＝colliquative necrosis.

liquescent [likwésənt] 液化性の．

liquid [líkwid] ①液体（物質三態の一つ），②体液（生体内の液状成分）．

liquid calorimeter 液体熱量計．

liquid food 流動食．

liquid medium 液体培地．

liquor (LIQ, liq.) [líkər] [L] 液，＝solution, liquid，流動性の．

liquores [líkwɔ:ri:s] →liquor.

liquor folliculi 卵胞液（卵胞腔を満たす液），＝liquor folliculi [L].

Lisch nodules リッシュ結節（虹彩の過誤腫．虹彩母斑との鑑別診断が必要）．

Lisfranc amputation リスフラン切断術（足根中足関節部における切断）．

Lisfranc joint リスフラン関節（中足骨と足根骨とでできる関節），＝articulationes tarsometatarseae [L], articulationes lisfranci [L].

Lisfranc operation リスフラン手術（足根中足骨間関節における足の切断），＝Lisfranc amputation.

lisinopril リシノプリル（高血圧治療薬．ACEIの一種）．

lisping [líspiŋ] 舌もつれ（舌が十分に回らないための不完全発音．サまたはザ行発音困難でsまたはzをthと発音すること）．

lissencephalia [lisensifǽliə] 滑脳症（脳回の発育欠損による） 形 lissencephalic.

lissencephaly [lisenséfəli] 脳回欠損，＝agyria.

lissive [lísiv] 穏和な．

listening [lísniŋ] リスニング（積極的な傾聴の意に用いられ，カウンセリングの際の基本的な姿勢，態度）．

Listeria [listí:riə] リステリア属（通性嫌気性のグラム陽性桿菌．自然界に広く分布する．*L. monocytogenes* は人獣共通感染症であるリステリア症の原因となる．ヒトでは敗血症，髄膜炎を起こすが，妊婦から胎児に垂直感染し，流死産をきたす場合もある（周産期リステリア症））．

listeriosis [listi:rióusis] リステリア症（*Listeria* の感染による悪性カタル性熱病．肉芽腫の発生部位により，中枢障害，多漿膜炎，浮腫，髄膜炎，伝染性単核症，敗血症，肉芽腫性結膜炎，白血球像の変化などを特徴とする）．

L

listerism [lístərizəm] 防腐的療法，無菌的術式.
-listhesis [lisθisis] (前方転位(器官または特に骨の)の意味を表す接尾語).
LITA left internal thoracic artery (左内胸動脈).
liter (L) [lítər] リットル(容量の単位).
lithagogue [líθəgɑg] 結石排除の，結石排除剤.
lithectomy [liθéktəmi] 切石術，砕石術，= lithotomy.
lithiasis [liθáiəsis] 結石症 形 lithiasic.
lithic [líθik] ①結石の，②リチウムの.
lithium (Li) [líθiəm] リチウム(白色金属元素で，原子番号3，原子量6.941，質量数6,7).
lith(o)- [liθ(ou), -θ(ə)] (石，結石の意味を表す接頭語).
lithocenosis [liθousinóusis] 結石破砕片排除術.
lithoclast [líθəklæst] 砕石器，= lithotriptor.
lithogenesis [liθəʤénisis] 結石形成.
lithogenous [liθáʤənəs] 結石生成(形成)性の.
lithogeny [liθáʤəni] 結石生成，= lithogenesis.
litholapaxy [liθáləpæksi] 抽石〔術〕(膀胱結石を粉砕して洗浄する方法).
litholysis [liθálisis] 結石溶解.
litholytic [liθəlítik] 結石溶解性の.
lithonephritis [liθənifráitis] 結石性腎炎.
lithonephrotomy [liθənifrátəmi] 腎臓結石排泄術.
lithopedion [liθoupí:diən] 石児，= lithopaedion, lithopedium.
lithotomy [liθátəmi] 結石摘出術(切開して結石を除去する手術).
lithotripsy [líθətripsi] 結石摘出〔術〕，切石術，砕石術(特に膀胱結石の).
lithotriptic [liθətrípik] ①結石溶解剤，溶石薬，②砕石術の.
lithotriptoscopy [liθətriptáskəpi] 砕石鏡法.
lithotrite [líθətrait] 砕石器.
lithotrity [liθátriti] 膀胱結石破砕(砕石器による結石除去法).
lithotroph [líθətrouf] 無機栄養生物，= autotroph.
lithotrophism [liθətráfizəm] 無機栄養，= autotrophism.
lithuresis [liθjurí:sis] 尿砂排泄.
litigious paranoia 訴訟性パラノイア(理由なくして訴訟を起こす傾向を示すもの).
litter [lítər] ①同腹子(同一の母体から生まれた子の一群)，②担架(患者運搬用寝台)，③乱雑.
little brain 小脳(中脳，橋，延髄の背側にあり運動の中枢として重要な器官)，= cerebellum.
Little disease リトル病(乳児期に発症し，発育障害，痙直，てんかん，精神発達遅滞などを主徴とする先天性痙性麻痺).
little leaguer's elbow = baseball elbow.
Littré hernia リットレヘルニア(腸管の先天性憩室のヘルニア)，= diverticular hernia.
LIVC left inferior vena cava (左下大静脈).
live birth rate 出生率.
livedo [liví:dou] 皮斑，リベド(網状斑で，皮膚末梢血管のうっ血によるもの).
livedoid [lívidɔid] 皮斑様の(皮膚炎の病型についていう).
live oral poliovirus vaccine 経口ポリオ生ワクチン.
liver [lívər] ①肝〔臓〕(腹腔の右上部にある暗赤色の大きい腺で，肝動脈と門脈から血液を受け，胆汁の分泌，糖類を重合して糖原として貯蔵する生命に必須の器官)，= hepar [L]，②肝臓製剤.
liver cell carcinoma (LCC) 肝細胞癌.
liver cirrhosis (LC) 肝硬変.
liver cyst 肝嚢胞.
liver disease (LD) 肝〔臓〕疾患.
liver dullness 肝〔臓〕濁音界.
liver-fluke 肝蛭(かんてつ．肝吸虫，肝臓寄生吸虫)，= *Fasciola hepatica*.
liver function test 肝機能検査.
liver-kidney syndrome 肝腎症候群，= hepatorenal syndrome.
live vaccine 生ワクチン(弱毒生(なま)ワクチンともいう)，= live attenuated vaccine.
livid [lívid] ブドウ〔紫〕色の，紫藍色の(挫傷，打撲傷などの皮膚着色についていう).
lividity [livíditi] ブドウ紫色，青黒着色.
living (L, l) [líviŋ] 生.
living donor liver transplantation (LDLT) 生体肝移植術(生体ドナーからの肝臓の一部を移植する肝移植術).
living ferment 生物酵素.
living-related liver transplantation (LRLT) 生体部分肝移植術.
living-related transplantation 生体移植.
living will リビングウイル(自らの意思で延命治療を行わないことの明文化).
livor [lívɔ:r] 死斑(死後の血液沈下．死の確徴の一つ)，= livor mortis.
lixiviation [liksiviéiʃən] 浸出〔溶解〕法(可溶性成分を溶解して，非溶物から分離する方法)，= leaching.
LLB lower lobe bronchus (下葉気管支).
LLL left lower lobe (of lung) (〔肺の〕左下葉).

LLN lower limit of normal（正常〔値〕下限）.
LLQ lower left quadrant（左下方（左下腹部））.
LMA laryngeal mask airway（ラリンジアル（喉頭）マスクエアウェイ）.
LMIF leukocyte migration inhibitory factor（白血球遊走阻止因子）.
LMNL lower motor neuron lesion（下位運動ニューロン障害）.
LMOX latamoxef（ラタモキセフ）.
LMP last menstrual period（最終月経〔期〕）.
LMT left main trunk（左冠状動脈主幹部）.
LMWD low molecular weight dextran（低分子量デキストラン）.
LN ①lymph node（リンパ節（腺））, ②lupus nephritis（ループス腎炎）.
Loa [lóuə] ロア属（糸状虫の一属．ロア糸状虫 *L. loa* はアフリカの中・西部に分布し，成虫はヒトの身体各所の皮下組織を移動し，遊走性腫瘤を生じる．中間宿主はアブである）.
load [lóud] ①負荷（電気の），②荷重.
loading [lóudiŋ] 荷重，加重，負荷.
lobar [lóubər] 葉の.
lobar bronchi 葉気管支（気管が左右に分岐した後，肺葉に分布する気管支で右肺は3本，左肺は2本ある），＝bronchi lobares [L].
lobar pneumonia 大葉性肺炎（クループ性肺炎）.
lobar sclerosis 〔大脳〕葉硬化症（大脳葉の神経膠症と萎縮により，痴呆を招来する），＝convolutional atrophy of brain.
lobate [lóubeit] 葉状の（細菌集落の形を示す）.
lobe [lóub] 葉（臓器が溝により分画された部分，または歯冠の主分画の一つ）形 lobate, lobar.
lobectomy [loubéktəmi] ①〔肺〕葉切除術（肺の1葉または2葉を切除する手術），②〔脳〕葉切除術（精神外科において，前頭葉または側頭葉の一部を切除する方法）.
lobeline [lóubilin] ロベリン（強力な呼吸中枢の刺激薬として窒息，虚脱，ショックなどに利用される）.
lobi [lóubai] →lobus.
lobitis [loubáitis] 肺葉炎.
lobotomy [loubátəmi] ロボトミー，白質切截術（前頭葉視床経路が精神症状の中枢であるとの前提の下に，前頭葉白質を破壊して症状を是正しようとする治療法で現在は行われない）.
Lobstein ganglion ロブスタイン神経節（横隔膜の上にある大内臓神経の神経節），＝thoracic splanchnic ganglion.
lobular [lábjulər] 小葉の.
lobular glomerulonephritis 分葉性糸球体腎炎.
lobular pneumonia 小葉性肺炎，＝bronchial pneumonia.
lobule [lábju:l] 小葉 形 lobular, lobulated.
lobuli [lábjulai] →lobulus.
lobulus [lábjuləs] 小葉（実質性器官を構成する大きな区画（葉）をさらに細かく仕切った小区画，例：肝小葉），＝lobulus [L] 複 lobuli.
lobus [lóubəs] 葉（実質性器官を構成する大きな区画の単位，例：肝臓の右葉）複 lobi.
LOC loss of consciousness（意識喪失）.
local [loukéil] 局所の，局部の.
local anaphylaxis 局所アナフィラキシー（感作されたヒトの皮膚に抗原の投与後に生じる即時的一過性の反応で，接触部位の周辺に限定されるもの）.
local anesthesia (LA) 局所麻酔〔法〕（患者の意識を消失させることなく，痛覚伝導路の一部を可逆的に遮断して，神経支配領域を麻酔する方法）.
local anesthetic 局所麻酔薬.
local flap 局所皮弁.
local hemostatic agent 局所止血薬.
local immunity 局所免疫（IgAにより限局した領域で発揮される免疫）.
localization [loukəlaizéiʃən] ①定位，②局在，集積（細菌などの）.
localization of function 機能局在.
localization of sensation 感覚の局在.
localization sense 部位覚.
localized [lóukəlaizd] 限局性の，局在性の.
localized amnesia 定位性健忘〔症〕（定位定所の事件に関係する記憶障害）.
localized amyloidosis 限局性アミロイド症，限局性類デンプン症，限局性アミロイドーシス（原因疾患がなく，特定の臓器にアミロイドの沈着する病型．人工透析中に出現しやすい）.
localized peritonitis 限局性腹膜炎.
localized scleroderma 限局性強皮症（皮膚硬化が限局している疾患で，通常進行性全身性強皮症と異なり，内臓臓器障害と免疫異常を伴わない），＝circumscribed scleroderma.
local reaction 局所性反応（アレルギー性）.
local symptom 限局性症状，局所症状，＝localizing symptom.
local syncope 局所壊死.
local tic 局所性チック.
location [loukéiʃən] 位置.
locator [lóukeitər] 探知器（組織内の異物探知器）.
lochia [lóukiə, lák-] 悪露（おろ．分娩後に子宮および腟から排泄される液（血液，粘液など））形 lochial.
lochia alba [L] 白色悪露（血液の混じ

ていない排泄物).

lochi(o)- [louki(ou), -ki(ə)] (産褥または悪露との関係を表す接頭語).

lochiometra [loukioumí:trə] 悪露滞留.

lochiorrh(o)ea [loukiərí:ə] 悪露過多, = lochiorrhagia.

loci [lóusai] 房, 小腔, → locus.

locked-in syndrome 閉じ込め症候群(完全な全身の運動麻痺であるが, 意識は保持される. 眼球の開閉, 垂直(水平はできない)眼球運動, 輻輳は保持されるため, 開閉眼でコミュニケーションをとる. 脳幹橋腹側を中心とする血管障害, 脳底動脈血栓症で出現する).

locked knee 非可動膝(膝関節の内半月状軟骨の破損により膝が完全に屈曲および伸展しないこと).

Locke-Ringer solution ロックリンゲル液(NaCl 9 g, KCl 0.42 g, $CaCl_2$ 0.24 g, $MgCl_2$ 0.2 g, $NaHCO_3$ 0.5 g, ブドウ糖 0.5 g を水 1,000 mL に溶解したもの).

lockjaw [lákʤɔ:] ①破傷風, = tetanus, ②咬痙(開口不能).

Lockwood sign ロックウッド徴候(慢性虫垂炎の徴候で, 右下腹部を触診すると, 膨満が小腸盲腸弁を触指下に通過するのが感じられる).

locomotion [loukəmóuʃən] 移動, 運動, 歩行 形 locomotive, locomotor, locomotory.

locomotive [loukəmóutiv] 運動性.

locomotor [lóukəmoutər] 移動の, 運動の.

locular [lákjulər] 小房の, 小胞の.

loculation [lɑkjuléiʃən] 小房形成(小房に分画されたこと) 形 loculate.

loculation syndrome 小房化症候群(腰部の髄液が黄色を呈し迅速に凝固が起こり, グロブリン量の増加とリンパ球の増加をみる. これは脳室との交通が遮断されたためである), = Froin syndrome.

loculus [lákjuləs] ①小房, 小腔, ②室 形 locular.

locum tenens 代診, 臨時代診(ほかの医師の診療を一時的に代行すること), = locum tenent.

locus [lóukəs] ①軌跡, ②座〔位〕(染色体における遺伝子の位置) 複 loci.

locus ceruleus 青斑(橋被蓋に存在するメラニンを含む細胞集団で, ノルアドレナリン作動性神経細胞を含む), = locus ceruleus [L].

locus Kiesselbachii キーセルバッハ部位(鼻中隔軟骨の前部で, 鼻出血の起こりやすい部位), = Kiesselbach area.

lod score ロッド値(2つの遺伝子座の遺伝的連鎖の強さを示す指標).

Löffler endocarditis レフレル心内膜炎(心内膜に広範な好酸球の浸潤をもち心内膜肥厚と血栓形成を起こす心内膜炎).

Löffler syndrome レフレル症候群(血中の好酸球増加を伴う一過性肺浸潤).

Lofstrand crutch ロフストランド杖(肘より少し下の前腕部のカフと握りの2ヵ所で腕と杖が固定された杖).

logadectomy [lɑgədéktəmi] 結膜〔部分〕切除術.

logaditis [lɑgədáitis] 強膜炎.

logagnosia [lɑgəgnóusiə] 失語症, = aphasia.

logagraphia [lɑgəgrǽfiə] 失書症, = agraphia.

logamnesia [lɑgəmní:siə] 失語症(感覚神経性のもの), = sensory aphasia.

logaphasia [lɑgəféiziə] 失語症(運動神経性のもの), = motor aphasia.

logarithm [lágəriðəm, -θəm] 対数($a \neq 1$ の正数として $a^y = x$ のとき, y を a を底とする x の対数という) 形 logarithmic.

logasthenia [lɑgəsθí:niə] 言語理解不能.

logistic curve ロジスティック曲線.

logistic function ロジスティック関数.

logit [láʤit] ロジット($y = \log (p/q)$, ただし $p+q=1$ で表される).

log(o)- [lɑg(ou), -g(ə)] (言語との関係を表す接頭語).

logoplegia [lɑgouplí:ʤiə] 言語麻痺, = logophasia.

logorrh(o)ea [lɑgərí:ə] 語漏症, 病的多弁症, = garrulousness.

logotherapy [lɑgəθérəpi] ロゴセラピー(自身の存在に意義を見いだし, 価値を感じて行くことを補助する療法).

log rank test ログランクテスト(統計手法の一つ).

-logy [ləʤi] (その単語の語幹の意味する主題の学問, 研究または論文を示す接尾語).

LOH late onset hypogonadism (加齢男性性腺機能低下〔症候群〕).

Löhlein diameter レーライン径(恥骨下靱帯の中央部と大坐骨孔の上内角とを結ぶ線).

loiasis [louáiəsis] ロア糸状虫症.

loin [lɔ́in] 腰腹, 側腹, = flank.

LOM left otitis media (左中耳炎).

long-acting thyroid stimulator (LATS) 持続性甲状腺刺激物質.

long bone 長骨(骨を形状から分類する際の用語, 長い骨で例として大腿骨などがある), = os longum [L].

long ciliary nerves 長毛様体神経, = nervi ciliares longi [L].

longevity [lanʤéviti] 長寿, 長命.

long flight thrombosis (LFT) ロングフライト血栓症(旅行者血栓症. いわゆるエコノミークラス症候群), = traveler's thrombosis, economy class syndrome.

long gyrus of insula 島長回, = gyrus longus insulae.

long head 長頭(上腕二頭筋などの二頭筋で長い方), = caput longum [L].

longissimus [lɑnʤísiməs] 最長筋(背部深層の筋で, 脊柱起立筋に属す), = musculus longissimus [L].

longissimus thoracis 胸最長筋(背部深層の筋, 脊柱起立筋の一つ), = musculus longissimus thoracis [L].

longitudinal [lɑnʤitjú:dinəl] 縦の.

longitudinal arch of foot 縦足弓(足の前後方向にできるアーチ. 内側縦足弓がより弓状が強い. 土踏まずをつくる), = arcus pedis longitudinalis [L].

longitudinal fracture 縦骨折.

longitudinal reaction 縦反応(運動神経が変性を起こすと, 皮膚に加えた電気刺激が遠位に転位すること).

long posterior ciliary arteries 長後毛様体動脈(眼動脈の枝), = arteriae ciliares posteriores longae [L].

long-term care (LTC) 長期ケア, 長期管理.

long-term care insurance system 介護保険制度.

long thoracic nerve 長胸神経(前鋸筋を支配), = nervus thoracicus longus [L].

longus capitis 頭長筋, = musculus longus capitis [L].

longus colli 頸長筋, = musculus longus colli [L].

long wave sensitive cone 長波長感受性錐体, L-錐体(赤錐体).

loop [lú:p] ①係蹄(わな, ループ), ②白金耳(針金などの), ③ふく(腹)(定常振動または定常波における振幅の最大個所).

loph(o)- [lɑf(ou), lɑf(ə)] (房, 総, 叢などの意味を表す接頭語).

Lophophora [loufáfərə] ロフォフォラ属(サボテン科の一属. ウバタマ[烏羽玉] *L. williamsii* は俗称 peyote または mescal buttons ともいい, そのアルカロイドメスカリンを飲用すると, 幻覚作用を現すといわれる).

lorazepam [lɔ:rǽzəpæm] ロラゼパム(ベンゾジアゼピン系抗不安薬).

lordoscoliosis [lɔ:douskoulióusis] 脊柱前側弯.

lordosis [lɔ:dóusis] 脊椎前弯, 脊柱前弯 形 lordotic.

LOS low output syndrome (低心拍出量症候群).

loss [lɔ́:s, lɔ́s] 喪失, 損失, 消失.

loss of blood 失血.

loss of consciousness (LOC) 意識喪失.

loss of sight 失明.

loss of weight 減量(体重の).

lot [lát] ロット, 仕切り, = batch, bulk.

lotion [lóuʃən] ①洗浄剤, ②化粧液(ローション).

Louis angle ルイ角(胸骨角のこと), = Ludwig angle.

loupe [lú:p] [F] ルーペ, 凸レンズ(拡大用の).

louping-ill 跳躍病(ヒツジのウイルス性疾患で, ダニ *Ixodes ricinus* により伝播される), = ovine encephalomyelitis, thwarter-ill, trembling-ill.

louse [láus] シラミ[虱], = *Pediculus* 複 lice.

louse-borne typhus シラミ媒介性チフス, = epidemic typhus.

loutrotherapy [lu:trəθérəpi] 人工炭酸泉浴療法.

low (L, l) [lóu] 低い, 低層の.

low attenuation area (LAA) 低吸収領域(胸部 CT 所見において, 肺気腫の病変部は低吸収領域として認められる. その割合%LAA は慢性閉塞性肺疾患(COPD)における肺気腫の度合いをみる指標とされる).

lower back pain (LBP) 腰痛, = low back pain.

low birth weight infant (LBWI) 低出生体重児(出生体重 2,500g 未満の児. 法律用語では低体重児, 俗称未熟児).

low blood pressure (LBP) 低血圧.

low cerebrospinal fluid pressure syndrome 低髄液圧症候群(髄液の流出が起こり, 髄液圧が低下するため頭痛, 倦怠などの症状が出現する. スポーツ障害や外傷が原因で引き起こされる場合もあるといわれる).

low density lipoprotein (LDL) 低比重リポタンパク〔質〕(体内で作られたトリアシグリセロールとコレステロールを肝から組織に運ぶ粒子).

low density lipoprotein cholesterol (LDL-C) LDL コレステロール, 低比重リポタンパクコレステロール(血液中に存在するリポタンパク質の一種である LDL に含まれるコレステロールのこと. 動脈硬化の危険因子の一つとして重要).

low density lipoprotein receptor (LDL receptor) 低密度リポタンパク質受容体(LDL と特異的に結合する細胞表面受容体).

low-dosage pill 低容量ピル(1錠中の卵胞ホルモン含量が 50 μg 未満のもの).

low dose radiation 低線量放射線(通常は癌の有意な増加がみられない線量域(0.2 Gy)以下を低線量域と呼んでいる).

low dose rate (LDR) 低線量率.

low energy laser (therapy) 低出力レーザー〔治療〕(熱損傷を伴わず治療効果を発現する出力 100mW 以下のレーザー).

lower [lóuər] ①下方の, ②下等の.

lower esophageal sphincter (LES) 下部食道括約筋.
lower extremity amputation (LE amputation, LEA) 下肢切断.
lower extremity prosthesis 義足.
lower eyelid 下眼瞼(下まぶた), = palpebra inferior [L].
lower leg 下腿部.
lower limb prosthesis 義足.
lower limit of normal (LLN) 正常〔値〕下限.
lower lobe bronchus (LLB) 下葉気管支(肺の下葉に分布する気管支).
lower motor neuron 下位運動ニューロン(細胞体は灰白質前角内にあって，線維は末梢運動器に連結している).
lower motor neuron lesion (LMNL) 下位運動ニューロン障害(脊髄前角細胞から神経筋接合部の presynapse (運動終末)までの障害をいう).
lower nephron nephrosis 下部ネフロン腎症(筋肉の圧潰性外傷に続発する疾患で，下部腎単位の組織に病変を起こすため，腎機能による尿毒症を併発する), = crush syndrome.
lower quartile 低四分位.
lower urinary tract candidiasis 下部尿路カンジダ症.
lowest thyroid artery 最下甲状腺動脈(まれな総頸動脈の枝で甲状腺に分布する), = arteria thyr(e)oidea ima [L].
lowest thyroid vein 最下甲状腺静脈, = vena thyr(e)oidea ima [L].
low fat diet (LFD) 低脂肪食.
low fiber diet 低線維食.
low molecular weight dextran(e) (LMWD) 低分子量デキストラン.
Lown-Ganong-Levine syndrome (LGL syndrome) ローン・ガノン・レヴァイン症候群(心電図上で PQ 間隔が短く QRS 幅が狭くても頻拍発作を起こす早期興奮症候群，games 線維や心房とヒス束を結ぶ線維が存在する際に生ずる).
Lown grading ローン分類(心室性期外収縮の分類，まったく認めない：grade 0，散発孤立性：grade 1，頻発性：grade 2，多形性：grade 3，反復性，連発性：grade 4，R on T：grade 5).
low output syndrome (LOS) 低心拍出量症候群(心拍出量の低下により血流が減少して，低血圧，乏尿，四肢の冷感など末梢循環不全を呈する病態).
low pressure (LP) 低圧.
low protein diet 低タンパク食.
low salt diet (LSD) 低塩食.
low salt syndrome 低食塩症候群(水銀利尿剤を長期にわたり使用するときに起こる症候群で，主として低クロール血症および低ナトリウム血症からなる).
low sodium diet 低塩食，低ナトリウム食(減塩食).
low tension glaucoma 低眼圧緑内障.
low voltage 低電位差(心臓内に生じた電気の伝導が阻害され，心電図上の肢誘導における QRS 群の大きさが，0.5 mV 以下になる場合をいう).
low volume (LV) 低容量.
lox(o)- [lɑks(ou), -s(ə)] (傾斜の意味を表す接頭語).
loxoscelism [lɑksásilizəm] ロクソスセレス症(北アメリカ産の毒グモによって起こる疾病).
lozenge [lázənʤ] ロゼンジ，トローチ剤(甘味入りの錠剤．せきどめなど), = troche.
LP ①lumbar puncture (腰椎穿刺), ②low pressure (低圧), ③light perception (光覚弁).
LP(a) lipoprotein (a) (リポタンパク(a)).
LPC laser photocoagulation (レーザー光凝固〔術〕).
LPL lipoprotein lipase (リポタンパクリパーゼ).
LPN licensed practical nurse (公認準看護師).
LPPH late postpartum hemorrhage (遷延分娩後出血).
LPS lipopolysaccharide (リポ多糖体，リポポリサッカライド).
LR ①light reaction (対光反応(反射)), ②lactated Ringer solution (乳酸加リンゲル液).
Lr lawrencium (超ウラン元素の元素記号).
L & R left and right (左／右).
LRC lack of retinal correspondence (網膜対応欠如).
LRLT living-related liver transplantation (生体部分肝移植術).
LRS lactated Ringer solution (乳酸加リンゲル液).
LS ①lumbar spine (腰椎), ②lumbosacral (腰仙〔部〕).
l.s. Lichtsinn (光覚弁).
LSD ①lysergic acid diethylamide (リセルグ酸ジエチルアミド), = lysergide, ②low salt diet (低塩食).
LSS life support system (生命維持装置).
LT ①heat-labile enterotoxin (易熱性腸管毒), ②leukotriene (ロイコトリエン).
LTC long-term care (長期管理).
LTT lactose tolerance test (乳糖負荷試験).
Lu ①lutetium (ルテチウムの元素記号), ②Lutheran blood group (リュテラン血液型の型物質).
lubb [lʌ́b] ラブ(第1心音(Ⅰ音)の音節を表すために使われる語).
lubb-dupp ラブダプ(第1・第2心音(Ⅰ・Ⅱ音)を表現するための語).
lucid [lú:sid] ①明瞭な，正気な，②光

沢のある.
lucid interval 意識清明期(頭部外傷患者が受傷直後の意識障害から一時的に意識清明となった時期).
lucidity [lu:síditi] 明瞭, 正気.
lucifugal [lu:sífjugəl] 羞明の(光を避ける).
lucipetal [lu:sípitəl] 向光性の.
Luc operation ルック手術(上顎洞手術の一つ), = Caldwell–Luc operation.
lucotherapy [lu:kəθérəpi] 光線療法, = phototherapy.
Ludwig angina ルドウィヒロ峡炎(レンサ球菌の感染による顎下腺および口床部に起こる化膿性炎症), = angina Lodovici, angina Ludowigii.
Ludwig ganglion ルドウィヒ神経節(心房中隔にある副交感神経細胞の小集団).
lues [lú:i:z, –i:s] 梅毒, = syphilis 形 luetic.
luetic [lu:étik] 梅毒〔性〕の, = syphilitic.
luetic mask 梅毒面(3期梅毒の患者にみられる).
Lugol solution ルゴール液(ヨウ素5%, ヨウ化カリウム10%からなる液), = liquor iodi compositus.
LUL left upper lobe of lung (左肺上葉).
lumbago [lʌmbéigou] 腰痛〔症〕, 腰仙痛, = osphyalgia, osphyitis, lumbodynia, low back pain.
lumbar (L) [lʌ́mbər] 腰椎.
lumbar artery 腰動脈(腹大動脈の枝で4対ある), = arteria lumbalis [L].
lumbar ectopic kidney 腰部変位腎.
lumbar enlargement 腰膨大(脊髄の一部で下肢への神経が出る部位でやや膨らんでいる), = intumescentia lumbalis [L].
lumbar hernia 腰ヘルニア(ペチー腰三角に現れる腹壁ヘルニア).
lumbarization [lʌmbərizéiʃən] 腰椎化(第1仙椎が第5腰椎の横突起と癒合した状態).
lumbar nerve 腰神経(腰髄より出る5対の脊髄神経), = nervus lumbales [L].
lumbar plexus 腰神経叢(Th12～L4の前枝で構成される神経叢, 大腿前面の筋と皮膚に分布), = plexus lumbalis [L].
lumbar puncture (LP) 腰椎穿刺.
lumbar region 腰部.
lumbar spinal cord 腰髄.
lumbar spine (LS) 腰椎.
lumbar spine sprain 腰椎捻挫(いわゆるぎっくり腰), = acute low back pain.
lumbar triangle 腰三角(外腹斜筋, 広背筋と腸骨による三角, 腰ヘルニアが起きることがある), = trigonum lumbale [L].
lumbar trunk 腰リンパ本幹(下肢からのリンパを集める), = truncus lumbalis [L].
lumbar vein 腰静脈, = vena lumbalis [L].
lumbar vertebra (LV) 腰椎.
lumbar vertebrae 腰椎, = vertebrae lumbales [L].
lumb(o)– [lʌmb(ou), –b(ə)] (腰部, 腰椎との関係を表す接頭語).
lumboabdominal [lʌmbouæbdɑ́minəl] 腰腹部の.
lumbocostal [lʌmbəkɑ́stəl] 腰肋の.
lumboinguinal [lʌmbouíŋgwinəl] 腰鼠径の.
lumboinguinal nerve 腰鼠径神経(陰部大腿神経の大腿枝), = genitofemoral nerve.
lumboperitoneal shunt 腰椎クモ膜下腔腹腔短絡術(脊髄クモ膜下腔と腹腔の短絡を行う術式で, 水頭症のなかでも交通性水頭症に対して行われる).
lumbosacral (LS) [lʌmbouséikrəl] 腰仙〔部〕の.
lumbosacral angle 腰仙角(腰椎と仙骨の長軸がなす角), = sacrovertebral angle.
lumbricals [lʌmbrikɔ́lz] 虫様筋(手の筋の一つ), = musculi lumbricales [L].
lumbricoid [lʌ́mbrikɔid] 虫状の, 回虫.
lumbricosis [lʌmbrikóusis] 回虫症(ミミズまたは回虫による寄生虫病).
lumen [l(j)ú:mən] ①管腔, 口径(管状器官の), ②ルーメン(光束の国際単位で, 1燭光の点光源から単位立体角内に放射される光束) 複 lumina.
lumina [l(j)ú:minə] → lumen.
luminance [l(j)ú:minəns] ルミナンス(明るさを眼で比較し, その各振動数の光に対する眼の感度を考慮して定義される輝度).
luminescence [l(j)u:minésəns] ルミネッセンス, 冷光, 発光(熱を起こさずに光が発する現象) 形 luminescent.
luminiferous [l(j)u:minífərəs] 発光の, 光を伝達する.
luminol test ルミノール試験(化学発光検査による血痕の証明法).
luminous [l(j)ú:minəs] 発光の, 明るい.
lumpectomy [lʌmpéktəmi] ランペクトミー(腫瘍摘除).
lunar [lú:nər] ①銀の, ②月の(太陰の).
lunate [lú:neit] ①三日月形の, 新月状の, ②月状骨(手根骨(8個)の一つ), = os lunatum [L].
lunate bone 月状骨(手首にある8つの手根骨の1つ).
lunate surface 月状面(寛骨臼で関節軟骨のある面), = facies lunata [L].
lung [lʌ́ŋ] 肺(胸腔の大部分を占める呼吸

器で，3葉からなる右肺と，2葉からなる左肺とに区別され，肺胞 alveoli において静脈血中の炭酸ガスと置換された酸素は動脈血中に循環して組織に運ばれる)，＝pulmo［L］.

lung abscess 肺膿瘍(肺実質が化膿性細菌の感染により膿瘍を形成し，ときには空洞を生じる炎症性肺疾患).

lung cancer (LC) 肺癌.

lung compliance (CL, C_L) 肺コンプライアンス，＝pulmonary compliance.

lung death 肺臓死.

lung marking 肺紋理.

lung physical therapy 肺理学療法(呼吸訓練，体位ドレナージなど，呼吸困難の軽減，予防を行う).

lung transplantation 肺移植.

lung tuberculosis 肺結核，＝pulmonary tuberculosis.

lung volume (LV) 肺容量.

lung volume reduction surgery (LVRS) 肺容量減少術(肺気腫に対する外科療法で，病変部切除により腫脹肺を正常大に近づけ胸郭の状態を改善，横隔膜や肋間筋の運動メカニクス回復を図る).

lunula [lú:njulə] ① 爪半月，＝white of nail，② 角膜半月状潰瘍.

L

lupoid [l(j)ú:pɔid] ① 類狼瘡，＝benign sarcoid，② 狼瘡様の.

lupoid hepatitis ルポイド肝炎.

lupoid sycosis 狼瘡様毛瘡，＝keloid sycosis，sycosis lupoide.

lupous [lú:pəs] 狼瘡性の，＝lupus.

lupus [lú:pəs] ループス，狼瘡(皮膚および粘膜の疾患で，真皮に肉芽腫性結節を形成し，その形状により病型が命名されている) 形 lupiform，lupoid.

lupus band test ループスバンドテスト.

lupus erythematosus (LE) エリテマトーデス，紅斑性狼瘡(自己免疫疾患の一つ).

lupus erythematosus cell (LE cell) エリテマトーデス細胞(細胞崩壊に伴って放出された核にLE因子が作用して核が膨化するが，血中でこの膨化した核を貪食した好中球をいう．LE細胞)，＝Hargrave-Haserick cell.

lupus erythematosus phenomenon (LE phenomenon) LE現象(LE細胞の出現をみる現象).

lupus nephritis (LN) ループス腎炎(免疫複合体型の腎炎．全身性エリテマトーデスに合併する糸球体腎炎).

lupus pernio 凍瘡性狼瘡，＝Boeck sarcoid，Schaumann benign lymphogranulomatosis.

lupus vulgaris 尋常性狼瘡.

LUQ left upper quadrant (左上腹部).

Luschka bursa ルシュカ嚢(咽頭嚢)，＝pharyngeal bursa.

Luschka tonsil ルシュカ扁桃(咽頭扁桃)，＝tonsilla pharyngea.

lute [l(j)ú:t] 封泥(薬物容器の接続部を封する泥剤).

luteal [l(j)ú:ti:əl] 黄体の(卵巣の).

lutein [l(j)ú:ti:n] ルテイン(① $C_{40}H_{56}O_2$. 黄体，脂肪細胞，卵黄などから得られるカロチノイド色素で，ゼアキサンチンの異性体，ルビーのような紅色結晶．時には黄素とも呼ばれる．② 脂肪色素 lipochome．③ 雌ブタから採った黄体の乾燥剤).

lutein cell ルテイン細胞(ルテインという黄色の脂質顆粒をもつ細胞で黄体をつくる).

luteinic [l(j)u:ti:ínik] 黄体の，黄体化の.

luteinization [l(j)u:ti:in(a)izéiʃən] 黄体化，黄体形成(グラフ卵胞細胞が成熟後排卵し，肥大して黄色を呈して黄体となる過程).

luteinizing hormone (LH) 黄体〔化〕形成ホルモン(間細胞刺激ホルモンともいう．下垂体前葉の好塩基性細胞により産生・分泌される性腺刺激ホルモンの一つ．ルトロピン)，＝lutropin，prosylan B，interstitial cell-stimulating hormone.

luteinizing hormone releasing hormone (LHRH) 黄体〔化〕形成ホルモン放出ホルモン.

luteinizing principle 黄体化成分，＝prolan B.

Lutembacher syndrome ルタンバッシェ症候群(先天性の僧帽弁狭窄を伴う心房中隔欠損).

luteo- [l(j)u:tiou，-tiə] (① 黄色，黄褐色を表す接頭語．② 化学において黄色アンモニア性コバルト塩類を表す接頭語).

luteoid [l(j)ú:tiɔid] ルテオイド(黄体ホルモン様の作用を示すホルモン).

luteolysis [l(j)u:tiálisis] 黄体融解.

luteoma [l(j)u:tióumə] 黄体腫(顆粒膜または卵胞膜細胞に由来する卵巣腫瘍で，黄体化の結果子宮粘膜に対し黄体ホルモン作用を起こす)，＝xanthofibroma thecocellulare.

luteotrop(h)ic [l(j)u:tiətrápik，-tráfik] 黄体刺激〔性〕の.

luteotrop(h)ic hormone (LTH) 黄体刺激ホルモン(下垂体好酸性細胞で産生されるホルモン．プロラクチン)，＝prolactin.

luteotropin (LTH) [l(j)u:tioutróupin] ルテオトロピン(プロラクチン．脳下垂体前葉ホルモンで，卵巣黄体の機能を亢進させ乳汁分泌を促進する)，＝lactogenic hormone，luteotrophin，prolactin.

lutetium (Lu) [l(j)u:tí:ʃiəm] ルテチウム(イットリウム族元素の一つで原子番号71，原子量174.967，質量数175，176)，

= lutecium, cassiopeium.
lux (lx) [lʌ́ks] ルックス(照度の単位でメートル燭光 1 m² 当たり 1 ルーメンの照度すなわち 1 燭光の光源から 1 m での垂直照明度をいう).
luxatio [lʌkséiʃiou] 脱臼, = luxation, dislocation.
luxation [lʌkséiʃən] 脱臼, = dislocation.
luxuriant [lʌksjú:riənt] 豊富な, 繁茂した(微生物の培養など), = exuberant.
luxury perfusion syndrome ぜいたく潅流症候群.
Luys body ルイ体(大脳基底核の一つで, 視床側腹に位置する神経核. 体性運動調節に関わる. 障害されるとバリズムと呼ばれる不随意運動が起こる. ルイス核, 視床下核), = subthalamic nucleus.
Luys nucleus ルイ核(視床下核), = Luys body, median center.
LV ① left ventricle (左心室), ② lumbar vertebra (腰椎), ③ lung volume (肺容量), ④ low volume (低容量).
LVAD left ventricular assist device (左室補助人工心〔臓〕).
LVEF left ventricular ejection fraction (左室駆出率).
LVF left ventricular failure (左心〔室〕不全).
LVFX levofloxacin (レボフロキサシン).
LVH left ventricular hypertrophy (左室肥大).
LVP left ventricular pressure (左室〔内〕圧).
LVRS lung volume reduction surgery (肺容量減少術).
LVV left ventricular volume (左室容量).
LVW left ventricular wall (左室壁).
lx lux (ルクス).
Ly lymphocyte (リンパ球).
lycanthropy [laikǽnθrəpi] 獣化狂(自分がオオカミまたはほかの野獣であるとの妄想で, 統合失調症患者にみられる), = lycomania.
lycopene [láikəpi:n] リコペン(トマト, イチゴなどに存在する赤色カロチノイド色素で, カロチンの異性体), = prolycopene.
lycopenemia [laikoupiní:miə] リコペン血〔症〕.
lycorexia [laikəréksiə] 食欲旺盛.
Lyell syndrome ライエル症候群(種々の病的経過中に, 表皮が広範に剥離する状態をいう. 原因的には成人では薬疹, 小児ではブドウ球菌感染症のときに生ずる(SSSS). 前者では口腔粘膜, 外陰に罹患し, 出血性のびらんを生じ, 重篤である), = toxic epidermal necrolysis.
lying-in ①産褥の, ②産床.
lying-in hospital 産院.
lying-in woman 褥婦.
Lyme disease ライム病(スピロヘータの一種である *Borrelia burgdorferi* の感染により起こる. マダニによって媒介され, 慢性遊走性紅斑, 発熱, 頭痛, 関節痛などの感冒症状, 神経症状－髄膜炎, 脳炎, 脳神経炎, 根神経炎, 顔面神経麻痺など, 循環器症状－心筋炎, 心膜炎, 房室ブロックなど, 慢性萎縮性先端皮膚炎などの経過を呈する).
lymph [límf] リンパ, リンパ液, = lympha, lymphe 形 lymphoid, lymphous.
lymphadenectomy [limfædinéktəmi] リンパ節切除術.
lymphadenitis [limfædináitis] リンパ節炎.
lymphadenocyst [limfǽdinəsait] リンパ節嚢腫.
lymphadenography [limfædinágrəfi] リンパ節造影〔法〕.
lymphadenohypertrophy [limfædinouhaipə́:trəfi] リンパ節肥大.
lymphadenoid [limfǽdinɔid] リンパ節様組織(リンパ節, 脾臓, 骨髄, 扁桃などの臓器, 消化管や気道粘膜のリンパ組織をいう).
lymphadenoma [limfædinóumə] リンパ節腫, リンパ腫, = lymphoma.
lymphadenomatosis [limfædinoumətóusis] リンパ節腫症.
lymphadenopathy [limfædinápəθi] リンパ節症.
lymphadenosis [limfædinóusis] ①全身リンパ節症, ②リンパ性白血病.
lymphadenosis benign cutis (LABC) [L] 皮膚良性リンパ節症.
lymphagogue [límfəgɑg] 増リンパ物質(リンパの形成, 流れを促進する物質).
lymphangial [limfǽnʤiəl] リンパ管の.
lymphangiectasis [limfænʤiektéisis] リンパ管拡張〔症〕, = lymphangiectasia.
lymphangiectomy [limfænʤiéktəmi] リンパ管切除術.
lymphangi(o)- [limfænʤi(ou), -ʤi(ə)] (リンパ管との関係を表す接頭語).
lymphangioendothelioblastoma [limfænʤiouendouθi:lioublæstóumə] リンパ管内皮芽細胞腫.
lymphangioendothelioma [limfænʤiouendouθi:lióumə] リンパ管内皮腫.
lymphangiofibroma [limfænʤioufaibróumə] リンパ管線維腫.
lymphangiography [limfænʤiágrəfi] リンパ管造影〔法〕.
lymphangioma [limfænʤióuma] リンパ管腫.
lymphangioma circumscriptum 限局性リンパ管腫.
lymphangiomyomatosis (LAM) [limfænʤioumaioumətóusis] リンパ管平滑筋腫症(女性の呼吸細気管支, 肺胞道, 肺胞壁などに過誤腫性に平滑筋増生が起こり,

L

末梢の気腔は気腫性変化を呈して閉塞性換気障害を起こす疾患．過誤腫性肺脈管筋腫症），＝hamartoangiomyomatosis.

lymphangiophlebitis [limfænʤiouflibáitis] リンパ管静脈炎.

lymphangioplasty [limfǽnʤiəplæsti] リンパ管形成術（管状絹紐を用いて行う）.

lymphangiosarcoma [limfænʤiousɑ:kóumə] リンパ管肉腫.

lymphangiotomy [limfænʤiɑ́təmi] リンパ管切開術.

lymphangitis [limfænʤáitis] リンパ管炎，＝lymphangeitis 形 lymphangitic.

lymphapheresis [limfəfərí:sis] リンパ球除去，＝lymphocytapheresis.

lymphatic [limfǽtik] ①リンパ管，②リンパの，③リンパ性体質の.

lymphatic leukemia リンパ性白血病（急性ではリンパ芽球の増殖が著しい．慢性では比較的成熟したリンパ球が増加し，リンパ節，脾などの腫大が目立つ），＝lymphocytic leukemia.

lymphaticostomy [limfætikɑ́stəmi] リンパ管造瘻〔術〕.

lymphatic temperament リンパ質（蒼白顔色，薄髪，組織の弛緩を特徴とする気質）.

lymphatic tissue リンパ組織（リンパ球の産生などを行う組織・器官（リンパ節，扁桃，脾臓など）），＝lymphoid tissue.

lymphatism [límfətizəm] リンパ〔性体〕質（滲出性素質の一つで，軽度の感染に対してリンパ節およびほかのリンパ装置が侵されやすい体質）.

lymphatitis [limfətáitis] リンパ管炎.

lymphatogenic [limfætəʤénik] リンパ行性の.

lymphatolysis [limfətɑ́lisis] リンパ組織崩壊 形 lymphatolytic.

lymph cell リンパ球.

lymph circulation リンパの循環.

lymph corpuscle リンパ球.

lymphectasia [limfəktéiziə] リンパ管拡張〔症〕.

lymphedema [limfidí:mə] リンパ水腫.

lymph embolism リンパ行性塞栓症，＝lymphogenous embolism.

lymphemia [limfí:miə] リンパ性白血病，リンパ球血〔症〕.

lymph follicle リンパ濾胞（リンパ小節のこと），＝lymph nodule.

lymph gland リンパ腺（リンパ節のこと）.

lymph node (LN) リンパ節（身体各部に分布している腺様小体で，濾胞，髄質，網状細胞およびリンパ球からなり，体液から生成されるリンパ液が輸入管から流れ込み，輸出管から排出される器官），＝lymph gland, lymphonodus [L].

lymph nodule リンパ小節（リンパ様組織の小さな集合体で上皮深くに存在する），＝lymph node.

lymph(o)- [limf(ou), -f(ə)] （リンパとの関係を表す接頭語）.

lymphoblast [límfəblæst] リンパ芽球（リンパ球に成熟していく未熟細胞）.

lymphoblastic [limfəblǽstik] リンパ芽球の.

lymphoblastic leukemia リンパ芽球性白血病.

lymphoblastic lymphoma リンパ芽球性リンパ腫.

lymphoblastoma [limfoublæstóumə] リンパ芽球腫.

lymphoblastosis [limfoublæstóusis] リンパ芽球症.

lymphocele [límfəsi:l] リンパのう腫，リンパ瘤.

lymphocinesia [limfousiní:ziə] リンパ循環，＝lymphokinesis.

Lymphocryptovirus [limfəkríptəvaiərəs] リンホクリプトウイルス属（ヘルペスウイルス科の一属で，ヒトヘルペスウイルス4型などが含まれる）.

lymphocytapheresis [limpousaitəfərí:sis] リンパ球除去，＝limphapheresis.

lymphocyte (Ly) [límfəsait] リンパ球（リンパ組織においてつくられる白血球．明るい青色の細胞質内に数個の赤紫色の顆粒をもつ．Bリンパ球，Tリンパ球とも生体の免疫機構で重要な役割を果たしている） 形 lymphocytic.

lymphocyte blastogenesis assay リンパ球芽球化試験，＝lymphocyte proliferation assay.

lymphocyte proliferation test リンパ球増殖試験（リンパ球芽球化試験，リンパ球幼若化試験ともいう）.

lymphocyte receptor リンパ球受容体（リンパ球の抗原認識をする細胞膜分子）.

lymphocyte surface receptor リンパ球表面受容体，＝lymphocyte receptor.

lymphocyte transfer reaction リンパ球移入反応（感作あるいは非感作リンパ球をほかの個体に移入して起きる反応）.

lymphocythemia [limfousaiθí:miə] リンパ球増加〔症〕.

lymphocytic [limfəsítik] リンパ球性の.

lymphocytic choriomeningitis (LCM) リンパ球性脈絡髄膜炎（急性ウイルス性髄膜炎で，5〜12日の潜伏期後髄膜に高度のリンパ球浸潤を起こし，倦怠，頭痛，嘔吐，発熱，頸部硬直および徐脈を特徴とする．良性リンパ球性髄膜炎 benigh lymphocystic meningtis または無菌性髄膜炎と呼ばれていたものが，ウイルス感染によるものであることが証明された疾患），＝acute aseptic meningitis, acute benign lymphocytic meningitis, benign lymphocytic choriomeningitis, epidemic serous meningitis.

L

Lymphocytic choriomeningitis virus (LCMV) リンパ球性脈絡髄膜炎ウイルス(アレナウイルス科のウイルスで，インフルエンザ様の症状や髄膜炎を起こす).

lymphocytic interstitial pneumonia (LIP) リンパ球性間質性肺炎.

lymphocytic leukemia リンパ性白血病(急性と慢性がある).

lymphocytoblast [limfousáitəblæst] リンパ芽球の，＝lymphoblast.

lymphocytoma [limfousaitóumə] リンパ球腫，リンパ腫，＝lymphoma.

lymphocytomatosis [limfousaitoumətóusis] リンパ球腫症.

lymphocytopenia [limfousaitoupí:niə] リンパ球減少〔症〕，＝lymphopenia.

lymphocytopheresis [limfousaitəfərí:sis] リンパ球除去(血液中よりリンパ球のみを除去し，残りを供血者にもどす方法).

lymphocytopoiesis [limfousaitoupɔií:sis] リンパ球生成.

lymphocytosis [limfousaitóusis] リンパ球増加〔症〕 形 lymphocytotic.

lymphoduct [límfədʌkt] リンパ管.

lymphoepithelial symbiosis リンパ球上皮共生.

lymphoepithelioma [limfouepiθi:lióumə] リンパ上皮腫(鼻咽部リンパ節の上皮細胞癌)，＝Schminckes tumor.

lymphogenesis [limfəʤénisis] リンパ球生成 形 lymphogenic, lymphogenetic.

lymphogenous [limfáʤənəs] リンパ行性.

lymphogenous metastasis リンパ行性転移.

lymphoglandula [limfəglændjulə] リンパ節，＝lymphonodus, lymphnode.

lymphogonia [limfougóuniə] リンパ芽球(リンパ節濾胞，静脈洞，胚芽中心などにある幼若型)，＝lymphoblast.

lymphogranuloma [limfougrænjulóumə] リンパ肉芽腫(Hodgkin 病).

lymphogranuloma inguinale 鼠径リンパ肉芽腫(トラコーマクラミジア *Chlamydia trachomatis* による性感染症で，外陰部に丘疹，水疱を生じ，鼠径リンパ節の腫脹をきたす)，＝lymphogranuloma venereum, venereal lymphogranuloma.

lymphogranulomatosis [limfougrænjuloumətóusis] リンパ肉芽腫症(第四性病).

lymphogranuloma venereum (LGV) 性病性リンパ肉芽腫(トラコーマクラミジア *Chlamydia trachomatis* による性感染症で，外陰部に丘疹，水疱を生じ，鼠径リンパ節の腫脹をきたす)，＝lymphogranuloma inguinale.

lymphoid [límfɔid] リンパ球様の，リンパの.

lymphoid cell リンパ性細胞，リンパ球.

lymphoid corpuscle 類リンパ球.

lymphoidectomy [limfɔidéktəmi] リンパ節切除術.

lymphoid tissue リンパ様組織.

lymphokine [límfəkain] リンホカイン(リンパ球が活性化されて分泌する液性因子のなかで抗体成分を除いたものの総称．インターロイキンとして整理されてきている).

lymphokine-activated killer cell (LAK) リンホカイン活性キラー細胞.

lymphokinesis [limfoukainí:sis] ① リンパ〔液〕運動(半規管内の)，② リンパ〔液〕循環(全身の).

lympholysis [limfálisis] リンパ球溶解現象.

lymphoma [limfóumə] リンパ腫(リンパ組織からなる腫瘍) 形 lymphomatous.

lymphomatoid [limfóumətɔid] リンパ腫様の.

lymphomatosis [limfoumətóusis] リンパ腫症，リンパ節症(主としてリンパ球の増殖による腫瘍の全身性疾患).

lymphomyxoma [limfoumiksóumə] リンパ性粘液腫.

lymphopathy [limfápəθi] リンパ異常症，＝lymphopathia, リンパ管症.

lymphopenia [limfoupí:niə] リンパ球減少〔症〕，＝lymphopaenia, lymphocytopenia.

lymphoplasmapheresis [limfouplæzməfərí:sis] リンパプラスマフェレーシス，リンパ血漿除去.

lymphoplasty [límfəplæsti] リンパ管形成術.

lymphopoiesis [limfoupɔií:sis] リンパ球生成.

lymphopoietic [limfoupɔiétik] リンパ球産生の.

lymphoproliferative [limfouprəlífərətiv] リンパ球増殖性の.

lymphoreticulosis [limfouretikjulóusis] リンパ性〔細〕網内〔皮〕症(鼠径部リンパ肉芽腫に類似のウイルス性疾患).

lymphoreticulosis benigna 良性鼠径リンパ腫症(別名ネコひっかき病として知られ，感染ネコの掻傷により細菌(*Bartonella henselae*)が侵入するリンパ節疾患)，＝cat-scratch disease, subacute benign inoculation lymphadenitis.

lymphorrhage [límfəreiʤ] リンパ流出，リンパ漏，＝lymphorrhagia.

lymphorrhagia [limfəréiʤiə] リンパ流出，リンパ漏，＝lymphorrh(o)ea.

lymphorrh(o)ea [limfərí:ə] リンパ漏.

lymphorrhoid [límfərɔid] リンパ管拡張(肛門周囲リンパ管の限局性拡張).

lymphosarcoma [limfousɑ:kóumə] リンパ肉腫.

lymphostasis [limfástəsis] リンパうっ滞.

lymphotaxis [limfətǽksis] 趨リンパ球性.

lymphotoxin (LT) [limfətáksin] リンホトキシン.

lymph scrotum リンパ陰嚢(フィラリア症においてみられる).

lymph sinus リンパ洞(リンパ節でリンパが流れる細網組織からなる隙間).

lymph vessel リンパ管(リンパが流れる管, 毛細リンパ管からリンパ管, リンパ本幹となる), = vasa lymphatica [L].

ly(o)– [lai(ou), lai(ə)] (溶解の意味を表す接頭語).

lyonization [laiənizéiʃən] ライオニゼーション(あたかもヘミ接合体で伴性で劣性の表現型を示すようなヘテロ接合体の雌を性格づける用語. 例えば血友病でない男性を生む血友病の母親などがある. X染色体不活化), = X–inactivation.

lyophile [láiəfail] 乳濁性の, 親液性の(膠質溶液において, 分散媒と分散相との間に強い結合のあることで, 分散媒が水であれば親水性 hydrophil という), = lyophilic.

lyophilization [laiɑfil(a)izéiʃən] ① 親液性化, ② 凍結乾燥, = lyophil method.

lyophobe [láiəfoub] 懸濁性の(コロイド溶液において, 分散媒と分散相との間の親和性が弱いこと), 疎液性の, 疎媒性の 形 lyophobic.

lyophobe colloid 疎液コロイド.

lyosol [láiəsəl] 液性ゾル(分散媒が液体であるゾル).

lyotropic [laiətrápik] 離液性の, 趨解性の, 離水性の.

lypressin [laiprésin, láipres–] リプレシン(抗利尿・血管収縮ホルモン).

lysemia [laisí:miə] 血液崩壊, 溶血.

lysergic acid diethylamide (LSD) リセルグ酸ジエチルアミド(リセルギドとも称する. バッカクアルカロイドのリゼルグ酸誘導体より合成された幻覚薬でセロトニン拮抗作用を有し, 幻覚, 抑うつ, 多幸などの症状を示す. LSD と呼ばれることが多い), = lysergide.

lysergide [láisə:ʤaid] リセルギド, = LSD, lysergic acid diethylamide.

Lysholm grid リスホルムグリッド(X線撮影における散乱線除去のための格子法の一つ).

lys(i)– [lais(i)] (離れる, ゆるめること の意味を表す接頭語).

lysin [láisin] ① 溶解素(アルファ溶解素ともいい, 細胞または血球の溶解作用をもつ抗体), ② 線維素分解素(prolysin の活性化物で, Lewis と Ferguson の用いた術語), = plasmin, fibrinolysin, tryptase.

lysine [láisi:n] リジン(タンパクの水解により生成されるα–アミノ酸).

lysis [láisis] ① 溶解, 崩壊(細胞または細菌が特異抗体により破壊される現象), ② 渙散(漸次に熱が降下し, または症状が軽減すること).

lys(o)– [lais(ou), –s(ə)] (溶解または崩壊の意味を表す接頭語).

lysogen [láisəʤən] 溶〔解素〕原, リゾゲン 形 lysogenic.

lysogenesis [laisəʤénisis] 溶〔解素〕原生成.

lysogenic [laisəʤénik] 溶原〔性〕の.

lysogenic bacterium 溶原菌(ファージゲノムをもちながら増殖する細菌).

lysogenicity [laisouʤənísiti] 溶原性(テンペレートファージの感染により成立する宿主細菌の状態. 紫外線照射などの誘因によりファージの増殖が起こり得る状態), = lysogeny.

lysogenization [laisouʤenizéiʃən] 溶原化.

lysogeny [laisáʤəni] 溶原性, = lysogenicity.

lysosomal disease リソソーム病(細胞内小器官であるリソソームに存在する酸性加水分解酵素の遺伝的欠損症. リソソーム蓄積症ともいう), = Harrison disease, lysosomal storage disease.

lysosome [láisəsoum] リソソーム(細胞内外の生体高分子物質を低分子にまで分解する細胞内小器官. 水解小体ともいう).

lysotype [láisətaip] 溶菌型.

lysozyme [láisəzaim] リゾチーム(涙, 白血球, 粘液, 卵白, 臓器および植物中にも存在する酵素で, 特に *Micrococcus lysodeikticus* および他の細菌を溶解する), = globulin G_1, muramidase, *N*–acetylmuramide glycanohydrolase.

lyssa [lísə] 狂犬病, = hydrophobia, rabies 形 lyssic.

Lyssavirus [lísəvaiərəs] リッサウイルス属(ラブドウイルス科の一属で, 狂犬病ウイルスが含まれる).

Ly subset Ly 亜群(リンパ球同種抗原として発見された Ly 抗原を用いて分類される亜群).

lytic [lítik] ① 渙散性の, ② 溶菌の, 溶菌素生成の.

M

M ① month（月），② male（男性，雄．m），③ mother（母），④ muscle（筋肉），⑤ myopia（近視），⑥ median（中間．m.），⑦ meridies（正午），⑧ misce（混合せよ）．

MA ① mental age（精神(知能)年齢），② microaneurysm（毛細血管瘤），③ mandelic acid（マンデル酸）．

mA milliampere（ミリアンペア）．

MAAS motor activity assessment scale．

MAC membrane attack complex（膜侵襲複合体）．

Macaca [məkǽkə] マカカ属(オナガザル科．アカゲザル *M. mulatta* (rhesus monkey)は旧称 *Macacus rhesus* で，血液型抗原の一種である Rh 因子は，このサルによる実験から名付けられた)，＝ macaques．

macerate [mǽsəreit] 冷浸する(せよ)，浸軟する(水，薬剤などに浸して軟らかくする)．

macerated embryo 浸軟児．

maceration [mæsəréiʃən] ① 離解，② 浸軟(水に浸漬して物質を軟化すること) 形 macerative．

Macewen sign マキューイン徴候(頭部の聴診や打診をした際の増強した反響．頭蓋内圧亢進症のある子供で，泉門が閉鎖している場合，頭頂部を軽く叩いて前頭部で聴診すると，短く高い音がきこえる．脳圧亢進または脳水腫のために頭蓋骨縫合が弛緩し，骨板が薄くなり，叩打すると濁音を呈せず，鼓音または破壷音様となる．頭蓋破壷音)，＝ MacEwen sign, cranial cracked-pot sound．

machinery murmur 機械的雑音(動脈管開存症に聴取される機械が回転するような心雑音)．

Machupo virus マチュポウイルス(アレナウイルス科のウイルスで，ボリビア出血熱の原因ウイルス)．

macrencephalia [mækrensifǽliə] 巨大脳症，巨大脳髄症(脳の肥大による)，＝ macrencephaly 形 macrencephalic, macrencephalous．

macrencephalus [mækrenséfələs] 巨大頭蓋体(ホルミオンから鼻根点までと，外後頭隆起点までとの両線のなす角が，156.5° から 170° までのもの)．

macr(o)- [mækr(ou), -kr(ə)] (巨大，長大の意味を表す接頭語)．

macroamylase [mækrouǽmileis] マクロアミラーゼ(血中のアミラーゼ分子にグロブリン，グリコーゲンなどタンパク質や多糖類が結合し，分子が異常に大きくなったアミラーゼ)．

macroamylasemia [mækrouæmiləsí:miə] マクロアミラーゼ血〔症〕．

macroangiopathy [mækrouænʤiápəθi] 大血管障害．

macrobiosis [mækroubaióusis] 長寿，長命，＝ longevity．

macrobiotic [mækroubaiátik] ① 長命の，② マクロ生物〔圏〕の．

macroblast [mǽkrəblæst] 大赤芽球．

macroch(e)ilia [mækroukáiliə] 大唇〔症〕．

macroch(e)iria [mækroukáiriə] 巨手〔症〕，＝ cheiromegaly．

macrocolon [mækroukóulən] 大結腸〔症〕，＝ macrocoly．

macrocornea [mækroukɔ́:niə] 大角膜，＝ megalocornea．

macrocyte [mǽkrəsait] 大赤血球．

macrocythemia [mækrousaiθí:miə] 大〔赤血〕球症．

macrocytic anemia 大〔赤血〕球性貧血(平均赤血球容積 MCV ≧ 101 fL)．

macrodactyly [mækrədǽktili] 巨指症，＝ macrodactylia, macrodactylism．

macrodont [mǽkrədɑnt] 巨大歯．

macrodontia [mækrədɑ́nʃiə] 巨大歯症，＝ macrodontism，巨大歯型．

macroerythrocyte [mækrəiríθrəsait] 大赤血球，＝ macrocyte．

macrogamete [mækrəgǽmi:t] 大配偶子(動物および植物において合体や接合に関与する雌性生殖細胞)．

macrogametocyte [mækrougəmí:təsait] 大配偶子母体(ヒトから力に移されたマラリア原虫の雌性生殖母体で，成長して *macrogamete* となる)．

macrogenitosomia [mækrəʤenitousóumiə] 大性器症(多くは松果体の機能障害による発育異常)．

macroglia [mækrɑ́gliə] 大グリア細胞，大〔神経〕膠細胞，＝ astroglia．

macroglobulin [mækrəglɑ́bjulin] マクログロブリン，大グロブリン(α_2-マクログロブリンと IgM)．

macroglobulinemia [mækrouglɑbjuliní:miə] マクログロブリン血症(本態性高グロブリン血症．赤血球沈降速度の高度亢進，血清タンパク質の増加，フィブリノーゲン減少症を特徴とし，この特殊グロブリンはパラプロテインの一種と考えられている)，＝ essential hyperglobulinemia, Waldenström and Pedersen syndrome．

macroglossia [mækrəglɑ́siə] 大舌〔症〕(細胞増殖，アミロイドなどの沈着，細胞浸潤などで腫大した舌．アミロイドーシス，クレチン病などでみられる)，

= megaloglossia.

macrognathia [mækrounéiθiə] 大上顎〔症〕, = macrognathism.

macrography [mækrágrəfi] 大字症, 大書症, = macrographia.

macrogyria [mækrouʤáiriə] 大脳回〔症〕.

macrohematuria [mækrouhi:mətjú:riə] 肉眼的血尿.

macrolabia [mækrouléibiə] 大舌〔症〕, = macrocheilia.

macrolides (MLs) [mǽkrəlaidz] マクロライド系抗生物質.

macromastia [mækrəmǽstiə] 大乳房〔症〕.

macromelia [mækroumí:liə] 巨大肢, = macromely.

macromolecule [mækrəmálikju:l] 高分子(分子量が1万程度より大きい分子. その集合体は高分子化合物と呼ばれる), = giant molecule 形 macromolecular.

macromonocyte [mækrəmánəsait] 大単球.

macromyeloblast [mækroumáiələblæst] 大骨髄芽球.

macronormoblast [mækrounɔ́:məblæst] 大正赤芽球.

macronormochromoblast [mækrounɔ:məkróuməblæst] 大正染赤芽球.

macronucleus [mækrounjú:kliəs] 大核(原虫の体内にある腎臓形の大きい核で, 生存上必要な栄養成分 vegetative chromatin を含むといわれる), = trophonucleus.

macronutrient [mækrounjú:triənt] 大量養素(炭水化物, タンパク質, 脂質など, 大量摂取が必要な栄養素).

macropathology [mækroupəθáləʤi] 肉眼〔的〕病理学.

macrophage [mǽkrəfeiʤ] マクロファージ, 貪食細胞, 大食細胞(貪食能を有する大型細胞で, 細菌など外来性の異物, 生体内の老廃物を貪食, 消化する. また抗原物質を取り込んで, 抗原情報をリンパ球に伝えるほか, リンパ球の出すリンホカインによって活性化し, 標的細胞破壊など細胞性免疫の効果細胞として働く), = macrophagus.

macrophage-activating factor (MAF) マクロファージ活性化因子.

macrophage chemotactic factor (MCF) マクロファージ遊走因子.

macrophage colony stimulating factor (M-CSF) マクロファージコロニー刺激因子(骨髄幹細胞から単球・マクロファージへの分化を促進する因子).

macrophage disappearance reaction (MDR) マクロファージ消失試験(細胞性免疫が成立した動物の腹腔内に対応抗原を注射すると腹腔内滲出細胞, 特にマクロファージが著しく減少すること をいう), = peritoneal macrophage disappearance reaction.

macrophage migration index (MMI) マクロファージ遊走係数.

macrophage migration inhibition test (MIT) マクロファージ遊走阻止試験(マクロファージ遊走阻止因子の活性測定検査).

macrophage migration inhibitory factor (MIF) マクロファージ遊走阻止因子.

macrophagocyte [mækrəfǽgəsait] 大食細胞, = macrophage.

macrophallus [mækrəfǽləs] 巨大陰茎.

macrophthalmia [mækrɑfθǽlmiə] 巨大眼球.

macrophthalmus [mækrɑfθǽlməs] 大眼症.

macropodia [mækroupóudiə] 巨大足, = pes gigas, sciapody.

macropromyelocyte [mækroumáiələsait] 大前骨髄球.

macroprosopia [mækrouprousóupiə] 大顔症, 巨顔症.

macropsia [mækrápsiə] 大視症, 巨視症(外界の対象が正常の知覚よりも大きく見えること, 感ずること), = macropia.

macropyuria [mækroupaijú:riə] 肉眼〔的〕膿尿(高度の尿路感染症の際にみられる白血球尿. 腎尿路結核症においてしばしばみられた).

macrorhinia [mækrouráiniə] 巨鼻症, 巨大鼻.

macroscopic [mækrəskápik] 肉眼的, 巨視的, = macroscopical.

macroscopy [mækráskəpi] 肉眼的検査.

macrosigmoid [mækrəsígmɔid] 大S状結腸〔症〕, = macrosigma.

macrosomia [mæikrousóumiə] 巨人症, = macrosomatia, megasomia.

macrostomia [mækroustóumiə] 巨口症.

macrotia [mækróuʃiə] 大耳症, 巨耳症.

macula [mǽkjulə] [L] 斑, = macule, spot 複 maculae 形 macular.

macula caeca 盲点.

maculae [mǽkjuli:] [L] → macula.

macula lutea (ML) 黄斑(網膜中心窩の周囲の直径約2mmの黄色部, ものを注視した際に光の集まる重要な部位), = macula lutea [L].

macular [mǽkjulər] ①斑状の, ②黄斑の.

macular amyloidosis 斑状アミロイドーシス.

macular syphilid(e) 斑状梅毒疹, 梅毒性バラ疹(体幹に生ずる淡い紅斑. 第2期梅毒の代表的発疹), = syphilitic roseola.

maculation [mækju:léiʃən] 斑状, 汚点発生 形 maculate.

macule [mǽkju:l] 斑, 斑点, 斑紋, = macula, spot.

maculocerebral [mækjulouséribrəl] 大

脳・網膜黄斑部の(脳リピドーシスなどでみられる障害分布).
maculopapular erythroderma 斑状丘疹性紅皮症.
maculopapule [mækjuləpǽpju:l] 斑状丘疹 形 maculopapular.
maculopathy [mækjuláрəθi] 黄斑症.
MAD maximum(-mal) allowable dose (最大許容線量).
madarosis [mædəróusis] 〔睫毛，眉毛〕脱落症，= madaroma, madesis.
madarosis ciliaris 睫毛禿.
mad cow disease 狂牛病(1985年からヨーロッパ各国(イギリスを中心)に，放牧された牛に集団発生したプリオン病. スクレイピー罹患ヒツジの肉骨粉の加熱脱脂粉末をウシの飼料として使用し18万頭以上が発症した. BSE(ウシ海綿状脳症)と呼ばれる)，= bovine spongiform encephalopathy.
Madelung disease マデルング病(先天手首転位).
MADI maximum(-mal) acceptable daily intake (最大1日摂取許容量).
mad-itch 仮性恐犬病，= pseudorabies.
madness [mǽdnis] 狂気，熱狂.
Madura foot マズラ足(マズラ菌症)，= mycetoma pedis.
Madurella [mædjurélə] マズレラ属(黒色真菌の一種で，菌腫の原因となる *M. mycetomatis* などを含む).
maduromycetoma [mædjuroumaisitóumə] マズラ菌腫，= eumycotic mycetoma.
maduromycosis [mædjuroumaikóusis] マズラ菌症，= mycetoma.
maedi [máiði, méidi:] マエディ(アイスランドでヒツジにみられる慢性進行性間質性肺炎でスローウイルス感染症といわれる).
MAF macrophage-activating factor (マクロファージ活性化因子).
magenta tongue マジェンタ色舌(リボフラビン欠乏症にみられる).
maggot [mǽgət] ウジ.
magnesiemia [mægni:síːmiə] マグネシウム血〔症〕，= magnesemia.
magnesium (Mg) [mægníːziəm] マグネシウム(原子番号12，原子量24.305，質量数24～26，比重1.74の白色金属元素. 栄養上必須の物質で，この欠乏は神経の過度興奮，痙攣の症状を引き起こす) 形 magnesic.
magnesium carbonate 炭酸マグネシウム(制酸薬. $(MgCO_3)_4$-$Mg(OH)_2$-$5H_2O$)，= magnessi carbonas.
magnet [mǽgnit] 磁石.
magnetic [mægnétik] ①磁気の，②磁石の.
magnetic field 磁場(磁気力の場).
magnetic fluid 磁性流体(強磁性微粒子を液体中に分散させた磁性をもつ液体材料. 用途は広く，医用応用も研究されている. もともとはNASAで開発された).
magnetic hysteresis 磁気ヒステリシス(弾磁性体の強さが磁場だけでは決定できず，以前の磁化状態に関係をもつこと).
magnetic resonance (MR) 磁気共鳴.
magnetic resonance angiography (MRA) MRアンギオグラフィ〔ー〕，磁気共鳴血管造影法.
magnetic resonance elastography (MRE) MRエラストグラフィ〔ー〕.
magnetic resonance imaging (MRI) 磁気共鳴映像〔法〕，磁気共鳴画像〔法〕(高磁場下における原子核の核磁気共鳴現象を利用して，生体解剖構造を画像化する検査法).
magnetic resonance spectroscopy (MRS) 磁気共鳴スペクトロスコピー.
magnetic susceptibility 磁気係数(磁化率，帯磁率).
magnetocardiography [mægni:toukɑ:diáɡrəfi] 心磁図(心筋の活動電流をSQUID磁束計で計測し，時間変化や胸壁上での強度分布としたもの).
magnetoencephalogram (MEG) [mægni:touenséʃələgræm] 脳磁図.
magnetoencephalography (MEG) [mægni:touensefəlágrəfi] 脳磁図検査法(脳神経の活動をSQUID磁束計を用いて，磁場強度の時間的変化や空間的パターンとして表したもの).
magnetopneumography [mægni:tounju:máɡrəfi] 肺磁図(肺内の磁性粒子をSQUID磁束計を用いて測定したもの. 粉塵の肺内蓄積量などの診断に利用される).
magnification [mægnifikéiʃən] 倍率，拡大.
magnocellular [mægnouséljulər] 大型細胞の，= magnicellular.
magnoid [mǽgnɔid] マグノイド(非小細胞肺癌の亜型).
Mahaim fiber マハイム線維(マハイム束. 心の刺激伝導系で房室結節，ヒス束，または脚から出て心室筋に達する線維. エントリー性不整脈の回路となり得る).
Maier sinus マイエル洞(鼻涙管によってできる涙嚢内表面のロート状陥凹)，= Arlt sinus.
maieusiophobia [meiju:sioufóubiə] 分娩恐怖.
maieutics [meijúːtiks] 産科学 形 maieutic.
Maillard reaction メイラード反応(還元糖とアミノ酸あるいはタンパク質が共存するときに起こる反応で，アミノカルボニル反応 amino-carbonyl reaction とも呼ばれる).

M

main [méin] ①主要な, ②本管.
maintain [meintéin] 維持する, 持続する.
maintenance [méintinəns] ①保持, 保存, 維持, ②扶養.
maintenance dose (MD) 維持量(所定の状態を保持するために必要な薬剤の投与量).
maintenance therapy 維持療法(寛解後, 再発予防のためにある程度長期に継続して行う療法).
major [méiʤər] ①主要な, ②大きな, ③重い.
major agglutinin 主凝集素(微生物で免疫した動物の血液中に存在する特異抗体の中で主要なもので, 高い希釈倍数でも凝集活性を示す).
major hand 利き手.
major hemisphere 優位半球(大脳の), = dominant hemisphere.
major histocompatibility antigen 主要組織適合抗原(脊椎動物の細胞表面にあって同種異系移植に際し, 際立って強い免疫原性を発揮する抗原).
major histocompatibility complex (MHC) 主要組織適合〔性〕遺伝子(抗原)複合体(組織適合性抗原の生産を支配する遺伝子群を含む染色体領域).
major operation 大手術.
major renal calices 大腎杯(小腎杯が集まったもので腎盂(腎盤)に続く), = calices renalis majores [L].
major sublingual duct 大舌下腺管(舌下腺からの唾液を舌下小丘に運ぶ管), = ductus sublingualis major [L].
makeup [méikəp] 性質, 構造, 構成.
mal- [mæl] (不良(悪い)の意味を表す接頭語).
mal [mǽl] [F] 病, 疾患.
mala [méilə] ①頬, = cheek, ②頬骨, = cheek bone.
malabsorption [mæləbsɔ́:pʃən] 吸収不良.
malabsorption syndrome (MAS) 吸収不良症候群(三大栄養素, ビタミン類, 微量元素, 水分吸収障害により慢性下痢, 体重減少, 栄養不良, 浮腫などを主徴とするもの. 低栄養状態にあることが重要. 本態性, 症候性, 消化吸収障害性, その他に分類される).
malacia [məléiʃiə] ①軟化〔症〕, ②異食症, 偏食, = pica 形 malacic, malacotic.
malaco- [mæləkou, -kə] (軟化の意味を表す接頭語).
malacoplakia [mæləkoupléikiə] マラコプラキア(中空臓器の粘膜にみられる軟性斑の形成).
malacosis [mæləkóusis] 軟化症, = malacia.
malacotic [mæləkátik] 軟化の.
malacotic tooth 軟化歯.
maladaptation [mælədæptéiʃən] 不適応, 順応不良.
maladaptation at work 職場不適応, = adjustment disorder.
maladie [máladi] [F] 病, 疾患, = malady.
malaise [məléiz] [F] 倦怠, 不快.
malalignment [mæləláinmənt] 不正歯列(歯弓線の正常位から転位して歯が並んでいる状態), = malalinement.
malalignment of teeth 歯列不正.
malar [méilər] 頬の, 頬骨の.
malar bone 頬骨, = jugal bone, os zygomaticum.
malaria [məléəriə, -lǽr-] マラリア(アノフェレスカの媒介によりマラリア原虫 *Plasmodium* が赤血球内に寄生して起こる寄生虫性熱病で, 発熱悪寒, 脾腫を特徴とし, 原虫は赤血球に侵入して溶血を起こすために, 貧血を伴う) 形 malarial.
malarial [məleəriəl] マラリア〔性〕の.
malarial crescent 半月体(熱帯マラリア原虫の生殖母体, 半月形をしている).
malarial fever マラリア熱.
malarial stippling マラリア斑点.
malar point 頬骨点(頬骨の外面にある最も隆起した点).
malar process 〔上顎骨〕頬骨突起, = processus zygomaticus maxillae.
Malassezia [mæləsí:ziə] マラセチア属(真菌. *M. furfur* はでん(癜)風の原因菌).
malasseziosis [mæləsi:zióusis] マラセチア症(担子菌系不完全菌酵母に属する *Malassezia* 属菌が引き起こす真菌症).
malassimilation [mæləsimiléiʃən] 同化不良.
malate synthase リンゴ酸シンターゼ, リンゴ酸縮合酵素(アセチルCoAとグリオキシル酸を縮合させリンゴ酸とCoAを生成する反応を触媒する酵素).
malathion [mæləθáiən] マラチオン(有機リン殺虫剤).
malaxation [mæləkséiʃən] ①煉和(軟膏をつくるときの), ②捏揉運動(マッサージにおける).
mal de mer 船酔い, = sea-sickness.
maldevelopment [mældivéləpmənt] 形成(発生)異常, 発達(発育)異常, 奇形.
male (M, m) [méil] 男性, 雄.
male infertility 男性不妊症.
male pattern baldness 男性型脱毛(若はげとも俗称される. 有効な治療法はない. 外用薬ミノキシジル, 内用薬フィナステリドなどが用いられる), = androgen alopecia.
maleruption [mælirʌ́pʃən] 生歯不全.
male sex chromosome (Y) 雄性核クロモゾーム(染色体).
male sex hormone 男性ホルモン,

= androgen.

male sterility 男性不妊(男性側の要因による不妊).

male to female ratio (M/F, M : F) 女性に対する男性の比率.

malformation [mælfɔ:méiʃən] 奇形, = defect, deformity, 形成異常.

malformed [mælfɔ́:md] 形成異常の, 奇形の.

malfunction [mælfʌ́ŋkʃən] 機能不全, 機能障害, = dysfunction.

malignancy [məlígnənsi] ①悪性, 悪性度, ②悪性腫瘍 形 malignant.

malignant [məlígnənt] 悪性の, 悪質な.

malignant anemia 悪性貧血, = progressive pernicious anemia.

malignant glaucoma 悪性緑内障.

malignant hyperthermia (MH) 悪性高熱〔症〕, 悪性高体温症(揮発性麻酔薬など全身麻酔により筋強直, 40°C以上の高熱をきたす. 骨格筋内のCa濃度上昇による. リアノジン受容体を含む骨格筋の興奮―収縮連関EC couplingに関するタンパクの遺伝子異常).

malignant lymphoma (ML) 悪性リンパ腫.

malignant malaria 悪性マラリア, = falciparum malaria.

malignant melanoma (MM) 悪性黒色腫(メラノサイトが癌化した悪性腫瘍. 転移能が高く, 予後不良), = melanoma.

malignant mesothelioma 悪性中皮腫(胸膜, 心外膜, 腹膜から発生する悪性腫瘍. 肉眼的に限局型, びまん型, 組織学的には上皮型と紡錘形, 細胞の増殖が優性な線維型に分けられる), = mesothelioma malignum.

malignant monoclonal gammopathy 悪性単クローン性免疫グロブリン血症(B細胞, 形質細胞の腫瘍性増殖性疾患(骨髄腫, H鎖病, 原発性マクログロブリン血症)を本態とする単クローン性免疫グロブリン血症).

malignant rheumatoid arthritis 悪性関節リウマチ(関節リウマチで小・中血管炎を伴うもの. 欧米ではrheumatoid vasculitisという呼称が一般的である).

malignant syndrome 悪性症候群(抗精神病薬投与により, 高熱, 頻脈, 発汗などの自律神経症状, 錐体外路症状, 自律神経障害, 高クレアチニンキナーゼ血症, 意識障害をきたし致死率が高い. 中枢ドパミン神経の機能不全, 骨格筋異常などが考えられる).

malignant teratoma (MT) 悪性奇形腫.

malignant tertian malaria 悪性三日熱マラリア, = falciparum malaria.

malignant tumor 悪性腫瘍.

malingerer [məlíŋgərər] 仮病者, 詐病者(罹患を装う者).

malingering [məlíŋgəriŋ] 詐病, 仮病.

malinterdigitation [mælintə:didʒitéiʃən] 咬合不正.

malleability [mæliəbíliti] 展性, 順応性 形 malleable.

mallear stria ツチ骨条(ツチ骨柄の鼓膜付着部, 明るいスジとして鼓膜の外から見える), = stria mallearis [L].

malleoincudal [mæliouíŋkjudəl] ツチ骨キヌタ骨の.

malleolus [məlí:ələs] 踝, くるぶし(足首の関節(距腿関節)の両側にある骨の突起) 形 malleolar.

malleolus fibulae 腓骨踝(外果のこと).

malleolus tibiae 脛骨踝(内果のこと).

malleostapediopexy [mælioustəpí:diəpeksi] ツチ・アブミ骨連結〔術〕.

malleotomy [mæliɑ́təmi] 踝部骨切り〔術〕.

mallet [mǽlit] ①槌(つち), = hammer, ②ツチ(槌)骨.

malleus [mǽliəs] ①ツチ骨, = malleus [L], ②鼻疽, = glanders, equinia.

Mallory body マロリー小体(アルコール性の肝炎, 肝硬変などの肝細胞内に発現する硝子様構造物), = alcoholic hyalin, alcoholic hyalin bodies.

Mallory-Weiss syndrome マロリー・ワイス症候群(ひどい吐気や嘔吐により起こる食道下端の裂創).

malnutrition [mælnju:tríʃən] 栄養不良, 栄養失調症, = dystrophy 形 malnutritional.

malnutrition-related diabetes mellitus (MRDM) 栄養不良関連糖尿病.

malocclusion [mæləklú:ʒən] 不正咬合(歯科矯正), 咬合異常(歯科補綴).

malodor [mǽloudər] 悪臭.

malpighian body マルピギー小体(糸球体とBowman嚢よりなる).

malpighian corpuscle マルピギー嚢, = renal corpuscle.

malposition [mælpəzíʃən] 変位(特に子宮内胎児の位置が異常なこと) 形 malposed.

malpractice [mælprǽktis] 医療過誤.

malpractice countermeasure 医療事故対策.

malpraxis [mælprǽksis] 医療過誤, = malpractice.

malpresentation [mælprezəntéiʃən] 胎位異常.

malrotation [mælroutéiʃən] 異常回転.

malt [mɔ́:lt] バクガ(麦芽).

Malta fever マルタ熱(ブルセラ症と呼ばれる感染症で, 急性の熱性疾患をきたす), = brucellosis.

maltase [mɔ́:lteis] マルターゼ(マルトースを2分子のグルコースに分解するバクガ糖酵素).

maltose [mɔ́:ltous] マルトース(バクガ糖，二糖系糖質補給薬).
maltreatment [mæltrí:tmənt] マルトリートメント(不適切な扱いのことで虐待の意として用いられる)，＝child abuse, child maltreatment.
malt sugar バクガ糖(マルトース).
malum [mǽləm] 病，疾患，＝disease.
malum coxae senile 老人性股関節炎.
malunion [mæljú:niən] 変形癒合(骨折の癒合について用いる).
mamilla [məmílə] 乳頭，＝mammilla.
mamillary [mǽmiləri] 乳頭の，乳頭様の.
mamillary line 乳頭線(乳頭を通る垂直線)，＝linea mamillaris [L].
mamillation [mæmiléiʃən] 乳頭様突起，乳頭状化，顆粒状化.
mamilliform [mǽmilifɔ:m] 乳頭状の.
mamma [mǽmə] 乳 房，＝mamma [L], breast 形 mammary.
mamma aberrans 迷入乳房.
mamma accessoria 副乳〔房〕，＝accessory breast.
mammal [mǽməl] 哺乳動物 形 mammalian.
mammalgia [məmǽlʤiə] 乳房痛，＝mastalgia.
mammaplasty [mǽməplæsti] 乳房形成〔術〕，＝mammoplasty.
mammary [mǽməri] 乳房の.
mammary gland 乳 腺，＝glandula mammaria [L].
mammary line 乳頭線(左右の乳頭を通る水平線)，乳線.
mammary tumor (MT) 乳房腫瘍.
mamma virilis 男性乳房.
mammectomy [məméktəmi] 乳房切除術.
mammelon [mǽmələn] 切縁結節(上顎中切歯発生当時に現れる3個の結節)，＝mamelon, papilla of cutting edge 形 mammelonated.
mammiform [mǽmifɔ:m] 乳房状の.
mammilla [məmílə] ①乳頭(ちくび)，②乳暈 形 mammillary.
mammillaria [mæmiléəriə] 乳頭の.
mammillary [mǽmiləri] 乳頭の，乳頭様の.
mammillary body 乳頭体(視床下部，脳弓の前端にある．海馬体，脳弓などとともに情動回路(Papez circuit)をつくる)，＝corpora mammillaria.
mammillary process 乳頭突起(腰椎の上関節突起の後部にある結節).
mammillation [mæmiléiʃən] 乳頭様突起，乳頭状化，顆粒状化 形 mammillate, mammilated.
mammilliform [məmílifɔ:m] 乳頭状の.
mammilliplasty [məmíliplæsti] 乳頭形成術，＝thelyplasty.
mammillitis [mæmiláitis] 乳頭炎.
mammitis [məmáitis] 乳房炎.
mammo- [mǽmə] (乳房を意味する接頭語).
mammogram [mǽməgræm] 乳房X線像.
mammography (MMG) [məmágrəfi] マンモグラフィ〔ー〕(乳房X線撮影．乳癌のスクリーニング検査として繁用される．専用X線撮影装置を用いて，乳房を挟み撮影する).
mammoplasty [mǽməplæsti] 乳房形成〔術〕，＝mammaplasty.
mammose [mǽmous] 巨大乳房の，乳頭をもつ.
mammotomy [məmátəmi] 乳房切開術，＝mastotomy.
mammotropic [mæmətrápik] 乳腺親和性の.
mammotropic hormone 乳腺刺激ホルモン(プロラクチン，乳汁分泌ホルモン)，＝prolactin.
manage [mǽniʤ] 管理する，取り扱う，処理する，治療する.
managed care 管理医療(ケア)，統制医療(第3者機関の支払い側が医師に対して，医療費の交渉をしたり，治療内容を監視する制度．医師の裁量に委ねられていた治療の決定権が，支払い側に移り，医師以外の職種によって医療が管理されるようになった).
management [mǽniʤmənt] 管理，取り扱い，処理，治療〔方針〕.
management of persons accidentally irradiated 被曝医療(放射線事故などで被曝した人の医療行為全体をさす).
Manchester operation マンチェスター手術(子宮脱に対する腟式手術).
mancinism [mǽnsinizəm] 左利き.
mandatory minute ventilation (MMV) 強制分時換気.
mandelic acid (MA) マンデル酸.
mandible [mǽndibl] ①下顎骨，＝inferior maxilla, mandibula [L]，②下顎 形 mandibular.
mandibula [mændíbjulə] [L] 下顎骨，＝mandible.
mandibular [mændíbjulər] 下顎骨の.
mandibular canal 下顎管(下顎骨の中にある管で下歯槽神経，血管などが通る)，＝canalis mandibulae [L].
mandibular cartilage 下顎軟骨，＝Meckel cartilage.
mandibular nerve 下顎神経(三叉神経の第三枝)，＝nervus mandibularis [L].
mandibular process (顎骨弓のこと(第一鰓弓))，＝mandibular arch.
mandibulum [mændíbjuləm] 下顎骨，＝mandible.

M

mandrel [mǽndril] ①心軸(回転物の心棒), ②マンドレル(歯科), ＝mandril.

mandrin [mǽndrin] マンドリン(注射針, 軟性カテーテルの腔内に挿入してある針金), ＝stilet.

maneuver [mənjú:vər] ①手技, ②用手分娩.

manganese (Mn) [mǽŋgəni:z] マンガン(鉄に類似の金属元素で, 原子番号25, 原子量54.9380, 比重7.25, 質量数55をもち, 栄養上必須といわれる).

mania [méiniə] ①躁病, ②熱狂 形 manic.

maniac [méiniæk] 躁病患者, 精神病者(現在は用いられない) 形 maniacal.

maniaphobia [meiniəfóubiə] 精神病恐怖[症].

manic [mǽnik, méin–] 躁病の.

manic-depressive 躁うつの.

manic-depressive psychosis (MDP) 躁うつ病(国際的には気分障害の中の双極性障害と呼称されている. しかし臨床的に単極性うつ病のほうが多い).

manic psychosis 躁病(感情の不安定が特徴).

manifest [mǽnifest] ①現(表)す, 明らかにする, ②現れる, ③明らかな, 明白な, 顕性の.

manifestation [mænifestéiʃən] 現れること, 発現(症候, 形質などの), 発症, 顕性化, 症状, 徴候.

manifest content 表出内容(夢に見たことを記憶していて, ありのまま口述すること).

manikin [mǽnikin] ①型, モデル, 模型, ②人体模型(小人, 人体模型などで, 医学原理の教材として用いられる), ＝phantom.

manipulate [mənípjuleit] 操作する, 扱う.

manipulation [mənipju:léiʃən] ①操作, 操縦, ②手技, ③処置, ④触診 形 manipulatory.

mannerism [mǽnərizəm] 衒奇症(げんきしょう), わざとらしさ(統合失調症, ことに緊張病者の奇妙な行為, 態度).

mannitol [mǽnitɔ:l] マンニトール(六水酸基アルコールの白色甘苦結晶. 滲透圧性利尿剤の一種).

mannose 6-phosphate receptor マンノース6-リン酸受容体(リソソーム酵素の細胞内輸送を担う受容体. 分子量215,000および46,000の2種がある).

mannose receptor マンノース受容体(固定マクロファージ(肺胞マクロファージ, クッパー細胞, 腹腔マクロファージなど)に結合するレクチン).

Mann sign マン徴候(①眼球突出性甲状腺腫患者の眼は同位置に並んでいないようにみえる. ②外傷性神経症では頭蓋の直流抵抗が低下する).

Mann-Wernicke contracture マン・ウェルニッケ拘縮(痙性片麻痺に際し, 上肢の手指は屈曲拘縮し, 前腕は回内回前屈曲し, 上腕は胸部に向かって内転する状態).

Mann-Whitney U test マン・ウィットニーU検定(それぞれに独立した2群間の差を検定する方法の一つ).

manometer [mənɑ́mitər] 圧力計, 検圧計, マノメータ, U字管圧力計 形 manometric.

Mansonella [mænsənélə] マンソネラ属(糸状虫の一属).

Mantel-Haenszll test マンテル・ヘンゼル検定.

mantle [mǽntl] 外套(終脳の表層部), ＝mantel.

mantle cell lymphoma (MCL) マントル細胞リンパ腫.

Mantoux test マントー試験(結核菌による過敏性を試験する皮内反応), ＝Mantoux reaction, Mendel test, intracutaneous tuberculin reaction.

manual method 手話.

manual muscle test (MMT) 徒手筋力テスト(個々の筋の力をみる方法. 正常を5, まったく筋収縮のない0まで6段階法を用いて表現する).

manubrium [mənjú:briəm] 柄(ツチ骨または胸骨の).

manubrium mallei ツチ骨柄(ツチ骨の下部).

manubrium sterni 胸骨柄(胸骨の最上部).

manus [méinəs] 手(て) 形 manual.

MAOI monoamine oxidase inhibitor (モノアミン酸化酵素阻害剤).

MAP ①mean airway pressure (平均気道内圧), ②mean arterial pressure (平均動脈圧), ③mannitol-adenine-phosphate (赤血球MAP「日赤」).

map [mǽp] 地図(遺伝子染色体上の位置を正確に同定すること).

maple sugar カエデ糖(糖楓の乳漿からつくった砂糖).

maple syrup urine メープルシロップ尿, カエデ糖尿(分枝アミノ酸のカルボキシル化に必要な酵素の欠乏で起こる症状で, 患者の体液, 特に尿がカエデ糖蜜のにおいがするため, この呼び名がつけられた).

maple syrup urine disease (MSUD) メープルシロップ尿症(分岐鎖α-ケト酸脱水酵素障害により発症する, 常染色体劣性遺伝病. ケトアシドーシス, 呼吸障害, 痙攣などを呈する).

mapping [mǽpiŋ] 写像, 地図.

MAR multiple antibiotic resistance (多剤耐性).

Marañón reaction マラニョン反応(甲

M

状腺腫で咽喉部の皮膚を刺激するときに起こる血管拡張)，＝Marañón sign.

Marañón syndrome マラニョン症候群(卵巣機能不全，脊柱側弯，扁平足を特徴とする).

marantic [mərǽntik] 消耗性の，憔悴性の，衰弱性の.

marasmus [mərǽzməs] 消耗〔症〕，＝athrepsia, decomposition, paedatrophy 形 marasmatic, marasmic.

marble bone 大理石様骨(骨石化症による骨の異常)，＝osteopetrosis.

marble bone disease 大理石骨病.

Marburg disease (MD) マールブルグ病(マールブルグウイルスによるウイルス性出血熱で，高熱，発疹，出血傾向などをきたす).

Marburg triad マールブルグ三徴(多発性硬化症の初期にみられる，① 痙攣，② 一過性の乳頭蒼白，③ 腹壁反射消失の3徴候をいう).

Marburgvirus [má:bəːgvaiərəs] マールブルグウイルス属(フィロウイルス科の一属で，*Lake Victoria marburgvirus* を含む).

march fracture 行軍骨折，＝march foot, fatigue fracture.

Marchiafava-Micheli syndrome マルキアファーヴァー・ミケリ症候群(発作性夜間血色素尿症).

Marcus Gunn syndrome マーカスガン症候群(下顎眼瞼異常運動症候群)，＝Gunn phenomenon.

Marden-Walker syndrome マーデン・ウォーカー症候群(短躯，眼瞼下垂，骨格と生殖器の異常，精神発達遅延を特徴とする．先天性異形症候群)，＝Suliman syndrome.

marfanoid [má:fənɔid] マルファン症候群様の.

Marfan syndrome マルファン症候群(常染色体性優性遺伝する先天性結合織病で過長四肢(特に過長な指趾；クモ指)，水晶体偏位，心血管系異常を伴う).

margaritoma [mɑ:gəritóumə] 真珠腫，＝cholesteatoma.

margin [má:ʤin] 縁，＝margo 形 marginal.

marginal [má:ʤinəl] 周縁の，辺縁の 名 margin.

marginal keratitis 辺縁角膜炎.

marginal sinus 辺縁洞(① 胎盤の辺縁部の静脈洞．② リンパ洞の中で辺縁部のもの).

marginal ulcer 辺縁潰瘍(胃空腸吻合部付近の空腸粘膜に起こる).

marginated eczema 頑癬(「いんきんたむし」とも呼ばれる).

margination [mɑ:ʤinéiʃən] 辺縁趨向(炎症初期に起こる白血球が内皮細胞に付着しやすくなる現象).

marginoplasty [mɑ:ʤínəplæsti, má:ʤin-] 辺縁形成術(眼瞼などの).

margo [má:gou] 縁，＝edge, margin 複 margines.

Marie-Bamberger disease マリー・バンベルガー病(ばち状指，長管骨の骨膜性骨新性，関節炎を主徴とする疾患．多くは二次性で，肺疾患，うっ血性心不全などの心疾患に合併するもの，遺伝性要因によるものがある．肥厚性骨関節症)，＝hypertrophic osteoarthropathy, hypertrophic pulmonary osteoarthropathy.

marihuana [mærihwá:nə] マリファナ，＝marijuana.

marine pollution 海洋汚染.

Marinesco-Sjögren syndrome マリネスコ・シェーグレン症候群(小脳失調，精神遅滞，身体発育異常，先天性白内障，高ゴナドトロピン性性腺機能低下などをみる常染色体劣性遺伝疾患).

marital history (MH) 結婚歴.

mark [má:k] ① 斑，汚点，② 目標，符号，象徴.

marked [má:kt] 著しい，顕著な，著明な.

markedly [má:kidli] 著しく，顕著に，著明に.

marker [má:kər] 標識，マーカー.

marmorated [má:məreit] 大理石様の.

marmoration [mɑ:məréiʃən] 大理石化，＝marbleization.

Maroteaux-Lamy syndrome マロトー・ラミー症候群(デルマタン硫酸が蓄積するムコ多糖代謝障害．常染色体性劣性遺伝).

marrow [mǽrou] 髄，骨髄(骨の中に含有されている造血組織).

Marshall-Marchetti-Krantz operation マーシャル・マーケッティ・クランツ手術(腹圧性失禁に対する手術).

marsupialization [mɑ:sju:piəlizéiʃən] 開窓療法，造袋術(胞虫嚢腫などを切開しその内容を除去した後，その縁を切開口に縫合すると，化膿して肉芽腫形成が起こる).

MAS ① malabsorption syndrome (吸収不良症候群)，② meconium aspiration syndrome (胎便吸引症候群).

masculation [mæskju:léiʃən] 男〔性〕化.

masculine [mǽskjulin] 男性の，雄の.

masculinity [mæskjulíniti] 男性特徴(男性化した状態．女性が心身ともに男性特徴を発揮したこと)，＝masculinism.

masculinization [mæskjulinaizéiʃən] 男性化，＝virilism.

masculinize [mǽskjulinaiz] 雄性化する，男性化する.

mask [mǽsk] ① 仮面，② マスク，③ 顔面包帯.

masked [mǽskt] 隠ぺい(蔽)性の，仮面性の.

M

masked depression 仮面うつ病(身体症状が前景にたち，精神症状が覆い隠されているうつ病).
masked gout 潜在性痛風(痛風症状を伴わない尿酸血症).
masked hypertension 仮面高血圧(診察室血圧測定が正常でも自由行動下の血圧が高いもの．自由行動下高血圧)，＝isolated ambulatory hypertension.
mask face 仮面顔(振戦麻痺にみられる不動顔で，表情が欠如するもの)，＝Parkinsonian mask.
masking [mǽskiŋ] 隠ぺい(蔽)，遮蔽.
masklike face 仮面様顔貌(錐体外路系疾患の時にみられる．特にパーキンソン病のときにきわめて高率に現れるあたかも仮面をつけているような顔貌).
masochism [mǽsəkizəm] 被虐性愛，マゾヒズム(嗜痛愛 algolagnia の一型，虐待または軽蔑されることにより性欲の満足を得る性倒錯症).
masochist [mǽsəkist] マゾヒスト，被虐性愛者.
mass [mǽs] ①質量(慣性を特徴とする物体固有の特性で，mks 単位では記号は kg)，②錬剤，③集団，④塊(触診により手に触感される腫脹)，＝massa.
massa [mǽsə] ①錬剤，②質量，③塊，＝mass.
massage [məsɑ́:ʤ] マッサージ，あんま(按摩).
mass casualty 大量災害(日常の救急医療体制で対応可能な人数以上に一時に傷病者が発生するような事態).
masseter [mæsí:tər] 咬筋(咀嚼筋の一つ)，＝musculus masseter [L].
masseteric [mæsí:tərik] 咬筋の.
masseteric artery 咬筋動脈(顎動脈の枝)，＝arteria masseterica [L].
masseteric hypertrophy 咬筋肥大症.
masseteric nerve 咬筋神経(三叉神経第三枝(下顎神経)の枝)，＝nervus massetericus [L].
masseur [məsə́:r] [F] ①マッサージ師，②あんま(按摩)器.
mass gathering medicine マスギャザリング医学(自然災害などで通常の医療体制では対処できない特別な状況におかれた集団を対象とする).
massive amnion aspiration syndrome 羊水過度吸引症候群(胎便吸引症候群と同義).
mass number 質量数(原子核中の陽子と中性子の数の和をいう).
massotherapy [mæsəθérəpi] マッサージ療法.
mass psychology 群衆心理.
mass reflex 集合反射(下行性運動経路の完全，不完全な損傷によって，損傷のレベル以下にみられる脊髄の全般的活動の脱抑制状態．脊髄病変部以下の神経が支配する全ての作用の消失．脊髄自動反射)，＝automatic spinal reflex.
mass spectrograph 質量分析器(原子または分子の質量を測る器械で，イオン化した物質が磁場や電場内で加速した際の偏位を測定する原理に基づく).
mass spectrometer 質量分析計.
mass spectrometry (MS) 質量分析法.
MAST multiple antigen simultaneous test (MAST 法).
mastadenitis [mæstædináitis] 乳腺炎.
mastadenoma [mæstædinóumə] 乳腺腫.
Mastadenovirus [mæstǽdinəvaiərəs] マストアデノウイルス属(アデノウイルス科の亜科で，ヒトアデノウイルスを含む).
mastalgia [mæstǽlʤiə] 乳腺痛.
mastatrophia [mæstətróufiə] 乳腺萎縮，＝mastatrophy.
mast cell 肥満細胞，マスト細胞(ヒスタミンを含み，花粉などの抗原でヒスタミンを放出(脱顆粒)する細胞).
mast cell leukemia 肥満細胞性白血病.
mastectomy [mæstéktəmi] 乳房切除術.
Master two-step test マスター二階段試験(心臓の冠動脈予備力を観察する運動負荷心電図検査).
masticate [mǽstikeit] そしゃく(咀嚼)する，かみくだく.
mastication [mæstikéiʃən] ①そしゃく(咀嚼)(噛みくだき)，②素練り 形 masticatory.
masticatory [mǽstikətəri, -tɔ:ri] そしゃく(咀嚼)の.
mastigote [mǽstigout] 鞭毛虫.
mastitis [mæstáitis] 乳腺炎，乳房炎.
mast(o)- [mæst(ou), -t(ə)] (乳房，乳突との関係を表す接頭語).
mastocyte [mǽstəsait] 肥満細胞，マスト細胞(組織好塩基細胞)，＝mast cell.
mastocytoma [mæstousaitóumə] 肥満細胞腫(線維細胞から発生する皮膚腫瘍).
mastocytosis [mæstousaitóusis] 肥満細胞症.
mastodynia [mæstədíniə] 乳房痛.
mastoid [mǽstɔid] 乳様突起，乳突 形 mastoidal.
mastoid air cells 乳突蜂巣(側頭骨の乳突起内にある蜂の巣状の空洞)，＝cellulae mastoideae [L]，mastoid cell.
mastoid antrum 乳突洞(側頭骨乳様突起内にある空洞)，＝antrum mastoideum [L].
mastoid bone 乳様突起(側頭骨の突起で外耳孔の後ろにあり胸鎖乳突筋の停止部)，＝processus mastoideus.
mastoid cell 乳突蜂巣，＝mastoid air

M

cell.

mastoidectomy [mæstɔidéktəmi] 乳様突起切開術(Schwartze の創案(1873 年)以来主要な手術).

mastoiditis [mæstɔidáitis] 乳突炎，乳様突起炎(急性と慢性の２型に区別される).

mastoid process 乳様突起(側頭骨にあり胸鎖乳突筋の停止部)，＝processus mastoideus [L].

mastoneoplasty [mæstouní:əplæsti] 乳房新造術.

mastopexy [mǽstəpeksi] 乳房固定術.

mastoplasia [mæstəpléiziə] 乳腺増殖症，＝mazoplasia.

mastoplasty [mǽstəplæsti] 乳房形成術.

mastoptosis [mæstɑptóusis, -stouptóus-] 乳房下垂.

mastorrhagia [mæstəréiʤiə] 乳腺出血.

mastosquamous [mæstouskwéiməs] 乳突側頭骨鱗状部の.

mastostomy [mæstástəmi] 乳腺排膿術.

mastotomy [mæstátəmi] 乳房切開術.

masturbation [mæstə:béiʃən] 手淫，自慰(マスターベーション)，＝self-pollution.

Matas operation マタス手術(動脈瘤形成術，瘤を切開し内側から瘤を縫縮する)，＝aneurysmoplasty.

Matas test マタス試験(治療上主幹動脈を閉塞する必要があるときに，一時的に閉塞して遠位の臓器に虚血性合併症が起きるか調べる).

matching [mǽʧiŋ] 適合，整合.

matching of blood 血液型適合試験(交差試験).

mater [méitər] 膜，＝mother.

materia [məti:riə] 物質，物体，＝matter, substance 形 material.

materia alba 白質(歯肉に近い歯の部分に沈着する物質で，粘液，上皮細胞，細菌，カビなどからなるもの)，＝white material.

material [məti:riəl] ①物質，実体，＝matter, substance, ②材料，原料.

material engineering 材料工学.

materia medica 薬物学.

materies [məti:ri:z] ①物質，物体，②膿，分泌物，病的産物.

maternal [mətə́:nəl] 母性の.

maternal and child care 母子保健(母親と乳幼児の健康の保持，増進を支援すること).

maternal and child health service 母子保健事業.

maternal care 母性保護，＝maternity protection.

maternal deprivation syndrome 愛情剥奪症候群，＝deprivation syndrome.

maternal heart rate (MHR) 母体心拍数.

maternal immunity 母児免疫(胎児，新生児が母体から受ける免疫).

maternal infection 母児感染，母子感染(感染母体から胎児，出生児への感染).

maternal line 母系.

maternal mortality rate (MMR) 母体死亡率(出産数 1,000 に対する母体死亡数の比).

Maternal Protection Law 母体保護法.

maternity [mətə́:niti] ①母性，②分娩して母となること，③産科病棟.

maternity hospital 産院.

mating [méitiŋ] 交配，配偶(生殖の目的で，動物または個人が同棲すること).

Mato cell マトウ細胞(間藤により命名された)，＝Mato FGP cell.

matrical [mǽtrikəl] 母体の，母型の，子宮の，基質の，＝matricial.

matrices [méitrisi:z] → matrix.

matricial [mətríʃəl] 母体の，基質の，＝matrical.

matrilineal [mætrilíniəl] 母系の，母系制の，女系の.

matrix [méitriks] ①床，基質，②母型，隔壁，鋳型，③行列(数字の) 複 matrices 形 matrical, matricial.

matrix metalloproteinase (MMP) マトリックスメタロプロテイナーゼ(組織再構築に関与する酵素群).

matrix metalloproteinase 3 (MMP-3) マトリックスメタロプロテイナーゼ-3 (滑膜から分泌される関節組織破壊に関わる酵素．関節リウマチにおいて血中濃度が上昇する).

matrix unguis 爪床，爪母(爪が成長し再生する部位)，＝nail matrix.

matron [méitrən] 総婦長(総〔看護〕師長).

matter [mǽtər] ①物質，物体，②膿，＝pus.

mattress suture マットレス縫合(垦床縫合ともいう連続縫合).

maturation [mæʧuréiʃən] 成熟(生体の) 動 mature.

maturation arrest 成熟停止，成熟抑制.

maturing temperature 熟成温度.

maturity [məʧú:riti] 成熟〔した状態〕.

Mauriac syndrome モーリアック症候群(糖尿病の小児における肝腫大を伴う小人症).

Mauthner sheath マウトネル鞘，＝axolemma.

MAX maximum (最大).

maxilla [mæksílə] 上顎骨，＝superior maxilla, supramaxilla, superior maxillary bone, upper jaw bone, maxilla [L] 形 maxillary.

maxillary [mæksíləri, mǽksi-] 上顎の，

顎骨の.

maxillary antrum 上顎洞(上顎骨内にある空洞. 副鼻腔の一つで, 蓄膿症とも関連する), = antrum Highmori.

maxillary artery 顎動脈(外頸動脈の枝), = arteria maxillaris [L].

maxillary nerve 上顎神経(三叉神経の第二枝), = nervus maxillaris [L].

maxillary process 上顎突起(下鼻甲介にある), = processus maxillaris.

maxillary sinus 上顎洞(上顎骨の中にある空洞, 副鼻腔を構成), = sinus maxillaris [L], antrum of Highmore.

maxillary veins 顎静脈, = venae maxillares [L].

maxillodental [mæksilədéntəl] 顎歯の, = alveolodental.

maxillofacial [mæksiləféiʃəl] 顎顔面の.

maxillomandibular [mæksiləmændíbjulər] 上下顎骨の.

maxillopalatine [mæksiləpǽləti:n] 顎口蓋の.

maxillopharyngeal [mæksiləfəríndʒiəl] 顎咽頭の.

maxillotomy [mæksilɑ́təmi] 顎骨切開〔術〕.

maximal [mǽksiməl] 最大の, = maximum.

maximal blood pressure 最大血圧.

maximum (MAX) [mǽksiməm] 最大.

maximum(-mal) acceptable daily intake (MADI) 最大1日摂取許容量.

maximum(-mal) airway pressure (P_{max}) 最高気道内圧.

maximum(-mal) allowable dose (MAD) 最大許容線量(法令で決められた放射線被曝の上限値. 現在は線量限度の語が使用されている).

maximum(-mal) breathing capacity (MBC) 最大換気量.

maximum(-mal) dose (MD) 最大投与量, 極量.

maximum elastanca (E_{max}) 収縮終末期最大圧容積比(心室の圧－容積曲線のループを画き, 負荷を変えて収縮終末期の点を結ぶと直線になり, この直線の勾配は心筋収縮性を表す).

maximum(-mal) expiratory flow rate (MEFR) 最大呼気流量率.

maximum(-mal) expiratory flow volume (MEFV) 最大呼気流量.

maximum(-mal) heart rate (MHR) 最大心拍数.

maximum(-mal) inspiratory capacity (MIC) 最大吸気量.

maximum(-mal) inspiratory flow (MIF) 最大吸気流量.

maximum(-mal) inspiratory flow rate (MIFR) 最大吸気流量率.

maximum(-mal) inspiratory pressure (MIP) 最大吸気圧.

maximum(-mal) midexpiratory flow (MMEF) 最大中間呼気流量.

maximum(-mal) permissible dose (MPD) 最大許容〔線〕量.

maximum(-mal) surgical blood order schedule (MSBOS) 最大手術血液(輸血)準備量.

maximum(-mal) sustained ventilatory capacity (MSVC) 最大持続換気量.

maximum(-mal) tolerated dose (MTD) 最大耐用量(有害反応のために投与中止となった薬剤の投与量).

maximum(-mal) toxic concentration (MTC) 最大中毒濃度.

maximum tubular reabsorptive capacity for glucose (TmG) 最大尿細管ブドウ糖再吸収能.

maximum velocity (V_{max}) 最大収縮速度.

maximum(-mal) voluntary ventilation (MVV) 最大換気量.

Mayaro virus マヤロウイルス(トガウイルス科のウイルスで, 南アメリカにおける未分化型熱の流行の原因となる).

Mayo operation メーヨー手術(臍ヘルニアの手術).

maze [méiz] 迷路, = labyrinth.

maze operation メイズ手術(1991年Coxらによって開発された心房細動に対する手術術式. 心房筋を迷路状に切開縫合されることから名付けられた).

mazo- [meizou, -zə] (乳房に関する接頭語).

Mb myoglobin (ミオグロビン).

MBC ① maximum(-mal) breathing capacity (最大換気量), ② minimum(-mal) bactericidal concentration (最小殺菌濃度).

MBD ① minimal brain damage (微細脳損傷), ② minimal brain dysfunction (微細脳機能障害).

MBF myocardial blood flow (心筋血流量).

MBG mean blood glucose (平均血糖値).

MBL menstrual blood loss (月経失血量).

MBP ① mean blood pressure (平均血圧), ② myelin basic protein (ミエリン塩基性タンパク).

MC mitral commissurotomy (僧帽弁交連裂開〔術〕).

MCA multiple congenital abnormality (多発先天異常).

McArdle disease マックアードル病(筋フォスフォリラーゼの先天的欠損症で起こる筋疾患. 激しい筋運動で疼痛, 筋硬直, 脱力を呈する), = type 5 glycogenosis.

McBurney point マックバーニー点(虫垂の正常位置に相当する点で, 腸骨の右側前上棘から約2インチの点で, それと臍とを結ぶ線上にある).

MCC methylcrotonyl CoA carboxylase (メチルクロトニル補酵素Aカルボキシラーゼ).

McCune Albright syndrome マックーン・オルブライト症候群(多骨性線維性骨異形成,カフェオレ斑,思春期早発を3主徴とし,甲状腺,下垂体などの内分泌腺や諸臓器の自律的機能亢進を伴う).

MCD multicentric Castleman disease (多中心性キャッスルマン病).

MCF ① myocardial contractile force (心筋収縮力), ② macrophage chemotactic factor (マクロファージ遊走因子).

mcg. microgram (マイクログラム).

MCH ① mean corpuscular hemoglobin (平均赤血球血色素量), ② muscle contraction headache (筋収縮性頭痛).

MCHC mean corpuscular hemoglobin concentration (平均赤血球血色素濃度).

MCI ① myocardial infarction (心筋梗塞), ② metacarpal index (メタカルパルインデックス).

MCIPC cloxacillin (クロキサシリン).

MCLS mucocutaneous lymphnode syndrome (皮膚粘膜リンパ節症候群,川崎病).

MCNS minimal change nephrotic syndrome (微小変化型ネフローゼ症候群).

M

MCP metacarpophalangeal joint (中手指節関節, MP関節).

MCR ① metabolic clearance rate (代謝クリアランス率), ② micronomicin (ミクロノマイシン).

MCS multiple chemical sensitivity (化学物質過敏症).

MCT ① mean circulatory(circulation) time (平均循環時間), ② mean corpuscular thickness (平均赤血球厚径), ③ multiple compressed tablet (多重圧縮錠剤), ④ medium chain triglyceride (中鎖脂肪酸).

MCTD mixed connective tissue disease (混合性結合組織病).

MCV mean corpuscular volume (平均赤血球容積).

McVay operation マクヴェー手術(鼠径ヘルニア,大腿ヘルニアの修復術).

MCx motor cortex (運動〔野〕皮質).

MD ① medical doctor (医師. M.D.), ② myocardial disease (心筋疾患), ③ muscular dystrophy (筋ジストロフィー), ④ myotonic dystrophy (筋強直(緊張)性ジストロフィー), ⑤ maximum(-mal) dose (最大投与量), ⑥ maintenance dose (維持量), ⑦ Marburg disease (マールブルグ病).

Md mendelevium (メンデレビウムの元素記号).

MDF myocardial depressant factor (心筋抑制因子).

MDI metered dose inhaler (定量噴霧式吸入器).

MDM medical decision making (医学判断学).

MDMA methylenedioxymetamphetamine (メチレンジオキシメタンフェタミン).

MDP manic-depressive psychosis (躁うつ病).

MDR ① multiple drug resistance (多剤耐性), ② minimum(-mal) daily requirement (最小1日必要量).

MDR1 gene multidrug resistance 1 gene (多剤耐性遺伝子).

MDRP multidrug resistant *Pseudomonas aeruginosa* (多剤耐性緑膿菌).

MDR-TB multidrug resistant tuberculosis (多剤耐性結核).

MDS ① myelodysplastic syndrome (骨髄異形成症候群), ② minimum data set.

MDS-HC minimum data set-home care.

ME ① medical engineering (医用工学), ② medical examination (医学検査), ③ myoclonus epilepsy (ミオクローヌスてんかん), ④ medical education (医学教育).

meal [mí:l] ① 食事(1食分の), ② 穀粉, ③ かゆ(粥).

meals on wheels 給食宅配サービス,食事搬入制度.

mean [mí:n] 平均値, = average.

mean airway pressure (MAP) 平均気道内圧.

mean arterial pressure (MAP) 平均動脈圧.

mean blood glucose (MBG) 平均血糖値.

mean blood pressure (MBP) 平均血圧.

mean calory 平均熱量(水1gを0°Cから100°Cまで上げる熱量の1/100).

mean corpuscular hemoglobin (MCH) 平均赤血球血色素量(赤血球1個当たりに含まれる血色素量の平均値).

mean corpuscular hemoglobin concentration (MCHC) 平均赤血球血色素濃度(単位容積赤血球当たりの血色素量の平均値).

mean corpuscular volume (MCV) 平均赤血球容積.

mean platelet volume (MPV) 平均血小板容積.

mean pulmonary arterial pressure (MPAP) 平均肺動脈圧.

mean residence time (MRT) 平均滞留時間(薬物を投与してから体外に排泄されるまでにかかる平均時間).

mean velocity of circumferential fiber shortening (mVCF) 平均内周収縮速度(左室収縮機能指標の一つ).

measles [mí:zlz] ① 麻疹(麻疹ウイルスの感染による急性伝染疾患), = rubeola,

morbilli, ② 嚢虫症(獣医学では線虫の幼生による家畜病), ③ 嚢虫(サナダムシ *Taenia solium* の幼生), = cysticercus cellulosae.

measles immune globulin 麻疹免疫グロブリン(麻疹に対して用いる受動免疫剤).

measles immunoglobulin (MIG) 麻疹免疫グロブリン.

measles inclusion body encephalitis (MIBE) 麻疹封入体脳炎(麻疹ウイルスに感染した免疫不全状態の患者にみられる致孔性脳炎. ミオクローヌスとせん妄を主徴とし, 大脳神経細胞内に麻疹抗原がみとめられ, かつエオジン好性核内封入体をみる疾患).

measles–mumps–rubella combined (vaccine) (MMR) 麻疹・おたふくかぜ・風疹混合ワクチン, MMRワクチン(麻疹生ワクチン, おたふくかぜ生ワクチン, 風疹生ワクチンからなるワクチン. 接種後の無菌性骨髄炎が問題となり1993年4月以降日本では使用されていない).

measles vaccine はしかワクチン(麻疹生ワクチン).

Measles virus 麻疹ウイルス(パラミクソウイルス科のウイルスで, 麻疹の原因となる).

measurable lesion 測定可能病変.

measure [méʒər] ① 測度, 計量, ② 約数, = divisor.

measurement [méʒəmənt] ① 測定, ② 測定値.

measurement of joint motion 関節可動域測定.

measurement of physical fitness 体力測定.

meatal [mi:éitəl] 道の, 管の.

meato– [mi:ətou, –tə] (孔, 管, 道などを表す接頭語).

meatoplasty [mí:ətəplæsti, mi:ǽtə–] 外尿道口形成術.

meatorrhaphy [mi:ətɔ́:rəfi] 尿道口縫合術.

meat sugar 肉糖(イノシトール), = inositol.

meatus [mi:éitəs] 道, 管 形 meatal.

MEC minimum(–mal) effective concentration (最小有効濃度).

mechanical [mikǽnikəl] ① 機械的な, ② 力学的な.

mechanical ileus 機械的イレウス(腸閉塞〔症〕).

mechanical ventilation (MV) 機械的換気.

mechanical vertigo 機械的めまい.

mechanism [mékənizəm] ① 機序, 機転, ② 機構, 構造, ③ 機械論, 機械観(無機世界と同じように生物学的現象は理化学的作用により営まれるという説で, 生気論 vitalism に対していう) 形 mechanistic.

mechano– [mékənou, –nə] (機械との関係を表す接頭語).

mechanocardiography [mekənoukɑ:diɑ́grəfi] 心機図検査〔法〕.

mechanogymnastics [mekənəʤimnǽstiks] 機械的運動, 機械体操.

mechanoreceptor [mekənouriséptər] 機械的受容器, = mechanicoreceptor.

mechanotherapy [mekənəθérəpi] 機械〔的〕療法, = mechanicotherapeutics.

mechlorethamine [meklɔ:réθəmi:n] メクロールエタミン(抗腫瘍薬).

mecillinam (MPC) [misílinəm] メシリナム(抗生剤アムジノシリン).

Meckel cavity メッケル腔(側頭骨錐体部先端の脳硬膜の間にあって, ガッセル神経節を抱合する腔).

Meckel diverticulum メッケル憩室(回腸憩室. 胎生初期の卵黄嚢茎の遺残物によって生じる), = diverticulum ilei.

Meckel ganglion メッケル神経節(翼口蓋神経節), = pterygopalatine ganglion.

Meckel syndrome メッケル症候群(脳瘤, 多指症, 腎嚢胞性異形成などを伴う常染色体性劣性遺伝の異常), = Meckel–Gruber syndrome.

meclizine hydrochloride 塩酸メクリジン(抗ヒスタミン薬. 制吐剤としても用いる).

meconium [mi:kóuniəm] ① 胎便, ② アヘン, = opium.

meconium aspiration syndrome (MAS) 胎便吸引症候群, 羊水吸引症候群(胎便に汚染された羊水を吸引して起こる呼吸障害. 分娩時に多く発生する. 胎児ジストレスの要因の一つ).

meconium ileus 胎便性イレウス(腸閉塞), = dysporia entero–broncho–pancreatica congenita.

meconium staining 羊水混濁.

MED minimum(–mal) effective dose (最低有効量).

Med. medicine (医学, 薬学).

MedDRA Medical Dictionary for Regulatory Activities (ICHの協力により開発された国際医学用語集. メドラー).

media [mí:diə] ① 培養基, 培地, ② 中側の(血管の中膜), ③ 中脈(昆虫の).

mediad [mí:diæd] 正中方向へ.

medial [mí:diəl] 内側の.

medial angle of eye 内眼角(上眼瞼と下眼瞼があわさる内側の角. 目頭に相当する), = angulus oculi medialis [L].

medial antebrachial cutaneous nerve 内側前腕皮神経, = nervus cutaneus antebrachii medialis [L].

medial arcuate ligament 内側弓状靱帯(横隔膜の起始の一部で, 第一腰椎の椎体と肋骨突起間にある), = ligamentum arcuatum mediale [L].

medial brachial cutaneous nerve 内側上腕皮神経, ＝nervus cutaneus brachii medialis [L].

medial circumflex femoral artery 内側大腿回旋動脈(大腿動脈の枝), ＝arteria circumflexa femoris medialis [L].

medial circumflex femoral veins 内側大腿回旋静脈, ＝venae circumflexae femoris mediales [L].

medial condyle 内側顆(大腿骨下端と脛骨上端の内側の部分で膝関節を構成する), ＝condylus medialis [L].

medial crus 内側脚, ＝crus mediale [L].

medial cuneiform 内側楔状骨(足根骨の一つ), ＝os cuneifornle mediale [L].

medial epicondyle 内側上顆(①上腕骨肘側の内側隆起部. ②大腿骨膝側の内側隆起部), ＝epicondylus medialis [L].

medial fasciculus 内側神経束(腕神経叢の一部で正中神経の一部と尺骨神経に分かれる), ＝fasciculus mamillothalamicus [L].

medial forebrain bundle 内側前脳束(視床下部内において前視領と嗅中枢とを結ぶ束), ＝Wallenburg bundle.

medial geniculate body 内側膝状体(聴覚の中継核として下丘腕から線維をうけ, 大脳皮質聴覚領へ投射する線維を出す), ＝corpus geniculatum mediale [L].

medial hamstring 内側膝腱, 内側ハムストリング(膝屈筋群で内側にあるもの. 半膜様筋, 半腱様筋).

medial inferior genicular artery 内側下膝動脈, ＝arteria genus inferior medialis [L].

medial inguinal fossa 内側鼠径窩, ＝fossa inguinalis medialis [L].

medialis [mi:diéilis] 内側の.

medial lemniscus 内側毛帯(延髄から薄束と楔状束を経て触覚や深部感覚などを伝える上行性伝導路, 延髄視床路), ＝lemniscus medialis [L].

medial longitudinal fasciculus (MLF) 内側縦束(後縦束ともいう. 中脳から脊髄にある神経線維の通路), ＝fasciculus medialis longitudinalis [L].

medial malleolar arterial network 内果動脈網, ＝rete malleolare mediale [L].

medial malleolus 内果, ＝malleolus medialis [L].

medial meniscus 内側半月(膝関節半月板の内側部), ＝meniscus medialis [L].

medial palpebral arteries 内側眼瞼動脈, ＝arteriae palpebrales mediales [L].

medial palpebral ligament 内側眼瞼靱帯(内眼角にあり後方に涙嚢が位置する), ＝ligamentum palpebrale mediale [L].

medial pectoral nerve 内側胸筋神経(腕神経叢の枝の一つで大胸筋, 小胸筋を支配), ＝nervus pectoralis medialis [L].

medial plantar artery 内側足底動脈(後脛骨動脈の枝の一つ), ＝arteria plantaris medialis [L].

medial plantar nerve 内側足底神経(脛骨神経の枝), ＝nervus plantaris medialis [L].

medial proper palmar digital nerve 内側固有掌側指神経, ＝nervus digitalis palmaris proprii medialis [L].

medial pterygoid 内側翼突筋(咀嚼筋の一つ), ＝musculus pterygoideus medialis [L].

medial pterygoid nerve 内側翼突筋神経, ＝nervus pterygoideus medialis [L].

medial rectus 内側直筋(眼筋の一つ), ＝musculus rectus medialis [L].

medial superior genicular artery 内側上膝動脈, ＝arteria genus superior medialis [L].

medial sural cutaneous nerve 内側腓腹皮神経, ＝nervus cutaneus surae medialis [L].

medial umbilical ligament 臍動脈索(胎児と胎盤を結ぶ臍動脈の遺残), ＝ligamentum umbilicale mediale [L].

median (M, m.) [mí:diən] ①正中の, 中央の, ②中央値, メディアン, 中間数, 中等値(配列の中央に位置するものがもつ変量の値).

median antebrachial vein 前腕正中皮静脈, ＝vena mediana antebrachii [L].

median artery 正中動脈(胎児期には前腕の主な動脈であるが, 生後は正中神経に伴行する小さな動脈), ＝arteria mediana [L].

median cubital vein 肘正中皮静脈, ＝vena mediana cubiti [L].

median effective dose (ED_{50}) 50％有効量.

median fatal dose (FD_{50}) 50％致死量.

median infective dose (ID_{50}) 50％感染量.

median laryngotomy 正中喉頭切開〔術〕.

median lethal dose (LD_{50}) 50％致死量, 半致死量.

median nerve 正中神経(腕神経叢の枝の一つで主に前腕屈側と手の筋, 皮膚に分布), ＝nervus medianus [L].

median sacral artery 正中仙骨動脈, ＝arteria sacralis mediana [L].

median sacral vein 正中仙骨静脈,

M

= vena sacralis mediana [L].
median sagittal plane 正中矢状面(体，器官を左右に2等分する面).
median toxic dose (TD_{50}) 50％中毒量.
mediastinal [mi:diæstáinəl] 縦隔の.
mediastinal emphysema 縦隔気腫(縦隔内に空気が侵入したもの．食道，気管支，肺の損傷，気胸，激しい咳嗽などが原因となる．聴診では心音に同期して捻髪音を聴取する(Hamman sign)).
mediastinitis [mi:diæstináitis] 縦隔炎.
mediastinography [mi:diæstiágrəfi] 縦隔造影法.
mediastinopericarditis [mi:diæstinəperikɑ:dáitis] 縦隔心膜炎.
mediastinoscope [mi:diəstínəskoup] 縦隔鏡.
mediastinoscopy [mi:diæstináskəpi] 縦隔鏡検査〔法〕.
mediastinotomy [mi:diæstinátəmi] 縦隔切開術.
mediastinum [mi:diæstáinəm] 縦隔〔洞〕(左右の肺，胸骨，胸椎，横隔膜で囲まれた領域，心臓や食道，気管などが位置する)，= mediastinum [L] 形 mediastinal.
mediate [mí:dieit] 間接の，= indirect.
mediation [mi:diéiʃən] 仲介，介在，調停.
mediator [mí:dieitər] メディエイタ，仲介者，調停器，媒介物質，伝達物質.
medicable [médikəbl] 治療し得る.
Medicaid [médikeid] メディケイド(アメリカの低所得者を対象とした公的な医療保険制度).
medical [médikəl] ①医学の，②内科の，③薬剤の.
medical audit 医療監査.
medical care 医療，診療.
Medical Center 医療センター(医科大学，付属病院，医学研究所などの総称名).
medical certificate 診断書.
medical communication 医療コミュニケーション(医療機関内での良好な医療従事者－患者・家族間関係の樹立を目的としたコミュニケーション).
medical decision making (MDM) 医学判断学.
medical diathermy 内科的ジアテルミー(組織を死滅させない程度の透熱療法)，= thermopenetration.
medical doctor (M.D.) 医師.
medical engineering (ME) 医用工学.
medical ethics 医道，医の倫理(医師道徳の規約で，各国の医師会またはそれに関係ある団体で成典として規定されている).
medical examiner system 監察医制度.
medical exposure 医療被曝，= medical irradiation.
medical insurance system 医療保険制度.
medical jurisprudence 医療法制.
medical nutrition therapy (MNT) 医学的栄養療法.
medical record (MR) 医学記録.
medical rehabilitation (MR) 医学的リハビリテーション.
medical representative (MR) 医薬情報担当者.
medical social worker (MSW) 医療ソーシャルワーカー.
medical student (MS) 医学生.
medical subject headings 医学主題見出し，医学件名表目表.
medical technician (MT) 臨床検査技師.
medical technology 臨床検査学(法).
medical treatment (MT) 内科的治療.
medical zoology 医動物学.
medicament [midíkəmənt, médi-] 薬物.
medicament for external application 外用薬.
medicamentous dose 薬用量.
Medicare [médikɛər] メディケア(アメリカの公的老人医療保険制度).
medicaster [medikǽstər] やぶ医者，= charlatan, quack.
medicate [médikeit] 薬剤処理の.
medication [medikéiʃən] 投薬〔法〕.
medication error 調剤過誤.
medication teaching 服薬指導(服薬説明．薬剤師による患者への服薬注意などの説明).
medicinal [midísinəl] ①薬剤の，②治療的.
medicinal restraint 薬物拘束(麻薬，鎮静薬を用いて興奮状態の精神病者を拘束すること).
medicinated bath 薬浴.
medicine (Med.) [médisin] ①薬剤，②診療，③医学，④内科学.
medicochirurgic [medikoukairə́:dʒik] 内科外科学の.
medicodental [medikədéntəl] 医歯科学の.
medicolegal [medikəlí:gəl] 法医学の.
medicolegal autopsy 法医解剖.
medicophysics [medikfíziks] 医〔学〕物理学.
medio- [mi:diou, -diə] (中央，中間を表す接頭語).
mediocarpal [mi:diouká:pəl] 手根中部の，= midcarpal.
mediolateral [mi:diəlǽtərəl] 中外側の.
mediolateral oblique (MLO) 内外斜位方向.
medionecrosis [mi:diounikróusis] 中膜壊死(大動脈の).

M

mediotarsal [midiətá:səl] 足根中部の.
mediotarsal amputation 足根中部切断, ＝Chopart amputation, midtarsal amputation.
Mediterranean anemia 地中海貧血, ＝thalassemia.
Mediterranean fever 地中海熱(*Brucella* による感染症. 地中海沿岸, アラビア半島などに多い), ＝brucellosis, Malta fever.
medium [mí:diəm] ①媒質(近接作用の行われる物質または空間), ②手段, ＝means, ③培養基, 培地, ④中等度, 中庸 複 media.
medium chain triglyceride (MCT) 中鎖脂肪酸.
MEDLARS Medical Literature Analysis and Retrieval System (アメリカ国立医学図書館の医学文献情報システム. メドラス).
MEDLINE Medical Literature Analysis Retrieval System on Line (MEDLARS のオンライン版. メドライン).
medroxyprogesterone acetate 酢酸メドロキシプロゲステロン(黄体ホルモン薬. 経口避妊薬).
medulla [midʌ́lə, midjú:l–] 髄, 髄質(骨髄, 脊髄, 延髄などをいう), ＝medulla [L] 形 medullar, medullary.
medulla dorsalis 脊髄, ＝medulla spinalis.
medulla nephrica 腎髄(腎錐体の総称).
medulla oblongata 延髄(脊髄の上方に位置し, 呼吸中枢などがある. 中脳, 橋とともに脳幹をつくる), ＝medulla oblongata [L].
medulla of lymph node リンパ節髄質.
medulla of thymus 胸腺髄質(やがて末梢へ移動する成熟Tリンパ球が多く存在する).
medulla ossium 骨髄, ＝bone marrow.
medulla ossium flava [L] 黄〔色〕骨髄, ＝yellow bone marrow.
medulla ossium rubra [L] 赤〔色〕骨髄, ＝red bone marrow.
medullary [midʌ́ləri, médjul–] 髄の, 髄質の.
medullary cavity 髄腔(骨にあり骨髄をいれる腔), ＝cavum medullare [L].
medullary cone 脊髄円錐(脊髄の最下端部で円錐形に終わる部位), ＝conus medullaris [L].
medullary groove 神経溝, ＝neural groove.
medullary plate 髄板(神経板のこと. 将来神経管, 神経堤となる), ＝neural plate, dorsal plate.
medullary sarcoma 髄様肉腫.
medullary sponge kidney (MSK) 髄質性海綿腎.
medulla spinalis 脊髄, ＝spinal cord.
medullated [médjuleitid] ①髄質を含有した, ②有髄鞘の.
medullated nerve 有髄神経(髄鞘をもつ神経線維).
medullectomy [medjuléktəmi] 髄質切除術.
medullization [medjulizéiʃən] 骨髄形成, 髄質化(骨炎の経過中にみられる骨組織が希薄となって骨髄が発生すること).
medulloadrenal [midʌlouædrí:nəl] 副腎髄質の.
medulloarthritis [midʌlouɑ:θráitis] 関節部骨髄炎.
medulloblast [midʌ́ləblæst] 髄芽細胞(神経芽細胞 neuroblast または神経膠芽細胞 glioblast, spongioblast に分化する幼若細胞), ＝neuroepithelial cell.
medulloblastoma [midʌloublæstóumə] 髄芽腫, ＝neurospongiome.
medulloencephalitis [midʌlouenséfələs] 脊髄脳炎.
medulloepithelioma [midʌlouepiθi:lióumə] 髄〔様〕上皮腫(原始神経管に類似の構造が出現する未分化な神経外胚様性腫瘍).
Medusa head メズサの頭(下大静脈系の循環障害があるとき, 静脈血は胸腹壁静脈を通って上大静脈に入り心臓にかえる. この際, 臍窩周囲の静脈が放射状に著しく怒張し, 蛇行した状態).
MEE multilocus enzyme electrophoresis (多局性酵素電気泳動〔法〕).
MEF midexpiratory flow (中間呼気流量).
mefenamic acid メフェナム酸(抗炎症薬, アントラニル酸系解熱鎮痛薬).
MEFR maximum(–mal) expiratory flow rate (最大呼気流量率).
MEFV maximum(–mal) expiratory flow volume (最大呼気流量).
MEG magnetoencephalography (脳磁図検査法).
mega– [megə] (巨大の意味を表す接頭語).
megabladder [megəblǽdər] 巨大膀胱.
megacalycosis [megəkælikóusis] 巨大腎杯症.
megacecum [megəsí:kəm] 巨大盲腸.
megacephalic [megəsifǽlik] 巨〔大〕頭〔蓋〕の.
megacephalous [megəséfələs] ＝megacephalic.
megacephaly [megəséfəli] 巨〔大〕頭〔蓋〕症(頭蓋内積 1,450 mL 以上のもの).
megacolon [megəkóulən] 巨大結腸〔症〕(臨床上, 次の3型が区別される. ①先天型すなわち Hirschsprung 病. ②機能性巨大結腸. ③症候性巨大結腸), ＝giant colon, congenital idiopathic dilata-

M

tion of colon, Hirschsprung disease.

megacystis [megəsístis] 巨大膀胱, = megabladder.

megadont [mégədɑnt] ①大歯型, ②大歯人種.

megadontism [megədɑ́ntizəm] 巨大歯〔症〕.

megadyne [mégədain] メガダイン(力の単位), = 10^6dyne.

megaerg [mégəə:g] メガエルグ(仕事の単位), = 10^6erg.

megaesophagus [megəi:sɑ́fəgəs] 巨大食道.

megafarad [megəfǽrəd] メガファラッド(電気容量の単位), = 10^6F.

megahertz (MHz) [mégəhə:ts] メガヘルツ(振動数の単位), = 10^6Hz.

megakaryo- [megəkæriou, -riə] (巨核の意味を表す接頭語), = megacaryo-.

megakaryoblast [megəkǽriəblæst] 巨核芽球(骨髄でつくられ巨核球 megakaryocyte に成熟する母細胞).

megakaryoblastoma [megəkæriəblæstóumə] 巨核芽球腫(誤ってホジキン病の別名として用いられたことがある).

megakaryocyte [megəkǽriəsait] 巨核球(巨核芽球の成熟したもので, 正常骨髄に存在し血小板を産生する).

megakaryocytic [megəkæriəsítik] 巨核球の.

megakaryocytic leukemia 巨核球性白血病(増殖した白血病細胞が巨核芽球起源と考えられる白血病).

megakaryocytopoiesis [megəkæriəsaitoupɔií:sis] 巨核球増殖性の.

megakaryocytosis [megəkæriousaitóusis] 巨核球増加〔症〕.

megakaryopoiesis [megəkærioupɔií:sis] 〔骨髄〕巨核球生成 形 megakaryopoietic.

megalgia [megǽldʒiə] 激痛.

megalo- [megəlou, -lə] (巨大の意味を表す接頭語).

megaloblast [mégələblæst] 巨〔大〕赤芽球(DNA 合成に必須のビタミンB_{12}, 葉酸欠乏でみられる異常赤芽球. 巨赤芽球が特徴的な貧血は巨赤芽球性貧血と呼ばれる).

megaloblastic anemia 巨赤芽球性貧血(造血細胞の DNA 合成障害により引き起こされる巨赤芽球性造血の貧血).

megalocardia [megəloukɑ́:diə] 巨心症, 心肥大, = cardiomegalia.

megalocephalia [megəlousifǽliə] ①巨〔大〕脳, ②骨性獅子面, = megalocephaly, leontiasis ossea.

megalocheiria [megəloukáiriə] 巨〔大〕手〔症〕, = megalochiria, macrocheiria.

megalocheirous [megəloukáirəs] 巨大手の.

megalocornea [megəloukɔ́:riə] 巨大角膜, = macrocornea.

megalocystis [megələsístis] 巨大膀胱, = megacystis.

megalocyte [mégələsait] 巨〔大〕赤血球(巨赤芽球 megaloblast が成熟して脱核したもので, 悪性貧血などでみられ, MCV 上昇がある), = giantocyte.

megalocytic anemia 巨赤血球性貧血, = macrocytic anemia.

megalocytosis [megəlousaitóusis] 巨赤血球増加症.

megalodactylia [megəloudæktíliə] 巨大指症, = megalodactylism.

megalodontia [megələdɑ́nʃiə] 巨〔大〕歯症, = macrodontia.

megaloenteron [megəlouéntərɑn] 巨〔大〕腸〔管〕症, = enteromegaly.

megaloerythema [megəlouiriθí:miə] 巨大紅斑, = megalerythema.

megaloesophagus [megəloui:sɑ́fəgəs] 巨大食道, = megaesophagus.

megalogastria [megələgǽstriə] 巨大胃〔症〕.

megaloglossia [megələglɑ́siə] 巨舌症.

megalohepatia [megəlouhipǽtiə] 巨肝症.

megalokaryocyte [megələkǽriəsait] 〔骨髄〕巨核球, 〔骨髄〕巨核細胞, = megakaryocyte.

megalomania [megəlouméiniə] 誇大妄想.

megalomaniac [megəlouméiniæk] 誇大妄想〔患〕者.

megalomelia [megəloumí:liə] 巨〔大〕肢症.

megalonychia [megəlouníkiə] 巨〔大〕爪症, = onychauxis.

megalonychosis [megəlɑnikóusis] = megalonychia.

megalophthalmus [megəlɑfθǽlməs] 巨〔大〕眼〔球〕症, = buphthalmos.

megalopodia [megəloupóudiə] 巨〔大〕足〔症〕, = macropodia.

megalosyndactyly [megəlousindǽktili] 巨大合指〔症〕.

megaloureter [megəloujurí:tər] 巨大尿管.

-megaly [megəli] (大きいを意味する接尾語).

megarectum [megəréktəm] 巨大直腸.

megavolt [mégəvoult] メガボルト(100万ボルト).

megohm [mégoum] メグオーム(100万オーム).

MEI middle ear implant (人工中耳).

meibomian cyst マイボーム腺嚢胞(眼瞼の骨格となる瞼板の中に, 眼瞼縁に直角に並んでいる腺が嚢胞状に腫大したもの. 霰粒腫), = chalazion.

meibomian gland マイボーム腺(瞼板腺), = glandulae tarsales [L].

meibomianitis [maiboumiənáitis] 瞼板

M

腺炎，＝meibomitis.

Meige syndrome メージュ症候群(成人発症の特発性の口，顔面の異常運動(ジストニー))，＝Brueghel syndrome，cranial dystonia.

Meigs syndrome メーグス症候群(卵巣腫瘍，通常線維腫に伴って腹水，胸水を認める).

m(e)io– [maiou, maiə] (①縮小，短縮，小形など．②収縮，低下の意味を表す接頭語).

meiosis [maióusis] 減数分裂，還元分裂 形 meiotic.

Meissner corpuscle マイスネル小体(真皮乳頭内にある結合織に囲まれた楕円形の触覚神経終末器)，＝Meissner–Wagner corpuscle, tactile corpuscle.

Meissner plexus マイスネルの粘膜下神経叢(消化管の粘膜下層にある神経叢)，＝plexus neruvorum submucosus [L].

melagra [milǽgrə] 肢痛(上肢，下肢痛).

Melaleuca [meləl(j)ú:kə] コバノブラシノキ属(フトモモ科 *Myrtaceae* の一属).

melalgia [milǽlʤiə] 四肢痛，股神経痛.

melancholia [melənkóuliə] うつ病(精神的ならびに身体的活動が異常に抑制される精神病で，憂うつ感情が特徴) 形 melancholic.

melancholiac [melənkóuliæk] ①うつ病患者，②憂うつ質.

melancholia hypochondriaca ヒポコンドリー性うつ病.

melancholic [melənkálik] 黒胆汁質，憂うつ質(ささいなことを重大に考え，取り越し苦労，心配性で他人を信用しない気質).

melancholic temperament 黒胆汁質(憂うつ質とも呼ばれ，極度に達すると，ヒポコンドリーに陥る).

melancholy [mélənkəli] メランコリー(メランコリーの語源はギリシャ時代にさかのぼり「黒胆汁」を意味した．長い変遷の後，現在は内因性うつ病とみなされている)，＝melancholia，うつ病.

melanemia [meləní:miə] 黒血症(メラニン血症．不溶性色素メラニンが末梢血に存在する).

melangeur [melɑnʒə́:r] メランジュール(視算法による血球算定に際し血液希釈に用いるピペット).

mélangeur [melɑnʒə́:r] [F] メランジュール(血球計算において血球計算板 hemocytometer とともに用いられる血液を希釈するためのピペット).

melaniferous [meləníførəs] メラニン色素含有の.

melanin [mélənin] メラニン，黒素(5,6–dihydroxyindole–2–carboxylic acid の重合体．皮膚，毛髪，黒色腫，網膜脈絡層，大脳黒質などに含有される細胞産物).

melanism [mélənizəm] 黒皮症，黒化，＝melanosis.

melan(o)– [mélən(ou), –n(ə)] (黒色の意味を表す接頭語).

melanoameloblastoma [melənouəmeloublæstóumə] メラニン性エナメル上皮腫，メラニン性アダマンチノーマ.

melanoblast [mélənəblæst] メラニン芽細胞，黒色芽細胞(メラニンを原形質中にもつ上皮細胞).

melanoblastoma [melənəblæstóumə] メラニン芽〔細胞〕腫，黒芽〔細胞〕腫.

melanocancroid [melənəkǽŋkrɔid] 黒色カンクロイド(黒色類癌腫).

melanocarcinoma [melənəkɑ:sinóumə] 黒色癌(黒腫).

melanocyte [mélənəsait] メラノサイト，メラニン〔形成〕細胞，色素細胞.

melanocyte–stimulating hormone (MSH) メラニン細胞刺激ホルモン(脳下垂体中葉ホルモンの一つ)，＝melanophore stimulating hormone.

melanocytoma [melənousaitóumə] メラニン細胞腫.

melanoderma [melənədə́:mə] 黒皮症(全身性の褐色から黒褐色の色素沈着．アジソン病，ヘモクロマトーシスなどにみられる皮膚症状の総称)，＝melanodermia, melanopathy 形 melanodermic.

melanodes [milǽnədi:z] 黒色の，＝melanoid.

melanogenesis [melənəʤénisis] メラニン発生.

melanoglossia [melənəglásiə] 黒舌〔症〕(黒毛舌．舌背の表面にみられる．抗生剤などの菌交代現象が主な誘因と考えられる)，＝black tongue.

melanoid [mélənɔid] ①類黒色素(人工的メラニン)，＝artificial melanin, factitious melanin，②メラニンの.

melanoleukoderma [melənoulju:kədə́:mə] 白斑黒皮症.

melanoleukoderma colli 頸部白斑黒皮症(梅毒患者の頸部にみられる黒白斑点状変化)，＝syphilitic leukoderma, venereal collar of Venus.

melanoma [melənóumə] 黒色腫，悪性黒色腫，メラノーマ.

melanomatosis [melənoumətóusis] 黒色腫症(メラノサイトは脳軟膜に少数存在．黒色腫が広汎になり悪性化したものが悪性黒色腫)，＝melanocytoma.

melanonychia [melənəníkiə] 黒爪〔症〕，メラニン爪，＝black nail.

melanopathy [melənápəθi] 黒皮症(皮膚色素沈着症)，＝melanoderma, melanosis.

melanophage [mélənəfeiʤ] メラノファージ，メラニン貪食組織球.

melanoplakia [melənoupléikiə] 黒斑(口腔内の黒色素沈着).

melanosarcoma [melənousɑ:kóumə]

黒色肉腫.

melanosarcomatosis [melənousɑ:kou-mətóusis] 黒色肉腫症(悪性黒色腫のこと).

melanosis [melənóusis] 黒皮症, = melanoderma 形 melanotic.

melanosis coli 結腸黒皮症.

melanosis Riehl リール黒皮症(女子顔面黒皮症), = Riehl melanosis.

melanosome [mélənəsoum] メラノソーム.

melanotropin release-inhibiting hormone メラノトロピン放出抑制ホルモン.

melanotropin-releasing hormone メラノトロピン放出ホルモン.

melanuria [melənjú:riə] メラニン尿, 黒色尿症(メラノジェンの酸化物が尿中に排泄されること), = melanuresis 形 melanuric.

MELAS (mitochondrial myopathy, encephalopathy, lactic acidosis and stroke like episodes . メラス).

melasma [milǽzmə] 黒皮症.

melasma gravidarum 妊娠性黒皮症(妊娠性肝斑).

melatonin [melətɑ́nin] メラトニン(松果体でつくられるトリプトファン由来のアミン, 日周リズム, 性機能調節などをつかさどる. *N*-アセチル-5-メトオキシトリプタミン), = 5-methoxy-*N*-acetyl tryptamine.

melena [milí:nə] メレナ, 下血(新生児メレナは新生児出血性素因の一つで, ビタミンKの欠乏によりプロトロンビンが低下して出血する. 消化管出血による下血が特徴), = melaena 形 melenic.

meli- [meli, mili] (ハチミツとの関係を表す接頭語).

Melia [mí:liə] センダン属(センダン科 *Meliaceae* の一属. センダン[楝檀] *M. azedarach* の樹皮(クレンピ[苦楝皮])および果実(クレンシ[苦楝子])は煎剤として駆虫, 皮膚疾患などに用いられる).

melitis [miláitis] 頬炎.

Melkersson-Rosenthal syndrome メルカーソン・ローゼンタール症候群(肉芽腫性口唇炎, 亀裂舌, 顔面神経麻痺. 常染色体性優性遺伝).

melo- [melou, -lə] (肢を表す接頭語).

meloplasty [méloupl æsti] ①頬形成術, = maloplasty, ②四肢形成術.

melorheostosis [melouri:ɑstóusis] メロレオストーシス(四肢長管骨の緻密質が増殖して流水状を呈する状態で, 限局性骨緻密症ともいう), = melorheostosis leri.

melting point (mp) 融〔解〕点(融解温度のこと).

member [mémbər] ①身体各部(特に四肢の一つ), ②会員(団体に属する一人), ③男根(婉曲).

membra [mémbrə] → membrum.

membrana [membréinə, -brɑ́:-] 膜, = membrane.

membrana abdominis 腹膜, = peritoneum.

membranaceous [membrənéiʃəs] 膜性の.

membrana tympani (MT) [L] 鼓膜.

membrane [mémbrein] 膜 形 membranous.

membrane attack complex (MAC) 膜侵襲複合体(補体活性化で生じ, 細胞膜上に管構造を形成, 細胞溶解を起こす).

membrane bone 膜性骨(骨の発生からみた用語. 置換骨に対する用語で, 頭蓋骨の一部, 鎖骨などが該当する).

membrane bound receptor 膜結合受容体(B細胞の表面にある免疫グロブリンであり, 外界の多種多様な抗原を特異的に認識する受容体である), = membrane bound immunoglobulin.

membrane equilibrium 膜平衡.

membrane filter メンブランフィルター.

membrane potential 膜電位(膜平衡におけるイオン分配の結果, 膜の両側の間に現れる電位差).

membrane potential difference (MPD) 膜電位差.

membrane receptor 膜受容体(大分子の糖タンパク質で構成される受容体で, これ自体が自己免疫疾患で自己抗原となることがある).

membrane stabilization 膜安定化.

membrane transport 膜輸送(生体膜を介する物質輸送をいう. 促進拡散, 単純拡散, エクソサイトーシス, エンドサイトーシスがある).

membraniform [membréinifɔ:m] 膜状の.

membranocartilaginous [membrənou-kɑ:tilǽʤinəs] 膜軟骨の.

membranoid [mémbrənɔid] 膜様の.

membranoproliferative glomerulonephritis (MPGN) 膜性増殖性糸球体腎炎(ネフローゼ症候群, 低補体血症を主徴とし, 糸球体係蹄壁の不規則な肥厚, メサンギウム増殖, 分葉状係蹄を認める), = mesangiocapillary glomerulonephritis.

membranous [mémbrənəs] 膜性の.

membranous cataract 膜性白内障, = pseudoaphakia.

membranous glomerulonephritis 膜性糸球体腎炎(免疫グロブリンの上皮下沈着による糸球体毛細管基底膜のびまん性肥厚, スパイク形成を特徴とする糸球体腎炎で, ネフローゼ症候群を呈することが多い).

membranous labyrinth 膜迷路(内耳

は迷路とも呼ばれ，骨迷路と膜迷路に分けられる．膜迷路は骨迷路の中にあり，蝸牛管，前庭，膜半規管よりなる．蝸牛管はカタツムリ状に2と3/4回転巻いた管状構造で，音を感じるコルチ器(ラセン器)が配列している．前庭と膜半規管は加速度を感知する)，＝labyrinthus membranaceus [L].

membranous laryngitis 膜様喉頭炎(ジフテリアまたはほかの原因による偽膜を生ずるもの).

membranous part of interventricular septum 心室中隔膜性部(筋性心室中隔が動脈幹中隔と結合した部位)，＝pars membranacea septi interventricularis [L].

membrum [mémbrəm] 肢，四肢 複 membra.

memory [méməri] 記憶，追想，像.

MEN multiple endocrine neoplasia (多発性内分泌腫瘍).

menacme [minǽkmi] 月経年齢(月経が発現し得る年齢の期間).

menalgia [minǽlʤiə] 月経痛.

menarche [minɑ́:ki] 初経，初潮(月経開始).

menarcheal [minɑ́:kiəl] 初経の，初潮の，＝menarchial.

menatetrenone [menətétrənoun] メナテトレノン(ビタミンK_2)，＝vitamin K_2.

mendelevium (Md) [mendəlí:viəm] メンデレビウム(原子番号101，原子量258，強力な放射能をもつ希元素).

Mendel first law メンデルの第1法則(分離の法則)，＝law of segregation.

mendelian [mendí:liən] メンデルの(メンデルまたはメンデルの遺伝法則に関することの表現).

mendelian inheritance メンデル型遺伝(メンデルの記した単一遺伝子形質に関する遺伝の法則に従った遺伝).

mendelian law メンデルの法則(植物の交雑実験によって発見した遺伝の根本法則).

Mendel second law メンデルの第2法則(独立の法則)，＝law of independent assortment.

Ménétrier disease メネトリエー病(胃ヒダが著明に肥厚する原因不明な疾患．低タンパク血症を伴い，タンパク漏出性胃腸症の一つとされる).

Ménière disease メニエール病(難聴，めまい，耳鳴りを主訴とし，時には嘔気，眼振を伴う内耳疾患)，＝Ménière syndrome, Ménière vertigo.

meningeal [minínʤiəl] 〔脳脊〕髄膜の.

meningeal sarcoma 髄膜肉腫.

meningeal veins 硬膜静脈，＝venae meningeae [L].

meningeorrhaphy [minindʒiɔ́:rəfi] 髄膜縫合.

meninges [minínʤi:z] → meninx.

meningioma [minindʒióumə] 髄膜腫，メニンジオーマ(クモ膜絨毛に近接した柔膜細胞から発生する腫瘍で，組織学的に良性で，全摘出されれば予後はよい)，＝dural endoth elioma, arachnoid fibroblastoma, meningeal fibroblastoma.

meningiomatosis [minindʒioumətóusis] 髄膜腫症(胃癌，肺癌などが血行性，リンパ行性などの経路を通って髄膜にびまん性に浸潤するもの．癌性髄膜炎と同意語)，＝menigitis carcinomatosa.

meningism [miníndʒizəm] 髄膜症，メニンギスムス(①大脳皮質の刺激に基づく髄膜炎様の症候群で，興奮，憂うつ，嘔吐，便秘，発熱などを特徴とし，主として，小児の急性熱病の合併症としてみられる．②ヒステリー性髄膜炎模倣症)，＝meningismus.

meningitic [menindʒítik] 髄膜炎〔性〕の.

meningitides [menindʒítidi:z] 髄膜炎〔疾病群〕，→ meningitis.

meningitis [menindʒáitis] 髄膜炎，脳膜炎(髄膜の炎症) 複 meningitides 形 meningitic.

mening(o)- [miniŋg(ou), -g(ə)] (髄膜との関係を表す接頭語).

meningocele [miníŋgəsi:l] 髄膜瘤(神経管の閉鎖障害である嚢胞性二分頭蓋のうち，嚢胞の内容が髄液よりなり，髄膜に被われたもの)，＝cranial meningocele, encephalocele, spinal meningocele.

meningococcal meningitis 髄膜炎菌性髄膜炎.

meningococcemia [miniŋgoukɑksí:miə] 髄膜炎菌性敗血症.

meningococci [miniŋgoukɑ́ksai] → meningococcus.

meningococcus [miniŋgəkɑ́kəs] 髄膜炎菌(直径0.6〜0.8μmのグラム陰性双球菌．髄液好中球の細胞質内に菌が貪食された形で検出される．流行性脳脊髄膜炎，敗血症の病原体)，＝*Neisseria meningitidis* 複 meningococci.

meningocortical [miniŋgoukɔ́:tikəl] 髄膜と皮質の.

meningocyte [miníŋgəsait] 髄膜組織球(クモ膜下間隙の内面にある扁平上皮様細胞で，炎症に際し貪食性を示す).

meningoencephalitis [miniŋgouensefəláitis] 髄膜脳炎(感染が髄膜から脳実質に及んでいるもの．細菌，ウイルス，真菌が主な原因．脳実質障害により脳局在症状を呈する).

meningoencephalocele [miniŋgouenséfələsi:l] 髄膜脳瘤，＝encephalomeningocele.

meningoencephalomyelitis [miniŋgouensefəloumaiəláitis] 髄膜脳脊髄炎.

meningoencephalopathy [miniŋgouen-

sefəlάpəθi] 髄膜脳症(髄膜脳炎に類似するが，脳脊髄部で異動を示す所見がない脳髄膜障害)，＝encephalomeningopathy.
meningomyelitis [miniŋgoumaiəláitis] 髄膜脊髄炎.
meningomyelocele [miniŋgoumáiələsi:l] 髄膜脊髄瘤，＝myelomeningocele.
meningomyeloradiculitis [miniŋgoumaiəlourədikjuláitis] 髄膜脊髄神経根炎.
meningoradicular [miniŋgourədíkjulər] 髄膜神経根の.
meningoradiculitis [miniŋgourədikjuláitis] 髄膜神経根炎(髄膜と髄膜を貫通している脊髄神経根(前，後根)に炎症がみられる状態．髄膜炎と根性疼痛など神経根症状を伴う).
meningorrhagia [miniŋgəréiʤiə] 髄膜出血(髄膜からの出血).
meningosarcoma [miningousɑ:kóumə] 髄膜肉腫.
meningosis [meniŋgóusis] 膜性骨癒合.
meningotyphoid [miniŋgoutáifɔid] チフス様髄膜炎，髄膜チフス(チフス様症状が著明なもの).
meningovascular [miniŋgəvǽskjulər] 髄膜脈管の.
meningovascular syphilis 髄膜血管梅毒(中枢神経系の梅毒で，軟髄膜と脳動脈を侵しゴム腫と動脈内膜炎を誘発し脳脊髄の病変は血管の異常の結果として現れる).
meninx [mí:niŋks] 髄膜，脳脊髄膜 複 meninges 形 meningeal.
meninx tenuis クモ軟膜，＝arachnopia.
meniscectomy [meniséktəmi] 関節半月〔板〕切除〔術〕.
menisci [minísai] → meniscus.
meniscitis [menisáitis] 半月〔板〕炎(膝関節の).
meniscus [mínískəs] ①半月(軟骨)，②メニスカス(容器，とくに毛細管内の液体が管壁に沿ってつくる曲面) 形 meniscal, menisceal.
meniscus lateralis 外側半月.
meniscus medialis 内側半月，＝Reil band.
Menkes disease メンケス病(先天性の銅代謝異常．頭髪異常，脳障害をはじめ，多彩な症状を呈する)，＝kinky hair disease.
meno– [menou, –nə] (月経との関係を表す接頭語).
menometrorrhagia [menoumi:trəréiʤiə] 機能性子宮出血.
menopausal [ménəpɔ:zəl] 閉経期の.
menopausal index (MI) 更年期指数，閉経期指数.
menopause [ménəpɔ:z] 閉経〔期〕，月経閉止(女性更年期) 形 menopausal.
menorrhagia [menəréiʤiə] 過多月経.
menorrhalgia [menərǽlʤiə] 月経痛.
menorrhea [menərí:ə] 月経.
menoschesis [minάskisis] 月経閉止，抑制月経.
menostaxis [menəstǽksis] 過長月経.
menotropins [menoutróupinz] メノトロピンス(主として卵胞刺激ホルモンを含む閉経後尿中からの抽出物).
menses [ménsi:z] 月経，＝catamenia.
menstrual [ménstruəl] 月経の.
menstrual blood loss (MBL) 月経失血量.
menstrual cycle 月経周期.
menstrual discharge 月経.
menstrual history (MH) 月経歴.
menstrual molimen 月経モリミナ(月経前緊張症候群)，＝molimina menstrualia, premenstrual syndrome.
menstrual period 月経期，＝monthly period.
menstrual regulation (MR) 月経調整.
menstruate [ménstrueit] 月経がある.
menstruation [menstruéiʃən] 月経 形 menstrual, menstruous.
menstruation disorder 月経異常.
mensual [ménsjuəl] 月々の，月経の，＝monthly.
mental [méntəl] ①精神の，②オトガイ(頤)の.
mental age (MA) 精神年齢，知能年齢.
mental artery オトガイ動脈，＝arteria mentalis [L].
mental foramen オトガイ孔(下顎骨にありオトガイ神経が通る)，＝foramen mentale [L].
mental health (MH) 精神衛生.
mental hygiene 精神衛生，精神保健，＝mental health.
mental image 心像.
mentalis [mentéilis] オトガイ筋(表情筋の一つ)，＝musculus mentalis [L].
mentality [mentǽliti] ①知能，②精神状態.
mental nerve オトガイ神経(三叉神経第三枝(下顎神経)の枝)，＝nervus mentalis [L].
mental perspiration 精神性発汗.
mental protuberance オトガイ隆起，＝mental process, protuberantia mentalis [L].
mental retardation (MR) 精神〔発達〕遅滞，＝backwardness.
mental spine オトガイ棘(下顎骨の内側面(舌面)にありオトガイ舌筋などがつく)，＝genial tubercle.
mental therapy 精神療法.
mental tubercle オトガイ結節(下顎骨前面下方の骨の隆起).
mentation [mentéiʃən] 精神活動，精神作用.

mento– [mentou, -tə] (オトガイ(頤)との関係を表す接頭語).
mentoplasty [méntəplæsti] オトガイ形成術.
mentoposterior [mentoupastí:riər] 後方オトガイ位の(胎児の分娩時の位置).
mentoposterior face presentation 後方オトガイ顔位(胎位の一つ).
mentum [méntəm] オトガイ(頤), = mentum [L].
meperidine [mipéridi:n] メペリジン(モルヒネの作用に類似する鎮静薬).
mephitic [mifítik] 悪臭性の，有毒な.
mEq milliequivalent (ミリグラム当量).
meralgia [miræ̀lʤiə] 大腿神経痛，大腿痛.
meralgia paresthetica 異常感覚性大腿〔股〕神経痛(外側大腿皮神経の分布部に障害が起こり，知覚神経は軽度の過敏から完全無感覚になる変化を示す), = Bernhardt disease, Roth-Bernhardt disease, Roth disease.
mercaptan [mə:kǽptən] メルカプタン チオアルコール(アルコール分子の-OH酸がイオウにより置換されたもの), = thioalcohol.
mercaptopurine [mə:kæptoupjú:ri:n] メルカプトプリン(プリン系抗悪性腫瘍薬(核酸(プリン)合成阻害薬．急性白血病および慢性骨髄性白血病の自覚的ならびに他覚的症状の寛解に使用).
Mercier bar メルシエー稜(膀胱三角部の後縁をなす隆起), = bar of bladder.
mercurial [mə:kjú:riəl] ①水銀の，②水銀剤，汞剤.
mercurialism [mə:kjú:riəlizəm] 水銀中毒症，汞毒症, = hydrargyrism.
mercuric [mə:kjú:rik] 第二水銀の.
mercuric sulfocyanate 硫化シアン酸第二水銀(駆梅薬として用いられた), = mercuric thiocyanate.
mercurous [mə́:kjurəs] 第一水銀の.
mercury (Hg) [mə́:kjuri] 水銀(原子番号80，原子量200.59，質量数196，198～202，204，原子価1，2，比重13.546．常温では液状を呈する唯一の金属元素), = hydrargyrum, quicksilver 形 mercurial.
mercury millimeter 水銀柱ミリメートル(1水銀柱メートルの1/1,000 = 1 mmHg).
mercury poisoning 水銀中毒.
meridian [mərídiən] ①経線，②子午線 形 meridional.
meridies (M) [L] 正午, = noon.
meridional [mərídiənəl] 経線の，子午線の.
mer(o)– [mer(ou), -r(ə)] (部分，股の意味を表す接頭語), = mere-.
merocrine [mérəkri:n] 分泌物質の.
merocrine gland 部分分泌腺(分泌の様式の一つで，分泌物のみが分泌され細胞成分を伴わない．全分泌腺に対する用語), = merocrinous gland.
merodiastolic [meroudaiəstálic] 部分的拡張期の.
merogenesis [merəʤénisis] 分節発生，体節形成 形 merogenetic, merogenic.
merogony [mərágəni] 卵片発生，単精発生.
meromelia [meroumí:liə] 四肢の部分欠損奇形.
meromicrosomia [merəmikrousóumiə] 部分的小人(体肢矮小症).
meromyosin [meroumáəsin] メロミオシン(ミオシンからタンパク質分解酵素によって生じる2種類のタンパク質).
merosmia [mirásmiə] 部分的無嗅覚症.
merosystolic [merəsistálic] 部分的収縮期の.
merozoite [merəzóuait] 娘虫体，分裂小体(胞子虫の無性生殖においてschizontが分割して生じたもの).
Merseburg triad メルゼブルグ三主徴(バセドウ病の臨床的特徴である，甲状腺腫，頻脈，眼球突出をいう．Basedowの故郷の名称にちなんで命名されたもの), = Basedow triad.
Merzbacher-Pelizaeus disease メルツバッヘル・ペリツェーウス病(遺伝性髄鞘形成不全症で，大脳および小脳白質での脱髄と神経膠の増生がある．幼小児期よりの運動および精神発達遅滞または停止を示す), = familial centrolobar sclerosis, aplasia axialis extracorticalis congenita, progressive hereditary cerebral leucodystrophy.
mesad [mí:sæd] 正中方向に.
mesameboid [mesəmí:bɔid] 原始血球, = primitive hemoblast.
mesangial [misǽnʤiəl] 糸球体間質の，メサンギウムの.
mesangial cell 血管間膜細胞，メサンギウム細胞(糸球体の).
mesangial proliferative glomerulonephritis メサンギウム増殖性糸球体腎炎.
mesaortitis [mesəɔ:táitis] 大動脈中膜炎.
mesarteritis [mesɑ:tiráitis] 動脈中膜炎.
mesaticephalic [mesətisifǽlik] 中長頭型(頭部指数75～80で，その内容量1,350～1,450 cm³ の頭型をいう).
mesatipellic [mesətipélik] 中骨盤の(骨盤指数90°～95°のもの), = mesatipelvic.
mesaxon [misǽksən] メサクソン(神経軸索突起を取り巻いている神経鞘の細胞膜．電子顕微鏡で平行する2層の膜にみえる).
mescaline [méskəlin] メスカリン(メキシコ産サボテン *Lophophora williamsii* の花本の乾燥したものから得られる無色液状アルカロイド．酩酊と妄想を引き起こ

M

す).

mesectoderm [mezéktədə:m] 中外胚葉(胚葉が中胚葉と外胚葉とに分化していないもの).

mesencephalitis [mezənsefəláitis] 中脳炎.

mesencephalon [mezənséfəlɑn] 中脳, = mesencephalon [L], midbrain 形 mesencephalic.

mesencephalotomy [mezənsefəlɑ́təmi] 中脳切断〔術〕.

mesenchyma [mezéŋkimə] 間葉, = mesenchyme.

mesenchymal [məzéŋkiməl] 間葉の.

mesenchymal cell 間葉細胞(中胚葉由来の細胞).

mesenchymal tissue 間葉組織(中胚葉に起源をもつ組織).

mesenchyme [mézəŋkaim] 間葉, 間充織(胎生期結合組織) 形 mesenchymal.

mesenchymoma [mezəŋkimóumə] 間葉〔細胞〕腫.

mesenteric [mezəntérik] 腸間膜の.

mesenteric intestine 腸間膜小腸(空腸と回腸のこと), = intestinum tenue mesenteriale [L].

mesenteric vascular occlusion 腸間膜血管閉塞症.

mesenteriopexy [mezəntériəpeksi] 腸間膜固定術.

mesenteriorrhaphy [mezəntəriɔ́:rəfi] 腸間膜縫合術.

mesenteriplication [mezəntəriplikéiʃən] 腸間膜成襞(ヒダ形成術).

mesenteritis [mezəntəráitis] 腸間膜炎, = mesenteriitis.

mesenterium [mesəntériəm, -zən-] ①腸間膜, = mesentery, ②腸間膜症.

mesenterium commune 総腸間膜.

mesenterium ileocolicum commune 回腸結腸総腸間膜症(先天性発育異常のため固定されずに, 腸間膜が上行結腸と盲腸から遊離されている状態).

mesentery [mézəntəri] 腸間膜, = mesenterium [L] 形 mesenteric.

MeSH (Medical Subject Headings. アメリカ国立医学図書館(NLM)がMEDLINEの検索のために編纂した用語データ. シソーラス(統制用語集, 件名標目表)となっている. メッシュ).

mesiad [mí:ziæd] 正中の, 正中線方向へ, = mesad.

mesial [mí:ziəl] 近心, 内側〔の〕, = medial.

mesial accessory ridge 近心副隆線.

mesial angle 近心面〔隅〕角(歯冠の正中線とほかの表面との角).

mesial cutting edge 近心切縁.

mesial fossa 近心窩, 近心小窩, = mesial pit.

mesial groove 近心溝.

mesial lobe 近心葉.

mesial margin 近心縁.

mesial occlusion 内側咬合.

mesial root 近心根.

mesial surface 内側面.

mesial wall 近心〔窩〕壁.

mesio- [mi:ziou, -ziə] (歯科で中央との関連を表す接頭語).

mesiobuccal [mi:ziəbʌ́kəl] 近心頬側の(歯についていう).

mesiobuccal line angle 近心頬側線角.

mesiobuccal triangular groove 近心頬側三角溝.

mesiobucco-occlusal [mi:ziəbʌ́kou ɑklú:səl] 近心・頬・咬合面の.

mesiobucco-occlusal point angle 近心頬側咬合面点角.

mesiobuccopulpal [mi:ziəbʌkoupʌ́lpəl] 近心頬歯髄側の.

mesiocervical [mi:ziousə́:vikəl] ①近心歯頸側の, ②近心歯肉側の.

mesioclusion [mi:ziouklú:ʒən] 近位咬合, = mesio-occlusion.

mesiodens [mí:ziədenz] 正中歯.

mesiodistal [mi:ziədístəl] 近心遠心側の.

mesiogingival [mi:ziouʤinʤáivəl] 近心歯肉側の.

mesiolabial [mi:zioulέibiəl] 近心唇側の.

mesiolabial groove 近心唇側溝.

mesiolingual [mi:zoulíŋgwəl] 近心舌側の.

mesiolingual triangular ridge 近心舌側三角隆線.

mesiolinguo-occlusal [mi:ziouliŋgwou ɑ́klɑ:səl] 近心・舌側・咬合面側の.

mesiolinguo-occlusal point angle 近心舌咬合面点角.

mesiolinguopulpal [mi:ziouliŋgwəpʌ́lpəl] 近心・舌側・歯髄側の.

mesion [mí:ziən] 正中面(体を左右の対称半部に分割する平面) 形 mesien.

mesio-occlusal [mi:ziou ɑ́klú:səl] 近心咬合面側の.

mesio-occlusion [mi:ziou əklú:zən] 近心咬合 形 mesio-occlusal.

mesioversion [mi:ziouvə́:ʒən] 近心転位(歯が正常な位置より近心位に寄っている位置異常).

mesmerism [mézmərizəm] 動物磁気説, メスメリズム(18世紀のオーストリア医F. A. Mesmerによる治療体系. 暗示療法, 催眠術など), = animal magnetism 動 mesmerize.

mesna [méznə] メスナ(イホスファミド(抗癌剤)の副作用である出血性膀胱炎の予防薬).

mes(o)- [mez(ou), -z(ə), mes-] (中,

M

中間部(解剖), 腸間膜, メソ型(化学)などを意味する接頭語).

mesoaortitis [mezoueiɔ:táitis] 大動脈中膜炎.

mesoappendicitis [mezouəpendisáitis] 虫垂間膜炎.

mesoappendix [mezouəpéndiks] 虫垂間膜, = mesoappendix [L].

mesoblast [mézəblæst] 中胚葉細胞, = mesoderm 形 mesoblastic.

mesoblastema [mezoublæstí:mə] 中胚葉細胞群 形 mesoblastemic.

mesoblastic [mezəblǽstik] 中胚葉の.

mesoblastic nephroma (MN) 中胚葉腎腫.

mesocardia [mezouká:diə] 胸郭中央位心臓(胸郭の中心部にある心臓の位置. 早期の胚でまだ本来の位置にない).

mesocardium [mezouká:diəm] 心間膜(前方で心臓を体壁に, 後方で腸と連結する胚の腸間膜).

mesocarpal [mezouká:pəl] 中手根の, 中手根骨の.

mesocecum [mezousí:kəm] 盲腸間膜, = mesocaecum 形 mesocecal.

mesocephalic [mezousifǽlik] ① 中脳の, ② 中頭の.

mesocephalon [mezəséfələn] ① 中脳, ② ヴァロリ橋 形 mesocephalous.

mesocolon [mezoukóulən] 結腸間膜 形 mesocolic.

mesocolopexy [mezoukóuləpeksi] 結腸間膜固定術.

mesocoloplication [mezoukouləplikéiʃən] 結腸間膜成襞(ヒダ形成)術(結腸間膜の可動性を制限する目的で行う手術).

mesocord [mézəkɔ:d] 臍帯付着ヒダ.

mesoderm [mézədə:m] 中胚葉(外胚葉と内胚葉の中間にある胚芽層で, 結合織, 骨・軟骨, 筋肉, 脈管, 血液, リンパ節, 生殖器, 腎, 腹膜などに分化する), = mesoderma [L], mesoblast 形 mesodermal, mesodermic.

mesodont [mézədɑnt] 中歯型, = mesodontic.

mesoduodenal [mezoudju:oudí:nəl] 十二指腸間膜の.

mesoduodenum [mezoudju:oudí:nəm] 十二指腸間膜.

mesoepididymis [mezouepidídiməs] 精巣上体間膜.

mesogaster [mezəgǽstər] 胃間膜(胃の腹側と背側から体壁へと続く腹膜のヒダ).

mesogastrium [mezəgǽstriəm] 胃間膜 形 mesogastric.

mesoglia [mizɑ́gliə] (中胚葉由来の神経膠細胞, 小膠細胞).

mesogluteus [mezouglutí:əs, -glú:tiəs] 中殿筋(股関節の外転筋) 形 mesogluteal.

mesoileum [mezouíliəm] 回腸間膜.

mesojejunum [mezouʤiʤú:nəm] 空腸間膜.

mesolymphocyte [mezəlímfəsait] 中〔形〕リンパ球, = mesocyte.

mesomelic [mezəmélik] 肢中部の.

mesomere [mézəmiər] 中割球(大分割細胞 macromere と小分割細胞 micromere との中間大のもの) 形 mesomeric.

mesometritis [mezoumi:tráitis] 子宮筋層炎.

mesometrium [mezəmí:triəm] 子宮間膜, = myometrium, 子宮広間膜.

mesomorph [mézəmɔ:f] 中間体格者(屈強型または立方型の体格をもつ者).

mesomorphy [mézəmɔ:fi] 中間状態, = mesomorphic state.

meson [mésɑn, -zɑ-] ① 正中面, = mesion, ② 中間子(メソトロン mesotron とも呼び, 不安定な素粒子で, 質量が電子と陽子との中間にあるもの. 平均寿命は短く 10^{-16}～10^{-6} sec で自然崩壊する).

mesonephric [mezənéfrik] 中腎の.

mesonephric duct 中腎管(男性では精管に発達し, 女性では退化する胎生期生殖管), = Wolff duct.

mesonephroi [mezənéfrɔi] → mesonephros.

mesonephroma [mezənifróumə] 中腎腫(生殖路に発生する嚢腫性腫瘍の総称名).

mesonephros [mezənéfrɑs] 中腎(ウォルフ体), = wolffian body, mesonephron 複 mesonephroi 形 mesonephric.

mesoneuritis [mezounjuráitis] ① 神経鞘内炎, ② 神経リンパ管炎.

mesopexy [mézəpeksi] 腸間膜固定術, = mesenteriopexy.

mesophilic [mezəfílik] 中温性の(体温37°C において最良の発育を示す細菌についていう).

mesophlebitis [mezəflibáitis] 静脈中層炎.

mesophragma [mezəfrǽgmə] 中盤(M線のこと, 横紋筋のA帯の中央部(H帯)にある細線), = M line.

mesophryon [misɑ́friən, -zɑ́-] 眉間, = glabella.

mesorchium [misɔ́:kiəm, -zɔ́:-] 精巣間膜 形 mesorchial.

mesorectum [mezəréktəm] 直腸間膜.

mesoretina [mezərétinə] 網膜中層.

mesoropter [mezərɑ́ptər] 眼正位, = isophoria, normal position of axes.

mesorrhaphy [mizɔ́:rəfi] 腸間膜縫合術, = mesenteriorrhaphy.

mesosalpinx [mezəsǽlpiŋks] 卵管間膜(子宮広間膜の一部, 卵管に接する部分).

mesosigmoid [mezəsígmɔid] S状結腸間膜.

mesosigmoiditis [mezousigmɔidáitis] S状結腸間膜炎.

mesosigmoidopexy [mezousigmɔ́idəpeksi] S状結腸間膜固定術.
mesosome [mézəsoum, mésə-] メソソーム(細菌の細胞質膜に接続し，細胞内部にくびれこんでいる膜構造).
mesosystole [mezəsístəli] 収縮中期 形 mesosystolic.
mesotarsal [mezoutáːsəl] 中足根の.
mesotendineum [mezoutendíniəm] 腱間膜.
mesotendon [mezəténdən] 腱間膜，= mesotenon.
mesothelial [mezouθíːliəl] 中皮の.
mesothelial cell 中皮細胞(中皮(胸膜，心膜，腹膜)の細胞).
mesothelioma [mezouθiːlióumə] 中皮腫(胸膜，腹膜，心外膜から発生する腫瘍．悪性と良性がある．内皮腫または中胚葉上皮腫ともいう)，= endothelioma.
mesothelium [mezouθíːliəm] 中皮(胚子体腔の内面をおおう中胚葉から発生した扁平細胞層で，漿膜(腹膜や胸膜など)の表面の細胞に分化する) 形 mesothelial.
mesovarium [mezouvέəriəm] 卵巣間膜(子宮広間膜の一部，卵巣に接する部分)，= mesovarium [L].
messenger [mésənʤər] メッセンジャー，伝令.
messenger RNA (mRNA) メッセンジャーRNA，伝令RNA (遺伝子DNA上に記されたタンパク質の情報を細胞質のタンパク質合成装置へ伝えるRNAをいう).
mestranol [méstrənɔːl] メストラノール(19–ノルプレグナン系合成卵胞ホルモン．体内でエチニルエストラジオールに変換され，卵胞ホルモン作用を現す).
met(a)– [met(ə)] (①後，背側，超，間，変化，変態，交換，置換，②化学ではベンゼン環の1，3位に置換基があること(m–と略す)を表す接頭語).
metaanalysis [metəənǽlisis] メタ分析(いくつもの異なった研究データを統合するための統計的手法).
metabiosis [metəbaióusis] 〔変態〕共生(共生する2生物の一つがほかを利用して生存すること).
metabolic [metəbɑ́lik] 代謝性.
metabolic acidosis 代謝性アシドーシス(代謝性変化に伴って血漿 HCO_3^- の減少をきたし，それによって血液のpHが低下する方向に変化する病的過程のこと).
metabolic alkalosis 代謝性アルカローシス(血漿中重炭酸イオンの増加があり，pHの上昇に向かう病的過程のこと).
metabolic clearance rate (MCR) 代謝クリアランス率.
metabolic coma 代謝性昏睡(糖尿病，肝硬変などを原因とする代謝障害や中毒による昏睡).
metabolic equilibrium 代謝平衡.
metabolic equivalents (METS) 代謝当量(メッツ．運動強度を表す指標).
metabolic pool 代謝プール(体内で食事から由来し，または組織の分解により生ずる物質で，将来代謝され得るものの総量).
metabolic rate (MR) 代謝率.
metabolic regulation 代謝調節.
metabolic syndrome (MS) メタボリックシンドローム(内臓脂肪症候群，代謝症候群，シンドロームXなどともいわれ，1998年WHOにより心筋梗塞，脳梗塞などの複合型リスク症候群を総称した概念．内臓脂肪蓄積として，男性ウエスト85 ㎝，女性90 ㎝以上．その他，血清脂質異常，血圧高値，高血糖の数値をもって診断する).
metabolic water 代謝水，= water of combustion.
metabolism [mitǽbəlizəm] 代謝，物質交代(同化作用 anabolism またはエネルギー産生を目的とする異化作用 catabolism の総称名) 形 metabolic.
metabolite [mitǽbəlait] 代謝産物.
metacarpal [metəkáːpəl] 中手骨，= ossa metacarpi [L].
metacarpal bones 中手骨(指骨の基節骨と遠位手根骨との間にある5本の長骨)，= ossa metacarpalia [L].
metacarpal index (MCI) メタカルパルインデックス(中手指数．腎性骨ジストロフィーの評価法．中手骨の骨皮質幅の測定を行う).
metacarpectomy [metəkɑːpéktəmi] 中手骨切除術.
metacarpophalangeal [metəkɑːpoufəlǽnʤiəl] 中手手指〔骨〕の.
metacarpophalangeal joint (MCP) 中手指節関節，MP関節.
metacarpus [metəkáːpəs] 中手 形 metacarpal.
metacentric [metəséntrik] 中部動原体型.
metacentric chromosome 中部動原体染色体，中央着糸染色体.
metacercaria [metəsəːkέəriə] 被嚢幼虫，メタセルカリア(吸血類の幼虫の一時期，第1中間宿主の体内より遊出したセルカリアが第2中間宿主に侵入し，被嚢した幼虫)，= encysted larva.
metachromasia [metəkrouméiziə] 異染性，メタクロマジー(①染色液と異なった色に染まること．②同一色素で異なった組織が，異なった色に染まること．③染色により異なった色になること)，= metachromia, change of color 形 metachromatic, metachromic.
metachromasy [metəkróuməsi] 異染性.
metachromatic [metəkroumǽtik] 異染

M

〔色〕性の.

metachromatic body 異染小体(ジフテリア菌などにみられ，異染小体染色により染め分けられる細菌の菌体内顆粒である).

metachromatic granule 異染顆粒，＝Babes-Ernst bodies.

metachromatic granule stain 異染小体染色.

metachromatic leukodystrophy (MLD) 異染性白質変性症，異染性白質ジストロフィ〔ー〕(遺伝性で，スルファチドの脱硫酸酵素が先天的に欠損し，スルファチドが蓄積した疾患で，髄鞘の形成障害がみられる).

metachromatic stain 異染染色.

metachromatism [metəkróumətizəm] 異染性，＝metachromasia.

metachromophil(e) [metəkróuməfil] 異染性の(染色液の色調をとらないこと).

Metagonimus [metəgánimәs] メタゴニムス属(異型吸虫科の一属．横川吸虫 *M. yokogawai* などを含む．ヒトへの多数寄生により下痢，腹痛を起こす).

metagrippal [metəgrípəl] 感冒後の，インフルエンザ後遺性の.

metaherpetic keratitis メタヘルペス性角膜炎.

metaiodobenzyl guanidine (^{131}I-MIBG) ^{131}I-メタヨードベンジルグアニジン.

metaisomerism [metəaisámərizəm] メタ異性(化合物構造異性の一型で，2重または3重結合の位置の相違から起こるもの).

metakinesis [metəkainí:sis] ①中期(核分裂の)，＝metaphase，②変位期(間接核分体において娘係蹄が反対側に変位する時期)，③メタキネシス(Lloyd Morgan の与えた術語で，無意識が有意識となる能力の仮定概念).

metal [métəl] 金属(化学記号 M) 形 metallic.

metal fume fever 金属煙霧熱，鋳熱(亜鉛，銅，マグネシウムなどの蒸気を吸入して起こる)，＝brass worker's ague.

metamer [métəmər] 同分異性体(似て非なる存在).

metamere [métəmiər] 中胚葉節，原節，分節(脊椎動物の発生期に左右の中胚葉が一定の間隔にて横位の隔に壁より一定数の分節に区画されたもの)，＝primary segment, somite 形 metameric.

metameter [metǽmitər] メタメータ(ある変量に適当な変換を行ったもの).

metamorphopsia [metəmɔ:fápsiə] 変形視〔症〕.

metamorphosis [metəmɔ́:fəsis] 変態(形態または構造の変化で，特に昆虫類などが発生してから成体になるまでに起こる変化) 形 metamorphotic.

metamyelocyte [metəmáiələsait] 後骨髄球(骨髄性白血球の幼若型の一つ).

metanephric [metənéfrik] 後腎の.

metanephric duct 後腎管，＝pampiniform body, epoophoron.

metanephrogenic [metənifrəʤénik] 後腎発生の.

metanephron [metənéfrɑn] 後腎，永久腎(ヒトの場合)，＝metanephros 複 metanephroi.

metaphase [métəfeiz] 中期(有糸分裂において染色体が赤道面に沿って縦に分割する時期).

metaphysial [metəfíziəl] 骨幹端の，骨端線の，＝metaphyseal.

metaphysis [mitǽfisis] 骨幹端，骨中間部(骨幹と骨端との中間部) 形 metaphyseal, metaphysial.

metaplasia [metəpléiziə] 形成異常〔症〕，異形成〔症〕，化生(いったん分化しきった組織が，形態的にも機能的にも，ほかの組織の性状をおびることをいう) 形 metaplastic.

metaplasm [métəplæzəm] 後生質，後形質(原形質の二次的生産物)，＝deuteroplasm.

metaplastic [métəplæstik] 化生の.

metaplastic ossification 変形骨化，化生骨化.

metaplastic polyp 化生性ポリープ，異形成性ポリープ.

Metapneumovirus [metənju:məváiərəs] メタニューモウイルス属(パラミクソウイルス科の一属).

metapsychology [metəsaikáləʤi] メタ心理学(無意識について研究する理論心理学で局所論，力動論，エネルギー経済論からなる).

metarteriole [metɑ:tériouI] 後細動脈，＝arteriovenous capillaries，メタ細動脈(細動脈と毛細血管の間の部分，平滑筋細胞がまばらに存在する).

metarubricyte [metərjú:brisait] 後赤血球(赤芽球のうち成熟型で，核は濃染し，原形質は成熟したヘモグロビンを含む)，＝normoblast C, orthochromatic erythroblast, late normoblast.

metastasis [mitǽstəsis] 転移(細胞または細菌が体内の一部からほかの部位に移行すること) 形 metastatic.

metastasize [mitǽstəsaiz] 転移する.

metastatic [metəstǽtik] 転移性の.

metastatic cancer 転移癌.

metastatic labor 転移分娩(収縮が子宮以外の個所に起こるもの).

metastatic retinitis 転移性網膜炎(網膜の血管に細菌性塞栓を形成する).

metasternum [metəstə́:nəm] 剣状突起(胸骨の)，＝xyphoid process, ensiform process.

metatarsal [metətá:səl] 中足の.

M

metatarsal bones 中足骨(足底の前方をつくる5つの骨), = ossa metatarsalia [L].

metatarsalgia [metətɑ:sǽlʤiə] 中足骨痛(第4中足骨付近に突然発現する激痛で, 靴が合わないために起こるといわれる), = Morton foot, Morton toe.

metatarsectomy [metətɑ:séktəmi] 中足骨切除術.

metatarsophalangeal [metətɑ:səfəlǽnʤiəl] 中足指〔骨〕の.

metatarsus [metətɑ́:səs] 中足〔骨〕 形 metatarsal.

metathalamus [metəθǽləməs] 視床後部.

metathesis [metǽθisis] ①病部転位(人工的な), ②置換(化学反応において原子または分子が相互に入れ替わること) 形 metathetic.

metatrophia [metətróufiə] ①栄養性萎縮, ②栄養変更, = metatrophy 形 metatrophic.

metencephalon [metenséfəlɑn] 後脳(菱脳の前部で, 小脳と橋とができる部分) 形 metencephal, metencephalic.

meteorism [mí:tiərizəm] 鼓腸(脹)(ガスが貯留し腹部が膨張すること. 腸性と腹膜性に分けられる), = bloating, tympanites.

meteoropathy [mi:tiərɑ́pəθi] 気象病(気象の変化が発症や経過に影響を及ぼす疾患. 寒冷前線の接近, 通過で誘発されるリウマチ, 坐骨神経痛, 喘息発作などがある).

meteorotropic [mi:tiərətrɑ́pik] 気象向性の(天候の影響を受ける).

meter (m) [mí:tər] ①メートル(長さのメートル式度量衡の基礎単位), ②計器, = metre 形 metric.

meter angle メートル角(眼前1mにある点に向かって輻輳するときの注視線と以前平行状態にあったときの注視線とのなす角を1メートル角と呼び輻輳の単位とする).

meter candle メートル燭, = lux.

metered dose inhaler (MDI) 定量噴霧式吸入器(喘息, 鼻アレルギー患者に所有させ, 随時吸入することができるポケットタイプの吸入器. 1噴射で少量一定量の薬液が噴霧される).

metestrus [mitéstrəs] 発情後期(発情期が終わり, これに続く時期), = metestrum.

meth- [meθ] (メチル基を表す接頭語).

methacycline (MTC) [meθasáikli:n] メタサイクリン.

methadone hydrochloride 塩酸メタドン(麻薬性鎮痛薬. 日本においては薬剤として認可されていない).

methamphetamine hydrochloride メタンフェタミン塩酸塩, 塩酸メタンフェタミン(覚せい剤の一種).

methane [méθein, meθéin] メタン(CH_4. 脂肪族炭化水素の基礎物質), = marsh gas.

methanol [méθənɔ:l] メタノール, 木精, = methyl alcohol, carbinol, wood alcohol.

MetHb methemoglobin (メトヘモグロビン).

methdiamersulfonamide [meθdaiəmə:sʌlfɑ́nəmaid] メトダイアメルスルフォンアミド剤(サルファジン, サルファメラジン, サルファメタジンの等量混合薬のアメリカ医師会指定名).

methemalbumin [methi:məlbjú:min] メトヘマルブミン(アルブミンとヘマチンとの化合物で, 黒水熱および発作性血色素尿患者血液中に発見される), = pseudomethemoglobin.

methemalbuminemia [methi:məlbju:miní:miə] メトヘムアルブミン血〔症〕.

methemoglobin (MetHb) [methi:mouglóubin] メトヘモグロビン(ヘモグロビンの変型物で, 呼吸機能を営まない. 化学的にはヘモグロビンのF^{2+}がF^{3+}に酸化されたもので, ヘマチンとグロビンとの結合物), = metahemoglobin.

methemoglobinemia [methi:məgloubiní:miə] メトヘモグロビン血〔症〕.

methemoglobinuria [methi:məgloubinjú:riə] メトヘモクロビン尿〔症〕.

methicillin (DMPPC) [meθəsílin] メチシリン(6-アミノペニシラン酸のジメトキシフェニル誘導体でNa塩(メチシリンナトリウム)として用いられる), = dimethoxyphenyl penicillin.

methicillin-resistant *Staphylococcus aureus* (MRSA) メチシリン耐性黄色ブドウ球菌(メチシリンのみならず, 多くの薬剤に対し多剤耐性を示す黄色ブドウ球菌. わが国では1980年代から増加, TSST-1, 表皮剥脱毒, 溶血毒などの種々の毒素や菌体外酵素を産生し, 術後の患者や免疫不全, 長期抗菌薬投与患者などに院内感染を引き起こす).

methicillin-resistant *Staphylococcus epidermidis* (MRSE) メチシリン耐性表皮ブドウ球菌.

methicillin-sensitive *Staphylococcus aureus* (MSSA) メチシリン感受性黄色ブドウ球菌.

methionine [miθáiəni:n] メチオニン(栄養上必須の含硫アミノ酸の一つで, コリンと同様に肝臓の脂肪変性を防止する因子), = meonine, metione.

metho- [meθou, -θə] (メトキシ基を表す接頭語).

method [méθəd] 法, 方法 形 methodic, methodical.

method of least squares 最小二乗法(観測値と予測値との差の平方和を作

M

り，それを最小にするという条件で予測式を求める方法).
methodology [meθədáləʤi] 方法学，方法論 形 methodological.
methotrexate (MTX) [meθətrékseit] メソトレキサート(プテリジン系抗悪性腫瘍薬．葉酸代謝拮抗薬).
methoxy [miθáksi] メトキシ基.
methoxyl [miθáksil] メトキシル基(第1級アルコールの).
methyl (Me) [méθil] メチル基 形 methylic.
methyl alcohol メチルアルコール(CH_3OH．メタノール)，= methanol.
methylation [meθiléiʃən] メチル化.
methylcellulose [meθilséljulous] メチルセルロース(セルロースのメチルエステルで水溶液は膠状をなし，分散媒または下薬として用いられる).
methylcrotonyl CoA carboxylase (MCC) メチルクロトニル補酵素Aカルボキシラーゼ.
methylene [méθili:n] メチレン基，= methene.
methylene blue メチレンブルー(サイアジン染料の一つで，重篤なメトヘモグロビン血症の治療に用いられる).
methylenedioxymetamphetamine (MDMA) [meθili:ndaiɑksimetæmfétəmi:n] メチレンジオキシメタンフェタミン(合成麻薬).
methylmalonic acid (MMA) メチルマロン酸.
methylphenidate hydrochloride 塩酸メチルフェニデート(中枢神経興奮作用を有し，ナルコレプシーなどに対して用いられる．依存，乱用の観点から問題となる場合がある).
methylpurine [meθilpjúərin] メチルプリン(カフェイン系の化合物で，テオブロミン，カフェイン，テオフィリン).
methyltestosterone [meθiltestástəroun] メチルテストステロン(合成男性ホルモンでアンドロスタン系抗悪性腫瘍薬の治療に用いる).
methyltransferase [meθiltrǽnsfəreis] メチルトランスフェラーゼ，メチル基転移酵素(メチル基転移を触媒する酵素の総称).
metmyoglobin [metmaiouglóubin] メトミオグロビン(ミオグロビンの自己酸化物).
metodontiasis [metədɑntáiəsis] ①第2生歯，= secondary dentition, permanent dentition, ②歯牙再生，③生歯不全.
metonymy [mitánimi] 換語困難症(正確な言語を用いないで，その近似語を代用する思考の障害).
metopic [mitápik] 前額の，前頭の.
metopic point 前頭点，= metopion.
metopic suture 前頭縫合(胎児期にみられる縫合)，= frontal suture.
metop(o)- [metəp(ou), -p(ə)] (前額との関係を表す接頭語).
metopoplasty [métəpəplæsti] 前額形成術.
metoprolol tartrate メトプロロール酒石酸塩，酒石酸メトプロロール(β遮断薬の一種で高血圧の治療に用いられる).
metr(a)- [mi:tr(ə)] = metr(o)-.
metra [mí:trə] 子宮，= uterus.
metratonia [mi:trətóuniə] 子宮弛緩〔症〕，子宮アトニー.
metratresia [mi:trətrí:ziə] 子宮口閉鎖.
metratrophia [mi:trətróufiə] 子宮萎縮〔症〕.
metreurynter [mi:tru:ríntər] メトロイリンテル(子宮頸管を拡大する目的で挿入するゴム嚢).
metria [mí:triə] 産褥熱.
metritis [mi:tráitis] 子宮筋層炎.
metr(o)- [mi:tr(ou)] (子宮との関係を表す接頭語).
metrocyte [mí:trəsait] ①母細胞，②赤芽球.
metrodynia [mi:trədíniə] 子宮痛.
metrofibroma [mi:troufaibróumə] 子宮線維腫.
metrogenous [mi:tráʤənəs] 子宮性の.
metrography [mi:trágrəfi] 子宮造影術.
metroleukorrhea [mi:troul(j)u:kərí:ə] 白帯下.
metrology [mitráləʤi] 計測学，測定学.
metrolymphangitis [mi:troulimfænʤáitis] 子宮リンパ管炎.
metromalacia [mi:trouməléiʃiə] 子宮軟化，= metromalacoma.
metromalacoma [mi:troumæləkóumə] 子宮軟化，= metromalacia.
metronidazole [metrounáidəzoul] メトロニダゾール(ニトロイミダゾール系抗原虫薬).
metronome [métrənoum] メトロノーム.
metroparalysis [mi:trəpərǽlisis] 子宮麻痺.
metropathy [mi:trápəθi] 慢性子宮症，メトロパチー(子宮疾患の総称)，= metropathia 形 metropathic.
metroperitonitis [mi:trouperitounáitis] 子宮腹膜炎.
metropexy [mí:trəpeksi] 子宮固定術，= hysteropexy.
metrophlebitis [mi:trouflibáitis] 子宮静脈炎.
metroplasty [mí:trəplæsti] 子宮形成〔術〕.
metroptosis [mi:trəptóusis, -troutóu-] 子宮脱，子宮ヘルニア，子宮下垂症，= metroptosia.
metrorrhagia [mi:trəréiʤiə] 子宮出血，不正子宮出血(排卵や月経とは無関係の不

M

正子宮出血).
metrosalpingitis [mi:trousælpindʒáitis] 子宮卵管炎.
metrosalpingography [mi:trousælpiŋgágrəfi] 子宮卵管造影術.
metroscope [mí:trəskoup] 子宮鏡.
metrostaxis [mi:trəstǽksis] 子宮漏血.
metrostenosis [mi:troustinóusis] 子宮狭窄.
–metry [mitri] (測定法の意味を表す接尾語).
METS metabolic equivalents (代謝当量, メッツ).
metyrapone [mitírəpoun] メチラポン(ピリジンプロパノン系機能検査薬. 下垂体 ACTH 分泌予備能の測定に用いる).
Meulengracht (MG) [mjú:ləngra:kt] [G] 黄疸指数(モイレングラハト単位. 血清ビリルビンの指数), = icterus index.
MeV, mev millionelectron–volt (ミリオンエレクトロンボルトの記号. 百万電子ボルトともいい, 放射線のエネルギー単位).
Meyer sign マイヤー徴候(猩紅熱の発疹時, 手足に蟻走感がある).
MF millipore filter (ミリポアフィルター).
M/F, M : F male to female ratio (女性に対する男性の比率).
MFAT multifocal atrial tachycardia (多源性心房頻脈).
MFD minimum(–mal) fatal dose (最小致死量).
MG ① Meulengracht (黄疸指数), ② myasthenia gravis (重症筋無力症).
Mg magnesium (マグネシウムの元素記号).
mg milligram (ミリグラム).
MH ① malignant hyperthermia (悪性高体温症), ② marital history (結婚歴), ③ menstrual history (月経歴), ④ mental health (精神衛生).
MHA microangiopathic hemolytic anemia (細血管障害性溶血性貧血).
MHC major histocompatibility complex (主要組織適合〔性〕遺伝子(抗原)複合体).
MHD minimum(–mal) hemolytic dose (最小溶血量).
MHLW Ministry of Health, Labour and Welfare (厚生労働省).
mho [móu] モー(導電度の単位, オームΩの逆数).
MHR ① maximum(–mal) heart rate (最大心拍数), ② maternal heart rate (母体心拍数).
MI ① myocardial infarction (心筋梗塞), ② myocardial isch(a)emia (心筋虚血).
mianeh fever ミアネー熱(中東の回帰熱で, ダニにより媒介), = Persian relapsing fever.
MIBE measles inclusion body encephalitis (麻疹封入体脳炎).
MIC ① maximum(–mal) inspiratory capacity (最大吸気量), ② mild cognitive impairment (軽度認知障害), ③ minimum(–mal) inhibitory concentration (最小発育阻止濃度).
micelle [misél, mais–] ミセル(主として細胞原形質に存在すると考えられる仮定分子であり, 可視性または非可視性の生命単位).
micrencephaly [maikrənséfəli] 小脳症.
micr(o)– [maikr(ou), –r(ə)] (次の意味を表す接頭語 ① 小, 微細. ② 百万分の一(10^{-6}). ③ 顕微鏡的な. ④ 植物学では特異性状における微小. ⑤ 化学では微量. ⑥ 医学では異常に小さいこと).
microabscess [maikrouǽbsis] 微小膿瘍.
microadenoma [maikrouædinóumə] 微小腺腫.
microaerophile [maikrouéərəfil] 微好気性(微量の酸素中で最良の発育を示す細菌についていう), = microaerophilic, micro–aerophilous.
microalbuminuria [maikrouælbjuminjú:riə] 微量アルブミン尿.
microanalysis [maikrouənǽlisis] 微量分析.
microanastomosis [maikrouənæstəmóusis] 微小吻合.
microanatomy [maikrouənǽtəmi] 組織学.
microaneurysm (MA) [maikrouǽnju:rizəm] 毛細〔血〕管瘤, 微小動脈瘤, 小血管瘤, 小動脈瘤.
microangiography [maikrouændʒiágrəfi] 微小血管造影(撮影)〔法〕.
microangioma [maikrouændʒióumə] 微小血管腫.
microangiopathic hemolytic anemia (MHA) 細血管障害性溶血性貧血(微小血管症性溶血性貧血ともいう).
microangiopathy [maikrouændʒiápəθi] 微小血管障害, 微小血管症, = micrangiopathy.
microaudiphone [maikrouɔ́:difoun] 補聴器.
microbial [maikróubiəl] 微生物の.
microbial substitution 菌交代現象(抗生物質投与による治療中, 腸内細菌叢が変化して, 病原菌がほかの生理的機能を営む非病原菌と交代して種々の病的状態を起こす現象).
microbicide [maikróubisaid] 殺菌薬 形 microbicidal.
microbiology [maikroubaiáləʤi] 微生物学 形 microbiological.
microblast [máikrəblæst] 小赤芽球(直径 5 μm 以下のもの).
microblepharia [maikroubleféəriə] 小眼瞼症(先天性瞼裂縮小), = microblepha-

M

ron.
microbody [máikrəbɑdi] マイクロボディ(ペルオキシダーゼなどを含む小胞).
microbrachia [maikroubréikiə] 小腕症.
microbrachius [maikrəbréikiəs] 小腕体.
microcarcinoma [maikroukɑ:sinóumə] 微小癌(局在診断できる最小の癌．定義はないが，一応胃癌では5mm以下，大腸癌では10mm以下の癌とされている).
microcardia [maikroukɑ́:diə] 小心〔臓〕症.
microcentrum [maikrəséntrəm] 中心体，= centrosome, cytocentrum.
microcephalia [maikrousifǽliə] 小頭〔蓋〕症，= microcephaly.
microcephalic [maikrousifǽlik] 小頭〔蓋〕症の.
microcheilia [maikroukáiliə] 小唇〔症〕.
microcheiria [maikroukáiriə] 小手症.
microchemistry [maikrəkémistri] 微量化学 形 microchemical.
microchiria [maikroukáiriə] 小手症，= microcheiria.
microcirculation [maikrousə:kjuléiʃən] 微小循環.
microcolon [maikroukóulən] 小結腸〔症〕.
microcoria [maikroukɔ́:riə] 小瞳孔.
microcornea [maikroukɔ́:niə] 小角膜.
microcoulomb [maikroukú:loum] マイクロクーロン(電気量の単位．100万分の1クーロン).
microcoustic [maikroukú:stik] 微音拡大器，= micracoustic.
microcurie (μCi) [maikroukjú:ri:] マイクロキュリー(放射能の単位，1μCi = 1/1,000,000Ci).
microcyst [máikrəsist] 小嚢腫，ミクロシスト.
microcyte [máikrəsait] 小赤血球(直径5μm以下のもの).
microcythemia [maikrousaiθí:miə] 小〔赤血〕球症(特に地中海貧血 thalassemia における特徴に基づき，その同義語に用いられる).
microcytic [maikrəsítik] 小赤血球性の，小球性の.
microcytic anemia 小〔赤血〕球性貧血(平均赤血球容積 MCV < 84fL).
microcytosis [maikrousaitóusis] 小〔赤血〕球症，= microcythemia.
microcytotoxicity assay 微量細胞傷害試験(微量定量プレートを用いて抗体と補体による細胞傷害を検出する方法．HLA タイピングによく用いられている).
microdactyly [maikrədǽktili] 小指〔症〕，= microdactylia.
microdensimetry [maikroudensímitri] 微量密度測定〔法〕.
microdetermination [maikrouditə:minéiʃən] 微量定量〔法〕.
microdiffusion [maikroudifjú:ʒən] 微小拡散〔法〕.
microdissection [maikroudisékʃən] 顕微手術.
microdont [máikrədɑnt] 矮小歯(歯牙指数42以下のもの) 形 microdontic.
microdontia [maikroudɑ́ntiə] 小歯症，= microdontism.
microdosimetry [maikrədousímitri] 微小線量測定〔法〕.
microembolic signal (MS) 微小塞栓信号(脳梗栓などの前兆).
microembolus [maikrouémbələs] 微小塞栓.
microencephaly [maikrouenséfəli] 小脳〔髄〕症.
microerythrocyte [maikrouiríθrəsait] 小赤血球.
microfarad [maikrəfǽrəd] マイクロファラッド(100万分の1ファラッドで電気容量の実用単位).
microfibril [maikroufáibril] 微細線維，微小原線維.
microfilament [maikrəfíləmənt] ミクロフィラメント，細糸，微小線維.
microfilaremia [maikroufilərí:miə] ミクロフィラリア血〔症〕.
microfilaria [maikroufiléəriə] ミクロフィラリア(糸状虫雌虫より産下される幼虫．血液や組織中に出現し，フィラリア感染の診断上重要である．ミクロフィラリアは媒介する昆虫に取り込まれると2週間で発育し感染幼虫となる).
microflora [maikrouflɔ́:rə] 微生物叢.
microfollicular goiter 小濾胞性甲状腺腫(未分化の甲状腺腫).
microgamete [maikrəgǽmi:t] 小配偶子，小接合子(①動物および植物において合体や接合に関与する雄性生殖細胞．②マラリア原虫の雄性生殖体).
microgametocyte [maikrougəmí:təsait, -krougǽmit-] 小配偶子母体，小接合子母体.
microgastria [maikrəgǽstriə] 小胃症.
microgenia [maikrouʤí:niə] 小下顎〔症〕.
microgenitalism [maikrəʤénitəlizəm] 小性器症.
microglia [maikrɑ́gliə] ミクログリア(正常な中枢神経系にみられる小型の神経膠細胞で，病的状態においては食作用を示し，アメーバ様運動を起こす)，= Hortega cell, compound granular corpuscle, gitter cell.
microgliacyte [maikrɑ́gliəsait] 小グリア細胞，小〔神経〕膠細胞，= microgliocyte.
microglossia [maikrəglɑ́siə] 小舌〔症〕.
micrognathia [maikrounéiθiə, -krɑgn-] 鳥顔〔ぼう(貌)〕(短顎症，小顎症)，= micrognathism.
microgram (μg, mcg.) [máikrəgræm]

マイクログラム(1 μg は 100 万分の 1 グラム，すなわち 0.001 mg).

micrographia [maikrougréifiə] 小字症，小書症(パーキンソン病でみられ，無動のため，書字が次第に小さくなっていく状態).

micrography [maikrágrəfi] 顕微鏡撮影〔法〕，小書，鏡検.

microgyria [maikrouʤáiriə] 小脳回症.

microhematuria [maikrouhi:mətʃú:riə] 顕微鏡的血尿(肉眼血尿症 gross hematuria に対立していう現象で，尿沈渣を顕微鏡で検査して初めて発見される状態)，= microscopic hematuria.

microhepatia [maikrouhipǽtiə] 小肝症.

microhm [máikroum] マイクロオーム(100 万分の 1 オーム Ω).

microinjection [maikrouinʤékʃən] 微量注射，顕微注射法(顕微鏡下で注射すること).

microinsemination [maikrouinseminéiʃən] 顕微授精.

microinvasion [maikrouinvéiʒən] 微小浸潤.

microkymotherapy [maikroukaiməθérəpi] 短波ジアテルミー，= microkymatotherapy.

microlentia [maikrəléntiə] 小水晶体症.

microlesion [maikrəlí:ʒən] 小病巣，小病変.

microliter (μL) [máikrəlitər] マイクロリットル(100 万分の 1 リットル(L)).

microlith [máikrəliθ] 小結石.

microlithiasis [maikrouliθáiəsis] 微石症.

micromachine [máikrəməʃi:n] マイクロマシン(元来は和製英語．センサー，プロセッサーなどの機能を有した微小機械).

micromanipulation [maikroumənipju:léiʃən] 顕微手術.

micromanipulator [maikroumənípjuleitər] マイクロマニピュレータ(微小物体を分析解剖するときに用いる顕微操作器).

micromastia [maikrəmǽstiə] 小乳房症，= micromazia.

micromelia [maikroumí:liə] 小肢症，= achondroplasis.

micromere [máikrəmiər] 小割球，小分割球，= micromerus.

micrometastasis [maikroumitǽstəsis] 微小転移.

micrometer (μm) [maikrámitər] ① マイクロメータ，② マイクロメートル(長さの単位 μm (10^{-6} m)).

micrometry [maikrámitri] 測微法.

micromicro– [maikroumaikrou，–rə] マイクロマイクロ(10^{-12} を表す旧単位．通常ピコ P を用いる).

micromicrogram (μμg) [maikroumáikrəgræm] マイクロマイクログラム(10^{-12} グラム．通常はピコグラム pg を用いる).

micromicron [maikroumáikrɑn] マイクロミクロン(100 分の 1 ミクロン μ).

micromilligram [maikrəmíligræm] マイクロミリグラム(ミリグラムの 1,000 分の 1 で通常ナノグラム ng という単位を用いる).

micromillimeter [maikrəmílimi:tər] マイクロミリメートル，= micron.

micromineral [maikrəmínərəl] 微量ミネラル，= trace elements.

micromolar [maikroumóulər] マイクロモル濃度(1 マイクロモルは 10^{-6} モル).

micromyelia [maikroumaií:liə] 小脊髄症.

micromyeloblast [maikroumáiələblæst] 小骨髄芽球.

micromyelocyte [maikroumáiələsait] 小骨髄球.

micron [máikrɑn] ミクロン(①(100 万分の 1 メートルあるいはマイクロミリメートルで，普通ギリシャ文字 μm で表す．1 μm = 10^{-6} m). ② 直径 0.1〜0.3 μm ほどの微粒子(光学顕微鏡で観察できる)，= microne).

micronodular [maikrənádjulər] 小結節性の.

micronomicin (MCR) [maikrounəmáisin] ミクロノマイシン(眼科用のアミノ糖系抗生物質点眼剤).

micronucleus [maikrounjú:kliəs] ① 小核(細胞の副核)，② 生殖核(滴虫類の).

micronutrients [maikrounjú:triənts] 微量養分(微量で必要なビタミンまたは鉱物元素).

micronychia [maikrəníkiə] 小爪〔症〕.

micro–organism [máikrou ɔ́:gənizəm] 微生物(細菌，ラセン菌，リケッチア，ウイルス，カビ酵母などの総称).

micropenis [maikroupí:nis] 小陰茎〔症〕.

microphage [máikrəfeiʤ] ミクロファージ，小食細胞，小食球(細菌を貪食する多形核白血球のこと)，= microphagus.

microphallus [maikrəfǽləs] 小陰茎〔症〕，= micropenis.

microphilic [maikroufílik] (微量の酸素または炭酸ガス中で最良の発育を示すこと).

microphonoscope [maikroufóunəskoup] 両耳聴診器.

microphotograph [maikroufóutəgræf] マイクロ写真(極縮小写真).

microphthalmia [maikrɑfθǽlmiə] 小眼球〔症〕，= microphthalmus.

micropipette [maikroupaipét] 微量ピペット，マイクロピペット，= micropipet.

microplethysmograph [maikroupleθízməgræf] ミクロプレスチモグラフ，微小体積変動記録計(身体の部分的体積変化を測定する装置).

M

micropodia [maikroupóudiə] 小足症.
micropore [máikrəpɔ:r] ミクロ細孔，微視孔(原虫が栄養物の飲食にあたりつくる体表の微小な陥凹).
microporous [maikroupɔ́:rəs] 微孔性〔の〕.
micropsia [maikrápsiə] 小視症.
micropuncture [maikrəpʌ́ŋktʃər] 微小穿刺.
microrefractometer [maikrourifræktámitər] 微細屈折計(主として赤血球の微細構造を観察するために用いる).
microrespirometer [maikrourespirámitər] 微量呼吸計(組織の酸素利用を測定する装置).
microscope [máikrəskoup] 顕微鏡.
microscopic [maikrəskápik] 顕微鏡的な，微視的な，= microscopical.
microscopic hematuria 顕微鏡的血尿.
microscopic polyangiitis (MPA) 顕微鏡的多発血管炎.
microscopy [maikráskəpi] 顕微鏡検査〔法〕，鏡検.
microsecond (μ sec) [maikrəsékənd] 100万分の1秒.
microsection [maikrəsékʃən] 顕微鏡用切片.
microsome [máikrəsoum] ミクロソーム(超遠心法で集めた核，ミトコンドリア以外の膜成分).
microsomia [maikrəsóumiə] 小人症，侏儒.
microspectrophotometry [maikrouspektroufoutámitri] 顕微分光測光〔法〕.
microspectroscope [maikrəspéktrəskoup] 顕微分光計.
microsphere [máikrəsfiər] 中心体，= centrosome.
microspherocyte [maikrousférəsait] 小球状赤血球.
microspherocytosis [maikrousferousaitóusis] 小球状赤血球〔増加〕症.
microsphygmia [maikrəsfígmiə] 小脈症，= microsphygmy, microsphyxia.
microsplenia [maikrousplí:niə] 小脾症.
microsporosis [maikrouspəróusis] 小胞子菌症.
Microsporum [maikráspərəm, -krouspɔ́:r-] ミクロスポルム属(皮膚糸状菌．オーズアン小胞子菌 *M. audouinii* は頭部白癬の病原菌).
microstomia [maikroustóumiə] 小口〔症〕.
microstructure [maikrəstrʌ́ktʃər] 微細構造，ミクロ組織.
microsurgery [maikrousə́:ʤəri] 顕微解剖，顕微手術.
microsyringe [maikrəsíriṇʤ] マイクロシリンジ.
microteeth [máikrəti:θ] 小歯〔症〕.
microthrombosis [maikrouθrɑmbóusis] 微小血栓症.
microtia [maikróuʃiə] 小耳症.
microtome [máikrətoum] ミクロトーム(顕微鏡標本をつくるとき，パラフィンまたはセロイジンに埋没した組織塊を薄い切片に切る器械).
microtomy [maikrátəmi] 顕微鏡切片製作法.
microtrauma [maikroutrɔ́:mə] 微小外傷(損傷)，顕微〔的〕外傷.
microtubule [maikroutjú:bju:l] 微小細管，微小管.
microvascular [maikrəvǽskjulər] 微小血管の.
microvascular decompression (MVD) 微小血管減圧〔術〕，= neurovascular decompression.
microvascular pressure (MVP) 微小血管圧.
microvilli [maikrəvílai] 微絨毛(腸上皮細胞のように吸収のさかんな細胞の頂端面にある微細な突起)，= microvillus.
microvillus [maikrəvíləs] 微絨毛，= microvillus [L] 複 microvilli.
microvivisection [maikrouvivisékʃən] 顕微生体解剖.
microvolt [máikrəvoult] マイクロボルト(100万分の1ボルトV).
microwave [máikrouweiv] マイクロ波(周波数がほぼ1GHz（波長30cm）～300GHz（波長1mm）の電磁波．テレビジョン，レーダーなどに利用される).
microxyphil [maikráksifil] 微小顆粒状好酸性細胞，= microxycyte.
microzoon [maikrouzóuən] 極微動物.
micrurgy [máikrə:ʤi] 顕微解剖 形 micrurgic.
miction [míkʃən] 排尿，= micturition, urination.
micturate [míktʃureit] 放尿する，= urinate.
micturition [miktʃuríʃən] 排尿，尿意，= miction, urination.
micturition syncope 排尿性失神(排尿時，排尿直後に一過性の意識障害を呈するもの．立位排尿のことが多く，男性にみられる).
micturition training 排尿訓練.
MID ① multi-infarct dementia（多発脳梗塞性痴呆），② minimum(-mal) infective dose（最小感染量).
mid- [mid]（中央，中間などの意味を表す接頭語).
MIDAS migraine disability assessment scale（マイダス).
midbrain [mídbrein] 中脳(間脳と橋の間の部分で脳幹の一部)，= mesencephalon.
MIDCAB minimally invasive direct coronary artery bypass（低侵襲性冠動脈バイパス〔術〕).
midcarpal [midká:pəl] 中手根の(① 手

根骨の中央部に関連した．②２列の手根骨の間の関節に関連した）．

middiastole [midaiǽstəli:] 拡張中期．

middiastolic [midaiəstálik] 拡張中期の．

middiastolic sound 拡張中期心音（心室の急速充満時に生ずるⅢ音，心房収縮によって生ずるⅣ音またはⅢ・Ⅳ音の隔合が拡張中期心音の成分で，奔馬調律をつくる）．

middle [mídl] 中央の．

middle age 壮年期．

middle cardiac vein 中心〔臓〕静脈，＝vena cordis media [L].

middle cerebellar peduncle 中小脳脚（小脳と橋との連絡路），＝pedunculus cerebellaris medius [L].

middle cerebral artery 中大脳動脈（内頸動脈の枝），＝arteria cerebri media [L].

middle cervical cardiac nerve 中〔頸〕心臓神経（心臓への交感神経の枝の一つ），＝nervus cardiacus medius [L].

middle cervical ganglion 中頸神経節（頸部にある交感神経節の一つ），＝ganglion cervicale medium [L].

middle cluneal nerves 中殿皮神経，＝nervi clunium medii [L].

middle colic artery 中結腸動脈（上腸間膜動脈の枝で横行結腸に分布），＝arteria colica media [L].

middle colic vein 中結腸静脈，＝vena colica media [L].

middle ear 中耳（鼓膜の内側でツチ骨，キヌタ骨，アブミ骨を入れる鼓室という空洞があり耳管で咽頭と連絡する），＝auris media [L].

middle ear implant (MEI) 人工中耳．

middle finger 中指，中高指（手の第３指），＝long finger.

middle frontal artery 中前頭動脈，＝arteria frontalis media [L].

middle genicular artery 中膝動脈（膝窩動脈の枝），＝arteria genus media [L].

middle lobar bronchus 中葉気管支（肺の中葉に分布する気管支），＝bronchus lobaris medius [L].

middle lobe 中葉（右肺の３葉の一つ），＝lobus medius [L].

middle lobe syndrome 〔肺〕中葉症候群（肺中葉の慢性拡張不全を伴う非特異型肺炎），＝S_5 disease.

middle meningeal artery 中硬膜動脈（顎動脈の枝で脳硬膜に分布），＝arteria meningea media [L].

middle meningeal veins 中硬膜静脈，＝venae meningeae mediae [L].

middle nasal concha 中鼻甲介（篩骨の一部で中鼻道と下鼻道に仕切る），＝concha nasalis media [L].

middle nasal meatus 中鼻道（下鼻甲介と中鼻甲介の間の空気の通路となる部分），＝meatus nasi medius [L].

middle phalanx 中節骨（手足の指の骨，基節骨と末節骨の間にある），＝phalanx media [L].

middle rectal artery 中直腸動脈（下腸間膜動脈の枝），＝arteria rectalis media [L].

middle rectal veins 中直腸静脈，＝venae rectales mediae [L].

middle suprarenal artery 中副腎動脈（副腎に分布する上中下３本の動脈のうち腹大動脈からの枝），＝arteria suprarenalis media [L].

middle suprarenal vein 中副腎静脈，＝vena suprarenalis media [L].

middle temporal artery 中側頭動脈，＝arteria temporalis media [L].

middle temporal gyrus 中側頭回（大脳回の一つ，側頭葉にある），＝gyrus temporalis medius [L].

middle temporal vein 中側頭静脈，＝vena temporalis media [L].

middle thyroid veins 中甲状腺静脈，＝venae thyr(e)oidea mediae [L].

middle trunk 中神経幹（腕神経叢にある３つの神経幹の１つ），＝truncus medius [L].

middle wave sensitive cone 中波長感受性錐体，M-錐体（緑錐体）．

midexpiratory flow (MEF) 中間呼気流量．

midgut [mídgʌt] 中腸（胎児の腸管中央部で，総胆管開口部の十二指腸から横行結腸の近位 2/3 が発生する），＝midgut intestine.

midline (ML) [midláin] 正中．

midpain [mídpein] 月経中間痛．

midriff [mídrif] 横隔膜，＝diaphragm.

midstance [mídstæns] 立脚中期（立脚期のうち，全体重が支持脚の真上に負荷された時点）．

midstream [mídstri:m] 中流，中途．

midstream specimen 中間尿標本（尿管の細菌感染検査用）．

midstream urine 中間尿（排尿の開始直後と終了直前の尿を入れない中間の尿）．

midswing [mídswiŋ] 遊脚中期．

midsystolic [midsistálik] 収縮中期の．

midsystolic bucking 収縮中期突出（僧帽弁逸脱症のＭモード心エコー図にみる，収縮中期より僧帽弁尖が後方左房内に弓状に落ち込む像）．

midsystolic click 収縮中期クリック（僧帽弁逸脱症の徴候）．

midtarsal [miditá:səl] 中足根の（足根骨の中央部に関連した）．

midtrimester [midtraiméstər] 妊娠中期（日本では妊娠満 16～27 週をいうが，ア

M

メリカの妊娠第2三半期は満14～27週をいう).

midwife [mídwaif] 助産師，産婆.

midwifery [mídwaifəri] 助産術，助産学.

MIF ① maximum(-mal) inspiratory flow (最大吸気流量)，② macrophage migration inhibitory factor (マクロファージ遊走阻止因子).

MIFR maximum(-mal) inspiratory flow rate (最大吸気流量率).

MIG measles immunoglobulin (麻疹免疫グロブリン).

migraine [mí:grein, mái-] 片頭痛(発作性頭痛で，はきけを伴う)，＝sick headache 形 migrainous.

migraine headache 片頭痛(反復性の片側性，拍動性頭痛 throbbing headache で眼症状，運動感覚異常，情緒不安定，うつ状態，空腹などの前兆あるいは前駆症状，嘔気・嘔吐などの随伴症状を特徴とする．遺伝性，家族性などがある)，＝vascular headache of migraine type.

migration [maigréiʃən] ① 遊歩，遊走，移動，② 回遊(魚類の)，渡り(鳥類の) 形 migrating, migratory.

migration-inhibitory factor (MIF) 遊走阻止因子，＝inhibition factor.

Mikulicz drain ミクリッツドレーン(ガーゼタンポン).

Mikulicz operation ミクリッツ手術(腸の切除術．罹患腸管を腹腔外に一度前置したうえで数日後に切除し，腹腔外で閉鎖する2期的切除方法).

Mikulicz syndrome ミクリッツ症候群(涙腺，唾液腺のリンパ組織が増殖し，無痛，対称性に腫脹した症状．慢性リンパ性白血病，悪性リンパ腫など).

MIL mother-in-law (義母).

mil [míl] ミル(長さの単位で，1ミルは1/1,000インチ，または25.4マイクロメートル).

mild [máild] 軽度の，軽い，軟性の，緩和な.

mild cognitive impairment (MIC) 軽度認知障害(アルツハイマー病などの前症状として，正常域と痴呆域の中間にあるもの).

Miles operation マイルズ手術(S状結腸，直腸，肛門を周囲組織を含めて切除し，左下腹部に人工肛門を造設する方法)，＝Miles resection.

milia [míliə] 稗粒腫(表皮直下の小型角質嚢腫).

miliaria [miliέəriə] 汗疹(あせも).

miliaria rubra 紅色汗疹(汗腺胞口に起こる丘疹および水疱からなり，皮膚の発赤と炎症性反応が伴う)，＝heat rash, prickly heat, strophulus, lichen tropicus.

miliary [míliəri] 粟粒〔性〕の，粟粒状の.

miliary aneurysm 粟粒動脈瘤.

miliary embolism 粟粒性塞栓症(多数の小血管に同時に発生するもの).

miliary fever 粟粒熱，＝sweating sickness.

miliary tuberculosis 粟粒結核〔症〕.

milieu [mí(:)lju:] [F] 環境，ミリュー.

milieu extérieur 外部環境.

milieu interne 内部環境，＝milieu intérieur.

milium [míliəm] 稗粒腫.

milk [mílk] ① 乳汁(哺乳動物の乳腺からの分泌物)，② 乳剤，③ 乳状液 形 milky.

milk-alkali syndrome ミルクアルカリ症候群(大量の牛乳と炭酸カルシウムを含む制酸剤を消化性潰瘍の治療の目的で投与した症例に発症し，高カルシウム血症，高リン血症，腎不全などを主徴とした病態)，＝Burnett syndrome.

milker's nodule virus 搾乳者結節ウイルス(ポックスウイルス科のウイルスで，搾乳などでウシから感染し，結節をきたす)，＝*Pseudocowpox virus*, paravaccinia virus.

milk line 乳線(胚の肥大した上皮層で，乳腺に発育するもの).

Milkman syndrome ミルクマン症候群(多発特発性偽骨折で，骨疾患における緻密質の吸収による(骨粗鬆症))，＝multiple spontaneous pseudo-fracture of bone.

milk spot 腱斑(心外膜にみられる線維性肥厚部)，＝macula albida.

milk sugar 乳糖(ラクトース).

milk tooth 乳歯(脱落歯，20本ある)，＝deciduous tooth, dentes decidui [L].

Millard-Gubler paralysis ミラート・グブラー麻痺(下交代性片麻痺，顔面神経交代性片麻痺とも呼ばれ，顔面神経麻痺と反対側の片麻痺とを起こした疾病．脳幹橋の病変)，＝Gubler paralysis, hemiplegia alternans oculomotorica, Weber syndrome.

Millard-Gubler syndrome ミラート・グブラー症候群(脳幹橋病変により，障害側の顔面神経麻痺と対側の片麻痺からなる症候群．時に外転神経麻痺を伴うこともある).

Miller-Abbott tube ミラー・アボット管(腸閉塞症の診断・治療に用いられる管).

milli- [mili] (1,000分の1の意味を表す接頭語).

milliampere (mA) [miliǽmpεər] ミリアンペア(電流の強さの単位で10^{-3}アンペアに等しい).

millibar (mb) [míliba:r] ミリバール(大気圧の旧単位で，1,000分の1バール．現在はヘクトパスカルhPaを用いる).

milliequivalent (mEq) [miliikwívələnt] ミリグラム当量(1 Eq ＝1,000 mEq).

milliequivalent per liter (溶液1L当

たりの溶質のミリグラム当量).
milligram (mg) [míligræm] ミリグラム(1gの1,000分の1).
milliliter (mL, ml) [mílilitər] ミリリットル, = cubic centimeter.
millimeter (mm) [mílimi:tər] ミリメートル(1 m の 1,000 分の 1).
millimeters of mercury (mmHg) ミリメートル水銀柱(血圧の単位).
millimeter-wave ミリメートル波(波長 1〜10 mm の電磁波で, 30〜300 GHz のもの).
millimicro- [milimaikrou, -krə] (10^{-9}を表す接頭語. 現在では nano- が使われている).
millimicron (mμ) [milimáikrɑn] ミリミクロン(1,000分の1ミクロンで, 通常ナノメータ nm が使われる), = micromillimeter.
millimol (mmol, mM) [mílimɔ:l] ミリモル(1ミリモルは 10^{-3} モル).
milling [míliŋ] 〔陶歯〕削合(咬合面を調節するため, 義歯を研磨すること).
millinormal [milinɔ́:məl] 1,000 分の 1 規定溶液の.
milliosmole (mOsm) [miliɑ́smoul] ミリオスモル(浸透圧の単位オスモルの 1,000 分の 1. オスモルは溶質の分子量 g を溶液に溶解しているイオンまたは粒子数で割った値).
millipore filter (MF) ミリポアフィルター.
milliroentgen (mR) [miliréntgən] ミリレントゲン.
millisecond (msec) [mílisekənd] ミリ秒(1,000 分の 1 秒).
millivolt (mV) [mílivoult] ミリボルト(1,000 分の 1 ボルト).
mill wheel murmur 水車雑音(心臓の雑音の一つ. 空気塞栓による), = water wheel murmur.
miloxacin (MLX) [milɑ́ksəsin] ミロキサシン(キノロン系抗菌薬).
milphosis [milfóusis] 睫毛脱落症, = milphae.
mimesis [maimí:sis] ①模擬, 模倣(疾病がほかの型に擬すること), ②表情(精神) 形 mimetic.
mimetic [maimétik] 表情の, 模倣性の, 擬態の.
mimetic labor 偽陣痛, = false labor.
mimetic paralysis 模倣麻痺(顔面神経麻痺).
mimic [mímik] 擬態の, 模擬の 名 mimicry.
mimicry [mímikri] 相同性.
mimic spasm 顔面攣縮(おそらくジストニーが原因と考えられる顔面筋の痙攣), = facial tic.
mimic tic 模倣チック.
Minamata disease 水俣病(有機水銀による中毒. 公害病の典型例. 熊本県水俣市の新日本窒素肥料株式会社工場から出されたメチル水銀に汚染された魚介類を摂取した住民に発生した中枢神経系への中毒症. ハンター・ラッセル症候群を呈する).
mind [máind] 精神力, 心, 知力 形 mindful, mental.
mind control マインド・コントロール(洗脳や強制, 心理行動的な手法を用いて思想改造すること).
mineral [mínərəl] ミネラル, 無機質, 鉱物〔質〕.
mineralocorticoid [minərəloukɔ́:tikɔid] ミネラルコルチコイド, 鉱質コルチコイド(副腎皮質のホルモンで鉱質コルチコステロイド. アルドステロンなど).
mineral oil plasmacytoma 鉱物油形質細胞腫(マウス腹腔内に鉱物油を投与することによって生じた実験的形質細胞腫).
mineral springs 鉱泉(鉱物質を多量に含むもの. 冷泉である).
mineral water ミネラルウォーター, 鉱泉水.
miner's nystagmus 鉱夫眼振.
minify [mínifai] 縮小する.
minilaparotomy [minilæpərɑ́təmi] 小開腹術.
minim (min, m) [mínim] ミニム, 滴(重量 1 グレーン grain または 0.06 g に相当し, フルイドドラムの 1/60 で min, m と略し, 記号は ♏).
minimal [mínimәl] 最小の.
minimal blood pressure 最小血圧.
minimal brain damage (MBD) 微細脳損傷.
minimal brain dysfunction (MBD) 微細脳機能障害.
minimal change nephrotic syndrome (MCNS) 微小変化型ネフローゼ症候群(かつてのリポイドネフローゼ lipoid nephrosis に相当し, 糸球体基底膜の器質的変化によらない透過性亢進に由来する), = minimal glomerular lesions.
minimally [mínəməli] 最小, 微小.
minimally invasive direct coronary artery bypass (MIDCAB) 低侵襲性冠動脈バイパス〔術〕(小開胸下に, 人口心肺を用いず, 心拍動下で行う冠動脈バイパス術).
minimally invasive surgery (MIS) 低侵襲手術.
minimally invasive treatment (MIT) 低侵襲治療(ミット. 内視鏡手術など).
mini mental state examination (MMSE) (認知機能検査の一つ).
minimum [míniməm] 最小量, 最低限〔度〕.
minimum(-mal) bactericidal concentration (MBC) 最小殺菌濃度.

minimum(-mal) daily requirement (MDR) 最小１日必要量.
minimum data set (MDS) (入院・入所者ケアのためのアセスメント表で，ケアプラン作成指針であるRAPsと組み合わせて使用される).
minimum data set-home care (MDS-HC) (在宅ケアのためのアセスメント表で，ケアプラン作成指針であるCAPsと組み合わせて使用される．MDS/RAPsの在宅版).
minimum(-mal) effective concentration (MEC) 最小有効濃度.
minimum(-mal) effective dose (MED) 最低有効量.
minimum(-mal) fatal dose (MFD) 最小致死量.
minimum(-mal) hemolytic dose (MHD) 最小溶血量.
minimum(-mal) infective dose (MID) 最小感染量.
minimum(-mal) inhibitory concentration (MIC) 最小発育阻止濃度(ある薬剤のある細菌に対する最小発育阻止濃度のことで，通常 μg/mL で表す).
minimum(-mal) lethal concentration (MLC) 最小致死濃度.
minimum(-mal) lethal dose (MLD) 最小致死量(ある特定グループの動物をすべて死亡させるのに必要とされる薬物の最少投与量).
minimum toxic dose (MTD) 最小中毒量(化学物質の毒性や医薬品の過剰投与によって生じた有毒症状を発症させる薬毒物の最少量).
Ministry of Health, Labour and Welfare (MHLW) 厚生労働省.
Minkowski figure ミンコウスキー数値(肉食時における尿中ブドウ糖と窒素との関係と絶食時のそれとの比で，2.8：1)，＝Minkowski quotient.
Minnesota code ミネソタコード(ミネソタ大学による疫学調査を目的とした成人の心電図分類基準).
Minnesota-Hartford personality assay ミネソタハートフォード性格分析.
Minnesota multiphasic personality inventory (MMPI) ミネソタ多面人格目録(テスト)(心理学試験で，550の問題について，被験者がyes, no, 不明の３肢選択回答を行う質問紙法の代表的なもの).
MINO minocycline (ミノサイクリン).
minocycline (MINO) [minousáikli:n] ミノサイクリン(テトラサイクリン系抗生物質).
minor [máinər] ①小さい方の，第２次の，重要でない，軽症の，②未成年〔者〕，③少数の.
minor agglutinin 副凝集素(微生物で免疫した動物の血液中に存在し，低い希釈倍数でしか凝集活性を示さない凝集素).
minor hand 利き手でない方の手.
minor hemisphere 劣位半球(大脳の).
minor operation 小手術.
minor palatine arteries 小口蓋動脈，＝arteriae palatinae minores [L].
minor renal calices 小腎杯(腎乳頭からの尿を受ける杯状のもので，集まって大腎杯となる)，＝calices renales minores [L].
minor seizure 小型発作.
minute [mínit] 分(角度または時計の).
minute [mainjú:t] 微細な，精細な.
minute cancer 微小癌.
minute organ 小器官.
minute output (MO) 分時拍出量.
minute ventilation (MV) 分時換気量.
minute volume (MV) 分時換気量.
miosis [maióusis] ①縮瞳，②軽減期(疾病の)，③減数分裂(meiosisに代わる綴りとして用いられるが誤り) 形 miotic.
miosphygmia [maiəsfígmiə] (心拍に比べて脈拍数の少ない状態)，＝pulse deficit.
miotic [maiátik] ①縮瞳の，②縮瞳剤，③減退の.
MIP maximum(-mal) inspiratory pressure (最大吸気圧).
mire [máir] ミーア(屈折計の腕に刻まれた角膜反射の像変化により乱視を検査するために用いる).
mirror-neuron ミラー・ニューロン(脳のブローカ野に存在するといわれる．他人の動作に共感して脳が反応活動するシステム).
mirror writing 鏡像書字，＝specular writing.
MIS minimally invasive surgery (低侵襲手術).
misandria [misǽndriə] 男嫌い.
misanthropia [misænθróupiə] 人間嫌い.
misbranded [misbrǽndid] 不正表示の(薬品，食品などの).
Misc. miscellany (備考，雑録).
miscarriage [miskǽriʤ] ①流産，堕胎，②不成功，仕損い.
misce (M) [mísi] [L] 混合せよ.
miscegenation [misiʤinéiʃən] 雑婚，混血生殖.
miscellany (Misc.) [mísəleini] 備考，雑録.
misdiagnosis [misdaiəgnóusis] 誤診.
mis(o)- [mis(ou), -mis(ə)] (嫌悪の意味を表す接頭語).
misogamy [miságəmi] 結婚嫌い.
misogyny [misáʤini] 女嫌い.
misopedia [misoupí:diə] 子ども嫌い，＝misopedy.
missed [míst] 稽留性の.

missed labor 稽留分娩(死亡した胎児を分娩しないこと).
missed molar abortion 稽留性奇胎流産.
missense [míssens] ミスセンス(遺伝用語).
missense mutation ミスセンス〔突然〕変異(正常なセンスコドンがミスセンスコドンに変化する突然変異. その結果としてペプチド鎖の相当する位置に異なったアミノ酸が取り込まれる).
missense suppressor ミスセンスサプレッサー(一般には突然変異によって変化したコドンをもとのアミノ酸に対応するコドンとして, あるいはそれとは異なったアミノ酸として読み取り, 野生型の遺伝形質を回復させうるもの).
missexual [missékʃuəl] 性的不平衡の.
missing [mísiŋ] 欠損する, 欠如する.
missing data 欠測値.
mist [míst] ミスト(塵埃の一つ. 液体がガス状になり凝集した液体粒子).
misuse [misjúːz] 誤用.
MIT minimally invasive treatment (低侵襲治療, ミット).
mite [máit] ダニ(マダニ科 Ixodidae あるいはオオダニ ticks を除くすべてのダニ類 Acarina を含む虫の総称).
mite-borne typhus ダニチフス, ＝tsutsugamushi disease.
mitella [mitélə] ミテラ(腕に用いる三角布吊り包帯).
mithridate [míθrideit] 〔古代〕解毒薬(ペルシャの Pontus 王 Mithridates は毒物を摂取したためにそれに対する免疫を獲得した. これにちなんだ言葉で毒自身の量を次第に増量して摂取することにより, その毒に対して免疫となること), ＝mithridatism 形 mithridatic.
miticide [mítisaid] ダニ駆除薬 形 miticidal.
mitigate [mítigeit] 緩和する.
mito- [maitou, -tə] (糸, 糸状の意味を表す接頭語).
mitochondria [maitəkándriə] ミトコンドリア, 糸粒体, ＝mitochondrion [L], → mitochondrion.
mitochondrial [maitəkándriəl] ミトコンドリアの.
mitochondrial disease ミトコンドリア病(ミトコンドリアの異常による. ミトコンドリア脳筋症).
mitochondrial DNA (mtDNA) ミトコンドリアDNA (細胞質遺伝子の一つで, ミトコンドリアのマトリックス中に存在する環状二本鎖DNA).
mitochondrial myopathy ミトコンドリアミオパチー(骨格筋内のミトコンドリアの形態学的, 生化学的異常(酵素欠損), 高乳酸血症, 代謝性アシドーシスを呈し, 筋力低下や痙攣など中枢神経系症状を伴う).
mitochondrion [maitəkándriən] ミトコンドリア(球形から円筒形で, 2重の膜からなる細胞小器官の一つ. 独自のDNAを含み, これをミトコンドリアDNA (mtDNA)と呼ぶ. ミトコンドリアの主要な機能は電子伝達系による酸化的リン酸化によるエネルギー生産) 複 mitochondria.
mitogen [máitəʤən] 〔有糸〕分裂誘発因子, マイトジェン.
mitogenesia [maitəʤəníːsiə] 有糸分裂生殖 形 mitogenic, mitogenetic.
mitogenesis [maitəʤénisis] 有糸分裂生起〔源〕.
mitogenicity [maitəʤənísiti] 分裂原性(細胞分裂を誘導する能力をもった物質の性質).
mitosis [maitóusis] 有糸〔核〕分裂(間接分裂で, ① 前期 prophase, ② 中期 metaphase, ③ 後期 anaphase, ④ 末期 telophase の4期に区別されている), ＝karyokinesis 形 mitotic.
mitotic [maitátik] 有糸分裂の.
mitotic spindle ＝nuclear spindle.
mitral [máitrəl] 僧帽弁.
mitral commissurotomy (MC) 僧帽弁交連裂開〔術〕.
mitral configuration 僧帽弁型(僧帽弁疾患時にX線像で特有な左第2, 第3弓の隆起).
mitral insufficiency 僧帽弁閉鎖不全.
mitralization [maitrælizéiʃən] 僧帽化現象(胸部X線像で左心縁の直線化がみられる現象で僧帽弁疾患でみられる).
mitral murmur 僧帽弁雑音.
mitral opening snap (MOS) 僧帽弁開放音(特に僧帽弁狭窄症において, Ⅱ音の直後に第4肋間に聴取される).
mitral P 僧帽〔性〕P (心房の肥大によりⅠ, Ⅱ, aVLのP波の幅, 高さの増大するときにいう. 僧帽弁疾患にみられる).
mitral regurgitation (MR) 僧帽弁逆流〔症〕, ＝mitral insufficiency.
mitral stenosis (MS) 僧帽弁狭窄.
mitral valve (MV) 僧帽弁(左房室弁, 二尖弁ともいう), ＝valva mitralis [L].
mitral valve prolapse (syndrome) (MVP(S)) 僧帽弁逸脱〔症候群〕.
mitral valve replacement (MVR) 僧帽弁置換〔術〕.
mitral valvuloplasty (MVP) 僧帽弁形成術.
mittelschmerz [mítəlʃməːts] 月経中間期痛.
mixed [míkst] 混合した, 混成の.
mixed antiglobulin reaction 混合抗グロブリン反応(混合(細胞)凝集反応の一つで, 抗血小板抗体の検出に用いられる).

mixed aphasia 混合性失語〔症〕(運動性と知覚性とが合併したもの).
mixed astigmatism 混合性乱視，雑性乱視.
mixed chancre 混合下疳(梅毒菌とジュクレー菌との混合感染による)，＝Rollet disease.
mixed connective tissue disease (MCTD) 混合性結合組織病.
mixed gland 混合腺(①粘液腺と漿液腺の混合．②外分泌腺と内分泌腺の混合)，＝glandula seromucosa [L].
mixed leukemia 混合白血病(白血病細胞の起源が，一系統に決められず，骨髄性，リンパ性などを示す白血病).
mixed lymphocyte culture (MLC) リンパ球混合培養(血縁関係のない同士のリンパ球を混合培養すると，それぞれのリンパ球は幼若化，増殖するが，その反応を調べること．白血球混合培養)，＝mixed leukocyte culture.
mixed lymphocyte culture assay (MLC) 混合リンパ球培養試験(同種移植において移植片のMHCクラスⅡ抗原に対する宿主T細胞の反応の予測，クラスⅡ抗原のタイピングに用いられる).
mixed lymphocyte culture reaction (MLCR) 混合リンパ球培養反応.
mixed lymphocyte reaction (MLR) 混合リンパ球反応(血縁関係のない同士の2個体由来の等量のリンパ球を約5日間ともに培養するとリンパ球は幼若化，増殖する反応．リンパ球の細胞表面に組織適合抗原があるが，混合培養されたリンパ球は共に組織適合抗原の相違と認識して反応する．細胞性免疫能をスクリーニングする試験である).
mixed nerve 混合神経(運動神経と知覚神経の両方を含む神経).
mixed paralysis 混合麻痺(感覚，運動の混合した麻痺).
mixed tumor 混合腫瘍.
mixture [míkstʃər] ①合剤，＝mistura，②混合物.
MKS, mks meter-kilogram-second (メートルキログラム秒に基づく単位系).
ML ①myeloid leukemia (骨髄性白血病)，②malignant lymphoma (悪性リンパ腫)，③macula lutea (網膜黄斑).
mL, ml milliliter (ミリリットル).
Mlano criteria ミラノ基準(肝癌に対する肝移植適応の世界的基準．肝細胞癌が肝硬変に合併し，径5㎝以下1個，あるいは径3㎝以下3個以内で遠隔転移，血管侵襲を認めないこと，移植以外に治療法がないことが条件).
MLC minimum(-mal) lethal concentration (最小致死濃度).
MLC locus mixed lymphocyte culture locus (混合リンパ球培養反応遺伝子座).
MLCR mixed lymphocyte culture reaction (混合リンパ球培養反応).
MLD ①metachromatic leukodystrophy (異染性白質変性症)，②minimum(-mal) lethal dose (最小致死量).
MLF medial longitudinal fasciculus (内側縦束).
M line M線(横紋筋のA帯の中央部(H帯)にある細線)，＝mesophragma.
MLO mediolateral oblique (内外斜位方向).
MLs macrolides (マクロライド系抗生物質).
MLX miloxacin (ミロキサシン).
MM ①multiple myeloma (多発性骨髄腫)，②malignant melanoma (悪性黒色腫)，③mucous membrane (粘膜).
mM millimol (ミリモル).
mm millimeter (ミリメートル).
m.m. motus manus (手動弁).
M & M morbidity and mortality (罹患率と死亡率).
MMA methylmalonic acid (メチルマロン酸).
MMEF maximum(-mal) midexpiratory flow (最大中間呼気流量).
MMG mammography (乳房撮影〔法〕).
mmHg millimeters of mercury (ミリメートル水銀柱).
MMI macrophage migration index (マクロファージ遊走係数).
MMM myelosclerosis with myeloid metaplasia (骨髄性化生を伴う骨髄硬化症).
M-mode Mモード(motion mode．超音波受信信号表示法の一種).
M-mode echocardiography Mモード心エコー図(超音波トランスデューサーを固定したまま，動く物体のエコーを時間軸に対して記録する方法).
MMP matrix metalloproteinase (マトリックスメタロプロテイナーゼ).
MMP-3 matrix metalloproteinase 3 (マトリックスメタロプロテイナーゼ-3).
mmpp millimeter partial pressure (ミリメートル分圧).
MMR ①maternal mortality rate (母体死亡率)，②measles-mumps-rubella combined (vaccine) (麻疹・おたふくかぜ・風疹混合ワクチン).
MMSE mini mental state examination.
MMT manual muscle test (徒手筋力テスト).
MMV mandatory minute ventilation (強制分時換気).
Mn manganese (マンガンの元素記号).
mN millinormal (ミリノルマルの記号).
MN blood types MN式血液型(ヒト血液型の一種で，血球にあるM凝集原とN凝集原との有無により，M型，N型，MN型に区別される).
MND motor neuron disease (運動ニューロン疾患).

mneme [ní:mi] 記憶能，記憶力(生活細胞に存すると考えられる記憶性) 形 mnemic.
mnemonics [ni:mániks] 記憶力増進術 形 mnemonic.
MNL mononuclear leukocytes (単核性白血球).
MNT medical nutrition therapy (医学的栄養療法).
MO minute output (分時拍出量).
Mo ① molybdenum (モリブデンの元素記号), ② monocyte (単球).
MOAb monoclonal antibody (単クローナル抗体，モノクローナル抗体).
mobility [moubíliti] 移動度，易動度，可動性 形 mobile.
mobility of ion イオン移動度(イオンの電場における動きやすさを cm/sec の単位で表したもの).
mobilization [moubilaizéiʃən] ① 動員，可動，連動(非伝達性プラスミドが伝達性プラスミドによって動くこと)，② 授動(関節の) 動 mobilize.
Mobitz block モビッツブロック(心臓の房室伝導障害の一種．心電図上，一定の房室伝導時間で行われている伝導が，突然とだえて，興奮が心室に伝わらなくなる現象．モビッツII型とも呼ばれるほかにモビッツI型(ウェンケバッハブロック)がある).
Mobitz types of atrioventricular block モビッツ型房室ブロック．
Möbius sign メビウス徴候(バセドウ病眼で眼球の輻輳を保つことができない).
modality [moudǽliti] ① 様式〔的であること〕，様相(感覚の)，② 適用方法(療法や薬剤，とりわけ物理療法の)，③ モダリティ(画像の撮影手段)，④(味覚のような特別な知覚の実体).
mode [móud] 最頻値，モード(統計用語).
model [mádəl] モデル，模型，標準型．
modeling [mádəliŋ] モデリング．
moderate [mádərət] 中程度の，穏やかな．
moderator [mádəreitər] ① 減速体，② 調停者，司会者(シンポジウムまたはパネルにおける討議の).
modification [mɑdifikéiʃən] ① 変更，② 個体間変異(外的条件による一時的な非遺伝的変異で，一時変異，彷徨変異，個体変異，不遺伝変異などの別名がある)，= fluctuation，③ 変法(既知の方法を改めたもの)，④ 変態，⑤ 修飾，⑥ 変換．
modified [mádifaid] 変性した，変態した．
modified powder milk (MPM) 調製粉乳．
modified radical mastectomy 非定型的乳房切除術．
modified smallpox 軽症性痘瘡，= varioloid.
modiolus [moudáiələs] 蝸牛軸(内耳の骨迷路，蝸牛の中心にある骨質の部分で骨ラセン管が2と3/4回転して取り巻く)，= columella conchae.
modo praescripto (Mod praesc) [L] 処方されたように．
Mod praesc modo praescripto (処方されたように).
MODS multiple organ dysfunction syndrome (多臓器機能障害症候群).
modulation [mɑdju:léiʃən] ① 変調(電気装置の信号波によって搬送波に与える変化)，② 調節作用，修飾作用．
modulator [mádjuleitər] 修飾物質，調節物質，モデュレーター．
MOF multiple organ failure (多臓器不全，複合臓器不全).
mogi- [máʤi] (困難の意味を表す接頭語).
mogiarthria [mɑʤiá:θriə] 構音障害．
mogigraphia [mɑʤigrǽfiə] 書痙(書字時に手に痙攣，振戦，疼痛を生じて書字困難となる．局所性ジストニアと表現される)，= writer's cramp.
mogilalia [mɑʤiléiliə] どもり(吃音)，= molilalia.
mogiphonia [mɑʤifóuniə] モギフォニー，発声困難(職業性の発声障害で，発声に際し疲労しやすく，声が振戦する)，= mogiphony.
Mohs chemosurgery モース手術(microscopically controlled surgery をいう)，= Mohs surgery.
MOI multiplicity of infection (重複感染).
moiety [mɔ́iəti] ① 半量，半数，切半，② 部分，成分．
moist [mɔ́ist] 湿性の，湿った．
moist gangrene 湿性壊疽．
moist heat 湿熱．
moist rale 湿性ラ音(気管支内の分泌液中を空気が水泡をつくって通過するとき水泡が破裂する断続性の異常呼吸音).
Mokola virus モコラウイルス(ラブドウイルス科，狂犬病関連ウイルス).
mol [móul] モル(物質量の単位である．6.02×10^{23} 個の粒子(原子，分子，イオンなど)を含む物質の物質量が1モルである．mole の略)，= gram-molecule.
mola [móulə] ① 奇胎，= mole，② 臼歯．
molality [moulǽliti] 質量モル濃度(濃度を化学的に表したもので，溶媒1kgに溶けている溶質のモル数．温度と圧力との影響による変化を受けないため理論的な研究に多く用いられる) 形 molal.
molariform [moulǽrifɔ:m] 臼歯状の．
molarity [moulǽriti] モル濃度(溶液1L中に含まれる溶質のモル数をいい，単位記号として mol/L が用いられる．重量モル濃度とは区別して用いられる．ただモ

M

ル濃度といった場合は容量モル濃度を指すことが多い．希釈液においてはこれら2者はほぼ比例して変化する）形 molar.

molar pregnancy 奇胎妊娠．

molars [móulərs] 大臼歯（第一（6歳臼歯），第二（12歳臼歯），第三大臼歯（親知らず）がある），＝dentes molares [L].

molar tooth 大臼歯，＝dens molaris [L].

mol concentration モル濃度（濃度表示法の一つで，溶液1L中に溶質nモルを含む溶液の濃度をnモル溶液といい，この場合の濃度をモル濃度という）．

mold [móuld] ①かび（黴），糸状菌，②型，鋳型，＝mould.

mold guide 歯型サンプル．

molding [móuldiŋ] ①塑型，鋳型，成形，②応形機能（児の頭部が産道から娩出されるときに細長くなること），＝moulding.

mole [móul] ①奇胎，＝mola，②母斑，黒子（ほくろ），黒痣（あざ），＝naevus，③モル，＝mol，④モグラ，＝*Talpa*.

molecular [moulékjulər] 分子の．

molecular biology 分子生物学（すべての生物に唯一共通して存在する遺伝物質デオキシリボ核酸DNAを基盤に生命現象を解明しようとする研究分野）．

molecular genetics 分子遺伝学．

molecular imaging 分子イメージング．

molecular injury 分子障害．

molecular recognition 分子認識．

molecular weight (MW) 分子量（化合物の重量で，その成分の原子量の総和）．

molecule [málikju:l] 分子（原子の集合体で，化学物質の最小粒子として存在し得るもの）形 molecular.

molimen [móulimən] ①努力，②努力的機能，③月経付随症状 複 molimina.

molimina [moulíminə] モリミナ，月経付随症状．

molimina menstrualia 月経困難．

Moll gland モル腺（睫毛腺のこと，瞼板にある小汗腺）．

mollities [məlíʃii:z] 軟化．

mollities cerebri 脳軟化症，＝cerebral softening.

Molluscipoxvirus [málʌskipɑksvaiərəs] モルシポックスウイルス属（ポックスウイルス科の一属で，伝染性軟属腫ウイルスが含まれる）．

molluscum [məlʌ́skəm] ①軟属腫（軟性腫瘍の発生を特徴とする皮膚症），②軟ゆう（疣）形 molluscous.

molluscum contagiosum 伝染性軟属腫（伝染性軟属腫ウイルスによる伝染病で，水いぼとも呼ばれる），＝molluscum pendulum.

Molluscum contagiosum virus 伝染性軟属腫ウイルス（ポックスウイルス科のウイルスで，伝染性軟属腫の原因となる）．

molluscum pendulum 伝染性軟疣（ゆう）（伝染性軟属腫ウイルスによる伝染病で，水いぼとも呼ばれる），＝molluscum contagiosum.

molybdenosis [moulibdinóusis] モリブデン中毒症．

molybdenum (Mo) [məlíbdinəm] モリブデン（銀白色の硬質金属元素で，原子番号42，原子量95.94，比重10.2，質量数92，94〜98，100）．

Momburg belt モンブルグ帯（産後止血用ゴム帯）．

monad [mánæd] ①単細胞動物，不分裂菌，②1価元素，③単子（モナード）．

Monakow syndrome モナコフ症候群（前脈絡叢動脈閉塞により，反対側の片麻痺，片側感覚消失，半盲をきたすもの），＝anterior chorioidal artery syndrome.

monarthric [məná:θrik] 単関節の，＝monarticular.

monarthritis [mɑnɑ:θráitis] 単関節炎．

monaster [manǽstər] 単星（間接核分裂の）．

monathetosis [mɑnəθitóusis] 単側アテトーゼ（四肢のうち，一肢にのみ出現する不随意運動）．

monatomic [mɑnətámik] ①1原子価の，②1塩基性の．

monaural [mɑnɔ́:rəl] 片耳の．

monavitaminosis [mɑnəvaitəminóusis] 単一ビタミン欠乏症．

monaxon [mɑnǽksɑn] 単極神経細胞，＝unipolar neuron 形 monaxonic.

Mönckeberg degeneration メンケベルグ変性（主に老年者の下肢に起こる，中膜のカルシウム沈着を伴う動脈硬化症．メンケベルグ動脈硬化），＝Mönckeberg arteriosclerosis.

Mondini deafness モンディーニ型難聴．

monesthetic [mɑnisθétik] 単〔一〕感覚性の．

Mongolian [mɑŋgóuliən] モンゴル人の．

mongolian blue spot ＝mongolian spot.

mongolian spot 蒙古斑（主として幼児にみられる限局生皮膚青色母斑で，成長とともに漸次消失する）．

mongolism [máŋgəlizəm] 蒙古症，モンゴリズム（ダウン症候群），＝Down syndrome, Mongolian idiocy.

mongoloid [máŋgəlɔid] モンゴル人様の，モンゴロイド．

monilethrix [mouníliθriks] 連珠毛（毛髪に紡錘状膨大部の一定間隔をおいて連生するもの），＝aplasia pilorum moniliformis, beaded hair, moniliform hair.

Monilia [mouníliə] モニリア属（*Candida*

M

の旧名).
monilial [mouníliəl] モニリア性の.
moniliasis [mounilάiəsis] モニリア症(カンジダ症の旧称), = candidiasis.
moniliform [mounílifɔ:m] 連鎖状の, 珠数形の, = monileform.
moniliform hair 連珠毛, 紡錘毛, = beaded hair.
moniliid [mouníliid] カンジダ疹(皮膚モニリア症にみられる皮疹), = levurid.
monitor [mάnitər] 監視装置, モニター.
monitoring [mάnitəriŋ] モニター, 監視.
Monkeypox virus サル痘ウイルス(ポックスウイルス科のウイルスで, サル以外にヒトにも痘瘡類似の疾患を起こす).
mono- [manou, -nə] (単一の意味を表す接頭語).
monoamine oxidase (MAO) モノアミン酸化酵素.
monoamine oxidase inhibitor (MAOI) モノアミン酸化酵素阻害剤.
monoarticular [manouα:tíkjulər] 単関節の, = monarthric.
monoblast [mάnəblæst] 単芽球(単球 monocyte の未熟細胞).
monochorea [manəkərí:ə] 局部舞踏病(一肢に発現する舞踏病様運動).
monochorial [manoukɔ́:riəl] 単絨毛膜〔性〕の, = monochorionic.
monochorionic [manoukɔ:riάnik] 一絨毛膜性の.
monochromatic [manoukroumǽtik] 単色の, 一色性の, 白黒の, モノクロの.
monochromatism [manoukróumətizəm] 1色覚, 単色性色覚, = achromatopsia, total color blindness, monochromatopsia.
monochromatophil [manoukroumǽtəfil] 好単色性の, = monochromophilic.
monochromatopsia [manoukroumətάpsiə] 1色覚(単色性色覚), = achromatopsia, total colar blindness, monochromatism.
monoclonal [manouklóunəl] 単クローン〔性〕の, モノクローナルの.
monoclonal antibody (MOAb) 単クローン抗体, モノクローナル抗体(ただ一つの抗原決定基のみに対する純粋な抗体).
monoclonal gammopathy 単クローン性免疫グロブリン血症(血清あるいは尿中に免疫グロブリンまたはその構成成分が出現する病態の総称).
monoclonal immunoglobulin 単クローン〔性〕免疫グロブリン(単一クローンから産生された抗体), = monoclonal antibody.
monoclonality [manouklounǽliti] 単クローン性.
monococci [manəkάksai] → monococcus.
monococcus [manəkάkəs] 単球菌 複 monococci.
monocorditis [manoukɔ:dáitis] 片声帯炎.
monocrotism [mənάkrətizəm] 単拍脈(動脈波の形が単純な山形で下行脚に切痕をつくらないもの) 形 monocrotic.
monocular [mənάkjulər] 単眼の, 一眼の.
monocyte (Mo) [mάnəsait] 単球, 単核細胞 形 monocytic.
monocyte chemoattractant protein 単球化学走化性タンパク〔質〕(単球走化活性を有する因子の一つ), = monocyte chemotactic and activating factor.
monocyte chemotactic and activating factor (MCAF) 単球走化性活性化因子(chemokine の一種で単球, T 細胞に対する走化性活性をもつ), = monocyte chemotactic protein-1.
monocytic [manəsáitik] 単球性の.
monocytic leukemia 単球性白血病, = leukemic reticuloendotheliosis, aleukemic reticulosis.
monocytopenia [manəsaitoupí:niə] 単球減少〔症〕.
monocytopoiesis [manousaitoupɔií:sis] 単球生成.
monocytosis [manousaitóusis] 単球増加〔症〕.
monodactylism [manədǽktilizəm] 単指症(手または足の指が1本しかないもの. 一指症), = monodactyly.
monogametic [manougəmétik] 単一配偶子の.
monogamia [manəgéimiə] 一妻(一夫), 単交配, = monogamy.
monogenesis [manəʤénisis] ①単性生殖, ②無性生殖, ③一元論 形 monogenetic.
monogenic [manəʤénik] 単一遺伝子の, 1個から発生した.
monogenous [mənάʤənəs] 無性生殖の.
monograph [mάnəgræf] モノグラフ(特定の主題について詳しく書かれた論文), = monogram.
monohemerous [manouhí:mirəs] 1日持続の.
monolayer [manəléiər] 単一層, 単分子層, 単層.
monolepsis [manəlépsis] (片親からのみの形質遺伝).
monologue [mάnəlɔ:g] 独語(ひとりごと).
monomania [manouméiniə] モノマニー, 偏執症, 単一妄想症.
monomaniac [manouméiniæk] 偏執症者.
monomelic [manəmélik] 単肢の.
monomer [mάnəmər] 単量体, モノマー(比較的低分子化合物の単分子で, 重合体

M

の出発物資）形 monomeric.
monomerous [mənáməras] 一数の.
monomery [mənáməri] 単〔一〕遺伝子性, モノメリー.
monomorphic [manoumɔ́:fik] 単形〔態〕性の.
monomorphism [manoumɔ́:fizəm] 単形〔態〕性（多形性 polymorphism に対立していわれ，発育期を通じて形態の変化が起こらないこと）.
monomyoplegia [manoumaiəplí:ʤiə] 単筋限局麻痺.
monomyositis [manoumaiəsáitis] 単筋炎（二頭筋の炎症で周期的に起こる）.
Mononegavirales [manounegəvairéili:z] モノネガウイルス目（非分節ネガティブ鎖 RNA をゲノムにもつウイルスのグループで，ボルナウイルス科，フィロウイルス科，パラミクソウイルス科，ラブドウイルス科が含まれる）.
mononeural [manounjú:rəl] 単神経の.
mononeuric [manounjú:rik] ＝ mononeural.
mononeuritis [manounju:ráitis] 単神経炎（橈骨神経，尺骨神経など単一の末梢神経に限局性に起こる神経炎（ニューロパチー））.
mononeuropathy [manounju:rápəθi] 単発神経障害，＝ mononeuritis.
mononuclear [manounjú:kliər] ①単核球，②単核の，＝ mononucleate.
mononuclear leukocytes (MNL) 単核性白血球.
mononuclear phagocyte system (MPS) 単核性食細胞系.
mononucleosis [manounju:klióusis] 単核細胞〔増加〕症.
monoparesis [manəpərí:sis] 不全麻痺，単麻痺（一側上肢のみなど一肢にみられる不完全運動麻痺）.
monoparesthesia [manoupærisθí:ziə] 単一感覚異常.
monopathy [mənápəθi] 単一部疾患.
monophagia [manouféiʤiə] 単食症（①単一種の食べ物を摂取すること．②1日1食のみを摂取すること）.
monophasic [manouféizik] 単相の，一相性の（臨床的には1個のみの出現で再発のない状態）.
monophobia [manoufóubiə] 孤独恐怖〔症〕.
monophthalmus [manafθǽlməs] 単眼体，＝ cyclops, monoculus.
monophyletism [manoufáilətizəm] 一元論，単元論（すべての血球は単一の芽細胞に由来すると主張する学派），＝ unitarianism 形 monophyletic.
monophyodont [manoufáiədant] 一生歯型，不換性歯（終生生え変わることのない歯）.
monophyodontia [manoufaiədánʃiə] 一生歯〔性（型）〕，不換歯性.
monophyodonty [manoufáiədanti] 一生歯性.
monoplegia [manouplí:ʤiə] 単麻痺（一側のみの四肢の麻痺）.
monoploidy [mánəplɔidi] 一倍性.
monopodia [manoupóudiə] 単足症.
monopolar [manoupóulər] 単極性の，＝ unipolar.
monorchid [manɔ́:kid] 単精巣（睾丸）者.
monorchidism [manɔ́:kidizəm] 単精巣（睾丸）症（一側の精巣のみが下降していること），＝ monorchism 形 monorchidic.
monosaccharide [manəsǽkəraid] 単糖類（糖類のうち最も簡単なもので，一般式は $C_nH_{2n}O_n$，加水分解により他の糖類を産生しない甘味結晶物．その炭素原子数により二炭糖，三炭糖などの名称で呼ばれ，アルデヒド基を有するものはアルドース，ケトン基を有するものをケトースという），＝ monosaccharose.
monosome [mánəsoum] 一染色体個体（①対合をつくらない性染色体，②異数性 aneuploid の対合する染色体をもたない1価染色体）形 monosomic.
monosomy [mənásəmi] 単一染色体性，モノソミー.
monospasm [mánəspæzəm] 単痙攣（限局痙攣）.
monostotic [manəstátik] 単骨の（一骨のみの病変についていう）.
monostratal [manoustréitəl] 単層の，＝ monostratified.
monosymptomatic [manəsimptəmǽtik] 単一症状の.
monosynaptic [manəsinǽptik] 単シナプスの.
monosynaptic reflex 単シナプス反射（反射中枢においてシナプス接続が1つだけの反射．アキレス腱反射など伸張反射の形式）.
monothermia [manouθɔ́:miə] 単調体温（夕方の上昇がなく一日中体温が変わらない）.
monotrichous [mənátrikəs] 単毛性の，＝ monotrichate.
monovalent [manouvéilənt] 1価の，単価の，＝ univalent.
monovalent vaccine 単価ワクチン（1種類の病原体の抗原物質を含んだワクチン）.
monoxeny [manáksini] 一宿主性の（多宿主性 heteroxeny に対立する語）形 monoxenous.
monoxide [manáksaid] 一酸化物（ある元素が酸素と1：1の原子比で結合した酸化物）.
monozygote [manouzáigout] 一卵性，単一接合子 形 monozygotic.
monozygotic [manouzaigátik] 一卵〔性〕の，単一接合子の.

M

monozygotic twins (MZ) 一卵性双胎.
mons [mánz] 丘，山.
mons pubis 恥丘，= mons pubis [L].
mons ureteris 尿管丘.
mons veneris 陰阜，= mons pubis.
Monteggia fracture モンテジア骨折(尺骨骨折に橈骨頭脱臼を伴うもの).
monteplase [mántiplɑ:z] モンテプラーゼ(組織プラスミノーゲン活性化因子改変のt-PA製剤. 血栓溶解に用いる).
Montgomery glands モントゴメリー腺(乳輪腺. 乳輪にある脂腺)，= areolar glands.
month (M) [mʌ́nθ] 月.
monticulus [mɑntíkjuləs] 小山.
mood [mú:d] 気分，機嫌 形 moody.
mood-congruent hallucination 気分調和性幻覚.
mood disorder 気分障害(躁うつ病，感情障害などと呼ばれた群の精神疾患は，DSM-Ⅲ-R，ICD-10で気分障害と呼ばれるようになった).
mood-incongruent hallucination 気分不調和性幻覚.
moodiness [mú:dinis] 不機嫌(気が向かないこと).
moon face 満月様顔貌(Cushing病や副腎皮質ホルモン継続投与の際みられる)，= moon-shaped face.
moral psychopathic 反社会性精神病質者，背徳性精神病質者.
moral treatment 道徳教育(精神療法の一つ).
Moraxella [mɔ:rəksélə, mɔ:rɑ:k-] モラクセラ属(好気性のグラム陰性菌で，日和見感染症の原因となる. *Moraxella*, *Branhamella* 亜属に分けられ，*Moraxella* (*Branhamella*) *catarrhalis*, *Moraxella* (*Moraxella*) *lacunata* (Morax-Axenfeld bacillus)などを含む).
***Moraxella* conjunctivitis** モラクセラ結膜炎.
morbid [mɔ́:bid] 病的な.
morbid anatomy 病理解剖学，= pathological anatomy.
morbidity [mɔ:bíditi] ①病的状態，②罹病率，罹患率，疾病率(一定期間中の罹患数の，特定人口に対する比).
morbidity prevalence rate 静態疾病率(罹病率)(特定の時刻において人口中疾病にかかっている人口の比率).
morbidity rate 罹患率，疾病率(一定期間中の罹患者数の，特定人口に対する比).
morbific [mɔ:bífik] 病原性の，病因性の，= morbigenous.
morbilli [mɔ:bílai] 麻疹(はしか)，= measles 形 morbillous.
morbilliform [mɔ:bílifɔ:m] 麻疹状の.
Morbillivirus [mɔ:bílivaiərəs] モルビリウイルス属(パラミクソウイルス科の一属で，麻疹ウイルスなどが含まれる).
morbus [mɔ́:bəs] [L] 病，疾患(diseaseのラテン語).
morcellation [mɔ:səléiʃən] 細切〔除去〕〔術〕(腫瘍または奇形胎児を小片に破砕し，その小片を一つずつ取り出すこと)，= morcellement.
mordant [mɔ́:dənt] ①媒染剤，②〔腸壁〕感作物.
Mor dict more dicto (指示に従え).
more dicto (Mor dict) [L] 指示に従え.
morgagnian caruncle モルガニー丘(前立腺の中葉).
morgagnian cataract モルガニー白内障(過熟白内障が液化して，融解した外嚢内に核が浮遊するもの).
Morgagni foramen モルガニー孔(横隔膜の胸骨部と肋骨部の間にある小さな隙間).
Morgagni syndrome モルガニー症候群(代謝性頭蓋骨異常で前頭骨の肥厚と濃縮. 肥満と多毛症がある. 神経症状は呈さない. 前頭骨内板過骨症)，= hyperostosis frontalis interna, Morgagni-Stewart-Morel syndrome.
morgan [mɔ́:gən] モルガン(遺伝的距離の単位).
Morganella [mɔ:gənélə] モルガネラ属(腸内細菌科の一属で，通性嫌気性のグラム陰性桿菌. アレルギー様食中毒の原因となる *M. morganii* などを含む).
morgue [mɔ́:g] 死体検視所，死体安置室.
moria [mɔ́:riə] 痴呆，モリア(前頭葉底面の障害によるふざけ症).
moribund [mɔ́:ribʌnd] 瀕死の.
morning blood pressure surge 血圧モーニングサージ(早朝の起床前後にみられる血圧の上昇).
morning care モーニングケア(朝の起床時患者に対して行われる一連の看護介助).
morning hypertension 早朝高血圧(早朝の特異的高血圧).
morning sickness 早朝嘔吐(つわり，妊婦の悪阻で妊娠の初期に起こる)，= hyperemesis, morning vomiting.
morning stiffness (MS) 朝のこわばり.
morning surge モーニングサージ(早朝血圧上昇. 起床前後の血圧上昇).
morning vomiting 早朝嘔吐(つわり).
Moro reflex モロー反射(乳児を診察台に上臥させ，その一側から台上を強く打つと，両手を前方に出して抱擁姿勢をとる反射).
-morph [mɔ:f] (形，体型などの意味を表す接尾語).
morphea [mɔ:fí:ə] 斑状強皮症，= mor-

M

phoea, sclerodermia circumscripta, Addison keloid.

morphine [mɔ́:fin] モルヒネ，モルフィン(アヘンの最も重要なアルカロイドで，多種の塩は鎮痛薬として広く医学的に応用されている)，＝morphina, morphia 形 morphinic.

morphinism [mɔ́:finizəm] ①モルヒネ中毒，②モルヒネ常用，＝morphinismus 形 morphinistic.

morpho- [mɔ:fou, -fə] (形態の意味を表す接頭語).

morphogenesis [mɔ:fəʤénisis] 形態発生，＝morphogenesia.

morphogenetic [mɔ:fəʤənétik] 形態形成の.

morphology [mɔ:fɑ́ləʤi] 形態学 形 morphologic, morphological.

morphometry [mɔ:fɑ́mitri] 体型測定.

morphosis [mɔ:fóusis] 構成，形態発生(体またはその一部分の) 形 morphotic.

morphovar [mɔ́:fəvər] 形態型.

Morquio syndrome モルキオ症候群(ムコ多糖代謝障害，常染色体性劣性遺伝で，粗造な顔貌，角膜混濁，精神荒廃を伴わない難聴，小人症，関節の過伸展，大動脈弁異常，骨粗鬆症などを呈する)，＝mucopolysaccharidosis Ⅳ.

M

mors [mɔ́:s] [L] 死，＝death.

morsal [mɔ́:sæl] 咬合面の，そしゃく(咀嚼)面の(特に臼歯についていう).

morsal teeth 大小臼歯.

morsus [mɔ́:səs] 咬しゃく(嚼)，刺咬.

mortal [mɔ́:təl] ①致死の，致命の，②人間(死ぬべき運命をもつもの).

mortality [mɔ:tǽliti] 死亡〔率〕.

mortality rate (MR) 死亡率(一定期間の死亡者数の，ある集団の人口に対する比で，粗死亡率は人口1,000に対する年間の死亡数，特殊死亡率，または年齢別死亡率は，各年齢の死亡者数の，その年齢の人口に対する比率で，乳児を対象とする場合には乳児死亡率と呼ぶ．また異なった年齢構成をもつ集団の死亡率を比較する場合，等しい年齢構成の条件で比較するため，標準人口の年齢階級別人口と各集団の年齢階級別死亡率をかけ合わせて得た期待死亡数を，標準集団の全人口で割ったものを訂正死亡率という)，＝death rate.

mortar [mɔ́:tər] 乳鉢(散剤，軟膏の混合に用いる).

mortician [mɔ:tíʃən] 葬儀屋(死体を処理する職業を営むもの).

mortiferous [mɔ:tífərəs] 死因の，致死的の.

mortification [mɔ:tifikéiʃən] 壊疽，壊死.

mortise [mɔ́:tis] 足関節天蓋.

mortise joint 足関節，踝関節，＝ankle joint.

Morton neuralgia モートン神経痛.

mortuary [mɔ́:ʧuəri] ①死体埋葬の，②霊安室，死体安置所.

morula [mɔ́:ru(j)lə] 桑実胚(分割球の発育したもの) 形 morular.

morulation [mɔ:r(j)uléiʃən] 桑実胚形成.

MOS mitral opening snap (僧帽弁開放音).

mosaic [mouzéiik] モザイク，寄木細工性の(①遺伝学では，突然変異，体細胞交雑，または染色体抹殺などのため，生体のある一部が隣接組織とは異なった遺伝的構成を示すこと．②胎生学では，受精卵はその発育初期において，すでに将来の発育部分を決定する形質を備えていることをいい，調節性発育 regulative development に対立する．③植物病理学では，タバコモザイク病のようにウイルス性斑点を生ずること).

mosaic inheritance モザイク性遺伝(父親と母親との形質が交互すること).

mosaicism [mouzéisiizəm] モザイク型，モザイク現象.

mosaic wart モザイク様足底ゆうぜい(疣贅)(多数のいぼが集まり，敷石をしきつめたような局面を形成するもの).

Mosler diabetes モスラー糖尿病(イノシトール尿症).

mOsm milliosmole (ミリオスモル).

mosquito [məskí:tou] カ[蚊]，ブヨ[蚋] (カ科 *Culicidae* に属する生物の総称).

MOS short form 36-item health survey (SF-36) (QOL評価指標の一つ).

Moss tube モス管(栄養補給や胃洗浄に用いる鼻孔から胃に通す管).

Motais operation モテー手術(眼瞼下垂症の手術).

mother (M) [mʌ́ðər] 母.

mother complex 母親コンプレックス，マザーコンプレックス(和製英語．英語圏では mother fixation)，＝mother fixation.

mother cyst 母嚢胞.

mother fixation マザーコンプレックス(母親から独立できない男性の精神状態を指している．mother complex は和製英語).

mother-in-law (MIL) 義母.

mother's salve 散らし薬，＝brown ointment.

mother to infant infection 母子感染，＝fetomaternal infection.

motile [móutail, -til] 動覚性の，運動性.

motility [moutíliti] 固有運動性，能動性(随意に動き得る能力).

motion [móuʃən] ①運動，②排便，③合同変換.

motion sickness 動揺病(自動車，電車などに搭乗する際に吐き気，嘔吐，めまい(眩暈)などの症候が発現する疾患．乗り物酔い)．
motive [móutiv] 動機．
motofacient [moutəféiʃənt] 運動誘発性の．
motoneuron(e) [moutounjú:roun] 運動〔性〕ニューロン(神経細胞およびその軸索突起からなる運動に関係するニューロン)．
motor [móutər] ① 運動性，② 電動機，モーター．
motor activity assessment scale (MAAS) (患者の安静度，鎮静度を判定する指標)．
motor aphasia 運動性失語〔症〕(ブローカ失語症)，＝Broca aphasia.
motor area 運動領(大脳皮質のうち，直接随意運動を支配する部分)，＝Brodmann area 4, pyramidal area, motor cortex.
motor ataxia 歩行性運動失調．
motor cortex (MCx) 運動〔野〕皮質．
motor end-plate 運動終板(運動神経と筋の接合部にある円板状の特殊構造)．
motorial [moutɔ́:riəl] 運動神経の，運動中枢の．
motor image 運動像(身体の運動についての概念)．
motor nerve 運動神経(運動神経線維からなるもの)．
motor neuron disease (MND) 運動ニューロン疾患．
motor paralysis 運動麻痺．
motor plate 運動終板(神経筋接合部にある神経終末と筋線維とのシナプス，アセチルコリンが伝達物質)，＝end-plate, motor endplate.
mottled enamel 虫食いエナメル質(斑状歯)，＝mottled tooth.
mottled tooth 斑状歯．
mottling [mátliŋ] 斑点形成．
motus manus (m.m.) [L] 手動弁．
mounding [máundiŋ] 筋膨隆(筋肉を叩打すると塊状に隆起を現すこと．甲状腺機能低下症，全身性栄養障害者でみられる)，＝myoedema.
mountain sickness 高山病(山岳病，山酔い)，＝hypobaropathy.
mounting [máuntiŋ] ① マウンティング，合着(義歯などを装着すること)，② 封入(顕微鏡用切片を封入すること)．
mourning work 喪の作業．
mouse [máus] マウス，ハツカネズミ，＝*Mus*.
mousepox virus マウス痘ウイルス(ポックスウイルス科のウイルス)，＝*Ectromelia virus*.
mouth [máuθ] 口，口腔．
mouth-and-hand synkinesis 口手共同運動，＝Saunder sign.
mouth care 口腔ケア，口腔内清拭．
mouth piece マウスピース(口腔内に入れておくガーゼなどをまるめたもの)．
mouth stick 口棒，マウススティック(身体障害者が口で操作して，本のページをめくる，ボタンを押すなどに使用する)．
mouth-to-mouth respiration マウス・ツー・マウス人工呼吸〔法〕．
mouth-wash 含嗽剤，＝collutorium.
movable joint 可動性関節(滑膜性の連結)，＝synovial joint, diarthrosis.
movable kidney 移動腎，遊走腎(立位により1椎体半以上下垂する腎臓)，＝motile kidney.
movement [mú:vmənt] ① 運動，② 排便．
Mowat-Wilson syndrome モワット・ウィルソン症候群(常染色体優性遺伝疾患で，精神運動発達遅滞と大小の奇形，ヒルシュスプルング病，てんかんなどを併発し，特異顔貌を呈する)．
moxibustion [mɑksibʌ́stʃən] 灸療法，灸治．
moya-moya disease もやもや病(ウイリス動脈輪閉塞症，脳底部異常血管網症)，＝occlusive disease in circle of Willis, abnormal vascularnet at the brain base.
MP ① mucoprotein (ムコタンパク)，② multipara (経産婦)．
MPC mecillinam (メシリナム)．
MPD ① myeloproliferative disease (骨髄増殖性疾患)，② maximum (-mal) permissible dose (最大許容〔線〕量)，③ membrane potential difference (膜電位差)．
MPGN membranoproliferative glomerulonephritis (膜性増殖性糸球体腎炎)．
MPIPC oxacillin (オキサシリン)．
MPM modified powder milk (調製粉乳)．
MPO myeloperoxidase (ミエロペルオキシダーゼ)．
MPO-ANCA myeloperoxidase-antineutrophil cytoplasmic antibody.
MPP mycoplasma pneumonia (マイコプラズマ肺炎)．
M protein ① M タンパク〔質〕(骨髄腫，マクログロブリン血症においてみられる単クローン性免疫グロブリン)，＝M component.
MPS ① mononuclear phagocyte system (単核性食細胞系)，② mucopolysaccharidosis (ムコ多糖症)．
MPV mean platelet volume (平均血小板容積)．
MR ① metabolic rate (代謝率)，② mitral regurgitation (僧帽弁逆流〔症〕)，③ mental retardation (精神発達遅滞)，④ menstrual regulation (月経調整)，⑤ mortality rate (死亡率)，⑥ muscle relaxant (筋

弛緩薬)，⑦ magnetic resonance (磁気共鳴)，⑧ medical record (医学記録)，⑨ medical rehabilitation (医学的リハビリテーション)，⑩ medical representative (医薬情報担当者).

mR milliroentgen (ミリレントゲン).

MRA magnetic resonance angiography (MRアンギオグラフィ，磁気共鳴血管造影法).

MRDM malnutrition-related diabetes mellitus (栄養不良関連糖尿病).

MRE magnetic resonance elastography (MRエラストグラフィー).

MRI magnetic resonance imaging (磁気共鳴画像).

mRNA messenger RNA (伝令(メッセンジャー) RNA).

MRSA methicillin-resistant *Staphylococcus aureus* (メチシリン耐性黄色ブドウ球菌).

MRSE methicillin-resistant *Staphylococcus epidermidis* (メチシリン耐性表皮ブドウ球菌).

MRT mean residence time (平均滞留時間).

MS ① mitral stenosis (僧帽弁狭窄)，② multiple sclerosis (多発性硬化症)，③ morning stiffness (朝の硬ばり)，④ mass spectrometry (質量分析法)，⑤ medical student (医学生)，⑥ metabolic syndrome (メタボリックシンドローム).

MSA multiple system atrophy (多系統萎縮症).

MSBOS maximum(-mal) surgical blood order schedule (最大手術血液(輸血)準備量).

msec millisecond (ミリ秒).

MSH melanocyte-stimulating hormone (メラニン細胞刺激ホルモン).

MSK medullary sponge kidney (髄質性海綿腎).

MSLT multiple sleep latency test (睡眠潜時反復検査).

MSP Münchhausen syndrome by proxy (代理ミュンヒハウゼン症候群).

MSSA methicillin-sensitive *Staphylococcus aureus* (メチシリン感受性黄色ブドウ球菌).

M stage M期(細胞分裂周期のなかで，細胞が分裂，分割される期間)，= mitotic period.

MSUD maple syrup urine disease (メープルシロップ尿症).

MSVC maximum(-mal) sustained ventilatory capacity (最大持続換気量).

MSW medical social worker (医療ソーシャルワーカー).

MT ① membrana tympani (鼓膜)，② malignant teratoma (悪性奇形腫)，③ mammary tumor (乳房腫瘍)，④ music therapy (音楽療法)，⑤ medical technician (臨床検査技師)，⑥ medical treatment (医療)，⑦ Mund Therapie (ムンテラ).

Mt meitnerium (マイトネリウムの元素記号).

MTC ① maximum(-mal) toxic concentration (最大中毒濃度)，② methacycline (メタサイクリン).

MTD ① maximum(-mal) tolerated dose (最大耐用量)，② minimum toxic dose (最小中毒量).

mtDNA mitochondrial DNA (ミトコンドリアDNA).

MTX methotrexate (メトトレキサート).

mu (μ, M) [mjúː] ミュー(ギリシャ語アルファベットの第12字．μ：micron (micrometer)を示す記号として用いられる).

Much granule ムック顆粒(抗酸性染色では不染性であるが，グラム法で可染性の結核喀痰中の顆粒で，変性結核菌と思われる．ムッフ顆粒).

muci- [mjuːsi] (粘液あるいはムチンとの関係を表す接頭語).

muciferous [mjuːsífərəs] 粘液分泌の.

muciform [mjúːsifɔːm] 粘液状の.

mucilage (muc) [mjúːsiliʤ] ① 粘質物，粘漿剤，②〔植物の〕粘液(植物性の粘液質生薬に水または熱湯を混和してつくった濃稠粘着性のコロイド液) 形 mucilaginous.

mucilagenous [mjuːsilǽʤənəs] 粘〔滑〕質.

mucin [mjúːsin] ムチン，粘素，粘液糖タンパク質(糖タンパク質の一種で，粘液の主成分．糖を70%含み粘性が高い) 形 mucinous.

mucinogen [mjuːsínəʤən] 粘液原.

mucinoid [mjúːsinɔid] ムチン様の，粘液〔状〕の.

mucinoid carcinoma 粘液癌(粘液分泌力の旺盛な細胞の癌)，= mucinous carcinoma.

mucinosis [mjuːsinóusis] ムチン症，ムチン沈着症，粘液症.

muciparous [mjuːsípərəs] 粘液分泌の.

muc(o)- [mjuk(ou), -k(ə)] (粘液，粘膜との関係を表す接頭語).

mucocele [mjúːkəsiːl] ① 粘液瘤腫，② 涙嚢腫.

mucocutaneous [mjuːkoukjuːtéiniəs] 粘膜皮膚の.

mucocutaneous junction 粘膜皮膚連結.

mucocutaneous lymphnode syndrome (MCLS) 皮膚粘膜リンパ節症候群(紅斑を伴う熱性疾患で主に4歳以下の小児に起こる．全身の中・小動脈の系統的血管炎であり原因は未確定．1967年川崎富作が報告し，川崎病の名がある)，= Kawasaki disease.

mucoenteritis [mjuːkouentəráitis] 粘液

性小腸炎.
mucoepidermoid [mju:kouepidə́:mɔid] 粘液類表皮性の.
mucoid [mjú:kɔid] ①粘液様の，類粘液の，②ムコイド(古い用語で，ムチンに類似するという意味で類粘素と呼んだ．糖タンパク質を意味する用語として使用されることがある).
mucoidal [mju:kɔ́idəl] 粘液状の.
mucolytic [mju:kəlítik] 粘液溶解の.
mucomembranous [mju:kəmémbrənəs] 粘膜の.
mucomembranous enteritis 粘液膜性腸炎，粘液性腸炎，＝mucous enteritis, intestinal myxoneurosis.
mucoperiosteal [mju:kouperiɑ́stiəl] 粘膜性骨膜の.
mucoperiosteum [mju:kouperiɑ́stiəm] 粘膜性骨膜.
mucoperiostitis [mju:kouperiɑstáitis] 粘膜骨膜炎.
mucopolysaccharide [mju:koupɑlisǽkəraid] ムコ多糖(ヘキソサミンとウロン酸からなり，二糖の繰り返し単位からなる長鎖多糖の総称として用いられる．グリコサミノグリカンが正式名として使用されている).
mucopolysaccharidosis (MPS) [mju:koupɑlisækəridóusis] ムコ多糖〔体〕沈着〔症〕 複 mucopolysaccharidoses.
mucopolysacchariduria [mju:koupɑlisækəridjú:riə] ムコ多糖〔体〕尿〔症〕.
mucoprotein (MP) [mju:kouprə́uti:n] ムコタンパク質(臨床的に糖タンパク質と同義に使用されたり，ムコ多糖類とタンパク質の複合体(プロテオグリカン)に用いられることがあるが，現在では用いないほうがよい).
Mucor [mjú:kɔ:r] ムーコル属，ケカビ属(接合菌門に属する真菌で，*M. ramosissimus* などが含まれる).
Mucoraceae [mju:kəréisii:] ケカビ科(ケカビ目 *Mucorales* は数科を含むが，ヒトの病原菌はすべて本科に属する).
mucormycosis [mju:kɔ:maikóusis] ムーコル症(ムーコル目に属する真菌による感染症).
mucosa [mju:kóusə] 粘膜，＝mucous membrane 形 mucosal.
mucosa-associated lymphoid tissue lymphoma (MALT lymphoma) 粘膜関連リンパ組織リンパ腫，MALTリンパ腫，＝MALToma.
mucosal [mju:kóusəl] 粘膜の.
mucosal cancer 粘膜癌.
mucosal graft 粘膜移植.
mucosal immune system 粘膜免疫系.
mucosal immunity 粘膜免疫(臓器など粘膜組織の，過度な炎症反応を抑制する固有の免疫機構).
mucosal vaccine 粘膜ワクチン.
mucosanguineous [mju:kousæŋgwíniəs] 粘液血液の，＝mucosanguinolent.
mucosanguinous [mju:kousǽŋgwinəs] 粘液血様の.
mucoserous [mju:kousí:rəs] 粘液性漿液の.
mucoserous cell 粘漿液〔腺〕細胞，＝trophochrome cell.
mucous [mjú:kəs] 粘液〔性〕の.
mucous cast 粘液円柱，＝cylindroid.
mucous cell 粘液細胞(粘液を分泌する細胞).
mucous colitis 粘液性大腸炎(神経性粘液漏)，＝chronic exudative enteritis, croupous colitis, desquamative colitis, diphtheritic colitis, follicular colitis, intestinal colitis, membranous colitis, mucomembranous colitis, plastic colitis.
mucous gland 粘液腺，＝muciparous gland.
mucous glands of auditory tube 耳管粘液腺.
mucous membrane (MM, m.m.) 粘膜.
mucous neck cells 頸粘液細胞(胃腺の腺頸部にある粘液分泌細胞)，＝mucocytus cervicalis [L].
mucous patch 粘膜斑，＝condyloma latum, moist papule.
mucous rale 粘液性ラ音.
mucous stool 粘液便(粘液の混入した便．大量の場合は腸管過敏を意味する．血液混合のない場合は過敏性腸症候群でみられる．通常下痢を伴う).
mucus [mjú:kəs] 粘液 形 mucous.
muffle [mʌ́fl] マッフル，烙室(歯科陶材術に用いる).
muffle furnace マッフル瀘(直接火炎を当てないで，耐火物で遮断し，伝導および放射により物体を加熱焼灼する瀘).
mu(μ)-heavy-chain disease ミュー(μ)鎖病.
mulberry molar 桑実状臼歯，＝dome-shaped molar.
Mules operation ミュールズ手術(眼球内容除去手術)，＝evisceration.
muliebria [mju:liébriə, -lií:b-] 女性性器.
müllerian duct ミュラー管(女では卵管，子宮，膣に発育し，男では退化する)，＝paramesonephric duct, ductus paramesonephricus [L].
müllerian inhibiting substance (MIS) ミューラー阻害物質，＝müllerian inhibiting factor.
Müller ring ミュラー輪(妊娠後期における子宮体部と頸管との境界に起こる筋収縮輪).
multangular [mʌltǽŋgjulər] 多角の.
multangular bone 菱形骨(手首にある

8つの手根骨のなかの，大菱形骨あるいは小菱形骨)，＝multangulum.
multi- [mʌlti] (多数，多発などの意味を表す接頭語).
multiarticular [mʌltiɑ:tíkjulər] 多関節性の.
multiaxial [mʌltiǽksiəl] 多軸の.
multiaxial joint 多軸〔性〕関節，＝enarthrosis.
multicentric [mʌltiséntərik] 多中心の，発生源多数の.
multicentric Castleman disease (MCD) 多中心性キャッスルマン病(キャッスルマン病のうち，腫大リンパ節が限局ではなく全身にみられる病型をいう．ヒトヘルペスウイルス8との関連が示唆されている).
multicuspidate [mʌltikʌ́spideit] 多咬頭の.
multidentate [mʌltidénteit] 多歯状の.
multidisciplinary team 多職種チーム.
multidrug [mʌltidrʌ́g] ①多剤の，②複数の薬剤を用いる.
multidrug resistance 1 gene (MDR1 gene) 多剤耐性遺伝子(P-糖タンパクの責任遺伝子).
multidrug resistant *Pseudomonas aeruginosa* (MDRP) 多剤耐性緑膿菌.
multidrug-resistant *Pseudomonas aeruginosa* infections 多剤耐性緑膿菌感染症.
multidrug resistant tuberculosis (MDR-TB) 多剤耐性結核.
multifactorial [mʌltifæktɔ́:riəl] 多因性の，多因子の，多元的な.
multifactorial inheritance 多因子性遺伝(別々の座位の多くの遺伝子が関与する遺伝).
multifid [mʌ́ltifid] 多裂の.
multifidus [mʌltífidəs] 多裂筋(固有背筋に属す横突棘筋の一つ)，＝musculi multifidi [L].
multifocal [mʌltifóukəl] ①多病巣性の，②多焦点性の(心電図の)，③多元(多源)性の，＝multifocused.
multifocal atrial tachycardia (MFAT) 多源性心房頻脈.
multiform [mʌ́ltifɔ:m] 多形の，＝polymorphous.
multifunctional [mʌltifʌ́ŋkʃənəl] 多機能の.
multiganglionic [mʌltigæŋgliánik] 多神経節の，＝multiganglionate.
multiglandular [mʌltiglǽndjulər] 多腺性の.
multigravida [mʌltigrǽvidə] 経妊婦.
multi-infarct dementia (MID) 多発脳梗塞性痴呆.
multi infection 多感染(2つ以上の微生物の混合感染).
multilamellar body 多層体(肺の大型(II型)肺胞上皮細胞中にみられるリン脂質を多量に含む分泌顆粒).
multilobar [mʌltilóubər] 多葉の，＝multilobate.
multilobular [mʌltilábjulər] 多小葉の.
multilocal [mʌltilóukəl] 多局性，＝multilocus.
multilocular [mʌltilákjulər] 多房〔性〕の，多室の.
multilocular cyst 多房性嚢胞.
multilocus enzyme electrophoresis (MEE) 多局性酵素電気泳動〔法〕(菌株の相同性解析に用いられる電気泳動法の一つ).
multinodular [mʌltinádjulər] 多結節性の.
multinuclear [mʌltinjú:kliər] 多核の，＝multinucleate.
multipapillary kidney 多乳頭腎.
multipara (MP) [mʌltípərə] 経産婦，＝pluripara.
multiparity [mʌltipǽriti] 多胎産.
multiparous [mʌltípərəs] 経産婦の.
multiphasic [mʌltiféizik] 多相の.
multiple [mʌ́ltipl] ①多発の，②倍数，③重複，多重.
multiple antigen simultaneous test (MAST) MAST (マスト)法(アレルギー検査における特異的IgE抗体の定量に用いられる手法の一つ).
multiple cancer 多発癌.
multiple cerebral infarction 多発性脳梗塞.
multiple chemical sensitivity (MCS) 化学物質過敏症.
multiple congenital abnormality (MCA) 多発先天異常.
multiple drug resistance (MDR) 多剤耐性.
multiple endocrine neoplasia (MEN) 多発性内分泌腫瘍.
multiple fracture 多発骨折.
multiple hamartoma syndrome 多発性過誤腫症候群(常染色体性優性遺伝性疾患で，乳児期から多毛と歯肉線維腫症が現れ，やがて線維腺腫様乳房腫脹が出現する)，＝Cowden disease.
multiple infection 重複感染.
multiple lentigines syndrome 多発性黒子症候群，＝LEOPARD syndrome.
multiple myeloma (MM) 多発〔性〕骨髄腫，＝Kahler disease, Huppert disease, myelopathic albumosuria, Bence-Jones albumosuria, lymphadenia ossea.
multiple neuritis 多発神経炎(四肢の遠位部から始まる対称性の末梢神経障害)，＝polyneuritis, polyneuropathy.
multiple organ dysfunction syndrome (MODS) 多臓器機能障害症候

群.

multiple organ failure (MOF) 多臓器不全, 複合臓器不全.

multiple personality 多相性人格.

multiple pregnancy 多胎妊娠(2児以上の胎児を同時に子宮内に有する状態. 双胎, 三胎(品胎), 四胎, 五胎という), = polycyesis.

multiple renal arteries 重複腎動脈(腎動脈が複数ある異常).

multiple sclerosis (MS) 多発性硬化症(脱髄疾患の一種. 中枢神経に起こる慢性硬結で, 断続性言語, 眼振, 筋薄弱, 四肢振戦などの主徴を呈する).

multiple sleep latency test (MSLT) 睡眠潜時反復検査.

multiple sweat gland abscesses of infant 乳児多発性汗腺膿瘍(黄色ブドウ球菌などによるエクリン汗腺の化膿性炎症. 夏季に汗疹(あせも)を生じ, 二次感染を起こして発症する. いわゆる"あせものより").

multiple system atrophy (MSA) 多系統萎縮症(シャイ・ドレーガー症候群, 孤発性オリーブ・小脳・橋萎縮症, 線条体黒質変性症を包含した疾患をいう).

multiple vision 複視, = double vision.

multiplicity [mʌltiplísiti] 多重性.

multiplicity of infection (MOI) 重複感染(同一臓器が2種類以上の病原体により感染), = multiple infection.

multipole [mʌ́ltipoul] 多重極 形 multipolar.

multirooted [mʌltirú:tid] 多根性の(臼歯のような多くの歯根のあること).

multirooted tooth 多根歯.

multisynaptic [mʌltisinǽptik] 多シナプスの.

multivalent [mʌltivéilənt] 多価性(化合物またはワクチンについていう), = polyvalent.

multivalent vaccine 多価ワクチン, = polyvalent vaccine.

multivariate [mʌltivéərieit] 多変量〔の〕.

multivariate analysis 多変量解析.

multi-vitamin infusion (MVI) 複合ビタミン輸液.

multiwire spark chamber (MWSC) 多線式放電箱.

mummification [mʌmifikéiʃən] ① 乾性壊疽, = dry gangrene, ② ミイラ化 形 mummified.

MUMPS Massachusetts General Hospital Utility Multiprogramming System (マンプス. 1967年頃よりアメリカ・マサチューセッツ総合病院でG. O. Barnettらによって開発された, 医療データベース管理のためのコンピュータ言語の一つ).

mumps [mʌ́mps] 流行性耳下腺炎, おたふくかぜ, ムンプス(ムンプスウイルスの感染による急性伝染病で, 唾液腺, 特に耳下腺の有痛性腫脹を特徴とする全身性感染症), = epidemic parotitis.

Mumps virus ムンプスウイルス(パラミクソウイルス科のウイルスで, 流行性耳下腺炎の原因となる).

mumps virus vaccine おたふくかぜワクチン(おたふくかぜに対する弱毒生ワクチン).

Münchhausen syndrome ミュンヒハウゼン症候群(ホラ吹き男爵と呼ばれるミュンヒハウゼン男爵にちなんで名づけられたもので, 虚偽と真実をおりまぜて病状を訴えて多く病院に入退院を繰り返す. ヒステリー, 統合失調症, 性格異常者などにみられる), = Münchausen syndrome.

Münchhausen syndrome by proxy (MSP) 代理ミュンヒハウゼン症候群(児童虐待の一型).

Mund Therapie (MT) [G] ムンテラ(患者および家族に対して医師が行う病状の説明).

municipal hospital 公立病院(市立病院, 都立病院など).

Munro point マンロー点(虫垂炎のとき圧迫すると圧痛を感じる).

MUO myocardiopathy of unknown origin (未知の原因による心筋障害).

mural [mjú:rəl] 壁の, 壁在性の.

mural thrombus 壁性血栓(心臓の).

murein [mjú:ri:n] ムレイン(原核生物の細胞壁の基礎構造となっている物質. ドイツ語圏内ではムレイン, 英語圏ではペプチドグリカンと呼ぶ), = peptidoglycan.

mu(μ) rhythm ミュー(μ)律動(① アルソー律動 arceau rhythm. ② 弓状波 wicket rhythm).

murine [mjú:rain, -ri:n] ネズミの, ネズミ媒介性の.

murine typhus 発疹熱(*Rickettsia typhi* による疾患), = endemic typhus, flea-borne typhus.

murmur [mə́:mər] 雑音(心周期各相の間に出現する持続の長い音の振動群).

Muromegalovirus [mju:rəmégələvaiərəs] ムロメガロウイルス属(ヘルペスウイルス科の一属).

Murray Valley encephalitis virus マレーバレー脳炎ウイルス(フラビウイルス科のウイルス).

Musca [mʌ́skə] イエバエ〔家蠅〕属(イエバエ科 Muscidae).

muscacide [mʌ́skəsaid] ハエ駆除薬, = muscicide.

muscae volitantes 飛蚊症(ひぶんしょう. 眼前に飛蚊のような点が見える自覚症状. 硝子体混濁のある眼に出現する), = mouches volantes, myodesopsia.

M

muscarinic [mʌskərínik] ムスカリン〔様〕作用の(アセチルコリン受容体のうち，ムスカリン性アセチルコリン受容体を刺激したときに起こる作用．アトロピンにより阻害される)．

muscarinic receptor ムスカリン受容体(アルカロイドムスカリンにより刺激され，アトロピンにより遮断されるコリン作動性受容体)．

muscarinic receptor antagonist ムスカリン受容体拮抗薬(アセチルコリンの作用のうち，ムスカリン性受容体を介する作用に拮抗する薬物)．

muscarinism [mʌ́skərinizəm] ムスカリン中毒(ムスカリンの過剰投与はムスカリン受容体と結合して副交感神経を刺激する症状(流涙，流涎，消化管蠕動運動亢進，縮瞳，発汗過多など)を呈する)．

muscicide [mʌ́sisaid] ハエ駆除薬，＝muscacide．

muscle (M) [mʌ́sl] 筋，筋肉(筋線維束の集合した運動器で，顕微鏡の所見から横紋筋および平滑筋に分類され，神経支配の関係から随意筋と不随意筋に区別される．またその存在部位により骨格筋，心筋および内臓筋と呼ばれている) 形 muscular．

muscle bound (過度運動の結果，筋が肥大し，その弾力性が低下する状態)．

muscle cell 筋細胞(筋フィラメントをもち収縮を主な機能とする細胞．横紋筋と平滑筋がある)，＝myocyte．

muscle contraction headache (MCH) 筋収縮性頭痛．

muscle curve 筋攣縮曲線．

muscle fiber 筋線維(筋細胞と同じ，細長いので線維と呼ばれる．アクチンとミオシンよりなる筋フィラメントをもち収縮能がある)．

muscle plasm 筋漿(筋形質のこと)．

muscle plasma 筋漿(筋肉から圧搾により得られる液)．

muscle plate 筋板(体節に由来する筋組織で主に脊柱周囲の筋を形成する．四肢の筋を形成するのは皮板)，＝myotome．

muscle relaxant (MR) 筋弛緩薬(アセチルコリンリセプターに結合して骨格筋を弛緩させる．呼吸は停止するが，心筋の収縮には影響しない)．

muscles of back proper 固有背筋(背部の深層の筋群)，＝musculi dorsi proprii [L]．

muscle sound 筋音(収縮している筋の筋腹で聴取できる音)，＝muscle murmur．

muscle spindle 筋紡錘(骨格筋の中にある伸展受容器，筋が受動的に伸展された刺激を中枢に伝える)，＝Kühne spindle．

muscle strength 筋力．

muscle sugar (イノシトール)，＝inositol．

muscle tonus 筋緊張(安静状態にある筋の緊張状態，骨格筋では運動神経による)．

muscle weakness 筋脱力感．

muscular [mʌ́skjulər] 筋の．

muscular asthenopia 筋性眼精疲労．

muscular dystrophy (MD) 筋ジストロフィー(骨格筋の病理組織像で，筋線維の壊死・再生や間質の増生など筋細胞構築の乱れを呈するものをジストロフィー変化とする特徴を有する．臨床的には全身，または特異的な進行性筋力低下，筋萎縮を示す)．

muscularis [mʌskjuléəris] 筋，筋性．

muscular murmur 筋性雑音(筋肉の収縮により発するもの)．

muscular reflex 筋反射(筋伸展反射．筋の等緊張性および等長性収縮を起こす反射)，＝myotatic reflex．

muscular tissue 筋組織(横紋筋と平滑筋に区分される)．

musculature [mʌ́skjulətʃər] 筋組織．

musculi [mʌ́skjulai] → musculus．

muscul(o)- [mʌskjul(ou), -l(ə)] (筋との関係を表す接頭語)．

musculoaponeurotic [mʌskjulouæpounju:rátik] 筋腱膜の．

musculocutaneous [mʌskjuloukju:téiniəs] 筋皮の(神経)．

musculocutaneous nerve 筋皮神経(腕神経叢の枝の一つで烏口腕筋，上腕二頭筋，上腕筋を支配)，＝nervus musculocutaneus [L]．

musculofascial [mʌskjuloufǽʃiəl] 筋膜の．

musculomembranous [mʌskjuloumémbrənəs] 筋粘膜の．

musculophrenic [mʌskjuloufrénik] 筋横隔膜の．

musculoplasty [mʌ́skjuləplæsti] 筋形成〔術〕．

musculoskeletal [mʌskjulouskélitəl] 筋骨格の．

musculospiral [mʌskjulouspáirəl] 橈骨神経の．

musculospiral groove 橈骨神経溝(上腕骨後面にあり橈骨神経が通る)，＝sulcus radialis．

musculospiral nerve 橈骨神経(腕神経叢の枝の一つで主に上腕，前腕伸側の筋，皮膚に分布)，＝nervus radialis, radial nerve．

musculospiral paralysis 橈骨神経麻痺(橈骨神経の損傷により起こる筋麻痺)．

musculotendinous [mʌskjulouténdinəs] 筋腱の．

musculotonic [mʌskjulətánik] 筋緊張の，筋攣縮の．

musculotropic [mʌskjulətrápik] 筋親和

性の，筋栄養性の．

musculotubal canal 筋耳管管，＝canalis musculotubarius.

musculus [mʌ́skjuləs] [L] 筋，＝muscle 複 musculi.

musicokinetic therapy 音楽運動療法（音楽効果を利用したリハビリ．パーキンソン病や脳性麻痺に用いられる）．

musicotherapy [mjuzikəθérəpi] ＝music therapy.

music therapy (MT) 音楽療法．

Musset sign ミュセー徴候（大動脈弁閉鎖不全のとき，心拍動に一致して頭部に躍動様運動が認められる徴候），＝de Musset sign.

mussitation [mʌsitéiʃən] 呟語（重症患者にみられる発音のない口唇の運動）．

mustard gas マスタードガス（第一次大戦で用いられた化学兵器（毒ガス）．発癌性がある）．

Mustard operation マスタード手術（完全大血管転位症の心房内バッフルを用いた根治手術）．

mutability [mju:təbíliti] 易変性，可変性，〔突然〕変異性．

mutable [mjú:təbl] 可変性の，易変性の．

mutable gene 易変遺伝子（突然変異率がきわめて高い遺伝子）．

mutagen [mjú:təʤən] 変異原，変異誘発物質（因子）（突然変異を起こす原因因子．たとえば放射性物質，X 線，ある種の化学物質など）形 mutagenic.

mutagenesis [mju:təʤénisis] 〔突然〕変異生成，突然変異誘発性（個体の子孫に遺伝するような形質変化で，自然状態あるいは人為的に起こる遺伝子上の変異）．

mutagenic [mju:təʤénik] 突然変異誘発性の（突然変異率を自然突然変異率よりも有意に高める能力をもつ）．

mutagenicity [mju:təʤənísiti] 変異原性．

mutant [mjú:tənt] 突然変異体，突然変異菌（株）．

mutant gene 突然変異遺伝子．

mutant species 突然変異種．

mutase [mjú:teis] ムターゼ（分子内基の転位反応を触媒する酵素の総称）．

mutation [mju:téiʃən] ①〔突然〕変異（生物体においてなんらかの内部的原因により遺伝子に変化が起こり，これにより親とは形質の変わったものが生まれる現象），②こえがわり（更声，変声）形 mutational.

mutational [mju:téiʃənəl] 変異性の．

mutation test 変異原性試験（変異原性が疑われる化学物質や混合物が細胞内遺伝子に突然変異を誘発するかどうかを調べる方法），＝mutagenicity test.

mutator [mjúteitər] 〔突然〕変異誘発遺伝子（ほかの遺伝子の突然変異率を高める作用をもつ遺伝子．ミューテーター）．

mute [mjú:t] 消音する，発音されない，無言の，黙秘の，唖者．

mutilate [mjú:tileit] 切断する．

mutilating keratoderma 断指趾型先天性掌蹠角化症．

mutilation [mju:tiléiʃən] 断節（身体の部分をばらばらに切裂すること）．

mutism [mjú:tizəm] ①無言症，②緘黙症（発言障害もなく喋らない状態．精神の障害でみられる），＝dumbness.

muton [mjú:tən] 突然変異単位，ミュートン（遺伝子突然変異の最小単位．ときには1塩基の欠落，付加，置換などの最小変異が一つの突然変異を引き起こす）．

mutualism [mjú:ʧuəlizəm] 相利共生，＝symbiosis.

mutualist [mjú:ʧuəlist] 相利共生動物．

mutual resistance 相互抵抗，＝antegonism.

MV ① mitral valve（僧帽弁），② minute volume（分時換気量），③ measles virus（麻疹ウイルス），④ mechanical ventilation（機械的換気）．

mV millivolt（ミリボルト）．

MVD microvascular decompression（微小血管減圧〔術〕）．

MVI multi-vitamin infusion（複合ビタミン輸液）．

MVP ① microvascular pressure（微小血管圧），② mitral valvuloplasty（僧帽弁形成術）．

MVP(S) mitral valve prolapse (syndrome)（僧帽弁逸脱〔症候群〕）．

MVR mitral valve replacement（僧帽弁置換〔術〕）．

MVV maximum(-mal) voluntary ventilation（最大換気量）．

MW molecular weight（分子量）．

myalgia [maiǽlʤiə] 筋痛（筋肉リウマチ）形 myalgic.

myasis [maiéisis] ハエウジ症，＝myiasis.

myasthenia [maiəsθí:niə] 筋無力症 形 myasthenic.

myasthenia gravis (MG) [L] 重症筋無力症（アセチルコリン受容体に対する IgG 抗体が神経筋接合部の後膜に作用し興奮伝達ブロックを起こすことにより，筋の脱力，易疲労性が生じる疾患．自己免疫疾患とされる）．

myasthenic [maiəsθénik] 〔筋〕無力症の．

myasthenic reaction 筋無力性反応（電気刺激を同一筋に持続的に加えると，だんだんと反応が減弱し，最終的には反応が消失する）．

myatonia [maiətóuniə] 筋無緊張症（筋萎縮，筋力低下を伴わない筋緊張の低下．先天性無緊張症の場合に用いられる），＝amyotonia.

M

myatonia congenita 先天性筋緊張症(乳児にみられる先天疾患で，脊髄神経分布筋のみが侵される)，＝floppy infant syndrome.

myatony [maiǽtəni] 筋無緊張症，＝myatonia.

mycelium [maisí:liəm] 菌糸体(菌類の栄養体で菌糸 hyphae からなるもの) 形 mycelial, mycelian.

mycete [máisi:t] 真菌，＝fungus.

mycetism [máisitizəm] キノコ中毒，＝mycetismus, muscarinism.

mycetogenic [maisi:təʤénik] 真菌による，＝mycetogenous.

mycetoma [maisitóumə] 〔足〕菌腫(放線菌，真菌による疾患で，皮下に結節，潰瘍，腫脹をきたす).

mycetoma pedis 足菌腫，＝mycetoma.

mycid [máisid] 糸状菌疹(皮膚糸状菌による続発性皮疹)，＝dermatophytid.

myco–, myc–, mycet– [maikou, –kə, mik, maisit] (真菌との関係を表す接頭語).

mycobacteria [maikoubæktí:riə] マイコバクテリア.

mycobacteriosis [maikəbækti:rióusis] マイコバクテリア症.

Mycobacterium [maikoubæktí:riəm] マイコバクテリウム属，抗酸菌属(好気性のグラム陽性桿菌．結核菌 *M. tuberculosis* が代表的な菌種．その他，ハンセン病の原因となる癩(らい)菌 *M. leprae* などを含む).

mycodermatitis [maikoudə:mətáitis] 粘膜炎.

mycology [maikáləʤi] 〔真〕菌学，＝mycologia [L].

mycophage [máikəfeiʤ] マイコファージ(真菌ファージともいう．真菌を宿主とするウイルス).

Mycoplasma [máikəplæzmə] マイコプラズマ属(マイコプラズマの一種．原発性異型肺炎の原因となる肺炎マイコプラズマ *M. pneumoniae*，牛肺疫菌 *M. mycoides* subsp. *mycoides* などを含む．また，*M. fermentans* や *M. penetrans* はエイズとの関連性が示唆されている).

mycoplasma [máikəplæzmə] マイコプラズマ(最も小さい原核生物で，細胞壁をもたず多形性を示すグラム陰性細菌．マイコプラズマ属をはじめとした類似の形態，性状をもつ細菌の総称．狭義にはマイコプラズマ属を指す).

mycoplasma pneumonia (MPP) マイコプラズマ肺炎.

mycosis [maikóusis] 糸状菌病，真菌症(浅在性または深在性の2型がある) 形 mycotic.

mycosis fungoides 菌状息肉症(顔面，頭蓋または胸部に赤色結節を発生し，浸潤および潰瘍を起こし，慢性の不良経過をとる)，＝granuloma fungoides.

mycotic [maikátik] 真菌〔性〕の，糸状菌〔性〕の.

mycotic aneurysm 細菌性動脈瘤(血管内で細菌が増殖してできた動脈瘤)，＝bacterial aneurysm.

mycotic keratitis 糸状菌性角膜炎.

mycotoxicosis [maikoutɑksikóusis] かび〔中〕毒〔症〕，マイコトキシン〔中毒〕症，真菌中毒症.

mycteroxerosis [miktərouziróusis] 鼻腔乾燥症.

mydriasis [midráiəsis] 散瞳〔症〕 形 mydriatic.

mydriatic [midriǽtik] 散瞳薬，＝mydriatica.

myectomy [maiéktəmi] 部分的筋切除術.

myectopy [maiéktəpi] 筋転位，＝myectopia.

myelacephalus [maiələséfələs] 無脳脊髄奇形.

myelaemia [maiəlí:miə] 骨髄球増加症，＝myelemia.

myelalgia [maiəlǽlʤiə] 脊髄痛.

myelapoplexy [maiəlǽpəpleksi] 脊髄内出血.

myelatelia [maiələtí:liə] 脊髄発育不全.

myelencephalon [maiəlinséfəlɑn] 髄脳(延髄に発達する部分) 形 myelencephalic.

myelin [máiəlin] ミエリン(髄鞘の主成分で，半液状，強屈光性の類脂肪質) 形 myelinic.

myelinated [máiəlineitid] 有髄の(髄鞘をもつ神経線維)，＝medullated.

myelinated nerve fiber 有髄神経線維(髄鞘をもつ神経線維，比較的太い軸索を持ち伝導速度が早い)，＝neurofibra myelinata [L].

myelin basic protein (MBP) ミエリン塩基性タンパク〔質〕(中枢神経系で髄鞘を構成する主要なタンパク質で，免疫抗原性を有している).

myelinolysis [maiəlinálisis] 髄鞘溶解(髄鞘が崩壊，溶解すること).

myelinoma [maiəlinóumə] 髄鞘腫(Schwann 白質の腫瘍).

myelinopathy [maiəlinápəθi] 髄鞘疾患(中枢神経，末梢神経系で髄鞘を標的とした疾患．後天性では多発性硬化症，ギランバレー症候群など．先天性ではシルダー病など．ミエリン障害).

myelinosis [maiəlinóusis] ミエリノーシス(ミエリン形成を伴う一種の脂肪変性).

myelin sheath ミエリン鞘(髄鞘).

myelitis [maiəláitis] 脊髄炎 形 myelitic.

myel(o)– [maiəl(ou), –l(ə)] (脊髄または骨髄との関係を表す接頭語).

myeloblast [máiələblæst] 骨髄芽球(顆

粒球に分化する幼若な細胞) 形 myeloblastic.

myeloblastemia [maiəloublæstíːmiə] 骨髄芽球血症.

myeloblastic [maiəloublǽstik] 骨髄芽球性の.

myeloblastic leukemia 骨髄芽球性白血病.

myeloblastoma [maiəloublæstóumə] 骨髄芽球腫.

myeloblastosis [maiəloublæstóusis] 骨髄芽球症(骨髄性白血病でみられる).

myelocele [máiələsiːl] 脊髄嚢瘤.

myelocyst [máiələsist] 脊髄嚢腫.

myelocystic [maiələsístik] 脊髄嚢胞の.

myelocystocele [maiələsístəsiːl] 脊髄嚢瘤, 脊髄嚢ヘルニア, ＝syringomyelocele.

myelocystomeningocele [maiəlousistəminíŋgəsiːl] 脊髄嚢髄膜瘤, 脊髄嚢髄膜ヘルニア.

myelocyte [máiələsait] 骨髄球, ミエロサイト(骨髄性白血球の幼若型で, 原形質は特異顆粒で充満されて完全な成熟を示すが, 核は円形または卵円形) 形 myelocytic.

myelocythemia [maiəlousaiθíːmiə] 骨髄球血症.

myelocytoma [maiəlousaitóumə] 骨髄球腫, 骨髄細胞腫.

myelocytomatosis [maiəlousaitoumətóusis] 骨髄球腫症.

myelocytosis [maiəlousaitóusis] 骨髄球増加〔症〕.

myelodiastasis [maiəloudaiǽstəsis] 脊髄崩壊.

myelodysplasia [maiəloudispléiziə] 脊髄形成異常〔症〕.

myelodysplastic syndrome (MDS) 骨髄異形成症候群(骨髄での血球形成異常により起こる一群の疾患で, 汎血球減少があるが骨髄は低形成ではなく血球の形態異常が強い. 骨髄細胞の染色体異常が多く, 難治で白血病への移行もしばしばみられる).

myelofibrosis [maiəloufaibróusis] 骨髄線維症(骨髄に細網線維が増加し広範に線維化をきたす疾患の総称. 骨髄性のほかリンパ性がある).

myeloganglitis [maiəlougæŋgláitis] 脊髄神経節炎.

myelogenesis [maiələʤénisis] ①骨髄発生, ②脳脊髄発生, ③ミエリン形成(神経細胞の軸索の周囲にミエリンが形成されること) 形 myelogenetic.

myelogenic [maiələʤénik] 骨髄性の, ＝myelogenous.

myelogenic leukemia 骨髄性白血病(骨髄系白血球細胞由来の白血病).

myelogone [máiələgoun] 骨髄芽細胞, ＝myelogonium.

myelogram [máiələgræm] ①骨髄像(骨髄血の有核細胞の百分率表), ②脊髄X線造影像.

myelographic cisternography 槽造影法.

myelography [maiəlágrəfi] 脊髄〔腔〕造影.

myeloid [máiələid] ①骨髄性の, ②脊髄の, ③骨髄球様の.

myeloid leukemia (ML) 骨髄性白血病.

myeloid metaplasia 骨髄化生, ＝extramedullary hematopoiesis.

myeloidosis [maiələidóusis] 骨髄組織過形成.

myeloid sarcoma 骨髄様肉腫(巨大細胞および紡錘形細胞を含む肉腫).

myeloid tissue 骨髄様組織.

myelolipoma [maiəloulaipóumə] 骨髄脂肪腫, 髄質脂肪腫.

myeloma [maiəlóumə] 骨髄腫, ミエローマ(形質細胞に似た骨髄腫細胞の増殖からなる腫瘍).

myelomalacia [maiələməléiʃiə] 脊髄軟化〔症〕(脊髄へ血液を供給する血流障害により脊髄実質の壊死を生じたものをいう), ＝spinal cord softening.

myeloma protein 骨髄腫タンパク〔質〕, ＝M protein.

myelomatosis [maiəloumətóusis] 骨髄腫症.

myelomeningitis [maiəloumeninʤáitis] 脊髄髄膜炎.

myelomeningocele [maiəlouminíŋgəlsiːl] 脊髄髄膜瘤.

myelomere [máiələmiər] 髄節, 神経節.

myeloneuritis [maiəlounjuːráitis] 脊髄神経炎.

myelopathic [maiəloupǽθik] 脊髄症性の.

myelopathic anemia 骨髄障害性貧血(骨髄に異常細胞が増殖するために起こる貧血).

myelopathy [maiəlápəθi] 脊髄疾患.

myeloperoxidase (MPO) [maiəloupərάksideis] ミエロペルオキシダーゼ(好中球に存在する酵素で, 殺菌作用を担う).

myeloperoxidase-antineutrophil cytoplasmic antibody (MPO-ANCA) (pANCAの対応抗原は主にMPOであるため, この名称でも呼ばれる).

myelopetal [maiəlápitəl] 脊髄走向性の.

myelophthisic [maiəláfθisik] 骨髄癆性の.

myelophthisic anemia 骨髄癆性貧血(末梢血中への赤芽球や幼若顆粒球の出現を特徴とする正色素性貧血), ＝myelopathic anemia, aplastic anemia.

myelophthisis [maiəláfθisis] ①脊髄癆, ②骨髄癆, ＝aleukia haemorrhagica.

M

myeloplast [máiələplæst] 骨髄性白血球.
myeloplax [máiələplæks] 骨髄巨細胞, = myeloplaque.
myelopoiesis [maiəloupɔií:sis] 骨髄造血.
myeloproliferative [maiəlouprəlífərətiv] 骨髄増殖性の.
myeloproliferative disease (MPD) 骨髄増殖性疾患(慢性骨髄性白血病, 真性多血症, 血小板血症, 骨髄線維症の4疾患の総称).
myeloproliferative disorder 骨髄増殖症候群.
myeloradiculitis [maiəlourədikjuláitis] 脊髄神経根炎.
myeloradiculodysplasia [maiəlourədikjuloudispléiziə] 脊髄神経根形成障害.
myeloradiculopathy [maiəlourədikjuláp-əθi] 脊髄神経根障害.
myelorrhagia [maiələréiʤiə] 脊髄出血, = spinal apoplexy.
myelorrhaphy [maiələ́:rəfi] 脊髄縫合術.
myelosclerosis [maiəlouskliəróusis] ①脊髄硬化〔症〕, ②骨髄硬化〔症〕.
myelosclerosis with myeloid metaplasia (MMM) 骨髄性化生を伴う骨髄硬化症.
myelosis [maiəlóusis] ①骨髄症, ②骨髄腫症, = myelomatosis, ③脊髄症.
myelosuppression [maiəlousəpréʃən] 骨髄抑制(骨髄内の正常血球細胞の分裂停止, 分化障害などの産生障害).
myelotomy [maiəlátəmi] 脊髄切開術.
myelotoxic [maiələtáksik] 骨髄毒の.
myenteric [maiəntérik] 腸管筋の.
myenteric nerve plexus 筋層間神経叢, = plexus myentericus [L].
myenteric plexus of Auerbach アウエルバッハの筋層間神経叢(食道から内肛門括約筋に至る消化管壁の筋層にある自律神経叢), = plexus nervorum myentericus [L].
myenteric reflex 腸管筋層反射(腸の一部に刺激を加えると, その上方部は収縮し, 下方部は弛緩する), = intestinal reflex.
myenteron [maiéntərən] 腸筋(腸管の筋層) 形 myenteric.
myesthesia [maiəsθí:ziə] 筋覚.
myiasis [maiáiəsis] ハエウジ症(ハエの幼虫がヒトや動物の体内に寄生して起こる疾病), = myasis.
myl(o)- [mail(ou), -l(ə)] (臼歯との関係を表す接頭語).
mylodus [máilədəs] 臼歯.
mylohyoid [mailouhái ɔid] 顎舌骨筋〔の〕, = mylohyoidean, musculus mylohyoideus [L].
mylohyoid nerve 顎舌骨筋神経, = nervus mylohyoideus [L].
my(o)- [mai(ou), mai(ə)] (筋との関係を表す接頭語).
myoarchitectonic [maiouɑ:kitektátik] 筋構築.
myoatrophy [maiouǽtrəfi] 筋萎縮.
myoblast [máiəblæst] 筋芽細胞(横紋筋をつくる母細胞) 形 myoblastic.
myoblastoma [maioublæstóumə] 筋芽細胞腫, = myoblastic myoma, myoblastomyoma, Abrikossoff(Abrikossov) tumor.
myobradia [maioubréidiə] 筋収縮遅滞(電気刺激に対する), = miobradya.
myocardial [maioukádiəl] 心筋の.
myocardial blood flow (MBF) 心筋血流量.
myocardial bridge 心筋ブリッジ(冠動脈が心筋内を走行し, 収縮期に圧迫される像を示す).
myocardial contractile force (MCF) 心筋収縮力.
myocardial depressant factor (MDF) 心筋抑制因子.
myocardial disease (MD) 心筋疾患.
myocardial fibrosis 心筋線維症.
myocardial infarction (MI, MCI) 心筋梗塞(冠動脈の閉塞による心筋壊死).
myocardial ischemia (MI) 心筋虚血.
myocardial necrosis 心筋壊死.
myocardial revascularization 心筋血行再建術(冠状動脈の狭窄・閉塞病変に対して行う血行再建術).
myocardiogram [maiouká:diəgræm] 心〔筋〕運動図.
myocardiograph [maiouká:diəgræf] 心筋運動記録計.
myocardiography [maioukɑ:diágrəfi] 心〔筋〕運動記録器.
myocardiopathy [maioukɑ:diápəθi] 心筋症, = cardiomyopathy.
myocardiopathy of unknown origin (MUO) 未知の原因による心筋障害.
myocardiorrhaphy [maioukɑ:diɔ́:rəfi] 心筋縫合術.
myocarditis [maioukɑ:dáitis] 心筋炎 形 myocarditic.
myocardium [maiouká:diəm] 心筋層 形 myocardiac, myocardial.
myocardosis [maioukɑ:dóusis] 心筋症(心筋症の古典的疾患概念).
myocele [máiəsi:l] 筋ヘルニア(筋膜に生じた裂孔から筋組織が飛び出し, 限局性の腫瘤を形成する).
myocellulitis [maiouseljuláitis] 筋蜂巣炎.
myocerosis [maiousiróusis] 筋ろう(蝋)様変性.
myochorditis [maioukɔ:dáitis] 声帯筋炎.
myoclonia [maiouklóuniə] ミオクロー

M

ヌス性筋攣縮〔症〕, ＝polyclonia, myoclonus.

myoclonic [maiouklɑ́nik] ミオクローヌスの, 筋クローヌスの, 筋間代の.

myoclonus [maiɑ́klənəs] ミオクローヌス(突然の共同筋群の収縮により起こる不随意運動. 全身性, 局所性ミオクローヌスがある) 形 myoclonic.

myoclonus epilepsy (ME) ミオクローヌスてんかん(全身痙攣に, ミオクローヌス, 知能低下などを呈し, 神経細胞内にラフォーラ小体と呼ばれる封入体のみられる家族性の一てんかん群), ＝Unverricht disease, association disease, myoclonia epileptica, myoclonic epilepsy.

myocyte [máiəsait] 筋細胞.

myocytolysis [maiousaitɑ́lisis] 筋細胞溶解.

myocytoma [maiousaitóumə] 筋細胞腫.

myodegeneration [maioudiʤənəréiʃən] 筋変性.

myodemia [maioudí:miə] 筋脂肪変性.

myodynia [maiədíniə] 筋痛.

myodystonia [maioudistóuniə] 筋張力障害(振戦麻痺の症状で, 電気刺激に対しては迅速に感応するが, 攣縮期は遅延する), ＝myodystony.

myodystrophia [maioudistróufiə] 筋ジストロフィー, 筋異栄養症(進行性の筋萎縮を示す遺伝疾患の総称), ＝myodystrophy.

myoedema [maiouidí:mə] 筋水腫, ＝myo-oedema, mounding.

myoendocarditis [maiouendoukɑ:dáitis] 心筋心内膜炎.

myoepithelial [maiouepiθí:liəl] 筋上皮性の.

myoepithelioma [maiouepiθi:lióumə] 筋上皮腫.

myoepithelium [maiouepiθí:liəm] 筋上皮.

myofascial [maioufǽʃiəl] 筋膜の.

myofascitis [maioufəsáitis] 筋膜炎, ＝myositis fibrosa.

myofibril [maioufáibril] 筋原線維(筋細胞原形質内の), ＝myofibrilla.

myofibroblast [maioufáibrəblæst] 筋線維芽細胞.

myofibroma [maioufaibróumə] 筋線維腫.

myofibrosis [maioufaibróusis] 筋線維症.

myofibrositis [maioufaibrəsáitis] 筋線維膜炎.

myofilament [maioufíləmənt] 筋細糸, 筋フィラメント(横紋筋細胞の筋原線維にみられる細い線維. 細いフィラメント(6 nm)と太いフィラメント(15 nm)の直径を有するものがある).

myogenesis [maiouʤénisis] 筋発生.

myogenetic [maiəʤənétik] 筋原性の, 筋組織に由来する, ＝myogenic, myogenous.

myogenic paralysis 筋性麻痺(筋原性の運動麻痺. ミオパチー).

myoglobin (Mb) [maiouglóubin] ミオグロビン(酸素を貯蔵するヘムタンパク質で単量体構造をもつ. 酸素抱合能は高く, 一酸化炭素親和力は低い. 分子量17,000. 筋組織の崩壊などにより血中に放出され尿中に排泄される), ＝myohemoglobin, muscle hemoglobin.

myoglobinuria [maiougloubinjú:riə] ミオグロビン尿〔症〕(ミオグロブリンが尿中に高濃度に出現した状態. 尿細管で円柱を形成し腎不全を惹起する).

myoglobulin [maiouglɑ́bjulin] ミオグロブリン(筋組織中にあるグロブリン).

myoglobulinuria [maiouglɑbjulinjú:riə] ＝myoglobinuria.

myogram [máiəgræm] 筋運動記録図.

myograph [máiəgræf] ミオグラフ(筋の収縮を描写する器械).

myographic [maiougrǽfik] 筋運動描記法の, 筋運動記録器の.

myography [maiɑ́grəfi] 筋運動記録法, 筋学.

myohemoglobin [maiouhi:məglóubin] ミオヘモグロビン, ＝myoglobin.

myoid [máiɔid] ①筋様の, 筋組織様の, ②ミオイド(網膜の杆状体および錐状体内節の下半部, 上半部(遠位部)をエリプソイドという).

myoid cell 筋様細胞(筋細胞に酷似する細胞).

myoinositol [maiouinásitɔ:l] ミオイノシトール(種々なホスファチジールイノシトールで動植物に広く存在する).

myokymia [maiəkímiə] ミオキミア, 筋波動症(筋の小部分が自然にくり返し収縮し, しかも隣接する部位が交互に収縮して, 虫がうごめくようにみえる), ＝myoclonia fibrillaris multiplex.

myolipoma [maioulaipóumə] 筋脂肪腫.

myolysis [maiɑ́lisis] 筋融解 形 myolytic.

myoma [maióumə] 筋腫 形 myomatous.

myomalacia [maiouməléiʃiə] 筋軟化〔症〕.

myomectomy [maiəméktəmi] ①筋腫切除術, 筋腫摘除術, ②筋転位, ＝myectomy.

myomelanosis [maioumelənóusis] 筋黒色症.

myomere [máiəmiər] 筋節, 筋板, ＝myocomma.

myometer [maiɑ́mitər] 筋攣縮計.

myometritis [maioumi:tráitis] 子宮筋層炎, 子宮実質炎.

myometrium [maioumí:triəm] 子宮筋層.

myonecrosis [maiounikróusis] 筋壊死.

myoneme [máiəni:m] 糸筋, 筋線維(ある原虫の体面にある筋線維).

myonephropathic metabolic syndrome (MNMS) 筋腎代謝症候群(筋

肉の虚血・再潅流障害により，腎不全などが起こる）．

myoneural [maiounjúːrəl] 筋神経の．

myoneural junction 筋神経接合部．

myopalmus [maioupǽlməs] 筋攣縮．

myoparalysis [maiouperǽlisis] 筋麻痺．

myoparesis [maioupəríːsis] 筋不全麻痺（軽度の筋麻痺），＝myoparalysis．

myopathic [maioupǽθik] 筋障害性の，ミオパチー性の，筋症の．

myopathy [maiάpəθi] ミオパチー，筋障害，筋病，筋疾患．

myopericarditis [maiouperikɑːdáitis] 心筋心膜炎．

myopia (M) [maióupiə] 近視，＝near sightedness 形 myopic．

myopic [maióupik] 近視の．

myopic astigmatism 近視性乱視，＝astigmatismus myopicus．

myopic crescent 近視性半月（眼底にある半月状後ぶどう腫），＝posterior staphyloma．

myoplasm [máiəplæzəm] 筋細胞原形質（収縮を起こす物質）．

myoplastic [maiouplǽstik] 筋形成術用の．

myoplasty [máiəplæsti] 筋形成術．

myorhythmia [maiouríðmiə] ミオリトミー，筋リズム，筋律動（病的な筋の規則的・律動的運動の総称．ミオクローヌス myoclonus の一種）．

myorrhaphy [maiɔ́ːrəfi] 筋縫合術．

myorrhexis [maiouréksis] 筋〔断〕裂，＝rupture of the muscle．

myosalpingitis [maiousælpinʤáitis] 卵管筋層炎．

myosalpinx [maiousǽlpiŋks] 卵管筋層．

myosarcoma [maiousɑːkóumə] 筋肉腫．

myosclerosis [maiouskliəróusis] 筋硬化〔症〕．

myosin [máiəsin] ミオシン（筋肉の主な構造タンパク質で，分子量48万，長さ約150 nm のATP活性をもつ巨大分子．筋細胞以外のどの細胞にも広く存在している）．

myositis [maiousáitis] 筋炎（横紋筋の炎症）形 myositic．

myositis ossificans 化骨性筋炎．

myospasm [máiəspæzəm] 筋痙攣．

myotactic [maioutǽktik] 筋覚の．

myotasis [maiάtəsis] 筋伸展．

myotatic [maiətǽtik] 筋伸展の．

myotatic reflex 筋伸張反射，筋伸展反射（腱反射，骨膜反射などの深部知覚の受容器が刺激されて起こるものの総称），＝stretch reflex．

myotenositis [maioutenəsáitis] 筋腱炎．

myotenotomy [maoutənάtəmi] 筋腱切り術．

myotome [máiətoum] ①筋節，②筋切開刀．

myotomy [maiάtəmi] 筋切開術．

myotonia [maiətóuniə] 筋硬直症，筋緊張症 形 myotonic．

myotonia congenita 先天性筋硬直症（トムゼン病とも呼ばれ，思春期の男子に好発する遺伝病で，能動的に筋を収縮させても硬直を感じ，物を握らせることは容易であるが，これを離させるには数秒の時間を要する．筋萎縮はない），＝Thomsen disease．

myotonic [maiɑtάnik] 筋緊張性の．

myotonic dystrophy (MD) 筋強直（緊張）性ジストロフィー（四肢遠位筋からはじまり，近位筋へ進展する筋強直性放電を特徴とするジストロフィー．心筋症，前禿頭，糖尿病，性腺機能低下，白内障などを伴う．リピート病の一つでもある），＝Steinert disease，myotonia atrophica．

myotonic reaction 筋緊張性反応．

myotonoid [maiάtənɔid] 筋硬直様の，筋緊張様の．

myotonus [maiάtənəs] 筋緊張性攣縮．

myotony [maiάtəni] 筋緊張症，＝myotonia．

myotrophy [maiάtrəfi] 筋栄養．

myotube [máiətjuːb] 筋管（管状筋細胞ともいう）．

myotubule [maioutjúːbjuːl] 筋細管．

myovascular [maiouvǽskjulər] 心筋脈管の．

myria- [miriə] （10,000倍（M）の意味を表す接頭語）．

myringa [miríŋgə] 鼓膜，＝drum membrane，tympanum．

myringectomy [mirinʤéktəmi] 鼓膜切除術，＝myringodectomy．

myringitis [mirinʤáitis] 鼓膜炎．

myring(o)- [miriŋg(ou), -g(ə)] （鼓膜との関係を表す接頭語）．

myringodectomy [miriŋgoudéktəmi] 鼓膜切除術，＝myringectomy．

myringodermatitis [miriŋgoudəːmɑtáitis] 鼓膜皮膚炎．

myringolysis [miriŋgάlisis] 鼓膜剥離〔術〕．

myringomycosis [mirŋgoumaikóusis] 鼓膜真菌症，＝mycomyringitis．

myringoplasty [miríŋgəplæsti] 鼓膜形成術．

myringoscope [miríŋgəskoup] 鼓膜鏡（耳鏡）．

myringotomy [miriŋgάtəmi] 鼓膜切開術，＝tympanotomy．

myrinx [míriŋks] 鼓膜，＝myringa．

myrmecia [məːmíːʃiə] ミルメシア（尋常性疣贅の一種で，有棘細胞に好酸性封入体が存在する）．

mysophilia [maisoufíliə] 不潔嗜好症．

mysophobia [maisoufóubiə] 不潔恐怖〔症〕，恐触症，＝molysmophobia．

M

myxadenitis ［miksædináitis］ 粘液腺炎.
myxadenoma ［miksædinóumə］ 粘液腺腫.
myxasthenia ［miksəsθíːniə］ 粘液分泌欠乏.
myxedema ［miksidíːmə］ 粘液水腫(甲状腺機能低下に基づく代謝病で，甲状腺製剤の経口投与またはサイロキシンの静注により改善する) 形 myxedematous.
myxedematoid ［miksidíːmətɔid］ 粘液水腫様の.
myx(o)- ［miks(ou), miks(ə)］ (粘液との関係を表す接頭語).
myxoblastoma ［miksoublæstóumə］ 粘液芽細胞腫(胎生期の粘液組織からなるもの).
myxochondrofibrosarcoma ［miksoukɑndroufaibrousɑːkóumə］ 粘液軟骨線維肉腫.
myxochondroma ［miksoukɑndróumə］ 粘液軟骨腫.
myxochondrosarcoma ［miksoukɑndrousɑːkóumə］ 粘液軟骨肉腫.
myxocyte ［míksəsait］ 粘液細胞(粘液組織にある多角形または星状の大きい細胞).
myxofibroma ［miksoufaibróumə］ 粘液線維腫.
myxofibrosarcoma ［miksoufaibrousɑːkóumə］ 粘液線維肉腫.
myxoglioma ［miksouglaióumə］ 粘液神経膠腫.
myxoid ［míksɔid］ 粘液様の，粘膜様の.
myxoid cyst 粘液様嚢胞，＝synovial ganglion.
myxoma ［miksóumə］ 粘液腫(胎児臍帯の Wharton 膠から発生すると思われる結合織腫瘍で，星状形または紡錘形細胞間には結合織から分泌される粘液様物質が介在する) 形 myxomatous.
myxomatosis ［miksoumətóusis］ 粘液腫［症］.
myxomyoma ［miksoumaióumə］ 粘液筋腫.
myxopapilloma ［miksoupæpilóumə］ 粘液乳頭腫.
myxopoiesis ［miksoupɔiíːsis］ 粘液生成，粘液分泌 形 myxopoietic.
myxosarcoma ［miksousɑːkóumə］ 粘液肉腫.
myxovirus ［miksouváiərəs］ ミクソウイルス(オルソミクソウイルス科とパラミクソウイルス科を含む．インフルエンザウイルス，パラインフルエンザウイルス，RS ウイルス，麻疹ウイルス，流行性耳下腺炎ウイルスを含む).
MZ monozygotic twins (一卵性双胎).

N

N ①nerve（神経），②negative（陰性の），③neural（中性の），④normal（正常の，規定の．n），⑤nitrogen（窒素の元素記号），⑥*Neisseria*（ナイセリア属）．

n ①refractive index（屈折率の記号），②nasal（鼻側），③neutron（中性子を表す記号）．

NA ①nucleic acid（核　酸），②noradrenaline（ノルアドレナリン），③nasal allergy（鼻アレルギー），④nonalcoholic（非アルコール性の），⑤neuraminidase（ノイラミニダーゼ），⑥nomina anatomica（解剖学用語）．

Na natrium（ナトリウム）．

nabothian cyst ナボット嚢胞(子宮頸管腺の粘液貯留による)．

NAC neoadjuvant chemotherapy（術前化学療法）．

NAD ①nicotinamide adenine dinucleotide（ニコチンアミドアデニンジヌクレオチド），②no appreciable disease（特記すべき疾患なし），③neuroaxonal dystrophy（神経軸索ジストロフィー）．

NADH reduced nicotinamide adenine dinucleotide（還元型ニコチンアミドアデニンジヌクレオチド）．

nadifloxacin (NDFX) ［neidiflάksəsin］ナジフロキサシン(ニューキノロン系抗菌剤．外用に用いる)．

NAD⁺ kinase NAD⁺キナーゼ(NADP⁺合成酵素)．

NADP⁺ oxidized nicotinamide adenine dinucleotide phosphate（酸化型ニコチンアミドアデニンジヌクレオチドリン酸）．

NADP nicotinamide adenine dinucleotide phosphate（ニコチンアミドアデニンジヌクレオチドリン酸）．

NADPH reduced nicotinamide adenine dinucleotide phosphate（還元型ニコチンアミドアデニンジヌクレオチドリン酸）．

NADPH oxidase NADPHオキシダーゼ(食細胞の細胞膜に存在する複合酵素系)．

Naegleria ［ni:glí:riə］ ネグレリア属(自由生活性アメーバで，ヒトが湖沼で泳いだとき鼻粘膜より侵入し，嗅神経に沿って脳に入り，原発性アメーバ性髄膜脳炎を起こす)．

nafcillin (NFPC) ［næfsílin］ ナフシリン．

Naffziger operation ナフジガー手術(眼球突出症に対する手術)．

Naffziger syndrome ナフジガー症候群(前斜角筋症候群．胸郭出口症候群の一種)，＝scalenus anticus syndrome，thoracic outlet syndrome.

NAFLD nonalcoholic fatty liver disease（非アルコール性脂肪性肝疾患）．

NAG narrow angle glaucoma（狭〔隅〕角緑内障）．

NAI nutritional assessment index（栄養評価指数）．

nail ［néil］ ①爪，＝unguis，②釘(くぎ)．

nail bed 爪床．

nailing ［néiliŋ］ 釘止め法．

Nairovirus ［náirəvaiərəs］ ナイロウイルス属(ブニヤウイルス科の一属で，クリミア・コンゴ出血熱ウイルスなどが含まれる)．

naked ［néikid］ 裸の．

naked eye 裸眼，肉眼．

naked vision (NV) 裸眼視．

nalorphine ［nælɔ:fi:n］ ナロルフィン(麻薬拮抗薬．モルフィン分子のNをallyl基で置換したものでモルフィンやモルフィン様薬物に対する拮抗物質)．

naloxone hydrochloride ナロキソン塩酸塩，塩酸ナロキソン(モルヒナン系モルヒネ拮抗薬．オピエート受容体において麻薬性鎮痛薬の作用に競合的に拮抗し，呼吸抑制などの作用を軽減する)．

naltrexone ［næltréksoun］ (エンドルフィンの一つで，薬物依存，アルコール依存の治療に用いられる)．

NANB non A, non B hepatitis（非A非B型肝炎）．

NANC nonadrenergic, noncholinergic nerves（非アドレナリン作動性・非コリン作動性神経）．

NANC neuron non-adrenergic, non-cholinergic neuron（非アドレナリン性非コリン性神経細胞）．

nanism ［néinizəm］ 小人症，矮小体躯〔症〕，＝nanismus, dwarfism.

nano- ［nænou, nein-, -nə］ (矮小の意味を表す接頭語)．

nanocephalous ［nænəséfələs］ 小頭の，＝nanocephalic, microcephalic.

nanocephaly ［nænəséfəli］ 小頭症(頭囲が標準偏差2SD以下のもの．頭蓋骨形成異常によるものと，脳発育不全による二次性のものとがある)，＝microcephaly.

nanocormia ［nænoukɔ́:miə］ 小人症(低身長)，＝nanism, nanosoma.

nanogram (ng) ［nǽnəgræm］ ナノグラム(10億分の1(10^{-9}) g)，＝millimicrogram.

nanomelia ［nænoumí:liə］ 小肢症(四肢短小症)，＝micromelia.

nanometer (nm) ［nənάumitər］ ナノメーター(10億分の1 (10^{-9})m)．

nanophtalmia [nænɑfθǽlmiə] 小眼球〔症〕, ＝nanophthalmos, microphthalmia.
nanukayami fever 七日熱, 七日病(日本でみられる秋季レプトスピラ症のこと. ノネズミの媒介による).
nape [néip] うなじ(項), ＝nucha.
naproxen [nəprɑ́ksin] ナプロキセン(非ステロイド性抗炎症薬, 解熱鎮痛薬).
NAR nasal airway resistance (鼻腔抵抗).
narcissism [nɑ́:sisizəm] ナルシシズム, 自己愛(自分自身を愛の対象とすること. 精神分析用語), ＝narcism, autoeroticism 形 narcissistic.
narco– [nɑ:kou, –kə] (麻酔, 無感覚, 昏睡の意味を表す接頭語).
narcoanalysis [nɑ:kouənǽlisis] 麻酔分析(緊張状態では発言不可能な患者にバルビタール系薬物の緩徐的静注による軽度麻酔を施して, 内的体験や心的外傷を言語化させる方法).
narcohypnia [nɑ:kəhípniə] 覚醒無感覚(睡眠から覚醒したときに経験する無感覚症. ねくたびれ).
narcohypnosis [nɑ:kouhipnóusis] 麻酔催眠法, ＝hypnonarcosis.
narcolepsy [nɑ́:kəlepsi] ナルコレプシー(睡眠発作, 情動脱力発作, 入眠幻覚, 睡眠麻痺を主徴とする過眠症の代表的疾患で, 入眠時レム段階を特徴とする) 形 narcoleptic.
narcolepsy symptom status questionnaire (NSSQ) (ナルコレプシーの重症度の指標).
narcosis [nɑ:kóusis] 昏睡, 麻酔〔法〕, 無感覚, ＝anesthesia 形 narcose, narcotic.
narcosynthesis [nɑ:kəsínθisis] 麻酔〔総合〕療法(麻酔を利用する精神神経症療法で, アミタール面接はその一種).
narcotherapy [nɑ:kəθérəpi] 麻酔療法.
narcotic [nɑ:kɑ́tik] ① 昏睡の, 麻酔性の, ② 麻酔薬, ③ 麻薬, 麻薬中毒者.
narcotic addiction 麻薬中毒.
narcotic antagonist 麻薬拮抗薬, ＝opioid antagonists.
narcotic drug 麻薬.
naris [néəris] 外鼻孔, ＝nostril 複 nares.
narrative [nǽrətiv] ナラティブ(物語, 語り).
narrative-based medicine (NBM) 物語と対話に基づく医療.
narrow [nǽrou] 細い.
narrow angle glaucoma (NAG) 狭〔隅〕角緑内障.
nasal [néizəl] 鼻の, 鼻骨の.
nasal airway resistance (NAR) 鼻腔抵抗.
nasal allergy (NA) 鼻アレルギー.
nasal bone 鼻骨(頭蓋を構成する骨の一つで鼻根をつくる), ＝os nasale [L].
nasal cannula (NC) 鼻腔カニューレ(酸素吸入用).
nasal catheter 経鼻カテーテル(酸素吸入カテーテル).
nasal cavity 鼻腔(呼吸器の初部で骨, 軟骨で囲まれた複雑な腔), ＝cavum nasi [L].
nasal continuous positive airway pressure (nCPAP) 経鼻的持続気道陽圧.
nasal crest 鼻稜(① 上顎骨の口蓋突起の内縁にあって鋤骨と連接するもの. ② 口蓋骨の内縁にあるもの. ③ 鼻骨の内縁にあって, 鼻中隔を形成するもの).
nasal cycle ネイザルサイクル(鼻呼吸のリズム. 左右の鼻呼吸は周期的に交替する. 通常は一方の鼻腔で呼吸し, 周期的に左右交替している).
nasal discharge 鼻漏, 鼻汁.
nasal drops 点鼻薬.
nasal feeding 鼻腔栄養.
nasal mask ventilation (NMV) 鼻マスク人工換気.
nasal obstruction (NO) 鼻閉塞.
nasal polyp 鼻茸(はなたけ. 副鼻腔粘膜の浮腫性腫脹).
nasal reflex 鼻性反射(鼻粘膜の刺激によるくしゃみ反射), ＝Bekhterev reflex.
nasal secretion 鼻汁, 鼻漏.
nasal septum 鼻中隔(鼻腔を左右に分ける隔壁), ＝septum nasi [L].
nasal speculum 鼻鏡.
nasal spine 鼻棘(① 鼻中隔棘は前頭骨鼻突起から下方鼻中隔に突出し, 鼻骨稜および篩骨垂直板と関節運動を営む. ②〔上顎骨〕前鼻棘, ＝anterior nasal spine. ③〔口蓋骨〕後鼻棘, ＝posterior nasal spine).
nasal voice 鼻声(口蓋裂患者の声), ＝rhinolalia.
nasal wash (NW) 鼻洗.
NASH nonalcoholic steatohepatitis (非アルコール性脂肪性肝炎, ナッシュ).
nasion [néiziən] 鼻根点, ナジオン(鼻前頭縫合と正中線との交差点).
naso– [neizou, –zə] (鼻との関係を表す接頭語).
nasoantral [neizouǽntrəl] 鼻洞の.
nasociliary [neizəsíliəri] 鼻毛様の.
nasociliary nerve 鼻毛様体神経, ＝nervus nasociliaris [L].
nasoendotracheal tube (NET) 経鼻気管チューブ, ＝nasotracheal tube.
nasofrontal [neizəfrʌ́ntəl] 鼻前頭の.
nasofrontal vein 鼻前頭静脈, ＝vena nasofrontalis [L].
nasogastric [neizəgǽstrik] 経鼻胃の.
nasogastric feeding (NG) 経鼻的経管栄養〔法〕.
nasogastric tube (NG tube) ① 経鼻胃管(チューブ), ② 鼻腔栄養チューブ.

N

nasolabial [neizouléibiəl] 鼻唇の.
nasolabial groove 鼻唇溝, = nasolabial line.
nasolabial line 鼻唇溝.
nasolacrimal [neizəlǽkriməl] 鼻涙の.
nasolacrimal canal 鼻涙管(涙を鼻腔に導く管), = canalis nasolacrimalis [L], nasolacrimal duct.
nasolacrimal duct 鼻涙管(涙を目から鼻腔に流す管), = nasolacrimal canal.
nasolacrimal reflex (NLR) 鼻涙腺反射.
nasomental reflex 鼻オトガイ反射(鼻側を軽く打つとき，オトガイの皮膚が動き，オトガイ筋の攣縮により下唇が上がること).
naso-oral 鼻口腔の.
nasopalatine [neizoupǽləti:n] 鼻口蓋の.
nasopalatine groove 鼻口蓋溝(鋤骨の鼻口蓋神経が通る溝).
nasopalatine nerve 鼻口蓋神経, = nervus nasopalatinus [L].
nasopharyngeal [neizoufərínʤiəl] 鼻咽頭の.
nasopharyngeal cancer 鼻咽頭癌.
nasopharyngeal carcinoma (NPC) 鼻咽頭癌.
nasopharyngeal electroencephalography 鼻腔誘導法(脳波測定法の一つ．脳死判定の補助診断としても用いる).
nasopharyngeal groove 鼻咽頭溝(鼻腔と咽頭鼻部(上咽頭)の境界となる).
nasopharyngolaryngoscope [neizoufəriŋgoulərínɡəskoup] 鼻咽頭喉頭鏡，鼻咽喉〔ファイバー〕スコープ.
nasopharyngoscope [neizoufəríŋgəskoup] 鼻咽頭鏡.
nasopharynx [neizəfǽriŋks] 鼻咽腔，上咽腔(後鼻腔と軟口蓋を通る平面との間隙), = rhinopharynx, epipharynx 形 nasopharyngeal.
nasosinuitis [neizousainjuáitis] 鼻洞炎，副鼻腔炎, = nasosinusitis.
nasotracheal intubation 経鼻挿管.
nasotracheal tube (NT) 経鼻気管チューブ.
nasus [néizəs] 鼻(はな), = nose.
natal [néitəl] ①出生の，出産の，②殿部の.
natality [neitǽliti, nə-] 出産率(医学統計学の), = birth rate.
nates [néiti:z] 殿(しり) 単 natis.
natimortality [neitimɔ:tǽliti] 出生死産率(死産と出生との比), = stillbirth rate.
National Committee for Clinical Laboratory Standards (NCCLS) 〔米国〕臨床検査標準化委員会.
National Formulary (NF) 国民医薬品集(アメリカ薬剤師協会 American Pharmaceutical Association の処方委員会により編纂された).
National Health Insurance Act 国民健康保険法.
National Institute of Health (NIH) アメリカ国立衛生研究所(公衆衛生と厚生に関する研究を行う機関で，生物学的製剤の管理も行う).
national medical care expenditure 国民医療費.
national nutriton survey 国民栄養調査(1945 年実施され，現在，栄養改善法に基づき栄養だけでなく食生活の状況も調査され，健康増進対策に資することを目的としている).
national registered nutritian 管理栄養士, = administrative dietitian.
native [néitiv] ①出生の，②土着の，③天然の，④自然の.
natremia [neitrí:miə] ナトリウム血症.
natrium (Na) [néitriəm] [L] ナトリウム, = sodium.
natriuresis [neitrijurí:sis] ナトリウム利尿(ナトリウム排泄増加).
natriuretic [neitriju:rétik] ナトリウム利尿性の，ナトリウム排泄剤.
natural [nǽʧurəl] 自然の，平常の，本来の.
natural antibody 自然抗体(明らかな抗原による感作を受けていないにもかかわらず，血清中に存在する抗体).
natural childbirth 自然分娩.
natural history ①自然歴，②博物学.
natural immunity 自然免疫(生来備わっている免疫，獲得免疫 acquired immunity に対していう), = inherent immunity.
natural killer cell (NK cell) ナチュラルキラー細胞(NK細胞．大型のリンパ球で，MHC に拘束されずに腫瘍細胞やウイルス感染細胞に傷害活性を示す．T および B 細胞とは異る細胞で，IL-2 に反応して LAK細胞に分化する).
natural killer cell leukemia (NK cell leukemia) ナチュラルキラー細胞白血病(NK 細胞の形質($CD2^+$, $CD3^-$, $CD56^+$)をもつリンパ球がクローン性に増加する疾患).
natural killer stimulating factor (NKSF) NK 細胞刺激因子.
natural killer target structure (NKTS) ナチュラルキラー標的構造.
natural killer T-cell (NKT) ナチュラルキラー T 細胞(NK細胞と T 細胞の両方の性質をもつリンパ球).
natural radioactivity 自然放射能.
natural science 自然科学.
natural selection 自然選択，自然淘汰.
natural span 平均余命, = life span.
natural sweetener 天然甘味剤.
nature [néiʧər] 性質，特徴.
naturopathy [neiʧurápəθi] 自然療法,

N

ナチュロパシー(自然にある物質，すなわち水，空気，光線，熱などを用いる自然治癒力を主体とした医療概念) 形 naturopathic.

Nauheim treatment ナウハイム療法(Nauheim 鉱泉(ドイツにある炭酸ガス気泡の鉱泉)と運動とを併用する心臓病の療法)，＝Schott treatment.

nausea [nɔ́:ziə, -siə] 嘔気(おうき)，悪心(おしん) 形 nauseous.

nausea gravidarum 悪阻(おそ)，つわり(妊娠性悪心).

nauseant [nɔ́:ziənt, -si-] 催吐薬.

nauseate [nɔ́:zieit, -si-] 嘔気(はきけ)を催す，＝nauseous.

navel [néivəl] 臍(へそ)，＝umbilicus.

navicular [nəvíkjulər] 舟状の.

navicular bone 舟状骨(7個ある足根骨の1つ)，＝os naviculare [L].

navicular bone of hand 手の舟状骨(手首にある8つの手根骨の1つ)，＝os scaphoideum.

NB newborn (新生児).

Nb niobium (ニオビウムの元素記号).

NBAS neonatal behavional assessment score (新生児行動評価).

NBB normal buffer base (正常緩衝塩基).

NBD neurogenic bladder dysfunction (神経因性膀胱機能障害).

NBM ① narrative-based medicine (物語と対話に基づく医療)，② normal bone marrow (正常骨髄)，③ nothing by mouth (絶食).

NBN newborn nursery (新生児室).

NBP needle biopsy prostate (前立腺針生検).

NBS ① normal blood serum (正常血清)，② normal bowel sounds (正常腸音).

NBTE nonbacterial thrombotic endocarditis (非細菌性血栓性心内膜炎).

NBT reaction nitroblue tetrazolium reaction (ニトロブルーテトラゾリウム反応).

NBT test nitroblue tetrazolium test (NBT (ニトロブルーテトラゾリウム)テスト．好中球・単球機能の検査法の一つ).

NBW normal birth weight (正常出産時体重).

NC ① nasal cannula (鼻カニューレ)，② no change (変化なし)，③ no complaints (訴えなし)，④ not classified (分類なし).

NCA neurocirculatory asthenia (神経循環無力症).

NCAM neural cell adhesion molecule (神経細胞接着分子，エヌキャム).

NCCLS National Committee for Clinical Laboratory Standards (米国臨床検査標準化委員会).

NCCP noncardiac chest pain (非心臓性胸痛).

NCD no congenital deformities (先天性変形なし).

NCE ① noncardiac edema (非心〔臓〕原性浮腫)，② nonconvulsive epilepsy (痙攣のないてんかん).

NCF neutrophil chemotactic factor (好中球走化因子).

nCPAP nasal continuous positive airway pressure (経鼻的持続気道陽圧).

NCPE noncardiogenic pulmonary edema (非心原性肺水腫).

NCT noncontact tonometer (非接触型眼圧計).

ND ① nursing diagnosis (看護診断)，② normal dose (正常量)，③ normal delivery (正常分娩)，④ nerve deafness (神経性難聴)，⑤ no data (データなし)，⑥ non (not) detectable (不検出)，⑦ not determined (決定できない).

Nd neodymium (ネオジミウムの元素記号).

n.d. numerus digitorum (指数弁).

NDA New Drug Application (新薬申請).

NDE near-death experience (臨死体験).

NDFX nadifloxacin (ナジフロキサシン).

NDR neonatal death rate (新生児死亡率).

NDS New Drug Submission (新薬許可出願).

NDV *Newcastle disease virus* (ニューカッスル病ウイルス).

Nd-YAG laser Nd-YAG (ヤグ)レーザー(組織の凝固，止血などに用いられる従来型の YAG レーザー YAG laser).

NE ① neurologic examination (神経的検査)，② not examined (未検査)，③ not evaluated (未評価)，④ no effect (影響なし).

Ne neon (ネオンの元素記号).

NEA nonessential amino acids (非必須アミノ酸).

near-death experience (NDE) 臨死体験.

near-inflared spectroscopy (NIRS) 近赤外線分光法(近赤外線波長域(800～2,500nm)における光計測法．農業・食品分野で非破壊的分析法として利用されるが，間欠性跛行症状の重症度評価法としても用いられる).

near miss SIDS near miss sudden infant death syndrome (未然型乳幼児突然死症候群).

near miss sudden infant death syndrome (near miss SIDS) 未然型乳幼児突然死症候群.

near point 近点(はっきりと眼が物体を知覚し得る最近点).

near point of accommodation (NPA) 調節近点.

near point of convergence (NPC)

輻輳近点.

nearsightedness [niəsáitidnəs] 近視, ＝nearsight, myopia 形 near-sighted.

nearthrosis [niɑ:θróusis] 新関節〔症〕, 偽関節〔症〕(骨折により関節のように骨片が動くこと), ＝neoerthrosis, pseudarthrosis, false joint.

NEAT nonexercise activity thermogenesis (非運動性活動熱発生, ニート).

nebula [nébjulə] ①角膜薄えい(翳), ②噴霧剤 形 nebular.

nebulizer [nébjulaizər] 噴霧器, ネブライザー.

nebulous urine 混濁尿, ＝chylous urine.

Necator [nikéitər] 鉤虫属(鉤虫科の一属. ヒト, チンパンジー, ブタに寄生. アメリカ鉤虫 *N. americanus* は鉤虫症の病原寄生虫).

neck [nék] 頸(くび), 頸部.

neck of femur 大腿骨頸(大腿骨頭から体に続く細くなった部位で骨折を起こしやすい), ＝collum femoris [L].

neck of tooth 歯頸(歯冠と歯根の間の部分), ＝collum dentis [L], cervix dentis [L].

necro- [nekrou, -krə] (死, 壊死, 屍の意味を表す接頭語).

necrobiosis [nekroubaióusis] 類壊死〔症〕, 死生〔症〕 形 necrobiotic.

necrobiosis lipoidica diabeticorum 糖尿病性類脂〔肪〕性類壊死(皮膚の弾力組織および結合組織が変性を起こす糖尿病性皮膚症), ＝Oppenheim-Urbach disease.

necrocytosis [nekrousaitóusis] 細胞壊死.

necrogenic [nekrəʤénik] 壊死惹起性の, ＝necrogenous.

necrology [nikrálәʤi] 死亡統計学, 死亡録, 過去帳.

necrolysis [nikrálisis] 表皮融解.

necromania [nekrouméiniə] 死体狂, 死亡狂.

necrophilia [nekrəfíliə] 屍姦, 死体〔性〕愛, ＝necrophily.

necrophilous [nikráfiləs] 死体寄生性の, 腐食性の.

necrophobia [nekroufóubiə] 死亡恐怖〔症〕, 死体恐怖〔症〕.

necropsy [nékrɑpsi] 剖検, 検死, ＝autopsy.

necrose [nikróuz] 壊死を起こす, 壊死する.

necrosis [nikróusis] 壊死(細胞, 組織, 身体の一部の非可逆的な死滅, 傷害. また, apoptosis に対して, 物理・化学的要因による偶発的な細胞死) 形 necrotic.

necrospermia [nekrouspə́:miə] 死精子〔症〕, 精子死滅〔症〕, ＝necrozoospermia.

necrotic inflammation 壊死性炎症.

necrotizing [nékrətaiziŋ] 壊死性の.

necrotizing and crescentic glomerulonephritis 壊死性半月体形成性糸球体腎炎.

necrotizing angiitis 壊死性血管炎.

necrotizing arteriolitis 壊死性細動脈炎.

necrotizing fasciitis 壊死性筋膜炎(細菌感染により皮下組織から筋膜にかけて広範な壊死性炎症をきたす疾患).

necrotizing vasculitis 壊死性血管炎(アレルギー性血管炎と同義), ＝allergic vasculitis, cutaneous vasculitis, leukocytoclastic vasculitis.

necrotomy [nikrátəmi] ①壊死〔組織〕除去〔術〕, ②腐骨摘出〔術〕, ＝sequestrotomy, ③剖検, 死体解剖, 検死.

NED no evidence of disease (疾患の徴候なし).

need [ní:d] ①必要, 入用, ②要求, 欲求.

needle [ní:dl] ①針(縫合用, 注射用などの), ②可動子.

needle biopsy 〔穿〕針生検〔法〕(主として肝臓の生体穿刺をいう).

needle biopsy prostate (NBP) 前立腺針生検.

needle-holder 把針器, ＝needle-forceps, 持針器.

needle liver biopsy (NLB) 針による肝生検.

needle reaction 針反応(Behçet 病患者の皮膚に無菌的に皮内針を刺すと2〜3日後に膿疱を生ずる現象).

needle-stick injury 針刺し事故(使用後の汚染された針が誤って医療者に刺さる医療現場における事故).

needling [ní:dliŋ] 切割, 穿刺(特に水晶体の).

NeF nephritic factor (腎炎因子).

NEFA nonesterified fatty acid (非エステル化脂肪酸).

Neg negative (陰性の).

negation [nigéiʃən] 拒否, 否定, 欠如, 反論.

negative (N, Neg) [négətiv] ①拒否の, 否定の, ②陰性の, 負の, ③陰画(写真, 放射線像の).

negative base excess 負の塩基過剰.

negative convergence 虚性輻輳(視軸が外転すること).

negative electrode 陰極, ＝cathode.

negative phase 陰性期(抗原を注射するときに血液中の抗体が一過性に低下する初期), ＝apophylactic.

negative predictive value (NPV) 陰性的中率(所見が陰性の場合に疾患を有しない確率).

negative pressure ventilation (NPV) 陰圧換気.

negative scotoma 虚性暗点(他覚的に

N

証明される網膜中心部の欠損).

negative selection 負の淘汰(集団の中に現れる遺伝的変異のうち生存に不利なものが除かれ,頻度が減少していくこと).

negative staining 陰性染色〔法〕.

negative strand virus ネガティブ鎖ウイルス,マイナス鎖ウイルス.

negative suggestibility 暗示感応性欠如,= active negativism.

negativism [négətivizəm] 拒絶症(統合失調症によくみられ,従命自動と反対の症状で,受動性と能動性とに区別される).

negatron [négətrɑn] 陰電子(陽電子 positron に対立する電子 electron),= negative electron.

Negishi virus ネギシウイルス(フラビウイルス科,ダニ媒介性のウイルス.日本でヒト脳炎から分離された).

neglect [niglékt] ① ネグレクト(幼児,児童の養育に必要なケアをしない,または不適切なケアを行うこと.身体的・教育的・情緒的ネグレクトの3つに区別される),② 無視.

Negri body ネグリ小体(狂犬病ウイルス感染時の神経細胞内にみられる封入体).

Neisseria [naisí:riə] ナイセリア属(好気性のグラム陰性球菌.淋疾の原因となる淋菌 *N. gonorrhoeae*,流行性脳脊髄膜炎の原因となる髄膜炎菌 *N. meningitidis* の他,*N. flavescens*, *N. sicca* などを含む).

neisseria [naisí:riə] (ナイセリア属細菌を指す) 複 neisseriae.

Neisser staining solution ナイセル液(メチレンブルー 0.1,アルコール 2,氷酢酸 5,水 100).

Nélaton catheter ネラトンカテーテル(軟性ゴム製カテーテル).

nem (N) [ném] ネム(Pirquet の栄養単位牛乳 Nahrungs-Einheit-Milch の頭字からなる術語で,母乳 1 mL の栄養値に相当する量).

NEM no evidence of malignancy (悪性所見なし).

nematocyst [némətəsist, nimǽtə-] 棘糸胞(有形体 morphite の一つ).

Nematoda [nemətóudə] 線虫類 [線虫綱] (線形動物門の一綱で,体は糸状または円筒状で雌雄異体,多くの寄生虫を含む).

nematode [némətoud] 線虫.

nematodiasis [nemətoudáiəsis] 線虫症.

nematoid [némətɔid] 糸状の,線虫〔様〕の.

ne(o)- [ni:(ou), ni:(ə)] (① 新,新生.② 幼若.③ 新化合物などの意味を表す接頭語).

neoadjuvant [ni:ouǽʤuvənt] 新補助療法(癌の治療で放射線療法や外科的治療の前に化学療法を行うこと).

neoadjuvant chemotherapy (NAC) 術前化学療法.

neoarthrosis [ni:ouɑ:θróusis] 新関節(骨折後の偽関節),= nearthrosis.

neobiogenesis [ni:oubaiəʤénisis] 生物新発生〔説〕(無生物から生命が発生しうるとする説).

neoblastic [ni:əblǽstik] 新生組織の.

neocerebellum [ni:ouseribéləm] 新小脳(小脳半球の外側部を占める部分で比較的新しく発生したと考えられ,ヒト・類人猿でよく発達している).

neocortex [ni:oukɔ́:teks] 新皮質(大脳皮質表面の大部分を占め,同皮質(等皮質) isocortex とも呼ばれる),= neopallium.

neocyte [ní:əsait] 幼若白血球.

neodymium (Nd) [ni:ədímiəm] ネオジム(希土類元素の一つであり,原子番号 60,原子量 144.24,質量数 142~146,148,150).

neogenesis [ni:əʤénisis] 新生(再生 anagenesis に比べて,やや速度が遅い組織の生成) 形 neogenetic.

neokinetic [ni:oukainétik] 新皮質運動性の(旧皮質性に対立していう語で,大脳新皮質の運動領に基づく随意筋の運動機序についていう).

neologism [ni:ɑ́ləʤizm] ① 新語〔構成〕,② 造語症,言語新作症(精神病者の譫言(せんげん・たわごと)),= allegorization.

neomembrane [ni:oumémbrein] 偽膜.

neon (Ne) [ní:ɑn] ネオン(空気中に発見された気体元素で,原子番号 10,原子量 20.179,質量数 20~22).

neonatal [ni:ənéitəl] ① 新生の,新生児の,② 出生時,新生児期,= neonate.

neonatal acne 新生児痤瘡(母体由来のホルモンの影響により脂腺機能が亢進して生じる.生後 2 週から 3 ヵ月までに発生し,男児に多くみられる).

neonatal anemia 新生児貧血(赤芽球性貧血の最も軽度なもの),= congenital anemia of newborn.

neonatal behavioral assessment scale (NBAS) 新生児行動評価.

neonatal death rate (NDR) 新生児死亡率.

neonatal hemolytic anemia 新生児溶血性貧血(母児間に血液型の不一致があり,母体が胎児赤血球のみがもつ血液型抗原に対し,IgG 型の抗体を産生することにより,胎児期あるいは新生児期に生じる溶血を中心とした種々の障害).

neonatal hepatitis 新生児肝炎(新生児期に発症する胆汁うっ滞を主徴とする肝炎.狭義には,その中で肝の巨細胞性変化を伴うもの).

neonatal herpes simplex 新生児ヘルペス(母体から経産道感染,またはまれに医療従事者から感染して発症する，全身症状を呈し重篤な感染症）．

neonatal hypocalcemia 新生児低カルシウム血症（新生児テタニーをもたらす要因となる）．

neonatal inclusion conjunctivitis 新生児封入体結膜炎（母親がクラミジア感染症に罹患した状態で，出産時の産道感染により新生児に発症する結膜炎），＝blennorrhea neonatorum．

neonatal intensive care unit (NICU) 新生児集中治療室（部門）．

neonatal jaundice 新生児黄疸（多くの正常新生児で生理的黄疸がみられる．生後3日以内に可視黄疸を示し，生後5日以降消失に向かう）．

neonatal leukemia 新生児白血病，＝congenital leukemia．

neonatal lupus erythematosus 新生児エリテマトーデス（全身性エリテマトーデス，シェーグレン症候群の母親から生まれた新生児の顔面を中心に環状紅斑を生じるエリテマトーデスの特殊型）．

neonatal meningitis 新生児髄膜炎（生後3～4日以内に発症する早発型とそれ以降に発症する遅発型に分類される．早発型は母体からの経産道感染で大腸菌やB群溶連菌など，遅発型は水平感染で黄色ブドウ球菌，表皮ブドウ球菌，緑膿菌などが原因となる）．

neonatal mortality (NNM) 新生児死亡．

N

neonatal mortality rate (NMR) 新生児死亡率（特定期間における乳児生後4週未満の死亡のその期間内の出生に対する比率）．

neonatal necrotizing enterocolitis 新生児壊死性腸炎（腸管の急激な出血，壊死性変化をきたす重症腸炎，生後1週間以内の発症が多い）．

neonatal period 新生児期．

neonatal respiratory distress syndrome 新生児呼吸窮迫症候群，＝respiratory distress syndrome．

neonatal tetany 新生児テタニー（低カルシウム血症により中枢および末梢神経が過興奮を起こした状態．痙攣をきたす）．

neonatal thrombocytopenia 新生児血小板減少症（母親由来の血小板同種抗体や，特発性血小板減少性紫斑病の母親由来の抗血小板抗体により児の血小板が減少し，出血傾向をきたす一過性の疾患）．

neonatal thymectomy (NTx) 新生児胸腺摘出（出生直後の新生児の胸腺を外科的に摘出除去すること．免疫現象における胸腺やTリンパ球の役割を解析するのに用いられる）．

neonatal tolerance 新生児免疫寛容（新生児期に誘導された免疫応答のこと）．

neonatal tooth 新生児歯．

neonatal toxic shock syndrome-like exanthematous disease (NTED) 新生児毒素性ショック症候群様発疹症（黄色ブドウ球菌が産生する外毒素(TSST-1)による疾患で，発疹，発熱，血小板減少を主徴とする．多くは生後1週間以内に発症し，一般に軽症）．

neonate [ní:əneit] 新生児，＝new born 形 neonatal．

neopallium [ni:əpǽliəm] 新皮質，＝neocortex 形 neopallial．

neoplasia [ni:oupléiziə] 新形成，〔組織〕異常増殖．

neoplasm [ní:əplæzəm] 新生物，腫瘍 形 neoplastic．

neoplastic [ni:əplǽstik] 腫瘍〔性〕の．

Neorickettsia [ni:ourikétsiə] ネオリケッチア属（*N. sennetsu* は腺熱（伝染性単核症）類似疾患で，鏡熱，日向熱などと呼ばれる地方病の原因となる）．

neostriatum [ni:oustraiéitəm] 新線条体（尾状核と被殻との総称），＝corpus striatum．

neothalamus [ni:əθǽləməs] 新視床（視床の皮質部）．

neovascularization [ni:əvæskjuləriz éiʃən] 血管新生，血管化．

NEP norepinephrine（ノルエピネフリン）．

nephelo- [nefəlou, -lə]（混濁の意味を表す接頭語）．

nephralgia [nefrǽldʒiə] 腎臓痛，腎仙痛．

nephrectomy [nifréktəmi] 腎切除術，腎摘除〔術〕 動 nephrectomize．

nephrelcosis [nefrelkóusis] 腎臓潰瘍．

nephric [néfrik] 腎臓の．

nephric duct 原腎管，前腎管，＝mesonephric duct，pronephric duct．

nephritic [nifrítik] 腎炎の．

nephritic factor (NeF) 腎炎因子（低補体血症を伴う膜性増殖性腎炎患者血清中に見い出された血清タンパク）．

nephritides [nifrítidi:z] 腎炎群，→nephritis．

nephritis [nifráitis] 腎〔臓〕炎（腎実質，間質および脈管系にびまん性進行性病変をきたす炎症性疾患） 複 nephritides 形 nephritic．

nephritogenic [nefritədʒénik] 腎炎原性〔の〕（腎炎を惹起する物質または作用を示す）．

nephr(o)- [nefr(ou)，-fr(ə)]（腎臓との関係を表す接頭語）．

nephroblastoma [nefroublæstóumə] 腎芽〔細胞〕腫．

nephrocalcinosis [nefroukælsinóusis] 腎石灰症（主として腎尿細管内リン酸カルシウムの沈着を起こし，腎機能低下症状として過クロール血症および酸性症を併発する），＝renal calcinosis．

nephrocardiac [nefrouká:diæk] 腎心臓

の.

nephrocele [néfrəsi:l] 腎臓ヘルニア，腎臓脱.

nephrocystosis [nefrousistóusis] 腎〔臓〕嚢腫症.

nephrogenetic [nefrəʤənétik] 腎原発性の，＝nephrogenic, nephrogenous.

nephrogenic tissue 造腎組織.

nephrogenous [nifráʤənəs] ＝nephrogenic.

nephrogram [néfrəgræm] 腎影像，腎造影図.

nephrography (NG) [nifrágrəfi] 腎造影法.

nephroid [néfrɔid] 腎臓形の.

nephrolithiasis [nefrouliθáiəsis] 腎石症，腎〔臓〕結石症(腎盂または腎杯にある尿石を腎石といい，その砂状のものを腎砂という).

nephrolithotomy [nefrouliθátəmi] 腎切石術.

nephrology [nifráləʤi] 腎臓病学.

nephrolysis [nifrálisis] 腎臓剥離術.

nephrolytic [nefrəlítik] 腎細胞溶解〔性〕の.

nephroma [nifróumə] 腎腫.

nephromalacia [nefrouməléiʃiə] 腎軟化症.

nephromegaly [nefrəmégəli] 腎肥大症.

nephron [néfrən] ネフロン，腎単位(腎小体(ボーマン嚢と，その内部にある糸球体)，および尿細管を総合したもので腎臓の機能的最小単位).

nephronophthisis [nefrənoufθáisis] 髄質性嚢胞腎.

nephropathia [nefrəpǽθiə] 腎症，＝nephropathy.

nephropathia epidemica 流行性腎症.

nephropathy [nifrápəθi] 腎症，ネフロパチー(腎炎のうち増殖変化が少ない場合など病変が分類できない場合総称的に用いる).

nephropexy [néfrəpeksi] 腎〔臓〕固定術.

nephrophthisis [nifráfθisis] 腎結核症，＝tuberculosis renis.

nephroptosis [nefrɑptóusis] 腎下垂症，＝nephroptosia.

nephropyelitis [nefroupaiəláitis] 腎盂腎炎，＝pyelonephritis.

nephropyosis [nefroupaióusis] 腎臓化膿症.

nephrorrhaphy [nifrɔ́:rəfi] 腎縫合術.

nephrosclerosis [nefrouskliəróusis] 腎硬化症(高血圧症に起こる腎臓の硬化性変化).

nephrosis [nifróusis] ネフローゼ，腎〔臓〕症(非炎症性腎実質の変性を主とする慢性疾患で，著明なタンパク尿と浮腫が起こり，血漿中のアルブミンが特に減少する状態) 形 nephrotic.

nephrostomy [nifrástəmi] 腎瘻設置術，腎造瘻術.

nephrotic [nifrátik] ネフローゼの.

nephrotic syndrome (NS) ネフローゼ症候群，腎症症候群(特に血漿中のアルブミンが著明に減少する状態)，＝Epstein syndrome.

nephrotomogram [nefroutóuməgræm] 腎断層撮影像.

nephrotomography [nefroutəmágrəfi] 腎断層撮影〔法〕(静脈性尿路造影剤による腎造影に断層撮影を応用した方法がよく用いられる).

nephrotomy [nifrátəmi] 腎切開術(腹式および腰式の2法がある).

nephrotoxic [nefrətáksik] 腎毒性の.

nephrotoxicity [nefroutɑksísiti] 腎毒性.

nephrotoxic nephritis (NTN) 腎毒性腎炎.

nephrotoxin [nefrətáksin] 腎細胞毒素.

nephrotropic [nefrətrápik] 腎〔臓〕向性の，＝renotrophic.

nephrotuberculosis [nefroutjubə:kjulóusis] 腎臓結核.

nephroureterectomy [nefroujuri:təréktəmi] 腎尿管切除術.

nephroureterocystectomy [nefroujuri:tərousistéktəmi] 腎尿管膀胱切除術.

neptunium (Np) [neptjú:niəm] ネプツニウム(原子番号93，原子量237.0482，^{238}Uに中性子を照射してえられる^{239}Uがβ崩壊(半減期23分)して生成する放射性元素).

NER no evidence of recurrence (再発の徴候なし).

NERD non erosive reflux disease.

nerve (N) [nə́:v] 神経(語原の意味はひもまたは糸であって，ギリシャ医学では神経および腱の総称名であったが，Galenが神経のみに用いて以来現在に至る．神経線維には髄鞘のある有髄線維と，それがない無髄線維がある).

nerve avulsion 神経引き抜き，神経捻除術.

nerve block 神経遮断(局所麻酔の一方法).

nerve cell 神経細胞，＝neuron.

nerve deafness (ND) 神経性難聴.

nerve ending 神経終末，＝nerve terminal.

nerve fiber 神経線維(神経細胞の突起の一つである軸索の部分をいう，髄鞘をもつのともたないタイプがある(有髄神経線維と無髄神経線維))，＝neurofibra [L].

nerve graft 神経移植.

nerve growth factor (NGF) 神経成長因子.

nerve growth factor receptor (NGF receptor) 神経成長因子受容体(NGFに対する受容体．高親和性と低親和性の受容体がある).

nerve impulse 神経衝動，神経衝撃.
nerve of external acoustic meatus 外耳道神経，＝nervi carotici externi.
nerve of pterygoid canal 翼突管神経，＝nervus canalis pterygoidei [L].
nerve palsy (NP) 神経麻痺.
nerve root 神経根(脊髄神経をつくる前根，後根の神経束，脳神経をつくる運動神経あるいは知覚神経の神経束).
nerve suture 神経縫合術.
nerve terminal 神経終末，神経末端，＝nerve ending.
nerve to tensor veli palatini 口蓋帆張筋神経，＝nervus tensoris veli palatini [L].
nerve tumor 神経腫瘍.
nerve transfer 神経移行術，＝nerve transposition.
nervimotility [nəːvimoutíliti] 神経運動性，＝neurimotility.
nervimotor [nəːvimóutər] 神経運動の，＝neurimotor.
nervine [nə́ːviːn] ①神経鎮静の，②神経薬.
nervonic acid ネルボン酸(ネルボンの一成分をなす不飽和脂肪酸)，＝nervic acid, selacholeic acid.
nervous [nə́ːvəs] ①神経性の，②神経過敏性の.
nervous breakdown 神経衰弱.
nervous cough 神経性咳嗽.
nervous indigestion 神経性消化不良症.
nervousness [nə́ːvəsnis] 神経質，神経過敏症，先天性神経衰弱.
nervous system (NS) 神経系.
nervous temperament 神経質.
nervous tinnitus 神経性耳鳴.
nervous tissue 神経組織(神経細胞と神経膠細胞(グリア細胞)よりなる).
nervous vomiting 神経性嘔吐(情動的ストレス，心因などによる)，＝psychogenic vomiting.
NET nasoendotracheal tube (経鼻気管チューブ).
net [nét] 網，網目.
nettle rash じんま(蕁麻)疹(nettle はイラクサ)，＝urticaria.
network [nétwəːk] ①網，網絡，＝rete，②回路.
network model HMO ネットワーク方式保健維持機構(加入者に対する医療提供者として，HMO がグループ診療医師と契約している HMO．医師は HMO 加入者以外の患者を診察する権利を保有している).
neural [njúːrəl] 神経の，神経織の.
neural arch 神経弓(椎骨の脊髄をいれる椎孔をつくる椎弓 vertebral arch など，椎体の後方にある構造物).
neural axis 神経軸，＝cerebrospinal axis.
neural cell adhesion molecule (NCAM) 神経細胞接着分子.
neural crest 神経稜(神経節稜，胚盤で神経板の両側にある組織で，将来脳神経および脊髄神経節はじめ頭部顔面の筋や結合組織になる)，＝ganglionic crest.
neuralgia [njurǽlʤiə] 神経痛(突然発作性に起こる神経の機能性疼痛で，神経が深部から浅部に出る部分，すなわち疼痛点 points douloureux に疼痛が感じられる) 形 neuralgic.
neural groove 神経溝(神経板から神経管が形成される際にみられる溝)，＝medullary groove.
neural plate 神経板(神経管，神経堤となる).
neural regeneration 神経再生.
neural syphilis 神経梅毒.
neural tube 神経管(胚子において外胚葉から発生して脳および脊髄に発育する管)，＝medullary tube.
neural tube defect 神経管閉鎖不全(発生段階における脳・脊髄の原基である神経管の形成障害で，脳，脊髄の奇形を生じる).
neuraminidase (NA) [njuːrəmínideis] ノイラミニダーゼ(exo 型 α-グリコシダーゼ．シアリダーゼ)，＝sialidase.
neuranagenesis [njuːrænəʤénisis] 神経再生.
neurapophysis [njurəpáfisis] (椎骨の椎弓板のこと)，＝lamina of vertebral arch.
neurapraxia [njuːrəprǽksiə] ニューラプラキシー(末梢神経絞扼でみられ，末梢神経の変性を伴わない神経麻痺).
neurasthenia [njuːrəsθíːniə] 神経衰弱〔症〕 形 neurasthenic.
neuraxis [njuːrǽksis] ①軸索，②脳脊髄幹 形 neuraxial.
neuraxon(e) [njuːrǽksən, -ksoun] 神経突起，軸索，＝axon.
neurectasia [njuːrəktéiziə] 神経伸張術，＝neurectasis, neurectasy.
neurectomy [njuréktəmi] 神経切除〔術〕，神経切断〔術〕(神経の一定部分を切除する方法).
neurectopia [njuːrəktóupiə] 神経転位，＝neurectopy.
neurergic [njuːrə́ːʤik] 神経作用の，＝neururgic.
neurexeresis [njuːriksérəsis] 神経捻除術，＝neurexairesis.
neuri- [njuːri] (神経，神経系に関する接頭語).
neurilemma [njuːrilémə] 神経〔線維〕鞘(有髄神経線維では髄鞘の周囲を包み，無髄神経線維では軸索の周囲を直接包むシュワン細胞よりなる鞘状の被膜)，＝primitive sheath, sheath of Schwann,

N

nucleated sheath.

neurile(m)moma [nju:rilemóumə] 神経〔線維〕鞘腫, = schwannoma, neurinoma.

neurilem(m)omal sarcoma 神経鞘肉腫.

neurimotor [nju:rimóuter] 神経運動, = nervimotor.

neurinoma [nju:rinóumə] 神経鞘腫, = schwannoma, neurilemmoma.

neuritis [nju:ráitis] 神経炎 形 neuritic.

neur(o)- [n(j)u:r(ou), -r(ə)] (神経, 神経組織または神経系との関係を表す接頭語).

neuroanastomosis [nju:rouənæstəmóusis] 神経吻合術.

neuroanatomy [nju:rouənǽtəmi] 神経解剖学.

neuroarthropathy [nju:rouɑ:θrɑ́pəθi] 神経障害性関節症, = Charcot joint.

neuroaxis [nju:rouǽksis] 中枢神経軸.

neuroaxonal dystrophy (NAD) 神経軸索ジストロフィー(孤発または劣性遺伝の一群の疾患. 小児では筋強剛, 不随意運動, てんかん発作などを呈する. ザイテルバーガー病), = Seitelberger disease.

neuroblast [njú:rəblæst] 神経芽細胞.

neuroblastoma [nju:roublæstóumə] 神経芽細胞腫(主として単極神経芽細胞から発生する神経膠細胞腫の一つ), = sympathoblastoma.

neurocardiac [nju:roukɑ́:diæk] ① 神経心臓の, ② 心神経の.

neurochemistry [nju:rəkémistri] 神経化学.

neurochorioretinitis [nju:roukɔ:riouretináitis] 脈絡網膜神経炎.

neurochoroiditis [nju:roukɔ:rɔidáitis] 脈絡膜視神経炎.

neurocirculatory [nju:rousə́:kjulətəri, -tɔ:ri] 神経循環系の.

neurocirculatory asthenia (NCA) 神経循環〔性〕無力症(呼吸困難, めまい, 疲労感, 左胸部疼痛, 心悸亢進などの症状群で, 特に戦争に従軍する軍人にみられるが, 一般にもみられる), = effort syndrome, soldier's heart, irritable heart, disordered action of heart, DaCosta syndrome.

neurocladism [nju:rɑ́klədizəm] 神経突起再生(外因性影響により破損した神経突起が再生すると考えられる栄養現象), = odogenesis.

neurocranium [nju:roukréiniəm] 神経頭蓋(脳頭蓋), = brain box, brain case 形 neurocranial.

neurocutaneous [nju:roukju:téiniəs] 神経皮膚の.

neurocutaneous syndrome 神経皮膚症候群(皮膚と神経系に生じる遺伝的に多型の症候群. 腫瘍を生じやすい. 全部で35種近くの型がある. 代表はフォンヒッペル・リンダウ症候群, 神経線維腫症など).

neurocyte [njú:rəsait] 神経細胞.

neurocytoma [nju:rousaitóumə] 神経細胞腫(神経組織または交感神経組織の細胞からなる腫瘍の一般名).

neurodendrite [nju:rədéndrait] 神経樹状突起, = neurodendron.

neurodermatitis [nju:roudə:mətáitis] 神経皮膚炎.

neurodermatosis [nju:roudə:mətóusis] 神経皮膚症, = dermatoneurosis.

neurodynia [nju:roudíniə] 神経痛, = neuralgia.

neuroectoderm [nju:rouéktədə:m] 神経外胚葉(初期胚外胚葉の中央部. 後に脳・脊髄・末梢神経系の神経細胞, シュワン細胞となる).

neuroectodermal [nju:rouektədə́:məl] 神経外胚葉の.

neuroeffector junction 神経効果器接合部.

neuroencephalomyelopathy [nju:rouensefəloumaiəlɑ́pəθi] 神経脳脊髄障害.

neuroendocrine [nju:rouéndəkri:n] 神経内分泌の.

neuroendocrine tumor 神経内分泌腫瘍(神経内分泌細胞は, 肺, 消化管, 膵臓, 甲状腺, 副腎髄質, 皮膚など生体内に広く存在する. したがって肺や消化管のカルチノイド腫瘍, 肺小細胞癌, 膵島腫瘍, 甲状腺髄様癌, 褐色細胞腫, メラノーマなどがこれにあたる).

neuroendoscope [nju:rouéndəskoup] 神経内視鏡.

neuroendoscopic surgery 神経内視鏡手術.

neuroepithelial [nju:rouepiθí:liəl] 神経上皮の, = neurepithelial.

neuroepithelial cell 神経上皮細胞, = medulloblast.

neuroepithelioma [nju:rouepiθi:lióumə] 神経上皮腫.

neuroepithelium [nju:rouepiθí:liəm] 感覚上皮, = neuroepithelial cells.

neurofibril [nju:roufáibril] 神経原線維(鍍銀染色によってみられる細線維), = neurofibrilla.

neurofibroma [nju:roufaibróumə] 神経線維腫, = neurilemmoma, perineurial fibroblastoma, schwannoma.

neurofibromatosis [nju:roufaibroumətóusis] 神経線維腫症(レックリングハウゼン病. 胎生期神経外胚葉の発育および分化異常とその分布する中枢葉性組織の不調和に基づく常染色体優性遺伝疾患), = molluscum fibrosum, molluscum pendulum, von Recklinghausen disease, Smith-Recklinghausen disease.

N

neurofilament [nju:rəfíləmənt] 神経細糸，ニューロフィラメント，神経フィラメント(10 nm の中間径フィラメントよりなり，有髄神経の軸索に多く認められる).

neuroganglioma [nju:rougænglióumə] 節神経腫.

neuroganglion [nju:rəgǽŋgliən] 神経節.

neurogenesis [nju:rəʤénisis] 神経組織発生 形 neurogenetic, neurogenic, neurogenous.

neurogenic [nju:rəʤénik] 神経〔原〕性の，＝neurogenous.

neurogenic arthropathy 神経〔病〕性関節症(シャルコー関節)，＝Charcot joint, neuropathic arthropathy.

neurogenic bladder 神経〔因〕性膀胱，＝irritable bladder.

neurogenic bladder dysfunction (NBD) 神経因性膀胱機能障害.

neurogenic muscular atrophy (NMA) 神経性筋萎縮.

neurogenic pulmonary edema (NPE) 神経原性肺水腫.

neurogenic sarcoma 神経線維肉腫.

neuroglia [nju:rágliə] 神経膠，神経膠細胞(星状膠細胞 astroglia，稀突起膠細胞 oligodendroglia，および小膠細胞 microglia の 3 種に区別される)，＝glia, bind web 形 neurogliar, neuroglic.

neuroglial [nju:rágliəl] 神経膠の.

neurogliocyte [nju:rágliəsait] 神経膠細胞，＝neurogliacyte.

neuroglioma [nju:raglióumə] グリオーマ，神経膠腫，＝glioma.

neurogliomatosis [nju:raglioumətóusis] 神経膠腫症，＝neurogliosis.

neurogram [njú:rəgræm] 神経像(過去の大脳活動の残遺印象で，人格に影響を与える因子群).

neurohistology [nju:rouhistáləʤi] 神経組織学.

neurohormone [nju:rouhɔ́:moun] 神経〔分泌〕ホルモン.

neurohypophysis [nju:rouhaipáfisis] 神経性下垂体(下垂体後葉のこと，脳に由来) 形 neurohypophysial.

neuroid [njú:rɔid] ①神経様の，②下垂体後葉の.

neuroimmunomodulation [nju:rou-imju:noumadju:léiʃən] 神経免疫調節.

neuroleptanalgesia (NLA) [nju:roulep-tənælʤí:ziə] 神経遮断無痛〔法〕，神経遮断麻酔〔法〕(ブチロフェノン(ハロペリドール，ドロペリドール)と麻薬性鎮痛薬(モルヒネ，フェンタニル)の併用による麻酔法．意識はあるが不安はなく，全身の痛みを感じない状態にさせる).

neuroleptanesthesia [nju:rouleptænisθí:-ziə] 神経遮断麻酔〔法〕(ブチロフェノンと麻薬性鎮痛薬を用いる neuroleptanalgesia に催眠作用のある薬剤を追加して意識を消失させる全身麻酔法).

neuroleptic [nju:rəléptik] ①神経遮断(抑制)性の，②神経遮断(抑制)薬.

neuroleptic malignant syndrome (NMS) 神経弛緩薬性悪性症候群(神経遮断薬によるもの).

neuroleptoanesthesia (NLA) [nju:rou-leptouænesθí:ziə] 神経弛緩麻酔.

neurologic [nju:rəláʤik] 神経学〔的〕な.

neurological [nju:rəláʤikəl] 神経学〔的〕な.

neurological vital signs (NVS) 神経性生活徴候.

neurologic examination (NE) 神経的検査.

neurology [njuráləʤi] 神経学，神経病学.

neurolysin [nju:rálisin] 神経溶解素.

neurolysis [nju:rálisis] 神経剥離術(神経包鞘剥離術とも呼ばれ，神経線維が圧迫されているとき，神経線維と阻止組織とを離脱させる手術) 形 neurolytic.

neuroma [njuróumə] 神経腫 形 neuromatous.

neuroma cutis 皮膚神経腫.

neuromalacia [nju:rouməléiʃiə] 神経軟化，＝neuromalakia.

neuroma telangiectodes 血管神経腫(血管が増殖して海綿状をなす神経腫).

neuromatosis [nju:roumətóusis] 神経腫症.

neuromere [njú:rəmiər] 神経分節(①神経管の前端が拡張し脳胞から将来の脳ができる過程で生じる一連のふくらみ．②脊髄から各々の前根と後根が出る一つのセグメント(脊髄節)).

neuromuscular (NM) [nju:rəmʌ́skjulər] 神経筋の，筋神経の，＝neuromyal.

neuromuscular junction (NMJ) 神経筋接合部.

neuromuscular transmission (NMT) 神経筋伝達.

neuromyasthenia [nju:roumaiəsθí:niə] 神経筋無力症.

neuromyelitis [nju:roumaiəláitis] 神経脊髄炎.

neuromyelitis optica 視神経脊髄炎(脱髄と中毒による2型がある．視神経と脊髄が3週間内に相互に障害される．Devic 型多発性硬化症ともいう)，＝Devic disease.

neuromyoarterial glomus 神経筋動脈球，＝glomus tumor.

neuromyopathy [nju:roumaiápəθi] ニューロミオパチー，神経筋症(末梢神経系と筋系がともに障害される病態).

neuron [njú:ran] ニューロン，ノイロン，神経単位，神経元，神経細胞(神経細胞体 perikaryon，軸索 axone，および樹状突起 dendrite からなる完全神経細胞で，

N

興奮(インパルス)を伝達する機能をもつ), ＝neurone, neure, neuronum, neurocytus [L] 形 neuronal, neuronic.

neuronal ceroid lipofuscinosis 神経セロイドリポフスチン症(神経系, 筋, 肝臓その他のリソソーム中に自己蛍光性脂肪色素の沈着をきたす疾患群で, 精神発達の遅滞, 視力障害, ミオクローヌスやてんかん発作, 運動機能障害をきたす. 発症年齢から, 乳児型, 幼児型, 若年型, 成人型に分けられる).

neuronevus [nju:rouní:vəs] 神経母斑.

neuronitis [nju:rounáitis] ニューロン炎(脊髄内の神経根および細胞に炎症を起こす疾患), ＝central neuritis.

neuronophage [nju:ránəfeiʤ] 神経食細胞.

neuronophagia [nju:rənouféiʤiə] 神経細胞侵食, ニューロノファギー, ＝neuronophagy.

neuron pathway ニューロン路(興奮が伝導される一連のニューロン).

neuroparalysis [nju:roupərǽlisis] 神経〔病性〕麻痺.

neuroparalytic [nju:roupærəlítik] 神経麻痺の.

neuroparalytic keratitis 神経麻痺性角膜炎(顔面神経の).

neuropath [njú:rəpæθ] 神経病者.

neuropathic [nju:rəpǽθik] ニューロパチー〔性〕の, 神経障害〔性〕の.

neuropathogenesis [nju:roupæθəʤénisis] 神経病発生機序.

neuropathology [nju:roupəθáləʤi] 神経病理学.

neuropathy [njurápəθi] 末梢神経障害, ニューロパチー 形 neuropathic.

neuropeptide (NP) [nju:rəpéptaid] 神経ペプチド(神経刺激の伝達, 調整に作動するペプチドの総称).

neuropeptide Y ニューロペプタイドY(ブタ脳から単離された36個のアミノ酸からなるペプチド).

neuropharmacology [nju:roufɑ:məkáləʤi] 神経薬理学.

neurophilic [nju:rəfílik] 神経向性の, ＝neutrotropic.

neurophonia [nju:roufóuniə] 痙攣性叫声(動物に似た叫声を発するのを特徴とする神経病).

neurophthalmology [nju:rɑfθælmáləʤi] 神経眼科学, ＝neuro-ophthalmology.

neurophysin Ⅰ, Ⅱ [nju:roufáisin] ニューロフィジンⅠ, Ⅱ(視床下部で作られるタンパク. 下垂体後葉のオキシトシン, バソプレシンの前駆タンパクの一部).

neurophysiology [nju:roufiziáləʤi] 神経生理学.

neuropil [njú:rəpil, -pail] 神経線維網(無髄神経線維が網状に集合して中枢神経系内に偏在し, 神経衝動を伝播するものと仮定される), 神経網, ＝feltwork.

neuroplasm [njú:rəplæzəm] 神経形質(神経細胞の原形質) 形 neuroplasmic.

neuroplasty [njú:rəplæsti] 神経形成術.

neuropodia [nju:roupóudiə] 神経足, 終末小足(神経終末のこと, 神経伝達物質を含む), ＝axon terminals.

neuropore [njú:rəpɔ:r] 神経孔(胎生初期の神経管にある孔で, 前孔と後孔があり, 成長とともに漸次閉鎖する).

neuropsychiatric [nju:rousaikiǽtrik] 神経精神の.

neuropsychiatric inventory (NPI) (認知症でみられる精神症状の評価尺度).

neuropsychiatry [nju:rousaikáiətri] 神経精神科学, 神経精神医学.

neuropsychopathy [nju:rousaikápəθi] 神経精神障害.

neuroradiology [nju:roureidiáləʤi] 神経放射線学.

neuroreceptor [nju:rouriséptər] 神経受容体.

neuroregulation [nju:rouregjuléiʃən] 神経〔性〕調節.

neuroretinitis [nju:rouretináitis] 〔視〕神経網膜炎.

neurorrhaphy [nju:rɔ́:rəfi] 神経縫合.

neurosarcoma [nju:rousɑ:kóumə] 神経肉腫.

neurosecretion [nju:rousikrí:ʃən] 神経分泌.

neurosecretory [nju:rəsikrí:təri] 神経分泌の.

neurosecretory hormone 神経分泌ホルモン.

neuroses [nju:róusi:z] → neurosis.

neurosis [nju:róusis] 神経症(心因性の, 心身の機能の障害で, 1776年スコットランドの医師Cullenにより初めて用いられた語) 複 neuroses 形 neurosal, neurotic.

neurosplanchnic [nju:rəsplǽŋknik] 内臓神経の.

neurosurgeon [nju:rousə́:ʤən] 神経外科医.

neurosurgery [nju:rousə́:ʤəri] 神経外科.

neurosuture [nju:rousú:ʧər] 神経縫合, ＝neurorrhaphy.

neurosyphilis [nju:rəsífilis] 神経梅毒, ＝neurolues.

neurotendinous [nju:rəténdinəs] 神経腱の.

neurotendinous spindle 腱紡錘(腱内の感覚受容器で, 腱の緊張度を感知する. 筋の受動的伸張により緊張度は増加する), ＝Golgi tendon organ.

neurotic [njurátik] ①神経症の, ②神経性の, 神経質な, ③神経症患者, 神経病者.

neurotic personality 神経症性人格.

neurotization [nju:rətizéiʃən] ①神経再

N

生，神経植込み術，② 神経移植術(麻痺した筋肉に神経を移植する方法)，③ 神経機能回復 動 neurotize.

neurotmesis [nju:rətmí:sis] 神経断裂(神経の軸索のみでなく，シュワン鞘まで断裂した状態をいう).

neurotomy [njurátəmi] 神経切断術.

neurotonic [nju:rətánik] ① 神経伸張術の，② 神経緊張性の.

neurotonic reaction 神経緊張反応(筋攣縮を起こした刺激が除去されても，攣縮が持続すること).

neurotoxic [nju:rətáksik] 神経毒〔性〕の.

neurotoxicity [nju:rətaksísiti] 神経毒性.

neurotoxin [nju:rətáksin] 神経毒.

neurotransmission [nju:routrænsmíʃən] 神経伝達，＝ neurohumoral transmission.

neurotransmitter [nju:routrǽnsmitər] 神経伝達物質.

neurotransplantation [nju:routræns-plæntéiʃən] 神経移植(脳機能の回復を目的として神経細胞を脳内に移植することで，脳移植ともいう．パーキンソン病などに臨床応用されている)，＝ brain transplantation.

neurotransplantation surgery 神経移植手術(失われた脳機能の回復を目的として細胞を脳内に移植する手術．脳移植)，＝ brain transplantation.

neurotripsy [njú:rətripsi] 神経破砕術.

neurotrophic [nju:rətráfik] 神経栄養の.

neurotropic [nju:rətrápik] 神経向性，＝ neurotropism，向神経性.

neurotropic virus 向神経性ウイルス(主として脳，脊髄組織に対して親和性を示し，神経単位を侵すもの).

neurotropism [nju:routróupizəm, nju:rátrə–] 向神経性，神経親和性(主として中枢神経に親和性のある薬物や微生物についていう)，＝ neurotropy 形 neurotropic.

neurotubule [nju:routjú:bju:l] 神経細管.

neurovascular [nju:rəvǽskjulər] 神経脈管の.

neurovegetative [nju:rəvéʤitətiv] 自律神経〔系〕の.

neurovirus [nju:rouváiərəs] ニューロウイルス(神経組織を通過させた牛痘ワクチン).

neurovisceral [nju:rouvísərəl] 内臓神経の.

neurula [njú:rjulə] 神経胚.

neutral [njú:trəl] 中性の，中立の.

neutral bite 中性咬合.

neutralization [nju:trəlaizéiʃən] 中和 動 neutralize.

neutralization test (NT) 中和試験(ウイルス，毒素などの生物活性を特異抗体の添加より抑制させる試験).

neutralizing antibody 中和抗体(毒素中和抗体(抗毒素)は細菌の外毒素やヘビ毒に結合して作用を消し，ウイルス中和抗体はウイルスに結合して細胞への感染を抑制する).

neutral mutation 中立〔突然〕変異(自然淘汰に関し有利でも不利でもない突然変異．分子進化の中立説は木村資生により提唱された).

neutral occlusion 正常咬合，＝ normal occlusion.

neutral point 中性点，転向帯.

neutrino [nju:trí:nou] ニュートリノ(電荷0，質量もほとんど0の粒子).

neutroclusion [nju:trəklú:ʒən] 中性咬合.

neutron [njú:tran] 中性子(無電荷微粒子で，水素元素を除くすべての原子に陽子proton とともに存在し，速中性子は物体の深部に到達し，初期衝突により限局性効果を示す).

neutron ray 中性子線(サイクロトロンなどにより生ずる中性子の粒子線).

neutron therapy 中性子治療(速中性子療法，中性子捕捉(捕獲)療法が行われている).

neutropenia [nju:troupí:niə] 好中球減少〔症〕.

neutrophil [njú:trəfil] ① 好中球，② 好中性，＝ neutrophilic, neutrophilous.

neutrophil activating factor 好中球活性化因子(好中球機能を活性化する液性因子．IL–8 がその中心である).

neutrophil activating protein (NAP) 好中球活性化タンパク〔質〕.

neutrophil chemotactic factor (NCF) 好中球走化因子.

neutrophil granule 好中性顆粒，＝ epsilon granule.

neutrophilia [nju:trəfíliə] 好中球増加〔症〕.

neutrophilic leukocyte 好中球(好中性白血球．運動性と貪食性の強い顆粒性白血球で，原形質は中性染色を呈する).

neutrotaxis [nju:trətǽksis] 好中球走性(好中球の正，負の走化).

nevi [ní:vai] 母斑，→ nevus.

nevoid [ní:vɔid] 母斑様の.

nevose [ní:vous] 母斑のある，＝ nevous.

nevus [ní:vəs] 母斑(皮膚を構成する成分の先天的または後天的な形成異常の一種．俗にあざ(痣)ともいう)，＝ naevus 複 nevi.

nevus araneus クモ状母斑(クモ状血管腫のこと)，＝ stellar nevus, spider nevus.

nevus of Ota 太田母斑(青色母斑の一つ．眼上顎部褐青色母斑ともいう．三叉神経第二枝の神経領域に一致した母斑．太田正雄(木下杢太郎)の記載による).

nevus pigmentosus 色素性母斑，

＝pigmented nevus.

nevus pilosus 毛髪性母斑(有毛母斑).

newborn (NB) [njú:bɔ:n] 新生児, ＝neonatal, newly born.

newborn nursery (NBN) 新生児室.

newborn respiratory distress syndrome (NRDS) 新生児呼吸困難症候群.

new brain 新脳(大脳皮質), ＝neencephalon.

Newcastle disease virus **(NDV)** ニューカッスル病ウイルス(パラミクソウイルス科のウイルスで, 鳥類に感染症を起こす. ヒトではまれに結膜炎の原因となる).

New Drug Application (NDA) 新薬申請.

New Drug Submission (NDS) 新薬許可出願.

new growth 新生物(腫瘍のこと), ＝neoplasm.

newton [njú:tən] ニュートン(力の mks 単位で, 質量1kgの物体に作用して1 m/sec^2 の加速度を生ずる力. 1ニュートン＝10^5 dyn).

new tuberculin 新ツベルクリン(破砕した結核菌の浮遊液で, 可溶性物質を除去して, グリセリンを加えたもの).

new variant Creutzfeldt-Jakob disease (nvCJD) 新変異型クロイツフェルト・ヤコブ病(クロイツフェルト・ヤコブ病とは臨床像を異にする疾患で, ウシ海綿状脳症(狂牛病；BSE)との関連が示唆されている), ＝variant Creutzfeldt-Jakob disease.

new world arenaviruses 新世界アレナウイルス(アレナウイルス科のウイルス群で, フニンウイルス, マチュポウイルス, グアナリトウイルス, サビアウイルスなどが含まれる), ＝Tacaribe complex.

New York Heart Association classification (NYHA classification) NYHA 分類(ニューヨーク心臓学会の心機能分類. 旧分類と新分類があるが, ふつう用いられているのは旧分類, クラスⅠ～Ⅳに分ける).

New Zealand black mouse (NZB mouse) ニュージーランドブラック系マウス(はじめニュージーランドのOtago大学で近交系として開発された. 肝脾腫・貧血・黄疸を示す自己免疫疾患のモデル動物).

nexus [néksəs] 関係, ネクサス, 結合, 細隙結合(伝染病などの成因についていう), ＝interlacing.

NF ①normal flow (正常流), ②nonfunctional (機能しない).

NFLX norfloxacin (ノルフロキサシン).

NFPC nafcillin (ナフシリン).

NFTD normal full term delivery (正常満期分娩).

NFTSD normal, full term, spontaneous delivery (正常, 満期, 自然分娩).

NG ①nasogastric feeding (経鼻的経管栄養〔法〕), ②nephrography (腎造影〔法〕).

NG, N/G no good (良くない).

ng nanogram (ナノグラム).

NGF nerve growth factor (神経成長因子).

NGF receptor nerve growth factor receptor (神経成長因子受容体).

NGT normal glucose tolerance (正常耐糖能).

nHL normal hearing level.

NHP Nottingham health profile (ノッティンガム健康プロファイル).

NI ①nursing interview (看護面接), ②not identified (無識別), ③no information (情報なし), ④not isolated (分離せず).

Ni nickel (ニッケルの元素記号).

niacin [náiəsin] ナイアシン(抗ペラグラ因子で脂質異常症の治療に用いられる), ＝nicotinic acid.

niacinamide [naiəsínəmaid] ナイアシンアミド, ＝nicotinamide.

niacin test ナイアシン試験(結核菌をほかの抗酸菌より鑑別する定性法. 増殖するときには抗酸菌ビタミンの一種であるナイアシンを合成するが, 結核菌は極めて産生量が多く, 鑑別に利用できる).

nib [níb] ニブ(歯科用器具の末端のこと).

niche [níʧ, níʃ] ①ニッシェ(扁平な表面に生ずる陥凹で, 特に胃のような臓器の内面に潰瘍病変の起こったときにみられるX線像についていう), ＝recess, ②ニッチ, ③壁龕(へきがん).

nick [ník] 切れ目(一本鎖DNAにおける切断部位), ＝single strand break.

nickel (Ni) [níkəl] ニッケル(銀白色金属元素で, 原子番号28, 原子量58.69, 質量数58, 60～62, 64, 比重8.9), ＝niccolum [L].

niclosamide [niklóusəmaid] ニクロサミド(条虫殺虫剤).

NICO noninvasive cardiac output (monitoring) (非侵襲的心拍出量〔モニタリング〕).

nicotinamide [nikətínəmaid, -tinǽ-] ニコチン酸アミド(ニコチン酸のアミドで, 水溶性ビタミンB複合体の一員. ペラグラおよびイヌの黒舌症に対し有効), ＝nicotinic acid amide, niacinamide, nicobion, nicotamide.

nicotinamide adenine dinucleotide (NAD) ニコチンアミドアデニンジヌクレオチド.

nicotinamide adenine dinucleotide phosphate (NADP) ニコチンアミドアデニンジヌクレオチドリン酸(NADの

N

アデニル酸のリボースの2′位にリン酸エテスルが結合したもので酸化還元酵素に関与する補酵素の一つ).

nicotine [níkəti:n] ニコチン(タバコ *Nicotiana tabacum* のアルカロイドで, ピリジン誘導体).

nicotine dependence ニコチン依存症.

nicotine replacement therapy (NRT) ニコチン代替療法(禁煙治療において, 喫煙によるニコチン摂取をニコチン製剤で置き換え, 離脱症状を軽減する補助的手段).

nicotine tape ニコチンテープ(禁煙を実行するに当たり, 禁煙継続を目的(ニコチン置換療法)に開発された貼布薬).

nicotinic [nikətínik] ニコチン[様]の.

nicotinic receptor ニコチン受容体(アルカロイドニコチンの高用量で最初刺激され, その後遮断されツボクラリンにより遮断されるコリン作動性受容体).

nictation [niktéiʃən] 瞬目(またたき, まばたき), ＝nictitation.

nictitating [níktiteitiŋ] 瞬目の.

NICU neonatal intensive care unit (新生児集中治療室(部門)).

nidal [náidəl] 核の, 巣の.

nidation [naidéiʃən] 着床(受精卵 zygote が妊娠子宮内膜に付着すること), ＝implantation.

NIDDM non insulin-dependent diabetes mellitus (インスリン非依存型糖尿病).

N

nidi [náidai] → nidus.

nidus [náidəs] ①巣, ②病的中心, ③核 複 nidi 形 nidal.

Niemann-Pick cell ニーマン・ピック細胞(類脂質, 特にレシチンを多量に含有する貪食細胞).

Niemann-Pick disease ニーマン・ピック病(常染色体性劣性遺伝疾患で, 肝脾腫, リンパ節腫大, 中枢神経障害, スフィンゴミエリンやコレステロールの蓄積などを認める. A～Eの5型に分類され, A型が最も重症型).

night blindness 夜盲(薄暗い光のもとで視力が低下すること. 後天性と先天性に分けられ, 後天性ではビタミンAの欠乏により起こり, 鳥目ともいわれていた), ＝nyctalopia.

night hospital ナイトホスピタル(昼間は通学, 就労している精神障害者のため, 夜間あるいは週末だけ治療的な場を提供する施設).

night nurse 夜間勤務看護師.

night pain 夜間痛(夜間骨痛など).

night shift 夜勤, 夜間勤務.

night supervisor 深夜勤務の看護師長.

night sweat 盗汗, ねあせ(寝汗).

night terrors 夜驚症, 夜中驚悸(悪夢を見ておびえて泣くこと), ＝pavor nocturnus.

nigra [náigrə] 黒質, ＝substantia nigra, nucleus niger 形 nigral.

nigrities [naigríʃii:z] 黒染, 黒変症.

nihilism [nái(h)ilizəm] ①虚無妄想(物体の存在を否定する精神病), ②虚無主義.

Nijmegen syndrome ナイミーヘン症候群(毛細血管拡張性運動失調症と同様の放射線高感受性, 染色体過剰組換え性をもつ遺伝病で, 高率に若年で癌を発症する. DNA 修復機能に関わる NBS1 遺伝子の異常が原因).

Nikolsky sign ニコルスキー徴候(尋常性天疱瘡の際の皮膚の特異なぜい(脆)弱性. 水疱の辺縁の健常皮膚をこすると表皮が容易に剥離する).

ninhydrin reaction ニンヒドリン反応(遊離アミノ酸定量に用いる).

niobium (Nb) [naióubiəm] ニオブ(希金属元素, 原子番号41, 原子量92.9064, 質量数93).

NIP ①no infection present (感染歴のない現症), ②no inflammation present (炎症歴のない現症).

Nipah virus ニパウイルス(パラミクソウイルス科のウイルスで, 動物, ヒトに重篤な感染症を引き起こす場合がある).

nipple [nípl] 乳頭, ＝mammila, teat.

nipple line 乳頭線, ＝linea mamillaris.

NIRS near-inflared spectroscopy (近赤外線分光法).

Nissl body ニッスル小体(神経細胞に分布する塩基性色素で好染する網状体であり, 粗面小胞体の集積に相当), ＝chromophilous body, tigroid body.

Nissl degeneration ニッスル変性(神経線維切断後に起こる神経節細胞の虎斑溶解).

Nissl granule ニッスル顆粒(神経細胞中にある. ニッスル小体ともいう), ＝Nissl bodies.

nit [nít] ①シラミの卵(幼生), ②ニット(輝度の単位で, nt と略す. 1 m^2 当たり1カンデラに等しい光度).

nitrazepam (NZP) [naitrǽzəpæm] ニトラゼパム(ベンゾジアゼピン系薬. 不眠症, 麻酔前投薬などに用いられる).

nitric [náitrik] 硝酸の.

nitric acid 硝酸(HNO_3 67～71%を含有する水溶液).

nitric oxide (NO) 一酸化窒素, 酸化窒素(無色の気体. 生体内で血管弛緩作用. マクロファージの活性化などさまざまな生理活性をもつ), ＝nitrogen monoxide.

nitridation [naitridéiʃən] 窒化物形成.

nitr(o)- [naitr(ou), -tr(ə)] (①硝酸または窒素との関係を表す接頭語, ②ニトロ基 $-NO_2$).

nitroblue tetrazolium reaction (NBT reaction) ニトロブルーテトラゾリウム反応(好中球機能の検査. 好中球

が貪食刺激にさらされた場合にのみ本染色剤は取り込まれる).

nitroblue tetrazolium test (NBT test) NBT テスト，ニトロブルーテトラゾリウム反応(顆粒球の H_2O_2 生成能の検査).

nitrogen (N) [náitrədʒən] 窒素(無色気体元素で，原子番号 7，原子量14.0067，比重 0.9713，質量数 14，15．大気中には約 78%の割合で存在し，比較的活性の低い元素であるが，すべての生物に必須の物質である).

nitrogen balance 窒素平衡，窒素決算(生体が摂取したタンパク質の窒素と，その排泄量との差を表す語．採取量と排泄量とが等しい場合を nitrogen equilibrium といい，採取量が多い場合は陽性，少ない場合は陰性という).

nitrogen chloride 塩化窒素(NCl_3).

nitrogen coefficient 窒素係数(食品の総窒素量からタンパク質含量を算出するときの係数).

nitrogen cycle 窒素循環(窒素化合物は微生物を介して自然界を循環している現象).

nitrogen dioxide 二酸化窒素(NO_2．硝酸の分解により生ずる有毒気体).

nitrogen fixation 窒素固定(大気中の遊離窒素を原料として窒素化合物が合成されること).

nitrogen monoxide 一酸化窒素(N_2O)，＝nitrous oxide.

nitrogen oxides (NO_X) 窒素酸化物.

nitroglycerin (NTG) [naitrəglísərin] ニトログリセリン(強力な爆薬で，狭心症の血管拡張剤)，＝nitroglycerol, glyceryl trinitrate, glonoin, nitrolettin, trinitrin.

nitroprusside test ニトロプルシド試験(システインを含むタンパク液に 5%ニトロプルシドナトリウム液 2〜4 滴とアンモニア水 2〜4 滴を加えると深紅紫色を発する)，＝Moerner test.

nitrous [náitrəs] 亜硝酸の(陽性 3 価窒素を含むこと).

nitrous acid 亜硝酸(N_2O_3 を水に通過させて生ずる不安定酸).

nitrous oxide (N_2O) 亜酸化窒素(不燃性でガス吸入麻酔薬として広く使用されている．笑気)，＝hyponitrous oxide, laughing gas, nitrogen monoxide.

niveau [nivóu] ニボー，水準，レベル(気体と液体，または比重の異なる液体の間に生じる層構造で重要な画像検査所見).

NKA no known allergy (既知アレルギーなし).

NK cell natural killer cell (ナチュラルキラー細胞).

NK cell leukemia natural killer cell leukemia (ナチュラルキラー細胞白血病).

NKDA no known drug allergy (既知薬物アレルギーなし).

NKHHC nonketotic hyperglycemic hyperosmolar coma (非ケトン性高血糖性高浸透圧性昏睡).

NKT natural killer T–cell (ナチュラルキラーT細胞).

NKTS natural killer target structure (ナチュラルキラー標的構造).

NL, n.l. normal limits (正常限界).

NLA neuroleptanalgesia (ニューロレプト無痛法).

NLB needle liver biopsy (針による肝生検).

NLN no longer needed (最早必要なし).

NLP no light perception (〔視力〕ゼロ).

NLR nasolacrimal reflex (鼻涙腺反射).

NLV *Norwalk virus* (ノーウォークウイルス).

NM ①nuclear medicine (核医学)，②neuromuscular (神経筋の)，③nonmalignant (非悪性)，④not measurable (測定不可の).

NMA neurogenic muscular atrophy (神経性筋萎縮).

NMJ neuromuscular junction (神経筋接合部).

NMP normal menstrual period (正常月経周期).

NMR neonatal mortality rate (新生児死亡率).

NMRI nuclear magnetic resonance imaging (核磁気共鳴映像(画像)〔法〕).

NMR scanning nuclear magnetic resonance scanning (核磁気共鳴走査，NMR スキャン).

NMS neuroleptic malignant syndrome (神経弛緩薬性悪性症候群).

NMT neuromuscular transmission (神経筋伝達).

NMV nasal mask ventilation (鼻マスク人工換気).

NNM neonatal mortality (新生児死亡率).

NNT number needed to treat (治療必要数).

NO ①nasal obstruction (鼻閉塞)，②nitric oxide (一酸化窒素).

No nobelium (ノーベリウムの元素記号).

NOAEL no observed adverse effect level (ノアエル，無毒性量).

no appreciable disease (NAD) 特記すべき疾患なし.

nobelium (No) [noubí:liəm] ノーベリウム(原子番号 102，原子量 259 の超ウラン元素の一つ．人工放射性元素キュリウムをサイクロトロンで加速した炭素原子核の陽イオンで衝撃してつくられる).

Noble position ノーブル体位(立位で少し前にかがむ体位)，＝Noble posture.

NOBT nonoperative biopsy technique (非手術的生検法).

N

Nocardia [nóukɑ:diə] ノカルジア属(好気性のグラム陽性細菌. ノカルジア症, 放線菌腫の原因となる *N. otitidiscaviarum*, *N. asteroides*, *N. brasiliensis*, 南アフリカにおける足菌腫にみられる *N. africana* などを含む).

nocardiasis [noukɑ:dáiəsis] = nocardiosis.

Nocardiopsis [noukɑ:diápsis] ノカルジオプシス属(好気性のグラム陽性細菌. 放線菌腫の原因となる *N. dassonvillei* などを含む).

nocardiosis [noukɑ:dióusis] ノカルジア症(ノカルジア属細菌による感染症で, 肺をはじめとして脳, 腎などに膿瘍を起こす), = nocardiasis.

nocebo effect ノセボ効果(ノシーボ効果. プラセボ投与に起因して副作用が現れること).

no change (NC) 変化なし.

noci- [nousi] (ラテン語の害する, 痛めるを意味する nocere から由来し, 外傷または痛覚の意味を表す接頭語).

nociception [nousisépʃən] 侵害受容.

nociceptor [nousiséptər] 侵害受容器(有害, 外傷, 疼痛などの刺激を受容する神経または器官で, 有利受容器 beneceptor に対立する) 形 nociceptive.

noci-influence [nousiínfluəns] 外傷影響, 有害効果.

nociperception [nousipə:sépʃən] 侵害知覚, 痛覚.

no complaints (NC) 訴えなし.

no congenital deformities (NCD) 先天性変形なし.

noctalbuminuria [nɑktælbju:minjú:riə] 夜間アルブミン尿症, = nyctalbuminuria.

noctambulation [nɑktæmbjuléiʃən] 夢中遊行, 夢遊病, = sleep-walking 形 noctambulic.

nocturia [nɑktʃú:riə] ①夜間多尿, = nycturia, ②夜尿症, = nocturnal enuresis.

nocturnal [nɑktá:nəl] 夜の, 夜間の, 夜行の.

nocturnal bone pain 夜間骨痛(骨の内圧上昇による痛み. 骨髄炎, 骨腫瘍などに併発する場合がある. 内圧上昇による痛みは夜間に増悪することが多く, 小児では類骨骨腫も念頭におく).

nocturnal enuresis 夜間遺尿症, 夜尿症, = nocturia, bed wetting.

nocturnal hypertension 夜間高血圧(脳, 心臓, 腎臓のすべての高血圧性臓器障害に密接に関連し, 心血管イベントのリスクとなる).

nocturnal penile tumescence (NPT) 夜間睡眠時勃起.

nocturnal pollution 夜間遺精, 夢精.

nocturnal vertigo 夜間めまい.

nodal [nóudəl] 結節性の(特に心臓房室結節についていう).

nodal arrhythmia 房室結節性不整脈.

nodal point 〔結〕節点, = Gaussian point.

nodal rhythm 結節〔性〕調律(リズム)(1分間60〜70回の速度で心房室結節から起こる心拍で, 現在では興奮は房室結節の周辺部で発生すると考えられ, 連結部(junctional)リズムと呼ばれることが多い).

nodal tachycardia 結節性頻拍(上室性頻拍で洞結節, 房室結節が起源), = atrioventricular junctional tachycardia.

nodal tissue 結節組織(心臓の洞房結節など).

no data (ND) データなし.

nodding [nádiŋ] 点頭(うなずくこと).

node [nóud] ①結節(①突起. ②狭窄部. ③円形の小器官), ②節(振動の).

nodi [nóudai] 〔結〕節, → nodus.

nodose [nóudous] 節状の, 節のある, = nodulous.

nodosity [noudásiti] 〔小〕結節性, 〔小〕結節症, 〔小〕結節状隆起.

nodular [nádjulər] 結節〔性〕の.

nodular amyloidosis 結節性アミロイドーシス.

nodular vasculitis 結節性血管炎.

nodulation [nɑdjuléiʃən] 結節形成, 結節症.

nodule [nádju:l] 小〔結〕節 形 nodular, nodulate, nodulated.

noduli [nádjulai] → nodulus.

nodulus [nádjuləs] 小〔結〕節, 小脳小結節 複 noduli.

nodus [nóudəs] 〔結〕節 複 nodi.

no effect (NE) 影響なし.

NOEL no observed effect level (無影響量).

no evidence of disease (NED) 疾患の徴候なし.

no evidence of malignancy (NEM) 悪性所見なし.

no evidence of recurrence (NER) 再発の徴候なし.

no infection present (NIP) 感染歴のない現症.

no inflammation present (NIP) 炎症歴のない現症.

no information (NI) 情報なし.

no known drug allergy (NKDA) 既知薬物アレルギーなし.

no light perception (NLP) 〔視力〕ゼロ.

noma [nóumə] 水癌, 壊疽性口内炎(主として発疹性伝染病に続発する小児の口内炎で, 粘膜に潰瘍を生じ, 壊死とともに頬外面まで侵食する重症性疾患), = cancrum oris, gangraena oris, gangrenous stomatitis.

N

nomenclatural type strain 命名基準株.

nomenclature [nóumənkleitʃər, nouménklə-] 命名法(疾病，学術用語など)，＝terminology.

NOMI nonocclusive mesenteric ischemia (非閉塞性腸間膜虚血症).

Nomina Anatomica (NA) 解剖学用語.

nominal [náminəl] 名の.

nominal aphasia 名称失語〔症〕.

nominal standard dose (NSD) 公称標準線量.

nomogram [náməgræm] 計算図表，共線図表(計算公式に表されたすべての変数を方眼紙に配列し一群の変数から他群の変数を直続するために用いる図表)，＝nomograph.

nomograph [náməgræf] ノモグラフ，計算図表，＝nomogram.

nomotopic [noumətápik] 正所〔性〕の，常位の.

non- [nan] (否定を表す接頭語).

nonabsorbable surgical suture 非吸収性外科用縫合糸.

nonadrenergic, noncholinergic nerves (NANC) 非アドレナリン作動性・非コリン作動性神経.

non A-E hepatitis 非A－E型肝炎(A～E型肝炎ウイルス以外による肝炎).

nonalcoholic (NA) [nanælkəhɔ́:lik] 非アルコール性の.

nonalcoholic fatty liver disease (NAFLD) 非アルコール性脂肪性肝疾患(非進行性の良性脂肪肝に対し，進行性の非アルコール性脂肪肝を指す総称．この一部が非アルコール性脂肪肝炎，ひいては肝硬変，肝癌に進展する).

nonalcoholic steatohepatitis (NASH) 非アルコール性脂肪性肝炎(飲酒歴が乏しいにもかかわらず，脂肪肝，アルコール性肝障害類似の病理組織像を呈する病態．中年以降の女性に多い．ナッシュ).

non A, non B hepatitis (NANB) 非A非B型肝炎(ウイルス性肝炎であると考えられるが，既知のA型・B型肝炎ウイルス以外によるもの．C型肝炎ウイルス検出以前の呼称で，非A非B型とされた肝炎のほとんどはC型肝炎).

nonbacterial thrombotic endocarditis (NBTE) 非細菌性血栓性心内膜炎.

nonbreathing test 無呼吸テスト(自発呼吸の消失を確認する検査．脳死判定の一つ).

nonbullous congenital ichthyosiform erythroderma 非水疱性先天性魚鱗癬様紅皮症.

non-bullous impetigo 非水疱性膿痂疹.

noncardiac chest pain (NCCP) 非心臓性胸痛.

noncardiac edema (NCE) 非心〔臓〕原性浮腫.

noncardiogenic pulmonary edema (NCPE) 非心原性肺水腫.

noncompliance [nankəmpláiəns] 〔服薬〕不履行，不従順，不承諾，ノンコンプライアンス(服薬非遵守).

nonconductor [nankəndʌ́ktər] 不導体，絶縁体(電気または熱の).

noncontact tonometer (NCT) 非接触型眼圧計.

noncontributory (NC) 特記すべきことなし.

nonconvulsive epilepsy (NCE) 痙攣のないてんかん.

nondepolarizing blocker 非脱分極〔性〕遮断薬(脱分極させないで筋弛緩作用を得る薬).

nondepolarizing muscler relaxant 非脱分極性筋弛緩薬(脱分極による筋弛緩ではなく，競合的遮断作用による筋弛緩薬．塩化ツボクラリン，臭化パンクロニウムなどがある).

nondestructive [nandistrʌ́ktiv] 非破壊性の.

non(not) detectable (ND) 不検出.

nondirective counseling 非指示的カウンセリング(来談者中心療法のこと)，＝client-centered therapy.

nondirective psychotherapy 非指示的精神療法(クライエント中心療法).

nondirective therapy 非指示的療法.

nondisjunction [nandisʤʌ́ŋkʃən] 〔染色体〕不分離現象(還元分裂に当たって2個のX染色体が分離せずに両方とも一方の娘細胞に運ばれ，他方にはいかないこと).

nonelectrolyte [nanilέktrəlait] 非電解質.

non erosive reflux disease (NERD) (内視鏡陰性GERD．胃食道逆流症において，症状はみられるが内視鏡検査で異常が認められないもの).

nonessential amino acid (NEA) 非必須アミノ酸.

nonesterified fatty acid (NEFA) 非エステル化脂肪酸(エステル化していない脂肪酸．グリセロール，コレステロールなど)，＝free fatty acid.

nonexercise activity thermogenesis (NEAT) 非運動性活動熱発生(ニートと呼称される．日常生活における身体の活動で消費されて発生する熱量のこと．立つ，歩くなどの日常動作が消費エネルギーを増量させることから肥満防止に推奨される).

nonfat [nanfǽt] 脱脂.

nonfat milk 脱脂乳.

nonfunctional (NF) [nanfʌ́ŋkʃənəl] 機能しない.

nonfunctioning [nanfʌ́ŋkʃəniŋ] 機能し

N

ない，非機能性の．

non-Hodgkin lymphoma 非ホジキンリンパ腫(ホジキン病 Hodgkin disease 以外の悪性リンパ腫の総称)．

noninsulin-dependent diabetes mellitus (NIDDM) インスリン非依存型糖尿病(2型糖尿病．膵B細胞のインスリン分泌能は低下しているが，廃絶には至らず，治療上インスリンを必要としない糖尿病)，＝type 2 diabetes mellitus, maturity-onset type diabetes mellitus.

noninvasive [nɑninvéisiv] 非観血〔的〕の，無血の，非侵襲性の．

noninvasive cardiac output (monitoring) (NICO) 非侵襲的心拍出量〔モニタリング〕．

noninvasive measurement 無侵襲計測．

noninvasive positive pressure ventilation (NPPV) 非侵襲的陽圧換気〔法〕(鼻マスクやフェイスマスクなどを用い，気管挿管や気管切開をせずに陽圧換気を行う方法)．

noninvasive temporary pacemaker (NTP) 非観血的体外式ペースメーカ．

nonketotic hyperglycemic coma 非ケトン性高血糖性昏睡(糖尿病性昏睡の亜型で，高浸透圧性非ケトン性糖尿病昏睡 hyperosmolar nonketotic diabetic coma ともいう)．

nonketotic hyperglycemic hyperosmolar coma (NKHHC) 非ケトン性高血糖性高浸透圧性昏睡．

nonketotic hyperosmolar diabetic coma 非ケトン性高浸透圧性糖尿病昏睡．

nonlamellar bone 無層板骨(中心にハバース管をもたない)．

nonmalignant (NM) [nɑnməlígnənt] 非悪性．

nonmeasurable lesion 測定不能病変．

nonocclusive [nɑnəklú:siv] 非閉塞性の．

nonocclusive mesenteric ischemia (NOMI) 非閉塞性腸間膜虚血症(腸間膜血行障害の一つで，器質的な動脈閉塞は認められないが，虚血により広範囲の腸管壊死に至る疾患)．

nonoperative [nɑnápərətiv] 非手術的の，非観血〔的〕の，無血の，非侵襲的の．

nonoperative biopsy technique (NOBT) 非手術的生検法．

nonparametric [nɑnpærəmétrik] 母数によらない，ノンパラメトリック，＝parameter-free.

nonpathologic (NP) [nɑnpæθəláʤik] 非病理的．

nonpenetrating wound 非穿通傷，閉鎖性損傷，＝nonpenetrating injury.

nonperfusion area (NPA) 無潅流領域．

non per os (NPO, n.p.o.) [L] 禁食，＝nothing through the mouth.

nonpitting edema 非圧痕性浮腫(押しても圧痕を残さない皮下組織の浮腫)．

nonproprietary name 一般名．

non-protein nitrogen (NPN) 非タンパク〔性〕窒素，＝residual nitrogen.

non Q-wave myocardial infarction 非Q波心筋梗塞(異常Q波を伴わない心筋梗塞，心内膜下に散在性に生じ，繰り返すことが多い)．

non-rapid eye movement (NREM) ノンレム〔睡眠〕，非急速眼球運動．

non-rapid eye movement sleep (NREM sleep) ノンレム睡眠，非急速眼運動睡眠(正常波睡眠，オーソ睡眠，徐波睡眠．レム睡眠 rapid eye movement sleep に対していう)．

nonreciprocal recombination 非相互組換え．

nonrespiratory acidosis 非呼吸性アシドーシス．

nonresponder [nɑnrispándər] ①非反応者，②不応答系動物(ある抗原に対して特異的免疫応答を起こすことのできない遺伝的な形質をもつ動物)．

nonsecretor [nɑnsikrí:tər] 非分泌者(唾液や精液などに ABO 血液型の抗原のない者)．

nonself [nánself] 非自己(免疫系が自己と認識しない生体内外の物質)．

nonsense codon ナンセンスコドン(遺伝暗号子のうちで20種のアミノ酸のどれをも指定しないもの)．

nonsense mutation ナンセンス〔突然〕変異(特定のアミノ酸に対応する正常なコドンが，3つの終止コドン(UAA, UAG, UGA)のうちの1つに変えられる，あるいはその逆の突然変異)．

nonsmoker (NSM) [nɑnsmóukər] 非喫煙者．

nonspecific (NS) [nɑnspesífik] 非特異性の．

nonspecific immunity 非特異免疫(抗体産生や抗原反応性のリンパ球を介さない免疫)．

nonspecific urethritis (NSU) 非特異性尿道炎．

nonspecific vaginitis (NSV) 非特異性腟炎．

nonsteroidal anti-inflammatory drugs (NSAIDs) 非ステロイド性抗炎症薬(エヌセイズ．化学構造にステロイドを持たない抗炎症薬の総称)．

nonstress test (NST) ノンストレステスト(代表的な分娩前胎児心拍数モニタリングの方法)．

nonsurgical [nɑnsə́:ʤikəl] 非外科的な，非観血的な．

nonsymptomatic (NS) 無症候性の．

nonsystemic reaction (NSR) 非全

N

身反応.

non-target lesion 非目標病変.

nonthrombocytopenic purpura 血小板非減少性紫斑〔病〕.

nontransmural myocardial infarction (NTMI) 非貫壁性心筋梗塞(貫壁性でなく，心内膜下時に心筋内に生ずる筋梗塞).

nontuberculous mycobacteria 非結核性抗酸菌(培養可能な抗酸菌のうち，結核菌群 4 菌種以外のものを指す)，＝atypical mycobacteria.

nontuberculous mycobacteriosis 非結核性抗酸菌症，＝atypical mycobacteriosis.

nonulcer dyspepsia (NUD) ノンアルサーディスペプシア(器質的疾患がないのに上腹部に慢性的な症状を訴える病態を示すもの．日本語訳がなく NUD と略称されることが多い).

nonunion [nɑnjúːniən] 偽関節，骨癒合不全(骨折において骨折端の癒合が起こらないこと).

nonvalent [nɑnvéilənt] 無価の(ほかの物質と化合しない元素についていう).

nonvalvular (heart) disease (NVD) 非弁膜〔心臓〕疾患.

nonvenereal syphilis 非性病性梅毒(*Treponema pallidum* の亜種 *endemicum* による疾患).

nonviable [nɑnváiəbl] 無生育性の(生存する力のないことについていう).

nonvibratory tinnitus 非振動性耳鳴(化学的変化によるもの).

nonweight bearing (NWB) 免荷.

no observed adverse effect level (NOAEL) 無毒性量(ノアエル．化学物質の毒性の量−反応関係における無毒性量).

no particular (np) 異常なし.

no pathologic diagnosis (NPD) 非病理的診断.

nor- [nɔːr] (化合物の由来を示す接頭語).

no radiation (NR) 無照射.

noradrenaline (NA) [nɔːrədrénəlin] ノルアドレナリン，＝norepinephrine.

norepinephrine (NEP) [nɔːrepinéfrin] ノルエピネフリン(副腎髄質以外のクロム親和性組織から分泌されるホルモンの一つで，交感神経作動薬の伝達物質として，交感神経末端部で生成される)，＝noradrenaline, arterenol.

no return necessary (NRN) 再来不要.

norfloxacin (NFLX) [nɔːfláksəsin] ノルフロキサシン(キノロン系抗菌薬．グラム陽性・陰性菌に抗菌作用がある).

norm [nɔ́ːm] ①基準，標式，有理整数，ノルム，②正常〔健康状態〕.

norma [nɔ́ːmə] 面(特に頭蓋骨の面を定義するために設けられた語).

normal (N, n) [nɔ́ːməl] ①正常の(健康な)，②規定の(化学)，③無処置の(細菌学)，④正規の(統計学)(標準に合致する)，標準の，⑤法線.

normal birth weight (NBW) 正常出産時体重.

normal bite 正常咬合，＝normal occlusion.

normal blood serum (NBS) 正常血清.

normal bone marrow (NBM) 正常骨髄.

normal bowel sounds (NBS) 正常腸音.

normal buffer base (NBB) 正常緩衝塩基.

normal color vision 正常色覚.

normal delivery (ND) 正常分娩.

normal distribution 正規分布.

normal dose (ND) 正常量.

normal flow (NF) 正常流.

normal full term delivery (NFTD) 正常満期分娩.

normal, full term, spontaneous delivery (NFTSD) 正常，満期，自然分娩.

normal gigantism 正常巨人症(体躯の各部が比例して巨大な状態).

normal glucose tolerance (NGT) 正常耐糖能.

normal hearing level (nHL) (聴性脳幹反応で用いられる音刺激の大きさの基準).

normal intraocular tension (Tn) 正常眼圧.

normalization [nɔːməlizéiʃən] ①正常化，②正規化，標準化，規格化，③ノーマライゼーション(障害をもつ人々が普通(ノーマル)に生活できるようにすることで，そのための環境整備などの理念) 動 normalize.

normalize [nɔ́ːməlaiz] 正常化する，標準化する.

normal limits (NL, n.l.) 正常限界.

normal menstrual period (NMP) 正常月経周期.

normal occlusion 正常咬合.

normal pressure (NP) 正常圧.

normal pressure hydrocephalus (NPH) 正常圧水頭症(脳脊髄液の吸収障害により脳室が拡大する状態．脳圧上昇はなく，腹腔，心房へ圧を逃すことにより神経症状の改善をみる．パーキンソニズム，痴呆(認知症)，尿失禁などを呈するが治療可能な疾患である).

normal range of motion (NR(O)M) 正常可動域.

normal reaction (NR) 正常反応.

normal retinal correspondence (NRC) 正常網膜対応(両側の網膜上の

結像が対応点で一致すること).

normal saline (NS, N/S) 生理食塩水.

normal saline solution (NSS) 生理的食塩水.

normal sinus rhythm (NSR) 正常洞調律.

normal spontaneous full term delivery (NSFTD) 正常自然満期産.

normal spontaneous vaginal delivery (NSVD) 正常自然腟分娩.

normal standard dose (NSD) 正常標準量.

normal temperature (NT) 正常体温(平熱ともいい，一般に36.2〜36.8°Cといわれる．年齢によっても変化する)，＝standard body temperature.

normal tension glaucoma 正常眼圧緑内障.

normal trichomatism 3色覚.

normo- [nɔ:mou, -mə] (正規，規定，基準，正常などの意味を表す接頭語).

normoblast [nɔ́:məblæst] 正赤芽球(正常赤血球の脱核前段階の一連の有核細胞).

normoblastosis [nɔ:moublæstóusis] 正赤芽球症.

normocapnia [nɔ:məkǽpniə] 炭酸ガス正常状態.

normochromia [nɔ:moukróumiə] 正色素性(赤血球が正常量の血色素を含有していること).

normochromic [nɔ:məkróumik] 正色素性の.

normochromic anemia 正色〔素〕性貧血(平均赤血球ヘモグロビン濃度31〜35%).

normocyte [nɔ́:məsait] 正赤血球(赤血球のヘモグロビンで，形および大きさが正常であるもの).

normocytic anemia 正球性貧血(平均赤血球容積MCV 81〜100 fL).

normocytosis [nɔ:mousaitóusis] ①正赤血球症，②血球正常〔状態〕.

normoglycemia [nɔ:mouglaisí:miə] 正常血糖.

normoglycemic [nɔ:mouglaisí:mik] 正常血糖の，＝euglycemic.

normokalemia [nɔ:moukəlí:miə] 正常カリウム血，＝normokaliemia.

normokalemic [nɔ:moukəlí:mik] 正常カリウム血の.

normoskeocytosis [nɔ:mouski:əsaitóusis] 〔核〕左方移動性白血球増加症(白血球の総数は正常範囲内).

normotensive [nɔ:məténsiv] 正常血圧性の，常圧性の.

normotensive glaucoma 正常眼圧緑内障，＝low tension glaucoma.

normothermia [nɔ:mouθə́:miə] 正常温度，正常体温，適温(細胞活動を刺激も抑制もしない体温).

normotonic [nɔ:mətánik] 普通緊張型の.

normovolemia [nɔ:mouvalí:miə] 正常循環血液量.

Norovirus [nɔ́:rəvaiərəs] ノロウイルス属(カリシウイルス科の旧ノーウォーク様ウイルス属で，ノーウォークウイルスを含む).

Northern blot analysis ノーザンブロット分析(RNAをシート状のニトロセルロースやナイロンの支持体に浸み込ませて，適当な特異的プローブによって目的の物質を検出する方法)，＝Northern method.

Northern blot technique ノーザンブロット法(特定のRNAの大きさと量とを検出する方法).

Norwalk-like viruses ノーウォーク様ウイルス属(旧称．現在では*Norovirus*と呼ばれる).

Norwalk virus ノーウォークウイルス(カリシウイルス科のウイルスで，胃腸炎の原因となる).

Norwegian scabies ノルウェー疥癬(栄養不良，免疫異常などのある場合に生ずる重症の疥癬).

NOS not otherwise specified (他に特記事項なし).

no salt added (NSA, n.s.a.) 無塩の.

nose [nóuz] 鼻(外鼻と鼻腔からなる) 形 nasal.

nosebleed [nóuzbli:d] 鼻出血，鼻血(はなぢ)，＝epistaxis.

nose mask 鼻マスク(ファイスマスクなどと同じく陽圧換気に用いる).

nosepiece [nóuzpi:s] 転換器(顕微鏡筒の下端に取り付ける器具で，数種の対物鏡を取り付け，その中心軸を回転することによって，自由に所要の対物鏡を光軸下に移動させる装置)，＝revolving nosepiece.

no significant difference (NSD) 有意差なし.

nos(o)- [nas(ou), -s(ə)] (疾病との関係を表す接頭語).

nosocomial [nasoukóuminəl] 病院の 名 nosocomium.

nosocomial infection 病院〔内〕感染，院内感染，＝hospital infection, hospital acquired infection.

nosocomial pneumonia 院内肺炎(病院内で感染する肺炎．レジオネラなどが免疫不全の患者に発症する)，＝hospital-acquire pneumonia.

nosogenic [nasədʒénik] 病因の，病原性の，＝pathogenic.

nosologic [nasəládʒik] 疾病分類学の.

nosology [nousálədʒi, na-] 疾病分類学 形 nosological.

N

nosomania [nɑsouméiniə] 疾病狂.
nosonomy [nousɑ́nəmi] 疾病分類.
nosophilia [nɑsəfíliə] 疾病親和性.
nosophobia [nɑsoufóubiə] 疾病恐怖〔症〕.
nosopoietic [nɑsoupɔiétik] 病原〔性〕の，病因の，= pathogenic.
nosotaxy [nɑ́sətæksi] 疾病分類学，= nosology.
nosotropic [nɑsətrɑ́pik] 疾病に対処する，対症療法の.
nostril [nɑ́stril] 外鼻孔，= nasal meatus.
nostrum [nɑ́strəm] 売薬，秘密薬，= quack medicine.
notal [nóutəl] 背側の，= dorsal.
notancephalia [noutənsifǽliə] 背脳症(項部披裂).
notanencephalia [noutənensifǽliə] 小脳欠損.
notch [nɑ́ʧ] 切痕，= incisura.
notching [nɑ́ʧiŋ] 陥凹，圧入.
not classified (NC) 分類なし.
not determined (ND) 決定できない.
note [nóut] ①音調，音符，②音，= sound.
note blindness 音痴，= amusia.
notencephalocele [noutenséfələsi:l] ①頭蓋背側脳脱，後脳脱出，②小脳欠損性脳水腫.
not evaluated (NE) 未評価.
not examined (NE) 未検査.
nothing paticular (NP) 特記すべきことなし.
Nothnagel syndrome ノトナーゲル症候群(中脳被蓋の腫瘍または中脳血管障害により出現する．一側または両側の動眼神経と上小脳脚の障害により動眼神経麻痺，垂直性注視麻痺，意識障害，小脳運動失調症がみられる).
notice [nóutis] 注意，告知(病名などの).
not identified (NI) 無識別.
notifiable [noutifáiəbl] 法的に報告すべき(伝染病についていう).
notifiable disease 届出疾患.
not isolated (NI) 分離せず.
not measurable (NM) 測定不可の.
not(o)- [nout(ou), -t(ə)] (背部，脊部の意味を表す接頭語).
notochord [nóutəkɔ:d] 脊索(せきさく．脊椎動物の正中背側を縦走する杆状の支持器官)，= chorda dorsalis 形 notochordal.
notochordal process 脊索突起，= head process.
notoencephaly [noutouenséfəli] 頸椎披裂(項部披裂の一つ).
not palpable (NP) 触れることが出来ない.
not performed (NP) 無実施.
not significant (NS, n.s.) 有意差なし.
not statistically significant (NSS) 統計学的有意差なし.
Nottingham health profile (NHP) ノッティンガム健康プロファイル(QOL評価指標の一つ).
not yet diagnosed (NYD) 未診断，診断未確定〔の〕.
nourishment [nʌ́riʃmənt] 栄養〔物〕，食物，= aliment.
novobiocin [nouvoubáiəsin] ノボビオシン(主としてグラム陽性菌に対して抑制作用を示す抗生物質)，= albomycin，cathomycin，cardelmycin，streptonovicin.
NO_X nitrogen oxides (窒素酸化物).
noxa [nɑ́ksə] 病毒 形 noxious.
NP ①nucleoprotein (核タンパク〔質〕)，②neuropeptide (神経ペプチド)，③nerve palsy (神経麻痺)，④normal pressure (正常圧)，⑤nonpathologic (非病理的)，⑥nothing particular (特記すべきことなし)，⑦not palpable (触れることが出来ない)，⑧not performed (無実施)，⑨nursing care plan (看護計画表)，⑩nursing procedure (看護技術).
Np neptunium (ネプツニウムの元素記号).
NPA ①near point of accommodation (調節近点)，②nonperfusion area (無灌流領域).
NPC ①nasopharyngeal carcinoma (鼻咽頭癌)，②near point of convergence (輻輳近点).
NPD no pathologic diagnosis (非病理的診断).
NPE neurogenic pulmonary edema (神経原性肺水腫).
NPH normal pressure hydrocephalus (正常圧水頭症).
NPH insulin neutral-protamin-Hagedorn insulin (NPHインスリン).
NPI neuropsychiatric inventory.
NPN non-protein nitrogen (非タンパク〔性〕窒素).
NPO, n.p.o. non per os (禁食).
NPPV noninvasive positive pressure ventilation (非侵襲的陽圧換気〔法〕).
NPV ①negative pressure ventilation (陰圧換気)，②negative predictive value (陰性的中率).
NR ①nurse (看護師)，②normal reaction (正常反応)，③no radiation (無照射)，④nutritional representative (栄養情報担当者).
NRC normal retinal correspondence (正常網膜対応).
NRDS newborn respiratory distress syndrome (新生児呼吸困難症候群).
NREM = NREM sleep.
NREM sleep nonrapid eye movement sleep (ノンレム睡眠).

N

NRI nutritional risk index (栄養学的手術危険指数).
NRN no return necessary (再来不要).
NR(O)M normal range of motion (正常可動域).
NRT nicotine replacement therapy (ニコチン代替療法).
NS ①nervous system (神経系), ②nephrotic syndrome (ネフローゼ症候群), ③nonsymptomatic (無症候性の), ④nonspecific (非特異的の).
NS, N/S normal saline (生理食塩水).
NS, n.s. not significant (有意差なし).
NSA, n.s.a. no salt added (無塩の).
NSAIDs nonsteroidal anti-inflammatory drugs (非ステロイド性抗炎症薬, エヌセイズ).
NSD ①normal standard dose (正常標準量), ②nominal standard dose (公称標準線量), ③no significant difference (有意差なし).
NSFTD normal spontaneous full term delivery (正常自然満期産).
NSM nonsmoker (非喫煙者).
NSR ①nonsystemic reaction (非全身反応), ②normal sinus rhythm (正常洞調律).
NSS ①normal saline solution (生理的食塩水), ②not statistically significant (統計学的有意差なし).
NSSQ narcolepsy symptom status questionnaire.
NST ①nutrition support team (栄養管理チーム), ②nonstress test (ノンストレステスト).
NSU nonspecific urethritis (非特異性尿道炎).
NSV nonspecific vaginitis (非特異性腟炎).
NSVD normal spontaneous vaginal delivery (正常自然腟分娩).
NT ①nasotracheal tube (経鼻気管チューブ), ②normal temperature (正常体温), ③neutralization test (中和試験).
N & T nose and throat (鼻咽頭).
NTED neonatal toxic shock syndrome-like exanthematous disease (新生児毒素性ショック症候群様発疹症).
NTG nitroglycerin (ニトログリセリン).
NTN nephrotoxic nephritis (腎毒性腎炎).
NTP normal temperature and pressure (常温正常気圧).
nu (ν, N) [njú:] ニュー(ギリシャ語アルファベットの第13字).
nubecula [nju:békju:lə] ①片雲, ②雲状浮遊物 形 nubecular.
nubecula corneae 角膜片雲, ＝nephelium.
nucha [njú:kə] 項(うなじ), ＝nape 形 nuchal.
nuchal [nú:kəl] 項部の, うなじの.
nuchal ligament 項靱帯(後頭骨と頸椎の棘突起間にある靭帯), ＝ligamentum nuchae [L].
nuchal tubercle 項結節(第7頸椎の棘突起により生ずる項の皮下隆起).
nuclear [njú:kliər] 核の.
nuclear bag fiber 核嚢線維, 核袋線維(筋紡錘に存在する核が中央部に集っている太い錘内筋線維).
nuclear cataract 核性白内障.
nuclear chain fiber 核鎖線維(筋紡錘に存在する中央部に核が一列に並んでいる細い錘内筋線維).
nuclear jaundice 核黄疸(新生児黄疸の合併症. ビリルビン脳症ともいう), ＝bilirubin encephalopathy, kernicterus.
nuclear magnetic resonance imaging (NMRI) 核磁気共鳴映像(画像)[法].
nuclear magnetic resonance scanning (NMR scanning) 核磁気共鳴走査, NMRスキャン.
nuclear medicine (NM) 核医学.
nuclear receptor 核内受容体.
nuclear spindle 核紡錘(有糸分裂紡錘体のこと), ＝mitotic spindle, fiber spindle.
nuclease [njú:klieiz] 核酸分解酵素, ヌクレアーゼ(核酸を分解して核酸塩および核酸配糖体に変え, または核酸配糖体の成分に分解する酵素).
nucleated [njú:klieitid] 有核の.
nucleation [nju:kliéiʃən] 核生成, 核発生(結晶の).
nuclei [njú:kliai] → nucleus.
nucleic acid (NA) 核酸(すべての生体細胞中にあり, 遺伝, タンパク質合成の情報伝達物質. リン酸, 糖(ペントース, デソキシペントース), および塩基(プリン, ピリミジン)からなり, モノヌクレオチドが重合した多量体).
nucleic acid amplification 核酸増幅法.
nucleiform [njú:ikli:fɔ:m] 核形の, 核状の.
nuclei of cranial nerves 脳神経核(脳幹にある脳神経の神経細胞の集団), ＝nuclei nervorum cranialium [L].
nucle(o)- [nju:kli(ou), -li(ə)] (核, 核酸を意味する接頭語).
nucleocytoplasmic [nju:kliousaitəplǽzmik] 核細胞質の.
nucleocytoplasmic ratio 核-細胞質比.
nucleofugal [nju:kliáfjugəl] 離核性の, 離心性の.
nucleoid [njú:kliɔid] ①核様の, ②核状物質(赤血球にまれにみられる核以外の物質).
nucleolar [nju:klí:ələr] 核小体の, 仁の.
nucleoli [nju:klí:əlai] → nucleolus.

nucleoliform [nju:klí:əlifɔ:m] 核小体状の.
nucleoloid [nju:klí:əlɔid] 小核様の.
nucleolonema [nju:klioulənímə] 核小体糸，＝nucleoloneme.
nucleolus [nju:klí:ələs] 核小体，仁，＝nucleolus [L] 複 nucleoli 形 nucleolar.
nucleon [njú:kliən] 核子(陽子，中性子などの重い微粒子).
nucleopetal [nju:kliápitəl] 求核性の，求心性の.
nucleoplasm [njú:kliəplæzəm] 核質，＝karyoplasm.
nucleoprotein (NP) [nju:kliouprόuti:n] 核タンパク質，ヌクレオプロテイン(核を構成するタンパク質で，核酸と塩基性タンパク質からなり，分解して，プリン塩基，ピリミジン塩基，リン酸および炭水化物を生ずる)，＝nucleoproteid.
nucleoside [njú:kliəsaid] ヌクレオシド(ペントースまたはデオキシペントースがプリン塩基またはピリミジン塩基と結合した配糖体状化合物の総称).
nucleosome [njú:kliəsoum] ヌクレオソーム(細胞核内でDNA糸がヒストン分子に巻きついてできるビーズ状の糸．11 nm の太さでこれがさらに折りたたまれて染色体糸となる．またクロマチン中のヌクレオヒストンの繰り返し単位構造をいう).
nucleostemin [nju:kliəstémin] ヌクレオステミン(癌細胞や幹細胞の増殖能の保持に必要なタンパク質．その量は細胞が分裂するに従って減少することが確かめられている).
nucleotide [njú:kliətaid] ヌクレオチド(ヌクレオシドのリン酸エステルで核酸の最小構成単位).
nucleotoxin [nju:kliətáksin] 核毒素(細胞核から得られる毒素または細胞核に作用する毒素).
nucleus [njú:kliəs] 核(①細胞核．②神経細胞の集合体．③原子核．④結晶核．⑤中心原子(錯塩の)．⑥有機化合物の環)，＝nucleus [L] 複 nuclei.
nucleus ambiguus 疑核(嚥下や発声に関係する舌咽・迷走・副神経の共通の運動性脳神経核，疑核の名称は核の境界があいまいなことに由来する)，＝nucleus ambiguus [L].
nucleus isomer 核異性体(陽子数と中性子数が等しく，全エネルギー値だけが異なる原子核の中で，比較的寿命の長いもの).
nucleus of solitary tract 孤束核(延髄にある味覚に関係する神経核)，＝nucleus tractus solitarii [L].
nucleus pulposus 髄核(椎間円板の内部で脊索の遺残物である膠様組織からなる)，＝nucleus pulposus [L].
nuclide [njú:klaid] 核種(原子核で同重体 isobar，異性核体 isomer，同位核 isotope，isodiaphere を含む).
NUD nonulcer dyspepsia (ノンアルサーディスペプシア).
nude mouse ヌードマウス，ヌー(研究用マウスで第11番染色体にマップされる劣性突然変異 *nu* のホモ接合体．先天的に胸腺を欠損するとともに無毛である動物で，胸腺免疫，T 細胞の機能不全を示すモデル動物)，＝nu.
nuisance [njú:səns] 迷惑，妨害，支障.
null [nʌ́l] ゼロ(零)，＝zero.
null cell ヌル細胞(T および B リンパ球の表面マーカーをもたないリンパ球をいう．旧語)，＝null lymphocyte.
null hypothesis 帰無仮説(有意差検定の方法論の一つ．実験，検査などで得られた結果が，全くの偶然で生じたものと同じであるという仮説．対語は「対立仮説」).
nulligravida [nʌligrǽvidə] 未妊婦.
nullipara [nəlípərə] 未経産婦 形 nulliparous.
nulliparity [nʌlipǽriti] 未経産.
number (No.) [nʌ́mbər] 数，番号.
number needed to treat (NNT) 治療必要数.
numbness [nʌ́mnis] しびれ〔感〕，麻痺，＝obdormition.
numerus digitorum (n.d.) [L] 指数弁，＝counting fingers.
nummular [nʌ́mjulər] ①連銭状の，②貨幣状の.
nummulation [nʌmjuléiʃən] 連銭形成(ルーロー形成)，＝rouleaux formation.
nunnation [nənéiʃən] 鼻声(n 音の頻発すること).
nun's murmur こま(独楽)音，ナン雑音(静脈こま音．小児や貧血患者，バセドウ病などで，鎖骨上窩で聴取される持続性の柔らかい雑音)，＝venous hum.
nuptiality [nʌpʃiǽliti] 結婚率(全人口における結婚数) 形 nuptial.
nurse (NR) [nə́:s] ①看護師，②哺乳する，③乳母，＝nursemaid，④看護.
nurse anesthetist 看護〔師〕麻酔士.
nursemaid's elbow 家婦肘(肘頭滑液包炎)，＝housemaid's elbow.
nurse practitioner (NP) ナースプラクティショナー(熟練した技術をもってプライマリーケアに関与する専門職).
nursery [nə́:səri] ①育児室(乳児を収容する場所)，②保育所，託児施設.
nurse's aide 看護助手.
nurse specialist ナーススペシャリスト(専門分野において，看護を実践する専門家).
nurses' station ナースステーション，看護師詰め所，看護師室.
nurses' training school 看護師養成

N

所．
nurse supervisor 看護師長(患者と看護従事者の管理にあたる看護師)．
nursing [nə́:siŋ] 看護，保育，授乳，哺乳．
nursing assessment 看護アセスメント(情報を集めて分析する)．
nursing assignment 看護割当て，看護指示．
nursing audit 看護監査．
nursing care 看護ケア．
nursing care plan (NP) 看護ケアプラン，看護計画．
nursing diagnosis (ND) 看護診断(明確な目的のもとで看護実践の組織化，系統化をはかる「看護過程」の重要なプロセスの一つで，一定の分類システムに基づいて看護問題を特定すること)．
nursing ethics 看護倫理．
nursing evaluation 看護評価．
nursing goal 看護目標．
nursing home 養護ホーム(入院を必要としないが，家庭では看護しきれない病人を収容し，介護する施設．個人病院)．
nursing implementation 看護の実施．
nursing intervention 看護実践．
nursing interview (NI) 看護面接．
nursing management 看護管理．
nursing model 看護モデル．
nursing plan of care 看護ケア計画(プラン)．
nursing practice (NP) ①看護実践，看護業務，②看護実習．
nursing procedure (NP) 看護手順，看護技術．
nursing process 看護プロセス，看護過程．
nursing service 看護業務，看護サービス．
nursing system 看護体制．
nutant [njú:tənt] 点頭．
nutation [nju:téiʃən] ①章動(しょうどう．一般の歳差運動の周期的部分の総称)，②点頭(不随意の点頭運動─頭を傾ける運動) 形 nutatory．
nutmeg [nʌ́tmeg] ニクズク[肉荳蔲](*Myristica fragrans* の乾燥種子) 形 nutmeggy．
nutmeg liver ニクズク肝．
nutrient [njú:triənt] 養分〔素〕，栄養素．
nutrient artery 栄養動脈(臓器自身を養う動脈)．
nutrition [nju:tríʃən] 栄養〔学〕 形 nutritional, nutritory．
nutritional [nju:tríʃənəl] 栄養の．
nutritional assessment index (NAI) 栄養評価指数．
nutritional parameter 栄養指標．
nutritional representative (NR) 栄養情報担当者．
nutritional requirement 栄養必要量(実験科学的根拠に基づいて求められたエネルギー量や栄養諸要素の量．安全率などを考慮して栄養必要量が決められる)．
nutritional risk index (NRI) 栄養学的手術危険指数．
nutrition education 栄養指導．
nutritionist [nju:tríʃənist] 管理栄養士，＝administrative dietitian．
nutrition support team (NST) 栄養管理チーム．
nutritious [nju:tríʃəs] 滋養性の，栄養になる．
nutritive [njú:tritiv] 栄養の，栄養素の．
nutritive canal 栄養管(骨に出入りする血管が通る)，＝Haversian canal, nutrient canal．
nutriture [njú:tritʃər] 栄養状態．
NV naked vision (裸眼視)．
N/V nausea and vomiting (悪心と嘔吐)．
nvCJD new variant Creutzfeldt-Jakob disease (新変異型クロイツフェルト・ヤコブ病)．
NVD nonvalvular (heart) disease (非弁膜〔心臓〕疾患)．
NVS neurological vital signs (神経性生活徴候)．
NW nasal wash (鼻洗)．
NWB nonweight bearing (免荷)．
nyctalgia [niktǽldʒiə] 夜間痛，夜痛症，＝night pain．
nyctalopia [niktəlóupiə] 夜盲症，鳥目(とりめ．網膜視細胞杆体の機能障害に基づく暗順応の遅延した状態を夜盲症という．先天性夜盲症と後天性夜盲症とに大別される)，＝night blindness．
nycterine [níktəri:n] 夜間の，曖昧な．
nyct(o)- [nikt(ou), -t(ə)] (夜，暗黒などの意味を表す接頭語)．
nyctohemeral [niktəhí:mərəl] 昼夜の．
nyctohemeral fluctuation 昼夜動揺，昼夜変動．
nyctophilia [niktəfíliə] くらやみ嗜好〔症〕，＝scotophilia．
nyctophobia [niktoufóubiə] 夜間恐怖〔症〕(夜驚症．覚醒障害でみられる)．
nycturia [niktjú:riə] 夜間多尿，夜間頻尿，＝nocturia．
NYD not yet diagnosed (未診断)．
NYHA classification New York Heart Association classification (NYHA 分類)．
nymph [nímf] サナギ，ニンフ，若虫．
nympha [nímfə] 小陰唇，＝labium minus．
nymphectomy [nimféktəmi] 小陰唇切除術．
nymphitis [nimfáitis] 小陰唇炎．
nymph(o)- [nimf(ou), -f(ə)] (小陰唇を意味する接頭語)．
nymphomania [nimfouméiniə] 女子色情症，ニンフォマニア(女性の性欲異常亢進症)．

nymphoncus [nimfáŋkəs] 小陰唇腫脹.
nymphotomy [nimfátəmi] 小陰唇切開術.
nystagmic [nistǽgmik] 眼振の.
nystagmiform [nistǽgmifɔːm] 眼振状の.
nystagmograph [nistǽgməgræf] 眼振計，眼振図.
nystagmoid [nistǽgmɔid] ①眼振様の，②偽眼振，＝pseudonystagmus.
nystagmus [nistǽgməs] 眼球振盪〔症〕，眼振(眼球の不随意的運動が左右，上下，または混合方向に反復し，一般に急速方向との，緩慢方向との部分からなる).
nystagmus test 眼振試験，＝Bárány test.
nystatin [náistətin] ナイスタチン(ポリエンマクロライド系抗生物質．抗真菌作用をもつ).
nyxis [níksis] 穿刺(外科的).
NZP nitrazepam (ニトラゼパム).

O

O ① oxygen（酸素の元素記号），② octarius（パイント），③ opening（開放），④（O株．細胞の非動株をいうときに用い，H株に対立する），⑤ oral（経口的，口の），⑥ objective（data）（客観的情報），⑦ oculus（眼）．

o– ortho-（オルト）．

O_2 ① oxygen（酸素），② both eyes（両眼の符号）．

O_3（オゾン分子の化学記号）．

OA ① oral alimentation（経口栄養），② oral appliance（歯科装置），③ osteoarthritis（変形性関節症），④ optic atrophy（視神経萎縮）．

O & A observation and assessment（観察と評価）．

OAA oxaloacetic acid（オキサロ酢酸）．

OAB overactive bladder（過活動膀胱）．

OAD occlusive arterial diseases（閉塞性動脈疾患）．

O agglutinin O凝集素（微生物の菌体抗原に特異的な凝集素）．

O antigen O抗原（グラム陰性菌の細胞壁外層に存在する抗原．菌体抗原と同義語．H抗原（鞭毛抗原）に対する語句）．

OAP oxygen at atmospheric pressure（大気圧下の酸素）．

OAS oral allergy syndrome（口腔アレルギー症候群）．

oat cell 燕麦細胞（肉腫にみられる）．

oat cell carcinoma 燕麦細胞癌（小細胞癌のうち，特に小型で細胞質の乏しい細胞よりなるもの．ホルモン分泌を起こし，異所性ホルモン産生腫瘍となることもある），＝small cell carcinoma.

oath of Hippocrates ヒポクラテスの誓い（最も古い医の倫理を説いた文．現代でも医の倫理の根源とされる）．

OB ① obstetrics（産科），② occult blood（潜血）．

ob– [əb, ɑb]（転倒，反対，前方などの意味を表す接頭語）．

obd obduce（おお（覆）え）．

obdormition [ɑbdɔ:míʃən] 無感覚，麻痺，しびれ，＝numbness.

obeliac [oubí:liæk] オベリオンの．

obelion [oubí:liən] オベリオン（頂頭孔を連結する線が矢状縫合と交差する点）．

Obermayer test オーベルマイエル試験（尿中インジカンの検出法）．

obese [oubí:s] 肥満の 名obeseness, obesity.

obesity [oubí:siti] 肥満症，肥満 形 obese.

obesity (essential) hypertension (OHT) 肥満〔本態性〕高血圧〔症〕．

obesity hypoventilation syndrome 肥満低換気症候群，＝Pickwickian syndrome.

obesity index 肥満度，肥満指数（BMIにより低体重，普通体重，肥満1〜4度に分類される）．

obesity normal tension (ONT) 肥満正常血圧者．

obesity phobia 肥満恐怖．

obex [óubeks] 閂（第四脳室下角で上衣層が付着する部が膨大した点），＝obex [L].

OBF organ blood flow（臓器血流）．

OB-GYN obstetrics and gynecology（産科・婦人科）．

object blindness 物体盲，＝apraxia.

object choice 対象選択（性的発達以前に愛慕の対象を選ぶこと）．

objective [əbʤéktiv] ① 客観的，② 対象，③ 対物レンズ．

objective data (O) 客観的情報．

objective finding 他覚的所見．

objective structured clinical examination (OSCE) 客観的臨床能力評価試験，オスキー．

objective symptom 他覚症状（診断などで観察される患者の異状所見），＝sign.

objective tinnitus 他覚的耳鳴．

object loss 対象喪失（愛するものの死など自己の心の拠りどころであるものの喪失によって起こるストレス）．

obligate [ɑ́bligeit] ① 真性の，絶対の，② 偏性の，③ 強制の（任意でないこと）．

obligate aerobic bacteria 偏性好気性細菌，＝strictly aerobic bacteria.

obligate anaerobic bacteria 偏性嫌気性細菌，＝strictly anaerobic bacteria.

oblique [oublí:k] 斜位の，斜傾，＝slanting, inclined.

oblique amputation 斜走切断，斜切法切断．

oblique astigmatism 斜乱視（主径線の方向が45°と135°に近づくもの）．

oblique fissure 斜裂（右肺の中葉と下葉の間，左肺の上葉と下葉の間の裂），＝fissura obliqua [L].

oblique fracture 斜骨折．

oblique pericardial sinus 心膜斜洞（左右の肺静脈間の心膜腔），＝sinus obliquus pericardii [L].

oblique thyroarytenoid 斜甲状披裂筋（喉頭筋の一つ），＝musculus thyreoarytenoideus obliquus [L].

oblique vein of left atrium 左心房

斜静脈(胎生期の左上大静脈の遺残物，冠状静脈洞に注ぐ)，＝vena obliqua atrii sinistri [L].

obliquity [oublíkwiti] 斜傾，斜位．

obliquus [oublíkwəs] 斜めの．

obliquus capitis superior 上頭斜筋(後頭下の筋の一つ)，＝musculus obliquus capitis superior [L].

obliquus externus abdominis 外腹斜筋(側腹壁にある3枚の筋のうち，最も浅層にある筋)，＝musculus obliquus externus abdominis [L].

obliquus internus abdominis 内腹斜筋(側腹壁にある3枚の筋のうち，中間にある筋)，＝musculus obliquus internus abdominis [L].

obliterate [əblítəreit] 閉塞(遮断)させる，除去する．

obliteration [əblitəréiʃən] ①閉塞(血管腔などの)，塞栓術，②抹殺，切除，＝extirpation，除去，③忘却(過去の経験または記憶を隠滅すること)．

obliterative [əblítərətiv] 閉塞性の．

obliterative bronchitis 閉塞性気管支炎，＝bronchitis obliterans.

oblongatal [ɑblɔŋgéitəl] 延髄の．

OBP(M) office blood pressure (measurement)(診察室血圧〔測定〕)．

OBS organic brain syndrome (器質性脳症候群)．

obscure [əbskjúər] 不明な，明らかでない，はっきりしない，わからない．

observation [ɑbzə:véiʃən] ①観察，診察，測定，観測，②所見，③観測値．

observation care unit (OCU) 観察看護部門．

observation unit (OU) 観察室(棟)．

observe [əbzə́:v] 観察する，見る，所見を述べる．

obsession [əbséʃən] 強迫〔観念〕，偏執状態 形 obsessive, obsessional.

obsessive [əbsésiv] 強迫の．

obsessive character 強迫性格(強迫傾向をもち強迫現象を生じやすい性格)．

obsessive compulsive disorder (OCD) 強迫性障害．

obsolete [ábsəli:t] 陳旧の，廃用の，すたれた．

obstacle [ábstəkl] 障害〔物〕．

obstetrical [əbstétrikəl] 産科〔学〕の，＝obstetric, obstetrical.

obstetrical binder 産科用腹帯．

obstetrical hand 産科医の手(テタニーにみられる手の型)．

obstetric forceps 産科鉗子，分娩鉗子．

obstetrician [ɑbstətríʃən] 産科医．

obstetric paralysis 分娩麻痺(分娩時に上腕神経叢が強く圧迫され，伸展されて起こる運動麻痺．上位型と下位型がある)，＝birth palsy.

obstetrics (OB) [ɑbstétriks] 産科〔学〕，＝tocologia, tocology 形 obstetric, obstetrical.

obstetrics and gynecology (OB-GYN) 産科・婦人科．

obstinate [ábstinit] 頑固な(性質または疾病についていう)．

obstipation [ɑbstipéiʃən] 便秘〔症〕，腸閉塞．

obstruct [əbstrʌ́kt] 閉塞する，遮る．

obstructed labor 停止分娩．

obstruction [əbstrʌ́kʃən] 閉塞，阻害，遮断，＝clogging，狭窄 形 obstructive.

obstructive [əbstrʌ́ktiv] 閉塞性の．

obstructive hydrocephalus 閉塞性水頭症．

obstructive jaundice 閉塞性黄疸(胆汁が十二指腸に流出しないために起こる黄疸)，＝mechanical jaundice.

obstructive lung disease (OLD) 閉塞性肺疾患．

obstructive pneumonia 閉塞性肺炎．

obstructive pulmonary disease 閉塞性肺疾患，＝obstructive lung disease.

obstructive sleep apnea syndrome (OSAS) 閉塞型睡眠時無呼吸症候群．

obstructive thrombus 閉塞性血栓．

obtund [ɑbtʌ́nd] 鈍感にする．

obturation [ɑbtjuréiʃən] 閉塞，閉鎖．

obturator [ábtjureitər] ①栓子，栓塞子，②閉鎖物(脈管，筋，膜などの)．

obturator artery 閉鎖動脈(内腸骨動脈の枝で閉鎖孔を通り内転筋群などに分布)，＝arteria obturatoria [L].

obturator canal 閉鎖管(閉鎖神経および血管を通す，寛骨の閉鎖孔にある管)．

obturator crest 閉鎖稜(恥骨結節から寛骨臼の前縁に達するもの)．

obturator externus 外閉鎖筋，＝musculus obturatorius externus [L].

obturator foramen 閉鎖孔(寛骨にあり閉鎖神経，血管が通る)，＝foramen obturatum [L].

obturator groove 閉鎖溝(恥骨にあり寛骨の閉鎖孔の一部で閉鎖膜により閉鎖神経，血管が通る閉鎖管をつくる)．

obturator hernia 閉鎖孔ヘルニア(寛骨の閉鎖孔からの腹腔内臓の脱出)．

obturator internus 内閉鎖筋，＝musculus obturatorius internus [L].

obturator nerve 閉鎖神経(腰神経叢の枝の一つで内転筋群などに分布)，＝nervus obturatorius [L].

obturator tubercle 閉鎖結節(恥骨のものは前閉鎖結節，坐骨のものは後閉鎖結節で，ともに閉鎖孔の縁の一部)．

obturator veins 閉鎖静脈，＝venae obturatoriae [L].

obtuse [əbtjú:s] ①鈍い，鈍形の，②知能の劣った，理解の遅い，＝blunt, stupid.

obtusion [əbtjú:ʒən] 病的鈍感，感覚鈍麻.

OC ①optic chiasm（視神経交叉），②ovarian cancer（卵巣癌），③oral contraceptive（経口避妊薬），④on call（待機）.

O & C onset and course（of a disease）（〔疾患の〕発症および経過）.

occasional [əkéiʒənəl] 時々の，一時的な，偶発的な，随時（臨時）の.

occipital [ɑksípitəl] 後頭骨の.

occipital artery 後頭動脈（外頸動脈の枝），＝arteria occipitalis [L].

occipital bone 後頭骨（頭蓋を構成する骨の一つで後頭をつくる），＝os occipitale [L].

occipital condyle 後頭顆（後頭骨にあり第一頸椎と関節する部位）.

occipital groove 後頭溝（後頭骨にあり後頭動脈が通る）.

occipitalization [ɑksipitəlaizéiʃən] 後頭骨環椎癒合 動 occipitalize.

occipital lobe 後頭葉（頭頂葉より後方の部分，視覚の中枢がある），＝lobus occipitalis [L].

occipital neuralgia 後頭神経痛（大，小後頭神経領域の発作性疼痛）.

occipital region 後頭部.

occipito– [ɑksipitou, -tə] （後頭骨との関係を表す接頭語）.

occipitoanterior [ɑksipitouæntí:riər] 後頭腹側位の（分娩における胎児の体位）.

occipitoatloid [ɑksipitouǽtlɔid] 後頭骨環椎の.

occipitoaxial [ɑksipitouǽksiəl] 後頭骨軸椎の，＝occipitoaxoid.

occipitobasilar [ɑksipitəbǽsilər] 後頭骨頭底の.

occipitobregmatic [ɑksipitoubregmǽtik] 後頭骨前項の.

occipitocalcarine [ɑksipitəkǽlkərain] 後頭骨鳥距の.

occipitocervical [ɑksipitousə́:vikəl] 後頭骨頸の.

occipitofacial [ɑksipitəféiʃəl] 後頭骨顔面の.

occipitofrontal [ɑksipitəfrʌ́ntəl] 後頭前頭の.

occipitofrontal diameter 後頭前頭径（鼻根から後頭骨隆起まで）.

occipitofrontalis [ɑksipitoufrʌntéilis] 後頭前頭筋，＝epicranius.

occipitomastoid [ɑksipitəmǽstɔid] 後頭乳突の.

occipitomental [ɑksipitəméntəl] 後頭骨オトガイの.

occipitoparietal [ɑksipitoupəráiətəl] 後頭骨頭頂骨の.

occipitoposterior [ɑksipitoupɑstí:riər] 後方後頭位の（分娩時胎児の位置）.

occipitotemporal [ɑksipitətémpərəl] 後頭骨側頭骨の.

occipitothalamic [ɑksipitouθəlǽmik] 後頭葉視床の.

occiput [ɑ́ksipʌt] 後頭.

occludator [əklú:dətər, ɑk-] 咬合器，＝articulator.

occlude [əklú:d, ɑk-] ①咬合する，②閉塞する，閉鎖する.

occluder [əklú:dər] ①咬合器，＝articulator，②平線咬合器，＝plane line articulator, hinge articulator，③閉塞器.

occlusal [əklú:səl, ɑk-] 咬合の，咬頭側の.

occlusal curvature 咬合彎曲.

occlusal curve 咬合曲線.

occlusal edge 咬合縁，＝occlusal margin.

occlusal imbalance 咬合の不調和.

occlusal margin 咬合縁.

occlusal pit 咬合面窩.

occlusal roentgen method 咬合撮影法.

occlusal surface 咬合面，＝masticating surface.

occlusal trauma 咬合性外傷.

occlusal view 咬合面観.

occlusion [əklú:ʒən, ɑk-] ①咬合（かみあわせ），②閉鎖，閉塞，③滅却（反対運動の）形 occlusal.

occlusive [əklú:siv, ɑk-] 閉塞性の.

occlusive arterial diseases (OAD) 閉塞性動脈疾患.

occlusive ileus 閉塞性イレウス（腸閉塞〔症〕），＝obturation ileus.

occlusive meningitis 閉鎖性髄膜炎（Magendie 孔の閉鎖を起こす小児の髄膜炎）.

occlusocervical [ɑklu:sousə́:vikəl] 咬合面歯頸側の.

occult [əkʌ́lt, ɑ́kʌlt] ①潜在性の，潜伏性の，不顕性の，微少な（視認できないほど），②超自然的な.

occult blood (OB) 潜血（肉眼的に発見されない微量の血液，検査ではじめて発見される）.

occult cancer 不顕性癌.

occupational [ɑkjupéiʃənəl] 作業の，職業の 名 occupation.

occupational cancer 職業癌.

occupational disease 職業病.

occupational health nursing 産業看護.

occupational history (OH) 職歴.

occupational therapist (OT) 作業療法士.

occupational therapy (OT) 作業療法.

occur [əkə́:r] 起こる，発症する，発生する，現れる，存在する.

occurrence [əkə́:rəns] 起こること，発

症，発生，存在．

OCD ① obsessive compulsive disorder (強迫性障害)，② osteochondritis dissecans (離断性骨軟骨炎)．

ochrometer [oukrámitər] 皮膚毛細血圧計．

ochronosis [oukrənóusis] 組織黒変症，オクロノーシス(靱帯，軟骨，表皮，結合織などが暗黒または褐色に変化する状態で，チロシンのようなフェノール系物質代謝の異常に基づくもの) 形 ochronotic.

OCR oculocephalic reflex (頭位変換眼球反射)．

octa-, oct- [aktə, akt] (8の意味を表す接頭語)．

octet [aktét] 八重項(原子の外殻においてみられる8個の電子群)．

OCU observation care unit (観察看護部門)．

ocular [ákjulər] ①眼の，②接眼鏡(接眼レンズ)．

ocular albinism 眼〔型〕白皮症．

ocular following response (OFR) 追従眼球運動．

ocular fundus (FO) 眼底．

ocular humor 眼水(眼房水，水晶体，硝子の総称)．

ocular hypertelorism 両眼隔離症(蝶形骨肥大に伴い，鼻橋の幅が広いため両眼が隔離され，眼球突出開散斜視，視神経萎縮を起こす)，＝Crouzon disease, Greig disease, hereditary craniofacial dystosis.

ocular hypertension 高眼圧症．

ocular muscles 眼筋，＝musculi bulbi [L].

ocular paralysis 眼球麻痺(眼球運動障害のこと．脳神経障害によるもの．神経接合部障害，眼筋の障害による多種の原因がある)．

ocular proptosis 眼突出．

ocular tension (OT) 眼圧．

ocular toxoplasmosis 眼トキソプラズマ症．

ocular vertigo 眼性めまい．

oculi [ákjulai] → oculus.

oculist [ákjulist] 眼科医，＝ophthalmologist.

ocul(o)- [akjul(ou), -l(ə)] (眼または接眼鏡との関係を表す接頭語)．

oculocardiac reflex 眼球心臓反射(眼球を圧迫すると，1分間5〜13心拍が減少すること)，＝Aschner reflex.

oculocephalic reflex (OCR) 頭位変換眼球反射(頸部を受動的に速やかに回旋させると，その反対方向に眼球が平行に偏倚すること．左右すべてで全くみられない時は脳幹の重度障害か，薬物(毒物)による機能低下を示唆する．人形の目反応)，＝doll's eye reflex.

oculocephalogyric reflex 眼球頭振反射(注視に際し，焦点を合わせるため，眼，頭，体などを調節すること)．

oculocerebrorenal syndrome 眼脳腎症候群(白内障，緑内障，くる病，骨軟化症，精神発達遅滞を生じ，腎不全に至るX染色体連鎖劣性遺伝症．責任遺伝子はX染色体(q24-q26)あるいは(q25)に存在する．ロー症候群)，＝Lowe syndrome.

oculocutaneous [akjuloukju:téiniəs] 眼皮膚の．

oculofacial [akjuloufėiʃəl] 眼と顔の．

oculogyration [akjuloudʒairéiʃən] 眼〔球〕運動．

oculogyric [akjuloudʒáirik] 動眼の．

oculomotor [akjuloumóutər] 眼球運動の，動脈神経の．

oculomotor nerve 動眼神経(第3脳神経，主に眼筋に分布)，＝nervus oculomotorius [L].

oculomotor nucleus 動眼神経核，＝nucleus nervus oculomotorii [L].

oculonasal [akjulounéizəl] 眼鼻の．

oculopupillary [akjuloupjú:pilәri] 瞳孔の．

oculozygomatic [akjulouzaigəmǽtik] 眼頬骨の．

oculus (O) [ákjuləs] 眼，＝eye 複 oculi.

oculus dexter (OD) [L] 右眼．

oculus laevus (OL) [L] 左眼．

oculus sinister (OS) [L] 左眼．

oculus uterque (OU) [L] 両眼．

OCV opacitas corporis vitrei (硝子体混濁)．

OD ① overdose (薬物投与過多，過量投与)，② orthostatic dysregulation (起立性調節障害)，③ oxygen demand (酸素要求量)，④ optical density (吸光度)，⑤ oculus dexter (右眼)，⑥ outside diameter (外径)．

o.d. once a day (1日1回)．

ODA occipitodextra anterior (第2前方後頭位)，＝right occiput anterior.

odaxesmus [oudæksézməs] ①生歯困難(生歯時歯肉瘙痒)，②舌咬み(てんかん発作において舌または頬内面を咬むこと)，＝odoxismus.

ODC oxygen dissociation curve (酸素解離曲線)．

odditis [oudáitis] オッディ括約筋炎．

odds ratio (OR) オッズ比，か(賭)け率．

ODG ophthalmodynamography (眼底血圧検査法)．

odontalgia [oudantǽldʒiə] 歯痛 形 odontalgic.

odontatrophia [oudantətróufiə] 歯牙萎縮，歯牙発生不全．

odontectomy [oudantéktəmi] 抜歯．

odonterism [oudántərizəm] 軋歯，咬牙．

odontexesis [oudɑntéksəsis] 歯牙清掃.
odontiasis [oudɑntáiəsis] 歯牙発生.
odontic [oudɑ́ntik] 歯牙の，歯骨の.
odontinoid [oudɑ́ntinɔid] 類歯腫，歯牙様の.
odontitis [oudɑntáitis] 歯〔骨〕炎.
odont(o)– [oudɑnt(ou), –t(ə)] (歯骨との関係を表す接頭語).
odontoblast [oudɑ́ntəblæst] 象牙質芽細胞(デンチンに隣接して歯髄外面をなす円柱形結合織細胞．造歯細胞).
odontoblastic process 象牙芽細胞突起(象牙細管の中にある象牙芽細胞の原形質突起)，＝Thome fiber.
odontoblastoma [oudɑntoublæstóumə] 象牙芽細胞腫，歯骨芽細胞腫.
odontoceramic [oudɑntəsirǽmik] 陶歯の，歯牙〔の〕陶材の.
odontoclast [oudɑ́ntəklæst] 破歯細胞.
odontodynia [oudɑntədíniə] 歯痛，＝odontalgia.
odontogenesis [oudɑntəʤénisis] 歯芽発生，歯原性，歯の形成.
odontogenic [oudɑntəʤénik] 歯原性の，歯〔性〕の.
odontogenic cyst 歯性囊胞.
odontogeny [oudɑntɑ́ʤəni] 歯芽発生.
odontoid [oudɑ́ntɔid] 歯状の，歯のような.
odontoid process 歯突起(軸椎の歯突起で，環椎と関節する).
odontolith [oudɑ́ntəliθ] 歯石，＝tartar, dental calculus.
odontolithiasis [oudɑntəliθáiəsis] 歯石形成，歯石沈着.
odontologia [oudɑntəlóuʤiə] 歯痛，＝toothache, odontalgia, odontodynia, dentalgia.
odontology [oudɑntɑ́ləʤi] 歯〔科〕学.
odontoloxia [oudɑntouláksiə] 歯列不正，＝odontoloxy.
odontolysis [oudɑntɑ́lisis] 歯質吸収.
odontoma [oudɑntóumə] 歯牙腫.
odontoneuralgia [oudɑntounju:rǽlʤiə] 歯牙神経痛.
odontonomy [oudɑntɑ́nəmi] 歯科命名法.
odontopathy [oudɑntɑ́pəθi] 歯疾患.
odontoplasty [oudɑ́ntəplæsti] 歯牙形成術.
odontosis [oudɑntóusis] 歯牙〔の〕発生，歯骨形成.
odontotheca [oudɑntəθí:kə] 歯胞，＝dental sac.
odontotomy [oudɑntɑ́təmi] 予防的歯の開削法.
odontotripsis [oudɑntətrípsis] 歯牙摩耗症.
odor [óudər] 香(におい)，香気，臭気 形 odorous.
odynacusis [oudinəkú:sis] 騒音耳痛，＝odynacousis.
–odynia [oudíniə] (疼痛の意味を表す接尾語).
odyno– [oudinou, –nə] (疼痛の意味を表す接頭語).
odynometer [oudinɑ́mitər] 痛覚計.
odynophagia [oudinouféiʤiə] 嚥下痛，＝dysphagia.
OE otitis externa (外耳炎).
oe– [i:] (この綴りで始まる語はe–の項を参照)，＝e–.
OEC olfactory ensheathing cell (嗅神経鞘細胞).
oedema [idí:mə] 水腫(全般的用法)，浮腫(外から見える部位のもの)，＝edema.
oedipism [édipizəm] エディピズム.
Oedipus complex エディプスコンプレックス(子が無意識のうちに異性の親へ愛着をもち，同性の親へ反抗心をもつ心理的傾向．フロイトによる精神分析学用語で，もとは男児について用いられた).
OEF oxygen extraction fraction (酸素摂取率).
OEG olfactory ensheathing glia (嗅神経鞘グリア細胞).
OER oxygen enhancement ratio (酸素効果比).
oersted (Oe) [ə́:sted] エルステッド(磁気抵抗の電磁単位．1電磁単位の磁位差によって1電磁単位の磁気感応束を生ずる場合の磁気抵抗をいう).
oesophag(o)– [i:sɑfəg(ou), –g(ə)] ＝esophag(o)–.
Oesophagostomum [i:sɑfəgɑ́stəməm] エソファゴストマム属(線虫の一種．哺乳類の腸管に寄生する).
O_2ext–R oxygen extraction rate (酸素抽出率).
offensive [əfénsiv] 不快な.
offensive odor 悪臭，臭気.
offensive odor substance 悪臭物質(生活環境をそこなう不快な臭いの原因である気体状物質をいう).
office blood pressure (measurement) (OBP(M)) 診察室血圧〔測定〕.
office of patient advocacy (OPA) 患者〔権利〕擁護部(機関)(患者の意向や申し立てを受け医療者側の調査・対応に結びつける部門．患者の権利を守り，医療機関内の自浄作用を担う患者相談窓口).
official [əfíʃəl] ①薬局方の，②公式の.
official formula 公定処方.
officinal [əfísinəl, ɔ(:)fəsái–] 常備薬品(薬局などに絶えず備えられてある薬品で，処方によらず販売されるもの).
officinal formula 薬局方処方(製薬会社で規定した処方).
off–pump coronary artery bypass (OPCAB) オフポンプ冠動脈バイパス術(オプキャブ．胸骨正中切開下に，人工心肺を用いず，心拍動下で行う冠動脈バイパス術)，＝off–pump CABG.
ofloxacin (OFLX) [ouflάksəsin] オフロキサシン(抗菌薬の一種).
OFLX ofloxacin (オフロキサシン).
OFR ocular following response (追従眼球運動).
OGTT oral glucose tolerance test (経口ブドウ糖負荷試験).
OH ① orthostatic hypotension (起立性低血圧)，② occupational history (職歴)，③ omni hora (o.h. 1 時間毎，毎時).
OHA oral hypoglycemic agent (経口血糖降下薬).
ohm (Ω) [óum] オーム(電気抵抗の単位で，1 ボルト(V)の電圧で 1 アンペア(A)の電流が流れる抵抗値).
ohne Hauch [G] ① 非遊走性成育(寒天培地上での無鞭毛細菌の非拡散性成育を示す)，② 細胞体凝集素(グラム陰性細菌の細胞膜の表面抗原).
OHP ① overhead projector (オーバーヘッドプロジェクター)，② oxygen under high pressure (高圧酸素療法).
OHS open heart surgery (開心術).
OHSS ovarian hyperstimulation syndrome (卵巣過剰刺激症候群).
OHT obesity (essential) hypertension (肥満〔本態性〕高血圧症).
OI ① otitis interna (内耳炎)，② opportunistic infection (日和見感染).
–oid [ɔid] (類似，様の意味を表す接尾語).
OIH ovulation–inducing hormone (排卵誘発ホルモン).
oil [ɔ́il] ① 油，脂肪油(20°C で液状をなす脂肪で，水と混合しない液体)，＝fatty oil，② 不揮発性油(植物種子から圧搾して得られる非揮発油)，＝fixed oil，③ 精油，揮発油，＝essential (volatile) oil，④ 石油，鉱油，＝liquid petroleum, mineral oil.
ointment [ɔ́intmənt] 軟膏(外用の薬剤を皮膚面に応用するための半液状の脂肪性医薬品)，＝unguentum [L].
OKN optokinetic nystagmus (視運動性眼振).
OKR optokinetic response (視運動性〔眼球〕反応).
OKT cell Ortho Kung T cell.
OL oculus laevus (左眼).
–ol [ɔ:l, oul, ɑl] (アルコールまたはフェノールを表す接尾語で，ステロイド化合物では –OH の結合を示す).
OLA occipitolaevo anterior (第 1 前方後頭位)，＝left occiput anterior.
OLD obstructive lung disease (閉塞性肺疾患).
old age assistance 高齢者介護.
old brain 旧脳(大脳皮質以外の部分(大脳髄質))，＝paleencephalon.
Oldekop medium オルデコップ培地，＝neutral red agar.
old myocardial infarction (OMI) 陳旧性心筋梗塞(発症後の経過時間による分類).
old tuberculin (OT) 旧ツベルクリン(グリセリン肉汁を用いた結核菌培養液を加熱滅菌し，その 1/10 量に濃縮したものの濾液．皮内反応が結核感染の診断に用いられる).
old world arenaviruses 旧世界アレナウイルス(アレナウイルス科のウイルス群で，リンパ球性脈絡髄膜炎ウイルス，ラッサウイルスなどが含まれる)，＝LCMV–LASV complex.
oleaginous [ouliǽʤinəs] 油性の，＝oily.
olecranon [oulékrənɑn, ouləkréi–] 肘頭，＝olecranon [L].
oleo– [ouliou, –iə] (油またはオレインとの関係を表す接頭語).
oleoresin [ouliərézin] ① 含油樹脂(精油と樹脂との不純混合物)，② エーテル抽出物(局方の脂油はメンマ [綿馬] 樹脂油)，＝oleoresina 形 oleoresinous.
oleum [óuliəm] ① 油，② 発煙硫酸(三酸化イオウを濃硫酸に溶解した液).
olfaction [ɑlfǽkʃən] 嗅覚.
olfactory [ɑlfǽktəri] 嗅覚の.
olfactory amnesia 嗅覚性健忘〔症〕.
olfactory brain 嗅脳(嗅覚の中枢となる大脳の一部)，＝smell brain, rhinencephalon.
olfactory bulb 嗅球(脳底部にある嗅索の前端のふくらんだ部分，多数の嗅神経が入る)，＝bulbus olfactorius [L].
olfactory cortex 嗅皮質.
olfactory ensheathing cell (OEC) 嗅神経鞘細胞，＝olfactory ensheathing glia.
olfactory ensheathing glia (OEG) 嗅神経鞘グリア細胞，＝olfactory ensheathing cell.
olfactory gland 嗅腺，＝Bowman gland.
olfactory groove 嗅溝(前頭葉下面の大脳溝で嗅球，嗅索をいれる)，＝olfactory sulcus.
olfactory nerves 嗅神経(第 1 脳神経，嗅覚に関係)，＝nervi olfactorii [L].
olfactory sulcus 嗅溝，＝olfactory groove.
olfactory tract 嗅索(嗅覚の伝導路の一部，嗅球から続く)，＝tractus olfactorius [L].
olfactory tubercle 嗅結節(大脳半球下面，嗅三角に続く内側・外側嗅条の間にあり嗅覚に関係(ヒトではあまり発達していない)).
olig(a)emia [ɑligí:miə] 血液減少〔症〕，乏血〔症〕(血液総量が減少する状態).
oligemic [ɑliʤí:mik] 血液減少〔症〕の，

乏血〔症〕の.
oligemic shock 乏血性ショック(出血性ショック).
olig(o)- [ɑlig(ou), -g(ə)] (寡少, 欠乏などの意味を表す接頭語).
oligoamnios [ɑligouǽmiəs] 羊水過少〔症〕, = oligohydramnios.
oligoclonal [ɑligouklóunəl] 少数クローンの.
oligocystic [ɑligəsístik] 寡嚢胞性の(数個の小嚢胞で構成される).
oligocythemia [ɑligousaiθí:miə] 赤血球減少〔症〕, = oligocytosis.
oligocytosis [ɑligousaitóusis] 赤血球過少(減少)症, = oligocythemia.
oligodactyly [ɑligədǽktili] 指(趾)不足〔症〕, 乏指(趾)〔症〕, = oligodactylia.
oligodendria [ɑligədéndriə] 希突起神経膠細胞, = oligodendroglia.
oligodendroblastoma [ɑligoudendroublæstóumə] 希(乏)突起〔神経〕膠芽腫.
oligodendrocyte [ɑligədéndrəsait] 希突起神経膠細胞, = oligodendroglia, oligoglia.
oligodendroglia [ɑligoudendrάgliə] 希突起神経膠細胞(神経膠細胞の一種で, 中枢神経系では髄鞘の形成に関係する), = oligodendrocyte, oligoglia, oligodendria.
oligodendroglioma [ɑligoudendrouglaióumə, -gli-] 希(乏)突起グリオーマ, 希(乏)突起〔神経〕膠腫(相当の大きさをもち, 輪郭の判然とした神経膠腫で, その細胞は小さく, 核は濃染し, 原形質は淡染して細胞突は欠如し, 発育中の星細胞が散在する).
oligodipsia [ɑligoudípsiə] 乏渇感症.
oligodontia [ɑligədάnʃiə] 歯数不足, = hypodontia.
oligodynamic [ɑligoudainǽmik] 極微作用の, 微量作用の.
oligodynamic action 微量作用.
oligogalactia [ɑligougəlǽkʃiə] 乳汁〔分泌〕過少〔症〕(乳汁分泌不全).
oligogene [άligəʤi:n] オリゴジーン(少数遺伝子, 主働遺伝子ともいう. 個々のメンバーが小さな効果しかもたない顕著な表現型効果をもたらす遺伝子).
oligohydramnion [ɑligouhaidrǽmniən] 羊水過少〔症〕, = oligohydrammnios.
oligohydramnios [ɑligouhaidrǽmniəs] 羊水過少〔症〕.
oligohydrosis [ɑligouhidróusis] 発汗過少〔症〕, = oligidrosis.
oligomeganephronia [ɑligoumegənifróuniə] 寡巨大糸球体症(先天性疾患の一つ. 両側腎の糸球体数が著しく少なく, 個々の糸球体は過形成を示す. 両側腎は小さい).
oligomenorrhea [ɑligoumenərí:ə] 希発月経.
oligomorphic [ɑligoumɔ́:fik] 発育不全の.
oligoptyalism [ɑligoutáiəlizəm] 乏唾液症.
oligosaccharide [ɑligəsǽkəraid] 寡糖類, 少糖類(オリゴ糖類ともいい, 広義の多糖類のうち構造が比較的簡単で, 単糖類との中間にある化合物の総称), = oligose.
oligospermia [ɑligouspə́:miə] 精液過少症(精液の量の少ないもの).
oligosynaptic [ɑligousinǽptik] 乏シナプスの, = paucisynaptic.
oligotrichia [ɑligətríkiə] 毛髪過少, = oligotrichosis.
oligotrichosis [ɑligoutrikóusis] 乏毛症, = oligotrichia.
oligotrophia [ɑligoutróufiə] 栄養不良.
oligotrophy [ɑligάtrəfi] 栄養不良, 栄養不足.
oligozoospermatism [ɑligouzouəspə́:mətizəm] 乏精子症, = oligozoospermia.
oliguria [ɑligjú:riə] 乏尿, 減尿症, 寡尿, 利尿不全(尿量の寡少なこと).
oliguric acute renal failure 乏尿性急性腎不全.
oliva [άlivə] オリーブ, = olive, olivary body, inferior olivary nucleus.
olivary [άlivəri] オリーブの, オリーブ形の.
olivary body オリーブ〔体〕(延髄の錐体外側にあるオリーブのこと), = oliva.
olivary nucleus オリーブ核(延髄のオリーブにある神経核), = nucleus olivaris [L].
olive [άliv] オリーブ(延髄錐体の外側にある楕円形の隆起部で, 内部に下オリーブ核群がある), = oliva [L].
Oliver-Cardarelli sign オリバー・カルダレリ徴候(大動脈瘤が気管と密着した時, 心臓の収縮する際, 喉頭が下行する状態), = Oliver sign.
olivifugal [ɑlivífjəgəl] オリーブから遠位の.
olivipetal [ɑlivípətəl] オリーブから近位の.
olivopontocerebellar [ɑlivəpɑntouseribélər] オリーブ橋小脳皮質の.
olivopontocerebellar atrophy オリーブ橋小脳萎縮〔症〕.
olivopontocerebellar degeneration オリーブ核橋小脳変性.
-ology [ɑləʤi] (学問の意味を表す接尾語).
OLP occipitolaevo posterior (第1後方後頭位), = left occiput posterior.
OLT occipitolaeva transversa (第1後頭横定位), = left occiput transverse.
OM ① otitis media (中耳炎), ② osteomyelitis (骨髄炎).
-oma [oumə] (腫瘍, 腫瘍状結節または

O

膨隆の意味を表す接尾語).
-omatosis [oumətousis] (腫症または腫瘍多発症の意味を表す接尾語).
omega (ω, Ω) [óumigə, oumégə] オメガ(ギリシャ語アルファベットの第24字. Ω(オーム):電気抵抗の単位を表す記号として用いられる).
omega(ω)-3 (polyunsaturated) fatty acid オメガ(ω)3系〔多価不飽和〕脂肪酸(エイコサペンタエン酸(EPA), ドコサヘキサエン酸(DHA)など).
omega(ω)-6 (polyunsaturated) fatty acid オメガ(ω)6系〔多価不飽和〕脂肪酸(リノール酸など).
omental [ouméntəl] 網の, 大網の.
omental bursa 網嚢(胃の小弯と肝臓との間にある腹膜(小網)の後方, 腹膜腔の一部), = bursa omentalis [L].
omentectomy [oumentéktəmi] 大網切除〔術〕, = omentumectomy.
omentitis [oumentáitis] 大網炎, = epiploitis.
omento- [oumentou, -tə] (大網との関係を表す接頭語).
omentofixation [oumentoufikséiʃən] 大網固定〔術〕.
omentopexy [ouméntəpeksi] 大網補填, 大網固定〔術〕, = omentofixation.
omentoplasty [ouméntəplæsti] 大網移植術.
omentorrhaphy [oumәntɔ́:rəfi] 大網縫合術.
omentulum [ouméntələm] 小網, = lesser omentum.
omentum [ouméntəm] 網(ラテン語では前掛けまたは被覆の意味で, 解剖学では腹膜の二重になった構造をいう. 特に胃と周囲の臓器の間にある薄い膜をいう).
omeprazole [ouméprəzoul] オメプラゾール(ベンズイミダゾール誘導体の消化性潰瘍治療薬. 胃酸分泌を抑制する).
OMI old myocardial infarction (陳旧性心筋梗塞).
omicron (ο, Ο) [ámәkran, əumáikrən] オミクロン(ギリシャ語アルファベットの第15字).
omitis [oumáitis] 肩甲炎.
Ommaya reservoir オマヤレサバー(キノコ型の注入ポートで, 脳脊髄液圧を測定するため脳室に挿入する).
omni hora (OH, o.h.) [L] 1時間毎, = every hour, 毎時.
omnivorous [amnívərəs] ①雑食の, ②濫読の.
om(o)- [oum(ou), -m(ə)] (肩または生(なま)の意味を表す接頭語).
omohyoid [oumouháiɔid] 肩甲舌骨筋(舌骨下筋群の一つ), = musculus omohyoideus [L].
OMPA otitis media purulenta acuta (急性化膿性中耳炎).
OMPC otitis media purulenta chronica (慢性化膿性中耳炎).
omphalectomy [amfəléktəmi] 臍切除術.
omphalelcosis [amfələlkóusis] 臍潰瘍.
omphalic [amfǽlik] 臍(へそ)の.
omphalion [amfǽliən] 臍点.
omphalitis [amfəláitis] 臍炎(臍輪部に細菌感染が起こった状態. 新生児の重大感染症).
omphal(o)- [amfəl(ou), -l(ə)] (臍または臍帯との関係を表す接頭語).
omphalocele [ámfələsi:l] 臍ヘルニア.
omphalomesenteric [amfəloumesəntérik] 臍腸間膜の, = omphalomesaraic.
omphalomesenteric duct 卵黄腸管(卵黄嚢茎が縮小, 退化したもの), = vitelline duct.
omphalophlebitis [amfəlouflibáitis] 臍静脈炎.
omphalorrhagia [amfələréiʤiə] 臍出血.
omphalorrhea [amfələrí:ə] 臍リンパ液漏.
omphalorrhexis [amfələréksis] 臍破裂.
omphalosite [ámfələsait] 臍帯栄養児, 臍帯寄生体(非対称性一卵性双生児の寄生体で, 心臓発育不全のために自生体の胎盤から血液の供給を受けて栄養を営むもの), = placental parasite, allantoidoangiopagous twin, adelphosite.
omphalospinous [amfəlouspáinəs] 臍〔腸骨〕棘の.
omphalotaxis [amfələtǽksis] 臍帯脱整復術.
omphalotomy [amfəlátəmi] 臍帯切断術.
Omsk hemorrhagic fever virus オムスク出血熱ウイルス(フラビウイルス科のウイルス).
OMV oronasal mask ventilation (口鼻マスク人工換気法).
ON ①optic nerve (視神経), ②osteonecrosis (骨壊死).
onania [ounéiniə] 不全性交(性快感絶頂の発現前に陰茎を抜き出すことで, 旧約聖書にOnanという男性が行った記録にちなむ. 手淫と同義に用いられるようになったのはやや不正確), = onanism, coitus interruptus.
onanism [óunənizəm] 自慰, オナニズム, = onania.
on call (OC) 待機.
Onchocerca [aŋkousə́:kə] オンコセルカ属(糸状虫の一種. 回旋糸状虫*O. volvulus*などを含む).
onco- [aŋkou, -kə] (医学では腫瘍の意味を表す接頭語).
oncocyte [áŋkəsait] ①膨大細胞, ②好酸性顆粒細胞.
oncocytoma [aŋkousaitóumə] オンコサ

O

イトーマ，膨大細胞腫(好酸性顆粒状の腫大した細胞質をもつ大型細胞からなる良性腫瘍．好酸性腺腫)，＝oxyphilic (cell) adenoma, oxyphilic granular cell adenoma.

oncofetal [ɑŋkoufí:təl] 腫瘍胎児性.

oncofetal antigen 胎児性癌抗原(胎生期に存在し，正常成人では消失するかごく少量しか存在せず，細胞の癌化に伴って再び出現する抗原．代表的なものとしてα-フェトプロテイン，CEA などがある).

oncogene [ɑ́ŋkəʤi:n] オンコジーン，腫瘍遺伝子，〔発〕癌遺伝子，＝transforming gene.

oncogenesis [ɑŋkəʤénisis] 腫瘍形成，発癌.

oncogenic [ɑŋkəʤénik] 腫瘍形成の，腫瘍発生の，癌〔発生〕の，＝oncogenous.

oncogenicity [ɑŋkəʤənísiti] 腫瘍原性，癌原性(腫瘍をつくる能力をいう).

oncogenic osteomalacia 腫瘍原性骨軟化症(おもに間葉系由来の良性腫瘍に合併し，低リン血症とともに骨軟化症を呈する病態).

oncogenic virus 腫瘍〔発生〕ウイルス，癌〔発生〕ウイルス，発癌ウイルス.

oncogenous [ɑŋkɑ́ʤənəs] 腫瘍形成の，腫瘍発生の，＝oncogenic.

oncology [ɑŋkɑ́ləʤi] 腫瘍学.

oncolysis [ɑŋkɑ́lisis] 腫瘍崩壊，＝oncolytic.

oncolytic [ɑŋkəlítik] 腫瘍崩壊の，＝oncolysis.

oncolytic virus 殺腫瘍ウイルス，腫瘍崩壊ウイルス.

oncosis [ɑŋkóusis] 腫瘍症.

oncotic [ɑŋkɑ́tik] 腫脹の，膨張の.

oncotic pressure コロイド浸透圧.

oncotomy [ɑŋkɑ́təmi] 腫瘍切開術.

oncotropic [ɑŋkətrɑ́pik] 腫瘍細胞親和性の，＝tumoraffin.

oneiric [ounáiərik] 夢の，＝oniric.

oneirism [ounáiərizəm] 白昼夢，夢幻せん(譫)妄，＝onirism, oneiric delirium.

oneiro- [ounaiərou, -rə] (夢の意味を表す接頭語).

oneirodynia [ounaiərədíniə] 悪夢，夢魔.

oneiroscopy [ounaiərɑ́skəpi] 夢分析診断法.

oneway layout 一元配置法(推計学で，複数の標本の母平均が等しいかどうかをみるために用いる方法).

oneway mixed lymphocyte reaction 一方向混合リンパ球反応(混合リンパ球培養において，一方の単核細胞集団をX線照射し反応性を除き抗原性のみを残し，もう一方の抗原に対する反応の強さを増殖度によりみる反応).

onlay [ɑ́nlei] アンレー(①前歯の舌面や臼歯の交合面の金属鋳造修復物．②骨の表面に用いる移植片).

on-off phenomenon オンオフ現象(パーキンソン病のL-DOPA 長期治療中に起こる副作用の一つ．急激に症状悪化が起こり30分から2時間で急に改善する現象)，＝on and off phenomenon.

onomatophobia [ɑnəmætəfóubiə] 名称恐怖〔症〕，語字恐怖症.

onomatopoiesis [ɑnəmætəpɔií:sis] ①擬声，②言語新作〔症〕(統合失調症の徴候)，＝onomatopoeia.

ON, on ①omni nocte (毎夜)，②optic nerve (視神経).

onset [ɑ́nset] 発症，発病.

ONT obesity normal tension (肥満正常血圧者).

ontogenesis [ɑntəʤénisis] ＝ontogeny.

ontogeny [ɑntɑ́ʤini] 個体発生，＝ontogenesis 形 ontogenetic, ontogenic.

onych- [ɑnik] (爪を意味する連結形).

onychalgia [ɑnikǽlʤiə] 爪痛.

onychatrophy [ɑnikǽtrəfi] 爪萎縮〔症〕，＝onychatrophia.

onychauxis [ɑnikɔ́:ksis] 巨爪〔症〕.

onychectomy [ɑnikéktəmi] 爪切除術.

onychia [ouníkiə] 爪炎.

onychitis [ɑnikáitis] ＝onychia.

onych(o)- [ɑnik(ou), -k(ə)] (爪，爪甲の意味を表す接頭語).

onychoclasis [ɑnikɑ́kləsis] 爪破傷，＝breaking of nail.

onychodystrophy [ɑnikədístrəfi] 爪ジストロフィー，爪甲栄養障害，爪異栄養〔症〕(後天的な爪甲の発育異常．爪甲の変形，変色など種々の性状を示す).

onychogryposis [ɑnikougripóusis] 爪甲鉤弯症(爪甲が厚く長くなって，指先を越えて弯曲し，凸凹で汚い黄灰色になる状態)，＝onychogryphosis.

onychoheterotopia [ɑnikouhetərooutóupiə] 爪甲異所症.

onychoid [ɑ́nikɔid] 爪状の，爪様の.

onycholysis [ɑnikɑ́lisis] 爪甲剥離症.

onychoma [ɑnikóumə] 爪腫，＝tumor of nail bed.

onychomadesis [ɑnikoumədí:sis] 爪甲脱落症，＝defluvium unguim.

onychomalacia [ɑnikouməléiʃiə] 爪軟化症，＝softening of nail.

onychomycosis [ɑnikoumaikóusis] 爪真菌症.

onychopathic [ɑnikəpǽθik] 爪疾患の.

onychopathy [ɑnikɑ́pəθi] 爪疾患.

onychophagy [ɑnikɑ́fəʤi] 爪かみ(爪をかむ習慣)，＝onychophagia.

onychophemia [ɑnikoufí:miə] 爪下出血，＝bleeding beneath nail.

onychorrhexis [ɑnikəréksis] 爪甲縦裂症(爪甲が縦の方向に割れてくる).

onychoschisis [ɑnikouskísis, -kɑ́skisis]

O

爪甲層状分裂症，＝onychoschizia.
onychoschizia [ɑnikəskíziə] 爪甲層状分裂〔症〕(爪甲の先端が層状に剥がれること．爪甲の水分保有能の急激な減少による)．
onychosis [ɑnikóusis] 爪病．
onychotillomania [ɑnikoutilouméiniə] 爪甲引抜癖．
onychotomy [ɑnikátəmi] 爪切開術．
O'nyong-nyong virus オニオニオンウイルス(ウガンダ，ケニヤ，コンゴで発見されたO'nyong-nyong熱の原因となるトガウイルス科のウイルス)．
onyx [ániks] ①爪，②角膜層間膿瘍，③シマメノウ(縞瑪瑙)．
onyxis [ɑníksis] 陥入爪，＝ingrowing of nail, onychocryptosis.
onyxitis [ɑniksáitis] 爪炎，＝whitlow, felon, onychia.
oo- [ouə] (卵の意味を表す接頭語)．
OOB out of bed (ベッド外で)．
OOC out of control (管理下外)．
oocyst [óuəsist] 嚢胞体，オーシスト(胞子原虫の嚢胞期)．
oocyte [óuəsait] 卵母細胞，オーサイト．
oogenesis [ouəʤénisis] 卵子発生，卵形(受精に備えて起こる卵子の発生，発育および形成)，＝ovogenesis 形 oogenetic, oogenic, oogenous.
oogonia [ouəgóuniə] ①卵祖細胞，②造卵器，→oogonium.
oogonium [ouəgóuniəm] ①卵祖細胞，②造卵器 複 oogonia.
oogony [ouágəni] 原卵．
ookinesis [ouəkainí:sis] 卵子分裂 形 ookinetic.
ookinete [ouəkáini:t, -kəní:t] 単相接合子，オーキネート(マラリア原虫などの胞子原虫の生活環の一部をなす細長く，運動性を示す接合子)．
oolemma [ouəlémmə] 卵黄膜，透明帯，＝zona pellucida.
oophorectomy [ouɑfəréktəmi] 卵巣摘出〔術〕，＝ovariectomy.
oophoritis [ouɑfəráitis] 卵巣炎．
oophor(o)- [ouɑfər(ou), -r(ə)] (卵巣との関係を表す接頭語)．
oophorocystectomy [ouɑfərousistéktəmi] 卵巣嚢腫切除術．
oophorocystosis [ouɑfərousistóusis] 卵巣嚢腫形成．
oophorohysterectomy [ouɑfərouhistəréktəmi] 卵巣子宮摘出〔術〕．
oophoron [ouáfərɑn] 卵巣上体，副卵巣，＝parovarium.
oophoropelliopexy [ouɑfərəpéliəpeksi] 卵巣付属器固定術．
oophoropexy [ouáfərəpeksi] 卵巣固定術．
oophoroplasty [ouáfərəplæsti] 卵巣形成術．
oophororrhaphy [ouɑfərɔ́:rəfi] 卵巣縫合術．
oophorosalpingectomy [ouɑfərousælpinʤéktəmi] 卵巣卵管摘出〔術〕，＝ovariosalpingectomy.
oophorosalpingitis [ouɑfərousælpinʤáitis] 卵巣卵管炎．
oophorostomy [ouɑfərástəmi] 卵巣開口術．
oophorotomy [ouɑfərátəmi] 卵巣切開〔術〕．
oophorrhagia [ouɑfəréiʤiə] 卵巣出血．
ooplasm [óuəplæzəm] 卵細胞質(卵子の能動性原形質)．
OOR out of room (病室外)．
ootid [óuətid] 卵細胞，オーチッド(成熟分裂を完了した卵子で，その結果オーチッド1個と極体3個が生じる)．
OP osmotic pressure (浸透圧)．
OP, O/P outpatient (外来患者)．
OP, Op. operation (手術，オペ)．
OPA office of patient advocacy (患者〔権利〕擁護部(機関))．
opacification [oupæsifikéiʃən] 不透明化，混濁化．
opacitas corporis vitrei (OCV) [L] 硝子体混濁．
opacity [oupǽsiti] 混濁，乳白度，不透明度(光線および放射線を十分に通さない性状)．
opaque [oupéik] 不透明の，＝opake.
OPC outpatient clinic (外来診療所)．
OPCAB off-pump coronary artery bypass (オフポンプ冠動脈バイパス術)．
open [óupən] 開放性の，開存性の．
open anesthesia 開放麻酔(再吸入のない方法)，＝open drop anesthesia.
open-angle glaucoma 開放〔隅〕角緑内障，＝chronic glaucoma, simple glaucoma, compensated glaucoma.
open biopsy 直視下生検．
open bite malocclusion 開咬，開放不正咬合．
open comedo 開放面皰．
open door system オープンドア方式，開放管理性 (精神病院の)．
open-ended interview 自由面接(あらかじめ質問を準備しない面接)．
open-ended question 自由質問，自由回答質問〔法〕(多肢選択法のように回答が決まっていなくて，被質問者に自由に答えさせる質問法)．
open fracture 開放骨折，＝compound fracture.
open heart surgery (OHS) 開心術．
open hospital 開放式病院(所属医以外の開業医が自由に患者を入院させて診療が許されるもの)．
opening [óupniŋ] 口，孔，開孔．
opening of external acoustic meatus 外耳孔(骨性外耳道の入り口)，

O

＝porus acusticus externus [L].

opening of internal acoustic meatus 内耳孔(側頭骨にある内耳神経と顔面神経が通る内耳道の入り口), ＝porus acusticus internus [L].

opening snap (OS) 弁開放音.

open pneumothorax 開口性気胸.

open reading frame (ORF) オープンリーディングフレーム, 翻訳可能領域.

open tuberculosis 開放性結核.

open wound 開放創, 開創.

operability [ɑpərəbíliti] 手術可能性 形 operable.

operant [ápərənt] オペラント(条件付けの際に実験者が選択した行動や特定の反応).

operate [ápəreit] ①手術する, 操作する, 作動する, ②機能する, 作用する(薬物などが).

operating [ápəreitiŋ] 手術〔のため〕の.

operating room (OR) 手術室.

operating room nurse (ORN) 手術室看護師.

operating room technician (ORT) 手術室技師.

operating table 手術台.

operation (OP, Op.) [ɑpəréiʃən] ①手術, ②操作(抽出, 試験, 証明などの), ③作動(特に薬物などの効力) 形 operative.

operative [ápərətiv] ①手術の, ②操作の, ③実動性の, 活動性の.

operator [ápəreitər] ①〔手〕術者(外科医), 執刀者, ②オペレーター(作動遺伝子 operator gene), ③技術者, ④演算子(数学).

operator gene 作動遺伝子(調節遺伝子の一種. リプレッサーの結合領域).

operculitis [oupə:kjuláitis] 弁蓋炎.

operculum [oupə́:kjuləm] ①弁蓋(大脳半球の島をおおう前頭葉, 頭頂葉, 側頭葉の一部), ②えらぶた(鰓蓋) 形 opercular, operculate, operculated.

operon [ápərɑn] オペロン(メッセンジャーRNAの生成のもととなる遺伝的機能単位. オペレーターとオペレーターによって支配される隣接する構造遺伝子あるいは遺伝子群とが結合したもの), ＝transcription unit.

ophiasis [oufáiəsis] 蛇行状脱毛.

ophritis [ɑfráitis] 眉毛炎(眉毛部の皮膚炎), ＝ophryitis.

ophryon [áfriən] 鼻上点, 眉間中点, オフリオン(眼窩上縁に沿う両耳骨を結ぶ直線の中央点), ＝supranasal point.

ophryosis [ɑfrióusis] 眉毛振戦, 眉間代.

ophthalmacrosis [ɑfθælmækróusis] 大眼症, ＝megalophthalmia, enlargement of eye.

ophthalmalgia [ɑfθælmǽlʤiə] 眼〔球〕痛, ＝opthalmodynia.

ophthalmia [ɑfθǽlmiə] 眼〔結膜〕炎, ＝ophthalmitis.

ophthalmiac [ɑfθǽlmiæk] 眼炎患者.

ophthalmia neonatorum 新生児眼炎.

ophthalmic [ɑfθǽlmik] 眼の.

ophthalmic artery 眼動脈(内頸動脈の枝, 網膜などへ分布する枝に分かれる), ＝arteria ophthalmica [L].

ophthalmic nerve 眼神経(三叉神経の第一枝), ＝nervus ophthalmicus [L].

ophthalmic solution 点眼薬.

ophthalmic vein 眼静脈, ＝vena ophthalmica [L].

ophthalmitis [ɑfθælmáitis] 眼炎, ＝ophthalmia 形 ophthalmitic.

ophthalm(o)- [ɑfθælm(ou), -m(ə)] (眼との関係を表す接頭語).

ophthalmoblenorrhea [ɑfθælmoublenərí:ə] 膿漏眼.

ophthalmocele [ɑfθǽlməsi:l] 眼球突出, ＝exophthalmos.

ophthalmocentesis [ɑfθælmousentí:sis] 眼球穿刺.

ophthalmodynamography (ODG) [ɑfθælmoudainəmágrəfi] 眼底血圧検査法.

ophthalmodynamometer [ɑfθælmoudainəmámitər] ①近点輻輳力計, ②網〔膜〕血管血圧計.

ophthalmodynamometry [ɑfθælmoudainəmámitri] 眼底血圧測定〔法〕.

ophthalmofundoscopy [ɑfθælmoufʌndáskəpi] 眼底検査〔法〕.

ophthalmolith [ɑfθǽlməliθ] 眼結石, ＝lacrimal calculus.

ophthalmologic [ɑfθælməláʤik] 眼科の, ＝dacryolith.

ophthalmology [ɑfθælmáləʤi] 眼科学.

ophthalmomalacia [ɑfθælmouməléiʃiə] 眼球軟化〔症〕.

ophthalmometer [ɑfθælmámitər] 眼球計, 眼曲率計.

ophthalmomycosis [ɑfθælmoumaikóusis] 眼糸状菌症.

ophthalmoneuritis [ɑfθælmounju:ráitis] 視神経炎.

ophthalmoneuromyelitis [ɑfθælmounju:roumaiəláitis] 視神経脊髄炎.

ophthalmopathy [ɑfθælmápəθi] 眼疾患, 眼症, ＝oculopathy.

ophthalmophacometer [ɑfθælmoufeikámitər] 眼水晶体面測度計.

ophthalmophantom [ɑfθælmoufǽntəm] 眼球模型(実習用).

ophthalmoplegia [ɑfθælmouplí:ʤiə] 眼筋麻痺 形 ophthalmoplegic.

ophthalmoplegic [ɑfθælmouplí:ʤik] 眼筋麻痺の.

ophthalmoreaction [ɑfθælmouriǽkʃən]

O

眼反応(希薄ツベルクリンまたはチフス菌液を結膜に点下すると，結膜充血の起こるときは，その病気に罹患していることの一証明法)，＝Calmette test.

ophthalmorrhexis [ɑfθælmərέksis] 眼球破裂.

ophthalmoscope [ɑfθǽlməskoup] 検眼鏡，＝retinoscope.

ophthalmoscopy [ɑfθælmάskəpi] 検眼鏡検査〔法〕.

ophthalmostatometry [ɑfθælmoustətάmitri] 眼位測定.

ophthalmotonometer [ɑfθælmoutounάmitər] 眼圧計.

ophthalmotonus [ɑfθælmoutóunəs] 眼圧(正常値は19～22 mmHg).

ophthalmovascular [ɑfθælməvǽskjulər] 眼血管の.

-opia, -opy [oupiə, əpi] (眼の不全を表す接尾語).

opiate [óupiət, -eit] アヘン薬.

opioid [óupiɔid] オピオイド(合成および内因性モルヒネ様物質の総称名).

opioid receptor オピオイド受容体.

opisthen [oupísθin] 手背部 形 opisthenar.

opisthion [oupísθiən] オピスチオン(大後頭孔の後縁が頭蓋正中線と交差する点).

opisth(o)- [oupisθ(ou), -θ(ə)] (後部，背部の意味を表す接頭語).

opisthodontia [oupisθədάnʃiə] 後退咬合.

opisthognathism [oupisθάgnəθizəm] 下顎後退〔症〕.

opisthotonos [ɑpisθάtənəs] 弓なり緊張，強直性発作(仰臥位で頭と踵を支点にして弓なりにそり返った体位を示す状態)，＝tetanus dorsalis, tetanus posticus.

opium [óupiəm] アヘン［阿片］，オピアム(オウゾク［罌粟］*Papaver somniferum*, *P. album* などの未熟果皮の裂目から滲出する汁を空気乾燥したもので，多数のアルカロイドを含有し，その主成分はモルフィン).

opium poppy アヘンケシ，＝*Papaver somniferum*.

opo- [ɑpou, -pə] (①汁の意味を表す接頭語．②顔または目を表す接頭語).

Oppenheim disease オッペンハイム病(筋緊張低下児，先天性筋無緊張症)，＝floppy infant syndrome.

Oppenheim reflex オッペンハイム反射(皮膚脊髄路の疾患において，脛骨の内側面を下方に向かい摩擦すると，足の母指が背屈する)，＝Oppenheim sign.

oppilation [ɑpiléiʃən] 便秘 形 oppilative.

opponens [əpóunənz] 対立筋(母指と小指を対立させる筋).

opponens digiti minimi 小指対立筋(小指球筋の一つ)，＝musculus opponens digiti minimi [L].

opponens pollicis 母指対立筋(手の筋，母指球筋の一つ)，＝musculus opponens pollicis [L].

opportunistic [ɑpɔ:tjunístik] 日和見〔性〕の.

opportunistic fungal infection 日和見真菌症(比較的病原性の低い真菌が易感染宿主に引き起こす感染症).

opportunistic infection (OI) 日和見感染(宿主の感染防御能が低下することによって起こる感染症をいい，原因微生物は種類や病原性を問わないが弱毒菌や非病原菌がなりやすい).

opportunistic lymphoma 日和見リンパ腫.

opportunistic pathogen 日和見病原体(通性病原体).

opposition [ɑpəzíʃen] 対立，反抗.

oppression [əpréʃən] 圧迫，苦悩，心拍 形 oppressive.

OPS outpatient surgery (外来手術，外来外科学).

opsin [άpsin] オプシン(レチニンと結合してロドプシンを合成するタンパク質)，＝rhodopsin protein.

opsinogen [ɑpsínəʤen] オプシン原，オプシノーゲン，＝opsogen, opsonogen.

opsiuria [ɑpsijú:riə] 遅尿(食後に比べて空腹時に排尿量の多い状態).

opsoclonus [ɑpsouklóuəs] オプソクローヌス，眼球クローヌス(踊る目症候群ともいわれる．稲妻様の迅速な眼球運動．予測不能な，高長幅，不規則な反復性多方向性の眼球運動．全身性ミオクローヌスとともに出現することもある)，＝opsoclonia.

opsogen [άpsəʤen] オプソニン原，＝opsinogen.

opsomania [ɑpsəméiniə] 美食狂(偏食の一種で，その患者を opsomaniac と呼ぶ).

opsomenorrhea [ɑpsəmenərí:ə] 遅発月経(卵巣機能低下による月経周期の延長で，過少月経 oligomenorrhea と区別されている).

opsonic index オプソニン指数(正常血液の食作用と被検者のそれとの比).

opsonin [άpsənin] オプソニン(補体C3やIgG，CRP など抗原や異物細胞を好中球やマクロファージなどから貪食するのを促進する物質の総称).

opsonization [ɑpsənizéiʃən] オプソニン効果，オプソニン作用(抗原や異物細胞が貪食されやすくすること).

opsonocytophagic [ɑpsənousaitəfǽʤik, -féiʤik] オプソニン食菌〔現象〕の.

opsonometry [ɑpsənάmitri] オプソニン指数法.

OPT outpatient treatment (外来患者治療).

optic [ɑ́ptik] 眼の，視覚の，光学の，＝optical.
optical [ɑ́ptikəl] 光学の，視覚の，＝optic.
optical activity 旋光度.
optical density (OD) 吸光度.
optical image 視像.
optical isomerism 光学異性(旋光性の相違が起こり，右旋性では*d*またはD，左旋性では*l*またはLで表す).
optical microscope 光学顕微鏡.
optical righting reflex 視覚正位反射(水平または熟知物体に基づき視覚により，体位の不自然性を正すこと).
optic atrophy (OA) 視神経萎縮.
optic axis 光軸，視軸，＝axis optica.
optic canal 視神経管，＝canalis opticus [L].
optic chiasm (OC) 視〔神経〕交叉(脳底部で左右の視神経が交叉する部位で，神経線維の半分が左右入れ替わる)，＝chiasma opticum [L].
optic cup 眼杯(目の発生の初期にできる2重の嚢で内方は網膜，外方は色素上皮層になる)，＝calyculus ophthalmicus.
optic disk 視神経円板(視神経乳頭のこと)，＝discus nervus optici [L]，optic papilla.
optic disc edema 〔視神経〕乳頭浮腫(頭蓋内圧亢進などによる視神経乳頭の非炎症性浮腫．継続すると視力障害をきたす).
optic groove 視溝(視神経交叉を収める蝶形骨上面の溝)，＝prechiasmatic sulcus.
optician [ɑptíʃən] ①光学器製作者，②眼鏡士.
opticianry [ɑptíʃənri] 眼科薬局(眼科用調剤，眼鏡などの眼科医の需要を取り扱う).
optic keratoplasty 視力補充角膜移植.
optic nerve (ON) 視神経(第2脳神経，視覚に関係)，＝nervus opticus [L].
optic neuritis 視神経炎，＝papillitis.
opticochiasmatic [ɑptikoukaiæzmǽtik] 視床視交叉の，＝opticochiasmic.
opticociliary [ɑptikousíliəri] 視〔神経〕毛様体の.
opticomyelitis [ɑptikoumaiəláitis] 視神経脊髄炎.
opticopupillary [ɑptikoupjú:pilɑri] 視神経乳頭の.
optic radiation 視放線(視覚伝導路の一部で，外側膝状体から出た神経線維は内包後脚で扇状に広がり，第一次皮質視覚中枢に終わる．この外側膝状体から一次皮質視覚中枢までをいう)，＝radiatio optica [L].
optics [ɑ́ptiks] 光学(光線の法則，屈折，反射および視覚との関係を研究する学問) 形 optical.
optic tract 視索(外側膝状体から後頭葉の視覚の中枢に至る神経路)，＝tractus opticus [L].
optimal [ɑ́ptiməl] 最適の.
optimal point 最適点，＝eqivalent point.
optimal proportion 至適比率(抗原と抗体が結合し複合体を形成する際の，両者の至適の比率).
optimal ratio 最適比(抗体と可溶性抗原との沈降反応で，上清中には抗原も抗体も検出できなくなる最適な点を呼ぶ).
optimeter [ɑptímitər] 屈折計，視力計，＝optometer，opsiometer.
optimum requirement (OR) 至適必要量.
optist [ɑ́ptist] 眼鏡士，＝optician.
opto- [ɑptou, -tə] (視力または光学との関係を表す接頭語).
optodynamometer [ɑptoudainəmɑ́mitər] 近点測定器，調節度計.
optoelectronics [ɑptouilektrɑ́niks] オプトエレクトロニクス(光テクノロジーと電子工学とのそれぞれの長所，利点をうまく組み合わせてできた新しい技術分野のこと).
optokinetic [ɑptoukainétik] 視〔線運〕動性の，視覚〔性〕運動の，＝optomotor.
optokinetic nystagmus (OKN) 視運動性眼振(平衡機能検査に用いる).
optokinetic response (OKR) 視運動性〔眼球〕反応.
optometer [ɑptɑ́mitər] 眼計測計，＝opsiometer，optimeter.
optometrist [ɑptɑ́mitrist] 視力検査者，眼鏡検定士(一般医師以外で視力検査を職業とする者).
optometry [ɑptɑ́mitri] 検眼，視力検査法，＝Scheiner test.
optomyometer [ɑptoumaiɑ́mitər] 眼球回転計，＝opthalmotropometer.
optotypes [ɑ́ptətaips] 視力表，＝test letters.
OPV oral poliovirus vaccine (経口ポリオウイルスワクチン).
OR ①operating room (手術室)，②oxygen requirement (酸素要求量)，③optimum requirement (至適必要量)，④odds ratio (オッズ比).
ora [ɔ́:rə] ①縁，②口，→os.
orad [ɔ́:ræd] 口の方，口縁側の.
oral (O) [ɔ́:rəl] 口の，経口的.
oral administration 経口与薬.
oral alimentation (OA) 経口栄養.
oral allergy syndrome (OAS) 口腔アレルギー症候群.
oral appliance (OA) 歯科装置.
oral care 口腔ケア(口腔清掃などによる健康の保持，QOLの向上を目的とする).
oral cavity 口腔(消化器の初部で上顎，

下顎骨で囲まれた腔), ＝cavum oris [L].
oral contraceptive (OC) 経口避妊薬.
oral examination 口頭試問.
oral feeding 経口栄養.
oral glucose tolerance test (OGTT) 経口ブドウ糖負荷試験.
oral hygiene 口腔衛生.
oral hypoglycemic agent (OHA) 経口血糖降下薬(経口糖尿病薬).
oral intake 経口摂取〔量〕.
oral poliovirus vaccine (OPV) 経口ポリオウイルスワクチン.
oral rehabilitation オーラルリハビリテーション(咬合の改良法), ＝occlusal reconstruction.
oral rehydration solution (ORS) 経口輸液剤.
oral rehydration therapy (ORT) 経口輸液療法.
oral streptococci 口腔レンサ球菌(口腔, 上気道に常在する菌群で, う蝕や細菌性心内膜炎の原因菌を含む).
oral tolerance 経口寛容(ある抗原で経口的に感作した個体に対して, 同一抗原を経口, 非経口で投与しても, 免疫学的無反応の状態のこと).
ora serrata 鋸状縁(毛様体と網膜の移行部), ＝ora serrata [L].
orbicular [ɔ:bíkjulər] ①輪筋の, ②輪状の, 円形の.
orbiculare [ɔ:bikjulá:ri, -léi-] 輪状骨(ツチ骨の長突起の一端の結節で, 胎生期には独立している).
orbicularis [ɔ:bikjulá:ris] ①輪の, ②輪筋.
orbicularis oculi 眼輪筋(表情筋の一つでまばたきに関係), ＝musculus orbicularis oculi [L].
orbicularis oculi reflex 眼輪筋反射, ＝blink reflex.
orbicularis oris 口輪筋(口の周囲をとりまく筋, くちびるを閉じる. 顔面神経の支配), ＝musculus orbicularis oris [L].
orbicularis phenomenon 眼輪筋現象, ＝orbicularis pupillary reflex.
orbicularis pupillary reflex 眼輪筋瞳孔反射(眼瞼を強制的に閉瞼させ, 眼輪筋の緊張が強まると瞳孔が縮小し, その後散大する), ＝orbicularis phenomenon, eye-closure pupil reaction, Westphal-Piltz phenomenon.
orbit [ɔ́:bit] 眼窩, ＝orbita [L] 形 orbital.
orbita [ɔ́:bitə] 眼窩, ＝orbit.
orbital [ɔ́:bitəl] 眼窩の, 軌道の.
orbital apex syndrome 眼窩先端部症候群(急性に起こる眼窩痛をきたす症候群. 上眼窩裂部の非特異的炎症により, 痛みを伴う一側眼筋麻痺, 頭痛, 顔面上部・頭皮の感覚消失(第3, 4, 6脳神経障害による)), ＝Rollet syndrome, superior orbital fissure syndrome.
orbitale [ɔ:bitéili] オルビターレ(頭蓋測定上の用語で, 眼窩の最下点をいうのであるが, 測定にはポリオンとともにFrankfort水平面を表すために利用する点) 複 orbitalia.
orbital gyrus 眼窩回(大脳回の一つ, 前頭葉下面にある).
orbitomeatal line 眼窩外耳孔線, 眼窩外耳道線.
orbitonometer [ɔ:bitənámiter] 眼窩内圧計, ＝piezometer.
orbitonometry [ɔ:bitənámitri] 眼窩内圧測定〔法〕.
orbitotomy [ɔ:bitátəmi] 眼窩切開術.
Orbivirus [ɔ:biváiərəs] オルビウイルス属(レオウイルス科の一属で, ケメロボウイルスなどが含まれる).
orcheo- [ɔ:kiou, -iə] ＝orchid(o)-.
orchialgia [ɔ:kiǽlʤiə] 精巣痛, ＝orchidalgia, orchiodynia, 睾丸痛.
orchidectomy [ɔ:kidéktəmi] 精巣摘除術, 睾丸摘除術.
orchidic [ɔ:kídik] 精巣の, 睾丸の.
orchid(o)- [ɔ:kid(ou), -d(ə)] (精巣(睾丸)との関係を表す接頭語).
orchidoepididymectomy [ɔ:kidouepididiméktəmi] 精巣精巣上体摘除術, 睾丸副睾丸摘除術.
orchidometer [ɔ:kidámitər] 精巣計測器, 睾丸計測器.
orchiectomy [ɔ:kiéktəmi] 精巣摘除術, 睾丸摘除術.
orchiepididymitis [ɔ:kiepididimáitis] 精巣精巣上体炎, 睾丸副睾丸炎.
orchi(o)- [ɔ:ki(ou), -ki(ə)] ＝orchid(o)-.
orchiocele [ɔ́:kiəsi:l] 陰嚢ヘルニア.
orchiodynia [ɔ:kiədíniə] 精巣痛, 睾丸痛.
orchiomyeloma [ɔ:kioumaiəlóumə] 精巣骨髄腫, 睾丸骨髄腫.
orchioneuralgia [ɔ:kiounju:rǽlʤiə] 精巣神経痛, 睾丸神経痛.
orchiopexy [ɔ́:kiəpeksi] 精巣固定術, 睾丸固定術.
orchioplasty [ɔ́:kiəplæsti] 精巣形成術, 睾丸形成術.
orchiorrhaphy [ɔ:kiɔ́:rəfi] 精巣縫合術, 睾丸縫合術.
orchiotomy [ɔ:kiátəmi] 精巣切開術, 睾丸切開術, ＝orchotomy.
orchis [ɔ́:kis] 精巣, 睾丸.
orchitis [ɔ:káitis] 精巣炎, 睾丸炎(急性と慢性とに区別される) 形 orchitic.
orchitolytic [ɔ:kitəlítik] 精巣〔組織〕破壊性の, 睾丸〔組織〕破壊性の.
orchitomy [ɔ:kítəmi] 精巣切開術, 睾丸切開術, ＝orchotomy, orchiotomy.

O

orchotomy [ɔ:kátəmi] ＝orchiotomy, orchitomy.
order [ɔ́:dər] ①順序，秩序，②位数，階数，③次数(化学反応の)，④目(生物分類の) 形 orderly.
ordered [ɔ́:də:d] 整った，整然とした.
ordered mechanism 定序機構.
ordered on-random off mechanism 定序オン・ランダムオフ機構(酵素反応).
orderly [ɔ́:də:li] ①オーダリ，看護士(病人の看護を担当する男性)，②順序正しい，整然たる.
ordinate [ɔ́:dineit] 縦線，縦座標，縦軸.
ordination [ɔ:dinéiʃən] 処方.
ordure [ɔ́:djuər, -ʤər] 汚物(糞便などの排泄物).
Orestes complex オレステスコンプレックス(幼児における精神の発達，対象の喪失をめぐる葛藤のあり様をいい，ギリシャ悲劇『オレスティア三部作』に関する女性精神分析家であるM. Kleinの考案に由来する).
orexia [ɔ:réksiə] 食思，食欲，＝orexis.
orexigenic [ɔ:reksiʤénik] 食欲促進の(食欲を誘発する).
orexin [ɔ:réksin] オレキシン(視床下部から単離・同定された神経ペプチド).
orexis [ɔ:réksis] ＝orexia.
ORF open reading frame (オープンリーディングフレーム，翻訳可能領域).
Orf virus オルフウイルス(ポックスウイルス科のウイルスで，ヒツジなどから感染し，伝染性膿胞性皮膚炎を起こす).
organ [ɔ́:gən] 臓器，器官.
organa [ɔ́:gənə] 器，→organon，器官，→organum.
organ blood flow (OBF) 臓器血流.
organ donation card 臓器提供意思表示カード，＝donor card.
organelle [ɔ:gənél] 機能質，小器官(単細胞生物体の分化した部分で，運動などの特殊機能を営むもの)，＝organella, cell-organ.
organic [ɔ:gǽnik] 有機の，器官の，臓器の，器質性の，生物体の.
organic brain syndrome (OBS) 器質性脳症候群(せん妄，痴呆を起こす化学的または構造的脳疾患の総称．一般的には用いられていない).
organic chemistry 有機化学.
organic compound 有機化合物.
organic impotence 器質性インポテンス.
organic murmur 器質性雑音.
organic principle 有機成分.
organic solvent 有機溶剤.
organic vertigo 器質性めまい.
organism [ɔ́:gənizəm] ①有機体，生体(生物の総称)，②生物，細菌.
organization [ɔ:gənaizéiʃən] ①組織化，器〔質〕化，②協会，編成，体制.
organize [ɔ́:gənaiz] 組織する，器官化する，構成する，有機化する.
organizer [ɔ́:gənaizər] 形成体，オルガナイザー(脊椎動物の卵が発生する際，嚢胚の原口上唇部が胚体の体制を決定し，なおそれ自身は陥入して脊索，中胚葉になり，かつ近くの外胚葉を神経に分化させる複雑な作用のある部分)，＝organizator, organization center.
organ language 器官言語(精神的苦痛を言葉で表現せずに，身体的な表現で伝えること).
organo- [ɔ:gənou, -nə] (器官または有機性の意味を表す接頭語).
organogenesis [ɔ:gənəʤénisis] 器官形成，＝organogeny.
organogenetic [ɔ:gənəʤənétik] 器官発生の，器官形成の，＝organogenic.
organogeny [ɔ:gənáʤəni] 器官形成，＝organogenesis.
organoid [ɔ́:gənɔid] ①器官様の，類臓器，②原形質類器官(ミトコンドリア，細線維，ゴルジ器，牽引圏のような不滅体をいう).
organoid tumor 奇形腫，＝teratoma.
organoleptic [ɔ:gənəléptik] 感覚刺激性の.
organoleptic test 官能検査.
organoma [ɔ:gənóumə] 臓器腫(奇形嚢腫のようなもの).
organomegaly [ɔ:gənəmégəli] 臓器巨大〔症〕，＝visceromegaly.
organomercurial [ɔ:gənoumə:kjú:riəl] 有機水銀化合物(有機性水銀剤で，mercurochrome, merthiolate, metaphenなどをいう).
organomercury [ɔ:gənoumə:kjú:ri] 有機水銀.
organon [ɔ́:gənɑn] 器 複 organa.
organophilic [ɔ:gənəfílik] 臓器親和性の，有機親和性の，＝organophil.
organotaxis [ɔ:gənətǽksis] 趨臓器性.
organotrophism [ɔ:gənoutróufizəm] 有機栄養，＝heterotrophism.
organotroph [ɔ́:gənətrɑf] 有機栄養生物，＝heterotroph.
organotropism [ɔ:gənátrəpizəm] 臓器向性，臓器親和性(ウイルスの繁殖が主として臓器で行われることで，これには単臓器向性と多臓器向性とがあり，また向汎性のこともある)，＝organotropy 形 organotropic.
organ-specific 器官特異的(特定の臓器のみに作用するホルモンなどの性質).
organ tolerance dose (OTD) 〔X線の〕臓器許容量.
organ transplantation 臓器移植.
organum [ɔ́:gənəm] 臓器，器官，＝organ 複 organa.
orgasm [ɔ́:gæzəm] 性感極期，高潮(性交

中の極致，オーガスム），＝orgasmia 形 orgastic.

oriental medicine 東洋医学(日本では漢方医学と鍼灸医学のことをいう).

orientation [ɔ:rientéiʃən] ①定位，見当識，方向づけ(外界との関係を決定すること)，②配向(化学の).

oriented [ɔ́:rientid] 方向づけられた，有向の.

oriented direction 有向距離.

Orientia [ɔ:riénʃiə] オリエンチア属(リケッチアの一属．恙虫病の原因となる *O. tsutsugamushi* 1種のみを含む).

orienting response 定位反応(身近に新しい刺激が加えられた場合，その刺激を感覚器官が感知し，刺激に反応するための一定方向の反射，反応).

orifice [ɔ́:rifəs] 口 形 orificial.

orificium [ɔ:rifíʃiəm] 口，＝orifice.

origin [ɔ́:riʤin] 起始(筋肉の)，原点，由来 形 original.

original [əríʤinəl] ①独創的な，②根源の，最初の.

ORL otorhinolaryngology (耳鼻咽喉科学).

ORN operating room nurse (手術室看護師).

ornithine [ɔ́:niθi:n] オルニチン(アルギニンから尿素を除去して得られるアミノ酸で，尿素回路の代謝中間物質).

ornithine transcarbamylase deficiency (OTC deficiency) オルニチントランスカルバミラーゼ欠損症.

Ornithodoros [ɔ:niθádərəs] カズキダニ属(回帰熱スピロヘータを伝播する)，＝relapsing fever ficks.

ornithosis [ɔ:niθóusis] トリ病(*Chlamydophila psittaci* による人獣共通感染症で，肺炎などをきたす)，＝psittacosis.

oro– [ɔ:rou, –rə] (①血清との関係を表す接頭語．②口との関係を表す接頭語)，＝orrho.

orofaciodigital syndrome (OFD syndrome) 口顔面指症候群，口指顔骨形成異常症候群(男性における致命的な遺伝症候群).

oroimmunity [ɔ:rouimjú:niti] 経口免疫，＝passive immunity.

orolingual [ɔ:roulíŋgwəl] 口唇の.

oronasal [ɔ:rounéizəl] 口鼻の.

oronasal mask ventilation (OMV) 口鼻マスク人工換気法.

oropharynx [ɔ:rəfǽriŋks] 口腔咽頭 形 oropharyngeal.

orotracheal (OT) [ɔ:rətréikiəl] 口腔から気管経由の.

orotracheal intubation 経口挿管(経口〔的〕気管内挿管).

Oroya fever オロヤ熱(*Bartonella bacilliformis* による疾患で，発熱，溶血性貧血，肝脾腫などを発症する).

orphan [ɔ́:fən] ①希少，希用，②孤児.

orphan drug 希用薬，オーファンドラッグ(患者数が少なく，薬効があっても市販になりにくい薬).

orphan virus オーファンウイルス，みなし子ウイルス(機能不明のウイルスという意味).

ORS ①orthopaedic surgery (整形外科)，②oral rehydration solution (経口輸液剤).

ORT ①orthoptist (視能訓練士)，②operating room technician (手術室技師)，③oral rehydration therapy (経口輸液療法).

orthesis [ɔ:θí:sis] 装具.

orthetics [ɔ:θétiks] 装具学，歯科矯正学，＝orthotics.

orth(o)– [ɔ:θ(ou), –θ(ə)] オルト(①真直，正規，真性，正の意味を表す接頭語．②ベンジン環に化合する物質の位置が隣接，すなわち1〜2であることを表す接頭語で，*o*–と略す).

orthochromatic [ɔ:θoukroumǽtik] 正染性の.

orthocytosis [ɔ:θousaitóusis] 成熟血球状態.

orthodentine [ɔ:θədénti:n] 真正象牙質.

orthodentist [ɔ:θədéntist] 矯正歯科医，＝orthodontist.

orthodiagraph [ɔ:θoudáiəgræf] X線実大計測装置.

orthodont [ɔ́:θədɑnt] 正常歯の.

orthodontics [ɔ:θədántiks] ①歯列矯正，②歯科矯正学，＝orthodontia.

orthodontology [ɔ:θədɑntáləʤi] 矯正歯科学.

orthodromic [ɔ:θədrámik] 順行性の，＝dromic，順方向の.

orthognathia [ɔ:θɑgnǽθiə, –θou–] ①正顎性，直顎性，②頬顎異常矯正学.

orthognathic [ɔ:θɑgneiθik, –θou–] ①真正頬顎の(頭蓋をFrankfort水平位に保つとき顔面骨格の横顔に対して上顎がほぼ垂直の関係にある状態)，②正顎指数の(頬顎指数が97.9以下のもの)，＝orthognathous.

orthograde [ɔ́:θəgreid] 直立歩行の(四足獣の横位歩行に対立していう).

Orthohepadnavirus [ɔ:θouhepǽdnəvaiərəs, –hi:pǽd–] オルトヘパドナウイルス属(ヘパドナウイルス科の一属で，B型肝炎ウイルスが含まれる).

orthokeratology [ɔ:θoukerətáləʤi] 角膜屈折矯正学.

orthokeratosis [ɔ:θoukerətóusis] 正常角化(正常表皮における無核のケラチン層の形成).

Ortho Kung T cell (OKT cell) OKT細胞(Tリンパ球のうちOKTモノクロナール抗体で検出される抗原を細胞表面にもつ細胞).

ortholiposis [ɔ:θoulipóusis, –lai–] 正常

脂肪症.

orthomelic [ɔːθəmíːlik] 四肢異常矯正の.

orthomolecular [ɔːθoumoulékjulər] 正常生体分子の(分子レベルでの最適濃度. Panling による造語).

Orthomyxoviridae [ɔːθoumiksəvíridiː] オルトミクソウイルス科(一本鎖 RNA ウイルスで, *Influenzavirus A*, *Influenzavirus B*, *Influenzavirus C*, *Thogotovirus* 属に分けられる).

orthopaedic [ɔːθəpíːdik] 整形外科の.

orthopaedic surgery (ORS) 整形外科学.

orthopedics [ɔːθəpíːdiks] 整形外科〔学〕 形 orthopedic.

orthopedist [ɔːθəpíːdist] 整形外科医.

orthopercussion [ɔːθoupəːkʌ́ʃən] 限界打診法, 閾値打診法(最も弱い打診法で, 浅い呼吸時に左中指の遠位2指節を直角に屈曲し, その先端を患者皮膚面に垂直に当てて打診板とする方法. 心臓の大きさを決めるために使用する).

orthophony [ɔːθɑ́fəni] 発声正常.

orthophoria [ɔːθoufɔ́ːriə] 眼球正位 形 orthophoric.

orthopneic [ɔːθɑpníːik] 起坐呼吸の.

orthopn(o)ea [ɔːθɑ́pniə] 坐位呼吸, 起坐呼吸 形 orthopnesc.

Orthopoxvirus [ɔ́ːθəpɑksvaiərəs] オルトポックスウイルス属(ポックスウイルス科の一属で, 痘瘡ウイルス, ワクシニアウイルス, 牛痘ウイルスなどが含まれる).

O

orthopsychiatry [ɔːθousaikáiətri] 矯正精神医学(主として精神衛生をいう).

orthoptics [ɔːθɑ́ptiks] 視能訓練学(一般に眼球運動または練習により斜視の両眼視を正常に矯正する方法) 形 orthoptic.

orthoptist (ORT) [ɔːθɑ́ptist] 視能訓練士.

orthoptoscope [ɔːθɑ́ptəskoup] 両眼視練習器.

Orthoreovirus [ɔːθəríːəvaiərəs] オルトレオウイルス属(レオウイルス科の一属).

orthoscope [ɔ́ːθəskoup] ①虹彩検視器(水層を備えて角膜屈折を中和するように工夫されたもの), ②頭蓋投影図描写器.

orthoscopic [ɔːθəskɑ́pik] 正視の, 整像の.

orthoscopy [ɔːθɑ́skəpi] ①虹彩検視法, ②正像法.

orthosis [ɔːθóusis] 整形術, 複形法 形 orthotic.

orthostatic [ɔːθəstǽtik] 直立の, 起立の.

orthostatic albuminuria 直立性アルブミン尿〔症〕.

orthostatic dysregulation (OD) 起立性調節障害(学童・思春期に多く見られるもので, 主に起立性低血圧の症状を呈する).

orthostatic hypotension (OH) 起立性低血圧(通常, 立位での頭部と足部の血圧の差は脳循環障害が起こらないように調節されているが, 血管拡張の起こる飲酒, 入浴, 発熱時, または調節そのものが不要であった長期臥床後, 無重力からの帰還後などではこの調節力は衰え, めまい, 立ちくらみ, 動悸, 失神が誘発されやすく, 起立性低血圧と呼ばれる).

orthostatic proteinuria 起立性タンパク尿(機能性タンパク尿の一つ. 起立により出現する), = orthostatic albuminuria.

orthotics [ɔːθɑ́tiks] 歯科矯正学.

orthotist [ɔ́ːθətist] 歯科矯正医.

orthotolidin [ɔːrθoutɑ́lidiːn] オルトトリジン(潜血便の検査補助として用いられた).

orthotonos [ɔːθɑ́tənəs] 真直緊張(頭部, 体幹, 四肢筋の痙攣により全身を真直に緊張した状態).

orthotopic [ɔːθətɑ́pik] ①同所性, ②正常位の(歯科用語の).

orthotopic graft 同所移植.

OS ①opening snap (僧帽弁開放音), ②osteosarcoma (骨肉腫), ③oculus sinister (左眼).

Os osmium (オスミウムの元素記号).

os [ɑ́s] ①口, = mouth, ②骨, = bone 複 ①ora, ②ossa.

OSAS obstructive sleep apnea syndrome (閉塞型睡眠時無呼吸症候群).

OSCE objective structured clinical examination (オスキー, 客観的臨床能力〔評価〕試験 ; 医学生の臨床能力を評価する試験法).

oscedo [ɑsíːdou] ①欠伸(あくび), ②アフタ, = aphtha.

oschea [ɑ́skiə] 陰嚢 形 oscheal.

oscheitis [ɑskiáitis] 陰嚢炎.

oschelephantiasis [ɑskiləfæntáiəsis] 陰嚢象皮病.

osche(o)– [ɑski(ou), –i(ə)] (陰嚢との関係を表す接頭語).

oscheocele [ɑ́skiəsiːl] 陰嚢水瘤, 陰嚢ヘルニア.

oscheohydrocele [ɑskiouháidrəsiːl] 陰嚢ヘルニア水瘤.

oscheolith [ɑ́skiəliθ] 陰嚢結石.

oscheoma [ɑskióumə] 陰嚢腫, = oscheoncus.

oscheoplasty [ɑ́skiəplæsti] 陰嚢形成術.

oschitis [ɑskáitis] 陰嚢炎, = oscheitis.

oscillation [ɑsiléiʃən] ①振動(一定量の力が, ある間隔を経て一定の値をとる変化), ②振幅 動 oscillate 形 oscillatory.

oscillatory nystagmus 振動性眼振(弱視にみられる眼振), = pseudon.

oscillo– [ɑsilou, –lə] (振動の意味を表す接頭語).

oscillograph [ousíləgræf] オシログラフ(種々の現象の時間的に変動する波形を記録する装置で，その記録をオシログラムという).
oscillometer [ɑsilámitər] 振動計，波動計，オシロメータ 形 oscillometric.
oscillometric [ɑsiləmétrik] 振動計の，オシロメータの.
oscillometry [ɑsilámitri] 振動測定法(絃電流計を利用して種々の振動，特に血液循環の振動を記録する方法).
oscillopsia [ɑsilápsiə] 動揺視(静止した周囲の世界が規則的に動いているように感じられる錯覚．視覚，眼球運動，前庭系を障害する病巣による一側や両側眼球の運動障害の結果出現する).
oscilloscope [ousíləskoup] オシロスコープ(電気信号を蛍光面上に表示して肉眼的に観察できるようにした装置)，= cathode ray oscilloscope.
oscitation [ɑsitéiʃən] あくび 動 oscitate.
osculum [áskjuləm] 排水孔.
oseltamivir phosphate リン酸オセルタミビル(インフルエンザ治療薬．商品名タミフル Tamiflu).
Osgood-Schlatter disease オズグッド・シュラッター病(脛骨粗面骨端症で，急激な骨成長の起こる小学高学年から中学生にかけて膝関節の前面の疼痛を訴える骨端症).
-osis [ousis] (①状態，病態．②真菌症の意味を表す接尾語).
Osler nodes オスラー結節(疼痛性紅斑症ともいい，急性細菌性心内膜炎にみられる指先端の疼痛性小結節)，= Osler sign, painful spots.
Osm osmole (オスモル).
osmidrosis [ɑsmidróusis] 臭汗症，= osmihidrosis, bromidrosis.
osmidrosis axillae 腋臭症，わきが.
osmiophilic [ɑzmiəfílik] 親オスミウム酸性の，オスミウム親和性の.
osmium (Os) [ázmiəm] オスミウム(金属元素で，原子番号 76，原子量 190.2，質量数 184，186～190，192).
osmo- [ɑzmou, -mə] (浸透または嗅覚の意味を表す接頭語).
osmoceptor [ázməseptər] 浸透圧受容器.
osmolality [ɑzmouléliti] 重量オスモル濃度(溶媒 1 kg に溶けている全粒子(分子，イオンなど)全モル数(総和)).
osmolar [ɑzmóulər] ①オスモルの，②浸透性の.
osmolarity [ɑzmouléːriti] 容量オスモル濃度(溶液 1 L 中の全粒子(分子，イオンなど)の全モル数(総和)).
osmole (Osm) [ázmoul] オスモル(浸透圧の標準単位．通常，1 オスモルは溶液 1 L 中の全粒子(分子，イオンなど)の全モル数(総和)が 1 mol のときの濃度).
osmometer [ɑzmámitər] ①浸透圧計，浸透計，②嗅覚計.
osmometry [ɑzmámitri] 浸透圧測定法.
osmoreceptor [ɑzmouriséptər] 浸透圧受容器(下垂体後葉抗利尿ホルモンの増減を支配する中枢神経装置).
osmoregularity [ɑzmouregjulǽriti] 浸透圧調節性.
osmoregulation [ɑzmouregjuléiʃən] 浸透圧調節.
osmoregulator [ɑzmərégjuleitər] 浸透圧調節器.
osmoregulatory [ɑzmərégjulətəri, -tɔ:ri] 浸透圧調節の.
osmose [ázmous] 浸透する，= osmosis.
osmosis [ɑzmóusis] 浸透〔現象〕(半透壁を通って液体または気体が拡散する現象で，浸透圧の作用による) 形 osmotic.
osmotic [ɑzmátik] 浸透の.
osmotic diuresis 浸透圧利尿(非吸収性浸透圧物質が尿細管内に存在することによる利尿をいう).
osmotic pressure (OP) 浸透圧(半透膜を隔てて溶液と純溶媒とが存在する場合に，純溶媒は半透膜を通して溶液中に入る傾向があり，時の経過とともに平衡状態に達する．このときの両側の圧力の差を浸透圧という).
osphresio- [ɑsfri:ziou, -iə] (嗅覚との関係を表す接頭語).
osphresis [ɑsfrí:sis] 嗅覚，= olfaction 形 osphretic.
ossa [ásə] → os.
ossal [ásəl] 骨の，骨性の.
ossein(e) [ási:in] オセイン，骨質(①動物の骨質 ostein．②膠原 collagen).
osseo- [ɑsiou, -siə] (骨との関係を表す接頭語).
osseocartilaginous [ɑsiouka:tilǽdʒinəs] 骨軟骨の.
osseointegration [ɑsiouintəgréiʃən] 骨接合(義肢を骨に接続すること).
osseosonometry [ɑsiousounámitri] 骨伝導測定法.
osseous [ásiəs] 骨の，骨性の.
osseous ankylosis 骨性強直.
osseous labyrinth 骨迷路(内耳は迷路とも呼ばれ，骨迷路と膜迷路に分けられる．骨迷路は側頭骨岩様部のなかにあり蝸牛，前庭，半規管に分けられる)，= labyrinthus osseus [L], bony labyrinth.
osseous semicircular canals 骨半規管(側頭骨の中にあり平衡覚に関係する膜半規管が入る 3 つの C 字形の骨の管)，= canales semicirculares ossei [L].
osseous tissue 骨組織(骨細胞と細胞間質(コラーゲン，カルシウムの結晶など)からなる硬い組織).
ossi- [ɑsi] (骨との関係を表す接頭語).

ossicle [ásikl] 小骨，＝ossiculum.
ossicula [asíkjulə] → ossiculum.
ossiculectomy [asikjuléktəmi] 耳小骨切除術.
ossiculoplasty [ousíkjuləplæsti] 耳小骨形成術.
ossiculotomy [asikjulátəmi] 耳小骨剥離術（鼓室小骨の癒着を剥離する手術）.
ossiculum [asíkjuləm] 小骨 複 ossicula.
ossiculum auditus 耳小骨.
ossiferous [asífərəs] 骨含有の，骨形成の.
ossific [asífik] 骨性の，骨質の.
ossification [asifikéiʃən] 骨化，化骨〔作用〕.
ossification center 骨核.
ossification of posterior longitudinal ligament (OPLL) 後縦靱帯骨化症（頸椎に好発する脊柱後縦靱帯が部分的または全体的に骨化変性を起こす疾患．東南アジア地域に多く，男性に多い．脊髄を圧迫するときは手術適応となる）.
ossification of spinal ligaments 脊椎靱帯骨化症.
ossification of yellow ligament 黄色靱帯骨化症（椎弓間距離が短縮することにより黄色靱帯がたわみ，前方突出を生じる．腰椎に多く，馬尾神経根を圧迫して下肢の症状を呈してくる）.
ossifying [ásifaiiŋ] 骨化の.
ossifying myositis 化骨性筋炎（筋組織に生じる異所性骨化を伴う炎症．外傷性化骨性筋炎，外傷後化骨などがある），＝traumatic myositis ossificans, posttraumatic ossification.
osteal [ástiəl] 骨の，骨性の，＝osseous.
ostealgia [astiǽldʒiə] 骨痛，＝ostalgia, osteodynia.
ostealleosis [astiæliόusis] 骨変態症（骨肉腫のようなもの）.
ostectomy [astéktəmi] 骨切り術，＝osteectomy.
ostein [ástein] オステイン，骨質，＝ossein(e).
osteitis [astiáitis] 骨炎，＝ostitis 形 osteitic.
ostempyesis [astəmpaií:sis] 骨化膿.
oste(o)– [asti(ou), –ti(ə)] （骨との関係を表す接頭語）.
osteoacusis [astiouəkú:sis] 骨伝導（主に頭蓋骨の機械的振動により音が内耳に伝えられること）.
osteoanagenesis [astiouænədʒénisis] 骨再生.
osteoarthritis (OA) [astiouα:θráitis] 骨関節炎，骨関節症.
osteoarthropathy [astiouα:θrápəθi] 骨関節症.
osteoarthrosis [astiouα:θróusis] 骨関節症（関節変性病）.
osteoarthrotomy [astiouα:θrátəmi] 骨関節切開術，顎関節頭切除術.
osteoblast [ástiəblæst] 骨芽細胞（間葉細胞の一つで，骨組織を形成するもの） 形 osteoblastic.
osteoblastoma [astioublæstóumə] 骨芽細胞腫.
osteocartilaginous [astiouka:tilǽdʒinəs] 骨軟骨の.
osteochondritis [astioukandráitis] 骨軟骨炎.
osteochondritis dissecans (OCD) 離断性骨軟骨炎（膝関節にしばしば起こる関節炎で，軟骨および骨の一部が離断される炎症で，解離性骨軟骨炎ともいう）.
osteochondrodystrophy [astioukandroudístrəfi] 骨軟骨形成異常〔症〕，骨軟骨ジストロフィ〔ー〕，＝chondro-osteodystrophy.
osteochondroma [astioukandróumə] 骨軟骨腫（良性ではあるが手術後再発することがある）.
osteochondrosarcoma [astioukandrousa:kóumə] 骨軟骨肉腫.
osteochondrosis [astioukandróusis] 骨軟骨症（小児の骨化点の異常を呈する疾患で，壊死または変性に続いて，骨再生または石灰化を誘発する），＝osteochondritis.
osteoclasia [astioukléiziə] 骨砕き術（非観血治療において人為的に骨折させる方法），＝osteoclasis.
osteoclast [ástiəklæst] ①破骨細胞，溶骨細胞，②砕骨器 形 osteoclastic.
osteoclast activating factor (OAF) 破骨細胞活性化因子.
osteoclastoma [astiouklæstóumə] 破骨細胞腫（骨の巨大細胞腫）.
osteocranium [astioukréiniəm] 骨化頭蓋（骨化しつつある胎児の頭蓋）.
osteocystoma [astiousaitóumə] 骨嚢腫.
osteocyte [ástiəsait] 骨細胞.
osteodentin(e) [astiədéntin] 骨様象牙質.
osteodermia [astioudə́:miə] 皮膚骨化.
osteodesmosis [astioudezmóusis] 骨靱帯形成，靱帯骨化.
osteodiastasis [astioudaiǽstəsis] 骨離開.
osteodynia [astiədíniə] 骨痛，＝ostealgia.
osteodysplasty [astioudisplǽsti, –dísplæs–] 骨異形成〔症〕，＝Melnick–Needles syndrome.
osteodystrophia [astioudistróufiə] ＝osteodystrophy.
osteodystrophy [astiədístrəfi] 骨異栄養症.
osteoectasia [astiouektéisiə] 骨肥大〔症〕.
osteoepiphysis [astiouepífisis] 骨端.
osteofibroma [astioufaibróumə] 骨線維

腫.

osteofibromatosis [ɑstioufaibroumətóusis] 骨線維腫症.

osteogen [ástiəʤən] 骨形成原(骨膜内層に存在するという).

osteogenesis [ɑstiəʤénisis] 骨形成, 骨発生, ＝osteogeny 形 osteogenetic, osteogenic, osteogenous.

osteogenesis imperfecta 骨形成不全症, 化骨不全症(遺伝子異常により, 骨・歯・強膜などの中胚葉に異常をきたす. 骨脆弱, 青色強膜, 聴力障害を三徴とする), ＝odontogenesis imperfecta, fragilitas ossium, brittle bones, osteopsathyrosis.

osteogenetic [ɑstiəʤənétik] 骨形成性の, 骨原性の, ＝osteogenic.

osteogenetic fiber 骨形成線維(骨形成層にみられる線維).

osteogenic [ɑstiəʤénik] 骨形成の.

osteogenic sarcoma 骨肉腫.

osteogenic tissue 骨発生組織.

osteogeny [ɑstiáʤəni] 骨発生, ＝osteogenesis.

osteoid [ástiɔid] 類骨の, オステオイド.

osteoid tissue 類骨組織(骨組織に類似するが石灰沈着のないもの).

osteology [ɑstiáləʤi] 骨学.

osteolysis [ɑstiálisis] 骨軟化.

osteolytic [ɑstəlítik] 骨溶解性の.

osteolytic osteosarcoma 骨融解性骨肉腫.

osteoma [ɑstióumə] 骨腫.

osteoma cutis 皮膚骨腫, ＝osteosis cutis.

osteomalacia [ɑstiouməléiʃə] 骨軟化症(主として妊婦にみられるビタミンD欠乏による骨の軟化と, その結果として現れる変形), ＝osteomalacosis 形 osteomalacial, osteomalacic.

osteomalacia lunatum 月状骨軟化症(月状骨における血流の障害から生じる無腐性骨壊死. とくに手を酷使する人に多いとされる. キーンベック病), ＝Kienböck disease.

osteomalacosis [ɑstioumæləkóusis] ＝osteomalacia.

osteomatoid [ɑstióumətɔid] 骨腫様の.

osteomatosis [ɑstioumətóusis] 骨腫症.

osteomere [ástiəmiər] 骨節, ＝osteocomma.

osteometry [ɑstiámitri] 骨計測法.

osteomyelitis (OM) [ɑstioumaiəláitis] 骨髄炎形 osteomyelitic.

osteomyelodysplasia [ɑstioumaiəloudispléiziə] 骨髄異形成症.

osteon [ástiən] オステオン, 骨単位(ハバース管をとりまくハバース層板よりなる円柱形の単位, ハバース系ともいう), ＝osteonum [L].

osteonecrosis (ON) [ɑstiounikróusis] 骨壊死〔症〕(骨の分子死).

osteopath [ástiəpæθ] 整骨医.

osteopathia [ɑstiəpǽθiə] 骨症.

osteopathic [ɑstiəpǽθik] ①整骨〔療法〕の, ②骨障害〔性〕の.

osteopathic hospital 整骨院.

osteopathic medicine 整骨医学.

osteopathy [ɑstiápəθi] ①整骨医学, オステオパチー, ②骨障害 形 osteopathic.

osteopenia [ɑstioupí:niə] オステオペニア, 骨減少〔症〕.

osteoperiostitis [ɑstiouperiɑstáitis] 骨骨膜炎.

osteopetrosis [ɑstioupitróusis] 骨化石症, 大理石骨病, ＝Albers-Schönberg disease, marble bones, osteosclerosis.

osteophage [ástioufeiʤ] 破骨細胞, ＝osteoclast.

osteophlebitis [ɑstiouflibáitis] 骨静脈炎.

osteophony [ɑstiáfəni] 骨伝導.

osteophyma [ɑstioufáimə] 骨腫.

osteophyte [ástiəfait] 骨増殖体.

osteoplastic [ɑstiəplǽstik] ①骨形成〔性〕の, ②骨形成〔術〕.

osteoplasty [ástiəplæsti] 骨形成〔術〕.

osteopoikilosis [ɑstioupɔikilóusis] 骨斑紋症(X線像において楕円形の小斑紋が多数の骨に証明される疾患), ＝osteitis condensans generalisata, osteosclerosis fragilis generalisata, osteopathia condensans disseminata.

osteopontin [ɑstiəpántin] オステオポンチン(骨の主要タンパク質).

osteoporosis [ɑstioupɔ:róusis] 骨〔多〕孔症, 骨粗鬆症 形 osteoporotic.

osteopulmonary arthropathy 骨肺性関節症(慢性胸部疾患における指端の棍棒状肥厚), ＝Marie disease.

osteoradionecrosis [ɑstioureidiounikróusis] 放射線骨壊死.

osteorrhaphy [ɑstió:rəfi] 骨縫合.

osteosarcoma (OS) [ɑstiousɑ:kóumə] 骨肉腫(悪性の骨腫瘍. 骨髄より発生するもので, 10～25歳に多い. 予後は良好).

osteosclerosis [ɑstiouskliəróusis] 骨硬化〔症〕(骨石化症), ＝osteopetrosis 形 osteosclerotic.

osteosis [ɑstióusis] ①骨症, ②骨発生.

osteosuture [ɑstiəsú:tʃər] 骨縫合〔術〕, ＝osteorrhaphy.

osteosynovitis [ɑstiousainəváitis] 骨滑膜炎.

osteosynthesis [ɑstiəsínθisis] 骨縫合, 骨接合〔術〕(骨折などにより砕けた骨片を鋼線などを用いて接合すること).

osteotome [ástiətoum] 砕骨刀, 骨刀, 骨切りのみ.

osteotomy [ɑstiátəmi] 骨切術.

osteotribe [ástioutraib] 骨掻は(爬)さじ, 骨鑢子, ＝osteotrite.

ostia [ástiə] → ostium.
ostiole [ástioul] 孔口.
ostitis [ɑstáitis] 骨炎, = osteitis.
ostium [ástiəm] 小孔, 口 複 ostia 形 ostial, ostiary.
ostium uterinum tubae 卵管子宮口(卵管膨大部から峡部を経て子宮につながる口), = ostium uterinum tubae [L].
ostomate [ástəmeit] 人工瘻造設患者(人工瘻(人工肛門, 人工膀胱など)をもつ人を意味する用語).
-ostomy [ástəmi] (瘻設置術または吻合術の意味を表す接尾語).
ostomy [ástəmi] 瘻造設術, 吻合術.
ostosis [ɑstóusis] 骨形成, 骨発生, = osteosis.
OT ① occupational therapy (作業療法), ② occupational therapist (作業療法士), ③ ocular tension (眼圧), ④ orotracheal (口腔から気管経由の).
otalgia [outǽlʤiə] 耳〔神経〕痛, = otodynia, ear-ache 形 otalgic.
OTC ① over the counter (drug) (市販薬, OTC 薬), ② oxytetracycline (オキシテトラサイクリン).
OTC deficiency ornithine transcarbamylase deficiency (オルニチントランスカルバミラーゼ欠損症).
OTD organ tolerance dose (〔X線の〕臓器許容量).
Othello syndrome オセロ症候群(配偶者の不貞に関する嫉妬妄想を中心とする症候群. Shakespeare のオセロより命名された).
otic [óutik] 耳性の.
otic ganglion 耳神経節(三叉神経の第3枝, 下顎神経にす神経節で耳下腺の分泌に関係する神経を含む), = ganglion oticum [L].
otitic [outítik] 耳炎性の.
otitis [outáitis] 耳炎 形 otitic.
otitis externa (OE) 外耳炎.
otitis interna (OI) [L] 内耳炎.
otitis media (OM) 中耳炎.
otitis media purulenta acuta (OMPA) 急性化膿性中耳炎.
otitis media purulenta chronica (OMPC) 慢性化膿性中耳炎.
ot(o)- [out(ou), -t(ə)] (耳との関係を表す接頭語).
otoacoustic emission 耳音響放射(外耳道内にて蝸牛より放射されるさまざまな音響が記録される現象).
otoconia [outoukóuniə] = statoconia [L], → otoconium.
otoconium [outoukóuniəm] オトコニアム, 耳石, 平衡砂, 聴砂, = otoconite, ear-dust, statolith 複 otoconia 形 otoconial.
otocranium [outoukréiniəm] 頭蓋骨耳部(側頭骨岩様部にある室で, 内耳を含む部分, または錐体乳突部), = otocrane 形 otocranial.
otocyst [óutəsist] ① 耳〔小〕胞(無脊椎動物の身体平衡調節器官で, 小結石が在中), = otocell, otidium, ② 胎生聴胞(無脊椎動物の).
otodynia [outoudíniə] 耳痛, = otalgia.
otoencephalitis [outouensefəláitis] 耳性脳炎.
otogenic [outəʤénik] 耳原の, = otogenous.
otolaryngology [outoulæriŋgáləʤi] 耳喉頭学, 耳鼻咽喉科学.
otolite [óutəlait] 聴石, 耳石, = otolith.
otolithiasis [outouliθáiəsis] 耳石症.
otolithic [outəlíθik] 耳石の.
otologic [outəláʤik] 耳科学の.
otology [outáləʤi] 耳学.
otomastoiditis [outoumæstɔidáitis] 耳乳突炎.
otomicrosurgery [outoumaikrousə́:ʤəri] 顕微下耳〔科〕手術.
otomucormycosis [outoumju:koumaikóusis] 粘液菌性耳炎.
otomycosis [outoumaikóusis] 耳真菌症(アスペルギルス属の糸状菌が外耳道に増殖する疾患).
otopharyngeal [outoufəríndʒiəl] 耳咽頭の.
otopharyngeal tube 耳管, = auditory tube, tuba auditiva [L].
otophone [óutəfoun] 補聴器.
otopiesis [outoupaií:sis] 中耳減圧症, 迷路高圧症.
otoplasty [óutəplæsti] 耳形成術.
otopyorrhea [outəpaiərí:ə] 耳漏.
otorhinolaryngology (ORL) [outourainoulæriŋgáləʤi] 耳鼻咽喉科学.
otorrhagia [outəréiʤiə] 耳出血.
otorrhea [outərí:ə] 耳漏(みみだれ).
otosclerosis [outouskliəróusis] 耳硬化〔症〕(アブミ骨底板周囲の骨迷路に骨吸収と骨新生による海綿状変化が生じ, アブミ骨が固着, 進行性の難聴をきたす).
otoscope [óutəskoup] 耳鏡, 耳聴管.
otosteal [outástiəl] 耳骨の.
otosteon [outástiən] ① 耳小骨(聴塵よりは大きい結石), ② 耳結石.
ototomy [outátəmi] ① 耳解剖, ② 鼓膜切開術.
ototoxic [outətáksik] 耳毒性の.
ototoxicity [outətaksísiti] 耳毒性.
OU ① oculus uterque (両眼), ② observation unit (観察室(棟)).
Ouchterlony technique オクタロニー法(抗原または抗体を検出するために, 寒天ゲル内で抗原抗体反応を行わせ, 沈降線の形成の有無や位置によって判定する方法. オクタロニー二重免疫拡散法), = double immunodiffusion.
Oudin technique ウーダン法(抗血清

O

を含む寒天を試験管内につくり，抗原溶液を重層する．最適比のところに円板状の沈降物を形成する)，＝simple immunodiffusion.

oula [ú(:)lə] 歯肉，＝ula.

oulectomy [u:léktəmi] 歯肉切開術，＝ulectomy.

oulitis [u:láitis] 歯肉炎，＝ulitis, gingivitis.

oulonitis [u:lounáitis] 歯髄炎，＝pulpitis, endodontitis.

oulorrhagia [u:louréiʤiə] 歯肉出血，＝gingival bleeding.

ounce (oz) [áuns] オンス(重量単位で，記号は ℥．常用オンスは，1ポンドの1/16，または28.3495 g).

-ous [əs] (原子価の低いほうの元素の名につく接尾語).

out- [aut] (外の意味を表す接頭語).

outbred [áutbred] 非近交系，非近交動物，＝noninbred.

outbreeding [áutbri:diŋ] 異系交配.

outcome [áutkʌm] ①転帰，予後，②成果，結果，成績.

outcrop [áutkrɑp] ①露歯(歯のエナメル線が歯肉から露出すること)，②露頭，＝basset.

outer [áutər] 外の，外面の，外部の.

outer canthus 外眥(側頭側眼角).

outer hamstring 外側膝腱(大腿二頭筋の腱).

outer membrane 外膜.

outflow [áutflou] ①拍出量，②流出.

out knee 内反膝(O脚)，＝genu varum, bowleg.

outlier [áutlaiər] 脱落者(臨床試験での).

out of bed (OOB) ベッド外で.

out of control (OOC) 管理下外(管理解除の，対象外の).

out of room (OOR) 病室外.

outpatient (OP, O/P) [áutpeiʃənt] 外来患者.

outpatient clinic (OPC) 外来診療所.

outpatient dispensing 外来患者用調剤.

outpatient service 外来診療.

outpatient surgery (OPS) 外来手術，外来外科学.

outpatient treatment (OPT) 外来患者治療.

output [áutput] ①拍出量(心臓から拍出される血液量)，②出力(発電機などの出すエネルギー).

outside diameter (OD, O.D.) 外径.

ov ovum (卵).

ova [óuvə] → ovum.

oval [óuvəl] 卵形の，卵円の，卵形線.

oval amputation 卵円状切断.

ovalbumin (OVA) [ouvælbjú:min] オボアルブミン，卵白アルブミン(卵白にある主要糖タンパク質の一つで，分子量は45,000).

ovale malaria 卵形マラリア.

ovalocyte [ouvæləsait] 楕円赤血球，卵形赤血球(楕円形の形態を示す赤血球)，＝elliptocyte 形 ovalocytal, elliptocytal.

ovalocytosis [ouvəlousaitóusis] 卵形赤血球症，楕円赤血球症(赤血球膜の分子異常で起こる．末梢血の赤血球の半数以上が楕円赤血球である)，＝elliptocytosis 形 ovalocytotic, elliptocytic.

oval window 卵円窓(前庭窓のこと)，＝fenestra ovalis.

ovarial [ouvéəriəl] 卵巣の.

ovarialgia [ouveəriælʤiə] 卵巣痛，＝ovaralgia.

ovarian [ouvéəriən] 卵巣の.

ovarian amenorrhea 卵巣性無月経(卵巣の機能障害による．無排卵のため月経の発来がない).

ovarian artery 卵巣動脈(腹大動脈の枝)，＝arteria ovarica [L].

ovarian cancer (OC) 卵巣癌.

ovarian cycle 卵巣周期.

ovarian cyst 卵巣嚢胞.

ovarian fimbria 卵巣采.

ovarian follicle 卵胞，卵巣濾胞(卵細胞とそれを取り巻く多くの細胞よりなる)，＝folliculus ovarii.

ovarian hormone 卵巣ホルモン(成熟婦人の卵巣から分泌される女性ホルモンで，卵胞液中に常在するエストロン oestrone と，黄体からのプロゲステロン progesterone との2種に大別されている)，＝female hormone, estrin.

ovarian hyperstimulation syndrome (OHSS) 卵巣過剰刺激症候群(排卵誘発により，多数の卵胞が発育，排卵し黄体化することにより，卵巣腫大，腹水や胸水の貯留，血液電解質バランスの異常，循環血液量の減少と血液濃縮，乏尿などの多彩な病状を呈する).

ovarian vein 卵巣静脈(右は下大静脈に，左は腎静脈に注ぐ)，＝vena ovarica [L].

ovariectomy [ouveəriéktəmi] 卵巣摘出，＝oophorectomy.

ovari(o)- [ouveəri(ou), -i(ə)] (卵巣との関係を表す接頭語).

ovariocele [ouvéəriəsi:l] 卵巣ヘルニア.

ovariocentesis [ouveəriousentí:sis] 卵巣穿刺.

ovariocyesis [ouveəriousaií:sis] 卵巣妊娠.

ovariogenic [ouveəriəʤénik] 卵巣原性の.

ovariohysterectomy [ouveəriouhistəréktəmi] 卵巣子宮切除術，＝oophorohysterectomy.

ovariorrhexis [ouveəriəréksis] 卵巣破裂.

ovariosalpingectomy [ouveəriəsælpinʤéktəmi] 卵巣卵管摘出〔術〕.

ovariostomy [ouveəriɑ́stəmi] 卵巣開口術, ＝oophorostomy.
ovariotomy [ouveəriɑ́təmi] 卵巣切開〔術〕.
ovaritis [ouvəráitis] 卵巣炎, ＝oophoritis, oothecitis.
ovarium [ouvéəriəm] 卵巣, ＝oophoron.
ovary [óuvəri] 卵巣(卵子が形成される女性生殖腺), ＝ovarium [L] 形 ovarian.
overactive bladder (OAB) 過活動膀胱(尿意切迫感と頻尿の2つの症状をもつものをいう), ＝overactive bladder syndrome.
overactive bladder syndrome 過活動膀胱症候群(頻尿, 尿意切迫をきたす).
overbite [óuvə:bait] オーバーバイト, 過蓋咬合(垂直〔的〕被蓋).
overclosure [ouvə:klóuʒər] オーバークロージャー(咬合の高さの低下).
overcompensation [ouvə:kɑnpənséiʃən] 代償過度, 過剰補償量(薬または放射線の).
overconvergence [ouvə:kɑ́nvə:ʤəns] 超収束.
overdenture [ouvə:dénʧər] オーバーデンチャー(義歯床で歯根を破った総義歯), ＝overlay denture.
overdetermination [ouvə:ditə:minéiʃən] 多連想症(精神分析の).
overdominance [ouvə:dɑ́minəns] 超優性(ヘテロ接合体が両方のホモ接合体よりも適応がすぐれていて生存度が高い場合).
overdosage [ouvə:dóusiʤ] 過量(放射線または薬の), 過量投与.
overdose (OD) [ouvə:dóus] 薬物投与過多, 過量投与.
overdrive suppression オーバードライブサプレッション(自動能よりも早い周期が一定期間ペーシングを行い, 停止すると, 直後に自動能興奮が抑制される現象. 洞機能不全症の診断に使われる).
overeruption [ouvərʌ́pʃən] 挺出(歯の), 過萌出, 高位咬合.
overflow wave 過剰波(主峰と重拍波との中間にある動脈波の下降脚の部分).
overhead projector (OHP) オーバーヘッドプロジェクター, ＝epidiascope.
overhydration [ouvə:haidréiʃən] 過水〔症〕, 水分過剰, ＝hyperhydration.
overjet [óuvərʤet] オーバージェット, 上歯突出, ＝horizontal overbite, vertical overlap.
overlap [óuvə:læp] オーバーラップ, 折り重ね, 被蓋.
overlapping gene オーバーラップ遺伝子(DNA上で遺伝情報が部分的に重なり合う状態を指す).
overlap syndrome オーバーラップ症候群, 重複症候群(それぞれの診断基準を満たした2つ以上の膠原病が重複した病態をいう. 一人の患者で強皮症と全身性エリテマトーデスを有するなど).
overlearning [óuvə:lə:niŋ] 過剰学習(記憶心理学).
overload [óuvə:loud] 過負荷(前負荷, または後負荷の).
over-medicated nasal cavity 点鼻薬乱用(鼻粘膜の失調状態をきたす).
over riding ① 騎乗の, ② 骨折端交叉(骨折の骨片端が重なり合うこと).
overstimulation [ouvə:stimjuléiʃən] 刺激過度, 過刺激.
overstrain [óuvə:strein] 過労.
overt [ouvə́:t, óuvə:t] 顕性の.
over the counter (drug) (OTC) 市販薬, OTC薬.
overtoe [óuvə:tou] 内反母趾(第1足指が重なり合う内反指).
overuse [ouvə:jú:z] 過用.
overvoltage [ouvə:vóultiʤ] 過電圧.
overweight [óuvə:weit] 過体重(同一身長での比較において体重が基準より重いものをさす. 体脂肪量の多い肥満 obesity と区別して用いる).
ovi [óuvai] 卵の(ovum の第2格).
ovi- [ouvi] (卵, 卵子との関係を表す接頭語).
ovicide [óuvisaid] 殺卵剤.
oviducal [ouvidjú:kəl] 卵管の.
oviduct [óuvidʌkt] 卵管, 輸卵管, ＝uterine tube.
oviductal [ouvidʌ́ktəl] 卵管の, ＝oviducal.
oviferous [ouvífərəs] 卵子発生の.
oviform [óuvifɔ:m] ①卵形, 卵円形, ②卵〔円〕形の.
ovigenesis [ouviʤénisis] 卵子発生, ＝oogenesis.
ovigenetic [ouviʤénik] 卵子発生の, ＝ovigenic, ovigenous.
ovigenous [ouvíʤənəs] 卵子形成の, ＝ovigenetic, ovigenic, oogenous, oogenic, oogenetic.
ovigerous [ouvíʤərəs] 輸卵の(卵を運ぶ).
ovine smallpox 羊痘, ＝ovinia.
ovo- [ouvou, -və] ＝ovi-.
ovocyte [óuvəsait] 卵母細胞, ＝oocyte.
ovogenesis [ouvəʤénisis] 卵形成, ＝oogenesis.
ovoid [óuvɔid] 卵円形の, 卵形の.
ovoplasm [óuvəplæzəm] 卵子原形質, ＝ooplasm.
ovosiston [ouvousístən] オボシストン(経口避妊薬).
ovotestis [ouvətéstis] 卵精巣, 両性腺(卵巣と精巣とが併存する半陰陽).
ovula [óuvjulə, ɑ́v-] → ovulum 形 ovular.
ovular [óuvjulər] 卵子の.
ovular transmigration 卵子移行.

O

ovulation [ouvjuléiʃən, áv–] 排卵 形 ovulatory.
ovulation day 排卵日.
ovulation disorder 排卵障害.
ovulation–inducing hormone (OIH) 排卵誘発ホルモン.
ovulatory [óuvjulətəri] 排卵の.
ovulatory agent 排卵誘発薬.
ovulatory menstruation 排卵性月経.
ovulatory pain 排卵痛(排卵に随伴する下腹部痛).
ovule [óuvju:l] ①卵, ②小卵, ③胚珠(植物), ④胞嚢 形 ovular.
ovulum [óuvjuləm] 卵, = ovule 複 ovula.
ovum [óuvəm] 卵, 卵子, 卵細胞(卵巣内に発生する生殖細胞) 複 ova.
ovum transfer 卵移植(胚移植).
O_X oxidant (酸化剤, オキシダント).
oxa– [ɑksə] (酸素が炭素の位置にあることを表す接頭語).
oxacillin (MPIPC) [ɑksəsílin] オキサシリン(抗生物質の一種で半合成ペニシリン).
oxalated [áksəleitid] シュウ酸塩加の.
oxalated blood シュウ酸塩加血液(シュウ酸塩を血液に加えると, 血清カルシウムが沈殿して凝固が阻止される).
oxalation [ɑksəléiʃən] シュウ酸塩添加.
oxalemia [ɑksəlí:miə] シュウ酸塩血〔症〕(シュウ酸塩類が過剰に血中に存在する状態).
oxalic acid シュウ酸(蓚酸. 植物や野菜に検出され, 大量摂取により致死性の中毒となる).
oxal(o)– [ɑksəlou, –lə] (シュウ酸との関係を表す接頭語).
oxaloacetic acid (OAA) オキサロ酢酸.
oxalosis [ɑksəlóusis] シュウ酸症(体内にシュウ酸代謝不全のため多量のシュウ酸塩が蓄積する状態).
oxaluria [ɑksəljú:riə] シュウ酸塩尿〔症〕, = oxalaturia.
oxidant (O_X) [áksidənt] 酸化剤, オキシダント(本来は酸化剤の意. 大気汚染物質から光化学反応により生じた汚染物質のうち中性ヨウ化カリ溶液と反応してヨウ素を遊離する酸化物質の総称).
oxidase [áksideis] 酸化酵素, オキシダーゼ(酸素を電子受容体として基質を酸化する酵素. 酸化・還元酵素に属す) 形 oxidasic.
oxidation [ɑksidéiʃən] 酸化(元素の酸化数が大きくなるような変化).
oxidation–reduction 酸化還元, = redox.
oxidation–reduction potential 酸化還元電位(酸化力と還元力の強さを表す).
oxidative [áksideitiv, ɑksidéit–] 酸化の.
oxidative stress 酸化ストレス(フリーラジカルと対抗する抗酸化機構との均衡が壊れ, 生体内が酸化に傾いた状態).
oxide [áksaid] 酸化物(最も広義には酸素とほかの元素との化合物).
oxidization [ɑksidizéiʃən] 酸化, = oxidation.
oxidize [áksidaiz] 酸化する 形 oxidizable.
oxidoreductase [ɑxidouridʌ́kteis] 酸化還元酵素(生体物質の酸化還元を触媒する酵素の総称).
oximeter [ɑksímitər] オキシメータ, 酸素〔濃度〕計(血色素が酸素により飽和される度合を非観血的に測定する装置), = anoxia–photomer, oxihemograph.
oximetry [ɑksímitri] オキシメトリー, 酸素〔濃度〕計測〔法〕.
oxy– [ɑksi] (①鋭い, 尖状, ②酸素の意味を表す接頭語).
oxycephaly [ɑksiséfəli] 塔状頭蓋(頭蓋縫合の早期化骨のために頭が尖圭となったもの), = acrocephaly, hypsicephaly, turricephaly, oxycephalia, sugar loaf head, steeple head, tower head 形 oxycephalic.
oxychromatic [ɑksikroumǽtik] 酸染色料の, 酸染色質の, = acidophile.
oxychromatin [ɑksikróumətin] 酸染色質.
oxydans [áksidəns] 酸化性の.
oxydant [áksidənt] オキシダント, 酸化体(強酸化性物質の総称. 光化学スモッグにおける二次汚染物質).
oxyesthesia [ɑksiesθí:ziə] 知覚過敏, = hyperesthesia.
oxygen (O_2) [áksiʤən] 酸素(空気中に遊離状態, または化合物として多量に存在する無色, 無味, 無臭の気体, 原子番号8, 原子量15.9994, 質量数16～18), = oxygenium 形 oxygenic.
oxygenase [áksiʤəneis] オキシゲナーゼ(酸素によって基質を酸化する酵素のなかで, 酸素分子を構成する酸素原子を基質に直接結合させる酵素).
oxygen at atmospheric pressure (OAP) 大気圧下の酸素.
oxygenation [ɑksiʤənéiʃən] 酸素添加反応, 酸素化 形 oxy–genate.
oxygenator [áksiʤəneitər] 酸素供給器, 酸素付加器.
oxygen capacity 酸素容量(特に血液が大気中でとり入れられる酸素量).
oxygen consumption (uptake) ($\dot{V}O_2$) 酸素消費(摂取)量.
oxygen content (C_{O_2}) 酸素含有量.
oxygen debt 酸素負債(激しい運動の回復期に, 運動中に生成した乳酸を再びグルコースに戻したりするために取り入れられる余分な酸素).
oxygen deficit 酸素欠乏, = anoxia, anoxemia.

oxygen delivery ($\dot{D}O_2$) 酸素供給量.
oxygen demand (OD) 酸素要求量.
oxygen diffusion capacity (D_{LO_2}) 酸素拡散能.
oxygen dissociation curve (ODC) 酸素解離曲線.
oxygen enhancement ratio (OER) 酸素効果比.
oxygen extraction fraction (OEF) 酸素抽出分画.
oxygen extraction rate (O_2ext–R) 酸素抽出率.
oxygen requirement (OR) 酸素要求量.
oxygen saturation (S_{O_2}) 酸素飽和度.
oxygen tent 酸素テント(酸素吸入用テント. 酸素投与法の一つとして用いる).
oxygen therapy 酸素療法.
oxygen transport 酸素運搬.
oxygen under high pressure (OHP) 高圧酸素療法.
oxygen uptake 酸素摂取〔量〕.
oxygeusia [ɑksigú:siə] 味覚過敏.
oxyhemoglobin (HbO_2) [ɑksihí:məglou-bin] オキシヘモグロビン, 酸素ヘモグロビン(ヘモグロビン中のヘムに酸素分子O_2が結合したもの).
oxyhydrase [ɑksiháidreis] 酸素還元酵素(酸素を特異的に還元する脱水素酵素).
oxymyoglobin [ɑksimaiouglóubin] オキシミオグロビン(酸化型ミオグロビン).
oxyntic [ɑksíntik] 酸分泌性の(胃壁細胞の分泌についていう).
oxyntic cell 胃酸分泌細胞(壁細胞のこと), = parietal cell.
oxyntic glands 胃腺(胃底腺のこと).
oxyopia [ɑksióupiə] 視力鋭敏症, = oxyopsia.
oxyosmia [ɑksiázmiə] 嗅覚鋭敏.
oxyphil [áksifil] ①好酸性細胞, ②好酸球 形 oxyphilic, oxyphilous.
oxyphil cell 好酸性細胞(①上皮小体の好酸性細胞. ②下垂体のアルファ細胞. ③胃腺壁細胞).
oxyphil granule 好酸性顆粒, = alpha granule.
oxyphilic [ɑksifílik] 好酸性の, 酸親和性の.
oxyphilic carcinoma 好酸性癌.
oxyphilic (cell) adenoma 好酸性〔細胞〕腺腫, = oncocytoma.
oxyphilic leukocyte 好酸球, = eosinophilic leukocyte.
oxyphonia [ɑksifóuniə] 鋭清音(音声高鋭. 高い声音).
oxytalan [ɑksítələn] オキシタラン(歯根膜にみられる結合織線維).
oxytetracycline (OTC) [ɑksitetrəsái-kli:n] オキシテトラサイクリン.
oxytocia [ɑksitóuʃiə] 急速分娩, 分娩促進 形 oxytocic.
oxytocic [ɑksitóusik] 子宮収縮薬(子宮平滑筋を収縮させる薬剤. 分娩時の子宮収縮, 出血防止に用いる. オキシトシン, 麦角アルカロイドなど).
oxytocin [ɑksitóusin] オキシトシン(pituitrin として知られていた下垂体後葉ホルモンで, 8個のアミノ酸からなるペプチドホルモン. 分娩促進, 乳汁分泌などの作用がある), = alpha-hypophamine, pitocin.
oxyuriasis [ɑksiju:ráiəsis] 蟯(ぎょう)虫症, = enterobiasis.
oxyurid [ɑksijú:rid] 蟯(ぎょう)虫(ヒト, 特に小児に寄生する線虫. 成虫はメス8～13mm, オス2～5mm. 盲腸に寄生する. 夜間, 大腸から肛内外に出て周辺に大量の卵を産み付け死亡する), = pinworm, seatworm.
oz ounce (オンス).
oz(a)ena [ouzí:nə] 臭鼻症, オツェーナ, = atrophic rhinitis 形 ozenous.
ozone (O_3) [óuzoun] オゾン(青色液体または淡青色気体で, 殺菌, 漂白などの作用を示す).

O

P

P ①phosphorus（リンの元素記号），②(核酸用語のリン酸残基の記号)，③pulse（脈拍），④pupil（瞳孔），⑤presbyopia（老視），⑥punctum proximum（近点），⑦para（経産，出産の回数），⑧position（位置），⑨parental generation（親世代），⑩pharmacopeia（薬局方），⑪plan（計画），⑫power（力），⑬probability（確率）．

p pico（ピコ）．

***p*-** para-（パラ．化合物の正 ortho- に対していい，またベンゼンまたはナフタリンの1，4置換体の位置を示す語）．

$P_{0.1}$ airway occlusion pressure（気道閉塞圧）．

P_2 pulmonic second sound（肺動脈Ⅱ音）．

PA ①pulmonary artery（肺動脈），②pulmonary atresia（肺動脈弁閉鎖〔症〕），③primary anemia（原発性貧血），④pernicious anemia（悪性貧血），⑤primary aldosteronism（原発性アルドステロン症）．

P_A alveolar pressure（肺胞〔内〕圧）．

Pa ①pascal（パスカル），②protactinium（プロトアクチニウムの元素記号），③arterial pressure（動脈圧）．

PABA para-aminobenzoic acid（パラアミノ安息香酸）．

pabulum [pǽbjuləm] 滋養物，栄養剤 形 pabular.

pacchionian body パキオニ小体(パキオニ顆粒，クモ膜顆粒ともいう)，＝arachnoid granulation.

pacchionian depression パキオニ窩(頭蓋内面にクモ膜顆粒の存在する部分に相当する凹窩)．

pacchionian glands パキオニ腺(クモ膜顆粒のこと)，＝arachnoid granulations.

pacemaker (PM) [péismeikər] ①ペースメーカ(脈拍の調整装置)，〔心拍の〕歩調とり(正常の心臓では，右房の洞〔房〕結節のことで，心拍が起因する組織．異常の際には下位に移動する)，＝sinus node, Keith-Flack node, ②整調物(化学反応における連関反応の歩調を支配する物質)．

pacemaker cell ペースメーカ細胞，PM細胞(胃の収縮運動を制御する．胃の上部に存在)．

pacemaker failure ペースメーカ不全(人工ペースメーカの不全)．

pacemaker mediated tachycardia (PMT) ペースメーカ誘発性回帰頻拍(リエントリー回路で，ペーシング刺激によりつくられたQRSが逆行性にP波を生じ，心房リードがこれを感知して次の周期をつくるもの，多くのペースメーカはこれを予防するプログラムを有している)．

pacemaker potential ペースメーカ電位．

pacemaker run away ペースメーカランナウェイ(ペースメーカ本体の故障により，突然刺激頻度が200〜1000/minに増加する異常)．

pacemaker syndrome ペースメーカ症候群(人工ペースメーカが体に適合せず，収縮のずれなどが生じるもの)．

pachismus [pəkízməs] 肥厚．

pachy- [pæki] (厚または硬の意味を表す接頭語)．

pachyacria [pækiǽkriə] 肢端巨大症，＝pachyakria, pseudoacromegaly.

pachych(e)ilia [pækikáiliə] 口唇肥厚〔症〕．

pachycholia [pækikóuliə] 胆汁濃縮症，濃胆汁症．

pachychromatic [pækikroumǽtik] 濃染性の．

pachychymia [pækikáimiə] 濃び(糜)汁症．

pachydactylia [pækidæktíliə] 指趾末端部肥大(神経線維腫症によくみられる)．

pachydactyly [pækidǽktili] 指趾肥厚．

pachyderma [pækidə́:mə] 強皮，＝pachydermia.

pachydermatosis [pækidə:mətóusis] 強皮症(結合組織病変による肥厚し硬くなった皮膚．全身性強皮症と局所的なものがある．硬皮症)，＝scleroderma.

pachydermatous [pækidə́:mətəs] 強皮の，硬皮の．

pachydermia [pækidə́:miə] 強皮症，硬皮症 形 pachydermial, pachydermic, pachydermatous.

pachyemia [pəkí:miə] 血液濃縮，＝pachyaemia.

pachyglossia [pækiglɑ́siə] 厚舌症，巨舌症．

pachygnathous [pəkígnəθəs] 巨顎の，下顎肥大の．

pachygyria [pækidʒáiriə] 脳回肥厚．

pachyhemia [pækihí:miə] 濃血，＝pachyaemia.

pachylosis [pækilóusis] 乾性皮膚肥厚〔症〕(特に下肢の)．

pachymenia [pækimí:niə] 皮膚肥厚，皮膜肥厚．

pachymeningitis [pækimenindʒáitis] 硬〔髄〕膜炎 形 pachymeningitic.

pachymeningopathy [pækimeniŋgɑ́pə-

θi] 硬髄膜症.
pachymeninx [pækimí:niŋks, -mén-] 硬〔髄〕膜, = dura mater.
pachymeter [pəkímitər] 厚度計.
pachynema [pækiní:mə] 厚染色糸, パキネマ(有糸分裂で, 染色体が糸球をつくる糸期), = pachytene.
pachynsis [pækínsis] 硬化, 肥厚, 肥大(ときにミトコンドリアなどの) 形 pachyntic.
pachyodont [pækíədɑnt] 厚歯〔型〕.
pachyonychia [pækiouníkiə] 爪〔甲〕肥厚〔症〕.
pachyonychia congenita 先天爪肥厚症(内胚葉の異常によるもので, 爪の異栄養, 手掌足底角質増加, 毛髪異常, 膝肘の毛胞角質増加および角膜の角化異常を特徴とする先天性疾患).
pachyotia [pækióuʃiə] 巨耳症.
pachypelviperitonitis [pækipelviperitounáitis] 肥厚性骨盤腹膜炎.
pachypericarditis [pækiperikɑ:dáitis] 肥厚性心膜炎, 肥厚性心嚢炎.
pachyperiostitis [pækiperiɑstáitis] 肥厚性骨膜炎.
pachyperitonitis [pækiperitounáitis] 肥厚性腹膜炎.
pachypleuritis [pælipl(j)u:ráitis] 肥厚性胸膜炎.
pachysalpingitis [pækisælpinʤáitis] 肥厚性卵管炎, = hypertrophic salpingitis.
pachysomia [pækisóumiə] 軟部肥厚症(体の軟部組織の異常肥厚).
pachytene [pǽkiti:n] パキテン期, 太糸期, 厚糸期.
pachytes [pǽkiti:z] 厚眼瞼症, = pachyblepharon.
pachytic [pækítik] 肥厚した.
pachytrichous [pækitríkəs] 剛毛の.
pachyvaginalitis [pækivæʤinəláitis] 肥厚性鞘膜炎.
pachyvaginitis [pækivæʤináitis] 肥厚性腟炎.
pacifier [pǽsifaiər] ゴム製乳首, おしゃぶり.
pacing [péisiŋ] ペーシング(心臓調整).
pacing catheter ペーシングカテーテル.
pacing failure ペーシング不全.
Pacini corpuscle パチニ小体(層板小体. 皮膚受容器の一つで振動覚を特異的に感受する), = pacinian corpuscle, corpusculum lamellosum.
pacinitis [pæsináitis] パチニ小体炎.
pack [pǽk] 包む, 詰める, 湿布〔する〕, パック〔する〕, 罨法.
package insert 添付文書(医薬品の添付文書).
packed cell volume パック細胞容積(ヘマトクリット管に採った全血を遠心して得られる赤血球の沈殿層の容積を百分率で表した値で, 成人男子では45% 程度が正常値. ヘマトクリットという), = hematocrit.
packed red blood cells (PR(B)C) 濃厚(濃縮)赤血球.
packer [pǽkər] 填塞子, 挿入器(ガーゼなどを切創または窩孔に詰め込むために用いるもの).
packing [pǽkiŋ] 充填, 填入(ガーゼで切創を充填すること, またはその充填材料).
packing material 閉塞材.
pack therapy パック療法(湿布療法).
PACO_2 alveolar carbon dioxide pressure (肺胞気二酸化炭素(炭酸ガス)分圧).
PaCO_2 arterial carbon dioxide pressure (動脈血二酸化炭素(炭酸ガス)分圧).
PACS picture archiving and communication system (パックス).
PACU postanesthetic care unit (麻酔後回復室).
PAD ① peripheral arterial disease (末梢動脈疾患), ② pulsatile assist device (拍動補助装置).
pad [pǽd] パッド(柔らかい材料でつくったあて物. クッション).
padding [pǽdiŋ] パッディング(色留め法).
pad of corpus callosum 脳梁膨大, = splenium corporis callosi.
PAE postantibiotic effect (抗生物質治療効果).
Paecilomyces [pi:siloumáisi:z] ペシロミセス属(真菌. トウモロコシから伝播する眼炎の病原体).
Paeonia [pi:óuniə] ボタン属(ボタン科の一属. シャクヤク[芍薬] *P. lactiflora* (Chinese peony)の根の乾燥物).
PAF ① paroxysmal atrial fibrillation (発作性心房細動), ② platelet-activating factor (血小板活性化因子).
Pagano reaction パガノ反応(Calmetteの眼反応と同一の原理に基づき, ツベルクリンを尿道口に点下して行う).
PAGE polyacrylamide gel electrophoresis (ポリアクリルアミドゲル電気泳動).
Paget cell パジェット細胞(女子乳房の湿疹状表皮癌にみられる色素を含有する原形質の透明な円形の変性細胞), = pagetoid cell.
Paget disease パジェット病(① 乳房パジェット病. 乳癌の特殊型で, 乳管・乳腺細胞由来の表皮内癌. ② 乳房外パジェット病. 主にアポクリン腺の多い部位に発生する表皮内癌. ③ 変形性骨炎).
pagophagia [peigəféiʤiə] 食氷(強迫観念にかられての氷の大量摂取. 氷食ともいい鉄分の欠乏によることもある).
pagoplexia [peigəpléksiə] 凍瘡(しもやけ), = frostbite.

P

-pagus [pəgəs] (結合双胎において前後の連結を表すために，I. Geoffroy Saint-Hilaire の用いた接尾語).

PAH clearance *p*-aminohippuric acid clearance (パラアミノ馬尿酸クリアランス).

Pahvant valley plague パーバントバレーペスト(野兎病．アメリカ・ユタ州にある平野の名にちなむ)，＝tularemia.

pain [péin] ①痛，疼痛，②陣痛(複数形で用いる)，③骨折り.

pain clinic ペインクリニック，疼痛外来(疼痛のある患者，星状神経ブロックの適応患者，あるいは神経ブロックを必要とする患者を対象に治療を行う診療部門).

painful [péinfəl] 痛い，苦しい.

painful-bruising syndrome 疼痛性挫傷症候群(赤血球に対するアレルギー感受性により起こる).

painful heel 踵骨痛.

painful legs and moving toes syndrome 痛む脚と動く足趾症候群(下腿下の疼痛，足趾の不随意運動を主徴とする．脊髄や末梢神経疾患などの基礎疾患を有するとみられる).

painful point 疼痛点，＝tender point, Valleix point.

painful spots 疼痛性紅斑(敗血疹の一種で，主として指趾，手掌足底頬部に現れ，かすかに発赤，腫脹し，圧痛のはなはだしい結節)，＝Osler nodes.

painless [péinles] 痛みのない，痛くない.

painless hematuria 無痛性血尿(排尿痛のない血尿).

painless myocardial infarction 無痛性心筋梗塞.

painless labor 無痛分娩(いろいろな鎮痛薬を用いる法).

pain on motion (POM) 運動痛.

pain-point 痛点(剛毛のとがった先で皮膚を刺激するときに疼痛を感じる点).

pain producing substance (PPS) 発痛物質.

pain prone personality (PPP) 痛がりやさん.

paint [péint] ①塗布〔剤〕，②ペイント(塗料).

painting [péintiŋ] 塗布.

pairing [péəriŋ] ①1対にすること，②対号(減数第1分裂前期に，2本ずつの相同染色体が接着する現象).

palaeo- [peiliou, pæl-, -liə] (古または旧の意味を表す接頭語).

palatal [pǽlətəl] 口蓋の，＝palatin.

palatal arch 口蓋弓(歯から片側の歯に至る口腔の屋根がつくるアーチ)，＝oral arch, palatine arch.

palatal bar パラタルバー，口蓋杆(上顎義歯の両側を連結するための硬口蓋に沿う金属製バー).

palatal nystagmus 口蓋挙筋痙攣.

palatal reflex 口蓋反射(軟口蓋を刺激すると嚥下反射が起こる).

palate [pǽlət] 口 蓋 形 palatal, palatine.

palatine [pǽlətain] 口蓋の，＝palatal.

palatine bone 口蓋骨(頭蓋を構成する骨の一つで硬口蓋の後方をつくる)，＝os palatinum [L].

palatine groove 口蓋溝(上顎骨下面にある大口蓋神経，動・静脈が通る溝).

palatine nerves 口蓋神経，＝nervi palatini [L].

palatine surface 口蓋面.

palatine tonsil 口蓋扁桃(舌根の両側にあるリンパ組織，咽頭，舌扁桃とともにワルダイエルの咽頭輪をつくる)，＝tonsilla palatina [L].

palatitis [pælətáitis] 口蓋炎，＝uranisconitis.

palato- [pælətou, -tə] (口蓋との関係を表す接頭語).

palatodynia [pælətədíniə] 口蓋痛.

palatoglossal [pælətəglásəl] 舌口蓋の.

palatoglossal arch 口蓋舌弓(口内の奥(口狭)で，口蓋扁桃前方の口蓋舌筋がつくる粘膜襞)，＝arcus palatoglossus [L].

palatoglossus [pælətəglásəs] 舌口蓋筋.

palatognathous [pælətágnəθəs] 口蓋裂の.

palatograph [pǽlətəgræf] 口蓋曲線描写器(発音するときの運動を記録する装置).

palatomaxillary [pælətəmǽksiləri] 口蓋上顎骨の.

palatonasal [pælətounéizəl] 鼻口蓋の.

palatopharyngeal [pælətoufərínʤiəl, -færinʤí:əl] 咽頭口蓋の.

palatopharyngeal arch 口蓋咽頭弓(口の奥(口狭)で，口蓋扁桃後方の口蓋咽頭筋がつくる粘膜襞)，＝arcus palatopharyngeus [L].

palatopharyngeus [pælətoufərínʤiəs] 口蓋咽頭筋，＝musculus palatopharyngeus [L].

palatoplasty [pǽlətəplæsti] 口蓋形成術.

palatoplegia [pælətouplí:ʤiə] 口蓋麻痺，＝uranoplegia.

palatorrhaphy [pælətɔ́:rəfi] 口蓋縫合術.

palatosalpingeus [pælətousælpínʤiəs] 口蓋耳管張筋，＝tensor veli palatini.

palatoschisis [pælətáskisis] 口蓋裂，＝cleft palate.

palatum [pəléitəm] 口蓋，＝palate.

palatum durum 硬口蓋，＝hard palate.

palatum fissum 口蓋裂，＝fissured palate.

P

palatum mobile 口蓋垂.
palatum molle 軟口蓋，＝soft palate.
pale [péil] ①淡色の，淡染の，②蒼白の(顔色についていう).
paleencephalon [péilensefəlɑn] 旧脳(大脳皮質以外の全脳に対して Edinger が命名した語)，＝metameric nervous system, propriospinal nervous system.
paleocerebellum [peiliouseribéləm] 旧小脳(主として虫部，片葉のことをいう).
paleocortex [peilioukɔ́:teks] 旧皮質(異皮質 allocortex の一部).
paleogenesis [peiliəʤénisis] 古発生(生物体の特異な形態が，きわめて長期間，完全に潜在して遺伝的に伝達すること．ヒトの疾病としての頸部白斑の斑状の皮膚は，これに類似した紋理がシカやウマに正常でもみられる) 形 paleogenetic.
paleontology [peiliɑntáləʤi] 古生物学，＝palaeontology，化石学.
paleophrenia [peilioufrí:niə] 小児期退行精神病(幼若期への水準に退行する精神病としての意味で用いられた．古精神病).
paleosensation [peiliousenséiʃən] 旧感覚(強度な痛覚，高熱などに対する感覚で，微妙な軽度の感覚，すなわち新感覚 new sensation に対立する).
paleostriatum [peilioustraiéitəm] 古(旧)線条体(淡蒼球を意味する，尾状核と被殻を線条体(新線条体)というのに対して系統発生的に古いものと考えられている) 形 paleostriatal.
paleothalamus [peiliəθǽləməs] 古(旧)視床(髄板内核のこと，視床の中で系統発生的に古いものと考えられている).
pale thrombus 灰白色血栓.
Palfyn suture パルフィン縫合(切断した腸の系蹄の両端を皮膚に縫合する方法).
pali– [pæli] (病的反復の意味を表す接頭語).
paligraphia [pæligréifiə] 書字反復〔症〕，＝palingraphia.
palikinesia [pælikainí:siə] 病的持続運動，病的反復運動，＝palicinesis.
palilalia [pæliléiliə] 同語反復〔症〕，反復言語.
palinal [pǽlinəl] 後方への，後退の.
palindrome [pǽlindroum] パリンドローム，回交構造(自己相補的核酸配列のこと．DNA の一方の塩基配列(5′→3′方向)と相手の対をなす塩基配列が 5′→3′方向に読んでも同一なもの．5′…GAATTC…3′，3′…CTTAAG…5′).
palindromia [pælindróumiə] 再発，回帰(疾患の再発すること) 形 palindromic.
palindromic rheumatism 回帰性リウマチ(数日間の経過で完全に治癒し，また再発する急性関節炎および関節周囲炎).
palinesthesia [pælinesθí:ziə] 覚醒(全身麻酔状態から急速に覚めること).
paling [péiliŋ] 皮膚貧血.
palingenesis [pælinʤénisis] ①原形発生(祖先の特徴が子孫に連続的に反復発生すること)，②再生.
palingraphia [pælingréifiə] 書字反復症.
palinmnesis [pælinní:sis] 過去追想.
palinopsia [pælinápsiə] 反復視(刺激する物体が除去された後に，その物体の視覚が再発すること).
palinphrasia [pælinfréiziə] 字句反復症.
palisade [pæliséid] 柵〔構造〕(伸長した核が平行して配列している状態).
palisade layer 基底層(表皮の基底層，胚芽層ともいう).
palladium (Pd) [pəléidiəm] パラジウム(白金に似た硬質金属元素．原子番号 46，原子量 106.42，比重 12.16，質量数 102，104〜106，108，110).
pallan(a)esthesia [pælənesθí:ziə] 振動覚欠如，＝apallesthesia.
pallesthesia [pæləsθí:ziə] 振動〔感〕覚，＝bone sensitivity 形 pallesthetic.
pallesthetic sensibility 振動感覚(音叉などを皮膚にあてるとき得られる)，＝palmesthetic sensibility.
pallhypesthesia [pælhaipisθí:ziə] 振動覚減退.
pallial [pǽliəl] 外套の(脳の).
palliate [pǽlieit] 待期する，待期の.
palliation [pæliéiʃən] 待期，姑息，軽減(病気，苦痛などの一時的緩和)，好転.
palliative [pǽliətiv] 姑息的な(疾患の治癒を目的としたものではなく，症状を寛解させるために行う治療をいう．根治的 radical に対する語)，待期的な.
palliative care パリアティブケア，緩和ケア，待機的ケア，姑息的ケア(心理・社会的な意味での苦痛なども含めて，癌患者の苦痛症状を包括的かつ積極的にケアする医療).
palliative care unit (PCU) 緩和ケア病棟.
palliative operation 姑息的手術(待期的手術).
palliative treatment 緩和療法，姑息療法(治療を目的とせず，苦痛の緩和と QOL 向上を目指した医療をいう).
pallidal [pǽlidəl] 淡蒼球の.
pallidectomy [pælidékəmi] 淡蒼球切除〔術〕.
pallidotomy [pælidátəmi] 淡蒼球切離術(舞踏病の外科的手術に応用される方法).
pallidum [pǽlidəm] 淡蒼球(大脳半球の深部にある灰白質で，レンズ核 nucleus lentiformis の内側部)，＝globus pallidus.
pallium [pǽliəm] 外套(大脳皮質を構成する無髄線維の層(灰白質))，＝mantle, brain mantle, pallium [L] 形 pallial.
pallor [pǽlər] 蒼白，＝paleness.

P

palm [pá:m] 手掌(てのひら), ＝vola manus.
palmar [pǽlmər, pá:m–] 手掌の.
palmar and plantar fibromatosis 手掌足蹠線維腫症(Dupuytren 拘縮).
palmar aponeurosis 手掌腱膜(長掌筋の腱から指の付け根に向かって放射状にのびている線維束), ＝aponeurosis palmaris [L].
palmar carpal arch 掌側手根動脈, ＝rete carpi palmare [L].
palmar digital veins 掌側指静脈, ＝venae digitales palmares [L].
palmar erythema 手掌紅斑(肝硬変などでみられる症状).
palmar flexion 掌屈.
palmar interossei 掌側骨間筋, ＝musculi interossei palmares [L].
palmaris [pælméəris] 掌側.
palmaris brevis 短掌筋(小指球の皮下にある), ＝musculus palmaris brevis [L].
palmaris longus 長掌筋(前腕の筋の一つ), ＝musculus palmaris longus [L].
palmar metacarpal arteries 掌側中手動脈, ＝arteriae metacarpeae palmores [L].
palmar print 手掌紋理, 掌紋(手掌にある皮膚紋理).
palmar print pattern 手掌紋理図.
palmar reflex 手掌反射(手掌を刺激すると指が屈曲する反射).
palmar striae 手掌線条.
palmar sweating test (PST) 手掌発汗試験.
palmate [pǽlmeit] 掌状の(植物学では, 葉の直径が縦横ほぼ等しい形についていう).
palmature [pǽlmətʃər] 手指癒合.
palm–chin reflex ＝palmomental reflex.
palmitic acid パルミチン酸(脂肪のグリセリンエステルに存在する飽和酸で, 特にグリセリドとして中性脂肪に多量に存在する), ＝hexadecylic acid, cetylic acid.
palmomental reflex 手掌オトガイ反射(同側掌の母指球を敏活に掻くと, オトガイ筋と口輪筋とが攣縮する), ＝palm–chin reflex.
palmospasm [pǽlməspæzəm] 振戦痙攣.
palmus [pǽlməs] ①振動, 鼓動, ②跳躍痙攣 形 palmic, palmodic.
palography [pəlágrəfi] 振動描写法.
palpability [pælpəbíliti] 触知〔可能〕性.
palpation [pælpéiʃən] 触診 動 palpate 形 palpable.
palpation–percussion and auscultation (pp & a) 触診・打診・聴診.
palpatometry [pælpətámitri] 加圧測定法.
palpatopercussion [pælpətoupə:kʌ́ʃən] 触打診.
palpatorium [pælpətɔ́:riəm] 触診器.
palpebra [pælpí:brə] 眼瞼(まぶた), ＝eyelid 複 palpebrae 形 palpebral.
palpebral conjunctiva 眼瞼結膜(結膜で眼瞼の内表面をおおう部分), ＝tunica conjunctiva palpebrarum [L].
palpebralis [pælpi:bréilis] 上眼瞼挙筋.
palpebrate [pǽlpibreit] ①眼瞼のある, ②瞬目する.
palpebration [pælpibréiʃən] 瞬目.
palpebritis [pælpibráitis] 眼瞼炎, ＝blepharitis.
palpitation [pælpitéiʃən] 心悸亢進, 動悸 動 palpitate.
palpus [pǽlpəs] 触毛, ＝palpum.
PALS pediatric advanced life support (小児高次救命, 二次小児救命処置).
palsy [pɔ́:lzi] 麻痺(特に軽症なものをいい, 完全なものは paralysis と呼ぶ).
pamplegia [pæmplí:ʤiə] 全麻痺, ＝panplegia.
PAN polyarteritis nodosa (結節性多発動脈炎).
pan– [pæn] (全, 汎, 多発, 全身性などの意味を表す接頭語).
panacea [pænəsí:ə] 万能薬, ＝cure–all.
panaesthesia [pænisθí:ziə] 全身麻酔, ＝general anesthesia.
panagglutinable [pænəglú:tinəbl] 汎凝集性の.
panagglutinin [pænəglú:tinin] 汎凝集素.
panang(i)itis [pænænʤ(i)áitis] 全血管炎, 汎血管炎(血管壁の全層に炎症が起こった状態).
panaris [pǽnəris] ＝panaritium.
panaritium [pænəríʃiəm] ひょう(瘭)疽, ＝panaris, whitlow, felon.
panarteritis [pænɑ:tiráitis] 汎動脈炎.
panarthritis [pænɑ:θráitis] 汎関節炎.
panatrophy [pənǽtrəfi] 全身萎縮.
Panax [péinæks] ニンジン属(ウコギ科の一属. チョウセンニンジン〔朝鮮人参〕*P. ginseng* などを含む).
panblastotropic [pænblæstətrápik] 全胚葉性の.
pANCA, P–ANCA perinuclear antineutrophil cytoplasmic antibody.
pancarditis [pænkɑ:dáitis] 汎心炎(心内膜・心膜・心筋が同時に炎症する), ＝endoperimyocarditis.
panchrest [pǽŋkrest] 万能薬, ＝panacea.
Pancoast suture パンコースト縫合.
Pancoast syndrome パンコースト症候群(①上肺溝の癌による腕神経叢上への圧迫に起因する腕の神経痛, 手筋の萎縮など. ②肋骨後部の骨破壊).
Pancoast tumor パンコースト腫瘍(肩

P

腕痛，同側手の筋萎縮，同側のホルネル症候群を示す腫瘍．多くは肺癌の胸壁浸潤)，＝superior pulmonary sulcus tumor.

pancolectomy [pænkouléktəmi] 結腸全摘出〔術〕.

pancreas [pǽŋkriəs] 膵臓(後腹壁に近く横に細長い消化腺で，右端の膵頭は十二指腸に，左端の膵尾は脾臓に接する．外分泌腺として消化酵素を含む膵液が，また内分泌腺としてランゲルハンス島からはインスリンが分泌される)，＝pancreas [L] 形 pancreatic.

pancreatalgia [pæŋkriətǽldʒiə] 膵〔臓〕痛，＝pancrealgia.

pancreatectomy [pæŋkriətéktəmi] 膵切除〔術〕.

pancreatemphraxis [pæŋkriətemfrǽksis] 膵管閉塞(膵管が閉鎖して膵臓が膨張すること).

pancreatic [pæŋkriǽtik] 膵〔臓〕の.

pancreatic cystic fibrosis 膵嚢胞性線維症.

pancreatic duct 膵管(膵液を十二指腸に運ぶ管)，＝ductus pancreaticus [L].

pancreatic function test (PFT) 膵機能検査.

pancreatic insufficiency (PI) 膵不全.

pancreatic islet 膵島(ランゲルハンス島)，＝insulae pancreaticae [L], island of Langerhans, Langerhans island.

pancreatico- [pæŋkriætikou, -kə] ＝pancreat(o)-.

pancreaticoduodenal veins 膵十二指腸静脈，＝venae pancreaticoduodenales [L].

pancreaticoduodenostomy [pæŋkriætikoudju:oudinástəmi] 膵十二指腸吻合術.

pancreaticoenterostomy [pæŋkriætikouentərástəmi] 膵小腸吻合術.

pancreaticogastrostomy [pæŋkriætikougæstrástəmi] 膵胃吻合術.

pancreaticojejunostomy [pæŋkriætikoudʒedʒu:nástəmi] 膵空腸吻合術.

pancreaticolithotomy [pæŋkriætikouliθátəmi] 膵石切開術.

pancreaticosplenic [pæŋkriætikousplénik] 膵脾の.

pancreatic ranula 膵管嚢腫.

pancreatic reflux 膵液還流(膵液が逆流するため，胆道に膵液が存在すること)，＝biliary pancreatic reflux.

pancreatic transplantation 膵移植.

pancreatic veins 膵静脈，＝venae pancreaticae [L].

pancreatin [pǽŋkriətin] パンクレアチン(ウシ，ブタなどの新鮮膵臓からの抽出物で，数種の消化酵素を含有する淡黄色粉末)，＝pancreatinum.

pancreatitis [pæŋkriətáitis] 膵〔臓〕炎(急性型は突如発現する腹部の激痛，鼓腸，嘔吐を主症候とし，出血性，化膿性または壊死性の変化による致死的な疾患であるが，慢性型は葉間結合織の増殖を示す) 形 pancreatitic.

pancreat(o)- [pæŋkriət(ou), -t(ə)] (膵臓との関係を表す接頭語).

pancreatoduodenectomy [pæŋkriətoudju:oudinéktəmi] 膵〔頭〕十二指腸切除術.

pancreatogenic [pæŋkriətədʒénik] 膵臓に発生する，＝pancreatogenous.

pancreatography [pæŋkriətágrəfi] 膵〔臓〕撮影〔術，法〕.

pancreatoid [pǽŋkriətɔid] 膵臓様の.

pancreatolithiasis [pæŋkriətəliθáiəsis] 膵石症.

pancreatolithotomy [pæŋkriətəliθátəmi] 膵石切石術.

pancreatolysis [pæŋkriətálisis] 膵組織崩壊.

pancreatolytic [pæŋkriətəlítik] 膵組織崩壊〔性〕の.

pancreatomy [pæŋkriǽtəmi] 膵〔臓〕切開術，＝pancreatotomy.

pancreaton [pæŋkríətən] 膵臓機能単位.

pancreatoncus [pæŋkriətáŋkəs] 膵臓腫瘍.

pancreatopathy [pæŋkriətápəθi] 膵臓疾患.

pancreatorrhagia [pæŋkriətəréidʒiə] 膵出血.

pancreatotomy [pæŋkriətátəmi] 膵臓切開術，＝pancreatomy.

pancreatotrophic [pæŋkriətətráfik] 膵〔臓〕刺激性の(膵臓に特別に親和性のある)，＝pancreatrophic.

pancreatrophic [pæŋkriətráfic] 膵向性の，膵刺激性の.

pancreectomy [pæŋkriéktəmi] 膵切除〔術〕，＝pancreatectomy.

pancrelipase [pæŋkriláipeis] パンクレリパーゼ，標準濃厚リパーゼ(補助治療に用いる脂肪分解薬)，＝lipancreatin.

pancreolithotomy [pæŋkriouliθátəmi] 膵石切石術，＝pancreatolithotomy.

pancreolysis [pæŋkriálisis] 膵組織崩壊，＝pancreatolysis.

pancreolytic [pæŋkriəlítik] 膵組織崩壊性の.

pancreopathy [pæŋkriápəθi] 膵疾患，＝pancreatopathy.

pancreotropic [pæŋkriətrápik] 膵〔臓〕刺激性の，＝pancreatrophic.

pancytopenia [pænsaitəpí:niə] 汎血球減少〔症〕(末梢血液中の赤血球，白血球，血小板すべての減少で，再生不良性貧血，骨髄異形成症候群，急性白血病などでみられる).

pandemia [pændí:miə] 汎流行(疫病の広範な伝播)，＝pandemy 形 pandemic.

pandemic [pændémik] ① 汎流行〔性〕

の，汎〔発性〕流行〔病，性〕の，② 汎流行(世界的大流行をいう).
pandemicity [pændimísiti] 汎流行〔性〕(広範な流行，世界的な流行をいう).
pandiastolic murmur 全拡張〔期〕雑音.
pandiculation [pændikjuléiʃən] 伸び(あくびとともに手足を伸張する動作).
Pandy test パンディー試験(髄液中のタンパク，主にグロブリンの存在の有無を調べる検査).
panencephalitis [pænensefəláitis] 汎脳炎，全脳炎.
panesthesia [pænisθí:ziə] 全感覚，一般感覚，= cenesthesia 形 panesthetic.
pang [pǽŋ] 激痛(突然の一時的な激痛).
pangen [pǽndʒən] 汎原体(生命の単位と仮定されるものの一つの名称)，= biogen.
panglossia [pænglɑ́siə] 病的饒舌症.
panhematopenia [pænhi:mətoupí:niə] 汎血液細胞減少症.
panhematopoietic [pænhi:mətoupɔiétik] 汎血球形成の.
panhemocytophthisis [pænhi:mousaitəθísis, -táfθisis] 汎血球癆(汎骨髄癆)，= panmyelophtisis.
panhidrosis [pænhidróusis] 全身発汗，= panidrosis.
panhydrometer [pænhaidrɑ́mitər] 万能比重計.
panhygrous [pænháigrəs] 全表面湿性の.
panhypopituitarism [pænhaipoupitjúi:tərizəm] 汎下垂体機能低下症(シモンズ病)，= Simmond disease.
panhysterectomy [pænhistəréktəmi] 子宮全摘〔出〕〔術〕.
panic [pǽnik] パニック，恐慌.
panic disorder (PD) 恐慌性障害，パニック障害.
panic reaction パニック反応(恐慌反応).
panic values パニックバリュー，パニック値(生命危険の検査値).
panlobular distribution 汎小葉性分布(病変が二次小葉全体に均等に存在し小葉間間質によって境界される場合をいう).
panmixis [pænmíksis] パンミクシス，遺伝素因混合(任意交配と同じ)，= random mating.
panmnesis [pænmní:sis] 潜在記憶(すべての印象に対する).
panmyelosis [pænmaiəlóusis] 汎骨髄症(骨髄線維症に伴う，脾，肝の骨髄様化生).
Panner disease パンナー病(5～10歳の男児に出現する肘関節痛と運動制限を呈する骨端症．上腕骨小頭骨端症)，= osteochondrosis of the capitellum of the humerus.
panneuritis [pænju:ráitis] 汎神経炎(重篤な末梢神経障害で，運動・感覚・自律神経のすべての促進が障害される．現在ほとんど用いられない).
panneuritis epidemica 脚気(ビタミンB_1欠乏によって起こるもので，弱視，末梢神経障害，心機能不全などを起こす)，= beriberi.
panniculitis [pənikjuláitis] 皮下脂肪組織炎.
panniculus [pəníkjuləs] 層，膜.
pannus [pǽnəs] パンヌス(① 人工弁周囲の結合組織の異常増殖，② 角膜における顆粒球増加と血管の増殖をきたした異常).
panophthalmia [pænɑfθǽlmiə] 全眼球炎，= panophthalmitis.
panophthalmitis [pænɑfθəlmáitis] 全眼〔球〕炎，= panophthalmia.
panoptic [pænɑ́ptik] 汎視性(すべての部分が一目でみえる).
panosteitis [pænɑstiáitis] 汎骨炎，= panostitis.
panotitis [pænoutáitis] 全耳炎.
panperitonitis [pænperitounáitis] 汎腹膜炎.
panpharmacon [pænfɑ́:məkɑn] 万能薬.
panphlebitis [pænflibáitis] 汎静脈炎.
panphobia [pænfóubiə] 汎恐怖症，= pantophobia.
panplegia [pænplí:dʒiə] 全麻痺，= pamplegia.
pansclerosis [pænskliəróusis] 汎硬化症.
pansinectomy [pænsainéktəmi] 全副鼻洞切除術.
pansinusitis [pænsainjusáitis] 全副鼻洞炎，全洞炎，汎副鼻腔炎，= pansinuitis.
pansystolic [pænsistɑ́lik] 全(汎)収縮期性の.
pansystolic bowing 全収縮期膨隆(僧帽弁逸脱症候群のMモード心エコー図において，僧帽弁尖エコーが全収縮にわたり弓状に下行する所見をいう).
pansystolic murmur 汎(全)収縮〔期〕雑音(Ⅰ音からⅡ音まで収縮期全域にわたる心雑音).
pant [pǽnt] あえぐ，息切れする，= gasp.
pantachromatic [pæntəkroumǽtik] 全部無色の.
pantalar [pæntéilər] 汎距骨の.
pantalgia [pæntǽldʒiə] 全身痛.
pantamorphia [pæntəmɔ́:fiə] 全身奇形，= shapelessness 形 pantamorphic.
pantanencephalus [pæntænenséfələs] 全脳欠如体.
pantanencephaly [pæntænenséfəli] 全脳欠如〔奇形〕(先天的無脳)，= pantanen-

cephalia 形 pantanencephalic.

pantatrophia [pæntətróufiə] 完全萎縮，全身萎縮，＝pantatrophy.

panting [pǽntiŋ] あえぎ呼吸，浅速呼吸，多呼吸，＝polypnea，polypnoea.

panto- [pæntou，-tə] (全，汎，多発，全身性などの意味を表す接頭語).

pantogamy [pæntágəmi] 乱交.

pantograph [pǽntəgræf] パントグラフ，写図器(原図を自由に拡大縮小して複写するための器械).

pantomography [pæntəmágrəfi] パントモグラフィ(上下顎の歯列弓とその周囲組織を1枚のフィルム上に描出できるようなパノラマX線撮影法).

pantomorphia [pæntoumɔ́:fiə] 完全対称，汎形態性 形 pantomorphic.

pantophobia [pæntoufóubiə] 汎恐怖〔症〕(精神衰弱の一症候) 形 pantophobic.

pantoptosis [pæntətóusis，-tɑp-] 汎内臓下垂症.

pantoscope [pǽntəskoup] パントスコープ(X線透視用の万能検査台で，患者の体位，および蛍光板を自由に移動し得る装置)，＝clinoscope.

pantoscopic [pæntəskápik] 汎焦点性の，＝bifocal.

pantothenic acid パントテン酸(補酵素A (coenzym A)の一成分をなす代謝機序に関与する物質，ビタミンB群の一つ).

panzerkrebs [pǽnzə:krebs] [G] 甲癌(よろいがん．胸部に発生した癌が，皮膚に多数の結節性浸潤を生じてよろい状になったもの)，＝cancer en cuirasse [F].

PAO peak acid output (最大刺激時酸分泌量).

P_{AO_2} alveolar oxygen pressure (肺胞気酸素分圧).

Pa_{O_2} arterial oxygen pressure (動脈血酸素分圧).

PAP ①peak airway pressure (最大気道圧)，②positive airway pressure (気道陽圧)，③pulmonary alveolar proteinosis (肺胞タンパク症)，④pulmonary arterial pressure (肺動脈圧).

papain [pəpéiin，-páiin] パパイン(パパイヤ *Carica papaya* に存在するタンパク分解酵素で，動物の catepsin に相当する消化薬)，＝papayotin，vegetable pepsin.

Papanicolaou stain パパニコロー染色(子宮および腟分泌物中の細胞を染色する液およびその診断法であるが，現在では痰その他の塗抹標本の染色に広く利用されている)，＝Papanicolaou test，Papanicolaou method.

Papaver [pəpéivər，-pǽv-] ケシ［芥子，罌粟］属(ケシ科の一属で，アヘンの原料植物 *P. somniferum* などを含む).

paper [péipər] ①紙，②〔薬〕包紙，＝charta.

paper chromatoelectrophoresis (PCE) 濾紙電気泳動法.

paper chromatography (PCG) ペーパークロマトグラフィ〔ー〕，濾紙クロマトグラフィ〔ー〕(セルロースを支持体とする．アミノ酸，糖などの分離に用いる).

paper ionophoresis 濾紙イオン泳動法(溶液に浸漬した濾紙に低電圧をかけイオンの移動を観察する方法).

papilionaceous [pəpiliounéiʃəs] 蝶形の.

papilla [pəpílə] ①乳頭，②乳頭毛(植物) 複 papillae 形 papillary.

papilla dentis 歯乳頭，＝dental papilla.

papillae [pəpíli:] → papilla.

papillary [pǽpiləri] 乳頭〔状〕の.

papillary carcinoma 乳頭状癌，＝carcinoma papillare.

papillary cystic adenoma 乳頭嚢状腺腫，＝adenoma papilliferum.

papillary process 乳頭突起(胎児肝臓の尾状葉から突出し，門脈裂の後方にあって，膵臓に接触する).

papillate [pǽpileit] 乳頭状の.

papillectomy [pæpiléktəmi] 乳頭切除術(特に血尿の場合腎乳頭の切除).

papilledema [pəpilidí:mə] 乳頭水腫(浮腫)，うっ血乳頭(視神経円板の)，＝choked disc.

papilliferous [pæpilífərəs] 乳頭のある，乳嘴状の.

papilliform [pəpílifɔ:m] 乳頭状の.

papillitis [pæpiláitis] 乳頭炎(①視神経炎．②歯肉乳頭炎).

papilloadenocystoma [pæpilouædinousistóumə] 乳頭腺嚢腫.

papillocarcinoma [pæpiloukɑ:sinóumə] 乳頭癌.

papilloma [pæpilóumə] 乳頭腫(樹枝状〜葉状の良性上皮性腫瘍) 形 papillomatous.

papillomatosis [pæpiloumətóusis] 乳頭腫症.

Papillomaviridae [pæpiloumәvíridi:] パピローマウイルス科(二本鎖DNAウイルスで，*Papillomavirus* 属が含まれる).

Papillomavirus [pæpilóumәvaiərəs] パピローマウイルス属(パピローマウイルス科に属し，ヒトパピローマウイルスなどが含まれる).

Papillon-Lefévre syndrome パピヨン・ルフェーヴル症候群(びまん性掌蹠角化症のほか早期に歯周症を伴う症候群．歯牙は4〜5歳までに脱落，永久歯の萌出とともに歯周症が再発する)，＝Papillon-Lefèvre disease.

papilloplasty [pǽpiləplæsti] 乳頭形成〔術〕(十二指腸乳頭部狭窄に対し，内視鏡的あるいは外科的に乳頭括約筋を切開し十二指頭開孔部を拡大する術式).

papilloretinitis [pæpilouretináitis] 乳頭網膜炎，= neuroretinitis.

papillosarcoma [pæpilousɑ:kóumə] 乳頭肉腫.

papillotomy [pæpilátəmi] 十二指腸乳頭部切開術.

papillula [pəpíljulə] 小乳頭.

PAP method peroxidase-antiperoxidase method (ペルオキシダーゼ・抗ペルオキシダーゼ法).

Papovaviridae [pəpouvəvíridi:] パポーバウイルス科(現在ではパピローマウイルス科とポリオーマウイルス科に再分類されている).

Pappenheimer body パッペンハイマー小体(フェリチンやヘモジデリンなどの鉄顆粒で，鉄芽球性貧血や脾摘出術後の赤血球に多くみられる).

Pappenheim-Saathoff methyl green-pyronin stain パッペンハイム・サートホッフ染色(淋菌の染色法).

Pappenheim solution パッペンハイム液(ロソリン酸 1 g をアルコール 100 mL に溶解した後，メチレンブルー 1.3 g を加え，振って溶解後，グリセリン 20 mL を加えて濾過する).

Pappenheim stain パッペンハイム染色(赤血球内部にある顆粒と核断片との分別法で，メチルグリーンとピロニンを用いる)，= panoptic staining.

Pap test パプ試験，パパニコロー試験(細胞診染色法)，= Papanicolaou smear test.

papular scarlet fever 丘疹性猩紅熱.

papule [pǽpju:l] 丘疹，= papula 形 papular.

papuloid [pǽpjulɔid] 丘疹様の.

papulopustular [pæpjuləpʌ́stʃulər] 丘疹膿疱〔性〕の.

papulopustule [pæpjuləpʌ́stʃu:l] 丘疹膿疹.

papulosis [pæpjulóusis] 丘疹症.

papulosquamous [pæpjulouskwéiməs] 丘疹鱗屑状の.

papulovesicular [pæpjulouvesíkjulər] 丘疹小水胞の.

PAPV positive airway pressure ventilation (気道内陽圧呼吸).

PAPVC partial anomalous pulmonary arterial connection (部分肺静脈還流異常).

Paquelin cautery パクラン焼灼器(内視鏡的にポリープなどを切除するとき用いる．パクラン烙白金を用いて組織に熱凝固壊死を起こさせ，切離する).

par [pá:] [L] (対 pair の意).

PAR perennial allergic rhinitis (通年性アレルギー性鼻炎).

par(a)- [pær(ə)] (周囲，副，傍，錯，または化学ではパラの位置を示す化合物を表す接頭語).

para (P) [pǽrə] [L] 経産，= to bear, 出産の回数.

para-agglutinin [pærəɑglú:tinin] 副凝集素(部分的凝集素．対応する凝集原以外の他の抗原と弱い凝集反応を起こす凝集素).

para-aortic bodies 大動脈傍体(腹大動脈から下腸間膜動脈が出るあたりにあるクロム親和細胞の集団 (Zucherkandle 器官))，腹大動脈傍体，= corpora para-aortica.

parabasal body 副基体(Trypanosoma 類，Bodo 類に存在する自己増殖性の細胞小器官)，= kinetoplast.

parabiosis [pærəbaióusis] パラビオーゼ，並体結合(天然の奇形，または人工手術により 2 個の生体の一部を縫合して生存させること) 形 parabiotic.

parablast [pǽrəblæst] 副胚胞，分脈葉(中胚胞の一部で，脈管を形成するもの) 形 parablastic.

parablepsia [pærəblépsiə] 錯視，= parablepsis, pseudopsia, pseudoblepsia.

parabulia [pærəbjú:liə] 病的意志，意向錯倒，パラブリー(統合失調症にみられる意志障害で，ある一つの衝動に代わって，反対のあるいは関係のない衝動で代用しようとする).

paracanthosis [pærəkænθóusis] 有棘細胞不整増殖，= paracanthoma.

paracasein [pærəkéisi:in] パラカゼイン(凝乳酵素の作用によりカゼインが非可逆的に凝固したもの)，= rennet-casein.

paracellulose [pærəséljulous] パラセルロース(木髄に存在するセルロース).

paracenesthesia [pærəsinesθí:ziə] 一般感覚異常，体感異常(生きているという一般感覚の異常).

paracentesis [pærəsentí:sis] 穿開術，穿刺術 形 paracentetic.

paracentral [pærəséntrəl] 中心に向かう，副中心の，傍中心の.

paracentral scotoma 副中心暗点.

paracholera [pærəkálərə] パラコレラ(臨床的にはコレラに類似するが *Vibrio cholerae* 以外の病原菌の感染によるコレラ).

paracholia [pærəkóuliə] 胆汁分泌異常，胆汁迷入症(リンパおよび血液中に胆汁が迷入することで，肝実質の異常の前期).

parachroia [pærəkrɔ́iə] 色調異常(顔色などの).

parachroma [pærəkróumə] 皮膚変色.

parachromatin [pærəkróumətin] パラクロマチン(核染色質の周囲にある核漿)，= achromatin.

parachromatism [pærəkróumətizəm] 不正色覚，色覚不全(完全な 1 色覚とは異

P

なるが，1色覚に移行することがある）．

parachromophore [pærəkróuməfɔ:r] 担色細菌（色素を分泌して菌体内部に保有する細菌または真菌）形 parachromophoric, parachromophorous.

parachute response パラシュート反応（抱きかかえた乳児の身体を支えて，前方に落下させたとき，乳児は両腕を伸ばし手を開いて身体を支えようとする反応），＝protective extensor thrust, Prochet reflex.

paracinesia [pærəsiní:ziə] 運動力異常，＝paracinesis, parakinesia.

paracoccidioidal granuloma （南アメリカブラストミセス症），＝paracoccidioidomycosis.

Paracoccidioides [pærəkɑksidiɔ́idi:z] パラコクシジオイデス属（パラコクシジオイデス症の原因となる真菌 *P. brasiliensis* などを含む）．

paracoccidioidomycosis [pærəkɑksidiɔidoumaikóusis] パラコクシジオイデス症（*Paracoccidioides brasiliensis* による感染症）．

paraconstitution [pærəkɑnstitjú:ʃən] 非遺伝体質（遺伝的に制約されない形質の全体で，遺伝体質 genoconstitution に対立していう）．

paracrisis [pærəkrísis] 非定型的クリーゼ（発症）．

paracusia [pærəkú:siə] 錯聴〔症〕，聴覚性錯覚，＝paracusis, paracousis.

paracyesis [pærəsaií:sis] 子宮外妊娠，＝ectopic pregnancy.

paracystitis [pærəsistáitis] 膀胱傍組織炎，膀胱周囲炎．

P

paradental pyorrh(o)ea 歯周膿瘍（悪性の歯槽膿漏で，歯槽組織の切除後も深部から膿漏の継続するもの），＝paradentalpyorrh(o)ea.

paradentitis [pærədentáitis] 歯周炎，歯根膜炎，＝parodontitis.

paradentosis [pærədentóusis] 歯周症，＝periodontosis.

paraderm [pǽrədə:m] パラデルム（卵黄から発生して胎児の体をつくる細胞成分）．

paradidymis [pærədídimis] 精巣（睾丸）傍体（中腎の生殖傍管の残遺物で，中腎管から遊離して精巣上体管の回転部にあるもの），＝organ of Giradès, parepididymis, massa innominata 形 paradidymal.

paradigm [pǽrədaim] パラダイム．

paradipsia [pærədípsiə] 異常口渇．

paradox [pǽrədɑks] 奇異，矛盾，逆説 形 paradoxic, paradoxical.

paradoxical [pærədɑ́ksikəl] 矛盾の，逆理の．

paradoxical breathing 奇異呼吸（正常な呼吸と反対の異常胸壁運動をきたす）．

paradoxical contraction 奇異性収縮（筋の起点と着点とを被動的に接近するとき起こる攣縮）．

paradoxical embolism 奇異性塞栓症（静脈血栓症により動脈に発生する塞栓症），＝crossed embolism.

paradoxical flexor reflex 逆説屈筋反射（腓腹筋を強く圧迫すると足の母指が背屈する），＝Gordon reflex.

paradoxical motion movement 奇異性運動（Mモード心エコー図において，収縮期に心室中隔が右室方向に運動する．心房中隔欠損症のような右室容量負荷時にみる）．

paradoxical patellar reflex 逆説膝蓋腱反射（膝蓋腱を叩いたときに膝の屈曲をみる逆転反射）．

paradoxical pulse 奇脈（心タンポナーデのように，吸気時に静脈還流量が増しても右室への流入がせき止められる際には肺血管にとり込まれる血液量が多くなり，脈の拍動が弱くなる現象），＝Kussmaul pulse.

paradoxical pupillary phenomenon 逆説瞳孔現象，＝paradoxical pupillary reflex.

paradoxical pupillary reaction 奇異瞳孔反応（上頸神経節切除後には，アドレナリンを点下すると散瞳を起こす）．

paradoxical pupillary reflex 逆説瞳孔反射（通常とは反対の動きをみる瞳孔反応異常）．

paradoxical respiration 奇異呼吸（吸気時に肺が収縮し，呼気時に肺が拡張する，正常の呼吸運動とは逆な呼吸である）．

paradoxical sleep 逆説睡眠（レム睡眠），＝rapid eye movement sleep.

paradoxical split(-ting) 奇異性分裂（心音図でⅡ音がⅡP－ⅡAとなり呼気時に分裂幅が広がるもの，重症大動脈弁狭窄症や左脚ブロックにみる）．

paradoxic metastasis 奇異性転移（血流またはリンパ行に逆行する転移），＝retrograde metastasis.

paradym [pǽrədim] 視座．

paradysentery [pærədísentəri] パラ赤痢，異型赤痢（*Shigella paradysenteriae* の感染症）．

paraenteric [pærəentérik] パラチフスの．

paraepilepsy [pærəépilepsi] 傍てんかん（前兆のみあって痙攣が発現しない型）．

paraequilibrium [pærəi:kwilíbriəm] めまい（眩暈）（耳前庭障害のため起こる）．

paraerythroblast [pærəiríθrəblæst] 側赤芽球（Di Guglielmo 病において出現する非定型的赤芽球で，その原形質は好塩基性を示す）．

paraesophageal hernia 傍食道ヘルニア（食道孔や隣接する部位から，胃など腹腔内臓器が脱出すること).

paraesthesia [pærəisθíːziə] 錯感覚〔症〕, ＝paresthesia.

Par aff pars affecta (罹患部).

paraffin [pǽrəfin] ①パラフィン(石油から抽出される炭化水素で作った石ろうで, 軟膏として用いる), ②パラフィン化合物(一般式をもつもので, アルカン alkane とも呼ばれる).

paraffinoma [pærəfinóumɑ] パラフィノーマ, パラフィン肉芽腫, ＝oleoma.

paraffin pack パラフィンパック(融点50℃以下の固形パラフィンを使った美顔療法の一つ).

paraffin section パラフィン切片.

paraflagellum [pærəflədʒéləm] 副鞭毛.

parafollicular cell 傍濾胞細胞(濾胞傍細胞ともいい, 血中の Ca 濃度を下げるカルシトニンを分泌する), ＝interfollicular cell.

parafunction [pærəfʌ́ŋkʃən] 異常機能 形 parafunctional.

paraganglia [pærəgǽŋgliə] → paraganglion.

paraganglioma [pærəgæŋglióumə] 傍神経節腫(神経節と内分泌腺のクロム親性細胞から発生する腫瘍で, 副腎に発生するものは pheochromocytoma または chromaffinoma と呼ばれる), ＝paraganglioneuroma, pheochromocytoma.

paraganglion [pærəgǽŋgliən] パラガングリオン, 傍神経節(とくに胎児の大動脈腹側面に散在しているクローム親和性細胞), ＝abdominal paraganglions of Zuckerkandl, chromaffine system, chromaffin body, paraganglion [L] 複 paraganglia, paraganglions.

paragenitalis [pærədʒenitéilis] 生殖傍体(精巣傍体, 卵巣傍体(中腎細管の遺残)).

parageusia [pærəgúːsiə] 錯味症(味覚の錯誤(別な味に感じる), 精神病, ヒステリーなどでみられる), ＝parageusis 形 parageusic.

paraglobulin [pærəglɑ́bjulin] パラグロブリン(血清, リンパ, 血球, 結合織などから抽出できるグロブリン), ＝fibroplastin, fibrinoplastin, serum globulin.

paraglobulinuria [pærəglɑbjulinjúːriə] パラグロブリン尿症.

paraglossa [pærəglɑ́sə] 舌腫脹, 側舌(先天性厚舌症).

paraglossitis [pærəglɑsáitis] 舌下傍炎.

paragnathus [pərǽgnəθəs] ①下顎過剰症, ②下顎結合奇形, ③側顎.

paragnosis [pærəgnóusis] 死後診断(歴史的証拠に基づく診断法).

paragonimiasis [pærəgounimáiəsis] 肺吸虫症(肺吸虫特にウエステルマン肺吸虫 *Paragonimus westermani* の寄生による疾患), ＝distomiasis.

Paragonimus [pærəgɑ́niməs] 肺吸虫属(吸虫の一属. 体は卵円形ないし紡錘形で肉厚. ウェステルマン肺吸虫 *P. westermani* はヒトをはじめ, ブタ, イヌなど多くの哺乳動物の肺に虫嚢をつくって寄生する. ほかに大平肺吸虫 *P. ohirai*, 小型大平肺吸虫 *P. iloktsuenensis*, ケリコット肺吸虫 *P. kellicotti* などが本属に含まれる), ＝lung fluke.

***Paragonimus* granuloma** 肺吸虫肉芽腫.

paragrammatism [pærəgrǽmətizəm] 文法錯誤症(談話に際し不正確な文法を用い, また不適な言語を用いる失語症).

paragranuloma [pærəgrænjulóumə] 傍肉芽腫(肉芽腫様の細胞浸潤).

paragraphia [pærəgréifiə] 錯字症 形 paragraphic.

parahemoglobin [pærəhiːmouglóubin] パラヘモグロビン(溶血が高度に起こる場合にみられる暗黒色の血色素).

parahemophilia [pærəhiːməfíliə] パラ血友病, 血友病類似症(凝固第V因子, 後に proaccelerin と呼ぶ因子の欠乏による先天性凝固異常症), ＝Owren disease, hemophilia-like disease.

parahepatitis [pærəhepətáitis] 肝周囲炎.

paraheredity [pærəhərédəti] 異型遺伝(母細胞から子孫への遺伝ではなく, 外界の環境により影響を受けた細胞から正常細胞への遺伝).

parahippocampal gyrus 海馬傍回, ＝gyrus parahippocampalis [L].

parahormone [pærəhɔ́ːmoun] パラホルモン(ホルモン様物質または準ホルモン).

parahydrogen [pærəháidrədʒən] パラ水素(2つの陽子のスピンが互いに反対の方向に向かう状態にある水素はパラ水素といわれ, 同じ方向に向かうオルト水素とは1:3の割合で存在する).

parahypophysis [pærəhaipɑ́fisis] 傍下垂体(下垂体の近くにまれにみられる下垂体様組織).

paraimmunity [pærəimjúːiti] パラ免疫(パラバクテリアにより出現する免疫).

paraimmunoglobulinemia [pærəimjunouglɑbjuliníːmiə] パラ免疫グロブリン血〔症〕(異常に増殖する腫瘍性形質細胞のクローンに由来する免疫グロブリン血症).

parainfection [pærəinfékʃən] 傍感染(細菌が直接原因をなさない感染).

parainfluenza virus パラインフルエンザウイルス(パラミクソウイルス科のウイルスで, *Human parainfluenza virus 1〜4* の4型に分かれる. 小児の急性呼吸器感染症の原因となる).

parainsulin [pærəínsjulin] パラインスリン(結核組織から得られるインスリン様物質).

P

parakeratosis [pærəkerətóusis] 不全角化，錯角化(表皮の角質層において脱核が起こらず，角化が不全に終わる状態で，粘膜の重層扁平上皮においては正常の状態).

parakinesia [pærəkainí:siə] 運動錯誤症(動作を取り違えたり，動作の真似もできないために，簡単な動作もできなくなること．行為の計画はできても実行に移せない)，＝parakinesis, paracinesis 形 parakinetic.

paralalia [pærəléiliə] 錯音症(談話において言語の音を正確に発し得ない錯誤症).

paralalia literalis どもり(吃音)，＝stammering.

paralambdacism [pærəlǽmdəsizəm] l 音発音不能症，＝paralambdacismus.

paralbumin [pærælbjú:min] パラアルブミン(卵巣嚢腫内に存在する物質).

paraldehyde [pərǽldihaid] パラアルデヒド(アセトアルデヒドの重体で，催眠薬)，＝paracetaldehyde.

paralerema [pærələrí:mə] せん(譫)語，軽度せん(譫)妄，＝paraleresis.

paralexia [pærəléksiə] 錯読〔症〕(読み違いのこと) 形 paralexic.

paralgesia [pærælʤí:ziə] 錯痛覚〔症〕 形 paralgesic.

paralgia [pərǽlʤiə] 皮膚感覚異常(蟻走感，冷寒，燃焼感など).

paralipophobia [pærəlipoufóubiə] 怠慢恐怖〔症〕，放任恐怖〔症〕(神経衰弱症の一症状で，細小な行為を放任しておくと，大事に至るかもしれないと悩むこと)，＝paraleipophobia.

parallax [pǽrəlæks] 視差(物体をある点から見た場合と別な方向から見たとき，形が異なって見える現象) 形 parallactic.

parallaxic [pærəlǽksik] 視差の.

parallelism [pǽrəlelizəm] ① 平行，並列，② 精神機転平行説，③ 平行現象 形 parallel.

parallelometer [pærəleláːmitər] 平行測定器(歯橋の付着および歯床を平行にするために用いる器械).

parallergia [pærələ́:ʤiə] パラレルギー(ほかのアレルゲンに反応するために体を適応させる特別な感受性によって生じたアレルギー状態で，最初の反応と違う臨床症状を伴う)，＝parallergy 形 parallergic.

paralodion [pærəlóudiən] パラロジオン(糸状に調製したコロジオンで，顕微鏡切片を包埋するために用いる材料).

paralogia [pærəlóuʤiə] 錯論理〔症〕，＝paralogism, paralogy.

paralogism [pərǽləʤizəm] ① 論過，謬見，似而非推論，② 錯論理症状 形 paralogistic.

paralymphoblast [pærəlímfəblæst] 傍リンパ芽球(白血病においてみられるリーデル型リンパ芽細胞).

paralysis [pərǽlisis] 麻痺(神経または筋肉の障害による運動機能の消失で，その軽度なものは軽症麻痺 palsy と呼ばれる) 形 paralytic.

paralysis agitans 振戦麻痺(パーキンソン病)，＝Parkinson disease.

paralytic [pærəlítik] 麻痺〔性〕の.

paralytic abasia 麻痺性歩行不能症，＝spastic abasia.

paralytic ileus 麻痺性イレウス(腸閉塞〔症〕).

paralytic secretion 麻痺性分泌(分泌腺を支配する神経を切断した後に起こる分泌で，迷走神経切断後の胃液はその一例).

paralytic strabismus 麻痺性斜視(神経，筋そのものの麻痺によって生じた眼位異常).

paralytic stroke 麻痺発作.

paralytic vertigo 麻痺性めまい，＝Gerlier disease.

paralytogenic [pærəlaitəʤénik] 麻痺誘発性の，麻痺惹起〔性〕の.

paralyzant [pǽrəlaizənt, pərǽliz-] ① 麻痺を生ずる，② 麻痺させる薬物.

paramagnetism [pærəmǽgnitizəm] 常磁性(自発磁化を持たず，外部磁場によってそれと同じ向きに弱く磁化される性質) 形 paramagnetic.

paramania [pærəméiniə] 倒錯症(パラマニア．苦情を言って喜ぶ感情倒錯).

paramastigote [pærəmǽstigout] 側鞭毛の.

paramastitis [pærəmæstáitis] 乳腺傍結合組織炎.

paramastoid [pærəmǽstɔid] 傍乳様突起の.

paramastoiditis [pærəmæstɔidáitis] 乳頭傍突起炎.

paramastoid process 乳様傍突起(頸静脈突起の外側部にある突起で，環椎の横突起と関節連結することがある)，＝paroccipital process.

paramedian pontine reticular formation (PPRF) 傍正中橋網様体(脳幹橋正中よりやや外側に位置する．ここより外転神経核へ直接投射する細胞が存在する．水平方面への眼球運動を行う核上性機構の一つ).

paramedical [pærəmédikəl] パラメディカル，医療関係の(医師を中心に計画された医療行為を補助するスタッフ．現在ではコメディカルといわれる)，＝co-medical.

paramedics [pærəmédiks] 救急医療技師(救急処置ができるように訓練され認定される．救急救命士など).

paramenia [pærəmí:niə] 月経不順.

parameniscus [pærəmi:nískəs] 傍半月

P

板の.

paramesonephric [pærəmesənéfrik] 傍中腎管の(Müller 管の).

paramesonephric duct 中腎傍管, ＝müllerian duct.

parameter [pərǽmitər] ①パラメータ, 助変数, 媒介変数, 径数(幾何学のみ), ②母数(推計学における母集団の値).

paramethadione [pærəmeθədáioun] パラメタジオン(てんかん小発作に用いる鎮痙薬).

parametritis [pærəmi:tráitis] 子宮傍〔結合〕組織炎, 骨盤結合組織炎 形 parametritic.

parametrium [pærəmí:triəm] 子宮傍組織.

paramimia [pærəmímiə] 表情錯誤, パラミミー(表情や身振りなどの意義の倒錯があり, 感情とその表現手段との間の不一致を生じる症状).

paramnesia [pæræmní:ziə] 記憶錯誤(誤記憶, 妄想的追想, 記憶幻覚, 記憶の錯覚などを含めて呼ぶ), ＝déjà reconté, pseudomnesia.

paramorphia [pærəmɔ́:fiə] 奇形.

paramorphism [pærəmɔ́:fizəm] 同質多像仮像.

paramphistomiasis [pæræmfistoumáiəsis] 双口吸虫感染症.

Paramphistomum [pæræmfístəməm] 双口吸虫属(双口吸虫科の一属. 成虫は哺乳類の消化管に寄生する).

paramutation [pærəmju:téiʃən] パラミューテーション, 疑似〔突然〕変異(ヘテロ接合体において対立遺伝子の一方が, 他方の遺伝子を非常に高頻度に恒久的に変える突然変異で非常に特殊なケース).

paramyelin [pærəmáiəlin] パラミエリン(脳実質に存在する mono-amino-monophosphatid).

paramyloidosis [pæræmilɔidóusis] パラアミロイド症(主として多発性骨髄腫患者の組織に類デンプン様タンパク質が沈着し, 形質球の浸潤を伴う状態).

paramyoclonus [pærəmaiɑ́klənəs] パラミオクローヌス(自発的に出現する全身性ミオクローヌス), ＝myoclonus multiplex.

paramyosinogen [pærəmaiəsínəʤən] パラミオシノーゲン(47°C で凝固する筋細胞原形質のタンパク質の一つ), ＝von Fuerth myosin.

paramyotonia [pærəmaiətóuniə] 異常筋緊張〔症〕(筋の反復運動によって誘発される筋強直現象. 寒冷により誘発されやすい).

paramyotonia congenita 先天性異常筋緊張症.

Paramyxoviridae [pærəmiksəvíridi:] パラミクソウイルス科(一本鎖 RNA ウイルスで, *Paramyxovirinae*, *Pneumovirinae* の 2 亜科に分けられる).

Paramyxovirinae [pærəmiksəvírini:] パラミクソウイルス亜科(パラミクソウイルス科の亜科で, *Respirovirus*, *Rubulavirus*, *Morbillivirus* 属に分けられる).

paranalgesia [pærənælʤí:ziə] 四肢麻痺.

paranasal sinus aspergillosis 副鼻腔アスペルギルス症.

paranasal sinuses 副鼻腔(鼻腔を構成する上顎骨, 篩骨, 前頭骨, 蝶形骨にある空洞の総称), ＝sinus paranasales [L].

paranatal [pærənéitəl] 出生時, 新生児期.

paraneoplastic [pærəni:əplǽstik] 腫瘍随伴性の.

paraneoplastic syndrome 傍腫瘍性症候群(代謝異常やホルモン過多など, 癌の浸潤など直接的作用でなく間接的作用によってもたらされる症状. 傍腫瘍性辺縁系脳炎, 傍腫瘍性ニューロ・ミオパチー, 亜急性脳変性症などがある).

paranephric [pærənéfrik] ①副腎の, ②腎傍の, ＝pararenal.

paranephritis [pærənifráitis] 腎傍〔結合〕組織炎.

paranephros [pærənéfrəs] 副腎(左右の腎臓の上方に位置する内分泌腺で, 副腎皮質ホルモンを分泌する皮質と副腎髄質ホルモンを分泌する髄質よりなる), ＝paranephrus, adrenal gland.

paranesthesia [pæræntesθí:ziə] 対性知覚麻痺, ＝para-anesthesia, paranaesthesia.

paraneuron [pærənjú:rɑn] パラニューロン(普通ニューロンとしては取り扱われないが, 発生, 微細構造, 機能, 代謝などでニューロンと近縁なもの).

paranoia [pærənɔ́iə] 偏執症, 妄想症, パラノイア(病的性格の発展あるいは体験反応によって妄想形成に至る反応), ＝paranea 形 paranoic.

paranoia originaria 小児パラノイア.

paranoid [pǽrənɔid] 偏執的な, パラノイア様の, 妄想性の.

paranoidism [pærənɔ́idizəm] パラノイディズム, 偏執症.

paranoid personality 偏執性人格.

paranoid reaction 妄想反応.

paranoid schizophrenia 妄想型統合失調症(幻覚・妄想を主症状とする, 統合失調症の一病型).

paranomia [pærənóumiə] 錯名症, 失名症(事物の名称を誤って用いる錯語症の一種).

paranosis [pærənóusis] パラノーシス(疾病により得られる 1 次性の利益) 形 paranosic.

paraosmia [pærəɑ́smiə] 嗅覚異常, ＝parosmia.

paraosteoarthropathy [pærəɑstiouɑ:θrɑ́pəθi] 対麻痺性骨関節病.
paraparesis [pærəpərí:sis] 不全対麻痺(両下肢の不全運動麻痺).
parapathia [pærəpǽθiə] 感情性精神神経症.
parapedesis [pærəpidí:sis] 胆汁の血管内移行.
paraperitoneal hernia 傍腹膜性膀胱ヘルニア(脱出した膀胱の一部が腹膜により覆われているもの).
parapertussis [pærəpə:tʌ́sis] パラ百日ぜき(パラ百日ぜき菌 *Haemophilus parapertussis* の感染症で,百日ぜきとは臨床上ほぼ同一である).
paraphasia [pærəféiziə] 錯語〔症〕(中枢性の障害により自発的発語に誤りの多いこと), = paraphasis, paraphrasia 形 paraphasic.
paraphemia [pærəfí:miə] 誤字錯語症(誤字を用いる錯語症).
paraphia [pəréifiə] 触覚障害.
paraphilia [pærəfíliə] 性〔欲〕倒錯〔症〕 形 paraphilic 名 paraphiliac.
paraphimosis [pærəfaimóusis] 嵌頓包茎.
paraphobia [pærəfóubiə] 軽症恐怖〔症〕.
paraphonia [pærəfóuniə] ①異声症, ②不全唖.
paraphonia puberum 青春期声変わり.
paraphora [pərǽfərə] ①軽症精神病, ②中毒性精神病.
paraphrasia [pærəfréiziə] 錯語, = partial aphrasia.
paraphrasia praecox 早口,連話症,噤語症, = sputtering.
paraphrasia vesana 狂的錯語〔症〕.
paraphrenia [pærəfrí:niə] 偏執性痴呆,パラフレニー(統合失調性の妄想の形成が前景にありながら,人格障害がきわめて軽いもので,妄想型の軽症型) 形 paraphrenic.
paraphrenitis [pærəfrináitis] 横隔膜傍炎.
paraphronia [pærəfróuniə] パラフロニア(性格と態度とに著明な変化を呈する精神病).
paraphypnosis [pærəfipnóusis] 異常睡眠(催眠や睡眠時随伴症にみられる).
paraphysis [pərǽfisis] 側糸,副糸,綿状体(地衣の) 形 paraphyseal, paraphysial.
paraphyte [pǽrəfait] 増殖過剰.
paraplast [pǽrəplæst] 硬膏賦形薬.
paraplastic [pærəplǽstik] 副形質の,奇形の.
paraplastin [pærəplǽstin] パラプラスチン(細胞の糸状体).
paraplegia [pærəplí:ʤiə] 対麻痺(下肢の両側麻痺) 形 paraplectic, paraplegic, paraplegiform.
paraplegiform [pærəpléʤifɔ:m] 対麻痺状の.
parapleuritis [pærəpl(j)u:ráitis] 胸壁胸膜炎.
paraplexus [pærəpléksəs] 側脳脈絡膜叢.
parapoplexy [pǽrəpəpleksi] 偽性卒中,異型卒中.
Parapoxvirus [pærəpɑ́ksvaiərəs] パラポックスウイルス属(ポックスウイルス科の一属で,オルフウイルスなどが含まれる).
parapraxia [pærəprǽksiə] 錯行症,動作錯誤, = parapraxis.
paraproctitis [pærəprɑktáitis] 直腸傍結合〔組〕織炎.
paraproctium [pærəprɑ́kʃiəm] 直腸傍結合組織.
paraprostate [pærəprɑ́steit] 副前立腺(膀胱三角から尿道の屋根にかけ,括約筋のある部分に大小不同をなして粘膜下にある).
paraprotein [pærəpróuti:n] 異常タンパク,パラプロテイン(カゼインをレンニンおよびペプシンで処置して得られる変性タンパク質).
paraproteinemia [pærəprouti:ní:miə] パラプロテイン血〔症〕(寒冷グロブリンや高分子グロブリンのようなパラプロテインが多量に血中に存在すること).
paraproteinosis [pærəprouti:nóusis] パラプロテイン増加症.
parapsia [pərǽpsiə] 触覚異常, = parapsis, paraphia.
parapsoriasis [pærə(p)souráiəsis] 類乾癬(乾癬に類似の皮膚疾患).
parapsychology [pærəsaikɑ́ləʤi] 超心理学(伝心術,千里眼など純正心理学以外の心霊現象を扱う), = cryptopsychism.
parapsychosis [pærəsaikóusis] 常識外れ(必ずしも病的ではない).
parapyknomorphous [pærəpiknoumɔ́:fəs] 染色性中等度の(神経細胞についていう).
paraquat [pǽrəkwɑt] パラコート(ビピリジル系の農薬.除草剤として用いられている劇物).
parareaction [pærəriǽkʃən] パラ反応(偏執症または統合失調症のこと).
pararectal [pærəréktəl] 傍直腸の.
parareflexia [pærərifléksiə] 異常反射.
pararrhythmia [pærəríðmiə] 副調律(2つ以上の独立した刺激発生中枢が共存し,そこからの刺激が競合して心収縮を生じている現象).
pararthria [pərɑ́:θriə] 構音不能〔症〕.
Parasaccharomyces [pærəsækəroumáisi:z] パラサッカロマイセス(酵母菌に類似の真菌).
parasacral [pærəséikrəl] 仙椎傍の,仙骨周囲の.

P

parasalpingeal [pærəsælpínʤi:l, -pinʤí:əl] 卵管傍〔結合〕組織の.

parasalpingitis [pærəsælpinʤáitis] 卵管傍〔結合〕組織炎.

parascarlet [pærəská:lit] パラ猩紅熱, = exanthema subitum.

parasecretion [pærəsikrí:ʃən] 分泌障害, 分泌過剰, = paracrisis, pareccrisis.

parasellar [pærəsélɑ:r] 傍トルコ鞍の.

parasexuality [pærəsekʃuǽliti] 性倒錯, = erotopathy.

parasinoidal [pærəsainɔ́idəl] 静脈洞傍の.

parasinusoidal [pærəsainjusɔ́idəl] 傍洞様の.

parasite [pǽrəsait] ①寄生虫, パラサイト(宿主 host と呼ばれるほかの生物の体内または体表に生活し宿主より食物などの利益を受け, 宿主には害を与える生物), ②寄生体(奇形学において自生体 autosite に寄生する胎児) 形 parasitic.

parasitemia [pærəsaití:miə] 寄生虫血〔症〕.

parasitic chylocele 寄生虫性乳び(糜)陰嚢水腫(フィラリア症におけるリンパ性陰嚢水腫).

parasitic cyst 幼虫嚢胞(寄生虫により形成される嚢胞).

parasitic disease 寄生虫症.

parasiticide [pærəsítəsaid] ①殺寄生虫の, ②殺寄生虫薬, 駆虫薬.

parasitism [pǽrəsitizəm] ①寄生, ②寄生虫感染症.

parasitization [pærəsitizéiʃən] 寄生虫感染 動 parasitize.

parasitogenic [pærəsaitəʤénik] 寄生虫により発生する.

parasitology [pærəsitɑ́ləʤi] 寄生虫学.

parasitophobia [pærəsaitoufóubiə] 寄生虫恐怖症.

parasitosis [pærəsaitóusis] 寄生虫症.

parasitotropic [pærəsaitətrɑ́pik] 寄生虫親性の, 寄生虫親和剤.

parasitotropy [pærəsaitɑ́trəpi] 寄生生物向性, 寄生生物親和性(寄生虫に対する薬剤感受性), = parasitotropism.

parasleep [pǽrəsli:p] パラ睡眠(レム睡眠), = REM sleep.

para smallpox 軽症性痘瘡, = alastrim.

parasome [pǽrəsoum] 副核, = parasoma.

parasomnia [pærəsɑ́mniə] 錯睡眠(睡眠時随伴症).

paraspadias [pærəspéidiəs] 尿道側裂.

paraspasm [pǽrəspæzəm] 対称性痙攣(特に両側下肢の).

parasprue [pærəsprú:] 軽症脂肪便症.

parasteatosis [pærəstiətóusis] 皮脂分泌障害.

parasthenia [pærəsθí:niə] 不規則性機能亢進.

parastichy [pərǽstiki] 斜列.

parastruma [pærəstrú:mə] 上皮小体腫(上皮小体の腫瘤で, 血中カルシウム量の増加とリン量の低下を起こす), = parathyroid tumor.

parasympathetic [pærəsimpəθétik] 副交感神経の.

parasympathetic nerve 副交感神経(2種類ある自律神経の1つ, 脳幹と脊髄下端部(腰髄と仙髄)に中枢がある. 脳幹からは脳神経に含まれ, 脊髄下端部からは脊髄神経に含まれ目的の臓器に分布する. 交感神経とはお互いに拮抗する作用をもつ), = pars parasympathica [L].

parasympathetic nervous system (PNS) 副交感神経系.

parasympatholytic [pærəsimpæθəlítik] 副交感神経遮断作用のある〔薬〕(通常はアセチルコリンのムスカリン作用に拮抗することまたは薬物をさす), = antiparasympathomimetic, parasympathetic blocking agent.

parasympathomimetic [pærəsimpəθoumaimétik] 副交感神経興奮作用のある〔薬〕(通常はアセチルコリンのムスカリン受容体刺激作用を示す薬物), = cholinergic.

parasynanche [pærəsinǽŋki] 耳下腺炎, 咽喉筋炎.

parasyphilis [pærəsífilis] 変性梅毒(第4期梅毒), = parasyphilosis, metasyphilis.

parasystole [pærəsístəli:] 副収縮(2つのペースメーカが共存する不整脈のこと), = parasystolic rhythm, pararrhythmia.

parasystolic rhythm 副収縮調律(リズム), = parasystole.

paratenon [pærəténən] 腱傍の.

paraterminal gyrus 終板旁回, = subcallosal gyrus.

paratesticular [pærətestíkjulər] 精巣傍組織の.

paratherapeutic [pærəθerəpjú:tik] ①副治療的な(ほかの疾病を治療するとき副産物として出現することについていう), ②医原性の.

parathermoesthesia [pærəθə:mouisθí:ziə] 錯温度覚〔症〕.

parathion [pærəθáiən] パラチオン(有機リン化合物で, コリンエステラーゼの作用を阻害して中毒症状を起こす強力な殺虫薬).

parathormone [pærəθɔ́:moun] パラトルモン(上皮小体(副甲状腺)から分泌されるホルモンで, NH_2 または NH を含有するインスリン類似物質. 副甲状腺ホルモンともいう), = Collip hormone, parathyrin, parathyroid hormone.

parathymia [pærəθáimiə] 感情倒錯, パラチミー(ある事態または事件から当然期

P

待される気分とはまったく反対の反応を起こす状態で，主として統合失調症にみられる)，＝impulsive insanity.

parathyrin [pærəθáirin] 上皮小体ホルモン，＝parathormone, parathyroid hormone, 副甲状腺ホルモン(カルシウムおよびリンの代謝を調節するホルモン).

parathyroid [pærəθáirɔid] 上皮小体，副甲状腺(副甲状腺とも呼ばれ甲状腺の左葉と右葉の上下にある米粒大の内分泌腺．血中のカルシウム濃度を上げる上皮小体ホルモンを分泌する) 形 parathyroidal.

parathyroidectomy [pærəθairɔidéktəmi] 上皮小体切除〔術〕.

parathyroid glands 上皮小体(甲状腺の近くにありカルシウムの血中濃度を調節する上皮小体ホルモンを分泌する)，＝glandula parathyroidea [L], Gley glands.

parathyroid hormone (PTH) 副甲状腺ホルモン，上皮小体ホルモン，＝parathyrin.

parathyroid injection 副甲状腺注射液(上皮小体注射液．食用に供する家畜の上皮小体からつくった滅菌注射薬)，＝parathyroid extract, solution of parathyroid.

parathyroid tetany 副甲状腺機能低下テタニー(上皮小体切除によりカルシウム減少が起こることによる)，＝parathyroprival tetany.

parathyropathy [pærəθairápəθi] 上皮小体疾患，副甲状腺疾患.

parathyroprivia [pærəθairəpríviə] 上皮小体欠如〔症〕 形 parathyroprival, parathyroprivic, parathyroprivous.

P

parathyrotoxicosis [pærəθairətɑksikóusis] 上皮小体中毒症，副甲状腺中毒症(副甲状腺機能亢進症).

parathyrotrophic [pærəθairətráfik] 上皮小体刺激性の，＝parathyrotropic.

parathyrotrophic hormone 上皮小体刺激ホルモン(下垂体前葉のホルモンで，上皮小体機能を支配する効果を示すもの)，＝parathyrotrophin.

parathyrotrophic principle 上皮小体刺激性成分(下垂体前葉の一成分で，上皮小体に対して刺激作用を呈するもの).

paratonia [pærətóuniə] 伸張過度，＝hyperextension, superextension 形 paratonic.

paratonsillar [pærətánsilər] 扁桃傍の.

paratrachoma [pærətrəkóumə] パラトラコーマ(トラコーマに類似の結膜炎).

paratrimma [pærətrímə] 間擦疹，＝intertrigo.

paratripsis [pærətrípsis] ① びらん(糜爛)，② 擦過.

paratrooper fracture 落下傘士(パラシュート)骨折(脛骨踝またはその後関節縁部の骨折で，パラシュートで飛び下りるときに起こる).

paratrophy [pərǽtrəfi] ① 錯栄養，異栄養(変性とほぼ同義)，② 宿主よりの栄養(寄生虫または細菌についていう) 形 paratrophic.

paratuberculosis [pærətjubə:kjulóusis] パラ結核〔症〕，副結核症(ウシにみられる慢性結核性腸炎)，＝Johne disease.

paratype [pǽrətaip] ① 従基準(原著者が記載した生物の新標本3個以上のうち，正基準を除いた残りの標本)，② 非正型(遺伝とは無関係に，環境により発生する形質) 形 paratypic, paratypical.

paratyphlitis [pærətifláitəs] 盲腸周囲炎.

paratyphoid [pærətáifɔid] パラチフス(パラチフス菌 *Salmonella* Paratyphi A によるチフスに類似の軽い症状を呈する伝染病)，＝paratyphoid fever.

paratyphoid fever パラチフス熱(パラチフスの原因菌は *Salmonella* Paratyphi A のみに限られる).

paratyphus [pærətáifəs] ＝paratyphoid.

paraumbilical [pærəʌmbílikəl] 臍傍の.

paraumbilical veins 臍傍静脈，＝venae paraumbilicales [L].

paraurethra [pærəjurí:θrə] 尿道側管，副尿道管.

paraurethral gland 尿道傍腺(女性の尿道開口部にある小粘液腺)，＝Skene gland.

paraurethritis [pærəju:riθráitis] 尿道側管炎，副尿道管炎.

paravaccinia virus パラワクシニアウイルス(ポックスウイルス科のウイルスで，搾乳などでウシから感染し，結節をきたす)，＝*Pseudocowpox virus*, milker's nodule virus.

paravaginitis [pærəvæʤináitis] 腟傍結合組織炎.

paravenous [pærəví:nəs] 側静脈の.

paraventricular nucleus 室傍核(視床下部にある神経核で後葉ホルモンの分泌に関係)，＝nucleus paraventricularis [L].

paravertebral anesthesia 傍脊髄神経麻酔.

paraxial [pərǽksiəl] 近軸の，沿軸の，軸傍の(身体または光線の主軸に沿う近接部分の).

parazone [pǽrəzoun] 白色帯(暗色帯 diazone と交番してエナメル稜にある部分で，歯の切断面に認められるもの).

parazoon [pærəzóuən] 動物性寄生虫.

parchment [pá:ʧmənt] 羊皮紙，硫酸紙.

parchment crepitation 羊皮紙様頭蓋音(くる病または先天梅毒児の頭蓋骨が局所的に薄くなって，これを圧迫すると，羊皮紙を圧すような音の発すること)，＝parchment crackling.

parchment paper 硫酸紙(約4倍に水

で希釈した硫酸に少量のグリセリンを加えた液に糊付けしない紙を浸してつくったもの).

parchment skin 羊皮紙皮膚(老人皮膚,または風雨に曝露された表皮にみられる萎縮を特徴とする色素性皮膚乾燥症), = paper-skin.

Parechovirus [pærékouvaiərəs] パレコウイルス属(ピコルナウイルス科の一属).

parectasis [pəréktəsis] 拡張過度,伸展過剰, = parectasia.

parectropia [pərəktróupiə] 失行〔症〕(運動麻痺,運動失調などの障害なく,行うべき行為が正しくできない状態), = apraxia.

paregoric [pærigɔ́:rik] アヘン安息香チンキ.

pareidolia [pæreidóuliə] パレイドリア(対象を正しく知覚していながら視像に空想的な解釈を与えること. 変像症).

pareleidin [pærəlí:idin] パレレイジン(透明層のイレイジンからの誘導物で,表皮細胞のケラチンを形成する).

parencephalocele [pærinséfələsi:l] 小脳脱出.

parenchyma [pəréŋkimə] ①実質(器官の主要部分をなす組織で,支持結合織からなる間質と区別する), ②体肉(寄生虫の柔組織) 形 parenchymal, parenchymatous.

parenchymal renal failure 腎性腎不全.

parenchymatous goiter 実質性甲状腺腫, = hyperplastic goiter.

parenchymatous organs 実質性器官(肝臓や腎臓のように内部が細胞,組織で充実した器官,腸管などの中空性器官に対する用語).

parenchyme [péreŋkaim, -kim] ①実質, ②柔組織.

parenchymula [pæreŋkímjulə] 幼虫期(閉鎖胞胚期に続く胎生期).

parental generation 親の世代.

parentalism [pəréntəlizəm] 親権主義.

parent cyst 親嚢胞, = mother cyst.

parenteral [pəréntərəl] ①非経口的な(皮下,静脈,筋肉内注射をいう), ②腸管外の.

parenteral administration 非経口投与.

parenteral alimentation 非経口〔的〕栄養,腸管外栄養〔法〕.

parenteral fluid therapy 輸液療法.

parenteral hyperalimentation 非経口高カロリー輸液, = intravenous hyperalimentation.

parenteral nutrition (PN) 非経口的栄養法.

parenteral pathway 非経口経路(腸管外の経路による物質,薬物の摂取経路).

parenthood [péərənthud] 親たること.

parepicoele [pərépisi:l] 第四脳室(脳室の一つで橋,延髄,小脳の間にある).

parepigastric [pərepigǽstrik] 上腹部に接近する.

parepithymia [pərepiθáimiə] 病的欲望(食欲,性欲などの).

parergasia [pærə:géiziə] 錯誤症,機能倒錯(① Kraepelin の用語では衒奇症. ② Meyer の用語では人格的ひねくれ反応) 形 parergastic.

paresis [pərí:sis] 不全麻痺 形 paretic.

paresthesia [pærisθí:ziə] 感覚異常,錯感覚, = paraesthesia 形 paresthetic.

paresthetic meralgia 異常感覚性大腿〔股〕神経痛(感覚異常性大腿神経痛), = meralgia paraesthetica.

paretic [pərétik] 麻痺〔性〕の.

pareunia [pərjú:niə] 性交, coitus.

parfocal [pɑ:fóukəl] 同焦点,パーフォーカル(顕微鏡の接眼鏡と対物鏡とを移動しても焦点が変わらないこと).

parhedonia [pɑ:hidóuniə] 色情倒錯(Freud の用語で,自分や他人の性器を見たり,見せたり,触れて快感を得ようとする性欲倒錯の意味).

parhormone [pɑ:hɔ́:moun] パルホルモン(ほかの器官の作用に影響を与える代謝物で炭酸ガスはその一例).

paridrosis [pæridróusis] 異汗症(分泌される汗の成分が異常の場合をいい, osmidrosis, bromidrosis などの総称), = parhidrosis.

paries [péərii:z] ①壁(構造の外郭), ②頭頂, ③側膜(植物) 形 parietal.

parietal (P) [pəráiətəl] 頭頂部の.

parietal bone 頭頂骨(頭蓋を構成する骨の一つで頭頂をつくる), = os parietale [L].

parietal cell 壁細胞(胃底腺にある塩酸分泌細胞), = Rollet cell, acid cell.

parietal fistula 体壁瘻.

parietal foramen 頭頂孔, = foramen parietale [L].

parietal hernia 腸壁ヘルニア(腸管壁とともに内腔の一部が脱出するもの), = Richter hernia.

parietal lobe 頭頂葉(中心溝より後方の部分,体知覚の中枢がある), = lobus parietalis [L].

parietal thrombus 壁在血栓(動脈瘤内に形成される血栓. 動脈瘤より末梢への塞栓源にもなる), = mural thrombus, valvular thrombus.

parietitis [pəraiətáitis] 臓器壁の炎症.

parietofrontal [pəraiətoufrʌ́ntəl] 頭頂前頭の, = frontoparietal.

parietography [pəraiətɑ́grəfi] 臓器壁撮影〔法〕.

parietomastoid [pəraitəmǽstɔid] 頭頂乳突の, = mastoidoparietal.

parietooccipital [pəráiətouɑksípitəl]

P

頭頂後頭の.

parietooccipital sulcus 頭頂後頭溝(頭頂葉と後頭葉の間にある大脳溝), ＝sulcus parietooccipitalis [L].

parietosphenoid [pəraiətousfí:nɔid] 頭頂蝶形骨の.

parietosquamosal [pəraiətouskwəmóusəl] 頭頂鱗状部の.

parietotemporal [pəraiətətémpərəl] 頭頂側頭の.

parietovisceral [pəraiətəvísərəl] 体壁内臓の, ＝parietosplanchnic.

Parinaud oculoglandular syndrome パリノー結膜腺症候群(野兎病, 下疳, 結核でみられる片側結膜の肉芽腫).

Parinaud syndrome パリノー症候群(中脳背側の病変に基づく垂直性, 特に上方注視麻痺に輻輳障害, 後退性眼振を伴う症候群で, 瞳孔の対光近見反射解離などを呈する. 松果体腫瘍などで出現する), ＝Parinaud ophthalmoplegia, oculoglandular syndrome, dorsal midbrain syndrome.

pari passu 同一歩調で, 並行して.

Pariser Nomina Anatomica (PNA) 〔パリ〕国際解剖学用語.

parity [pǽriti] ①出産経歴, ②分娩可能(妊娠分娩が可能である状態), ③相同, 同価, 等価, ④パリティ, 偶奇性(量子力学において, 原子または原子核の波動関数が構成粒子の座標の偶関数であるか奇関数であるかによって状態を区別する語).

Parkes-Weber-Dimitri syndrome パークス・ウェーバー・ジミトリー症候群, ＝encephalotrigeminal angiomatosis.

P

Parkinson disease (PD) パーキンソン病(振戦麻痺のことで, 50〜60歳前後に発病する進行性調律的振戦, 仮面性顔ぼう(貌), 歩行遅滞, 進行性固縮を特徴とする疾患).

parkinsonism (PKN) [pá:kinsənizəm] パーキンソン症候群(パーキンソン病に類似の症状を示すが, 脳炎後, 薬剤中毒性などの原因が明らかな疾患が含まれる).

Parkinson mask パーキンソン顔ぼう(貌)(無表情の, 硬い仮面様顔貌).

parodontitis [pærədɑntáitis] 歯周炎, 歯根膜炎, ＝paradentitis.

parodontopathy [pærədɑntápəθi] 歯牙支持組織疾患.

parodynia [pærədíniə] 陣痛, ＝labor pains.

paromomycin (PRM) [pærəmoumáis(ə)n] パロモマイシン(広域抗菌スペクトル抗生物質).

paromphalocele [pərámfələsi:l, pərɑmfélə-] ①臍ヘルニア, ②側臍瘤腫.

paroniria [pærənáiriə] 魔夢.

paroniria ambulans 夢中遊行, ＝sleep walking.

paronychia [pærəníkiə] 爪囲炎(爪郭炎), ＝paronyxis 形 paronychial.

paronychosis [pærɑnikóusis] ①異所生爪症, ②爪囲異常.

paroophoritis [pærouɑfəráitis] 副卵巣炎, 卵巣傍体炎.

paroophoron [pærouáfərɑn] 卵巣傍体, 傍卵巣, ＝parovarium 形 paroophoric.

parophthalmoncus [pærɑfθælmáŋkəs] 眼傍腫瘍.

paropia [pəróupiə] 外側眼瞼角.

paropsia [pərápsiə] ①仮視, ②視力障害, ＝paropsis, defective vision.

parorasis [pærəréisis] 幻覚視(視力または色彩知覚の錯誤).

parorchidium [pærɔ:kídiəm] 異所精巣(睾丸), 精巣(睾丸)転位, ＝ectopia testis.

parorexia [pærəréksiə] 異物嗜好, 食欲倒錯(食物でない物品への渇望を伴う食欲の倒錯), ＝perverted appetite.

parosmia [pərázmiə] 錯嗅覚〔症〕, 嗅覚錯誤(嗅覚性幻覚, 脳器質障害, 統合失調症などにみられる), ＝parosphresia, parosphresis.

parosteitis [pærɑstiáitis] 傍骨炎, ＝parostitis.

parostosis [pærɑstóusis] 傍骨症(骨膜周囲組織の化骨), ＝parosteosis.

parotic [pərátik, -róu-] 耳下の, 耳傍の.

parotid [pərátid] 耳下腺, ＝parotid gland 形 protidean.

parotid duct 耳下腺管(耳下腺からの唾液を口腔内に運ぶ管), ＝ductus parotideus [L].

parotid gland 耳下腺(大唾液腺の一つ), ＝glandula parotis [L].

parotiditis [pərɑtidáitis] 耳下腺炎, ＝parotitis.

parotidosclerosis [pərɑtidouskliəróusis] 耳下腺硬化症.

parotitis [pæroutáitis] 耳下腺炎, ＝paroditis 形 parotitic.

parotonia [pærətóuniə] 副交感神経緊張.

parous [pérəs] 経産婦の.

paroxetine [pæráksətin] パロキセチン(SSRI系抗うつ薬の一つ).

paroxia [pəráksiə] 異食〔症〕, ＝pica.

paroxysm [pérəksizəm] ①発作(失神, 虚脱, ショックのような生命機能の異常ないし臨床症状が突然出現する状況をいう), ＝attack, ②痙攣 形 paroxysmal.

paroxysmal [pærəksízməl] 発作〔性〕の.

paroxysmal ache 発作性疼痛.

paroxysmal atrial fibrillation (PAF) 発作性心房細動.

paroxysmal atrial tachycardia (PAT) 発作性心房性頻拍.

paroxysmal dystonic choreoathetosis 発作性ジストニー性舞踏アテトーゼ

(疲労，ストレス，飲酒などに誘発される不随意運動).

paroxysmal kinesigenic choreoathetosis (PKC) 発作性運動誘発性舞踏アテトーゼ(運動に誘発される不随意運動).

paroxysmal nocturnal dyspnea (PND) 発作性夜間呼吸困難.

paroxysmal nocturnal hemoglobinuria (PNH) 発作性夜間ヘモグロビン尿症(赤血球が補体に対する過敏性を獲得し，間欠的，発作的に溶血を生じる溶血性貧血，早朝起床時のヘモグロビン尿を特徴とする).

paroxysmal sleep 睡眠発作(ナルコレプシーのこと)，＝narcolepsy.

paroxysmal supraventricular tachycardia (PSVT) 発作性上室性頻拍.

paroxysmal tachycardia 発作性頻拍(脈)(発作も停止もともに急速な頻脈).

paroxysmal trepidant abasia 振戦発作性歩行不能症.

paroxysmal ventricular tachycardia (PVT) 発作性心室〔性〕頻拍〔症〕.

paroxysmal wave 突発波(脳波の).

parrot disease オウム病(オウム病ウイルスによる疾患)，＝psittacosis.

parrot fever オウム熱(鳥類，特にオウムからヒトに伝染する熱性疾患)，＝psittacosis.

Parrot furrow パロー裂溝(先天性梅毒児の口囲に生じたびまん性浸潤の瘢痕性治癒に基づく口囲に放射状に走る線状の瘢痕)，＝Parrot rhagades.

Parrot nodes パロー結節(先天性梅毒患児の前頭および頭頂にみられる結節).

Parr turbidimeter パー比濁計(イオウを定量するために用いる比濁計で，被検物を硫酸バリウムに転化するときに光線の分散を観察する原理に基づくもの).

parry fracture 受け止め骨折(頭部への打撲を受け止めるため，屈曲上挙した前腕に受けた外傷による橈骨の脱臼および尺骨骨折).

Parry-Romberg syndrome パリー・ロンベルグ症候群，＝facial hemiatrophy.

pars [pá:z] 部 複 partes.

pars affecta (Par aff) [L] 罹患部.

pars-planitis 毛様体扁平部炎.

pars symphysica 結合部(恥骨枝の).

part [pá:t] ①部，部分，②部位，③野，区，領域，＝pars [L].

part aeq [L] partes aequales (等量).

partal [pá:təl] 分娩の，出産の.

partes [pá:ti:z] → pars.

parthenocarpy [pɑ:θənouká:pi] 単為結実.

parthenogamy [pɑ:θənágəmi] 処女受精.

parthenogenesis [pɑ:θənəʤénisis] 処女生殖，単為生殖，不受精生殖(昆虫，甲殻類，虫類などにみられる無受精卵からの発生) 形 parthenogenetic.

parthenophobia [pɑ:θənoufóubiə] 処女恐怖症(娘恐怖).

parthenoplasty [pá:θənəplæsti] 処女性偽装〔術〕(破裂した処女膜を縫合して処女と見せる方法．処女膜再生術).

parthenospore [pá:θənəspɔ:r] 単為胞子.

partial [pá:ʃəl] ①部分的，②偏.

partial agglutination 同群凝集(凝集素が特異性凝集原と反応するとともに，他の同群に属する抗原に作用して凝集を起こすこと).

partial agglutinin 部分的凝集素(同種の細菌または血球に対して働く同種凝集素)，＝minor agglutinin, mitagglutinin, nehen-agglutinin, *p*-agglutinin, coagglutinin.

partial anomalous pulmonary venous connection (PAPVC) 部分肺静脈還流異常.

partial antigen 部分抗原，＝hapten.

partial denaturation map 部分変性地図.

partial denture 局部義歯，部分義歯，＝partial prosthesis.

partial hospitalization 部分入院(デイホスピタル，ナイトホスピタルなど).

partial papillary necrosis 部分乳頭壊死.

partial paralysis (PP) 部分麻痺.

partial placenta previa 部分前置胎盤(前置胎盤で，子宮内口が一部，部分的に胎盤で塞がれる状態)，＝placenta previa partialis.

partial pressure 分圧(混合気体の各成分が単独で全体積を占めた場合にみられる圧力).

partial pressure of oxygen (P_{O_2}) 酸素分圧.

partial pressure of venous oxygen (P_{VO_2}) 静脈血酸素分圧.

partial thickness graft 分層植皮，分層皮膚移植，＝split thickness graft.

partial thromboplastin time (PTT) 部分トロンボプラスチン時間(血友病などの診断に用いられる血液凝固検査法．血漿にリン脂質を加え測定する).

partibus vicibus (part vic) [L] 分割投与量.

participant observation 参加観察〔法〕.

particle [pá:tikl] 粒子 形 particulate.

particle path 流れの道すじ，＝path line.

particulate [pɑ:tíkjuleit] 微粒子物.

partilateral [pɑ:tilǽtərəl] 父方の.

partimute [pá:timju:t] ろうあ(聾唖)者.

partimutism [pɑ:timjú:tizəm] ろうあ

P

(聾唖).

partition [pɑ:tíʃən] ① 分配，分割，② 区分．

partition chromatography 分配クロマトグラフィ〔ー〕(生体高分子，無機イオンの分離に用いられる)．

partitive [pá:titiv] 分配的，部分的．

Partsch operation パルチ手術(濾胞性歯牙嚢腫，歯根嚢胞，歯周嚢胞などに施される手術)．

parturient [pɑ:tjúəriənt] 分娩〔の〕．

parturient canal 産道，＝birth canal．

parturifacient [pɑ:tjurifέiʃənt] ① 分娩誘発の，② 分娩誘発薬．

parturiometer [pɑ:tjuriámitər] 陣痛測定計(子宮の娩出力を測定する器械)．

parturition [pɑ:tjuríʃən] 分娩，出産 形 parturient．

partus [pá:təs] 分娩，出産．

partus caesareus 帝王切開分娩，＝caesarean section．

partus difficilis 難産，＝dystocia．

partus immaturus 早産．

partus maturus 正期産，＝labor at term．

partus praecipitatus 墜落産，急産，＝precipitate labor．

partus prematurus 早産，＝premature labor．

partus serotinus 遷延分娩，＝prolonged labor．

part vic partibus vicibus (分割投与量)．

parulis [pərú:lis] パルーリス，歯肉膿瘍，＝gingival abscess．

paruria [pərjú:riə] 排尿異常．

P

parv– [pá:v] (短い，小さいなどの意味)．

Parvoviridae [pɑ:vəvíridi:] パルボウイルス科(一本鎖DNAウイルスで，*Parvovirinae*, *Densovirinae* の2亜科に分けられる)．

Parvovirinae [pɑ:vəvírini:] パルボウイルス亜科(パルボウイルス科の亜科で，*Parvovirus*, *Erythrovirus*, *Dependovirus* 属に分けられる)．

Parvovirus [pá:vəvaiərəs] パルボウイルス属(パルボウイルス科の一属)．

parvovirus [pá:vəvaiərəs] パルボウイルス(パルボウイルス科のウイルスを指す)．

parvule [pá:vju:l] 小丸薬，粒(薬物の)，＝pillet, pellet, granule．

PAS ① *p*–aminosalicylic acid (パラアミノサリチル酸)，② pituitary adrenal system (下垂体副腎皮質系)，③ postoperative analgesia service (術後疼痛管理)．

pascal (Pa) [pǽskəl] パスカル(ニュートン毎平方メートル)．

Pascal principle パスカルの原理(体積力を考えないときの静止流体内の圧力はすべての点において等しい，すなわちその1点に加えた圧力はすべての方向に等しく伝わる(1657))．

Paschen body パッシェン小体(痘瘡の病変部に光学顕微鏡レベルで観察できる円形の小体で，痘瘡ウイルスの基本小体)．

PASI score psoriasis area and severity index score (PASIスコア)．

passage [pǽsiʤ] ① 通路(同株の細菌を動物に接種して毒性を増強すること)，② 継代接種．

Passavant bar パッサヴァン稜，＝Passavant cushion．

Passavant cushion パッサヴァン隆起(鼻咽頭後側壁から軟口蓋の自由縁の高さに隆起する稜で，嚥下運動時などに現れる)，＝Passavant bar．

passed out 気絶する，気を失う．

passive [pǽsiv] 受動的な，消極的な．

passive agglutination 受身凝集反応(血球や各種粒子に抗原または抗体を吸着させ，対応する因子の間で生じさせる凝集反応)．

passive agglutination test 受身凝集反応試験(可溶性抗原に対する抗体の検出法の一つ)．

passive–aggressive personality 受動・攻撃性人格．

passive anaphylaxis 受身アナフィラキシー(ほかの動物の抗血清を静脈内に前もって投与した動物に，抗原を接種して生じるアナフィラキシー)，＝antiserum anaphylaxis．

passive Arthus reaction 受動アルツス反応(正常動物の静脈内に同種または異種の抗体を注射し，時間をおかずに抗原を皮内に注射して惹起された反応．Ⅲ型アレルギー)．

passive cutaneous anaphylaxis (PCA) 受身(受動性)皮膚アナフィラキシー(動物皮内に抗血清を注射後，特異抗原を静脈内に接種したときに起こる皮膚反応)．

passive–dependent personality 受動・依存性性格．

passive duction 受動的ひき運動試験，＝forced duction．

passive euthanasia 消極的安楽死(積極的な処置を行わない安楽死)．

passive hemagglutination 受身〔赤〕血球凝集反応(感作〔赤〕血球凝集反応，間接赤血球凝集反応)．

passive hyperemia 受動性充血，＝venous hyperemia．

passive immunity 受身免疫，受動免疫(別の個体の抗体や感作リンパ球の移入により生じる獲得免疫．抗原の刺激によって生体内に誘導される能動免疫 active immunity に対立する)．

passive range of motion (PROM) 他動的可動域．

passive resistance (PR) 無為抵抗．

passive smoke 間接喫煙，受動喫煙，

= second-hand smoke.

passive transfer 受身伝達，被動性転嫁，= Prausnitz-Kuestner reaction, passive sensitization.

passive transport 受動輸送(濃度，電位勾配に逆らって行う能動輸送に対して，これらの勾配に従う物質輸送をいう).

paste [péist] パスタ剤(グリセリン，ワセリンなどの賦形薬で作った軟膏様合剤．泥膏)，糊(のり，またはのり状・ペースト状のもの).

paster [péistər] ペースタ(近視に対して研磨された2重焦点レンズの一部分).

Pasteur effect パスツール効果(通気による発酵の抑制で，解糖の阻害，乳酸の酸化およびCoriエステルからの糖原の再合成から成立する).

Pasteurella [pæstərélə] パスツレラ属(通性嫌気性のグラム陰性桿菌．多くの動物，ヒトに常在する．*P. multocida* は，ヒトには主にイヌ，ネコから感染し，身体局所の膿瘍，肺炎，髄膜炎などの原因となる).

pasteurellosis [pæstərəlóusis] パスツレラ症(パスツレラ属細菌は原則的には動物の病原菌であるが咬傷などによりヒトへの感染も起こす．局所感染から呼吸器感染，敗血症など全身感染症をきたす).

pasteurization [pæstʃəraizéiʃən] パスツール法(パスツールの考案した方法．ソクスレート法による低温間欠滅菌で，特に牛乳に応用する殺菌法) 動 pasteurize.

past history (PH) 既往歴.

Pastia sign パスチア徴候(猩紅熱の発疹前に現れる肘窩の赤色横線で，初めは淡赤色であるが，後に褐色となる).

pastille [pæstí:l] 香錠(芳香物の小塊)，= troche.

past medical history (PMH) 既往歴.

past-pointing 指示試験法，偏示試験法(眼を交代に開閉させて，ある一定の物体を指示させるとき，眼を閉じたときのみ常に誤示すれば，脳の病変を示唆する)，= Bárány pointing test.

PAT ① paroxysmal atrial tachycardia (発作性心房性頻拍)，② preadmission testing (入院前検査).

Patau syndrome パトー症候群(13番染色体の一本の過剰(トリソミー)による多発性奇形症候群)，= trisomy D syndrome.

patch [pætʃ] ①斑点，②貼剤，③貼布.

patch test 貼布試験(アレルギー性接触皮膚炎における原因物質の検出法).

patefaction [pætəfækʃən] 切開，開放(切り広げること).

patella [pətélə] 膝蓋骨(大腿四頭筋の腱の中にできた骨(種子骨)，大腿骨と脛骨とともに膝関節をつくる)，= patella [L] 形 patellar.

patellar [pətélər] 膝蓋骨の.

patellar clonus 膝蓋間代，膝蓋クローヌス(膝蓋骨を上下に持続的に伸ばすと周期的に膝蓋骨が上下運動をくり返す現象).

patellar ligament 膝蓋靱帯(大腿四頭筋の停止腱，膝蓋腱反射に利用される)，= ligamentum patellae [L].

patellar tendon reflex (PTR) 膝蓋腱反射，= knee-jerk reflex.

patellectomy [pætiléktəmi] 膝蓋骨摘出術.

patelliform [pətélifɔ:m] 膝蓋骨状の，皿状の.

patello adductor reflex 膝〔蓋〕内転反射(膝蓋を刺激すると大腿が内転する交差反射).

patellometer [pætilámitər] 膝反射計.

patency [péitənsi] 開存性，開通性，= persistance 形 patent.

patent [péitənt] 開存〔性〕の，= patulous，開通している.

patent ductus arteriosus (PDA) 動脈管開存〔症〕(いわゆるボタロー管開存〔症〕).

patent foramen ovale 卵円孔開存〔症〕.

patent medicine 特許薬，売薬.

paternal [pətá:nəl] 父親の，父性の.

paternal line 父系.

paternity [pətá:niti] 父系，父権(父たること).

Paterson corpuscle パターソン小体(伝染性軟疣腫の丘疹中に存在する小体)，= Paterson nodules, molluscous bodies.

Paterson-Kelly syndrome パターソン・ケリー症候群(鉄欠乏性貧血，嚥下困難，食道部の贅片形成，萎縮性舌炎)，= Plummer-Vinson syndrome.

path [pæθ, pá:-] 路，道，経路.

path analysis パス解析.

pathema [pəθí:mə] 疾病，病態.

pathergasia [pæθə:géiziə] 全精神機能障害.

pathergy [pæθə:dʒi] ①パテルギー(抗原に対する特異的ならびに非特異的反応過敏症)，②過敏性異常，= pathergia 形 pathergic.

pathetism [pæθitizəm] ①催眠術，②動物磁気(Mesmerが使用した語)，= mesmerism, hypnotism.

pathfinder [pæθfaindər] 開通器(尿道または歯根管を追跡するために用いる).

pathicus [pæθikəs] 受動的性倒錯者，= passive pederast 形 pathic.

patho- [pæθou, -θə] (疾病または病理学との関係を表す接頭語).

pathoclisis [pæθəklísis] 特異過敏性，= pathoklisis.

pathocrinia [pæθəkríniə] 内分泌機能障害.

pathodixia [pæθədíksiə] 患部露出症.

pathoformic [pæθoufɔ́:mik] 疾病発端の(精神病についていう).
pathogen [pǽθəʤən] 病原体(特に微生物をいう).
pathogenesis [pæθəʤénisis] 病因論, 発生機序, = pathogenesy 形 pathogenetic, pathogenic.
pathogenic [pæθəʤénik] 病原〔性〕の.
pathogenicity [pæθəʤənísiti] 病原性, = virulence.
pathognomy [pəθágnəmi] 症候診断学.
pathognostic [pæθəgnástik] 〔疾病〕特徴的な, = pathognomonic.
pathoklisis [pæθəklísis] 特異過敏性, = pathoclisis.
patholesia [pæθoulí:ziə] 意志薄弱.
pathologic [pæθəláʤik] 病的な, 病理的な, = pathological.
pathological diagnosis 病理診断.
pathologic fracture 病的骨折.
pathology [pəθáləʤi] 病理学, = morbid anatomy 形 pathologic, pathological.
patholysis [pæθálisis] 疾病消失.
pathom(e)iosis [pæθoumaióusis] パトミオーシス(自己の疾病を軽くみる精神状態).
pathometry [pæθámitri] 寄生虫感染測定法.
pathomimesis [pæθoumaimí:sis] 仮病, = malingering.
pathomimia [pæθəmímiə] 疾病模倣, 仮病.
pathonomy [pəθánəmi] 疾病法則学, = pathonomia.
pathophilia [pæθəfíliə] 疾病順応.
pathophobia [pæθoufóubiə] 疾病恐怖〔症〕.
pathophoresis [pæθoufərí:sis] 疾病伝播.
pathophoric [pæθoufɔ́:rik] 疾病伝播の, = pathophorous.
pathophysiology [pæθoufiziáləʤi] 病態生理学.
pathopoiesis [pæθoupɔií:sis] 発病.
pathopsychology [pæθousaikáləʤi] 精神病理学.
pathopsychosis [pæθousaikóusis] 器質精神病(脳器質障害に基づく精神病).
pathosis [pəθóusis] 病的状態, 病的所見.
pathotropism [pæθátrəpizəm] 向病巣性(薬物が病巣に親和性を示すこと).
pathovar [pæθóuver] 病原型.
pathway [pǽθwei] 行路, 経路.
-pathy [pəθi] (病または異常の意味を表す接尾語).
patient (PNT, Pt) [péiʃənt] 患者(症例 case と区別して用いる).
patient care unit (PCU) 患者管理部門.
patient controlled analgesia (PCA) 自己調節鎮痛法.
patient education 患者教育, = patient teaching.
patient monitoring system (PMS) 患者監視装置.
patient teaching 患者教育, = patient education.
patient trigger ventilation (PTV) 患者トリガー同調式換気.
Patois virus パトワウイルス(ブニヤウイルス科. パナマ, メキシコのイエカ属から分離された).
patriarchy [péitriɑ:ki] 家父長制.
Patrick test パトリック試験(股関節を屈曲, 外転, 外旋して疼痛の有無を調べる方法. 股関節部に病変があると疼痛が生ずる).
Patrick trigger area パトリック発痛帯(三叉神経分布域における皮膚, 頬粘膜, 舌の両側面, 上下唇の領域で, それらを刺激することで疼痛が起こる).
pattern [pǽtə:n] ①形模様(模様, 縞柄, 様式, 像), ②原型, 木型.
pattern sensitive epilepsy パターン感受性てんかん.
patulous [pǽtjuləs] 開張した, 開放した.
paucibacillary [pɔ:sibǽsiləri] 乏菌性の.
paucisynaptic [pɔ:sisinǽptik] 乏シナプスの, = oligosynaptic.
Paul-Bunnell test ポール・バンネルテスト(伝染性単核球症に特異的な IgM に属する異好性抗体の検出試験. ヒツジ血球凝集反応, ウシ血球溶血反応を示す. 現在は EIA 法が用いられ, 使用頻度は低い), = Hanganatziu-Deicher test.
Pauli exclusion principle パウリの禁制原理(フェルミ粒子においては2個以上の粒子が量子数の全く同一な状態を同時にもつことは禁じられている).
Pauling equation ポーリング方程式(ヘムが正方形または矩形の4隅に位置するような関係を考える血色素と酸素との解離定数を表す式. Linus Carl Pauling の研究による).
pauperization [pɔ:pərizéiʃən] 雑種弱勢.
pause [pɔ́:z] 休止, 休息.
pausimenia [pɔ:zimí:niə] 閉経, = menopause.
Pautrier abscess ポウトリール膿瘍(菌状息肉症で息肉症細胞と呼ばれる異型Tリンパ球が表皮内に集合して出現する).
pavilion [pəvíljən] ①膨大部, ②パビリオン(分館式病棟をいう).
Pavlík harness method パヴリック装具法(乳児先天性股関節脱臼に対する機能的治療法. リーメンビューゲル Riemenbuegel 法, アブミバンド法).

Pavlov method パブロフ法(唾液流出反応や脳波変化などを指標に，条件反射を研究する方法).
Pavlov pouch パブロフ小胃(胃の基底部で約 1/8 を小嚢として体外に小孔をつくって導き，主要部と粘膜は隔絶され，胃内容による汚染されない胃液の採集ができる)，＝Pavlov stomach.
pavor [péivər] 驚愕，＝fright，fear.
pavor diurnus 昼泣き(小児昼寝に起こる)，＝day terrors.
pavor nocturnus 夜泣き(夜驚症)，＝night terrors.
Paw airway pressure (気道〔内〕圧).
PAWP pulmonary artery wedge pressure (肺動脈楔入圧).
Payne operation ペイン手術(空腸回腸バイパス吻合手術．超肥満者に用いる).
pazufloxacin (PZFX) パズフロキサシン.
P_B barometric pressure (大気圧).
PB protein binding (タンパク結合).
Pb plumbum (鉛).
PBC primary biliary cirrhosis (原発性胆汁性肝硬変症).
PBF ①peripheral blood flow (末梢血流量)，②pulmonary blood flow (肺血流量).
PBI ①prognostic burn index (熱傷予後指数)，②protein bound iodine (タンパク結合ヨード).
PBL problem-based learning (問題志向型学習).
PBP progressive bulbar palsy (進行性球麻痺).
PBR premature birth rate (未熟児出生率).
PBS prune- belly syndrome (プルーンベリー症候群).
PBSCT ＝peripheral blood stem cell transplantation (末梢血幹細胞移植).
pc post cibum (食後).
PC ①platelet concentrate (濃厚血小板)，②platelet count (血小板数)，③present complaint (現在の訴え)，④pyruvate carboxylase (ピルビン酸カルボキシラーゼ)，⑤penicillin (Pc. ペニシリン).
PCA ①passive cutaneous anaphylaxis (受身(受動性)皮膚アナフィラキシー)，②patient controlled analgesia (自己調節鎮痛法).
PCB polychlorinated biphenyl (ポリ塩化ビフェニル).
PCC pheochromocytoma (褐色細胞腫).
PCD primary ciliary dyskinesia (先天性線毛運動不全症).
PCF pharyngoconjunctival fever (咽頭結膜熱).
PCG ①phonocardiogram (心音図)，②paper chromatography (ペーパークロマトグラフィー)，③phonocardiography (心音図〔検査法〕)，④penicillin G (ペニシリンG).
PCI percutaneous coronary intervention (経皮的冠動脈インターベンション).
PCKD polycystic kidney disease (多発〔性〕嚢胞腎症).
PCM protein calorie malnutrition (タンパク栄養不良症).
PCNA proliferating cell nuclear antigen (増殖性細胞核抗原).
PCP *Pneumocystis* pneumonia (ニューモシスチス肺炎).
PCPS ＝percutaneous cardiopulmonary support (経皮的心肺補助).
PCR polymerase chain reaction (〔DNA〕ポリメラーゼ連鎖(チェーン)反応).
PCs penicillins (ペニシリン系抗生物質).
PCT porphyria cutanea tarda (晩発性皮膚ポルフィリン症).
PCU ①palliative care unit (緩和ケア病棟)，②patient care unit (患者管理部門)，③pulmonary care unit (肺疾患ケア病棟).
PCV ①packed cell volume (血球容積)，②pressure controlled ventilation (圧制御調節換気〔法〕).
PCZ procarbazine (プロカルバジン).
PD ①pulmonary disease (肺疾患)，②Parkinson disease (パーキンソン病)，③panic disorder (恐慌性障害，パニック障害)，④peritoneal dialysis (腹膜透析)，⑤postural drainage (体位ドレナージ)，⑥progressive disease (進行性疾患).
p.d. per diem (1日当り).
PDD pervasive developmental disorder (広汎性発達障害).
PDE phosphodiesterase (ホスホジエステラーゼ).
PDGF platelet-derived growth factor (血小板由来成長(増殖)因子).
PDS ①pediatric surgery (小児外科)，②polydioxanone (ポリディオキサノン).
PDT ①pertussis-diphtheria-tetanus (百日咳・ジフテリア・破傷風〔トキソイド〕)，②photodynamic therapy (光線力学的治療法，レーザー療法).
PE ①plasma exchange (血漿交換)，②pericardial effusion (心嚢貯留液，心膜液)，③pleural effusion (胸水)，④pulmonary edema (肺水腫)，⑤pulmonary emphysema (肺気腫症)，⑥pulmonary embolism (肺動脈塞栓)，⑦physical examination (理学的検査)，⑧physical evaluation (理学的評価).
p.e. per exemplum (例えば).
PEA pulseless electrical activity (無脈性電気活動).
peak [pí:k] 絶頂，頂点，頂上(①病勢が絶頂に達した時期．②曲線の頂上).
peak acid output (PAO) 最大刺激時酸分泌量.

peak airway pressure (PAP) 最大気道圧.
peak expiratory flow rate (PEFR) 最大呼気流速, 最大呼気流量, = peak flow rate.
peak flow (PF) 最大流量.
peak flow meter (PFM) 最大呼気流量計, ピークフローメータ(ピークフロー値 peak expiratory flow rate (PEFR)を測定するための器械).
peak flow rate (PFR) 最大呼気速度, = peak expiratory flow rate.
peak inspiratory flow rate (PIFR) 最大吸気流速, 最大吸気流量.
peak inspiratory pressure (PIP) 最大吸入圧.
peak negative inspiratory pressure (PNIP) 最大吸気陰圧.
Péan forceps ペアン鉗子(動脈止血鉗子).
Péan operation ペアン手術(骨盤化膿の際行う腟式子宮切除術).
Péan position ペアン体位(仰臥位の患者の両下肢の間にあって腹腔内手術を行うときの体位).
pearl [pə́:l] ①真珠, ②丸薬, パール剤, 球剤 形 pearly.
pearl disease 真珠病(ウシ型結核症).
pearl tumor 真珠腫(胆脂腫), = cholesteatoma.
pea soup stool エンドウ・スープ様便(腸チフスにみられる. 肉汁様便).
peau d'orange [F] オレンジ皮表(乳癌にみられる表皮の炎症所見).
pebble [pébl] ①ペッブル(無水透明の水晶でレンズの製作に用いられる), = rock crystal, ②ミカン膚(樹脂).
peccant [pékənt] 病的な, 病原となる.
peccatiphobia [pekətifóubiə] 犯罪恐怖〔症〕, = peccantiphobia.
Pecquet cistern ペケー槽(胸管の腹腔部における膨大部で, 乳び槽と呼ばれる), = Pecquet reservoir, receptaculum chyli.
pectenitis [pektənáitis] 肛門櫛炎.
pectenosis [pektənóusis] 肛門櫛〔硬結〕症.
pectin [péktin] ペクチン(ペクチニン酸のうち水溶性でメチルエステルを含有し, 砂糖と糖添加でゲルをつくる一群のポリガラクツロン酸を総称), = pectinum 形 pectic.
pectinate [péktineit] ①櫛状の, ②ペクチン酸塩.
pectinate line 歯状線, 櫛状線, = anocutaneous line, dentate line, Hilton white line.
pectinate zone 櫛状帯, = zona pectinata.
pectinati muscles 櫛状筋(心房にみられる筋), = musculi pectinati [L].
pectineal muscle 恥骨筋.
pectineus [pektiní:əs] ①恥骨筋, = musculus pectineus [L], ②櫛状の.
pectiniform [pektínifɔ:m] 櫛状の.
pectization [pektizéiʃən] 凝膠(化学の).
pectoral [péktərəl] 胸の, 胸筋の.
pectoralgia [pektərǽldʒiə] 胸痛.
pectoralis [pektəréilis] ①胸筋, ②胸の.
pectoralis major 大胸筋(胸部浅層の筋の一つ), = musculus pectoralis major [L].
pectoralis major muscle 大胸筋, = greater pectoral muscle.
pectoralis minor 小胸筋(胸部の筋で大胸筋の下層にある), = musculus pectoralis minor [L].
pectoriloquy [pektəríləkwi] 胸声(増強された気管支声で, 肺実質の固質化部に聴取される).
pectosinase [pektásineis] ペクトース酵素.
pectus [péktəs] 胸, 胸郭.
pectus carinatum 鳩胸(はとむね), = pectus gallinaceum, chicken breast, carinate breast.
pectus excavatum 漏斗胸, = funnel breast.
PED pediatrics (小児科).
pedal [pédəl] ①足の, ②踏板(ペダル), ③垂足線.
pedal curve 垂足曲線.
pedal ganglion 足神経節.
pedal system 足神経系(前脳とより尾方の中枢神経を連絡する遠心性神経線維).
pedarthrocace [pi:dɑ:θrákəsi:] 小児関節カリエス.
pedate [pédeit] 鳥足状の.
pedatrophia [pi:dətróufiə] 小児衰弱症, 小児腸間膜結核, = marasmus.
pederast [pédərəst, pí:-] 男色を行う者, = pygist, ペデラスト(肛門性交を行う者).
pederasty [pédəræsti, pí:-] 小児性愛, ペデラスティー(語義は男性小児を愛する者の意味で, 男性を対象とし肛門性交を行うこと).
pederosis [pi:dəróusis, péd-] 小児性愛(ペドフィリーの一型), = ederotosis, paedophilia erotica.
pedesis [pidí:sis] 分子運動(ブラウン運動), = Brown movement.
pedi- [pi:di, pedi] (①小児, ②足, を意味する接頭語).
pedia- [pi:diə, pe-] = ped(o)-.
pedialgia [pediǽldʒiə] 足〔神経〕痛, = pedionalgia.
pediatric [pi:diǽtrik] 小児〔科学〕の.
pediatric advanced life support (PALS) 二次小児救命処置, 小児高次

P

救命.
pediatric anesthesia 小児麻酔.
pediatric emergency room (PER) 小児救急室.
pediatrician [pi:diətríʃən] 小児科医.
pediatric intensive care unit (PICU) 小児集中治療室.
pediatrics (PED) [pi:diǽtriks] 小児科〔学〕形 pediatric.
pediatric surgery (PDS, PS) 小児外科.
pedication [pedikéiʃən] 男色(男児との男色. 肛門性交).
pedicel [pédisəl] 小足(腎臓の足細胞の足状突起).
pedicellate [pédisəleit] 有脚の, 有茎の, = pediculate.
pedicellation [pedisəléiʃən] 茎発生, 脚発生.
pedicle [pédikl] ①茎, 肉茎, ②小花梗, ③脚 形 pedicled, pediculated.
pedicle flap 有茎皮弁.
pedicle graft 有茎移植.
pedicterus [pi:díktərəs] 新生児黄疸, = icterus neonatorum.
pedicular [pidíkjulər] シラミの, シラミだらけの.
pediculation [pidikjuléiʃən] ①肉茎形成, ②シラミ感染(シラミがわくこと).
pediculi [pidíkjulai] → pediculus.
pediculicide [pidíkjulisaid] シラミ撲滅剤.
pediculofrontal [pedikjuləfrʌ́ntəl] 前頭葉脳脚の.
pediculoparietal [pidikjuloupəráiətəl] 頭頂脳脚の.
pediculophobia [pidikjuloufóubiə] シラミ恐怖〔症〕, = phthiriophobia.
pediculosis [pidikjulóusis] シラミ症, = phtheiriasis 形 pediculous.
Pediculus [pidíkjuləs] ヒトジラミ属(ヒトジラミ科の一属. ヒトの頭部に寄生するアタマジラミ *P. humanus capitis* (human head louse), 衣服に寄生するコロモジラミ *P. humanus corporis* (human body louse)を含む).
pediculus [pidíkjuləs] [L] 茎, = pedicle 複 pediculi.
pedicure [pédikjuər] ①〔足の〕治療, ②手足マッサージ, ③ペディキュア, = chiropody.
pedigree [pédigri:] 血統, 系統, 家系.
pedigree chart 家系図, 血統図, 祖先表, = ancestral family table.
pedionalgia [pedionǽlʤiə] 足底痛.
pediophobia [pi:dioufóubiə] 乳児(小児)恐怖〔症〕, 人形恐怖〔症〕.
pediphalanx [pedifǽlænks] 足指節(手指節 maniphalanx と区別していう).
pedistibulum [pedistíbjuləm] アブミ骨(3つの耳小骨の1つ), = stapes.
ped(o)- [ped(ou), pi:-, -d(ə)] (小児, 乳児との関係を表す接頭語).
pedogamy [pi:dágəmi] 幼生受精, = endogamy.
pedogenesis [pi:dəʤénisis] 幼生生殖, = neoteny.
pedograph [pí:dəgræf] 足底描写器, ペドグラフ.
pedology [pi:dáləʤi] ①小児科学, ②土壌衛生学.
pedometer [pi:dámitər] 歩程記録計.
pedomorphism [pi:doumɔ́:fizəm] 児形保有(成人が小児の形態を呈すること).
pedophilia [pi:dəfíliə] 小児性愛, ペドフィリー(異性の小児を対象として性交を欲する), = pedophily 形 pedophilic.
pedophobia [pi:doufóubiə] 小児恐怖〔症〕, = pediophobia.
peduncle [pidʌ́ŋkl] ①茎, ②脚, ③柄 形 peduncular, pedunculate, pedunculated.
pedunculotomy [pidʌŋkjulátəmi] 脚切断〔術〕, 脚切開〔術〕.
PEE end-expiratory pressure (呼気終末圧).
peeling [pí:liŋ] 脱皮, 落屑, 皮膚剥離, ピーリング.
peenash [pí:næʃ] ピーナッシュ(鼻腔内に昆虫の幼虫が入って起こる鼻炎).
PEEP positive end-expiratory pressure (呼気終末陽圧〔呼吸〕).
peep show test ピープショウテスト(幼児を対象とした遊戯聴力検査の一つ).
peer group ピア・グループ.
peer review ピア・レビュー(同一研究者の検閲をいう).
Peet operation ピート手術(高血圧の手術で, 横隔膜下方から大小内臓神経と, 9～12胸神経節を切除する方法).
PEFR peak expiratory flow rate (最大呼気流速).
PEG ①percutaneous endoscopic gastrostomy (経皮内視鏡的胃瘻造設〔術〕), ②polyethylene glycol (ポリエチレングリコール).
peg [pég] ①釘, ②栓.
peg-and-socket joint 釘植, = gomphosis.
peinotherapy [peinəθérəpi] 飢餓療法, = hunger or starvation cure, pinotherapy.
PEL primary effusion lymphoma (原発性体液性リンパ腫).
pelada [pilá:də] [F] 円形脱毛症, = pelade 形 peladic.
peladophobia [pilɑ:dəfóubiə] 脱毛恐怖〔症〕.
pelage [péliʤ, pəlá:ʒ] [F] 体毛(哺乳類の).
pelagia [pilǽʤiə] 手・顔面の丹毒 形 pelagic.

P

pelagism [péləʤizəm] 船酔い，＝sea sickness.
Pel crisis ペル発作(流涙と羞明を伴う眼窩部痛(発作性クルーゼ)．緑内障に至る．脊髄癆で出現する)，＝ocular crisis.
Pel–Ebstein fever ペル・エブスタイン熱(Hodgkin 病でみられる熱型で，数日の発熱期と無熱期を繰り返す)．
Pelger nuclear anomaly ペルゲル核形異常症(好中球の核が2個の分葉以上を示さない遺伝病で，分葉はやや卵円形梨状を呈し，核染色質は濃染し，また，桿状核好中球も多数出現する)，＝Pelger–Huët anomaly.
pelgeroid [pélgərɔid] 類ペルゲル病，＝pseudo–Pelger anomaly.
pelidnoma [pelidnóumə] 限局性紫色斑点.
pelidoma [pelidóumə] ①皮膚のブドウ色斑点，＝pelidnoma，②紫斑症，＝peliosis.
peliosis [pelióusis] 紫斑病，＝purpura.
Pelizaeus–Merzbacher disease ペリツェーウス・メルツバッハー病(伴性劣性遺伝病で幼少児にみられる緩徐進行性の精神発達遅滞，不随意運動，痙性対麻痺，パーキンソンニズムなどを呈するもの．責任遺伝子はX染色体q21.2–q22に存在)，＝Merzbacher–Pelizaeus disease, familial centrolobar sclerosis.
pellagra [pəléigrə, –əlǽg–] ペラグラ(不完全な食物の摂取または同化によるビタミンB，特にナイアシンの欠乏に基づく疾病)，＝erythema endemica, Italian leprosy, Lombardy leprosy, maidism 形 pellagrous, pellagral, pellagrose.
pellagroid [pəléigrɔid, –lǽg–] 偽ペラグラ(ペラグラ様紅斑)．
pellagrosis [peləigróusis] ペラグラ症(皮膚着色，湿疹，角質増加症を特徴とする皮膚症)．
pellant [pélənt] 駆除薬，浄化薬，＝depurative.
pellate [péleit] 反発する，分離する，抵抗する.
pellet [pélit] ①ペレット剤，②結晶小球，圧搾結晶，＝pelota.
pellicle [pélikl] ①薄膜，②菌膜，③上皮，周皮 形 ellicular, pelliculous, pelliculate.
pellicula [pilíkjulə] 表皮，周皮，＝epidermis.
pellucid [pəlú:sid] 透明の，＝transparent.
pellucid zone 透明帯，＝zona pellucida.
pelma [pélmə] 足底，＝planta 形 pelmatic.
pelmatogram [pilmǽtəgræm] 足底紋(足底の皮膚紋理)，＝foot print.
pelo– [pi:lou, –lə] (泥との関係を表す接頭語)．
pelohemia [pi:louhí:miə] 泥状血，濃縮血，＝pachyemia, pycnohemia.
peloid [pí:lɔid] 泥様の.
pelotherapy [pi:ləθérəpi] 泥土療法.
pelotte [pélət] ペロッテ，圧子.
peltation [peltéiʃən] 予防効果(抗血清，ワクチン接種による防御効果)．
Peltier effect ペルチエ効果(2物質の接触部を電流が通過するとき，通常熱の発生あるいは吸収が起こり，単位時間当たりその熱量Qは電流の強さiに比例する．Q＝πi，πはペルチエ係数)．
pelves [pélvi:z] → pelvis.
pelvic [pélvik] 骨盤〔の〕，腰部の.
pelvic abscess 骨盤膿瘍(ダグラス窩に膿を貯留したもの)．
pelvic autonomic nerve preservation 骨盤内自律神経温存〔術〕.
pelvic axis 骨盤軸(骨盤誘導線．小骨盤各平面の前後径の中央を結ぶ線)．
pelvic canal 骨盤管(骨盤腔のこと．骨盤上口と下口の間の空間で，膀胱や子宮，前立腺，直腸などが入る)．
pelvic cavity 骨盤腔(骨盤内臓をいれる腔)，＝cavum pelvis [L].
pelvic cellulitis 骨盤蜂巣炎，＝parametritis.
pelvic diaphragm 骨盤隔膜(骨盤腔の底の肛門挙筋，尾骨筋と筋膜よりなり肛門が貫く)．
pelvic examination 内診.
pelvic fracture 骨盤骨折.
pelvic girdle 下肢帯(寛骨のこと)，＝cingulum membri inferioris [L].
pelvic inflammatory disease (PID) 骨盤内炎症性疾患.
pelvic kidney 骨盤腎(腎が腸骨部や骨盤内に留まった状態)．
pelvic outlet 骨盤下口，＝apertura pelvis inferior.
pelvic peritonitis 骨盤腹膜炎(小骨盤腔に限局した腹膜炎)．
pelvic presentation 骨盤位，＝breech presentation.
pelvic sacral foramina 前仙骨孔(仙骨の前面にあり仙骨神経の前枝が通る)，＝foramina sacralia pelvina [L].
pelvic version 骨盤回転〔術〕.
pelvimetry [pelvímitri] 骨盤計測計.
pelviolithotomy [pelviouliθátəmi] 腎盂切石術，＝pelviolithotomy, pyelolithotomy.
pelvioneostomy [pelviouni:ástəmi] 尿管腎盂吻合〔術〕，＝ureteroneopyelostomy.
pelvioplasty [pélviəplæsti] ①骨盤形成術，②腎盂形成術.
pelvis [pélvis] ①骨盤，＝pelvis [L]，②杯，腎盂 複 pelves 形 pelvic.
pelvitomy [pelvítəmi] ①骨盤切開〔術〕

P

(分娩困難における), = symphysiotomy, ②腎盂切開〔術〕.

pelvivertebral angle 骨盤椎骨角(脊柱と骨盤(骨盤上口面)がつくる角), = pelvic inclination, angle of inclination.

pelvoscopy [pelváskəpi] 腎盂検査法, = pelvioscopy.

pelyco– [pelikou, -kə] 骨盤との関係を表す接頭語.

PEM ①prescription–event monitoring (処方ーイベントモニタリング), ②protein energy malnutrition (タンパク質・エネルギー低栄養〔状態〕).

pemphigoid [pémfigɔid] 類天疱瘡.

pemphigus [pémfigəs] 天疱瘡(表皮細胞間物質に対する自己免疫性水疱症).

pemphigus erythematodes 紅斑性天疱瘡(鼻, 頬, 胸, 背などに出現する紅斑性狼瘡に類似する), = Senear–Usher disease, Senear–Usher syndrome.

pemphigus foliaceus 落葉状天疱瘡.

pemphigus gangraenosus 壊疽性天疱瘡.

pemphigus vulgaris (PV) 尋常性天疱瘡(代表的な天疱瘡群の総称. 難治性で長期にわたるステロイド療法が必要となる).

pemphoid [pénfɔid] 類天疱瘡, = dermatitis herpetiformis.

pencil [pénsil] ①束, ②束線(一束として考えられた線), ③桿剤(薬物の), ④綿撒糸, ⑤簇毛(毛虫などの), = penicil.

pencil–line thinness 鉛筆線状菲薄(小児壊血病患者の長管骨のX線像にみられる皮質の薄い像).

pencil tenderness 鉛筆圧痛(鉛筆のゴム尖で圧すと疼痛を感ずること).

pendelluft [péndəluft] 振子空気, = pendulum air.

Pende syndrome ペンデ症候群(先天性汎下垂体前葉機能亢進症とも呼ばれ, 壮年期にみられる肥満症, 女性型乳房などを特徴とする), = congenital anterior panhyperpituitarism of adolescence.

pendular nystagmus 振子〔様〕眼振(眼球運動で往復運動の速度が一定しており緩徐相がはっきりしない眼振), = undulatory nystagmus.

pendulous [péndjuləs] 垂下の, しだれの.

pendulous limp 振子は(跛)行(歩行時上体が左右に動揺する現象. 両側先天性股関節脱臼にみられる).

pendulous palate ①口蓋帆, = velum palati, ②口蓋垂, = uvula.

pendulum [péndjuləm] ①振子, 振り子, ②帆, 垂 形 pendular, pendulous.

pendulum air 振子空気(一側性開放性気胸などの際に気管支内の空気の一部が吸気時に健側へ, 呼気時に患側へ流入する現象).

pendulum rhythm 振子リズム(時計の振子のように第1音と第2音とが同じように弱く聴取される心音で, 胎児にみられる. 成人で聴取されるときは重篤な心筋障害の徴候).

penetrance [pénitrəns] 表現率, 浸透度(突然変異遺伝子がそれを所有する個体において, その特徴を示す頻度を百分率で表現したもの), = expressivity.

penetrant [pénitrənt] 浸透剤.

penetrate [pénitreit] 貫通する, 穿通する, 通す, 通る, 入り込む, 達する.

penetrating [pénitreitiŋ] ①貫通性の, ②深達性の.

penetrating keratoplasty 全層角膜移植〔術〕.

penetrating ulcer 穿通性潰瘍.

penetrating wound 穿通創, 刺創.

penetration [penitréiʃən] ①貫入, 透過, 浸透, ②レンズの焦点深度 動 penetrate.

penetrator [pénitreitər] ペネトレータ, 圧子, 針入度計, = penetrometer.

penetrometer [penitrámitər] 硬度計(X線の透過能を測定する器械).

Penfield operation ペンフィールド手術(脳皮質の瘢痕を切除して外傷性てんかん発作の軽減に用いる), = Foerster–Penfield operation.

Penfield stain ペンフィールド染色(神経膠の染色法).

–penia [pí:niə] (欠乏を意味する接尾語).

peniaphobia [pi:niəfóubiə] 貧困恐怖〔症〕.

penicillamine [penisíləmi:n] ペニシラミン(ペニシリンの水解産物で血中の金属(鉛, 銅など)とキレート結合して尿中への排泄を促進する).

penicillin (PC, Pc) [penisílin] ペニシリン(Flemingにより1929年に初めて報告された抗生物質で, *Penicilliumnotatum* および *Aspergillus* などにより産生される数種の化合物).

penicillinase [penisílineis] ペニシリナーゼ(ペニシリン分子中の四角のβ–lactam環を開裂し, その抗菌性を失わせるペプチダーゼ), = penicillase, bacto–penase.

penicillinase–producing *Neisseria gonorrhoeae* (PPNG) ペニシリナーゼ産生淋菌.

penicillin G (PCG) ペニシリンG (ペニシリンの一般式において $R=C_6H_5CH_2-$ であるもの).

penicillinosis [penisilinóusis] ペニシリン〔中毒〕症(ペニシリンにより起こる副作用, 特にアレルギーまたはアナフィラキシー性ショックなどの総称).

penicillin resistant *Streptococcus pneumoniae* (PRSP) ペニシリン耐

P

性肺炎球菌.

penicillins (PCs) [penisílinz] ペニシリン系抗生物質.

penicillin shock ペニシリンショック(ペニシリン過敏反応によるアナフィラキシーショック).

penicillin V ペニシリンV(ペニシリウム培養基中で生合成されるペニシリン. 酸に対し強い抵抗を示す).

Penicillium [penisíliəm] ペニシリウム属(*P. commune*, *P. marneffei* などのペニシリウム症の原因となる真菌が含まれる).

penicillosis [penisilióusis] ペニシリウム症(ペニシリウム属真菌による感染症).

penicillum [penisíləm] ①毛筆状突起, ②アオカビ 複 penicilla.

penile [pí:nail] 陰茎[の], = penial.

penile cancer 陰茎癌.

penis [pí:nis] 陰茎(男性の性器で, 尿道海綿体, 勃起組織からなる海綿体および亀頭を含む総称名), = penis [L] 形 penial, penile.

penischisis [pi:nískisis] 陰茎裂(上方への破裂は尿道上裂 epispadia, 下方へは尿道下裂 hypospadia, また側方へは尿道側裂となる).

penis syringe 尿道洗浄器.

penitis [pi:náitis] 陰茎炎, = phallitis, priapitis.

pennate muscle 翼状筋(中心腱に線維が付着するもの).

penoscrotal [pi:nouskróutəl] 陰茎陰嚢の.

penotherapy [pi:nəθérəpi] 公娼(売春婦)検診(性病予防の目的で売春婦を検診すること).

P

pent(a)- [pent(ə)] (5の数を表す接頭語).

pentalogy [pentǽləʤi] ①5つ組(5つの要素の組み合わせ), ②五徴[症].

pentalogy of Gasul ガサル五徴(Fallot 四徴, すなわち肺動脈弁口狭窄, 心室中隔欠損, 右室肥大, 大動脈騎乗位のほかに卵円孔開存をもつ先天性心臓奇形), = pentalogy of Fallot.

pentastomiasis [pentəstoumáiəsis] 五口舌虫感染症.

Pentatrichomonas [pentətrikoumóunəs] 五鞭毛トリコモナス(原虫. 腸トリコモナス *P. hominis* はヒトの腸管に寄生する).

pentazocine [pentǽzəsi:n] ペンタゾシン(コールタールから製する合成鎮痛薬).

pentdyopent reaction ペントジオペント反応(ヘミン, 胆汁色素などを過酸化水素で酸化した後, 苛性ソーダ+亜硫酸塩試薬で処置するとき, 特殊な吸収線を示す赤色発現反応).

pentose [péntous] 五炭糖, ペントース(炭素5個をもつ糖質で, 3個の不斉炭素原子があるため光学異性体を生じ, アルドースとケトースに大別される).

pentose phosphate cycle 五炭糖リン酸回路.

pentosuria [pentəsjú:riə] 五炭糖尿[症] 形 pentosuric.

peotomy [pi:átəmi] 陰茎切除術.

PEP positive expiratory pressure (呼気陽圧法).

PEPC phenethicillin (フェネチシリン).

peplos [péplous] ペプロス(ウイルス粒子を包んでいるリポタンパクの外被).

PEPP positive expiratory pressure plateau (呼気陽圧プラトー).

Pepper syndrome ペッパー症候群(副腎の神経芽細胞腫で肝への転移を伴う).

Pepper treatment ペッパー療法(腹膜炎の際, ぜん動抑制の目的で大量のアヘンを用いる療法).

Pepper type ペッパー型(右側副腎より発した交感神経芽細胞腫が主として肝臓に転移する病型で, 骨髄に転移するハッチソン型 Hutchison type と区別していう).

Pepper type of sympathoblastoma ペッパー型交感神経芽細胞腫(主として肝臓に転移するもの).

pepsin [pépsin] ペプシン(胃液中のタンパク分解酵素).

pepsinase [pépsineis] ペプシナーゼ(タンパク質を分解してペプチドに転化するペプシン型プロテアーゼ).

pepsinogen [pepsínəʤən] タンパク酵素原, ペプシノ[ー]ゲン(ペプシンの酵素原 zymogen で針状結晶として精製されている).

pepsinuria [pepsinjú:riə] ペプシン尿[症].

peptic [péptik] 消化性の, = pepsic.

peptic cell 消化細胞(胃腺の主細胞).

peptic ulcer (PU) 消化性潰瘍.

peptidase [péptideis] ペプチダーゼ(プロテオーゼ, ペプトン級のポリペプチドをアミノ酸に水解する酵素).

peptide [péptaid] ペプチド(2分子以上のアミノ酸がペプチド結合をなす物質で, 合成またはタンパク質の分解により生ずる).

peptide bond ペプチド結合(タンパク質にある -CO-NH 結合).

peptide chain ペプチド鎖.

peptide milk ペプチドミルク(治療用乳製品の一つ. ミルクアレルギー, 難治性下痢の際に用いる).

peptide vaccine ペプチドワクチン(病原体のタンパク質のうち抗原性をもつアミノ酸配列を化学的に合成したワクチン).

peptidoglycan [peptidougláikən] ペプチドグリカン(細菌細胞壁に存在し, 菌の構造を維持するために重要な働きをする. 抗生物質の作用点としても重要な物質).

peptinotoxin [peptinətáksin] 消化毒素(消化不良により生ずる毒素).
peptization [peptizéiʃən] ①解膠〔作用〕(ゲルがゾルに転化されること，または固形物が液状にされること)，②消化，= digestion 動 peptize.
Peptococcus [peptəkákəs] ペプトコッカス属(嫌気性のグラム陽性桿菌).
peptogenic [peptəʤénik] ペプトン生成の(ペプシンまたはペプトンを産生する)，= peptogenous.
peptone [péptoun] ペプトン(タンパク質の分解により生ずる中間産物)，= meat peptone, beef peptone 形 peptonic.
peptonuria [peptounjú:riə] ペプトン尿症(ペプトンが尿に検出される).
Peptostreptococcus [peptəstreptəkákəs] ペプトストレプトコッカス属(嫌気性のグラム陽性桿菌).
PER pediatric emergency room (小児救急室).
per- [per, pər] (①完全，経由，向かってなどの意味. ②化学では化合物結合の最高原子価. ③～当たり，～についての意味を表す接頭語).
peracephalus [perəséfələs] 上体欠如奇形(頭と腕とを欠如し，胸は不完全，体躯は骨盤と下肢のみのある胎盤寄生双児).
peratodynia [perətədíniə] 胃噴門痛，むねやけ，= heartburn, cardialgia.
perceived noise level (PNL) 知覚(感覚)騒音レベル.
percentage [pə:séntiʤ] 百分率 形 percentile, percentual.
percentile [pə:séntail] パーセンタイル，百分位数(一連の変数区間を百等分し，観察事項の優劣，高低，大小に準じて配列した曲線，図表，等級などによりその順位を示す語).
perception [pə:sépʃən] 知覚，認知(sense とほぼ同義)，感覚 形 perceptive.
perception of light (p.l.) 光覚弁.
perceptivity [pə:septíviti] 知覚力.
perceptual [pə:séptʃuəl] 知覚の.
perceptual vigilance 知覚的看視.
perchlorate [pə:klɔ́:reit] 過塩素酸塩(塩素の酸素酸のうち最も安定なもので，一般式は M^IClO_4).
percolation [pə:kəléiʃən] 透水 動 percolate.
percoll [pə́:kɔ:l] パーコール(浸透圧，粘度が低く，等密度遠心法により細胞を分画する目的に使用する. ポリビニルピロリドンの被膜をもつコロイド状シリカ製品).
per continuum 継続して(物体が断裂を呈しない状態).
percussion [pə:kʌ́ʃən] ①打診〔法〕，②軽打按摩法 形 percussible.
percussion and postural drainage (PPD) 打診・体位ドレナージ.
percussion note 打診音.
percussor [pə:kʌ́sər] 打診槌，= plessor.
percutaneous [pə:kju:téiniəs] 経皮の.
percutaneous absorption 経皮吸収(皮膚から薬剤を吸収させること).
percutaneous cardiopulmonary support 経皮的心肺補助(人工心肺を用いた循環補助法).
percutaneous catheterization 経皮的カテーテル法.
percutaneous coronary intervention (PCI) 経皮的冠動脈インターベンション.
percutaneous disc surgery 経皮的椎間板手術.
percutaneous endoscopic gastrostomy (PEG) 経皮内視鏡的胃瘻造設〔術〕.
percutaneous nephrolithotripsy (PNL) 経皮的腎〔結石〕砕石術.
percutaneous nephrostomy (PNS) 経皮的腎瘻〔術〕.
percutaneous transhepatic biliary drainage (PTBD) 経皮経肝胆道ドレナージ.
percutaneous transhepatic cholangiography (PTC, PTHC) 経皮経肝胆道造影〔法〕(経皮的経肝的に肝内胆管を穿刺して行う直接胆道造影法).
percutaneous transhepatic cholangioscopy (PTCS) 経皮経肝胆道鏡検査〔法〕.
percutaneous transhepatic gallbladder drainage (PTGBD) 経皮経肝胆囊ドレナージ.
percutaneous transhepatic obliteration (PTO) 経皮経肝側副血行路塞栓術.
percutaneous transhepatic portography (PTP) 経皮経肝門脈造影〔法〕.
percutaneous transluminal angioplasty (PTA) 経皮〔経管〕的血管形成術(経皮的に血管内にカテーテルを挿入し，血管の閉塞性病変の拡張を行う).
percutaneous transluminal coronary angioplasty (PTCA) 経皮経管的冠動脈形成術(冠動脈内にバルーンを挿入しこれをふくらませて狭窄冠動脈を拡張させる方法).
percutaneous transluminal coronary angioscopy 経皮経管的冠動脈内視鏡法.
percutaneous transluminal coronary recanalization (PTCR) 冠動脈血栓溶解療法，= percutaneous transluminal coronary reperfusion.
percutaneous transluminal renal angioplasty (PTRA) 腎動脈拡張術.
percutaneous transvenous mitral

P

commissurotomy (PTMC) 経皮経静脈的僧帽弁交連裂開術.
percutaneous umbilical blood sampling (PUBS) (胎児採血の方法. 超音波ガイド下に母体腹壁から臍帯静脈を穿刺して採取する).
per cutem 皮膚を介して, = percutaneous.
per diem (p.d.) [L] 1日当り, = by the day.
perennial [pəréniəl] 通年性の, 多年性の.
perennial allergic rhinitis (PAR) 通年性アレルギー性鼻炎(持続的に発症するアレルギー性鼻炎. 主にハウスダストなどによる).
per exemplum (p.e.) [L] 例えば, = for example.
Perez sign ペレス徴候(縦隔腫瘍または大動脈弓の動脈瘤で患者が腕を上下するときに聴取される摩擦音).
perfectionism [pə:fékʃənizəm] 完全主義(道徳的標準を最高に保つ精神的傾向で, 自己の現状に失敗と苛責を感じること).
perflation [pə:fléiʃən] 通気, 送風.
perforans [pə́:fərəns] 穿孔性の.
perforating [pə́:fəreitiŋ] 穿孔性の.
perforating artery 貫通動脈(大腿動脈からの枝), = arteria perforans [L].
perforating folliculitis 穿孔性毛包炎.
perforating veins 貫通静脈, = venae perforantes [L].
perforating wound 穿孔創.
perforatio [pə:fəréiʃiou] 穿孔, = perforation.
perforation [pə:fəréiʃən] ①穿孔, 穿通, ②穿頭術 形 perforate, perforated.
perforin [pə́:fərin] パーフォリン(ナチュラルキラー細胞が非自己と認識した細胞と結合したとき貯蔵顆粒から放出する致死性の孔形成タンパク質).
performance [pəfɔ́:məns] 作為, 実行, 動作.
performance test 動作性検査(質問に答える代わりに, ある種の行為に基づく知能検査).
perfrication [pə:frikéiʃən] 塗擦, = inunction.
perfrigeration [pə:friʤəréiʃən] 軽症凍傷, = frostbite.
perfusate [pə:fjú:zeit] 潅流液.
perfusion [pə:fjú:ʒən] 潅流 動 perfuse.
perhydride [pə:háidraid] 過酸化水素, = hydrogen peroxide.
peri- [peri] ペリ(解剖学では組織または器官の周囲, 付近などを, 化学では置換基の位置, すなわち縮合環化合物の1, 8位を表す接頭語).
periadenitis [periædináitis] 腺周囲炎.
perialienitis [perieiliənáitis] 異物周囲炎, = foreign body reaction, perixenitis.
periamygdalitis [periəmigdəláitis] 扁桃周囲炎.
periaortic [perieió:tik] 大動脈周囲の.
periaortitis [perieiɔ:táitis] 大動脈周囲炎.
periapex [periéipeks] 根尖周囲.
periapical [periǽpikəl] 根尖周囲の, 歯根端周囲の.
periappendicitis [periəpendisáitis] 虫垂周囲炎.
periappendicitis decidualis 脱落細胞性虫垂周囲炎(右側卵管妊娠に際し, 脱落細胞が虫垂部腹膜に発育して癒着を起こした状態).
periappendicular [periæpəndíkjulər] 虫垂周囲の.
periarterial [periɑ:tí:riəl] 動脈周囲の.
periarterial sympathectomy 血管周囲交感神経切除術(動脈の周囲に分布した交感神経を切除する方法で, 血管拡張を起こさせる), = arterial decortication.
periarteritis [periɑ:tiráitis] 動脈周囲炎.
periarteritis nodosa 結節性動脈周囲炎(中・小動脈の壊死性血管炎. 血管炎による虚血のため, 全身臓器障害を起こす), = polyarteritis nodosa.
periarthric [periá:θrik] 関節周囲の, = circumarticular.
periarthritis [periɑ:θráitis] 関節周囲炎.
periarticular [periɑ:tíkjulər] 関節周囲の.
periatrial [periéitriəl] 心房周囲の, = periconchal.
periauritis [periɔ:ráitis] 耳周囲炎.
periblast [périblæst] 原形質, 核外膜, 胚膜, = periplast.
periblem [périblem] 皮層原.
periblepsis [periblépsis] 凝視(精神病患者の), = periblepsia.
peribronchial [peribráŋkiəl] 気管支周囲の.
peribronchiolar [peribrɑŋkáiələr] 細気管支周囲の.
peribrosis [peribróusis] 眼角潰瘍.
pericambium [perikǽmbiəm] 周囲形成層.
pericardia [periká:diə] 心膜, → pericardium.
pericardiac [periká:diæk] 心臓周囲の, = pericardial.
pericardial [periká:diəl] 心膜の.
pericardial cavity 心膜腔(心膜で囲まれた心臓の周りの狭い腔), = cavum pericardii [L].
pericardial effusion (PE) 心嚢貯留液, 心膜液.
pericardial friction rub 心膜摩擦音, = pericardial rub.
pericardial knock 心膜ノック, 心外膜軋音(収縮性心膜炎で聞かれ, Ⅲ音の前

P

にくる高調な音，心室が急速に充満される際，運動制限のある心外膜によって血流がせき止められて生ずる）.
pericardial murmur 心外膜雑音.
pericardiectomy [pərika:diéktəmi] 心膜切除術.
pericardiocentesis [perika:diousentí:sis] 心膜穿刺，＝pericardicentesis.
pericardiolysis [perika:diálisis] 心膜剥離術.
pericardioperitoneal canal 心膜腹膜管，＝pleural canal.
pericardiorrhaphy [perika:diɔ́:rəfi] 心膜縫合〔術〕.
pericardiostomy [perika:diástəmi] 心膜開放術.
pericardiosymphysis [perika:diəsímfisis] 心膜癒着.
pericardiotomy [perika:diátəmi] 心膜（嚢）切開〔術〕，心包切開〔術〕.
pericarditis [perika:dáitis] 心膜炎，心包炎，心嚢炎 形 pericarditic.
pericardium [periká:diəm] ①心膜，＝pericardium [L]，心嚢（心臓と心臓に出入りする大血管の基部を包む膜で，臓側・壁側心膜からなる），②囲心腔（動物） 形 pericardiac, pericardial.
pericaryon [perikǽriən] 核周囲部，＝perikaryon.
pericecitis [perisi:sáitis] 回盲部（盲腸）周囲炎，＝perityphlitis.
pericementitis [perisimentáitis] 歯根膜炎，＝periodontitis.
pericementoclasia [perisimentoukléiziə] 歯根膜崩壊症.
pericementum [perisiméntəm] 歯根膜，＝periodontium.
pericentral [periséntrəl] 中心周囲の.
pericentral nucleus 中心周囲核，＝nucleus pericentralis [L].
pericentral scotoma 副中心暗点，辺縁暗点.
pericentric [periséntrik] 含動原体の，狭動原体の.
perichareia [perikəráiə] 狂喜.
pericholangitis [perikoulænʤáitis] 胆管周囲炎，＝periangiocholitis.
pericholecystitis [perikoulisistáisis] 胆嚢周囲炎.
perichondritis [perikandráitis] 軟骨膜炎.
perichondrium [perikándriəm] 軟骨膜 形 perichondrial.
perichondroma [perikandróumə] 軟骨膜腫.
perichoroid [perikɔ́:rɔid] 脈絡外の，＝perichoroidal.
perichrome [périkroum] ペリクローム（Nissl 小体が細胞膜の近くに分布している神経細胞），＝perichrome cell.
periclasia [perikléiziə] 粉砕骨折.
pericle [pérəkl] 菌膜，＝biofilm.
periclinal [perikláinəl] 周縁の（植物）.
pericolic [perikálik] 結腸周囲の.
pericolic membrane syndrome 大腸周囲粘膜症候群（慢性虫垂炎に類似した症状を呈し，いわゆる Juckson 膜の炎症による）.
pericolitis [perikouláitis] 結腸周囲炎，＝pericolitis-colonitis.
periconchitis [perikaŋkáitis] 耳介周囲炎.
pericoronitis [perikɔ:rənáitis] 歯冠周囲炎.
pericranium [perikréiniəm] 頭蓋骨膜（頭蓋冠をおおう強い膜） 形 pericranial.
pericystitis [perisistáitis] 膀胱周囲炎.
pericystium [perisístiəm] ①膀胱周囲組織，②嚢胞の脈管性外壁.
pericyte [périsait] 血管周囲細胞（単に周細胞ともいう），＝perithelial cell, Rouget cell.
peridens [péridəns] 過剰転位歯.
peridentium [peridéntiəm] 歯根膜 形 peridental.
peridentoclasia [peridentəkléiziə] 歯根膜崩壊.
periderm [péridə:m] ①胎児表皮，＝epitrichium，②周皮 形 peridermal.
peridesmitis [peridezmáitis] 靭帯膜炎.
peridesmium [peridézmiəm] 靭帯膜 形 peridesmic.
peridiastole [peridaiǽstəli:] 心臓拡張と収縮との中間期 形 peridiastolic.
perididymis [peridídiməs] 精巣（睾丸）鞘膜，＝tunica vaginalis testis.
perididymitis [perididimáitis] 精巣（睾丸）鞘膜炎.
peridium [pirídiəm] 子嚢殻（子嚢菌類の子嚢をおおうもの）.
periencephalitis [periensefəláitis] 脳皮質髄膜炎，＝periencephalomeningitis.
periencephalography [periensefəlágrəfi] 脳皮質髄膜造影〔法〕.
perifocal [perifóukəl] 病巣周囲の.
perifollicular [perifəlíkjulər] ①毛包周囲の，②〔リンパ〕濾胞周囲の.
perifolliculitis [perifəlikjuláitis] 毛包周囲炎.
perigangliitis [perigæŋgliáitis] 神経節周囲炎.
perigastritis [perigæstráitis] 胃周囲炎.
perigemmal [periʤéməl] 味蕾周囲の.
perigenesis [periʤénisis] 輪生.
periglottic [periglátik] 舌周囲の.
periglottis [periglátis] 舌粘膜.
periglumar [periglú:mər] 囲莢の（脾小動脈莢組織周囲の）.
perigynous [pəríʤinəs] 子房周囲の.
perihepatitis [perihepətáitis] 肝周囲炎.
perihysteric [perihistérik] 子宮周囲の.
periinfarction block 梗塞周囲ブロッ

ク(心筋梗塞による心電図の異常所見).

perikarya [perikǽriə] → perikaryon.

perikaryon [perikǽriən] 核周囲部(原形質が核の周囲に比較的多く集まった部分) 複 perikarya.

perikymata [perikáimətə] 周波条, 櫛状隆起(エナメル質表面にみられる微細な横線条).

perilabyrinth [perilǽbirinθ] 迷路周囲 形 perilabyrinthine.

perilaryngitis [perilærinʤáitis] 喉頭周囲炎.

perilobulitis [perilɑbjuláitis] 肺小葉周囲炎.

perilymph [périlimf] 外リンパ(骨迷路内にある体液で, 膜迷路を保護する機能がある), = liquor cotunnii.

perilymphadenitis [perilimfædináitis] リンパ節周囲炎.

perilymphangitis [perilimfænʤáitis] リンパ管周囲炎.

perilymphatic duct 外リンパ管(外リンパとクモ膜下腔を連絡する小管).

perimeningitis [perimeninʤáitis] 硬〔髄〕膜炎, = pachymeningitis.

perimenopause [periménəpɔ:z] 閉経周辺期〔症〕(閉経の周辺期に, 無月経や月経不順などの症状を呈すること).

perimeter [pərímitər] ① 視野計, ② 周界(平面像を囲む線) 形 perimetric.

perimetric [perimétrik] ① 視野計測の, ② 子宮周囲の, ③ 子宮外膜の.

perimetritis [perimi:tráitis] 子宮外膜炎 形 perimetritic.

perimetrium [perimí:triəm] 子宮外膜.

P

perimetry [pərímitri] 視野測定法.

perimyelis [perimáiəlis] ① 骨内膜, = endosteum, ② 柔膜(脊髄の).

perimyelitis [perimaiəláitis] ① 脊髄髄膜炎, ② 骨髄内膜炎.

perimyelography [perimaiəlɑ́grəfi] 脊髄クモ膜造影術.

perimylolysis [perimailɑ́lisis] 歯冠硬質崩壊.

perimyoendocarditis [perimaiouendouka:dáitis] 心膜心筋心内膜炎, = endoperimyocarditis.

perimysium [perimísiəm] 筋鞘, 筋周膜 形 perimysial.

perinatal [perinéitəl] 分娩前後の, 周産期の, 周生期の.

perinatal death 周産期〔児〕死亡.

perinatal history 周産期歴.

perinatal intensive care unit (PICU) 周産期集中監視室.

perinatal morbidity rate (PMR) 周産期罹患率.

perinatal mortality (PNM) 周産期死亡.

perinatal mortality rate (PMR) 周産期死亡率.

perinatal period 周産期.

perineal [periní:əl] 会陰の.

perineal artery 会陰動脈(内腸骨動脈からの枝), = arteria perinealis [L].

perineal crutch 会陰支持架.

perineal hernia 会陰ヘルニア(骨盤隔膜を通過し, 直腸ヘルニア, 腟ヘルニア, 膀胱ヘルニアとなるもの), = ischiorectal hernia.

perineal muscles 会陰筋, = musculi perinei [L].

perineal nerves 会陰神経(陰部神経の枝), = nervi perineales [L].

perineal section 会陰切開(分娩に際し, 児の娩出を容易にするとともに会陰裂傷を防ぐために行う).

perineal vein 会陰静脈, = vena perinealis [L].

perineo- [perini:ou, -i:ə] (会陰との関係を表す接頭語).

perineocele [periní:əsi:l] 会陰ヘルニア, 会陰瘤.

perineocolporectomyomectomy [perini:oukɑlpourektəmaiəméktəmi] (会陰, 直腸, 腟を切開して筋腫を切除する方法).

perineometer [perini:ɑ́mitər] 会陰腟圧測定器.

perineoplasty [periní:əplæsti] 会陰形成〔術〕.

perineorrhaphy [perini:ɔ́:rəfi] 会陰縫合〔術〕.

perineoscrotal [perini:ouskróutəl] 会陰陰嚢の.

perineostomy [perini:ɑ́stəmi] 会陰開口術.

perineosynthesis [perini:əsínθəsis] 会陰整復術.

perineotomy [perini:ɑ́təmi] 会陰切開〔術〕.

perineovaginal [perini:ouvǽʤinəl] 会陰腟の.

perineovaginorectal [perini:ouvæʤinəréktəl] 会陰腟直腸の.

perineovulvar [perini:əvʌ́lvər] 会陰外陰の.

perinephric [perinéfrik] 腎周囲の.

perinephritis [perinifráitis] 腎周囲炎 形 perinephritic.

perinephrium [perinéfriəm] 腎周囲組織 形 perinephrial.

perineum [periní:əm] 会陰(えいん. 俗に蟻のと渡りともいわれる), = perineum [L] 形 perineal.

perineural [perinjú:rəl] 神経周囲の.

perineural analgesia 神経周囲局所麻酔〔法〕(神経叢麻酔, 伝達麻酔, 硬膜外麻酔, 脊椎麻酔などはいずれも神経周囲に局所麻酔薬を投与する麻酔法), = nerve block.

perineural anesthesia 神経周囲麻酔

〔法〕, ＝nerve block.
perineurial [perinjú:riəl] 神経鞘の, 神経外鞘の.
perineuritis [perinju:ráitis] 神経外鞘炎 形 perineuritic.
perineurium [perinjú:riəm] 神経鞘, 神経周膜 形 perineurial.
perineurotomy [perinju:rátəmi] 神経周膜切開〔術〕.
perinuclear antineutrophil cytoplasmic antibody (pANCA, P-ANCA) (抗好中球細胞質抗体(ANCA)のうち, 蛍光抗体法で核周囲が濃染されるタイプを指す. 顕微鏡的多発動脈炎(MPA), アレルギー性肉芽腫性血管炎(AGA)などで認められる. 主にミエロペルオキシダーゼを対応抗原とする).
period [pí:riəd] ①期間, ②周期, ③月経期.
periodic [pi:riádik] 周期〔的〕の, 周期〔性〕の.
periodic edema 周期性浮腫(皮膚, 粘膜, 内臓に周期的に突発する浮腫. 皮膚描画症, じんま疹, 紅斑, 紫斑などを伴うこともあり, アレルギー性または神経性の原因などが考えられている. 血管〔運動〕神経性浮腫), ＝angioneurotic edema, Quinck edema.
periodic limb movement disorder (PLMD) 周期性四肢運動障害〔異常〕.
periodic movements during sleep (PMS) 睡眠時周期性運動.
periodic paralysis (PP) 周期性〔四肢〕麻痺(四肢筋の弛緩性麻痺が周期的に起こり, 多くは数時間から長くとも数日以内に回復する疾患. 背景に内分泌代謝疾患などが存在するものと, 特発性のものがあり, 特発性のものには遺伝性の症例もある).
periodic synchronous discharge (PSD) 周期性同期性放電(脳波所見の一つ).
periodic table 周期表(元素の周期系を表示したもの).
period of adolescence 青年期.
period of infancy 乳児期.
periodontal [periədántəl] 歯周の, 歯根膜の.
periodontal abscess 歯周膿瘍.
periodontal membrane 歯根膜(歯根と歯槽の間, 主に膠原線維(シャーピー線維)よりなる), ＝ligamentum periodontale [L].
periodontia [periədánʃiə] 歯周病科, 歯根膜病科(歯根膜病すなわち歯槽膿漏に関する診療科学).
periodontics [periədántiks] 歯周病学, 歯周治療学, ＝periodontology.
periodontist [periədántist] 歯周病専門医.
periodontitis [perioudantáitis] 歯周炎, 歯根膜炎.
periodontium [periədántiəm] 歯周組織, 歯根膜(歯槽骨の内面にあって, 歯根を被う膜), ＝peridentium.
periodontoclasia [perioudantəkléiziə] 歯根膜崩壊(歯槽膿漏), ＝pyorrhea alveolaris, Rigg disease interstitial gingivitis, phagedenic pericementitis chronic suppurative peridentitis.
periodontosis [perioudantóusis] 歯周症(若年性歯周炎).
periodoscope [pi:riádəskoup] 妊娠期間計算表.
periodynia [periədíniə] 全身性激痛.
perionychia [periouníkiə] 爪囲炎, ＝whitlow.
perionychium [periouníkiəm] 爪床縁.
perionyx [periániks] 痕跡爪皮(胎生爪皮の残遺物).
perioperative [periápərətiv] 周術期の, 手術時の, ＝paraoperative.
perioperative myocardial infarction (PMI) 周術期心筋梗塞.
periophthalmitis [periafθælmáitis] 眼周囲炎, ＝periophthalmia.
perioptometry [periaptámitri] 視野測定.
periorbital [perió:bitəl] 眼窩骨膜の, 眼窩周囲の.
periorbititis [periɔ:bitáitis] 眼窩骨膜炎, ＝orbital periostitis.
periorchitis [periɔ:káitis] 精巣(睾丸)周囲炎.
periorchium [perió:kiəm] 精巣(睾丸)周囲膜.
periost [périəst] 骨膜, ＝periosteum.
periosteal [periástiəl] 骨膜の.
periosteal bone 骨膜骨(骨が発生する過程で, 最初に骨幹の軟骨膜に形成される骨).
periosteal elevator 骨膜起子, 骨膜剥離器, ＝raspatory.
periosteitis [periastiáitis] 骨膜炎, ＝periostitis.
periosteoma [periastióumə] 骨膜腫, ＝periostoma.
periosteomedullitis [periastioumedjuláitis] ＝periosteomyelitis.
periosteomyelitis [periastioumaiəláitis] 骨膜骨髄炎(骨全体の炎症), ＝periosteomedullitis.
periosteophyte [periástiəfait] 骨膜新生物(骨膜腫), ＝periosteoma.
periosteoplastic amputation 骨膜形成性切断.
periosteorrhaphy [periastiárəfi] 骨膜縫合術.
periosteosis [periastióusis] 骨膜腫症.
periosteotomy [periastiátəmi] 骨膜切開術, ＝periostotomy.
periosteum [periástiəm] 骨膜(関節軟骨

P

を除く骨組織の全表面をおおう線維膜で，骨形成性の内層と神経および血管を包含する結合織層との２層からなる)，＝periosteum [L] 形 periosteal, periosteous.

periosteum alveola 歯根膜，＝periodontium, periodontium, periodontal membrane, periodontal ligament, pericementum.

periostitis [periɑstáitis] 骨膜炎(骨膜の急性・慢性炎症，発熱，骨の腫脹，疼痛をきたす).

periostitis alveolaris 歯槽骨膜炎.

periostosis [periɑstóusis] 周骨症，＝periosteosis.

periostosteitis [periɑstɑstiáitis] 骨膜骨炎.

periostracum [periɑ́strəkəm] 外殻層.

periovaritis [periouvəráitis] 卵巣周囲炎.

peripachymeningitis [peripækimeninʤáitis] 硬〔髄〕膜周囲炎.

peripancreatitis [peripæŋkriətáitis] 膵周囲炎.

peripartum cardiomyopathy 産褥性心筋症.

peripericarditis [periperikɑ:dáitis] 心外膜周囲炎.

periphacitis [perifəsáitis] 水晶体嚢周囲炎，＝periphakitis.

periphakus [periféikəs] 水晶体嚢.

peripheral [pərífərəl] 末梢の，周辺の.

peripheral arterial disease (PAD) 末梢動脈疾患.

peripheral blood flow (PBF) 末梢血流量.

peripheral blood stem cell transplantation (PBSCT) 末梢血幹細胞移植(造血刺激因子を投与し末梢血中の幹細胞を増加させて採取，保存し，化学療法後に輸注することで造血能回復をはかる方法).

peripheral circulatory insufficiency 末梢循環不全.

peripheral facial paralysis 末梢性顔面神経麻痺.

peripheral iridectomy 周辺虹彩切除術(急性閉塞隅角緑内障に有効な治療法).

peripherally inserted central (venous) catheter (PICC) 末梢穿刺中心静脈カテーテル.

peripheral lymph node (PLN) 末梢リンパ節.

peripheral nerve (PN) 末梢神経.

peripheral nervous system (PNS) 末梢神経系.

peripheral neuropathy (PNP) 末梢神経症.

peripheral resistance (PR) 末梢抵抗(末梢血管，とくに毛細血管に血液循環が抑制されること).

peripheral scotoma 周辺暗点.

peripheral T cell lymphoma 末梢T細胞性リンパ腫.

peripheral tolerance 末梢性〔免疫〕寛容(特定の抗原に対して個体全体としては寛容状態にあるが，反応するクローンは存在すること).

peripheral vascular disease (PVD) 末梢血管疾患.

peripheral vascular resistance 末梢血管抵抗.

peripheral vision 周辺視.

peripheraphose [pərífərəfous] 末梢性黒点自覚症，末梢性暗黒感.

peripheria [perifí:riə] ①末梢，②周囲 形 peripheric.

peripherophose [pəríferəfous] 末梢性光点自覚症.

periphery [pərífəri] ①末梢，②周囲 形 peripheral.

periphlebitis [periflibáitis] 静脈周囲炎 形 periphlebitic.

periphoria [perifɔ́:riə] 回転斜位，＝cyclophoria.

periphrenitis [perifrináitis] 横隔膜周囲炎.

periplasm [périplæzəm] ペリプラスム(グラム陰性菌の外膜と細胞膜にはさまれた空間).

peripleuritis [periplu:ráitis] 胸膜周囲炎.

peripneumonia [perinju:móuniə] 肺胸膜炎，＝peripneumonitis 形 peripneumonic.

peripneumonia notha 肺充血.

peripodal [peripóudəl] 囲芽の.

peripolar [peripóulər] 極周囲の.

peripolesis [peripoulí:sis] ペリポレーシス(ある種の細胞がほかの細胞周囲に移動すること．リンパ組織内でマクロファージの周囲にリンパ球が集積すること).

periporitis [peripɔ:ráitis] 汗孔周囲炎.

periproct [périprɑkt] 肛門周囲(頂板系ともいう)，＝peripygium.

periprostatitis [periprɑstətáitis] 前立腺周囲炎.

peripygium [peripáiʤiəm] 頂板系(肛門囲)，＝periproct.

peripylephlebitis [peripailiflibáitis] 門脈周囲炎.

perirectitis [perirektáitis] 直腸周囲炎.

perirenal [perirí:nəl] 腎周の，＝perinephric.

perirenal pseudocyst 腎周囲偽性嚢胞.

perirhizoclasia [periraizoukléiziə] 歯根周囲崩壊.

perisalpingitis [perisælpinʤáitis] 卵管周辺炎.

periscope [périskoup] 潜望鏡，展望鏡.

periscopic [periskɑ́pik] 周辺視性の.

P

periscopy [pəriskəpi] 周辺視.
periserotinitis [perisiroutináitis] 智歯周炎.
perisinuitis [perisinjuáitis] 洞周囲炎.
perisperm [périspə:m] 外乳.
perispermatitis [perispə:mətáitis] 滲出性精索炎(精索水瘤), = funicular hydrocele.
perisphere [périsfiər] 星状体外圏(神経細胞の), = plasmosphere.
perisplanchnitis [perisplæŋknáitis] 内臓周囲炎.
perisplenitis [perisplináitis] 脾周囲炎.
perissad [pərísæd] 奇価元素(窒素, 塩素のように原子価が奇数のもの).
perisso [pərísou] 奇数指(手または足の指が奇数のこと).
perissodactylous [pərisədǽktiləs] 奇数指の.
peristalsis [peristǽlsis] ぜん(蠕)動 形 peristaltic.
peristaltic rush 直行蠕動(腸管の急速な蠕動運動).
peristaphylitis [peristæfiláitis] 口蓋垂周囲炎.
peristasis [pəristəsis] ①ペリスターシス(〔炎症初期〕血管神経性うっ血. 炎症初期における血管収縮力の減少により前充血 prestasis を起こし, さらに赤色充血 rubrostasis から後充血 poststasis, postrubrostasis に移行する), = peristatic hyperemia, ②環境, = environment.
peristatic [peristǽtik] 血管神経性うっ血.
peristole [perístəli:] 胃ぜん(蠕)動(食物を摂取した胃が消化作用を行うときの緊張をいう) 形 peristolic.
peristome [péristoum] ①口囲(口道, 囲口部, 口囲, 殻口縁などの総称), ②口器, 囲口部(原虫の細胞口からの溝) 形 peristomal, peristomous.
perisystole [perisístəli:] 心収縮後期(弛緩期と休止期) 形 perisystolic.
peritectic [peritéktik] 包晶, 包析晶.
peritectomy [peritéktəmi] 結膜輪状切除(パンヌス療法).
peritendineum [peritendíniəm] 腱周膜.
peritendinitis [peritendináitis] 腱周囲炎, 腱鞘炎, = peritenonitis, peritenontis.
peritenon [perití:nən] 腱鞘.
peritenontitis [peritenəntáitis] 腱鞘炎, = peritendinitis.
perithecium [periθí:siəm] 子嚢殻.
peritheliocyte [periθí:liəsait] 外皮球, 周皮細胞(血管の外膜をなす細胞に由来する血液細胞で, 主としてウイルス病患者の血液に出現する病的リンパ球または形質球の形態を示す), = virocyte.
perithelioma [periθi:lióumə] 周皮細胞腫(血管周皮細胞 perithelium に由来する悪性腫瘍で, 多発性またはびまん性のもの).
peritomy [pərítəmi] 角膜周囲切開術, 包皮周囲切除術.
peritoneal [peritouní:əl] 腹膜の.
peritoneal carcinomatosis 腹膜癌腫症(多くは腹部臓器の悪性腫瘍の播種による), = peritonitis carcinomatosa.
peritoneal cavity 腹腔(腹膜で囲まれた腔), = cavum peritonei [L].
peritoneal dialysis (PD) 腹膜透析(末期腎不全の治療法の一つで, 腹膜を介して血液中の溶質を拡散により透析する).
peritoneal fluid (PF) 腹水.
peritonealize [peritouní:əlaiz] 腹膜でおおう.
peritoneal lavage 腹腔洗浄.
peritoneal pregnancy 腹膜妊娠.
peritoneal transfusion 腹腔内輸液.
peritoneo- [peritouni:ou, -i:ə] (腹膜を意味する接頭語).
peritoneocentesis [peritouni:ousentí:sis] 腹膜穿刺.
peritoneoclysis [peritouniáklisis, -ni:əkláis-] 腹腔内灌注法.
peritoneography [peritouniágrəfi] 腹腔造影術.
peritoneopathy [peritouniápəθi] 腹膜病, 腹膜障害.
peritoneopexy [peritóuniəpeksi, -touní:ə-] 腹膜固定術.
peritoneoplasty [peritóuniəplæsti, -touní:ə-] 腹膜形成術.
peritoneoscope [peritóuniəskoup, -touní:ə-] 腹腔鏡, = laparoscope.
peritoneoscopy [pəritouniáskəpi] 腹腔鏡検査法, = laparoscopy.
peritoneotomy [peritouniátəmi] 腹膜切開術, 開腹術.
peritoneum [peritouní:əm] 腹膜(漿膜, 一続きの膜で臓側腹膜, 壁側腹膜になり, 腹膜腔のなかに少量の腹水をいれる), = peritoneum [L] 形 peritoneal.
peritonism [péritənizəm] 腹膜症, 腹膜炎様ショック(腹膜の炎症を伴わないが, その症状を呈するショック).
peritonitis [peritounáitis] 腹膜炎 形 peritonitic.
peritonization [peritounizéiʃən] 腹膜被覆術 形 peritonize, peritonealize.
peritrichous [pərítrikəs] 周毛〔性〕の(菌体から鞭毛が突出すること).
peritruncal [peritrʌ́ŋkəl] 管周囲の(脈管と気管周囲を総称していう).
peritubal [peritjú:bəl] 耳管周囲の.
peritubular [peritjú:bjulər] 管周の, 尿細管周囲の.
peritubular contractile cell 周細管性収縮細胞, 筋様細胞.
perityphlitis [peritifláitis] 盲腸周囲炎,

P

= pericecitis.
periurethritis [periju:riθráitis] 尿道周囲炎.
perivaginitis [perivæʤináitis] 腟周囲炎, = pericolpitis.
perivascular fibrous capsule 血管周囲線維鞘(グリッソン鞘), = capsula fibrosa perivascularis [L], interlobular connective tissue, Glisson capsule.
perivasculitis [perivæskjuláitis] 血管周囲炎.
perivenous [perivíːnəs] 静脈周囲の.
perivesiculitis [perivəsikjuláitis] 精嚢周囲炎.
perivisceritis [perivisəráitis] 内臓周囲炎, = polyserositis.
perivitelline [perivaitélin] 卵黄周囲の.
perlecan [pə́ːlikən] パーリカン(基底膜や細胞周囲に存在する主要なプロテオグリカンで, 細胞外に分泌されるタンパク質).
perlèche [pəːléʃ] [F] 口角びらん症(口角炎. カンジダ, 黄色ブドウ球菌, レンサ球菌などの感染, 栄養障害, 皮膚炎など種々の原因により生じる), = angular cheilitis.
Perlia nucleus ペルリア核(動眼神経核の内側部にある神経細胞群で, 中脳における輻輳中枢と考えられる), = Spitzka nucleus.
perlon [pə́ːlən] パーロン(合成ポリアミド線維で, パーロン袋 perlon bag およびパーロン線維 perlon fibers は肺臓充填術に利用される).
permanence [pə́ːmənəns] 永久, 恒久, 耐久性(度).
permanent [pə́ːmənənt] 永久的な, 恒久的な, 永続する.
permanent cartilage 恒久軟骨(骨に置き換わらない軟骨).
permanent (endocardial) pacing 恒久的〔心内膜〕ペーシング.
permanent pacemaker (PPM) 永久的ペースメーカ(植込み式ペースメーカ).
permanent teeth 永久歯(32 本ある), = dentes permanentes [L].
permanent tooth 永久歯.
permanganic acid 過マンガン酸.
permeability [pəːmiəbíliti] ① 透過性, 浸透性(半透膜を透過する分子およびイオンの性状), ② 通気率 形 permeable.
permeability factor (PF) 透過性因子.
permeability vitamin 血管透過性ビタミン, = vitamin P.
permeameter [pəːmiːǽmitər] 浸透計, 透磁率計.
permease [pə́ːmieis] 透過酵素(パーミアーゼ担体タンパク質ともいい, 生体膜で輸送を担うタンパク質).
permeation [pəːmiéiʃən] 浸透, 透過(癌などの新生物が周囲の組織中へ移行拡張すること) 動 permeate.
permiselective [pəːmisiléktiv] 透過選択性の, 選択的透過性の.
pernicious [pəːníʃəs] 悪性の(致死の意味).
pernicious anemia (PA) 悪性貧血(胃粘膜萎縮による内因子低下に伴うビタミン B_{12} 欠乏に起因する貧血. 貧血症状, 舌炎, 食欲不振, 亜急性連合脊髄変性症を呈する. 骨髄で巨赤芽球性変化がみられ, Schilling 試験を診断に用いる), = Addisonian anemia, Biermer anemia, primary anemia.
pernicious malaria 悪性マラリア.
pernicious vomiting 悪性嘔吐, 悪阻(妊娠中にみられる重症性嘔吐で, 生命を脅かすこともある), = hyperemesis.
pernio [pə́ːniou] [L] 凍瘡, = congelation, chilblain 複 perniones.
perniosis [pəːnióusis] 凍瘡(しもやけ), = chilblain, frost-bite.
pernoctation [pəːnɑktéiʃən] 不眠.
pero- [piːrou, -rə] (不具, 奇形の意味を表す接頭語).
perobrachius [piːroubréikiəs] 上肢奇形児.
perocephalus [piːrəséfələs] 頭部奇形児.
perochirus [piːroukáirəs] 四肢奇形児.
perodactylus [piːrədǽktiləs] 指(趾)奇形児.
peromelia [piːroumíːliə] 奇肢症(四肢の重症先天性奇形).
peromelus [piːrɑ́miləs] 四肢奇形児.
peronarthrosis [perounɑːθróusis] 鞍状関節(一方は凹状, 他方は凸状のもの).
perone [pəróuni] 腓骨, = fibula.
peroneal [perouníːəl] 腓骨の, = fibular.
peroneal artery 腓骨動脈(後脛骨動脈の枝), = arteria peronea [L].
peroneal atrophy 腓骨部筋萎縮症, = progressive neuropathic muscular atrophy.
peroneal nerve 腓骨神経(坐骨神経の 2 枝の外側の方をいう), = nervus peroneus [L].
peroneal vein 腓骨静脈, = vena peronea [L].
peroneus [perouníːəs] 腓骨筋, = peronaeus.
peroneus brevis 短腓骨筋(下腿の外側の筋, 浅腓骨神経支配), = musculus peroneus brevis [L], fubularis brevis.
peroneus longus 長腓骨筋, = musculus peroneus longus [L], fubularis longus.
peroneus tertius 第三腓骨筋, = musculus peroneus tertius [L], fibularis tertius.

peronia [pəróuniə] 奇形，不具，損傷．
pero-olfactorius [pérou ɑlfæktɔ́:riəs] 嗅脳外層(単に pero とも呼ばれる)．
peroplasia [pi:roupléiziə] 発育異常性奇形．
peropus [pérəpəs] 足奇形児．
peroral [pə:rɔ́:rəl] 経口的．
per os (PO, p.o.) [L] 経口的に，＝by mouth, through the mouth, orally.
perosomus [pi:rousóuməs] 躯(体)幹奇形体，＝perocormus.
perosplanchnia [pi:rəsplǽŋkniə] 内臓奇形症．
perosseous [pərɑ́siəs] 経骨性の(骨を通して伝達される)．
perosteale venography 骨髄造影法(経骨髄性静脈造影)，＝osteomyelography, per bone marrow venography.
peroxidase [pərɑ́ksideis] 過酸化酵素(主として過酸化水素の酸素を賦活してこれを被酸化性物質に伝達する酵素)．
peroxidase-antiperoxidase method (PAP method) ペルオキシダーゼ・抗ペルオキシダーゼ法，PAP 法(酵素抗体法の一つ)．
peroxidase label(l)ing ペルオキシダーゼ標識．
peroxisome [pərɑ́ksisoum] ペルオキシソーム(細胞内の小器官の一つ．カタラーゼを含む約 0.5 μm の球状体)，＝microbody.
perpendicular [pə:pendíkjulər] 垂直の，垂線．
perpetual arrhythmia 恒久〔性〕不整脈．
perradius [pə:réidiəs] 主相称面．
per rectum (p.rec.) [L] 経直腸，＝through the rectum.
Perrin law ペラン法則(コロイド系の内部相をなす粒子の濃度が低いときは引力の影響により配列するが，これは同一条件における気体の分子についてもいえる)．
PERRLA pupils equal, round, and reactive to light and accomodation (瞳孔反応正常)．
Perroncito apparatus ペロンチト装置(神経が再生するときその断端に神経線維軸索が網状またはラセン状に発生する現象)，＝Perroncito phenomenon, Perroncito spirals.
persalt [pə́:sɔ:lt] 過塩基塩，過酸塩．
per secundam intentionem 第2次の(創傷の癒着についていう)，＝by second intention.
persecution [pə:sikjú:ʃən] 迫害，脅迫．
persecution mania 迫害妄想．
perseveration [pə:sevəréiʃən] ①保続症(刺激が停止しても，その作用が継続すること)，②反響的動作言語症，＝echokinesia, echolalia.
persist [pə:síst] 持続する，残存する，遺存する．
persistence [pə:sístəns] ①粘り強さ，②遺存，存続，開存 形 persistent.
persistent [pə:sístənt] 持続する，持続〔性〕の(一定の疾患や症状が存続したり，一定の治療を続けている状態をいう．間欠性 intermittent に対立する語)，＝continuous, 遷延性の(症状などが)．
persistent cloaca 永続性総排出腔(尿腸中隔の発育不全のもの)．
persistent esterus 連結発情期．
persistent fetal circulation (PFC) 胎児循環遺残〔症〕，＝persistent pulmonary hypertension of the neonate.
persistent infection 持続感染(通常，ウイルスの感染様式を表す．潜伏感染に対し，ウイルスの増殖が続いている状態)．
persistent ostium primum 一次孔開存〔症〕，＝endocardial cushion defect.
persistent ostium secundum 二次孔開存〔症〕(狭義の心房中隔欠損症)．
persistent pain 持続痛．
persistent pulmonary hypertension of the neonate (PPHN) 新生児遷延性肺高血圧症(新生児の移行期循環が障害され，肺血管抵抗の高値が持続するため，卵円孔や動脈管を介した右→左短絡による全身のチアノーゼを呈する状態)，＝persistent fetal circulation.
persistent thymus 残留胸腺，胸腺遺残(成人にみられる胸腺の肥大)，＝thymus persistens hyperplastica.
persistent truncus arteriosus 総動脈幹開存(遺残)症(心室中隔欠損があり，その上から1本の太い総動脈幹が起始して上行大動脈と肺動脈に分岐する奇形)．
persistent vegetative state (PVS) 遷延性植物状態(慢性意識障害の一型．重症の脳損傷により昏睡に陥り，その進行が停止し，意識障害が改善したものの，意思疎通が認められない状態．脳死とは異なる)．
persister [pə:sístər] 存続生物．
person [pə́:sən] 人格，個人 形 personal.
persona [pə:sóunə] ペルソナ(anima に対して，表面上装っている外的人格)．
personal [pə́:sənəl] 個人の．
personal health data (PHD) 個人健康データ，個人健康情報(個人の医療情報の記録システム)．
personal history 個人歴．
personal identity disorder 個人のアイデンティティの障害(自己と非自己とを識別できない状態)．
personality [pə:sənǽliti] 人格，性格，個性．
personality disorder 人格障害．
personality inventory 性格特性目録．

personality test 性格試験.
personalized medicine 個別化医療(個人の遺伝子レベルでの相違に基づき，最も適切な治療法を選択する医療)，＝individualized medicine, tailor-made medicine, custom-made medicine.
personal protective equipment (PPE) 個人防護装備，感染防御用具(医療施設などのバイオハザード対策として用いられるマスク，手袋，ゴーグルなど).
perspective [pəːspéktiv] 遠近法，透視図〔法〕.
perspiratio [pəːspiréiʃiou] 蒸散，＝transpiration.
perspiratio insensibilis 不感蒸泄(不感蒸散)，＝insensible perspiration, transpiration.
perspiration [pəːspiréiʃən] ①蒸散，②発汗，＝sweating.
persulfate [pəːsʌ́lfeit] 過硫酸塩.
persulfide [pəːsʌ́lfaid] 過硫化塩.
per tertiam intentionem 第3次の(創傷の癒着についていう)，＝by third intention.
perthane [pə́ːθein] ペルタン(殺虫剤).
Perthes disease ペルテス病(若年期変形性骨軟骨炎．幼児期から学童期に発生する大腿骨頭の無菌性壊死．男児に好発する)，＝osteochondritis deformans juvenilis, Legg-Calve-Perthes disease.
Perthes test ペルテス試験(下肢深在静脈の開存性を診断する方法).
pertubation [pəːtjuːbéiʃən] 卵管通気〔法〕，＝tubal insufflation.
perturbation [pəːtəːbéiʃən] 摂動(せつどう)，撹乱 形 perturbative, perturbatory.
pertussis [pəːtʌ́sis] 百日ぜき(咳)(百日咳菌による疾患で，感冒様症状に始まり咳嗽発作をきたすようになる)，＝whooping cough.
pertussis-diphtheria-tetanus (PDT) 百日咳・ジフテリア・破傷風〔トキソイド〕.
pertussis vaccine 百日咳ワクチン.
pertussoid [pəːtʌ́sɔid] 百日ぜき様の，＝pertussal.
per urethra (PU) 経尿道.
per vaginam (PV, p.v.) [L] 経腟，＝through the vagina.
pervaporation [pəːveipəréiʃən] 透析蒸発(透析膜を通し，加温して膠質または晶質溶液を濃縮する方法).
pervasive [pəːvéisiv] 広がる，広汎性の.
pervasive developmental disorder (PDD) 広汎性発達障害.
perverse site 位置異常(内臓の).
perversion [pəːvə́ːʒən] 倒錯.
perversiveness [pəːvə́ːsivnis] ひねくれ〔症〕(奇矯).
pervert [pə́ːvəːt] 倒錯者，変質者.
per vias naturales 自然通路を経て(産道を通る分娩のような).
per vigilium ①不眠，②覚醒昏睡，＝coma vigil.
pes [píːz] 足，＝foot.
pes abductus 外転足(前足部が水平面で身体の正中線に対して外側に位置する足の変形)，＝talipes valgus.
pes adductus 内反足，内転足，＝talipes adductus.
pes anserinus 鵞(が)足(①縫工筋，薄筋，半腱様筋の腱膜が下腿筋膜に移行する部分．②顔面神経の耳下腺神経叢)，＝pes anserinus [L], goose's foot.
pes cavus 凹足(足底面の彎曲が増強した足の変形をいう)，＝hallow foot.
pes equinovarus 内反尖足，＝equinovarus.
pes febricitans 象皮症，＝elephantiasis.
pes gigas 巨大足，＝macropodia.
pes hippocampi 海馬足(大海馬の前端)，＝Ammon horn.
pessary [pésəri] 腟座薬，ペッサリー(子宮後屈矯正用，避妊用の器具).
pessima [pésimə] (皮膚病の一型).
pessimism [pésimizəm] 悲観主義，憂うつ症.
pest [pést] ①ペスト，黒死病，悪疫(ペスト菌 *Yersinia pestis* の感染による伝染病)，＝plague, pestilence, ②毛虫.
pestic(a)emia [pestisíːmiə] ①ペスト菌血症，②敗血症性ペスト.
pesticide [péstisaid] 殺虫剤，農薬.
pestilence [péstiləns] 悪疫(伝染病流行) 形 pestilential.
pestis [péstis] ペスト，＝plague.
Pestivirus [péstivaiərəs] ペスチウイルス属(フラビウイルス科の一属．ウシ下痢症ウイルス，ブタコレラウイルスに代表される).
pestle [pésl] 乳棒.
pes valgus 外反足(踵が過度に外側に向いている状態)，＝talipes valgus.
pes varus 内反足(足の先端部が内側に屈曲，足底部が内側に回転している状態)，＝talipes varus.
PET positron emission tomography (陽電子放射断層撮影法).
peta- (P, p) [petə] ペタ(10^{15} を表す接頭語).
petalobacteria [petəloubæktíːriə] 薄膜形成性バクテリア.
petalococcus [petələkɑ́kəs] 薄膜形成性球菌.
petechia [pitíːkiə] 点状出血(1〜2 mm 直径の出血) 複 petechiae 形 petechial.
petechiae [pitíːkiː] → petechia.
petechiasis [pitiːkáiəsis] 点状出血症.

P

petechiometer [piti:kiάmitər] 紫斑計(一般に吸角を皮膚にあて，吸引ポンプまたは注射筒で，1分間陰圧を加えて，出現する点状出血の数を検査する器械).

petite mutant プチット〔突然〕変異体.

petit mal (PM) [F] 小発作(てんかん発作の一種で短時間の失神を主とする).

petit mal epilepsy 小発作てんかん(小児にみられる欠神発作で，ごく短時間の意識障害を主徴とし，脳波には3Hz ヘルツの棘徐波複合がみられる)，＝epilepsia mitis, epilepsia vertiginosa.

petit maux [F] 小陣痛.

Petrén diet ペトレン食(糖およびタンパク質を極度に制限し，主としてバターを多量に用いる糖尿病食).

Petri dish ペトリ皿(シャーレ．浅い蓋付きの円筒状ガラス皿で，細菌や組織の培養に用いる．Petri(1852–1921)はドイツの細菌学者).

petrifaction [petrifǽkʃən] 石化，化石(生体内の病巣に石灰質が沈着して結石を生ずること)，＝fossilization, calcification.

petrification [petrifikéiʃən] 石化，＝petrifaction.

pétrissage [petrisά:ʒ] [F] じゅうねつ(揉捏)法，＝kneading massage.

Petri test ペトリ試験(① 尿中の Kairine 検出法．② タンパク質の検出法).

petrolatoma [petroulətóumə] パラフィン腫(流動パラフィンの注射により生ずる腫瘍).

petrolatum [petrouléitəm] ワセリン，軟性パラフィン，＝petrolatum jelly, yellow petrolatum, vaselinum flavum.

petrosa [pitróusə] 錐体(側頭骨の岩様部(錐体乳突部)) 形 petrosal.

petrosal bone 側頭骨岩様部(側頭骨の錐体(内耳がある)を含む堅い部分)，＝petrous bone.

petrosalpingostaphylinus [petrousælpingoustæfiláinəs] 口蓋帆挙筋，＝levator veli palatini.

petrosectomy [petrəséktəmi] 錐体削開〔術〕.

petrositis [petrousáitis] 錐体炎(中耳炎の続発病として迷路周囲蜂巣または錐体先端蜂巣に炎症が波及した状態)，＝apicitis.

petrotympanic fissure 錐体鼓室裂.

petrous [pétrəs] 錐体部の，＝petrosal.

Pette–Döring disease ペッテ・デーリング病(亜急性硬化性全脳炎の一つ．結節性全脳炎)，＝nodular panencephalitis.

Peutz–Jeghers syndrome ポイツ・ジェガーズ症候群(口唇，口腔粘膜，指・足底などの皮膚に黒褐色の色素沈着をきたし，消化管ポリポーシスを伴う遺伝性疾患．口唇掌蹠母斑腸管ポリポーシス).

pexin [péksin] ペクシン(ラブ酵素，子ウシの胃液中にある凝乳酵素)，＝lab ferment.

pexis [péksis] ① 固定(組織が物質を固定すること)，② 固定術(外科的)，＝pexia 形 pexic.

-pexy [peksi] (固定術の意味を表す接尾語)，＝-pexia.

Peyer glands パイエル腺(回腸にみられる集合リンパ小節，パイエル板のこと)，＝Peyer patch.

Peyer patch パイエル板(小腸粘膜にみられる集合リンパ節，腸管膜の付着部の反対側にみられる)，＝noduli lymphatici aggregati.

Peyer plaques パイエル板，＝Peyer patch.

Peyronie disease ペーロニ病(陰茎の海綿体炎または海綿体の硬結).

PF ① pulmonary function (肺機能)，② peak flow (最大流量)，③ permeability factor (透過性因子)，④ peritoneal fluid (腹水)，⑤ pleural fluid (胸水).

Pfannenstiel method ファンネンスチール法(喉頭の結核性潰瘍に対する治療法).

PFC persistent fetal circulation (胎児循環残存症).

Pfeiffer bacillus パイフェル菌(インフルエンザ菌)，＝*Haemophilus influenzae*.

Pfeiffer disease パイフェル病(腺熱または伝染性単核細胞症)，＝glandular fever, infectious mononucleosis.

Pfeiffer phenomenon パイフェル現象(生体内コレラ溶菌現象．コレラ菌(または腸チフス菌)を抗血清とともにモルモットの腹腔中に注射して，その溶菌を観察する方法).

Pfeiffer solution パイフェル液(チール石炭酸フクシン液を5～10倍に希釈した染色液で，組織内の細菌を検出するために用いられる).

Pfeiffer syndrome パイフェル症候群(頭蓋骨癒合症に尖頭合指症の一タイプの合併がみられる).

PFGE pulse(d)-field gel electrophoresis (パルスフィールドゲル電気泳動).

PFK phosphofructokinase (ホスホフルクトキナーゼ).

Pflüger laws フリーゲル〔攣縮〕法則(陰極電気緊張が発生し，陽極電気緊張が消失するとき神経路は刺激されるが，その反対の場合には刺激されないという法則).

Pflüger tetanus フリーゲルテタヌス(平流を通じて起こる筋緊張で，強い閉鎖刺激によって起こるものは Pflüger 拘縮，開放時に起こるものを Ritter 拘縮と呼ぶ).

Pflüger tube フリーゲル管(体腔の胚板から発生した細胞索で，濾胞細胞と原始卵とを含む卵巣の基礎をなすもの)，

P

＝Pflüger cord.

PFM peak flow meter（最大呼気流量計）.

PFR peak flow rate（最大呼気速度）.

PFT ① pancreatic function test（膵機能検査），② pulmonary function test（肺機能検査）.

Pfuhl sign フール徴候（横隔膜下膿瘍において穿刺を行うと，吸気とともにその排膿量は増加するが，膿気胸の際には減少する）.

PG ① pregnancy（pg. 妊娠），② phosphatidylglycerol（ホスファチジルグリセロール），③ progesterone（プロゲステロン），④ prostaglandin（プロスタグランジン）.

pg picogram（ピコグラム）.

PGD preimplantation genetic diagnosis（着床前〔遺伝子〕診断）.

PGD_2 prostaglandin D_2（プロスタグランジンD_2）.

P-glycoprotein P糖タンパク.

PGR psychogalvanic reflex（精神電流反射）.

PGS prostaglandin synthetase（プロスタグランジン合成）.

PGU postgonococcal urethritis（淋疾後尿道炎）.

Ph pharmacopoeia（薬局方）.

pH pondus hydrogenii（水素イオン指数，溶液の酸性度すなわち水素イオン濃度を表す記号で，pH 7は中性，それ以上はアルカリ性，それ以下は酸性を示す）.

PHA phytohemagglutinin（植物性血球凝集素）.

phacentocele [fəséntəsi:l] 水晶体転位（前房内への）.

phacitis [fəsáitis] 水晶体炎，＝phakitis.

phac(o)- [fæk(ou), -(ə)]（レンズまたは眼の水晶体との関係を表す接頭語）.

phacocystitis [fækousistáitis] 水晶体嚢炎.

phacocytosis [fækousaitóusis] 食〔菌〕作用，貪食作用.

phacoemulsification (PET) [fækoui:məlsifikéiʃən] 超音波水晶体乳化吸引法，水晶体超音波吸引〔術〕（白内障手術の一般的術式）.

phacoerysis [fækouérisis] 水晶体吸引〔切開〕.

phacoglaucoma [fækouglɔ:kóumə] 水晶体変性性緑内障.

phacohymenitis [fækouhaiminháitis] 水晶体嚢炎.

phacolysis [fəkálisis] ① 水晶体融解，② 水晶体切開（白内障手術）㊋ phacolytic.

phacoma [fækóumə] 水晶体腫.

phacomalacia [fækouməléiʃiə] ① 水晶体軟化，② 軟性白内障.

phacomatosis [fækoumətóusis] 母斑症（皮膚の母斑，神経または内臓の腫瘍，嚢胞などが合併する遺伝発生性の疾病群）.

phacometachoresis [fækoumetəkourí:sis] 水晶体脱出，＝phacentocele.

phacometer [fəkámitər] 水晶体屈折計，＝lensometer.

phacosclerosis [fækouskliəróusis] 水晶体硬化症.

phacoscope [fækəskoup] 水晶体調節計.

phacoscopy [fəkáskəpi] 水晶体調節力検査法.

phacoscotasmus [fækouskoutǽzməs] 水晶体混濁.

phacotherapy [fækəθérəpi] 日光療法.

phacozymase [fækouzáimeis] 水晶体酵素.

phage [féidʒ, fá:-] ファージ（バクテリオファージ，phaga ＝食べるに由来），＝bacteriophage.

phaged(a)ena [fædʒədí:nə] 侵食潰瘍 ㊋ phagedenic.

phagelysis [fædʒəlaisis] ファージ溶解.

phage typing ファージ型別（ファージに対する感受性の有無によって細菌を分類，型別すること）.

phag(o)- [fæg(ou), -g(ə)]（食の意味を表す接頭語）.

phagocyte [fægəsait] 食細胞（微生物，ほかの細胞，特に障害を受けた細胞，異物などを細胞内に貪食する機能を有する細胞）㊋ phagocytal, phagocytic.

phagocytic index 食細胞指数（① 細菌を貪食した白血球数．② 好中球の多分葉核をもつものと少分葉核をもつものとの比を表す Arneth 指数）.

phagocytize [fægəsaitaiz] 食作用を営む.

phagocytoblast [fægousáitəblæst] 食芽細胞.

phagocytolytic [fægousaitəlítik] 食細胞崩壊の，＝phagolytic.

phagocytose [fægousáitous] 食〔菌〕作用する，貪食する，＝phagocytize.

phagocytosis [fægousaitóusis] ① 食〔菌〕作用，貪食作用（食細胞が細菌またはほかの異物を原形質内に摂取する現象），② 捕食〔現象〕.

phagokaryosis [fægoukæriόusis] 核の食作用.

phagolysis [fəgálisis] 食細胞崩壊.

phagolysosome [fægouláisəsoum] 食胞融解小体，ファゴリソソーム.

phagolytic [fægəlítik] 食細胞崩壊の，＝phagocytolytic.

phagomania [fægouméiniə] 貪食症，貪食癖.

phagophobia [fægoufóubiə] 恐食症，食事恐怖〔症〕.

phagosome [fægəsoum] 食胞（食細胞の取り込んだ顆粒を囲んでつくられる小

胞).
phagotherapy [fæɡəθérəpi] バクテリオファージ療法.
phagovar [fǽɡəvɑ:r] ファージ型.
phakic eye 有水晶体眼.
phakic intraocular lens (phakic IOL) 有水晶体眼内レンズ.
phakic IOL phakic intraocular lens (有水晶体眼内レンズ).
phakitis [fəkáitis] 水晶体炎, = phacitis.
phak(o)- [fæk(ou), -k(ə)] = phac(o)-.
phakoma [fəkóumə] 水晶体腫, = phacoma.
phakomatosis [fækoumətóusis] 母斑症(多数の組織の過誤腫を特徴とする遺伝病の一群. 例えばLindau病, 神経線維腫症, Sturge-Weber症候群, 結核性脳硬化症などに対する一般名).
phalacrosis [fæləkróusis] 脱毛, = alopecia 形 phalacrotic, phalacrous.
phalangeal [fəlǽnʤiəl] 指(趾)骨の.
phalangeal bones of foot 〔足の〕指骨(母指は基節骨と末節骨の2つ, 母指以外は基節骨, 中節骨と末節骨の3つの骨からなる), = ossa digitorum pedis [L].
phalangeal bones of hand 〔手の〕指骨(母指は基節骨と末節骨の2つ, 母指以外は基節骨, 中節骨と末節骨の3つの骨からなる), = ossa digitorum manus [L].
phalangeal cell 支持細胞(コルチ器官の).
phalangectomy [fælənʤéktəmi] 節骨切除〔術〕.
phalanges [fəlǽnʤi:z] → phalanx.
phalanges of foot 足指骨.
phalangette [fælənʤít] [F] 爪節(指の).
phalangitis [fælənʤáitis] 指骨炎, 節骨炎(手足の指の).
phalangophalangeal [fəlæŋɡoufəlǽnʤiəl] 2節骨の(連接した2個の節骨についていう).
phalangosis [fæləŋɡóusis] 睫毛乱生症, = trichiasis.
phalanx [fǽlæŋks, féilæŋ-] 指節, 節骨, 指節骨, = phalanx [L] 複 phalanges 形 phalangeal.
phallalgia [fəlǽlʤiə] 陰茎痛.
phallectomy [fəléktəmi] 陰茎切断術.
phallic [fǽlik] 陰茎の.
phallic shield 陰茎楯(手術中は陰茎をおおい, 汚物から保護する器具).
phalliform [fǽlifɔ:m] 陰茎状の, = phalloid.
phallitis [fəláitis] 陰茎炎, = penitis, priapitis.
phall(o)- [fæl(ou), -l(ə)] (陰茎との関係を表す接頭語).
phallodynia [fælədíniə] 陰茎痛.
phalloid [fǽlɔid] 陰茎様の.
phalloncus [fəlɑ́ŋkəs] 陰茎腫脹.
phalloplasty [fǽləplæsti] 陰茎形成術.
phallotomy [fəlɑ́təmi] 陰茎切開術.
phallus [fǽləs] ①陰茎, ②胎生期末分化性器 形 phallic.
phan [fǽn] 表現因子(体質の).
phanero- [fænərou, -rə] (顕性または表現性の意味を表す接頭語).
phanerogenic [fænərəʤénik] 原因明瞭な(原因不明(特発性・潜因性)を表すcryptogenicに対立する語), = phanerogenetic.
phaneromania [fænərouméiniə] 顕現部偏執症(いぼ, 髪, にきびなどを気にして絶えずさわる神経症).
phaneroplasm [fǽnərəplæzəm] 明体, 有形質(暗視野顕微鏡でみられる分散顆粒または小体).
phaneroscope [fǽnərəskoup] 圧視板(皮膚を圧迫して透視する器械).
phaneroscopy [fænərɑ́skəpi] 圧視法.
phanerosis [fænəróusis] 顕出, 出現(顕微, 化学的に明らかにされる変性についていう).
phanerous [fǽnərəs] 表現性の, 可視性の, = phanic.
phantasm [fǽntæzəm] 幻想, まぼろし, 幻影, = phamtasia.
phantasmoscopy [fæntæzmɑ́skəpi] 幻視, = phantasmoscopia.
phantasticum [fæntǽstikəm] 幻想剤.
phantom [fǽntəm] ①幻想, ②模型, = model.
phantom corpuscle 赤血球陰影(血色素の欠損しているもの), = ghost cell, achromocyte, shadow cell.
phantom leg 幻想脚(脚を切断された後に, その脚が残存する幻覚).
phantom limb 幻覚肢, 幻影肢, → limb.
phantom limb pain 幻肢痛.
phantom pregnancy 想像妊娠, = pseudocyesis.
phantom sensation 肢幻影感.
phantom tumor 幻想腫(神経症の一症候で, 多くはガス貯留による鼓腸).
phantomyst [fǽntəmist] 細菌噴霧器.
phar, pharm ①pharmaceutic (製薬), ②pharmacy (薬局).
pharmaceutic (phar, pharm) [fɑ:məsjú:tikəl] 製薬.
pharmaceutical [fɑ:məsjú:tikəl] 薬学の, 製薬の.
Pharmaceutical Affairs Law 薬事法.
pharmaceutical care ファーマシューティカルケア(患者に対する医療の一環として, また患者の生活の質を改善するために, 医療チームの一員としての薬剤師が薬物療法を提供すること).

pharmaceutical price 薬価(薬剤の価格).
pharmaceutics [fɑːməsjúːtiks] 製剤学, 薬剤学 形 pharmaceutic, pharmaceutical.
pharmaceutist [fɑːməsjúːtist] 製薬業者, 薬剤師.
pharmacist [fáːməsist] 薬剤師, = apothecary, druggist, chemist.
pharmaco- [fɑːməkou, -kə] (薬品, 薬剤の意味を表す接頭語).
pharmacodynamics [fɑːməkoudainǽmiks] 薬力学, 薬理学.
pharmacoepidemiology [fɑːməkouepidiːmiɑ́ləʤi] 薬剤疫学.
pharmacogenetics [fɑːməkouʤənétiks] 薬理遺伝学, 遺伝薬理学.
pharmacogenic acidosis 薬物性アシドーシス.
pharmacogenomics [fɑːməkouʤənɑ́miks] 薬理ゲノミクス, ファーマコゲノミクス(特定疾患群に共通のゲノム情報に基づき創薬を研究する分野).
pharmacognostics [fɑːməkɑgnɑ́stiks] 生薬学, = pharmacognosy.
pharmacokinetics [fɑːməkoukinétiks] 薬物速度論, 薬物動態〔学〕, 薬物動力学(薬物の血中濃度, 吸収, 分解, 排泄など生体での薬物の動態を研究する学問).
pharmacologic [fɑːməkəlɑ́ʤik] 薬理学の, 薬理学的な, = pharmacological.
pharmacology [fɑːməkɑ́ləʤi] 薬理学, 薬物学.
pharmacomania [fɑːməkouméiniə] 薬物狂.
pharmacon [fáːməkɑn] 薬剤.
pharmacopedia [fɑːməkoupíːdiə] 薬学教育, = pharmacopedics.
pharmacophilia [fɑːməkoufíliə] 薬物嗜好〔症〕.
pharmacophobia [fɑːməkoufóubiə] 薬物恐怖〔症〕.
pharmacopoeia (Ph) [fɑːməkoupíːə] 薬局方(各国政府が規定する薬物の種類, 純度, 効力などの標準, および調剤法などの規格. 局方), = pharmacopeia 形 pharmacopoeial.
pharmacotherapeutics [fɑːməkouθerəpjúːtiks] 薬物治療学, = pharmacotherapy.
pharmacotherapy [fɑːməkəθérəpi] 薬物療法.
pharmacy [fáːməsi] ①薬局, 調剤所(薬剤を調合準備して患者に手渡す場所), ②薬学.
pharyngeal [fəríndʒiəl, færindʒíːəl] 咽頭の.
pharyngeal arches 咽頭弓(鰓弓のこと), = branchial arches.
pharyngeal bursa 咽頭嚢, = Luschka bursa, bursa pharyngea.
pharyngeal canal 咽頭管, = canalis palatovaginalis.
pharyngeal opening of auditory tube 耳管咽頭口(耳管(中耳の鼓室と咽頭を連絡する)の咽頭への開口部), = ostium pharyngeum tubae auditivae [L].
pharyngeal reflex 咽頭反射(咽頭を刺激するときにみられる嚥下反射または込み上げ反射), = gag reflex.
pharyngeal tonsil 咽頭扁桃(上咽頭の後壁にあるリンパ組織, 口蓋, 舌扁桃とともにワルダイエルの咽頭輪をつくる), = tonsilla pharyngea [L].
pharyngeal tubercle 咽頭結節(咽頭縫線が付着する後頭骨の底部にある隆起).
pharyngectomy [færindʒéktəmi] 咽頭切除〔術〕.
pharyngism [fǽrindʒizəm] 咽頭痙攣, = pharyngismus.
pharyngitis [færindʒáitis] 咽頭炎 形 pharyngitic.
pharyngo- [fəriŋg(ou), fæ-, -g(ə)] (咽頭との関係を表す接頭語).
pharyngocele [fəríŋgəsiːl] 咽頭脱, 咽頭ヘルニア.
pharyngoconjunctival fever (PCF) 咽頭結膜熱(アデノウイルスの感染による急性伝染病で高熱, 咽頭炎, 結膜炎がみられる).
pharyngolaryngitis [fəriŋgoulærindʒáitis] 咽頭喉頭炎, 咽喉炎.
pharyngolaryngitis chronica (PLC) [L] 慢性咽喉頭炎.
pharyngolith [fəríŋgəliθ] 咽頭結石.
pharyngolysis [færiŋgɑ́lisis] 咽頭麻痺.
pharyngopalatine arch 咽頭口蓋弓(口蓋咽頭弓のこと), = palatopharyngeal arch.
pharyngoparalysis [fəriŋgoupəlǽris] 咽頭筋麻痺.
pharyngopathy [færiŋgɑ́pəθi] 咽頭病, = pharyngopathia.
pharyngoplegia [fəriŋgoupliːʤiə] 咽頭麻痺.
pharyngorhinoscopy [fəriŋgourainɑ́skəpi] 咽頭鼻鏡検査法.
pharyngorrhagia [fəriŋgəréiʤiə] 咽頭出血.
pharyngorrhea [færiŋgəríːə] 咽頭漏.
pharyngoscope [fəríŋgəskoup] 咽頭鏡.
pharyngoscopy [færiŋgɑ́skəpi] 咽頭検査法.
pharyngospasm [fəríŋgəspæzəm] 咽頭痙攣.
pharyngostaphylinus [fəriŋgoustæfiláinəs] 咽頭口蓋筋, = pharyngopalatinus.
pharyngostenosis [fəriŋgoustinóusis] 咽頭狭窄〔症〕.
pharyngotomy [færiŋgɑ́təmi] 咽頭切開

術.

pharyngotympanic [fəriŋgoutimpǽnik] 咽頭鼓室の.

pharyngotympanic tube 耳管, = tuba auditiva [L].

pharyngotyphoid [fəriŋgoutáifɔid] 咽頭チフス, 扁桃チフス, = tonsillotyphoid.

pharyngoxerosis [fəriŋgouziróusis] 咽頭乾燥症.

pharynx [fǽriŋks] 咽頭, = pharynx [L] 形 pharyngeal.

phase [féiz] ①期, 相, 段階, ②状相(化学的に同一の物質が気体, 液体, 固体をなすに従い, その相を区別して気相, 液相, 固相という), ③位相(周期運動における特定の位置を示す量) 形 phasic.

phase Ⅰ block Ⅰ相遮断(運動神経終板の脱分極に伴って生じる筋神経接合部の神経刺激伝達の抑制).

phase Ⅱ block Ⅱ相遮断(運動神経終板の脱分極を伴わない筋神経接合部の神経刺激伝達の抑制).

phase contrast microscope 位相差顕微鏡(集光器の前方焦点面に輪状絞りを備え, 対物レンズの後方焦点面に回折板を備えたもので, 回折板の適切なものを用いると像の位相が観察できる).

phase image 位相〔画〕像.

Phase 1 trial 第1相臨床試験(治療薬の安全性の確認のために行う).

Phase 2 trial 第2相臨床試験(治療薬の有効性の確認のために行う).

Phase 3 trial 第3相臨床試験(治療薬の臨床的有用性の確認のために行う).

Phase 4 trial 第4相臨床試験(治療薬の臨床的有用性の再確認のために市販後に行う).

phasicity [feizísiti] 相的行動.

phasic sinus arrhythmia 周期性洞性不整脈.

phatne [fǽtni] 歯槽, = tooth socket.

PHC ①photocoagulation (光凝固), ②primary health care (プライマリヘルスケア).

PHCC prehospital coronary care (〔発症後〕病院到着前心疾患対策).

Ph.D. Doctor of Philosophy (博士号).

PHD ①pulmonary heart disease (肺性心), ②personal health data (個人健康情報, 個人健康データ).

PHE preserved human erythrocyte (保存ヒト赤血球).

Phe phenylalanine (フェニルアラニン).

Phellodendron [felədéndrən] キハダ属(ミカン科植物. キハダ *P. amurense* などの樹皮はオウバク[黄柏]と呼ばれ, 健胃, 整腸作用がある).

***o*-phenanthroline method** フェナントロリン法(食物中の鉄含有量を測定する方法).

phenethicillin (PEPC) [fəneθəsílin] フェネチシリン(ペニシリン系抗菌薬).

phenobarbital [fi:noubá:bitæl] フェノバルビタール(抗てんかん, 催眠, 鎮静薬).

phenocopy [fí:nəkɔpi] 表現型模写(環境の影響により起こる体の変化で突然変異のようにもみえるが遺伝性を示さない).

phenogenesis [fi:nəʤénisis] 表現型発生.

phenogenetics [fi:nəʤənétiks] 形質遺伝学.

phenol [fí:nɔ:l] 石炭酸, フェノール(① C_6H_5OH, = hydroxybenzene, carbolic acid, phenyl alcohol, phenyl hydrate. ②芳香族化合物にOH基が直接結合したもの(消毒殺菌)) 形 phenolic.

phenol coefficient (PC) フェノール係数, = Rideal–Walker coefficient, 石炭酸係数(消毒殺菌剤検定に用いる数値. 殺菌力を示す被検物の濃度と, 石炭酸濃度との比により効果を表す方法).

phenolphthalein [fi:nɔ:l(f)θǽli:in] フェノールフタレイン(白色または淡黄色粉末の瀉下薬), = phenolphthaleinum, 3,3-*bis*(*p*-hydroxyphenyl)-phthalide.

phenolsulfonphthalein [fi:nɔ:lsʌlfən(f)θǽli:n] フェノールスルホンフタレイン(腎機能検査薬).

phenolsulfonphthalein test (PSP) フェノールスルホンフタレイン試験(腎機能検査の一種).

phenoluria [fi:nəljú:riə] フェノール尿〔症〕.

phenomenological approach 現象学的アプローチ.

phenomenon [finɑ́minən] 現象 複 phenomena 形 phenomenal.

phenomic [finɑ́mik] 表現型の.

phenothiazine [fi:nouθáiəzi:n] フェノチアジン(獣医学で用いられる駆虫薬).

phenotype [fí:nətaip] ①表現型(遺伝子の作用と環境により外部に現れる性質), ②現象型(類似を示すが, 遺伝形質において異なる個体群) 形 phenotypic.

phenotypic [fi:nətípik] 表現型の.

phenotypic expression 形質発現, = gene expression.

phenozygous [fi:nouzáigəs] (左右頬骨間の幅が頭の幅よりも広い発育異常).

phentermine [féntə:mi:n] フェンテルミン(食欲抑制薬).

phentolamine [fentɑ́ləmi:n] フェントラミン(アドレナリンα受容体拮抗薬で交感神経遮断薬. クロム親和性細胞腫の診断や悪性高血圧症に用いられる), = Regitine.

phenylacetic acid フェニル酢酸.

phenylalanine (Phe) [fenilǽləni:n] フェニルアラニン(必須アミノ酸の一つで,

数種の異性体がある)，＝α-amino-β-phenylpropionic acid.

phenylbutazone [fenilbjú:təzoun] フェニルブタゾン(非ステロイド性抗炎症薬で慢性関節リウマチ，神経症などに用いる).

phenylhydrazine [fenilháidrəzi:n] フェニルヒドラジン(淡黄色または赤褐色の液状物質で，糖類，アルデヒドおよびケトンを証明するための試薬として用いられる)，＝hydrazinobenzene.

phenylketonuria (PKU) [fenilki:tounjú:riə] フェニルケトン尿〔症〕(先天性知能障害で，主としてフェニルアラニンの代謝異常に基づき，フェニルピルビン酸を尿中に排泄する)，＝phenylpyruvic oligophrenia.

phenylpropanolamine [fenilproupənáləmi:n] フェニルプロプアノーラミン(中枢興奮作用を除きエフェドリンと類似の作用を示す).

phenylthiocarbamide [fenilθaiouká:bəmaid] フェニルチオカルバミド(高度の苦味のある物質であるが，人口の約40％には無味といわれるため，遺伝医学の研究に用いられる).

phenylthiourea [fenilθaioujú:riə] フェニルチオ尿素，＝phenylthiocarbamide.

phenytoin [fénitɔin] フェニトイン(抗てんかん薬．脈拍にも影響する).

pheo- [fi:ou, -i:ə] フェオphorbinまたはphorbideの置換基を示す接頭語.

pheochrome [fí:əkroum] クロム親和性，＝chromaffin.

pheochromocytoma (PCC) [fi:oukroumousaitóumə] クロム親和〔性〕細胞腫，褐色細胞腫(主として交感神経系に発生する腫瘍)，＝chromaffinoma, paraganglioma.

pheresis [fərí:sis] フェレーシス，成分除去(血液成分などの部分的除去).

pheromone [férəmoun] フェロモン(生体内で生産され，外分泌されて同種他個体に作用し，特定の行動や生理的変化をひき起こす物質).

pheron [férən] 担持族(酵素のタンパク部分で，活性族agonと結合して作用を示す)，＝apoenzyme.

phi (φ, Φ) [fái] ファイ (ギリシャ語アルファベットの第21字).

phial [fáiəl] 小ビン.

Phialophora [fiəláfərə] フィアロフォラ属(黒色真菌の一種で，皮下真菌症の原因となる*P. verrucosa*などが含まれる).

Philadelphia chromosome (Ph^1^c) フィラデルフィア染色体(No.22, No.9染色体の1つに長腕の部分的欠失のある染色体異常).

-phil(e) [fil, fail] (〜に対する嗜好や愛着を意味する接尾語).

-philia [filiə] ＝-phil(e).

-philic [filik] ＝-phil(e).

Philip gland フィリップ腺(鎖骨の上方部にみられるリンパ節で，小児の肺結核の一症徴).

Phillipson reflex フィリップソン反射，＝crossed extensor reflex.

philter [fíltər] 媚薬.

philtrum [fíltrəm] ①人中(上口唇中央にある縦溝)，②媚薬(ヨヒンビンなど)，＝philter.

philtrum of upper lip 人中(上唇中央(上唇正中部)にある溝)，＝philtrum [L].

phimosis [faimóusis] 包茎(包皮口が小さくまたは亀頭との癒着があるため，包皮の反転不可能の状態) 形 phimotic.

phimosis vaginalis 腟閉鎖症.

phi phenomenon ファイ現象(映画でみられるように少しずつ位置をずらした静止像をすばやく呈示したときに感じられる運動の幻覚).

phlebectasia [flebektéisiə] 静脈拡張症，＝phlebectasis.

phlebectomy [flibéktəmi] 静脈切除術.

phlebeurysma [flebju:rízmə] 静脈瘤.

phlebexairesis [flebeksáirisis] 静脈切除術.

phlebitis [flibáitis] 静脈炎 形 phlebitic.

phleb(o)- [fleb(ou), fli-, -b(ə)] (静脈との関係を表す接頭語).

phlebogram [flébəgræm] 静脈造影図，静脈波曲線，静脈図.

phlebograph [flébəgræf] 静脈波計.

phlebography [flibágrəfi] ①静脈造影法，②静脈波描画法，③静脈論.

phlebolith [flébouliθ] 静脈結石.

phlebolithiasis [flebouliθáiəsis] 静脈結石症.

phlebomanometer [fleboumənámitər] 静脈血圧計.

phlebometritis [fleboumi:tráitis] 子宮静脈炎.

phleboplasty [flébəplæsti] 静脈形成術.

phleborrhagia [flebəréiʤiə] 静脈性出血.

phlebosclerosis [flebouskliəróusis] 静脈硬化，＝venosclerosis.

phlebosis [flibóusis] 静脈症(非化膿性の).

phlebostasis [flibástəsis] 静脈血うっ滞法(非観血的静脈瀉血法とも呼ばれ，腕または脚の静脈を圧迫してその部分の血液を一時的に追放すること)，＝bloodless phlebotomy, phlebostasia.

phlebostenosis [fleboustinóusis] 静脈狭窄症.

phlebostrepsis [fleboustrépsis] 静脈捻転.

phlebothrombosis [fleblouθrambóusis] 静脈血栓症(血栓性静脈炎とは異なる).

phlebotomize [flibátəmaiz] 瀉血する.

Phlebotomus [flibátəməs] サシチョウバエ属(チョウバエ科，スナバエ亜科の一属．リーシュマニア症を媒介するハエ．*P. papatasi* などを含む)．

phlebotomy [flibátəmi] 静脈切開術(瀉血，刺絡)，= venesection, blood-letting.

Phlebovirus [flébəvaiərəs] フレボウイルス属(ブニヤウイルス科の一属で，リフトバレー熱ウイルスなどが含まれる)．

phlegm [flém] ①粘液分泌過多，②粘液質(古代体液病理学における4種体液の一つ)．

phlegmasia [flegméisiə] 炎症(特に急性結合織の)，= phlogosis.

phlegmatic [flegmǽtik] 過粘液質の．

phlegmatic temperament 粘液質，= lymphatic temperament.

phlegmon(e) [flégmɑn] 蜂巣炎，蜂窩織炎，フレグモーネ(疎性結合組織におけるびまん性進行性の急性化膿性炎症．通常，皮膚外傷部からの菌の侵入により起こり，起炎菌としてはレンサ球菌，ブドウ球菌が多い) 形 phlegmonous.

phlegmonosis [flegmənóusis] 炎症，熱症．

phlogistic [floudʒístik] 炎症性の，= phlogotic, inflammatory.

phlogo– [flougou, –gə] (炎症の意味を表す接頭語)．

phlogocyte [flóugəsait] 炎症細胞，形質細胞(特にTürk の刺激型)．

phlogomimetic [flougoumaimétik] 擬炎薬(皮膚刺激を与えると，炎症性反応を起こす物質で，vesicant, rubefacient などを含む)．

phlogosin [flóugəsin] フロゴシン(黄色ブドウ球菌の培養により発生する非窒素性物質で，結膜に滴注すると高度の炎症を起こす)．

phlogotherapy [flougəθérəpi] 非特異的療法，= nonspecific therapy.

phlogozelotism [flougəzélətizəm] 炎症説(炎症が万病の元と考える説)，= phlogoxelotism.

phlorizin diabetes フロリジン糖尿病(フロリジンの投与により尿中に糖が出ること)，= phlorizin glycosuria.

phlycten [flíktən] フリクテン(角膜縁，結膜輪部などに生ずる小水疱)，= phlyctena.

phlyctenosis [fliktinóusis] フリクテン症．

phlyctenular [flikténjulər] フリクテン性の．

phlyctenular keratitis フリクテン性角膜炎．

phlyzacium [flizéiʃiəm] ①小膿疱，フリクテン，②膿瘡，= phlyzacium acutum, ecthyma.

pH monitoring pHモニタリング(胃内のpHを連続して計測することにより，胃酸分泌機能，胃酸逆流の程度などを評価する)．

–phobe [foub] (恐怖，嫌忌の意味を表す接尾語)．

–phobia [foubiə] (恐怖〔症〕の意味を表す接尾語)．

phobia [fóubiə] ホビア，恐怖〔症〕(愛着，嗜好 philia の反対語) 形 phobic.

phocomelia [foukoumí:li:ə] アザラシ状奇形(発達上の異常により四肢が短く，形も正常とは異なる．妊娠中のサリドマイド服用による)．

phocomelus [foukámiləs] アザラシ肢症体(手足はあるが腕と脚とが欠損しているもの)．

phonacoscope [founǽkəskoup] 聴打診器．

phonacoscopy [founəkáskəpi] 聴打診法(打診槌を備えた鐘状共鳴室を利用した聴診と打診とを併用し，検診者は患者の背部から胸腔内の音声を聴取する方法)．

phonasthenia [founəsθí:niə] 音声衰弱〔症〕．

phonation [founéiʃən] 発声 形 phonatory.

phonautograph [fɑnɔ́:təgræf] 自動描音器．

phoneme [fóuni:m] 音声幻聴．

phonetics [founétiks] 音声学 形 phonetic.

phoniatrics [founiǽtriks] 音声医学(音声現象，音声障害を対象とする分野)．

phonic [fóunik] 音の，音声の，= phonal.

phonism [fóunizəm] 他感性聴覚(聴覚以外の感覚または刺激による音声の聴覚)．

phon(o)– [foun(ou), –n(ə)] (音声の意味を表す接頭語)．

phonoangiography [founouændʒiágrəfi] 血管音図法(粥(アテローム)状硬化による動脈狭窄部位の渦状血流雑音成分の周波数や強度を分析する方法)．

phonocardiogram (PCG) [founouká:diəgræm] 心音図(各部の心音をECGなどとともに同時に記録したもので，心音の分析を行う)．

phonocardiograph [founouká:diəgræf] 心音計．

phonocardiography (PCG) [founouka:diágrəfi] 心音図〔検査法〕．

phonocatheter [founəkǽθətər] 心音カテーテル(心臓および大血管内の音を記録するため先端に小型マイクロホーンを装置した心臓カテーテル)．

phonogram [fóunəgræm] ①音盤，②音声曲線．

phonology [founálədʒi] 音声学，= phonetics.

phonometer [founámitə] 音声計．

phonopathy [founápəθi] 発生異常．

P

phonophobia [founoufóubiə] 音声恐怖症.
phonophore [fóunəfɔ:r] ①聴小骨, ②担音器(ラッパ状物を利用する聴診器の一種).
phonophotography [founoufoutágrəfi] 音声写真〔法〕(音写真法. 音波を用いる).
phonopsia [founápsiə] 音視症(音響により視覚を起こす共感症).
phonoreceptor [founouriséptər] 音覚受容器.
phonorenogram [founourí:nəgræm] フォノレノグラム(腎盂に置かれたフォノカテーテルによる腎動脈脈拍音).
phonoscopy [founáskəpi] 微音聴診法.
phonoselectoscope [founousiléktəskoup] 呼吸音選択器.
phoresis [fərí:sis] 泳動法(電気イオン導入法), = electrophoresis.
phorias [fɔ́:riəs] 潜在斜視, 斜位.
phoriascope [fɔ́:riəskoup] 斜位鏡(正視訓練に用いるプリズム屈折計).
phoroscope [fɔ́:rəskoup] 視力検査器.
phorotone [fɔ́:rətoun] 眼筋練習器.
phorozoon [fɔ:rouzóuən] 無性〔生殖〕期(動物発育の一期で無性世代).
phose [fóuz] 光点自覚症, = subjective perception of light.
phosgene [fásʤi:n] ホスゲン(窒息性毒ガス), = carbonyl dichloride.
phosgenic [fasʤénik] 発光性の, = photogenic.
phosis [fóusis] 光視症.
phosphagen [fásfəʤən] ホスファゲン, リン原質(クレアチンリン酸で, 生体内で高エネルギーリン酸結合の型でエネルギーを蓄え, 分解してそのエネルギーをADPに移してATPを再生させる作用をもつ), = creatine phosphate, phosphocreatine.
phosphagenic [fasfəʤénik] 発光性の, = photogenic.
phosphatase [fásfəteis] ホスファターゼ(エステラーゼの一種で, リン酸エステルおよびポリリン酸を加水分解する酵素の一群の総称名).
phosphate [fásfeit] リン酸塩(種々のリン酸に対応した化合物の総称).
phosphate buffered saline solution リン酸緩衝生理食塩水(0.01 Mリン酸ナトリウム緩衝液中に食塩を0.15 Mになるように溶かしたもの).
phosphate diabetes リン尿症(尿中へ無機リンの排泄が増加した病態をいう. 尿細管の障害や副甲状腺機能亢進症に関係する. %TRPとTmP/GFRにより判定する).
phosphatemia [fasfətí:miə] リン酸塩血症.
phosphatidylcholine (PtdCho) [fasfətaidilkóuli:n] ホスファチジルコリン(代表的なグリセロリン脂質生体膜の主要構成成分), = lecithin.
phosphatidylethanolamine (PE) [fasfətaidileθənáləmi:n] ホスファチジルエタノールアミン(リン脂質の一種, 生体膜の代表的リン脂質. ケファリンは旧称).
phosphatidylglycerol (PG) [fasfətaidilglísərɔ:l] ホスファチジルグリセロール(不飽和鎖をもつ脂質).
phosphatidylinositol (PI) [fasfətaidilinóusitɔ:l] ホスファチジルイノシトール(極性基に *myo*–イノシトールを持つグリセロリン脂質の一種).
phosphatine [fásfəti:n] ホスファチン(脳組織中に存在するリン酸塩類似物).
phosphaturia [fasfətjú:riə] リン酸塩尿〔症〕.
phosphide [fásfaid] リン化物(リンとそれより陽性な元素とからなる二元化合物).
phosphoamidase [fasfouǽmideis] ホスホアミダーゼ(アミド基に結合するリン酸を分解するエステラーゼの一つ).
phosphocreatine [fasfoukrí:ətin] リンクレアチン, クレアチンリン酸(エネルギー豊富なリン酸塩結合を含むクレアチンのリン酸誘導物), = phosphagen, creatine phosphate, creatinephosphoric acid.
phosphodiesterase (PDE) [fasfoudaiéstəreis] ホスホジエステラーゼ(エステル結合2個を含有するリン酸エステル分子のエステル結合1個を水解するホスファターゼの一種).
phosphofructokinase (PFK) [fasfoufrʌktoukáineis] ホスホフルクトキナーゼ(フルクトース1,6–ビスリン酸+ADPの反応を触媒する解糖系の酵素).
phosphoglucokinase [fasfouglu:koukáineis] ホスホグルコキナーゼ(グルコース1–リン酸とATPによりリン酸化しグルコース1,6–ビスリン酸を生成する反応を触媒).
phosphoglucomutase [fasfouglu:koumjú:teis] ホスホグルコムターゼ(グルコース–1リン酸をグルコース–6リン酸に転化する触媒酵素).
phosphohexokinase [fasfəheksəkáineis] リン六炭糖キナーゼ(フルクトース–1リン酸をグルコース–1リン酸に転化する酵素).
phospholipase [fasfouláipeis] ホスホリパーゼ(リン脂質のC–CO結合部を加水分解する酵素群).
phospholipid (PL) [fasfəlípid] リン脂質(脂肪のリン酸エステルで, 脂肪酸, アルコールおよび窒素性塩基を含有する), = phospholipin, phosphatide.
phospholipidemia [fasfoulipidí:miə] リン脂質血症.
phospholipidosis [fasfoulipidóusis] リン脂質症(骨髄にfoamy histiocyteを認め,

P

肝細胞内にリン脂質が異常に沈着する病態)，＝foamy cell syndrome.

phosphomutase [fɑsfoumjú:teis] ホスホムターゼ(リン酸基の分子内転位を接触する酵素).

phosphonecrosis [fɑsfounikróusis] リン中毒性壊疽(黄リンを取り扱う工場にみられる職業病の一つで，リン中毒による顎骨の進行性骨壊死).

phosphopherase [fɑsfáfəreis] リン酸転移酵素.

phosphorescence [fɑsfərésəns] リン光(物質が外部からのエネルギー刺激を受けて発光し，その刺激が止んだ後発光する現象) 形 phosphorescent.

5-phosphoribocyl-1-pyrophosphate (PRPP) 5-ホスホリボシル-1-ピロリン酸($C_5H_{13}O_{14}P_3$．高エネルギー物質．プリン生合成の最初の中間体).

phosphoribosyltransferase [fɑsfouraibəsiltrǽnsfəreis] ホスホリボシルトランスフェラーゼ(5-ホスホ-α-D-リボシル-1-ピロリン酸(PRPP)から5-ホスホ-β-D-リボシル基を種々の受容体へ転移させる酵素).

phosphoric acid リン酸(五酸化リンP_2O_5の水化物)，＝acidum phosphoricum, orthophosphoric acid.

phosphorus (P) [fásfərəs] リン(非金属性元素で，原子番号15，原子量30.97376，質量数31であるが，29，30，32の同位元素がある．生体には硬組織の主要成分をなし，また複雑な有機化合物として重要な生理的代謝に関与する).

phosphorylase [fɑsfɔ́:rileis] 加リン酸分解酵素(無機リン酸塩との混合液において糖原をCoriエステルに転化させる特異的酵素)，＝heterophosphatase.

phosphorylation [fɑsfəriléiʃən] 加リン酸反応〔作用〕(リン酸を含有する化合物をエステル化すること).

photalgia [foutǽlʤiə] 光痛症，＝extreme photophobia.

photaugiaphobia [foutɔ:ʤiəfóubiə] 閃光恐怖〔症〕，＝photaugiophobia.

phote [fóut] ホト(照度の単位で1 cm^2についての1 luminすなわち1 luxの10^4倍)，＝phot.

photesthesis [foutesθí:sis] 光識症，光線敏感症.

photic [fóutik] 光性の.

photic driving 光駆動(閃光刺激に対する脳波の反応).

photism [fóutizəm] 他覚視(視覚以外の感覚刺激による色覚共感症)，＝pseudophotesthesia.

phot(o)- [fout(ou), -t(ə)] (光，光線の意味を表す接頭語).

photoallergy [fouto uǽlə:ʤi] 光線アレルギー，光線過敏症.

photoautotroph [foutouɔ́:tətrouf] 光合成独立栄養生物，＝photolithotroph.

photobiology [foutoubaiáləʤi] 光線生物学.

photoceptor [foutəséptər] 光受容体，＝photoreceptor.

photochemical reaction 光化学反応(光の作用によって起こる化学反応).

photochemistry [foutəkémistri] 光化学(物質の化学変化と，光または一般に放射線との関係を研究する物理化学の一分野) 形 photochemical.

photochemotherapy [foutouki:məθérəpi] 光化学療法，＝photoradiation.

photochromogen [foutoukróuməʤən] 光発色菌.

photocoagulation (PHC) [foutoukouæɡjuléiʃən] 光凝固〔術〕(網膜剥離や網膜出血の治療に用いられる).

photocolorimeter [foutoukʌlərímitər] 分光比色計.

photoconductivity [fotoukəndʌktíviti] 光伝導〔現像〕(絶縁体，半導体に光を照した際，電気伝導率が増加する現象) 形 photoconductive.

photoconversion [foutoukənvə́:ʒən] 光転化(光の作用によって起こる化合物の転化).

photocurrent [foutəkʌ́rənt] 光電流.

photodermatitis [foutoudə:mətáitis] 光線皮膚炎.

photodermatosis [foutoudə:mətóusis] 光線性皮膚症，＝photodermia.

photodisintegration [foutoudisintəgréiʃən] 光壊変.

photodissociation [foutoudisouʃiéiʃən] 光解離.

photodromy [foutádrəmi] 趨光性.

photodynamic [foutoudainǽmik] 光力学的な.

photodynamic action 光感作用.

photodynamics [foutoudainǽmiks] 光力学 形 photodynamic.

photodynamic sensitization 光動的感作.

photodynamic therapy (PDT) 光線力学的治療法(レーザー療法．腫瘍に対する治療法の一つ．光感受性物質を経静脈的に投与後，低出力レーザーを用いて病巣に照射する).

photodynia [foutədíniə] 光痛，＝photalgia.

photodysphoria [foutoudisfɔ́:riə] 極度の羞明.

photoelectric colorimeter 光電比色計.

photoelectricity [foutouilektrísiti] 光電気〔現象〕(光電効果に関する現象).

photoelectron [foutouiléktrɑn] 光電子.

photoelectronystagmography (PNG) [foutouilektrounistægmágrəfi] 光電式眼振記録.

P

photoerythema [foutoueriθí:mə] 光線紅斑.

photoexpansion [fóutou ikspǽnʃən] 光膨張(ハロゲン蒸気に光を当てると微小な圧力増加が起こる現象. ブッデ効果ともいう), = Budde effect.

photofluoroscopy [foutoufluəráskəpi] X線透視写真法(X線透視像を観察したり, 写真用乾板に撮影する方法), = photofluorography, fluororoentgenography.

photogen [fóutəʤən] 発光生物(リン光を発生する物体または細菌).

photogenic [foutəʤénik] 発光.

photogenic epilepsy 光原性てんかん.

photographic radiometer 写真線量計(写真用印画紙を放射線に曝射して, その黒化度から線量を測定するもの).

photoheterotroph [foutəhétərətrouf] 光合成従属栄養生物, = photoorganotroph.

photokinetic [foutoukainétik] 光動力学, = photocinetic.

photolethal [foutoulí:θəl] 光線致死の.

photolithotroph [foutoulíθoutrɑf] 光合成無機栄養生物, = photoautotroph.

photology [foutáləʤi] 光学, 光線学(特に治療用光線の発生に関する学問).

photolysis [foutálisis] 光分解(光線による物質の破壊) 形 photolytic.

photomania [foutouméiniə] 光線狂(①光線に対する病的欲望. ②強光に照射されて起こる精神病).

photometer [foutámitər] 光度計, 測光器, 測微光度計 形 photometric.

P

photomethemoglobin [foutoumethi:mouglóubin] 光メトヘモグロビン(メトヘモグロビンに光線が作用して生ずる物質).

photomicrograph [foutoumáikrəgræf] 顕微鏡写真.

photomorphism [foutoumɔ́:fizəm] 光線形態(光線の影響による形態の変化), = photomorphosis.

photomultiplier (tube) (PMT) 光電子増倍管(光電管に光を受けて生じた光電流を増幅するための装置).

photon [fóutɑn] ①光子, 光量子(光量子を電子のような独自的素粒子と考えたもので, 特にガンマ線の粒子), = light quantum, ②フォトン(光輝感覚の単位).

photonasty [fóutənæsti] 傾光性(光の強弱により植物が屈曲運動を起こす性質で, 光の方向とは無関係).

photone [fóutoun] 光幻覚, 光視覚.

photonosus [foutánəsəs] 光線病.

photoorganotroph [foutəɔ́:gənətrouf] 光合成有機栄養生物, = photoheterotroph.

photopathy [foutápəθi] 光線症, 光線障害, = photonosus.

photophilic [foutəfílik] 受光性の.

photophobia [foutoufóubiə] 羞明 形 photophobic.

photophore [fóutəfɔ:r] ホトホアー(咽喉または身体内部の検査に用いる器具で光源を備えたもの).

photophosphorylation [foutoufɑsfəriléiʃən] 光リン酸化.

photopia [foutóupiə] 光順応, 明所視 形 photopic, photoptic.

photopic eye 明所視眼.

photopolymerization [foutoupoulimərizéiʃən] 光重合(光合成の一種).

photopsia [foutápsiə] 光視, 閃輝暗点(暗中においても花火のように光が飛ぶのを感じること) 形 photopsic.

photopsy [fóutɑpsi] 光視〔症〕, = photopsia.

photoradiometer [foutoureidiámitər] 透光計(X線, γ線の透過性を測る器械).

photoreaction [foutouriǽkʃən] 光反応.

photoreactivation (PHR) [foutouriæktivéiʃən] 光回復(不活性であったものが光によって活性化すること. 細胞が紫外線照射により生じた損傷から回復すること).

photoreceptor [foutouriséptər] 光受容体(眼球内の錐状体および桿状体の感光性構造), = visual receptor.

photorefractive keratectomy (PRK) 屈折矯正角膜切開〔術〕.

photoretinitis [foutouretináitis] 光網膜炎.

photoscanning [foutəskǽniŋ] フォトスキャンニング(シンチスキャナにおける画像記録の一方式. 体内の放射能分布図を写真上に表示したものあるいは表示すること), = photoscan, scintiscan.

photoscopy [foutáskəpi] 検影法, 透視法, = fluoroscopy, skiascopy.

photosensitivity [foutousensitíviti] 光感受性, 光感作性(①光により器官が刺激される性状. ②ある化学系がスペクトルの一部を吸収すること) 形 photosensitive.

photosensitization [foutousensitizéiʃən] 光感作(太陽または紫外線に対する過敏性を獲得することで, 蛍光物質, 内分泌物, 重金属などの摂取により生ずる) 動 photosensitize.

photostable [foutoustéibl] 光安定性の.

photosynthesis [foutəsínθəsis] 光合成(光化学的反応または光線の影響による生体内の化合物の合成) 形 photosynthetic.

photosynthetic reaction 光合成反応(光化学反応の一種であるが, とくに水と炭酸ガスとを利用して, $nCO_2+nH_2O \rightarrow (CH_2O)_n+nO_2$ なる反応式に準じ, 炭水化物をつくり, 酸素を遊離する反応).

phototaxis [foutətǽksis] 走光性, = phototropism 形 phototactic.

phototherapeutic keratectomy (PTK) レーザー角膜切除〔術〕(エキシマレーザーを用い角膜表層の混濁を除去する方法. 帯状角膜変性症, 顆粒状角膜変性症などの治療に用いられる).
phototherapy [foutəθérəpi] 光線療法.
photothermal [foutouθə́:məl] 放射熱の, 輻射熱の.
photothermy [fóutəθə:mi] 光熱効果.
phototoxic [foutətáksik] 光毒性.
phototropism [foutátrəpizəm] 屈光性, 向光性, = phototropismus, phototaxis 形 phototropic.
phototropy [foutátrəpi] 光互変, 光同素(ある種の結晶が光に当たって色が変わり, 暗所で再び元の色に戻る性質).
photuria [foutjú:riə] リン光尿〔症〕.
PHP pseudohypoparathyroidism (偽性副甲状腺機能低下症).
phren [frí:n, frén] ①横隔膜, ②心, 精神 形 phrenic.
phrenalgia [fri:nǽlʤiə] 横隔膜神経痛.
phrenasthenia [frenəsθí:ziə] 精神薄弱(精神遅滞の旧語), = mental deficiency.
phrenatrophia [frenətróufiə] 脳萎縮, = cerebral atrophy.
phrenemphraxis [frenəmfrǽksis] 横隔膜神経圧挫〔術〕.
phrenesia [friní:siə] 脳炎 形 phrenesiac.
phrenesis [friní:sis] 狂喜, せん(譫)妄, 精神錯乱 形 phrenetic.
-phrenia [frí:niə] (精神病の意味を表す接尾語).
phrenic [frí:nik] ①横隔膜の, ②精神の.
phrenic nerve (PN) 横隔神経(頸神経叢の枝の一つで横隔膜を支配), = nervus phrenicus [L].
phrenicocostal [frenikəkástəl] 横隔膜肋骨の.
phrenicocostal sinus 肋骨横隔洞(胸壁と横隔膜で形成される胸膜腔, 胸水などがたまりやすい).
phrenicoexeresis [frenikoueksérisis] 横隔膜神経圧挫(捻除)術, = phrenemphraxis.
phreniconeurectomy [frenikounju:réktəmi] 横隔膜神経切除術.
phrenicotomy [frenikátəmi] 横隔膜神経切断術, = phrenic neurectomy.
phrenic pressure test 横隔神経圧迫試験.
phrenitis [frináitis] ①横隔膜炎, ②脳炎, ③急性せん(譫)妄 形 phrenic, phrenitic.
phren(o)- [fri:n(ou), fre-, -n(ə)] (精神または横隔膜の意味を表す接頭語).
phrenodynia [frenədíniə] 横隔膜痛.
phrenology [frinálədʒi] 骨相学(頭蓋骨の形態から精神の鑑定を行う方法).
phrenopathy [frinápəθi] 精神障害.
phrenoplegia [frenouplí:ʤiə] 横隔膜麻痺, = phrenoparalysis.
phrenoptosis [frenɑptóusis] 横隔膜下垂症.
phrenospasm [frénəspæzəm] ①横隔膜痙攣, ②胃噴門痙攣.
phrenosterol [frenəstérɔ:l] フレノステロール(脳実質に存在するステロール).
phrenotropic [frenətrápik] 精神向性の, 精神作用性の.
phrictopathic [friktəpǽθik] 戦慄感の.
phronema [frouní:mə] 精神中枢(脳の思考中枢).
phronemophobia [frounimoufóubiə] 思考恐怖〔症〕.
phronetal [frouní:təl] 思考の.
PHS pooled human serum (貯蔵ヒト血清).
PHT ①pulmonary hypertension (肺高血圧〔症〕), ②portal hypertension (門脈圧亢進症).
phthalein [θǽli:n] フタレイン(フタール無水物とフェノールとを凝縮して得られる染料で, phenolphthalein は下薬として用いられる).
phtheiriasis [θi:ráiəsis] ケジラミ症, = pediculosis pubis.
phthersigenic [θə:siʤénik] 精神退化の.
phthinode [θínoud] ①結核様の, ②消耗性の.
phthiriasis [θiráiəsis] シラミ[虱]症, = pediculosis.
Phthirus [θírəs, θáir-] ケジラミ属(ヒトジラミ科の一属. ケジラミ[毛蝨] *P. pubis* (crab louse)はヒトの陰毛に寄生し, 激しい瘙痒感をもたらす).
phthisis [θáisis, tái-] ①結核, ②癆 形 phthisic, phthisical.
phthisis bulbi 眼球癆(眼球外傷, 網膜剥離, 感染症などにより眼球の形態, 機能を失い, 低眼圧状態のこと), = ophthalmomalacia.
phycomycetosis [faikoumaisitóusis] 接合菌症, = zygomycosis.
phycomycosis [faikoumaikóusis] フィコミコーシス, ムーコル〔菌〕症.
phylaxis [filǽksis, fail-] 抵抗(特に感染に対する生体の防衛機序) 形 phylactic.
phyletic [failétik] 系統発生の, 種族発生の, = phylogenetic, phylogenic.
phyllo- [filou, fai-, -lə] (葉との関係を表す接頭語).
phyllode [fíloud] 葉状の(癌腫の切断面が葉状を呈することについていう).
phylogenesis [failəʤénisis] 系統発生学.
phylogenetic principle 系統発生の原理(小児においては歴史前の人類の経験を繰り返すという理).

P

phylogeny [failáʤəni] 系統発生，系統進化(系統学).

phylum [fáiləm] 門(動植物の大別部門で，界 kingdom と亜門 subphylum との中間に位する).

physaliform [fisǽlifɔ:m] 胞状の，泡状の，= physalliform.

physalis [físəlis] ①癌母細胞，②細胞内空胞.

physallization [fisəlizéiʃən] 気泡形成(液体と気体とを混ぜて振盪したとき生ずる現象).

physeal [fíziəl] 骨端軟骨の.

physianthropy [fiziǽnθrəpi] 人類体質学(人類の体質，罹患，療法などを研究する学問).

physiatrician [fiziətríʃən] 物理療法リハビリテーション専門医，= physiatrist.

physiatrics [fiziǽtriks] 物理療法，= physiatry.

physic [fízik] ①医学，医術，②薬(特に下薬).

physical [fízikəl] ①自然の，②身体の，③物理学の，④物質の，= physically.

physical abuse 身体的虐待.

physical agent 物理的外因.

physical age 身体年齢，= anatomical age.

physical allergy 物理アレルギー(寒冷，光線，機械的刺激など物理的要因による).

physical assessment フィジカルアセスメント.

physical check-up 身体検査，健康診断，= physical examination.

P

physical containment 物理的封じ込め(遺伝子組換え実験において，組換え体の実験区域外への汚染防止のため実験施設や設備に物理的規制を加えること).

physical dependence 身体的依存性(長期にわたり麻薬が体内に存在するため，生体が麻薬の存在に適応して均衡が保たれ，正常な機能を営むようになった結果，麻薬の効果が弱まると身体機能の均衡が失われ禁断症状が出現する状態をいう).

physical diagnosis 理学的診断(視診，聴診，打診，触診のみによる診断).

physical digestion 物理的消化(食物の粉砕，混合，攪拌，移送などをいう).

physical disability 身体障害.

physical evaluation (PE) 理学的評価.

physical examination (PE) ①身体検査，健康診断，= physical check up，②理学的検査(視診，聴診，打診，触診のみによる診察).

physical exercise 機能訓練(運動訓練，運動療法，機能回復訓練などとも呼ばれる)，= therapeutic exercise.

physical fitness 体力(人間の活動や生存の基礎となる身体的能力のすべてを含む総称)，体力適正.

physical gene map 物理的遺伝子地図(染色体上の2つの基点の間の物理的距離(Kb，Mb など)で示すもの．他に，距離を組換え頻度で示す連鎖地図 linkage map がある).

physical half-life 物理的半減期(原子核の半数が壊変する時間).

physically disabled (person) 身体障害者.

physical medicine 物理医学.

physical pharmacy 物理薬剤学(製剤の物理的性質の研究から加工にいたる研究を行う).

physical self-maintenance scale (PSMS) (日常生活能力のうち，食事，排泄，移動などの基本的な身体能力を評価する尺度).

physical sign 理学的徴候(身体的徴候で，触・打・聴診で観察されるもの).

physical status (PS) 〔術前〕全身状態.

physical therapist (PT) 理学療法士.

physical therapy (PT) 理学療法.

physical training (PT) 理学的訓練.

physician [fizíʃən] 医師，内科医(外科医 surgeon に対立していう).

physician's question(n)aire (PQ) 問診.

physicotherapeutics [fizikouθerəpjú:tiks] 物理療法，= physicotherapy.

physio- [fíziou, -ziə] (自然または生理学との関係を表す接頭語).

physiogenesis [fiziəʤénisis] 発生学，= embryology.

physiognomy [fiziágnəmi] 相観，人相学.

physiologic [fiziəláʤik] ①生理学の，②生理的な.

physiological [fiziəláʤikəl] ①生理学的な，生理的な.

physiological age 生理学的年齢.

physiological albuminuria 生理的アルブミン尿(正常状態で起こるもの).

physiological cost index (PCI) 生理的コスト指数(歩行時のエネルギー消費の指標 =(歩行終了時心拍数 − 安静時心拍数)/歩行速度，単位(拍/m)).

physiological excavation 生理的陥凹.

physiological function test 生理学的機能検査.

physiological osteopenia 生理的骨減少.

physiological saline 生理食塩水.

physiological scotoma 生理的暗点(視神経乳頭の暗点(盲点)).

physiological solution 生理的溶液(体液と等張であり，適当な pH で，栄養性を備えた晶質の水溶液で，Ringer 液，

Locke 液，Tyrode 液などはその例である）．

physiologic jaundice 生理的黄疸(新生児黄疸)，＝physiological jaundice of newborn，icterus neonatorum.

physiologic tremor 生理的振戦(健常人の指などにみられる 10Hz 前後の細かい小さなふるえ).

physiology [fiziáləʤi] 生理学 形 physiologic，physiological.

physiomedical [fiziəmédikəl] 自然療法の，植物薬療法の.

physiomedicalism [fiziəmédikəlizəm] 植物薬療法(毒物を除外した植物による治療法).

physioneurosis [fiziounju:róusis] 器質性神経症(精神性神経症に対立する語).

physiopathic [fiziəpǽθik] 機能性神経症(精神性神経症と区別していう).

physiopathology [fiziəpəθáləʤi] 生理病理学 形 physiopathologic.

physiosis [fizióusis] ①鼓腸，②放屁.

physiotherapeutist [fiziəθerəpjú:tist] 物理療法医.

physiotherapist (PT) [fiziəθérəpist] 理学療法士，＝physical therapist.

physiotherapy [fiziəθérəpi] 物理療法，理学療法，＝physical therapy.

physique [fizí:k] [F] 体格，体型.

physis [fáisis] 骨端軟骨.

physo– [faisou，–sə] (空気またはガスとの関係を表す接頭語).

physocele [fáisəsi:l] 気腫.

physocephaly [faisəséfəli] 気頭症，気脳症(頭蓋内に空気などの気体が貯留し，神経症状を呈した状態．多くは外傷や副鼻腔などの骨折により起こる．頭蓋内気腫)，＝pneumatocephalus，pneumocranium.

physometra [faisoumí:trə] 子宮鼓脹〔症〕，＝tympania uteri.

physostigmine [faisəstígmi:n] フィソスチグミン(マメ科 *Physostigma venenosum* の種子カラバルマメにある無色の猛毒性のアルカロイド)，＝eserine.

physostigmine salicylate サリチル酸フィソスチグミン(アセチルコリン，エステラーゼ阻害作用により副交感神経作用が増強する)，＝physostigminae salicylas，eserine salicylate.

physostigminism [faisəstígminizəm] フィソスチグミン中毒症.

phytagglutinin [faitəglú:tinin] 植物性凝集素.

phytin [fáitin] フィチン(イノシトール六リン酸 $C_6H_6[OPO(OH)_2]_6$ のカルシウムまたはマグネシウム塩で穀類の成分，生体内ではビタミンDの作用に拮抗してくる病を発生させると考えられる)，＝phostinum.

phyt(o)– [fait(ou)，–t(ə)] (植物の意味を表す接頭語).

phytobezoar [faitoubí:zɔ:r] 植物胃石.

phytohemagglutinin (PHA) [faitouhi:məglú:tinin] フィトヘマグルチニン，植物性血球凝集素(インゲンマメのエキスを濾過したもので，0.1 mg は正常血液 1 mL 中の赤血球を凝集し得る)，＝*Phaseolus vulgaris* lectin.

phytoid [fáitɔid] 植物様の.

phytonadione [faitənədáioun] フィトナジオン(ビタミン K_1．止血薬として用いる)，＝vitamin K_1.

phytoncide [fáitɑnsaid] 植物性殺菌薬.

phytophotodermatitis [faitoufoutoudə:mətáitis] 植物性光皮膚炎.

phytotoxic [faitətáksik] 植物毒性の.

phytotoxin [faitətáksin] 植物毒素(クロチン，リシンなどの毒性植物タンパク体の総称).

PI ①pulmonary infarction (肺梗塞)，②pancreatic insufficiency (膵不全)，③protamin insulin (プロタミンインスリン)，④present illness (現病歴)，⑤premature infant (低出生体重児)，⑥prematurity index (早熟係数).

pi (π，Π) [pái] パイ(ギリシャ語アルファベットの第 16 字．π：円周率を表す記号に用いられる).

pia [páiə] 柔膜(軟膜)，＝pia mater 形 pial.

pia mater 軟膜(3 枚の髄膜のなかで最内層の薄い膜)，＝pia mater [L] 形 piamatral.

pia mater encephali 脳軟膜.

pia mater spinalis 脊髄軟膜.

pian [pí:æn，pjá:n] イチゴ腫，＝yaws.

piarachnitis [paiærəknáitis] 軟〔髄〕膜クモ膜炎，軟膜炎(一般的には髄膜炎と呼ばれているもの．クモ膜と軟膜の間にクモ膜下腔がある．脳軟膜炎)，＝leptomeningitis，pia–arachnitis，cerebral leptomeningitis.

piarachnoid [paiərǽknɔid] 軟〔髄〕膜クモ膜(軟膜とクモ膜とを合わせたもの)，＝leptomeninx，leptomeninges.

PIC postinfectious cough (かぜ症候群後慢性咳嗽).

pica [páikə] 異食，異食症，異味症.

picacism [páikəsizəm] 食糞症(異性の糞便を食う性倒錯症)，＝coprophagia.

PICC peripherally inserted central (venous) catheter (末梢穿刺中心静脈カテーテル).

PiCCO pulse contour cardiac output.

Pichia guilliermondii ＝*Candida guilliermondii*.

Pick body ピック小体(ピック病の神経細胞内にみられる糸状の細胞形質内封入体).

Pick bundle ピック束(延髄に時々みられる神経線維の束で，錐体路神経に連絡するもの).

Pick cell ピック細胞(スフィンゴミエリナーゼが欠損するニーマン・ピック病でみられる．細胞内にスフィンゴミエリンが病的に蓄積した特徴的巨細胞).

Pick disease ピック病(①若年性痴呆の一つ．脳皮質の限局性萎縮で，失語症と進行性痴呆を呈する(Arnold P.)，＝lobar atrophy．②紅肢病(Filipp P.)，＝erythromelia．③Niemann-Pick 病として知られる黄色腫症の一型(Ludwig P.)．④多漿膜炎で，心嚢炎の既往歴のある患者にみられる肝腫および腹水を伴う腹膜炎であるが，黄疸は起こらない(Friedel P.)).

Pick plaster ピック硬膏(サリチル酸石ケン硬膏)，＝emplastrum saponato salicylatum.

pickwickian syndrome ピックウィック症候群(閉塞性睡眠時無呼吸症候群に傾眠，周期性呼吸，肺高血圧症，赤血球増多症，血中炭酸ガス分圧上昇などを呈するもの．チャールズ・ディケンズの小説に登場する肥満児 Joe に因んで Oslev が名付けた．肥満低換気症候群)，＝obesity hypoventilation syndrome.

Pickworth method ピックウォルス法(ヘモグロビン染色法．血球は黒色に染まるが，ほかの組織は灰色を呈する).

pico- (p) [paikou, pik-, -kə] (10^{-12} の意味を表す接頭語で，普通 p と略し，単位の名につけて用いる).

picogram (pg) [páikəgræm] ピコグラム(10^{-12} g).

Picornaviridae [paikɔ:rnəvíridi:] ピコルナウイルス科(一本鎖 RNA ウイルスで，*Enterovirus*, *Rhinovirus*, *Cardiovirus*, *Aphthovirus*, *Hepatovirus*, *Parechovirus* 属に分けられる).

picornavirus [paikɔ:rnəváiərəs] ピコルナウイルス(RNA をゲノムとする小さな粒子の意味をもつウイルス).

picro- [pikrou, -rə] (苦味の意味を表す接頭語).

picrogeusia [pikrougú:siə] 病的苦味感覚.

picrotoxin [pikrətáksin] ピクロトキシン(*Anamirta cocculus* の種子から得られる配糖体で，中枢神経系，特に中脳，延髄に作用し，興奮および痙攣を起こす)，＝picrotoxinum.

pictograph [píktəgræf] ピクトグラフ(小児の視力を検査するために用いる図表).

picture [píkʧər] 像，描像.

picture story test (PST) 絵画物語検査.

PICU ①pediatric intensive care unit (小児集中治療室)，②perinatal intensive care unit (周産期集中監視室).

PID pelvic inflammatory disease (骨盤内炎症性疾患).

PIDS primary immunodeficiency syndrome (原発性免疫不全症候群).

PIE pulmonary infiltration with eosinophilia (肺好酸球増多症を伴う肺浸潤影).

piebald eyelash まだらまつげ.

piebaldism [páibɔ:ldizəm] まだら症，ぶち症，限局性白皮症(常染色体性優性遺伝．成長時より前額から前頭部にかけての白斑と白毛，体幹，四肢に対称性に白斑が存在する)，＝piebaldness.

piece [pí:s] 一部，一片.

piedra [pjédrə] 砂毛(毛髪，須毛に小結節をきたす真菌症).

Piedraia [piedráiə] ピエドライア属(黒色砂毛の原因となる真菌 *P. hortae* が含まれる).

Pierre Robin syndrome ピエールロバン症候群(精神発達遅延，下顎骨発育不全のため，後退顎による鳥顔，耳の低位置化，小眼球症などを特徴とする先天性の症候群)，＝Robin syndrome, Robin anomaly.

Piersol point ピアソール点(膀胱三角の頂点にある軽度の隆起で，尿道への出口)，＝Piersol bladder exit point.

piez(o)- [paii:z(ou), piei-, -zə] (圧力による現象または変化を表す接頭語).

piezoelectric effect 圧電効果.

piezometer [paii:zámitər] ピエゾメータ(圧力計，圧縮率計).

piezotherapy [paii:zəθérəpi] ①圧迫療法，②人工気胸.

PIFR peak inspiratory flow rate (最大吸気流速).

pig [píg] ①ブタ，②塊状をなした金属.

pigeon breast 鳩胸(はとむね)，＝pectus carinatum.

pigeon toe 内反足.

pigment [pígmənt] ①色素(無機物質または有機物質の白色または有色の固体粉末で，水，油に溶けない着色剤の総称)，②顔料 形 pigmented.

pigmentary [pígməntəri] 色素の，色素分泌性の.

pigmentary acholia 色素性無胆汁症(灰色便はあるが黄疸はない).

pigmentation [pigməntéiʃən] 色素沈着，色素症，皮膚着色症.

pigmented villonodular synovitis 絨毛結節性滑膜炎(びまん性腱鞘巨細胞腫．病因は不明の，主に関節内に生じる腫瘍類似疾患)，＝diffuse giant cell tumor of tendon sheath.

pigment layer of retina 網膜色素上皮層(眼球壁の最内層(眼球神経膜)にあるメラニン色素をもつ細胞の層で，特に網膜の部分)，＝stratum pigmenti retinae [L].

pigmentogenesis [pigməntədʒénisis] 色素発生.

P

pigmentolysin [pigmәntálisin] 色素溶解素(色素の崩壊を起こす溶解素).

pigmentolysis [pigmәntálisis] 色素崩壊.

pigmentophage [pigméntәfeiʤ] 色素食細胞, = chromophage.

pigmentophore [pigméntәfɔ:r] 色素保有細胞, 担色細胞, 色素胞.

pigmentum [pigméntәm] 色素.

PIH pregnancy induced hypertension (妊娠高血圧〔症候群〕).

PIIP portable insulin infusion pump (ポータブルインスリン輸液ポンプ).

piitis [paiáitis] 軟膜炎, = leptomeningitis.

pil pilulae (ピル, 丸剤).

pilar [pílәr] 毛の, 毛髪の.

pilar cyst 毛嚢胞, 皮脂嚢胞.

pilation [pailéiʃәn] 毛状骨折(頭蓋骨などの).

Pilcz reflex ピルツ反射(患者の注意が突然にある物体に引かれるときに起こる瞳孔の変化), = attention reflex.

Pilcz treatment ピルツ療法(丹毒毒素を注射する進行性麻痺の療法).

pileous [páiliәs] 毛の多い, = hairy.

piles [páilz] 痔核, = hemorrhoids.

pileus [páiliәs, píl–] ①菌傘(かさ), ②大網, ③頭部(鳥の).

pileus ventriculi 十二指腸球(十二指腸の起始部, 潰瘍の好発部位. 十二指腸の帽子ともいう), = duodenal bulb, pyloric cap, bishop's cap.

pili [páilai] → pilus.

piliation [pailiéiʃәn] 毛形成, = formation of hair.

piliform [páilifɔ:m] 毛状の, = filiform.

pilimiction [pailimíkʃәn] 毛尿(尿中に毛髪または粘液糸状片が排泄されること).

pill [píl] 丸薬(薬品に賦形剤, 結合剤または崩解剤を加え均等に練り合わせて球状としたもの), = pilula.

pillar [pílәr] 柱.

pillet [pílet] 小丸薬, = tablet.

pillion fracture 後部座席骨折(自転車またはオートバイの衝突に際し後席便乗者が受ける下腿骨下端のT字形骨折).

pillow alopecia 枕はげ(乳児の仮性脱毛).

pill rolling tremor 丸薬まるめ様振戦(安静時に母指と人差し指で丸薬をまるめるような動き. パーキンソン病にみられる).

pil(o)– [pil(ou), pail–, –l(ә)] (毛の意味を表す接頭語).

pilobezoar [pailoubí:zɔ:r] 毛髪球, 毛髪胃石(胃や腸管内の), = trichobezoar.

pilocarpine [pailouká:pi:n] ピロカルピン(ミカン科 Rutaceae の一属 *Pilocarpus jaborandi*, *P. microphyllus* の葉に存在するアルカロイド), = pilocarpinum.

pilocarpine test ピロカルピン試験(自律神経検査法の一つ).

pilomatricoma [pailouméitrikoumә] 毛母腫, 石灰化上皮腫.

pilomotor [pailoumóutәr] 立毛性の(立毛筋 arrectores pilorum などの機能についていう).

pilomotor reflex 立毛反射(鳥肌(とりはだ)のこと. 刺激により立毛筋が収縮して起こる), = goose flesh.

pilonidal [pailounáidәl] 毛巣の.

pilose [páilous] 有毛の, 毛様の, = pilous.

pilosebaceous [pailousibéiʃәs] 毛包脂腺の.

pilosis [pailóusis] 多毛症, = hirsuties, pilosism.

pilosity [pailásiti] 多毛性(軟らかく細い毛の), = hairiness.

pilot [páilәt] 手先, 手引, 試験.

Piltz reflex ピルツ反射(眼球の輻輳を要さない対象物を注視するときに生じる縮瞳. 奇異瞳孔現象), = eye-closure pupil reaction, paradoxical pupil phenomenon.

pilulae (pil) [L] ピル, 丸剤.

pilule [pílju:l] 丸薬, = pillet.

pilum [páilәm] (薬剤師の用いる乳棒).

pilus [páilәs] ①毛(け), ②刺毛, ③線毛 複 pili.

pimel(o)– [pimәl(ou), –l(ә)] (脂肪との関係を表す接頭語).

pimelosis [pimәlóusis] ①脂肪変性, ②肥満症.

pi(π) meson パイ(π)中間子, = pion.

pimozide [páimәzaid, pím–] ピモジド(精神安定薬), = 1-(1-[4,4-*bis*-(*p*-fluorophenyl)butyl]4-piperidyl) 2-benzimidazolinone.

pimple [pímpl] 面皰(めんぽう. 尋常性痤瘡の初期病変. 毛包内部が角質塊により嚢腫状にたまった状態), = comedo.

pimple mite 毛包虫(にきびダニ), = *Acarus folliculorum*, *Demodex folliculorum*.

pincement [pensmán] 抓(つね)り(マッサージで行う動作).

pincet(te) [pínset] ピンセット, 鑷子(じょうし).

pincushion [pinkúʃәn] 針さし, 糸巻き.

pineal [píniәl] 松果体の.

pineal body 松果体(間脳の視床下部, 第三脳室上壁が後方に突出した小体で, メラトニンを分泌するといわれる. 成人では脳砂(カルシウムを主体とする結晶)がみられる), = corpus pineale [L], pineal gland.

pinealectomy [piniәléktәmi] 松果体切除術.

pineal gland 松果体(間脳の視床下部, 第三脳室上壁が後方に突出した小体で, メラトニンを分泌するといわれる. 成人では脳砂(カルシウムを主体とする結晶)がみられる), ＝pineal body.

pineal-gonadal syndrome 松果体・性腺症候群(松果体腫瘍により性腺機能異常がみられる症候群. 性腺刺激ホルモンを分泌する松果体障害により, 外陰部および生殖器の早熟, 長骨の異常発育, 水頭体などを呈する), ＝epiphyseal syndrome, Pellizzi syndrome, macrogenitosomia praecox.

pinealism [píniəlizəm] 松果体分泌異常.

pineal macrogenitosomia 松果体性大性器症.

pinealoma [piniəlóumə] 松果体腫(松果体に起こるまれな腫瘍で, 大きな円形の実質細胞と, 小さい濃染する被膜細胞とからなり, シルヴィウス水道を閉塞するために内水頭症を誘発する).

pinealopathy [piniəlápəθi] 松果体病.

pineal recess 松果体陥凹(松果体の位置に一致した第三脳室側の陥凹).

pinguecula [piŋgwékjulə] 結膜脂肪斑(老人の球結膜瞼裂にみられる黄色結合織斑点), ＝pinguicula.

pinguid [píŋgwid] 脂肪様の, 油を塗ったような, ＝fat, unctuous.

pink disease 紅色病, ピンク病(多発神経病性紅色水腫, 肢端疼痛症), ＝acrodynia, erythredema polyneuropathy.

pink eye 急性カタル性結膜炎(主としてKoch-Weeks 菌による).

pink puffer 赤あえぎ型(肺気腫型体型を表現するもので, やせが強く, 口すぼめ呼吸がみられる).

P

pinna [pínə] ① 耳翼, 耳介, ② ひれ(鰭), ③ 羽片(植物) 複 pinnae 形 pinnal, pinnate.

pinnate [píneit] 羽状の.

pinning [píniŋ] 鋼線刺入, 鋼線固定.

pinocyte [páinəsait, pín-] 吸水細胞.

pinocytosis [painəsaitóusis, pinə-] 細胞吸水〔作用〕, 飲作用(細胞が周囲の液を吸入して, その原形質の一部とする現象で, 食作用 phagocytosis に対立する語).

pinprick method (PP) ピン痛覚法.

Pins sign ピンス徴候(心膜炎の徴候で, 患者が膝胸位をとるとき胸膜炎様の症状が消失する), ＝Pins syndrome.

pint (pt) [páint] パイント.

pinta [píntə] ピンタ, 熱帯白斑性皮膚病(皮膚露出部に落屑性斑や着色斑を生じ, 化膿, 潰瘍化する疾患), ＝carate, pinto.

pintid [píntid] ピンタ紅斑疹.

pinus [páinəs] 松果体(内分泌器官の一つ. 間脳第三脳室の後壁から突出するような形で存在する内分泌腺), ＝pineal gland.

pinworm [pínwə:m] 蟯(ぎょう)虫, ＝*Enterobius vermicularis*, seatworm, *Oxyuris*.

pio- [paiou, -aiə] (脂肪との関係を表す接頭語).

pionemia [paiouní:miə] 脂肪血症.

Piorkowski medium ピオルコウスキー培地(陳腐な尿, ペプトン, ゲラチンからなる培地で, チフス菌の鑑別に用いられる), ＝Piorkowski urine-gelatin.

Piorkowski stain ピオルコウスキー染色(変色性顆粒の染出法).

Piorkowski test ピオルコウスキー試験(ピオルコウスキー培地を用いての腸チフス菌培養法).

pioscope [páiəskoup] 脂肪計.

Piotrowski sign ピオトロウスキー徴候(拮抗性前脛骨反射であり, 錐体路障害のあるとき, 前頸骨筋を叩打すると爪先が底屈する症状), ＝anticus reflex.

PIP ① peak inspiratory pressure (最大吸入圧), ② proximal interphalangeal joint (近位指節間関節, PIP 関節).

PIPC postinfectious prolonged cough (かぜ症候群後遷延性咳嗽).

pipe [páip] 管, 笛.

Piper forceps パイパー〔産科〕鉗子(骨盤位の場合に後続児頭遂娩の目的に用いる).

pipestem artery パイプ柄状動脈(強度の動脈硬化症にみられる石灰沈着).

pipet(te) [paipét, pip-] [F] ピペット, 小管, 微量管(pipe の縮小型).

PIP joint proximal interphalangeal joint (近位指節間関節).

piqûre [pikjú:r] [F] 穿刺.

Pirie bone ピリー骨(まれに距骨頭の上方に発見される小骨で, 距舟状骨とも呼ばれる).

piriform [pírifɔ:m] ナシ [梨] 状の, ＝pyriform.

piriformis [pirifɔ́:mis] 梨状筋(下肢骨盤外筋の一つ. 大腿を外旋・外転する, 大坐骨孔を通ることによって, 梨状筋上孔・下孔に分ける), ＝musculus piriformis [L].

piriform recess 梨状陥凹(下咽頭の一部で, 喉頭下部後方の左右の狭い部分), ＝recessus piriformis [L].

Pirogoff amputation ピロゴッフ切断〔術〕(脛腓骨下端部断端に踵骨の一部を接合させる Syme 法の類似方法).

Pirogoff angle ピロゴッフ角(内頸静脈と鎖骨下静脈とのなす角), ＝venous angle.

piscina [pisí:nə] 湯槽, 風呂桶.

pisiform [páisifɔ:m] ① マメ状の, マメのように扁平な, ② 豆状骨, ＝os pisiforme [L].

pisiform bone 豆状骨(手首にある8つの手根骨の1つで骨化するのが最も遅い), ＝os pisiforme.

pisiformis [paisifɔ́:mis] 豆状骨(手根骨の一つ, 種子骨である).

Piskacek sign ピスカセック徴候(子宮体部の非対称的腫脹で，妊娠初期の一症候).

pit [pít] ①小窩，②咬合面窩(歯の)，③膜孔(植物) 形 pitted.

pitch hearing ＝absolute hearing.

Pitfield sign ピットフィールド徴候(座位をとらせて腰方形筋を軽打すると腹壁表面にあてた手に波動を感じる．腹水貯留の有無をみる).

pith [píθ] ①木髄，②脳脊髄を穿刺する(脳脊髄穿刺法 pithing によって)，③毛髄.

pithecoid [píθəkɔid] 類猿の.

pithiatism [piθáiətizəm] ピチアチスム(暗示により支配される疾病(ヒステリー)または療法) 形 pithiatic.

pithiatry [piθáiətri] 説得療法，暗示療法 形 pithiatric.

pithing [píθiŋ] 脳脊髄穿刺法(感覚を破壊する目的で，実験動物の脳脊髄を鈍針で穿刺する方法).

pithode [píθoud] 核紡錘体(核分裂に際し桶状の形態をつくる核紡錐).

Pitkin menstruum ピトキン溶媒(ゼラチン，ブドウ糖，酢酸の混合物で，ヘパリン，プロカインと併用して凝血阻止の目的に使用する).

Pitkin solution ピトキン液(脊髄麻酔液で，ノボカインとストリキニンのアルコール溶解).

pitometer [pitámitər] ピトー計(ピトー管の原理を利用してつくったもの).

Pitres section ピートル切断面(脳皮質の運動中枢を研究するための横断面で，前頭前，茎前頭，前頭，頭頂，茎頭頂，後頭の6種があり，病理解剖の際に標準に用いられる).

Pitres sign ピートル徴候(深部感覚障害時，睾丸圧迫で痛み刺激に耐えられる徴候．脊髄癆でみられる).

pitressin [pitrésin] ピトレッシン(下垂体後葉ホルモン，バソプレシンの注射用製剤).

pitted [pítid] ①痘痕のある(あばたのある)，②孔紋(植物の)，③凹点の.

pitting [pítiŋ] ①凹み(指で圧迫すると一時的な陥凹が生ずること)，②痘痕(あばた)，③点状凹窩(爪の).

pitting edema 陥凹浮腫，陥凹水腫(指圧による陥凹浮腫).

pituicyte [pitjú:isait] 下垂体細胞(下垂体後葉にある紡錘形の細胞．神経膠細胞の一種).

pituita [pitjú:itə] 膠状粘液(鼻分泌物の).

pituitarism [pitjú:itərizəm] 下垂体〔機能〕障害(下垂体機能の病変).

pituitarium [pitju:itǽriəm] 下垂体(蝶形骨のトルコ鞍のなかに存在する内分泌腺の一つで，上方は間脳の視床下部と連絡する．発生学的に腺性下垂体(前葉と中間部)，神経性下垂体(後葉)に分けられる．前葉からは前葉ホルモン，後葉からは後葉ホルモンが分泌される).

pituitary [pitjú:itəri] ①下垂体，②脳下垂体製剤.

pituitary adenoma 下垂体腺腫(主として下垂体前葉を形成する細胞の増殖による腫瘍で，次の3種がある．①嫌色素性細胞腺腫は下垂体機能不全症を招来する．②好酸性細胞腺腫は下垂体性巨人症を発現する．③好塩基性細胞腺腫は Cushing 病を引き起こす).

pituitary adrenal system (PAS) 下垂体副腎皮質系.

pituitary basophilism 下垂体好塩基性細胞腺腫(顔，胴に著明で，しかも四肢には現れない肥満症，亀背，高血圧，赤黒い特有の皮膚色，皮膚の線状萎縮，赤血球過多症などをきたし，組織学的に好塩基性細胞が増殖し，副腎皮質の肥大，生殖腺の萎縮が特徴である)，＝basophilic anterior-lobe adenoma, basophilic hyperpituitarism, Cushing disease.

pituitary body 下垂体，＝pituitary gland.

pituitary cachexia 下垂体性悪液質.

pituitary dwarfism 下垂体性小人症(下垂体からの成長ホルモン分泌低下による均斉のとれた成長障害(小人症)で，現在では成長ホルモン分泌不全性低身長症という語が使われている)，＝growth hormone deficient short statue.

pituitary gland 下垂体(蝶形骨のトルコ鞍のなかに存在する内分泌腺の一つで，上方は間脳の視床下部と連絡する．発生学的に腺性下垂体(前葉と中間部)，神経性下垂体(後葉)に分けられる．前葉からは前葉ホルモン，後葉からは後葉ホルモンが分泌される)，＝hypophysis.

pituitary gonadotrop(h)ic hormone 下垂体性性腺刺激ホルモン，＝prolan.

pituitotrope [pitjú:itətroup] 粘液性体質者.

pituitous [pitjú:itəs] 粘液性の.

pituitrism [pitjú:itrizəm] 脳下垂体分泌異常症.

pityriasis [pitiráiəsis] 粃糠(ひこう)疹(皮膚の粃糠様落屑が起こる状態) 形 pityriasic.

pityriasis versicolor 癜風(でんぷう)，＝tinea versicolor.

pityroid [pítirɔid] ぬか(糠)様の，＝branny.

PIVKA-Ⅱ protein induced by vitamin K absence or antagonist-Ⅱ (異常プロトロンビン).

pivmecillinam (PMPC) ピブメシリナム(β-ラクタム系抗生物質．抗菌薬).

pivot [pívət] ①合釘(歯科用の)，②枢軸，尖軸，③車軸 形 pivotal.

P

pivot joint 車軸関節, ＝trochoid joint, rotary joint.
pK dissociation constant (解離定数).
PKC paroxysmal kinesigenic choreoathetosis (発作性運動誘発性舞踏アテトーゼ).
PKN parkinsonism (パーキンソニズム).
PKU phenylketonuria (フェニルケトン尿症).
PL ① phospholipid (リン脂質), ② problem list (問題リスト), ③ placebo (pl. 偽薬, プラセボ)..
p.l. perception of light (光覚弁).
placebo (PL, pl) [pləsí:bou] プラセボ, 偽薬.
placenta [pləséntə] 胎盤, ＝afterbirth, placenta [L] 形 placental, placentoid.
placental [pləséntəl] 胎盤の.
placental barrier 胎盤関門.
placental circulation 胎盤循環, ＝fetal circulation.
placental growth hormone 胎盤成長ホルモン.
placental plasmodium 胎盤合胞体, ＝syncytium.
placental separation 胎盤剥離, ＝separation of the placenta.
placental thrombosis 胎盤血栓症(胎盤側の子宮静脈血栓).
placental transfer 胎盤通過(一般には胎盤における高分子物質の通過はないが, IgG クラスの免疫グロブリンは, 妊娠後も効率よく移行する).
placenta pr(a)evia 前置胎盤(胎盤が内子宮口の部に位置するもので, 出血の原因をなす), ＝placenta isthmica, forelying placenta.
placentation [plæsəntéiʃən] 胎盤形成.
placentitis [plæsəntáitis] 胎盤炎, ＝placunitis.
placentocytotoxin [pləsentousaitətáksin] 胎盤細胞毒素.
placentography [plæsəntágrəfi] 胎盤造影[法].
placentoid [pləséntɔid] 胎盤の, 胎盤様の.
placentolysin [plæsəntálisin] 胎盤溶解素(胎盤組織の乳剤を注射して得られる動物血清中の抗体), ＝syncytiolysin.
placentoma [plæsəntóumə] 胎盤腫(残留胎盤から発生する新生物), ＝placuntoma.
placentopathy [plæsəntápəθi] 胎盤疾病.
placentotoxin [pləséntətaksin] 胎盤性毒素(妊娠高血圧症候群を起こすと考えられる合胞体細胞の毒素).
placode [plækoud] 板(胎児における器官の原基をなす板状上皮が肥厚した部分) 形 placoid.
placoid [plækɔid] 鱶状の.
placuntitis [plækəntáitis] 胎盤炎, ＝placentitis.
pladaroma [plædəróumə] 眼瞼軟腫, ＝soft tumor of eyelid, pladarosis.
plagio– [pleiʤiou, –ʤiə] (斜の意味を表す接頭語).
plagiocephalus [pleiʤiaséfələs] 斜頭[蓋](冠状縫合が一側性に早期に癒合して生じる頭蓋の斜状変形).
plagiocephaly [pleiʤiaséfəli] 斜頭[蓋][症].
plagiophototropism [pleiʤioufoutátrəpizəm] 横光性, 傾斜屈光性(斜光性).
plague [pléig] ペスト(*Yersinia pestis* による人獣共通感染症で, ネズミなどのげっ歯類のノミによって媒介される), ＝pest, pestilence.
plain urinary tract X–ray (PUT) 尿路単純 X 線検査.
plait [pléit] ヒダ(襞), 摺(しわ), ＝folp, plica.
plakin [pléikin] 栓球素(血小板より抽出される物質で, 白血球素類似物質).
plan (P) [plæn] 計画, プラン, 方法.
plana [pléinə] → planum.
plane [pléin] 平面, ＝planum.
plane joint 平面関節(中手骨間にみられる関節), ＝articulatio plana.
planiceps [pléiniseps, plǽni–] 扁平頭.
planigram [pléinigræm] X 線断層[撮影]像.
planigraphy [plənígrəfi] プラニグラフィー(断層撮影法の一つで, X 線管球を円弧状に移動させる撮影法), ＝tomography.
planimeter [plənímitər] プラニメータ, 面積計.
planing [pleiniŋ] 皮膚剥削術, ＝dermabrasion.
planiography [pleiniágrəfi] プラニオグラフィー(断層撮影法の一種で, 平面トモグラフィーともいう), ＝plane tomography.
plan(o)– [plæn(ou), –n(ə)] ①(遊走の意味を表す接頭語), ②(平面, 扁平の意味を表す接頭語).
planocellular [pleinəséljulər] 扁平細胞の.
planocyte [plǽnəsait] 遊走細胞.
planogamete [plænəgǽmi:t] [運]動配偶子.
planogram [pléinəgræm] 断層写真, ＝vectorcardiogram.
planography [pleinágrəfi] 断層撮影[法], ＝tomography.
planomania [plænəméiniə] 彷徨狂, 逍遙狂(人間社会から離れて野外生活を好む精神病).
planospore [plǽnəspɔ:r] 遊走胞子(不動胞子 aplanospore に対立する).
plant [plǽnt] 植物.
planta [plǽntə] 足底, ＝sole of the

P

foot.
plantalgia [plæntǽldʒiə] 足底痛.
plantar [plǽntə] ①足底の，②底側の.
plantar aponeurosis 足底腱膜(踵骨から足の指の付け根，足底全体に広がる腱膜)，= aponeurosis plantaris [L].
plantar arch 足底動脈弓(内側と外側足底動脈が連絡してできるアーチ)，= arcus plantaris [L]，土ふまず.
plantar flexion 低屈.
plantar interossei 底側骨間筋，= musculi interossei plantares [L].
plantaris [plæntέəris] ①足底の，②底側の，③足底筋，= musculus plantaris [L].
plantar metatarsal arteries 底側中足動脈，= arteriae metatarseae plantares [L].
plantar reflex 足底反射，= sole reflex.
plantar venous arch 足底静脈弓(後脛骨静脈に続く)，= arcus venousus plantaris [L].
plantar wart 足底疣贅(おもにHPV-1, 2, 4型の感染により，掌蹠にできたいぼ).
plantation [plæntéiʃən] 移植，植歯術(歯科において抜歯した歯槽窩に再びその歯を挿入することをreplantation，ほかの歯槽窩に挿入することをtransplantation，新しい歯槽窩に挿入することをimplantationという).
plant containing nitril glycoside ニトリル配糖体含有植物(青酸配糖体含有植物).
plantigradation [plæntigrədéiʃən] 蹠行，足裏歩き(跗骨，蹠骨，趾骨あるいは腕骨，掌骨，指骨の全体を地につけて歩行すること) 形 plantigrade.
plant virus 植物ウイルス.
planum [pléinəm] 平面，= plane 複 plana.
planuria [plənjú:riə] 異所性排尿(異常の場所から排尿されること)，= planury.
plaque [plá:k, plǽk] [F] ①プラ〔ー〕ク，斑〔点〕，②血小板.
plaque control プラークコントロール(歯牙刷掃法).
plaque hybridization (technique) プラークハイブリダイゼーション〔法〕(ファージベクターを組み込んだファージの中からDNA-RNA，またはDNA-DNAハイブリダイゼーション法によって目的の遺伝子を含むファージクローンを同定する方法).
-plasia [pleiziə] (発生，形成を意味する接尾語).
plasm [plǽzəm] 形質，漿質，乳漿.
plasma [plǽzmə] ①血漿(血清serumと区別した名称)，②細胞質，= cytoplasm，③プラズマ(放電管内の原子が完全に電離されて，イオンと電子の混合ガス体をつくっている状態) 形 plasmic, plasmatic.
plasmablast [plǽzməblæst] 形質芽球(形質細胞の幼若形. リンパ芽細胞由来とも考えられる).
plasma cell 形質細胞，プラズマ細胞.
plasma-cell leukemia 形質細胞性白血病，= leukemic plasmacytoma.
plasma cell myeloma 形質細胞性骨髄腫(腫瘍性形質細胞の増殖性疾患. Mタンパク血症を伴うことが多い).
plasma-coagulase 血漿凝固物質，= staphylocoagulase.
plasma-cule 血塵，= hemoconia, chylomicron.
plasmacyte [plǽzməsait] プラズマ細胞，形質細胞，= plasmocyte, plasma cell.
plasmacytoma [plæzməsaitóumə] プラズマ細胞腫，形質細胞腫，= plasmocytoma.
plasmacytosis [plæzməsaitóusis] プラズマ細胞増加〔症〕，形質細胞増加〔症〕.
plasma exchange (PE) 血漿交換.
plasmagel [plǽzmədʒel] 膠状原形質.
plasmagene [plǽzmədʒi:n] プラスマジーン，細胞質遺伝子(遺伝子の性質と作用とを示す原形質内の顆粒)，= cytogene.
plasma kinin プラスマキニン(血漿から生成されるキニンkininを指し，ブラジキニン，カリジン，メチオニル-リジル-ブラジキニンがある).
plasmalemma [plæzməlémə] 細胞膜，= cell membrane.
plasma lipoprotein 血漿リポタンパク〔質〕.
plasmapheresis [plæzməfərí:sis] 血漿瀉血，血漿搬出，プラスマフェレシス.
plasma protein (PP) 血漿タンパク〔質〕.
plasma renin activity (PRA) 血漿レニン活性.
plasma substitute 代用血漿(循環血漿量が低下した場合に補充される血漿成分に変わるもの. 代表的なものに，ゼラチン，デキストラン，ヒドロキエチルデンプンを使用するものがある. 人工血漿)，= artificial plasma.
plasmatherapy [plæzməθérəpi] 血漿〔注射〕療法.
plasma thromboplastin 血漿トロンボプラスチン(plasma thromboplastinogenが活性化された凝血展開要素).
plasma thromboplastin antecedent (PTA) 血漿トロンボプラスチン前駆物質(血液凝固 第XI因子)，= factor XI.
plasma thromboplastin component (PTC) 血漿トロンボプラスチン成分(血液凝固 第IX因子)，= factor IX, Christmas factor, platelet cofactor II, autopro-

P

thrombin II, antihemophilic factor B.

plasmatogamy [plæzmətágəmi] 細胞接合(2個以上の細胞が核を除いて融合して，細胞合体を形成すること).

plasmatorrhexis [plæzmətɔ:réksis] 形質性細胞崩壊.

plasmatosis [plæzmətóusis] 形質融解.

plasma volume (PV) 血漿量.

plasmid [plǽzmid] プラスミド(自己複製可能な細菌の染色体外遺伝子).

plasmin [plǽzmin] プラスミン(プラスミノゲン plasminogen の活性化物で，フィブリン(線維素)を溶解するタンパク分解酵素，フィブリノリジンともいう)，＝fibrinolysin, lysin.

plasmin inhibitor プラスミンインヒビター(プラスミン阻害薬).

plasminogen (PLG) [plæzmínəʤən] プラスミノ〔ー〕ゲン(活性化されてフィブリン(線維素)溶解酵素 plasmin に変わる)，＝profibrinolysin, tryptogen, prolysin, lytic factor.

plasminogen proactivator プラスミノ〔ー〕ゲン活性化因子前駆体，プラスミノ〔ー〕ゲン・プロアクチベータ.

plasminokinase [plæzminoukáineis] プラスミノキナーゼ(β溶血連鎖球菌の代謝産物でプラスミノーゲンと等モル複合体をつくってアクチベータとなる)，＝streptokinase.

plasm(o)- [plæzm(ou), -m(ə)] (血漿または形質の意味を表す接頭語).

plasmoblast [plǽzməblæst] 形質芽球(形質細胞の幼若な細胞．免疫グロブリンを産生する).

P

plasmocyte [plǽzməsait] 形質細胞 形 plasmocytic.

plasmocytoma [plæzmousaitóumə] 形質細胞腫.

plasmocytosis [plæzmousaitóusis] 形質細胞腫〔症〕，＝plasmacytosis, multiple myeloma.

plasmodia [plæzmóudiə] →plasmodium.

plasmodial [plæzmóudiəl] ①プラスモジウムの，変形体の，②マラリア原虫の.

plasmodiasis [plæzmoudáiəsis] プラスモジウム症，＝malaria.

plasmodiblast [plæzmóudiblæst] 栄養胚葉，＝syncytiotrophoblast.

plasmoditrophoblast [plæzmouditróufəblæst] 栄養細胞合胞体層，＝syncytiotrophoblast.

Plasmodium [plæzmóudiəm] プラスモジウム属(住血胞子虫目に属する原虫の一属．マラリアの病原体 *P. falciparum*, *P. vivax*, *P. malariae*, *P. ovale* などを含む).

plasmodium [plæzmódiəm] ①プラスモジウム(プラスモジウム属の原虫を指す)，②変形体(粘菌類などの栄養体にみられる多核，アメーバ状の原形質塊) 複 plasmodia 形 plasmodial.

plasmogamy [plæzmágəmi] プラスモガミー(細胞の原形質融合).

plasmogen [plǽzməʤən] 原形質，＝protoplasm.

plasmolemma [plæzməlémə] 形質膜，細胞膜.

plasmolysis [plæzmálisis] 原形質離解(滲出により原形質の水分が消失した状態) 形 plasmolytic.

plasmolytic [plæzməlítik] プラスモリシスの，原形質分離の.

plasmolyticum [plæzməlítikəm] 原形質分離剤.

plasmolyzability [plæzmoulaizəbíliti] 原形質溶解性 形 plasmolyzable 動 plasmolyze.

plasmoma [plæzmóumə] 形質細胞腫，＝plasmocytoma.

plasmone [plǽzmoun] プラスモン(細胞質遺伝における自己増殖可能な要素の総称．胚細胞核と対立する語).

plasmophore [plǽzməfɔ:r] 栄養担体(栄養を筋肉線維中へ運ぶ通路).

plasmoptysis [plæzmáptisis] 原形質吐出(細菌または細胞が破裂して，原形質が外部へ漏出すること).

plasmorrhexis [plæzmɔ:réksis] 原形質破裂，＝plasmatorrhexis.

plasmosan [plǽzməsən] プラスモサン(分子量29,000〜56,000をもつ輸血代用物で，3,5-polyvinylpyrrolidone の希釈液).

plasmoschisis [plæzmáskisis] 原形質分裂(特に赤血球が血小板に酷似する小片に破砕することについていう).

plasmosin [plǽzməsin] プラスモシン(細胞原形質に存在するタンパク質).

plasmosome [plǽzməsoum] 形質体，真正核小体(プラスチンからなる物質の集合)，＝nucleolus.

plasmotomy [plæzmátəmi] 原虫分体(原虫が分体または発芽により多核性娘細胞を生ずること).

plasmotropic [plæzmətrápik] 造血器内溶血過度の.

plasmotropism [plæzmátrəpizəm] 造血器内溶血〔過度〕.

plasson [plǽsən] 擬細胞(無核細胞の原形質)，＝totipotential protoplasm.

-plast [plǽst] (原始細胞の意味を表す接尾語).

plaster [plǽstər] ①硬膏，硬剤，＝emplastrum，②石膏，＝calcined gypsum, calcium sulfate.

plaster bandage ギプス包帯，＝impregnated bandage.

plaster splint 石膏副子(ギプスシーネ，ギプス副子)，＝bivalve cast.

plasthetics [plæsθétiks] 合成樹脂.

plastic [plǽstik] ①プラスチック，合成樹脂，②塑性の，③増殖性の.

plastic bronchitis 増殖性気管支炎.
plastic iritis 形成性虹彩炎.
plasticity [plæstísiti] ①〔可〕塑性(固体が外力に対し連続永久的に変化し得る性質), ②可形性, 造形自在性.
plasticizer [plǽstisaizər] 可塑剤(物質に可塑性を与えるもの).
plastic operation 形成手術(形態的, 機能性を目的とする外科手術).
plastics [plǽstiks] ①形成術, ②プラスチックス(可塑性物質, 可塑物とも呼ばれ, 熱, 圧力あるいはその両者によって成形できる高分子化合物の総称).
plastic surgery (PS) 形成術, 整復術, 形成外科.
plastid [plǽstid] ①原形子, 形成体, ②有色体(植物の).
plastin [plǽstin] プラスチン(①核小体を構成する物質. ②透明質(原形質の) hyaloplasm).
plastination [plæstinéiʃən] プラスティネーション(ドイツで開発された人体解剖標本. 実際の人体を用い, 特殊加工により外見, 内部にいたるまで実物構造が保存されている).
plastocyte [plǽstəsait] 血小板, ＝blood platelet.
plastodynamia [plæstoudainéimiə] 発育力.
plastogamy [plæstágəmi] 原形質融合(原虫で核の融合が起こらずに, その原形質のみが合体すること), ＝plasmatogamy.
plastosome [plǽstəsoum] プラストソーム, 糸粒体(ミトコンドリア mitochondria).
plastron [plǽstrən] ①プラストロン(胸骨肋軟骨と一体として表す語), ②腹甲.
plasty [plǽsti] 形成〔術〕, 移植〔術〕.
plate [pléit] ①板, ＝lamina, ②床, 鈑(義歯の), ③平板〔培地〕, ＝Petri dish.
plateau [plǽtou, plətɔ́:] [F] プラトー, 平坦域(曲線が高値に持続される部分).
plateau pulse 稽留脈(緩徐でで持続性の脈).
plate culture 平板培養, 平面培養.
plate denture 有床義歯.
platelet (PLT) [pléitlit] 血小板(巨核球から生じる血球の一種で, 血液凝固に関与する), ＝blood platelet, thrombocyte.
platelet activating factor (PAF) 血小板活性化因子.
platelet aggregation 血小板凝集.
platelet concentrate (PC) 濃厚血小板.
platelet count (PC) 血小板数.
platelet-derived growth factor (PDGF) 血小板由来成長(増殖)因子(血小板の α 顆粒に含まれる物質. 血管内皮細胞, 血管平滑筋細胞, 線維芽細胞およびグリア細胞の増殖を誘発し, 傷害された血管壁の修復を行う).
platelet-derived transforming growth factor 血小板由来トランスフォーミング成長因子.
platelet dysfunction 血小板機能異常症.
plate like atelectasis 板状無気肺, ＝subsegmental atelectasis.
plate thrombosis 血小板性血栓症(血小板を多量に含む血栓. 赤血球がなく, 肉眼的に白くみえるために, 白色血栓とも呼ばれる), ＝pletelet thrombosis.
platform [plǽtfɔ:m] ①台, 講壇, ②綱領, 政綱(会の主張する主義).
platinectomy [plætinéktəmi] アブミ骨底切除〔術〕.
plating [pléitiŋ] ①平板培養(細菌の), ②平板固定術(骨折において骨片を固定するために平板を利用すること), ③めっき.
platinic [plətínik] 白金(Ⅳ), 第二白金(4価元素としての白金の化合物についていう).
platinized [plǽtinaizd] 白金をつけた.
platinode [plǽtinoud] 陰極, ＝cathode.
platinogold [plǽtinəgould] 白金加金箔(歯科充填材).
platinoid [plǽtinɔid] プラチノイド(洋銀と1〜2%のタングステンとの合金).
platinum (Pt) [plǽtinəm] 白金.
Platner crystal プラトネル結晶(胆汁酸 Na の結晶).
platocyte [plǽtəsait] 標的赤血球, ＝leptocyte.
platode [plǽtoud] 扁平の, ＝platoid.
platonychia [plætəníkiə] 扁平爪.
plat(y)- [plæt(i)] (扁平, 扁広の意味を表す接頭語).
platycrania [plætikréiniə] 扁平頭蓋(後天性または人工的な), ＝platycephaly.
platyhelminth [plætihélminθ] 扁虫.
platyopic [plætiápik] ①広顔型(頭蓋測定法においては眼窩鼻根指数 107.5 以下のもの), ②扁平顔型(体型測定法では眼窩鼻根指数 109.9 以下のもの) 图 platiopia.
platysma [plætízmə] 広頸筋, ＝platysma [L].
Plaut angina プラウトアンギナ(プラウト・ヴァンサンアンギナとも呼ばれ, 紡錘状菌, ラセン菌によって起こる壊疽性潰瘍性口峡炎), ＝Plaut-Vincent angina.
play audiometry プレイオージオメトリー, 遊戯聴力検査(遊びを取り入れた聴力検査. 音がきこえたら遊戯ができるよう工夫されている).
Playfair treatment プレーフェア療法(神経衰弱症の静養療法), ＝Weir-Mitchell treatment.

play therapy 遊戯療法(遊びを主たる治療手段とする心理療法).

PLC pharyngolaryngitis chronica (慢性咽喉頭炎).

PLE protein-losing enteropathy (タンパク漏出性腸症).

pleasure principle 快楽原則(フロイトによる精神機能を支配する基本原則の一つで,一般に不快を避け,快を求める原則).

plectrum [pléktrəm] ① 垂, ＝uvula, ② ツチ骨, ＝malleus, ③ 側頭骨茎状突起, ④ 耳小柱桿(両生類の中耳における耳小柱).

pledget [plédʒit] 外科用綿撒糸(めんざんし)(縫合時の補強材として用いられる), ＝oakum.

plegaphonia [plegəfóuniə] 喉頭打診法(患者が発声困難なとき,喉頭を打診しながら胸部を聴診する方法).

-plegia [pli:dʒiə] (麻痺の意味を表す接尾語).

Plehn granules プレーン顆粒(マラリア原虫の接合期に現れる好塩基性顆粒), ＝karyochromatophile granules.

Plehn solution プレーン液(マラリア原虫染色液).

pleiades [plí:ədi:z] リンパ節叢(腫大したリンパ節群, pleiades 星団にちなんでいう).

ple(i)o- [plaiou, -iə] (増加,過多の意味を表す接頭語).

pleiotropia [plaioutróupiə] 多相遺伝,多面〔発現〕作用(染色体が多様の機能に影響を与えること), ＝pleotropia, pleiotropism.

P

pleiotropic [plaiətrápik] 多面発現性,多形質発現性, ＝pleotropic, polyphenic.

pleiotropic gene 多面発現遺伝子(2つ以上の形質を支配したり複数の形質に影響を及ぼす遺伝子), ＝polyphenic gene.

pleiotropy [plaiátrəfi] 多面発現,多面〔発現〕作用,多面遺伝,多相遺伝(プレオトロービック,多形質発現,多向性. 1つの遺伝子が2つ以上の形質を支配したり,複数の形質に影響を及ぼしたりすること), ＝pleiotropic, pleiotropic expression, pleiotropism.

pleiotype [pláiətaip] 多型(雑交の結果後裔が多型を呈することで,一組の親の児において遺伝形質が種々混合した場合) 形 pleiotypic.

pleniloquence [pli:níləkwəns] 多弁症.

plenum ventilation プレナム換気法(送気式換気法,圧力式換気法).

pleocaryocyte [pli:əkǽriəsait] 多核巨細胞, ＝pleokaryocyte.

pleochroism [plí:əkrɔizəm] 多色性(環境が異なると,同一物質でもほかの色を呈すること), ＝pleiochroism 形 pleochroic, pleochroitic.

pleochromatism [pli:oukróumətizəm] 多色性(結晶などの物体を異なった方向で見るとき,多色を呈する現象) 形 pleochromatic.

pleochromia [pli:oukróumiə] 多色性(結晶の),多染性, ＝pleiochromia, polychromasia.

pleochromocytoma [pli:oukroumousaitóumə] 多色細胞腫.

pleocytosis [pli:ousaitóusis] 〔髄液〕細胞増加〔症〕,プレオサイトーシス(髄液中の細胞数が正常よりも増加していること).

pleodont [plí:ədant] 中実歯〔型,性〕(中空歯性 coelodont の対立語).

pleoergy [pli:ouə́:dʒi] 超過敏性,過敏性過度(アレルギー性反応が刺激の強さに対して過度であることをいう) 形 pleoergic.

pleoesthesia [pli:ouesθí:ziə] 低過敏性,過敏性減弱(アレルギー性反応が刺激の強さに対して低度であることをいう).

pleokaryocyte [pli:əkǽriəsait] 多核巨大細胞(癌,結核などの病変にみられるもの).

pleomastia [pli:əmǽstiə] 多乳房症, ＝pleomazia 形 pleomastic.

pleomorphia [pli:oumɔ́:fiə] 多形成,多形態.

pleomorphism [pli:oumɔ́:fizəm] 多形〔態〕性(特に同一の細菌が異なった形態を示すことをいう) 形 pleomorphic, pleomorphous.

pleonasm [plí:ənæzəm] プレオナズム,過剰発生(身体の部分または器官が異常に多いこと) 形 pleonastic.

pleonosteosis [pli:ənastióusis] 過剰骨化症(骨の海綿質が過剰に増殖し,しばしば軟骨を混在する.骨梁は薄くなるが,骨全体としては肥厚し,骨端が拡大する状態).

pleonotus [pli:ənóutəs] 贅耳(頸に耳のような贅生があること), ＝cervical auricle.

pleoptics [pli:áptiks] 視力増強法,弱視視能矯正.

pleotropy [pli:átrəpi] 多相遺伝,多面発現,多形質発現, ＝pleiotropy.

plerome [plí:roum] ① 接着組織(一種の結合組織), ＝tela maltharis, ② 中心柱原(植物の).

plerosis [pliróusis] 組織再生.

plesiognathus [pli:siágnəθəs] 耳下副耳(耳下腺部に副耳が存在する奇形).

Plesiomonas [pli:zioumóunəs] プレジオモナス属(腸内細菌科の一属で,通性嫌気性のグラム陰性桿菌.下痢や腸炎の原因となる *P. shigelloides* を含む).

plesiomorphism [pli:sioumɔ́:fizəm] 相似形態 形 plesiomorphous.

plessesthesia [plesesθí:ziə] 触診打診法(左指で触診しながらその指を打診板として病変部を診察する方法), = palpatory percussion.
plessigraph [plésigræf] プレシグラフ(打診域を指示し得る工夫を備えた打診板の一種).
plessimeter [plesímitər] 打診板, = pleximeter.
plessimetric [plesimétrik] 打診板法の.
plessor [plésər] 打診槌, = plexor.
plethora [pléθərə] 多血〔症〕(身体内に血液量の増加する状態) 形 plethoric.
plethora apocoptica 切断性多血〔症〕(身体の一部を切断する前に, その部分の血液を他部へ移すために起こる血液量増加).
plethora vera 真性多血〔症〕.
plethosomy [pləθásəmi] 肥満体型.
plethysmogram [pləθízməgræm] 容積変化図, 容積曲線(プレチスモグラフによる記録).
plethysmograph [pləθízməgræf] プレチスモグラフ, 血量計, 肢体容積計, 体積〔変動〕記録器(血液量を測定してその器官の体積を推定する装置).
plethysmography [pleθizmágrəfi] プレチスモグラフィー, 体積〔変動〕記録法.
plethysmometry [pleθizmámitri] 体積〔変動〕測定法, プレチスモメトリー.
pleura [plú:rə] 胸膜(肺を包む部分を肺胸膜といい, 胸壁の内面をおおう部分を壁側胸膜という) 形 pleural.
pleur(a)– [plu:r(ə)] = pleur(o)–.
pleuracentesis [plu:rəsentí:sis] 胸膜穿刺術, = pleurocentesis.
pleuracotomy [plu:rəkátəmi] 胸膜切開術, = thoracotomy.
pleuragraphy [plu:rǽgrəfi] 胸腔X線撮影法, = pleurography.
pleural [plú:rəl] 胸膜の.
pleural canal 胸膜管(心膜腔との連絡がなくなり将来胸腔となる. 心膜腹膜管のこと), = pericardioperitoneal canal.
pleural candidiasis 胸膜カンジダ症.
pleural cavity 胸膜腔(胸膜で囲まれた腔), = cavum pleurae [L].
pleural effusion (PE) 胸水.
pleural fluid (PF) 胸水.
pleuralgia [plu:rǽldʒiə] 胸膜痛 形 pleuralgic.
pleural mesothelioma 胸膜中皮腫.
pleural recesses 胸膜洞(胸膜腔のなかで肋骨と横隔膜の間などの狭い部分をいう. 胸水などがたまりやすい), = recessus pleurales [L].
pleurectomy [plu:réktəmi] 胸膜切除〔術〕.
pleurisy [plú:risi] 胸膜炎, 肋膜炎, = pleuritis 形 pleuritic.
pleuritis [plu:ráitis] 胸膜炎, = pleurisy.
pleur(o)– [plu:r(ou), –r(ə)] (胸膜, 側, 肋骨の意味を表す接頭語).
pleurocele [plú:rəsi:l] 肺胸膜ヘルニア.
pleurocentesis [plu:rousentí:sis] 胸膜穿刺, = thoracentesis.
pleurocentrum [plu:rəséntrəm] 半椎体, = hemicentrum.
pleuroclysis [plu:rákl isis] 胸腔洗浄, 胸腔内輸液.
pleurocutaneous [plu:roukju:téiniəs] 胸膜皮膚の.
Pleurocybella [plu:rousaibélə] スギヒラタケ属(キシメジ科. スギヒラタケ *P. porrigens* (angel wings)は食用とされてきたが, 急性脳症との関連が疑われ, 摂食に注意が喚起されている).
pleurodesis [plu:rádisis] 胸膜癒着〔術〕(自然気胸の再発, 胸水の再貯留などを防止するために胸膜の癒着を図る方法).
pleurodynia [plu:rədíniə] 側胸痛(肋間筋に激痛が走る筋リウマチ), = pain in the side.
pleurogenic [plu:rədʒénik] 胸膜由来の, = pleurogenous.
pleurography [plu:rágrəfi] 胸腔X線撮影法.
pleurolith [plú:rəliθ] 胸膜〔腔〕結石.
pleurolysis [plu:rálisis] 胸膜剥離術.
pleuromelus [plu:roumí:ləs] 胸肢寄生体.
pleuron [plú:rən] 側板(側片).
pleuropericardial murmur 胸膜心膜摩擦音.
pleuroperitoneal canal 胸腹膜管(胸腹膜により閉鎖される前にみられる胚の胸腔および腹腔との間にある管).
pleuropneumonia [plu:rounju:móuniə] 胸膜肺炎(*Asterococcus mycoides* (*Mycoplasma mycoides*)の感染によって起こる家畜の伝染病), = pleuropneumonia contagiosa bovum, lung plague.
pleuropneumonia–like organism (PPLO) ウシ肺疫菌様病原体.
pleuropneumonolysis [pluərounju:mənálisis] 肺胸膜剥離術(肺胸膜の癒着を剥離し虚脱療法における肺虚脱を可能にするための手術).
pleurorrhea [plu:ro:rí:ə] 胸腔漏.
pleuroscopy [plu:ráskəpi] 胸腔内視鏡検査, = thoraco scopy.
pleurosomatoschisis [plu:rousoumətáskisis] 腹腔側裂.
pleurotome [plú:rətoum] 胸節.
pleurotomy [plu:rátəmi] 胸膜切開術.
pleurotyphoid [plu:routáifɔid] 胸膜性腸チフス.
plexal [pléksəl] 叢の.
plexectomy [plekséktəmi] 叢切除〔術〕.
plexiform [pléksifɔ:m] 叢状の, つる状の.

plexiform neurofibroma 叢状神経線維腫.
plexiform neuroma つる状神経腫(先天性に発生する奇形腫の一種).
pleximeter [pleksímitər] 打診板，打診槌，＝plessimeter.
pleximetry [pleksímitri] 打診板診断法 形 pleximetric.
plexitis [pleksáitis] 神経叢炎.
plexogenic [pleksəʤénik] 網生成の，叢生成の.
plexor [pléksər] 打診槌，＝plessor.
plexus [pléksəs] 叢，集網(神経，血管またはリンパ管の絡み合った構造) 形 plexal.
PLG plasminogen (プラスミノーゲン).
PLGV psittacosis-lymphogranuloma venereum (オウム病，性病性リンパ肉芽腫).
pliability [plaiəbíliti] 柔軟性，たわみ性 形 pliable.
plica [pláikə] ヒダ，＝fold, plait 複 plicae 形 plicate.
plicamycin [plaikəmáisin] プリカマイシン(抗癌剤).
plicate [pláikeit] ヒダの(ヒダのついた).
plication [plaikéiʃən] ヒダ形成 動 plicate.
pliers [pláiərz] プライヤー，鑷子(じょうし)，成形鉗子(歯科用).
plint(h) [plínt, -θ] 台板(患者の治療に用いる横臥台).
PLMD periodic limb movement disorder (周期性四肢運動障害〔異常〕).
P
PLN peripheral lymph node (末梢リンパ節).
ploidy [plɔ́idi] 倍数性.
plomb [plám, plʌ́m] 充填，栓(結核性肺空洞を充填するための合成樹脂またはパラフィン栓).
plombage [plɑmbáiʒ] [F] 充填法(合成樹脂 lucite 球のような軽い物を患部胸腔内に挿入する肺虚脱療法)，＝plumbage.
Plombières douche プロンビエー浣腸法(直腸洗浄の一法).
ploration [plɔ:réiʃən] 催涙.
plot [plɑt, plət] プロット(計画する，分割する意味でグラフ的表現に用いる).
PLT platelet (血小板).
plug [plʌ́g] ①栓，②栓塞，③栓子，④塞栓する，塞ぐ(がる)，詰める.
plugger [plʌ́gər] 填塞器，プラガー.
plumbism [plʌ́mbizəm] 鉛中毒(塩化鉛，硝酸鉛など鉛化合物による中毒．末梢神経や中枢神経系障害(鉛脳症)とともに歯肉炎，仙痛，腎毒性，貧血などがみられる)，＝lead poisoning.
plumbotherapy [plʌmbəθérəpi] 鉛療法，＝lead cure.
plumbum (Pb) [plʌ́mbəm] [L] 鉛，＝lead.
Plummer disease プランマー病(甲状腺機能亢進症を伴う結節性甲状腺腫).
Plummer method プランマー法(甲状腺腫触診法).
Plummer sign プランマー徴候(バセドウ病の症状の一つで，階段の昇降や椅子などに足をかけることができない状態をいう).
Plummer-Vinson syndrome プランマー・ヴィンソン症候群(鉄欠乏性貧血に嚥下困難，口角炎，舌異常(舌炎，味覚異常)を合併したもの)，＝sideropenic dysphagia.
plummet [plʌ́mit] プランメット(鉛またはアンチモンの丸薬で，秘結に用いられたことがある).
plumose [plú:mous] 羽毛状の，＝feathery.
plumper [plʌ́mpər] プラムパー(歯の脱けた人が頬の陥凹をかくすために口中に含むもの).
plumula [plú:mjulə] ①羽状溝(シルヴィウス水道の上壁にまれにある小溝)，②小幹，幼芽，＝plumule.
plunge [plʌ́nʤ] 沈める，浸漬する.
plunge-bath 全身浴.
plunger [plʌ́nʤər] プランジャー(ポンプなどのピストン).
plural (pl.) [plú:rəl] 複数〔の〕.
plural pregnancy 多胎妊娠，＝multiple pregnancy.
pluri- [plu:ri] (多数，複数の意味を表す接頭語).
pluridyscrinia [plu:ridiskríniə] 多内分泌障害，＝polydyscrinia.
plurifetation [plu:rifi:téiʃən] 多胎妊娠(胎児が2児以上のものをいう)，＝multiple pregnancy.
pluriglandular [plu:riglǽndjulər] 多腺性.
plurigravida [plu:rigrǽvidə] 経妊婦.
plurilocular [plu:rilɑ́kjulər] 多所性の，＝multilocular.
plurinatality [plu:rineitǽliti] 高出産率.
pluripara [plu:rípərə] 経産婦.
pluriparity [plu:ripǽriti] 多産，＝multiparity.
pluripolar [plu:ripóulər] 多極性の(神経節細胞についていう).
pluripotency [plu:ripóutənsi] 多能性，多潜能力 形 pluripotent, pluripotential.
pluripotent [plu:rípətənt] 多能性の，多潜能力の，多機能分化性(1つの細胞が2つ以上の異なった細胞タイプの子孫をつくりだすこと)，＝pluripotential, multipotency, pluripotentiality.
pluriresistant [plu:rirezístənt] 多抵抗性の(多数の薬物に対する抵抗についていう).
pluteus [plú:tiəs] プルテウス(棘皮動物

の海胆綱または蛇尾綱の幼生).
plutomania [plu:təméiniə] 富者妄想.
plutonium (Pu) [plu:tóuniəm] プルトニウム(ウラン原子が分裂して, neptunium となり, さらに分裂して生ずる元素で, 原子番号 94, 原子量 244, 分解すると多大のエネルギーを発生する超ウラン原子の一つ).
PLV poliomyelitis live vaccine (ポリオ生ワクチン).
plv. pulvis (散薬, 粉末).
PM ① pacemaker (ペースメーカ), ② petit mal (小発作), ③ polymyositis (多発性筋炎), ④ postmenstrual (月経後), ⑤ postmortem (死後).
Pm prometium (プロメチウムの元素記号).
P.M., p.m. post meridiem (午後).
PMA progressive muscular atrophy (進行性筋萎縮).
P_{max} maximum(-mal) airway pressure (最高気道内圧).
PMB post-menopausal bleeding (閉経後出血).
PMC pseudomembranous colitis (偽膜性大腸炎).
PMD progressive muscular dystrophy (進行性筋ジストロフィー症).
PMDD premenstrual dysphoric disorder (月経前不快気分障害).
PM/DM polymyositis/dermatomyositis (多発性筋炎・皮膚筋炎).
PMH past medical history (既往歴).
PMI ① perioperative myocardial infarction (周術期心筋梗塞), ② post-myocardial infarction syndrome (心筋梗塞後症候群), ③ previous medical illness (既往疾患), ④ postmortem imaging (死後画像).
PML ① polymorphonuclear leukocytes (多形核白血球), ② posterior mitral leaflet (僧帽弁後尖), ③ progressive multifocal leukoencephalopathy (進行性多巣性白質脳症).
PMMA polymethylmethacrylate (ポリメチルメタアクリレート).
PMN polymorphonuclear neutrophil (多形核好中球).
PMP previous menstrual period (最終月経期).
PMPC pivmecillinam (ピブメシリナム).
PMP group *Proteus–Morganella–Providencia* group (プロテウス属・モルガネラ属・プロビデンシア属菌群).
PMR ① polymyalgia rheumatica (リウマチ性多発筋痛), ② proportional mortality ratio (比例死亡率), ③ perinatal morbidity rate (周産期罹患率), ④ perinatal mortality rate (周産期死亡率).
PMS ① premenstrual syndrome (月経前症候群), ② postmenopausal syndrome (閉経期後症候群), ③ periodic movements during sleep (睡眠時周期性運動), ④ pregnant mare serum (妊馬血清), ⑤ patient monitoring system (患者監視装置), ⑥ postmarketing surveillance (市販後調査).
PMT photomultiplier (tube) (光電子増倍管).
PMT(S) premenstrual tension (syndrome) (月経前緊張〔症候群〕).
PN ① parenteral nutrition (腸管外栄養), ② peripheral nerve (末梢神経), ③ phrenic nerve (横隔膜神経), ④ pneumonia (Pn. 肺炎), ⑤ polyneuritis (多発神経炎), ⑥ pyelonephritis (腎盂腎炎).
P/N positive to negative ratio (陽陰比).
PNA Pariser Nomina Anatomica (〔パリ〕国際解剖学用語).
PNC pneumotaxic center (呼吸調節中枢).
PND ① paroxysmal nocturnal dyspnea (発作性夜間呼吸困難), ② postnasal drainage (鼻腔後部ドレナージ), ③ prenatal diagnosis (出生前診断).
PNDS postnasal drip syndrome (後鼻漏症候群).
-pnea [(p)ni:ə] (息または呼吸を意味する接尾語).
pneo- [ni:(ou), ni:(ə)] (息または呼吸との関係を表す接頭語).
pneocardiac reflex 吸入性心臓反射 (刺激性蒸気を吸入するときの心拍調律の変化).
pneodynamics [ni:oudainǽmiks] 呼吸力学.
pneometer [ni:ámitər] 呼吸量計, = spirometer.
pneophore [ní:əfɔ:r] (人工呼吸器の一種).
pneopneic reflex 吸入性呼吸反射(刺激性蒸気を吸入するときの呼吸数の変化).
pneuma [njú:mə] 霊気(語義は空気であるが, これを呼吸することにより健康が保たれるというギリシャ医学一派の概念).
pneumarthrogram [nju:má:θrəgræm] 空気関節造影〔法〕.
pneumascope [njú:məskoup] 胸郭運動計.
pneumathode [njú:məθoud] ① 排気器, 排水器(植物の), ② 排気構造.
pneumatic [nju:mǽtik] ① 空気の, 含気性の, ② 呼吸の.
pneumatic bone 含気骨(鼻腔の周囲にあり空気を入れる空洞をもつ骨. 上顎骨, 前頭骨, 篩骨, 蝶形骨のことで, 空洞を副鼻腔といい蓄膿症と関係する).
pneumaticity [nju:mətísiti] 含気性.
pneumatinuria [nju:mətinjú:riə] = pneumaturia.

P

pneumatization [nju:mətaizéiʃən] 気泡化，含気化(含気空洞形成).
pneumat(o)- [nju:mət(ou), -t(ə)] (呼吸，空気，霊魂，含気などの意味を表す接頭語).
pneumatocardia [nju:mətouká:diə] 気心〔症〕.
pneumatocele [nju:mǽtəsi:l, njú:mət-] 気瘤，気腫，= pneumonocele, pneumocele.
pneumatocellulitis [nju:mətouseljulái-tis] 含気蜂巣炎.
pneumatogram [nju:mǽtəgræm, njú:-mət-] 呼吸運動図.
pneumatorrhachis [nju:mətɔ́:rəkis] 脊髄気腫，= pneumorrhachis.
pneumatosis [nju:mətóusis] 気症，気腫.
pneumaturia [nju:mətjú:riə] 気尿〔症〕(ガスが混入した尿を排泄すること).
pneum(o)- [nju:m(ou), -m(ə)] (肺または空気との関係を表す接頭語).
pneumocele [njú:məsi:l] 気瘤，= pneumatocele, pneumonocele.
pneumocentesis [nju:mousentí:sis] 肺穿刺.
pneumocephalus [nju:mouséfələs] 気頭〔症〕，気脳症，= intracranial pneumatocele.
pneumococcal [nju:məkάkəl] 肺炎球菌の，= pneumococcic.
pneumococcal pneumonia 肺炎球菌肺炎.
pneumococci [nju:məkάksai] → pneumococcus.
pneumococcosis [nju:moukαkóusis] 肺炎球菌症.
pneumococcus [nju:məkάkəs] 肺炎球菌 複 pneumococci.
pneumoconioses [nju:moukounióusi:z] → pneumoconiosis.
pneumoconiosis [nju:moukounióusis] じん(塵)肺症，= pneumonoconiosis 複 pneumoconioses.
Pneumocystis [nju:məsístis] ニューモシスチス属(真菌．肺炎の原因となる *P. jirovecii*, *P. carinii* などを含む).
***Pneumocystis carinii* pneumonia (PCP)** ニューモシスチス・カリニ肺炎(現在はニューモシスチス肺炎 *Pneumocystis* pneumonia と呼称される)，= *Pneumocystis* pneumonia, pneumocystosis.
***Pneumocystis* pneumonia** ニューモシスチス肺炎(真菌 *Pneumocystis jirovecii* による肺炎．ニューモシスチス・カリニ肺炎，あるいはカリニ肺炎として広く呼称されたが，菌種分類の変更から現在単にニューモシスチス肺炎といわれる．AIDS などの免疫不全者，副腎ステロイド剤使用者，臓器移植者などにみられる間質性肺炎).
pneumocystography [nju:məsistάgrəfi] 気体膀胱撮影法，= air-cystography.
pneumocyte [njú:məsait] 肺胞〔上皮〕細胞(肺胞の上皮細胞で，扁平肺胞上皮細胞(Ⅰ型)と大肺胞上皮細胞(Ⅱ型)の 2 種がある)，= alveolar cell.
pneumocytosis [nju:mousaitóusis] = pneumocystosis.
pneumoderma [nju:moudə́:mə] 皮下気腫.
pneumodynamics [nju:moudainǽmiks] 気体力学，= pneodynamics.
pneumoencephalogram [nju:mouensé-fələgræm] 気脳〔X 線〕撮影像，気体脳造影(撮影)像.
pneumoencephalography [nju:mouen-sefəlάgrəfi] 大脳空気造影法，気脳写，気脳術.
pneumogastric nerve 肺胃神経(第 10 脳神経，迷走神経のこと)，= vagus nerve.
pneumogram [njú:məgræm] ① 呼吸運動図，② 気体注入撮影像.
pneumograph [njú:məgræf] ニューモグラフ(呼吸〔曲線〕記録器)，= stethograph.
pneumography [nju:mάgrəfi] ① 呼吸運動撮影法，② 気体注入撮影法.
pneumohemothorax [nju:mouhi:məθɔ́:-ræks] 気血胸〔嚢〕.
pneumohydrothorax [nju:mouhaidrou-θɔ́:ræks] 胸水性気胸.
pneumokoniosis [nju:moukounióusis] 塵(じん)肺症，= pneumonoconiosis.
pneumolithiasis [nju:mouliθáiəsis] 肺石症，= pneumonolithiasis.
pneumomediastinum [nju:moumi:dias-táinəm] 気縦隔〔術〕.
pneumomycosis [nju:moumaikóusis] 肺真菌症，= pneumonomycosis.
pneumomyelography [nju:moumaiəlά-grəfi] 気体脊髄撮影法.
pneumonectomy (PNX) [nju:mənéktə-mi] 肺切除術，〔一側〕肺全摘術(一側の肺を全摘する手術).
pneumonia (PN, Pn) [nju:móuniə] 肺炎(肺臓の炎症性疾患)，= pneumonitis 形 pneumonic.
pneumonitis [nju:mounáitis] 肺〔臓〕炎，間質性肺炎，= interstitial pneumonia.
pneumon(o)- [nju:moun(ou), -n(ə)] = pneum(o)-.
pneumonocele [nju:mάnəsi:l] 気嚢腫，= pneumatocele.
pneumonocentesis [nju:mounəsentí:-sis] 肺臓穿刺.
pneumonoconiosis [nju:mounəkounióu-sis] 塵(じん)肺〔症〕，= pneumoconiosis.
pneumonocyte [nju:mάnəsait] 肺胞細胞(肺胞にみられる細胞，特定の細胞を意味しない).

P

pneumonolipoidosis [nju:mounəlipɔidóusis] 肺類脂質症，＝lipoid pneumonia.
pneumonomycosis [nju:mounəmaikóusis] 肺真菌症.
pneumonopexy [nju:móunəpeksi, njú:mən–] 肺固定術，＝pneumopexy.
pneumonorrhaphy [nju:mounɔ́:rəfi] 肺縫合術.
pneumonotomy [nju:mənátəmi] 肺切開術.
pneumopericardium [nju:mouperiká:diəm] 心膜気腫，気心膜症.
pneumoperitoneum [nju:mouperitóuniəm] 気腹，腹腔気腫.
pneumopleuritis [nju:mouplu:ráitis] 気胸膜炎.
pneumopyelography [nju:moupaiəlágrəfi] 気体注入腎盂造影法.
pneumopyothorax [nju:moupaiouθɔ́:ræks] 膿気胸.
pneumoradiography [nju:moureidiágrəfi] 気体撮影法，＝air–radiography.
pneumoretroperitoneum [nju:mouretrəperitóuniəm] ①後腹膜気体造影法，②後腹膜気腫.
pneumotachograph [nju:moutǽkəgræf] 呼吸速度計，ニューモタコグラフ.
pneumotachometer [nju:moutəkámitər] 呼吸気速計，ニューモタコメータ，＝pneumotachograph.
pneumotaxic [nju:mətǽksik] 呼吸調節の.
pneumotaxic center (PNC) 呼吸調節中枢.
pneumothorax (PTX, Px) [nju:mouθɔ́:ræks] 気胸(陰圧状態にある胸腔内に気体が蓄積することにより，肺実質が萎縮した状態).
pneumotic chamber 人工気候室.
pneumotomy [nju:mátəmi] 肺切開術.
pneumotropic [nju:mətrápik] 向肺性の，肺炎菌親和性の.
pneumotyphus [nju:moutáifəs] 肺炎性チフス.
pneumoventricle [nju:məvéntrikl] 脳室気腫，＝pneumoventriculi.
pneumoventriculogram [nju:mouventríkjuləgræm] 気体脳室造影像，気脳室写像.
pneumoventriculography (PVG) [nju:mouventrikjulágrəfi] 空気脳室造影，気脳室写(脳室を穿刺して髄液を吸出し，それと同量の空気を脳室内へ注入して行う造影法)，＝ventriculography.
Pneumovirinae [nju:məvírini:] ニューモウイルス亜科(パラミクソウイルス科の亜科で，*Pneumovirus*, *Metapneumovirus* 属に分けられる).
Pneumovirus [njú:məvaiərəs] ニューモウイルス属(パラミクソウイルス科の一属で，ヒトRSウイルスなどが含まれる).
pneusis [njú:sis] 呼吸，＝respiration.
pneusometer [nju:sámitər] 肺活量計，＝spirometer.
PNF proprioceptive neuromuscular facilitation (固有神経・筋伝達能).
PNI ①postnatal infection (出産後感染)，②prognostic nutritional index (予後栄養(判定)指数)，③psychoneuroimmunology (精神神経免疫学).
pnigma [nígmə] ①絞扼，②窒息，＝strangulation.
pnigophobia [naigoufóubiə] 窒息恐怖〔症〕(狭心症にみられる).
PNIP peak negative inspiratory pressure (最大吸気陰圧).
PNL ①percutaneous nephrolithotripsy (経皮的腎〔結石〕砕石術)，②perceived noise level (知覚(感覚)騒音レベル).
PNM perinatal mortality (周産期死亡).
PNP peripheral neuropathy (末梢神経症).
PNPB positive–negative pressure breathing (陽陰圧呼吸〔法〕).
PNPR positive–negative pressure respirator (陽陰圧呼吸器).
PNS ①parasympathetic nervous system (副交感神経系)，②percutaneous nephrostomy (経皮的腎瘻〔術〕)，③peripheral nervous system (末梢神経系).
PNT patient (患者).
PNX pneumonectomy (肺切除〔術〕).
PO ①pump–oxygenator (人工心肺装置)，②post operation (手術後 p/o)，③per os (p. o. 経口的に).
Po polonium (ポロニウムの元素記号).
Po_2 partial pressure of oxygen (酸素分圧).
POC ①polycystic ovary syndrome (多嚢胞性卵巣症候群)，②postoperative care (術後管理).
pocillum [pousíləm] 小杯.
pock [pák] 痘疱(痘瘡(天然痘)時の皮疹).
pocket [pákit] 嚢，ポケット.
pocket chamber ポケットチェンバ(個人被曝監視のために衣服に装備できるようにした小型の照射線量計).
podagra [poudǽgrə] 足痛風(足指の小関節，ことに母趾の中趾関節に起こる痛風) 形 podagral, podagsic, podagrous.
podalgia [poudǽldʒiə] 足痛.
podalic [poudǽlik] 足の.
podarthritis [pɑdɑ:θráitis] 足関節炎.
podarthrum [pədá:θrəm] 足関節(中趾節関節) 形 podarthral.
podasteroid [pədǽstərɔid] 星状足の，星状脚の.
podedema [pədedí:mə] 足水腫，足部浮腫.
podencephalus [pɑdənséfələs] 茎脳体(頭蓋骨が欠損し，脳が体躯と茎をもって

P

連結している奇形).
podiatry [poudáiətri, -díə-] 足病学, ＝chiropody.
pod(o)- [pɑd(ou), -d(ə)] (足との関係を表す接頭語).
podobromidrosis [pɑdoubroumidróusis] 悪臭足汗.
podocyte [pádəsait] 足細胞(腎糸球体の毛細血管係蹄を包む上皮細胞. タコ足細胞ともいう).
pododynamometer [pɑdoudainəmámitər] 足筋力計.
pododynia [pɑdədíniə] 足痛, ＝trasalgia, podalgia.
Podogona [pɑdəgóunə] 脚膝目, ＝Ricinulei.
podogram [pádəgræm] 足底像.
podograph [pádəgræf] 足底描写器.
podometer [poudámitər] 歩数計.
PODx preoperative diagnosis (術前診断).
poecil- [póuisil] ＝poikil(o)-.
POEMS syndrome ポエムス症候群 (polyneuropathy, organomegaly, endocrinopathy, M-protein and skin change syndrome), ＝Crow-Fukase syndrome.
-poiesis [pɔii:sis] (生産を意味する接尾語).
poikil(o)- [pɔiki(:)l(ou), -(ə)] (変形, 変性の意味を表す接頭語).
poikiloblast [pɔ́ikiləblæst] 変形赤芽球.
poikilocarynosis [pɔikiloukærinóusis] 変形細胞症(Bowen 病においてみられる変形細胞症).
poikilocyte [pɔ́ikiləsait] 変形赤血球.
poikilocytosis [pɔikilousaitóusis] 変形赤血球増加〔症〕, 異形赤血球増加症.
poikilodentosis [pɔikiloudentóusis] 点状歯, ＝mottled enamel.
poikiloderma [pɔikiloudə́:mə] 多形皮膚萎縮(色素沈着, 色素脱失末梢血管拡張, 表皮の萎縮を特徴とする), ＝poikilodermia.
poikilopicria [pɔikiəpíkriə] 血液陰イオン変化(酸塩基平衡が消失すること).
poikilotherm [pɔikíləθə:m] ①変温動物, ②不定温度, ＝allotherm.
poikilothermic [pɔikilouθə́:mik] 変温の, ＝poikilothermal, poikilothermous.
poikilothermism [pɔikilouθə́:mizəm] 温変性, ＝poikilothermy.
poikilothrombocyte [pɔikilouθrámbəsait] 変形栓球(血小板).
poikilothymia [pɔikilouθáimiə] 変気症(気分が変わりやすい精神状態).
point [pɔ́int] ①先端, ②点((1)問題点. (2)評点. (3)時点. (4)終止符. (5)音楽の付点. (6)小数点).
pointed condyloma 尖圭(形)コンジローマ.
point epidemic 点流行.
pointer [pɔ́intər] 指針, ポインタ.
pointillage [pwantijáʒ] [F] 指圧法, 指あんま(按摩).
point mutation 点突然変異(その場, その場に起こる人為突然変異の一型).
point of elbow 肘頭, ＝olecranon.
point of maximal impulse (PMI) 最大拍動点, 心尖点, ＝point of maximum impulse.
point-set [pɔ́int sét] 点集合.
poise [pɔ́iz, pwáz] [F] ポアズ(粘性率の cgs 単位. すなわち, 1ポアズ $=1g \cdot cm^{-1} \cdot s^{-1}=0.1\ Ns/m^2$).
Poiseuille law ポアズイユ法則(血流の毛細血管内流量はその管の半径の4乗と両端の圧力差に比例し, 管の長さと粘性率に逆比例するという法則), ＝Hagen-Poiseuille law.
Poiseuille space ポアズイユ層(血管内の血流が比較的遅滞を呈する血管壁近接部).
poison [pɔ́izən] 毒, 毒物, 毒薬 形 poisonous.
poisoning [pɔ́izəniŋ] ①中毒, ②被毒(触媒作用の).
poisonous [pɔ́izənəs] 毒性のある, 有害な.
Poisson ratio ポアソン比(物体が1方向に張力または圧力を受けると, その方向に歪度 e の伸び縮みを起こすとともに, 横の方向には歪度 f の縮みまたは伸びを起こす. この f の e に対する比 o は物質特有の常数で, これを Poisson 比と呼び, 普通 0.2〜0.4 である).
poker back 無表情背(脊椎強直により運動性のない背).
Poland syndrome ポーランド症候群(内胸動脈分岐部より近位部での鎖骨下動脈血流障害の結果, 同側の合短指症と大胸筋の欠損を呈するもの).
polar [póulər] ①極の, ②極線, ③偏光の.
polar body 極体(卵母細胞が2回減数分裂する過程でできる細胞質の乏しい片方の小さな細胞, 一次減数分裂により一次極体が生じる), ＝polocytes, pole-cell, directive corpuscle.
polar cataract 極白内障.
polarimeter [poulərímitər] 偏光計, 旋光計(旋光性物質の旋光度を測る装置).
polarimetry [poulərímitri] 偏光度測定法, 偏光分析.
polariscope [pouláeriskoup] 偏光器(偏光子と検光子とを組み合わせたもの).
polariscopy [poulərískəpi] 偏光学, 偏光観察法 形 polariscopic.
polarity [pouláeriti] ①極性, ②有極性.
polarity therapy ポラリティーテラピー(体内のエネルギーをストレッチ体操で調整し, 健康状態を改善する療法).
polarizability [poulərizəbíliti] ①分極率, ②分極性.

P

polarization [pouləraizéiʃən] ① 分極，成極(原子や分子を電場におくと，これらが一時的に電荷分布に変化を生じて，双極子モーメントをもつようになる現象)，② 偏り(波の)，③ 偏光 形 polarizable, polarized, polarizing.

polarize [póuləraiz] 偏光させる，分極させる.

polarized light 偏光(光波の振動が1平面，または円または楕円において起こるもの).

polarizer [póuləraizər] ① 分極剤，② 偏光子(自然光を偏光に変えるために用いるニコルプリズム).

polarizing microscope 偏光顕微鏡(偏光を利用する顕微鏡で，2個のニコルプリズムまたは人造偏光板を備え，上部の検光用ニコルは自由に動かし，載物台のものは固定してあって，前者と十字ニコルをなす)，= polarization microscope.

polarogram [pouléərəgræm] ポラログラム，電圧－電流曲線(ポラログラフィにおいて得た電圧－電流の関係を曲線として表した図).

polarograph [pouléərəgræf] ポラログラフ(ポラログラフィ polarography に用いる装置).

polarography [poulərágrəfi] ポラログラフィ(滴下水銀電極を陰極とし，水銀プールを対極として電気分解を行い，それに伴って流れる電流と加えた電圧との関係を分析する方法) 形 polarographic.

polaron [póulərɑn] ポラロン(一方の端から他方の端に向かって遺伝子変換が極性をもって起こる染色体部分).

pole [póul] 極 形 polar.

policlinic [pɑliklínik] ① 市立病院，総合診療所(polyclinic と区別することもあるがだいたい同義語として用いられる)，② ポリクリニック(患者を実際に診療する臨床実習).

poli(o)- [pouli(ou), -li(ə)] (神経灰白質との関係を表す接頭語).

polio [póuliou] ポリオ(ポリオウイルスによる疾患で，脳炎を起こし，四肢の麻痺をきたす場合がある．灰白髄炎の略)，= poliomyelitis, infantile paralysis.

poliodystrophia [poulioudistróufiə] ポリオジストロフィー，灰白異栄養〔症〕，= poliodystrophy.

polioencephalitis [poulioensefəláitis] 脳灰白質炎(脳の灰白質の炎症).

polioencephalomyelitis [poulioensefəloumaiəláitis] 灰白脳脊髄炎(ポリオウイルス感染による).

polioencephalopathy [poulioensefəlápəθi] 灰白脳病.

poliomyelitis [pouloumaiəláitis] 灰白髄炎(ポリオ)，= polio.

poliomyelitis live vaccine (PLV) ポリオ生ワクチン.

poliomyelitis virus 灰白髄炎ウイルス，ポリオウイルス，= *Poliovirus*.

poliomyelopathy [poulioumaiəlápəθi] 灰白脊髄障害，慢性灰白脊髄炎.

poliosis [pouliόusis] 白毛(はくもう．限局性に散布した白毛)，= canities.

Poliovirus [póuliəvaiərəs] ポリオウイルス(ピコルナウイルス科のウイルスで，急性灰白髄炎の原因となる．麻痺発症者には高い頻度で麻痺を残す．ワクチンによる予防対策が行われている).

polishing [pɑ́liʃiŋ] 研磨.

politzerization [pɑlitsərizéiʃən] ポリッツェル通気〔試験〕法.

Pollag sign ポラッグ徴候(脳膿瘍，脳腫瘍などで胃潰瘍の Head 帯と同じように局所に放散する頭部の疼痛).

pollakidipsia [pɑləkidípsiə] はん(頻)渇多飲〔症〕.

pollakiuria [pɑləkijú:riə] 尿意頻数，頻尿，= pollakisuria, thamuria.

pollen [pɑ́lən] 花粉(花の葯(やく)により産生される受精要素).

pollen allergen 花粉アレルゲン.

pollenosis [pɑlənóusis] 花粉症(花粉によるⅠ型アレルギー．毎年花粉の飛散時期に症状が出現する．枯草熱のこと)，= hay fever, rose cold.

pollex [pɑ́leks] 母指(手のおやゆび)，第1指.

pollex valgus 外反母指.

pollex varus 内反母指.

pollinosis [pɑlinóusis] 花粉症，= pollenosis.

Pollock operation ポロック手術(膝蓋骨を残す膝切断法で，皮膚弁は前方に長く，後方に短くとる方法).

pollutant [pəlú:tənt] ① 汚染物(大気の)，② 汚濁物(水の)，③ 汚染因子.

pollutio [pəlú:ʃiou] 遺精，= pollution.

pollution [pəlú:ʃən] ① 遺精，② 汚染，③ 夾雑物(気候学の).

pollutio nocturna 夢精(夜間遺精).

polocyte [póuləsait] 極細胞，= polar body, polecell.

polonium [pəlóuniəm] ポロニウム(記号 Po．原子番号 84．α線を放出する放射性物質で，元素の中でもっとも毒性が強い).

poltophagy [pəltáfəʤi] 完全そしゃく(咀嚼)(嚥下に先だち完全に食物を咬み砕くこと．荒食 psomophagia に対立する語).

polus [póuləs] 極，= pole.

poly [pɑ́li] polymorphonuclear leukocyte (多形核白血球).

poly- [pɑli] (多数，多量，多元，多発，過剰などの意味を表す接頭語).

polyacoustic [pɑliəkú:stik] 音声増強性の.

polyacrylamide gel electrophore-

P

sis (PAGE) ポリアクリルアミドゲル電気泳動.

polyaddition [pɑliədíʃən] 重付加.

polyadelphous [pɑliədélfəs] 多体の(雄蕊).

polyadenitis [pɑliædináitis] 多発腺炎(全身のリンパ腺炎).

polyadenopathy [pɑliædinápəθi] 多発腺症(特に内分泌腺の).

polyadenosis [pɑliædinóusis] ＝polyadenopathy.

polyadenous [pɑliǽdinəs] 多発腺性の.

polyaesthesia [pɑliesθí:ziə] 重複感覚, 多感覚(1つの物体が多くの個所に知覚されること), ＝polyesthesia 形 polyesthetic.

polyagglutinability [pɑliəgl(j)u:tinəbíliti] 多凝集能.

polyalgesia [pɑliælʤí:siə] 多種感覚(単一の刺激が多数の感覚を与えること).

polyamine [pɑliǽmi:n, -əmí:n] ポリアミン(アミン基 NH_2 2以上を含有する化合物の総称).

polyangiitis [pɑliænʤáitis] 多発〔性〕血管炎.

Polya operation ポリア手術(胃の部分切除後, 結腸の後方で, 胃切除端全体と空腸とを吻合する方法), ＝Polya gastrectomy.

polyarteritis [pɑliɑ:tiráitis] 多発〔性〕動脈炎.

polyarteritis nodosa (PAN) 結節性多発動脈炎.

polyarteritis nodosa cutanea 皮膚〔型〕結節性〔多発性〕動脈炎.

polyarthric [pɑliá:θrik] 多関節の, ＝multiarticular, polyarticular.

polyarthritis [pɑliɑ:θráitis] 多発関節炎 形 polyarthritic.

polyarticular [pɑliɑ:tíkjulər] 多関節の.

polyatomic [pɑlieitámik] 多原子の.

polyatomic acid 多原子酸(塩基と置換し得る水素原子2個以上を含む酸), ＝polybasic acid.

polyatomic alcohol 多価アルコール, ＝polyhydric alcohol.

polyatomic molecule 多原子分子.

polyaxial joint 多軸性関節, ＝multiaxial joint.

polyaxon [pɑliǽksən] 多軸索神経細胞(第3型神経細胞).

polyblast [pálibləst] ポリブラスト, 多芽細胞(炎症に際して現れるアメーバ状の単核食細胞で, 単球, リンパ球などに由来する).

polyblennia [pɑliblénia] 粘液分泌過多.

polyblepharon [pɑliblέfərɑn] 眼瞼過剰, ＝polyblepharia, polyblephary.

polycardia [pɑliká:diə] 頻脈, ＝tachycardia.

polycentric [pɑliséntrik] 多中心の, 多核心の.

polychiria [pɑlikáiriə] 手過剰.

polychlorinated biphenyl (PCB) ポリ塩化ビフェニル(PCBといわれることが多い. 耐火耐熱性, 電気絶縁性に優れ, 電気部品・熱媒体に用いられたが, 現在では残留性有機汚染物質として国際的に規制されている).

polychondritis [pɑlikɑndráitis] 多発性軟骨炎.

polychrest [pálikrest] ①多用途性(多様の用途ある), ②万能薬 形 polychrestic.

polychroism [pɑlikróuizəm] 多色性(結晶のような異方体が, 方向により光に対する選択吸収を異にすることから, 種々の方向に透過する光の色を異にする性質).

polychromasia [pɑlikrouméiziə] 多染性, 多色性(特に赤血球の血色素が成熟した純粋のものでないとき赤青色の混合色をとること), ＝pleochromia 形 polychromatic.

polychromatic cell 多染性赤血球(幼若な赤血球で細胞質に好塩基性, 好酸性の物質を含む), ＝polychromatophil cell, polychromatocyte.

polychromatocyte [pɑlikroumǽtəsait] ＝polychromatic cell.

polychromatocytosis [pɑlikroumətousaitóusis] 多染性赤血球増加症.

polychromatophil(e) [pɑlikroumǽtəfil, -króumət-] 多染の, 多染性細胞.

polychromatophilia [pɑlikroumətəfíliə] 多染性(特に赤血球の), ＝polychromophilia, polychromatosis, polychromasia.

polychromatophilic [pɑlikroumətəfílik] 多染〔性〕の(細胞がいろいろな色素に染まる性質をいう), ＝polychromatophil(e).

polychromatopsia [pɑlikroumətápsiə] 多色視, ＝euchromatopsia.

polychromatosis [pɑlikroumətóusis] 多染性, ＝polychromatophilia.

polychromemia [pɑlikroumí:miə] 多色素血〔症〕(血中にヘモグロビンが増加すること).

polychromia [pɑlikróumiə] 色素形成過多, 多色〔素〕性 形 polychromic.

polychylia [pɑlikáiliə] 乳び(糜)形成過多 形 polychylic.

polyclinic [pɑliklínik] 総合〔臨床〕診療施設(医科大学または私立病院において全疾病を診療対象とする施設. 市立施療施設 policlinic と区別することもある).

polyclonal [pɑliklóunəl] ポリクローナル(種々の異なった複数のクローンに由来すること).

polyclonal activation 多クローン性活性化.

polyclonal T-cell activator (PTA) 多クローン性T細胞活性.

polyclonia [pɑliklóuniə] 多間代痙攣(随

意筋収縮で抑制される両側性の速い非対称性の筋収縮をきたす症候群．フリードライヒ病），＝paramyoclonus multiplex, Friedreich disease.

polycoria ［pɑlikɔ́:riə］ 多瞳孔〔症〕.

polycrystal ［pɑlikrístəl］ 多結晶体.

polycyclic ［pɑlisáiklik, –sík–］ 多環式の（主として化合物についていう）.

polycyesis ［pɑlisaií:sis］ 多胎妊娠.

polycystic hypoplasia 多囊胞性低形成.

polycystic kidney 多発性囊胞腎.

polycystic kidney disease (PCKD) 多発〔性〕囊胞腎症.

polycystic ovary syndrome (POC) 多囊胞性卵巣症候群（視床下部－下垂体，卵巣，副腎皮質の機能異常により，血中黄体化ホルモン / 卵胞刺激ホルモン比の上昇，アンドロゲン値の増加などの内分泌異常が出現する．両側の多囊胞卵巣，排卵障害，月経異常，不妊，肥胖，多毛，男性化症状などを呈する）.

polycyth(a)emia ［pɑlisaiθí:miə］ 赤血球増加〔症〕（赤血球が異常に増加する状態），＝polyglobulia, polyglobulism, erythremia.

polycythemia vera (PV) ［L］ 真性赤血球増加症，真性多血症.

polycytosis ［pɑlisaitóusis］ 多血球症（赤血球と白血球とが増加し，血漿が相関性減少を示す状態）.

polydactyly ［pɑlidǽktili］ 多指（趾）〔症〕，指（趾）過剰症，＝polydactylia.

polydentia ［pɑlidénʃiə］ 歯数過剰，＝polyodontia.

polydioxanone (PDS) ［pɑlidaiáksənoun］ ポリディオキサノン（縫合糸素材）.

polydipsia ［pɑlidípsiə］ 多飲多渇症.

polydysplasia ［pɑlidispléiziə］ 多発異形成，多発形成障害（いくつかの点で組織発達が異常なこと）.

polyethylene ［pɑliéθili:n］ ポリエチレン（エチレン $CH_2=CH_2$ 分子が重合して合成される樹脂），＝polythene.

polyethylene glycol (PEG) ポリエチレングリコール（一般式 $HOCH_2(CH_2OCH_2)_xCH_2OH$ の構造をもつもののうち低分子量（200〜300 量体）のものをいう．高分子量のものはポリエチレンオキシドという）.

polygalactia ［pɑligəlǽkʃiə］ 乳汁〔分泌〕過多〔症〕.

polygalacturonase ［pɑligəlæktjú:rəneis］ ポリガラクツロナーゼ（数種のペクチン質を分解する酵素からなるもの）.

polygamy ［pəlígəmi］ ①一夫多妻，一妻多夫，②雌雄多株（同一株に雌花，雄花，両性花のあること），③雑居性 形 polygamous.

polygastria ［pɑligǽstriə］ 胃液分泌過多.

polygene ［pɑ́liʤi:n］ ポリジーン，多遺伝子（サイズ，重量，色素形成などのような量的な形質に関与する一群の遺伝子で Mather によって提唱された概念）.

polygenic ［pɑliʤénik］ ポリジーンの，多遺伝子性の.

polygeny ［pəlíʤəni］ 多因性.

polyglucose ［pɑliglú:kous］ 多ブドウ糖類.

polyglutamine disease ポリグルタミン病（三塩基反復病），＝CAG repeat disease.

polygram ［pɑ́ligræm］ ポリグラム，複写図.

polygraph ［pɑ́ligræf］ ポリグラフ，多用途記録計.

polygraphy ［pəlígrəfi］ ポリグラフィ，多元記録法，複写法（多くの現象を同時に記録する方法）.

polygyria ［pɑliʤíriə］ 多脳回〔症〕.

polyhedral ［pɑlihí:drəl］ 多面の，多面体の.

polyhedral body 多面性体.

polyhemia ［pɑlihí:miə］ 多血〔症〕，〔循環〕血液量増加（過多），＝poly(a)emia.

polyhexose ［pɑlihéksous］ 多糖類，＝polysaccharide.

polyhidrosis ［pɑlihidróusis, –haid–］ ①多汗症，＝hyperhidrosis，②粟粒熱，発汗病，＝polyidrosis.

polyhybrid ［pɑliháibrid］ 多性雑種（両親が４対以上の性質において異なるときに生ずる雑種で，単性雑種 monohybrid に対立する語）.

polyhydramnios ［pɑlihaidrǽmniəs］ 羊水過多〔症〕，＝polyhydramnion.

polyhydric ［pɑliháidrik］ 多価の（水酸基多数を含む化合物についていう）.

polyhydruria ［pɑlihaidrú:riə］ 多尿症（比重の低い尿の排泄）.

polyhypermenorrhea ［pɑlihaipə:menərí:ə］ 頻発過多月経.

polyhypomenorrhea ［pɑlihaipoumenərí:ə］ 頻発過少月経.

polyidrosis ［pɑliidróusis］ 多汗症，粟粒熱，＝polyhidrosis.

polyinfection ［pɑliinfékʃən］ 多菌感染（１種以上の細菌による感染），＝multiinfection.

polykaryocyte ［pɑlikǽriəsait］ 多核巨〔大〕細胞.

polykaryocytosis ［pɑlikæriousaitóusis］ 多核細胞形成.

polylecithal ［pɑlilésiθəl］ 多卵黄の，＝megalecithal, telolecithal.

polyleptic ［pɑliléptik］ 多発症性の（再発と軽快とが繰り返し起こることについていう）.

polylogia ［pɑlilóuʤiə］ 多弁症（精神病性の）.

polymastia ［pɑlimǽstiə］ 多乳房症，

P

＝pleomastia.

polymastigote [pɑlimǽstigout] 多鞭毛虫類.

polymelia [pɑlimíːliə] 多肢〔症〕, 重複肢症.

polymenorrhea [pɑlimenəríːə] 頻発月経.

polymer [pɑ́limər] ポリマー, 重合体, ＝polymeride.

polymerase [pəlíməreis] ポリメラーゼ, 重合酵素.

polymerase chain reaction (PCR) ポリメラーゼ連鎖(チェーン)反応, PCR法(一連のサイクルを通して標的DNAの各鎖に対する相補鎖を同時に複製して, 標的DNAを必要量得る方法).

polymeria [pɑlimíːriə] 多節〔症〕(普通以上に臓器または他の体の部分があること), ＝polymery 形 polymeric.

polymeric immunoglobulin receptor 多量体免疫グロブリン受容体, 重合体免疫グロブリン受容体(J鎖を介して重合形になったIgA, IgMに対する受容体).

polymerid(e) [pɑlímərid, -raid] 重合体, ＝polymer.

polymerism [pəlímərizəm] ①異量, 重複(多因子形質のために, 過剰部分が存在すること), ②多節症, ③多型性, ＝polymorphism.

polymerization [pɑlimərizéiʃən] 重合〔作用〕 形 polymerized 動 polymerize.

polymery [pəlíməri] 同義因子性.

polymeter [pəlímitər] 毛髪湿度計(脱脂毛が湿気を含むと伸び乾くと縮むことを利用したもの), ＝hair hygrometer.

P

polymethylmethacrylate (PMMA) [pɑlimeθilmeθǽkrileit] ポリメチルメタアクリレート.

polymicrobial [pɑlimaikróubiəl] 多菌性の, ＝poly microbic.

polymolecular [pɑliməlékjulər] 高分子の, 多分子の.

polymorphia [pɑlimɔ́ːfiə] 多形性, 多形態.

polymorphic [pɑlimɔ́ːfik] 多形(型)の, ＝polymorphous.

polymorphic neuron 多形ニューロン.

polymorphism [pɑlimɔ́ːfizəm] 多形性, 多形現象, 同質多形, 多様性, ＝pleomorphism. ↔ monomorphism 形 polymorphic.

polymorphocyte [pɑlimɔ́ːfəsait] 多形核白血球(特に顆粒球の).

polymorphonuclear [pɑlimɔːfənjúːkliər] 多形核の.

polymorphonuclear leukocytes (PML) 多形核白血球.

polymorphonuclear neutrophil (PMN) 多形核好中球.

polymorphous [pɑlimɔ́ːfəs] ＝polymorphic.

polymyalgia [pɑlimaiǽlʤiə] 多発性筋痛.

polymyalgia rheumatica (PMR) リウマチ性多発筋痛症(50歳以上の高齢者に多く, 発熱や多発関節痛, 炎症所見の亢進を認める. PMRの約30%に側頭動脈炎を生ずる).

polymyositis (PM) [pɑlimaiousáitis] 多発性筋炎(自己免疫性とインフルエンザなどのウイルス感染, 細菌性感染などによって起こる筋炎).

polymyositis/dermatomyositis (PM/DM) 多発性筋炎・皮膚筋炎.

polymyxin [pɑlimíksin] ポリミキシン(抗生物質), ＝polymyxin hydrochloride.

polyneuritis (PN) [pɑlinjuːráitis] 多発神経炎(現在は末梢神経組織に細胞浸潤がみられる病理学的診断), ＝multiple neuritis.

polyneuropathy [pɑlinjuːrápəθi] ポリニューロパチー, 多発ニューロパチー(四肢の遠位部から左右対称性に出現する末梢神経障害. 臨床的には手袋・靴下型の運動・感覚障害を呈する), ＝polyneuropathia.

polynuclear [pɑlinjúːkliər] 多核〔性〕の, 複核の.

polynucleosis [pɑlinjuːklióusis] 多核球増加〔症〕.

polynucleotide [pɑlinjúːkliətaid] ポリヌクレオチド(モノヌクレオチドの重合したもの, すなわち核酸).

polyodontia [pɑlioudánʃiə] 多歯症, 歯牙過剰, 歯数過剰(過多), ＝polydentia.

polyoma [pɑlióumə] ポリオーマ(ポリオーマウイルス接種により生ずるマウスの腫瘍).

Polyomaviridae [pɑlioumәvíridiː] ポリオーマウイルス科(二本鎖DNAウイルスで, *Polyomavirus* 属が含まれる).

Polyomavirus [pɑlióuməvaiərəs] ポリオーマウイルス属(ポリオーマウイルス科に属し, JCポリオーマウイルス, シミアンウイルス40などが含まれる).

polyonychia [pɑliouníkiə] 多爪症.

polyopia [pɑlióupiə] 多視症, ＝multiple vision, polyopsia, polyopy.

polyorchism [pɑliɔ́ːkizəm] 精巣(睾丸)過剰〔症〕, 多精巣(睾丸)症, ＝polyorchidism.

polyorexia [pɑliouréksiə] 大食〔症〕.

polyorganotropic [pɑliɔːgənətrápik] 向多臓器性の.

polyoside [pɑ́liəsaid] 多糖類(xylose, mannoseなどを含む), ＝polyose, polysaccharide.

polyostotic [pɑliəstátik] 多骨性.

polyotia [pɑlióuʃiə] 多耳〔症〕.

polyovular [pɑliávjulər] 多卵性,

＝polyzygotic.
polyovulatory〔paliávjulətəri, –tɔ:ri〕 多排卵の.
polyp〔pálip〕 ポリープ(茸腫(じょうしゅ)), 息肉(主として粘膜に発生するキノコ状の腫瘍) 形 polypous.
polypapilloma〔palipæpilóumə〕 多発乳頭腫.
polyparesis〔palipərí:sis〕 進行麻痺.
polypectomy〔palipéktəmi〕 ポリペクトミー, ポリープ切除〔術〕.
polypeptide〔palipéptaid〕 ポリペプチド(複数のペプチド結合を有するペプチドをいう).
polypeptide chain elongation factor ポリペプチド鎖延長因子, ＝elongation factor.
polypeptide chain initiation factor ポリペプチド鎖開始因子.
polypeptide chain termination factor ポリペプチド鎖終結因子.
polyphagia〔palifeíʤiə〕 多食, ＝polyphagy.
polyphalangism〔palifəlǽnʤizəm〕 多節骨〔症〕.
polypharmaceutic〔palifɑ:məsú:tik〕 多剤投与(特に併用することについていう).
polypharmacy〔palifá:məsi〕 ①多剤療法, ②過量投薬.
polyphenic gene ＝pleiotropic gene.
polypheny〔pəlífəni〕 多形質表現〔性〕.
polyphobia〔palifóubiə〕 一般恐怖〔症〕.
polyphonism〔palifóunizəm〕 多音, 多声.
polyphrasia〔palifréiziə〕 多弁症.
polyphyletism〔palifáilətizəm〕 多元論(各種の血球はそれぞれの母細胞から分化するという説で, 一元論 monophyletism に対立する) 形 polyphyletic.
polyphyodonty〔palifáiədánti〕 多生歯〔性〕.
polypiform〔pəlípifɔ:m〕 ポリープ状の, ＝polypoid.
polyplastic〔paliplǽstik〕 ①多構成の, ②多変形の.
polyplastocytosis〔paliplæstousaitóusis〕 血小板増加〔症〕.
polyplegia〔paliplí:ʤiə〕 多発性筋肉麻痺.
polyploid〔pálipləid〕 倍数体, 倍数体の 名 polyploidy.
polyploidy〔pálipləidi〕 倍数性.
polypn(o)ea〔palipní:ə〕 多呼吸, 呼吸頻繁(呼吸数が著しく増したもの), ＝panting.
polypodia〔palipóudiə〕 多足〔症〕.
polypoid〔pálipɔid〕 ポリープ様の, ＝polypiform.
polypolarity〔palipouləriti〕 多極性 形 polypolar.
Polyporus〔pəlípərəs〕 タマチョレイタケ属(多孔菌科の一属. ミズナラなどの根に寄生するチョレイマイタケ〔猪苓舞茸〕*P. umbellatus* の菌核はチョレイ〔猪苓〕の原料となる).
polyposia〔palipóuziə〕 多飲症.
polyposis〔palipóusis〕 ポリポーシス, ポリープ症(腸ポリープ症, 大腸ポリポーシス).
polypotomy〔palipátəmi〕 ポリープ切開術.
polypous〔pálipəs〕 ポリープ性の.
polypus〔pálipəs〕〔L〕 ポリープ(茸腫(じょうしゅ)), ＝polyp.
polyradiculitis〔palirədikjuláitis〕 多発神経根炎(脊髄神経根を含めた四肢の対称性末梢神経障害), ＝polyneuroradiculitis.
polyradiculoneuropathy〔palirədikjulounju:rápəθi〕 多発〔神経〕根神経障害.
polyribosome〔paliráibəsoum〕 ポリリボソーム(多数のリボソームが1本の mRNA に連結したもの), ＝polysome.
polyrrh(o)ea〔palirí:ə〕 分泌過多.
polysaccharide (PS)〔palisǽkəraid〕 多糖〔類〕(単糖 monosaccharide が数個以上脱水縮合して生じた糖質をいう), ＝polysaccharose, polyose.
polyscelus〔pəlísələs〕 多脚奇形.
polyscope〔páliskoup〕 徹照器, ＝diaphanoscope.
polyserositis〔palisi:rousáitis〕 多漿膜炎, 多発性漿膜炎, 汎漿膜炎(Bamberger 病とも呼ばれ, 多部位の漿膜が同時に侵される炎症), ＝Bamberger disease.
polysialia〔palisaiéiliə〕 唾液過剰分泌症, 流涎症(よだれ症), ＝ptyalism.
polysinusitis〔palisainjusáitis〕 多副鼻洞炎.
polysography〔paliságrəfi〕 重複撮影〔法〕(内臓の撮影の際, 1枚のフィルムに数回の撮影を重ねて行い, その運動様式を記録する方法).
polysomatous〔palisóumətəs〕 多体性(一体以上に関連をもつ奇形についていう) 名 polysomia.
polysome〔pálisoum〕 ポリソーム(mRNA の遺伝暗号を翻訳するリボソームは1本の紐状の mRNA 分子上に数個から数十個が数珠状に連なっている. この形態をポリソームという), ＝polyribosome.
polysomia〔palisóumiə〕 多体重複奇形.
polysomnography (PSG)〔palisamnágrəfi〕 睡眠ポリグラフ計, 睡眠検査.
polysomy〔palisóumi〕 多染色体性.
polyspermia〔palispə́:miə〕 ①過多精子, 多精子症(精液 $1mm^3$ 中の精子数が正常値1～8万以上を示すこと), ②多精〔子〕受精.
polysplenia〔palisplí:niə〕 多脾症.

P

polystyrene latex test ポリスチレンラテックステスト(可溶性抗原を付着する担体としてポリスチレンラテックス粒子を用いた場合の受身凝集試験をさしていう).

polysynaptic [pɑlisinǽptik] 多シナプスの, ＝multisynaptic.

polysynaptic reflex 多シナプス反射(複数のシナプス接続に介在される反射).

polysyndactylia [pɑlisindæktíliə] 多合指症.

polyteny [pəlítəni, pɑlití:ni] ポリテニー(染色体の染色糸が娘染色体として分離せずに重複結合すること), ＝polyploidy 形 polytene.

polythelia [pɑliθí:liə] 多乳頭〔症〕, ＝polythelism.

polytocous [pəlítəkəs] 多産の.

polytrichosis [pɑlitrikóusis] 多毛症, ＝polytrichia.

polytrophia [pɑlitróufiə] 過多栄養, 発育過剰, ＝polytrophy 形 polytrophic.

polyuria [pɑlijú:riə] 多尿〔症〕(尿排泄量が異常に増加した状態で, 尿崩症, 糖尿病などにみられる) 形 polyuric.

polyuria test 多尿試験, ＝Albarran polyuria test.

polyvalent [pəlivéilənt] 多価の, ＝multivalent.

polyvalent influenza virus vaccine 多価インフルエンザウイルスワクチン(A型, およびB型インフルエンザウイルスによる感染症の予防用ワクチン).

polyvalent serum 多価血清(1株以上または1種以上の抗体に対する抗体を含む血清).

P

polyvalent vaccine 多価ワクチン(2種類以上の病原体, または同一病原体の2種以上の株の抗原物質を含んだワクチン).

polyvariant [pɑlivέəriənt] 多変性の.

polyventer [pɑlivéntər] 多腹筋(筋腹が2つ以上ある筋(例：腹直筋)), ＝musculus polyventer [L].

polyxeny [pəlíksəni] 多種寄生.

POM pain on motion (運動痛).

pomatum [pouméitəm] 毛髪用軟膏.

Pomeroy operation ポメロイ手術(卵管の両端を隔離するため, 中央部を圧滅し, 両端を吸収性縫線で結紮する方法).

Pompe disease ポンペ病(酸性マルターゼ欠損症で, 乳児型は生後1ヵ月より全身筋力低下. 舌・心肥大. 小児型は筋ジストロフィー様症状を呈する. 糖原病Ⅱ型), ＝glycogen storage disease type Ⅱ.

pompholyhemia [pɑmfɑlihí:miə] 気泡血症(減圧病などの際にみられる血液中に気泡の混入したこと).

pompholyx [pámfəliks] 汗疱(手足指間に水疱の生ずる皮膚症), ＝chiropompholyx, dyshidrosis.

pompholyx idiopathica 特発性汗疱.

pomphus [pámfəs] 膨疹(真皮の限局性浮腫反応), ＝wheal, 水疱(表皮内・下に液状内容を含む), ＝blister.

POMR problem oriented medical record (問題志向型診療記録).

POMS profile of mood states (気分調査表).

ponderal [pándərəl] 重量の.

pondus hydrogenii (pH) [L] 水素イオン指数, ＝potential of hydrogen, hydrogen ion exponent.

pono– [pounou, –nə] (肉体の疲労や苦痛を意味する接頭語).

pons [pánz] 橋(中脳と延髄との間にあり脳幹の一部, 中小脳脚で小脳と連絡する), ＝pons [L] 形 pontile, pontine.

Pontiac fever ポンティアック熱(レジオネラ属の細菌感染によりインフルエンザ様の症状を発症する疾患).

pontic [pántik] 架工歯, ポンティック(橋体), ＝dummy.

ponticulus [pantíkjuləs] 小橋(後耳介筋が付着する甲介隆起の稜) 形 ponticular.

pontile [pántail] 橋の, ＝pontine.

pontine reticular formation (PRF) 橋網様体.

pontmedullary groove 橋延髄溝.

pontoon [pantú:n] 小腸ループ.

PONV postoperative nausea and vomiting (術後悪心嘔吐).

pool [pú:l] ①プール, ②貯留, 滞留, ③備蓄物(貯蔵血液など).

pool conjunctivitis プール結膜炎.

pooled [pú:ld] ①混合した(数名の供血者から採集した血液, 血漿または血清を混合することについていう), ②貯留した.

pooled blood–plasma 混合血漿.

pooled human serum (PHS) 貯蔵ヒト血清.

pooled serum 貯留血清(複数の個体から採取した血清の混合物).

poorly compliant bladder 低コンプライアンス膀胱(尿量が少なくても内圧が高まること. 排尿筋障害による).

poor risk プアリスク(①手術や麻酔・検査などに際して危険度の高いこと. ②予後不良).

poples [pápli:z] 膝窩(膝の後面. ひかがみ) 形 popliteal.

popliteal [pɑplítiəl, –lití:əl] 膝窩の.

popliteal artery 膝窩動脈(大腿動脈の続き下腿で前脛骨動脈と後脛骨動脈とに分かれる), ＝arteria poplitea [L].

popliteal fossa 膝窩(膝の後のくぼみ), ＝fossa poplitea [L].

popliteal groove 膝窩筋溝.

popliteal space 膝窩部.

popliteal vein 膝窩静脈, ＝vena po-

plitea [L].
poppy [pápi] ケシ［罌粟］, ポピー, ＝*Papaver*.
POPS postoperative pain service (術後疼痛管理).
populace [pápjuleis] 大衆, 民衆, 庶民.
population [pɑpjuléiʃən] ①人口, ②母集団(推計学では特定の目印をもつすべての個体の集まりを集計的母集団という), ③祖集団, ＝universe, ④個体群, 集団.
population mutation 個体群突然変異.
population problem 人口問題.
poradenitis [pɔːrædináitis] 腸骨リンパ節炎(小膿瘍を形成する腸骨リンパ節の炎症).
porcelain [pɔ́ːsilein] 磁器, 陶材.
porcine [pɔ́ːsiːn] ブタ(豚)の.
porcine graft 豚皮移植.
pore [pɔ́ːr] 細孔, 開口, 穴, ＝porous.
porencephaly [pɔːrenséfəli] 孔脳症, ＝porencephalia, 脳空洞〔症〕(脳実質に多数の嚢胞または空洞が生じ, 脳室とクモ膜下腔との交通を起こすこと) 形 porencephalic, porencephalous.
poriomania [pɔːriəméiniə] 徘徊癖, ＝fugue, wandering.
por(o)- [pɔːr(ou), -r(ə)] (①孔, 管, 開口を意味する接頭語. ②通過を意味する接頭語. ③べんち(胼胝), 硬結を意味する接頭語).
porocephaliasis [pɔːrousefəláiəsis] 舌虫症.
porocephalosis [pɔːrousefəlóusis] 舌虫症(舌虫Porocephalidaの寄生により生ずる疾病), ＝porocephaliasis.
porocity [pɔːrásiti] 多孔性, 多孔度, 気孔率.
porokeratosis [pɔːroukerətóusis] 汗孔角化症(針尖大の角性丘疹が遠心性に拡大し, 中心部は軽度に萎縮し, 常色または淡褐色, 辺縁は堤状に隆起し暗褐色, 全体として円形または楕円形をなす), ＝Mibelli disease.
poroma [pɔːróumə] ①炎症性硬結, ②べんち(胼胝), ＝callosity.
porosis [pɔːróusis] ①小孔形成, ②仮骨形成(骨折骨の治癒過程における仮骨の形成), ③空洞形成 形 porotic, porous.
porosity [pɔːrásiti] ①空孔率, ②多孔度, 孔隙量.
porotic [pɔːrátik] 結合織増殖促進の.
porotomy [pɔːrátəmi] 尿道口切開術, ＝meatotomy.
porous [pɔ́ːrəs] 有孔の.
porphin [pɔ́ːfin] ポルフィン環(4個のピロール核がメチン炭素により環式に結合したもので, ポルフィリン類の母核).
porphyria [pɔːfíriə] ポルフィリン症(先天性代謝異常により, ポルフィリンが血液および組織中に蓄積する疾患), ＝hematoporphyria, porphyrism.
porphyria cutanea tarda (PCT) 晩発性皮膚ポルフィリン症.
porphyrinemia [pɔːfiriníːmiə] ポルフィリン血〔症〕.
porphyrinuria [pɔːfirinjúːriə] ポルフィリン尿〔症〕(主としてコプロポルフィリンおよびウロポルフィリンが正常値の38〜40倍以上の量で尿中に排泄される状態).
Porphyromonas [pɔːfiroumóuneis] ポルフィロモナス属(嫌気性のグラム陰性桿菌. 歯周疾患に関与する*P. gingivalis*などを含む).
porphyropsin [pɔːfirápsin] 視紫(ある淡水魚類の網膜の桿体に存在するカロチノイド色素で, 視紅と同一の作用を営み, 光により分解されて $retinene_2$ を生じる).
porropsia [pɔːrápsiə] 後退視〔症〕.
port [pɔ́ːt] ①門(脈管などが臓器に入る場所), ②ポート(体内留置カテーテルと接続してシステムを皮下に埋没するための器具).
porta [pɔ́ːtə] ①門(脈管などが臓器に入る場所), ②室間孔, ＝foramen of Monro.
portable insulin infusion pump (PIIP) ポータブルインスリン輸液ポンプ.
portacaval [pɔːtəkéivəl] 門脈と下大静脈の.
portacaval shunt 門脈大静脈吻合(食道下部, 直腸下部や臍の周囲にみられる門脈循環系と体循環の静脈系の短絡路. 門脈循環障害によりこれらに静脈瘤ができることがある).
porta hepatis 肝門(門脈, 胆管, 肝動脈が出入りするところ), ＝porta hepatis [L].
portal [pɔ́ːtəl] ①門の, ②門戸, ③門脈の.
portal canal 門脈管(肝実質の間で, 門脈, 固有肝動脈, 胆管のそれぞれの枝, 神経, リンパ管と結合組織を含む).
portal circulation 門脈循環.
portal hypertension (PHT) 門脈圧亢進症(門脈床の閉塞または狭窄により消化管出血と腹水を特徴とする状態).
portal of entry 侵入門(病原菌の).
portal system 門脈系.
portal-systemic encephalopathy 門脈大循環性脳症(門脈の血液が肝における代謝, 解毒を経ず大循環に入る短絡路によるもの).
portal vein (PV) 門脈(胃・腸・脾臓からの静脈が合流し, 肝臓に入る静脈), ＝vena portae [L].
portal vein blood flow (PVBF) 門脈血流量.
portal vein dilation (PVD) 門脈拡張.
portal vein pressure (PVP) 門脈圧.

Porter sign ポーター徴候(気管が下方に引かれる運動または感覚で，大動脈瘤の一徴候)，＝Oliver sign, tracheal tugging.

Porteus maze test ポルテウス迷路試験(被検者に鉛筆で迷路を追跡させて，可能か否かを確認する方法).

portio [pɔ́:ʃiou] [L] 部，部分，＝portion.

portiometer [pɔ:ʃiámitər] ポルチオメータ，子宮口開大度測定器.

portion [pɔ́:ʃən] 部分，区分.

portiplex [pɔ́:tipleks] (室間孔を通って両側脈絡叢を連結する部分)，＝portiplexus.

portitis [pɔ:táitis] 門脈炎.

portoenterostomy [pɔ:touentərástəmi] 肝門部空腸吻合〔術〕(胆道閉鎖症に対する手術法，遊離空腸を肝門部に吻合する術式)，＝Kasaioperation.

portogram [pɔ́:təgræm] 門脈造影像.

portography [pɔ:tágrəfi] 門脈造影法.

portovenography [pɔ:touvi:nágrəfi] 門脈造影(撮影)〔法〕，＝portography.

port-wine mark ポートワイン母斑，火炎状母斑，＝port-wine stain nevus.

porus [pɔ́:rəs] 孔 形 porous.

POS problem oriented system (問題志向型システム，ポス).

posed [póuzd] 正常姿勢の(異常姿勢 malposed に対立する)，＝normally posed.

positio [pəzíʃiou] [L] 位，＝position.

position (P) [pəzíʃən] ① 位置，体位，② 胎向 形 positional.

positional cloning ポジショナルクローニング(原因疾患の遺伝子位置を決定し，その情報をもとに原因遺伝子を単離する方法).

positional nystagmus 〔異常〕体位眼振.

position effect 位置効果(染色体上の遺伝子や突然変異点の相対的位置が変化することによって表現型が変化すること．シス‐トランス位置効果と斑入り型位置効果に分けられる).

positioning [pəzíʃəniŋ] ポジショニング(体位設定．臥床状態での良肢位の保持，褥瘡予防，循環改善のためになされる).

positive [pázitiv] ① 陽性の，正の(数学，生理学では基本的数または条件をいう．また零より大きい数をいい，＋の記号で表される．対義語は negative)，② 積極的な，③ 陽画.

positive accommodation 実性調節(遠くから近くをみた際に増強される反射調節).

positive airway pressure (PAP) 気道陽圧.

positive airway pressure ventilation (PAPV) 気道内陽圧呼吸.

positive convergence 実性輻輳(視軸が内転すること).

positive end-expiratory pressure (PEEP) 呼気終末陽圧〔呼吸〕.

positive expiratory pressure (PEP) 呼気陽圧法.

positive expiratory pressure plateau (PEPP) 呼気陽圧プラトー.

positive inotropic agent 強心薬.

positive ion 陽イオン(正の電荷をもつイオン).

positive-negative pressure breathing (PNPB) 陽陰圧呼吸〔法〕.

positive-negative pressure respirator (PNPR) 陽陰圧呼吸器.

positive phase 陽性相(陰性相に続いて起こるオプソニン指数の増大期).

positive predictive value (PPV) 陽性的中率(所見が陽性の場合に疾患を有する確率).

positive pressure breathing (PPB) 陽圧呼吸法.

positive pressure ventilation (PPV) 陽圧換気(気道に陽圧をかけて肺胞を膨らます方法．従圧式(吸気相から呼気相への切り替え時に，気道内圧が一定になったら呼気相に替わる方式)と従量式(一定の一回換気量が送られたあと呼気に替わる方式)がある).

positive scotoma 実性暗点(患者自身が自覚するもの).

positive selection ① ポジティブセレクション(選別圧力の一つ．自己細胞と共同作業がうまくできるクローンを選別して増大させる)，② 正の淘汰(ダーウィン淘汰．生存に有利な遺伝的変異が，その頻度を増していくこと)，＝Darwinian selection.

positive strand virus ポジティブ鎖ウイルス，プラス鎖ウイルス.

positive to negative ratio (P/N) 陽陰比.

positron [pázitrɑn] 陽電子，ポジトロン(電荷も質量も電子と同程度の正電荷をもつ粒子)，＝positon, positive electron.

positron computed tomography ポジトロンCT (陽電子放射断層法)，＝positron emission transaxial tomography.

positron emission tomography (PET) 陽電子放射断層撮影法(ペット．CTの画像再構成原理にしたがって核医学画像の断層像を作成するもの).

positron emission transaxial tomography (PETT) ポジトロン放射型体軸横断断層撮像〔法〕.

posology [pəsáləʤi, pous-] 薬量学(治療薬剤の用量判定などを研究) 形 posologic, posological.

possession [pəzéʃən] ① 憑衣(ひょうい)，② 所有物 形 possessed.

P

post- [poust] (後，後方，続などの意を表す接頭語で，ギリシャ語の meta に相当する)．

post [póust] ポスト，合釘(義歯を支持させるために天然歯に挿入するもの)．

postanesthetic [poustænisθétik] 麻酔後の．

postanesthetic care unit (PACU) 麻酔後回復室．

postantibiotic effect (PAE) 抗生物質治療効果．

postcapillary venule (PCV) 毛細血管後静脈，後毛細管細静脈(細静脈の一種で，毛細血管と普通の静脈の間の部分．リンパ節内の PCV は特に高内皮性小静脈と呼ばれる)．

postcardiotomy syndrome 心術後症候群(心膜切開を伴う心臓手術の施行例にみられる．発熱，胸痛ではじまる，術後10日～2ヵ月後に出現する心膜炎)，＝postpericardiotomy syndrome.

postcentral [poustséntrəl] 中心後方の，中心後回の．

postcentral area 中心後野(中心後回の体知覚の中枢がある部位)．

postcentral fissure 中心後溝(終脳，中心溝の後方の大脳溝)．

postcentral gyrus 中心後回(中心溝の後方にある大脳回の一つで，体知覚の中枢がある)，＝gyrus postcentralis [L].

postcibal [poustsáibəl] 食後の．

post cibum (pc) [L] 食後．

postcoital [poustkóuitəl] 性交後の．

postcoital test 性交後試験(不妊検査の一つ)．

postcommissurotomy syndrome 交連切開〔術〕後症候群(心膜切開後症候群)，＝postpericardiotomy syndrome.

postconcussion syndrome 脳振とう(盪)後症候群(脳振盪の後続症として起こる，時に数ヵ月以上続く頭痛，頭内音感，めまい，不眠，刺激過敏などを主とし，脳の器質的変化を伴わない．時に記銘，想起障害も伴う)，＝posttraumatic constitution, Marie head-wound syndrome.

postcostal anastomosis 後肋骨吻合(胎児期における節間動脈の縦の吻合で椎骨動脈を形成)．

post dam area ダム後野，後堤部(域)，＝posterior palatal seal area.

postdiphteritic paralysis ジフテリア後麻痺(ジフテリア回復後に起こる軟口蓋，眼筋，下肢の筋などの麻痺)．

postdormital [poustdɔ́:mitəl] 睡眠後期の，後睡眠期の．

postencephalitis [poustensefəláitis] 脳炎後遺症(運動性に乏しい仮面顔貌を呈し，振戦麻痺様症状を伴うときは parkinsonian syndrome と呼ぶ) 形 postencephalitic.

posterior [pɑstí:riər] 後の(より体の背側面に近い位置であることを表す)，後方の，後部の，＝posticus.

posterior antebrachial cutaneous nerve 後前腕皮神経，＝nervus cutaneus antebrachii posterior [L].

posterior asynclitism 後不正軸進入，＝Litzmann obliquity.

posterior auricular artery 後耳介動脈，＝arteria auricularis posterior [L].

posterior auricular nerve 後耳介神経，＝nervus auricularis posterior [L].

posterior auricular vein 後耳介静脈，＝vena auricularis posterior [L].

posterior brachial cutaneous nerve 後上腕皮神経，＝nervus cutaneus brachii posterior [L].

posterior cecal artery 後盲腸動脈，＝arteria caecalis posterior [L].

posterior central gyrus 中心後回，＝postcentral gyrus.

posterior cerebral artery 後大脳動脈(脳底動脈の枝)，＝arteria cerebri posterior [L].

posterior chamber 後眼房(虹彩と水晶体との間で眼房水が流れる)，＝camera posterior bulbi [L].

posterior circumflex humeral artery 後上腕回旋動脈(上腕動脈の枝)，＝arteria circumflexa humeri posterior [L].

posterior circumflex humeral vein 後上腕回旋静脈，＝vena circumflexa humeri posterior [L].

posterior column 後柱(脊髄の後角を脊髄全体として3次元的にみた際の用語)，＝dorsal funiculus, cornu posterius.

posterior communicating artery 後交通動脈(中大脳動脈と後大脳動脈を連絡する)，＝arteria communicans posterior [L].

posterior cricoaryt(a)enoid 後輪状披裂筋(喉頭筋の一つ)，＝musculus cricoarytenoideus posterior [L].

posterior cruciate ligament 後十字靱帯(膝関節にある膝十字靱帯の一つ)，＝ligamentum cruciatum posterius [L].

posterior discission 後部水晶体被膜切割．

posterior ethmoidal artery 後篩骨動脈，＝arteria ethmoidalis posterior [L].

posterior ethmoidal nerve 後篩骨神経，＝nervus ethmoidalis posterior [L].

posterior fascicular block 後枝ブロック(左脚の2枝のうち後枝の伝導がブロックされたもの)．

posterior femoral cutaneous nerve 後大腿皮神経(仙骨神経叢の枝の一つで大腿の後面の皮膚に分布)，

= nervus cutaneus femoris posterior [L].

posterior fontanel(le) 小泉門(矢状縫合とラムダ縫合の合わさる部分．生後3～6ヵ月で骨に置き換わる)，= fonticulus posterior [L].

posterior funiculus 後索(脊髄の白質で背側の部)，= funiculus posterior [L].

posterior hemiblock 左脚後枝ヘミブロック．

posterior horn 後角(脊髄灰白質で知覚神経の出るところ)，= cornu posterius [L].

posterior inferior cerebellar artery 後下小脳動脈(椎骨動脈の枝)，= arteria cerebelli inferior posterior [L].

posterior inferior cerebellar vein 後下小脳静脈，= vena cerebri inferior posterior [L].

posterior intercostal artery 肋間動脈(主に胸大動脈の枝で肋骨溝を通る)，= arteria intercostalis posterior [L].

posterior intercostal veins 肋間静脈，= venae intercostales posteriores [L].

posterior interosseous artery 後骨間動脈，= arteria interossea posterior [L].

posterior interosseous nerve 後骨間神経，= nervus interosseus posterior [L].

posterior labial nerves 後陰唇神経，= nervi labiales posteriores [L].

posterior labial veins 後陰唇静脈，= venae labiales posteriores [L].

posterior lobe 後葉(下垂体の一部，後葉ホルモンには，バソプレシン(腎における水の再吸収)，オキシトシン(分娩時の子宮収縮や射乳)がある)，= lobus posterior [L].

posterior longitudinal bundle 後縦束(橋および大脳脚にある線維束)，= fasciculus longitudinalis dorsalis.

posterior longitudinal ligament 後縦靱帯(脊柱の靱帯の一つ)，= ligamentum longitudinale posterius [L].

posterior mitral leaflet (PML) 僧帽弁後尖．

posterior myocardial infarction 後壁心筋梗塞．

posterior occlusion 臼歯咬合，後方咬合，= posteroclusion.

posterior palatal seal area 後堤域(硬口蓋・軟口蓋の接合部に沿った軟組織で，義歯の維持を助ける部分)，= post dam area.

posterior pituitary hormone (PPH) 下垂体後葉ホルモン(視床下部～下垂体神経内分泌系を形成している)．

posterior pituitary principle 下垂体後葉物質，= posterior pituitary substance.

posterior scleritis 後強膜炎．

posterior scrotal nerves 後陰嚢神経，= nervi scrotales posteriores [L].

posterior scrotal veins 後陰嚢静脈，= venae scrotales posteriores [L].

posterior spinal artery 後脊髄動脈，= arteria spinalis posterior [L].

posterior superior alveolar artery 後上歯槽動脈，= arteria alveolaris superior posterior [L].

posterior tibial artery 後脛骨動脈(膝窩動脈の枝)，= arteria tibialis posterior [L].

posterior tibial recurrent artery 後脛骨反回動脈，= arteria recurrens tibialis anterior [L].

posterior tibial veins 後脛骨静脈，= venae tibialis posteriores [L].

posterior tibiofibular ligament 後脛腓靱帯，= ligamentum tibiofibulare posterius [L].

posterior tympanic artery 後鼓室動脈，= arteria tympanica posterior [L].

posterior vagal trunk 後迷走神経幹(左右の迷走神経が食道裂孔を通過するあたりでは，腸管の回転のため左側は前方に，右側は後方に位置する(後迷走神経幹))，= truncus vagalis posterior [L].

postero- [pɑstərou, -rə] (後，後方，後部の意味を表す接頭語)．

posteroanterior [pɑstərouæntí:riər] 前後の，背腹の．

posteroinferior myocardial infarction 後下壁心筋梗塞．

posterolateral groove 後外側溝(脊髄において後根の出るところ)，= posterolateral sulcus.

posterolateral sulcus 後外側溝，= posterolateral groove.

postexion [poustékʃən] 後屈，= posterior flexion 形 postexed.

postganglionic [poustgæŋgliɑ́nik] 節後の，細胞後の．

postganglionic sympathetic nerve 交感神経節後線維(交感神経節でシナプスする神経で末梢よりにある神経，多くはノルアドレナリン作動性)，= fibrae postganglionares trunci sympathici [L].

postgonococcal urethritis (PGU) 淋疾後尿道炎．

posthepatitic cirrhosis 肝炎後性肝硬変(特にウイルス性肝炎の後遺症のこと)．

postherpetic neuralgia (PHN) 帯状疱疹後神経痛(帯状疱疹の治癒後も残存する慢性の神経因性疼痛．ヘルペス後神経痛)．

post-heterokinesia 後ヘテロキネシア(第2期減数分裂における性染色体の配列)．

posthitis [pɑsθáitis] 包皮炎．

postholith [pásθəliθ] 包皮石, ＝smegmolith.
posthumous [pástʃuməs] 死後の(父の死後に生まれた, 母の死体から産まれた).
postictal [poustíktəl] 発作後の, 発症後の.
posticus [pɑstáikəs] 後〔部〕, ＝posterior.
posticus paralysis 後筋麻痺(喉頭筋中の唯一の開大筋である後輪状披裂筋の麻痺で, 反回神経麻痺の一症状).
postinfectious [poustinfékʃəs] 感染後の.
postinfectious cough (PIC) かぜ症候群後慢性咳嗽.
postinfectious encephalitis 感染後脳炎(先行感染に引き続いて起こるアレルギー性脳炎. 脱髄病変が主体), ＝acute disseminated encephalitis, acute disseminated encephalomyelitis, acute demyelinating disease, acute perivascular myelinoclasis.
postinfectious prolonged cough (PIPC) かぜ症候群後遷延性咳嗽.
postinsular [poustínsjulər] 島後部の.
postmarketing surveillance (PMS) 市販後調査(薬剤などの).
postmature [poustmətʃúər] 過熟, 発育過度.
postmature infant 過熟児(現在用いない語. 分娩予定日を著しく超過し, 通常妊娠 42 週以後の過期産で出生した新生児のこと).
postmaturity [poustmətʃú:riti] 過熟.
postmeiotic [poustmaiátik] 減数分裂後の, ＝postmiotic.
postmenopausal [poustmenoupɔ́:zəl] 閉経期後の.
postmenopausal bleeding (PMB) 閉経後出血.
postmenopausal osteoporosis 閉経後骨粗鬆症.
postmenopausal syndrome (PMS) 閉経期後症候群(閉経により卵巣機能が低下することにより出現する自律神経症状(のぼせ, 発汗, 不眠, 気分の不安定)をいう).
postmenstrua [poustménstruə] 月経期後.
postmenstrual (PM) [poustménstruəl] 月経後〔の〕.
post meridiem (P.M., p.m.) [L] 午後, ＝afternoon.
postmiotic [poustmaiátik] 減数分裂後の.
postmitotic [poustmaitátik] 有糸核分裂後の.
postmitotic interval 有糸分裂後期(G_1期).
postmortem [poustmɔ́:təm] [L] 死後〔に〕, 死後〔の〕 形 postmortal.
postmortem appearance 死体現象(死後に現れる身体各所の変化, 現象), ＝postmortem changes.
postmortem care 死後の処理.
postmortem changes 死後変化, ＝postmortem appearance.
postmortem delivery 死後分娩.
postmortem examination ① 剖検, 死体解剖, ＝autopsy, ② 検死.
postmortem hypostasis 死後血液沈下.
postmortem imaging (PMI) 死後画像.
postmortem result 剖検結果.
postmortem rigidity 死後硬直.
postmortem thrombus 死後血栓.
postmortem wart 死毒性いぼ.
post-myocardial infarction syndrome (PMI) 心筋梗塞後症候群(心筋梗塞後 2～14 週間後にみられる発熱, 胸痛, 心膜炎, 肺臓炎などを主徴とするもの. 1 週間以内にみられる急性心膜炎とは区別される).
postnasal drainage (PND) 鼻腔後部ドレナージ.
postnasal drip syndrome (PNDS) 後鼻漏症候群.
postnasal packing 後鼻タンポン.
postnatal [poustnéitəl] 生後の.
postnatal infection (PNI) 出産後感染(産褥感染), ＝puerperium infection.
postnormal occlusion 遠心咬合, ＝distal occlusion.
post operation (PO, p/o) 手術後, 術後.
postoperative [poustápərətiv] 〔手〕術後の.
postoperative analgesia service (PAS) 術後疼痛管理.
postoperative bleeding 後出血(手術後の経過中に起こる術野からの出血).
postoperative care (POC) 術後管理.
postoperative complication 術後合併症.
postoperative infection 術後感染症.
postoperative medication 〔手〕術後投薬.
postoperative pain service (POPS) 術後疼痛管理.
postoperative respiratory treatment (PRT) 術後呼吸療法.
postoral arch 口後弓(鰓弓のこと), ＝branchial arches.
postparalytic [poustpærəlítik] 麻痺後の.
postparoxysmal [poustpærəksízməl] 発作後の.
postpartum (PP) [poustpá:təm] [L] 分娩後, ＝after delivery 形 postpartal.

postpartum amenorrhea (PPA) 分娩後無月経.
postpartum blue 産後精神異常.
postpartum cardiomyopathy 分娩後心筋症.
postpartum day (PPD) 分娩後日数.
postpartum hemorrhage (PPH) 分娩後出血.
postpericardiotomy syndrome 心膜切開後症候群(心膜切開を伴う手術後数週間後にみられる発熱を伴った心外膜炎), = postcardiotomy syndrome.
postpolio syndrome (PPS) ポリオ後症候群，ポストポリオ症候群(ポリオの二次障害を指す(進行性の筋力低下). 小児期にポリオに罹患し，症状の安定で推移したものが中高年になってから症状が出現する).
postponent [poustpóunənt] 再発遅延の.
postprandial [poustprǽndiəl] 食後の.
postpubertal [poustpjú:bə:təl] 思春期後の, = postpuberal.
postpuberty [poustpjú:bə:ti] 思春期後期, = postpubescen.
postpyknotic [poustpiknátik] 赤血球の核濃縮後の.
postpyramidal [poustpirǽmidəl] 錐体後方の.
postradiation [poustreidiéiʃən] 照射後発生性(放射線またはラジウムの).
postreduction [poustridʌ́kʃən] 減数分裂後期.
postrolandic area ローランド溝後方野, = postcentral area.
postrubrostasis [poustru:brástəsis] 後赤色充血(Ricker の炎症説における血管収縮による晩発性後期うっ血), = poststasis.
post sing sed liq post singulas sedes liquidas (水様便後).
postsphygmic [poustsfígmik] 拍(動)後の(心室収縮終了から心房室弁の開口時までの短い等容性心室弛緩期), = isometric relaxation.
poststasis [pouststéisis] 後充血, = postrubrostasis.
poststenotic [pouststinátik] 狭窄後の.
poststertorous [pouststə́:tərəs] いびき発生後の(麻痺や麻酔についていう).
postsynaptic [poustsinǽptik] シナプス後〔部〕の.
postsynaptic inhibition シナプス後抑制(シナプス伝達や膜の興奮性が抑制性シナプス後電位により抑制されることをいう).
postterm [poustə́:rm] 過期の.
postterm delivery 過期妊娠.
postterm infant 過期産児.
posttetanic [pousttitǽnik] テタニー後の，強縮後の.
posttetanic depression 反復刺激後抑圧.
posttetanic potentiation (PTP) 反復刺激後増強(ランバート・イートン症候群に必発する筋電図検査所見).
posttibial [pousttíbiəl] 脛骨後方の.
posttracheo(s)tomy lesion 気管開口術後障害.
posttracheo(s)tomy stenosis 気管切開後狭窄.
posttranscriptional gene silencing (PTGS) 転写後遺伝子発現抑制.
posttranscriptional regulation 転写後調節(遺伝子発現の調節機構のうち，転写後の段階で働くもの).
posttransfusion hepatitis (PTH) 輸血後肝炎(血液や血液製剤の輸血に基づくウイルス性肝炎. B型およびC型肝炎ウイルスによる), = serum hepatitis.
posttransplantation lymphoproliferative disorder (PTLD) 移植後リンパ増殖性障害.
posttransplant lymphoproliferative disease 移植後リンパ球増殖症.
posttraumatic [pousttrɔ:mǽtik] 外傷後の.
posttraumatic amnesia (PTA) 外傷後健忘〔症〕(主として頭部の打撲，振とう(盪)に伴って発生する健忘. 逆行性健忘がみられる).
posttraumatic dementia 外傷後痴呆(頭部外傷の後遺症として生じる痴呆).
posttraumatic neck syndrome 外傷後頸部症候群，むち打ち後症候群(頸部の傷害により発症する視力障害，めまい，頸部筋肉の疼痛など).
posttraumatic personality disorder 外傷後人格障害(脳に外傷を受けた後に発する精神障害で，症候としては頭痛，感情の不安定，疲労性，また時には痙攣などが起こる).
posttraumatic stress disorder (PTSD) 心的外傷後ストレス障害(心理的外傷出来事(戦争，災害，事故，強姦，虐待など)体験後1～2週間から，数ヵ月で発症する. 持続的(1ヵ月以上)で，フラッシュバック，外傷体験の想起不能，睡眠障害，集中困難などの症状を示す), = posttraumatic stress syndrome.
posttraumatic stress syndrome 心的外傷後ストレス症候群, = posttraumatic stress disorder.
postural [pástʃərəl] 体位〔性〕の.
postural drainage (PD) 体位ドレナージ.
postural kyphosis 姿勢性後弯(習慣性後弯，成長期の不良姿勢によるもの), = habitual kyphosis.
postural reflex 姿勢反射，体位反射, = righting reflex.
posture [pástʃər] 姿勢，体位 形 postural.

P

postzone [póustzoun] 後地帯(地帯現象 zone phenomenon において，抗原過剰域で沈降反応が抑制される部分．前地帯 prozone に対立していう)．

potable [póutəbl] 飲用の，＝drinkable.

potassemia [pɑtəsí:miə] カリウム血〔症〕，ポタシウム血症(血液中にカリウムが異常に増加した状態で，著しい増加を示すときには高カリウム血症といい，減少の場合は低カリウム血〔症〕という)．

potassium (K) [poutǽsiəm] カリウム(アルカリ族の光沢ある金属元素で，原子番号 19，原子量 39.0983，比重 0.87，質量数 39〜41．反応性の高い物質で天然には遊離状態では存在せず，その多数の塩類の中には医療に利用されるものもある)，＝kalium 形 potassic.

potassium iodide (KI) ヨード化カリウム．

potation [poutéiʃən] 飲酒．

potator [póuteitər] 飲酒家．

potator strenuus 大酒家．

pot-belly [pát béli] 太鼓腹，便腹，ビール腹．

potency [póutənsi] ① 効力，力価(薬の)，② 性交能力，＝potentia coeundi.

potent [póutnt] 効能のある．

potentia [pouténʃiə] 能力．

potential [pouténʃəl] ① 電位〔差〕，電圧，ポテンシャル，〔潜在〕能力，可能性，② 潜在性の，可能な．

potential energy 位置のエネルギー(仕事により表されない力)，＝energy of position.

potentialization [poutenʃəlizéiʃən] 相乗〔作用〕(2種の薬物の協力作用により，それらの総和以上の効力を示すこと)，＝potentiation 形 potentialize.

potentialize [pouténʃəlaiz] 相乗させる．

potential operated calcium channel (POC) 電位依存性カルシウムチャネル(形質膜には電位依存性と非依存性のカルシウムチャネルがある．電位依存在のものは神経細胞や筋細胞の細胞膜にあり，脱分極で開口しカルシウム電流を生じる．興奮時には細胞内 Ca^{2+} の濃度を上昇させる)．

potential trauma 可能性損傷(歯の不調により組織の変化をきたし得る可能性のあること)．

potentiation [poutenʃiéiʃən] 相乗作用，協力作用 動 potentiate.

potentiator [pouténʃieitər] 増強剤．

potentor [póutəntər] 勃起補助器．

potetometer [poutətámiter] 吸水計，＝potometer.

potion [póuʃən] ① 水薬，② 飲料(1口または1回分の)．

potomania [poutəméiniə] ① 振戦せん(譫)妄，② 飲酒癖．

potometer [poutámitər] ポトメータ，吸水計(植物の蒸散作用を測定する器械)，＝potetometer.

Pott disease ポット病(脊椎カリエス)，＝spinal caries.

Potter syndrome ポッター症候群(劣性遺伝性の先天性異形症候群．生前の羊水過少症とその後の発達遅滞，肺の低形成，両腎無形成，四肢奇形などを伴うことによって特徴づけられている．羊水過少症候群)，＝oligohydramnios sequence.

Pott fracture ポット骨折(足首から6〜8 cm 上方部に起こる腓骨骨折で，時には内側踝の裂傷を伴う)．

Pott paralysis ポット麻痺(結核性脊椎炎による四肢麻痺)，＝Pott paraplegia.

Potts operation ポッツ手術(大動脈と肺動脈との吻合術で，先天性肺動脈閉鎖症に行う手術)，＝Potts anastomosis, Potts-Smith operation.

potus [póutəs] 水薬，飲料，＝potion.

pouch [páutʃ] 嚢，窩，ポケット．

poudrage [pu:dráʒ] [F] 粉剤散布，＝powdering.

poultice [póultis] 湿布，パック，ハップ[巴布]剤，＝cataplasm.

pound [páund] ポンド(主としてイギリスで用いられる重量単位で記号は℔で，略語は lb)．

Poupart line プーパル線(鼠径靱帯の中心を通る垂直線)．

pour [pɔ́:r] 流動．

poverty [pávəti] 貧困，欠乏．

povidone iodine ポビドンヨード(主に皮膚，粘膜の殺菌消毒に用いられる)，＝polyvinylpyrrolidone-iodine complex.

Powassan virus [pouwɑ́:sən váiərəs] ポワッサンウイルス(ポワッサン脳炎の原因となるフラビウイルス科のウイルス)．

powder [páudər] ① 粉，粉末，散剤，＝powders，② 粉にする(なる)．

power (P) [páuər] ① 力，能力，動力，② 拡大能(レンズの)，③ 累乗，④ 濃度．

Power operation パワー手術(角膜を切除した後，ウサギ[家兎]角膜を移植する方法)．

pox [páks] 痘〔疹〕．

Poxviridae [pɑksvíridi:] ポックスウイルス科(二本鎖 DNA ウイルスで，*Chordopoxvirinae*, *Entomopoxvirinae* の 2 亜科に分けられる)．

poxvirus [páksvaiərəs] ポックスウイルス(ポックスウイルス科のウイルスを指す)．

PP ① plasma protein (血漿タンパク)，② pulse pressure (脈圧)，③ postpartum (分娩後)，④ partial paralysis (部分麻痺)，⑤ periodic paralysis (周期性〔四肢〕麻痺)，⑥ pinprick method (ピン痛覚法)．

Pp primipara (初産婦)．

PPA postpartum amenorrhea (分娩後無月

経).

PPB positive pressure breathing (陽圧呼吸法).

PPD ① percussion and postural drainage (打診，体位ドレナージ), ② postpartum day (分娩後日数).

PPE personal protective equipment (個人防護装備，感染防御用具).

PPH ① posterior pituitary hormone (下垂体後葉ホルモン), ② postpartum hemorrhage (分娩後出血), ③ primary pulmonary hypertention (原発性肺高血圧症).

PPHN persistent pulmonary hypertension of the neonate (新生児遷延性肺高血圧症).

P-P interval P-P 間隔.

PPLO pleuropneumonia-like organism (ウシ肺疫菌様病原体).

PPM permanent pacemaker (永久的ペースメーカ).

PPNG penicillinase-producing *Neisseria gonorrhoeae* (ペニシリナーゼ産生淋菌).

PPO preferred provider organization (優生医療サービス供給機構．医師と契約することで，その保険に加入している会員に対し，より融通のきくサービスを提供するシステム).

PPP pain prone personality (痛がりやさん).

PPPC propicillin (プロピシリン).

PPRF paramedian pontine reticular formation (傍正中橋網様体).

PPS ① pain producing substance (発痛物質), ② prospective payment system (包括的支払い方式), ③ postpolio syndrome (ポリオ後症候群，ポストポリオ症候群).

Ppt precipitate (沈殿).

ppt. praecipitatus (沈渣，沈殿物).

PPV ① positive pressure ventilation (陽圧換気), ② positive predictive value (陽性的中率).

PQ physician's questionnaire (問診).

P-Q interval PQ 間隔(心電図における P 波の起点から Q 波の起点までの距離(心房から心室までの刺激伝導時間)).

PR ① pulse rate (脈拍数), ② peripheral resistance (末梢抵抗), ③ pulmonic regurgitation (肺動脈弁閉鎖不全(逆流)〔症〕), ④ punctum remotum (遠点．pr).

P & R pulse and respiration (脈拍と呼吸).

Pr praseodymium (プラセオジムの元素記号).

PRA plasma renin activity (血漿レニン活性).

practical [prǽktikəl] 実用的な，実際的な，現実的な，実地の.

practical nurse (PN) プラクティカルナース，准看護師.

practice [prǽktis] 開業(医学診療), ＝ practice of medicine, practice of dentistry.

practitioner [præktíʃənər] 開業医.

Prader-Willi syndrome (PWS) プラダー・ウィリー症候群(低身長，精神発達遅滞，肥満，性腺発育不全症候群を特徴とする先天性の奇形症候群).

prae- [pri:] ＝ pre-.

praecipitatus (ppt.) [pri:sipitéitəs] [L] 沈渣，＝ precipitate，沈殿物.

praecox [prí:kɑks] 早熟の，早発の.

praecox feeling プレコックス感(統合失調症の患者に対する観察者の特有の感情をさす).

praecoxitas psychosomatogenitalis 精神身体性器早熟〔症〕.

praeputium [pri:pjú:ʃiəm] 包皮，＝ preputium, prepuce.

pragmatagnosia [prægmætəgnóuziə] 物体知覚不能症.

pragmatamnesia [prægmætəmní:ziə] 物体外観健忘〔症〕.

Prague maneuver プラーグ手技(胎児オトガイ部が前方恥骨結合側にある場合の骨盤位娩出法).

prandial [prǽndiəl] 食事の.

pratique [præti:k] [F] 検疫交通許可証(船舶入港に必要な書類).

Prausnitz-Küstner antibody プラウスニッツ・キュストナー抗体(アトピー性レアギン(IgE 抗体)をさす), ＝ atopic reagin.

Prausnitz-Küstner reaction プラウスニッツ・キュストナー反応(アレルゲンテストの１つ．ヒトの IgE 抗体(レアギン)を検出する反応).

pravastatin [prǽvəstætin] プラバスタチン(ヒドロキシメチルグルタリルコエンザイムA (HMG-CoA)還元酵素で，高コレステロール血症の治療に用いられる).

-praxia [præksiə] (行動，実行の意味を表す接尾語).

praxis [prǽksis] ① 実施(診療の)，開業，② 実行(Edinger が導入した術語で脳外套インパルスの実行).

prazosin hydrochloride 塩酸プラゾシン(交感神経末梢遮断薬．シナプス後 α 受容体より選択的に遮断される).

PR(B)C packed red blood cells (濃厚(濃縮)赤血球).

PRCA pure red cell aplasia (純赤血球無形成症，赤芽球癆).

PRD prednisone (プレドニゾン).

PRE progressive resistance exercise (漸増的抵抗運動).

pre- [pri:] (前の意味を表す接頭語).

preadmission testing (PAT) 入院前検査.

preadolescence [pri:ædəlésəns] 前青年期，思春期前(もとは陰毛の生える前の意).

preadolescent [pri:ædəlésənt] 前青年

P

期の，思春期前の.

preagonal [pri:ǽgənəl] 臨終前の，死直前の，＝preagonic.

prealbumin [pri:ælbjú:min] プレアルブミン(アルブミンより陽極側に泳動される血清タンパク質).

preanesthesia [pri:ænisθí:ziə] 前麻酔(全身麻酔を実施するに先だって行う軽度の麻酔前処置).

preanesthetic [pri:ænisθétik] 前麻酔薬(avertin, amytal, nembutal, benzodiazepine などをいう).

prebeta(pre β)-lipoprotein プレベータ(β)-リポタンパク〔質〕(血漿をアガロース電気泳動法で分離し，その脂質を染色したときみられる大きな3つのバンドのうちの一つで，VLDLとよく一致する).

prebiotics [pri:baiátiks] プレバイオティクス(プロバイオティクスの増殖を促す栄養成分).

p.rec. per rectum (経直腸).

precancerosis [pri:kænsəróusis] 前癌症，癌前駆症(完成した癌の前の段階，前癌状態．肉眼的，組織学的，遺伝子変異などより判断する).

precapillary [pri:kǽpiləri] 前毛細〔血〕管(細動脈から毛細血管へ移行する部分で内皮細胞と平滑筋からなり，毛細血管への血流を調節する).

precapillary anastomosis 前毛細血管吻合(毛細血管に分岐する前の吻合).

precarcinomatous [pri:kɑ:sinámətəs] 前癌性の.

precartilage [pri:ká:tliʤ] 胎生期軟骨，前軟骨.

precaution [prikɔ́:ʃən] 予防，警戒，注意.

PRECEDE-PROCEED model プレシード・プロシードモデル(ヘルスプロモーションのモデルの一つ．診断と計画のPRECEDE (Predisposing Reinforcing and Enabling Constructsin Educational/Environmental Diagnosis and Evaluation)，実施・評価のPROCEED (Policy, Regulatory and Organizational Constructs in Educational and Environmental Development)から成っている).

precentral area 中心前野，＝psychomotor area.

precentral gyrus 中心前回(中心溝の前方にある大脳回で運動の中枢がある)，＝gyrus precentralis [L].

preceptorship [pri:séptərʃip] 専門領域個別指導制度(チュータ制)，＝tutorial system.

precession [pri:séʃən] すりこぎ運動，歳差運動.

prechiasmatic sulcus 前〔視神経〕交叉溝，＝optic groove.

precipitate (Ppt) [prisípiteit] 沈殿物，沈着物.

precipitated sulfur 沈降性イオウ(イオウ華に石灰を加え，煮沸して生ずる沈殿を希塩酸で洗浄したもの．皮膚疾患の治療に用いる．イオウ乳).

precipitate labor 墜落分娩(急産の一つ．路上産，街路分娩ともいう)，＝precipitate delivery.

precipitation [prisipitéiʃən] ① 析出，沈殿，沈降，② 降水.

precipitator [prisípiteitər] プレシピテーター(空気中の塵埃粒子数を測定するために用いられる器械).

precipitin [prisípitin] 沈降素(液状の抗原に対して生体が産生する抗体で，その特異抗原と混ぜると沈降反応を生じる).

precipitinogen [prisipitínəʤən] 沈降原(沈降素をつくるために必要な抗原).

precipitin spur 沈降線スパー(交差反応する抗原AとBを抗原Aに対する抗血清を用いて二重拡散法で調べると沈降線が生成するが，抗原Aの沈降線はBの沈降線を越えて伸びる．この伸びた部分をスパーという).

precision [prisíʒən] 正確度，精〔密〕度，＝accuracy 形 precise.

preclinical [pri:klínikəl] ① 症状発現前の，② 前臨床医学の(医学教育の課程における基礎医学についていう).

preclinical diagnosis 発症前診断(遺伝子診断など).

precocious [prikóuʃəs] 早発の，早熟の.

precocious puberty 思春期早発症(第二次性徴が早く出現する)，＝sexual precocity.

precocity [prikásiti] 早熟(特に精神または知能の発達についていう).

precognition [pri:kəgníʃən] 予知，前知.

preconditioning [pri:kəndíʃəniŋ] 前準備.

preconscious [pri:kánʃəs] 予備意識の(精神の一部としての意識 consciousness の予備または前提とみなされ，必要に応じ即時意識として動員し得る) 名 preconsciousness.

preconvulsant [pri:kənvʌ́lsənt] 痙攣発現前の.

precordial [pri:kɔ́:diəl] 前胸部の.

precordialgia [pri:kɔ:diǽlʤiə] 前胸部痛.

precordial lead 胸部誘導，＝chest lead.

precordial oppression 胸内苦悶，＝thoracic discomfort.

precordium [pri:kɔ́:diəm] 前胸部，下胸部，＝precordia 複 precordia 形 precordial.

precostal [pri:kástəl] 肋骨前〔方〕の.

precostal anastomosis 前肋骨吻合(胎児期における節間動脈の縦の吻合で甲

P

状頸動脈などを形成).
precuneus [pri:kjuníːəs, -kjúːniəs] 楔前部(脳の頭頂葉, 中心傍小葉の後方の部分).
precursor [priːkə́ːsər, príːkəːs-] ① 先駆〔物質〕, ②前駆症 形 precursory.
precursory cartilage 前駆軟骨(骨に置き換わる軟骨), = temporary cartilage.
predelivery room 分娩待期室, = labor room.
prediabetes [priːdaiəbíːtiːz] 糖尿病前期 形 prediabetic.
prediastole [priːdaiǽstəliː] 心臓前拡張期.
prediastolic [priːdaiəstálik] 拡張前期の, 前拡張期の, = late systolic.
prediastolic murmur 前拡張期雑音.
predicrotic [priːdaikrátik] ①重複波前の, ②重複隆起前の.
predicted vital capacity (PVC) 予測肺活量.
prediction [pridíkʃən] 予測, 予想.
predictive value 予測値, 適中度(検査値に基づいた疾患の確率を指す).
predisposition [priːdispəzíʃən] 素質, 素因(体質または特異〔体〕質ともいう) 形 predisposed, predisposing.
predissociation [priːdisouʃiéiʃən] 前期解離.
prednisolone [prednísəloun] プレドニゾロン(ヒドロコーチゾンの脱水素同族体で, prednisone と同一の作用がある).
prednisolone glucose tolerance test (PGTT) プレドニゾロンブドウ糖負荷試験.

P

prednisone (PRD) [prédnisoun] プレドニゾン(コルチゾンの構造において 1-2 間の結合が二重結合となった物質).
predominant [priːdáminənt] 主要な, 顕著な, 優勢な, 支配的な.
predormital [priːdɔ́ːmitəl] 睡眠前期の, 前睡眠期の.
predormition [priːdɔːmíʃən] 睡眠前期, = predormitium.
predorsal bundle 視蓋脊髄路(視覚に基づく退位運動に関係, 中脳の上丘から起こり交差して脊髄に下る), = tectospinal tract.
preeclampsia [priːiklǽmpsiə] 妊娠高血圧腎症(妊娠高血圧症候群の一病型で, 高血圧にタンパク尿を伴うもの. 最もよくみられる病型), = preeclamptic state.
preejection period (PEP) 前駆出期(心室の収縮が始まってから駆血を開始するまでの時間).
preemptive analgesia 先制鎮痛.
preexcitation [priːiksaitéiʃən] 異常早期興奮(先天的に存在する副伝導路を介して心室を早期に興奮させること. ウォルフ・パーキンソン・ホワイト症候群 Wolff-Parkinson-White syndrome においてみられる).
preexistent [priːigzístənt] 既存の.
preformation [prifɔːméiʃən] 前定〔説〕(完全な発育を遂げた生物の各部分はすでに胚細胞中に既存するということで, 新生説 epigenesis に対立する説), = preformation theory.
prefrontal [priːfrʌ́ntəl] 前頭葉前部の.
prefrontal area 前頭葉野.
preganglionic sympathetic nerve 交感神経節前線維(交感神経節でシナプスする神経で中枢よりにある神経, アセチルコリン作動性), = fibrae preganglionares trunci sympathici [L].
pregeniculatum [priːʤenikjuléitəm] 外側膝状体(視床後部にあり視覚に関係する), = external geniculate body.
pregenital [priːʤénitəl] 性器発育期前の.
pregestational diabetes mellitus 糖尿病合併妊婦(妊娠前より糖尿病と診断されているもの).
preglaucoma [priːglɔːkóumə] 前緑内障.
pregnancy (PG, pg.) [prégnənsi] 妊娠(女子の体内に胎児が存在する状態で, 受精から分娩までの約 280 日の期間), = cyesis, fetation, gestation, gravidity, being with child 形 pregnant.
pregnancy diabetes (妊娠中に発症もしくは発見された耐糖能の低下).
pregnancy induced hypertension (PIH) 妊娠高血圧〔症候群〕(かつて妊娠中毒症として扱われた. 2005 年, 日本産科婦人科学会により本名称に改められた).
pregnancy-specific beta$_1$(β_1)-glycoprotein (SP$_1$) 妊娠特異 β_1 糖タンパク.
pregnancy tumor 妊娠腫(妊婦の腫瘤性歯肉炎).
pregnanediol [pregneindáioul] プレグナンジオール(妊娠尿から単離されたステロイドの一種. プロゲステロンの還元生成物).
pregnant [prégnənt] 妊娠した, = gravid.
pregnant mare serum (PMS) 妊馬血清.
pregnant mare serum gonadotropin (PMSG) 妊馬血清性腺刺激ホルモン(妊娠ウマ血清中に発見された性腺刺激ホルモンで, 妊娠 40 日頃出現し始め, 80 日頃最高に達する), = equine gonadotropin.
pregravidic [priːgrəvídik] 妊娠前の.
prehabilitation [priːhæbilitéiʃən] 就職前準備(身体不自由者の).
preheterokinesia 前ヘテロキネシア(第 1 期減数分裂における性染色体の分離).

prehospital care プレホスピタル・ケア，病院前処置，病院前救護(病院搬送前における救急救命隊員やパラメディクスの初期診断・処置).
prehospital coronary care (PHCC) 〔発症後〕病院到着前心疾患対策.
preimmunization [pri:imjunizéiʃən] 前免疫(自然免疫の発現する前に行う免疫).
preimplantation [pri:implæntéiʃən] 着床前の.
preimplantation assessment 着床前診断(初期胚に対して行われる診断).
preimplantation genetic diagnosis (PGD) 着床前〔遺伝子〕診断.
preinduction [pri:indʌ́kʃən] 前誘発(第3世代まで効果を現さない環境の影響).
preleukemia [pri:lju:kí:miə] 前白血病.
prelipoid [pri:lípɔid] 類脂質前駆物(破壊された神経細胞の成分が脂肪質に転化する前の物質).
preload [prí:loud] 前負荷(実験的には収縮直前の心筋線維長，臨床的には拡張終期心室容量で，Starling 機転によって生ずる心ポンプ機能の決定因子).
prelocalization [pri:loukəlizéiʃən] 予備配置(卵子または割球において，将来特殊組織に発育する物質の位置があらかじめ定まっていること).
prelocomotion [pri:loukəmóuʃən] 予備運動(乳児に完全な運動神経が発達する以前に起こる運動).
premalignant [pri:məlígnənt] 前癌性の，＝precancerous.
premature [priməʧúər] 早発の，早熟の.
premature ablation of normally implanted 常位胎盤早期剥離(子宮胎盤溢血)，＝ablatio placentae, early separation of placenta.
premature alopecia 若はげ.
premature beat 期外収縮(洞調律の中枢以外の部位が起源となり早期に収縮を起こすもの．心房性，房室接合部性，心室性に分けられる)，＝extrasystole.
premature birth 早産，＝premature labor.
premature birth rate (PBR) 未熟児出生率.
premature contraction 早期収縮.
premature craniosynostosis 頭蓋骨縫合早期癒合症(頭蓋縫合の１つあるいはそれ以上が障害され早期に癒合するもので，頭蓋内圧亢進など種々の症状を呈する).
premature delivery 早産，＝partus praematurus.
premature ejaculation 早発射精.
premature infant (PI) 低出生体重児，未熟児(未熟児は俗称).
premature labor 早産(妊娠22週以後，37週未満の分娩).
premature rupture of membranes (PROM) 前期破水(臨床上，前期破水を含めて早期破水と総称することがある).
premature separation of placenta 胎盤早期剥離，＝abruptio placentae praematurus.
premature ventricular contraction (PVC) 心室期外収縮.
prematurity [primæʧú:riti] 早熟(早発思春期または知能の早熟をいう).
prematurity index (PI) 早熟係数.
premaxillary bone 前顎骨(切歯骨，顎間骨のこと)，＝intermaxillary bone.
premedical [pri:médikəl] 前医学課程の(医学課程の正科に入学する前に受ける学課についていう).
premedicament [pri:medíkəmənt, -médik-] 前投薬.
premedication [pri:medikéiʃən] 前投与(特に全身麻酔の前処置).
premeiotic [pri:maiátik] 減数分裂前期の.
premenstrual [pri:ménstruəl] 月経前の.
premenstrual dysphoric disorder (PMDD) 月経前不快気分障害.
premenstrual syndrome (PMS) 月経前症候群，＝premenstrual tension (syndrome).
premenstrual tension (syndrome) (PMT, PMTS) 月経前緊張〔症候群〕(月経前3〜10日の黄体期に精神的，身体的症状の出現するもので，月経開始とともに消失する．怒りっぽくなる，頭痛，腰痛，憂うつなどを呈する)，＝premenstrual syndrome.
premenstruum [priménstruəm] 月経前期，＝premenstrua 形 premenstrual.
premitotic [pri:maitátik] 有糸分裂前期の.
premitotic phase 有糸分裂前期(染色体の減数分裂前に起こる生殖細胞の核変化を示す期で，原卵細胞と原精細胞発生までの細胞世代を含む)，＝prereduction phase.
premolar [pri:móulər] 小臼歯(犬歯と大臼歯の間，第１，２小臼歯，合計８本ある)，＝dentes premolares [L].
premonition [priməníʃən] 予感，予知，前兆，＝foreboding 形 premonitpry.
premorbid [pri:mɔ́:bid] 発病前の.
premorbidity [pri:mɔ:bíditi] 発病前.
premortal [pri:mɔ́:təl] 臨終の，死直前の.
premotor area 運動前野(運動中枢第４野の前方第６野，運動の統合を行う部位)，＝Brodmann area 6.
premotor cortex syndrome 前運動皮質症候群(前運動皮質(運動前野)の傷害により，手指の巧緻障害(運動遂行不能)，

P

強制把握，ジャクソン型痙攣などをきたすもの．前運動野症候群）．

premunition [pri:mju:níʃən] ①予防処置，②相関免疫(慢性の細菌感染によって発生する免疫) 形 premunitive.

premutation [pri:mjutéiʃən] 前〔突然〕変異．

premyeloma [pri:maiəlóumə] 前骨髄腫(前骨髄芽球の腫瘍化クローン)．

prenarcosis [pri:nɑkóusis] 前麻酔(基礎麻酔)，＝premedication 形 prenarcotic.

prenatal [pri:néitəl] 出生前の．

prenatal care 胎教．

prenatal diagnosis (PND) 出生前診断(超音波エコー撮影による形態的異常の診断，胎児に対する心カテーテル法による心臓循環系の異常の診断，羊水を採取し遺伝学的検査，遺伝子診断によって先天性代謝異常や遺伝性疾患の診断などが行われている)．

preneoplastic [pri:ni:əplǽstik] 発癌前の，前癌状態の．

preoperative [pri:ápərətiv] 術前の．

preoperative diagnosis (PODx) 術前診断．

preoperative hand-washing 手洗い消毒．

preoperative orientation 術前オリエンテーション．

preopticus [pri:áptikəs] 前二対体，＝pregeminum 形 preoptic.

preoral [pri:ɔ́:rəl] 口前〔方〕の(口よりも頭側にある)．

preoxygenation [pri:ɑksiʤənéiʃən] プレオキシゲネーション，前酸素化(全身麻酔開始前に酸素を吸入する麻酔準備処理)．

prepacked syringe 消毒済注射器．

preparation [prepəréiʃən] ①準備，②調合薬，調合製剤，③標本(組織などの)，④製法(化合物，薬剤などの) 形 preparative, preparatory.

preparturient [pri:pɑ:tjúrənt] 分娩前．

prepatellar bursa 膝蓋前皮下包，＝subctaneous prepatellar bursa.

prepatellar bursitis 膝蓋前滑液包炎，＝housemaid's knee.

prepatent [pri:péitənt] 明白前の(寄生虫などが体内に侵入した後，その存在が明白に証明される前の時期についていう)．

prepatent period 発症前期(寄生虫が体内に侵入してから，それが証明されるまでの期間)．

preperception [pri:pə:sépʃən] 予知，予覚．

prepollex [pri:páleks] 過剰母指．

preponderance [pripándərəns] 優位(心電図についていう) 形 preponderant 動 preponderate.

prepotency [pripóutənsi] 遺伝力優越(一方の親がその個性形質を子孫に著しく遺伝する能力) 形 prepotent.

prepotential [pri:pouténʃəl] 前電位(活動電位を誘発する原因となる電位で，ペースメーカー電位，歩調取り電位とも呼ばれる)．

prepsychotic [pri:saikátik] 精神病前症の．

prepubertal [pri:pjú:bə:təl] 思春期前の．

prepuberty [pripjú:bə:ti] 青春前期，＝prepubescence 形 prepuberal, prepubescent.

prepuce [prí:pju:s] 包皮(陰茎または陰核をおおう皮膚)，＝foreskin 形 preputial.

prepucotomy [pripju:kátəmi] 包皮切開術，＝preputiotomy.

preputial gland 包皮腺．

preputiotomy [pripju:ʃiátəmi] 包皮切開術，＝incomplete circumsion, prepucotomy.

preputium [pripjú:ʃiəm] 包皮(陰茎の先端で皮膚が緩く結合し二重になった部分) 複 preputia.

prepyramidal tract 錐体前索路(前皮質脊髄路)，＝rubrospinal tract.

prereduction phase 減数分裂前期，＝premitotic phase.

prerenal [pri:rí:nəl] 前腎の．

prerenal failure 腎前性腎不全．

prereproductive [pri:riprədʌ́ktiv] 生殖前期の(青春前期の)．

presacral nerve 仙骨前神経(交感神経の枝の一つ)，＝hypogastric plexus.

presby- [presbi] (老年，長老の意味を表す接頭語)．

presbyacusis [presbiəkjú:sis] 老年性難聴，＝presbyacusia, presbycusis.

presbyatrics [presbiǽtriks] 老年病学，＝presbyatry 形 presbyatric.

presbyope [présbioup] 老眼者，老視者．

presbyophrenia [presbioufrí:niə] プレスビオフレニア(老年痴呆の一型で，著しいコルサコフ症状を示すが，精神的には活発で身体的に清新感がある) 形 presbyophrenic.

presbyopia [presbióupiə] 老視，老眼(老年期に水晶体の弾力性が低下して，近点が遠位となる調節不能性の視力減退) 形 presbyopic.

presbysphacelus [presbisfǽsiləs] 老人性壊疽，＝senile gangrene.

presbytism [présbitizəm] ＝presbyopia.

presclerosis [pri:skliəróusis] 硬化前症(動脈硬化の前に起こる血管変化) 形 presclerotic.

prescorbutic [pri:skɔ:bjú:tik] 前壊血病の．

prescribe [priskráib] 指示する，命令す

る，処方する(投薬，食事，看護などの具体的処置について医者が指示する)．
prescriber [priskráibər] 処方者．
prescribing [priskráibiŋ] 処方する．
prescription [priskrípʃən] 処方，処方箋(医師が患者に投与する薬物の調合を指定する書類)，＝praescriptum，指示．
prescription drugs 処方せん医薬品(要指示医薬品の現在名称)．
prescription-event monitoring (PEM) 処方－イベントモニタリング(主に新薬の有効性，安全性をモニターする市販後調査)．
presecretin [pri:sikrí:tin] プレセクレチン(十二指腸粘膜に存在する物質で，塩酸の作用により secretin に変化する前駆物)．
presenility [pri:siníliti] 初老〔期〕，早老 形 presenile．
present [prizént,prézənt] ①示す，呈する，現れる，報告する，②現在〔の〕，存在している．
presentatio [prezəntéiʃiou] [L] 胎位，＝presentation．
presentation [prezəntéiʃən] ①胎位(分娩時において子宮腔内の胎児と子宮縦軸との関係をいい，縦位 longitudinal，と横位 transverse とに大別される)，②先進部，③発表，提出，④症状，⑤来診 動 present．
present complaint (PC) 現在の訴え．
present condition 現症．
present illness (PI) 現病歴．
presenting [prizéntiŋ] 主要な，先進的な．
presenting part 先進部．
presenting symptom 主要徴候(病気の最も顕著に認められる徴候)．
present state examination (PSE) 現症診察表．
present symptoms (PS) 現症．
preservation [prizə:véiʃən] 保存，温存，保護，保持．
preservative [prizə́:vətiv] 防腐剤(微生物の発生を防止する目的で製剤に加えられる物質)．
preserve [prizə́:v] 保存する，温存する，保護する，保持する．
preserved human erythrocyte (PHE) 保存ヒト赤血球．
presinopsia [prisinápsiə] 前進視〔症〕(物体が次第に近づくようにみえること)．
presinusoidal [pri:sainəsɔ́idəl] 類洞前性の．
presomite [pri:sóumait] 原体節形成前の．
prespermatid [pri:spə́:mətid] 第二次精母細胞(薄く染まる顆粒状，数個のやや大きな暗く染まる小滴状の染色質を特徴とする細胞)．
presphenoid [pri:sfí:nɔid] 蝶形骨前部．
presphygmic [pri:sfígmik] 脈波前期の(等容性収縮期にあたる)．
prespondylolisthesis [pri:spandiloulisθí:sis, -loulísθisis] 脊椎前すべり症(脊椎すべり症の前駆症．腰椎の椎間板の先天奇形はあるが，椎体の転位は起こっていない状態)．
press [prés] 圧搾器．
pressation [preséiʃən] 圧診法．
pressometer [presámitər] 測圧計(子宮卵管撮影法においてヨウ化物油溶液を注射している間，子宮内圧を測定する器械)．
pressor [présər] 血圧増加の，昇圧作用のある．
pressoreceptive mechanism 降圧受容機構(降圧受容神経系のこと)．
pressoreceptor [presəriséptər] 圧受容器，圧受容体(頸動脈分岐部などにある神経叢の末端で，血圧の昇降により刺激され得るもの)，＝pressoceptor 形 pressoreceptive．
pressor fiber 昇圧線維(血管収縮中枢を刺激する求心線維)．
pressor nerve 昇圧神経(血圧上昇を起こす神経)．
pressor substance 昇圧物質．
pressosensitivity [presəsensitíviti] 血圧変化感受性 形 pressosensitive．
pressure [préʃər] 圧力，圧迫．
pressure atrophy 圧迫萎縮，＝compression atrophy．
pressure bandage 圧迫包帯，＝compression bandage．
pressure controlled ventilation (PCV) 圧制御調節換気〔法〕．
pressure cycled respirator 従圧式人工呼吸器，従圧式レスピレーター．
pressure drag 圧力抵抗．
pressure dressing 圧迫包帯．
pressure palsy ＝pressure paralysis．
pressure paralysis 圧迫麻痺．
pressure point 圧痛点，圧覚点．
pressure sense 圧覚．
pressure sore 褥瘡(床ずれ)，＝decubitus ulcer．
pressure support ventilation (PSV) 圧補助換気．
pressure ulcer 圧迫潰瘍(褥瘡〔性〕潰瘍)，＝decubitus ulcer．
pressurization [preʃərizéiʃən] 加圧，気圧増大法(高度飛行中に気密室内の気圧を増大して人体障害を防ぐ方法) 動 pressurize．
prestasis [pri:stéisis] 前充血(Ricker の炎症説における血管収縮による前期うっ血)，＝prestatic hyperemia．
presymptom [pri:símptəm] 前兆．
presynaptic [pri:sinǽptik] シナプス前〔部〕の，接合部前〔部〕の．

P

presystole [pri:sístəli:] 前収縮期.
presystolic [pri:sistálik] 収縮前期の，前収縮期の.
presystolic accentuation 前収縮期音亢進.
presystolic murmur (PSM) 前収縮期雑音.
pre T cell receptor プレT細胞受容体(未熟胸腺細胞のpre-T細胞のみに発現する受容体).
preterm [pri:tə́:m] ①出産予定前期，②前期間.
preterm delivery 早期産.
preterm infant 早期〔産〕児.
pretest [pri:tést] 予備試験，試験調査.
prethymocyte [pri:θáiməsait] 胸腺前駆細胞.
pretibial [pri:tíbiəl] 脛骨前部の.
pretibial fever 前脛骨熱(脛骨前表面に発疹が現れ，腰痛と眼窩痛，倦怠を伴うレプトスピラ症)，＝Fort Bragg fever.
pretreatment [pri:trí:tmənt] 前処置，前処理.
pretuberculosis [pri:tjubə:kjulóusis] 結核初期，潜伏結核.
preuremic [pri:jurí:mik] 尿毒症前の.
preurethritis [pri:ju:riθráitis] 尿道前炎(女性尿道上部の外陰濾胞の炎症).
prevalence [prévələns] ①流行，頻繁，優勢，②有病率(ある時点における，一定の集団内のある疾病，あるいは他の健康状態の例数) 形 prevalent.
prevalence rate 有病率(一定期間中に起こる罹患者数と，その単位人口との比).
Prevel sign プレヴェル徴候(臥位から立位へ体位を変化させることにより生ずる心悸亢進と脈拍増加).
prevenception [privənsépʃən] 避妊，＝contraception.
prevent [privént] 防ぐ，予防する.
prevention [privénʃən] 予防，＝prophylaxis 形 preventive.
preventive [privéntiv] ①予防の，防止の，②予防薬.
preventive medicine 予防医学(疾病予防活動を行う分野．治療医学に対して用いられる).
preventive palliative medicine 予防的緩和医療(予期される痛みの症状を積極的に予防することを目的とした医療).
preventive treatment 予防療法，＝prophylactic treatment.
preventology [priventáləʤi] 予防医学，＝preventive medicine.
preventorium [preventɔ́:riəm] 保養院，予防所.
preventriculosis [priventrikjulóusis] 噴門痙攣，＝cardiospasm, preventricular stenosis.
preventriculus [priventríkjuləs] 噴門(胃の入口部で食道との移行部).
preverbal [pri:və́:bəl] 言語修得前の.
prevertiginous [pri:və:tíʤinəs] めまい(眩暈)前兆の.
previable [pri:váiəbl] 成育可能以前の(子宮外生活を営むことのできない胎児についていう).
previllous [pri:víləs] 絨毛膜形成前の.
previous [prí:viəs] 以前の，先の，先行する，既往の.
previous accident 既往事故.
previous medical illness (PMI) 既往疾患.
previous menstrual period (PMP) 最終月経期.
previous operation 既往手術.
Prevotella [prevətélə] プレボテラ属(嫌気性のグラム陰性桿菌で，主として口腔に常在し，歯周疾患，泌尿生殖器感染症などに関与する．腟に常在する例が多い *P. bivia* のほか，*P. denticola*，*P. intermedia*，*P. melaninogenica*，*P. oralis* などが含まれる).
prewaking surge 起床前サージ(起床1～2時間前から徐々に血圧が上昇する).
prewave [prí:weiv] 前波(動脈圧波ないし動脈容積脈波の上行脚の前に生ずる小さな波).
prezymogen [pri:záiməʤən] 前酵素〔原〕(細胞に存在する酵素原の母体).
PRF pontine reticular formation (橋網様体).
priapism [práiəpizəm] 持続勃起〔症〕，陰茎強直〔症〕(主として疾病の一徴候として起こるもの．一般的に6時間以上持続した状態をいう．脊髄腫瘍，薬物服用などで惹起される).
priapitis [praiəpáitis] 陰茎炎.
priapus [práiəpəs] 陰茎，＝penis.
Price-Jones curve プライスジョーンズ曲線(染色した血液塗抹標本を所定の拡大で映写し，赤血球直径を直接測定し，その分布を曲線で表したもの).
prickle cell 有棘細胞(表皮の有棘層の細胞，細胞間橋(デスモゾーム)がよく発達し棘(とげ)のように見える).
prickly heat 赤いあせも(紅色汗疹)，＝miliaria rubra.
prick test プリックテスト(皮刺試験．鼻アレルギー検査に用いる).
primary [práiməri] ①第1の，一次〔性〕の，②原発性の(他の疾患に随伴して，あるいは合併して起こった疾患ではないことを表す．続発性 secondary に対立する語)，③原始の.
primary adhesion 一次性癒着(創口の順調な治癒)，＝healing by first intention.
primary aldosteronism (PA) 原発性アルドステロン症(副腎皮質にアルドステ

P

ロンの分泌過剰をきたす疾患．アルドステロン産生腺腫(APA))，＝Conn syndrome.

primary amyloidosis 原発性アミロイドーシス，原発性類デンプン症(原因不明のアミロイド沈着で，症候やアミロイドタンパクの性状は骨髄腫を合併した病型に似ている)，＝idiopathic amyloidosis.

primary anemia (PA) 原発性貧血.

primary atypical pneumonia 原発性異型肺炎.

primary azoospermia 原発性無精子〔症〕.

primary biliary cirrhosis (PBC) 原発性胆汁性肝硬変症.

primary brain vesicle 原始脳胞(前脳胞，後脳胞，菱脳胞).

primary cancer 原発性癌.

primary cardiomyopathy 一次性心筋症，特発性心筋症，＝idiopathic cardiomyopathy.

primary care ①プライマリ・ケア(包括的，継続的な保健医療サービスを指す．医師が中心となって行う初期治療，日常生活指導，健康教育，慢性疾患者や障害者への指導などの primary medical care と，人々の健康を改善，保護，増進させるのに必要な要素を地域レベルで統合する手段としての primary health care に大別される)，②一次医療(身体に異常を感じた受診者が，最初に受ける医療)，初期〔包括〕医療.

primary ciliary dyskinesia (PCD) 先天性線毛運動不全症.

primary complex 初期変化群(結核の初期感染にみられる変化)，＝Ghon complex.

primary dentin(e) 原生第1象牙質，一次性デンチン(生歯前に形成されたもの).

primary deviation 一次性斜視(正常眼が凝視するとき斜視眼の視軸が偏位すること).

primary effusion lymphoma (PEL) 原発性体液性リンパ腫.

primary follicles 原始卵胞(一次卵胞，二次卵胞，グラーフ卵胞へと成熟する)，＝folliculus ovaricus primordialis [L].

primary health care (PHC) プライマリヘルスケア(「人々の健康改善に必要な要素を地域レベルで統合する手段，国家の保健システムに組み込まれ，予防，健康増進，治療，社会復帰，地域開発活動のすべてを含む(WHO，1975)」とした概念).

primary hemorrhage 原発性出血，一次的出血.

primary hyperaldosteronism 原発性高アルドステロン症(副腎皮質よりアルドステロンが過剰に分泌され生ずる疾患．高血圧，低カリウム血症を呈する).

primary hypophosphatemic rickets 原発性低リン酸塩血症性くる病(くる病症状を認めるが治療に大量のビタミンD投与を必要とし，高度の低リン酸血症，過リン酸塩尿症を伴う遺伝性疾患をいう).

primary immune response 一次免疫反応(初めての抗原刺激によってB細胞が抗体産生細胞となり抗体を合成して抗体が出現する一連の免疫反応).

primary immunodeficiency syndrome (PIDS) 原発性免疫不全症候群(原因が免疫系自体にあり，免疫機能不全症，抗体欠乏症，複合免疫不全症などに基づくさまざまな症状を呈する).

primary impotence 一次性インポテンス(原発性の性交不能).

primary infection 初感染.

primary infiltration 初期浸潤(結核初感染においてX線写真にみられる一過性の均等な陰影).

primary lesion ①初感染巣，②原発巣(悪性腫瘍の).

primary lung cancer 原発性肺癌(気管，気管支，肺胞のいずれかの上皮から発生する上皮性悪性腫瘍の総称).

primary lysosome 1次リソソーム(ゴルジ装置を経由して小胞内に濃縮されたリソソーム酵素．直径0.25～0.5 μm の電子密度の高い均質な顆粒).

primary medical care プライマリ・メディカルケア(医師が中心に行うケア).

primary motor area 一次運動野(大脳皮質のなかで，骨格筋を支配する神経細胞に対して興奮をもたらす出力細胞を備えている部位).

primary multiple myositis 原発性多発性筋炎.

primary myelofibrosis 原発性骨髄線維症(慢性骨髄増殖性疾患の一つ．骨髄線維化と髄外造血を特徴とし，脾腫が必発する)，＝idiopathic myelofibrosis.

primary nodule 1次小節(リンパ節皮質部にある小節で，リンパ球が多数密集する濾胞)，＝cortical nodule.

primary nurse 受け持ち看護師.

primary oocyte 第一次卵細胞(第一次成熟分裂以前の発育期).

primary physician 総合診療医，プライマリーケア医.

primary psychogenic reaction 一次性心因反応(心因反応の中で，急激に病因体験に引き続き発症するものは反射に近い機構をもつものと考えられ，これをいう).

primary pulmonary hypertension (PPH) 原発性肺高血圧症.

primary recombination 初期再結合.

primary sclerosing cholangitis (PSC) 原発性硬化性胆管炎(肝内，肝外の胆管に原因不明の線維性狭窄を起こし，再発性または持続性の閉塞性黄疸を呈する疾患).

P

primary sedation 一次的鎮静.
primary sensation 1次感覚(直接の刺激によるもの).
primary serous adenocarcinoma of peritoneum 腹膜原発漿液性腺癌, = serous surface papillary carcinoma of peritoneum.
primary sexual characteristics 第一次性徴(生下時から現れている男女性別を分ける形質で, 性腺(精巣または卵巣)と, それに付属する内外性器).
primary structure (of protein) 一次構造(タンパク質の).
primary syphilis 初期梅毒.
primary tuberculosis 初感染結核症(初感染の結核で, 主として肺に起こり, 乾酪性の変化とともに隣接リンパ節に拡張する), = primary focus, primary infection, primary complex, childhood type tuberculosis.
primary union 一次癒合.
primary urethra 原発性尿道(胚子の膀胱と尿生殖洞との中間の尿生殖管で, 女性では恒久尿道となり, 男性では膀胱から射精管までの前立腺の近位部となる).
primary urogenital orifice 一次尿生殖口.
primate [práimeit] 霊長類, 霊長動物(哺乳類の最高動物でヒト, サル, 人猿, キツネザルなどを含む).
Primates [praiméiti:z] 霊長目.
Primate T-lymphotropic virus 1 (レトロウイルス科のウイルスで, ヒトT細胞白血病ウイルスを含む種).
prime [práim] ① 第一位の, 主な, ② プライム(文字に続いて上の方につける ′ の符号).
primed [práimd] 初回抗原刺激を受けた, 感作された, 活性化された.
primer [práimər, prím-] プライマー(① 核酸生合成での開始反応に要求されるオリゴヌクレオチド分子. 脂肪酸合成反応におけるアセチル CoA もプライマーと呼ばれる. ② 入門書).
primer DNA プライマー DNA (DNA の修復合成, 逆転写の場合に必要な短鎖 DNA).
primigravid [praimigrǽvid] 初妊の.
primigravida [praimigrǽvidə] 初妊婦.
priming [práimiŋ] プライミング(初回抗原刺激を受けること).
primipara (Pp) [praimípərə] 初産婦 形 primiparous.
primiparity [praimipǽriti] 初産婦であること.
primite [práimait] 前房, = protomerite.
primitive [prímitiv] 原始の, 最初の.
primitive groove 原始溝(胚子の発生過程で原始線条にみられる溝).
primitive node 原始結節(胚子期, 原始線条の頭方端の隆起).
primitive reaction 原始反応(刺激体験に対するヒトの反応類型).
primordial [praimɔ́:diəl] 原基の, 原始の.
primordial delusion 原発妄想(初めから完成されて急激に現れる妄想).
primordial germ cell 原始生殖細胞(胎生5週頃に性腺の原器に迷入した細胞で精子, 卵子をつくる細胞となる).
primordium [praimɔ́:diəm] 原基, = anlage 複 primordia.
primula dementia プリムラ皮膚炎, 桜草皮膚炎(桜草によるアレルギー性の接触皮膚炎. 手に急性湿疹病変が生じる).
princeps [prínseps] 固有の, 主要な, 首位の(解剖学的構造の名称に用いられる), = principal.
principal point 主点(レンズの光軸における点で, それぞれから物体の対応点に引いた線は相互に並行する).
principle [prínsipl] ① 成分, ② 原理.
P-R interval PR 間隔, = P-Q interval.
Prinzmetal variant angina プリンツメタル異型狭心症(太い冠動脈の攣縮によって生ずる狭心症で, 心電図上 ST 上昇を伴う), = Prinzmetal angina.
prion [práiən] プリオン, プリーオン(核酸をもたずタンパクのみを構成成分とする感染性病原体で, クロイツフェルト・ヤコブ病, 狂牛病などプリオン病の原因となる).
prion disease プリオン病(プリオンによる中枢神経疾患の総称. 伝播性海綿状脳症).
prion protein (PrP) プリオンタンパク〔質〕(プリオンを構成するタンパク. PrP^{sc} (異常型), PrP^{c} (正常型)のように表される).
prior to admission (p.t.a.) 入院前.
prism [prízəm] プリズム, 三稜鏡, 角柱(光学的平面を2つ以上もつ透明体で, 少なくともその1組は平行でないものをいう. 無色光線をその組成色に分解し, また光線の屈折, 偏光などにも利用される) 形 prismatic, prismoid.
prism diopter プリズム曲光度(プリズム曲折単位で, 1 m の距離で切線面において光線の方向を 1 cm だけずらす屈折力).
prismoptometer [prizmɑptámitər] プリズム式眼屈折計(2個のプリズムの基底と基底とを合わせてつくった器械で, 眼の屈折度を測るために用いるもの).
prison psychosis 拘禁精神病(刑務所などで拘禁, 拘束状況のなかで起こる拘禁反応が精神状態を呈するもの. 在監者精神病ともいわれた).
prison reaction 拘禁反応(拘禁下で起こる反応).
private blood factors 個人的(家族

P

的)血液因子(一般的でなく，ある家族または個人とその近親者のみの血液に存在する因子).
private duty nurse 付き添い看護師，＝private nurse.
privates [práiveits] (外陰部の俗称).
privileged communication 秘密情報(患者などの秘密情報).
PRK photorefractive keratectomy (屈折矯正角膜切開〔術〕).
PRL prolactin (プロラクチン，黄体刺激ホルモン).
p.r.n. pro re nata (必要に応じて).
pro– [prou, prə, prɑ] (前，向かって，前方などの意味を表す接頭語).
proaccelerin [prouæksélərin] プロアクセレリン(血液凝固機序で，プロトロンビンをトロンビンに転化させる反応を促進する物質の前駆物で，第V因子)，＝factor V, accelerator globulin, labile factor.
proactivator [prouǽktiveitər] 前駆賦活体，プロアクチベータ.
proagglutinoid [prouəglú:tinɔid] 強凝集素(凝集原に対して凝集素以上の反応を示す物質).
proal [próuəl] 前進性の.
proalbumin [prouælbjú:min] プロアルブミン.
proamnion [prouǽmniən] 原始羊膜.
proarrhythmic effect 催不整脈作用(抗不整脈薬によりQTが延長して心室頻拍を起こりやすくする作用).
probability (P) [prɑbəbíliti] 確率，確度.
probability value 有意確率，p値.
probable [prɑ́bəbl] 可能性のある，ありそうな.
probable case 可能性例.
probable life time 平均余命.
probacteriophage [proubæktí:riəfeiʤ] プロ〔バクテリオ〕ファージ(溶原菌から分離されるファージ)，＝prophage.
proband [próubænd] 発端者(精神病または身体の遺伝形質をもった最初の者)，＝propositus.
proband method 発端者法，プロバンド法(ある集団中における遺伝的疾病，または形質についての調査を行う場合の一方法).
probang [próubæŋ] プロバング(弾力性の物質でつくった消息子で，喉頭，食道などに挿入し，または異物を除去するために用いる).
probe [próub] 探針(さぐり針).
probenecid [proubénisid] プロベネシド(尿酸排泄促進作用があり痛風治療薬として使用)，＝*p*-(dipropylsulfamyl) benzoic acid.
probing [próubiŋ] 探針〔法〕(ゾンデ検査〔法〕).
probiotics [proubaiɑ́tiks] プロバイオティクス(腸内細菌叢のバランスを改善して，宿主に有益な効果をもたらす生菌).
problem [prɑ́bləm] 問題 形 problematic.
problem-based learning (PBL) 問題志向型学習，問題基質型学習(患者のさまざまな問題を一つ一つ取り上げて，それをどのように解決していくかに焦点をあてた学習法).
problem behavior 問題行動(自傷，暴力など).
problem child 問題児童(身体は正常であっても，精神的または社会的に調和し得ない小児).
problem list (PL) 問題リスト.
problem oriented medical record (POMR) 問題志向型診療記録(事例の羅列でなく患者の問題点を中心に記録し，診断・治療の経過が第三者にも明確になるようにしたもの，POS (ポス)ともいう)，＝problem oriented system.
problem oriented system (POS) 問題志向型システム(ポス)，＝problem oriented medical record.
problem solving process 問題解決過程.
probucol [próubjukɔ:l] プロブコール(抗高リポタンパク血症薬).
procaine [próukein, proukéin] プロカイン(エステル型局所麻酔薬).
procaine amide プロカインアミド(プロカインのエステル結合型).
procallus [proukǽləs] 前仮骨(仮骨またはべんち(胼胝)に変化する肉芽組織).
procarbazine (PCZ) [proukɑ́:bəzi:n] プロカルバジン.
procarp [próukɑ:p] プロカルプ(子嚢菌目類の雌性器で，受精毛と造嚢器からなる).
procaryote [proukǽriout] 原核生物.
procatarxis [proukətɑ́:ksis] 素因(病にかかりやすい)，＝predisposition 形 procatarctic.
procedure [prəsí:ʤər] ①工程，方法，手法，手技，②手続き，手順，③処置.
procerus [prəsí:rəs] 鼻根筋.
process [prɑ́ses, próu–] ①進行，経過，プロセス，過程(作用または現象などの経路)，②突起，隆起(解剖学)，③反応，試験(化学).
process assessment 過程評価.
processing [prəsésiŋ] 処理過程，操作工程，加工.
process record プロセスレコード.
processus [prousésəs] 突起，＝process.
procheilon [proukáilən] 上唇の中央隆起.
prochondral [proukɑ́ndrəl] 軟骨形成前の.

prochordal [proukɔ́:dəl] 脊索前方の.
prochoresis [proukɔ:rí:sis] 食物推進(食物が消化管内で推進すること).
prochorion [proukɔ́:riən] 原卵胞膜(透明帯), = zona pellucida.
procidentia [prasidénʃiə] 脱出(完全な), = prolapse.
procidentia oculi 眼突出, = exophthalmos.
procidentia uteri 子宮全脱出, 子宮下垂(子宮頸管部が腟外に下垂する状態), = forelying uterus.
procoagulant [proukouǽgjulənt] 凝血(固)促進薬(抗凝血薬 anticoagulant の反対語).
procoelia [prousí:liə] 側脳室(左右の大脳半球内にある脳室).
procoelous [prousí:ləs] 前凹みの, = procelous.
proconvertin プロコンバーチン(血液凝固 第Ⅶ因子), = factor Ⅶ, stable factor, autothrombin Ⅰ, cothromboplastin, serum prothrombin conversion accelerator.
procreation [proukri:éiʃən] 出産, 生殖 形 procreative.
proctalgia [praktǽlʤiə] 直腸神経痛.
proctatresia [praktətrí:ziə] 肛門閉鎖症, 鎖肛.
proctectasia [praktektéiziə] 直腸〔肛門〕拡張症.
proctectomy [praktéktəmi] 直腸切除術.
proctencleisis [praktənkláisis] 直腸狭窄, 肛門狭窄, = proctostenosis.
procteurynter [prάktjurintər] 肛門直腸拡張器(ゴム袋製).
procteurysis [praktjú:risis] 直腸拡張法(procteurynter を用いた直腸拡張術).
proctitis [praktáitis] 直腸炎.
proct(o)- [prakt(ou), -t(ə)] (直腸, 肛門との関係を表す接頭語).
proctocele [prάktəsi:l] 直腸脱〔症〕.
proctoclysis [praktάklisis] 直腸灌注.
proctocolectomy [praktoukouléktəmi] 直腸結腸切除〔術〕(直腸を含む全あるいは部分結腸切除術).
proctocolitis [praktoukouláitis] 直腸結腸炎.
proctocolonoscopy [praktoukoulənάskəpi] 直腸結腸鏡検査法.
proctocolpoplasty [praktəkάlpəplæsti] 直腸腟形成術.
proctocystoplasty [praktousístəplæsti] 直腸膀胱形成術.
proctodaeum [praktoudí:əm] = proctodeum.
proctodea [praktoudí:ə] → proctodeum.
proctodeum [praktoudí:əm] 肛門窩(原始肛門とも呼ばれ, 排泄腔膜の肛門部の肛門結節が成長して生ずる外胚葉性陥凹で, これが破れて肛門となる), = proctodaeum, anal pit, primitive anus 複 proctodea.
proctodynia [praktoudíniə] 直腸周囲痛, 肛門周囲痛.
proctoelytroplasty [praktouélitrəplæsti] 直腸腟形成術, = proctocolpoplasty.
proctogenic [praktəʤénik] 直腸〔肛門〕に由来する.
proctoparalysis [praktoupərǽlisis] 肛門括約筋麻痺.
proctoperineoplasty [praktouperiní:əplæsti] 肛門会陰形成術.
proctoperineorrhaphy [praktouperini:ɔ́:rəfi] 肛門会陰縫合術.
proctopexy [prάktəpeksi] 直腸固定術(仙骨窩に縫合する方法), = rectopexy.
proctophobia [praktoufóubiə] 直腸病恐怖症.
proctoplasty [prάktəplæsti] 直腸肛門形成術.
proctopolypus [praktəpάlipəs] 直腸ポリープ(茸腫).
proctoptosis [praktouptóusis] 肛門下垂症, 脱肛, 直腸脱, = prolapsus ani.
proctorrhagia [praktəréiʤiə] 直腸出血.
proctorrhaphy [praktɔ́:rəfi] 直腸縫合術.
proctorrhea [praktərí:ə] 肛門粘液漏.
proctoscope [prάktəskoup] 直腸鏡.
proctoscopy [praktάskəpi] 直腸鏡検査.
proctosigmoid [praktousígmɔid] 直腸S状結腸.
proctosigmoiditis [praktousigmɔidáitis] 直腸S状結腸炎.
proctosigmoidoscopy [praktousigmɔidάskəpi] 直腸S状結腸鏡検査法.
proctospasm [prάktəspæzəm] 直腸痙攣.
proctostasis [praktάstəsis] 直腸麻痺性便秘.
proctostenosis [praktoustinóusis] 直腸狭窄, 肛門狭窄, = rectostenosis.
proctostomy [praktάstəmi] 直腸造瘻術.
proctotome [prάktətoum] 直腸刀, = rectotome.
proctotomy [praktάtəmi] 直腸〔肛〕切開術.
proctovalvotomy [praktouvælbάtəmi] 直腸弁切開術.
procumbent [proukʌ́mbənt] ① 平臥の(顔を下に向けて臥すことについていう), ② 平伏の(地に這って生(成)長する植物).
procursive epilepsy 前進性てんかん(前方へ歩走するかまたは自体を前方へ回転する型).
procurvation [proukə:véiʃən] 身体前傾.
procyclidine hydrochloride プロサ

P

イクリジン塩酸塩，塩酸プロサイクリジン(中枢性の抗コリン作用を有するパーキンソン症候群治療薬).

pro die (p.d.) [L] 日毎の，＝for the day.

prodrome [próudroum] 前駆症〔状〕，前徴 形 prodromal, prodromous, prodromic.

prodrug [próudrʌg] プロドラッグ(代謝過程で変換されて薬理作用を現す薬物群．薬物分子を化学的に修飾した誘導体で，それ自身は生理活性を示さないが，投与後，体内で変換されて薬効を示すもの).

product [prádʌkt] ①生産物，生成物，②乗積(乗算の結果として得られる数値)，③結果.

productive [prədʌ́ktiv] ①増殖的な，②結果の上がる，業績のある(研究の)，③生産的な.

productive cough 喀痰を伴うせき(咳).

proelastin [prouilǽstin] プロエラスチン(弾力線維の構造において多糖類と鎖状形成をなす).

proem [próuem] 緒言，発端，前駆，序文 形 proemial.

proembryo [prouémbriou] 前胚(植物が受精後発育する時期で，まだ胚芽にならないもの).

proencephalus [prouinséfələs] 前頭裂脳脱出奇体.

proenzyme [prouénzaim] プロ酵素，酵素前駆体，＝proferment, zymogen.

proerythroblast [prouiríθrəblæst] 前赤芽球(赤芽球の最も未熟なもので，核染質は軟色性，原形質は濃色好塩基性で，ヘモグロビンの発現は証明されない)，＝erythrogonium, rubriblast.

proerythrocyte [prouiríθrəsait] 前赤血球.

proestrogen [prouéstrəʤən] 卵胞ホルモン，発情ホルモン.

proestrus [prouéstrəs] 発情前期，＝proestrum 形 proestrous.

professional cramp 職業性痙攣.

professor [prəfésər] 教授(大学の最高級教職員) 形 professorial.

profile of mood states (POMS) 気分調査表.

profilin [proufílin] プロフィリン(Gアクチンと結合し，Gアクチンの重合を防いでいる低分子量タンパク質).

profluvium [prouflú:viəm] 漏泄，＝flux, discharge.

profluvium lactis 乳汁分泌過多.

profluvium seminis 精子漏泄(性交において射出された精子が腟から流出すること).

profondometer [proufəndámitər] 深部異物計(三方からのX線により異物の所在を確認する器械).

profuse [prəfjú:z] 大量の，豊富な.

Prog progesterone (プロゲステロン，黄体ホルモン).

progametangium [prougæmitǽnʤiəm] 前配偶子嚢.

progamete [prougǽmi:t] 前配偶子.

progamous [próugæməs, prágə–] 卵子受精前の(将来の男女いずれかの性を決定する因子は卵子が受精前にすでに存在するという).

progaster [prougǽstər] 原腸，＝archenteron.

progastrin [prougǽstrin] プロガストリン(ガストリン前駆物，非活性ガストリン).

progenesis [prəʤénis] 前発生.

progenia [prouʤí:niə] 反対咬合，下顎前突，＝mandibular protrusion, anterior cross bite.

progenital [prouʤénitəl] 外陰部表面の.

progenitor [prəʤénitə] 先祖.

progeny [práʤəni] 子孫，後裔.

progeria [prouʤí:riə] 早老〔症〕，プロゲリア(早期より早老様顔貌，皮下脂肪の減少，出生児からの歯芽萌出などの老人様外観を呈する疾患．1～2歳から発症するのをいう)，＝Hutchinson-Gilford syndrome, premature senility.

progeronanism [prouʤəránənizəm] 早老性幼稚症，＝progeria of Gilford.

progestational [prouʤestéiʃənəl] 月経前の(黄体が活性を呈し，子宮内膜の分泌を起こす月経前期すなわち，分泌期で，妊娠に最適の時期)，妊娠のための.

progestational hormone 月経前期ホルモン，＝progesterone.

progesterone (Prog) [prouʤéstəroun] プロゲステロン，黄体ホルモン(主に卵巣黄体から分泌されるステロイドホルモンで，女性の性周期，妊娠に関わる).

progestin [prouʤéstin] プロゲスチン(黄体ホルモンおよび類似の生物学的作用物質の総称)，＝gestagen.

progestogen [prouʤéstəʤən] プロゲストゲン(黄体ホルモン作用薬の一般名).

progestomimetic [prouʤestəmaimétik] 黄体ホルモン様作用をもつ.

proglossis [prouglásis] 舌前部の.

proglottis [prouglátis] 片節，＝proglottid.

prognathia [prounéiθiə] 上顎前突〔症〕，＝protrusion.

prognathic [pragnǽθik] ①上顎前突の，前口形の，②過頬顎指数の(頭蓋をフランクフルト平面に固定したとき，顔の骨格の側面に対し上顎が前突する頭蓋骨測定学に用いる用語).

prognathism [prágnəθizəm] 上顎突出，＝upper protrusion, maxillary protrusion, prognathia 形 prognathic, prognathous.

P

prognathometer [prɑgnəθɑ́mitər] 上顎前突計.

prognose [prɑgnóuz] 予知する, = prognosticate.

prognosis [prɑgnóusis] 予後, 予測, 予知(医師が, 疾患の経過および転帰を, 各症例について具体的に予測すること) 形 prognostic.

prognostic [prɑgnɑ́stik] ①予後の, ②予後.

prognostic burn index (PBI) 熱傷予後指数.

prognostic nutritional index (PNI) 予後栄養(判定)指数.

progonadotrophic [prougounædətrɑ́fik] 性腺刺激ホルモン作用増強の.

progonoma [prougounóumə] プロゴノーマ, 胎児転位腫(隔世遺伝の形質を備えた腫瘍).

programmed cell death プログラム細胞死, 細胞自己死(発生上のさまざまな現象において, 何らかの刺激に対する細胞の応答の結果として起こる細胞の死をさしていう. 細胞が自身を制御するメカニズムの一つとして, 生体で必要とされたときに死を選択する能力をもっているという概念を表している), = apoptosis.

programmed delivery 計画分娩.

progravid [prougrǽvid] 妊娠前期(子宮内膜の相で, 黄体期についていう).

progress [próugres, prɑ́–] ①経過, 進行, 発展, ②進行する, 進展する 形 progressive.

progression [prəgréʃən] ①進行, 進展, 経過, ②級数, 数列.

progressive [prəgrésiv] 進行性の, 順行性の, 直進性の.

progressive bulbar palsy (PBP) 進行性球麻痺(運動ニューロン疾患の一型).

progressive bulbar paralysis 進行性球麻痺(舌, 咽喉, 顔面の麻痺で, 延髄の運動核における変性による), = bulbar paralysis.

progressive cerebral poliodystrophy 進行性脳灰白質ジストロフィー, = Alpers disease.

progressive disease (PD) 進行性疾患.

progressive lipodystrophy 進行性脂肪異栄養〔症〕.

progressive multifocal leukoencephalopathy (PML) 進行性多巣性白質脳症(JC ポリオーマウイルスによる遅発性ウイルス感染症).

progressive muscular atrophy (PMA) 進行性筋萎縮症(脊髄前角の変性および前角神経根の変性により漸次に筋肉萎縮と麻痺を起こす慢性疾患), = chronic anterior poliomyelitis, wasting palsy.

progressive muscular dystrophy (PMD) 進行性筋ジストロフィー症.

progressive neuropathic (peroneal) muscular atrophy 進行性神経原性〔腓骨〕筋萎縮(脊髄後索神経線維および末梢運動神経の変性による萎縮で, 初期には腓側神経支配部を侵し, 後には上肢に及ぶ), = Charcot-Marie-Tooth atrophy, progressive neural muscular atrophy.

progressive ossifying myositis 進行性化骨性筋炎(筋膜, 腱膜, 靱帯などに化骨形成が進行する先天性疾患).

progressive paralysis 進行麻痺(麻痺性痴呆, 麻痺狂), = progressive paresis, general paresis, dementia paralytica.

progressive resistance exercise (PRE) 漸増的抵抗運動.

progressive spinal amyotrophy 進行性脊髄性筋萎縮症, = poliomyelitis anterior chronica.

progressive spinal muscular atrophy (PSMA) 進行性脊髄性筋萎縮〔症〕(遺伝性と孤発性の脊髄前角細胞障害による筋萎縮をきたす疾患).

progressive stroke 進行性脳卒中(段階的に症状が進行し悪化する. 脳血栓の臨床経過としてみられる. 完成脳卒中 completed stroke に対していう).

progressive supranuclear palsy (PSP) 進行性核上性麻痺(①頸部ジストニア, ②垂直性の核上性眼球運動障害, ③進行性痴呆の三徴を主とする神経変性疾患. スティル・リチャードソン・オルゼウスキー症候群), = Steele-Richardson-Olszewski syndrome.

progressive systemic sclerosis (PSS) 進行性全身性強皮症(原因不明の全身性の結合織病変で, 膠原線維の過剰生産による線維化が各臓器にみられ, 皮膚の硬化と末端血管障害を特徴とする免疫異常を伴う慢性疾患), = diffuse scleroderma.

progress note 経過記録.

prohibit [prəhíbit] 妨げる, 禁止する.

prohibition [prouhibíʃən] ①禁止, 禁制, ②禁酒主義, ③禁酒令 形 prohibitive.

prohormone [prouhɔ́:moun] プロホルモン(ホルモン作用のないホルモンの前駆体).

proinsulin [prouínsjulin] プロインスリン(インスリンの生合成前駆体. 分子量約9,000).

proiosystolia [proui:ousistóuliə] 早期収縮症.

project [prɑ́dʒekt] ①突出する, ②投影する, 投射する, ③計画する.

projectile [prədʒéktil, –tail] ①放射体, ②放射性の.

projectile vomiting 噴出性嘔吐(頭蓋

P

内圧亢進のとき，または幽門閉鎖症にみられる嘔吐で，嘔気を催すことなく突然激しい力をもって吐出が起こる).
projection [prəʤékʃən] 投射，投影.
projection fiber 投射線維(脳，脊髄内の異なる高さの各部を連絡する神経線維).
prokaryote [proukǽriout] 原始核をもつ.
prokaryote cell 原始核細胞(核の発生が原始的なもので，有糸分裂を営まないもの).
prokaryotic [proukæriátik] 原核生物の，＝procaryotic.
prokaryotic cell 原核細胞(核膜をもたない構造の細胞．細菌，藍藻類がこの細胞構造をもつ．真核細胞 eukaryotic cell に対していう).
prokinetic [proukinétik] 腸管運動促進作用をもつ.
prolabium [prouléibiəm] 前唇(口唇の赤色粘膜部).
prolactin (PRL) [proulǽktin] プロラクチン，乳腺刺激ホルモン，黄体刺激ホルモン(下垂体前葉中にある乳汁の分泌を促進するホルモン)，＝galactin, lactogenic hormone, mammotrophin.
prolactin inhibiting factor (PIF) プロラクチン抑制因子(視床下部正中隆起で生成される因子で下垂体前葉のプロラクチンの分泌を阻止させる).
prolactin inhibiting hormone (PIH) プロラクチン分泌抑制ホルモン.
prolactinoma [proulæktinóumə] プロラクチノーマ(プロラクチン産生脳下垂体腺腫)，＝prolactin-producing adenoma.
prolactin-releasing hormone (PRH) プロラクチン放出ホルモン.
prolan [próulæn] プロラン(下垂体前葉から抽出された性腺刺激因子).
prolapse [proulǽps] 脱〔出〕.
prolapsus [proulǽpsəs] ＝prolapse.
prolapsus ani 肛門脱(脱肛)，＝anal prolapse.
prolapsus uteri 子宮脱，＝uterine prolapse.
prolapsus vaginae 腟脱(前腟脱，後腟脱がある)，＝vaginal prolapse.
prolate [próuleit] 長球の，長球面(普通楕円体についていう).
prolepsis [proulépsis] 早期発症，早発 形 proleptic.
proliferate [prəlífəreit] 増殖する，＝multiply，急増する.
proliferating cell nuclear antigen (PCNA) 増殖性細胞核抗原.
proliferation [prəlifəréiʃən] 増殖，繁殖，急増 形 proliferative, proliferous.
prolific [prəlífik] 多産の，結実性の，多作の，＝fruitful.
proligerous [prəlíʤərəs] 生殖的な，多産な(多くの子孫をもつ).
proline [próuli:n] プロリン(タンパク質の分解により生ずるアミノ酸)，＝alpha- or 2-pyrrolidine carboxylic acid.
prolong [prəlɔ́:ŋ] 延長する，延期する.
prolongation [prəlɔ:ŋgéiʃən] 延長.
prolonged labor 遷延分娩.
PROM ①premature rupture of membrane (前期破水)，②passive range of motion (他動的可動域).
promegakaryocyte [proumegəkǽriəsait] 前骨髄巨核球(巨核芽球 megakaryoblast と巨核球 megakaryocyte の中間成熟段階にある細胞).
promegaloblast [proumégələblæst] 前巨〔大〕赤芽球(巨〔大〕赤芽球 megaloblast の未熟細胞で，悪性貧血患者の骨髄に増殖を示す).
promeristem [prouméristem] 前分裂組織，＝primordial meristem.
prometaphase [proumétəfeis] 前中期(有糸分裂や減数分裂において核膜が崩壊する時期).
prominence [práminəns] 隆起，突隆.
prominence fixture 〔子宮〕岬角固定〔術〕.
prominent [práminənt] 突出した，突起した，傑出した，顕著な，重要な.
prominent heel 踵骨膨隆(骨膜の肥厚による).
prominentia [prəminénʃiə] 突隆，隆起，＝prominence.
prominent vertebra 隆椎(第7頸椎)，＝vertebra prominens [L].
promiscuity [prəmiskjú:iti] 乱交(男女乱交，性的無規律) 形 promiscuous.
promitosis [proumaitóusis] ①前有糸分裂(核小体のみが有糸分裂のように分裂し，ほかは無糸分裂を呈する癌細胞の単純分裂)，②原虫類の原始分裂.
promontorium [prɑməntɔ́:riəm] 岬角.
promontory [prámәntəri, -tɔ:ri] 岬角(①仙骨底の前方への突出部．骨盤計測の基準点となる．②鼓室にある蝸牛による骨の隆起)，＝promontorium [L].
promontory of sacrum 仙骨岬角(単に岬角ともいう)，＝sacral promontory.
promote [prəmóut] 促進する，増進する.
promoter [prəmóutər] ①助触媒，②プロモータ(RNA ポリメラーゼが結合して転写を始める DNA 配列).
promyelocyte [proumáiələsait] 前骨髄球，前骨髄細胞(骨髄芽球と骨髄球との中間成熟段階の血球).
pronation [prounéiʃən] 回内運動 動 pronate.
pronatoflexor [prouneitəfléksər] 回内屈筋.
pronator [próuneitər] 回内筋.
pronator quadratus 方形回内筋(前腕

P

の筋の一つ，回内運動に関係），＝ musculus pronator quadratus ［L］.

pronator teres 円回内筋（前腕の筋の一つ），＝ musculus pronator teres ［L］.

pronaus ［prounéiəs］ 腟前庭，＝ vestibulum vaginae.

prone ［próun］ ①うつむきになる，腹臥の（仰臥 supine の反対），②～しがちな，傾向がある.

proneness ［próunis］ ①腹臥，俯伏，②傾向（体質または素因）.

pronephric duct 原腎管，＝ nephric duct, archinephric duct.

pronephroi ［prounéfrɔi］ → pronephros.

pronephros ［prounéfrɑs］ 前腎（腎形成索の頭側部から発生する原腎または頭腎で，哺乳類胎児では残遺物であるが，その前腎管は中腎となって中腎管すなわち Wolffian duct となる），＝ pronephroi 複 pronephroi.

prone position 腹臥位.

pronograde ［próunəgreid］ 横位歩行（四足獣の歩行位で，直立歩行 orthograde に対立していう）.

pronometer ［prounámitər］ 前腕回内回外計.

pronotum ［prounóutəm］ 前背板.

prontosil ［prántəsil］ プロントジル（最初のサルファ剤で，赤色プロントジルともいう），＝ prontosil red, streptocide.

pronucleus ［prounjú:kliəs］ 前核（雄性および雌性前核の一つで，これらが接合して分裂核をつくる）.

proof ［prú:f］ ①証拠，証明，②校正刷り，③プルーフ（アルコール飲料の強度）.

prooxidant ［prouáksidənt］ 酸化促進物.

propagated repolarization 伝播性再分極.

propagation ［prɑpəgéiʃən］ ①伝播，伝搬，②生殖，増殖，＝ reproduction, ③生長反応（樹脂） 形 propagative.

propagule ［prápəgju:l］ 繁殖体.

propalinal ［proupǽlinəl］ 前後反復の（ある動物の顎骨がそしゃく（咀嚼）運動を起こすときの方向や運動について）.

propancreatitis ［proupæŋkriətáitis］ 化膿性膵臓炎.

propedeutics ［proupidjú:tik］ 予備教育，＝ propaedeutics.

propepsin ［proupépsin］ プロペプシン（胃腺にあるペプシン前駆物質），＝ pepsinogen.

propeptone ［proupéptoun］ プロペプトン（自然タンパク質がペプトンに分解するときに生ずる，二次性のプロテオースの一種），＝ deuteroalbumose, hemialbumose, secondary proteose.

proper ［prápər］ ①固有の，②適当な.

properdin ［proupə́:din, próupə-］ プロパージン，プロペルジン（血清タンパク中に含まれるタンパクで，C3 を分解することにより第2補体活性化経路を活性化する）.

properdin system プロパジン系（細菌＋プロパジン＋補体の共力的作用が Mg^{2+} の関与の下に起こる現象で，免疫的投菌または溶血現象が抗体を介して起こるのに反し，プロパジン系では先天性免疫の基礎をなすと考えられている），＝ alternative complement pathway.

proper fraction 真分数（分子の値が分母の値より小さい分数．仮分数 improper fraction に対していう）.

proper hepatic artery 固有肝動脈（総肝動脈の枝で肝臓と胆嚢に分布），＝ arteria hepatica propria ［L］.

properitoneal hernia 腹膜前ヘルニア.

proper ligament of ovary 固有卵巣索（卵巣と子宮を結ぶ結合組織性の索），＝ ligamentum ovarii proprium ［L］.

proper palmar digital arteries 固有掌側指動脈，＝ arteriae digitales palmares propriae ［L］.

proper palmar digital nerves 固有掌側指神経，＝ nervi digitales palmares proprii ［L］.

proper plantar digital arteries 固有底側指動脈，＝ arteriae digitales plantares propriae ［L］.

proper plantar digital nerve 固有底側指神経，＝ nervus digitalis plantaris proprius ［L］.

propesin ［próupəsin］ プロペシン（表面麻酔薬の一種）.

prophage ［próufeidʒ］ プロファージ（溶原菌中のファージゲノム）.

prophase ［próufeiz］ 前期（核の有糸分裂第1期で，核質からの染色体が伸長した糸球または核紐を形成する期）.

prophylactic ［proufilǽktik］ ①予防薬（感染や疾患を予防する効能のある薬剤の総称），②予防の.

prophylactically ［proufilǽktikəli］ 予防的に.

prophylactodontia ［proufilæktədánʃiə］ 予防歯科医学.

prophylactodontist ［proufilæktədántist］ 予防歯科医.

prophylaxis ［proufilǽksis］ 予防 形 prophylactic.

propicillin (PPPC) ［proupisílin］ プロピシリン.

Propionibacterium ［proupiɑnibæktí:riəm］ プロピオニバクテリウム属（嫌気性のグラム陽性桿菌．有機化合物を分解してプロピオン酸を産生する．皮膚に常在し痤瘡の原因となる *P. acnes*, *P. granulosum*, 放線菌症の原因となる *P. propionicum* などが含まれる）.

propionic acidemia プロピオン酸血〔症〕.

P

proplasmin [prouplǽzmin] 前プラスミン, = plasminogen.
proplastid [prouplǽstid] 原色素体(無色で, ほとんど構造をもたないプラスチド前駆体で分裂して増殖する).
proplexus [proupléksəs] 前叢(側脳室の脈絡叢), = proplex.
propofol [próupəfɔ:l] プロポフォール(静脈麻酔薬. 脂溶性が高いため脂肪乳剤に溶解して用いられる).
proportion [prəpɔ́:ʃən] 比, 割合, 比例, 率, 按分 形 proportional, proportionate.
proportional mortality rate 比較死亡率(一定の疾病による死亡数×100/全原因による死亡数).
proportional mortality ratio (PMR) 比例死亡率.
proposition [prɑpəzíʃən] 命題.
propositionizing [prɑpəzíʃənaiziŋ] 情報伝達(言語機能の. 失語症で消失する).
propositus [prəpázitəs] 発端者(遺伝家系の), = probandus.
proprietary drug 専売薬(特許または登録した薬品), = proprietary medicine.
proprioception [proupriəsépʃən] 固有感覚, 自己受容性, 刺激感受性, = proprioceptive impulse.
proprioceptive [proupriəséptiv] 固有受容の.
proprioceptive mechanism 固有感覚機序(位置および運動の感覚により筋運動を調節し平衡を保持する機序).
proprioceptive neuromuscular facilitation (PNF) 固有神経・筋伝達能.
proprioceptive reflex 固有反射, 自家反射(反射機序自体の刺激によるもの).
proprioceptor [proupriəséptər] 固有受容体(筋, 腱, 関節, 内耳前庭に存在する受容体で, 特に運動, 体位などの機能をもつ).
proptometer [prɑptámitər] 突出計(特に眼突出の程度を測る器械).
proptosis [prɑptóusis] 突出, 脱出.
propulsion [prəpʌ́lʃən] ① 前方突進(特にパーキンソン病において軽く押すと, 前方に突進すること), ② 前方咬合(歯の).
propyl [próupil] プロピル基.
propyl acetate プロピル酢酸塩.
propyl alcohol プロピルアルコール, = propylic alcohol, propanol.
propyl aminobenzoate アミノ安息香酸プロピル(局所麻酔薬).
propylene [próupili:n] プロピレン (① プロピレン $CH_3CH{=}CH_2$ (エチレンの相同体, またはシクロプロパンの異性体の無色気体であり, 麻酔作用がある). ② 1価プロピレン基 $CH_2CH{=}CH{-}$).
propylene glycol プロピレングリコール(溶媒として広く用いられる粘性液体), = 1,2-dihydroxypropane.
propylguaiacol [proupilgwáiəkɔ:l] プロピルグアヤコール.
propylhexedrine [proupilhéksədri:n] プロピルヘキセドリン(交感神経興奮性アミンの一つ).
propylic alcohol プロピルアルコール, = propyl alcohol.
propylidene [proupílidi:n] プロピリデン基.
propylidyne [proupílidain] プロピリジン基.
1-propylimidazole [-proupilimidǽzoul] プロピルイミダゾール, = oxalpropylin.
propyliodone [proupiláiədoun] プロピリオドン(胆嚢造影剤), = dionosil.
6-propylthiouracil [-proupilθaioujú:rəsil] プロピルチオウラシル(甲状腺機能亢進症に用いる薬品でサイロキシン合成を阻止する作用がある), = propacil.
propylurethane [proupiljú:rəθein] プロピルウレタン.
1-propynyl [-próupinil] 1-プロピニル基.
pro re nata (p.r.n.) [L] 必要に応じて, = as required, as needed, wherever necessary.
prorsad [prɔ́:sæd] 前方へ, 頭側の, = prorsal.
prorubricyte [prourú:brisait] 前赤血球(アメリカ血液命名委員会の提唱した血球名で, 好塩基性赤芽球とも呼ばれている), = basophilic erythroblast, basophilic normoblast.
prosector [prouséktər] 解剖示説者, 供覧用解剖標本作製者.
prosectorium [prousektɔ́:riəm] 解剖室, = dissection room.
prosecutor's inspection 検死(刑事訴訟法第229条に基づいて, 死因について犯罪であるかどうか判断するために行われる. 死体の外表, 着衣, 所持品, 状況なども対象になる).
prosencephalon [prɑsenséfəlɑn] 前脳(胎児期の神経管から脳ができる一過程で, 将来終脳と間脳となる部分).
prosoc(o)ele [prásəsi:l] 前脳室.
prosodemic [prɑsədémik] 接触(直接)伝染性の(一般伝染に対立していう).
prosogaster [prásəgæstər] 前腸(胎児消化管の頭側部, 咽頭から十二指腸(総胆管開口部まで), さらに喉頭, 気管, 肺, 肝臓, 胆嚢, 膵臓がつくられる), = foregut.
prosoma [prousóumə] 前体.
prosopagnosia [prɑsoupægnóusiə] 相貌失認(自分の顔を認めるのが困難なこと).
prosopagus [prousápəgəs] 顔面寄生重複奇形(寄生体が主生体の顔面に結合して

P

いるもの)，＝prosopopagus.

prosopantritis [prɑsoupæntráitis] 前額洞炎.

prosopectasia [prɑsoupektéiziə] 大顔〔症〕(顔部の肥大した状態).

prosoplasia [prɑsoupléiziə] 前進形成(①組織・細胞の異常分化. ②より高度に複雑な機能をもった組織・細胞への転換).

prosop(o)– [prɑsəp(ou), –p(ə)] (顔面の意味を表す接頭語).

prosopoanoschisis [prɑsəpouənáskisis] 顔面斜裂(前頭上顎裂).

prosopodiplegia [prɑsəpoudaiplí:ʤiə] 両側顔面神経麻痺.

prosopodynia [prɑsəpoudíniə] 顔面痛.

prosopodysmorphia [prɑsəpoudismɔ́:fiə] 顔面変形〔症〕，＝hemiatrophia facialis.

prosopon [prásəpɑn] 成虫.

prosoponeuralgia [prɑsəpounju:rǽlʤiə] 顔面部神経痛.

prosopopagus [prɑsəpápəgəs] 顔面寄生結合体，＝prosopagus.

prosopoplegia [prɑsəpouplí:ʤiə] 顔面神経麻痺(片側 monoplegia facialis と両側 diplegia facialis の両型がある) 形 prosopoplegic.

prosoposchisis [prɑsəpáskisis] 顔面裂.

prosopospasm [prásəpəspæzəm] 顔面痙攣(主に脳底動脈分枝(後下小脳動脈など)の動脈硬化などにより走行異常を起こし，脳幹部で顔面神経を圧迫して出現する)，＝facial spasm, risus sardonicus.

prosoposternodymia [prɑsəpoustə:nədímiə] 頭胸結合奇形.

prosopothoracopagus [prɑsəpouθɔ:rəkápəgəs] 頭胸結合体，＝hemipagus.

prosopotocia [prɑsəpoutóuʃiə] 顔位(分娩時胎位の一型).

prosopus varus 内反顔(顔面と頭蓋が先天的に片側萎縮を起こし，顔が斜傾する状態).

prosopyle [prásəpail] 前門(海綿の鞭毛室と流入口の接触部).

prospective [prəspéktiv] 前方視的な.

prospective payment system (PPS) 包括的支払い方式.

prospective study 前向き研究.

prospermia [prouspə́:miə] 早期射精，早漏，＝ejaculatio praecox.

prostacyclin [prɑstəsáiklin] プロスタサイクリン(血小板凝集抑制因子，血管拡張薬)，＝prostaglandin I_2.

prostaglandin (PG) [prɑstəglǽndin] プロスタグランジン(生物活性のきわめて強い一群の脂肪酸．哺乳類では細胞の膜のリン脂質に結合するアラキドン酸を材料として産生され，プロスタグランジン(PG) D_2，PGE_2，$PGF_{2\alpha}$，PGI_2 のほかトロンボキサン(TXA_2)類が最終活性産物である).

prostaglandin D_2 (PGD_2) プロスタグランジンD_2(各種臓器で産生される生理活性物質で，内分泌調節，睡眠誘発，免疫・アレルギーなどに関与する).

prostaglandin synthetase (PGS) プロスタグランジンシンテターゼ(合成酵素).

prostanoid [prástənɔid] プロスタグランジン類.

prostata [prásteitə] 前立腺，＝prostate.

prostatalgia [prɑstətǽlʤiə] 前立腺痛.

prostatauxe [prɑstətɔ́:ksi:] 前立腺肥大.

prostate [prásteit] 前立腺(膀胱頸部および前立腺尿道を囲む器官で，主として筋性および腺性組織からなる)，＝prostata [L] 形 prostatic.

prostatectomy [prɑstətéktəmi] 前立腺切除術.

prostate gland 前立腺.

prostatelcosis [prɑstətelkóusis] 前立腺潰瘍，＝prostathelcosis.

prostate specific antigen (PSA) 前立腺特異抗原(前立腺上皮細胞から分泌される分子量33～34kDaの糖タンパク．前立腺癌，前立腺肥大症，前立腺炎で上昇，特に癌の診断，治療における腫瘍マーカーである).

prostatic [prɑstǽtik] 前立腺の.

prostatic acid phosphatase (PAP) 前立腺性酸ホスファターゼ.

prostatic cancer 前立腺癌.

prostatic massage 前立腺マッサージ(直腸内に人差指を挿入して，前立腺をマッサージすること).

prostaticovesical [prɑstætikəvésikəl] 前立腺膀胱の.

prostatism [prástətizəm] 前立腺症(前立腺肥大に伴う生理的または精神的異常).

prostatitis [prɑstətáitis] 前立腺炎 形 prostatitic.

prostatodynia [prɑstətoudíniə] 前立腺痛.

prostatography [prɑstətágrəfi] 前立腺造影法(造影剤注入による).

prostatolith [prɑstǽtəliθ] 前立腺結石.

prostatolithotomy [prɑstətouliθátəmi] 前立腺切石術.

prostatomegaly [prɑstətouméɡəli] 前立腺肥大.

prostatometer [prɑstətámitər] 前立腺計.

prostatomy [prɑstǽtəmi] 前立腺切開術，＝prostatotomy.

prostatorrh(o)ea [prɑstətərí:ə] 前立腺漏.

prostatotoxin [prɑsteitətáksin] 前立腺毒素(前立腺抽出液を注射して得られる).

prosthesis [prɑsθí:sis] ① 補てつ(綴)，

P

補充，充填，②人工器官(眼，歯などの欠如した器官を補充すること．人工装具) 形 prosthetic.

prosthetic [prɑsθétik] ①人工器官の，補てつ(綴)の，②補欠分子の．

prosthetic group 補欠分子族(タンパク質の構造におけるアミノ酸以外の部分).

prosthetic training 義肢訓練.

prosthetist [prásθətist] 補てつ(綴)歯(外)科医.

prosthetist and orthotist (PO) 義肢装具士.

prosthion [prásθiɑn] 歯槽点(上歯槽前縁の切歯間を通る正中点)，＝alveolar point, prostheon.

prosthodontia [prɑsθədánʃiə] 歯科補てつ(綴)〔学〕，＝prosthetics, prosthodontics.

prosthodontist [prɑsθədántist] 補てつ(綴)外(歯)科医.

prosthokeratoplasty [prɑsθəkératəplæsti] 義角膜形成術.

prostoma [prɑstóumə] 原口(嚢胚の原腸の入口)，＝blastopore.

prostration [prɑstréiʃən] 疲はい(憊)，へばり，虚脱，＝exhaustion.

prot- [prout] (タンパクを意味する連結形).

protagonist [proutǽgənist] 主動筋(作動筋ともいう).

protal [próutəl] 先天の，初生の.

protamine [próutəmi:n] プロタミン(脊椎動物の精子核でDNAと結合している低分子量タンパク質の総称).

protamin(e) insulin (PI) プロタミンインスリン(マスから得られたプロタミンと塩酸インスリンの化合物で，注射後有効期が持続する).

protamine sulfate プロタミン硫酸塩(マス類の精子または成熟精巣から抽出したもので，注射用ヘパリン拮抗薬として用いられる).

protamine sulfate test (PST) 硫酸プロタミン試験(血液凝固過程で形成される可溶性フィブリンモノマー複合体の検査法．現在はほとんど使用されていない).

protamine zinc insulin (PZI) プロタミン亜鉛インスリン(糖尿病治療薬．長時間作用性のインスリン).

protan [próutæn] 1型色覚者.

protan defect 1型色覚.

protanomal [proutənóuməl] 1型3色覚者.

protanomaly [proutənáməli] 1型3色覚(赤に対する色覚の弱いこと).

protanope [próutənoup] 1型2色覚者，緑視者.

protanopia [proutənóupiə] 1型2色覚(赤，緑の区別がつかない二色性色覚)，＝red color blindness 形 protanopic.

protean [próutiən] ①多様な，変型の多い，不定の，②プロテアン(誘導タンパク質の一種).

proteantigen [proutiǽntiʤən] タンパク性抗原(抗原として注射に用いるタンパク質)，＝proteogen.

protease [próutieis] タンパク分解酵素，プロテアーゼ(ペプチドまたはタンパク質の内部あるいは末端ペプチド結合を加水分解する酵素の総称で，プロティナーゼおよびペプチナーゼの2種に大別される).

protease inhibitor プロテアーゼインヒビター(プロテアーゼ活性を阻害するタンパク質).

proteasome [próutiəsoum] プロテアソーム(細胞質にあるATP依存性プロテアーゼ複合体．プロテオソーム)，＝proteosome.

protection [prətékʃən] 保護 形 protective.

protective block 保護ブロック(副調律の場合，ほかからの刺激が異所性中枢に伝わらないと仮定した機構)，＝entrance block.

protective immunity 防御免疫.

protective spectacles 保護眼鏡.

protector [prətéktər] 保護体(酵素作用を遅延させる物質で，promotor に対立する語).

protein [próuti:n] タンパク〔質〕(アミノ酸がペプチド結合で重合した物質).

protein A プロテインA(黄色ブドウ球菌の細胞膜より単離されたタンパク質で，IgGのFc部分と結合する．またこの結合物は補体を吸着する).

proteinaceous infectious particle タンパク性感染性粒子(感染性を有するタンパク質でクロイツフェルト・ヤコブ病を伝染させる変性プリオンタンパク質).

proteinase [próuti:neis] タンパク質分解酵素，プロテイナーゼ(プロテアーゼのうち天然のタンパク質に直接作用してアミノ酸にまで分解する酵素)，＝endopeptidase.

protein binding (PB) タンパク結合.

protein bound iodine (PBI) タンパク結合ヨード.

protein calorie malnutrition (PCM) タンパク栄養不良症.

protein C deficiency プロテインC欠乏症(先天性血栓性素因の一つ．2つのタイプに分けられ，ホモ型では新生児期の電撃性紫斑，ヘテロ型では45歳までに80％が深部静脈血栓症を発症する).

protein color reaction タンパク呈色反応.

protein dialysis タンパク透析(半透膜(コロジオン膜やセロファン膜など)を用いてタンパク質溶液の脱塩と濃縮に利用

P

することをいう).

proteinemia [prouti:ní:miə] タンパク血〔症〕.

protein-energy malnutrition (PEM) タンパク質・エネルギー低栄養〔状態〕.

protein engineering タンパク〔質〕工学.

protein-losing enteropathy (PLE) タンパク漏出性腸症.

protein-losing gastroenteropathy タンパク漏出性胃腸症(血漿タンパクの胃腸管への過度の漏出のため，低タンパク(アルブミン)血症を起こす疾患の総称).

protein nucleate 核酸タンパク〔質〕(核酸とタンパク質とがイオン結合をなすもので，ほかのさらに離れにくい結合を有する核タンパク質 nucleoprotein と区別する).

proteinogram [proutí:nəgræm] タンパク像(電気泳動によって得られる諸タンパク成分の描写図)，＝protein pattern.

proteinosis [prouti:nóusis] タンパク症(組織内にタンパク質が蓄積する状態).

proteinphobia [prouti:nfóubiə] タンパク食恐怖〔症〕.

protein quotient タンパク比率，タンパク商(血液のタンパク質をなす主要な成分の比で，アルブミンを分子とし，総グロブリンを分母として得た数値).

protein restricted diet タンパク制限食.

protein S deficiency プロテインS欠乏症(先天性血栓性素因の一つ．遺伝子は染色体 3q11.q12 に位置し，常染色体優性遺伝を呈する).

P

protein transport system タンパク質輸送システム.

proteinuria [prouti:njú:riə] タンパク尿〔症〕 形 proteinuric.

proteoglycan [proutiougláikən] プロテオグリカン(グリコサミノグリカンとタンパク質の複合体．ムコ多糖タンパク質).

proteolysis [proutiálisis] タンパク質分解.

proteolytic [proutiəlítik] タンパク質分解〔性〕の，＝proteoclatic.

proteomics [proutiámiks] プロテオミクス(タンパク質の動態など大規模解析を行う領域．疾患の解明や創薬の研究に期待される).

proteose [próutious] プロテオース(タンパク質の分解生成のうち煮沸による凝固性を失ったもので，水には易溶性を示す).

proteosuria [proutiousjú:riə] プロテオース尿〔症〕.

proteotoxin [proutiətáksin] タンパク毒素，＝anaphylatoxin.

Proteus [próutiəs] プロテウス属(腸内細菌科の一属で，通性嫌気性のグラム陰性桿菌．変形菌とも呼ばれる．尿路，呼吸器感染症，胃腸炎などの原因となる *P. mirabilis*, *P. vulgaris* などを含む).

prothetely [práθətəli] 早発発生，早期発生(予定よりも早く器官が発生すること).

prothrombin [prouθrámbin] プロトロンビン(血液凝固 第Ⅱ因子)，＝factor Ⅱ.

prothrombin test (PT) プロトロンビン試験(プロトロンビン量をその凝固作用能から判定する方法．Quick 一段法と，Smith-Warner 二段法とがある).

prothrombin time (PT) プロトロンビン時間(抗凝固剤加血液にトロンボプラスチンとカルシウムとを加えて凝固時間を測定する．外因性血液凝固障害を反映する).

prothymia [prouθáimiə] 知的敏捷，精神活発，機敏.

protistology [proutistáləʤi] 原生生物学，＝microbiology.

prot(o)- [prout(ou), -t(ə)] (第一，また化学においては同列化合物中最低のものを表す接頭語).

protobiology [proutoubaiáləʤi] プロトバイオロジー(限外性ウイルスまたはファージのような細菌よりもさらに小さい原生物を研究する学問)，＝bacteriophagology.

protoblast [próutəblæst] 原割球(モザイク分裂により生ずる受精卵の最初の割球) 形 protoblastic.

protocol [próutəkɔ:l] ①プロトコル，病歴(病床記録)，②工程成績表(薬物の試験の成績を逐次記録したもの)，③会議録，④試験計画書.

protocollagen [proutəkáləʤən] プロトコラ〔ー〕ゲン(コラーゲン(膠原)前駆物質).

protocoproporphyria [proutoukaproupɔ:fíriə] プロトコプロポルフィリン症.

protodiastole [proutoudaiǽstəli:] 拡張初期，原弛緩期.

protodiastolic [proutoudaiəstálik] 原弛緩期の，拡張早期の(Ⅱ音に続いて起こるものについていう).

protodont [próutədɑnt] 原歯.

protofibril [proutoufáibril] プロトフィブリル(コラーゲン線維などの線維形成において最初に形成される細線維).

protoglobulose [proutouglábjulous] グロブリン分解産物.

protogonocyte [proutougóunəsait] 原芽細胞(受精卵の最初分裂細胞).

protohematoblast [proutouhí:mətəblæst] 原赤芽球.

protoleukocyte [proutoulјú:kəsait] 原白血球(原始白血球).

protometrocyte [proutoumí:trəsait] 血球芽細胞(原赤芽球，原白血球).

protomitosis [proutoumaitóusis] 原有糸分裂.

Protomonadina [proutoumounədáinə]

原鞭毛虫類プロトモナス目(原生動物，動物性鞭毛虫綱の一目で，1個の核，1ないし数本の鞭毛をもつ．トリパノソーマなどはこれに含まれる)．

protomyosinose [proutoumaiásinous] プロトミオシノース(ミオシン分解産物の一つのアルブモース)．

proton [próutɑn] 陽子，プロトン(軽水素 protium の核で，正の電気素量をもち，質量数1の素粒子．すべての元素は，その原子番号に相当する数の陽子をもつ)，＝H-particle.

protonephridium [proutounifrídiəm] 原腎管(蠕虫類の水管系)．

protonephron [proutənéfrən] 原腎(胎児の前腎，中腎，後腎の総称)，＝protonephros.

proton pump プロトンポンプ(膜の両側のプロトンH^+の電気化学ポテンシャル$\tilde{\mu}H^+$に逆らってプロトンの能動輸送をする膜タンパク)．

proton pump inhibitor プロトンポンプ阻害薬(酵素活性を阻害し，胃酸分泌を抑制する)．

protooncogene [proutouáŋkəʤi:n] プロトオンコジーン，癌原遺伝子(正常な細胞生理機能，増殖や分化の調節に関与する遺伝子で，発癌性を示す場合として，①既知のウイルス癌遺伝子と塩基配列を共有している，②突然変異，あるいは効率のよいプロモータの作用による過剰活性化がある)．

protopathic [proutəpǽθik] 原始の，原感的な(低度に分化した感覚の機能をもつ末梢神経線維についていう)．

protopectin [proutəpéktin] プロトペクチン，＝pectose.

protopectinase [proutəpéktineis] プロトペクチナーゼ(カルボヒドラーゼの一種で，ペクトースを水解してペクチンに変える酵素)．

protopepsia [proutəpépsiə] 第一次消化作用．

protophyllin [proutəfílin, -táfilin] プロトフィリン(水化葉緑素で，酸または炭酸ガスの作用を受けて葉緑素となる)，＝chlorophyll hydride.

protoplasia [proutoupléiziə] 原形成(組織の)，＝protoplasis.

protoplasm [próutəplæzəm] 原形質(動植物組織の単位をなす生活物質で，未分化のものは透明な膠状粘液で，比重約1.250，卵白に類似)，＝sarcode, bioplasm, biogen, cytoplasm 形 protoplasmatic, protoplasmic.

protoplasmic astrocyte 形質性星状膠細胞(脳や脊髄の灰白質にみられる細胞質が豊富で短い突起をもつタイプの細胞)．

protoplast [próutəplæst] 原形〔質〕体，プロトプラスト(細胞壁が取り除かれ，細胞膜にのみ包まれた細胞)．

protoporphyria [proutoupɔ:fíriə] プロトポルフィリン症(ポルフィリン生合成系の最終産物．骨髄性ポルフィリン症では赤血球・尿中で大量に存在)．

protoproteose [proutoupróutious] 第一次プロテオース(さらに分解して第二次プロテオース deuteroproteose となる)，＝protoalbumose.

protopsis [proutápsis] 眼球突出．

protostylid [proutoustáilid] プロトスチリッド(下顎永久大臼歯と下顎第2乳臼歯の頬面近心部に限られ，歯肉縁から近心咬頭方面に向かって広がるエナメル質の鈍い隆起)．

protothecosis [proutouθikóusis] プロトテカ症，プロトテコーシス．

prototype [próutətaip] 原型，基本型，模範，見本．

protovertebra [proutouvə́:təbrə] 基本脊椎，原〔始〕脊椎(椎板の尾側部で，ほとんどすべての脊椎が発生する原組織)，＝primitive vertebra 形 protovertebral.

protozoa [proutouzóuə] 原生動物，原虫類(単細胞生物で，医学上重要なものは根足虫，有鞭毛虫，胞子虫，および繊毛虫などである) 形 protozoal, protozoan.

protozoacide [proutouzóuəsaid] 原生動物駆除薬．

protozoan [proutouzóuæn] 原虫の，原生動物の．

protozoiasis [proutouzouáiəsis] 原生動物感染症．

protozoology [proutouzouáləʤi] 原虫学(原生動物に関する諸事項を研究する学問)．

protozoosis [proutouzouóusis] 原虫症，原生動物感染症，＝protozoiasis.

protracted [proutrǽktid] 持続性の，遷延性の，長引いた，＝prolonged.

protracted illness 長期病，遷延病．

protracted micturition 遷延性排尿．

protracted sleep 持続睡眠(精神科療法としての)．

protraction [proutrǽkʃən] 前突(歯や上下顎構造を前方にのばすこと)．

protractor [proutrǽktər] ①分度器，半円規，定規，②伸出筋．

protrusion [proutrú:ʒən] 突出，前突(特に下顎突出などについていう) 動 protrude.

protrusive [proutrú:siv] 前方の，突き出た．

protrusive occlusion 前方咬合．

protrypsin [proutrípsin] プロトリプシン(トリプシン前駆物質)，＝trypsinogen.

protuberance [proutjú:bərəns] 隆起．

protuberant [proutjú:bərənt] 隆起性の．

protuberant abdomen 隆起腹．

proud flesh ぜい(贅)肉(肉芽組織の旺

P

盛な増殖)，＝exuberant granulation.

Proust–Lichtheim test プロウスト・リヒトハイム試験(失語症の鑑別法で，患者に話を構成している文字の数や音節数を数えさせる).

provirus [prouváiərəs] プロウイルス(動物ウイルスの前駆体，逆転写酵素によってつくられたDNAが細胞の染色体DNAに組み込まれるが，この組み込まれたウイルスDNAをいう).

provisional [prouvíʒənəl] 暫定の，一時性の，仮の.

provitamin [prouváitəmin] プロビタミン(ビタミンの前駆物質).

provocation [prouvəkéiʃən] 誘発.

provocation typhoid 誘発性腸チフス(腸チフスワクチンの接種により発現するもの).

provocative [prəvákətiv] 誘発性の 名 provocation.

provocative reaction 誘発反応.

provocative Wassermann test 誘発ワッセルマン試験(梅毒血清反応陰性者に駆梅薬を注射して行う試験).

Prowazek body プロヴァツェク小体(トラコーマ小体).

Prower factor プラウアー因子(血液凝固機序においてトロンボプラスチン生成に必須な血漿因子で，おそらくStuart factorに近似物質であろう).

proximal [práksiməl] ①近位の(上下肢において付け根に近い位置であることを表す)，②隣接面の(歯の隣接歯側).

proximal interphalangeal joint (PIP joint) 近位指節間関節(PIP関節)，＝articulatio interphalangeae manus proximalis [L].

P

proximalis [praksméilis] ＝proximal.

proximal phalanx 基節骨(手足の指の骨で最も近位にある)，＝phalanx proximalis [L].

proximal radioulnar joint 上橈尺関節(尺骨と橈骨との関節で，肘関節の一部)，＝articulatio radioulnaris proximalis [L].

proximal renal tubular acidosis 近位尿細管性アシドーシス.

proximal tubule 近位尿細管(糸球体に近い位置にある尿細管)，＝tubulus proximalis [L].

proximate [práksimeit] 近成の，直接関係のある.

proximoceptor [praksiməséptər] 接触受容器，＝contiguous receptor.

prox luc proxima luce (前日).

prozone [próuzoun] 前地帯，プロゾーン(地帯現象zone phenomenonにおいて，抗体過剰域で沈降反応が抑制される部分．後地帯postzoneに対立していう).

PrP prion protein (プリオンタンパク).

PRSP penicillin resistant *Streptococcus pneumoniae* (ペニシリン耐性肺炎球菌).

PRT postoperative respiratory treatment (術後呼吸療法).

prune–belly syndrome (PBS) プルーンベリー症候群(腹壁形成不全，両側の停留睾丸，尿路奇形の三徴を有するもの．腹壁の外観がスモモに似ている．その他多くの消化器奇型，胸部奇型をも呈する．腹壁無形成症候群)，＝abdominal wall aplasia syndrome.

prurigo [pru:ráigou] 痒疹(強度の瘙痒を伴う丘疹，結節が散在性に生ずる疾患で，急性，亜急性および慢性のタイプがある) 形 pruriginous.

prurigo Hebrae ヘブラ痒疹(真性痒疹).

pruritus [pru:ráitəs] 瘙痒〔症〕，＝itching 形 pruritic.

pruritus senilis 老年性瘙痒〔症〕.

Prussian blue 紺青，プルシアンブルー，＝Berlin blue, ferric ferrocyanide.

PS ①polysaccharides (多糖類)，②pulmonary(pulmonic) stenosis (肺動脈弁狭窄)，③pyloric stenosis (幽門狭窄)，④present symptoms (現症)，⑤physical status (術前全身状態)，⑥pediatric surgery (小児外科)，⑦plastic surgery (形成外科).

PSA prostate specific antigen (前立腺特異抗原).

psalidodontia [sælidədánʃiə] 鋏状咬合.

psalis [séilis] 脳弓隆，＝fornix cerebri.

psalterium [sɔ:ltí:riəm] ①重弁胃(反芻(はんすう)動物の第三胃)，＝omasum, manyplies，②脳弓交連，＝lyra Davidis, commissura hippocampi 形 psalterial.

psammo– [sæmou, –mə] (砂または砂様物質の意味を表す接頭語).

psammoma [sæmóumə] 砂腫(脳膜に発生する特殊な新生物にVirchowが提唱した術語であるが，現在では腫瘍の基質または腫瘍細胞に石灰が沈着したものにも用いられている).

psammoma bodies 脳砂，＝brain sand, corpora arenacea，砂腫体，＝sand bodies.

psammous [sæməs] 砂の，砂様の，＝sandy, sabulous.

PSC primary sclerosing cholangitis (原発性硬化性胆管炎).

PSD ①psychosomatic disorders (心身症)，②periodic synchronous discharge (周期性同期性放電).

PSE present state examination (現症診察表).

pselaphesia [seləfí:ziə] 高等触覚(筋覚などを含む)，＝pselaphesis.

P–selectin [pí:–siléktin] P–セレクチン(接着分子ファミリーの一つで，血小板のα顆粒および血管内皮細胞のWeibel–Palade bodyに存在する顆粒膜糖タンパクの一種).

psellism [sélizəm] = stuttering.
pseud-acid 擬酸(酸の構造を示さないが，塩基に合うと分子内転位を起こして中和し，塩をつくる有機化合物).
pseudacousis [sju:dəkú:sis] 錯聴(音の高さや質を変調して認知する聴覚障害)，= pseudacusis, pseudacousma.
pseudacromegaly [sju:dækrəmégəli] 仮性末端肥大症，= pseudoacromegaly.
pseudagraphia [sju:dəgrǽfiə] 偽誤字症，= pseudoagraphia.
pseudalbuminuria [sju:dælbju:minjú:riə] 偽アルブミン尿〔症〕(尿中に検出されるタンパク質が，腎盂以下の尿路において他の体液と混和したために陽性反応を示す場合をいう).
Pseudallescheria [sju:dæleskíriə] シュードアレシェリア属(真菌．*Pseudallescheria boydii* (旧名 *Allescheria boydii*)は糸状菌腫の原因となる).
pseudamnesia [sju:dæmní:ziə] 偽健忘症(脳の器質的病変に伴う一過性健忘症).
pseudaphia [sju:déifiə] 触覚障害，= pseudesthesia.
pseudarrhenia [sju:dərí:niə] 女性仮性半陰陽，= female pseudohermaphroditism.
pseudarthritis [sju:dɑ:θráitis] 仮性関節炎(ヒステリー患者にみられる).
pseudarthrosis [sju:dɑ:θróusis] 偽関節，仮関節(骨折治癒障害にみられる仮骨形成不全)，= pseudoarthrosis.
pseudencephalus [sju:dənséfələs] 偽脳体(頭蓋内には線維性結合織，血管，神経などの組織が充満している無脳体).
pseudesthesia [sju:desθí:ziə] 幻覚，偽感覚(手術または外傷により喪失した身体の部分に感覚を仮想すること)，= ghost or phantom sensation.
pseudinoma [sju:dinóumə] 幻想腫瘍.
pseudiphtheritic [sju:di(f)θərítik] 偽ジフテリア性の.
pseud(o)- [sju:d(ou), -d(ə)] (①偽，仮性の意．②理化学では擬の意味を表す接頭語).
pseudoacephalus [sju:doueiséfələs, -douəséf-] 偽無頭体(外観上無頭であるが，頭蓋骨のある無頭無心体で，頭部および胸部の器官は体躯の頭側部に隠されている臍寄生体).
pseudoactinomycosis [sju:douæktinoumaikóusis] 偽放線菌症(放線菌に似ているが，菌糸は放線状の配列を示さず，顆粒も認められない糸状菌の感染症).
pseudoagglutination [sju:douəglu:tinéiʃən] 偽〔陽〕性凝集〔反応〕.
pseudoalbuminuria [sju:dælbju:minjú:riə] 偽アルブミン尿〔症〕(血液，膿，リンパ，精液などの混在したもの)，= adventitious albuminuria.
pseudoallelic [sju:douəlélik] 偽対立遺伝子の(シス－トランス検定で，対立遺伝子であるかのようにみえるが，交差による分離が可能な遺伝子).
pseudoallelism [sju:douǽlilizəm] 偽対立性.
pseudoalopecia areata [sju:douæləpí:ʃiə eəriéitə] 円形偽脱毛症.
pseudoanemia [sju:douəní:miə] 偽〔性〕貧血(貧血によらない顔色の蒼白).
pseudoaneurysm [sjudouǽnjurizəm] 仮性動脈瘤，偽〔性〕動脈瘤，= false aneurysm.
pseudoangina [sju:douænʤáinə] 偽狭心症(心臓に器質的病変を伴わない胸痛で，神経質者にみられる)，= pseudangina, angina pectoris nervosa.
pseudoanodontia [sju:douænədánʃiə] 偽無歯症(歯の発育はあるが，生歯のないこと).
pseudoapoplexy [sju:douǽpəpleksi] 偽卒中(脳出血を伴わないもの).
pseudoapraxia [sju:douəprǽksiə] 偽失行〔症〕(極端に不器用な状態).
pseudo-Argyll Robertson pupil 偽アーガイルロバートソン瞳孔，= Adie pupil (syndrome).
pseudoarthrosis [sju:douɑ:θróusis] 偽関節，= pseudarthrosis.
pseudoataxia [sju:douətǽksiə] 偽運動失調症，仮性運動失調症.
pseudobulbar [sju:doubʌ́lbər] ①偽性球性の(延髄に原因のないことについていう)，②偽輪茎の.
pseudobulbar paralysis 仮性球麻痺(両側大脳半球の障害で，球性麻痺に類似の嚥下，構語，そしゃく運動の障害を起こすが，舌萎縮などはない).
pseudocartilage [sju:doukɑ́:tiliʤ] 偽軟骨(軟骨母基の形成が欠けている胎生期の軟骨)，= fibrohyaline tissue, vesicular supporting tissue, chondroid tissue, notochordal tissue 形 pseudocartilaginous.
pseudocele [sjú:dəsi:l] 透明中隔腔(透明中隔にまれにみられる)，= cavum septi pellucidi.
pseudocephalocele [sju:douséfələsi:l] 偽脳瘤(先天奇形によるものではなく，外傷や手術後に発生した脳瘤).
pseudochancre [sju:dəʃǽŋkər] 偽性下疳，仮性下疳.
pseudochorea [sju:doukərí:ə] 偽舞踏病.
pseudochromesthesia [sju:doukroumesθí:ziə] ①聴色症(語字の母音が，聞いても，見ても，確然たる色彩を帯びるように感じる錯覚)，= color hearing, ②彩視症(無色の物体が色彩を帯びた感じを与えること).
pseudochromidrosis [sju:doukroumidróusis] 仮〔性〕色汗症(発汗した後，細菌またはほかの原因で，皮膚が着色する

P

色汗症).

pseudochylous [sju:doukáiləs] 偽〔性〕乳び(糜)の.

pseudocirrhosis [sju:dousiróusis] 偽肝硬変症(肝静脈, 大静脈などの閉塞または心外膜炎などにおいて起こる肝腫).

pseudoclonus [sju:doukl óunəs] 偽クローヌス, 偽間代(膝蓋, 足クローヌスと同様の現象であるが, 一過性ですぐ消失するもの).

pseudocoarctation [sju:doukouɑ:ktéiʃən] 偽〔性〕大動脈縮窄〔症〕, ＝buckled aorta.

pseudocolloid [sju:dəkálɔid] 偽膠質(特に卵巣に存在する粘液状物質).

pseudocowpox [sju:doukáupɑks] 偽牛痘, 仮性牛痘(ポックスウイルス科, パラポックスウイルス属の偽牛痘ウイルスによるウシの乳頭または乳房に発生する皮膚病変を主徴とする病気), ＝paravaccinia.

Pseudocowpox virus 偽牛痘ウイルス(ポックスウイルス科のウイルスで, 搾乳などでウシから感染し, 結節をきたす), ＝milker's nodule virus, paravaccinia virus.

pseudocoxalgia [sju:doukɑksǽlʤiə] 偽尾骨痛(若年期変形性骨軟骨炎), ＝osteochondritis deformans juvenilis.

pseudocrisis [sju:doukráisis] 偽分利, 仮性分利(熱性症状が一時的に急激な緩和を示すこと).

pseudocroup [sju:doukrú:p] 偽性クループ, ＝laryngismus stridulus, 仮性クループ(急性カタル性喉頭炎において特に夜間呼吸困難, 犬吠様咳嗽, 狭窄音などが起こって, クループを思わせる症状).

pseudocyesis [sju:dousaií:sis] 偽妊娠, 想像妊娠, 幻想妊娠(妊娠を渇望する女性に現れる症状), ＝phantom pregnancy, spurious pregnancy.

pseudocylindroid [sju:dousilíndrɔid] 偽円柱(尿中にみられる粘液糸).

pseudocyst [sjú:dəsist] 偽嚢胞(トキソプラズマ属のような胞子虫が宿主細胞内にあって増殖するときは液胞内にあり, 膜に包まれているので嚢胞のようにみえるので, これを偽嚢胞という).

pseudodementia [sju:doudiménʃiə] 仮性痴呆, 偽痴呆(ヒステリー性のものが多い), ＝Ganser symptom.

pseudodextrocardia [sju:doudekstrouká:diə] 偽右心症(後天的に圧迫などにより心臓が右側に単に移動している状態).

pseudodigitoxin [sju:doudiʤitáksin] シュードジギトキシン, ＝gitoxin.

pseudodiphtheria [sju:doudifθí:riə] 偽ジフテリア(ジフテリア菌の感染によらないで, 偽膜を形成する状態).

pseudodysentery [sju:doudísəntəri] 偽性赤痢(赤痢菌の感染によらない症状).

pseudoencephalitis [sju:douensefəláitis] 偽性脳炎(脳炎の症状を呈する症候).

pseudoerysipelas [sju:douerisípiləs] 偽性丹毒.

pseudoexfoliation [sju:doueksfəliéiʃən] 偽〔性〕剥脱, 偽〔性〕落屑.

pseudofever [sjú:dəfi:vər] 偽発熱(原因がなくて体温が上昇すること).

pseudofluctuation [sju:douflʌkʧuéiʃən] 偽波動(脂肪腫などを打診するとき認められる).

pseudofolliculitis [sju:doufəlikjuláitis] 仮性毛包炎.

pseudofracture [sju:dəfrǽkʧər] 偽骨折(① 骨膜肥厚により X 線写真で見られる骨折に類似した像. ② 自然骨折).

pseudogamy [sju:dágəmi] 偽受精.

pseudoganglion [sju:dougǽŋgliən] 偽神経節(神経節様の神経幹の局所的肥厚).

pseudogene [sjú:dəʤi:n] 偽遺伝子(機能している遺伝子の塩基配列と相同性の高い塩基配列をもつが, 遺伝子としての機能をもたない DNA の配列).

pseudogeusesthesia [sju:dougu:sesθí:ziə] 偽味視共感〔症〕(味覚により光色を感じ, またはその逆症状), ＝color taste.

pseudogeusia [sju:dougú:siə] 偽味覚症(局在性てんかんの前兆として起こる幻味).

pseudoglanders [sju:douglǽndərz] 偽鼻疽, ＝lymphangitis ulcerosa pseudofarcinosa.

pseudoglobulin [sju:dəglábjulin] シュードグロブリン, 偽〔性〕グロブリン(塩析されにくく, 等電点付近で水に溶けるグロブリンで, 真性グロブリンと区別するための用語).

pseudogout [sjú:dəgaut] 偽痛風.

pseudographia [sju:dougrǽfiə] 偽書字〔症〕(無意義の語字を書くこと).

pseudogynecomastia [sju:douʤinekoumǽstiə, -gainek-] 偽女性乳房(男性における脂肪組織の増殖による乳房肥大).

pseudohemoglobin [sju:douhi:moglóubin] 偽血色素, シュードヘモグロビン(ヘモグロビンが KCN との共存の下で, アスコルビン酸 O_2 系, H_2O_2 系などの反応の下に分解するとき生ずる緑色物質).

pseudohemoptysis [sju:douhi:máptisis] 偽喀血(気管や気管支以外の部分からの喀血).

pseudohermaphroditism [sju:douhə:mǽfrədaitizəm] 仮性半陰陽.

pseudohernia [sju:douhə́:niə] 偽ヘルニア(化膿または炎症による腫脹で, ヘルニア様の外観を呈するもの).

pseudoheterotopia [sju:douhetərətóupiə] 偽転位(剖検の際, 未熟な取り扱いにより脳または脊髄が転位されること).

P

pseudohydronephrosis [sju:douhaidrounifróusis] 偽水腎症, ＝paranephritic cyst.

pseudohydrophobia [sju:douhaidroufóubiə] 偽恐水病(恐水病に対する恐怖症で，しばしばその症状が発現する)，＝Aujesky disease, cynophobia, lyssophobia.

pseudohypertrophy [sju:douhaipə́:trəfi] 偽肥大 形 pseudohypertrophic.

pseudohypha [sju:douháifə] 偽菌糸.

pseudohypoparathyroidism (PHP) [sju:douhaipoupærəθáirɔidizəm] 偽性副甲状腺機能低下症(上皮小体ホルモンは正常であるが，その作用に対する反応低下の状態).

pseudoisochromatic [sju:douaisoukroumǽtik] 仮性同色性(色覚異常の検査に用いる目的で，異なった2種の色素を混合した試験液についていう).

pseudojaundice [sju:douʤɔ́:ndis] 偽〔性〕黄疸(胆汁色素によらぬ皮膚の黄変)，＝pseudoicterus.

pseudoleuk(a)emia [sju:doulju:kí:miə] 偽白血病(脾，リンパ節に白血病にみられるような組織または臓器所見はあるが，真性白血病の特徴的血液像を伴わないもの) 形 pseudoleukemic.

pseudolipoma [sju:doulipóumə] 偽脂肪腫(ヒステリーなどに起こる限局性浮腫)，＝neuropathic edema.

pseudologia [sju:doulóuʤiə] 虚言症，＝pseudology.

pseudologia fantastica 空想虚言〔症〕(広範な空想を事実であると信じて虚言する精神症状).

pseudolymphoma [sju:doulimfóumə] 偽リンパ腫.

pseudomalaria [sju:douməléəriə] 偽マラリア(中毒症におけるマラリア様症状).

pseudomalignancy [sju:douməlígnənsi] 偽悪性腫瘍.

pseudomamma [sju:doumǽmə] 偽性乳房(卵巣皮様囊腫においてみられる).

pseudomania [sju:douméiniə] ①偽精神病，②病的虚言.

pseudomegacolon [sju:doumegəkóulən] 仮性巨大結腸(成人にみられる巨大結腸).

pseudomelanosis [sju:doumelənóusis] 偽黒色症(死後長時間を経た死体の臓器が黒色に着色していること).

pseudomembrane [sju:dəmémbrein] 偽膜(線維素性炎症において線維素の析出が滲出液と混合して薄い層をつくるために，外観上膜のように見えるもの) 形 pseudomembranous.

pseudomembranous colitis (PMC) 偽膜性大腸炎.

pseudomembranous conjunctivitis 偽膜性結膜炎.

pseudomembranous enteritis 偽膜性腸炎(小腸，大腸粘膜に黄白色の偽膜を形成する腸炎．粘膜血流の低下，抗生物質抵抗性のブドウ球菌の菌毒素などで起こる．近年は抗生剤投与後，*Clostoridium difficile* の増加により惹起されることが多くみられる).

pseudomembranous inflammation 偽膜性炎症(粘膜表層に沈着した線維素(フィブリン)，壊死に陥った粘膜組織，好中球および滲出液などからなる膜様物(偽膜)を形成する炎症をいう)，＝diphtheritic inflammation.

pseudomenstruation [sju:doumenstruéiʃən] 偽月経(新生児にみられる腟出血).

pseudometaplasia [sju:doumetəpléiziə] 偽化生(ある影響の下に組織または器官の形態が変わるが，機能には変化が起こらないこと)，＝histological accomodation.

pseudomicrocephalus [sju:doumaikrəséfələs] 偽小頭体(脳半球の一つが萎縮するか，または幼若期における脳炎のため脳に病変が起こった小頭体).

pseudomnesia [sju:dəmní:ziə] 偽記憶(記憶幻覚とも呼ばれ，過去に体験していないことを現実にあったことと追想する)，＝hallucination of memory.

pseudomonad [sju:doumóunæd] 緑膿菌類似菌(*Pseudomonas fluorescens* などによる緑膿菌類似菌感染症 pseudomonad infection が日和見感染，院内感染として問題になることがある).

Pseudomonas [sju:doumóunəs] シュードモナス属(好気性のグラム陰性桿菌．緑膿菌 *P. aeruginosa* は熱傷，褥瘡などに伴う皮膚感染症，あるいは尿路，呼吸器感染症，敗血症など日和見感染症の原因となる).

pseudomorph [sjú:dəmɔ:f] 仮晶.

pseudomyopia [sju:doumaióupiə] 偽近視(調節痙攣により小帯線維の弛緩と水晶体弯曲が増して起こる自覚的，他覚的な近視状態).

pseudomyxoma [sju:doumiksóumə] 偽性粘液腫.

pseudonarcotism [sju:dounɑ́:kətizəm] 偽麻酔中毒症(ヒステリー患者があたかも麻酔の影響を受けたような状態にあること).

pseudoneoplasm [sju:douní:əplæzəm] ①偽性腫瘍，②幻想腫瘍.

pseudoneuritis [sju:dounju:ráitis] 偽〔性〕神経炎(視神経炎と類似した症状を呈する視神経円板の炎症所見).

pseudoneurogenic bladder 仮性神経因性膀胱〔障害〕，＝nonneurogenic neurogenic bladder.

pseudoneurotic schizophrenia 偽神経症性統合失調症.

pseudopapilledema [sju:doupæpilidí:mə] 偽〔性〕乳頭水腫(浮腫)(視神経乳頭

円の異常隆起).
pseudoparalysis [sju:doupərǽlisis] 偽麻痺(疼痛,失調またはほかの原因から起こる外観的運動麻痺),= pseudoparesis.
pseudoparaplegia [sju:doupærəplí:ʤiə] 偽性対麻痺(反射の正常である下肢の麻痺).
pseudoparasite [sju:doupǽrəsait] 偽寄生体.
pseudoparenchyma [sju:doupəréŋkimə] 偽柔組織.
pseudophakia [sju:douféikiə] 偽水晶体眼(人工水晶体移植眼).
pseudophlegmon [sju:dəflégmən] 仮性フレグモン(神経の刺激的病変に伴う皮膚の発赤で,化膿することはない).
pseudoplegia [sju:douplí:ʤiə] 偽〔性〕麻痺(ヒステリー性麻痺),= pseudoparalysis.
pseudopod [sjú:dəpɑd] = pseudopodium.
pseudopodium [sju:doupóudiəm] 仮足,偽足(細胞の活動に際してみられる原形質の突起).
pseudopolyp [sju:dəpɑ́lip] 偽ポリープ(炎症性ポリープ),= inflammatory polyp.
pseudopolyposis [sju:doupɑlipóusis] 偽ポリープ〔症〕.
pseudopregnancy [sju:douprégnənsi] 偽妊娠,想像妊娠,= pseudocyesis.
pseudoprognathism [sju:douprɑ́gnəθizəm] 偽〔性〕顎前突.
pseudopterygium [sju:doutərídʒiəm] 偽翼状片(角膜辺縁部の外傷または炎症などの結果,結膜に瘢痕組織が侵入したもの),= scar-pterygium.
pseudoptosis [sju:dɑptóusis] 偽下垂症(眼瞼の皮膚または脂肪織が増殖したために開眼が制限されること),= blepharochalasis.
pseudorabies [sju:douréibi:s] 偽性狂犬病,= lyssophobia, hydrophobophobia.
pseudorabies virus 偽性狂犬病ウイルス,仮性狂犬病ウイルス.
pseudorheumatism [sju:dourjú:mətizəm] 偽リウマチ(淋菌性関節炎などのようなリウマチ類似症状).
pseudorickets [sju:dəríkəts] 偽くる病(腎性骨異栄養症),= renal osteodystrophy.
pseudorubella [sju:douru:bélə] 偽性風疹(ヒトヘルペスウイルス6型による感染症.小児バラ疹,突発性発疹),= exanthema subitum, roseola infantum.
pseudoscarlatina [sju:douskɑ:lətí:nə] 偽猩紅熱(敗血症性中毒によるもの).
pseudosclerosis [sju:douskliəróusis] 偽性硬化症,仮性硬化症(多発性硬化症に類似の状態.先天性銅代謝異常で,振戦,強直,感情障害,視神経萎縮および知能低下を特徴とする家族性疾病),= Strümpell-Westphal pseudosclerosis.
pseudosmallpox [sju:dousmɔ́:lpɑks] 偽痘瘡(南アメリカ,アフリカなどにみられた痘瘡の類似病),= alastrim, Kaffir milk pox.
pseudosmia [sju:dɑ́zmiə] 嗅性幻覚(嗅覚の妄覚で,側頭葉性てんかんにみられる).
pseudostoma [sju:dɑ́stəmə] 偽口(銀染色を施した上皮細胞間の空隙).
pseudostrabismus [sju:doustrəbízməs] 偽斜視.
pseudotabes [sju:doutéibi:z] 偽脊髄癆(脊髄癆の類似症.糖尿病ニューロパチー,脊髄後神経節炎などでみられる),= pseudoataxia, neurotabes, peripheral tabes.
pseudotrichiniasis [sju:doutrikináiəsis] 偽性旋毛虫症,= pseudotrichinosis, dermatomyositis.
pseudotruncus arteriosus 偽動脈幹(先天性心血管奇形で,肺動脈閉鎖があり主肺動脈を欠く.肺への血液は動脈管開存ないし気管支動脈から送られる).
pseudotubercle [sju:doutjú:bə:kl] 偽結核結節(結核菌によらない結節).
pseudotuberculosis [sju:doutjubə:kjulóusis] 偽結核症(病理解剖学的には結核に類似する病変の総称).
pseudotumor [sju:doutjú:mər] 偽腫瘍,幻想腫瘍,= pseudoneoplasm.
pseudoxanthoma [sju:douzænθóumə] 偽性黄色腫 形 pseudoxanthomatous.
pseudoxanthoma elasticum 弾力線維性偽性黄色腫(黄色丘疹が下腹部,腋窩などに発生し,組織学的には皮膚の弾力線維の萎縮が特徴).
PSG polysomnography (睡眠検査).
psi (φ, Ψ) [psái, sái] プサイ(ギリシャ語アルファベットの第23字).
psilocin [sáiləsin] プシロシン(メキシコ産キノコに由来するアルカロイド.幻覚誘発作用をもつ).
psilocybin [sailousáibin] プシロシビン(メキシコ産キノコに由来するアルカロイド.幻覚誘発作用と交感神経刺激作用をもつ).
psilosis [sailóusis] ①脱毛症,= trichorrhea, ②(スプルー sprue の旧名) 形 psilotic.
psilothron [sáiləθrən] 脱毛剤.
psittacosis [sitəkóusis] オウム病(*Chlamydophila psittaci* による人獣共通感染症で,肺炎などをきたす),= ornithosis.
psittacosis-lymphogranuloma venereum (PLGV) オウム病,性病性リンパ肉芽腫.
PSM ①presystolic murmur (前収縮期雑音), ②psychosomatic medicine (心身医

P

学).

PSMA progressive spinal muscular atrophy (進行性脊髄性筋萎縮〔症〕).

PSMS physical self-maintenance scale.

Pso_2 surface oxygen pressure (〔臓器〕表面酸素分圧).

psoas [sóuəs] 腸腰筋(大腰筋 psoas major および小腰筋 psoas minor).

psoas major 大腰筋(後腹壁を構成する筋の一つ), = musculus psoas major [L].

psodymus [sóudiməs] 腰部結合体(2個の頭および胸が腹部および骨盤窩で結合している奇形), = dicephalus tetrabrachius, ilioxiphopagus.

psoitis [souáitis] 腸腰筋炎(黄色ブドウ球菌などによる腸腰筋の炎症. 鼠径部痛, 股関節屈曲拘縮などを主徴とする. 時に切開排膿が必要となる).

psomophagia [soumouféiʤiə] 荒食(十分にそしゃく(咀嚼)せずに食物を嚥下することで, poltophagy の反対), = psomophagy 形 psomophagic.

psora [sɔ́:rə] 乾癬, 疥癬(疥癬虫の寄生により出現する皮膚病変. 外陰部, 指間などに軟性小丘疹を生じ, 激しいかゆみを呈する. 長期臥床した老人をはじめ家族内発生が多い) 形 psorous.

psorelcosis [sɔ:rəlkóusis] 疥癬性潰瘍.

psorenteritis [sɔ:rəntiráitis] 壊死組織片性腸炎(コレラに特有な腸粘膜病変), = psorenteria.

psoriasis [sɔ:ráiəsis] 乾癬(生活習慣, 気候, 薬物などの環境因子と遺伝的素因が混ざって出現する. 表皮の規則的肥厚と不全角化, 角化性丘疹. ①尋常性乾癬, ②乾癬性紅皮症, ③急性滴状乾癬, ④膿疱性乾癬などがある) 形 psoriasic, psoriatic.

psoriasis area and severity index score PASI (パシ)スコア(乾癬の重症度判定に用いられる).

psoriatic arthropathy 乾癬性関節症(乾癬を伴う多関節炎), = arthropathic psoriasis.

psoric [sɔ́:rik] 疥癬の, = psorous.

psoroid [sɔ́:rɔid] 疥癬様の.

psorophthalmia [sɔ:rɑfθǽlmiə] 辺縁性眼瞼炎.

PSP ①progressive supranuclear palsy (進行性核上性麻痺), ②phenolsulfonphthalein test (フェノールスルフォンフタレイン排泄試験).

PSS progressive systemic sclerosis (進行性全身性硬化症(強皮症)).

PSV pressure support ventilation (圧補助換気).

PSVT paroxysmal supraventricular tachycardia (発作性上室性頻拍).

PSW psychiatric social worker (精神医学ソーシャルワーカー).

Psy psychiatry (精神科).

psychalgia [saikǽlʤiə] 精神性苦痛, = mind-pain, soul-pain.

psychalia [saikéiliə] サイカリア(幻視と幻聴を伴う精神疾患).

psychanopsia [saikənɑ́psiə] 精神盲(視覚失認の一つ), = psychic blindness.

psychasthene [sáikəsθi:n] 精神衰弱者.

psychasthenia [saikəsθí:niə] 精神衰弱〔症〕(実在機能の障害により現実感の喪失を主柱とする強迫観念, 恐怖症, 不充全感などを徴候とする慢性体質性神経症) 形 psychasthenic.

psychataxia [saikətǽksiə] 精神失調, 精神混乱〔症〕, = mental confusion.

psyche [sáiki] 精神(実在および潜在意識を含む機能単位).

psychedelic [saikədélik] ①サイケデリックな, 精神異常発現性の, ②幻覚剤.

psychentonia [saikəntóuniə] 精神過労.

psychiasis [saikáiəsis] 精神療法, = spiritual healing.

psychiater [saikiéitər] 精神科医, = alienist, psychiatrist.

psychiatric [saikǽtrik] 精神医学の.

psychiatric evidence 精神鑑定.

psychiatrics [saikiǽtriks] 精神医学.

psychiatric social worker (PSW) 精神医学ソーシャルワーカー.

psychiatrist [saikáiətrist, si-] 精神科医, = alienist.

psychiatry (Psy) [saikáiətri, si-] 精神医学 形 psychiatric.

psychic [sáikik] 精神の, = psychical.

psychic dependence 精神的依存性(麻薬などに対する精神的身体的欲求を生じ, それを自ら抑制することが困難な状態, すなわち薬物に対する精神的身体的依存の状態をいう).

psychic reflex 精神反射(記憶または印象に対して起こる反射).

psychics [sáikiks] 心理学, = psychology.

psychic seizure 精神発作, = psychoepilepsy.

psychic trauma 心的外傷(深刻な感情的ショックが潜在意識に印象を残すこと).

psychinosis [saikinóusis] 精神病, = psychonosis.

psychiotropic [saikiətrɑ́pik] 向精神性の, 向神経性の(主として薬剤の効果について).

psychism [sáikizəm] 霊気説, 心霊説.

psychlampsia [saiklǽmpsiə] 精神病(障害を生じて脳の作用によるものとの考え方), = psycheclampsia.

psych(o)- [saik(ou), sik-, -k(ə)] (精神, 知能, 心理的などの意味を表す接頭語).

psychoactive [saikouǽktiv] 精神活性

の．

psychoallergy [saikouǽləːʤi] 精神感作(すべて感情の対象となるものに対する感作)．

psychoanalysis [saikouənǽlisis] 精神分析，精神分析療法(S. Freud によって創始された．人間の精神現象を生理学的，心理学的，社会文化的な種々の力によって生じるものとし，内面の無意識的葛藤を重視してこれを力動的に理解しようとする手法) 形 psychoanalytic.

psychoanalyst [saikouǽnəlist] 精神分析家(サイコアナリスト)．

psychobiogram [saikoubáiəgræm] 精神生活記録．

psychobiology [saikoubaiɑ́ləʤi] 精神生物学(個人とその環境との関係を力動的に研究する学問で，1906年 Meyer によって提唱され，今日のアメリカ精神医学の基礎となった学説) 形 psychobiologic.

psychocardiac reflex 精神心臓反射(記憶，印象などにより心悸亢進を起こす反射)．

psychocatharsis [saikoukəθɑ́ːsis] 精神浄化，＝catharsis.

psychochrome [sáikəkroum] 精神色感(感覚と色覚の連想)．

psychochromesthesia [saikoukrouməsθíːziə] 精神色感症(視覚以外の感覚による色感)．

psychocoma [saikoukóumə] 精神遅鈍，＝mental stupor.

psychodermatology [saikoudəːmətɑ́lədʒi] サイコダーマトロジー，精神皮膚科学(心身医学的手法を用いた皮膚疾患治療を研究する)．

P

psychodiagnosis [saikoudaiəgnóusis] ①精神診断，②精神診断学．

psychodiagnostics [saikoudaiəgnɑ́stiks] 精神診断学(特に Rorschach 法による人格鑑定)．

psychodrama [saikədrǽmə, sáikədræmə] 心理劇，サイコドラマ(患者に日常生活の葛藤を演じさせることで治療をはかる)．

psychodynamics [saikoudainǽmiks] 精神力動学．

psychogalvanic reaction 精神電流反応(精神状態の変化または感情の強い場合に電気反応が変化すること)．

psychogalvanic reflex (PGR) 精神電流反射．

psychogalvanometer [saikougælvənɑ́mitər] 精神電流計(感情的反応を誘発する精神刺激に対して電気皮膚応答を記録する器械)．

psychogenesis [saikəʤénisis] ①精神発達，②精神作用，③精神病発生 形 psychogenic, psychogenetic.

psychogenic [saikəʤénik] 心因性の，精神性の．

psychogenic vomiting 心因性嘔吐．

psychogeriatrics [saikouʤeriǽtriks] 老年精神医学．

psychogeusic [saikougúːsik] 味覚の．

psychognosis [saikəgnóusis, -kɑ́gnə-] 精神判定法(特に催眠法により，患者の精神生活を判定する方法) 形 psychognostic.

psychogogic [saikəgɑ́ʤik] 精神作用促進性の．

psychogram [sáikəgræm] 精神図(人格の性状を表した図表，または思考を主観的に視覚すること)，＝psychograph.

psychographic [saikəgrǽfik] 精神図〔法〕の．

psychohygiene [saikouháiʤiːn] 精神衛生〔学〕．

psychoinhibitor [saikoinhíbitər] 精神抑制薬．

psychokinesia [saikəkainíːsiə] 精神的遠隔操作(別名サイコキネシス，念力ともいう)，＝psychokinesis, psychocinesis.

psycholinguistics [saikouliŋgwístiks] 心理言語学．

psychologic [saikəlɑ́ʤik] 心〔理〕的の．

psychological [saikəlɑ́ʤikəl] 心理的の，心理学の．

psychological dependence 精神的依存．

psychological fatigue 精神性疲労(精神の活動減退をみる)，＝mental fatigue.

psychological performance test 精神作業テスト．

psychological test 心理検査．

psychological testing 心理テスト(個人差の研究手段として始められた心理査定法の一つ)．

psychologist [saikɑ́ləʤist] 心理学者．

psychology [saikɑ́ləʤi] 心理学 形 psychologic, psychological.

psychometrics [saikəmétriks] 精神測定〔学〕，計量心理学，心理測定〔学〕(精神作用の経過および強度を測定する心理検査，または知能検査)，＝psychometry 形 psychometric.

psychomimetic [saikoumaimétik] 精神作用薬，向精神薬．

psychomotor [saikoumóutər] 精神運動の(筋運動が精神的発源をもつことについていう)．

psychomotor area 随意運動野(脳半球中央溝の両側にある)．

psychomotor disturbance 精神運動障害(精神疾患にみられる精神的要素を含む運動障害で，意志運動の障害ともいえる)．

psychomotor epilepsy 精神運動発作(意識障害と自動症を主徴とする側頭葉起源の発作)，＝epileptic equivalent.

psychomotor retardation 精神運動制止(遅滞)．

psychomotor seizure 精神運動発作(大発作，小発作と並んで区別されるてんかん発作の3大類型の一つで，精神運動機能の変化を発作症状とする).
psychoneuroimmunology (PNI) [saikounjuərouimjunáləʤi] 精神神経免疫学.
psychoneurologic [saikounju:rəláʤik] 精神神経の.
psychoneurosis [saikounju:róusis] 精神神経症(S. Freud の用語で，現実神経症に対立する概念．転移神経症(不安ヒステリー，転換ヒステリー，強迫神経症)と自己愛神経症(メランコリーと妄想)とを包含する) 形 psychoneurotic.
psychoneurosis of war 戦争神経症(戦時において，軍隊内に発生する機能的神経疾患の一群).
psychonomy [saikánəmi] 心理作用学.
psychonosema [saikounəsí:mə] 精神疾患.
psychonosis [saikounóusis] 精神症(精神的または道徳的原因に基づく感情の異常).
psychopath [sáikəpæθ] サイコパス，精神病質者.
psychopathia [saikəpǽθiə] 精神病質.
psychopathia martialis 戦争精神病質，= shell shock.
psychopathia sexualis 性的精神病質(性欲倒錯症).
psychopathic [saikəpǽθik] ① 精神病〔質〕者，② 精神病〔質〕の.
psychopathic personality 精神病質人格.
psychopathist [saikápəθist] 精神〔科〕医，= psychiatrist.
psychopathological [saikoupæθəláʤikəl] 精神病理〔学〕の.
psychopathology [saikoupəθáləʤi] 精神病理学.
psychopathosis [saikoupəθóusis] (精神病的人格を特徴とする状態).
psychopathy [saikápəθi] 精神病質(反社会的人格障害をもつ者．シュナイダー(Schneider)の概念では，人格が正常から逸脱し，その人格の異常性に自らが悩むか，あるいは周囲社会が悩むことを指す) 形 psychopathic.
psychopharmacology [saikoufɑ:məkáləʤi] 精神薬理学(向精神薬を研究対象とする薬理学).
psychophonasthenia [saikoufənæsθí:niə] 精神性発音困難.
psychophylaxis [saikoufailǽksis] 精神衛生，精神病予防，= mental hygiene.
psychophysical [saikoufízikəl] ① 精神物理〔学〕の，② 心身の，精神身体の，= psychosomatic.
psychophysics [saikəfíziks] 精神物理学(心理現象を物理学的法則により説明する学問) 形 psychophysical.
psychophysiologic [saikoufiziəláʤik] 精神生理学の.
psychophysiology [saikoufiziáləʤi] 精神生理学.
psychoplasm [sáikəplæzəm] 生命元，精神元，= archyle, protyle.
psychoplegic [saikouplí:ʤik] 精神麻痺薬.
psychoprophylaxis [saikouproufailǽksis] 精神的予防〔法〕.
psychoreaction [saikouriǽkʃən] 精神反応，= Much reaction.
psychoreflex [saikourí:fleks] 精神反射.
psychorhythmia [saikəríðmiə] 精神律動(精神作用の不随意的反復).
psychorrhea [saikərí:ə] (仮定と思考が豊富であるため，本能や常識を軽視する精神状態).
psychorrhexis [saikəréksis] 重症性不安神経症.
psychose hallucinatoire chronique [F] 慢性幻覚精神病(フランス語由来，パラフレニーに該当する).
psychosensory [saikəsénsəri, -sɔ:ri] 精神感覚の，= psychosensorial.
psychoses [saikóusi:z] → psychosis.
psychosexual [saikəsékʃuəl] 精神性欲の(肉体的または内分泌的に対立している).
psychosis [saikóusis] 精神病(幻覚，妄想，気分障害，意識障害など多様な精神病症状を呈する精神疾患の総称) 複 psychoses 形 psychotic.
psychosocial [saikousóuʃəl] 心理・社会的の.
psychosomatic [saikousoumǽtik] 精神身体の，心身相関の(身体と精神の機能が相関関係をもつという考え方で，この関係を専門的に研究する者を psychosomatist と呼ぶ).
psychosomatic disorders (PSD) 心身症(身体疾患のなかで，その発症や経過に心理社会的因子が密接に関与し，器質的ないし機能的障害の認められる病態).
psychosomatic medicine (PSM) 心身医学(心身一如 mind-body unity を基にした精神身体医学).
psychosomatics [saikousoumǽtiks] = psychosomatic medicine.
psychosomimetic [saikousoumaimétik] 精神異常作用薬，精神異常発現薬，= psychotomimetic.
psychosurgery [saikousə́:ʤəri] 精神外科(内科的療法に反応しない精神病に対して，その疾患と関係のあると思われる脳の部分に外科的手術を加える療法で，脳葉切開術 lobotomy がその中心的手技である，現在は用いられない)，= psychosomatic surgery.

psychotechnics [saikətékniks] 精神技術(心理学の原理を経済学または社会科学に応用すること).
psychotherapy [saikəθérəpi] 精神療法，心理療法，= psychotherapeutics.
psychotic [saikɑ́tik] 精神病性の.
psychoticum [saikɑ́tikəm] 精神病発生薬.
psychotogenic [saikɑtəʤénik] 精神病発現薬の.
psychotomimetics [saikɑtoumaimétik] ①精神異常作用薬，②精神異常作用〔性〕の.
psychotropic [saikətrɑ́pik] 向精神性の.
psychotropic drug 向精神薬.
psychralgia [saikrǽlʤiə] 冷感疼痛，冷痛.
psychro– [saikrou, sik–, –rə] (寒冷の意味を表す接頭語).
psychroesthesia [saikrouesθí:ziə] 寒冷感.
psychrolusia [saikroulú:siə] 冷浴.
psychrometer [saikrɑ́mitər] 乾湿球湿度計(水の蒸発の遅速を測って空気の湿度を求める湿度計の一型で，August 乾湿計ともいう)，= wet and dry bulb hygrometer.
psychrophile [sáikrəfil] 好冷の(低温でよく発育する菌．特に細菌が 15～20°C の低温で最良の発育を示すことについていう)，= psychrophil.
psychrophilic [saikrəfílik] 好冷の，= chrymophilic.
psychrophobia [saikroufóubiə] 寒冷恐怖症.
psychrophore [sáikrəfɔ:r] 冷却消息子(尿道後部のような深部組織に低温療法を加えるために考案された二重構造のカテーテル).
psychrotherapy [saikrəθérəpi] 冷凍療法，低温療法.
psychrotroph [sáikrətrouf] 低温発育の，好冷の.
psyctic [síktik] 冷却の，凍冷の.
PT ①physical therapist (理学療法士)，②physical therapy (理学療法)，③physical training (理学的訓練)，④prothrombin test (プロトロンビン試験)，⑤prothrombin time (プロトロンビン時間)，⑥pulmonary thrombosis (肺血栓).
Pt platinum (白金の元素記号).
pt ①patient (患者)，②pint (パイント).
PTA ①plasma thromboplastin antecedent (血漿トロンボプラスチン前駆物質)，②percutaneous transluminal angioplasty (経皮〔経管〕的血管形成術)，③polyclonal T–cell activator (多クローン性 T 細胞活性)，④pure tone audiometry (純音聴力検査)，⑤posttraumatic amnesia (外傷後の健忘症)，⑥prior to admission (入院前…).
ptarmic [tɑ́:mik] ①くしゃみの，②くしゃみ誘発薬，= sternulative.
ptarmus [tɑ́:məs] くしゃみ(特に痙攣性の)，= sneezing.
PTBD percutaneous transhepatic biliary drainage (経皮経肝胆道ドレナージ).
PTC ①phenylthiocarbamide (フェニルチオカルマミド)，②plasma thromboplastin component (血漿トロンボプラスチン因子)，③percutaneous transhepatic cholangiography (経皮経肝胆道造影〔法〕).
PTCA percutaneous transluminal coronary angioplasty (経皮経管的冠動脈形成術).
Ptco$_2$ transcutaneous oxygen tension (経皮酸素分圧).
PTCS percutaneous transhepatic cholangioscopy (経皮経肝胆道鏡検査〔法〕).
pterion [tí:riɑn] プテリオン(前頭骨，頭頂骨，側頭鱗，および蝶形最大翼とが最も接近した部分．蝶形骨大翼跡上頂).
ptero– [terou, –rə] (羽毛，翼の意味を表す接頭語).
pterygium [təríʤiəm] ①翼状〔贅〕片(眼部結膜に発生する三角形の粘膜片で，その頂点は瞳孔に向かい，底部はしばしば鼻側の瞼裂部にあって，全部が充血して視力の低下を起こす)，②表皮爪膜(爪板の近位部を形成する表皮構造で，その表面に広がることがある) 形 pterygial.
pterygium syndrome 翼状片症候群(翼状片，脊柱側弯，屈指，眼瞼下垂からなる奇形症候群．頸部，腋窩，肘などの多発性の翼状片，関節拘縮がみられる).
pterygo– [terigou, –gə] (翼状突起との関係を表す接頭語).
pterygo–arthromyo–dysplasia congenita 先天性翼状片関節筋異形成症(四肢に翼状片をつくり，関節弯曲症を合併する症候群).
pterygoid [térigɔid] 翼状の.
pterygoid canal 翼突管，= canalis pterygoideus [L].
pterygoid nerve 翼突筋神経，= nervus pterygoideus.
pterygoid process 翼状突起(蝶形骨の体部と大翼との連結部から垂直に突出し，外板と内板とに区別される).
pterygoid tubercle 翼突結節(下顎骨内面の突起で内側翼突筋が付着する).
pterygomandibular [terigoumændíbjulər] 翼突下顎の.
pterygopalatine canal 翼口蓋管(大口蓋管のこと)，= canalis pterygopalatinus.
pterygopalatine ganglion 翼口蓋神経節(三叉神経の第 2 枝，上顎神経に属する神経節で涙腺の分泌に関係する神経を含む)，= ganglion pterygopalatinum [L].
pterygopalatine groove 翼口蓋溝(上顎骨と口蓋骨にある溝(大口蓋溝のこ

P

と)，大口蓋神経が通る大口蓋管となる)，＝sulcus pterygopalatinus, greater palatine groove.

pterygopalatine nerves 翼口蓋神経(上顎神経の枝で翼口蓋神経節に知覚根をおくるほか，一部はこの神経節を通過して口蓋神経に続く)，＝nervi pterygopalatini [L].

PTF plasma thromboplastic factor (血漿トロンボプラスチン因子．特にトロンボプラスチン生成に必要な凝固因子の一種).

PTGBD percutaneous transhepatic gallbladder drainage (経皮経肝胆嚢ドレナージ).

PTGS posttranscriptional gene silencing (転写後遺伝子発現抑制).

PTH ① parathyroid hormone (副甲状腺ホルモン)，② posttransfusion hepatitis (輸血後肝炎).

PTK phototherapeutic keratectomy (レーザー角膜切除〔術〕).

PTLD posttransplantation lympho-proliferative disorder (移植後リンパ増殖性障害).

PTMC percutaneous transvenous mitral commissurotomy (経皮経静脈的僧帽弁交連裂開術).

PTN pyramidal tract neuron (錐体路ニューロン).

PTO percutaneous transhepatic obliteration (経皮経肝側副血行路塞栓術).

ptomaine [tóumein, touméin] 死〔体〕毒，プトマイン(タンパク質の腐敗により生ずるアミノ化合物で，細菌が産生する毒素 toxin とは別のもの).

ptosis [tóusis] 下垂〔症〕(臓器の下降のことであるが，特に上眼瞼挙筋の麻痺による眼瞼下垂をいう) 形 ptosed, ptotic.

PTP percutaneous transhepatic portography (経皮経肝門脈造影〔法〕).

PTR patellar tendon reflex (膝蓋腱反射).

PTSD posttraumatic stress disorder (心的外傷後ストレス障害).

PTT partial thromboplastin time (部分トロンボプラスチン時間).

PTV patient trigger ventilation (患者トリガー同調式換気).

PTX pneumothorax (気胸).

ptyalin [táiəlin] プチアリン(唾液デンプン酵素．唾液中にある酵素で，デンプンを分解して，単糖類に転化させ，ショ糖を生じさせる).

ptyalism [táiəlizəm] 流涎症，流唾症(よだれ症)，＝salivation.

ptyalize [táiəlaiz] 流涎を促進する.

ptyal(o)- [taiəl(ou), -l(ə)] (唾液との関係を表す接頭語).

ptyalocele [táiələsi:l] 唾液嚢腫(Wharton 管が破裂して，唾液が組織内に浸潤して生ずる腫瘤).

ptyalolith [táiəlouliθ] 唾石，＝sialolith.

ptyalolithiasis [taiəlouliθáiəsis] 唾石症.

ptyalolithotomy [taiəlouliθátəmi] 唾石切開術，＝sialolithotomy.

ptyaloreaction [taiəlouriǽkʃən] 唾液反応(Zambrini 反応).

ptyalorrhea [taiələrí:ə] 過度流涎.

ptyalose [táiəlous] 唾液マルトース(唾液デンプン酵素の作用により産生されるマルトース).

ptyalosis [taiəlóusis] 流涎(よだれを流すこと)，＝ptyalism, salivation.

ptyocrinous [taiákrinəs] 離出分泌腺の(アポクリン分泌腺のような細胞の内容が分泌されることについていうので，濾出性 exocrine または diacrinous に対立して用いる).

ptysis [táisis] 吐出(特に唾を吐くこと).

ptysma [tízmə] 唾液，＝saliva.

PU ① peptic ulcer (消化性潰瘍)，② per urethra (経尿道).

Pu plutonium (プルトニウムの元素記号).

puber [pjú:bər] 青年(思春期に達した者) 形 puberal.

pubertal [pjú:bə:təl] 青春期の.

pubertas [pju:bə́:təs] 青春期，春機発動期.

puberty [pjú:bəti] 思春期(生殖器の発達した年齢で，男子は 13～16 歳，女子は 12～14 歳) 形 puberal, pubertal.

pubes [pjú:bi:z] → pubis.

pubescence [pju:bésəns] ① 思春期に達していること，② 軟毛 形 pubescent.

pubic [pjú:bik] 恥骨の.

pubic arch 恥骨弓(恥骨下角のこと)，＝subpubic angle.

pubic bone 恥骨(寛骨を構成する 3 つの骨の 1 つで外陰部にある．寛骨は腸骨，坐骨，恥骨よりなる)，＝os pubis.

pubic crest 恥骨稜(恥骨結節から内端に達するもの).

pubic symphysis 恥骨結合(左右の恥骨の線維軟骨性の連結)，＝symphysis pubis, symphysis pubica [L].

pubic tubercle 恥骨結節(恥骨上枝の突起で鼠径靱帯が付着する)，＝tuberculum pubicum [L].

pubiotomy [pju:biátəmi] 恥骨切開〔術〕，＝hebotomy, hebosteotomy.

pubis [pjú:bis] ① 恥骨(寛骨の一部(腸骨，恥骨，坐骨))，＝os pubis [L]，② 恥毛，＝pubic hair 複 pubes 形 pubic.

pubisure [pjú:biʃuər] 恥毛.

public health 公衆衛生〔学〕.

public health center 保健所.

public health nurse 保健師(公衆衛生看護師).

Public Health Service (PHS) 公衆衛生局(アメリカ中央政府の一局で，衛生，予防など国民の厚生保護に関する事

P

務局).

pubo– [pju:bou, –bə] (恥骨, 恥毛との関係を表す接頭語).

pubocapsular [pju:boukǽpsjulər] 恥骨股関節被膜の.

pubococcygeal [pju:boukɑksíʤiəl] ①恥骨尾骨の, ②恥骨尾骨筋の.

pubofemoral ligament 恥骨大腿靱帯(股関節の靱帯の一つ), = ligamentum pubofemorale [L].

pubovesical ligament 恥骨膀胱靱帯, = ligamentum pubovesicale [L].

PUBS percutaneous umbilical blood sampling.

puddling [pʌ́dliŋ] ①攪錬, ②パドリング(X線像において陥凹部へ造影剤が流れ込んでいる状態を表す語).

pudenda [pju:déndə] → pudendum.

pudendal canal 陰部神経管, = canalis pudendalis [L], Alcock canal.

pudendal hernia 外陰ヘルニア, = hernia vaginolabialis.

pudendal nerve 陰部神経(第2～4仙骨神経から起こり直腸, 陰茎(陰核)などに分布), = nervus pudendus [L].

pudendal plexus 陰部神経叢(S2～S4の前枝で構成されるが, 仙骨神経叢に含めることが多い. 陰部神経などの枝がある), = plexus pudendalis [L].

pudendum [pju:déndəm] 外陰部 複 pudenda.

pudic nerve = pudendal nerve, nervus pudendus [L].

pueraria [pjuəréəriə] カッコン [葛根] (デンプンを主成分とする発汗解熱薬), = Radix puerariae.

puericulture [pju:ərikʌ́lʧər] ①育児学, ②小児保健学.

puerilism [pjú:ərilizəm] 幼児症, = childishness 形 puerile.

puerility [pju:ǝríliti] 小児性(小児らしいこと).

puerpera [pju:ə́:pərə] 褥婦(分娩直後の女性).

puerperal [pju:ə́:pərəl] 産褥の.

puerperal eclampsia 産褥子癇.

puerperal fever 産褥熱.

puerperal insanity 産褥期精神病(分娩後の内分泌環境の変化, 母体の体力回復に対する不安で, 心理的交錯などが出現する状態. 時にうつ状態, 幻覚, 妄想を呈することもある).

puerperant [pju:ə́:pərənt] = puerpera.

puerperium [pju:ə:pí:riəm] 産褥〔期〕(分娩直後から子宮が正常状態に回復するまで約6週の期日) 形 puerperal.

puff [pʌ́f] 吹音, = whiff.

puffy [pʌ́fi] 膨れた, 浮腫のある 名 puffiness.

PUFX pulrifloxacin (プルリフロキサシン).

pugillus (P) [pjú:ʤiləs] [L] 手一杯, = handful.

Pulfrich photometer プルフリッヒ光度計(吸光係数を測定する器械. フィルターで単色化した光により, 減光装置として絞りを用いた視感測光器), = Pulfrich-Stufen photometer.

Pulfrich refractometer プルフリッヒ屈折計(固体または液体の屈折率を測る器械であるが, 医学的に利用されるのは浸漬屈折計dipping refractometerで, 反射光による望遠鏡の目盛から含有タンパク質量を算出する), = Pulfrich dipping refractometer.

pulmo– [pʌlmou, –mə] (肺との関係を表す接頭語).

pulmo [pʌ́lmou] 肺, = lung.

pulmolith [pʌ́lməliθ] 肺石.

pulmonal [pʌ́lmənəl] 肺の.

pulmonary [pʌ́lmənəri] 肺〔性〕の.

pulmonary alveolar microlithiasis 肺胞微石症.

pulmonary alveolar proteinosis (PAP) 肺胞タンパク症(肺胞腔内に好酸性顆粒状物質が充満した病態. 無症状から呼吸不全と幅広い症状がある).

pulmonary alveolus 肺胞, = bronchic cell.

pulmonary amylosis 肺澱粉〔症〕, 肺デンプン〔症〕.

pulmonary angiography 肺血管造影.

pulmonary anthrax 肺炭疽(芽胞の吸入により起こり, 敗血症をきたすため致命率も高く生物兵器としても脅威).

pulmonary area 肺動脈領域(第2肋間で, 肺動脈弁閉鎖音の最もよく聴取される部位).

pulmonary arteriosclerosis 肺動脈硬化症.

pulmonary arteriovenous malformation (PAVM) 肺動静脈奇形(肺動静脈奇形は先天性中胚葉性血管形成不全による肺動脈—肺静脈間の吻合異常で, 別名, 肺動静脈瘻 pulmonary arteriovenous fistula (PAVF)ともいう).

pulmonary artery (PA) 肺動脈(右心室から出た血液を肺に運ぶ動脈), = arteria pulmonalis [L].

pulmonary artery banding 肺動脈絞扼術(肺高血圧症に続発する血管病変の進行阻止を目的とした治療法).

pulmonary artery pressure (PAP) 肺動脈圧.

pulmonary artery wedge pressure (PAWP) 肺動脈楔入圧, = pulmonary capillary wedge pressure, pulmonary wedge pressure.

pulmonary aspergillosis 肺アスペルギルス症.

pulmonary atelectasis 肺拡張不全.

pulmonary atresia (PA) 肺動脈弁閉鎖〔症〕.
pulmonary blood flow (PBF) 肺血流量.
pulmonary candidiasis 肺カンジダ症.
pulmonary care unit (PCU) 肺疾患ケア病棟.
pulmonary circulation 肺循環(右心室から肺動脈を経て肺に入り(静脈血), 肺静脈を経て左心房に戻る(動脈血)血液の流れ), = lesser criculation.
pulmonary compliance 肺コンプライアンス, = lung compliance.
pulmonary congestion 肺うっ血.
pulmonary contusion 肺挫傷.
pulmonary death 肺臓死, = lung death.
pulmonary disease (PD) 肺疾患.
pulmonary edema (PE) 肺水腫(血清が血管外に漏出し, 組織間液が増加, さらに肺胞内へと漏出した状態. 肺うっ血の強い左心不全, 毛細管壁の透過性の異常に亢進した腎不全, 強力な刺激物の吸入の時などに起きる).
pulmonary eosinophilia 肺好酸球増多症, = pulmonary infiltration with eosinophilia.
pulmonary embolism (PE) 肺動脈塞栓.
pulmonary emphysema (PE) 肺気腫症.
pulmonary fibrosis 肺線維症(肺に線維性の結合組織の増殖が起こり, 肺組織の硬化と萎縮をきたし構造が破壊されるもの).
pulmonary function (PF) 肺機能.
pulmonary function test (PFT) 肺機能検査.
pulmonary heart disease (PHD) 肺性心.
pulmonary hypertension (PHT) 肺高血圧〔症〕(肺動脈収縮期圧 30 mmHg, 拡張期圧 15 mmHg, 平均圧 25 mmHg を超えた場合をいう. 僧帽弁狭窄症, 左心不全, アイゼンメンゲル症候群などで出現する).
pulmonary hypoplasia 肺形成不全.
pulmonary infarction (PI) 肺梗塞.
pulmonary infiltration with eosinophilia (PIE) 肺好酸球増多症を伴う肺浸潤影, = pulmonary eosinophilia.
pulmonary lobule 肺小葉(肺葉が結合組織でさらに細かく仕切られた小区画), = lobulus pulmonis [L].
pulmonary murmur 肺動脈雑音.
pulmonary mycosis 肺真菌症(真菌が原因となって肺病変をきたした場合をいう).
pulmonary pleura 肺胸膜(肺を直接包む胸膜), = pleura pulmonalis [L].
pulmonary segment 肺区域(右肺3葉(上・中・下), 左肺2葉(上・下)の肺葉をさらに細分した区域).
pulmonary silicosis 珪肺症.
pulmonary stenosis (PS) 肺動脈弁狭窄, = pulmonic stenosis.
pulmonary surfactant 肺サーファクタント(主にリン脂質からなる肺胞表面をおおう脂質タンパク重合体で, 肺胞の虚脱を防ぐ働きをする).
pulmonary thromboembolism 肺血栓塞栓症.
pulmonary thrombosis (PT) 肺血栓.
pulmonary toxicity 肺障害.
pulmonary trunk 肺動脈〔幹〕(右心室から肺へ血液を送る動脈, 左右の肺動脈に分かれる), = truncus pulmonalis [L].
pulmonary tuberculosis 肺結核(結核菌の感染により起きる肺の慢性肉芽腫性疾患).
pulmonary valve (PV) 肺動脈弁(肺動脈の基部, 3枚の半月弁よりなる), = valva trunci pulmonalis [L].
pulmonary valve stenosis (PVS) 肺動脈弁狭窄.
pulmonary vascular disease (PVD) 肺血管病変.
pulmonary vascular resistance (PVR) 〔全〕肺血管抵抗.
pulmonary veins (PV) 肺静脈(肺から左心房に動脈血を運ぶ左右2本ずつの静脈, 肺循環に関係), = venae pulmonales [L].
pulmonary ventilation 肺換気.
pulmonary zygomycosis 肺接合菌症.
pulmonectomy [pʌlmənéktəmi] 肺切除術, = pneumonectomy.
pulmonic regurgitation (PR) 肺動脈弁閉鎖不全(逆流)〔症〕, = pulmonic insufficiency.
pulmonic second sound (P_2) 肺動脈Ⅱ音.
pulmonic stenosis (PS) 肺動脈弁狭窄, = pulmonary stenosis.
pulmonocoronary reflex 肺冠〔状〕動脈反射(肺に生じる迷走神経刺激による冠動脈の反射的収縮), = pulmocoronary reflex.
pulp [pʌ́lp] ① 髄質(脾, 副腎などの), ② 歯髄, = pulpa dentis 形 pulpal, pulpar.
pulpa [pʌ́lpə] 髄.
pulpalgia [pʌlpǽlʤiə] 歯髄痛, = pulp pain.
pulp amputation 歯髄切断, = pulpotomy, vital amputation of pulp, extirpation of pulp, amputation of pulp.
pulpation [pʌlpéiʃən] 髄状化, = pulpifaction.
pulp canal 〔歯〕髄管(先端部から髄室に達する歯根を横断する部分の髄質).

P

pulp capping 覆髄.
pulp cavity 歯髄腔(歯にあり歯髄をいれる腔), ＝cavum dentis [L].
pulp cell 髄質細胞(脾臓の特異細胞で, 食細胞の一種), ＝pulpar cell.
pulp chamber 髄室(歯中心腔の冠状部).
pulpiform [pʌ́lpifɔ:m] 髄〔質〕状の.
pulpitis [pʌlpáitis] 歯髄炎.
pulpless [pʌ́lples] 無髄の(歯髄のないことについていう).
pulp nodule 歯髄小〔結〕節(歯髄にある象牙質の密集), ＝pulp stone.
pulpotomy [pʌlpátəmi] 脱髄〔法〕.
pulpstone [pʌ́lpstoun] 〔歯〕髄〔結〕石.
pulpy [pʌ́lpi] ① 髄質様の, ② 柔軟な, ＝pultaceous, pulpiform.
pulsatile pain 拍動性疼痛(血管性頭痛など).
pulsating [pʌ́lseitiŋ] 拍動〔性〕の.
pulsation [pʌlséiʃən] 拍動, 脈動 動 pulsate 形 pulsatile.
pulse (P) [pʌ́ls] ① 脈, 脈拍(心臓の拍動により動脈の形が変化することにより生ずる拍動), ② パルス(きわめて短時間に流れる電流).
pulse assist device (PAD) 拍動補助装置.
pulse contour cardiac output (PiCCO) (集中治療の際, 循環管理に用いられるモニタリング装置).
pulsed Doppler echocardiography パルスドプラー心エコー図(Doppler echocardiography のうち, 超音波をパルス状に発信し, 運動する物体に当てて反射波を受信する方法. 内臓血流速度を簡単に計測できる反面, 計測深度や計測しうる流速の範囲に限界をもつ).
pulse deficit 脈〔拍〕欠損(心拍数と脈拍数との差).
pulse(d)-field gel electrophoresis (PFGE) パルスフィールドゲル電気泳動.
pulseless [pʌ́lslis] 脈拍の触れない, 無脈.
pulseless disease 脈なし病(高安病(大動脈炎症候群)), ＝aortitis syndrome, Takayasu disease.
pulseless electrical activity (PEA) 無脈性電気活動.
pulse pressure (PP) 脈圧(収縮期血圧と拡張期血圧の差. mmHg で表す).
pulse rate (PR) 脈拍数(1分間の動脈拍動数).
PULSES physical, upper limb, lower limb, sensory components, mental emotional status.
pulse therapy パルス療法(短時間作用型の糖質コルチコイドを超大量, 短期間に投与する治療法).
pulse wave 脈波.
pulse wave velocity (PWV) 脈波伝播速度.
pulsion [pʌ́lʒən] 前進, 衝撃.
pulsus [pʌ́lsəs] 脈拍, 脈, ＝pulse.
pulsus alternans 交互脈, 交代脈(1拍毎に脈の強さが交代する).
pulsus bisferiens 二峰性脈(収縮期に2個のピークをもつ脈で2番目のほうが大, 大動脈閉鎖不全症にみる).
pulsus paradoxus 奇脈, ＝paradoxical pulse.
pultaceous [pʌltéiʃəs] 軟らかい, 髄状の, かゆ(粥)状の, ＝pulpy, pap-like.
pulv. [L] pulvis (散薬, 粉末).
pulveres [pʌ́lvəri:z] 散薬.
pulverization [pʌlvəraizéiʃən] 粉末化, 粉砕 動 pulverize.
pulverulent [pʌlvérulənt] 粉状の, 塵埃状の, ＝powdery.
pulvinar [pʌlváinər] 視床枕.
pulvinate [pʌ́lvineit] 枕状の.
pulvis (plv., pulv.) [pʌ́lvis] [L] 散薬, 粉末, ＝powder.
pump [pʌ́mp] ポンプ.
pump failure 心力不全.
pump-oxygenator (PO) 人工心肺装置.
puna [pú:nə] 高山病, ＝mountain sickness.
punch [pʌ́ntʃ] ① 穿孔する, ② 搾穿鋏(骨, 組織などを打ち貫いて, その部分を切除するために用いる), ③ パンチ.
punch biopsy 穿刺生検〔法〕.
punch drunk ボクシング酔態(ボクサーにみられる外傷性脳症).
punch drunk syndrome パンチドランク症候群(ボクサーにみられる, 長年にわたり頭部殴打されることにより, 痴呆, パーキンソニズムが出現する外傷性脳障害. ボクサー脳症), ＝boxer encephalopathy, boxer dementia.
punctate [pʌ́ŋkteit] ① 点状の, ＝dotted, punctiform, ② 穿刺液.
punctate cataract 点状白内障.
punctate keratitis 点状角膜炎.
punctiform [pʌ́ŋktifɔ:m] ① 点状の, ② 小集落(細菌培養の).
punctum [pʌ́ŋktəm] 点, 斑, ＝point.
punctum caecum [L] 盲点, ＝blind spot.
punctum remotum (PR, pr) [L] 遠点.
punctura [pʌŋktʃú:rə] 穿刺.
puncture [pʌ́ŋktʃər] 穿刺.
punctured [pʌ́ŋktʃərd] 貫通した, 穿刺した.
puncture reaction 穿刺反応(皮下ツベルクリン試験).
puncture wound 刺創.
pungency [pʌ́ndʒənsi] 刺激性.
PUO pyrexia of unknown origin (〔原因〕

P

不明熱).
pupil (P) [pjú:pil] ①瞳孔(ひとみ), = pupilla [L], ②門下生, 学生 形 pupillary.
pupilla [pjú:pilə] 瞳孔, = pupil.
pupillary [pjú:pilәri] 瞳孔の.
pupillary reflex 瞳孔反射(対光縮瞳, 調節反射, 交感対光反射, Westphal–Piltz 反射などを含む).
pupillary zone 瞳孔帯(不規則な線により虹彩が分割された内層).
pupillatonia [pju:pilətóuniə] 瞳孔弛緩症(光線反射の消失したこと), = pupilloplegia.
pupillo– [pju:pilou, –lə] (瞳孔との関係を表す接頭語).
pupillometry [pju:pilámitri] 瞳孔測定.
pupillomotor [pju:piloumóutər] 瞳孔運動の.
pupillotonia [pju:piloutóuniə] 瞳孔緊張症(片側瞳孔の対光反射は遅く, 持続的輻輳刺激には収縮し, 刺激がなくなっても縮瞳が持続する現象. アディー瞳孔), = Adie syndrome, pseudo–Argyll Robertson pupil, pupillotonic pseudotabes.
pupils equal, round, and reactive to light and accomodation (PERRLA) 瞳孔反応正常.
pure [pjúər] 純粋の, 純正の(化学的に純粋な試薬などについていう).
purebred [pjúəbred] ①純粋種, 純株, 純系(クローンも意味する), ②栄養系.
pure culture 純培養.
pure red cell aplasia (PRCA) 純赤血球無形成症, 赤芽球癆.
pure tone audiometry (PTA) 純音聴力検査.
purgation [pə:géiʃən] ①利通, 瀉下, ②清浄化.
purgative [pə́:gətiv] 下剤, = purgantia, cathartica, 瀉下剤.
purge [pə́:ʤ] ①瀉下, 浄化, 利通, ②追放.
purging [pə́:ʤiŋ] 利通, 瀉下の.
puric [pjú:rik] ①膿の, ②プリンの.
purification [pju:rifikéiʃən] ①精製, 純化, 清浄化, ②脱硫(ガス) 動 purify.
purifier [pjú:rifaiər] ①清浄器, ②脱硫器.
puriform [pjú:rifɔ:m] 膿状の.
purine (Pur) [pjúəri:n, pjú:r–] プリン(遺伝情報を伝える核酸の構成成分である).
purine bases プリン塩基(プリンを基体とする種々の誘導体で, ヒポキサンチン, キサンチン, アデニン, グアニン, 尿酸などを含み, またカフェイン系の化合物もある).
purine nucleotide プリンヌクレオチド(塩基部分としてプリン誘導体を有するヌクレオチド).
purinergic [pju:rinə́:ʤik] プリン作動性の.
purity [pjú:riti] 純度, 純粋.
Purkinje cell プルキンエ細胞(小脳皮質の神経細胞層を構成する極めて大型の神経細胞で, 分子層に広がる多数の樹状突起をもち軸索は顆粒層から小脳髄質の小脳核に達する), = neuronum piriforme [L].
Purkinje fibers プルキンエ線維(心内膜にある伝導線維. 心臓の刺激伝導系の構成要素で, 特殊心筋細胞からなる), = myofibra conducens cardiaca [L].
Purkinje network プルキンエ・ネットワーク(心内膜下の特殊心筋であるプルキンエ線維のネットワーク(網)).
Purkinje phenomenon プルキンエ現象(高い輝度では青と赤とは均等な明度で認識されるが, 輝度を低下すると青色は赤色よりも強く知覚される現象), = Purkinje effect.
puromycin [pju:roumáisin] ピューロマイシン(*Streptomyces alboniger* から得られた抗生物質), = stylomycin.
purpura [pə́:pjurə] 紫斑〔病〕(血小板の異常, 血管壁の脆弱化, あるいはアレルギー性機転により, 特に毛細血管壁に病変を起こして点状出血 petechia, 溢血斑 ecchymosis を発現する出血性疾患) 形 purpuric.
purpura annularis telangiectodes 血管拡張性環状紫斑(主として若年男子にみられ, 下肢の皮膚の血管拡張を混ずる慢性の紫斑).
purpura senilis 老人性紫斑〔病〕.
purpura simplex 単純性紫斑〔病〕.
purpura symptomatica 症候性紫斑〔病〕, = secondary purpura.
purpuric [pə:pjú:rik] 紫斑〔病〕の.
purpuriferous [pə:pjurífərəs] 紫色を発する, 視紅発生の, = purpuriparous, purpurigenous.
purr [pə́:r] 猫喘音(低調の心雑音. ネコが満足して発するゴロゴロと鳴る音にちなむ), = purring thrill.
purring thrill 猫喘〔音〕振戦(動脈瘤または僧帽弁狭窄症の際, 心臓で聴収される微細な振盪音), = purring fremitus.
purse–string instrument 巾着縫合器.
purse–string suture 巾着縫合(タバコ縫合), = tobacco–bag suture.
purulence [pjú:rələns] 化膿, 膿形成, = purulency 形 purulent.
purulent inflammation 化膿性炎症.
purulent retinitis 化膿性網膜炎(乳頭および中心窩部に限局性白斑が生ずる).
purulent synovitis 化膿性滑膜炎.
puruloid [pjú:rəlɔid] 膿状の, 膿様の, = puriform.
pus [pʌ́s] 膿(うみ, パス), = matter.

pus cell 膿細胞，膿球，＝puscorpuscle.
pus tube 卵管留膿症，＝pyosalpinx.
pustula [pʌ́stʃulə] 膿疱，＝pustule.
pustulant [pʌ́stʃulənt] ①化膿薬，膿疱発生薬，＝pustulantia，②化膿性の.
pustulation [pʌstʃuléiʃən] 膿疱形成.
pustule [pʌ́stʃu:l] 膿疱 形 pustular, pustulose, pustulous.
pustuliform [pʌ́stʃulifɔ:m] 膿疱状の.
pustuloderma [pʌstʃuloudə́:mə] 膿疱性皮膚症.
pustulosis [pʌstʃulóusis] 膿疱症.
PUT plain urinary tract X-ray（尿路単純X線検査）.
putamen [pju:téimən] ①被殻（脳レンズ核の外層をなす暗色部．高血圧性脳出血の好発部位），＝putamen [L]，②核，果核（核果の硬い内果皮）.
putative [pjú:tətiv] 推定の，想像の（私生児の親を確認するまでに仮定されているものについていう）.
Putnam-Dana syndrome パトナム・デーナ症候群（ビタミンB_{12}欠乏により脊髄（側）後索の変性が出現．深部感覚（位置，振動覚）障害により暗所での歩行が困難となる），＝Putnam type of spinal sclerosis，subacute combined degeneration of the cord.
putrefaction [pju:trifǽkʃən] 腐敗 形 putrefactive 動 putrefy.
putrescence [pju:trésəns] 腐敗 形 putrescent.
putrescentia [pju:trisénʃiə] 腐敗，＝putrescence.
putrescine [pju:trési:n] プトレッシン（アルギニン，オルニチンなどが腸内腐敗菌の作用により分解して生ずるプトマインの一つ）.
Putti-Platt operation プッティ・プラット手術（脱臼の手術法の一つ），＝Putti-Platt procedure.
Puumala virus プーマラウイルス（ブニヤウイルス科のウイルスで，流行性腎症の原因となる）.
PV ①pulmonary vein（肺静脈），②pulmonary valve（肺動脈弁），③portal vein（門脈血管），④plasma volume（血漿量），⑤polycythemia vera（真性赤血球増加症），⑥per vaginam（経腟．p.v.），⑦pemphigus vulgaris（尋常性天疱瘡）.
PVBF portal vein blood flow（門脈血流量）.
PVC ①predicted vital capacity（予測肺活量），②premature ventricular contraction（心室期外収縮）.
PVD ①pulmonary vascular disease（肺血管病変），②peripheral vascular disease（末梢血管疾患），③portal vein dilation（門脈拡張）.
PVG pneumoventriculography（気脳室写（撮影））.
PvO_2 partial pressure of venous oxygen（静脈血酸素分圧）.
PVP portal vein pressure（門脈圧）.
PVR pulmonary vascular resistance（〔全〕肺血管抵抗）.
PVS ①pulmonary valve stenosis（肺動脈弁狭窄），②persistent vegetative state（遷延性植物状態）.
PVT paroxysmal ventricular tachycardia（発作性心室〔性〕頻拍〔症〕）.
PW pulmonary wedge pressure（肺〔動脈〕楔入圧）.
P wave P波（心電図上で心房の電気的興奮に対応する棘波）.
PWS Prader-Willi syndrome（プラダー・ウィリー症候群）.
PWV pulse wave velocity（脈波伝播速度）.
Px pneumothorax（気胸）.
py pyridine（ピリジン）.
PyA pyrubic acid（ピルビン酸，焦性ブドウ酸）.
pyaemia [paií:miə] 膿血〔症〕，＝pyemia.
pyarthrosis [paiɑ:θróusis] 急性化膿性関節症，＝pyoarthrosis.
pycnodysostosis [piknoudisɑstóusis] 多発性骨形成不全〔症〕，多発異骨症，＝pyknodysostosis.
pycnosis [piknóusis] ピクノーシス，核濃縮，＝pyknosis.
pyelitis [paiəláitis] 腎盂炎 形 pyelitic.
pyelitis glandularis 腺様腎盂炎.
pyel(o)- [paiəl(ou), -l(ə)]（腎盂との関係を表す接頭語）.
pyelocaliectasis [paiəloukæliéktəsis] 腎盂腎杯拡張〔症〕，＝caliectasis.
pyelocalyceal diverticulum 腎盂腎杯憩室.
pyelocystitis [paiəlousistáitis] 腎盂膀胱炎.
pyelocystostomosis [paiəlousistoustəmóusis] 腎盂膀胱吻合術.
pyelofluoroscopy [paiəlouflu:ərɑ́skəpi] 腎盂透視法.
pyelogenic cyst 腎盂性嚢胞.
pyelogram [páiələgræm] 腎盂〔尿管〕像，＝pyelograph.
pyelography [paiəlɑ́grəfi] 腎盂造影法.
pyelolithiasis [paiəlouliθáiəsis] 腎盂結石〔症〕.
pyelolithotomy [paiəlouliθɑ́təmi] 腎盂切石術.
pyelonephritis (PN) [paiəlounifráitis] 腎盂腎炎 形 pyelonephritic.
pyeloplasty [páiələplæsti] 腎盂形成〔術〕.
pyeloscopy [paiəlɑ́skəpi] 腎盂鏡検査〔法〕.
pyelostomy [paiəlɑ́stəmi] 腎盂造瘻術，腎盂フィステル形成〔術〕.
pyelotomy [paiəlɑ́təmi] 腎盂切開〔術〕.

pyeloureteric junction (PUJ) 腎盂尿管接合部(この部位に先天性狭窄が生じやすい).
pyelovenous backflow 腎盂静脈逆流〔現象〕.
pyemia [paií:miə] 膿血症, 膿毒症, = metastic infection 形 pyemic.
pyemid(e) [páiəmid] 膿血疹, 敗血疹.
pyencephalus [paienséfərəs] 脳膿瘍(細菌などにより脳実質内に膿が限局性に貯留した状態. 病巣部位により種々の神経症状を呈する), = brain abscess.
pyesis [paií:sis] 化膿〔症〕, = pyosis.
pygal [páigəl] 殿部の, 尾部の.
pygalgia [paigǽlʤiə] 殿痛.
pygmy [pígmi] 小人, 矮人.
pygo– [paigou, –gə] (殿または尾部との関係を表す接頭語).
pygoamorphus [paigouəmɔ́:fəs] 殿部奇形腫奇形.
pygopagus [paigɑ́pəgəs] 殿結合体(殿部癒着双体とも呼ばれ, 完全な2胎児が相反向して並列し, 殿部で結合するもの), = pygodidymus.
pyic [páiik] 膿の.
pyknic [píknik] 肥満の.
pykno– [piknou, –nə] (濃染, 濃縮, 肥満, 緻密などの意味を表す接頭語).
pyknodysostosis [piknoudisɑstóusis] ピクノディソストーシス(濃化異骨症. まれにみる遺伝性疾患で, 低身長, 頭蓋縫合の離開, 泉門の閉鎖遅延, 指末節の形成不全などの特徴をもつ), = dysostosis petrosans, osteopetrosis acroosteolytica.
pyknoepilepsy [piknouépilepsi] ピクノレプシー(幼児てんかん様発作頻発症), = pyknolepsy.
pyknolepsy [píknəlepsi] ピクノレプシー(純粋小発作あるいは小発作欠神と同じもので, そのプロトタイプとされる), = pyknoepilepsy.
pyknometer [piknɑ́mitər] 比重計, = pycnometer.
pyknomorphous [piknoumɔ́:fəs] 濃染形態の.
pyknosis [piknóusis] ピクノーシス, 核濃縮(特に細胞の核が変性萎縮して濃厚に染色すること), = pycnosis 形 pyknotic.
pyle– [paili] (門脈との関係を表す接頭語).
pylemphraxis [pailemfrǽksis] 門脈閉鎖〔症〕.
pylephlebectasis [pailiflibéktəsis] 門脈拡張〔症〕, = pylephlebectasia.
pylethrombosis [pailiθrɑmbóusis] 門脈血栓症(門脈系血管に血栓が生じ, 門脈系の血流のうっ滞, 閉塞が生じる. 近年, 経口避妊薬服用との関連があるといわれている).
pylic [páilik] 門脈の, = portal.
pylon [páilɑn] 義足(一時的な).
pylorectomy [pailəréktəmi] 幽門切除〔術〕.
pyloric [pailɔ:rik] 幽門の.
pyloric antrum 幽門洞(幽門前庭(幽門管の近位端の膨大部)), = antrum pyloricum [L].
pyloric canal 幽門管(幽門近くの内腔の狭くなった部位), = canalis pyloricus [L].
pyloric glands 幽門腺(胃の幽門部にある), = glandulae pyloricae [L].
pyloric orifice 幽門口(胃の出口, 幽門括約筋がある), = pylorus.
pyloric part 幽門部(胃の十二指腸に近い部), = pars pylorica [L].
pyloric sphincter muscle 幽門括約筋, = musculus sphincter pylori [L].
pyloric stenosis (PS) 幽門狭窄.
pyloric valve 幽門弁(幽門括約筋によりできるヒダ), = valvula pylori [L].
pylor(o)– [pailɔ:r(ou), –r(ə)] (幽門との関係を表す接頭語).
pyloromyotomy [pailɔ:roumaiɑ́təmi] 幽門筋層切開術(小児幽門閉鎖症において幽門の漿膜と筋層のみを切開する方法), = Ramstedt operation, Fredet–Ramstedt operation, Weber–Ramstedt operation.
pyloroplasty [pailɔ́:rəplæsti] 幽門形成術(幽門を縦切開し, 横方向に縫い合わせて幽門を拡大する手術), = pylorotomy.
pylorospasm [pailɔ́:rəspæzəm] 幽門痙攣〔症〕.
pylorostenosis [pailɔ:roustinóusis] 幽門狭窄〔症〕, = pyloristenosis.
pylorostomy [pailɔ:rɑ́stəmi] 幽門開口術(主として栄養の目的で行う手術).
pylorotomy [pailɔ:rɑ́təmi] 幽門切開術, = pyloroplasty, Finney operation, Heineke–Hikulicz operation, gastroduodenostomy.
pylorus [pailɔ́:rəs] 幽門(胃の出口の部分で十二指腸に続く, 幽門括約筋がある), = pylorus [L], pyloric orifice 形 pyloric.
py(o)– [pai(ou), –i(ə)] (化膿の意味を表す接頭語).
pyoarthrosis [paiouɑ:θróusis] 関節膿症, = pyarthrosis, 関節蓄膿症.
pyoblennorrhea [paioublenərí:ə] 膿漏.
pyocalyx [paioukéiliks] 腎杯蓄膿.
pyocele [páiəsi:l] 膿瘤.
pyocelia [paiousí:liə] 腹膿.
pyocephalus [paiəséfələs] 脳室化膿症.
pyochezia [paioukí:ziə] 膿便, = pyofecia.
pyococcus [paiəkɑ́kəs] 化膿球菌(*Streptococcus pyogenes* をいう).
pyocolpos [paiəkɑ́lpəs] 腟留膿症.
pyocyanic [paiousaiǽnik] 緑膿の, ピオシアニンの.
pyocyanosis [paiousaiənóusis] 緑膿菌

P

症，緑膿菌感染症，＝pseudomonas infection.
pyocyst [páiəsist] 膿嚢胞.
pyoderma [paioudə́:mə] 膿皮症(せつ(癤)，ちょう(疔)，など皮膚の化膿菌感染症の総称).
pyoderma gangrenosum 壊疽性膿皮症(主として体幹の皮膚に，急激に辺縁穿堀性の潰瘍を発生．潰瘍性大腸炎などの基礎疾患を伴うことが多い)，＝acute fulminating and chronic pyoderma.
pyodermatitis [paioudə:mətáitis] 化膿性皮膚炎.
pyodermatosis [paioudə:mətóusis] 化膿性皮膚症.
pyoderma ulcerosum tropicum 熱帯潰瘍性膿皮症(オーストラリア北部熱帯地方にみられる疾患で，浅在性化膿および潰瘍の発生するのが特徴).
pyodermia [paioudə́:miə] 膿皮症，＝pyoderma.
pyofecia [paioufí:ʃiə] 膿便，＝pyochezia.
pyogenesis [paiouʤénisis] 膿形成，化膿 形 pyogenic，pyogenous.
pyogenetic [paiəʤənétik] 化膿〔性〕の.
pyoh(a)emia [paiouhí:miə] 膿血〔症〕，＝pyemia.
pyohemothorax [paiouhi:mouθɔ́:ræks] 血膿胸.
pyoid [páiɔid] 膿様の.
pyolytic [paiəlítik] 膿溶解性の.
pyometra [paioumí:trə] 子宮留膿腫.
pyometritis [paioumi:tráitis] 化膿性子宮炎.
pyomyositis [paioumaiousáitis] 化膿性筋炎.
pyonephritis [paiounifráitis] 化膿性腎炎.
pyonephrolithiasis [paiounefrouliθáiəsis] 化膿性腎石症.
pyonephrosis [paiounifróusis] 膿腎，腎膿腫(腎盂および腎杯に膿が蓄積した状態) 形 pyonephrotic.
pyonex [páiəneks] 刺しん(鍼)術，はり(鍼)，＝acupuncture，baunscheidtism.
pyo-ovarium [paiouovéəriəm] 卵巣留膿症.
pyopericarditis [paiouperikɑ:dáitis] 化膿性心膜炎.
pyoperitonitis [paiouperitounáitis] 化膿性腹膜炎.
pyophagia [paiouféiʤiə] 膿嚥下.
pyophylactic [paioufailǽktik] 化膿防衛の.
pyoplania [paioupléiniə] 膿移行(膿があちこちに移動すること).
pyopneumoperitonitis [paiounju:mouperitounáitis] 膿気性腹膜炎.
pyopneumothorax [paiounju:mouθɔ́:ræks] 膿気胸(膿胸と気胸の合併状態).
pyopoiesis [paioupɔií:sis] 化膿，膿形成 形 pyopoietic.
pyorrh(o)ea [paiərí:ə] 膿漏(特に歯槽の) 形 pyorrheal.
pyorrh(o)ea alveolaris 歯槽膿漏(歯周組織の化膿性炎症で，歯槽からの膿漏を起こす疾患．現在慢性辺縁性歯周炎)，＝alveolar pyorrhea.
pyosalpingitis [paiousælpinʤáitis] 化膿性卵管炎.
pyosalpinx [paiousǽlpiŋks] 卵管留膿症.
pyosis [paióusis] 化膿症，＝pyesis.
pyospermia [paiouspə́:miə] 膿精液症.
pyostatic [paiəstǽtik] ①化膿阻止の，②化膿阻止薬.
pyothorax [paiouθɔ́:ræks] 膿胸，＝empyema of the chest.
pyoumbilicus [paiouʌmbílikəs] 膿臍(乳児の化膿性臍炎).
pyourachus [paioujú:rəkəs] 尿膜管膿瘍.
pyramid [pírəmid] 錐体(①延髄の錐体．皮質脊髄路が交叉し，錐体交叉として知られている．②側頭骨の一部．③錐状を呈する構造物に用いられる用語)，＝pyramis [L] 形 pyramidal.
pyramidal [pirǽmidəl] 錐体の.
pyramidal bone 三稜骨(手根骨の一つ三角骨の旧名)，＝os triquetrum.
pyramidal cataract 錐体状白内障(前極の錐体状白内障で，その先端は前方に向かうもの).
pyramidal cell 錐体細胞(大脳皮質を構成する細胞の一つで錐状の多極神経細胞．運動領にはBetzの巨大錐体細胞がある).
pyramidal decussation 錐体交叉(延髄錐体の下方，錐体路を構成する左右の神経線維の多くが交差する部位)，＝decussatio pyramidum [L].
pyramidale [piræmidéili] 三角骨(手根骨の一つ)，＝os triquetrum.
pyramidal fracture 錐体状骨折.
pyramidalis [piræmidéilis] 錐体筋(腹直筋の下方の小さな筋，ヒトでは退化的).
pyramidal lobe 錐体葉(甲状腺の峡から上方に向かう不定の葉で，甲状舌管の残存下端から発生する).
pyramidal process 錐体突起(口蓋骨の一部).
pyramidal tract 錐体路(随意運動に関係する伝導路で，中心前回から出た神経線維は延髄に達し，その一部は錐体交叉において対側に至り脊髄側索を下行し前角の運動神経細胞に連結する．交叉しない線維は脊髄前索を下行する)，＝tractus pyramidales [L].
pyramidal tract neuron (PTN) 錐体路ニューロン.
pyramides renales 腎錐体.
pyramid of medulla oblongata 〔延髄〕錐体(延髄の腹側の隆起，錐体外路

系に属する神経線維が通る)，＝pyramis medullae oblongatae［L］.

pyramidotomy［piræmidátəmi］錐体路切開術.

pyramid sign 錐体路徴候(痙直，病的反射(バビンスキー徴候など)，足クローヌス，腹壁反射消失，四肢深部反射亢進などをみる徴候).

pyramis［pírəmis］錐体，＝pyramid 複 pyramides.

pyrazinamide (PZA)［pirəzínəmaid］ピラジナミド(抗結核薬の一種)，＝pyramide.

pyretic［pairétik］①発熱の，②発熱薬，＝pyretica.

pyreto–［pairətou, –tə］(熱病，発熱の意味を表す接頭語).

pyretogen［pairétəʤən］発熱物質，＝pyrogen.

pyretogenesis［pairətəʤénisis］発熱機序 形 pyretogenetic, pyretogenic, pyretogenous.

pyretolysis［pairətálisis］解熱，＝decline of fever.

pyretotyphosis［pairətoutaifóusis］熱性せん(譫)妄.

pyrexia［pairéksiə］発熱，熱病 形 pyrexial, pyrexic.

pyrexia of unknown origin (PUO)〔原因〕不明熱，＝fever of unknown origin.

pyrexiophobia［paireksioufóubiə］発熱恐怖症，＝febriphobia, pyrexeophobia.

pyrgocephaly［paiə:gouséfəli］尖頭〔症〕，＝acrocephaly 形 pyrgocephalic, pyrgocephalous.

pyrheliometer［paiə:hi:liámitər］日射計(太陽の全放射エネルギーの強さを測る器械).

pyridine (py)［píridi:n］ピリジン.

pyridoxine［piridáksi:n］ピリドキシン(ビタミンB_6)，＝vitamin B_6.

pyriform［pírifɔ:m］洋ナシ(梨)形の，＝pear-shaped, piriform.

pyriformis［pirifɔ́:mis］梨状筋(寛骨外筋の一つ).

pyriform thorax 梨状胸郭(上部は大きく，下部は小さい).

pyrimidine［pirímidi:n］ピリミジン(プリン塩基とともに核酸，バルビツール酸誘導体などの重要な成分).

pyr(o)–［pair(ou), –r(ə)］(熱，火，発熱(臨床)，焦性(化学)の意味を表す接頭語).

pyrogen［páirəʤən］発熱〔物〕質，発熱性因子，パイロジェン.

pyrogenic［pairəʤénik］発熱性〔の〕.

pyrogen test 発熱性物質試験法.

pyromania［pairouméiniə］放火癖.

pyrometer［pairámitər］高温計(高い温度を測るために用いる温度計).

pyroscope［páirəskoup］高温計，高温鏡.

pyrosis［pairóusis］胸やけ，嘈囃(そうそう)，呑酸嘈囃(胃潰瘍などに起こる症状で，胃から食道内または咽頭に上ってくる灼熱性または痙攣性疼痛様感覚)，＝heartburn.

pyrotic［pairátik］①灼熱の，高熱の，②腐食性の，③胸焼けの.

pyrotoxin［pairətáksin］熱毒素.

pyruvate carboxylase (PC) ピルビン酸カルボキシラーゼ.

pyruvic［pairú:vik］焦性(ピルビン酸の).

pyruvic acid (PyA) ピルビン酸，焦性ブドウ酸(代謝系では解糖系の終産物であり，TCA サイクル，アミノ酸合成などの出発点にある代謝中間体)，＝acetylformic acid, pyroracemic acid.

pyuria［paijú:riə］膿尿〔症〕形 pyuric.

PZA pyrazinamide (ピラジナミド).

PZFX pazufloxacin (パズフロキサシン).

PZI protamine zinc insulin (プロタミン亜鉛インスリン).

Q

Q ①coulomb（電気量），②cardiac output（心拍出量），③volume of blood (flow)（血液量(血流量)），④question（質問），⑤quality control（精度管理），⑥quaque（…毎に，各々の．q.）．

QA quality assuarance（精度保証）．

QBV whole blood volume（全血量）．

QC quality control（品質管理）．

QCT quantitative computed tomography（定量的コンピュータ断層撮影〔法〕）．

Q disk Q盤(横紋筋の暗帯(A帯)の旧名)，＝Brucker line, transverse disk.

QDL quality of daily living（日常生活の質）．

Q fever Q熱(*Coxiella burnetii* による人獣共通感染症．インフルエンザ様の症状を発症する熱性疾患で，肺炎や心内膜炎を起こすことがある．1937年Queenslandで発見されたためこの名がある)．

q.i.d. quarter in die（1日4回）．

QNS quantity not sufficient（量不足）．

Qo_2 oxygen quotient（酸素消費量）．

QOL quality of life（生活(生命)の質，クオリティ オブ ライフ）．

QOPR quality of pain relief（除痛の質）．

qp quantum placeat（好みの量）．

QRS complex QRS群(心電図で心室筋の脱分極を示す電位の触れ)．

QS quiet sleep（静睡眠）．

$\dot{Q}s$ shunt flow（シャント血流量）．

Qs/Qt，$\dot{Q}s/\dot{Q}t$ intrapulmonary shunt fraction（肺内シャント率）．

5q⁻ syndrome 5q⁻症候群(造血障害に伴う後天性の染色体異常で骨髄異形成症候群の一病型をなす)．

$\dot{Q}t$ cardiac output per minute（分時心拍出量）．

qt［L］ quart（クォート）．

Q–T interval QT間隔(心電図においてQ波の起点からT波の終点までの間隔で，電気的収縮の継続期間を表す．

$$QT = K\sqrt{C}$$

ただしCは収縮の周期(秒)，Kの正常範囲は0.36～0.42秒でQTcと呼ばれる)．

QT prolongation syndrome QT延長症候群．

quack［kwǽk］ 偽医者，やぶ医者，＝charlatan.

quadrangular space 外側腋窩隙(小円筋，大円筋，上腕三頭筋(長頭)と上腕骨で囲まれた四角形の隙間で腋窩神経，後上腕回旋動脈が通る)，＝hiatus axillaris lateralis［L］．

quadrant［kwɑ́drənt］ ①四分円〔部位〕(鼓膜などの病変の位置を記載する場合に用いる)，②象限 形 quadrantal.

quadrantanopia［kwɑdræntənóupiə］ 四半盲(視野の4分の1の欠損)，＝quadrantic hemianopia.

quadrantic anopsia 四分一視力欠損．

quadrate［kwɑ́dreit］ 方形の．

quadrate lobe 方形葉(肝臓の4葉(右葉，左葉，尾状葉，方形葉)の一つ)，＝lobus quadratus［L］．

quadrate muscle 方形筋，＝quadratus muscle, musculus quadratus［L］．

quadratus［kwɑdréitəs］ ①方形，②方形筋．

quadratus femoris 大腿方形筋(骨盤後面の筋)，＝musculus quadratus femoris［L］．

quadratus lumborum 腰方形筋(後腹壁を構成する筋の一つ)，＝musculus quadratus lumborum［L］．

quadratus plantae 足底方形筋，＝musculus quadratus plantae［L］．

quadri–［kwɑ́dri］（4，4倍などの値を表す接頭語）．

quadribasic［kwɑdribéisik］ 四塩基の．

quadriceps［kwɑ́driseps］ 四頭筋(大腿四頭筋のこと)．

quadriceps femoris 大腿四頭筋(大腿前面の伸筋で付着腱が膝蓋靱帯である．大腿直筋，外側・内側・中間広筋の四頭をもつ)，＝musculus quadriceps femoris［L］．

quadriceps muscle of thigh 大腿四頭筋(大腿の前面にある膝関節を伸展させる筋)．

quadriceps reflex 大腿四頭筋反射，＝patellar reflex.

quadrigeminal bodies 四丘体(中脳の背側にある2対の半球状の隆起，上方の1対を上丘，下方を下丘という)，＝corpora quadrigemina, quadrigeminum.

quadrigeminal rhythm 四連脈，四段脈(不整脈の一つ)，＝quadrigeminy.

quadrigeminus［kwɑdriʤéminəs］ 四胎(四つ児)，＝quadruplet.

quadriplegia［kwɑdriplí:ʤiə］ 四肢麻痺．

quadrivalent［kwɑdrivéilənt］ 四価の 名 quadrivalence.

quadrupl quadruplicato（4倍）．

quadruple［kwɑdrú:pl］ 4倍の，4つの部位からなる．

quadruple amputation 四肢切断〔術〕．

quadruple rhythm 四部調律(重症の心疾患にみられる)．

quadruplet［kwɑdrʌ́plit, –drú:–, kwɑ́d-

ru:-] 四胎，四つ児，＝quadrigeminus.
quadruplicato (quadrupl) [L] 4倍.
quadrupole [kwádrəpoul] 四重極(モーメントの大きさが等しい2つの双極子を正反対の向きに接近させておいたもの).
qualitative [kwálitətiv] 定性の，質的な，＝qualitive.
qualitative analysis 定性分析(物質の化学的性状を解明する).
qualitative data 質的データ.
qualitative test 定性試験.
quality [kwáliti] 品質，性質.
quality assurance (QA) 精度保証.
quality control (QC) 品質管理.
quality of daily living (QDL) 日常生活の質.
quality of life (QOL) 生活(生命)の質，クオリティ オブ ライフ(患者の生活，人生の質に重点を置いた医療の考え方).
quality of pain relief (QOPR) 除痛の質.
quantile [kwántail] 四分位点(分布を順序あるサブグループに4等分する点．小さい順に第1四分位点，第2四分位点(中央値)，第3四分位点という．四分位偏差は(第3四分位点－第1四分位点)/2である).
quantitative [kwántitətiv] 量の，量的な.
quantitative analysis 定量分析(物質中の化合物などの量や性質を解明する).
quantitative computed tomography (QCT) 定量的コンピュータ断層撮影〔法〕.
quantitative data 量的データ.
quantity [kwántiti] 量 形 quantitative.
quantity not sufficient (QNS) 量不足.
quantum [kwántəm] ①量，②定量，③量子 複 quanta.
quantum biology 量子生物学(分子下生物学)，＝submolecular biology.
quantum placeat (qp) [L] 好みの量.
quantum vis (qv) [L] 任意量.
quaque (Q, q.) [kwá:k] [L] …毎に，＝each, every, 各々の.
quarantine [kwárənti:n, kwarəntí:n] 検疫.
quark [kwá:k] ①乳餅，②クォーク(M. Gell. Mann (1964), G. Zweig (1964)によって導入された仮説的粒子).
quart [kwɔ́:t] クォート(アメリカでは1ガロン gallon の1/4量，すなわち0.9463リットル(L)で，qt と略す).
quartan [kwɔ́:tən] ①4日ごとの，②四日熱(約72時間の間隔をおいて発熱が起こるマラリア熱).
quartan malaria 四日熱マラリア(原虫 *Plasmodium malariae* による疾患).
quarter [kwɔ́:tər] 四分の一.
quarter in die (q.i.d.) [L] 1日4回.
quartile [kwɔ́:til] 四分値，四分位数.
quasi- [kweisai, kwa:zi] (準の意味を表す接頭語).
quasidominant [kweisaidáminənt, kwa:zi-] 疑似優性の.
quasi-drug 医薬部外品.
quasi-experiment 準実験.
quasistatic [kweisaistǽtik, kwa:zi-] 準静的の.
quasistatic process 準静的過程(ほとんど静的な過程).
quasistationary [kweisaistéiʃənəri, kwa:zi-] 準定常の.
quater- [kwatər] (4度，4原子などの意味を表す接頭語).
quaternary structure (of protein) 四次構造(タンパク質の).
Queckenstedt sign クエッケンステット徴候(脊髄管腔のブロック，髄液流通障害の徴候)，＝Queckenstedt test.
Queckenstedt test クエッケンステット試験(腰椎穿刺の際，両側頸部を平手で圧迫する検査．正常では液圧が100mm H_2O 以上に上昇するが，脊髄管腔の閉塞や，髄液流通障害のあるときは上昇が起こらない)，＝Queckenstedt-Stookey test.
Queensland tick typhus クイーンズランドマダニチフス(*Rickettsia australis* による疾患).
quenching [kwéntʃiŋ] 急冷，消尽(リン光の)，焼き入れ，消止(角運動量の)，＝extinction of phospholescence.
querulant [kwə́:rjulənt] 好訴者.
Quervain disease カーベーン病(母指伸筋および外反筋の腱鞘炎．ケルバン病ともいう)，＝tenovaginitis stenosans.
question (Q) [kwéstʃ(ə)n] 質問.
question(n)aire [kwestʃənéər] 質問書，調査票(いろいろな状態を患者または団体について調査事項の資料を集める目的で発送される書式).
quick [kwík] 速い，急速な.
quickening [kwík(ə)niŋ] 胎動感(妊娠第4～5月頃初めて胎児の子宮内運動を感ずること).
quick pulse 速脈(突然大きくふれ急速に小さくなる脈で，大動脈弁閉鎖不全症などでみられる)，＝pulsus celer.
Quick test クイック試験(プロトロンビン検査).
quiescent [kwaiésənt] 静止した，休止の.
quiet [kwáiət] 静かな，穏やかな.
quiet iritis 無症候性虹彩炎(疼痛や毛様体充血を伴わない).
quiet sleep (QS) 静睡眠(Q波からS波まで).
Quincke edema クインケ浮腫(肥満細胞から遊離された化学伝達物質による真

皮深層，皮下組織，皮膚以外の臓器，組織などに生じた一過性の浮腫．顔面(とくに口囲，眼窩部)，前腕，手背などに好発する．血管神経性浮腫)，＝Quincke disease，angioneurotic edema．

Quincke sign クインケ徴候(重症の大動脈弁閉鎖不全症にみられる徴候で，爪床が交互に赤色と白色に変わる毛細管拍動)．

quinhydrone [kwinháidroun] キンヒドロン(キノンとヒドロキノンとの分子化合物．水，アルコール，エーテルに可溶の青緑色結晶．pH 測定用電極をつくるために用いる)．

quinhydrone electrode キンヒドリン電極(pH 8 以下では，キンヒドロンの酸化還元電位 E は，$E = E_0 - 0.000198T \times (pH)$ という簡単な pH の関数になるから，水素電極の代わりに用いられる)．

quinidine [kwínidi:n] キニジン(キニーネの光学異性体で，心房性細動の治療に用いられる)，＝conquinine，pitayine．

quinine [kwiní:n，kwáinain] キニーネ，キニン(アカネ科，キナ属植物 *Cinchona succirubra* などの樹皮から得られるアルカロイド．抗マラリア薬)，＝quinina．

quininism [kwíninizəm] キニーネ中毒(頭痛，耳鳴，難聴，脳充血の症状を伴う)，＝quinism，cinchonism．

quinsy [kwínzi] 扁桃周囲炎，＝peritonsillar abscess．

quintessence [kwintésəns] 精(物質の高度に精製されたもの) 形 quintessential．

quintisternal [kwintistə́:nəl] 胸骨第5肋骨部の．

quintuplet [kwintʌ́plit] 五つ児．

quorum sensing クオラムセンシング(密度依存性遺伝子発現)．

quot. quoties (必要時)．

quotid quotidie (毎日)．

quotidian [kwoutídiən] 毎日起こる．

quotidie (quotid) [L] 毎日．

quotient [kwóuʃənt] ①商(割算の結果得られた数値)，②指数，比率．

quoties (quot.) [L] 必要時，＝as often as necessary．

qv quantum vis (任意量)．

Q wave Q波(心電図上で心室の電気的興奮に対応する棘波のはじまりにみられる陰性波)．

R

℞ (採(取)れ recipe の記号で，処方箋のはじめにつける．次の薬品を採れとの命令語)．

R ① organic radical（有機化合物基），② Réaumur scale（レオミュール寒暖計），③ remotum（遠点），④ respiration（呼吸），⑤ *Rickettsia*（リケッチア），⑥ right（右），⑦ resistance(ohm)（電気抵抗），⑧ residue（化学式の残余），⑨ recipe（処方），⑩ rectum（直腸），⑪ resistance（抵抗），⑫(気体定数の単位)，⑬(心臓血管系の抵抗の単位)，⑭ roentgen（レントゲン）．

RA ① rheumatoid arthritis（関節リウマチ），② radioactive（放射性の），③ right atrium（右〔心〕房）．

Ra radium（ラジウムの元素記号）．

RAA right atrial appendage（右心耳）．

rabbit [rǽbit] ウサギ［家兎］，カイウサギ．

rabid [rǽbid] 狂犬病の．

rabies [réibii:z] 狂犬病(狂犬病ウイルスによる疾患で，中枢神経を侵し痙攣，恐水発作などをきたす)，＝hydrophobia, lyssa 形 rabid, rabietic.

rabies vaccine 狂犬病ワクチン(狂犬病ウイルスに対するワクチン．不活化ワクチンはヒトに，生ワクチンはイヌ，ネコなどの動物に用いられる)．

Rabies virus 狂犬病ウイルス(ラブドウイルス科のウイルスで，狂犬病の原因となる)．

rabiform [réibifɔ:m] 狂犬病状の．

RAC radial artery catheter（橈骨動脈カテーテル）．

race [réis] ①人種，民族，②品種，③根茎(特にショウガの) 形 racial.

raceme [rəsí:m, reis-] ①ラセミ体(左旋性および右旋性の物質の等量混合により旋光性を呈しない化合物)，②総状の(花序などについていう)．

racemic epinephrine (RE) ラセミ型エピネフリン．

racemose [rǽsimous] ブドウ状の．

racemose aneurysm つる状動脈瘤，＝cirsoid aneurysm.

racemose gland ブドウ房状腺(房状腺のこと)．

racemose hemangioma つる状血管腫．

race suicide 民族自殺(避妊についていう)．

rachial [réikiəl] 脊柱の，＝rachidial.

rachialgia [reikiǽlʤiə] 脊柱痛，背痛，＝rachiodynia.

rachianesthesia [reikiænisθí:ziə] 脊椎麻酔法，＝spinal anesthesia.

rachicele [réikisi:l] 脊髄瘤(髄膜瘤，脊髄髄膜瘤，脊髄嚢瘤などの総称)．

rachicentesis [reikisentí:sis] 脊椎穿刺，＝lumbar puncture.

rachi(o)- [réiki(ou), -ki(ə)]（脊柱との関係を表す接頭語）．

rachiodynia [reikiədíniə] 脊柱痛，＝rachialgia.

rachiokyphosis [reikioukaifóusis] 脊柱後弯，＝kyphosis.

rachiometer [reikiámitər] 脊柱弯曲計．

rachiomyelitis [reikioumaiəláitis] 脊髄炎．

rachiopagus [reikiápəgəs] 脊椎結合体，＝rachipagus.

rachioparalysis [reikioupərǽlisis] 脊柱背側筋麻痺．

rachiopathy [reikiápəθi] 脊柱疾患．

rachioscoliosis [reikiouskoulióusis] 脊柱側弯〔症〕，＝scoliosis, rachiscoliosis.

rachiotomy [reikiátəmi] 脊椎切除〔術〕，＝laminectomy.

rachipagus [rəkípəgəs, reik-] 脊柱癒合(脊柱の一部が背中合わせに結合した奇形体)．

rachiresistance [reikirezístəns] 脊椎麻酔不応 形 rachiresistant.

rachis [réikis] ①脊柱，②葉軸，花軸(植物)，③羽軸(動物) 形 rachidial, rachidian.

rachischisis [rəkískisis] 脊椎披裂，二分脊椎(脊柱管の背側が先天的に開いたままになっていること)，＝spina bifida.

rachisensibility [reikisensibíliti] 脊椎麻酔過敏 形 rachisensible.

rachitis [rəkáitis, reik-] くる病(成長過程で骨の石灰化障害に基づいて発生する骨病変．ビタミンD不足などによる)，＝rickets 形 rachitic.

rachitis foetalis micromelica 短肢性胎児くる病．

rachitis tarda 晩発性くる病．

racial [réiʃəl] 人種の，民族の．

racket amputation ラケット形切断(斜切法の頂点から縦線を加える方法)．

rad radiation absorbed dose（放射線吸収線量，ラド）．

radiability [reidiəbíliti] 放射線透過性 形 radiable.

radial [réidiəl] ①放射の，②放線の，③橈骨の，④橈側の(上肢，とくに前腕について用いる)．

radial artery 橈骨動脈(上腕動脈の枝で，手首で脈をふれる)，＝arteria radialis [L].

radial artery catheter (RAC) 橈骨動脈カテーテル.
radial flexion(deviation) 橈屈.
radial keratotomy (RK) 放射状角膜切開.
radial nerve 橈骨神経(腕神経叢の枝の一つで上腕, 前腕伸側の筋, 皮膚および手の皮膚に分布), ＝nervus radialis [L].
radial nerve palsy 橈骨神経麻痺.
radial pulse 橈骨動脈拍動.
radial reflex 橈骨反射(橈骨の下端を打つと前腕が屈曲を起こす反射).
radial scan ラジアルスキャン(体腔内に挿入した管の中で振動子が360°の回転を行う超音波走査方法).
radial sign 橈骨徴候(手首を伸展させないと手を握ることのない状態をいう. 錐体障害, テタニーでみられる), ＝radialis sign.
radial symmetry 放射対称.
radial veins 橈骨静脈, ＝venae radiales [L].
radian [réidiən] ラジアン(角度の単位で, 円の一部をなす弧が, その半径と等しい長さをもつ点の角度で, 2π ラジアンは360°).
radiate [réidieit] 放射する, 放線状の.
radiate ligament 放線靱帯, 星状靱帯, ＝ligamentum radiatum.
radiatio [reidiéiʃiou] ①放線(視床から大脳皮質に放射する神経系), ②放射.
radiation [reidiéiʃən] ①放射, 輻射, ②放線(神経線維の), ③放射線.
radiation absorbed dose (rad) 放射線吸収線量(通常radラドとして用いる. 現在公式の吸収線量単位はGyグレイが用いられる).
radiation burn 放射線熱傷, ＝X-ray burn.
radiation exposure 放射線被曝.
radiation hormesis 放射線ホルメシス.
radiation hormesis effect 放射線ホルメシス効果.
radiation myelitis 放射線脊髄炎, ＝radiation myelopathy.
radiation myelopathy 放射線脊髄症(脊髄にある一定の放射線量を照射したあとに起こる障害), ＝radiation myelitis.
radiation pneumonitis 放射線〔性〕肺〔臓〕炎.
radiation protection guide (RPG) 放射線防護基準.
radiation response (RR) 放射線効果.
radiation sickness 放射線宿酔(①放射線照射の影響による状態で, 倦怠感, 嘔気, 嘔吐などが起きる. ②放射能の作用を受けて, 脱毛, 血球減少などを起こす状態).
radiation sterilization 放射線滅菌(放射線を照射して微生物を消滅する方法. 主にディスポーサブル製品を対象とする), ＝radiosterilization.
radiation therapy (RT) 放射線療法.
radical [rǽdikəl] ①根本的な, 根治的な, ②基(化合物の), ③根〔号〕(数学).
radical operation 根治手術, ＝rad op.
radical theory ラジカル説, 放離基説.
radical treatment 根治療法.
radicle [rǽdikl] 小根(神経または静脈の細枝) 形 radicular.
radicotomy [rædikátəmi] 神経根切断術, ＝rhizotomy.
radiculalgia [rədikjulǽlʤiə] 脊髄根痛.
radicular [rədikjulər] 根の, 基の.
radicular syndrome 根症候群(脊髄神経根炎, 根帯症候群, デジェリン徴候などの総称. 電撃痛, 神経根髄節に沿った持続的な種々の痛み(神経根痛)を特徴とする).
radiculectomy [rədikjuléktəmi] 脊髄神経根切除術.
radiculitis [rədikjuláitis] 脊髄神経根炎, 根神経炎(激烈な神経痛を伴う知覚障害がある. 表在性反射は初期に亢進, 末期に衰弱, 筋不全麻痺, 皮膚萎縮などがある), ＝radiculopathy.
radiculoganglionitis [rədikjulougæŋglióunáitis] 脊髄神経後根神経節炎.
radiculography [rədikjulágrəfi] 神経根造影〔法〕.
radiculomyelopathy [rədikjuloumaiəlápəθi] 神経根ミエロパチー, 神経根脊髄症, ＝myeloradiculopathy.
radiculoneuritis [rədikjulounju:ráitis] 神経根炎.
radiculoneuropathy [rədikjulounju:rápəθi] 神経根ニューロパチー, 神経根神経疾患.
radiculopathy [rədikjulápəθi] 神経根症.
radioactive (RA) [reidiouǽktiv] 放射性の.
radioactive contamination 放射能汚染.
radioactive disintegration 放射性壊変.
radioactive fallout 放射性降下物.
radioactive springs 放射能泉(泉源の鉱泉1kg中のラドン量が, 1,000億分の1キュリー単位で, 20以上あるもの).
radioactive tracer 放射性追跡子.
radioactive waste 放射性廃棄物.
radioactivity [reidiouæktíviti] 放射能(アルファ線, ベータ線またはガンマ線を放出する能力) 形 radioactive.
radioallergosorbent test (RAST) 放射性アレルゲン吸着試験(アレルギー検査における特異的IgE抗体の定量に用いられる手法の一つ. ラスト).

R

radioassay [reidiouǽsei, -əséi] ラジオアッセイ，放射(標識)検定法，放射測定〔法〕.

radioautogram (RAG) [reidiouɔ́:təgræm] ラジオオートグラム(生体にRIを投与した後に得たRIを含む組織を写真乳剤膜に密着，一定時間後に現像して，RIの分布を記録する方法(radioautography))，= autoradiogram.

radioautography [reidiouɔ:tágrəfi] ラジオオートグラフィー(物体内に存在する放射性物質の分布をその物体に密着させた写真乾板上に記録する方法)，= autoradiography.

radiocancerogenesis [reidiəkænsərəʤénisis] 放射線発癌.

radiocardiogram (RCG) [reidioukɑ́:diəgræm] 心放射図，放射線心造影図.

radiocardiography [reidioukɑ:diágrəfi] ラジオカルジオグラフィー，心放射図法(放射性物質を血液中に注射しそれが心臓を通過する状態を調べる方法).

radiocarpal joint 橈骨手根関節(手首の関節，橈骨と手根骨(舟状骨，月状骨，三角骨)とでできる関節)，= articulatio radiocarpea [L], wrist joint.

radiochroism [reidioukróuizəm] 放射線吸収能.

radiocurable [reidioukjú:rəbl] 放射線治療により治癒し得る.

radiocystitis [reidiousistáisis] 放射線膀胱炎.

radiodermatitis [reidioudə:mətáitis] 放射線皮膚炎，= roentgen dermatitis.

radiodiagnostics [reidioudaiəgnástiks] 放射線診断学.

radioepidermitis [reidiouepidə:máitis] 放射線表皮炎.

radioepithelitis [reidiouepiθi:láitis] 放射性粘膜炎，放射線上皮炎.

radiofrequency [reidioufrí:kwənsi] 高周波.

radiofrequency ablation (RFA) 高周波焼灼療法，高周波切除術(経皮的にプローブを挿入し，ラジオ波による熱で腫瘍部を焼灼・壊死させる治療法).

radiograph [réidiəgræf] ①X線撮影を行う，②X線像，= roentgenograph.

radiography [reidiágrəfi] X線撮影〔法〕 形 radiographic.

radioimmunity [reidiouimjú:niti] 放射線免疫(反復照射による身体の放射線に対する感受性の低下).

radioimmunoassay (RIA) [reidiouimju:nouǽsei, -əséi] 放射〔標識〕免疫定量(測定)〔法〕.

radioimmunodiagnosis [reidiouimju:noudaiəgnóusis] 放射免疫診断.

radioimmunodiffusion [reidiouimju:noudifjú:ʒən] 放射〔性同位元素標識〕免疫拡散〔法〕(放射標識抗原または抗体を用いたゲル拡散により抗原－抗体反応をみる方法).

radioimmunoelectrophoresis [reidiouimju:nouilektroufərí:sis] 放射〔性同位元素標識〕免疫電気泳動〔法〕(抗原または抗体が放射性同位元素で標識されている免疫電気泳動法).

radioimmunoprecipitation (RIP) [reidiouimju:nouprеsipitéiʃən] 放射性免疫沈降法(放射性同位元素で標識した抗体あるいは抗原を用いる免疫沈降法).

radioimmunoscintigraphy (RIS) [reidiouimju:nousintígrəfi] 放射免疫シンチグラフィ.

radioimmunosorbent test (RIST) 放射免疫吸着試験，ラジオイムノソルベントテスト(リストという).

radioimmunotherapy(RIT) [reidiouimju:nəθérəpi] 放射免疫治療.

radioisotope (RI) [reidiouáisətoup] 放射性同位体，放射性同位元素，ラジオアイソトープ(放射能をもつ原子核同位体)，= radioactive isotope.

radioisotope examination (RI) 核医学検査.

radiokymography [reidioukaimágrəfi] X線キモグラフィー(心臓のように運動する臓器を撮影するため，被写体とフィルムとの間に一定距離の間隙をもつ鉛板を置き，この間隙を定期的に縦または横に移動させて写す方法)，= radio cymography.

radioligand [reidiouláigænd, -líg-] 放射リガンド(放射性核種トレーサで標識した分子．ラジオイムノアッセイで通常使われる).

radiological [reidiəláʤikəl] 放射線〔医学〕の.

radiological diagnosis 放射線学的診断.

radiology [reidiáləʤi] 放射線〔医〕学(X線，放射性核種などの臨床応用を主体とする医学分野) 形 radiologic, radiological.

radiometer [reidiámitər] ①線量計(放射線量の測定装置)，②放射計(放射線の強さを測る器械で，輻射計，光量計とも呼ばれる).

radionecrosis [reidiənikróusis] 放射線壊死.

radioneuritis [reidiounju:ráitis] 放射線神経炎.

radionuclide (RN) [reidiounjú:klaid] 放射性核種.

radionuclide angiocardiography 核心血管撮影，RI血管心臓造影，= radionuclide ventriculography.

radionuclide angiography 放射線核種血管造影〔法〕.

radionuclide computed tomography (RCT) 放射性核種コンピュータ

R

断層撮影〔法〕.

radiopaque [reidioupéik] 放射線不透過性の.

radiopathy [reidiápəθi] 放射線症.

radiophobia [reidioufóubiə] 放射線恐怖〔症〕.

radioplastic [reidiouplǽstik] 放射線形成法(放射線像から臓器の模型をつくること).

radiopotentiator [reidioupouténʃieitər] 放射線増感剤.

radioreceptor assay (RRA) 放射受容体測定〔法〕(ホルモンや薬物などの測定法の一つ．放射性同位元素で標識した標品の受容体への結合阻止の程度によって検体中の濃度を測定する).

radioscope [réidiəskoup] ラジオスコープ(放射線透視装置).

radiosensitive [reidiousénsitiv] 放射線感受性の.

radiosensitivity test (RST) 放射線感受性試験.

radiosurgery [reidiousə́:ʤəri] ラジウム外科〔療法〕，放射線外科〔療法〕.

radiotherapeutics [reidiouθerəpjú:tiks] 放射線治療学.

radiotherapist [reidiəθérəpist] 放射線治療医.

radiotherapy [reidiouθérəpi] 放射線療法.

radiothermy [reidiouθə́:mi] 放射線熱療法，ラジオテルミー(短波ジアテルミー).

radiotomy [reidiátəmi] 断層撮影，＝body section roentgenography.

radiotoxemia [reidioutaksí:miə] 放射線宿酔(放射線作用により引き起こされる放射線宿酔と呼ばれるもの)，放射線毒血症.

radiotoxicity [reidioutaksísiti] 放射性毒性.

radisectomy [reidiəséktəmi] 歯根切除〔術〕，＝root amputation.

radium (Ra) [réidiəm] ラジウム(天然放射性元素で，原子番号 88，質量 226 で ^{226}Ra の半減期は 1.6×10^3 年，α 壊変してラドン ^{222}Rn となる).

radius [réidiəs] ①半径，②相称線，③橈骨，＝spoke bone，radius [L] 形 radial.

radix [réidiks] 根，＝root 複 radices.

radon (Rn) [réidan] ラドン(^{226}Ra の壊変により発生する気体元素で，原子番号 86，質量 222，^{222}Rn は半減期 3.825 日．一連の壊変を繰り返してラジウム A，B，C，D，E，F となり，放射性のないラジウム G，すなわちウラン鉛となる)，＝radium emanation，niton.

RADS reactive airways dysfunction syndrome (反応性気道機能不全症候群).

raffinose [rǽfinouz] ラフィノース(トレハロース型の三炭糖の一種で，ユーカリの木から得られる)，＝melitose，melitriose，gossypose.

rage [réiʤ] 狂暴，激怒.

ragweed [rǽgwi:d] ブタクサ(ブタクサ属 *Ambrosia* の諸種で，花粉は抗原として枯草熱の病因)，＝ragwort.

railroad nystagmus 鉄道眼振，車窓眼振(視覚運動性眼振)，＝train nystagmus.

Raimiste sign レイミステ徴候(①錐体路障害のあるとき，障害側の上腕を伸展させると，手関節が屈曲する．②片麻痺患者を腹臥位にして，両下肢を離して健側を抵抗に対し内転，外転させると，麻痺側の下肢の内・外転運動を起こす).

rainbow symptom 虹症候(緑内障暈)，＝halo symptom.

raise [réiz] 起こす，提起する，生じさせる，上昇(増加)させる.

Raji cell assay ラジ細胞法(Raji 細胞は，表面免疫グロブリンを欠き，補体受容体を有することから，補体受容体を利用した免疫複合体の検出に用いる).

rale [rǽl, rá:l] ラ(囉)音，ラッセル(異常呼吸音の一つ)，＝rhonchus，rattling.

RALES randomized aldactone evaluation study (無作為アルダクトン評価試験，レイルス).

Raman effect ラマン効果(単色光を物質に当てて散乱させると，散乱光のうちには入射光と同じ波長の光のほかに，その物質に特有な量だけ波長が変わった光が混じってくる現象).

ramex [réimeks] 陰嚢ヘルニア，陰嚢静脈瘤.

rami [réimai] → ramus.

ramicotomy [reimaikátəmi, ræmi-] 交連切離術，＝ramisection.

ramification [ræmifikéiʃən] 枝分かれ.

ramisection [ræmisékʃən] 交通枝切断〔術〕(交感神経系の交通枝を切断する手術)，＝ramicotomy，ramisectomy.

ramitis [ræmáitis] 神経根炎.

ramollissement [ramɔlismán] [F] 軟化，＝softening.

ramollitio retinae 網膜軟化症.

ramose [réimous] 分枝の，＝ramous.

rampart [rǽmpa:t] 塁壁，隆起.

Ramsar Treaty ラムサール条約(特に水鳥の生息地として国際的に重要な湿地に関する条約).

Ramsay Hunt syndrome ラムゼイハント症候群(①帯状疱疹ウイルスによる顔面神経への感染により顔面神経麻痺を伴う外耳，口腔粘膜の水疱形成をきたす．膝神経節神経痛ともいう．②ミオクローヌス性小脳性協働運動異常症，ハント症候群)，＝Hunt syndrome.

Ramstedt operation ラムステット手術(幽門筋層切開〔術〕)，＝pyloromyotomy.

ramuli [ræmjulai] → ramulus.
ramulus [ræmjuləs] 小枝 複 ramuli.
ramus [réiməs] 枝 複 rami 形 ramal.
Rana [rɑ́:nə, réin–] アカガエル［赤蛙］属(両生綱，無尾目，重凹亜目，アカガエル科，アカガエル亜科の一属).
random [rændəm] 任意の，無作為の，ランダム.
random arrangement ①確率的配置法(統計の)，②ランダム配列(化学の).
randomization [rændəmaizéiʃən] 無作為化.
randomized aldactone evaluation study (RALES) レイルス，無作為アルダクトン評価試験(重症心不全患者の臨床試験).
randomized clinical trial (RCT) 無作為化臨床試験，＝randomized controlled trial.
randomized comparative trial (RCT) 〔二重盲検〕無作為化比較試験.
randomized controlled trial 無作為化比較試験(ランダムに複数群に分けた対象者に対し異なる処置を行い，各群間で事象の発生率を比較する方法).
random number 乱数(ある確率分布に従って発生される数．分布の種類により，一様乱数，正規乱数などがある).
random pattern flap ランダムパターン皮弁(その茎の中に独立した大きな動静脈系をもたずに，真皮乳頭層の血管ならびに皮下血管網に栄養される皮弁のこと).
random sample ランダム標本，無作為標本.
random sampling 確率標本法，無作為抽出(計画的操作を施さないで，一群の人員または製品を勝手に抜き取って検査すること).
range [réinʤ] 及ぶ，わたる(〜の範囲に)，分布する，範囲，領域.
range of motion (ROM) 関節可動域.
ranitidine [rænítədi:n] ラニチジン(ヒスタミン受容体拮抗薬で，胃・十二指腸潰瘍および逆流性食道炎の治療に用いられる).
Ranke angle ランケ角(上顎歯槽突起の中央から前頭鼻縫合の中央に至る線と頭蓋の水平面とによりつくられる角).
ranula [rænjulə] ガマ腫，ラヌラ(舌下の嚢腫で，舌下腺，顎下腺または粘液腺の導管の閉鎖により生ずる) 形 ranular.
Ranvier constriction ランヴィエ絞輪，＝Ranvier node.
Ranvier node ランヴィエ絞輪(末梢神経の有髄線維においてほぼ一定の間隔にみられる明瞭なくびれで，髄鞘がこの場所で不連続になっているために生ずる．絞窄輪とも呼ばれる．神経伝導はこの絞輪を利用して伝導する).
rape [réip] 強姦，レイプ(異性の同意なくして行う性交)，＝violation.
rape-trauma syndrome レイプ外傷症候群，強姦外傷症候群(レイプにより起こる医原的，法律的，心理的ストレスを呈する).
raphania [rəféiniə] ラファヌス中毒症(ダイコン類 *Raphanus* の中毒症で，四肢の痙攣を起こす疾患)，＝rhaphania.
raphe [réifi] 縫線(左右対称的なものが結合してできる線(延髄，会陰など)).
rapid [ræpid] 急速な，迅速な.
rapid dementia screening test (RDST) 迅速認知症(痴呆)スクリーニングテスト.
rapid eye movement sleep (REM sleep) レム睡眠，逆説睡眠(レム睡眠とノンレム睡眠の2相に分けられる睡眠のうち，レム睡眠相では急速な眼球運動を伴う).
rapid eye movement sleep behavior disorder (RBD) レム睡眠行動障害(睡眠時障害の一つ．夢の内容を実際の行動に起こす睡眠中の異常な行動).
rapid grower 迅速発育菌.
rapidly progressive glomerulonephritis (RPGN) 急性進行性糸球体腎炎(かつての亜急性腎炎に相当し，病理学的に糸球体周の50%以上の大きな半月体が50%以上の頻度で出現するもの).
rapidly progressive glomerulonephritis syndrome (RPGN syndrome) 急速進行性糸球体腎炎症候群(血尿，タンパク尿，貧血，腎機能障害が急速に進行し，腎不全に陥る病態)，＝rapidly progressive nephritic syndrome.
rapid plasma reagin test (RPR test) 迅速プラズマレアギン試験，RPR試験(アメリカで梅毒血清反応の迅速法として開発された沈降反応の術式).
rapid urease test 迅速ウレアーゼ試験(ウレアーゼを利用したヘリコバクター・ピロリの簡易診断法).
rapport [ræpɔ́:r] [F] ラポール，疎通性，対人関係(特に医師と患者との)，＝accessibility.
RAPs resident assessment protocols.
raptus [ræptəs] 発作，ラプタス(ヒステリーまたはメランコリーにみられる急性の衝動行為).
rarefaction [reərifækʃən] 希化，希薄化，粗化.
RAS ①renal artery stenosis (腎動脈狭窄)，②reticular activating system (網様体賦活系).
rasceta [rəsí:tə] 手根横線(掌面手首にある横線).
Rasch sign ラッシュ徴候(妊娠の一症候で，羊水が浮球感を与えること).
rash [ræʃ] 皮疹(俗称)，＝eruption.
Rashkind balloon septostomy ラ

R

スキンドバルーン中隔欠損作成術(非開胸式心房中隔欠損作成術), = balloon atrial septostomy, Rashkind operation.

Rashkind operation ラスキンド手術(大血管転位に対し, バルーンカテーテルにより中隔を切除し, 右房, 右室および大動脈に酸素化された血液を供給する手術), = balloon atrioseptostomy, Rashkind method.

rasion [réiʒən] ① 摩砕(鉎滅やすりなどを用いて薬品を削ること), ② 鉎滅薬(鉎滅の段階にある生薬).

Rasmussen aneurysm ラスムッセン動脈瘤(肺動脈末端部に発生する結核性動脈瘤で, 空洞内へ破裂して致命的喀血を起こすことがある).

raspatory [rǽspətəri, -tɔ:ri] 骨膜剥離器(子).

RAST radioallergosorbent test (放射性アレルゲン吸着試験, ラスト).

Rastelli operation ラステリ手術(大血管転位に対する解剖学的根治手術. 左室からの血流を右心室内にトンネルをつくって大動脈に流し, 右室と肺動脈を弁付導管で連結する手術).

raster [rǽstər] ラスター(断層撮影に用いる格子で, 水平型と垂直型とがある).

rat [rǽt] ネズミ.

rat-bite fever 鼠咬症(そこうしょう. *Streptobacillus moniliformis, Spirillum minus* による感染症で, 発熱, 発疹などをきたす), = rat-bite disease.

rate [réit] 率(単位時間あたりの量).

rate limiting step 律速段階.

rate of exchange (r/e) 交換率.

rate of flow (Rf) 移動率.

RA test rheumatoid arthritis test (RA試験).

Rathke duct ラトケ管(前立腺小室に開く傍中腎管の遺残部).

Rathke pouch ラトケ嚢(口腔粘膜上皮に由来し, 腺性下垂体(下垂体前葉と中間部)が発生する), = craniobuccal cyst.

Rathke pouch tumor ラトケ腫(下垂体嚢腫で, 頭蓋咽頭腫ともいう), = craniopharyngioma.

rating of perceived exertion (RPE) 主観的運動強度.

ratio [réiʃiou] 比〔率〕.

rational [rǽʃənəl] 合理的の, 有理的の.

rationale [ræʃənǽl] 理論的根拠.

rational formula 示性式.

rationalization [ræʃənəlaizéiʃən] ① 合理化(困難または不愉快な立場に順応する様式で, 自己を正当化しようとする心的機制), ② 有理化(数学) 動 rationalize.

rat serum albumin (RSA) ラット血清アルブミン.

rattling [rǽtliŋ] ゴロゴロ鳴ること(咽喉に粘液の分泌が異常に多いときに発する音), = ruttling.

rat unit (R.U.) ラット単位.

raucedo [rɔ́:si:dou] さ(嗄)声, = hoarseness.

raupendermatitis [rɔ:pəndə:mətáitis] [G] 毛虫皮膚炎.

Rau process ラウ突起(ツチ骨の前突起), = processus anterior mallei.

raving madness 躁暴状態, = grave mania.

RAW, Raw airway resistance (気道抵抗).

ray [réi] 光線, 粒子線, 放射線 複 rays.

Raynaud disease レイノー病(ストレスにより指趾動脈の血管が攣縮して蒼白ないしチアノーゼを生ずる原因不明の疾患. 基礎疾患をもつ場合もあり, 併せてレイノー症候群と呼ぶ), = Raynaud syndrome.

Raynaud gangrene レイノー壊疽(レイノー病においてみられる対称性壊疽).

Raynaud phenomenon レイノー現象(寒冷または感情その他のストレスにより発作が起こり, 肢端に間欠的な蒼白またはチアノーゼを生じ, 回復すると逆に充血を起こす).

RB reticulate body (網様体).

Rb rubidium (ルビジウムの元素記号).

RBC red blood cell (count) (赤血球〔数〕).

RBD rapid eye movement sleep behavior disorder (レム睡眠行動障害).

RBMT Rivermead behavioral memory test (リバーミード行動記憶検査).

RC respiratory center (呼吸中枢).

RCC renal cell carcinoma (腎細胞癌).

RCG radiocardiogram (心放射図, 放射線心造影図).

RCIRR red cell iron renewal rate (赤血球鉄交代率).

RCM restrictive cardiomyopathy (拘束型心筋症).

RCS regimen comprehension scale (服薬理解能力評価スケール).

RCT ① radionuclide computed tomography (放射性核種コンピュータ断層撮影〔法〕), ② randomized clinical trial (無作為化臨床試験), ③ randomized comparative trial (〔二重盲検〕無作為化比較試験).

RCV red cell volume (赤血球容量).

RD ① retinal detachment (網膜剥離), ② rolandic discharge (ローランド発射〔放電〕).

rd rutherford (放射能単位).

R & D research and development (研究と開発).

RDA recommended dietary allowance (推奨量).

RDS respiratory distress syndrome (呼吸窮迫症候群).

RDST rapid dementia screening test (迅速認知症(痴呆)スクリーニングテスト).

R

RE racemic epinephrine（ラセミ型エピネフリン）．
Re rhenium（レニウムの元素記号）．
re–［ri(:)］（再度，反対，後方などの意味を表す接頭語）．
r/e rate of exchange（交換率）．
reabsorption［riæbsɔ́:pʃən］再吸収（腎臓の尿細管で水分，ブドウ糖，塩類，尿素などの一部が再び血中に吸収されること）．
reactant［riǽktənt］反応物質（化学反応式において左辺に書かれる物質）．
reaction［riǽkʃən］反応，反作用，相互作用，反動 動 react．
reaction formation 反動形成（精神分析の用語．欲求が満たせないとき，その欲求と正反対の欲求を発展させて心的平衡を保とうとする心的機制）．
reaction of degeneration〔電気〕変性反応（神経に退行変性を起こした筋の電気反応で，筋は感応電流による刺激に対する反応を失い，神経は平電流および感応電流ともに反応する状態）．
reaction time 作用時間（刺激から反応までの時間）．
reactivation［riæktivéiʃən］再活性化 動 reactivate．
reactivation tuberculosis 再燃性結核．
reactive［riǽktiv］反応〔性〕の．
reactive airways dysfunction syndrome (RADS) 反応性気道機能不全症候群（高濃度の刺激物に暴露した数分後，数時間後より出現する呼吸器症状（咳嗽，喘鳴，呼吸困難など）．症状は1回の暴露で出現．気管支喘息など呼吸器疾患を有していないことが前提）．
reactive attachment disorder 反応性愛着障害（幼児発達障害の一つ．コミュニケーションの障害であり，3歳までに大人（両親など）と情緒的な触れ合いがないと起きやすい）．
reactive hyperemia 反応性充血（血液供給を一時停止し，戻すときに生ずる充血）．
reactive repression 反応性抑圧（抑圧により発生する精神病）．
reactivity［riæktíviti］反応性 形 reactive．
reagent［riéiʤənt］①試薬，試剤，②被検者（心理学実験における）．
reagin［ri:éiʤin］反応体，レアギン（①血清中にある特殊抗体の一つで，ヒト過敏症の症状を誘発させるアレルギー抗原に対して反応する物質．②血清および髄液にある抗体に類似する作用を示す物質で，正常組織中のアルコール溶性脂肪，および梅毒補体結合および綿状反応における綿状物形成に関与するもの）．
reality orientation リアリティーオリエンテーション．
reality principle 現実原則（フロイトによる精神機能を支配する基本原則の一つ．快感原則にのれない場合に現実に適応した行動をとること）．
reamer［rí:mər］拡張器，穿孔器，リーマー（特に骨に応用するもの）．
rearrangement［riəréinʤmənt］再配列，転位．
reattachment［riətǽtʃmənt］再付着（歯冠を再び入れること）．
rebase［ribéis］リベース（歯科における改床法）．
rebellious［ribéliəs］①難治〔性〕の，治療抵抗性の，抗療性の，②〔刺激に〕不応の，無反応性の．
rebound［ribáund］反発，反動，反跳，跳ね返り．
rebound phenomenon 反跳現象（跳ね返り現象．スプリング様現象であり，患者の伸ばした腕を検者が患者の抵抗に抗して押し下げ，急にこの力を除くと患者の腕は少し上がり，その後再度下方に下がる．この後の修正運動をいう．小脳疾患で大きくなる）．
rebound relapse 反発性再発（コルチゾンまたはACTHの投与を中止したとき，関節リウマチ患者に起こる症状の再発）．
rebound tenderness 反動圧痛（一部位に加えた圧迫を取り去るとき，患者がその部に疼痛を感ずること．腹膜刺激病状の一つ）．
rebreathing［ribrí:ðiŋ］もどし呼吸，再呼吸（吐き出したガスの一部または全部を吸入すること）．
Rebuck skin window technique リーバック皮膚開窓法（炎症反応を検出するために皮膚を剥離し，スライドグラスを当てて白血球の動きを観察する方法）．
recalcification［rikælsifikéʃən］カルシウム再沈着，カルシウム再添加．
recalcitrant［rikǽlsitrənt］不応性の，抵抗性の（治療に対する）名 recalcitrance．
recall［rikɔ́:l］追想，回想（外界刺激による感覚または知覚を刺激が除去された後に意識界に再現する現象）．
recanalization［rikænəlizéiʃən］再疎通，再促通（異物などのために通過障害を起こした血管などで，生体の異物処理機構の下に異物が吸収されて血行が回復する現象）．
recapitulation［rikəpitʃuléiʃən］①反復，②発生反復，③総括，要約．
recapitulation theory 反復説（生物の発達成長の経過はその生物が進化してきた経過を反復するという説）．
receive［risí:v］受ける，受け入れる，受信する．
receiver operating characteristic curve (ROC) ROC曲線，受信者動作（操作）特性曲線．
receptaculum［riseptǽkjuləm］体液貯

蔵嚢，嚢．

receptive aphasia 受容〔性〕失語〔症〕，＝sensory aphasia，Wernicke aphasia．

receptor [riséptər] ① 受容器(外界からの刺激を受容する器官・細胞の総称)，② 感覚器(狭義の受容器で，あらゆる種類の刺激を受けて，これらに応ずる感覚神経の末端部)，③ 受容体，レセプター(外来の物質を認識するタンパク質．細胞の応答を誘起する)．

recess [risés] 陥凹(窩，室または洞などの解剖学的陥凹部)．

recession [riséʃən] 退縮，窩(① 歯肉を押しのけて，歯の白亜質を露出すること，② 斜視の手術において直筋を後方に反転すること)，＝retroplacement．

recessive [risésiv] ① 劣性の，② 退行の，③ 逆行の．

recessive character 劣性形質．

recessive gene 劣性遺伝子(潜性遺伝子．対立形質をもつ両親の交配により次世代に現われない劣性形質に関わる遺伝子)．

recessive hereditary disease 劣性遺伝病(両親の遺伝因子がともに劣性である場合に起こる疾患で，性に関係あるものとないものとがある)．

recessive inheritance 劣性遺伝(両親のもつ対立形質のうち，F_1 に現れない形質)．

recessive mutation 劣性突然変異(表面に現れない変異)．

recessive trait 劣性形質．

recessus [risésəs] 陥凹，＝recess．

rechallenge [ritʃǽlinʤ] 再投薬試験．

recidivation [risidivéiʃən] ① 再発，回帰(疾病の)，② 再犯(犯罪学の用語)．

recidivist [risídivist] 累犯者(犯罪行為を繰り返す者)．

R

recidivity [risidíviti] 再発生，再犯性．

recidivum [risídivəm] 再発(一度治癒してから再び発病すること)．

recipe (Rx) [résipi:] [L] 処方，＝take，投薬，レシピ．

recipient [risípiənt] ① 受〔容〕体，② 受血者(輸血またはほかの注射液の注輸を受ける患者．レシピエント)，③ 被移植者．

recipiomotor [resipioumóutər] 運動刺激受容の．

reciprocal [risíprəkəl] 相互の，逆の，相反の．

reciprocal beat 回帰収縮，逆波(房室接合部から発生した刺激が，心室に下行するとともに心房へ上行する．上行性のインパルスは，心房に達する前に下降して，再び心室を興奮させる．2つの心室群に狭まれた陰性P波を生ずる)，＝opisthodromia．

reciprocal innervation 相反神経支配(1つの神経路を通ってきたインパルスが，拮抗関係の2つの筋群に対して一方には興奮性に，他方には抑制性に働くようなシナプス結合をもつ神経機構．これにより四肢の屈曲，伸展などが円滑に行われる)．

reciprocal recombination 相互組換え，＝chromosomal recombination．

reciprocal rhythm 逆行性調律(心電図における房室結節性リズムの逆行性伝導による心房の興奮で，R–P期が長いときには心室性興奮が連続する．逆波)．

reciprocal transfusion 相互輸血(発熱中の患者の血液とその同一疾病の回復期にあるものの血液を交換する方法)．

reciprocating [risíprəkeitiŋ] 相反の，可逆の，往復する．

reciprocation [risiprəkéiʃən] 相反運動(歯科の補てつ学において用いる方法)．

reciprocity [resiprásiti] 相互性，相反性．

RECIST response evaluation criteria in solid tumors (レシスト)．

reclining position リクライニング位(背中を後ろにもたせかけた姿勢)．

recognition [rekəgníʃən] 認知，認識 形 recognizable．

recoil [rikóil] 反跳(物体または粒子が跳ね返される現象)．

recoil wave 反発隆起(大動脈弁閉鎖の衝動が反映して起こる重拍脈の2つのうち第2のもの)．

recombinant [rikámbinənt] 組換え型，組換え体．

recombinant DNA 組換えDNA (異種生物のDNAを，プラスミドやファージ由来のクローニングベクターに試験管内で酵素的に結合させた分子)．

recombinant inbred strain リコンビナント近交系，RI系(2つの近交系の交配からの交雑第1代(F_1)を交配して生まれるF_2世代からランダムにペアをつくり，それぞれのペアから再び兄妹交配によって育成した近交系群)．

recombination [rikambinéiʃən] ① 再結合，② 組換え(菌種2個体間の遺伝子の組換えにより，種々の性状をもった変異が発生すること)．

recommend [rikəménd] 推薦する，推奨する．

recommended allowance 所要量，＝dietary allowances．

recommended dietary allowance (RDA) 推奨量(DRIsの栄養素の指標の一つ)．

recompression [rikəmpréʃən] 再圧法(著しい低圧状態から正常気圧に戻すこと)．

recon [rí:kən] リコン(遺伝的組換えの単位．組換えは起こりうるが，組換えによって分割されない染色体の最小単位で1ヌクレオチド程度の大きさ)．

reconstitution [rikanstitʃú:ʃən] 再形成．

reconstruction [rikənstrʌ́kʃən] ①復構〔法〕，再構成，再建術，②再形成(化合物の).
reconstructive surgery 再建外科(先天性ならびに後天性組織欠損変形を自家組織移植，または人工物の体内埋入により機能の形態と復元を図る).
record [rékɔ:d] ①レコード，音盤，②記録(病歴，実験記事など).
recover [rikʌ́vər] 回復する，再生する.
recovery [rikʌ́vəri] 回復，再生.
recovery bed 回復ベッド(術後患者が麻酔から覚醒するまで使用するベッド).
recovery heat 回復熱(筋肉の活動後に発する温度上昇).
recovery room (RR) 回復室，リカバリールーム.
recreation [rikriéiʃən] レクリエーション.
recreational drug レクリエーショナルドラッグ(医療目的ではなく，興奮や快楽のために使用される薬物，麻薬).
recrement [rékrimənt] 再帰液(分泌された後再び血液内へ吸収される体液) 形 recremental, recrementitial, recrementitious.
recrudescence [rikru:désəns] 再燃，再発(病気の)，= recrudescency 形 recrudescent.
recrudescent typhus 再燃性チフス，= Brill disease.
recruitment [rikrú:tmənt] ①保養，元気回復，②補充，動員，③漸増(一群の筋肉を支配する神経が相前後して興奮すること).
recruitment phenomenon 補充現象(聴覚神経障害の特徴として，難聴者に音声の強さが病的増大を示す現象).
rectal [réktəl] 直腸の.
rectal aerophagia 直腸内空気吸入.
rectal anesthesia 直腸麻酔.
rectal cancer 直腸癌(直腸に発生する上皮性悪性腫瘍で，全大腸癌の約半数を占める).
rectal column 肛門柱，= anal column, column of Morgagni.
rectalgia [rektǽlʤiə] 直腸痛，= proctalgia.
rectal polyp 直腸ポリープ(直腸粘膜面にみられる良性の限局性隆起病変).
rectal prolapse 直腸脱(直腸壁の一部または全層の肛門外への脱出).
rectal reflex 直腸反射(排便反射)，= rectum reflex.
rectal syringe 浣腸器.
rectal temperature (RT) 直腸温〔度〕.
rectal tenesmus 肛門裏急後重，= tenesmus alvi, tenesmus ani.
rectangular [rektǽŋgjulər] 矩形の，直角の，長方形の.
rectectomy [rektéktəmi] 直腸切除術，= proctectomy.
rectification [rektifikéiʃən] ①矯正(曲がった脚などを直すこと)，②精留(薬物を蒸留などにより純化すること)，③整流〔作用〕(電流の) 動 rectify.
rectischiac [rektískiək] 直腸坐骨の.
rectitis [rektáitis] 直腸炎，= proctitis.
recto- [réktou, -tə] (直腸との関係を表す接頭語).
rectocele [réktəsi:l] ①直腸瘤(痔瘻の一種)，②直腸脱.
rectococcypexy [rektəkɑ́ksipeksi] 直腸尾骨固定術.
rectolabial [rektouléibiəl] 直腸陰唇の.
rectoperineorrhaphy [rektouperiniɔ́:rəfi] 直腸会陰縫合術.
rectopexy [réktəpeksi] 直腸固定術.
rectorectostomy [rektourektɑ́stəmi] 直腸直腸吻合術.
rectoromanoscope [rektourəmǽnəskoup] 直腸鏡.
rectoromanoscopy [rektouroumənɑ́skəpi] 直腸S状結腸鏡検査法(Straus 直腸鏡および膀胱鏡用電気抵抗器を用いて行う)，= rectoscopy.
rectorrhaphy [rektɔ́:rəfi] 直腸縫合術.
rectoscope [réktəskoup] 直腸鏡.
rectoscopy [rektɑ́skəpi] 直腸鏡検査法.
rectosigmoid [rektəsígmɔid] 直腸S状結腸の.
rectosigmoidectomy [rektəsigmɔidéktəmi] 直腸S状結腸切除術.
rectosigmoidoscope [rektousigmɔ́idəskoup] S状結腸鏡，= romanoscope.
rectostenosis [rektoustióusis] 直腸狭窄〔症〕.
rectostomy [rektɑ́stəmi] 直腸瘻造設〔術〕，= proctostomy.
rectotome [réktətoum] 直腸切開刀.
rectouterine excavation 直腸子宮窩(ダグラス窩)，= cul-de-sac of Douglas.
rectouterine ligament 直腸子宮靱帯，= ligamentum rectouterium [L].
rectovesical [rektəvésikəl] 直腸膀胱の.
rectovestibular [rektouvestíbjulər] 直腸〔膣〕前庭の.
rectum (R) [réktəm] 直腸(大腸の最末端部でS状結腸から肛門の間．男性では膀胱，前立腺の後方に，女性では子宮．膣の後方に位置する)，= intestinum rectum [L] 形 rectal.
rectus [réktəs] 直筋(①腹直筋．②眼筋(上直筋と下直筋)).
rectus abdominis 腹直筋(前腹壁にある筋)，= musculus rectus abdominis [L], rectus abdominis muscle.
rectus capitis posterior major 大後頭直筋(後頭下筋群の一つ)，= musculus rectus capitis posterior major [L].
rectus capitis posterior minor 小後頭直筋(後頭下筋群の一つ)，= muscu-

R

lus rectus capitis posterior minor [L].

rectus femoris 大腿直筋(大腿四頭筋の一部), = musculus rectus femoris [L].

rectus sheath 腹直筋鞘(腹直筋を包む厚い腱膜), = sheath of rectus abdominis.

recumbency [rikʌ́mbənsi] 横臥 形 recumbent.

recumbent position 臥位.

recuperation [rik(j)u:pəréiʃən] 回復(病気, 疲労などから) 形 recuperative.

recur [rikə́:r] 再発される, 繰り返される.

recurrence [rikʌ́rəns] 再発, 回帰 形 recurrent.

recurrent [rikə́:rənt] ①再発性の, 回帰性の, 反復性の, ②反回性の(神経など).

recurrent abortion 反復流産(連続2回の自然流産歴があり, 3回目も流産の可能性が高いもの).

recurrent laryngeal nerve 反回神経(迷走神経の枝で下喉頭神経となり喉頭に分布し発声に関係, 麻痺すると嗄声(させい)を生じる), = nervus laryngeus recurrens [L].

recurrent nerve 反回神経, = recurrent laryngeal nerve.

recurrent nerve paralysis (RNP) 反回神経麻痺.

recurrent sensibility 回帰〔性〕感覚(脊髄前根の遠位部を切断した後, これを刺激するときの感覚).

recurrent ulcer (RU) 再発潰瘍.

recurring [rikə́:riŋ] 循環する, 再帰する.

recurvate [rikə́:veit] 後屈の, 反った.

recurvation [rikə:véiʃən] 後屈, = backward bending.

R

red [réd] ①赤(スペクトル上最も屈折性の低い色), ②紅色の.

red blood cell (RBC) 赤血球, = erythrocyte.

red blood cell count (RBC) 赤血球数.

red bone marrow 赤〔色〕骨髄(造血能があり赤色を呈する骨髄), = medulla ossium rubra [L].

red cell iron renewal rate (RCIRR) 赤血球鉄交代率.

red cell volume (RCV) 赤血球容量.

red color blindness = protanopia.

Red Cross Society 赤十字社(国際的博愛主義に基づき1864年Henri Dunantにより組織された連合).

redecussate [ridékəseit] 再交差すること.

Reder sign レーダー徴候(虫垂炎にみられ右下腹部1/4領域のO'Beirne括約筋上に疼痛点があること).

red fever コンゴ発疹熱(軽症の流行性チフス), = congolian red fever.

redifferentiation [ridifərenʃiéiʃən] 再分化.

red induration 赤色硬化(間質性肺炎にみられる肺組織の充血).

red infarct 赤色梗塞(脳の血管閉塞であるが梗塞巣内に赤血球が存在する).

redintegration [ridintigréiʃən] ①更新, 整復(消失した部分または損傷を受けた部分を完全に復旧すること), ②再統一(Hollingworthの定義では, 以前複雑な刺激が全体として喚起した全反応が, その一部の刺激により全体が誘発される精神作用), = reintegration.

redislocation [ridisloukéiʃən] 再転位.

red lead (Pb) 鉛丹, = red lead oxide.

red lip 赤唇(一般にいう「くちびる」. 口唇の赤い部分), = vermil(l)ion.

red muscle 赤筋(白筋に対して細く赤みの強い筋で, ミトコンドリア, ATP合成系の酵素に富み, 遅いが持続的な収縮を行う), = slow muscle.

red neck syndrome レッドネック症候群(ヒスタミン遊離による顔面, 頸部の紅斑性充血, 血圧低下など).

red nucleus 赤核(中脳にある神経核, 鉄を含み赤色を呈す細胞集団), = nucleus ruber [L].

redout [rédaut] レッドアウト(戦闘機操縦士にみられる状態で, 急激な加速により身体の血液が頭部に向かって集合するため激烈な頭痛と, 赤い霞のために視力が減退する感じが起こる).

redox [rídɑks] 酸化還元(化学反応において相互の酸化と還元との起こる現象).

red poppy ヒナゲシ[虞美人草], = *Papaver rhoeas*.

red pulp 赤〔色〕脾髄(脾臓の組織の中で特殊な毛細血管である脾洞と細網線維に富む部分), = pulpa rubra [L].

red reflex 赤色反射(脈絡膜を見るために, 眼内部を照明した光線が瞳孔から赤く見えること).

redress [ridrés] ①補償(損害をこうむった者に対して弁償すること), ②包帯交換.

redressement [redresmɑ́n] [F] ①矯正法, ②賠償.

red substance 赤視質(網膜の錐状体視質の一つで, 最大吸収655 mμの頂点を示すもの).

red thrombus 赤色血栓(血栓と同語. 赤血球を主要成分とする血栓), = thrombus.

reduce [ridjú:s] 縮小する, 減少する, 低下する, 還元する.

reduced enamel epithelium 退縮(縮合)エナメル上皮.

reduced glutathione (GSH) 還元型グルタチオン.

reducible hernia 還納性ヘルニア.

reductant [ridʌ́ktənt] 還元剤.
reductase [ridʌ́kteiz] レダクターゼ，還元酵素(デヒドロゲナーゼまたはヒドロゲナーゼによって活性化された水素による化合物などの還元反応を促進する酵素で，微生物などに多くみられる).
reduction [ridʌ́kʃən] 縮小，減少，低下，還元，整復.
reduction division 減数分裂，＝meiosis.
reduction phase 減数期.
reduction potential 還元電位.
redundant [ridʌ́ndənt] 過多の，余分の，冗長の，重複する.
reduplication [ridju:plikéiʃən] ① 加重，② 重複性再発.
red vision 赤〔色〕視.
REE resting energy expenditure (安静時代謝量).
Reed-Sternberg cell リード・スタンバーク〔巨〕細胞(ホジキンリンパ腫を特徴づける巨細胞).
reefing [rí:fiŋ] 畳込み，絞括，＝plication.
reef knot こま結び，＝square knot, sailor's knot.
reemerging infection 再興感染(以前から存在する感染症が時を経て再び出現したもの).
reemerging infectious disease 再興感染症(すでに制御されていた感染症が再び流行するもの．近年では結核の再流行があった).
reentry [riéntri] 再入，リエントリー(興奮後，不応期を過ぎた心筋へ同一刺激が回旋してくること).
Reese dermatome リース皮膚切除器(特に薄い植皮用の皮膚を切りとる器械).
re-evolution [ri(:) evəljú:ʃən] 再発症，再進化(Hughling Jackson が提唱した用語で，てんかん発作後の発症).
re-excitation [ri(:) eksaitéiʃən] 再興奮(不応期から回復した後再び興奮を発現すること).
re-expansion pulmonary edema 再膨張性肺水腫(肺が一時虚脱した後に，再度膨張することによって起こる透過性亢進型の肺水腫の総称).
ref. reference (文献).
refection [rifékʃən] 元気回復(回復する状態) 動 refect 形 refectious.
refer [rifə́r] 紹介する(患者を専門医・医療機関などに).
reference (ref.) [réfərəns] ① 参照，参考〔文献〕，② 基準の.
reference material 標準物質.
reference protein 比較タンパク.
reference standards 標準品(種々の医薬品を検定するときに基準として用いるもの).
referred pain 関連痛，投射痛(原因部位から離れたところに感じる痛み).
referred sensation 投射性感覚，関連性感覚.
Refetoff syndrome レフェトフ症候群(甲状腺ホルモン不応症).
reflected [rifléktid] ① 反射した，② 反転した(靭帯など，折れ返った).
reflection [riflékʃən] 反映，鏡映，反射，反転 形 reflectory.
reflectivity [riflektíviti] 反射率.
reflex [rí:fleks] ① 反射(光線の)，② 反射現象(不随意的活動の総称)，③ 反射像 形 reflexive.
reflex arc 反射弓(求心路，中枢，遠心路，および筋からなる反射の経路).
reflex cough 反射性咳嗽.
reflex epilepsy 反射てんかん(誘発てんかんともいう．通常，生理的，精神的刺激で誘発される．特別な外的刺激は音，光などで，内的刺激は思考，記憶である)，＝evoked seizuke.
reflex inhibition 反射抑制.
reflexio [riflékʃiou] [L] 反転，折り返し.
reflex ligament 反転靭帯(鼠径管にある靭帯の一つ)，＝ligamentum reflexum [L].
reflex-like reaction 反射様反応(ある種の物理的要因が生体に加わった結果として生ずる反応).
reflex neurogenic bladder 反射性神経因性膀胱〔障害〕.
reflexogenic pressosensitivity 反射性血圧変化感受性(心拍，脈管張力および血圧の固有感覚の調節に対する反射を発現させる感受性).
reflexology [ri:fleksáləʤi] リフレクソロジー(足底に各臓器に対応する区域を想定し，内臓の異常を診断したり，さらにその部位を刺激することによってその臓器を治療する療法).
reflexotherapy [rifleksəθérəpi] 反射療法(病巣の遠隔部位に実施する物理療法で反射効果を利用する)，＝zone therapy, spinal therapeutics.
reflex streak 反射線条(網膜の血管に光線が反射して生ずるもの).
reflex sympathetic dystrophy (RSD) 反射性交感神経性ジストロフィー(有痛性腫脹，痛みによる手の可動性の減少．進行性骨粗鬆症を特徴とする．交感神経支配に対する重篤な障害).
reflex symptom 反射症状.
reflux [rí:flʌks] 逆流，還流.
reflux nephropathy 逆流性腎症.
refluxoesophagitis [riflʌksoui:sɑfəʤáitis] 逆流性食道炎.
refract [rifrǽkt] ① 屈折する，② 屈折により方向が変わる，③ 屈折を判定する(眼の).
refractile [rifrǽktil] 屈折性の，＝refrac-

R

tive.
refraction [rifrǽkʃən] 屈折 形 refractive.
refractive index (D, Dn) 屈折率.
refractivity [rifræktíviti] 屈折力, ＝refringence.
refractometer [rifræktámitər] 屈折計, ＝refractionometer.
refractor [rifrǽktər] ①屈折望遠鏡, ②屈折測定器(屈折の障害を検査し, その矯正に資し, 同時に動眼筋の強弱を測定する器械).
refractoriness [rifrǽktərinis] 不応性, 非反応性.
refractory [rifrǽktəri] ①無反応性の, ②治療不応性の, 治療抵抗性の, 難治性の, ③耐火性の, ④耐火物.
refractory anemia 不応性貧血(難治性貧血の総称. 骨髄異形成症候群の一病型. 造血幹細胞の異常に基づく造血障害).
refractory period 不応期.
refractory state 不応状態.
refracture [rifrǽktʃər] 再骨折(骨折治療中に生じた骨折. 骨折部位または別の部位に生じる).
refresh [rifréʃ] 鮮創, 鮮化, 再鮮化.
refrigerant [rifríʤərənt] 寒剤.
refrigeration [rifriʤəréiʃən] ①冷凍, ②低温療法.
refrigeration anesthesia 冷却麻酔, ＝cry(o)anesthesia, ice anesthesia.
Refsum disease レフサム病(家族性失調性多発神経炎ともいい, デジェリン・ソッタス型に類似する遺伝病で, 昼盲, 運動失調, 多発神経炎, 異常知覚などの症候を起こす. わが国ではみられない), ＝Refsum syndrome, heredopathia atactica polyneuritiformis.
refugee [refjuʤí:] 難民(1967年発効「難民の地位に関する議定書」により扱われる).
refusion [rifjú:ʒən] 再注輸(患者から採取した血液を再び同患者に輸血すること).
regenerant [riʤénərənt] 再生剤(イオン置換体の活動性を再生するための溶液).
regenerate [riʤénəreit] 再生する(させる).
regenerating capacity 回復力, 再生〔能〕力.
regenerating liver 再生肝.
regeneration [riʤenəréiʃən] 再生, 回収 形 regenerative.
regeneration electrode 神経再生電極(神経活動電位の計測や神経刺激に利用される神経電極の一種).
regenerative [riʤénərətiv] 〔自己〕再生の, 修復〔性〕の.
regenerative medicine 再生医学(再生に関与する幹細胞や増殖因子を用い, 組織や器官の欠損を再生し機能を回復させるもので, 再生医療は移植外科に代わるものとして期待される).
regenerative therapy 再生医療.
regimen [réʤimən] 治療計画, 規定食事法.
regimen comprehension scale (RCS) 服薬理解能力評価スケール.
region [rí:ʤən] 部, 域, 領域 形 regional.
regional [rí:ʤənəl] 地域の, 局所の, 部位の.
regional anesthesia 局所麻酔, ＝block anesthesia, conduction anesthesia, regional block.
regional enteritis ＝regional ileitis.
regional ileitis 限局性回腸炎(主として回腸の末端約20〜30 cm程度の部分に起こる増殖性慢性炎症で, 結腸にも同様な変化が起こることが知られている. Crohn disease ともいわれる).
regional lymphnode 所属リンパ節.
regional medicine 地域医療〔学〕.
registered nurse (RN) 登録〔免許〕看護師, 正看護師(所定の試験を通り, 法的な資格を与えられた看護師. RNの肩書きをもつ).
registered pharmacist (RPh) 登録薬剤師.
registered physical technician (RPT) 公認(登録)理学療法士.
registrant [réʤistrənt] 登録看護師.
registrar [réʤistrɑ:r] ①記録係, 文書課長, ②病院登録主任.
registration [reʤistréiʃən] 記録, 描記, 登録.
registry [réʤistri] ①登録(主として看護婦の), ②登録所.
Regnoli operation レグノリ手術(下顎の下面からの正中切開により舌下に達して舌を切除する方法).
regression [rigréʃən] ①退行〔現象〕, 退縮(神経症などにおける), ②後退, ＝retrogression, ③回帰(統計学), ④腐敗 形 regressive.
regression coefficient 回帰係数.
regression curve 回帰曲線.
regression equation 回帰方程式.
regression line 回帰直線.
regression milk 腐敗乳.
regular [régjulər] 規則〔的〕な, 整の.
regular astigmatism 正乱視.
regular diet 普通食, 一般食.
regular health check 定期健診.
regular infant health check 乳児定期健診.
regular insulin レギュラーインスリン(普通インスリン), ＝globin insulin.
regular pulse 整脈.
regulation [regjuléiʃən] 規定, 調整, 調節, 支配.
regulation of gene expression 発

現調節(遺伝形質や遺伝子機能が発現する際，これを調節する機構).
regulator gene 調節遺伝子(離れて存在する他の遺伝子の発現を調節する遺伝子).
regurgitant [rigə́:ʤitənt] ①反芻の，逆流の，②閉鎖不全の.
regurgitant murmur 逆流性雑音.
regurgitation [rigə:ʤitéiʃən] ①逆流，閉鎖不全(血液が心臓を逆流すること)，②吐出(食物が胃から口へ逆流して吐出すること) 動 regurgitate.
regurgitation jaundice 反流性黄疸.
rehabilitation [ri:həbilitéiʃən] 更生，復業，リハビリテーション(負傷兵，脳卒中や心筋梗塞の既往者，関節リウマチ，精神病患者などの身体障害者が形態や機能を回復すること).
rehabilitation nursing リハビリテーション看護.
rehalation [rihəléiʃən] 再吸入，再呼吸(一度呼出した空気を，再び吸入することで，麻酔などで実施される).
rehydration [rihaidréiʃən] 再水和，再水化(脱水状態に水分を供給すること).
Reichel chondromatosis ライヘル軟骨腫症(膝関節被膜内の軟骨腫形成).
Reichel duct ライヘル管(排泄管)，＝cloacal duct.
Reichert canal ライヘルト管(結合管(蝸牛管と球形嚢を連結する)，ヘンゼン管ともいう)，＝Hensen canal.
Reichert cartilage ライヘルト軟骨(胎児の第2鰓弓軟骨).
Reichmann disease ライヒマン症候群(持続的，過剰な胃液分泌症で，起床時食前にも胃液の分泌が多い状態)，＝Reichmann syndrome, gastrosuccorrhea.
Reid base line リード線(ドイツ水平線またはFrankfurt線ともいい，眼窩下縁と外耳道孔上縁を結ぶ線で，頭蓋のX線撮影やCT検査で基準線として用いる).
Reil ansa ライル係蹄(脚係蹄)，＝ansa peduncularis.
Reil band ライル帯(膝関節の内側半月).
Reil triangle ライル三角(毛帯三角)，＝trigonum lemnisci.
reinduration [ri(:)indjuréiʃən] 再硬結，＝chancre redux.
reinfection [ri(:)infékʃən] 再感染.
reinfection tuberculosis 再感染結核症(初感染結核症の治癒した後のもので，後天性免疫とツベルクリンに対する過敏症が発生したもの)，＝adult type tuberculosis.
reinforcement [ri(:)infɔ́:smənt] 増強，促進，強化.
reinforcer [ri(:)infɔ́:sər] 強化〔因〕子.
reinfusion [ri(:)infjú:ʒən] 再注輸(入)(血液または髄液の).
reinnervation [ri(:)inə:véiʃən] 神経再支配.
reinoculation [ri(:)inɑkjuléiʃən] 再接種.
reintegration [ri(:)intəgréiʃən] 再統合(精神病によって崩壊した人格が治療によって回復すること).
reintubation [ri(:)intju:béiʃən] 再挿管〔法〕.
reinversion [ri(:)invə́:ʒən] 内反屈整復(子宮の反屈を矯正すること).
reinvocation [ri(:)invəkéiʃən] 再活性化，＝reactivation.
Reissner fiber ライスネル線維(交連下器官にみられる).
Reissner membrane ライスネル膜(前庭膜ともいい，前庭階と蝸牛管とを境界する膜)，＝membrana vestibularis Reissneri.
reiterature [ri(:)ítərəʧər] 反復(特に処方の).
Reiter syndrome ライター症候群(消化管，泌尿生殖器の感染症に引き続いて起こるもので，関節炎・結膜炎・尿道炎を主徴とする).
rejection [riʤékʃən] 棄却，拒否，拒絶反応，不合格.
rejuvenescence [riʤu:vinésens] ①若返り，更新(特に性機能の)，②細胞新生.
relapse [rilǽps] 再発する，再燃する，回帰，再発，再燃(病状がいったん回復した後再びぶり返すこと) 形 relapsable, relapsing.
relapsing fever 回帰熱(ボレリア属スピロヘータによる疾患で，シラミが媒介するlouse-borne型とダニが媒介するtick-borne型があり，いずれも周期的な発熱発作を特徴とする)，＝recurrent fever.
relate [riléit] 関連(関係)する，関連(関係)がある.
relation [riléiʃən] 関連〔性〕，関係〔性〕.
relationship [riléiʃənʃip] 関連〔性〕，関係〔性〕.
relative [rélətiv] ①相対的な，比較的な，②血縁(近親).
relative biological effectiveness (RBE) 生物学的効果比，生物学的効率.
relative dullness 軽濁音界.
relative humidity (RH) 相対湿度.
relative leukocytosis 相対的白血球増加〔症〕(白血球総数の変化をみないで，ある種の白血球のみが増加すること).
relative metabolic rate (RMR) 相対代謝率，エネルギー代謝率(仕事における代謝を表現する比で，仕事に対するエネルギー需要量を基礎代謝率で割った数値).
relative refractory period (RRP) 相対不応期.

R

relative risk 相対危険度.
relative scotoma 比較暗点(色が不鮮明に感じられる).
relaxant [rilǽksənt] 弛緩薬.
relaxation [rilækséiʃən] リラクゼーション, 弛緩, 緩和(くつろぎ, 息抜き, 気晴らし) 動 relax.
relaxation heat 弛緩熱.
relaxation suture 弛緩縫合(切傷から遠隔部に施す縫合).
relaxation time 緩和時間, 減張期, 弛緩期.
release [rilí:s] 放出する, 解放する, 放(離)す.
releaser [rilí:sər] 遊離薬.
reliability [rilaiəbíliti] 信頼度, 信頼性.
relic [rélik] 残留物, 残存.
relict [rélikt] 残存種.
relief [rilí:f] ① 緩圧, 軽減(疼痛などの), 免荷, 救援, ② 起伏図, 浮き彫り.
relief area 緩衝部位, 緩衝域(腔).
relieve [rilí:v] ① 免荷する(疼痛, 苦痛から), ② 解任する(職責から), ③ 脱却させる.
religiosus [relidʒióusəs] 眼球上直筋, = rectus superior oculi.
reluxation [riləkséiʃən] 再転位, 再脱臼.
REM rapid eye movement (レム睡眠, 逆説睡眠).
rem [rém] roentgen-equivalent-man (mammal)(レム. 線量当量の旧国際単位. 現国際単位はシーベルト Sv で, 1 Sv = 100 rem).
Remak fiber レマーク線維(無髄神経線維で, 肉眼的には灰白に見え, 下等機能に関与するもの), = nonmedullated nerve fibers.
Remak ganglion レマーク神経節(心臓に連結する点の冠状静脈洞にある神経細胞群).
Remak plexus レマーク神経叢, = Meissner plexus.
Remak reflex レマーク反射(大腿部をさすると, 同側膝の伸展と趾先の底屈が起こる反射).
Remak sign レマーク徴候(末梢に与えられた単一の痛み刺激が二重感覚として体験されること. 脊髄癆においてみられる), = Remak symptom.
remedial [rimí:diəl] 治療上の(補修的な, 矯正する, などの意味も含む).
remedial occupational therapy (ROT) 矯正作業療法.
remedium [rimí:diəm] = remedy.
remedy [rémidi] 治療薬 形 remedial.
reminiscence [reminísəns] 記憶, 回想.
remission [rimíʃən] 軽減(症状などの), 寛解, 軽快, 鎮静化.
remittence [rimítəns] 弛張(症候が消失せずに一時的に軽減すること) 形 remittent.
remittent [rimítənt] 弛張性の.
remittent fever 弛張熱(1日のうちに体温の高低が著しく, だいたい1°C以上の日差がある場合).
remitting seronegative symmetrical synovitis with pitting edema syndrome (RS3PE syndrome) RS3PE 症候群(関節リウマチ類似疾患で, 高齢者, 男性に多い. 血清リウマチ反応は陰性で, 浮腫を伴い対称性の滑膜炎を呈するもの).
remnant [rémnənt] 残遺物.
remnant-like particle(-cholesterol) (RLP(-C)) レムナント様粒子(リポタンパク)〔コレステロール〕(カイロミクロンやリポタンパクがリポタンパクリパーゼにより分解されて生じる中間代謝産物. 食後高脂血症の判定に有用な指標で, 動脈硬化などの危険因子とされる).
remodeling [rimádəliŋ] 再造形, リモデリング.
remotum (R) [L] 遠点.
removable bridge 可撤橋義歯, 可撤性架工義歯.
removal [rimú:vəl] 剥離, 切除.
remove [rimú:v] 除去する, 移す.
REM sleep rapid eye movement sleep (レム睡眠).
ren [rén] 腎, = kidney 形 renal.
renal [rí:nəl] 腎の, 腎性の, = nephric.
renal abscess 腎膿瘍(血行性感染により主に腎皮質に化膿巣を生じたもの).
renal adenocarcinoma 腎腺癌 = renal cell carcinoma.
renal agenesis 腎欠損.
renal anemia 腎性貧血(腎不全により赤血球産生低下などをきたし生じる貧血).
renal aplasia 腎無形成.
renal arterial embolism 腎動脈塞栓.
renal arterial thrombosis 腎動脈血栓.
renal arteritis 腎動脈炎.
renal artery 腎動脈(腹大動脈の枝, 腎門を通り腎臓に分布), = arteria renalis [L].
renal artery aneurysm 腎動脈瘤.
renal artery occlusion 腎動脈閉塞.
renal artery stenosis (RAS) 腎動脈狭窄.
renal calyces 腎杯(腎乳頭からの尿を受ける杯状のもので, 小腎杯が集まって大腎杯となる), = calices renales [L].
renal candidiasis 腎カンジダ症.
renal cell carcinoma (RCC) 腎細胞癌(腎悪性腫瘍の一つで, 腎腫瘍の80%以上を占める. 40歳以降, 男性に多い).
renal column 腎柱(腎錐体と腎錐体の間の部分), = column of Bertin.
renal corpuscle 腎小体(腎皮質の糸球体とボーマン嚢との総称, マルピギー小

R

体)，＝corpusculum renale [L], malpighian corpuscle (body).
renal cortex 腎皮質(腎臓の表層部で血液を濾過する多数の糸球体がある)，＝cortex renis [L].
renal cortical necrosis (RCN) 腎皮質壊死.
renal cyst 腎嚢胞.
renal diabetes 腎性糖尿，＝renal glycosuria.
renal disease with associated pulmonary disease 肺腎症候群(肺胞出血に糸球体腎炎が合併した疾患群をいう).
renal dysplasia 腎異形成.
renal failure (RF) 腎不全.
renal fossa 腎窩.
renal function test 腎機能検査.
renal glycosuria 腎性糖尿(血糖に異常がなく，尿細管による糖の再吸収障害による糖尿)，＝benign glycosuria.
renal hematuria 腎性血尿〔症〕.
renal hilum 腎門(尿管，腎動脈・静脈などが出入りする部位)，＝hilus renalis [L].
renal hypertension 腎性高血圧，＝renovascular hypertension.
renal infarction 腎梗塞(腎内血管障害や塞栓により生ずる腎壊死).
renal limited vasculitis 腎限局型血管炎.
renal lipoidosis 腎類脂症，類脂性腎症，＝lipoid nephrosis.
renal lobe 腎葉.
renal nanism 腎性小人症，腎性幼稚症，＝renal infantilism.
renal osteodystrophy (ROD) 腎性骨異栄養症，腎性骨ジストロフィー(慢性腎不全におけるカルシウム，リン代謝障害によって生じる各種骨病変の総称).
renal papillae 腎乳頭(腎錐体の先端部で乳頭管が開口する)，＝papillae renales [L].
renal papillary necrosis (RPN) 腎乳頭壊死.
renal pelvis 腎盤，腎盂(腎臓からの尿を集めるところで尿管につながる)，＝pelvis renalis [L].
renal plasma flow (RPF) 腎血漿流量.
renal pyramid 腎錐体(腎髄質を形成，尿細管と集合管とを含む．腎乳頭を頂点とした円錐体の部分)，＝pyramid of Malpighi, pyramides renales [L].
renal retinopathy 腎性網膜症.
renal rickets 腎性くる病(腎臓の病変によりリンおよびカルシウムの代謝障害を起こして発生)，＝renal osteodystrophy.
renal shunt 腎血流側路.
renal threshold 腎閾値(異常量が尿から排泄される場合の血中における物質の必要濃度).
renal toxicity 腎障害.
renal transplantation 腎移植〔術〕.
renal tubular acidosis (RTA) 〔腎〕尿細管性アシドーシス(体液の恒常性を保つための尿の酸性化機構が，障害をうけたときに起こる代謝性アシドーシスの病態のこと).
renal tubular dysfunction 腎尿細管機能異常(多くは先天性で，糸球体濾過能の低下を伴わず，腎尿細管機能の障害を認めるもの).
renal tubules 尿細管(糸球体に続く細管で糸球体で濾過された原尿から尿をつくる)，＝tubuli renales [L].
renal tuft 糸球体，＝malpighian tuft, renal glomerulus.
renal tumor 腎腫瘍(広義には良性または悪性の腎実質，腎被膜，腎杯腎盂から発生する腫瘍．狭義には腎細胞癌あるいは小児の場合は腎芽腫を指す).
renal vasculitis 腎血管炎.
renal veins 腎静脈，＝venae renales [L].
renal vein thrombosis 腎静脈血栓症.
renaturation [rineitʃuréiʃən] 復元，復帰.
Renaut body ルノー小体(少数の細胞をとり込んだ粗雑な渦巻き状の構造物．正常な末梢神経の神経周膜下腔にみられる．圧迫部に特に多く観察される)，＝Renaut hyaline bodies.
Renaut layer ルノー層(真皮と表面との間にある菲薄な硝子膜)，＝Ranvier membrane.
renculus [réŋkjuləs] ①皮質小葉(腎皮質の小区分(曲部と放線部))，②小腎(胎児の腎で明瞭な各腎葉)，＝reniculus.
Rendu-Osler-Weber disease ランデュ・オスラー・ウェーバー病(常染色体性優性遺伝をする疾患．皮膚と粘膜に多発する小血管腫を主徴とし，鼻出血または胃腸出血を伴うことが多い．遺伝性出血性毛細管拡張症)，＝Rendu-Osler-Weber syndrome, hereditary hemorrhagic telangiectasia.
Rendu tremor ランデュ振戦(四肢の粗雑なふるえ．意図的運動で増悪するヒステリー性のものである).
renicapsule [renikǽpsəl] 腎被膜.
renicardiac [reniká:diək] 腎心の.
reniform [rénifɔ:m, rí:n–] 腎臓形の.
renin [rí:nin] レニン(腎細尿管細胞により形成されるタンパク分解酵素の一つで，腎乏血または脈圧減退に際し，angiotensinogen を angiotensin Ⅰ に転化するので，この作用系をレニン系 renin angiotensin system と呼ぶ).
renin angiotensin system レニン・アンジオテンシン系.
renin substrate レニン媒質，レニン基質(昇圧物質 hypertensin または angiotonin を遊離させ得る血清中のタンパク性物質

R

の総称で，renin-activator, hypertensinogen, prehypertensin, preangiotonin, hypertensin precursor を含む)，＝angiotensinogen.

ren mobilis 遊走腎，＝movable kidney.

rennin [rénin] レンニン(反芻(すう)動物の第四胃から分泌され凝乳作用を示すタンパク分解酵素の一つ．凝乳酵素，ラブ酵素)，＝chymase.

renography [ri:nágrəfi] 腎X線造影法.

renovascular [ri:nəvǽskjulər] 腎血管〔性〕の.

renovascular hypertension (RVH) 腎血管(動脈)性高血圧〔症〕(腎動脈の狭窄により生じた腎の虚血性障害が原因となった高血圧).

Renshaw cell レンショウ細胞(脊髄運動ニューロンの反回抑制を媒介する抑制性介在ニューロン).

ren sigmoideus S状腎(長腎において腎盂が相反する方向を向くもの).

ren unguiformis 爪状腎(馬蹄形腎)，＝horse-shoe kidney.

Reoviridae [riouvíridi:] レオウイルス科(二本鎖RNAウイルスで，*Orthoreovirus*, *Orbivirus*, *Rotavirus*, *Coltivirus* 属などに分けられる).

reovirus [ri:ouváiərəs] レオウイルス(レオウイルス科のウイルスを指す．respiratory enteric orphan virus に由来した語).

reoxidation [riɑksidéiʃən] 再酸化.

reoxygenation [riɑksiʤnéiʃən] 再酸素化.

REP roentgen equivalent physical (物理的レントゲン当量，レップ).

rep repetatur (反復せよ).

repand [ripǽnd] 波形(細菌培養集落の縁辺が波形をなすことについていう).

R

reparation [repəréiʃən] ①修復(障害を起こした生体の組織が再生されること)，②弁償，賠償 形 reparative, reparatory.

reparative [ripǽrətiv] 修復の.

reparative dentin(e) 修復象牙質，補てつ(綴)象牙質.

reparative medicine 再生医学，＝regenerative medicine.

reparative therapy 再生医療，＝regenerative therapy.

repatency [ripéitənsi] 再開存(閉鎖された血管などの内孔を再び開通すること).

repens [rí:pəns] 匐行性，蛇行性，＝serpentine.

repercolation [ripə:kəléiʃən] 連続パーコレーション.

repercussion [ripə:kʌ́ʃən] ①浮球感，②駆散(腫瘍などの).

reperfusion [ripə:fjú:ʒən] 再灌流.

reperfusion injury 再灌流障害(血流再開により虚血臓器・組織が障害されること)，＝reperfusion syndrome.

repetatur (rep) [ripétəʧər] [L] 反復せよ.

repetition [repitíʃən] 繰り返し，反復.

repetitioncompulsion principle 反復強迫の原則(フロイトは，幼児期体験を想起する代わりに行為として強迫的に反復される抵抗現象を反復強迫と呼び，その原則としてこれを規定した)，＝principle of inertia.

repetition time (TR) 繰り返し時間.

repetitive [ripétitiv] 反復性.

replacement [ripléismənt] 整復，置換〔術〕.

replacement arthroplasty 関節置換術，＝total joint prosthesis.

replacement bone 置換骨(軟骨が骨によって置き換えられた一次骨)，＝enchondral bone, cartilage bone.

replacement therapy 補充療法，代償療法，置換療法(欠乏している物質を投与する方法).

replant [riplǽnt] 再移植する.

replantation [riplæntéiʃən] ①再植，再植術(特に歯牙の)，②再移植.

replenisher [ripléniʃər] 補充物，増量物.

repletion [riplí:ʃən] ①補充，満足，充満，②多血〔症〕 形 replete.

replication [replikéiʃən] ①再現，複製，模写，②外曲，折り返し，披襞，③実施.

replicative form (RF) 複製型(ゲノムDNAまたはRNAの複製の過程で見出される複製途中の構造体の一つ).

replicon [réplikɑn] 複製子，レプリコン(染色体の自律的複製単位．細菌，プラスミド，ウイルスでは染色体全体が単一のレプリコンとして機能し，真核生物では各染色体は多くのレプリコンからなる).

repolarization [ripoulərizéiʃən] ①再分極，②極性回復(神経または筋線維膜などが興奮過程から回復するとき，その極性を再現すること).

report (Rpt) [ripɔ́:t] 報告書，レポート.

reposition [ri:pəzíʃən] ①整復(骨またはほかの器官が異所にある場合に，正常位置に復すること)，②還納〔法〕(産科).

repositioning [ri:pəzíʃəniŋ] 整復，還納.

repositor [ripázitər] 整復器(臓器特に子宮の転位を是正するための器械).

reprecipitation [riprisipitéiʃən] 再沈殿.

repression [ripréʃən] 抑圧(不愉快な心的葛藤を無意識のうちに抑えつけて潜在意識の一部とする心的機制).

repressor [riprésər] 抑制因子，リプレッサー(調節遺伝子によってつくられるタンパク質で，単独，あるいはコリプレッサーと協同して特定酵素のオペレータを抑制することにより酵素の合成を抑制する)，＝aporepressor, immunity substance.

repressor gene 抑制遺伝子.

reprise [riprí:z] レプリーゼ(百日咳の痙咳期にみられる．連続性の咳嗽発作が反復すること).

reproducibility [riprədju:sibíliti] 再現性(同一方法と同一条件の下に同一の結果が得られること) 形 reproducible.

reproduction [riprədʌ́kʃən] ①生殖，繁殖，②複製，複写 形 reproductive.

reproduction rate 生殖率(生殖年齢すなわち15〜49歳の女性が分娩した数を，その人口の同年齢の女性数で割った値).

reproductive [riprədʌ́ktiv] 生殖の.

reproductive cell 生殖細胞.

reproductive cycle 生殖周期(受胎から妊娠および分娩に至る周期).

reproductive health リプロダクティブ・ヘルス.

reproductive organ 生殖器官.

reproductive period 性成熟期.

reproductivity [riprədʌktíviti] 生殖可能性.

repullulation [ripʌljuléiʃən] ①再発芽，②再発(病気の).

repulsion [ripʌ́lʒən] 反発，斥力(2物体が互いに遠ざけあう力．引力 attraction の対義語).

requirement [rikwáiəmənt] 必要量，要求，規格.

RES reticuloendothelial system (細網内皮系，網内系).

ReS re-suture (再縫合).

rescue [réskju:] 救助.

research [risə́:ʧ] 研究〔する〕，調査〔する〕.

research and development (R & D) 研究と開発.

research design 研究デザイン.

resect [risékt] 切除する.

resectability [risektəbíliti] 切除可能性.

resection [risékʃən] 切除〔術〕 動 resect.

resectoscope [riséktəskoup] 切除鏡(主として尿道式前立腺切除術において用いる内視鏡器械).

resemblance [rizémbləns] 類似〔点〕，似ていること.

resemble [rizémbl] 似ている(外観が)，類似する.

reserpine [risə́:pi:n] レセルピン(*Rauwolfia serpentina*, *R. indecora* の根茎にあるアルカロイドで，鎮静，降圧作用を示す有効成分).

reserve [rizə́:v] 予備，余量，貯蔵.

reserve air 予備気量(正常呼息の後でさらに呼び出し得る呼気量).

reserve force 予備力(心臓が過大の負荷に対して耐え得る力).

reservoir [rézə:vwɑ:r] ①レザバー，貯蔵器，下水槽，②保菌者，保有体.

reservoir host 保虫宿主.

resident [rézidənt] ①レジデント(修練期 internship を終了後，さらに病院内に宿泊して臨床医学を修得する医師)，＝resident physician，②残留性の.

resident assessment protocols (RAPs) (入院・入所者ケアのための評価・プラン作成指針で，アセスメント表(MDS)と組み合わせて使用される).

resident macrophage 定住マクロファージ(漿膜や臓器にもともと存在するマクロファージ).

resident on call (ROC) 待機レジデント，当直レジデント.

resident physician レジデント(インターンの訓練を完了した後，さらに修練のため病院に勤務している医師．昔は病院内に住み込んでいた).

residual [rizídjuəl] ①残留性の，残余〔の〕，後遺症，残差(統計).

residual air 残気量(最大呼気位まで呼息した後，肺内に残っている量).

residual albuminuria 遷延性アルブミン尿(腎炎回復後残存するもの).

residual nitrogen 残余窒素(タンパク質以外の血液中窒素化合物(尿素，尿酸，クレアチン，クレアチニン，アンモニアなど)に含まれる窒素で，腎機能の指標となる．非タンパク窒素)，＝non-protein nitrogen.

residual pesticide 残留農薬(有機塩素系農薬は生分解を受けにくいものが多く，残留毒性も高い).

residual urine (RU) 残〔留〕尿(放尿後膀胱に残留することで，膀胱疾患または前立腺肥大症にみられる).

residual volume (RV) 残気量.

residuum [rizídjuəm] 残渣，残油.

resilience [rizíliəns] 反発性，弾力性 形 resilient.

RESIM resuscitation simulator for training (救急蘇生術用訓練シミュレータ).

resistance [rizístəns] ①抵抗(物理的または化学的)，②耐性(薬物に対する不応性)，③電気抵抗(R と略す)，電気抵抗器 形 resistant.

resistance-transfer factor 耐性伝達因子(多剤耐性因子，R因子)，＝multiple resistans factor.

resistant [rizístənt] 抵抗する，耐性のある.

resistibility [rizistəbíliti] 抵抗力(体力の).

resolution [rezəlú:ʃən] ①消退，分利(発熱時の速やかな正常体温への下降)，②溶(融)解，③解決，④分解能，解像度 動 resolve 形 resolving.

resolve [rizálv] ①消散させる(する)，散らす(炎症において手術を行わないで正常に戻す)，②解決する．

resonance [rézənəns] ①共鳴，共鳴音，②共振，共振れ(空洞内に音の振動が伝わることによって生ずる音の延長と増強)，③同調(電気) 形 resonant.

resorb [risɔ́:b, -zɔ́:b] 再吸収する，＝reabsorb.

resorption [risɔ́:pʃən, -zɔ́:p-] 吸収(吸収による除去) 形 resolvent.

resorption fever 吸収熱(血液や組織の分解産物の吸収による発熱)．

resorption ring 吸収輪(Kienboeck 病における月状骨の軟化に際し，骨梁および骨髄に壊死を起こし，それが吸収されるため，X 線像では橈骨端に長い裂隙として生ずるもの)．

respect for autonomy 自律性の尊重．

respiration (RP) [respiréiʃən] 呼吸 形 respiratory.

respirator [réspireitər] レスピレーター，人工呼吸器．

respiratory [rispáiərətəri, réspirətɔ:ri] 呼吸の．

respiratory acidosis 呼吸性アシドーシス．

respiratory alkalosis 呼吸性アルカローシス．

respiratory arrest 呼吸停止．

respiratory arrhythmia 呼吸性不整脈，＝Hering-Lommel sign.

respiratory bronchiole 呼吸細気管支(肺胞をともなう細気管支)，＝bronchioli respiratorii [L].

respiratory burst 呼吸〔性〕バースト(マクロファージなどの貪食細胞が，細菌，異物を貪食したときに生ずる急激な細胞代謝の変化．大量な活性化酸素，水酸化ラジカルなどが放出される)．

R

respiratory capacity 呼吸容量(①肺活量．②肺から酸素を，組織から炭酸ガスを吸収する血液の能力)．

respiratory center (RC) 呼吸中枢(呼吸筋運動ニューロンの活動を制御する中枢機構．延髄の孤束核近傍の背側呼吸群，疑核周辺の腹側呼吸群などの呼吸ニューロンにより構成される回路網全体をさす)．

respiratory coefficient 呼吸商，＝respiratory quotient.

respiratory death 呼吸死．

respiratory distress syndrome (RDS) 呼吸窮迫症候群(正常の肺には肺胞内にリン脂質(レシチン)を主成分とする肺サーファクタントが存在し，肺胞が虚脱するのを防いでいる．本症候群はこのサーファクタントが十分に産生される以前に出生した児にみられる呼吸困難を主症状とした疾患．部検例で肺胞内に肺硝子膜が認められることから肺硝子膜症とも呼ばれる)，＝hyaline membrane disease.

respiratory excursion 呼吸可動域〔運動〕(胸壁を通してみられる呼吸に伴う肺臓底部の上下運動)．

respiratory failure (RF) 呼吸不全．

respiratory frequency (f) 呼吸数．

respiratory index (RI) 呼吸係数．

respiratory insufficiency 呼吸機能不全．

respiratory minute volume 分時呼吸量(1分間の呼吸量)．

respiratory murmur 呼吸音(呼吸の際に正常の肺で聴取される音)．

respiratory overshoot 呼吸性過代償．

respiratory pulse 呼吸〔性不整〕脈(呼吸により静脈波拍動の変化するもの)．

respiratory quotient (RQ) 呼吸商(代謝により生産される二酸化炭素と，同じ組織代謝において消費される酸素との定常状態比率．摂取する食物により異なるが，日本人の普通食では，通常安静時約 0.8～0.85，激しい労作では 1.5 くらいまで上昇する．定常状態では，呼吸商は呼吸交換率に等しい)，＝respiratory coefficient.

respiratory rate (RR) 呼吸率(数)(単位時間において組織と血液との間に行われるガス交換量)．

respiratory resistance 呼吸抵抗．

respiratory sound (RS) 呼吸音，＝respiratory murmur.

respiratory syncytial virus (RSV) RS ウイルス，呼吸器合胞体ウイルス(パラミクソウイルス科の一種．培養細胞に巨大な融合細胞を形成，乳幼児の冬かぜの主な原因となる)．

respiratory system 呼吸〔器〕系．

respiratory therapy (RT) 呼吸療法．

respiratory tract 気道(鼻腔から肺に至るまでの空気の通路)．

respiratory tract infection (RTI) 気道感染〔症〕．

Respirovirus [réspirəvaiərəs] レスピロウイルス属(パラミクソウイルス科の一属で，ヒトパラインフルエンザウイルス 1 型，3 型，センダイウイルスなどが含まれる)．

respond [rispánd] 反応する，応答する．

respondent behavior 反応行動(特定の刺激に反応する行動)．

responder [rispándər] 反応者(抗原を免疫したとき，有意な免疫応答を示す個体)．

response [rispáns] 反応，応答．

response evaluation criteria in solid tumors (RECIST) (固形癌の治療効果判定のためのガイドライン．レシスト)．

responsible [rispánsibl] 原因である．

rest [rest] ①静止(活動が停止した状態)，②安静，休養(病者の)，③残屑(残遺物).

restbite [réstbait] 安静位咬合, = resting bite.

restenosis [ri(:)stinóusis] 再狭窄.

restiform [réstifɔ:m] 索状の.

restiform body 索状体(下小脳脚に含まれる線維束の一つ), = inferior cerebellar peduncle, restibrachium.

resting [réstiŋ] 休止している, 静止している.

resting bite 安静咬合位.

resting cell 静止核細胞, 休止細胞.

resting energy expenditure (REE) 安静時代謝量.

resting potential 静止電位(非興奮時における筋・神経細胞などの膜の内外に生じている電位差).

resting stage 静止期.

resting tremor 静止時振戦, 休止時振戦(静止時で出現し, 運動や姿勢により消失するもの. パーキンソン病にみられる振戦).

restitutio [restitjú:ʃiou] [L] 回復, = restitution.

restitutio ad integrum ①全快, = complete recovery, ②痕跡なき治癒.

restitution [restitjú:ʃən] ①復旧, 回復(病気の), ②外回旋(腟外に胎児の頭部が突出した後, 先進部が回転すること), = external rotation, ③反発(物理).

restless legs syndrome (RLS) レストレスレッグズ症候群, むずむず脚症候群(膝から踝部にかけて下肢の不快感, 蟻走感(むずむず感), 感覚異常(ほてり), 錯感覚などが夜間安静時に現れ, 歩行すると軽快する. 睡眠障害の一つ. 周期性四肢運動障害を伴うことが多い), = Ekbom syndrome.

restlessness [réstlesnis] 不穏状態, 情動不安.

rest nitrogen 残余窒素, = residual nitrogen.

Reston Ebola virus レストンエボラウイルス(フィロウイルス科のウイルスで, エボラ出血熱の原因となる).

restoration [restəréiʃən] 回復, 再生.

restore [ristɔ́:r] 回復させる.

rest position 安静位, = physiologic rest position.

restraint [ristréint] 抑制, 拘束(精神病患者の暴行などに対する).

restriction [ristríkʃən] 制限.

restriction fragment length polymorphisms (RFLP) 制限酵素切断断片長多型.

restriction specificity 制限特異性(多くの細菌が細胞内に導入されて外来DNAを切断排除するエンドヌクレアーゼをもち, これらが菌株特異的であり, 特定のDNA切断末端を与える性質).

restrictive cardiomyopathy (RCM) 拘束型心筋症(原因不明の心筋障害を心筋症といい, うっ血型(拡張型)心筋症や肥大型心筋性などがあり, その一型である. 心筋の高度な線維化により心室拡張が制限されるタイプの心筋症).

restrictive impairment 拘束性障害.

restrictive lung disease 拘束性肺疾患.

restrictive ventilatory defect 拘束性換気障害(肺や胸郭の動きが制限されることによるもの).

result [rizʌ́lt] 結果, 成果, 成績, 効果, 帰結, 転帰.

resupination [ris(j)u:pinéiʃən] ①逆向, 転倒, 逆転(器官などが正常の位置から逆転していること), ②再回外 動 resupinate.

resuscitation [risʌsitéiʃən] 蘇生術, 心肺蘇生法(人工呼吸と心マッサージによる救命処置), = cardiopulmonary resuscitation 動 resuscitate 形 resuscitative.

resuscitation of newborn 新生児蘇生法(仮死状態を呈する新生児に対し, 人工呼吸法を実施すること).

resuscitation simulator for training (RESIM) 救急蘇生術用訓練シミュレータ.

resuscitator [risʌ́siteitər] 蘇生器(酸素を強制的に患者の肺へ送り込む装置).

resuscitology [risʌsitáləʤi] 蘇生学.

re-suture (ReS) 再縫合.

resveratrol [rezvíratrɔ:l] レスベラトロール(赤ブドウ果皮や虎杖根(こじょうこん; 生薬, イタドリ *Polygonum cuspidatum* の根茎)などに含まれるポリフェノールの一種).

Ret reticulocyte (網状赤血球).

retail pharmacy 開業薬局(小売を主とした薬局).

retainer [ritéinər] 支台装置, 保持器具, リテイナー.

retardate [ritá:deit] 遅滞者(精神発達の).

retardation [ritɑ:déiʃən] 遅延, 遅滞, 制止, 減速.

retardation of thought 思考制止(思考過程発現の遅延またはその進行が鈍いこと).

retarded birth 過期産.

retarded miction 遅延〔性〕排尿(排尿開始の遅延).

retching [réʧiŋ] むかつき, 嘔気を催すこと(嘔吐を伴わない嘔吐様運動), = vomiturition.

rete [rí:ti:] 網(あみ)(神経, 血管またはリンパ管の), = net 形 retial.

rete mirabile 怪網, = rete mirabile [L], wonder net.

retentio [riténʃiou] [L] = retention.

retention [riténʃən] ①うっ滞, 貯留, ②記銘(精神), ③固定(骨折治療の一

R

法), ④保定, 保持(歯科).
retention cyst 貯留嚢胞.
retention defect 記憶力欠如.
retention jaundice うっ滞性黄疸, 停留性黄疸.
retention of placenta 胎盤遺残.
retention suture 保持縫合(一次縫合の緊張を軽くするため腹壁の筋肉や筋膜に大きく深くかけた補強縫合), = tension suture.
retentio placentae 胎盤遺残, 胎盤残留, 胎盤稽留.
retentio testis 停留精巣(睾丸).
retentio urinae 尿閉.
retethelioma [ritəθi:lióumə] 網皮腫, = retothelium.
reticular [ritíkjulər] 網状の, = reticulated.
reticular activating system (RAS) 網様体賦活系.
reticular cell 細網細胞, = reticulum cell.
reticular formation (RF) 網様体(脳幹で神経細胞と神経線維が混在した部位), = formatio reticularis [L].
reticular substance 網様質(頸髄の前柱と後柱の中間にある中枢神経の白質と灰白質との混合した部分), = reticular formation.
reticular tissue 細網組織(不規則な形状の細網細胞が細長い突起を伸ばし連なって, これにレチクリン線維がからんで形づくる疎な網状組織. リンパ節, リンパ組織, 脾, 骨髄などに認められる), = retiform tissue.
reticulate [ritíkjuleit] 網を形成する.
reticulate body (RB) 網様体(クラミジアの感染・増殖過程でみられる形態の一つ).
R
reticulation [ritikjuléiʃən] 網状(幼若赤血球, 胸部X線写真などにみられる網状の構造物の記載に用いる) 形 reticulated.
reticulin [ritíkjulin] レチクリン(網状組織の結合織に存在する類タンパク質).
reticulitis [ritikjuláitis] 網状胃炎, 蜂巣胃炎(反芻動物の第2胃部の炎症).
reticuloblast [ritíkjuləblæst] 細網芽細胞.
reticuloblastoma [ritikjuloublæstóumə] 細網芽細胞腫.
reticuloblastomatosis [ritikjuloublæstoumətóusis] 細網芽細胞腫症.
reticulocyte (Ret) [ritíkjuləsait] 網〔状〕赤血球(正赤芽球が脱核した後の未熟な赤血球. 超生体染色法では細網性顆粒が認められる), = reticulated erythrocyte, erythroplastid.
reticulocyte production index (RPI) 網状赤血球産生指数(貧血の骨髄応答の指標として用いられる値).
reticulocyte response 網〔状〕赤血球反応(網赤血球数の増加をきたすこと).
reticulocytopenia [ritikjulousaitoupí:niə] 網〔状〕赤血球減少〔症〕.
reticulocytosis [ritikjulousaitóusis] 網〔状〕赤血球増加〔症〕.
reticuloendothelial system (RES) 細網内皮系(生体のいたるところに分布し, 貪食能を有し, 生体染色を行ったとき, それらを取り込み保持することができる細胞系).
reticuloendothelioma [tirikjulouendouθi:lióumə] 細網内皮腫, = reticuloma.
reticuloendotheliosis [ritikjulouendouθi:lióusis] 細網内皮〔増殖〕症.
reticulofibrosis [ritikjuloufaibróusis] 細網線維〔増殖〕症.
reticulogranuloma [ritikjulougrænjulóumə] 網状織肉芽腫.
reticulohistiocytoma [ritikjulouhistiousaitóumə] 〔細〕網内〔皮〕系組織球腫.
reticulohistiocytosis [ritikjulouhistiousaitóusis] 網内系組織球症.
reticuloid [ritíkjulɔid] ①細網症様の, ②類細網症.
reticuloma [ritikjulóumə] 細網腫(細網内皮細胞系統から発生する腫瘍で, 限局性に慢性の経過をとってから増殖し, 細網腫, 細網内皮腫と同一), = retothelioma.
reticulomatosis [ritikjuloumətóusis] 細網腫症(汎発する細網腫).
reticuloperithelium [ritikjulouperiθí:liəm] 網〔状〕組織被膜, = retoperithelium.
reticulosarcoma [ritikjulousɑ:kóumə] 細網肉腫(細網細胞肉腫などの別名がある), = reticulum cell sarcoma.
reticulosarcomatosis [ritikjulousɑ:koumətóusis] 細網肉腫症.
reticulosis [ritikjulóusis] 細網症, 細網内皮(増殖)症.
reticulum [ritíkjuləm] ①細網, 網状質, ②蜂巣胃(反芻動物の第2胃) 形 reticular, reticulose.
reticulum cell 細網細胞(細網組織に固有の細胞で, 原形質は突起を有し, 細胞相互に網状に結合し網状構造を形成する), = reticular cell.
retiform [rí:tifɔ:m, reti–] 網様の, 網状の.
retina [rétinə] 網膜(神経由来の眼球壁の最内層. 視覚に関わる杆状体と錐状体細胞をもち, これらの細胞からの刺激は視神経から中枢(後頭葉)に伝えられる), = retina [L] 形 retinal.
retinaculum [retinǽkjuləm] ①支帯(器官またはその一部を支持するための靭帯または腱膜), ②支持鉤(ヘルニアの手術に用いる器械).
retinal [rétinəl] 網膜の.
retinal cone 網膜錐状体, = cone.

retinal correspondence 網膜対応(両側の網膜上の結像が一致した位置にあること).
retinal detachment (RD) 網膜剥離.
retinal hemorrhage (RH) 網膜出血.
retinal rod 網膜杆状体, ＝rod.
retinene [rétini:n] レチネン, 視黄(網膜の桿体外節に存在する視紅 rhodopsin が光の作用により視白 visual white に変化する中間産物で, カロチノイド色素である), ＝vitamin A aldehyde.
retinitis [retináitis] 網膜炎(網膜の炎症により, 視力は減退し, 浮腫と滲出, または出血を起こす状態).
retinitis pigmentosa 色素性網膜炎(遺伝性の疾患で, 色素沈着と萎縮を伴う網膜血管硬化とともに, 視野の縮小, 昼盲症などの症候を呈する), ＝degeneratio pigmentosa retinae.
retinitis septica 敗血〔症〕性網膜炎, ＝purulent retinitis.
retinitis serosa 漿液性網膜炎(網膜の単純な浅在性炎症).
retinitis simplex 単純性網膜炎, ＝retinitis serosa.
retinoblastoma [retinoublæstóumə] 網膜芽細胞腫(網膜膠腫の一つで, 芽細胞に由来する悪性神経芽細胞腫).
retinochorioiditis [retinoukɔ:riɔidáitis] 網脈絡膜炎(網膜と脈絡膜が同時に侵される炎症), ＝retinochoroiditis.
retinochoroid [retinoukɔ́:rɔid] 網〔膜〕脈絡膜の.
retinocytoma [retinousaitóumə] 網膜膠腫.
retinodialysis [retinoudaiǽlisis] 網膜剥離(網膜の辺縁付着部が剥離すること).
retinography [retinágrəfi] 網膜撮影術.
retinoid [rétinɔid] 網膜様の, 類網膜の.
retinol [rétinəl] レチノール(ビタミン A_1), ＝vitamin A_1.
retinomalacia [retinouməléiʃiə] 網膜軟化症.
retinopapillitis [retinoupæpiláitis] 乳頭網膜炎, ＝papilloretinitis.
retinopathy [retinápəθi] 網膜症, ＝retinopathia, retinosis.
retinopathy of prematurity (ROP) 未熟網膜症.
retinoschisis [retináskisis] 網膜分離〔症〕(網膜が脳層内で2層に分離したもの).
retinoscope [rétinəskoup] 検影器, ＝skiascope.
retinoscopy [retináskəpi] 検影法(眼の屈折状態を他覚的に検定する方法), ＝skiascopy, retinoskiascopy, scotoscopy.
retinosis [retinóusis] 網膜症(炎症以外の網膜疾患の一般名), ＝retinopathy.
retinula [retínjulə] 網膜細胞.
retoperithelium [ritəperiθí:liəm] 網状織被膜.
retothelioma [ritouθi:lióumə] 網皮腫(細網内皮系組織の肉腫), ＝reticuloendothelial sarcoma.
retothelium [ritouθí:liəm] ①網内(格子状線維梁の被覆細胞), ②〔細〕網内〔皮〕(細網内皮系のこと) 形 retothelial.
retractile [ritrǽktail] 退縮性の.
retractility [ritræktíliti] 退縮性 形 retractile.
retractio bulbi 眼球後退〔症〕.
retraction [ritrǽkʃən] 退縮, 牽縮, 後退, 陥没.
retraction nystagmus 後退眼振(脳腫瘍にみられる症状で, 頭部を後方へ牽引するとき現れる).
retraction score リトラクション・スコア, 陥没呼吸指数(新生児呼吸窮迫症候群の症状の程度を示す指数).
retractor [ritrǽktər] ①牽引子, 牽引鉤(外科手術用の器具で, 柄と直角のフランジを備え, 切開した部分を広げるために用いられる), ②後引筋.
retractoric [ritræktɔ́:rik] 後退の, ＝retractory.
retrad [rítræd] 後方へ, 背側へ, 尾側へ, ＝caudad.
retransfusion [ritrænsfjú:ʒən] 返血法(体腔内出血に際し, 貯留血液が無菌である場合, その血液を採取, 濾過して再び患者に注入する方法. 再帰輸血法, 自己血液輸血法).
retrenchment [ritréntʃmənt] 短縮術(贅肉を除去して瘢痕性収縮を起こさせる手術).
retrimentum [ritriméntəm] 排泄物.
retro– [retrou, ri:–, –trə] (後, 後方, 後部などの意味を表す接頭語).
retroaction [retrouǽkʃən] 逆反応, 反動, 背反.
retrobulbar neuritis 球後視神経炎.
retrocession [retrəséʃən] 後退, 後屈 形 retrocessive.
retrocession of uterus 子宮後屈〔症〕.
retrocursive [retroukə́:siv] 後退の.
retrodeviation [retroudi:viéiʃən] 後転.
retroflexion [ritrəflékʃən] 反屈, 後屈 形 retroflexed.
retrogasserian neurotomy 後ガッセル神経節神経切断術.
retrogenia [retrouʤí:niə] 下顎発育不全.
retrograde [rétrəgreid] 逆行〔性〕の, 退行の.
retrograde amnesia 逆行性健忘〔症〕(外傷時より以前の記憶障害であり, 退行性健忘ともいう), ＝retroactive amnesia.
retrograde beat 逆行収縮(心室から逆行したインパルスが心房を刺激する現象.

R

心電図にてRに続くP波をみる).
retrograde block 逆行〔性〕ブロック.
retrograde degeneration 逆行性変性.
retrograde embolism 逆行性塞栓症.
retrograde hernia 逆行性ヘルニア(脱出した2係蹄の間にある腸が腹腔内で嵌頓したもの,W型嵌頓ともいう).
retrograde menstruation 逆行性月経,＝regurgitant menstruation.
retrograde pyelography 逆行性腎盂撮影法.
retrograde urography 逆行式尿路造影術(尿道を通って膀胱内に造影剤を注入する方法).
retrography [ritrágrəfi] 逆書き(反射書字),＝mirror writing.
retrogression [retrougréiʃən] ① 退行,退化,悪化,＝regression, ②内攻,＝retrocedence, ③ 異化作用,＝catabolism.
retrohyoid bursa 舌骨後滑液包,＝bursa retrohyoidea.
retroinfection [retrouinfékʃən] 逆〔行〕感染(子宮内で胎児から母体への感染).
retrojection [retrəʤékʃən] 洗浄(特に子宮の内腔から外方への).
retrolental fibroplasia (RLF) 水晶体後〔部〕線維増殖症(早産児において生後起こる疾患で,完全網膜剝離,水晶体の後方に線維脈管膜が発生し,眼前方部に軽度の炎症を伴う).
retrolisthesis [retrəlísθisis] 後方すべり症.
retroperitoneal [retrouperitouní:əl] 腹膜後腔の,後腹膜の.
retroperitoneal hernia 腹膜後ヘルニア,＝extrasaccular hernia.
retroperitoneum [retrouperitouní:əm] 腹膜後腔,後腹膜.
retroperitonitis [retrouperitounáitis] 後腹膜炎.
retroplasia [retroupléiziə] 退行変性.
retroposition [retroupəzíʃən] 後位(後方転位) 形 retroposed.
retropulsion [retrəpʌ́lʒən] 逆流(腸内容の),後方突進.
retropulsive-petit mal 後反小発作.
retrospection [retrəspékʃən] 回想(過去の記憶にふける精神状態).
retrospective [retrəspéktiv] そ(遡)及的な,回顧的な,後方視的な.
retrospective diagnosis 回顧診断.
retrospective study 後向き研究.
retrostalsis [retroustǽlsis] 逆ぜん(蠕)動,＝antiperistalsis.
retrotorsion [retroutɔ́:ʃən] 後捻.
retroversio [retrouvə́:siou] [L] ① 後傾症,②反転,③後反,後方彎曲.
retroversioflexion [retrouvə:siouflékʃən] 〔子宮〕後傾後屈〔症〕(後傾と後屈との合併).
retroversion [retrouvə́:ʒən] ① 後傾〔症〕,②後反.
Retroviridae [retrouvíridi:] レトロウイルス科(遺伝子として一本鎖のRNAを持ち,細胞に感染した後は逆転写酵素によってDNA型のプロウイルスに変換され,細胞染色体DNAに組込まれる生活環を有する. *Alpharetrovirus*, *Betaretrovirus*, *Gammaretrovirus*, *Deltaretrovirus*, *Epsilonretrovirus*, *Lentivirus*, *Spumavirus* 属に分けられる).
retrovirus [retrouváiərəs] レトロウイルス.
retrovirus vector レトロウイルスベクター(レトロウイルスのゲノムで,真核細胞への遺伝子導入ベクター).
retrusion [ritrú:ʒən] 下顎後退,下顎後退運動(下顎の後方移動.歯科では下顎の歯牙,特に前歯が後退した状態をいう).
retrusive occlusion 後転咬合.
Rett syndrome レット症候群(女児にみられる原因不明の神経変性疾患.特徴的な神経症状(手もみ様常同運動,特異な歩容,下肢のジストニー姿勢など)や全身性痙攣をみる.メチルCpG結合タンパク2遺伝子異常による).
return [ritə́:n] 戻る〔こと〕,回復〔する〕,再発〔する〕,回帰,還流.
return extrasystole 回帰性期外収縮,逆行性期外収縮(心室に発生した刺激が心房へと逆行するが,心房に到達する前に反射して第2の心室性収縮を起こす).
Retzius foramen レチウス孔(第四脳室外側口).
Retzius ligament レチウス靱帯(下伸筋支帯の深部,足根洞にある),＝fundiform ligament.
Retzius veins レチウス静脈(下大動脈と腸間膜静脈との吻合),＝retroperitoneal veins.
reuniens [rijú:niəns] 結合する,＝reunient.
rev. review (総説,レビュー).
revascularization [rivæskjulærizéiʃən] 脈管再生,血行再建.
reverie [révəri] [F] 白日夢,＝daydream.
reversal [rivə́:səl] ① 逆転,② 反彩(反転),③反転(スペクトルの).
reverse [rivə́:s] ① 逆(反対)にする,逆(反対)〔の〕,② 裏〔の〕(包帯をあてるとき,半回巻いたものを逆の方向に返して巻くことについていう),転換.
reverse Colles fracture 逆コーレス骨折,＝Smith fracture.
reversed anaphylaxis 逆アナフィラキシー,＝reversed passive anaphylaxis.
reversed shunt 逆シャント.
reversed spondylolisthesis 脊椎後すべり症(分離した脊椎の前方の部分が後

R

方の部分に対して後に移動した状態), = vertebral retroposition.

reverse mutation 復帰突然変異(一度生じた突然変異によって得られた表現型が, 再び野生型かそれに近い状態に復帰させられるような突然変異をさしていう).

reverse passive Arthus reaction 逆受身アルツス反応(正常動物の静脈内に同種または異種の抗原を注射してから, 抗体を皮内注射して局所的な炎症反応(アルツス反応と同じ反応)がひき起こされる現象をいう).

reverse passive hemagglutination 逆転受身血球凝集反応(赤血球にウイルス特異抗体を結合させて, 血清中のウイルスを検出する方法).

reverse transcriptase (RTase) 逆転写酵素(RNA を鋳型とし, 相補的な DNA を合成する酵素), = RNA dependent DNA polymerase.

reverse transcriptase–polymerase chain reaction 逆転写酵素・ポリメラーゼ連鎖反応.

reverse transcription 逆転写(RNA を鋳型として相補的DNA を合成すること. 逆転写が必要な一群の RNA ウイルスをレトロウイルスと総称する).

reversible [rivə́:sibl] 可逆性の, 戻し得る 名 reversibility.

reversible ischemic nervous disturbance (RIND) 可逆性虚血性神経障害(脳の虚血による一過性の神経症状で, 24 時間以上持続し 3 週間以内にほぼ消失するもので, 多くは lacunar stroke である).

reversible ischemic neurological deficit (RIND) 可逆性虚血性神経障害, リンド(中枢神経系の脱落症状が 24 時間以上持続し, 3 週間以内に消失する虚血性疾患に対していう).

reversible renal failure 可逆性腎不全(腎不全の原因が除かれることにより腎機能が回復し得る腎不全. 急性腎不全のうち, 腎前性, 腎後性腎不全が主に該当するが腎性腎不全も可逆性のことが多い).

revertant [rivə́:tənt] 復帰〔突然〕変異株.

review (rev.) [rivjú:] 総説(レビュー).

review of symptoms (ROS) 症状の検討.

Revilliod sign ルヴィーヨー徴候(上位運動ニューロン障害による顔面神経麻痺で, 障害側のみの閉眼が障害される徴候).

revitalization [rivaitəlizéiʃən] ① 蘇生, ② 更生(陳腐な状態が活気づけられること).

revive [riváiv] 蘇生する, 復活する.

revivescence [revivésəns] 復活, 再生(以前に診断的ツベルクリン皮内試験を受けたものに, 再度皮下注射を行うと, 再び皮膚反応が再現すること), = revivification.

revolutions per minute (r.p.m., rpm) 分時回転数.

revulsant [rivʌ́lsənt] 誘導薬, = revulsive.

revulsive [rivʌ́lsiv] 誘導薬(遠隔部位から血液を誘出する薬剤).

Reye syndrome ライ症候群(通常, インフルエンザ, 水痘などのウイルス性急性熱性疾患, その解熱剤(アスピリン)の投与を引き金とする小児の急性脳症と肝臓の脂肪沈着, ミトコンドリア異常を特徴とする疾患. ミトコンドリア機能不全が主因とされている).

Reynolds number レイノルズ数(管内を流れる流体の速度にその管の直径を乗じ, その流体の動粘度で除した数).

RF ① reticular formation (網様体), ② respiratory failure (呼吸不全), ③ renal failure (腎不全), ④ rheumatic fever (リウマチ熱), ⑤ rheumatoid factor (リウマチ因子).

Rf ① rutherfordium (ラザホージウムの元素記号), ② rate of flow (移動率).

RFA radiofrequency ablation (高周波焼灼療法, 高周波切除術).

RFC rosette forming cell (ロゼット形成細胞).

RFLP restriction fragment length polymorphisms (制限酵素断片長多型).

RH ① retinal hemorrhage (網膜出血), ② right hand (右手), ③ relative humidity (相対湿度).

Rh ① rhodium (ロジウムの元素記号), ② rhesus factor (Rh 因子).

rh Rh 陰性者の血球に含まれていると考えられている抗原で, rh′ および rh″ の亜型を含む.

rhabdoid [rǽbdɔid] ① 桿状の, ② 棒状小体, = rhabdite.

rhabdoid tumor of kidney (RTK) 腎横紋筋肉腫様腫瘍.

rhabdomyoblastoma [ræbdoumaioublæstóumə] 横紋筋芽細胞腫.

rhabdomyolysis [ræbdoumaiálisis] 横紋筋融解症(運動, 外傷による筋挫滅や薬剤・アルコールなどが原因となり横紋筋細胞が融解し, 漏出した成分(ミオグロビンなど)により他臓器の障害をきたす).

rhabdomyoma [ræbdoumaióumə] 横紋筋腫(横紋筋および横紋筋芽細胞からなる腫瘍), = myoma striocellulare.

rhabdomyoma uteri 子宮横紋筋腫(小児の腟または成人の子宮頸部に起こる悪性ポリープ様腫瘍で, 中胚葉に由来する混合腫), = sarcoma botryoides.

rhabdomyosarcoma [ræbdoumaiousɑ:kóumə] 横紋筋肉腫(筋芽細胞 sarcoblast の増殖による悪性腫瘍).

R

rhabdosarcoma [ræbdousɑ:kóumə] ＝rhabdomyosarcoma.

Rhabdoviridae [ræbdouvíridi:] ラブドウイルス科(一本鎖RNAウイルスで，*Lyssavirus*，*Vesiculovirus* 属などに分けられる)．

Rhadinovirus [rædí:nəvaiərəs] ラディノウイルス属(ヘルペスウイルス科の一属で，ヒトヘルペスウイルス8型などが含まれる)．

rhaebocrania [ri:boukréiniə] 斜頸，＝wry-neck, rhebocrania.

rhaeboscelia [ri:bousí:liə] 屈脚(O脚，またはX脚)，＝rheboscelia.

rhaebosis [ri:bóusis] 屈曲症(正常直線的な構造が屈曲している状態)．

rhagades [rǽgədi:z] 亀裂，あかぎれ．

rhagadiform [rəgǽdifɔ:m] 亀裂状の．

Rh antibody 〔抗〕Rh抗体(Rh抗原に対する抗体)．

rhapidosome [rǽpidəsoum] ラピドソーム(*Pseudomonas* などで認められる管状構造体．タンパクのポリマー)．

Rh blood group Rh式血液型(Rh抗原を規定する3つの対立遺伝子の組み合わせによって血液型が決定される．Rh-D抗原が最も抗原性が強く，通常Rh陽性・陰性はD抗原の陽性・陰性を意味する)．

Rh classes Rh血液型群(Rh血液因子の遺伝を研究するに際し，抗Rh′および抗R″のみとの反応を調べると，W，U，V，UVの4群に区別され，さらにW群は Rh_0 とRh型，U群は Rh_1 とRh′型，V群はRh″とさらに Rh_2 型，UV群はRh′Rh″と Rh_1Rh_2 型とに分類されるから，総計8種の表現型が与えられる)，＝Rh genotypes.

RHD rheumatic heart disease (リウマチ性心疾患)．

R

Rh_0(D) immunoglobulin Rh_0〔D〕免疫グロブリン(Rh_0(D)に特異的な抗体をもつ血漿のグロブリン分画．分娩後の感作予防に用いる)，＝anti-D immunoglobulin.

rhegma [régmə] 破裂，自解(血管壁，腹壁，膿瘍の壁などの)．

rhegmatogenous [regmətɑ́ʤənəs] 破裂性の．

rheometry [ri:ɑ́mitri] ①レオメトリー，流動測定，②血行測定(電流または血流の測定法)．

rheostosis [ri:ɑstóusis] 流線状過骨症(過骨症の一種で，骨のX線像において流線状の過骨を示すもの)，＝streak hyperostosis.

rheotaxis [ri:ətǽksis] 走流性(流れにさからって動く身体の現象)，＝rheotropism.

rheotropism [ri:ɑ́trəpizəm] 流向性．

rhestocythemia [restousaisí:miə] 破壊赤血球症．

rhesus factor (Rh) Rh因子．

rheumarthritis [r(j)u:mɑ:θráitis] 関節リウマチ，＝rheumarthrosis.

rheumatalgia [r(j)u:mətǽlʤiə] リウマチ性疼痛．

rheumatic [r(j)u:mǽtik] リウマチ性の．

rheumatic endocarditis リウマチ性心内膜炎．

rheumatic fever (RF) リウマチ熱(A群溶連菌感染による上気道炎後約3週間で発症し，急性遊走性関節炎，心炎，Sydenham舞踏病，皮下結節，輪状紅斑をきたし，小児に好発する．免疫反応が発症に関与)．

rheumatic heart disease (RHD) リウマチ性心疾患．

rheumatic nodule リウマチ〔性〕小結節(リウマチ熱の際，心筋間質に生じる特異的肉芽腫)．

rheumatic purpura リウマチ性紫斑〔病〕(急性関節炎を伴うものをいう)，＝rheumatoid purpura, Schönlein purpura.

rheumatism [r(j)ú:mətizəm] リウマチ(①リウマチ(関節リウマチとも呼ばれ，結合織を主成分とする構造，特に筋肉，腱，関節，神経などを侵す炎症性疾病の一般名)．②急性リウマチ熱(レンサ球菌の感染によるリウマチ症)＝acute rheumatic fever) 形 rheumatic, rheumatismal.

rheumatoid [r(j)ú:mətɔid] リウマチ様の，リウマトイド(関節リウマチ類似症状)．

rheumatoid arteritis リウマチ性動脈炎．

rheumatoid arthritis (RA) 関節リウマチ(慢性的な関節炎を特徴とする疾患．滑膜関節に発症し，進行すると骨破壊により関節に変形を起こす．原因不明であるが，多因子性遺伝的素因，ウイルス感染が示唆される．従来は慢性関節リウマチと呼称されたが，早期治療が可能な今日，慢性を付しては用いない)．

rheumatoid arthritis test (RA test) RA試験(リウマチ因子を検出する試験)．

rheumatoid factor (RF) リウマチ因子(自己抗体の一種で，免疫グロブリンGのFc部分に結合する．関節リウマチの約8割の患者，膠原病，肝疾患，悪性腫瘍でも認められる)．

rheumatoid nodule リウマトイド結節(関節リウマチの関節外症状の一つで，中心部はフィブリノイド壊死からなる結節)．

rheumatoid pannus リウマチ様パンヌス(骨，軟骨を侵食するリウマチの増殖滑膜)．

rheumatoid vasculitis リウマトイド血管炎．

rhexis [réksis] 破綻，破裂．

RHF right heart failure (右心不全).
Rh factor Rh〔血液〕因子(抗Rh血清を用いてヒトの血球と反応させると，凝集を起こすもの．その赤血球にはRh凝集が存在する)．
rhinal [ráinəl] 鼻の，＝nasal.
rhinalgia [rainǽlʤiə] 鼻痛，＝rhinodynia.
rhinallergosis [rainælə:góusis] 鼻アレルギー症(アレルギー性鼻炎)，＝allergic rhinitis.
rhinencephalon [rainənséfələn] 嗅脳(嗅覚の中枢をなす大脳の一部で，嗅葉，前穿孔質，脳梁下回，傍嗅領からなる)，＝nosebrain, smell-brain, olfactory brain 形 rhinencephalic.
rhinism [ráinizəm] 鼻声(はなごえ)，＝rhinismus, rhinolalia.
rhinitis [rináitis] 鼻炎(鼻腔粘膜の炎症)．
rhinobyon [rainóubiən] 鼻タンポン，＝rhineurynter.
rhinocephaly [rainəséfəli] 象鼻〔奇形〕症，＝rhinencephalus, rhinocephalia.
rhinocerebral zygomycosis 鼻脳型接合菌症.
rhinocleisis [rainoukláisis] 鼻〔腔〕閉塞，＝rhinostenosis.
rhinodacryolith [rainoudǽkriəliθ] 鼻涙管結石.
rhinodymia [rainədímiə] 鼻重複奇形(鼻および上顎が重複して，両眼間の距離と鼻幅が拡大している一種の二顔体)．
rhinodynia [rainədíniə] 鼻痛(鼻内の痛み)，＝rhinalgia.
rhinogenous [rainάʤənəs] 鼻性の，＝rhinogenic.
rhinoism [ráinəizəm] 鼻音症(鼻腔の構音障害)．
rhinokyphosis [rainoukaifóusis] 鼻前弯症(鼻背部が高く伸出した状態)．
rhinolalia [rainouléiliə] 鼻声，＝rhinism.
rhinolaryngitis [rainoulærinʤáitis] 鼻喉頭炎.
rhinolith [ráinəliθ] 鼻石(鼻腔内で異物にミネラルが付着した固形物)，＝rhinolite.
rhinolithiasis [rainouliθáiəsis] 鼻石症.
rhinology [rainάləʤi] 鼻科学 形 rhinologic, rhinological.
rhinomycosis [rainoumaikóusis] 鼻〔腔〕糸状菌症.
rhinoncus [rainάŋkəs] 鼻たけ(茸)，＝nasal polyp.
rhinopathy [rainάpəθi] 鼻症.
rhinopharyngitis [rainoufærinʤáitis] 鼻咽頭炎.
rhinopharyngolith [rainoufəríŋgəliθ] 鼻咽頭石.
rhinopharyngoscope [rainoufəríŋgəskoup] 鼻咽頭鏡.
rhinophony [rainάfəni] 鼻声，鼻音症(鼻腔の構音障害)．
rhinophyma [rainoufáimə] 鼻瘤(鼻端の血管，皮脂腺および結合織の著名な増殖)．
rhinoplasty [ráinəplæsti] 造鼻術，鼻形成術 形 rhinoplastic.
rhinopolypus [rainəpάlipəs] ＝rhinopolyp.
rhinorrhagia [rainəréiʤiə] 鼻出血，＝nose-bleed, epistaxis.
rhinorrh(o)ea [rainərí:ə] 鼻漏.
rhinosalpingitis [rainousælpinʤáitis] 鼻耳管炎.
rhinoscleroma [rainouskliəróumə] 鼻硬〔化〕症(主に東洋にみられる疾病で，鼻およびその隣接組織に扁平な孤立性ないし癒合性硬結節を生じ，圧痛を感ずる．*Klebsiella rhinoscleromatis* の感染が考えられている)．
rhinoscope [ráinəskoup] 鼻鏡.
rhinoscopy [rainάskəpi] 検鼻法(鼻鏡検査法) 形 rhinoscopic.
rhinosinuitis [rainousainjuáitis] 鼻副鼻腔炎.
rhinosporidiosis [rainouspɔ:ridióusis] リノスポリジウム症(*Rhinosporidium seeberi* の感染による疾患で，鼻，眼，耳，喉頭および時には性器の粘膜を侵し，恒久性ポリープを起こす)．
rhinostenosis [rainoustinóusis] 鼻〔腔〕狭窄症，鼻〔腔〕閉塞，＝rhinostegnosis.
rhinothrix [ráinəθriks] 鼻毛，＝vibrissae.
rhinotomy [rainάtəmi] 鼻切開術.
Rhinovirus [rainouváiərəs] ライノウイルス属(ピコルナウイルス科の一属で，かぜ症候群の原因となる)．
rhitidectomy [ritidéktəmi] しわ切除術(しわを取り去るための整形手術)，＝rhytidectomy.
rhizoid [ráizɔid] ①仮根(真菌にみられる根状の菌糸)，②根状の.
rhizomeningomyelitis [raizoumeniŋgoumaiəláitis] 脊髄根髄膜脊髄炎，＝radiculomeningomyelitis.
Rhizomucor [raizoumjú:kɔ:r] リゾムーコル属(接合菌門に属する真菌で，*R. pusillus* などが含まれる)．
rhizoneure [ráizənjuər] 脊髄後根神経細胞.
rhizoplast [ráizəplæst] リゾプラスト，根毛，根形質(生毛または鞭毛が細胞核まで達する索条)，＝axoneme.
Rhizopus [ráizəpəs] リゾープス属(接合菌門に属する真菌で，*R. oryzae* などが含まれる)．
rhizotomy [raizάtəmi] 根切断(離)術(脊髄神経根または歯根の)．
Rh null syndrome Rh陰性症候群(すべてのRh抗原を先天的に欠損している赤

R

血球(Rh null 型)は寿命が短縮しているために溶血性貧血を呈する. Rh 欠乏症候群), ＝Rh deficiency syndrome.

rho (ρ, P) [róu] ロー(ギリシャ語アルファベットの第17字).

rhodamine [róudəmi:n] ローダミン[花紅](ピロニンに類似の紅色化合物で, *m*-amino-phenol と無水フタール酸と結合した物質).

Rhodesian trypanosomiasis ローデシアトリパノソーマ症(*Trypanosoma rhodesiense* の感染によるもの), ＝east-African sleeping sickness, kaodzera.

Rhodococcus [roudəkákəs] ロドコッカス属(好気性のグラム陽性細菌. ウマの原発性肺炎から分離される *R. equi*. は, ヒトでは免疫不全者の肺に感染することがある).

rhodogenesis [roudəʤénisis] 視紅再生(光刺激によって退色した視紅が暗所で回復すること).

rhodophylaxis [roudoufailǽksis] 視紅防衛〔機構〕(視紅の再生を促進すると思われる網膜上の作用) 形 rhodophylactic.

rhodopsin [roudápsin] ロドプシン, 視紅〔素〕(視覚色素. ビタミンAが補欠因子として存在する色素タンパク質), ＝visual purple.

rhombic [rámbik] 菱形の, 斜方の 名 rhomb, rhombus.

rhombocoele [rámbəsi:l] (終室のこと, 脊髄中心管下端の菱形の拡張部), ＝ventriculus terminalis medullae spinalis, sinus rhomboidalis.

rhombohedral [rambouhí:drəl] 菱面体の, 斜方面体晶系の.

rhomboid [rámbɔid] 菱形の(菱形筋, 菱形靱帯などについていう), ＝rhomboidal.

rhomboideus [rambɔ́idiəs] 菱形筋(背部浅層の筋, 僧帽筋の下層で大菱形筋, 小菱形筋がある).

rhomboideus major 大菱形筋(背部浅層の筋の一つ), ＝musculus rhomboideus major [L].

rhomboideus minor 小菱形筋(僧帽筋の下層のある筋), ＝musculus rhomboideus minor [L].

rhomboids [rámbɔidz] 菱形筋, ＝musculi rhomboidei [L].

rhombomere [rámbəmiər] 菱脳分節(神経管から脳ができる過程で菱脳にみられる神経分節).

rhombus [rámbəs] 菱形, 平行四辺形.

rhonchi [ráŋkai] → rhonchus.

rhonchus [ráŋkəs] ラ(囉)音, 水泡音 複 rhonchi 形 rhonchal, rhonchial.

rhotacism [róutəsizəm] ラ行発音不能(r 音を不正確に発音すること), ＝rotacism.

rhubarb [rúbə:b] ダイオウ [大黄] (*Rheum officinale*, *R. palmatum* などの根皮を乾燥した下薬で, その作用はアントラキノン誘導体の成分に基づく), ＝rheum, chinese rhubarb.

rhus dermatitis ウルシ皮膚炎.

rhyparia [raipéiriə] 汚物, 歯垢, ＝sordes.

rhypophagy [raipáfəʤi] 汚物嗜食症.

rhypophobia [raipoufóubiə] 潔癖〔症〕, 汚物恐怖〔症〕, ＝rupophobia.

rhysema [raisí:mə] ヒダ(しわ).

rhythm [ríðəm] リズム(① リズム, 律動(定期的または周期的に発現する活動であり, 波 wave と呼ぶこともある). ② 韻律(拍節)) 形 rhythmic, rhythmical.

rhythmic [ríðmik] 律動的な, 周期的な.

rhythmic chorea 旋律性舞踏病.

rhythm method リズム法(避妊法の一つ).

rhythmotherapy [riðməθérəpi] 旋律療法(リズムを使ったどもりの治療法).

rhytidoplasty [rítidəplæsti] しわ取り手術, ＝facelift operation.

rhytidosis [ritidóusis] 角膜皺皮〔症〕(しわより. 死期の迫った徴候の一つとして角膜にしわが生ずること), ＝rhitidosis, rutidosis.

RI ① respiratory index (呼吸係数), ② radioisotope examination (核医学検査).

RIA radioimmunoassay (放射標識免疫測定法, ラジオイムノアッセイ).

rib [ríb] 肋骨(胸骨と胸椎とともに胸郭を構成する12対の細長い彎曲した骨. 後方では胸椎と関節し, 前方では肋軟骨を介して胸骨と連結する. 第11, 12肋骨は胸骨と連結せず遊離し浮遊肋(浮動肋)と呼ばれる), ＝os costale [L].

ribavirin [raibəváirin] リバビリン(抗ウイルス薬), ＝tribavirin.

Ribbing disease リビング病(多発性の骨端異常, 低身長, 遅発性股関節障害を呈する多発性骨端異形成症), ＝epiphyseal enchondral dysostosis.

Ribes ganglion リーブ神経節(脳の前交通動脈周囲の交感神経よりなる小神経節).

riboflavin(e) [raibouflévin] リボフラビン(ビタミンB_2. 牛乳, 肉, 卵, 緑色野菜などに存在する), ＝vitamin B_2, lactoflavin.

ribonuclease (RNase) [raibounjú:klieis] リボヌクレアーゼ, リボ核酸〔分解〕酵素, RNA 分解酵素(リボ核酸, すなわち酵母核酸の解重合を触媒して mononucleotide に変える酵素), ＝ribonucleodepolymerase.

ribonucleic acid (RNA) リボ核酸, ＝ribose nucleic acid, → RNA.

ribonucleoprotein (RNP) [raibounju:kliəpróuti:n] リボ核タンパク, リボヌクレオプロテイン(RNA とタンパク質と

R

の複合体の一般的名称で，①RNAウイルスのコアあるいはヌクレオカプシド，②リボソーム，③真核細胞の核に存在するhnRNPなどの例がある）.

ribonucleoside [raibounjú:kliəsaid] リボヌクレオシド(D-リボースとプリンまたはピリミジンからなるグリコシド).

ribonucleotidase [raibounju:kliátideis] リボ核酸塩分解酵素.

ribonucleotide [raibounjú:kliətaid] リボヌクレオチド(D-リボースとプリンまたはピリミジンの結合したグリコシドと，糖の水塩基の一つにエステル結合したリン酸残基からなる核酸の構造単位).

ribose [ráibous] リボース(リボ核酸，リボフラビンなどのヌクレオチドに存在する五炭糖)，＝D-ribofuranose.

ribosomal RNA (rRNA) リボソームリボ核酸，リボソームRNA (細胞内のリボソームに含まれるRNAのこと).

ribosome (Rb) [ráibəsoum] リボソーム(mRNAの遺伝情報をタンパク質へと変換するタンパク生合成の場となるRNAタンパク質複合体粒子)，＝ribosomal subunit.

ribothymidylic acid (Thd) リボチミジル酸.

ribotyping [raiboutáipiŋ] リボタイピング〔法〕(リボソームRNAのタイプを解析する方法).

ribozyme [ráibəzaim] リボザイム(生体触媒活性をもつRNA分子).

RICE rest-icing-compression-elevation (ライス).

rice [ráis] 米.

rice body 米粒体.

rice-water stool 重湯様便(コレラにみられる).

Richard disease リチャード病(第5腰椎横突起の奇形が原因となる腰痛で，腰仙移行椎ともいう).

Richardson sign リチャードソン徴候(身体をひもで固く巻きつけると，死後では何の変化も起こらないが，生体では遠位部の静脈は拡張を示す).

Richet operation リシェー手術(眼瞼外反症の手術で，下瞼の外側部の瘢痕を切除して縫合した後に，舌形の皮膚弁で欠陥部を補充する方法).

Richter hernia リヒターヘルニア(腸管腔の一部だけが脱出するヘルニア．部分的腸瘤)，＝parietal hernia.

Richter syndrome リクター症候群(B細胞性慢性リンパ性白血病に悪性のびまん性リンパ腫が発症したものをいう．予後は極めて悪い).

ricin [ráisin, rís-] リシン(ヒマシ油に存在する有毒性レシチンとhemagglutininで，赤血球を凝集させる作用を示す).

ricinism [rísinizəm] ヒマシ中毒症(胃腸出血と黄疸を起こす).

rickets [ríkits, rikéts] くる病(成長過程の骨の石灰化障害による骨病変．ビタミンD供給不足などによる疾病で，骨格の変形を起こす)，＝rachitis 形 rickety.

rickettsemia [riketsí:miə] リケッチア血症.

Rickettsia [rikétsiə] リケッチア属(リケッチア科の一属．日本紅斑熱リケッチア*R. japonica*，ロッキー山紅斑熱リケッチア*R. rickettsii*，発疹チフスリケッチア*R. prowazekii*，発疹熱リケッチア*R. typhi*，リケッチア痘の原因となる*R. akari*，ボタン熱の原因となる*R. conorii*，クイーンズランドマダニチフスの原因となる*R. australis*，シベリアマダニチフスの原因となる*R. sibirica*などを含む).

Rickettsiaceae [riketsiéisii:] リケッチア科(偏性細胞内寄生性を示す小型のグラム陰性細菌で，ダニ，ノミ，シラミなどの節足動物を介してヒトに伝播する．*Rickettsia*，*Orientia*属などを含む).

rickettsial [rikétsiəl] リケッチア〔性〕の.

rickettsialpox [riketsiəlpáks] リケッチア痘(*Rickettsia akari*の感染による疾患で，ダニ*Allodermanyssus sanguineus*が媒介者．刺咬部には丘疹が起こる．保菌者はネズミ*Mus musculus*，死亡率は低い)，＝rickttsial pox.

rickettsiosis [riketsióusis] リケッチア症(リケッチアによる感染症で，①発疹チフス，発疹熱，②紅斑熱，③恙虫病などを含む総称).

rictal [ríktəl] 裂溝の，亀裂の.

rictus [ríktəs] 裂，溝.

Riddoch-Buzzard reflex リドッチ・バッザード反射(片麻痺のような錐体路疾患において手または指の掌面尺骨側あるいは前腕内面，腋窩部，胸上部を強く刺激すると，上肢が外転，肩は外方に回転し，肘，腕，指などの関節が曲がること)，＝nociceptive reflexes of Riddoch and Buzzard.

Riddoch mass reflex リドッチ群反射(重症の脊髄横断性病変部以下の体部に刺激を与えると，同時に脚が屈曲，排便，排尿，発作性発汗などが起こる).

rider's bone 乗馬骨(乗馬者の大腿内転筋に好発する外傷性限局性化骨様筋炎で，筋の腫脹，圧痛，自発痛を呈し，漸次消退すると板状骨様物が残る慢性筋炎)，＝cavalry body.

rider's bursa 騎士嚢(大腿内反筋に圧迫が加わって起こる炎症性嚢).

ridge [ríʤ] 隆線，稜.

ridg(e)ling [ríʤ(ə)liŋ] (一側の精巣のみをもつ動物)，＝ridgel，ridgil.

riding [ráidiŋ] 騎乗.

riding embolus 騎乗栓子，＝stradding embolus.

riding of bones (骨折において骨折の両端が筋肉の収縮により牽引されて相重

なり合う状態)，＝dislocatio ad longitudineum cum cuntractione.

Ridley sinus リドレー洞(海綿間静脈洞)，＝sinus circularis.

Riedel disease リーデル病(慢性甲状腺腫で硬化性変化を特徴とする．リーデル甲状腺腫)，＝Riedel struma.

Riedel lobe リーデル葉(肝右葉から下方に突出する舌状葉で，先天性奇形としてまれにみられる)，＝congenital abnormal lobulation of liver, Riedel process.

Riedel struma リーデル甲状腺腫(若年者，小児を侵すもので，硬化性変化を特徴とする慢性甲状腺腫)，＝Riedel disease, ligneous thyroiditis.

Rieder cell リーデル細胞(ある種の急性白血病に出現する未分化幼若血球で，原形質は青色に濃染し，核は著しい陥凹を示し，しかも分葉核を思わせる形態を呈するのが特徴)．

Rieder cell leukemia リーデル球性白血病(リンパ性白血病の一型で，血液中のリンパ球の核が多核性を呈するもの)．

Riegel pulse リーゲル脈(呼気とともに減退する脈拍で，奇異脈の反対)．

Rieger syndrome リーガー症候群(角膜のシュワルベ輪が肥厚して前方へ移動した状態(リガー奇形)と全身所見(上顎発育不全，耳介・鼻孔奇形，四肢・脊椎奇形など)をみとめるものをいう)，＝Rieger anomaly.

Riehl melanosis リール黒色症(顔面および頸部に出現する皮膚の色素沈着症で，丘疹，斑疹，発赤，褐色の斑点などを呈する．Hoffmann-Haberman の苔癬様水疱性中毒性皮膚炎，女子顔面黒皮症と同一)，＝reticulated pigmented poikiloderma.

Riesman myocardosis リースマン心筋症(心筋の非炎症性退行性線維症)．

Riess sign リース徴候(癒着性心膜炎において上腹部に聴取される金属性の心雑音)．

Rietti-Greppi-Micheli syndrome リエッティ・グレッピ・ミシェリ症候群(家族性地中海貧血，赤血球抵抗減退を伴う溶血性黄疸)，＝familial Cooley anemia.

rifampicin (RFP) [rífæmpisin] リファンピシン(抗結核薬として繁用される)，＝rifampin.

Rift Valley fever リフトバレー熱(新生仔ヒツジにみられるウイルス性肝炎で，病原体はブニヤウイルス科のリフトバレー熱ウイルスで，まれにヒトにも伝染する)．

Rift Valley fever virus リフトバレー熱ウイルス(ブニヤウイルス科のウイルス)．

right (R) [ráit] 右．

right atrial appendage (RAA) 右心耳．

right atrioventricular orifice 右房室口，＝ostium atrioventriculare dextrum [L].

right atrioventricular valve 右房室弁(右房室弁，三尖弁ともいう)，＝valva atrioventricularis dextra [L].

right atrium (RA) 右〔心〕房(上大静脈と下大静脈からの静脈血が流入するところ)，＝atrium dextrum [L].

right auricle 右心耳(右心房の一部で耳介様に突出した部位)，＝auricula dextra [L].

right axis deviation 右〔方電気〕軸偏位(心電図上の平均電気軸が 90° を超えるもの)，＝right axis shift.

right colic artery 右結腸動脈(上腸間膜動脈の枝で上行結腸に分布)，＝arteria colica dextra [L].

right colic flexure 右結腸曲(右上腹部で上行結腸から横行結腸への移行部)，＝flexura coli dextra [L].

right colic vein 右結腸静脈，＝vena colica dextra [L].

right coronary artery 右冠状動脈(心臓の栄養動脈．左右ある)，＝arteria coronaria dextra [L].

right gastric artery 右胃動脈(総肝動脈の枝で，十二指腸から胃の小弯に分布)，＝arteria gastrica dextra [L].

right gastric vein 右胃静脈，＝vena gastrica dextra [L].

right gastroepiploic artery 右胃大網動脈(総肝動脈の枝で，十二指腸から胃の大弯に分布)，＝arteria gastroepiploica dextra [L].

right gastroepiploic vein 右胃大網静脈，＝vena gastroepiploica dextra [L].

right hand (RH) 右手．

right-handed ①右手利きの，②右回り(偏光が右方回転を示すこと)．

right-handedness 右手利き．

right heart bypass 右心バイパス(右房から肺動脈へ直接血流を分岐させ，右室を通過させない術式)．

right heart failure (RHF) 右心不全．

righting [ráitiŋ] 正向．

righting reflex 正向反射，立ち直り反射(急激な刺激に対し生体が反応した場合，健常者ではただちに適当な姿勢に戻るが，小脳疾患などの病的状態では，その調節が遅いか，または不可能である)，＝postural reflex.

right internal thoracic artery (RITA) 右内胸動脈．

right-left discrimination 左右識別(体の1側と他側とを識別すること)．

right lobe of liver 肝臓の右葉(4葉(右葉，左葉，尾状葉，方形葉)の一つ)，＝lobus hepatis dexter [L].

R

right lower lobe (RLL) 〔肺〕右下葉.
right lower quadrant (RLQ) 右下腹部.
right lymphatic duct 右リンパ本幹(右胸管), ＝ductus lymphaticus dexter [L].
right middle lobe (RML) 右中葉.
right pulmonary artery (RPA) 右肺動脈(右心室から出た肺動脈から右の肺へ行く動脈で静脈血が流れる).
right upper quadrant (RUQ) 右上腹部.
right ventricle (RV) 右心室, ＝ventriculus dexter [L].
right ventricular failure (RVF) 右心〔室〕不全.
right ventricular hypertrophy (RVH) 右心肥大.
right ventricular hypoplasia 右心室形成不全(右心室の心筋が薄い. 羊皮紙心), ＝parchment heart.
right ventricular myocardial infarction 右室心筋梗塞(右室心筋の梗塞で, 栄養血管の閉塞によって生じる. 急性心筋梗塞の20〜30%に合併する).
right ventricular pressure (RVP) 右心室圧.
right ventricular systolic pressure (RVSP) 右室収縮期圧.
right ventricular volume (RVV) 右心室容積.
right visus (RV) 右眼視力, ＝visus dexter.
rigiditas [riʤíditəs] 硬直.
rigidity [riʤíditi] ①固縮, 硬直, こわばり, ②ずれ弾性率, ＝shearing modulus 形 rigid.
rigo(u)r [rígər, ráig–] ①硬直, 強直, ②麻痺(植物学).
rigo(u)r mortis 死体硬直, 死後硬直.
rigo(u)r nervorum 神経性硬直(破傷風などでみられる).
Riley–Day syndrome ライリー・デイ症候群(遺伝性感覚・自律神経性ニューロパチーの一型. 本症は5型に分類され, その3型をいう. 常染色体劣性遺伝型式を示し, 全身の温痛覚低下と広汎な自律神経障害を呈する. 舌の茸状乳頭の欠如が特徴である).
rima [ráimə] 裂(細い割れ目), ＝chink, cleft 複 rimae 形 rimal.
rima palpebrarum 〔眼〕瞼裂, ＝palpebral fissure.
rima vulvae 陰裂, ＝rima pudendi.
RIND reversible ischemic neurological deficit (可逆性虚血性神経障害, リンド).
Rinderpest virus 牛疫ウイルス(パラミクソウイルス科のウイルス).
Rindfleisch folds リンドフライシュヒダ(大動脈の起始周辺の心外膜にある半月状のヒダ).
ring [ríŋ] ①輪, ②環.
Ringer–Hartmann solution リンゲル・ハルトマン液, ＝lactated Ringer solution.
Ringer injection リンゲル液.
Ringer lactate (RL) リンゲル液(NaCl 8.2〜9.0 g, KCl 0.25〜0.35 g, $CaCl_2$ 0.30〜0.36 g を蒸留水1,000 mLに溶解した等張液. 変法として, Hartmann は$MgCl_2$を$CaCl_2$と同量加え, ほかの成分を減らした等張液を生理的緩衝液と呼んだ).
Ringer–Tyrode solution リンゲル・タイロード液, ＝Tyrode solution.
ring scotoma 輪状暗点, ＝annular scotoma.
ring shadow リング状陰影.
ring test 環輪試験(①抗生物質溶液を平板培地表面の培養菌上に拡散すると, その集落の周囲に発育阻止を示す透明な輪を生ずる. ②鼻疽試験＝Konew test. ③タンパク試験, ＝Heller test, Posner test など).
ringworm [ríŋwə:m] 白癬, ＝tinea, trichophyton, dermatomyces.
Rinne test リンネ試験(振動している音叉を頭蓋に接触させ, ついで耳口付近に置いたとき, より長く, 大きく聞こえた場合には伝音機構に障害があると考えられる).
riparian [raipéəriən] 辺縁の, ＝marginal.
RISA radioactive iodide serum albumin (放射性ヨウ素標識ヒト血清アルブミン, リーサ).
risk [rísk] 危険〔度, 性〕, リスク.
risk assessment リスクアセスメント(環境汚染物質, 食品添加物, 残留農薬, 残留汚染物質, 化学物質などの健康リスク評価を行い, 耐用量, 許容残留濃度, 許容濃度等を定めている).
risk factor 危険因子, リスクファクター.
risk management リスクマネージメント(患者の安全を確保することを目的とし, 医療現場における事故防止および安全管理を行い, 医療の質を確保する取り組み).
Risley rotary prism リスレー回転プリズム(等長の2個のプリズムの面を互いに合わせ, それをはめた金属製の縁に目盛をつけ, プリズムの1つを回転することにより, 眼球動眼筋の不平衡の度を求める装置).
risorius [raisɔ́:riəs] 笑筋(表情筋の一つ), ＝musculus risorius [L].
risperidone [rispérədoun] リスペリドン(セロトニン・ドーパミン拮抗作用のある抗精神病薬).
risus sardonicus 痙笑, ひきつり笑い(破傷風の初期に出現し, 筋強直により牙関緊急 trismus が著明になったときにみられる顔ぼう).

RITA right internal thoracic artery (右内胸動脈).

Ritter-Rollet phenomenon リッター・ロレット現象(弱い電気刺激で足の屈曲,強い刺激で伸展が起こる現象.屈筋が伸筋よりも反応しやすいために起こる).

ritual [rítʃuəl] 儀式(強迫神経症にみられる精神運動活動).

rivalry [ráivəlri] 競争,競合.

Rivalta reaction リバルタ反応(穿刺液が滲出液か濾出液かを鑑別する方法.円筒に水 50 mL をとり,50%酢酸1滴を加えたものに,被検液1~2滴を液面から静かに滴下すると,底部に沈んでいくのは滲出液の場合で,濾出液では沈まないか,もしくは途中で消失する).

Rivermead behavioral memory test (RBMT) リバーミード行動記憶検査.

Rivinus canals リビヌス小管(小舌下腺管),= Rivinus ducts, ductus Rivini, ductus riviani.

Rivinus glands リビヌス腺(舌下腺),= glandulae sublinguales.

riziform [rízifɔ:m] 米粒形の.

RK radial keratotomy (放射状角膜切開).

RL Ringer lactate (リンゲル液).

RLF retrolental fibroplasia (水晶体後〔部〕線維増殖症).

RLL right lower lobe (〔肺〕右下葉).

RLP(-C) remnant-like particle (-cholesterol)(レムナント様粒子(リポタンパク)〔コレステロール〕).

RLQ right lower quadrant (右下腹部).

RLS restless leg syndrome (下肢静止不能症候群,レストレスレッグ症候群,むずむず脚症候群).

R **RLS person** (R, L, S音を正しく発音することのできないどもり(吃者)).

RM Rückenmark (脊髄).

rm. room (部屋,室).

RML right middle lobe (右中葉).

RMR relative metabolic rate (エネルギー代謝率).

RMSF Rocky mountain spotted fever (ロッキー山発疹熱).

RN registered nurse (正看護師).

Rn radon (ラドンの元素記号).

RNA ribonucleic acid (リボ核酸.糖としてリボース,塩基としてアデニン,グアニン,シトシン,ウラシルを持つ.DNA の遺伝情報を担う mRNA,アミノ酸運搬に関わる tRNA,リボソームに存在する rRNA などに分けられる).

RNA-phage RNA 型ファージ(遺伝物質が RNA から成るファージの総称).

RNA polymerase RNA ポリメラーゼ(RNA 合成酵素,DNA 依存性 RNA ポリメラーゼともいい,通常,DNA を鋳型として,その1つの鎖に相補的な RNA を合成する酵素).

RNase ribonuclease (リボ核酸〔分解〕酵素,RNA 分解酵素).

RNA splicing RNA スプライシング(遺伝子から転写された RNA (メッセンジャーRNA前駆体)からイントロン部分が切り出される現象).

RNA tumor virus RNA 型腫瘍ウイルス.

RNA virus RNA ウイルス(ゲノムに RNA をもつウイルスの総称).

RNP ① recurrent nerve paralysis (反回神経麻痺),② ribonucleoprotein (リボ核タンパク).

RO, R/O rule out (除外).

Robertson pupil ロバートソン瞳孔(アーガイルロバートソン瞳孔),= Argyll Robertson pupil.

Robin anomaly ロバン奇形(胎生9週間以前における下顎部の形成不全による症状で,小顎症,舌根下垂,軟口蓋裂がその3大症状である),= Pierre Robin syndrome.

Robinson circle ロビンソン環(子宮動脈,卵巣動脈,下腹動脈および総腸骨動脈により囲まれた動脈環).

Robinson disease ロビンソン病(顔面に発生する汗嚢腫),= hydrocystoma.

Robinson index ロビンソン係数(心負荷を客観的に示すのに計算された係数).

Robinson operation ロビンソン手術(静脈瘤の両端を結紮して摘出する方法).

Robin spaces ロバン空隙(脈管周囲の空隙),= Virchow-Robin spaces.

Robin syndrome ロバン症候群,= Pierre Robin syndrome.

Roble disease ローブル病(眼の糸状虫症),= ocular onchocerciasis.

roborant [róubərənt] ①強壮薬,= roborantia,②強壮の.

ROC resident on call (待機レジデント).

Rochalimaea [roukəlimí:ə] (旧称),= *Bartonella*.

Roche sign ローシュ徴候(精巣(睾丸)捻転では精巣上体(副睾丸)との区別が困難であるが,精巣上体炎では精巣の上方に索状物として別に触れることができる).

Rocky Mountain spotted fever (RMSF) ロッキー山紅斑熱(*Rickettsia rickettsii* による疾患で,発熱,発疹,血管炎をきたす).

ROD renal osteodystrophy (腎性骨症).

rod [rád] ①杆状体(網膜にある視細胞の一つ,杆状体細胞の突起で明暗覚に関係),②桿菌,③杆,栓,= bacillus [L].

rodent [róudənt] ①かじる,②蚕食性の.

rodent cancer 基底細胞癌(顔面の).

rodent ulcer 侵食性潰瘍，蚕食性潰瘍(癌腫性または上皮腫性の潰瘍で，深部組織を漸次に侵すもの)．

rod granule 杆〔状〕体顆粒(杆〔状〕体に連続する網膜の外側核層の視細胞にある)．

Rodman operation ロッドマン手術(乳癌の根治療法として，周囲のリンパ組織とともに広範に切除する方法)．

rod monochromatism 杆体1色覚．

rodonalgia [rɑdənǽlʤiə] 肢端紅痛症，＝erythromelalgia．

rod vision 小杆視(錐体の関与しない視覚)．

roentgen (R) [réntgən] レントゲン(X線やγ線の照射の強さを表す照射線量の旧単位．照射により気圧760 mmHg，温度0°Cの空気1 cm^3から生じたすべての二次電子線の作用により，空気中に生じるすべてのイオンの正負いずれか一方の符号の電荷の総和が1 CGSesuとなる光子の量を1 Rと定義した．現国際単位はクローン毎キログラム(C/kg)で1 R＝2.58×10^{-4} C/kg)．

roentgen equivalent physical (REP) 物理的レントゲン当量，レップ．

roentgenkater [rentgənkéitər] [G] X線宿酔(放射線宿酔．めまい，嘔気，食欲不振，倦怠などが生じる)，＝radiation sickness．

roentgenography [rentgənɑ́grəfi] X線撮影〔法〕 形 roentgenographic．

roentgenology [rentgənɑ́ləʤi] X線〔医〕学 形 roentgenologic．

roentgen ray レントゲン線，X線(Röntgenにより発見された短波長の電磁波．高速の陰極線が，金属に衝突する際発生する透過性の高い電磁放射線)，＝X-rays．

roentgen unit レントゲン単位(X線またはγ線の照射に際し，空気0.001293 gグラムにつき微粒子放散が正負いずれかの電気量の1静電単位のイオンを発生し得るX線量)．

Roger disease ロジェー病(心室中隔の小さな先天性欠損)．

Roger murmur ロジェー雑音(心室中隔欠損雑音．左室の血液が右室に流れ込むとき聴取される強い収縮期雑音．ロジェー病の際にみられる)．

Roger reflex ロジェー反射(咽頭の刺激による流涎)，＝esophagosalivary reflex．

Rogers treatment ロジャース療法(①コレラ療法で，高張食塩水およびアルカリ性食塩水とを血液比重の上昇に準じて静注し，また過マンガン酸カリを内服させる．②アメーバ赤痢の療法で，エメチン塩の溶液を静注する方法)．

Röhrer index (RI) ローレル指数($(W/L^3) \times 10^7$ (Wは体重のkg数，Lは身長のcm数))．

Rokitansky-Aschoff sinus ロキタンスキー・アショフ洞(胆嚢粘膜が筋層までポケット状に拡張したもの(先天的))．

Rokitansky disease ロキタンスキー病(急性黄色肝萎縮)，＝acute yellow atrophy of liver．

rolandic discharge (RD) ローランド発射(放電)．

Rolando area ローランド野(大脳皮質の運動中枢で，前中心回と後中心回とを含む)，＝rolandic area, motor area．

Rolando fissure ローランド溝(中心溝)，＝central sulcus．

role [róul] 役割．

role-playing 役割演技，ロールプレイング(集団精神療法の)．

roll tube 回転培養管(溶解した寒天培地を入れ，斜めに保ったまま回転して，内面全部を培養基として用いるための管)．

ROM range of motion (関節可動域)．

Romaña sign ロマニア徴候(Chagas病においてみられる症候で，一側の眼病，眼瞼浮腫，結膜炎およびその付近のリンパ腺腫)．

Romanovsky stain ロマノフスキー染色(マラリア原虫の染色法)．

Romberg disease ロンベルグ病，＝facial hemiatrophy．

Romberg-Howship sign ロンベルグ・ハウシップ徴候(嵌頓性閉鎖孔ヘルニア時にみられる激痛)，＝Romberg-Howship symptom．

Romberg sign ロンベルグ徴候(脊髄性後索障害時にみられる症状．患者が静かに直立し両足をそろえ閉眼すると，身体が横あるいは前後左右に動揺し，その位置を保持できない)，＝Brauch-Romberg sign．

Romberg test ロンベルグ試験(両足をそろえて立位をとらせる．開眼では位置保持できるが，閉眼で保持できない場合を陽性とする．脊髄後索障害の有無をみる検査法)，＝Romberg sign．

Römer test レーマー試験(モルモットにツベルクリン皮内注射すると，結核に罹患していれば壊死性出血性の中心部をもつ1個の丘疹が24時間以内に出現するという反応．歴史的用語)．

rongeur [rɑnʒə́r] 骨鉗子(歯槽または一般の骨外科で小さな組織を除去する際に用いる)．

Rönne nasal step レンネ鼻側階段(緑内障では視野の鼻側方に階段的視力障害が認められること)．

röntgen [réntgən] → roentgen．

R on T phenomenon R on T現象(心電図上T波の頂上付近は受攻期と呼ばれ，この時期に期外収縮を生ずると心室頻拍に移行しやすい)．

roof [rúːf] 屋根，蓋，＝tegmen．

roof plate 蓋板(胎児神経管の背板)，＝dorsal plate.
room (rm.) [rú:m] 部屋，室.
rooming-in system 母子(児)同室制(母児ともに健康な場合に，分娩直後から同室させる方法).
rooming-out system 母子(児)異室制.
room temperature (RT) 室温.
root [rú:t] 根，歯根，＝radix dentis [L].
root amputation 歯根切断.
root canal of teeth 〔歯〕根管(歯髄を抱合する).
root cap 根冠.
root of lung 肺根(肺門を出入りする気管支，肺動脈・静脈，気管支動脈・静脈，自律神経，リンパ管とそれをとりまく肺胸膜をあわせたもの)，＝radix pulmonis [L].
root of mesentery 腸間膜根(腸間膜が後腹壁につながる部分)，＝radix mesenterii [L].
root of tongue 舌根(舌の根元)，＝radix linguae [L].
root sheath 毛根鞘(毛包の表皮層の一つで，内・外の2層がある).
ROP retinopathy of prematurity (未熟網膜症).
ropiness [róupinis] 粘稠性(糸を引くような性状)，＝ropy.
Rorschach test ロールシャッハ試験(インクを紙の上に滴らしてつくった10個の左右対称性の意味のない図形を被検者に見せて，その形や色などが喚起する反応を調べ，それによって被検者の価値観，志向性，常識性，感情統制，精神医学的疾患分類などを判断する方法).
ROS review of symptoms (症状の検討).
R
rosacea [rouzéiʃiə] 酒皶(しゅさ．主に中高年者に生じる血管拡張を主体とする皮膚疾患．病変の程度により3度に区別する．鼻尖，頬部および前額などに好発する).
rosalia [rouzéiliə] ①猩紅熱，＝scarlet fever，②麻疹，＝measeles，③紅斑，＝fuchsin，magenta，erythema.
rose [róuz] ①バラ［薔薇］，②丹毒.
rosein [róuzəin] ロゼイン(*Trichothecium roseum* によって抗生物質 trichothecin がつくられるとき，菌体および培地に生成される化合物の一群).
rosemary [róuzməri] マンネンロウ［万年老］(ローズマリー油として香料などに用いる)，＝statice limonium，anthos.
Rosenbach disease ローゼンバッハ病(①類丹毒 erysipeloid のこと(Anton R.)．②奇形性関節炎において末端指節関節間の伸筋側表面にみられる結節(Ottomar R.)，＝Heberden nodes).
Rosenstein symptom ローゼンシュタイン症状(虫垂炎において左側臥位でマックバネー点を圧迫すると，仰臥位においてよりも疼痛が著明となる).
roseola [rouzí(:)ələ, -zióulə] バラ(薔薇)疹(風疹 rubeola と同義に用いられることもある)，＝rose spot.
Roseolovirus [rouzíələvaiərəs] ロゼオロウイルス属(ヘルペスウイルス科の一属で，ヒトヘルペスウイルス6型，7型が含まれる).
Rose position ローズ位(手術中，唾液，粘液などの分泌物が気管内へ流れ込まないように，患者の頭部を後方に過伸張させ，手術台の一端から頭が垂下するような体位).
Roser-Nélaton line ローゼル・ネラトン線(股関節約135°屈曲位において，坐骨結節，大転子，上前腸骨棘の3点を結ぶ線で，正常は一直線をなす)，＝Nélaton line.
rose spot バラ疹(腸チフスの初期において腹部皮膚面に発生する紅斑)，＝typhoid roseola，typhoid spot.
roset(te) [rouzét] ①キク(菊)座，ロゼッテ(細胞や顆粒が放射状に配列してバラの花の形に似た像をなすことをいう)，②叢出状(植物).
rosette formation test ロゼット形成試験(タンニン酸処理ヒツジ赤血球に抗原を付着させ，患者リンパ球を加えて培養し，ロゼット形成リンパ球を算定する方法).
rosette-forming cell (RFC) ロゼット形成細胞.
Rose-Waaler test ローズ・ワーラー試験(リウマトイド因子RFを検知する試験)，＝Waaler-Rose test.
Ross-Jones test ローズ・ジョーンス試験(髄液中のグロブリン増加を証明する方法)，＝Nonne test.
Rossolimo reflex ロッソリモ反射(足の母指の底面(つけ根)を打つとき，第2～5指が屈曲する反射で，主として錐体路の障害時に現れる).
Rossolimo sign ロッソリモ徴候(屈曲した手指の掌側を叩くとさらに手指が屈曲し，前腕が回外する．錐体路の病変の際にみられる).
Ross river virus ロスリバーウイルス(トガウイルス属の一種．フィジー，オーストラリアなどで，トリ，カから分離．ヒトに関節痛を起こす).
rostellum [rɑstéləm] 額嘴(特に条虫類についていう).
rostral [rɑ́strəl] 吻側の(特に胎児で上(頭)側と同義にも用いられ，尾側 caudal に対する語)，＝cranial.
rostrate [rɑ́strət] 吻のある.
rostrum [rɑ́strəm] 吻(くちばしに似た構造物をいう) 複 rostra.
ROT remedial occupational therapy (矯

正作業療法).

rot [rát] ①腐敗, ②肝蛭病, ジストマ(ヒツジの *Distoma hepaticum* の寄生による).

rotate [routéit, róuteit] ①輪状の(動植物の構造をいう), ②回転する, ③回転歯(歯軸の回りに回旋した歯).

rotation [routéiʃən] ①軸転〔運動〕(器官などが軸を中心として回転すること), ②回転, 捻転(歯の), ③回旋(産道にある胎児が内部または外部で分娩に順応して長軸に対して回転する運動), ④交代, ⑤回転流動(植物の).

rotational acetabular osteotomy (RAO) 臼蓋回転骨切り術(臼蓋形成術の一つで, 変形性股関節症に対して行われる).

rotational digital subtraction angiography (R-DSA) 回転DSA (回転デジタルコンピュータ処理血管造影のことで回転血管撮影と呼ばれる. 血管の走行が三次元的に分離観察でき, 造影剤の使用量の減少, 被曝量の低減など利点がある).

rotation therapy 回転療法(放射線を照射する間, 患者の身体を回転させるか, 放射線源を患者の身体の周りに回転させる方法).

rotator [routéitər] 回旋筋(長軸を中心として回旋運動を行う筋の総称), ＝rotator muscle.

rotator cuff injury ローテーターカフ損傷, 回旋筋腱板損傷.

rotator cuff of shoulder 肩〔回旋筋〕腱板(上腕骨大・小結節, および外科頸の一部につく肩甲下筋・棘上筋・棘下筋・小円筋の筋腱部の臨床的呼称で腱板とも呼ばれる).

rotatory [routətɔ́:ri, routéitəri] 回転の.

rotatory joint 回転関節, ＝lateral ginglymus, pivot joint, trochoid joint.

rotatory nystagmus 回旋眼振.

rotatory tic 回転チック.

rotatory vertigo 回転性めまい(静止しているのに, 自己の身体または周囲が回転していると感じる現象).

Rotavirus [róutəvaiərəs] ロタウイルス属(レオウイルス科の一属. ロタウイルスは冬季乳幼児嘔吐下痢症の原因となる).

rotavirus enteritis ロタウイルス胃腸炎(ロタウイルスによる胃腸炎で冬季に多い. 白痢とも呼ばれ, 経口感染し, 生後4ヵ月〜2歳の間に多い. 嘔吐・下痢を呈する).

Rotch sign ロッチ徴候(滲出性心膜炎においては心肺角が消失し, 打診により右側第5肋間部に濁音が聴取される).

rote learning 機械的学習(関係を理解しない暗記学習のこと).

Rothmund-Thomson syndrome (RTS) ロートムント・トムソン症候群(日光過敏症, ポイキロデルマ(多形皮膚萎縮症), 低身長, 骨格異常, 若年性白内障を主徴とする常染色体劣性遺伝病).

rotula [rátjulə] 膝蓋骨, ＝patella, kneepan 形 rotular.

rough-surfaced endoplasmic reticulum (rER) 粗面小胞体, ＝granular endoplasmic reticulum.

rouleau [ru:lóu] [F] 連銭状(赤血球の平面が互いに重なり合って貨幣を積み重ねたような集合).

rouleaux formation 連銭形成(貨幣を積んだような赤血球の積み重なり現象).

round ligament 子宮円索(卵管が子宮に開口する下方両側にある線維束で子宮から鼠径管, 大陰唇に至る), ＝ligamentum teres uteri [L].

rounds [ráundz] 回診(主治医が病室を巡回診察することで, 一般に to make rounds という).

round window 正円窓(蝸牛窓のこと), ＝fenestra rotunda.

roup [rú:p] ループ(家禽の化膿性気管支炎で, 暗黄色滲出液を分泌する疾患), ＝avian diphtheria, swelled head.

Rous chicken sarcoma ラウスニワトリ肉腫(ニワトリにおいて移殖可能な紡錘細胞肉腫を発見し, 次いでウイルスを分離し, この病原体を注射して同一の肉腫が得られたので, 腫瘍のウイルス病因説がたてられるようになった).

***Rous sarcoma virus* (RSV)** ラウス肉腫ウイルス(レトロウイルス科のウイルス. 1911年, Rousにより発見された初めての腫瘍ウイルス).

Roussy-Lévy syndrome ルシー・レヴィ症候群(腓骨筋と手固有筋などの筋萎縮と運動失調を呈する常染色体優性遺伝疾患. 凹足, 鉤爪足指もみられる. 遺伝性無反射性起立障害), ＝hereditary areflexic dystasia.

route [rú:t] 路, 経路.

routine [ru:tí:n] 日常の, 通常の, 常用の, 慣習の, 常套手段.

routine examination 常用検査, 慣習診察.

Roux-en-Y anastomosis ルーY型腸吻合(Roux (1892)は空腸を切離してその末梢側端を胃前壁大弯寄りに, 口側端を空腸の側壁に吻合した. この吻合部がY字型をなすことからRoux-en-Yという. 現在は空腸と食道, 総胆管, 肝管, 胆嚢, 膵管, 膵嚢胞などとの吻合に広く用いられている).

Roux-en-Y operation ルーY手術, ＝Roux-en-Y anastomosis.

Roux method ルー法(手術)(舌切除術で, 上顎の中央部に沿って二分する方法).

Roux operation ルー手術(膀胱外反症の手術で, 腹壁および陰嚢とからの2個の皮膚弁を利用して閉鎖する方法).

Rovsing sign ロブシング徴候(虫垂炎においては，左側の下行結腸を圧迫すると右側のマックバーネ点に疼痛を起こす).

Rowland–Payne syndrome ローランド・ペイン症候群(第6頸骨レベルでの頸リンパ節の圧迫による反射性喉頭神経麻痺と交感神経麻痺).

RP respiration (呼吸).

RPA right pulmonary artery (右肺動脈).

RPF renal plasma flow (腎血漿流量).

RPG radiation protection guide (放射線防護基準).

RPGN rapidly progressive glomerulonephritis (急性進行性糸球体腎炎).

RPh registered pharmacist (登録薬剤師).

R plasmid Rプラスミド(薬剤耐性遺伝子をもつプラスミド).

r.p.m., rpm revolutions per minute (分時回転数).

RPR test rapid plasma reagin test (迅速プラズマレアギン試験，RPRカード(サークル)試験).

RPT registered physical technician (公認(登録)理学療法士).

Rpt report (報告書，レポート).

RQ respiratory quotient (呼吸商).

RR ①recovery room (回復室)，②radiation response (放射線効果)，③relative risk (相対リスク)，④respiratory rate (呼吸数(量)).

RRA radioreceptor assay (ラジオレセプターアッセイ).

-rrhea [ri:ə] (流血または漏出を表す接尾語).

R–R interval RR間隔(心電図のR波から次のR波までの距離).

rRNA ribosomal RNA (リボソームRNA).

RRP relative refractory period (相対不応期).

Rrs (total) respiratory resistance ([全]呼吸抵抗).

RSA rat serum albumin (ラット血清アルブミン).

RSD reflex sympathetic dystrophy (反射性交感神経性ジストロフィー).

RS3PE syndrome remitting seronegative symmetrical synovitis with pitting edema syndrome (RS3PE症候群).

RSSE Russian spring–summer encephalitis (ロシア春夏脳炎).

RST radiosensitivity test (放射線感受性試験).

RSV ①respiratory syncytial virus (RSウイルス，呼吸器合胞体ウイルス)，②*Rous sarcoma virus* (ラウス肉腫ウイルス).

RS virus RSウイルス，＝respiratory syncytial virus.

RT ①room temperature (室温)，②rectal temperature (直腸温[度])，③reaction time (反応時間)，④recovery time (回復時間)，⑤respiratory therapy (呼吸療法)，⑥radiation therapy (放射線療法).

RTA renal tubular acidosis (腎[尿細管]性アシドーシス).

RTase reverse transcriptase (逆転写酵素).

RTI respiratory tract infection (呼吸器感染症).

RTS Rothmund–Thomson syndrome (ロートムント・トムソン症候群).

R.U. rat unit (ラット単位).

RU ①recurrent ulcer (再発潰瘍)，②residual urine (残留尿).

Ru ruthenium (ルテニウムの元素記号).

rub [rʌ́b] 摩擦，摩擦音，摩擦する.

rubber packing ゴム填入法(歯科).

rubbing alcohol 摩擦アルコール(アセトン，メチルプロピルケトン，メチルイソブチルケトン，エチルアルコールなどを混合したもの．マッサージ用).

rubedo [rú:bidou] 皮膚潮紅(急に現れる一時性の潮紅)，＝blushing.

rubefacient [ru:biféiʃənt] 発赤薬(血行を促進し皮膚の発赤を促す薬剤).

rubella [ru:bélə] 風疹(風疹ウイルスによる疾患で，1～3週の潜伏期を経て発熱，発疹，リンパ節の腫脹などをきたす．妊婦では胎児に先天性風疹症候群を起こすことがある)，＝rot(h)eln, German measles, epidemic roseola, French measles, Rötheln [G].

***Rubella virus* (RV)** 風疹ウイルス(トガウイルス科のウイルスで，風疹の原因となる).

rubella virus vaccine 風疹ウイルスワクチン(風疹感染予防のための生ワクチン)，＝live rubella virus vaccine.

rubeola [ru:bí(:)ələ, -bióulə] 麻疹(はしか．麻疹ウイルスによる急性伝染性疾患．10～12日の潜伏期を経て，カタル期，発疹期，回復期と逐次経過する．発疹前日には口腔粘膜にやや著明な紅斑と，その中心部に白色の小斑点がみられ，これをコプリック斑Koplick spotsと称し，診断的に有意な所見とする)，＝morbilli, measles.

rubeola scarlatina 猩紅熱様麻疹.

rubeosis [ru:bióusis] ルベオーシス(潮紅，赤色変化．とくに虹彩についていう).

rubeosis iridis 虹彩ルベオーシス.

rubidium (Rb) [ru:bídiəm] ルビジウム(アルカリ金属元素で，原子番号37，原子量85.4678，質量数85，87，原子価1．光電池に用いられる).

Rubinstein–Taybi syndrome ルビンスタイン・テイビ症候群(非常に幅広い母指と第1趾，特徴的顔貌(小頭，前頭部突出，幅広い鼻梁など)，精神運動の発達の遅れ，低身長などをみるもので，責任遺伝子はCREB結合タンパク遺伝子である．広母指趾症候群)，＝broad thumb-hallux syndrome.

Rubin test ルービン試験(卵管の開存性を検査する方法)，＝tubal insufflation.

Rubivirus [rú:bivaiərəs] ルビウイルス属(トガウイルス科の一属で，風疹ウイルスが含まれる).

rubor [rú:bər] 発赤，潮紅(腫脹 tumor，灼熱 calor，疼痛 dolor とともに炎症の4主徴と呼ばれる).

rubriblast [rú:briblæst] 前赤芽球(最も未熟な赤芽球)，＝proerythroblast, pronormoblast, megaloblast.

rubricyte [rú:brisait] 多染性正赤芽球(原形質は多染性を示し，核は小さく濃厚な球状を呈する赤芽球)，＝normoblast.

rubrospinal [ru:brouspáinəl] 赤核脊髄の.

Rubulavirus [rubjú:ləvairəs] ルブラウイルス属(パラミクソウイルス科の一属で，ヒトパラインフルエンザウイルス2型，4型，ムンプスウイルスなどが含まれる).

Rückenmark (RM) [G] 脊髄.

ructation [rʌktéiʃən] ＝eructation, ructus.

ructus [rʌ́ktəs] [L] 噯気(おくび)，＝eructation.

rudiment [rú:dimənt] 原基，痕跡(発育が不全または退化した器官をいう) 形 rudimentary.

rudimentary [ru:diméntəri] ①痕跡の，②不全の.

rudimentum [ru:diméntəm] 痕跡，遺物 複 rudimenta.

Rud syndrome ラッド症候群(先天性魚りんせん(鱗癬)，低身長症，性腺機能不全，てんかん，精神発達遅延を伴う常染色体劣性遺伝疾患).

Ruffini corpuscles ルフィニ小体(ルフィニ刷毛とも呼ばれ，指の皮下組織の中にある神経末端器で，線維基質に散在する神経線維の終末樹状形成)，＝Ruffini cylinders.

ruga [rú:gə] ヒダ(襞)，＝wrinkle, fold 複 rugae.

rugine [rú:ʤin] 骨膜剥離子，＝raspatory.

rugitus [rú:ʤitəs] 腹鳴，＝borborygmus.

rugose [ru:góus] しわのある，＝rugous.

rugosity [ru:gɑ́siti] しわのあること，しわ.

rule of five 5の法則(小児の熱傷部の体表面積の算定法).

rule of nine 9の法則(成人の熱傷部の体表面積の算定法).

rule of thumb 経験則(母指で測ること).

rule out 除外，＝R/O, RO.

rumbling [rʌ́mbliŋ] ゴロゴロ鳴ること，＝borborygmus.

rumbling in the intestine 腹鳴，＝rugitus.

ruminant [rú:minənt] 反芻動物.

rumination [ru:minéiʃən] 反芻(①反芻〔症〕(動物が再咀しゃく(嚼)を行うために瘤胃に貯蔵した食物を反芻すること)，＝merycism. ②瞑(冥)想症(一つの思考またはそれに直接関連した思考系統を反復連想するために，努力しても忘れ去ることが困難な精神状態)) 形 ruminative.

rumination disorder 反芻障害.

Rummel tourniquet ルンメル止血帯.

rump [rʌ́mp] 殿部，尻，＝buttock, nates.

Rumpel-Leede sign ルンペル・レーデ徴候(毛細血管ぜい(脆)弱性駆血試験)，＝Rumpel-Leede test.

run [rʌ́n] ①排泄(特に膿またはほかの分泌液の排出にいう)，②連(再帰事象)，③流れ.

running ear 耳だれ(耳漏).

running nose 鼻感冒，はなかぜ，＝coryza.

runt [rʌ́nt] 小型の動植物(発育不全などにより，同種中で小型のもの)，小人〔症〕.

rupia [rú:piə] かき(蛎)殻疹，＝rhypia 形 rupial.

rupioid [rú:piɔid] かき(蛎)殻疹様の，類かき(蛎)殻疹.

ruptio [rʌ́pʃiou] 裂傷，剥離.

ruptura [rʌ́ptjurə] 破裂，裂傷，＝rupture.

rupture [rʌ́ptʃər] ①破裂，離断〔裂〕，＝tear，②破水，＝rupture of bag，③ヘルニア，＝hernia，④破損，破壊(物理，化学) 形 ruptured.

rupture of membrane 破水.

rupture of symphysis 恥骨結合破裂.

RUQ right upper quadrant (右上腹部).

rush [rʌ́ʃ] ①急に起こる(急激な増加・出現・変化・経過など)，②，＝peristaltic rush.

Russell body ラッセル小体(癌腫または慢性炎症部位の組織によくみられる小さい円形の小体で，フクシンにより淡赤色に染まるので，ラッセルフクシン小体とも呼ばれる．形質細胞内の好酸性硝子様の球状封入体)，＝Russell fuchsin bodies.

Russell syndrome ラッセル症候群(乳児および小児の体重増加不良を症状とする間脳症候群)，＝diencephalic syndrome.

Russell traction ラッセル牽引法(膝関節直下に巻帯を当てる膝関節牽引法).

R

Russian autumn encephalitis virus ロシア秋脳炎ウイルス.

Russian spring-summer encephalitis (RSSE) ロシア春夏脳炎.

Russian spring-summer encephalitis virus (RSSE virus) ロシア春夏脳炎ウイルス.

Rust disease ルスト病(第1，2頸椎骨とその関節の結核症)，= malum vertebrale suboccipitale, angina Hippocratis, spondylarthrocace.

Rust phenomenon ルスト現象(高位頸髄損傷(カリエス，関節リウマチなど)の患者が常に頭部を両手で支えること).

rut [rʌ́t] ①轍，わだち(車の通った跡形で，比喩的に日々の型にはまった習慣についていう)，②発情期，さかり(動物の交尾欲の発動期)，= estrus, heat.

rut formation 常軌症(うつ病にみられる精神状態で，興味や関心が狭い限られた同一の物象に向けられること).

ruttle [rʌ́tl] (喉がガラガラいうこと)，= rattle.

RV ①right ventricle (右心室)，②residual volume (残気量)，③right visus (右眼視力)，④rubella virus (風疹ウイルス).

RVAW anterior wall of the right ventricle (右室前壁).

RVF right ventricular failure (右心〔室〕不全).

RVH ①right ventricular hypertrophy (右心肥大)，②renovascular hypertension (腎血管(動脈)性高血圧).

RVP right ventricular pressure (右心室圧).

RVSP right ventricular systolic pressure (右室収縮期圧).

RVV right ventricular volume (右心室容積).

R wave R 波(心電図上で心室の電気的興奮に対応する棘波のうち，上向きの振れを示す最初のもの).

Rx recipe (処方，投薬．℞).

Ryle tube ライル管(先端に膨隆をもつゴム管で，胃内に挿入する目的で用いられる).

S

S ①sulfur（イオウの元素記号），②spherical lens（球レンズ），③subjective（主観的所見），④second（秒．S, s）．
s̄ sans（…なしで）．
SA ①serum albumin（血清アルブミン），②sarcoma（肉腫），③salicylic acid（サリチル酸）．
SAA surface active agent（界面活性剤）．
SAB ①subarachnoid block（クモ膜下ブロック），②selective alveolobronchography（選択的肺胞気管支造影〔法〕）．
saber shin 剣状脛（先天梅毒による脛骨の変形），＝platycnemia．
saber tibia サーベル状脛骨（梅毒性ゴム腫が発生して，サーベル形をなすもの），＝sabershaped tibia．
Sabiá virus サビアウイルス（アレナウイルス科のウイルスで，ブラジル出血熱の原因ウイルス）．
Sabin vaccine セービンワクチン（経口ポリオ生ワクチン．ポリオ感染予防のための生ワクチンで経口的に投与される）．
Sabouraud agar サブロー寒天培地（Chassaingペプトン1%，寒天1.3%，マルトースまたはマンニット4%を含有する培地），＝French proof agar, French mannite agar．
Sabouraud dextrose agar サブロー・ブドウ糖寒天培地．
saburra [səbʌ́rə] 残渣，汚物（胃，口，歯などの垢），＝sordes 形 saburral．
sac [sǽk] ①嚢，＝pouch，②袋，＝bag 形 saccate．
saccade [sækéid] サッケード（断続性運動，衝動性眼球運動）．
saccharase [sǽkəreiz] サッカラーゼ，＝sucrase．
saccharephidrosis [sækərefidróusis] 糖汗症（糖分を分泌する多汗症の一型）．
saccharide [sǽkəraid] 糖質．
saccharin [sǽkərin] サッカリン（強力な甘味をもつ人工甘味料），＝saccharinum, benzosulfamide, gluside, garantose, saccharinol, saccharinose, saccharol, sykose, saxin．
Saccharomyces [sækəroumáisi:z] サッカロミセス属（パン酵母，ビール酵母などを含む子嚢菌に属する円形または卵円形の真菌）．
saccharose [sǽkərous] ショ糖，白糖，スクロース（$C_{12}H_{22}O_{11}$．トレハロース型の二糖類，広く植物界に分布する甘味剤で，水解して，グルコースとフルクトースをつくる），＝sucrose．
sacciform [sǽksifɔ:m] 嚢状の．
saccular gland 小嚢状腺，＝single alveolar gland．
saccular nerve 球形嚢神経（平衡覚に関係する），＝nervus saccularis [L]．
sacculated aneurysm 小嚢状動脈瘤．
sacculation [sækju:léiʃən] 小嚢形成，水疱形成 形 sacculate, sacculated．
saccule [sǽkju:l] 球形嚢（内耳前庭で平衡覚に関係），＝sacculus [L]．
sacculus [sǽkjuləs] 球形嚢．
saccus [sǽkəs] 嚢．
SACH foot solid ankle cushion heel foot（サッチ足）．
Sachs disease サックス病，＝Tay-Sachs disease．
sacra [séikrə] →sacrum．
sacrad [séikræd] 仙骨の方へ，仙骨に向かって．
sacral [séikrəl] 仙骨の，仙椎の．
sacral anesthesia 仙骨硬膜外麻酔．
sacral canal 仙骨管（仙骨部の脊柱管），＝canalis sacralis [L]．
sacral crest 仙骨稜．
sacralgia [seikrǽlʤiə] 仙骨痛．
sacral hiatus 仙骨管裂孔（仙骨管下端部の孔），＝hiatus sacralis [L]．
sacral index 仙骨指数（仙骨の最大幅を100倍し，その長さで除す）．
sacralization [sækrəlaizéiʃən] 仙椎化，腰椎化（第5腰椎の横径が異常に大きいため仙骨の一部のようにみえること）．
sacral nerves 仙骨神経（仙髄より出る5対の脊髄神経），＝nervi sacrales [L]．
sacral plexus 仙骨神経叢（L4～S3の前枝で構成される神経叢，坐骨神経が代表で，大腿の後面の筋と皮膚，下腿と足の筋と皮膚に分布），＝plexus sacralis [L]．
sacral spinal cord 仙髄．
sacral vertebra 仙椎，＝vertebra sacralis [L]．
sacrarthrogenic [seikrɑ:θrəʤénik] 仙骨関節病による．
sacrectomy [seikréktəmi] 仙骨切除術（仙骨の一部を切除する手術），＝Kraske operation．
sacredness of life 生命の神聖さ．
sacro- [seikrou, sæk-, -rə]（仙骨との関係を表す接頭語）．
sacrococcygeus [seikroukɑksiʤí:əs] 仙尾骨筋（仙骨下端から尾骨に達する薄い筋）．
sacrococcyx [seikrəkɑ́ksiks] 仙尾骨．
sacrocoxalgia [seikroukɑksǽlʤiə] 仙尾骨痛，仙股痛，＝sacroiliac disease, sacrocoxitis．

sacrocoxitis [seikroukəksáitis] 仙腸関節炎，＝sacrocoxalgia.

sacrodynia [seikrədíniə] 仙骨痛.

sacroiliac joint 仙腸関節(仙骨と腸骨とでできる関節)，＝articulatio sacroiliaca [L].

sacroiliitis [seikrouiliáitis] 仙腸骨炎.

sacrosciatic [seikrousaiǽtik] 仙〔骨〕坐骨の.

sacrospinous ligament 仙棘靱帯(仙骨と坐骨棘の間にある)，＝ligamentum sacrospinale [L].

sacrotuberous ligament 仙結節靱帯(仙骨と坐骨結節の間にある)，＝ligamentum sacrotuberale [L].

sacrum [séikrəm] 仙骨(5個の仙椎が融合してできる三角形の骨．上方は腰椎，下方は尾骨に，両側は寛骨に連結して骨盤の後壁をつくる)，＝os sacrum [L] 複 sacra 形 sacral.

SACT sinoatrial conduction time (洞房伝導時間).

sactosalpinx [sæktəsǽlpiŋks] 卵管留腫(卵管に血膿などが蓄積する状態).

SAD seasonal affective disorder (季節性感情障害).

saddle [sǽdl] 鞍.

saddle block anesthesia サドルブロック，鞍形遮断麻酔(座位で腰椎下部に注射して，仙骨神経の支配する部位(肛門周囲)に麻痺を起こさせる方法).

saddle bridge 鞍状架工義歯.

saddle embolism 鞍状塞栓症(大動脈・腸骨動脈閉塞症のこと．大動脈終末や分岐部から両総腸骨動脈にかけての閉塞状態の総称．その形状から鞍状塞栓という)，＝pantaloon embolism.

saddle embolus 鞍状栓子，騎乗栓子，＝riding embolus.

saddle head 鞍状頭蓋，＝clinocephaly.

S

saddle joint 鞍関節(母指の手根中手関節にみられる)，＝articulatio sellaris [L].

saddle nose 鞍鼻，＝saddleback nose, sway-back nose.

sadism [séidízəm, sǽd-] 加虐性愛，サディズム(Marquis de Sade の名にちなむ性倒錯の一型で，苦痛を与え暴力を加える傾向と性欲とが結び合った状態で，被虐性愛 masochism の反対) 形 sadistic.

sadist [séidist, sǽd-] 加虐性愛者，サディスト.

sadomasochism [sedouméesəkizəm] 加虐被虐愛，サドマゾヒズム(性倒錯の一形態).

sadomasochistic [seidoumæsoukístik, sædou-] 加虐被虐愛性の.

Saenger sign ゼンガー徴候(対光反射消失が，暗黒中に回復するもの．脳梅毒においてみられる).

safe [séif] 安全な.

safety [séifti] 安全〔性〕.

safety evaluation 安全性評価.

sage brush ヨモギ(花粉は枯草熱の原因となる)，＝*Artemisia gnaphalodes*.

sagittal groove 矢状溝(上矢状静脈洞をいれる頭蓋冠内面正中の溝).

sagittal plane 矢状面(体，器官を左右に分ける面).

sagittal suture 矢状縫合，＝sutura sagittalis [L].

sago [séigou] サゴ(インド，マレーシアなどの熱帯地方産のサゴヤシの幹の髄から採ったデンプン).

sago spleen サゴ脾(全身性類アミロイドーシスにみられ，脾臓の表面があたかもサゴを浮かしたスープのようにみえる変化をいう).

SAH subarachnoid hemorrhage (クモ膜下出血).

Sahli method ザーリ法(ザーリ血色素計を用いてヘモグロビン(血色素)濃度を定量する検査法).

sailor's knot 水夫結び，＝reef knot, square knot.

sailor's skin 水夫皮膚(日光暴露により露出部皮膚の乾燥，しわ，菲薄化が認められるもの．農夫皮膚)，farmer's skin.

sail sound 帆音(Ebstein 奇型で聞かれる三尖弁閉鎖遅延による第1心音の分裂).

salbutamol [sælbjú:təmɔ:l] サルブタモール(気管支拡張薬).

salicyl [sǽlisil] サリチル基(*o*- $OHC_6H_4CH_2$-. サリチル酸からの誘導を表す仮定基).

salicylate [səlísileit] サリチル酸塩.

salicylazosulfapyridine [sælisilæzousʌlfəpíridin] サリチルアゾスルファピリジン(サリチル酸とスルファピリジンの化合物，慢性潰瘍性大腸炎の治療薬)，＝sulfasalazine.

salicylic acid (SA) サリチル酸(白色粉末または微細結晶物で，解熱，鎮痛，防腐，抗リウマチ薬などとして多くの用途がある)，＝acidum salicylicum.

salicylism [sǽlisilizəm] サリチル酸中毒(サリチル酸およびその塩の過度の服用によるもので，著明な耳鳴り，嘔吐を伴う).

saline [séilain, -li:n] ①塩のような，②食塩の，③生理食塩水，＝physiological saline.

saline agglutinin 生理食塩水凝集素(生理食塩水またはタンパクを含む溶液に浮遊したRh＋赤血球の凝集を起こす抗Rh完全凝集素).

saline enema (SE) 食塩浣腸.

saline solution (SS) 生理食塩水，＝physiological salt solution.

saliva [səláivə] 唾液(耳下腺，顎下腺，

舌下腺および口腔のほかの腺からの分泌物の混合した体液) 形 salivary, salivous.

salivary [sǽlivəri] 唾液の, ＝sialic, salivator.

salivary calculus accretion 唾石瘤着.

salivary gland 唾液腺(唾液を分泌する細胞の集まりで, 大唾液腺(耳下腺, 顎下腺, 舌下腺)と小唾液腺がある), ＝glandula salivaria [L].

salivary secretion 唾液分泌.

salivary stone 唾石, ＝salivary calculus, sialolith.

salivation [sæləvéiʃən] 唾液分泌, 流ぜん(涎), 流ぜん症, ＝ptyalism 動 salivate.

salivatory nucleus 唾液核(延髄にある唾液の分泌に関わる神経細胞の集団, 上唾液核(顎下腺, 舌下腺)と下唾液核(耳下腺)がある), ＝nucleus salivatorius [L].

salivolithiasis [sælivouliθaíəsis] 唾石症, ＝ptyalolithiasis.

Salkowski test サルコフスキー試験(①コレステロール検出法. ②インドール検出法. ③ブドウ糖検出法(Trommer 法の変法)).

Salk vaccine ソークワクチン(非経口ポリオ不活化ワクチン. 経口ポリオ生ワクチンが使用されるようになった).

Salmonella [sælmənélə] サルモネラ属(腸内細菌科の一属で, 通性嫌気性のグラム陰性桿菌. 本属の菌種は1菌種 *S. enterica* のみに統一され, 6亜種とさらに多くの血清型に分けられる. 亜種 *enterica* にはヒトへの病原性を示す多数の血清型が含まれる).

salmonella food poisoning サルモネラ食中毒.

***Salmonella* pathogenicity island (SPI)** (サルモネラ属細菌のゲノム上で, 病原性を規定するタンパクをコードしている部分).

***Salmonella–Shigella* agar (SS agar)** サルモネラ・シゲラ寒天培地(SS寒天と略称するサルモネラ, 赤痢菌の分離に用いる培地).

salmonellosis [sælmənelóusis] サルモネラ症(サルモネラ属細菌による感染症).

salpingectomy [sælpinʤéktəmi] 卵管摘出〔術〕.

salpingemphraxis [sælpinʤəmfrǽksis] 卵管閉塞症.

salpingian [sælpínʤiən] 耳管の, 卵管の.

salpingion [sælpínʤiən] 耳管点(錐状骨下面の頂点).

salpingitis [sælpinʤáitis] ①耳管炎, ②卵管炎(輸卵管炎) 形 salpingitic.

salping(o)– [sælpiŋ(ou), –g(ə)] (耳管または卵管との関係を表す接頭語).

salpingocatheterism [sælpiŋgəkǽθətərizəm] 耳管通気法, ＝tympanic inflation, tympanic insufflation.

salpingocele [sælpíŋgəsi:l] 卵管ヘルニア.

salpingocyesis [sælpiŋgousaií:sis] 卵管妊娠, ＝tu bal pregnancy.

salpingography [sælpiŋgágrəfi] 卵管造影〔法〕.

salpingolysis [sælpiŋgálisis] 卵管剥離術.

salpingomalleus [sælpiŋgəmǽliəs] 鼓膜張筋.

salpingo–oophorectomy [sælpiŋgououafəréktəmi] 卵管卵巣摘出〔術〕.

salpingo–oophoritis [sælpiŋgououafəráitis] 卵管卵巣炎, ＝salpingo–ovaritis.

salpingo–oophorocele [sælpiŋgououáfərəsi:l] 卵管卵巣ヘルニア.

salpingopalatine [sælpiŋgəpǽləti:n] 耳管口蓋の.

salpingopharyngeal [sælpiŋgoufəríndʒiəl] 耳管咽頭の.

salpingoplasty [sælpíŋgəplæsti] 卵管形成〔術〕.

salpingorrhaphy [sælpiŋgɔ́:rəfi] 卵管縫合〔術〕.

salpingosalpingostomy [sælpiŋgousælpiŋgátəmi] 卵管吻合術.

salpingoscope [sælpíŋgəskoup] 鼻咽頭鏡, 耳管鏡, 卵管鏡.

salpingoscopy [sælpiŋgáskəpi] 耳管鏡検査法, 卵管鏡検査法.

salpingostaphyline [sælpiŋgoustǽfili:n] 耳管口蓋垂の.

salpingostaphylinus [sælpiŋgoustæfiláinəs] 口蓋張筋.

salpingostomatomy [sælpiŋgoustoumǽtəmi] 卵管開口術(卵管の一部を切除して, 開口部をつくる手術).

salpingostomatoplasty [sælpiŋgoustoumǽtəplæsti] 卵管口形成〔術〕, ＝salpingostomatomy.

salpingostomy [sælpiŋgástəmi] 卵管開口術.

salpingotomy [sælpiŋgátəmi] 卵管切開〔術〕.

salpingoureterostomy [sælpiŋgouju:ritərástəmi] 卵管尿管吻合術.

salpinx [sǽlpiŋks] 卵管, 耳管 形 salpingian.

s–ALT serum alanine aminotransferase (血清アラニンアミノ基転移酵素).

salt [sɔ́:lt] 塩, 食塩, 塩類 形 salty.

salt agglutination 塩〔類〕凝集(ある種の塩濃度で生じる凝集).

saltation [sæltéiʃən] 跳躍, 舞踏.

saltatory [sǽltətɔ:ri] 跳躍の.

saltatory chorea 跳躍性舞踏病.

saltatory spasm 跳躍攣縮(静止時反射攣縮ともいう. 起立しようとしたときに

S

下肢に生じる間代性痙攣．極めてまれで，はねたり跳んだりする動作を起こすことから名付けられた）．

salt depletion syndrome 食塩欠乏症候群（うっ血性心不全や高血圧治療のための塩分制限による症候群，衰弱，嗜眠傾向，筋痙攣，腎不全をきたし，死に至ることもある．低塩症候群），＝low salt syndrome.

salt loading 食塩負荷．

salt-losing nephritis 塩類消失性腎炎（腎尿細管の障害に基づく腎炎で，嚢胞形成と慢性腎盂炎を伴い，水分と塩類は過度に排泄され，窒素の保留と酸性症が起こる）．

salve [sǽlv, sɑ́:lv] 軟膏，ろう（蝋）膏，＝ointment.

salve face 膏顔（パーキンソン症状の一つ），＝oily face.

SAM ① surface active material（表面活性物質），② systolic anterior motion（収縮期前方運動）．

s-Am serum ammonium（血清アンモニウム）．

samarium (Sm) [səméəriəm] サマリウム（希土類元素で，原子番号 62，原子量 150.36，質量数 144，147～150，152，154）．

sample [sǽmpl] 資料，試料，見本，標本．

sampling [sǽmpliŋ] 試料採取，試料抜き取り，試料抽出．

sampling study 抽出〔標本〕調査，標本調査，部分調査．

sanatorium [sænətɔ́:riəm] サナトリウム，療養所．

sanatorium type sickbed 療養型病床群（病状は安定しているが，長期に療養を要する場合の病床）．

sand tumor 砂腫（細胞の壊死に伴い，そこに石灰沈着が起こる病変．異栄養石灰化），＝psammoma, psammoma body.

sandwich radioimmunoassay サンドイッチ法（測定する抗原を固相上にトラップし，放射性同位体で標識した抗体を反応させる．2 分子以上の抗体が結合するところから 2 点結合法，あるいは抗原を抗体によりはさみ込むのでサンドイッチ法と呼ばれる）．

Sanfilippo syndrome サンフィリッポ症候群（ムコ多糖症Ⅲ型で，10 歳迄に進行性の重度の知能障害，運動障害を呈する．10 代半ばで致死的経過をとる），＝mucopolysaccharidosis type Ⅲ.

Sanger-Brown ataxia サンガー・ブラウン運動失調症（遺伝性脊髄小脳運動失調）．

Sanger method サンガー法（① タンパク質の N 末端決定法 dinitrophenyl (DNP) method．② DNA の塩基配列決定法 chain terminater method, dideoxy chain termination method）．

sanguineous [sæŋgwíniəs] ① 血液〔性〕の，② 血液過多の．

sanguinous temperament 多血質．

sanguis [sǽŋgwis] 血〔液〕 (sangui- 血の意)，＝blood.

sanguivorous [sæŋgwívərəs] 吸血の（カ〔蚊〕についていう）．

sanies [séinii:z] 希薄腐敗膿，敗血漿．

sanitary [sǽnitəri] 衛生の，健康の．

sanitation [sænitéiʃən] 衛生，衛生設備．

sanitization [sænitizéiʃən] 衛生化（滅菌と区別するために用いる消毒法）動 sanitize.

sanity [sǽniti] 正気，健全．

San Joaquin fever サンウォーキン熱（*Coccidioides immitis* による真菌症），＝coccidioidomycosis.

sans (s̄) [L] …なしで，＝without.

Santavuori-Haltia disease サンタブオリ・ハルティア病，＝Haltia-Santavuori disease.

santonin [sǽntənin] サントニン（サントニン酸の分子内水素化物で，白色結晶質の駆虫薬），＝santoninum.

Santorini canal サントリニ管（副膵管），＝ductus pancreaticus accessorius.

Santorini cartilage サントリニ軟骨（小角軟骨のこと），＝corniculata.

Sao_2 arterial oxygen saturation（動脈血酸素飽和度）．

São Paulo typhus サンパウロチフス（リケッチア症の一つ），＝Tobia fever.

saphena [səfí:nə] 伏在静脈（下肢の皮静脈）．

saphenectomy [səfi:néktəmi] 伏在静脈切除術．

saphenous [səfí:nəs] 伏在の．

saphenous nerve 伏在神経（大腿神経の枝），＝nervus saphenus [L].

saphenous opening 伏在裂孔（鼠径部にある大腿筋膜を欠く部位，大伏在静脈が通る），＝hiatus saphenus [L].

sapogenin [sæpɑ́ʤənin] サポゲニン（サポニンの分解により生ずる非糖質），＝sapogenol.

saponification number けん化価（脂肪 1 g をけん化するのに必要な KOH のミリグラム数），＝saponification value.

saponin [sǽpənin] サポニン（サボンソウ *Saponaria* またシャボン樹 *Quillaja* など広く植物界に分布する一群の配糖体）．

Sapovirus [sǽpəvaiərəs] サポウイルス属（カリシウイルス科の旧サッポロ様ウイルス属で，サッポロウイルスを含む）．

Sapporo-like viruses サッポロ様ウイルス属（旧称．現在では *Sapovirus* と呼ばれる）．

Sapporo virus サッポロウイルス（カリシウイルス科のウイルスで，胃腸炎の原因となる）．

S

sapr(o)– [sæpr(ou), –r(ə)] (腐敗または非病原菌との関係を表す接頭語).
saprobia [səpróubiə] 汚水生物(腐敗した物質を含んだ水中に生活する生物. 清水生物 catharobia に対する名称).
saprobic [səpróubik] 腐生性の.
saprodontia [sæprədánʃiə] う(齲)歯, = dental caries.
saprogen [sǽprəʤən] 腐敗菌.
saprogenic [sæprəʤénik] 腐敗性の, = saprogenous.
saprophyte [sǽprəfait] ① 腐生菌(非病原菌で死物に寄生する), ② 腐生植物.
SAR seasonal allergic rhinitis (季節性アレルギー性鼻炎).
sarcina [sá:sinə] 八連球菌, サルシナ.
sarcoblast [sá:kəblæst] 筋芽細胞.
sarcocarcinoma [sɑ:koukɑ:sinóumə] 癌肉腫(肉腫と癌腫の合併したもの).
sarcocele [sá:kəsi:l] 精巣腫瘤.
sarcoenchondroma [sɑ:kouenkəndróuma] 肉腫軟骨腫.
sarcohydrocele [sɑ:kouháidrəsi:l] 精巣水瘤.
sarcoid [sá:kɔid] 類肉腫(外観は肉腫に似た良性皮膚腫瘤で, 類狼瘡とも呼ばれ, 結核に起因するとの考え方が多い), = lupoid.
sarcoidosis [sɑ:kɔidóusis] サルコイドーシス, 類肉腫症(原因不明の類肉腫性病変, ときには真性結節が, リンパ節, 皮膚, 肺, 骨, 唾液腺, 涙腺, 毛様体, 心, 肝, 精巣, 下垂体などの構造に発現し, 虹彩毛様体炎, ぶどう膜炎, 耳下腺炎などの症状が起こる), = Boeck sarcoid, Besnier–Boeck disease, Besnier–Boeck–Schaumann disease.
sarcolemma [sɑ:kəlémə] 筋鞘(筋線維の細胞膜) 形 sarcolemmic, sarcolemmous.
sarcology [sɑ:káləʤi] ① 筋〔肉〕学(軟組織を研究する解剖学の一部門), = myology, ② 軟組織学(硬組織学と対立していう).
sarcolysis [sɑ:kálisis] 軟部組織分解 形 sarcolytic.
sarcoma (SA) [sɑ:kóumə] 肉腫(非上皮性の悪性腫瘍) 形 sarcomatous.
sarcomagenesis [sɑ:kouməʤénisis] 肉腫発生 形 sarcomagenic.
sarcomatoid [sɑ:kóumətɔid] 類肉腫.
sarcomatosis [sɑ:koumətóusis] 肉腫症.
sarcomere [sá:kəmiər] 筋節(横紋筋における筋原線維の1単位で, Z線(帯)からZ線(帯)まで).
sarcoplasm [sá:kəplæzəm] 筋形質, 筋漿(筋細胞の物質で, 線維以外のもの) 形 sarcoplasmic.
sarcoplasmic reticulum 筋小胞体(滑面小胞体, カルシウムイオンを貯蔵し筋収縮に関係).
sarcoplast [sá:kəplæst] 筋芽細胞, = sarcoblast, myoblast.
sarcopoietic [sɑ:koupɔiétik] 筋形成の.
sarcoptidosis [sɑ:kɑptidóusis] 疥癬.
sarcosis [sɑ:kóusis] サルコーシス, ぜい(贅)肉症, 筋肉増殖.
sarcosome [sá:kəsoum] 筋粒体(筋原線維中のミトコンドリアに対して用いられたが, 現在は myomitochondrion と同義に用いられる).
sarcostosis [sɑ:kɑstóusis] 筋肉骨化〔症〕.
sarcostyle [sá:kəstil] 筋線維束.
sarcotic [sɑ:kátik] 筋肉発達の.
sarcotripsy [sɑ:kətrípsi] 砕筋術(筋肉の止血術).
sarcotubules [sɑ:koutjú:bjulz] 筋細管〔系〕.
sarcous [sá:kəs] 肉の, 筋の.
sarin [sá:rin, zɑ:rí:n] [G] サリン(強力な非可逆性のコリンエステラーゼ阻害薬で, 毒性の強力な神経毒ガス), = isopropyl methylphosphonofluoridate.
SARS severe acute respiratory syndrome (重症急性呼吸器症候群, サーズ).
SARS–CoV *Severe acute respiratory syndrome coronavirus* (SARS(サーズ)コロナウイルス).
sartorius [sɑ:tɔ́:riəs] 縫工筋(大腿の筋の一つ), = musculus sartorius [L].
SAS ① subarachnoid space (クモ膜下腔), ② sleep apnea syndrome (睡眠時無呼吸症候群).
s–AST serum aspartate aminotransferase (血清アスパラギン酸アミノ基転移酵素).
satellite [sǽtilait] ① 付随体, ② 衛線, ③ 衛星.
satellite cell 外套細胞, 衛星細胞(神経節細胞の周囲, 骨格筋線維に付随して認められる).
satellitosis [sætilaitóusis] 随伴増殖(① 進行性麻痺またはほかの神経変性病において神経節細胞に付随して多数のグリア細胞などが増殖すること. ② 衛星病変の意で, 原発巣周辺の小病変をいう).
satiety center 満腹中枢(視床下節にある).
saturated (sat) [sǽtjureitid] 飽和した.
saturated fatty acid (SFA) 飽和脂肪酸(炭化水素部分に二重結合をもたない).
saturated solution (SS) 飽和液.
saturation [sætjuréiʃən] ① 飽和〔度〕, ② 沸騰水.
saturation index (SI) 飽和指数(色素指数と容積指数との比で, 赤血球のヘモグロビン飽和状態を表す).
saturation of color 色の飽和度(白色を最も少なく含有する色. 写真, 印刷等で三原色を十分重層すると黒色になり, 白色が少なくなる).
Saturday night palsy サタデーナイ

S

ト麻痺，土曜日夜麻痺(肘掛け椅子などでのくつろぎによる橈骨神経麻痺).
saturnine [sǽtə:nain] ①鉛性の，鉛毒性の，②憂うつ性の.
saturnine gout 鉛毒性痛風.
saturnine retinitis 鉛毒性網膜炎.
saturnism [sǽtə:nizəm] 慢性鉛〔中毒〕症，＝saturnismus, plumbism.
satyriasis [sætiráiəsis] 男子色情症，＝leontiasis.
saucerization [sɔ:səraizéiʃən] 杯形成(骨髄炎などの手術において患部の骨を小皿の形に削っておくこと) 動 saucerize.
sausage poisoning 腸詰(ソーセージ)中毒(主にボツリヌス毒素による中毒).
sawed crutch 短松葉杖，半松葉杖.
saxitoxin [sæksitáksin] サキシトキシン(貝類にみられる神経毒).
Sayre jacket セイアージャケット(脊椎の疾患に用いるギプスジャケット).
SB spontaneous breathing (自発呼吸，自然呼吸).
Sb antimony (アンチモンの元素記号).
SBE subacute bacterial endocarditis (亜急性細菌性心内膜炎).
SBF splanchnic blood flow (内臓血流).
SBOs specific behavioral objectives (特定行動目標).
SBP systolic blood pressure (収縮期血圧).
SBPC sulbenicillin (スルベニシリン).
SBS ①shaken baby syndrome (揺さぶられっ子症候群)，②sinobronchial syndrome (副鼻腔気管支症候群)，③sick building syndrome (シックビル症候群).
SBT sulbactam (スルバクタム).
SBTPC sultamicillin (スルタミシリン).
SC spinal cord (脊髄).
Sc scandium (スカンジウムの元素記号).
SCA ①subclavian artery (鎖骨下動脈)，②sickle cell anemia (鎌状赤血球貧血).
scab [skǽb] ①痂皮，＝crust, eschar，②ヒツジのダニ病.
scabicide [skǽbisaid] 抗疥癬薬.
scabies [skéibi:z] 疥癬(かいせん．疥癬虫 *Sarcoptes scabiei* による皮膚病)，＝itch.
scabies burrow 疥癬トンネル.
scabies crustosa 痂皮性疥癬(鱗状の角質増殖を呈する疥癬)，＝Boeck scabies, Norwegian scabies.
scabies sicca 乾癬，＝psoriasis.
scala [skéilə] 階(音または目盛について用いる).
scala tympani 鼓室階(蝸牛の蝸牛窓に続く側，前庭窓に続く側を前庭階といい，ともに外リンパが流れている)，＝scala tympani [L].
scala vestibuli 前庭階(蝸牛の前庭窓に続く側，蝸牛窓に続く側を鼓室階といい，ともに外リンパが流れている)，＝scala vestibuli [L].
scald [skɔ́:ld] 熱傷(やけど).
scalding [skɔ́:ldiŋ] ①熱傷，②排尿痛.
scale [skéil] ①目盛，尺度(程度または種類を分類するための)，②鱗屑(りんせつ．皮膚の角層が小さく剥がれたもの．魚のウロコ状を呈する)，＝squama.
scalene [skéili:n] 斜角筋の.
scalenus [skeilí:nəs] 斜角筋(頸部の筋で，前・中・後斜角筋がある)，＝musculi scalenii [L].
scalenus anterior muscle 前斜角筋(頸部の筋の一つ)，＝musculus scalenus anterior [L].
scalenus anticus syndrome 前斜角筋症候群(胸郭出口症候群の一種)，＝thoracic outlet syndrome.
scalenus medius 中斜角筋(頸部にある3つの斜角筋の1つ)，＝musculus scalenus medius [L].
scalenus posterior 後斜角筋(頸部の筋，3つの斜角筋のうち最も後方にある)，＝musculus scalenus posterior [L].
scall [skɔ́:l] ①結痂，頭瘡，②動物の黄癬.
scalp [skǽlp] 頭皮(毛髪の生えた頭の外皮).
scalpel [skǽlpəl] メス，小刀.
scalp hair 頭髪.
scalping [skǽlpiŋ] 頭皮剥離.
scalprum [skǽlprəm] 骨膜剥離子，＝raspatory.
scaly [skéili] 落屑状の，鱗屑のある，鱗片の.
scan [skǽn] スキャン，走査〔する〕.
scanner [skǽnər] スキャナ(スキャンを行うための装置).
scanning electron microscope (SEM) 走査型電子顕微鏡.
scanning electron microscope for secondary electron (SEM) 走査二次電子型電子顕微鏡.
scan(ning) mode 走査様式.
scanning transmission electron microscope (STEM) 走査透過型電子顕微鏡.
scanning tunneling microscope (STM) 走査型トンネル顕微鏡.
scanography [skænágrəfi] 断続X線撮影法，走査X線撮影法.
scaphocephalia [skæfousifǽliə] 舟状頭〔蓋〕症.
scaphocephalism [skæfəséfəlizəm] 舟状頭〔蓋〕体，＝scaphocephaly.
scaphocephaly [skæfəséfəli] 舟状頭蓋(舟状頭蓋奇形)，＝scaphocephalism, scaphocephalus, dolichocephaly 形 scaphocephalic, scaphocephalous.
scaphohydrocephalus [skæfouhaidrəséfələs] ＝scaphohydrocephaly.
scaphohydrocephaly [skæfouhaidrəséf-

əli〕 舟状水頭〔症〕.
scaphoid [skǽfɔid] 舟状の.
scaphoid abdomen 舟形腹.
scaphoid bone 舟状骨(手首にある8つの手根骨の1つで最も大きい), ＝os scaphoideum [L].
scaphoiditis [skæfoidáitis] 舟状骨炎.
scapula [skǽpjulə] 肩甲骨(鎖骨とともに上肢帯の骨), ＝scapula [L]
形 scapular.
scapulalgia [skæpjulǽlʤiə] 肩甲骨痛.
scapular circumflex vein 肩甲回旋静脈, ＝circumflex scapular vein, vena circumflexa scapulae [L].
scapulary [skǽpjuləri] 肩甲包帯(ズボン吊りのような形をした包帯).
scapulectomy [skæpjuléktəmi] 肩甲骨切除術.
scapulohumeral muscular dystrophy 肩甲上腕骨筋ジストロフィー, ＝limb-girdle muscular dystrophy.
scapulohumeral periarthritis (SHP) 透析肩関節症.
scapulohumeral reflex 肩甲上腕反射(肩甲骨の脊椎縁を打つと肩帯および上腕の筋肉が攣縮する反応).
scapuloperiosteal reflex 肩甲骨膜反射, ＝scapulohumoral reflex.
scapulopexy [skǽpjuləpeksi] 肩甲骨固定術.
scar [skáːr] 瘢痕(はんこん), ＝cicatrix.
scar contracture 瘢痕拘縮(皮膚に瘢痕組織が形成されて, 収縮性拘縮 shortened contructure を起こした状態をいう).
Scardino vertical flap pyeloplasty スカルディノ縦軸間置腎盂形成〔術〕, ＝Culp(-Scardino) pyeloplasty.
scarf skin 表皮, ＝cuticle, epidermis.
scarification [skærifikéiʃən] 乱切法(切皮法) 動 scarify.
scarificator [skǽrifikeitər] 乱切器.
scarlatina [skɑːlətíːnə] 猩紅熱(A群溶連菌による感染症), ＝scarlet fever
形 scarlatinal, scarlatinous.
scarlatinal [skɑːlǽtinəl] 猩紅熱〔性〕の.
scarlatinella [skɑːlətinélə] 猩紅熱様風疹(第四病), ＝Dukes-Filatow disease, reubeola scarlatinosa, fourth disease.
scarlatiniform [skɑːlətínifɔːm] 猩紅熱状(様)の.
scarlatinoid [skɑːlǽtinɔid] 猩紅熱様の.
scarlet fever 猩紅熱(しょうこうねつ. A群溶血性レンサ球菌 *Streptococcus pyogenes* による感染で小児に好発する急性咽頭扁桃腺炎に引き続き, びまん性融合性の鮮紅色の発疹が出現し, 口囲蒼白, イチゴ舌を伴い, 数日後落屑が出現し, 皮疹は消退する), ＝scarlatina.
scarlet fever streptococcus antitoxin 猩紅熱レンサ球菌抗毒素(猩紅熱レンサ球菌で免疫した動物の血漿からつくった抗毒素で, 治療, 受動免疫および猩紅熱性発疹の判定に用いる), ＝antitoxinum scarlatinae streptococcicum, scarlet fever antitoxin, antiscarlet fever globulins.
scarlet fever streptococcus toxin 猩紅熱レンサ球菌毒素(溶血性レンサ球菌の培養により得られる水溶性毒素).
Scarpa fascia スカルパ筋膜(プーパル靱帯をおおう腹部の浅在筋膜).
Scarpa fluid スカルパ液(内リンパのこと, 内耳の蝸牛管内などにあるリンパ).
Scarpa ganglion スカルパ神経節(前庭神経節), ＝vestibular ganglion.
Scarpa triangle スカルパの三角(大腿三角), ＝femoral triangle.
SCAT sheep red cell agglutination test (ヒツジ赤血球凝集反応).
scatacratia [skætəréiʃiə] 〔大〕便失禁, ＝incontinentia alvi, scoracratia.
Scatchard plot スキャッチャードプロット(結合タンパク質と結合子の結合の強さや結合部位の数についての情報を与える実験プロット).
scatemia [skætíːmiə] 腸性中毒症, 宿便中毒, ＝scoretemia.
scat(o)- [skæt(ou), -t(ə)] (屎, 糞との関係を表す接頭語).
scatoma [skətóumə] 糞腫, 糞塊瘤.
scatophagy [skətáfəʤi] 食糞〔症〕, ＝coprophagia 形 scatophagous.
scatophilia [skætəfíliə] 糞親性, 好屎症.
scatoscopy [skətáskəpi] 糞便検査法.
scattering [skǽtəriŋ] 散乱.
scavenger [skǽvənʤər] ①清掃動物, ②食細胞, ③スカベンジャー(遊離基捕捉剤).
scavenger cell 清掃細胞(スカベンジャー細胞ともいいマクロファージのこと), ＝compound granule cell.
SCC squamous cell carcinoma (扁平上皮癌).
SCD ①sudden cardiac death (突然心臓死), ②spinocerebellar degeneration (脊髄小脳変性症), ③sickle cell disease (鎌状赤血球症), ④systemic contact dermatitis (全身性接触皮膚炎).
SCDC subacute combined degeneration of spinal cord (亜急性連合性脊髄変性〔症〕).
SCE sister chromatid exchanges (姉妹染色分体交換).
scelotyrbe [seloutə́ːbi] 痙性脚麻痺(下肢の痙性麻痺).
SCF stem cell factor (幹細胞〔刺激〕因子).
Schacher ganglion シャッヘル神経節(毛様体神経節), ＝ciliary ganglion.
Schanz syndrome シャンツ症候群(立体から腹臥位になると腰痛, 疲労が出現

S

する症候群．腰椎関節リウマチ，炎症が原因と考えられている．脊椎不全症候群），＝spinal insufficiency syndrome.

Schaumann disease シャウマン病，＝sarcoidosis, Besnier Boeck-Schaumann disease.

Scheibe deafness シャイベ型難聴．

schematograph [ski:mǽtəgræf] 視野輪郭測定器．

Schick reaction シック反応（ジフテリアに対する免疫の有無をみる試験．ジフテリア毒素をヒトの前腕屈側に皮内注射し，4日後にかけて発赤硬結が生じる反応である）．

Schick test シックテスト（ジフテリアに対する免疫能の有無をみる検査）．

Schiff base シッフ塩基（アゾメチン），＝azomethine.

Schiff reaction シッフ反応（遊離アルデヒドの呈色反応の一つ．試薬をアルデヒド-CHO基をもつ化合物に作用させると紅紫色を発する）．

Schiff reagent シッフ試薬（多糖類，DNA，タンパクの検出に用いる）．

Schiller test シラー試験（子宮頸部にルゴール液を塗布して，円柱上皮や癌細胞を検出する方法）．

Schilling test シリングテスト（ビタミンB_{12}吸収試験）．

schindylesis [skindilí:sis] 挾合（篩骨垂直板と鋤骨との間にみられる不動結合）．

Schirmer test シルマー試験（乾性角膜結膜炎の診断に用いる涙液分泌の検査法．濾紙小片の一端を下眼瞼内の結膜囊内に，他端を外部から観察すると，15分後涙の分泌がみられない）．

schisto- [skistou, ʃis-, -stə] ＝schizo-.

schistocephalus [skistəséfələs] 裂頭奇形体（頭蓋が部位を問わず破裂した状態をGurltが総称した語）．

schistocormia [skistoukɔ́:miə] 躯幹分裂奇形．

schistocystis [skistəsístis] 膀胱裂（膀胱外反症または膀胱転位を含む）．

schistocyte [skístəsait] 分裂赤血球（赤血球が分割されて極度に小さくなり，しかも血色素（ヘモグロビン）を含有するものに対してEhrlichが用いた語）．

schistoglossia [skistouglɑ́siə] 舌裂，＝cleft tongue.

schistomelia [skistoumí:liə] 四肢裂．

schistomelus [skistɑ́miləs] 肢裂奇形．

schistoprosopia [skistouprousóupiə] 顔面裂．

schistoprosopus [skistəprɑ́səpəs] 顔面裂奇形体．

schistor(r)achis [skistɔ́:rəkis] 脊椎裂．

schistosis [skistóusis] 石工塵肺症（石板工にみられる塵肺症で，珪肺症の一型），＝chalicosis, silicosis.

Schistosoma [skistousóumə, ʃist-] 住血吸虫属（雌雄異体で細長く，線虫様であり，雌は雄より細長く，雄の腹側を縦走する抱雌管内に抱かれる．発育史にレジアの時期がない．哺乳類の血管内に寄生する），＝blood flukes.

schistosome [skístəsoum] 住血吸虫．

schistosternia [skistoustə́:niə] 胸骨裂．

schistothorax [skistouθɔ́:ræks] 胸裂．

schistotrachelus [skistoutrəkí:ləs] 頸椎裂，＝tracheloschisis.

schizamnion [skizǽmniən] 裂隙羊膜．

schizaxon [skizǽksən] 分岐軸索．

schizencephaly [skizənséfəli] 脳裂（脳の異常な分割を伴う脳空洞体）．

schiz(o)- [skits(ou), -ts(ə), -z(ou), -z(ə)] （分裂の意味を表す接頭語）．

schizoaffective psychosis 分裂情動精神病（急性に統合失調症の病像をもって発症し，比較的すみやかに寛解に至る予後良好な一群）．

schizobulia [skizoubjú:riə] 人格分裂，思考分裂．

schizocarpium [skizoukɑ́:piəm] 分果．

schizocephalia [skizousifǽliə] 裂頭奇形．

schizocyte [skízəsait] 分裂赤血球，＝schistocyte.

schizogenesis [skizəʤénisis] 離生（分裂による生殖），＝fissiparity, scissiparity 形 schizogenous.

schizogony [skizɑ́gəmi] 多数分裂，増員生殖，複分裂増員（核が多分裂により一時に多数の娘核になり，続いて細胞質を伴って一時に多数の個体に分かれる無性生殖法）形 schizogonic.

schizogyria [skizouʤáiriə] 脳回裂（脳回に楔状間隙を生じた状態）．

schizoid [skízɔid, -tsɔid] 分裂病質（①統合失調症の病前性格．②統合失調症類似の意味）．

schizoidism [skízɔidizəm] 統合失調症状態，＝schizoidia.

schizomycete [skizoumaisí:t] 分裂菌（いわゆる細菌のこと）形 schizomycetic.

schizont [skízɑnt] 分裂〔小〕体，繁殖体（多数分裂schizogonyを営んでいる栄養体）．

schizonticide [skizɑ́ntəsaid] 殺繁殖体剤．

schizophrenia [skizoufrí:niə] 統合失調症，精神分裂病（精神分裂病の名称は社会的偏見があるとの意見から，2002年に統合失調症と改められた）形 schizophrenic.

schizophreniac [skizoufrí:niæk] 統合失調症患者．

schizophrenia family history (SFH) 統合失調症家族歴．

schizophrenia tarda 晩発性統合失調症．

schizophrenic language 分裂言語

S

〔症〕，滅裂言語．

schizophrenic reaction 統合失調症性反応．

schizophrenic thinking 分裂性思考(統合失調症の特徴的な思考障害)．

schizophrenoid [skizoufríːnɔid] 統合失調症様の．

schizophrenosis [skizoufriːnóusis] 統合失調性精神状態．

schizoprosopia [skizouprousóupiə] 顔面裂．

schizosis [skizóusis] 自閉症，= autism．

schizothymia [skizouθáimiə] 分裂気質．

Schlemm canal シュレム管(強膜と角膜との接合部にある間隙で，眼前房から房水を排除する)．

Schmidt–Lanterman incisure シュミット・ランターマン切痕(神経線維に対し斜走する切痕)．

Schmidt syndrome シュミット症候群(疑核，副核の病変によって起こる)．

Schmorl jaundice シュモール黄疸，= nuclear jaundice．

Schoemaker line シェーメイカー線(大転子と上前腸骨棘とを連結する線)．

Schönlein–Henoch purpura シェーンライン・ヘノッホ紫斑病(血管性紫斑病の一型で，アレルギー性またはアナフィラキシー性紫斑病とも呼ばれ，関節症状と胃腸症状を合併したもの)．

Schönlein–Henoch syndrome シェーンライン・ヘノッホ症候群，= Henoch–Schönlein purpura．

school non–attendance 不登校(心理的要因により長期欠席に至ったものの総称．医学的名称ではなく各国でも異なる)，= school absenteeism．

school nurse teacher 養護教諭．

school phobia 学校恐怖(現在では不登校)．

school refusal 登校拒否，= school non–attendance．

Schüller ducts シュラー管(尿道傍管)，= paraurethral ducts．

Schüller phenomenon シュラー現象(機能性片麻痺と器質性片麻痺の歩行時に現れる現象．機能性片麻痺では健側へ偏倚，器質性片麻痺では患側の方へ偏倚する)．

Schultz–Charlton reaction シュルツ・シャールトン反応(猩紅熱における皮膚試験)，= Schultz–Charlton test, Schultz–Charlton phenomenon．

Schultz–Dale test シュルツ・デール試験(感作されたモルモットの小腸または子宮腟粘膜が感作に用いた抗原を含む液中に浸漬されて縮小する現象)．

Schultze fold シュルツェヒダ(臍帯の胎盤付着部から臍小胞の残遺へ伸びている羊膜の鎌状ヒダ)，= amnionic fold．

Schwann cell シュワン細胞(末梢神経の髄鞘をつくる細胞でグリア細胞の一種)．

schwannitis [ʃwɑːnáitis] 神経線維鞘炎，= schwannosis．

schwannoma [ʃwɑːnóumə] 神経鞘腫(末梢神経のシュワン細胞から発生する腫瘍)，= neurinoma, neurilemmoma．

schwannosis [ʃwɑːnóusis] シュワン鞘炎(間質性肥厚性神経炎で，シュワン鞘の肥厚を起こす)，= schwannitis．

Schwann sheath シュワン鞘(神経線維鞘，髄鞘)，= neurilemma．

SCI ①spinal cord injury (脊髄損傷)，②Science Citation Index (科学引用索引)．

sciatic [saiǽtik] ①坐骨の(坐骨 ischium に関係のある)，②坐骨神経の．

sciatica [saiǽtikə] 坐骨神経痛，= neuralgia sciatica．

sciatic hernia 坐骨ヘルニア，= ischiatic hernia．

sciatic nerve 坐骨神経(仙骨神経叢の枝の一つで大腿の後面の筋，下腿と足の筋，皮膚に分布)，= nervus ischiadicus [L]．

sciatic neuralgia 坐骨神経痛，= sciatica．

sciatic neuritis 坐骨神経炎，= sciatica．

SCID severe combined immunodeficiency (重症複合免疫不全症)．

science [sáiəns] 科学 形 scientific．

Science Citation Index (SCI) 科学引用索引．

scientific name 学名．

scieropia [saiəróupiə] 影視症(物体が陰影のように見える視力異常)．

scintiangiography [sintiænʤiάgrəfi] シンチ血管造影(撮影)〔法〕(RI 血管造影(撮像)法，血管シンチグラフィ)．

scinticamera [sintikǽmərə] シンチカメラ，= scintillation camera, gamma camera．

scintigram [síntigræm] 閃光走査法，シンチグラム(シンチスキャナを用いて放射性物質の存在，分布を記録した図)，= scintiscan．

scintigraphy [sintígrəfi] シンチグラフィ，シンチ造影法(体内に投与された放射性核種の分布をガンマカメラによって二次元画像として表示する方法)，= scintiphotography．

scintillating scotoma 閃輝暗点，閃光暗点(自覚的に生ずる一過性閃輝性のもので，脳中枢における血管神経症により現れると思われる)，= flittering scotoma, scotoma scintillans．

scintillation [sintiléiʃən] 閃輝，シンチレーション，塵閃光(一般には光点の強く輝くことをいう．放射線がある種の物質

S

（シンチレータと呼ぶ）に吸収されるときに発する光）.

scintillation counter シンチレーション計数器（放射線が NaI（Tl）のような特殊な物質に入射し吸収されるときに発する閃光によって計数する器械）.

scintillator [síntileitər] シンチレータ，閃光発生体（放射線が物質に当たるとエネルギーを原子に与え軌道電子を励起し，その励起された電子が基底状態に戻るときエネルギー差を光（蛍光）として放出する．その際の発光物質をいう）.

scintimetry [sintímitri] シンチメトリ〔ー〕，シンチ測定〔法〕.

scintiphotograph [sintifóutəgræf] シンチフォトグラフ（シンチフォトグラフィによって得られた放射性核種の分布を示す写真像），= scintiscan.

scintiphotography [sintifətágrəfi] シンチフォトグラフィ（体内に投与された放射性核種の分布をガンマカメラを用いて写真記録する方法），= scintigraphy.

scintiscan [síntiskæn] シンチスキャン（シンチスキャナによって得られた放射性核種の分布を表示した二次元画像），= gammagram, scintigram.

scintiscanner [síntiskænər] シンチスキャナ（scintillation counter の走査によりシンチグラムを得るための装置）.

sciopody [skaiápədi] 小児巨足症.

scirrh(o)– [skirou, sirou, –rə] （硬性または硬癌の意味を表す接頭語）.

scirrhoid [skírɔid, si–] 硬癌様の.

scirrhoma [skiróumə, si–] 硬癌，= scirrhus.

scirrhosity [skirásiti, si–] 硬癌性（癌の性状についていう）.

scirrhous carcinoma 硬性癌.

scirrhus [skírəs, sí–] 硬癌，= scirrhoma 形 scirrhous.

S

scissors gait はさみ状歩行（脚を交差し，足が床に粘着したような歩幅が短い歩行で，痙性両麻痺にみられる）.

scissura [sísjurə] 裂，断裂，溝.

SCL soft contact lens（ソフトコンタクトレンズ）.

sclera [sklíərə] 強膜，= sclera [L] 形 scleral.

scleradenitis [skliərædináitis] 硬性腺炎.

scleral [sklíərəl] 強膜の.

scleral venous sinus 強膜静脈洞（シュレム管），= sinus venosus sclerae [L].

scleratogenous [skliərətáʤənəs] 強膜原性の，= sclerogenous.

sclerectasia [skliərəktéiziə] 強膜拡張，= sclerectasis.

sclerectome [skliəréktoum] 強膜切開刀.

sclerectomy [skliəréktəmi] ① 強膜切除術，② 硬化鼓膜切除術，= sclerotomia.

scleredema [skliəridí:mə] 浮腫性強皮症，= sclerema cedematosum.

sclerema [skliərí:mə] 強皮症，〔皮膚〕硬化症，= scleremia, scleremus.

sclerencephaly [skliərənséfəli] 脳硬化症，= sclerencephalia.

sclerenchyma [skliəréŋkimə] 硬膜組織，厚壁組織（木材の柔軟部に硬さを与える組織） 形 sclerenchymatous.

scleritis [skliəráitis] 強膜炎，= sclerari-tis 形 scleritic.

scler(o)– [skliər(ou), –r(ə)] （硬結または強膜の意味を表す接頭語）.

scleroadipose [skliərouǽdipous] 線維脂肪性の.

scleroatrophic [skliərouətráfik] 萎縮性線維化の.

scleroblast [sklíərəblæst] 造骨細胞.

scleroblastema [skliəroublæstí:mə] （骨組織に発育する胎生期の組織） 形 scleroblastemic.

sclerochoroiditis [slkiəroukɔ:rɔidáitis] 強〔膜〕脈絡膜炎.

scleroconjunctival [skliəroukənʤʌŋktái-vəl] 強結膜の.

scleroconjunctivitis [skliəroukənʤʌŋkti-váitis] 強結膜炎.

sclerocornea [skliəroukɔ́:niə] 強角膜.

sclerocorneal junction 強角膜連結.

sclerodactylia [skliəroudæktíliə] 肢端硬化症（指は細く，先端がとがり，皮膚硬化のため強直をきたして鉤手，爪甲脱落，指骨萎縮，手指短縮などを招来する状態）.

sclerodactyly [skliərədǽktili] 強指（趾）症，手指（足指）硬化〔症〕，= acrosclero-sis.

scleroderma [skliəroudə́:mə] 強皮症，硬皮症，皮膚硬化症，= sclerodermia, sclerosis cutis, scleriasis, dermatosclero-sis.

scleroderma circumscriptum 限局性強皮症，= localized scleroderma, mor-phea.

scleroderma congenitum 先天性強皮症.

sclerodermatitis [skliəroudə:mətáitis] 硬化性皮膚炎，= sclerodermitis.

sclerodermatous [skliəroudə́:mətəs] 強皮症様の.

sclerodermia [skliəroudə́:miə] = sclero-derma.

sclerodesmia [skliərədésmiə] 靭帯硬化症.

sclerogenic [skliərəʤénik] 硬化性の，= sclerogenous.

sclerogummatous [skliərəgʌ́mətəs] 線維ゴム腫の.

scleroid [sklíərɔid] 硬性の.

scleroiritis [skliərouairáitis] 強膜虹彩炎.

sclerokeratitis [skliəroukerətáitis] 強角膜炎.
sclerokeratoiritis [skliəroukerətouairáitis] 強角膜虹彩炎.
sclerokeratosis [skliəroukerətóusis] 強角膜炎, = sclerokeratitis.
scleroma [skliəróumə] 硬化症(硬腫. 皮膚や粘膜にみられる限局性の硬化).
scleromalacia [slkiərouməléiʃiə] 強膜軟化症.
scleromalacia perforans 穿孔性強膜軟化症.
scleromeninx [skliərəméniŋks] 硬膜, = dura mater, pachymeninx.
scleromyxedema [skliəroumiksədí:mə] ①硬化性粘液水腫, = Arndt-Gottron syndrome, ②粘液水腫性苔癬, = lichen myxedematosus.
scleronychia [skliərəníkiə] 爪甲硬化症.
scleronyxis [skliərəníksis] 強膜穿刺術.
scleroprotein [skliərouprόuti:n] 硬タンパク質(イギリスのタンパク質分類において用いられる名称で, アメリカ分類法によるアルブミノイドに相当する物質. 水, 塩類水溶液その他の溶媒に不溶性の線維状タンパク質の総称), = albuminoid.
sclerose [sklíərous, skliəróus, -z] 硬化する.
sclerosing [sklíərousiŋ, skliəróusiŋ, -ziŋ] 硬化性の.
sclerosing agent 硬化剤.
sclerosing glomerulonephritis 硬化性糸球体腎炎.
sclerosis [skliəróusis] 硬化症, 硬変症(組織または臓器の病的硬化の総称で, 平等な硬化を硬結 induration, また間質結合織の増殖を硬変 cirrhosis という) 形 sclerotic.
scleroskeleton [skliərəskélitən] 硬化性骨格(靱帯, 腱, 筋膜などの硬化により生じた骨格).
sclerostenosis [skliəroustinóusis] 硬結拘縮.
sclerotherapy [skliəθérəpi] 硬化療法(痔核あるいは食道静脈瘤, 下肢静脈瘤などに対し血管周囲に硬化液を注入する治療).
sclerothrix [sklíərəθriks] 剛毛症.
sclerotic [skliərátik] ①硬性の, 硬化の, ②強膜の.
sclerotic keratitis 硬化性角膜炎.
sclerotic stomach 硬化胃, = linitis plastica.
sclerotium [sklíərətiəm] 菌核.
sclerotome [sklíərətoum] ①硬節(体節に由来し将来脊柱, 肋骨となる中胚葉組織), ②強膜刀.
sclerotomy [skliərátəmi] 強膜切開術.
sclerotrichia [skliərətríkiə] 硬毛症.
sclerous [sklíərəs] 硬化の, 硬結性の, = scleritic.
sclerozone [sklíərəzoun] (筋板から発生した筋肉に付着する骨の部分).
SCOFF (摂食障害のスクリーニングに用いられる質問で, 5問中2つ以上に該当する場合に本障害が疑われる. SCOFF は質問文中の語からなる略語. 1) Do you feel Sick because you feel full?, 2) Do you lose Control over how much you eat?, 3) Have you lost more than One stone (about 13 pounds) recently?, 4) Do you believe yourself to be Fat when others say you are thin?, 5) Does Food dominate your life?).
scoleces [skóulisi:z] → scolex.
scoleciasis [skouləsáiəsis] 毛虫症.
scoleciform [skoulí:sifɔ:m] 虫頭状の.
scoleco- [skoulikou, -kə] (虫頭の意味を表す接頭語).
scolecoid [skoulí:kɔid] 線虫様の, 包虫様の, = vermiform.
scolex [skóuleks] 頭節(条虫の頭部で, 腸粘膜に付着する部分) 複 scoleces, scolices.
scolices [skóulisi:z] → scolex.
scolio- [skouliou, -liə] (側弯, 偏弯の意味を表す接頭語).
scoliosis [skoulióusis] 側弯〔症〕(脊椎が左右に凸凹状に傾斜する奇形で, 固有性と代償性とがあり, それは側弯の位置と方向とにより規定される) 形 scoliotic.
scoliosometer [skouliəsámitər] 脊椎側弯計.
scoliotone [skóuliətoun] 〔脊椎〕側弯矯正器(側動を制限するため, 脊椎を上下に伸張する工夫).
scopola [skoupóulə] スコポラ, ロート(*Scopolia carniolica* の根茎を乾燥した生薬で, 約0.6%のアルカロイドを含む).
scopolamine [skoupáləmi:n] スコポラミン(ロート根に存在するトロパン族アルカロイドで, 散瞳, 催眠などの作用を示す神経毒), = hyoscine, atroscin.
scopolamine hydrobromide 臭化水素酸スコポラミン(左旋性スコポラミンの臭化水素酸塩. 抗コリン薬), = scopolaminae hydrobromidum, hyoscine hydrobromide.
scopophilia [skoupəfíliə] 窃視症, 瞠視症(他人の裸体, 特に性器をのぞき見して快感を得ること), = scoptophilia.
scopophobia [skoupoufóubiə] 視線恐怖(見られることの恐怖), = scoptophobia.
scopulariopsosis [skɑpjulæriɑpsóusis] スコプラリオプシス症(スコプラリオプシス属真菌による感染症).
-scopy [skəpi] (検査, 観測の意味を表す接尾語).
scorbutus [skɔ:bjú:təs] 壊血病, = scurvy 形 scorbutic.
score [skɔ́:r] 評点, 得点.

S

scorings [skɔ́:riŋz] 切れ目，裂け目，掠痕(X線像上，骨幹端にみられる細い横線の陰影で，骨成長の一時的停止を示す)．

scotodinia [skoutədíniə] 失神性めまい(眩暈)(眼がくらんでめまいを起こすこと)．

scotoma [skoutóumə] 暗点(視野の限界内に病的に存在する島嶼(とうしょ)状の欠損部で，視野計により検出される) 複 scotomata 形 scotomatous.

scotomagraph [skoutóuməgræf] 暗点描画器．

scotomata [skoutóumətə] → scotoma.

scotometer [skoutámitər] 暗点視野計，= scotomameter.

scotometry [skoutámitri] 暗点視野測定法．

scotophilia [skoutəfíliə] 暗所嗜好症，= nyctophilia.

scotophobia [skoutəfóubiə] 暗所恐怖〔症〕，= nyctophobia.

scotopia [skoutóupiə] ①暗所視，黄昏視，②暗順症，= scotopic vision 形 scotopic.

scotoscopy [skoutáskəpi] 検影法，= skiascopy, retinoscopy.

scototherapy [skoutəθérəpi] 暗所療法(光線を遮断する療法)．

Scott operation スコット手術(空腸回腸バイパス吻合手術．超肥満者に用いる)．

scrapie [skréipi:] スクレイピー(ヒツジ，ヤギの海綿状脳症で，プリオン病の一種)．

scrapie agent スクレイピー病原体．

scraping [skréipiŋ] ①擦過(複 scrapings の場合には皮膚病巣から診断用小片を掻は(爬)したものをいう)，掻は(爬)，②きさげ仕上げ．

scratch [skrætʃ] 掻は(爬)，引っかき．

scratch reflex 爪掻反射，掻は(爬)反射(皮膚表面から刺激物を掻除する反射)．

scratch test スクラッチテスト，掻破試験(皮膚試験の一つ．I型アレルギー反応やアナフィラキシー・ショックのアレルゲンを調べる検査．

screen [skrí:n] スクリーン(①スクリーン，遮へい板，暗幕．②検査する，評価する)．

screening [skrí:niŋ] スクリーニング(①遮断〔作用〕，さえぎり．②シールド(電気の場合)．③スクリーニング，予検法，選別法，ふるい分け(予備選択法)．④走査式)．

screening test スクリーニングテスト，選別試験，ふるい分け試験(多数のサンプルをもつ対象集団に対して健常であるか否かの選別，また病人ならばどのような一般症状があるのかなどを知る目的で行われる検査)，= cover test.

screw joint 滑車関節，= cochlear joint.

scrivener's palsy 書痙，= writer's cramp.

scrofula [skráfjulə] 腺病(頸部リンパ節結核で，俗にるいれき(瘰癧)と呼ばれる) 形 scrofulous.

scrofuloderma [skrɑfjuloudə́:mə] 皮膚腺病(軟化性皮膚結核)，= tuberculosis cutis colliquativa.

scrofulosis [skrɑfjulóusis] 腺病質(身体の虚弱を意味する)，= scrofula.

scrofulotuberculosis [skrɑfjuloutjubə:-kjulóusis] 結核性皮膚腺病(リンパ節結核や骨結核から発生した洞開口部の潰瘍) 形 scrofulotuberculous.

scroll bone 鼻甲介骨(鼻腔にある上，中，下鼻甲介をつくる骨)．

scrotal hernia 陰嚢ヘルニア．

scrotal tongue 陰嚢様舌(深い亀裂または皺裂を生じて陰嚢の表面に似た外観をもつ舌)，= lingua plicata.

scrotectomy [skrətéktəmi] 陰嚢切除術．

scrotitis [skroutáitis] 陰嚢炎．

scrotocele [skróutəsi:l] 陰嚢ヘルニア(現在ではあまり使われない)，= scrotal hernia.

scrotoplasty [skróutəplæsti] 陰嚢形成術．

scrotum [skróutəm] 陰嚢(精巣(睾丸)とその付属器とを包む嚢状構造)，= scrotum [L] 形 scrotal.

scrub nurse 手術室看護師．

scrub typhus 草原熱(*Orientia tsutsugamushi* による疾患)，= tsutsugamushi disease.

scruple [skrú:pl] スクルプル(薬用式重量系に用いる重量単位で，記号は Э，20grains，すなわち 1.296g にあたる)．

SCS spinal cord stimulation (脊髄刺激)．

SCT stem cell transplantation (幹細胞移植)．

SCU ①self-care unit (軽症病棟)，②stroke care unit (脳卒中集中治療室)，③surgical care unit.

scurvy [skə́:vi] 壊血病(ビタミンCの欠乏に基づく障害で，皮下，骨膜下，粘膜などの出血が特徴である．骨軟骨の発育不全を起こす) 形 scorbutic.

Scutellaria [skju:təléəriə] タツナミソウ属(シソ科の一属．コガネバナ *S. baicalensis* の根の乾燥物はオウゴン[黄芩]と呼ばれ，重要な漢方生薬)．

scybalum [síbələm] 硬糞塊，便塊．

scyphiform [sífifɔ:m] 杯状の，盃状の，= scyphoid.

scyphoid [sáifɔid] 盃状の，= cup-shaped.

scythropasmus [saiθrəpǽzməs] 恐怖瘂攣(重篤症状)．

SD ①sudden death (突然死)，②senile dementia (老年性痴呆)，③septal defect (中隔欠損)，④stable disease (安定性疾

S

患), ⑤ standard deviation (標準偏差).

S/D systolic to diastolic ratio (収縮期－拡張期比).

SDA specific dynamic action (特異動的作用).

SDAT senile dementia of Alzheimer type (アルツハイマー型老年痴呆).

SDB superficial dermal burn (浅層皮膚熱傷).

S–D curve strength–duration curve (強さ・時間曲線).

SDD specific developmental disorder (特異的発達障害).

SDH subdural hematoma (硬膜下血腫).

SD rat Sprague–Dawley rat (スプレーグ・ドーリーネズミ).

SDS self depression scale (抑うつ尺度).

SDS–PAGE sodium dodecyl sulfate–polyacrylamide gel electrophoresis (ドデシル硫酸ナトリウム・ポリアクリルアミドゲル電気泳動).

SE ① standard error (標準誤差), ② saline enema (食塩浣腸), ③ status epilepticus (てんかん重積状態).

Se serenium (セレンの元素記号).

sea gull murmur カモメ雑音(カモメの鳴き声に似る大動脈狭窄, 僧帽弁逆流による雑音).

seal–fin deformity アザラシ前肢状奇形(関節リウマチにみられる指の尺骨側変異).

sea sickness 船酔い, 船暈(動揺病の一型).

seasonal [síːznəl] 季節〔性〕の, 周期的な.

seasonal affective disorder (SAD) 季節性感情障害(季節に関連して出現するうつ病. タイプとしては秋から冬にかけてうつになる人が多い. 女性に多く, 年齢構成は20歳代前半に多い).

seasonal allergic rhinitis (SAR) 季節性アレルギー性鼻炎(ある期間にのみ発症するアレルギー性鼻炎. 花粉症など).

sebaceoma [sibeisióumə] 脂腺腫.

sebaceous [sibéiʃəs] 脂腺の, 皮脂の, 脂肪の.

sebaceous cyst 皮脂嚢胞, 皮脂小胞.

sebaceous follicle 皮脂腺(毛に付属する付属皮脂腺としない独立脂腺がある), ＝glandula sebacea.

sebaceous gland 脂腺, ＝glandula sebacea [L].

sebiparous [siːbípərəs] 脂肪分泌の, ＝sebiferous.

sebocystoma [siːbousistóumə] 脂腺嚢腫.

sebocystomatosis [siːbousistoumətóusis] 多発性脂腺〔毛包〕嚢腫症.

sebolith [sébəliθ] 皮脂腺結石, ＝sebolite.

seborrheic keratosis 脂漏性角化〔症〕(老人性疣贅), ＝keratosis seborrheica.

seborrh(o)ea [sebəríːə] 脂漏(皮脂腺の機能的障害で, 異常または過剰分泌のため, 皮膚表面に油状沈着物が生ずる状態) 形 seborrheic, seborrheal.

sebum [síːbəm] ① 皮脂, ＝skin oil, ② 脂肪, ＝suet, ③ 恥垢(スメグマ. 亀頭包皮の分泌物), ＝smegma.

secodont [sékədɑnt] 切縁歯.

second (S, s) [sékənd] 秒.

secondary [sékəndəri] 二次性の, 続発性の, 第2級の.

secondary action 二次作用.

secondary adhesion 二次性癒着(創口が肉芽または化膿した後の治癒), ＝healing by second intention.

secondary aldosteronism 続発性アルドステロン症(副腎外でレニン・アンギオテンシン系の異常をきたす疾患(心疾患, 肝硬変症, ネフローゼ症候群など)で, 二次的にアルドステロンの過剰分泌をきたす疾患).

secondary amenorrhea 続発〔性〕無月経.

secondary amyloidosis 続発性アミロイド症.

secondary anemia 二次性貧血, 続発性貧血(慢性の全身性疾患に合併する貧血).

secondary cardiomyopathy 二次性心筋症(心筋症を起こす原因疾患があるもの).

secondary cataract 二次性白内障, ＝complicated cataract.

secondary dentin(e) 二次性デンチン, 第2象牙質(生歯後に形成されたもの), ＝reparative dentin(e), substitution dentin(e).

secondary deviation 二次性斜視(斜視において斜視眼が固定されたときにみられる正常眼の視軸が偏ること).

secondary disease 二次疾患, 続発疾患.

secondary follicle 二次卵胞(卵胞の成熟過程の一段階. 卵胞上皮細胞が多層化する), ＝folliculus ovaricus secundarius [L].

secondary glaucoma 続発性緑内障, ＝glaucoma secundarium.

secondary hemorrhage 後出血, 二次性出血, ＝postoparative hemorrhage, consecutive hemorrhage.

secondary hypertension 二次性高血圧(他の疾患に起因する原因の明らかな高血圧).

secondary immunodeficiency syndrome 続発性免疫不全症候群(何らかの疾患や薬剤などにより, 二次的に免疫系に欠陥が生じたもの. エイズもこの一種である).

secondary impotence 二次性インポテンス(心因性に由来する).
secondary infection 二次感染,続発感染.
secondary infertility 続発性不妊(1回は妊娠の経験がある場合の不妊).
secondary leukemia 二次性白血病(放射線や化学療法薬が引き起こす治療関連白血病).
secondary lysosome 2次リソソーム(ファゴソーム内に取り込まれた外来物質を,ファゴソームと融合して加水分解する,直径10数μmの多様な形態をとる液胞状のもの).
secondary myocardial disease 二次性心筋疾患(原因不明の心筋疾患は心筋症と呼ばれるが,原因が明らかな場合はそれと区別し,二次性心筋疾患と呼ぶ).
secondary nodule 2次小節(1次リンパ小節の中心部),= germinal center nodule.
secondary oocyte 第二次卵細胞(第二次成熟分裂前の発育期).
secondary receptor 二次性受容体(注射された薬物が優性受容体と結合する効果を阻止する作用をもつ遠隔部に存在するといわれる物質).
secondary sedation 二次的鎮静.
secondary sexual characteristics 第二次性徴(男女の性を区別する形質のうち,性腺・性器以外の身体にみられるもの.思春期に現れる.ひげ,声,乳房など).
secondary syphilis 第2期梅毒.
secondary tuberculosis 二次結核(結核菌が初回感染の後,完全に除菌されずに体内にとどまり,数年~数十年を経て結核を発症した場合をいう).
secondary tympanic membrane 第二鼓膜(蝸牛窓にある膜),= membrana tympani secundaria [L].

S

second degree atrioventricular block 第2度房室ブロック(房室伝導が障害されて,心房から心室への興奮伝導がときどき中断されるもの.伝導中断の様式によって,ウェンケバッハ型,モビッツ型に分けられる).
second filial generation (F_2) 雑種第二代.
second look operation (SLO) セカンドルックオペレーション(止血困難など何らかの理由により再度の手術を意図的に行うもの).
second molar 第二大臼歯(第二永久臼歯).
second morning voiding urine (SMV) 起床後2回目の尿.
second opinion セカンド・オピニオン(別の医師の意見.インフォームド・コンセントの定着したアメリカから来た概念で,主治医以外の医師に意見を聞くこと).
secretagogue [sikrí:təgɑg] 分泌促進薬,= secretogogue.
secrete [sikrí:t] 分泌する,分泌物 形 secreting.
secretin [sikrí:tin] セクレチン(酸性の胃内容物が十二指腸に入ると,刺激されて十二指腸および空腸から分泌されるホルモン),= pansecretin.
secretion [sikrí:ʃən] 分泌,分泌物 形 secretory.
secretogogue [sikrí:təgɑg] 分泌促進薬(物質),= secretagogue.
secretoinhibitory [sikri:touinhíbitəri, -tɔ:ri] 分泌阻止の.
secretomotor [sikri:toumóutər] 分泌促進性の,= secretomotory.
secretor [sikrí:tər] ①分泌器,分泌腺,②分泌者(血液型物質を唾液中に分泌するもので,非分泌者 nonsecretor に対していう),③分泌遺伝子.
secretory [sikrí:təri] 分泌の.
secretory nerve 分泌神経.
sectile [séktil] 切断可能の,切り得る.
sectio [sékʃiou] [L] 切開〔術〕,= section.
sectio cadaveris 剖検,= autopsy, necropsy.
sectio caesarea 帝王切開,= cesarean section.
section [sékʃən] ①切開術,②切断術,③切片(顕微鏡標本の),④節(分類) 形 sectional.
sectional radiography 区域断層X線撮影法(検査の目標とする身体の断面のみに焦点を合わせて断層X線像をつくる方法),= bodysection radiography.
secundipara [sekəndípərə] 2回経産婦(双児ではなく,2回児を産んだものをいう),= bipara.
secundiparity [sekʌndipǽriti] (2回経産婦であること),= secundipara.
secundum artem (SA) 慣習上(世間が認められた様式に従っての意味).
sedation [sidéiʃən] 鎮静,セデーション(緩和医療の一手段.終末期の患者に疼痛緩和を目的として鎮痛薬で意識レベルの低下をはかり,苦痛を緩和させること).
sedative [sédətiv] ①鎮静薬,= sedativa,②鎮静作用のある.
sediment [sédimənt] 沈渣(液体の底層に沈積する物質) 形 sedimentary.
sedimentation [sedimәntéiʃən] 沈降(微粒子が液体中に浮遊するとき,重力の作用により比重の大きいものが下部に向かって沈む現象).
sedimentation constant 沈降定数(遠心加速度に比例し,この比例定数,すなわち単位遠心力場または遠心加速度における沈降速度を沈降定数といい,また時間の次元をもち 10^{-13} sec を1スベドベリ

Svedberg 単位と称し，S で表す）．

sedimentation equilibrium 沈降平衡（沈降とブラウン運動とが平衡状になったこと）．

sedimentation rate 沈降率（その溶液中の沈殿物が下層に沈降する速度および率）．

sedimentation velocity 沈降速度（流体中に分散している粒子が沈んでいく速度）．

sedimentation volume 沈降体積（分散した粉末が沈降して占める体積）．

sedimentator [sedimәntéitәr] 沈殿器，遠心器（特に尿沈渣を遠心分離する器械）．

sedimented red cell (SRC) 沈降赤血球．

sedimentometer [sedimәntámitәr] 沈降速度計．

sedimentum [sediméntәm] 沈渣．

s-EEG stereo-encephalography（立体脳波〔法〕）．

seepage [sí:piʤ] ①透水，漏液，滲出液，②持続直腸内注腸．

seesaw murmur シーソー雑音（大動脈弁閉鎖不全時，拡張期雑音に加えて収縮期雑音を聴取する．収縮期と拡張期の間を行ったり来たりしているように聴こえる雑音．往復雑音），＝to-and-fro murmur.

seesaw nystagmus シーソー眼振．

segment [ségmәnt] ①体節，分節，②線分，区域 形 segmental.

segmenta [segméntә] → segmentum.

segmental [segméntәl] 分節の，帯状の．

segmental anesthesia 分節性感覚脱失．

segmental bronchi 区〔域〕気管支（葉気管支が肺区域に分布する気管支），＝bronchi segmentales [L].

segmental fracture 分節骨折（長管骨粉砕骨折の一型．第3骨片が分節状を呈する）．

segmental neuritis 〔脊〕髄節神経炎，＝segmentary neuritis.

segmental paralysis 分節性麻痺（脊髄分節に一致する麻痺）．

segmentation [segmәntéiʃәn] 分節，卵割，断節 形 segmented.

segmentation cavity 卵割腔（胞胚腔），＝blastocele.

segmentectomy [segmәntéktәmi] 区域切除〔術〕（部分切除）．

segmented cell 分葉核白血球（核が不規則に分かれ，成熟した白血球にみられる）．

segmented leukocyte 分節〔葉〕核〔白血〕球．

segmented neutrophil 分節〔葉〕核〔好中〕球，＝mature neutrophil.

segmented (RNA) genome 分節性〔RNA〕ゲノム．

segmenter [ségmәntәr] 分裂体，割体（マラリア原虫が血球内で分裂したもの），＝segmenting body.

segmentum [segméntәm] ①分節，②区 複 segmenta.

segregation [segrigéiʃәn] 分離，隔離（①人や団体を分離，隔離すること，＝separation．②減数分裂において対立形質の遺伝子が分離すること，③胎芽形成において接合子の可能性が制限されていくこと）動 segregate.

Sehnenspiegel [G] 腱鏡（僧帽筋の起始腱），＝speculum rhomboideus [L].

Seidelin body サイデリン小体（黄熱において赤血球内に存在する小体で，原因的意義のあると考えたもの）．

Seidel sign ザイデル徴候（緑内障初期の症状で，網膜の盲点は視野の辺縁に向かって不規則な拡大を示す），＝Seidel scotoma.

Seidel test ザイデル試験（イノシトール検出法）．

seisesthesia [saisisθí:ziә] 振盪知覚，振動感，＝seiesthesia.

seism(a)esthesia [sáismisθi:ziә, saiz-] 振動感（空気中または液体中における振動触覚）．

seizure [sí:ʒәr] 発作，てんかん発作．

sejunction [siʤʌ́ŋkʃәn] 分裂（連合野の継続性が破壊されて，人格の分裂が起こること）．

Seldinger technique セルディンガー法（血管造影のための経皮的カテーテル挿入法）．

selectin [siléktin] セレクチン（白血球の homing 現象を担う細胞接着性タンパク質）．

selectin family セレクチンファミリー（N 末端にセレクチン結合部位を持つ接着分子群で，L-，P-，E-selectin の3種に分類される）．

selection [silékʃәn] 選択，選抜，淘汰 形 selective.

selective [siléktiv] 選択的な．

selective action 選択作用．

selective alveolobronchography (SAB) 選択的肺胞気管支造影〔法〕．

selective hypoaldosteronism 選択的低アルドステロン症，＝isolated hypoaldosteronism.

selective inhibition 選択的抑制．

selective localization 選択的局在（細菌の），＝elective localization.

selective mutism 場面緘黙，選択緘黙（特定の場面でのみ起こる．児童期の情緒障害の一つ）．

selective reduction 減数手術（胎児の減数手術．多胎妊娠などで母子のリスク排除の目的で行われる．減胎手術），＝selective termination.

selective toxicity 選択毒性．

S

selectivity [silektíviti] 選択度.
selenium (Se) [silí:niəm] セレン(原子番号34, 原子量78.96, 質量数74, 76～78, 80, 82).
selenosis [sili(:)nóusis] セレン中毒症.
self- [self] (自己の意味を表す接頭語).
self-administration 自己投与.
self and not-self 自己と非自己(自分の体を構成する物質は免疫学的には自己であり, ほかの個体にあって自分の体にないものは非自己という).
self-care セルフケア(個人が自らの健康に関する問題に対して主体的に行う活動).
self-care deficit セルフケア不足(セルフケアの能力が質的・量的に不十分な状態).
self-care unit (SCU) 軽症病棟.
self-catheterization 自己導尿, セルフカテーテル法(患者自身でカテーテルを挿入して行う導尿).
self-commitment 自主入院(精神科など).
self-concept 自己概念.
self-congruence 自己一致(自己の概念と自己の経験を一致させるというカウンセリングの目的の一つ).
self-control セルフコントロール, 自己制御.
self-depression scale (SDS) 抑うつ尺度(質問紙法によるうつ病に対する心理テスト).
self-determination 自己決定.
self-efficacy 自己効力感.
self-esteem 自己評価, 自己尊重(自己肯定的な感情).
self-esteem disturbance 自尊心の阻害.
self-esteem need 自己尊重のニード(アメリカの心理学者A. Maslowが階層づけた人間の基本的ニードの一つ).
S
self-healing squamous epithelioma 自然治癒性扁平細胞上皮腫.
self-help device 自助具(障害者の日常生活上の動作を自立して行えるようにする補助的な道具や器具または工夫をいう).
self-help group 自助グループ.
self-measured blood pressure (SMBP) 血圧自己測定.
self-monitoring of blood glucose (SMBG) 血糖自己測定.
self-mutilation 自咬症, 自傷症(自分の口唇, 口腔粘膜や指などを咬むこと).
self-retaining catheter 自留カテーテル, 留置カテーテル(たとえばFoley catheter).
self-suggestion 自己暗示, ＝autosuggestion.
self-tolerance 自己寛容(先天性免疫寛容ともいう. 自分の体内に存在する抗原(自己成分)に対して, 免疫応答を示さない状態), ＝congenital tolerance.
Selivanoff test セリワノフ試験(尿中果糖の検出法), ＝Selivanoff reaction, resorcinol test.
sella [sélə] 鞍(トルコ鞍のこと).
sellar [sélər] トルコ鞍の.
sella turcica トルコ鞍(蝶形骨にあり下垂体をいれる), ＝sella turcica [L].
Selter disease セルター病(1年未満の小児にみられる無熱性疾患で, 手足先端が赤色, 落屑, 瘙痒, 羞明, 食欲不振, 不眠症などが特徴), ＝Feer disease, acrodynia, pink disease, erythredema polyneuropathy.
SEM ①systolic ejection murmur (駆出性収縮期雑音), ②scanning electron microscope (走査型電子顕微鏡).
semeiography [si:maiάgrəfi] 症候学的記述, ＝symptomatology.
semeiology [si:maiάlədʒi] 症候学.
semeiotic [si:maiάtik] ①症候の, ②記号の, ＝semiotic.
semelincident [seməlínsidənt] 1回罹患の.
semen [sí:mən] ①種, 種子, ②精液, ＝seminal fluid 複 semina 形 seminal.
semi- [semi, -mai] (半, 準の意味を表す接頭語).
semiadoption [semiədάpʃən] 非配偶者間人工授精, ＝donor insemination.
semiautotrophic [semiɔ:tətrάfik] 半自家栄養菌の, ＝hemiautotrophic.
semicanal [semikənǽl] ①半管(2つをあわせた際に完全な管になるような骨の溝), ②溝, ＝semicanalis.
semicanal for tensor tympani muscle 鼓膜張筋半管, ＝semicanalis musculus tensoris tympani [L].
semicartilaginous [semikɑ:tilǽdʒinəs] 半軟骨の.
semicastration [semikætréiʃən] 片側精巣(睾丸)摘除術(一側の精巣のみを摘除する去勢法).
semicircular [semisə́:kjulər] 半規の, 半輪の.
semicircular canal 半規管, 骨半規管(側頭骨の中にあり内耳の一部で平衡覚に関係する).
semicircular ducts 半規管(内耳の一部で平衡覚に関係する), ＝ductus semicirculares [L].
semiclosed anesthesia 半閉鎖麻酔〔法〕(呼気ガスの二酸化炭素CO_2をソーダライムに吸収させ, 呼気中の麻酔ガスは再び吸入する循環式麻酔用呼吸回路を用いた麻酔〔法〕. 呼吸回路内の麻酔ガスが過剰になった場合は半閉鎖弁を一部開放する).
semicoma [semikóumə] 半昏睡 形semicomatose.

semiconductor laser 半導体レーザー(再結合発光を応用したレーザー).
semiconscious [semikʌ́nʃəs] 半意識の.
semicretinism [semikrí:tinizəm] 半クレチン病.
semicrista [semikrístə] 半稜.
semidecussation [semidekəséiʃən] 半交差(視神経交叉のように神経線維の半数のみの交叉).
semidiagrammatic [semidaiəgrəmǽtik] 半図解の.
semidominant [semidɑ́minənt] 不完全優性の.
semiflexion [semiflékʃən] 半屈曲,半彎曲(屈曲と伸張との中間をいう).
Semih semihora (半時間).
semihora (Semih) [L] 半時間.
semilateral [semilǽtərəl] 半側の.
semilente insulin セミレンテインスリン,= prompt insulin zinc suspension.
semilethal [semilí:θəl] 半致死(的)の.
semilogarithm [semilɑ́gəriðəm] 半対数 形 semilogarithmic.
semilunar [semil(j)ú:nər] 半月形の,半月状の,半月〔型〕.
semilunar articular disk 関節半月(膝関節などに存在する半月状の軟骨の板),= meniscus articularis [L].
semilunar bone 半月骨(手根骨の一つ.月状骨の旧名).
semilunar fibrocartilage 半月状線維軟骨.
semilunar ganglion 半月神経節,= gasserian ganglion, trigeminal ganglion.
semilunar line 半月線(腹直筋の外側縁がつくる線),= linea semilunaris.
semiluxation [semilʌkséiʃən] 不全脱臼,= subluxation.
semimalignant [semiməlígnənt] 半悪性の,やや悪性の.
semimembranosus [semiməmbrənóusəs] 半膜様筋(坐骨粗面から起こり,脛骨に付着する),= musculus semimembranosus [L].
semimembranous [semimémbrənəs] 半膜様の.
semina [si:máinə] → semen.
seminal [séminəl] 精液の.
seminal colliculus 精丘(前立腺内を通る尿道にある小さな隆起で射精管などが開口する),= colliculus seminalis [L].
seminal fluid 精液(白色,やや粘性があり,特有の臭気をもつ.前立腺などからの分泌液でアルカリ性.精子の運動を活発にする),= semen, semina.
seminal gland 精腺(精嚢のこと),= seminal vesicle.
seminal granule 精液顆粒.
seminal vesicle 精嚢〔腺〕,= vesicula seminalis, glandula vesiculosa, vesicula seminalis [L].
seminarcosis [seminɑ:kóusis] 半昏睡,半麻酔.
semination [seminéiʃən] 受精(精子を腟内または子宮内に注入すること),= insemination.
seminiferous [seminífərəs] 輸精の.
seminiferous epithelium 精上皮.
seminoid [séminɔid] 精上皮様の(未分化細胞または胚細胞などについていう).
seminoma [seminóumə] 精上皮腫,= epithelioma seminale.
seminormal [seminɔ́:məl] 半規定の(1規定液の半分の濃度をいう).
seminuria [si:minjú:riə] 精液尿症,精子尿症,= spermaturia.
semiopen anesthesia 半開放麻酔〔法〕(呼気が再び吸入されない麻酔用呼吸回路を用いた麻酔〔法〕).
semiorbicular [semiɔ:bíkjulər] 半規の,= semicircular.
semiotic [semiɑ́tik] ①症状の,②症候学的の,= semeiotic.
semiparasite [semipǽrəsait] 半寄生体(生体組織に対して感染性の弱い寄生物).
semipenniform [semipénifɔ:m] 片側翼状の(筋肉の付着が腱の片側にのみあることについていう).
semipermeable [semipé:miəbl] 半透性の 名 semipermeability.
semiplacenta [semipləséntə] 半胎盤(ある種の動物において胎盤の胎児面と母体面とが自然に隔離されているもの).
semipronation [semiprənéiʃən] 半腹臥.
semiprone [sémiproun] 半腹臥の.
semiquantitative [semikwɑntítətiv] 半定量的の.
semirecumbent [semirikʌ́mbənt] 半横臥.
semis (Ss, ss) [sí:mis] 半量(処方箋においては指示された薬品の半量を表し,s または ss と略記する).
semi-soft diet (SS) 半軟食.
semi-solid medium 半流動培地.
semisopor [semisóupər] 半昏眠.
semispinalis [semispainéilis] 半棘筋(背部の筋の一つ),= musculus semispinalis [L].
semisterility [semistə:ríliti] 半不妊性,半不妊〔症〕.
semisynthetic antibiotics 半合成抗生物質(リファンピシンなど).
semitendinosus [semitendinóusəs] 半腱様筋(大腿の筋の一つ.半膜様筋,大腿二頭筋とともに歩行に重要なハムストリング筋を構成する),= musculus semitendinosus [L].
Sendai virus センダイウイルス(パラミクソウイルス科のウイルス.当初,HVJ (hemagglutinating virus of Japan)と命名された.その後 HVJ は細胞融合現象が認

められた).

senescence [sinésəns] 老衰，老化，老年期 形 senescent.

senestopathy [senistάpəθi] セネストパチー，体感異常〔症〕.

senile [sí:nail] 老人性の，老年期の 名 senility.

senile atrophy 老年性萎縮.

senile cataract 老年性白内障(加齢性白内障)，＝age-related cataract.

senile dementia (SD) 老年性痴呆.

senile dementia of Alzheimer type (SDAT) アルツハイマー型老年痴呆.

senile depression 老年期うつ病.

senile lentigo 老年性色素斑.

senile plaque 老人斑(アミロイドβタンパク質と腫大した変性神経の突起を主成分とする好銀性の斑状構造物．アルツハイマー病の特徴ある病理組織像)，＝amyloid plaque, fibromyelinic plaque.

senile pruritus 老年性そう(瘙)痒症，＝pruritus senilis.

senile psychosis 老年期精神病.

senile reflex 老人反射(水晶体硬化による光線に対する灰白色反射)，＝lenticularcapsular degeneration reflex.

senile tremor 老年期振戦(原因のない老年者でみられる振戦．通常，姿勢時振戦として上肢，頸部などに出現する).

senile tuberculosis 老年結核.

senile vaginitis 老年性腟炎.

senilism [sí:nilizəm] 早老，＝premature senility.

senility [si:níliti] 老年，老衰，＝old age.

senium [sí:niəm] 老年期.

senium praecox 早老〔症〕，＝premature senility.

senna [sénə] センナ，センナ葉(マメ科植物 *Cassia senna*, *C. acutifolia*, *C. angustifolia* の小葉を乾燥したもので，主に下薬に用いる)，＝senna leaves.

S

senopia [si:nóupiə] 視力再生(水晶体膨張により近視が矯正されること)，＝second sight, gerontopia.

sensate [sénseit] 知覚可能〔な〕，感覚のある.

sensate focus 感覚焦点.

sensate focus technique 感覚集中訓練.

sensation [senséiʃən] 感覚，感動.

sensational [senséiʃənəl] 感覚の，知覚の.

sense [séns] 感覚，知覚，感官(外界または内部のいろいろな刺激によって起こる認知で，perception とほぼ同義) 形 sensory.

senselessness [sénslesnis] 無感覚症(意識混濁の軽度なもので，明識困難状態よりは深く，昏蒙よりは浅い状態) 形 senseless.

sense organ 感覚器，知覚器.

sensibility [sensibíliti] 感受性，感度.

sensible [sénsibl] ①知覚的な，②常識的な，③賢明な，④感づいている.

sensible heat 顕熱，＝latent heat.

sensible perspiration 感知蒸散(発汗).

sensiferous [sensífərəs] 感覚伝達の.

sensigenous [sensíʤənəs] 感覚誘発性の.

sensimeter [sinsímitər] 〔皮膚〕感覚計.

sensing failure 感知不全(ペースメーカの).

sensitinogen [sensitínəʤən] 感作原(感作現象を誘発し得る性状をもつ物質の総名称で，anaphylactogen, allergen, sensibilisinogen などを含む).

sensitive [sénsitiv] 感受性のある，敏感な，過敏な.

sensitivity [sensitíviti] 感受性，感応性，感度 形 sensitive.

sensitivity disk 感受性ディスク(ディスク法 disk test に使用する一定濃度の薬剤を含ませた円型濾紙(直径８ミリ)のこと).

sensitivity negative rule out (SnNout) (感度が高い診断法において結果陰性であれば除外診断できることを指す).

sensitization [sensitaizéiʃən, -tiz] 感作(生体に特定の抗原刺激を与え過敏症や免疫状態を導入すること).

sensitization pathway 感作経路(抗体が細胞表面を被覆することによって活性化される補体経路).

sensitized [sénsitaizd] 感作された(免疫応答を期待して，その根回しのため免疫原を投与すること．また免疫原をもつ病原体や物質により免疫刺激を受けていること).

sensitized cell 感作細胞(抗原により感作された細胞).

sensitizer [sénsitaizər] 感作体(抗体 antibody の旧語).

sensitizing substance 感作物質.

sensor [sénsər] センサー(力，温度，光，磁気，pH ガス濃度などさまざまな物理・化学的状態とその量を検知し，電圧，インパルスなどの情報に変換する器官または装置).

sensorial [sensɔ́:riəl] 感覚の，感覚器の.

sensorial area 知覚領，＝sensory area.

sensoriglandular [sensəriglǽndjulər] 知覚活性腺の.

sensorimotor [sensərimóutər] 感覚および運動の.

sensorimotor area 感覚運動野(中心溝の後部にある体性感覚野).

sensorimuscular [sensərimʌ́skjulər] 感覚筋性の.

sensorium [sensɔ́:riəm] 意識, ＝perceptorium 形 sensorial.
sensorivasomotor [sensərivæsoumóutər] 感覚血管運動〔性〕の, ＝sensorivascular.
sensory [sénsəri] 感覚の, 知覚の.
sensory aphasia 感覚性失語〔症〕(ウェルニッケ中枢(野)の障害により出現する言語理解に優位の障害. 言語の表出面の障害も含む失語. ウェルニッケ失語〔症〕), ＝Wernicke aphasia, receptive aphasia.
sensory area 感覚領(感覚を認知する大脳皮質の領域).
sensory cell 感覚細胞(光や音, においなどの刺激を受け取る細胞).
sensory cortex 感覚皮質.
sensory dissociation 知覚解離(① 深部感覚と表在感覚が解離する. ② 病変部位が解離し, 同側の深部障害, 対側の表在感覚障害と解離していること).
sensory epilepsy 感覚性てんかん(感覚性の発作が特徴), ＝thalamic epilepsy.
sensory epithelium 感覚上皮(感覚受容器としての機能をもつ上皮で, 刺激を受容し神経系へ伝達する. コルチ器などにみられる).
sensory hearing impairment 感覚性難聴.
sensory nerve 知覚神経, 感覚神経.
sensory nerve conduction velocity (SNCV) 知覚神経伝導速度.
sensory neuron (SN) 感覚ニューロン(体表面から中枢へ興奮を導くもの).
sensory organ 感覚器.
sensory paralysis 感覚麻痺(感覚神経障害のこと).
sensory pathway 感覚〔系〕伝導路(各感覚受容器から大脳の感覚領に至る求心性神経線維の伝導路).
sensory root 感覚根, 脊髄後根, ＝posterior root.
sensory spot 感覚点(触, 圧, 温, 冷などの各感覚種に対応する皮膚上の受容点).
sensory tract 感覚神経路.
sensory urgency 神経性尿意促迫(過敏による).
sensualism [sénʃuəlizəm] 肉欲主義, ＝sensuality 形 sensual.
sensus [sénsəs] 感覚, ＝sense.
sensus luminis (s.l.) [L] 光覚弁.
sentient [sénʃiənt] 知覚力ある, 感覚ある 名 sentience.
sentiment [séntimənt] ① 情操, 熱情, 感傷, ② 意見 形 sentimental.
sentinel [séntinəl] 哨兵, 見張り人.
sentinel gland 前哨リンパ節(大網上にある肥大したリンパ節, 大弯あるいは小弯の潰瘍を意味する).
sentinel lymph node センチネルリンパ節(見張りの意で, 悪性腫瘍から最も早くリンパ流を受ける. 生検により癌の診断に用いられ, センチネルリンパ節に転移のない場合は遠隔リンパ節に転移はないとされる).
sentisection [sentisékʃən] 生体解剖, ＝vivisection.
Seoul virus ソウルウイルス(ブニヤウイルス科のウイルスで, 腎症候性出血熱の原因となる).
separanda [sepərǽndə] → separandum.
separandum [sepərǽndəm] [L] 劇薬(薬局法で注意して貯蔵するよう指定されるもの), ＝powerfulmedicine 複 separanda.
separation [sepəréiʃən] ① 分離, 剥離, ② 分金法, ③ はがれ(流体の).
separation anxiety 分離不安.
separation of dispensing and prescribing 医薬分業.
separator [sépəreitər] ① 分離器, ＝separatory, ② 骨膜剥離器, ＝periosteal elevator.
separatorium [sepərətɔ́:riəm] 骨膜剥離器, ＝periosteum elevator.
sepsis [sépsis] 敗血症(他の感染巣からリンパを通し細菌が血中に入り, 全身に播種する重篤な細菌感染症) 形 septic.
septa [séptə] → septum.
septal [séptəl] 中隔の.
septal defect (SD) 中隔欠損.
septan [séptən] 7日ごとに回帰する(マラリア熱についていう).
septate [sépteit] 中隔のある, 隔膜の.
septation [septéiʃən] ① 隔膜で仕切られたこと, ② 中隔, ③ 中隔形成〔術〕.
septatome [séptətoum] 中隔切開器, ＝septotome.
septavalent [septəvéilənt] 7価の, ＝septivalent.
septectomy [septéktəmi] 〔鼻〕中隔切除術.
septic [séptik] 腐敗性の, 敗血病性の.
septic(a)emia [septisí:miə] 敗血症(細菌が血液中に入り種々の臓器で化膿性炎症をきたす状態), ＝sepsis 形 septicemic.
septicemic [septisí:mik] 敗血症の.
septicopyemia [septikoupaií:miə] 膿敗血症 形 septicopyemic.
septic pneumonia 敗血性肺炎.
septic scarlet fever 敗血性猩紅熱.
septigravida [septigrǽvidə] 7回経妊婦.
septile [séptail] 中隔の.
septimetritis [septimitráitis] 敗血子宮炎.
septipara [septípərə] 7回経産婦.
septivalent [septivéilənt] 7価の.
sept(o)- [sept(ou), -t(ə)] (敗血症, 敗

S

血症性の，を意味する接頭語）．

septometer [septámitər] ①〔鼻〕中隔計，②セプトメータ，＝sepsometer.

septoplasty [séptəplæsti] 鼻中隔形成〔術〕.

septostomy [septástəmi] 中隔開口〔術〕.

septotomy [septátəmi] 〔鼻〕中隔切開術.

septulum [séptjuləm] 小中隔.

septum [séptəm] 中隔，隔膜，隔壁 複 septa 形 septal, septile.

septum atrioventriculare 房室中隔，＝atrioventricular septum.

septum of auditory tube 筋耳管管中隔（耳管と鼓膜張筋を入れる管の間にある骨生の隔壁），＝septum canalis musculotubarii [L].

seq luce sequenti luce（翌日）.

sequela [sikwí:lə] 続発症，余病 複 sequelae.

sequence [sí:kwəns] 続発，連鎖，順序，配列 形 sequent, sequential.

sequence analyzer シーケンスアナライザ（タンパクやペプチドのアミノ酸配列を，またはDNAの塩基配列を自動的に解析する装置などの名称）.

sequencing [sí:kwənsiŋ] 塩基配列決定法，＝DNA sequencing.

sequenti luce (seq luce) [L] 翌日.

sequestra [si:kwéstrə] →sequestrum.

sequestral [si:kwéstrəl] 分離片の，壊死片の，腐骨の.

sequestration [si:kwəstréiʃən] ①腐骨（分離片）形成，②分画〔症〕.

sequestrotomy [si:kwəstrátəmi] 腐骨摘出術，＝sequestrectomy.

sequestrum [sikwéstrəm] 腐骨，骨疽，離片 複 sequestra 形 sequestral.

SER somatosensory evoked response（体性感覚の誘発反応）.

sera [síərə] →serum.

S

seralbumin [si:rælbjú:min] 血清アルブミン.

serangitis [si:rændʒáitis] 海綿体炎，＝cavernitis.

serempion [sərémpiən] セレンピオン（西インドにみられる致死的麻疹の一型），＝sarampion.

serialograph [si:riǽləgræf] X線連続撮影装置.

series [sí:ri:z] ①配列（連続した），系〔列〕，②族（化合物の），③直列（電気器具を順次一列に接続することで，並列 parallel に対立していう），④数列，級数 形 serial.

serine (Ser, S) [séri:n] セリン（無色結晶性のアミノ酸）.

serine protease セリンプロテアーゼ（活性部位にセリンをもつタンパク質分解酵素の総称）.

serioscopy [si:riáskəpi] 連続X線撮影法.

serious [síəriəs] 重症な，重篤な，深刻な，重大な，真剣な，熱心な.

SERM selective estrogen receptor modulator（選択的エストロゲン受容体修飾因子）.

ser(o)- [si:rou, -rə]（血清，漿液との関係を表す接頭語）.

seroalbuminous [si:rouælbjú:minəs] 血清アルブミンの.

seroalbuminuria [si:rouælbjuminjú:riə] 血清アルブミン尿〔症〕.

seroanaphylaxis [si:rouænəfilǽksis] 血清アナフィラキシー.

serocele [sí:ləsi:l] 漿液瘤.

seroconversion [si:roukənvə́:ʒən] セロコンバージョン（感染症の後，あるいはワクチン投与の後で，それまで検出されなかったこれらの感染微生物やワクチン抗原に対する抗体が産生されるようになること）.

seroculture [sí:rəkʌlʧər] 血清培養.

serodiagnosis [si:roudaiəgnóusis] 血清〔学的〕診断〔法〕（血清中で生じる反応による診断法）.

seroenzyme [si:rouénzaim] 血清酵素.

seroepidemiology [si:rouepidi:miáləʤi] 血清疫学（感染の検出を血清学的検査により行う疫学研究）.

serofast [si:rəfǽst] 血清耐性の（細胞が血清の破壊力に抵抗することをいう）.

serofibrinous [si:roufáibrinəs] 漿液線維素性の.

serofibrous [si:roufáibrəs] 漿膜線維性の.

seroflocculation [si:rouflɑkjuléiʃən] 血清フロキュレーション（抗原によって血清中に生じるフロキュレーション（綿状沈降物））.

serofluid [si:rouflúid] 漿液.

seroglobulin [si:rəglábjulin] 血清グロブリン，＝serum globulin.

serohemorrhage [si:rəhéməriʤ] 漿液出血.

serolipase [si:rouláipeis] 血清リパーゼ.

serological [si:ráləʤikəl] 血清学の，血清学的な，＝serologic.

serological group typing 血清学的型分別（微生物菌体がもつ抗原物質を対応する抗血清を用いてそれぞれの型に分別すること）.

serological test for syphilis (STS) 梅毒血清反応.

serology [si:ráləʤi] 血清学（抗原抗体反応を扱う科学）.

seroma [si:róumə] 漿液腫.

seromucoid [si:roumjú:kɔid] 血清粘液タンパク質.

seromucous [si:roumjú:kəs] 漿〔液〕粘液性の.

seromucous gland 漿粘液腺（粘液腺

と漿液腺の両方をもつ腺).

seronegative [si:ranégətiv] 血清反応陰性の(血清学的に陰性な，または血清学的検査で陰性結果を示す).

seronegative spondyloarthropathy 血清反応陰性脊椎関節炎(強直性脊椎炎ともいう．リウマトイド因子陰性で仙腸関節，脊椎，末梢関節を進行性に侵す多発性関節炎疾患．HLA-B27と相関がみられる)，= ankylosing spondylitis.

seroplastic [si:rəplǽstik] 漿液線維素性の，= serofibrinous.

seropneumopericardium [si:rounju:mouperiká:diəm] 漿液性心気腫.

seropneumothorax [si:rounju:mouθɔ́:ræks] 漿液気胸.

seropositive [si:rəpázitiv] 血清反応陽性の(血清学的に陽性な，または血清学的検査で陽性を示す).

seroprognosis [si:rouprɑgnóusis] 血清〔学的〕予後(血清反応の検索に基づいた疾患の予後).

seroprophylaxis [si:rouproufilǽksis] 血清予防法.

seropurulent [si:roupjú:rulənt] 漿液膿性の.

seropus [sí:rəpəs] 漿液膿，膿様漿液.

seroreaction [si:rouriǽkʃən] 血清反応(血清中で，あるいは血清の作用の結果として起こる反応).

serorelapse [si:rourí:læps] 血清力価上昇(治療開始後の).

seroresistance [si:rourizístəns] 血清力価耐性(治療後にも血清学的力価が下降しないこと).

serosa [siróusə] 漿膜(体腔の内面をおおう膜で，扁平な細胞からなる中皮とその下方の結合組織からなる)，= tunicas 形 serosal.

serosamucin [si:rousəmjú:sin] 漿液粘素(炎症性腹水中にある粘素様タンパク質).

serosanguineous [si:rəsæŋgwíniəs] 漿液血液状の.

seroscopy [si:ráskəpi] 凝集鏡による血清検査.

seroserous [si:rousí:rəs] 二漿膜面の.

serositides [si:rəsáitidi:z] → serositis.

serositis [si:rousáitis] 漿膜炎 複 serositides.

serosity [si:rásiti] 漿液性.

serosynovial [si:rousinóuviəl] 漿液滑液性の.

serosynovitis [si:rousinəváitis] 滲出性関節滑液膜炎.

serotherapy [si:rəθérəpi] 〔免疫〕血清療法(免疫個体，特に免疫動物から採取した血清の注射による疾患の治療).

serotonergic [si:rətounə́:dʒik] セロトニン〔様〕の，セロトニン作用性.

serotonin [si:rətóunin] セロトニン(5-hydroxytryptamine (5-HT)．血小板，腸管，中枢神経系に広く分布する．受容体のサブタイプが多く見いだされ，それぞれの臓器で重要な機能を示す)，= serotinin, enteramine.

serotoxin [si:rətáksin] 血清毒〔素〕.

serotype [sí:rətaip] 血清型.

serotyping [sí:rətaipiŋ] 血清型別.

serous [sí:rəs] 漿液の，漿膜の.

serous cell 漿液細胞，= albuminous cell.

serous coat 漿膜(胸膜，心膜，腹膜など)，= tunica serosa.

serous cyst 漿液嚢腫.

serous gland 漿液腺(漿液と呼ばれる粘性の少ない分泌物を出す腺).

serous inflammation 漿液性炎症(漿液性滲出性炎).

serous linguali gland 漿液性舌腺，= von Ebner gland.

serous otitis media (SOM) 浸出性中耳炎.

serous pericardium 漿膜性心膜(心膜の内側，漿膜からなる)，= pericardium serosum [L].

serovaccination [si:rouvæksinéiʃən] 血清接種(血清とワクチンの混合接種).

serovaccine [sí:rəvæksi:n] 血清ワクチン.

serovar [sí:rəvɑ:r] 血清型(抗原性に基づいてほかの株から区別される種)，= serotype.

serozyme [sí:rəzaim] セロザイム(プロトロンビンとアクセレリンとの混合物と思われる凝固因子)，= thrombogen.

serpens [sə́:pəns] 匍行の，蛇行状の，= serpentine, creeping.

serpiginous [sə:pídʒinəs] 蛇行状の(皮膚病変についていう).

serpigo [sə:páigou] 蛇行疹.

serrate [séreit] 鋸歯状の.

serrated [seréitid] のこぎり(鋸)状の，鋸歯状の.

serrated adenoma 鋸歯状腺腫(大腸腺腫の一型).

Serratia [səréiʃiə] セラチア属(腸内細菌科の一属で，通性嫌気性のグラム陰性桿菌．*S. marcescens* は尿路感染症などの原因となる日和見感染菌で，霊菌とも呼ばれる).

serration [seréiʃən] 鋸状形態，刻み，鋸歯 形 serrate, serrated.

serratus [seréitəs] 鋸筋(起始部がノコギリの歯のようになっている筋).

serratus anterior 前鋸筋(胸部の筋で肩甲骨の運動に関係，長胸神経支配．翼状肩甲骨症 alar scapula に関与)，= musculus serratus anterior [L].

serrefine [sərəfín] [F] 止血小鉗子.

serrenoeud [sərənú:d] [F] 結紮締器.

Sertoli cell セルトリ細胞(精巣の精細管

S

を構成する細胞．支持細胞），＝sustentacular cell.
Sertoli cell tumor セルトリ細胞腫（まれな精巣腫瘍）．
sertraline ［sə́ːtrəlin］ セルトラリン（SSRI 系抗うつ薬）．
serum ［síːrəm］ 血清（血液から血球細胞およびフィブリノーゲンを除いたもので，通常，抗凝固保存剤を加えないで採血一遠心した血漿を放置し凝固を完了させて得た上清をいう） 複 sera.
serumal ［síːrəməl］ 血漿に由来する．
serum alanine aminotransferase (s-ALT) 血清アラニンアミノ基転移酵素，＝serum glutamic pyruvic transaminase.
serum albumin (SA) 血清アルブミン．
serumal calculus 血漿性結石（歯根に発生するもの）．
serum ammonium (s-Am) 血清アンモニウム．
serum aspartate aminotransferase (s-AST) 血清アスパラギン酸アミノ基転移酵素，＝serum glutamic oxaloacetic transaminase.
serum-fast 血清耐性の（細菌が血清の破壊力に抵抗することをいう）．
serum gamma(γ)-globulins 〔ヒト〕血清ガンマ（γ）グロブリン（ヒト血清に含まれているグロブリンを分画濃縮したもので，麻疹および流行性肝炎の予防に用いられる）．
serum glutamic oxaloacetic transaminase (s-GOT) 血清グルタミン酸オキサロ酢酸トランスアミナーゼ，＝serum aspartate aminotransferase.
serum glutamic pyruvic transaminase (s-GPT) 血清グルタミン酸ピルビン酸トランスアミナーゼ，＝serum alanine aminotransferase.
serum hepatitis (SH) 血清肝炎，＝posttransfusion hepatitis.
serum osmolarity (sOsm) 血清浸透圧．
serum protein (SP) 血清タンパク〔質〕．
serum protein fraction 血清タンパク分画．
serum prothrombin conversion accelerator (SPCA) 血清プロトロンビン転化促進因子（血液凝固 第Ⅶ因子），＝factor Ⅶ, proconvertin, stable factor, autothrombin Ⅰ, cothromboplastin.
serum sickness 血清病（異種タンパク（抗血清など）注射後に生ずるⅢ型アレルギー反応による免疫複合体病．血清アレルギー），＝serum allergy.
service ［sə́ːvis］ ①科（診療部門の一つ），②局（行政の一単位）．
servomechanism ［səːvouméкənizm］ 自動制御，サーボ機序．
sesamoid ［sésəmɔid］ ①種子状の，②種子骨の．
sesamoid bones 種子骨（腱あるいは筋肉内にできる骨，最大なのは膝蓋骨），＝ossa sesamoidea ［L］．
sesamoiditis ［sesəmɔidáitis］ 種子骨炎．
sesqui- ［seskwi］ （1個半，すなわち1種の元素または基の2個に対する他種の元素または基の比を表す接頭語）．
sesquihora ［seskwihɔ́ːrə］ 1時間半（sesquih と略す）．
sessile ［sésail］ 無茎の，無柄の（広い基底で定着したことについていう）．
set ［sét］ ①整復する（骨折などを），②固定する（膠状液などが固化する），③集合，セット．
seta ［síːtə］ ①剛毛，＝bristle, chaeta, vibrissa, ②柄（植物の） 形 setaceous.
severe ［sivíər］ 重度（重症）の，重篤な，重い，厳しい．
severe acute respiratory syndrome (SARS) 重症急性呼吸器症候群（SARS コロナウイルスの感染による重症肺炎．サーズ）．
***Severe acute respiratory syndrome coronavirus* (SARS-CoV)** SARS（サーズ）コロナウイルス（重症急性呼吸器症候群の原因ウイルス）．
severe combined immunodeficiency (SCID) 重症複合免疫不全症（T・B 細胞共にその機能を障害され，乳児早期から重症感染症をくり返す疾患．単一疾患でなく，体重増加不良，ニューモシスチス肺炎，難治性下痢などを起こす）．
severe invasive streptococcal infection 重症侵襲性ストレプトコッカス感染症（化膿レンサ球菌感染による重症例で，敗血症，多臓器不全，壊死性筋膜炎などがみられる）．
severe myoclonic epilepsy in infancy (SMEI) 重症乳児ミオクロニーてんかん．
severity ［səvériti］ 重症度，重篤度，厳しさ．
sex- ［seks］ （性または6（六）の意味を表す接頭語）．
sex ［séks］ 性．
sex chromatin 性染色質，性クロマチン．
sex chromosome 性染色体（受精卵の雌雄を決定する奇数の非対性 X および Y 染色体で，ほかの条件が正常である場合，受精卵に2個の X 染色体があれば雌となり，XY の場合は雄となる）．
sex-controlled 従性の．
sex determination 性決定〔法〕（胎児の性別決定法）．
sex difference 性差．
sexdigitate ［seksdíʤiteit］ 6指ある（手足の），＝sedigitate.
sex discrimination 性差別．

S

sex education 性教育.
sex hormone (SH) 性ホルモン(動物の性的特徴と機能とを発達させ，また保持させる作用をもつホルモンで，精嚢からは男性ホルモン，卵巣からは女性ホルモンが分泌され，後者は卵胞ホルモンおよび黄体ホルモンに区別される).
sex hormone-binding globulin (SHBG) 性ホルモン結合グロブリン.
sex infantilism 性的幼稚症.
sex-influenced 性誘導性(性によって表現が異なる遺伝疾患を示す語).
sex-influenced inheritance 従性遺伝(常染色体遺伝であるが，男女で発現強度が異なっている遺伝．禿頭症など).
sex-limited 限性の.
sex-limited inheritance 限性遺伝.
sex-limited selection 限性選択.
sex-linkage 伴性.
sex-linked 伴性の.
sex-linked character 伴性形質.
sex-linked inheritance 伴性遺伝(性染色体上にある遺伝子による遺伝．X連鎖優性，X連鎖劣性，Y連鎖遺伝に分けられる).
sexology [seksálədʒi] 性学(性行動に関する研究) 形 sexologic.
sex pilus 性線毛(性因子をもつ細菌に存在し，細菌同士の接合に関与する).
sex ratio 性別比(人口中の男女の相対比で，普通100名の女性に対する男性の数で表される).
sex reversal 性転換，＝sex reassignment.
sex-reversed 性転換の.
sextan [sékstən] 6日目ごとの.
sextigravida [sekstigrǽvidə] 6回経妊婦.
sextipara [sekstípərə] 6回経産婦.
sextuplet [sekstʌ́plit] 六つ児.
sexual [sékʃuəl] 性の，性器の，有性の 名 sexuality.
sexual abuse 性的虐待.
sexual and reproductive health 性と生殖の健康.
sexual cell 有性細胞.
sexual characteristics 性徴(男女それぞれの性に特有の形態的，機能的，精神的特徴．生下時より現れている性腺，性器の形質を第一次性徴といい，思春期より性ホルモンの作用で生じる性腺，性器以外の形質を第二次性徴という).
sexual congress 性交，＝coitus.
sexual deviation 性倒錯〔症〕，＝sexual perversion.
sexual differentiation 性分化(性染色体により規定される発生時の雌雄，男女の分化).
sexual disorder 性障害.
sexual dysfunction 性機能障害(不全)，＝psychosexual dysfunction.
sexual generation 有性世代，両性世代.
sexual harassment (SH) 性的いやがらせ.
sexual health 性の健康.
sexual impulse 性 欲，＝sexual libido, sexual desire.
sexual instinct 性〔的〕本能.
sexual intercourse 性交，＝coitus.
sexual inversion 性倒錯.
sexuality [sekʃuǽliti] ①性別，②性欲.
sexually transmitted disease (STD) 性感染症(従来の性病疾患のほかに，性器以外，同性間のものを含んで広義)，＝sexually transmitted infection.
sexually transmitted infection (STI) 性感染症，＝sexually transmitted disease.
sexual neurasthenia 性的神経衰弱.
sexual orientation 性的指向.
sexual perversion 性倒錯，変態性欲，＝erotopathy.
sexual potency 性的能力.
sexual precocity 性早熟〔症〕，＝precocious puberty.
sexual reproduction 有性生殖(双性または単性の).
sexual response 性的反応.
sexual selection 雌雄選択.
sexual spore 有性胞子.
Sézary cell セザリー細胞(皮膚のT細胞リンパ腫に発現する異常な単核細胞).
Sézary syndrome セザリー症候群(皮膚T細胞リンパ腫で紅皮症を呈し，末梢血にセザリー細胞が出現する)，＝Sézary-Bouvrain syndrome.
SF spinal fluid (脊髄液).
SF-36 MOS short form 36-item health survey.
SFA ①saturated fatty acid (飽和脂肪酸)，②suppressive factor of allergy (アレルギーの抑制因子).
SFD small for dates infant (SFD児).
SFH schizophrenia family history (統合失調症家族歴).
SG, sg specific gravity (比重).
Sg seaborgium (シーボーギウムの元素記号).
SGA small for gestational age (SGA児).
SGC Swan-Ganz catheter (スワン・ガンツカテーテル).
SGLT sodium-dependent glucose transporte (ナトリウム依存性グルコース共輸送体).
s-GOT serum glutamic oxaloacetic transaminase (血清グルタミン酸オキサロ酢酸トランスアミナーゼ).
s-GPT serum glutamic pyruvic transaminase (血清グルタミン酸ピルビン酸トランスアミナーゼ).
SH ①serum hepatitis (血清肝炎)，②sex-

ual harassment (性的いやがらせ), ③ sex hormone (性ホルモン), ④ sulfhydryl (スルフヒドリル基), ⑤ surgical history (外科手術歴).

SH, S.H. social history (社会歴).

shadow [ʃǽdou] 陰, 陰影, シャドウ.

shadowlessness [ʃǽdoulesnis] 陰影欠損.

shadow test 検影法, ＝retinoscopy, skiascopy.

shaft [ʃǽft] ①幹, ②骨幹(特に長〔管〕骨の).

shaken baby syndrome (SBS) 揺さぶられっ子症候群(幼児の頭部を激しく揺することによって頭蓋内出血や脳損傷が引き起こされることがある. 身体虐待の一つとしても認識される).

shakes [ʃéiks] ①震い(間欠熱にみられる悪寒戦慄の俗語), ②震え.

shaking [ʃéikiŋ] 振とう(盪).

shaking chill 悪寒旋律(ぞくぞくする寒気とふるえをいう. 発熱初期にみられる).

shaking palsy 振戦麻痺(パーキンソン病), ＝paralysis agitans, Parkinson disease.

shallow breathing 浅呼吸, 表在呼吸(一回の換気量が少ない換気様式).

sham [ʃǽm] 疑いの, 虚偽の, 見かけの.

sham feeding 擬飼(見せかけの食飼), ＝fictitious feeding.

shampoo [ʃæmpúː] 洗髪, 洗髪剤(シャンプー).

sham rage 見かけの怒り(除脳動物や視床下部刺激時にみられる恐怖と興奮とを特徴とする状態で, ヒトにおいてはインスリン低血糖症, 一酸化炭素中毒症に現れることがある).

shank [ʃǽŋk] 脛(足のすね), 脛骨.

shaping [ʃéipiŋ] 型づくり(オペラント条件付けにおける一つの過程).

Sharpey fibers シャーピー線維(骨膜と骨をつなぎとめる膠原線維), ＝fibra perforans [L].

sharp pain 鋭痛(速い鋭い痛み), ＝fast pain.

sharp wave 鋭波(脳波などにおける).

SHBG sex hormone-binding globulin (性ホルモン結合グロブリン).

shears [ʃíərz] 剪刀(大形のはさみ), 鋏子.

sheath [ʃíːθ] 鞘, 被包.

sheath of rectus abdominis 腹直筋鞘, ＝vagina musculus recti abdominis [L].

shed [ʃéd] 落屑する.

Sheehan syndrome シーハン症候群(分娩時の大出血・ショックにより下垂体に血流障害が生じて脳下垂体機能低下症を呈するもの. 無月経または授乳障害, 軽度の体重減退, 皮膚のろう様白色, 低血圧, 脱力感などが出現する. 分娩後下垂体機能低下症), ＝postpartum hypopituitarism.

sheep red cell agglutination test (SCAT) ヒツジ赤血球凝集反応.

shelf [ʃélf] 棚.

shell [ʃél] ①貝殻, 外皮, ②莢(さや).

Shenton line シェントン線(正常股関節のX線像で閉鎖孔上縁と大腿骨頸部内縁は連続した曲線を描く).

Shepherd fracture シェパード骨折(距骨後方突起の外側の骨折).

Sherrington phenomenon シェリントン現象(下肢筋の神経支配を除いた後でも坐骨神経の刺激により筋肉はゆっくり収縮する).

shield [ʃíːld] 楯, 遮へい板, シールド(害物などの影響から防御する構造).

shift [ʃíft] 移動, 変位.

shift to left 〔核〕左方移動(好中球核移動の一種で, 未熟型が正常以上に増加すること).

shift to right 〔核〕右方移動(左方移動と反対に, 未熟型の核をもった白血球はみられず, 多分葉核をもった成熟好中球が増加すること).

Shiga bacillus 志賀菌(赤痢菌 *Shigella dysenteriae* 1のことをさす).

Shiga-like toxin (SLT) 志賀類似毒素, ＝Vero toxin.

Shiga toxin 志賀毒素(赤痢菌 *Shigella dysenteriae* 1が産生する毒素).

Shigella [ʃigélə] 赤痢菌属(腸内細菌科の一属で, 赤痢の原因となる通性嫌気性のグラム陰性桿菌. *S. dysenteriae*, *S. flexneri*, *S. boydii*, *S. sonnei* などを含む. *Shigella* の名称は発見者, 志賀潔に由来する).

shigellosis [ʃigəlóusis] 〔細菌性〕赤痢.

shin [ʃín] 脛(すね), 向脛(むこうずね).

shinbone [ʃínboun] 脛骨.

shingles [ʃíŋglz] 帯状疱疹, ＝herpes zoster.

Shirodkar operation シロッカー手術(頸管無力症のための頸管縫縮術).

shirt-stud abscess カフスボタン膿瘍(深部膿瘍と連結する表在性膿瘍).

shiver [ʃívər] 戦慄(せんりつ. ふるえること).

shock [ʃák] ショック, 衝撃(種々の条件により身体の各機能の障害が起こり, 進行性に悪化して非可逆性となる状態. 機序には血液原性, 神経原性, および心臓原性とがある).

shock kidney ショック腎.

shock therapy ショック療法(いろいろの薬品または物理的方法で患者に昏睡または痙攣を起こさせる方法), ＝insulin shock therapy.

shock treatment ショック療法, ＝shock therapy.

shoemaker breast 漏斗胸，靴工胸．
short bone 短骨(骨を形状から分類する際の用語，短い小骨で例として手根骨などがある)，＝os breve [L].
short ciliary nerves 短毛様体神経，＝nervi ciliares breves [L].
short circuit reaction 短絡反応，短絡行為(E. Kretschmerが，精神的衝撃のあと生じる反応性精神病，すなわち心因反応の一つとして記載したもの)．
shortening reaction 短縮反応(外力により屈曲した下肢を伸展して，その関節に緊張を加えると，伸筋は反射的に攣縮を起こす現象)．
short gastric arteries 短胃動脈(脾動脈の枝で胃の噴門あたりに分布)，＝arteriae gastricae breves [L].
short gastric veins 短胃静脈，＝venae gastricae breves [L].
short head 短頭(上腕二頭筋などの二頭筋で短い方)，＝caput breve [L].
shortness of breath (SOB) 息切れ．
short posterior ciliary arteries 短後毛様体動脈(眼動脈の枝)，＝arteriae ciliares posteriores breves [L].
short run ショートラン(心室期外収縮が連続して起こること)．
short term memory (STM) 短期記憶．
short wave sensitive cone 短波長感受性錐体，S-錐体(青錐体)．
shotted suture 弾丸縫合．
shoulder [ʃóuldər] 肩(かた)，肩甲．
shoulder complex 肩複合体(上肢帯ともいう．胸鎖，肩鎖，上腕および肩甲胸郭関節とこれら関節に付着する筋，結合組織からなる)．
shoulder dystocia 肩甲難産．
shoulder girdle 上肢帯(鎖骨と肩甲骨よりなり，肩甲帯ともいう)，＝cingulum membri superioris [L].
shoulder-hand syndrome 肩手症候群(肩から手にかけての疼痛，運動障害，自律神経障害を特徴とする急性発症の症候群．上肢の外傷，心筋梗塞後にみられることがある．反射性交感神経性ジストロフィーのI型とされている)，＝reflex sympathetic dystrophy.
shoulder joint 肩関節(肩甲骨と上腕骨とでできる関節)，＝articulatio humeri [L].
show [ʃóu] 前徴，しるし(分娩の前に腟から出血のあること)．
shower [ʃáuər] シャワー(にわか雨のように去来する現象)．
SHS supine hypotensive syndrome (仰臥位低血圧症候群)．
shuffling baby シャフリングベビー(正常発達のバリエーションの一つで，腹位を嫌がり座位のままひきずって移動することをいう．つかまり立ち，歩行などの立位の発達が遅れる)，＝hitching baby, scooting bady, sliding bady.
Shulman syndrome シュルマン症候群(好酸球増加を伴うびまん性筋膜炎をいう．原因不明で，免疫学的因子の関与が推測されている．好酸球性筋膜炎)，＝eosinophilic fasciitis.
shunt [ʃʌ́nt] ①側路，短絡，②吻合，分合，③分流器．
shunt flow ($\dot{Q}s$) シャント血流量．
shunt operation シャント手術，短絡手術，吻合手術．
Shwartzman reaction シュワルツマン反応(細胞の培養濾液を皮内注射し，20時間後に同液を静脈注射すると，皮内注射部位が出血・壊死を伴う炎症を起こす反応)，＝shwartzman phenomenon.
Shy-Drager syndrome シャイ・ドレーガー症候群(起立性障害，陰萎，無汗，瞳孔異常，尿失禁などを主症状とする広範な自律神経障害．多系統萎縮症の中に包含される)，＝idiopathic orthostatic hypotension.
SI ①small intestine (小腸)，②single injection (単独注射)，③saturation index (飽和指数)，④soluble insulin (可溶性インスリン)，⑤spinal instrumentation (脊椎インストゥルメンテーション)，⑥stimulation index (刺激指数)，⑦International System of Units (国際単位系)(1960年の第11回国際度量衡総会で決定された単位系)．
Si silicon (ケイ素の元素記号)．
SIA subacute infectious arthritis (亜急性感染性関節炎)．
SIADH syndrome of inappropriate secretion of antidiuretic hormone (ADH不適合分泌症候群)．
siagantritis [saiəgæntráitis] 上顎洞炎，＝siagonantritis.
sialaden [saiǽlədən] 唾液腺，＝salivary gland.
sialadenectomy [saiəlædinéktəmi] 唾液腺切除術 形 sialadenectomized.
sialadenitis [saiəlædənáitis] 唾液腺炎，＝sialoadenitis.
sialadenoncus [saiəlædənáŋkəs] 唾液腺腫．
sialadenosis [saiəlædənóusis] 唾液腺症．
sialagog(ue) [saiǽləgɑg] 唾液分泌促進薬，催唾薬 形 sialagogic.
sialaporia [saiæləpɔ́:riə] 唾液分泌減退．
sialemesis [saiæləmí:sis] 吐唾〔症〕(唾液を吐出すること)，＝sialemesia.
sialic [sáiəlik, saiǽ-] 唾液の，＝sialine.
sialidase [saiǽlideis] シアリダーゼ(オリゴ糖類，糖タンパク，糖脂質から末端のアシルノイラミン酸残基を加水分解して解離させる酵素)．

S

sialism [sáiəlizəm] 流ぜん(涎), 催唾(唾液分泌過多), ＝sialismus, salivation, ptyalism.
sialithotomy [saiəliθátəmi] 唾石切開術.
sialitis [saiəláitis] 唾液腺炎.
sial(o)- [saiəl(ou), -l(ə)] (唾液, 唾液腺との関係を表す接頭語).
sialocele [sáiələsi:l] 唾液腺腫瘤.
sialodochitis [saiəloudoukáitis] 唾液管炎.
sialodochoplasty [saiəloudóukəplæsti] 唾液管形成術.
sialogenous [saiəláʤənəs] 流ぜん(涎)性の.
sialogram [saiǽləgræm] 唾液腺造影図.
sialography [saiəlágrəfi] 唾液腺撮影法.
sialolith [saiǽləliθ] 唾石, ＝salivary calculus.
sialolithiasis [saiəlouliθáiəsis] 唾石症(唾液腺の導出管に発生する石灰塊), ＝ptyalolithiasis, salivary stone.
sialoma [saiəlóumə] 唾液腺腫.
sialometer [saiəlámitər] 唾液計.
sialoschesis [saiəláskisis] 唾液分泌抑制.
sialosyrinx [saiələsíriŋks] 唾液腺瘻, ＝salivary fistula.
sialotic [saiəlátik] 唾液の, 流ぜん(涎)の.
Siamese twins シャム双子(体が完全に分離していない双生児).
sib [síb] 子孫(兄弟姉妹の1人), ＝sibling.
sibbens [síbəns] 線虫症(スコットランドで以前流行した固有の伝染性疾患).
Siberian tick typhus シベリアマダニチフス(*Rickettsia sibirica* による疾患).
sibilant [síbilənt] 歯〔擦〕音(s, z, sh, zh などの音).
sibilus [síbiləs] 歯音様ラ(囉)音.
sibling [síbliŋ] 同胞(共通の両親から生まれた子供, 兄弟姉妹, 子孫, 血縁), ＝sib.
sibship [síbʃip] 兄弟姉妹.
sicca syndrome 乾燥症候群(中年女性に多く出現し, 涙分泌低下による乾燥性角結膜炎, 唾液分泌低下による口腔内乾燥症状を呈するもの), ＝Sjögren syndrome.
siccative [síkətiv] 乾燥剤, ＝siccant, drier.
siccolabile [sikouléibail] 乾燥不安定の.
siccostabile [sikoustéibail] 乾燥安定性の.
siccus [síkəs] 乾燥.
sick [sík] ①病気の, 不機嫌な, 月経の, 吐き気のあるなどの俗称, ②患者の, 病人の.
sick building syndrome (SBS) シックビル症候群(シックハウス症候群として知られる. デスクワークを行う人に多くみられ, 疲労, 頭痛, 眼の乾燥感などの症状が出現する症候群. 原因として建築物から出る低レベル物質が想定されている), ＝sick house syndrome.
sickle cell 鎌状〔赤〕血球(黒人にみられる遺伝性変形赤血球の一種で, 低酸素状態において鎌状を形成し, HbS を多量に含有する), ＝drepanocyte, meniscocyte.
sickle cell anemia (SCA) 鎌状赤血球貧血(黒色人種にみられる遺伝性貧血. 赤血球が鎌状, 三日月状を呈する. HbS の homozygote (同型接合)により起こり, 溶血性貧血, 臓器内出血性梗塞を呈する).
sickle cell disease (SCD) 鎌状赤血球症, ＝sicklemia.
sicklemia [siklí:miə] 鎌状赤血球血症(ヘモグロビンSの線維状折出により変形した赤血球(三日月状西洋鎌に類似)を有する疾患. 種々の臓器障害とともに鎌状赤血球による微小血管閉塞が起こり, 溶血性貧血を呈する. sickle cell anemia), ＝drepanocytosis, meniscocytosis, sickle cell disease.
sickling [síkliŋ] 鎌状赤血球化, ＝sickling phenomenon.
sickness [síknis] 病, 疾病.
sickness impact profile (SIP) 疾患影響プロファイル(QOL 評価指標の一つ).
sick sinus syndrome (SSS) 洞〔機能〕不全症候群(洞結節とその付近の病変により, 洞徐脈(通常は50/分以下), 洞停止, 洞房ブロックを生じた状態. 3群に分けられる. ①原因不明の持続性洞徐脈, ②洞停止, 洞休止, 洞房ブロック, ③徐脈頻脈症候群がある. 症状が出たときを洞機能不全症候群という).
side chain 側鎖.
side effect 副作用.
side-lying 側臥位.
siderans [sídərəns] 電撃性の, ＝fulminating.
sideration [sidəréiʃən] 発症.
siderism [sídərizəm] 磁石療法, ＝metallotherapy.
sidero- [sidərou, -rə] (鉄の意味を表す接頭語).
sideroblast [sídərəblæst] シデロブラスト, 〔担〕鉄〔赤〕芽球(ベルリン青反応陽性のフェリチン顆粒を有する赤芽球).
sideroblastic anemia 鉄芽球性貧血, 鉄利用不能性貧血(赤血球系細胞のヘム合成系酵素活性低下があり, 血清鉄値上昇, 鉄沈着, 骨髄の環状鉄芽球の存在などが特徴である. 原発性, 二次性があり, 原発性後天性のものは骨髄異形成症候群の一型に分類される), ＝sideroachrestic anemia.
siderocyte [sídərəsait] シデロサイト, 担鉄赤血球(非ヘモグロビン(血色素)性鉄

S

顆粒を含有する赤血球).
sideroderma [sidərədə́:mə] 含鉄皮膚症.
siderodromophobia [sidəroudroumoufóubiə] 鉄道恐怖〔症〕.
siderofibrosis [sidəroufaibróusis] 鉄〔性〕線維症(脾臓の).
siderogenous [sidərɑ́ʤənəs] 鉄発生性の.
sideropenia [sidəroupí:niə] 鉄欠乏症.
sideropenic [sidəroupí:nik] 鉄欠乏〔症〕の.
siderophage [sídərəfeiʤ] シデロファージ，鉄貪食細胞.
siderophil(e) [sídərəfil] 親鉄性の，= siderophilous.
siderophilin [sidərɑ́filin] シデロフィリン(天然の鉄結合性糖タンパク質)，= transferrin.
siderophilous [sidərɑ́filəs] 鉄吸収性の，= siderophil(e).
siderophore [sídərəfɔ:r] ヘモジデリン貪食細胞，= siderophage.
siderosis [sidəróusis] ① 鉄沈着症(鉄肺ともいう．酸化鉄を主とする粉塵を吸入して起こる塵肺)，= arc-welder's disease，arc-welder's nodulation，② 鉄血症 形 siderotic.
siderous [sídərəs] 含鉄性の.
side scatter (SSC) 側方散乱光.
SIDS sudden infant death syndrome (乳児突然死症候群).
Siegert sign ジーゲルト徴候(ダウン症候群においてみられ，小指は短く先端は内反する徴候).
Siegle otoscope ジーゲル耳鏡(空気圧を変化させる鼓膜の検査法)，= Siegle speculum.
siemens (S) [zí:mənz, sí:-] ジーメンス(国際単位系で定められた電気抵抗の単位).
sievert (Sv) [sí:və:t] シーベルト(公式の電離性放射線の線量当量の単位．旧単位はレム rem，1 Sv = 100 rem．スウェーデンの物理学者，R. Sievert にちなむ).
sifting [ʃíftiŋ] し(篩)過，順送り，変移.
sig signetur (標記せよ).
sIg surface immunoglobulin (細胞表面免疫グロブリン).
sigh [sái] 溜息(ためいき)，= suspirium.
sight [sáit] 視力，視覚.
sigma (σ, Σ) [sígmə] シグマ(ギリシャ語アルファベットの第 18 字).
sigmoid [sígmɔid] S 状〔の〕(S 状結腸，S 状結腸間膜などについていう).
sigmoid arteries S 状結腸動脈(下腸間膜動脈の枝)，= arteriae sigmoideae [L].
sigmoid colon S 状結腸(下行結腸の続きで直腸に至るまで)，= colon sigmoideum [L].
sigmoidectomy [sigmɔidéktəmi] S 状結腸切除術.
sigmoiditis [sigmɔidáitis] S 状結腸炎.
sigmoid mesocolon S 状結腸間膜，= mesocolon sigmoideum [L].
sigmoidopexy [sigmɔ́idəpeksi] S 状結腸固定術.
sigmoidoproctostomy [sigmɔidəprɑktɑ́stəmi] S 状結腸直腸吻合術.
sigmoidoscope [sigmɔ́idəskoup] S 状結腸鏡.
sigmoid sinus S 状静脈洞(硬膜静脈洞の一つ)，= sinus sigmoideus [L].
sigmoid veins S 状結腸静脈，= venae sigmoideae [L].
sign [sáin] ① 徴候(疾病の存在を診断するときに利用される客観的所見．患者の主観的感覚(症候)に対する)，② 符号，③ 象徴.
signal [sígnəl] シグナル，信号，合図.
signal lymph node 警報リンパ節.
signal node 症徴リンパ節，= signal lymph node，Virchow node，Troisier ganglion.
signal symptom 警告症状，前駆症状(てんかんまたはほかの発作性疾患において，症状の発現する前に起こる経験または前兆).
signal transduction 情報伝達.
signet ring 環状体，輪状体(マラリア原虫発育の一期で，赤血球内に指輪のような形をなし，その核があたかもそれに付けてある印鑑(signet)のように見える).
signet ring cell 印環細胞(細胞質内に貯留した大量の粘液のために核が辺縁に押しやられ，封印を兼ねた指輪の形に似ているのでこの名がある).
signet ring cell carcinoma 印環細胞癌(印環型の腫瘍細胞による腺癌．PAS 染色で陽性の粘液が証明される．原発としては胃が多く，早期胃癌はⅡc，進行胃癌はスキルス胃癌).
signetur (sig) [L] 標記せよ.
significance [signífikəns] 意義，重要(重大)性，有意性(統計における) 形 significant.
significance level 有意水準.
significance test 有意検査.
significant [signífikənt] 重要(重大)な，意義(意味)のある，有意の(統計的に).
sign language 手話言語(手話).
sign of edema of lower eyelid 下眼瞼浮腫徴候.
SIL sister-in-law (義姉(妹)).
sildenafil [sildénəfil] シルデナフィル(sildenafil citrate．クエン酸シルデナフィル男性勃起障害治療薬．商品名バイアグラ).
silent [sáilənt] 無症候性の，無音の，無声の.
silent area 沈黙野(切除しても運動また

は感覚の支障を示さない部分), = association area.

silent infection 無症候性感染, = asymptomatic infection, symptomless infection.

silent myocardial infarction (SMI) 無症候性心筋梗塞(心筋梗塞を経過しながらまったく該当する既往歴などを示さないもの), = painless infarction, asymptomatic infarction.

silent period 静止期(疾病の症候が発現しない期間).

silent ulcer 無痛性潰瘍.

Silex sign シレックス徴候(口角から放線状に生ずる亀裂で, 先天梅毒の一症状).

silhouette sign シルエットサイン(胸部X線写真で正常では可視できる肺血管, 肺・胸郭内構造の輪郭の不鮮明化).

silica [sílikə] シリカ(砂やガラスの主成分).

silica granuloma シリカ肉芽腫.

silicone [sílikoun] シリコーン(有機ケイ素化合物の重合体からつくった樹脂状物質の一般名で, ケイ素油, ケイ素グリース, ケイ素ゴム, ケイ素樹脂などの種類がある).

silicosis [silikóusis] 珪肺症(シリカ微細粉末を長期にわたり吸入して起こる肺塵症の一つ), = grinder's disease, chalicosis, lithosis, schistosis, miner's asthma, potter's consumption 形 silicotic.

siliquose [sílikwous] さや状の(白内障の一形態をいう).

silver (Ag) [sílvər] 銀(白色光沢ある金属元素で, 原子番号 47, 原子量 107.868, 質量数 107, 109, 多数の銀塩は治療に用いられる), = argentum.

silver-fork deformity フォーク背状変形, = Colles fracture.

silver-fork fracture フォーク状骨折, = Colles fracture.

S

silver nitrate 硝酸銀 $AgNO_3$, = argenti nitras.

silver point 銀点(国際実用温度目盛において, 銀がその液相と固相との平衡にある温度で, 962.08°C).

Silverskiold syndrome シルヴェルスキエルド症候群(骨軟骨ジストロフィの一型).

Simbu virus シンブウイルス(ブニヤウイルス科のウイルス. アフリカでカから分離された).

simesthesia [simesθí:ziə] 骨感覚.

simethicone [siméθikoun] シメチコン(抗鼓腸薬).

simian [símiən] サルの(とくに類人猿の).

***Simian immunodeficiency virus* (SIV)** サル免疫不全ウイルス(レトロウイルス科, ヒト免疫不全ウイルス類似のウイルス).

***Simian virus 40* (SV40)** シミアンウイルス 40 (ポリオーマウイルス科のウイルスで, アカゲザルなどを自然宿主とする. マウスでは腫瘍を起こす).

simil(l)imum [símiliməm] 同種療法薬(類似治癒薬剤).

Simmonds disease シモンズ病(下垂体の萎縮により極度の衰弱, 消耗および精神障害を誘発し, 早老, 脱毛, 性欲減退, 基礎代謝低下などを特徴とし, 主として女性にみられる), = hypophyseal cachexia, pituitary cachexia.

Simm test シム試験(性交後精子が頸管に進入し得るか否かの検査).

Simons disease ジーモンス病(脂肪組織からの脂肪の減少, 消失を主徴とする原因不明の疾患. 女性に多い. 進行性リポジストロフィー), = progressive lipodystrophy.

simple [símpl] 単純な, 単一の.

simple astigmatism 単乱視.

simple fracture 単純骨折(閉鎖骨折で皮膚は無傷である), = closed fracture.

simple goiter 単純性甲状腺腫.

simple joint 単関節(2個の骨からなる関節), = articulatio simplex [L].

simple mastectomy (SM) 単純乳房切除〔術〕.

simple microscope 単純顕微鏡(レンズの光学系が1個のレンズとして作用するように組み立てたもの), = single microscope.

simple myopia 単純近視(眼鏡装用によって良好な視力が得られるもの).

simple nephrectomy 単純腎摘出術.

simple protein 単純タンパク〔質〕(アミノ酸のみの結合によりなりたっているもので, 複合タンパク質 conjugated protein に対する語).

simple pulmonary eosinophilia 単純性肺好酸球増加症, = Loffer syndrome.

simple stain 単染色.

simple total hysterectomy 単純子宮全摘出術.

simple ulcer 単純潰瘍.

Simplexvirus [símpleksvaiərəs] シンプレックスウイルス属(ヘルペスウイルス科の一属で, ヒトヘルペスウイルス1型, 2型などが含まれる).

simplified menopausal index (SMI) 簡易更年期指数(更年期症状の自己採点表).

Sims position シムズ体位(患者が左側に横臥し, 右脚と膝を屈曲し, 左腕は背部におき, 胸は前方へ傾斜する体位).

simulated patient (SP) 模擬患者.

simulation [simjuléiʃən] ①詐病, = malingering, ②シミュレーション.

simulator [símjuleitər] ①仮病者(病を偽

る者)，＝malingerer，②シミュレーター.

simultanagnosia [saiməltənægnóusiə] 同時失認，同時認知不能〔症〕.

simultaneous perception (SP) 同時視.

simultaneous summation 同時(期)的加重.

SIMV synchronized intermittent mandatory ventilation (同期式間欠的強制換気).

simvastatin [símvəstætin] シンバスタチン(HMG－CoA 還元酵素阻害作用があり，高コレステロール血症の治療に用いられる).

sin. sinister (左の).

sinal [sáinəl] 洞の，＝sinual.

sincipital [sinsípitəl] 前頭の.

sincipital presentation 前頭位，＝bregmatic presentation.

sinciput [sínsipʌt] 頭蓋前頂部，頭頂部，前頂 形 sincipital.

Sindbis virus シンドビスウイルス(トガウイルス科のウイルスで，発熱，発疹，筋肉痛などを起こす).

sinew [sínju:] 腱，＝tendon.

sing. singular (単数).

singer's node 歌手結節(結節性声帯炎)，＝singer's nodule，vocal cord nodules.

single [síŋgl] ①単一の，単，②未婚の.

single cell culture 単細胞培養(遊離細胞培養．単細胞生物，多細胞生物にかかわらず，1個の細胞から出発して無菌的に培養し増殖させること)，＝free cell culture.

single injection (SI) 単独注射.

single nucleotide polymorphism (SNP) 一塩基変異多型(塩基配列の違いで，一塩基の他の塩基への置換，挿入，欠失をいう．スニップ).

single photon emission computed tomography (SPECT) 単一光子放射型コンピュータ断層撮影法(スペクト).

single stranded DNA (ssDNA) 一本鎖 DNA.

single stranded RNA (ssRNA) 一本鎖 RNA.

single-stranded RNA-phage 単鎖 RNA ファージ(核酸として単鎖の RNA をもつバクテリオファージで，形態は小型で正二十面体).

singular (sing.) [síŋgjələ:] 単数〔の〕.

singularity [siŋgjəlǽrəti] 単一，単独，特異〔性〕.

singultus [siŋgʌ́ltəs] 吃逆(しゃっくり)，＝hiccup 名 singultation 形 singultous.

sinister (sin.) [sínistər] [L] 左の，＝left.

sinistrad [sínistræd，siníst-] 左方へ.

sinistral [sínistrəl，sinís-] ①左側の，②左利きの，左手利き.

sinistrality [sinistrǽliti] 左利き，＝left-handedness.

sinistraural [sinistrɔ́:rəl] 左耳利き(右耳より左耳が鋭敏なこと).

sinistr(o)- [sinistr(ou)，-r(ə)] (左，左側，左方の意味を表す接頭語).

sinistrocardia [sinistroukɑ́:diə] 左心症.

sinistrocularity [sinistroukjulǽəriti] 左眼利き(右眼利き dextrocularity に対する) 形 sinistrocular.

sinistrogyration [sinistrouʤairéiʃən] 左回，左旋 形 sinistrogyric.

sinistromanual [sinistrəmǽnjuəl] 左手利きの.

sinistropedal [sinistrɑ́pədəl] 左足利きの.

sinistrophobia [sinistroufóubiə] 左側恐怖〔症〕，＝levophobia.

sinistrorse [sínistrɔ:s] 左巻きの，左旋の(ツタなどが右から左の方へ回転すること).

sinistrotorsion [sinistroutɔ́:ʃən] 左回転.

sinking feeling ①意気阻喪感，②胃重感，〔胃〕もたれ.

Sin Nombre virus シンノンブレウイルス(ブニヤウイルス科のウイルスで，ハンタウイルス肺症候群の原因となる).

sino- [sainou，-nə] (洞との関係を表す接頭語).

sinoatrial (S-A) [sainouǽtriəl] 洞房の.

sinoatrial block 洞房ブロック(洞刺激が洞結節から心房に伝わらない状態をいう)，＝sinus block arrest.

sinoatrial conduction time (SACT) 洞房伝導時間(洞不全症候群(SSS)の診断に用いられる指標).

sinoatrial node 洞房結節(キース・フラックの結節)，＝nodus sinoatrialis [L]，Keith-Flack node.

sinoauricular block 洞房ブロック(洞房刺激が心房に伝導されない状態)，＝sinoatrial block.

sinobronchial syndrome (SBS) 副鼻腔気管支症候群(慢性副鼻腔炎に各種の慢性下気道炎症性疾患が合併する疾患群をいう).

sinogram [sáinəgræm] 副鼻腔撮影図.

sinography [sainɑ́grəfi] 副鼻洞撮影術.

sinospiral [sainouspáirəl] 静脈洞ラセン状の.

sinotubular junction (ヴァルサルヴァ洞と上行大動脈の接合部).

sinoventricular (s-v) [sainouventríkjulər] 房室の.

sinoventricular conduction (s-v conduction) 洞室〔間〕伝導(洞機能が正常なのに心房筋活動が停止し，P 波が消失しているにもかかわらず洞性調律であるもの，高カリ血症に多い).

sinuitis [sainjuaítis] ①静脈洞炎，②副鼻腔炎，＝sinusitis.
sinuous [sínju:əs] 屈曲した，＝sinuate.
sinus [sáinəs] ①洞，副鼻腔，②瘻，膿瘻 形 sinal, sinusal.
sinus arrest 洞停止(洞結節活動の停止).
sinus arrhythmia 洞〔性〕不整脈.
sinus bradycardia 洞〔性〕徐脈.
sinus caroticus 頸動脈洞，＝carotid sinus.
sinusitis [sainjusáitis] ①静脈洞炎，②副鼻腔炎，＝sinuitis.
sinus node (SN) 洞房結節，＝sinoatrial node.
sinus node recovery time (SNRT) 洞結節回復時間(洞不全症候群(SSS)の診断に用いられる指標).
sinusoid [sáinjusɔid] ①類洞，＝vas capillare sinusoideum [L]，②シヌソイド(毛細血管が吻合し，やや大きく拡大した終末部で，最も顕著なものは肝臓にある) 形 sinusoidal.
sinusotomy [sainjusɑ́təmi] 洞切開術.
sinus rhythm (SR) 洞調律(リズム)(洞をペースメーカとする正常心リズム).
sinus tachycardia (ST) 洞〔性〕頻脈，＝simple tachycardia.
sinus venosus 静脈洞(胚子心臓の一部，右心房を形成)，＝sinus venosus [L].
sinuventricular [sainjuventríkjulər] (静脈洞に関連の)，＝sinoventricular.
sinuvertebral nerve 洞椎神経，脊髄神経硬膜枝，＝ramus meningeus nervorum spinalium.
SIP sickness impact profile (疾患影響プロファイル).
siphon [sáifən] ①サイホン，吸引管，②水管(腹足類の)，摂合管，管体，＝siphona.
siphonage [sáifənidʒ] 吸引排膿法，＝siphon drainage.
Sipple syndrome シップル症候群(甲状腺髄様癌と褐色細胞腫を呈するもの．家族性多内分泌腫瘍〔症〕Ⅱa型とⅡb型がある).
siqua [sáikwə] シクア(腸管の吸収表面積のことで，座高の2乗数).
sirenomelia [saiərənəmí:liə] 人魚体〔奇形〕(足がまったくないものか，または足だけあって両脚が結合した奇形)，＝sirenomely.
siriasis [siráiəsis] 日射病，＝sun-stroke.
SIRS systemic inflammatory response syndrome (全身性炎症反応症候群).
-sis [sis] (ギリシャ語の学名で状態または病症の意味を表す接尾語) 複 -ses.
SISI test short increment sensitivity index test (短時間増強感覚指数テスト．聴力検査の一つ).
sismotherapy [sisməθérəpi] 振動療法，＝seismotherapy.
sister chromatid exchanges (SCE) 姉妹染色分体交換(体細胞分裂時のsister chromosome 相同部分の交換).
sister-in-law (SIL) 義姉(妹).
sisto-amylase [sistouǽmileis] シストアミラーゼ(デンプン酵素作用を抑制する物質).
Sistrunk operation シストランク手術(甲状舌嚢胞と甲状舌管の切除術).
site [sáit] 部位(限局した位置).
site management organization (SMO) 治験実施施設管理機関.
site of action of medicament 薬物作用点.
sitfast [sítfæst] 乾性壊疽(動物の頸部皮膚などに生じる．圧迫などによる血流障害に起因する).
sito- [saitou, -tə] (食物との関係を表す接頭語).
sitology [saitɑ́lədʒi] 食品学，食物学，＝sitiology.
sitomania [saitouméiniə] 大食症，＝bulimia.
sitophobia [saitoufóubiə] 恐食症，食事恐怖〔症〕.
sitotherapy [saitəθérəpi] 食事(餌)療法，＝dietotherapy.
sitotoxin [saitəkɑ́ksin] 穀物毒素.
sitotoxism [saitətɑ́ksizəm] 食中毒.
sitotropism [saitɑ́trəpizəm] 食物趨向性.
sitting length 座長(頭頂から尾骨までの距離，von Pirquet はSiと呼んだ).
sitting position 坐位.
situation [sitju:éiʃən] 環境，局面，境遇，状況(特定の時に個人に影響を与えるすべての刺激因子の総和) 形 situational.
situational psychosis 状況精神病(反応性精神異常とも呼ばれ，主として環境条件の劣悪によると思われる精神異常)，＝Ganser syndrome.
situs [sáitəs] 位置，胎位，＝presentation.
situs inversus 逆位.
SIV *Simian immunodeficiency virus* (サル免疫不全ウイルス).
sixth disease 第六病(小児の突発性発疹のこと．ヒトヘルペスウイルス6B型の初感染10日の潜伏期後に高熱，発熱を呈するもの)，＝exanthema subitum.
sixth venereal disease 第六性病(性病性リンパ肉芽腫症)，＝lymphogranuloma venereum.
sixth-year molar 第一大臼歯，6歳臼歯(第一永久臼歯).
Sjögren syndrome (SS) シェーグレン症候群(唾液腺，涙腺などの外分泌腺炎症，関節痛などを主症状とする自己免疫疾患)，＝Sjögren disease.

skatol [skǽtɔ:l] スカトール(白色葉状結晶で，猛烈な悪臭をもち，トリプトファンの分解により生ずる)，＝scatole.
skein [skéin] ①糸状体(間接分裂における核の初期の糸状体)，＝spireme，②束糸.
skelalgia [ski:lǽlʤiə] 脚痛.
skelasthenia [ski:ləsθí:niə] 脚衰弱.
skeletal [skélitəl] 骨格の.
skeletal muscle 骨格筋(骨に付着し随意筋で横紋筋よりなる)，＝musculus skeleti [L].
skeletal traction 骨格牽引(主として長管骨骨折おいて釘などを用いる方法).
skeletization [skelitizéiʃən] 骸骨化(軟組織が萎縮して骨格が著明となること).
skeleto– [skelitou, –tə] (骨格との関係を表す接頭語).
skeletogenous [skelitáʤənəs] 骨格形成の.
skeletogeny [skelitáʤəni] 骨格形成.
skeletography [skelitágrəfi] 骨格描画像.
skeletology [skelilálәʤi] 骨格学.
skeleton [skélitən] 骨格(骨組み，骨のほかに軟骨，靱帯を含む) 形 skeletal.
skeletonize [skélitənaiz] 幹だけ残す(内胸動脈グラフト採取の際に用いられる語).
skeneitis [ski:náitis] スキーン腺炎，＝skenitis.
skew [skjú:] ①歪の，曲がった，②非対称の，③曲解の，誤用の.
skew deviation 斜偏位(小脳の疾患において，一側の眼球が上外斜位，他側は下内斜位を示す状態)，＝Hertwig–Magendie sign.
skewfoot [skjú:fut] 内反足(内股，足の前部が体の正中線の方向に屈曲したことをいう一般語).
skewness [skjú:nis] 歪(ひずみ)度(平均値のまわりの分布の対称性を表す指標の一つ)，＝asymmetry.
skia– [skaiə] (内部構造のX線陰影の意味を表す接頭語).
skiagram [skáiəgræm] X線写真像，＝scotogram.
skiagraph [skáiəgræf] X線写真，＝roentgenogram.
skiagraphy [skaiǽgrəfi] X線撮影〔法〕，＝roentgenography.
skiameter [skaiǽmitər] X線露出計(最適露出時間を測定する器械).
skiametry [skaiǽmitry] 検影法(検影法による眼の調節測定).
skiascope [skáiəskoup] 検影器(板着レンズ)，＝retinoscope，pupilloscope.
skiascopy [skaiǽskəpi] 検影法(瞳孔検査法または網膜検査法で，鏡を用いて網膜を照射し，その光が瞳孔上を運動することから眼の屈折を判断する方法)，＝retinoscopy，shadow test.
Skillern fracture スキラーン骨折(橈骨下3分の1の完全骨折).
skin [skín] 皮膚(身体の外表を被覆する組織で，表皮 epidermis，真皮 corium および皮下組織 subcutis からなり，付属器として毛，爪，汗腺，脂腺などをもつ)，＝cutis [L].
skin abrasion 皮膚剥削術，剥皮術.
skin allergy 皮膚アレルギー.
skin–bound 硬皮した，＝hidebound.
skin cancer 皮膚癌(狭義には皮膚に原発する上皮性悪性腫瘍を指す．広義には，表皮内癌や悪性黒色腫などを含む).
skin care スキンケア.
skin clip 皮膚クリップ(切創クリップ)，＝Michel clip，wound clip.
skin dose 皮膚線量(皮膚における放射線吸収線量).
skin flap 皮弁.
skin graft 植皮，皮膚移植.
skin immunity 皮膚免疫.
skinny [skíni] ①皮膚の，＝cutaneous，②やせた，＝emaciated.
skin reaction 皮膚反応(抗原の証明や感染症診断などのために，皮膚に種々の検体を投与して反応を観察するもの)，＝skin test.
skin surface lipid 皮表脂質.
skin tag 糸状線維腫，＝acrochordon.
skin test (ST) 皮膚試験，＝skin reaction.
skin traction 皮膚牽引(テーピングによる四肢の牽引).
skler(o)– [skliər(ou), –r(ə)] ＝scler(o)–.
skopometer [skəpámitər] 直読計(色調，混濁，または他の液体の性状を，標準と比較することなく直読し得る器械).
SKSD streptokinase–streptodornase (ストレプトキナーゼ・ストレプトドルナーゼ).
skull [skʌ́l] 頭蓋(15種23個の骨からなる骨格の総称)，＝cranium [L].
skull base surgery 頭蓋底外科再建手術.
skullcap [skʌ́lkæp] 頭蓋帽，＝calvaria.
skull fracture 頭蓋〔骨〕骨折.
skunk [skʌ́ŋk] スカンク [臭鼬鼠] (スカンク属 *Mephitis* の動物).
s.l. sensus luminis (光覚弁).
slap cheek (伝染性紅斑)，＝erythema infectiosum.
slap shot スラップショット(僧帽弁逸脱症において，長軸断層心エコー図上，拡張早期に後尖が強く腹側に引かれて前尖に接触する像).
slaver [slǽvər, sléi–] よだれ，＝slabber，slobber.
S layer surface layer (表層).
SLE systemic lupus erythematosus (全身性エリテマトーデス，全身性紅斑性狼

瘡).

sleep [slí:p] 睡眠.

sleep and wakefulness disorders 睡眠覚醒障害, ＝sleep disorders.

sleep apnea 睡眠時無呼吸.

sleep apnea syndrome (SAS) 睡眠時無呼吸症候群(一晩の睡眠中に無呼吸が10秒間, 30回以上出現し, ノンレム睡眠時にも無呼吸が出現する症候群. ①閉塞型, ②呼吸中枢障害, ③①と②の混合型に分けられる).

sleep deficit 睡眠不足.

sleep deprivation 断眠(睡眠遮断のことで, 本能的行動の睡眠がとれない状態をいう).

sleep epilepsy 睡眠てんかん(すべての睡眠相でみられる全般てんかんや複雑部分発作), ＝narcolepsy.

sleepiness [slí:pinis] 眠気.

sleeping sickness 睡眠病(アフリカ大陸にある風土病. 病原体はガンビアトリパノソーマ, ローデシアトリパノソーマで, ツェツェバエにより伝播される. 末期に嗜眠, 意識混濁を起こして死亡する), ＝African sleeping sickness.

sleeplessness [slí:plesnis] 不眠症, ＝insomnia.

sleep pattern disturbance 睡眠パターンの障害.

sleep spindle 睡眠紡錘波(睡眠時に特徴的な脳波の型).

sleep substance 睡眠物質(脳内の疲労物質と考えられている).

sleep talking 寝ごと, ＝somniloquism.

sleep walking 夢中遊行, ＝somnambulism.

sleepy baby スリーピーベビー(母胎の抗精神薬, 抗痙攣薬, 無痛分娩や帝王切開時の麻酔薬の影響で分娩後の啼泣が消失あるいは減弱し, その後しばらく睡眠状態にある新生児).

sleeve graft 袖状移植(損傷神経の遠位部を袖状につくり, それを延長して近位部に縫合すること).

slice [sláis] 薄片(切片 section と同義に用いられることもあるが, 主としてやや厚みのある新鮮組織片をいう).

slide [sláid] ①のせガラス(顕微鏡標本をつくるための), ＝slide glass, ②スライド.

slide agglutination スライド凝集反応(標準抗血清をスライドグラス等に少量載せ, 調べようとする菌や血液などを少量混ぜ凝集の有無を肉眼で観察し, 菌の血清学的種類, 型, 血液型を判定できる迅速簡便な凝集反応. ためし凝集反応), ＝probe agglutination.

sliding [sláidiŋ] 滑脱, すべり出る.

sliding flap 滑動皮〔膚〕弁.

sliding growth すべり成長.

sliding hernia 滑脱ヘルニア(腹膜が脱腸の内容とともにヘルニア嚢内に滑脱するもの), ＝slip hernia, slipped hernia, extrasaccular hernia, parasaccular hernia.

sliding hiatal hernia 滑出(脱)裂孔〔性〕ヘルニア(食道裂孔を通して腹腔内食道および胃噴門部が胸腔内に滑脱したもの).

slight fever 微熱(平常体温より少し高い熱).

slightly acid 弱酸性(pH 3.5～5.0).

slime [sláim] ①粘液, ②沈泥, ③カタツムリ 形 slimy.

slime-molds 粘液類, ＝Myxomycetes.

slimicide [sláimisaid] 殺かび薬.

sling [slíŋ] ①三角布, ②スリング(乳児の吊り布(網)として用いる).

sling and swathe 三角布包帯(上腕骨上端部骨折に対する包帯で, 三角布で下腕を90°に保ち, 包帯は肩から肘にかけて身体と腕を巡る).

sling movement はじき出し運動.

sling psychrometer 振り回し湿度計.

slipping rib cartilage 分離肋軟骨(亜脱臼肋軟骨).

slit [slít] 細隙, きれめ.

slit lamp 細隙灯, ＝slitlamp.

slit-lamp microscope 細隙灯顕微鏡.

slobbering [slábəriŋ] 流ぜん(涎).

slope [slóup] スロープ, 斜面, 斜台.

SLO syndrome Smith-Lemli-Opitz syndrome (スミス・レムリ・オピッツ症候群).

slough [slʌ́f] 痂皮(切傷または潰瘍において組織から分離する壊死塊).

sloughing [slʌ́fiŋ] 痂皮形成.

slow [slóu] 遅い, 緩徐な.

slow-acting 遅効性の.

slow fetal growth 胎児発育遅延.

slow grower 遅発育菌.

slow inactivator 緩徐不活化薬.

slow infection 遅発性感染症.

slow pain 鈍痛.

slow pulse 遅脈(脈波の頂点に達する速度が遅く徐々に消退する脈で, 大動脈弁狭窄症でみられる), ＝pulsus tardus.

slow-reacting substance of anaphylaxis (SRS-A) アナフィラキシー遅効性反応物質(アナフィラキシー反応における遅延反応性物質. 活性化したマスト細胞が新たに形成する化学伝達物質でロイコトリエンの混合物).

slow virus infection (SVI) 遅発性ウイルス感染症, スローウイルス感染症(麻疹やプリオンなどに感染したあと, 発症までの潜伏期間が長く, 一度発症すると一方的に悪化していく疾患), ＝slow virus disease.

slow wave 徐波(脳波において α 波より周波が遅いもの).

slow wave sleep (SWS) 徐波睡眠.
SLT Shiga-like toxin (志賀類似毒素).
sludge [slʌ́ʤ] 汚泥(下水にたまる泥, 鉱泥), ＝sewage deposit.
sludging [slʌ́ʤiŋ] 血球凝集.
sludging of blood cell 血球凝集形成, 泥状血〔現象〕(毛細血管内壁に凝集した赤血球が付着して, 細動脈の循環が停滞する現象), ＝sludged blood, blood sludge.
sluggish layer 緩慢層(血管壁に沿って緩慢に流動する白血球層).
slurred speech 不明瞭言語(急いでまたは不注意に音節, 単語などを不明瞭に発音した言語), ＝clipped speech.
SM ①systolic murmur (収縮期雑音), ②simple mastectomy (単純乳房切除〔術〕), ③streptomycin (ストレスプトマイシン).
Sm samarium (サマリウムの元素記号).
SMA ①superior mesenteric artery (上腸間膜動脈), ②spinal muscle atrophy (脊髄性筋萎縮症).
small [smɔ́:l] 小さい, 小型の.
small bowel transplantation 小腸移植(患者自身の小腸を咽頭, 食道部再建のために移植する自家移植と, 他者の小腸を小腸機能改善のために移植する同種移植が行われている).
small calorie (cal) 小カロリー(大カロリー large calorie に対する語で, 大カロリーの 1/1,000).
small cardiac vein 小心〔臓〕静脈, ＝vena cordis parva [L].
small cell carcinoma 小細胞癌.
smallest cardiac veins 細小心〔臓〕静脈, ＝venae cordis minimae [L].
small for dates infant (SFD) SFD 児(現在 LFD (light for dates) と呼ばれる出生体重が小さい児).
small intestine (SI) 小腸(十二指腸, 空腸, 回腸よりなる), ＝intestinum tenue [L].
small nuclear RNA (snRNA) 核内低分子 RNA.
smallpox [smɔ́:lpɑks] 痘瘡, 天然痘(痘瘡ウイルスによる伝染病で, 発熱, 全身に発疹をきたす. 1980 年に WHO より根絶宣言が出されたが, バイオテロなどに利用される危険から 2003 年に一類感染症に分類された).
smallpox virus 痘瘡ウイルス(ポックスウイルス科のウイルスで, 痘瘡の原因となる), ＝*Variola virus*.
small round-structured virus (SRSV) 小型球形ウイルス(カリシウイルス科の形態が近似した食中毒原因ウイルスの一群を指す. 食品衛生法で用いられた名称だが, 現在ではノロウイルスと呼ばれる).
small saphenous vein 小伏在静脈(下肢の皮静脈, 膝窩静脈に流入する), ＝vena saphena parva [L].
small sharp spike (SSS) 小鋭棘波(脳波の一波形).
Sm antigen Sm 抗原(抗 Sm 抗体の対応抗原. RNase 抵抗性抗 ENA 抗体の抗原と同じもの).
SMAO superior mesenteric artery occlusion (上腸間膜動脈閉塞症).
S1 mapping S1 マッピング(mRNA が遺伝子 DNA 上でどの領域から転写されたか, また遺伝子のイントロン－エクソン構造がどのようなものか調べる).
SMBG self monitoring of blood glucose (血糖自己測定).
SMBP self measured blood pressure (血圧自己測定).
SMDS sudden manhood death syndrome (青壮年急死症候群).
smear [smíər] 塗抹〔標本〕.
smegma [smégmə] 恥垢, 垢脂(スメグマ) 形 smegmatic.
smegma praeputii 包皮垢脂.
smegmolith [smégməliθ] 恥垢石, 包皮石, ＝smegmalith, preputial calculus.
SMEI severe myoclonic epilepsy in infancy (重症乳児ミオクロニーてんかん).
smell [smél] ①嗅覚, ②香気, ③臭い.
smell brain 嗅脳, ＝olfactory brain, rhinencephalon.
smell disorder 嗅覚障害(嗅覚過敏, 嗅覚低下, 脱失, 嗅幻覚, 異臭症などに分類される).
SMI ①silent myocardial infarction (無症候性心筋梗塞), ②simplified menopausal index (簡易更年期指数).
Smith fracture スミス骨折(橈骨下端のその関節面近くの骨折で, 遠位骨片が掌側に転位).
Smith-Lemli-Opitz syndrome (SLO syndrome) スミス・レムリ・オピッツ症候群(前向き鼻孔, II～III 趾の合趾, 尿道下裂, 停留精巣を主徴とする遺伝病. 原因はワーデヒドロコレステロール還元酵素欠損である. SLO 症候群).
Smith operation スミス手術(白内障嚢内摘出術).
Smith-Petersen nail スミス・ピーターセン釘(三翼釘. 大腿骨骨折に用いる).
SMO site management organization (治験実施施設管理機関).
smoker's cough 喫煙者咳.
smoker's face スモーカーズフェイス, 喫煙者顔貌(喫煙によりコラーゲン生成や皮膚の新生能が低下し, 皮膚の萎縮, 深いしわ, 口唇のひび割れなどを生じた容貌をいう).
smoking [smóukiŋ] ①喫煙, ②薫煙, 燻製.
smoking cessation 禁煙.
smoking cessation aid 禁煙補助薬.

S

smoking cessation therapy 禁煙治療(ニコチンテープなどの禁煙補助薬を用いた禁煙の治療．現在，禁煙外来の設置がなされ保険適応となっている)．
smoking index 喫煙指数，＝Brinkman index．
SMON subacute myelo-optico-neuropathy (亜急性脊髄視神経ニューロパチー，スモン)．
smooth [smúːθ] 平滑な 名 smoothing．
smooth muscle 平滑筋(内臓壁などに存在し横紋をもたない筋)，＝musculus nonstriatus [L]．
SMR ①somnolent metabolic rate (睡眠時代謝率)，②submucous resection (粘膜下切除〔術〕)．
smudge cell 破損血球(血液塗抹標本でみられる)．
smudging [smʌ́ʤiŋ] 子音脱落(言いにくい子音を脱落する談話困難症)，＝scamping speech．
smut [smʌ́t] すす，しみ，黒穂病(ムギ，ライムギなどの真菌性疾患)．
SMV second morning voiding urine (起床後2回目の尿)．
SMX sulfamethoxazole (スルファメトキサゾール)．
SN ①spinal needle (脊椎穿刺針)，②sensory neuron (知覚ニューロン)，③spontaneous nystagmus (自発眼振)，④student nurse (看護学生)．
Sn stannum (tin) (スズの元素記号)．
snake [snéik] ヘビ [蛇]，＝*Ophidia*．
snap [snǽp] ①弾撥雑音(ある種の心臓病で聴取される短く鋭い音)，＝opening snap，②弾撥音(指を伸張するか，急に折ると腱の作用によって発する)．
snap finger 引き金指，＝trigger finger．
snapping finger ばね指．
snare [snέər] 係蹄，スネア(針金の環を引き締めて，扁桃腺またはポリープのような茎状組織塊を切断するために用いる器械)．
SNCV sensory nerve conduction velocity (知覚神経伝導速度)．
sneeze [sníːz] くしゃみ．
Snellen chart スネレン視力表(大小の字を選んで並べた表で，その弁別により視力を検査するために用いられる)．
sniff test においかぎ試験(鼻で吸う運動を命じて透視すると，横隔膜麻痺側は挙上し，正常側は下降する)．
snivel [snívəl] 鼻みず．
SnNout sensitivity negative rule out．
SNOMED systematized nomenclature of medicine (スノメド)．
snore [snɔ́ːr] いびき(鼾)．
snout [snáut] くちばし(嘴)．
snout reflex 嘴反射．
snow blindness 雪盲(ゆきめ)，雪眼炎(雪雨からの反射した紫外線により角膜上皮が障害されて，強い羞明，疼痛，流涙，結膜充血を生じる)，＝niphablepsia，snow ophthalmia．
SNP single nucleotide polymorphism (一塩基変異多型，スニップ)．
snRNA small nuclear RNA (核内低分子RNA)．
SNRT sinus node recovery time (洞結節回復時間)．
SNS sympathetic nervous system (交感神経系)．
snub nose しし(獅子)鼻．
snuff [snʌ́f] ①嗅薬，②嗅ぎタバコ．
snuffles [snʌ́flz] 鼻づまり，鼻カタル，鼻性呼吸．
So_2 oxygen saturation (酸素飽和度)．
SOAD sleep, orientation, activity, demand (ソード)．
SOAP subjective and objective data, assessment, plan of action (主観的情報，客観的情報，アセスメント，計画．問題指向型診療記録における計画作成方式)．
soap stool 石けん便(未吸収の脂肪酸がカルシウムなどと結合してできる白色または灰白色の硬い便)，＝fat stool．
soapy stool 石けん様便．
SOB shortness of breath (息切れ)．
social [sóuʃəl] 社会の，社会的な．
social anxiety disorder 社会不安障害．
social caseworker ソーシャルケースワーカー，社会事業士(員)(リハビリテーション医学用語)．
social history (SH, S.H.) 社会歴．
social isolation 社会的孤立．
socialization [souʃəlaizéiʃən] 社会化．
socialized medicine 社会医療，医療社会保障制度，社会診療(社会が疾病に対して責任をもつ診療制度)．
social-learning theory 社会的学習理論．
social medicine 社会医学(公衆を対象とする予防医学)．
social network ソーシャルネットワーク．
social phobia 社会恐怖 (集団内で人々から注視されることの恐怖)．
social quotient (SQ) 社会性．
social rehabilitation 社会復帰，社会的リハビリテーション．
social security 社会保障．
social service 社会福祉事業．
social skills training (SST) 生活技能訓練，＝skills training，ソーシャルスキルトレーニング(社会生活技能訓練ともいう．生活に必要なsocial skillsの評価を行い，生活に応用できるよう支援する)．
social support 社会的援助，社会的支持．
social welfare office 福祉事務所．
social welfare officer 社会福祉主事．

social withdrawal ひきこもり，社会的ひきこもり(6ヵ月以上，就学，就労していない，精神障害によらないもの)，＝hikikomori［J］.

social worker (SW) ソーシャルワーカー(福祉事業を行う専門家).

sociogram［sóusiəgræm］ ソシオグラム(集団中の人間関係を示した社会測定図表).

sociology［souʃiáləʤi, -si-］ 社会学 形 sociological.

sociopath［sóusiəpæθ］ 非社会的精神病患者(社会に調和のできない精神病者).

sociopathic personality 社会病質人格(反社会的行動を常にとる異常人格)，＝antisocial personality.

sociopathy［sousiápəθi］ 反社会性.

socket［sákit］ 槽，窩，抜歯窩.

socket joint 球窩関節.

SOD superoxide dismutase (スーパーオキシドジスムターゼ).

sodium (Na)［sóudiəm］ ナトリウム(アルカリ金属の元素で，原子番号 11，原子量 22.98977，質量数 23，比重 0.971，原子価 1．水に入れると水素を放出して水酸化物となる) 形 sodic.

sodium bicarbonate 炭酸水素ナトリウム，重炭酸ナトリウム ($NaHCO_3$)，＝sodii bicarbonas, baking soda.

sodium borate ホウ酸ナトリウム ($Na_2B_4O_7$-$10H_2O$)，＝sodii boras, borax, sodium tetraborate.

sodium carbonate 炭酸ナトリウム (Na_2CO_3)，＝soda.

sodium chloride 塩化ナトリウム (NaCl．生物組織の機能を営むために最も重要な無機物質で，血漿中には 0.85% の濃度において存在し，この濃度の注射液を等張液または生理的食塩水という)，＝sodii chloridum.

sodium-dependent glucose transporte (SGLT) ナトリウム依存性グルコース共輸送体.

sodium dodecyl sulfate-polyacrylamide gel electrophoresis (SDS-PAGE) ドデシル硫酸ナトリウム・ポリアクリルアミドゲル電気泳動.

sodium fluoride フッ化水素ナトリウム.

sodium hydroxide 水酸化ナトリウム，苛性ソーダ(NaOH)，＝sodii hydroxidum, caustic soda.

sodium ^{99m}Tc pertechnetate ^{99m}Tc 過テクネチウム酸ナトリウム(半減期が短く，β線を放出しないため大量投与が可能で，核医学画像診断に広く使われている).

sodium nitrite 亜硝酸ナトリウム ($NaNO_2$．血管拡張作用をする血圧降下薬．狭心症痛に使用される)，＝sodii nitris.

sodium phosphate リン酸ナトリウム(緩下薬)，＝sodii phosphas.

sodium pump ナトリウムポンプ(細胞膜を通って細胞の内外にあるいは多細胞の膜を通って膜の内外にナトリウムイオンが出入する機構).

sodium(-vapor) lamp ナトリウムランプ(ナトリウム蒸気の中の放電を利用した熱陰極放電管).

sodoku［sodoku, sóudəku:］［J］ 鼠毒(そどく)，＝rat-bite fever.

sodomist［sádəmist］ 獣姦者，＝sodomite.

sodomy［sádəmi］ 獣姦(男性が雌獣と性交を営む性倒錯の一型)，＝sodomia, bestiality.

Soemmering ganglion ゼンメリング神経節(中脳にある黒質).

soft［sáft］ 軟性の，軟質の.

soft chancre 軟性下疳(*Haemophilus ducreyi* による性感染症に罹患すると感染数日で外陰部に小丘疹，膿疱を起こし，その後潰瘍化する．激痛を呈する)，＝chancroid.

soft corn 軟性べんち(胼胝).

soft diet 軟らかい食事(そしゃく困難者のための調理).

softening［sáfniŋ］ 軟化〔症〕.

soft palatine 軟口蓋(口腔の上壁を口蓋といい前方の骨性の部分(硬口蓋)に続く軟部組織よりなる部分)，＝palatum molle［L］.

soft sore 軟性下疳，＝chancroid, soft ulcer.

soft water 軟水.

Sohval-Soffer syndrome ソーヴァル・ソファー症候群(先天性の男性機能低下，頸椎・肋骨異常，知能障害を合併).

SOL ①space-occupying lesion (占拠性病変)，②solution (sol. 溶液).

sol［sɔ́:l, sóul, sál］ ゾル(コロイド溶液の意味で，分散媒と分散相との 2 つからなる．溶媒が水の場合にはヒドロゾルと呼ぶ).

solar［sóulər］ 太陽の，天日の.

solar dermatitis 日光皮膚炎.

solar elastosis 日光弾力線維症(中波長紫外線(UVB)によって引き起こされる真皮の弾力線維の塊状変性).

solar fever デング熱，日射病，＝sun stroke.

solar ganglion 太陽神経節(腹腔神経叢をつくる神経よりなる).

solarium［souléəriəm］ ①日光浴室，②談話室(入院病棟の面会室).

solarization［souləraizéiʃən］ ①ソラリゼーション，②太陽光線療法，③感光.

solar plexus 太陽神経叢(その構造が太陽の放線状を呈するところから)，＝celiac plexus.

solar therapy 日光療法.

solar urticaria 日光じんま(蕁麻)疹.
sole [sóul] 足底, 足裏.
sole of foot 足底.
soleus [sóuliəs, soulíːəs] ヒラメ筋(下腿の筋, 腓腹筋とともに下腿三頭筋をつくる), ＝musculus soleus [L], soleus muscle 形 solear.
soleus muscle ＝soleus.
solid [sálid] ①固体, ②固化した, 充実性の, ③中身.
solid angle 立体角.
solid ankle cushion heel foot (SACH foot) サッチ足(義足の一種で, 非可動の足関節と足底部クッションをもつもの).
solid cancer 固形癌.
solid medium 固形培地.
solid solution 固溶体.
solid support hybridization 固相ハイブリダイゼーション.
solid tumor 充実性腫瘍.
solitary [sálitəri] 孤立〔性〕の.
solitary bone cyst 孤立性骨嚢胞, ＝simple bone cyst.
solitary follicle 孤立リンパ小節(消化管粘膜などにみられる), ＝solitary lymphatic follicle.
solitary lymphatic follicles 孤立リンパ小節, ＝lymphonoduli solitarii, folliculi lymphatici solitarii [L].
solitary plasmacytoma 孤立性形質細胞腫(局所に単発で生じた形質細胞腫).
solitary tract 孤立束(迷走神経や舌咽神経を介し内臓や血管の伸展受容器, 化学受容器などからの刺激の伝導に関係), ＝fasciculus solitarius.
solubility [saljubíliti] 溶解度(飽和液中における溶質の濃度) 形 soluble.
solubility curve 溶解曲線(リン酸ナトリウムで33回塩析したタンパクの分画法において, 沈殿を除去した濾液中の窒素をKjeldal法で定量し, そのタンパク含有量とその種類との分類を示す方法).
solubility limit 溶解限度.
solubility test 溶解度試験(鎌状赤血球のスクリーニングテスト).
solubilization [saljubilaizéiʃən] 溶解化, 可溶化(水に溶解しにくい物質が石ケンや洗浄剤のような希薄液の影響により溶解するようになること).
soluble [sáljubl] 溶性の.
soluble RNA (sRNA) 可溶性RNA.
solum [sóuləm] 床, ＝floor.
solute [sál(j)uːt] 溶質(溶液中に溶解した物質).
solution (SOL, sol.) [səl(j)úːʃən] ①溶液, 溶相(液体を一つの相とみなした場合の用語), 溶解, ②離解, 離断, ③消散(病気の), ④液剤, 水薬, ＝solutio, liquor, ⑤解(数学).
solution phase hybridization 液相ハイブリダイゼーション.
solv [L] solve (溶解せよ).
solve (solv) [sálv] [L] 溶解せよ.
solvent [sálvənt] 溶媒, 溶剤, ＝menstruum.
SOM serous otitis media (浸出性中耳炎).
soma [sóumə] ①躯幹, 体幹, 胴(四肢を除いた身体の部分), ②細胞体 形 somal, somatic.
somatic [soumǽtik] 体の, 体細胞の.
somatic cell 体細胞(生殖細胞以外の細胞).
somatic cell gene 体細胞遺伝子.
somatic cortex 体皮質, ＝neopallium.
somatic death 身体死(全身の死をいう), ＝systemic death.
somatic hypermutation 体細胞突然(過剰)変異.
somatic mesoderm 壁側中胚葉(外胚葉に接する側の中胚葉で四肢, 体壁をつくる).
somatic mutation 体細胞突然変異.
somatic nerve 体性神経(随意運動と体知覚に関わる神経で, 内臓知覚, 分泌, 不随意運動に関わる神経と区別される).
somatic nervous system (SNS) 体性神経系.
somatic reproduction 体細胞性生殖.
somatic sensation 体性感覚.
somatic stem cell 体性幹細胞.
somatic stigma 身体的標徴.
somatist [sóumətist] 身体論者(精神病または精神神経症はすべて身体の病度に起因すると主張する精神科医).
somatization [soumətaizéiʃən] 身体化(精神的ストレスや葛藤を身体症状へ変換する防衛機制).
somato– [soumətou, –tə] (身体, 躯幹との関係を表す接頭語).
somatochrome [soumǽtəkroum, sóumət–] 体染性の(明瞭な輪郭をもち, 核を完全に取りまく原形質をもつ神経細胞はよく染まって境界が明瞭なのでNisslが提唱した形容詞).
somatoform disorders 身体表現性障害.
somatogenesis [soumətəʤénisis] 体発達, 体形成 形 somatogenetic, somatogenic.
somatogram [soumǽtəgræm, sóumət–] 体躯X線像, 身体X線像.
somatology [soumətáləʤi] 身体学, 人体学 形 somatologic.
somatome [sóumətoum] ①原節, ＝somite, ②胚板, ＝embryotome 形 somatomic.
somatomedin [soumətoumíːdin] ソマトメジン(分子量約4,000のペプチド).
somatomedin C ソマトメジンC (ソマトメジンはヒト血漿中に存在するインス

S

リン様ペプチドと同一物質で，成長ホルモンは標的臓器に直接作用を及ぼすのでなく，ソマトメジンCを仲介して作用する）．

somatomegaly [soumətəmégəli] 巨人症，巨大症，＝gigantism.

somatopagus [soumətápəgəs] 体幹結合児.

somatopathy [soumətápəθi] 身体病(精神病と対立していう) 形 somatopathic.

somatophrenia [soumətoufrí:niə] 身体病恐怖性精神病.

somatopleure [soumǽtəplər, sóumət–] 壁側板，体壁葉(外胚葉と体中胚葉とからなる体壁層).

somatopsychosis [soumətousaikóusis] 身体性精神病(身体病の一症候としての精神病).

somatoscopy [soumətáskəpi] 健康診断(身体検査) 形 somatoscopic.

somatosensory [soumətəsénsəri] 体性感覚の.

somatosensory evoked potential 体性感覚誘発電位.

somatosensory evoked response (SER) 体性感覚誘発反応(末梢神経刺激により上行する誘発電位を脊柱にそって測定する場合と，脊髄硬膜外腔に刺激電極をおいて脊髄を直接刺激して脊髄誘発電位を記録する方法の2つがあり，それらを総称していう).

somatosexual [soumətəsékʃuəl] 身体・性的の.

somatostatin [soumətəstǽtin] ソマトスタチン(視床下部から分離された，成長ホルモンの分泌を抑制するペプチド)，＝growth hormone inhibiting hormone.

somatostatinoma [soumətoustætinóumə] ソマトスタチン産生腫瘍.

somatotherapy [soumətəθérəpi] 身体治療〔法〕.

somatotomy [soumətátəmi] 人体解剖.

somatotopic [soumətətápik] ①体性感覚の，②局在の.

somatotopic localization 体部位的局在.

somatotridymus [soumətətrídiməs] 三体結合児.

somatotroph [soumǽtətrouf, sóumət–] 成長ホルモン産生細胞(ソマトトロピンを産生する腺下垂体の細胞).

somatotrop(h)ic [soumətətráfik] ソマトトロピンの，成長ホルモンの.

somatotrop(h)ic hormone (STH) 成長ホルモン，＝somatotrop(h)in.

somatotrop(h)in [soumətoutróupin] ソマトトロピン(成長ホルモン．脳下垂体前葉ホルモンの一つで，成長促進，細胞増殖，自然治癒力増強などの作用を示す物質) 形 somatotrop(h)ic.

somatotrop(h)in-release inhibiting hormone ソマトトロピン放出抑制ホルモン(ソマトスタチン)，＝somatostatin, growth hormone-releasing inhibiting hormone.

somatotrop(h)in-releasing hormone ソマトトロピン放出ホルモン，＝growth hormone-releasing hormone.

somatotype [soumǽtətaip, sóumət–] 体型(身体的特徴，特定の人格型によって決められる個人の体格，体型).

somatotyping [soumǽtətaipiŋ, sóumət–] 体型判定法.

somatropin [soumǽtrəpin] ソマトロピン(下垂体成長ホルモンにつけた造語)，＝somatotropin.

somesthesia [soumesθí:ziə] 体性感覚，＝somatesthesia.

somite [sóumait] 原節，体節(中胚葉の背方部にあって，脊索および神経管の外側に体幹から尾部に及んで発生する中胚葉細胞節)，＝somatome, metamere, primitive segments 形 somitic.

somnambulism [samnǽmbjulizəm] 夢遊〔症〕，＝somnambulance, somnambulation.

somnambulist [samnǽmbjulist] 夢遊症患者，＝somnambulator.

somnambulistic epilepsy 夢遊病性てんかん(ノンレム睡眠の第3段階か第4段階に出現する．意識混濁下の一連の複雑な行動．その後本人は自分の行動を思い出せず，混乱した覚醒状態または正常な睡眠へと移行して完結する)，＝sleepwalking epilepsy.

somnarium [samnéəriəm] 睡眠療養所.

somniculous [samníkjuləs] 眠い，催眠性の，＝droway, sleepy.

somnifacient [samniféiʃənt] 催眠薬，＝hypnotic, soporific.

somniferous [samnífərəs] 催眠性の.

somniloquence [samníləkwəns] 寝言，ねごと(ねごとを言う者をsomniloquistと呼ぶ)，＝somniloquism, somniloquy, sleeptalking.

somniloquist [samníləkwist] ねごとを言う癖のある人.

somniloquy [samníləkwi] 催眠談話，＝sleeptalking.

somnipathist [samnípəθist] 睡眠障害者，被催眠者.

somnipathy [samnípəθi] ①睡眠障害，②催眠状態.

somnolence [sámnələns] 傾眠，昏蒙(意識障害のうち最も軽度な型で，これに次いで昏迷sopor，半昏睡semicoma，昏睡comaと次第に重症化する)，＝somnolency 形 somnolent.

somnolentia [samnəlénʃiə] ①宿酔(ある機能は興奮し，ほかは静止する不全睡眠)，＝sleep-drunkenness，②傾眠，＝somnolency.

S

somnolent metabolic rate (SMR) 睡眠時代謝率.
somnolescent [sɑmnəlésənt] 催眠の.
somnus [sámnəs] 睡眠.
Somogyi effect ソモギー効果(低血糖状態から高血糖を生じる反跳現象).
Somogyi unit ソモギー単位(血清中のアミラーゼ活性値の尺度).
sonagram [sóunəgræm] ソナグラム，音声描写図，音響分析図.
sonagraph [sóunəgræf] ソナグラフ，音響分析器.
sonic [sánik] 音性の.
sonicate [sánikeit] 超音波処理物，音波〔により〕破砕する.
sonication [sɑnikéiʃən] 音波処理.
sonicator [sánikeitər] 超音波発生装置，〔超〕音波処理器.
Sonne bacillus ソンネ菌(マニトールと乳糖とを発酵させる赤痢菌の一種)，= *Shigella sonnei*.
sonogram [sánəgræm] ソノグラム，音波検査図，= ultrasonogram.
sonography [sənágrəfi] ソノグラフ，超音波検査法，= ultrasonograph.
sonolucent [sɑnoulú:sənt] 無響の，= anechoic.
sonometer [sənámitər] ①ソノメータ(音の高さを測って音階とを比較する器械)，②聴力計.
sonorous [sənɔ́:rəs] 共鳴の，高声の.
sophistication [sɑfistikéiʃən] 偽混(薬物または食物に不純物を加えること).
sophomania [sɑfəméiniə] 知的誇大妄想狂.
sopor [sóupər] 昏眠(意識障害の類型の一つで，昏蒙 somnolence と昏睡 coma との中間度) 動 soporate.
soporiferous [soupəríførəs] 催眠性の，睡眠誘発性の.
soporific [soupərífik] ①睡眠薬，= hypnotic, somnifacient，②催眠性の，= soporose, soporous.
soporose [sóupərous] 昏睡状の，= soporous.
sorbefacient [sɔ:biféiʃənt] 吸収促進薬.
sorbitol [sɔ́:bitɔ:l] ソルビトール(ヘキシットの一つで，ナナカマド *Sorbus* 属などの植物の果汁中に存在する甘い無色結晶)，= sorbite, glucitol.
sordes [sɔ́:di:z] 煤色苔，汚物(歯垢など熱病のとき生ずる).
sore [sɔ́:r] ①びらん，②傷，痛み.
sore throat 咽頭痛.
sorter [sɔ́:tər] 細胞分離装置，= cell sorter.
sorus [sɔ́:rəs] 胞子嚢群.
sOsm serum osmolarity (血清浸透圧).
souffle [súfl] [F] 雑音(聴診の際に聴取される軟らかい吹くような音).
sound [sáund] ①音響，音，②ゾンデ，消息子.
sound abatement 騒音排除.
sound localization 音源定位(音源の方向感覚).
Southern blot technique サザンブロット法(特定のDNA塩基配列を高感度で検出するための方法．制限酵素で切断したDNA断片を電気泳動で分離後，アガロースゲルからナイロン膜などへ転写する操作法)，= Southern blotting.
southwestern blot technique サウスウェスタンブロット法(DNAに結合するタンパク質を同定解析する方法．細胞抽出液中のタンパク質をSDS-ポリアクリルアミド電気泳動で分離後，ニトロセルロースフィルターへ転写し，標識したDNAと結合させる操作法).
SP ①serum protein (血清タンパク)，②systolic pressure (収縮期血圧)，③simultaneous perception (同時視)，④specialist (専門医)，⑤simulated patient (模擬患者)，⑥status post (S/P ～後無変化，～後状態).
sp. species (種) 複 spp.
SP_1 pregnancy-specific $beta_1(\beta_1)$-glycoprotein (妊娠特異β_1糖タンパク).
spa [spá:] 鉱泉(治療に利用されるものをいう．スパ).
space [spéis] 隙，空間(限られた領域または区間) 形 spatial.
space-occupying lesion (SOL) 占拠性病変.
spacial disorientation 空間失見当.
Spallanzani law スパランツァニ法則(細胞の再生力は年齢の若いほど強い).
span [spǽn] ①翼幅(両手を張り広げたときの長さ)，②期間.
span(a)emia [spəní:miə] 乏血症，貧血，水血〔症〕，= anemia, hydremia 形 spanemic.
Spanish influenza スペイン型インフルエンザ(スペイン風邪．1918～1919年に世界的に大流行し，2,000万人以上が死亡した．A型ウイルス(H1N1型)によるものと推定されている).
span of life 寿命.
spanogyny [spənádʒini] 女子出産減少.
spanomenorrhea [spænoumenərí:ə] 過少月経.
spanopn(o)ea [spænəpní:ə] 呼吸緩徐(呼吸が深く遅くなって，呼吸困難の自覚症状を訴える神経症).
sparfloxacin (SPFX) [spɑ:fláksəsin] スパルフロキサシン(持続性のニューキノロン系抗菌薬).
sparganosis [spɑ:gənóusis] 孤虫症(裂頭条虫科の幼虫であるプレロセルコイド擬尾虫がヒト体内に寄生して生ずる幼虫移行症).
sparganosis mansoni マンソン孤虫症(マンソン裂頭条虫の中間宿主を有して

いるヘビ，トリ，スッポンを生食，またこれらの生肉を湿布し，皮下，眼球結膜などの組織に迷込して生じる疾患である）．

spark [spá:k] 火花，点火．

spasm [spǽzəm] 攣縮（正常あるいはテタニーで起こるものに類似した電気的活動を伴う不随意的な反射性の筋収縮．通常は有痛性である）形 spasmodic．

spasmo- [spæzmou, -mə] （痙攣の意味を表す接頭語）．

spasmodic [spæzmádik] 攣縮性の．

spasmodic croup 喉頭痙攣，＝laryngismus stridulus．

spasmodic tic 痙攣性チック．

spasmodic wryneck 痙性斜頸（項頸部の諸筋の異常な緊張や不随意的収縮によって生じる斜頸のこと），＝spastic torticollis．

spasmodism [spǽzmədizəm] 痙攣症 形 spasmodic．

spasmogen [spǽzmədʒən] スパスモーゲン（平滑筋収縮を起こす物質）．

spasmolysant [spæzmálisənt] 鎮痙薬．

spasmolysis [spæzmálisis] 鎮痙 形 spasmolytic．

spasmolytic [spæzməlítik] ①鎮痙性の，②鎮痙薬．

spasmophemia [spæzmoufí:miə] どもり（吃音），＝stuttering．

spasmophilia [spæzməfíliə] 痙攣体質 形 spasmophile, spasmophilic．

spasmotoxin [spæzmətáksin] テタヌス菌毒素．

spasmus [spǽzməs] 攣縮（れんしゅく），＝spasm．

spasmus nutans 点頭発作．

spasmus oculi 眼振，＝nystagmus．

spastic [spǽstik] 痙性の，痙攣の．

spastic dysuria 痙攣性排尿障害．

spastic gait 痙性歩行．

spastic ileus 痙攣性イレウス（腸閉塞〔症〕），＝dynamic ileus．

spasticity [spæstísiti] 痙性，痙直（腱反射亢進を伴った緊張性伸展反射で筋緊張の亢進した状態）形 spastic．

spastic paralysis 痙性麻痺（錐体障害によって出現する運動麻痺）．

spastic spinal paralysis (SSP) 痙性脊髄麻痺．

spatial [spéiʃəl] 空間の，〔間〕隙の．

spatium [spéiʃiəm] 隙，＝space 複 spatia．

spatula [spǽtʃulə] へら，スパチュラ．

SPCA serum prothrombin conversion accelerator（血清プロトロンビン転化促進因子）．

SPCM spectinomycin（スペクチノマイシン）．

SPE streptococcal pyrogenic exotoxin（レンサ球菌発熱性外毒素）．

spearmint [spíəmint] スペアミント，＝mentha viridis，ミドリハッカ（ミドリハッカ *Mentha sbicata* (*viridis*), *M. cardiaca* などの葉と花穂を乾燥したもので，ハッカに似た香を放つ）．

special functioning hospital 特定機能病院（医療法に規定された高度医療を提供できる病院）．

specialist (SP) [spéʃəlist] ①専門医，②専門家．

specialization [speʃəlaizéiʃən] ①専門化，②専門診療 動 specialize．

specialized transduction 特殊〔形質〕導入（ファージを介して供与菌から受容菌に限定された遺伝子を介して，一定の形質のみが導入されること）．

special nurse 特殊看護師（ナース）．

specialty [spéʃəlti] ①専門，②専門医制度．

speciation [spi:ʃiéiʃən] 種族分類（動植物の）．

species (sp., spp.) [spí:ʃi:z] 種（生物分類における），種族，種類．

species-specific 種特異的な（ある種個体にあまねく分布している体液成分や細胞表面膜に表現されている抗原に対するおのおのの抗体は他種のそれらの抗原と交差反応を示さない性質）．

specific [spisífik] 特異的な，①特異性の，特有の，特定の，②特効薬．

specific action 特異作用．

specific activity ①比放射能，②比活性（酵素の）．

specific behavioral objectives (SBOs) 特定行動目標．

specific death rate 特殊（特異）死亡率（死亡者の年齢，性別，人種，死因などを考慮したもの）．

specific developmental disorder (SDD) 特異的発達障害．

specific dynamic action (SDA) 特異動的作用（食物摂取に伴いエネルギー代謝が亢進する現象で，タンパク質で顕著）．

specific gravity (SG, sg) 比重．

specific gravity of blood 血液比重．

specific immunity 特異免疫（ある特別な抗原や疾患に対する免疫）．

specificity [spesifísiti] 特異性，特異度（統計における）．

specificity positive rule in (SpPin) （特異度が高い診断法において結果陽性であれば確定診断できることを指す）．

specific morbidity rate 特殊疾病率（男女，年齢別に分類したもの）．

specific pathogen free animal SPF 動物（帝王切開由来で，微生物学的に制御されている，特定の病原微生物や寄生虫の定着していない実験動物のこと）．

specific serum 特異血清（特異微生物ないし特異抗原に対する抗体を含む抗血

清).

specific soluble substance (SSS) 特異的可溶物質(肺炎菌の被膜に存在する菌型特異的の多糖類), = pneumococcal capsular polysaccharide antigen.

specific viscosity 比粘度.

specific volume 比体積.

specified communicable disease 指定伝染病(流行のおそれのある伝染病を随時指定することによって，法定伝染病と同様の予防措置が実施できるようにされた伝染病．現在は感染症法により指定感染症とされ，1年間と限定されて施行される一～三類感染症に準ずるもの), = designated infecticus disease.

specified health food 特定保健用食品.

specified medical service 特定療養費制度.

specillum [spésiləm] 消息子，ゾンデ.

specimen [spésimən] 材料，標本，標品，検体，試料.

SPECT single photon emission computed tomography (単一光子放射型コンピュータ断層撮影法，スペクト).

spectacles [spéktəklz] 眼鏡(光学的不正を矯正し，または眼を保護するための眼補助物), = glasses.

spectinomycin (SPCM) [spektənəmáisən] スペクチノマイシン(アミノシクリトール系抗生物質．動物，人にも用いられる).

spectra [spéktrə] → spectrum.

spectral [spéktrəl] スペクトルの，分光の.

spectro– [spektrou, –rə] (スペクトルとの関係を表す接頭語).

spectrochemistry [spektrəkémistri] 分光化学.

spectrochrome [spéktrəkroum] 有色光線療法.

S

spectrocolorimeter [spektroukʌlərímitər] 分光比色計.

spectrofluorometer [spektrouflu:ərámitər] 分光蛍光計.

spectrofluorometry [spektrouflu:ərámitri] 蛍光分光測定法.

spectrogram [spéktrəgræm] 分光写真.

spectrograph [spéktrəgræf] 分光〔写真〕機.

spectrography [spektrágrəfi] 分光写真術.

spectrometer [spektrámitər] 分光計，スペクトロメータ, = spectrophotometer.

spectrometry [spektrámitri] 分光〔光度〕法，スペクトロメトリー.

spectrophobia [spetroufóubiə] 鏡〔像〕恐怖〔症〕.

spectrophotometer [spektroufoutámitər] 分光光度計，分光測光器(スペクトルの可視部，紫外部，または赤外部において定量分析を行い得るように分光器と光度計とを組み合わせた器械).

spectropolarimeter [spektroupouləríimitər] 分光偏光計(分光器と偏光計とを組み合わせた器械で，溶液の旋光度を測定するために用いる).

spectroscope [spéktrəskoup] 分光器(光のスペクトルを得る装置で，その発生に利用される物質の相違によりプリズム分光器，格子分光器，干渉分光器などの種類がある) 形 spectroscopic.

spectroscopy [spektráskəpi] 分光学，分光検査法.

spectrum [spéktrəm] スペクトル(光の場合は屈折および回折により観察される電磁振動の強度が波長の順序に従って配列された像，すなわちスペクトル帯を連続して並べたもの) 複 spectra 形 spectral.

speculum [spékjuləm] 鏡(管鏡，腟鏡などの器械で，外界に通ずる孔を開いて深内部を観察する検腔鏡) 形 specular.

speculum forceps 鏡用鉗子(鼻鏡，耳鏡などを通して用いるもの).

speech [spí:ʧ] 言語.

speech aid スピーチエイド，言語補助器(発音の補助装置).

speech and language disorders 言語障害, = speech disturbance.

speech bulb スピーチバルブ(良好な発語を行うために口蓋部の欠損組織を補なうスピーチエイド).

speech disturbance 言語障害, = speech and language disorders.

speech reception threshold (SRT) 語音聴取閾値.

speech therapist (ST) 言語療法士.

speech therapy 言語療法.

spells [spélz] 小発作(突然の意識消失，動作停止が出現し，数秒から数十秒持続する全般発作．最近は用いない語).

Spens syndrome スペンス症候群(しばしば心ブロックを伴う意識障害の発作で，一般には Adams–Stokes syndrome として知られている), = Adams–Stokes syndrome.

sperm [spə́:m] 精子, = sperm cell, spermatozoon.

sperma [spə́:mə] 精子, = sperm.

spermacrasia [spə:məkréiziə] 精子欠乏症(精液中の精子が減少または欠損を示すこと), = spermatacrasia.

spermatic cord 精索(精管と血管，神経，精巣挙筋などをふくむ鼠径管から精巣に至る索状物), = funiculus spermaticus [L].

spermatid [spə́:mətid] 精子細胞(2次性精母細胞 spermatocyte から分裂により生ずる幼若細胞で，成熟すると精子 spermatozoon になる), = spermatoblast, spermatidium [L].

spermatism [spə́:mətizəm] 精子形成, 射精.

spermatitis [spə:mətáitis] 精索炎, = funiculitis.

spermat(o)– [spə:mət(ou), –t(ə)] (精子, 精索または胚芽との関係を表す接頭語).

spermatoblast [spə́:mətəblæst] 精芽細胞(現在精子細胞 spermatid と同義に用いられるが, 以前には Sertoli 細胞と同義に思われた).

spermatocele [spə́:mətəsi:l] 精液瘤.

spermatocide [spə́:mətəsaid] 殺精〔子〕薬.

spermatocyst [spə́:mətəsist] 精嚢.

spermatocystitis [spə:mətousistáitis] 精嚢炎, = vesiculitis seminalis.

spermatocystotomy [spə:mətousistɑ́təmi] 精嚢切開術.

spermatocyte [spə́:mətəsait] 精母細胞(精祖細胞 spermatogonium の分裂により生ずる精子の幹細胞), = spermatocytus [L] 形 spermatocytal.

spermatocytogenesis [spə:mətousaitəʤénisis] 精母細胞発生.

spermatogenesis [spə:mətəʤénisis] 精子形成, 精子発生, = spermatogeny.

spermatogenic [spə:mətəʤénik] 精子形成の, = spermatogenous.

spermatogenic rebound 精子形成反応(男性ホルモンの投与により精子形成が反動的に増強されること).

spermatogeny [spə:mətɑ́ʤəni] 精子形成, = spermatogenesis.

spermatogonium [spə:mətougóuniəm] 精祖細胞, 精原細胞(男子の最も幼若な精子形成細胞で, 漸次増大して分裂により 2 個の精母細胞 spermatocyte となる), = spermatogone, spermatospore, spermospore 形 spermatogonial.

spermatoid [spə́:mətɔid] 精子様の.

spermatolysin [spə:mətɑ́lisin] 溶精子素.

spermatolysis [spə:mətɑ́lisis] 精子溶解 形 spermatolytic.

spermatomerite [spə:mətɑ́mərait] 精子粒(精子の侵入後分裂を起こした核の染色質顆粒), = spermatomere.

spermatopathy [spə:mətɑ́pəθi] 精液病, 精子病.

spermatophobia [spə:mətoufóubiə] 精液漏恐怖〔症〕.

spermatophore [spə́:mətəfɔ:r] 精莢, 精包(精子と粘液物質との混合物で, ある両生類の雄は排泄腔内に精莢をつくり, 雌はこれを自己の排泄腔に移して体内受精を完了する).

spermatophore sac 精莢嚢(軟体動物, 頭足綱の雄に存在する精嚢に生じた管状構造).

spermatopoietic [spə:mətoupɔiétik] 精液形成の, 精液分泌の.

spermatorrhea [spə:mətərí:ə] 精液漏(性的興奮とは無関係に精液が排泄すること).

spermatoschesis [spə:mətɑ́skisis] 精液分泌制止.

spermatosome [spə́:mətəsoum] 精子, = spermatozoon.

spermatospore [spə:mǽtəspɔ:r] 精胞子, = spermatogonium.

spermatovum [spə:mətóuvəm] 受精卵〔子〕.

spermatoxin [spə:mətɑ́ksin] 精子毒素, = spermolysin.

spermatozoal [spə:mətouzóuəl] 精子の.

spermatozoicide [spə:mətouzóuisaid] ①殺精子の, ②殺精子剤.

spermatozoid [spə́:mətəzɔid] 遊動精子(藻類の).

spermatozoon [spə:mətouzóuən] 精子, 精虫(動物の成熟した雄性性細胞), = spermatozoon [L] 形 spermatozoal, spermatozoan.

spermaturia [spə:mətjú:riə] 精液尿〔症〕.

sperm bank 精子銀行.

spermicide [spə́:misaid] 殺精子薬, = spermatocide 形 spermicidal.

spermid [spə́:mid] 精子細胞, = spermatid.

spermidine [spə́:midi:n] スペルミジン(動物組織から分離される塩基の一つ).

spermiduct [spə́:midəkt] 精管(精管と射精管の総称).

spermine [spə́:min] スペルミン(精液およびほかの体液中に発見される塩基で, その機能は不明であるが, 神経障害の治療に用いられる), = gerontine, musculamine, neuridine.

spermiocyte [spə́:miəsait] 精母細胞, = spermatocyte.

spermiocytogenesis [spə:miousaitəʤénisis] 精母細胞形成.

spermiogenesis [spə:miəʤénisis] 精子完成.

spermium [spə́:miəm] 精子(熟成した雄性胚芽細胞).

sperm nucleus 精子核(卵子内に進入し後球形を呈する精子頭部), = spermatozoid nucleus.

spermo– [spə:mou, –mə] = spermat(o)–.

spermoculture [spə:məkʌ́lʧər] 精子培養.

spermocytoma [spə:mousaitóumə] 精上皮腫, = seminoma.

spermolith [spə́:məliθ] 精管結石.

spermoloropexy [spə:mouló:rəpeksi] 精索恥骨骨膜固定術(精索を恥骨骨膜に固定する伏在精巣(睾丸)の手術的療法), = spermoloropexis.

spermolysin [spə:mɑ́lisin] 精子容解素,

= spermatolysin, spermatoxin.
spermolysis [spə:málisis] 精子溶解, = spermatolysis.
spermoneuralgia [spə:mounju:rǽlʤiə] 精索神経痛.
spermophlebectasia [spə:moufli:bektéiziə] 精索静脈瘤(つる(蔓)状静脈叢の静脈の拡張により, 陰嚢内で腫瘤様に触れる. 左側に多い), = varicocele.
spermoplasm [spə́:məplæzəm] 精子細胞原形質.
spermosphere [spə́:məsfiər] 精子細胞圏(第2次精母細胞が分裂して生じた精子細胞塊).
sperm-ovum interaction 精子・卵子相互作用.
SPF sun protection factor (日光阻止因子).
SPFX sparfloxacin (スパルフロキサシン).
sphacelation [sfæsəléiʃən] 壊死, 壊疽, = mortification 動 sphacelate.
sphacelism [sfǽsəlizəm] 壊死状態.
sphacelus [sfǽsələs] 壊死 形 sphacelous.
sphagiasmus [sfæʤiǽzməs] 痙性斜頸(一側胸鎖乳突筋の異常収縮により頸部が反対側に向くジストニー姿勢をとるもの).
sphagitis [sfəʤáitis] 頸静脈炎, 咽喉炎.
sphenion [sfí:niən] スフェニオン(頭頂蝶形縫合の前端にある頭蓋点).
sphen(o)- [sfi:n(ou), -n(ə)] (蝶形骨との関係を表す接頭語).
sphenocephalus [sfi:nəséfələs] 楔状頭体(楔状の頭蓋の異常 sphenocephaly をもつ胎児).
sphenocephaly [sfi:nəséfəli] 楔状頭.
sphenoethmoid [sfi:noueθmɔid] 蝶形骨篩骨の.
sphenoethmoidal recess 蝶篩陥凹(上鼻道の後方にあり蝶形骨洞と連絡する), = recessus sphenoethmoidalis [L].
sphenoid [sfí:nɔid] 蝶〔形〕骨(頭蓋をつくる骨の一つ, 脳底の中央部にあり下垂体をいれるトルコ鞍がある), = os sphenoidale [L] 形 sphenoidal.
sphenoidal [sfi:nɔ́idəl] 蝶形骨の, 楔状の.
sphenoidal angle 蝶形骨角(鼻点と蝶形骨吻からの線とがトルコ鞍上につくる角), = Welcher angle.
sphenoidal fontanel(le) 前側頭泉門(蝶頭頂縫合にあたる部分. 生後6ヵ月～1歳で骨に置き換わる), = fonticulus sphenoidalis [L].
sphenoidal sinus 蝶形骨洞(蝶形骨の中にある空洞, 副鼻腔を構成), = sinus sphenoidalis [L].
sphenoid bone 蝶形骨(頭蓋を構成する骨の一つで脳底部の中央にあり, 下垂体を入れるトルコ鞍がある), = os sphenoidale [L].
sphenoid crest 蝶形骨稜.
sphenoidectomy [sfi:nɔidéktəmi] 蝶形骨開放術.
sphenoiditis [sfi:nɔidáitis] 蝶形骨洞炎.
sphenoidostomy [sfi:nɔidástəmi] 蝶形骨洞開口術.
sphenoidotomy [sfi:nɔidátəmi] 蝶形骨洞切開術.
sphenomalar [sfi:nouméilər] 蝶形骨頬骨の, = sphenozygomatic.
sphenomaxillary [sfi:noumǽksiləri] 蝶形骨上顎骨の.
sphenopalatine artery 蝶口蓋動脈(顎動脈の枝で鼻腔に分布), = arteria sphenopalatina [L].
sphenopalatine neuralgia 蝶形口蓋神経痛, = Suder neuralgia.
sphenosis [sfi:nóusis] 楔状形成(特に骨盤内で胎児が楔状をなすこと).
sphenotresia [sfi:noutrí:ziə] 蝶形骨穿孔砕頭術(胎児の).
sphenotribe [sfí:nətraib] 蝶形骨穿孔器.
sphenotripsy [sfí:nətripsi] 砕頭術.
sphere [sfíər] ①球, ②圏 形 spherical, spheric.
sphere of action 作用圏.
spheresthesia [sfiərəsθí:ziə] 球覚(球面を触れるような病的感覚).
spher(o)- [sfiərou, -rə] (球の意味を表す接頭語).
spherocephalus [sfiərouséfələs] 球頭体(下顎顔面骨の欠損, 咽頭閉鎖, 両耳痕跡, 前頭骨と蝶形骨の発育不全, 大脳は空胞性を呈する奇形).
spherocylinder [sfiərəsílindər] 球面円柱レンズ(球面円柱レンズを用いた二焦点レンズ).
spherocyte [sfíərəsait] 球状赤血球(直径が小さく, 厚さが増したため, 染色標本では濃染する赤血球, ボール状の形態を呈する) 形 spherocytic.
spherocytic anemia 球状赤血球性貧血.
spherocytosis [sfiərousaitóusis] 球状赤血球症.
spheroid [sfíərɔid] 回転楕円面(楕円をその軸のまわりに1回転させるとき生ずる立体) 形 spheroidal.
spheroidal joint 球関節(浅い半球状の関節窩に球状の関節頭がはまる形からみた関節の分類名), = articulatio spheroidea [L], ball and socket joint.
spheroid articulation 球関節(ボール状の関節頭とソケット状の関節窩よりなる).
spherolith [sfíərəliθ] 球石(新生児の腎に沈着した小球で, おそらく尿酸塩からなる).

spheroma [sfiəróumə] 球状腫.
spherometer [sfiərámitər] 球面計.
spherophakia [sfiəroufeíkiə] 球状水晶体(小さく球状の水晶体で先天異常に伴う), = spherophacia.
spheroplast [sfíərəplæst] スフェロプラスト(部分的に細胞壁が欠如した細胞).
spherospermia [sfiərouspə́:miə] 球形精子.
spherule [sfíər(j)u:l] 小球.
spherulite [sfíərjulait] 球晶.
sphincter [sfíŋktər] 括約筋 形 sphincteric, sphincteral.
sphincteralgia [sfiŋktərǽlʤiə] 肛門括約筋痛.
sphincter ani internus 内肛門括約筋, =musculus sphincter ani internus [L].
sphincterectomy [sfiŋktəréktəmi] 瞳孔括約筋切除術.
sphincterismus [sfiŋktərízməs] 肛門括約筋攣縮症.
sphincteritis [sfiŋktəráitis] 括約筋炎(特に肛門の).
sphincter muscle 括約筋.
sphincter muscle of pupil 瞳孔括約筋, = musculus sphincter pupillae [L].
sphincterolysis [sfiŋktərálisis] 虹彩剥離術(前癒着症の療法).
sphincteroplasty [sfíŋktərəplæsti] 括約筋形成術.
sphincteroscope [sfíŋktərəskoup] 肛門括約筋鏡.
sphincterotomy [sfiŋktərátəmi] 括約筋切開術.
sphingogalactoside [sfiŋgougəlǽktəsaid] スフィンゴガラクトシド(Gaucher 病の脾臓に蓄積する糖脂質).
sphingolipid [sfiŋgoulípid] スフィンゴリピド, スフィンゴ脂質(スフィンゴシンまたはその関連塩基を含む複合脂質).
sphingolipidosis [sfiŋgoulipidóusis] スフィンゴリピドーシス(スフィンゴリピドの異常代謝による疾病の総称), = sphingolipodystrophy.
sphingolipodystrophy [sfiŋgoulipoudístrəfi] スフィンゴリポジストロフィー, = spingolipidosis.
sphingomyelin [sfiŋgoumáiəlin] スフィンゴミエリン(セラミドの第一級アルコール性ヒドロキシル基とコリンリン酸がリン酸ジエステル結合したスフィンゴ脂質).
sphingomyelinosis [sfiŋgoumaiəlinóusis] スフィンゴミエリン症(遺伝性スフィンゴ脂質蓄積症), = sphingolipidosis.
sphingosine [sfíŋgəsin] スフィンゴシン(スフィンゴ脂質の長鎖塩基の一種で, 炭素数 18 の長鎖のアミノアルコール).
sphinx face スフィンクス顔〔貌〕(顔面筋萎縮による硬直した無表情の顔貌).
sphygmic [sfígmik] 脈拍の, = sphygmical.
sphygmo- [sfigmou, -gmə] (脈拍の意味を表す接頭語).
sphygmobologram [sfigmoubóuləgræm] 脈〔拍〕力曲線.
sphygmobolometer [sfigmouboulámitər] 脈〔拍〕力計(脈拍力を気圧装置に伝えて, その圧力の動揺によりそのエネルギーを測る器械).
sphygmobolometry [sfigmouboulámitri] 脈〔拍〕力測定法.
sphygmocardiogram [sfigmouká:diəgræm] 心脈波図.
sphygmocardiograph [sfigmouká:diəgræf] 心脈波描写器.
sphygmocardioscope [sfigmouká:diəskoup] 脈拍心音描写器.
sphygmochronograph [sfigmoukróunəgræf] 脈波自記器.
sphygmodynamometer [sfigmoudainəmámitər] 脈圧計.
sphygmogram [sfígməgræm] 脈波曲線, = pulse curve.
sphygmograph [sfígməgræf] 脈波計(脈拍の性状とその圧力を測る器械) 形 sphygmographic.
sphygmography [sfigmágrəfi] 脈波記録法.
sphygmoid [sfigmɔ́id] 脈波様の.
sphygmomanometer [sfigmouməńámitər] 血圧計(動脈圧を測る器械. Riva-Rocci 水銀血圧計, Tycos 血圧計, Recklinghausen 血圧計などがあるが, 近年在宅で用いられる機器もあり種類は多い), = hemodynamometer.
sphygmomanometry [sfigmouməńámitri] 血圧測定〔法〕.
sphygmo-oscillometer 振動脈圧計.
sphygmopalpation [sfigmoupælpéiʃən] 脈診(脈拍触診).
sphygmophone [sfígməfoun] 脈音器.
sphygmoplethysmograph [sfigmoupli:θízməgræf] 脈拍容積計.
sphygmoscopy [sfigmáskəpi] 脈拍視診法.
sphygmotonometer [sfigmoutounámitər] 動脈壁弾力計.
sphygmoviscosimetry [sfigmouviskousímitri] 脈拍血液粘稠度測定.
sphygmus [sfígməs] 脈拍, = pulse, pulsation 形 sphygmous.
sphyrotomy [sfirátəmi] ツチ骨切開術.
SPI *Salmonella* pathogenicity island.
spica [spáikə] ①スパイカ(尖頂のあるもの), ②スパイカ包帯, ムギ穂包帯(逆戻りに巻くラセン包帯).
spica bandage スパイカ包帯.
spicula [spíkjulə] 交接刺(線虫類などの).
spicule [spíkju:l] ①骨片, 針状骨, ②小棘, ③交接刺, ④針状陰影

S

形 spicular.
spiculum [spíkjuləm] 交接刺，交尾針(線虫の雄において腸の後方にある交接嚢 bursa copulatrix に包まれた交接補助器).
spider [spáidər] ①クモ，②星芒状.
spider angioma クモ状血管腫，＝spider hemagioma.
spider-burst 深在性静脈瘤(外観上静脈瘤の存在は認められないが，深部には明らかに静脈拡張が起こり，あたかもクモ状の毛細管破裂を起こしたように見えるもの)，＝skyrocket capillary ectasis.
spider cancer クモ様癌，＝naevus araneosus.
spider cell 星状細胞，＝astrocyte.
spider finger クモ指，＝arachnodactyly.
spider nevus クモ状母斑.
spider telangiectasis クモ状血管拡張症.
Spielmeyer-Stock disease スピールマイヤー・ストック病(スピールマイヤー・フォークト病における網膜萎縮).
Spielmeyer-Vogt disease スピールマイヤー・フォークト病(神経セロイドリポフスチン症の若年型．神経細胞の胞体，軸索内に fingerprint (指紋型)の封入体がみられる特徴を有する)，＝juvenile neuronal ceroid lipofuscinosis, Batten-Mayou disease.
spigelian lobe 尾状葉(肝臓の4葉(右葉，左葉，尾状葉，方形葉)の一つ)，＝lobus caudatus.
spike [spáik] スパイク，棘波.
spike and wave complex スパイク波複合(1/12秒以下の持続時間の波と，1/5〜1/2秒の持続時間の波の複合した脳波の波で全般性てんかん患者で特にみられる).
spike potential 棘波電位，スパイク電位.
S
SPIKES setting, perception, invitation, knowledge, empathy/exploration and strategy/summary (癌の告知など，良くない知らせを伝える際のコミュニケーション法).
spillway [spílwei] 排出路，排出溝.
spiloma [spailóumə] 母斑(遺伝的，または胎生的素因に基づき皮膚の色調，形の異常を主体とする限局性の皮膚奇形)，＝nevus, birthmark.
spiloplaxia [spailəplǽksiə] 紅斑(皮膚乳頭部の毛細血管拡張による皮膚の潮紅．圧迫にて消退する色調の変化をみる).
spilus [spáiləs] スピルス，扁平母斑，＝nevus spilus.
spina [spáinə] ①棘，②脊椎 複 spinae.
spina bifida 脊椎披裂，二分脊椎(脊柱管が先天的に背面に開いた脊椎裂の一型).
spinae [spáini:] →spina.
spinal [spáinəl] 脊髄の，脊柱の，脊椎の.
spinal anesthesia 脊椎麻酔，脊髄麻酔(クモ膜下麻酔，腰椎麻酔).
spinal arachnoid mater 脊髄クモ膜，＝arachnoidea spinalis [L].
spinal block 脊髄遮断(麻酔)，脊椎麻酔，＝spinal anesthesia.
spinal canal 脊柱管(脊柱の中の柱状の空間で髄膜で包まれた脊髄をいれる)，＝vertebral canal.
spinal column 脊柱(椎骨が上下に連結しできる柱状の骨格で中に脊髄をいれる).
spinal cord (SC) 脊髄(中枢神経を構成し脊柱管内にある．約40〜45cmの長さを持ち31対の脊髄神経がでる)，＝medulla spinalis [L].
spinal cord concussion 脊髄振とう(盪)(脳振とうでは同時に脊髄へも振とうが出現．脳幹で線維を引き裂くような圧力が加わる).
spinal cord herniation 脊髄ヘルニア(硬膜欠損部より脊髄実質がヘルニアとなって突出する．骨髄麻痺を呈するまれな病態).
spinal cord injury (SCI) 脊髄損傷.
spinal cord stimulation (SCS) 脊髄刺激.
spinal curvature 脊髄弯曲.
spinal dura mater 脊髄硬膜，＝dura mater spinalis [L].
spinal dysraphism 脊椎神経管閉鎖障害，脊椎披裂症(二分脊椎，脊髄髄膜瘤などを含む)，＝status dysraphicus.
spinal fluid (SF) 脊髄液(クモ膜下腔を流れるリンパ様の液体).
spinal ganglion 脊髄神経節(脊髄神経に含まれる知覚神経がつくる)，＝ganglion spinale [L].
spinal headache 脊髄〔麻酔〕性頭痛.
spinal instrumentation (SI) 脊椎インストゥルメンテーション(脊椎固定術に際し，骨癒合の促進，早期離床などのために開発された脊椎に使用する器具の総称).
spinalioma [spainəlióumə] 有棘細胞癌.
spinal-irritation 脊椎過敏症(脊椎に関係ある種々の官能障害または刺激症状).
spinalis [spainéilis] 棘の，脊柱の，脊椎の，脊髄の，＝spinal.
spinal meningitis 脊髄膜炎.
spinal muscle atrophy (SMA) 脊髄性筋萎縮症(一般には遺伝性の脊髄性筋萎縮症を指す).
spinal needle (SN) 脊椎穿刺針.
spinal nerve plexus 脊髄神経叢(脊髄神経の前枝で構成される．頸神経叢，腕神経叢，腰神経叢，仙骨神経叢，陰部神経叢がある)，＝plexus nervorum spinalium [L].

spinal nerves 脊髄神経(脊髄より出る31対の神経), = nervi spinales [L].
spinal paralysis 脊髄麻痺.
spinal pia mater 脊髄軟膜, = pia mater spinalis [L].
spinal pumping 髄液振盪法(患者を横臥させ, 腰椎穿刺により5 mLの髄液を出し, そのままこれを注入する操作を20回反復する), = cerebrospinal fluid pumping.
spinal reflex 脊髄反射(脊髄に中枢をもつ反射の総称).
spinal veins 脊髄静脈, = venae spinales [L].
spinant [spáinənt] 脊髄刺激薬.
spinate [spáinit, -neit] 有棘の, 棘状の.
spina ventosa 風棘(ふうきょく. 指骨の骨結核による骨髄炎. 指節の膨大, 肥厚を起こす).
spindle [spíndl] ①紡錘, 紡錘体の, 紡錘糸, ②紡錘波(脳波における), ③紡錘状胞子(不完全菌類の).
spindle cell 紡錘細胞(大脳皮質の深層にある紡錐形の神経細胞).
spindle cell carcinoma 紡錘細胞癌.
spindling [spíndliŋ] スピンドリング(脳波において患者が過去の苦い経験を追想するとき, 内包膝下部と海馬誘導に振幅の大きい高周波が現れること).
spine [spáin] ①棘(骨の突起), ②脊柱, = back bone 形 spinous, spinal.
Spinelli operation スピネリ手術(子宮脱に対する手術).
spini- [spaini] (棘, 脊椎, 脊髄との関係を表す接頭語), = spino-.
spinifugal [spainífjugəl] 脊髄遠心性の.
spinipetal [spainípətəl] 脊髄求心性の.
spinnability [spinəbíliti] えい(曳)糸性.
spinnbarkeit [spinbá:kait] 牽糸性(排卵期の子宮頸管粘液が糸を引く性質).
spinobulbar [spainəbʌ́lbər] 脊髄延髄の, = spinibulbar.
spinocellular [spainəséljulər] 有棘細胞の.
spinocerebellar [spainouseribélər] 脊髄小脳の.
spinocerebellar ataxia 脊髄小脳性運動失調(脊髄小脳路の退行変性による遺伝性小脳性運動失調).
spinocerebellar degeneration (SCD) 脊髄小脳変性症.
spinogram [spáinəgræm] 脊椎X線像.
spinograph [spáinəgræf] 脊椎X線写真, = spinogram.
spinose [spainóus] 棘状の, = spinous.
spinothalamic tract 脊髄視床路(脊髄後角から視床に達する知覚性伝導路(上行性神経路). 外側脊髄視床路は痛覚と温度覚, 前脊髄視床路は触覚と圧覚に関係する).
spinotransversarius [spainətrænsvə:sǽriəs] 横突棘筋(背部深層の筋, 半棘筋, 多裂筋, 回旋筋の総称).
spinous [spáinəs] 棘状の, = spinose.
spinous process 棘突起(椎骨の椎弓から後方に突出する突起), = processus spinosus [L].
spintherism [spínθərizəm] ①閃光視(光がないのに眼の前に火花が見えるような感覚), ②光視症, ③眼華閃発, = photopsia, spintheropia, synchysis scintillans.
spintherometer [spinθərάmitər] 閃輝計, 花閃計(X線管の真空度の変化を測定して, X線の透過力を判定する器械).
spintheropia [spinθəróupiə] 光視症, = spintherism.
spintometer [spintάmitər] 閃輝計, = spintherometer.
spir spiritus (精).
spiral [spáirəl] ①ラセン, ラセン状の, ②ラセン糸, = spireme, chromonema.
spiral arteries ラセン動脈(子宮内膜にあり, 分泌期によく発達する), = arteriae helicinae [L].
spiral canal of cochlea 蝸牛ラセン管(側頭骨の中にあり蝸牛管をいれる2と3/4回転する蝸牛内の管).
spiral fracture ラセン骨折, = torsion fracture.
spiral ganglion ラセン神経節(蝸牛神経が内耳につくる), = ganglion spirale [L].
spiral groove ラセン溝(橈骨神経溝のこと), = groove for radial nerve.
spiralization [spairælizéiʃən] ラセン化.
spiral joint 渦状関節, = cochlear joint.
spiral organ ラセン器(コルチ器ともいう), = organum spirale [L], Corti organ.
spiral tubule ラセン細管(近位尿細管曲部の次の部分).
spiramycin [spairəmáisin] スピラマイシン(抗生物質), = spiromycin.
spireme [spáiri:m] 核糸(細胞分裂期の核内には糸状構造がみられ, この糸状物をいう. 染色糸, ラセン糸), = chromonema, spiral.
spirillemia [spairilí:miə] ラセン菌血症.
spirillemia minus 鼠咬症, = rat-bite fever.
spirillolysis [spairilάlisis] ラセン菌溶解 形 spirillolytic.
spirillosis [spairilóusis] ラセン菌症.
spirillotropism [spairilάtrəpizəm] 向ラセン菌性 形 spirillotropic.
Spirillum [spairíləm] スピリルム属(菌体はラセン状に屈曲し, 半円または波状の極鞭毛により運動を行う. 鼠咬症スピリルム *S. minus* などが含まれる).
spirit [spírit] ①精, 揮発物質(揮発油の

S

アルコール溶液，または蒸留液)，② 霊魂．

spiritual [spíritʃuəl] 精神的な．

spiritual death 精神の死．

spiritual distress 精神的苦悩．

spiritual pain 霊的苦痛(終末期ケアにおける患者の死への不安や恐怖，生きる意味の喪失など)．

spir(o)– [spair(ou), –r(ə)] (①コイルまたはラセンの意味を表す接頭語．②呼吸との関係を表す接頭語)．

Spirochaeta [spairəkí:tə] スピロヘータ属(スピロヘータ科の一属で，トレポネーマ属の諸種は病原菌であるのに反し，スピロヘータ属はヒトに対しては非病原性)．

spirochaete [spáirəki:t] スピロヘータ(細長くラセン状の菌体をもち，活発に運動するグラム陰性細菌の一群を指す)．

spirochetal [spairəkí:təl] スピロヘータの．

spirochete [spáirəki:t] スピロヘータ 形 spirochetal．

spirochetemia [spairəki:tí:miə] スピロヘータ血症．

spirocheticide [spaitəkí:tisaid] 抗スピロヘータ薬 形 spirocheticidal．

spirochetogenous [spairəkitáʤənəs] スピロヘータ原性の．

spirochetolysin [spairəki:tálisin] スピロヘータ溶解素．

spirochetolysis [spairəki:tálisis] スピロヘータ溶解 形 spirochetolytic．

spirochetosis [spairəki:tóusis] スピロヘータ症 形 spirochetotic．

spirochetosis arthritica 関節スピロヘータ症(尿道炎，結膜炎，関節炎の3徴が，この順序で続発する疾患)，＝Reiter disease．

spirocheturia [spairəki:tjú:riə] スピロヘータ尿症．

S

spirogram [spáirəgræm] スパイログラム．

spirograph [spáirəgræf] スパイログラフ，呼吸曲線記録器(この器械を用いる検査法を spirography という)．

spiroid [spáirɔid] ラセン様の．

spirometer [spairámitər] スパイロメーター，呼吸計(肺活量計および呼吸計) 形 spirometric．

Spirometra erinaceieuropaei マンソン裂頭条虫(マンソン孤虫症の原因虫)．

spirometry [spairámitri] スパイロメトリー．

spironolactone [spairounəlǽktoun] スピロノラクトン(利尿薬，アルドステロン抑制薬)．

spissitude [spísitju:d] 濃縮状態，濃化性．

spitting [spítiŋ] 吐くこと(唾，食物などを)．

spittle [spítəl] 唾液，＝saliva．

Spitz nevus スピッツ母斑(主に20歳までに発生する皮膚良性腫瘍，単発する淡紅色から褐色調の腫瘍で顔面に好発する)， ＝juvenile melanoma, spindle cell nevus．

SPK superficial punctate keratitis (表在性点状角膜炎)．

splanchnapophysis [splæŋknəpáfisis] 消化器骨性付属器(下顎や舌骨など消化管と関係のある骨性の構造物) 形 splanchnapophyseal．

splanchnectopia [splæŋkniktóupiə] 内臓転位．

splanchnemphraxis [splæŋknəmfrǽksis] 腸閉塞症．

splanchnesthesia [splæŋknisθí:ziə] 内臓感覚 形 splanchnesthetic．

splanchnesthetic sensibility 内臓感覚．

splanchnic [splǽŋknik] 内臓の．

splanchnic anesthesia 内臓神経麻酔(腹腔神経叢(太陽神経叢 solar plexus)周囲に注射して内臓神経麻痺を起こす方法)，＝celiac plexus block．

splanchnic blood flow (SBF) 内臓血流．

splanchnicectomy [splæŋkniséktəmi] 内臓神経切除術．

splanchnic mesoderm 臓側中胚葉(内胚葉に接する側の中胚葉で消化管などの内臓壁をつくる)．

splanchnic nerve 内臓神経(内臓，血管に分布する交感神経，血管に分布するのを特に脈管神経という)．

splanchnicotomy [splæŋknikátəmi] 内臓神経切断術．

splanchn(o)– [splæŋkn(ou), –n(ə)] (内臓との関係を表す接頭語) 形 splanchnic．

splanchnocele [splǽŋknəsi:l] 内臓ヘルニア(ヘルニアの内容が内臓の各臓器の場合をいう)．

splanchnocoele [splǽŋknəsi:l] 内臓腔(胎生期の体腔の一部，胸膜腔，腹膜腔，心膜腔となる)，＝ventral coelom, pleuroperitoneal space．

splanchnocranium [splæŋknoukréiniəm] 顔面頭蓋(主に顔面を構成する骨，脳頭蓋に対する用語)．

splanchnoderm [splǽŋknədə:m] 臓側板，＝splanchnopleure．

splanchnodiastasis [splæŋknoudaiǽstəsis] ①内臓転位，②内臓剥離．

splanchnodynia [splæŋknədíniə] 内臓痛(内臓の痛覚受容器の興奮によって起こる痛み．鈍く疼く痛みで，体部に放散することもある)，＝visceral pain, visceralgia．

splanchnography [splæŋknágrəfi] 内臓学的記述．

splanchnolith [splǽŋknəliθ] 腸石.
splanchnology [splæŋknálədʒi] 内臓学(内臓を扱う医学の分野. 特に解剖学の一領域), = splanchnologia.
splanchnomicria [splæŋknəmíkriə] 内臓矮小〔症〕.
splanchnopathy [splæŋknápəθi] 内臓疾患.
splanchnopleure [splǽŋknəplə:r] 臓側葉(腹膜のうち内臓を包む側で, 腹壁側を壁側葉という) 形 splanchnopleural.
splanchnoptosis [splæŋknɑptóusis] 内臓下垂〔症〕(肝, 膵, 腎などの臓器が下方へ移動した状態で, Glenard 病ともいう), = visceroptosis, splanchnoptosia.
splanchnosclerosis [splæŋknouskliəróusis] 内臓硬化.
splanchnoscopy [splæŋknáskəpi] 内臓徹照法.
splanchnoskeleton [splæŋknəskélitən] 内臓骨格(①器官内に発生する骨性組織(心臓など). ②内臓を保護する骨格(胸郭や骨盤)).
splanchnosomatic [splæŋknousoumǽtik] 内臓身体の.
splanchnotomy [splæŋknátəmi] 内臓解剖.
splanchnotribe [splǽŋknətraib] 砕腸器.
splash [splǽʃ] スプラッシュ(水または泥がはねる意. 振盪聴診法において胸水のある場合には水がはねるような音 succussion sound が聴取される).
splay foot 扁平足, = talipes valgus.
spleen [splí:n] 脾〔臓〕(横隔膜直下腹腔左側にある臓器で, 最大のリンパ性器官. 赤血球の破壊に伴い遊離された血色素は肝臓に送られてビリルビンに転化する), = lien [L] 形 splenic.
spleeny [splí:ni] 不機嫌な, 憂うつな(肝臓病性の不機嫌を胆汁性 bilious ということに対立して脾臓の疾患による倦怠感についていう).
splenalgia [spli:nǽldʒiə] 脾痛.
splenceratosis [splenserətóusis] 脾硬化症.
splenculus [spléŋkjuləs] 副脾, 分絶脾.
splenectomy [spli:néktəmi] 脾切除術 動 splenectomize.
splenectopy [spli:néktəpi] 脾転位, = splenectopia.
splenelcosis [spli:nəlkóusis] 脾潰瘍.
splenemphraxis [spli:nemfrǽksis, splenən–] 脾充血.
spleneolus [spliní:ələs] 副脾, = lienis accessorius.
splenetic [spli:nétik] 脾性の, 脾病の, = splenic.
splenial [splí:niəl] ①脾の, ②板状筋の.
splenic [splénik] 脾〔性〕の, = splenetic.
splenic artery 脾動脈(腹腔動脈の枝の一つで脾臓に分布), = arteria lienalis [L].
splenic cord 脾索(脾臓の赤脾髄をつくる細網組織), = Billroth cord.
splenic flexure syndrome 脾結腸曲症候群(多量の空気を嚥下して腸内ガスが脾結腸曲に留まると腸管が伸展し, 左季肋部痛, 膨満感を呈する).
splenic pulp 脾髄(脾柱の間の細網線維に富む柔軟な組織, 白脾髄と赤脾髄がある), = pulpa splenica [L].
splenic vein 脾静脈(上腸間膜静脈と合し, 門脈に流入する), = vena lienalis [L].
splenic venous sinus 脾洞(脾臓で血液が流れる細網組織からなる隙間), = sinus lienis [L].
splenification [splenifikéiʃən] 脾変, = splenization.
spleniform [splénifɔ:m] 脾形の.
spleniserrate [splenisə́:reit] 板状筋鋸筋の.
splenitis [spli:náitis] 脾炎.
splenium [splí:niəm, splé–] ①包帯, 罨法, ②膨大(脳梁膨大).
splenius [splí:niəs, splé–] 板状筋(後頸部にある筋).
splenius capitis 頭板状筋, = musculus splenius capitis [L].
splenization [splenizéiʃən] 脾変(肺炎の発展において肺実質が脾臓の性状に似た固質化を呈することをいう. 肝変 hepatization ともいう), =splenification.
splen(o)– [spli:n(ou), sple–, –n(ə)] (脾臓との関係を表す接頭語).
splenoblast [splí:nəblæst] 脾芽細胞.
splenocele [splí:nəsi:l] 脾腫瘤, 脾ヘルニア.
splenocleisis [spli:noukláisis] ①脾掻は(爬)術, ②脾移植.
splenocyte [splí:nəsait, –lén–] 脾細胞.
splenodynia [spli:nədíniə] 脾痛.
splenogenic [spli:nədʒénik] 脾性の, 脾原性の, = splenogenous.
splenogram [splí:nəgræm] 脾造影像(X線の).
splenography [spli:nágrəfi] 脾造影〔法〕.
splenohepatomegaly [spli:nəhepətəmégəli] 肝脾腫大〔症〕, = splenohepatomegalia.
splenoid [splí:nɔid] 脾様の.
splenokeratosis [spli:nəkerətóusis] 脾硬結, = splenoceratosis.
splenolaparotomy [spli:noulæprátəmi] 開腹摘脾術, = laparosplenectomy.
splenoma [spli:nóumə] 脾腫.
splenomalacia [spli:nouməléiʃiə] 脾軟化症.
splenomedullary [spli:nəmédjuləri] 脾骨髄の.

S

splenomegaly [spli:nəmégəli] 巨脾症，= splenomegalia 形 splenomegalic.
splenomyelomalacia [spli:noumaiəlouməléiʃiə] 脾骨髄軟化〔症〕.
splenoncus [spli:náŋkəs] 脾腫瘍，= splenoma.
splenopathy [spli:nápəθi] 脾疾患，脾障害.
splenoportography [spli:noupɔ:tágrəfi] 経脾門脈造影(造影剤を経皮的脾穿刺により脾実質内に注入し，脾静脈，門脈，肝内門脈枝，肝外門脈，副血行路を造影する方法).
splenoptosis [spli:nɑptóusis] 脾下垂症.
splenorenal [spli:nourí:nəl] 脾腎臓の.
splenorrhagia [spli:nəréiʤiə] 脾出血.
splenorrhaphy [spli:nɔ́:rəfi] 脾縫合術.
splenosis [spli:nóusis] 脾症(腹膜に多数の脾組織転移が起こる状態).
splenulus [splí:njuləs] 小脾，副脾.
splenunculus [spli:nʌ́ŋkjuləs] 副脾(脾門部，脾動静脈周囲，腸間膜に1～数個1 cm位の大きさで，脾臓と同様の構造をもつ組織)，= accessory spleen.
splice [spláis] スプライス(遺伝子の切片などを接合する．スプライシング)，→ splicing.
splice acceptor site スプライスアクセプターサイト(遺伝子から転写されたRNAからイントロン部分が切り取られる際に認識される共通配列で，イントロン部分の3′端に位置する).
splice donor site スプライスドナーサイト(遺伝子から転写されたRNAからイントロン部分が切り取られる際に認識される共通配列で，イントロン部分の5′端に位置する).
splicing [spláisiŋ] スプライシング(①遺伝子スプライシング(異なる遺伝子源からのDNA断片が共有結合し，組換え体DNA分子を形成する過程)．②RNAスプライシング(真核生物のRAN一次転写物のイントロンが切除され，最終(成熟)mRNA分子をつくるようにエキソンが継ぎ合わされる過程)).
spline [spláin] 角栓，キー(くさび(止転楔)またはやといざね(雇実)などの別名で知られている四角または細長い楔栓で，軸と軸受けと同時に回転するように，両者の間に挿入する．大腿骨頭部の骨折の固定用として用いられる).
splint [splínt] ①副子(転位，運動などに対する固定用のスプリント)，②肝骨癌(ウマの第3中手骨または中足骨と腓骨との骨間韌帯の炎症に基づく外骨症または骨膜炎)，③辺材(植物).
splinter [splíntər] ①裂片，砕片，②スプリンター(ウマの残遺的第2または第4中手骨または中足骨，または腓骨)，= splint-bone.
splintered fracture 細片骨折.
splinting [splíntiŋ] 副子装着，= splintage.
split [splít] 分割，分解，分裂.
split cast method スプリットキャスト法，分割模型法(歯科用語).
split foot 裂足.
split hand 裂手，= cleft hand.
split heart sound 分裂心音.
split personality 分離性人格(人格分離).
splitter [splítər] 断片，破片，細片，骨片.
split thickness graft 分層植皮，分層皮膚移植，= partial thickness graft.
splitting [splítiŋ] ①分解(化学反応における)，②分離，分裂(精神状態または人格の).
splitting enzyme 開裂酵素.
spluttery stool 泡沫便.
spodiomyelitis [spoudioumaiəláitis] 灰白髄炎(急性前角灰白質炎)，= acute anterior poliomyelitis.
spodo– [spoudou, –də] (廃物または残渣の意味を表す接頭語).
Spondweni virus スポンドウェニウイルス(フラビウイルス科，カ［蚊］により媒介され熱性疾患の原因となるウイルス).
spondylalgia [spɑndilǽlʤiə] 脊椎痛.
spondylarthritis [spɑndilɑ:θráitis] 脊椎関節炎.
spondylarthritis ankylopoietica 強直性脊椎関節炎(男性にみられる疾患で，脊椎体の萎縮を伴って関節面の強直を起こす)，= Strümpell–Marie disease, Bekhterev disease.
spondylarthrocace [spɑndilɑ:θrákəsi:] 脊椎結核，= Pott disease, Rust disease.
spondylarthrosis [spɑndilɑ:θróusis] 脊椎関節症.
spondylitis [spɑndiláitis] 脊椎炎，椎骨炎 形 spondylitic.
spondylizema [spɑndilizí:mə] ①脊椎陥没症，②有蓋骨盤，= pelvis obtecta.
spondyl(o)– [spɑndil(ou), –l(ə)] (脊椎との関係を表す接頭語).
spondyloarthropathy [spɑndilouɑ:θrápəθi] 脊椎関節症.
spondylodesis [spɑndiládisis] 脊椎固定術.
spondylodiagnosis [spɑndiloudaiəgnóusis] 脊椎反射診断法.
spondylodidymia [spɑndiloudaidímiə] 脊椎結合奇形.
spondylodymus [spɑndiládiməs] 脊椎結合体.
spondylodynia [spɑndilədíniə] 脊椎痛.
spondylolisthesis [spɑndilouslisθí:sis] 脊椎すべり症(脊椎分離のある場合，その前方の部分が後方の部分に対して前に移

S

動した状態で，分離椎体はその下方の椎体に対して前方に転位する） 形 spondylolisthetic.

spondylolysis [spɑndilɑ́lisis] 脊椎分離.

spondylomalacia [spɑndiloumәléiʃiә] 脊椎軟化症.

spondylomyelitis [spɑndiloumaiәláitis] 脊椎脊髄炎.

spondylopathy [spɑndilɑ́pәθi] 脊椎症.

spondyloschisis [spɑndilɑ́skisis] 脊椎弓分離(先天性).

spondylosis [spɑndilóusis] 脊椎症.

spondylosis deformans 変形性脊椎症.

spondylotherapy [spɑndilәθérәpi] 脊椎治療，＝spinal therapy.

spondylotic myelopathy 脊椎〔症〕性脊髄症.

spondylotomy [spɑndilɑ́tәmi] 脊椎切断〔術〕(胎児切断術の一つ)，＝rachitomy.

spondylus [spɑ́ndilәs] 脊椎 形 spondylous.

sponge [spʌ́nʤ] 海綿，スポンジ(海綿動物綱 Porifera の海生動物) 形 spongiform, spongy.

sponge probang スポンジプロバング(スポンジを先端に巻いたもの).

sponge tent スポンジテント(綿桿ともいわれる圧搾脱脂綿)，＝compressed sponge.

spongiform [spʌ́nʤifɔ:m] 海綿状の.

spongiitis [spʌnʤiáitis] 海綿体炎(尿道周囲炎).

spongin [spʌ́nʤin] スポンギン，海綿質(海綿の骨格線維を形成するコラーゲン類似タンパク質).

spongio– [spʌ́nʤiou, –ʤiә] (海綿または海綿体との関係を表す接頭語).

spongioblast [spʌ́ʤiәblæst] 海綿芽細胞(増殖して neuroepithelioma を発生する).

spongioblastoma [spʌnʤioublæstóumә] 海綿芽〔細胞〕腫.

spongiocyte [spʌ́ʤiәsait] ① 神経膠細胞，＝neuroglia cell，② 束状帯細胞(副腎皮質の).

spongioid [spʌ́nʤiɔid] 海綿様の，＝spongiform.

spongioplasm [spʌ́nʤiәplæzәm] 海綿状形質(固定液によって生じる細胞質内の細線維による網状構造物)，＝mitome, fibrillar mass of Flemming.

spongiose [spʌ́nʤious] 海綿状の.

spongiosis [spʌnʤióusis] 海綿状態(海綿症とも呼ばれ，皮膚のマルピギー海綿層にみられる細胞間の浮腫)，＝status spongiosus.

spongiositis [spʌnʤiousáitis] 海綿体炎.

spongiotrophoblast [spʌnʤiәtrɑ́fәblæst] 栄養膜合胞体層，合胞体栄養膜，合胞体層，合胞体栄養細胞.

spongy [spʌ́nʤi] 海綿状の.

spongy bone 海綿骨(骨の表層にある緻密骨の内方で多数の骨梁よりなるスポンジ状の部分，骨端部に多くみられる)，＝spongy substance.

spongy spot 海綿斑，＝vascular zone.

spongy substance 海綿質(髄腔側のスポンジ状の骨質で，骨幹部の表層部の緻密質に対する用語)，＝substantia spongiosa [L], spongy bone.

spontaneous [spɑntéiniәs] 自然発生の，特発性の，自発生の.

spontaneous abortion 自然流産.

spontaneous activity 自発性興奮.

spontaneous amputation 自然切断，＝natural amputation.

spontaneous bacterial peritonitis (SBP) 突発性細菌性腹膜炎(腹水のある肝硬変患者に高率にみられ，肝不全を惹起する重篤な病態である).

spontaneous breathing (SB) 自発呼吸，自然呼吸.

spontaneous evolution 自己娩出(横位分娩において起こる自然分娩機序で，Douglas 方式では背前横位で上肢脱出を伴い，Denman 方式では骨盤腔内で自己回転を起こし側腹，殿部がまず下降し，続いて体幹，頭部が娩出する).

spontaneous fracture 特発性骨折(病的骨折)，＝pathologic fracture.

spontaneous generation 自然発生，偶然発生(無生物，特に有機物分解産物から顕微鏡的生物が自然に発するという説)，＝abiogenesis.

spontaneous hypertensive rat (SHR) 自然発症高血圧ラット.

spontaneous mediastinal emphysema 特発性縦隔気腫，＝Hamman syndrome.

spontaneous mutation 自然突然変異.

spontaneous nystagmus (SN) 自発眼振.

spontaneous pneumothorax 自然気胸.

spontaneous rectification 自然矯正(妊娠中胎児の横位が自然に縦位に転換すること).

spontaneous remission 自然寛解.

spontaneous respiration (SR) 自然呼吸，自発呼吸.

spontaneous rupture 自然破裂，自発，自潰.

spontaneous rupture of membranes (SRM) 自然破水(破膜).

spontaneous septicopyemia 特発性膿敗血症，＝cryptogenic septicopyemia.

spontaneous vaginal delivery

(SVD) 自然腟分娩.
spontaneous version 自己回転(分娩第1～2期において自然に縦位，多くは頭位に胎児が回転すること).
sporadic [spərǽdik] 散発性の.
sporangia [spərǽnʤiə] → sporangium.
sporangiophore [spərǽnʤiəfɔ:r] 胞子嚢柄.
sporangiospore [spərǽnʤiəspɔ:r] 胞子嚢胞子(藻菌類の).
sporangium [spərǽnʤiəm] 胞子嚢(真菌の特異器官で，菌糸の膨大した先端にあって，その内で胞子が発育する) 複 sporangia 形 sporangial.
sporation [spɔ:réiʃən] 胞子形成，＝sporulation.
spore [spɔ́:r] 胞子(芽胞．原生動物，バクテリア，および高等動物などの生殖細胞で，不利な環境に生存するための厚い被膜をもっている) 形 sporal，sporic.
spore formation 芽胞形成.
sporeformer [spɔ́:rifɔ:mər] 胞子菌.
spore stain 芽胞染色.
sporic [spɔ́:rik] 胞子の.
sporicide [spɔ́:risaid] 殺胞子薬 形 sporicidal.
sporic reproduction 胞子生殖.
sporidium [spɔ:rídiəm] 小生子，分生胞子(脊椎動物に寄生する原虫の胞子形成期).
sporiferous [spɔ:rífərəs] 胞子発生の，＝sporiparous.
spor(o)- [spɔ:r(ou)，spə-，-r(ə)] (胞子または種子との関係を表す接頭語).
sporoblast [spɔ́:rəblæst] スポロブラスト(カ［蚊］の体内でマラリア原虫のオオシスト内に生ずる小体で，後スポロゾイトになるもの).
sporocarp [spɔ́:rəkɑ:p] 造胞体(地衣類の)，胞子嚢果.
sporocyst [spɔ́:rəsist] 胞子嚢，スポロシスト(吸虫類の幼虫の一時期で，ミラシジウムが第1中間宿主に侵入すると繊毛がとれ，スポロシストに変態する).
sporogenesis [spɔ:rəʤénisis] 胞子形成，伝播生殖，＝sporogeny 形 sporogenic，sporogenous.
sporogony [spərɑ́gəni] 伝播生殖，スポロゴニー，＝sporogeny.
sporont [spɔ́:rənt] 接合胞子.
sporophore [spɔ́:rəfɔ:r] 胞子体.
sporophyte [spɔ́:rəfait] 胞子体(反対性世代交番における倍数または無性期).
sporoplasm [spɔ́:rəplæzəm] 胞子原形質 形 sporoplasmic.
Sporothrix [spɔ́:rəθriks] スポロトリックス属(二相性不完全真菌．*S. schenckii* はスポロトリックス症の原因となる).
sporotrichosis [spɔ:routrikóusis] スポロトリックス症(*Sporothrix schenckii* による感染症).
sporotrichotic chancre スポロトリックス性下疳(スポロトリックスが感染して，自覚症状のない慢性の肉芽腫性結節，潰瘍性病変をつくる深在性皮膚真菌症).
sporozoan [spɔ:rouzóuæn] ①胞子虫の，②胞子虫，＝sporozoon.
sporozoite [spɔ:rouzóuait] ①胞子小体，種虫(胞子虫の有性生殖により生ずる小芽体)，②スポロゾイト，分裂体(マラリア原虫の発育環において，雄雌生殖体がカの中腸内で接合して受精体，ookinete，oocyst などの階段を経て形成される胞子).
sporozooid [spɔ:rouzóuɔid] 類胞子虫(癌組織に発見される鎌状小体で，原虫とみなされている).
sporozoon [spɔ:rouzóuən] 胞子虫，種虫 形 porozoan.
sporozoosis [spɔ:rouzouóusis] 胞子虫症，＝coccidiosis.
sport [spɔ́:t] ①変種(比喩的には変わり者をいう)，＝mutant，②競技.
sports anemia 運動性貧血，＝exercise-induced anemia.
sports injury スポーツ外傷.
sporular [spɔ́:rjulər] 胞子の，芽胞の.
sporulation [spɔ:rjuléiʃən] 胞子形成，＝spore formation.
sporule [spɔ́:rju:l] 小胞子.
spot [spɑ́t] ①点，斑点，②スポット(化学).
spouse [spáus，-uz] 配偶者.
spp. → sp.
SpPin specificity positive rule in.
Sprague-Dawley rat (SD rat) スプレーグ・ドーリーネズミ(白ネズミの株で，おとなしく操作がしやすいため，ひろく実験に用いられる).
sprain [spréin] 捻挫.
sprained finger 突き指.
spray [spréi] ①噴霧，②噴霧薬.
spread [spréd] 拡散培養(細菌を培養基上に1回だけ広げて植えること).
spreader [sprédər] ①スプレッダー，②延展機.
spreading [sprédiŋ] 拡散(細菌の発育が接種した部分外に広がる状態).
spreading factor 拡散因子(真皮中へ侵入した細菌などの異物が深部へ播種することを助長する作用をもつ因子で，とくに hyaluronidase についていう)，＝diffusing factor.
spring conjunctivitis 春季結膜炎(アレルギー性結膜炎の最重症型．上眼瞼結膜を中心に眼脂を伴う多数の巨大乳頭が出現．難治性の潰瘍を呈するようになる)，＝vernal conjunctivitis.
springiness [spríŋiness] 弾力性.
spring lancet 弾発槍状刀(ばねを備えた槍状刀で，皮膚毛細血管から少量の試験用血液を採取するために用いる).

S

springs [spríŋz] 泉，温泉.
S protein Sタンパク〔質〕(リボヌクレアーゼSのタンパク質部分).
sprouting [spráutiŋ] 発芽.
sprue [sprú:] スプルー(慢性無熱性疾患で，衰弱，舌炎，胃腸障害，脂肪性，泡質状の大量排便を特徴とし，小球性または大球性貧血を併発する．真因は胃腸粘膜の萎縮に基づく栄養素吸収不全であり，脂肪性下痢，または脂肪便症 steatorrhea と呼ばれている)，＝Ceylon sore mouth, Cochin-China diarrhea, diarrhea alba, psilosis, spreuw, intestinal tisis, tropical sprue.
spud [spʌ́d] スパッド(外科用の粘膜剥離器または角膜などから異物を排除するための扁平な刃).
spur [spə́:r] 〔骨〕棘，棘突起，＝calar.
spurious [spjú:riəs] 偽性の，仮性の.
spurious hermaphrodism 偽性半陰陽，＝pseudohermaphrodism.
spurious pregnancy 偽妊娠，想像妊娠，＝false pregnancy.
sputamentum [spju:təméntəm] ＝sputum.
sputum [spjú:təm] 痰(たん).
sputum cruentum 血痰.
sputum examination 喀痰検査.
SQ ①subcutaneous (皮下の)，②social quotient (社会性).
squalene [skwéili:n] スクアレン(サメ類および板鰓類の肝油中にあるオレフィン).
squama [skwéimə] 鱗(うろこ)，鱗屑(続発疹の一種)，＝scale 形 squamous, squamate, squamosal, squamose.
squamatization [skweimətizéiʃən] 鱗状〔細胞〕化，＝squamous metaplasia 動 squamatize.
squame [skwéim] 扁平細胞.
squamo- [skweimou, -mə] (後頭鱗または側頭鱗との関係を表す接頭語).
squamoid [skwéimɔid] スクアモイド(非小細胞肺癌の亜型).
squamous [skwéiməs] 鱗状の，落屑の.
squamous cell 扁平〔上皮〕細胞.
squamous cell carcinoma (SCC) 扁平上皮癌.
squamous intraepithelial lesion (SIL) 扁平上皮内病変.
squamous pearl 扁平真珠(扁平細胞癌でみられるケラチン化)，＝keratin pearl.
squamous suture 鱗状縫合.
square knot こま結び(外科における基本的な結紮法．男結び).
squat [skwɑ́t] しゃがむ，うずくまる(蹲座).
squeeze [skwí:z] ①スクィーズ，しめつけ病(潜水作業などにより常圧から高圧へ圧力が増加する際に生じる)，＝caisson disease，②圧搾する，③握力.
squeeze dynamometer 手の握力計.
squeeze technique 圧迫(絞り)法.
squill [skwíl] カイソウ［海葱］(利尿薬，催吐薬，去痰薬，強心薬として用いられる)，＝scilla.
squint [skwínt] 斜視，＝strabismus.
SR ①spontaneous respiration (自然呼吸)，②sinus rhythm (洞調律(リズム))，③suture removed (抜糸).
Sr strontium (ストロンチウムの元素記号).
SRC sedimented red cell (沈降赤血球).
SRM spontaneous rupture of membranes (自然破水(破膜)).
sRNA soluble RNA (可溶性 RNA).
SRR surgical recovery room (外科回復室).
SRS-A slow-reacting substance of anaphylaxis (アナフィラキシー遅効性反応物質).
SRSV small round-structured virus (小型球形ウイルス).
SRT speech reception threshold (語音聴取閾値).
SS ①saline solution (生理食塩水)，②saturated solution (飽和液)，③semi-soft diet (半軟食)，④Sjögren syndrome (シェーグレン症候群).
Ss, ss semis (半量).
S & S signs and symptoms (徴候と症状).
SS agar *Salmonella-Shigella* agar (サルモネラ・シゲラ寒天培地).
S-S bond ジスルフィド結合，＝disulfide linkage, S-S linkage.
SSC side scatter (側方散乱光).
SSc systemic sclerosis (全身性強皮症(硬化症)).
ssDNA single stranded DNA (一本鎖 DNA).
SSE subacute spongiform encephalopathy (亜急性海綿状脳症).
SSI surgical site infection (術野感染，創感染).
SSNRI selective serotonin-noradrenaline reuptake inhibitor (選択的セロトニン・ノルドレナリン再取り込み阻害薬).
SSP spastic spinal paralysis (痙性脊髄麻痺).
SSPE subacute sclerosing panencephalitis (亜急性硬化性全脳炎).
SSRI selective serotonin reuptake inhibitor (選択的セロトニン再取り込み阻害薬).
ssRNA single stranded RNA (一本鎖 RNA).
SSS ①sick sinus syndrome (洞〔機能〕不全症候群)，②small sharp spike (小鋭棘波).
SSSS staphylococcal scalded skin syndrome (ブドウ球菌性熱傷様皮膚症候群).
SSST superior sagittal sinus thrombosis

(上矢状静脈洞血栓〔症〕).

ST ① skin test (皮膚試験(反応)), ② surgical therapy (外科的療法), ③ shock therapy (ショック療法), ④ sinus tachycardia (洞性頻脈), ⑤ survival time (生存時間), ⑥ heat-stable enterotoxin (耐熱性腸管毒), ⑦ speech therapist (言語療法士).

stab [stǽb] ① 穿刺, ② 刺傷.

stab cell 杆状核白血球(好中球の核が分葉する前に1個の帯状を呈するもの), = band cell, staff cell.

stab culture 穿刺培養, = needle culture.

stabilate [stǽbileit] スタビラート, 安定系統〔株〕.

stabile [stéibail, -bil] 安定性の.

stability [stəbíliti] 安定性, 安定度 形 stable.

stabilization [stəbilizéiʃən] 安定化.

stabilizer [steibiláizər] ① 安定剤, ② 固定(安定)器, スタビライザー.

stable [stéibl] 安定している, 一定(不変)の, 非進行性の.

stable disease (SD) 安定性疾患.

stable factor 安定因子(血液凝固 第Ⅶ因子), = factor Ⅶ, proconvertin, autothrombin Ⅰ, cothromboplastin, serum prothrombin conversion accelerator.

stable isotope 安定同位核〔体〕(非放射性核種のこと).

staccato [stəká:tou] 断続談話(言語障害の一型).

stactometer [stæktámitər] 滴数〔測定〕計, = stalagmometer.

stadium [stéidiəm] 期.

staff [stǽf] ① 消息子(尿道などに挿入する導子の一種), ② 医員, 職員, ③ 桿状物.

staff cell 杆状核白血球, = band cell, stab cell.

S

staff count 桿状核計算値(好中球の分葉核以前の幼若型を計算して, 骨髄における造血亢進度を判定すること), = Schilling hemogram.

stage [stéiʤ] ① 期, ② 舞台, ③ 載物台(顕微鏡の).

stage of exhaustion 疲憊期(Selye の一般順応症候群の第3段階).

stages of dying 死にゆく過程の諸段階(キュブラー・ロスE. Kubler-Ross によるステージ分類. refuse (denial)拒否(否認), anger 怒り, bargaining 取り引き, depression 抑うつ, acceptance 受容, の5段階に分けている).

staging [stéiʤiŋ] 病期分類, 進展度診断(癌などの).

stagnation [stægnéiʃən] ① 停滞(流体の), ② うっ滞, 貯留, = retention 動 stagnate 形 stagnant.

stain [stéin] ① 染色, 着色, 色づけ, ② 染料, ③ 汚点.

staining [stéiniŋ] 染色法.

staining solution 染色液.

staircase phenomenon 階段現象(一定強度の刺激中に起こる筋攣縮の漸増現象で, 攣縮は初めの刺激の残存効果により増大する), = treppe.

stalagmometer [stæləgmámitər] 測滴計, 滴数計, スタラグモメーター(表面張力の測定に用いる装置).

stalk [stɔ́:k] 茎.

stalsis [stǽlsis] ぜん(蠕)動緩徐.

stamen [stéimən] 雄ずい(蕊), おしべ 複 stamens.

stamina [stǽminə] ① 精力, ② 忍耐力.

stammering [stǽməriŋ] = stuttering 動 stammer.

stance phase 立脚相(歩行周期のうち, 床と足が接触している間).

stanching [stǽnʧiŋ, stɔ́:n-] 止血, = hemostasis 動 stanch.

standard [stǽndə:d] ① 標準, 規格, ② 原器(ある単位を表すための一定の物体), ③ 旗弁(植物の).

standard bicarbonate 標準重炭酸塩.

standard body weight 標準体重, = ideal body weight.

standard deviation (SD) 標準偏差(一定の集団における変量 x と, その平均値 m との差を二乗したものの算術的平均値 S_x の正の平方根で, 統計学では $\sqrt{S_x/N}$ の式をもって表し, 記号シグマ σ で表す).

standard error (SE) 標準誤差(推定量(例えば平均値)の標準偏差).

standardization [stændə:daizéiʃən] 標定 動 standardize.

standardized birth rate 標準化出生率.

standardized mortality ratio (SMR) 標準化死亡率.

standardized nursing 基準看護.

standard precaution スタンダードプレコーション, 標準予防策(救急患者の血液, 体液, 排泄物からの感染防止のためにアメリカ CDC により提唱された普遍的予防措置), = universal precaution.

standard solution 標準液(定量分析に用いる標準値を表す液).

standard substance 標準物質(定量用の).

standard temperature 標準温度(0°C または 273 K).

standing order スタンディングオーダ.

standing position 立位.

standing reflex 直立反射.

standstill [stǽndstil] 停止(① 心臓または肺臓機能が停止する状態. ② 心静止(心室細動と区別して使う)).

Stange test スタンゲ試験(数回の深呼

吸後，吸気の終に停止させ，その呼吸停止持続時間が 30 秒以下であれば麻酔に対する危険率が高い)，= Henderson test.

stanozolol [stǽnəzəlɔ:l] スタノゾロール(半合成タンパク同化薬).

stapedectomy [steipidéktəmi] アブミ骨切除術.

stapediolysis [steipi:diάlisis] アブミ骨剥離〔術〕.

stapedioplasty [steipí:diəplæsti] アブミ骨形成〔術〕.

stapediotenotomy [steipi:dioutənάtəmi] アブミ骨筋腱切開〔術〕.

stapedius [stəpí:diəs] アブミ骨筋.

stapedius muscle アブミ骨筋，= musculus stapedius [L].

stapes [stéipi:z] アブミ骨(鐙骨)，= stirrup, stapes [L] 形 stapedial.

staphylin [stǽfilin] スタフィリン(ブドウ球菌により産生される溶菌性物質で，ジフテリア菌の発育を阻止する作用を示す).

staphyline [stǽfili:n] 口蓋垂の.

staphylinus [stæfiláinəs] 口蓋垂筋.

staphylion [stəfíliən] 口蓋点，後鼻棘中点(口蓋骨の水平板の 2 つの曲がった後縁と切線として引いた直線が口蓋間縫合と交差する点で，頭蓋骨測定上の一点).

staphylitis [stæfiláitis] 口蓋垂炎.

staphyl(o)– [stæfil(ou), -l(ə)] (ブドウ状，ぶどう膜，口蓋垂の意味を表す接頭語).

staphylocide [stǽfiləsaid] 殺ブドウ球菌薬(ブドウ球菌に作用する殺菌薬)，= staphylococcide.

staphylocoagulase [stæfiloukouǽgjuleis] スタフィロコアグレース(黄色ブドウ球菌により産生されるトロンビン形成因子)，= plasmacoagulase.

staphylococcal [stæfiləkάkəl] ブドウ〔状〕球菌性の，= staphylococcic.

staphylococcal pneumonia ブドウ球菌性肺炎.

staphylococcal scalded skin syndrome (SSSS) ブドウ球菌性熱傷様皮膚症候群(10 歳までの小児における中毒性表皮壊死剥離症. リッター病)，= Ritter disease.

staphylococcemia [stæfiloukaksí:miə] ブドウ〔状〕球菌血症.

staphylococcia [stæfiləkάksiə] ブドウ球菌感染症.

staphylococcic [stæfiləkάksik] ブドウ球菌性の，= staphylococcal.

Staphylococcus [stæfiləkάkəs] ブドウ球菌属(通性嫌気性のグラム陽性球菌でブドウの房状をなす. 黄色ブドウ球菌 *S. aureus* は培地では鮮やかな黄金色を呈する. 病原性の最も高い種で，化膿症，食中毒，剥脱性皮膚炎，毒素性ショック症候群などの原因となる. また，薬剤耐性菌，特にメチシリン耐性黄色ブドウ球菌(MRSA)は院内感染の原因菌として問題となる. その他に表皮ブドウ球菌 *S. epidermidis* や *S. saprophyticus* を含む).

staphylococcus [stæfiləkάkəs] ブドウ球菌.

staphylodermatitis [stæfiloudə:mətáitis] ブドウ球菌性皮膚炎，= staphylodermia.

staphylodermia [stæfiloudə́:miə] ブドウ球菌性皮膚炎，= staphylodermatitis.

staphylodialysis [stæfiloudaiǽlisis] 口蓋垂弛(し)緩.

staphyloedema [stæfilouidí:mə] 口蓋垂水腫(浮腫)，= staphyledema.

staphylohemia [stæfilouhí:miə] ブドウ球菌血症，= staphylemia.

staphylokinase [stæfiloukáineis] スタフィロキナーゼ(ブドウ球菌の産生するフィブリン分解酵素).

staphyloleukocidin [stæfiloulju:kəsáidin] スタフィロロイコシジン(ブドウ球菌の培養により得られる白血球溶解素. ロイコシジン).

staphylolysin [stæfilάlisin] ブドウ球菌溶血素(ブドウ球菌の産生する溶血素).

staphyloma [stæfilóumə] ぶどう腫(炎症に基づく角膜または強膜の突出) 形 staphylomatic, staphylomatous.

staphyloncus [stəfilάŋkəs] 口蓋垂腫.

staphylopharyngorrhaphy [stæfiloufæriŋgάrəfi] 口蓋咽頭縫合術.

staphyloplasty [stǽfiləplæsti] 口蓋垂形成術.

staphyloptosis [stæfilaptóusis] 口蓋垂下垂，= staphyloptosia.

staphylorrhaphy [stæfilɔ́:rəfi] 軟口蓋縫合術，= uraniscorrhaphy.

staphyloschisis [stæfilάskisis] 口蓋垂裂.

staphylotomy [stæfilάtəmi] 口蓋垂切開術.

staple [stéipl] 鉤，ステープル.

stapling [stéipliŋ] ステープリング，かすがい止め.

star [stά:r] 星状体，放線体，星芒.

star-anise ダイウイキョウ [大茴香]，ハッカクウイキョウ [八角茴香]，= illicium, fructus anisi stellati.

star blind 半盲，瞬目.

starch [stά:ʧ] デンプン(代表的な多糖類で，植物体内でクロロフィルの存在の下に炭酸ガスと水とから光合成される. アミロペクチンまたは α アミロース 70～80 %とこれに包蔵されるアミロースまたは β アミロース 20～30%とがその主成分)，= amylum, cornstarch 形 starchy.

stare [stéər] 凝視.

Stargardt disease スタルガルド病(常染色体劣性遺伝で進行性の視力低下を示す. 思春期以前に発現する黄斑変性).

S

Starling law スターリングの法則(心臓の拡張期の充満が増加すると，心拍出量が増加する)，＝Frank-Starling law，law of heart.
starter [stá:tər] 発端培養(酪農において発酵を開始するために用いるもの).
startle disease ビックリ病(病的驚愕反応を起こす).
starvation [stɑ:véiʃən] 飢餓，断食，＝hunger 動 starve.
stasibasiphobia [steisibeisifóubiə] 起立歩行恐怖〔症〕.
stasimorphia [steisimɔ́:fiə] 発育不全奇形，＝stasimorphy.
stasimorphy [steisimɔ́:fi] 発育不全奇形(発育不全による奇形または異常)，＝stasimorphia.
stasiphobia [steisifóubiə] 起立恐怖〔症〕.
stasis [stǽsis, stéis-] ①うっ滞，②静止.
stat. statim (ただちに，直接に).
state [stéit] 状態，容態.
state-dependent learning 状態依存性学習.
state hospital 州立病院.
state registered nurse (S.R.N.) 国家登録看護師.
static [stǽtik] 静的な，静止の，定位の.
static compliance (Cst) 静〔的〕肺コンプライアンス.
static reflex 姿勢反射.
statics [stǽtiks] 静力学(動力学 dynamics に対立する語).
static tremor 体位性振戦(体の一部を所定の位置に保つときに起こる).
statim (stat.) [stéitim] [L] ただちに，直接に，＝immediately.
station [stéiʃən] ①直立姿勢，②場所，③部局，④駅.
stationary [stéiʃənəri] 静止した，停留の，定常の.
stationary current 定常電流.
stationary phase 停止期，定常期(細菌発育の).
stationary population 定常人口.
statistic [stətístik] ①統計値，統計量(統計資料から計算あるいは要約して得られる数量)，②統計的な.
statistical [stətístikəl] 統計〔学〕的な，統計〔上〕の.
statistics [stətístiks] 統計学 形 statistic, statistical.
statoacoustic [stætouəkú:stik] 平衡聴覚〔系〕の.
statoblast [stǽtəblæst] 休止芽.
statoconia [stætoukóuniə] 平衡砂(耳石とともに平衡斑 macula statica の一層をなすもの).
statocyst [stǽtəsait] 平衡胞(ミズクラゲの傘縁にある平衡器).
statokinetic [stætoukainétik] ①運動平衡姿勢，②平衡運動性.
statokinetic labyrinth 平衡運動覚迷路(迷路および半規管).
statokinetic reflex 平衡速動反射(動的バランスをとることの反応)，＝labyrinthine accelerating reaction, kinetic reflex, accelerating reflex, balancing reaction.
statoliths [stǽtəliθs] 平衡石，＝otoconia.
statolon [stǽtələn] スタトロン(抗ウイルス活性をもつ抗生物質).
statometer [stətɑ́mitər] 眼突出計.
statosphere [stǽtəsfiər] 中心球(有糸分裂時の中心体における特殊化した細胞)，＝centrosphere.
statotonic [stætətɑ́nik] 平衡持続性の.
stature [stǽtʃər] 体勢(直立姿勢における身長をいうので，人類では頭頂から踵までの距離) 形 statural.
status [stéitəs] ①状態(特に病的素因，体質などにおける)，②期.
status asthmaticus 喘息発作重積状態.
status epilepticus (SE) てんかん重積状態，痙攣重積状態.
status lymphaticus リンパ〔性〕体質.
status post (SP, S/P) [L] ～後無変化，～後状態，＝no change after.
status praesens (St pr.) [L] 現症，＝present status.
statuvolence [stətjú:vələns] 自己催眠，＝statuvolism 形 statuvolent, statuvolic.
staurion [stɔ́:riən] スタウリオン，口蓋十字点(口蓋の正中縫合と横縫合との交差点で，頭蓋計測点の一つ).
staxis [stǽksis] ①出血，②落滴，＝stillicidium.
STD sexually transmitted disease (性感染症).
steady [stédi] 安定した，定常の，不変の.
steady state 定常状態.
steal [stí:l] 盗血，スチール.
steal phenomenon 盗血現象，スチール現象.
steam sterilization 蒸気滅菌法(常圧チャンバー内で蒸気を吹き付けて微生物を殺す方法．高温に耐えられない繊維製品，ゴム製品に適している)，＝wet sterilization.
steapsin [stiǽpsin] 膵〔臓〕脂肪酵素，ステアプシン(膵液に存在する脂肪分解酵素で，脂肪をグリセリンと脂肪酸とに分解するもの)，＝pancreatic lipase.
steariform [stiǽrifɔ:m] 脂様の.
stearin [stíərin] ステアリン(葉片状結晶物質で，ステアリン酸のグリセリンエステル．パルミチン，オレインとともに多くの脂肪の成分をなす)，＝tristearin.
stearrh(o)ea [stiərí:ə] ①脂漏，

S

= seborrhea, ② 脂肪下痢, = steatorrhea.

steatadenoma [stiətædinóumə] 皮脂腺腫.

steatitis [stiətáitis] 脂肪組織炎.

steat(o)- [stiət(ou), -t(ə)] (脂肪の意味を表す接頭語).

steatoblast [stíətəblæst] 脂肪芽細胞(脂肪細胞の幼若型).

steatocele [stíətəsi:l] 脂肪瘤(陰嚢内に形成される).

steatocystoma [stiətousistóumə] ① 脂腺嚢腫, ② 皮脂〔性〕嚢腫.

steatogenous [stiətáʤənəs] 脂肪変性の.

steatolysis [stiətálisis] 脂肪融解 形 steatolytic.

steatoma [stiətóumə] 脂肪腫, 皮脂嚢腫.

steatomery [stiətáməri] 大腿部脂肪沈着(脂肪が大腿表皮に沈着する状態).

steatonecrosis [stiətounikróusis] 脂肪壊死, = fatty necrosis.

steatopyga [sti:ətoupáigə] 殿部脂肪蓄積, = steatopygia 形 steatopygous.

steatorrhea [stiətərí:ə] 脂肪便, 脂肪下痢, = steatorrhoea.

steatosis [stiətóusis] 脂肪症.

stechiometry [stekiámitri] 化学量論, = stoichiometry.

steerhorn stomach 牛角形胃, = Holzknecht stomach.

stege [stí:ʤ] ステージ(コルチ器の内柱細胞).

stegnosis [stegnóusis] 狭窄〔症〕, 便秘.

stegnotic [stegnátik] ① 狭窄の, ② 収斂剤.

stella [stélə] 星(星または星状の構造物) 複 stellae.

stellate [stéleit] 星状の.

stellate cell 星細胞, = macrophagocyteus stellatus [L], Kupffer stellate cell.

stellate fracture 星状亀裂性骨折.

stellate ganglion 星状神経節(交感神経節で頸部にある下頸神経節と第1胸神経節が癒合したもの), = ganglion stellatum [L].

stellate ganglion block 星状神経節遮断(麻酔).

stellate hair 星状毛(先端が星状に裂けた毛).

stellectomy [stəléktəmi] 星状神経節切除術(交感神経切断術で, カウザルギー改善, 血流の改善に用いる).

Stellwag sign ステルヴァーク徴候(バセドウ病の際, まばたきに現れる症状. 瞬目が不完全で, その頻度も減少し, 上眼瞼が後退する結果, 眼裂が大きくなる徴候).

STEM scanning transmission electron microscope (走査透過型電子顕微鏡).

stem [stém] 幹, 茎(くき).

stem cell 幹細胞(種々の細胞に分化する能力をもった細胞).

stem cell factor (SCF) 幹細胞〔刺激〕因子(血球幹細胞の増殖, 分化に作用する).

stem cell leukemia 幹細胞性白血病(骨髄性, リンパ性よりさらに未熟な血液幹細胞が腫瘍化したと考えられる白血病).

stem cell transplantation (SCT) 幹細胞移植, = hematopoietic stem cell transplantation.

stem length 幹長, 体長(頭頂から坐骨粗面を連結する線までの距離).

stench [sténtʃ] 悪臭, = bad smell, odor.

stenchy [sténtʃi] 悪臭の, = stinking, malodorous, fetid.

steno- [stenou, sti-, -nə] (狭窄の意味を表す接頭語).

stenocardia [stenouká:diə] 狭心症, = angina pectoris.

stenocephalia [stenəsifæliə] 狭窄頭蓋, = stenocephaly 形 stenocephalous.

stenocephalic [stenəséfəlik] 狭頭〔症〕の, 狭〔小〕頭〔蓋〕の, = stenocephalia.

stenocephaly [stenəséfəli] 狭頭〔症〕, 狭〔小〕頭〔蓋〕症, = stenocephalia.

stenochoria [stenoukɔ́:riə] 狭窄症(特に涙管の不全閉鎖をいう).

stenocrotaphy [stenəkrátəfi] 側頭狭窄頭蓋(頭頂骨蝶形角および蝶形骨大翼の発育不全による), = stenocrotaphia.

stenohalinity [stenouhəlíniti] 狭塩性(塩の含有量すなわち塩度 salinity の変化に対し敏感なこと) 形 stenohaline, stenohalous.

stenomeric [stenəmérik] 狭節の(骨計測法において大腿骨幹近位部の前後側直径が大きく, 内外側直径が小さいので, 扁節指数は100.0以上に達することについていう. 正常大腿骨は扁節または広節である).

stenopeic [stenoupí:k] 細孔の, 細隙の, = stenopaic.

stenosed [stinóust, sténouzd] 狭窄した.

stenosis [stinóusis] 狭窄〔症〕 形 stenosal, stenotic.

stenostomia [stenoustóumiə] 口腔狭窄, = stenostomy.

stenotic murmur 狭窄雑音, 圧入雑音(メルツェル圧入雑音, 動脈狭窄ないし人工的動脈圧迫により生ずる雑音), = stenosal murmur.

Stenotrophomonas [stenoutrɑfoumóunəs] ステノトロフォモナス属(グラム陰性桿菌. 主に土壌, 水中に存在する. *S. maltophilia* は日和見感染症の原因となる場合がある).

Stensen duct ステンセン管(耳下腺管).

S

stent [stént] ステント(①植皮を固定するために用いる鋳型，またはステント化合物にとった印象．②血管，尿管などにカテーテルを入れて治療するための拡張器具)．

stent graft ステントグラフト(支柱(ステント)付きの人工血管)．

step length 歩幅(ステップ長．通常成人の一歩は 60〜80 cm とされる)．

steppage gait ニワトリ歩行，鶏状歩行(鶏歩．シャルコー歩行と同意．前進する足の指は地に向かって下り，高く足をあげて歩く形で，腓骨神経の麻痺による)，＝steppage，Charcot gait．

stepping reflex 足踏み反射，歩調反射(イヌの足蹠面を圧迫すると後肢を伸展する反射)．

step width 歩隔(左右の足の左右方向への幅)．

stercobilin [stə:koubáilin] ステルコビリン(ビリエン biliene の一型で，腸内細菌の作用によりビリルビンが還元されて生ずる褐色色素)．

stercolith [stə́:kəliθ] 糞石，＝fecalith．

stercoraceous [stə:kouréiʃəs] 糞便の，糞状の，宿便性の，＝stercoral，stercorous，stercorary．

stercoraceous vomiting 吐糞症(腸閉塞症にみられる)．

stercoral [stə́:kərəl] 宿便性の．

stercorin [stə́:kərin] ステルコリン(糞便中のステロール)，＝coprosterol．

stercoroma [stə:kouróumə] 糞塊(直腸内の大量宿便)，＝scatoma，fecaloma，coproma．

stercorous [stə́:kərəs] 糞便の，宿便性の，排泄物の，＝stercoraceous．

stercus [stə́:kəs] 糞便，＝feces．

stere [stíər] ステール(1 立方メートル)．

stere(o)- [steri(ou)，-ri(ə)] (実体，立体の意味を表す接頭語)．

S

stereoarthrolysis [steriouɑ:θrálisis] 強直関節寛解術(強直関節を可動関節にすること)．

stereocampimeter [sterioukæmpímitər] 立体視野計(一側性の中心暗点および網膜中心部の欠損などを測定する器械)．

stereochemical formula 立体化学方式，＝glyptic formula．

stereochemical isomerism 立体〔化学〕異性(分子式と機能群は同一であるが，分子内で原子の配置が三次元空間においてのみ異なるもので，幾何異性，光学異性などの総称名)，＝stereoisomerism．

stereochemistry [steriəkémistri] 立体化学(分子内の原子または原子団の配置を立体的，空間的に考え，主として立体異性に関する問題を研究する化学の一部門) 形 stereochemical．

stereocilium [steriəsíliəm] 不動〔繊〕毛，束毛(繊毛のようにみえるが，活動性のないもの) 複 stereocilia．

stereocinefluorography [steriousinəflu:ərágrəfi] 立体透視映画撮影〔法〕．

stereocognosy [steriəkágnəsi] 立体認知，＝stereognosis．

stereo-encephalography (s-EEG) 立体脳波〔法〕．

stereognosis [steriɑgnóusis] 立体認知，実体感覚(手の中にある物体の大きさ，形，物質の素材の密度，重さなどを認識できること．認知できないものを失認という) 形 stereognostic．

stereognostic [steriɑgnástik] 立体認知の．

stereogram [stériəgræm] 立体写真．

stereograph [stériəgræf] 立体描写器(頭蓋の輪郭を立体的に写す器械)．

stereography [steriágrəfi] 立体写真撮影法(X 線管球焦点を両眼の瞳孔距離，6〜7 cm の間隔におくか，またはそれを適当に移動して 2 枚の写真をつくる方法)．

stereoisomer [steriouáisəmər] 立体異性体(同じ数と種類の原子を含む化合物が，それらの空間的関係を異にし，したがってその性状が不同である分子で，幾何異性体と光学異性体とに大別される) 形 stereoisomeric．

stereoisomerism [steriouaisáməriz əm] 立体異性(光学異性および幾何異性を総称した語)．

stereometer [steriámitər] 液体比重計，立体容積計(固体の容積または空間の容量を測定する器械で，これを用いる測定法を stereometry という)．

stereometry [steriámitri] ①体積測定法，②液体比重測定法．

stereo-orthopter [steriouɔ:θáptər] ステレオ正視鏡(正視法に基づき斜視を矯正するために用いる鏡面反射器)．

stereophantoscope [steriəfǽntəskoup] ステレオファントスコープ(雑色板を回転して立体運動視力を検査する器械)．

stereophorometer [steriouførámitər] ステレオフォロメーター(正視訓練に用いるプリズム反射鏡)．

stereophoroscope [steriəfɔ́:rəskoup] ステレオフォロスコープ(立体回旋盤の一種)．

stereophotography [sterioufoutágrəfi] 立体〔顕微鏡〕写真術．

stereophotomicrograph [sterioufoutoumáikrəgræf] 立体顕微鏡写真．

stereoplasm [stériəplæzəm] (細胞原形質の固形，不溶性成分)．

stereopsis [steriápsis] 立体視，＝stereopsia．

stereoradiogram [steriouréidiəgræm] 立体放射線像．

stereoroentgenograph [steriourentgénəgræf] 立体 X 線像．

stereoroentgenography [steriourentgə-

nágrəfi] 立体X線撮影, ＝stereoskiagraphy.
stereoroentgenometry [steriourentgənámitri] 立体X線〔写真〕測定法.
stereoscope [stériəskoup] 立体鏡, 実体鏡(2枚の立体写真を用いてその像を立体的に浮き上がらせて見る装置で, 医学的には組織内の異物を探索するために用いられる) 形 stereoscopic.
stereoscopic microscope 立体顕微鏡, 実体顕微鏡.
stereoscopy [steriáskəpi] 立体鏡検査〔法〕.
stereoskiagraphy [steriouskaiǽgrəfi] 立体X線撮影〔法〕, ＝stereoroentgenography.
stereospecific [steriouspəsífik] 立体特異的(酵素または有機合成反応に用いられる).
stereostroboscope [steriəstróubəskoup] 立体ストロボスコープ(三次元においてある1点が動く様式を観察する器械), ＝strobostereoscope.
stereotactic [steriətǽktik] 定位の, 定位的な, ＝stereotaxic.
stereotactic irradiation (STI) 定位放射線照射.
stereotactic radiosurgery 定位手術的照射.
stereotaxic [steriətǽksik] 定位の, 定位的な, ＝stereotactic.
stereotaxic instrument 〔立体〕定位固定器(立体的標尺を備えた頭部固定装置で, 脳の一定部位を正確に求めて電極挿入, 薬品注入, X線撮影などの実験的処置を施すために用いる).
stereotaxic neurosurgery 定位脳手術(三次元の定位脳手術装置を使用して, 脳内の目標点に針または電極を刺入し, 特定の剖位を破壊したり, 脳腫瘍の生検を行ったり, 脳内血腫を除去したりする手術), ＝stereotaxic operation, stereotaxic technique.
stereotaxis [sterioutǽksiz] ①立体配列, ②触走性, ＝stereotropism.
stereotaxy [steriətǽksi] 定位手術(脳の特定部位を治療する精密手術).
stereotropism [steriátrəpizəm] 触走性, 向触性, 向着性(固形物に向かって運動する性状), ＝stereotaxis 形 stereotropic.
stereotype [stériətaip] 常同〔性〕, 紋切り型.
stereotyped action 常同行為.
stereotypy [stériətaipi] 常同〔症〕(一度随意的衝動が起こると, それを絶えず反復持続する病的現象) 形 stereotyped.
stereovector electrocardiogram (SV(E)C) 立体ベクトル心電図.
steric [stérik, stí:–] 立体的の, 位置的の, ＝sterical steric.
sterile [stérail] ①無菌の, ②不妊の, ③不稔の.
sterile cyst 停止性嚢胞.
sterile transcript ステライルトランスクリプト(タンパク質へ翻訳されることがないか, 翻訳されても完全な機能タンパク質として発現されない遺伝子転写物の総称).
sterility [stəríliti] ①不妊症, 繁殖不能, ②無菌〔状態〕, ＝barrenness 形 sterile.
sterilization [sterəlizéiʃən] ①不妊法, 断種法, ②滅菌法, 殺菌法 動 sterilize.
sterilizer [stérilaizər] 滅菌器.
sternad [stə́:næd] 胸骨表面の方へ.
sternal [stə́:nəl] 胸骨の.
sternal angle 胸骨角(第二肋骨がつき体表からの目印となる. 胸骨柄と胸骨体がつくる角), ＝angulus sterni [L].
sternal line 胸骨線(胸骨外縁に垂直に下した線).
sternal puncture 胸骨穿刺(胸骨に針を刺して, 骨髄の血液細胞を採取する).
Sternberg cell ステンベルグ細胞(ホジキン病にみられる巨細胞のこと), ＝Reed–Sternberg cell.
sternebra [stə́:nibrə] 胸骨分節(乳児の胸骨分節の一つ).
sternen [stə́:nən] 胸骨性.
sterno– [stə:nou, –nə] (胸骨との関係を表す接頭語).
sternoclavicular angle 胸鎖角(左右の鎖骨と胸骨によってできる角).
sternocleidomastoid [stə:nouklaidoumǽstɔid] 胸鎖乳突筋(頸部の筋の一つ, 障害は斜頸の原因となる), ＝musculus sternocleidomastoideus [L].
sternodymus [stə:nádiməs] 胸骨結合体, ＝sternopagus.
sternodynia [stə:noudíniə] 胸骨痛, ＝sternalgia.
sternofascialis [stə:nouféiʃiəlis] 胸骨頸筋膜筋(まれにみられる筋線維で, 胸骨柄から頸筋膜に達するもの).
sternohyoid [stə:nouháiɔid] 胸骨舌骨筋(舌骨下筋群の一つ), ＝musculus sternohyoideus [L].
sternoid [stə́:nɔid] 胸骨様の.
sternomastoid [stə:nəmǽstɔid] 胸乳突の.
sternopericardial ligaments 胸骨心膜靭帯(心膜を胸骨内面の骨膜に固定する), ＝ligamenta sternopericardiaca [L].
sternothyroid [stə:nouθáirɔid] 胸骨甲状筋(舌骨下筋群の一つ), ＝musculus sternothyr(e)oideus [L].
sternotomy [stə:nátəmi] 胸骨切開〔術〕.
sternum [stə́:nəm] 胸骨(胸郭前壁の正中部にある扁平骨で, 胸骨柄, 胸骨体, 剣状突起からなる), ＝sternum [L] 形 sternal.
sternutation [stə:njutéiʃən] くしゃみ, ＝sneezing 形 sternutatory.

S

sternutator [stə́:njuteitər] 催くしゃみ薬，戦争ガス(特に diphenylchlorarsine).
steroid [stérɔid, stíər–] ステロイド(ステロール，胆汁酸，心臓毒(サポニン性)，ホルモンなど，シクロペンタノヒドロフェナントレン環をもった化合物の総称).
steroid acne ステロイドざ瘡.
steroidal [stərɔ́idəl] ステロイドの，→ steroid.
steroid diabetes ステロイド糖尿病(糖質ステロイドの投与による糖尿病).
steroid hormone (STH, SH) ステロイドホルモン(ステロイド骨格を有するホルモンの総称．グルココルチコイド，ミネラルコルチコイド，性ホルモンなどがある).
steroidogenesis [stərɔidəʤénisis] ステロイド生成.
sterol [stérɔ:l] ステロール(cyclopentanophenanthrene 環がHですべて飽和された高級1価アルコール).
sterolytic [sterəlítik] ステロール溶解性の.
sterone [stéroun] ステロン(ケトン基を含有するステロイドの総称).
stertor [stə́:tər] 喘鳴(ぜんめい)，狭窄音，いびき 形 stertorous.
stertorous breathing = stertorous respiration.
stertorous respiration いびき性呼吸(鼻と口とを同時に開いて行う呼吸．脳卒中などの高いびき状態をいう).
stethacoustic [steθəkú:stik] 聴診上聴取される.
stethalgia [steθǽlʤiə] 胸痛.
stetharteritis [steθɑ:tiráitis] 胸部動脈炎，胸部大動脈炎.
stethemia [steθí:miə] 肺充血.
steth(o)– [steθou, –θə] (胸部との関係を表す接頭語).
stethocatharsis [steθoukəθɑ́:sis] 去痰，= expectoration.
stethography [steθɑ́grəfi] 呼吸運動記録〔法〕.
stethoscope [stéθəskoup] 聴診器(体内に発生するいろいろな音を体外から聴取する器具) 形 stethoscopic.
stethoscopy [stəθɑ́skəpi] 聴診法.
Stevens–Johnson syndrome スチーブンス・ジョンソン症候群(多形紅斑が重症化し，口腔粘膜，眼瞼結膜，外陰部などに水疱，びらんを生じる重症薬疹の一型)，= erythema multiforme exudativum.
STH ①somatotropic hormone (ソマトトロピン，成長ホルモン)，②subtotal hysterectomy (子宮亜全摘〔術〕).
sthenia [sθí:niə] 強壮，亢進，活動(無力 asthenia に対する語) 形 sthenic.
stheno– [sθenou, –nə] (力，強力の意味を表す接頭語).
sthenometer [sθenɑ́mitər] 筋力計.
sthenometry [sθemɑ́mitri] 筋力測定法.
STI ①sexually transmitted infection (性感染症)，②stereotactic irradiation (定位放射線照射).
stick [stík] 線刺.
stick culture 穿刺培養.
Stieda process スティーダ突起(距骨の後突起)，= processus posterior tali.
Stierlin sign シュティールリン徴候(回盲部結核の消化管造影検査でみられる盲腸内容を空にするような持続性腸管運動).
stiff [stíf] こわばり，不撓の.
stiffening [stífəniŋ] 硬直.
stiff–man syndrome スティッフマン症候群(全身硬直症候群で，全身の筋の硬直と有痛性痙攣をきたす．40～50歳代に出現．グルタミン酸デカルボキシラーゼに対する自己抗体が陽性である).
stiff neck 項部硬直.
stiffness [stífnis] ①硬直〔性〕(特に関節が動かし難くなった状態)，= rigidity，②こわばり 形 stiff.
stifle [stáifl] 窒息する.
stigma [stígmə] ①斑点，②徴候 複 stigmata 形 stigmal, stigmatic.
stigmata [stígmətə] (徴候)，→ stigma.
stigmatic [stigmǽtik] 不名誉な，= stigma.
stigmatism [stígmətizəm] ①正視(乱視 astigmatism に対する語)，②標徴発現，斑点出現.
stigmatization [stigmətaizéiʃən] ①皮膚圧痕形成，②皮膚小紅斑形成(催眠性暗示により皮膚に小紅斑，出血線などを生ずる現象).
stigmatodermia [stigmətoudə́:miə] 表皮有棘層疾患.
stigmatometer [stigmətɑ́mitər] 屈折計(他覚的に目の屈折度を測定する装置).
stigmatosis [stigmətóusis] 潰瘍斑点皮膚症.
still [stíl] 蒸留器.
stillbirth [stílbə:θ] 死産.
stillborn [stílbɔ:n] 死産の，死産児.
Still disease スチル病(若年性関節リウマチ).
stillicidium [stilisídiəm] 落滴，滴瀝.
still layer 緩慢層，= sluggish layer.
Still murmur スチル雑音(機能性雑音の一種．楽器様の音で健康な小児に聴取されることが多い無害性雑音である).
stilus [stáiləs] 桿，= stylus.
stimulant [stímjulənt] ①興奮薬(刺激薬)，②興奮性の.
Stimulants Control Law 覚せい剤取締法.
stimulation [stimjuléiʃən] 刺激〔作用〕 動 stimulate 形 stimulative.
stimulator [stímjuleitər] 興奮薬，刺激薬.

S

stimulus [stímjuləs] 刺激(生体または器官に働きかけてなんらかの反応を引き起こす原因).
sting [stíŋ] ①刺傷, ②刺痛, ③刺毛, 毒牙.
stinging pain 穿刺痛.
stingy [stínʤi] 糸を引く, 牽糸性(粘り).
stippling [stípəliŋ] 斑点(鉛中毒, マラリアなどにおいて赤血球に発生する点状構造).
stirpiculture [stə:pikʌ́lʧər] 品種改良 形 stirpicultural.
stirps [stə́:ps] 遺伝単位.
stirrup [stírəp] 鐙(あぶみ).
stitch [stíʧ] ①縫合, ②縫合材料, ③鋭い痙攣性疼痛.
stitch abscess 縫合糸膿瘍.
stith(e) [stáiθ] キヌタ骨.
St. Louis encephalitis virus セントルイス脳炎ウイルス.
STM ①short term memory (短期記憶), ②scanning tunneling microscope (走査型トンネル顕微鏡).
STNR symmetric tonic neck reflex (対称性等張性頸反射).
stockinet [stɑkinét] ストッキネット(布地を管状にして, ギプスまたはほかの固定包帯を施す前に皮膚を保護するために用いるもの).
stock solution 原液.
stock vaccine 同種菌ワクチン, ＝corresponding vaccine.
Stokes disease ストークス病(心ブロックにより起こる意識障害. Adams–Stokes または Stokes–Adams 症候群として知られている).
stoma [stóumə] ①小口, ②人工肛門 複 stomata 形 stomatal.
stomacace [stoumǽkəsi:] 潰瘍性口内炎, ＝ulcerative stomatitis.
stomach [stʌ́mək] 胃(消化管の最も拡張した嚢状構造で, 横隔膜直下に位置し, 上腹部および右季肋部を占め, 内側は小弯, 外側は大弯と称する弯曲を呈し, 入口は噴門を通って食道に, 出口は幽門を経て十二指腸に接続する), ＝ventriculus [L] 形 stomachal.
stomach ache 胃痛, ＝gastrodynia.
stomachic [stoumǽkik] ①胃の, ②健胃薬, ＝stomachial.
stomachoscopy [stʌməkɑ́skəpi] 胃検査法.
stomach pouch 小胃(胃液分泌研究のために手術的につくった胃の一部で, Pavlov 式, Heidenhain 式などがある).
stomach pump 胃洗浄器.
stomach tube 胃管, 胃消息子.
stomach volvulus 胃軸捻〔転〕症, ＝volvulus of stomach.
stomal [stóuməl] 口の, 小孔の.
stoma(l) ulcer 吻合部潰瘍, 辺縁性潰瘍, ＝marginal ulcer.
stomata [stóumətə] →stoma.
stomatal [stóumətəl] 口の.
stomatalgia [stoumətǽlʤiə] 口内痛, ＝stomachalgia.
stomatic [stoumǽtik] 口の, 口腔の.
stomatitis [stoumətáitis] 口内炎.
stomat(o)– [stoumət(ou), –t(ə)] (口腔との関係を表す接頭語).
stomatocace [stoumətɑ́kəsi:] 潰瘍性口内炎(口腔内の非衛生的関係と栄養障害に基づく口腔粘膜疾患. 病因菌はまだ発見されていない), ＝stomacace, ulcerative stomatitis.
stomatocyte [stóumətəsait] ストマトサイト, 口〔唇〕状赤血球(細胞内水分量の増加, 減少などにより球状赤血球となること. 正常赤血球の最終形態でもある).
stomatodynia [stoumətədíniə] 口腔痛.
stomatodysodia [stoumətoudisóudiə] 口臭(口腔の悪臭), ＝halitosis.
stomatolalia [stoumətouléiliə] 口音(閉鼻して発声すること).
stomatology [stoumətɑ́ləʤi] 口腔科学, 口内病学 形 stomatologic, stomatological.
stomatomy [stoumǽtəmi] 子宮口切開術.
stomatonecrosis [stoumətounikróusis] 口内壊死.
stomatonoma [stoumətounóumə] 水癌.
stomatopathy [stoumətɑ́pəθi] 口内病, 口腔病.
stomatoplastic [stoumətəplǽstik] 口内形成〔術〕の.
stomatoplasty [stóumətəplæsti] 口内形成術(旧語).
stomatorrhagia [stoumətəréiʤiə] 口内出血, 歯肉出血.
stomatoschisis [stoumətɑ́skisis] 口腔裂.
stomatoscope [stóumətəskoup, stoumǽt–] 口内鏡.
stomatosis [stoumətóusis] 口腔症, 口内病, ＝stomatopathy.
stomatotomy [stoumətɑ́təmi] 子宮口切開術, ＝stomatomy.
stomion [stóumiən] ストミオン(頭蓋計測上の用語で, 唇を閉鎖したときの口裂中央点).
stomocephalus [stouməséfələs] 口頭奇形(顎欠損奇形), ＝stomacephalus.
stomod(a)eum [stoumoudí:əm] 口窩(胚子の原始口腔, 顔面形成の中心となる) 形 stomodeal.
stone [stóun] ①石, 結石, ＝calculus, ②ストーン(イギリスの重量単位で, 14ポンドに相当する).
Stookey–Scarff operation スツーキー・スカーフ手術(第Ⅲ脳室造瘻術をい

う)，＝third ventriculostomy.

stool [stú:l] ①便通，大便，②腰掛台 複 stools.

stool extraction 摘便.

stop solution 停止液.

storage [stɔ́:ridʒ] 保存，貯蔵.

storage disease 貯蔵病(代謝障害において代謝産物が異常に網内系細胞により貪食されて蓄積される疾病群)，＝thesaurismosis.

storage granule 貯蔵顆粒.

storiform [stɔ́:rifɔ:m] 花むしろ状.

storm [stɔ́:m] 急〔性〕発〔作〕.

storming [stɔ́:miŋ] 集団思考.

STPD standard temperature and pressure, dry (標準温度，1気圧，乾燥状態).

St pr. status praesens (現症).

strabismometer [strəbizmɑ́mitər, strei–] 斜視計(他覚的に斜視の程度を測る器械)，＝strabometer.

strabismometry [strəbizmɑ́mitri] 斜視測定，＝strabometry.

strabismus [strəbízməs] 斜視(眼球運動を司る筋の調節不和により，注視線が対象に合致しない眼球の変位)，＝heterotropia, squint 形 strabismal, strabismic.

straddling embolus 騎乗塞栓，騎乗栓子(動脈の分岐部に発生し，両方の動脈を閉塞ないし狭窄する).

straight back syndrome ストレートバック症候群，直背症候群(生理的後彎がなく胸椎と直線化している先天的な異常．心臓も前後に扁平化するため，心臓を圧迫し心機能障害をきたす).

straight part 直部(近位尿細管の曲部に続くまっすぐな部分).

straight sinus 直静脈洞(硬膜静脈洞の一つ)，＝sinus rectus [L].

straight tubule ①尿細管直部，＝collecting tubule, ②直精細管.

strain [stréin] ①ひずみ，歪力，＝deformation, ②挫傷，③菌株，系統(生物の)，④漉網(こしあみ)，うらごし，⑤過労，緊張(極度の).

strainer [stréinər] ストレーナ，緊張器，＝tightner.

strain fracture 挫傷骨折(腱または靱帯に無理が加わって起こる骨折).

strait [stréit] (狭い通路，骨盤上口または下口のこと).

straitjacket [stréitdʒækit] 拘束服，＝camisole.

strand [strǽnd] 線維(線維，糸状の構造物(細菌学で)).

strangle [strǽŋgl] 絞扼する.

strangles [strǽŋglz] 腺疫(ウマなどの鼻腔およびその付属器のカタル性疾患．病原体は腺疫菌 *Streptococcus equi* である).

strangulated hernia 絞扼性ヘルニア，ヘルニア嵌頓〔症〕.

strangulation [stræŋgjuléiʃən] 絞扼 形 strangulated.

strangulation ileus 絞扼性イレウス(腸閉塞〔症〕)(機械的イレウスの一つで，索状物により腸管が絞扼されて，腸管内容物の通過障害を起こす．腸重積，腸管軸捻転症が含まれている).

stranguria [stræŋgjú:riə] 有痛性排尿困難，＝strangury.

strangury [strǽŋgjuri] 有痛性排尿困難，＝stranguria.

strap [strǽp] 絆創膏をあてる.

strapping [strǽpiŋ] 絆創膏を貼ること(骨折，神経痛などの際，その患部にひも状の絆創膏を貼る対症療法の一つ).

strata [stréitə] →stratum.

stratification [strætifikéiʃən] ①層〔別〕化，層状化，成層，層序，②層化法(結核患者などを性別，年齢別などで分ける調査法).

stratified [strǽtifaid] 層別に，重層の，層化の.

stratiform [strǽtifɔ:m] 層状の.

stratigram [strǽtigræm] 断層X線像，＝sectional radiogram.

stratigraphy [strətígrəfi] 断層X線撮影法.

stratum [stréitəm] 層，階層，＝layer 複 strata.

stratum basale 基底〔細胞〕層(子宮粘膜または表皮の最深層)，＝stratum basalis.

stratum compactum 緻密層(基底脱落膜の浅在層).

stratum corneum 角質層(表皮の最表層).

stratum fibrosum 線維層(関節包の外層，厚い結合組織性線維，靱帯よりなる).

stratum functionale 機能層(基底層より表層の子宮内膜海綿層と緻密層．性周期に応じて発達する層)，＝stratum functionalis.

stratum granulosum 顆粒層.

stratum lemnisci 毛帯(知覚性伝導路の一部).

stratum lucidum 淡明層，透明層(足底，手掌の厚い表皮にみられる．角質層と顆粒層の間)，＝Oehl stratum.

stratum opticum 視神経層(中脳上丘の浅在白質線維層).

stratum spinosum 有棘層(表皮の顆粒層と基底層の間，細胞間の接着装置であるデスモソームが発達している)，＝rete malpighii.

stratum spongiosum 海綿層(月経周期における分泌相にみられる子宮内膜の中層で，拡張した子宮腺と浮腫性結合織からなる).

stratum subcutaneum 皮下層(皮下結合織).

stratum zonale 帯層(①視床の脳室面

S

をおおう白質層. ②上丘の最も浅在性の白質層).

Straus reaction ストラウス反応(鼻疽の診断試験).

strawberry mark イチゴ状血管腫(生下時は毛細血管拡張性紅斑で, 生後3～4週から隆起し, 表面鮮紅色細顆粒状になり一見イチゴ状を示す), = naevus vasculosus.

strawberry tongue イチゴ舌(猩紅熱にみられるイチゴ状の舌), = raspberry tongue.

stray [stréi] 迷入.

streak [strí:k] 線状, 索, 条痕.

streak culture 線培養, = stroke culture.

stream [strí:m] 流れ.

streaming [strí:miŋ] 流動.

streblomicrodactyly [strebloumaikrədǽktili] 小(第5)指屈曲症, = streptomicrodactyly.

street drug ストリートドラッグ(法的に規制される街上販売薬で, 多くはコカイン, マリファナなどの精神刺激薬).

street virus 街上ウイルス, 街上毒(自然感染動物の強毒狂犬病ウイルスで, 実験動物で継代を続けた変異狂犬病ウイルス, 固定ウイルス fixed virus に対していう).

stremma [strémə] 捻挫(ねんざ. 関節部に外力が加わって非生理的な運動を強制されたときに生じる. 関節包, 靱帯などの関節支持組織における軽度の損傷. 足関節のように関節運動範囲の少ない関節ほど捻挫を起こしやすい), = distortion, sprain.

strength [stéŋ(k)θ] ①強さ, 強度, ②耐久力.

strength-duration curve (S-D curve) 強さ・時間曲線(刺激電流の閾値と刺激持続時間との関係をグラフ化したもの. 筋, 神経の絶対および相対不応期を知ることができる).

strephenopodia [strefinoupóudiə] 内反足(足が尖足, 内反, 内転, 凹足などの変形を呈すること), = pes varus, talipes varus.

strephexopodia [strefeksoupóudiə] 外反足(踵の肢位異常で, 踵が過度に外反している状態), = pes valgus, talipes valgus.

strepho- [strefou, -fə] (捻転の意味を表す接頭語).

strephopodia [strefoupóudiə] 馬反足(尖足のこと), = talipes equinus.

strephosymbolia [strefousimbóuliə] 鏡像知覚(小児が読書を学ぶときの困難で, pとqとの区別, またはbとdとの区別が不可能となり, 読む方向を逆にしたりする傾向).

strepitus [strépitəs] 音響, 雑音.

strepitus aurium 耳鳴り, = tinnitus.

strepitus uteri 子宮雑音(子宮動脈の吹鳴性音. 母体の脈拍に一致して聞こえる), = uterine murmur, uterine souffle.

strepsinema [strepsiní:mə] 捻転糸(染色質の).

strepsitene [strépsiti:n] 染色体捻転期(減数分裂で核糸が明らかに捻転する時期).

strept(o)- [streptou, -tə] (①捻転または屈曲の意味. ②レンサ球菌との関係を表す接頭語).

Streptobacillus [streptoubəsíləs] ストレプトバシラス属(通性嫌気性のグラム陰性桿菌. *S. moniliformis* は鼠咬症の原因となる).

streptobacillus [streptoubəsíləs] レンサ桿菌(ストレプトバシラス属細菌を指す) 複 streptobacilli.

streptococcal [streptəkákəl] レンサ球菌性の, = streptococcic.

streptococcal deoxyribonuclease レンサ球菌性デオキシリボヌクレアーゼ, = streptodornase.

streptococcal pyrogenic exotoxin (SPE) レンサ球菌発熱性外毒素(A群レンサ球菌が産生する発赤毒素).

streptococcal toxic shock syndrome (STSS) レンサ球菌性毒素性ショック症候群(化膿レンサ球菌感染によるレンサ球菌性発熱性外毒素が原因となる重症例で, 敗血症, 多臓器不全, 壊死性筋膜炎などがみられる. 劇症型A群レンサ球菌感染症とも呼ばれる).

streptococcemia [streptoukaksí:miə] レンサ球菌血症, = streptococcaemia.

streptococcic [streptəkáksik] レンサ球菌の, = streptococcal.

streptococcolysin [streptəkálisin] レンサ球菌溶解素.

streptococcosis [streptoukakóusis] レンサ球菌感染症.

Streptococcus [streptəkákəs] レンサ(連鎖)球菌属(球形の細胞が連鎖状をなす通性嫌気性のグラム陽性菌. 溶血性の菌は溶レン菌と呼ばれることもある. 化膿レンサ球菌 *S. pyogenes*, 肺炎レンサ球菌 *S. pneumoniae* のほか, う蝕に関わる *S. mutans* などを含む).

streptococcus [streptəkákəs] レンサ球菌(ストレプトコッカス属細菌を指す) 複 streptococci.

streptodermia [streptoudə́:miə] レンサ球菌膿皮症.

streptodornase [streptoudɔ́:neis] ストレプトドルナーゼ(ベータ溶血レンサ球菌の培養液中に産出される物質. 増殖性炎症の治療に用いる), = streptococcal desoxyribonuclease.

streptokinase (SK) [streptoukáineis] ストレプトキナーゼ(Lancefield C群のレ

S

ンサ球菌の培養液中に産生される酵素性物質で，フィブリン増殖性病変に対する治療に用いられる），＝ tryptokinase, fibrinolysin.

streptokinase–streptodornase (SKSD) ストレプトキナーゼ・ストレプトドルナーゼ.

streptoleukocidin [streptoulju:kásidin] レンサ球菌白血球溶解素.

streptolysin [strəptálisin] レンサ球菌溶血素，ストレプトリジン（溶血レンサ球菌の産生する濾過性溶血素）.

streptomicrodactyly [streptoumaikrədǽktili] 小指屈曲症（第5指屈曲症）.

Streptomyces [streptoumáisi:z] ストレプトマイセス属（好気性のグラム陽性細菌．抗生物質の資源として広く研究されている．ストレプトマイシンを産生する *S. griseus* などが含まれる．また，*S. paraguayensis* や *S. somaliensis* は放線菌腫の原因となる）.

streptomycin (SM) [streptoumáisin] ストレプトマイシン（*Streptomyces griseus* が産生するアミノグリコシド系抗生物質）.

streptomycosis [streptoumaikóusis] ストレプトマイセス症（ストレプトマイセス属細菌による感染症）.

streptotrichal [strəptátrikəl] 分岐菌性の，＝ streptothricial.

streptotrichiasis [streptoutrikáiəisis] 放線菌症，＝ streptothricosis.

streptotrichosis [streptoutrikóusis] 放線菌症，＝ streptothricosis.

streptozyme [stréptəzaim] （乳酸レンサ球菌から分離される融解酵素）.

stress [strés] ①ストレス（体外からの物理的，化学的，生物的な刺激または精神的緊張などと，それに対する防御反応などの心身のひずみを指す），②応力，圧力，③強勢（語におけるアクセント）.

stress coping ストレスコーピング.

stress fracture 疲労骨折（繰り返し同一部位に加わる外力によりその結果として生じる骨折），＝ march fracture.

stress incontinence 腹圧性尿失禁，緊張性尿失禁（咳嗽または緊張により，開口機序が成立し，解剖学的変化により尿が漏れるものをいう）.

stressor [strésər] ストレッサー（ストレス因子．ストレスを引き起こす刺激）.

stress protein superfamily ストレスタンパク質スーパーファミリー（温度上昇，化学物質，低栄養などのストレス応答で細胞内に誘導される（熱ショックタンパク質）タンパク質の総称）.

stress reaction ストレス反応（急性状況性反応）.

stretcher [strétʃər] ①ストレッチャ〔ー〕（患者運搬車），担架，②伸張機.

stretching [strétʃiŋ] ストレッチング，伸張〔法〕.

stretch receptor 張力受容器，伸長受容器，＝ tension receptor.

stretch reflex 伸長反射，伸展反射（筋を伸ばすとき，これに抵抗しようとする反射），＝ myotatic reflex.

stria [stráiə] 条，線条 複 striae 形 striatal.

striae [stráii:] → stria.

stria olfactoria 嗅条（嗅覚の伝導路の一部，嗅三角からの線維束（内側，外側嗅条））.

striascope [srtáiəskoup] 眼屈折力計.

striate [stráieit] 線のある，縞のある.

striate body 線条体（レンズ核の被殻と尾状核をあわせたもので，錐体外路系に属す），＝ corpus striatum [L].

striated [stráieitid] 横紋のある.

striated muscle 横紋筋（骨格筋や心筋のように横紋をもつ筋）.

striate vein 線条体静脈，＝ vena striata [L].

striation [straiéiʃən] 線紋，条痕，層紋.

striatonigral [straiətounáigrəl] 線条体黒質の.

striatum [straiéitəm] 線条体（大脳基底核のうち尾状核と被殻をあわせたもので不随意運動に関係する錐体外路系に属す），＝ corpus striatum 形 striatal.

strict [stríkt] 厳格（厳密）な，徹底した，完全な，絶対の.

strictly aerobic bacteria 偏性好気性細菌，＝ obligatory aerobic bacteria.

strictly anaerobic bacteria 偏性嫌気性細菌，＝ obligatory anaerobic bacteria.

stricture [stríktʃər] 狭窄.

stricture plasty 狭窄〔部〕形成.

stride [stráid] 重複歩，ストライド（1足の踵が床に接地して次に同側の踵が接地するまで）.

strident [stráidənt] ①かん（疳）高い，②喘音の，喘鳴の，＝ stridulous.

stridor [stráidər] ストライダー，喘鳴，狭窄音（wheeze より低音）形 stridulous.

stridulating [strídjuleitiŋ] 摩擦のある.

striomuscular [straiəmáskjulər] 横紋筋の.

strip [stríp] ①圧搾（乳汁を採取するときに乳房に施す指の運動），②帯，③細長い一片（たとえば一続きの幻灯フィルム），④はぎ取る.

strip biopsy ストリップバイオプシー（内視鏡的粘膜切除術）.

stripe [stráip] 縞，横紋，線条.

stripper [strípər] 除去機.

stripping [strípiŋ] ①剥離，②静脈抜去〔術〕，③圧搾乳汁（最も濃厚な最終の乳汁で，普通 strippings という）.

stripping method ストリップ法（オートラジオグラム作製の方法の一つ）.

strobila [stroubáilə] ストロビラ，片節連体．
strobile [stróubail] ①球花，球果(マツカサのようなもの)，胞子嚢穂，②横分節，横分体，＝strobilum．
strobiloid [stróubilɔid] ストロビラ様の．
strobilus [stroubáiləs] ①成熟条虫，②胞子嚢穂．
strobolaryngoscope [stroubəlæríŋgə-skoup] 回旋喉頭鏡，ストロボ喉頭鏡．
strobolight [stróubəlait] ストロボライト(物体を間欠的に照明するようにつくられた光源)．
stroboscope [stróubəskoup] ストロボスコープ(動物の運動状態を観察する器械で，これを用いての研究を stroboscopy という) 形 stroboscopic．
stroke [stróuk] ①拍動，②発作(特に卒中についていう)，③なでる，④衝程，行程(ピストンなどの)．
stroke care unit (SCU) 脳卒中集中治療室．
stroke unit (SU) 脳卒中ユニット．
stroke volume (SV) 〔一回心〕拍出量．
stroke work index 一回心仕事量(係数)(心臓が1回収縮した際の単位体表面積当たりの仕事量．1回拍出量に大動脈圧を乗じて，体表面積で除した値に等しい)．
stroma [stróumə] ①間質，基質(器官の実質を支持する結合織などの支質)，＝interstitium，②礎質 形 stromal，stromatic，stromatous．
stromatogenous [stroumətáʤənəs] 間質から発生する．
stromatolysis [stroumətálisis] 間質溶解，支質溶解．
stromatosis [stroumətóusis] 間質腺筋〔腫〕症(子宮内膜症の一型)．
stromic [stróumik] 基質の，間質の，＝stromatic．
stromin [stróumin] ストロミン(赤血球外膜の一成分)．
stromuhr [stróumjuər] [G] 血流計，＝rheometer，blood-flow meter．
strong acid 強酸．
strongly acid 強酸性(pH 2以下，薬局方での)．
strongyliasis [strɑnʤiláiəsis] 円形線虫症，＝strongylosis．
Strongyloides [strɑnʤilɔ́idi:z] 糞線虫属(線虫の一属．糞線虫 *S. stercoralis* はヒトの小腸に寄生して下痢および潰瘍を起こす)．
strongyloidiasis [strɑnʤilɔidáiəsis] 糞線虫症，＝strongyloidosis，strongylosis．
strongylosis [strɑnʤilóusis] ストロンギルス感染症．
strontium (Sr) [strɑ́nʃiəm] ストロンチウム(暗黄色金属元素で，原子番号38，原子量87.62，質量数84，86～88)．
strophanthin [stroufǽnθin] ストロファンチン(キョウチクトウ科植物 *Strophanthus kombé* の種子に存在する配糖体または配糖体混合物で，黄白色粉末状の植物性心臓毒)，＝strophanthinum．
strophocephalus [strɑfəséfələs] 捻転頭体．
strophocephaly [strɑfəséfəli] 捻転頭奇形(単眼症の一型で，顎骨の奇形または欠損，単耳，無口，蝶形骨，側頭骨の発育不全を伴う)．
strophosomus [strɑfousóuməs] 回旋奇形体(特にニワトリにみられる奇形で下肢は背側に回旋して，その足が頭部に達する腹腔裂)．
strophulus [strɑ́fjuləs] ストロフルス，じんま疹様苔癬(小児にみられる急性の痒疹)．
strophulus infantum 小児ストロフルス，＝lichen urticatus infantum．
structural isomerism 構造異性(化学的物質における異性の一種)．
structure [strʌ́kʃər] 構造(組織または器官の解剖学的構成) 形 structural．
structure-activity relationship 構造活性相関(化学物質の構造とその薬理活性または化学反応性との相関関係)．
struggle [strʌ́gl] 競争，戦闘．
struma [strú:mə] 甲状腺腫，＝goiter 形 strumous．
struma lymphomatosa リンパ腫症性甲状腺腫(原因不明のびまん性甲状腺肥大で，甲状腺実質の萎縮，線維症，リンパ組織の過形成を伴う)，＝Hashimoto struma．
struma maligna 悪性甲状腺腫．
strumectomy [stru:méktəmi] 甲状腺腫切除術．
strumiform [strú:mifɔ:m] 甲状腺腫状の．
strumiprivic [stru:miprívik] 甲状腺欠如の，＝strumiprivous．
strumitis [stru:máitis] 甲状腺〔腫〕炎，＝thyroiditis．
strumous [strú:məs] 腺病の，＝scrofulous．
Strümpell-Marie disease シュトリュンペル・マリー病(強直性脊椎炎)，＝ankylosing spondylitis．
strychnine [stríknin] ストリキニン，ストリキニーネ(マチン［香木鼈］ *Strychnos nux-vomica* の種子にあるアルカロイドで，中枢神経系刺激薬)，＝strychninium．
strychninism [stríkninizəm] ストリキニン中毒〔症〕，＝strychnism．
strychninomania [strikninouméiniə] ストリキニン嗜癖症．
strychnism [stríknizəm] ＝strychninism．
STS serological test for syphilis (梅毒血清反応)．

S

S–T segment ST波(部分)(心電図においてS波の終端からT波の起始までの中間部).

STSS streptococcal toxic shock syndrome (レンサ球菌性毒素性ショック症候群).

Stuart–Prower factor スチュアート・プラウアー因子(血液凝固 第X因子), = factor X.

student nurse (SN) 看護学生.

Student t test スチューデントt検定(統計的検定法の一つ. 標本平均と標本標準偏差の比から, 通常2群間の平均値の比較に用いられる).

study [stʌ́di] 研究〔する〕, 調査〔する〕, 研究対象, 研究論文, 学問.

stump [stʌ́mp] ①断端(四肢の切断術において患部を切断した後に残存する部分), ②基部.

stump neuralgia 断端神経痛.

stun [stʌ́n] 気絶する, 昏倒する.

stunned myocardium 気絶心筋, 仮死心筋(心筋虚血により, 心筋収縮機能が一時的に活動を停止した状態).

stunt [stʌ́nt] 小人.

stupe [stjú:p] 湿布.

stupefaction [stju:pifǽkʃən] 気絶, 昏迷, 失神, = syncope 動 stupefy.

stupor [stjú:pər] 昏迷(軽い意識混濁(英語圏)を意味するが, ドイツ語圏では意識障害でなく意志発動障害を意味し, 外的刺激に反応しない状態を指す) 形 stuporous.

stuporose [stjú:pərous] 昏迷状, = stuporous.

stuporous [stjú:pərəs] 昏迷の, = stuporose.

Sturge–Weber syndrome スタージ・ウェーバー症候群, = encephalotrigeminal angiomatosis.

stutter [stʌ́tər] どもる(吃る. またはどもること, 吃).

stuttering [stʌ́təriŋ] 吃音(どもり. 円滑な発語ができず, ある語の音節の一つを数回反復しないと, その全体がいえない構語障害), = stammering, psellism.

stuttering urination 断続放(排)尿(尿流がしばしば中絶する放尿で, 膀胱の痙攣に原因することが多い).

stycosis [staikóusis] 器官石灰症(器官, 特にリンパ節などに硫酸カルシウムが沈着する状態).

sty(e) [stái] 麦粒腫(ものもらい), = hordeolum 複 sties, styes.

style [stáil] 花柱.

stylet [stáilit] スタイレット(注射針または軟性カテーテルの内腔に挿入する針金), = style, stilet.

styliform [stáilifɔ:m] 茎状の, 茎突状の.

styl(o)– [stail(ou), –l(ə)] (茎状突起, 柱状などの意味を表す接頭語).

styloglossus [stailəglɑ́səs] 茎突舌筋, = musculus styloglossus [L].

stylohyal [stailouháiəl] 茎突の.

stylohyoid [stailouháiɔid] 茎突舌骨筋, = musculus stylohyoideus [L].

styloid [stáilɔid] 茎状の, 茎突状の.

styloiditis [stailɔidáitis] 茎突炎.

styloid process 茎状突起(①側頭骨, ②橈骨, ③尺骨, ④第3中手骨に存在する突起), = processus styloideus [L].

stylolaryngeus [stailoulərínʤiəs] 茎突喉頭筋(茎突咽頭筋の一部(甲状軟骨に付着する部分)), = musculus stylolaryngeus [L].

stylomastoid foramen 茎乳突孔(側頭骨乳様突起の近くにあり顔面神経が通る), = foramen stylomastoideum [L].

stylopharyngeus muscle 茎突咽頭筋, = musculus stylopharyngeus [L].

stylus [stáiləs] ①棒状の薬剤, ②筆状突起 形 styloid.

stymatosis [staimətóusis] 血漏性勃起, 疼痛性勃起.

stypage [stipáʒ, stípiʤ] [F] スティープ麻酔法(綿球を用いる局所麻酔法).

stype [stáip] 綿球, タンポン.

stypsis [stípsis] 収斂作用, 収斂.

styptic [stíptik] ①収斂性の, ②収斂止血薬.

styptic cotton 止血綿.

styrene [stáiəri:n] スチレン(流動ソゴウカ(蘇合香)に存在する炭化水素で, 重合してポリスチレンとなる), = styrol, cinnamene, cinnamol, phenylethylene, vinylbenzene.

SU stroke unit (脳卒中ユニット).

sub– [sʌb] (下, 準, 亜, やや, 軽症などの意味を表す接頭語).

subacromial bursa 肩峰下包.

subacute [sʌbəkjú:t] 亜急性の.

subacute bacterial endocarditis (SBE) 亜急性細菌性心内膜炎.

subacute infectious arthritis (SIA) 亜急性感染性関節炎.

subacute inflammation 亜急性炎症.

subacute myelo–optico–neuropathy (SMON) 亜急性脊髄視神経症, スモン(整腸薬キノホルムの副作用による薬害で中毒性神経障害をきたす).

subacute necrotizing encephalomyelopathy 亜急性壊死性脳脊髄症(リー脳症), = Leigh encephalopathy.

subacute necrotizing lymphadenitis 亜急性壊死性リンパ節炎(若年者, 女性に多い予後良好なリンパ節炎. 頸部リンパ節腫大と発熱をきたす. 菊池(菊池・藤本)病, 組織球性壊死性リンパ節炎), = Kikuchi disease, Kikuchi–Fujimoto disease, histiocytic necrotizing lymphadenitis.

subacute necrotizing myelopathy 亜急性壊死性脊髄症(フォア・アラジュア

ニン症候群), ＝Foix–Alajouanine syndrome.
subacute sclerosing panencephalitis (SSPE) 亜急性硬化性全脳炎(麻疹ウイルスの感染後6〜8年を経て緩徐進行する脳炎. 1〜2年以内に死亡する致死性のスローウイルス感染症).
subacute spongiform encephalopathy (SSE) 亜急性海綿状脳症, ＝transmissible spongiform encephalopathy.
subarachnoidal [sʌbəræknɔ́idiəl] クモ膜下の.
subarachnoidal cisterns クモ膜下槽(クモ膜下腔で広くなった特定の部位), ＝cisternae subarachnoideales [L].
subarachnoid block (SAB) クモ膜下ブロック.
subarachnoid hemorrhage (SAH) クモ膜下出血.
subarachnoid space クモ膜下腔(クモ膜と軟膜の間で脳脊髄液が流れる), ＝cavum subarachnoideale [L].
subaxial [sʌbǽksiəl] 軸下の.
subaxillary [sʌbǽksiləri] 腋窩下の.
subcallosal gyrus 梁下回, ＝gyrus subcallosus, paraterminal gyrus.
subcapsular cataract 水晶嚢下白内障.
subcartilaginous [sʌbkɑ:tilǽʤinəs] 軟骨下の.
subchorial syssarcosic 絨毛膜下腔, ＝subchorial lake.
subclass [sʌ́bklæs] 亜綱(綱 class の下に位置する分類部門).
subclavian artery (SCA) 鎖骨下動脈(右は腕頭動脈の枝, 左は大動脈弓の枝で上肢に分布する動脈の主幹), ＝arteria subclavia [L].
subclavian groove 鎖骨下筋溝(鎖骨にあり鎖骨下筋が付着する).
subclavian nerve 鎖骨下〔筋〕神経, ＝nervus subclavius.
subclavian steal syndrome 鎖骨下動脈盗血症候群(鎖骨下動脈近位部閉塞により, 上肢の運動時に椎骨動脈から血液が逆流して脳虚血を起こす).
subclavian vein (SV) 鎖骨下静脈(内頸静脈と合し腕頭静脈となる), ＝vena subclavia [L].
subclavian vein catheterization (SVC) 鎖骨下静脈カテーテル挿入.
subclinical [sʌbklínikəl] ①準臨床的な, ②無症状の.
subconsciousness [sʌbkánʃəsnis] 潜在意識, 意識下 形 subconscious.
subcontinuous [sʌbkəntínju(:)əs] ほとんど持続的な.
subcoracoid–pectoralis minor syndrome 烏口小胸筋症候群(上肢を強外転, 挙上したとき鎖骨下動脈および上腕神経叢が小胸筋とその烏口突起に強く圧迫または挫裂されて起こるもの).
subcorneal pustular dermatosis 角層下膿疱〔性皮膚〕症(スネドン・ウィルキンソン症候群), ＝Sneddon–Wilkinson syndrome.
subcortex [sʌbkɔ́:teks] 皮質下(大脳の) 形 subcortical.
subcostal [sʌbkástəl] 肋下筋(深胸筋の一つ), ＝musculi subcostales [L].
subcostal artery 肋下動脈(第12番目の肋間動脈), ＝arteria subcostalis [L].
subcostalgia [sʌbkɑstǽlʤiə] 肋骨下神経痛, 肋間神経痛.
subcostal groove 肋骨溝(肋間神経, 動脈, 静脈が通る), ＝costal groove.
subcostal nerve 肋下神経(第12肋間神経), ＝nervus subcostalis [L].
subcostal vein 肋下静脈(第12肋間静脈に相当), ＝vena subcostalis [L].
subcranial [sʌbkréiniəl] 頭蓋下の.
subculture [sʌbkʌ́lʧər] 継代培養(累代培養 successive cultivation ともいい, 株化した細胞を生存させ維持させるために, 初代培養から植え継ぎを行っていくことをいう).
subcutaneous (SQ) [sʌbkju:téiniəs] 皮下の, ＝hypodermic 副 subcutaneously.
subcutaneous abscess 皮下膿瘍.
subcutaneous injection 皮下注射.
subcutaneously [sʌbkju:téiniəsli] 皮下, ＝subcut.
subcutaneous mycosis 深部皮膚真菌症(土壌中や植物表面に生息する特定の腐生性真菌が, 皮膚の穿刺, 創傷などを介して偶発的に皮膚組織内に直接接種されることにより引き起こされる感染症).
subcutaneous operation 皮下手術.
subcutaneous prepatellar bursa 膝蓋前皮下包, ＝prepatellar bursa.
subcutaneous tissue 皮下組織(皮下にある結合組織からなる), ＝tela subcutanea [L].
subcutaneous tumor 皮下腫瘤.
subcuticular [sʌbkju:tíkjulər] 表皮下の.
subcuticular suture 表皮下縫合(表面を貫通しないで, その下層を縫合する方法).
subdeltoid bursa 三角筋下包(三角筋と上腕骨の間にある滑液包, 炎症は五十肩などと関係するといわれる), ＝subacromial bursa.
subdeltoid bursitis 三角筋下滑液包炎.
subdislocation [sʌbdisloukéiʃən] 不全脱臼.
subduct [səbdʌ́kt] 引き下げる, 下降する, ＝subduce.
subduction [səbdʌ́kʃən] 下方回転(眼球の), 下斜位, ＝dorsumduction.
subdural [sʌbdjú:rəl] 硬〔脳〕膜下.

S

subdural hematoma (SDH) 硬膜下血腫.
subdural space 硬膜下腔(硬膜とクモ膜間の隙間), = cavum subdurale [L].
subendocardial myocardial infarction 心内膜下心筋梗塞.
subendymal [sʌbéndiməl] 上衣下の(脳室の内腔面の細胞層(上衣)の下を意味する).
subependymoma [sʌbepəndimóumə] 上衣下腫.
subfamily [sʌbfǽmili] 亜科(動植物分類上の科を細別した一群).
subfertility [sʌbfə:tíliti] 平均以下の出生率(生殖能力が正常より劣っていること).
subgenus [sʌbʤí:nəs] 亜属.
subglottic [sʌbglátik] 声門下の.
subgrondation [sʌbgrandéiʃən] 骨片陥凹(骨折における骨片がほかの骨の下に陥凹したこと), = subgrundation.
subgroup [sʌ́bgru:p] ① 亜群(血液型の分類において, A, B, AB, O 群の亜群, すなわち A_1, B_2, A_1B_2 などの細別についていう語で, 亜型 subtype と区別する), ② 部分群.
subicteric [sʌbiktérik] 軽症黄疸性の, 亜黄疸の.
subiculum [s(j)u:bíkjuləm] 鉤状回(アンモン角と海馬傍回の間の移行部), = uncus gyri hippocampi 形 subicular.
subiculum promontorii 岬角支脚(中耳内側壁, 蝸牛窓小窩を上方から囲む骨性隆起).
subileus [sʌbíliəs] 亜イレウス.
subinfection [sʌbinfékʃən] 軽症感染症, 亜感染〔症〕.
subinflammation [sʌbinfləméiʃən] 軽症炎症, 亜炎症.
subinflammatory [sʌbinflǽmətəri] 軽度の炎症の.
subintegumental [sʌbintegjuméntəl] 皮下の.
subintimal [sʌbíntiməl] 内層下の.
subintrance [sʌbíntrəns] 発作頻発, 予期発作 形 subintrant.
subinvolution [sʌbinvəl(j)ú:ʃən] 退縮不全(子宮退縮不全の場合のように, 肥大した器官が完全に正常の形に回復しないこと).
subjacent [sʌbʤéisənt] 下の, 下にある.
subject [sʌ́bʤəkt] ① 主題(テーマ), 課題, ② 対象, 患者, 被験者.
subjective (S) [səbʤéktiv] 自覚〔的〕の, 主観〔的〕の, 主観的所見.
subjective finding 患者の主観的所見.
subjective symptom 自覚症状(患者自身だけがわかる症候).
subjective well-being inventory (SWBI) 主観的幸福感をみる尺度.
sublation [səbléiʃən] 剥離, 剥脱, = sublatio.
sublethal [sʌblí:θəl] 致死量以下の.
subleukemic leukemia 亜白血病性白血病.
sublimate [sʌ́blimeit] 昇華物, 昇華する.
sublimation [sʌbliméiʃən] ① 昇華, ② 純化(原始的本能を社会的に受理されるように努める精神作用).
subliminal [səblíminəl] 閾〔値〕下の, 限界下の.
sublingual [sʌblíŋgwəl] 舌下の.
sublingual artery 舌下動脈, = arteria sublingualis [L].
sublingual caruncle 舌下小丘(顎下腺と舌下腺からの唾液が導管から口腔底に分泌される出口), = caruncula sublingualis [L].
sublingual cyst 舌下嚢胞(ガマ腫).
sublingual duct 舌下腺管(舌下腺からの唾液を口腔内に運ぶ管), = ductus sublingualis [L].
sublingual gland 舌下腺(大唾液腺の一つで, 主に粘液腺), = glandula sublingualis [L].
sublingual nerve 舌下部神経(舌神経からの枝で舌下神経 nervus hypoglossus とは異なる), = nervus sublingualis.
sublingual tablet 舌下錠(舌下部に挿入して薬物を急速に口腔粘膜から吸収させるもの).
sublingual vein 舌下静脈, = vena sublingualis [L].
subluxation [sʌblʌkséiʃən] 亜脱臼(不全転位, 捻挫), = incomplete dislocation, sprain.
submandibular duct 顎下腺管(顎下腺からの唾液を口腔内に運ぶ管), = ductus submandibularis [L], Wharton duct.
submandibular ganglion 顎下神経節(顎下腺の近くにある神経節, 顎下腺, 舌下腺の分泌に関係する神経を含む), = ganglion submandibulare [L].
submandibular gland 顎下腺(大唾液腺の一つで, 粘液腺と漿液腺の両方を含む), = glandula submandibularis [L].
submaximal [sʌbmǽksiməl] 最大下の.
submental artery オトガイ下動脈, = arteria submentalis [L].
submental vein オトガイ下静脈, = vena submentalis [L].
submentovertical projection オトガイ下頭頂撮影.
submicroscopic [sʌbmaikrəskápik] 超顕微鏡的な, = amicroscopic.
submucosa [sʌbmju:kóusə] 粘膜下組織 形 submucosal, submucous.
submucous resection (SMR) 粘膜下切除〔術〕.
submucous tissue 粘膜下組織(粘膜下にある結合組織からなる), = tela submu-

S

cosa.

subnasion [sʌbnéiziən] スブナジオン(鼻中隔の上唇に移る点，鼻下点)，＝subnasale.

subneural [sʌbnjú:rəl] 神経下の，中枢神経下の.

subnormal [sʌbnɔ́:məl] 標準(正常)以下の.

subnormality [sʌbnɔ:mǽliti] 亜正常，準正常 形 subnormal.

subnucleus [sʌbnjú:kiəs] 亜核(主となる大きな神経核に対して小さく二次的なもの，神経核が神経束の通過により分割されたもの).

suboccipital nerve 後頭下神経(第一頸神経の後枝)，＝nervus suboccipitalis.

suboccipitobregmatic circumference 小斜径周囲，後頭下大泉門周囲(児頭の).

suboccipitobregmatic diameter 小斜径，後頭下大泉門径(胎児の大泉門の中心から後頭骨最下端まで).

suborbital [sʌbɔ́:bitəl] 眼窩下の.

suborder [sʌ́bɔ:dər] 亜目(目 order と科 family との中間).

subpapular [sʌbpǽpju:lər] 準丘疹状の.

subparta ileus 妊娠性イレウス(腸閉塞〔症〕)(妊娠子宮による腸管の閉塞).

subperiosteal amputation 骨膜下切断.

subphrenic [sʌbfrénik] 横隔膜下の.

subphylum [sʌbfáiləm] 亜門(門 phylum と綱 class との中間).

subpubic angle 恥骨下角(左右の恥骨下枝がなす角．男性よりも女性の方が小さい)，＝angulus subpubicus [L].

subregion [sʌbrí:ʤən] 亜領域.

subscapular artery 肩甲下動脈，＝arteria subscapularis [L].

subscapularis [sʌbskæpjuléəris] 肩甲下筋(上肢帯筋の一つ)，＝musculus subscapularis [L].

subscapular nerves 肩甲下神経(肩甲下筋，大円筋を支配)，＝nervi subscapulares [L].

subscription [səbskrípʃən] 指示書(処方箋において医師が調剤についての方法を指示する部分) 動 subscribe.

subsegmental atelectasis 亜区域性無気肺(喀痰の排出が阻害され，気管支の自浄作用が障害されている場合にみられる胸部 X 線写真上の帯状の陰影)，＝plate like atelectasis.

subsensitivity [sʌbsensitíviti] 弱感受性.

subset [sʌbsét] 亜群，サブセット(細胞を単一タイプ(例えば T 細胞，B 細胞)に分類したのち，さらにその画分を細かく分類したもの).

subsibilant [sʌbsíbilənt] 歯音性雑音に似た.

subsidence [səbsáidəns] 軽減(病状が軽快に向かうこと) 動 subside.

subsigmoid [sʌbsígmɔid] S 状結腸下の.

subsonic [sʌbsɑ́nik] 音より遅い，亜音速の.

subspeciality [sʌbspeʃiǽliti] 細分化専門.

subspecies [sʌbspí:ʃi:z] 亜種(変種ともいう) 形 subspecific.

subspinale [sʌbspainéili] スブスピナーレ(頭蓋計測法における point A).

substage [sʌ́bsteiʤ] 副載物台(顕微鏡の載物台の下にある装置).

substance [sʌ́bstəns] ①物質，②組織.

substance abuse 物質乱用.

substance P サブスタンス P，P 物質(哺乳類脊髄神経後根 C 線維の一部に含まれ，痛覚伝達に関与するペプチド．C 線維末梢端から放出された SP はマスト細胞を刺激し，ヒスタミンを放出させ神経原性炎症やアレルギー反応をひき起こす).

substandard [sʌbstǽndə:d] 標準以下の.

substantia [sʌbstǽnʃiə] 質，組織 複 substantiae.

substantia alba 白質(中枢神経の神経線維が主体で白色を呈し，神経細胞体が主体の灰白質に対する用語).

substantia eburnea 象牙質(歯の表層のエナメル質の下層)，＝dentine.

substantia grisea 灰白質，＝gray substance.

substantia lentis 水晶体質(レンズとして機能，表層の皮質と内部の核からなる．老化などにより白濁するのを白内障という).

substantia medullaris 髄質(実質性器官の深層，表層の皮質に対する用語).

substantia nigra 黒質(中脳にあるメラニンを含む細胞の集団，パーキンソン病と関連)，＝substantia nigra [L].

substantia ossea (セメント質(歯の))，＝cementum.

substantia spongiosa 海綿質(髄腔側のスポンジ状の骨質で，骨幹部の表層部の緻密質に対する用語)，＝spongy substance.

substantia vitrea (エナメル質)，＝enamel.

substernal goiter 胸骨下甲状腺腫.

substituent [sʌbstítju:ənt] 置換基.

substitute [sʌ́bstitju:t] ①代用品，②同効薬，③架工歯(ダミー，支台間歯).

substitution [ʌbstitjú:ʃən] ①置換，変換，代用，代入，②代理化(神経症における感情的体験の一つ) 形 substitutive.

substitution therapy 補充療法(特に内分泌腺の欠乏を補うため).

substitution transfusion 置換輸血，＝replacement transfusion.

S

substitutive therapy 変換療法，＝substitutive medication.
substrain [sʌbstréin] 亜種亜系，サブストレイン.
substrate [sʌ́bstreit] ①基質，基体，受媒質(酵素の作用を受けて化学反応を起こす物質)，②下層，＝substratum.
substratum [sʌbstrɑ́:təm, -stréi-] 下層.
substructure [sʌbstrʌ́ktʃər] 下部構造.
subsulcus [sʌbsʌ́lkəs] 下溝.
subsultus [sʌbsʌ́ltəs] 病的振戦(搐転).
subsultus tendinum 腱振戦，腱跳躍(筋または腱が振動することで，腸チフスなどでみられる).
subsylvian [sʌbsílviən] シルヴィウス溝下の.
subsynaptic [sʌbsinǽptik] シナプス下の.
subtalar joint 距骨下関節，＝articulatio subtalaris [L].
subtarsal [sʌbtɑ́:səl] 眼瞼下の.
subtegmental [sʌbtegméntəl] 被蓋下の.
subtemporal [sʌbtémpərəl] 側頭下の.
subtenial [sʌbtí:niəl] 結腸ヒモ下の.
subtentorial [sʌbtentɔ́:riəl] テント下の.
subterminal [sʌbtə́:minəl] 末端近くの.
subterranean [sʌbtəréiniən] 地下の.
subtetanic [sʌbtətǽnik] 軽症テタニー性の.
subthalamus [sʌbθǽləməs] 腹側視床(間脳の一部，視床と大脳脚の間にあり Forel 野，不確帯，視床下核を含む)，＝ventral thalamus 形 subthalamic.
subtherapeutic [sʌbθerəpjú:tik] 治療量以下の.
subthyroideus [sʌbθairɔ́idiəs, -rɔidí:əs] 甲状下筋(甲状披裂筋と声帯筋由来の筋束でつくられる).
subtile [sʌ́til] 鋭敏な，微妙な.
subtle [sʌ́təl] ①微細な，②敏感な，③薄い(溶液など).
subtotal [sʌbtóutəl] ①大部分の，②不全の.
subtotal hysterectomy (STH) 子宮亜全摘〔術〕.
subtraction [səbtrǽkʃən] ①減法，引き算，②減殺(白色光から他の色を吸収させてほかの色に変えること) 形 subtractive.
subtribe [sʌ́btraib] 亜族.
subtype [sʌ́btaip] 亜型(血液型の分類における MN，Rh などの亜型で，亜群 subgroup と区別して用いる) 形 subtypical.
sububeres [səbjú:bəri:z] 〔哺〕乳児，＝suckling children.
subungual hematoma 爪下血腫.
subunit [sʌbjú:nit] サブユニット，亜単位(複数個の構成単位が共有結合によらずに結合して特定の四次構造をとり，その結果，固有の生理機能を有する生体粒子または生体高分子を形成するときの個々の基本構成単位).
subvirile [sʌbvírail] 精力減退の，性力減退の.
subvital [sʌbváitəl] 低活性の.
subvitaminosis [sʌbvaitəminóusis] ビタミン不足症(特に脚気についていう).
subvitrinal [sʌbvítrinəl] 硝子体下の.
subvola [sʌbvóulə] 小指球(手掌の小指側の膨らみ，母指側の母指球に対する用語)，＝hypothenar.
subvolution [sʌbvəl(j)ú:ʃən] 皮膚弁転下術(特に翼状贅片の手術をいい，皮膚弁を転下して，その皮膚面を切傷面に接触させて癒着を予防する方法).
subwaking [sʌbwéikiŋ] 半睡状態.
subzonal [sʌbzóunəl] 帯下状の.
subzygomatic [sʌbzaigoumǽtik] 頬骨下の.
succagogue [sʌ́kəgɑg] ①腺分泌刺激物，②腺分泌刺激性の.
succedaneum [sʌksidéiniəm] ①代用薬，②後継物 形 succedaneous.
succenturiate [sʌksəntʃú:rieit] 代用的な，副性の.
succenturiate kidney 副腎，過剰腎.
successive contrast 接次性対比，継時対比(先行刺激が後続刺激効果に影響してその強さと質とを変化させる現象).
succiferous [səksífərəs] 体液分泌性の.
succinate [sʌ́ksineit] コハク酸塩.
succinate-CoA ligase スクシニル CoA リガーゼ(スクシニル CoA シンテターゼ).
succinate dehydrogenase コハク酸デヒドロゲナーゼ(生物体内に広く分布している脱水素酵素で，メチレンブルーのような水素受容体の存在の下に，コハク酸の酸化を触媒する)，＝succinodehydrase.
succinic [səksínik] コハク酸の.
succinic acid コハク酸(コハクおよびほかの樹脂に存在するジカルボン酸で，ナトリウム塩はバルビツール酸中毒の解毒薬として用いられる).
succinylcholine [sʌksinilkóuli:n] スクシニルコリン(脱分極性筋弛緩薬で，神経筋接合部に作用して横紋筋の細胞膜を脱分極させたのち，筋を弛緩させる)，＝suxamethonium.
succinyl coenzyme A (succinyl-CoA) スクシニル CoA (CoA のコハク酸誘導体).
succinyl coenzyme A synthetase (succinyl-CoA synthetase) スクシニル CoA シンテターゼ(コハク酸を GTP と CoA により活性化しサクシニル CoA，GDP，リン酸を生成する反応を可逆的に触媒する酵素．サクシニル CoA リガーゼ).
succorrh(o)ea [səkərí:ə] 体液分泌過多.
succus [sʌ́kəs] 汁，液.

S

succus entericus 腸液.
succussion [səkʌ́ʃən] 振とう聴診法.
suck [sʌ́k] 乳を飲む，吸う.
sucker [sʌ́kər] ① 乳呑児《ちのみご》，② 吸子，③ 吸盤，= sucker apparatus.
sucking wound 外傷性呼吸困難症，= traumatopneic wound.
suckle [sʌ́kl] 哺乳する.
suckling [sʌ́kliŋ] 〔哺〕乳児.
sucrase [s(j)ú:kreiz] スクラーゼ(スクロース α-D-グルコヒドラーゼ)，= saccharase.
sucrolysis [s(j)u:králisis] ショ糖分解.
sucrose [s(j)ú:krous] 白糖，スクロース(カンショおよびサトウダイコンから得られる甘味結晶で，水解するとフルクトースとグルコースが得られる)，= sucrosum, saccharum, saccharose, cane sugar.
sucrose intolerance ショ糖不耐症.
suction [sʌ́kʃən] 吸引，吸引法，吸い込み.
suction apparatus ① 吸盤，② 吸引器，= sucker.
suction catheter 吸引用カテーテル.
suction drainage 吸引ドレナージ，吸引排液.
suction plate 吸着床(義歯の).
suction pump 吸引ポンプ.
suction tube 吸引チューブ，吸入管.
SUD sudden unexpected death (突然不慮死).
sudamen [sju:déimən] 汗疹，= miliaria crystallina 複 sudamina 形 sudaminal.
sudan [s(j)u:dǽn] ズダン($C_{20}H_{14}N_{12}O$．ジアゾ化合物で脂肪染色に用いられる．ズダンⅢが代表的).
Sudan Ebola virus スーダンエボラウイルス(フィロウイルス科のウイルスで，エボラ出血熱の原因となる).
sudanophilia [s(j)u:dænəfíliə] ズダン親和(脂肪変性を起こした白血球がズダンで染色されること) 形 sudanophil, sudanophilic, sudanophilous.
sudarium [s(j)u:déəriəm] 発汗浴.
sudation [s(j)u:déiʃən] 発汗，多汗.
sudatoria [s(j)u:dətɔ́:riə] → sudatorium.
sudatorium [s(j)u:dətɔ́:riəm] 蒸し風呂，発汗室 複 sudatoria.
sudden [sʌ́dən] 突然の.
sudden cardiac death (SCD) 突然心臓死.
sudden deafness 突発性難聴.
sudden death (SD) 突然死(急死).
sudden infant death 乳児突然死.
sudden infant death syndrome (SIDS) 乳児突然死症候群(厚生労働省研究班により「それまでの健康状態および既往歴からその死亡が予測できず，しかも死亡状況および剖検してもその原因が不詳である，乳幼児に突然の死をもたらした症候群」と定義されている．クリブデス)，= crib death.
sudden manhood death syndrome (SMDS) 青壮年急死症候群(20～30歳代の比較的筋肉質の男性に多く起こり，「一見健康そうで病歴上も予知することができず，また剖検によっても死因がつけられない青壮年の突然の死」とされている．別称；ポックリ病).
sudden onset 突然の発症.
Sudeck atrophy ズーデック萎縮(外傷または炎症による骨萎縮．急性反射性骨萎縮と同じメカニズムで起こる).
SUDI sudden unexpected death of infant (小児の突然不慮死).
sudomotor [s(j)u:doumóutər] 発汗刺激性の.
sudomotor fiber 汗腺運動神経(汗腺の分泌を促進させる交感神経).
sudomotor nerves 発汗神経(汗腺を支配する自律神経).
sudor [s(j)ú:dɔ:r] 汗 形 sudoral.
sudor anglicus 粟粒熱.
sudoresis [s(j)u:dərí:sis] 多汗症.
sudorific [s(j)u:dərífik] ① 発汗の，② 発汗薬，= diaphoretic.
sudorikeratosis [s(j)u:dɔ:rikerətóusis] 汗管角化症，= sudokeratosis.
sudoriparous [s(j)u:dərípərəs] 汗分泌の.
sudor nocturnus 盗汗，ねあせ(寝汗)，= night sweats.
sudorrhea [s(j)u:dərí:ə] 多汗症，= hyperidrosis.
sudor urinosus 尿汗症(尿素や尿酸が汗に排泄される)，= uridrosis.
suet [s(j)ú:it] 獣脂(ウシ，ヒツジなどの腹腔に蓄積したもの).
suffer [sʌ́fər] こうむる(苦痛・疾患など)，経験する，受ける，罹患する.
suffocant [sʌ́fəkənt] 窒息物質(呼吸抑制を起こす物質).
suffocation [sʌfəkéiʃən] 窒息 動 suffocate.
suffocative [sʌ́fəkeitiv] 窒息の.
suffocative goiter 窒息性甲状腺腫(気管圧迫により呼吸困難を伴う).
suffraginis [səfrǽʤinis] 飛節(四足獣後脚の踵関節).
suffusion [səfjú:ʒən] ① 紅潮(顔面の)，② 充溢(液体の)，③ 血液滲溢(平面的に広範な皮下出血)，= suggillation.
sugar [ʃúgər] ① 糖(一般式 $C_nH_{2n}O_n$ をもつ甘味炭水化物)，② 砂糖，= sucrose.
sugar alcohol 糖アルコール(糖類分子中のカルボニル基を還元して得られる多価アルコールの総称).
sugar charcoal 砂糖炭(サッカロースを焼いて得られる無定形炭素).
sugar-coated tablet 糖衣錠(錠剤表面を砂糖の糖衣でコーティングしたもの).

suggestibility [səʤestibíliti] 暗示感応性，被暗示性(催眠の) 形 suggestible.
suggestion [səʤéstʃən] 暗示.
suggestionist [səʤéstʃənist] 暗示治療家 動 suggestionaize.
suggillation [səʤileíʃən,-səgdʒi-] びまん〔性〕出血(面積の比較的大きい皮下出血).
suicidality [s(j)u:sidǽliti] 自殺傾向.
suicide [s(j)ú:isaid] 自殺，自殺者 形 suicidal.
Suipoxvirus [s(j)u:ipάksvaiərəs] スイポックスウイルス属(ポックスウイルス科の一属).
sulbactam (SBT) [səlbǽktəm] スルバクタム(β-ラクタマーゼ阻害薬).
sulbenicillin (SBPC) スルベニシリン.
sulcate(d) [sΛ́lkeit(id)] 有溝の.
sulci [sΛ́lsai] → sulcus.
sulciform [sΛ́lsifɔ:m] 溝形の.
sulculus [sΛ́lkjuləs] 小溝.
sulcus [sΛ́lkəs] 溝 複 sulci 形 sulcal, sulcate.
sulcus gluteus 殿溝(殿(臀)部の膨らみの下にできる皮膚の溝．大腿筋膜の線維が発達していることにより生じる)，＝sulcus gluteus [L], gluteal fold.
sulcus terminalis 分界溝(舌背と舌根の間の溝)，＝sulcus terminalis [L].
sulf- [sΛlf] (イオウを表す接頭語)，＝sulph-.
sulfamethoxazole (SMX) [sΛlfəmiθάksəzoul] スルファメトキサゾール.
sulfasalazine [sΛlfəsǽləzi:n] スルファサラジン(抗菌性スルホンアミド誘導体，慢性潰瘍性大腸炎に用いる).
sulfatase [sΛ́lfəteis] スルファターゼ(各種の酸性硫酸エステルを加水分解する酵素).
sulfate [sΛ́lfeit] 硫酸塩(オルト塩 $M^I_2SO_4$ と水素塩 M^IHSO_4 のほかに塩基性塩がある).
sulfhydryl (SH) [sΛlfháidril] スルフヒドリル基.
sulfinpyrazone [sΛlfinpáirəzoun] スルフィンピラゾン(鎮痛薬，尿酸排泄促進薬).
sulfo [sΛ́lfou] スルホ基(2価イオウまたはスルホ基 $(HO)O_2S$-)，＝sulfonic group.
sulfonamide [sΛlfάnəmaid] ①スルホンアミド，②サルファ剤，＝sulfanilamide.
sulfonic [sΛlfάnik] スルホン性の(SO_3H 群をもつ特異酸群で，陽イオン吸着を行う部分).
sulfonylurea [sΛlfəniljú:riə] スルホニル尿素(経口糖尿病治療薬で，膵β細胞からのインスリン分泌を促して血糖を低下させる).
sulfosalicylic acid スルホサリチル酸(白色結晶粉末で，アルブミン検出用試薬).
sulfosalicylic acid test スルホサリチル酸試験(尿タンパク証明法の一つ)，＝Exton test.
sulfur (S) [sΛ́lfər] イオウ(天然に多量に存在する黄色非金属性元素，原子番号 16，原子量 32.06，質量数 32〜34)，＝sulphur, brimstone.
sulfur dioxide 二酸化イオウ，亜硫酸ガス(SO_2．化石燃料の燃焼によって発生し，酸性雨の原因ともなる大気汚染物質．皮膚・粘膜への刺激作用をもつ).
sulfur flowers イオウ華.
sulfuric acid 硫酸(H_2SO_4．通常は水溶液で，無色無臭，強い酸性を示す)，＝acidum sulfuricum, oil of vitreol.
sulindac [səlíndæk] スリンダク(非ステロイド性消炎薬，リウマチ性疾患の治療に用いる).
sulph- [sΛlf] (イオウを表す接頭語)，＝sulf-.
sulpyrin [sΛ́lpirin] スルピリン(解熱・鎮痛薬)，＝sulpyrina, dipyrone, methylmelubrin.
sultamicillin (SBTPC) [səltæmisílin] スルタミシリン.
sum [sΛ́m] 和.
sumatriptan [su:mətríptæn] スマトリプタン(片頭痛治療薬).
sumbul extract ジャコウ〔麝香樹〕エキス，＝extractum sumbul, musk-root extract.
summation [sΛméiʃən] 総和，加重(累加，重畳).
summer rash 夏季疹(紅色汗疹)，＝miliaria rubra.
summer-type hypersensitivity pneumonitis 夏型過敏性肺炎(夏季に発症する過敏性肺〔臓〕炎で，*Trichosporon asahii* などの真菌が原因となる).
sunburn [sΛ́nbə:n] ①日焼け，②日光皮膚炎，＝suntan.
sunlamp [sΛ́nlæmp] 太陽灯.
sun protection factor (SPF) 日光阻止因子.
sunstroke [sΛ́nstrouk] 日射病(熱射病ともいい熱中症の重篤なもの)，＝insolation, heat stroke.
suntan [sΛ́ntæn] 日光皮膚炎，日焼け，サンターン(長波長紫外線によって，メラニン生成が主となって黒くなる日焼け)，＝sunburn.
sup. supra (上方に，上に).
super- [s(j)u:pər] (上，超，過剰の意味を表す接頭語).
superabduction [s(j)u:pərəbdΛ́kʃən] 過外転.
superacidity [s(j)u:pərəsíditi] 過酸性.
superacromial [s(j)u:pərəkróumiəl] 肩峰上の.
superactivity [s(j)u:pərǽktíviti] 過度活動，活動亢進.

superacute [s(j)u:pərəkjú:t] 極急性の.

superalbal [s(j)u:pərǽlbəl] 白質上方の.

superalbuminosis [s(j)u:pərælbjuminóusis] アルブミン過度形成.

superalimentation [s(j)u:pəræliməntéiʃən] 栄養過多.

superantigen [s(j)u:pərǽntidʒən] スーパー抗原(免疫学的特異性を越えてT細胞受容体を介してT細胞を活性化する物質. SE, TSS-1など細菌性外毒素が知られている).

superantigen-related nephritis (SARN) スーパー抗原関連腎炎(多クローン性にCD_4陽性ヘルパーT細胞の活性化を起こすタンパク質抗原が関与する腎炎. この抗原はブドウ球菌エンテロトキシン, 内在性レトロウイルスである).

superciliary arch 眉弓, ＝arcus superciliaris [L].

superconducting magnet 超伝導磁石.

superconducting MRI 超伝導MRI.

superconduction [s(j)u:pə:kəndʌ́kʃən] 超電〔気伝〕導(金属元素の電気抵抗が低温において急に降下して, 電気伝導が自由に行われるように転移する現象. superconducting MRIなどがある).

superego [s(j)u:pəːí:gou, -égou] 超自我, 上位自我(自我とエスの活動を監視し検閲する精神機能で, 無意識的良心とも考えられる).

superexcitation [s(j)u:pəreksaitéiʃən] 過度興奮.

superfamily [s(j)u:pə:fǽmili] ①上科(動植物分類において, 科と目との間に位置する), ②スーパーファミリー.

superfecundation [s(j)u:pərfikəndéiʃen] 過妊娠, 過受精, 多妊.

superfetation [s(j)u:pərfi:téiʃən] 過受胎(子宮内に胎児が存在するにもかかわらず, さらに受精して第2の胎児が発生すること).

superficial [s(j)u:pə:fíʃəl] 外見上の, 表面的な, 表在性の, 浅在性の.

superficial antebrachial artery 浅前腕動脈(胎児期の前腕の主な動脈), ＝arteria antebrachii superficialis [L].

superficial brachial artery 浅上腕動脈(胎児期の上腕の主な動脈), ＝arteria brachialis superficialis [L].

superficial candidiasis 表在性カンジダ症.

superficial cardiac plexus 浅心臓神経叢(左迷走神経からの上心臓枝と左交感神経幹からの上心臓神経で大動脈弓の下部から肺動脈分岐部の間につくられる), ＝plexus cardiacus superficialis [L].

superficial cervical artery 浅頸動脈, ＝arteria cervicalis superficialis [L].

superficial circumflex iliac artery 浅腸骨回旋動脈, ＝arteria circumflexa ilium superficialis [L].

superficial circumflex iliac vein 浅腸骨回旋静脈, ＝vena circumflexa ilium superficialis [L].

superficial cleavage 表割(卵割の一つのパターン, 卵黄の多い魚類などにみられる).

superficial dermal burn (SDB) 真皮浅層熱傷.

superficial dorsal antebrachial artery 浅背側前腕動脈, ＝arteria antebrachii dorsalis superficialis [L].

superficial dorsal veins of clitoris 浅陰核背静脈, ＝venae dorsales clitoridis superficiales [L].

superficial dorsal veins of penis 浅陰茎背静脈, ＝venae dorsales penis superficiales [L].

superficial epigastric artery 浅腹壁動脈, ＝arteria epigastrica superficialis [L].

superficial epigastric vein 浅腹壁静脈, ＝vena epigastrica superficialis [L].

superficial fibular nerve 浅腓骨神経(総腓骨神経の枝の一つ), ＝nervus fibularis superficialis [L], superficial peroneal nerve.

superficial infection 表在性感染〔症〕.

superficial inguinal lymph nodes 浅鼠径リンパ節, ＝lymphonodi inguinales superficiales [L].

superficial inguinal ring 浅鼠径輪(鼠径管の腹壁側浅層の口, 直接鼠径ヘルニアと関係), ＝anulus inguinalis superficialis [L].

superficial middle cerebral vein 浅中大脳静脈, ＝vena cerebri media superficialis [L].

superficial mycosis 表在性真菌症(皮膚の表層, 爪, 毛髪などの角化組織, または皮膚に隣接する扁平上皮粘膜(口腔, 膣など)の表層に限局し, 真皮や皮下組織または粘膜下組織などに波及することがない真菌感染症の総称. 浅在性真菌症ともいう).

superficial palmar arch 浅掌動脈弓(橈骨動脈と尺骨動脈が手掌で吻合してできる2つの動脈のアーチの浅層のもの), ＝arcus palmaris superficialis [L].

superficial peroneal nerve 浅腓骨神経, ＝nervus peroneus superficialis [L], superficial fibular nerve.

superficial punctate keratitis (SPK) 表在性点状角膜炎.

superficial reflex 表在性反射(きわめて軽度の表在性刺激により起こる反射の総称).

superficial surgery of skin 皮膚表層外科.

S

superficial temporal artery 浅側頭動脈(外頸動脈の最終枝でこめかみのあたりを走る), = arteria temporalis superficialis [L].

superficial temporal veins 浅側頭静脈, = venae temporales superficiales [L].

superficies [s(j)u:pə:fíʃii:z] 外面, = facies.

superhelix [s(j):pə:hí:liks] 高次(複合)ラセン.

superimposed preeclampsia 過重型妊娠高血圧腎症.

superinduce [s(j)u:pərindjú:s] さらに加える, 追加する.

superinfection [s(j)u:pərinfékʃən] 重〔複〕感染(同種細菌による再感染), = hyperinfection.

superintendent [s(j)u:pərinténdənt] 管理長, 総務部長.

superinvolution [s(j)u:pərinvəl(j)ú:ʃən] 過度退縮.

superior [s(j)u:pí:riər] ①上方の, 頭側の, 優位の, ②上官, 年長者.

superior alveolar nerves 上歯槽神経, = nervi alveolares superiores [L].

superior cardiac branches 上心臓神経(交感神経の枝, 心臓へ分布), = ramus cardiacus superior [L].

superior cerebellar artery 上小脳動脈, = arteria cerebelli superior [L].

superior cerebellar peduncle 上小脳脚(小脳と中脳との連絡路), = pedunculus cerebellaris superior [L].

superior cerebral veins 上大脳静脈, = venae cerebri superiores [L].

superior cervical cardiac branches 上頸心臓枝(迷走神経の枝, 心臓へ分布), = rami cardiaci cervicales superiores [L].

superior cervical cardiac nerve 上〔頸〕心臓神経(心臓への交感神経の枝の一つ), = nervus cardiacus superior [L].

superior cervical ganglion 上頸神経節(頸部にある交感神経節の一つ), = ganglion cervicale superius [L].

superior cluneal nerves 上殿皮神経, = nervi clunium superiores [L].

superior colliculus 上丘(中脳の背側にある2対の半球状の隆起を四丘体といい, 下方の1対を下丘, 上方を上丘という), = colliculus superior [L].

superior epigastric artery 上腹壁動脈(内胸動脈の続き), = arteria epigastrica superior [L].

superior epigastric veins 上腹壁静脈, = venae epigastricae superiores [L].

superior ganglion 上神経節(迷走神経あるいは舌咽神経に属す知覚神経節), = ganglion superius [L].

superior genicular artery 上膝動脈(膝窩動脈の枝), = arteria genus superior [L].

superior gluteal artery 上殿動脈(内腸骨動脈の枝で中殿筋, 小殿筋などに分布), = arteria glutea superior [L].

superior gluteal nerve 上殿神経(仙骨神経叢の枝の一つで中殿筋, 小殿筋を支配), = nervus gluteus superior [L].

superior gluteal veins 上殿静脈, = venae gluteae superiores [L].

superiority complex 優越感, ↔ inferiority complex.

superior labial artery 上唇動脈, = arteria labialis superior [L].

superior labial vein 上唇静脈, = vena labialis superior [L].

superior laryngeal artery 上喉頭動脈, = arteria laryngea superior [L].

superior laryngeal nerve 上喉頭神経(迷走神経の枝で下喉頭神経とともに喉頭に分布), = nervus laryngeus superior [L].

superior laryngeal vein 上喉頭静脈, = vena laryngea superior [L].

superior lobe 上葉(3葉からなる右肺, 2葉からなる左肺のそれぞれ上方の部分), = lobus superior [L].

superior mesenteric artery (SMA) 上腸間膜動脈(腹大動脈の枝で, 小腸と大腸の大部分に分布), = arteria mesenterica superior [L].

superior mesenteric artery occlusion (SMAO) 上腸間膜動脈閉塞症(腸間膜血行障害の一つ).

superior mesenteric vein 上腸間膜静脈, = vena mesenterica superior [L].

superior nasal concha 上鼻甲介(篩骨の一部で上鼻道と中鼻道に仕切る), = concha nasalis superior [L].

superior nasal meatus 上鼻道, = meatus nasi superior [L].

superior oblique 上斜筋(眼筋の一つ), = musculus obliquus superior [L].

superior ophthalmic vein 上眼静脈, = vena ophthalmica superior [L].

superior orbital fissure 上眼窩裂(眼窩の後方, 蝶形骨にあり動眼神経, 滑車神経, 外転神経などが通る), = fissura orbitalis superior [L].

superior palpebra 上眼瞼, = palpebra superior, upper eyelid.

superior pancreaticoduodenal artery 上膵十二指腸動脈(胃十二指腸動脈の枝), = arteria pancreaticoduodenalis superior [L].

superior petrosal sinus 上錐体静脈洞(硬膜静脈洞の一つ), = sinus petrosus superior [L].

superior pharyngeal constrictor 上咽頭収縮筋(嚥下に関係する上咽頭の後

壁にある筋)，＝musculus constrictor pharyngis superior [L].

superior phrenic artery 上横隔動脈，＝arteria phrenica superior [L].

superior quadrigeminal body 上丘(中脳の背側にある2対の半球状の隆起を四丘体といい，下方の1対を下丘，上方を上丘(視覚に関係する)という)，＝superior colliculus.

superior rectal artery 上直腸動脈(下腸間膜動脈の枝)，＝arteria rectalis superior [L].

superior rectal vein 上直腸静脈，＝vena rectalis superior [L].

superior rectus 上直筋(眼筋の一つ)，＝musculus rectus superior [L].

superior sagittal sinus 上矢状静脈洞(硬膜静脈洞の一つ)，＝sinus sagittalis superior [L].

superior sagittal sinus thrombosis (SSST) 上矢状静脈洞血栓〔症〕(上矢状静脈洞の血栓症により還流障害をきたしたもので，頭蓋内圧亢進，痙攣，対麻痺などを呈する．CT での空洞デルタ徴候が特徴的である)．

superior scapular transverse ligament 上肩甲横靱帯(肩甲切痕にある靱帯でその間を肩甲上神経が通る)，＝ligamentum transversum scapulae superius [L].

superior thyroid artery 上甲状腺動脈(外頸動脈の最初の枝で甲状腺に分布)，＝arteria thyr(e)oidea superior [L].

superior thyroid vein 上甲状腺静脈，＝vena thyr(e)oidea superior [L].

superior trunk 上神経幹(腕神経叢にある3つの神経幹の1つ)，＝truncus superior [L].

superior ulnar collateral artery 上尺側側副動脈，＝arteria collateralis ulnaris superior [L].

superior vena cava (SVC) 上大静脈(主に上半身から心臓に戻る血液を右心房に集める血管)，＝vena cava superior [L].

superior vena cava syndrome (SVCS) 上大静脈症候群(悪性リンパ腫，縦隔洞腫瘍，上行大動脈瘤，気管支癌などによる上大静脈の圧迫により身体上部の静脈怒張，浮腫，チアノーゼ，呼吸困難などを起こす症候群．最も高い頻度の疾患は右肺癌である)．

superior vesical arteries 上膀胱動脈(臍動脈の枝)，＝arteriae vesicales superiores [L].

supermotility [s(j)u:pə:moutíliti] 過運動性(器官などの運動が増強すること)．

supernatant [s(j)u:pə:néitənt] 上澄みの．

supernatant fluid 上澄み液．

supernate [s(j)ú:pəneit] 上澄み(浮遊液の沈殿物が遠心または化学的方法で除去された残りの透明液) 形 supernatant.

supernormal [s(j)u:pə:nɔ́:məl] 過〔正〕常の．

supernormal excitability 過〔正〕常興奮性．

supernormal phase 過常期(心筋の相対不応期につづく興奮閾値の低い時期)．

supernumerariness [s(j)u:pə:njú:mərərinis] 過剰，たんでき(耽溺)．

supernumerary [s(j)u:pə:njú:mərəri] 過剰の．

supernumerary breast 副乳房，＝accessory mamma.

supernumerary mamma 過剰乳房，＝mamma accessorius.

supernutrition [s(j)u:pə:n(j)u:tríʃən] 過栄養，栄養過多．

superovulation [s(j)u:pərouvjuléiʃən] 過剰排卵(脳下垂体前葉などの注射または埋没療法の結果，排卵回数が増す現象)．

superoxide [s(j)u:pərάksaid] 超酸化物，過酸化物(酸素に1電子過剰に入った状態の物質，活性酸素の一種，生体の脂質，タンパク，核酸などを障害する)．

superoxide dismutase (SOD) スーパーオキシドジスムターゼ(活性酸素分解酵素．家族性筋萎縮性側索硬化症でこの欠損が指摘されている)．

superoxide radical スーパーオキシドラジカル(活性酸素の一つ．異物の排除や組織障害に関与．$O_2{\cdot}^-$)．

supersaturation [s(j)u:pə:sætʃuréiʃən] 過飽和(溶液または蒸気の) 動 supersaturate.

supersecretion [s(j)u:pə:sikrí:ʃən] 過分泌，分泌過多．

supersensitivity [s(j)u:pə:sensitíviti] 過感受性，過敏症．

supersonic [s(j)ú:pə:sάnik] 超音の，音より速い，超音速の，＝ultrasonic.

supersonic ray 超音波．

superstructure [s(j)u:pə:strʌ́ktʃər] 上部構造．

supervisor [s(j)u:pə:váizər] 監督者，指導員．

supination [s(j)u:pinéiʃən] ① 回外運動(手掌が上方または前方を向くように手を回転すること，あるいは身体の水平位において足底が外方または下方に向くように足を回すこと)，② 仰臥位(胸と腹が上方に向かう体位) 動 supinate.

supinator [s(j)ú:pineitər] 回外筋(前腕の筋，手のひらを外にかえす(回外))，＝musculus supinator [L].

supinator crest 回外筋稜，＝crest of supinator muscle.

supine [s(j)ú:pain] 仰臥〔位〕の(腹臥 prone の反対，背臥位)．

supine hypotensive syndrome (SHS) 仰臥位低血圧症候群(妊娠末期

の妊婦，子宮筋腫など下腹部腫瘍の患者が仰臥位をとったとき，子宮・腫瘤が大静脈を圧迫して静脈環流量を減少させる．その結果，心拍出量の急な減少により低血圧，頻脈，冷汗などを呈するもの．体位変換で改善する）．

supine position 背臥位．

supp. suppositorium (坐薬)．

supplement [sʌ́pləmənt] サプリメント(補充するものの意．わが国で栄養補助食品を総称してサプリメントという．保健機能食品(厚労省)の基準を満たした「栄養機能食品」に該当する)，＝dietary supplement.

supplemental [sʌpliméntəl] 追加の，補遺の，付録の 名 supplement.

supplemental feeding 補充栄養(母乳栄養の際，授乳量不足を補うため，牛乳などの人工栄養を付加すること)．

supplemental groove 付加溝(歯の表面にある小溝，副溝ともいい発育溝の補助的なもの)．

supplemental lobe 補充葉(歯の)．

supplementary menstruation 補充月経(月経時に鼻腔など子宮以外の部位から起こる出血)．

support [səpɔ́:t] ①支持，②支持器，支持台，支持線．

supporter [səpɔ́:tər] ①サポーター，綁帯(臓器下垂症において用いるもの，および運動家が陰嚢を支えるためのもの)，②担荷体．

supporting reaction 支持反応(緊張性反射の一つで，刺激とともに弛緩している肢が硬くなるのは陽性，緊張している肢が弛むのは陰性)．

supporting tissue 支持組織(結合組織，骨組織，軟骨組織の総称で，組織・器官，体を支持する働きをもつ)，＝supportive tissue.

supportive [səpɔ́:tiv] 支持〔的〕(治療について用いる語で，患者の受容，症状の改善に重点をおくこと)．

suppositorium (supp.) [sʌpəzitɔ́:riəm] [L] 坐薬，＝suppository 複 suppositoria.

suppository [səpɑ́zitəri] 坐薬(体孔，腟口などに挿入し得るような円錐形の固形薬で，主な種類は直腸坐薬，尿道坐薬，腟坐薬などである)，＝suppositrium.

suppressant [səprésənt] 抑制薬．

suppressed menstruation 月経閉止．

suppressio [səpréʃiou] 抑圧，抑止．

suppression [səpréʃən] 抑圧，抑制(①分泌，排尿，月経などの正常排泄が突然停止すること．②精神科では，不健全な欲情に対する調節を意味する)．

suppression amblyopia 制止性弱視，抑制弱視(斜視眼でものをみていると，中心窩附近の発達が障害されて弱視となる)．

suppressive factor of allergy (SFA) アレルギーの抑制因子．

suppressor [səprésər] サプレッサー(遺伝子の突然変異によって生じた形質の変化を抑制し，もとの表現型にもどす働きのあるものをいう)．

suppressor T-cell (Ts) サプレッサーT細胞．

suppurant [sʌ́pju:rənt] 化膿物質(化膿巣を起こす物質)，＝pustulant.

suppurantia [sʌpju:rǽnʃiə] 化膿薬，＝suppurant.

suppuration [sʌpju:réiʃən] 化膿 動 suppurate 形 suppurative.

suppurative [sʌ́pju:rətiv] ①化膿性の，②化膿薬，打膿薬，＝suppurantia, pustulantia.

suppurative inflammation 化膿性炎症，＝purulent inflammation.

suppurative lymphadenitis 化膿性リンパ節炎．

suppurative lymphangitis 化膿性リンパ管炎．

supra– [s(j)ú:prə] (上，上方の意味を表す接頭語)．

supra (sup.) [s(j)ú:prə] [L] 上方に，上に，＝above.

supra-acetabular groove 寛骨臼上溝(大腿直筋の一部(reflected head)が付着する)．

supracallosal gyrus 梁上回，＝gyrus supracallosus, indusium griseum.

supraclavicular nerves 鎖骨上神経，＝nervi supraclaviculares [L].

supraduction [s(j):prədʌ́kʃən] 上転(眼球角膜が上方に移動する運動)，＝sursumduction.

supraglenoid tubercle 関節上結節(肩甲骨関節窩の上方にある上腕三頭筋の長頭の起始部)．

supraglottitis [s(j)u:prəglɑtáitis] 声門上炎．

suprahepatic vena cava (SVC) 肝上位大静脈．

suprahisian block ヒス束上ブロック．

supramarginal gyrus 縁上回(大脳回の一つ，頭頂葉にある)．

supramastoid crest 乳突上稜(外耳道後方にある側頭骨リン状部の稜)．

supramentale [s(j)u:prəmentéili] スプラメンターレ(頭蓋計測における point B)．

supranuclear paralysis 核上麻痺(脳神経核より上位の病変による麻痺)．

supraocclusion [s(j)u:prəɑklú:ʒən] 高位咬合，過長咬合．

supraoptic commissure 視交叉上交連，＝commissurae supraopticae.

supraopticohypophyseal tract 視索上核下垂体路(視索上核および室傍核か

S

ら下垂体後葉に至る).
supraoptimal [s(j)u:prəáptiməl] 最適以上の.
supraorbital [s(j)u:prəɔ́:bitəl] 眼窩上の.
supraorbital artery 眼窩上動脈, = arteria supraorbitalis [L].
supraorbital nerve 眼窩上神経, = nervus supraorbitalis [L].
supraorbital neuralgia 眼窩上神経痛.
supraorbital vein 眼窩上静脈, = vena orbitalis superior [L].
suprapatellar reflex 上膝蓋反射(患者の下肢を伸ばし, 検者の曲げた指をあてて叩打すると, 膝蓋が急速に後方に反跳する).
suprapiriform foramen 梨状筋上孔(上殿神経, 血管が通る), = foramen suprapiriforme [L].
suprapubic cystotomy 恥骨上膀胱切開〔術〕.
suprapyloric nodes 幽門上リンパ節, = nodus suprapyloricus.
suprarenal [s(j)u:prərí:nəl] 腎上の, 副腎の.
suprarenal artery 副腎動脈(副腎に分布する動脈で3本ある), = arteria suprarenalis [L].
suprarenal cortex 副腎皮質, = adrenal cortex.
suprarenal gland 副腎, 腎上体, = glandula suprarenalis [L], adrenal gland.
suprarenal medulla 副腎髄質(副腎の深層の部分で, 副腎髄質ホルモンを分泌する), = adrenal medulla.
suprarenal vein 副腎静脈, = vena suprarenalis [L].
suprarenogenic [s(j)u:prəri:nəʤénik] 副腎ホルモン産生の, 副腎機能異常の.
suprarenoma [s(j)u:prərinóumə] 副腎腫.
suprarenopathy [s(j)u:prərinápəθi] 副腎機能障害, = suprarenalopathy.
suprarenotropism [s(j)u:prərinátrəpizəm] 副腎ホルモン性体質, = suprarenotropic.
suprascapular [s(j)u:prəskǽpjulər] 肩甲上の.
suprascapular artery 肩甲上動脈, = arteria suprascapularis [L].
suprascapular nerve 肩甲上神経(腕神経叢の枝の一つで棘上筋, 棘下筋を支配), = nervus suprascapularis [L].
suprascapular vein 肩甲上静脈, = vena suprascapularis [L].
suprascleral [s(j)u:prəsklíərəl] 強膜上の.
supraspinatus [s(j)u:prəspainéitəs] 棘上筋(上肢帯筋の一つ), = musculus supraspinatus [L].
supraspinatus syndrome 棘上筋症候群(棘上筋腱は肩関節外転, 屈曲で最も障害をうける部分である. 腕の運動に際しての回転疼痛を呈する. インピンジメント症候群), = impingement syndrome.
supratrochlear [s(j)u:prətrákliər] 滑車上の.
supratrochlear artery 滑車上動脈, = arteria supratrochlearis [L].
supratrochlear nerve 滑車上神経, = nervus supratrochlearis [L].
supratrochlear veins 滑車上静脈, = venae supratrochleares [L].
supravalvular aortic stenosis (SVAS) 大動脈弁上〔部〕狭窄.
supraventricular (SV) [s(j)u:prəventríkjulər] 上室性.
supraventricular crest 室上稜(右心室の内面にあって, 動脈円錐の境界をなす), = infundibuloventricular crest.
supraventricular extrasystole 上室期外収縮(心房性と接合部性期外収縮を鑑別しにくいときに用いる総称), = supraventricular premature contraction.
supraventricular tachycardia (SVT) 上室頻拍.
supravital [s(j)u:prəváitəl] 超生体の.
supravital staining 超生体染色(生体から取り出した生活組織に染色を加える方法で, 生体染色法 vital staining と区別する).
sura [s(j)ú:rə] ①腓腹(ふくらはぎ), = calf, ②下脚 形 sural.
sural [s(j)ú:rəl] 腓腹の.
sural arteries 腓腹動脈, = arteriae surales [L].
suralimentation [s(j)u:rəlimentéiʃən] 栄養過多, = superalimentation.
sural nerve 腓腹神経, = nervus suralis [L].
suramin sodium スラミンナトリウム(抗トリパノソーマ薬, 抗フィラリア薬).
surcingle [sə́:siŋgəl] 尾状核後部, = cauda striati.
surexcitation [sə:(r)iksaitéiʃən] 過度興奮, = overexcitation.
surface [sə́:fis] 表面, 曲面.
surface active agent (SAA) 界面活性剤.
surface active material (SAM) 表面活性物質.
surface biopsy 表面生検〔法〕(主として子宮頸部腫瘍の診断に利用される).
surface epithelium 表面上皮, 胚上皮.
surface immunoglobulin (sIg) 細胞表面免疫グロブリン(B細胞膜上に存在する免疫グロブリン).
surface layer (S layer) 表層(菌体表面のタンパク層をとくにS layerと呼ぶ).

S

surface oxygen pressure (PSO_2) 〔臓器〕表面酸素分圧.
surface tension (ST) 表面張力，界面張力(液体はその表面を縮小させる性状をもち，外力の作用がなければ球形となるのは，液体分子間の引力に基づくので，その効果を液体表面に沿う一種の張力として表したもの).
surface traction 面力，歪力.
surface wound 体表創.
surfactant [sə:fǽktənt] 界面活性剤，＝surface active agent.
surfactant protein サーファクタントタンパク〔質〕(肺胞の表面をおおっている肺サーファクタントに含まれるタンパク質).
surgeon [sə́:ʤən] 外科医.
surgery [sə́:ʤəri] 外科，外科学 形 surgical.
surgical [sə́:ʤikəl] 外科的な，外科手術〔上〕の.
surgical anesthesia 外科麻酔〔法〕(手術を行うのに十分な麻酔深度)，＝surgical stage.
surgical history (SH) 外科手術歴.
surgical knot 外科結び(同一の輪の中へ2回通して結ぶこと)，＝surgeon's knot.
surgical neck 外科頸(上腕骨で骨折を起こしやすい部位)，＝collum chirurgicum [L].
surgical recovery room (SRR) 外科回復室.
surgical site infection (SSI) 術野感染，創感染.
surgical therapy (ST) 外科的療法.
surgical treatment 外科的治療.
surgicenter [sə́:ʤisenter] 中央手術部.
surrenal [sərí:nəl] ①腎上の，②副腎の.
surrogate [sʌ́rəgeit] ①代用薬，②代理者(精神分析において，患者が想像する人物で，その何者であるかは判然と認識されない).
surrogate mother 代理母(サロゲイトマザー．代理妊娠).
surrogate outcome サロゲイト・アウトカム(臨床試験で臨床指標の代りに使われる検査や測定値).
sursanure [sə:séinjuər] 表面治癒性潰瘍.
sursum– [sə:səm–] (上へ，上方にの意味を表す接頭語).
sursumvergence [səsəmvə́:ʤəns] 眼球上転，上斜位 形 sursumvergent.
sursumversion [sə:səmvə́:ʒən] 両眼上転.
surveillance [sə:véiləns] サーベイランス(ある集団内の疾患の発生を経時的に監視する観察研究の一つの方法).
survey [sə:véi, sə́:vei] ①調査(特に統計的な)，②測量.
survey meter サーベイメータ，放射能検査計(環境放射線測定器の総称で，電離箱式，GM 管式，シンチレーション式などがある).
survival [sə:váivəl] 生存，生き残ること，生存者.
survival analysis 生存〔率〕分析，生命表分析.
survival curve 生存曲線.
survival rate 生存率.
survival time (ST) 生存時間.
survive [sə:váiv] 生き残る(のびる)，生存する.
survivor [sə:váivər] 生存者.
susceptibility [səseptibíliti] ①感受性，感受率，罹病性，②磁化率 形 susceptible.
susceptibility ratio 感温比.
susceptibility test 感受性試験，＝sensitivity test.
susception [səsépʃən] 感受.
susception time 感受時間.
suscitation [sʌsitéiʃən] 活性増強，覚醒すること 動 suscitate.
suspect [səspékt] 疑う(〜ではないかと思う).
suspected case 疑い例.
suspended [səspéndid] 懸濁の.
suspended animation 仮死.
suspensiometer [səspenʃiámitər] 懸濁標準計.
suspension [səspénʃən] ①懸濁，②懸濁液，③懸垂〔固定〕法.
suspension laryngoscopy 懸垂喉頭検査法.
suspension wire 吊り線.
suspensoid [səspénsɔid] 懸濁質(浮遊コロイド).
suspensorium [sʌspensɔ́:riəm] 提(器官をつるす形態をとる靱帯など) 形 suspensory.
suspensory bandage 支持包帯(陰嚢の).
suspensory ligament of ovary 卵巣堤索(卵巣と骨盤壁の間の腹膜のヒダ，卵巣動脈などが通る)，＝ligamentum suspensorium ovarii [L].
suspensory ligaments of breast 乳房提靱帯(乳腺を15〜20の乳腺葉に分ける結合組織，クーパー靱帯ともいう)，＝ligamenta suspensoria mammaria [L]，Cooper ligament.
suspicious [səspíʃəs] 疑わしい.
suspiration [sʌspiréiʃən] 嘆息，ため息(呼吸が深く長く大きいこと) 形 suspirious.
sustain [səstéin] 持続(継続)する，経験する，受ける.
sustained release formulation 徐放性薬剤(成分の放出速度を遅くするよう設

S

計された製剤)，＝controlled release formulation.

sustentacular cell 支持細胞(精巣の精細管を構成する細胞．セルトリ細胞)，＝cellula sustentacularis, epitheliocytus sustentans [L], Sertoli cell.

sustentaculum [sʌstentǽkjuləm] 載突起(踵骨にある突起，載距突起という) 形 sustentacular.

susurrus [s(j)u:sʌ́rəs, s(j)ú:sərəs] 雑音.

sutura [sú:ʧurə] 縫合(骨の連結の一様式，頭蓋を構成する骨にみられる連結．関節腔をもたない不動結合) 複 suturae.

sutural bone 縫合骨(頭蓋を構成する骨の結合である縫合の間にある骨で，インカ骨もその例である)，＝wormian bone.

sutura notha 仮性縫合.

sutura plana 直線縫合，＝plane suture.

sutura sagittalis 矢状縫合(左右の頭頂骨間の縫合)，＝sagittal suture.

sutura serrata 鋸状縫合.

sutura squamosa 鱗状縫合(側頭骨と頭頂骨間の縫合).

suturation [su:ʧuréiʃən] 縫合術.

suture [sú:ʧər] ①縫合(骨の)，②縫〔合〕線 形 sutural.

suture removed (SR) 抜糸.

SUUD sudden unexpected unexplained death (突然不慮不可解死).

SV ①stroke volume (〔一回心〕拍出量)，②subclavian vein (鎖骨下静脈)，③supraventricular (上室性).

SV40 *Simian virus 40* (シミアンウイルス40).

SVAS supravalvular aortic stenosis (大動脈弁上〔部〕狭窄).

sievert per becquerel (Sv/Bq) (実効線量の単位).

Sv/Bq sievert per becquerel.

SVC ①subclavian vein catheterization (鎖骨下静脈カテーテル挿入)，②superior vena cava (上大静脈)，③suprahepatic vena cava (肝上位大静脈).

s-v conduction sinoventricular conduction (洞室〔間〕伝導).

SVCS superior vena cava syndrome (上大静脈閉塞症候群).

SVD spontaneous vaginal delivery (自然腟分娩).

SV(E)C stereovector electrocardiogram (立体ベクトル心電図).

SVI slow virus infection (遅発性ウイルス感染症，スローウイルス感染症).

Svo_2 venous oxygen saturation (静脈血酸素飽和度).

SVR systemic vascular resistance (体血管抵抗).

SVT supraventricular tachycardia (上室頻拍).

SW social worker (ソーシャルワーカー).

swab [swάb] ①綿棒，スワブ，②綿棒で分泌物を採集する.

swage [swéiʤ] 圧印する(金属を型に当てて圧搾すること).

swallow [swάlou] 嚥下する.

swallowing [swάlouiŋ] 嚥下，飲み込み，＝deglutition.

Swan-Ganz catheter (SGC) スワン・ガンツカテーテル(先端付近にバルーンのついたカテーテルで，右心および肺動脈圧をモニターするためにベッドサイドで用いられる).

Swan-Ganz thermodilution スワン・ガンツ熱希釈法(カテーテル先端のサーミスタ部を肺動脈主幹部におき，冷水を注入し熱希釈法により心拍出量を求める方法).

swanneck deformity スワンネック変形(指の変形の一種で，PIP関節が過伸展しDIP関節が屈曲位をとるもの).

swarm [swɔ́:m] 遊走集落(微生物の).

S wave S波(心電図のQRS群におけるR波後の陰性波).

SWBI subjective well-being inventory (主観的幸福感をみる尺度).

sweat [swét] 汗，＝sudor [L].

sweat gland 汗腺(汗を分泌する細胞よりなりエックリン腺とアポクリン腺がある)，＝glandula sudorifera [L].

sweating [swétiŋ] 発汗.

sweating pan 発汗皿.

sweating sickness ①粟粒熱，②発汗病(アフリカのウシを侵す発熱性ダニ媒介疾患)，＝miliary fever.

Swedish gymnastics スウェーデン式体操(他者の与える抵抗に対抗して行う体操).

Swedish movements スウェーデン式運動，＝Swedish gymnastics.

sweep [swí:p] 掃引(電気的曲線などの).

sweet milk 牛乳(酸敗乳 sour milk と区別していう).

sweet urine 糖尿，＝diabetes, glycosuria.

swelling [swéliŋ] ①膨化，膨潤，腫脹，②膨油.

swimming pool conjunctivitis プール結膜炎(水泳プール中の細菌やウイルスに感染して発生するもの).

swimming pool granuloma プール肉芽腫(*Mycobacterium marinum* の皮膚感染症)，＝fish tank granuloma.

swinepox [swainpάks] 豚痘(ブタにおける豚痘ウイルスの感染症で，膿丘疹が特徴で，牛痘 vaccinia と区別する).

swing phase 遊脚相(歩行周期のうち，足が床から離れているとき．加速期，遊脚中期，減速期に細分される).

switchgrass [swítʃgræs] スイッチグラス(イネ科キビ属の一種で牧草として用い

られる．セルロース性エタノールの資源として注目されている．アメリカクサキビ)．

swoon [swú:n] 卒倒，気絶，＝fainting.

SWS slow wave sleep (徐波睡眠).

Swyer-James syndrome スワイヤー・ジェームス症候群(胸部X線上で，一側肺の肺門，肺野の血管陰影の減少，異常に明るいX線の透過性の亢進した状態．気管支炎や奇形によって片肺の容積が減少し，正常肺が代償的に膨脹したものである．マクラウド症候群)，＝MacLeod syndrome.

Sx symptom (症状).

sycephalus [saiséfələs] 頭部結合体，＝syncephalus.

sychosomatic medicine 心身医学(精神身体医学).

sycoma [saikóumə] いぼ(疣)(軟らかく大きい).

sycosiform [saikásifɔ:rm] 毛瘡状の.

sycosis [saikóusis] 毛瘡(特にひげの毛包を侵す微生物の感染による慢性炎症で，丘疹，膿疱および結節を形成し，それに髪が貫通し，皮膚浸潤および結痂を特徴とする疾患)，＝folliculitis barbae, sycosis coccygenica, sycosis staphylogenes, sycosis mentagra.

sycosis trichophytica 白癬性毛瘡，＝tinea barbae, tinea sycosis.

sycosis vulgaris 尋常性毛瘡.

Sydenham chorea シデナム舞踏病(小舞踏病で小児に多い)，＝chorea minor.

syllabic speech 分節言語，＝staccato speech.

syllable-stumbling 音節錯誤(音節の発音が困難な発語障害で，時にはどもり(吃音)を思わせることがある).

syllabus [síləbəs] ①大要，摘要(講演の)，②教授細目，シラバス，＝compendium.

S

sym- [sim] ＝syn-.

symballophone [simbǽləfoun] 両側聴診器(2個の聴診子を備えた器具で，異なった部分の雑音などを比較聴診するために用いる).

symbiont [símbiɑnt, simbáiənt] 共生生物，＝symbion 形 symbionic.

symbiosis [simbióusis, -bai-] 共生(共利共生，共棲，共力作用) 形 symbiotic.

symbiote [símbiout] 共生生物，＝symbiont.

symblepharon [simbléfərən] 瞼球癒着.

symblepharopterygium [simblefərɑptəríʤiəm, -routə-] 瞼球癒着翼状贅片.

symbol [símbəl] ①象徴(ある事象Bがほかの願望，傾向の対象Aの代理物となるときBをAの象徴という)，②記号.

symbolia [simbóuliə] 象徴知覚(触覚により物体を知覚する能力).

symbolism [símbəlizəm] 象徴性(すべての事象は自己の思考の象徴であるとの妄想的または幻覚的解釈で，精神病患者にしばしばみられる).

symbolization [simbəlaizéiʃən] 象徴化(無意識的表象作用として，ある欲動・願望をほかの対象へと置き換える過程).

symbrachydactylia [simbrækidæktíliə] 癒着短指症.

symbrachydactyly [simbrækidǽktili] 合短指症，癒着短指(趾)症(軽症から重症までかなり広い範囲をもつ手奇形).

Syme amputation サイム切断術(踝骨を切断し，皮膚弁で縫合する方法).

symelus [síməlәs] 両肢癒着体，＝symmelus.

Syme operation サイム手術(①外部尿道狭窄および会陰瘻孔の手術．②腸骨動脈瘤の手術．③内生第1足指の手術).

Symington body サイミングトン体(肛門尾骨靱帯)，＝anococcygeal body, anococcygeal ligament.

symmelia [simí:liə] 両肢癒着奇形，＝sympodia, sympus.

symmelus [síməlәs] 両肢癒着体.

symmetrical [simétrikəl] 対称性の，相称性の.

symmetrical asphyxia 対称性仮死，＝Raynaud disease.

symmetric tonic neck reflex (STNR) 対称性等張性頸反射.

symmetry [símitri] 対称〔性〕，相称性 形 symmetric.

sympathectomy [simpəθéktəmi] 交感神経切除術.

sympathetectomy [simpəθətéktəmi] 交感神経切除，＝sympathectomy.

sympathetic [simpəθétik] ①同情的な，②交感神経性の，③交感神経系.

sympathetic bubo 外傷性横痃.

sympathetic hormone 交感神経ホルモン，＝epinephrine.

sympathetic iritis 交感性虹彩炎.

sympathetic nerve 交感神経(2種類ある自律神経の一つ，ほかは副交感神経でお互いに拮抗する作用をもつ)，＝nervus sympathicus [L].

sympathetic nerve activity 交感神経活動.

sympathetic nervous system 交感神経系(副交感神経系とともに自律神経を構成する．脊髄の胸髄および腰髄上部に中枢がある．間脳に上位中枢がある).

sympatheticoparalytic [simpəθetikoupærəlítik] 交感神経麻痺の.

sympatheticotonia [simpəθetikoutóuniə] 交感神経緊張症.

sympathetic symptom 交感性症状(実際の疾患部位とは異なった部位に病的症状を感ずることで，交感作用によるもの).

sympathetic transmitter releaser

交感神経伝達物質遊離物質(放出薬).

sympathetic trunk 交感神経幹(脊柱の両側にある交感神経節を途中にもつ長い神経の連鎖), ＝truncus sympathicus [L].

sympathetoblast [simpəθétəblæst] 交感神経芽細胞.

sympathic [simpǽθik] 交感神経〔性〕, ＝sympathetic.

sympathicectomy [simpəθiséktəmi] 交感神経切除, ＝sympathectomy.

sympathicoblast [simpǽθikəblæst] 交感神経芽細胞, ＝sympathoblast.

sympathicoblastoma [simpæθikoublæstóumə] 交感神経芽細胞腫, ＝sympathoblastoma.

sympathicogonioma [simpæθikougounióumə] 交感神経産生細胞腫, ＝sympathogonioma.

sympathicolytic [simpæθikəlítik] 交感神経遮断薬, ＝sympatholytic.

sympathicomimetic [simpæθikoumaimétik] 交感神経作用〔の〕, ＝sympathomimetic.

sympathiconeuritis [simpæθikounju:ráitis] 交感神経炎, ＝sympatheoneuritis.

sympathicopathy [simpæθikápəθi] 交感神経症.

sympathicotherapy [simpæθikəθérəpi] 交感神経刺激療法.

sympathicotonia [simpæθikoutóuniə] 交感神経緊張症(交感神経系によって身体機能が亢進されている状態で, 鳥肌, 血圧上昇, 脈管痙攣などの症状が現れる) 形 sympathicotonic.

sympathicotonic [simpæθikətánik] 交感神経緊張性.

sympathicotripsy [simpæθikətrípsi] 交感神経捻除.

sympathicotropic [simpæθikətrápik] 交感神経親性の, ＝sympathicotrope.

sympathicus [simpǽθikəs] 交感神経系.

sympathism [símpəθizəm] ①共感性, ＝suggestibility, ②催眠感受性(催眠暗示に対する感受性のあること).

sympathizer [símpəθaizər] ①交感眼(交感性眼炎の眼のこと), ②賛成者.

sympathoadrenal [simpəθouədrí:nəl] 交感神経副腎の.

sympathoblast [símpəθəblæst] 交感神経芽細胞.

sympathoblastoma [simpəθoublæstóumə] 交感神経芽細胞腫, ＝neuroblastoma, sympathogonioma.

sympathogonia [simpəθougóuniə] 未分化交感神経細胞.

sympathogonioma [simpəθougounióumə] 交感神経産生細胞腫(カテコールアミンを産生する細胞からなる悪性腫瘍), ＝neuroblastoma, sympathoblastoma, embryonal sympathoma.

sympatholytic [simpəθəlítik] 交感神経遮断薬(交感神経支配器官に対して交感神経抑制と同一または類似の効果を示す薬物についていう), ＝sympathicolytic.

sympatholytic drug 交感神経遮断薬, ＝sympathicolyticum.

sympathoma [simpəθóumə] 交感神経腫.

sympathomimetic [simpəθoumaimétik] 交感神経様作用の(交感神経刺激状態を発揮する効果を示す一連の薬物についていう), ＝sympathicomimetic.

sympathy [símpəθi] ①交感(遠隔部位の組織または器官が相関関係をもち, その一つに変化が起こると, ほかも同様の変化を起こすこと), ②同情, 共感.

symperitoneal [simperitouní:əl] (腹膜の2部を縫合することについていう).

sympexis [simpéksis] 精囊結石, 精液石, ＝sympexion.

symphalangia [simfəlǽnʤiə] 指節癒合症, ＝symphalangism.

symphalangy [simfǽlənʤi] ①指節癒着〔症〕, ②手足指関節の強直, ＝symphalangism.

symphyocephalus [simfiəséfələs] 頭部結合体, ＝cephalopagus, craniopagus, syncephalus.

symphyogenesis [simfiəʤénisis] 結合発生(遺伝因子と環境因子との共同発生) 形 symphyogenetic.

symphyseorrhaphy [simfiziɔ́:rəfi] 結合縫合術.

symphysial [simfíziəl] 結合の, 縫い際の.

symphysic [simfízik] 結合性の, 癒合性の.

symphysic teratism 融合性奇形.

symphysion [simfíziən] 結合点, シンフィシオン(下顎歯槽突起の外縁の中央点).

symphysiotomy [simfiziátəmi] 恥骨結合切開〔術〕, ＝pelviotomy.

symphysis [símfisis] ①結合, ②線維軟骨結合, ③病的癒合 形 symphysial.

symphysis ligamentosa 靱帯結合, ＝syndesmosis.

symphysis ossium pubis 恥骨結合, ＝symphysis pubis.

symphysis pubis 恥骨結合, ＝pubic symphysis, symphysis pubica [L].

symplasm [símplæzəm] 合胞体, ＝syncytium, symplast 形 symplasmatic.

symplast [símplæst] シンプラスト, 合胞体(細胞の融合により生じた多核細胞), ＝symplasm.

symplex [símpleks] 総合体(酵素の担体と賦活体とをもつ化合物で, 賦活素, 吸着剤, 血色素, 毒素-抗毒素の類).

sympodia [simpóudiə] 合足症, 両足結合奇形 形 sympodial.

symport [símpɔ:t] 等方(共)輸送，シンポート(異なった分子やイオンが共通の輸送機構によって運ばれること).

symptom (Sx) [símptəm] 徴候，症候，症状 形 symptomatic.

symptoma [simptóumə] [G] 症候，症状.

symptomatic [simptoumǽtik] 徴候的な，症候性の.

symptomatic nanism 症候性小人症(発育遅滞による).

symptomatic therapy 対症療法(疾患の根治的な治療ではなく，症状の軽減を目的とする).

symptomatic treatment 対症療法(原因疾患の治療とは別に，症状の緩和を目的として行う治療法).

symptomatic ulcer 症候性潰瘍.

symptomatography [simptoumətágrəfi] 症候論.

symptomatology [simptoumətáləʤi] 症候学 形 symptomatologic.

symptomatolytic [simptoumətəlítik] 症状寛(緩)解性の.

symptom complex 症候群，＝syndrome.

symptomless [símptəmles] 不顕性の，無症候性の，＝asymptomatic.

symptosis [simptóusis] 漸弱，漸衰(漸次に身体または局部が消耗すること) 形 symptotic.

sympus [símpəs] 合足体(下肢の結合，脚の回転，骨盤，性器の著明な障害をもつ先天奇形体)，＝cuspidate fetus, sirenomelus, symelus, sirenoform fetus, mermaid fetus, uromelus.

sympus apus 無足合脚体.

sympus dipus 両足合脚体，＝sympus bipus.

sympus monopus 一足合脚体.

S

syn– [sin] (①結合，共同，合成，類似. ②化合物の幾何異性の中のシン–アンチ異性のシン，を表す接頭語).

synacmy [sinǽkmi] 雌雄同熟.

synaetion [siní:ʃən] 随伴性原因，共同原因(疾病の).

synalgia [sinǽlʤiə] 遠隔痛(関連痛)，＝telalgia, referred pain 形 synalgic.

synanastomosis [sinənæstoumóusis] 数個血管吻合.

synanthem [sinǽnθəm] 皮疹群，癒合性皮疹，＝synanthema.

synapse [sinǽps, sínæps] ①シナプス(神経細胞の突起が隣接細胞の突起と連接する個所で，神経と神経の間および神経と筋の間にある)，②接合，対合，＝synapsis 形 synaptic.

synaptic [sinǽptik] シナプスの，接合部の.

synaptic bouton シナプス小頭(神経細胞と神経細胞間のシナプス前末端(終末)の膨隆部をいう).

synaptic cleft シナプス間隙(シナプス前線維末端部とシナプス下膜との空隙).

synaptic delay シナプス遅延.

synaptic hillock シナプス丘部.

synaptic phase 結合期(染色体の).

synaptic release シナプス遊離.

synaptic soma シナプス体部.

synaptic stage 接合期.

synaptic transmission シナプス伝達.

synaptic vesicle シナプス小胞.

synaptolemma [sinæptəlémə] シナプス膜(シナプスを構成する両細胞の細胞膜)，＝synaptic membrane.

synaptosome [sinǽptəsoum] シナプトソーム(シナプス小胞を含む膜で囲まれた嚢).

synarthrodial [sinɑ:θróudiəl] 関節癒合の.

synarthrodial joint 不動関節(間接癒着関節)，＝synarthrodia, synarthrosis.

synarthrophysis [sinɑ:θráfisis, –θroufáis–] 関節強直症.

synarthrosis [sinɑ:θróusis] 関節癒合症 形 synarthrodial.

synbiotics [sinbaiátiks] シンバイオティクス(プロバイオティクスとプレバイオティクスを組み合わせたもの).

syncanthus [sinkǽnθəs] 瞼角球癒着症，＝adhesion of orbital tissue.

syncaryon [sinkέəriən, sinkǽr–] 融合核，＝synkaryon.

syncelom [sinsí:ləm] 総腔(胸腔，腹腔，心嚢などの総称)，＝syncoelom.

syncephalus [sinséfələs] 頭部結合体，＝symphyocephalus.

syncephalus asymmetros 非対称性頭部結合体，＝iniops.

synchesis [síŋkisis] 融解，＝synchysis.

synchilia [siŋkáiliə] 口唇癒着症(先天性)，＝syncheilia.

synchondroseotomy [siŋkəndrousiátəmi] 軟骨結合切開術，＝synchondrotomy.

synchondrosis [siŋkəndróusis] 軟骨結合，＝symphysis cartilaginosa, synchondrosis [L] 形 synchondrosial.

synchondrotomy [siŋkɑndrátəmi] 軟骨結合切離術.

synchorial [siŋkɔ́:riəl] 絨毛膜癒合の.

synchronism [síŋkrənizəm] 同時性，同期性，同調性 形 synchronous.

synchronization [siŋkrounizéiʃən] 同期化.

synchronized intermittent mandatory ventilation (SIMV) 同期式間欠的強制換気.

synchronous [síŋkrənəs] 同時〔性〕の，同期的な.

synchronous culture 同調培養(細胞の分裂周期を同調させる培養法).

synchrony [síŋkrəni] 同調性，同期性．
synchroscope [síŋkrəskoup] シンクロスコープ(波形をブラウン管上に表示して観測する装置)．
synchrotron [síŋkrətrɑn] シンクロトロン(電子の加速装置で，サイクロトロンとベータトロンの2つの加速原理を併用したもの)．
synchysis [síŋkisis] 融解，液化，軟化．
synchysis corporis vitrei 硝子体融解症．
synciput [sínsipət] 頭蓋前頂部，＝sinciput．
synclinal [siŋkláinəl] 向斜の．
synclitism [síŋklitizəm] 正軸進入(胎児の頭部と骨盤平面が並行する状態) 形 synclitic．
synclonus [síŋklənəs] 共同クローヌス(筋群の持続性，反復性の収縮)．
syncope [síŋkəpi:] 失神 形 syncopal, syncopic．
syncope anginosa 狭心症，＝angina pectoris．
syncretio [siŋkrí:ʃiou] 癒着．
syncyanin [sinsáiənin] シンシアニン(*Bacillus syncyaneus* の発生する青色色素)．
syncytial [sinsíʃəl] 合胞体層．
syncytial knot 合胞体性結節(胎盤絨毛の特徴である合胞体栄養膜の隆起)．
syncytioma [sinsitioúmə] 合胞体腫(子宮体壁が巨大合胞体細胞により浸潤された腫瘍)．
syncytiotoxin [sinsitətáksin] シンシチオトキシン(胎盤細胞で動物を免疫したとき生ずる細胞融解性血清)．
syncytiotrophoblast [sinsitiətráfəblæst] 合胞体性栄養膜(胎盤の絨毛の外層，合胞体栄養細胞よりなる．合胞体層ともいう)，＝syncytium, plasmoditrophoblast, plasmodiblast．
syncytium [sinsítiəm, -síʃiəm] 合胞体，シンシチウム，合胞細胞(細胞融合により生じた多核細胞．骨格筋線維がその例) 形 syncytial．
syncytoid [sínsitɔid] 類合胞体．
syndactylia [sindæktíliə] 合指症，＝syndactilism, syndactyly．
syndactylus [sindǽktiləs] 指趾癒合体，合指体．
syndactyly [sindǽktili] 指趾癒合，合指症 形 syndactyl, syndactylous．
syndectomy [sindéktəmi] 結膜切除術(結膜から円形小片を切除するパンヌス療法)，＝circumcision of the cornea, peritomy．
syndesis [sindí:sis, síndisis] ①結合(特に手術による関節強直)，②接着期，＝zygonema．
syndesmectomy [sindəsméktəmi] 靭帯切除術．
syndesmectopia [sindesməktóupiə] 靭帯転位．
syndesmitis [sindesmáitis] ①靭帯炎，②結膜炎．
syndesm(o)- [sindesmou, -mə] (結合〔組〕織，特に靭帯との関係を表す接頭語)．
syndesmochorial [sindesmoukɔ́:riəl] 結合織絨毛外胚葉の．
syndesmodiastasis [sindesmoudaiǽstəsis] 靭帯剥離．
syndesmography [sindəsmágrəfi] 靭帯論．
syndesmoma [sindesmóumə] 靭帯腫，結合織腫．
syndesmo-odontoid [sindesmououdántɔid] 靭帯歯状突起(環軸椎関節の後部で，横靭帯前面と歯状突起の後部とにより形成される)．
syndesmopexy [sindésməpeksi] 靭帯固定法．
syndesmophyte [sindésməfait] 靭帯骨棘形成．
syndesmoplasty [sindésməplæsti] 靭帯形成術．
syndesmorrhaphy [sindəsmɔ́:rəfi] 靭帯縫合術．
syndesmosis [sindəsmóusis] 靭帯結合，＝symphysis ligamentosa．
syndesmotomy [sindəsmátəmi] 靭帯切開術．
syndet [síndet] 合成洗剤．
syndrome [síndroum] 症候群(一つの疾患や障害で現れる一群の徴候をいう)，＝symptom complex 形 syndromic．
syndromic [sindrámik, -dróu-] 症候性の 名 syndrome．
syndromization [sindrəmizéiʃən] 症候群発現．
synechia [siní:kiə, siné-] 癒着〔症〕(特に眼の虹彩が水晶体または角膜に癒着した状態)．
synechotome [sinékətoum] 癒着剥離刀．
synechotomy [sinəkátəmi] 癒着剥離術．
synechtenterotomy [sinektentərátəmi] 腸癒着剥離術．
synencephalocele [sinənséfələsi:l] 癒着性脳ヘルニア．
syneresis [sinə́:risis] シネレシス，離液，離漿(血餅または凝固したゲルを放置するとき，結合水の一部が放出されて体積が減少する現象)．
synergetic [sinə:ʤétik] 随伴性の，共同の，共役の．
synergia [sinə́:ʤiə] 共力作用，＝synergy．
synergic [sinə́:ʤik] 共力作用の，相乗作用の，＝synergistic．
synergism [sínə:ʤizəm] 共力作用，相力，相乗作用(生体組織の機能または薬物

S

の効力が2つ以上の共力により，その機能または効果がその単独作用の和よりも大きい結果を出す現象)，＝potentiation 形 synergistic.

synergist [sínə:ʤist] ①共力筋(拮抗筋の反対)，②共力薬，相助物質.

synergistic [sinə:ʤístik] 共力作用の，相乗作用の，＝synergic.

synergistic action 協力作用，相乗作用，＝synergism, synergy.

synergistic muscle 協同筋(協力して同じ作用をもつ関係にある筋).

synergy [sínə:ʤi] 相乗作用，＝synergism.

synesthesia [sinesθí:ziə] 共〔伴〕感覚(他の部位または器官の刺激により起こる2次性感覚．例えば音の刺激により，色の感覚が起こる).

synesthesialgia [sinesθi:ziǽlʤiə] 疼痛性共感(音やにおいなどの原発刺激に対して2次的に患側に起こる疼痛感).

syngamous [síŋgəməs] 受精時性決定の，両性生殖の.

syngamy [síŋgəmi] 融合(雌雄両核の完全合同を伴う2個体の接合) 形 syngamous, syngamic.

syngen [sínʤən] 同質遺伝子個体群.

syngeneic [sinʤiní:ik] 共通遺伝子組成の，同系の(一卵性双生児や，ほとんど同血統の交配で繁殖した品種など，遺伝学的に同一の生物であることをいう．同系動物は組織抗原が同一なので皮膚や組織の移植交換が可能となる)，＝syngenic, isologous, isogenic.

syngenesioplastic [sinʤini:ziəplǽstik] 同族移植の.

syngenesiotransplantation [sinʤini:zioutrænsplæntéiʃən] 同族組織移植.

syngenesis [sinʤénisis] 有性生殖，合着生殖，＝sexual reproduction 形 syngenetic, syngenesious.

syngenic [sinʤénik] 同系の，＝syngeneic.

syngnathia [sinǽθiə, -néiθ-] 顎癒合〔症〕(上・下顎の癒合).

syngonic [siŋgɑ́nik] 受精時性決定の.

syngraft [síŋgræft] 同族移植片(遺伝子上同一の個人間で移植された組織または器官)，＝syngeneic graft.

synidrosis [sinidróusis] 随伴性発汗.

synizesis [sinizí:sis] ①〔瞳孔〕閉鎖，収縮期，②〔染色体〕対合，＝synezesis.

synkaryon [sinkǽriən] 融合核(真菌類において受精の際，2個の単相核が融合して生ずる複相接合核)，＝syncaryon.

synkinesis [siŋkainí:sis] 共同運動，随伴運動，＝associated movement 形 synkinetic.

synkinetic [siŋkainétik] 連合運動の，共動運動の.

synneurosis [sinju:róusis] 靱帯結合，＝syndesmosis.

synocha [sínəkə] 持続熱，＝synochus 形 synochal.

synonychia [sinəníkiə] 合爪症(合指症でみられる).

synonym [sínənim] 〔同物〕異名，同義語 形 synonymous.

synophridia [sinəfrídiə] 眉毛叢生，＝synophrys.

synophrys [sinɑ́fris] 眉毛叢生(両側の眉毛が中心ではえ合うこと).

synophthalmia [sinɑfθǽlmiə] 合眼症，単眼症，＝cyclopia.

synophthalmus [sinɑfθǽlməs] 単眼体，＝cyclops.

synopsia [sinɑ́psiə] 先天性両眼癒合症.

synopsy [sinɑ́psi] 共視症(一定の聴覚が，一定の色覚を引き起こす共感).

synorchidism [sinɔ́:kidizəm] 精巣(睾丸)癒着〔症〕，＝synorchism.

synorchism [sinɔ́:kizəm] ＝synorchidism.

synoscheos [sinɑ́skiəs] 精巣(睾丸)陰嚢癒着.

synostosis [sinɑstóusis] 骨癒合症 形 synostotic, synosteotic.

synotia [sinóuʃiə] 合耳症.

synotus [sinóutəs] 合耳体.

synovectomy [sinəvéktəmi] 滑膜切除術.

synovia [sinóuviə, sai-] ①滑液(関節腔，嚢腔，腱鞘内に分泌される液)，＝synovial fluid, synovia [L], ②→synovium 形 synovial.

synovial [sinóuviəl, sai-] ①滑液の，②滑膜の.

synovial bursa 滑液包，滑液嚢(筋と骨の間などにある粘液を伴う嚢，関節周囲にみられる)，＝bursa synovialis [L].

synovial cyst 滑液嚢胞.

synovial hernia 滑液嚢脱出(関節嚢の線維層を通る内被膜の脱出).

synovialis [sinouviéilis, sai-] 滑膜.

synovial joint 滑膜性の連結，＝articulatio synovialis.

synovial membrane 滑膜(関節包の内面側にあり滑液を分泌)，＝membrana synovialis [L].

synovial sarcoma 滑膜肉腫(比較的発生はまれな悪性軟部腫瘍で，下肢に好発する).

synovial sheath 滑液鞘(関節の近くの腱をとりまく滑液という粘液を含むうすい鞘で線維鞘とともに腱鞘をつくる).

synovial villus 滑液膜絨毛.

synovioblast [sinóuviəblæst, sai-] 滑膜形成細胞.

synovioma [sinəvióumə] 滑膜腫.

synoviparous [sinəvípərəs, sai-] 滑液産生の.

synovitis [sinəváitis, sai-] 滑膜炎.

synovium [sinóuviəm, sai-] 滑膜 複 synovia.
synport [sínpɔ:t] シンポート,〔同方向〕共輸送(1輸送系で2物質を同方向に).
synreflexia [sinrifléksiə] 反射相関性.
syntaxis [sintǽksis] ①構語, = articulation, ②整復, 還納, = taxis 形 syntactic.
syntenic [sinténik] シンテニーの.
synteny [síntəni] シンテニー(同一染色体の一対上, 同一染色体上で存在する2つの遺伝子座の関係).
synteresis [sintərí:sis] 予防法 形 synteretic.
syntexis [sintéksis] 衰弱, やせ 形 syntectic.
synthase [sínθeis] シンターゼ(逆方向に進むリアーゼ反応), = synthetase.
synthesis [sínθisis] ①合成(化合物の), ②統合, ③接合 形 synthetic.
synthesize [sínθisaiz] 合成する.
synthetase [sínθiteis] シンテターゼ(ATPなどのピロリン酸結合の開裂に共役して2つの分子を結合させる合成酵素. シンテターゼの代わりにリガーゼ, シンターゼが使用されている).
synthetic [sinθétik] 合成の.
synthymia [sinθáimiə] 単純感動性.
syntone [síntoun] 同調性気質(精神医学において環境に対して正常な同調性を示す人格について, 分裂気質に対立する概念) 形 syntonic.
syntone temperament 同調性気質.
syntonic [sintánik] 同調性の.
syntopy [síntəpi] 部位相関(ある器官の隣接器官に対する関係), = syntopie.
syntripsis [sintrípsis] 粉砕骨折(複雑骨折), = comminuted fracture.
syntrophism [síntrəfizəm] 共同発育(細菌などの).
syntrophus [síntrəfəs] 先天〔遺伝〕性疾病.
syntropic [sintrápik] ①並列性の, ②同向性の, ③社会的人格の, = kointropic.
syntropy [síntrəpi] ①同向性(2つの疾病または症候が発現するときに, それらの条件因子間の相同性または相関性), ②並列(肋骨のように同じ方向に並んでいること), ③社会的人格 形 syntropic.
synulosis [sinjulóusis] 瘢痕形成 形 synulotic.
syphilid(e) [sífilid,-laid] 梅毒疹(梅毒性皮膚疹の総称).
syphilidophthalmia [sifilidɑfθǽlmiə] 梅毒性眼病.
syphilionthus [sifiliánθəs] 梅毒性褐色疹.
syphilipher [sifílifər] 梅毒保菌者.
syphiliphobia [sifilifóubiə] 梅毒恐怖〔症〕, = syphilophobia, syphilodophobia.
syphilis [sífilis] 梅毒(梅毒トレポネーマによる性感染症. 1〜3週間の潜伏期後, 第1期には下疳および リンパ節腫脹が起こり, 第2期には扁平コンジローマ, 第3期にはゴム腫が特徴的症状として発現する).
syphilis quarta 第4期梅毒(変性梅毒), = parasyphilis, quaternary syphilis.
syphilitic [sifilítik] 梅毒性の, 梅毒患者, = luetic.
syphilitic fever 梅毒熱(第2期梅毒においてバラ疹期に高熱が発現するもの).
syphilitic meningitis 梅毒性髄膜炎.
syphilitic retinitis 梅毒性網膜炎(梅毒患者の虹彩炎に併発する).
syphilitic ulcer 梅毒性潰瘍, = chancre.
syphilization [sifilizéiʃən] 梅毒感染 動 syphilize.
syphiloderm(a) [sífilədə:m (sifiloudə́:mə)] 皮膚梅毒, 梅毒疹 形 syphilodermatous.
syphiloid [sífilɔid] 類梅毒.
syphiloma [sifilóumə] 梅毒腫(ゴム腫, そのほかの梅毒性腫瘍) 形 syphilomatous.
syphilomania [sifilouméiniə] 梅毒狂(梅毒恐怖〔症〕の臨床型で, 自分が梅毒にかかったと確信する).
syphilopathy [sifilápəθi] 梅毒症.
syphilophobia [sifiloufóubiə] 梅毒恐怖〔症〕, = syphilodophobia.
syphilopsychosis [sifilousaikóusis] 梅毒性精神病.
syphilosis [sifilóusis] 梅毒症, = syphilopathy.
syphilous [sífiləs] 梅毒の, = syphilitic.
syr syrupus (シロップ).
syrigmus [sirígməs] 耳鳴り.
syringadenoma [siriŋgædinóumə] 汗腺腫.
syringadenous [siriŋgǽdinəs] 汗腺の.
syringe [sírinʤ] 注射器.
syringectomy [sirinʤéktəmi] 瘻孔壁切除術.
syringitis [sirinʤáitis] 耳管炎.
syringo- [siriŋgou, -ŋgə] (管, 瘻, 空洞などとの関係を表す接頭語).
syringocele [siríŋgəsi:l] ①中心管, 脊髄中心管, ②脊髄瘤.
syringocystadenoma [siriŋgousistædinóumə] 汗腺嚢胞腺腫.
syringocystoma [siriŋgousistóumə] 汗腺嚢腫, = hidrocystoma.
syringoencephalomyelia [siriŋgouensefəloumaií:liə] 脳脊髄空洞症.
syringoid [siríŋgɔid] 管状の.
syringoma [siriŋgóumə] 汗管腫.
syringomyelia [siriŋgoumaií:liə] 脊髄空洞症(脊髄実質内に空洞を生ずる疾患. 表在性感覚が脊髄実質中心部で交叉するため, 頸髄レベルでは両側チョッキ型の感覚障害を呈する．脊髄後索，側索は病初期は障害されない．延髄空洞症を伴うこともある）．

syringomyelitis [siriŋgoumaiəláitis] 炎症性脊髄空洞症．

syringomyelocele [siriŋgoumáiələsi:l] 空洞状脊髄脱出，＝myelocystocele, syringomeningocele.

syringomyelus [siriŋgoumáiələs] 空洞性脊髄（中心管が拡大し，脊髄灰白質が線維化する）．

syringotome [siríŋgətoumə] 瘻孔切開刀，＝fistulatome.

syringotomy [siriŋgátəmi] 瘻孔切開〔術〕（特に肛門瘻の），＝fistulotomy.

syrinx [síriŋks] ①瘻孔，②鳴管（鳥類の発音器）．

syrup [sírəp] ①シロップ，②糖蜜．

syrupus (syr) [sírəpəs] シロップ剤（剤形の一つ．白糖の溶液または白糖．その他の糖類もしくは甘味料を含む医薬品を比較的濃稠な溶液または懸濁液などとした内用液剤と定義される）形 syrupy.

syssarcosic [sisɑ:kóusik] 筋骨連結の．

syssarcosis [sisɑ:kóusis] 筋骨連結（筋が介在する骨の連結（例：下顎骨と舌骨間など））形 syssarcosic, syssarcotic.

system [sístəm] ①系統，体系（組織，器官，または化学反応の），②全身 形 systemic, systematic.

systematic [sistəmǽtik] 系統的な，体系的な．

systematic human anatomy 系統人体解剖学（骨格系，筋系，神経系など器官系に従って記述する解剖学）．

systematization [sistəmætizéiʃən] 系統的配列 動 systematize.

systematized nomenclature of medicine (SNOMED) スノメド（国際医学用語コード）．

systematology [sistəmətáləʤi] 系統学．

system family therapy システム家族療法（家族単位を1つのシステムとし，その家族システムを治療の対象とする家族療法）．

systemic [sistémik] 全身〔性〕の．

systemic action 全身作用．

systemic anaphylaxis 全身アナフィラキシー，＝generalized anaphylaxis.

systemic autoimmune disease 全身性自己免疫疾患．

systemic candidiasis 全身性カンジダ症．

systemic circulation 体循環，大循環．

systemic contact dermatitis (SCD) 全身性接触皮膚炎．

systemic cryptococcosis 全身性クリプトコッカス症．

systemic inflammatory response syndrome (SIRS) 全身性炎症反応症候群．

systemic lupus erythematosus (SLE) 全身性エリテマトーデス，全身性紅斑性狼瘡（多臓器障害をきたす全身性炎症性疾患で，慢性に経過する．膠原病の一つ）．

systemic mycosis 全身性真菌症．

systemic scleroderma 全身性強皮症，＝systemic sclerosis, progressive systemic sclerosis diffuse scleroderma.

systemic sclerosis (SSc) 全身性硬化症，＝progressive systemic sclerosis, systemic scleroderma.

systemic vascular resistance (SVR) 全身血管抵抗，体血管抵抗．

systemoid [sístəmɔid] 類系統性（腫瘍の増殖が器官系統親和性を呈することなどについていう）．

systole [sístəli:] 収縮（心臓周期の収縮期）形 systolic.

systolic [sistálik] 〔心〕収縮期〔性〕の．

systolic anterior motion (SAM) 収縮期前方運動（僧帽弁前尖の収縮期異常運動による左室流出路障害）．

systolic blood pressure (SBP) 収縮期血圧，＝maximal blood-pressure.

systolic click 収縮期クリック（収縮期駆出音）．

systolic ejection 収縮期駆出（等尺性収縮期の後に起こる心臓の血液駆出）．

systolic ejection murmur (SEM) 駆出性収縮期雑音．

systolic hypertension 収縮期高血圧〔症〕．

systolic murmur (SM) 収縮期雑音．

systolic pressure (SP) 収縮期血圧．

systolic standstill 収縮期〔心〕停止．

systolic to diastolic ratio (S/D) 収縮期－拡張期比．

systremma [sistrémə] 下肢腓腹筋痙攣，こむら返り．

Szondi test ソンディテスト（投影法心理テスト）．

S

T

T ①temperature（体温），②temporal（側頭．T，t），③thorax（胸郭），④thoracic vertebrae（胸椎），⑤tension（圧），⑥time（時間），⑦total（総数，合計），⑧tesla（テスラ）．

T_3 triiodothyronine（トリヨードチロニン）．

T_4 tetraiodothyronine（テトラヨードチロニン）．

TA ①Terminologia Anatomica（解剖学用語），②transactional analysis（交流分析）．

Ta （tantalum タンタルの元素記号）．

TAB, tab. tabella（錠剤）．

tabefaction［təbifǽkʃən］消耗症，癆．

tabella (TAB, tab.)［təbélə］［L］錠剤 複 tabellae．

tabes［téibi:z］癆，消耗症，萎縮，憔悴，＝phthisis 形 tabetic，tabic．

tabescence［təbésəns，təbí:-］消耗，痩削，るいそう（羸痩）形 tabescent．

tabes dorsalis 脊髄癆（梅毒の原因により，脊髄の後索と感覚神経の変性を起こす疾患．疼痛発作，脊髄後索性運動失調，反射消失，諸器官の機能障害，骨および関節の栄養異常などを特徴とする），＝locomotor ataxia，tabetic neurosyphilis，syphilitic posterior spinal sclerosis．

tabes ergotica 麦角脊髄癆（麦角中毒症に起こるもの）．

tabetic［təbétik，təbí:-］脊髄癆〔性〕の，癆性の，＝tabic，tabid．

tabetic arthropathy 脊髄癆〔性〕関節症（痛覚，自己固有感覚障害をみる脊髄癆に発症し，関節の無痛性の変形，破壊，関節運動の異常な拡大を呈する．シャルコー関節），＝Charcot joint．

tabetic crisis 脊髄癆性発症（初期にみられる激烈な疼痛）．

tabetiform［təbétifɔ:m，təbí:-］脊髄癆状の．

tabic［tǽbik］＝tabetic．

tabid［tǽbid］＝tabetic．

table［téibl］①骨板（特に頭蓋骨の），②表，③机，台．

tablet［tǽblit］錠〔剤〕（小円板状に固めた薬剤），＝troche，tabella［L］．

taboo［təbú:］禁制，禁断（宗教的または社会的に禁止された言語動作などをいう．タブー），＝tabu．

taboparesis［teiboupərí:sis］脊髄癆性進行麻痺．

tabophobia［teiboufóubiə］脊髄癆恐怖症．

tabular［tǽbjulər］板状の．

tabulation［tæbjuléiʃən］①集計，②製表（資料を表にすること）．

tabule［tǽbju:l］（錠剤の一種），＝tablet．

Tacaribe complex タカリベウイルス群（アレナウイルス科に属し，RNA をゲノムとするウイルス），＝new world arenaviruses．

Tacaribe virus タカリベウイルス（アレナウイルス科のタカリベウイルス群はアルゼンチン出血熱・ボリビア出血熱などの病原体）．

tache［tάʃ］［F］斑点，斑紋（特に血管性の皮膚斑点をいう）．

tachistoscope［təkístəskoup］タキストスコープ（①立体鏡の一種（精神生理学において，統覚の時間的条件を観察するために用いる器具．また眼科矯正学においては動揺する絞りを用いて弱視を治療する器械），②感覚検時器（感覚が起こるために要する最短時間を測定する器械）＝tachystoscope）．

tacho-［tækou，-kə］（速度の意味を表す接頭語）．

tachometer［tækάmitər，tək-］回転速度計（①高速度に回転する物体の回転数を測る器械．②血流速度計 hemotachometer），＝revolution counter．

tachy-［tæki］（急速または頻回の意味を表す接頭語）．

tachyarrhythmia［tækiəríðmiə］頻拍性不整脈．

tachycardia［tækikά:diə］頻拍，頻脈（脈拍 100 以上のときにいう）形 tachycardiac．

tachygenesis［tækiʤénisis］急速発生．

tachykinin［tækikáinin］タキキニン（ポリペプチドの一つで，哺乳類の腸管や平滑筋を収縮させる）．

tachyphagia［tækiféiʤiə］速食症（早食い）．

tachyphrasia［tækifréiziə］速語症（多弁，饒舌）．

tachyphrenia［tækifrí:niə］精神活動亢進（精神の働きが異常に活発なこと）．

tachyphylaxis［tækifilǽksis，-fail-］タキフィラキシー（薬物を短時間に頻回投与すると，薬物に対する反応性の急激な変化が起こり，ついには無効となる現象）．

tachypn(o)ea［tæki(p)ní:ə］頻呼吸．

tachyrhythmia［tækiríðmiə］頻脈，心拍急速，＝tachycardia．

tachysystole［tækisístəli］急速収縮，頻脈，＝tachycardia．

tachytrophism［tækitróufizəm］急速代謝．

tachyzoite［tækizóuait］急増虫体，タキ

ゾアイト(トキソプラズマの発育段階のうち，終宿主以外の宿主の細胞内で盛んに分裂増殖している時期の虫体をいう).

tack [tǽk] 粘着度.

tackifier [tǽkifaiər] 粘着剤(ゴム).

tackiness [tǽkinis] 粘着性.

tacky [tǽki] 粘着の.

tacrolimus hydrate タクロリムス水和物($C_{44}H_{69}NO_{12}\cdot H_2O$. 1984年，わが国で放線菌の一種から分離されたマクロライド系免疫抑制薬).

tactile [tǽktil] 触覚の.

tactile agnosia 触認識不能，＝astereognosia.

tactile amnesia 触角性健忘〔症〕，＝asterognosis.

tactile anesthesia 触覚消失.

tactile corpuscle 触覚小体(マイスネル小体)，＝touch corpuscle, oval corpuscle, Meissner corpuscle.

tactile image 触覚印象(触れることによって得られる物の印象).

tactile meniscus 触覚半月(上皮感覚神経細胞の軸索にある円板状膨大部).

tactilogical [tæktiláʤikəl] 触覚の，＝tactual.

taction [tǽkʃən] ①接触，②触覚.

tactoids [tǽktɔiz] タクトイド(鎌状赤血球を還元してつくったヘモグロビン(HbS)の濃原溶液を位相差顕微鏡で観察するとき認められる杆状の粒子構造形成で，赤血球の鎌状変形はこの物質であると考えられている).

tactometer [tæktámitər] 触覚計，＝esthesiometer.

tactor [tǽktər] 触覚器触官，＝tactile end-organ.

tactual [tǽktʃuəl] 触覚の.

taedium [tí:diəm] 悪心，嘔気，嫌忌.

taedium vitae 厭世(人世に対する病的嫌厭状態で，自殺傾向を示す精神病).

Taenia [tí:niə] テニア属(条虫科の一属で，比較的大型．成虫はヒトや肉食獣に寄生する．ヒトの小腸に寄生する無鉤条虫 *T. saginata*，有鉤条虫 *T. solium* などを含む).

taenia [tí:niə] ①ヒモ(紐)(ヒモ状の構造，結腸ヒモなどが例)，＝tenia，②テニア属条虫 複 taeniae.

taeniacide [tí:niəsaid] 条虫撲滅薬.

taeniafuge [tí:niəfju:ʤ] 条虫駆虫薬.

taeniasis [ti:náiəsis] 条虫症(肉などの食品から感染する寄生虫症)，＝tapeworm infection.

taeniola [ti:náiələ] 小ヒモ.

TAF ①T-lymphocyte activating factor (Tリンパ球活性化因子)，② tumor angiogenesis factor (腫瘍血管形成因子).

tag [tǽg] ①付端，小さな付属器，弁，ポリープ，②標識.

Tahyna virus タヒナウイルス(ブニヤウイルス科，カリフォルニア脳炎ウイルス群に属するウイルス).

tailgut [téilgʌt] 原腸尾部(胚の原腸が尾部に達する部分).

tail of pancreas 膵尾(膵臓の脾臓側にある部分)，＝cauda pancreatis [L].

tailor-made medicine テーラーメイド医療(個人の遺伝子レベルでの相違に基づき，最も適切な治療法を選択する医療)，＝personalized medicine, individualized medicine, custom-made medicine.

Taka-diastase タカジアスターゼ(コメコウジ菌 *Aspergillus oryzae* に麩(ふ)を発酵させてつくった植物性消化酵素).

Takahara disease 高原病(全身諸細胞に存在するカタラーゼの先天的欠損症．幼少期に歯周囲組織の進行性壊死病変で発症．無カタラーゼ血症)，＝acatalasemia.

Takayasu arteritis 高安動脈炎(大動脈・基幹動脈・肺動脈などの大型動脈に生じる原因不明の非特異的な炎症病態である．特異な眼底所見と橈骨動脈の脈拍欠損が主要徴候であり，大動脈炎症候群として用いられている．脈なし病)，＝Takayasu disease, pulseless disease.

take [téik] 生着(移植手術または接種がうまくいくこと).

talalgia [təlǽlʤiə] 踵痛.

talantropia [təlæntróupiə] 眼振，＝nystagmus.

talar [téilər] 距骨の.

talc [tǽlk] タルク，滑石(天然産の含水ケイ酸マグネシウム $3MgO\text{-}4SiO_2\text{-}H_2O$ で，散布用および濾過用の軟性の脂様感のある鉱物)，＝soapstone, steatite.

talcosis [tælkóusis] 滑石沈着症.

talcous [tǽlkəs] 滑石の，タルクの.

taliped [tǽlipid] 内反尖足.

talipes [tǽlipi:z] 脅足，脅曲足，＝clubfoot 形 talipedic.

talipes cavus 凹足.

talipes plantaris 足底凹足，＝talipes cavus.

talipes planus 扁平足，＝flat foot, splay foot.

talipes spasmodicus 痙攣足.

talipes transversoplanus 横扁平足，＝metatarsus latus.

talipes valgus 外反足.

talipes varus 内反足.

talipomanus [tælipámənəs, -pouméin-] 脅曲手(手が前腕に向かって不良位に脅曲した状態)，＝clubhand.

tallow [tǽlou] 獣脂，脂肪，＝suet.

talo- [teilou, -lə] (距骨との関係を表す接頭語).

talocalcaneonavicular joint 距踵舟関節.

talocrural [teiloukrú:rəl] 距腿の.

talocrural joint 距腿関節(足首の関

節), = articulatio talocruralis [L].

talon [tǽlən] 距錐(上顎大臼歯において Protocone の遠心側に発生したもので，その後咬頭まで発育したものが Hypocone である).

talonid [tǽlənid] 距錐(下顎大臼歯の).

talus [téiləs] ① 距骨，= astragalus, anklebone, talus [L], ②くるぶし(踝)，足首，足関節，かかと(踵).

tama [téimə] 足脚浮腫.

tambour [tɑmbúr] タンブール(鼓の意味．運動描写法において円筒にゴム膜を張り付け，これに空気を伝導させ，その動きにより記録をつくるために用いられる).

tamisage [tǽmisidʒ] 水濾法(糞便中の寄生虫を検出するため，水を用いてふきんを通して洗い流す方法).

tamoxifen [təmɑ́ksifən] タモキシフェン(抗エストロゲン抗体).

tampon [tǽmpɑn] タンポン，綿球(綿，海綿，ガーゼなどでつくった栓で，体孔に詰めるもの).

tamponade [tæmpənéid] ①タンポナーデ(病的な圧迫をいう)，②栓塞，填塞，= tamponage.

tamponment [tæmpɑ́nmənt] タンポン挿入法，栓塞法，= tamponing.

tan [tǽn] ①黄褐色，日焼け色，②褐色化，③皮をなめす.

Tanaka-Binet test 田中・ビネー式知能検査(スタンフォード・ビネー知能検査を標準化したもの．現在では田研-田中・ビネー知能検査法として改訂).

Tanapox virus タナ痘ウイルス(ポックスウイルス科のウイルスで，サルからヒトへ感染し丘疹をきたす).

tandem gait つぎ足歩行(かかとを前の足のつま先につけて一直線上を歩行する検査法の一つ．失調性歩行では障害される).

tang [tǽŋ] 延長部，小突起，= tangle.

tangentiality [tændʒenʃiǽliti] 脱核心思考(話において核心に触れないこと).

Tangier disease タンジール病(常染色体劣性遺伝の家族性高密度リポタンパク質欠損症で，肝脾腫，扁桃肥大，角膜混濁，末梢神経障害が特徴)，= alphalipoproteinemia, familial high density lipoprotein deficiency.

tank [tǽŋk] ①槽(水槽，ガス留など)，②戦車.

tanned red cell (TRC) タンニン酸処理赤血球.

tannic acid タンニン酸(収斂薬．広義にはタンニンと同じ)，= tannin, gallotannic acid.

tannin [tǽnin] タンニン(広く植物に存在する成分で，加水分解により多価フェノールを生じる収斂性の物質の総称).

tantalum (Ta) [tǽntələm] タンタル(希金属元素で原子番号73，原子量180.9479，質量数180，181).

T antigen tumor antigen (腫瘍抗原).

tantrum [tǽntrəm] 立腹，かんしゃく(癇癪).

tanycyte [tǽnisait] タニサイト(第三脳室内面の上衣細胞の一種，突起の一部は血管や神経細胞と接触する).

tap [tǽp] ①打診(軽く叩く方法)，②穿刺(腹水，胸水などを排除するため)，③森林熱(熱帯地方の)，④雄ねじ型(歯科用).

tape [téip] テープ，帯，巻.

tapetal light reflex 壁板対光反射(ネコでみられるように暗所で眼の光ること).

tapetum [tǽpitəm, tí:p-] ①壁板，②内面層(葯または胞子嚢の最内層) 形 tapetal.

tapeworm [téipwə:m] 条虫類，サナダムシ[真田虫](扁平な体節からなるサナダヒモ状の腸管寄生虫)，= Cestoda.

Tapia syndrome タピア症候群(外傷，腫瘍などにより頭蓋外で舌下神経，迷走神経麻痺が起こり，喉頭・口蓋帆，舌の麻痺，舌萎縮を呈してくる).

taping [téipiŋ] テーピング(絆創膏包帯法).

tapioca [tæpióukə] タピオカ(東南アジアや南米で栽培されるキャッサバの根茎からつくったデンプンで食用になる).

tapiroid [téipirɔid] バクの鼻のような(短いゾウ鼻に似たもの).

tapotage [tǽpətidʒ] タポタージ(上鎖骨部を打診するときに起こる咳嗽と去痰(肺結核にみられる徴候)).

tapotement [tapɔtmɑ́n] [F] 叩き法，叩打法(マッサージの一法).

tapping [tǽpiŋ] ①穿刺術，②打診.

TAPVC total anomalous pulmonary venous connection (全肺静脈還流異常).

tap-water 水道水，上水.

tar [tɑ́:] タール(有機物を乾留して得られる黒色粘稠の油状液．種々薬品の原料である).

tarantula [tərǽntʃulə] タランチュラ(イタリアの Taranto 地方に生息する毒グモの一種．タランチュラコモリグモ) 形 tarantular.

Tardieu ecchymoses タルデュ斑状出血(窒息死体でみられる漿膜下・粘膜下の斑状出血(溢血斑))，= Tardieu spots.

tardive [tɑ́:div] 遅発性，晩発生〔の〕(症候の出現が遅延することについていう).

tardive dyskinesia (TD) 遅発性ジスキネジー(精神薬の長期間服用後に出現してくる四肢，体幹の異常運動).

tardy pulse 遅脈，= slow pulse.

tardy rickets 後発くる病，成人性くる病.

target [tɑ́:git] ①泥，= mire，②対陰極

板(X 線管球の), ③的, 標的(弓場の).
target cell 標的赤血球(ヘモグロビンが赤血球の辺縁部に輪をなし, 中心に小円形に集合して, あたかも弓の標的の形をなしたもの), = leptocyte, Mexican hat cell.
target controlled infusion (TCI) 目標調節式注入法.
target glands 標的内分泌腺(例えば下垂体ホルモンの作用する内分泌腺で, 甲状腺, 副腎, 生殖腺など).
targeting [tά:gitiŋ] ターゲッティング(特定の遺伝子に必要な突然変異を導入する方法).
target lesion 目標病変.
target organ 標的器官(ホルモンなどが特異的に作用する器官).
target volume 標的容積(放射線治療計画において放射の対象となる患者体内の領域).
tarry cyst タール嚢胞.
tarry stool タール状便(黒く, ねばねばした便で, 便中に血液が混入しているものを指す. 消化管の潰瘍などで起こる. 通常血液の腸内停留が8時間以上).
tarsadenitis [tɑ:sædináitis] 瞼板腺炎(マイボーム腺炎).
tarsal [tά:səl] ①瞼板の, ②足根の.
tarsal arch 眼瞼弓(上下の眼瞼動脈弓).
tarsal bones 足根骨(距骨 talus, 踵骨 calcaneus, 舟状骨 naviculare, 楔状骨3個 cuneiforme, 立方骨 cuboides からなる), = ossa tarsi [L].
tarsal cartilage 瞼板軟骨(眼瞼内にある軟骨), = palpebral cartilage.
tarsale [tɑ:séili] 足根骨の(特に遠位列の).
tarsalgia [tɑ:sǽlʤiə] 足根痛(扁平足の神経痛), = policeman's disease.
tarsalia [tɑ:séiliə] 足根骨.
tarsalis [tɑ:séilis] 瞼板筋.
tarsal plates 瞼板軟骨.
tarsal tunnel syndrome (TTS) 足根管症候群(足関節内側部位での頸骨神経の内側足底神経成分の絞扼性神経障害である).
tarsectomy [tɑ:séktəmi] 瞼板切除〔術〕, = tarsectomia.
tarsectopia [tɑ:sektóupiə] 足根骨転位.
tarsen [tά:sən] ①足根骨自体の, ②眼瞼自体の.
tarsitis [tɑ:sáitis] 瞼板炎, = blepharitis.
tarso- [tɑ:sou, -sə] (眼瞼または足根との関係を表す接頭語).
tarsocheiloplasty [tɑ:soukáiləplæsti] 眼瞼形成術, = tarsochiloplasty.
tarsoclasis [tɑ:sákləsis] 反足治療術(足根骨折器を用いて足の彎曲を矯正する方法), = tarsoclasia.
tarsomalacia [tɑ:souməléiʃiə] 瞼板軟化症.
tarsomegaly [tɑ:səmégəli] 踵骨肥大.
tarsometatarsal joints 足根中足関節.
tarsophalangeal [tɑ:soufəlǽnʤiəl] 足根足指の.
tarsophalangeal reflex 足根足指反射(中枢性運動神経系の障害において, 立方骨または第3楔状骨を打つと足指は背屈する).
tarsophyma [tɑ:soufáimə] 瞼板膿瘍, = stye.
tarsoplasia [tɑ:soupléiziə] 瞼形成術, = tarsoplasty, blepharoplasty.
tarsoptosis [tɑ:sɑptóusis] 足根下垂(扁平足).
tarsorrhaphy [tɑ:sɔ́:rəfi] 瞼板縫合術, = blepharorrhaphy.
tarsotarsal [tɑ:soutά:səl] 足根2列間の.
tarsotomy [tɑ:sάtəmi] ①瞼板切開術, ②足根骨切除術.
tarsus [tά:səs] ①足根, 足首(7個の骨からなる足背で, 距骨, 踵骨, 舟状骨の近位列と, 立方骨, 第1, 第2, 第3楔状骨の遠位列を含む), = instep proper, ②瞼板, = tarsus palpebrae [L].
tart [tά:t] ①タルト(果実入りの菓子), ②酢味の強い.
tartar [tά:tər] ①酒石(粗製酒石酸水素カリウム. タルタル), ②歯石, = dental calculus, odontolith.
tartaric acid 酒石酸(酒の渣滓および多数植物から得られる有機酸 dihydroxy-succinic acid で, 寒剤または収斂剤として用いられる), = acidum tartricum.
tartarus [tά:tərəs] 酒石, = tartar.
tart cell タート細胞(顆粒球または単球がほかの白血球を貪食し, その核が完全に消化されていないもので, 類似の LE 細胞と区別していう).
tartrate [tά:treit] 酒石酸塩.
tasikinesia [tæsikainí:ziə] タシキネジア(抗精神病薬の副作用の一つで, 絶えず歩き回る. アカシジアとともに出現する).
tasis [téisis] 膨張, 緊張.
taste [téist] 味.
taste blindness 味盲(味覚の鈍った状態. 舌炎, 老化, 放射線障害などで起こる).
taste bud 味蕾(舌粘膜にある味覚に関係する細胞の集まり), = calices gustatorius [L].
taste bulb 味球, = taste bud.
taste cell 味細胞, = gustatory cell.
taste disorder 味覚障害.
taste hair 味毛.
taste nerve 味覚神経.
taste pore 味孔, = gustatory pore.
taste receptor 味覚受容器.
TAT ①toxin-antitoxin (毒素抗毒素),

②turn around time (ターンアラウンドタイム).

tattoo [tətú:] 刺青, 文身(いれずみ).

tau (τ, T) [táu] タウ(ギリシャ語アルファベットの第19字).

tauopathy [tauápəθi] タウオパチー, タウ異常症(タウ遺伝子の変異によるパーキンソン症状を伴う前頭葉側頭葉型痴呆).

taurine [tɔ́:rain, -ri:n] タウリン(システンから生ずる物質で, コール酸と結合して広く動植物界に分布する).

tauro- [tɔ:rou, -rə] (雄ウシ bull の意味を表す接頭語).

taurodont [tɔ́:rədɑnt] 長髄歯.

taurodontism [tɔ:rədɑ́ntizəm] タウロドンティズム, 長胴歯性, 長髄歯性.

tautness [tɔ́:tnis] 緊縮性.

tauto- [tɔ:tou, tɔ:tə] (同一の意味を表す接頭語).

tautomenial [tɔ:toumí:niəl] 同一月経期の.

tautomer [tɔ́:təmər] 互変異性体.

tautomeral [tɔ:tɑ́mirəl] (特に脊髄の同側の白質を形成するニューロンの突起についていう).

tautomeric [tɔ:təmérik] 互変異性の.

tautomerism [tɔ:tɑ́mərizəm] 互変異性(2種の異性体が互いに容易に変化しあう現象で, ケト型がエノール型に変ずるような場合をいう).

tautorotation [tɔ:təroutéiʃən] 変旋光, = mutarotation.

Tawara node 田原結節(心臓の房室結節), = atrioventricular node.

taxa [tǽksə] → taxon.

-taxis [tæksis] (走性, 配列, 効果などの意味を表す接尾語).

taxis [tǽksis] ①整復術(脱腸などの突出を手で還納する方法), ②分類, ③走性(外部からの刺激の方向に対し, 生物が常に一定の関係を保ちながら運動する性質).

taxodont [tǽksədɑnt] 列歯〔型, 性〕.

taxon [tǽksɑn] 分類群 複 taxa.

taxonomy [tæksɑ́nəmi] 系統学, 分類学 形 taxonomic.

-taxy [tæksi] = -taxis.

Tay disease テイ病, = Tay-Sachs disease.

Taylor splint テーラー副子, = Taylor back brace.

Tay-Sachs disease テイ・サックス病(β-ヘキソサミニダーゼA活性の欠損のためGM_2ガングリオシドが神経組織内に蓄積する. 易刺激性として音に対する過敏性, 筋トーヌスの低下, 眼底の cherry spot, 眼振, 非共同性眼球運動, ミオクローヌス痙攣が出現する. 常染色体劣性遺伝を示す), = Tay disease.

TAZ tazobactam (タゾバクタム).

tazobactam (TAZ) [taizoubǽktəm] タゾバクタム(β-ラクタマーゼ阻害薬).

T_b body temperature (体温).

TB ①tuberculosis (結核〔症〕), ②tuberculin (ツベルクリン).

TBA thiobarbituric acid (チオバルビツール酸).

Tba tubercle bacillus (結核菌).

T bandage T字〔状〕包帯.

Tbc, tbc. tuberculosis (結核〔症〕).

T-B cell interaction T-B細胞間相互作用(抗体産生細胞誘導におけるリンパ細胞の協調作用のこと).

TBFB tracheobronchial foreign body (気管気管支異物).

TBG thyroxine-binding globulin (チロキシン結合グロブリン).

TBI ①traumatic brain injury (脳外傷), ②total body irradiation (全身〔放射線〕照射).

TBLC term birth living child (満期出産児).

TBNAB transbronchial needle aspiration biopsy (経気管支針吸引生検).

TBS The Bethesda System (ベセスダシステム).

TBSA total body surface area (全身表面積).

TBT tracheobronchial tree (気管気管支樹).

TBV total blood volume (全(総)血〔液〕量).

TBW total body water (総体液量).

TC ①tumor cell (腫瘍細胞), ②tetracycline (テトラサイクリン).

Tc (technetium テクネチウムの元素記号).

T & C type and crossmatch (血型および交叉試験).

TCA terminal cancer (末期癌).

TCA cycle tricarboxylic acid cycle (トリカルボン酸回路, TCA回路).

TCAD tricyclic antidepressent (三環系抗うつ剤).

TCD tumor control dose (腫瘍治癒線量).

TCDD time controlled drug delivery (時間制御方式薬剤投与〔装置〕).

T cell T細胞(胸腺で成熟, 選択された後に末梢リンパ組織に分布するリンパ球. ヘルパーT細胞, キラーT細胞などに分けられる. Tリンパ球), = T lymphocyte.

T cell antigen receptor (TCR) T細胞抗原受容体(T細胞の表面に存在する抗原認識分子. α鎖とβ鎖と呼ばれる2本のポリペプチドがジスルフィド結合でつながれたヘテロ二量体とγ鎖とδ鎖のヘテロ二量体とがあり, αβT細胞, γδT細胞と総称される), = T cell receptor.

T cell dependent antibody response T細胞依存性抗体反応(B細胞による抗体産生にT細胞の補助作用を必

要とする反応).
T cell growth factor (TCGF) T細胞増殖因子.
T cell independent antibody response T細胞非依存性抗体反応(B細胞による抗体産生にT細胞の補助作用を要しない反応).
T cell lymphoma T細胞リンパ腫.
T cell receptor gene (TCR gene) T細胞受容体遺伝子(α, β, γ, δ鎖は, おのおの可変部, 不変部遺伝子によりコードされる. T細胞への分化過程でこれらのDNA断片は再構成により一続きの遺伝子となる).
T cell subset T細胞サブセット(T細胞の機能または表面抗原の違いによって分けられる集団).
T cell tolerance T細胞〔免疫〕寛容(T細胞が, ある抗原に対して免疫不応答の状態にあること).
TCGF T cell growth factor (T細胞増殖因子).
T-CH, T-Cho total cholesterol (総コレステロール).
TCI target controlled infusion (目標調節式注入法).
TCR ① T-cell receptor (T細胞受容体), ② transcervical resection (経頸管的切除術).
TD ① tardive dyskinesia (遅発性ジスキネジー), ② thoracic duct (胸管), ③ test dose (試験的用量), ④ tolerance dose (耐容線量, 耐容量), ⑤ transverse diameter (横径).
TD_{50} median toxic dose (50 %中毒量).
t.d. ter die (1日3回).
TDH thermostable direct hemolysin (耐熱性溶血毒素).
TDI tolerable daily intake (耐容一日摂取量).
TDM therapeutic drug monitoring (治療薬物濃度測定).
TDS tobacco dependence screener (タバコ依存度テスト, ニコチン依存度テスト).
TDT thermal death time (加熱致死時間).
TE expiratory phase time (呼気相時間).
TE, Te tetanus (破傷風).
Te (tellurium テルルの元素記号).
T & E trial and error (試行錯誤).
TEA thromboendarterectomy (血栓内膜摘除〔術〕).
tea [tí:] ① 茶(ツバキ科 Theaceae チャノキ属植物 *Camellia sinensis* の葉を煎じてつくった飲料で, カフェイン1.4～3.5%とタンニンが主成分), ② 茶剤, ＝species, ③ 煎汁.
teacher nodes 声帯結節(結節性声帯炎), ＝singer's nodes, chorditis nodosa.
teaching hospital 教育病院.
teacupful [tí:kʌpful] 茶碗1杯(だいたい100～170 g に相当する).
Teale amputation ティール切断術, チール切断術(長短両種の皮膚弁を用いる切断).
team approach チームアプローチ.
team health care チーム医療(医師, 看護師, 薬剤師, 理学療法士などの専門分野がチームを組み包括的な医療を行う).
team nursing system チームナーシング方式.
tear [téər] 裂離, 裂傷.
tear [tíər] 涙(涙腺の液状分泌物で, 弱アルカリ性で塩味がある. 複数形 tears で使われることが多い).
tear drop cell 涙滴赤血球(赤血球の一部がのびて涙滴形, 西洋ナシ形に見えるもの).
tear gas 催涙ガス.
tearing [téəriŋ] ① 引裂の, ② 催涙の, 流涙.
tear sac 涙嚢.
tear stone 涙石, ＝dacryolith.
tease [tí:z] 細かく裂く(鏡検の目的で組織を細い針または刀尖で切開する処置).
teat [tí:t] 乳頭, 乳嘴, 乳首, ＝nipple.
technetium (Tc) [tekní:ʃiəm] テクネチウム(原子番号43, 原子量98の金属元素), ＝masurium.
technetium-99m (^{99m}Tc) テクネチウム-99m (γ線エネルギーがガンマカメラによる検出に適しており, 核医学画像診断に最も広く使用されている).
technic [téknik] ＝technique.
technique [tekní:k] 技術, 手技, 術式(操作または手術の), ＝technic.
technoanxiety [teknouæŋzáiəti] テクノ不安〔症〕(テクノストレスの一型).
technocausis [teknoukɔ́:sis] 真性焼灼法.
technocentered [teknouséntə:d] テクノ依存症.
technocentrism [teknouséntizəm] 技術至上主義.
technologist [teknáləʤist] 技術者, ＝technician.
technology [teknáləʤi] 科学技術, テクノロジー.
technometer [teknámitər] X線露出計.
technostress [téknəstres] テクノストレス(OA不適応による神経症様ストレス反応).
technostress ophthalmopathy テクノストレス眼症(眼精疲労, ドライアイなどのIT眼症), ＝imformation technology opthalmopathy.
technostress syndrome テクノストレス症候群(職場などのOA機器の普及に伴い心身に過度の緊張状態が出現し, その影響から身体, 精神に拒絶反応などを起こす).

tect(-us, -a, -um) [tékt(əs, ə, əm)] 没(覆われたことの形容に用いる).
tectalis [tektéilis] 視蓋の.
tectiform [téktifɔ:m] 屋根形の，蓋状の.
tectin [téktin] 皮質(繊毛類などの原生動物の分泌物で，防御包被をつくるもの).
tectocephaly [tektəséfəli] 舟状頭蓋，= scaphocephaly 形 tectocephalic.
tectonic [tektánik] 整形術的な，構築的な.
tectonic keratoplasty へい(蔽)被角膜移植(角膜欠損部の移植).
tectonics [tektániks] 構築学，整形外科学 形 tectonic.
tectorial membrane of cochlear duct 蝸牛管の蓋膜，= menbrana tectoria ductus cochlearis [L].
tectorium [tektɔ́:riəm] ① 天蓋，② 蓋膜(コルチ器の上に被いかぶさる細線維を含むゼリー状の突起で有毛細胞の聴毛が接している)，= Corti membrane.
tectospinal [tektouspáinəl] 脊髄視蓋の.
tectum [téktəm] 蓋(ふた，屋根状の構造物)，= tegmen.
tectum of midbrain 中脳蓋(中脳の背側部で上丘，下丘がある)，= tectum mesencephali [L].
tedious [tí:diəs] 退屈な，手間のかかる，= laborious.
tedious labor 分娩遷延，= prolonged labor.
TEE total energy expenditure (総代謝量).
teeth [tí:θ] → tooth.
teething [tí:ðiŋ] 歯生(特に小児の乳歯の生えること，または時期)，= dentition, tooth eruption.
teeth straightening 歯科矯正学，歯列矯正.
teetotalism [ti:tóutəlizəm] 絶対禁酒主義 形 teetotal.
teetotal(l)er [ti:tóutələr] 絶対禁酒家.
TEF tracheoesophageal fistula (気管食道瘻).
TEG thromboelastography (トロンボエラストグラフィー).
tegmen [tégmən] 蓋，天蓋 形 tegmental.
tegmental [tegméntəl] 被蓋の.
tegmental cell 被蓋細胞(膀胱などの移行上皮の最表層の細胞).
tegmental decussations 被蓋交叉，= decussationes tegmentales.
tegmental syndrome 被蓋〔中脳〕症候群(中脳被蓋の腫瘍などで，反対側の手に振戦，運動麻痺，同側で動眼神経麻痺を起こすもの).
tegmentum [tegméntəm] 被蓋(中脳の大脳脚背側部，赤核がある) 複 tegmenta.
tegmentum auris 鼓膜(外耳と中耳の境にあり，音の振動を膜の振動に変え，さらにツチ骨に伝える)，= membrana tympani.
tegmentum of pons 橋背部，= dorsal part of pons.
tegument [tégjumənt] 外皮，被包，= integument 形 tegumental, tegumentary.
teichopsia [taikápsiə] 閃輝暗点〔症〕，砦視(閃光縁のある暗点で，眼精疲労にみられる)，= scintillating scotoma, flittering scotoma, fortification spectrum, Vauban fortification pictures.
teinodynia [tainədíniə] 腱痛，= tenodynia.
teknocyte [téknəsait] 幼若好中球，= tecnocyte 複 telae.
tela [tí:lə] 組織，= tissue, web.
tela choroidea of third ventricle 第三脳室脈絡組織，= tela choroidea ventriculi tertii.
tela choroidea ventriculi tertii 第三脳室脈絡組織，= tela choroidea of third ventricle.
telaesthesia [tilesθí:ziə] 読心術，千里眼，遠隔知覚，= telesthesia.
telalgia [tilǽlʤiə] 暗示痛，関連痛(病巣から遠隔部位に感ずるもの)，= referred pain.
telangiectasia [tilænʤiektéisiə] 毛細血管拡張〔症〕.
telangiectasis [tilænʤiéktəsis] 毛細管拡張症，= telangiectasia 形 telangiectatic.
telangiectatic angioma 毛細血管拡張性血管腫.
telangiectodes [tilænʤiektóudi:z] 毛細血管拡張性の，= telangiectatic.
telangiitis [tilænʤáitis] 毛細血管炎.
telangioma [tilænʤióumə] 毛細血管腫.
telangion [tilǽnʤən] 終末動脈，= terminal artery.
telar [tí:lər] 組織様の.
tela submucosa 粘膜下組織，= tela submucosa [L], submucous tissue.
tel(e)- [tel(i)] (遠隔，末梢の意味を表す接頭語).
telebinocular [telibainákjulər] 斜視矯正用の双眼鏡.
telecanthus [telikǽnθəs] 遠隔眼角.
telecephalic [telisifǽlik] 終脳の.
teleceptor [teliséptər] 遠隔受容器(眼，耳，鼻の感覚神経終末)，= distance receptor, contiguous receptor 形 teleceptive.
telecinesia [telisiní:siə, -sain-] 遠隔運動，= telecinesis.
telediagnosis [telidaiəgnóusis] 遠隔診断(電話回線，ケーブルテレビ，コンピュータネットワークなどで伝送された患者情報を医師が判断するシステム).
telediastolic [telidaiəstálik] 拡張末(終)期の.
telemedicine [téləmedisən] 遠隔医療

T

(従来は遠隔地医療として患者情報を主幹病院へ通信で伝送し，専門医の診断・指示を受けるものであったが，近年は遠隔監視など在宅医療の患者を病院から監視するシステムも導入されている)．

telemeter ［tilémitər］ 遠隔測定装置，テレメータ．

telemetering ［telimí:təriŋ］ 遠隔測定，遠隔計測．

telemetry ［tilémitri］ テレメトリ，遠隔測定法(無線装置などを用いて測定データを遠隔地へ伝達して記録，処理，解析を行う方法)．

telencephalic vesicle 終脳胞(終脳の両側にある対性の小胞で，将来大脳半球に発育するもの)，＝cerebral vesicle.

telencephalon ［telenséfəlɑn］ 終脳(左右の大脳半球)，＝telencephalon ［L］.

teleneurite ［telinjú:rait］ 終末膨隆(軸索の)．

teleo– ［teliou, –liə］(安全，目的の意味を表す接頭語)．

teleomitosis ［telioumaitóusis］ 完全有糸分裂．

teleonomic ［teliounámik］ 目的論的の．

teleonomy ［teliánəmi］ 目的論説(生物にある構造や機能が存在するのは，それが進化の過程で保存される価値があるからであるとする説)．

teleo–organic 生活必須の．

teleopsia ［teliápsiə］ 遠隔視．

teleotherapeutics ［teliouθerəpjú:tiks］ 暗示療法．

telepathy ［təlépəθi］ 精神感応，思想伝達，テレパシー．

telephonophobia ［telifɑnəfóubiə］ 電話恐怖〔症〕．

teleradiology ［telireidiálədʒi］ 遠隔放射線診療．

telereceptor ［teləriséptər］ 遠隔受容器(遠隔からの感覚刺激すなわち光，音，熱などに対する受容器)．

telergic ［tilə́rdʒik］ 遠隔作用性の．

telergy ［télə:dʒi］ ①自律性，＝automatism，②遠隔作動(特に脳と脳との間に作用する仮定的作用)．

teleroentgenogram ［telirentgénəgræm］ 遠距離撮影X線像．

teleroentgenography ［telirentgənágrəfi］ 遠距離X線撮影(焦点フィルム間の距離を1.5 m，すなわち6フィート以上に調節して撮影する方法)．

teleroentgenotherapy ［telirentgenəθérəpi］ 遠隔X線療法．

telescope ［téliskoup］ 望遠鏡 形 telescopic.

telescope lens 望遠鏡レンズ．

telescopic prosthesis 二重義歯．

telesthesia ［telisθí:ziə］ 伝心術，千里眼，遠隔知覚．

telesystolic ［telisistálik］ 〔心〕収縮末(終期の．

teletactor ［telitǽktər］ テレタクター(振動板による触覚を利用する補聴器)．

teletherapy ［teliθérəpi］ 遠隔照射治療．

television microscope テレビ顕微鏡(顕微鏡にテレビ装置を取り付け画像処理をオンラインで行ったり，多数のテレビモニターを使用した一般視聴覚教室などに使われる装置)．

telluric ［teljú:rik］ 地上の．

tellurium (Te) ［teljú:riəm］ テルル(半金属性元素．原子番号52，原子量127.60，質量数120，122～126，128，130．その化合物は殺菌効果があるため梅毒の治療に用いられる)．

telo– ［telou, –lə］(終末，尾側部の意味を表す接頭語)．

telocentric ［teləséntrik］ 末端動原体の．

telodendron ［telədéndrɑn］ 終末分枝，樹状終末(神経細胞樹状突起の終末にある刷毛様膨大部)，＝telodendrion.

telofemur ［téləfi:mər］ 終腿節(サナギなどの腿部の尾側部)．

telogaster ［téləgæstər］ 後腸．

telogen ［télədʒən］ 休止期(毛の)．

telogen effluvium 休止期脱毛．

telogen synchronization 休止期同調．

teloglia ［tiláglia］ 終末グリア．

telolecithal ［teləlésiθəl］ 端黄卵(卵黄が一極に偏在する卵子についていう)，＝polylecithal.

telolysosome ［telouláisəsoum］ 終期リソソーム．

telomerase ［təlámәreis］ テロメラーゼ(染色体末端に特殊なDNA繰り返し構造を付加する役割を担う酵素で，DNA依存性DNA合成酵素に分類される)．

telomere ［téləmiər］ テロメア，末端小粒，終末体(真核生物の線状の染色体の末端構造．DNA繰り返し構造の長さが細胞の老化に伴い短くなり，癌化により再び長くなることが知られている)．

telomitic ［teləmítik］ 末端着糸の．

telophase ［téləfeiz］ 終期(有糸分裂の)．

telophragma ［teloufrǽgmə］(横紋筋のZ帯のこと，クラウゼ膜)．

telosynapsis ［teləsinǽpsis］ 末端接合(染色体が端と端とで結合することで，側部接合 parasynapsis と区別していう)．

telotaxis ［telətǽksis］ 目標走性(動物体が刺激源に向かって進行すること)．

telotism ［télətizəm］ ①機能の完全作用，②完全勃起(陰茎の)．

TEM transmission electron microscope (透過型電子顕微鏡)．

temafloxacin (TMFX) ［teməflάksəsin］ テマフロキサシン(ニューキノロン系抗菌薬)．

temper ［témpər］ 気分，＝mood.

temperament ［témpərəmənt］ 気質(感情

T

方面からみたヒトの素質で，特定体質と結びついた個体の感情的個性).
temperance [témpərəns] 節制(食欲)，禁酒.
temperans [témpərəns] 解熱薬，鎮静薬.
temperate phage テンペレートファージ.
temperature (T) [témpərəʧər] 温度，体温.
tempered scale 平均律音階.
tempering [témpəriŋ] ①焼きもどし，②強化(ガラス)，③調質(油).
template [témpleit] テンプレート，型，定規，伸子(織物)，型板(樹脂)，＝templet.
temple [témpl] 側頭(こめかみ).
tempolabile [tempouléibail] 共時的の(時とともに不安定で変化を起こす).
tempora [témpərə] → tempus.
temporal (t) [témpərəl] ①側頭の，②一時性の.
temporal arteritis 側頭動脈炎(高齢者に起こる中動脈の巨細胞性動脈炎のうち側頭動脈が主病変，急性発症の頭痛，視力障害が主徴で，側頭動脈の腫脹硬結がある．ホートン症候群)，＝Horton syndrome.
temporal arteritis syndrome 側頭動脈症候群(高齢者に起こる側頭動脈の炎症性肥厚により，脱力感，発熱，側頭動脈の腫脹や疼痛，索状肥厚，患側の視力障害などを起こす．時に大動脈，その分枝へ病変が及ぶこともある．ホートン症候群)，＝Horton syndrome.
temporal bone 側頭骨(頭蓋を構成する骨の一つで側頭部をつくり聴覚器である中耳，内耳をいれる)，＝os temporale [L].
temporal disorientation 時間失見当識(意識障害や認知症などで生じる時間がわからない状態).
temporalis [tempəréilis] 側頭筋(咀嚼筋の一つ)，＝musculus temporalis [L].
temporal lobe 側頭葉(聴覚の中枢がある)，＝lobus temporalis [L].
temporal (lobe) epilepsy 側頭葉てんかん，＝sychomotor triad.
temporal orientation 時間見当識.
temporal process 側頭突起(頬骨の突起で，側頭角の頬骨突起と関節する).
temporal subtraction method 経時的差分画像法.
temporary [témpərəri] 一時性の.
temporary cartilage 一時性軟骨，＝precursory cartilage.
temporary denture 仮義歯，暫間義歯，一時義歯，＝transitional denture.
temporo- [tempərou, -rə] (側頭との関係を表す接頭語).
temporomandibular [tempəroumændíbjulər] 側頭下顎骨の，顎関節の.
temporomandibular joint (TMJ) 顎関節，＝articulatio temporomandibularis.
tempostabile [tempoustéibail] 時間的安定性の.
temps utile [F] 利用時間(神経線維が電気的刺激を受けて反応を起こすまでにみられる不応時間で，1/1,000秒の単位で測定する)，＝utilization time.
tempus [témpʌs] [L] 側頭(こめかみ)，＝temple 複 tempora.
temulence [témjuləns] 酩酊，宿酔.
TEN toxic epidermal necrolysis (中毒性表皮壊死症).
tenable [ténəbl] 固守し得る，支持し得る.
tenacious [tinéiʃəs] 頑強な，執着性の強い.
tenacity [tinǽsiti] 強靱性，執着性.
tenaculum [tinǽkjuləm] 支持鉤.
tenaculum forceps 有鉤鉗子.
tenalgia [tinǽlʤiə] 腱痛.
tenascin [tənǽsin] テネイシン(細胞外マトリックスにある巨大タンパク質).
tender [téndər] ①圧痛の，②敏感な.
tenderness [téndənis] ①柔軟，ぜい(脆)弱，②圧痛(圧迫または触診に対し異常に痛覚があること).
tender point 圧痛点.
tendinitis [tendináitis] 腱炎.
tendinoplasty [téndinəplæsti] 腱形成術.
tendinosus [tendinóusəs] 半腱様筋(大腿の筋の一つ，半膜様筋と大腿二頭筋とともに歩行に重要なハムストリング筋を構成する)，＝muscus semitendinosus.
tendinosuture [tendinousú:ʧər] 腱縫合.
tendinous [téndinəs] 腱の，腱様の.
tendinous arch 腱弓(脈管などが通過するための腱孔).
tendinous intersection 腱画(腹直筋の中間腱)，＝intersectiones tendineae [L].
tendo [téndou] [L] 腱，＝tendon.
tendo conjunctivus 結合腱，＝inguinal falx.
tendolysis [tendálisis] 腱癒着剥離術.
tendomucin [tendoumjú:sin] 腱粘素(顎下腺粘素または癌腫の膠様質に似た糖タンパク質).
tendomucoid [tendoumjú:kɔid] 腱粘素，＝tendomucin.
tendon [téndən] 腱，＝sinew，tendo [L]，tendo [L] 形 tendinous.
tendonitis [tendounáitis] 腱炎.
tendon reaction 腱反応.
tendon reflex 腱反射，＝phasic muscle stretch reflex.
tendon sheath of finger 腱鞘(関節の近くの腱をとりまく滑液鞘と線維鞘を

T

あわせたもの)，＝vag. synovena tendinervus digitorum manus [L].

tendon spindle 腱紡錘(骨格筋が腱に移行する部位にある受容器．骨格筋が能動的に収縮，受動的に伸展した場合の刺激を中枢に伝える．ゴルジ腱器官ともいう).

tendon suspension 腱固定法，＝tenodesis.

tendon suture 腱縫合〔法〕(Bunnell 法が特に有名)，＝tenorrhaphy.

tendon transplantation 腱移植〔術〕.

tendophony [tendáfəni] 腱索聴診音，＝tenophony.

tendoplasty [téndəplæsti] 腱形成術.

tendosynovitis [tendousainəváitis] 腱滑膜炎，＝tenosynovitis.

tendotome [téndətoum] 腱切り刀，腱切開器，＝tenotome.

tendotomy [tendátəmi] 腱切り術，腱切離，＝tenotomy.

tendovaginal [tendəvædʒinəl] 腱鞘の.

tendovaginitis [tendouvædʒináitis] 腱鞘炎，＝tenosynovitis.

tenectomy [tinéktəmi] 腱切除術.

tenesmus [tinézməs] 裏急後重，テネスムス(しぶり)，＝straining 形 tenesmic.

tenesmus urinae 尿しぶり.

tenia [tí:niə] ヒモ(紐)，＝taenia.

teniacide [tí:niəsaid] 殺条虫剤，駆虫薬(条虫の)，＝teniafuge.

teniae coli 結腸ヒモ(結腸壁にみられる外縦走筋で，3本ある)，＝teniae coli [L].

tenial [tí:niəl] ① ヒモ(紐)の，② 条虫の.

tenia libera 自由ヒモ(結腸にみられる3本の縦走筋(結腸ヒモ)の一つ)，＝taenia libera [L].

teniasis [ti:náiəsis] 条虫症，＝taeniasis.

T

tennis arm テニス腕(筋違いになった腕).

tennis elbow テニス肘(上腕上顆痛，上顆炎，上腕橈骨滑液包炎)，＝epicondylitis, radio-humeral bursitis.

tennis leg テニス脚(三頭腓腹筋の皮下破裂).

tennis thumb テニス母指(テニスラケットの長期間の握りにより起こる長母指屈節の腱炎と石灰化).

tennis wrist テニス手関節炎(テニス遊技者に起こる手根の筋腱の腱鞘炎).

teno– [tenou, –nə] (腱との関係を表す接頭語).

tenodesis [tinádisis] 腱固定術(腱の近位部を骨に縫合する方法).

tenodynia [tenədíniə] 腱痛，＝teinodynia.

tenolysis [tinálisis] 腱剥離術.

tenomyoplasty [tenoumáiəplæsti] 腱筋成形術(特に鼠径ヘルニア手術の).

tenomyotomy [tenoumaiátəmi] 腱筋部分切除術.

Tenon capsule テノン嚢(眼球鞘)，＝fascial sheath of eyeball.

tenonectomy [tenənéktəmi] 腱切除短縮術.

tenonitis [tenounáitis] テノン嚢炎.

tenonometer [tenənámitər] 眼球内圧計，眼圧計.

tenontitis [tenɑntáitis] 腱炎.

tenonto– [tenɑntou, –tə] ＝teno–.

tenontodynia [tenɑntədíniə] 腱痛.

tenontothecitis [tenɑntouθi:sáitis] 腱鞘炎.

tenoplasty [ténəplæsti] 腱形成〔術〕.

tenoreceptor [tenəriséptər] 腱感覚器(腱の収縮による).

tenorrhaphy [tinɔ́:rəfi] 腱縫合術.

tenositis [tenousáitis] 腱炎.

tenostosis [tenɑstóusis] 腱骨〔化〕.

tenosuspension [tenousəspénʃən] 腱懸垂法(肩関節の習慣性転位に対し，長腓骨筋の腱を上腕骨頭および肩峰突起を通す方法).

tenosuture [tenousú:ʧər] 腱縫合.

tenosynitis [tenousaináitis] 腱鞘炎，＝tendovaginitis.

tenosynovitis [tenousainəváitis, –sinə–] 腱鞘炎.

tenotome [ténətoum] 腱切開器.

tenotomist [tinátəmist] 腱切開専門医.

tenotomize [tinátəmaiz] 腱切開を行う.

tenotomy [tinátəmi] 腱切り術，切腱法(斜視の療法．斜視した方向の直筋の腱を切って後転するので，後転法ともいう)，＝recession, retroplacement.

tenovaginitis [tenouvædʒináitis] 腱鞘炎.

TENS transcutaneous electrical nerve stimulation (経皮的電気神経刺激療法).

tense [téns] 強靱な，堅牢な，緊張した.

tensile [ténsil, –sail] 引っ張る.

tensilon test テンシロン試験(塩化エドロフォニウム 1 mL を静注し，眼瞼下垂の有無をみる方法．重症筋無力症の診断に用いられる)，＝Antilex test, edrophonium chloride test.

tensimeter [tensímitər] 張力計.

tensio [ténʃiou] [L] 圧，＝tension.

tensiometer [tensiámitər] 張力計(液体の表面張力を測定する器機).

tension [ténʃən] ① 張力，引っ張り力，② 圧(電気のボルト)，③ 緊張.

tension headache 緊張性頭痛.

tension receptor 張力受容器.

tension suture 緊張縫合.

tension-type headache (TTH) 緊張型頭痛(緊張性頭痛，筋収縮性頭痛を国際頭痛学会で分類したもの).

tensity [ténsiti] 緊張〔度〕，引きしまり.

tensor [ténsər] 張筋.
tensor fasciae latae 大腿筋膜張筋, = musculus tensor fasciae latae [L].
tensor tympani 鼓膜張筋, = musculus tensor tympani [L].
tensor veli palatini 口蓋帆張筋, = musculus tensor veli palatini [L].
tent [tént] ①テント(酸素吸入のとき患者の頭部を覆う装置), ②栓塞桿(創口を塞ぐための栓子).
tentacle [téntəkl] 触手, 触糸, 触毛, = tentacula 形 tenticular.
tentative [téntətiv] 暫定的な, 試みの.
tentative dietary goal for preventing life-style related disease (DG) 目標量(日本人の食事摂取基準(DRIs)の栄養素指標の一つで, 生活習慣病の一次予防のための目標摂取量).
tentative treatment 暫定治療.
tentering [téntəriŋ] 幅出し.
tentorial [tentɔ́:riəl] テントの.
tentorial angle テント角(脳底軸とテント面とがなす角).
tentorial nerve テント神経.
tentorial notch テント切痕, = incisura tentorii [L].
tentorium [tentɔ́:riəm] ①テント, ②幕状骨 形 tentorial.
tentorium cerebelli 小脳テント(脳硬膜の一部で小脳と大脳の間にある), = tentorium cerebelli [L].
tentum [téntəm] 陰茎, = penis.
tenuate [ténjueit] 薄くする, 小さくする.
tenuity [tinjú:iti] 希薄 形 tenuous.
TEOAE transient evoked otoacoustic emission (誘発耳音響反射).
tephromalacia [tefrouməléiʃiə] 灰白質軟化.
tephromyelitis [tefroumaiəláitis] 脊髄灰白質炎.
tephrosis [tefróusis] 火葬, 焼却, 灰燼化, = creamation, incineration.
tepid [tépid] 微温の(血液温度程度の).
tepidarium [tepidέəriəm] 温浴, 温浴室.
tepor [tí:pər] 微温.
ter- [tə:] (3回, 3の数を表す接頭語).
teramorphous [terəmɔ́:fəs] 奇形の.
teras [térəs] [G] 奇形 複 terata.
teratencephalus [terətenséfələs] 奇形頭(蓋)体.
teratism [térətizəm] 奇形, = monstrosity 形 teratic.
terato- [terətou, -tə] (奇形の意味を表す接頭語).
teratoblastoma [terətoublæstóumə] 奇形芽腫(胚組織からなる腫瘍であるが, 胚葉の全部を含有しない未熟な奇形腫).
teratocarcinoma [terətoukɑ:sinóumə] 奇形癌.
teratogen [térətəʤən] 催奇物質, 奇形発生因子(妊娠中の女性を介して胎児の奇形を発生させると考えられる原因物質).
teratogenesis [terətəʤénisis] 胚子奇形発生, 催奇形性.
teratogenicity [terətəʤənísiti] 催奇形性.
teratogenous [terətáʤənəs] 胚子残遺物からなる.
teratoid [térətɔid] 奇形に類似の.
teratoma [terətóumə] 奇形腫, テラトーマ(内, 中, 外の3胚葉からできる諸組織が, 雑然と一腫瘍中に存在する混合腫瘍の名称) 形 teratomatous.
teratophobia [terətoufóubiə] 奇形恐怖〔症〕.
teratosis [terətóusis] 奇形, = teratism.
teratospermia [terətouspə́:miə] 奇形精子〔症〕.
terbium (Tb) [tə́:biəm] テルビウム(原子番号65, 原子量158.9254をもつ希土類の金属元素).
ter die (t.d.) [L] 1日3回, = three times daily.
tere [téri] 研和せよ(処方用語).
terebra [téribrə, tirí:brə] 産卵錐, 産卵刺(昆虫の雌の殿部末端にある刺状または管状の器官).
terebrans [tirébrəns] 穿孔性の.
terebrant [téribrənt] 穿通性の, = terebrating.
terebration [teribréiʃən] ①穿孔法(円鋸を用いる開口), = perforation, ②激痛(刺し通すような疼痛), = boring pain.
teres [téri:z] 円い, 円形の, = round.
teres major 大円筋(上肢帯の筋の一つ), = musculus teres major [L].
teres minor 小円筋(上肢帯の筋の一つ), = musculus teres minor [L].
terete [tirí:t] 円柱形, = cylindrical.
tergal [tə́:gəl] 背面の.
tergite [tə́:ʤait] 背板.
tergum [tə́:gəm] 背, 背板, = back.
ter in die (t.i.d.) [L] 1日3回(処方用語).
term [tə́:m] ①限界, 境界, ②期間, ③満期(妊娠についていう), ④語, 名称, 項.
terma [tə́:mə] 終板(第三脳室前壁の一部), = lamina terminalis.
termatic [tə:mǽtik] 終板の.
term birth living child (TBLC) 満期出産児.
terminad [tə́:minæd] 終末へ, 末端へ.
terminal [tə́:minəl] ①末期の, 終端の, ②端子(電気回路の), ③頂生の(植物).
terminal bar 閉鎖堤(上皮細胞間にみられる細胞間接着装置で, 光学顕微鏡レベルでの用語).
terminal bronchiole 終末細気管支.
terminal cancer (TCA) 末期癌.

terminal care ターミナルケア，終末期医療(治癒の見込みがなく，数ヵ月以内に死亡が予測される患者のために行うケア．末期医療)．

terminal deoxynucleotidyl transferase (TdT) 末端デオキシヌクレオチド転換酵素．

terminal disinfection 終結的消毒法(伝染病患者の回復後の完全消毒)．

terminal hair 終毛，硬毛．

terminal hematuria 終末血尿〔症〕．

terminal ileitis 終末回腸炎(回腸末端炎ともいい，小腸下部の閉塞)．

terminal infection 末期感染．

terminalization [tə:minəlizéiʃən] 末端化．

terminal line 分界線(大骨盤と小骨盤を分ける線)，＝linea iliopectinea．

terminal nerves 終神経(交感神経の枝の一つ，鼻粘膜に分布するがヒトでは退化的)，＝nervi terminales．

terminal sedation 終末期鎮静．

terminal transferase ターミナルトランスフェラーゼ(一本鎖DNA，二本鎖DNAでも不揃いで，突出しているDNAの3′末端にdNTPを基質としてdNMPを付加する酵素)．

termination [tə:minéiʃən] ①終末，終端，遠位点，②停止〔反応〕．

termination codon 終止(結)コドン，ターミネーションコドン(遺伝暗号子のうち，タンパク質合成の終結を指令する信号にあたるもの)．

termination of tolerance 免疫寛容の終息(マイトジェンの刺激や，交差反応性抗原の免疫で，B細胞が刺激され，免疫寛容が終息すること)．

Terminologia Anatomica (TA) 解剖学用語(FCAT(国際解剖学用語委員会)により検討され，1997年IFAA(国際解剖学連合)により第13回国際解剖学者会議で公表された(サンパウロ)．公式用語のラテン語に国際通用語の英語を並記してある．現在の国際解剖学用語の基準)．

T

terminology [tə:minɑ́lədʒi] 用語〔集〕(専門分野の)．

terminus [tə́:minəs] 終末，終点．

term normal delivery (TND) 満期正常分娩．

terms [tə́:mz] 月経(mensesの旧称)．

termwise [tə́:mwaiz] 項別の．

terpene [tə́:pi:n] テルペン(主に植物中に存在する物質で$(C_5H_8)n$の一般式で表される，イソプレン重合体とみなせる炭化水素)．

terpenism [tə́:pənizəm] テルペン中毒．

terpenoid [tə́:pənɔid] テルペン類似の．

terracing [térəsiŋ] ①テレス状縫合法(数列に行う縫合)，②層状形成．

terrain-cure ①地形療法，②歩行治療，＝Oertel method．

territoriality [teritɔ:riǽliti] 領分防衛，縄張り制．

terrors [térə:rz] 驚愕，恐怖．

Terry syndrome テリー症候群(極小未熟児(1,500 g以下)に起こる網膜血管病．未熟〔児〕網膜症)，＝retinopathy of prematurity．

tertian [tə́:ʃən] 3日ごとの(すなわち第3日目などに起こる)．

tertian malaria 三日熱マラリア，＝tertian fever．

tertiary [tə́:ʃəri] 三元の，三次の．

tertiary adhesion 三次性癒着(創口が化膿した後空洞と瘢痕を残す治癒)，＝healing by third intention．

tertiary syphilis 第3期梅毒．

tertigravida [tə:tigrǽvidə] 3回妊婦．

tertipara [tə:típərə] 3回経産婦．

TES therapeutic electrical stimulation (治療的電気刺激法)．

tesla (T) [téslə] テスラ(磁器密度の単位)．

tessellated [tésəleitid] モザイク状の，碁盤目状の．

tessellated fundus 豹紋状眼底(モザイク眼底)．

tesseral [tésərəl] ①等軸の，②方域の．

test [tést] 試験，検査，検定，分析．

testalgia [testǽldʒiə] 精巣(睾丸)痛．

test dose (TD) 試験的用量．

testectomy [testéktəmi] 精巣(睾丸)切除，去勢，＝castration．

testes [tésti:z] → testis．

testicle [téstikl] 精巣，睾丸，＝testis 形 testicular．

testicular artery 精巣動脈(腹大動脈の枝)，＝arteria testicularis [L]．

testicular feminization syndrome 精巣性女性化症候群(男性偽半陰陽．精巣を有するが外観は女性．X染色体連鎖劣性遺伝)．

testicularis [testikjuléəris] 精巣(睾丸)の，＝testicular．

testicular vein 精巣静脈，＝vena testicularis [L]．

testiculoma [testikjulóumə] 精巣腫．

testiculus [testíkjuləs] 精巣，睾丸．

testing [téstiŋ] 検査．

testis [téstis] 精巣(睾丸)(①陰嚢に存在する男性生殖腺で精子を産生する．②四丘体下丘の一つ)，＝testis [L]，testiculus，testicle 複 testes．

testitis [testáitis] 精巣(睾丸)炎，＝orchitis．

test meal 試験食．

testoid [téstɔid] ①精巣ホルモン，②痕跡精巣(睾丸)(半陰陽の場合のような)．

testopathy [testɑ́pəθi] 精巣(睾丸)病．

testosterone [testɑ́stəroun] テストステロン($C_{19}H_{28}O_2$．男性ホルモン．アンドロゲン)，＝androlin．

test skein 色盲検査用束糸(異なった色

の糸束で，Holmgren 法による色盲の検査に用いるもの）．

test solution (TS) 被検液．

test tube 試験管．

test tube baby 試験管ベイビー（体外で受精させた卵子を子宮内にかえし，これより生まれた子供をこのように呼称した）．

test types 視力表（いろいろの大きさの字を並べて，被験者の中心視力を検査する図表で，Jaeger 表は近視を試験し，Snellen 表は最も普通に用いられている）．

tetanic [titǽnik] ①テタヌス〔性〕の，強直〔性〕の，②強直薬．

tetanic spasm テタニー性攣縮，強縮性攣縮（低カルシウム血症，アルカローシスによるカルシウムイオンの低下により，運動神経の過剰な反復性活動の結果生じる不随意の持続性筋収縮）．

tetanilla [tetəníːlə] ①テタニラ（精神異常を起こし，強直を伴わない状態），②多発性筋間代痙攣，＝paramyoclonus multiplex.

tetanism [tétənizəm] テタニー症候，強縮症（乳児にみられる破傷風様強縮を特徴とする症候で，テタヌス菌以外の細菌感染による）．

tetanization [tetənizéiʃən] 強縮誘発．

tetanize [tétənaiz] 強縮させる．

tetanode [tétənoud] テタノード（テタニーにおける非興奮期）．

tetanolysin [tetənálisin] テタノリジン（破傷風菌が産生する溶血毒）．

tetanophobia [tetənoufóubiə] 破傷風恐怖〔症〕．

tetanospasmin [tetənəspǽzmin] テタノスパスミン（破傷風菌が産生する神経毒）．

tetanus (TE, Te) [tétənəs] 破傷風（破傷風菌による疾患で，筋の強直，開口障害（牙関緊急），後弓反張をきたす）．

tetanus dorsalis 後方反張性破傷風，＝tetanus posticus, opisthotonus.

tetanus immunoglobulin (TIG, TIg) 破傷風免疫グロブリン．

tetanus posticus 後方反張性破傷風，＝tetanus dorsalis, opisthotonus.

tetanus toxin 破傷風毒素（破傷風菌が産生する細菌外毒素の一種）．

tetanus toxoid (TT) 破傷風トキソイド（破傷風毒素をホルマリンで処理し，その抗原性を損わないように弱素化したトキソイド．破傷風予防に用いられる）．

tetanus toxoid antibody (TTA) 破傷風トキソイド抗体．

tetany [tétəni] テタニー，強縮症（手首足首の著明な屈曲で，筋振戦，痙攣および喘鳴の症状が併存する症候群）．

tethered cord syndrome 係留脊髄症候群（脊椎管内に発生する先天奇形．成長過程で脊髄円錐が低位に係留され，下肢変形，運動感覚障害や膀胱直腸障害が出現する．脊髄，脊髄神経の過伸展が病態としていわれている）．

tetra- [tetrə] （4 の意味を表す接頭語）．

tetrabrachius [tetrəbréikiəs] 四腕奇形．

tetrachirus [tetrəkáirəs] 四手奇形．

tetrachromic [tetrəkróumik] 四色視の（4 色のみを分別し得ること）．

tetracrotic [tetrəkrátik] 四重脈の（1 周期に主峰を含む 4 つの上向波がある脈波曲線に関するもの），＝catatricrotic.

tetracyclic [tetrəsáiklik] 四円の，四環の．

tetracycline (TC) [tetrəsáikliːn] テトラサイクリン（広範囲抗生物質．—s テトラサイクリン系抗生物質）．

tetrad [tétræd] ① 4 価の，②四裂体（細菌の），③四徴，④四分染色体，四分子（核分裂の） 形 tetradic.

tetradactylous [tetrədǽktiləs] 四指の．

tetradactyly [tetrədǽktili] 四肢症．

tetradic [tetrǽdik] 四つ組の．

tetragena [tetrəʤíːnə] 四連球菌．

tetragonum [tetrəgóunəm] ①正方形，四角形，②正方晶系 形 tetragonal.

tetrahydrocannabinol [tetrəhaidroukənǽbinɔːl] テトラヒドラカノビノール（マリファナに類似した物質）．

tetraiodothyronine (T_4) [tetrəaioudouθáireniːn] テトラヨードチロニン，＝thyroxine.

tetralite [tétrəlait] ＝nitromine.

tetralogy [tetrǽləʤi] 4 つ組，四徴．

tetralogy of Fallot (TOF, T/F) ファロー四徴，＝Fallot tetralogy.

tetramastia [tetrəmǽstiə] 四乳腺症，＝tetramazia.

tetramastigote [tetrəmǽstigout] 四鞭毛の．

tetramazia [tetrəméiziə] 四乳腺症．

tetramelus [titrǽmiləs] 四脚体（動物の）．

tetramer [tétrəmər] 四量体．

tetramere [tétrəmiər] 四部分 形 tetrameric.

tetramerism [tétrəmərizəm] 四分裂，四分節 形 tetramerous.

tetranophthalmos [tetrənɑfθǽlməs] 四眼体奇形．

tetranopsia [tetrənápsiə] 四分の一半盲（両眼視野の 1/4 が欠損したもの），＝quatrantic hemianopsia.

tetraotus [tetrəóutəs] 二頭，二顔，四眼，四耳体奇形，＝tetrotus.

tetraparesis [tetrəpəríːsis] 四肢不全麻痺．

tetraplegia [tetrəplíːʤiə] 四肢麻痺．

tetraploid [tétrəplɔid] 四倍体（染色体が 4 倍数を示す多相）．

tetrapodisis [tetrəpədáisis] 四足運動（四足動物のように乳児が四肢を地につけ

T

て動き歩くこと), ＝quadruped locomotion.

tetrapolar [tetrəpóulər] 四極性の.
tetrapus [tétrəpəs] 四足奇形.
tetrarch [tétrɑ:k] 四原型.
tetrascelus [tetrǽsiləs] 四脚奇形.
tetraschistic [tetrəskístik] 四分裂の.
tetrasomy [tétrəsoumi] テトラソミー, 四染色体 形 tetrasomic.
tetrasporangium [tetrəspɔ:rǽnʤiəm] 四分胞子嚢.
tetraspore [tétrəspɔ:r] 四分胞子.
tetrasporophyte [tetrəspɔ́:rəfait] 四分胞子体.
tetraster [tetrǽstər] 四星(核が4個に分裂した像).
tetrastichiasis [tetrəstikáiəsis] 睫毛四裂症.
tetratomic [tetrətɑ́mik] 四原子の.
tetravalent [tetrǽvələnt, -trəvéil-] 4価の.
tetrodotoxin (TTX) [tetrədətɑ́ksin] テトロドトキシン($C_{16}H_{32}NO_{16}$. 主にフグ科の魚類の卵巣, 肝臓などに含まれる有毒物質), ＝fugu-toxin.
tetrophthalmos [tetrɑfθǽlməs] 四眼奇形(2顔, 4眼, 4耳をもつ奇形), ＝tetrophthalmus.
tetter [tétər] 皮疹(①湿疹性皮膚疾患に対する俗称. ②動物の皮膚病で, 瘙痒が特徴で, ヒトにも伝染する).
tety [tí:ti] (口鼻周囲の膿疱性または落屑性皮膚病(マダガスカル)).
texis [téksis] 分娩, ＝childbearing.
text blindness 文字盲, ＝alexia, word blindness.
textiform [tékstifɔ:m] 網状の, 組織様の.
textoblastic [tékstəblæstic] 組織形成性の(細胞が成熟することをいう).
texture [tékstʃər] ①組織, ＝tissue, ②構造 形 textural.
textus [tékstəs] 組織, ＝tissue.
TF ①transfer factor (伝達因子), ②tissue factor ([凝固]組織因子), ③total flow (全流量).
T/F tetralogy of Fallot (ファロー四徴症).
TFA ①total fatty acids (総脂肪酸), ②trans-fatty acid (トランス脂肪酸).
TFLX tosufloxacin (トスフロキサシン).
TG tomography (断層撮影法).
TGA transient global amnesia (一過性全健忘).
TgAb thyrogloblin antibody (抗サイログロブリン抗体).
TGF ①transforming growth factor (トランスフォーミング(形質転換)増殖(成長)因子), ②therapeutic gain factor ([照射]治療可能比).
TGS transcriptional gene silencing (転写時遺伝子発現抑制).
TGV transposition of great vessels (大血管転位症).
TH total hysterectomy (子宮全摘術).
Th ①thorium (トリウムの元素記号), ②thoracic (胸の, 胸郭の, 胸椎の), ③helper T cell (ヘルパーT細胞).
thalamencephalon [θæləmenséfəlɑn] 視床脳(間脳の一部で, 視床, 視床後部, 視床上部からなる), ＝thalamencephal 形 thalamencephalic.
thalamic [θəlǽmik] 視床の.
thalamic arteries 視床動脈, ＝arteriae thalami [L].
thalamic syndrome 視床症候群(梗塞, 出血, 腫瘍などの占拠性病変による視床後腹側核の障害によって発症する. 病巣対側における片麻痺, 運動失調, 不随意運動, 深部感覚障害, およびそれに続発して視床痛をきたす), ＝Dejerine-Roussay syndrome.
thalamo- [θǽləmou] (視床を意味する).
thalamoc(o)ele [θǽləməsi:l] 第三脳室(脳室の一つで, 間脳にある).
thalamostriate vein 視床線条体静脈, ＝vena thalamostriata [L].
thalamotomy [θæləmɑ́təmi] 視床切開術(視床核の皮質下部を切開して, 視床を通る神経路を遮断する方法).
thalamus [θǽləməs] 視床(第三脳室の外側壁をなす間脳の主要部で, 知覚性神経路の中継点), ＝thalamus [L].
thalassemia [θæləsí:miə] 地中海貧血, サラセミア(地中海に面する諸国に多く発現する遺伝性家族性貧血で, クーリー貧血とも呼ばれている), ＝thalassanemia.
thalassophile [θəlǽsəfil] 親海性の.
thalassophobia [θəlæsoufóubiə] 海洋恐怖[症].
thalassophobic [θəlæsoufóubik] 疎海性の.
thalassoposia [θəlæsoupóuziə] 海水飲取(心因性の原因から異常に海水を飲用すること), ＝mariposia.
thalassotherapy [θəlæsouθérəpi] 海水療法, 海浜療法.
thalidomide [θəlídəmaid] サリドマイド(催眠, 免疫抑制薬. 催奇形性が強い).
thalidomide baby サリドマイド児(鎮静・睡眠剤として開発されたサリドマイドを妊娠早期に服用した際に, 出生児に四肢の奇形が多くみられた. 上腕, 前腕の完全欠損, 部分欠損を呈した児).
thallium (Tl) [θǽliəm] タリウム(軟性青白色金属元素で, 原子番号81, 原子量204.383, 質量数203, 205, 比重11.85, 塩類は猛毒).
thallium acetate 酢酸タリウム(制汗薬).
thallium poisoning タリウム中毒(腎臓炎, 手足の蟻走感, 疼痛, 不眠, 食欲

T

減退，脱毛，掌蹠硬化など，ほかの重金属中毒症状を呈する).
thallium scanning タリウム心筋シンチグラム([201]Tl が心筋に取り込まれる性質を利用したもので虚血部は欠損像として表される).
thallium sulfate 硫酸タリウム(1％溶液として膀胱炎に用いられる).
thallospore [θǽləspɔ:r] 生殖性葉状体.
thallotoxicosis [θælətɑksikóusis] タリウム中毒症(塩化タリウム，硫酸タリウムなどのタリウム化合物による中毒．消化器症状(腹痛，嘔吐，下痢)，神経症状(四肢感覚障害，運動失調)が主な症状である．重症時は血液透析を行う)，＝thallium poisoning.
thallous [θǽləs] 〔第一〕タリウム塩の.
thallus [θǽləs] 葉状体(真の根，茎，葉の区別がなく，一様に扁平な形態のもので茎葉体の対語).
thalposis [θəlpóusis] 温覚，＝warmth sense 形 thalpotic.
THAM tris-hydroxymethyl-aminomethane (トリスバッファー).
thamuria [θəmjú:riə] 頻尿，＝pollakiuria.
thanato- [θænətou, -tə] (死亡の意味を表す接頭語).
thanatobiologic(al) [θænətoubaiəlɑ́ʤik-(əl)] 生死の.
thanatognomonic [θænətounoumɑ́nik] 死期の迫った.
thanatography [θænətɑ́grəfi] 死徴学，死亡論，＝thanatology.
thanatoid [θǽnətɔid] 死期の.
thanatomania [θænətouméiniə] 自殺狂.
thanatophobia [θænətoufóubiə] 恐死症，死亡恐怖〔症〕.
thanatophoric [θænətoufɔ́:rik] 致命的な，致死の.
thanatos [θǽnətəs] 死の本能(フロイトによる用語．人は生の本能 eros に対し死の本能をもつとされる)，＝death instinct.
thanatosis [θænətóusis] 壊死，壊疽.
thaumatropy [θɔ:mǽtrəpi] ①変態，②旋回鏡法，＝stroboscopy.
thawing [θɔ́:iŋ] 解凍.
Thd ribothymidylic acid (リボチミジル酸).
thea [θí:ə] [L] チャ［茶］(tea のラテン語).
theaism [θí:aizəm] ＝theinism.
thebesian circulation テベシウス循環(心筋から心室に開く).
Thebesius foramina テベジウス孔(テベジウス静脈が心房に開く多数の小孔をいう).
theca [θí:kə] 胞膜，莢膜 形 tecal.
theca-cell tumor 卵胞膜〔細胞〕腫(卵胞膜細胞に由来する黄色類脂体を含有する卵巣の線維腫様の腫瘍で，顆粒膜腫の一型ともいわれている)，＝fibroma thecocellulare xanthomatodes.
thecal cyst 腱鞘嚢胞.
thecate [θí:keit] 有膜の.
thecitis [θi:sáitis] 腱膜炎.
thecoma [θi:kóumə] 莢膜〔細胞〕腫(主として更年期後に起こる卵巣腫瘍．〔卵巣〕卵胞膜細胞腫)，＝theca-cell tumor, theca-lutein-cell tumor, fibroma theocellulare xanthomatodes ovarii.
thecomatosis [θi:koumətóusis] 莢膜腫症，卵胞膜腫症.
thecostegnosis [θi:koustignóusis] 腱鞘攣縮，＝thecostegnosia.
theic [θí:ik] 茶中毒者.
Theile gland タイレ腺(胆嚢，胆管の壁に存在する腺組織).
theinism [θí:inizəm] 茶中毒(多量の愛飲により起こる慢性中毒．不眠，消化不良などを生じる)，＝theism.
thelalgia [θi:lǽlʤiə] 乳房痛.
thelarche [θi:lɑ́:ki] 乳房発育開始(思春期に女性の乳房発育の開始すること).
thelasis [θi:léisis] 授乳，＝thelasmus.
thelaziasis [θi:ləzáiəsis, θel-] テラジア感染症(*Thelazia* による線虫感染).
thele [θí:li] [G] 乳房，＝nipple, papilla mammae.
thelerethism [θi:lérəθizəm] 乳房勃起.
thelitis [θi:láitis] 乳頭炎.
thelium [θí:liəm] ①乳頭，②乳房.
thel(o)- [θi:l(ou), -l(ə)] (乳首あるいは乳首様の構造との関係を表す接頭語).
theloncus [θi:lɑ́ŋkəs] 乳房腫瘍.
thelorrhagia [θi:ləréiʤiə] 乳房出血.
thely- [θeli, θi:li] (女子，女性の意味を表す接頭語).
thelyblast [θéliblæst] 雌性原核，卵核，＝feminonucleus 形 thelyblastic.
thelygenic [θeliʤénik] 雌性生殖の.
thematic [θi:mǽtik] 題目の，表題の.
thematic apperception test (TAT) 絵画統覚検査，主題統覚検査(ロールシャッハ検査と同じく，いろいろな情緒を表した絵に対する反応に基づいて被検者の性格を探索する方法).
thenad [θí:næd] 手掌の方へ.
thenal [θí:nəl] 手掌の.
thenar [θí:nər] ①手掌，＝thenal，②母指球，＝thenar eminence.
thenar eminence 母指球(手掌母指側のふくらみ)，＝thenar [L].
thenen [θénən] 手掌表面のみの(特に橈骨側の).
theobromine [θi:əbróumin] テオブロミン(カカオノキの葉に存在するアルカロイド，また xanthine から合成されるカフェイン様作用をもつ強心利尿薬).
theomania [θi:ouméiniə] 宗教狂(自己は神であるとの妄想) 形 theomaniac.

T

theophany [θiːáfəni] 神現，権現(神が人の形態で現れること).
theophobia [θiːoufóubiə] 神仏恐怖〔症〕.
theophylline [θiːáfiliːn] テオフィリン(チャ［茶］から得られ，または合成し得るアルカロイドで，テオブロミンの異性体．強心利尿薬)，= theophyllina.
theory [θíːəri] 理論，学説.
thèque [ték] [F] テク，表皮内細胞巣.
therapeusis [θerəpjúːsis] 治療法，= therapeutics.
therapeutic [θerəpjúːtik] 治療の，療法の，治療効果のある.
therapeutic abortion 治療的流産(母体に疾病などがあり，増悪，悪化を防止するために行われる人工流産).
therapeutic adherence 治療法順(遵)守.
therapeutic agent 治療薬.
therapeutic angiogenesis 治療的血管新生.
therapeutic antibody 抗体医薬(抗体のもつ薬理効果，分子識別能を利用したもの).
therapeutic armamentarium 治療用品(薬品および処置に必要な器具などの総称).
therapeutic drug monitoring (TDM) 治療薬濃度測定.
therapeutic electrical stimulation (TES) 治療的電気刺激法.
therapeutic formulas 治療用乳製品.
therapeutic gain factor (TGF) 〔照射〕治療可能比.
therapeutic index 治療指数(50%致死量の50%有効量に対する比．薬の安全性の指標となる).
therapeutic iridectomy 治療的虹彩切除術.
therapeutic pessimism 薬効悲観主義.
therapeutic plan 治療計画.
therapeutic range 治療域.
therapeutic ratio (TR) 治癒比(実験動物において，体重1kgに対する致死量と最小有効量との比で，有効量を致死量で割った数値).
therapeutics [θerəpjúːtiks] 治療学，治療法 形 therapeutic.
therapeutic touch セラピューティックタッチ.
therapeutist [θerəpjúːtist] 治療家，医師，療法士，= therapist.
therapia [θerəpáiə] 療法.
therapist [θérəpist] 治療家，療法士，= therapeutist.
therapy [θérəpi] 治療，療法.
theriatrics [θiːriǽtriks] 獣医学(一般的な)，= theriatrica.
therio– [θiːriou, –riə] (動物を意味する接頭語).
theriomimicry [θiːriəmímikri] 動物模倣(幼児教育の一つ).
thermacogenesis [θəːməkəʤénisis] 発熱(薬剤の発熱性).
thermae [θə́ːmiː] 温浴，温泉.
thermaesthesia [θəːmesθíːziə] 温覚，= thermesthesia.
thermal [θə́ːməl] 温熱の，熱力の.
thermal anesthesia 温覚消失.
thermal capacity 熱容量(体温を15°Cから16°Cに上昇させるために要する熱量).
thermal coagulation 熱凝固.
thermal crisis 湯あたり(温泉浴によりめまい，頭痛，倦怠を生じる現象).
thermal death time (TDT) 加熱致死時間.
thermalgesia [θəːməlʤíːziə] 温熱性痛覚過敏.
thermalgia [θəːmǽlʤiə] 温痛覚，灼熱様疼痛，= causalgia.
thermal water 温泉水.
thermanalgesia [θəːmænəlʤíːziə] 温度性痛覚消失，= thermoanalgesia.
thermanesthesia [θəːmənesθíːziə] 温度(温熱)性無感覚，温覚消失.
thermesthesia [θəːmesθíːziə] 温覚，= thermaesthesia, thermoesthesia.
thermesthesiometer [θəːmesθiːziámitər] 温覚計.
thermhypesthesia [θəːmhaipesθíːziə] 温覚減退.
thermic [θə́ːmik] 熱の.
thermic anesthesia 温覚消失.
thermic fever 日射病，= siriasis.
thermionic [θəːmiánik] 熱電子の.
thermionics [θəːmiániks] 熱電子学 形 thermionic.
thermister [θə́ːmistər] サーミスタ(電気抵抗の温度係数が大きい半導体を利用する温度に敏感な抵抗体で，温度計，恒温槽の自動制御に用いる)，= thermistor.
thermo– [θəːmou, –mə] (熱の意味を表す接頭語).
thermoammeter [θəːmouǽmitər] 熱電流計.
thermoanesthesia [θəːmouænisθíːziə] 温覚消失.
thermocauterization [θəːmoukɔːtərizéiʃən] 焼灼.
thermocautery [θəːmoukɔ́ːtəri] 焼灼器.
thermochemistry [θəːməkémistri] 熱化学(熱現象と化学変化との相互関係を研究する学問) 形 termochemical.
thermochroism [θəːmoukróizəm] 熱色性(熱の一部を反射し，他を吸収するかまたは透過すること)，= thermochrosis 形 thermochroic.

T

thermocoagulation [θəːmoukouægjuléiʃən] 熱凝固法(高周波電流の作用により組織を凝固させる腫瘍療法).
thermocolor [θə́ːməkʌlər] サーモカラー(示温塗料またはサーモカメレオンとも呼ばれ，加熱して一定の温度に達すると変色する塗料).
thermocouple [θə́ːməkʌpl] 熱電対(2種の金属を環状に連結し，両接合部の温度が異なるとき熱電動力を発生し熱電流が流れるので，それを電流計で測定して温度を測定する)，＝thermojunction，thermoelectric pile.
thermocurrent [θəːməkʌ́rənt] 熱電流.
thermodilution [θəːmoudailúːʃən] 熱希釈(温度の異なる液を入れることによって生ずる温度変化から元の液の体積を測定する方法).
thermoduric [θəːmoudjúːrik] 耐熱性の.
thermodynamics [θəːmoudainǽmiks] 熱力学 形 thermodynamic，thermodynamical.
thermoelectric couple 熱電対，＝thermo–couple，thermo–electric pile.
thermoelectricity [θəːmouilektríciti] 熱電気.
thermoelectromotive [θə́ːmouilektroumóutiv] 熱起電力の.
thermoelectron [θəːmouiléktrɑn] 熱電子(高温度にある金属物体から放出するもの).
thermoelement [θəːmouélimənt] 熱電対，＝thermocouple.
thermoexci(ta)tory [θəːmouiksái(tə)təri，–tɔːri] 熱刺激性の.
thermogalvanometer [θəːmougælvənɑ́mitər] 熱電検流計.
thermogenesis [θəːməʤénisis] 産熱，高温発生 形 thermogenetic，thermogenic.
thermogenics [θəːməʤéniks] 発熱学，発熱療法.
thermogenous [θəːmɑ́ʤənəs] 熱原性の，＝thermogenetic.
thermogram [θə́ːməgræm] サーモグラム，温度記録〔図〕.
thermograph [θə́ːməgræf] サーモグラフ，温度記録計(生体の体表温度分布を測り，治療や治療効果測定を行う方法).
thermography [θəːmɑ́grəfi] 温度記録〔法〕，熱像記録法，サーモグラフィ(物体表面での温度分布を図，写真などの像として表す方法).
thermohygrostat [θəːmouháigroustæt] 恒温恒湿器.
thermohyperalgesia [θəːmouhaipərælʤíːziə] 温熱性痛覚過敏.
thermohyperesthesia [θəːmouhaiperesθíːziə] 温覚過敏，温度覚亢進症.
thermohyp(o)esthesia [θəːmouhaip(ou)esθíːziə] 温覚減退，温覚鈍麻.
thermoinhibitory [θəːmouinhíbitəri，–tɔːri] 体温発生抑制の.
thermointegrator [θəːmouíntigreitər] 熱積算計，温度記録器.
thermojunction [θəːməʤʌ́ŋkʃən] 熱電対.
thermolability [θəːmouleibíliti] 易熱性.
thermoluminescence [θəːmoul(j)uːminésəns] 熱発光(特殊な物質の温度を変えるとき発光する現象).
thermolysis [θəmɑ́lisis] ① 加熱分解，② 放熱.
thermometer [θəːmɑ́mitər] 寒暖計，温度計，体温計(温度を測定する装置で，その物理学的原理により，① 膨張温度計，② 電気温度計，③ 光学温度計の3種に大別される).
thermometric [θəːməmétrik] 温度測定法による.
thermometric titration 温度滴定(化学反応の完結点を求めるために，溶液の温度の変化を利用する滴定法).
thermometry [θəmɑ́mitri] 温度測定法 形 thermometric.
thermonasty [θə́ːmənæsti] 傾熱性(熱が刺激となって起こる植物の屈曲運動であるが，熱のくる方向とは関係がない).
thermoneurosis [θəːmounjuːróusis] 神経症性体温上昇.
thermophile [θə́ːməfail] ① 好熱性の，高温性の，＝thermophilic，② 好熱性細菌，高温菌(40～70°Cの温度が発育上最適な細菌についていう).
thermophobia [θəːmoufóubiə] 高温恐怖〔症〕.
thermophore [θə́ːməfɔːr] ① 温度感覚測定器，② テルモフォール(金属またはゴム製の箱で，ニカワ，酢酸ナトリウム，食塩，硫酸カルシウムを充填し，熱湯を加えると，長時間温度を保つ湯たんぽの一種).
thermoplegia [θəːmoupliːʤiə] 日射病，熱射病.
thermopotential [θəːmoupəténʃəl] 温度電位.
thermoprecipitin [θəːmouprisípitin] 煮沸沈降素.
thermoreceptor [θəːmouriséptər] 温度受容器.
thermoregulation [θəːmouregjuléiʃən] 温度調節.
thermoregulatory center 体温調節中枢.
thermoscope [θə́ːməskoup] 温度測定器，測温器(2物体の温度差をみるための器械)，＝differential thermometer.
thermostability [θəːmoustəbíliti] 耐熱性，熱安定性.
thermostable [θəːmoustéibl] 耐熱性の，熱安定性の.
thermostable direct hemolysin (TDH) 耐熱性溶血毒素(腸炎ビブリオ

の病原因子).
thermostat [θə́:məstæt] 定温器，恒温槽(自動式の).
thermosteresis [θə:moustərí:sis] 熱消失.
thermostromuhr [θə:moustróumjuər] 熱電血流計，熱血流計(血管の周囲に加温電気コイルを巻き，そこを流れる血液の温度変化を測る血流計)，= Rein thermometer.
thermotaxis [θə:mətǽksis] 走熱性，熱走性，温度走向性.
thermotherapy [θə:məθérəpi] 温熱療法.
thermotonometer [θə:moutənámitər] 熱攣縮計(熱による筋肉の攣縮を測定する器械).
thermotropism [θəmátrəpizəm] 向熱性.
thero– [θi:rou] (野獣の意味を表す接頭語).
theroid [θí:rɔid] 野獣性の.
theromorph [θí:rəmɔ:f] 獣形奇形.
theromorphism [θi:roumɔ́:fizəm] 野獣様奇形，= theromorphia.
thesis [θí:sis] 論文(学位請求のために提出する論文)，= dissertation.
theta (θ, Θ) [θéitə, θí–:] シータ(ギリシャ語アルファベットの第8字).
theta(θ) rhythm シータ(θ)波，シータ(θ)リズム(脳波上，4〜7 Hz の徐波をいう)，= theta(θ) wave.
thiamine [θáiəmi:n] チアミン，サイアミン(胚芽，豆類，卵黄などに含まれ，その欠乏は脚気を起こす．ビタミンB_1)，= aneurin，vitamin B_1.
thiamine pyrophosphate (TPP) チアミンピロリン酸.
thick [θík] 厚い，肥大な.
thickening [θík(ə)niŋ] 肥厚(細胞膜などの).
thickness [θíknis] 厚み，肥大.
thickness growth 肥大生長(形成層の活発な機能により，植物の根，茎などが太く発育すること)，= thickening growth.
thick skin 肥厚皮膚(表皮の厚い手や足の皮膚をいう).
thiemia [θaií:miə] イオウ血症.
thienyl [θáiənil] チエニル基(C_4H_3S–).
thigh [θái] 腿(ふともも).
thigh bone 大腿骨(大腿にある骨で長骨に分類され全身の骨の中で最も長い)，= femur.
thigmesthesia [θigməsθí:ziə] 触覚.
thigm(o)– [θigmou, –mə] (接触の意味を表す接頭語).
thigmocyte [θígməsait] 血小板.
thigmotaxis [θigmətǽksis] 走触性.
thigmotropism [θigmátrəpizəm] 屈融性，屈触性(生物が機械的接触刺激を受けた直後に現す反応で，その触れた面に一定の方向をとること).
thimble [θímbl] ①円筒濾紙，②指貫(裁縫用のゆびぬき).
thin [θín] 薄い.
thin basement membrane disease 菲薄基底膜病.
thinking [θíŋkiŋ] 思考.
thinking–type personality 思考型人格.
thin–layer chromatography (TLC) 薄層クロマトグラフィ〔ー〕(ガラス，プラスチックなどの平板にシリカゲル，アルミナ，樹脂などの微粉末を薄く塗布し固定相とし，種々の移動相を用いて展開する．移動度および発色により物質の同定，分離を行う).
thinner [θínər] シンナー(塗料の希釈剤として用いられる有機溶剤).
thinner poisoning シンナー中毒(主要構成分である *n*–ヘキサンによる末梢神経障害の出現).
thinning [θíniŋ] 菲薄化.
thin portion 薄壁尿細管.
thio– [θaiou, θaiə] ①(チオ基 –S– を表す接頭語)，②(イオウ含有の意味を表す接頭語).
thiobarbituric acid (TBA) チオバルビツール酸.
thiophilic [θaioufílik] 好イオウ性の.
thiouracil [θaioujú:rəsil] チオウラシル(チオ尿素の異項環誘導体で，白色結晶の無臭物．甲状腺腫の治療薬)，= 2–mercapto–4–pyrimidone，methimazole.
thiourea [θaioujú:riə] チオウレア(尿素の酸素がイオウで置換された化合物で，酸化防止剤)，= sulfocarbamide，thiocarbamide.
third [θə́:d] 第三の，三番目の.
third and fourth pharyngeal pouch syndrome Ⅲ，Ⅳ鰓弓症候群(Ⅲ，Ⅳ鰓弓の発生異常により胸腺無(低)形成症，副甲状腺欠損部位の奇形，心奇形などを呈する症候群)，= DiGeorge syndrome.
third molar 第三臼歯(親知らず)，= wisdom tooth.
third ventricle 第三脳室(間脳内にある脳室)，= ventriculus tertius [L].
thirst [θə́:st] 渇，かわき 形 thirsty.
thirst–cure 渇療法(水分の摂取を制限する方法)，= dipsotherapy，Schroth treatment.
thirst–experiment 渇試験(腎機能検査の一方法で，濃縮力試験ともいう).
thixolabile [θiksouléibil, –bail] 変動不安定性の.
Thogotovirus [θóugoutəvaiərəs] トゴトウイルス属(オルトミクソウイルス科の一属).
Thomas sign トーマス検診法(股関節の屈曲固定度の検診法で，腱側の股関節を

T

腰椎前弯が還納されるまで屈曲すると，患側の関節固定度が測知される）．

Thomas splint トーマス副子（結核性股関節および膝関節を固定するための鉄製副子）．

thoracectomy ［θɔ:rəséktəmi］ 胸郭切除術（肋骨切除術を併用する）．

thoracentesis ［θɔ:rəsentí:sis］ 胸腔穿刺術，＝paracentesis thoracis, pleurocentesis.

thoracic (Th) ［θɔ:rǽsik］ 胸の，胸郭の，胸椎の．

thoracic aorta 胸［部］大動脈（下行大動脈の横隔膜の大動脈裂孔を通過するまで），＝aorta thoracica ［L］．

thoracic cage 胸郭（胸椎，肋骨，胸骨で形成される骨格で内部に胸部内臓をいれる）．

thoracic cardiac branches 胸心臓枝（迷走神経の枝，心臓へ分布），＝rami cardiaci thoracici ［L］．

thoracic cardiac nerves 胸心臓神経（心臓に分布する交感神経の枝の一つ），＝nervi cardiaci thoracici ［L］．

thoracic cavity 胸腔（胸部内蔵をいれる横隔膜より上方の体腔），＝cavum thoracis ［L］．

thoracic duct (TD) 胸管（最も太いリンパ管でリンパの大部分を集め左鎖骨下の静脈に合流する），＝ductus thoracicus ［L］．

thoracic kidney 胸部腎（横隔膜より上方の縦隔洞内に入り込んでいる腎）．

thoracic nerves 胸神経（胸髄より出る12対の脊髄神経），＝nervi thoracici ［L］．

thoracic nucleus 胸髄核（クラークの背核，胸髄から腰髄の上部の後角にある神経細胞で深部知覚の伝導路である後脊髄小脳路を形成する），＝Clarke nucleus, nucleus thoracicus ［L］．

thoracic outlet syndrome (TOS) 胸郭出口症候群（胸郭出口は第1肋骨，鎖骨，前斜角筋などによって構成され，この部を通る鎖骨下動・静脈や腕神経叢由来神経が圧迫されることがあり，この圧迫に基づく一連の症候群を胸郭出口症候群という．上肢のしびれ，疼痛，易疲労性を呈し，圧迫が持続すると血管の攣縮をひき起こし，皮膚の蒼白・冷感などレイノー現象が発生する）．

thoracic part of thoracic duct 胸管胸部．

thoracic respiration 胸式呼吸，＝costal respiration.

thoracic spinal cord 胸髄．

thoracic splanchnic ganglion 内臓神経神経節，＝Lobstein ganglion.

thoracic stomach 胸腔胃（胃が横隔膜を通って胸腔内に脱出した先天奇形）．

thoracic vertebrae (T) 胸椎（肋骨と接し胸郭後壁を形成，通常12個（T1～T12）），＝vertebrae thoracicae ［L］．

thoraco- ［θɔ:rəkou, -rəkə］ （胸との関係を表す接頭語）．

thoracoacromial artery 胸肩峰動脈（腋窩動脈の枝），＝arteria thoracoacromialis ［L］．

thoracoacromial vein 胸肩峰静脈，＝vena thoracoacromialis ［L］．

thoracobronchotomy ［θɔ:rəkoubrɑŋkátəmi］ 胸式気管切開術．

thoracocautery ［θɔ:rəkoukɔ́:təri］ 胸郭焼灼法（気胸療法において肺の虚脱療法を完結するための癒着焼灼）．

thoracoceloschisis ［θɔ:rəkousiláskisis］ 胸腹瘻．

thoracocentesis ［θɔ:rəkousentí:sis］ 胸腔穿刺術．

thoracocyllosis ［θɔ:rəkousailóusis］ 胸郭奇形．

thoracocyrtosis ［θɔ:rəkousə:tóusis］ 胸壁異常弯曲，胸部突出．

thoracodelphus ［θɔ:rəkədélfəs］ 胸部結合奇形体（1頭，2腕，4脚のある胸部結合重複奇形）．

thoracodidymus ［θɔ:rəkədídiməs］ 胸部結合重複奇形体．

thoracodorsal ［θɔ:rəkədɔ́:səl］ 胸背の．

thoracodorsal artery 胸背動脈（腋窩動脈の枝），＝arteria thoracodorsalis ［L］．

thoracodorsal nerve 胸背神経（腕神経叢の枝の一つで広背筋を支配），＝nervus thoracodorsalis ［L］．

thoracodorsal vein 胸背静脈，＝vena thoracodorsalis ［L］．

thoracodynia ［θɔ:rəkədíniə］ 胸痛．

thoracoepigastric veins 胸腹壁静脈，＝venae thoracoepigastricae ［L］．

thoracogastrodidymus ［θɔ:rəkougæstroudídiməs］ 胸腹結合重複奇形．

thoracogastroschisis ［θɔ:rəkougæstráskisis］ 胸腹壁破裂症．

thoracograph ［θɔ:rǽkəgræf］ 胸周計（呼吸時に胸周の運動と変化を記録する装置）．

thoracolaparotomy ［θɔ:rəkoulæpərátəmi］ 胸腹切開術（横隔膜下腔などに位置する臓器の手術に際し開胸開腹の両方を行う開創方法）．

thoracolumbar ［θɔ:rəkəlʌ́mbər］ 胸腰部の．

thoracolysis ［θɔ:rəkálisis］ 胸壁剥離［術］．

thoracometer ［θɔ:rəkámitər］ 測胸計，＝stethometer.

thoracometry ［θɔ:rəkámitri］ 測胸法．

thoracomyodynia ［θɔ:rəkoumaiədíniə］ 胸筋痛．

thoracopagus ［θɔ:rəkápəgəs］ 胸結合体（胸部癒着重複児），＝synthorax 形 thora-

T

copagous.

thoracopagus parasiticus 寄生性胸結合体(ほとんど完全な寄生体が主体の胸または上腹に結合しているもの).

thoracopagus tribrachius 三腕寄生性胸結合体(寄生体の1腕が主体の1腕と癒合して総数3腕となったもの).

thoracopagus tripus 三足寄生性胸結合体(寄生体の1足が主体の1足と癒合して総数3足となったもの).

thoracoparacephalus [θɔ:rəkoupærəséfələs] 胸副頭結合体(極度に不完全な痕跡頭をもつ副体が主体の胸部に癒合しているもの).

thoracopathy [θɔ:rəkápəθi] 胸病質(胸部の疾病についていう. あまり用いない).

thoracoplasty [θɔ́:rəkəplæsti] 胸形成術, 胸郭形成術.

thoracopneumograph [θɔ:rəkounjú:məgræf] 胸郭運動記録器.

thoracopneumoplasty [θɔ:rəkounjú:məplæsti] 胸肺形成術.

thoracoschisis [θɔ:rəkáskisis] 胸裂〔症〕, 胸郭〔披〕裂(先天性).

thoracoscope [θɔ́:rəkəskoup] ①胸腔鏡(肋間空隙から穿刺挿入する), ②聴診器.

thoracoscopy [θɔ:rəkáskəpi] 胸腔診断法(内視鏡を用いる直接観察法), = pleural endoscopy, pleuroscopy.

thoracostenosis [θɔ:rəkoustinóusis] 胸郭狭窄症, = wasp waist.

thoracostomy [θɔ:rəkástəmi] 胸郭開口術.

thoracotomy [θɔ:rəkátəmi] 開胸術, 胸腔切開術.

thorax (T) [θɔ́:ræks] 胸腔, 胸郭(12個の胸椎, 肋骨および胸骨によって包まれた体腔で, 上は頸, 下は腹腔との中隔をなす横隔膜により限られている), = thorax [L].

thorax paralyticus 麻痺性胸郭(内臓下垂症にみられる細長い形の胸).

thorium (Th) [θɔ́:riəm] トリウム(灰色の希重金属性元素で, 原子番号90, 原子量232.0381, 質量数232. 天然放射性元素の一つで, X線撮影の際の血管造影に用いられていた).

thoron (Tn) [θɔ́:rɑn] トロン(原子番号86のトリウム系核種 ^{220}Rn (Rnはradon)の別名), = thorium emanation.

thoroughjoint [θʌ́rəʤɔint] 全動関節.

THP total health promotion plan (トータルヘルスプロモーション・プラン).

THR total hip replacement (人工股関節置換〔術〕).

thread [θréd] ①糸, ②ねじ.

threatened rupture of uterus 切迫子宮破裂.

three-glass test 3杯試験, 3杯検尿法(前部尿道炎, 後部尿道炎, 慢性前立腺炎の鑑別法), = Valentine test.

threonine [θrí:əni:n] トレオニン(必須アミノ酸の一つ), = α-amino-β-hydroxybutyric acid.

threpsis [θrépsis] 栄養, = nutrition.

threshold [θréʃould] 閾値, 限界値(刺激が刺激として有効となる最小限の値).

threshold stimulus 最小刺激, = minimal stimulus.

threshold substance 有閾物質(血漿中に存在する電解質で, 一定の閾値以上に達しなければ尿中に排泄されないもの).

thrifty genotype 倹約遺伝子.

thrill [θríl] 振動, 振戦〔音〕, 猫喘(びょうぜん), スリル(聴診において, Levine Ⅳ度以上の心雑音の振動が伝わる).

-thrix [θriks] (毛状の意味を表す接尾語).

thrix [θríks] [G] 毛髪, = hair.

throat [θróut] ①のど, 咽喉, ②咽門, = fauces, ③頸(前部の).

throb [θráb] 拍動(強く動悸をうつこと), = pulsation.

throbbing [θrábiŋ] 激しい拍動.

throbbing pain 拍動痛(ずきずき痛), = pulsatory pain.

throe [θróu] 激痛, 発作.

thromasthenia [θrɑməsθí:niə] 血小板無力症, = thrombasthenia.

thrombasthenia [θrɑmbəsθí:niə] 血小板無力症(先天性血小板機能異常症で, 血小板のADP凝集が欠如しており出血時間の延長がある).

thrombectomy [θrɑmbéktəmi] 血栓切除術.

thrombi [θrámbai] → thrombus.

thrombin [θrámbin] トロンビン(血漿中のプロトロンビンが活性化された凝血要素で, フィブリノーゲンをフィブリンに転化する酵素coagulaseの一つ), = fibrin ferment, thrombase.

thrombin A トロンビンA(フィブリノーゲンをプロフィブリンに転化する酵素).

thrombin B トロンビンB(プロフィブリンからゲルを形成させる酵素).

thrombin-coinhibitor トロンビンコインヒビター(血漿中の正常成分であって, ヘパリンとともにトロンビンを抑制して非活性化する因子).

thrombo- [θrɑmbou, -bə] (血栓, 凝血の意味を表す接頭語).

thromboangiitis [θrɑmbouænʤiáitis] 血栓〔性〕脈管炎(血栓形成を誘発する血管内膜の炎症).

thromboangiitis obliterans 閉塞性血栓〔性〕脈管炎(バージャー病ともいう), = Buerger disease, presenile spontaneous gangrene.

thromboarteritis [θrambouɑ:tiráitis] 血栓〔性〕動脈炎.

thromboasthenia [θrambouæsθí:niə] 血小板無力症, = thrombasthenia.

thromboblast [θrámbəblæst] 血小板前駆細胞(骨髄巨核球 megakaryocyte と同一の血球).

thromboclasis [θrambákləsis] 血栓崩壊.

thromboclastic [θrambəklǽstik] 血栓溶解性の, = thrombolytic.

thrombocyst [θrámbəsait] 血栓嚢腫(血栓の周囲に形成される).

thrombocystis [θrambəsístis] 血栓嚢腫, = thrombocyst.

thrombocytapheresis [θrambousaitəfərí:sis] 血小板アフェレーシス, 血小板除去.

thrombocyte [θrámbəsait] 血小板, = blood platelet, platelet.

thrombocythemia [θrambousaiθí:miə] 血小板血症, 栓球血症.

thrombocytocrit [θrambousáitəkrit] 血小板比量計(一定単位血液中の血小板容積を測定する器具).

thrombocytolysis [θrambousaitálisis] 血小板融解.

thrombocytopathy [θrambousaitápəθi] 血小板症(血小板機能障害).

thrombocytopenia [θrambəsaitəpí:niə] 血小板減少〔症〕, 栓球減少〔症〕 形 thrombocytopenic.

thrombocytosis [θrambousaitóusis] 血小板増加〔症〕, 栓球増加〔症〕(血小板数が正常上限(40万/μL)を超えて異常高値を示す状態).

thromboelastogram (TEG) [θrambouilǽstəgræm] トロンボエラストグラム, 血栓弾性描写図(血液凝固能自動連続記録).

thromboelastograph [θrambouilǽstəgræf] トロンボエラストグラフ, 血栓弾性描写器.

thromboelastography (TEG) [θrambouilæstágrəfi] 血栓弾性描写〔法〕, トロンボエラストグラフィ.

thromboembolism [θrambouémbəlizəm] 血栓塞栓症(血栓がその形成部位から遊離して血管を閉鎖する状態).

thromboembolization [θrambouembəlizéiʃən] 血栓塞栓形成.

thromboendarterectomy (TEA) [θrambouendɑ:tiréktəmi] 血栓内膜摘出〔術〕(動脈を切開し, 血栓とともに内膜を摘出する手術).

thromboendarteritis [θrambouendɑ:tiráitis] 血栓〔性〕動脈内膜炎.

thromboendocarditis [θrambouendoukɑ:dáitis] 血栓〔性〕心内膜炎, 単純性心内膜炎, = endocarditis simplex.

thrombogenesis [θrambəʤénisis] 血栓形成 形 thrombogenic.

thromboid [θrámbɔid] 血栓様の.

thrombokinesis [θramboukainí:sis] 血栓形成, 凝血.

thrombolymphangitis [θramboulimfænʤáitis] 血栓性リンパ管炎.

thrombolysis [θrambálisis] 血栓崩壊.

thrombolytic [θrambəlítik] 血栓融解(崩壊)〔性〕の.

thrombometer [θrambámitər] 血栓計(血液の血栓形成能を測定する器械).

thrombomimetic [θramboumaimétik] 血栓形成促進性の.

thrombomodulin (TM) [θrambəmádjulin] トロンボモジュリン(血管内皮細胞上に存在する糖タンパク質).

thrombon [θrámbɑn] トロンボン(血小板およびその母細胞の総称).

thrombopathy [θrambápəθi] 血小板障害(血小板数, 形態は異常ないが血栓形成が不全である状態).

thrombopenia [θramboupí:niə] 血小板減少〔症〕, = thrombopeny.

thrombopenic anemia 血小板減少性貧血, = thrombocytopenic anemia, Werlhof disease.

thrombopenic purpura 血小板減少性紫斑病, = idiopathic thrombocytopenic purpura.

thrombophilia [θrambəfíliə] 血栓形成傾向(血栓形成性素因に基づく凝血過剰性疾患).

thrombophlebitis [θrambouflibáitis] 血栓〔性〕静脈炎.

thromboplastin [θrambəplǽstin] トロンボプラスチン(血液凝固第Ⅲ因子. Caイオンの存在下でプロトロンビンをトロンビンに転化させるための重要な物質で, 全身諸臓器に存在する), = factor Ⅲ.

thromboplastinase [θrambəplǽstineis] トロンボプラスチナーゼ(凝血因子トロンボプラスチンを分解する酵素で, 細菌に由来するもの).

thromboplastinemia [θramboupləstiní:miə] トロンボプラスチン血〔症〕.

thromboplastinogen [θramboupləstínəʤən] トロンボプラスチノゲン(血漿中に存在する非活性因子で, トロンボプラスチンに転化するといわれ, 血友病において特異的に減少を示す), = prothrombokinase, anti-hemophilic globulin (factor Ⅷ).

thromboplastinogenase [θramboupləstináʤəneis] トロンボプラスチノゲナーゼ(血漿トロンボプラスチノゲンを活性化するのに必要な血小板因子), = platelet factor Ⅲ, thrombokatalysin, thrombocytolysin.

thrombopoiesis [θramboupɔií:sis] 栓球生成, 血小板生成 形 thrombopoietic.

thrombopoietin (TPO) [θramboupɔ́iə-

tin〕 トロンボポイエチン(骨髄巨核球・血小板の生成に関与する造血因子).
thrombose 〔θrάmbouz〕 血栓を形成する.
thrombosed 〔θrάmbouzd〕 血栓が形成された.
thrombosinusitis 〔θrαmbousainjusáitis〕 血栓性硬膜洞炎.
thrombosis 〔θrαmbóusis〕 血栓症 形 thrombotic.
thrombostasis 〔θrαmbάstəsis〕 うっ血性血栓症.
thrombosthenin 〔θrαmbəsθí:nin〕 トロンボステニン(血小板のアクトミオシン様収縮タンパク質).
thrombotic 〔θrαmbάtik〕 血栓〔症〕の.
thrombotic thrombocytopenic purpura 血栓性血小板減少性紫斑〔病〕.
thrombotonin 〔θrαmboutóunin〕 トロンボトニン(血管収縮物質), ＝serotonin.
thromboxane (TX) 〔θrαmbάksein〕 トロンボキサン(アラキドン酸代謝中間体, 動物組織で合成される生理活性物質の一種. プロスタグランジンエンドペルオキシドから形成され, 適正に刺激された血小板から放出される).
thrombozyme 〔θrάmbəzaim〕 トロンボザイム, ＝prothrombin B.
thrombus 〔θrάmbəs〕 血栓, ＝plug 複 thrombi.
throttle 〔θrάtl〕 ①咽喉, ②咽喉を締める, 窒息させる.
through 〔θrú:〕 (貫通するの意味).
through-drainage 貫通排膿法(切創をして排膿ゴム管を1個所から他所へ導く方法).
throughput 〔θrú:put〕 処理能力.
throughput volume 完了量(樹脂の置換性が無効となるまでに通過した溶液の分量).
throwback 〔θróubæk〕 隔世遺伝(ある系統の固体に, 祖先がもっていた形質が偶発的に発現する. ヒトの副乳頭などがある), ＝atavism.
thrush 〔θrʌ́ʃ〕 鵞口瘡(がこうそう. 真菌 *Candida albicans* の感染により, 舌, 口腔粘膜の白色斑点を特徴とする局所性の状態で口腔カンジダともいう), ＝oral candidiasis, sprue, aphthae, mycotic stomatitis.
thrust 〔θrʌ́st〕 推力.
thrypsis 〔θrípsis〕 細片骨折, ＝comminuted fracture.
thulium (Tm) 〔θjú:liəm〕 ツリウム(希土類の元素で, 原子番号69, 原子量168.9342, 同位元素の質量数169).
thumb 〔θʌ́m〕 母指, おやゆび(親指)(手足の第1指).
thumb sucking 母指吸引癖, 指しゃぶり.
thus 〔ðʌs〕 乳香, 没薬(もつやく).
thylacitis 〔θailəsáitis〕 脂腺炎(皮膚の).
thymacetin 〔θaimǽsitin〕 チマセチン(チモールの誘導体で白色結晶の鎮痛薬), ＝thymol phenacetin.
thymectomy 〔θaiméktəmi〕 胸腺摘出術 動 thymectomize.
thymergasia 〔θaiməːgéisiə〕 感情性思考障害(躁うつ病または更年期うつ病のような純感情反応性精神病で, 思考困難を特徴とする) 形 thymergastic.
-thymia 〔θaimiə〕 (精神状態の意味を表す接尾語).
thymiasis 〔θaimáiəsis〕 チミアシス, チミオン症(フランベジア), ＝thymiosis, frambesia.
thymic 〔θáimik〕 胸腺の.
thymic acid チムス酸(ヌクレイン酸の部分的酸解により生ずる物質で, リン酸, 炭化水素, ピリミジン塩基からなる), ＝thymol.
thymic alymphoplasia 胸腺リンパ無形成〔症〕.
thymic corpuscle 胸腺小体, ＝Hassall corpuscle.
thymic hypoplasia 胸腺低形成.
thymidine 〔θáimidi:n〕 チミジン(DNAの構成成分).
thymidine kinase チミジンキナーゼ(チミジン再利用のサルベージ経路に属する代表的なアロステリック酵素).
thymidine monophosphate チミジン一リン酸(チミジル酸, デオキシチミジン一リン酸, デオキシチミジル酸).
thymidine 5′-triphosphate チミジン5′-三リン酸(デオキシチミジン5′-三リン酸), ＝deoxythymidine 5′-triphosphate.
thymidylate synthase チミジル酸シンターゼ(デオキシウリジル酸の5位の炭素をメチル化してチミジル酸を生成する反応を触媒する酵素).
thymidylic acid チミジル酸(チミジンのリン酸エステルであるデオキシリボヌクレオチド).
thymine (Thy) 〔θáimi:n〕 チミン(胸腺から分離される核酸誘導体. 胸腺ホルモン), ＝5-methyluracil.
thymitis 〔θaimáitis〕 胸腺炎.
thymo- 〔θaimou, -mə〕 (①胸腺. ②精神, 感情, の意味を表す接頭語).
thymoanaleptic 〔θaimouænəléptik〕 感情興奮薬.
thymocyte 〔θáiməsait〕 胸腺細胞.
thymogenic 〔θaiməʤénik〕 感情性の, ヒステリー性の.
thymokesis 〔θaimoukí:sis〕 残遺胸腺肥大(成人の).
thymokinetic 〔θaimoukainétik〕 胸腺刺激性の.
thymol 〔θáimɔ:l〕 チモール(イブキジャコウソウの葉などに存在する主成分. 強力な殺菌防腐薬), ＝thymolum, thyme

camphor, cymophenol, thymic acid, methylisoprophl phenol.
thymoleptic [θaiməléptik] 感情調整薬.
thymol turbidity test (TTT) チモール混濁反応(肝代謝機能障害の試験法でチモール溶液を用いて肝機能低下患者の血清タンパク質を直接沈殿させる方法).
thymolysin [θaimálisin] 胸腺細胞溶解素.
thymolysis [θaimálisis] 胸腺組織融解.
thymoma [θaimóumə] 胸腺腫(胸腺上皮由来の腫瘍のこと).
thymonoic [θaimənóuik] (気分の変動により著しく影響される思考をいう).
thymonucleic acid 胸腺核酸(動物性核酸), = deoxyribo-nucleic acid.
thymopathic [θaiəpǽθik] ①情動障害の, 病的情動の, ②胸腺障害の, 胸腺疾患の.
thymopathy [θaimápəθi] ①気分病質, = psychopathy, ②胸腺疾患.
thymopexy [θaiməpéksi] 胸腺固定術.
thymoprivic [θaiməprívik] 胸腺欠除の, = thymoprivous.
thymopsyche [θaimousáiki] 感動性, 感情性.
thymotropic [θaimətrápik] 胸腺向性の.
thymotropism [θaimátrəpizəm] 胸腺機能亢進型.
thymus [θáiməs] 胸腺(心臓の前方にあり乳児期に最大の発育を呈す. 骨髄で形成された細胞の一部が免疫担当のT細胞となる. 左右両葉は正中部で癒合し皮質と, 特異的構造であるHassall小体を含む髄質とからなる), = thymus [L] 形 thymic.
thymusectomy [θaiməséktəmi] 胸腺切除術.
thymus gland 胸腺(心膜の前, 胸骨の後に位置する. 成人では脂肪を多く含んで退化傾向を示すが, 新生児から2, 3歳までは大きく, 最大重量は30 gに達する. 内部には多くのリンパ球(胸腺細胞)を含む. 胸腺細胞は細胞性免疫に関するリンパ球として分化し, 再び全身に分布する. これをTリンパ球(Tはthymusの略号)という).
thyremphraxis [θairemfrǽksis] 甲状腺機能障害.
thyreo- [θairiou, -riə] = thyr(o)-.
thyrine [θáirin] サイリン(甲状腺分泌物の作用成分).
thyr(o)- [θair(ou), -r(ə)] (甲状腺との関係を表す接頭語).
thyroactive [θairouǽktiv] 甲状腺に作用する.
thyroadenitis [θairouædináitis] 甲状腺炎.
thyroantitoxin [θairouæntitáksin] ①甲状腺抗毒素, ②甲状腺製剤($C_6H_{11}N_3O_5$).
thyroaplasia [θairouəpléiziə] 甲状腺発育不全〔症〕.
thyroarytenoid [θairouæritíːnɔid] 甲状披裂筋(喉頭筋の一つ), = musculus thyr(e)oarytenoideus [L].
thyrocele [θáirəsiːl] 甲状腺腫, = goiter.
thyrocervical trunk 甲状頸動脈(鎖骨下動脈の枝の一つ), = truncus thyr(e)ocervicalis [L].
thyrocricotomy [θairoukraikátəmi] 輪状甲状〔軟骨間〕気管切開〔術〕, 輪状甲状靱帯切開〔術〕, = tracheotomy.
thyrofissure [θairəfíʃər] 甲状軟骨裂離(切開)術.
thyrogenic [θairəʤénik] 甲状腺から発生する.
thyrogenous [θairáʤənəs] 甲状腺由来の, = thyrogenic.
thyrogloblin antibody (TgAb) 抗サイログロブリン抗体(甲状腺自己抗体の一つ).
thyroglobulin [θairəglábjulin] チログロブリン, サイログロブリン(甲状腺に存在する二重結合性のヨウ素タンパク質).
thyrohyal [θairouháiəl] 舌骨大角.
thyrohyoid [θairouháiɔid] 甲状舌骨の, = musculus thyr(e)ohyoideus [L].
thyroid [θáirɔid] ①甲状の, = scutiform, ②甲状腺, ③甲状腺乾燥製剤.
thyroid cachexia 甲状腺性悪液質.
thyroid cartilage 甲状軟骨(喉頭の軟骨で最大, 特に成人男性では前方に突出する(アダムのリンゴ)), = cartilago thyr(e)oidea [L].
thyroid crisis 甲状腺クリーゼ, 甲状腺急性発症, = thyrotoxic crisis.
thyroidea [θairɔ́idiə] 甲状腺, = thyroid gland.
thyroidea accessoria 異所性甲状腺(甲状腺とは別に甲状腺の機能をもつ組織で, 上皮小体(副甲状腺) parathyroidと区別する).
thyroidectomy (TX) [θairɔidéktəmi] 甲状腺切除術.
thyroideum [θairɔ́idiəm] 甲状腺製剤.
thyroid gland 甲状腺(前頸部, 喉頭下部の気管前面に位置し, 蝶形の形態をした内分泌腺でサイロキシン(T4)やトリヨードサイロニン(T3)が形成される), = glandula thy(e)oidea [L].
thyroidism [θáirɔidizəm] ①甲状腺中毒症, ②甲状腺機能亢進症, ③脱甲状腺症(甲状腺切除による衰弱), = dethyroidism.
thyroiditis [θairɔidáitis] 甲状腺炎, = thyreoditis, thyreoitis, thyreoiditis.
thyroidization [θairɔidizéiʃən] 甲状腺製剤治療.
thyroidotherapy [θairɔidəθérəpi] 甲状腺療法, = thyrotherapy.
thyroidotomy [θairɔidátəmi] 甲状軟骨切除術, 甲状腺切開術, = thyreotomy.

T

thyroidotoxin [θairɔidətáksin] 甲状腺毒.
thyroid peroxidase antibody (TPOAb) 抗甲状腺ペルオキシダーゼ抗体(甲状腺自己抗体の一つ).
thyroid-stimulating hormone (TSH) 甲状腺刺激ホルモン(サイロトロピン), = thyrotropin, thyrotropic hormone.
thyroid-stimulating hormone receptor (TSH receptor) 甲状腺刺激ホルモン受容体(甲状腺濾胞上皮細胞表面に存在する受容体).
thyroid-stimulating hormone receptor antibody (TRAb) 甲状腺刺激ホルモン受容体抗体(バセドウ病などで高値となる), = thyrotropin receptor antibody.
thyroid-stimulating hormone-releasing hormone (TSH-RH) 甲状腺刺激ホルモン放出ホルモン.
thyroid-stimulating immunoglobulin 甲状腺刺激免疫グロブリン(Graves 病の病態に深く関与する免疫グロブリン).
thyrointoxication [θairouintɑksikéiʃən] 甲状腺中毒症(重篤な甲状腺機能亢進症により, ミオパチー, 心不全, 脳症などの種々の症状を呈する状態), = hyperthyroidism.
thyrolytic [θairəlítik] 甲状腺破壊〔性〕の.
thyroma [θairóumə] 甲状腺腫.
thyromegaly [θairəmégəli] 甲状腺肥大.
thyroparathyroidectomy [θairoupærəθairɔidéktəmi] 甲状腺上皮小体切除術.
thyropathy [θairápəθi] 甲状腺病.
thyropenia [θairoupí:niə] 甲状腺分泌減少症(潜在性甲状腺機能低下症), = latent hypothyrosis.
thyrophyma [θairoufáimə] 甲状腺腫.
thyroplasty [θáirouplæsti] 甲状腺軟骨形成術.
thyroprival [θairoupráivəl] 甲状腺欠如の, = thyroprivic, thyroprivous.
thyroprivia [θairouprívia] 甲状腺欠如.
thyroptosis [θairɑptóusis] 甲状腺下垂症, = thyroptosia.
thyrosis [θairóusis] 甲状腺機能障害.
thyrostatics [θairəstǽtiks] 甲状腺拮抗薬(甲状腺分泌物に対し拮抗する物質. propylthiouracil, MN-mercapto-benz-imidazol-dimethylol など).
thyrotherapy [θairəθérəpi] 甲状腺エキス療法.
thyrotome [θáirətoum] 甲状軟骨切開器.
thyrotomy [θairátəmi] 甲状軟骨切開術.
thyrotoxic [θairətáksik] 甲状腺中毒性の.
thyrotoxic coma 甲状腺中毒性昏睡.
thyrotoxic ophthalmopathy 甲状腺機能亢進性眼病変(バセドウ病眼症).
thyrotoxicosis [θairoutɑksikóusis] ①甲状腺中毒症, ②中毒性甲状腺腫, = toxic goiter.
thyrotoxicosis medicamentosa 薬剤起因性甲状腺機能亢進症, 甲状腺薬中毒症(甲状腺ホルモンの過剰摂取による).
thyrotrop(h)ic [θairətráfik(-pik)] 向甲状腺性の, 甲状腺親和性の, 甲状腺刺激の.
thyrotrop(h)ic hormone 甲状腺刺激ホルモン(下垂体前葉の), = thyrotropin.
thyrotrophin [θairoutróufin] = thyrotropin.
thyrotropin [θairátrəpin] 甲状腺刺激ホルモン(脳下垂体前葉の甲状腺刺激ホルモン), = thyrotrophin.
thyrotropin receptor antibody (TRAb) 甲状腺刺激ホルモン受容体抗体(バセドウ病の診断に有用な自己抗体), = thyroid-stimulating hormone receptor antibody.
thyrotropin-releasing hormone (TRH) 甲状腺刺激ホルモン放出ホルモン.
thyrotropism [θairátrəpizəm] 向甲状腺性.
thyroxin(e) [θairáksin] チロキシン, サイロキシン(甲状腺から単離された内分泌物チレオグロブリンの構成アミノ酸の一つ), = tetraiodothyronine.
thyroxine-binding capacity チロキシン結合能.
thyroxine-binding globulin (TBG) チロキシン結合グロブリン.
thyroxine-binding protein (TBP) チロキシン結合タンパク〔質〕.
thyroxinemia [θairɑksiní:miə] チロキシン血症, サイロキシン血症.
thyrsus [θə́:səs] 陰茎, = penis.
Ti titanium (チタンの元素記号).
TIA transient ischemic attack (一過性虚血発作).
tiasis [táiəsis] 周囲脱毛, = encircling loss of hair.
tibia [tíbiə] 脛骨(ヒト, トリなどの), = shin, tibia [L] 形 tibial.
tibial [tíbiəl] 脛骨の, 脛側の, 脛骨神経の.
tibial crest 脛骨稜, = shin.
tibiale [tibiéili] (脛骨と関節する骨(距骨)).
tibialgia [tibiǽlʤiə] 脛骨痛(栄養障害またはビタミン欠乏によるものと考えられ, リンパ球および好酸球の増多を伴う).
tibialis [tibiéilis] 脛側.
tibialis anterior 前脛骨筋(下腿の伸筋で足の背屈に関係, 深腓骨神経支配), = musculus tibialis anterior [L].
tibialis paralysis 脛骨神経麻痺.
tibialis posterior 後脛骨筋(下腿の屈筋の一つ), = musculus tibialis posterior

T

[L].

tibial nerve 脛骨神経(坐骨神経の枝の一つ), ＝nervus tibialis [L].

tibial tuberosity 脛骨粗面(大腿四頭筋の停止腱である膝蓋靱帯がつく), ＝tuberositas tibiae [L].

tic [tík] [F] チック(一つあるいはいくつかの筋に急激な筋収縮が起こり, 常同的な運動発声を示す. 心因性のものが多く, 顔をしかめる顔面チックが多い), ＝spasm, mimic spasm, maladie des tics.

tick [tík] マダニ(節足動物, 蛛形綱, ダニ目, 中気門亜目の一群. マダニ科とヒメダニ科の2科に分類されている), ＝*Ixodina*.

tick-borne virus ダニ媒介ウイルス.

tickle [tíkl] くすぐる, ＝titillate.

tickling [tíkliŋ] くすぐり感, くすぐること.

tick typhus ダニチフス, ＝murine typhus.

t.i.d. ter in die (1日3回).

tidal [táidəl] 潮汐の, 干満のある.

tidal respiration 周期性呼吸, ＝Cheyne-Stokes respiration.

tidal volume (TV, V_T) 1回換気量.

Tiedemann nerve チーデマン神経(網膜中心動脈に沿って視神経内に侵入する交感神経).

Tietze syndrome ティーツェ症候群(上部肋軟骨部(第2～5肋骨)に発生する自発痛のある非化膿性の腫脹を示すもの), ＝Tietze disease.

TIF tumor-inducing factor (腫瘍発生因子).

TIG, TIg tetanus immunoglobulin (破傷風免疫グロブリン).

tight junction 密着結合(接合)(細胞接着装置の一つで, 上皮細胞間にみられ物質を通さないバリアーとなる).

tigroid striation 虎斑状線紋(脂肪変性を起こした筋組織にみられる変化), ＝tubby cat striation.

tigrolysis [taigrálisis] 虎斑溶解(ニッスル変性), ＝Nissl degeneration.

TIL tumor infiltrating lymphocytes (周腫瘍集合リンパ球).

tillodontia [tilədánʃiə] 軟歯類.

tilma [tílmə] 綿織糸, ＝lint.

tilmus [tílməs] 瀕死のもがき, 摸床, ＝carphology.

tilting [tíltiŋ] 傾斜.

tilting disc prosthetic heart valve 傾斜円板型人工心臓弁.

tilting table 傾斜台(重力に対する循環系の反応を検査する).

tilting vertebra 傾斜〔脊〕椎.

tiltometer [tiltámitər] 傾斜計(脊髄麻酔実施の際, 手術台の傾斜角度を測定する器械).

time (T) [táim] 時間.

time constant 時定数.

time controlled drug delivery (TCDD) 時間制御方式薬剤投与〔装置〕.

timed-release preparation 持効性製剤, 徐放性製剤, ＝controlled-release preparation.

timed vital capacity (TVC) 時限(間)肺活量.

time sense 時間意識, 時間感覚(時間に関する自覚的意識).

time series 時系列.

time to maximum(-mal) concentration (T_{max}) 最高血中濃度到達時間.

time to peak filling rate (TPFR) 最大充満までの時間.

tin (Sn) [tín] スズ(白色金属元素で, 原子番号50, 原子量118.69, 原子価2, 4, その塩類は試薬, 染料または治療薬として用いられる), ＝stannum.

Tinct, tinct tincture (チンキ剤).

tinctura opii (TO) アヘンチンキ.

tincture (Tinct, tinct) [tíŋktʃər] チンキ, チンキ剤(生薬をアルコールあるいはアルコール水で浸出し, または溶解したもので, 一般には10%程度の濃度をもつ).

tine [táin] 尖叉(歯科で用いる細い尖った器具).

tinea [tíniə] 白癬(皮膚糸状菌症の一つ), ＝trichophytia.

tinea barbae 須毛部白癬.

tinea capitis 頭部白癬(「しらくも」とも呼ばれる白癬菌による).

tinea corporis 体部白癬(「ぜにたむし」とも呼ばれる).

tinea imbricata 渦状癬(渦状白癬菌による皮膚糸状菌症の一つ. 熱帯にみられる).

tinea manus 手白癬.

tinea pedis 足白癬.

tinea sycosis 白癬性毛瘡, ＝tinea barbae, sycosis trichophytica.

tinea unguium 爪白癬.

tinea versicolor 癜風(*Malassezia furfur* による感染症で, 「なまず」とも呼ばれる).

Tinel sign チネル徴候(感覚神経を叩打すると, その神経の末梢領域に異常感覚が出現. 神経が再生しつつあることを示す所見).

tingibility [tindʒibíliti] 可染性 形 tingible.

tingling [tíŋgliŋ] 打診痛(打診または冷却するときに得られる蟻走性微痛感).

tingling pain ひりひりする痛み(刺すような痛み).

tinkle [tíŋkl] 鈴音(金を叩くような雑音).

tinkling [tíŋkliŋ] 鈴鳴音(気胸において大きい空洞があるとき聴取される), ＝metallic tinkle.

T

tinnitus [tináitəs] 耳鳴(じめい).
tinnitus aurium 耳鳴.
tinnitus retraining therapy (TRT) 耳鳴り順応療法(慢性的な耳鳴りに対する神経生理学的な治療法で，カウンセリング，TCI (tinnitus control instrument，サウンドジェネレーター)の使用により，耳鳴りを意識しないよう順応させる).
tioguanine [taiougwá:nin] チオグアニン(メルカプトプリンの環状構造にアミノ基が結合した物質で，白血病に対し有効な制癌薬).
tip [típ] ①尖，先端，②前頂.
tip-foot 馬蹄足，＝talipes equinus.
TIPS transjugular intrahepatic portosystemic shunt (経静脈的肝内門脈短絡〔術〕).
tip-toe 趾頭，爪先(つまさき).
tiqueur [tikjúr] [F] チック患者.
tireballe [tirbál] [F] 球頭鉗子(弾丸などを抜き出すための栓抜き様器械)，＝tirebal.
tirefond [tirfɔ́n] [F] 深部用鉗子(骨折の陥凹部を挙上するための).
tirelait [tirléi] [F] 乳帽.
tiretête [tirtét] [F] 児頭牽引器(産科用).
tiring [táiəriŋ] タイヤリング(膝蓋骨折の際，針金をその周囲に巻き付ける手術で，あたかも車輪にタイヤを掛けるような操作をいう).
tisane [tizǽn] [F] ①茶剤，②滋養煎汁，＝ptisane.
tisic [tízik] 肺痨の.
tisis [tísis] 痨，消耗性疾患，肺結核，＝phthisis.
tissue [tíʃju:] 組織(特殊な機能を行うために，同じように分化した細胞の集合体).
tissue culture 組織培養.
tissue doppler imaging 組織ドプラーイメージング.
tissue elastography 組織弾性影像法，組織弾性イメージング，エラストグラフィー.
tissue engineering 組織工学，ティッシュエンジニアリング(生体組織を構成する幹細胞や増殖因子を用い，人工的に生体組織をつくる技術).
tissue factor (TF) 〔凝固〕組織因子.
tissue fluid 組織液(血管外で細胞間を満たす組織間液．これが増加した状態を浮腫(水腫)という).
tissue harmonic imaging 組織ハーモニックイメージング.
tissue plasminogen activator (t-PA, TPA) 組織型プラスミノーゲン活性化因子(アクチベーター)(血管内皮細胞から分泌され，微小血栓の溶解に関与しているタンパク分解酵素．血栓塞栓症の治療に用いられる)，＝tissue-type plasminogen activator.
tissue repair agent 細胞再生薬(細胞や組織の再生，修復に作用し病気の進行や発症を抑える働きをもつ).
tissue respiration 組織呼吸.
tissue-specific antigen 組織特異抗原(特定の組織に局在する抗原で臓器特異的自己免疫疾患の標的抗原として発見されたものが多い).
tissue thromboplastin 組織トロンボプラスチン(血液凝固第Ⅲ因子．脳，肺，腎，胎盤をはじめ諸臓器に広く存在する)，＝factor Ⅲ.
tissue transplantation 組織移植.
tissue typing 組織タイピング(主要組織適合抗原(MHC抗原)の型をしらべるテスト，臓器移植の際に判定される).
tissular [tíʃjulər] 組織の.
titanium (Ti) [taitéiniəm] チタン(原子番号22，原子量47.88，比重4.5，質量数46〜50をもつ金属元素．砂鉄の中に多量に含まれ工業的に利用範囲が広い).
titer [táitər] 力価，滴定量(血清学的反応における抗血清，抗体溶液の最高希釈倍数の逆数．補体の最少作用量．毒素の毒性，免疫原性の強さを示す値)，＝titre.
titillation [titiléiʃən] くすぐること，りゃくかん(擽感)，軽痒，＝tickling.
titrable [táitrəbl] 滴定する，滴定し得る.
titrable acidity 滴定酸度.
titrant [táitrənt] 滴定基準液，滴定標準液.
titratable acid 滴定酸.
titrate [táitreit] 滴定する，力価を測定する.
titrater [táitreitər] 滴定装置.
titration [titréiʃən] 滴定(タイトレーション).
titre [táitər, tí:tər] 力価，滴定量，＝titer.
titrimetry [titrímitri] 滴定法，力価測定法.
titubation [titʃubéiʃən] よろめき，揺動(頭部，身体全体が2〜5Hzで前後，左右方向に律動的に動揺すること．小脳で生じる).
TIVA total intravenous anesthesia (全静脈麻酔).
Tl thallium (タリウムの元素記号).
TL total lipid (総脂質).
TLC ①total lung capacity (全肺気量)，②triple lumen catheter (3孔式カテーテル)，③thin-layer chromatography (薄層クロマトグラフィー).
TLD tumor lethal dose (腫瘍致死線量).
TLESR transient lower esophageal sphincter relaxation (一過性下部食道括約筋弛緩).
TLR ①tonic labyrinthine reflex (緊張性迷路反射)，②Toll-like receptor.

t-LVV total left ventricular volume (総左室容量).

T lymphocyte Tリンパ球(T細胞), = T cell.

T lymphocyte activating factor (TAF) Tリンパ球活性化因子.

TM tympanic membrane (鼓膜).

Tm ① thulium (タリウムの元素記号), ② transport maximum (最大輸送量).

Tmax time to maximum(-mal) concentration (最高血中濃度到達時間).

TME transmissible mink encephalopathy (伝播性ミンク脳症).

TMFX temafloxacin (テマフロキサシン).

TmG maximum tubular reabsorptive capacity for glucose (最大尿細管ブドウ糖再吸収能).

TMJ temporomandibular joint (顎関節).

TMO trimethadione (トリメタジオン).

TMR transmyocardial revascularization (心筋内血管新生〔術〕).

TMV *Tobacco mosaic virus* (タバコモザイクウイルス).

TN trigeminal neuralgia (三叉神経痛).

Tn normal intraocular tension (正常眼圧).

TND term normal delivery (満期正常分娩).

TNF tumor necrosis (necrotizing) factor (腫瘍壊死因子).

TNG trinitroglycerin (〔トリ〕ニトログリセリン).

TNM classification tumor-node-metastasis classification (TNM 分類).

TNM staging tumor-node-metastasis staging (TNM 分類).

TNR tonic neck reflex (緊張性頸反射).

TO tinctura opii (アヘンチンキ).

toad skin 蟇皮, ヒキガエル様皮膚(ビタミンA欠乏症にみられる乾いた粗い皮膚), = phrynoderma.

to-and-fro 行き交う, 交互に行き来する.

to-and-fro murmur 往復雑音, ブランコ様雑音(心臓の収縮期と拡張期に生ずるブランコをこぐような雑音), = seesaw murmur.

TOB tobramycin (トブラマイシン).

tobacco [təbǽkou] タバコ(煙草. ナス科植物 *Nicotiana tabacum* またはその葉の乾燥加工品. 葉にはニコチンが含まれ喫煙用とされる).

tobacco-alcohol amblyopia タバコ・アルコール〔性〕弱視.

tobacco dependence screener (TDS) タバコ依存度テスト, ニコチン依存度テスト(10項目からなるスクリーニングテスト).

tobaccoism [təbǽkouizəm] タバコ中毒症(ニコチン依存), = nicotinism, tobaccosis.

***Tobacco mosaic virus* (TMV)** タバコモザイクウイルス(斑紋病の病原体).

tobacco poisoning タバコ中毒(急性のニコチン中毒), = tobaccosis.

tobacco-specific nitrosamine (TSNA) タバコ特異的ニトロソアミン(喫煙によりニコチンがニトロソ化されニトロソアミンに変化したもの. 生体で吸収され発癌性を有する).

tobramycin (TOB) [toubrəmáisin] トブラマイシン(アミノグリコシド系抗生物質).

toco- [toukou,-kə] (分娩を意味する接頭語), = toko-.

tocodynagraph [toukoudáinəgræf] 陣痛図.

tocodynamometer [toukoudainəmámitər] 陣痛計.

tocogony [toukágəni] 偶生, 両性生殖.

tocogram [tóukəgræm] 陣痛図.

tocograph [tóukəgræf] 陣痛図, = tocogram.

tocography [toukágrəfi] 陣痛記録法, トコグラフィ, 〔子宮〕娩出力測定〔法〕.

tocology [toukálədʒi] 産科学, = obstetrics.

tocolytic [toukəlítik] 陣痛抑制作用をもつ.

tocometer [toukámitər] 陣痛計, = tocodynamometer.

tocometry [toukámitri] 陣痛測定〔法〕, = tocodynamometry.

tocomonitor [toukoumánitər] 分娩監視装置.

tocopherol [toukáfərɔ:l] トコフェロール(ビタミンE), = vitamin E.

tocophobia [toukoufóubiə] 分娩恐怖〔症〕.

tocus [tóukəs] [L] 分娩, 出産.

TOD total oxygen demand (総酸素要求量).

Todd paralysis トッド麻痺(局所性てんかん発作に続発する一過性脱力).

toe [tóu] 足指(趾).

toedrop [tóudrɑp] 足指下垂症(麻痺のために起こる).

toenail [tóuneil] 足指爪.

toe off 足尖離地(歩行周期のうち, 立脚期の後期で足の指が床面から離れる時点).

TOF tetralogy of Fallot (ファロー四徴症).

Togaviridae [tougəvíridi:] トガウイルス科(一本鎖RNAウイルスで, *Alphavirus*, *Rubivirus* 属に分けられる).

toilet activity 排泄動作, 用便動作.

toko- [toukou, -kə] = toco-.

tolbutamide [tɑlbjú:təmaid] トルブタミド(経口血糖降下薬. 合成サルファ剤で, 抗菌力はもたないが, 副作用の少ない血糖降下作用がある).

tolerable daily intake (TDI) 耐容一日摂取量.
tolerable upper intake level (UL) 上限量(日本人の食事摂取基準(DRIs)の栄養素指標の一つ).
tolerance [tálərəns] ①耐性, 耐容性(薬物の漸増投与量に対する忍容力), ②許容(放射能に対し中毒症状を発現しないまでの), ③公差.
tolerance dose (TD) 耐容線量, 耐容量.
tolerance test (TT) 耐性試験, 忍容試験, 負荷試験.
tolerance to drug 薬物耐性.
tolerant [tálərənt] 耐毒性のある, 許容の.
toleration [tɑləréiʃən] 耐性, 寛容性, = tolerance.
tolerogen [tálərəʤən] 寛容原(免疫寛容を成立させる抗原ないしハプテンのこと).
tolerogenic [tɑlərəʤénik] 寛容原性の(免疫寛容を誘発する性質とその能力を示す形容詞).
tolerogenic signal 寛容原性シグナル.
Toll–like receptor (TLR) (病原体認識とそれに対する免疫反応に関与する受容体で, TLR1～10の10種類が同定されている. Tollは独語狂うの意).
toluene [táljui:n] トルエン(染料, 爆薬, 医薬品など種々に用いられる. 蒸気吸入などにより中毒を引き起こす), = methylbenzene, toluol.
toluidine [təljú:idin] トルイジン(ニトロベンゼンの還元により得られるアニリン同族体).
toluidine blue O トルイジンブルーO(ジメチルトルチオニンの亜鉛錯塩で, 黒色の粉末として存在し, 溶液として青色の核染色料または殺菌薬. 血液中のヘパリン拮抗作用もある), = tolonium chloride.
tomogram [tóuməgræm] 断層X線像.
tomograph [tóuməgræf] 断層X線撮影装置.
tomography (TG) [toumágrəfi] 断層撮影法, = planigraphy.
tomomania [toumouméiniə] 手術狂(手術を行う医師または手術を受ける患者の両者についていう).
–tomy [təmi] (切開の意味を表す接尾語).
tonal [tóunəl] 音調の, 楽音の.
tonaphasia [tounəféiziə] 楽譜失語症, = musical aphasia.
tone deafness 音痴.
toner [tóunər] 調色液, トナー(塗装).
tongue [tʌ́ŋ] 舌.
tongue–depressor 舌圧子.
tongue phenomenon 舌現象(テタニー患者の舌を軽く打つと深い陥凹を生じて収縮する), = Schultze sign.
tongue–tie 短舌, 小舌.
tongue–traction 舌牽引法, = Laborde method.
tonic [tánik] ①緊張性の, 強直性の, ②強壮薬, ③主音(音階の基本となる一音).
tonic–clonic convulsion 強直間代性痙攣.
tonic–clonic seizure 強直・間代発作.
tonic convulsion 強直性痙攣, = tonic spasm.
tonic epilepsy 強直性てんかん.
tonicity [tounísiti] 緊張性, 強直性.
tonicize [tóunisaiz] 緊張性を与える, 筋肉の強直を誘発する.
tonic labyrinthine reflex (TLR) 緊張性迷路反射(新生児で仰臥位にすると首を伸展した姿勢をとり, 腹臥位では首を屈曲した姿勢となる. 4ヵ月以上の新生児では腹臥位にして, 顎をもち上げると両腕を伸展する現象).
tonic neck reflex (TNR) 緊張性頸反射(健常児を仰臥位にして, 頭を横に向けると腕が伸展する. 頸部をさらに回転させると腕も伸展する. 生後3ヵ月で消失するが, 錐体路障害があると持続する), = Magnus–de Kleijn reflex.
tonic pupil 瞳孔緊張症, = Adie pupil, 瞳孔強直, 緊張性瞳孔(瞳孔を縮瞳させたあと, 遠見をさせても元の大きさに戻らず, ゆっくり戻ることをいう. 毛様体神経節から節後線維までの間の病巣で出現する).
tonic reflex 緊張反射(反射発現後弛緩が起こるまでに一定の時間を要するように, 攣縮反射を保持すること).
tonic seizure 強直発作.
tonic spasm 緊張性攣縮.
tonicus [tóunikəs] 緊張薬, = tonic, tonicum.
tonic vibration reflex (TVR) 緊張性振動性反射(1次筋紡錘に対して与えられる振動により起こされる緊張性筋収縮. 不全麻痺で減少, 脊髄病変以下で消失する).
toning [tóuniŋ] 調色(黒色写真画において銀をほかの金属または化合物に変化置換させて色を変えること).
tonitrophobia [tounitroufóubiə] 雷恐怖〔症〕, = astrapophobia.
tono– [tounou, tɑn–, –nə] (緊張, 強直, 圧力の意味を表す接頭語).
tonoclonic [tɑnəklánik] 緊張間代交互痙攣の.
tonofibril [tɑnəfáibril] 張細線維, 張原線維(細胞原形質にある微細な原線維).
tonofilament [tɑnəfíləmənt] 張細線維, 張細糸, トノフィラメント(ケラチンフィラメントのこと).
tonograph [tánəgræf, tóun–] トノグラ

T

フ，張力記録器.

tonography [tounágrəfi] トノグラフィ，張力記録法，眼圧記録法.

tonometer [tounámitər] ①眼圧計，圧力計，脈圧計，②トノメーター(音の振動数の測定装置).

tonometry [tounámitri] 圧力測定法(特に眼圧の) 形 tonometric.

tonoplast [tóunəplæst, tán–] トノプラスト(細胞内の空胞).

tonoscope [tóunəskoup, tán–] トノスコープ(音声振動をスクリーン上に映写する装置).

tonotopic [tounətápik, tɑn–] 空間的な(蝸牛神経核にみられるように特定の周波数の音が，特定の部位に伝わるような構造を指す).

tonsil [tánsil] 扁桃〔腺〕，＝tonsilla.

tonsilla [tɑnsílə] 扁桃，＝tonsil.

tonsillar [tánsilər] 扁桃の，＝tonsillary.

tonsillar abscess 扁桃膿瘍.

tonsillar herniation 小脳扁桃嵌頓(後頭蓋窩の腫瘍や出血でテント下腔の圧が高くなり，小脳扁桃が下方に圧し出され大後頭孔(大孔)に嵌入した状態のこと).

tonsillectome [tɑnsiléktoum] 扁桃切除器.

tonsillectomy [tɑnsiléktəmi] 扁桃摘除術(略して扁摘といわれる手術).

tonsillith [tánsiliθ] 扁桃結石，＝tonsillolith, amygdalolith.

tonsillitic [tɑnsilítik] 扁桃炎の.

tonsillitid(e) [tɑnsílitid(–taid)] 扁桃疹(扁桃炎または扁桃腺切除後に起こる皮疹).

tonsillitis [tɑnsiláitis] 扁桃炎.

tonsillopharyngitis [tɑnsiloufærinʤáitis] 扁桃咽頭炎.

tonsillotome [tánsilətoum] 扁桃切除器.

tonsillotomy [tɑnsilátəmi] 扁桃摘出術.

tonsolith [tánsəliθ] 扁桃結石，＝tonsillolith.

tonsure [tánʃər] 剃髪.

tonus [tóunəs] 緊張(特に筋の).

tooth [tú:θ] 歯(食物をそしゃくするため上下顎に2列をなす骨様硬組織器官)，＝dens [L] 複 teeth.

tooth-key 抜歯鍵(鍵のように捻転して抜歯を行う器械).

tooth-paste 錬歯磨き，歯磨き剤，＝dentifrice.

tooth socket 歯槽，＝alveous dentalis [L].

tooth transplantation 歯の移植(自生または同種の歯を調整した歯槽に移植すること).

topagnosis [tɑpəgnóusis] 局所触覚消失，局所感覚(知覚)消失.

tophaceous [touféiʃəs] ①堅い，②砂様の.

tophaceous gout 結節性痛風.

tophi [tóufai] → tophus.

tophus [tóufəs] ①痛風結節，痛風灰(痛風においてみられる皮下に析出した尿酸ナトリウム結晶の固まり)，②歯垢 複 tophi 形 tophaceous.

topica [tápikə] ①局所薬，②外用薬.

topical [tápikəl] ①局所的の，＝local，②題目的の.

topical anesthesia 局所麻酔.

topically [tápikəli] 局所に.

topical thrombin 局所用トロンビン(ウシまたはヒト血漿からつくった局所用止血薬).

topinambour [tɔpinámbə:r] 球根.

topo– [tɑpou, –pə] (場所，局所を表す接頭語).

topoanesthesia [tɑpouænisθí:ziə] 局所触覚消失.

topodysesthesia [tɑpoudisesθí:ziə] 局所的感覚鈍麻.

topographic anatomy 局所解剖学(人体の構造を臨床医学的な見地から局所的に研究する解剖学).

topography [təpágrəfi] ①局所学，②地形学，＝geomorphogy 形 topographic, topographical.

topoisomerase [toupouaisáməreis] トポイソメラーゼ(Ⅰ型とⅡ型に分けられる).

topology [təpáləʤi] ①局所解剖学，②位相幾何学(図形や空間に連続的変形を行ったときの不変な性質を研究する幾何学)，③トポロジー(位相心理学で，環境におけるヒトの行動は一方向のある力としてベクトル的に解されるとする概念) 形 topologic, topological.

toponarcosis [tɑpounɑ:kóusis] 局所麻酔.

toponeurosis [tɑpounju:róusis] 局所性神経症.

toponym [tápənim] 局所名(器官または臓器の名称と区別していう).

toponymy [toupánimi] 局所命名法(臓器の位置および方向の命名法で臓器命名法 organonymy に対立していう).

topophobia [tɑpoufóubiə] 場所恐怖〔症〕.

topophylaxis [tɑpoufailǽksis, –fi–] 局所防衛(ヒ素剤を静注するとき，注射部位の上の肢部をゴム帯で結紮して，ショックを防衛すること).

toposcopy [təpáskəpi] 局所診察法.

topping [tápiŋ] 色あげ，上掛け，トッピング.

TORCH syndrome TORCH (トーチ)症候群(胎児，新生児に重篤な疾患や死亡をきたすことのある代表的な感染症の総称．TORCH は toxoplasmosis, other agents (水痘など), rubella, cytomegalovirus, herpes simplex の頭文字からなる).

tori [tɔ́:rai] → torus.

toric [tɔ́:rik] 円環状の，＝toroidal.

toric lens 円環レンズ(円環状の面に磨いた眼鏡のレンズ).
tormen [tɔ́:mən] 腹痛(激烈な) 複 tormina 形 torminal, torminous.
torment [tɔ:mént] 苦痛, 苦悶.
tormentum [tɔ:méntəm] 腸病.
tormina [tɔ́:minə] → tormen.
torose [tɔ:róus] 隆起性の, 膨隆する, = torous.
torpent [tɔ́:pənt] ①消沈の, 不活発な, ②刺激緩和薬.
torpescence [tɔ:pésəns] 無感覚, 麻痺.
torpidity [tɔ:píditi] 無力, 麻痺 形 torpid.
torpor [tɔ́:pər] 遅鈍, 鈍麻(正常の刺激に対する反応欠如), = torpidity.
torrefaction [tɔ:rifǽkʃən] 焙炒(加熱して乾燥し, または焙ること), = torrifaction.
torrefy [tɔ́:rifai] 焙炒する.
torsio [tɔ́:ʃiou] 捻転, 反転, = torsion.
torsiometer [tɔ:ʃíɑmitər] 捻転計(眼球が視軸に沿って回転する度合を測定する測斜計の一種).
torsion [tɔ́:ʃən] ①捻転, ねじれ, ②ねじれ率 形 torsional.
torsion dystonia 捻転ジストニー, = torsion spasm.
torsion fracture 捻転骨折, らせん骨折, = spiral fracture.
torsionometer [tɔ:ʃiənɑ́mitər] 脊柱捻転計(脊柱の回転度を測定する器械).
torsion spasm 捻転攣縮(捻転ジストニーのこと. 頸部, 肩, 体幹などに生じる, ゆっくりした激しいねじれのあるジストニー様運動), = dystonia musculorum deformans, torsion dystonia.
torsive [tɔ́:siv] 旋転した, 捻転した, = twisted.
torsiversion [tɔ:sivə́:ʒən] 歯牙捻転, = ariversion, rotation.
torso [tɔ́:sou] [I] トルソ, 胴.
torsoclusion [tɔ:souklú:ʒən] 旋軸咬合, = torsiclusion.
torticollis [tɔ:tikɑ́lis] 斜頸, = wry neck 形 torticollar.
tortuositas [tɔ:ʧuɑ́sitəs] 蛇行, = tortuosity.
toruliform [tɔ́:rjulifɔ:m] トルラ形の, 珠数様の, = toruloid.
toruloma [tɔ́:rjulóumɑ] トルラ腫(酵母菌症にみられる結節).
torulosis [tɔ:rjulóusis] トルローシス(クリプトコッカス症のこと), = cryptococcosis.
torulus [tɔ́:rjuləs] 小隆起, 乳頭.
toruous [tɔ́:rjuəs] 蛇行性の.
torus [tɔ́:rəs] ①隆起, ②円環体, ③花托 複 tori 形 toric.
torus fracture 膨隆骨折(下端に転位を伴わないで, 骨皮質の限局性膨隆を起こすもの).
TOS ①tricuspid opening snap (三尖弁開放音), ②thoracic outlet syndrome (胸郭出口症候群).
Tospovirus [tɑ́spəvaiərəs] トスポウイルス属(ブニヤウイルス科の一属).
tosufloxacin (TFLX) [tousjuflɑ́ksəsin] トスフロキサシン(ニューキノロン系抗生物質), = tosufloxacin tosilate.
total (T) [tóutəl] 全体の, = complete, 完全な, 総数, 合計.
total abdominal hysterectomy 腹式子宮全摘術.
total abduction 完全外転, 全開散力.
total anhidrotic analgia 全身無汗無痛症(西田病), = congenital insensitivity to pain with anhidrosis, Nishida disease.
total anomalous pulmonary venous connection (TAPVC) 全肺静脈還流異常.
total aphasia 全失語〔症〕, = global aphasia.
total artificial heart 完全人工心臓.
total bilirubin (T-Bil) 総ビリルビン.
total blood cell volume 全血球量(全身に循環する血球総量).
total blood volume (TBV) 全血量(全身に循環する血液総量).
total body irradiation (TBI) 全身〔放射線〕照射.
total body surface area (TBSA) 全身表面積.
total body water (TBW) 総体液量, = body fluid volume.
total cholesterol (T-CH, T-Cho) 総コレステロール.
total color blindness = achromatopsia.
total cystectomy 膀胱全摘術.
total dissolved solid (TDS) 全溶解固形物(水に溶解している固体状物質, またはその物質の量を濃度表示したもの).
total emasculation 全除精術(男性の陰茎, 陰嚢, 精巣(睾丸), 精巣上体(副睾丸), 精管の一部を一塊として摘出する術式).
total energy 総エネルギー.
total energy expenditure (TEE) 総代謝量.
total fatty acid (TFA) 総脂肪酸.
total fertility rate 合計特殊出生率(ある年次における再生産年齢(15〜49歳)の女性の年齢別特殊出生率の合計. 一人の女性が, その年次の年齢別出生率で一生の間に生む平均子供数を表し, 粗再生産率ともいう. 2.08に達していないと人口は再生産できない).
total flow (TF) 全流量.
total gastrectomy 胃全摘術(噴門から幽門まで胃をすべて切除する術式).

T

total health promotion plan (THP) トータルヘルスプロモーション・プラン(労働者の心身両面から健康保持を目指す措置の実施を事業者，労働者の努力義務としたもの).
total hip replacement (THR) 人工股関節置換〔術〕.
total hypermetropia (Ht) 完全遠視.
total hysterectomy (TH) 子宮全摘術.
total incontinence 〔完〕全失禁(不随意な排尿が持続的に行われる状態).
total intravenous anesthesia (TIVA) 全静脈麻酔.
totality [toutǽliti] 全機性，全体性.
total laparoscopic hysterectomy (TLH) 全腹腔鏡下子宮全摘術(腹腔鏡下に全操作を行う).
total laryngectomy 喉頭全摘術.
total left ventricular volume (t-LVV) 総左室容量.
total lipid (TL) 総脂質.
total lung capacity (TLC) 全肺気量.
(total) lung/thorax compliance (CT) 〔全〕肺胸部コンプライアンス.
total mastectomy 乳腺全切除術.
total oxygen demand (TOD) 総酸素要求量.
total packed cell volume (TPCV) 濃縮血球量.
total paralysis (TP) 全身麻痺.
total parenteral nutrition (TPN) 完全非経口栄養法，高カロリー輸液.
total peripheral resistance (TPR) 全末梢抵抗.
total plasma volume (TPV) 全血漿量(全身の血漿総量).
total pressure 全圧(多数の気体の混在による総圧力).
total protein (TP) 総タンパク.
total pulmonary blood flow (TPBF) 全肺血流量.
total renal blood flow (TRBF) 全腎血流量.
(total) respiratory resistance (Rrs) 〔全〕呼吸抵抗.
total urine volume (TUV) 全尿量.
total vaginal hysterectomy (TVH) 膣式子宮全摘術.
total volume of urine (TVU) 全尿量.
totipotence [toutípətəns] 全形成能，全能性，全型発育能(ある細胞が個体を構成するすべての組織へと分化し得るとき，全形成能をもつという)，= totipotency 形 totipotent, totipotential.
touch [tʌ́tʃ] ①触覚，②触診.
Tourett syndrome トゥレット症候群，= Gilles de la Tourett syndrome.
tournesol [túə:nisɔ:l] トゥルネゾル，= litmus, turnsol.
tourniquet (TQ) [tə:nikéi, tə́:nikət] [F] 駆血器，止血帯，圧迫帯.
Touton giant cell ツートン巨細胞(黄色腫にみられるリポイド食細胞).
towelette [tauəlét] (外科，産科用の小型手拭).
towelling [táuəliŋ] 乾布摩擦.
tower [táuər] 塔，塔状の.
tower skull 塔状頭蓋，= steeple skull, oxycephaly.
toxaemia [taksí:miə] 毒血症，= toxemia.
toxalbumin [taksælbjú:min] 毒性アルブミン(植物性のものには，abrin, ricin, phallin, 動物性にはヘビ毒，細菌毒素などがある) 形 toxalbumic.
toxanemia [taksəní:miə] 中毒性貧血.
toxascariasis [taksæskəráiəsis] イヌ小回虫症，トキサスカリス症(回虫科の一種，イヌ小回虫の寄生により生じる疾病).
toxemia [taksí:miə] 毒血症，中毒血症，= toxaemia, toxicaemia 形 toxemic.
toxemic [taksí:mik] 毒血の.
toxenzyme [taksénzaim] 毒性酵素.
toxic [táksik] 毒性の，= toxical, poisonous.
toxic action 毒性作用，有害作用.
toxicaemia [taksisí:miə] = toxemia.
toxicant [táksikənt] ①毒性の，②毒物.
toxication [taksikéiʃən] 中毒.
toxicemia [taksisí:miə] = toxemia.
toxic epidermal necrolysis (TEN) 中毒性表皮壊死融解，中毒性表皮壊死〔剥離〕症(最も重症の薬疹で死亡率25%．発熱，関節痛など前駆症状に続いて紅斑が出現し，急速に全身へ拡大する．熱傷に類似したびらんをみる薬疹).
toxic equivalent (TEQ) 毒性等量(異性体により異なるダイオキシン類の毒性を等価に換算したもの).
toxic goiter 中毒性甲状腺腫.
toxicide [táksisaid] 抗毒薬，解毒薬.
toxicity [taksísiti] ①毒力，毒性，②毒素産生力(細菌の) 形 toxic.
toxico- [taksikou, -sikə] (毒の意味を表す接頭語).
toxicoderma [taksikoudə́:mə] 中毒疹，= toxicodermia.
toxicodermatitis [taksikoudə:mətáitis] 中毒性皮膚炎，= toxicodermatis, toxicodermitis.
toxicodermatosis [taksikoudə:mətóusis] 中毒性皮膚症.
toxicogenic [taksikədʒénik] 発毒性の.
toxicohemia [taksikəhí:miə] = toxemia.
toxicoid [táksikɔid] 毒様の，中毒様の.
toxicologic [taksikəládʒik] 中毒学の，毒科学の.
toxicology [taksikálədʒi] 中毒学，毒科学 形 toxicological.

toxicomania [tɑksikouméiniə] 薬物嗜癖.
toxicomaniac [tɑksikouméiniæk] 薬物嗜癖者.
toxicopathic [tɑksikəpǽθik] 毒物疾患の.
toxicopexis [tɑksikəpéksis] 毒物中和, 解毒.
toxicophobia [tɑksikoufóubiə] 毒物恐怖〔症〕.
toxicosis [tɑksikóusis] 中毒症.
toxic shock-like syndrome (TSLS) 毒素性ショック様症候群(劇症型A群レンサ球菌感染症によるもの), = streptococcal toxic shock syndrome.
toxic shock syndrome (TSS) 毒素性ショック症候群(黄色ブドウ球菌が産生する外毒素(TSST-1)による感染症. 高熱, 消化器症状(嘔吐, 下痢), 神経症状(頭痛, 意識障害), 皮膚症状(発疹, 落屑)といった急性全身症状, さらに肝臓や腎臓障害などを呈する).
toxic shock syndrome toxin (TSST) 毒素性ショック症候群毒素(黄色ブドウ球菌が産生する外毒素).
toxic tetanus 中毒性破傷風, = drug tetanus.
toxic unit 毒素単位(体重250gのモルモットを3〜4日間で死滅させる毒素の最小量), = toxin unit.
toxidermia [tɑksidə́:miə] 中毒疹, = toxicodermia.
toxidermitis [tɑksidə:máitis] 中毒性皮膚炎, = toxicodermatitis, toxicodermitis.
toxiferous [tɑksífərəs] 中毒誘発性の.
toxigenic [tɑksiʤénik] 毒素発生の.
toxigenicity [tɑksiʤənísiti] 毒素発生力.
toxignomic [tɑksinámik] 毒物特異症候.
toxin [táksin] 毒素(微生物, 動物または植物由来の毒性物質) 形 toxinic.
toxin-antitoxin (TAT) 毒素抗毒素.
toxinemia [tɑksiní:miə] 毒血〔症〕, = toxinaemia.
toxinfection [tɑksinfékʃən] 毒素性感染(特異性細菌が証明されない毒血症) 形 toxinfectious.
toxinicide [tɑksínisaid] 解毒薬.
toxin neutralization reaction 毒素中和反応(ある毒素とそれに対する抗毒素抗体の反応をいう).
toxinosis [tɑksinóusis] 中毒症.
toxin producer 毒素産生菌(通常菌体外毒素を産生する菌のこと), = toxin producing strain, toxigenic strain.
toxin spectrum 毒素スペクトル(Ehrlichが抗毒素の中和性を研究するためにつくったスペクトル様図表).
toxin-toxoid 毒素類毒素.
toxinum [táksinəm] 毒素, = toxin.
toxi(o)- [tɑksi(ou), -si(ə)] (毒素あるいは毒物との関係を表す造語形).
toxipathy [tɑksípəθi] 中毒症.
toxiphoric [tɑksifɔ́:rik] 毒素親和性の.
toxis [táksis] 中毒症(特に毒素に起因するもの), = poisoning.
toxogen [táksəʤən] 毒素発生物, 毒物原.
toxogenin [tɑksáʤənin] トキソゲニン(アナフィラキシーを起こす反応体).
toxoid [táksɔid] トキソイド(アナトキシンともいう. タンパク質毒素が免疫原性を保った状態で無毒化したものをいう), = anatoxin.
toxonosis [tɑksounóusis] 中毒症, = toxosis.
toxophil(e) [táksəfil] 毒素親和性の, = toxophilous.
toxophore [táksəfɔ:r] 毒素族, 担毒体(毒性を条件づけるもので, 凝集素, 沈降素, オプソニン, 溶毒素などが結合分子族により固定された後に特異的作用を示すもの), = ergophore, zymophore, toxophorous group 形 toxophorous.
Toxoplasma [tɑksəplǽzmə] トキソプラズマ属(原虫の一属で, ネコ科の動物が終宿主, 哺乳類や鳥類が中間宿主となる. *T. gondii* はヒトの各種臓器に寄生し, トキソプラズマ症の原因となるが, 通常は不顕性感染が多い. 免疫不全の際に顕性化することから, AIDSの重要な合併症の一つとなっている).
toxoplasmin reaction トキソプラスミン反応(*Toxoplasma gondii* の抗原液を用いて皮膚反応を行った際に, 遅延型アレルギーが認められる場合をいう).
toxoplasmosis [tɑksouplæzmóusis] トキソプラズマ症(臨床型には先天型, 小児型, 成人チフス型, 慢性型, 無症候型などが区別されている).
toxoprotein [tɑksoupróuti:n] 毒素タンパク質.
toxosis [tɑksóusis] 中毒症, = toxonosis.
toxosozin [tɑksousóuzin] 毒素破壊素(微生物により産生された毒素を破壊する抵抗素).
TP ① total paralysis (全身麻痺), ② total protein (総タンパク).
t-PA tissue plasminogen activator (TPA. 組織型プラスミノーゲン活性化因子).
TPBF total pulmonary blood flow (全肺血流量).
TPCF *Treponema pallidum* complement fixation test (トレポネーマ・パリダム補体結合テスト).
TPCV total packed cell volume (濃縮血球量).
TPFR time to peak filling rate (最大充満までの時間).
TPHA *Treponema pallidum* hemagglutination test (assay) (梅毒トレポネーマ赤血

T

球凝集試験).
TPI *Treponema pallidum* immobilization test (梅毒トレポネーマ運動抑制試験).
TPN total parenteral nutrition (完全静脈栄養法).
TPOAb thyroidperoxydase antibody (抗甲状腺ペルオキシダーゼ抗体).
TPP thiamine pyrophosphate (チアミンピロリン酸).
TPR temperature, pulse, respiration (体温, 脈拍, 呼吸).
TQ tourniquet (駆血帯).
TR ① trachea (気管), ② tricuspid regurgitation (三尖弁閉鎖不全(逆流)〔症〕), ③ therapeutic ratio (治療可能比).
TRAb ① thyroid-stimulating hormone receptor antibody (甲状腺刺激ホルモン受容体抗体), ② thyrotropin receptor antibody (甲状腺刺激ホルモン受容体抗体).
trabal [tréibəl] 脳梁の, = callosal.
trabecula [trəbékjulə] 柱, 小柱 複 trabeculae 形 trabecular.
trabeculae [trəbékjuli:] 脾柱(脾臓の被膜から内部に柱状に伸びた平滑筋を含むもの), = splenica or trabeculae lienis [L].
trabeculae carneae 肉柱(心室の内腔にみられる柱状の心筋), = trabeculae carneae [L].
trabecular bone 骨小柱(骨梁のこと), = trabecula ossea [L].
trabecularism [trəbékjulərizəm] 柱状構造.
trabeculation [trəbekjuléiʃən] ① 梁形成, ② 小柱形成.
trabeculectomy [trəbekjuléktəmi] 線維柱帯切除術.
trabeculoplasty [trəbékjuləplæsti] 肉柱形成術.
trabs [trǽbz] 脳梁, = corpus callosum, trabs cerebri.
trace [tréis] ① 痕跡(極微量), ② 固有和, トレース, = diagonal sum.
trace-conditioned reflex 痕跡条件反射(条件刺激が与えられてから一定時間後に起こる反射).
trace element 微量元素(生体の主要構成元素以外の元素の総称. 微量で生物学的作用を起こし得る元素), 痕跡性元素.
trace nutrient 微量栄養素, = micronutrients.
tracer [tréisər] 追跡子, トレーサー(代謝の経路または行動の状態を研究するために用いる放射性同位元素).
tracer element 標識元素.
trachea (TR) [tréikiə] 気管, = trachea [L] 形 tracheal.
tracheal [tréikiəl] 気管の.
tracheal bifurcation 気管分岐部(気管が左右の気管支に分岐する部位), = bifurcatio tracheae [L].
tracheal cartilage 気管軟骨(気管壁にある馬蹄形の軟骨).
tracheal cartilages 気管軟骨(気管壁をつくる U字形の軟骨. 後方の食道に面する側に軟骨はなく平滑筋がある), = cartilagines tracheales [L].
tracheal ring 気管輪(15～20個のC状の気管軟骨).
tracheal tube 気管チューブ, = endotracheal tube.
tracheid [tréiki:d] 仮道管(シダ植物および裸子植物の通道組織の一つ).
tracheitis [treikiáitis] 気管炎.
trachelalis [treikiléilis] 頭最長筋(背部深層の筋, 脊柱起立筋の一つ), = musculus longissimus capitis.
trachelectomy [treikiléktəmi] 子宮頸部切除術.
trachelematoma [treikili:mətóumə] 頸部血腫(乳児の胸鎖骨筋血腫).
trachelian [treikí:liən] 頸部の, = cervical.
trachelism [tréikilizəm] 子宮頸部攣縮.
trachelitis [treikiláitis] 〔子宮〕頸管炎.
trachelo- [treikilou, -lə] (頸または頸状構造との関係を表す接頭語).
trachelobregmatic diameter 気管大泉門径(胎児の大泉門の中心から頸まで).
trachelodynia [treikilədíniə] 頸痛, 咽頭痛.
trachelopanus [treikiloupéinəs] ① 頸部リンパ管腫脹, ② 子宮頸リンパ管腫脹.
trachelopexia [treikiləpéksiə] 子宮頸固定, = trachelopexy.
trachelopexy [tréikiləpeksi] 子宮頸固定術.
trachelophyma [treikiloufáimə] 頸部腫脹.
tracheloplasty [tréikiləplæsti] 子宮頸形成〔術〕.
trachelorrhaphy [treikilɔ́:rəfi] 子宮頸縫合〔術〕.
trachelotomy [treikilɑ́təmi] 子宮頸切開〔術〕.
tracheo- [treikiou, -kiə] (気管との関係を表す接頭語).
tracheoaerocele [treikiouέərəsi:l] 気管気腫.
tracheobronchial foreign body (TBFB) 気管気管支異物.
tracheobronchial tree (TBT) 気管気管支樹.
tracheo-bronchial tuberculosis 気管気管支結核(肺の結核病巣から喀出された結核菌が気管支壁に侵入して潰瘍や肉芽を形成したりする結核性病変).
tracheobroncoscopy [treikioubrɑŋkəskəpí] 気管気管支鏡〔検査〕法, = tracheobronchoscopia.
tracheocele [tréikiəsi:l] 気管ヘルニア, 気管瘤(その他頸部の気管と交通する気

T

腫), = trachelocele.
tracheoesophageal fistula (TEF) 気管食道瘻.
tracheofissure [treikiəfíʃər] 気管裂.
tracheofistulization [treikioufistʃulizéiʃən] 瘻性気管内治療法.
tracheomalacia [treikioumәléiʃiə] 気管軟化症.
tracheomycosis [treikioumaikóusis] 気管糸状菌症.
tracheopathia osteoplastica 気管骨新生症(気道の多発性骨軟骨形成), = tracheopathia chondro-osteoplastica.
tracheopathy [treikiápəθi] 気管病, = tracheopathia.
tracheoplasty [tréikiəplæsti] 気管形成.
tracheorrhagia [treikiəréiʤiə] 気管出血.
tracheorrhaphy [treikɔ́:rəfi] 気管縫合術.
tracheoschisis [treikiáskisis] 気管裂.
tracheoscope [tréikiəskoup] 気管鏡, 気管直達鏡.
tracheoscopy [treikiáskəpi] 気管鏡〔検査〕法 形 tracheoscopic.
tracheostenosis [treikioustinóusis] 気管狭窄症.
tracheostoma [treikiástəmə] 気管瘻孔(人工的), 気管切開口.
tracheostomy [treikástəmi] ① 気管瘻孔形成, ② 気管切開〔術〕, = tracheotomy.
tracheostomy tube 気管切開チューブ, 気管カニューレ(気管切開口から気管に挿入して気道を確保する, L字状に屈曲した柔軟性を持つ管).
tracheotome [tréikiətoum] 気管切開刀.
tracheotomy [treikiátəmi] 気管切開術 動 tracheotomize.
tracheotomy tube 気管切開チューブ(気管カニューレ), = tracheostomy tube.
trachitis [treikáitis] 気管炎.
trachoma [trəkóumə] トラコーマ, トラホーム(*Chlamydia trachomatis* による慢性角結膜炎) 形 trachomatous.
trachoma glands トラコーマ腺, = Bruch glands.
trachomatous conjunctivitis トラコーマ性結膜炎, = trachoma.
trachychromatic [treikikroumǽtik] 強染色性の, 濃染性の, = tracheochromatic.
trachyphonia [treikifóuniə] 嗄声(させい).
tracing [tréisiŋ] 追跡.
tract [trǽkt] 路(神経路, 伝導路, または, 尿路などの管状部位), = tractus.
tractate [trǽkteit] 引き付ける, 牽引する.
tractellum [træktéləm] 運動性鞭毛.
traction [trǽkʃən] ① 牽引, ② 面力.
traction intensity 面力強度(毎単位面積に働く面力の大きさ).
tractor [trǽktər] 牽引器.
tractoration [træktəréiʃən] 牽引療法(パーキン金属製牽引器を用いる療法), = perkinism.
tractotomy [træktátəmi] 〔神経〕伝導路切断術.
tractus [trǽktəs] 路, 索, 道.
tractus pyramidalis 錐体路(皮質脊髄路), = tractus corticospinalis.
tractus pyramidalis anterior 錐体前索路.
tractus pyramidalis lateralis 錐体側索路, = lateral corticospinal tract.
tractus solitarius 孤束, = solitary tract.
traditional birth attendant (TBA) 伝統的出産介助者.
traditional Chinese medicine 中医学(現代中国伝統医学をさす意味で用いられる).
tragal [tréigəl] 耳珠の, 耳毛の.
tragalism [trǽgəlizəm] 好色(色欲に耽ること), = sensuality.
tragi [tréiʤai] → tragus.
tragicus [trǽʤikəs] 外耳筋(耳珠の外層にある筋), = musculi tragicus.
tragion [trǽʤiən] トラギオン, 耳点.
tragomaschalia [trægouməskǽliə] ① 悪臭, ② 腋汗, わきが.
tragophony [trəgáfəni] ヤギ声(気管支音の一種で, ヤギの啼声に似た響音), = tragophonia, egophony.
tragopodia [trægəpóudiə] 膝内反.
tragus [tréigəs] 耳珠 複 tragi.
train [tréin] ① 養成する(細菌学では動物に接種してその毒性を増強することについていう), ② 一連, 一続.
training [tréiniŋ] トレーニング, 訓練, 練習, 修練, 養成.
trait [tréit] ① 体質, 素質(身体または精神の), ② 特性(特徴的行動の様式).
trajectory [trəʤéktəri] ① 軌跡, 軌道, ② 直交切線, = orthogonal trajectory.
TRALI transfusion-related acute lung injury (輸血関連急性肺傷害).
trama [tréimə] 菌髄.
tramitis [trəmáitis] 織物様病変(肺結核の初期にみられるX線像).
trance [trǽns] ① 催眠状態, = hypnosis, ② 昏睡様状態(覚醒はほとんど不可能な異常熟睡状態で, 器質性のものではなく, 呼吸は減退し感覚も消失するカタレプシーの一種).
tranexamic acid トラネキサム酸(抗プラスミン薬. 止血薬).
tranquilize [trǽŋkwilaiz] 精神が安定する, 精神を安定させる.
tranquil(l)izer [trǽŋkwilaizər] 精神安定薬, トランキライザ(主として精神緊張, 不安神経症などに対して安静を得させる目的で用いられる薬剤の総称), ＝ ataractic.

trans– [træns] (通って, 超えて, などの意味を表す接頭語で, 化学では立体異性のうち二重結合および環平面を介して, 原子団が反対側に結合していることをいう).

transacetylase [trænsəsétileis] トランスアセチラーゼ(アセチルトランスフェラーゼ).

transacetylation [trænsəsetiléiʃən] アセチル基転移.

transactional analysis (TA) 交流分析(個人の中にある両親, 大人, 子供の3つの自我状態の心理分析による心理療法).

transacylation [trænsǽsileiʃən] アシル基転移, ＝ acyl group transfer.

transaldolase [trænsǽldəleis] トランスアルドラーゼ(ペントースリン酸回路の酵素. 基質のケトースリン酸のジヒドロキシアセトン部分をアルドースリン酸に転移する酵素).

transaminase [trænsǽmineis] トランスアミナーゼ(アミノトランスフェラーゼのこと. アミノ基転移酵素), ＝ aminotransferase.

transamination [trænsæminéiʃən] アミノ基転移(アミノ酸とアルファケトン酸の間でアミノ基が移動する代謝反応).

transbronchial needle aspiration biopsy (TBNAB) 経気管支針吸引生検.

transcalent [trænskéilənt] 熱線透過性の.

transcanalicular [trænskænəlíkjulər] 細尿管内の.

transcatheter [trænskǽθitər] 経カテーテルの.

transcervical [trænssə́:vikəl] 経頸的.

transcervical fracture 通頸骨折(大腿骨の頸部を通る骨折).

transcervical resection (TCR) 経頸管的切除術.

transcobalamin(e) [trænskoubǽləmi(:)n] トランスコバラミン(ビタミン B_{12} 結合タンパク).

transcondylar [trænskándilər] 経顆的な(Carden 切断法における).

transcondylar fracture 通顆骨折(上腕骨下端骨折で, 骨折線が両顆を横断し, 一部分関節包内を通るもの).

transconjugant [trænskánʤugənt] 接合完了体(被接合体).

transcortical [trænskɔ́:tikəl] 超皮質性(大脳の).

transcortin [trænskɔ́:tin] トランスコルチン(分子量約52,000の糖タンパク質. コルチゾール結合グロブリン), ＝ cortisol–binding globulin.

transcript [trǽnskript] 転写物.

transcriptase [trænskrípteis] 転写酵素, トランスクリプターゼ(DNA を鋳型として RNA を合成する酵素. RNA ポリメラーゼ).

transcription [trænskrípʃən] 転写(DNA のもつ遺伝情報が RNA 塩基の配列をつくる過程).

transcriptional gene silencing (TGS) 転写時遺伝子発現抑制.

transcutaneous [trænskju:téiniəs] 経皮性の, ＝ percutaneous.

transcutaneous blood oxygen monitoring 経皮酸素分圧監視.

transcutaneous electrical nerve stimulation (TENS) 経皮的電気神経刺激療法(除痛, 痙攣緩和のために経皮的に神経線維を電気刺激する).

transcutaneous oxygen tension ($Ptco_2$) 経皮酸素分圧.

transducer [trænsdjúsər] 変換機, トランスデューサー.

transducing phage 〔形質〕導入ファージ.

transductant [trænsdʌ́ktənt] 被〔形質〕導入体, トランスダクタント(導入によって形質を受け取った細菌または細胞).

transduction [trænsdʌ́kʃən] 形質導入(細菌遺伝子 DNA をバクテリオファージによってほかの細菌体へ導入する現象).

transection [trænsékʃən] ① 切断, ② 横断面, ＝ transsection.

transendothelial [trænsendouθí:liəl] 経〔血管〕内皮〔性〕の.

transesophageal echocardiography 経食道心エコー図.

transesterification [trænsestərifikéiʃən] エステル交換反応(エステルにアルコール, 酸, またはエステルを作用させることにより, 別のエステルが生成する反応), ＝ ester interchange.

trans–fatty acid (TFA) トランス脂肪酸(自然には存在しない脂肪酸で, 構造はトランス型. マーガリンや調理油などに含まれる).

transfectant [trænsféktənt] トランスフェクタント(動物の組織培養細胞へ DNA を直接取り込ませること(トランスフェクション)により, 表現形質を変化させた細胞のこと).

transfection [trænsfékʃən] トランスフェクション(ファージ DNA, ウイルス DNA のみを人工的に感染させること. 遺伝子操作の重要な方法).

transfer [trænsfə́r] ① 移す, 転移, 転嫁, ② 感覚転移(精神科), ＝ transference.

transfer ability 移動能力.

transferase [trǽnsfəreis] トランスフェラーゼ, 転移酵素.

transference [trænsfíərəns] ① 転移(感情転移. 精神分析療法では患者が両親に

抱いていた感情的態度を治療者に向けていくことをいう)，②移動.

transference neurosis 〔感覚〕転移神経症(ヒステリーまたは強迫神経症).

transfer factor (TF) 伝達因子，移入因子，トランスファーファクター(抗原で免疫された動物からほかの動物に特異的な遅延型過敏症を伝達できると信じられている物質).

transferrin [trænsférin] トランスフェリン(血中の輸送鉄と結合する糖タンパク質で分子量 75,000)，= siderophilin.

transfer RNA (tRNA) 転移 RNA.

transfixion [trænsfíkʃən] 貫通，穿刺，切断.

transfixion suture 貫通縫合，= figure-of-eight suture.

transformant [trænsfɔ́:mənt] トランスフォーマント，〔形質〕転換体.

transformation [trænsfɔ:méiʃən] ①変態，変換，変形，②転換.

transformation of personality 人格変換.

transforming [trænsfɔ́:miŋ] 転換，分化.

transforming growth factor (TGF) トランスフォーミング増殖(成長)因子，形質転換増殖因子.

transfuse [trænsfjú:z] 輸液する，移入する，輸注する.

transfusion [trænsfjú:ʒən] 輸液，輸注〔法〕，輸血.

transfusion-associated graft versus host disease (TA-GVHD) 輸血後 GVHD.

transfusion hepatitis 輸血後肝炎，= homologous serum jaundice.

transfusion medicine 輸血医学.

transfusion reaction 輸血反応，輸血副作用(特に不適合血液を注射した後に起こる現象で，静脈内凝集，溶血などを起こす).

transfusion-related acute lung injury (TRALI) 輸血関連急性肺傷害.

transgalactosidation [trænsgəlæktəsidéiʃən] ガラクトシド転位.

transglucosylase [trænsglu:kóusileis] トランスグルコシラーゼ，= glucosyltransferase.

transglycosidation [trænsglaikousidéiʃən] グリコシド交換反応.

transglycosylase [trænsglaikóusileis] トランスグリコシラーゼ，グリコシル転移酵素.

transglycosylation [trænsglaikousiléiʃən] グリコシル転移.

transhiatal [trænshaiéitəl] 経裂孔の.

transhydrogenase [trænshaidrɑ́ʤəneiz] トランスヒドロゲナーゼ($NADPH + NAD^+ \rightleftarrows NADP^+ + NADH$ という反応を触媒する).

transic [trǽnsik] 昏睡の.

transient [trǽnʃənt, -nziənt] 一過性の，即時消退〔性〕の，瞬時の，過渡的な.

transient evoked otoacoustic emission (TEOAE) 誘発耳音響反射.

transient global amnesia (TGA) 一過性全健忘〔症〕(一過性脳虚血発作により出現し，一定期間内の時間的あるいは内容がまったく追想できないものをいう. 海馬の機能障害によるものとされている).

transient ischemic attack (TIA) 一過性〔脳〕虚血(乏血)発作.

transient lower esophageal sphincter relaxation (TLESR) 一過性下部食道括約筋弛緩(食道・胃境界部の下部食道括約筋が胃の伸展刺激により反射的に弛緩する現象. 胃食道逆流症の一因となりうる).

transient tachypnea of the newborn (TTNB) 新生児一過性多(頻)呼吸.

transilient [trænsíliənt] (一点から一点へ飛び移る. 脳神経線維についていう).

transillumination [trænsil(j)u:minéiʃən] 徹照法，透視法，= diaphanoscopy.

transisthmian [trænsísmiən] 峡を越えて(特に脳弓回峡についていう).

transit [trǽnsit, -zit] 走行，通過.

transition [trænzíʃən] ①遷移(一つの状態から種類の異なった他の状態への変化)，②転移(原子，分子などの).

transitional [trænzíʃənəl] 移行性の，遷移性の.

transitional cell carcinoma 移行上皮癌.

transitional convolution 移行回(大脳溝の深部で隣接する大脳葉あるいは大脳溝の間にわたる大脳回).

transitional zone 移行圏(水晶体赤道の円で，上皮線維がレンズ線維に移行する部分).

transition mutation 対突然変異(DNA のある塩基が同種の別の塩基に置換して生じる突然変異).

transitive [trǽnsitiv] ①推移の，②他動の.

transitivism [trǽnsitivizəm] 症状転嫁(精神病者が自分自身は正常であって，ほかの正常者のほうが精神病者であると信ずる状態).

transitory [trǽnsitəri] 一過性の，過渡性の.

transjugular intrahepatic portosystemic shunt (TIPS) 経頸静脈肝内門脈静脈短絡〔術〕，経皮的肝内門脈静脈短絡〔術〕(経皮的に肝実質内で門脈と静脈の間に短絡をつくる. 門脈圧亢進症の治療法の一つ).

transketolase [trænskí:təleis] トランスケトラーゼ，ケトール転移酵素(基質のケトースリン酸から活性グリコールアルデヒドを分離しアルドースリン酸のC-1へ転移する酵素).

translation [trænsléiʃən] ①翻訳, ②並進運動(質点系または剛体のすべての点が常に相等しい変位すなわち平行移動をなすように起こる運動).

translation initiation site 翻訳開始点.

translocation [trænsloukéiʃən] ①転座, 転位(染色体の構造異常の一つ. 本来ある場所でないほかの染色体上に位置が変わる状態. 単純転座, 相互転座などがある), ②トランスロケーション.

translocation carrier 転座保因者.

translucency [trænslú:sənsi] 半透明性 形 translucent.

transmembrane control トランスメンブランコントロール(細胞膜を介した細胞機能調節).

transmethylase [trænsméθileis] トランスメチラーゼ, = methyltransferase.

transmethylation [trænsmeθiléiʃən] メチル基転移(メチオニン, コリン, ベタインなどの分子に存在する CH_3 基がほかの分子に転移する酵素反応).

transmigration [trænsmaigréiʃən] 移行, 遊出(生体内の一部から他部へ物質が移動する現象).

transmissibility [trænsmisibíliti] 透過率.

transmissible [trænsmísibl] 伝達可能の.

transmissible mink encephalopathy (TME) 伝播性ミンク脳症(プリオン病の一種).

transmissible spongiform encephalopathy (TSE) 伝播性海綿状脳症(プリオンによる疾患で, クロイツフェルト・ヤコブ病, ウシ海綿状脳症(狂牛病)などを含む総称. 脳に空胞変性が出現する致死的疾患).

transmission [trænsmíʃən] ①伝播(伝染病またはその病原体の), ②〔形質〕遺伝, ③伝達(神経インパルスの), ④透過率, 伝動 形 transmissible.

transmission electron microscope (TEM) 透過型電子顕微鏡.

transmittance [trænsmítəns] 透過率.

transmitter [trænsmítər] トランスミッター(①送信器(電波を送出する装置). ②伝播者(寄生体の感染型を運搬散布する動物). ③伝達物質).

transmural myocardial infarction 壁内心筋梗塞, = through-and-through myocardial infarction.

transmutation [trænsmju:téiʃən] ①変種(1種の生物が他種のものに変わること), ②変換.

transmyocardial revascularization (TMR) 心筋内血管新生〔術〕(レーザーによる).

transnormal [trænsnɔ́:məl] 正常以上の.

transonance [trǽnsənəns] 共鳴音伝達(胸壁を通して聴収される心音など, ある器官の発生する音が別の器官を通じて伝達されること).

transonic [trænsɑ́nik] 音速に近い, = transsonic, トランソニック.

transosseous venography 経骨髄性静脈造影〔法〕.

transparency [trænspéərənsi] 透明度(水中に光線の透入する程度で, 一定の大きさの白色円板が水中で見えなくなる限度の深さをメートルで表したもの), = transparence 形 transparent.

transpeptidase [trænspéptideis] トランスペプチダーゼ, ペプチド転移酵素.

transpeptidation [trænspeptidéiʃən] ペプチド転移(タンパク合成時グルタチオンのSH基還元においてビタミンB_{12}などの作用による反応), = transpeptitation.

transphosphorylase [trænsfɑsfɔ́:rileis] リン酸転移酵素.

transphosphorylation [trænsfɑsfɔ:riléiʃən] リン酸転換作用(無機リン酸に変化することなく, 直接リン酸塩が有機物からほかの有機物へ移行すること).

transpiration [trænspiréiʃən] ①蒸散〔作用〕(組織の水分が蒸気となって体外に発散すること), ②不感発汗(蒸泄) 形 transpirable.

transplantable [trænsplǽntəbl] 移植可能な.

transplantar [trænsplǽntər] 経足底の.

transplantation [trænsplæntéiʃən] 移植〔術〕.

transplantation immune tolerance 移植免疫寛容(同種免疫寛容ともいう. 同種移植抗原に対して免疫寛容である状態), = allogenic tolerance.

transplantation immunity 移植免疫.

transport [trǽnspɔ:t] 輸送, 移送, 運搬.

transportation [trænspɔ:téiʃən] 輸送.

transporter [trænspɔ́:tər] 転送因子.

transport number 輸送率.

transposition [trænspəzíʃən] ①転置, 転位(心臓大血管の位置が左右取り代わっている奇形), ②互換 形 transposed.

transposition of great vessels (TGV) 大血管転位症.

transposon (Tn) [trænspóuzɑn] トランスポゾン(原核生物に存在する転移性遺伝因子の一つで, 両端に逆向きの反復配列をもち, さらにその外側には標的配列の同方向反復配列がある).

transpulmonary pressure 肺内外圧差.

transsegmental [trænsigméntəl] 分節を越えて延長する.

transsexual [trænsékʃuəl] 性転換願望

の．

transsexualism [trænsékʃuəlizəm] 性転換症．

transsexual surgery 性転換手術．

transsphenoidal [trænsfiːnɔ́idəl] 経蝶形骨の．

transsphenoidal hypophysectomy 経蝶形骨下垂体手術(トルコ鞍部の病変に対して行われる手術方法で，微小下垂体腺腫に対して広く行われている)．

transsulfurase [trænsʌ́lfjureis] イオウ転位酵素(cyanide を thiocyanate に転化する酵素)．

transsulfuration [trænsʌlfjuréiʃən] イオウ転換作用．

transtentorial herniation テント切痕ヘルニア(腫瘍，血腫などのためにテント上の圧がテント下の圧より高くなり，側頭葉鉤回がテント切痕に嵌頓した状態．動眼神経などが圧迫を受け，動眼神経麻痺が出現する)．

transthermia [trænsθə́ːmiə] 透熱〔療法〕，＝diathermy．

transthoracotomy [trænsθɔːrəkɑ́təmi] 胸郭切開術．

transtracheal aspiration (TTA) 経気管吸引〔法〕．

transubstantiation [trænsʌbstænʃiéiʃən] 組織代用(外科手術などである組織を他の組織で代用すること)．

transudate [trǽnsjudeit] 漏出液，濾出液(血液の液状成分の一部が濾出作用により組織間隙または体腔内に出たもので，タンパク含有量も比重も滲出液に比べて低い)．

transudation [trænsjudéiʃən] 漏出，濾出〔現象，作用〕．

transudative [trænsjúːdətiv] 濾出性の．

transuranium [trænsjuréiniəm] 超ウラン〔元素〕(原子番号 93 以上をもつ人工放射性元素の総称)，＝transuranic elements．

transurethral prostatectomy (TURP) 経尿道的前立腺切除術．

T

transurethral resection (TUR) 経尿道的切除〔術〕．

transvaginal [trænsvǽʤinəl, –vəʤáin–] 経腟の．

transvaterian [trænsvətíːriən] 十二指腸膨大部を経て．

transvector [trænsvéktər] トランスベクター，伝播媒介動物(自分は毒物を産生しないが，ほかから得た毒を運んだり伝えたりする動物)．

transvenous [trænsvíːnəs] 静脈経由の．

transversal [trænsvə́ːsəl] 横の，横位の．

transversalis [trænsvəːséilis] 横径の(長軸と横の方向にあるもの)，＝transverse．

transversality [trænsvəːsǽliti] 横断性．

transversarius [trænsvəːséəriəs] 横突の．

transverse [trænsvə́ːs] 横径の，横行の．

transverse arch of foot 横足弓(足根骨によって足の内外方向にできるアーチ．土踏まずをつくる)，＝arcus pedis transversalis [L]．

transverse arrest 横位固定．

transverse cervical artery 頸横動脈(鎖骨下動脈の枝，変異が多い)，＝arteria transversa colli [L]．

transverse cervical nerve 頸横神経(頸神経叢の枝の一つで頸部前面の皮膚に分布)，＝nervus transversus colli [L]．

transverse cervical veins 頸横静脈，＝venae transversae colli [L]．

transverse colon 横行結腸(上行結腸と下行結腸の間の部分)，＝colon transversum [L]．

transversectomy [trænsvəːséktəmi] 横突起切除術．

transverse diameter (TD) 横径．

transverse disk 横盤(横紋筋の暗帯(A帯)の旧名)，＝Q disk．

transverse facial artery 顔面横動脈，＝arteria transversa faciei [L]．

transverse facial vein 顔面横静脈，＝vena transversa faciei [L]．

transverse foramen 横突孔(頸椎の横突起にある孔で椎骨動脈，静脈が通る)，＝foramen transversarium [L]．

transverse fracture 横骨折．

transverse geotropism 横地性(植物が重力の刺激に対し，これと直角の位置をなす性質)．

transverse hermaphrodism 交差性半陰陽(内性器と外性器とが異なるもの)．

transverse mesocolon 横行結腸間膜，＝mesocolon transversum [L]．

transverse nerve of neck 頸横神経，＝nervus transversus colli．

transverse pericardial sinus 心膜横洞(心臓に出入りする動脈(上行大動脈・肺動脈)と静脈(上・下大静脈・左・右肺静脈)間の心膜腔)，＝sinus transversus pericardii [L]．

transverse presentation 横位(胎児の)．

transverse process 横突起(頸椎，胸椎に存在する椎弓から左右に突出する突起)，＝processus transversus [L]．

transverse sinus 横静脈洞(硬膜静脈洞の一つ)，＝sinus transversus [L]．

transverse temporal gyrus 横側頭回(大脳回の一つ，側頭葉にある)，＝Heschl gyrus．

transversion [trænsvə́ːʒən] ① 変位(歯の順位が違っていること)，② 移転(歯の萌出部位が入れ替わったもの)．

transversion mutation 転換型突然変異(配列が逆になる塩基置換が生じる突然変異)．

transversostasis [trænsvəːsoustéisis, –sɑ́stəsis] 横行結腸停滞症(内服させた造

影剤が，横行結腸に滞留する状態で，大腸運動失調症にみられる）．

transversostomy ［trænsvə:sɑ́stəmi］ 横行結腸吻合術．

transversotomy ［trænsvə:sɑ́təmi］ 脊椎横突起切開術．

transversourethralis ［trænsvə:souju:ri-θréilis］ 尿道括約筋の横線維．

transversus ［trænsvə́:səs］ 横径の，＝transverse．

transversus abdominis 腹横筋（側腹壁にある3枚の筋のうち，最も深層にある筋），＝musculus transversus abdominis［L］．

transversus perinei profundus 深会陰横筋，＝musculus transversus perinei profundus ［L］．

transversus perinei superficialis 浅会陰横筋（尿生殖隔膜をつくる筋の一つ），＝musculus transversus perinei superficialis ［L］．

transvesical ［trænsvésikəl］ 経膀胱の．

transvestism ［trænsvéstizəm］ 衣装倒錯症（女の男装狂，男の女装狂），＝transvestitism．

trapezial ［trəpí:ziəl］ 僧帽筋の．

trapeziform ［trəpí:zifɔ:m］ 台形の，不等四辺形の，＝trapezoid．

trapeziometacarpal ［trəpi:ziəmetəkɑ́:-pəl］ 菱形骨と中手骨の．

trapezium ［trəpí:ziəm］ 大菱形骨（手根骨の一つ），＝os trapezium ［L］．

trapezius ［trəpí:ziəs］ 僧帽筋（背部浅層の筋，副神経の支配），＝musculus trapezius ［L］．

trapezius muscle 僧帽筋（背部浅層の筋の一つ）．

trapezoid ［trǽpizɔid］ ①小菱形骨，＝os trapezoideum ［L］，②台形，菱形の 形 trapezoidal．

trapezoid body 台形体（脳橋最下部にある横線維），＝corpus trapezoideum ［L］．

trapezoid bone 小菱形骨（手首にある8つの手根骨の1つ），＝os trapezoideum ［L］．

Traube sign トラウベ徴候（大動脈弁閉鎖不全症などの場合，末梢動脈たとえば大腿動脈にBell型聴診器を当てると血管の重複音を聴取する）．

trauma ［trɔ́:mə，tráumə］ 外傷，損傷，障害（トラウマ．身体的，精神的）複 traumata 形 traumatic．

traumasthenia ［trɔ:məsθí:niə］ 外傷性神経衰弱症．

traumata ［trɔ́:mətə］ →trauma．

traumatic ［trɔ:mǽtik］ 外傷性〔の〕．

traumatic amputation 外傷性切断．

traumatic anesthesia 外傷性感覚脱失．

traumatic aneurysm 外傷性動脈瘤．

traumatic brain injury (TBI) 脳外傷．

traumatic cervical syndrome (TCS) 外傷性頸部症候群（主に自動車の追突事故により追突された者が受傷した場合に訴える多彩な症状．むち打ち損傷と同じ意味），＝whiplash injury．

traumatic dislocation 外傷性脱臼．

traumatic epilepsy 外傷性てんかん（頭部受傷に伴う脳損傷による症候性てんかん）．

traumatic fracture 外傷性骨折（正常骨にその抵抗力以上の外力が加わって生じるもの）．

traumatic neuroma 外傷性神経腫．

traumatic neurosis 外傷〔性〕神経症（災害神経症ともいう）．

traumatic occlusion 外傷性咬合（咬合過度により歯牙に損傷を起こすこと），＝trauma from occlusion．

traumatic pneumonia 外傷性肺炎，＝contusion pneumonia．

traumatic pneumothorax 外傷性気胸（胸部外傷による気胸）．

traumatic reaction 外傷反応（外傷神経症にみられる筋反応で，感応電流で刺激した後，細動性間代痙攣を起こすこと）．

traumatic shock 外傷性ショック（重篤な外傷における出血により循環血液量が減少してもたらされる状態）．

traumatic stress 外傷性ストレス．

traumatic tetanus 外傷性破傷風．

traumatism ［trɔ́:mətizəm］ 外傷性全身障害．

traumato- ［trɔ:mətou，-mətə］（外傷，傷害などの意味を表す接頭語）．

traumatogenic ［trɔ:mətəʤénik］ 外傷原性の，切創による．

traumatonesis ［trɔ:mətouní:sis］ 切創縫合術．

traumatopathy ［trɔ:mətɑ́pəθi］ 外傷性疾患．

traumatophilia ［trɔ:mətəfíliə］ 外傷嗜好症．

traumatopneic wound 外傷性呼吸困難症．

traumatopn(o)ea ［trɔ:mətɑpní:ə］ 外傷性呼吸困難症（胸膜切開に際し起こる虚脱性窒息）．

traumatopyra ［trɔ:mətoupáirə］ 外傷熱，＝traumatic fever．

traumatosepsis ［trɔ:mətəsépsis］ 外傷性敗血症．

traumatosis ［trɔ:mətóusis］ 外傷性全身障害，＝traumatism．

traumatotherapy ［trɔ:mətəθérəpi］ 外傷治療．

traumatropism ［trɔ:mǽtrəpizəm］ 向傷性（外傷によってそれに関連して起こる増殖あるいは運動），＝traumatotropism．

travail ［trǽveil，trəváil］ 分娩．

traveler's diarrhea 旅行者下痢症.
traveler's thrombosis 旅行者血栓症(深部静脈血栓症の一つ. 飛行機などのシートに長時間同じ姿勢で座ることにより脚の静脈に血栓を生じ, 肺塞栓などを発症する. いわゆるエコノミークラス症候群), ＝long flight thrombosis, economy class syndrome.
travel medicine 旅行医学(海外旅行者, 移民などの健康を扱う).
traverse [trǽvə:s, trəvə́:s] 横断する.
tray [tréi] ① 盆(外科手術の際, 用具を載せる浅い台, または食事に用いる器具台), ② トレー(歯科用).
trazodone [tréizədoun] トラゾドン(中枢神経系興奮薬).
TRBF total renal blood flow (全腎血流量).
Treacher Collins syndrome トリーチャーコリンズ症候群(両側下眼瞼の切れ込み, 眼裂斜位, 頬骨発育不全の3徴を有するまれな症候群. ときに口蓋裂, 顔面横裂, 口唇裂を伴う).
treacle [trí:kl] 糖蜜, ＝molasses, syrupus fuscus.
treadmill [trédmil] トレッドミル(動物実験や患者の運動負荷試験に用いられる器具, 踏車).
treadmill test トレッドミル試験(トレッドミルで運動負荷をかけ, 心電図変化をみる検査).
treatment (TX, Tx) [trí:tmənt] 治療〔法〕, 療法, 処置.
tredecaphobia [tri:dekəfóubiə] 13恐怖症, ＝triskaidekaphobia.
trefoil tendon 横隔膜腱中心, ＝centrum tendineum, cordiform tendon.
Treitz arch トライツ弓(十二指腸から空腸への移行部にみられる腹膜の襞(左結腸動脈と下腸間膜静脈の枝を含む)).
Treitz hernia トライツヘルニア(十二指腸空腸窩ヘルニア), ＝duodenojejunal hernia.
Treitz ligament トライツ靱帯(十二指腸空腸曲を固定支持する結合組織線維束. 外科手術の際に重要な目印となる. 十二指腸提筋).
trema [trí:mə] ① 孔, ② 女性の外性器.
tremble [trémbl] 振戦(振顫, 震顫), ふるえ.
trembling abasia 振戦性歩行不能症, ＝abasia trepidans.
tremogram [tréməgræm] 振戦描写図.
tremograph [tréməgræf] 振戦描画器.
tremolabile [tremouléibail] 振戦不安定性の.
tremometer [trimámitər] 振戦計〔測定〕.
tremophile [tréməfil, -fail] 振戦を起こしやすい.
tremophobia [tremoufóubiə] 振戦恐怖〔症〕.
tremor [trémər] 振戦(不随意的, 律動的, 規則的な身体の一部の動揺で, 拮抗筋の交代性, 同期性活動による) 形 tremulous.
tremorgram [tréməːgræm] 振動記録器.
tremor potatorum 酒客振戦(振戦性せん妄), ＝delirium tremens.
tremulans [trémjuləns] 振戦性の, ＝tremulous.
tremulation [tremjuléiʃən] 振戦.
tremulor [trémjulər] 振動発生器(振動マッサージ用).
trench fever 塹壕熱 (*Bartonella quintana* による疾患. 五日熱), ＝five-day fever.
trench shin 塹壕脛(兵士にみられる脛骨筋の炎症で, 感染性線維組織炎).
Trendelenburg operation トレンデレンブルグ手術(① 静脈瘤の切除術. ② 静脈瘤における大伏在静脈の結紮. ③ 腸骨仙骨接合軟骨切除).
Trendelenburg position トレンデレンブルグ位(骨盤高位), ＝high pelvic position.
Trendelenburg sign トレンデレンブルグ徴候(先天性股関節脱臼や股関節外転筋に筋力低下があるときにみられる徴候).
Trendelenburg symptom トレンデレンブルグ症候(殿筋麻痺にみられるヨタヨタ歩行), ＝Trendelenburg phenomenon.
Trendelenburg test トレンデレンブルグ試験(① 静脈瘤または静脈弁不全の検査法. ② 脊髄灰白炎, 大腿骨頭の不癒合骨折, 股関節内反, および先天性脱臼における鑑別診断法).
trepan [tripǽn, trí:pæn] ① 穿頭器, ＝trephine, ② トレパン.
trepanation [trepənéiʃən] 穿頭術(トレパンを使って開頭すること).
trephination [trefinéiʃən] 穿孔〔術〕.
trephine [trifáin, -fí:n] 穿頭器, ＝trepan.
trephocyte [tréfəsait] 栄養細胞(Sertoli細胞のような).
trepidant [trépidənt] 振戦状の.
trepidatio [trepidéiʃiou] [L] 振戦, ＝trepidation.
trepidation [trepidéiʃən] ① 振戦運動(特に手足が神経的に振戦すること), ② 戦慄, 恐怖.
Treponema [trepouní:mə] トレポネーマ属(スピロヘータ科の一属. *T. pallidum* の亜種 *pallidum* (梅毒トレポネーマ)は性病性梅毒, *pertenue* は熱帯イチゴ腫, *endemicum* は非性病性梅毒の原因となる. その他, 口腔に常在する *T. denticola*, 性器に常在する *T. refringens* などが本属に含まれる).
***Treponema pallidum* complement**

fixation test (TPCF) トレポネーマ・パリダム補体結合テスト.
***Treponema pallidum* hemagglutination test (TPHA)** 梅毒トレポネーマ〔感作〕赤血球凝集テスト，TPHA テスト（梅毒陽性血清による受身赤血球凝集反応をみる血清学的検査法）.
treponematosis [trepouni:mətóusis] トレポネーマ症（梅毒のこと），＝ treponemiasis, treponemosis.
treponeme [trépəni:m] トレポネーマ（*Treponema* 属の通称）.
treponemicidal [trepouni:misáidəl] トレポネーマ殺菌性の.
trepopnea [trepɑpní:ə] 偏側臥呼吸（一定位置に横臥すると呼吸が楽になること）.
treppe [trép] 階段現象（急速に反復された刺激により筋収縮が階段的に増強すること），＝ staircase phenomenon.
tres indices 3指数〔法〕（体型を表す一計算法で，身長と幅との指数，身長と厚さとの指数，および身体の幅と厚さとの指数の3指数を基礎とする方法）.
tresis [trí:sis] 穿孔，＝ perforation.
tretinoin [trétinɔin] トレチノイン（角質軟化薬）.
Treves fold トリーブスヒダ（回盲ヒダ），＝ ileocecal fold, Jackson membrane.
TRH thyrotropin releasing hormone（甲状腺刺激ホルモン放出ホルモン）.
tri– [trai] （3または3回の意味を表す接頭語）.
triad [tráiæd] ①三主徴，②3価元素，③三和音.
triage [tráiiʤ, triǽʤ] トリアージ（医療では患者選別を意味し，災害救急の現場で患者の重症度により優先順位を決めることをいう.「選別する」という意味のフランス語「トリアージュ」が由来．コール・トリアージ，フィールド・トリアージなどの考え方も研究されている）.
triage tag トリアージタッグ（災害現場でトリアージにより分別された傷病者に取り付ける認識票．赤色（第1；緊急），黄色（第2；準緊急），緑色（第3；軽症群），黒色（第4；死亡）の優先順位となっている）.
triakaidekaphobia [traiəkaidekəfóubiə] 13恐怖症，＝ triskaidekaphobia, tredecaphobia.
trial [tráiəl] ①試験，試み，②試練，災難，③裁判，公判.
trial and error 試行錯誤，手さぐり.
trial denture 仮床義歯，＝ wax check-bite.
trial frame 試験枠（検眼用レンズを支持する縁）.
triamterene [traiǽmtəri:n] トリアムテレン（利尿薬の一種）.
triangle [tráiæŋgl] ①三角，三角形，②三角架 形 triangular.
triangle of auscultation 聴診三角（背部の僧帽筋，広背筋と肩甲骨の内側縁で囲まれた三角形の部分，筋が少なく聴診しやすい部位）.
triangular [traiǽŋgjulər] 三角形の.
triangular bandage 三角布，＝ cravat bandage.
triangular bone 三角骨（手首にある8つの手根骨の1つ），＝ os trigonum.
triangularis [traiæŋgjuléəris] 三角〔形〕.
triangular lamella 三角層板（第三脳室脈絡ヒモ），＝ tela choroidea of third ventricle.
triangular muscle 三角筋.
triangular space 内側腋窩隙（小円筋，大円筋，上腕三頭筋（長頭）で囲まれた三角形の隙間で肩甲回旋動脈が通る），＝ hiatus axillaris medialis [L].
triangulum [traiǽŋgjuləm] 三角形，＝ triangle.
triazolam [traiǽzəlæm] トリアゾラム（ベンゾジアゼピン系抗不安薬）.
tribe [tráib] ①族（動植物の分類において科 family と属 genus との中間に位置し，ある共通の性状をもつ種属を一括するために用いられる名），②連，組，級.
triboluminescence [traiboulju:minésəns] 摩擦発光（硬物質が互いに摩擦するとき，またはそれによって壊れるときの発光）.
tribrachia [traibréikiə] 三腕奇形.
tribrachius [traibréikiəs] 三腕奇形児.
tricarboxylic acid cycle (TCA cycle) トリカルボン酸回路，TCA 回路，＝ Krebs cycle.
tricarpellary [traiká:pələri] 三心皮の.
tricellular [traiséljulər] 三細胞の.
tricephalus [traiséfələs] 三頭体.
triceps [tráiseps] 三頭筋（筋頭が3つある筋，上腕三頭筋など），＝ three-headed muscle 形 tricipital.
triceps brachii 上腕三頭筋（上腕の伸筋で橈骨神経支配．上腕二頭筋，上腕筋とは作用の点では逆（拮抗筋の関係）），＝ musculus triceps brachii [L].
triceps muscle of arm 上腕三頭筋（上腕の伸筋），＝ triceps brachii.
triceps muscle of calf 下腿三頭筋（腓腹筋とヒラメ筋をあわせたもの，停止腱をアキレス腱という），＝ triceps surae.
triceps reflex 三頭筋反射（肘反射ともいい，腕を肘部で強く曲げ上腕三頭筋腱を叩打すると前腕が伸展する），＝ elbow reflex.
triceps surae 下腿三頭筋（腓腹筋とヒラメ筋をあわせたもので，停止腱がアキレス腱），＝ musculus triceps surae [L].
triceptor [traiséptər] 三受体（3個の化合

群をもつ物質).
trichalgia [trikǽlʤiə] 毛髪痛.
trichatrophy [trikǽtrəfi] 毛萎縮, ＝trichatrophia.
trichesthesia [trikesθí:ziə] 毛髪感覚, ＝trichoesthesia.
trichiasis [trikáiəsis] 睫毛乱生〔症〕(さかさまつげ).
trichilemmoma [trikilemóumə] 毛根鞘腫.
trichinellosis [trikinilóusis] ＝trichinosis.
trichiniasis [trikináiəsis] ＝trichinosis.
trichiniferous [trikiníførəs] 旋毛虫を含有する.
trichinization [trikinizéiʃən] 旋毛虫寄生.
trichinophobia [trikinoufóubiə] 旋毛虫症恐怖〔症〕.
trichinoscope [trikínəskoup] 旋毛虫検出器.
trichinosis [trikinóusis] 旋毛虫症(旋毛虫 *Trichinella spiralis* の寄生による疾患で，初期には下痢，嘔気，仙痛，発熱を起こし，後期には筋の強直，疼痛および浮腫，発熱，発汗および不眠症を招来する)，＝trichinelliasis, trichinellosis, trichiniasis.
trichinous [tríkinəs] 旋毛虫性の.
trichita [tríkitə] 毛針(滴虫類の細胞体内における捕食用の針状原形質包含体で，口の付近に存在する).
trichite [tríkait, tráik-] 放線針状体(①デンプンにある放線形針状結晶の一つ. ②原虫の周辺部に放線状に配置されている針状顆粒の一つ).
trichitis [trikáitis] 毛球炎，毛根炎.
trichloracetic acid 三塩化酢酸.
tricho- [trikou] (毛，髪との関係を表す接頭語).
trichoanesthesia [trikouænisθí:ziə] 毛〔髪〕感覚消失.
trichobezoar [trikəbí:zɔ:r] 胃毛球，毛〔髪〕胃石，＝hair bezoar.
trichocardia [trikouká:diə] 毛心(滲出性心外膜炎にみられる心臓で，表面があたかも毛の発生したようにみえるもの).
trichocephaliasis [trikousefəláiəsis] 鞭虫症(鞭虫 *Trichuris trichiura* の感染によるもの).
trichochromogenic [trikoukroumədʒénik] 毛髪色再生の.
trichoclasia [trikoukléiziə] 裂毛症(結節性裂毛症)，＝trichoclasis, trichorrhexis.
trichocryptosis [trikoukriptóusis] 毛包病.
trichocyst [tríkəsist] 毛胞，糸胞(線毛類の体の外面に突出する小杆状体).
trichocyte [tríkəsait] 毛疱.
trichodynia [trikoudíniə] 毛髪痛.
trichoepithelioma [trikouepiθi:lióumə] 毛包上皮腫.
trichoesthesia [trikouesθí:ziə] 毛髪性感覚(毛髪に触れて知覚を得ること)，＝trichoaesthesia, hair sensibility.
trichoesthesiometer [trikouesθi:ziámitər] 毛髪感覚計.
trichofolliculoma [trikoufalikjulóumə] 毛包腫，毛包性母斑.
trichogen [tríkəʤən] 発毛剤，発毛促進性物質 形 trichogenous.
trichoglossia [trikouglásiə] 毛舌症.
trichoid [tríkɔid] 毛髪様の.
tricholith [tríkəliθ] 毛石.
trichologia [trikoulóuʤiə] 抜毛発作.
trichoma [trikóumə] 睫毛乱生(さかさまつげ)，＝trichiasis.
trichomania [trikouméiniə] 抜毛癖，＝trichotillomania.
trichomatosis [trikoumətóusis] 睫毛乱生症，＝trichiasis.
trichomatous [trikámətəs] 眼瞼内反の，毛乱生症の.
trichome [tríkoum] 藻糸(藍藻類において多くの細胞が糸状に長く連なったもの).
trichomegaly [trikəmégəli] 長睫毛症(先天異常).
Trichomonas [trikəmóunəs] トリコモナス属(原虫の一属. 腟トリコモナス *T. vaginalis* はヒト，アカゲザルの泌尿生殖器に寄生し，腟トリコモナス症の原因となる. 口腔トリコモナス *T. tenax* はヒトの歯根部にみられる).
trichomoniasis [trikəmounáiəsis] トリコモナス症.
trichomycetosis [trikoumaisitóusis] 毛髪真菌症.
trichomycin (TRM) [trikoumáisin] トリコマイシン(*Streptomyces hachijoensis* から得られるポリエン系抗カビ性抗生物質でトリコモナスやカンジダ症の治療に用いられる).
trichomycosis [trikoumaikóusis] 毛髪糸状菌症，毛髪真菌症(真菌により発生する毛髪病).
trichomycosis nodosa 結節性毛髪糸状菌症(腋毛または陰毛に *Nocardia tenuis* が増殖する状態. 砂毛)，＝lepothrix, piedra.
trichonodosis [trikənoudóusis] 結毛症，＝trichorrhexis nodosa, knotting hair.
trichonosis [trikounóusis] 毛髪病，＝trichopathy, trichosis.
trichophagy [trikáfəʤi] 食毛症.
trichophobia [trikoufóubiə] 恐毛症.
trichophyta [trikáfitə] 白癬菌.
trichophytia [trikəfíʃiə] 白癬〔症〕(皮膚糸状菌症の一つ) 形 trichophytic.
trichophytic [trikəfítik] 白癬の.
trichophytid(e) [trikáfitid] 白癬疹(深在性白癬または白癬の病巣が急激に悪化

T

し，四肢の末端に小丘疹状の発疹を生じたもの）．

trichophytobezoar [trikoufaitoubí:zɔ:r] 毛髪植物胃石（動植物線維からなる胃石）．

Trichophyton [trikáfitɑn] 白癬菌属，トリコフィトン属（白癬の原因となる皮膚糸状菌の一種で，*T. rubrum* などを含む）．

trichophytosis [trikoufaitóusis] 白癬症，= tinea trichophytina, dermatophytosis.

trichopoliosis [trikoupouliόusis] 白髪症，白毛症，= grayness of the hair.

trichoptilosis [trikoutilóusis -kɑpti-] 毛縦裂症，= trichoxerosis.

trichorhinophalangeal syndrome 毛髪鼻指節骨症候群（第8染色体長腕部分欠損が病因．常染色体性劣性遺伝．粗な頭毛，洋梨状鼻，短指骨，たるんだ皮膚，精神発達遅滞などを示す），= Langer-Giedion syndrome.

trichorrhea [trikərí:ə] 脱毛，= trichorrhoea.

trichorrhexis [trikəréksis] 裂毛症（毛髪が縦裂し，細分して，時には毛根にまで達することがある），= trichoptilosis.

trichorrhexomania [trikəreksouméiniə] 裂毛癖（爪で毛髪をはさみ切る癖），= trichokryptomania.

trichoschisis [trikáskisis] 裂毛〔症〕，= trichothiodystrophy.

trichoscopy [trikáskəpi] 毛髪検査．

trichosis [trikóusis] ①異所発毛症，②睫毛乱生症．

Trichosporon [trikouspɔ́:rɑn, -káspər-] トリコスポロン属（トリコスポロン症の原因となる真菌 *T. asahii*, *T. beigelii*, *T. cutaneum*, *T. mucoides* などが含まれる）．

trichostrongylosis [trikoustrɑnʤilóusis] 毛様線虫症．

trichotillomania [trikoutilouméiniə] トリコチロマニア，抜毛癖．

trichotomous [traikátəmə] 三分割の．

trichotoxin [traikətáksin] 上皮細胞毒素．

trichotrophy [traikátrəpi] 毛髪栄養．

trichroism [tráikrouizəm] 三位相異色（三位相で見ると異なった色に見える性質）㊊ trichroic.

trichromat(e) [traikróumeit] 三色者（正常視力のある者．三原色（シアン，マゼンダ，イエロー）がわかる者をいう）．

trichromatic [traikroumǽtik] 三標準色のある，= trichromic.

trichromatism [traikróumətizəm] 三色型色覚．

trichromatopsia [traikroumətápsiə] 三色性色覚，= trichromasia, trichromopsia.

trichromic [traikróumik] 三色の，= trichromatic.

trichterbrust [tríktəbrust] 漏斗胸（先天的に胸骨下部，剣状突起部が陥沈し，漏斗のような外観を示す状態．ほとんど無症状のことが多い）．

trichuriasis [trikjuráiəsis] 鞭虫症．

Trichuris [trikjú:ris] 鞭虫属（線虫の一属で，中形ないし大形の線虫．哺乳類の消化管に寄生する）．

tricipital [traisípitəl] ①三頭筋の，②三頭性の．

triconodont [traikóunədɑnt] 三〔円〕錐歯．

tricorn [tráikɔ:n] 側脳室（脳室の一つ，左右の大脳半球にある）．

tricornute [traikɔ́:nju:t] 三突起性の，三角のある．

tricrotism [tráikroutizəm] 三拍脈，三段脈（脈波に3段の隆起を示すもの）㊊ tricrotic.

tricuspid [traikʌ́spid] ①三咬頭の，②三尖弁の，③三尖の，= tricuspidal, tricuspidate.

tricuspidal [traikʌ́spidəl] 三尖の，= tricuspid.

tricuspid insufficiency 三尖弁閉鎖不全．

tricuspid murmur 三尖弁雑音．

tricuspid opening snap (TOS) 三尖弁開放音（三尖弁狭窄症において聞かれる）．

tricuspid regurgitation (TR) 三尖弁閉鎖不全（逆流）〔症〕，= tricuspid insufficiency.

tricuspid stenosis 三尖弁狭窄．

tricuspid valve (TV) 三尖弁（右房室弁），= valva tricuspidalis [L].

tricuspid valve replacement (TVR) 三尖弁置換術．

tricyclic [traisíklik] 三環式の．

tricyclic antidepressent (TCAD) 三環系抗うつ剤．

trid triduum (3日)．

tridactylous [traidǽktiləs] 三指奇形の．

trident [tráidənt] ①三叉の，三尖端の，②3歯の，= tridentate.

tridentate [traidénteit] 三座配位（多座配位 polydentate の一つ）．

trident hand 三尖手（軟骨異栄養症または甲状腺機能障害において手指の第2，第3指が接近して1尖をなし，第4，第5指が同じように1尖をなし，第1指とともに三尖端をなす状態）．

tridermic [traidə́:mik] 三胚葉性の（外，中，内胚葉の）．

tridermogenesis [traidə:məʤénisis] 三胚葉発生期．

tridermoma [traidə:móumə] 三胚葉腫（胚子において胞胚壁の一次分裂のときに発生する奇形腫）．

tridigitate [traidíʤiteit] 3指の，3趾の．

tridymus [trídiməs] ①三体奇形，②3つ児の1人．

triencephalus [traienséfələs] 三重欠損頭奇形体（視覚，聴覚，嗅覚器が欠損して

T

いる奇形体), = triocephalus.

triethylenephosphoramide (TEPA) [traieθili:nfɑsfɔ́:ramaid] トリエチレンホスホルアミド(慢性白血病治療薬).

trifacial [traiféiʃəl] 三叉神経〔の〕, = trigeminal.

trifacial neuralgia 三叉神経痛.

trifascicular block 三枝ブロック(心電図上, 左脚2枝右脚1枝のすべての伝導障害).

trifunctional [traifʌ́ŋkʃənəl] 三基作用性の, 三官能性の(水酸基OHのような作用基3個をもつ化合物についていう).

trifurcation [traifə:kéiʃən] 三分岐.

trigeminal [traiʤéminəl] 三叉神経〔の〕, = trifacial.

trigeminal ganglion 三叉神経節(三叉神経に含まれる知覚神経がつくる), = ganglion trigeminale [L], semilunar ganglion, gasserian ganglion.

trigeminal nerve 三叉神経(第5脳神経, 頭頸部の知覚と咀嚼筋に分布), = nervus trigeminus [L].

trigeminal neuralgia (TN) 三叉神経痛(三叉神経の1枝以上に起こる神経痛. その領域に激しい痛みを呈する. 第2, 3枝に起こることが多い. 原因不明の場合を一般的に三叉神経痛と呼ぶ).

trigeminal pulse 三段脈, 三連脈(期外収縮により3回の拍動ごとに休止する脈).

trigeminus [traiʤéminəs] 三叉神経(第5脳神経, 3つの枝(眼神経, 上顎神経, 下顎神経)がある), = trifacial or fifth nerve.

trigeminy [traiʤémini] 三段脈(正常洞調律性収縮が2拍し, 次に1つの期外収縮がくるもの).

trigger [trígər] トリガー, 引き金(銃機の引き金の形をもつこと, または誘発因子の作用を示すことをいう).

trigger action 引き金作用.

trigger area 引きがね野(刺激を受けるとほかの領域に生理的または病的反応を与える領域).

triggered activity ①誘発活性, ②誘発電位(遅延脱分極後に再び発生した活動電位が閾値に達して, 一つまたは頻回反復自発興奮が発生する活動).

trigger finger ばね指, 引き金状手指(屈筋の異常により指が銃の引き金状態に固定されたもの).

trigger point ①引き金点, ②発痛点, = trigger area.

trigger thumb ばね母指.

trigger zones ①ひきがね帯, ②発痛帯(その部位を刺激することによって痛みを誘発する領域), = trigger areas, dolorogenic zone.

triglyceride (TG) [traiglísəraid] トリグリセリド(1分子のグリセロールに3分子の脂肪酸がエステル結合したもの. 中性脂肪. トリアシルグリセロール), = triacylglycerol.

trigona [traigóunə] → trigonum.

trigona fibrosa 線維三角(左右の房室口と大動脈の間の結合組織よりなる三角形の部位で, 左右にある. 右線維三角の中を刺激伝導系のヒス束が通る), = trigona fibrosa [L].

trigone [tráigɑn, -goun] 三角.

trigonid [traigóunid, -gɑ́n-] 〔下顎〕三錐(下顎大臼歯の咬頭の近心部頬舌両頭をさす).

trigonitis [traigounáitis] 三角部炎(膀胱の).

trigonocephalia [trigənousifǽliə] 三角頭〔蓋〕症.

trigonocephalic [trigənousifǽlik] 三角頭〔蓋〕症の.

trigonocephalus [trigənəséfələs] 三角頭蓋(前部骨の早期癒合により, その発育が停止した塔状頭蓋奇形), = trigocephalus.

trigonocephaly [trigənəséfəli] 三角頭〔蓋〕体.

trigonometry [trigənɑ́mitri] 三角法(三角形の角と辺との間の量的関係を基礎として, 種々の幾何学円形の量的研究を行う学問).

trigonum [traigóunəm] 三角, = triangle, trigone 複 trigona.

trigonum vesicae 膀胱三角, = vesical trigone.

tri-iniodymus 三頭後部結合奇形(1つの体躯に3頭が後頭で結合した奇形).

triiodothyronine (T_3) [traiədouθáirənin] トリヨードチロニン(チロキシンとともに甲状腺により合成される).

trilabe [tráileib] トリラーブ(膀胱結石を取り出すために用いる三叉器).

trill [tril] トリル, せん(顫)音, 震声.

trill threshold 震声閾, せん音閾(ある振動数をもつ音が異なった振動数の音に変わるとき音の高さの変調のように聞こえる最小移行点).

trilobate [trailóubeit] 三葉の, = trilobed.

trilobectomy [trailoubéktəmi] 肺三葉切除術(一側の肺から二葉, 他側から一葉を切除する方法).

trilocular [trailɑ́kjulər] 三室の.

trilogy [tríləʤi, trái-] 三徴, = triad.

trimalleolar fracture 三踝骨折(踝の内外両側と胫骨の後先端の骨折).

trimanual [traimǽnjuəl] トリマニュアル(3手を用いて行うことをいう. 特に分娩時の).

trimenon [tráimənɑn] 3ヵ月の.

trimensual [traiménʃuəl] 毎3ヵ月の.

trimer [tráimər] ①三節, ②三量体, ③三部からなったもの 形 trimeric.

T

trimery [tráiməri] 3〔同義〕遺伝性.

trimester [traiméstər] 3 半期(妊娠期の) 形 trimestral, trimestrial.

trimethadione (TMO) [traimeθədáioun] トリメタジオン(オキサゾリジン系抗痙攣薬).

trimethyl [traiméθəl] (3 メチル基を有する).

trimolecular [traiməlékjulər] 3 分子の.

trimolecular reaction 三分子反応(3つの同種または異種の分子が反応に関与し，1 個またはそれ以上の分子を生ずる反応)，= third order reaction.

trimorphism [traimɔ́:fizəm] ① 三様変態，三様開花(植物の)，② 三形，同質三像(結晶の)，③ 三形性 形 trimorphic, trimorphous.

trinitroglycerin (TNG) [trainaitrəglísərin] 〔トリ〕ニトログリセリン，= glyceryl trinitrate, nitroglycerin.

trinity conference トリニティカンファレンス(三者協議のこと．医療の現場で治療方法，効果などを各々の専門担当が協議すること).

trinomial [trainóminəl] 三名称の，= trinominal.

trinucleate [trainjú:klieit] 三核の.

trinucleotid(e) [trainju:kliətid(-taid)] トリヌクレオチド，三核酸塩.

triocephalus [traiəséfələs] 三重欠損頭奇形体，= triencephalus.

-triol [triɔ:l] (ステロイド化合物の構造において -OH 基が 3 個あることを示す接尾語).

trionym [tráiənim] 三名〔称〕.

triophthalmos [traiɑfθǽlməs] 三眼性顔〔面〕重複奇形〔体〕.

triorchidism [traiɔ́:kidizəm] = triorchism.

triorchism [traiɔ́:kizəm] 三重精巣症(精巣が 3 つある)，= triorchidism.

triosephosphate isomerase (TPI) トリオーズホスフェートイソメラーゼ(解糖系酵素の一つ)，三炭糖リン酸イソメラーゼ.

triotus [traióutəs] 三耳体.

tripara [trípərə] 3 回経産婦.

triphalangia [traifəlǽnʤiə] 母指骨数過多症(母指に 3 個の指節があること)，= hyperphalangy.

triphasic [traiféizik] 三相の(筋の活動電位を記録するときに用いる術語).

triphasic wave 三相波(脳波上にみられる大きな陽性波とその前後のやや小さな陰性波よりなる三相の波形．肝性脳症などでみられる).

triphenyltetrazolium chloride (TTC) 塩化トリフェニルテトラゾリウム(臨床検査，組織化学に用いられる).

triphosphopyridine nucleotide トリホスホピリジンヌクレオチド(ニコチンアミドアデニンジヌクレオチドリン酸(NADP)).

Tripier amputation トリピエ(トリピア)切断術(足首骨の一部を残す切断)，= Charcot amputation.

triple [trípl] 三重の.

triple bond 三重結合.

triple lumen catheter (TLC) 3 孔式カテーテル.

triple point 三重点(1 個の物質の気相，液相，固相の 3 相が平衡にある温度および圧力).

triple response 三相反応，= Lewis triple response，三重反応(Thomas Lewis の造語で，皮膚に刺激を加えるとまず発赤を起こし，続いて発赤は周囲の皮膚に広がり，しまいに丘斑が出現する 3 期の反応をいう).

triplet [tríplit] トリプレット，三胎，三つ児.

triplet codon トリプレットコドン，三連符遺伝暗号子，三塩基コード(3 個の隣接するヌクレオチドの配列から構成されるコドンにより 1 アミノ酸を指定する遺伝暗号).

triplet repeat disease 三塩基反復病(遺伝子中に特定の 3 塩基配列(CAG など)のリピートが増加することによって引き起こされる疾患をいう).

triple-X syndrome トリプル X 症候群，= XXX syndrome.

triplicate [tríplikeit] ① 三重の，② 3 倍の，③ 3 通の(3 枚複写すること)，④ 3 回繰り返しての.

triplicity [triplísiti] 三重奇形，三重性.

triploblastic [tripləblǽstik] 三胚葉性の(胚の).

triploid [tríplɔid] 3 倍体(倍数性の異常に属する染色体数の異常).

triploidy [tríplɔidi] 3 倍性.

triplokoria [triploukɔ́:riə] 三瞳孔症，= triptokoria.

triplopia [triplóupiə] 三重視，= triple vision.

tripod [tráipɑd] 三脚台，三面角.

tripositive [traipázitiv] 3 陽性原子価の，3 陽価の.

triprosopus [traiprəsóupəs] 三顔癒合奇体.

tripsis [trípsis] ① 粉砕，研磨，研和，= trituration，② マッサージ，= massage.

triptokoria [triptoukɔ́:riə] 三瞳孔症，= triplokoria.

tripus [tráipəs] 三脚奇形.

triquester [traikwéstər] プリズム形.

triquetral [traikwí:trəl] → triquetrous.

triquetral bone 三角骨(手首にある 8 つの手根骨の 1 つ)，= os triquetrum [L].

triquetrous [traikwí:trəs] 三角の.

triquetrum [traikwí:trəm] 三角骨(手根骨の一つ), = os triquetrum [L].
triradial [trairéidiəl] 三方向放射の, = triradiate.
triradiation [traireidiéiʃən] 三方向への放射〔線〕.
triradius [trairéidiəs] 三叉, = Galton delta.
trisaccharide [traisǽkəraid] 三糖類.
trisalt [tráisɔ:lt] トリ塩(酸基3個と塩基1個とをもつ塩).
trisection [traisékʃən] 三分画.
tris-hydroxymethyl-aminomethane (THAM) トリスバッファー, トリスヒドロキシメチルアミノメタン(トリス緩衝液, THAM (サム)緩衝液ともいう), = tris buffer.
triskaidekaphobia [triskaidekəfóubiə] 13恐怖症(13という数字への恐れ), = tredecaphobia, triakaidekaphobia.
trismoid [trízmɔid] 咬痙様状態(分娩中後頭部の圧迫による新生児牙関緊急症の一型).
trismus [trízməs] 咬痙, 牙関緊急, 開口障害, 開口不能 形 trismic.
trisnitrate [trisnáitreit] 三硝酸塩, = trinitrate.
trisomic [traisóumik] 三染色体〔性〕の.
trisomy [tráisəmi] トリソミー, 三染色体性(1対の相同染色体にさらに1個加わったもので, 3つの同じ染色体より成り立っている状態をいう. 染色体数が2n＋1となる現象で, Cトリソミー, Dトリソミー, 1qトリソミーなど多数が報告されている. 最も多くみられるものがダウン症候群をきたす21トリソミーである).
trisomy 18 syndrome 18トリソミー症候群, = Edwards syndrome.
trisplanchnic [traisplǽŋknik] (頭蓋腔, 胸腔, 腹腔に関連の(交感神経の説明に用いられる用語)).
tristearin [traistéərin] トリステアリン(ステアリン酸のトリグリセリド), = stearin.
tristichia [traistíkiə] 3列睫毛症, = tristichiasis.
tristimania [traistiméiniə] うつ病, = tristemania, melancholia.
tristimulus [traistímjuləs] 3色刺激.
trisubstituted [traisʌ́bstitju:tid] 3分子置換性の.
trisulcate [traisʌ́lkeit] 三溝のある.
trit [L] tritura (研和せよ).
tritan [tráitən] 3型色覚者.
tritan defect 3型色覚.
tritanomal [traitənóuməl] 3型3色覚者.
tritanomaly [traitənɑ́məli] 3型3色覚.
tritanope [tráitənoup] 3型2色覚者.
tritanopia [traitənóupiə] 3型2色覚, = blue color blindness.
tritiated [trítieitid] トリチウム標識の.
triticeoglossus [traitisiəglɑ́səs] (披裂軟骨から舌の外側に達する筋肉(まれにみられる)), = Bochdalek muscle.
triticeous [traitíʃəs] 麦粒様の.
triticeum [traitísiəm] 麦粒体(喉頭の甲状舌骨膜にまれにみられる軟骨性結節), = corpus triticeum.
tritium (T) [trítiəm] トリチウム, 三重水素(^{3}H. 質量数3の水素の同位元素で, 放射能をもち, β線を放出し, 半減期は12年である).
tritoconid [tritəkóunid] 下顎第3円錐(下顎前臼歯の遠心頬側咬頭).
triton [tráitɑn] 三重〔陽〕子, トリトン(三重水素 ^{3}H の原子核で, 重陽子と中性子とが結合したもの), = trinitrotoluene.
triton tumor トリトン腫瘍(神経線維腫症にみられる末梢神経腫瘍).
tritubercular [traitju:bə́:kjulər] 三結節性の, 三咬頭性の.
triturable [tríʧurəbl] 粉砕可能な.
triturate [tríʧureit] ①すり砕く, ②粉砕物, ③そしゃく(咀嚼)する.
triturium [triʧú:riəm] 分液器(密度を異にする溶液を分離する器械).
trivalence [traivéiləns] 3原子価, 3価 形 trivalent.
trivariant [traivéəriənt] 3変性の.
trivial [tríviəl] 自明な, 平凡な, 些細な.
trizonal [traizóunəl] 3帯性の.
TRM trichomycin (トリコマイシン).
tRNA transfer RNA (転移RNA).
trocar [tróukɑ:r] トロカール, 套管針, = trochar.
troch trochiscus (トローチ剤).
trochanter [troukǽntər] 転子(大腿骨頸部の下方にある突起, 大転子と小転子がある) 形 trochanterian, trochanteric, trochantinian.
trochanter major 大転子.
trochanterplasty [troukǽntə:plæsti] 転子形形成術(大腿骨頸部の突起を新しくつくる手術).
trochantin [troukǽntin] 小転子, = lesser trochanter 形 trochantinian.
troche [tróuki:, -k] 錠〔剤〕, トローチ(口の中で徐々に溶解または崩壊させて口腔または喉頭などに清涼, 収斂, 殺菌, 消炎の目的で使用する製剤), = trochiscus, tablet, lozenge.
trochiscation [troukiskéiʃən] トローチ化(溶離した薬品の粉末から錠剤をつくること).
trochiscus (troch) [troukískəs] トローチ剤, = troche.
trochiter [trɑ́kitər] 上腕骨大結節, = tuberculum majus 形 trochiterian.
trochlea [trɑ́kli:ə] 滑車.
trochlea of humerus 上腕骨滑車(尺骨と関節する), = trochlea humeri [L].
trochleariform [trɑkliéərifɔ:m] 滑車状

の，＝trochleiform.

trochlearis [traklíέəris] 滑車の(① 滑車神経．② 上斜筋).

trochlear nerve 滑車神経(第 4 脳神経，眼筋の一つである上斜筋を支配)，＝nervus trochlearis [L].

trochlear process 滑車突起(踵骨の外面にときどきみられる突起で，長腓骨筋と短腓骨筋の腱膜を隔離するもの).

trochleiform [traklí:ifɔ:m] 滑車状の，＝trochleariform.

trochocardia [trakouká:diə] 軸転心臓.

trochocephalia [trakousifǽliə] 円頭蓋(冠状縫合の早期化骨による奇形).

trochoginglymus [trakəʤínglimə] 蝶番車軸関節(肘関節のような関節).

trochoid articulation 車軸関節(肘関節にみられる．関節窩となる尺骨に関節頭となる橈骨が車輪状に回転する 1 軸性関節).

trochoides [trakɔ́idi:z] 滑車関節，車軸関節.

trochoid joint 車軸関節，＝articulatio trochjoidea [L], rotary joint.

trochorizocardia [trakɔ:rizouká:diə] 心臓軸転水平転位，＝trochohorizocardia.

Troisier ganglion トロアジェー結節腫(ウィルヒョウ結節．腹部の腫瘍初期に現れる左側鎖骨上窩のリンパ節腫脹)，＝signal node, Virchow node.

Troisier node トロアジェー結節，＝Troisier ganglion.

Trombicula [trambíkjulə] ツツガムシ属，→ *Leptotrombidium*.

Trömner sign トレムナー徴候(第 2，3，4 指の爪を急にはさみつけるとき，母指の末端指節およびほかの指の第 2，第 3 指節が屈曲する．指屈曲反射の一亜型)，＝Trömner reflex, Hoffmann sign, digital reflex.

tromophonia [tramoufóubiə] 振戦性発声困難症.

tropesis [troupí:sis] 傾向，＝inclination.

trophectoderm [traféktədə:m] トロフェクトデルム(胞胚壁初期の外層で，将来栄養膜になるもの).

trophedema [trafidí:mə] 栄養失調性浮腫，栄養失調性水腫(主としてタンパク質欠乏により生ずる下肢の浮腫)，＝trophoedema.

trophema [troufí:mə] 栄養〔性充〕血(子宮粘膜の).

trophesy [tráfisi] 神経性栄養失調 形 trophesial, trophesic.

trophic [tráfik] 栄養の.

trophicity [troufísiti] 栄養価値，栄養機能.

trophic ulcer 栄養〔障害〕性潰瘍.

trophism [tráfizəm] 栄養性.

tropho– [trafou, –fə] (栄養との関係を示す接頭語).

trophoblast [tráfəblæst] 栄養胚葉，栄養芽層，トロホブラスト(胞胚壁外胚葉の胚体外にある細胞層で，子宮壁に卵子を付着させて栄養を供給する組織)，＝trophoblastus 形 trophoblastic.

trophochrome [tráfəkroum] クロム親和性の.

trophochromidia [trafoukroumídiə] 栄養クロミジア(核染色質で，細胞の栄養に関係する).

trophocyte [tráfəsait] 栄養細胞(曲精細管内にあるセルトリ細胞など，精子に栄養を与え精子形成を支持する).

trophoderm [tráfədə:m] 栄養膜，＝trophoblast, trophodermal.

trophodermatoneurosis [trafoudə:mətounju:róusis] 栄養性皮膚神経症，＝acrodynia, erythredema polyneuropathy.

trophodynamics [trafoudainǽmiks] 栄養力学.

tropholecithus [trafəlésiθəs] 栄養卵黄(不全分裂卵子の) 形 tropholecithal.

trophon(e) [tráfən, –foun] トロホン(神経細胞の非神経性栄養成分).

trophoneurosis [trafounju:róusis] 栄養神経症，＝trophic neurosis 形 trophoneurotic.

trophonosis [trafounóusis] 栄養失調症，＝trophonosus, trophopathy.

trophopathy [trəfápəθi] 栄養欠乏，栄養障害，＝trophopathia.

trophoplasm [tráfəplæzəm] 栄養質(細胞に栄養を与える原形質).

trophoplast [tráfəplæst] トロホプラスト，顆粒性原形質，＝plastid.

trophosphere [tráfəsfiər] 対流圏.

trophospongia [trafəspʌ́nʤiə] ① 栄養海綿体(細胞質にみられる小管のネットワーク)，② 血管性子宮内膜(子宮筋層と栄養膜の間の血管に富む子宮内膜).

trophospongium [trafəspʌ́nʤiəm] ＝trophospongia.

trophosporophyll [trafouspɔ́:rəfil] 栄養胞子葉.

trophotherapy [trafəθérəpi] 栄養療法，＝sitotherapy.

trophotropism [trəfátrəpizəm] 栄養向性，向養素性 形 trophotropic.

trophozoite [trafouzóuait] 栄養型(原生動物の発育環の一時期で，活発に活動し，栄養を外界より摂取し，無性生殖を行う時期の個体をいう)，＝vegetative form.

–trophy [trəfi] (栄養の意味を表す接尾語).

tropia [tróupiə] 斜位(両眼を開いたとき，その正常位置から明らかに偏倚すること).

–tropic [trápik] (向性または走性の意味を表す接尾語).

tropical [trápikəl] 熱帯の，熱帯性の.

tropical anemia ①熱帯性貧血，＝sprue anemia，②十二指腸虫貧血．
tropical bubo 熱帯性横痃，＝fourth venereal disease, lymphogranuloma inguinale, venereal bubo.
tropical framboesia 熱帯フランベジア，熱帯イチゴ腫（*Treponema pallidum* の亜種 *pertenue* による疾患），＝yaws.
tropical sore 熱帯潰瘍．
tropical spastic paraparesis (TSP) 熱帯性痙性脊髄麻痺（わが国ではHAMで知られ，国際的にはHAM/TSPと表現されている）．
tropical typhus 熱帯チフス，＝scrub typhus.
tropical ulcer 熱帯性潰瘍（熱帯地方にみられる原因不明の脱落性疾患で，主として下肢に起こる），＝ulcus tropicum, tropical phagedena, Aden ulcer, Malabar ulcer, Cochin sore, Nagana sore.
tropicopolitan ［trɑpikoupálitən］ 全熱帯地方の．
-tropism ［trəpizəm］ （向性，屈性の意味を表す接尾語）．
tropism ［tróupizəm］ 屈性，屈動性（高等動物が刺激に対し，体を固定しながら，その一部を刺激の方向に動かす性質で，走性と屈性との共同運動）．
tropochrome ［trápəkroum］ トロポクロム〔細胞〕（ホルマリン重クロム酸混合固定後粘素染色法を施しても染色しない唾液腺の漿膜細胞）．
tropocollagen ［troupəkáləʤən］ トロポコラーゲン（コラーゲンモノマーに当たるがコラーゲン分子の存在状態を表すにすぎないので，この名称は用いられなくなっている）．
tropometer ［trəpámitər］ ①眼球回転計，②長管骨捻転計．
tropotaxis ［trɑpətǽksis］ 転向走性（刺激相称性ともいい，両側から同時に受ける刺激強度が等しくなるように定位進行する生物の性質）．
-tropy ［trəpi］ ＝-tropism.
trough ［tráf］ ①溝槽，＝sulcus，②谷（波の），トラフ（曲線の底部）．
Trousseau sign トルソー徴候（潜伏テタニーの際に上腕を圧迫すると現れる手の痙攣．助産師姿位をとる）．
Trousseau syndrome トルソー症候群（癌患者にみられ，癌から放出されるトロンボプラスチン様物質が関与し，四肢に移動して出現する血栓性静脈炎をいう．移行性血栓性静脈炎），＝thrombophlebitis migrans.
Trp tryptophan （トリプトファン）．
TRT tinnitus retraining therapy （耳鳴り順応療法）．
true ［trú:］ 真性〔の〕，純正〔の〕．
true birth rate 安定人口出生率．
true conjugate 真結合線，＝conjugata vera ［L］．
true hermaphroditism 真性半陰陽（精巣と卵巣を両方もつ半陰陽）．
true knot 真結節（臍帯の）．
true pelvis 小骨盤，＝lesser pelvis.
true ribs 真肋（胸骨と直接連結する第1〜7肋骨のこと），＝costae verae ［L］．
truncal ［kráŋkəl］ 幹の．
truncate ［tráŋkeit］ ①切断する（四肢を），②末端を真直に切る，打ち切る，③切形の 形 truncated.
truncus ［tráŋkəs］ ①体幹（胸，腹，背，骨盤からなる胴），②本幹（リンパ管または血管の基本幹部） 複 trunci 形 truncal.
truncus arteriosus 総動脈幹．
trunk ［tráŋk］ 体幹，胴，幹，＝truncus.
trusion ［trú:ʒən］ ①推進，②突出，＝protrusion，③変位，＝displacement.
truss ［trás］［F］ 脱腸帯，ヘルニアバンド．
try-in 試適，試行挿入（義歯などの予備装着）．
trypan blue トリパンブルー（トリジンから得られるジアゾ染料と，ナフトールアミドジスルホン酸ナトリウムからなる化合物で，生体染色に用いる色素），＝Niagara blue.
trypanocide ［tripǽnəsaid］ 殺トリパノソーマ薬．
Trypanosoma ［tripænəsóumə］ トリパノソーマ属（鞭毛をもつ原虫の一属．*T. brucei* はアフリカにみられるツェツェバエが媒介する原虫症の病原体．亜種 *brucei*, *gambiense*, *rhodesiense* に分けられる．*T. cruzi* はアメリカトリパノソーマ症，Chagas 病の病原体で，サシガメにより媒介される）．
trypanosomacide ［tripænousóuməsaid］ 殺トリパノソーマ薬，＝trypanosomicide 形 trypanosomacidal.
trypanosomal ［tripænousóuməl］ トリパノソーマ性の，＝trypanosomatic.
trypanosomatid ［tripænousóumətid］ トリパノソマチド〔の〕（トリパノソーマ目の原虫）．
trypanosomatosis ［tripænousoumətóusis］ トリパノソーマ症，＝trypanosomiasis.
trypanosomatotropic ［tripænousoumətətrápik］ トリパノソーマ親和性の．
trypanosomiasis ［tripænousoumáiəsis］ トリパノソーマ症（トリパノソーマの寄生による疾病で，発熱，貧血および紅斑が主徴候である），＝trypanosomosis.
trypanosomic ［tripænousóumik］ トリパノソーマ〔性〕の．
trypanosomicide ［tripænousóumisaid］ ①殺トリパノソーマ〔性〕の，②殺トリパノソーマ薬．
trypanosomid(e) ［tripǽnəsəmid］ トリパノソーマ病皮疹，＝trypanide.

Trypanozoon [tripænouzóuən] (トリパノソーマ属の亜属. *Trypanosoma brucei* などを含む).
tryparsamide [tripá:səmaid] トリパルサミド(トリパノソーマ病および神経梅毒などの治療に用いる).
trypsin [trípsin] トリプシン(膵液中にあるプロテアーゼで, 分子量 23,300 をもち, ポリペプチドの加水分解を触媒する), = trypsase 形 tryptic.
trypsin inhibitor トリプシンインヒビター(生物により産生され, トリプシンに結合してその酵素作用を阻害する物質).
trypsinization [tripsinizéiʃən] トリプシン処理.
trypsinized [trípsinaizd] 抗トリプシン性を破壊した(血清が白血球とともに静置されたものについていう).
trypsinogen [tripsínəʤən] トリプシノーゲン(膵液中にあるトリプシンの酵素前駆体で, 小腸において enterokinase により活性化される), = protrypsin.
trypsin-thrombin トリプシントロンビン(トリプシンを用いてプロトロンビンから活性されたトロンビン).
tryptophan (Trp) [tríptəfæn] トリプトファン(アミノ酸の一種. セロトニン前駆物質).
TS ① tricuspid stenosis (三尖弁狭窄), ② test solution (被検液).
Ts suppressor T-cell (サプレッサーT細胞).
T & S type and screen (血型判定スクリーン).
TSA tumor-specific antigen (腫瘍特異抗原).
TSE transmissible spongiform encephalopathy (伝播性海綿状脳症).
tsetse fly ツェツェバエ(Glossina 属の吸血性のハエで, アフリカに分布する. アフリカ睡眠病(トリパノソーマ症)を媒介する), = tzetze fly.
TSH thyroid-stimulating hormone (甲状腺刺激ホルモン).
TSH receptor thyroid-stimulating hormone receptor (甲状腺刺激ホルモン受容体).
TSH-RH thyroid-stimulating hormone-releasing hormone (甲状腺刺激ホルモン放出ホルモン).
TSLS toxic shock-like syndrome (毒素性ショック様症候群).
TSNA tobacco-specific nitrosamine (タバコ特異的ニトロソアミン).
TSP tropical spastic paraparesis (熱帯性痙性対麻痺症).
TSS toxic shock syndrome (毒素性ショック症候群).
TSST toxic shock syndrome toxin (毒素性ショック症候群毒素).
tsutsugamushi disease 恙虫病(*Orientia tsutsugamushi* が病原体. ノネズミなどに寄生するツツガムシ(ダニ)の幼虫に刺されて発症する. 幼虫に刺された刺し口がみられ, 発熱, 発疹, リンパ節の腫脹をきたす), = scrub typhus.
TT ① tetanus toxoid (破傷風トキソイド), ② tolerance test (耐性試験, 忍容試験, 負荷試験).
TTA tetanus toxoid antibody (破傷風トキソイド抗体).
TTC triphenyltetrazolium chloride (塩化トリフェニルテトラゾリウム).
TTH tension-type headache (緊張型頭痛).
TTNB transient tachypnea of the newborn (新生児一過性多(頻)呼吸).
T-tomy [tí:təmi] Tトミー(前頭葉皮質下切離法で, 不随意運動の外科的療法の一つ).
TTS tarsal tunnel syndrome (足根管症候群).
TTTS twin to twin transfusion syndrome (双胎間輸血症候群).
T-tube T管(T形をした管で, 排液, 手術, 麻酔などに利用されるもの).
T tubule T細管(横紋筋細胞の細胞膜から細胞質へ続く細管で筋小胞体とともに筋収縮に関係).
TT virus TTウイルス(肝炎に関与するとみられるウイルス).
tuba [tjú:bə] 管 複 tubae.
tubage [tjú:biʤ] 挿管〔法〕.
tubal [tjú:bəl] 管の(とくに卵管, 耳管).
tubal air cell 耳管含気洞(鼓室近くの耳管の下壁にまれにみられる空洞).
tubal catheter 耳管カテーテル.
tubal inflation 通気法(耳管通気法).
tubal obstruction 卵管閉塞.
tubal patency test 卵管疎通検査(不妊症の治療に用いられる).
tubal pregnancy 卵管妊娠(卵管膨大部などに着床すること. クラミジア感染などで受精卵の移動が困難な場合に起こりやすい. 子宮外妊娠の約 95% にみられる), = graviditas tubaria.
tubal rupture 卵管破裂.
tubal stenosis 耳管狭窄.
tubal sterilization 卵管不妊法(女性に行われる不妊手術の一つ. Madlener 卵管不妊法などがある).
tubal tonsil 耳管扁桃(耳管の咽頭への開口部にあるリンパ組織), = tonsilla tubaria [L].
tubatorsion [tju:bətɔ́:ʃən] 卵管捻転.
tubba [tʌ́bə] イチゴ腫(手掌足底の), = tubboe.
tube [tjú:b] 管 形 tubal.
tube cast 細尿管円柱.
tubectomy [tju:béktəmi] 卵管摘出〔術〕.
tuber [tjú:bər] ① 結節, 隆起, ② 塊茎(植物の膨大した地下茎で栄養物の貯蔵

T

部) 形 tuberous.

tubercle [tjúːbəːkl] ①結節, 結核結節, ②隆起 形 tuberculous, tubercular.

tubercle bacillus (Tba) 結核菌.

tubercula [tjubə́ːkjulə] → tuberculum.

tubercula dentis 咬頭(臼歯または前臼歯の).

tubercula dolorosa 疼痛性結節(皮膚の).

tubercular [tjubə́ːkjulər] 結節の.

tuberculase [tjubə́ːkjuleis] ツベルクレース(結核菌の抽出液で, 結核予防の接種剤として使われた).

tuberculation [tjubəːkjuléiʃən] 結核形成 形 tuberculated.

tuberculide [tjubə́ːkjulaid] 結核疹, = tuberculid.

tuberculigenous [tjubəːkjulíʤənəs] 結核誘発性の.

tuberculin (TB) [tjubə́ːkjulin] ツベルクリン(結核菌の成長産物またはその抽出物の滅菌液で, 結核菌感染の診断に利用される).

tuberculin reaction (TR) ツベルクリン反応, = Mantoux reaction.

tuberculin test ツベルクリンテスト(結核の診断法. ツベルクリン反応検査), = tuberculin reaction.

tuberculin type reaction ツベルクリン型反応(感作されたT細胞をもつ個体にアレルゲンを注射すると, 24〜72時間後に発赤, 硬結, 壊死などの反応を呈するものをいう).

tuberculitis [tjubəːkjuláitis] 結節炎.

tuberculization [tjubəːkjulizéiʃən] ①ツベルクリン療法, ②結核化.

tuberculocele [tjubə́ːkjuləsiːl] 精巣(睾丸)結核〔症〕.

tuberculofibroid [tjubəːkjuloufáibrɔid] 線維性結核の(線維変性を起こした結核).

tuberculoid [tjubə́ːkjulɔid] 類結核型.

tuberculoid leprosy 結核型らい(T型).

tuberculoma [tjubəːkjulóumə] 結核腫(集合結核が肥大して腫瘍の外観を呈するもの).

tuberculoma sclerae 強膜結核腫.

tuberculosis (TB) [tjubəːkjulóusis] 結核〔症〕(結核菌 *Mycobacterium tuberculosis* の感染による疾患. 古今を通じて人類の死因をなす重要な疾病であった. 感染病巣には乾酪化を伴う肉芽腫を形成する. 肺結核が最も多いが全身すべての臓器や組織が侵され, 発熱, 衰弱, 盗汗などの症候を発現する).

tuberculosis cutis 皮膚結核症.

tuberculosis cutis orificialis 潰瘍性皮膚結核.

tuberculosis cutis verrucosa ゆう(疣)状皮膚結核.

tuberculosis papulonecrotica 丘疹状壊疽性結核症(小児または壮年期の慢性皮膚結核の一型で, 連続的に発現する丘疹または小結節が壊死を起こし結痂して治癒するもの), = acnitis, acne scrofulosorum, acne agminata, folliclis, papulonecrotic tuberculide, rosacealike tuberculid.

tuberculosis ulcerosa 潰瘍性結核症.

tuberculotoxin [tjubəːkjulətáksin] 結核菌毒素.

tuberculous [tjubə́ːkjuləs] 結核性の, 結核菌による.

tuberculous meningitis 結核性髄膜炎.

tuberculous spondylitis 結核性脊椎炎(肺結核からの2次感染によって発生する), = Pott disease, spinal caries.

tuberculum [tjubə́ːkjuləm] 結節 複 tubercula.

tuberculum arthriticum 関節炎結節(関節内痛風結節).

tuberculum auriculae 耳介結節(ダーウィン結節), = auricular tubercle, darwinian tubercle.

tuberculum calcanei 踵骨結節.

tuberculum caroticum 頸動脈結節.

tuberculum cinereum 灰白結節.

tuberculum conoideum 円錐靱帯結節(鎖骨で烏口鎖骨靱帯付着部にできる結節).

tuberculum corniculatum 小角結節.

tuberculum coronae 歯冠結節, 咬頭.

tuberculum costae 肋骨結節(胸椎の横突起と関節する).

tuberculum cuneiforme 楔状結節(喉頭口の後部にある楔状軟骨による結節).

tuberculum dorsale 後結節(環椎の後弓の中央部の結節).

tuberculum epiglotticum 喉頭蓋結節(喉頭蓋内面の喉頭蓋軟骨による結節).

tuberculum hypoglossi (舌下神経三角のこと, 第四脳室の底面, 菱形窩の内側隆起の下端で舌下神経核を含む), = trigonum nervi hypoglossi.

tuberculum iliacum 腸骨稜結節(腸骨の上前腸骨棘やや後方の腸骨稜にある隆起).

tuberculum impar 無対舌結節(舌の原基の一部, 左右の舌隆起の間, 正中に1つだけある).

tuberculum infraglenoidale 関節下結節.

tuberculum obturatorium 閉鎖結節.

tuberculum pharyngeum 咽頭結節.

tuberculum pubicum 恥骨結節.

tuberculum supraglenoidale 関節上結節.

tuberosis [tjuːbəróusis] 結節症.

tuberosis cutis pruriginosa 結節性痒疹.

T

tuberositas [tju:bərásitəs] 粗面 複 tuberositates.
tuberosity [tju:bərásiti] 粗面，＝tuberositas [L].
tuberous [tjú:bərəs] 結節性の，塊茎状の，＝tuberiferous.
tuberous sclerosis 結節性〔脳〕硬化症(精神遅滞，てんかん発作，顔面皮膚結節，大脳皮質の結節硬化，腎の間葉系腫瘍などからなる症候群で，先天性の幼児期にみられる).
tuboabdominal [tju:bouæbdáminəl] 卵管腹腔の.
tuboadnexopexy [tju:bouædnéksəpeksi] 卵管付属器固定〔術〕.
tubocurarine chloride ツボクラリン塩化物(骨格筋弛緩薬．重症筋無力症機能検査薬).
tubography [tju:bágrəfi] 卵管造影〔法〕，卵管写.
tuboligamentous [tju:bouligəméntəs] 卵管靭帯の.
tubo–ovarial [tju:bouovéəriəl] 卵管卵巣の，＝tubo–ovarian.
tubo–ovaritis [tju:bououvəráitis] 卵管卵巣炎，＝salpingo–oophoritis.
tuboperitoneal [tju:bouperitouní:əl] 卵管腹膜の.
tuboplasty [tjú:bəplæsti] 卵管形成術(卵管の機能回復を目的に行う)，＝salpingoplasty.
tuborrhea [tju:bərí:ə] 耳管膿漏.
tubotorsion [tju:boutɔ́:ʃən] 卵管捻転，＝syringosystrophy.
tubotympanal [tju:bətímpənəl] 耳管鼓室の.
tubotympanitis [tju:boutimpənáitis] 耳管鼓室炎.
tubotympanum [tju:boutímpənəm] 耳管鼓室.
tubouterine [tju:boujú:təri:n] 卵管子宮の.
tubovaginal [tju:bəvǽʤinəl] 卵管腟の.
tubular [tjú:bjulər] 管状の，尿細管の，気管の.
tubular breathing 気管支音，＝bronchial breathing.
tubular carcinoma 管状腺癌(腺管乳癌).
tubular cyst 管状嚢胞，＝tubulocyst.
tubular gland 管状腺.
tubular maximum (Tm) 尿細管最大量.
tubular proteinuria 尿細管性タンパク尿.
tubular reabsorption 再吸収(尿細管の).
tubule [tjú:bju:l] 細管，小管.
tubuli [tjú:bjulai] → tubulus.
tubuliform [tjú:bjulifɔ:m] 小管状の.
tubulin [tjú:bjulin] チューブリン(微小管の主要構成タンパク質).
tubulization [tju:bjulizéiʃən] 造管術，包管術(神経などの修復手技).
tubuloacinar gland 管状房状腺.
tubuloalveolar [tju:bjulouælví:ələr] 管状胞状の(唾液腺にみられるような管状腺と胞状腺とが終末部となる構造についていう)，＝tubuloacinous.
tubulocyst [tjú:bjuləsist] 管状嚢胞.
tubulodermoid [tju:bjuloudə́:mɔid] 管状類皮腫.
tubulointerstitial nephritis (TIN) 尿細管間質性腎炎.
tubulonephrosis [tju:bjulounifróusis] 尿細管腎症.
tubulorrhexis [tju:bjuləréksis] 尿細管基底膜変性.
tubulosaccular [tju:bjuləsǽkjulər] 管状嚢状の.
tubulous [tjú:bjuləs] 〔細〕管状の，＝tubulose.
tubulus [tjú:bjuləs] 細管(主に複数形 tubuli を用いる)，＝tubule 複 tubuli.
tubus [tjú:bəs] 管，＝tube.
tucking [tʌ́kiŋ] 縫いあげ〔術〕(辺縁部を後方に押し込んで縫合すること).
tuft [tʌ́ft] 小房，叢脈，網，球.
tugging [tʌ́giŋ] 牽引，＝tug.
tular(a)emia [tju:lərí:miə] ツラレミア，野兎病(大原病．野兎病菌による熱性疾患で，野ウサギなどから感染する人獣共通感染症)，＝dee fly fever, rabbit fever, Pahvant Valley plague, alkali disease, Francis disease.
tumefacient [tju:miféiʃənt] 腫脹発生の，腫起の.
tumefaction [tju:mifǽkʃən] 腫脹，腫起.
tumefied [tjú:mifaid] 腫脹性の(はれぼったい)，膨化の，腫大〔性〕の.
tumentia [tju:ménʃiə] 腫脹，＝swelling.
tumescence [tju:mésəns] 腫脹〔状態〕.
tumidity [tju:míditi] 腫脹，浮腫 形 tumid.
tummy [tʌ́mi] ぽんぽん，おなか(胃または腹の意味を表す小児語).
tumor [tjú:mər] 腫瘍，新生物，腫瘤，腫脹，＝tumour 形 tumorous, tumoral.
tumoraffin [tju:mə:rǽfin] 腫瘍細胞親性，＝oncotropic.
tumor angiogenesis factor (TAF) 腫瘍血管形成因子.
tumor antigen (T antigen) 腫瘍抗原(癌化に伴って細胞に発現する抗原の総称．ウイルス学領域では，その略称T抗原を用いる).
tumor–associated antigen 腫瘍関連抗原(宿主に何らかの免疫応答を惹起し得る腫瘍抗原をいう).
tumor cell (TC) 腫瘍細胞.

T

tumorcidal [tju:mə:sáidəl] 殺腫瘍性.
tumor control dose (TCD) 腫瘍治癒線量.
tumorectomy [tju:məréktəmi] 腫瘍摘出〔術〕(良性腫瘍に対しては根治的であるが，悪性腫瘍に対しては通常姑息的手術を意味する用語である).
tumoricidal [tju:mərisáidəl] 腫瘍破壊性の.
tumorigenesis [tjumɔ:riʤénisis] 腫瘍発生 形 tumorigenic.
tumor-inducing factor (TIF) 腫瘍発生因子.
tumor infiltrating lymphocytes (TIL) 周腫瘍集合リンパ球.
tumor lethal dose (TLD) 腫瘍致死線量.
tumor marker 腫瘍マーカー(ある特定の腫瘍細胞表面上のマーカー分子).
tumor necrosis factor (TNF) 腫瘍壊死因子，癌壊死因子(悪性腫瘍の薬物治療に期待される生物学的応答調節薬. カケクチンなど).
tumor necrosis factor receptor 腫瘍壊死因子受容体(腫瘍細胞に傷害活性を有するサイトカインの受容体).
tumor-node-metastasis classification (TNM classification) TNM分類(国際対癌連合 UICC (union internationale contre le cancer)が採用している悪性腫瘍の臨床国際分類. T原発腫瘍，Nリンパ節転移，M遠隔臓器転移の程度により悪性腫瘍の進展度を区分する分類法).
tumorous [tjú:mərəs] 腫瘍状の.
tumor-specific antigen (TSA) 腫瘍特異抗原.
tumor suppressor gene 癌抑制遺伝子(欠失などにより機能しなくなった場合に，癌化を起こす遺伝子. *p53* など)，＝anti-oncogene.
tumor virus 腫瘍ウイルス(腫瘍の発生に関与するウイルス. ヒトパピローマウイルス，EBウイルス，ヒトヘルペスウイルス8型やヒトT細胞白血病ウイルスなど)，＝oncogenic virus.
tumour [tjú:mər] → tumor.
tungsten (W) [tʌ́ŋstən] タングステン(原子番号74，原子量183.85)，＝wolfram.
tunica [tjú:nikə] 膜，層 複 tunicae.
tunica adventitia 外膜(管状器官の外層の意味であるが，主に血管について用いる)，＝tunica adventitia [L].
tunica albuginea 白膜(器官をおおう線維成分の豊富な白色を呈する厚い膜，精巣白膜，陰茎・尿道海綿体白膜など).
tunica conjunctiva 結膜(眼球の強膜表面と結膜の内表面をおおう粘膜).
tunica conjunctiva bulbi 眼球結膜(結膜のうち眼球の強膜表面をおおう粘膜).
tunica conjunctiva palpebrarum 眼瞼結膜(結膜のうち眼瞼の内表面をおおう粘膜).
tunica dartos 肉様膜(陰嚢皮下の平滑筋を含む結合組織層).
tunica elastica 弾性板(比較的太い動脈の内膜と中膜の間にみられる弾性線維による膜).
tunica externa 外膜(脈管の)，＝tunica.
tunica fibrosa 線維膜(器官をおおう線維成分の豊富な膜，眼球線維膜，肝臓や脾臓の線維膜など).
tunica intima 内膜(血管壁は3層よりなり，内皮細胞を含む最内層).
tunica media 中膜(血管壁の3層(内膜，中膜，外膜)の一つ. 動脈では平滑筋が発達し厚い)，＝tunica media [L].
tunica mucosa 粘膜.
tunica serosa 漿膜(胸腔，腹腔，心膜腔の内面をおおう単層扁平な細胞とその下層の結合組織からなる)，＝tunica serosa [L], serous coat.
tunica serosa tubae uterinae 卵管の漿膜(卵管を包む腹膜).
tunica submucosa 粘膜下層.
tunica vaginalis of testis 精巣鞘膜(精巣を包む腹膜鞘状突起由来の膜で臓側板と壁側板があり，その間を鞘間腔という)，＝tunica vaginalis testis [L].
tuning fork 音叉(聴力の気導と骨導の検査に用いる).
tunnel [tʌ́nəl] トンネル.
tunnel cell トンネル細胞，＝Pillar cell, rods of Corti.
TUR transurethral resection (経尿道的切除〔術〕).
turban [tə́:bən] ターバン，頭巾，帽布.
turban tumor ターバン腫瘍(頭皮の多発性良性上皮腫が頭全部に発生してあたかも頭巾のような分布を示すもの).
turbid [tə́:bid] 混濁状の(液体または精神の).
turbidimeter [tə:bidímitər] 混濁計，比濁計.
turbidimetry [tə:bidímitri] 混濁度測定法，比濁分析法 形 turbidimetric.
turbidity [tə:bíditi] 混濁度，濁り度，散乱係数 形 turbid.
turbinal [tə́:binəl] ①〔甲〕介，鼻介，＝concha nasalis, ②甲介状の.
turbinate [tə́:bineit] ①鼻介骨(甲介骨)，②洋コマ形の.
turbinectomy [tə:binéktəmi] 鼻介骨切除術.
turbinotome [tə́:binətoum] 鼻介骨切除器.
turbinotomy [tə:binátəmi] 鼻介骨切開術.
turbulence [tə́:bjuləns] 乱れ，乱流(撹

乱運動) 形 turbulent.
turgescence [tə:ʤésəns] 膨満〔状態〕 形 turgescent.
turgid [tə́:ʤid] 腫れ上がった, 膨満した, 充血した.
turgidization [tə:ʤidizéiʃən] 膨満化(液体を注射した結果, 組織が硬く腫れ上がること).
turgometer [tə:gámitər] 膨張計.
turgor [tə́:gər] トルゴール, ツルゴール, 膨満, 緊張感(皮膚の緊張感をいう).
turgor pressure 膨圧.
Türk cell チュルク細胞(チュルク刺激型とも呼ばれ形質球に類似し, 原形質は強度に塩基性に濃染し, しばしば空胞を含む), = proplasmacyte.
Türk solution チュルク液(白血球数算定用希釈液で, 氷酢酸 1, ゲンチアナ紫の 1%液 1, 水 100 mL).
turn [tə́:n] 旋回, 回転.
turn around time (TAT) ターンアラウンドタイム(所要時間を意味する. 医療現場でも検査時間の短縮を指向した考え(one day pathology など)が普及している).
Turner syndrome ターナー症候群(性腺発育不全, 翼状頸, 外反肘, 低身長を主徴とする性染色体異常による症候群. XO 症候群), = Turner morphological syndrome, pterygonuchal infantilism, XO syndrome.
Turner tooth ターナー歯(乳歯のう蝕が進展し根尖性歯周炎をきたし, 乳歯下の永久歯にエナメル質形成異常をもたらしたもの).
turn indicator 旋回計(航空機の旋回する角速度を指示する計器).
turning [tə́:niŋ] 回転(子宮内の胎児の位置を変えるための手技).
turnkey [tə́:nki:] 抜歯器.
turn of life 更年期(閉経).
turnover [tə:nóuvər] ①ターンオーバー, 交替, 転換, 入れ代わり(生体構成物質が動的平衡を保ちながら, たえず新しいものと交替しつつある現象), ②〔代謝〕回転.
turricephaly [tə:riséfəli] 塔状頭蓋症, = oxycephaly.
turunda [tərʌ́ndə] ①栓塞桿, ②坐薬.
tussal [tʌ́səl] 咳嗽の, = tussive.
tussiculation [tʌsikjuléiʃən] 咳嗽, 軽咳.
tussis [tʌ́sis] 咳嗽, = tussido.
tussis convulsiva 百日ぜき(咳), = tussis spasmodica, tussis strangulans, pertussis.
tutorial system チューター制(少人数制で共同学習する教育方法の一つ. 助言する立場の者をチューターという. チュートリアル).
TUV total urine volume (全尿量).
TV ①tidal volume (1 回換気量), ②tricuspid valve (三尖弁), ③typhus vaccine (チフスワクチン).
TVC timed vital capacity (時限(間)肺活量).
TVH total vaginal hysterectomy (腟式子宮全摘術).
TVR ①tonic vibration reflex (緊張性振動性反射), ②tricuspid valve replacement (三尖弁置換術).
TVU total volume of urine (全尿量).
twang [twǽŋ] ①鼻声, ②弦音.
T wave T 波(心電図で QRS 群につぐ心室の再分極過程を表す波).
tween-brain 間脳, = diencephalon.
tweezers [twí:zərz] 毛抜き, 鉗子, ピンセット.
twelfth-year molar 12 歳臼歯(第二永久臼歯).
twig [twíg] 小枝(血管または神経の終末枝. 静脈についていうことが多い).
twilight [twáilait] ①黄昏(たそがれ), 薄明(日の出前または日没後に天空に薄光の現れる現象), ②暗所.
twilight sleep 半麻酔状態(無痛分娩におけるスコポラミンとモルフィンとの注射による麻酔法), = Freiburg method.
twilight state もうろう状態.
twilight vision 黄昏視, 薄明視, 暗所視, = scotopic vision.
twin [twín] 双胎, 双子(ふたご. twins).
twinge [twínʤ] 激痛, 刺痛.
twin-method 双胎法(双胎の発達を連続的に追究する研究法).
twinning [twíniŋ] 双晶形成(分裂して 1 対の相対構造をつくること).
twin pregnancy 双胎妊娠.
twin to twin transfusion syndrome (TTTS) 双胎間輸血症候群(胎盤における血管吻合のために双胎の胎児の循環動態に著しい不均衡が生じ, 代償できないために 1 児の心不全による全身浮腫, 胎児ジストレスなどを引き起こす症候群).
twist [twíst] より(捻).
twisted hair 縮毛症, = pili torti.
twitch [twíʧ] 単収縮, 攣縮(筋が瞬間的な刺激を与えられたとき, 収縮が最大値に達してから弛緩して再びもとに戻るまでの過程), = jerk.
twitching [twíʧiŋ] = twitch.
two-dimentional echocardiography 断層心エコー図法.
Twort-d'Herelle phenomenon トワート・デレル現象(バクテリオファージによる細菌の溶菌).
two-way 二重, 二元, 複式.
two-way catheter 複筒カテーテル(子宮用).
two-way classification 二重分類法, 二元配置法.

T

two-way mixed lymphocyte reaction 二方向混合リンパ球反応(混合リンパ球培養においてX線照射処置し，抗原の反応と増殖度をみるものを一方向混合リンパ球反応といい，それに対しX線照射無処置の場合の反応をいう).

TX ① treatment (治療，療法. Tx), ② thyroidectomy (甲状腺切除〔術〕), ③ thromboxane (トロンボキサン).

Tx traction (牽引).

T & X type and crossmatch (血型および交叉試験).

tylectomy [tailéktəmi] 腫瘤切除〔術〕, 局所部切除〔術〕.

tyloma [tailóuma] 胼胝(べんち)，たこ, = callosity.

tylosis [tailóusis] ① べんち(胼胝)(たこ), ② 典型的結核症 形 tylotic.

tympanal [tímpənəl] 鼓室の, = tympanic.

tympanectomy [timpənéktəmi] 鼓室切開術.

tympan(i)- [timpən(i)] = tympan(o)-.

tympania [timpǽniə] 鼓脹, = tympanites.

tympanic [timpǽnik] 鼓室の.

tympanic bone 鼓室小骨(鼓膜の内側，中耳腔にあるツチ，キヌタ，アブミ骨の3つの耳小骨のこと).

tympanic cavity 鼓室(鼓膜の内側の腔でツチ骨，キヌタ骨，アブミ骨が存在する), = cavum tympani [L].

tympanic cell 鼓室洞(鼓室蜂巣ともいう).

tympanichord [tímpənikɔ:d] 鼓索〔神経〕, = nervus chorda tympani 形 tympanichordal.

tympanic membrane (TM) 鼓膜, = membrana tympani [L].

tympanic nerve 鼓室神経, = nervus tympanicus [L].

tympanic opening of auditory tube 耳管鼓室口(耳管(中耳の鼓室と咽頭を連絡する)の鼓室への開口部), = ostium tympanicum tubae auditivae [L].

tympanic ring 鼓室輪(胎児にみられる軟骨性の外耳道の内側端にあるやや不完全な輪状の骨で鼓膜に付着している), = tympanic bone, annulus tympanicus.

tympanion [timpǽniən] 鼓室点，ティンパニオン(鼓室輪の最高点 upper tympanion および最低点 lower tympanion).

tympanism [tímpənizəm] 鼓脹(腸)(特に腹部の), = tympanites, meteorism.

tympanitic [timpənítik] ① 鼓脹の, ② 鼓音性〔の〕.

tympanitic resonance 鼓腸性共鳴音(① 胃，腸などの含気器官を打診するときに聴かれる音楽様共鳴音. ② 共鳴と鼓腸との混合した共鳴音), = bandbox resonance, hyperresonance, Skoda resonance.

tympanitis [timpənáitis] 中耳炎，鼓室炎, = otitis media, myringitis.

tympan(o)- [timpən(ou), -n(ə)] (鼓室あるいは鼓膜との関係を表す接頭語).

tympanometry [timpənámitri] ティンパノメトリー(音エネルギーに対する抵抗を測定し，聴覚路の障害を検査する方法の一つ).

tympanoplasty [tímpənəplæsti] 鼓室形成〔術〕.

tympanotomy [timpənátəmi] 鼓膜切開術，鼓膜穿刺, = myringotomy.

tympanous [tímpənəs] 鼓脹の, = tympanitic.

tympanum [tímpənəm] 鼓室，中耳(鼓膜を指すこともある) 形 tympanic.

tympany [tímpəni] 鼓脹，鼓音, = tympanites.

tyndallization [tindəlizéiʃən] チンダル間欠滅菌法(加熱した後数時間をおいて再加熱する方法で，これは未成熟の胞子を容易に撲滅し得る成熟型に発育させるためである), = intermittent sterilization.

Tyndall phenomenon チンダル現象(光のコロイド粒子の散乱により，光線が入射すると光路が輝いて見える現象. 限外顕微鏡などに応用されている), = Tyndall effect.

type [táip] ① 型，体型，様式, ② 部門，小門，類.

type A behavior タイプA行動，A型行動(パターン)(競争心，攻撃的，几帳面などの行動特性. 狭心症，心筋梗塞のリスクファクターとして重視される).

type and crossmatch (T & C, T & X) 血型および交叉試験.

type B behavior タイプB行動(タイプA行動とは正反対の行動パターンを示す. 内向的な目立たないタイプ).

type culture 基準培養株(微生物の基準株. 標準として保存されている).

type 1 diabetes 1型糖尿病(インスリン依存型糖尿病. 若年発症型で25歳以下に多い), = insulin-dependent diabetes mellitus.

type 2 diabetes 2型糖尿病(インスリン非依存型糖尿病. 成人発症型で糖尿病患者の多くがこの型), = non-insulin dependent diabetes mellitus.

type species 標準種，模式種，基準種(細菌属の模範型として国際的に認められている種).

type strain 標準菌株.

typhemia [taifí:miə] チフス菌血症.

typhia [táifiə] 腸チフス, = typhoid fever.

typhic [táifik] ① 腸チフスの, ② 発疹チフスの.

typhization [tifizéiʃən] (発疹チフス毒素により病的状態を実験的に誘発すること).

typhlatony [tiflǽtəni] 盲腸無力症，盲腸弛緩症，＝typhlatonia.

typhlectasis [tifléktəsis] 盲腸拡張症，盲腸肥大症.

typhlectomy [tifléktəmi] 盲腸切除術.

typhlitis [tifláitis] 盲腸炎（俗に虫垂炎の意味に用いられることもある）.

typhlo– [tiflou, –lə] （盲腸または盲目との関係を表す接頭語）.

typhlodicliditis [tifloudiklidáitis] 回盲弁炎.

typhlolithiasis [tiflouliθáiəsis] 盲腸結石症.

typhlopexy [tífləpeksi] 盲腸固定術，＝cecopexy，typhlopexia.

typhloptosis [tifloutóusis, –lɑpt–] 盲腸下垂症.

typhlorrhaphy [tifló:rəfi] 盲腸縫合術.

typhlosis [tiflóusis] 盲，盲目，失明.

typhlostomy [tiflɑ́stəmi] 盲腸瘻術.

typhoid [táifɔid] ①腸チフス，②発疹チフス様の 形 typhoidal.

typhoid fever 腸チフス（チフス菌による疾患で，菌血症から稽留熱，バラ疹をきたす）.

typhoid–paratyphoid A and B vaccine (TAB vaccine) 腸チフス・パラチフスAおよびBの混合ワクチン.

typholysin [taifɑ́lisin] 腸チフス菌溶解素.

typhomania [taifouméiniə] チフスせん（譫）妄，チフス性せん（譫）言，＝acute mania，Bell mania，muttering delirium.

typhonia [taifóuniə] チフス〔譫〕妄，＝typhomania.

typhose [táifous] 腸チフス性の.

typhosis [taifóusis] チフス症.

typhous [táifəs] 発疹チフスの.

typhus [táifəs] 発疹チフス（シラミ，ノミ，ダニなどの節足動物を介するリケッチア感染症をいうが，国によっては発疹チフスだけを意味することも多い．発熱，頭痛，発疹を特徴とする），＝camp fever，jail fever，ship fever.

typhus vaccine (TV) チフスワクチン.

typic [típik] 典型的な，類型的な，定型的な，＝typical.

typical [típikəl] 典型的な，定型的な.

typing [táipiŋ] ①型別，②血液型〔判定法〕（ABO式血液群以外の血液型を判定する方法）.

typoscope [táipəskoup] タイポスコープ（視覚障害で用いる読書鏡）.

typosis [taipóusis] 周期性疾患.

typus [táipəs] 型，＝type.

tyrannism [tírənizəm] 虐待，淫虐性（狂）.

tyrein [táiəri:n] チレイン（乳汁カゼインの凝固物）.

tyremesis [tairémisis] 凝乳嘔吐〔症〕（乳児の）.

tyriasis [tiráiəsis] ①象皮症，＝elephantiasis arabum，②脱毛症，＝alopecia.

Tyrode solution タイロード液（Locke液にマグネシウムを加えた改良液），＝Ringer–Tyrode solution.

tyrogenous [tairɑ́ʤənəs] 乾酪性の（乾酪（チーズ）から誘導される）.

tyroid [táirɔid] 乾酪様の，＝cheesy，caseous，チーズ様の.

tyroma [tairóumə] 乾酪腫（脳の結核腫）.

tyromatosis [tairoumətóusis] ①乾酪腫症，②乾酪化，＝caseation.

tyrosinase [tiróusineis] チロシナーゼ（動物，植物，微生物界に広く存在し，本酵素遺伝子の変異による機能喪失が白皮症 albinism を起こす）.

tyrosine (Tyr) [táirəsin] チロシン，サイロシン（タンパク質を構成する芳香族アミノ酸の一つ），＝*p*–hydroxyphenylalanine.

tyrosinemia [tairousiní:miə] チロシン血〔症〕（常染色体劣性の遺伝疾患．チロシンの代謝異常）.

tyrosinosis [tairousinóusis] チロシン症（チロシン代謝の障害により，その中間産物 *p*–hydroxyphenyl pyruvic acid が尿中に排泄され，その異常還元作用により診断される）.

tyrosinuria [tairousinjú:riə] チロシン尿〔症〕.

Tzanck test ツァンク試験（天疱瘡，ウイルス性水疱などの診断法），＝Tzanck method.

tzetze fly ツェツェバエ，＝tsetse fly.

U

U ①uranium（ウランの元素記号），②unit（単位），③kilourane（1,000ウラン単位）．

UA ①uric acid（尿酸），②urinalysis（尿検査）．

UAE ①urinary albumin excretion（尿アルブミン排泄率），②uterine artery embolization（子宮動脈塞栓術）．

UAO upper airway obstruction（上気道閉塞）．

uberty［jú:bəti］ 多産力，妊孕性 形 uberous．

ubiquinone (CoQ)［ju:bíkwinoun］ ユビキノン（ベンゾキノン誘導体で呼吸鎖の脂溶性成分として広く生物界に存在する．補酵素Q），＝coenzyme Q．

ubiquitin［ju:bíkwitin］ ユビキチン（アミノ酸76個からなる熱安定性のタンパク質）．

UC ①ulcerative colitis（潰瘍性大腸炎），②urinary catheter（尿道カテーテル）．

UCA ultracentrifugal analysis（超遠心分析）．

UCD usual childhood disease（小児期通常疾患）．

UCLL uncomfortable loudness level（不快音レベル）．

UCR unconditioned reflex（無条件反射）．

UD ①ulcus duodeni（十二指腸潰瘍），②urinary drainage（尿路ドレナージ）．

UDP ①uridine diphosphate（ウリジン二リン酸），②unit dose package（1回量包装）．

UE ultrasonic endoscope（超音波内視鏡）．

UF ①ultrafiltration（超濾過，限外濾過），②unknown factor（未知因子）．

UFCT ultrafast computerized tomography（超高速コンピュータ断層撮影）．

Uffelmann test ウッフェルマン試験（胃液中の乳酸検出法）．

UFR ultrafiltration rate（限外濾過量）．

UG urethrography（尿道造影〔法〕）．

U/G general urinalysis（一般検尿）．

UGIT upper gastrointestinal tract（上部消化管）．

Uhl anomaly ウール奇形（先天性右室心筋形成不全で拡張した右室をもつ）．

UK ①urokinase（ウロキナーゼ），②unknown（未知の）．

UL tolerable upper intake level（上限量）．

ula［jú:lə］ 歯肉，＝oula．

ulaganactesis［ju:lægənæktí:sis］ 歯肉微痛．

ulalgia［ju:lǽlʤiə］ 歯肉痛．

ulatrophia［ju:lətróufiə］ 歯間退縮．

ulatrophy［ju:lǽtrəfi］ 歯肉萎縮症（セメント質融解症の一型で，歯肉の辺縁部およびセメント部が萎縮して，セメント質が露出する状態）．

ulcer［ʌ́lsər］ 潰瘍，＝ulcus．

ulcerate［ʌ́lsəreit］ 潰瘍を起こす．

ulceration［ʌlsəréiʃən］ 潰瘍形成，潰瘍化 形 ulcerative．

ulcerative［ʌ́lsərətiv］ 潰瘍〔性〕の．

ulcerative colitis (UC) 潰瘍性大腸炎（大腸のびまん性非特異性炎症．原因不明で粘膜にびらんや潰瘍を生じる）．

ulcerative stomatitis 潰瘍性口内炎，＝aphtha．

ulcer-cancer 潰瘍癌（胃潰瘍から進展して異型的増殖を起こしてついに癌化したもの），＝ulcerocancer．

ulcerogenesis［ʌlsərəʤénisis］ 潰瘍形成．

ulcerogenic［ʌlsərəʤénik］ 潰瘍誘発の．

ulceroglandular［ʌlsərəglǽndjulər］ 潰瘍腺の．

ulceromembranous［ʌlsərəmémbrənəs］ 潰瘍偽膜性の．

ulceromembranous gingivitis 潰瘍性膜性歯肉炎．

ulcerous［ʌ́lsərəs］ 潰瘍性の．

ulcus［ʌ́lkəs］ 潰瘍（粘膜，皮膚の一定の深さの組織欠損），＝ulcer．

ulcus duodeni (UD) 十二指腸潰瘍．

ulcus ventriculi (UV)［L］ 胃潰瘍．

ulectomy［ju:léktəmi］ ①瘢痕組織切除術，②歯肉組織切除術．

ulemorrhagia［ju:liməréiʤiə］ 歯肉出血．

ulerythema［ju:liriθí:mə］ 瘢痕〔性〕紅斑〔症〕．

uletic［ju:létik］ 歯肉の．

uletomy［ju:létəmi］ ①歯肉切開術，②瘢痕切開術．

ulitis［ju:láitis］ 歯肉炎．

ULN upper limits of normal（正常〔値〕上限）．

ulna［ʌ́lnə］ 尺骨（前腕の骨，尺側にある），＝ulna ［L］ 形 ulnar．

ulnar［ʌ́lnər］ ①尺骨の，②尺側の，＝ulnaris［L］．

ulnar artery 尺骨動脈（上腕動脈の枝），＝arteria ulnaris［L］．

ulnare［ʌlnéəri］ 楔状骨（三角骨の旧名），＝os triquetrum．

ulnar flexion(deviaton) 尺屈．

ulnar head 尺骨頭，＝caput ulnare［L］．

ulnaris［ʌ́lnəris］ 尺側の．

ulnar nerve 尺骨神経（腕神経叢の枝の一つで主に前腕と手の筋，皮膚に分布），＝nervus ulnaris［L］．

ulnar reflex 尺骨反射.
ulnar veins 尺骨静脈, ＝venae ulnares [L].
ulnocarpal [ʌlnouká:pəl] 尺骨手根の.
ulnoradial [ʌlnouréidiəl] 尺橈骨の.
ulo- [ju:lou, -lə] (瘢痕または歯肉の意味を表す接頭語).
ulocace [ju:lákəsi:] 歯肉潰瘍.
ulocarcinoma [ju:loukɑ:sinóumə] 歯肉癌.
ulodermatitis [ju:loudə:mətáitis] 瘢痕性皮膚炎.
uloid [jú:lɔid] ①瘢痕様の(皮膚の病変とは無関係の), ②偽瘢痕.
uloncus [ju:láŋkəs] 歯肉腫瘍.
ulorrhagia [ju:ləréiʤiə] 歯肉出血.
ulorrhea [ju:lərí:ə] 歯肉漏, ＝ulorrhoea.
ulosis [ju:lóusis] 瘢痕症.
ulotic [ju:látik] ①瘢痕性の, ②癒合剤, ＝ulotica.
ulotomy [ju:látəmi] 歯肉切開術, ＝uletomy.
ulotrichous [ju:látrikəs] 縮毛人種の(硬く縮れた毛のある人種の).
ulotripsis [ju:lətrípsis] (マッサージにより歯肉の生気を回復させること).
ultimisternal [ʌltimistə́:nəl] 剣状軟骨の.
ultimogeniture [ʌltiməʤéniʧər] 末子相続(相続が末男子によって行われる相続形態), ＝postremogeniture.
ultimum [ʌ́ltiməm] 最後.
ultra- [ʌltrə] (限外, 超, 過剰の意味を表す接頭語).
ultra-accelerator [ʌltrəækséləreitər] 超促進薬.
ultracentrifugal analysis (UCA) 超遠心分析(10万rpm前後で遠心分離する分析法).
ultracentrifugation [ʌltrəsentrifjugéiʃən] 超遠心〔分離〕〔法〕, 超遠心.
ultracentrifuge [ʌltrəséntrifju:ʤ] 超遠心〔分離〕機(きわめて強力な回転速度をもつ遠心機で物質の分子を遠心沈殿させる装置. 重力の約50〜18,000倍の遠心力場を発生し得る) 形 ultracentrifugal.
ultracondenser [ʌltrəkəndénsər] 限外集光鏡(限外顕微鏡に用いる集光鏡で, カーディオイド集光鏡, パラボロイド集光鏡などがある).
ultradian [ʌltréidiən] 超日の(24時間よりも短い周期で反復する生物現象に用いる).
ultradolichocephaly [ʌltrədɑlikəséfɑli] 超長頭〔症〕(頭蓋指数60以下のもの) 形 ultradolichocephalic.
ultrafast computerized tomography (UFCT) 超高速コンピュータ断層撮影.
ultrafilter [ʌltrəfíltər] 限外濾過器(ときには jelly filter とも呼ばれる).
ultrafiltration (UF) [ʌltrəfiltréiʃən] 超濾過, 限外濾過(透析膜を用い, 圧力を加えて速やかに濾過を行い, 膠質と晶質とを分離する方法).
ultrafiltration coefficient 限外濾過係数.
ultrafiltration rate (UFR) 限外濾過量.
ultragaseous [ʌltrəgǽsiəs] 超気体性の(大気圧の百万分の一においても気体を保ち得ること).
ultralente insulin ウルトラレンテインスリン(インスリン亜鉛懸濁液), ＝insulin zinc suspension.
ultraligation [ʌltrəlaigéiʃən] 遠隔結紮(血管の分枝部から遠ざかった点に施す結紮).
ultramicroanalysis [ʌltrəmaikrouənǽlisis] 超微量分析.
ultramicrochemistry [ʌltrəmaikroukémistri] 限外微量化学, 超微量化学.
ultramicroelectrode [ʌltrəmaikrouiléktroud] 超微小電極.
ultramicrometer [ʌltrəmaikrámitər] 超測微計.
ultramicron [ʌltrəmáikrɑn] 限外微粒子(①直径1/4 μm以下の粒子. ②膠質分散相の個々の元素).
ultramicroscope [ʌltrəmáikrəskoup] 限外顕微鏡(Siedentopfが1903年につくった器具で, 限外微粒子を見分けるために暗視野照明法を利用したもの), ＝slit microscope 形 ultramicroscopical.
ultramicroscopic [ʌltrəmaikrəskápik] ①超顕微鏡の, 限外顕微鏡の, ②超顕微鏡的な.
ultramicrotome [ʌltrəmáikrəskoup] 超ミクロトーム, 超薄片刀.
ultramicrotomy [ʌltrəmaikrátəmi] 超薄切片法.
ultramicrovolume [ʌltrəmaikrəválju:m] 超微量の.
ultraprophylaxis [ʌltrəproufilǽksis] 結婚制限による疾病予防(特に不適者の婚姻を制限して不健全な子孫の産生を予防する方法).
ultrared [ʌltrəréd] 赤外〔線〕, ＝infrared.
ultrashort wave (USW) 超短波(周波数30,000 kHz以上で, 波長10 m以下の電磁波).
ultrasome [ʌ́ltrəsoum] 超微粒子(限外顕微鏡を用いても見分けることのできない物体).
ultrasonic [ʌltrəsánik] 超音波の.
ultrasonic cardiography (UCG) 超音波心臓検査法, ＝echocardiography.
ultrasonic endoscope (UE) 超音波内視鏡.
ultrasonic examination 超音波検査.

ultrasonic lithotripsy 超音波結石穿孔術.
ultrasonic microscope 超音波顕微鏡(超音波を使って試料の拡大映像を得る装置).
ultrasonic nebulizer (USN) 超音波ネブライザー.
ultrasonics [ʌltrəsɑ́niks] 超音波(2,000 Hz 以上の高い周波数をもつ音. 人間の可聴域(16〜2,000 Hz)では聴こえない), = ultrasound, supersonics 形 ultrasonic.
ultrasonic therapy 超音波療法.
ultrasonic wave (USW) 超音波(20 kHz 以上の周波数をもつ音波で, 音として聴覚外にあるもの).
ultrasonocardiography (UCG) [ʌltrəsənoukɑ:diɑ́grəfi] 心臓超音波像, 心エコー図.
ultrasonocardiotomography (UCT) [ʌltrəsɑnoukɑ:dioutoumɑ́grəfi] 心臓超音波断層法.
ultrasonogram [ʌltrəsɑ́nəgræm] 超音波検査図.
ultrasonographer [ʌltrəsounɑ́grəfər] 超音波検査士, = echographer, sonographer.
ultrasonography (US) [ʌltrəsounɑ́grəfi] 超音波検査.
ultrasonoscope [ʌltrəsɑ́nəskoup] 超音波計(超音波を測定記録する装置).
ultrasound (US) [ʌltrəsáund] 超音波.
ultrasound echo 超音波エコー.
ultrasound tomography (UST) 超音波断層検査法.
ultraspectrophotometry [ʌltrəspektroufoutɑ́mitri] 限外分光写真術.
ultrasterile [ʌltrəstérail, -ril] 超無菌的の.
ultrastructure [ʌltrəstrʌ́ktʃər] 超微構造, 超微形態.
ultrathin [ʌltrəθín] 超薄切片, = ultrathin section.
ultraviolet (UV) [ʌltrəváiəlit] 紫外線(スペクトルの紫色帯外をいうので, 紫色線とX線の中間にあり, 波長 400〜20 nm をもつ放射線).
ultraviolet index 紫外線指数(紫外線量の予報).
ultraviolet lamp 紫外線灯.
ultraviolet microscope 紫外線顕微鏡(分解能を助長するため波長の短い紫外線を利用するもの).
ultraviolet ray 紫外線(スペクトルの紫外部にある電磁放射線).
ultravirus [ʌltrəváiərəs] 超微生物(濾過性ウイルス), = filtrable virus.
ultravisible [ʌltrəvízibl] 超顕微鏡的な, 非可視性の.
ultromotivity [ʌltroumoutíviti] 自発運動能.
ultropaque [ʌltroupéik] 超不透明な.
Ultzmann test ウルツマン試験(胆汁色素の検出法).
ululation [ʌlju(:)léiʃən] 号泣(ヒステリー患者の).
umbilic [ʌmbílik] 臍点, = umbilical point.
umbilical [ʌmbílikəl] 臍の.
umbilical artery 臍動脈(胎児期にみられる動脈で出生後大部分は退縮・閉鎖し臍動脈索となる), = arteria umbilicalis [L].
umbilical cord 臍帯(胎児と胎盤を連絡するゼリー状の索状物で臍動脈, 静脈を含む), = funiculus umbilicalis [L].
umbilical hernia 臍ヘルニア.
umbilical ring 臍輪(胎児では臍動脈, 静脈を通す部位で, 出生後は閉じて臍となる), = anulus umbilicalis [L].
umbilical souffle 臍帯雑音, = funic souffle.
umbilical vein 臍静脈(胎児循環で胎盤から胎児へ動脈血を運ぶ血管, 出生後は閉鎖し肝円索となる), = vena umbilicalis [L].
umbilical vesicle 臍小胞(卵黄嚢).
umbilicate [ʌmbílikeit] 中凹の, 臍状の.
umbilication [ʌmbilikéiʃən] 臍形陥凹, 臍窩形成(痘疹が膿胞に発展したときにみられる中心陥凹).
umbilics [ʌmbíliks] 臍点(曲率の).
umbilicus [ʌmbiláikəs, -bíli-] 臍(へそ).
umbo [ʌ́mbou] 臍, 陥凹, = umbilicus.
umbonate [ʌ́mbəneit] ボタン様の(中央部が隆起するような).
umbra [ʌ́mbrə] 影.
umbrascopy [ʌmbrǽskəpi] 網膜検鏡法, 検影法, = retinoscopy, skiascopy.
UMLS Unified Medical Language System (アメリカ国立医学図書館が構築している統合型の医学用語システム).
UMN upper motor neuron (上位運動ニューロン).
UMNL upper motor neuron lesion (上位運動ニューロン障害).
UN urea nitrogen (尿素窒素).
unadaptability [ʌnədɑ́ptəbiliti] 環境不適応.
unazotized [ʌnǽzətaizd] 窒素の化合しない.
unbalance [ʌnbǽləns] 不均衡, = imbalance.
unbalanced diet 偏食, = feeding dysability, biased nutrition.
unbiased [ʌnbáiəst] 不偏の, 偏りのない.
unbiasedness [ʌnbáiəstnis] ①不偏性(統計学の), ②公平.
uncal [ʌ́ŋkəl] 鉤の.
uncal artery 鉤動脈, = arteria uncalis [L].

uncal herniation 鉤〔回〕ヘルニア(側頭葉下面内側にある海馬傍回の前半部(鉤回)の嵌入をいう．脳ヘルニアの中で最も高頻度にみられ，意識障害，同側の瞳孔不同，対側の片麻痺を三徴とする．テント切痕〔内〕ヘルニア)，＝transtentorial herniation.

unci [ʌ́nsai] 鉤，→uncus.

unciform [ʌ́nsifɔ:m] 鉤状の.

unciform bone 有鉤骨(手首にある8つの手根骨の1つ)，＝os hamatum.

unciforme [ʌnsifɔ́:mi] 有鉤骨，＝unciform bone, os hamatum.

uncinal [ʌ́nsinəl] ＝uncinate.

uncinariasis [ʌnsinəráiəsis] 鉤虫症，＝uncinariosis, ancylostomiasis.

uncinate [ʌ́nsineit] ①鉤状の，②鉤状回の，＝uncinate gyrus.

uncinate epilepsy 鉤回てんかん(鉤発作のこと．複雑部分発作で，意識される症状の一部として幻嗅が起こる．鉤と嗅覚皮質の電気的興奮により生じる)，＝uncinate fit.

uncinate fit 鉤回発作.

uncinate gyrus 鉤状回(海馬旁回のこと)，＝gyrus uncinatus.

uncinate process 鉤状突起(膵臓の一部)，＝processus uncinatus [L].

uncipressure [ʌnsipréʃər] 鉤圧法(止血の目的で2本の鉤を挿入し，創縁を深く挟んで左右に引く方法).

uncoating [ʌnkóutiŋ] アンコーティング，脱外皮(ウイルスは受容体吸着後，核酸の複製やタンパク合成の前にエンベロープやプシドを脱ぐが，この過程を指す).

uncomfortable loudness level (UCLL) 不快音レベル，＝uncomfortable level.

uncompensated acidosis 非代償性アシドーシス(体液のpHが正常以下となる).

uncompensated alkalosis 非代償性アルカローシス(体液pHが上昇する代償機能の欠損による).

uncompetitive inhibition 不競合阻害.

uncompetitive inhibitor 非競合的阻害薬(酵素阻害薬の一つ).

uncomplemented [ʌnkámplimentid] 補体非結合の.

uncomplicated [ʌnkamplikéitid] 合併症を伴わない，単純性の，複雑でない.

unconditioned reflex (UCR) 無条件反射(食餌刺激による唾液分泌のような生得的な反射).

unconditioned response 無条件反応.

unconfirmed diagnosis 未確定診断.

unconscious [ʌnkánʃəs] 無意識の，意識喪失の.

uncoupler [ʌnkʌ́plər] 脱カップリング薬，脱共役薬，＝uncoupling agent.

uncoupling [ʌnkʌ́pliŋ] 脱共役，アンカップリング.

uncoupling protein (UCP) 脱共役タンパク〔質〕(約310個のアミノ酸からなり，ミトコンドリア内膜に存在する．化学エネルギーを熱に変換する活性を有する).

unction [ʌ́ŋkʃən] 塗油，軟骨塗擦 形 unctuous.

unctuous [ʌ́ŋktʃuəs] 脂性の，油性の.

uncture [ʌ́ŋktʃər] 軟膏，＝ointment.

uncus [ʌ́ŋkəs] 鉤 複 unci.

undecylenic acid ウンデシレン酸(抗真菌作用．汗液中にある不飽和酸で，亜鉛塩として皮膚病の治療用軟膏に用いる).

undercut [ʌ́ndə:kʌt] 添窩(歯の充填を固定するため，歯空洞の側面から下部に小窩をつくること).

underdiagnostic [ʌndə:daiəgnástik] 〔診断〕不顕性の.

underdosage [ʌndə:dɔ́:sidʒ] 過少量(放射線または薬の).

underhung [ʌ́ndə:hʌŋ] 下顎突出，＝underjawed.

undermining [ʌ́mdə:mainiŋ] 潜食(掘鑿)性の，下掘れの.

undernutrition [ʌndə:nju:tríʃən] 栄養欠乏，＝underfeeding.

under observation (UO, U/O) 観察下.

underproductivity [ʌndə:proudʌktíviti] 生産不足，産生低下.

understain [ʌ́ndə:stein] 染色不十分の.

undertoe [ʌ́ndə:tou] (足の第1指がほかの指の下へ転位すること).

underventilation [ʌndə:ventiléiʃən] 換気低下，低換気，＝hypoventilation.

underweight [ʌ́ndə:weit] 低体重.

underweight infant 低出生体重児.

Underwood disease アンダーウッド病(新生児皮膚硬化症)，＝sclerema neonatorum.

undeveloped [ʌndə:divéləpt] 未成熟の，未発達の.

undifferentiation [ʌndifərenʃiéiʃən] ①未分化(幼若細胞が成熟しない状態)，②退行変化，＝anaplasia.

undine [ʌ́ndi:n] 点眼びん.

undulant [ʌ́ndjulənt] 波状の.

undulant fever 波状熱(高熱と寛解をくり返す．ブルセラ症，マルタ熱，バング熱の熱型).

undulate [ʌ́ndjuleit] 波形の.

undulating [ʌndjuléitiŋ] 波状〔性〕の.

undulation [ʌndjuléiʃən] 波〔状運〕動，伝達性.

unduloid [ʌ́ndjulɔid] アンデュロイド(楕円が直線上を転がるとき，その焦点の一つが画く曲線がその直線を軸として回転されて生ずる曲面).
uneven [ʌníːvn] ①平らでない, ②むらのある, ③奇数の 名 unevenness.
unexpected product 非意図的生成物(合成過程で目的化合物以外の副産物として生成したものの総称. ダイオキシン類などとくに有害化学物質をいう), ＝unexpected by product.
unfertilized [ʌnfə́ːtilaizd] 未受精の.
ung unguentum (軟膏).
Ungar method アンガー法(患者の緩衝液希釈血清の線維素溶解能を検出する方法).
ungual [ʌ́ŋgwəl] 爪の, unguinal.
unguent [ʌ́ŋgwənt] 軟膏, ＝ointment, salve.
unguentum (ung) [ʌŋgwéntəm] 軟膏, ＝ointment, salve.
ungues [ʌ́ŋgwiːz] → unguis.
unguiculate [ʌŋgwíkjulət, -leit] 爪のある, 爪様の.
unguiculus [ʌŋgwíkjuləs] 小鉤, 小爪.
unguinal [ʌ́ŋgwinəl] 爪の.
unguis [ʌ́ŋgwis] ①爪(手足の指の), 扁爪, ＝nail, ②角膜蓄膿, ③小海馬, 鳥距 複 ungues 形 unguinal.
ungula [ʌ́ŋgjulə] 蹄, 鉤(死亡した胎児を取り出す器具).
unharmonic [ʌnhɑːmɑ́nik] 非調和の.
unhygienic [ʌnhaiʤíːnik] 非衛生的な, 不衛生な.
uni- [juːni] (単一の意味を表す接頭語).
uniaxial [juːniǽksiəl] 単軸の.
uniaxial joint 単軸関節.
unicameral [juːnikǽmərəl] 単房の, ＝monolocular, unicamerate.
unicameral bone cyst 単房性骨嚢胞.
unicellular [juːniséljulər] 単細胞の.
unicentral [juːniséntrəl] 一中心の.
uniceps [júːniseps] 単頭の(筋の起始点についていう).
unicism [júːnisizəm] 単一説(性病の病原菌は一種あるのみとの旧説).
unicist [júːnisist] 一元論者(相似疾病が原因学では1つで症状が2つ以上に現れるという論者).
unicorn [júːnikɔːn] ①一角獣, ②単角の, 一角の, ＝unicornous.
unidentified [ʌnaidéntifaid] 不定の.
unidentified complaints 不定愁訴.
unidimensional [juːnidiménʃənəl] 一次元的の.
unidirectional [juːnidairékʃənəl] 一方向の.
unidirectional block 一方向性ブロック(一方向からの刺激はブロックするが, 反対方向の刺激伝導ないし逆伝導は阻止しないもの).
unifacial [juːniféiʃəl] 単面の.
unifamilial [juːnifəmíliəl] 一家系の.
Unified Medical Language System (UMLS) (アメリカ国立医学図書館の統合医学用語システム).
unifilar [juːnifáilər] 一本の, 一糸の.
uniflagellate [juːniflǽʤərait] 単鞭毛の.
unifocal [juːnifóukəl] 一焦点の.
unifoliate [juːnifóulieit] 単葉身の.
uniforate [juːnifɔ́ːreit] 単孔の.
uniform [júːnifɔːm] ①一様の, ②同型の.
uniformity of dosage units 含量均一性試験.
uniformization [juːnifɔːmizéiʃən] 一意化.
unigeminal [juːniʤéminəl] 双児の一つの.
unigerminal [juːniʤə́ːminəl] 単胚の.
uniglandular [juːniglǽndjulər] 一腺の.
unigravida [juːnigrǽvidə] 初妊婦(1回経妊婦).
unijugate [juníʤugeit] 一対の.
unilaminar [juːnilǽminər] 単層の.
unilaminate [juːnilǽmineit] ＝unilaminar.
unilateral [juːnilǽtərəl] 一側性の.
unilateral anesthesia 片側性感覚脱失(顔面を含む一側性(片側)の感覚麻痺).
unilateral hermaphrodism 一側性半陰陽(一側に雄または雌性器, 他側には雌雄両性器, すなわち卵巣様精巣のあること).
unilobar [juːnilóubər] 単葉の.
unilocular [juːnilɑ́kjulər] 単房の, 単室の, 単所の.
unilocular cyst 単房性嚢胞.
unilocular joint 単房〔性〕関節.
unimodal [juːnimóudəl] 単峰性の.
unimolecular [juːnimoulékjulər] 一分子の, 単分子の, ＝monomolecular.
uninjured [ʌníndʒəːd] 無傷の, 未損傷の.
uninterrupted suture 連続縫合, ＝continuous suture.
uninuclear [juːninjúːkliər] 単核の.
uniocular [juːniɑ́kjulər] 一眼の.
union [júːnjən] ①結合, 癒合, 癒着, ②和集合, ＝sumset.
unioval [juːnióuvəl] 一卵性の, 一卵の, ＝uniovular.
uniovular twin 一卵性双児, ＝monozygotic twin.
unipapillary kidney 単乳頭腎.
unipara [juːnípərə] 1回経産婦 形 uniparous.
uniparental [juːnipəréntəl] 一親の.
uniparous [junípərəs] ①一卵生産性, ②1回経産婦性, ＝unipariens.
unipinnate [juːnipíneit] 一回羽状の.
unipolar [juːnipóulər] 単極の.
unipolar lead 単極誘導(不関電極を結

合電極とし関電極を胸部または四肢の一つに置く誘導).
unipolar neuron 単極ニューロン(軸索1個のみをもつもの).
unipotent [junípətənt] 単一分化性の, = unipotential.
unipotential [ju:nipouténʃəl] 単一分化性の(単一細胞のみに発生分化し得ることについていう).
uniqueness [ju:ní:knis] 一意性.
unirritable [ʌnirítəbl] 非興奮性の.
uniseptate [ju:nisépteit] 一中隔の.
uniserial [ju:nisí:riəl] 1列の, 1行の.
uniseriate [ju:nisí:rieit] 単層の.
unisexual [ju:nisékʃuəl] 単性の.
unisexuality [ju:nisekʃuǽliti] 単性性.
unistratal [ju:nistréitəl] 単層の.
unit (U) [jú:nit] ①単位, ②構成単位, 構成部分 形 unitary.
unitage [jú:nitiʤ] 単位値.
unitarian hypothesis 一元説, 一元性仮説.
unitarism [jú:nitərizəm] 一元論.
unitary [jú:nitəri] 単位の, 一元性の.
United Network for Organ Sharing (UNOS) UNOS (アメリカの臓器分配ネットワーク).
United States Approved Name (USAN) 米国一般名(米国薬局方に基づく医薬品の一般名).
United States Medical Licensing Examination (USMLE) 米国医師免許試験.
univalence [ju:nivéiləns] 1価, = monovalence, univalency.
univalent [ju:nivéilənt] 1価の(分子間結合で, 結合部位の数が単一であること), = monovalent.
Universal Decimal Classification (UDC) 国際十進分類法(1876年に提唱された Melvil Dewey の十進法記号に基づき, 1895年ブリュッセルで開かれた国際会議により採用された図書分類法).
universal design (UD) ユニバーサルデザイン(体型, 年齢, 障害にかかわらず, できる限りすべての人が利用できる普遍的なデザイン).
universal donor 万能供血者(抗A, 抗B凝集素が皆無か, あるいは低力価の抗B凝集素のみをもつO型供血者), = general donor.
universal precautions ユニバーサルプレコーション(普遍的予防措置. 医療従事者の感染などから安全を保護する考え方), = standard precaution.
universal recipient 万能受血者(以前はAB型受血者はだれからでも輸血を受けることができると考えられていたので, AB型受血者を誤ってこう呼んでいた).
universal shunt 万能分流器.
univitelline [ju:nivitéli:n] 一卵性の.
unknown (UK) [ʌnnóun] 未知の.
unknown factor (UF) 未知因子.
unlabeled [ʌnléibəld] 未標識の(放射性同位体や酵素などの標識物質を結合させていないこと).
unloading [ʌnlóuding] 減負荷, 負荷軽減.
unmedullated [ʌnmédjuleitid] 無髄の(神経線維についていう).
unmyelinated [ʌnmáiəlineitid] 無髄の.
unmyelinated nerve fiber 無髄神経線維(髄鞘をもたない神経線維, 比較的細い軸索を持ち伝導速度が遅い), = neurofibra nonmyelinata [L].
Unna nevus ウンナ母斑.
Unna–Pappenheim stain ウンナ・パッペンハイム染色(核酸染色の一つ. RNA 染色に用いる).
unnatural [ʌnnǽʧərəl] 不自然な, 異常な.
unnatural death 変死体, 異常死体.
unnatural offence 風俗犯罪.
unof unofficial (局方外).
unofficial (unof) [ʌnəfíʃəl] 局方外の, 非公式の.
UNOS United Network of Organ Sharing (ユーノス).
unpigmented [ʌnpígməntid] 無色素の.
unpitched [ʌnpíʧt] 非音調的な.
unpolarized [ʌnpóuləraizd] 不偏光性の.
unreduced [ʌnridjú:st] ①非還元性の, 還納しない, ②遷延性の.
unrest [ʌnrést] 不穏状態, 不安動揺.
unruptured cerebral aneurysm 未破裂脳動脈瘤(脳ドックなどで未然に発見される).
unsanitary [ʌnsǽnəteri] 非衛生的な, 不衛生な, = insanitary.
unsaturated [ʌnsǽʧureitid] 不飽和の(たとえば, 炭素の結合に二重のものがあること).
unsaturated compound 不飽和化合物.
unsaturated fatty acid 不飽和脂肪酸(不飽和結合する脂肪酸の総称).
unsaturated hydrocarbon 不飽和炭化水素.
unsaturation [ʌnsæʧuréiʃən] 不飽和.
unscheduled DNA synthesis 不定期DNA合成.
unsex [ʌnséks] 去勢する, 卵巣を切除する.
unsound [ʌnsáund] ①不健全な, 薄弱な, ②不正確な, 理由のない.
unstable [ʌnstéibl] ①不安定な(変わりやすい, 不規則な), = labile, ②軽佻者(Kraepelin の分類による精神病質の一型).
unstable angina (UA) 不安定狭心症(心筋梗塞に移行する危険をもつ狭心症

で，次第に狭心症が悪化するもの，および初発したものを含む）．
unstable bladder 不安定膀胱．
unstable diabetes 不安定型糖尿病（頻回の高血糖と低血糖を示す），＝brittle diabetes．
unstriated ［ʌnstriéitid］ ①無線条の，横紋のない，②平滑の，＝unstriped．
unsym- ［ʌnsim］ （不斉化合物の意を表す接頭語）．
unsymmetrical ［ʌnsimétrikəl］ 非対称〔性〕の．
untreated ［ʌntríːtid］ ①治療を加えなかった，②無処理の．
ununiformity ［ʌnjuːnifɔ́ːmiti］ 不均一性．
ununited ［ʌnjuːnáitid］ 癒合していない，接合しない．
Unverricht disease ウンフェルリヒト病（進行性ミオクローヌスてんかんなど遺伝子変異による）．
Unverricht-Lundborg-Lafora syndrome ウンフェルリヒト・ルントボルク・ラフォラ症候群（8～15歳くらいの間に出現する劣性遺伝型のミトコンドリア脳筋症．自発性，動作時ミオクローヌス，小脳症状などを示す），＝Unverricht-Lundborg syndrome, Unverricht-Lundborg disease．
UO ①urine output（尿排出），②urinary output（尿路排出），③under observation（U/O．観察下）．
uOsm urinary osmolarity（尿浸透圧）．
U/P urine-plasma ratio（尿・血漿比）．
UPEC uropathogenic *Escherichia coli*（尿路病原性大腸菌）．
upgrade ［ʌ́pgreid］ （優秀な種を用いて家畜の質を改善すること）．
UPI uteroplacental insufficiency（子宮胎盤機能不全）．
upper ［ʌ́pər］ 上方の，上の．
upper airway 上気道（空気の通路を気道といい，鼻腔から喉頭までの部分，喉頭以下を下気道という）．
upper airway obstruction (UAO) 上気道閉塞．
upper arm 上腕．
upper extremity prosthesis 義手．
upper gastrointestinal tract (UGIT) 上部消化管．
upper jaw 上顎，＝maxilla．
upper lateral brachial cutaneous nerve 上外側上腕皮神経，＝nervus cutaneus brachii lateralis superior ［L］．
upper limb 上肢（肩，上腕，前腕，手根，手をいう），＝membrum superius ［L］．
upper limits of normal (ULN) 正常〔値〕上限．
upper lip 上唇，＝labium superius oris ［L］．
upper motor neuron (UMN) 上位運動ニューロン（大脳皮質にあるニューロンで，皮質運動領から大脳神経または脊髄の前角灰白質に興奮を導くもの）．
upper motor neuron lesion (UMNL) 上位運動ニューロン障害（皮質脊髄路，皮質橋路，皮質延髄路の障害の総称）．
upper quartile 高四分位．
upper respiratory tract (URT) 上気道，上部呼吸路．
upper respiratory tract infection (URTI) 上気道感染症．
upper respiratory tract inflammation 上気道炎．
UPPP uvulopalatopharyngoplasty（口蓋垂軟口蓋咽頭形成〔術〕）．
upsiloid ［ʌ́psiloid］ V字またはU字形の，＝hypsiloid．
upsilon (*υ*, ϒ) ［júːpsəlɑn, juːpsáilən］ ウプシロン（ギリシャ語アルファベットの第20字）．
uptake ［ʌ́pteik］ 摂取，取り込み．
UR utilization review（医療内容審査）．
ur urine（尿）．
urachus ［júːrəkəs］ 尿膜管，臍尿管 形 urachal．
uracil ［júːrəsil］ ウラシル（核酸から誘導されるジヒドロキシピリミジン）．
uracil mustard ウラシルマスタード（ナイトロジェンマスタード），＝uramustine．
uracrasia ［juːrəkréiziə］ 尿異常．
uracratia ［ju(ə)rəkréiʃiə］ 遺尿症．
uraemia ［juːríːmiə］ 尿毒症，＝uremia．
uragogue ［júːrəgɑg］ 利尿薬．
urανisco- ［juːrəniskou, -skə］ （口蓋の意味を表す接頭語），＝urano-．
uraniscochasma ［juːrəniskoukǽzmə］ 口蓋裂，＝cleft palate．
uraniscolalia ［juːrəniskouléiliə］ 口蓋裂による言語困難．
uranisconitis ［juːrəniskounáitis］ 口蓋炎．
uraniscoplasty ［juːrənískəplæsti］ 口蓋形成術，＝uranoplasty．
uraniscorrhaphy ［juːrəniskɔ́ːrəfi］ 口蓋縫合術，＝palatorrhaphy．
uraniscus ［juːrəniskəs］ 口蓋，＝palate．
uranism ［júːrənizəm］ 男性同性愛，＝homosexuality, urinism．
uranist ［júːrənist］ 男性同性愛者（男性同性愛の行為における男性役），＝urning．
uranium (U) ［juréiniəm］ ウラン（天然放射性元素で，原子番号92，原子量238.0289，比重18.68，電子数92，陽子数92．質量数234，235，238をもつ3個の同位元素からなり，^{238}Uから分離した^{235}Uは容易に崩壊し，中性子を放出してプルトニウムに変換する）．
urano- ［juːrənou, -nə］ （①口蓋，天空を表す接頭語．②ウラノ基の意味を表す接頭語).
uranophobia [ju:rənoufóubiə] 天空恐怖〔症〕.
uranoplastic [ju:rənəplǽstik] 口蓋形成の.
uranoplasty [jú:rənəplæsti] 口蓋形成術.
uranoplegia [ju:rənouplí:ʤiə] 軟口蓋麻痺.
uranorrhaphy [ju:rənɔ́:rəfi] 口蓋縫合, = palatorrhaphy.
uranoschisis [ju:rənáskisis]〔硬〕口蓋裂, = uranoschism, wolf's jaw, cleft palate.
uranoscopy [ju:rənáskəpi] 口蓋検査〔法〕.
uranostaphylorrhaphy [ju:rənoustæfilɔ́:rəfi] 口蓋垂縫合術.
urapostema [ju:rəpɑstí:mə] 含尿膿瘍.
urate [jú:reit] 尿酸塩(特にナトリウム塩は尿, 血液, 痛風結節または石灰性結石の成分) 形 uratic.
uratemia [ju:rətí:miə] 尿酸塩血症.
urate stone 尿酸塩石.
uraturia [ju:rətjú:riə] 尿酸塩尿(健康者にみられる尿で, 初めは透明であるが, 放置するとレンガ紅色となって尿酸塩が析出する).
Urban operation アーバン手術(乳房切除術の一つ).
urban typhus 都市チフス(室内労務者にみられる熱帯性発疹チフス), = shop typhus.
urban yellow fever 都市型黄熱.
urceiform [ə:sí:ifɔ:m] 壺状の, = urceolate.
urceolate [ə:sí:əleit] 壺形の, = urceiform.
urea [ju(:)rí:ə, jú:riə] 尿素(無色柱状結晶で, 動物の体内でタンパク質が分解されて生じ, 尿中に排泄される炭酸のジアミド), = carbamide 形 ureal, ureic.
urea breath test 尿素呼気試験(ウレアーゼを利用したヘリコバクター・ピロリの感染診断法).
urea clearance 尿素クリアランス(1分間に腎排泄により尿素が清掃される血漿量), = urea clearance test.
urea clearance test 尿素クリアランス試験(腎から1分間に排泄される尿素量を含む血液量から腎機能を判定する方法).
urea cycle 尿素サイクル(尿素生成の経路).
urea-frost 尿素霜(腎炎の患者の顔面にみられる尿素粉末).
ureagenetic [juri:əʤənétik] 尿素発生の.
ureameter [ju:riǽmitər] 尿素計.
ureametry [ju:riǽmitri] 尿素定量.
urea nitrogen (UN) 尿素窒素.
urea ointment 尿素軟膏(角化症治療薬).
Ureaplasma [juri:əplǽzmə] ウレアプラズマ属(マイコプラズマの一種. *U. urealyticum* は非淋菌性尿道炎の原因と考えられている).
urease [jú:rieiz] ウレアーゼ(尿素を炭酸アンモニウムに, 次いでアンモニアに分解する酵素).
urease test ウレアーゼ試験(ウレアーゼによる尿素検査法), = Marshall method.
urecchysis [ju:rékisis] 尿浸潤(尿が組織内へ滲出すること).
uredema [ju:ridí:mə] 尿性浮腫.
uredo [jurí:dou] ①皮膚瘙痒感, ②じんま(蕁麻)疹.
urelcosis [ju:rilkóusis] 尿路潰瘍.
uremia [jurí:miə] 尿毒症(腎臓排泄機能障害に基づく尿成分の体内蓄積による中毒症) 形 uremic.
uremic [jurí:mik] 尿毒症(性)の.
uremic cardiomyopathy 尿毒症性心筋症.
uremic colitis 尿毒症性腸炎.
uremic coma 尿毒性昏睡.
uremic neuropathy 尿毒症性ニューロパチー.
uremic pericarditis 尿毒症性心膜炎.
uremic pneumonitis 尿毒症性肺炎, = uremic lung.
uremic toxin 尿毒症毒素.
uremide [jú:rimid, -maid] 尿毒疹.
uremigenic [juri:miʤénik] 尿毒発生の.
ureo- [ju:riou, -riə] (尿, 泌尿器に関する接頭語), = urea-.
uresis [jurí:sis] 利尿, 排尿, = urination.
-uret [ərit] (二元性化合物の意味を表す接尾語の旧名で, 現在では -ide と呼ばれる).
ureter [jurí:tər] 尿管(腎盂から始まり膀胱底部に終わる線維筋肉性の管状器官), = ureter [L] 形 uretal, ureteral, ureteric.
ureteral [jurí:tərəl] 尿管の.
ureteralgia [ju:ritərǽlʤiə] 尿管痛.
ureteral quadruplication 四重尿管.
ureteral stent 尿管ステント(尿管内に留置し, 尿の排泄を確保するもの).
ureteral stone 尿管結石(尿路結石の一つ. 腎で産生された結石が尿流とともに尿管内に下降したもの).
ureteral triplication 三重尿管.
uretercystoscope [juri:tə:sístəskoup] 尿管膀胱鏡.
ureterectasia [juri:tərektéiziə] 尿管拡張症, = ureterectasis.
ureterectomy [ju:ritəréktəmi] 尿管切除術.
ureteric [ju:ritérik] 尿管の, = ureteral.
ureteric orifice 尿管口(左右の尿管が膀胱に入る口), = ostium ureteris [L].

U

ureteritis [juri:təráitis, ju:rit–] 尿管炎.
ureter(o)– [juri:tər(ou), –tər(ə)] (尿管との関係を表す接頭語).
ureterocele [jurí:tərəsi:l] 尿管瘤.
ureteroenterostomy [juri:tərouentərástəmi] 尿管小腸吻合術.
ureterography [juri:tərágrəfi] 尿管造影術(X 線を用いる).
ureterolith [jurí:tərəliθ] 尿管結石.
ureterolithiasis [juri:tərouliθáiəsis] 尿管結石症.
ureterolithotomy [juri:tərouliθátəmi] 尿管切石〔術〕.
ureterolysis [juri:tərálisis] 尿管捻転整復術, 尿管癒合剥離術.
ureteroneocystostomy [juri:tərouni:ousistástəmi] 尿管膀胱新吻合術, 尿管膀胱造口術.
ureteronephrectomy [juri:tərounifréktəmi] 尿管腎切除術.
ureteropelvic junction (UPJ) 尿管腎盂移行部接合.
ureteroplasty [ju:rí:tərəplæsti] 尿管形成術.
ureteropyelography [juri:təroupaiəlágrəfi] 尿管腎盂造影術.
ureteropyelonephritis [juri:təroupaiəlounifráitis] 尿管腎盂腎炎.
ureterorrhagia [juri:təréiʤiə] 尿管出血.
ureterosigmoidostomy [juri:tərousigmɔidástəmi] 尿管 S 状結腸吻合〔術〕.
ureterostenosis [juri:təroustinóusis] 尿管狭窄症, ＝ureterostenoma.
ureterostomy [ju:ritərástəmi] 尿管瘻設置術(造瘻術).
ureterotomy [ju:ritərátəmi] 尿管切開術.
ureterovesicostomy [juri:tərəvesikástəmi] 尿管膀胱吻合術.
urethane [jú:riθein] ウレタン(① ウレタン $C_2H_5OCONH_2$ (催眠, 鎮静, 鎮痙薬) ＝ethyl carbamate. ② カルバミン酸エステル).
urethra [jurí:θrə] 尿道(膀胱から体表面まで尿を導く膜性管で, 男性においては精液をも導く), ＝urethra [L] 形 urethral.
urethral [jurí:θrəl] 尿道の.
urethral artery 尿道動脈(内陰部動脈からの枝), ＝arteria urethralis [L].
urethral bulb 尿道球(尿道海綿体の基部のふくらんだ部分), ＝bulb of penis.
urethral cancer 尿道癌.
urethral caruncle 尿道小丘, ＝caruncle urethrae.
urethral crest 尿道稜(男子尿道の前立腺部の後壁にある粘膜稜).
urethralgia [ju:riθrælʤiə] 尿道痛.
urethral glands 尿道腺(リットル腺), ＝glandulae urethrales [L], Littre glands.
urethral groove 尿道溝(胎児の陰茎にみられる一時的な裂溝).
urethral sphincter 尿道括約筋(前立腺の下方の尿道隔膜部にある), ＝urethral sphincter muscle, musculus sphincter urethrae [L].
urethral sphincter muscle 尿道括約筋, ＝musculus sphincter urethrae [L], urethral sphincter.
urethral stent 尿道ステント(尿道内に留置し, 尿道内腔を確保して排尿を円滑にするもの).
urethral stricture 尿道狭窄.
urethratresia [juri:θrətrí:ziə] 尿道閉鎖症.
urethreurynter [juri:θru:ríntər] 尿道拡張器.
urethrism [jú:riθrizəm] 尿道痙攣.
urethritis [ju:riθráitis] 尿道炎.
urethr(o)– [juri:θr(ou), –θr(ə)] (尿道との関係を表す接頭語).
urethroblennorrhea [juri:θroublenərí:ə] 尿道膿漏.
urethrocele [jurí:θrəsi:l] 尿道脱, 尿道瘤.
urethrocystitis [juri:θrəsistáitis] 尿道膀胱炎.
urethrocystogram [juri:θrousístəgræm] 尿道膀胱造影図.
urethrocystography [juri:θrousistágrəfi] 尿道膀胱撮影術.
urethrocystoscope [juri:θrəsístəskoup] 尿道膀胱鏡.
urethrodynia [juri:θrədíniə] 尿道痛, ＝urethralgia.
urethrography (UG) [juri:θrágrəfi] 尿道造影〔法〕.
urethrolithiasis [juri:θrouliθáiəsis] 尿道結石症.
urethropexy [jurí:θrəpeksi] 尿道固定術.
urethrophraxis [juri:θrəfræksis] 尿道閉鎖症, ＝urethremphraxis.
urethrophyma [juri:θroufáimə] 尿道腫瘍.
urethroplasty [jurí:θrəplæsti] 尿道形成術.
urethrorrhagia [juri:θrouréiʤiə] 尿道出血, ＝urethraemorrhagia.
urethrorrhaphy [ju:riθrɔ́:rəfi] 尿道縫合〔術〕.
urethrorrhea [juri:θrərí:ə] 尿道漏, ＝urethrorrhoea.
urethroscope [jurí:θrəskoup] 尿道鏡.
urethroscopic [juri:θrəskápik] 尿道鏡の, 尿道鏡検査の.
urethroscopy [ju:riθráskəpi] 尿道鏡検査.
urethrospasm [juri:θrəspæzəm] 尿道痙攣.
urethrostaxis [juri:θrəstæksis] 尿道血漏.

U

urethrostenosis [juri:θroustinóusis] 尿道狭窄症.
urethrostomy [ju:riθrástəmi] 尿道瘻設置術, 尿道造瘻術.
urethrotomy [ju:riθrátəmi] 尿道切開術.
uretic [ju:rétik] ①尿の, ②利尿薬.
urge [ə́:ʤ] 切迫.
urge incontinence 急迫性尿失禁(抑制不可能な急激な尿失禁).
urgency [ə́:ʤənsi] ①強要, 緊急, ②尿意ひっ(逼)迫, ＝pollakisuria, urinary urgency 形 urgent.
urgency-frequency syndrome 尿切迫－頻尿症候群.
urgency syndrome 尿意切迫症候群.
uric [jú:rik] 尿の.
uric acid (UA) 尿酸(プリン体代謝産物. 尿酸生成の素材となるプリン体は, 1)食物, 2)細胞核タンパクの崩壊, 3)グリシン, ギ酸などからの生体内合成で行われ, 生成主要臓器は肝, 骨髄, 筋肉である. 内因性に生成される尿酸は1日に0.5～0.9gとされている. 尿酸の大部分(60～80%)は尿に排泄される. 血中尿酸の増加は生成の増加と排泄の減少による. 尿酸の代謝異常に痛風がある).
uric acid clearance (Cua) 尿酸クリアランス.
uric-aciduria 尿酸尿〔症〕.
uricase [jú:rikeis] ウリカーゼ, 尿酸酸化酵素(尿酸を酸化してアラントインと H_2O_2 を生成するオキシダーゼの一つ).
uricemia [ju:risí:miə] 尿酸血〔症〕(血中尿酸が増加した状態).
urico- [ju:rikou, -kə] (尿酸との関係を表す接頭語).
uricolysis [ju:rikálisis] 尿酸分解.
uricolytic [ju:rikəlítik] 尿酸分解〔性〕の.
uricopoiesis [ju:rikoupɔií:sis] 尿酸産生.
uricosuria [ju:rikousjú:riə] 尿酸尿〔症〕 形 uricosuric.
uricosuric [ju:rikousjú:rik] 尿酸排泄作用のある.
uricotelism [ju:rikətélizəm] (尿酸が終末の窒素成分として排泄されること) 形 uricotelic.
uridine [jú:ridi:n] ウリジン(核酸から得られる五炭糖化合物で, 水解によりウラシルとリボースを生ずる), ＝uracil-ribose.
uridine diphosphate (UDP) ウリジン二リン酸.
uridrosis [ju:ridróusis] 尿汗症.
urina [ju:ráinə] 尿, ＝urine.
urinable [jú:rinəbl] 利尿性の, 尿中に排泄され得る.
urinacidometer [ju:rinæsidámitər] 尿pH 計.
urinal [jú:rinəl] 尿瓶, 尿器, 採尿器.
urinalysis (UA) [ju:rinǽlisis] 尿検査, 検尿.
urinary [jú:rinəri, -nεəri] 尿の, 泌尿の.
urinary albumin excretion (UAE) 尿アルブミン排泄率.
urinary appliance 採尿(蓄尿)装具.
urinary bladder 膀胱(尿を貯蔵する嚢状の器官), ＝vesica urinaria [L].
urinary calculus 尿路結石, ＝calculus vesicae urinariae, 膀胱石.
urinary cast 尿円柱, ＝tube cast.
urinary catheter (UC) 尿道カテーテル.
urinary cylinder 尿円柱, ＝urinary cast.
urinary disturbance 排尿障害(正常な排尿では, 尿意を催した時に太い尿線, 短時間で尿が放出されるが, それ以外の状態を排尿障害という. 神経性, あるいは下部尿路の機能的, 器質的変化, 前立腺疾患などの原因による).
urinary diversion 尿路変向〔術〕(膀胱や尿管, 尿道が障害されている場合に, 尿の流れを変更し, 尿を障害部位より上で体外へ誘導する方法).
urinary drainage (UD) 尿路ドレナージ.
urinary frequency ①排尿回数, ②頻尿.
urinary incontinence 尿失禁.
urinary obstruction 尿閉.
urinary organ 泌尿器.
urinary osmolarity (uOsm) 尿浸透圧.
urinary output (UO) 尿路排出.
urinary pole 尿管極(腎小体で尿細管につながる部), ＝urinary pole [L].
urinary reflex 排尿反射(尿が膀胱に貯留すると排尿しようとする欲求が起こる), ＝vesical reflex.
urinary retention 尿閉(尿が膀胱内に存在するが, 排出することができない状態).
urinary sand 尿砂(腎結石症にみられる小粒子).
urinary smear 尿スミア.
urinary stream 尿線.
urinary stuttering 断絶放尿(しばしば中断される排尿をいう. 吃尿).
urinary tract 尿路(尿の通路(尿管, 膀胱, 尿道)).
urinary tract infection (UTI) 尿路感染症(腎, 尿管, 膀胱, 尿道など尿路の感染症).
urinary urgency 尿意切迫(非常に強い尿意を感じる状態).
urinary volume (UV) 尿路からの排泄量.
urinate [jú:rineit] 放尿する.
urination [ju:rinéiʃən] 放尿, 排尿, ＝micturition.
urinative [jú:rinətiv] 利尿薬.

urine [jú:rin] 尿(腎臓により排泄される体液の一つで，膀胱に一時的に貯蔵された後，尿道を通って体外に導かれる).
urine concentration test 尿濃縮力試験(一定の乾燥食を与え飲料を禁じて検査する)，＝Fishberg water function test.
urine output (UO) 尿排出.
urine–plasma ratio (U/P) 尿・血漿比.
urine volume (UV) 尿量(成人1日量，800～1,600mL).
uriniferous [ju:riníf∂r∂s] 輸尿の.
uriniferous tubule 尿細管(糸球体に続く細管で糸球体で濾過された原尿から尿をつくる)，＝renal tubule.
urinific [ju:riníﬁk] 尿産生の.
uriniparous [ju:riníp∂r∂s] 尿産生の，＝urinific.
urin(o)– [ju:rin(ou), –n(∂)] (尿との関係を表す接頭語).
urinogenous [ju:rinάʤ∂n∂s] 尿原性の.
urinoma [ju:rinóum∂] 尿嚢腫.
urinometer [ju:rinάmit∂r] 尿比重計.
urinometry [ju:rinάmitri] 尿比重測定法.
urinoscopy [ju:riάsk∂pi] 検尿，＝uroscopy.
urinous [jú:rin∂s] 尿の，尿独特の，＝urinose.
uriposia [ju:ripóuzi∂] 飲尿.
uritis [ju:ráitis] 熱傷，＝dermatitis calorica.
Uro urology (泌尿器科学).
uro– [ju:rou, –r∂] (尿または尾の意味を表す接頭語).
urobilin [ju:roubáilin] ウロビリン(腸管内でウロビリノーゲンの酸化により生ずる．腐敗菌の作用により生ずる黄褐色の胆汁色素で，腎から排泄されるか，または肝臓により除去される)，＝mesobilirubin.
urobilinemia [ju:roubiliní:mi∂] ウロビリン血〔症〕.
urobilinogen [ju:roubailín∂ʤ∂n] ウロビリノーゲン(ビリルビンが腸管内で細菌により還元されて生ずる無色のbilane型ピロール誘導物)，＝mesobilirubinogen, hemibilirubin.
urobilinuria [ju:roubilinjú:ri∂] ウロビリン尿〔症〕(尿中ウロビリン体，すなわちウロビリノーゲン，ウロビリンが増加することで，肝臓疾患または溶血亢進の際にみられる).
urocele [jú:r∂si:l] 陰嚢尿腫(陰嚢へ尿が流入するもの).
urocheras [ju:rάk∂r∂s] 尿砂，＝urinary sand.
urochesia [ju:roukí:zi∂] 肛門排尿(直腸を通って肛門から排尿すること)，＝urochezia.
urochrome [jú:r∂kroum] ウロクローム，尿黄色素(正常な動物の尿中にある黄色成分で，新鮮な尿には母体であるウロクロモゲンとして存在する).
uroclepsia [ju:r∂klépsi∂] 尿失禁.
urocrisis [ju:roukráisis, –rάkrisis] ①発作性放尿(疾病の極期にみられる)，尿クリーゼ，②尿路激痛(脊髄癆患者の).
urocyanosis [ju:rousai∂nóusis] 青色尿(インジカン尿症)，＝indicanuria, blue diaper syndrome.
urocyst [jú:r∂sist] 膀胱，＝urocystis, urinary bladder.
urocystic [ju:r∂sístik] 膀胱の.
urocystitis [ju:rousistáitis] 膀胱炎.
urocytogram [ju:rousáit∂græm] 尿中細胞像.
urodialysis [ju:roudaiǽlisis] 尿閉(部分的または完全な)，＝urinary obstruction.
urodynamics [ju:roudainǽmiks] 排尿水力学，尿力学.
urodynia [ju:r∂díni∂] 排尿痛，放尿痛.
uroflowmetry [ju:roufloúmitri] 尿量測定〔法〕.
urogenital [ju:r∂ʤénit∂l] 泌尿生殖器の.
urogenital cloaca 尿道腟総排出腔(尿道孔と腟とが同一の開口をもつもの).
urogenital diaphragm 尿生殖隔膜(恥骨結合と左右の恥骨弓の間にある会陰筋と筋膜よりなり，男では尿道，女では尿道と腟が貫く)，＝diaphragma urogenitale [L].
urogenital tube 尿道，＝urogenital canal.
urogenous [ju:rάʤ∂n∂s] 尿生成の，尿に由来する.
urogram [jú:r∂græm] 尿路造影図.
urography [ju:rάgr∂fi] 尿路造影〔法〕.
urogynecology [ju:rouʤinikάl∂ʤi] 婦人泌尿器科学.
urokinase (UK) [ju:roukáineis] ウロキナーゼ(セリンプロテアーゼでプラスミノーゲンのアルギニン–バリン間のペプチド結合を加水分解してプラスミンにする血栓溶解酵素の一つ).
urolith [jú:r∂–liθ] 尿石，尿結石，＝urinary calculus.
urolithiasis [ju:rouliθáiəsis] 尿石症.
urolithic [ju:r∂líθik] 尿〔結〕石の.
urology (Uro) [ju:rάl∂ʤi] 泌尿器科学 形 urologic, urological.
uromancy [jú:r∂mænsi] 尿観察診断法，＝uromantia.
urometer [ju:rάmit∂r] 尿比重計，＝urinometer.
uroncus [ju:rάŋk∂s] 尿嚢腫.
uronephrosis [ju:rounifróusis] 尿嚢腎〔症〕，水腎症(尿により腎盂，細尿などが異常に拡張した状態)，＝hydronephrosis.
uronoscopy [ju:r∂nάsk∂pi] 尿分析.
uropathogenic *Escherichia coli* (UPEC) 尿路病原性大腸菌(尿路感染症の原因となる大腸菌).

uropathy [ju:rápəθi] 尿路疾患，尿路病〔質〕.
uropenia [ju:roupí:niə] 乏尿.
urophobia [ju:roufóubiə] 尿意恐怖〔症〕.
uroplania [ju:roupléiniə] 異所排尿(泌尿器以外の器官から尿が排泄されること).
uropoiesis [ju:roupɔií:sis] 尿生成，造尿.
uropoietic [ju:roupɔiétik] 尿産生の.
uroporphyrin [ju:roupɔ́:firin] ウロポルフィリン(ポルフィリン症患者の糞尿中に存在する赤色色素).
uropsammus [ju:rəsǽməs] 尿砂症.
uropygial [ju:rəpáiʤiəl] 尾骶部の.
uropyonephrosis [ju:roupaiounifróusis] 尿膿腎症.
uropyoureter [ju:roupaioujurí:tər] 尿膿尿管.
urorectal [juərouréktəl] 尿直腸の.
urorrhagia [ju:rəréiʤiə] 尿排泄過多，= diabetes.
urorrhea [ju:rərí:ə] 尿漏，尿失禁，= enuresis.
uroschesis [ju:ráskisis] ①尿貯留，②尿閉.
uroscopic [ju:rəskápik] 尿検査の.
uroscopy [ju:ráskəpi] 尿分析.
urosepsis [ju:rəsépsis] 尿性敗血症.
urospasm [jú:rəspæzəm] 尿路痙攣.
urostealith [ju:roustí:əliθ] 脂肪性尿石.
urostoma [ju:rástəmə] 尿ストーマ(人工尿排出口).
urothelioma [ju:rouθi:lióumə] 尿路上皮腫.
urothelium [ju:rouθí:liəm] 尿路上皮(腎杯，腎盂，尿管，膀胱，後部尿道および前部尿道にある移行上皮を総称する).
urotoxia [ju:rətáksiə] ①尿毒性，尿毒素(Bouchard の定義)，②尿毒力(尿中の致死的毒物の単位)，= urotoxy.
urotoxicity [ju:routaksísiti] 尿毒性.
urotoxin [ju:rətáksin] 尿毒素.
uroureter [ju:roujurí:tər] 尿性尿管拡張.
ursodiol [ə:sədáiɔ:l] ウルソジオール(胆石など胆管の疾患の治療に用いられる).
URT upper respiratory tract (上気道，上部呼吸路).
URTI upper respiratory tract infection (上気道感染症).
urtica [ə́:tikə, ə:táikə] ①イラクサ，②膨疹.
urticant [ə́:tikənt] ①じんま(蕁麻)疹発生薬，②じんま(蕁麻)疹発生の.
urticaria [ə:tikέəriə] じんま(蕁麻)疹(膨疹が突然皮膚面に発現し，極度の痒感を伴う状態で，一般には2〜3日間後には消失するが，慢性の経過をとることもある)，= hives, nettle rash, welt 形 urticarial, urticarious.
urticarial [ə:tikέəriəl] じんま(蕁麻)疹の.
urticaria maculosa 斑状じんま(蕁麻)疹.
urticaria medicamentosa 薬剤性じんま(蕁麻)疹.
urticaria papulosa 丘疹性じんま(蕁麻)疹(小児にみられる疾患で，痒疹が発現する)，= lichen urticatus, prurigo simplex.
urticaria perstans 固定じんま(蕁麻)疹.
urticaria pigmentosa 色素性じんま(蕁麻)疹，= mastocytoma, xanthelasmoidea.
urticaria tuberosa 隆起性じんま(蕁麻)疹，= angioneurotic edema.
urticaria vesiculosa 小水疱性じんま(蕁麻)疹.
urticariogenic [ə:tikæriəʤénik] じんま(蕁麻)疹発生の.
urticate [ə́:tikeit] じんま(蕁麻)疹様の.
urtication [ə:tikéiʃən] ①じんま(蕁麻)誘導法(生のイラクサで皮膚を打つ方法)，②灼熱感(じんま(蕁麻)により誘発される)，③じんま(蕁麻)疹発生.
urushi [urú(:)ʃi] ウルシ[漆](ウルシから分泌される乳状液にいろいろな物質を加えて彩漆として用いる)，= Japanese lacquer.
US ①ultrasonography (超音波検査)，②ultrasound (超音波).
USAN ①United States Adopted Name (米国承認名)，②United States Approved Name (米国一般名).
use [jú:z] 用法，= usus.
USG ultrasonography (超音波診断).
USMLE United States Medical Licensing Examination (米国医師免許試験).
USN ultrasonic nebulizer (超音波ネブライザー).
USP, US Phar United States Pharmacopeia (アメリカ薬局方．アメリカで公認された薬剤の規格書で，含量，定性，不純物を調べる方法などが記載されている).
UST ultrasound(-sonic) tomography (超音波断層検査法).
ustion [ʌ́stʃən] ①焼灼(主として真性焼灼具による)，②火傷.
ustulation [ʌstjuléiʃən] 加熱乾燥(湿った薬物を加熱して粉末に乾燥すること).
usual childhood disease (UCD) 小児期通常疾患.
usual interstitial pneumonia (UIP) 通常型間質性肺炎.
usur [jú:sər] ①表在性潰瘍，②組織消耗.
usustatus [jusʌ́stətəs, -sú:steit-] 直立位(健康動物の正常体位).
USW ①ultrasonic wave (超音波)，②ultrashort wave (超短波).
uta [ú:tə] ウタ(アンデスに発生する皮膚

粘膜リーシュマニア症の一型. *Leishmania peruana* によって起こる).

ut dict [L] ut dictum (指示のごとく).

utend [L] utendus (使用可能).

uteralgia [ju:tərǽlʤiə] 子宮痛, ＝metralgia.

uterectomy [ju:təréktəmi] 子宮摘出, ＝hysterectomy.

uterine [jú:tərain, -rin] 子宮の.

uterine amenorrhea 子宮性無月経.

uterine aplasia 子宮無形成〔症〕.

uterine appendages 子宮付属器(卵巣, 卵管など).

uterine artery 子宮動脈(内腸骨動脈の枝で子宮に分布する), ＝arteria uterina [L].

uterine artery embolization (UAE) 子宮動脈塞栓術(子宮筋腫に対する子宮温存療法. 大腿動脈から子宮動脈へカテーテルを進め, 塞栓物質を用いて筋腫へ向かう栄養血管を塞栓して筋腫を萎縮させる).

uterine atony 子宮弛緩症(弛緩性出血. 子宮の収縮不全による出血).

uterine calculus 子宮結石.

uterine cancer 子宮癌.

uterine cavity 子宮腔(内面が子宮内膜で被われた子宮内の腔), ＝cavum uteri [L].

uterine colic 子宮仙痛.

uterine contraction 子宮収縮.

uterine glands 子宮腺(子宮内膜にあり性周期に伴い変化する), ＝glandulae uterinae [L].

uterine inertia ①子宮無力症, ②陣痛微弱.

uterine insufficiency 子宮不全.

uterine inversion 子宮内反〔症〕, ＝inversion of uterus.

uterine orifice 子宮口, ＝ostium uteri [L].

uterine pregnancy 子宮妊娠.

uterine prolapse 子宮脱.

uterine retroposition 子宮後位症(後屈や後傾を伴わない).

U

uterine rupture 子宮破裂.

uterine souffle 子宮雑音, ＝placental souffle.

uterine tube 卵管(女性の生殖器の一部, 受精の場となり, 受精卵を子宮に運ぶ管), ＝tuba uterina [L], fallopian tube, oviduct.

uterine veil 子宮膜(子宮頸口に当てるゴム膜で, 避妊の目的に用いられる).

uterine vein 子宮静脈, ＝venae uterinae [L].

uterismus [ju:tərízməs] 子宮痛.

uteritis [ju:təráitis] 子宮炎, ＝metritis.

uter(o)- [ju:tər(ou), -r(ə)] (子宮との関係を表す接頭語).

uterodynia [ju:tərədíniə] 子宮痛.

uterofixation [ju:təroufikséiʃən] 子宮固定〔術〕, ＝hysteropexy.

uterogenic [ju:tərəʤénik] 子宮内で発生する.

uterogestation [ju:trouʤestéiʃən] ①子宮内妊娠, ②満期妊娠.

uterography [ju:tərágrəfi] 子宮造影〔法〕.

uterolith [jú:təliθ] 子宮結石.

uterometer [ju:tərámitər] 子宮計, ＝histerometer.

uterometry [ju:tərámitri] 子宮計測法.

uteropexy [jú:tərəpeksi] 子宮固定〔術〕, ＝hysteropexy.

uteroplacental [ju:təroupləséntəl] 子宮胎盤の.

uteroplacental insufficiency (UPI) 子宮胎盤機能不全.

uteroplasty [jú:tərəplæsti] 子宮形成〔術〕.

uterosalpingography [ju:tərousælpiŋgágrəfi] 子宮卵管造影〔法〕, ＝hysterosalpingography.

uteroscope [jú:tərəskoup] 子宮鏡, ＝histeroscope.

uterotonic [ju:tərətánik] 子宮緊縮薬, 子宮収縮薬(子宮の収縮ないし止血の目的で子宮筋の緊張を高める薬の総称で, pituitrin, oxytocin, vasopressin, prostaglandin などはその例).

uterotubal [ju:təroutjú:bəl] 子宮卵管の.

uterotubography [ju:təroutju:bágrəfi] 子宮卵管造影〔法〕.

uterovaginal [ju:tərəvǽʤinəl] 子宮腟の.

uterovaginal plexus 子宮腟神経叢, ＝Frankenhäuser ganglion, Lee ganglion.

uterovesical [ju:tərəvésikəl] 子宮膀胱の.

uterus [jú:tərəs] 子宮(胎児の宿る女性器の梨状筋性器官で底部, 体部および頸部の3部に分かれ, 外層は腹膜の一部, 内層は粘膜, 中間層は筋性である), ＝uterus [L] 形 uterine.

uterus acollis 無頸部子宮(腟に近接する部分の欠如したもの).

uterus arcuatus 弓形子宮(底部の中央が陥入したもの).

uterus bicornis 双角子宮.

uterus bilocularis 二房子宮.

uterus bipartitus 分裂子宮, ＝septate uterus.

uterus didelphys 完全重複子宮, ＝uterus duplex separatus.

uterus duplex 重複子宮, ＝duplex uterus.

uterus masculinus 男性子宮(前立腺小室), ＝prostatic utricle.

uterus septus 中隔子宮.

uterus unicornis 単角子宮.

Uthoff operation ウトホフ手術(膀胱膣瘻孔閉鎖術．膀胱から膣瘻までネラトンカテーテルを挿入し，膣壁の切開孔を縫合する方法)．
UTI urinary tract infection (尿路感染症)．
utility [ju:tíliti] 公益，実益．
utility room 汚物処理室(病院などの)．
utilization [ju:tilaizéiʃən] 利用．
utilization review (UR) 医療内容審査．
utricle [jú:trikl] 卵形囊(内耳にあり平衡覚に関係)，＝utriculus [L]．
utricular [ju:tríkjulər] ①小室の，卵形囊の，②膀胱様の．
utricular nerve 卵形囊神経(平衡覚に関係する)，＝nervus utricularis [L]．
utriculi [ju:tríkjulai] →utriculus.
utriculitis [ju:trikjuláitis] ①卵形囊炎，②前立小室炎．
utriculoampullar nerve 卵形囊膨大部神経(第8脳神経の前庭神経線維の一部で，平衡器官(卵形囊，球形囊，半規管)を支配する)，＝nervus utriculoampullaris.
utriculoplasty [ju:tríkjuləplæsti] 小室(小子宮)形成術(子宮壁から楔状組織片を切除し，その切断面を縫合して小子宮をつくる方法)．
utriculosaccular [ju:trikjuləsǽkjulər] 卵形球形の，連囊の．
utriculosaccular duct 連囊管(平衡覚に関係する内耳の卵形囊と球形囊を連絡する小管)．
utriculus [ju:tríkjuləs] ①小囊，小胞，②卵形囊 複 utriculi.
utriculus prostaticus 前立腺小室．
utriform [jú:trifɔ:m] 革袋形の，びん形の．
utterance [ʌ́tərəns] 発語．
U-tube manometer U字管圧力計．
UV ①ultraviolet (light, rays) (紫外線)，②ulcus ventriculi (胃潰瘍)，③urine volume (尿量)．
uvaeformis [juvi:fɔ́:mis] ぶどう膜層(脈絡膜の中間層)，＝lamina vasculosa, lamina propria.
uvea [jú:viə] ぶどう膜(虹彩，毛様体，脈絡膜を含む総称)，＝tunica vasculosa oculi, uveal tract 形 uveal.
uveal [jú:viəl] ぶどう膜の．
uveitis [ju:viáitis] ぶどう膜炎 形 uveitic.
UV-endonuclease UVエンドヌクレアーゼ(紫外線ultraviolet (UV)によって生じたピリミジン二重体を認識し，DNAを修復するためにDNA一本鎖を切断する酵素)．
uveo- [ju:viou, -viə] (ぶどう膜との関係を表す接頭語)．
uveomeningoencephalitic syndrome ぶどう膜髄膜脳炎症候群，＝Vogt-Koyanagi-Harada syndrome.
uveoparotitis [ju:vioupærətáitis] ぶどう膜耳下腺炎，＝uveoparotid fever.
uvic acid ウビン酸．
uviform [jú:vifɔ:m] ブドウ状の．
uviofast [jú:viəfæst] 紫外線抵抗性の，＝uvioresistant.
uviol [jú:viɔ:l] ユビオール(紫外線を透過し得る特殊なガラス)．
uviometer [ju:viámitər] 紫外線線量計．
uvioresistant [juviourizístənt] 紫外線抵抗性の，＝uviofast.
uviosensitive [ju:viəsénsitiv] 紫外線感受性の．
uvula [jú:vjulə] ①垂，②口蓋垂，＝uvula palatina [L] 形 uvular.
uvula bifida 口蓋垂裂．
uvular [jú:vjulər] 口蓋垂の．
uvulatome [jú:vjulətoum] 口蓋垂切除器，＝staphylotome.
uvulatomy [ju:vjulǽtəmi] 口蓋垂切開術，＝staphylotomy.
uvulectomy [ju:vjuléktəmi] 口蓋垂切除術．
uvulitis [ju:vjuláitis] 口蓋垂炎．
uvulopalatopharyngoplasty (UPPP) [ju:vjuloupælətoufæríŋgəplæsti] 口蓋垂軟口蓋咽頭形成〔術〕．
uvuloptosis [ju:vjulaptóusis] 口蓋垂下垂症，＝staphyloptosia, uvulaptosis.
uvulotome [jú:vjulətoum] 口蓋垂切除器，＝uvulatome.
uvulotomy [ju:vjulátəmi] 口蓋垂切開術，＝uvulatomy.
U wave U波(心電図においてT波に続いて起こる小隆起)．

V

V ①vanadium（バナジウムの元素記号），②vena（静脈），③vitamin（ビタミン），④ventilation（換気〔量〕），⑤vision（視覚），⑥visual acuity（視力），⑦velocity（速度），⑧voltage（ボルト）．

$\dot{V}$ （毎分当たりのガス流量，換気量を示す記号．$\dot{V}CO_2$（二酸化炭素産生量），$\dot{V}O_2$（酸素消費量）などのように下付き文字で部位やガスの種類を示す）．

VA ①variant angina（異型狭心症），②visual acuity（視力）．

V_A, $\dot{V}_A$ alveolar ventilation（肺胞換気量）．

VAA virus-associated antigen（ウイルス関連抗原）．

vaccigenous ［væksíʤənəs］ ワクチン産生の，＝vaccinogenous．

vaccina ［væksínə］ ①痘疹（種痘の結果として生ずる皮疹），②牛痘，＝cowpox．

vaccinable ［væksínəbl］ （ワクチンを接種して得られる）．

vaccinal ［vǽksinəl］ ワクチンの，種痘の．

vaccinate ［vǽksineit］ 予防接種する．

vaccination ［væksinéiʃən］ 予防接種，種痘（弱毒化病原体（生ワクチン），死滅，不活化病原体（死菌，不活化ワクチン）を接種して，感染症に対する抵抗力を増加させること）．

vaccination reaction 種痘反応．

vaccinator ［vǽksineitər］ 種痘実施者．

vaccine ［vǽksi:n］ ワクチン（病原体に対する能動免疫を与える目的で投与される製剤．生ワクチン，死菌ワクチン，不活化ワクチンなどある），＝vaccinum．

vaccine failure ワクチン不全（十分な免疫を獲得できないこと）．

vaccinella ［væksinélə］ ①仮痘，②頓挫性種痘疹．

vaccine serotype (VS) ワクチンの血清型．

vaccine virus 痘苗，＝virus vaccium．

vaccinia ［væksíniə］ ①牛痘，②小痘瘡（ワクシニアウイルス接種によって起こる局在性膿疱性発疹．全身性障害が起こることもある）．

vaccinial ［væksíniəl］ 痘疹の．

Vaccinia virus ワクチニアウイルス（ポックスウイルス科のウイルスで，痘苗に利用された）．

vaccinid(e) ［vǽksinid］ 種痘疹，痘疱．

vaccinifer ［væksínifər］ ①痘苗保有者（痘苗を採られるヒトまたは動物のこと），②種痘針．

vacciniform ［væksínifɔ:m］ 牛痘状の，痘瘡状の．

vaccininum ［væksíninəm］ （痘苗からつくった接種剤），＝vaccinin．

vacciniola ［væksinióulə］ 副痘（種痘疹に付随して起こる痘疹），＝vaccinola．

vaccinization ［væksinaizéiʃən］ 完全種痘〔法〕（何回反復接種しても効果を現さないまでに徹底した種痘をいう）．

vaccinogen ［væksínəʤən］ 痘苗原（ワクチン原料のこと）．

vaccinogenous ［væksinɑ́ʤənəs］ ワクチンの．

vaccinoid ［vǽksinɔid］ 仮〔牛〕痘，＝vaccinella．

vaccinoid reaction 痘瘡様反射（不完全な痘瘡の免疫を受けた後，再種痘により現れる軽微な皮膚反応）．

vaccinola ［væksinóulə］ 副痘，＝vacciniola．

vaccinophobia ［væksinoufóubiə］ 種痘恐怖〔症〕．

vacuolar ［vǽkjuələr］ 空胞の．

vacuolate ［vǽkjuəleit］ 空胞化する．

vacuolated ［vǽkjuəleitid］ 空胞の生じた．

vacuolation ［vækjuəléiʃən］ 空胞形成，空胞化．

vacuole ［vǽkjuoul］ ①空胞，②液胞．

vacuum ［vǽkjuəm, -kju:m］ ①真空（なにもない空間のことで，実験技術における高度減圧状態で，通常水銀柱ミリメートル以下のものをいう．人為的につくり得る最高の真空は 10^{-10} mmHg 程度），②真空度．

vacuum chamber 空室（義歯床に排気してつくった陥凹）．

vacuum desiccator 真空乾燥器．

vacuum distillation 真空蒸留（蒸留装置を気密に連結し，受器に近い部分からポンプで排気して行う）．

vacuum extraction delivery (VE) 吸引分娩〔術〕．

vacuum extractor (VE) 吸引分娩器．

vacuum gauge 真空計（低圧計の一つ）．

vacuum polarization 真空の分極．

vacuum pump 真空ポンプ（高度の真空をつくるために用いる）．

vacuum spectroscope 真空分光器（波長 180 nm 以下の光の分析に用いる装置）．

vacuum tube 真空管．

VAD ventricular assist device（補助人工心〔臓〕）．

vadum ［véidəm］ 浅溝〔隆起〕（大脳溝の底部にまれにみられる隆起で，溝を浅くするか，または没却させる構造）．

vagabondage [vǽgəbɑndiʤ] 放浪〔習慣〕(精神病患者にしばしばみられる), ＝vagabondism.
vagal [véigəl] 迷走神経の.
vagal bradycardia 迷走神経性徐脈.
vagal escape 迷走神経性補充収縮(心拍を生成する静脈洞結節の機能が迷走神経の刺激により停止されたにもかかわらず下位自動中枢からペースメーカーが発生する特発性心拍).
vagectomy [veiʤéktəmi] 迷走神経切除〔術〕.
vagi [véiʤai] → vagus.
vagina [vəʤáinə] ①腟, ＝vagina [L], colpos, ②莢膜, 鞘膜, ＝sheath 複 vaginae 形 vaginal.
vaginal [vǽʤinəl, vəʤái-] ①腟の, ②鞘の.
vaginal artery 腟動脈(子宮動脈の枝), ＝arteria vaginalis [L].
vaginal cancer 腟癌.
vaginal gland 腟腺.
vaginal hernia 腟ヘルニア.
vaginal hysterectomy (VH) 経腟子宮摘出〔術〕.
vaginal incontinence 腟性尿失禁(仮性尿失禁の一つ. 尿道以外からの尿の漏出).
vaginalitis [væʤinəláitis] 精巣(睾丸)鞘膜炎.
vaginal nerves 腟神経, ＝nervi vaginales.
vaginal process 鞘状突起(①胎児腹膜の突起で, 鼠径管を通って陰嚢または大陰唇に達するもの. ②蝶骨下面からの突起で, 内翼板から内方へ向かうもの. ③側頭骨の鞘状突起で, 頸動脈管から乳様突起に向かうもの), ＝processus vaginalis [L].
vaginal prolapse 腟脱出症, 腟脱(腟外翻のこと), ＝vaginal eversion.
vaginal section 腟式切開.
vaginal smear 腟内容塗布(腟粘膜表面の付着物で, それに存在する細胞の種類により性的周期が観察される).
vaginal speculum 腟鏡.
vaginal tablet 腟錠.
vaginal trichomoniasis 腟トリコモナス症.
vaginate [vǽʤinit, -neit] 有鞘性の, 鞘で包んだ.
vaginectomy [væʤinéktəmi] ①腟切除術, ②精巣(睾丸)鞘膜切除術.
vaginicoline [væʤiníkəli:n] 腟内生息の(細菌についていう).
vaginismus [væʤinízməs] 腟痙(腟の局所的感覚過敏の結果現れる疼痛性痙攣で, 外陰部のものを浅部腟痙, 球海綿体筋または肛門挙筋によるものを深部腟痙という).
vaginitis [væʤináitis] ①腟炎, ＝colpitis, ②鞘膜炎.
vagin(o)- [væʤin(ou), -n(ə)] (腟または鞘との関係を表す接頭語).
vaginocele [vǽʤinəsi:l] 腟脱, ＝colpocele.
vaginodynia [væʤinədíniə] 腟痛, 腟痙, ＝colpodynia.
vaginofixation [væʤinoufikséiʃən] 子宮腟固定〔術〕(子宮後屈症の手術療法), ＝vaginal hysteropexy.
vaginogram [vǽʤinəgræm] 腟造影図.
vaginography [væʤinágrəfi] 腟造影法.
vaginolabial [væʤinouléibiəl] 腟陰唇の.
vaginometer [væʤinámitər] 腟測定計(腟の長さと直径とを測る器械).
vaginomycosis [væʤinoumaikóusis] 腟真菌症(主として *Leptothrix vaginalis* または *Candia albicans* の感染による).
vaginoperineoplasty [væʤinouperiní:əlpæsti] 腟会陰形成〔術〕.
vaginoperineotomy [væʤinouperiniátəmi] 腟会陰切開〔術〕.
vaginoplasty [vǽʤinəplæsti] 腟形成〔術〕.
vaginoscope [vǽʤinəskoup] 腟鏡, ＝colposcope.
vaginoscopy [væʤináskəpi] 腟鏡検査法.
vaginotome [vǽʤinətoum] 腟切開刀.
vaginotomy [væʤinátəmi] 腟切開〔術〕.
vaginovulvar [væʤinəvʌ́lvər] 腟外陰の.
vagitus [vəʤáitəs] 啼泣(ていきゅう. 新生児などが声を上げて泣くこと).
vagitus uterinus 子宮内呱声(子宮内の胎児の泣き声).
vagoaccessorius [veigouæksəsɔ́:riəs] 迷走副神経(迷走神経と副神経の延髄根を合わせて1つの神経とした場合の名称).
vagolysis [veigálisis] 迷走神経剥離術(噴門痙攣の手術的療法で, 迷走神経の食道枝を切断する方法).
vagolytic [veigəlítik] 迷走神経抑制の.
vagotomy [veigátəmi] 迷走神経切断術(横隔膜下の迷走神経切断により胃潰瘍の疼痛感が除去される), ＝gastric neurectomy.
vagotonia [veigoutóuniə] 迷走神経緊張(副交感神経緊張とも呼ばれ, 脈管運動性不安定, 便秘, 発汗, 疼痛性不随意運動痙攣などが特徴), ＝vagotony 形 vagotonic.
vagotonic [veigoutánik] 迷走神経緊張の.
vagotony [veigátəni] 迷走神経緊張, ＝vagotonia.
vagotropic [veigətrápik] 迷走神経向性の.
vagotropism [veigátrəpizm] 迷走神経向性 形 vagotropic, vagotrope.

V

vagovagal [veigouvéigəl] 迷走神経〔性〕の.
vagovagal reflex (VVR) 血管迷走神経反射.
vagus [véigəs] 迷走神経, =vagus nerve 複 vagi 形 vagal.
vagus nerve 迷走神経(第10脳神経, 運動神経, 知覚神経のほかに副交感神経を含む. 副交感神経は主に骨盤内臓以外の内臓に広く分布する), =nervus vagus [L].
valence [véiləns] 原子価(原子量またはその総和を化学当量で割った数値), =valency, quantivalence.
valency [véilənsi] =valence.
Valentine position バレンタイン体位(患者は背臥位となり腰部で屈曲した体位).
Valentine test バレンタイン3杯検査法(3本の試験管に排尿させ, 第1管の尿は尿道の洗浄液, 第2管は膀胱内の尿, 第3管は尿道後部, 前立腺および精嚢からの液が混ざっている), =three-glass test.
Valentin ganglion ワレンチン神経節(上歯槽神経にある).
valetudinarian [vælitju:dinéəriən] 虚弱者, 病弱者, =invalid, valetudinary.
valetudinarianism [vælitju:dinéəriənizəm] 虚弱質(病弱な状態を指す), =invalidism.
valgoid [vælgɔid] 外反様の.
valgus [vælgəs] 外反.
validation [vælidéiʃən] 確認, 批准, バリデーション.
validity [vəlíditi] 妥当性.
valine (Val) [véili:n, vælin] バリン(タンパク質を構成する分枝アミノ酸の一つ).
vallate [væleit] 有郭の, 杯状の(囲いのある所または陥凹).
vallate papilla 有郭乳頭, =papillae vallatae [L].
vallecula [vəlékjulə] 谷(裂け目), =valley 形 vallecular.
Valleix point ヴァレー疼痛点, ヴァレー圧〔痛〕点(神経痛にみられる神経分布路に沿う疼痛点), =puncta dolorosa, points douloureux.
vallis [vælis] 小脳谷(小脳半球の下面, 虫部のあるくぼんだ部位で延髄をいれる), =vallecula cerebelli.
vallum [væləm] 郭, 堤.
valproic acid バルプロ酸(抗痙攣薬).
Valsalva antrum ヴァルサルヴァ洞(大動脈基部の洞, 乳突洞), =valsalva sinus, antrum tympanicum, mastoid antrum.
Valsalva maneuver ヴァルサルヴァ手技(①口と鼻を閉じ呼気を行うように加圧して, 空気を耳管に通す方法で, 耳管炎の有無の検査としても利用される, =Valsalva experiment. ②息ごらえして右心房への静脈還流を妨げて循環調節を調べる, =Valsalva test).
Valsalva sinus ヴァルサルヴァ洞(上行大動脈基部, 動脈弁の上方の空間), =aortic sinus.
Valsalva test ヴァルサルヴァ試験(耳管通気度検査法), =Valsalva maneuver.
value [vælju:] 値, 数値, 価値, 有用性, 重要性.
valvate [vælveit] ①弁状の, 有弁の, ②敷石状の.
valve [vælv] 弁, 弁膜, =valva.
valved [vælvd] 弁のある, 弁を通って開口する, =valvate.
valveless [vælvles] 無弁の(弁を備えていない静脈, 特に門脈などについていう).
valviform [vælvifɔ:rm] 弁状の.
valvotomy [vælvátəmi] 弁切開術(特に心臓僧帽弁, 肺動脈弁または直腸弁の).
valvula [vælvjulə] 小弁 形 valvular.
valvula bicuspidalis 二尖弁(左房室弁, 僧帽弁のこと).
valvula foraminis ovalis 卵円孔弁(胎児心房中隔にある卵円孔の左心室縁から出たヒダ, 肺呼吸の開始に伴い左心房の圧の上昇により卵円孔が閉鎖される).
valvula fossae navicularis 舟状窩弁(尿道の舟状窩の上方にある粘膜ヒダ), =Guérin fold.
valvula processus vermiformis 虫垂弁, =Gerlach fold.
valvula pylori 幽門弁, =pyloric valve.
valvular [vælvjulər] 弁状の.
valvular heart disease (VHD) 弁膜性心臓疾患.
valvular insufficiency 〔心臓〕弁閉鎖不全(大動脈弁, 僧帽弁などの閉鎖が不全な状態).
valvula semilunaris 半月弁(血管の内膜がポケット状になった弁, 3枚の半月弁よりなり大動脈弁, 肺動脈弁を構成する).
valvula tricuspidalis 三尖弁(右房室弁).
valvule [vælvju:l] 小弁.
valvulectomy [vælvjuléktəmi] 弁切除〔術〕.
valvulitis [vælvjuláitis] 〔心〕弁膜炎, =endocarditis valvularis.
valvuloplasty [vælvjuləplæsti] 弁形成術.
valvulotome [vælvjulətoum] 弁切開器, 弁〔膜〕切開刀.
valvulotomy [vælvjulátəmi] 弁切開術.
vampirism [væmpaiərizəm] ①死体冒瀆(死体と性交を営むか, または色欲を満足させるために切断する行為)，＝necrophilism，②ヴァンピリズム(生血を吸われるとの迷信).

van Buchem syndrome ファン・ブーヘム症候群(常染色体性劣性遺伝による全身性骨皮質の骨化過剰症．下顎の肥大と骨幹，頭蓋骨の肥厚を伴う).

vancomycin (VCM) [væŋkoumáisin] バンコマイシン(グラム陽性菌，特にMRSAに有効な抗生物質)，＝vancocin.

vancomycin intermediate-resistant *Staphylococcus aureus* (VISA) バンコマイシン軽度耐性黄色ブドウ球菌.

vancomycin-resistant enterococcus (VRE) バンコマイシン耐性腸球菌(細胞内にバンコマイシン耐性遺伝子(vanA)のプラスミドをもつ，最も治療困難な院内感染菌).

vancomycin resistant *Staphylococcus aureus* (VRSA) バンコマイシン耐性黄色ブドウ球菌.

van der Hoeve syndrome ファン・デル・ヘーベ症候群(骨形成不全症による頻回の骨折，青色強膜，耳硬化症による難聴を3主徴とする遺伝性疾患)，＝Adair-Dighton syndrome, van der Hoeve phacomatosis, Lobstein disease.

van Gieson stain ヴァンギーソン染色(①結合織細線維染色．②ネグリ小体の染色法).

vanillyl mandelic acid (VMA) バニリールマンデル酸.

vanishing [vǽniʃiŋ] 消滅する，消失する.

vanishing bile duct syndrome (VBDS) 消失胆管症候群(肝移植後に起こる閉塞性胆管炎．細い胆管が破壊され胆管消失をきたす病態に用いられる．消失した胆管は再生しないといわれている).

vanishing lung 消失肺(進行性巨大肺嚢胞による)，＝progressive giant lung cyst.

vanishing lung syndrome バニシングラング症候群.

vanishing tumor 自然消滅腫瘍，バニッシングツモール.

Van Slyke method ヴァンスライク法(①ヴァンスライクアミノ窒素法では，被検物を亜硝酸で処理して発生する窒素を定量する．②尿素の定量法).

Vanzetti sign ヴァンツェッチ徴候(坐骨神経痛においては脊髄彎曲があっても骨盤は水平位を保つが，ほかの場合には必ず傾斜している).

VAP ventilator-associated pneumonia (人工呼吸器関連肺炎).

vapocauterization [veipoukɔ:tərizéiʃən] 蒸気焼灼法.

vapor [véipər] ①蒸気，②発散，③吸入薬.

vaporarium [veipouréiriəm] 蒸気浴.

vaporish [véipəriʃ] 不機嫌な，ヒステリー性の.

vaporizability [veipəraizəbíliti] 気化性，蒸発性.

vaporization [veipəraizéiʃən] ①気化(固体または液体が，化学変化を経ずに気体となること)，②蒸気腐食法(100°C以上の水蒸気を当てて行う止血法).

vaporize [véipəraiz] ①気化する，②蒸気療法をする.

vaporizer [véipəraizər] 蒸発器，気化器.

vapor pressure 蒸気圧(固体または液体と平衡にある蒸気の圧力).

vapotherapy [veipəθérəpi] 蒸気療法.

vapo(u)r [véipər] 蒸気.

$\dot{V}_A/\dot{Q}$ alveolar ventilation perfusion ratio (換気血流比).

var. varietas (変種).

variability [vɛəriəbíliti] ①変異性(生物が遺伝子の変化，またはその組み合わせや環境の相違により，種々に変わる性質で，彷徨変異 fluctuation, modification と突然変異 mutation とに大別される)，②変動性 形 variable.

variable [vɛ́əriəbl] ①変数(量)，変化するもの，＝variate，②変異する，変化しやすい，多様な.

variable coupling 移動連結(連結期が不定なこと).

variable deceleration 変動一過性徐脈.

variable region (V region) 可変領域，V領域(免疫グロブリンのL鎖，H鎖のN末端部分).

variance [vɛ́əriəns] 分散(標準偏差の二乗で，平方平均ともいう)，＝mean square.

variant [vɛ́əriənt] 変種，変異体，変異型，変異株.

variant angina (VA) 異型狭心症(安静時狭心症の中で発作時にST上昇を起こす攣縮性狭心症)，＝Prinzmetal angina.

variant Creutzfeldt-Jakob disease (vCJD) 変異型クロイツフェルト・ヤコブ病，＝new variant Creutzfeldt-Jakob disease.

variant form 異形.

variation [vɛəriéiʃən] 変化〔すること〕，差異，多様性.

varication [værikéiʃən] 静脈瘤形成.

variceal [værisí:əl] 静脈瘤の.

varicectomy [værisέktəmi] 静脈瘤切除術.

varicella [værisélə] 水痘，水疱瘡(小児のウイルス性伝染病で，潜伏期14～17日を経て発熱，水疱疹を発生する)，＝chicken-pox, water-pox.

varicellation [værisəléiʃən] 水痘予防接種.

varicella-zoster virus (VZV) 水痘・帯状疱疹ウイルス(ヘルペスウイルス科の

V

ウイルスで，水痘，帯状疱疹の原因となる)，＝*Human herpesvirus 3*.

varicelliform [værisélifɔ:rm] 水痘〔疹〕状の.

varicelloid [værisélɔid] ①水痘様の，②類水痘疹.

Varicellovirus [væriselouváiərəs] バリセロウイルス属(ヘルペスウイルス科の一属で，ヒトヘルペスウイルス3型などが含まれる).

varices [vǽrisi:z] → varix.

variciform [vərísifɔ:rm] 静脈瘤状の.

varico– [værikou, –kə] (静脈瘤との関係，または迂回腫脹，怒張などの意味を表す接頭語).

varicoblepharon [værikəbléfərən] 眼瞼静脈瘤，眼瞼血管腫.

varicocele [vǽrikəsi:l] 精索静脈瘤，静脈節瘤.

varicocelectomy [værikousiléktəmi] 精索静脈瘤切除術.

varicography [værikágrəfi] 静脈瘤造影法.

varicoid [vǽrikɔid] 静脈瘤様の，＝variciform.

varicole [vǽrikoul] 精索静脈瘤.

varicomphalus [værikámfələs] 臍部静脈瘤.

varicophlebitis [værikouflibáitis] 静脈瘤性静脈炎.

varicosclerosation [værikouskliərouzéiʃən] 静脈瘤硬化療法.

varicose [vǽrikous] 静脈瘤の，静脈怒張の.

varicose aneurysm 静脈瘤性動脈瘤.

varicose veins of lower extremities 下肢静脈瘤(下肢の静脈がうっ滞のため拡張したり，蛇行する状態).

varicosis [værikóusis] 静脈怒張，静脈瘤症.

varicosity [værikásiti] 静脈瘤様腫脹.

varicotomy [værikátəmi] 静脈瘤切開術.

varicula [vəríkjulə] 結膜静脈瘤.

variegate porphyria (VP) 斑紋状ポルフィリン症.

varietas (var.) [L] 変種.

variety [vəráiiti] 多様〔性〕，変化，種類，類型.

variola [vəráiələ] 痘瘡，天然痘，＝small-pox 形 variolar.

variola major 痘瘡，天然痘(痘瘡ウイルスによる伝染病で，発熱，全身に発疹をきたす．1980年にWHOより根絶宣言が出されたが，感染症法では一類に分類されている)，＝smallpox.

variola minor 小疱瘡.

variola sine eruptione 無疹痘(痘瘡の頓挫型で，発疹がほとんどみられない).

variolate [véəriəleit] ①痘瘡状の，②痘苗を接種する.

Variola virus 痘瘡ウイルス(ポックスウイルス科のウイルスで，痘瘡の原因となる)，＝smallpox virus.

variolic [veəriálik] 痘瘡の，＝variolar.

varioloid [véəriəlɔid] 仮痘(痘瘡または種痘の既往症のある者にみられる軽症性痘瘡)，＝modified smallpox.

variometer [veəriámitər] 偏差計.

various [véəriəs] 多様な，種々の，異なる(個々に)，変化に富む.

varix [véəriks] 静脈瘤(下肢表在静脈が立位時に怒張，屈曲，蛇行し，血流うっ滞により下肢の疲労感，疼痛などを訴える) 複 varices 形 varicose.

varnish [vá:niʃ] バーニッシュ(ワニス．樹脂を適宜の溶媒に溶解した歯科用仮漆).

varus [véərəs] 内反.

VAS visual analogue scale (視覚アナログ尺度).

vas [vǽs] 脈管，血管，＝vessel 複 vasa 形 vasal.

vasa [vǽsə] → vas.

vas aberrans 迷入血管，盲管.

vasa efferentia 輸出管(①糸球体から出る細動脈．②リンパ節から出るリンパを運ぶリンパ管).

vas afferentia 輸入管(①糸球体に入る細動脈．②リンパ節に入るリンパを運ぶリンパ管)，＝vas afferens.

vasalgia [vəsǽldʒiə] 血管痛.

vasalium [vəséiliəm] 脈管組織.

vasa vasorum 脈管の脈管(太い動脈の外膜にみられる動脈の壁を栄養する細い血管のこと)，＝vasa vasorum [L].

vascular [vǽskjulər] 脈管の，血管の.

vascular bed 血管床(器官あるいは器官の特定の部位に分布する血管全体).

vascular bundle 維管束，管束.

vascular dementia (VD) 血管性痴呆(脳血流低下，広義の脳血管障害に起因する痴呆をいう．多発性脳梗塞，持続性脳低灌流(血流低下)，低酸素性脳症などが原因となる).

vascular endothelial growth factor (VEGF) 血管内皮細胞増殖因子.

vascular goiter 血管甲状腺腫.

vascular headache 血管性頭痛.

vascularity [væskjulǽriti] 血管の分布〔状態〕(血管の多いこと).

vascularization [væskjulərizéiʃən] 血管化，血管新生(既存の血管から新たに血管ができること).

vascular keratitis 血管性角膜炎.

vascular malformation 血管奇形.

vascular murmur 血管雑音(血液粘稠度の減少，血管壁硬化，血流速度の増大などによって出現する雑音．外頸，椎骨，鎖骨下動脈などの狭窄で聴取される).

vascular nerve 脈管神経(血管に分布

する交感神経), = nervus vascularis.

vascular pole 血管極(腎小体で輸入・輸出細動脈が出入りする部), = polus vascularis [L].

vascular reaction to cold 寒冷血管反応, = cold vascular hunting reaction.

vascular resistance (VR) 血管抵抗.

vascular spider クモ状血管腫, = arterial spider, spider angioma.

vascular tumor 血管性腫瘍.

vascular zone 脈管帯(外耳道で血管の豊富な部位), = spongy spot.

vasculature [vǽskjulətʃər] 血管系.

vasculitis [væskjuláitis] 脈管炎(動脈, 静脈, 毛細血管に生じる炎症の総称), = angiitis.

vasculogenesis [vǽskjuloudʒénisis] 脈管形成.

vasculomotor [væskjuloumóutər] 血管〔壁〕運動の, = vasomotor.

vasculopathy [væskjuláp əθi] 血管症(血管の疾患).

vasculum [vǽskjuləm] 小脈管.

vas deferens 精管(精巣でつくられた精子を運ぶ管), = deferent duct, ductus deferens [L].

vasectomy [vəséktəmi] 精管切除(男性不妊の目的, または逆行性感染による精巣上体(副睾丸)炎予防の目的で行う) 動 vasectomize.

vas efferens 精巣輸出小管.

vaseline [vǽsili:n] ワセリン(軟膏, 化粧品, 火薬, 減摩剤などに用いられる), = vaselinum, petrolatum, petroleum jelly.

V-A shunt ventriculoatrial shunt (脳室・心房短絡〔術〕).

vasifactive [vesifǽktiv] 血管形成性の, = vasoformative.

vasiform [véisifɔ:m] 脈管状の.

vasitis [vəsáitis] 精管炎, = deferentitis.

vaso– [veisou, væs–, –sə, veizou, –zə] (脈管, 血管との関係を表す接頭語).

vasoactive [veisouǽktiv, væs–] 血管作用の.

vasoactive intestinal peptide (VIP) 血管作動性腸管ペプチド(消化管ホルモンの一つ. 28個のアミノ酸からなる直鎖のポリペプチド).

vasoconstriction [veisoukənstríkʃən] 血管収縮.

vasoconstriction rate (VCR) 血管収縮率.

vasoconstrictive [veisoukənstríktiv] 血管収縮〔性〕の.

vasoconstrictor [veisoukəstríktər] 血管収縮薬.

vasoconstrictor substance (VCS) 血管収縮物質.

vasodepression [veisoudipréʃən] 血管運動抑制.

vasodepressor [veisoudiprésər] ① 血管抑制性の, ② 血管拡張薬.

vasodepressor material (VDM) 血管拡張物質.

vasodepressor nerve 血管抑制神経.

vasodilatation [veisoudailətéiʃən] 血管拡張 形 vasodilative.

vasodilation [veisoudailéiʃən] 血管拡張, = vasodilatation.

vasodilative [veisoudáilətiv] 血管拡張の.

vasodilator (VD) [veisoudailéitər] 血管拡張薬.

vasodilator nerve 血管拡張神経.

vasoepididymostomy [veisouepididimástəmi] 精管精巣上体吻合〔術〕.

vasoformative [veisoufɔ́:mətiv] 血管形成の.

vasoformative cell 脈管形成細胞, = vasofactive cell.

vasography [vəságrəfi, vei–] 血管造影〔法〕.

vasoinhibitor [veisouinhíbitər] 血管運動抑制神経.

vasoinhibitory [veisouinhíbitəri, –tɔ:ri] 血管抑制性の.

vasoligation [veisouligéiʃən] 血管結紮術, = vasoligature.

vasomotion [veisoumóuʃən] 血管運動.

vasomotor [veisoumóutər] ① 血管運動の, ② 血管運動薬.

vasomotor angina pectoris 血管運動性狭心症.

vasomotor center 血管運動中枢.

vasomotor epilepsy 血管運動性てんかん(小動脈の狭窄をきたし, 皮膚が青藍色を呈する).

vasomotorial [veisoumoutɔ́:riəl] 血管運動性の, = vasomotory.

vasomotoricity [veisoumoutərísiti] 血管運動性.

vasomotor imbalance 血管運動神経失調, = autonomic imbalance.

vasomotor nephropathy 血管運動性腎症.

vasomotor nerve 血管〔運動〕神経(血管の運動(収縮, 弛緩)に関わる神経).

vasoneurosis [veisounju:róusis] 血管神経症.

vasoparalysis [veisouparǽlisis] 血管運動神経麻痺.

vasoparesis [veisouparí:sis] 血管運動神経不全麻痺.

vasoplegic [veisəplédʒik] 血管麻痺〔性〕の.

vasopressin (VP) [veisəprésin] バソプレシン(オキシトシンとともに脳下垂体後葉ホルモンの一つで, 細動脈平滑筋収縮による血圧上昇を起こし, 抗利尿作用を呈し, また腸管壁に作用して蠕動を増強する), = pitressin, tonephin antidiuretic hormone.

vasopressor [veisəprésər] ①昇圧の，血管収縮の，②昇圧薬，血管収縮薬．
vasopressor reflex 脈管収縮反射．
vasopuncture [veisəpʌ́ŋktʃər] 精管穿刺．
vasoreflex [veisourí:fleks] 血管反射．
vasorelaxation [veisourilæksèiʃən] 血管緊張低下．
vasoresection [veisourisékʃən] 精管切除．
vasorrhaphy [veisɔ́:rəfi, vəs–] 精管縫合．
vasosection [veisəsékʃən] 精管切断．
vasosensory [veisəsénsəri, –sɔ:ri] 血管感覚神経の．
vasospasm [véisəspæzəm] 血管攣縮．
vasospastic [veisəspǽstik] 血管痙攣〔性〕の，血管痙縮〔性〕の，血管攣縮性の．
vasospastic angina 攣縮性狭心症．
vasostimulant [veisəstímjulənt] 血管刺激性の．
vasostomy [veisástəmi, vəs–] 精管造瘻術．
vasothrombin [veisouθrámbin] バソトロンビン(血管内皮細胞により生成される線維素因子で，肝臓トロンビンと結合してトロンビンを産生する)．
vasotocin (VT) [veisoutóusin] バソトシン(下垂体後葉ホルモンの一つ．オキシトシンと同一の環状部をもつ)．
vasotomy [veisátəmi] 精管切開術．
vasotonia [veisoutóuniə] 血管緊張．
vasotonic [veisətánik] ①血管緊張性の，②血管緊張物質．
vasotribe [véisətraiv] 血管圧砕鉗子，＝angiotribe．
vasotripsy [véisətripsi] 血管圧砕止血法，＝angiotripsy．
vasotrophic [veisətráfik] 血管栄養の．
vasotropic [veisətrápik] 向血管性の．
vasovagal [veisouvéigəl] 血管迷走神経の．
vasovagal syncope 血管迷走神経性失神(交感神経が過度に緊張し，心拍数と血管抵抗が増加し，最終的に遠心性迷走神経活動の亢進により，徐脈と血管拡張が起こり血圧が低下して失神する)．
vasovagal syndrome 血管迷走神経症候群(不安状態，徐脈，血圧低下，ときに意識障害や痙攣を生ずる発作を特徴とする症候群で，原因不明の迷走神経刺激により生ずると考えられる)．
vasovasostomy [veisouveisástəmi] 精管吻合．
vasovesiculectomy [veisouvəsikjuléktəmi] 精管精嚢切除．
vasovesiculitis [veisouvəsikjuláitis] 精管精嚢炎．
vastus [vǽstəs] 広筋(外側広筋，内側広筋など)．
vastus intermedius 中間広筋(大腿四頭筋の一つ)，＝musculus vastus intermedius [L]．
vastus lateralis 外側広筋(大腿四頭筋の一つ)，＝musculus vastus lateralis [L]．
vastus medialis 内側広筋(大腿四頭筋の一つ)，＝musculus vastus medialis [L]．
Vater ampulla ファーター膨大部(胆膵管膨大部のこと)，＝hepatopancreatic ampulla．
VATER complex VATERコンプレックス(vertebral defects 椎骨欠損，anal atresia 鎖肛，tracheoesophageal fistula 気管食道瘻，renal anomalies 腎臓奇形，および radial anomalies 橈骨形成異常の集合，Fanconi 貧血に伴う)．
Vater diverticulum ファーター憩室(ファーター乳頭．十二指腸乳頭のこと)，＝papilla duodeni．
Vater–Pacini corpuscle ファーター・パチニ小体(知覚神経終末で，皮下組織，腸間膜に広く存在する)，＝lamellar corpuscle，corpusculum lamellosum [L]．
vault [vɔ́:lt] ①口蓋〔弓〕，②頭蓋，＝palatal arch．
VB venous blood (静脈血)．
VBP venous blood pressure (静脈圧)．
VC ①vena cava (大静脈)，②vocal cord (声帯)，③vital capacity (肺活量)．
VCG vectorcardiogram (ベクトル心電図)．
vCJD variant Creutzfeldt–Jakob disease (変異型クロイツフェルト・ヤコブ病)．
VCM vancomycin (バンコマイシン)．
$\dot{V}CO_2$ carbon dioxide production (output) (二酸化炭素(炭酸ガス)産出量)．
VCR vasoconstriction rate (血管収縮率)．
VCS vasoconstrictor substance (血管収縮物質)．
VCUG voiding cystourethrography (排尿時膀胱尿道造影〔法〕)．
VCV volume controlled ventilation (従量式調節換気)．
VD ①venereal disease (性病)，②visus dexter (右眼視力)，③vasodilator (血管拡張薬)，④vascular dementia (血管性痴呆)．
V/D/J joining VDJ遺伝子組換え(V–D–J結合．抗体の多様性獲得のため，免疫グロブリン遺伝子形成時にV，D，J遺伝子において体細胞遺伝子の組換えが起こること)．
VDM vasodepressor material (血管拡張物質)．
VDRL antigen VDRL抗原(梅毒の血清学的検出法(ガラス板法)に用いられる抗原．カルジオリピン0.03%，コレステロール0.99%およびレシチン0.18〜0.3%を含むアルコール溶液)．
$\dot{V}_E$ expired gas volume per minute (分時換気量)．

V

VE ① vacuum extraction delivery (吸引分娩〔術〕), ② vacuum extractor (吸引分娩器).

VECG vector electrocardiogram (ベクトル心電図).

vection [vékʃən] 病原菌伝播(病原菌が病者から健康者に伝播すること).

vectis [véktis] ベクティス(分娩補助器. 胎児の頭部に牽引を加える屈曲したてこ).

vector [véktər] ①ベクター(媒介者. 病原体を媒介伝播する昆虫など. または, 遺伝子導入に用いられるウイルスなど), ②ベクトル(物体の大きさと運動方向とを含めた物理数学的の量), ③動径, 向径 形 vectorial.

vectorcardiogram (VCG) [vektə:ká:diəgræm] ベクトル心電図(心臓の電気力の大きさと方向とを描写した曲線).

vectorcardiograph [vektə:ká:diəgræf] ベクトル心電計.

vectorcardiography (VCG) [vektə:kɑ:diágræfi] ベクトル心電図法(心臓の電気力の大きさと方向とを描写する方法).

vector electrocardiogram (VECG) ベクトル心電図, = vectorcardiogram.

vectorial [vektɔ́:riəl] ベクターの, 病原菌伝播性の.

vector map ベクトル地図.

vecuronium [vekjuróuniəm] ベクロニウム(非脱分極性筋弛緩薬. 手術時に全身麻酔下で用いられる).

vegetable [véʤitəbl] ①植物, 野菜, ②植物性の.

vegetable purgative 植物性下痢.

vegetal [véʤitəl] 植物の, 栄養の.

vegetality [veʤitǽliti] ①植物性, ②植物機能(動植物の生命機能の総称).

vegetarian [veʤitέəriən] 菜食主義者.

vegetarianism [veʤitέəriənizəm] 菜食主義.

vegetation [veʤitéiʃən] ①増殖(組織の), ②疣(ゆう)腫, 疣(ゆう)贅, 息肉, 瘤(異常に増殖する組織の突出), ③植物群(または植生).

vegetative [véʤiteitiv, -tət-] ①植物性の, 栄養性の, ②増殖性.

vegetative endocarditis 増殖性心内膜炎.

vegetative hypha 栄養菌糸.

vegetative mutation 体細胞突然変異.

vegetative neurosis 植物神経症(特定の情動の変化に対して, それに関連する生理的反応. 現在は自律神経失調症として用いられている), = erythredema polyneuropathy.

vegetative state 植物状態, 植物症(知的機能や動物的機能の多くが廃絶し, 循環, 消化, 呼吸などの植物的機能のみが残存した状態のこと. 遷延性植物状態).

vegetosis [veʤitóusis] 植物性神経障害, = vegetative disturbance.

VEGF vascular endothelial growth factor (血管内皮細胞増殖因子).

vehicle [ví:(h)ikl] ①賦形薬, 使薬(処方に用いる), = excipient, ②展色剤(ペイントをのばすために用いる), ③運搬者(衝動の伝播体).

veil [véil] ①膜, = velum, ②ベール, ③声のくもり(歌手の).

veil cell ベール細胞(抗原提示細胞の一つ. ベール様の胞体突起をもつ).

Veillonella [veijənélə] ベイヨネラ属(嫌気性のグラム陰性球菌. 口腔, 消化管に常在する *V. parvula* などが含まれる).

vein (V, v) [véin] 静脈(末梢から心臓へ戻る血液の通路で, 肺静脈を除いては炭酸ガスにより暗色を呈する血液が循環する. 血管壁は薄い内膜, 中層, 外膜からなる. 上肢, 下肢の静脈には弁が多くある), = vena [L].

veinlet [véinlit] 細静脈, = venule.

vein of bulb of vestibule 前庭球静脈, = vena bulbi vestibuli [L].

vein of pterygoid canal 翼突管静脈, = vena canalis pterygoidei [L].

veinography [veinágræfi] 静脈造影〔法〕.

vein stripper 静脈抜去器.

Veit-Smellie maneuver ファイト・スメリー手技(骨盤位胎児の娩出法), = Veit-Smellie handgrasp, Mauriceau handgrasp.

vela [ví:lə] → velum.

velamen [viléimən] ①膜, 被膜, ②根被(植物).

velamentum [veləméntəm] ①被膜, ②卵巣 形 velamentous.

velar [ví:lər] 帆の, 膜の.

veliform [vélifɔ:rm] 膜様の, = velamentous.

vellication [velikéiʃən] 筋攣縮(特に顔面筋組織の).

vellus [véləs] 軟毛(うぶ毛).

velocity (V) [vəlásiti] 速度, = speed.

velocity of nystagmus 眼振速度(眼振における眼球運動の速度), = nystagmus velocity.

velonoskiascopy [vi:lənouskaiǽskəpi] 針検影法(患者の瞳孔の前で針を動かして行う検影法), = belonoskiascopy.

velopharyngeal [vi:loufərínʤiəl] 口蓋帆咽頭の.

velopharyngeal insufficiency 鼻咽腔閉鎖不全.

velopharyngoplasty [vi:loufəríŋgəplæsti] 鼻咽腔形成〔術〕.

velosynthesis [vi:ləsínθəsis] 口蓋帆縫合術, = staphylorrhaphy.

velum [ví:ləm] ①帆(特に口蓋の), ②縁膜 複 vela.

vena (V) [ví:nə] 静脈，＝vein 複 venae.
vena cava (VC) 大静脈.
vena caval opening 大静脈孔(横隔膜にある下大静脈の通る孔)，＝foramen venae cavae [L].
venacavography [vi:nəkeivágrəfi] 大静脈造影法.
venae [ví:ni:] → vena.
venae coronaria ventriculi 胃冠状静脈(胃の小弯に沿って走る左胃静脈，右胃静脈，幽門前静脈の吻合)，＝vena coronaria ventriculi [L].
venation [vinéiʃən] 〔静〕脈相，静脈系(静脈の分布状態).
venectasia [vinəktéiziə] 静脈拡張.
venectomy [vinéktəmi] 静脈切除〔術〕.
veneer [vəníər] ①ベニア，②被覆(歯の表面を覆う素材．主に美容目的で用いられる).
venena [vəní:nə] → venenum.
venenation [veninéiʃən] 中毒(中毒させること).
veneniferous [venəníførəs] 毒を保有する，有毒の.
venenific [venənífik] 毒が発生する.
venenosity [veninásiti] 有毒性，中毒状態.
venenous [véninəs] 毒性の，＝poisonus.
venenum [vəní:nəm] 毒物，毒薬，毒液 複 venena.
venepuncture [venipʌ́ŋktʃər] 静脈穿刺，＝venipuncture.
venereal [vəní:riəl] 性病の(性交によって感染する).
venereal budo 性病性横痃.
venereal disease (VD) 性病，性感染症.
venereal lymphogranuloma 性病性リンパ肉芽腫.
venereal sore 軟性下疳，＝chancroid, venereal ulcer.
venery [vénəri] 性交過度の.
venesection [venəsékʃən] ①瀉血，②静脈切開，＝phlebotomy.
venesuture [venəsú:tʃər] 静脈縫合術，＝phleborrhaphy.
Venezuelan equine encephalitis virus ベネズエラウマ脳炎ウイルス(トガウイルス科のウイルスで，ヒトにも感染し脳炎の原因となる).
ven(i)- [vi:n(i), ven(i)] ＝ven(o)-.
veniplex [vénipleks] 静脈叢.
venipuncture [venipʌ́ŋktʃər] 静脈穿刺，＝venepuncture.
venisuture [venisú:tʃər] 静脈縫合〔術〕，＝venesuture.
ven(o)- [vi:n(ou)] (静脈を意味する接頭語).
venoclysis [vi:náklisis] 静脈内注射，＝phleboclysis.
venofibrosis [vi:noufaibróusis] 静脈線維症(静脈の中層の線維組織が増殖する疾患).
venogram [ví:nəgræm] ①静脈造影像，②静脈波図.
venography [vi:nágræfi] 静脈造影〔法〕.
venom [vénəm] 毒液(特に昆虫，ヘビなどの動物が分泌するもの).
venomization [venəmaizéiʃən] (ヘビ毒で処理すること).
venomosalivary [venəməsǽlivəri] 毒唾液の，＝venenosalivary.
venomotor [vi:nəmóutər] 静脈運動の.
venoperitoneostomy [vi:nouperitouniástəmi] 伏在静脈腹膜吻合術(腹水を排除するための手術)，＝Routte operation.
venopressor [vi:nəprésər] 静脈〔血〕圧の.
venosclerosis [vi:nouskliəróusis] 静脈硬化症(特に梅毒による直腸の)，＝phlebosclerosis.
venose [ví:nous] 静脈をもつ，静脈のある.
venosinal [vi:nousáinəl] 大静脈右心房の.
venosity [vi:násiti] (①静脈ないし静脈血に富んだ状態．②静脈のうっ血状態).
venospasm [ví:nəspæzəm] 静脈痙攣.
venostasis [vi:nəstéisis, -nástəs-] 静脈血うっ滞(特に四肢の静脈に圧迫を加えてその血流を阻止すること).
venostat [ví:nəstæt] ベノスタット(静脈血うっ滞用器).
venostomy [vi:nástəmi] 静脈吻合術(小児に輸血または反復輸液を行うときに静脈を露出する方法)，＝cutdown.
venotomy [vi:nátəmi] 静脈切開術，＝phlebotomy.
venous [ví:nəs] 静脈の，＝phleboid.
venous angle 静脈角(内頸静脈と鎖骨下静脈とが合流する点).
venous blood (VB) 静脈血(静脈内の血液．酸素含量が少なく暗赤色).
venous blood pressure (VBP) 静脈圧.
venous grooves 静脈溝(頭頂骨内面にまれにみられる静脈による溝).
venous hum こま(独楽)音，松濤音(貧血，萎黄病者の右頸静脈を聴診するときに感ずる連続音)，＝venous bruit, bruit de diable, humming-top murmur.
venous hyperemia 静脈性充血，うっ血(静脈血流が阻止されて起こる充血).
venous insufficiency 静脈不全症(うっ血).
venous lake 静脈湖(老年性血管腫の一つ．口唇，耳介に生ずるわずかに隆起した紫紅色の結節).
venous ligament 静脈管索(胎児期の臍静脈と下大静脈を連絡する静脈管の遺

残), = ligamentum venosum [L].
venous oxygen saturation (Sv_{O_2}) 静脈血酸素飽和度.
venous pressure (VP) 静脈圧(静脈内圧).
venous shunt 静脈分流.
venous sinus 静脈洞(拡張した内腔をもつ静脈), = cerebral sinus.
venous valve 静脈弁(血液の逆流を防ぐ静脈内膜のヒダ), = valvula venosa.
venovenostomy [vi:nəvi:nástəmi] 静脈静脈吻合〔術〕.
vent [vént] ①通気口, 換気口, ②孔, 口, ③風, = wind.
venter [véntər] ①腹, ②筋腹, ③腹側, 腹部 形 ventral.
ventil [véntil] 弁様の, = valve-like.
ventilation (V) [ventiléiʃən] 換気〔法〕, 通気〔法〕.
ventilation quotient (VQ) 換気率.
ventilation rate (VR) 換気率.
ventilator [véntileitər] ①ベンチレーター, 人工呼吸器(呼吸障害時, 全身麻酔時に人工的に呼吸を行わせる装置をいう. 気管内挿管チューブを介して行うもので, 従量式と従圧式がある), = respirator, ②換気機.
ventilator-associated pneumonia (VAP) 人工呼吸器関連肺炎(人工呼吸器装着に伴う合併症として発症する院内肺炎. 呼吸器装着 2〜4 日以降に発症する細菌による喀痰汚染, 気管チューブの汚染などによる).
ventilator-induced lung injury (VILI) 人工呼吸器肺傷害.
ventilatory [véntilətɔ:ri] 換気に関する.
ventilatory disturbance 換気障害, = ventilatory impairment.
ventilatory threshold 換気性閾値.
ventilometry [ventilámitri] 換気測定器.
ventrad [véntræd] 腹方へ, 腹側へ.
ventral [véntrəl] 腹側の, 腹の, 腹面の.
ventral aorta 腹側大動脈(胎児期にみられる動脈).
ventral hernia 腹壁ヘルニア, = abdominal hernia, epigastric hernia, Spigelian hernia.
ventralis [ventréilis] 腹側の, = anterior.
ventral plate (神経管の底板), = floor plate.
ventral root 前根, = anterior root, radix ventralis [L].
ventral spinocerebellar tract 前脊髄小脳路, = Gower tract.
ventral spinothalamic tract 前脊髄視床路(下半身の深部知覚を伝える, 上小脳脚から小脳に入る神経路), = Edinger tract.
ventralward [véntrəlwɔ:d] 腹側方へ.
ventr(i)- [ventr(i)] = ventr(o)-.
ventricle [véntrikl] ①室, 小室, ②心室, = ventriculus cordis [L], ③脳室 形 ventricular.
ventricornu [ventrikɔ́:nju] 前角(脊髄の), = columma anterior.
ventricose [véntrikous] 腹のような一側の膨隆, 太鼓腹の.
ventricular [ventríkjulər] ①脳室の, ②心室の.
ventricular aneurysm 心室性動脈瘤, = cardiac aneurysm.
ventricular arrhythmias 心室性不整脈.
ventricular assist device (VAD) 補助人工心〔臓〕.
ventricular capture 心室捕捉(房室解離ののち心房が再び心室をコントロールする状態), = capture beat.
ventricular complex 心室棘波群(心電図の Q,R,S,T).
ventricular escape 心室性補充収縮(普通延長した拡張期に続いて異所性心室ペースメーカーから起こる心室拍動).
ventricular extrasystole (VES) 心室期外収縮.
ventricular fibrillation (VF, Vf) 心室細動.
ventricular flutter (VF) 心室粗動.
ventricular gradient 心室勾配(心電図上で QRS 群で囲まれた面積ベクトルと T 波で囲まれた面積ベクトルのベクトル和の大きさと方向とで判定).
ventricular hypertrophy (VH) 心室肥大.
ventricular premature beat (VPB) 心室期外収縮, = ventricular premature contraction, ventricular premature systole.
ventricular premature contraction (VPC) 心室期外収縮, = ventricular premature beat.
ventricular septal defect (VSD) 心室中隔欠損症, = ventriculoseptal defect.
ventricular tachycardia (VT) 心室頻拍.
ventricular volume (VV) 心室容積.
ventriculitis [ventrikjuláitis] 脳室炎.
ventriculo- [ventrikjulou, -lə] (室, 腹, 胃を意味する接頭語).
ventriculoatrial shunt (V-A shunt) 脳室・心房短絡〔術〕(側脳室から顔面静脈または内頸静脈を介して, 右心房までシャントチューブを挿入する水頭症の手術), = ventriculoatriostomy, ventriculoauriculostomy.
ventriculoatriostomy [ventrikjulouætriástəmi] 脳室心房短絡術, = ventriculoatrial shunt.
ventriculocaval shunt 脳室上大静脈

V

交通術.
ventriculocisternal shunt 脳室大槽(脳槽)交通術.
ventriculocisternostomy [ventrikjulousistə:nástəmi] 第三脳室大槽吻合術.
ventriculocordectomy [ventrikjuloukɔ:déktəmi] 喉頭声帯切除術.
ventriculogram [ventríkjuləgræm] ①脳室造影像, ②心室造影像.
ventriculography [ventrikjulágrəfi] ①脳室造影法(脳室穿刺法により, 脳室内に空気または造影剤を注射してX線写真を撮る方法), ②心室造影法(カテーテルにより, 心室に造影剤を注入してX線写真を撮る方法).
ventriculomastoidostomy [ventrikjuloumæstɔidástəmi] 脳室乳突瘻造設術.
ventriculometry [ventrikjulámitri] 脳室内圧測定法.
ventriculoperitoneal shunt (V–P shunt) 脳室・腹腔短絡〔術〕(水頭症の短絡術の一つで, 手技や再建が簡単であることから現在最も好んで用いられる), = ventriculoperitoneostomy.
ventriculoperitoneostomy [ventrikjulouperitouniástəmi] 脳室腹腔造瘻術(脳室腹腔フィステル形成術).
ventriculopuncture [ventrikjuləpʌ́ŋkʧər] 脳室穿刺.
ventriculoscope [ventríkjuləskoup] 脳室〔内視〕鏡.
ventriculoscopy [ventrikjuláskəpi] 脳室鏡検査法(脳室の内視鏡検査).
ventriculoseptal defect (VSD) 心室中隔欠損, = ventricular septal defect.
ventriculostium [ventrikjulástiəm] 脳室と脳表面との開口.
ventriculostomy [ventrikjulástəmi] 脳室開窓術(第三脳室と視交叉槽, 脚間槽などの脳底部のクモ膜下腔とを交通させること).
ventriculotomy [ventrikjulátəmi] ①脳室切開〔術〕, ②心室切開〔術〕.
ventriculus [ventríkjuləs] ①室, ②腔, ③胃, = gaster.
ventriculus terminalis 終室, = terminal ventricle.
ventricumbent [ventrikʌ́mbənt] 腹位, 腹臥(はらばいの位置).
ventriduct [véntridʌkt] 腹方へ導く.
ventriduction [ventridʌ́kʃən] 導腹(腹の方へ導くこと).
ventriflexion [ventriflékʃən] 前屈.
ventrimesal [ventrimí:səl] 腹壁正中線の.
ventrimeson [ventríməsən] 腹壁正中線.
ventr(o)– [ventr(ou), –tr(ə)] (腹との関係を表す接頭語).
ventrocystorrhaphy [ventrousistɔ́:rəfi] 膀胱腹壁縫合術.
ventrodorsad [ventroudɔ́:sæd] 腹側から背側へ.
ventrodorsal [ventroudɔ́:səl] 腹背側の.
ventrofixation [ventroufikséiʃən] 腹壁固定〔術〕, = ventrifixation.
ventrohysteropexy [ventrəhístərəpeksi] 腹壁固定(子宮の), = ventrofixation.
ventroinguinal [ventrouíŋgwinəl] 腹鼠径の.
ventrolateral [ventrəlǽtərəl] 腹外側の.
ventromedian [ventroumí:diən] 腹内側の.
ventropexy [véntrəpeksi] 腹壁固定術(子宮の).
ventroposterior [ventroupɑstí:riər] 腹側後側の.
ventroptosia [ventrɑptóusiə, –trout–] 胃下垂症, = ventroptosis, gastroptosis.
ventroscopy [ventráskəpi] 腹腔鏡検査法(診断的), = peritoneoscopy.
ventrosity [ventrásiti] ①腹のような隆起, ②肥満, = corpulence 形 ventrose.
ventrosuspension [ventrousəspénʃən] 腹壁固定(子宮の), = ventrofixation.
ventrotomy [ventrátəmi] 腹腔切開術, 開腹術.
venturimeter [venʧurímitər] ヴェンチュリ計(液体の流量を測定する計器の一種).
Venturi tube ヴェンチュリ管(流速を測定する管).
venula [vénjulə] 細静脈, 小静脈, = venule 形 venular.
VEP visual evoked potential (視覚誘発電位).
VER visually evoked response (視性誘発反応).
verapamil [vərǽpəmil] ベラパミル(冠血管拡張作用と抗不整脈作用を有するCa拮抗薬), = iproveratril.
veratrin(e) [vérətri(:)n, vərǽtrin] ベラトリン(*Veratrum cevadilla* から得られるアルカロイドの混合物で, その最も主要な成分cevadineは刺激性, 降圧性, 筋収縮性, 唾液分泌促進性を示す), = veratrinum, veratrina, cevadine.
verbal [və́:bəl] 言語的, 口語の.
verbal amnesia 字語健忘〔症〕, = word blindness.
verbal disorder 言語障害.
verbal intelligence quotient (VIQ) 言語性知能指数.
verbal order (VO) 口頭指示.
verbigeration [və:biʤəréiʃən] 音誦症(目的観念のない言語や文章を反復する言語常同症で, 統合失調症, 老人性認知障害に現れる).
verbomania [və:bəméiniə] 言語狂(狂気的な饒舌).
verdo– [və:dou, –də] (緑色の意味を表す接頭語).

verge [və́:ʤ] 端，辺縁．
vergence [və́:ʤəns] よせ運動(非共同性眼球運動)．
vergetures [və́:ʤitʃərz] 線条皮(萎縮性皮膚裂線)，＝striae atrophicae cutis.
verification [verifikéiʃən] 検定，検証(真実性を確定すること)，確認，立証．
vermetoid [və́:mitɔid] 虫様の．
vermian [və́:miən] 小脳虫部の．
vermicide [və́:misaid] 殺虫剤 形 vermicidal.
vermicular [və:míkjulər] 虫様の，虫状の．
vermicular appendix 虫垂．
vermicular movement ぜん(蠕)動，＝peristalsis.
vermicular pulse 虫状脈(量の小さい速脈で，触診すると虫の動くように感ずるもの)．
vermiculation [vəmikjuléiʃən] ぜん(蠕)虫運動，ぜん(蠕)動．
vermicule [və́:mikju:l] ①虫様構造，＝vermiculus，②小虫，ウジ(蛆)，＝ookinete.
vermiculose [və:míkjulous] ①虫状の，ぜん(蠕)虫状の，②寄生虫感染の，＝vermiculous.
vermiculus [və:míkjuləs] 小虫，ウジ(蛆)，＝vermicule.
vermiform [və́:mifɔ:m] 虫様の，虫状の．
vermiform appendix 虫垂，＝appendix vermiformis [L].
vermiform process 虫垂突起(盲腸の管状憩室)．
vermifuge [və́:mifju:ʤ] 排虫剤，駆虫薬 形 vermifugal.
vermilionectomy [və:miliənéktəmi] 唇紅部切除〔術〕．
vermillion [və:míliən] 朱(HgS．硫化水銀の俗称．赤色顔料)，＝cinnabar, mercuric sulfide red, Chinese red.
vermillion border 赤唇縁(口唇の粘膜と皮膚の境)．
vermin [və́:min] 外部寄生虫，寄生動物，害虫 形 verminal.
vermination [və:minéiʃən] 寄生虫感染．
verminosis [və:minóusis] 寄生虫症 形 verminotic.
verminous [və́:minəs] 寄生虫性の．
verminous ileus 寄生虫性イレウス(腸閉塞〔症〕)．
vermiphobia [və:mifóubiə] 寄生虫恐怖〔症〕，＝helminthophobia.
vermis [və́:mis] 虫部．
vermix [və́:miks] 虫垂，＝vermiform appendix.
vermography [və:mágrəfi] 虫垂造影〔法〕．
vernal [və́:nəl] 春季の．
vernal catarrh 春季カタル，＝vernal conjunctivitis.
vernal conjunctivitis 春季結膜炎，春季カタル，＝spring conjunctivitis, spring catarrh.
vernal keratoconjunctivitis (VKC) 春季角結膜炎．
Vernet syndrome ヴェルネ症候群(頸静脈孔周辺の病変により，一側の脳神経9,10,11麻痺が出現するもの．頸静脈孔症候群)，＝jugular foramen syndrome.
vernix [və́:niks] ワニス．
vernix caseosa 胎脂(胎児の皮膚をおおっている脂肪物質)．
Verocay body ヴェローカ小体(神経鞘腫にみられる細胞の渦巻)．
Vero toxin (VT) ベロ毒素(腸管出血性大腸菌が産生する病原因子(細胞傷害性タンパク外毒素)で，1型(VT1)と2型(VT2)に分けられる．赤痢菌 *Shigella dysenteriae* が産生する志賀毒素に類似の毒素で，Shiga-like toxin とも呼ばれる)，＝Shiga-like toxin, verotoxin, verocytotoxin.
verotoxin (VT) [verətáksin] ＝Vero toxin.
verruca [vərú:kə] ゆうぜい(疣贅)(①いぼ．②感染性心内膜炎で弁に付着した細菌塊)，＝verruga.
verruciform [vərú:sifɔ:rm] いぼ状の．
verrucose [vérəkous, vərú:-] いぼの多い，＝verrucous.
verrucosis [veru:kóusis] いぼ症，ゆうぜい(疣贅)症．
verrucous [vérəkəs] いぼ状，＝verrucose.
verruga [vərú:gə] いぼ，ゆうぜい(疣贅)，＝verruca.
verruga peruana ペルーいぼ(*Bartonella bacilliformis* による疾患で，皮膚に結節を生じる．ツェツェバエによって媒介される)．
Verse disease ヴェルス病(椎骨間石灰沈着症)，＝calcinosis intervertebralis.
versicolor [və:sikʌ́lər] 雑色の，変色の，＝variegated.
versio [və́:ʒiou] [L] 傾(子宮体が骨盤誘導線に対する傾斜)，＝version.
version [və́:ʒən] ①回転〔術〕(特に子宮内胎位)，②傾斜．
versus (vs) [və́:səs] [L] 対，＝against.
vert [və́:t] 回転する．
vertebra [və́:tibrə] 脊椎(脊柱をなす33個の骨の1つ，すなわち頸椎7個，胸椎12個，腰椎5個，仙椎5個，尾椎4個)，＝vertebra [L] 複 vertebrae 形 vertebral.
vertebral [və́:tibrəl] 椎骨の．
vertebral arch 椎弓(椎骨の一部で脊髄の後方にあるアーチ状の部分)，＝arcus vertebrae [L].

V

vertebral artery 椎骨動脈(鎖骨下動脈の枝で脳底動脈となり脳に分布), = arteria vertebralis [L].
vertebral body 椎体(脊柱を構成する椎骨の一部で上下の椎体は椎間円板で連結されている), = corpus vertebrae [L].
vertebral canal 脊柱管, = canalis vertebralis [L], spinal canal.
vertebral column 脊柱, = columna vertebralis [L], spinal column.
vertebral foramen 椎孔(椎骨で脊髄が入る孔), = foramen vertebrale [L].
vertebral formula 脊椎式(脊柱を部分的に分画してその数を表す方法. ヒトにおいては $C_7T_{12}L_5S_5Cd_4$ =33).
vertebral groove 脊椎溝(脊柱両側の背部深層の筋がつく棘突起と椎弓, 横突起よりつくられる溝).
vertebral nerve 椎骨動脈神経, = nervus vertebralis.
vertebral pulp 髄核, = nucleus pulposus.
vertebral vein 椎骨静脈, = vena vertebralis [L].
vertebrarium [və:tibréiriəm] 脊柱.
vertebrarterial [və:tibrɑ:tí:riəl] 脊椎動脈の.
Vertebrata [və:tibréitə] 脊椎動物(脊柱をもつ動物界の主要な一群で, 魚類, 鳥類, 両生類, は虫類, 哺乳類など).
vertebrate [vé:tibreit] ① 脊柱をもつ, ② 脊椎動物.
vertebrated [vé:tibreitid] 脊椎様関節の.
vertebrated catheter 椎骨状カテーテル(椎骨のように鎖状につながり, 各部分を動かすことができるカテーテル).
vertebration [və:tibréiʃən] 脊椎構成(主として脊柱の筋系および神経系などの原基を基準とする分節構成で, 環形動物および節足動物の外部の体節構成 articulation に対する語).
vertebrectomy [və:tibréktəmi] 脊椎切除術.
vertebro– [və:tibrou, –rə] (脊椎または脊柱との関係を表す接頭語).
vertebrobasilar insufficiency 椎骨脳底動脈循環不全(椎骨系, 脳底動脈の循環不全により, 脳幹症状などが一過性に出現する状態).
vertex [vé:teks] 頂点, 頭頂.
vertex sharp transient 頭蓋頂鋭波(睡眠時脳波の一つ).
vertical [vé:tikəl] ① 鉛直な, 垂直の, = perpendicular, ② 頂と関係のある.
vertical infection 垂直感染(母児感染であり, 妊娠中または分娩時において母体にある各種微生物の胎児への感染形態をいう. 血行性の経胎盤感染と羊水中・子宮内からの感染, 分娩時の産道感染などがある).
verticalis [və:tikéilis] 垂直の.
vertical nystagmus 垂直眼振(眼球が上下に運動するもの).
vertical overlap 垂直被蓋, = vertical overbite, overbite.
vertical transmission 垂直伝播, 垂直感染(感染母体から子供への感染. 風疹ウイルス, サイトメガロウイルス, B型肝炎などがある).
vertical vertigo 垂直性めまい(遠隔にある物体を上下に見るときに起こる).
vertical writing test 書字検査(上肢についての平衡機能検査の一つで, 書かれた文字とその配列から上肢の偏倚や失調をみるもの), = vertical writing with eyes covered.
verticillate [və:tísileit] ① 渦巻き状の, ② 輪生の(一つの節に3枚以上の葉がついていて車輪状を呈するもの).
verticomental [və:tikouméntəl] 頂顎の.
vertiginous [və:tíʤinəs] めまい(眩暈)の.
vertigo [vé:tigou, və:táig–] めまい, 眩暈(げんうん. 外界が動き回る感または自己が空間中に動き回る感で, 一般には dizziness, giddiness と同義に用いられている) 形 vertiginous.
vertigraphy [və:tígrəfi] 縦軸撮影〔法〕(断層撮影法の一つ).
verumontanitis [vi:ru:mɑntənáitis] 精丘炎, = colliculitis.
verumontanum [vi:ru:mɑntéinəm] 精丘, = colliculus seminalis.
very high density lipoprotein (VHDL) 超高比重リポタンパク.
very high frequency (VHF) 超高頻度.
very low birth weight (VLBW) 超低出生体重.
very low calorie diet (VLCD) 超低カロリー食〔療法〕.
very low density lipoprotein (VLDL) 超低比重リポタンパク(超低密度リポタンパク).
VES ventricular extrasystole (心室期外収縮).
vesalianum [vəseiliéinəm] ベサリウス骨(第五中足骨粗面が稀に分離してできる骨. ベルギー解剖学者 Vesalius にちなむ).
vesica [vəsáikə, vésikə] 嚢, 膀胱 形 vesical.
vesical [vésikəl] 膀胱の.
vesical calculus 膀胱結石.
vesical reflex 膀胱反射, = bladder reflex, urinary reflex.
vesical sphincter 膀胱括約筋(膀胱からの尿の出口である内尿道口をとりまく), = vesical sphincter muscle, musculus sphincter vesicae [L].
vesical sphincter muscle = vesical

sphincter.
vesical tenesmus 膀胱裏急後重(膀胱しぶり), = tenesmus vesicae.
vesical trigone 膀胱三角(左右の尿管口と内尿道口の3点で囲まれた領域で排尿後でも平滑), = vesical triangle, trigonum vesicae [L].
vesicant [vésikənt] 発疱薬, びらん薬(激烈な皮膚反応を起こす刺激薬).
vesication [vesikéiʃən] 発疱, 発疱疹.
vesicatory [vésikeitəri, -kətɔ:ri] 発疱薬, = vesicant.
vesicle [vésikl] ①小胞, 小嚢, ②小水疱, 小疱疹(原発疹の一つ) 形 vesicular.
vesic(o)- [vesikou, -kə] (膀胱または水疱との関連を表す接頭語).
vesicocele [vésikəsi:l] 膀胱ヘルニア, 膀胱瘤.
vesicostomy [vesikástəmi] 膀胱造瘻〔術〕.
vesicoureteral [vesikoujurí:tərəl] 膀胱尿管の.
vesicoureteral reflux 膀胱尿管逆流〔現象〕.
vesicouterine [vesikoujú:tərin] 膀胱子宮の.
vesicouterine pouch 膀胱子宮窩(ダグラス窩), = excavatio vesicouterina [L].
vesicula [vəsíkjulə] 嚢胞 複 vesiculae.
vesicular [vəsíkjulər] 小胞の, 嚢の, 水疱性の.
vesicular breathing 肺胞性呼吸音.
vesicular follicle 胞状卵胞(グラーフ卵胞), = folliculus ovaricus tertiarius [L], Graafian follicle.
vesicular murmur 気胞音, 肺胞音(肺胞性の呼吸音), = vesicular respiration.
vesicular rale 肺泡ラ音.
vesicular resonance 肺胞性共鳴音(正常の肺で聴かれる聴診音), = normal resonance.
vesicular respiration 肺胞(小泡)性呼吸(やや長く低い音を発する吸気に続いて短い不明瞭な音を発する呼吸で, 正常健康者の肺呼吸).
vesicular sound 肺胞音.
vesicular stomatitis 小水疱性口内炎.
vesicular stomatitis virus 水疱性口〔内〕炎ウイルス.
vesicular transport 小胞輸送(輸送小胞が関与する細胞内の物質輸送. 細胞内輸送), = intracellular transport.
vesiculated [vəsíkjuleitid] 小水疱からなる, 小嚢性の.
vesiculation [vəsikjuléiʃən] 小胞形成, 水疱発生.
vesiculectomy [vəsikjuléktəmi] 精嚢摘出〔術〕.
vesiculiform [vəsíkjulifɔ:m] 小胞状の, 水疱状の.
vesiculitis [vəsikjuláitis] 精嚢〔腺〕炎, 小胞炎, = seminal vesiculitis.
vesiculogram [vəsíkjuləgræm] 精嚢〔腺〕造影像.
vesiculography [vəsikjulágrəfi] 精嚢〔腺〕造影〔法〕.
vesiculopapular [vəsikjuləpǽpjulər] 水疱丘疹性の.
vesiculopustular [vəsikjuləpʌ́stʃulər] 水疱嚢胞性の.
vesiculose [vəsíkjulous] 小胞の, 水疱性の, = vesicular.
vesiculotomy [vəsikjulátəmi] 精嚢切開術, = seminal vesiculitis.
vesiculotubular [vəsikjuloutjú:bjulər] 肺胞気管性の.
vesiculous [vəsíkjuləs] 小胞〔性〕の, 小嚢〔性〕の, 小水疱〔性〕の.
Vesiculovirus [vəsíkjuləvaiərəs] ベシクロウイルス属(ラブドウイルス科の一属で, 水疱口内炎ウイルスなどが含まれる).
Vesivirus [vésivaiərəs] ベシウイルス(カリシウイルス科の一属).
vessel [vésəl] ①脈管, 血管, ②容器, ③導管.
vesselform [vésəlfɔ:rm] 導管状の.
vessel wall (VW, v.w.) 血管壁.
vestibula [vestíbjulə] → vestibulum.
vestibular [vestíbjulər] 前庭の.
vestibular area 前庭神経野, = acoustic area.
vestibular ataxia 前庭性失調.
vestibular bulb 前庭球(膣前庭球. 男性の尿道球に相当, 海綿体の一種).
vestibular ganglion 前庭神経節(内耳神経の枝の前庭神経にあり, 平衡覚に関係する), = ganglion vestibulare [L].
vestibular ligament 室靱帯(後頭粘膜の室ヒダ(前庭ヒダ)のなかにある靱帯), = ligamentum vestibulare [L].
vestibular membrane 前庭膜(ライスナー膜).
vestibular nerve 前庭神経(平衡覚に関係), = nervus vestibularis [L].
vestibular nystagmus 前庭性眼振.
vestibular organ 前庭器(膜迷路の卵形嚢, 球形嚢, 三半規管を含む中央部).
vestibular pupillary reaction 前庭瞳孔反応(外耳道の刺激により起こる散瞳).
vestibular veins 前庭静脈, = venae vestibulares [L].
vestibular window 前庭窓(アブミ骨底で塞がれている), = fenestra vestibuli [L].
vestibule [véstibju:l] 前庭(一般に腔の前室をいうが, 特に内耳の蝸牛に向かう部分をいう).
vestibule of mouth 口腔前庭(上下の歯列と口唇, 頬の間の狭い隙間),

= vestibulum oris [L], buccal cavity.
vestibule of nose 鼻前庭(外鼻孔の初部), = vestibulum nasi [L].
vestibule of vagina 腟前庭, = vestibulum vaginae [L].
vestibulitis [vestibjuláitis] 前庭炎.
vestibulocochlear [vestibjuloukákliər] ①前庭蝸牛の, ②平衡聴覚の.
vestibulocochlear nerve 内耳神経(第8脳神経, 聴覚と平衡覚に関係), = nervus vestibulocochlearis [L].
vestibulocochlear organ 平衡聴覚器, = organum vestibulo cochleare [L].
vestibuloocular reflex 前庭眼球反射(頭を急速に回転するとき眼が反対側に向かって回転する反応で, 運動反射 statokinetic reflex の一つ).
vestibulospinal [vestibjulouspáinəl] 前庭脊髄の.
vestibulospinal reflex 前庭脊髄反射.
vestibulospinal tract 前庭脊髄路(前庭神経外側核から起こり, 脊髄前索を下行して前角に達する神経路で, 体位の調節および平衡覚に関係).
vestibulotomy [vestibjulátəmi] 前庭切開術(内耳の).
vestibulum [vestíbjuləm] 前庭 複 vestibula.
vestige [véstiʤ] 痕跡部, 残遺部 形 vestigial.
vestigial [vestíʤəl] 痕跡の.
vestigial muscle 残遺筋(人類では痕跡として存在するが, ほかの動物ではよく発達しているもの).
vestigial organ 痕跡器官(退化した器官).
vestigium [vestíʤiəm] 痕跡〔部〕, = vestige.
veterinarian [vetərinéəriən] 獣医師.
veterinary [vétərinəri, -nεəri] ①獣医学の, ②獣医.
VF, Vf visual field (視野).
VF ①ventricular fibrillation (心室細動), ②ventricular flutter (心室粗動).
VH ①ventricular hypertrophy (心室肥大), ②vaginal hysterectomy (経腟子宮摘出〔術〕).
VHD valvular heart disease (弁膜性心臓疾患).
VHF ①viral hemorrhagic fever (ウイルス性出血熱), ②very high frequency (超高頻度).
V$_I$ volume of inspired gas (吸気ガス量).
VI visual inspection (視診).
via [váiə] ①路, 道路, ②経由, = by way of 複 viae.
viability [vaiəbíliti] 生育性, 生活力, 生存能力.
viable [váiəbl] 生育可能な, 生存可能な.
viable cell count 生菌数〔算定〕, 生細胞〔算定〕(生存菌数算定. コロニーを形成し得る菌, CFU で示すことが多い).
viableness [váiəblnis] 生活力, 生活可能性, 生育性 形 viable.
viae naturales 身体の正常通路.
vial [váiəl] 小びん, バイアル.
vibraculum [vaibrǽkjuləm] 振鞭体(多形性群体をなすコケムシ個体の一型で, 群体の主として背面の一定の位置に配置され, 短い柄で群体上につく), = vibracularia, vibracularium.
vibratile [váibrətil] 振動性の, 振動する.
vibration [vaibréiʃən] ①振動, = oscillation, ②振動マッサージ 形 vibrative.
vibrative [váibrətiv] 振動子音(鼻孔を閉鎖し, 呼吸管の狭部辺縁を振動させて発音する子音で, r のような音をいう).
vibratode [váibrətoud] 振動極, 振動子(振動器の先端に付属する器械).
vibratory [váibrətəri, -tɔ:ri] 振動性の, = vibrative.
vibratory sense 振動〔感〕覚.
vibratory sensibility 振動感覚, = pallesthetic sensibility.
vibratory tinnitus 振動性耳鳴.
Vibrio [víbriou] ビブリオ属(ビブリオ科の一属で, 通性嫌気性のグラム陰性桿菌. コレラ菌 *V. cholerae*, 食中毒の原因となる腸炎ビブリオ *V. parahaemolyticus*, *V. mimicus*, *V. fluvialis*, 敗血症や創傷感染の原因となる *V. vulnificus* などを含む).
***Vibrio cholerae* biotype eltor** エルトールコレラ菌(コレラ菌にはエルトール型とアジア型の生物型がある. WHO により国際検疫伝染病としてエルトールコレラを取り扱うことになっている), = El Tor vibrio.
vibriosis [vibrióusis] ビブリオ症(コレラ菌など *Vibrio* 属に含まれる菌による感染症の総称) 複 vibrioses.
vibrissa [vaibrísə] 鼻毛 複 vibrissae.
vibrissae [vaibrísi:] → vibrissa.
vibromasseur [vibrouməsə́:r] 振動マッサージ器, = vibromassage.
vibrometer [vaibrámitər] 振動計, バイブロメータ(音圧測定装置の一種で, 可動コイル型マイクロホンの振動板に用いた2つのコイルを相互調節して音圧を測定する).
vibrophone [váibrəfoun] 振動器(中耳の疾患による難聴に対する治療器).
vibrotherapeutics [vaibrəθerəpjú:tiks] 振動療法.
vicarious [vaikéəriəs] 代償の.
vicarious hypertrophy 代償性肥大.
vicarious menstruation 代償性月経(無月経時の子宮以外の局所性出血).
vicarious respiration 代償呼吸(他側の肺臓の呼吸機能が低下したとき, 一側の肺が代償すること).
vicious [víʃəs] 悪性の, 不徳行為の, 奇

V

形の.

vicious circle ＝vicious cycle.

vicious cycle 悪循環，＝circulus vitiosus.

vicious union 不整癒合(骨折端の癒合が不正確で，奇形を生じたもの).

vid. vide (見よ).

Vidal lichen ヴィダール苔癬，＝lichen simplex chronicus.

vidarabine [vaidáːrəbiːn] ビダラビン(抗ヘルペスウイルス活性を有する抗ウイルス薬)，＝adenine arabinoside.

vide (vid.) [L] 見よ，＝see.

videoendoscope [vidiouéndəskoup] 電子内視鏡.

videognosis [vidiɑgnóusis] ビデオ診断法(X線像をセンターに送信して診断を行う方法)，＝videodiagnosis.

vide supra (v.s.) [L] 前を見よ，＝see above.

vidian nerve ヴィディアン神経(翼突管神経)，＝nervus canalis pterygoidei.

Vieussens ansa ヴューサン係蹄(鎖骨下係蹄)，＝ansa subclavia.

Vieussens ring ヴューサン輪(卵円窩縁)，＝limbus fossae ovalis.

Vieussens valve ヴューサン弁(第四脳室の上髄帆のこと)，＝superior medullary velum.

vigil [víʤil] 不眠，覚醒.

vigilambulism [viʤilǽnbjulizəm] 覚醒遊行症(意識が存在してあたかも夢中遊行と同一の状態を呈すること).

vigilance [víʤiləns] ①覚醒〔状態〕，②不眠症，＝pervigilium.

vigo(u)r [vígər] 強勢.

VILI ventilator-induced lung injury (人工呼吸器肺傷害).

Villaret syndrome ヴィラレー症候群(舌，喉咽頭の麻痺による嚥下障害などを呈する神経障害．後咽頭後症候群)，＝posterior retropharyngeal syndrome.

villi [vílai] → villus.

villiferous [vilífərəs] 絨毛をもつ.

villiform [vílifɔːm] 絨毛のある.

vill(i)oma [vilóumə] 絨毛腫(主として直腸).

villonodular [vilənɑ́djulər] 絨毛結節性の(滑膜炎などの場合に用いる).

villose [vílous] 絨毛性の，長軟毛のある，＝villous.

villositis [vilousáitis] 絨毛組織炎(胎盤の).

villosity [vilɑ́siti] 絨毛の多い状態，絨毛性，＝shagginess.

villous [víləs] 絨毛の.

villous placenta 絨毛胎盤.

villus [víləs] 絨毛，＝villus [L] 複 villi 形 villous.

villusectomy [viləséktəmi] 絨毛摘出〔術〕.

Vim-Silverman needle ヴィム・シルバーマン針(肝臓穿刺針).

vinblastine [vinblǽstiːn] ビンブラスチン(抗腫瘍薬).

vinblastine sulfate ビンブラスチン硫酸塩(*Vinca rosea* に由来する抗腫瘍活性をもつ植物アルカルド．悪性リンパ腫，絨毛性疾患などに使う).

vinca alkaloid ビンカアルカロイド(細胞分裂毒といわれる分裂阻害作用をもつ．コルヒチン，ビンクリスチンなど).

Vincent angina ヴァンサンアンギナ(細菌感染による咽喉および口腔粘膜の潰瘍性アンギナ)，＝Plaut-Vincent angina, ulceromembranous angina, trench mouth.

vincristine [vinkrístiːn] ビンクリスチン(抗腫瘍薬).

vincula [víŋkjulə] → vinculum.

vinculin [víŋkjulin] ビンキュリン(細胞骨格系タンパク質の一つ).

vinculum [víŋkjuləm] ヒモ(紐)(腱間膜の長くなったもの) 複 vincula.

vinculum breve 短いヒモ(手の指にある腱のヒモの一つ)，＝vinculum breve [L].

vinculum longum 長いヒモ(腱に血管，神経を導く腱間膜の長いものを腱のヒモといいその一つ)，＝vinculum longum [L].

vinegar [vínigər] 酢(す)(3〜6%の酢酸を含んだ調味料または薬剤)，＝acetum.

Vineland social maturity scale バインランド社会的成熟階(社会的成熟度を測定する試験法).

vinyl [váinil, vín-] ①ビニル基(H_2C=CH-)，②ビニル(ビニル樹脂・繊維).

violation [vaiəléiʃən] ①強姦，＝rape，②反則.

violet [váiəlit] ①バイオレット，紫，②スミレ，＝*Viola*.

violinist's cramp バイオリン奏者痙攣(バイオリン奏者の左手指または右腕にみられる職業性神経症).

viomycin (VM) [vaiəmáisin] バイオマイシン(放線菌から分離した，特にストレプトマイシン抵抗性結核菌に対して有効な抗生物質).

VIP vasoactive intestinal peptide (血管作動性腸管ペプチド).

VIPoma [vaipóumə] (ビポーマ．血管作動性腸管ペプチド(VIP)産生腫瘍).

VIQ verbal intelligence quotient (言語性知能指数).

viraginity [vairəʤíniti] ビラジニティ(女性が男性の性欲と精神状態をもつこと).

viral [váirəl] ウイルス性の，ウイルスにより発生した.

viral encephalitis ウイルス性脳炎(脳内へのウイルスの直接侵入が原因となる一次性脳炎，一般的なウイルス感染症に続発する二次性脳炎，および遅発性の3種の感染様式がある）．
viral gastroenteritis ウイルス性胃腸炎．
viral hemorrhagic fever (VHF) ウイルス性出血熱．
viral hepatitis ウイルス性肝炎(肝炎を誘発するウイルスにはA型，B型，C型，D型，E型その他伝染性単核症などがある)，＝viral hepatitis．
viral load ウイルス量．
viral neutralization ウイルス中和．
viral respiratory infection (VRI) ウイルス性呼吸器感染症．
viral therapy ウイルス性治療(治療のためにウイルス粒子を用いる)．
Virchow law ウィルヒョウ法則(細胞はすべて細胞より生ずるとの説)．
Virchow node ウィルヒョウ結節，＝signal node，Troisier ganglion．
Virchow space ウィルヒョウ空隙(脳実質の血管外膜と髄膜との間にある空隙)，＝perivascular space，Virchow-Robin space．
viremia [vairí:mə] ウイルス血〔症〕(感染したウイルスが増殖し，血中に入ることにより発生する)．
virga [vә́:gə] 陰茎，＝penis．
virgin [vә́:ʤin] ①処女(性交の経験のない女性．男性の場合に用いることもある)，②原生．
virginal [vә́:ʤinəl] 処女の．
virgin generation 無性生殖，単性生殖．
virginity [və:ʤíniti] 処女性(男性と性交を行ったことのない女性であること)，＝maidenhood．
virile [vírail] 男性の(特に肉体的に成熟して生殖力のあるもの)，＝procreative．
virilescence [virilésəns] 男性化，雄性化(特に成熟した女性が男性の特性をもつこと)．
virilia [virília] 男性器．
virilism [vírilizəm] 男性化，男性症(女性が肉体的精神的に男性の特徴を呈すること)，＝masculinization．
virility [viríliti] 生殖力，男ざかり(男性の)．
virilization [virilizéiʃən] 男性化．
virilizing [vírilaiziŋ] 男性化〔の〕(女性の男性化)．
virion [váiriən，vír-] ビリオン(基本的ウイルス粒子のこと，完全ウイルス粒子)．
viripotent [viripətənt，viripóut-] ①生殖力のある(男性についていう)，②結婚期の，年頃の(女性についていう)．
viroid [váiərɔid] ウイロイド(①類ウイルス体．ゾウリムシなどのkappa顆粒の類をいう．②免疫用特異性毒素の一般名)．
virology [vaiərɑ́ləʤi] ウイルス学．
viropexis [vaiərpéksis] ウイルス固定，ウイルス定着．
virose [váiərous] 毒性のある，ウイルス性の，＝virous．
virtual [vә́:tjuəl] 虚性の，仮想の．
virtual endoscopy バーチャルエンドスコピー，仮想内視鏡(画像診断装置により得られた画像をもとに，血管，消化管のような管腔臓器の内腔画像を，コンピュータ処理により三次元表示させる検査法)．
virtual reality バーチャルリアリティー，仮想現実(コンピューター映像などによる擬似現実空間．医療分野では手術シミュレーションや遠隔医療，リハビリテーションなどに応用される)．
virtue [vә́:tju:] ①薬効，②徳，公正，貞操．
virucidal [vaiərəsáidəl] ウイルス撲滅性の，抗毒性の．
virucide [váiərəsaid] 殺ウイルス薬，ウイルス中和抗体 形 virucidal，virulicidal．
virulence [vírjuləns] ビルレンス(微生物の相対的な病原性の強さを示す) 形 virulent．
virulent phage ビルレントファージ(細菌に感染し菌体内で増殖，溶菌を起こすウイルス)．
viruliferous [virjulífərəs] ウイルスまたは病原体を運搬する．
virulin [vírjulin] ビルリン(病原性のある細菌により体内で産生される非毒性物質で，特異細菌の毒性を増強し，また接種すると抗体の産生を誘発するもの)，＝antiphagin．
virus [váiərəs，váir-] ①ウイルス(デオキシリボ核酸DNAかリボ核酸RNAの一方のみを遺伝子とするタンパクの殻に包まれた感染性粒子)，②ウイルス〔性〕の．
virus-associated antigen (VAA) ウイルス関連抗原．
virus-associated hemophagocytic syndrome (VAHS) ウイルス性血球貪食症候群(ウイルス感染に引き続いて活性化された組織球が骨髄，リンパ節，脾臓などで増殖し，自らの赤血球，血小板を貪食するようになる疾患)．
virus carrier ウイルス保有者．
virus interference ウイルス干渉．
virus neutralization test ウイルス中和試験(被検血清中のウイルス中和抗体を定性的または定量的に調べる試験)．
vis [vís] 力 複 vires．
VISA vancomycin intermediate-resistant *Staphylococcus aureus* (バンコマイシン軽度耐性黄色ブドウ球菌)．
viscera [vísərə] →viscus．
viscerad [vísəræd] 内臓の方向にある．
visceral [vísərəl] 内臓の，臓側の．
visceral crisis 内臓発症．
visceral fat 内臓脂肪．
visceral fat obesity 内臓脂肪型肥満．

V

visceral fat syndrome 内臓脂肪症候群，＝metabolic syndrome.
visceralgia [visərǽldʒiə] 内臓痛，＝splanchnodynia, visceral pain.
visceral leishmaniasis 内臓リーシュマニア症(ドノバンリーシュマニアによる感染症で，発熱，貧血，肝脾腫をきたす)，＝kala azar, Burdwan fever, dumdum fever.
visceral muscle 内臓筋.
visceral mycosis 内臓真菌症(深在性真菌症)，＝deep (-seated) mycosis.
visceral organ 内臓.
visceral pain 内臓痛，＝splanchnodynia, visceralgia.
visceral ptosis 内臓下垂，＝splanchnoptosis.
visceral skeleton 内臓骨格(胸郭，骨盤を構成する骨).
viscero– [visərou, -rə] (内臓との関係を表す接頭語).
viscerocranium [visəroukréiniəm] 顔面頭蓋(頭蓋の骨で主に顔面をつくる骨，脳頭蓋に対する用語).
viscerography [visərάgrəfi] 内臓撮影法(X線の).
visceroinhibitory [visərouinhíbitəri, -tɔːri] 内臓運動抑制の.
visceromegaly [visərəmégəli] 内臓巨大症.
visceromotor [visəroumóutər] 内臓運動の.
visceromotor reflex 内臓性運動反射(内臓の刺激があると骨格筋が緊張を示す).
visceroptosis [visərαptóusis] 内臓下垂症，＝splanchnoptosis.
visceroskeletal [visərəskélitəl] 内臓骨格の.
viscerosomatic [visərousoumǽtik] 内臓身体の.
viscerotome [vísərətoum] ① 内臓切除刀(死体から肝臓の標本を切り取るための器具)，② 内臓体節(1個の脊髄後根から分布する神経の支配する内臓の部分).
viscerotomy [visərάtəmi] 内臓切開.
viscerotrophic [visərətrάfik] 内臓栄養の.
viscerotrophic reflex 内臓性栄養反射(内臓の疾患による皮膚またはほかの浅在組織の萎縮変性)，＝Volkowitsch sign.
viscerotropic [visərətrάpik] 内臓親和性の.
viscid [vísid] 粘質の，粘着性の，＝clammy, glutinous, sticky.
viscidity [visíditi] 粘着性，粘質性.
viscoelastic [viskouilǽstik] 粘弾性の.
viscoelasticity [viskouilæstísiti] 粘弾性.
viscoelastic model 粘弾性模型.
viscoelastic retardation 粘弾性遅延.
viscograph [vískəgræf] 粘性図，ビスコグラフ.
viscolizer [vískəlaizər] ビスコライザー(脂肪顆粒を粉砕して粘性浮遊液にするため，または組織を均等浮遊液とするための器具)，＝homogenizer.
viscometer [viskάmitər] ＝viscosimeter.
viscometry [viskάmitri] ＝viscosimetry.
viscosimeter [viskəsímitər] 粘度計(流体の粘性係数を測定する計器)，＝viscometer 形 viscosimetric.
viscosimetry [viskəsímitri] 粘度測定〔法〕.
viscosity [viskάsiti] ① 粘性，粘稠度，粘度，② 粘性率.
viscous [vískəs] 粘性の.
viscus [vískəs] 内臓 複 viscera 形 visceral.
visibility [vizibíliti] 視程，視感度，可視度，鮮明度.
visible [vízibl] 可視性の，明らかな(目で見て認められる).
visible ray 可視光線.
visile [vízail] 視覚性(視覚を主として用いる個性をいい，動覚性 motile または聴覚性 audile 記憶力とを区別するために用いる).
vision [víʒən] ① 視野，視覚，視力，＝visual acuity，② 幻夢，＝apparition.
visiting nurse 訪問看護師(在宅で治療・療養している患者に対して訪問看護ステーションに所属する看護師が，関係ある家庭などを訪問するもの).
visual [víʒuəl] 視力の，視覚の.
visual acuity (VA) 視力.
visual amnesia 視覚性健忘〔症〕.
visual analogue scale (VAS) 視覚アナログ尺度.
visual angle 視角(眼の結像点から物体の両端に延長した線との角).
visual aphasia 視覚的失語〔症〕.
visual axis 視軸.
visual cortex 視覚皮質，＝area striata.
visual disorder 視覚障害.
visual evoked potential (VEP) 視覚誘発電位(視覚刺激を与えて網膜に発生した興奮が後頭葉の視覚領野に伝達される．その電気反応をいう).
visual field (VF, Vf) 視野.
visual inspection (VI) 視診(身体診察法の一つ．身体各部位を眼で診察する).
visualization [viʒuəlaizéiʃən] ① 心像，想見，② 目に見えるようにすること.
visualize [víʒuəlaiz] 視覚化する，映像化する.
visual line 視線，＝visual axis.
visually evoked response (VER)

V

視性誘発反応(光，図形によって誘発され，大脳皮質視覚領のある後頭部から電位を得る反応).

visual measurement 目測，＝visual judgment, visual estimation.

visual power 視力.

visual pragmatagnosia 物体盲，＝object blindness.

visual projection area 視覚投射野(Gennari 線により規定される鳥距部で，視覚の中枢部)，＝Brodmann area 17, visuosensory area, calcarine area, striate area, visual cortex, visual area.

visual receptor 視覚受容器(眼球内の網膜外層にある視細胞，すなわち錐状体と桿状体を総称していう).

visual sexual stimulation (VSS) 視覚的性刺激試験.

visuoauditory [viʒuouɔ́ːditəri] 視聴覚の.

visuognosis [viʒuɑgnóusis] 視像判断.

visuometer [viʒuɑ́mitər] 視界計.

visuopsychic [viʒuousáikik] 視覚精神的の.

visuosensory [viʒuəsénsəri, -sɔːri] 視覚の.

visuospatial agnosia 視空間失認(空間的関係の理解，視覚統制下での構成課題が遂行できないこと．劣位半球頭頂葉障害でおこり，半側空間無視も関与している).

visus [vízəs] 視覚，視力，＝vision.

visus dexter (VD) 右眼視力，＝right visus.

visus sinister (VS) [L] 左眼視力.

vita- [vaitə] (生命，生活の意味を表す接頭語).

vital [váitəl] 生命の，生命に必要な.

vital capacity (VC) 肺活量(肺機能の一つ，最大吸息後に呼出できる最大呼気量).

vital center 生命中枢.

vital force 生命力.

vital index 出産死亡率(指数)(人口において，一定時期間の出産と死亡数との比)，＝birth-death rate.

vitality [vaitǽliti] 生命力，活力，体力.

vitalize [váitəlaiz] 生命(活力)を与える.

vital knot 生命中枢(延髄の呼吸中枢).

vitalor [váitələr] バイテラー(簡単な呼吸機能検査装置).

vital reaction 生活反応(損傷の生前・死後の鑑別に用いる).

vital resistance 生活抵抗(感染などの有害影響に対する生体の防御力の発現).

vitals [váitəlz] 生命枢要器，急所，生命中枢.

vital sign (VS, v/s) バイタルサイン，生命徴候(人間が生きているという状態を示す生命徴候をいう．脈拍，呼吸，体温，血圧を総称しており，生命的緊急度を評価するときに用いる).

vital signs stable (VSS) 生命徴候安定.

vital stain 生体染色(生物の細胞を生きているまま，体内に染色液を注射して染出する方法で，超生体染色 supravital staining と区別する).

vital statistics 衛生統計学，人口動態統計(出産，死亡，結婚などに基づく人口動態または人口統計学).

vital tooth 生活歯(歯髄が存在する歯).

vitamin (V) [váitəmin, vít-] ビタミン(生体の栄養および代謝に必要な因子で，普通の栄養素すなわち脂肪，タンパク質，炭水化物，鉱質類以外に欠乏性疾患を予防し，しかもエネルギーの源泉となり得ない触媒性物質の総称) 形 vitamic.

vitamin A ビタミンA(脂溶性ビタミンで，上皮組織の保護などに重要な因子．A_1(レチノール)，A_2(3-デヒドロレチノール)がある．卵黄，バター，チーズ，肝臓など，また前駆物カロチンとして多くの野菜類に存在).

vitamin B ビタミンB(ビタミン学の初期において脂溶性ビタミンAと区別するため，水溶性のビタミンをBと総称した).

vitamin B_1 ビタミンB_1(脚気を予防する因子．チアミン)，＝thiamine.

vitamin B_2 ビタミンB_2(欠乏により口角炎，口内炎，皮膚炎などが起こる．リボフラビン)，＝riboflavin.

vitamin B_6 ビタミンB_6(皮膚の保護，神経症状改善の作用をもつ．ピリドキシン)，＝pyridoxine.

vitamin B_{12} ビタミンB_{12}(悪性貧血などに有効．シアノコバラミン)，＝cyanocobalamin.

vitamin C ビタミンC(水溶性ビタミンで，コラーゲン生成，出血傾向の改善などに関わる．アスコルビン酸)，＝ascorbic acid.

vitamin D ビタミンD(抗くる病作用をもつ脂溶性ビタミンで，D_2(エルゴカルシフェロール)，D_3(コレカルシフェロール)などがある．食品中のビタミンDは主にD_3)，＝calciferol, antirachitic vitamin, antiricketic vitamin, oleovitamin D, vigantol.

vitamin E ビタミンE(脂溶性ビタミンで，生殖腺の賦活作用，末梢循環の改善作用などをもつ．トコフェロール)，＝tocopherol.

vitamin H ビタミンH，＝biotin, coenzyme R.

vitamin K ビタミンK(脂溶性，血液凝固能の上昇に関与する．フィトナジオン(K_1)，メナテトレノン(K_2))，＝phytonadione, menatetrenone.

vitamin M ビタミンM，＝folic acid.

vitaminogenic [vaitəminədʒénik] ビタ

V

ミンに原因する.
vitaminoid [váitəminɔid] ビタミン様の.
vitellarium [vitəléəriəm] 卵黄巣，卵黄腺(多くの扁虫動物，線虫などに存在する一般に有対の腺で，受精卵に対し卵黄またはアルブミンを分泌する器官)，= vitelline gland.
vitellary [vítələri] 卵黄の，= vitelline.
vitellicle [vaitélikl] 卵黄嚢，= yolk sac, umbilical vesicle.
vitelline [vaitéli(:)n] 卵黄の，卵子の.
vitelline duct 卵黄腸管，= omphalomesenteric duct.
vitelline membrane 卵黄膜.
vitellointestinal cyst 卵黄腸管嚢胞，= umbilical cyst.
vitellus [vaitéləs] 卵黄.
vitiation [viʃiéiʃən] 悪変，無効化，腐敗.
vitiligines [vitilíʤini:z] → vitiligo.
vitiligo [vitiláigou] 白斑，→ leukoderm(i)a 複 vitiligines 形 vitiliginous.
vitiligoid [vitiláigɔid] ①白斑様の，②皮膚梅毒，= syphiloderma.
vitiligoidea [vitilaigɔ́idiə] 黄色腫，= xanthoma.
vitium [víʃiəm] 奇形，= defect.
vitochemical [vaitəkémikəl] 有機化学の.
vit ov sol [L] vitello ovi solutus (卵黄に溶解した).
vitra [vítrə] ガラス，硝子.
vitrectomy [vitréktəmi] 硝子体切除〔術〕.
vitreitis [vitriáitis] 硝子体炎，= hyalitis.
vitreosil [vítriəsil] 石英ガラス(半透明).
vitreous [vítriəs] 硝子体の，硝子状の，ガラスの.
vitreous body 硝子体(透明なゼリー状の物質よりなり水晶体後方の広い部分を占める)，= corpus vitreum [L].
vitreous chamber 後眼房.
vitreous detachment 硝子体剥離.
vitreous humor 硝子体〔液〕.
vitreous lamella 硝子様板，= lamina basalis.
vitreous membrane 硝子体膜.
vitreous stroma 硝子体基質.
vitreum [vítriəm] ガラス，硝子体，= corpus vitreum, vitreous body.
vitrification [vitrifikéiʃən] ガラス化.
vitrina [vitráinə] 透明な，硝子様物質.
vitrina oculi 硝子体，= vitrina ocularis.
vitronectin receptor ビトロネクチン受容体(ビトロネクチン(Sタンパク質ともいう)に対する，インテグリンファミリーに属する受容体).
vitropression [vitrəpréʃən] ガラス圧迫法(皮膚または粘膜にガラスの小片を当てて圧迫し，充血以外の変化を観察する方法).
vitrum [vítrəm] ①ガラス，硝子，②びん，= glass.
vivi- [vivi] (生命または生活状態の意味を表す接頭語).
vivification [vivifikéiʃən] 蘇生，活気づけること.
viviparous [vivípərəs] 胎生の.
vivipation [vivipéiʃən] 胎生(胎児が母体の子宮内で発育する繁殖法).
viviperception [vivipə:sépʃən] ①生体観察法，②生活現象研究法.
vivisection [vivisékʃən] 生体解剖，生体実験.
vivosphere [váivəsfiər] 生物圏(大気圏 atmosphere と陸上圏 petrosphere との中間圏で，大多数の生物が居住する圏).
VKC vernal keratoconjunctivitis (春季角結膜炎).
VLBW very low birth weight (超低出生体重).
VLCD very low calorie diet (超低カロリー食〔療法〕).
VLDL very low density lipoprotein (超低比重リポタンパク).
VM viomycin (バイオマイシン).
VMA vanillyl mandelic acid (バニリールマンデル酸).
V_{max} maximum velocity (最大収縮速度).
VO verbal order (口頭指示).
$\dot{V}O_2$ oxygen consumption (uptake) (酸素消費(摂取)量).
vocal [vóukəl] 音声の.
vocal chink 声門.
vocal cord (VC, v.c.) 声帯(喉頭内にあり振動し発声に関係する)，= plica vocalis.
vocal fold 声帯ヒダ(喉頭にあるヒダ．前庭ヒダ(室ヒダ)とともに発声に関与)，= plica vocalis [L].
vocal gymnastics 音声修錬(主として肺拡張を目的とする).
vocalis [voukéilis] 声帯筋(声帯ヒダの中にある筋，内筋ともいう)，= vocal muscle, musculus vocalis [L].
vocality [voukǽliti] 母音性.
vocalization [voukəlaizéiʃən] 発声.
vocal ligament 声帯靱帯(後頭粘膜の声帯ヒダのなかにある弾性線維に富む靱帯)，= ligament vocale [L].
vocal muscle 声帯筋(喉頭の声帯ヒダにある筋)，= musculus vocalis [L], vocalis.
vocal process 声帯突起(披裂軟骨の前突起).
vocal resonance (VR) 声帯共鳴音(発声するときに胸部に伝導される音).
vocational [voukéiʃənəl] 職業の.
vocational rehabilitation 職業的リハビリテーション.

Voges–Proskauer reaction フォーゲス・プロスカウエル反応(細菌培養液中に発生される acetyl–methyl–carbinol の検出法．この方法により *Bacillus acrogenes* と大腸菌とを区別することができる)．

Vogt disease フォークト病，＝Spielmeyer–Vogt disease．

Vogt–Koyanagi–Harada syndrome フォークト・小柳・原田症候群(全身のメラノサイトを標的とする原因不明の自己免疫疾患．日本人を中心とするアジア人に多い．視力低下を主症状とする虹彩炎を伴う両側性のぶどう膜炎．眼外症状として白斑，難聴などがある)，＝Harada disease，uveo–meningeal syndrome．

Vogt point フォークト点(頬骨から2横指上方の線と，頬骨の前頭突起から1母指後方の垂直線とが交差する点をいう)，＝Vogt–Hueter point．

Vohwinkel syndrome フォーヴィンケル症候群(掌蹠が蜂の巣状を呈するびまん性角質肥厚を呈するもの)．

voice [vɔ́is] 声，声音(発声器官により生じ，口により発せられる音響)．

voiced sound 有声音(構音に際し声帯振動を伴う)．

voice range 声域(声の基本周波数の範囲．男性3オクターブ，女性2.5オクターブ)，＝range of voice．

void [vɔ́id] 排尿する，排泄する．

voided volume (VV) 排尿量．

voiding [vɔ́idiŋ] 排尿，＝micturition．

voiding cystourethrography (VCUG) 排尿時膀胱尿道造影〔法〕，＝voiding cytogram．

voiding flow rate 排尿流率．

voids [vɔ́idz] 空隙(イオン置換床に入れた樹脂粒子間の空隙)．

Voigt lines ウォイグト線(①上腕二頭筋の外側縁に沿う皮膚の色素沈着，主に黒人にみられる．②皮神経の分布の境界)．

Vojta method ヴォイタ法(ヴォイタが考案した発達運動学的理論にもとづく，脳性麻痺児の診断法と治療法)，＝Vojta technique．

Vojta reflex ヴォイタ反射(中枢性協調障害を診断するための Vojta の7つの姿勢反射の一つ)．

V

Vol, vol. volume (容積，体積，容量)．

vola [vóulə] [L] ①手掌，②足底 形 volar．

volardorsal [voulə:dɔ́:rsəl] 手掌(足底)から背側への．

volaris [vouléəris] 手掌の，＝volar．

volatile [válətil] 揮発性の．

volatility [vɑlətíliti] 揮発性．

volatilization [vɑlətilaizéiʃən] 揮発．

volatilize [válətilaiz] 揮発させる，蒸発させる．

volatilizer [válətilaizər] 揮発器．

Volhard test フォルハルト試験(腎機能の診断法としての尿比重測定法)，＝Volhard–Fahr method，urine concentration test．

volition [vəlíʃən] 意欲(作用または能力) 形 volitional．

volitional [vəlíʃənəl] 随意の．

volitional tremor 随意振戦(意図振戦ともいい，意思の力で抑制できる)，＝intention tremor．

Volkmann canal フォルクマン管(骨にありハバース管を横に連絡する管)，＝canalis perforans [L]．

Volkmann contracture フォルクマン拘縮(肘の外傷による手首の拘縮)．

volley [váli] 斉射(人工的に誘発させた筋攣縮の調律的発作で，1回の刺激による神経インパルスの集積)．

volsella forceps 有鉤鉗子，ボルセラ鉗子，＝tenaculum forceps，vulsella forceps．

voltage (V) [vóultiʤ] 電圧，ボルト数(電圧は2個の物体がもつ電荷差または電位差に基づくので，この差をボルト数と呼ぶ)．

voltage clamp 電圧固定．

voltmeter [vóultmi:tər] 電圧計(電気回路の2点間の電位差をボルト数で測定する装置) 形 voltmetric．

Voltolini disease ヴォルトリーニ病，＝Voltolini syndrome．

Voltolini syndrome ヴォルトリーニ症候群(急性迷路炎，めまい，髄膜炎を呈する．小児に多い)．

volubility [vɑlju:bíliti] 言漏，多弁，饒舌 形 voluble．

volume (Vol, vol.) [válju:m] 量，容量，容積，体積．

volume controlled ventilation (VCV) 従量式調節換気．

volume index 容積指数(ヘマトクリット値と赤血球数との比をそれぞれの正常値の比で除した商)．

volumeter [vəljú:mitər] 体積計．

volumetric [vɑlju:métrik] 容積測定の．

volumetric solution (VS) 容量液．

voluntary [váləntəri, -teəri] 随意の，任意の，＝voluntal．

voluntary muscle 随意筋(骨格筋のように意志の力で運動できる筋)．

volunteer [vɑləntíər] ボランティア，志願者，篤志家．

voluntomotory [vɑləntoumóutəri] 随意運動性の．

volute [vəljú:t] 回転した．

volutin granules ボルチン顆粒(細菌，原虫などに存在する細胞質顆粒．核タンパク複合体)，＝volutin．

volvulosis [vɑlvjulóusis] 回旋糸状虫症(*Onchocerca volvulus* の感染症)．

volvulus [válvjuləs] 腸軸捻〔転〕症，腸管軸転．

vomer [vóumər] 鋤骨(鼻中隔を構成する骨の一つ), ＝vomer [L] 形 vomerine.
vomerine [vóumərain] 鋤骨の.
vomerine cartilage 鋤鼻軟骨, ＝vomeronasal cartilage.
vomerobasilar [voumərəbǽsilər] 鋤〔骨〕頭底の.
vomeronasal [vouməróunéizəl] 鋤〔骨〕鼻の.
vomeronasal cartilage 鋤鼻軟骨, ＝vomerine cartilage.
vomica [vámikə] 空洞(特に肺膿瘍の).
vomicose [vámikous] 膿瘍性の, 潰瘍性の.
vomicus [vámikəs] 吐物, ＝vomica.
vomit [vámit] 吐く, 嘔吐, 吐物.
vomiting [vámitiŋ] 嘔吐.
vomiting gas 催吐ガス.
vomiting of pregnancy 妊娠嘔吐, ＝hyperemesis, つわり(特に早朝に起こる妊娠時の嘔吐).
vomiting reflex 嘔吐反射.
vomition [vəmíʃən] 嘔吐, ＝vomiting.
vomitive [vámitiv] 吐薬, ＝emetica.
vomitory [vámitəri, -tɔ:ri] 吐薬, 催薬, ＝emetic.
vomiturition [vɑmitʃuríʃən] 空嘔, 頻回嘔吐, ＝retching.
vomitus [vámitəs] 嘔吐, 吐物, ＝vomit, vomiting.
vomitus cruentes 吐血, ＝hematemesis.
vomitus marinus 船酔い(船酔い), ＝seasickness.
vomitus matutinus 早朝嘔吐(つわり), ＝morning sickness, morning vomiting.
vomitus nervosus 神経性嘔吐, ＝nervous vomiting.
von Gierke disease 〔フォン〕ギエルケ病(糖原性肝腎肥大症 hepatonephromegalia glycogenica と呼んで発表された代謝異常症で, グリコーゲン分解の障害により, 肝, 腎, 脾などに多量の糖原が蓄積して肥厚し, 低血糖症, 尿中ケトン体排泄増加がみられる), ＝glycogenosis, glycogen storage disease, type 1 glycogenosis.
von Pettenkofer test ペッテンコーフェル試験(尿の胆汁色素検出法), ＝Pettenkofer reaction.
von Recklinghausen-Applebaum disease フォン・レックリングハウゼン・アップルバウム病(血色素沈着症), ＝hemochromatosis.
von Recklinghausen canal レックリングハウゼン管(結合組織中に発見されるリンパ腔).
von Recklinghausen disease フォン・レックリングハウゼン病(神経線維腫症1型), ＝neurofibromatosis type 1.
von Recklinghausen disease of bone レックリングハウゼン骨病(嚢腫性線維性骨炎), ＝osteitis fibrosa cystica.
von Recklinghausen tumor レックリングハウゼン腫瘍(神経レックリングハウゼン病, 〔多発性〕神経線維腫症), ＝adenoliomyofibroma.
von Willebrand disease フォン・ウィレブランド病(先天性凝固異常症の一つで von Willebrand 因子の異常により第Ⅷ因子活性低下, 部分トロンボプラスチン時間延長, 血小板粘着能低下, 出血時間の延長がみられる), ＝angiohemophilia.
vortex [vɔ́:teks] ①渦, ②うず, ＝eddy 複 vortices.
vortices [vɔ́:tisi:z] → vortex.
vorticity [vɔ:tísiti] 渦度.
vorticose [vɔ́:tikous] 渦状の.
vorticose vein 渦静脈(眼球脈絡膜静脈), ＝venae vorticosae [L], venae choroideae oculi [L].
voussure [vu:sjú:r] [F] 心臓部膨隆(小児の).
vowel [váuəl] 母音(a, i, u, e, o のように単独で持続して発し得る語音).
vox [váks] 声, ＝voice.
voxel [váksəl] ボクセル(3D 画素).
voyeurism [vwɑ:jɔ́:rizəm] 窃視症(他人の性器または性交を見て性的満足を得る性倒錯で, 窃視症 scoptophilia の一型).
VP ①variegate porphyria (斑紋状ポルフィリン症), ②vasopressin (バソプレシン), ③venous pressure (静脈圧).
VPB ventricular premature beat (心室期外収縮).
VPC ventricular premature contraction (心室期外収縮).
V-P shunt ventriculoperitoneal shunt (脳室・腹腔短絡〔術〕).
VQ ventilation quotient (換気率).
VR ①vascular resistance (血管抵抗), ②ventilation rate (換気率).
VRE vancomycin-resistant enterococcus (バンコマイシン耐性腸球菌).
V region variable region (可変領域, V 領域).
VRI viral respiratory infection (ウイルス性呼吸器感染症).
VRSA vancomycin resistant *Staphylococcus aureus* (バンコマイシン耐性黄色ブドウ球菌).
VS ①vaccine serotype (ワクチンの血清型), ②visus sinister (左眼視力), ③volumetric solution (容量液), ④vital sign (v/s.バイタルサイン, 生命徴候).
vs versus (対).
v.s. vide supra (前を見よ).
VSD ventriculoseptal defect (心室中隔欠損).

VSS vital signs stable (生命徴候安定).
VT ① ventricular tachycardia (心室頻拍), ② Vero toxin, verotoxin (ベロ毒素).
VT tidal volume (1回換気量).
vuerometer [vjuərámitər] 両眼距離計(両眼間の距離を測定する器械).
vulnerability [vʌlnərəbíliti] ① 易傷性(損傷を受けやすい弱質のあること), ② 発病性(細菌感受性の一相) 形 vulnerable.
vulnerant [vʌ́lnərənt] ① 傷をつける, ② 損傷剤(傷をつける目的で用いる薬剤).
vulnerary [vʌ́lnərəri, -reəri] 傷薬(傷を治すために用いる薬剤).
vulnerate [vʌ́lnəreit] 傷をつける.
vulneratio [vʌlnəréiʃiou] 損傷.
vulnus [vʌ́lnəs] 傷, 外傷.
Vulpian atrophy ヴァルピアン萎縮(上肢近位筋優位の進行性筋萎縮症).
Vulpian sign ヴァルピアン徴候(皮質障害側へ向かって眼球が偏倚する傾向).
vulsella [vʌlsélə] ブルセラ(両端に鉤のついた鉗子), = vulsellum.
vulsellum forceps 有鉤鉗子, ブルセラム鉗子, = volsella forceps.
vulva [vʌ́lvə] ① 女性外陰〔部〕, 陰門(女子の外性器で, 大陰唇, 小陰唇, 恥丘, 陰核, 会陰, 膣前庭を含む部分の総称), = cunnus, ② 口, 孔 形 vulvar, vulval.
vulvectomy [vʌlvéktəmi] 外陰切除〔術〕.
vulvismus [vʌlvízməs] 膣痙, ワギニズム(膣の痙攣, 過剰反応として起きるが, ほとんど心理的なもの), = vaginismus.
vulvitis [vʌlváitis] 外陰炎, 陰門炎.
vulvocrural [vʌlvoukrú:rəl] 外陰大腿の.
vulvopathy [vʌlvápəθi] 外陰病〔質〕.
vulvouterine [vʌlvoujú:tərin] 陰門子宮の.
vulvovaginal [vʌlvouvǽʤinəl] 陰門膣の.
vulvovaginal anus 外陰膣肛門(先天奇形による).
vulvovaginitis [vʌlvouvæʤináitis] 外陰膣炎.
VV ① ventricular volume (心室容積), ② voided volume (排尿量).
V̇-V flow volume (フローボリューム).
Vves max 最大〔膀胱〕容量, = maximum (cystometric) capacity.
VVR vagovagal reflex (血管迷走神経反射).
VW, v.w. vessel wall (血管壁).
V-Y plasty V-Y 形成術(皮弁作成術の一つ).
VZV varicella-zoster virus (水痘・帯状疱疹ウイルス).

V

W

W ① wolframium (タングステン tungsten の元素記号), ② wehnelt (X線硬度の単位), ③ weight (重量, 重力), ④ white cell (白血球).

Waaler-Rose test ワーラー・ローズ反応(関節リウマチの際に出現するIgGに対する自己抗体であるリウマチ因子を検出する方法).

Waardenburg syndrome ワールデンブルグ症候群(内眼角および涙点の偏位, 虹彩異色(青色), 聴力障害など常染色体優性の先天疾患).

waddle [wάdl] よたよた歩く.

waddling gait よたつき歩行, アヒル歩行(腓骨神経麻痺の歩容. 腰帯部の筋力低下による腰を振るアヒル様歩行. 動揺歩行), = goose gait, swaying gait.

wafer [wéifər] オブラート, カシェ剤.

Wagner disease ワグナー病(常染色体優性遺伝型式をとる網膜硝子体変性の一型. 硝子体の液化, 白内障, 視神経萎縮などを呈する), = hyaloideoretinal degeneration, Wagner hereditary vitreoretinal degeneration, colloid milium.

Wagner-Unverricht syndrome ワグナー・ウンフェルリヒト症候群(皮膚筋炎), = dermatomyositis.

Wagstaffe fracture ワグスタッフ骨折(内側踝の分離).

WAIS Wechsler adult intelligence scale (ウェクスラー成人知能検査).

waist [wéist] 腰(背の一部, 骨盤の上方).

waking [wéikiŋ] 目覚めている, 起きている.

waking body temperature (WBT) 覚醒時体温.

waking dream 白日夢.

waking surge 起床サージ(起床時の急激な血圧上昇).

Waldeyer ring ワルダイエル輪(舌基底部から口峡にかけて輪状に配列する扁桃で, 舌扁桃, 咽頭扁桃, 口蓋扁桃, 耳管扁桃などからなる).

wale [wéil] 鞭跡(むちあと, みみずばれ), = wheal.

walker [wɔ́:kər] ①歩行器, ウォーカー, ②歩く人, 歩行者.

walk-in 自力受診の(歩いて受診できる状態の患者について用いられ, 救急車により搬送される状態と区別される).

walking [wɔ́:kiŋ] 歩行, = gait.

walking rate 歩行率(歩行の計測で単位時間(1分)の歩数. 通常成人の場合100～120).

walking stick 杖(つえ).

wall [wɔ́:l] 壁, = paries [L].

Wallenberg syndrome ワレンベルグ症候群(後下小脳動脈の梗塞で起こり四肢の運動麻痺のない顔面の温痛覚障害と反対側の半身の温痛覚障害, 病巣側のホルネル症候, 小脳症状, 前庭神経核障害による回転性めまいなどが主要徴候).

wallerian degeneration ワーラー変性(神経線維がその栄養を供給される細胞から離断されたときに起こる脂肪変性).

wallet stomach 胃拡張.

walleye [wɔ́:lai] ①角膜白斑(目ぼし), = leucoma, ②外斜視(開散性斜視), = exotropia.

wandering [wάndəriŋ] ①徘徊, = poriomania, fugue, ②遊走性の.

wandering goiter 遊走甲状腺腫.

wandering kidney 遊走腎, = floating kidney, ren mobilis.

wandering pacemaker 遊走性ペースメーカ(1拍ごとに洞房結節とそれ以下の場所の間でペースメーカが移動する現象. 心電図において発見される. ペースメーカ移動), = shifting pacemaker.

waning [wéiniŋ] 漸減.

ward (Wd, wd.) [wɔ́:d] 病棟, 病室(病院の共同病室).

warfarin [wɔ́:fərin] ワーファリン(血栓塞栓症の予防, 治療に用いられる).

war hysteria 戦争ヒステリー(戦場において生命の危険への恐怖に基づく戦争神経症).

warm-type autoimmune hemolytic anemia 温式自己免疫性溶血性貧血(37°C付近で抗体(ほとんどIgG)が赤血球表面の抗原に結合することによって生じる溶血性貧血).

wart [wɔ́:t] ゆうぜい(疣贅), = verruca, いぼ(表皮が肥大して隆起したもの) 形 warty.

Wartenberg symptom ワルテンベルグ症候(錐体路の疾病においては, ほかの指を屈曲すると母指も屈曲する).

Warthin tumor ワルシン腫瘍(唾液腺のリンパ間質腺腫), = adenolymphoma.

warty [wɔ́:ti] ゆうぜい(疣贅)状の, いぼ状の.

warty dyskeratoma ゆうぜい(疣贅)状異常角化腫.

WAS Wiskott-Aldrich syndrome (ウィスコット・オールドリッチ症候群).

wash [wάʃ] 洗剤, 洗浄剤, = lotion.

washboard scalp 洗濯板様頭皮(巨端症にみられるしわのあるもの), = cutis verticis gyrata.

washed red cell (WRC) 洗浄赤血球.

washout [wáʃaut] ウォッシュアウト，洗い出し(体内にある不要物質を体内から排泄させること)．

Wassermann test ワッセルマン試験(梅毒血清反応の一種．補体結合反応により抗脂質抗体が検出される)，＝Wassermann reaction．

waste [wéist] ①衰弱，②廃棄物．

waste disposal 汚物処理．

waste water standard 排水基準(わが国では排水の水質は「水質汚濁防止法」に基づき規制されている)．

wasting [wéistiŋ] 消耗症(小児の栄養失調状態を示す語で，摂取エネルギーの不足が主体となるもの)．

wasting palsy 進行性筋萎縮症．

watch [wátʃ] ①寝ずに看病する，②観察する，見守る．

watcher [wátʃər] ①寝ずに付き添う人，看護人，②見張人，番人．

water [wɔ́:tər] ①水(分子式 H_2O をもつ無色無味の液体で，0°C において氷結，100°C において沸騰し，比重および比熱の標準に用いられる)，②水溶液，③羊水(または体液，分泌液．—s)．

water activity 水分活性(食品の密閉容器内の蒸器圧を p，純水の水蒸気圧を p_0 とするとき，その比 p/p_0 を食品の水分活性と呼び aw で表す)．

water bed ウォーターベッド，水床(長期臥床の患者の褥瘡を予防する)．

water-borne 水で伝播される(疾病についていう)．

water depletion 水分枯渇，＝denhydration．

water diuresis 水利尿(抗利尿ホルモンの低下によりみられる)．

water dressing 湿性包帯．

water-hammer pulse 水槌脈(早期に急激に立ち上がり，急激に下降する波を伴う速波．大動脈閉鎖不全のような脈圧の大きいときにみられる)，＝Corrigan pulse．

Waterhouse-Friderichsen syndrome ウォーターハウス・フリーデリックセン症候群(劇的な汎発性血管内凝固症，出血性副腎梗塞による機能低下症，髄膜炎菌敗血症を呈する症候群)，＝Friderichsen-Waterhouse syndrome．

W

watering-can scrotum じょうろ様陰嚢(会陰尿道の狭窄により陰嚢および会陰の小瘻孔から夜尿すること)．

water intoxication 水中毒(体内の水がとくにナトリウムに比して増加した状態．希釈症候群)，＝dilution syndrome．

water load test 水負荷テスト(ADH 不適合分泌症候群の診断に用いられ，投与された水を尿として排泄する能力を検査するもの)，＝water test, dilution test．

water metabolism 水分代謝．

water pollution 水質汚濁．

water-seal drainage 水封式排液法，ウォーターシールドレナージ．

watershed [wɔ́:tərʃed] ①分水界，②流域．

watershed infarction 流域後梗塞，分水界梗塞(脳の潅流圧の低下により生ずる分水嶺の梗塞)．

water-soluble 水溶性の．

water-trap stomach 水止め胃(幽門部が異常に高位にあるため胃内容が容易に動かないもの)，＝dram trap stomach．

watery [wɔ́:təri] 水様〔の〕．

watery diarrhea 水様〔性〕下痢．

watery diarrhea-hypokalemia-achlorhydria syndrome (WDHA syndrome) 水様下痢低カリウム血症無胃酸症候群(膵臓原発の VIP 産生腫瘍による水様下痢，低カリウム血症，無遊離塩酸症(低胃酸症)を主症状とする．原因は血管作働性腸管ポリペプチド(VIP)の過剰分泌による)．

watery eye 流涙，なみだ目．

watery stool 水様便．

Watson-Crick DNA model ワトソン・クリックの DNA モデル(J. D. Watson と F. H. C. Crick によって 1953 年に提出された DNA の分子構造モデル)．

Watson-Schwartz test ワトソン・シュワァルツ試験(急性間欠性ポルフィリン症を見い出すためのスクリーニング検査)．

watt [wát] ワット(仕事率の単位で W と略記する．1 秒間に 1 ジュール(J)の仕事をなす工程をいい，ボルトとアンペアとの積として表される．すなわち $1\,W = 1\,J/sec = 10^7\,erg/sec$)．

wattage [wátidʒ] ワット量．

watt-hour ワット時(1 ワット(W)の仕事率で 1 時間になす仕事の量．3,600 ジュール(J)に等しい)．

wave [wéiv] 波，波動．

wave-length 波長(波動の場において，位相が 2π だけ異なる 2 点間の距離．電磁波の生物的作用はその波長により異なる．長波 1〜10 km，中波 100〜1,000 m，短波 10〜100 m，超短波 1〜10 m，極超短波またはマイクロ波 1 m〜1 mm，赤外線 800 nm〜1 mm，可視光線 380〜800 nm，紫外線 1〜380 nm，X 線数 1 pm〜数十 nm，γ 線 0.01 nm 以下がある)．

waxing [wǽksiŋ] ①漸増，②ろう(蝋)を塗ること，ろう引き．

WBA whole body activity (全身活動)．

WBC white blood cell (count) (白血球〔数〕)．

WBI whole body irradiation (全身放射線照射)．

WBS whole body scan (全身スキャン)．

WBT waking body temperature (覚醒時

体温).
W chromosome W染色体(鳥，昆虫，魚などの性染色体．Z,Wがある).
Wd, wd. ward (共同病室・病棟).
WDHA syndrome watery diarrhea-hypokalemia-achlorhydria syndrome (水様下痢低カリウム血症無胃酸症候群).
WDS withdrawal symptom (離脱症状群).
WDWN well developed, well nourished (発育・栄養良好な).
weak [wíːk] 弱い，微弱な，わずかの，不十分な.
weak acid 弱酸.
weak child 虚弱児(身体の弱い，抵抗力の弱い小児を意味したが，疾患名としては用いない).
weakness [wíːknis] 弱さ，弱化，減弱〔すること〕 形 weak.
weak pains 微弱陣痛.
wean [wíːn] ①離乳，②離脱(人工呼吸器からの).
weaning [wíːniŋ] ①離乳，②離脱.
weaning brash 離乳期下痢.
weaning food 離乳食.
wear [wéə] 磨耗.
weasand [wíːzənd] 気管，= trachea, windpipe.
web [wéb] ①みずかき(みずかきまたはクモの巣状のもの，網)，②膜，③ウエブ(放送網やインターネット，world wide web).
webbed [wébd] みずかきのある，指間に被膜のある.
weber [wébər] ウェーバー(磁束の単位).
Weber-Christian disease ウェーバー・クリスチャン病(結節性非化膿性皮下脂肪織炎)，= nodular nonsuppurative panniculitis.
Weber-Fechner law ウェーバー・フェヒナーの法則(感覚と刺激との関係を数式で表した心理物理学的法則．感覚の強さは刺激の強さの対数に比例する)，= Weber law.
Weber organ ウェーバー器(前立腺小室)，= sinus pocularis.
Weber paralysis ウェーバー麻痺(対側の痙直性片麻痺と，脳幹の病巣側に出現する動眼神経麻痺)，= hemiplegia alternans oculomotorica.
Weber syndrome ウェーバー症候群(交代性麻痺の一型．同側の動眼神経麻痺(眼瞼下垂，外斜視，対光反射消失，輻輳反射障害)と反対側の片麻痺を示す．一側の中脳病変で出現する)，= syndrome of cerebral peduncle alternating ocular hemiplegia.
Weber test ウェーバー試験(聴力の試験法．正中頭蓋骨上の音叉音の左右の耳への偏位をみる).
web neck 翼状頸.
Webster operation ウェブスター手術(子宮後屈症の手術)，= Baldy operation.
wedge [wéʤ] 楔(歯間分離用のくさび).
wedge pressure 楔入圧.
wedge-shaped fracture 楔状骨折，= Goesselin fracture.
Wegener granulomatosis ウェゲナー肉芽腫症(原因不明の壊死性肉芽腫性炎症を主病変とする疾患で，上気道・肺・腎に病変を形成する).
weight (Wt) [wéit] ①重量，重さ(物体に作用する重力の大きさ)，②重み(重価ともいい，測定値の信頼性のこと)，③分銅 形 weighty.
weight gain 体重増加.
weight loss 体重減少，減量.
weight traction 重力牽引.
Weil disease ワイル病(黄疸出血性レプトスピラ症)，= leptospirosis icterohaemorrhagica, spirochetal jaundice.
Weil-Felix reaction(test) ワイル・フェリックス反応(試験)(リケッチアの診断補助法の一つで，*Proteus vulgaris* のX菌株と患者血清との凝集反応である).
Weir operation ウェーア手術(虫垂切除術).
Weitbrecht foramen ワイトブレヒト孔(肩関節包にある肩甲下筋の腱下包とつながる孔).
welders' conjunctivitis 溶接工結膜炎(電気またはアセチレン炎の閃光により発現するもの).
welfare [wélfeər] 福祉(幸福な生活の意).
welfare engineering 福祉工学.
well [wél] ①健康な，②井戸，③容器.
well baby clinic (WBC) 育児相談外来.
well-being 福祉，厚生，= welfare.
welt [wélt] 膨疹(みみずばれ)，= wheal.
wen [wén] 皮脂嚢腫(胞)(主として頭蓋に生ずるものをいう)，= pilar cyst, sebaceous cyst of scalp.
Wenckebach block ウェンケバッハブロック(心臓の房室伝導障害の一種．心電図上，房室伝導時間が次第に延長し，最後に伝導が行われなくなるという現象が周期的に繰り返される．モビッツI型ブロックとも呼ばれる).
Werdnig-Hoffmann disease ウェルドニッヒ・ホフマン病(脊髄性筋萎縮症の一型．常染色体劣性遺伝形式をとる．フロッピーインファントとして発症．緩徐進行性の全身性筋萎縮)，= infantile spinal muscular atrophy.
Werlhof disease ウェルホーフ病(特発性血小板減少性紫斑病，出血性紫斑病)，= idiopathic thrombocytopenic purpura, purpura haemorrhagica.
Werner syndrome ウェルナー症候群

(成人型早老症で，皮膚の潰瘍，早発性白髪，若年性白内障，性器発育不全，骨多孔症，転移性石灰沈着などを伴う早老の一型．*WRN* 遺伝子の突然変異といわれる．思春期以降にはじまる早期老化を特徴とする)，＝adult progeria, heredofamilial atrophic dermatosis with skin ulcer.

Wernicke aphasia ウェルニッケ失語〔症〕(感覚性失語〔症〕)，＝sensory aphasia, receptive aphasia.

Wernicke area ウェルニッケ野(大脳皮質で感覚性言語中枢のある部位(上側頭回の後方にある))．

Wernicke center ウェルニッケ中枢(左側の側頭後頭回にある主要な言語中枢)，＝Wernicke area, Wernicke zone.

Wernicke encephalopathy ウェルニッケ脳症(ビタミンB_1の欠乏により起こる脳症で，眼球運動障害，歩行失調，意識障害をきたす)．

Wernicke-Korsakoff syndrome ウェルニッケ・コルサコフ症候群(Wernicke症候群(ビタミンB_1欠乏により起こる記憶障害，眼球運動障害，運動失調，知能障害)とKorsakoff症候群(健忘症，作話症，記銘力，見当識障害)が同時に存在する)．

Wernicke-Mann posture ウェルニッケ・マン〔型〕肢位(片麻痺の後遺症で，患側の上下肢は拘縮し，前腕は回前屈曲，指は曲がり，上腕は胸部に向かい内転する)．

Wernicke reaction ウェルニッケ反応(視索傷害による半盲症にみられる反応．半盲性瞳孔強直)．

Wertheim operation ウェルトハイム手術(子宮癌の根治術)．

Westergren method ウェスターグレン法(赤血球の沈降速度を検査する方法)．

Western blotting ウエスタンブロッティング，＝Western blot analysis.

Western equine encephalitis virus 西部ウマ脳炎ウイルス(トガウイルス科のウイルスで，ヒトにも感染し脳炎の原因となる)．

West Nile encephalitis 西ナイル脳炎(ウエストナイルウイルスによる疾患で，筋力低下，意識障害，痙攣などをきたす)．

West Nile fever 西ナイル熱(ウエストナイルウイルスによる疾患．蚊により媒介される．熱帯地方にみられる．主に老人に脳炎などを発症させる株もある．大都会への流行の広がりがみられる)．

West Nile virus ウエストナイルウイルス(フラビウイルス科のウイルスで，西ナイル熱，西ナイル脳炎の原因となる)．

Westphal-Erb sign ウェストファール・エルブ徴候(神経梅毒時にみられる膝蓋反射の消失．Erbも同時に見つけている)，＝Erb-Westphal sign.

Westphal-Piltz phenomenon ウェストファール・ピルツ現象(奇異瞳孔反射とも呼ばれ，①眼瞼を強制的に閉鎖するか，また，開いているものを急に閉じるときに起こる縮瞳と，それに続く散瞳．②光束で刺激しても縮瞳が起こらない瞳孔強直)，＝orbicularis pupillary reflex, paradoxical pupillary phenomenon.

Westphal pupillary reflex ウェストファール瞳孔反射．

Westphal sign ウェストファール徴候，＝Westphal-Erb sign.

West syndrome ウエスト症候群(乳児の脳症)，＝infantile spasm.

wet [wét] ①湿った，②水気 形 wettable.

wet and dry bulb thermometer 乾湿球温度計(相対湿度を測定する装置)．

wet dream 夢精．

wet dressing 湿布．

wet nurse 乳母(うば)，＝thelastria.

wet pack 湿罨法，湿布．

wet smear 生標本(染色しない標本．一般的には尿沈渣の生標本を意味する)．

wettability [wetəbíliti] ①湿潤性，②湿潤剤．

Wharton duct ワルトン管(顎下腺管)，＝submandibular duct.

Wharton jelly ワルトンのゼリー(膠様組織，臍帯などにみられる)，＝textus mucoideus connectivus [L].

wheal [hwí:l] 膨疹，丘斑(痒感を伴う扁平な浮腫性の発疹)，＝pomphus, urtica.

wheelchair [hwí:ltʃɛər] 車椅子(障害者，病人用の)．

wheelchair activity 車椅子動作．

Wheeler-Johnson test ホイーラー・ジョンソン試験(ウラシルおよびシトシン検出法)．

wheeze [hwí:z] 喘鳴(気管支の狭窄その他の病変がある場合聴取される呼吸音)．

wheezing [hwí:ziŋ] 喘鳴．

whiplash [hwípslæʃ] むち打ち．

whiplash injury むち打ち損傷．

whiplash retinopathy むち打ち網膜症．

Whipple disease ホイップル病(腸性脂肪異栄養症とも呼ばれる．体重減退，腹部症状，多発性関節炎を伴う．主に白人の中年男性に出現する全身感染症(病原菌 *Tropheryma whippelei*)による吸収不良症候群である)．

Whipple operation ホイップル手術(膵頭部およびそれに付随する十二指腸さらに胆管，胃，空腸の一部を切除する方法)，＝pancreatoduodenectomy.

whisper [hwíspər] ささやく．

whispered pectoriloquy 囁音胸声，囁語胸声．

whispered voice 囁語(じご．ささや

W

き語).

white [hwáit] 白，白色〔の〕.

white blood cell (WBC) 白血球(顆粒球(好中球，好酸球，好塩基球)，単球，リンパ球に分けられる)，＝leukocyte.

white-coat hypertension 白衣高血圧(診察室高血圧ともいい，特殊な医療環境下での測定によるもの．高血圧診断の20～30％がこれに当たるといわれる)，＝isolated clinic(office) hypertension.

white corpuscle 白血球，＝leukocyte, white blood cell.

white finger 白色指(寒冷，振動による職業病などでみられる).

white graft rejection 白色移植片拒絶(同種皮膚移植においてレシピエントがドナーのMHCに対する抗体を相当量すでにもっているとき移植皮膚片が白い色調のまま数日経過し脱落すること).

Whitehead operation ホワイトヘッド手術(①ハサミのみを用いる舌の摘出法．②肛門からの痔瘻切除法).

white infarct 白色梗塞(貧血性梗塞).

white line 白線(①腹壁の白線．②皮膚をかいた後に出現する白線).

white matter 白質(神経線維が主体で白色を呈する部分で，終脳では深部の髄質に，脊髄では表層の皮質にある)，＝substantia alba.

white muscle 白筋(赤筋に対して太く白みの強い筋で，ミトコンドリアが少なく解糖系の酵素に富み，俊敏な収縮を行う)，＝fast muscle.

white mycetoma 白色足菌腫(顆粒が白色または無色な型).

white piedra 白色砂毛(*Trychosporon beigelii* (*T. cutaneum*)による感染症).

white pulp 白色髄(脾臓の組織のうちリンパ性組織を大量に含む領域).

white ramus communicans 白交通枝(脊髄と交感神経節を連絡する有髄線維からなり白色にみえる)，＝ramus communicans alba [L].

white thrombus 白色血栓(主として血小板と白血球からなるもの).

whitish [hwáitiʃ] 白っぽい.

whitish stool 白色便(コレラなどによる腸炎や無胆汁便でみられる白色の便の総称).

whitlow [hwítlou] ひょう(瘭)疽，＝felon, paronychia, panaritium.

WHO World Health Organization (世界保健機関).

whole [hwóul] 全体の，全.

whole blood 全血.

whole blood volume (QBV) 全血量.

whole body activity (WBA) 全身活動.

whole body counter ホールボディーカウンタ，全身計測装置(人体内に存在する微量の放射能を検出，同定，定量する装置をいう．ヒューマンカウンタ)，＝human counter.

whole body irradiation (WBI) 全身放射線照射.

whole body scan (WBS) 全身スキャン.

whole brain death 全脳死(脳幹死と違って，大脳ならびに脳幹部機能の廃絶が存在している場合を全脳死とする).

whoop [hú:p, hwú:p] フープ(百日咳の痙攣性吸気).

whooping cough 百日咳(ぜき)(百日咳菌(*Bordetella pertussis*)の感染による小児の気道感染症．上気道のカタル性炎症と特徴的な痙攣性呼気とともに，嘔吐を伴う疾患で，咳嗽発作が長期間続く)，＝pertussis.

WHOQOL World Health Organization Quality of Life assessment (WHOのQOL尺度).

whorl [hwɔ́:l] らせん，渦巻(単弁介または哺乳動物の耳の蝸牛殻，または指紋についていう．渦状紋).

wick [wík] ガーゼ芯，込めガーゼ.

Widal reaction ウィダール反応(チフスの診断に用いる凝集反応．病原菌の生菌，ホルマリン処置H抗原，またはアルコール性O抗原を用いて検査すると，血清中の抗体を証明することができる)，＝(Gruber-)Widal test.

wide [wáid] 広い(幅が)，広く，広範囲に.

width [wídθ] 幅，広さ.

wien [wí:n] ウィーン(騒音の強さの単位で，最小可聴限界における音の強さを基準とする).

Wildervanck syndrome ウィルダーヴァンク症候群(頸部眼聴覚症候群)，＝cerevico-oculoacoustic syndrome.

wild type 野生型(野生集団中で最も高頻度に観察される表現型．そのような表現型をもつ系統，生物，遺伝子).

Williams exercise ウィリアムズ体操(腰痛患者に対する保存的・機能的治療法として広く行われているもの)，＝exercise for low back management.

Williams syndrome ウィリアムズ症候群(乳児期の高カルシウム血症と弁上部大動脈狭窄を伴い，知能障害と妖精のような特徴的顔貌を認める).

Willis circle ウィリス動脈輪(脳底にある大脳動脈輪)，＝arterial circle of Willis, cerebral arterial circle, circulus arteriosus cerebri [L].

Wilms tumor ウィルムス腫瘍(腎芽腫)，＝nephroblastoma.

Wilson disease ウィルソン病(遺伝性の銅代謝異常症．生体内に銅が蓄積し，肝硬変，錐体外路症状，カイザー・フライシャー輪が出現する．肝レンズ核変性症)，＝hepatolenticular degeneration.

wind-burn 風焼け(風にさらされたため

に生ずる顔面の紅斑).

wind-kessel ウインドケッセル(大動脈および太い動脈枝が心臓から駆出される血液の圧力および血流の変化を緩衝するモデルとして使われる).

window [wíndou] 窓, ＝fenestra [L].

wind-pipe 気管, 風管.

Windscheid disease ウインドシャイド病(動脈硬化による神経症).

wing [wíŋ] 羽, 翼, ＝ala, alae.

winged catheter 翼付きカテーテル.

winged scapula 翼状肩甲骨(肩甲骨内縁が後方に突出した状態).

wing plate 翼板(知覚性のニューロンが発生する), ＝dorsolateral plate.

wings of nose 鼻翼(小ばな), ＝alae nasi.

wings of sphenoid 蝶形骨翼(蝶形骨の両側にある突起, 大翼と小翼がある).

wink [wíŋk] 瞬目(しゅんもく), まばたき.

winker [wíŋkər] 睫毛(しょうもう), まつげ, ＝eyelashes, cilium.

winking spasm 瞬目痙攣, ＝nictitating spasm.

Winslow foramen ウィンスロー孔(網嚢孔), ＝epiploic foramen.

winter depression 冬季うつ病(季節性感情障害).

winter vomiting disease 冬季嘔吐症(ウイルス性, 流行性の嘔吐症).

Wintrobe hematocrit ウイントローブヘマトクリット(長さ約15cmの目盛を付けた小ガラス管で, 赤血球沈降速度, 赤血球容積および黄疸指数を測定するために用いる).

wire [wáiər] 針金, 線(金属製の), ワイヤ 形 wiry.

wire-loop lesion ループ状病変(全身性エリテマトーデスにおける腎糸球体の一部の毛細血管壁が肥厚している状態).

wire splint 鋼線副子.

wiring [wáiəriŋ] ①配線(電気装置の), 布線, ②針金接合.

wisdom tooth 智歯(第三大臼歯「おやしらず」のこと), ＝dentes serotinus [L].

wishful thinking 願望思考.

wish paranoia 願望妄想.

Wiskott-Aldrich syndrome (WAS) ウィスコット・オールドリッチ症候群(血小板減少症と湿疹を伴う免疫不全症. X連鎖性遺伝の原発性免疫不全症で男児にみられる. 進行性のT細胞減少による細胞性免疫不全を示す).

Wistar rat ウィスターラット(ウィスター研究所で開発された研究用ラット).

witch's milk 奇乳, 魔乳(新生児の乳房が膨隆して分泌される液).

withdrawal [wiðdrɔ́:əl] ①引きこもり, 自閉症, ②離脱, 停止, 中止(投薬などの), ③陥没.

withdrawal reflex 屈筋反射(四肢の皮膚に, 傷害を起こすような強い刺激を与えると, その肢を体幹に近づけるような運動が反射的に現れること), ＝flexor reflex.

withdrawal symptom (WDS) 禁断症状, 離脱症状, 退薬症状.

withdrawal syndrome 離脱症候群(アルコール, モルヒネ, ヘロイン, コデインなど身体的依存を形成しやすい薬物を長期に使用し, 断酒, 断薬, 減薬などによって振戦, せん妄などが起こる現象), ＝abstinence syndrome.

withdrawal treatment 離脱療法(脱慣療法, 禁断療法ともいう. 薬物依存, アルコール依存などの治療に用いる), ＝abstinence treatment.

within [wiðín] ～の範囲内で, ～の中(内)の, 中(内)に.

within normal limits (WNL) 正常範囲内.

WMA World Medical Association (世界医師会).

WNL within normal limits (正常範囲内).

w/o without (…なしに).

wobble [wábl] ウォブル, ゆらぎ(tRNAによるコドン認識の多様性を説明した説).

Wolff duct ウォルフ管(男では精管に発育し, 女では退化する), ＝mesonephric duct, ductus mesonephriticus [L].

wolffian body ウォルフ体(中腎), ＝mesenephros.

wolffian cyst ウォルフ管嚢胞(子宮広靭帯の).

wolffian duct ウォルフ管(中腎管), ＝mesonephric duct.

wolffian regeneration ウォルフ再生法(両生類において水晶体を切除後, 虹彩上縁部から水晶体が再び発生する現象).

Wolff-Parkinson-White syndrome (WPW syndrome) ウォルフ・パーキンソン・ホワイト症候群, WPW症候群(正常の房室伝導系のほかに副伝導路が存在し, 2つの回路を興奮が旋回して発作性頻拍を生ずる. 心電図上ではP-R間隔は短縮され, QRSは特徴的な早期興奮によるデルタ波を示して幅が広がる), ＝syndrome of accessory pathway, atrioventricular preexcitation, preexcitation syndrome.

wolfram (W) [wúlfrəm] ウォルフラム(タングステンと呼ばれる元素で, 原子番号74, 原子量183.85, 質量数180, 182～184, 186), ＝wolframium, tungsten.

Wolfram syndrome ウルフラム症候群(尿崩症, 糖尿病, 視神経萎縮, 難聴を呈する常染色体劣性遺伝疾患. 症状の頭文字をとり, DIDMOADともいわれる),

= DIDMOAD syndrome.
wolpert [wálpə:t] 通風器.
womb [wú:m] 子宮, = uterus.
wonder net 怪網(動脈あるいは静脈の経過中に介在する血管網. 動脈性のものは腎糸球体にみられ, 静脈性のものは肝臓の類洞にみられる), = rete mirabile.
wood sugar 木糖(キシロース), = xylose.
wooziness [wú:zinis] ふらふら感, ふらふらすること.
WOP without pain (痛みを伴わない).
word– [wə́:d] (語字の意味を表す接頭語).
word blindness 語盲症, 文字盲, = alexia.
word deafness 語聾(皮質下性感覚失語症), = subcortical sensory aphasia.
word salad 言葉のサラダ, 語サラダ(ごかい. 緊張病患者の意味のない言葉の羅列), = schizophasia.
workaholic [wə:rkəhɔ́(:)lik] ワーカホリック, 仕事中毒〔の〕(work と alcoholic を連結した造語).
workaholism [wə́:kəhɔ:lizəm] 仕事中毒(働きすぎのこと).
working through 徹底操作(精神分析療法で患者の葛藤や困難な課題をさらに熟知させて, 反復強迫の支配から脱却させる心的操作).
World Health Organization (WHO) 世界保健機関(国際連合の外郭団体. ジュネーブに本部を置く).
World Health Organization Quality of Life assessment (WHOQOL) (WHO による QOL 評価指標の一つ).
worm [wə́:m] ①虫, 蠕虫, ②虫様構造.
wormian bone ウオルム骨(縫合骨のこと), sutural bone.
worsen [wə́:sn] 悪化する(させる), 増悪する(させる).
wound [wú:nd] 創傷, 挫傷(暴力により組織の内面および外面の連続性が破壊された状態, = traumatism.
wound botulism 創傷性ボツリヌス症.
wound clip 創クリップ.
wound dehiscence 創傷離開.
woven bone 線維性骨, 網状骨(層板骨に対する用語で未熟な骨組織), = nonlamellar bone, reticulated bone.
W–plasty W 形成術(皮弁作成術の一つ. Z 形成術とともに瘢痕修正などに適用される).
WPW syndrome Wolff–Parkinson–White syndrome (ウォルフ・パーキンソン・ホワイト症候群, WPW 症候群).
Wright stain ライト染色.
Wright staining solution ライト液(メチレンブルーと炭酸ソーダおよびエオジン Y をメタノールに溶解したもの).
wrinkle [ríŋkl] しわ(皺).
Wrisberg cartilage リスベルグ軟骨(楔状軟骨のこと), = cuneiform cartilage.
Wrisberg nerve リスベルク神経(① 内側前腕皮神経. ② 中間神経(顔面神経膝神経節から出る味覚線維)).
wrist [ríst] 手関節(手と腕とを連結する部分で, 俗に手首ともいう), = carpus.
wrist–clonus reflex 手首間代反射(手を極度に伸張すると, 手の間代攣縮が起こる).
wrist–cutting syndrome 手首自傷症候群, リストカット症候群(自己の手首に多数の浅い切創をつくる行為であり, 思春期の女性に多い. 自殺行為とは限らず自傷行為として背景に異常な精神状態がある).
wrist–drop 〔下〕垂手(手および指の伸筋の鉛麻痺).
wrist joint 橈骨手根関節, 手首の関節, = articulatio radiocarpea [L].
writer's cramp 書痙, = mogigraphy.
writer's paralysis 書痙(字を書く職業に多い. 手の筋痙攣による), = writer's cramp.
writing [ráitiŋ] ①書字, ②著述.
writing hand 書字手(パーキンソン病にみられる手の姿位).
wryneck [ráinek] 斜頸, = torticollis.
Wt weight (重量, 体重).
Wuchereria [vu:kərí:riə] ブケレリア属(糸状虫上科の一属. バンクロフト糸状虫 *W. bancrofti* の成虫の宿主はヒトで, リンパ管に寄生する. リンパ管炎, 熱発作, リンパ管閉塞による陰嚢水腫, 乳び(糜)尿, 象皮病などを起こす).
Wuchereria bancrofti バンクロフト糸状虫(成虫の宿主はヒトで, リンパ管に寄生する. リンパ管炎, 熱発作, 陰嚢水腫, 乳び(糜)尿, 象皮病などを起こす).
wuchereriasis [vu:kəri:ráiəsis] フィラリア感染症(*Wuchereria* 属糸状虫の感染症).

W

X

X ① Kienböck unit (レントゲン線曝露の), ②(リアクタンスの符号), ③(ローマ数字の 10), ④ xanthine (キサンチン), ⑤ female sex chromosome (雌性核染色体).
xanthelasma [zænθilǽzmə] 黄色板，眼瞼黄色腫(眼瞼に生ずる黄色腫の一型)，＝xanthelasma palpebrarum.
xanthelasmatosis [zænθilæzmətóusis] 多発性黄色板症，黄色腫症，＝xanthomatosis.
xanthemia [zænθí:miə] 黄色血症，＝carotinemia.
xanthine (X) [zǽnθi:n] キサンチン(体液および組織に存在するプリン誘導物で，酸化されて尿酸となる).
xanthinuria [zænθinjú:riə] キサンチン尿〔症〕.
xanthism [zǽnθizəm] 黄色色素異常症(眼，皮膚白子症．常染色体性劣性遺伝).
xanth(o)- [zænθ(ou), -θ(ə)] (黄色の意味を表す接頭語).
xanthochromia [zænθoukróumiə] 黄色調(髄液の)，皮膚黄変症.
xanthoderma [zænθoudə́:mə] 皮膚黄色症，＝xantho.
xanthofibroma [zænθoufaibróumə] 黄色線維腫(黄色肉芽腫).
xanthogranuloma [zænθougrænjulóumə] 黄色肉芽腫，＝xanthofibroma.
xanthogranulomatosis [zænθougrænjuloumətóusis] 黄色肉芽腫症，＝Hand-Christian-Schüller disease.
xanthoma [zænθóumə] 黄色腫(脂質を貪食する黄色腫細胞の増殖により皮膚に黄色の結節を生ずる疾患) 形 xanthomatous.
xanthoma disseminatum 播種性黄色腫.
xanthoma planum 扁平型黄色腫，＝plane xanthoma.
xanthomatosis [zænθoumətóusis] 黄色腫症.
xanthomatosis bulbi 角膜脂肪変性.
xanthomatous [zænθóumətəs] 黄色腫性の.
xanthoma tuberosum 結節状黄色腫，＝lipoid gout, pseudodiabetic xanthoma.
xanthophyll [zǽnθəfil] キサントフィル(①カロチンとともに植物に存在する黄色色素，＝phytoxanthine. ②水酸基をもつカロチノイドの総称，＝lutein).
xanthopsia [zænθápsiə] 黄視症(色視症の一つ)，＝xanthopia, yellow vision.
xanthosis [zænθóusis] 黄変〔症〕，黄色調(カロチン，アタブリンなどの黄色物質を多量に，または長期にわたり摂取によって起こる皮膚の黄染)，＝aurantiasis cutis.
xanthous [zǽnθəs] 黄色の.
X chromosome X 染色体.
XDR-TB extensively drug-resistant tuberculosis (超多剤耐性結核菌).
Xe xenon (キセノンの元素記号).
X-element 異常染色体，＝accessory chromosome.
xen(o)- [zen(ou), zi:-, -n(ə)] (外来または異物の意味を表す接頭語).
xenobiotic [zenoubaiátik] 生体異物(内因的には産生されないが，薬理学的，内分泌学的，毒物学的に活性を有する物質).
xenodiagnosis [zenoudaiəgnóusis] 外因診断法(患者から感染を受けた動物で病因体を発見する診断法).
xenogeneic [zenouʤəní:ik] 異種〔の〕(組織移植片に関して異種の)，＝xenogenic, xenogenous.
xenogenous siderosis 異物性鉄症.
xenograft [zénəgræft] 異種移植片(異種移植に用いられる組織や臓器).
xenograft rejection 異種移植片拒絶〔反応〕.
xenon (Xe) [zí:nɑn] キセノン(大気中にある不活性気体元素．原子番号 54，原子量 131.29).
xenon-133 (^{133}Xe) [zí:nɑn] キセノン-133 (ウラン核分裂生成物から分離精製された不活性ガス．肺機能などの検査に用いる).
xenophobia [zenoufóubiə] 他人恐怖〔症〕.
xenophonia [zenoufóuniə] 奇声症，声変わり(アクセントと抑揚の変化が特徴の言語障害).
xenotransplantation [zenoutrænsplæntéiʃən] 異種移植(種の異なる動物の組織や臓器を移植すること).
xenotropic virus 異種栄養性ウイルス(マウスの内在性ウイルスで，マウス以外の細胞に感染し，マウス細胞には感染しない).
xenotype [zénətaip] 異種型.
xer(o)- [zi:r(ou), -r(ə)] (乾燥の意味を表す接頭語).
xerocheilia [zi:roukáiliə] 口唇乾燥症(単純性口唇炎の一つ).
xeroderma [zi:roudə́:mə] ①乾燥皮膚，②乾皮症，＝xerodermia, ichthyosis 形 xerodermatic.
xeroderma pigmentosum (XP) 色素性乾皮症(小児期に発生して，汎発性色斑，毛細血管拡張，皮膚の萎縮および収縮を起こす．徹底した遮光を要する），＝angioma pigmentosum atrophicum, atrophoderma pigmentosum.

xerography [zi:rágrəfi] ゼログラフィ，＝xeroradiography.

xeroma [zi:róumə] 眼〔球〕乾燥症，＝xerophthalmia.

xerophthalmia [zi:rɑfθǽlmiə] 眼〔球〕乾燥症，乾燥眼，＝xerophthalmus, xeroma.

xeroradiography [zi:roureidiágrəfi] 乾式X線撮影〔法〕，ゼロラジオグラフィ（普通のX線フィルムの代わりに，無定形半導体セレンをアルミニウム板に蒸着した感光板を用いるX線撮影法）．

xerosis [zi:róusis] 乾皮症 形 xerotic.

xerostomia [zi:roustóumiə] 口内乾燥症（唾液減少によるもの），＝Zagari disease.

xi (ξ, Ξ) [zái, sái] クサイ（ギリシャ語アルファベットの第14字）．

xiph(i)– [zif(i)] （剣状胸骨剣状突起との関係を表す接頭語）．

xiphisternum [zifistə́:nəm] 剣状突起（胸骨の）形 xiphisternal.

xiph(o)– [zif(ou), –f(ə)] ＝xiph(i)–.

xiphoid [zífɔid] 剣状の，＝ensiform.

xiphoid cartilage 剣状軟骨（剣状突起のこと），＝ensiform cartilage.

xiphoid process 剣状突起（胸骨の一部，胸骨体の下端に付く軟骨の部分），＝processus xiphoideus [L].

X–linked X連鎖（性染色体Xに連鎖した）．

X–linked gene X染色体連鎖遺伝子．

XM crossmatch（交叉試験）．

XO–type XO型（雌雄のいずれか一方が1対あるべき性染色体の一つを欠いているもので，雄が足りないときXO型という）．

XP xeroderma pigmentosum（色素性乾皮症）．

X–ray エックス線，X線（レントゲン線．Röntgenにより発見された一種の電磁波．物質に対する透過性と写真感光作用，蛍光作用を利用してX線撮影およびX線透視が行われ，生物作用を利用してX線治療が行われる）．

X–ray examination X線検査．

X–ray microscope 放射線顕微鏡．

X–ray photograph (Xp) X線写真．

X–ray tube X線管，＝roentgen tube.

XXX syndrome XXX症候群（X染色体を1個過剰に有する性染色体以上．特別な臨床的，身体的な異常は認められず，大部分は正常で妊性もあるが，一部に精神神経症状の異常が認められることがある），＝triple–X syndrome.

XXY syndrome XXY症候群（X染色体過剰の性染色体異常．精巣機能不全，女性化乳房などを呈する）．

Xyl xylocaine（キシロカイン）．

xylene [záili:n] キシレン（ベンゼンの水素2原子をメチル基で置換したもの），＝dimethylbenzene.

xylitol [záilitɔ:l] キシリトール（五価アルコール系糖質補給薬．糖尿病および糖尿病状態時の水・エネルギー補給の目的で用いる）．

xyl(o)– [zail(ou), –l(ə)] （木との関係を表す接頭語）．

xylocaine (Xyl) [záiləkein] キシロカイン．

xylose [záilous] キシロース，木糖（ブナ［椈］樹，黄麻から得られる五炭糖で，尿中にも発見される）．

xylotherapy [zailəθérəpi] 木治法（薬用木材を利用する療法）．

xylulose [záiljulous] キシルロース（六炭糖がケト転化酵素の触媒により生ずる五炭糖）．

xysma [zísmə] 下痢便偽膜（下痢便中に排泄される薄膜片）．

XY–type XY型（雌雄いずれか一方の性染色体のうち1個がほかの性染色体と形状を異にし，これによって性が決定される生物をXY型の生物といい，雄が異型のときXY型という）．

Y

Y ①male sex chromosome (雄性核クロモゾーム), ②yttrium (イットリウムの元素記号).

Yaba monkey tumor virus ヤバサル腫瘍ウイルス(ポックスウイルス科のウイルスで，サルに良性腫瘍を起こす．ヒトにも感染し結節をきたす)．

YAG laser YAG (ヤグ)レーザー(代表的な固体レーザーの一つ．YAG は yttrium, aluminum, garnet の頭文字をとったもの)．

Yatabe-Guilford personality inventory (Y-G test) 矢田部・ギルフォード検査．

Yatapoxvirus [jɑ:təpɑ́ksvairəs] ヤタポックスウイルス属(ポックスウイルス科の一属で，タナ痘ウイルス，ヤバサル腫瘍ウイルスなどが含まれる)．

yawn [jɔ́:n] 欠伸(あくび)．

yaws [jɔ́:z] 熱帯フランベジア，〔熱帯〕イチゴ腫(*Treponema pallidum* の亜種による疾患で，顔面，手足，外陰部などにイチゴ状の増殖性病巣が発生)．

Yb ytterbium (イッテルビウムの元素記号).

Y cartilage Y 軟骨(寛骨を構成する腸骨，坐骨，恥骨の 3 つの骨が結合する部位にある Y 字形の軟骨で，思春期以降は骨化する)．

Y chromosome Y 染色体(雄性染色体)．

yeast [jí:st] 酵母，酵母菌，＝*Saccharomycetes*.

yeast prion 酵母プリオン．

yellow bone marrow 黄〔色〕骨髄(脂肪細胞により黄色を呈し造血能の乏しい骨髄)，＝medulla ossium flava [L].

yellow cartilage 黄色軟骨(弾性線維を多く含む軟骨．弾性線維は黄色のエラスチンというタンパクよりなる)．

yellow fever 黄熱(黄熱ウイルスによる疾患で，高熱，黄疸，出血傾向をきたす)，＝black vomit.

yellow fever vaccine 黄熱ワクチン(黄熱ウイルスに対する生ワクチン)．

Yellow fever virus 黄熱ウイルス(フラビウイルス科のウイルスで，黄熱の原因となる)．

yellow ligament 黄色靱帯(脊柱の靱帯の一つで弾性線維に富み黄色を呈する)，＝ligamentum flavum [L].

yellow nail syndrome 黄色爪症候群(①手足爪の黄色変化，②リンパ浮腫，③肺の滲出の 3 徴を伴う症候群)．

yellow spot 黄斑，＝macula lutea.

Yersinia [jə:síniə] エルシニア属(腸内細菌科の一属で，通性嫌気性のグラム陰性桿菌．ペスト菌 *Y. pestis*，偽結核菌(仮性結核菌) *Y. pseudotuberculosis*，腸炎エルシニア *Y. enterocolitica* などを含む)．

Y-G test Yatabe-Guilford personality inventory (矢田部・ギルフォード検査)．

-ylene [ili:n] (炭水化物の 2 価基を表す接尾語)．

Y linkage Y 連鎖遺伝(Y 染色体上の遺伝子による遺伝．父親より息子へ遺伝しすべての形質が発現する)．

Y-linked gene Y 染色体連鎖遺伝子．

yoga [jóugə] ヨ〔ー〕ガ(インド哲学の一部として確立されている心身の健康法)．

yohimbine [jouhímbi:n] ヨヒンビン(インドールアルカロイド．毒性をもつアルカロイドで生殖器などの血管拡張作用があり，かつて催淫薬としても用いられた)．

yoke [jóuk] ヨーク，隆起．

yoke bone 頬骨，＝zygomatic bone.

yolk [jóuk] 卵黄，＝deutoplasm.

yolk sac 卵黄嚢(胚盤の腹側の嚢で腸管形成後中腸と連絡する．胚子の栄養に関係するほか，初期の造血組織，生殖細胞の供給源としても機能する．誕生前には消失するがまれにメッケル憩室として残存することがある)，＝saccus vitellinus definitivus [L], umbilical vesicle, saccus omphaloentericus.

Young syndrome ヤング症候群(常染色体劣性遺伝で副鼻腔炎と男性不妊を呈する)，＝Barry-Perkins-Young syndrome.

Y-shaped cartilage Y 字軟骨(寛骨を構成する腸骨，坐骨，恥骨の 3 つの骨が結合する部位にある Y 字形の軟骨で，思春期以降は骨化する)．

ytterbium (Yb) [itə́:biəm] イッテルビウム(希金属元素で，原子番号 70，原子量 173.04，質量数 168，170〜174，176，原子価 2，3)．

yttrium (Y) [ítriəm] イットリウム(希金属元素で，原子番号 39，原子量 88.9059，質量数 89，原子価 3)．

Z

Z (原子番号の記号).

Zaire Ebola virus ザイールエボラウイルス(フィロウイルス科のウイルスで, エボラ出血熱の原因となる).

ZAS zymosan-activated serum (ザイモサン活性化血清).

Z band Z帯(筋原線維の中で, I帯の中央部の暗い線), = Krause membrane, Dobie line, Z line, telophragma, intermediate disk.

Z chromosome Z染色体(鳥, 昆虫, 魚などの性染色体. Z,Wがある).

Z disk Z帯(横紋筋の明帯の中央にあるZ線のこと), = Z band, Z line, intermediate disk, Krause membrane, Dobie line, telophragma.

zein [zí:in] ゼイン(トウモロコシの主要タンパク質で, プロラミン prolamine に属する黄色物質).

Zeitgeist [záitgaist] [G] 時代精神(その時代の文化, 芸術, 科学などで常識的な考え方. 心理学用語).

Zellweger syndrome ツェルウェーガー症候群, = cerebrohepatorenal syndrome.

Zenker degeneration ツェンケル変性(重い感染症の際, 横紋筋に生じる凝固壊死. 蝋様変性ともいう), = waxy degeneration.

Zenker diverticulum ツェンケル憩室(咽頭食道憩室), = pharyngo-oesophageal diverticulum.

zepto- [zeptou, -tə] (10^{-21} を表す接頭語).

zero [zí:rou] ゼロ, 零, 零点.

zeta (ζ, Z) [zéitə] ゼータ(ギリシャ語アルファベットの第6字).

zetacrit [zéitəkrit] ゼータクリット(ゼータ沈降率. 毛細管に血液を入れ垂直面内で遠心して測定したヘマトクリット値の一種), = zeta sedimentation ratio.

Zika virus ジカウイルス(ジカ熱の原因となるフラビウイルス科の一種で, 力によって媒介される).

zinc (Zn) [zíŋk] 亜鉛(青白色の金属元素で, 原子番号30, 原子量65.38, 質量数64, 66〜68, 70. 亜鉛塩は収斂薬として用いられる).

zinc chloride 塩化亜鉛(防腐剤, 消毒薬として用いられる).

zinc oxide 酸化亜鉛(ZnO. 散布薬または軟膏として広く用いられる. 亜鉛華), = flowers of zinc.

zinc sulfate 硫酸亜鉛(電解質補給薬).

zinc sulfate turbidity test (Z(n)TT) 硫酸亜鉛混濁試験(肝機能検査の一つ).

zinc undecylenate ウンデレシン酸亜鉛(殺菌作用がある).

zinc white 亜鉛華, = zinc oxide.

Zinn central artery チン中心動脈(網膜中心の動脈).

Zinn circle チン小環(視神経が強膜に侵入する部分にある短毛様動脈小枝の脈管網), = circulus arteriosus Haller.

Zinn ligament チン靭帯(総腱輪のこと), = annulus tendineus communis.

Zinn membrane チン膜(虹彩の表層), = ectiris.

Zinn tendon チン腱(外眼筋の総腱輪), = Zinn ligament.

zirconium (Zr) [zə:kóuniəm] ジルコニウム(原子番号40, 原子量91.22, 質量数90〜92, 94, 96の希金属元素).

Zn zinc (亜鉛の元素記号).

zoacanthosis [zouəkænθóusis] ゾアカントーシス(動物性異物, 例えば螫毛, 剛毛, 毛髪などが, とげとして挿入したことによる皮膚病).

zoanthropy [zouǽnθrəpi] 動物化妄想 形 zoanthropic.

Zollinger-Ellison syndrome ゾリンジャー・エリソン症候群(難治性消化性潰瘍で胃液の過酸過分, 膵ランゲルハンス島の非β細胞腫を3主徴とする症候群).

zona [zóunə] ①帯層, ②帯状疱疹, = herpes zoster.

zona arcuata 弓状帯(蝸牛管の基底板の内側の部分).

zona ciliaris 毛様体(毛様体突起の総称).

zona fasciculata 束状帯(副腎皮質の中層で糖質コルチコイドを分泌).

zona glomerulosa 球状帯(副腎皮質の最外層で電解質コルチコイドを分泌).

zona incerta 不確帯(視床下部の直上にある灰白質の混合からなる部分で, Luys体と視床下部の白質との中間にある).

zona ophthalmica 眼性帯状疱疹(視神経分布部の), = herpes zoster ophthalmicus.

zona orbicularis 輪帯(寛骨臼の上縁から頸部をとりまく輪状靭帯, 関節包の過度の伸展を防ぐ).

zona pectinata 櫛状帯(蝸牛管の基底板の外側の部分).

zona pellucida 透明帯(卵母細胞と卵胞細胞の間にあるヒアルロン酸を含む透明な膜), = pellucid zone.

zona radiata 放線帯(放射体. 卵子の肥厚した細胞膜. 線条体), = zona striata.

zona reticularis (ZR) 網状帯(副腎皮質の内層で男性ホルモンを分泌).

zonary [zóunəri] 帯状の.
zonary placenta 帯状胎盤.
zonary villus 帯状絨毛(食肉動物の胎盤のように絨毛が輪状に発生すること).
zona tecta (弓状帯のこと).
zona vasculosa 脈管帯, = vascular zone.
zone [zóun] ①帯, 区域, ②輪帯 形 zonal, zonary.
zone phenomenon 地帯現象(抗原と抗体の量比が最適である場合, 沈降反応は最も強くなるが, 最適比から外れるとその程度に応じて反応が弱くなる, あるいは抑制される現象をいう).
zonesthesia [zounisθí:ziə] 帯状感, 絞扼感, 緊括感, = girdle-sensation, strangalesthesia.
zonifugal [zouníf jugəl] 圏内から離れる.
zoning [zóuniŋ] 帯形成(被検血清の少量において補体結合が多量に起こる現象).
zonipetal [zounípətəl] 圏内へ入る.
zonography [zounágrəfi] 狭角断層撮影〔法〕(特に腎臓のX線撮影に用いられる).
zonula [zóunjulə] 小帯, = zonule.
zonular [zóunjələr] 小帯の.
zonular cataract ①小帯白内障, ②層板白内障.
zonule [zóunju:l] 小帯 形 zonular.
zonulitis [zounjuláitis] 毛様小帯炎.
zonulolysis [zounjulálisis] 毛様小帯溶解.
zoo-, zo- [zouou, zouə, zou] (動物との関係を表す接頭語).
zooblast [zóuəblæst] 動物細胞.
zoografting [zouəgræftiŋ] 動物組織移植(動物組織を人体へ移植すること).
zooid [zóuɔid] ①個虫, 個員(群体を形成する各個体), ②独立個体(無性生殖により独立的機能を営むことのできる生物), ③子虫, 類生物(独立の運動能力をもつ生物体または細胞, 精子など).
zoolagnia [zouəlægniə] 動物性愛(動物に対する性的愛着).
zoonosis [zouounóusis, zouánəs-] 人獣共通感染症(動物に寄生する病原体がヒトに伝染して起こる疾患. 動物寄生体症) 形 zoonotic.
zoonotic infection = zoonosis.
zoonotic potential 人獣共通感染能.
zoophilic [zououfílik] 好獣性.
zoophilism [zouáfilizəm] ①動物愛, ②動物嗜好(カなどが好んで動物を吸血すること) 形 zoophile, zoophilic, zoophilous.
zoophobia [zououfóubiə] 動物恐怖〔症〕.
zooplasty [zóuəplæsti] 動物組織移植, = zoografting.
zoosadism [zououséidizəm] 動物虐待, = cruelty to animal.
zoospore [zóuspɔ:r] 遊走子, = swarm spore.
zootoxin [zouətáksin] 動物性毒素.
zoster [zástər] 帯状疱疹, = herpes zoster.
zosteroid [zástərɔid] 帯状疱疹状(様)の, 帯状ヘルペス状(様)の.
Z-plasty Z形成術(皮弁作成術の一つ. 皮膚にZ状の切開を加え, 2つの三角弁の位置を移動し2点間距離を延長する. W形成術とともに瘢痕修正などに適用される).
ZR zona reticularis (網様帯).
Zr zirconium (ジルコニウムの元素記号).
zwitterion [tsvítəraiən, zwi-] 双性イオン, 両性イオン(両性電解質の分子内で, プロトンが移動して生ずる, 正および負の電荷を有するイオンであるが, 全体としては電荷をもたない), = amphion, dipolarion.
zygal [záigəl] 軛状の, H字形の(特に脳溝についていう).
zygo- [zaigou, -gə] (軛または連結の意味を表す接頭語).
zygoma [zaigóumə] ①頬骨, ②頬骨弓 形 zygomatic.
zygomatic [zaigoumǽtik] 頬部の, 頬骨の.
zygomatic arch 頬骨弓(目と耳の間に頬骨と側頭骨の各突起からできるアーチ状の部分), = arcus zygomaticus [L].
zygomatic bone 頬骨(頭蓋を構成する骨の一つで頬をつくる), = os zygomaticum [L], yoke bone.
zygomatic nerve 頬骨神経, = nervus zygomaticus [L].
zygomaticoorbital artery 頬骨眼窩動脈, = arteria zygomaticoorbitalis [L].
zygomaxillare [zaigəmæksileiri] 頬骨縫合の下端(頭蓋測定に用いる).
zygomycosis [zaigoumaikóusis] 接合菌症(接合菌門に属する真菌による感染症).
Zygomycota [zaigoumaikóutə] 接合菌門.
zygosis [zaigóusis] 接合生殖(2個の単細胞有機体の性交), = conjugation.
zygosity [zaigásiti] 接合生殖性.
zygospore [záigəspɔ:r] 接合胞子(接合菌類において配偶子嚢接合により生じる有性胞子).
zygote [záigout] ①接合体(配偶子gameteの接合によって生ずる), ②受精卵(分画前期の) 形 zygotic.
zygotene [záigəti:n] 接合糸期.
zygotic [zaigátik] 接合体の.
zym(o)- [zaim(ou), -m(ə)] (酵素または発酵の意味を表す接頭語).
zymogen [záiməʤen] 酵素前駆体, チモーゲン(それ自体は酵素活性をもたない前駆体として生合成され, 活性化反応を受けて酵素として作用するもの).
zymogenesis [zaiməʤénisis] 酵素発生 形 zymogenic, zymogenous.

zymogenic [zaimouʤénik] ①酵素原の，②酵素発生の，＝zymogenous.

zymogenic cell 酵素原細胞，酵素分泌細胞.

zymogram [záiməgræm] ザイモグラム，酵素電気泳動像(電気泳動による酵素の分画像).

zymolysis [zaimáləsis] 発酵.

zymosan (Z) [záiməsæn] ザイモサン，チモサン(補体結合第2補体活性化経路を活性化する多糖類．酵母細胞から得られる).

zymosan-activated serum (ZAS) ザイモサン活性化血清(ザイモサンと結合した血清で，好中球やマクロファージなどの食細胞のC5a受容体を介する細胞遊走性を測定する際に用いられる).

zymotic [zaimátik] 発酵〔性〕の.

zymotic papilloma 酵素性乳頭腫，＝yaws.

INDEX
Japanese-English

日本語用語索引

あ

I-A 亜領域 I-A subregion
ISH 法 in situ hybridization (ISH)
アイエルザ症候群 Ayerza syndrome
噯気 eructation, ructus
I 抗原 I antigen
I 細胞 inclusion cell (I cell)
アイザックス症候群 Isaacs syndrome
ICRP 勧告 ICRP recommendation
IgG 骨髄腫 immunoglobulin G myeloma (IgG myeloma)
愛情 affection
愛情剥奪症候群 maternal deprivation syndrome
合図 signal
アイゼンメンゲル症候群 Eisenmenger syndrome
アイソエンザイム isoenzyme
アイソザイム isozyme
アイソタイプ isotype
アイソトピー isotopy
アイソトープ isotope
アイソレータ isolator
I 帯 I band, isotropic band
愛着 attachment
愛着形成 bonding
愛着障害 attachment disorder
アイバンク eye bank
曖昧な nycterine
亜イレウス subileus
アインシュタイニウム einsteinium (Es)
アイントーヴェン三角 Einthoven triangle
アイントーヴェンの法則 Einthoven law
アイントーヴェン方程式 Einthoven formula
アウエル小体 Auer body
アウエルバッハ神経節 Auerbach ganglion
アウエルバッハ神経叢 Auerbach plexus
アウエルバッハの筋層間神経叢 myenteric plexus of Auerbach
アウベルト現象 Aubert phenomenon
アウロチオ硫酸金 gold aurothiosulfate
あえぎ呼吸 panting
あえ(喘)ぐ gasp, pant
アエロリジン aerolysin
亜鉛 zinc (Zn)
亜鉛華 zinc white
亜炎症 subinflammation
青いおむつ症候群 blue diaper syndrome
亜黄疸の subicteric
アオカビ penicillum
青白くなる blanch
亜科 subfamily
赤あえぎ型 pink puffer
赤いあせも prickly heat
アーガイルロバートソン瞳孔 Argyll Robertson pupil
アカガエル［赤蛙］属 *Rana*
あかぎれ rhagades
亜核 subnucleus
アカシジア akathisia
アカネズミ属 *Apodemus*
アカバネウイルス *Akabane virus* (AKAV)
赤虫病 akamushi disease
赤紫 heliotrope
アカラシア achalasia
明るい luminous
亜感染〔症〕 subinfection
アカントアメーバ性角膜炎 *Acanthamoeba* keratitis
アカントアメーバ属 *Acanthamoeba*
アキシアルパターン皮弁 axial pattern flap
亜急性壊死性脊髄症 subacute necrotizing myelopathy
亜急性壊死性脳脊髄症 subacute necrotizing encephalomyelopathy
亜急性壊死性リンパ節炎 subacute necrotizing lymphadenitis
亜急性炎症 subacute inflammation
亜急性海綿状脳症 subacute spongiform encephalopathy (SSE)
亜急性感染性関節炎 subacute infectious arthritis (SIA)
亜急性硬化性全脳炎 subacute sclerosing panencephalitis (SSPE)
亜急性細菌性心内膜炎 subacute bacterial endocarditis (SBE)
亜急性心内膜炎 endocarditis lenta
亜急性脊髄視神経症 subacute myelo-optico-neuropathy (SMON)
亜急性の subacute
明らかでない inapparent, obscure
明らかな manifest, visible
明らかにする manifest
アキレス腱 Achilles tendon
アキレス腱滑液包炎 achillobursitis
アキレス腱切り術 achillotenotomy
アキレス腱痛〔症〕 achillodynia
アキレス腱の滑液包 Achilles bursa
アキレス腱反射 Achilles tendon reflex, ankle jerk (AJ), ankle reflex
アキレス腱縫合〔術〕 achillorrhaphy
亜区域性無気肺 subsegmental atelectasis
悪疫 pest, pestilence
悪液質 cachexia, dyscrasia
悪液質の cachectic
悪質な malignant
悪臭 fetor, foetor, malodor, offensive odor, stench, tragomaschalia
悪臭性の mephitic
悪臭足汗 podobromidrosis
悪臭物質 offensive odor substance
悪循環 circulus vitiosus, vicious cycle
悪性 malignancy
悪性嘔吐 pernicious vomiting
悪性関節リウマチ malignant rheumatoid arthritis
悪性奇形腫 malignant teratoma (MT)
悪性甲状腺腫 struma maligna

悪性高体温症　malignant hyperthermia (MH)
悪性黒色腫　malignant melanoma (MM), melanoma
悪性腫瘍　malignancy, malignant tumor
悪性症候群　malignant syndrome
悪性所見なし　no evidence of malignancy (NEM)
悪性単クローン性免疫グロブリン血症　malignant monoclonal gammopathy
悪性中皮腫　malignant mesothelioma
悪性度　grade, malignancy
悪性肉芽腫　granuloma malignum
悪性の　malignant, pernicious, vicious
悪性貧血　malignant anemia, pernicious anemia (PA)
悪性黒子　lentigo maligna
悪性マラリア　malignant malaria, pernicious malaria
悪性三日熱マラリア　malignant tertian malaria
悪性緑内障　malignant glaucoma
悪性リンパ腫　malignant lymphoma (ML)
アクセサリー細胞　accessory cell (A cell)
悪態症の　cachectic
アクチニウム　actinium (Ac)
アクチノバシラス属　*Actinobacillus*
アクチノマイシン　actinomycin
アクチノマイセス属　*Actinomyces*
アクチノマズラ属　*Actinomadura*
アクチン　actin
アクトミオシン　actomyosin
あくび　oscitation
悪変　vitiation
悪味　cacogeusia
悪夢　incubus, oneirodynia
悪用された　abusive
アーク〔溶接工〕眼炎　arc–eye
アクリバスチン　acrivastine
握力　grasping power (GP), grip strength, squeeze
アクレモニウム症　acremoniosis
アクレモニウム属　*Acremonium*
亜群　subgroup, subset
アーケア　*Archaea*
亜型　subtype
亜綱　subclass
アコニチン　aconitin(e)
アコライト　acolite
浅い鎮静　light sedation
アサ［麻］属　*Cannabis*
アザチオプリン　azathioprine
朝のこわばり　early morning stiffness (EMS), morning stiffness (MS)
アザラシ肢症体　phocomelus
アザラシ状奇形　phocomelia
アザラシ前肢状奇形　seal–fin deformity
亜酸化窒素　nitrous oxide (N_2O)
足　foot, pes
味　taste
アジア型コレラ菌　Asiatic cholera vibrio
アジアドコキネシス　adiadochokinesis
足裏歩き　plantigradation
アジェロミセス属　*Ajellomyces*
足関節天蓋　mortise
足奇形児　peropus
足首　ankle
足首間代　foot clonus
足クローヌス　ankle clonus, foot clonus
足クローヌス反射　ankle clonus reflex
アシクロビル　acyclovir (ACV)
アジサイ［紫陽花］属　*Hydrangea*
アジスロマイシン　azithromycin (AZM)
アジソン病　Addison disease
アジソン病発症　addisonian crisis
アジソン〔・ビールメル〕貧血　Addison(–Biermer) anemia
アジソン臨床平面　Addison clinical planes
アシドーシス　acidosis
アシドーシスの　acidotic
アジドチミジン　azidothymidine (AZT)
アシネトバクター属　*Acinetobacter*
足の　pedal, podalic
足の甲　instep
〔足の〕指骨　phalangeal bones of foot
〔足の〕治療　pedicure
アシブトコナダニ属　*Acarus*
足踏み反射　stepping reflex
唖者　dummy, mute
アシャール・チール症候群　Achard–Thiers syndrome
亜種　subspecies
亜種亜系　substrain
アシュネル現象　Aschner phenomenon
アシュネル反射　Aschner reflex
アジュバント関節炎　adjuvant–induced arthritis
アジュバント多関節炎　adjuvant polyarthritis
亜硝酸　nitrous acid
亜硝酸アミル　amyl nitrite
亜硝酸ナトリウム　sodium nitrite
亜硝酸の　nitrous
アショフ結節　Aschoff node
アショフ小〔結〕節　Aschoff nodule
アショフ小体　Aschoff body
アシル基　acyl
アシル基転移　transacylation
アシル CoA　acyl coenzyme A (acyl–CoA)
アスカリス属　*Ascaris*
アスコルビン酸　ascorbic acid (ASC)
アスタチン　astatine (At)
アステリクシス　asterixis
アストラップ法　Astrup method
アズトレオナム　aztreonam
アストロウイルス科　*Astroviridae*
アストロウイルス属　*Astrovirus*
アストロサイトーマ　astrocytoma
アストロマイシン　astromicin (ASTM)
アスパラギナーゼ　asparaginase
アスパラギン　asparagin(e) (Asn)

アスパラギン酸　aspartic acid
アスパラギン酸アミノ基転移酵素　aspartate aminotransferase（AST）
アスパラギン酸塩　aspartate
アスパルテーム　aspartame
アスピリン　aspirin
アスピリン喘息　aspirin-induced asthma (AIA)
アスベスト　asbestos
アスベスト肺　asbestosis, asbestosis pulmonum, asbestos lung
アスペルギルス症　aspergillosis
アスペルギルス属　*Aspergillus*
アスペルギローマ　aspergilloma
アスポキシシリン　aspoxicillin（ASPC）
アスマン通風乾湿計　Assmann aspiration psychrometer
アズール〔親和性〕顆粒　azurophilic granule
アズール〔親和性〕の　azurophil(e)
アズール親和〔性〕斑点　azurophilic stippling
汗　sudor, sweat
亜正常　subnormality
アセスメント　assessment（A）
アセタゾラミド　acetazolamide
アセタール　acetal
アセタール値　acetal value
アセチラーゼ　acetylase
アセチル化　acetylation
アセチル活性化酵素　acetyl-activating enzyme
アセチル基　acetyl-
アセチル基転移　transacetylation
アセチル基転移酵素　acetyltransferase
N-アセチルグルコサミン　*N*-acetylglucosamine（GlcNAc）
アセチル CoA　acetyl coenzyme A（acetyl-CoA）
アセチル CoA アセチルトランスフェラーゼ　acetyl coenzyme A acetyltransferase
アセチルコリン　acetylcholine（Ach, ACh）
アセチルコリンエステラーゼ　acetylcholinesterase（AChE）
アセチルコリン受容体　acetylcholine receptor
アセチルサリチル酸　acetylsalicylic acid (ASA)
アセチルシステイン　acetylcysteine
アセチルトランスフェラーゼ　acetyltransferase
アセテート　acetate
アセトアセチル CoA　acetoacetyl coenzyme A（acetoacetyl-CoA）
アセトアミノフェン　acetaminophen
アセト酢酸　acetoacetic acid
アセトヘキサミド　acetohexamide
アセトン　acetone
アセトン血〔症〕　acetonemia, ketonemia
アセトン体　acetone body
アセトン尿〔症〕　acetonuria, ketonuria
アセブトロール　acebutolol
アゾ基　az(o)-
亜属　subgenus
亜族　subtribe
値　value
温める　calefacient
亜脱臼　subluxation
アタッチメント　attachment
あたま　head
頭の　capitis
頭の方に　craniad
アダムキーウィッチ動脈　Adamkiewicz artery
アダムス・ストークス症候群　Adams-Stokes syndrome
アダムのりんご　Adam apple
亜単位　subunit
アーチ構造　arcuation
アーチファクト　artifact
アチーブメント指数　achievement quotient（AQ）
アチーブメントテスト　achievement test
圧　tensio, tension
圧印する　swage
悪化　aggravation, impairment, retrogression
圧潰　crush
扱う　manipulate
扱うこと　handling
圧下器　detrusor
圧覚　baresthesia, pressure sense
圧覚点　pressure point
悪化させる　aggravate, complicate
悪化する　worsen
圧痕　impression
圧挫　crush
圧挫鉗子　clamp forceps
圧搾　strip
圧搾器　press
圧搾結晶　pellet
圧搾する　squeeze
圧搾乳汁　stripping
圧挫症候群　crush syndrome
暑さばて　heat exhaustion
軋歯　odonterism
圧子　pelotte, penetrator
圧視板　phaneroscope
圧視法　diascopy, phaneroscopy
アッシャーマン症候群　Asherman syndrome
圧縮筋　compressor
圧縮空気　compressed air
圧縮　condensation
圧出　expression
圧受容器　baroreceptor, pressoreceptor
圧受容体　pressoreceptor
圧条法　arcuation
圧診法　pressation
圧制御調節換気〔法〕　pressure controlled ventilation（PCV）
圧注マッサージ　douche massage
圧痛　tenderness
圧痛計　algesiometer

用語索引

圧痛点 pressure point, tender point
圧痛の tender
圧電効果 piezoelectric effect
圧入 notching
圧入雑音 stenotic murmur
圧入法 impression
圧迫 compression, oppression, pressure
圧迫萎縮 pressure atrophy
圧迫潰瘍 pressure ulcer
圧迫器 compressor, constrictor
圧迫筋 detrusor
圧迫骨折 compression fracture
圧迫止血 astriction
圧迫症 compression
圧迫〔性〕血栓症 compression thrombosis
圧迫帯 tourniquet (TQ)
圧迫(絞り)法 squeeze technique
圧迫包帯 compression bandage, pressure dressing, pressure bandage
圧迫麻痺 pressure paralysis
圧迫療法 piezotherapy
圧平 applanation
圧補助換気 pressure support ventilation (PSV)
集まる aggregate (agg.)
厚み thickness
圧力 pressure, stress
圧力計 manometer, tonometer
圧力減退 decompression
圧力傷害 barotrauma
圧力測定法 tonometry
圧力抵抗 pressure drag
アデーア・ダイトン症候群 Adair-Dighton syndrome
アディー症候群 Adie syndrome
アディポキニン adipokinin
アディポネクチン adiponectin
アテトーゼ athetosis
アテトーゼ様 athetoid
アデニル酸 adenylic acid
アデニル酸キナーゼ adenylate kinase
アデニル酸シクラーゼ adenylate cyclase
アデニレート adenylate
アデニレートキナーゼ adenylate kinase
アデニン adenine
アデニンヌクレオチド adenine nucleotide
アデノイド adenoid
アデノイド顔ぼう(貌) adenoid face
アデノイド切除(摘出)〔術〕 adenoidectomy, adenotomy
アデノイドの adenoid
アデノウイルス adenovirus
アデノウイルス科 *Adenoviridae*
アデノシン adenosine
アデノシン一リン酸 adenosine monophosphate (AMP)
アデノシン -5- リン酸 adenosine-5-phosphoric acid
アデノシン三リン酸 adenosine triphosphate (ATP)
アデノシン三リン酸回路 adenosine triphosphoric acid cycle
アデノシンデアミナーゼ adenosine deaminase (ADA)
アデノシントリフォスファターゼ adenosine triphosphatase (ATPase)
アデノシントリホスファターゼ阻害薬 adenosine triphosphatase inhibitor (ATPase inhibitor)
アデノシン二リン酸 adenosine diphosphate (ADP)
アデノ随伴ウイルス adeno-associated virus (AAV)
アデノパチー adenopathy
アデノミオーシス adenomyosis
アテノロール atenolol
あてはめる apply
アテローマ atheroma
アテローム性動脈硬化症 atherosclerosis
アテローム塞栓症 atheroembolism
アテローム発生 atherogenesis
アテローム発生の atherogenic
アテローム変性 atheromatous degeneration
後味 aftertaste
アトウォター・ベネディクト熱量計 Atwater-Benedict calorimeter
後産 afterbirth
アトピー atopy
アドヒアランス adherence
アトピー性 atopic
アトピー性アレルギー atopic allergy
アトピー性皮膚炎 atopic dermatitis (AD)
アトピー白内障 atopic cataract
アトピー反応 atopic reaction
アトピー反応体 atopic reagin
アドヘレンス・ジャンクション adherence junction
アドボカシー advocacy
アドミッタンス admittance
アドレナリン adrenalin(e)
アドレナリン拮抗薬 antiadrenergic
アドレナリン作動遮断 adrenergic blockade
アドレナリン作動性受容体 adrenergic receptor
アドレナリン〔作動〕性の adrenergic
アドレナリン作動線維 adrenergic fiber
アドレナリン作動薬 adrenomimetic
アドレナリン受容〔体〕の adrenoceptive
アドレナリン〔様〕作用の adrenomimetic
アドレノメデュリン adrenomedulline
アドレノロイコジストロフィー adrenoleukodystrophy (ALD)
アトロピン atropine (AT)
アトロピン試験 atropine test
穴 pore
アナスチグマートの anastigmatic
アナトキシン anatoxin
アナフィラキシー anaphylaxis
アナフィラキシー抗体 anaphylactic antibody
アナフィラキシーショック anaphylactic shock

アナフィラキシー性腸炎　enteritis anaphylactica
アナフィラキシー性反応　anaphylactic reaction
アナフィラキシー遅効性反応物質　slow-reacting substance of anaphylaxis (SRS-A)
アナフィラキシーの　anaphylactic
アナフィラキシー様の　anaphylactoid
アナフィラキシー様反応　anaphylactoid reaction
アナフィラクトイド紫斑　anaphylactoid purpura
アナフィラクトゲン　anaphylactogen
アナフィラトキシン　anaphylatoxin
アナボリックステロイド　anabolic steroid (AS)
アナムネ　anamnesis
アニオン　anion
アニオンギャップ　anion gap
アニサキス症　anisakiasis
アニサキス属　*Anisakis*
アニチコフ細胞　Anitschkow cell
アニマ　anima
アニムス　animus
アニリン中毒　anilinism
アネルギー　anergy
アネロイド圧力計　aneroid manometer
アノフェレス属　*Anopheles*
アノマロスコープ　anomaloscope
アノミー　anomie
アーノルド・キアリ症候群　Arnold-Chiari syndrome
アーノルド節　Arnold ganglion
亜白血病性白血病　subleukemic leukemia
アバットメント　abutment
アーバン手術　Urban operation
アビアデノウイルス属　*Aviadenovirus*
アピコンプレックス門　*Apicomplexa*
アビポックスウイルス属　*Avipoxvirus*
アヒル歩行　waddling gait
アフェレーシス　apheresis
アプガースコア　Apgar score (APS)
アブザイム　abzyme
アブシジア属　*Absidia*
アブスコパル効果　abscopal effect
アフタ　aphtha, oscedo
アフターケア　aftercare
アフタ症　aphthosis
アフタ性口内炎　aphthous stomatitis
アフタ〔性〕の　aphthous
アフタ様の　aphthoid
アフタ様発疹　aphthoid
アフトウイルス属　*Aphthovirus*
アプドーマ　apudoma
アブミ骨　pedistibulum, stapes, stirrup
アブミ骨筋　stapedius, stapedius muscle
アブミ骨筋腱切開〔術〕　stapediotenotomy
アブミ骨形成〔術〕　stapedioplasty
アブミ骨切除術　stapedectomy
アブミ骨底切除〔術〕　platinectomy
アブミ骨剥離〔術〕　stapediolysis
油　oil, oleum
油を塗ったような　pinguid
アフリカトリパノソーマ症　African trypanosomiasis
アブレーション　ablation
アプロチニン　aprotinin
アペール・ガレ症候群　Apert-Gallais syndrome
アペール・クルーゾン症候群　Apert-Crouzon syndrome
アペール症候群　Apert syndrome
アヘン［阿片］　meconium, opium
アヘン安息香チンキ　paregoric
アヘンケシ　opium poppy
アヘンチンキ　tinctura opii (TO)
アヘン薬　opiate
アボガドロ数　Avogadro number
アポクリン汗腺　apocrine sweat gland
アポクリン腺　apocrine gland
アポクリンの　apocrine
アポ酵素　apoenzyme
アポタンパク体　apoprotein
アボット療法　Abbott method
アポトーシス　apoptosis
アポフィーゼ　apophysis
アポフィソミセス属　*Apophysomyces*
アポフェリチン　apoferritin
アポリプレッサー　aporepressor
アポリポタンパク　apolipoprotein (Apo)
アポリポプロテインE　apolipoprotein E (APOE)
アポロ病　Aporo disease
アマルガム　amalgam
アマルガムをつくる　amalgamate
アマンタジン塩酸塩　amantadine hydrochloride
網　net, network
アミオダロン　amiodarone
アミクラム　amiculum
網状骨　woven bone
アミタールインタビュー　Amytal-interview
アミチオゾン　amithiozone
アミド　amide
アミド分解　deamidation
アミノアシル -tRNA シンテターゼ　aminoacyl-tRNA synthetase
アミノ安息香酸プロピル　propyl aminobenzoate
アミノ基　amino-, aminogroup
アミノ基転移　transamination
アミノグリコシド(アミノ配糖体)系抗生物質　aminoglycoside (AG)
アミノグルテチミド　aminoglutethimide
アミノ酸　amino acid (AA)
アミノタンパク分解酵素　aminoprotease
アミノ窒素　aminonitrogen
アミノトランスフェラーゼ　aminotransferase
アミノトリプチリン　amitriptyline
アミノ配糖体　aminoglycoside (AG)
アミノフィリン　aminophylline (APE)

アミノプリン　aminopurine
アミノペプチダーゼ　aminopeptidase
網目　net
アミラーゼ　amylase (AMY, amy)
アミラーゼ・クレアチニンクリアランス比　amylase creatinine clearance ratio (ACCR)
アミラーゼ尿〔症〕　amylasuria
アミロイド　amyloid
アミロイドーシス(アミロイド症)　amyloidosis
アミロイド小体　corpus amylaceum
アミロイド前駆体タンパク〔質〕　amyloid precursor protein (APP)
アミロイド斑　amyloid plaque
アミロイドベータ(β)ペプチド　amyloid beta(β) peptide (Aβ)
アミロイド変性　amyloid degeneration
アミロース　amylose
アミロース尿〔症〕　amylosuria
アミロペクチン症　amylopectinosis
アミロライド　amiloride
アミン　amine
アミン前駆物質摂取と脱炭酸　amine precursor uptake and decarboxylation (APUD)
アミン尿〔症〕　aminuria
アムスラー図　Amsler chart
アムホテリシン　amphotericin
アムロジピン　amlodipine
アメーバ　ameba
アメーバ形の　amebiform
アメーバ症　amebiasis, amoebiasis, entamebiasis
アメーバ状の　ameboid
アメーバ性大腸炎　amebic colitis
アメーバ性肉芽腫　amebic granuloma
アメーバ性の　amebic
アメーバ赤痢　amebic dysentery
アメーバ属　*Entamoeba*
アメーバ肉芽腫　ameboma
アメーバ尿〔症〕　ameburia, amoeburia
アメーバ様運動性　ameboidism
アメーバ様細胞　amebocyte, amoeboid cell
アメリカ国立衛生研究所　National Institute of Health (NIH)
アメリカトリパノソーマ症　American trypanosomiasis
アメンチア　amentia
アモキシシリン　amoxicillin (AMPC)
アモク　amok, amuck
亜目　suborder
アモサイト　amosite
アモバルビタール　amobarbital
アモルフ　amorph
アモルファスの　amorphous
亜門　subphylum
誤った　improper
アヤーラ指数　Ayala index
洗い出し　washout
アラキドン酸カスケード　arachidonic acid cascade
アラストリム　alastrim
アラストリムウイルス　alastrim virus
アラニン　alanine (Ala)
アラニンアミノトランスフェラーゼ　alanine aminotransferase (ALT)
現(表)す　manifest
現れる　manifest, occur, present
現れること　manifestation
アランチウス静脈管　ductus venosus Arantii
アラントイン尿〔症〕　allantoinuria
アリコート　aliquot
ありそうな　probable
亜硫酸ガス　sulfur dioxide
亜領域　subregion
RI 系　recombinant inbred strain
RI 血管心臓造影　radionuclide angiocardiography
RR 間隔　R–R interval
Rh 因子　rhesus factor (Rh)
Rh 陰性症候群　Rh null syndrome
Rh〔血液〕因子　Rh factor
Rh 血液型群　Rh classes
Rh 式血液型　Rh blood group
Rh_0〔D〕免疫グロブリン　Rh_0(D) immunoglobulin
RA 試験　rheumatoid arthritis test (RA test)
RS ウイルス　respiratory syncytial virus (RSV), RS virus
RS3PE 症候群　remitting seronegative symmetrical synovitis with pitting edema syndrome (RS3PE syndrome)
RNA 分解酵素　ribonuclease (RNase)
RNA ウイルス　RNA virus
RNA 型腫瘍ウイルス　RNA tumor virus
RNA 型ファージ　RNA–phage
RNA スプライシング　RNA splicing
RNA ポリメラーゼ　RNA polymerase
ROC 曲線　receiver operating characteristic curve (ROC)
R on T 現象　R on T phenomenon
アルカリ　alkali
アルカリ血症　alkalemia
アルカリゲネス属　*Alcaligenes*
アルカリ食　alkaline diet
アルカリ性低下　hypoalkalinity
アルカリ性の　alkaline (Alk, alk.)
アルカリホスファターゼ　alkaline phosphatase (ALP)
アルカリ泉　alkaline spring
アルカリ族の　alkaline (Alk, alk.)
アルカリ度　alkalinity
アルカリホスファターゼ　alkali phosphatase (ALP)
アルカリ予備　alkali reserve
アルカロイド　alkaloid
アルカローシス　alkalosis
アルギナーゼ　arginase
アルギニノコハク酸　argininosuccinic acid
アルギニノコハク酸尿〔症〕　argininosuccinic

aciduria
アルギニン　arginine (Arg)
歩きぶり　gait
アルキル　alkyl
アルキル化　alkylation
アルクロメタゾン　alclometasone
アルコック管　Alcock canal
アルコバクター属　*Arcobacter*
アルゴリズム　algorithm
アルコール　alcohol (Alc, alc.)
アルコール依存〔症〕　alcohol dependence, alcoholism
アルコール飲料　ardent spirit
アルコール性肝炎　alcoholic hepatitis (AH)
アルコール性〔肝〕硬変　alcoholic cirrhosis (AC)
アルコール性肝疾患　alcoholic liver disease (ALD)
アルコール性肝障害　alcoholic liver injury
アルコール性脂肪性肝炎　alcoholic steatohepatitis (ASH)
アルコール性ニューロパチー　alcoholic neuropathy
アルコール脱水素酵素　alcohol dehydrogenase (ADH)
アルゴン　argon (Ar)
アルゴンプラズマ凝固〔療法〕　argon plasma coagulation (APC)
アルゴンレーザー　argon laser
アルゴンレーザー虹彩切開〔術〕　argon laser iridotomy (ALI)
アルストレム症候群　Alström syndrome
アルゼンチン出血熱ウイルス　Argentine hemorrhagic fever virus
アルツス(アルサス)反応　Arthus reaction
アルツハイマー型痴呆(認知症)　dementia of the Alzheimer type (DAT)
アルツハイマー型老年痴呆　senile dementia of Alzheimer type (SDAT)
アルツハイマー細胞　Alzheimer cell
アルツハイマー病　Alzheimer disease (AD)
アルツハイマー病評価尺度　Alzheimer disease assessment scale (ADAS)
アルデヒド　aldehyde
アルテリウイルス科　*Arteriviridae*
アルドステロン　aldosterone (ALD)
アルドステロン過剰〔症〕　hyperaldosteronism
アルドステロン拮抗薬　aldosterone antagonist
アルドステロン症　aldosteronism
アルドラーゼ　aldolase
アルネート指数　Arneth index
R波　R wave
アル配列　Alu sequence
アルパース病　Alpers disease
RPR 試験　rapid plasma reagin test (RPR test)
α_1- アンチトリプシンクリアランス法　alpha$_1$(α_1)-antitrypsin clearance
α_1- 抗トリプシン　alpha$_1$(α_1)-antitrypsin (α_1-AT)
α_1- 抗トリプシン欠乏症　alpha$_1$(α_1)-antitrypsin deficiency
α_2- マクログロブリン　alpha$_2$(α_2)-macroglobulin
アルファウイルス属　*Alphavirus*
アルファ(α)運動ニューロン　alpha(α) motor neuron
アルファ(α)角　alpha(α) angle
アルファ (α)- ガラクトシダーゼ　alpha (α)-galactosidase
アルファ(α)顆粒　alpha(α) granule
アルファ (α)- グルクロン酸　alpha(α)-glucuronic acid
アルファ (α)- グルコース 1- リン酸　alpha (α)-glucose-1-phosphate
アルファ(α)交感神経遮断　alpha(α)-adrenergic blockade
アルファ(α)交感神経受容体　alpha(α)-adrenergic receptor
アルファ(α)細胞　alpha(α) cell
アルファ(α)鎖病　alpha(α) chain disease
アルファ(α)遮断薬　alpha(α) blocker
アルファ(α)線　alpha(α) ray
アルファ(α)線維　alpha(α) fiber
アルファ(α)- 胎児タンパク　alpha(α)-fetoprotein (AFP)
アルファ(α)-トコフェロール　alpha(α)-tocopherol
アルファ(α)波　alpha(α) rhythm, alpha (α) wave
アルファ (α)- ヒドロキシラーゼ欠損症　alpha(α)-hydroxylase deficiency
アルファ(α)- フェトプロテイン　alpha(α)-fetoprotein (AFP)
アルファヘルペスウイルス亜科　*Alphaherpesvirinae*
アルファ(α)崩壊(壊変)　alpha(α) decay, alpha(α) disintegration
アルファ(α)粒子　alpha(α) particle
アルファルファ　alfalfa
アルファレトロウイルス属　*Alpharetrovirus*
アルブテロール　albuterol
アルブミノイド　albuminoid
アルブミン　albumin (ALB, Alb)
アルブミン過度形成　superalbuminosis
アルブミン・グロブリン比　albumin-globulin ratio (A/G ratio)
アルブミン血症　albuminemia
アルブミン減少症　hypalbuminosis
アルブミン生成の　albuminogenous
アルブミン定量計　albuminometer
アルブミン尿〔症〕　albuminuria
アルブミン様の　albuminoid, albuminous
アルブミンを含む　albuminous
アルブモーゼ　albumose
アルブモーゼ尿〔症〕　albumosuria
Rプラスミド　R plasmid
アルプラゾラム　alprazolam

アルプロスタンジル alprostadil
アルベルト縫合 Albert suture
アルボウイルス arbovirus
アルポート症候群 Alport syndrome
アルミジレス属 *Armigeres*
アルミニウム aluminum (Al)
アルミニウム〔沈着〕症 aluminosis
アルミフェル属 *Armillifer*
アレキサンダー型難聴 Alexander deafness
アレキシサイミア alexithymia
アレサンドリーニ症候群 Alezzandrini syndrome
アレシェリア属 *Allescheria*
アレナウイルス科 *Arenaviridae*
アレナウイルス属 *Arenavirus*
アレル allel(e)
アレルギー allergy (A)
アレルギー抗原 allergen
アレルギー性胃腸症 allergic gastroenteritis
アレルギー〔性〕応答 allergic response
アレルギー性気管支炎 allergic bronchitis
アレルギー性気管支肺アスペルギルス症 allergic bronchopulmonary aspergillosis (ABPA)
アレルギー性血管炎 allergic vasculitis
アレルギー性結膜炎 allergic conjunctivitis
アレルギー性疾患 allergic disease
アレルギー性紫斑〔病〕 allergic purpura
アレルギー性接触性皮膚炎 allergic contact dermatitis (ACD)
アレルギー性肉芽腫性血管炎 allergic granulomatous angiitis (AGA)
アレルギー〔性〕の allergic
アレルギー性肺炎 allergic pneumonia
アレルギー性〔肺〕胞炎 allergic alveolitis
アレルギー〔性〕反応 allergic reaction
アレルギー性鼻炎 allergic rhinitis (AR)
アレルギー専門医 allergist
アレルギー治療医学 allergy relief medicine (ARM)
アレルギーの抑制因子 suppressive factor of allergy (SFA)
アレルゲン allergen
アレルゲン性の allergenic
アレロタクシス allelotaxis
アロエ属 *Aloe*
アロキサン alloxan
アロキサン糖尿病 alloxan diabetes
アロジェニック効果 allogeneic effect
アロジニア allodynia
アロステリズム allosterism
アロステリック allosteric
アロタイプ allotype
アロタイプの allotypic
アロタイプ抑制 allotype suppression
アロディプロイド allodiploid
アロトープ allotope
アロプリノール allopurinol
アロマテラピー aromatherapy
アンカップリング uncoupling
アンガー法 Ungar method
鞍関節 saddle joint
アンギオテンシナーゼ angiotensinase
アンギオテンシン angiotensin
アンギオテンシン受容体 angiotensin receptor
アンギオテンシン変換酵素 angiotensin converting enzyme (ACE)
アンギオテンシン変換酵素阻害薬 angiotensin converting enzyme inhibitor (ACEI)
アンギナ angina
アンギナ状の anginiform
アンギナ性の anginose
アンギナ様の anginoid
アンキロストーマ属 *Ancylostoma*
アングル帯環 Angle band
アングル捻合帯環 Angle clamp band
アングルの不正咬合分類 Angle classification of malocclusion
アングル針金副子 Angle wire splint
アングル副子 Angle splint
鞍形遮断麻酔 saddle block anesthesia
暗号単位 codon
暗黒色白内障 gray cataract
アンコーティング uncoating
暗示 suggestion
アンジェルッチ症候群 Angelucci syndrome
暗示感応性 suggestibility
暗示感応性欠如 negative suggestibility
暗示治療家 suggestionist
暗示痛 telalgia
暗順応 dark adaptation
暗所 twilight
鞍状架工義歯 saddle bridge
鞍状関節 peronarthrosis
鞍状栓子 saddle embolus
鞍状塞栓症 saddle embolism
鞍状頭蓋 saddle head
暗所恐怖〔症〕 scotophobia
暗色の dematiaceous
暗所視 scotopia, twilight vision
暗所嗜好症 scotophilia
暗所療法 scototherapy
暗示療法 pithiatry, teleotherapeutics
アンスラリン anthralin
安静 rest
安静位 rest position
安静位咬合 restbite
安静咬合位 resting bite
安静呼吸 eupn(o)ea
安静時狭心症 angina at rest
安静時代謝量 resting energy expenditure (REE)
安全〔性〕 safety
安全性評価 safety evaluation
安全摂取量 adequate dose of intake (ADI)
安全な safe
安息香酸 benzoic acid
アンダーウッド病 Underwood disease
アンタゾリン antazoline

アンダーソン・ハインズ腎盂形成術　Anderson–Hynes pyeloplasty
アンチエイジング　anti–aging
アンチコドン　anticodon
アンチセンス RNA　antisense RNA
アンチトロンビン　antithrombin (AT)
アンチポート　antiport
アンチホルモン　antihormone
アンチモルフ　antimorph
安定因子　stable factor
安定化　stabilization
安定系統〔株〕　stabilate
安定剤　stabilizer
安定した　steady
安定している　stable
安定人口出生率　true birth rate
安定性　stability
安定性疾患　stable disease (SD)
安定性の　stabile
安定度　constancy, stability
安定同位核〔体〕　stable isotope
アンデュロイド　unduloid
暗点　scotoma
暗点視野計　scotometer
暗点視野測定法　scotometry
暗点描画器　scotomagraph
アントニA型神経〔線維〕鞘腫　Antoni type A neurile(m)moma
アントニB型神経〔線維〕鞘腫　Antoni type B neurile(m)moma
アントラサイクリン　anthracycline
アンドロゲン　androgen
アンドロゲン受容体　androgen receptor
アンドロゲン性脱毛症　androgenetic alopecia (AGA)
アンドロスタン　androstane
アンドロステロン　androsterone
アンドロステンジオール　androstenediol
アンドロステンジオン　androstenedione (AD)
アントン症候群　Anton syndrome
鞍鼻　saddle nose
アンビヴァレンス　ambivalence
アンピシリン　ampicillin (ABPC)
アンビューバッグ　Ambu bag
鞍部　col
アンフェタミン　amphetamine
按撫法　effleurage
アンプル　amplus (amp)
按分　proportion
アンペア　ampere
罨法　pack, splenium
アンボセプター　amboceptor
あんま(按摩)　massage
あんま(按摩)器　masseur
アンメータ　ammeter
アンモニア　ammonia
アンモニア血〔症〕　ammonemia
アンモニア尿〔症〕　ammoniuria
アンモン角　Ammon horn, cornu ammonis
安楽死　euthanasia
アンレー　onlay

い

胃　gaster, stomach, ventriculus
咿軋音　crepitation
胃異常膨大　gastromegaly
医員　staff
委員会　conference
イヴェマルク症候群　Ivemark syndrome
異栄養〔症〕　dystrophia, dystrophy, paratrophy
イエカ属　*Culex*
イエカ族　*Culicini*
胃液　gastric juice
胃液塩酸正常〔状態〕　euchlorhydria
〔胃液〕基礎分泌濃度　basal acid concentration (BAC)
胃液検査　gastric analysis
胃液酸度　gastric acidity
胃液分泌過多〔症〕　polygastria, gastrorr(o)hea
胃液漏　gastrorr(o)hea
イエバエ〔家蝿〕属　*Musca*
EMG 症候群　EMG syndrome
イエルネプラーク形成試験　Jerne plaque assay
胃炎　gastritis
イオウ　sulfur (S)
イオウ華　sulfur flowers
胃横隔膜の　gastrophrenic
イオウ顆粒　druse
イオウ血症　thiemia
イオウ転位酵素　transsulfurase
イオウ転換作用　transsulfuration
萎黄病　chloremia, chlorosis, green sickness
萎黄病の　chlorotic
イオノフォア　ionophore
イオパノ酸　iopanoic acid
イオン　ion
イオン移動度　mobility of ion
イオン泳動の　iontophoretic
イオン化　ionization
イオン化する　ionize
イオン交換　ion exchange
イオン浸透療法　ionophoresis
イオン選択電極　ion–selective electrode (ISE)
イオンチャネル　ion channel
イオンチャネロパチー　ion channelopathy
イオン電気導入〔法〕　ionophoresis
イオン透過担体　ionophore
イオン導入法　iontophoresis
イオン療法　iontherapy, iontotherapy
異化　disintegration, dissimilation
胃回腸炎　gastroileitis
胃回〔腸〕反射　gastroileac reflex
胃回腸吻合術　gastroileostomy
胃潰瘍　gastric ulcer (GU), ulcus ventriculi (UV)

医学 medicine (Med.)
医学記録 medical record (MR)
医学研修生 intern
医学研修〔制〕 internship
医学件名表目表 medical subject headings
医学指示拒否 against medical advice (AMA)
医学主題見出し medical subject headings
医学生 medical student (MS)
異核接合 heterokaryosis
胃拡張 gastrectasia, wallet stomach
医学的栄養療法 medical nutrition therapy (MNT)
医学的リハビリテーション medical rehabilitation (MR)
医学の medical
医学判断学 medical decision making (MDM)
医〔学〕物理学 medicophysics
異化〔作用〕 catabolism
異化作用遺伝子活性化物質 catabolic gene activator
胃下垂〔症〕 gastroptosis
胃下垂症 ventroptosia
異化ステロイド catabolic steroid
鋳型 cast, matrix, mold, molding
異化代謝産物 catabolite
E型肝炎 hepatitis E (HE)
E型肝炎ウイルス *Hepatitis E virus* (HEV)
異化の catabolic
囲芽の peripodal
胃下部の hypogastric
胃カメラ gastrocamera
錨状の ancyroid
胃管 stomach tube
胃癌 gastric cancer (GC)
異汗症 dys(h)idrosis, paridrosis
胃冠状静脈 venae coronaria ventriculi
易感染性宿主 compromised host, immunocompromized host
胃肝臓の gastrohepatic
維管束 vascular bundle
維管束の fascicular
胃間膜 mesogaster, mesogastrium
異規 heteronomy
閾 limen
域 region
意義 significance
息切れ breathlessness, shortness of breath (SOB)
息切れする pant
意気高揚 elation
息こらえ breath-holding
意気阻喪感 sinking feeling
閾値 liminal value, threshold
閾〔値〕下の subliminal
閾値打診法 orthopercussion
閾値の liminal
息づかい breath
息づまり chokes
息止め発作 breath-holding attack
意義(意味)のある significant
異機能 dysfunction
胃機能抑制ペプチド gastric inhibitory polypeptide (GIP)
生き残る(のびる) survive
生き残ること survival
異嗅覚 dysosmia
胃鏡 gastroscope
胃鏡検査法 gastroscopy
胃狭窄 gastrostenosis
易凝集性の agglutinophilic
胃鏡の gastroscopic
囲莢の periglumar
異局所感覚〔症〕 dyschiasia
息を吐く expire
異緊張症 dystonia
胃〔筋〕電図 electrogastrogram, electrogastrography (EGG)
胃空腸結腸の gastrojejunocolic
胃空腸吻合術 gastrojejunostomy
育児学 infanticulture, puericulture
育児室 nursery
育児相談外来 well baby clinic (WBC)
胃クリーゼ gastric crisis
胃痙 gastrodynia
異形 variant form
異型遺伝 paraheredity
異型遺伝子接合体 heterogenote
異形吸虫症 heterophyiasis
異形吸虫属 *Heterophyes*
異型狭心症 angina inversa, variant angina
異系交配 outbreeding, exogamy
異形再生 heteromorphosis
異形歯 anisodont
異形歯型(形) anisodontia, heterodontia
異形歯性 anisodontia, heterodontia
異形歯の anisodont
異形(型)性 heteromorphism
異形成 heteroplasia
胃形成術 gastroplasty
異形成〔症〕 dysplasia, metaplasia
異型生殖 heterogamy
異形成腎 dysplastic kidney
異形成性ポリープ metaplastic polyp
異型赤痢 paradysentery
異形赤血球増加症 poikilocytosis
異型(形)接合 anisogamy, heterozygosis
異型(形)接合性 heterozygosity
異型(形)接合体 heterozygote
異型(形)接合の heterogamous, heterozygous
異型腺腫様過形成 atypical adenomatous hyperplasia (AAH)
異型(形)染色体 heterochromosome, heterotypical chromosome
異型卒中 parapoplexy
異形〔態〕症 dysmorphism
異形態症 heteromorphosis
異型乳管過形成 atypical ductal hyperplasia (ADH)

異型(形)の　atypical, heterologous, heteromorphous, heterotypic
異型肺炎　atypical pneumonia
異型(形)配偶　anisogamy
異型(形)配偶子　anisogamete, heterogamete
異型(形)配偶子の　heterogametic
異型(形)発生　heterogenesis
異型(形)融合　anisogamy
異型リンパ球　atypical lymphocyte
胃痙攣　gastrospasm
胃結腸下垂症　gastrocoloptosis
胃結腸の　gastrocolic
胃結〔腸〕反射　gastrocolic reflex
胃結腸吻合術　gastrocolostomy
意見　sentiment
異原　heterogen
胃検査法　stomachoscopy
医原性クロイツフェルト・ヤコブ病　iatrogenic Creutzfeldt–Jakob disease
医原性疾患　iatrogenic disease
胃原性の　gastrogenic
医原性の　iatrogenic, paratherapeutic
意見調査　enquête
医原病　iatrogenic disease
意見を聞く　consult
移行　transmigration
移行回　transitional convolution
移行圏　transitional zone
意向錯倒　parabulia
移行上皮癌　transitional cell carcinoma
異好性の　heterophil(e)
移行性の　transitional
囲口部　peristome
異個体発生　dysontogenesis
異個体発生の　dysontogenetic
異骨症　dysostosis
異骨発生　dysosteogenesis
異作動　dysergia
胃酸過多　acid indigestion
胃酸過多症　chlorhydria, hyperacidity, hyperchylia
胃酸欠乏症　anacidity
胃酸細胞　acid cell
胃酸分泌細胞　oxyntic cell
意思　animus, intention
医師　doctor (Dr), medical doctor (M.D.), physician
維持　maintenance
医歯科学の　medicodental
意識　conscience, consciousness, sensorium
意識下　conscious (C_S), subconsciousness
意識界　field of consciousness
意識消失　athymia
意識清明期　lucid interval
意識喪失　loss of consciousness (LOC)
意識喪失の　unconscious
異軸眼　heterophthalmia
石工塵肺症　schistosis
胃軸捻〔転〕症　stomach volvulus
意志欠如　abulia
維持歯　abutment
異肢症　dysmelia
異視症　heterometropia
意志障害　dysb(o)ulia
維持する　maintain
異時性の　asynchronous
維持代謝　basal metabolism (BM)
異質　heterogeneity
胃疾患　gastropathy
胃疾患の　gastropathic
異質性の　heterogenous
異質染色体　allosome
異質対立遺伝単位　heteroallele
異質同形　allomerism, isomorphism
異質２倍体　allodiploid
異質の　foreign, heterogenetic
異質倍数体　alloploid, allopolyploid
異〔質〕分泌の　heterocrine
異質補充　heteromorphosis
医師の　iatric
意志薄弱　patholesia
石原試験　Ishihara test
異種移植　heterologous graft, heterotransplantation, xenotransplantation
異種移植片　heterograft, xenograft
異種移植片拒絶〔反応〕　xenograft rejection
異種遺伝子型の　heterogeneic
胃周囲炎　perigastritis
胃重感　sinking feeling
胃十二指腸炎　gastroduodenitis
胃十二指腸潰瘍　gastroduodenal ulcer (GDU)
胃十二指腸鏡検査〔法〕　gastroduodenoscopy
胃十二指腸動脈　gastroduodenal artery
胃十二指腸の　gastroduodenal (GD)
胃十二指腸吻合〔術〕　gastroduodenostomy
異種栄養性ウイルス　xenotropic virus
異種角膜移植　heterokeratoplasty
異種型　xenotype
異種寄生　heterecism
異種凝集素　heteroagglutinin
萎縮　atrophia, atrophy, dwarf, tabes
萎縮症　kraurosis
萎縮腎　contracted kidney
萎縮性胃炎　atrophic gastritis
萎縮性腎盂腎炎　atrophic pyelonephritis
萎縮性舌炎　atrophic glossitis, bald tongue
萎縮性線維化の　scleroatrophic
萎縮性の　atrophic
萎縮皮　atrophy skin
異種血清　heteroantiserum
異種抗原　heteroantigen
異種抗体　heteroantibody
異種交配　intercross
異種細胞親和性の　heterocytotropic
異種細胞毒素　heterocytotoxin
異種細胞溶解素　heterocytolysin
異種刺激　heterologous stimulus
異種植皮　heterograft
異種親和〔性〕の　heterophil(e)
異種組化成　heterometaplasia

異種組織に由来する　heteroblastic
異種タンパク〔質〕　foreign protein
胃出血　gastrorrhagia, gastrostaxis
異種の　heterogeneous, heterogenetic, xenogeneic
異種発生の　heterogenic
異〔種〕皮質　allocortex
異種補体　heterocomplement
異種溶解　heterolysis
異種溶解素　heterolysin
異所移植　heterotopic graft
異常　aberratio, anomaly, disorder
胃消化　chymification
胃小窩　gastric pits
異常回転　malrotation
異常角化　dyskeratosis
異常角化〔性〕の　dyskeratotic
異常核変化促進性の　dyskaryotic
異常過敏性　heteropathy
異〔常〕感覚〔症〕　dysesthesia
異常感覚性大腿〔股〕神経痛　meralgia paresthetica, paresthetic meralgia
異常ガンマグロブリン血〔症〕　dysgammaglobulinemia
異常機能　parafunction
異常嗅覚　cacosmia
異常Q波　abnormal Q wave
異常筋緊張〔症〕　paramyotonia
異常緊張　hypersthenia
胃小区　gastric area
異常口渇　paradipsia
異常高熱症　hyperpyrexia
異常興奮　erethism, hypersthenia
異常興奮の　erethismic
異常３色覚　anomalous trichromatism
異常色素沈着　chromatism
異常死体　unnatural death
異常者　deviant
異常腎杯　anomalous calyx
異常睡眠　paraphypnosis
易傷性　vulnerability
異常〔性〕　abnormality
異常染色体　X-element
異常早期興奮　preexcitation
胃消息子　stomach tube
異常組織からなる　heterologous
〔異常〕体位眼振　positional nystagmus
異常タンパク　paraprotein
胃小腸大腸炎　gastroenterocolitis
衣装倒錯症　transvestism
異常な　abnormal (Abn, abn), irregular, unnatural
異常なし　no particular (np)
異常の　aberrant, deviant
異常濃縮　heteropyknosis
異常濃縮〔性〕の　heteropyknotic
異常発生　heterogenesis
異常反射　parareflexia
異常分娩　dystocia
異常ヘモグロビン症　hemoglobinopathy
異常免疫グロブリン血症　dysimmunoglobulinemia
異症療法　allopathy
異所寄生〔性〕　heterotropic parasitism
移植〔術〕　plantation
移植可能〔異〕物　implantable
移植可能な　transplantable
異色眼　heterophthalmia
移植後リンパ球増殖症　posttransplant lymphoproliferative disease
移植後リンパ増殖性障害　posttransplantation lymphoproliferative disorder (PTLD)
移植〔術〕　graft, grafting, implantation, plasty, transplantation
異色〔症〕　dyschromasia, heterochromia
異食〔症〕　malacia, paroxia, pica
移殖する　graft
異色性の　heterochromous
胃食道炎　gastroesophagitis
胃食道逆流現象　gastroesophageal reflux (GER)
胃食道逆流症　gastroesophageal reflux disease (GERD)
胃食道の　gastroesophageal (GE)
胃食道吻合術　gastroesophagostomy
胃食道ヘルニア　gastroesophageal hernia
移植培養　implantation
移植〔物〕　implant
移植片　graft
移植片拒絶　graft rejection
移植片生着　graft survival
移植片対宿主反応　graft-versus-host reaction (GVHR)
移植片対宿主病　graft-versus-host disease (GVHD)
移植片対白血病　graft-versus leukemia (GVL)
移植片対白血病効果　graft-versus-leukemia effect (GVL effect)
移植免疫　transplantation immunity
移植免疫寛容　transplantation immune tolerance
異所〔症〕　dystopia
異所性　heterotopia
異所性 ACTH 産生症候群　ectopic adrenocorticotropic hormone syndrome (ectopic ACTH syndrome)
異所性奇形　ectopic teratism
異所性甲状腺　accessory thyroid, thyroidea accessoria
異所性骨化　heterotopic ossification
異所性疾患の　ecdemic
異所性収縮　ectopic beat
異所精巣(睾丸)　parorchidium
異所性造血　ectopic myelopoiesis
異所〔性〕胎盤形成　ectopic placentation
異所性調律(リズム)　ectopic rhythm
異所性妊娠　ectopic pregnancy (EP)
異所〔性〕の　ectopic, heterotopic
異所性排尿　planuria
異所性副腎皮質刺激ホルモン症候群　ectopic adrenocorticotropic hormone syn-

drome (ectopic ACTH syndrome)
異所性ペースメーカ ectopic pacemaker
異所性ホルモン ectopic hormone
異所知覚〔症〕 allach(a)esthesia
異触覚〔症〕 dysaphia
異所排尿 uroplania
異所発毛症 trichosis
維持量 maintenance dose (MD)
維持療法 maintenance therapy
囲心腔 pericardium
胃心臓症候群 gastrocardiac syndrome
胃親和性の gastrotropic
位数 order
異数性 aneuploidy
異数体 aneuploid, heteroploid
胃スミア gastric smear
異性 heterogeneity, isomerism
遺精 pollutio, pollution
異性愛 heterosexuality
異性化 isomerization
異性核〔体〕 isomer
異性化酵素 isomerase
胃生検 gastric biopsy
異成熟 dysmaturity
異声症 paraphonia
胃性消化不良症 gastric indigestion
異性体 isomer
異性〔体〕の isomeric
胃〔性〕の gastrogenic
胃性めまい gastric vertigo
胃石 bezoar, gastrolith
胃石症 gastrolithiasis
胃切開術 gastrotomy
胃切除〔術〕 gastrectomy, gastric resection (GR)
異節の heteromeric, heteromerous
胃腺 gastric glands, oxyntic glands
胃線維炎 linitis
胃腺炎 gastradenitis
異染顆粒 metachromatic granule
胃穿孔 gastric perforation
胃洗浄 gastric irrigation, gastrolavage
胃洗浄器 stomach pump
異染小体 metachromatic body
異染小体染色 metachromatic granule stain
異染色性の heterophil(e)
異染〔色〕性の metachromatic
易染性 chromophil(e)
異染性 metachromasia, metachromasy, metachromatism
易染性の chromophilic
異染性の metachromophil(e)
異染性白質ジストロフィ〔ー〕 metachromatic leukodystrophy (MLD)
異染性白質変性症 metachromatic leukodystrophy (MLD)
異染染色 metachromatic stain
胃仙痛 gastric colic, gastrocolic
胃前庭部毛細血管拡張症 gastric antral vascular ectasia (GAVE)
胃全摘術 total gastrectomy
胃ぜん(蠕)動 peristole
以前の previous
意想 idea
位相 phase
移送 transport
位相〔画〕像 phase image
位相幾何学 topology
位相差顕微鏡 phase contrast microscope
意想奔逸 flight of ideas
胃組織炎 linitis
イソスポーラ症 isosporiasis
イソスポーラ属 *Isospora*
イソトピー isotopy
イソニアジド isoniazid
イソニコチン酸ヒドラジド isonicotinic acid hydrazide
イソフェンインスリン isophane insulin
イソメラーゼ isomerase
イソロイシン isoleucine (Ile)
遺存 persistence
依存〔症〕 dependence
遺存する persist
依存部水腫(浮腫) dependent edema
胃体 body of stomach
痛い painful
異胎接合 heterogamy
胃大腸炎 gastrocolitis
胃大網の gastroepiploic
痛がりやさん pain prone personality (PPP)
痛くない painless
痛み ache, dolor (dol.), sore
痛みのない painless
痛む脚と動く足趾症候群 painful legs and moving toes syndrome
位置 lie, location, position (P), situs
一意化 uniformization
位置異常 perverse site
一意性 uniqueness
一塩基変異多型 single nucleotide polymorphism (SNP)
位置覚欠如〔症〕 atopognosia
一家系の unifamilial
1型3色覚 protanomaly
1型3色覚者 protanomal
1型色覚 protan defect
1型色覚者 protan
1型糖尿病 type 1 diabetes
1型2色覚 protanopia
1型2色覚者 protanope
一眼の monocular, uniocular
1行の uniserial
1原子価の monatomic
一元性仮説 unitarian hypothesis
一元性の unitary
一元説 unitarian hypothesis
一元配置法 oneway layout
一元論 monogenesis, monophyletism, unitarism
一元論者 unicist
位置効果 position effect

イチゴ腫　frambesia, frambesioma, pian, tubba
イチゴ状血管腫　strawberry mark
イチゴ舌　strawberry tongue
位置座標空間　configuration space
一酸化物　monoxide
一次医療　primary care
一次運動野　primary motor area
1時間おき　alternis horis (alt hor)
1次感覚　primary sensation
1時間毎　omni hora (OH, o.h.)
1時間半　sesquihora
1色覚　achromatopsia, monochromatism, monochromatopsia
一時義歯　temporary denture
一次救命処置　basic life support (BLS)
一軸の反対点の　abaxial
一次元的の　unidimensional
一次孔開存〔症〕　persistent ostium primum
一次孔心房中隔欠損症　endocardial cushion defect (ECD)
一次構造　primary structure (of protein)
一時充填　inlay
一次循環救命処置　basic cardiac life support (BCLS)
1次小節　primary nodule
一次性インポテンス　primary impotence
一次性斜視　primary deviation
一次性心因反応　primary psychogenic reaction
一次性心筋症　primary cardiomyopathy
一次性デンチン　primary dentin(e)
一時性軟骨　temporary cartilage
一次〔性〕の　primary
一時性の　provisional, temporal (t), temporary
一次性癒着　primary adhesion
1次治癒　healing by first intention
一次的出血　primary hemorrhage
一次的鎮静　primary sedation
一時的な　occasional
一次尿生殖口　primary urogenital orifice
一次の　linear
一次免疫反応　primary immune response
一絨毛膜性の　monochorionic
一宿主性の　monoxeny
一次癒合　immediate union, primary union
一焦点の　unifocal
1次リソソーム　primary lysosome
著しい　marked
著しく　markedly
一数の　monomerous
一生歯〔性(型)〕　monophyodont, monophyodontia, monophyodonty
一染色体個体　monosome
一族　family
一続　train
一中隔の　uniseptate
一中心の　unicentral
位置的の　steric
1日当り　per diem (p.d.)
1日3回　ter die (t.d.), ter in die (t.i.d.)
1日持続の　monohemerous
1日摂取許容量　acceptable daily intake (ADI)
1日2回　bis in die (b.i.d.)
1日2回摂取　bis in die summendus (b.d.s.)
1日4回　quarter in die (q.i.d.)
位置のエネルギー　potential energy
一倍性　monoploidy
一倍体　haploid
1秒間のビット数　bits per second (B/S)
一部　piece
一部分　aliquot
1- プロピニル基　1-propynyl
一分子の　unimolecular
一方向混合リンパ球反応　oneway mixed lymphocyte reaction
一方向性ブロック　unidirectional block
一方向の　unidirectional
胃腸炎　enterogastritis, gastroenteritis (GE), gastroenterocolitis
異聴覚〔症〕　dysacusis
胃腸下垂症　gastroenteroptosis
胃腸管　gastrointestinal tract (GIT)
胃腸管系の　gastrointestinal (GI)
胃腸管出血　gastrointestinal hemorrhage (GIH)
一様緊張の　homotonic
胃腸形成術　gastroenteroplasty
胃腸結腸吻合術　gastroenterocolostomy
胃腸切開術　gastroenterotomy
一様の　uniform
胃腸の　gastroileac, gastrointestinal (GI)
胃腸病　gastroenteropathy
胃腸病学　gastroenterology
胃腸吻合術　gastroenteroanastomosis, gastroenterostomy
胃腸ホルモン　gastrointestinal hormone
一卵性　monozygote
一卵生産性　uniparous
一卵性双児　uniovular twin
一卵性双胎　enzygotic twins, identical twins, monozygotic twins (MZ)
一卵〔性〕の　monozygotic, unioval, univitelline
一列整列　alignment
1列の　uniserial
一連　train
胃痛　gastralgia, gastrodynia, stomach ache
異痛〔症〕　allodynia
1価　univalence
一回羽状の　unipinnate
1回換気量　tidal volume (TV, V_T)
1回経産婦　unipara
1回経産婦性　uniparous
一回心仕事量(係数)　stroke work index
〔一回心〕拍出量　stroke volume (SV)
1回罹患の　semelincident
一角獣　unicorn
一角の　unicorn

１価元素　monad
１価酸基　glycyl
一過性下部食道括約筋弛緩　transient lower esophageal sphincter relaxation（TLESR）
一過性黒内障　amaurosis fugax
一過性全健忘〔症〕　transient global amnesia（TGA）
一過性の　evanescent, transient, transitory
一過性〔脳〕虚血（乏血）発作　transient ischemic attack（TIA）
一過性頻脈　acceleration
一括固定〔法〕　en bloc anchorage
一括して　en bloc
五日熱　five-day fever
１価の　monovalent, univalent
一換性歯　diphyodont
縊頸　hanging
溢血　extravasation
溢血斑　ecchymosis
１個から発生した　monogenic
一妻　monogamia
一妻多夫　polygamy
一酸化炭素　carbon monoxide（CO）
一酸化炭素血色素血〔症〕　carboxyhemoglobinemia
一酸化炭素中毒　carbon monoxide poisoning
一酸化炭素ヘモグロビン　carboxyhemoglobin
一酸化炭素ヘモグロビン血〔症〕　carboxyhemoglobinemia
一酸化窒素　nitric oxide (NO), nitrogen monoxide
一糸の　unifilar
溢出　apoplexy（Apo）
溢出する　extravasate
逸出の　escaped
溢出物　extravasate
一色性の　monochromatic
一親の　uniparental
一腺の　uniglandular
Ｉ相遮断　phase Ｉ block
一相性の　monophasic
一足合脚体　sympus monopus
一側性の　unilateral
一側性半陰陽　unilateral hermaphrodism
〔一側〕肺全摘術　pneumonectomy（PNX）
一致した　concordant
一直線〔化〕　alignment
１対にすること　pairing
一対の　geminate, unijugate
５つ組　pentalogy
五つ児　quintuplet
一定の　constant
一定（不変）の　stable
一滴　gutta（gt.）
１滴ずつ　guttatim（guttat）
イッテルビウム　ytterbium（Yb）
イットリウム　yttrium（Y）
一般医　generalist, general physician（GP）
一般医学　general medicine（GM）
一般〔開業〕医　general practitioner（GP）
一般感覚　general sensation, panesthesia
一般感覚異常　paracenesthesia
一般恐怖〔症〕　polyphobia
一般検尿　general urinalysis（U/G）
一般食　regular diet
一般的な　generic
一般名　generic name, nonproprietary name
一夫多妻　polygamy
一片　piece
一本鎖 RNA　single stranded RNA（ssRNA）
一本鎖 DNA　single stranded DNA（ssDNA）
一本の　unifilar
偽の　false
胃底　fundus of stomach
イディオグラム　idiogram
イディオサヴァン　idiot-savant
イディオタイプ　idiotype
イディオタイプ抑制　idiotype suppression
胃底切除　fundectomy
胃底切除術　fundusectomy
移転　transversion
遺伝　heredity, inheritance
遺伝暗号　genetic code
遺伝栄養性の　genetotrophic
遺伝カウンセラー　genetic counsel(l)or
遺伝カウンセリング　genetic counsel(l)ing
遺伝学　genetics
遺伝学者　geneticist
遺伝型　idiotype
遺伝可能性　heritability
遺伝距離　genetic distance
遺伝形質保有者　conductor
遺伝子　gene
遺伝子移入　gene transfer
遺伝子型　genotype
遺伝子銀行　gene bank
遺伝子組換え　genetic recombination
遺伝子組換え食品　genetically modified food
遺伝子工学　genetic engineering
遺伝子拘束因子　genetically restricted factor（GRF）
遺伝子座　gene locus
遺伝子再構成　gene rearrangement
遺伝子種　genospecies
遺伝子重剰〔性〕　gene redundancy
遺伝子重複　gene redundancy
遺伝子消失　gene extinction
遺伝子診断〔法〕　DNA diagnosis
遺伝子刷込み　genomic imprinting
遺伝子操作　gene manipulation（GM）
遺伝子増幅　gene amplification
遺伝した　inherited
遺伝子地図　gene map
遺伝子治療（療法）　gene therapy
遺伝子毒性の　genotoxic
遺伝子内組換え　intragenic recombination
遺伝子による　genetically

遺伝子の　genic, genomic
遺伝子発現　gene expression
遺伝子頻度　gene frequency
遺伝子副体　episome
遺伝子変換　genetic conversion
遺伝子歩行　gene walking
遺伝情報　genetic information
遺伝子ライブラリー　genome library
遺伝性運動感覚性ニューロパチー　hereditary motor and sensory neuropathy (HMSN)
遺伝性運動失調症　heredoataxia
遺伝性果糖不耐症　hereditary fructose intolerance
遺伝性癌　hereditary cancer
遺伝性感覚自律性ニューロパチー　hereditary sensory and autonomic neuropathy (HSAN)
遺伝性感覚性ニューロパチー　hereditary sensory neuropathy (HSN)
遺伝性球状赤血球症　hereditary spherocytosis (HS)
遺伝性形質　inherited character
遺伝性血管神経性浮腫　hereditary angioneurotic edema (HANE)
遺伝性血管浮腫　hereditary angioedema (HAE)
遺伝性高胎児ヘモグロビン血症　hereditary persistence of fetal hemoglobin
遺伝性疾患　hereditary disease
遺伝性小脳性運動失調　hereditary cerebellar ataxia
遺伝性進行性関節眼症(障害)　hereditary progressive arthro-ophthalmopathy
遺伝性脊髄性運動失調　hereditary spinal ataxia
遺伝性難聴　hereditary hearing loss
遺伝性の　hereditary
遺伝〔性〕の　inherited
伝染性膿痂疹　impetigo contagiosa
遺伝性皮膚症　genodermatosis
遺伝性非ポリポーシス大腸癌　hereditary non-polyposis colorectal cancer
遺伝性舞踏病　hereditary chorea
遺伝性変性〔症〕　heredodegeneration
遺伝素因混合　panmixis
遺伝単位　stirps
遺伝地図　genetic map
遺伝的荷重　genetic load
遺伝的危険率　genetic risk
遺伝的組換え　genetic recombination
遺伝的拘束　genetic restriction
遺伝的再集合　genetic reassortment
遺伝的再集合体　genetic reassortant
遺伝的多型　genetic polymorphism
遺伝的微細構造　genetic fine structure
遺伝的平衡　genetic equilibrium
遺伝的変異　genetic variation
遺伝によって受け継ぐ　inherit
遺伝の　genetic
〔遺伝〕配列　assortment
遺伝病　hereditary disease
遺伝標識　genetic marker
遺伝マーカー　genetic marker
遺伝薬理学　pharmacogenetics
遺伝率　heritability
遺伝力優越　prepotency
糸　thread
井戸　well
移動　ambulation, locomotion
医道　medical ethics
移動　migration, shift, transference
移動期　diakinesis
移動咬合　jumping bite
移動しやすい　labile
移動腎　movable kidney
移動性の　fugitive
移動度　mobility
易動度　mobility
移動の　locomotor
移動能力　transfer ability
医動物学　medical zoology
移動率　rate of flow (Rf)
移動連結　variable coupling
意図振戦　intention tremor
胃と心臓の　gastrocardiac
糸を引く　stingy
イートン・ランバート症候群　Eaton-Lambert syndrome
胃内　intragastric (IG)
胃内圧測定法　gastrotonometry
イニオン　inion
移入因子　transfer factor (TF)
移入する　transfuse
遺尿症　enuresis, uracratia
イヌ糸状虫　*Dirofilaria immitis*
イヌ小回虫症　toxascariasis
イヌ条虫　*Dipylidium caninum*
イヌ単位　dog unit
イヌの　canine
イヌノミ属　*Ctenocephalides*
イヌ様頭蓋　kynocephalus
イヌリン　inulin
イヌリンクリアランス　inulin clearance
易熱性　thermolability
易熱性腸管毒　heat-labile enterotoxin (LT)
胃粘液漏　gastromyxorrhea
胃粘膜　gastric mucosa
胃粘膜びらん　gastric erosion
胃の　gastric, stomachic
イノシトール　inositol
イノシトール血〔症〕　inosemia
イノシン　inosine
イノシン 5′- 一リン酸　inosine 5′-monophosphate (IMP)
イノシン 5′- 三リン酸　inosine 5′-triphosphate (ITP)
イノシン酸　inosinic acid
猪瀬病　Inose disease
医の倫理　medical ethics
胃肺〔系統〕の　gastropulmonary

胃排出時間　gastric emptying time
異倍数体　aneuploidy
胃バイパス　gastric bypass
胃発症　gastric crisis
胃半切除〔術〕　hemigastrectomy
EB ウイルス　EB virus, Epstein-Barr virus (EBV)
EB ウイルス関連核抗原　Epstein-Barr virus-associated nuclear antigen (EBNA)
いびき(鼾)　snore, stertor
いびき性呼吸　stertorous respiration
いびき発生後の　poststertorous
胃脾臓の　gastrolienal
胃ヒダ形成術　gastroplication
胃脾の　gastrosplenic
胃病　gastropathy
胃病の　gastropathic
易疲労性　easy fatigability
胃ファイバースコープ　gastrofiberscope (GFB)
胃腹壁固定術　gastropexy
イプシロン (ε) アミノカプロン酸　epsilon(ε) aminocaproic acid (EACA)
イプシロンレトロウイルス属　*Epsilonretrovirus*
胃不全麻痺　gastroparesis
異物　foreign body (FB)
遺物　rudimentum
異物気道閉塞　foreign body airway obstruction (FBAO)
異物巨細胞　foreign body giant cell
異物形成術　alloplasty
異物嗜好　parorexia
異物周囲炎　perialienitis
異物性鉄症　xenogenous siderosis
異物に対する反応　antixenic function
異物嚢胞　adventitious cyst
胃部不快感　epigastric distress
胃吻合術　gastroanastomosis
遺糞症　encopresis
胃噴門痙攣　phrenospasm
胃噴門痛　peratodynia
胃〔壁〕軟化症　gastromalacia
胃壁破裂　gastroschisis
胃ヘルニア　gastrocele
易変遺伝子　mutable gene
易変性　mutability
易変性の　mutable
いぼ(疣)　sycoma, verruga, wart
胃縫合術　gastrorrhaphy
異方視　heterotropia
違法製造薬品　illicit drug
いぼ症　verrucosis
いぼ状　verrucous
いぼ状の　verruciform, warty
いぼの多い　verrucose
イマーゴ　imago
胃麻痺　gastroparalysis
異味覚〔症〕　dysgeusia
異味症　pica
イミダゾール　imidazole
イミド　imid(e)
イミプラミン　imipramine
異名の　heteronymous
医務室　infirmary
イムノラジオメトリック　immunoradiometric
異名像　heteronymous image
イメージング　imaging
胃毛球　trichobezoar
異毛症　heterotrichosis
〔胃〕もたれ　sinking feeling
医薬情報担当者　medical representative (MR)
医薬の　iatric
医薬品　drug
医薬品情報　drug information (DI)
医薬品の安全性試験の実施に関する基準　good laboratory practice (GLP)
医薬品の製造および品質管理に関する基準　good manufacturing practice (GMP)
医薬品の臨床試験の実施に関する基準　good clinical practice (GCP)
〔医薬品〕副作用　adverse drug reaction (ADR)
医薬部外品　quasi-drug
医薬分業　separation of dispensing and prescribing
いやす　heal
胃幽門の　gastropyloric
胃癒着剥離術　gastrolysis
医用工学　medical engineering (ME)
医用材料　biocompatible material
意欲　volition
意欲減退　abulia, hypobulia
イラクサ　urtica
入り口　aditus, iter
イリジウム　iridium (Ir)
医療　medical care
異量　polymerism
医療過誤　malpractice, malpraxis
医療関係の　paramedical
医療監査　medical audit
医療機関診療　institutional practice
医療コミュニケーション　medical communication
医療事故対策　malpractice countermeasure
医療社会保障制度　socialized medicine
医療説明書　certification
医療センター　Medical Center
医療ソーシャルワーカー　medical social worker (MSW)
医療内容審査　utilization review (UR)
医〔療〕の倫理　bioethics
医療被曝　medical exposure
医療法制　medical jurisprudence
医療保険制度　medical insurance system
異類体性　heteroploidy
イルリガートル　irrigator
異例の　irregular
イレウス　ileus
イレウス様の　ileac

入れ代わり　turnover
色　color
色あげ　topping
胃瘻　gastrostoma
胃瘻栄養〔法〕　gastrogavage, gastrostogavage
胃瘻洗浄　gastrostolavage
胃瘻造設術　gastrostomy
色消し　achromatism
色幻覚　chromesthesia
色錯誤　chromasia
色収差　chromatic aberration, chromatism
E-ロゼット　E-roset(te)
色づけ　stain
色の　chromatic
色の飽和度　saturation of color
色分散　chromasia
陰圧換気　negative pressure ventilation (NPV)
陰萎　impotence
陰イオン　anion
陰イオン交換体　anion exchanger
陰影　shadow
陰影欠損　filling defect, shadowlessness
陰窩　crypt, crypta
陰画　negative (N, Neg)
陰窩炎　cryptitis
陰核　clitoris
陰核炎　clitoriditis, clitoritis
陰核海綿体　cavernous body of clitoris, corpus cavernosum clitoridis
陰核海綿体神経　cavernous nerves of clitoris
陰核亀頭　glans clitoridis
陰核亀頭の　balanic
陰核脚　crus clitoridis
陰核小帯　frenulum clitoridis
陰核深静脈　deep veins of clitoris
陰核深動脈　deep artery of clitoris
陰核動脈　artery of clitoris
陰核背静脈　dorsal vein of clitoris
陰核背神経　dorsal nerve of clitoris
陰核背動脈　dorsal artery of clitoris
陰核肥大　clitorism
陰核肥大症　clitoromegaly
陰核勃起　clitorism
陰窩結石　cryptolith
インカ骨　inca bone
隠花性の　agamous
陰窩切除　cryptectomy
引火点　flash point
印環細胞　signet ring cell
印環細胞癌　signet ring cell carcinoma
淫虐性(狂)　tyrannism
咽峡炎　isthmitis
陰極　cathode, negative electrode, platinode
陰極性の　cathodic
陰極線　cathode ray
陰極線オシログラフ　cathode ray oscillograph
陰極線管　cathode ray tube (CRT)
陰極の　cathodal
陰茎　penis, phallus, priapus, tentum, thyrsus, virga
陰茎陰嚢の　penoscrotal
陰茎炎　penitis, phallitis, priapitis
陰茎海綿体　cavernous body of penis, corpus cavernosum penis
陰茎海綿体神経　cavernous nerve of penis
陰茎癌　penile cancer
陰茎亀頭　glans penis
陰茎亀頭の　balanic
陰茎脚　crus of penis
陰茎強直〔症〕　priapism
陰茎形成術　phalloplasty
陰茎腫脹　phalloncus
陰茎状の　phalliform
陰茎深静脈　deep veins of penis
陰茎深動脈　deep artery of penis
陰茎切開術　phallotomy
陰茎切断術　penectomy
陰茎楯　phallic shield
陰茎痛　phallalgia, phallodynia
陰茎動脈　artery of penis
陰茎〔の〕　penile, phallic
陰茎背静脈　dorsal vein of penis
陰茎背神経　dorsal nerve of penis
陰茎背動脈　dorsal artery of penis
陰茎勃起痛　chordeic penis
陰茎様の　phalloid
陰茎裂　penischisis
咽喉　gullet, guttur, throat, throttle
咽喉炎　pharyngolaryngitis, sphagitis
咽喉筋炎　parasynanche
咽喉頭　laryngopharynx
咽喉頭炎　laryngopharyngitis
咽喉頭切除術　laryngopharyngectomy
咽喉の　guttural, laryngopharyngeal
咽喉を締める　throttle
インサイチュー ハイブリダイゼーション　in situ hybridization (ISH)
飲作用　pinocytosis
因子　factor, gen
インジウム　indium (In)
因子型　idiotype
インジカン　indican
インジカン尿症　indicanuria
引湿性の　hygroscopic
インシデント　incident
因子の　factorial
飲酒　potation
飲酒家　potator
飲酒癖　dipsomania, inebriety, potomania
印象　impression
飲食物　ingesta
陰唇　labium
陰唇ヘルニア　cremnocele, labial hernia
陰唇隆起　labial swelling
インストゥルメンテーション　instrumentation
インスリノーマ関連抗原　insulinoma-associ-

用語索引

ated antigen 2 (IA-2)
インスリン insulin
インスリン依存型糖尿病 insulin-dependent diabetes mellitus (IDDM)
インスリン感受性試験 insulin sensitivity test
インスリン昏睡療法 insulin coma therapy
インスリン試験 insulin test
インスリンショック insulin shock
インスリンショック療法 insulin shock treatment
インスリン生成(産生) insulinogenesis
インスリン耐性試験 insulin tolerance test (ITT)
インスリン治療に関連する QOL 質問票 insulin therapy related quality of life measure (ITR-QOL)
インスリン抵抗型糖尿病 insulin resistant diabetes
インスリン抵抗性 insulin resistance
インスリンの産生・分泌を促進する insulinogenic
インスリン非依存型糖尿病 insulin-independent diabetes mellitus (IIDM), noninsulin-dependent diabetes mellitus (NIDDM)
インスリン皮下持続注入〔療法〕 continuous subcutaneous insulin infusion (CSII)
インスリン分解酵素 insulinase
インスリン分泌異常 dysinsulinosis
インスリン分泌過剰症 hyperinsulinism, hyperinsulinosis
インスリン分泌低下症 hypoinsulinism
インスリン様活性(作用) insulin-like activity (ILA)
インスリン様成長因子Ⅰ insulin-like growth factor Ⅰ (IGF Ⅰ)
陰性期 negative phase
陰性染色〔法〕 negative staining
陰性的中率 negative predictive value (NPV)
陰性の negative (N, Neg)
引線性萎縮 linear atrophy
隠足症 cryptopodia
インダクタンス inductance
インターフェロン interferon (IFN)
インターフェロン受容体 interferon receptor (IFNR)
インターフェロン制御因子 interferon-regulatory factor
インターベンショナルラジオロジー interventional radiology (IVR)
インターベンション intervention
インターロイキン interleukin (IL)
インターロイキン受容体 interleukin receptor
インターン intern
インターン制 internship
院長 director
インテグリン integrin
陰電子 negatron
咽頭 pharynx
咽頭壊疽 cacopharyngia
咽頭炎 pharyngitis
咽頭管 pharyngeal canal
咽頭乾燥症 pharyngoxerosis
咽頭弓 pharyngeal arches
咽頭鏡 pharyngoscope
咽頭狭窄〔症〕 pharyngostenosis
咽頭筋麻痺 pharyngoparalysis
咽頭痙攣 pharyngism, pharyngospasm
咽頭結石 pharyngolith
咽頭結節 pharyngeal tubercle, tuberculum pharyngeum
咽頭結膜熱 pharyngoconjunctival fever (PCF)
咽頭検査法 pharyngoscopy
咽頭口蓋弓 pharyngopalatine arch
咽頭口蓋筋 pharyngostaphylinus
咽頭口蓋の palatopharyngeal
咽頭喉頭炎 pharyngolaryngitis
咽頭喉頭部 hypopharynx
咽頭鼓室の pharyngotympanic
咽頭出血 pharyngorrhagia
咽頭小窩 lacuna pharyngis
咽頭切開術 pharyngotomy
咽頭切除〔術〕 pharyngectomy
咽頭脱 pharyngocele
咽頭チフス pharyngotyphoid
咽頭痛 sore throat, trachelodynia
咽頭の pharyngeal
咽頭嚢 pharyngeal bursa
咽頭反射 faucial reflex, pharyngeal reflex
咽頭鼻鏡検査法 pharyngorhinoscopy
咽頭病 pharyngopathy
咽頭ヘルニア pharyngocele
咽頭扁桃 pharyngeal tonsil
咽頭扁桃炎 adenoiditis
咽頭麻痺 pharyngolysis, pharyngoplegia
咽頭漏 pharyngorrhea
インドキシル尿〔症〕 indoxyluria
インドキシル硫酸カリウム indican
隠匿性の insidious
インドシアニングリーン indocyanine green
インドメタシン indomethacin
インドール indole
インドール酢酸尿〔症〕 indolaceturia
インドール酸 indolic acid
イントロン intron
院内感染 nosocomial infection
院内肺炎 nosocomial pneumonia
飲尿 uriposia
引熱薬 calefacient
陰嚢 oschea, scrotum
陰嚢陰唇隆起 labioscrotal swelling
陰嚢炎 oscheitis, oschitis, scrotitis
陰嚢形成術 oscheoplasty, scrotoplasty
陰嚢結石 oscheolith
陰嚢腫 oscheoma
陰嚢静脈瘤 ramex
陰嚢水瘤 oscheocele
陰嚢舌 lingua plicata

陰嚢切除術　scrotectomy
陰嚢象皮病　oschelephantiasis
陰嚢尿腫　urocele
陰嚢ヘルニア　orchiocele, oscheocele, ramex, scrotal hernia, scrotocele
陰嚢ヘルニア水瘤　oscheohydrocele
陰嚢様舌　scrotal tongue
インパルス　impulse
インピーダンス　impedance
インピーダンスプレチスモグラフィー　impedance plethysmography (IPG)
陰阜　mons veneris
インファンチリズム　infantilism
インフォームド・アセント　informed assent
インフォームド・コンセント　informed consent (IC)
インフォームド・チョイス　informed choice
インフォーモゾームズ　informosomes
インフォーモファー　informofers
陰部神経　pudendal nerve
陰部神経管　pudendal canal
陰部神経叢　pudendal plexus
陰部大腿神経　genitofemoral nerve
インフラディアン　infradian
インフラバルジクラスプ　infrabulge clasp
インプリンティング　imprinting
インフルエンザ　grip, influenza (flu)
インフルエンザウイルス　influenzavirus
インフルエンザウイルススプリットワクチン　influenza virus split vaccine
インフルエンザウイルスワクチン　influenza virus vaccine (IVV)
インフルエンザ後遺性の　metagrippal
インフルエンザ心筋炎　influenza myocarditis
インフルエンザ髄膜炎　influenzal meningitis
インフルエンザの　influenzal
インフルエンザ脳炎　influenzal encephalitis
隠ぺい(蔽)　masking
隠ぺい(蔽)性の　masked
インポテンス　impotence
咽門　throat
陰門　vulva
咽門炎　faucitis
陰門炎　vulvitis
陰門子宮の　vulvouterine
陰門腟の　vulvovaginal
飲用の　potable
淫欲　acolasia
飲料　potion, potus
引力　attraction
引力圏　attraction sphere
インレー　inlay
陰裂　rima vulvae
引裂の　tearing

う

羽　wing
ヴァルサルヴァ試験　Valsalva test
ヴァルサルヴァ手技　Valsalva maneuver
ヴァルサルヴァ洞　Valsalva antrum, Valsalva sinus
ヴァルピアン萎縮　Vulpian atrophy
ヴァルピアン徴候　Vulpian sign
ヴァレー圧〔痛〕点　Valleix point
ヴァロリ橋　mesocephalon
ヴァンギーソン染色　van Gieson stain
ヴァンサンアンギナ　Vincent angina
ヴァンスライク法　Van Slyke method
ヴァンツェッチ徴候　Vanzetti sign
ヴァンピリズム　vampirism
右位　dextroposition
VATER コンプレックス　VATER complex
V字またはU字形の　upsiloid
右胃症　dextrogastria
ウィスコット・オールドリッチ症候群　Wiskott-Aldrich syndrome (WAS)
ウィスターラット　Wistar rat
ヴィダール苔癬　Vidal lichen
ウィダール反応　Widal reaction
VDRL 抗原　VDRL antigen
ヴィディアン神経　vidian nerve
VDJ 遺伝子組換え　V/D/J joining
ヴィム・シルバーマン針　Vim-Silverman needle
ヴィラレー症候群　Villaret syndrome
ウィリアムズ症候群　Williams syndrome
ウィリアムズ体操　Williams exercise
ウィリス動脈輪　Willis circle
ウイリスの大脳動脈輪　arterial circle of Willis
V領域　variable region (V region)
ウイルス　virus
ウイルス学　virology
ウイルス干渉　virus interference
ウイルス関連抗原　virus-associated antigen (VAA)
ウイルス血〔症〕　viremia
ウイルス固定　viropexis
ウイルス性胃腸炎　viral gastroenteritis
ウイルス性肝炎　viral hepatitis
ウイルス性血球貪食症候群　virus-associated hemophagocytic syndrome (VAHS)
ウイルス性呼吸器感染症　viral respiratory infection (VRI)
ウイルス性出血熱　viral hemorrhagic fever (VHF)
ウイルス性治療　viral therapy
ウイルス性の　viral, virose
ウイルス性脳炎　viral encephalitis
ウイルス中和　viral neutralization
ウイルス中和抗体　virucide
ウイルス中和試験　virus neutralization test
ウイルス定着　viropexis
ウイルス撲滅性の　virucidal
ウイルス保有者　virus carrier
ウイルスまたは病原体を運搬する　viruliferous

ウイルス量　viral load
ウィルソン病　Wilson disease
ウィルダーヴァンク症候群　Wildervanck syndrome
ウィルヒョウ空隙　Virchow space
ウィルヒョウ結節　Virchow node
ウィルヒョウ法則　Virchow law
ウィルムス腫瘍　Wilms tumor
ウイロイド　viroid
V–Y 形成術　V–Y plasty
ウィーン　wien
ウィンスロー孔　Winslow foramen
ウインドケッセル　wind–kessel
ウインドシャイド病　Windscheid disease
ウイントローブヘマトクリット　Wintrobe hematocrit
ウェーア手術　Weir operation
ウェゲナー肉芽腫症　Wegener granulomatosis
植込み型除細動器　implantable cardioverter defibrillator (ICD)
植込み型補聴器　implantable hearing aid (IHA)
植え込み可能〔異〕物　implantable
植込み〔式〕ペースメーカ　implantable pacemaker
飢えさせる　famish
ウェスターグレン法　Westergren method
ウエスタンブロッティング　Western blotting
ウエスト症候群　West syndrome
ウエストナイルウイルス　*West Nile virus*
ウェストファール・エルブ徴候　Westphal–Erb sign
ウェストファール徴候　Westphal sign
ウェストファール瞳孔反射　Westphal pupillary reflex
ウェストファール・ピルツ現象　Westphal–Piltz phenomenon
上に　supra (sup.)
上の　above, upper
ウェーバー　weber
ウェーバー器　Weber organ
ウェーバー・クリスチャン病　Weber–Christian disease
ウェーバー試験　Weber test
ウェーバー症候群　Weber syndrome
ウェーバー・フェヒナーの法則　Weber–Fechner law
ウェーバー麻痺　Weber paralysis
ウェブスター手術　Webster operation
ヴェルス病　Verse disease
ウェルドニッヒ・ホフマン病　Werdnig–Hoffmann disease
ウェルトハイム手術　Wertheim operation
ウェルナー症候群　Werner syndrome
ウェルニッケ・コルサコフ症候群　Wernicke–Korsakoff syndrome
ウェルニッケ失語〔症〕　Wernicke aphasia
ウェルニッケ中枢　Wernicke center
ウェルニッケ脳症　Wernicke encephalopathy
ウェルニッケ反応　Wernicke reaction
ウェルニッケ・マン〔型〕肢位　Wernicke–Mann posture
ウェルニッケ野　Wernicke area
ヴェルネ症候群　Vernet syndrome
ウェルホーフ病　Werlhof disease
ヴェローカ小体　Verocay body
迂遠　circumstantiality
ウェンケバッハブロック　Wenckebach block
ヴェンチュリ管　Venturi tube
ウォイグト線　Voigt lines
ヴォイタ反射　Vojta reflex
ヴォイタ法　Vojta method
ウォーカー　walker
ウォーターシールドレナージ　water–seal drainage
ウォーターハウス・フリーデリックセン症候群　Waterhouse–Friderichsen syndrome
ウォーターベッド　water bed
魚中毒　ichthyotoxism
ウォッシュアウト　washout
ウォブル　wobble
ヴォルトリーニ症候群　Voltolini syndrome
ヴォルトリーニ病　Voltolini disease
ウォルフ管　Wolff duct, wolffian duct
ウォルフ管嚢胞　wolffian cyst
ウォルフ再生法　wolffian regeneration
ウォルフ体　wolffian body
ウォルフ・パーキンソン・ホワイト症候群　Wolff–Parkinson–White syndrome (WPW syndrome)
ウォルフラム　wolfram (W)
ウオルム骨　wormian bone
迂回性の　cirsoid
迂回の　circumvolute
右眼　oculus dexter (OD)
右眼視力　right visus (RV), visus dexter (VD)
浮球感　repercussion
浮き彫り　relief
右胸心　dextrocardia
受け入れる　receive
受け入れること　acceptance
受け止め骨折　parry fracture
受身アナフィラキシー　passive anaphylaxis
受身凝集反応　passive agglutination
受身凝集反応試験　passive agglutination test
受身〔赤〕血球凝集反応　passive hemagglutination
受身伝達　passive transfer
受身(受動性)皮膚アナフィラキシー　passive cutaneous anaphylaxis (PCA)
受身免疫　passive immunity
受け持ち看護師　attending nurse, primary nurse
受け持つ　attend
受ける　receive, suffer, sustain
烏口肩峰靱帯　coracoacromial ligament

烏口肩峰の　coracoacromial
烏口鎖骨靱帯　coracoclavicular ligament
烏口鎖骨の　coracoclavicular
烏口小胸筋症候群　subcoracoid-pectoralis minor syndrome
烏口状の　coracoid
烏口上腕骨の　coracohumeral
烏口上腕靱帯　coracohumeral ligament
烏口突起　coracoid process
烏口突起切除〔術〕　coronoidectomy
烏口腕筋　coracobrachialis
動かない　immotile
ウコン属　*Curcuma*
ウサギ［家兎］継代　lapinization
ウサギ［家兎］馴化ワクチン　lapinized vaccine
う(齲)歯　caries, dens cariosus, saprodontia
ウジ(蛆)　maggot, vermicule, vermiculus
ウシ海綿状脳症　bovine spongiform encephalopathy (BSE)
羽軸　rachis
右室収縮期圧　right ventricular systolic pressure (RVSP)
右室心筋梗塞　right ventricular myocardial infarction
右室前壁　anterior wall of the right ventricle (RVAW)
ウシの　bovine
う(齲)歯の　carious
ウシ肺疫菌様病原体　pleuropneumonia-like organism (PPLO)
羽状溝　plumula
羽状の　pinnate
う(齲)蝕　caries, dental caries
う(齲)蝕原性　cariogenicity
う(齲)蝕原性の　cariogenic
う蝕の指標　dmfs(DMFs) caries index
う(齲)蝕発生　cariogenesis
後の　posterior
後向き研究　retrospective study
右心耳　right atrial appendage (RAA), right auricle
右心室　right ventricle (RV)
右心室圧　right ventricular pressure (RVP)
右心室形成不全　right ventricular hypoplasia
右心〔室〕不全　right ventricular failure (RVF)
右心室容積　right ventricular volume (RVV)
右心〔症〕　dextrocardia
右心バイパス　right heart bypass
右心肥大　right ventricular hypertrophy (RVH)
右心不全　right heart failure (RHF)
右〔心〕房　right atrium (RA)
うず　vortex
薄い　subtle, thin
薄くする　tenuate
うずくまる　crouch, squat
渦静脈　vorticose vein
渦巻き　convolution, whorl
渦〔巻き〕状の　gyrate, verticillate, vorticose
右旋　dextrogyration
右旋性の　dextrorotatory
右旋性硫酸アンフェタミン　dextro-amphetamine sulfate
右側の　dextral
うそ(嘘)発見器　lie detector
ウタ　uta
疑いの　sham
疑い例　suspected case
疑う　suspect
疑わしい　suspicious
ウーダン法　Oudin technique
内側に曲がった　incurvate
打ち切る　truncate
打ちたたく　batter
内に住む　indwelling
内の　inner
内張り　lining
内まわし　intorsion
内まわしひき　incycloduction
内向き流束(流入)　influx
宇宙線　cosmic ray
打つ　beat
うっ血　blood stasis, congestion, engorgement, hemostasis, venous hyperemia
うっ血型心筋症　congestive cardiomyopathy (CCM)
うっ血性肝硬変　congestive cirrhosis
うっ血性巨脾〔症〕　congestive splenomegaly
うっ血性血栓症　thrombostasis
うっ血性心不全　congestive heart failure (CHF)
うっ血性の　congestive
うっ血性漏出液　congestive transudate
うっ血乳頭　choked disk, papilledema
移す　displace, remove, transfer
うっ積した　engorged
うっ滞　epistasis, retention, stagnation, stasis
うっ滞性黄疸　retention jaundice
訴え　complaint
訴えなし　no complaints (NC)
訴える　complain
うつ病　depression, depressive psychosis, melancholia, melancholy, tristimania
うつ病患者　melancholiac
うつ病性昏迷　depressive stupor
ウッフェルマン試験　Uffelmann test
うつむきになる　prone
腕　arm
腕木　bracket
うとうと状態　drowsiness
右内胸動脈　right internal thoracic artery (RITA)
ウナギ類　apodia
うなじ(項)　nape
うなじの　nuchal

右肺動脈　right pulmonary artery (RPA)
右肺の水平裂　horizontal fissure of right lung
ウビン酸　uvic acid
うぶ毛　lanugo
右偏　dextroposition
羽片　pinna
右方　dextrad
右〔方電気〕軸偏位　right axis deviation
右方の　dextral
ウマの〔ような〕　equine
生まれつきの　inborn
羽毛状の　plumose
ヴューサン係蹄　Vieussens ansa
ヴューサン弁　Vieussens valve
ヴューサン輪　Vieussens ring
裏声　falsetto
うらごし　strain
ウラシル　uracil
ウラシルマスタード　uracil mustard
裏〔の〕　reverse
ウラン　uranium (U)
ウリカーゼ　uricase
瓜実条虫　*Dipylidium caninum*
瓜実条虫症　dipylidiasis
ウリジン　uridine
ウリジン二リン酸　uridine diphosphate (UDP)
ウール奇形　Uhl anomaly
ウルシ［漆］　urushi
ウルシ皮膚炎　rhus dermatitis
ウルソジオール　ursodiol
ウルツマン試験　Ultzmann test
ウルトラレンテインスリン　ultralente insulin
ウルフラム症候群　Wolfram syndrome
ウレアーゼ　urease
ウレアーゼ試験　urease test
ウレアプラズマ属　*Ureaplasma*
ウレタン　urethane
ウロキナーゼ　urokinase (UK)
ウロクローム　urochrome
ウロビリノーゲン　urobilinogen
ウロビリン　urobilin
ウロビリン血〔症〕　urobilinemia
ウロビリン尿〔症〕　urobilinuria
ウロポルフィリン　uroporphyrin
上掛け　topping
うわごと　delirium
上澄み　supernate
上澄み液　supernatant fluid
上澄みの　supernatant
上向きの　ascending
暈(うん)　halo
ウンデシレン酸　undecylenic acid
ウンデレシン酸亜鉛　zinc undecylenate
運転士坐骨神経痛　drivers' thigh
運動　exercise, locomotion, motion, movement
運動エネルギー　kinetic energy
運動家足　athlete's foot
運動学　kinematics, kinesiology
運動過剰の　hyperkinetic
運動過多　acrocinesia
運動感覚　kinaesthesia, kinesthesia, kinesthetic sense
運動感覚性の　kinesthetic
運動緩慢　bradykinesia
運動機能異常　dyskinesia
運動機能減少(低下)症　hypokinesia
運動機能減退の　hypokinetic
運動機能亢進　hyperanakinesia
運動記録器　kymograph
運動記録図　kymogram
運動亢進　hyperkinesis
運動亢進(過多)〔症〕　hyperkinesia, hypermotility
運動錯誤症　parakinesia
運動死　death in action (DIA)
運動刺激受容の　recipiomotor
運動指数　exercise index (EI)
運動失調〔症〕　ataxia
運動惹起の　kinetogenic
運動終板　motor end-plate, motor plate
運動障害　dyskinesia
運動処方　exercise prescription
運動神経　motor nerve
運動神経衝動伝達の　kinesodic
運動神経の　motorial
運動神経路の　kinesiodic
運動性　locomotive, motile, motor
運動性減弱　hypomotility
運動性失語〔症〕　motor aphasia
運動性振戦　kinetic tremor
運動〔性〕ニューロン　motoneuron(e)
運動性の　kinetic
運動性貧血　exercise-induced anemia, sports anemia
運動性鞭毛　tractellum
運動〔線〕毛　kinocilium
運動前野　premotor area
運動像　motor image
運動促進性の　excitomotor
運動耐力テスト　exercise tolerance test (ETT)
運動中枢の　centrostaltic, motorial
運動痛　pain on motion (POM)
運動低下　hypokinesis
運動定量計　kinesimeter, kinesiometer
運動ニューロン疾患　motor neuron disease (MND)
運動の　locomotor
〔運〕動配偶子　planogamete
運動発生の　kinetogenic
運動描写の　kinetographic
運動負荷試験　exercise stress testing, exercise test, exercise tolerance test (ETT)
運動平衡姿勢　statokinetic
運動麻痺　motor paralysis
運動〔野〕皮質　motor cortex (MCx)
運動誘発性アナフィラキシー　exercise-induced anaphylaxis (EIAn)

運動誘発性の motofacient
運動誘発喘息 exercise induced asthma (EIA)
運動領 motor area
運動療法 kinesiatrics, kinesitherapy
運動力異常 paracinesia
ウンナ・パッペンハイム染色 Unna-Pappenheim stain
ウンナ母斑 Unna nevus
運搬 transport
運搬者 vehicle
運搬体タンパク〔質〕 carrier protein
ウンフェルリヒト病 Unverricht disease
ウンフェルリヒト・ルントボルク・ラフォラ症候群 Unverricht-Lundborg-Lafora syndrome
雲霧法 fogging
暈輪 halo
暈輪計 halometer

え

エアートラッピング air trapping
エアマットレス air mattress
エア〔ロ〕ゾル aerosol
エアロビクス aerobics
エアロビクス運動 aerobic exercise
永久 permanence
永久臼歯 accessional tooth
永久歯 dens adultus, dens permanens, permanent tooth
永久腎 metanephron
永久的な permanent
永久的ペースメーカ permanent pacemaker (PPM)
影響 affection, influence
影響する affect
影響なし no effect (NE)
影響を及ぼす influence
鋭形の acute
エイケネラ属 *Eikenella*
英国一般名 British Approved Name (BAN)
米国一般名 United States Approved Name (USAN)
エイコサノイド eicosanoids
エイコサペンタエン酸 eicosapentaenoic acid (EPA)
影視症 scieropia
えい(曳)糸性 spinnability
エイズ関連症候群 AIDS-related complex (ARC)
エイズ脳症 AIDS encephalopathy
衛生 hygiene, sanitation
衛星 satellite
鋭清音 oxyphonia
衛生化 sanitization
衛生学 hygiene
衛星細胞 satellite cell
衛生設備 sanitation
衛生統計学 biostatistics, vital statistics
衛生の hygienic, sanitary
衛生法 assanation
衛線 satellite
映像化する visualize
永続する permanent
永続性総排出腔 persistent cloaca
叡知 intelligence
H-V 間隔 H-V interval
HAART〔療法〕 highly active antiretroviral therapy (HAART)
HACEK 群 HACEK group
HMG-CoA 還元酵素阻害剤 HMG-CoA reductase inhibitor
HLA 交差適合試験 HLA cross matching
HLA タイピング HLA typing
HLADR 抗原 DR antigen
HLA 適合性試験 HLA matching
HLA ハプロタイプ HLA haplotype
HLA 複合体 human leukocyte antigen complex (HLA complex)
H凝集素 H agglutinin
H^+-K^+-ATPアーゼ H^+-K^+-ATPase
H抗原 H-antigen
H鎖 heavy chain (H chain)
H鎖病 heavy chain disease
H字形の zygal
H帯(板) H band
H_2 遮断薬 H_2 blocker
HTLV-1 関連脊髄症 HTLV-1 associated myelopathy (HAM)
HDL コレステロール high density lipoprotein cholesterol (HDL-C)
HBe 抗原 hepatitis Be antigen (HBe, HBeAg)
HBe 抗体 hepatitis Be antibody (HBeAb)
HBs 抗原 hepatitis B surface antigen (HBsAg)
HBc 抗原 hepatitis B core antigen (HBcAg)
HBc 抗体 hepatitis B core antibody (HBcAb)
鋭痛 sharp pain
泳動法 phoresis
永年(永続)平衡 asymptotic equilibrium
鋭波 sharp wave
鋭敏度 acuity
鋭敏な subtile
栄養 feeding, gavage, threpsis
栄養海綿体 trophospongia
栄養〔学〕 nutrition
栄養学的手術危険指数 nutritional risk index (NRI)
栄養過剰 hyperalimentation (HA)
栄養芽層 trophoblast
栄養過多 superalimentation, supernutrition, suralimentation
栄養型 trophozoite
栄養価値 trophicity
栄養過度 hypertrophy
栄養管 feeding tube, nutritive canal
栄養管理チーム nutrition support team

用語索引

（NST）
栄養機能　trophicity
栄養菌糸　vegetative hypha
栄養クロミジア　trophochromidia
栄養系　purebred
栄養欠乏　trophopathy, undernutrition
栄養向性　trophotropism
栄養剤　pabulum
栄養細胞　trephocyte, trophocyte
栄養細胞合胞体層　plasmoditrophoblast
栄養士　dietitian
栄養質　trophoplasm
栄養失調〔症〕　dystrophia, dystrophy, malnutrition, trophonosis
栄養失調性水腫　trophedema
栄養失調性浮腫　trophedema
栄養指導　nutrition education
栄養指標　nutritional parameter
栄養障害　trophopathy
栄養〔障害〕性潰瘍　trophic ulcer
栄養状態　nutriture
栄養情報担当者　nutritional representative (NR)
栄養所要量　dietary allowance
栄養神経症　trophoneurosis
栄養性　trophism
栄養性萎縮　metatrophia
栄養〔性充〕血　trophema
栄養性の　vegetative
栄養性皮膚神経症　trophodermatoneurosis
栄養素　nutrient
栄養素の　nutritive
栄養担体　plasmophore
栄養動脈　nutrient artery
栄養になる　nutritious
栄養の　alimentary, dietetic, nutritional, nutritive, trophic, vegetal
栄養胚葉　plasmodiblast, trophoblast
栄養必要量　nutritional requirement
栄養評価指数　nutritional assessment index (NAI)
栄養不足　hypoalimentation, oligotrophy
栄養物　food, ingesta, nourishment
栄養不良　malnutrition, oligotrophia, oligotrophy
栄養不良関連糖尿病　malnutrition-related diabetes mellitus (MRDM)
栄養変更　metatrophia
栄養〔法〕　alimentation
栄養胞子葉　trophosporophyll
栄養膜　trophoderm
栄養膜合胞体層　spongiotrophoblast
栄養要求性の　auxotrophic
栄養卵黄　tropholecithus
栄養力学　trophodynamics
栄養良好　eutrophia
栄養療法　trophotherapy
栄養を与える　feed
鋭利感覚　acmesthesia
鋭利な　incisive
会陰　perineum
会陰陰嚢の　perineoscrotal
会陰外陰の　perineovulvar
会陰開口術　perineostomy
会陰筋　perineal muscles
会陰腟圧測定器　perineometer
会陰形成〔術〕　perineoplasty
会陰支持架　perineal crutch
会陰静脈　perineal vein
会陰神経　perineal nerves
会陰整復術　perineosynthesis
会陰切開　perineal section
会陰切開術　episiotomy, perineotomy
会陰腟直腸の　perineovaginorectal
会陰腟の　perineovaginal
会陰動脈　perineal artery
会陰の　perineal
会陰ヘルニア　perineal hernia, perineocele
会陰縫合〔術〕　perineorrhaphy
会陰瘤　perineocele
エヴァンス症候群　Evans syndrome
A-V 間隔　A-V interval
AVPU 意識状態評価法　AVPU
エウスタキオ管　eustachian tube
A-H 時間　A-H interval
会厭　epiglottis
エオジン　eosin(e)
エオジン黄　eosin(e) yellowish
エオジン細胞性腺腫　eosinophil adenoma
A型インフルエンザウイルス　*Influenza A virus*
A型インフルエンザウイルス属　*Inflenzavirus A*
A型肝炎　hepatitis A (HA)
A型肝炎ウイルス　*Hepatitis A virus* (HAV)
A型行動（パターン）　type A behavior
腋　axilla
液　juice, liquor (LIQ, liq.), succus
駅　station
腋窩　axilla
液化　colliquation, liquefaction, synchysis
液化壊死　liquefactive necrosis
腋窩下の　subaxillary
腋窩弓　axillary arch
疫学　epidemiology
液化剤　liquefacient
腋窩静脈　axillary vein
腋窩神経　axillary nerve, circumflex nerve
液化性の　liquescent
腋窩線　axillary line
腋窩動脈　axillary artery
腋〔窩〕の　axillary
腋窩リンパ節　axillary lymph nodes
腋汗　tragomaschalia
液剤　solution (SOL, sol.)
エキシマレーザー　excimer laser
腋臭　hircus
腋臭症　osmidrosis axillae
液浸　immersion
エキス　extract, extractive (Ex)
エキスターン　extern

用語索引

液性ゾル lyosol
液性の fluid (fl)
液性免疫 humoral immunity
液素 humor
液相間腔 dineric interspace
液相ハイブリダイゼーション solution phase hybridization
液素性の humoral
エキソヌクレアーゼ exonuclease
エキソフィアラ属 *Exophiala*
エキソン exon
液体 humor, liquid
液体静力学的の hydrostatic
液体摂取低下 hypoposia
液体熱量計 liquid calorimeter
液体培地 liquid medium
液体比重計 hydrometer, stereometer
液体比重測定法 stereometry
エキノコッカス属 *Echinococcus*
疫病分類学の nosologic
液胞 vacuole
腋毛 hircus
疫痢 ekiri
液量 fluid volume (FV)
液量オンス fluidounce
液量ドラム fluidrachm
エクスタシー ecstasy
エクスフォリアチン exfoliatin
エクソサイトーシス exocytosis
エクソペプチダーゼ exopeptidase
エクトアンチゲン ectoantigen
エクトロメリアウイルス *Ectromelia virus*
えくぼ dimple
えくぼ形成 dimpling
エクボム症候群 Ekbom syndrome
エクリシス eclysis
エグリ腺 Eglis gland
エクリン eccrine
エクリン汗 eccrine sweat
エクリン腺 eccrine gland
A群レンサ球菌 group A streptococcus (GAS)
エコー echo
エコーウイルス echovirus
エコー源性 echogenic
エコー図 echogram
エコトロピックウイルス ecotropic virus
エコノミークラス症候群 economy class syndrome
エコノモ脳炎 Economo encephalitis
エコー反射性 echogenicity
エコーフリー echo-free
壊死 mortification, necrosis, sphacelation, sphacelus, thanatosis
ACH 指数 ACH index
エシェリキア属 *Escherichia*
壊死惹起性の necrogenic
壊死状態 sphacelism
壊死する necrose
壊死性炎症 necrotic inflammation
壊死性筋膜炎 necrotizing fasciitis
壊死性血管炎 necrotizing angiitis, necrotizing vasculitis
壊死性細動脈炎 necrotizing arteriolitis
壊死性の necrotizing
壊死性半月体形成性糸球体腎炎 necrotizing and crescentic glomerulonephritis
壊死〔組織〕除去〔術〕 necrotomy
壊死組織片性腸炎 psorenteritis
壊死片の sequestral
壊死を起こす necrose
エジンガー・ウエストファール核 Edinger–Westphal nucleus
SI 単位系 international system of units (SI)
S1 マッピング S1 mapping
SFD 児 small for dates infant (SFD)
Sm 抗原 Sm antigen
S 状結腸 sigmoid colon
S 状結腸炎 sigmoiditis
S 状結腸下の subsigmoid
S 状結腸間膜 mesosigmoid, sigmoid mesocolon
S 状結腸間膜炎 mesosigmoiditis
S 状結腸間膜固定術 mesosigmoidopexy
S 状結腸鏡 rectosigmoidoscope, sigmoidoscope
S 状結腸固定術 sigmoidopexy
S 状結腸静脈 sigmoid veins
S 状結腸切除術 sigmoidectomy
S 状結腸直腸吻合術 sigmoidoproctostomy
S 状結腸動脈 sigmoid arteries
S 状静脈洞 sigmoid sinus
S 状腎 ren sigmoideus
S 状〔の〕 sigmoid
S- 錐体 short wave sensitive cone
S タンパク〔質〕 S protein
エスチオメーヌ esthiomène
ST 波(部分) S–T segment
エステース手術 Estes operation
エステラーゼ esterase
エステル ester
エステル化 esterification
エステル交換反応 transesterification
エステル分解酵素 esterase
エストラジオール estradiol (E_2)
エストランデル手術 Estlander operation
エストリオール estriol (E_3)
エストロゲン estrogen
エストロゲンの estrogenic
エストロゲン薬 estrogen derivatives
エストロン estrone (E_1)
S 波 S wave
SPF 動物 specific pathogen free animal
似而非推論 paralogism
A線維 A fiber
壊疽 gangrene, mortification, sphacelation, thanatosis
壊疽性口内炎 gangrenous stomatitis, noma
壊疽性腸炎 enteritis necroticans
壊疽性天疱瘡 pemphigus gangraenosus
壊疽性肉芽腫 gangrenous granuloma

壊疽〔性〕の gangrenous
壊疽性膿皮症 pyoderma gangrenosum
エソファゴストマム属 *Oesophagostomum*
A帯 A band
枝切り酵素 debranching enzyme
エタクリン酸 ethacrynic acid
エタノール ethanol
枝分かれ ramification
枝分かれさせる branch
エタンブトール塩酸塩 ethambutol hydrochloride
エチクロビノール ethchlorvynol
エチニルエストラジオール ethinyl estradiol
エチルアルコール ethyl alcohol
エチルカルバメート ethyl carbamate
エチル基 ethyl
エチル効果 ethyl susceptibility
エチレン ethylene
エチレンオキサイドガス ethylene oxide gas (EOG)
エチレングリコール glycol
エチレンジアミン四酢酸 ethylenediamine tetracetic acid (EDTA)
XXX 症候群 XXX syndrome
XXY 症候群 XXY syndrome
XO 型 XO-type
X脚 baker leg
X線 roentgen ray, X-ray
X線〔医〕学 roentgenology
X線管 X-ray tube
X線間接撮影 indirect radiography
X線キモグラフィー radiokymography
X線蛍光撮影〔法〕 fluororoentgenography
X線検査 X-ray examination
X線撮影〔法〕 radiography, roentgenography, skiagraphy
X線撮影を行う radiograph
X線実大計測装置 orthodiagraph
X線写真 skiagraph, X-ray photograph (Xp)
X線写真像 skiagram
X線宿酔 roentgenkater
X染色体 X chromosome
X染色体連鎖遺伝子 X-linked gene
X線像 radiograph
X線像判読器 fluorometer
X線断層〔撮影〕像 planigram
X線動画撮影 cineradiography
X線動画撮影像 cineradiograph
〔X線〕透過性亢進肺 hyperlucent lung
〔X線〕透視検査〔法〕 fluoroscopy
X線透視写真法 photofluoroscopy
〔X線〕透視装置 fluoroscope
〔X線の〕臓器許容量 organ tolerance dose (OTD)
X線連続撮影装置 serialograph
X線露出計 skiameter, technometer
X線直接撮影 direct radiography
X連鎖 X-linked
XY 型 XY-type
エック瘻 Eck fistula
A-T スプリット方式 A-T split
エディピズム oedipism
エディプスコンプレックス Oedipus complex
エディンバラ産後うつ病自己評価票 Edinburgh postnatal depression scale (EPDS)
エデト酸塩 edetate
エーテル ether (E)
エーテル性の ethereal
エーテル抽出物 oleoresin
エドロホニウム edrophonium
エドワージエラ属 *Edwardsiella*
エドワーズ症候群 Edwards syndrome
エナメル芽 enamel germ
エナメル芽細胞 adamantoblast, ameloblast
エナメル芽細胞腫 adamantoblastoma, ameloblastoma
エナメル冠 enamel cap
エナメル器 enamel organ
エナメル溝 enamel crypt
エナメル硬化 eburnitis
エナメル質 enamel
エナメル質形成 amelogenesis
エナメル〔質〕腫 adamantoma
エナメル質象牙質の amelodentinal
エナメル質の adamantine
エナメル腫 enameloma
エナメル〔上皮〕腫 adamantine epithelioma, adamantinoma
エナメル叢 enamel tuft
エナメル層板 enamel lamella
エナメル葉〔板〕 enamel lamella
エナメル稜柱間質 interprismatic cement
NAD^+ キナーゼ NAD^+ kinase
NADPH オキシダーゼ NADPH oxidase
NMR スキャン nuclear magnetic resonance scanning (NMR scanning)
NK 細胞刺激因子 natural killer stimulating factor (NKSF)
Nd-YAG (ヤグ)レーザー Nd-YAG laser
NBT テスト nitroblue tetrazolium test (NBT test)
NYHA 分類 New York Heart Association classification (NYHA classification)
エネルギー energy
エネルギー吸収性の endergonic
エネルギー代謝率 relative metabolic rate (RMR)
エネルギー発生の exergonic
エネルギー率 energy quotient (EQ)
エノラーゼ enolase
エノール enol
エノール酵素 enolase
エバンスブルー Evans blue
エピアンドロステロン epiandrosterone
ABO 型抗原 ABO antigen
ABO〔式〕血液型 ABO blood groups (ABO)
エピガロカテキンガレート epigallocatechin

gallate (EGCG, EGCg)
エピケラトファキア epikeratophakia
エピソード episode
エピソーム episome
エピデルモフィトン属 *Epidermophyton*
エビデンス evidence
エピトープ epitope
エピネフリン epinephrine (E, EP)
エピネフリン試験 epinephrine test
AB 物質 AB substances
エピマー epimer
エピメラーゼ epimerase
APUD 細胞 APUD cell
Fアクチン F-actin
エファプシス ephapsis
エファプス ephapse
エファプスの ephaptic
エフェクタ effector
エフェドリン ephedrine (APE)
Fab フラグメント Fab fragment
Fab 領域 antigen-binding fragment region (Fab region)
Fc フラグメント Fc fragment
Fc 領域 crystallizable fragment region (Fc region)
エブスタイン奇形 Ebstein anomaly
エブスタイン徴候 Ebstein sign
エプスタイン・バーウイルス Epstein-Barr virus (EBV)
Fd 領域 Fd region
エブネル腺 Ebner gland
Fプラスミド F plasmid
エーブラムズ心臓反射 Abrams heart reflex
エフロルニチン eflornithine
エポキシ樹脂 epoxy
エポキシの epoxy
エボラウイルス属 *Ebolavirus*
エボラ出血熱 Ebola hemorrhagic fever (EHF)
エマージングウイルス emerging virus
エマナチオン emanation
エミッション CT emission computed tomography (ECT)
MR アンギオグラフィ〔ー〕 magnetic resonance angiography (MRA)
MR エラストグラフィ〔ー〕 magnetic resonance elastography (MRE)
MALT リンパ腫 mucosa-associated lymphoid tissue lymphoma (MALT lymphoma)
MN 式血液型 MN blood types
MMR ワクチン measles-mumps-rubella combined (vaccine) (MMR)
M期 M stage
M- 錐体 middle wave sensitive cone
M線 M line
Mタンパク〔質〕 M protein
エムデン・マイエルホーフ経路 Embden-Meyerhof pathway
MP 関節 metacarpophalangeal joint (MCP)
Mモード M-mode
Mモード心エコー図 M-mode echocardiography
エーメス試験 Ames test
エメチン emetine
Aモード A-mode
Au 抗原 Australian antigen (Au antigen)
エラスタンス elastance
エーラース・ダンロス症候群 Ehlers-Danlos syndrome
エラスチン elastin
エラストグラフィー tissue elastography
えらぶた(鰓蓋) operculum
襟(えり) collar
エリオット手術 Elliot operation
エリオット体位 Elliot position
エーリキア症 ehrlichiosis
エーリキア属 *Ehrlichia*
エリキシル elixir
エリジペロトリックス属 *Erysipelothrix*
エリスロウイルス属 *Erythrovirus*
エリスロポエチン erythropoietin (Epo, Ep)
エリスロマイシン erythromycin (EM)
エリック吸出(排出)器 Ellik evacuator
エリテマトーデス lupus erythematosus (LE)
エリテマトーデス細胞 lupus erythematosus cell (LE cell)
LE 現象 lupus erythematosus phenomenon (LE phenomenon)
LFD 児 large for date infant (LFD)
l 音発音不能症 paralambdacism
エルガストプラズマ ergastoplasm
エルグ erg
エルゴカルシフェロール ergocalciferol
エルゴステロール ergosterol
エルゴタミン ergotamine
エルゴノビン ergonovine
エルゴノミクス ergonomics
L 鎖 light chain (L chain)
LGA 児 large for gestational age infant (LGA)
エルシニア属 *Yersinia*
L- 錐体 long wave sensitive cone
エルステッド oersted (Oe)
LDL コレステロール low density lipoprotein cholesterol (LDL-C)
エルドーパ L-dihydroxyphenylalanine (L-DOPA)
エルトール型コレラ菌 El Tor cholera vibrio, *Vibrio cholerae* biotype eltor
エルビウム erbium (Er)
エルブ徴候 Erb sign
エルブ麻痺 Erb palsy
Ly 亜群 Ly subset
エレイジン eleidin
エレクトラコンプレックス Electra complex
エレクトロレチノグラム electroretinogram

(ERG)
エレッタリア属 *Elettaria*
エレベーター elevator
エーレンリッテル神経節 Ehrenritter ganglion
エロコッカス属 *Aerococcus*
エロモナス属 *Aeromonas*
エワルト徴候 Ewart sign
円 circle
縁 acies, brim, edge, labra, labrum, limbus, margin, margo, ora
遠位型ミオパチー distal myopatny
遠位指節間 distal interphalangeal (DIP)
遠位指節間関節 distal interphalangeal joint (DIP joint)
遠位点 termination
遠位に distad
遠位尿細管 distal tubule
遠位の distal, distalis
塩化亜鉛 zinc chloride
円塊 conglobation
円蓋 fornix
円塊形成の conglobate
円回内筋 pronator teres
塩化エチル ethyl chloride
沿革 history (Hx)
遠隔医療 telemedicine
遠隔運動 telecinesia
遠隔X線療法 teleroentgenotherapy
遠隔眼角 telecanthus
遠隔計測 telemetering
遠隔結紮 ultraligation
遠隔作動 telergy
遠隔作用性の telergic
遠隔視 teleopsia
遠隔受容器 teleceptor, telereceptor
遠隔照射治療 teletherapy
遠隔診断 telediagnosis
遠隔測定 telemetering
遠隔測定装置 telemeter
遠隔測定法 telemetry
遠隔知覚 telaesthesia, telesthesia
遠隔痛 synalgia
遠隔皮弁 distant flap
遠隔放射線診療 teleradiology
塩化水素酸 hydrochloric acid
塩化窒素 nitrogen chloride
塩化ナトリウム sodium chloride
塩化トリフェニルテトラゾリウム triphenyltetrazolium chloride (TTC)
塩化物 chloride (Cl)
鉛管状硬直 lead-pipe rigidity
円環状の toric
遠肝性の hepatofugal
円環体 torus
円環レンズ toric lens
塩基 alkali, base
塩基過剰 base excess (BE)
塩基親和性の basophil(e)
延期する prolong
塩基性酸化物 basic oxide
演技性人格障害 histrionic personality disorder
塩基性赤血球 basoerythrocyte
塩基性度 basicity
塩基度 basicity
塩基配列決定法 sequencing
塩基不足 base deficit (BD)
円鋸歯状物 crenation
塩基予備 alkali reserve
遠距離X線撮影 teleroentgenography
遠距離撮影X線像 teleroentgenogram
遠近法 perspective
エングラフィア engraphia
エングラム engram
嚥下 deglutiatur (Deglut), deglutition, swallowing
円形陰影 coin lesion
円形偽脱毛症 pseudoalopecia areata
円形劇場 amphitheater
円形線虫症 strongyliasis
円形脱毛症 alopecia areata, pelada
円形の orbicular, teres
円形臨床講堂 amphitheater
嚥下痙攣 cramp of swallowing
嚥下困難 dysphagia
エンゲージメント engagement
嚥下する swallow
嚥下性肺炎 deglutition pneumonia
嚥下痛 odynophagia
エンケファリン enkephalin
エンケファリン作用の enkephalinergic
嚥下不能〔症〕 acaptosis, aglutition, aphagia
遠見視力 distance visual acuity (DVA)
嚥語症 paraphrasia praecox
塩酸 hydrochloric acid
塩酸アマンタジン amantadine hydrochloride
塩酸アモジアキン amodiaquine hydrochloride
塩酸クロルヘキシジン chlorhexidine hydrochloride
塩酸欠如症 achlorhydria
演算子 operator
塩酸ジルチアゼム diltiazem hydrochloride
塩酸ナロキソン naloxone hydrochloride
塩酸ヒドロキシジン hydroxyzine hydrochloride
塩酸プラゾシン prazosin hydrochloride
塩酸プロサイクリジン procyclidine hydrochloride
塩酸メクリジン meclizine hydrochloride
塩酸メタドン methadone hydrochloride
塩酸メタンフェタミン methamphetamine hydrochloride
塩酸メチルフェニデート methylphenidate hydrochloride
遠視 farsightedness, hypermetropia, hyperopia
沿軸の paraxial
遠視性乱視 hyperopic astigmatism

遠視の hyperopic (H)
円周 circle, circumference
炎症 inflammation, phlegmasia, phlegmonosis
縁上回 supramarginal gyrus
炎症細胞 phlogocyte
炎症性偽腫瘍 inflammatory pseudotumor
炎症性硬結 poroma
炎症性脊髄空洞症 syringomyelitis
炎症性腸疾患 inflammatory bowel disease (IBD)
炎症性の inflammatory, phlogistic
炎症性反応 inflammatory reaction
炎症説 phlogozelotism
炎症の化学伝達物質 inflammatory mediator
炎症歴のない現症 no inflammation present (NIP)
鉛除法 de-lead
遠心機 centrifuge
遠心器 sedimentator
遠心頬側溝 distobuccal groove
遠心頬側咬合の distobucco-occlusal
遠心頬側咬頭 distobuccal cusp
遠心頬側の distobuccal
遠心咬合 distal bite, distal occlusion, distocclusion, distoclusion, disto-occlusal, postnormal occlusion
遠心咬合の distoclusal
遠心唇側の distolabial
遠心髄面の distopulpal
遠心性神経 centrifugal nerve, efferent nerve, exodic nerve
遠心性の cathodic, centrifugal, distal, efferent, excurrent, exodic
遠心性肥大 eccentric hypertrophy
遠心舌側咬合面の distolinguo-occlusal
遠心側歯頸側の distocervical
遠心側歯肉側の distogingival
遠心側舌面の distolingual
遠心的な centrifugal
遠心転位 distoversion
遠心分離 centrifugation
遠心分離機 centrifuge
遠心方向へ distad
遠心面 distal surface
遠心面頬側髄側の distobuccopulpal
円錐 cone, conus
延髄 bulb, medulla oblongata
延髄核の bulbonuclear
円錐角膜 conical cornea, keratoconus
延髄橋 bulbopontine
円錐曲線 conic
円錐形の conical
円錐小体 conid
円錐靱帯結節 conoid process, conoid tubercle, tuberculum conoideum
円錐水晶体 lenticonus
〔延髄〕錐体 pyramid of medulla oblongata
円錐切除〔術〕 conization
円錐の conic
延髄の bulbar, oblongatal
延性 ductile
厭世 taedium vitae
遠赤外線 extreme infrared ray
遠赤外線療法 far infrared therapy
エンセファリン encephalin
塩素 chlorine (Cl)
塩素化 chlorination
塩素痤瘡 chloracne
塩素処理 chlorination
エンタルピー enthalpy (H)
鉛丹 red lead (Pb)
円柱 cast, cylinder
円柱形 terete
円柱腫 cylindroma
円柱腫様癌 cylindromatous carcinoma
円柱上皮 columnar epithelium
円柱尿〔症〕 cylindruria
円柱レンズ cylinder
延長 extension, prolongation
延長〔術〕 elongation
延長する extend, prolong
延長部 tang
鉛直な vertical
エンテロウイルス属 *Enterovirus*
エンテロコッカス属 *Enterococcus*
エンテロトキシン産生性 enterotoxigenic
エンテロバクター属 *Enterobacter*
エンテロビオホルム enterovioform
エンテロペプチダーゼ enteropeptidase
遠点 far point, punctum remotum (PR, pr), remotum (R)
延展機 spreader
延展法 distraction
円筒 cylinder
鉛糖 lead sugar
円頭蓋 trochocephalia
猿頭〔蓋〕症 cebocephalia
エンドウ・スープ様便 pea soup stool
円筒濾紙 thimble
エンドオブライフケア end-of-life care
エンドサイトーシス endocytosis
エンドセリン endothelin (ET)
エンドセリン受容体 endothelin receptor
エンドトキシン endotoxin (ET, Et)
エンドトキシンショック endotoxin shock
エンドペプチダーゼ endopeptidase
エントミオン entomion
エンドメトリオーシス endometriosis
エントモフトラ症 entomophthoramycosis
エントモポックスウイルス亜科 *Entomopoxvirinae*
エンドルフィン endorphin
エントロピー entropy
燕麦細胞 oat cell
燕麦細胞癌 oat cell carcinoma
エンバーミング embalming
エンパワーメント empowerment
円板 discus, disk
円板陥凹 excavation of optic disc
エンハンサー enhancer

円板状角膜混濁　keratitis disciformis
円板状紅斑性狼瘡　discoid lupus erythematosus (DLE)
円板状の　disciform, discoid
エンビオマイシン　enviomycin (EVM)
鉛筆圧痛　pencil tenderness
鉛筆線状菲薄　pencil-line thinness
円分法　cyclotomy
エンベロープ　envelope
円偏光二色性　circular dichroism
エンボリ　embole
縁膜　velum
煙霧質　aerosol
延命治療　apothanasia
エンメット手術　Emmet operation
塩類　salt
塩〔類〕凝集　salt agglutination
塩類消失性腎炎　salt-losing nephritis

お

オイスタヒイの　eustachian
追い出す　expulsive
横位　transverse presentation
横位固定　transverse arrest
横位の　transversal
横位分娩　cross birth
横位歩行　pronograde
凹窩　delle, depression
横臥　recumbency
横隔神経　phrenic nerve (PN)
横隔神経圧迫試験　phrenic pressure test
横隔膜　diaphragm, midriff, phren
横隔膜炎　phrenitis
横隔膜下腔　hypophrenium
横隔膜下腔の　hypophrenic
横隔膜下垂症　phrenoptosis
横隔膜下の　subphrenic
横隔膜脚部　crura of diaphragm
横隔膜狭窄　diaphragmatic constriction
横隔膜痙攣　phrenospasm
横隔膜腱中心　trefoil tendon
横隔膜呼吸　abdominal respiration
横隔膜周囲炎　periphrenitis
横隔膜神経圧挫〔術〕　phrenemphraxis, phrenicoexeresis
横隔膜神経切除術　phreniconeurectomy
横隔膜神経切断術　phrenicotomy
横隔膜神経痛　phrenalgia
横隔膜痛　phrenodynia
横隔膜電気刺激性呼吸　electrophrenic respiration (EPR)
横隔膜の　diaphragmatic, phrenic
横隔膜壁心筋梗塞　diaphragmatic myocardial infarction
横隔膜ヘルニア　diaphragmatic hernia
横隔膜傍炎　paraphrenitis
横隔膜麻痺　diaphragmatic paralysis, phrenoplegia
横隔膜肋骨の　phrenicocostal
黄褐色　tan
嘔気　nausea, taedium
扇徴候　fanning sign
応急救護所　first aid post
応急処置　first aid (FA)
応急診療所　aid station
嘔気を催す　nauseate
嘔気を催すこと　retching
横径　transverse diameter (TD)
応形機能　molding
横径の　transversalis, transverse, transversus
横痃　bubo
横行　infestation
横行結腸　transverse colon
横行結腸間膜　transverse mesocolon
横行結腸停滞症　transversostasis
横行結腸吻合術　transversostomy
横光性　plagiophototropism
横行の　transverse
押刻　entypy
横骨折　transverse fracture
横指　finger breadth (FB)
応軸鉗子　axis-traction forceps
黄視症　xanthopsia
押出　extrusion
凹踵足　calcaneocavus
横静脈洞　transverse sinus
黄色血症　xanthemia
黄〔色〕骨髄　medulla ossium flava, yellow bone marrow
黄色色素異常症　xanthism
黄色腫　vitiligoidea, xanthoma
黄色腫症　xanthelasmatosis, xanthomatosis
黄色腫性の　xanthomatous
黄色靱帯　yellow ligament
黄色靱帯骨化症　ossification of yellow ligament
黄色線維腫　xanthofibroma
黄色爪症候群　yellow nail syndrome
黄色調　xanthochromia, xanthosis
黄色軟骨　yellow cartilage
黄色肉芽腫　xanthogranuloma
黄色肉芽腫症　xanthogranulomatosis
黄色の　xanthous
黄色板　xanthelasma
往診　house call
横生の　lateral
黄癬　favus
凹足　cavus, pes cavus, talipes cavus
横足弓　transverse arch of foot
横側頭回　transverse temporal gyrus
黄体　corpus luteum
黄体化　luteinization
黄体〔化〕形成ホルモン　luteinizing hormone (LH)
黄体〔化〕形成ホルモン放出ホルモン　luteinizing hormone releasing hormone (LHRH)
黄体化成分　luteinizing principle
黄体化の　luteinic
黄体形成　luteinization

黄体刺激〔性〕の luteotrop(h)ic
黄体刺激ホルモン luteotrop(h)ic hormone (LTH), prolactin (PRL)
黄体腫 luteoma
黄体の luteal, luteinic
黄体ホルモン corpus luteum hormone (CLH), progesterone (Prog)
黄体ホルモン様作用をもつ progestomimetic
黄体融解 luteolysis
黄疸 icterus, jaundice
黄疸指数 icterus index
横断する traverse
横断性 transversality
黄疸性肝炎 icterohepatitis
黄疸性血尿の icterohemolytic
横断的研究 cross-sectional study
黄疸尿〔症〕 choluria
黄疸の icteric
黄疸発生物 icterogen
横断面 transection
黄疸溶血性貧血 icterohemolytic anemia
黄疸様の icteroid
横地性 transverse geotropism
凹点の pitted
嘔吐 emesis, vomit, vomiting, vomition, vomitus
応答 response
応答する respond
嘔吐恐怖症 emetophobia
嘔吐しようとする gag
横突起 transverse process
横突起切除術 transversectomy
横突棘筋 spinotransversarius
横突孔 transverse foramen
凹凸の concavoconvex
横突の transversarius
嘔吐反射 vomiting reflex
黄熱 yellow fever
黄熱ウイルス *Yellow fever virus*
黄熱ワクチン yellow fever vaccine
凹の concave
黄斑 macula lutea (ML), yellow spot
横盤 transverse disk
黄斑症 maculopathy
黄斑の macular
凹部 crevice
往復雑音 to-and-fro murmur
往復する reciprocating
横分節 strobile
横分体 strobile
横平面 horizontal plane
黄変〔症〕 xanthosis
横扁平足 talipes transversoplanus
オウム熱 parrot fever
オウム病 parrot disease, psittacosis
オウム病，性病性リンパ肉芽腫 psittacosis-lymphogranuloma venereum (PLGV)
横紋 stripe
横紋筋 striated muscle
横紋筋芽細胞腫 rhabdomyoblastoma
横紋筋腫 rhabdomyoma
横紋筋肉腫 rhabdomyosarcoma
横紋筋の striomuscular
横紋筋融解症 rhabdomyolysis
横紋のある striated
横紋のない unstriated
応用する apply
応用〔性〕 application
応力 stress
横連合 commissura, commissure
オウレン［黄蓮］属 *Coptis*
大型血管炎 large vessel vasculitis
大型細胞の magnocellular
大きさ extent
太田母斑 nevus of Ota
冒す affect
悪寒 ague, chill
悪寒旋律 shaking chill
オキサシリン oxacillin (MPIPC)
オキサノグラフィの auxanographic
オキサロ酢酸 oxaloacetic acid (OAA)
オキシゲナーゼ oxygenase
オキシダーゼ oxidase
オキシタラン oxytalan
オキシダント oxidant (O_x), oxydant
オキシテトラサイクリン oxytetracycline (OTC)
オキシトシン oxytocin
オキシヘモグロビン oxyhemoglobin (HbO_2)
オキシミオグロビン oxymyoglobin
オキシメータ oximeter
オキシメトリー oximetry
起きている waking
オーキネート ookinete
O脚 bowleg
O凝集素 O agglutinin
オクタロニー法 Ouchterlony technique
おくび burp, eructation
奥行 depth
遅れ lag
オクロノーシス ochronosis
OKT 細胞 Ortho Kung T cell (OKT cell)
オケラ［朮］属 *Atractylodes*
汚言 coprolalia
汚言症 coprolalomania
汚瀆 cloaca
O抗原 O antigen
起こす raise
おこり(瘧) ague
起こる occur
起こること occurrence
オーサイト oocyte
おし(唖) dumb, dumbness
オージオグラム audiogram
オージオメーター audiometer
オーシスト oocyst
押し詰める contrude
おしべ stamen
おしゃぶり pacifier

オシログラフ　oscillograph
オシロスコープ　oscilloscope
オシロメータ　oscillometer
オシロメータの　oscillometric
悪心　nausea, taedium
雄　male (M, m)
汚水生物　saprobia
オスキー　objective structured clinical examination (OSCE)
オズグッド・シュラッター病　Osgood-Schlatter disease
オースチン・フリント雑音　Austin Flint murmur
オステイン　ostein
オステオイド　osteoid
オステオパチー　osteopathy
オステオペニア　osteopenia
オステオポンチン　osteopontin
オステオン　osteon
オーストラリアX病　Australian X disease
オーストラリアX病ウイルス　Australian X disease virus
オーストラリア抗原　Australia antigen, Australian antigen (Au antigen)
雄の　masculine
オスミウム　osmium (Os)
オスミウム親和性の　osmiophilic
オスモル　osmole (Osm)
オスモルの　osmolar
オスラー結節　Osler nodes
オーセイ動物　Houssay animal
オセイン　ossein(e)
オセロ症候群　Othello syndrome
汚染　contamination, pollution
汚染因子　pollutant
汚染指数　contamination index (CI)
汚染除去　decontamination
汚染創　contaminated wound
汚染物　contaminant, pollutant
悪阻　hyperemesis, nausea gravidarum, pernicious vomiting
襲う　affect
悪阻指数　emesis index (EI)
オゾン　ozone (O_3)
汚濁物　pollutant
おたふくかぜ　mumps
おたふくかぜワクチン　mumps virus vaccine
穏やかな　bland, moderate, quiet
オーチッド　ootid
落度　lapsus
オツェーナ　oz(a)ena
オッズ比　odds ratio (OR)
オッディ括約筋炎　odditis
オッペンハイム反射　Oppenheim reflex
オッペンハイム病　Oppenheim disease
汚泥　sludge
OTC 薬　over the counter (drug) (OTC)
汚点　mark, stain
汚点発生　maculation
音　note, sound
オトガイ(頤)　chin, mentum
オトガイ下静脈　submental vein
オトガイ下頭頂撮影　submentovertical projection
オトガイ下動脈　submental artery
オトガイ棘　mental spine
オトガイ筋　mentalis
オトガイ形成術　genioplasty, mentoplasty
オトガイ結節　genial tubercle, mental tubercle
オトガイ孔　mental foramen
オトガイ瞬目現象　jaw-winking phenomenon
オトガイ神経　mental nerve
オトガイ舌筋　genioglossus
オトガイ舌骨筋　geniohyoid
オトガイ動脈　mental artery
オトガイ(頤)の　mental
オトガイ隆起　mental protuberance
オートクリン　autocrine
男嫌い　misandria
男ざかり　virility
オトコニアム　otoconium
オートトロンビンⅠ　autothrombin Ⅰ
音の　phonic
オートファージ　autophagy
オートプシー・イメージング　autopsy imaging (AI)
オートプロトロンビンⅡ　autoprothrombin Ⅱ
音より遅い　subsonic
音より速い　supersonic
オートラジオグラフ　autoradiograph
オートラジオグラフィー　autoradiography (ARG)
おなか　tummy
オナガザルヘルペスウイルス１型　*Cercopithecine herpesvirus 1* (CeHV-1)
同じく　idem (id.)
オナニズム　onanism
オニオニオンウイルス　*O'nyong-nyong virus*
雄ねじ型　tap
各々の　quaque (Q, q.)
各々を同量　ana (ĀĀ, āā)
オーバークロージャー　overclosure
オーバージェット　overjet
オーバーデンチャー　overdenture
オーバードライブサプレッション　overdrive suppression
オーバーバイト　overbite
オーバーヘッドプロジェクター　overhead projector (OHP)
オーバーラップ　overlap
オーバーラップ遺伝子　overlapping gene
オーバーラップ症候群　overlap syndrome
帯　bar, tape
オピアム　opium
オピオイド　opioid

オピオイド受容体 opioid receptor
オピスチオン opisthion
オーファンウイルス orphan virus
オーファンドラッグ orphan drug
オプシノーゲン opsinogen
オプシン opsin
オプシン原 opsinogen
オプソクローヌス opsoclonus
オプソニン opsonin
オプソニン原 opsogen
オプソニン効果 opsonization
オプソニン作用 opsonization
オプソニン指数 opsonic index
オプソニン指数法 opsonometry
オプソニン食菌〔現象〕の opsonocytophagic
汚物 debris, ordure, rhyparia, saburra
汚物恐怖〔症〕 rhypophobia
汚物嗜食症 rhypophagy
汚物処理 waste disposal
汚物処理室 utility room
オプトエレクトロニクス optoelectronics
オフポンプ冠動脈バイパス術 off-pump coronary artery bypass (OPCAB)
オブラート wafer
オフリオン ophryon
オフロキサシン ofloxacin (OFLX)
オープンドア方式 open door system
オープンリーディングフレーム open reading frame (ORF)
オペラント operant
オベリオン obelion
オベリオンの obeliac
オーベルマイエル試験 Obermayer test
オペレーター operator
オペロン operon
オボシストン ovosiston
オマヤレサバー Ommaya reservoir
オーム ohm (Ω)
オムスク出血熱ウイルス *Omsk hemorrhagic fever virus*
おむつ diaper
おむつ皮膚炎 diaper dermatitis
オメガ(ω)３系〔多価不飽和〕脂肪酸 omega(ω)-3 (polyunsaturated) fatty acid
オメガ(ω)６系〔多価不飽和〕脂肪酸 omega(ω)-6 (polyunsaturated) fatty acid
オメプラゾール omeprazole
重い major, severe
重さ weight (Wt)
主な prime
重湯様便 rice-water stool
親たること parenthood
親の世代 parental generation
おやゆび(親指) thumb
およびその他 et alii (et al.)
およびどこか他のところに et alibi (et al.)
及ぶ range
オーラノフィン auranofin
オーラルリハビリテーション oral rehabilitation
オリエンチア属 *Orientia*
折り返し reflexio, replication
折り重ね overlap
オリゴジーン oligogene
折りたたみナイフ効果 clasp knife phenomenon
オリバー・カルダレリ徴候 Oliver-Cardarelli sign
オリーブ oliva, olive
オリーブ核 olivary nucleus
オリーブ核橋小脳変性 olivopontocerebellar degeneration
オリーブ形の olivary
オリーブから遠位の olivifugal
オリーブから近位の olivipetal
オリーブ橋小脳萎縮〔症〕 olivopontocerebellar atrophy
オリーブ橋小脳皮質の olivopontocerebellar
オリーブ〔体〕 olivary body
オリーブの olivary
織物様病変 tramitis
オルガナイザー organizer
オルテガ細胞 Hortega cell
オルデコップ培地 Oldekop medium
オルト orth(o)-
オルトトリジン orthotolidin
オルトヘパドナウイルス属 *Orthohepadnavirus*
オルトポックスウイルス属 *Orthopoxvirus*
オルトミクソウイルス科 *Orthomyxoviridae*
オールドリッチ症候群 Aldrich syndrome
オルトレオウイルス属 *Orthoreovirus*
オルニチン ornithine
オルニチントランスカルバミラーゼ欠損症 ornithine transcarbamylase deficiency (OTC deficiency)
オルビウイルス属 *Orbivirus*
オルビターレ orbitale
オルフウイルス *Orf virus*
オルブライト症候群 Albright syndrome
オレイン酸エチル ethyl oleate
オレキシン orexin
オレステスコンプレックス Orestes complex
オレンジ皮表 peau d'orange
悪露 lochia
悪露過多 lochiorrh(o)ea
悪露滞留 lochiometra
オロヤ熱 Oroya fever
温罨法 hot pack
オンオフ現象 on-off phenomenon
温覚 thalposis, thermaesthesia, thermesthesia
音楽運動療法 musicokinetic therapy
温覚過敏〔症〕 hyperthermoesthesia, thermohyperesthesia
温覚計 thermesthesiometer
温覚減退 thermhypesthesia, thermohyp(o)esthesia
音覚受容器 phonoreceptor

温覚消失　thermal anesthesia, thermanesthesia, thermic anesthesia, thermoanesthesia
温覚鈍麻　thermohyp(o)esthesia
音楽療法　music therapy (MT)
音響　sound, strepitus
音響陰影　acoustic shadow
音響学　acoustics
音響の　acoustic
音響分析器　sonagraph
音響分析図　sonagram
音響連想　clang association
オングストローム　angstrom (Å)
音源定位　sound localization
オンコサイトーマ　oncocytoma
オンコジーン　oncogene
オンコセルカ属　*Onchocerca*
音叉　diapason, tuning fork
温式自己免疫性溶血性貧血　warm-type autoimmune hemolytic anemia
音視症　phonopsia
音誦症　verbigeration
オンス　ounce (oz)
音声医学　phoniatrics
音声異常　heterophonia
音声学　phonetics, phonology
音声恐怖症　phonophobia
音声曲線　phonogram
音声計　phonometer
音声幻聴　phoneme
音声写真〔法〕　phonophotography
音声修錬　vocal gymnastics
音声障害　dysphonia
音声衰弱〔症〕　phonasthenia
音声増強性の　polyacoustic
音声の　audio, phonic, vocal
音性の　sonic
音声描写図　sonagram
音節錯誤　syllable-stumbling
温泉　hot springs, springs, thermae
温泉水　thermal water
温泉療法　balneotherapy
音速に近い　transonic
温存　preservation
温存する　preserve
温存療法　conservative treatment
音痴　amusia, note blindness, tone deafness
音調　note
音調の　tonal
温痛覚　thermalgia
音程　interval
温点　hot spot
温度　temperature (T)
温度覚亢進症　thermohyperesthesia
温度感覚測定器　thermophore
温度記録器　thermointegrator
温度記録計　thermograph
温度記録〔図〕　thermogram
温度記録〔法〕　thermography
温度計　thermometer
温度受容器　thermo receptor, thermoreceptor
温度性過敏　hyperthermalgesia
温度性痛覚消失　thermanalgesia
温度(温熱)性無感覚　thermanesthesia
温度走向性　thermotaxis
温度測定器　thermoscope
温度測定法　thermometry
温度測定法による　thermometric
温度調節　thermoregulation
温度滴定　thermometric titration
温度電位　thermopotential
女嫌い　misogyny
温熱性紅斑　erythema ab igne
温熱性痛覚過敏　thermalgesia, thermohyperalgesia
温熱の　thermal
温熱療法　thermotherapy
音波検査図　sonogram
音波処理　sonication
音波〔により〕破砕する　sonicate
音盤　phonogram, record
音符　note
温変性　poikilothermism
温浴　tepidarium, thermae
温浴室　tepidarium
穏和な　lissive

か

カ［蚊］　mosquito
科(生物分類の)　family
科(診療科)　service
窩　absconsio, cavum, excavatio, excavation, filtrum, fossa, fovea, pouch, recession, socket
渦　vortex
顆　condyle, condylus
踝(果)　ankle, malleolus
痂　eschar
牙　fang
加圧　compression, pressurization
加圧測定法　palpatometry
過アルドステロン症　hyperaldosteronism
回　convolution, gyrus
下位　inferior
塊　block, bolus, mass, massa
階　scala
解　solution (SOL, sol.)
臥位　decubitus, recumbent position
蓋　roof, tectum, tegmen
外陰萎縮症　kraurosis vulvae
外陰会陰縫合〔術〕　episioperineorrhaphy
外陰炎　vulvitis
外陰狭窄症　episiostenosis
外陰形成〔術〕　episioplasty
外陰神経末端球　genital corpuscle
外因診断法　xenodiagnosis
外因性中耳炎　external otitis media
外因〔性〕の　ectogenous
外因性の　exogenous, extrinsic
外因性プリン体　exogenous purine

外陰切除〔術〕 vulvectomy
外陰大腿の vulvocrural
外陰腟炎 vulvovaginitis
外陰腟肛門 vulvovaginal anus
外因の enthetic
外陰病〔質〕 vulvopathy
外陰部 pudendum
外陰部静脈 external pudendal veins
外陰部動脈 external pudendal arteries
外陰部表面の progenital
外陰閉鎖 gynatresia
外陰ヘルニア pudendal hernia
外陰縫合〔術〕 episiorrhaphy
下位運動ニューロン lower motor neuron
下位運動ニューロン障害 lower motor neuron lesion (LMNL)
外エナメル上皮 external dental epithelium
灰化 incineration
回外運動 supination
回外筋 supinator
回外筋稜 supinator crest
外回旋 external rotation, restitution
外殻層 periostracum
絵画統覚検査 thematic apperception test (TAT)
ガイガー・ミュラー計数管 Geiger–Müller counter
絵画物語検査 picture story test (PST)
外観 aspect
外眼角 lateral angle of eye
外眼角耳孔線 canthomeatal line (CML)
外眼角切開術 canthotomy
外眼筋 extraocular muscle (EOM)
快感欠如 anorgasmy
開眼失行 apraxia of lid opening (ALO)
快感帯 comfort zone
回帰 palindromia, recidivation, recurrence, regression, relapse, return
回帰曲線 regression curve
回帰係数 regression coefficient
回帰収縮 reciprocal beat
回帰〔性〕感覚 recurrent sensibility
回帰性期外収縮 return extrasystole
回帰性の recurrent
回帰性リウマチ palindromic rheumatism
回帰直線 regression line
回帰熱 relapsing fever
回帰方程式 regression equation
階級 class
開業 practice, praxis
開業医 practitioner
開胸術 thoracotomy
開業薬局 retail pharmacy
外曲 replication
外筋 extrinsic muscle
回空腸炎 ileojejunitis
塊茎 tuber
外形 contour
外径 outside diameter (OD, O.D.)
塊茎状の tuberous
外頸静脈 external jugular vein
外頸動脈 external carotid artery (ECA)
外頸内頸動脈バイパス extracranial–intracranial bypass (EC–IC bypass)
外結合径 external conjugate diameter
解決する resolve
回結腸炎 ileocolitis
回結腸静脈 ileocolic vein
回結腸動脈 ileocolic artery
回結腸の ileocolic
壊血病 scorbutus, scurvy
外見上の superficial
外原〔性〕の ectogenous
介護 care
開咬 aclusion, apertognathia, open bite malocclusion
開口 apertura, pore
解構 decomposition
開孔 opening
外向型の人 extrovert
開口器 gag
開口期陣痛 dilating pains
外抗原 ectoantigen, exoantigen
回交構造 palindrome
解膠〔作用〕 peptization
開口障害 trismus
外向性 extraversion, extroversion
開口性気胸 open pneumothorax
外向性人格 extroverted personality
カイ構造 chi structure
外後頭隆起 external occipital protuberance
外後頭隆起点 inion
開口不能 trismus
介護者 care giver
回顧診断 retrospective diagnosis
外骨化 ectostosis
骸骨化 skeletization
外骨症 exostosis
回顧的な retrospective
介護度 care needs
介護福祉士 care worker
介護保険 care insurance
介護保険制度 long–term care insurance system
外婚〔制〕 exogamy
介在 intercalation, mediation
外眥 outer canthus
介在性の interstitial
介在ニューロン interneuron, internuncial neuron
介在の intercalary, internuncial
介在板 intercalated disk
介在部導管 intercalated duct
カイザー・フライシャー〔角膜〕輪 Kayser–Fleischer ring
開散 divergence
概算する approximate
外耳 external ear
開始因子 initiation factor (IF)
外耳炎 otitis externa (OE)
外痔核 external hemorrhoids
〔外〕子宮口 external uterine orifice

外耳筋　tragicus
外耳孔　opening of external acoustic meatus
開始コドン　initiation codon
χ(カイ)2乗　chi-square (χ^2)
χ^2 (カイ2乗)検定　chi-square(χ^2) test
外歯上皮　external dental epithelium
概日周期　circadian rhythm
概日の　circadian
外耳道　external acoustic meatus, external auditory meatus
外耳道神経　nerve of external acoustic meatus
外耳道軟骨　cartilage of external acoustic meatus
外斜位　exophoria
解釈　interpretation
外斜視　exodeviation, exotropia (XT), walleye
回収　regeneration
外受容器　exteroceptor
外受容性の　exteroceptive
階乗　factorial
外鞘　intussuscipiens
外傷　trauma, vulnus
一次外傷救命救急処置　basic trauma life support (BTLS)
街上ウイルス　street virus
外傷影響　noci-influence
外傷原性の　traumatogenic
外傷後頸部症候群　posttraumatic neck syndrome
外傷後健忘〔症〕　posttraumatic amnesia (PTA)
外傷後人格障害　posttraumatic personality disorder
外傷後痴呆　posttraumatic dementia
外傷後の　posttraumatic
解消させる　depolarization
外傷嗜好症　traumatophilia
外傷指数　injury severity score (ISS)
外傷重症度係数　injury severity index (ISI)
外鞘神経炎　adventitial neuritis
外傷性横痃　sympathetic bubo
外傷性感覚脱失　traumatic anesthesia
外傷性気胸　traumatic pneumothorax
外傷性頸部症候群　traumatic cervical syndrome (TCS)
外傷性咬合　traumatic occlusion
外傷性呼吸困難症　sucking wound, traumatopneic wound, traumatopn(o)ea
外傷性骨折　traumatic fracture
外傷性疾患　traumatopathy
外傷性ショック　traumatic shock
外傷性神経腫　traumatic neuroma
外傷〔性〕神経症　traumatic neurosis
外傷性神経衰弱症　traumasthenia
外傷性ストレス　traumatic stress
外傷性切断　traumatic amputation
外傷性全身障害　traumatism, traumatosis
外傷性脱臼　traumatic dislocation
外傷性てんかん　traumatic epilepsy
外傷性動脈瘤　traumatic aneurysm
外傷性〔の〕　traumatic
外傷性肺炎　traumatic pneumonia
外傷性敗血症　traumatosepsis
外傷性破傷風　traumatic tetanus
外傷治療　traumatotherapy
街上毒　street virus
外傷熱　traumatopyra
塊状の　amorphous
外傷反応　traumatic reaction
塊状をなした金属　pig
灰色結核　gray tubercle
灰色便　acholic stool
解除(解放)反応　abreaction
回診　rounds
灰燼化　tephrosis
開心術　open heart surgery (OHS)
海水飲取　thalassoposia
海水療法　thalassotherapy
回数　frequency
階数　order
ガイスベック症候群　Gaisböck syndrome
害する　injure
下位性　hypostasis
外生殖器　external genital organs
外生〔性〕の　ectogenous
下位性の　hypostatic
外生胞子　ectospore
解析　analysis
解説　description
外節　acromere
外接した　circumscribed
回旋　circumflex, convolution, rotation
開扇　fanning
疥癬(かいせん)　itch, psora, sarcoptidosis, scabies
改善　amelioration, improvement
外線維　exogenous fiber
回旋眼振　rotatory nystagmus
回旋奇形体　strophosomus
回旋筋　rotator
回旋筋腱板損傷　rotator cuff injury
回旋喉頭鏡　strobolaryngoscope
回旋糸状虫症　volvulosis
外旋斜位　excyclophoria
改善する　improve
外旋する　abduce
疥癬性潰瘍　psorelcosis
開扇徴候　fanning sign
疥癬トンネル　scabies burrow
疥癬の　psoric
外旋〔の〕　abducens
疥癬様の　psoroid
開創　open wound
回想　recall, reminiscence, retrospection
カイソウ［海葱］　squill
階層　stratum
咳嗽　cough, tussiculation, tussis
開窓術　fenestration

用語索引

解像度　resolution
咳嗽の　tussal
咳嗽反射　cough reflex (CR)
開窓療法　marsupialization
解像力　definition
外側腋窩隙　quadrangular space
外側顆　lateral condyle
外側眼瞼角　paropia
外側基底の　basilateral
外側胸筋神経　lateral pectral nerve
外側胸静脈　lateral thoracic vein
外側胸動脈　lateral thoracic artery
外側楔状骨　lateral cuneiform
外側溝　lateral sulcus
外側広筋　vastus lateralis
外側後頭側頭回　lateral occipitotemporal gyrus
外側膝腱　lateral hamstring, outer hamstring
外側膝状体　corpus geniculatum laterale, lateral geniculate body, pregeniculatum
蟹足腫　keloid
外側上顆　lateral epicondyle
外側舌隆起　lateral lingual swelling
外側仙骨静脈　lateral sacral veins
外側仙骨動脈　lateral sacral arteries
外側前腕皮神経　lateral antebrachial cutaneous nerve
外側足根動脈　lateral tarsal artery
外側足底神経　lateral plantar nerve
外側足底動脈　lateral plantar artery
外側側副靭帯　fibular collateral ligament
外側大腿回旋静脈　lateral circumflex femoral veins
外側大腿回旋動脈　lateral circumflex femoral artery
外側大腿皮神経　lateral femoral cutaneous nerve
外側直筋　abducens oculi, lateral rectus
外側の　lateral, lateralis
外側の方向へ　laterad
外側ハムストリング　lateral hamstring
外側板　lateral plate
外側半月　lateral meniscus, meniscus lateralis
外側皮質脊髄路　lateral corticospinal tract
外側鼻軟骨　lateral cartilage of nose
外側偏位　laterotrusion
外側翼突筋　lateral pterygoid
開存　persistence
開存性　patency
開存性の　open, patent
解体　dismemberment, disorganization
開大〔度〕　dilatation
介達骨折　indirect fracture
介達の　indirect
階段現象　staircase phenomenon, treppe
外弾性板　lamina elastica externa
回虫　ascaris, lumbricoid
害虫　vermin
回虫駆除薬(剤)　ascaricide
回虫症　ascariasis, lumbricosis
回腸　ileum
回腸S状結腸吻合〔術〕　ileosigmoidostomy
回腸炎　ileitis
回腸回腸吻合〔術〕　ileoileostomy
回腸間膜　mesoileum
回腸結腸総腸間膜症　mesenterium ileocolicum commune
回〔腸〕結腸吻合術　ileocolostomy
外腸骨静脈　external iliac vein (EIV)
外腸骨動脈　external iliac artery (EIA)
回腸固定〔術〕　ileopexy
開張した　patulous
回腸終末部屈曲　angulation of ileum
回腸静脈　ileal veins
回腸切除術　ileectomy
階調度　gradient
回腸動脈　ileal arteries
回腸の　ileac, ileal
外腸胚　exogastrula
回腸膀胱形成〔術〕　ileocystoplasty
回腸縫合術　ileorr(h)aphy
回腸盲腸吻合術　ileocecostomy
回腸瘻造設〔術〕　ileostomy
回直腸吻合術　ileoproctostomy
開通器　pathfinder
開通している　patent
開通性　patency
改訂長谷川式簡易知能評価スケール　Hasegawa Dementia Scale–Revised (HDS–R)
外的な　extrinsic
外的放射線療法　external radiation therapy (ERT)
回転　rotation, turn, turning
外転　abduction (Abd, abd), eversion
回転関節　rotatory joint
外転筋　abductor
回転作用　duction
回転歯　rotate
回転した　volute
回転斜位　cyclophoria, periphoria
回転斜視　cyclotropia
回転〔術〕　version
外転神経　abducent nerve
外転神経麻痺　abducens paralysis
回転する　rotate, vert
外転する　abduce, abduct, evert
回転性めまい　rotatory vertigo
外転足　pes abductus
回転速度計　tachometer
回転楕円面　spheroid
回転チック　rotatory tic
回転 DSA　rotational digital subtraction angiography (R–DSA)
回転の　rotatory
外転の　abducens, abducent
回転培養管　roll tube
回転流動　rotation
回転療法　rotation therapy
解凍　thawing

外套 brain mantle, mantle, pallium
回頭運動の cephalogyric
外頭蓋底 external cranial base
開頭器 craniotome
外套細胞 satellite cell
解糖〔作用〕 glycolysis
開頭術 craniotomy
解糖の glycoclastic
外套の pallial
カイト装置 Kite apparatus
ガイドライン guideline
ガイドワイヤ guidewire
回内運動 pronation
回内筋 pronator
回内屈筋 pronatoflexor
外軟骨腫 ecchondroma
外軟骨症 ecchondrosis
介入 intervention
外乳 perisperm
介入研究 intervention study
介入試験 intervention study
介入性の intercurrent
外尿道口 external urethral orifice
外尿道口形成術 meatoplasty
解任する relieve
概念 concept, conception
海馬 hippocampus (HIPP)
開排 abduction in flexion
外胚葉 ectoblast, ectoderm, epiblast
外胚葉型 ectomorph
外胚葉型の ectomorphic
外胚葉の epiblastic
灰白異栄養〔症〕 poliodystrophia
灰白結節 tuberculum cinereum
灰白交通枝 gray ramus communicans
灰白質 cinerea, gray matter, gray substance, substantia grisea
灰白質前交連 commissura anterior grisea
灰白質軟化 tephromalacia
灰白質の cinereal
灰白色 cinerea
灰白色血栓 pale thrombus
灰白色硬化 gray induration
灰白髄炎 poliomyelitis, spodiomyelitis
灰白髄炎ウイルス poliomyelitis virus
灰白脊髄障害 poliomyelopathy
灰白層 indusium griseum
灰白柱 gray column
灰白脳脊髄炎 polioencephalomyelitis
灰白脳病 polioencephalopathy
灰白便 grayish stool
海馬溝 hippocampal sulcus
海馬采 fimbria of hipocampus
海馬足 pes hippocampi
海馬の hippocampal
海馬白板 alveus, alveus of hippocampus
海馬傍回 parahippocampal gyrus
海馬裂 fissura hippocampi
外反 ecstrophia, evagination, eversion, exstrophy, extorsion, extroversion, valgus
蓋板 roof plate
外反股 coxa valga
外反膝 genu valgum, in knee, knock knee
外反〔症〕 ectropion
外反尖足 equinovalgus
外反足 pes valgus, strephexopodia, talipes valgus
外反母趾 hallux valgus, pollex valgus
外反様の valgoid
回避 escape
外皮 integument, shell, tegument
外鼻 external nose
外皮球 peritheliocyte
外鼻孔 naris, nostril
回避性人格障害 avoidant personality disorder
回避性の avoidant
外被物 coat
海浜療法 thalassotherapy
外部環境 milieu extérieur
外部寄生虫 ectoparasite, epizoon, vermin
回復 amelioration, cure, recovery, recuperation, restitutio, restitution, restoration
回復期 convalescence
回復させる restore
回復室 recovery room (RR)
外腹斜筋 obliquus externus abdominis
開腹術 celiotomy, laparotomy, peritoneotomy, ventrotomy
回復する heal, recover, return
開腹摘脾術 splenolaparotomy
回復熱 recovery heat
回復不可能な irreversible
回復ベッド recovery bed
回復良好 good recovery (GR)
回復力 regenerating capacity
外部の external, outer
外分泌腺 exocrine gland
外分泌の exocrine
外分泌物 exocrine
外閉鎖筋 obturator externus
壊変 disintegration
外偏位 exodeviation
改変する alter
壊変定数 disintegration constant
壊変率 disintegration rate
開放 patefaction
解剖 autopsy, dissection
外包 capsula externa, external capsule
解剖学 anatomy
解剖学者 anatomist
解剖学的死腔 anatomical dead space
解剖学的年齢 anatomical age
解剖〔学〕の anatomical
解剖学用語 Nomina Anatomica (NA), Terminologia Anatomica (TA)
開放型 MRI (磁気共鳴画像) interventional magnetic resonance imaging (IVMRI)
開放管理性 open door system

開放〔隅〕角緑内障 open-angle glaucoma
解剖頸 anatomical neck
開放骨折 compound fracture, open fracture
開放式病院 open hospital
解剖示説者 prosector
開放した patulous
解剖室 prosectorium
解剖実験用人体模型 homunculus
解剖者の手のいぼ anatomical wart
外方浸透 exosmosis
解放〔する〕 discharge (disch.), release
解剖する dissect
開放性結核 open tuberculosis
開放性の open
開〔放性〕鼻声 hyperrhinolalia
解剖生理学 anatomophysiology
開放創 open wound
外方増殖性の exophytic
開放脱臼 compound dislocation
解剖たばこつぼ anatomical snuff-box
開放不正咬合 open bite malocclusion
開放麻酔 open anesthesia
開放面皰 open comedo
蓋膜 tectorium
外膜 adventitia, coat, ectoblast, outer membrane, tunica adventitia
外膜(脈管の) tunica externa
外膜細胞 adventitial cell
外膜の adventitial, adventitious
界面 interface
海綿 sponge
外面 superficies
海綿芽細胞 spongioblast
海綿芽〔細胞〕腫 spongioblastoma
界面活性剤 surface active agent (SAA), surfactant
海綿間静脈洞 intercavernous sinus
海綿溝 cavernous groove
海綿骨 cancellous bone, spongy bone
海綿質 spongin, spongy substance, substantia spongiosa
海綿腫 fungus
海綿状形質 spongioplasm
海綿状態 spongiosis
海綿状の spongiform, spongiose, spongy
海綿状母斑 cavernous nevus
海綿静脈洞 cavernous sinus
海綿静脈洞症候群 cavernous sinus syndrome
海綿層 stratum spongiosum
海綿体 cavernous bodies
海綿体炎 cavernitis, serangitis, spongiitis, spongiositis
界面張力 surface tension (ST)
外面の ectal, outer
海綿斑 spongy spot
外面へ ectad
海綿様血管腫 angioma cavernosum
海綿様骨組織 cancellous tissue
海綿様の spongioid
怪網 rete mirabile, wonder net
回盲部(盲腸)周囲炎 pericecitis
回盲部の ileocecal
回盲弁 ileocecal valve
回盲弁炎 typhlodicliditis
回遊 migration
潰瘍 ulcer, ulcus
外葉 galea
海洋汚染 marine pollution
潰瘍化 ulceration
潰瘍癌 ulcer-cancer
潰瘍偽膜性の ulceromembranous
海洋恐怖〔症〕 thalassophobia
潰瘍形成 ulceration, ulcerogenesis
潰瘍性結核症 tuberculosis ulcerosa
潰瘍性口内炎 stomacace, stomatocace, ulcerative stomatitis
潰瘍性大腸炎 colitis ulcerosa (CU), ulcerative colitis (UC)
潰瘍〔性〕の ulcerative, ulcerous, vomicose
潰瘍性皮膚結核 tuberculosis cutis orificialis
潰瘍性膜性歯肉炎 ulceromembranous gingivitis
潰瘍腺の ulceroglandular
潰瘍斑点皮膚症 stigmatosis
外用薬 medicament for external application, topica
潰瘍誘発の ulcerogenic
潰瘍を起こす ulcerate
外来患者 ambulatory patient, outpatient (OP, O/P)
外来患者グループ ambulatory patient group (APG)
外来患者治療 outpatient treatment (OPT)
外来患者用調剤 outpatient dispensing
外来外科学 outpatient surgery (OPS)
外来牽引法 ambulatory traction
外来手術 outpatient surgery (OPS)
外来診療室 dispensary
外来診療所 outpatient clinic (OPC)
外来通院 ambulation
外来〔通院〕治療 ambulatory care
外来の adventitious, foreign
快楽原則 pleasure principle
開離 divarication
解離 dissociation
解離細胞 disjunctor cell
解離する dissociate
解離性感覚麻痺 dissociated anesthesia
解離性眼振 dissociated nystagmus
解離性同一障害 dissociative identity disorder (DID)
解離性動脈瘤 dissecting aneurysm
解離定数 dissociation constant (pK)
改良 improvement
改良する improve
外リンパ perilymph
外リンパ管 aqueductus cochleae, perilymphatic duct
開裂 cleavage
開裂酵素 splitting enzyme

回路　cycle, network
外瘻　external fistula
外肋間筋　external intercostal muscles
カイロプラクティック　chiropractic
カイロミクロン　chylomicron
カイロミクロン血症　chylomicronemia
下引筋　depressor
下咽頭　hypopharynx
下咽頭収縮筋　inferior pharyngeal constictor
下咽頭切除〔術〕　hypopharyngectomy
カウザルギー　causalgia
ガウス　gauss
カウデン病　Cowden disease
カウパー靱帯　Cowper ligament
カウパー腺　Cowper gland
カウパー腺炎　cowperitis
カウパー嚢腫　Cowper cyst
カウプ指数　Kaup index
カウフマン・ホワイトの抗原表　Kauffmann-White scheme
カウンシルマン小体　Councilman body
カウンセラー　counsel(l)or
カウンセリング　counsel(l)ing
カウンターショック　countershock
カウンタパルセイション　counterpulsation
過運動性　supermotility
過栄養　supernutrition
カエデ糖　maple sugar
カエデ糖尿　maple syrup urine
過塩基塩　persalt
窩縁隅角　cavosurface angle
加鉛効果　lead susceptibility
火炎状母斑　port-wine mark
過塩素酸塩　perchlorate
火炎斑　flame spot
火炎滅菌　flaming
かお(顔)　face
顔色　complexion
下横隔静脈　inferior phrenic veins
下横隔動脈　inferior phrenic artery
カオス理論　chaos theory
顔マスク　face mask
カオリン　kaolin
過温症　hyperthermia (HT)
加温療法　hyperthermia (HT)
過蓋咬合　overbite
下外斜位　hypoexophoria
過外転　hyperabduction, superabduction
過外転症候群　hyperabduction syndrome
果核　putamen
化学　chemistry
下顎　mandible
科学　science
科学引用索引　Science Citation Index (SCI)
化学運動性　chemokinesis
化学運動性の　chemokinetic
下顎遠心咬合　inferior distocclusion
化学・温熱・放射線療法　chemotherapy, hyperthermia, radiation (CHR)
過角化　hyperkeratosis
下顎角　angle of jaw, angle of mandible
下顎過剰症　paragnathus
下顎管　mandibular canal
化学感受体腫　chemodectoma
科学技術　technology
化学型　chemovar
化学外科〔療法〕　chemosurgery
下顎結合奇形　paragnathus
下顎欠如　agnathia
化学向性　chemotropism
化学合成従属栄養生物　chemoheterotroph
化学合成独立栄養生物　chemoautotroph
化学合成無機栄養生物　chemolithotroph
化学合成有機栄養生物　chemoorganotroph
下顎後退　retrusion
下顎後退運動　retrusion
下顎後退〔症〕　opisthognathism
下顎骨　jaw bone, mandible, mandibula, mandibulum
下顎骨の　mandibular
〔下顎〕三錐　trigonid
下顎次小錐　hypoconulid
下顎歯槽突起の　alveololingual
化学シナプス結合　chemical synaptic junction
化学者　chemist
化学修飾　chemical modification
化学受容器　chemoceptor, chemoreceptor
化学受容器引き金帯　chemoreceptor trigger zone (CTZ)
化学受容体　chemoreceptor
下顎上〔部〕　epimandible
下顎上〔部〕の　epimandibular
下顎神経　mandibular nerve
過覚醒　hyperarousal
化学性食中毒　chemical food poisoning
化学性剥脱　chemexfoliation
下顎前突　progenia
化学走性　chemotaxis
下顎第３円錐　tritoconid
下顎短小症　brachygnathia
化学〔的〕核溶解　chemonucleolysis
化学的仲介　chemical mediation
化学的な　chemical
化学的皮膚剥離法　chemexfoliation
化学的敏感性の　chemosensitive
化学的腐食　chemocautery
化学的滅菌法　chemical sterilization
化学〔的〕予防〔法〕　chemoprophylaxis
下顎点　gnathion
化学伝達物質　chemical mediator
下顎突出　underhung
下顎軟骨　mandibular cartilage
化学熱傷　chemical burn
化学の　chemical
下顎の〔歯牙〕咬頭　conid
下顎発育不全　retrogenia
化学発癌　chemical carcinogenesis
化学発光　chemoluminescence
下顎肥大の　pachygnathous

化学物質過敏症　multiple chemical sensitivity (MCS)
化学放射線療法　chemoradiation therapy
化学メディエーター　chemical mediator
化学療法　chemotherapy (CT)
化学療法係(指)数　chemotherapeutic coefficient (CC)
化学療法の　chemotherapeutic
化学療法薬　chemotherapeutic
化学量論　stechiometry
化学ルミネッセンス　chemiluminescence
化学ルミネッセンス免疫測定法　chemiluminescence immunoassay
下顎露出術　degloving
過活動膀胱　overactive bladder (OAB)
過活動膀胱症候群　overactive bladder syndrome
踵　calx
かがむ　crouch
かかりつけ医　family practitioner
顆管　condylar canal
過換気　hyperventilation (HV)
過換気性テタニー　hyperventilation tetany
牙関緊急　trismus
下眼瞼　inferior palpebra, lower eyelid
下眼瞼浮腫徴候　sign of edema of lower eyelid
過感作　hypersensitization
過感受性　supersensitivity
可干渉性散乱　coherent scattering
花環状の　gyrate
下眼静脈　inferior ophthalmic vein
踝関節　mortise joint
仮関節　pseudarthrosis
鉤　hamulus, hook, staple
鉤形の　hamular
かき(蛎)殻疹　rupia
かき(蛎)殻疹様の　rupioid
過期産　retarded birth
過期産児　postterm infant
鉤状の　ancyroid
夏季疹　summer rash
過寄生　hyperparasitism
かぎ(鉤)爪　claw
かぎ爪足　clawfoot
かぎ爪〔様〕足指(趾)　claw toe
かぎ爪〔様〕指　clawfinger
過期妊娠　postterm delivery
過期の　postterm
下脚　sura
加虐性愛　sadism
加虐性愛者　sadist
可逆性虚血性神経障害　reversible ischemic nervous disturbance (RIND), reversible ischemic neurological deficit (RIND)
可逆性腎不全　reversible renal failure
可逆性の　reversible
可逆の　reciprocating
加虐被虐愛　sadomasochism
加虐被虐愛性の　sadomasochistic
下丘　inferior colliculus, inferior quadrigeminal body
蝸牛　acoustic labyrinth, cochlea
芽球　gemmule
蝸牛炎　cochleitis
芽球化　blastogenic transformation
蝸牛殻孔　helicotrema
芽球化転換　blastoid transformation
芽球化反応　blastogenic reaction
蝸牛管　cochlear canal, cochlear duct
蝸牛関節　cochlear joint
蝸牛管の蓋膜　tectorial membrane of cochlear duct
蝸牛軸　modiolus
芽〔球〕腫　blastocytoma, blastoma
蝸牛神経　auditory nerve, cochlear nerve
蝸牛水管　aqueductus cochleae, cochlear aqueduct
蝸牛前庭の　cochleovestibular
蝸牛窓　cochlear window, fenestra cochleae
仮〔牛〕痘　vaccinoid
蝸牛ラセン管　spiral canal of cochlea
下丘腕　brachium quadrigeminum inferius
架橋　bridge
過頬顎指数の　prognathic
下胸部　precordium
加強法の　intensive
寡巨大糸球体症　oligomeganephronia
過緊張者　hypertonic
角　angle, angulus, cornu
核　core, karyon, nidus, nucleus, putamen
郭　vallum
額　forehead, frons
顎　jaw
学位　degree
核医学　nuclear medicine (NM)
核医学検査　radioisotope examination (RI)
核異性体　nucleus isomer
核異性体転移　isomeric transition (IT)
顎咽頭の　maxillopharyngeal
〔核〕右方移動　shift to right
拡延　distention, irradiation
核黄疸　kernicterus, nuclear jaundice
楽音の　tonal
楽音ろう(聾)　amusia
角化　cornification, keratinization
角回　angular gyrus
核外膜　periblast
角化血管腫症　angiokeratosis
角化亢進　hyperkeratinization
角化細胞　keratinocyte
顎下三角　digastric submandibular triangle
角化腫　keratoma
角化症　keratosis
角化状の　corneous
顎下神経節　submandibular ganglion
角化性棘細胞腫　keratoacanthoma
顎下腺　submandibular gland
顎下腺管　submandibular duct
核型(形)　karyotype
核型図式　idiogram

核形の nucleiform
角化表皮 epitrichium
角化不全症 dyskeratosis
顎間骨 intermaxillary bone
顎間固定〔法〕 intermaxillary activation
顎関節 jaw joint, temporomandibular joint (TMJ)
顎関節頭切除術 osteoarthrotomy
核間の internuclear
顎顔面の maxillofacial
顎狭小〔症〕 contracted jaw
角強膜の corneoscleral
角形成 angulation
核形成 karyomorphism
顎形成術 gnathoplasty
核形態 karyomorphism
角結膜炎 keratoconjunctivitis
顎口蓋の maxillopalatine
顎骨切開〔術〕 maxillotomy
顎骨の maxillary
較差 amplitude
隔差 difference
額嘴 rostellum
核－細胞質比 nucleocytoplasmic ratio
核鎖線維 nuclear chain fiber
〔核〕左方移動性白血球増加症 normoskeocytosis
拡散 diffusion, spreading
核酸 nucleic acid (NA)
拡散因子 spreading factor
拡散強調画像 diffusion weighted image (DWI)
拡散性 diffusibility
核酸増幅法 nucleic acid amplification
核酸タンパク〔質〕 protein nucleate
拡散能 diffusing capacity (D)
拡散培養 spread
核酸分解酵素 nuclease
拡散率 diffusibility, diffusivity
角歯 dens angularis
核子 nucleon
核糸 spireme
核磁気共鳴映像(画像)〔法〕 nuclear magnetic resonance imaging (NMRI)
核磁気共鳴走査 nuclear magnetic resonance scanning (NMR scanning)
核質 karyoplasm, nucleoplasm
隔日 alternis diebus (alt dieb)
角質化 cornification
角質形成 keratogenesis
角質層 stratum corneum
角質増殖(増生, 肥厚) hyperkeratosis
角質増殖症 acanthokeratodermia
角質軟化症 keratomalacia
角質の corneous, horny, keratic
角質分解酵素 keratinase
角質溶解剤 keratolytic
角質様の keratoid, keroid
顎歯の maxillodental
核種 nuclide
核周囲部 perikaryon
学習障害 learning disorder (LD)
学習能力 learning ability
学習理論 learning theory
喀出 expectoration
核出する enucleate
角梢 cornoid lamella
核小体 entoblast, nucleolus
核小体糸 nucleolonema
核小体状の nucleoliform
核小体の nucleolar
角状突起 corniculum
角状の horny
核状の nucleiform
核状物質 nucleoid
核上麻痺 supranuclear paralysis
顎静脈 maxillary veins
角状彎曲 angular curvature
核食原虫 karyophage
核食細胞 karyophage
角視力 angular vision (AV)
核心温度 core temperature
核心血管撮影 radionuclide angiocardiography
覚醒 palinesthesia, vigil
隔世遺伝 atavism, throwback
覚醒昏睡 coma vigil, per vigilium
覚せい剤取締法 Stimulants Control Law
覚醒時幻覚 hypnopompic hallucination
覚醒時体温 waking body temperature (WBT)
覚醒〔状態〕 vigilance
覚醒すること suscitation
核生成 nucleation
覚醒前状態 hypnopompic state
覚醒の arousal
核性白内障 nuclear cataract
覚醒無感覚 narcohypnia
覚醒薬(剤) antihypnotic
覚醒遊行症 vigilambulism
覚醒を促す alert
核接合 caryogamy
顎舌骨筋神経 mylohyoid nerve
顎舌骨筋〔の〕 mylohyoid
角切痕 angular notch
角栓 spline
角素 keratin
角層下膿疱〔性皮膚〕症 subcorneal pustular dermatosis
角速度 angular velocity
拡大 amplification, enlargement, expansion, extension, magnification
額帯 head band
拡大弓 expansion arch
拡大弦線 expansion arch
拡大手術 extended operation
核大小不同〔症〕 anisokaryosis
核袋線維 nuclear bag fiber
拡大能 power (P)
喀痰検査 sputum examination
核タンパク質 nucleoprotein (NP)
角柱 prism

拡張 distention, extension
拡張型心筋症 dilated cardiomyopathy (DCM)
拡張過度 parectasis
拡張器 dilator, reamer
拡張期延長 bradydiastole
拡張期血圧 diastolic blood pressure (DBP), diastolic pressure (DP)
拡張期雑音 diastolic murmur (DM)
拡張期心室内容積 diastolic ventricular volume (DVV)
拡張期大動脈圧 diastolic aortic pressure (DAP)
拡張筋 dilator
拡張後期雑音 late diastolic murmur
拡張終期容量 end-diastolic volume (EDV)
拡張〔症〕 dilatation, ectasia, ectasis
拡張初期 protodiastole
拡張する dilate
拡張性の erectile, extensive
拡張早期雑音 early diastolic murmur (EDM)
拡張早期の protodiastolic
拡張中期 middiastole
拡張中期心音 middiastolic sound
拡張不全〔症〕 atelectasis
拡張〔法〕 ectasis
拡張末期径 diameter of diastolic (Dd)
過屈曲 hyperflexion
確定診断 confirmed diagnosis
〔核〕摘出〔術〕 enucleation
カクテル麻酔 cocktail anesthesia
顎点 genion
核電導体模型 core conduction model
確度 likelihood, probability (P)
核動 karyokinesis
顎頭奇形 gnathocephalus
顎動脈 maxillary artery
獲得寛容 acquired tolerance
獲得形質 acquired character
獲得する contract
獲得性の acquired
核毒素 nucleotoxin
獲得反射 acquired reflex
獲得免疫 acquired immunity
拡度計 dynamometer
角度計 goniometer
顎内固定〔法〕 intermaxillary activation
核内受容体 nuclear receptor
核内低分子 RNA small nuclear RNA (snRNA)
核内倍加 endoreduplication
核内分裂 endomitosis
顎二腹筋 digastric
確認 identification (ID), validation, verification
核の nidal, nuclear
顎の genial, gnathic
核濃縮 karyopyknosis, pycnosis, pyknosis
核嚢線維 nuclear bag fiber
核発生 nucleation
攪拌 agitation
角皮 cuticula, keratoderma
角皮症 keratoderma, keratodermia
角皮性皮膚炎 keratodermatitis
楽譜失語症 tonaphasia
核分裂 fission
隔壁 diaphragm, matrix, septum
核崩壊 karyorrhexis
核紡錘 nuclear spindle
核紡錘体 pithode
角膜 cornea, keratoderma
隔膜 diaphragm, septum
角膜移植 corneal graft, corneal transplantation, keratotransplantation
角膜移植術 keratoplasty
角膜炎 keratitis
角膜縁 limbus corneae
角膜潰瘍 fossette
角膜拡張〔症〕 corneal ectasia, keratectasia
角膜陥凹 dellen
角膜鏡 keratoscope
角膜強膜炎 keratoscleritis
角膜曲率形成〔術〕 keratomileusis
角膜曲率測定〔法〕 keratometry
角膜銀行 eye bank
角膜屈折矯正学 orthokeratology
角膜屈折矯正手術 keratorefractive surgery
角膜形成術 keratoplasty
角膜虹彩炎 keratoiritis
角膜虹彩毛様体炎 keratoiridocyclitis
角膜後面沈着物 descemetitis, keratic precipitate (KP)
角膜実質細胞 keratocyte
角膜脂肪変性 xanthomatosis bulbi
角膜周囲切開術 peritomy
角膜症 keratopathy
角膜小体 corneal corpuscle
角膜〔上皮〕擦傷 abrasio corneae
角膜上皮性異栄養症 dystrophia epithelialis corneae
角膜真菌症 keratomycosis
角膜皺皮〔症〕 rhytidosis
角膜切開術 keratotomy
角膜切開刀 keratome, keratotome
角膜切除術 corneal abscission, keratectomy
角膜層間膿瘍 onyx
角膜蓄膿 unguis
角膜突出 keratoectasia
角膜軟化〔症〕 keratomalacia
角膜の corneal, keratic
隔膜の septate
角膜薄えい(翳) nebula
角膜〔白色〕混濁 keratoleukoma
角膜白斑 keratoleukoma, leucoma, wall-eye
角膜剥離 corneal abrasion
角膜破裂 kerato(r)rhexis
角膜帆 achlys
角膜斑 corneal spot
角膜半月状潰瘍 lunula

角膜反射 corneal reflex
角膜表皮剥離術 keratoleptynsis
角膜片雲 nubecula corneae
角膜様の keroid
角膜乱視 corneal astigmatism
角膜瘤 keratocele
角膜輪部移植 corneal limbal transplantation
角膜〔弯曲〕計 keratometer
カクマダニ属 *Dermacentor*
学名 scientific name
額面 frontal plane
核癒合 copulation
顎癒合〔症〕 syngnathia
核溶解 karyolysis
核様の nucleoid
撹乱 perturbation
隔離 isolation, segregation
隔離看護 barrier nursing
隔離症 hypertelorism
隔離する isolate
確率 probability (P)
確率的配置法 random arrangement
確率標本法 random sampling
顎力測定計 gnathodynamometer
撹錬 puddling
家系 pedigree
下頸神経節 inferior cervical ganglion
下頸心臓枝 inferior cervical cardiac branches
下〔頸〕心臓神経 inferior cervical cardiac nerve
家系図 pedigree chart
過形成 hyperplasia
可形性 plasticity
過形成性の hyperplastic
カケクチン cachectin
か(賭)け率 odds ratio (OR)
過誤 error
加工 elaboration, processing
下溝 subsulcus
下降感 lightening
架工義歯 bridge
下行脚 descending limb
下行脚重複隆起脈 catadicrotism
下行脚隆起 catacrotic shoulder
下行結腸 descending colon
過好酸球増加症 hypereosinophilia
架工歯 pontic, substitute
下甲状腺静脈 inferior thyroid vein
下甲状腺動脈 inferior thyroid artery
下行する descend
下降する subduct
下行性神経炎 descending neuritis
下行性の descendant
鵞口瘡 aphtha, endomycosis, thrush
下口体 hypognathus
過高体温 hyperpyrexia
下行大動脈 descending aorta (DAo)
下喉頭静脈 inferior laryngeal vein
下喉頭神経 inferior laryngeal nerve
下喉頭動脈 inferior laryngeal artery
化合物 compound
下行変性 descending degeneration
過誤芽腫 hamartoblastoma
過呼吸 hyperpn(o)ea
過呼吸症候群 hyperventilation syndrome (HVS)
籠細胞 basket cell
過誤腫 hamartoma
過誤組織 hamartia
仮骨 callus
過去追想 palinmnesis
仮骨形成 porosis
化骨〔作用〕 ossification
化骨性筋炎 ossifying myositis
化骨性骨炎 eburnation
化骨不全症 osteogenesis imperfecta
下鼓膜切開〔術〕 hypotympanotomy
仮根 rhizoid
葛西の手術 Kasai operation
芽細胞 blast cell
芽細胞腫 blastocytoma, blastoma
傘状の fungoid
かさ(暈)徴候 halo sign
カザニアン手術 Kazanjian operation
かさぶた crust, incrustation
ガサル五徴 pentalogy of Gasul
過酸塩 persalt
過酸化 hyperoxidation
過酸化酵素 peroxidase
過酸化脂質 lipid peroxide
過酸化水素 hydrogen peroxide, perhydride
過酸化物 superoxide
過酸化ベンゾイル benzoyl peroxide
過酸症 hyperacidity, hyperchlorhydria
過酸性 superacidity
仮死 apparent death, asphyxia, suspended animation
華氏 Fahrenheit (°F)
下肢 leg
仮視 paropsia
カシェ剤 wafer
花軸 rachis
過刺激 overstimulation
可視光線 visible ray
下肢骨 bones of lower limb
下肢静脈瘤 varicose veins of lower extremities
仮死心筋 stunned myocardium
可視性の phanerous, visible
下肢切断 lower extremity amputation (LE amputation, LEA)
下歯槽神経 inferior alveolar nerve
下歯槽動脈 inferior alveolar artery
下肢帯 pelvic girdle
過失 lapsus
下膝動脈 inferior genicular artery
夏日斑 lenticula
華氏度 degree Fahrenheit (°F)
可視度 visibility
下肢腓腹筋痙攣 systremma

下斜位 hypophoria, subduction
下斜筋 inferior oblique (IO)
下斜視 hypotropia
荷重 load, loading
加重 loading, reduplication, summation
過重型妊娠高血圧腎症 superimposed preeclampsia
過熟 postmature, postmaturity
過熟児 postmature infant
過熟白内障 hypermature cataract
歌手結節 singer's node
過受精 superfecundation
過受胎 superfetation
火傷 ambustio, ustion
仮晶 pseudomorph
過剰 excess, supernumerariness
臥床安静 bed rest
過剰塩基 base excess (BE)
過剰学習 overlearning
過剰換気 hyperventilation (HV)
顆〔状〕関節 condylarthrosis
渦状関節 spiral joint
過剰感染 hyperinfection
過常期 supernormal phase
仮床義歯 trial denture
過少月経 hypomenorrhea, spanomenorrhea
過剰骨化症 pleonosteosis
過剰歯 dens supernumeraris
過剰書字 hypergraphia
過剰腎 succenturiate kidney
菓子様腎〔臓〕 cake kidney
過剰腎動脈 accessory renal artery
渦状癬 tinea imbricata
過剰転位歯 peridens
過剰乳房 supernumerary mamma
顆状の condylar, condyloid
窩状の foveate
過剰の supernumerary
下小脳脚 inferior cerebellar peduncle
過剰波 overflow wave
過剰排卵 superovulation
過剰発生 pleonasm
過剰母指 prepollex
過剰補償量 overcompensation
過少量 underdosage
過食 binge eating, bulimia
過食嘔吐 binge-purge
かじる rodent
下唇 labium
下唇症 hypostomia
下唇静脈 inferior labial veins
下心臓神経 inferior cardiac branches
過伸展 hyperextension
下唇動脈 inferior labial artery
下垂 descensus, descent, lapsus
下垂口蓋垂 falling palate
下垂指 drop-finger
下垂手 drop-hand, wrist-drop
下膵十二指腸静脈 inferior pancreaticoduodenal vein
下膵十二指腸動脈 inferior pancreaticoduodenal artery
過水〔症〕 hyperhydration, overhydration
下垂〔症〕 ptosis
下垂性拡張 hypostatic ectasia
下垂足 drop-foot
下垂体 pituitary gland
下垂体炎 hypophysitis
下垂体窩 hypophysial fossa
下垂体機能亢進症 hyperpituitarism
下垂体〔機能〕障害 pituitarism
下垂体好塩基性細胞腺腫 pituitary basophilism
下垂体後葉物質 posterior pituitary principle
下垂体後葉ホルモン posterior pituitary hormone (PPH)
下垂体細胞 pituicyte
下垂体刺激の hypophysiotropic
下垂体症候群 hypophysis syndrome
下垂体性悪液質 pituitary cachexia
下垂体性小人症 pituitary dwarfism
下垂体性性腺刺激ホルモン pituitary gonadotrop(h)ic hormone
下垂体〔性〕の hypophyseal, hypophysial
下垂体切除〔術〕 hypophysectomy
下垂体腺腫 pituitary adenoma
下垂体前葉 anterior lobe of hypophysis
下垂体〔前葉〕性巨人症 hypophyseal gigantism
下垂体前葉ホルモン〔群〕 anterior pituitary hormone (APH)
下垂体前葉様ホルモン anterior pituitary-like hormone (APLH)
下垂体中葉ホルモン intermediate pituitary hormone
下垂体副腎皮質系 pituitary adrenal system (PAS)
下垂体分泌低下の hypophysioprivic
下垂体門脈循環 hypophysioportal circulation
加水分解 hydrolysis
加水分解酵素 hydrolase
ガス液体クロマトグラフィ〔ー〕 gas liquid chromatography (GLC)
ガス壊疽 gas gangrene
カズキダニ属 *Ornithodoros*
ガスクロマトグラフィ〔ー〕 gas chromatography (GC)
カスタムメイド医療 custom-made medicine
ガス注入法 insufflation
ガストウ術式 Gastaut technique
ガストリノーマ gastrinoma
ガストリン gastrin
ガストリン産生腫瘍 gastrinoma
ガスリー試験 Guthrie test
かぜ(風邪) cold
ガーゼ absorbent gauze, gauze
仮性 counterfeit
化成 formation
化生 metaplasia

芽生　budding, gemmation
仮性運動失調症　pseudoataxia
仮性関節炎　pseudarthritis
仮性牛痘　pseudocowpox
仮性球麻痺　pseudobulbar paralysis
仮性恐犬病　mad-itch
仮性狂犬病ウイルス　pseudorabies virus
仮性巨大結腸　pseudomegacolon
仮性クループ　pseudocroup
仮性下疳　pseudochancre
仮性血尿〔症〕　false hematuria
仮性硬化症　pseudosclerosis
化生骨化　metaplastic ossification
仮〔性〕色汗症　pseudochromidrosis
過〔正〕常興奮性　supernormal excitability
仮性神経因性膀胱〔障害〕　pseudoneurogenic bladder
仮性精液漏　false spermatorrhea
苛性ソーダ　sodium hydroxide
仮声帯　false vocal cord
仮性痴呆(認知症)　pseudodementia
仮性同色性　pseudoisochromatic
仮性動脈瘤　pseudoaneurysm
苛性の　caustic
仮性の　false, spurious
化生の　metaplastic
仮性半陰陽　pseudohermaphroditism
仮性貧血　false anemia
仮性フレグモン　pseudophlegmon
仮性分利　pseudocrisis
仮性縫合　sutura notha
化生性ポリープ　metaplastic polyp
仮性末端肥大症　pseudacromegaly
仮性脈瘤　false aneurysm
仮性毛包炎　pseudofolliculitis
仮声門　glottis spuria
カゼイン　casein
下赤核症候群　inferior red nucleus syndrome
風恐怖症　anemophobia
かぜ症候群後遷延性咳嗽　postinfectious prolonged cough (PIPC)
かぜ症候群後慢性咳嗽　postinfectious cough (PIC)
ガーゼ芯　wick
仮説　hypothesis
芽接　budding
かせづえ(桛杖)　crutch
顆切除術　condylectomy
カセット　cassette
顆切離〔術〕　condylotomy
過セメント〔質〕症　hypercementosis
風焼け　wind-burn
火線　caustic
花閃計　spintherometer
可染性　tingibility
火葬　incineration, tephrosis
下層　substrate, substratum
画像化　imaging
過増感　hypersensitization
仮想現実　virtual reality
過爪症　hyperonychia
仮想内視鏡　virtual endoscopy
仮想の　virtual
下爪皮　hyponychium
仮足　pseudopodium
鵞(が)足　pes anserinus
加速器　accelerator
家族計画　family planning
加速現象　acceleration
家族集積性　familial occurrence
家族性アミロイドポリニューロパチー　familial amyloidotic poly neuropathy
家族性アルツハイマー病　familial Alzheimer disease (FAD)
家族性筋萎縮性側索硬化症　familial amyotrophic lateral sclerosis (FALS)
家族性クロイツフェルト・ヤコブ病　familial Creutzfeldt-Jakob disease
家族性〔原発性〕副甲状腺機能亢進症　familial primary hyperparathyroidism
家族性高コレステロール血症　familial hypercholesterolemia (FH)
家族性高脂血症　familial hyperlipidemia
家族性甲状腺腫　familial goiter
家族性高トリグリセリド血症　familial hypertriglyceridemia
家族性高リポタンパク血症　familial hyperlipoproteinemia
家族性若年性腎症　familial juvenile nephrophthisis (FJN)
家族性周期性四肢麻痺　familial periodic paralysis
家族性自律神経異常症　familial dysautonomia
家族性赤芽球性貧血　familial erythroblastic anemia
家族性大腸腺腫症　familial adenomatosis coli (FAC)
家族性大腸ポリポーシス　familial adenomatous polyposis (FAP)
家族性多発性内分泌腫瘍　familial multiple endocrine neoplasia
家族性低カルシウム尿性高カルシウム血症　familial hypocalciuric hypercalcemia
家族性の　familial
家族性発作性横紋筋融解〔症〕　familial paroxysmal rhabdomyolysis
家族性溶血性黄疸　familial hemolytic icterus
家族性良性慢性天疱瘡　familial benign chronic pemphigus
家族中心のケア(医療)　family-centered care
家族中心の母性ケア　family-centered maternity care
加速度病　acceleration disease, kinetosis
家族内感染　family infection
家族ナースプラクティショナー　family nurse practitioner (FNP)
家族評価書式　family evaluation form (FEF)

下側壁心筋梗塞 inferolateral myocardial infarction
加速歩行 festinating gait
加速歩調 festination
家族療法 family therapy
家族歴 family history (FH)
家族ロマンス family romance
可塑剤 plasticizer
可塑性 plasticity
カソニ皮内試験 Casoni intradermal test
過多 excess
型 forme, manikin, mold, type
肩(かた) shoulder
型穴 impression
下腿 crus
硬い hard
堅い tophaceous
芽体 blastema
下腿骨間神経 interosseous nerve of leg
過大骨頭 coxa magna
下腿三頭筋 triceps muscle of calf, triceps surae
過体重 overweight
下体重複奇形 catadidymous teratism
下大静脈 inferior vena cava (IVC)
下腿切断 below-knee amputation (BK amputation, BKA)
型板 template
下腿短縮の brachycnemic
下腿の crural
下大脳静脈 inferior cerebral veins
下腿部 lower leg
過大力の hypersthenic
過多栄養 polytrophia
カタ温度計 katathermometer
肩〔回旋筋〕腱板 rotator cuff of shoulder
肩関節周囲炎 adhesive capsulitis
過多月経 hypermenorrhea, menorrhagia
過多精子 polyspermia
型づくり shaping
カタツムリ slime
肩手症候群 shoulder-hand syndrome
過多の excessive, redundant
型板 formboard
カタプレキシー cataplexis
型別 typing
片耳の monaural
傾き gradient
片山病 Katayama disease
偏り bias, deviation, polarization
カタラーゼ catalase
カタル catarrh
カタル性炎症 catarrhal inflammation
カタレプシー catalepsy
カチオン cathion
花柱 style
可聴域下の infrasonic
下腸間膜静脈 inferior mesenteric vein
下腸間膜神経節 inferior mesenteric ganglion (IMG)
下腸間膜動脈 inferior mesenteric artery
過長月経 menostaxis
過長咬合 supraocclusion
可聴周波数 audiofrequency
可聴振動数 audiofrequency
可聴の audible
下直筋 inferior rectus (IR)
下直腸静脈 inferior rectal veins
下直腸神経 inferior rectal nerves
下直腸動脈 inferior rectal artery
高チロキシン血症 hyperthyroxinemia
渇 thirst
滑液 synovia
滑液産生の synoviparous
滑液鞘 synovial sheath
滑液嚢 synovial bursa
滑液嚢脱出 synovial hernia
滑液嚢胞 synovial cyst
滑液包 bursa, synovial bursa
滑液包炎 bursitis
滑液包結石 bursolith
滑液包切開術 bursotomy
滑液包切除術 bursectomy
滑液膜絨毛 synovial villus
顎角点 gonion
骨関節炎 osteoarthritis (OA)
渇感低下〔症〕 hypodipsia
活気 animation
割球 blastomere
割球外胚葉 ectomere
割腔 blastocele
脚気 beriberi, panneuritis epidemica
喀血 hemoptysis
学校恐怖 school phobia
顎口虫属 *Gnathostoma*
顎骨異常 dysgnathia
顎骨発育不全 dysgnathia
カッコン［葛根］ pueraria
渇試験 thirst-experiment
滑車 trochlea
滑車下神経 infratrochlear nerve
滑車関節 screw joint, trochoides
滑車上静脈 supratrochlear veins
滑車上神経 supratrochlear nerve
滑車上動脈 supratrochlear artery
滑車状の trochleariform, trochleiform
滑車神経 trochlear nerve
滑車突起 trochlear process
滑出(脱)裂孔〔性〕ヘルニア sliding hiatal hernia
渇酒癖 dipsomania
褐色化 tan
褐色硬化 brown induration
褐色細胞腫 chromaffinoma, pheochromocytoma (PCC)
褐色脂肪組織 brown adipose tissue
カッシン・ベック病 Kaschin-Beck disease
活性 activity
活性汚泥 activated sludge
活性化 activation
活性(賦活)化凝固凝血時間 activated coagulation time (ACT)

活性化された　primed
活性化する　activate
活性化Tリンパ球　activated T lymphocyte
活性化部分トロンボプラスチン時間　activated partial thromboplastin time (aPTT)
活性化プロテインCレジスタンス　activated protein C resistance
活性化分析　activation analysis
活性剤　activator
活性酸素　active oxygen
活性水素　active hydrogen
活性線　actinic ray
活性増強　suscitation
活性体　activator
活〔性〕炭　active charcoal
活性窒素　active nitrogen
活性中心　active center
活性物質　active material
活性リプレッサー　active repressor
滑石　talc
滑石沈着症　talcosis
ガッセル神経節　gasserian ganglion
割線　cleavage
割創　chop wound
滑走関節　gliding joint
割体　segmenter
滑脱　sliding
滑脱ヘルニア　sliding hernia
喀痰　expectoration
ガッティ・ラックス症候群　Gatti-Lux syndrome
活動　action, sthenia
葛藤　conflict
滑動関節　arthrodia
活動亢進　superactivity
活動〔性〕　activity
活動性肝炎　active hepatitis
活動性の　active, operative
活動低下　hypoactivity
活動電位　action potential
活動電流　action current
活動度係数　activity coefficient
滑動皮〔膚〕弁　sliding flap
活動不耐　activity intolerance
滑脳症　lissencephalia
カッパ(κ)角　kappa(κ) angle
カッパ(κ)顆粒　kappa(κ) granule
合併　combination
滑平筋腫　leiomyoma
合併症　complication
褐変現象　browning reaction
滑膜　synovialis, synovial membrane, synovium
滑膜炎　synovitis
滑膜形成細胞　synovioblast
滑膜腫　synovioma
滑膜切除術　synovectomy
滑膜肉腫　synovial sarcoma
滑膜の　synovial
括約筋　constrictor, sphincter, sphincter muscle
括約筋炎　sphincteritis
括約筋形成術　sphincteroplasty
括約筋切開術　sphincterotomy
活量係数　activity coefficient
渇療法　thirst-cure
活力　animation, force, vitality
活力過剰　hyperenergia
過程　course, process
仮定　hypothesis
家庭医　family doctor (FD), family practitioner, generalist
カーディオバクテリウム属　*Cardiobacterium*
家庭看護　home care (HC)
家庭血圧〔測定〕　home blood pressure (measurement) (HBP(M))
家庭内虐待　domestic violence (DV)
過程評価　process assessment
家庭分娩　home birth
家庭奉仕員　home helper
家庭〔保健〕ナース(看護師)　home health nurse
カテコールアミン　catecholamine
カテコール-*O*-メチルトランスフェラーゼ　catechol-*O*-methyl transferase (COMT)
可撤橋義歯　removable bridge
過鉄血症　hyperferremia
可撤性架工義歯　removable bridge
カテーテル　catheter
カテーテル外径測定器　catheter gauge
カテーテル採取尿　catheter specimen of urine (CSU)
カテーテル挿入〔法〕　catheterization
カテニン　catenin
カテプシン　cathepsin
過電圧　overvoltage
下殿静脈　inferior gluteal veins
下殿神経　inferior gluteal nerve
蝸電図　electrocochleogram
蝸電図法　electrocochleography
下殿動脈　inferior gluteal artery
下殿皮神経　inferior clunial nerve
過度　excess
渦度　vorticity
果糖　fructose (Fru), fruit sugar
仮痘　vaccinella, varioloid
窩洞　cavity
可動　mobilization
可動域　excursion
仮道管　tracheid
可動関節　diarthrodial joint, diarthrosis
過同期性　hypersynchrony
窩洞隅角　cavity angle
可動結合　diarthrosis
果糖血〔症〕　fructosemia
可動子　needle
加撓性　flexibility
可動性　mobility
可動性関節　movable joint
果糖尿〔症〕　fructosuria
下等の　lower

寡糖類　oligosaccharide
過度活動　superactivity
過度感動性　hyperemotivity
過度咬合　hyperfunctional occlusion
過度興奮　superexcitation, surexcitation
過度退縮　hyperinvolution, superinvolution
ガードナー・ダイアモンド症候群　Gardner–Diamond syndrome
ガードネレラ属　*Gardnerella*
カドヘリン　cadherin
カドヘリンスーパーファミリー　cadherin superfamily
カドミウム　cadmium (Cd)
カトラー・パワー・ワイルダー試験　Cutler–Power–Wilder test
ガドリニウム　gadolinium (Gd)
過度流涎　ptyalorrhea
下内斜位　hypoesophoria
神奈川現象　Kanagawa phenomenon
カナダ痘瘡　Canadian smallpox
カナマイシン　kanamycin (KM)
ガーニー　gurney
過乳頭症　hyperthelia
カニューレ　cannula
カニューレ挿入　cannulation
カニューレ挿入法　cannulization
寡尿　oliguria
過妊娠　superfecundation
加熱乾燥　ustulation
加熱致死時間　thermal death time (TDT)
加熱分解　thermolysis
加熱滅菌　heat sterilization
過粘〔稠〕度症候群　hyperviscosity syndrome (HVS)
化膿　purulence, pyogenesis, pyopoiesis, suppuration
化膿球菌　pyococcus
化膿症　pyesis, pyosis
化膿する　fester
可能性　potential
化膿性炎症　purulent inflammation, suppurative inflammation
化膿性滑膜炎　purulent synovitis
化膿性汗腺炎　hidradenitis suppurativa
化膿性筋炎　pyomyositis
化膿性稽留性先(肢)端皮膚炎　acrodermatitis continua suppurativa
化膿性子宮炎　pyometritis
化膿性腎炎　pyonephritis
化膿性腎石症　pyonephrolithiasis
化膿性心膜炎　pyopericarditis
化膿性膵臓炎　propancreatitis
可能性損傷　potential trauma
化膿性肉芽腫　granuloma pyogenicum
化膿〔性〕の　pyogenetic
化膿性皮膚炎　pyodermatitis
化膿性皮膚症　pyodermatosis
化膿性腹膜炎　pyoperitonitis
化膿性網膜炎　purulent retinitis
化膿性卵管炎　pyosalpingitis
化膿性リンパ管炎　suppurative lymphangitis
化膿性リンパ節炎　suppurative lymphadenitis
化膿阻止薬　pyostatic
化膿物質　suppurant
寡嚢胞性の　oligocystic
化膿薬　pustulant, suppurantia, suppurative
下半身切除術　hemicorporectomy
痂皮　crust, crusta, scab, slough
かび(黴)　mold
鵞皮　cutis anserina
痂皮形成　incrustation, sloughing
下鼻甲介　concha nasalis inferior, inferior nasal concha
痂皮性疥癬　scabies crustosa
痂皮性膿痂疹　impetigo crustosa
かび〔中〕毒〔症〕　mycotoxicosis
下鼻道　inferior nasal meatus
かび毒　fungal toxin
価標　bond
カピラリア属　*Capillaria*
カピラリア肉芽腫　*Capillaria* granuloma
過敏　erethism, irritation
過敏症　hypersensitivity, supersensitivity
過敏症性肺〔臓〕炎　hypersensitivity pneumonitis (HP)
過敏症の　anaphylactic
過敏性　hypersensitivity, irritability
過敏性異常　pathergy
過敏性過度　pleoergy
過敏性結腸　irritable colon
過敏性減弱　pleoesthesia
過敏性減退〔能〕　hyposensitivity
過敏性腸症候群　irritable bowel syndrome (IBS)
過敏性膀胱　irritable bladder
過敏な　irritable
過敏反応　hypersensitivity reaction
カフ　cuff
カフィー症候群　Caffey syndrome
カフェイン　caffeine
カフェイン中毒症　caffeinism
カフェオレ斑　café–au–lait spot
過負荷　overload
ガフキー表　Gaffky table
下腹神経　hypogastric nerve
下腹痛　hypogastralgia
下腹反射　hypogastric reflex
下腹部　hypogastrium
下腹部結合奇形　hypogastropagus
下腹部ヘルニア　hypogastrocele
下腹壁動脈　inferior epigastric artery
カプグラ症候群　Capgras syndrome
下腹裂　hypogastroschisis
下部構造　substructure
踝部骨切り〔術〕　malleotomy
〔下部〕消化管カンジダ症　gastrointestinal candidiasis
下部食道括約筋　lower esophageal sphincter (LES)

カフスボタン膿瘍　shirt-stud abscess
カプスラーツス型ヒストプラズマ症　histoplasmosis capsulati
カプセル剤　capsule
カプトプリル　captopril
下部尿路カンジダ症　lower urinary tract candidiasis
下部ネフロン腎症　lower nephron nephrosis
家婦肘　nursemaid's elbow
カプラン症候群　Caplan syndrome
カプラン・マイヤー法　Kaplan-Meier product limit method
カプリポックスウイルス属　*Capripoxvirus*
カプレオマイシン　capreomycin (CPRM)
カプロン点　Capuron points
花粉アレルゲン　pollen allergen
過分極　hyperpolarization
花粉症　pollenosis, pollinosis
仮分数　improper fraction
下分節　hypomere
過分泌　supersecretion
貨幣状角膜炎　keratitis nummularis
貨幣状の　nummular
カヘキシー　cachexia
下壁心筋梗塞　inferior myocardial infarction
可変スプライシング　alternative splicing
可変性　mutability
カーペンター症候群　Carpenter syndrome
カーベーン病　Quervain disease
可変部領域　immunoglobulin variable region
可変領域　variable region (V region)
下方　inferior
芽胞　gemmule
下方回転　subduction
芽胞形成　spore formation
下膀胱動脈　inferior vesical artery
過萌出　overeruption
芽胞染色　spore stain
下方調節　down regulation
芽胞の　sporular
下方偏視　infraversion
過飽和　supersaturation
カポジ肉腫　Kaposi sarcoma
カボット環状体　Cabot ring body
鎌形の　falcate
ガマ腫　ranula
鎌状〔赤〕血球　drepanocyte, sickle cell
鎌状赤血球化　sickling
鎌状赤血球血症　sicklemia
鎌状赤血球症　sickle cell disease (SCD)
鎌状赤血球貧血　drepanocytic anemia, sickle cell anemia (SCA)
鎌状赤血球ヘモグロビン　hemoglobin S
鎌状胞子　germinal rod
蟇皮　toad skin
過マンガン酸　permanganic acid
雷恐怖〔症〕　keraunophobia, tonitrophobia
紙箱音　boxy note
過眠症　hypersomnia
ガムナ病　Gamna disease
ガメート　gamete
火面　caustic
仮面うつ病　masked depression
過免疫　hyperimmune
仮面顔　mask face
仮面高血圧　masked hypertension
仮面性の　masked
仮面様顔貌　masklike face
寡黙　alogia
カモメ雑音　sea gull murmur
可約　irreducible
かゆ(粥)　meal
かゆみ(痒み)　itching
過用　overuse
可溶化　solubilization
下葉気管支　lower lobe bronchus (LLB)
可溶性 RNA　soluble RNA (sRNA)
カラアザール　kala azar
ガラクトキナーゼ　galactokinase
ガラクトシド　galactoside
ガラクトシド転位　transgalactosidation
ガラクトース　galactose (Gal)
ガラクトース血〔症〕　galactosemia
ガラクトース尿〔症〕　galactosuria
ガラクトース負荷試験　galactose tolerance test
ガラクトミセス・ゲオトリクム　*Galactomyces geotrichum*
ガラス　vitra, vitreum, vitrum
ガラス圧診　diascopy
ガラス圧診器　diascope
ガラス圧迫法　vitropression
ガラス化　vitrification
体の　somatic
カラードプラー法　color flow Doppler imaging
カラーボタン潰瘍　collar-button ulcer
カラミン　calamine
ガーランド三角　Garland triangle
ガラン反射　Galant reflex
カリウム　kalium (K), potassium
ガリウム　gallium (Ga)
カリウム血〔症〕　kalemia, potassemia
カリウム欠乏　kaliopenia
カリウム尿〔症〕　kaliuresis
カリエス　caries
カリオサイト　karyocyte
カリオン病　Carrión disease
仮義歯　temporary denture
カリクレイン　kallikrein
カリシウイルス科　*Caliciviridae*
カリジン　kallidin
仮の　interim, provisional
カーリーのAライン　Kerley A line
カーリーのBライン　Kerley B line
カリパス　calipers
カリフォルニア脳炎ウイルス　*California encephalitis virus*
カリフォルニウム　californium (Cf)
カリフラワー耳　cauliflower ear

顆粒　granule
顆粒化　granulation
過硫化塩　persulfide
顆粒芽球症　granuloblastosis
顆粒球　granular leukocyte, granulocyte
顆粒球形成　granulocytopoiesis
顆粒球減少〔症〕　granulocytopenia, granulopenia, hypogranulocytosis
顆粒球・コロニー刺激因子　granulocyte colony stimulating factor (G-CSF)
顆粒球性白血病　granulocytic leukemia
顆粒球増加症　granulocytosis
顆粒球マクロファージコロニー刺激因子　granulocyte-macrophage colony stimulating factor (GM-CSF)
顆粒形成　granulation, granuloplastic
顆粒細胞　granule cell
過硫酸塩　persulfate
顆粒質〔分粒〕　chromomere
顆粒症　granulosis
顆粒状円柱　granular cast
顆粒状化　mam(m)illation
顆粒状眼瞼　granular lids
顆粒状形成　granulopoiesis
顆粒除去法　grattage
顆粒性原形質　trophoplast
顆粒性皮質　koniocortex
過流涎　hypersalivation
顆粒層　granulosa, stratum granulosum
顆粒部　granulomere
顆粒便　granular stool
顆粒膜細胞　granulosa cell
顆粒膜細胞腫　granulosa cell tumor
過量　overdosage
過量投薬　polypharmacy
過量投与　overdose (OD)
カーリング潰瘍　Curling ulcer
加リン酸反応〔作用〕　phosphorylation
加リン酸分解酵素　phosphorylase
カール　caul
ガル　gal
カルヴァロ徴候　Carvallo sign
ガル(ー)ゴイリズム　gargoylism
ガルサン症候群　Garcin syndrome
カルシウム　calcium (Ca)
カルシウム拮抗薬　calcium antagonist, calcium channel blocker
カルシウム欠乏　calciprivia
カルシウム再沈着　recalcification
カルシウム再添加　recalcification
カルシウム親和性　calciphilia
カルシウムスパイク　calcium spike
カルシウムチャネル　calcium channel
カルシウム沈着　calcification, calcium deposition
カルシウム沈着症　calcicosis
カルシウム尿〔症〕　calciuria
カルジオウイルス属　*Cardiovirus*
カルジオグラフ　cardiograph
カルジオグラフィ　cardiography
カルジオバージョン　cardioversion
カルジオプレジア　cardioplegia
カルシジオール　calcidiol
カルシトニン　calcitonin (CT)
カルシフィラキシー　calciphylaxis
カルシフェロール　calciferol
カルタゲナー症候群　Kartagener syndrome
カルダレリ徴候　Cardarelli sign
カルチノイド　carcinoid
カルチノイド症候群　carcinoid syndrome (CS)
カルデン切断術　Carden amputation
カルニチン　carnitine
カルノー作用　carnotic function
カルバコール　carbachol
ガルバーニ電気　galvanism
ガルバノメータ　galvanometer
カルバマゼピン　carbamazepine (CBZ)
カルバミン酸塩　carbamate
カールフィッシャー法　Karl Fisher method
カルプ腎盂形成〔術〕　Culp pyeloplasty
カルブンケル　carbuncle
カルブンケル症　carbunculosis
カルベニシリン　carbenicillin (CBPC)
カルボキシペプチダーゼ　carboxypeptidase
カルボキシラーゼ　carboxylase
カルボキシル基　carboxyl
カルボニル基　carbonyl
カルボプラチン　carboplatin
カルボマイシン　carbomycin (CRM)
カルメット・ゲラン菌　bacillus Calmett-Guérin (BCG)
カルモナム　carumonam (CRMN)
ガレアッチ骨折　Galeazzi fracture
ガレアッチ腺　Galeati glands
加齢　aging
加齢黄斑変性症　age-related macular degeneration (AMD, ARMD)
加齢性白内障　age-related cataract
加齢男性性腺機能低下〔症候群〕　late onset hypogonadism (LOH)
枯声(かれごえ)　hoarseness
ガレル・ジグヌー症候群　Garel-Gignoux syndrome
カーレン管　Carlen tube
カレン徴候　Cullen sign
過労　overstrain, strain
仮肋　false ribs
カロチノイド　carotenoid
カロチン　carotene
カロチン血症　carotenemia
カロチン沈着症　carotenosis
仮肋骨　costae spuriae
カロリー　calorie (cal)
カロリ嚢　Calori bursa
カロリ病　Caroli disease
カローン　chalone
ガロン　gallon
かわき　thirst
川崎病　Kawasaki disease
ガワース症候群　Gowers syndrome
ガワース束(柱, 路)　Gowers column,

Gowers tract
革袋状胃 leather bottles stomach
カワラケツメイ属 *Cassia*
環 arcus, circle, circulus, ring
管 canal, canalis, duct, ductus, meatus, pipe
冠 caput (cap.), corona, crest
杆 rod
幹 shaft, stem
巻 tape
眼 eye (E)
肝アスペルギルス症 hepatic aspergillosis
緩圧 relief
眼圧 ocular tension (OT), ophthalmotonus
眼圧記録法 tonography
眼圧計 ophthalmotonometer, tenonometer, tonometer
乾罨法 dry pack
顔位 face presentation, prosopotocia
簡易更年期指数 simplified menopausal index (SMI)
肝萎縮 hepatatrophy
眼位測定 ophthalmostatometry
簡易損傷(障害度)スコア abbreviated injury scale (AIS)
肝胃の hepatogastric
肝壊死 hepatonecrosis
癌壊死因子 tumor necrosis factor (TNF)
肝炎 hepatitis
眼炎 ophthalmitis
肝炎ウイルス hepatitis viruses
眼炎患者 ophthalmiac
肝炎関連性抗原 hepatitis-associated antigen (HAA)
肝炎後性肝硬変 posthepatitic cirrhosis
肝円索 ligamentum teres hepatis
陥凹 excavation, foveation, notching, recess, umbo
陥凹形成 dimpling
陥凹水腫 pitting edema
陥凹部 depression
陥凹浮腫 pitting edema
陥凹面 concavity
感温比 susceptibility ratio
癌化 canceration
眼窩 orbit, orbita
寛解 remission
眼科医 oculist
管外性増殖性糸球体腎炎 extracapillary proliferative glomerulonephritis
眼窩回 orbital gyrus
眼窩外耳道線 orbitomeatal line
眼窩下管 infraorbital canal
眼科学 ophthalmology
眼窩下孔 infraorbital foramen
眼窩下神経 infraorbital nerve
眼窩下動脈 infraorbital artery
眼窩間狭小 hypotelorism
間隔 interval
感覚 perception, sensation, sense
眼角 canthus
感覚異常 paresthesia
感覚インパルス伝導の esthesiodic
感覚運動野 sensorimotor area
感覚運動〔両〕麻痺 anesthekinesia
眼角炎 canthitis
眼角潰瘍 peribrosis
感覚過敏 hyperesthesia
感覚器 receptor, sensory organ
感覚筋性の sensorimuscular
眼角形成術 canthoplasty
感覚〔系〕伝導路 sensory pathway
感覚血管運動〔性〕の sensorivasomotor
眼角結膜炎 angular conjunctivitis
感覚減退 hypesthesia
感覚減退症 hypoesthesia
感覚根 sensory root
感覚細胞 sensory cell
感覚刺激性の organoleptic
感覚集中訓練 sensate focus technique
感覚消失(脱失) anesthesia
感覚焦点 sensate focus
感覚上皮 neuroepithelium, sensory epithelium
眼角静脈 angular vein
感覚神経 sensory nerve
感覚神経路 sensory tract
眼角〔靭帯〕離断 cantholysis
感覚性失語〔症〕 sensory aphasia
感覚性てんかん sensory epilepsy
感覚性難聴 sensory hearing impairment
眼角切除 canthectomy
感覚遅鈍 bradyesthesia
感覚点 sensory spot
感覚転移 transfer
〔感覚〕転移神経症 transference neurosis
感覚伝達の sensiferous
眼角動脈 angular artery
感覚鈍麻 obtusion
感覚ニューロン sensory neuron (SN)
感覚の sensational, sensorial, sensory
眼角の canthal
感覚皮質 sensory cortex
眼角縫合〔術〕 canthorrhaphy
感覚麻痺 sensory paralysis
感覚誘発性の sensigenous
感覚領 sensory area
眼窩骨膜炎 periorbititis
眼窩骨膜の periorbital
肝芽腫 hepatoblastoma
眼窩周囲の periorbital
眼窩上静脈 supraorbital vein
眼窩上神経 supraorbital nerve
眼窩上神経痛 supraorbital neuralgia
眼窩上動脈 supraorbital artery
眼窩上の supraorbital
眼窩上隆起 brow
肝下垂症 hepatoptosis
眼窩切開術 orbitotomy
眼窩先端部症候群 orbital apex syndrome
眼華閃発 spintherism
眼〔型〕白皮症 ocular albinism

眼窩底破裂骨折 blow-out fracture
眼窩内圧計 orbitonometer
眼窩内圧測定〔法〕 orbitonometry
眼科の ophthalmologic
眼窩の orbital
癌化部位 cancerous lesion
肝鎌状間膜 falciform ligament
眼科薬局 opticianry
カンガルー・ケア kangaroo-care
肝管 hepatic duct
感官 sense
宦官 eunuch
肝〔管〕胃吻合術 hepaticogastrostomy
汗管角化症 sudorikeratosis
肝管結石破砕術 hepaticolithotripsy
肝カンジダ症 hepatic candidiasis
汗管腫 syringoma
肝〔管〕十二指腸吻合術 hepaticoduodenostomy
宦官症 eunuchism
肝冠状間膜 coronary ligament of liver
肝管切開術 hepaticotomy
肝管総胆管切開〔術〕 hepaticodochotomy
肝〔管〕腸吻合術 hepaticoenterostomy
肝管瘻設置術 hepaticostomy
喚起 evocation
含気化 pneumatization
換気機 ventilator
換気血流比 alveolar ventilation-perfusion ratio ($\dot{V}_A/\dot{Q}$)
換気口 vent
含気骨 bone with air cells, pneumatic bone
換気障害 ventilatory disturbance
含気性 pneumaticity
換気性閾値 ventilatory threshold
含気性の pneumatic
換気増大 hyperventilation (HV)
換気測定器 ventilometry
喚起体 evocator
換気調節 air conditioning (AC)
換気低下 underventilation
含気洞 air cell
含気の aeriferous
肝機能検査 liver function test
換気〔法〕 ventilation (V)
含気蜂巣炎 pneumatocellulitis
眼球 bulbus oculi, eyeball
眼球圧迫試験 eyeball pressure test
眼〔球〕運動 eye ocular movement (EOM), oculogyration
眼球運動の oculomotor
眼球回旋 cycloduction
眼球回転計 optomyometer, tropometer
眼〔球〕乾燥症 xeroma, xerophthalmia
眼球陥入 enophthalmos
眼球陥没 enophthalmos
眼球銀行 eye bank
眼球クローヌス opsoclonus
眼球計 ophthalmometer
眼球欠如 anophthalmia
眼球結膜 bulbar conjunctiva, tunica conjunctiva bulbi
眼球後退〔症〕 retractio bulbi
〔眼球〕斜位 heterophoria
眼球出血 hemophthalmia
眼球上直筋 religiosus
眼球上転 sursumvergence
眼球上の epibulbar
眼球心臓反射 oculocardiac reflex
眼球振盪〔症〕 nystagmus
眼球正位 isophoria, orthophoria
眼球線維膜 fibrous tunic of bulb
眼球穿刺 ophthalmocentesis
肝吸虫 *Clonorchis sinensis*
肝吸虫症 clonorchiasis
眼〔球〕痛 ophthalmalgia
眼球電図 electro-oculogram (EOG)
眼球頭振反射 oculocephalogyric reflex
眼球突出〔症〕 exophthalmos, ophthalmocele, protopsis
眼球突出性甲状腺腫 exophthalmic goiter
眼球突出〔測定〕計 exophthalmometer
眼球内圧計 tenonometer
眼球内膜 internal tunic of bulb
眼球軟化〔症〕 ophthalmomalacia
眼球嚢炎 capsulitis
眼球破裂 ophthalmorrhexis
眼球被膜 capsula bulbi
眼球表情反射 bulbomimic reflex
眼球麻痺 ocular paralysis
眼球模型 ophthalmophantom
眼球癆 phthisis bulbi
環境 environment, milieu, peristasis, situation
眼鏡 eyeglasses, glasses, spectacles
環境衛生学 ecology
環境温度 ambient temperature
環境基本法 Basic Environmental Law
眼鏡検定士 optometrist
眼頬骨の oculozygomatic
眼鏡士 optician, optist
環境タバコ煙 environmental tobacco smoke (ETS)
環境の ambient
癌恐怖〔症〕 cancerophobia, carcinophobia
環境不適応 unadaptability
環境ホルモン environmental hormone
眼曲率計 ophthalmometer
換気予備量 breathing reserve (BR)
換気率 ventilation quotient (VQ), ventilation rate (VR)
桿菌 bacillus, rod
眼筋 ocular muscles
桿菌感染症 bacillosis
眼筋麻痺 ophthalmoplegia
眼筋練習器 phorotone
肝区域 hepatic segment
間腔 interspace
管腔 lumen
眼屈折力計 striascope
肝クリアランス hepatic clearance

ガングリオシド ganglioside
ガングリオシド蓄積症 gangliosidosis
ガングリオン ganglion
肝頸静脈逆流 hepato-jugular reflux
関係〔性〕 relation, relationship
眼計測計 optometer
関係妄想 delusion of reference
間隙 crevice, hiatus, interstice
〔間〕隙の spatial
緩下作用 chalasia
眼血管の ophthalmovascular
間欠期手術 interval operation
間欠性の intermittent
間欠性は(跛)行症 intermittent claudication
間欠性破傷風 intermittent tetanus
眼結石 ophthalmolith
肝結石除去術 hepaticolithotomy
間欠痛 intermittent pain
間欠的強制換気〔法〕 intermittent mandatory ventilation (IMV)
間欠的水腎症 intermittent hydronephrosis
間欠的鎮静 intermittent sedation
間欠的腹膜灌流 intermittent peritoneal dialysis (IPD)
間欠的陽圧換気〔法〕 intermittent positive pressure ventilation (IPPV)
間欠的陽圧呼吸〔法〕 intermittent positive pressure breathing (IPPB)
間欠熱 intermittent fever
間欠発生性の intercurrent
眼〔結膜〕炎 ophthalmia
間欠脈 intermittent pulse
間欠滅菌法 fractional sterilization
冠血流 coronary flow (CF)
緩下薬 aperitive, laxative
還元 deoxygenation, reduction
眼瞼 eyelid, palpebra
癌原遺伝子 protooncogene
眼瞼炎 blepharitis, palpebritis
眼瞼黄色腫 xanthelasma
眼瞼過剰 polyblepharon
眼瞼下垂 blepharoptosis
還元型グルタチオン reduced glutathione (GSH)
眼瞼下の subtarsal
眼瞼間代 cillosis
眼瞼間代性痙攣 blepharoclonus
眼瞼弓 tarsal arch
眼瞼形成術 blepharoplasty, tarsocheiloplasty
眼瞼痙攣 blepharism, blepharospasm (BS)
眼瞼血管腫 varicoblepharon
眼瞼欠損 blepharocoloboma
眼瞼結膜 palpebral conjunctiva, tunica conjunctiva palpebrarum
眼瞼結膜炎 blepharoconjunctivitis
還元酵素 reductase
還元剤 reductant
眼瞼脂嚢腫 blepharoatheroma
ガン現象 Gunn phenomenon
眼瞼静脈瘤 varicoblepharon
眼瞼睫毛切除 cyclectomy
還元する reduce
癌原性 carcinogenicity, oncogenicity
眼瞼贅皮 epiblepharon
眼瞼切開術 blepharotomy
眼瞼切除術 blepharectomy
眼瞼腺炎 blepharadenitis, blepharoadenitis
眼瞼腺腫 blephar(o)adenoma
還元電位 reduction potential
眼瞼内反 blepharelosis, entropion
眼瞼内反の trichomatous
眼瞼軟腫 pladaroma
眼瞼の blepharal
眼瞼皮下出血 black eye
〔眼〕瞼皮膚弛緩〔症〕 blepharochalasis
眼瞼浮腫 blepharedema
眼瞼粉瘤 blepharoatheroma
還元分裂 meiosis
還元補酵素 co-reductase
眼瞼癒着 ankyloblepharon, blepharosynechia
〔眼〕瞼裂 rima palpebrarum
〔眼〕瞼裂狭窄 blepharostenosis
乾涸 exsiccation
看護 care, nurse (NR), nursing
看護アセスメント nursing assessment
感光 solarization
汗孔角化症 porokeratosis
嵌合骨折 impacted fracture
汗孔周囲炎 periporitis
肝硬変 liver cirrhosis (LC)
看護学生 student nurse (SN)
看護過程 nursing process
看護監査 nursing audit
看護管理 nursing management
看護技術 nursing procedure (NP)
看護業務 nursing practice (NP), nursing service
韓国型出血熱 Korean hemorrhagic fever
韓国型出血熱ウイルス Korean hemorrhagic fever virus
肝黒色症 hepatomelanosis
看護ケア nursing care
看護計画 care plan, nursing care plan (NP)
換語困難症 metonymy
ガンゴサ gangosa
看護サービス nursing service
看護師 nurse (NR)
看護士 orderly
看護指示 nursing assignment
看護師室 nurses' station
看護師責任者 charge nurse
看護師長 nurse supervisor
看護実習 nursing practice (NP)
看護実践 nursing intervention, nursing practice
看護師詰め所 nurses' station
看護〔師〕麻酔士 nurse anesthetist
看護師養成所 nurses' training school
看護助手 nurse's aide

看護診断 nursing diagnosis (ND)
看護する attend
看護体制 nursing system
寛骨 hip bone
肝骨癌 splint
寛骨臼 acetabulum, cotyloid cavity
〔寛骨〕臼蓋 acetabular roof
〔寛骨臼〕関節唇 acetabular lip
寛骨臼形成術 acetabuloplasty
寛骨臼上溝 supra-acetabular groove
寛骨臼切除術 acetabulectomy
寛骨〔部〕 coxa
肝固定術 hepatopexy
看護手順 nursing procedure (NP)
看護人 attendant, watcher
看護の実施 nursing implementation
看護評価 nursing evaluation
看護部長 director of nursing
看護プロセス nursing process
看護面接 nursing interview (NI)
看護目標 nursing goal
看護モデル nursing model
看護倫理 nursing ethics
看護割当て nursing assignment
感作 sensitization
寒剤 frigorific, refrigerant
桿剤 pencil
丸剤 pilulae (pil)
間在の intercalary
肝臍ヘルニア hepatomphalocele
肝細胞 hepatocyte
間細胞 interstitial cell
幹細胞 stem cell
肝細胞移植 hepatocyte transplantation
幹細胞移植 stem cell transplantation (SCT)
肝細胞癌 hepatocarcinoma, hepatocellular carcinoma, hepatoma, liver cell carcinoma (LCC)
肝細胞刺激因子 hepatocyte stimulating factor (HSF)
幹細胞〔刺激〕因子 stem cell factor (SCF)
肝細胞性黄疸 hepatocellular jaundice
幹細胞性白血病 embryonal leukemia, stem cell leukemia
肝細胞腺腫 hepatic adenoma
肝細胞増殖因子 hepatocyte growth factor (HGF)
肝細胞毒〔性〕 hepatotoxic
肝細胞の hepatocellular
肝細胞崩壊 hepatolysis
肝細胞崩壊素 hepatolysin
鉗搾子 clamp
感作経路 sensitization pathway
感作原 sensitinogen
感作細胞 sensitized cell
感作された primed, sensitized
ガンザー症候 Ganser symptom
ガンザー症候群 Ganser syndrome
感作体 sensitizer
観察 observation
監察医制度 medical examiner system
観察下 under observation (UO, U/O)
観察看護部門 observation care unit (OCU)
観察室(棟) observation unit (OU)
間擦疹 intertrigo, paratrimma
観察する observe, watch
感作物 infectant
感作物質 sensitizing substance
渙散 lysis
鉗子 clamp, forceps, tweezers
監視 monitoring
鉗子圧迫 forcipressure
患肢温存手術 limb salvage surgery
環式 cyclic
乾式X線撮影〔法〕 xeroradiography
環式化合物 cyclic compound
環式の cycloid
顔軸 facial axis
環軸椎の atloaxoid
環軸椎病変 atlantoaxial spondyloarthropathy
鉗子咬合 labidontia
眼糸状菌症 ophthalmomycosis
監視装置 monitor
カンジダ眼内炎 candidal endophthalmitis
カンジダ血症 candidemia
カンジダ症 candidiasis, candidosis
カンジダ腎盂炎 candidal pyelonephritis
カンジダ髄膜炎 candidal meningitis
カンジダ性間擦疹 candidal intertrigo
カンジダ性指趾間びらん症 candidal interdigital erosion
カンジダ性心内膜炎 candidal endocarditis
カンジダ性爪囲炎 candidal paronychia
カンジダ性爪炎 candidal onychia
カンジダ性敗血症 candidal sepsis
カンジダ属 *Candida*
カンジダ尿〔症〕 candiduria
カンジダ腹膜炎 candidal peritonitis
間質 interstitium, stroma
間質液 interstitial fluid (ISF)
眼疾患 ophthalmopathy
乾湿球温度計 wet and dry bulb thermometer
乾湿球湿度計 psychrometer
乾湿計 hygrometer
間質細胞刺激ホルモン interstitial cell-stimulating hormone (ICSH)
間質性角膜炎 interstitial keratitis
間質性神経炎 interstitial neuritis
間質性肺炎 interstitial pneumonia, pneumonitis
間質性肺疾患 interstitial lung disease (ILD)
間質腺筋〔腫〕症 stromatosis
間質の stromic
間質溶解 stromatolysis
鉗子分娩術 forceps delivery
患者 patient (PNT, Pt)
患者監視装置 patient monitoring system

(PMS)
患者管理部門 patient care unit (PCU)
患者教育 patient education, patient teaching
かんしゃく(癇癪) tantrum
患者〔権利〕擁護部(機関) office of patient advocacy (OPA)
患者食 diet
患者対照研究 case-control study
患者トリガー同調式換気 patient trigger ventilation (PTV)
感受 susception
癌〔腫〕 cancer (Ca), carcinoma
肝周囲炎 parahepatitis, perihepatitis
眼周囲炎 periophthalmitis
管周囲の peritruncal
慣習作用 habituation
間充織 mesenchyme
慣習上 secundum artem (SA)
慣習診察 routine examination
慣習性 habit
肝十二指腸間膜 hepatoduodenal ligament
肝十二指腸吻合術 hepatoduodenostomy
管周の peritubular
慣習の routine
感受時間 susception time
癌腫症 carcinomatosis, carcinosis
感受性 sensibility, sensitivity, susceptibility
感受性試験 susceptibility test
感受性低下 hyposensitivity
感受性ディスク sensitivity disk
感受性鈍麻 dyserethism
肝腫大 hepatomegaly
肝出血 hepatorrhagia
感受率 susceptibility
干渉 interference
感傷 sentiment
感情 emotion
癌症 carcinosis
眼症 ophthalmopathy
環状アデノシン-3′,5′-一リン酸 cyclic adenosine-3′,5′-monophosphate (cAMP)
緩衝域(腔) relief area
干渉位相差顕微鏡 interference phase contrast microscope
肝上位大静脈 suprahepatic vena cava (SVC)
感情移入 empathy
緩衝液 buffer solution
緩衝塩基 buffer base (BB)
肝障害 hepatic toxicity
桿状核計算値 staff count
桿状核好中球 korocyte
桿状核細胞 band cell
杆状核白血球 stab cell, staff cell
環状化合物の cycloid
感情型人格 feeling-type personality
環状関節 cyclarthrosis
環状関節の cyclarthrodial
管状腺癌 tubular carcinoma
環状グアノシン-3′,5′-一リン酸 cyclic guanosine-3′,5′-monophosphate (cGMP)
冠〔状〕血管盗血(流)現象 coronary steal
冠状腱 coronary tendons
感情減退 hypothymia
干渉顕微鏡 interference microscope
冠状溝 coronary groove, coronary sulcus
感情興奮薬 thymoanaleptic
緩衝剤 buffer
緩衝作用 buffer action
冠状静脈洞 coronary sinus (CS)
緩衝食塩水 buffered saline solution (BSS)
感情性 thymopsyche
感情性思考障害 thymergasia
感情性精神神経症 parapathia
感情性の thymogenic
環状切除〔術〕 circumcision
環状切断 circular amputation
管状腺 tubular gland
環状体 signet ring
杆状体 rod
杆〔状〕体顆粒 rod granule
感情調整薬 thymoleptic
感情的な emotional
感情倒錯 parathymia
冠〔状〕動脈 coronary artery (CA)
冠〔状〕動脈炎 coronaritis
冠〔状〕動脈造影〔法〕 coronary angiography (CAG)
感情鈍麻 apathy
杆状の bacillary
冠〔状〕の coronary
感情の emotional
環状の gyrose
管状の syringoid, tubular
管状嚢状の tubulosaccular
管状嚢胞 tubular cyst, tubulocyst
冠状白内障 coronary cataract
緩衝部位 relief area
桿状物 staff
冠状縫合 coronal suture
管状房状腺 tubuloacinar gland
管状胞状の tubuloalveolar
環状包帯 circular bandage
肝静脈 hepatic veins
眼静脈 ophthalmic vein
肝小葉 hepatic lobule
管状類皮腫 tubulodermoid
緩徐な gradual, slow
緩徐不活化薬 slow inactivator
汗疹 crystal rash, miliaria, sudamen
眼振 nystagmus, spasmus oculi, talantropia
肝腎炎 hepatonephritis
眼振計 nystagmograph
眼神経 ophthalmic nerve
眼振試験 nystagmus test
癌真珠 cancroid pearl
肝腎症候群 hepatorenal syndrome (HRS),

liver-kidney syndrome
眼振状の　nystagmiform
眼振図　nystagmograph
眼振速度　velocity of nystagmus
肝腎の　hepatonephric, hepatorenal
眼振の　nystagmic
眼振様の　nystagmoid
肝親和性の　hepatotropic
灌水　flush
眼水　hydatoid, ocular humor
含水化合物　hydrate
眼水晶体面測度計　ophthalmophacometer
眼水の　hydatoid
灌水法　imbibition
含水ラノリン　lanolin cum aqua
関数　function
カーンズ・セイアー症候群　Kearns-Sayre syndrome
寒性　cold
管声　head voice
慣性　inertia
間性　intersex
眼正位　mesoropter
乾性壊疽　dry gangrene, mummification, sitfast
乾性角結膜炎　keratoconjunctivitis sicca
乾性角膜炎　keratitis sicca
肝性昏睡　hepatic coma
慣性時間　inertia time
眼性帯状疱疹　zona ophthalmica
冠性T波　coronary T wave
肝性毒血症　hepatotoxemia
寒性の　algid
乾性の　dry
肝性脳症　hepatic encephalopathy
完成脳卒中　completed stroke
乾性皮膚肥厚〔症〕　pachylosis
眼精疲労　asthenopia (Asth), blepsopathy, eye strain
乾性分娩　dry labor
癌性変化　canceration
眼性めまい　ocular vertigo
乾性ラ音　dry rale
肝石　hepatolith
肝石症　hepatolithiasis
関節　articulation, articulus, joint
関節異形成〔症〕　arthrodysplasia
関節異常　dysarthrosis
関節炎　arthritis
関節炎結節　tuberculum arthriticum
関節円板　articular disk
関節炎・リウマチ性疾患　arthritis and rheumatic disease (ARD)
関節窩　glenoid cavity
関節外の　extra-articular
関節下結節　infraglenoid tubercle, tuberculum infraglenoidale
間接化生　indirect metaplasia
間接型ビリルビン　indirect bilirubin
関節滑膜炎　arthrosynovitis
関節可動域　range of motion (ROM)
関節可動域測定　measurement of joint motion
関節窩の　glenoid
関節眼症(障害)　arthro-ophthalmopathy
関節乾燥症　arthroxerosis
間接喫煙　environmental tobacco smoke (ETS), passive smoke
関節丘　condyle
関節鏡　arthroscope
関節鏡検査〔法〕　arthroendoscopy, arthroscopy
間接凝集反応　indirect hemagglutination
関節強直砕き〔術〕　arthroclasis
関節強直症　synarthrophysis
関節筋　articular muscle
関節腔　joint cavity
関節〔腔〕造影法　arthrography
間接クームステスト　indirect Coombs test
関節計　arthrometer
関節形成術　arthroplasty
関節形成不全〔症〕　arthrodysplasia
関節拘縮〔症〕　arthrogryposis
間接喉頭検査法　indirect laryngoscopy
関節固定術　arthrodesis
間接細胞分裂　cytodieresis
関節弛緩　joint laxity
関節弛緩〔症〕　arthrochalasis
関節脂肪組織炎　lipoarthritis
関節周囲炎　periarthritis
関節周囲線維軟骨　circumferential fibrocartilage
関節周囲の　periarthric, periarticular
関節症　arthropathy, arthrosis
関節上結節　supraglenoid tubercle, tuberculum supraglenoidale
肝切除〔術〕　hepatectomy
癌切除術　carcinomectomy
関節唇　acetabular labrum, glenoidal labrum
関節神経　articular nerve
関節親和性　arthrotropia
関節水症　hydrarthrosis
関節スピロヘータ症　spirochetosis arthritica
関節〔性〕の　arthrogenous, articular
関節切開術　arthrostomy, arthrotomy
関節切除術　arthrectomy
関節穿刺　arthrocentesis, joint aspiration
関節造影像　arthrogram
関節層板　articular lamella
関節測定〔法〕　arthrometry
関節脱臼　joint dislocation
関節置換術　replacement arthroplasty
関節蓄膿症　pyoarthrosis
関節痛　arthralgia, arthrodynia
関節頭　head
関節突起　condylar process
関節内空気注入検査法　hydropneumogony
関節軟骨　articular cartilage
関節軟骨炎　arthrochondritis
関節鼠(ねずみ)　joint mouse
間接熱量測定　indirect calorimetry

関節の　arthral
間接の　indirect, mediate
関節膿症　pyoarthrosis
関節剥離〔術〕　arthrolysis
関節半月　semilunar articular disk
関節半月〔板〕切除〔術〕　meniscectomy
関節部骨髄炎　medulloarthritis
関節包　articular capsule, capsula articularis, joint capsule
間接法　indirect fulguration
関節包滑膜切除〔術〕　capsulosynovectomy
関節包形成術　capsuloplasty
関節包切離術　capsulotomy
関接癒合術　fusion
関節癒合症　coarticulation, synarthrosis
関節癒合の　synarthrodial
関節リウマチ　rheumarthritis, rheumatoid arthritis (RA)
関節離断〔術〕　disarticulation, exarticulation
関節瘤　arthrocele
感染　contamination, infection
乾癬　psora, psoriasis, scabies sicca
汗腺　sweat gland
頑癬　marginated eczema
完全萎縮　pantatrophia
肝線維症　hepatic fibrosis
汗腺運動神経　sudomotor fiber
汗腺炎　hidradenitis
完全遠視　total hypermetropia (Ht)
感染価　infectivity titer
完全外転　total abduction
完全寛解　complete response (CR)
癌前駆症　precancerosis
完全抗原　complete antigen
感染後脳炎　postinfectious encephalitis
〔完〕全失禁　total incontinence
汗腺腫　hidradenoma, syringadenoma
完全重複子宮　uterus didelphys
完全種痘〔法〕　vaccinization
感染症　communicable disease, infectious disease (ID)
汗腺症　hidrosis
完全消毒薬　complete disinfectant
完全人工心臓　total artificial heart
感染する　infect
感染性　infectiousness
感染性胃腸炎　infectious gastroenteritis
乾癬性関節症　psoriatic arthropathy
感染性寛容　infectious tolerance
感染性心内膜炎　infective endocarditis (IE)
感染性塞栓症　infective embolism
感染性の　contagious, infectious, infective
感染性プラスミド　infectious plasmid
完全前脳症　holoprosencephaly
感染創　infected wound
完全そしゃく(咀嚼)　poltophagy
完全大血管転位　complete transposition of the great arteries (TGA)
感染対策チーム　infection control team (ICT)
完全対称　pantomorphia
汗腺の　syringadenous
感染能　infectivity
汗腺嚢腫　syringocystoma
汗腺嚢胞腺腫　syringocystadenoma
完全非経口栄養法　total parenteral nutrition (TPN)
感染(伝染)病原体　contagium
感染物　infectant
完全ヘルニア　complete hernia
完全変態　heteromorphosis
感染防御用具　personal protective equipment (PPE)
完全房室心ブロック　complete heart block (CHB)
完全房室ブロック　complete atrioventricular block (CAVB)
眼前房穿刺　goniopuncture
完全勃起　telotism
完全有糸分裂　teleomitosis
感染予防ナース　infection control nurse
乾燥　anhydrous, desiccation, exsiccation, siccus
肝〔臓〕　hepar, liver
肝臓開孔術　hepatostomy
乾燥眼　xerophthalmia
肝臓癌発生の　hepatocarcinogenic
乾燥器　desiccator
肝臓検査　hepatoscopy
乾燥剤　siccative
含嗽剤　gargle, mouth–wash
乾燥させる　desiccate, desiccative
肝臓撮影　hepatography
肝〔臓〕疾患　liver disease (LD)
乾燥症候群　sicca syndrome
乾燥する　desiccate
含嗽する　gargle
肝臓製剤　liver
肝臓切開術　hepatotomy
肝臓造影法　hepatography
肝〔臓〕濁音界　liver dullness
肝臓胆管瘻設置術　hepatocholangiostomy
肝臓胆嚢の　hepatocystic
肝臓痛　hepatalgia
肝臓毒素　hepatotoxin
肝〔臓〕の　hepatic
乾燥皮膚　xeroderma
肝臓病　hepatopathy
肝臓〔病〕学　hepatology
肝臓ヘルニア　hepatocele
乾燥薬〔剤〕　desiccant
肝臓レンズ核の　hepatolenticular
観測　observation
管束　vascular bundle
観測者間誤差　interobserver error
観測者内誤差　intraobserver error
観測値　observation
環帯　annulus
管体　siphon
間代　clonus (C)
杆体1色覚　rod monochromatism

間代緊張性の clonicotonic
間代痙攣 clonic spasm, clonism, clonospasm
癌胎児性抗原 carcinoembryonic antigen (CEA)
間代性 clonicity
間代性痙攣 clonic convulsion
間代性糖尿病 diabetes intermittens
カンタリジン cantharidin
カンタリジン中毒 cantharidism
肝胆管胃吻合術 hepatocholangiogastrostomy
肝胆管炎 hepatocholangitis
肝胆管胆嚢十二指腸吻合術 hepatocholangiocystoduodenostomy
肝胆管腸吻合術 hepatocholangioenterostomy
寒暖計 thermometer
含炭酸食塩泉 carbondioxated common salt springs
肝胆の hepatobiliary
感知蒸散(発汗) sensible perspiration
感知不全 sensing failure
灌注 affusion, irrigation
灌注気管支 drainage-bronchus
灌注浴 douche
灌注浴マッサージ douche massage
浣腸 clysis, enema
幹長 stem length
浣腸器 enemator, rectal syringe
ガン徴候 Gunn sign
肝腸の hepatoenteric
環椎 atlas
環椎軸椎の atlantoaxial
環椎十字靱帯 cruciform ligament of atlas
環椎の atlantal
貫通 transfixion
貫通静脈 perforating veins
姦通する fornicate
貫通する penetrate
貫通動脈 perforating artery
貫通排膿法 through-drainage
貫通縫合 transfixion suture
間程 interval
眼底 eye ground, ocular fundus (FO)
ガンディ・ガムナ小〔結〕節 Gandy-Gamna nodule
眼底血圧検査〔法〕 ophthalmodynamography (ODG)
眼底血圧測定〔法〕 ophthalmodynamometry
眼底検査鏡 funduscope
眼底検査〔法〕 funduscopy, ophthalmofundoscopy
ガンディ・ナンタ病 Gandy-Nanta disease
肝蛭 liver-fluke
肝鉄症 hepatic siderosis
含鉄性の siderous
含鉄皮膚症 sideroderma
含鉄薬 ferruginous
カンデラ candela (cd)
寒天 agar
感度 sensibility, sensitivity
感動 sensation
貫動期 diakinesis
感動性 affectivity, thymopsyche
肝動脈 hepatic artery
眼動脈 ophthalmic artery
冠動脈形成術 coronary angioplasty
冠動脈血栓症 coronary thrombosis
冠動脈血栓溶解療法 percutaneous transluminal coronary recanalization (PTCR)
冠動脈血流〔量〕 coronary blood flow (CBF)
冠動脈硬化〔症〕 coronary arteriosclerosis, coronary sclerosis (CS)
冠動脈疾患 coronary artery disease (CAD)
冠〔動脈〕疾患集中治療〔病棟〕 coronary care unit (CCU)
冠動脈シネアンギオグラフィ coronary cineangiography
冠動脈性心疾患 coronary heart disease (CHD)
冠動脈バイパス coronary artery bypass (CAB)
冠動脈バイパス術 coronary artery bypass graft (CABG)
冠動脈閉塞症 coronary occlusion
冠動脈攣縮 coronary artery spasm (CAS)
眼トキソプラズマ症 ocular toxoplasmosis
肝毒性 hepatotoxicity
眼突出 ocular proptosis, procidentia oculi
眼突出計 statometer
神鳥斑点網膜 fleck retina of Kandori
嵌頓〔症〕 incarceration
嵌頓症状 incarceration symptom
嵌頓ヘルニア incarcerated hernia
嵌頓包茎 paraphimosis
眼内圧 intraocular pressure (IOP), intraocular tension (IOT)
眼内炎 endophthalmitis
眼内出血 hemophthalmia interna
肝内胆管癌 cholangiocarcinoma
眼内の entoptic, intraocular
眼内レンズ intraocular lens (IOL)
カンナー症候群 Kanner syndrome
癌肉腫 carcinosarcoma, sarcocarcinoma
貫入 penetration
陥入 emboly, invagination
嵌入 engagement
嵌入骨折 impacted fracture
間入性期外収縮 interpolated extrasystole
陥入爪 acronyx, ingrowing toenail, onyxis
嵌入部 intussusceptum
含尿膿瘍 urapostema
乾熱滅菌 dry-heat sterilization
観念 idea
観念複合体 complex
観念奔逸(湧出) flight of ideas
間脳 betweenbrain, diencephalon, interbrain
還納 repositioning, syntaxis
官能基 functional group

感応器　inductor
官能検査　organoleptic test
汗嚢腫　hidrocystoma
間脳症候群　diencephalic syndrome
眼脳腎症候群　oculocerebrorenal syndrome
感応性　irritability, sensitivity
間脳〔性〕の　diencephalic
感応性の　irritable
還納性ヘルニア　reducible hernia
間脳性無月経　diencephalic amenorrhea
感応通電法　faradism, faradization
肝嚢胞　liver cyst
還納〔法〕　reposition
眼杯　cupula oculi, optic cup
肝肺症候群　hepatopulmonary syndrome
肝肺の　hepatopneumonic, hepatopulmonary
癌発生　canceration
癌〔発生〕ウイルス　oncogenic virus
肝発生の　hepatogenic
癌〔発生〕の　oncogenic
肝破裂　hepatorrhexis
肝斑　chloasma, cloasma
眼反応　ophthalmoreaction
ガンビアトリパノソーマ症　Gambian trypanosomiasis
肝脾炎　hepatosplenitis
肝脾カンジダ症　hepatosplenic candidiasis
肝脾撮影法　hepatosplenography
肝脾腫　hepatolienomegaly, hepatosplenomegaly
肝脾腫大〔症〕　splenohepatomegaly
柑皮症　carotenodermia, carotenosis
乾皮症　xeroderma, xerosis
肝脾障害　hepatosplenopathy
肝肥大　hepatomegaly
肝脾の　hepatolienal
眼鼻の　oculonasal
眼皮膚の　oculocutaneous
カンピロバクター症　campylobacteriosis
カンピロバクター属　*Campylobacter*
冠不全　coronary insufficiency (CI)
乾布摩擦　towelling
カンフル　camphor
患部露出症　pathodixia
汗分泌の　hidropoietic, sudoriparous
鑑別　diagnosis (Dx), differentiation
鑑別診断　differential diagnosis (DDx)
鑑別染色　differential stain
肝変　hepatization
感冒　cold, common cold (CC)
汗疱　dys(h)idrosis, pompholyx
眼房　aqueous chamber of eye, camera oculi
顔ぼう(貌)　facies
感冒ウイルス　common cold virus
眼房液　aqueous humor
肝縫合術　hepatorrhaphy
感冒後の　metagrippal
願望思考　wishful thinking
眼傍腫瘍　parophthalmoncus
眼房水　aqueous humor
願望妄想　wish paranoia
漢方薬　herbal medicines
癌母細胞　physalis
陥没　retraction, withdrawal
陥没呼吸指数　retraction score
陥没骨折　depressed fracture
ガンマ(γ)-アミノ酪酸　gamma(γ)-aminobutyric acid (GABA)
ガンマ(γ)-アミノ酪酸受容体　gamma(γ)-aminobutyric acid receptor (GABA receptor)
ガンマ(γ)運動ニューロン　gamma(γ) motor neuron(e)
ガンマ(γ)遠心性神経　gamma(γ) efferent
ガンマ(γ)角　gamma(γ) angle
ガンマ(γ)カメラ　gamma(γ) camera
間膜　ligamentum (lig)
ガンマ(γ)-グルタミルトランスペプチダーゼ　gamma(γ)-glutamyl transpeptidase (γ-GTP)
ガンマ(γ)グロブリン　gamma(γ) globulin (GG)
ガンマグロブリン異常　gammopathy
ガンマ(γ)鎖病　gamma(γ)-heavy-chain disease
ガンマ(γ)-セミノプロテイン　gamma(γ)-seminoprotein
ガンマ(γ)線　gamma(γ) ray
ガンマ(γ)線維　gamma(γ) fiber
ガンマ(γ)ナイフ　gamma(γ) knife
ガンマ(γ)波　gamma(γ) rhythm
ガンマヘルペスウイルス亜科　*Gammaherpesvirinae*
ガンマ(γ)崩壊(壊変)　gamma(γ) decay, gamma(γ) disintegration
ガンマレトロウイルス属　*Gammaretrovirus*
緩慢層　sluggish layer, still layer
冠名　eponym
癌免疫療法　cancer immunotherapy
顔面横静脈　transverse facial vein
顔面横動脈　transverse facial artery
顔面下部の　basifacial
顔面寄生結合体　prosopopagus
顔面寄生重複奇形　prosopagus
顔面形成術　facioplasty
顔面痙攣　prosopospasm
顔面肩甲上腕筋ジストロフィー　facioscapulohumeral muscular dystrophy
顔面紅痛症　erythroprosopalgia
顔面斜裂　prosopoanoschisis
顔面静脈　facial vein
顔面神経　facial nerve (FN)
顔面神経核　facial nucleus
顔面神経管　facial canal
顔面神経痛　facial neuralgia
顔面神経麻痺　facial palsy (FP), facial paralysis, facioplegia, prosopoplegia
顔面癤(せつ)　facial furuncle
顔面チック　facial tic
顔面潮紅　blushing

顔面痛 prosopodynia
顔面頭蓋 splanchnocranium, viscerocranium
顔面動脈 facial artery
顔面部神経痛 prosoponeuralgia
顔面変形〔症〕 prosopodysmorphia
顔面片側萎縮症 facial hemiatrophy
顔面包帯 mask
顔面裂 prosoposchisis, schistoprosopia, schizoprosopia
顔面裂奇形体 schistoprosopus
顔面攣縮 facial spasm
緘黙症 mutism
環紋 annellation
関門 barrier
肝門 porta hepatis
肝門部空腸吻合〔術〕 portoenterostomy
肝門脈の hepatoportal
丸薬 pearl, pill
丸薬まるめ様振戦 pill rolling tremor
含油樹脂 oleoresin
間葉 mesenchyma(e)
寛容原 tolerogen
寛容原性シグナル tolerogenic signal
間葉細胞 mesenchymal cell
間葉〔細胞〕腫 mesenchymoma
寛容性 toleration
間葉組織 mesenchymal tissue
肝様の hepatoid
間葉の mesenchymal
癌様の cancriform, carcinomatoid
癌抑制遺伝子 tumor suppressor gene
乾酪壊死 caseation necrosis, caseous necrosis
乾酪化 caseation, tyromatosis
乾酪腫 tyroma
乾酪腫症 tyromatosis
乾酪性の tyrogenous
乾酪性肺炎 caseous pneumonia
乾酪素 casein
乾酪様の caseous, tyroid
管理 administration (Adm), management
管理医療(ケア) managed care
管理栄養士 administrative dietitian, national registered nutritian, nutritionist
管理下外 out of control (OOC)
管理長 superintendent
灌流 perfusion
還流 reflux, return
灌流液 perfusate
含量 content
顔料 pigment
含量均一性試験 uniformity of dosage units
完了量 throughput volume
眼輪筋 orbicularis oculi
眼輪筋現象 orbicularis phenomenon
眼輪筋瞳孔反射 orbicularis pupillary reflex
眼輪筋反射 orbicularis oculi reflex
環輪試験 ring test
寒冷 cold
寒冷アレルギー cold allergy
寒冷過敏症 cryesthesia
寒冷感 cryesthesia, psychroesthesia
寒冷期関節痛 crymodynia
寒冷凝集素 cold agglutinin
寒冷凝集反応 cold agglutination
寒冷恐怖症 cheimaphobia, psychrophobia
寒冷グロブリン cryoglobulin
寒冷グロブリン血〔症〕 cryoglobulinemia
寒冷血管反応 cold vascular reaction, vascular reaction to cold
寒冷昇圧試験 cold pressure test (CPT)
寒冷じんま(蕁麻)疹 cold urticaria
寒冷線維素原血症 cryofibrinogenemia
寒冷タンパク〔質〕 cryoprotein
寒冷沈降反応 cryoprecipitation
寒冷沈降物 cryoprecipitate
寒冷痛 cryalgesia
寒冷抵抗性 cryophylactic
寒冷発生の cryogenic
寒冷病 cryopathy
寒冷フィブリノ〔ー〕ゲン血〔症〕 cryofibrinogenemia
寒冷麻酔〔法〕 cryoanesthesia
寒冷麻痺 cryanesthesia
寒冷麻酔 crymoanesthesia
寒冷療法 crymotherapy, cryotherapy
眼裂縮小 blepharophimosis
関連性 correlation
関連〔性〕 relation, relationship
関連性感覚 referred sensation
関連痛 referred pain, telalgia
管路 duct
緩和 alleviation, relaxation
緩和ケア palliative care
緩和ケア病棟 palliative care unit (PCU)
緩和時間 relaxation time
緩和する mitigate
緩和薬 emollient, involumentum
緩和療法 palliative treatment

き

基 base, radical
器 organon
期 phase, stage, status
偽アーガイルロバートソン瞳孔 pseudo-Argyll Robertson pupil
偽悪性腫瘍 pseudomalignancy
キアズマ chiasma
気圧 atmosphere, atmospheric (ATM, atm), barometric pressure (P_B)
気圧性眼振 compression nystagmus
気圧性副鼻腔炎 barosinusitis
気圧増大法 pressurization
気圧療法 aeropiesotherapy
キアリ病 Chiari disease
キアリ・フロンメル症候群 Chiari-Frommel syndrome
偽アルブミン尿〔症〕 pseud(o)albuminuria
奇異 paradox
奇異呼吸 paradoxical breathing, paradoxi-

cal respiration
奇異性運動　paradoxical motion movement
奇異性収縮　paradoxical contraction
奇異性塞栓症　paradoxical embolism
奇異性転移　paradoxic metastasis
奇異性分裂　paradoxical split(-ting)
偽遺伝子　pseudogene
奇異瞳孔反応　paradoxical pupillary reaction
黄色タンパク質　flavoprotein
偽陰性　false negative
偽右心症　pseudodextrocardia
偽運動失調症　pseudoataxia
偽円柱　pseudocylindroid
擬炎薬　phlogomimetic
既往〔抗体〕性反応　anamnestic reaction
既往事故　previous accident
既往疾患　previous medical illness (PMI)
既往手術　previous operation
既往症　anamnesis
既往〔症〕の　anamnestic
既往性応答　anamnestic response
既往歴　anamnesis, past history (PH), past medical history (PMH)
記憶　memory, reminiscence
記憶減退　hypomnesis
記憶痕跡　engram
記憶錯誤　paramnesia
記憶能　mneme
記憶力　anamnesis, mneme
記憶力欠如　retention defect
記憶力増進術　mnemonics
岐化　differentiation
気化　exhalation, vaporization
希化　rarefaction
飢餓　famine, hunger, inedia, starvation
期外収縮　ectopic beat, extrasystole, premature beat
幾何異性　geometric isomerism
機械体操　mechanogymnastics
機械的イレウス(腸閉塞〔症〕)　mechanical ileus
機械的運動　mechanogymnastics
機械的学習　rote learning
機械的換気　mechanical ventilation (MV)
機械的雑音　machinery murmur
機械的受容器　mechanoreceptor
機械的めまい　mechanical vertigo
機械〔的〕療法　mechanotherapy
機械論　mechanism
幾何学的な　geometric
気化器　vaporizer
規格　requirement, standard
疑核　nucleus ambiguus
規格化　normalization
偽核小体　karyosome
義角膜形成術　prosthokeratoplasty
奇価元素　perissad
偽下垂症　pseudoptosis
気化する　vaporize
気化性　vaporizability
偽化生　pseudometaplasia
木型　pattern
偽喀血　pseudohemoptysis
飢餓浮腫　hunger swelling
幾何平均　geometric mean
飢餓療法　limotherapy, peinotherapy
気管　air tube, trachea (TR), weasand, wind-pipe
帰還　feedback
軌間　gauge
器官　organ, organa, organum
期間　period, span, term
義眼　artificial eye
気管炎　tracheitis, trachitis
気管開口術後障害　posttracheo(s)tomy lesion
偽感覚　pseudesthesia
器官化する　organize
気管カニューレ　tracheostomy tube
気管気管支異物　tracheobronchial foreign body (TBFB)
気管気管支鏡〔検査〕法　tracheobroncoscopy
気管気管支結核　tracheo-bronchial tuberculosis
気管気管支樹　tracheobronchial tree (TBT)
気管気腫　tracheoaerocele
気管鏡　tracheoscope
気管鏡〔検査〕法　tracheoscopy
気管狭窄症　tracheostenosis
器官形成　organogenesis, organogeny
気管形成　tracheoplasty
器官言語　organ language
偽肝硬変症　pseudocirrhosis
気管骨新生症　tracheopathia osteoplastica
気管支　bronchium, bronchus (Br)
気管支炎　bronchitis
気管支音　tubular breathing
気管支開口器　bronchotome
気管支拡張　bronchodilation
気管支拡張症　bronchiectasis (BE)
気管支拡張薬　bronchodilator (BD)
気管支癌　bronchial carcinoma (BC), bronchogenic carcinoma
気管支カンジダ症　bronchial candidiasis
気管支関連リンパ組織　bronchus-associated lymphoid tissue (BALT)
気管支気管の　bronchotracheal
気管支鏡検査〔法〕　bronchoscopy (BRO, BS)
気管支狭窄　bronchoconstriction, bronchostenosis
気管支空洞性の　bronchocavernous
気管支形成術　bronchoplasty
気管支痙攣　bronchospasm (BSp)
気管支血管束　bronchovascular bundle
気管支結石　broncholith
気管支結石症　broncholithiasis
気管支血流　bronchial blood flow (BBF)
気管支原性　bronchogenic
気管支呼吸計　bronchospirometer

気管支呼吸計測法 bronchospirometry
気管支糸状菌症 bronchomycosis
気管支樹 bronchial tree
気管支周囲の peribronchial
気管支縦隔リンパ本幹 bronchomediastinal trunk
気管支収縮薬 bronchoconstrictor
気管支梢 bronchiole
気管糸状菌症 tracheomycosis
気管支静脈 bronchial veins
気管支食道鏡検査 bronchoesophagoscopy
気管支声 broncho(a)egophony, bronchophony
気管支性〔腸〕チフス bronchotyphoid
気管支性嚢胞 bronchogenic cyst
気管支切開術 bronchotomy
気管支洗浄液 bronchial washing (BW)
気管支喘息 bronchial asthma (BA)
気管支造影像 bronchogram
気管支造影法 bronchography
気管支造瘻術 bronchostomy
気管支大動脈(第2)狭窄部 bronchoaortic constriction
気管支〔直達〕鏡 bronchoscope
気管支動脈 bronchial arteries
気管支動脈塞栓〔術〕 bronchial artery embolization (BAE)
気管支動脈注入療法 bronchial artery infusion (BAI)
気管支内挿入用チューブ endobronchial tube
気管支軟化〔症〕 bronchomalacia
気管支の bronchial
気管支嚢胞 bronchogenic cyst
気管支膿漏症 bronchoblennorrhea
気管支肺炎 bronchial pneumonia, bronchopneumonia
気管支肺炎性スピロヘータ症 bronchopulmonary spirochetosis
気管支肺形成不全症 bronchopulmonary dysplasia (BPD)
気管支肺の bronchopulmonary
気管支肺胞性の bronchoalveolar (BA)
気管支肺胞洗浄 bronchoalveolar washing (BAW)
気管支肺胞洗浄〔法〕 bronchoalveolar lavage (BAL)
気管支肺胞の bronchovesicular
気管支ファイバースコープ bronchofiberscope, fiberoptic bronchoscopy (FB, FOB)
気管支壁出血 bronchostaxis
気管支縫合 bronchorrhaphy
気管出血 tracheorrhagia
気管食道科学 bronchoesophagology
気管食道瘻 tracheoesophageal fistula (TEF)
気管支瘤 bronchocele
気管支漏 bronchorrh(o)ea
偽眼振 nystagmoid
偽関節 false joint, nonunion, pseudarthrosis, pseudoarthrosis
気管切開口 tracheostoma
気管切開後狭窄 posttracheo(s)tomy stenosis
気管切開〔術〕 tracheostomy, tracheotomy
器官石灰症 stycosis
気管切開チューブ tracheostomy tube, tracheotomy tube
気管切開刀 tracheotome
偽関節〔症〕 nearthrosis
気管挿管 endotracheal intubation (ET), intratracheal intubation
偽間代 pseudoclonus
気管大泉門径 trachelobregmatic diameter
気管チューブ endotracheal tube (ETT), intratracheal tube (IT), tracheal tube
気管直達鏡 tracheoscope
器官特異的 organ-specific
気管内 intratracheal (IT)
気管内圧 endobronchial pressure
気管内の endotracheal
気管内麻酔 endotracheal anesthesia
気管軟化症 tracheomalacia
気管軟骨 tracheal cartilage, tracheal cartilages
気管粘膜炎 endotracheitis
器官の organic
気管の tracheal, tubular
器官発生の organogenetic
気管病 tracheopathy
気管分岐部 tracheal bifurcation
気管ヘルニア tracheocele
気管縫合術 tracheorrhaphy
器官様の organoid
気管瘤 tracheocele
気管竜骨 carina
気管輪 tracheal ring
気管裂 tracheofissure, tracheoschisis
気管瘻孔 tracheostoma
気管瘻孔形成 tracheostomy
偽記憶 pseudomnesia
危機介入 crisis intervention
偽寄生体 pseudoparasite
利き手 handedness, major hand
利き脳 brainedness
利き眼 dominant eye
棄却 alienation, rejection
〔危急〕重症患者看護 critical care nursing (CCN)
〔危急〕重症患者管理室(部) critical care unit (CCU)
偽牛痘 pseudocowpox
偽牛痘ウイルス *Pseudocowpox virus*
気胸 pneumothorax (PTX, Px)
偽狭心症 pseudoangina
偽恐水病 pseudohydrophobia
気胸膜炎 pneumopleuritis
危機理論 crisis theory
飢饉 famine
偽菌糸 pseudohypha
偽近視 pseudomyopia
キク(菊)座 roset(te)

菊池病　Kikuchi disease
木靴心臓　coeur en sabot
偽くる病　pseudorickets
偽クローヌス　pseudoclonus
キクロプス〔症〕　cyclopia
奇形　anomaly, defect, deformation, deformity, malformation, teras, teratism, teratosis
奇形芽腫　teratoblastoma
奇形癌　teratocarcinoma
奇形恐怖〔症〕　teratophobia
奇形腫　organoid tumor, teratoma
奇形症候群　anomalad
奇形精子〔症〕　teratospermia
奇形頭〔蓋〕体　teratencephalus
奇形の　malformed, paraplastic, teramorphous
奇形発生因子　teratogen
帰結　consequence, result
偽結核結節　pseudotubercle
偽結核症　pseudotuberculosis
気血胸〔嚢〕　pneumohemothorax
偽月経　pseudomenstruation
偽血色素　pseudohemoglobin
偽結節　false knot
機嫌　mood
危険因子　risk factor
危険時間帯　chronorisk
危険〔度, 性〕　danger, risk
危険の　critical
偽健忘症　pseudamnesia
偽口　pseudostoma
偽膠質　pseudocolloid
気候順応　acclimatization
気孔率　porocity
気候療法　climatotherapy
偽黒色症　pseudomelanosis
偽誤字症　pseudagraphia
偽骨折　pseudofracture
気骨導差　airbone gap (AB gap)
偽混　sophistication
基剤　base
擬細胞　plasson
起坐呼吸　orthopn(o)ea
擬酸　pseud-acid
ギ(蟻)酸エチル　ethyl formate
ギ(蟻)酸塩　formate
キサンチン　xanthine (X)
キサンチン尿〔症〕　xanthinuria
キサントフィル　xanthophyll
起子　elevator
起始　origin
義肢　artificial limb
義歯　artificial denture, artificial tooth, dental prosthesis, denture
起始円錐　axon hillock
既視感　déjà vu
義肢訓練　prosthetic training
奇肢症　ectromelia, peromelia
義歯性口内炎　denture stomatitis
義歯性線維腫〔症〕　denture fibroma
義肢装具士　prosthetist and orthotist (PO)
奇肢体　ectromelus
基質　matrix, stroma, substrate
気質　temperament
器〔質〕化　organization
偽失行〔症〕　pseudoapraxia
器質性インポテンス　organic impotence
器質性雑音　organic murmur
器質性神経症　physioneurosis
器質精神病　pathopsychosis
器質性精神病　anergasia
器質性の　organic
器質性脳症候群　organic brain syndrome (OBS)
器質性めまい　organic vertigo
基質層板　ground lamella
基質特異性拡張型ベータ(β)ラクタマーゼ　extended-spectrum beta(β)-lactamase (ESBL)
基質の　matrical, stromic
疑似〔突然〕変異　paramutation
騎士嚢　rider's bursa
義歯負担域　basal seat area
偽ジフテリア　pseudodiphtheria
偽ジフテリア性の　pseudiphtheritic
偽脂肪腫　pseudolipoma
希釈液　diluent
希釈剤　diluent
希釈した　dilutus (Dilut, dilut)
希釈する　dilue (dil)
希釈〔度〕　dilution
希釈法　dilution method
偽斜視　pseudostrabismus
気腫　emphysema
鬼手　ghoul hand
寄主　host
気腫　physocele, pneumatocele, pneumatosis
義手　upper extremity prosthesis
気縦隔〔術〕　pneumomediastinum
偽柔組織　pseudoparenchyma
偽受精　pseudogamy
記述的研究　descriptive study
記述的な　descriptive
気腫(肺胞)の　aeroemphysema
偽腫瘍　pseudotumor
基準　criterion, norm
基準看護　standardized nursing
基準種　type species
基準の　fundamental, reference (ref.)
基準培養株　type culture
機序　mechanism
希少　orphan
気症　pneumatosis
気象向性の　meteorotropic
偽猩紅熱　pseudoscarlatina
起床後２回目の尿　second morning voiding urine (SMV)
起床サージ　waking surge
起床前サージ　prewaking surge
騎乗栓子　riding embolus, saddle embolus

騎乗塞栓 straddling embolus
偽小頭体 pseudomicrocephalus
気象病 meteoropathy
奇静脈 azygos vein
奇静脈造影法 azygography
奇静脈葉 azygos lobe
偽書字〔症〕 pseudographia
偽女性乳房 pseudogynecomastia
キシリトール xylitol
キシルロース xylulose
キシレン xylene
キシロカイン xylocaine (Xyl)
キシロース xylose
偽神経症性統合失調症 pseudoneurotic schizophrenia
偽神経節 pseudoganglion
気心〔症〕 pneumatocardia
基靭帯 cardinal ligament
偽陣痛 false labor, false pain, mimetic labor
気心膜症 pneumopericardium
傷 sore, vulnus
偽水晶体眼 pseudophakia
偽水腎症 pseudohydronephrosis
キース・ウェージナー分類 Keith-Wagener classification (KW classification)
奇数指 perisso
奇数指の perissodactylous
傷薬 vulnerary
キース・フラックの結節 Keith-Flack node
寄生 infestation, parasitism
擬声 onomatopoiesis
偽性アンギナ false angina
偽性円柱 false cast
偽性黄色腫 pseudoxanthoma
偽〔性〕黄疸 pseudojaundice
偽〔性〕顎前突 pseudoprognathism
寄生過度 hyperparasitism
偽性球性の pseudobulbar
偽性狂犬病 pseudorabies
偽性狂犬病ウイルス pseudorabies virus
偽性強直 false ankylosis
偽性クループ pseudocroup
偽〔性〕グロブリン pseudoglobulin
偽性下疳 pseudochancre
偽性硬化症 pseudosclerosis
偽性腫瘍 pseudoneoplasm
奇声症 xenophonia
偽〔性〕神経炎 pseudoneuritis
偽精神病 pseudomania
寄生する infest
寄生性胸結合体 thoracopagus parasiticus
寄生生物向性(親和性) parasitotropy
偽性赤痢 pseudodysentery
寄生蠕(ぜん)虫症 helminthiasis
偽性旋毛虫症 pseudotrichiniasis
偽性卒中 parapoplexy
寄生体 parasite
偽〔性〕大動脈縮窄〔症〕 pseudocoarctation
偽性丹毒 pseudoerysipelas
偽〔性〕チアノーゼ false cyanosis
寄生虫 parasite
寄生虫学 parasitology
寄生虫感染 parasitization, vermination
寄生虫感染症 parasitism
寄生虫感染測定法 pathometry
寄生虫感染の vermiculose
寄生虫恐怖〔症〕 parasitophobia, vermiphobia
寄生虫血〔症〕 parasitemia
寄生虫症 parasitic disease, parasitosis, verminosis
寄生虫親和剤 parasitotropic
寄生虫性イレウス(腸閉塞〔症〕) verminous ileus
寄生虫性乳び(糜)陰嚢水腫 parasitic chylocele
寄生虫性の verminous
寄生虫吐出 helminthemesis
偽性対麻痺 pseudoparaplegia
寄生動物 vermin
偽〔性〕動脈瘤 pseudoaneurysm
偽〔性〕乳頭水腫(浮腫) pseudopapilledema
偽〔性〕乳び(糜)の pseudochylous
偽性乳房 pseudomamma
偽性粘液腫 pseudomyxoma
奇性の azygos
偽性の spurious
偽性脳炎 pseudoencephalitis
偽〔性〕剥脱 pseudoexfoliation
偽性半陰陽 spurious hermaphrodism
偽〔性〕貧血 pseudoanemia
偽性風疹 pseudorubella
偽性副甲状腺機能低下症 pseudohypoparathyroidism (PHP)
偽〔性〕麻痺 pseudoplegia
偽〔性〕脈瘤 false aneurysm
偽〔性〕落屑 pseudoexfoliation
軌跡 locus, trajectory
偽脊髄癆 pseudotabes
基節 coxa
気絶 fainting, stupefaction, swoon
基節骨 proximal phalanx
基節骨短縮〔症〕 brachybasophalangia
気絶心筋 stunned myocardium
気絶する passed out, stun
季節性アレルギー性鼻炎 seasonal allergic rhinitis (SAR)
季節性感情障害 seasonal affective disorder (SAD)
季節〔性〕の seasonal
キセノン xenon (Xe)
キーセルバッハ部位 Kiesselbach area, locus Kiesselbachii
基線 base line
基礎 basement, ground
ギ(蟻)走感 formication
基礎エネルギー消費量 basal energy expenditure (BEE)
基礎顆粒 basal granule
義足 lower extremity prosthesis, lower limb prosthesis, pylon

偽足　pseudopodium
規則〔的〕な　regular
基礎体温　basal body temperature (BBT)
基礎胎児心拍数　basal fetal heart rate (BFHR)
基礎代謝　basal metabolism (BM)
基礎代謝率　basal metabolic rate (BMR)
偽卒中　pseudoapoplexy
基礎の　basal, basilar
基礎麻酔　basal anesthesia, basal narcosis
既存の　preexistent
期待　expectation
気体　gas (G, g)
奇胎　mola, mole
基体　substrate
気体撮影法　pneumoradiography
気体脊髄撮影法　pneumomyelography
期待値　expectation
気体注入撮影像　pneumogram
気体注入撮影法　pneumography
気体注入腎盂造影法　pneumopyelography
奇胎妊娠　hydatid pregnancy, molar pregnancy
気体の　gaseous
擬態の　mimetic, mimic
気体脳室造影像　pneumoventriculogram
気体脳造影像　pneumoencephalogram
気体膀胱撮影法　pneumocystography
気体力学　pneumodynamics
偽対立遺伝子の　pseudoallelic
偽対立性　pseudoallelism
北里菌　Kitasato bacillus
北里血清　Kitasato serum
偽痴呆　pseudodementia
既知薬物アレルギー　known drug allergy (KDA)
偽痛風　pseudogout
喫煙　smoking
喫煙指数　smoking index
喫煙者顔貌　smoker's face
喫煙者咳　smoker's cough
吃音　stuttering
吃逆　hiccup, singultus
拮抗〔運動〕反復　diadochokinesia
拮抗運動反復不全　dysdiadochokinesia
拮抗筋　antagonist, antagonistic muscle
拮抗作用　antagonism, antagonistic action, counteraction
拮抗毒素　antiantitoxin
拮抗薬(物質)　antagonist
きつねのてぶくろ　foxglove
基底　base, ground
規定　regulation
基底角　basilar angle
基底結節　linguogingival ridge
基底細胞　basal cell
基底細胞癌　basal cell carcinoma (BCC)
基底細胞上皮腫瘍　basal cell epithelioma (BCE)
基底〔細胞〕層　basal cell layer, stratum basale
基底小体　basal body
規定食事法　regimen
基底脊椎　basilar vertebra
基底層　basal layer, palisade layer
基底点　basion
基底突起　basilar process
基底の　basal, basilar
規定の　normal (N, n)
基底板　basal lamina of choroid
基底扁平細胞癌　basosquamous carcinoma
基底膜　basement membrane (BM), basilemma
ギテルマン症候群　Gitelman syndrome
機転　mechanism
偽転位　pseudoheterotopia
起電の　electromotive
起電力　electromotive force (emf)
企図　intention
気筒　cylinder
亀頭　glans
気道　airway, respiratory tract
軌道　trajectory
亀頭炎　balanitis
気道感染〔症〕　respiratory tract infection (RTI)
亀頭嵌頓　balanocele
気道管理困難　difficult airway management (DAM)
亀頭形成術　balanoplasty
気導骨導〔聴力〕差　airbone gap (AB gap)
気頭症　physocephaly
気頭〔症〕　pneumocephalus
気道浄化能の低下　ineffective airway clearance
偽痘瘡　pseudosmallpox
気道抵抗　airway resistance (RAW, Raw)
気道〔内〕圧　airway pressure (AWP, Paw)
気道内圧緩和換気　airway pressure release ventilation (APRV)
気道内陽圧呼吸　positive airway pressure ventilation (PAPV)
軌道の　orbital
気道反応係数　airway reactivity index (ARI)
気道反応性　airway reactivity (AR)
擬頭部　capitulum
気道閉塞　airway obstruction (AWO)
気道閉塞圧　airway occlusion pressure ($P_{0.1}$)
亀頭包皮炎　balanoposthitis
偽動脈幹　pseudotruncus arteriosus
気道陽圧　positive airway pressure (PAP)
危篤状態　critical condition (CC)
企図振戦　intention tremor
希突起グリオーマ　oligodendroglioma
希突起〔神経〕膠芽腫　oligodendroblastoma
希突起神経膠細胞　oligodendria, oligodendrocyte, oligodendroglia
希突起〔神経〕膠腫　oligodendroglioma
キドナー手術　Kidner operation
企図攣縮　intention spasm

用語索引

キナーゼ kinase
キナ属 cinchona
偽軟骨 pseudocartilage
キニジン quinidine
キニーネ quinine
キニーネ中毒 cinchonism, quininism
キニノ〔ー〕ゲン kininogen
奇乳 witch's milk
凝乳酵素 chymosin
凝乳トリプシン chymotrypsin
気尿〔症〕 pneumaturia
キニン kinin
キニン・カリクレイン系 kinin–kallikrein system
偽妊娠 false pregnancy, pseudocyesis, pseudopregnancy, spurious pregnancy
キヌタ・アブミ骨の incudostapedial
キヌタ骨 anvil, incus, stith(e)
キヌタ骨切除術 incudectomy
キヌタ骨の incudal
キネシクス kinesics
基の radicular
機能 function
気脳〔X線〕撮影像 pneumoencephalogram
機能局在 localization of function, functional localization
機能訓練 functional training, physical exercise
機能亢進 hyperactivity, hyperenergia, hyperergasia
機能亢進の hyperergic
機能肢位 functional position
機能質 organelle
気脳室写 pneumoventriculography (PVG)
気脳室写像 pneumoventriculogram
機能しない nonfunctional (NF)
気脳写 pneumoencephalography
気嚢腫 pneumonocele
気脳術 pneumoencephalography
気脳症 physocephaly, pneumocephalus
機能障害 dysfunction, functional disorder
機能する operate
機能性胃腸症(障害) functional dyspepsia (FD)
機能性インポテンス functional impotence
機能性雑音 functional murmur
機能性子宮出血 menometrorrhagia
機能性消化管(胃腸)障害 functional gastrointestinal disorder (FGID)
機能性神経症 physiopathic
機能〔性〕精神病 functional psychosis
機能性ディスペプシア functional dyspepsia (FD)
機能性難聴 functional hearing loss
機能性発声障害 functional dysphonia
機能性攣縮 functional spasm
機能層 stratum functionale
機能促進薬 excitomotor
偽脳体 pseudencephalus
機能低下 hypoactivity, hypofunction
機能的 MRI functional MRI (fMRI)
機能的顎矯正装置 functional jaw orthopedic appliance (FJO)
機能的逆流 functional regurgitation
機能〔的〕咬合 functional occlusion
機能的残気量 functional residual capacity (FRC)
機能的自立度評価法 functional independence measure (FIM)
機能的副子 functional splint
機能的予後評価法 functional assessment measure (FAM)
機能倒錯 parergasia
機能不全 malfunction
機能不全性子宮出血 dysfunctional uterine bleeding (DUB)
機能別看護方式 functional nursing system
帰納〔法〕 induction
偽嚢胞 pseudocyst
機能盲 functional blindness
偽脳瘤 pseudocephalocele
キノコ状増殖 fungosity
キノコ状の fungiform
キノコ中毒 mycetism
キノコ様の fungoid
キノホルム中毒 chinoform poisoning
亀背 kyphosis
希薄 tenuity
希薄化 rarefaction
希薄尿 crude urine
希薄の dilute
希薄腐敗膿 sanies
キハダ属 *Phellodendron*
揮発 volatilization
揮発器 volatilizer
希発月経 oligomenorrhea
偽白血病 pseudoleuk(a)emia
揮発性 volatility
偽発熱 pseudofever
揮発物質 spirit
揮発油 oil
偽波動 pseudofluctuation
気晴らし食い症候群 binge–purge syndrome
偽瘢痕 uloid
偽尾骨痛 pseudocoxalgia
偽鼻疽 pseudoglanders
偽肥大 pseudohypertrophy
機敏 prothymia
基部 base, stump
義父 father–in–law (FIL)
気腹 pneumoperitoneum
起伏図 relief
ギプス包帯 cast, plaster bandage
偽舞踏病 pseudochorea
気分 humor, mood, temper
気分障害 affective disorder, mood disorder
気分調査表 profile of mood states (POMS)
気分調和性幻覚 mood–congruent hallucination
気分沈滞 hypothymia
気分病質 thymopathy

気分不調和性幻覚　mood-incongruent hallucination
気分変調症　dysthymia
偽分利　pseudocrisis
偽ペラグラ　pellagroid
偽ヘルニア　pseudohernia
旗弁　standard
義母　mother-in-law (MIL)
気胞音　vesicular murmur
気泡化　pneumatization
気泡形成　physallization
気泡血症　pompholyhemia
偽縫合　false suture
偽放線菌症　pseudoactinomycosis
偽ポリープ　pseudopolyp
偽ポリープ症　pseudopolyposis
基本外傷蘇生救急法　basic trauma life support (BTLS)
基本型　prototype
基本肢位　fundamental position
基本症状　cardinal symptom
基本小体　elementary body (EB)
基本心拍数　basal heart rate (BHR)
基本脊椎　protovertebra
基本蘇生　basic life support (BLS)
基本的看護　basic care, basic nursing
基本的信頼　basic trust
基本的欲求　fundamental needs
基本の　cardinal, elemental, elementary, fundamental
偽膜　neomembrane, pseudomembrane
偽膜性炎症　pseudomembranous inflammation
偽膜性結膜炎　pseudomembranous conjunctivitis
偽膜性大腸炎　pseudomembranous colitis (PMC)
偽膜性腸炎　pseudomembranous enteritis
偽麻酔中毒症　pseudonarcotism
偽麻痺　pseudoparalysis
偽マラリア　pseudomalaria
偽味覚症　pseudogeusia
偽味視共感〔症〕　pseudogeusesthesia
気密容器　hermetic container
奇脈　paradoxical pulse, pulsus paradoxus
帰無仮説　null hypothesis
ギムザ液　Giemsa staining solution
ギムザ染色　Giemsa stain
偽無歯症　pseudoanodontia
偽無頭体　pseudoacephalus
記銘　retention
キメラ　chimera
キメラタンパク〔質〕　chimera protein
生綿　lint
キモグラフ　kymograph
キモグラフィ　kymography
キモグラム　kymogram
キモゲン　chymogen
キモシン　chymosin
キモトリプシノゲン　chymotrypsinogen
キモトリプシン　chymotrypsin
キモパパイン　chymopapain
規約　code
既約　irreducible
脚　bundle branch, leg, peduncle
偽薬　placebo (PL, pl)
逆アナフィラキシー　inverse anaphylaxis, reversed anaphylaxis
逆位　inversion, situs inversus
逆受身アルツス反応　reverse passive Arthus reaction
逆運動性　heterodromia
逆感作　antisensitization
逆向　resupination
逆〔行〕感染　retroinfection
逆行性調律　reciprocal rhythm
逆コーレス骨折　reverse Colles fracture
逆作用　counteraction
逆産　agrippa
脚膝目　Podogona
逆シャント　reversed shunt
逆症療法　allopathy, heteropathy
脚衰弱　skelasthenia
逆生　inversion
逆性石けん　invert soap
逆〔性〕の　inverse
逆説　paradox
脚切開〔術〕　pedunculotomy
逆説屈筋反射　paradoxical flexor reflex
逆説膝蓋腱反射　paradoxical patellar reflex
逆説睡眠　paradoxical sleep
脚切断〔術〕　pedunculotomy
逆説瞳孔現象　paradoxical pupillary phenomenon
逆説瞳孔反射　paradoxical pupillary reflex
逆選択の　dysgenic
逆ぜん(蠕)動　antiperistalsis, retrostalsis
虐待　tyrannism
逆対称　inverse symmetry
虐待〔する〕　abuse, batter
虐待的な　abusive
脚痛　skelalgia
逆転　resupination, reversal
逆転移　countertransference
逆転受身血球凝集反応　reverse passive hemagglutination
逆転写　reverse transcription
逆転写酵素　reverse transcriptase (RTase)
逆転写酵素・ポリメラーゼ連鎖反応　reverse transcriptase-polymerase chain reaction
逆伝導　antidromic conduction
逆〔転〕橈骨反射　inverted radial reflex
逆伝導性　heterodromia
脚の　crural
逆の　reciprocal, reverse
逆波　reciprocal beat
脚発生　pedicellation
逆反応　retroaction
脚ブロック　bundle branch block (BBB)
逆分化　dedifferentiation
逆方向の　antidromic

逆結び　granny knot
逆流　backflow, reflux, regurgitation, retropulsion
逆流性雑音　regurgitant murmur
逆流性食道炎　refluxoesophagitis
逆流性腎症　reflux nephropathy
逆流の　regurgitant
キャサヌール森林病ウイルス　*Kyasanur Forest disease virus*
客観的情報　objective data (O)
客観的臨床能力評価試験　objective structured clinical examination (OSCE)
逆行共輸送　antiport
逆行式尿路造影術　retrograde urography
逆行収縮　retrograde beat
逆行性期外収縮　return extrasystole
逆行性月経　retrograde menstruation
逆行性健忘〔症〕　retrograde amnesia
逆行性腎盂撮影法　retrograde pyelography
逆行性塞栓症　retrograde embolism
逆行〔性〕の　retrograde
逆行〔性〕ブロック　retrograde block
逆行性ヘルニア　retrograde hernia
逆行性変性　retrograde degeneration
キャッスル因子　Castle factor
キャッセルベリー体位　Casselberry position
キャットアッセイ　CAT assay
キャット配列　CAT sequence
キャッピングタンパク〔質〕　capping protein
キャップ　cap
ギャップ結合　gap junction
キャップ付加反応　cap snatching
ギャバ受容体　gamma(γ)-aminobutyric acid receptor (GABA receptor)
キャビティライナー　cavity liner
キャリア開発　career development
キャリブレータ　calibrator
QRS 群　QRS complex
弓　arch, arcus
球　ball, bulb, bulbus, globus, sphere
灸　byssocausis
丘　caruncle, cumulus, mons
吸引　aspiration, derivation, suction
吸引管　siphon
吸引器　aspirator, evacuator, suction apparatus
吸引式換気法　exhaust ventilation
吸引生検〔法〕　aspiration biopsy
吸引チューブ　suction tube
吸引ドレナージ　suction drainage
吸引排液　suction drainage
吸引排膿法　siphonage
吸引分娩器　vacuum extractor (VE)
吸引分娩〔術〕　vacuum extraction delivery (VE)
吸引法　suction
吸引ポンプ　suction pump
吸引用カテーテル　suction catheter
牛疫ウイルス　*Rinderpest virus*
救援　relief
球窩　fovea sphaerica
球花(果)　strobile
臼蓋回転骨切り術　rotational acetabular osteotomy (RAO)
球海綿体筋　bulbocavernosus, bulbospongiosus
球海綿体反射　bulbocavernous reflex
球窩関節　socket joint
吸角　cup
嗅覚　olfaction, osphresis, smell
球覚　spheresthesia
嗅覚異常　paraosmia
嗅覚鋭敏　oxyosmia
嗅覚過敏症　hyperosmia
嗅覚計　osmometer
牛角形胃　steerhorn stomach
嗅覚減退　hyposmia
嗅覚錯誤　parosmia
嗅覚障害　smell disorder
嗅覚消失　anosmia
嗅覚性健忘〔症〕　olfactory amnesia
求核性の　nucleopetal
嗅覚の　olfactory
吸角法　cupping
急患　emergency
牛眼　buphthalmus
旧感覚　paleosensation
球桿菌　coccobacillus
球桿菌性の　coccobacillary
求肝性の　hepatopetal
球関節　enarthrosis, spheroidal joint, spheroid articulation
球関節炎　enarthritis
球関節の　enarthrodial
球間象牙質　interglobular dentin(e)
吸気　aspiration
吸気器　aspirator
吸気気道陽圧　inspiratory positive airway pressure (IPAP)
吸気呼気時間比　inspiratory-expiratory ratio (I/E)
吸気作用　inspiration
吸気酸素濃度　inspiratory oxygen fraction (F_{IO_2})
吸気性狭窄音　inspiratory stridor
吸気抵抗　inspiratory resistance (IR)
求基的の　basipetal
吸気肺活量　inspiratory vital capacity (IVC)
嗅球　bulbus olfactorius, olfactory bulb
救急　emergency
救急医療　emergency medical service (EMS), emergency medicine
救急医療技師　paramedics
救急医療システム　emergency medical service system (EMSS)
救急医療体制　emergency medical system (EMS)
救急医療チーム　emergency medical team (EMT)
救急外来患者　emergency outpatient (EOP)
救急看護　emergency nursing

救急患者 casual
救急患者収容治療室 ambulatory care unit (ACU)
救急管理センター ambulatory care center (ACC)
救急救命士 emergency life guard
救急室 emergency room (ER)
救急室開胸 emergency room thoracotomy (ERT)
救急室開腹 emergency room laparotomy (ERL)
救急車 ambulance
救急処置 first aid (FA), first aid measure
救急指令 emergency medical dispatching (EMD)
救急蘇生術用訓練シミュレータ resuscitation simulator for training (RESIM)
救急隊員 ambulanceman, emergency medical technician (EMT)
吸気流量 inspiratory flow rate (IFR)
球菌 coccus
球菌の coccal
弓〔形〕 arc
吸茎 fellatio
球形円錐水晶体 lentiglobus
球形角膜 keratoglobus
弓形子宮 uterus arcuatus
球形精子 spherospermia
弓形の arcuate
球形の bulbiform
球形嚢 saccule, sacculus
球形嚢神経 saccular nerve
給血者 blood donor
嗅結節 olfactory tubercle
吸血の sanguivorous
救護 aid
吸光 extinction
嗅溝 olfactory groove, olfactory sulcus
吸光係数 absorptivity
臼後歯 distomolar
球後視神経炎 retrobulbar neuritis
吸光度 absorbance, absorbency, absorptivity
吸光率 absorptivity
球根 topinambour
球剤 globule, globulus, pearl
嗅索 olfactory tract
急産 partus praecipitatus
臼歯 dens columbellaris, dens molaris
休止 pause
吸子 sucker
休止芽 statoblast
休止期 telogen
休止期脱毛 telogen effluvium
休止期同調 telogen synchronization
臼歯咬合 posterior occlusion
休止細胞 resting cell
休止時振戦 resting tremor
臼歯状の molariform
吸湿性の hydrophil(e), hygroscopic
球腫 glomus tumor
吸収 absorption (Abs), absorptivity, resorption
急襲 ictus
吸収器 evacuator
吸収係数 absorption coefficient
吸〔収〕光度〔定量〕法 absorptiometry
吸収剤 absorbent
吸収する absorb
吸収性の absorbable, absorbent, absorptive
吸収性縫合糸 absorbable suture
吸収線 absorption line
吸収促進薬 absorbefacient, sorbefacient
吸収帯 absorption band
吸収熱 resorption fever
吸収能 absorbency, absorptive power
吸収物 absorbate
吸収不良 malabsorption
吸収不良症候群 malabsorption syndrome (MAS)
吸収率 absorptive power, absorptivity
吸収力 absorptive power
吸収輪 resorption ring
急所 vitals
救助 rescue
球鞘 capsule
球晶 spherulite
球状 coccoid
嗅条 stria olfactoria
球状核 globulus
弓状杆 arch bar
球状関節 arthrodia
臼状関節 enarthrosis
球状血栓 ball thrombus, globular thrombus
球状腫 spheroma
球症状 bulbar phenomenon
球状小体 end-bulb
弓状静脈 arcuate veins
球状水晶体 spherophakia
球状赤血球 spherocyte
球状赤血球症 spherocytosis
球状赤血球性貧血 spherocytic anemia
弓状帯 arcuate zone, zona arcuata
球状帯 zona glomerulosa
球状タンパク globular protein
弓状動脈 arcuate arteries
球状突起 globular process
弓状の arcuate
球状の ballooning, bulbar, globular
旧小脳 paleocerebellum
球状変性 ballooning degeneration
弓状紋 arcus
給食 feeding
丘疹 papule
嗅神経 olfactory nerves
嗅神経鞘グリア細胞 olfactory ensheathing glia (OEG)
嗅神経鞘細胞 olfactory ensheathing cell (OEC)
丘疹症 papulosis

丘疹状壊疽性結核症　tuberculosis papulonecrotica
丘疹小水胞の　papulovesicular
求心性経路　afferent pathway
丘疹性猩紅熱　papular scarlet fever
求心〔性〕神経　afferent nerve
求心性神経　centripetal nerve, esodic nerve
求心性神経炎　ascending neuritis
丘疹性じんま(蕁麻)疹　urticaria papulosa
求心性の　afferent
求心性肥大　concentric hypertrophy
求心的の　centripetal
丘疹膿疹　papulopustule
丘疹様の　papuloid
丘疹鱗屑状の　papulosquamous
求心路遮断　deafferentation
吸水　imbibition
吸水計　potetometer, potometer
吸水細胞　pinocyte
吸水性の　hydrophilic
級数　progression, series
急性アルコール中毒　acute alcohol poisoning
急性萎縮性麻痺　acute atrophic paralysis
急性胃腸炎　acute gastroenteritis
急性胃粘膜病変　acute gastric mucosal lesion (AGML)
急性咽頭結膜熱　acute pharyngoconjunctival fever (APCF)
急性ウイルス〔性〕肝炎　acute viral hepatitis (AVH)
急性壊死性潰瘍性歯肉炎　acute necrotizing ulcerative gingivitis (ANUG)
急性壊死性脳症　acute necrotizing encephalopathy
急性炎症　acute inflammation
急性黄色萎縮　acute yellow atrophy
急性黄色萎縮肝　acute yellow atrophy liver (AYA)
急性灰白髄炎　acute poliomyelitis
急性カタル性結膜炎　conjunctivitis catarrhalis acuta (CCA), pink eye
急性化膿性関節症　pyarthrosis
急性化膿性中耳炎　otitis media purulenta acuta
(OMPA)
急性肝炎　acute hepatitis (AH)
急性換気不全　acute ventilatory failure (AVF)
急性冠血管梗塞　acute coronary infarction (ACI)
急性冠血管閉塞　acute coronary occlusion (ACO)
急性間欠性ポルフィリン症　acute intermittent porphyria (AIP)
急性冠症候群　acute coronary syndrome (ACS)
急性冠不全　acute coronary insufficiency (ACI)
急性肝不全　acute liver failure (ALF)
急性期タンパク質　acute phase protein (APP)
急性期反応物質　acute phase reactant (APR)
急性期物質　acute phase substance
急性偽膜性カンジダ症　acute pseudomembranous candidiasis
急性狭隅角緑内障　acute narrow angle glaucoma (ANAG)
急性拒絶〔反応〕　acute rejection
嗅性幻覚　pseudosmia
急性硬膜外血腫　acute epidural hematoma (AEDH)
急性硬膜下血腫　acute subdural hematoma (ASDH)
急性呼吸器感染症　acute respiratory infection (ARI)
急性呼吸器疾患　acute respiratory disease (ARD)
急性呼吸窮迫症候群　acute respiratory distress syndrome (ARDS)
急性呼吸不全　acute respiratory failure (ARF), acute respiratory insufficiency (ARI)
急性骨髄性白血病　acute myelogenous leukemia (AML)
急性細菌性心内膜炎　acute bacterial endocarditis (ABE)
急性再発性横紋筋融解〔症〕　acute recurrent rhabdomyolysis
急性左心〔室〕不全　acute left ventricular failure (ALVF)
急性糸球体腎炎　acute glomerulonephritis (AGN)
急性糸球体腎炎症候群　acute glomerulonephritic syndrome
急性出血性結膜炎　acute hemorrhagic conjunctivitis (AHC)
急性出血性直腸潰瘍　acute hemorrhagic rectal ulcer (AHRU)
急性術後腎不全　acute postoperative renal failure (APORF)
急性腎盂腎炎　acute pyelonephritis (APN)
急性腎炎　acute nephritis
急性腎炎症候群　acute nephritic syndrome
急性心筋梗塞　acute myocardial infarction (AMI)
急性心血管疾患　acute cardiovascular disease (ACVD)
急性進行性糸球体腎炎　rapidly progressive glomerulonephritis (RPGN)
急性心疾患　acute heart disease (AHD)
急性心不全　acute heart failure (AHF)
急性腎不全　acute renal failure (ARF)
急性じんま(蕁麻)疹　acute urticaria
急性膵炎　acute pancreatitis
急性せん(譫)妄　phrenitis
急性粟粒結核症　acute miliary tuberculosis
急性単球性白血病　acute monocytic leukemia (AMoL)
急性中耳炎　acute otitis media (AOM)
急性虫垂炎　acute appendicitis

急性中毒　acute poisoning
急性中毒性脳症　acute toxic encephalopathy (ATE)
急性電撃性髄膜炎菌菌血症　acute fulminating meningococcemia
急性伝染性結膜炎　acute contagious conjunctivitis
急性尿細管壊死　acute tubular necrosis (ATN)
急性尿道症候群　acute urethral syndrome (AUS)
急性熱性呼吸器疾患　acute febrile respiratory disease
急性脳症候群　acute brain syndrome (ABS)
急性肺炎　acute pneumonia (AP)
急性肺損傷　acute lung injury (ALI)
急性播種性脳炎　acute disseminated encephalitis
急性白血病　acute leukemia (AL)
急性反射性骨萎縮　acute reflex bone atrophy
急性非リンパ性白血病　acute non-lymphocytic leukemia (ANLL)
急性腹症　acute abdomen
急性閉塞隅角緑内障　acute closed angle glaucoma (ACAG)
急性扁桃炎　acute tonsillitis
急〔性〕発〔作〕　storm
急性無菌性髄膜炎　acute aseptic meningitis
急性網膜壊死　acute retinal necrosis (ARN)
急性腰痛症　acute low back pain
急性溶レン菌感染後糸球体腎炎　acute poststreptococcal glomerulonephritis (APSGN)
急性リウマチ熱　acute rheumatic fever (ARF)
急性両耳性中耳炎　bilateral otitis media, acute (BOMA)
急性リンパ性白血病　acute lymphoblastic leukemia (ALL)
急性リンパ性白血病共通抗原　common acute lymphoblastic leukemia antigen (CALLA)
旧世界アレナウイルス　old world arenaviruses
球石　spherolith
嗅腺　olfactory gland
急増　proliferation
急増虫体　tachyzoite
吸息　inspiration
休息　pause
急速収縮　tachysystole
急速進行性糸球体腎炎症候群　rapidly progressive glomerulonephritis syndrome (RPGN syndrome)
急速〔性〕　celerity
急速代謝　tachytrophism
急速な　fast, quick, rapid
急速発生　tachygenesis
急速分娩　oxytocia
吸息予備　inspiratory reserve
球体　bezoar
灸治　moxibustion
吸着　adsorption
吸着剤　adsorbent
吸着床　suction plate
吸着媒　adsorbent
吸虫類　fluke
旧ツベルクリン　old tuberculin (OT)
嗅電図　electroolfactography (EOG)
灸点法　byssocausis
牛痘　bovine smallpox, cowpox, vaccina, vaccinia
牛痘ウイルス　*Cowpox virus*
球頭鉗子　tireballe
牛痘状の　vacciniform
球頭体　spherocephalus
吸入因子　inhalant
吸入管　suction tube
吸入器　inhaler
吸入〔気〕酸素分画　inspiratory oxygen fraction (F_{IO_2})
吸入剤　inhalant
吸入シンチグラフィ　inhalation scintigraphy
吸入する　inhale
吸入性呼吸反射　pneopneic reflex
吸入性心臓反射　pneocardiac reflex
吸入〔法〕　inhalation
吸入麻酔　inhalation anesthesia
吸入誘発試験　inhalation-challenge test
吸入療法　inhalation therapy (IT)
牛乳療法　lactotherapy
吸熱の　endothermic
弓の　arcual
旧脳　old brain, paleencephalon
嗅脳　olfactory brain, rhinencephalon, smell brain
嗅脳外層　pero-olfactorius
9の法則　rule of nine
窮迫　distress
急迫性尿失禁　urge incontinence
急発症　ictus
丘斑　wheal
吸盤　sucker, suction apparatus
旧皮質　allocortex, paleocortex
嗅皮質　olfactory cortex
球麻痺　bulbar palsy, bulbar paralysis
球面円柱レンズ　spherocylinder
球面計　spherometer
球薬　drop
嗅薬　snuff
休養　rest
牛酪　butter
キュウリ脛　cucumber shin
弓隆　fornix
灸療法　moxibustion
急冷　quenching
逆輸送　antiport
QT 延長症候群　QT prolongation syn-

drome
QT 間隔 Q-T interval
Q熱 Q fever
Q波 Q wave
Q盤 Q disk
ギュブレル腫瘍 Gubler tumor
ギュブレル片麻痺 Gubler hemiplegia
キュベット cuvette
キュリー curie (Ci)
キュリウム curium (Cm)
キュンチャー釘 Küntscher nail
距(きょ) calcar
巨胃症 gastromegaly
希用 orphan
橋 bridge, pons
頬(ほお) bucca, gena, mala
框(わく) frame
莢 shell
鏡 speculum
胸囲 breast girth (BG), chest girth
教育医 attending physician
教育指数 educational quotient (EQ)
教育的リハビリテーション educational rehabilitation
教育年齢 educational age (EA)
教育病院 teaching hospital
教育療法 educational therapy (ET)
頬咽頭の buccopharyngeal
鏡映 reflection
頬炎 melitis
橋延髄溝 pontmedullary groove
狭塩性 stenohalinity
強化 enhancement, enrichment, reinforcement, tempering
境界 barrier, border, limes, limit, term
凝塊 coagulum, conglobation, conglomerate
仰臥位 supination
境界型人格障害 borderline personality disorder (BPD)
境界型糖尿病 impaired glucose tolerance (IGT)
境界〔上皮〕細胞 border cell
境界線 line (l)
仰臥位低血圧症候群 supine hypotensive syndrome (SHS)
仰臥〔位〕の supine
境界〔部〕母斑 junctional nevus
強化〔因〕子 reinforcer
胸郭 pectus, thoracic cage, thorax (T)
驚愕 pavor, terrors
胸郭運動記録器 thoracopneumograph
胸郭運動計 pneumascope
胸郭開口術 thoracostomy
驚愕過剰症 hyperekplexia
胸郭奇形 thoracocyllosis
胸郭狭窄症 thoracostenosis
胸郭形成術 thoracoplasty
胸郭焼灼法 thoracocautery
胸郭切開術 transthoracotomy
胸郭切除術 thoracectomy
狭角断層撮影〔法〕 zonography
胸郭中央位心臓 mesocardia
胸郭出口症候群 thoracic outlet syndrome (TOS)
胸郭の thoracic (Th)
胸郭〔披〕裂 thoracoschisis
強角膜 corneosclera, sclerocornea
強角膜炎 sclerokeratitis, sclerokeratosis
強角膜虹彩炎 sclerokeratoiritis
強角膜連結 sclerocorneal junction
仰臥性アルブミン尿 hypostatic albuminuria
共感 sympathy
胸管 thoracic duct (TD)
胸管胸部 thoracic part of thoracic duct
共感性 sympathism
共感性対光反射 consensual light reflex
共感性反射 consensual reflex
共感的理解 empathic understanding
頬顔面栓塞子 buccofacial obturator
狂気 insanity, madness
狂喜 perichareia, phrenesis
橋義歯 dental bridge
恐気症 aerophobia
狂気の insane
狂牛病 mad cow disease
強凝集素 proagglutinoid
頬筋 buccinator
胸筋 pectoralis
胸筋痛 thoracomyodynia
胸筋の pectoral
胸腔 thoracic cavity, thorax (T)
胸腔胃 thoracic stomach
胸腔X線撮影法 pleurography
狭〔隅〕角緑内障 narrow angle glaucoma (NAG)
胸腔鏡 thoracoscope
胸腔診断法 thoracoscopy
胸腔切開術 thoracotomy
胸腔穿刺術 thoracentesis, thoracocentesis
胸腔洗浄 pleuroclysis
胸腔内 intrathoracic (IT)
胸腔内圧 intrapleural pressure (IPP)
胸腔内視鏡検査 pleuroscopy
胸腔内輸液 pleuroclysis
胸腔漏 pleurorrhea
鏡径 aperture
頬形成術 meloplasty
胸形成術 thoracoplasty
凝結 coagulation, condensation, flocculation
凝血 thrombokinesis
凝血異常 coagulopathy
〔凝〕血塊 clot
凝血酵素 hemopexin
胸結合体 thoracopagus
凝血(固)促進薬 procoagulant
凝血の hemostatic
強結膜炎 scleroconjunctivitis
強結膜の scleroconjunctival
凝結薬 coagulant

凝血溶解時間 blood-clot lysis time (BLT)
鏡検 micrography, microscopy
狂犬病 hydrophobia, lyssa, rabies
狂犬病ウイルス *Rabies virus*
狂犬病状の rabiform
狂犬病の rabid
狂犬病ワクチン rabies vaccine
胸肩峰静脈 thoracoacromial vein
胸肩峰動脈 thoracoacromial artery
凝固 coagulation, fixation
凝固因子 clotting factor (CF)
恐慌 panic
競合 rivalry
挟合 schindylesis
凝膠 pectization
頬咬合面稜角 bucco-occlusal line angle
強硬症 catalepsy
強硬症様の cataleptoid
恐慌性障害 panic disorder (PD)
凝膠体 jelly
競合タンパク結合測定法 competitive protein binding assay (CPBA)
競合的拮抗〔物〕質 competitive antagonist
競合的阻害(抑制) competitive inhibition
競合的放射測定〔法〕 competitive radioassay
強紅輪 areola
凝固壊死 coagulation necrosis
凝固時間 clotting time (CLT), coagulation time
凝固障害 coagulopathy
凝固する coagulate, freeze
凝固性の coagulative
凝固〔促進〕酵素 coagulase
〔凝固〕組織因子 tissue factor (TF)
胸骨 breast bone, sternum
頬骨 jugal bone, mala, malar bone, yoke bone, zygoma, zygomatic bone
胸骨角 sternal angle
胸骨下甲状腺腫 substernal goiter
頬骨下の subzygomatic
頬骨眼窩動脈 zygomaticoorbital artery
頬骨弓 zygoma, zygomatic arch
胸骨頸筋膜筋 sternofascialis
胸骨結合体 sternodymus
胸骨甲状筋 sternothyroid
頬骨神経 zygomatic nerve
胸骨心膜靭帯 sternopericardial ligaments
胸骨性 sternen
胸骨切開〔術〕 sternotomy
胸骨舌骨筋 sternohyoid
胸骨線 sternal line
胸骨穿刺 sternal puncture
胸骨痛 sternodynia
頬骨点 jugale, malar point
胸骨軟骨の chondrosternal
頬骨の malar, zygomatic
胸骨の sternal
胸骨分節 sternebra
胸骨柄 episternum, manubrium sterni
胸骨柄の episternal
胸骨様の sternoid
胸骨裂 schistosternia
凝固点 freezing point (FP, f.p.)
凝固点降下法 cryoscopy
凝固薬 coagulant
胸最長筋 longissimus thoracis
胸鎖角 sternoclavicular angle
狭窄 arctation, constriction, obstruction, stricture
狭窄音 stertor, stridor
狭窄後の poststenotic
狭窄雑音 stenotic murmur
狭窄した stenosed
狭窄症 stegnosis, stenochoria, stenosis
狭窄頭蓋 stenocephalia
狭窄の stegnotic
狭窄〔部〕形成 stricture plasty
夾雑物 pollution
胸鎖乳突筋 sternocleidomastoid
強酸 strong acid
強酸性 strongly acid
鋏子 clip, shears
頬歯 dens buccalis
鏡視下脊椎手術 endoscopic spine surgery
胸式気管切開術 thoracobronchotomy
胸式呼吸 thoracic respiration
胸肢寄生体 pleuromelus
頬軸頸面の buccoaxiocervical
頬軸面の buccoaxial
共刺激分子 costimulatory molecule
強指(趾)症 sclerodactyly
共視症 synopsy
恐死症 thanatophobia
凝視〔する〕 gaze, periblepsis, stare
頬脂肪体 buccal fat pad
凝集 aggregation, coagulation
胸周計 thoracograph
凝集原 agglutinogen
凝集抗体 agglutinating antibody
凝集剤 agglutinant
凝集試験 agglutination test
凝集素 agglutinin
凝集〔素〕価 agglutination titer
凝集素産生の agglutinogenic
凝集能 agglutinability
凝集反応 agglutination (agg.)
凝集付着性大腸菌 enteroaggregative *Escherichia coli* (EAggEC)
凝集力 cohesion
凝縮 condensation
凝縮機 condenser
強縮後の posttetanic
強縮させる tetanize
強縮症 tetanism, tetany
強縮性攣縮 tetanic spasm
強縮誘発 tetanization
教授細目 syllabus
鋏状咬合 psalidodontia
狭小歯〔型, 性〕 leptodont
共焦点レーザー顕微鏡 confocal laser scanning microscope
狭小頭蓋症 leptocephaly, stenocephaly

狭小頭蓋の　leptocephalous, stenocephalic
恐触症　mysophobia
恐食症　phagophobia, sitophobia
共振　resonance
頬神経　buccal nerve
胸神経　thoracic nerves
狭心症　angina, angina pectoris, stenocardia, syncope anginosa
恐人症　anthropophobia
強靭性　tenacity
胸心臓枝　thoracic cardiac branches
胸心臓神経　thoracic cardiac nerves
頬唇の　buccolabial
強心薬　cardiac, cardiac stimulant, cardiotonic, positive inotropic agent
胸水　pleural effusion (PE), pleural fluid (PF)
胸髄　thoracic spinal cord
偽羊水　false amniotic fluid
胸髄核　thoracic nucleus
胸水〔症〕　hydrothorax
胸水性気胸　pneumohydrothorax
恐水病　hydrophobia
胸声　chest voice, pectoriloquy
強制　constraint
矯正　rectification
強勢　stress, vigo(u)r
共生　symbiosis
偽陽性　false positive (FP)
強制嘔吐　forcible vomiting
行政解剖　administrative autopsy
強制吸気　forced inspiration (FI)
偽〔陽〕性凝集〔反応〕　pseudoagglutination
強制屈曲　anaclasis
強制呼気(出)法　forced expiratory technique (FET)
強制呼吸　exsufflation, forced respiration
強制呼気流量　forced expiratory flow rate
矯正作業療法　remedial occupational therapy (ROT)
矯正歯科医　orthodentist
矯正歯科学　orthodontology
強制した　forced
矯正する　correct
矯正精神医学　orthopsychiatry
共生生物　symbiont, symbiote
共生の　commensal
強制の　obligate
強制拍動　forced beat
偽陽性反応　false positive reaction
強制ひき運動　forced duction
強制分時換気　mandatory minute ventilation (MMV)
矯正法　redressement
矯正薬　corrective
胸節　pleurotome
狭節の　stenomeric
頬舌の　buccolingual
頬腺　buccal gland, genal gland
胸腺　thymus, thymus gland
胸腺遺残　persistent thymus
胸腺炎　thymitis
胸腺核酸　thymonucleic acid
胸腺機能亢進型　thymotropism
胸腺欠除の　thymoprivic
胸腺向性の　thymotropic
胸腺固定術　thymopexy
胸腺細胞　thymocyte
胸腺細胞溶解素　thymolysin
胸腺刺激性の　thymokinetic
胸腺疾患　thymopathy
胸腺疾患の　thymopathic
胸腺腫　thymoma
恐尖症　belonephobia
胸腺小体　thymic corpuscle
強染色性の　trachychromatic
胸腺髄質　medulla of thymus
胸腺切除術　thymusectomy
胸腺前駆細胞　prethymocyte
胸腺組織融解　thymolysis
胸腺低形成　thymic hypoplasia
胸腺摘出術　thymectomy
胸腺の　thymic
胸腺分泌障害　dysthymia
胸腺リンパ無形成〔症〕　thymic alymphoplasia
強壮　sthenia
鏡〔像〕恐怖〔症〕　spectrophobia
鏡像書字　mirror writing
鏡像知覚　strephosymbolia
強壮の　roborant
強壮薬　euphoriant, roborant, tonic
頬側遠心側の　buccodistal
頬側近心側の　buccomesial
頬側咬合　buccal occlusion
頬側咬合側の　buccoclusal
頬側軸面歯肉側の　buccoaxiogingival
頬側歯頸壁の　buccocervical
頬側歯肉の　buccogingival
頬側唇面の　buccolabial
頬側舌側の　buccolingual
頬側転位　buccoversion
頬側の　buccal
共存症　comorbidity
蟯(ぎょう)虫　oxyurid, pinworm
蟯(ぎょう)虫症　enterobiasis, oxyuriasis
蟯虫属　*Enterobius*
協調反射　coordinated reflex
協調不能　incoordination
胸腸肋筋　iliocostalis thoracis
強直　ankylosis, rigo(u)r
強直関節寛解術　stereoarthrolysis
強直間代性痙攣　tonic–clonic convulsion
強直間代発作　tonic–clonic seizure
強直性　tonicity
強直性屈趾症　hallux rigidus
強直性痙攣　tonic convulsion
強直性脊椎炎　ankylosing spondylitis
強直性脊椎関節炎　spondylarthritis ankylopoietica
強直性てんかん　tonic epilepsy
強直性の　ankylotic, tetanic, tonic

用語索引

強直性発作 opisthotonos
強直発作 tonic seizure
強直薬 tetanic
胸椎 thoracic vertebrae (T)
胸椎の thoracic (Th)
胸痛 chest pain (CP), pectoralgia, stethalgia, thoracodynia
共通抗原 common antigen
狂的錯語〔症〕 paraphrasia vesana
強度 intensity, strength
共同運動 synkinesis
共同運動失調 incoordination
共同運動障害 dysmetria
協同運動消失 asynergy
共動運動の synkinetic
協同運動不能〔症〕 asynergy
共同凝集 coagglutination
共同凝集素 coagglutinin
協同筋 congener, synergistic muscle
共同クローヌス synclonus
共同原因 synaetion
狭動原体の pericentric
協同作用物 congener
協働収縮異常 dyssynergia
共同順応 coadaptation
狭頭症 craniostenosis, stenocephaly
狭頭〔症〕の stenocephalic
協同診療 group practice
共同の concomitant, synergetic
共同発育 syntrophism
共同偏視 conjugate deviation
頬動脈 buccal artery
強度変調放射線治療 intensity modulated radiation therapy (IMRT)
胸内苦悶 precordial oppression
凝乳嘔吐〔症〕 tyremesis
胸乳突の sternomastoid
頬の jugal, malar
橋の pontile
胸肺形成術 thoracopneumoplasty
胸背静脈 thoracodorsal vein
胸背神経 thoracodorsal nerve
胸背動脈 thoracodorsal artery
胸背の thoracodorsal
橋背部 tegmentum of pons
強迫 compulsion
脅迫 persecution
強迫観念 obsession
強迫行為 anancastia
強迫思考 compulsive idea, compulsive thinking
強迫性格 compulsive personality, obsessive character
強迫性障害 obsessive compulsive disorder (OCD)
強迫の compulsive, compulsory, obsessive
共〔伴〕感覚 synesthesia
強皮症 pachydermatosis, pachydermia, scleroderma
強皮症様の sclerodermatous
強皮の pachydermatous
頬鼻の bucconasal
胸病質 thoracopathy
恐猫症 cat syncope
恐怖 fear, terrors, trepidation
胸〔部〕 breast
頬部 gena
莢部 intussuscipiens
峡〔部〕 isthmus
胸部X線写真 chest X-ray (CXR)
脇腹 flank
胸腹弓 abdominothoracic arch
胸腹腔鏡 laparothoracoscopy
胸腹結合重複奇形 thoracogastrodidymus
胸腹切開術 thoracolaparotomy
胸副頭結合体 thoracoparacephalus
胸腹壁静脈 thoracoepigastric veins
胸腹壁破裂症 thoracogastroschisis
胸腹膜管 pleuroperitoneal canal
胸腹裂 thoracoceloschisis
恐怖痙攣 scythropasmus
胸部結合奇形体 thoracodelphus
胸部結合重複奇形体 thoracodidymus
胸部結合体 hemipagus
恐怖〔症〕 phobia
胸部腎 thoracic kidney
峡部切除術 isthmectomy
胸〔部〕大動脈 thoracic aorta
胸部大動脈炎 stetharteritis
胸部動脈炎 stetharteritis
胸部突出 thoracocyrtosis
頬部の zygomatic
胸部誘導 chest lead, precordial lead
恐糞症 coprophobia
胸壁 chest wall
胸壁異常彎曲 thoracocyrtosis
胸壁外心肺蘇生 external cardiopulmonary resuscitation (ECPR)
胸壁胸膜炎 parapleuritis
胸壁結合奇形体 ectopagus
胸壁コンプライアンス chest wall compliance (Ccw)
胸壁低周波振動図 kinetocardiography (KCG)
胸壁剥離〔術〕 thoracolysis
狂暴 furor, rage
莢膜 capsula, capsule
胸膜 pleura
強膜 sclera
胸膜炎 pleurisy, pleuritis
強膜炎 scleritis
強膜拡張 sclerectasia
強膜下の hyposcleral
胸膜管 pleural canal
胸膜カンジダ症 pleural candidiasis
胸膜腔 pleural cavity
胸膜〔腔〕結石 pleurolith
強膜結核腫 tuberculoma sclerae
強膜原性の scleratogenous
強膜虹彩炎 scleroiritis
莢膜細胞過形成症 hyperthecosis
莢膜〔細胞〕腫 thecoma

胸膜周囲炎 peripleuritis
莢膜腫症 thecomatosis
強膜上動脈 episcleral artery
強膜上の suprascleral
強膜静脈洞 scleral venous sinus
胸膜心膜摩擦音 pleuropericardial murmur
胸膜性腸チフス pleurotyphoid
胸膜切開術 pleuracotomy, pleurotomy
強膜切開術 sclerotomy
強膜切開刀 sclerectome
胸膜切除術 pleurectomy
強膜切除術 sclerectomy
強膜穿刺術 scleronyxis
胸膜穿刺〔術〕 pleuracentesis, pleurocentesis
莢膜染色 capsular stain
胸膜中皮腫 pleural mesothelioma
胸膜頂 cupula of pleura
胸膜痛 pleuralgia
強膜刀 sclerotome
胸膜洞 pleural recesses
強膜軟化症 scleromalacia
胸膜の pleural
強膜の scleral, sclerotic
胸膜肺炎 pleuropneumonia
胸膜剥離術 pleurolysis
胸膜皮膚の pleurocutaneous
強〔膜〕脈絡膜炎 sclerochoroiditis
胸膜癒着〔術〕 pleurodesis
胸膜由来の pleurogenic
矯味薬 corrective
共鳴 resonance
共鳴音 consonation, resonance
共鳴音伝達 transonance
共鳴過度 hyperresonance
共鳴の sonorous
恐毛症 trichophobia
橋網様体 pontine reticular formation (PRF)
希用薬 orphan drug
共役 conjugate, conjugation, coupling
共役の synergetic
共役輸送 coupled transport
共輸送 cotransport
強要 urgency
鏡用鉗子 speculum forceps
胸腰部の thoracolumbar
供与量 dosage
供覧用解剖標本作製者 prosector
共力筋 synergist
協力作用 potentiation
共力作用 synergia, synergism
共力作用の synergic, synergistic
協力収縮 cocontraction
共力薬 synergist
胸裂 schistothorax
行列式 determinant
胸裂〔症〕 thoracoschisis
胸肋軟骨形成術 chondrosternoplasty
橋腕 brachium pontis
虚咳 dry cough
巨核芽球 megakaryoblast
巨核芽球腫 megakaryoblastoma
巨核球 megakaryocyte
巨核球性白血病 megakaryocytic leukemia
巨核球増加〔症〕 megakaryocytosis
巨核球増殖性の megakaryocytopoiesis
巨核球の megakaryocytic
巨顎の pachygnathous
巨肝症 megalohepatia
巨顔症 macroprosopia
巨丸〔薬〕 bolus
虚偽性障害 factitious disorder
虚偽の sham
挙筋 arrector, attollens, erector, levator
鋸筋 serratus
挙筋ヘルニア levator hernia
曲 flexura, flexure
極 pole, polus
局 service
棘 spina, spine
曲解の skew
棘下窩 infraspinous fossa
棘下筋 infraspinatus
極期 acme, fastigium
極期の acmastic
極限 limes, limit
棘孔 foramen spinosum
棘口吸虫属 *Echinostoma*
局在 localization
局在性の localized
極細胞 polocyte
棘細胞腫 acanthoma
棘細胞増殖 acanthosis
棘糸胞 nematocyst
極周囲の peripolar
局所アナフィラキシー local anaphylaxis
棘上筋 supraspinatus
棘上筋症候群 supraspinatus syndrome
棘状骨盤 acanthopelvis
棘状の acanthoid, spinate, spinose, spinous
偽翼状片 pseudopterygium
局所壊死 local syncope
局所解剖学 topographic anatomy, topology
局所学 topography
局所感覚障害 dyschiasia
局所感覚(知覚)消失 topagnosis
局所止血薬 local hemostatic agent
局所症状 local symptom
局所触覚消失 topagnosis, topoanesthesia
局所診察法 toposcopy
局所性神経症 toponeurosis
局所性チック local tic
局所性脳損傷 focal brain injury
局所性反応 local reaction
局所的感覚鈍麻 topodysesthesia
局所的の topical
局所に topically
局所の local, regional
局所皮弁 local flap
局所部切除〔術〕 tylectomy
局所防衛 topophylaxis

局所麻酔 local anesthesia, regional anesthesia, topical anesthesia, toponarcosis (LA)
局所麻酔薬 local anesthetic
局所名 toponym
局所命名法 toponymy
局所免疫 local immunity
局所薬 topica
局所用トロンビン topical thrombin
極性 polarity
極性回復 repolarization
曲精細管 convoluted seminiferons tubules
曲線 arcuation, curve
極線 polar
曲線状の gyrose
極相 climax
極体 polar body
棘突起 spinous process, spur
極度に extremely
極度の extreme
極度疲労 exhaustion
極の polar
棘波 spike
極白内障 polar cataract
棘波電位 spike potential
極微動物 microzoon
曲部 convoluted part
局部義歯 partial denture
局部の local
局部舞踏病 monochorea
局方外の unofficial (unof)
局面 situation
曲面 surface
棘融解 acantholysis
曲率 curvature
極量 maximum(-mal) dose (MD)
魚形の ichthyoid
虚血 isch(a)emia
虚血再灌流障害 ischemia reperfusion injury
虚血再灌流症候群 ischemia reperfusion syndrome
虚血性心疾患 ischemic heart disease (IHD)
虚血〔性〕の ischemic
虚言 lie
虚言症 pseudologia
巨口症 macrostomia
距骨 ankle, ankle bone, astragalus, talus
距骨下関節 subtalar joint
距骨脛骨の astragalotibial
距骨舟状骨の astragaloscaphoid
距骨踵骨の astragalocalcanean
距骨切除〔術〕 astragalectomy
距骨の talar
巨細胞 giant cell
巨細胞癌 giant cell carcinoma
巨細胞骨髄腫 giant cell myeloma
巨細胞腫 giant cell tumor (GCT)
巨細胞〔性〕動脈炎 giant cell arteritis (GCA)
巨細胞〔性〕肺炎 giant cell pneumonia
巨細胞肉腫 giant cell sarcoma
鋸歯 serration
巨指症 dactylomegaly, macrodactyly
巨視症 macropsia
巨耳症 macrotia, pachyotia
鋸歯状腺腫 serrated adenoma
鋸歯状の serrat(ed)
巨視的 macroscopic
虚弱 infirmity
虚弱児 weak child
虚弱質 valetudinarianism
虚弱者 invalid, valetudinarian
虚弱な delicate, infirm
巨手〔症〕 macroch(e)iria
挙上 elevation
鋸状縁 ora serrata
鋸状形態 serration
距踵舟関節 talocalcaneonavicular joint
鋸状縫合 sutura serrata
巨心症 megalocardia
巨人症 giantism, macrosomia, somatomegaly
距錐 talon, talonid
去勢 castration, emasculation, eviration, gonadectomy, testectomy
虚性暗点 negative scotoma
去勢する castrate, unsex
去勢体 castrate
虚性の virtual
虚性輻輳 negative convergence
巨赤芽球性貧血 megaloblastic anemia
拒絶 denial
巨赤血球性貧血 megalocytic anemia
巨赤血球増加症 megalocytosis
巨舌症 megaloglossia, pachyglossia
拒絶症 negativism
拒絶反応 rejection
巨爪〔症〕 onychauxis
巨大胃〔症〕 megalogastria
巨大陰茎 macrophallus
巨大円柱 broad cast
巨大顎 eurygnathism
巨大角膜 megalocornea
巨大眼球〔症〕 macrophthalmia, megalophthalmus
距腿関節 talocrural joint
巨大結腸〔症〕 giant colon, megacolon
巨大合指〔症〕 megalosyndactyly
巨大紅斑 megaloerythema
巨大歯 macrodont
巨大肢 macromelia
巨大歯〔症〕 macrodontia, megadontism, megalodontia
巨大指症 megalodactylia
巨大肢〔症〕 megalomelia
巨大手〔症〕 megalocheiria
巨大手の megalocheirous
巨大症 gigantism, somatomegaly
巨大食道 megaesophagus, megaloesophagus

巨大腎杯症　megacalycosis
巨〔大〕赤芽球　megaloblast
巨〔大〕赤血球　megalocyte
巨〔大〕爪症　megalonychia
巨大足〔症〕　macropodia, megalopodia, pes gigas
巨〔大〕腸〔管〕症　megaloenteron
巨大直腸　megarectum
巨〔大〕頭〔蓋〕症　megacephaly
巨大頭蓋体　macrencephalus
巨〔大〕頭〔蓋〕の　megacephalic
巨大乳房の　mammose
巨大尿管　megaloureter
距腿の　talocrural
巨〔大〕脳　megalocephalia
巨大脳症　macrencephalia
巨大発育　gigantism
巨大鼻　macrorhinia
巨大膀胱　megabladder, megacystis, megalocystis
巨大盲腸　megacecum
巨大濾胞性リンパ節症　giant follicular lymphadenopathy
虚脱　collapse, prostration
虚脱療法　collapse therapy
去痰　stethocatharsis
巨端症　acromegaly
巨端性巨人症　acromegalic gigantism
去痰薬　expectorant
魚肉中毒　ichthyism
巨乳〔症〕　gigantomastia
拒否　negation, rejection
巨脾症　splenomegaly
巨鼻症　macrorhinia
虚無主義　nihilism
虚無妄想　nihilism
許容　tolerance
許容量　allowance
距離　distance
魚りんせん(鱗癬)　fish skin, ichthyosis
魚りんせん(鱗癬)の　ichthyotic
魚類の　ichthyoid
キライジチ症候群　Chilaiditi syndrome
ギラン・タオン症候群　Guillain-Thaon syndrome
ギラン・バレー症候群　Guillain-Barré syndrome (GBS)
ギリアム手術　Gilliam operation
キリアン三角　Killian triangle
キリアン手術　Killian operation
偽リウマチ　pseudorheumatism
ギーリ手術　Gigli operation
ギリース手術　Gillies operation
起立恐怖〔症〕　stasiphobia
起立筋　arrector, erector
起立困難　dysstasia, dysstatic
起立性タンパク尿　orthostatic proteinuria
起立性調節障害　orthostatic dysregulation (OD)
起立性低血圧　orthostatic hypotension (OH)
起立不能症　anorthosis
キリップの分類　Killip classification
起立歩行恐怖〔症〕　stasibasiphobia
起立歩行不能〔症〕　astasic abasia
気瘤　aerocele, pneumatocele, pneumocele
偽リンパ腫　pseudolymphoma
キルシュナー鋼線　Kirschner wire
ギルバート(単位の)　gilbert
ギルマー副子　Gilmer splint
亀裂　rhagades
亀裂骨折　fissure fracture, infraction
亀裂踵　cracked heel
亀裂状の　rhagadiform
亀裂の　rictal
キレート　chelate
キレート化　chelation
キレート試薬　chelating reagent
キロカロリー　kilocalorie (kcal)
季肋部　hypochondrium
キログラム　kilogram (kg)
キログラムメートル　kilogram-meter (kg-m)
キロサイクル　kilocycle (kc)
キロジュール　kilojoule (kj)
ギロチン　guillotine
キロパスカル　kilopascal (kPa)
キロベース　kilobase (kb)
キロボルト　kilovolt (kv)
キロメートル　kilometer (km)
キロリットル　kiloliter (kl)
キロワット　kilowatt (kW)
キロワット時　kilowatt hour
きわめて　extremely
Ki-1 リンパ腫　Ki-1 lymphoma
気を失う　passed out
金　aurum (Au), gold
筋　muscle (M), muscularis, musculus
銀　argentum (Ag, arg.), silver
筋異栄養症　myodystrophia
近位指節間関節　proximal interphalangeal joint (PIP joint)
筋萎縮　amyotrophy, myoatrophy
筋萎縮性側索硬化症　amyotrophic lateral sclerosis (ALS)
筋萎縮性麻痺　amyotrophic paralysis
筋萎縮の　amyotrophic
均一化する　homogenize
近位尿細管　proximal tubule
近位の　proximal
筋運動記録法　myography
筋運動痛　kinesalgia
筋栄養　myotrophy
筋壊死　myonecrosis
筋炎　myositis
禁煙　smoking cessation
禁煙治療　smoking cessation therapy
禁煙補助薬　smoking cessation aid
筋横隔膜の　musculophrenic
筋音　muscle sound
菌塊　druse
筋覚　kinesthesia, myesthesia

菌核　sclerotium
筋学　myography
筋覚の　myotactic
菌傘(かさ)　pileus
筋芽細胞　myoblast, sarcoblast
筋芽細胞腫　myoblastoma
菌株群生成　clustering
筋管　myotube
筋間代の　myoclonic
禁忌　contraindication, incompatibility
緊急　urgency
緊急・外傷収容部門　emergency and trauma unit (ETU)
緊急〔事態〕　emergency
緊急心疾患集中治療部　emergency cardiac care unit (ECCU)
緊急説　emergency theory
緊急〔呼出〕　emergency (call) (EM)
筋強直(緊張)性ジストロフィー　myotonic dystrophy (MD)
筋緊張　muscle tonus
筋緊張異常　dystonia
筋緊張過度　hypermyotonia
筋緊張減退　hypomyotonia
筋緊張症　myotonia, myotony
筋緊張性の　myotonic
筋緊張性反応　myotonic reaction
筋緊張の　musculotonic
筋区画症候群　compartment syndrome
筋クローヌスの　myoclonic
筋形成〔術〕　musculoplasty, myoplasty
筋形成術用の　myoplastic
筋形成の　sarcopoietic
筋形成不全〔症〕　amyoplasia
筋痙攣　myospasm
菌血症　bacteremia
筋腱炎　myotenositis
筋原性の　myogenetic
筋原線維　myofibril
筋腱の　musculotendinous
筋腱膜の　musculoaponeurotic
筋硬化〔症〕　myosclerosis
近交系マウス　inbred strain
菌交代現象　microbial substitution
筋構築　myoarchitectonic
筋硬直症　myotonia
筋骨格の　musculoskeletal
筋骨連結　syssarcosis
筋細管〔系〕　sarcotubules
筋細糸　myofilament
筋細胞　muscle cell, myocyte
筋細胞原形質　myoplasm
筋細胞腫　myocytoma
菌糸　hypha
近視　myopia (M), nearsightedness
禁止　prohibition
近似　approximation
筋耳管管　musculotubal canal
筋弛緩症　hypomyotonia
筋弛緩薬　muscle relaxant (MR)
近軸の　paraxial
筋ジストロフィー　muscular dystrophy (MD), myodystrophia
禁止する　prohibit
近視性半月　myopic crescent
近視性乱視　astigmatismus myopicus (Am), myopic astigmatism
菌糸体　mycelium
近似値　approximate value
筋形質　sarcoplasm
均質化　homogenization
均質化する　homogenize
筋疾患　myopathy
均質性　homogeneity
筋失調〔症〕　amyotaxia
均質の　homogeneous
近視の　myopic
近似の　approximal, approximate
筋脂肪腫　myolipoma
筋脂肪変性　myodemia
菌腫　fungus
筋腫　myoma
菌株　strain
禁酒　temperance
筋収縮性頭痛　muscle contraction headache (MCH)
筋収縮遅滞　myobradia
筋周膜　perimysium
緊縮性　tautness
キーン手術　Keen operation
筋腫切除術　myomectomy
筋漿　muscle plasma, sarcoplasm
筋鞘　perimysium, sarcolemma
筋障害　myopathy
筋障害性の　myopathic
菌状息肉症　mycosis fungoides
菌状に発生する　fungate
筋症の　myopathic
筋上皮　myoepithelium
筋上皮腫　myoepithelioma
筋上皮性の　myoepithelial
筋小胞体　sarcoplasmic reticulum
筋上膜　epimysium
禁食　non per os (NPO, n.p.o.)
筋神　kinesthesia
近心　mesial
近心縁　mesial margin
近心窩　mesial fossa
近心〔窩〕壁　mesial wall
近心頬側の　mesiobuccal
筋神経接合部　myoneural junction
筋神経の　myoneural, neuromuscular (NM)
近心溝　mesial groove
近心咬合　mesio-occlusion
近心咬合面側の　mesio-occlusal
近親交配　inbreeding
近親交配の　inbred
近心根　mesial root
近親死　bereavement
近心歯頸側の　mesiocervical
近心歯肉側の　mesiogingival
近心小窩　mesial fossa

近心唇側の　mesiolabial
近心切縁　mesial cutting edge
近心舌側三角隆線　mesiolingual triangular ridge
近心舌側の　mesiolingual
筋振戦　amyostasia
近親相姦　incest
筋腎代謝症候群　myonephropathic metabolic syndrome (MNMS)
筋伸張反射　myotatic reflex
筋伸展　myotasis
近心転位　mesioversion
筋伸展の　myotatic
筋伸展反射　myotatic reflex
筋振動　flutter
近親の　kindred
銀親和性細胞　argentaffin cell
銀親和性細胞腫　argentaffinoma
筋親和性の　musculotropic
銀親和性の　argentaffin(e)
筋水腫　myoedema
禁制　continence, prohibition, taboo
筋性　muscularis
筋性眼精疲労　muscular asthenopia
筋静止不能症　amyostatic syndrome
近成の　proximate
筋性麻痺　myogenic paralysis
近赤外線分光法　near-inflared spectroscopy (NIRS)
筋節　myotome, sarcomere
筋切開術　myotomy
近接効果　intrinsic deflection
近接照射療法　brachytherapy
筋線維　muscle fiber, myoneme
筋線維芽細胞　myofibroblast
筋線維腫　myofibroma
筋線維症　myofibrosis
筋線維束　sarcostyle
筋線維束攣縮　fasciculation
筋線維便　creatorrhea
筋線維膜炎　myofibrositis
銀染色　argentation
筋層間神経叢　myenteric nerve plexus
金属　metal
筋組織　muscular tissue, musculature
筋組織に由来する　myogenetic
筋組織様の　myoid
〔菌体〕外毒素　exotoxin
筋脱力感　muscle weakness
禁断　abstinence, taboo
禁断現象　abstinence phenomenon
禁断症状　abstinence symptom, withdrawal symptom (WDS)
筋〔断〕裂　myorrhexis
近置　approximation
巾着縫合　purse-string suture
巾着縫合器　purse-string instrument
銀中毒　argyria
緊張　strain, tasis, tension, tonus
緊張型頭痛　tension-type headache (TTH)
緊張型統合失調症　catatonia
緊張過度の　hypertonic
緊張感　turgor
緊張器　strainer
緊張亢進　hypertonia
緊張亢進〔状態〕　hypertonicity
緊張亢進の　hypertonic
緊張した　tense
緊張性　tonicity
緊張性頸反射　tonic neck reflex (TNR)
緊張性振動〔性〕反射　tonic vibration reflex (TVR)
緊張性頭痛　tension headache
緊張性瞳孔　tonic pupil
緊張性尿失禁　stress incontinence
緊張性の　tonic
緊張性迷路反射　tonic labyrinthine reflex (TLR)
緊張性攣縮　tonic spasm
緊張性を与える　tonicize
緊張〔度〕　tensity
緊張反射　tonic reflex
緊張病　catatonia
緊張病患者　catatoniac, catatonic
緊張〔病〕性の　catatoniac, catatonic
緊張縫合　tension suture
緊張薬　tonicus
筋張力障害　myodystonia
銀沈着症　argyria
筋痛　myalgia, myodynia
近点　near point
銀点　silver point
筋転位　myectopy, myomectomy
筋電感覚　electromuscular sensibility
筋電図　electromyogram (EMG)
筋電図検査法　electromyography
近点測定器　optodynamometer
近点〔測定〕計　accommodometer
均等　equation
均等質　homogenate
筋内膜　endomysium
筋軟化〔症〕　myomalacia
筋肉　muscle (M)
筋肉骨化〔症〕　sarcostosis
筋肉腫　myosarcoma
筋肉鞘　epimysium
筋肉増殖　sarcosis
筋肉内注射　intramuscular injection
筋肉内の　intramuscular (IM,im)
筋肉の強直を誘発する　tonicize
筋肉の膨大部　belly
筋肉発達の　sarcotic
筋粘膜の　musculomembranous
筋の　muscular, sarcous
銀の　lunar
筋発育過度　hypermyotrophy
筋発生　myogenesis
筋波動症　myokymia
筋板　muscle plate, myomere
筋反射　muscular reflex
金皮症　chrysiasis
筋皮神経　musculocutaneous nerve

キンヒドリン電極 quinhydrone electrode
キンヒドロン quinhydrone
筋皮の musculocutaneous
筋病 myopathy
筋フィラメント myofilament
筋腹 venter
筋不全麻痺 myoparesis
キーンベック病 Kienböck disease
ギンベナルト靱帯 Gimbernat ligament
筋ヘルニア myocele
筋変性 myodegeneration
筋縫合術 myorrhaphy
筋紡錘 muscle spindle
筋蜂巣炎 myocellulitis
筋膨隆 mounding
筋膜 fascia
菌膜 pellicle, pericle
筋膜炎 fasciitis, fascitis, myofascitis
筋膜形成術 fasciaplasty, fascioplasty
筋膜固定術 fasciodesis
筋膜〔性〕の fascial
筋膜切開術 fasciotomy
筋膜切除 fasciectomy
筋膜の musculofascial, myofascial
筋膜縫合術 fasciorrhaphy
筋麻痺 myoparalysis
吟味〔覚〕 gustation
緊密不正咬合 close-bite malocclusion
筋無緊張〔症〕 amyotonia, myatonia, myatony
筋無力症 amyosthenia, myasthenia
〔筋〕無力症の myasthenic
筋無力性反応 myasthenic reaction
キンメルスチール・ウィルソン症候群 Kimmelstiel-Wilson syndrome
筋融解 myolysis
筋様細胞 myoid cell, peritubular contractile cell
筋様の myoid
筋リズム myorhythmia
筋律動 myorhythmia
筋粒体 sarcosome
金療法 chrysotherapy
筋力 muscle strength
筋力過多 hyperdynamia
筋力計 ergometer, sthenometer
筋力測定法 sthenometry
筋攣縮 myopalmus, vellication
筋攣縮曲線 muscle curve
筋攣縮計 myometer
筋攣縮の musculotonic
筋ろう(蝋)様変性 myocerosis

く

区 part, segmentum
グアイフェネシン guaifenesin
グアナーゼ guanase
グアナリトウイルス *Guanarito virus*
グアニン guanine
グアノシン guanosine (Guo)
グアノシン一リン酸 guanosine 5′-monophosphate (GMP)
グアノシン二リン酸 guanosine diphosphate (GDP)
グアノシン三リン酸 guanosine triphosphate (GTP)
グアノシン三リン酸結合タンパク〔質〕 guanosine triphosphate-binding protein (GTP-binding protein)
グアヤック guaiac
グアヤック脂 guaiac
グアヤック試験 guaiac test
グアヤック反応 guaiac reaction
区域 segment, zone
区〔域〕気管支 segmental bronchi
区域遮断 field block
区域切除〔術〕 segmentectomy
区域断層X線撮影法 sectional radiography
クイック試験 Quick test
クインケ徴候 Quincke sign
クインケ浮腫 Quincke edema
クイーンズランドマダニチフス Queensland tick typhus
腔 alveus, antrum, cavitas, cavum, celom, ventriculus
空嘔 vomiturition
クヴォステック徴候 Chvostek sign
腔窩 excavation
空回腸 jejunoileum
空回腸炎 jejunoileitis
空回腸の jejunoileal
空回腸吻合術 jejunoileostomy
隅角切開術 goniotomy
隅角癒着 goniosynechia
空間失見当 spacial disorientation
空間的な tonotopic
空間の spatial
空気 air
空気嚥下症 aerophagia
空気関節造影〔法〕 pneumarthrogram
空気感染 air-borne infection
空気飢餓〔感〕 air hunger
空気塞栓症 aeroembolism, air embolism, chokes
空気伝導 air conduction
空気とらえ込み〔現象〕 air trapping
空気の pneumatic
空気脳室造影 pneumoventriculography (PVG)
空気副子 air splint
空気を運搬する aeriferous
空気を含ませる aerate
空隙 gap, voids
空隙の lacunar
空結腸吻合術 jejunocolostomy
空壺(甕)音 amphoric
空室 vacuum chamber
偶生 tocogony
偶然腫瘍 incidentaloma
偶然の adventitious
偶然発生 spontaneous generation

空想虚言〔症〕 pseudologia fantastica
空置術 exclusion
空腸 jejunum
空腸炎 jejunitis
空腸回腸バイパス jejunoileal bypass
空腸間膜 mesojejunum
空腸空腸吻合術 jejunojejunostomy
空腸静脈 jejunal veins
空腸切除〔術〕 jejunectomy, jejunotomy
空腸動脈 jejunal arteries
空腸の jejunal
空腸瘻〔造設〕術 jejunostomy
空洞 cave, cavern, cavitas, cavity, cavum, vomica
空洞音 cavernous voice
空洞化 cavitation
空洞形成 cavitation, porosis
空洞現象 cavitation
空洞(壺音)呼吸 amphoric respiration
空洞状脊髄脱出 syringomyelocele
空洞性脊髄 syringomyelus
空洞性の cavernous
腔内照射用器具 intracavitary applicator
腔の antral
偶発癌 accidental cancer
偶発症状 accident
偶発性の casual
偶発の incidental
偶発的な occasional
偶発犯罪者 accidental criminal
空腹 hunger
空腹時インスリン値 fasting immunoreactive insulin (FIRI)
空腹時血糖 fasting blood glucose (FBG), fasting blood sugar (FBS)
空腹時血糖異常 impaired fasting glycemia (IFG)
空腹時高血糖 fasting hyperglycemia
空腹時低血糖 fasting hypoglycemia
空胞 vacuole
空胞化 vacuolation
空胞化する vacuolate
空胞形成 vacuolation
空胞の vacuolar
空胞の生じた vacuolated
空盲腸吻合術 jejunocecostomy
偶力 couple
クエッケンステット試験 Queckenstedt test
クエッケンステット徴候 Queckenstedt sign
クエン酸 citric acid
クエン酸塩 citrate
クエン酸塩加血液 citrated blood
クエン酸回路 citric acid cycle
クエン酸・リン酸・ブドウ糖液 citrate phosphate dextrose solution (CPD solution)
クォーク quark
クォート quart
クオラムセンシング quorum sensing
クオリティ オブ ライフ quality of life (QOL)
区画 compartment
躯幹 soma
躯(体)幹奇形体 perosomus
躯幹分裂奇形 schistocormia
釘 nail, peg
釘止め法 nailing
矩形の rectangular
駆血 avascularization
駆血(出)期 ejection period
駆血器 tourniquet (TQ)
楔 wedge
鎖 chain
駆散 repercussion
くしゃみ ptarmus, sneeze, sternutation
くしゃみ誘発薬 ptarmic
駆出 ejection
駆出性クリック ejection click
駆出性雑音 ejection murmur (EM)
駆出性収縮期雑音 systolic ejection murmur (SEM)
駆出率 ejection fraction (EF)
駆除 expulsion
駆除薬 pellant
クスウマル〔大〕呼吸 Kussmaul breathing
くすぐり感 tickling
くすぐる tickle
くすぐること tickling, titillation
クスマウル徴候 Kussmaul sign
薬 drug, physic
管 tuba, tube, tubus
管の tubal
グッタペルカポイント gutta-percha point
口 aditus, aperture, introitus, mouth, opening, ora, os
口から遠ざかった aborad
口顔面指症候群 orofaciodigital syndrome (OFD syndrome)
駆逐性の expulsive
クチクラ cuticula
口の actinal, oral (O), stomatal, stomatic
口の方 orad
口棒 mouth stick
駆虫 ejection
駆虫薬 anthelmint(h)ic, antiparasitic, helminthagogue, parasiticide, teniacide, vermifuge
苦痛 torment
屈化性 chemotropism
屈脚 rhaeboscelia
屈曲 convolution, curvature, flexion
屈曲過度 hyperflexion
屈曲骨折 bending fracture
屈曲した sinuous
屈曲症 rhaebosis
屈曲〔する〕 bend, flex
屈曲母趾 hallux flexus
屈筋 flexor
屈筋支帯 flexor retinaculum
屈筋反射 flexor reflex, withdrawal reflex
靴工胸 shoemaker breast
屈光性 phototropism

屈指〔症〕 camptodactyly
屈肢〔症〕 camptomelia
屈肢〔症〕の camptomelic
靴修繕工縫合 cobbler's suture
屈触性 thigmotropism
クッション cushion
クッシング現象 Cushing phenomenon
クッシング症候群 Cushing syndrome
クッシング病 Cushing disease
クッシング縫合 Cushing suture
クッシング様の cushingoid
屈性 tropism
屈折 anaclasis, refraction
屈折矯正角膜切開〔術〕 photorefractive keratectomy (PRK)
屈折計 optimeter, refractometer, stigmatometer
屈折する refract
屈折性の refractile
屈折測定器 refractor
屈折により方向が変わる refract
屈折望遠鏡 refractor
屈折率 refractive index (D, D_n)
屈折力 refractivity
屈折を判定する refract
屈側の flexural
グッタペルカ gutta-percha
掘洞器 excavator
屈動性 tropism
グッド症候群 Good syndrome
グッドパスチャー症候群 Goodpasture syndrome
クッパー細胞 Kupffer cell
屈融性 thigmotropism
クーデカテーテル coudé catheter
グデル徴候 Goodell sign
グナチオン gnathion
クニッピング法 Knipping method
ぐにゃぐにゃ乳児症候群 floppy infant syndrome
クニリングス cunnilingus
苦悩 agony, oppression
駆梅性の antiluetic
駆梅薬(剤) antiluetic, antisyphilitic, antitreponemal
クーパー靭帯 Cooper ligament
クーバード couvade
クーパーヘルニア Cooper hernia
首吊り hanging
駆風薬 carminative
クーフス病 Kufs disease
クプロメトリー cupulometry
区分 partition, portion
区分する classify
区別 differentiation, discrimination
区別(鑑別)する differentiate
凹み(くぼみ) dip, pitting
クマコケモモ［熊苔桃］属 *Arctostaphylos*
クマネズミ black rat
組 tribe
組み合わせ combination
組換え recombination
組換え型 recombinant
組換え体 recombinant
組換え DNA recombinant DNA
苦味泉 bitter springs
苦味チンキ bitter tincture
クームス血清 Coombs serum
クームス試験 Coombs test
クモ spider
クモ恐怖〔症〕 arachnophobia
クモ状血管拡張症 spider telangiectasis
クモ状血管腫 arterial spider, spider angioma, vascular spider
クモ状指 arachnodactyly
雲状浮遊物 nubecula
クモ状母斑 nevus araneus, spider nevus
クモ軟膜 meninx tenuis
クモの巣様の histoid
クモ膜 arachnoid, arachnoid mater
クモ膜炎 arachnitis, arachnoiditis
クモ膜下腔 subarachnoid space
クモ膜下出血 subarachnoid hemorrhage (SAH)
クモ膜下槽 subarachnoidal cisterns
クモ膜下の subarachnoidal
クモ膜下ブロック subarachnoid block (SAB)
クモ膜顆粒 arachnoid granulations
クモ膜絨毛 arachnoid villus
クモ膜の arachnoidal
クモ膜嚢胞 arachnoid cyst
クモ指 spider finger
クモ様癌 spider cancer
曇り cloudiness
苦悶 agony, anxiety, torment
鞍 saddle, sella
暗い dull
クライアント client
クラインフェルター症候群 Klinefelter syndrome
グラウィッツ腫〔瘍〕 Grawitz tumor
クラウゼ腺 Krause glands
クラウベルグ試験 Clauberg test
グラウンデッドセオリー grounded theory
クラーク細胞 Clarke cell
グラスゴーアウトカムスケール Glasgow outcome scale (GOS)
グラスゴーコーマスケール Glasgow coma scale (GCS)
クラススイッチ組換え class switch recombination (CSR)
クラスタ cluster
クラスターイオン cluster ion
クラス転換 class switch
クラスレート clathrate
クラスレート化合物 clathrate
グラゼル裂 glaserian fissure
クラックコカイン crack cocaine
クラックル crackles
クラッタリング cluttering
クラットン関節 Clutton joint

グラディエント gradient
グラディエントエコー gradient echo
グラデニーゴ症候群 Gradenigo syndrome
クラドスポリウム症 cladosporiosis
クラドスポリウム属 *Cladosporium*
グラハムスチール雑音 Graham Steell murmur
グラファイト graphite
グラーフ卵胞(濾胞) graafian follicle
グラベラ glabella
クラミジア科 *Chlamydiaceae*
クラミジア結膜炎 chlamydial conjunctivitis
クラミジア症 chlamydiosis
クラミジア属 *Chlamydia*
クラミジアの chlamydial
クラミドフィラ属 *Chlamydophila*
グラム gram (Gm, gm, g)
グラムイオン gram ion
グラム陰性桿菌 Gram-negative bacillus (GNB)
グラム陰性球菌 Gram-negative cocci
グラム陰性〔の〕 Gram-negative
グラム原子 gram atom
グラム染色 Gram stain
グラム当量 gram equivalent
グラム分子 gram molecule
グラム陽性桿菌 Gram-positive bacillus (GPB)
グラム陽性球菌 Gram-positive cocci
グラム陽性〔の〕 Gram-positive
くらやみ嗜好〔症〕 nyctophilia
クラリスロマイシン clarithromycin (CAM)
クラーレ curare
グランザイム granzyme
グランツマン病 Glanzmann disease
クランプ clamp
グリア glia
グリア芽細胞腫 glioblastoma
グリア細胞 glia cell
グリアジン gliadin(e)
クリアランス clearance (C)
クリオグロブリン cryoglobulin
クリオグロブリン血症 cryoglobulinemia
グリオーシス gliosis
グリオソーム gliosome
クリオフィブリノーゲン cryofibrinogen
クリオプロテイン cryoprotein
グリオーマ glioma, neuroglioma
繰り返される recur
繰り返し dicto ditto (do.), repetition
繰り返し時間 repetition time (TR)
クリグラー・ナジャー症候群 Crigler-Najjar syndrome
クリケット大腿 cricket thigh
グリコーゲン glycogen
グリコーゲン合成 glycogenesis
グリコーゲン蓄積症 glycogen storage disease (GSD)
グリコーゲン分解 glycogenolysis
グリココール glycocoll
グリコサアミノグリカン glycosaminoglycan (GAG)
グリコシアミン glycocyamine
グリコシド glycoside
グリコシド交換反応 transglycosidation
グリコシル glycosyl
グリコシル転移 transglycosylation
グリコシル転移酵素 transglycosylase
グリコシルトランスフェラーゼ glycosyltransferase
グリコスフィンゴリピド glycosphingolipid
グリコプロテイン glycoprotein (GP)
グリコペプチド軽度耐性黄色ブドウ球菌 glycopeptide intermediate-resistant *Staphylococcus aureus* (GISA)
グリコヘモグロビン glycohemoglobin
くりこみ convolution
グリコール glycol
グリコール酸 glycolic acid
グリシン glycine
クリスタリン crystallin
クリスタロイド crystalloid
クリスチャン・ウェーバー病 Christian-Weber disease
クリスマス因子 Christmas factor
クリスマス病 Christmas disease
クリセオバクテリウム属 *Chryseobacterium*
グリセオフルビン griseofulvin (GRF)
グリセリド glyceride
グリセリン glycerin
グリセリン化合物の glyceric
グリセリン浣腸 glycerin enema (GE)
グリセリン混和剤 glycerin
グリセリンの glyceric
グリセルアルデヒド glyceraldehyde
グリセルアルデヒド 3-リン酸 glyceraldehyde 3-phosphate
グリセロール glycerol
クリソタイル chrysotile
クリック click
クリック音 clicking
クーリッジ管 Coolidge tube
グリッソン鞘 Glisson capsule
グリッソン鞘炎 glissonitis
グリッソン被膜 Glisson capsule
グリッソン被膜炎 glissonitis
グリッド grid
クリップ clip
クリッペル・フェール症候群 Klippel-Feil syndrome
クリティカルパス critical path(way) (CP)
クリニカルクラークシップ clinical clerkship
クリニカルスーパーバイザー clinical supervisor
クリニカルナーススペシャリスト clinical nurse specialist (CNS)
クリニカルラダー clinical ladder
クーリー貧血 Cooley anemia
クリープ creep

クリプトコッカス症 cryptococcosis
クリプトコッカス髄膜炎 cryptococcal meningitis
クリプトコッカス属 *Cryptococcus*
クリプトスポリジウム症 cryptosporidiosis
クリプトスポリジウム属 *Cryptosporidium*
クリプトン krypton (Kr)
グリホシス gryposis
クリミア・コンゴ出血熱 Crimean–Congo hemorrhagic fever (CCHF)
クリミア・コンゴ出血熱ウイルス *Crimean–Congo hemorrhagic fever virus*
クリュヴェイエ・バウムガルテン症候群 Cruveilhier–Baumgarten syndrome
クリューバー・ビュシー症候群 Klüver–Bucy syndrome
クリングル kringle
クリーンベンチ clean bench
クリーンルーム clean room
クールー kuru
クールヴォアジエ胆囊 Courvoisier gallbladder
グル音 borborygmus
グルカゴノーマ glucagonoma
グルカゴン glucagon
グルカゴン産生腫瘍 glucagonoma
グルカゴン分泌 glucagon secretion (GS)
グルカン glucan
グルクロニダーゼ glucuronidase
グルクロニド glucuronide
グルクロン酸 glucuronic acid (GlcUA)
グルクロン酸塩 glucuronate
グルクロン酸抱合 glucuronate conjugation
グルーゲ小体 Gluge corpuscle
クルーケンベルグ癌 Krukenberg tumor
クルコーウ徴候 Krukow sign
グルコキナーゼ glucokinase
グルココルチコイド glucocorticoid
グルコサミン glucosamine (GlcN)
グルコサン glucosan
グルコシルトランスフェラーゼ glucosyltransferase
グルコース glucose (G, Glu)
グルコース生成の glucogenic
グルコース動員性の glucokinetic
グルコース輸送体 glucose transporter (GLUT)
グルコース 6–リン酸 glucose–6–phosphatase (G6Pase)
グルコース 6–リン酸脱水素酵素 glucose–6–phosphate dehydrogenase (G6PD)
グルコセレブロシド glucocerebroside
グルコピラノース glucopyranose
グルコフラノース glucofuranose
グルコン酸 gluconic acid
苦しい painful
クールダウン cool–down
グルタチオン glutathione
グルタチオンレダクターゼ glutathione reductase
グルタミナーゼ glutaminase
グルタミニル基 glutaminyl
グルタミル基 glutamyl
グルタミン glutamine
グルタミン酸 glutamic acid
グルタミン酸塩 glutamate
グルタミン酸オキサロ酢酸トランスアミナーゼ glutamic oxaloacetic transaminase (GOT)
グルタミン酸受容体 glutamic acid receptor
グルタミン酸デカルボキシラーゼ glutamic acid decarboxylase (GAD)
グルタミン酸ピルビン酸トランスアミナーゼ glutamic pyruvic transaminase (GPT)
グルタミン抱合 glutamine conjugation
グルタモイル基 glutamoyl
クルック硝子変性 Crooke hyaline degeneration
グルテチミド glutethimide
グルテン gluten
クルドスコピー culdoscopy
クルドスコープ culdoscope
クルート切開 Clute incision
くる病 rachitis, rickets
クループ croup
クループ関連ウイルス croup–associated virus (CAV)
くるぶし malleolus, talus
踝・足整形 ankle–foot orthosis (AFO)
くるぶし反射 ankle jerk (AJ)
クループ性の croupous
グループダイナミクス group dynamics
グループ方式保健維持機構 group model HMO
クループ様の croupy
グルーベル・ウィダール反応 Gruber–Widal reaction
車椅子 wheelchair
車椅子動作 wheelchair activity
車酔い car sickness
クルンプケ麻痺 Klumpke palsy
クレアチニン creatinine (Cr.Crt)
クレアチニンクリアランス creatinine clearance (Ccr)
クレアチニン係数 creatinine coefficient
クレアチン creatine
クレアチンキナーゼ creatine kinase (CK)
クレアチンキナーゼアイソエンザイム creatine kinase isoenzyme
クレアチン系 creatine system
クレアチン血〔症〕 creatinemia
クレアチン尿〔症〕 creatinuria
クレアチンリン酸 creatine phosphate (CP), phosphocreatine
クレアチンリン酸酵素 creatine phosphokinase (CPK)
グレイ gray (Gy)
グレイン granum (gr.)
グレーヴス病 Graves disease
グーレーカテーテル Gouley catheter
グレーグ症候群 Greig syndrome

クレスト症候群　CREST syndrome
グレー腺　Gley glands
クレゾール赤　cresol red
クレーター　crater
クレチン症　cretinism
クレチン病患者　cretin
クレチン病の　cretinistic, cretinous
クレチン病様の　cretinoid
グレッグ症候群　Gregg syndrome
グレード分け　grading
グレパフロキサシン　grepafloxacin (GPFX)
グレーフェ徴候　Graefe sign
クレブシエラ属　*Klebsiella*
コリネバクテリウム属, マイコバクテリウム属, ノカルジア属菌群　CMN group
クレブス回路　Krebs cycle
クレブスサイクル　Krebs cycle
クレブス尿素サイクル　Krebs urea cycle
クレブス・ヘンゼライトサイクル　Krebs-Henseleit cycle
クレマスチン　clemastine
クレランボー・カンジンスキーコンプレックス　Clérambaut-Kandinsky complex
グレリン　ghrelin
グレーン　grain
クレーンライン手術　Krönlein operation
クロイツフェルト・ヤコブ症候群　Creutzfeldt-Jakob syndrome
クロイツフェルト・ヤコブ病　Creutzfeldt-Jakob disease (CJD)
クロキサシリン　cloxacillin (MCIPC)
クロケーヘルニア　Cloquet hernia
クロシドライト　crocidolite
クロージングボリューム　closing volume (CV)
クロスグリッド　cross grid
クローズドベッド　closed bed
クロストリジウム　clostridium
クロストリジウム性筋壊死　clostridial myonecrosis
クロストリジウム〔性〕の　clostridial
クロストリジウム性蜂巣炎　clostridial cellulitis
クロストリジウム属　*Clostridium*
クロタミトン　crotamiton
クロット　clot
クロード症候群　Claude syndrome
クロナキシー　chronaxie
クロナゼパム　clonazepam (CZP)
クローニング　cloning
クローヌス　clonus (C)
クローヌス性の　clonic
クロノタイプ　clonotype
クローバー葉頭蓋　cloverleaf skull
グローバル診断法　Global assessment scale (GAS)
グロビン　globin
グロブリン　globulin
グロブリン血〔症〕　globulinemia
グロブリン尿症　globulinuria
グロブリン分解産物　protoglobulose
グロボシド　globoside
黒穂病　smut
クロマチン　chromatin
クロマトグラフ　chromatograph
クロマトグラフィ〔ー〕　chromatography
クロマトグラフィの　chromatographic
クロマトグラム　chromatogram
クロム　chromium (Cr)
クロム親和性　pheochrome
クロム親和性細胞　chromaffine cell
クロム親和〔性〕細胞腫　chromaffinoma, pheochromocytoma (PCC)
クロム親和性腫瘍　chromaffine tumor
クロム親和性組織　chromaffine tissue
クロム親和〔性〕の　chromaffin(e), trophochrome
クロム親和体　chromaffin body
グロムス血管腫　glomangioma
グロムス腫瘍　glomus tumor
クロム性潰瘍　chrome ulcer
クロモブラスト　chromoblast
クロラムフェニコール　chloramphenicol
クロール　chloride (Cl)
クロルジアゼポキシド　chlordiazepoxide (CDZ)
クロール尿症　chloriduria
クロルフェニラミンマイレン酸塩　chlorpheniramine maleate
クロルプロマジン　chlorpromazine
クロレラ属　*Chlorella*
クロロキン　chloroquine
クロロパーチャ法　chloropercha method
クロロフィル　chlorophyll
クロロブタノール　chlorobutanol
クロロホルム　chloroform
クロロホルム中毒　chloroformism
クローン　clone
クーロン　coulomb
クローン化　cloning
クロンカイト・カナダ症候群　Cronkhite-Canada syndrome
クローン型　clonotype
クローン産生性の　clonogenic
クローン選択説　clonal selection theory
クローンの　clonal
クローン病　Crohn disease (CD)
加えよ　adde (ad, add)
群　cluster, complex, group, herd
薫煙　smoking
燻煙剤　fumigant
群凝集素　group agglutinin
群凝集反応　group agglutination
クンケル試験　Kunkel test
群糸　formation
群集　association
群衆心理　mass psychology
群集免疫　herd immunity
燻蒸　fumigation
燻蒸剤　fumigant
燻蒸消毒する　fumigate
燻製　smoking

群叢 association
群発 burst
群発頭痛 cluster headache
訓練 training
訓練療法 educational therapy (ET)

け

毛(け) hair, pilus
ケア技術 art of caring
ケア行為 caring
ケアコーディネーション care coordination
ケア〔する〕 care
ケアの技(わざ) art of caring
ケアプラン care plan
形 forma
茎 pedicle, pediculus, peduncle, stalk, stem
傾 versio
頸 cervix (Cx, cx.), collum, neck, throat
脛 shank, shin
軽運動 deambulation
頸横静脈 transverse cervical veins
頸横神経 transverse cervical nerve, transverse nerve of neck
頸横動脈 transverse cervical artery
経過 course, process, progress, progression
警戒 precaution
軽快 remission
軽咳 tussiculation
経過記録 progress note
計画 design, layout, plan (P)
計画する project
計画分娩 programmed delivery
経顆的な transcondylar
経カテーテルの transcatheter
頸管 cervix (Cx, cx.)
鶏冠 crista galli
鶏眼 clavus, corn, heloma
頸管腺 cervical gland
頸管粘液検査 cervical mucous test (CMT)
頸管の cervical
頸顔面の cervicofacial
計器 gauge, instrument, meter (m)
経気管吸引〔法〕 transtracheal aspiration (TTA)
経気管支針吸引生検 transbronchial needle aspiration biopsy (TBNAB)
頸胸神経節 cervicothoracic ganglion
頸胸遷移 cervicothoracic transition
頸胸の cervicothoracic
経頸管的切除術 transcervical resection (TCR)
経頸静脈肝内門脈静脈短絡〔術〕 transjugular intrahepatic portosystemic shunt (TIPS)
頸形成術 cervicoplasty
経頸的 transcervical
経〔血管〕内皮〔性〕の transendothelial
軽減 alleviation, amelioration, palliation, relief, remission, subsidence
軽減感 lightening
軽減期 miosis
頸肩甲骨の cervicoscapular
経験後の a posteriori
経験主義者 empiric
経験〔する〕 experience, suffer, sustain
経験則 rule of thumb
経験的療法 empiric treatment
経験の empirical
蛍光 fluorescence
傾向 inclination, proneness, tropesis
蛍光アレルゲン吸着試験 fluorescent allergosorbent test (FAST)
経口栄養 oral alimentation (OA), oral feeding
傾向がある prone
〔蛍光〕間接撮影〔法〕 fluorography, fluororoentgenography
蛍光眼底血管撮影〔法〕 fluorescence fundus angiography
経口寛容 oral tolerance
蛍光計 fluorometer
経口血糖降下薬 oral hypoglycemic agent (OHA)
蛍光顕微鏡 fluorescence microscope
蛍光抗核抗体試験 fluorescent antinuclear antibody test (FANA test)
蛍光抗体法 fluorescent antibody technique
蛍光光度測定〔法〕 fluorophotometry
蛍光光度法 fluorometry
蛍光細胞分析分離装置 fluorescence activated cell sorter (FACS)
蛍光色素 fluorochrome
蛍光写真法 fluorography
蛍光スキャン(スキャニング) fluorescent scanning
傾光性 photonasty
経口接種 endovaccination
経口摂取〔量〕 oral intake
経口挿管 orotracheal intubation
経口的 oral (O), peroral
経口的に per os (PO, p.o.)
頸後頭部の cervico-occipital
蛍光の fluorescent
蛍光比色法 fluorometry
経口避妊薬 oral contraceptive (OC)
経口ブドウ糖負荷試験 oral glucose tolerance test (OGTT)
蛍光分光測定法 spectrofluorometry
経口ポリオウイルスワクチン oral poliovirus vaccine (OPV)
経口ポリオ生ワクチン live oral poliovirus vaccine
経口免疫 oroimmunity
蛍光免疫測定法 fluoroimmunoassay (FIA)
経口輸液剤 oral rehydration solution (ORS)
経口輸液療法 oral rehydration therapy (ORT)

経口与薬 oral administration
警告症状 signal symptom
警告反応 alarm reaction
脛骨 shank, shinbone, tibia
脛骨踝 malleolus tibiae
脛骨過労性骨障害 fatigue phenomena of tibia
脛骨後方の posttibial
脛骨神経 tibial nerve
脛骨神経の tibial
脛骨神経麻痺 tibialis paralysis
経骨髄性静脈造影〔法〕 transosseous venography
経骨性の perosseous
脛骨前部の pretibial
脛骨粗面 tibial tuberosity
脛骨痛 tibialgia
脛骨の tibial
脛骨稜 tibial crest
軽鎖 light chain (L chain)
軽擦法 effleurage
経産 para (P)
計算障害 dyscalculia
計算図表 nomogram, nomograph
計算〔する〕 calculate (calc.)
計算〔値〕 count
経産婦 multipara (MP), pluripara
経産婦の multiparous, parous
計算不能症 acalculia, anarithmia
頸耳介 cervical auricle
形式 formula (F)
継時対比 successive contrast
憩室 diverticulum
形質 plasm
〔形質〕遺伝 transmission
形質遺伝学 phenogenetics
憩室炎 diverticulitis
形質芽球 plasmablast, plasmoblast
憩室〔形成〕 diverticulation
憩室固定術 diverticulopexy
形質細胞 phlogocyte, plasma cell, plasmacyte, plasmocyte
形質細胞腫 plasmacytoma
形質細胞性骨髄腫 plasma cell myeloma
形質細胞性白血病 plasma-cell leukemia
形質細胞増加〔症〕 plasmacytosis
形質性細胞崩壊 plasmatorrhexis
形質性星状膠細胞 protoplasmic astrocyte
憩室切開〔術〕 diverticulotomy
憩室切除〔術〕 diverticulectomy
形質体 plasmosome
形質転換増殖因子 transforming growth factor (TGF)
〔形質〕転換体 transformant
形質導入 transduction
〔形質〕導入ファージ transducing phage
憩室の diverticular
形質発現 phenotypic expression
計湿法 hygrometry
形質膜 plasmolemma
形質融解 plasmatosis
経時的差分画像法 temporal subtraction method
傾瀉 elutriation
傾斜 dip, inclination, tilting, version
傾斜円板型人工心臓弁 tilting disc prosthetic heart valve
傾斜屈光性 plagiophototropism
傾斜計 tiltometer
傾斜〔脊〕椎 tilting vertebra
傾斜台 tilting table
痙笑 cynic spasm, risus sardonicus
形状 form
軽症炎症 subinflammation
軽症黄疸性の subicteric
軽症感染症 subinfection
鶏脂様凝血(血餅) chicken-fat clot
軽症恐怖〔症〕 paraphobia
軽症コレラ cholerine
継承歯 dens succedaneus
軽症脂肪便症 parasprue
軽症精神病 paraphora
軽症性痘瘡 modified smallpox, para smallpox
軽症テタニー性の subtetanic
軽症凍傷 perfrigeration
茎状突起 styloid process
軽症の minor
茎状の styliform, styloid
軽症病棟 self-care unit (SCU)
鶏状歩行 steppage gait
頸静脈 jugular vein (JV)
頸静脈圧 jugular venous pressure (JVP)
経静脈栄養 intravenous nutrition (IVN)
経静脈栄養〔法〕 intravenous alimentation
頸静脈炎 sphagitis
頸静脈結節 jugular tubercle
頸静脈孔 jugular foramen
頸静脈孔症候群 jugular foramen syndrome
頸静脈小体 glomus jugulare
頸静脈神経 jugular nerve
〔経〕静脈性尿路造影〔法〕 intravenous urography (IVU)
頸静脈腺 jugular gland
頸静脈突起 jugular process
経静脈内高カロリー輸液 intravenous hyperalimentation (IVH)
頸静脈の jugular
頸静脈波 jugular venous pulse (JVP)
経食道心エコー図 transesophageal echocardiography
頸神経 cervical nerves
頸神経叢 cervical plexus
頸神経ワナ ansa cervicalis
頸髄 cervical segment, cervical spinal cord
頸髄損傷 cervical cord injury
頸髄麻酔法 cervical anesthesia
係数 coefficient
径数 parameter
計数管 counter
計数器 counter
計数的な digital

用語索引

形成　formatio, formation
痙性　spasticity
形成(発生)異常　maldevelopment, malformation
形成異常〔症〕　dysplasia, metaplasia
形成異常の　dysplastic, malformed
形成音　formant
痙性脚麻痺　scelotyrbe
形成外科　plastic surgery (PS)
痙性斜頸　spasmodic wryneck, sphagiasmus
形成手術　anaplastia, plastic operation
形成〔術〕　plastics, plastic surgery (PS), plasty
頸性神経筋症候群　cervical neuro muscular syndrome
形成性胃炎　linitis plastica
形成性胃線維炎　linitis plastica
形成性虹彩炎　plastic iritis
痙性脊髄麻痺　spastic spinal paralysis (SSP)
形成体　organizer, plastid
痙性の　spastic
形成不全　hypoplasty
形成不全〔症〕　aplasia, hypoplasia
形成不全体質　hypoplasia
形成不全の　hypoplastic
形成物　formation
痙性歩行　spastic gait
痙性麻痺　spastic paralysis
ケイ〔石〕肺　chalicosis
頸切痕　jugular notch
経線　meridian
経線の　meridional
形像　configuration
軽躁症　hypomania
脛側　tibialis
計測学　metrology
継続看護　continuing nursing care
計測誤差　error of measurement (EOM)
継続歯　dens succedaneus
継続して　per continuum
継続する　continue, extend
経足底の　transplantar
継続的な　extensive
脛側の　tibial
ケイソン病　caisson disease
軽打按摩法　percussion
形態　form, gestalt
繋帯　frenulum
形態学　morphology
携帯型ホルターモニター　ambulatory Holter monitor (AHM)
形態型　morphovar
形態形成の　morphogenetic
携帯式血圧測定監視法　ambulatory blood pressure monitoring (ABPM)
継代接種　passage
継代培養　subculture
形態発生　morphogenesis, morphosis
軽濁音界　relative dullness
経腟　per vaginam (PV, p.v.)
経腟子宮摘出〔術〕　vaginal hysterectomy (VH)
経腟の　transvaginal
経腸栄養法　enteral nutrition (EN)
頸長筋　longus colli
経蝶形骨下垂体手術　transsphenoidal hypophysectomy
経蝶形骨の　transsphenoidal
軽佻者　unstable
経腸的高カロリー栄養〔法〕　enteral hyperalimentation
経腸の　enteral
痙直　cramp, spasticity
経直腸　per rectum (p.rec.)
頸椎　cervical vertebrae
頸椎症性脊髄症　cervical spondylotic myelopathy
頸椎椎間板ヘルニア　cervical disc herniation (CDH)
頸椎披裂　notoencephaly
頸椎裂　schistotrachelus
頸痛　cervicodynia, trachelodynia
係蹄　ansa, fillet, loop, snare
係蹄状の　ansiform
係蹄の　ansate
系統　line (l), pedigree, strain, system
頸洞　cervical sinus, cervical vesicle
系統学　genealogy, systematology, taxonomy
系統進化　phylogeny
系統人体解剖学　systematic human anatomy
系統生物学　biosystematics
系統的機能的器官　apparatus
系統的な　systematic
系統的配列　systematization
系統発生　phylogeny
系統発生学　phylogenesis
系統発生の　phyletic
系統発生の原理　phylogenetic principle
頸動脈　carotid artery (CA)
頸動脈海綿静脈洞瘻　carotid-cavernous fistula (CCF)
頸動脈管　carotid canal
頸動脈球切除術　glomectomy
頸動脈狭窄症　carotid artery stenosis, carotid stenosis
頸動脈結節　carotid tubercle, tuberculum caroticum
頸動脈溝　carotid groove, carotid sulcus
頸動脈小体　carotid body, glomus caroticum, intercarotid body
頸動脈神経節　carotid ganglion
頸動脈造影〔法〕　carotid angiography (CAG)
頸動脈洞　carotid sinus, sinus caroticus
頸動脈洞症候群　carotid sinus syndrome
頸動脈洞性失神　carotid sinus syncope
頸動脈洞反射　carotid sinus response (CSR)
頸動脈内膜切除〔術〕　carotid endarterecto-

my (CEA)
頸動脈の　carotid
頸動脈波　carotid arterial pulse (CAP)
頸動脈波記録　carotid pulse tracing (CPT)
軽度虚脱　eclysis
軽度せん(譫)妄　paralerema
茎突咽頭筋　stylopharyngeus muscle
茎突炎　styloiditis
茎突喉頭筋　stylolaryngeus
茎突状の　styliform, styloid
茎突舌筋　styloglossus
茎突舌骨筋　stylohyoid
茎突の　stylohyal
軽度認知障害　mild cognitive impairment (MIC)
軽度の　mild
軽度の炎症の　subinflammatory
茎乳突孔　stylomastoid foramen
経尿道　per urethra (PU)
経尿道的切除〔術〕　transurethral resection (TUR)
経尿道的前立腺切除術　transurethral prostatectomy (TURP)
経妊婦　multigravida, plurigravida
傾熱性　thermonasty
頸粘液細胞　mucous neck cells
頸の　jugular
茎脳体　podencephalus
珪肺　chalicosis pulmonum
珪肺症　pulmonary silicosis, silicosis
茎発生　pedicellation
経鼻胃管(チューブ)　nasogastric tube (NG tube)
経鼻胃の　nasogastric
経鼻カテーテル　nasal catheter
経鼻気管チューブ　nasoendotracheal tube (NET), nasotracheal tube (NT)
経皮吸収　percutaneous absorption
経皮経肝側副血行路塞栓術　percutaneous transhepatic obliteration (PTO)
経皮経肝胆道鏡検査〔法〕　percutaneous transhepatic cholangioscopy (PTCS)
経皮経肝胆道造影〔法〕　percutaneous transhepatic cholangiography (PTC, PTHC)
経皮経肝胆道ドレナージ　percutaneous transhepatic biliary drainage (PTBD)
経皮経肝胆嚢ドレナージ　percutaneous transhepatic gallbladder drainage (PTGBD)
経皮経管的冠動脈形成術　percutaneous transluminal coronary angioplasty (PTCA)
経皮経管的冠動脈内視鏡法　percutaneous transluminal coronary angioscopy
経皮〔経管〕的血管形成術　percutaneous transluminal angioplasty (PTA)
経皮経肝門脈造影〔法〕　percutaneous transhepatic portography (PTP)
経皮経静脈的僧帽弁交連裂開術　percutaneous transvenous mitral commissurotomy (PTMC)
経皮酸素分圧　transcutaneous oxygen tension ($Ptco_2$)
経皮酸素分圧監視　transcutaneous blood oxygen monitoring
経皮性の　transcutaneous
経鼻挿管　nasotracheal intubation
経皮的カテーテル法　percutaneous catheterization
経皮的冠動脈インターベンション　percutaneous coronary intervention (PCI)
経皮的肝内門脈静脈短絡〔術〕　transjugular intrahepatic portosystemic shunt (TIPS)
経鼻的経管栄養〔法〕　nasogastric feeding (NG)
経鼻的持続気道陽圧　nasal continuous positive airway pressure (nCPAP)
経皮的腎〔結石〕砕石術　percutaneous nephrolithotripsy (PNL)
経皮的心肺補助　percutaneous cardiopulmonary support
経皮的腎瘻〔術〕　percutaneous nephrostomy (PNS)
経皮的椎間板手術　percutaneous disc surgery
経皮的電気神経刺激療法　transcutaneous electrical nerve stimulation (TENS)
経皮内視鏡的胃瘻造設〔術〕　percutaneous endoscopic gastrostomy (PEG)
経皮の　percutaneous
経脾門脈造影　splenoportography
頸部　neck
頸部眼聴覚症候群　cervico-oculoacoustic syndrome
頸部血腫　trachelematoma
頸部腫脹　trachelophyma
頸部脊椎症　cervical spondylosis (CS)
頸〔部〕の　cervical, trachelian
頸部白斑黒皮症　melanoleukoderma colli
頸部リンパ管腫脹　trachelopanus
経膀胱の　transvesical
頸膨大　cervical enlargement
警報リンパ節　signal lymph node
傾眠　somnolence, somnolentia
形模様　pattern
契約　contract
契約診療　contract practice
経由　via
軽痒　titillation
稽留性奇胎流産　missed molar abortion
稽留性の　missed
係留脊髄症候群　tethered cord syndrome
稽留熱　continuous fever
稽留分娩　missed labor
稽留脈　plateau pulse
計量　measure
計量診断治療学　computer-assisted diagnosis (CAD)
計量心理学　psychometrics
頸輪　collar
頸リンパ本幹　jugular trunk
系〔列〕　series
経裂孔の　transhiatal

痙攣　convulsion, cramp, paroxysm
痙攣重積状態　status epilepticus (SE)
痙攣症　spasmodism
痙攣性イレウス(腸閉塞〔症〕)　spastic ileus
痙攣性叫声　neurophonia
痙攣性チック　convulsive tic, spasmodic tic
痙攣性排尿障害　spastic dysuria
痙攣足　talipes spasmodicus
痙攣体質　spasmophilia
痙攣の　spastic
痙攣のないてんかん　nonconvulsive epilepsy (NCE)
痙攣発現前の　preconvulsant
痙攣性反射　convulsive reflex
痙攣発作　eclampsia
経路　path, pathway, route
頸肋　cervical rib
頸肋骨症候群　cervical rib syndrome
頸腕の　cervicobrachial
ゲオトリクム症　geotrichosis
外科　surgery
外科医　surgeon
外科回復室　surgical recovery room (SRR)
外科学　surgery
K殻X線　K-shell radiation
外科頸　surgical neck
外科手術〔上〕の　surgical
外科手術歴　surgical history (SH)
外科的治療　surgical treatment
外科的な　surgical
外科的療法　surgical therapy (ST)
ケカビ科　*Mucoraceae*
ケカビ属　*Mucor*
外科麻酔〔法〕　surgical anesthesia
外科結び　surgical knot
外科用バー　bur
外科用綿撒糸(めんざんし)　pledget
けがをさせる　injure
下疳　cancrum, chancre
下疳性の　chancrous
下疳様の　chancriform
隙　crena, space, spatium
激痛　megalgia, pang, terebration, throe, twinge
劇的な　histrionic
激怒　furor, rage
隙の　crenate
劇薬　separandum
下血　melena
ケーゲル体操　Keger exercise
下剤　purgative
K細胞　K cell
ケシ［罌粟］　poppy
ゲージ　gauge
ケシ［芥子，罌粟］属　*Papaver*
ゲシュタルト　gestalt
ゲシュタルト学説　gestaltism
ゲシュタルト療法　gestalt therapy
化粧液　lotion
化粧剤の　cosmetic
ケジラミ症　phtheiriasis
ケジラミ属　*Phthirus*
下水槽　reservoir
ケースカンファレンス　case conference
ケース固定装置　Case splint
ケーススタディ　case study
ケーススタディ分析　case-study analysis
ゲスタゲン　gestagen
ケースワーク　case work
桁　digit
KW 分類　Keith-Wagener classification (KW classification)
血圧　blood pressure (BP)
血圧異常　dysarteriotony
血圧計　blood pressure gauge (BPG), sphygmomanometer
血圧自己測定　self-measured blood pressure (SMBP)
血圧増加の　pressor
血圧測定〔法〕　sphygmomanometry
血圧不同　anisopiesis
血圧変化感受性　pressosensitivity
血圧発作　blood pressure crisis
血圧モーニングサージ　morning blood pressure surge
血液　blood, sanguis
血液アフェレーシス　hemapheresis
血液溢出　extravasation
血液陰イオン変化　poikilopicria
血液円柱　blood cast
血液化学　blood chemistry
血液芽球　hemocytoblast
血液学　hematology
血液ガス　blood gas
血液型　blood type (BT)
血液型抗原　blood group antigen (BGAg)
血液型交差適合　blood group cross matching
血液型適合　blood group matching
血液型適合試験　matching of blood
血液過多の　sanguineous
血液型判定　blood typing
血液型〔判定法〕　typing
血液型物質　blood group substance
血液寒天培地　blood agar
血液灌流　hemoperfusion (HP)
血液希釈　hemodilution
血液吸着　hemoperfusion (HP)
血液供給　blood supply
血液凝固　blood coagulation
血液銀行　blood bank (BB)
血液空気関門　blood-air barrier
血液群　blood group
血液血清学的試験　blood serologic test (BST)
血液結石　hemolith
血液検査　blood examination, blood test, hematometry
血液減少〔症〕　olig(a)emia
血液減少〔症〕の　oligemic
血液原の　hematogenic

血液交換療法　hemapheresis
血液向性の　hematotropic
血液細胞　blood cell
血液産生速度　blood production rate (BPR)
血液酸素計　hemoxometer
血液腫瘤　blood tumor
血液循環　blood circulation
血液滲溢　suffusion
血液診断　hemodiagnosis
血液水分脱出　exemia
血液性雑音　hemic murmur
血液生成　hemogenesis
血液生成の　hematoplastic, hemogenic, hemoplastic
血液〔性〕の　hemic, sanguineous
血液像　hemogram
血液組織芽細胞　hemohistioblast
血液沈降素　hemoprecipitin
血液停留　blood stasis
血液透析　hemodialysis (HD)
血液透析器　hemodialyzer
血液毒性の　hematoxic
血液ドーピング　blood doping
血液塗抹標本　blood smear
血液尿酸　blood uric acid (BUA)
血液粘度　blood viscosity
血液の　hemal, hematic
血液脳関門　blood-brain barrier (BBB)
血液嚢腫　hematocyst
血液濃縮　hemoconcentration, pachyemia
血液〔脳脊〕髄液関門　blood-cerebrospinal fluid barrier
血液嚢胞　blood cyst, hematocyst
血液培養　hemoculture
血液破壊の　hemocatheretic
血液比重　specific gravity of blood
血液病　hemopathy
血液病学　hematology
血液分利　blood crisis
血液崩壊　lysemia
血液房水関門　blood-aqueous barrier
血液様の　hematoid
血液量　blood volume (BV)
血液量測定　hematoncometry
血液療法　hemotherapeutics, hemotherapy
血液量補充物　blood volume replenisher
血液・リンパ系　blood and lymphatic system
血液濾過〔法〕　hemofiltration (HF)
血縁　consanguinity, kindred, relative
血痂　blood crust
結果　consequence, effect, outcome, product, result
結痂　incrustation, scall
血芽球症　hemoblastosis
結核　phthisis
結核化　tuberculization
結核型らい　tuberculoid leprosy
結核菌　tubercle bacillus (Tba)
結核菌毒素　tuberculotoxin
結核菌による　tuberculous
結核形成　tuberculation
結核結節　tubercle
結核腫　tuberculoma
結核〔症〕　tuberculosis (TB)
結核初期　pretuberculosis
結核疹　tuberculide
結核性髄膜炎　tuberculous meningitis
結核性脊椎炎　tuberculous spondylitis
結核性の　tuberculous
結核性皮膚腺病　scrofulotuberculosis
結核誘発性の　tuberculigenous
結核様の　phthinode
結痂性の　escharotic
結果の上がる　productive
血管　blood vessel (BV), vas, vessel
血汗　bloody sweat
欠陥　impairment
血管圧砕鉗子　vasotribe
血管圧砕止血法　vasotripsy
血管異栄養〔症〕　angiodystrophia
欠陥ウイルス　defective virus
血管運動　angiokinesis, vasomotion
血管〔運動〕神経　vasomotor nerve
血管運動神経失調　vasomotor imbalance
血管運動神経不全麻痺　vasoparesis
血管運動神経麻痺　vasoparalysis
血管運動性　vasomotoricity
血管運動性狭心症　vasomotor angina pectoris
血管運動性腎症　vasomotor nephropathy
血管運動性てんかん　vasomotor epilepsy
血管運動〔性〕の　angiokinetic, vasomotorial
血管運動中枢　vasomotor center
血管運動の　vasomotor
血管運動薬　vasomotor
血管運動抑制　vasodepression
血管運動抑制神経　vasoinhibitor
血管栄養の　angiotrophic, vasotrophic
血管炎　angiitis, angitis
血管音図法　phonoangiography
血管化　angiopoiesis, neovascularization, vascularization
血管開口　embouchment
血管外皮腫　hemangiopericytoma
血管外膜の　adventitial, adventitious
血管外遊出　diapedesis
〔血〕管外遊出　extravasation
〔血〕管外遊出物　extravasate
血管拡張　vasodilatation, vasodilation
血管拡張〔症〕　hemangiectasis
血管拡張神経　vasodilator nerve
血管拡張性環状紫斑　purpura annularis telangiectodes
血管拡張の　vasodilative
血管拡張物質　vasodepressor material (VDM)
血管拡張薬　vasodepressor, vasodilator (VD)
血管芽細胞　angioblast, hemangioblast
血管芽細胞腫　angioblastoma, hemangioblastoma

血管過多の　hypervascular
血管感覚神経の　vasosensory
血管間膜細胞　mesangial cell
血管奇形　vascular malformation
血管狭窄　angiostenosis
血管極　vascular pole
血管筋脂肪腫　angiomyolipoma (AML)
血管筋腫　angiomyoma
血管筋神経腫　angiomyoneuroma
血管緊張　angiotonia, vasotonia
血管緊張性の　vasotonic
血管緊張低下　vasorelaxation
血管緊張物質　vasotonic
血管系　vasculature
血管痙縮〔性〕の　vasospastic
血管形成異常　angiodysplasia
血管形成術　angioplasty
血管形成性の　vasifactive
血管形成の　vasoformative
血管痙攣　angiospasm
血管痙攣〔性〕の　vasospastic
血管痙攣(攣縮)性網膜症　angiospastic retinopathy
血管結紮術　vasoligation
血管結石　hemolith
血管血友病　angiohemophilia
血管甲状腺腫　vascular goiter
血管雑音　vascular murmur
血管作動性腸管ペプチド　vasoactive intestinal peptide (VIP)
血管作用の　vasoactive
血管刺激性の　vasostimulant
血管腫　angioma, hemangioma
血管周囲炎　perivasculitis
血管周囲交感神経切除術　periarterial sympathectomy
血管周囲細胞　pericyte
血管周〔囲〕細胞腫　hemangiopericytoma
血管周囲線維鞘　perivascular fibrous capsule
血管収縮　vasoconstriction
血管収縮薬　vasoconstrictor
血管収縮性の　angiotonic
血管収縮の　vasopressor
血管収縮物質　vasoconstrictor substance (VCS)
血管収縮薬　angiotonic, vasopressor
血管収縮率　vasoconstriction rate (VCR)
血管腫症　angiomatosis, hemangiomatosis
血管症　angiopathy, vasculopathy
血汗症　hematidrosis, hematohidrosis, hemidrosis
血管床　vascular bed
血管障害　angiopathy
血管神経腫　neuroma telangiectodes
血管神経症　vasoneurosis
血管神経症性浮腫　angioneurotic edema (ANE)
血管神経性うっ血　peristatic
血管神経性紫斑〔病〕　angioneurotic purpura
血管神経性の　angioneurotic
血管神経切除術　angioneurectomy
血管新生　angiopoiesis, neovascularization, vascularization
血管新生の　angiopoietic
血管心〔臓〕撮(造)影〔法〕　angiocardiography (ACG), cineangiocardiography
血管心〔臓〕疾患　angiocardiopathy
血管性暗点測定法　angioscotometry
血管性角膜炎　vascular keratitis
血管性膠腫　angioglioma
血管性子宮内膜　trophospongia
血管性腫瘍　vascular tumor
血管性頭痛　vascular headache
血管性痴呆　vascular dementia (VD)
血管性浮腫　angioedema
血管性母斑症　angiophacomatosis
血管切開術　angiostomy, angiotomy
血関節症　hemarthrosis
血管線維腫　angiofibroma, hemangiofibroma
血管造影図　angiogram
血管造影法　angiography (AG), cineangiography, vasography
血管退化　angiolysis
血管痛　vasalgia
血管抵抗　vascular resistance (VR)
血管透過性ビタミン　permeability vitamin
血管内液　intravascular fluid (IVF)
血管内エコー〔図〕法　intravascular ultrasound imaging (IVUS)
血管内凝固　intravascular coagulation (IVC)
血管内ステント　endovascular stent
血管内治療　endovascular treatment, interventioned vascular reconstruction (IVR)
血管内の　intravascular (IV)
血管内皮芽細胞腫　hemangioendothelioblastoma
血管内皮細胞増殖因子　vascular endothelial growth factor (VEGF)
血管内皮腫　angioendothelioma, hemangioendothelioma
血管内膜炎　endangiitis
血管内膜切除術　endarterectomy
血管肉腫　angiosarcoma, hemangiosarcoma
血管の　hemal, vascular
血管の分布〔状態〕　vascularity
血管反射　vasoreflex
血管平滑筋腫　angioleiomyoma
血管壁　vessel wall (VW, v.w.)
血管〔壁〕運動の　vasculomotor
血管麻痺〔性〕の　vasoplegic
血管迷走神経症候群　vasovagal syndrome
血管迷走神経性失神　vasovagal syncope
血管迷走神経の　vasovagal
血管迷走神経反射　vagovagal reflex (VVR)
血管免疫芽球性T細胞リンパ腫　angioimmunoblastic T-cell lymphoma (AITL)
血管免疫芽球性リンパ節炎　angioimmunoblastic lymphadenopathy

血管様線条 angioid streaks
血管様の angioid
血管抑制神経 vasodepressor nerve
血管抑制性の vasodepressor, vasoinhibitory
血管リンパ管腫 hematolymphangioma
血管リンパ腫 angiolymphoma
血管類狼瘡 angiolupoid
血管攣縮 vasospasm
血管攣縮症 angiospasm
血管攣縮性の vasospastic
血管瘻造設術 angiostomy
血気胸 hemopneumothorax
血球 blood cell
血球アフェレーシス cytapheresis
血球影 ghost corpuscle
血球外〔性〕の ectoglobular
血球芽細胞 hematoblast, hemoblast, hemocytoblast, protometrocyte
血球凝集 sludging
血球凝集形成 sludging of blood cell
血球計 hemacytometer, hemocytometer
血球計算 hemocytometry
血球計算室 counting chamber
血球計算盤(板) hemacytometer
血球減少〔症〕 cytopenia, hypocythemia
血球算定〔法〕 blood count (BC)
血球正常〔状態〕 normocytosis
血球素 hemoglobin (Hb, Hg)
血色素減少 hypochromasia
血球貪食症候群 hemophagocytic syndrome (HPS)
血球の corpuscular
血球破壊 hematocrasia, hemocytotripsis
血球破壊性の hemocidal
血球発生 hemocytogenesis
血球崩壊 hemoclasis, hemocytolysis
血球崩壊性の hemoclastic
血胸 hemothorax
月経 emmenia, flow, menorrhea, menses, menstrual discharge, menstruation, terms
月経異常 emmeniopathy, menstruation disorder
血型および交叉試験 type and crossmatch (T & C, T & X)
月経がある menstruate
月経過多 epimenorrhagia
月経期 menstrual period, period
月経後〔の〕 postmenstrual (PM)
月経困難 molimina menstrualia
月経困難症 dysmenorrh(o)ea
月経失血量 menstrual blood loss (MBL)
月経周期 menstrual cycle
月経前期 premenstruum
月経前期ホルモン progestational hormone
月経前緊張〔症候群〕 premenstrual tension (syndrome) (PMT, PMTS)
月経前症候群 premenstrual syndrome (PMS)
月経前の premenstrual, progestational
月経前不快気分障害 premenstrual dysphoric disorder (PMDD)
月経促進薬 emmenagogue
月経中間期痛 mittelschmerz
月経調整 menstrual regulation (MR)
月経痛 menalgia, menorrhalgia
月経年齢 menacme
月経の emmenic, menstrual, mensual, sick
月経不順 paramenia
月経付随症状 molimen, molimina
月経閉止 menopause, menoschesis, suppressed menstruation
月経モリミナ menstrual molimen
月経歴 menstrual history (MH)
結合 bond, bonding, coupling, junction, knitting, linkage, nexus, symphysis, syndesis, union
結合エストロゲン conjugated estrogens (CE)
結合エネルギー binding energy
結合活性 combining ability
結合期 synaptic phase
結合腱 conjoint tendon, tendo conjunctivus
結合剤 binder
血行再建 revascularization
結合織形成 desmoplastic
結合織腫 syndesmoma
結合織絨毛外胚葉の syndesmochorial
結合織腫瘍 desmoma, desmoneoplasm
結合織増殖促進の porotic
結合水 bound water
結合する bind, reuniens
結合性 avidity
血行性 hematogenic
血行性転移 hematogenous metastasis
結合性の symphysic
血行性の hematogenous
結節性裂毛症 bamboo hair
結合線 conjugata, conjugate
血行測定 rheometry
結合組織 connective tissue (CT)
結合組織炎 fibrositis
結合組織内骨化 intramembranous ossification
結合組織病 connective tissue disease
結合点 symphysion
血行(流)動態 hemodynamics
血行動態の hemodynamic
結合の symphysial
結合発生 symphyogenesis
結合部 pars symphysica
結合縫合術 symphyseorrhaphy
血行力学 hemodynamics
血行(流)力学の hemodynamic
結合緑内障 combined glaucoma
血痕 bloodstain
結婚期の viripotent
結婚嫌い misogamy
結婚制限による疾病予防 ultraprophylaxis
結婚率 nuptiality

結婚歴　marital history (MH)
結索　knot
結紮　deligation, ligation, ligature
結紮器　ligator
結紮糸　ligature
結紮する　ligate
結紮線　ligature
結紮締器　serrenoeud
結紮法　ligature
結砂〔病〕　gravel
欠指　ectrodactylia
血色素　hemoglobin (Hb, Hg)
血色素血〔症〕　hemoglobinemia
血色素減少〔症〕　hypochromia
血色〔素〕症　hemochromatosis
血色素尿〔症〕　hemoglobinuria
血色素尿症の　hemoglobinuric
欠肢体の　ectromelic
欠失　deficiency, deletion
結実性の　prolific
欠失地図作成　deletion mapping
血腫　hematocele, hematoma
欠手症　acheiria
傑出した　prominent
欠如　absence, aplasia, defect, lack, negation
血漿　blood plasma, plasma
結晶　crystal
結晶〔化〕フラグメント　crystalizable fragment
血漿凝固物質　plasma-coagulase
結晶腔　druse
楔状形成　sphenosis
楔状結節　tuberculum cuneiforme
血漿交換　plasma exchange (PE)
楔状骨　cuneiform bone, ulnare
月状骨　lunate, lunate bone
楔状骨折　wedge-shaped fracture
月状骨軟化症　osteomalacia lunatum
結晶質の　crystalline
血漿瀉血　plasmapheresis
楔状舟状骨の　cuneonavicular, cuneoscaphoid
結晶小球　pellet
血漿性結石　serumal calculus
結晶性の　crystalline
血漿タンパク〔質〕　plasma protein (PP)
血漿〔注射〕療法　plasmatherapy
楔状頭　sphenocephaly
楔状頭体　sphenocephalus
血漿トロンボプラスチン　plasma thromboplastin
血漿トロンボプラスチン成分　plasma thromboplastin component (PTC)
血漿トロンボプラスチン前駆物質　plasma thromboplastin antecedent (PTA)
楔状軟骨　cuneiform cartilage
血漿に由来する　serumal
結晶尿〔症〕　crystalluria
楔(けつ，せつ)状の　cuneate, cuneiform, sphenoidal
血小板　blood platelet, plaque, plastocyte, platelet (PLT), thigmocyte, thrombocyte
血小板アフェレーシス　thrombocytapheresis
血小板活性化因子　platelet activating factor (PAF)
血小板機能異常症　platelet dysfunction
血小板凝集　platelet aggregation
血小板凝集計　aggregometer
血小板血症　thrombocythemia
血小板減少〔症〕　thrombocytopenia, thrombopenia
血小板減少性紫斑病　thrombopenic purpura
血小板減少性貧血　thrombopenic anemia
血漿搬出　plasmapheresis
血小板症　thrombocytopathy
血小板障害　thrombopathy
血小板除去　thrombocytapheresis
血小板数　platelet count (PC)
血小板性血栓症　plate thrombosis
血小板生成　thrombopoiesis
血小板前駆細胞　thromboblast
血小板増加〔症〕　polyplastocytosis, thrombocytosis
血小板非減少性紫斑〔病〕　nonthrombocytopenic purpura
血小板比量計　thrombocytocrit
血小板無力症　thromasthenia, thrombasthenia, thromboasthenia
血小板融解　thrombocytolysis
血小板由来成長(増殖)因子　platelet-derived growth factor (PDGF)
血小板由来トランスフォーミング成長因子　platelet-derived transforming growth factor
月状面　lunate surface
楔状葉　cuneus
楔状立方骨の　cuneocuboid
血漿リポタンパク〔質〕　plasma lipoprotein
血漿量　plasma volume (PV)
血漿レニン活性　plasma renin activity (PRA)
欠如した　defective
欠如(欠乏)している　absent
欠如する　missing
血塵　hemoconia, plasma-cule
欠神　absence
欠伸　oscedo, yawn
血腎症　hematonephrosis
血塵増加〔症〕　hemoconiosis
血清　blood serum, serum
血清アスパラギン酸アミノ基転移酵素　serum aspartate aminotransferase (s-AST)
血清アナフィラキシー　seroanaphylaxis
血清アラニンアミノ基転移酵素　serum alanine aminotransferase (s-ALT)
血清アルブミン　seralbumin, serum albumin (SA)
血清アルブミン尿〔症〕　seroalbuminuria
血清アルブミンの　seroalbuminous
血清アンモニウム　serum ammonium

(s–Am)
血清疫学 seroepidemiology
血精液症 hemospermia, hematospermia
血精液瘤 hematospermatocele
血清学 serology
血清学的型分別 serological group typing
血清〔学的〕診断〔法〕 serodiagnosis
血清学的な serological
血清〔学的〕予後 seroprognosis
血清学の serological
血清型 serotype, serovar
血清型別 serotyping
血清肝炎 serum hepatitis (SH)
血清グルタミン酸オキサロ酢酸トランスアミナーゼ serum glutamic oxaloacetic transaminase (s–GOT)
血清グルタミン酸ピルビン酸トランスアミナーゼ serum glutamic pyruvic transaminase (s–GPT)
血清グロブリン seroglobulin
血性下痢 bloody diarrhea
血清酵素 seroenzyme
血清浸透圧 serum osmolarity (sOsm)
血清接種 serovaccination
血青素 hematocyanin
血性帯下 bloody discharge
血清耐性の serofast, serum–fast
血清タンパク〔質〕 serum protein (SP)
血清タンパク分画 serum protein fraction
血清毒〔素〕 serotoxin
血性吐物 bloody vomit
血清粘液タンパク質 seromucoid
血性の bloody
血清培養 seroculture
血清反応 seroreaction
血清反応陰性脊椎関節炎 seronegative spondyloarthropathy
血清反応陰性の seronegative
血清反応陽性の seropositive
血清病 serum sickness
血清フロキュレーション seroflocculation
血清プロトロンビン転化促進因子 serum prothrombin conversion accelerator (SPCA)
血清予防法 seroprophylaxis
血清力価上昇 serorelapse
血清力価耐性 seroresistance
血清リパーゼ serolipase
血清ワクチン serovaccine
結石 calculus, concrement, concretio, concretion, stone
結石形成 lithogenesis
結石症 calculosis, lithiasis
結石性腎炎 lithonephritis
結石生成 lithogeny
結石生成(形成)性の lithogenous
結石摘出〔術〕 lithotomy, lithotripsy
結石の lithic
結石排除剤 lithagogue
結石排除の lithagogue
結石破砕片排除術 lithocenosis
結石溶解 litholysis
結石溶解剤 lithotriptic
結石溶解性の litholytic
〔結〕節 node, nodi, nodus
結節 tuber, tubercle, tuberculum
結節炎 tuberculitis
結節間の internodal
結節間〔部〕 internode
結節形成 nodulation
結節腫 ganglion
結節腫切開術 ganglionostomy
結節腫の ganglial
結節症 nodulation, tuberosis
結節状黄色腫 xanthoma tuberosum
結節性アミロイドーシス nodular amyloidosis
結節性血管炎 nodular vasculitis
結節性紅斑 erythema nodosum (EN)
結節性多発動脈炎 polyarteritis nodosa (PAN)
結節〔性〕調律(リズム) nodal rhythm
結節性痛風 tophaceous gout
結節性動脈炎 arteritis nodosa
結節性動脈周囲炎 periarteritis nodosa
結節〔性〕の nodal, nodular
結節性の tuberous
結節性〔脳〕硬化症 tuberous sclerosis
結節性頻拍 nodal tachycardia
結節性毛髪糸状菌症 trichomycosis nodosa
結節性痒疹 tuberosis cutis pruriginosa
結節性裂毛症 clastothrix
結節組織 nodal tissue
〔結〕節点 nodal point
結節の tubercular
血栓 thrombus
血栓が形成された thrombosed
血栓計 thrombometer
血栓形成 thrombogenesis, thrombokinesis
血栓形成傾向 thrombophilia
血栓形成促進性の thrombomimetic
血栓症 thrombosis
血栓〔症〕の thrombotic
血栓性血小板減少性紫斑〔病〕 thrombotic thrombocytopenic purpura
血栓性硬膜洞炎 thrombosinusitis
血栓〔性〕静脈炎 thrombophlebitis
血栓〔性〕心内膜炎 thromboendocarditis
血栓〔性〕動脈炎 thromboarteritis
血栓〔性〕動脈内膜炎 thromboendarteritis
血栓〔性〕脈管炎 thromboangiitis
血栓性リンパ管炎 thrombolymphangitis
血栓切除術 thrombectomy
血栓塞栓形成 thromboembolization
血栓塞栓症 thromboembolism
血栓弾性描写器 thromboelastograph
血栓弾性描写図 thromboelastogram (TEG)
血栓弾性描写〔法〕 thromboelastography (TEG)
血栓内膜摘出〔術〕 thromboendarterectomy (TEA)
血栓嚢腫 thrombocyst, thrombocystis

楔前部 precuneus
血栓崩壊 thromboclasis, thrombolysis
血栓融解(崩壊)〔性〕の thrombolytic
血栓様の thromboid
血栓を形成する thrombose
結像 imagery
血像図 hemogram
血族 kinship
血族結婚 inbreeding
血族性 consanguinity
血族性交 incest
欠測値 missing data
欠損 absence, defect, deficiency, deficit, deprivation
欠損ウイルス defective virus
欠損した defective
欠損〔症〕 coloboma
欠損症状 defect symptom
欠損する missing
欠損ファージ defective phage
欠滞拍動 dropped beat
抉断 evulsion
血痰 bloody sputum, sputum cruentum
血中アイソトープクリアランス blood isotope clearance (BIC)
血中アルコール濃度 blood alcohol concentration (BAC)
血中アルコール濃度レベル blood alcohol level (BAL)
血中塩類減少症 hypoalonemia
〔血中〕吸収 insorption
血中尿素窒素 blood urea nitrogen (BUN)
血中濃度 blood concentration
結腸 colon
結腸S状結腸吻合術 colosigmoidostomy
結腸炎 colitis, colonitis
結腸下垂症 coloptosis
結腸間膜 mesocolon
結腸間膜固定術 mesocolopexy
結腸間膜成襞(ヒダ形成)術 mesocoloplication
結腸鏡 colon fiberscope (CF)
結腸鏡検査法 colonoscopy
結腸-結腸吻合術 colocolostomy
結腸黒皮症 melanosis coli
結腸固定術 colofixation, colonopexy, colopexy
結腸疾患 colonopathy, colopathy
結腸周囲炎 pericolitis
結腸周囲の pericolic
結腸重積 colic intussusception
結腸小腸炎 coloenteritis
結腸切開術 colotomy
結腸切除〔術〕 colectomy
結腸穿刺 colocentesis, colopuncture
結腸全摘出〔術〕 pancolectomy
結腸造襞術 coloplication
結腸直腸炎 coloproctitis, colorectitis
結腸直腸の colorectal
結腸直腸吻合 colorectostomy
結腸直腸吻合術 coloproctostomy
結腸半切除〔術〕 hemicolectomy
結腸ヒモ teniae coli
結腸ヒモ下の subtenial
結腸膨起 haustra coli
結腸縫合術 colorrhaphy
結腸瘻造設術 colostomy
結腸瘻袋 colostomy bag
決定 determination
決定〔因〕子 determinant
決定臓器 critical organ (CO)
決定的な crucial, definitive
決定できない not determined (ND)
血鉄素 hemosiderin
欠点 defect
欠点のある defective
血洞 hematocele, hematoma
血糖 blood glucose (BG)
血島 blood island
血統 pedigree
血糖減少〔症〕 hypoglycemia
血糖自己測定 self-monitoring of blood glucose (SMBG)
血糖指数 glycemic index (GI)
血糖〔症〕 glycemia
血糖上昇係数 glycemic index (GI)
血糖上昇〔性〕糖原分解〔性〕因子 hyperglycemic-glycogenolytic factor (HGF)
血統図 pedigree chart
血道節 hemal node
血糖〔値〕 blood sugar (BS)
血糖低下薬 hypoglycemic
血道の hemal
血糖抑制性の glycostatic
楔入圧 wedge pressure
楔入骨折 impacted fracture
血尿〔症〕 hematuria
血膿胸 pyohemothorax
血膿尿 hematopyuria
結氷降下度測定 cryoscopy
げっぷ〔をする〕 belch, burp
血餅 blood clot, clot
血餅退縮 clot retraction
潔癖〔症〕 rhypophobia
血便 bloody stool
血便排泄 hematochezia
欠乏 absence, defect, deficiency, deficit, poverty
血疱 blood blister
欠乏症状 deficiency symptom
結膜 conjunctiva, tunica conjunctiva
結膜炎 conjunctivitis, syndesmitis
結膜形成〔術〕 conjunctivoplasty
血膜血腫 hydropericarditis
結膜弛緩症 conjunctivochalasis
結膜脂肪斑 pinguecula
結膜静脈 conjunctival veins
結膜静脈瘤 varicula
結膜水腫(浮腫)性の chemotic
結膜切除術 syndectomy
結膜瞳孔反射 conjunctival reflex
結膜動脈 conjunctival arteries

結膜反応 conjunctival reaction
結膜浮腫 chemosis
結膜〔部分〕切除術 logadectomy
結膜輪 annulus conjunctivae
結膜輪状切除 peritectomy
結毛症 trichonodosis
血友病 hemophilia
血友病患者 hemophiliac
血友病関節炎 hemophilic arthritis
血友病〔性〕関節 hemophilic joint
血友病性関節症 hemophilic arthropathy
血友病の hemophilic
血友病類似症 parahemophilia
血流 blood stream
血瘤 hematocele, hematoma
血流計 stromuhr
血流速度計 dromograph
血流〔量〕 blood flow
血量計 plethysmograph
血涙流出 dacryohemorrhea
欠裂 coloboma
血漏性勃起 stymatosis
ゲーティング gating
毛でおおわれた hairy
ケーデンス cadence
ケトアシドーシス ketoacidosis
解毒 detoxication, detoxification, toxicopexis
解毒する detoxify
解毒薬 antidote, antidotum, toxicide, toxinicide
ケトーシス ketosis
ケトステロイド ketosteroid
ゲトリン試験 Göthlin test
ケトール転移酵素 transketolase
ケトン ketone
ケトン〔化合物〕の ketonic
ケトン血〔症〕 ketonemia
ケトン合成の ketogenic
ケトン症 ketosis
ケトン体 ketone body
ケトン体産生の ketogenic
ケトン体生成 ketogenesis
ケトン糖 ketose
ケトン尿〔症〕 ketonuria
毛抜き tweezers
解熱 defervescence
解熱〔性〕の antipyretic, febrifugal
解熱薬 antipyretic, febrifuge, temperans
毛の pilar
毛の多い pileous
ゲノコピー genocopy
ゲノート genote
ゲノム genome
ゲノム刷込み genomic imprinting
ゲノムの genomic
ゲノムライブラリー genome library
毛のような hairy
仮病 malingering, pathomimesis
仮病者 malingerer, simulator
ケブネル現象 Köbner phenomenon
ケミカルピーリング chemical peeling
毛虫 pest
毛虫皮膚炎 caterpillar rash
ケモノジラミ［獣虱］属 *Haematopinus*
下薬 cathartic
ケラチナーゼ keratinase
ケラチノサイト keratinocyte
ケラチノース keratinose
ケラチノソーム keratinosome
ケラチン keratin
ケラチン化の cornified
ケラチンの keratinous
ケラトアカントーマ keratoacanthoma
ケラトヒアリン keratohyalin
ケラトファキア keratophakia
下痢 diarrhea, flux
下痢原性大腸菌 diarrheagenic *Escherichia coli*
ケリー手術 Kelly operation
下痢止めの antidiarrheal
下痢止め薬 antidiarrhoeica
下痢の diarrheal
ケリーパッド Kelly pad
下痢便偽膜 xysma
ゲル gel
ゲル化 gelation
ケルクリングヒダ Kerckring folds
ケルスス禿瘡 kerion Celsi
ゲルストマン・シュトロイスラー・シャインカー病 Gerstmann–Sträussler–Scheinker disease (GSS)
ゲルストマン症候群 Gerstmann syndrome
ケール徴候 Kehr sign
ゲル電気泳動 gel electrophoresis
ゲルトネル管 Gärtner duct
ケルニッヒ徴候 Kernig sign
ゲルハルト徴候 Gerhardt sign
ケルビム症 cherubism
ケルビン kelvin
ケルビン度目盛 Kelvin scale
ゲルマニウム germanium (Ge)
ケロイド keloid
ケロイド症 keloidosis
腱 chorda, sinew, tendo, tendon
圏 circle, level, sphere
元 dimension
限 limen
減圧 depression
検圧計 manometer
減圧術 decompression
減圧症 decompression sickness, dysbarism
減圧神経 depressor
減圧〔神経〕線維 depressor fiber
減圧反射 depressor reflex
検案書 certification
腱移植〔術〕 tendon transplantation
健胃薬 stomachic
牽引 extension, traction, tugging
原因 cause
牽引器 tractor
牽引子(鉤) retractor

牽引する　tractate
原因である　responsible
原因となる　cause
原因の　causal
〔原因〕不明熱　fever of unknown origin (FUO), pyrexia of unknown origin (PUO)
原因不明の　agnogenic
原因不明の器質化肺炎　cryptogenic organizing pneumonia (COP)
原因明瞭な　phanerogenic
牽引療法　tractoration
原因療法　causal therapy
眩暈　dinus, dizziness, vertigo
幻影　phantasm
検影器　keratoscope, retinoscope, skiascope
幻影肢　phantom limb
検影法　keratoscopy, photoscopy, retinoscopy, shadow test, skiascopy
検疫　quarantine
原液　stock solution
検疫交通許可証　pratique
検閲　censor, inspection
腱炎　tendinitis, tendonitis
嫌悪の　aversive
嫌悪療法　aversion therapy
弦音　twang
限界　limit, limitation, term
限界下の　subliminal
限外顕微鏡　ultramicroscope
限外顕微鏡の　ultramicroscopic
限外集光鏡　ultracondenser
限界集団サイズ　critical community size
限界人口規模　critical community size
限界打診法　orthopercussion
限界値　liminal value, threshold
限界の　liminal
原外胚葉の　epiblastic
限外微粒子　ultramicron
限外微量化学　ultramicrochemistry
限外分光写真術　ultraspectrophotometry
限外濾過　ultrafiltration (UF)
限外濾過器　ultrafilter
限外濾過係数　ultrafiltration coefficient
限外濾過量　ultrafiltration rate (UFR)
けん化価　saponification number
腱画　tendinous intersection
幻覚　hallucination, pseudesthesia
瞼角球癒着症　syncanthus
幻覚剤　hallucinogenic, psychedelic
原核細胞　prokaryotic cell
幻覚視　parorasis
幻覚症　hallucinosis
幻覚神経痛　hallucinatory neuralgia
原核生物　procaryote
原核生物の　prokaryotic
幻覚的な　hallucinatory
厳格(厳密)な　strict
幻覚薬の　hallucinogenic
幻覚〔誘発〕薬　hallucinogen
原芽細胞　protogonocyte
原割球　protoblast
腱滑膜炎　tendosynovitis
検眼　optometry
腱感覚器　tenoreceptor
検眼鏡　ophthalmoscope
検眼鏡検査〔法〕　ophthalmoscopy
肩関節　shoulder joint
原感的な　protopathic
腱間膜　mesotendineum, mesotendon
嫌忌　invitus, taedium
原基　anlage, primordium, rudiment
眩輝　glare
原器　standard
元気回復　recruitment, refection
衒奇症　mannerism
嫌気性　aerophobia
嫌気生活　anaerobiosis
嫌気性感染　anerobic infection
嫌気性菌　anaerobe, anerobe
嫌気性呼吸　anaerobic respiration
嫌気性生物　anaerobe
嫌気性の　anaerobic
原基の　primordial
研究　investigation
腱弓　tendinous arch
研究器具　explorer
研究〔する〕　investigate, research, study
研究デザイン　research design
研究と開発　research and development (R & D)
研究報告(論文)　investigation
瞼球癒着　symblepharon
瞼球癒着翼状贅片　symblepharopterygium
研究用診断基準　diagnostic criteria for research (DCR)
腱鏡　Sehnenspiegel
限局性アミロイドーシス　localized amyloidosis
限局性回腸炎　regional ileitis
限局性強皮症　circumscribed scleroderma, localized scleroderma
限局性紫色斑点　pelidnoma
限局性症状　local symptom
限局性石灰〔沈着〕症　calcinosis circumscripta
限局性痘瘡　discrete smallpox
限局性粘液水腫　circumscribed myxedema
限局性の　circumscribed, localized
限局性白皮症　piebaldism
限局性腹膜炎　localized peritonitis
限局性リンパ管腫　lymphangioma circumscriptum
限局性類デンプン症　localized amyloidosis
腱切り術　tenotomy
腱切り刀　tendotome
腱筋成形術　tenomyoplasty
腱筋部分切除術　tenomyotomy
原型　archetype, pattern, prototype
原形子　plastid
原形質　periblast, plasmogen, protoplasm

原形〔質〕体　protoplast
原形質吐出　plasmoptysis
原形質の　cytoplasmic
原形質破裂　plasmorrhexis
原形質分離剤　plasmolyticum
原形質分離の　plasmolytic
原形質分裂　plasmoschisis
原形質融合　plastogamy
原形質溶解性　plasmolyzability
原形質離解　plasmolysis
原形質類器官　organoid
減形成　hypogenesis
原形成　protoplasia
瞼形成術　tarsoplasia
腱形成術　tendinoplasty, tendoplasty, tenoplasty
減形成〔症〕　hypoplasty
減形成体質　hypoplasia
原形発生　palingenesis
ゲンゲ属　*Astragalus*
腱懸垂法　tenosuspension
顕現部偏執症　phaneromania
呟語　mussitation
健康　health
肩甲　shoulder
原口　blastopore, prostoma
健康維持機構　Health Maintenance Organization (HMO)
肩甲炎　omitis
肩甲回旋静脈　circumflex scapular vein
肩甲回旋動脈　circumflex scapular artery
肩甲下筋　subscapularis
肩甲下神経　subscapular nerves
肩甲下動脈　subscapular artery
肩甲間反射　interscapular reflex
健康管理　health management
健康危険度評価　health risk appraisal (HRA)
健康教育　health education
肩甲胸郭間上肢切断　forequarter amputation
肩甲挙筋　levator scapulae
肩甲骨　blade bone, scapula
〔肩甲骨〕関節唇　glenoidal lip
肩甲骨固定術　scapulopexy
肩甲骨切除術　scapulectomy
肩甲骨痛　scapulalgia
肩甲骨膜反射　scapuloperiosteal reflex
健康習慣　lifestyle
肩甲上静脈　suprascapular vein
肩甲上神経　suprascapular nerve
肩甲上動脈　suprascapular artery
肩甲上の　suprascapular
健康証明書　health certificate
肩甲上腕骨筋ジストロフィー　scapulohumeral muscular dystrophy
肩甲上腕反射　scapulohumeral reflex
健康食品　health food
健康診査　health examination
健康診断　health examination, physical check-up, physical examination (PE), somatoscopy
健康診断書　health certificate
肩甲舌骨筋　omohyoid
健康増進法　Health Promotion Law
健康相談所　dispensary
健康促進の　healthy
健康〔的〕な　healthy
健康な　well
肩甲難産　shoulder dystocia
健康の　sanitary
現行の　current
肩甲背神経　dorsal nerve of scapula, dorsal scapular nerve
肩甲包帯　scapulary
健康保険法　Health Insurance Act
健康リスクアセスメント　health risk assessment (h.r.a.)
言語緩徐　bradylalia
言語緩慢　bradylogia
言語狂　verbomania
言語協同運動失調　ataxophemia
言語コミュニケーション障害　impaired verbal communication
言語混迷　divagation
言語錯誤症　heterophemia
言語渋滞　bradyglossia
言語修得前の　preverbal
言語障害　language disorder, speech and language disorders, speech disturbance, verbal disorder
言語新作〔症〕　neologism, onomatopoiesis
言語性知能指数　verbal intelligence quotient (VIQ)
腱骨〔化〕　tenostosis
腱固定術　tenodesis
言語的　verbal
言語能力麻痺　laloplegia
言語発達　language development
言語発達遅滞　language delay
言語不明瞭の　inarticulate
言語補助器　speech aid
言語麻痺　logoplegia
言語理解不能　logasthenia
言語療法　speech therapy
言語療法士　speech therapist (ST)
検査　diagnostic examination, examination, inspection, test, testing
減殺　subtraction
顕在化　elicitation
顕在化させる　elicit
現在〔の〕　present
現在の訴え　present complaint (PC)
現在の愁訴　current complaint (CC)
肩鎖関節　acromioclavicular joint
腱索　chordae tendineae, chorda tendinea
腱索聴診音　tendophony
検査室　laboratory (Lab)
検査室のデータ　laboratory data (LD)
検査する　examine
検査台　examining table
検査日　date of examination (DOE)

減酸症　hypochlorhydria
犬歯　canine, cuspid, dens caninus
検死　inquest, necropsy, necrotomy, postmortem examination
幻視　phantasmoscopy
原歯　protodont
原子価　valence
原子核　atomic nucleus
原始核細胞　prokaryote cell
原始核をもつ　prokaryote
原弛緩期　protodiastole
原弛緩期の　protodiastolic
嫌色素性細胞腺腫　chromophobe adenoma
嫌色素性の　chromophobe
原色素体　proplastid
犬歯筋　abducens labiorum
原始血球　mesameboid
原始結節　primitive node
原始溝　primitive groove
減指骨症　hypophalangism
原子磁化率　atomic susceptibility
原子質量単位　atomic mass unit (amu)
牽糸性　spinnbarkeit, stingy
原始生殖細胞　primordial germ cell
原〔始〕脊椎　protovertebra
幻肢痛　phantom limb pain
現実感消失　derealization
現実原則　reality principle
現実的な　practical
犬歯の　cuspidate
原子の　atomic
原始の　primary, primitive, primordial, protopathic
原始脳胞　primary brain vesicle
原始反応　primitive reaction
減弱　impairment
減弱させる　impair
減弱〔すること〕　weakness
腱周囲炎　peritendinitis
研修資格　internship
腱周膜　peritendineum
牽縮　retraction
検出　detection
顕出　phanerosis
検出器　detector
検出限界以下　below detectable limit (BDL)
腱鞘　epitendineum, peritenon
検証　verification
減少　decrement, reduction
現象　phenomenon
現症　present condition, present symptoms (PS), status praesens (St pr.)
腱鞘炎　peritendinitis, tendovaginitis, tenosynovitis, tenovaginitis
現象学的アプローチ　phenomenological approach
現象型　phenotype
剣状脛　saber shin
現症診察表　present state examination (PSE)
減少〔する(させる)〕　decrease, diminish, reduce
捲状腺　coil gland, convoluted gland
剣状突起　metasternum, xiphisternum, xiphoid process
剣状突起の　chondroxiphoid
剣状軟骨　xiphoid cartilage
剣状軟骨の　ultimisternal
腱鞘の　tendovaginal
剣状の　ensiform, xiphoid
腱鞘嚢胞　thecal cyst
原始羊膜　proamnion
腱鞘攣縮　thecostegnosis
顕示欲　attention-seeking desire
幻触　haptic hallucination
減食性無月経　amenorrhea due to weight loss
原色の　chromatic
原始卵胞　primary follicles
原子量　atomic weight (AT wt, at wt)
原子力の　atomic
検診　examination
健診　health examination
原腎　protonephron
原腎管　nephric duct, pronephric duct, protonephridium
腱振戦　subsultus tendinum
懸垂　hanging
減衰　attenuation, decrement
懸垂喉頭検査法　suspension laryngoscopy
懸垂〔固定〕法　suspension
減衰伝導　decrement conduction
減数期　reduction phase
減数手術　selective reduction
減数分裂　meiosis, miosis, reduction division
減数分裂後期　postreduction
減数分裂後の　postmeiotic, postmiotic
減数分裂前期　prereduction phase
減数分裂前期の　premeiotic
減成　degradation
幻声　hallucinatory voices
原生　virgin
限性遺伝　sex-limited inheritance
顕性化　manifestation
顕性感染　apparent infection
原生生物学　protistology
限性選択　sex-limited selection
原生第1象牙質　primary dentin(e)
原生動物　protozoa
原生動物感染症　protozoiasis, protozoosis
原生動物駆除薬　protozoacide
原生動物の　protozoan
顕性の　manifest, overt
限性の　sex-limited
原赤芽球　protohematoblast
原節　metamere, somatome, somite
腱切開器　tendotome, tenotome
腱切開専門医　tenotomist
腱切開を行う　tenotomize
腱切除術　tenectomy

腱切除短縮術　tenonectomy
腱切離　tendotomy
健全　sanity
原線維　fibril
原線維からなる　fibrillated
原線維発生　fibrillogenesis
腱前位縫合　advancement
健全精神　compos mentis
健全な　laudable
元素　element
幻想　phantasm, phantom
現像　development
幻想脚　phantom leg
幻想狂　dereism
幻想剤　phantasticum
幻想腫　phantom tumor
幻想腫瘍　pseudinoma, pseudoneoplasm, pseudotumor
幻想妊娠　pseudocyesis
減速　retardation
減速体　moderator
減損　detrition
倦怠　lassitude, malaise
検体　specimen
元体質　blastema
原体節形成前の　presomite
減退の　miotic
懸濁　suspension
懸濁液　suspension
懸濁質　suspensoid
懸濁性の　lyophobe
懸濁の　suspended
懸濁標準計　suspensiometer
ゲンタマイシン　gentamicin (GM)
ゲンチアナバイオレット　gentian violet
原虫学　protozoology
原虫症　protozoosis
腱中心　central tendon
原虫の　protozoan
原虫分体　plasmotomy
原虫類　protozoa
原虫類の原始分裂　promitosis
原腸　progaster
減張期　relaxation time
原腸形成　gastrulation
原腸胚　gastrula
原腸尾部　tailgut
腱跳躍　subsultus tendinum
顕著な　marked, predominant, prominent
顕著に　markedly
腱痛　teinodynia, tenalgia, tenodynia, tenontodynia
検定　test, verification
限定因子　limiting factor
減〔低〕形成〔症〕　hypoplasia
限定する　limit, limiting
懸滴培養　drop culture
懸滴標本　hanging drop preparation
原点　origin
検度　calibration (CAL)
限度　extent, limit
検討会　conference
見当識　orientation
見当識障害　disorientation
減毒性結核症　attenuated tuberculosis
減毒ワクチン　detoxicated vaccine
ケント束　Kent bundle
圏内から離れる　zonifugal
腱内結合織線維　endotendineum
圏内へ入る　zonipetal
検尿　urinalysis (UA), urinoscopy
減尿症　oliguria
顕熱　sensible heat
腱粘素　tendomucin, tendomucoid
腱の　tendinous
犬吠様咳嗽　barking cough
腱剥離術　tenolysis
原白血球　protoleukocyte
原発性アミロイドーシス　primary amyloidosis
原発性アルドステロン症　primary aldosteronism (PA)
原発性異型肺炎　primary atypical pneumonia
原発性癌　primary cancer
原発性高アルドステロン症　primary hyperaldosteronism
原発性硬化性胆管炎　primary sclerosing cholangitis (PSC)
原発性骨髄線維症　primary myelofibrosis
原発性出血　primary hemorrhage
原発性体液性リンパ腫　primary effusion lymphoma (PEL)
原発性多発性筋炎　primary multiple myositis
原発性胆汁性肝硬変症　primary biliary cirrhosis (PBC)
原発性低リン酸塩血症性くる病　primary hypophosphatemic rickets
原発性尿道　primary urethra
原発性の　primary
原発性肺癌　primary lung cancer
原発性肺高血圧症　primary pulmonary hypertension (PPH)
原発性貧血　primary anemia (PA)
原発性無精子〔症〕　primary azoospermia
原発性免疫不全症候群　primary immunodeficiency syndrome (PIDS)
原発性類デンプン症　primary amyloidosis
原発巣　primary lesion
原発妄想　primordial delusion
腱斑　milk spot
瞼板　tarsus
瞼板炎　tarsitis
瞼板筋　tarsalis
腱反射　tendon reflex
瞼板切開術　tarsotomy
瞼板切除〔術〕　tarsectomy
瞼板腺炎　meibomianitis, tarsadenitis
瞼板軟化症　tarsomalacia
瞼板軟骨　tarsal cartilage, tarsal plates
瞼板の　tarsal

腱反応　tendon reaction
瞼板膿瘍　tarsophyma
瞼板縫合術　tarsorrhaphy
顕微解剖　microsurgery, micrurgy
顕微下耳〔科〕手術　otomicrosurgery
顕微鏡　microscope
顕微鏡検査〔法〕　microscopy
顕微鏡撮影〔法〕　micrography
顕微鏡写真　photomicrograph
顕微鏡切片製作法　microtomy
顕微鏡的血尿　microhematuria, microscopic hematuria
顕微鏡的多発血管炎　microscopic polyangiitis (MPA)
顕微鏡的な　microscopic
顕微鏡標本封入剤　diaphane
顕微鏡用切片　microsection
顕微手術　microdissection, micromanipulation, microsurgery
顕微授精　microinsemination
顕微生体解剖　microvivisection
顕微注射法　microinjection
顕微〔的〕外傷　microtrauma
顕微分光計　microspectroscope
顕微分光測光〔法〕　microspectrophotometry
検鼻法　rhinoscopy
現病歴　history of present complaint (HPC), history of present illness (HPI), present illness (PI)
減負荷　unloading
肩複合体　shoulder complex
腱付着部症　enthesopathy
検便　feces examination
原鞭毛虫類プロトモナス目　Protomonadina
肩峰　acromial process, acromion
減法　subtraction
肩峰烏口突起の　acromiocoracoid
肩峰角　acromial angle
肩峰下包　subacromial bursa
肩峰胸〔動脈〕の　acromiothoracic
肩峰肩甲骨の　acromioscapular
腱縫合　tendinosuture, tenosuture
腱縫合術　tenorrhaphy
腱縫合〔法〕　tendon suture
肩峰鎖骨の　acromioclavicular
健忘〔症〕　amnesia
健忘症患者　amnesiac
健忘症候群　amnestic syndrome
健忘症の　amnestic
肩峰上の　superacromial
肩峰上腕骨の　acromiohumeral
腱紡錘　neurotendinous spindle, tendon spindle
健忘性失行　amnestic apraxia
健忘性失語〔症〕　amnestic aphasia, amnemonic aphasia, anomia
健忘の　amnemonic
腱傍の　paratenon
肩峰の　acromial
肩峰反射　acromial reflex
研磨　polishing, tripsis
腱膜　aponeurosis, lacertus
腱膜炎　aponeurositis, thecitis
腱膜切開術　aponeurotomy
腱膜切除術　aponeurectomy
腱膜縫合術　aponeurorrhaphy
腱膜瘤　bunion
腱膜瘤切除　bunionectomy
研磨剤　abrasive
研磨の　abrasive
幻夢　vision
賢明な　sensible
倹約遺伝子　thrifty genotype
原有糸分裂　protomitosis
腱癒着剥離術　tendolysis
腱様の　tendinous
原卵　oogony
原卵胞膜　prochorion
原理　principle
検流計　galvanometer
減量　loss of weight, weight loss
原料　material
減量症　hypovolia
牽力　attraction
圏輪状　circinate
言漏　volubility
堅牢な　fast, tense
研和　tripsis
研和せよ　tere

こ

弧　arc
鼓　drum
湖　lacus
壺　lagena (Lag)
語　term
コア　core
コアグラーゼ　coagulase
コアグラーゼ陰性ブドウ球菌　coagulase-negative staphylococcus (CNS)
コイル　coil
コイル状動脈　gomitoli
個員　zooid
口　orifice, orificium, ostium, vent, vulva
孔　absconsio, apertura, aperture, foramen, opening, porus, trema, vent, vulva
向　aspect
香(におい)　odor
項　nucha, term
鉤　clasp, unci, uncus, ungula
溝　crena, furrow, groove, rictus, scissura, semicanal
綱　class
縞　stripe
高 IgE 症候群　hyperimmunoglobulin E syndrome (HIES)
抗アセチルコリン受容体　antiacetylcholine receptor (anti-AChR)
高圧酸素療法　oxygen under high pressure (OHP)

高圧室　hyperbaric chamber
降圧受容機構　pressoreceptive mechanism
降圧〔性〕の　antihypertensive
高圧〔性〕の　hyperbaric
高圧電流性自己感応療法　autoconduction
降圧反射　depressor reflex
鉤圧法　uncipressure
高圧麻酔〔法〕　hyperbaric anesthesia
高圧滅菌器　autoclave
降圧薬　antihypertensive, depressor
抗アドレナリン作用性の　antiadrenergic
高アドレナリン症　hyperadrenalism
抗アドレナリン性の　adrenolytic
高アミラーゼ血症　hyperamylasemia
〔抗〕Rh抗体　Rh antibody
抗Ro抗体　anti-Ro antibody
高アルドステロン症　hyperaldosteronism
行為　action, behavior
高位　elevation
口囲　peristome
後位　retroposition
好イオウ性の　thiophilic
高位浣腸法　enteroclysis
高位咬合　overeruption, supraocclusion
後遺症　residual
行為障害　conduct disorder
高位脊椎麻酔　high spinal anesthesia
口囲蒼白　circumoral pallor
高位側壁心筋梗塞　high-lateral myocardial infarction
抗イディオタイプ抗体　anti-idiotype antibody
行為倒錯症　apraxia
行為奔放　acrocinesia
口淫　fellatio
後引筋　retractor
後陰唇静脈　posterior labial veins
後陰唇神経　posterior labial nerves
高インスリン血症　hyperinsulinism
高インスリン症　hyperinsulinosis
後陰嚢静脈　posterior scrotal veins
後陰嚢神経　posterior scrotal nerves
抗ウイルス性の　antiviral
抗うつ〔作用〕の　antidepressant
抗うつ薬　antidepressant
抗暈薬　antidinic
後裔　progeny
抗HBe抗体　anti-HBe (HBeAb)
抗HBs抗体　anti-HBs (HBsAb)
高栄養輸液　hyperalimentation (HA)
高栄養(カロリー)療法　hyperalimentation (HA)
公益　utility
抗エストロゲン　antiestrogen
高エネルギーリン酸結合　high-energy phosphate bond
好塩基球　basophil(e), basophilic leukocyte
好塩基球増加〔症〕　basophilia
好塩基細胞性下垂体機能亢進症　basophilic hyperpituitarism
好塩基性顆粒　basophil granule
好塩基性細胞腺腫(症)　basophilic adenoma, basophilism
好塩基性赤血球症　basophilia
好塩基性の　basophil(e)
好塩基性白血病　basophilic leukemia
好塩菌　halophil(e)
抗炎症性の　anti-inflammatory
口縁側の　orad
〔高〕塩素血症　chloremia
高応答者(動物)　high-responder
構音　articulation
口音　stomatolalia
恒温器　incubator
構音器官　articulator
高温鏡　pyroscope
高温恐怖〔症〕　thermophobia
高温菌　thermophile
高温計　pyrometer, pyroscope
恒温恒湿器　thermohygrostat
構音障害　dysarthria, dyslalia, dysphemia, mogiarthria
構音する　articulate
恒温〔性〕の　homothermic, isothermal
高温〔性〕の　thermophile
恒温槽　thermostat
構音の　articulatory
高温発生　thermogenesis
構音不能〔症〕　anarthria, pararthria
叩音様ラ音　clicking rale
口窩　stomod(a)eum
硬化　consolidation, induration, pachynsis
降下　depression, descensus, descent
効果　effect, efficacy, result
咬牙　odonterism
甲介　concha, turbinal
交会　confluence
硬化胃　sclerotic stomach
口蓋　palate, palatum, uraniscus
口蓋咽頭弓　palatopharyngeal arch
口蓋咽頭筋　palatopharyngeus
口蓋咽頭縫合術　staphylopharyngorrhaphy
口蓋炎　palatitis, uranisconitis
口蓋杆　palatal bar
口蓋弓　palatal arch, vault
口蓋挙筋痙攣　palatal nystagmus
口蓋曲線描写器　palatograph
口蓋形成術　palatoplasty, uraniscoplasty, uranoplasty
口蓋形成の　uranoplastic
抗壊血病ビタミン　antiscorbutic vitamin
口蓋検査〔法〕　uranoscopy
口蓋溝　palatine groove
口蓋骨　palatine bone
口蓋耳管張筋　palatosalpingeus
口蓋十字点　staurion
口蓋上顎骨の　palatomaxillary
甲介状の　turbinal
口蓋神経　palatine nerves
口蓋垂　palatum mobile, pendulous palate, uvula
口蓋垂炎　staphylitis, uvulitis

口蓋垂下垂〔症〕 staphyloptosis, uvuloptosis
口蓋垂筋 staphylinus
口蓋垂形成術 staphyloplasty
口蓋垂弛(し)緩 staphylodialysis
口蓋垂腫 staphyloncus
口蓋垂周囲炎 peristaphylitis
口蓋垂水腫(浮腫) staphyloedema
口蓋垂切開術 staphylotomy, uvulatomy, uvulotomy
口蓋垂切除器 uvulatome, uvulotome
口蓋垂切除術 uvulectomy
口蓋垂軟口蓋咽頭形成〔術〕 uvulopalatopharyngoplasty (UPPP)
口蓋垂の staphyline, uvular
口蓋垂縫合術 uranostaphylorrhaphy
口蓋垂裂 staphyloschisis, uvula bifida
口蓋舌弓 palatoglossal arch
抗疥癬薬 scabicide
後外側溝 posterolateral groove, posterolateral sulcus
口蓋側面の alveolopalatal
口蓋張筋 salpingostaphylinus
口蓋痛 palatodynia
口蓋点 staphylion
鉤回てんかん uncinate epilepsy
口蓋の palatal, palatine
口蓋帆 pendulous palate
口蓋帆咽頭の velopharyngeal
口蓋帆挙筋 levator veli palatini, petrosalpingostaphylinus
口蓋反射 palatal reflex
口蓋帆張筋 tensor veli palatini
口蓋帆張筋神経 nerve to tensor veli palatini
口蓋帆縫合術 velosynthesis
鉤〔回〕ヘルニア uncal herniation
口蓋扁桃 palatine tonsil
口蓋縫合 uranorrhaphy
口蓋縫合術 palatorrhaphy, uraniscorrhaphy
鉤回発作 uncinate fit
口蓋麻痺 palatoplegia
口蓋面 palatine surface
口蓋裂 cleft palate (CP), palatoschisis
口蓋裂による言語困難 uraniscolalia
口蓋裂の palatognathous
高カイロミクロン血〔症〕 hyperchylomicronemia
光化学 photochemistry
光化学作用の actinic
光化学反応 photochemical reaction
光化学療法 photochemotherapy
効果器 effector
高角 altitude
口角 angle of mouth
光覚 light sense (LS)
後角 posterior horn
岬角 promontorium, promontory
工学 engineering
光学 optics, photology
光学異性 optical isomerism
抗核因子 antinuclear factor (ANF)
口角炎 angular stomatitis
光学器製作者 optician
光学顕微鏡 optical microscope
抗核抗体 antinuclear antibody (ANA)
岬角支脚 subiculum promontorii
口角症 cheilosis
光学の optic, optical
口角びらん症 angular cheilitis, perlèche
光覚弁 Lichtsinn (l.s.), light perception (LP), perception of light (p.l.), sensus luminis (s.l.)
硬化鼓膜切除術 sclerectomy
硬化剤 sclerosing agent
効果細胞 effector cell
硬化した indurated
硬化症 scleroma, sclerosis
後下小脳静脈 posterior inferior cerebellar vein
後下小脳動脈 posterior inferior cerebellar artery
降下塵 fallout
向下垂体前葉性腺ホルモン anterior pituitary gonadotropin
降下する descend
硬化する sclerose
硬化性萎縮性苔癬 lichen sclerosus et atrophicus
硬化性角膜炎 sclerotic keratitis
硬化性骨格 scleroskeleton
硬化性糸球体腎炎 sclerosing glomerulonephritis
硬化性粘液水腫 scleromyxedema
硬化性の sclerogenic, sclerosing
硬化性皮膚炎 sclerodermatitis
硬化前症 presclerosis
膠化体 gel
口渇 dipsesis
絞括 reefing
効果的な effective
硬化の sclerotic, sclerous
抗化膿性の antipyogenic
効果のない ineffective
抗カビ性の antimycotic
降下物 fallout
後下壁心筋梗塞 posteroinferior myocardial infarction
高カリウム血〔症〕 hyperkal(i)emia, hyperpotassemia
硬化療法 sclerotherapy
高カルシウム血〔症〕 hypercalcemia
高カルシウム尿〔症〕 hypercalcinuria
抗加齢医学 anti-aging medicine (AAM)
高カロチン血症 hypercarotinemia
高カロリー輸液 total parenteral nutrition (TPN)
後感 afterimpression, aftersensation
交換 exchange
交感 sympathy
睾丸 orchis, testicle, testiculus
硬癌 scirrhoma, scirrhus
膏顔 salve face

強姦 rape, violation
高眼圧症 ocular hypertension
睾丸炎 orchitis
強姦外傷症候群 rape–trauma syndrome
広顔型 platyopic
交感眼 sympathizer
睾丸形成術 orchioplasty
睾丸計測器 orchidometer
厚眼瞼症 pachytes
睾丸骨髄腫 orchiomyeloma
睾丸固定術 orchiopexy
抗感作 antisensitization
光感作用 photodynamic action
合眼症 synophthalmia
交感神経 sympathetic nerve
交感神経炎 sympathiconeuritis
交感神経芽細胞 sympathetoblast, sympathicoblast, sympathoblast
交感神経芽細胞腫 sympathicoblastoma, sympathoblastoma
交感神経活動 sympathetic nerve activity
交感神経幹 sympathetic trunk
交感神経緊張症 sympatheticotonia, sympathicotonia
交感神経緊張性 sympathicotonic
交感神経系 sympathetic, sympathetic nervous system, sympathicus
交感神経作用〔の〕 sympathicomimetic
交感神経産生細胞腫 sympathicogonioma, sympathogonioma
交感神経刺激療法 sympathicotherapy
交感神経遮断 adrenergic blockade
交感神経遮断薬 sympathicolytic, sympatholytic, sympatholytic drug
交感神経腫 sympathoma
交感神経受容体 adrenergic receptor
交感神経症 sympathicopathy
交感神経親性の sympathicotropic
交感神経〔性〕 sympathic
交感神経性の sympathetic
交感神経節後線維 postganglionic sympathetic nerve
交感神経切除術 sympathectomy
交感神経節前線維 preganglionic sympathetic nerve
睾丸神経痛 orchioneuralgia
交感神経伝達物質遊離物質 sympathetic transmitter releaser
交感神経捻除 sympathicotripsy
交感神経副腎の sympathoadrenal
交感神経ホルモン sympathetic hormone
交感神経麻痺の sympatheticoparalytic
交感神経様作用の sympathomimetic
硬癌性 scirrhosity
交感性虹彩炎 sympathetic iritis
交感性症状 sympathetic symptom
睾丸切開術 orchiotomy, orchitomy
睾丸〔組織〕破壊性の orchitolytic
睾丸痛 orchialgia, orchiodynia
睾丸摘除術 orchidectomy, orchiectomy
睾丸内分泌過度 hyperorchidism
睾丸の orchidic
睾丸副睾丸炎 orchiepididymitis
睾丸副睾丸摘除術 orchidoepididymectomy
後眼房 posterior chamber, vitreous chamber
睾丸縫合術 orchiorrhaphy
高ガンマグロブリン血〔症〕 gammopathy, hypergammaglobulinemia
交換輸血 exchange transfusion (ET)
硬癌様の scirrhoid
交換率 rate of exchange (r/e)
好寒冷性 cryophilic
後期 anaphase
香気 odor, smell
口器 peristome
高〔気〕圧酸素療法 hyperbaric oxygen therapy (HOT)
後期遺伝子 late gene
好気菌の発生した aerobic
好気生活 aerobiosis
好気〔性〕菌 aerobe
抗寄生虫の antiparasitic
好気性の aerobic, aerophil, aerophilic
抗基底膜型腎炎 anti–basement membrane glomerulonephritis
降脚三脈波 catatricrotism
恒久 permanence
号泣 ululation
恒久〔性〕不整脈 perpetual arrhythmia
恒久的〔心内膜〕ペーシング permanent (endocardial) pacing
恒久的な permanent
恒久軟骨 permanent cartilage
高距 altitude
後響 aftersound
口峡 fauces
口峡炎 angina, faucitis, isthmitis
口峡痙攣 isthmospasm
抗凝固(血)性の anticoagulant (AC)
抗凝固(血)薬 anticoagulant (AC)
抗凝集素 antiagglutinin
抗胸腺細胞グロブリン antithymocyte globulin (ATG)
口峡の faucial
口峡部麻痺 isthmoparalysis, isthmoplegia
後強膜炎 posterior scleritis
後期流産 late abortion
咬筋 masseter
広筋 vastus
合金義歯 cheoplastic
合金義歯鋳造法 cheoplasty
咬筋神経 masseteric nerve
抗菌スペクトル antibacterial spectrum
拘禁精神病 prison psychosis
抗菌〔性〕の antibacterial, antimicrobial, antimicrobic
咬筋動脈 masseteric artery
咬筋の masseteric
拘禁反応 prison reaction
咬筋肥大症 masseteric hypertrophy
抗菌物質 antimicrobic

後筋麻痺 posticus paralysis
抗菌薬 antibiotic
抗菌力 antibacterial activity (ABA)
口腔 mouth, oral cavity
口腔アレルギー症候群 oral allergy syndrome (OAS)
口腔咽頭 oropharynx
口腔衛生 oral hygiene
口腔外の aboral
口腔科学 stomatology
口腔から気管経由の orotracheal (OT)
口腔乾燥症 dry mouth
口腔狭窄 stenostomia
口腔ケア mouth care, oral care
口腔症 stomatosis
航空性歯痛 aerodontalgia
航空性副鼻腔炎 aerosinusitis
口腔前庭 buccal cavity, vestibule of mouth
口腔痛 stomatodynia
口腔内清拭 mouth care
口腔の stomatic
航空病 air sickness
口腔病 stomatopathy
空孔率 porosity
口腔裂 stomatoschisis
口腔レンサ球菌 oral streptococci
航空路 airway
後屈 postexion, recurvation, retrocession, retroflexion
後屈の recurvate
高グリシン血〔症〕 hyperglycinemia
高クロール血〔症〕 hyperchloremia
行軍骨折 march fracture
口径 apertura, aperture, caliber, lumen
咬痙 lockjaw, trismus
向脛(むこうずね) shin
合計 total (T)
硬鶏眼 hard corn, heloma durum
広頸筋 platysma
後脛骨筋 tibialis posterior
後脛骨静脈 posterior tibial veins
後脛骨動脈 posterior tibial artery
後脛骨反回動脈 posterior tibial recurrent artery
後形質 metaplasm
後傾〔症〕 retroversion
合計特殊出生率 total fertility rate
溝形の sulciform
後脛腓靱帯 posterior tibiofibular ligament
後継物 succedaneum
咬痙様状態 trismoid
抗痙攣性の anticonvulsant, anticonvulsive, antispasmodic
抗痙攣薬 anticonvulsant, anticonvulsive
攻撃〔性〕 aggression
孔隙量 porosity
硬結 induration
高血圧患者 hypertensive
高血圧〔症〕 hypertension (HT)
高血圧性血管疾患 hypertensive vascular disease (HTVD)
高血圧性心血管疾患 hypertensive cardiovascular disease (HTCVD)
高血圧性心疾患 hypertensive cardiac disease (HCD), hypertensive heart disease (H(T)HD)
高血圧性の hypertensive
高血圧性脳症 hypertensive encephalopathy
高血圧性脈絡膜症 hypertensive choroidopathy
高血圧性網膜症 hypertensive retinopathy
向血管性の vasotropic
硬結拘縮 sclerostenosis
高血色素血〔症〕 hyperhemoglobinemia
抗血小板 antiplatelet
抗血小板抗体 antiplatelet antibody (APA)
抗血小板薬 antiplatelet
抗血清 antiserum (AS)
好血性の hemophil(e)
硬結性の sclerous
項結節 nuchal tubercle
後結節 tuberculum dorsale
抗血栓症の antithrombotic
抗血栓性材料 antithrombogenic material
高血糖〔症〕 hyperglycemia
高血糖性高浸透圧症候群 hyperglycemic hyperosmolar syndrome (HHS)
高血糖性糖尿 hyperglycosuria
高血糖性非ケトン性昏睡 hyperglycemic nonketotic coma
抗血友病因子A antihemophilic factor A (AHF-A)
抗血友病因子B antihemophilic factor B (AHF-B)
抗血友病性グロブリン antihemophilic globulin (AHG)
抗血友病性の antihemophilic
抗血友病薬 antihemophilic
硬結を起こした indurated
高ケトン血〔症〕 hyperketonemia
高ケトン尿〔症〕 hyperketonuria
抗原 antigen (Ag)
抗原過剰 antigen excess
抗原感受性細胞 antigen sensitive cell
抗原競合的ラジオイムノアッセイ antigen competitive radioimmunoassay
抗原結合細胞 antigen-binding cell (ABC)
抗原結合部位 antigen binding site
抗原結合フラグメント antigen-binding fragment
抗原血症 antigenemia
抗原決定基 antigenic determinant, epitope
抗原抗体反応 antigen-antibody reaction
抗原〔修飾〕変調 antigenic modulation
抗原受容体 antigen receptor
抗原親和性の antigentophil
抗原性 antigenicity
膠原性大腸炎 collagenous colitis
光原性てんかん photogenic epilepsy
膠原〔性〕の collagenic, collagenous
膠原線維 collagenous fiber

抗原単位　antigen unit
抗原提示　antigen presentation
抗原提示細胞　antigen presenting cell (APC)
抗原特異性　antigenic specificity
抗原特異的受容体　antigen specific receptor
抗原ドリフト　antigenic drift
抗原認識部位　antigen recognition site
抗原の　antigenic
抗原の結合価　antigen valency
膠原病　collagen disease (CD)
抗原不連続変異　antigenic shift
抗原プロセッシング　antigen processing
抗原分子相同性　antigenic mimicry
交互　alternation
構語　articulation, syntaxis
交互遺伝　allelomorph
孔口　ostiole
硬膏　plaster
咬合　articulation, occlusion
咬合圧測定器　gnathodynamometer
咬合異常　malocclusion
咬合縁　occlusal edge, occlusal margin
硬口蓋　hard palatine, palatum durum
〔硬〕口蓋裂　uranoschisis
咬合器　articulator, occludator, occluder
口後弓　postoral arch
咬合曲線　occlusal curve
咬合挙上床　biteplate, bite up plate
咬合挙上板　biteplate
抗高血圧性の　antihypertensive
抗高血圧薬　antihypertensive drug (AHD)
光行差　aberration
咬合採得　bite taking
咬合撮影法　occlusal roentgen method
咬合紙　articulating paper
咬合床　biteplate
抗甲状腺抗体　antithyroid antibody
向甲状腺性　thyrotropism
向甲状腺性の　thyrotrop(h)ic
抗甲状腺ペルオキシダーゼ抗体　thyroid peroxidase antibody (TPOAb)
咬合する　articulate, occlude
向光性　phototropism
光合成　photosynthesis
咬合性外傷　occlusal trauma
光合成従属栄養生物　photoheterotroph
向光性の　lucipetal
光合成反応　photosynthetic reaction
光合成無機栄養生物　photolithotroph
光合成有機栄養生物　photoorganotroph
抗－抗体　antiantibody
抗好中球細胞質抗体　antineutrophil cytoplasmic autoantibody (ANCA)
後交通動脈　posterior communicating artery
咬合低位　infraversion
咬合の　occlusal
硬膏賦形薬　paraplast
咬合不正　malinterdigitation
咬合面　occlusal surface
咬合面窩　occlusal pit, pit
咬合面観　occlusal view
咬合面歯頸側の　occlusocervical
咬合面の　morsal
咬合彎曲　occlusal curvature
交互嵌入咬合指嵌　interdigitation
後鼓室動脈　posterior tympanic artery
恍惚　ecstasy
後骨間神経　posterior interosseous nerve
後骨間動脈　posterior interosseous artery
後骨髄球　metamyelocyte
交互に行き来する　to-and-fro
交互の　alternant, alternate
口語の　verbal
交互反応　alternative reaction, interaction
交互(交代)脈　alternating pulse, pulsus alternans
抗コリンエステラーゼ薬　anticholinesterase
抗コリン作用性の　anticholinergic
抗コリン性の　cholinolytic
抗コリン薬　cholinolytic
高コレステロール血症　cholesterolemia, hypercholesterolemia
後根　dorsal root
後根神経節　dorsal root ganglion (DRG)
交差(叉)　chiasm, chiasma, crossing, crossing-over, cross-over, decussatio, decussation
公差　tolerance
交際　intercourse
虹彩　iris
汞剤　mercurial
硬剤　plaster
合剤　compositus (co.), mixture
虹彩移動術　iridesis
虹彩運動の　iridokinetic, iridomotor
虹彩炎　iritis
虹彩炎性の　iritic
虹彩潰瘍　iridelcosis
虹彩角　iridocorneal angle
虹彩角膜強膜切開術　iridocorneosclerotomy
虹彩括約筋　iridoconstrictor
虹彩括約筋麻痺　iridoplegia
虹彩鏡検査〔法〕　iridoscopy
虹彩強膜切開術　iridosclerotomy
虹彩形成術　coreoplasty, iridocystectomy
虹彩結合術　iridencleisis, iridesis
虹彩欠損〔症〕　iridocoloboma
虹彩検視器　orthoscope
虹彩検視法　orthoscopy
虹彩疾患　iridopathy
虹彩振戦　iridodonesis
虹彩切開術　coretomy, iridotomy
虹彩切除　iridoavulsion
虹彩切除術　iridectomy
虹彩脱出　iridocele, iridoptosis
後細動脈　metarteriole
虹彩動揺　iridodonesis
虹彩内縁癒合剥離術　iridomesodialysis
虹彩軟化〔症〕　iridomalacia
虹彩の　iridal, iridian, iridic
虹彩剥離術　sphincterolysis

虹彩破裂 iridorrhexis
虹彩表層 ectiris
虹彩麻痺 iridoparalysis
虹彩脈絡膜炎 iridochor(i)oiditis
抗細網系細胞毒血清 antireticular cytotoxic serum (ACS)
虹彩毛様体炎 iridocyclitis
虹彩毛様体切除術 iridocyclectomy
虹彩毛様体脈絡膜炎 iridocyclochoroiditis
虹彩離断 iridodialysis, iridorrhexis
虹彩輪 annulus iridis
虹彩ルベオーシス rubeosis iridis
抗サイログロブリン抗体 antithyroglobulin antibody, thyrogloblin antibody (TgAb)
交差過敏性 cross sensitivity
交差感作 cross sensitization
交差感染 cross infection
交差寛容 cross tolerance
交差凝集反応 cross agglutination
後索 posterior funiculus
交差組 cross-over
絞〔窄〕輪 constriction
交差咬合 crossbite
交差(叉)〔させる, する〕 cross, decussate
交差試験 cross-over design
交差循環 cross circulation
交差性一側優位 crossed laterality
交差性伸展反射 crossed extensor reflex
交差性半陰陽 transverse hermaphrodism
交差性変位腎 crossed renal ectopia
交差塞栓症 crossed embolism
交雑 crossing, hybrid
交差〔適合〕試験 crossmatching (XM)
交差転移 crossed metastasis
交差反射 crossed reflex
交差反応 cross reaction
交差反応性凝集素 cross(-reacting) agglutinin
交差反応物質 cross reacting material (CRM)
交差哺乳 cross suckling
交差麻痺 crossed paralysis
公算 likelihood
抗酸化 antioxidation
抗酸化酵素 antioxidase
抗酸化薬 antioxidant
好酸球 acidocyte, eosinocyte, eosinopenia, eosinophil(e) (Eo), eosinophilic leukocyte, oxyphil
好酸球減少症 eosinopenia
好酸球性肺炎 eosinophilic pneumonia (EP)
好酸球走化因子 eosinophil chemotactic factor (ECF)
好酸球増加症 eosinophilia
好酸球増加症候群 hypereosinophilic syndrome (HES)
好酸球尿症 eosinophiluria
抗酸菌 acid-fast bacillus (AFB)
抗酸菌球状塊 globus
抗酸菌属 *Mycobacterium*
好酸〔小〕体 acidophilic body
抗酸性 acid-fastness, acid resistance
好酸性顆粒 eosinophil granule, oxyphil granule
好酸性顆粒細胞 oncocyte
好酸性癌 oxyphilic carcinoma
抗酸〔性〕菌 acid-fast bacterium, acidophilic bacterium
好酸性細胞 oxyphil, oxyphil cell
好酸性〔細胞〕腺腫 acidophilic adenoma, oxyphilic (cell) adenoma
抗酸性染色 acid-fast stain
抗酸性の acid-fast
好酸性の acidophil(e), acidophilic, eosinophil(e) (Eo), oxyphilic
高酸素〔症〕 hyperoxia
高山病 altitude sickness, mountain sickness, puna
鉤歯 abutment tooth
講師 assistant professor
犢(仔牛) calf
格子 grid
光子 photon
光視 photopsia
垢脂 smegma
後耳介静脈 posterior auricular vein
後耳介神経 posterior auricular nerve
後耳介動脈 posterior auricular artery
厚歯〔型〕 pachyodont
口指顔骨形成異常症候群 orofaciodigital syndrome (OFD syndrome)
公式 formula (F)
厚糸期 pachytene
公式集 formulary
光識症 photesthesis
向色性 chromatotropism
高色素症 hyperchromasia, hyperchromatism
好色素性 chromatophilia, chromophil(e), chromophilic
好色素性細胞腺腫 chromophile adenoma
好色素性成分 chromatophil(e)
高色素性の hyperchromatic
高色〔素〕性貧血 hyperchromic anemia
好色素性物質 chromophil substance
公式の official
抗糸球体基底膜 glomerular basement membrane (GBM)
抗糸球体基底膜抗体病 anti-glomerular basement membrane antibody disease
光軸 optic axis
高脂血症 hyperlipidemia, hyperlipemia
格子構造 cancellus
後篩骨神経 posterior ethmoidal nerve
後篩骨動脈 posterior ethmoidal artery
虹視症 irisopsia
光視症 photopsy, spintherism, spintheropia, phosis
好屎症 scatophilia
合指症 syndactylia, syndactyly
合耳症 synotia

格子状の　cancellated
高次心臓救命処置　advanced cardiac life support (ACLS)
好脂性　lipophil
合指体　syndactylus
合耳体　synotus
膠質　colloid
鉱質コルチコイド　mineralocorticoid
膠質浸透圧　colloid osmotic pressure
向日性　heliotropism
抗GBM抗体病　anti-glomerular basement membrane antibody disease
後枝ブロック　posterior fascicular block
高四分位　upper quartile
向脂肪性　lipotropism
好脂肪性　lipotropism
後斜角筋　scalenus posterior
咬しゃく(嚼)　morsus
向斜の　synclinal
口臭　halitosis, stomatodysodia
公衆衛生〔学〕　public health
公衆衛生局　Public Health Service (PHS)
後充血　poststasis
高シュウ酸尿〔症〕　hyperoxaluria
後十字靱帯　posterior cruciate ligament
後縦靱帯　posterior longitudinal ligament
後縦靱帯骨化症　ossification of posterior longitudinal ligament (OPLL)
好獣性　zoophilic
後縦束　posterior longitudinal bundle
高周波　radiofrequency
高周波焼灼療法　radiofrequency ablation (RFA)
高周波切除術　radiofrequency ablation (RFA)
高周波メス　electrocautery
抗重力筋　antigravity muscle
口手共同運動　mouth-and-hand synkinesis
拘縮　contracture
絞首刑者骨折　hangman's fracture
後出血　postoperative bleeding, secondary hemorrhage
抗出血因子　antibleeding factor (ABF)
抗出血性の　antihemorrhagic
高出産率　plurinatality
抗腫瘍性の　antineoplastic
抗腫瘍免疫　anti-tumor immunity (ATI)
抗腫瘍薬　antineoplastic
向上　improvement
香錠　pastille
工場衛生　industrial hygiene
鉤状回　gyrus uncinatus, subiculum, uncinate gyrus
鉤状回の　uncinate
甲状下筋　subthyroideus
格状矯正装置　crib
甲状頸動脈　thyrocervical trunk
膠状原形質　plasmagel
公娼(売春婦)検診　penotherapy
溝状骨折　gutter fracture
向上させる(する)　improve
鉤状指　dactylogryposis
後上歯槽動脈　posterior superior alveolar artery
向傷性　traumatropism
恒常性　homeostasis
溝状舌　lingua plicata
甲状舌骨の　thyrohyoid
甲状腺　thyroid, thyroidea, thyroid gland
甲状腺エキス療法　thyrotherapy
甲状腺炎　thyroadenitis, thyroiditis
甲状腺下垂症　thyroptosis
甲状腺から発生する　thyrogenic
甲状腺乾燥製剤　thyroid
甲状腺拮抗薬　thyrostatics
甲状腺機能が正常な　euthyroid
甲状腺機能欠如　ecthyreosis
甲状腺機能亢進症　hyperthyroidism, thyroidism
甲状腺機能亢進性眼病変　thyrotoxic ophthalmopathy
甲状腺機能障害　thyremphraxis, thyrosis
甲状腺機能正常　euthyroidism
甲状腺〔機能〕低下〔症〕　hypothyroidism
甲状腺機能低下〔症〕の　hypothyroid
甲状腺機能低下性小人症　hypothyroid dwarfism
甲状腺機能低下性肥満　hypothyroid obesity
甲状腺急性発症　thyroid crisis
甲状腺峡部　isthmus of thyroid gland
甲状腺クリーゼ　thyroid crisis
甲状腺欠如　thyroprivia
甲状腺欠如の　strumiprivic, thyroprival
甲状腺抗毒素　thyroantitoxin
甲状腺刺激の　thyrotrop(h)ic
甲状腺刺激ホルモン　thyroid-stimulating hormone (TSH), thyrotrop(h)ic hormone, thyrotropin
甲状腺刺激ホルモン受容体　thyroid-stimulating hormone receptor (TSH receptor)
甲状腺刺激ホルモン受容体抗体　thyroid-stimulating hormone receptor antibody (TRAb), thyrotropin receptor antibody (TRAb)
甲状腺刺激ホルモン放出ホルモン　thyroid-stimulating hormone-releasing hormone (TSH-RH), thyrotropin-releasing hormone (TRH)
甲状腺刺激免疫グロブリン　thyroid-stimulating immunoglobulin
甲状腺腫　goiter, struma, thyrocele, thyroma, thyrophyma
甲状腺〔腫〕炎　strumitis
甲状腺腫状の　strumiform
甲状腺腫切除術　strumectomy
甲状腺腫の　goitrous
甲状腺腫誘発物質　goitrogen
甲状腺上皮小体切除術　thyroparathyroidectomy
甲状腺親和性の　thyrotrop(h)ic
甲状腺性悪液質　thyroid cachexia
甲状腺製剤　thyroantitoxin, thyroideum

用語索引

甲状腺製剤治療 thyroidization
甲状腺切開術 thyroidotomy
甲状腺切除術 thyroidectomy (TX)
甲状腺中毒症 thyroidism, thyrointoxication, thyrotoxicosis
甲状腺中毒性昏睡 thyrotoxic coma
甲状腺中毒性の thyrotoxic
甲状腺毒 thyroidotoxin
甲状腺軟骨形成術 thyroplasty
甲状腺に作用する thyroactive
甲状腺破壊〔性〕の thyrolytic
甲状腺発育不全〔症〕 thyroaplasia
甲状腺肥大 thyromegaly
甲状腺病 thyropathy
甲状腺分泌減少症 thyropenia
甲状腺薬中毒症 thyrotoxicosis medicamentosa
甲状腺由来の thyrogenous
甲状腺療法 thyroidotherapy
睾上体摘除術 epididymectomy, epididymidectomy
鉤状突起 coronoid process, uncinate process
甲状軟骨 thyroid cartilage
甲状軟骨切開器 thyrotome
甲状軟骨切開術 thyrotomy, thyrofissure
膠状粘液 pituita
膠状の glutinous
鉤状の hamular, unciform, uncinate
甲状の thyroid
公称標準線量 nominal standard dose (NSD)
甲状披裂筋 thyroarytenoid
後上腕回旋静脈 posterior circumflex humeral vein
後上腕回旋動脈 posterior circumflex humeral artery
後上腕皮神経 posterior brachial cutaneous nerve
高所恐怖〔症〕 acrophobia
深所恐怖症 bathophobia
荒食 psomophagia
紅色陰癬 erythrasma
紅色汗疹 heat rash, miliaria rubra
好色〔症〕 eroticism
紅色水腫 erythredema
向触性 stereotropism
紅色チアノーゼ erythrocyanosis
紅色の red
紅色肥厚症 erythroplasia
紅色病 pink disease
高所順〔適〕応 altitude adaptation
高所肺水腫 high altitude pulmonary edema (HAPE)
高所めまい height vertigo
高次(複合)ラセン superhelix
更新 avivement, redintegration, rejuvenescence
亢進 sthenia
光滲 irradiation
後腎 metanephron
口唇炎 cheilitis
口唇外反 cheilectropion
後腎管 metanephric duct
口唇乾燥症 xerocheilia
口唇間代痙攣 labiochorea
抗真菌〔性〕の antifungal, antimycotic
抗神経炎ビタミン antineuritic vitamin
向神経性 neurotropic, neurotropism
向神経性ウイルス neurotropic virus
口唇形成術 cheiloplasty
向神経性の psychiotropic
向神経の adnerval
口唇交連 commissura labiorum oris
口唇症 cheilosis
口〔唇〕状赤血球 stomatocyte
好人性 anthropophilic
向心性の centripetal
項靱帯 nuchal ligament
後陣痛 afterpain
高浸透圧症 hyperosmolarity
高浸透圧〔性〕 hyperosmolar, hyperosmosis, hypertonicity
高浸透圧性高血糖性非ケトン性症候群 hyperosmolar hyperglycemic nonketotic syndrome (HHNS)
高浸透圧〔性〕の hyperosmotic
高浸透圧性非ケトン性昏睡 hyperosmolar nonketotic coma
高浸透圧性非ケトン性糖尿病昏睡 hyperosmolar nonketotic diabetic coma
高浸透〔圧〕的な hypertonic
口唇の orolingual
後腎の metanephric
後腎発生の metanephrogenic
口唇肥厚〔症〕 pachych(e)ilia
〔口〕唇〔披〕裂 harelip
口唇舞踏病 labiochorea
口唇ヘルペス cold sore
口唇癒着症 synchilia
口唇裂 cleft lip (CL)
光錐 cone of light
硬水 hard water
降水 precipitation
硬〔髄〕膜 pachymeninx
硬〔髄〕膜炎 pachymeningitis, perimeningitis
硬〔髄〕膜周囲炎 peripachymeningitis
硬髄膜症 pachymeningopathy
後睡眠期の postdormital
抗ストレプトリジン–O antistreptolysin–O (ASLO)
抗スピロヘータ薬 spirocheticide
抗生 antibiosis
更生 avivement, conditioning, rehabilitation, revitalization
較正 calibration (CAL)
構成 composition, makeup, morphosis
後成 epigenesis
高声 hyperphonia
公正 virtue
厚生 well–being

合成　synthesis
高〔声〕音　hyperphonesis
硬性滑液腫　ganglion
硬性癌　scirrhous carcinoma
較正器　calibrator
硬性下疳　hard chancre, hard ulcer
後生質　metaplasm
構成失行　constructive apraxia
合成樹脂　plasthetics, plastic
構成〔状態〕の　constitutional
向精神性の　psychiotropic, psychotropic
抗精神病の　antipsychotic
抗精神病薬　antipsychotic, antipsychotic drug
向精神薬　psychomimetic, psychotropic drug
校正刷り　proof
構成する　organize
合成する　synthesize
硬性線維腫　dermatoid, desmoid tumor
硬性腺炎　scleradenitis
合成洗剤　syndet
構成単位　unit (U)
後正中溝動脈　arteria sulci mediani posterioris
抗成長ホルモン自己抗体　anti-growth hormone autoantibody
抗生の　antibiotic
光性の　photic
硬性の　scleroid, sclerotic
高声の　sonorous
合成の　synthetic
硬性浮腫　brawny edema
構成物　frame
抗生物質　antibiotic
較正物質　calibrator
構成物質代謝　anabolism
抗生物質治療効果　postantibiotic effect (PAE)
構成部分　unit (U)
構成要素(成分)の　elemental
厚生労働省　Ministry of Health, Labour and Welfare (MHLW)
後赤色充血　postrubrostasis
後脊髄小脳路　Flechsig tract
後脊髄動脈　posterior spinal artery
硬節　sclerotome
後赤血球　metarubricyte
抗〔赤〕血球凝集素　antihemagglutinin
交接刺　spicula, spicule, spiculum
厚舌症　pachyglossia
光線　light, ray
鉱泉　mineral springs, spa
光線アレルギー　photoallergy
抗線維素溶解薬　antifibrinolytic
光線学　photology
光線過敏症　photoallergy
光線狂　photomania
光線形態　photomorphism
光線紅斑　photoerythema
鋼線固定　pinning
好染細胞〔の〕　chromatophil(e)
鋼線刺入　pinning
光線症　photopathy
光線障害　photopathy
厚染色糸　pachynema
鉱泉水　mineral water
鉱泉水治療　crenotherapy
好染性　chromatophilia
光線性口唇炎　actinic cheilitis
光線性弾性線維症　actinic elastosis
好染性の　chromatophilic
光線性皮膚症　photodermatosis
光線生物学　photobiology
光線致死の　photolethal
光線皮膚炎　photodermatitis
光線病　light stroke, photonosus
光線敏感症　photesthesis
鋼線副子　wire splint
口前〔方〕の　preoral
光線力学的治療法　photodynamic therapy (PDT)
光線療法　beamtherapy, irradiation, lucotherapy, phototherapy
後前腕皮神経　posterior antebrachial cutaneous nerve
酵素　enzyme, ferment
構想　conception
溝創　gutter wound
溝槽　trough
構造　constitution, formatio, formation, makeup, mechanism, structure, texture
構造異性　structural isomerism
構造活性相関　structure-activity relationship
構造咬合　construction bite
合爪症　synonychia
構造不連続性　asynechia
口側　actinal side
梗塞　infarct
拘束　restraint
高速液体クロマトグラフィ〔ー〕　high performance liquid chromatography (HPLC)
拘束型心筋症　restrictive cardiomyopathy (RCM)
後側咬合　disto-occlusion
梗塞周囲ブロック　periinfarction block
合足症　sympodia
拘束性換気障害　restrictive ventilatory defect
拘束性障害　restrictive impairment
拘束性肺疾患　restrictive lung disease
合足体　sympus
口側の　adoral
拘束服　compulsive jacket, straitjacket
酵素結合受容体　enzyme-linked receptor
酵素原細胞　zymogenic cell
酵素原の　zymogenic
好訴者　querulant
酵素性乳頭腫　zymotic papilloma
酵素性分解　enzymolysis
酵素前駆体　proenzyme, zymogen

酵素電気泳動像 zymogram
酵素〔の〕 enzymatic
酵素発生 zymogenesis
酵素発生の zymogenic
酵素反応 enzyme reaction
酵素病 enzymopathy
酵素分泌細胞 zymogenic cell
酵素免疫測定法 enzyme immunoassay (EIA)
抗体 antibody (Ab)
後退 regression, retraction, retrocession
交代 alternation, rotation
抗体依存性細胞性細胞傷害 antibody-dependent cell-mediated cytotoxicity (ADCC)
抗体医薬 therapeutic antibody
抗体過剰 antibody excess
後退眼振 retraction nystagmus
抗体結合部位 antibody binding site
抗体欠損症候群 antibody deficiency syndrome (ADS)
後退咬合 opisthodontia
抗体産生応答 antibody response
抗体産生細胞 antibody forming cell
後退視〔症〕 porropsia
抗代謝物 antimetabolite
交代性眼振 alternating nystagmus
交代性上斜位 dissociated vertical deviation (DVD)
交代性人格 alternating personality
交代〔性〕の alternant, alternate
交代性片麻痺 alternating hemiplegia
後大腿皮神経 posterior femoral cutaneous nerve
交替にする(なる) alternate
後退の palinal, retractoric, retrocursive
後大脳動脈 posterior cerebral artery
抗体の結合価 antibody valency
抗体被覆菌 antibody-coated bacterium (ACB)
交代脈 pulsus alternans
交代浴 contrast bath
抗体ラジオイムノアッセイ antibody radioimmunoassay
光沢のある lucid
光沢皮膚 glossy skin
向多臓器性の polyorganotropic
叩打痛 knock pain
後脱分極 afterdepolarization
叩打法 tapotement
講壇 platform
高炭酸ガス〔血〕症 hypercapnia
合短指症 symbrachydactyly
好単色性の monochromatophil
抗男性ホルモン antiandrogen
高タンパク血〔症〕 hyperproteinemia
硬タンパク質 scleroprotein
高タンパク質症 hyperproteosis
構築学 tectonics
構築的な tectonic
広置術 exclusion
向地性 geotropism
後地帯 postzone
〔高〕窒素血症 azotemia
〔高〕窒素血〔症〕の azotemic
後腟ヘルニア douglascele
合着 coalescence, mounting
向着性 stereotropism
合着生殖 syngenesis
合着痘瘡 coherent smallpox
膠着反応 conglutination
鉤虫 hookworm
後柱 posterior column
鉤虫科 *Ancylostomatidae*
好中球 neutrophil, neutrophilic leukocyte
好中球活性化因子 neutrophil activating factor
好中球活性化タンパク〔質〕 neutrophil activating protein (NAP)
好中球減少〔症〕 neutropenia
好中球走化因子 neutrophil chemotactic factor (NCF)
好中球増加〔症〕 neutrophilia
好中球走性 neutrotaxis
鉤虫症 ancylostomiasis, ankylostomiasis, uncinariasis
好中性 neutrophil
好中性顆粒 neutrophil granule
鉤虫属 *Necator*
後腸 hindgut, telogaster
高潮 orgasm
紅潮 suffusion
高張食塩水 hypertonic salt solution
向腸性 enterotropic
高張性 hypertonicity
高張尿 hypersthenuria
高張の hypertonic
硬直 rigiditas, rigidity, rigo(u)r, stiffening
硬直〔性〕 stiffness
交通 communication, intercourse
光痛 photodynia
交通枝 communicating branch
交通枝切断〔術〕 ramisection
光痛症 photalgia
交通性水頭症 communicating hydrocephalus
抗痛風性の antipodagric
行程 course, stroke
工程 procedure
合釘 pivot, post
後堤域 posterior palatal seal area
口蹄疫ウイルス *Foot-and-mouth disease virus*
抗TNF療法 anti-tumor necrosis factor therapy (anti-TNF therapy)
好低温性 cryophilic
抗低血圧薬 antihypotensive drug
公定処方 official formula
工程成績表 protocol
後堤部(域) post dam area
高鉄血症 hypersideremia
好転 palliation

後転　retrodeviation
高電圧電子顕微鏡　high voltage transmission electron microscope
後電位　after-potential
後天１色覚　acquired monochromatism
抗てんかん作用の　antiepileptic
抗てんかん薬　antiepileptic, antiepileptic drugs (AED)
光電気〔現象〕　photoelectricity
後転咬合　retrusive occlusion
光電子　photoelectron
光点自覚症　phose
後天色覚異常　acquired color vision defect
光電式眼振記録　photoelectronystagmography (PNG)
光電子増倍管　photomultiplier (tube) (PMT)
向電性　electrotropism
後天青黄色覚異常　acquired blue yellow color vision defect
後天性形質　acquired character
後天性腎嚢胞　acquired cystic disease of kidney (ACDK)
後天性の　acquired
後天性表皮水疱症　epidermolysis bullosa acquisita
後天性免疫不全症　acquired immunodeficiency disease (AID)
後天性免疫不全症候群　acquired immunodeficiency syndrome (AIDS)
後天赤緑色覚異常　acquired red green color vision defect
後天的の　a posteriori
光電比色計　photoelectric colorimeter
高度　altitude
咬(尖)頭　cusp, tubercula dentis, tuberculum coronae
喉頭　larynx
後頭　occiput
行動　action, activity, behavior
行動異常　behavior disorder (BD)
喉頭炎　laryngitis
後頭顆　occipital condyle
行動化　acting out
喉頭蓋　epiglottis
喉頭蓋炎　epiglottitis
後頭蓋窩造影〔法〕　cisternography
喉頭蓋結節　tuberculum epiglotticum
喉頭開口〔術〕　laryngofissure, laryngostomy
喉頭蓋切除　epiglottidectomy
喉頭蓋軟骨　epiglottic cartilage
喉頭蓋の　epiglottic
喉頭蓋襞　cushion of epiglottis
後頭外稜　external occipital crest
行動科学　behavior science
後頭下神経　suboccipital nerve
喉頭下垂症　laryngoptosis
後頭下大泉門径　suboccipitobregmatic diameter
後頭下大泉門周囲　suboccipitobregmatic circumference
喉頭カタル　laryngocatarrh
喉頭癌　laryngeal cancer
〔咬頭〕嵌合　intercuspation
喉頭乾燥症　laryngoxerosis
喉頭気管炎　laryngotracheitis
喉頭気管気管支炎　laryngotracheobronchitis
喉頭気管溝　laryngotracheal groove
喉頭気管切開術　laryngotracheotomy
喉頭気管の　laryngotracheal
口頭奇形　stomocephalus
喉頭気腫　laryngocele
喉頭鏡　laryngoscope
喉頭狭窄　laryngostenosis
喉頭鏡蘇生〔法〕　laryngoscopic resuscitation
喉頭鏡の　laryngoscopic
喉頭筋　laryngeal muscles
喉頭筋麻痺　laryngoplegia
喉頭形成術　laryngoplasty
喉頭痙攣　spasmodic croup
高銅血症　hypercupremia
喉頭検査法　laryngoscopy
行動減退　hypopraxia
咬頭高　cusp height
後頭溝　occipital groove
後頭骨　occipital bone
後頭骨オトガイの　occipitomental
後頭骨環椎の　occipitoatloid
後頭骨環椎癒合　occipitalization
後頭骨顔面の　occipitofacial
後頭骨頸の　occipitocervical
後頭骨軸椎の　occipitoaxial
後頭骨前項の　occipitobregmatic
後頭骨側頭骨の　occipitotemporal
後頭骨鳥距の　occipitocalcarine
後頭骨頭頂骨の　occipitoparietal
後頭骨頭底の　occipitobasilar
後頭骨の　occipital
恒等式　identity
口頭指示　verbal order (VO)
喉頭室　laryngeal ventricle
口頭試問　oral examination
喉頭周囲炎　perilaryngitis
行動主義　behaviorism
喉頭出血　laryngorrhagia
行動障害　behavior disorder (BD)
喉頭食道咽頭摘出〔術〕　laryngoesophagopharyngectomy
高等触覚　pselaphesia
後頭神経痛　occipital neuralgia
喉頭声帯切除術　ventriculocordectomy
喉頭〔声門〕痙攣　laryngismus
喉頭切開〔術〕　laryngofissure, laryngotomy
喉頭切除術　laryngectomy
喉頭穿刺　laryngocentesis
喉頭全摘術　total laryngectomy
後頭前頭筋　occipitofrontalis
後頭前頭径　occipitofrontal diameter
後頭前頭の　occipitofrontal
喉頭喘鳴　laryngeal stridor
咬頭側の　occlusal
喉頭打診法　plegaphonia

鉤頭虫症 acanthocephaliasis
鉤頭虫の acanthocephalous
喉頭聴音 laryngophony
咬頭調整 grinding–in
喉頭痛 laryngodynia
後頭動脈 occipital artery
後頭内稜 internal occipital crest
喉頭軟骨 laryngeal cartilages
後頭乳突の occipitomastoid
抗糖尿病〔性〕の antidiabetic
抗糖尿病薬 antidiabetic
喉頭粘膜腫 laryngocele
広頭の eurycephalic
喉頭の laryngeal
喉頭膿腫 laryngopyocele
喉頭反射 laryngeal reflex
行動反射 behavior reflex
後頭部 occipital region
後頭腹側位の occipitoanterior
喉頭閉塞 laryngophraxis
喉頭ヘルニア laryngocele
合同変換 motion
喉頭扁桃 laryngeal tonsil
喉頭縫合術 laryngorrhaphy
後頭方向へ dorsocephalad
喉頭麻痺 laryngoparalysis
鉤動脈 uncal artery
喉頭めまい laryngeal vertigo
行動薬理学 ethopharmacology
後頭葉 occipital lobe
後頭葉視床の occipitothalamic
喉頭隆起 laryngeal prominence
行動療法 behavior therapy
高度救命救急 advanced life support (ALS)
汞毒症 mercurialism
抗毒性の virucidal
抗毒素 antitoxin
抗毒素血清 antitoxic serum
抗毒素単位 antitoxic unit
抗毒素の antitoxic
抗毒薬 toxicide
厚度計 pachymeter
硬度計 penetrometer
光度計 photometer
高度口渇 dipsesis
好土壌性 geophilic
高度先進医療 highly advanced medical technology
高度増殖 exuberation
高トリグリセリド血〔症〕 hypertriglyceridemia
抗トリプシン antitrypsin
抗トリプシン作用の antitryptic
抗トリプシン性を破壊した trypsinized
抗トレポネーマ性の antitreponemal
抗トロンビン antithrombin (AT)
高トロンビン血症 hyperthrombinemia
抗トロンビン試験 antithrombin test
口内壊死 stomatonecrosis
口内炎 stomatitis
口内乾燥症 xerostomia
口内鏡 stomatoscope
口内形成術 stomatoplasty
口内形成〔術〕の stomatoplastic
口内出血 stomatorrhagia
口内痛 stomatalgia
高内皮性小静脈 high endothelial venule (HEV)
口内病 stomatopathy, stomatosis
口内病学 stomatology
口内麻酔 intraoral anesthesia
高ナトリウム血〔症〕 hypernatremia
膠肉腫 gliosarcoma
高乳び(糜)〔状脂粒〕血〔症〕 hyperchylomicronemia
高尿酸血〔症〕 hyperuricemia
高尿酸血〔症〕の hyperuricemic
高尿酸尿〔症〕 hyperlithuria, hyperuricuria
後認知 afterperception
公認(登録)理学療法士 registered physical technician (RPT)
高熱 heat, high fever, hyperthermia (HT)
光熱効果 photothermy
好熱性 thermophil
向熱性 thermotropism
高熱の pyrotic
後捻 retrotorsion
更年期 climacteric, climacterium, critical age, turn of life
更年期うつ病 involutional melancholia
更年期指数 menopausal index (MI)
更年期障害 climacteria disturbance
更年期精神障害 climacteric psychosis
更年期の climacteric
高粘稠度 hyperviscosity
溝の crenate
後の hind
口の stomal
鉤の uncal
後脳 afterbrain
膠嚢 capsule
効能 efficacy
後脳 metencephalon
孔脳症 porencephaly
後脳脱出 notencephalocele
効能のある potent
硬〔脳〕膜下 subdural
交配 crossing, cross–over, mating
荒廃 deterioration
勾配 gradient
広背筋 latissimus dorsi
交配〔させる，する〕 cross
向肺性の pneumotropic
抗梅毒性の antisyphilitic
抗パーキンソン薬 antiparkinson drug
抗破傷風血清 antitetanic serum (ATS)
後発 afterdischarge
後発医薬品 generics
後発くる病 tardy rickets
後発症 deuteropathy
高発熱物質血〔症〕の hyperpyretic

高バリン血〔症〕 hypervalinemia
公判 trial
後反 retroversio, retroversion
紅斑 erythema, rosalia, spiloplaxia
交番 alternation
広範囲に wide
広範囲の extensive
後反小発作 retropulsive-petit mal
向反性てんかん adversive epilepsy
紅斑性天疱瘡 pemphigus erythematodes
広範性の diffuse
紅斑性の erythematous
広汎性の pervasive
広汎性発達障害 pervasive developmental disorder (PDD)
紅斑性狼瘡 erythematosus, lupus erythematosus (LE)
交番電流 alternating current (AC)
広汎な extensive
紅斑発生の erythemogenic
紅斑誘発性の erythrogenic
抗ヒアルロニダーゼ antihyaluronidase (AHD)
後鼻棘中点 staphylion
後鼻孔 choana, choanal
硬皮した skin-bound
高比重〔性〕の hyperbaric
高比重リポタンパクコレステロール high density lipoprotein cholesterol (HDL-C)
高比重リポタンパク〔質〕 high density lipoprotein (HDL)
紅皮症 erythroderma
硬皮症 pachydermia, scleroderma
交尾針 spiculum
抗ヒスタミン性の antihistaminic
抗ヒスタミン薬 antihistamine (AH), antihistaminic
高ビタミン症 hypervitaminosis
後鼻タンポン postnasal packing
抗ヒトグロブリン antihuman globulin (AHG)
硬皮の pachydermatous
交尾の coital
口鼻の oronasal
口鼻マスク人工換気法 oronasal mask ventilation (OMV)
抗百日ぜきの antipertussis
高病原性鳥インフルエンザ highly pathogenic avian influenza (HPAV)
向病巣性 pathotropism
高ビリルビン血〔症〕 hyperbilirubinemia
後鼻漏症候群 postnasal drip syndrome (PNDS)
高頻度可変部領域 hypervariable region
高頻度ジェット換気 high frequency jet ventilation (HFJV)
高頻度人工換気法 high frequency ventilation (HFV)
高頻度振動換気 high frequency oscillation (HFO)
高頻度陽圧呼吸 high frequency positive pressure ventilation (HFPPV)
後〔部〕 posticus
抗不安薬 antianxiety drug
高フィブリノーゲン(線維素原)血〔症〕 hyperfibrinogenemia
後負荷 afterload
鉱夫眼振 miner's nystagmus
後腹膜 retroperitoneum
後腹膜炎 retroperitonitis
後腹膜気腫 pneumoretroperitoneum
後腹膜気体造影法 pneumoretroperitoneum
後腹膜の retroperitoneal
項部硬直 stiff neck
後部座席骨折 pillion fracture
後部水晶体被膜切割 posterior discission
後不正軸進入 posterior asynclitism
抗不整脈〔性〕の antiarrhythmic
後部脱腟 enterocele
鉱物〔質〕 mineral
鉱物油形質細胞腫 mineral oil plasmacytoma
抗不妊ビタミン antisterility vitamin
項部の nuchal
後部の posterior
抗プラスミン薬 anti-plasmin drug
項部菱形皮膚 cutis rhomboidalis nuchae
高プロインスリン血〔症〕 hyperproinsulinemia
興奮 agitation, excitation, excitement, flush
硬糞塊 scybalum
高分子 macromolecule
高分子の polymolecular
興奮収縮連関 excitation-contraction coupling
好糞性 coprophilia
興奮性 excitability, irritability
興奮性シナプス excitatory synapse
興奮性シナプス後電位 excitatory postsynaptic potential (EPSP)
興奮性シナプス電位 excitatory junctional potential (EJP)
興奮性接合部後電位 excitatory postsynaptic potential (EPSP)
興奮性の irritable, analeptic, excitatory, stimulant
好糞性の coprophil
興奮波 excitation wave
興奮野 excitable area
興奮薬 analeptic, stimulant, stimulator
公平 unbiasedness
後壁心筋梗塞 posterior myocardial infarction
厚壁組織 sclerenchyma
項別の termwise
後ヘテロキネシア post-heterokinesia
抗〔ヘビ〕毒性の antivenomous
抗〔ヘビ〕毒素 antivenin, antivenom
高ヘモグロビン血〔症〕 hyperhemoglobinemia
抗ペラグラビタミン antipellagra vitamin

硬変 induration
硬変〔症〕 cirrhosis, sclerosis
口辺の adoral
硬変の cirrhotic
酵母 yeast
後方オトガイ位の mentoposterior
後方オトガイ顔位 mentoposterior face presentation
後方咬合 posterior occlusion
後方後頭位の occipitoposterior
合胞細胞 syncytium
後方散乱 backscatter
後方視的な retrospective
後方すべり症 retrolisthesis
合胞体 symplasm, symplast, syncytium
合胞体栄養細胞 spongiotrophoblast
合胞体栄養膜 spongiotrophoblast
合胞体腫 syncytioma
合胞体性栄養膜 syncytiotrophoblast
合胞体性結節 syncytial knot
合胞体層 spongiotrophoblast, syncytial
高膨張性の hyperoncotic
後放電 afterdischarge
後方突進 retropulsion
後方の posterior
後方反張性破傷風 tetanus dorsalis, tetanus posticus
後方へ dorsad, retrad
後方への palinal
後方彎曲 retroversio
酵母菌 yeast
後保護 aftercare
抗ボスロプスヘビ毒素 bothropic antivenin
酵母プリオン yeast prion
抗ホルモン antihormone
硬膜 dura, dura mater, endocranium, scleromeninx
硬膜外圧 epidural pressure (EDP)
硬膜外腔 extradural space
硬膜外血腫 extradural hematoma (EDH)
硬膜外自家血注入法 epidural autologous blood patch (EBP)
硬膜外(上)出血 extradural hemorrhage
硬膜外造影〔法〕 epidurography
硬膜外通電法 dorsal column stimulation (DCS)
硬膜外(上)の epidural, extradural
硬膜外併用脊椎麻酔 combined spinal-epidural anesthesia (CSEA)
硬膜外麻酔〔法〕 epidural anesthesia, extradural anesthesia
硬膜下腔 subdural space
硬膜下血腫 subdural hematoma (SDH)
硬膜クリップ dura clip
硬膜上腔 epidural space
硬膜静脈 meningeal veins
硬膜静脈洞 cranial sinus, dural sinuses
硬膜組織 sclerenchyma
高マグネシウム血〔症〕 hypermagnesemia
硬膜の dural
抗マラリア薬 antimalarial
抗ムスカリン作用の antimuscarinic
こうむる suffer
後迷走神経幹 posterior vagal trunk
抗免疫グロブリン anti-immunoglobulin (AIG)
硬毛 terminal hair
剛毛 seta
後毛細管細静脈 postcapillary venule (PCV)
咬耗症 abrasio, attrition
硬毛症 sclerotrichia
剛毛症 sclerothrix
後盲腸動脈 posterior cecal artery
剛毛の pachytrichous
項目表 inventory
肛門 anus
孔紋 pitted
肛門愛 anality
肛門会陰形成術 proctoperineoplasty
肛門会陰縫合術 proctoperineorrhaphy
肛門窩 proctodeum
肛門下垂症 proctoptosis
肛門括約筋鏡 sphincteroscope
肛門括約筋痛 sphincteralgia
肛門括約筋麻痺 proctoparalysis
肛門括約筋攣縮症 sphincterismus
肛門管 anal canal
肛門癌 anal cancer
肛門鏡 anal speculum
肛門狭窄 proctencleisis, proctostenosis
肛門挙筋 levator ani
肛門形成術 anoplasty
肛門式胎児骨盤回転〔術〕 anopelvic version
肛門櫛炎 pectenitis
肛門櫛〔硬結〕症 pectenosis
肛門周囲 periproct
肛門周囲腺 circumanal gland
肛門周囲痛 proctodynia
肛門上皮 anoderm
肛門脊椎の anospinal
肛門接吻 anilingus
肛門脱 anal prolapse, prolapsus ani
肛門柱 anal columns, rectal column
肛門直腸拡張器 procteurynter
肛門洞 anal sinus
肛門粘液漏 proctorrhea
肛門の anal
肛門排尿 urochesia
肛門反射 anal reflex
肛〔門〕尾〔骨〕神経 anococcygeal nerve
肛門尾骨の anococcygeal
肛門皮膚線 anocutaneous line
肛門閉鎖 anal atresia
肛門閉鎖症 proctatresia
肛門弁 anal valves
肛門膀胱の anovesical
肛門膜 anal plate
肛門裏急後重 rectal tenesmus
肛門輪 hemorrhoidal ring
肛門瘻 fistula of anus
膏薬 applicator

絞扼　choke, pnigma, strangulation
絞扼感　zonesthesia
絞扼する　strangle
絞扼性イレウス(腸閉塞〔症〕)　strangulation ileus
絞扼〔性〕神経障害　entrapment neuropathy
絞扼〔性〕ニューロパチー　entrapment neuropathy
絞扼性ヘルニア　strangulated hernia
鉱油　oil
抗有糸分裂性の　antimitotic
高揚　enhancement
後葉　posterior lobe
抗溶解素　antilysin
膠様癌　colloid carcinoma, gelatinous cancer
抗溶血素　antihemolysin
抗葉酸薬　folic acid antagonist
後羊水　afterwaters
向養素性　trophotropism
膠様の　colloidal, gelatinous
咬翼　bitewing
抗らい(癩)菌性の　leprostatic
向ラセン菌性　spirillotropism
抗リウマチ性の　antirheumatic
抗リウマチ薬　antirheumatic
合理化　rationalization
効率　efficiency
公立病院　municipal hospital
合理的の　rational
抗利尿〔性〕の　antidiuretic
抗利尿ホルモン　antidiuretic hormone (ADH)
抗利尿薬　antidiuretic
高リポタンパク血〔症〕　hyperlipoproteinemia
交流　alternating current (AC)
合流　confluence
後隆起　catacrotic shoulder
合流性痘瘡　confluent smallpox
交流分析　transactional analysis (TA)
綱領　platform
光量子　photon
抗療性の　rebellious
効力　efficacy, force, potency
効力検定　assay
後淋　gleet
口輪筋　orbicularis oris
高リン酸塩血〔症〕　hyperphosphatemia
高リン酸塩尿〔症〕　hyperphosphaturia
抗リン脂質抗体症候群　anti-phospholipid antibody syndrome
後輪状披裂筋　posterior cricoaryt(a)enoid
抗リンパ球グロブリン　antilymphocyte globulin (ALG)
抗リンパ球血清　antilymphocyte serum (ALS)
高類脂質血症　hyperlipoidemia
高齢者　elder
高齢者介護　old age assistance
高齢者虐待　elder abuse
高齢者総合機能評価　comprehensive geriatric assessment (CGA)
好冷の　psychrophilic, psychrotroph
抗レニン　antirenin
交連　commissure
交連切開〔術〕後症候群　postcommissurotomy syndrome
交連切離術　ramicotomy
交連線維　commissural fiber
交連〔部〕切開術　commissurotomy
後肋骨吻合　postcostal anastomosis
声　voice, vox
声変わり　change of voice, xenophonia
声のくもり　veil
誤嚥　aspiration
コエンザイム　coenzyme
誤嚥性肺炎　aspiration pneumonia (AP)
鼓音　tympany
壺音性共鳴音　amphoric resonance
鼓音性〔の〕　tympanitic
語音聴取閾値　speech reception threshold (SRT)
語饞(かい)　word salad
コカイン　cocaine
コカイン中毒〔症〕　cocainism
コカイン麻酔　cocainization
小型球形ウイルス　small round-structured virus (SRSV)
小型発作　minor seizure
枯渇　depletion
個眼　facet
コーガン症候群　Cogan syndrome
股関節　hip joint
股関節炎　coxitis
股関節結核　coxotuberculosis
股関節痛　coxalgia, coxodynia
股関節部　coxa, hip
呼気　exhalation, expiration, expired gas (E)
呼気圧　expiratory pressure
呼気／吸気比　expiration-inspiration ratio (E/I)
小刻み歩行　bradyblasia
呼気時間　expiration time (ET)
呼気終末圧　end-expiratory pressure (EEP, PEE)
呼気終末位　endtidal position
呼気終末の　endtidal
呼気終末陽圧〔呼吸〕　positive end-expiratory pressure (PEEP)
呼気性狭窄音　expiratory stridor
呼気相時間　expiratory phase time (T_E)
呼気肺活量　expiratory vital capacity (EVC)
呼気吹込み蘇生〔法〕　expired air resuscitation
呼吸　breath, breathing, respiration (RP)
呼吸運動記録〔法〕　stethography
呼吸運動撮影法　pneumography
呼吸運動図　pneumatogram, pneumogram
呼吸運動遅滞　lagging

呼吸音 breath sound (BS), respiratory sound (RS)
呼吸音選択器 phonoselectoscope
呼吸可動域〔運動〕 respiratory excursion
呼吸緩徐 spanopn(o)ea
呼吸〔器〕系 respiratory system
呼吸器合胞体ウイルス respiratory syncytial virus (RSV)
呼吸器疾患集中治療部 intensive respiratory care unit (IRCU)
呼吸気速計 pneumotachometer
呼吸機能不全 respiratory insufficiency
呼吸窮迫症候群 respiratory distress syndrome (RDS)
呼吸曲線記録器 spirograph
呼吸訓練 breathing training
呼吸計 spirometer
呼吸係数 respiratory index (RI)
呼吸困難〔症〕 dyspnea
呼吸細気管支 respiratory bronchiole
呼吸死 respiratory death
呼吸刺激薬 analeptic
呼吸商 respiratory coefficient, respiratory quotient (RQ)
呼吸数 breathing rate (BR), respiratory frequency (f)
呼吸性アシドーシス respiratory acidosis
呼吸性アルカローシス respiratory alkalosis
呼吸性過代償 respiratory overshoot
呼吸〔性〕バースト respiratory burst
呼吸性不整脈 respiratory arrhythmia
呼吸速度 breathing rate (BR)
呼吸速度計 pneumotachograph
呼吸促迫 gasp
呼吸中枢 respiratory center (RC)
呼吸調節中枢 pneumotaxic center (PNC)
呼吸調節の pneumotaxic
呼吸抵抗 respiratory resistance
呼吸停止 respiratory arrest
呼吸の pneumatic, respiratory
呼吸頻繁 polypn(o)ea
呼吸不全 respiratory failure (RF)
呼吸容量 respiratory capacity
呼吸力学 pneodynamics
呼吸率(数) respiratory rate (RR)
呼吸量計 pneometer
呼吸療法 respiratory therapy (RT)
$5q^-$ 症候群 $5q^-$ syndrome
呼気陽圧呼吸〔法〕 expiratory positive airway pressure (EPAP)
呼気陽圧プラトー positive expiratory pressure plateau (PEPP)
呼気陽圧法 positive expiratory pressure (PEP)
黒鉛 graphite
黒化 melanism
黒芽〔細胞〕腫 melanoblastoma
黒血症 melanemia
国際疾病分類 International Classification of Diseases (ICD)
国際一般名 International Nonproprietary Name (INN)
国際感度指数 International Sensitivity Index (ISI)
国際原子量 international atomic weight
国際産婦人科学会分類法 FIGO staging
国際十進分類法 Universal Decimal Classification (UDC)
国際燭 international candle power
国際単位 International Units (IU)
国際単位系 international system of units (SI)
国際伝染病 international infectious disease
国際標準化機構 International Organization for Standardization (ISO)
国際放射線防護委員会 International Commission on Radiological Protection (ICRP)
国際勃起機能スコア international index of erectile function (IIEF)
コクサッキーウイルス coxsackievirus
黒子 lentigo, mole
コクシエラ属 *Coxiella*
コクシジオイデス腫 coccidioidoma
コクシジオイデス症 coccidioidomycosis
コクシジオイデス属 *Coccidioides*
コクシジオイデス肉芽腫 coccidioides granuloma
黒質 nigra, substantia nigra
黒死病 black plague, pest
黒色芽細胞 melanoblast
黒色癌 melanocarcinoma
黒色カンクロイド melanocancroid
黒色硬化 black induration
黒色砂毛 black piedra
黒色腫 melanoma
黒色腫症 melanomatosis
黒色症 dyschroia
黒色真菌 dematiaceous fungi
黒色真菌症 chromomycosis
黒〔色〕痘〔瘡〕 black smallpox
黒色にきび blackhead
黒色肉腫 melanosarcoma
黒色尿 black urine
黒色尿症 melanuria
黒色白内障 black cataract
黒色表皮腫 acanthosis nigricans
黒色分芽菌症 chromoblastomycosis
黒水尿 blackwater fever
黒舌 black tongue
黒舌症 melanoglossia
黒線 linea nigra
黒染 nigrities
黒素 melanin
黒爪〔症〕 melanonychia
黒胆汁質 melancholic, melancholic temperament
告知 notice
黒吐病 black vomit
黒内障 amaurosis
黒内障性猫眼 amaurotic cat's eye
黒熱〔病〕 black fever, black sickness

黒斑 melanoplakia
語句反復症 choreophrasia
黒皮症 melanism, melanoderma, melanopathy, melanosis
穀粉 meal
穀粉症 amylosis
黒変症 nigrities
国民医薬品集 National Formulary (NF)
国民医療費 national medical care expenditure
国民栄養調査 national nutriton survey
国民健康保険法 National Health Insurance Act
穀物毒素 sitotoxin
コクリオミイア属 *Cochliomyia*
穀粒 cereal
固形癌 solid cancer
鼓形空隙 embrasure
固形培地 solid medium
コケイン症候群 Cockayne syndrome
ゴケグモ抗血清 latrodectus mactans antivenin
弧光 arc
後光効果 halo effect
五口舌虫感染症 pentastomiasis
ココノオビ[九帯]アルマジロ属 *Dasypus*
誤差 error
鼓索神経 chorda tympani, tympanichord
固視 fixation
腰 hip, waist
孤児 orphan
ゴーシェ細胞 Gaucher cell
ゴーシェ病 Gaucher disease
語字恐怖症 onomatophobia
こしけ fluor
誤字錯語症 paraphemia
古(旧)視床 paleothalamus
固視ずれ fixation disparity
固視ずれ角 disparity angle
固執 fetish, fixation
鼓室 tympanic cavity, tympanum
鼓室炎 tympanitis
鼓室階 scala tympani
鼓室下部 hypotympanum
ゴシック式口蓋 gothic palate
鼓室形成〔術〕 tympanoplasty
鼓室上窩 attic
鼓室小骨 tympanic bone
鼓室上の epitympanic
鼓室神経 tympanic nerve
鼓室切開術 tympanectomy
鼓室点 tympanion
鼓室洞 tympanic cell
〔鼓室〕洞摘除術 antrectomy
鼓室内出血 hematotympanum
鼓室の tympanal, tympanic
鼓〔室〕輪 annulus tympanicus, tympanic ring
固視反射 fixation reflex
固縮 rigidity
呼出 exhalation
50%感染量 median infective dose (ID_{50})
50%致死量 median fatal dose (FD_{50}), median lethal dose (LD_{50})
50%中毒量 median toxic dose (TD_{50})
50%有効量 median effective dose (ED_{50})
故障 accident
弧状陰影 arc shadow
誤診 misdiagnosis
個人衛生 individual hygiene
股神経痛 melalgia
個人健康情報 personal health data (PHD)
個人的(家族的)血液因子 private blood factors
個人的障害者教育プログラム individualized education program (IEP)
個人的障害者教育法 Individuals with Disabilities Education Act (IDEA)
個人的性癖 idiosyncrasy
個人防護装備 personal protective equipment (PPE)
個人歴 personal history
コステン症候群 Costen syndrome
コストマン症候群 Kostmann syndrome
コスミドベクター cosmid vector
ゴスリー義歯 Goslee tooth
糊精 dextrin
個性 identity, personality
個性発達 individuation
古生物学 paleontology
弧線 arc, archwire
古(旧)線条体 paleostriatum
枯草 hay
〔固相〕酵素免疫測定法 enzyme-linked immunosorbent assay (ELISA)
枯草喘息 hay asthma
枯草熱 hay fever
固相ハイブリダイゼーション solid support hybridization
呼息 exhalation, expiration
姑息 palliation
孤束 tractus solitarius
呼息圧 expiratory pressure
孤束核 nucleus of solitary tract
姑息的ケア palliative care
姑息的手術 palliative operation
姑息的な palliative
呼息予備 expiratory reserve
姑息療法 palliative treatment
固体 solid
個体間変異 modification
個体群 population
個体群突然変異 population mutation
〔古代〕解毒薬 mithridate
個体差〔異〕 individual difference
個体死 individual death
股大腿の coxofemoral
個体発生 ontogeny
個体発生異常 dysontogenesis
個体発生異常の dysontogenetic
個体変異 individual variation

誇大妄想　megalomania
誇大妄想〔患〕者　megalomaniac
コタール症候群　Cotard syndrome
五炭糖　pentose
五炭糖尿〔症〕　pentosuria
五炭糖リン酸回路　pentose phosphate cycle
個虫　zooid
孤虫症　sparganosis
鼓腸　flatulence, inflation, meteorism
鼓脹　tympania, tympanism, tympany
五徴〔症〕　pentalogy
鼓腸性共鳴音　tympanitic resonance
鼓腸〔性〕の　flatulent
鼓脹の　tympanitic, tympanous
骨異栄養症　osteodystrophy
骨異形成〔症〕　osteodysplasty
骨萎縮　bone atrophy
骨移植　bone graft
骨移植片　bone-onlay
股痛風　ischiagra
骨壊死〔症〕　osteonecrosis (ON)
骨炎　osteitis, ostitis
骨縁切除術　cheilectomy
骨〔塩〕密度　bone mineral density (BMD)
骨塩量　bone mineral content
骨化　ossification
骨外生　ectostosis
骨外表の　ectosteal
骨核　ossification center
骨学　osteology
骨格　skeleton
骨格学　skeletology
骨格筋　skeletal muscle
骨格形成　skeletogeny
骨格牽引　skeletal traction
骨格の　skeletal
骨格描画像　skeletography
骨芽細胞　osteoblast
骨芽細胞腫　osteoblastoma
骨化石症　osteopetrosis
骨滑膜炎　osteosynovitis
骨化頭蓋　osteocranium
国家登録看護師　state registered nurse (S.R.N.)
骨化の　ossifying
骨化膿　ostempyesis
骨幹　diaphysis, shaft
骨感覚　simesthesia
骨間隙　dehiscence
骨鉗子　rongeur
骨関節症　osteoarthritis (OA), osteoarthropathy, osteoarthrosis
骨関節切開術　osteoarthrotomy
骨幹端　metaphysis
骨間軟骨　interosseous cartilage
骨幹部切除術　diaphysectomy
骨含有の　ossiferous
骨柩　involucrum
骨吸収　bone resorption
骨棘　bone spur, spur
骨切り術　ostectomy
骨切りのみ　osteotome
骨銀行　bone bank
骨砕き術　osteoclasia
骨形成　bone formation, osteogenesis, ostosis
骨形成欠損　anostosis
骨形成原　osteogen
骨形成〔術〕　osteoplastic, osteoplasty
骨形成〔性〕の　osteogenetic, osteoplastic
骨形成線維　osteogenetic fiber
骨形成タンパク〔質〕　bone morphogenic protein (BMP)
骨形成不全症　osteogenesis imperfecta
骨計測法　osteometry
骨結紮法　interosseous wiring
骨減少〔症〕　osteopenia
骨原性の　osteogenetic
骨硬化〔症〕　osteosclerosis
骨骨膜炎　osteoperiostitis
骨再生　osteoanagenesis
骨細胞　bone cell, osteocyte
骨質　ossein(e), ostein
骨質吸収　deossification
骨質の　ossific
骨腫　osteoma, osteophyma
骨腫症　osteomatosis
骨腫様の　osteomatoid
骨症　osteopathia, osteosis
骨障害　osteopathy
骨障害〔性〕の　osteopathic
骨小柱　trabecular bone
骨小洞　geode
骨静脈炎　osteophlebitis
骨靭帯形成　osteodesmosis
骨髄　bone marrow, marrow, medulla ossium
骨髄異形成症　osteomyelodysplasia
骨髄異形成症候群　myelodysplastic syndrome (MDS)
骨髄移植　bone marrow transplantation (BMT)
骨髄炎　osteomyelitis (OM)
骨髄外の　extramedullary
骨髄芽球　myeloblast
骨髄芽球血〔症〕　myeloblastemia
骨髄芽球腫　myeloblastoma
骨髄芽球症　myeloblastosis
骨髄芽球性白血病　myeloblastic leukemia
骨髄芽細胞　myelogone
骨髄化生　myeloid metaplasia
骨髄球　myelocyte
骨髄球血〔症〕　myelocythemia
骨髄球腫　myelocytoma
骨髄球腫症　myelocytomatosis
骨髄球増加〔症〕　myelocytosis
骨髄球様の　myeloid
〔骨髄〕巨核球　megalokaryocyte
〔骨髄〕巨核球生成　megakaryopoiesis
〔骨髄〕巨核細胞　megalokaryocyte
骨髄巨細胞　myeloplax
骨髄形成　medullization

骨髄硬化〔症〕　myelosclerosis
骨髄細胞　bone marrow cell (BMC)
骨髄細胞腫　myelocytoma
骨髄脂肪腫　myelolipoma
骨髄腫　myeloma
骨髄腫症　myelomatosis
骨髄腫タンパク〔質〕　myeloma protein
骨髄症　myelosis
骨髄障害性貧血　myelopathic anemia
骨髄性化生を伴う骨髄硬化症　myelosclerosis with myeloid metaplasia (MMM)
骨髄性白血球　myeloplast
骨髄性白血病　myelogenic leukemia, myeloid leukemia
骨髄性緑色腫　chloromyeloma
骨髄線維症　myelofibrosis
骨髄穿刺　bone marrow puncture
骨髄像　myelogram
骨髄造影法　perosteale venography
骨髄造血　myelopoiesis
骨髄増殖症候群　myeloproliferative disorder
骨髄増殖性疾患　myeloproliferative disease (MPD)
骨髄組織過形成　myeloidosis
骨髄毒の　myelotoxic
骨髄内出血　hematosteon
骨髄内膜炎　perimyelitis
骨髄発生　myelogenesis
骨髄バンク　bone marrow bank, bone marrow donor registry
骨髄様組織　myeloid tissue
骨髄様肉腫　myeloid sarcoma
骨髄抑制　myelosuppression
骨髄癆　myelophthisis
骨髄癆性貧血　myelophthisic anemia
骨スキャン　bone scan
骨性強直　bony ankylosis, osseous ankylosis
骨性獅子面　megalocephalia
骨性制動術　bone block
骨性の　osseous, osteal
骨節　osteomere
骨折　fracture (Fx)
骨石灰質脱失　deossification
骨接合〔術〕　osteosynthesis
骨切術　osteotomy
骨折脱臼　dislocation fracture
骨折端交叉　over riding
骨線維腫　osteofibroma
骨線維腫症　osteofibromatosis
骨疽　caries, sequestrum
骨相学　phrenology
骨増殖症　hyperostosis
骨増殖体　osteophyte
骨掻は(爬)さじ　osteotribe
骨組織　osseous tissue
骨粗鬆症　osteoporosis
骨疽の　carious
骨〔多〕孔症　osteoporosis
骨端　osteoepiphysis, epiphysis
骨単位　osteon
骨端炎　apophysitis, epiphysitis
骨端骨幹癒合　epiphyseal arrest
骨端骨折　epiphyseal fracture
骨端症　apophyseopathy
骨端線　epiphysial line
骨端線の　metaphysial
骨端軟骨　epiphysial cartilage, physis
骨端板　epiphyseal plate
骨端部形成不全　epiphyseal acrodysplasia
骨中間部　metaphysis
骨痛　bone pain, ostealgia, osteodynia
コッツェン症候群　Chotzen syndrome
骨〔伝〕導　bone conduction, osteoacusis, osteophony
骨伝導測定法　osseosonometry
骨刀　osteotome
コット手術　Cotte operation
骨突起　apophysis
コッドマン徴候　Codman sign
骨内膜　endosteum, perimyelis
骨内膜炎　endosteitis, endostitis
骨内膜腫　endosteoma, endostoma
骨内膜の　endosteal
骨軟化　osteolysis
骨軟化症　osteomalacia
骨軟骨異形成症　chondro-osteodystrophy
骨軟骨炎　osteochondritis
骨軟骨ジストロフィ〔ー〕　osteochondrodystrophy
骨軟骨腫　osteochondroma
骨軟骨症　osteochondrosis
骨軟骨肉腫　osteochondrosarcoma
骨軟骨の　osteocartilaginous
骨肉腫　osteogenic sarcoma, osteosarcoma (OS)
骨の　ossal, osseous, osteal
骨嚢腫　osteocystoma
骨肺性関節症　osteopulmonary arthropathy
骨〔発育〕年齢　bone age
骨発育不全　hypostosis
骨発生　osteogenesis, osteogeny, osteosis, ostosis
骨発生組織　osteogenic tissue
骨盤　pelvis
骨板　table
骨盤位　breech presentation, pelvic presentation
骨盤位牽出術　breech extraction
骨盤位分娩　breech delivery
骨盤回転〔術〕　pelvic version
骨盤隔膜　pelvic diaphragm
骨盤下口　pelvic outlet
骨盤管　pelvic canal
骨半規管　osseous semicircular canals, semicircular canal
骨盤腔　pelvic cavity
骨盤腔鏡　culdoscope
骨盤腔鏡〔検査〕法　culdoscopy
骨盤形成術　pelvioplasty
骨盤計測計　pelvimetry
骨盤結合組織炎　parametritis

骨盤骨折 pelvic fracture
骨盤軸 pelvic axis
骨反射 bone reflex
骨盤腎 pelvic kidney
骨盤切開〔術〕 pelvitomy
骨盤椎骨角 pelvivertebral angle
骨盤内炎症性疾患 pelvic inflammatory disease (PID)
骨盤内自律神経温存〔術〕 pelvic autonomic nerve preservation
骨盤膿瘍 pelvic abscess
骨盤腹膜炎 pelvic peritonitis
骨盤蜂巣炎 pelvic cellulitis
骨斑紋症 osteopoikilosis
骨肥大〔症〕 osteoectasia
コーツ病 Coats disease
骨付着部炎 enthesitis
コッヘル鉗子 Kocher forceps
骨片 spicule, splitter
骨辺縁 lipping
骨片陥凹 subgrondation
骨片除去 ebonation
骨変態症 ostealleosis
骨縫合〔術〕 osteorrhaphy, osteosuture, osteosynthesis
コッホ菌 Koch bacillus
コッホ現象 Koch phenomenon
コッホ三角 Koch triangle
コッホの４原則 Koch pastulates
骨膜 periost, periosteum
骨膜炎 periosteitis, periostitis
骨膜下切断 subperiosteal amputation
骨膜起子 periosteal elevator
骨膜形成性切断 periosteoplastic amputation
骨膜骨 periosteal bone
骨膜骨炎 periostosteitis
骨膜骨髄炎 periosteomyelitis
骨膜腫 periosteoma
骨膜腫症 periosteosis
骨膜新生物 periosteophyte
骨膜性骨増殖 hyperostosis
骨膜切開術 periosteotomy
骨膜の periosteal
骨膜剥離器 periosteal elevator, raspatory, separator
骨膜剥離子 rugine, scalprum
骨膜縫合術 periosteorrhaphy
骨迷路 bony labyrinth, osseous labyrinth
骨融解性骨肉腫 osteolytic osteosarcoma
骨癒合症 synostosis
骨癒合不全 nonunion
骨瘍 caries
骨溶解性の osteolytic
骨様象牙質 osteodentin(e)
骨離開 osteodiastasis
骨鑢子 osteotribe
コツンニウス水道 aqueductus Cotunnii
固定 anchor, anchorage, fixation, immobilization, pexis, retention
固定ウイルス fixed virus
固定液 fixative
固定観念 fixed idea
固定(安定)器 stabilizer
固定剤 fixative
固定術 pexis
固定じんま(蕁麻)疹 urticaria perstans
固定性紅斑 erythema perstans
固定性先(肢)端皮膚炎 acrodermatitis perstans
固定大食細胞 fixed macrophage
コーディネーター coordinator
固定副子 anchor splint
固定包帯 immovable bandage
固定レートペースメーカ fixed rate pacemaker
固定連結 fixed coupling
コデインリン酸 codeine phosphate
古典型コレラ菌 classical cholera vibrio
古典的経路 classical complement pathway
古典的条件付け classical conditioning
鼓動 palmus
孤独恐怖〔症〕 monophobia
誤読症 dysanagnosis
コートジボワールエボラウイルス *Cote d'Ivoire Ebola virus*
異なる different, various
…毎に quaque (Q, q.)
言葉のサラダ word salad
子ども虐待 child abuse
子ども嫌い misopedia
コード領域 coding region
コトロンボプラスチン cothromboplastin
コドン codon
ゴードン徴候 Gordon sign
ゴードン反射 Gordon reflex
コーナー・アレン試験 Corner–Allen test
コナダニ科 *Acaridae*
ゴナドトロピン gonadotropin
ゴナドトロピン放出ホルモン gonadotrop(h)in releasing hormone (GnRH)
ゴナドトロフィン gonadotrophin
ゴニオメータ goniometer
コニード conid
コーヌス conus
５の法則 rule of five
コハク酸塩 succinate, succinic acid
コハク酸デヒドロゲナーゼ succinate dehydrogenase
古発生 paleogenesis
孤発性の isolated
コバノブラシノキ属 *Melaleuca*
コバラミン cobalamine
コバルト cobalt (Co)
虎斑状線紋 tigroid striation
虎斑溶解 chromatolysis, tigrolysis
小人(こびと) homunculus
5-ヒドロキシトリプタミン 5–hydroxytryptamine
小びん vial
コーピング行動 coping behavior
こぶ hump, kyphos

用語索引

コプリック斑 Koplik spots
コプロポルフィリン coproporphyrin
コプロポルフィリン症 coproporphyria
個別化医療 individualized medicine, personalized medicine
互変異性 tautomerism
互変異性体 tautomer
五鞭毛トリコモナス *Pentatrichomonas*
コホート研究 cohort study
コーマ coma
こま(独楽)音 nun's murmur, venous hum
鼓膜 drumhead, eardrum, membrana tympani (MT), myringa, myrinx, tympanic membrane (TM)
鼓膜炎 myringitis
鼓膜鏡 myringoscope
鼓膜形成術 myringoplasty
鼓膜上部の epitympanic
鼓膜真菌症 myringomycosis
鼓膜切開術 myringotomy, tympanotomy
鼓膜切除術 myringectomy, myringodectomy
鼓膜穿刺 tympanotomy
鼓膜張筋 salpingomalleus, tensor tympani
鼓膜張筋半管 semicanal for tensor tympani muscle
鼓膜剥離〔術〕 myringolysis
鼓膜皮膚炎 myringodermatitis
鼓膜マッサージ auditory massage
小股歩行 brachybasia
こま結び reef knot, square knot
コミュニケーションエイド communication aid
コミュニケーション技術 communication skill
コミュニティ医療 community medicine
コミュニティケア community care
コミュニティセンター community center
コミュニティヘルス community health
コミュニティヘルスセンター community health center (CHC)
コミュニティヘルスナース community health nurse
コミュニティメンタルヘルスセンター community mental health center (CMHC)
ゴム腫 gumma, gummatous syphilid(e)
ゴム腫性潰瘍 gummatous ulcer
ゴム状の gummy
ゴム製乳首 pacifier
ゴム填入法 rubber packing
ゴム様皮膚 cutis laxa, elastic skin
こむら返り systremma
コメディカルスタッフ co–medical staff
語盲〔症〕 aphemesthesia, dysanagnosis, word blindness
顧問 counsel(l)or
固有運動性 motility
固有感覚 proprioception
固有感覚機序 proprioceptive mechanism
固有肝動脈 proper hepatic artery
固有宿主 definitive host
固有受容体 proprioceptor
固有掌側指神経 proper palmar digital nerves
固有掌側指動脈 proper palmar digital arteries
固有神経・筋伝達能 proprioceptive neuromuscular facilitation (PNF)
固有心拍数 intrinsic heart rate (IHR)
固有束 ground bundle
固有底側指神経 proper plantar digital nerve
固有底側指動脈 proper plantar digital arteries
固有の inherent, intrinsic, princeps, proper
固有背筋 deep muscle of back, muscles of back proper
固有反射 proprioceptive reflex
固有卵巣索 proper ligament of ovary
固有和 trace
誤用 abuse, misuse
固溶体 solid solution
コラゲナーゼ collagenase
コラーゲン collagen
コリガン脈 Corrigan pulse
コーリサイクル Cori cycle
コリシン colicin
コリス垂直反応 Collis vertical reaction
コリス水平反応 Collis horizontal reaction
孤立性形質細胞腫 solitary plasmacytoma
孤立性骨嚢胞 solitary bone cyst
孤立束 solitary tract
孤立リンパ小節 solitary lymphatic follicles
コリネバクテリウム corynebacterium
コリネバクテリウム属 *Corynebacterium*
コリパーゼ colipase
コーリ病 Cori disease
コリプレッサー corepressor
コリン choline
コリンアセチラーゼ cholineacetylase (ChE)
コリンエステラーゼ cholinesterase
コリン核 corrin
コリン環 corrin
コリン作動性神経 cholinergic nerve
コリン作動性神経線維 cholinergic fiber
コリン作動性じんま(蕁麻)疹 cholinergic urticaria
コリン作用薬 cholinergic agent
コリン遮断薬 cholinergic blocking agent
コリン受容体 cholinergic receptor, cholinoceptor
コリン受容体結合部位 cholinoceptive site
コル col
コール・エクスナー小体 Call–Exner body
コルサコフ症候群 Korsakoff syndrome
コール酸 cholic acid (CA)
ゴルジ細胞 Golgi cell
ゴルジ装置 Golgi apparatus
ゴルジ・マツォニ小体 Golgi–Mazzoni corpuscle

コルセット　corset
コルチウイルス属　*Coltivirus*
コルチ管　Corti canal
コルチ器　Corti organ
コルチ弓　Corti arch
コルチコイド　corticoid
コルチコステロイド結合グロブリン　corticosteroid-binding globulin (CBG)
コルチコステロン　corticosterone
コルチコトロピン　corticotropin
コルチコトロピン放出ホルモン　corticotropin releasing hormone (CRH)
コルチ細胞　Corti cell
コルチ神経節　Corti ganglion
コルチゾル　cortisol
コルチゾン　cortisone
コルチゾン抵抗性胸腺細胞　cortisone-resistant thymocyte
コルチゾンブドウ糖負荷試験　cortisone glucose tolerance test (CGTT)
コルチ柱細胞　Corti pillars
コルチトンネル　Corti tunnel
コルチ膜　Corti membrane
ゴルツ症候群　Goltz syndrome
コールドウェル・ルック手術　Caldwell-Luc operation
コールドスポット　cold spot
コルドトミー　cordotomy
コルドポックスウイルス亜科　*Chordopoxvirinae*
コルネリアドランゲ症候群　Cornelia de Lange syndrome
コルヒチン　colchicine
コルポイリンテル　colpeurynter
コルポスコピー　colposcopy
コルポスコープ　colposcope
コルマー試験　Kolmer test
コールマン分光光度計　Coleman spectrophotometer
コレカルシフェロール　cholecalciferol
コレー・シカール症候群　Collet-Sicard syndrome
コレシストキニン　cholecystokinin
コーレス骨折　Colles fracture
コレステリン腫　cholesteatoma
コレステリン沈着症　cholesterosis
コレステロール　cholesterol (Ch)
コレステロールエステル　cholesterol ester (CE)
コレステロール血〔症〕　cholesteremia
コレステロール性胸水症　cholesterol thorax
コレラ　cholera
コレラ毒素　cholera toxin
コレラの初期　cholerine
コレラ様の　choleriform, choleroid
コロイド　colloid
コロイド甲状腺腫　colloid goiter
コロイド状の　colloidal
コロイド浸透圧　oncotic pressure
語ろう(聾)　aphemesthesia, word deafness
語漏症　logorrh(o)ea
コロジオン　collodion
コロトコフ音　Korotkoff sounds
コロナウイルス科　*Coronaviridae*
コロニー　colony
コロニー形成　colonization
コロニー形成単位　colony forming unit (CFU)
コロニー形成能測定　colony formation assay
コロニー刺激因子　colony stimulating factor (CSF)
コロラドダニ熱ウイルス　*Colorado tick fever virus*
こわばり　rigidity, stiff, stiffness
根　radix, root
コンアバニン　conavanine
コンカナバリン　concanavalin
混加物　admixture
根冠　root cap
根管針　broach
根拠に基づく医療　evidence-based medicine (EBM)
根拠に基づく看護　evidence-based nursing (EBN)
コングルチニン結合試験　conglutinin binding test
コングルチネーション　conglutination
根茎　race
根形質　rhizoplast
コーン血漿タンパク分画法　Cohn plasma protein fractionation
混血生殖　miscegenation
混合下疳　mixed chancre
混合血漿　pooled blood-plasma
混合抗グロブリン反応　mixed antiglobulin reaction
混合腫瘍　mixed tumor
混合神経　mixed nerve
混合性結合組織病　mixed connective tissue disease (MCTD)
混合性失語〔症〕　mixed aphasia
混合性乱視　mixed astigmatism
混合腺　mixed gland
混合白血病　mixed leukemia
混合物　mixture
混合麻痺　mixed paralysis
混合薬　admixture
混合リンパ球培養試験　mixed lymphocyte culture assay (MLC)
混合リンパ球培養反応　mixed lymphocyte culture reaction (MLCR)
混合リンパ球反応　mixed lymphocyte reaction (MLR)
混合ワクチン　combined vaccine
コンゴ発疹熱　red fever
コンゴレッド　Congo red
コンゴーレッド紙　Congo red paper
紺青　Prussian blue
コン症候群　Conn syndrome
根症候群　radicular syndrome
コンジローマ　condyloma

コンジローマ症 condylomatosis
コンジローマ性(様)の condylomatous
根神経炎 radiculitis
昏睡 coma, hypnagogue, narcosis
昏睡状の soporose
昏睡の comatose, narcotic, transic
痕跡 entypy, rudiment, trace
痕跡器官 vestigial organ
痕跡条件反射 trace-conditioned reflex
痕跡性元素 trace element
痕跡精巣(睾丸) testoid
痕跡爪皮 perionyx
痕跡の rudimentary, vestigial
痕跡部 vestige
根切断(離)術 rhizotomy
根尖周囲 periapex
根尖周囲の periapical
根尖切除〔術〕 apicotomy, apiectomy
根尖の apical
混唾 inviscation
混濁 cloudiness, opacity
混濁化 opacification
混濁計 turbidimeter
混濁腫脹 cloudy swelling
混濁状の turbid
コンダクタンス conductance
混濁度 turbidity
混濁度測定法 turbidimetry
コンタクトレンズ contact lens (CL)
混濁尿 nebulous urine
ゴンダ反射 Gonda reflex
根治手術 radical operation
昆虫 insect
昆虫学 entomology
昆虫恐怖症 entomophobia
根治療法 radical treatment
コンティグ地図 contig map
コンデンサー condenser
コンドーム condom
コントラクションストレステスト contraction stress test (CST)
コントラスト心エコー図 contrast echocardiogram
コンドレオン手術 Kondoleon operation
コンドロイチン chondroitin
コンネル縫合 Connell suture
コンパートメント compartment
コンパートメントシンドローム compartment syndrome
根被 velamen
コンピュータX線スキャン〔ニング〕 computerized X-ray scanning
コンピュータ処理X線映像法 computed radiography (CR)
コンピュータシンチグラム computed scintigram
コンピュータ〔多肢選択式〕試験 computer based test (CBT)
コンピュータ断層血管撮影 computed tomographic angiography (CTA)
コンピュータ断層撮影〔法〕 computed tomography (CT), computerized tomography (CT)
コンプライアンス compliance (C)
コンフリクト conflict
コンフリケーション confrication
コンフルエント confluent
コンプレックス complex
こんぺいとう(金米糖)状赤血球 crenocyte
コンベルターゼ convertase
棍棒状 clubbing
コンホメーション conformation
昏眠 sopor
昏迷 stupefaction, stupor
昏迷状 stuporose
昏迷の stuporous
棍毛 club hair
根毛 rhizoplast
昏蒙 somnolence
コンラジ線 Conradi line
混流 abouchement

さ

差 difference
座 locus
差異 differential, variation
采 fimbria
臍 navel, umbilicus, umbo
坐位 sitting position
最悪期 apogee
再圧法 recompression
サイアミン thiamine
再移植 replantation
催淫薬 aphrodisiac
臍炎 omphalitis
細窩 lacunule
災害 accident
再回外 resupination
災害救助法 Disaster Relief Law
災害拠点病院 basic hospital for disasters
災害弱者 children women aged patient (CWAP)
災害神経症 accident neurosis
再開存 repatency
臍潰瘍 omphalelcosis
臍窩形成 umbilication
最下甲状腺静脈 lowest thyroid vein
最下甲状腺動脈 lowest thyroid artery
再活性化 reactivation, reinvocation
サイカリア psychalia
細管 canaliculus, ductule, tubule, tubulus
〔細〕管状の tubulous
再感染 reinfection
再感染結核症 reinfection tuberculosis
再潅流 reperfusion
再潅流障害 reperfusion injury
再帰液 recrement
細気管支 bronchiole, bronchiolus
細気管支炎 bronchiolitis
細気管支拡張〔症〕 bronchiolectasis
細気管支癌 bronchiolar carcinoma

細気管支周囲の　peribronchiolar
細気管支性の　bronchiogenic
細気管支肺胞上皮癌　bronchioloalveolar carcinoma (BAC)
催奇形性　teratogenesis, teratogenicity
催奇物質　teratogen
鰓弓　branchial arches
鰓〔弓〕下の　hypobranchial
再吸収　reabsorption, tubular reabsorption
再吸入　rehalation
再狭窄　restenosis
細菌　bacterium, germ, organism
細菌オプソニン　bacteriopsonin
細菌外毒素　extracellular toxin
細菌学　bacteriology
細菌感染症　bacillosis
砕筋術　sarcotripsy
細菌症　bacteriosis
細菌性角膜潰瘍　bacterial corneal ulcer
細菌性凝集　bacteriogenic agglutination
細菌性結膜炎　bacterial conjunctivitis
細菌性食中毒　bacterial food poisoning
細菌性髄膜炎　bacterial meningitis
細菌性赤痢　bacillary dysentery
細菌成(生)長検査法　auxanographic
細菌成(生)長検査用平板培養　auxanogram
細菌成(生)長検出法　auxanography
細菌性動脈瘤　mycotic aneurysm
細菌〔性〕の　bacterial
細菌性肺炎　bacterial pneumonia
細菌性溶血素　bacterioh(a)emolysin
細菌叢　bacterial flora
細菌中毒症　bacteriotoxemia
細菌毒素　bacterial toxin
細菌尿〔症〕　bacilluria, bacteriuria
細菌尿スクリーニング　bacteriuria screening test (BST)
細菌培養濾液　bacterial culture filtrate (BCF)
細菌発育阻止の　antiblastic (Ab)
細菌噴霧器　phantomyst
催くしゃみ薬　sternutator
サイクリック AMP　cyclic adenosine 3′,5′-monophosphate (cAMP)
サイクリック GMP　cyclic guanosine 3′,5′-monophosphate (cGMP)
サイクル　cycle
サイクロスポーラ属　*Cyclospora*
サイクロトロン　cyclotron
臍形陥凹　umbilication
再形成　reconstitution, reconstruction
細隙　slit
細隙結合　nexus
細隙灯　slit lamp
細隙灯顕微鏡　slit-lamp microscope
細隙の　stenopeic
細血管障害性溶血性貧血　microangiopathic hemolytic anemia (MHA)
再結合　recombination
再結合係数　coefficient of recombination
再現　replication
再建外科　reconstructive surgery
再建術　reconstruction
再現性　reproducibility
最後　ultimum
鰓溝　branchial cleft, branchial groove
細孔　pore
再興感染　reemerging infection
再興感染症　reemerging infectious disease
最高気道内圧　maximum(-mal) airway pressure (P_{max})
在郷軍人病　legionnaires' disease
再硬結　reinduration
最高血中濃度到達時間　time to maximum(-mal) concentration (T_{max})
再構成　reconstruction
細孔の　stenopeic
再興奮　re-excitation
再呼吸　rebreathing, rehalation
坐位呼吸　orthopn(o)ea
サイコダーマトロジー　psychodermatology
砕骨器　osteoclast
再骨折　refracture
砕骨刀　osteotome
サイコドラマ　psychodrama
サイコパス　psychopath
歳差運動　precession
再酸化　reoxidation
再酸素化　reoxygenation
細糸　leptotene, microfilament
砦視　teichopsia
彩視症　pseudochromesthesia
採集　collection
最終月経期　last menstrual period (LMP), previous menstrual period (PMP)
最終産物阻害　endoproduct inhibition
最終診断　final diagnosis
臍出血　omphalorrhagia
最小　minimally
最小１日必要量　minimum(-mal) daily requirement (MDR)
最小感染量　minimum(-mal) infective dose (MID)
最上胸動脈　highest thoracic artery
最小血圧　minimal blood pressure
最小公倍数　least common multiple (LCM)
最小殺菌濃度　minimum(-mal) bactericidal concentration (MBC)
最小刺激　threshold stimulus
細小心〔臓〕静脈　smallest cardiac veins
采状体　corpus fimbriatum
最小致死濃度　minimum(-mal) lethal concentration (MLC)
最小致死量　least fatal dose (LFD), minimum(-mal) fatal dose (MFD), minimum(-mal) lethal dose (MLD)
最小中毒量　minimum toxic dose (MTD)
最小二乗法　method of least squares
臍状の　umbilicate
最小発育阻止濃度　minimum(-mal) inhibitory concentration (MIC)
最上鼻甲介　concha nasalis suprema

臍小胞 umbilical vesicle
臍静脈 umbilical vein
細静脈 veinlet, venula
臍静脈炎 omphalophlebitis
最小有効濃度 minimum(-mal) effective concentration (MEC)
最小溶血量 minimum(-mal) hemolytic dose (MHD)
最小量 minimum
最上肋間静脈 highest intercostal vein
最上肋間動脈 highest intercostal artery
再植 replantation
菜食主義 vegetarianism
菜食主義者 vegetarian
再植術 replantation
再進化 re-evolution
再水化 rehydration
再水和 rehydration
再生 palingenesis, recovery, regeneration, restoration, revivescence
再生医学 regenerative medicine, reparative medicine
再生医療 regenerative therapy, reparative therapy
再生肝 regenerating liver
再生剤 regenerant
再生する(させる) regenerate, recover
再生〔能〕力 regenerating capacity
再生不良性貧血 aplastic anemia (AA)
鰓性瘻 branchial fistula
砕石器 lithoclast, lithotrite
砕石鏡法 lithotriptoscopy
砕石術 lithectomy, lithotripsy
再接種 reinoculation
細切〔除去〕〔術〕 morcellation
臍切除術 omphalectomy
臍切端 acromphalus
再鮮化 refresh
再挿管〔法〕 reintubation
再造形 remodeling
再促通 recanalization
再疎通 recanalization
催唾 sialism
臍帯 abdominal stalk, umbilical cord
最大 maximum (MAX)
最大1日摂取許容量 maximum(-mal) acceptable daily intake (MADI)
臍帯栄養児 omphalosite
最大可動域 full range of motion (FROM)
最大下の submaximal
最大換気量 maximum(-mal) breathing capacity (MBC), maximum(-mal) voluntary ventilation (MVV)
臍帯寄生体 omphalosite
最大気道圧 peak airway pressure (PAP)
最大吸気圧 maximum(-mal) inspiratory pressure (MIP)
最大吸気陰圧 peak negative inspiratory pressure (PNIP)
最大吸気流速 peak inspiratory flow rate (PIFR)
最大吸気流量 maximum(-mal) inspiratory flow (MIF), peak inspiratory flow rate (PIFR)
最大吸気流量率 maximum(-mal) inspiratory flow rate (MIFR)
最大吸気量 maximum(-mal) inspiratory capacity (MIC)
最大吸入圧 peak inspiratory pressure (PIP)
最大許容線量 maximum(-mal) allowable dose (MAD)
臍帯血 cord blood
最大血圧 maximal blood pressure
臍帯血移植 cord blood transplantation (CBT)
臍帯血肝細胞移植 cord blood stem cell transplantation (CBSCT)
臍帯結節 knots of umbilical cord
臍帯血バンク cord blood bank
臍〔帯〕血瘤 hematomphalocele
最大呼気流速 peak expiratory flow rate (PEFR)
最大呼気速度 peak flow rate (PFR)
最大呼気中間流量 forced midexpiratory flow (FMF)
最大呼気流量 maximum(-mal) expiratory flow volume (MEFV), peak expiratory flow rate (PEFR)
最大呼気流量計 peak flow meter (PFM)
最大呼気流量率 maximum(-mal) expiratory flow rate (MEFR)
臍帯雑音 umbilical souffle
最大刺激時酸分泌量 peak acid output (PAO)
最大持続換気量 maximum(-mal) sustained ventilatory capacity (MSVC)
最大収縮速度 maximum velocity (V_{max})
在胎週数 gestational age
最大手術血液(輸血)準備量 maximum (-mal) surgical blood order schedule (MSBOS)
最大心拍数 maximum(-mal) heart rate (MHR)
臍帯切断術 omphalotomy
臍帯穿刺 cordocentesis
最大耐用量 maximum(-mal) tolerated dose (MTD)
臍帯脱整復術 omphalotaxis
最大中間呼気流量 maximum(-mal) midexpiratory flow (MMEF)
最大中毒濃度 maximum(-mal) toxic concentration (MTC)
最大投与量 maximum(-mal) dose (MD)
最大尿細管ブドウ糖再吸収能 maximum tubular reabsorptive capacity for glucose (TmG)
在胎年齢 conceptual age
最大拍動点 point of maximal impulse (PMI)
臍帯付着ヒダ mesocord
最大〔膀胱〕容量 Vves max

最大流量　peak flow (PF)
臍〔帯〕輪　annulus umbilicalis
在宅ケア　home care (HC)
在宅経管栄養　house tube feeding (HTF)
在宅血糖測定　home blood glucose monitoring (HBGM)
在宅酸素療法　home oxygen therapy (HOT)
在宅人工呼吸　home care ventilation (HCV)
在宅透析　home dialysis
在宅腹膜透析　home peritoneal dialysis (HPD)
在宅リハビリテーション　home rehabilitation
再脱臼　reluxation
催唾薬　sialagog(ue)
催胆　choleresis
細胆管　cholangiole
細胆管炎　cholangiolitis
臍中心窩　acromphalus
再注輸(入)　refusion, reinfusion
臍腸間膜の　omphalomesenteric
砕腸器　splanchnotribe
最長筋　longissimus
臍〔腸骨〕棘の　omphalospinous
再沈殿　reprecipitation
最低限〔度〕　minimum
最低有効量　minimum(-mal) effective dose (MED)
最適点　equivalent point, optimal point
最適比　optimal ratio
サイデリン小体　Seidelin body
ザイデル試験　Seidel test
ザイデル徴候　Seidel sign
臍点　omphalion, umbilic
再転位　redislocation, reluxation
細動　fibrillation
再統一　redintegration
再統合　reintegration
砕頭〔術〕　cranioclasty, sphenotripsy
細動除去器　defibrillator
細動性の　fibrillated
催糖尿病性の　diabetogenic
細動脈　arteriola, arteriole
臍動脈　umbilical artery
細動脈壊死　arteriolonecrosis
細動脈炎　arteriolitis
細動脈硬化症　arteriolar sclerosis, arteriolosclerosis
臍動脈索　medial umbilical ligament
細動脈の　arteriolar
再投薬試験　rechallenge
サイトカイン　cytokine (CK)
サイトカイン受容体　cytokine receptor
催吐ガス　vomiting gas
サイトシン　cytosine (Cyt)
サイトスケルトン　cytoskeleton
サイトスト　cytost
サイトゾル　cytosol
サイトタキシス　cytotaxis
載突起　sustentaculum
臍突出　exumbilication
催吐反射　gag reflex
サイトピペット　cytopipette
サイトフォトメトリー　cytophotometry
サイトプラスト　cytoplast
サイトメガロウイルス　cytomegalovirus (CMV)
サイトメガロウイルス感染性単核球症　cytomegalovirus mononucleosis
サイトメガロウイルス属　*Cytomegalovirus*
サイトメガロウイルス網膜炎　cytomegalovirus retinitis
催吐薬　emetic, nauseant
催乳　lactogenesis
再入　reentry
催乳剤　galactopoietic
催乳性の　galactophore, lactigenous, lactogenic
催乳の　galactic
催乳薬　galactagog(ue)
臍尿管　urachus
細尿管円柱　tube cast
細尿管内の　transcanalicular
採尿器　urinal
採尿(蓄尿)装具　urinary appliance
再燃　exacerbation, flare, flashback, recrudescence, relapse
再燃性結核　reactivation tuberculosis
再燃性チフス　recrudescent typhus
臍の　umbilical
再配列　rearrangement
再発　palindromia, recidivation, recrudescence, recurrence, repullulation
再発芽　repullulation
再発潰瘍　recurrent ulcer (RU)
再発症　re-evolution
再発〔する〕　relapse, return
再発生　recidivity
再発性の　recurrent
再発遅延の　postponent
サイバーナイフ　cyberknife
サイバネティクス　cybernetics
臍破裂　omphalorrhexis
再犯　recidivation
裁判所外紛争処理〔制度〕　alternative dispute resolution (ADR)
再犯性　recidivity
剤皮　coating
催泌薬　eccritic
最頻値　mode
眥部　canthus
臍部静脈瘤　varicomphalus
催不整脈作用　proarrhythmic effect
眥部切開術　canthotomy
再付着　reattachment
細分　fragmentation
再分化　redifferentiation
細分化専門　subspeciality
再分極　repolarization
臍ヘルニア　exumbilication, omphalocele,

paromphalocele, umbilical hernia
砕片 splinter
細片 splitter
細片骨折 splintered fracture, thrypsis
細胞 cell
細胞遺伝 cytogenesis
細胞遺伝学 cytogenetics
細胞遺伝子 cytogene
細胞栄養層 cytotrophoblast
細胞壊死 cytoclasis, necrocytosis
細胞応答 cell response
細胞外液 extracellular fluid (ECF)
細胞外基質 extracellular matrix (ECM)
細胞外酵素 ectoenzyme
細胞外質 ectoplasm
細胞外膜 ectoplasm
細胞海綿質 cytospongium
細胞化学 cytochemistry
細胞核 karyoplast
細胞学 cytology
細胞学的分類学 cytotaxonomy
〔細胞〕核発生 karyogenesis
〔細胞〕核融合 karyogamy
細胞化生 cytometaplasia
細胞活力 cytolergy
細胞株 cell line
細胞癌 cellular cancer
細胞間橋 cell bridge, intercellular bridge
細胞間接着〔装置〕 cell junction
細胞間チャネル intercellular channel
細胞間の intercellular
細胞基質の cytostromatic
細胞吸水〔作用〕 pinocytosis
細胞橋帯 cytodesma
細胞計算 cytometry
細胞計算器 cytometer
細胞形質 cytoplasm
細胞減少〔症〕 cytopenia
再縫合 re-suture (ReS)
細胞工学 cell technology
細胞構造 cytoarchitecture
細胞骨格 cytoskeleton
細胞後の postganglionic
細胞再生薬 tissue repair agent
細胞作用増強 cytophylaxis
細胞死 cell death
細胞糸 cytofibril
細胞軸 cell axis
細胞自己死 programmed cell death
細胞質 cytoplasm, plasma
細胞質遺伝 cytoplasmic inheritance
細胞質遺伝子 plasmagene
細胞質基質 cytosol
細胞質基質の cytosolic
細胞質体 cytosome
細胞質の cytoplasmic
細胞〔質〕分裂 cytocinesis, cytokinesis
細胞質融合 cytogamy
細胞周期 cell cycle
細胞充実性 cellularity
細胞傷害 cell damage, cell injury
細胞傷害試験 cytotoxicity test (CT)
細胞障害〔性〕の cytopathic
臍傍静脈 paraumbilical veins
細胞食作用性の cytophagous
細胞浸潤 cellular infiltration
細胞新生 rejuvenescence
細胞診断学 cytodiagnosis
細胞親和性 cytophil(ic)
細胞性生殖 cytogenic reproduction
細胞性塞栓 cytostasis
細胞性の cellular
細胞整復 cytothesis
細胞生物学 cell biology, cytobiology
細胞性免疫 cellular immunity (CI)
細胞性免疫不全症候群 cellular immunity deficiency syndrome
細胞性輸送 cellular transport
細胞世代の cytophyletic
細胞接合 plasmatogamy
細胞接着性タンパク〔質〕 cell-adhesive protein
細胞接着分子 cell adhesion molecule (CAM)
細胞増殖 cell growth
細胞増殖抑制性の cytostatic
細胞走性 cytotaxis
細胞測光法 cytophotometry
細胞体 soma
細胞体遠心性の cellulifugal
細胞体求心性の cellulipetal
細胞体凝集素 ohne Hauch
細胞中心体 cytocentrum
再膨張性肺水腫 re-expansion pulmonary edema
細胞毒性 cytotoxicity
細胞毒〔性〕の cytotoxic
細胞毒〔素〕 cytotoxin
細胞内液量 intracellular fluid volume (IFV)
細胞内空胞 physalis
細胞内受容体 intracellular receptor
細胞内小器官 cell organelle
細胞内取り込み endocytosis
細胞内の intracellular
細胞尿〔症〕 cyturia
細胞の cellular
臍傍の paraumbilical
細胞媒介性細胞傷害 cell-mediated cytotoxicity
細胞媒介性免疫 cell-mediated immunity (CMI)
細胞培養 cell culture (CC)
細胞破壊 cytoclasis
細胞破壊〔性〕の cytoclastic
細胞破壊薬 cytocide
細胞発生 cytogenesis
細胞発生の cytogenic
細胞肥大性封入体病 cytomegalic inclusion disease
細胞ピペット cytopipette
細胞病原性の cytopathogenic

細胞表面 cell surface
細胞表面抗原 cell surface antigen
細胞表面マーカー cell surface marker
細胞表面免疫グロブリン surface immunoglobulin (sIg)
細胞病理学 cytopathology
細胞封入体 cell inclusion
細胞復位 cytothesis
細胞分離装置 cell sorter, sorter
細胞壁 cell wall
細胞壁骨格 cell wall skeleton (CWS)
細胞変性 cell degeneration
細胞変性ウイルス cytopathogenic virus
細胞変性原性 cytopathogenicity
細胞変性効果 cytopathic effect (CPE)
細胞変態 cytomorphosis
細胞防衛 cytophylaxis
細胞崩解 cytolysis
細胞飽和密度 cell saturation density
細胞膜 cell membrane (CM), cytoplasmic membrane, plasmolemma
細胞融解 cellulicidal
細胞融合 cell fusion, cell hybridization
細胞溶解性〔の〕 cytolytic
細胞溶解素 cytolysin
細胞溶解〔反応〕 cytolysis
細胞様小体 cytoid body
細胞様の cytoid
細胞療法 cell therapy
サイホン siphon
催眠 hypnogenesis
催眠感受性 sympathism
サイミングトン体 Symington body
催眠者 hypnotist
催眠術 hypnotism, pathetism
催眠状態 hypnoidal state
催眠〔状態〕 hypnosis
催眠性の hypnogenic, hypnotic, somniferous, soporiferous, soporific
催眠談話 somniloquy
催眠点 hypnogenic spot
催眠の hypnagogic, somnolescent
催眠分析 hypnoanalysis
催眠薬 hypnagogue, hypnogenic, somnifacient
催眠様状態の hypnoidal
催眠療法 hypnotherapy
サイム手術 Syme operation
サイム切断術 Syme amputation
細網 reticulum
細網芽細胞 reticuloblast
細網芽細胞腫 reticuloblastoma
細網芽細胞腫症 reticuloblastomatosis
細網細胞 reticular cell, reticulum cell
細網腫 reticuloma
細網腫症 reticulomatosis
細網症 reticulosis
細網線維〔増殖〕症 reticulofibrosis
細網組織 reticular tissue
〔細〕網内〔皮〕 retothelium
細網内皮系 reticuloendothelial system (RES)
〔細〕網内〔皮〕系組織球腫 reticulohistiocytoma
細網内皮腫 reticuloendothelioma
細網内皮〔増殖〕症 reticuloendotheliosis, reticulosis
細網肉腫 reticulosarcoma
細網肉腫症 reticulosarcomatosis
ザイモグラム zymogram
ザイモサン zymosan (Z)
ザイモサン活性化血清 zymosan-activated serum (ZAS)
催薬 vomitory
細葉 acinus
細葉炎 acinitis
細葉の acinic, acinose
再来不要 no return necessary (NRN)
細粒体 grain
材料 material, specimen
材料工学 material engineering
サイリン thyrine
臍輪 umbilical ring
臍リンパ液漏 omphalorrhea
催涙 lacrimation, ploration
催涙ガス tear gas
催涙剤 lacrimator
催涙の tearing
催涙薬 lacrimatory
ザイールエボラウイルス *Zaire Ebola virus*
サイロキシン thyroxin(e)
サイロキシン血症 thyroxinemia
サイログロブリン thyroglobulin
サイロシン tyrosine (Tyr)
鎖陰 gynatresia
サウスウェスタンブロット法 southwestern blot technique
左回 sinistrogyration
左回転 sinistrotorsion
逆書き retrography
杯 calyx
盃状の scyphiform, scyphoid
左下大静脈 left inferior vena cava (LIVC)
サーカディアンリズム circadian rhythm
逆剥(さかむけ) agnail, hangnail
さかり rut
左眼 left eye (LE), oculus laevus (OL), oculus sinister (OS)
左冠状動脈主幹部 left main trunk (LMT)
左眼視力 visus sinister (VS)
サキシトキシン saxitoxin
左脚後枝ヘミブロック posterior hemiblock
左脚前枝ヘミブロック anterior hemiblock
左脚ブロック left bundle branch block (LBBB)
作業記録器 ergograph
作業計 ergometer
左胸心 levocardia
サ行発音障害 balaesitas
作業療法 occupational therapy (OT)

作業療法士 occupational therapist (OT)
索 chorda, cord, funicle, funiculus, ligament, ligamentum (lig), streak, tractus
作為 performance
錯位の heterotaxic
錯栄養 paratrophy
錯音症 paralalia
錯温度覚〔症〕 parathermoesthesia
錯音の heteroliteral
錯化 chelation
錯感覚 paraesthesia, paresthesia
錯嗅覚 parosmia
錯誤 falsification
錯語 paraphrasia
削合〔術〕 grinding-in
錯行症 parapraxia
柵〔構造〕 palisade
錯語症 dysarthrosis, paraphasia
錯誤症 parergasia
索痕 ligature mark
酢酸アルファ(α)-トコフェロール alpha(α)-tocopherol acetate
酢酸塩 acetate
酢酸タリウム thallium acetate
酢酸フレカイニド flecainide acetate
酢酸メドロキシプロゲステロン medroxyprogesterone acetate
錯視 parablepsia
錯字症 paragraphia
削除 deletion
索条 funis
索状体 filament, restiform body
索状体傍体 juxtarestiform body
索状の restiform
索条様の funiform
錯睡眠 parasomnia
搾穿鋏 punch
錯聴〔症〕 paracusia
錯痛覚〔症〕 paralgesia
錯読〔症〕 paralexia
搾乳器 breast-pump
搾乳者結節ウイルス milker's nodule virus
搾乳ポンプ breast-pump
索の funicular
錯味症 parageusia
錯名症 paranomia
桜草皮膚炎 primula dementia
錯乱〔状態〕 confusion
錯乱性挿話 confusional episode
サクランボ色血管腫 cherry angioma
錯論理〔症〕 paralogia
錯論理症状 paralogism
錯話症 allolalia
作話〔症〕 confabulation, fabulation
サゴ sago
鎖肛 aproctia, imperforate anus, proctatresia
鎖骨 clavicl(e), clavicula, collarbone
坐骨 ischia, ischial bone, ischium
坐骨海綿体筋 ischiocavernosus
鎖骨下筋溝 subclavian groove
鎖骨下〔筋〕神経 subclavian nerve
鎖骨下静脈 subclavian vein (SV)
鎖骨下静脈カテーテル挿入 subclavian vein catheterization (SVC)
鎖骨下動脈 subclavian artery (SCA)
鎖骨下動脈盗血症候群 subclavian steal syndrome
坐骨棘 ischial spine
坐骨結節 ischial tuberosity
坐骨〔孔〕ヘルニア ischiatic hernia
坐骨股関節包の ischiocapsular
鎖骨上神経 supraclavicular nerves
坐骨神経 sciatic nerve
坐骨神経炎 sciatic neuritis
坐骨神経痛 sciatica, sciatic neuralgia
坐骨神経の sciatic
坐骨大腿靱帯 ischiofemoral ligament
坐骨大腿の ischiofemoral
坐骨直腸窩 ischiorectal fossa
坐骨痛 ischiodynia
鎖骨頭蓋の cleidocranial
鎖骨の clavicular
坐骨の ischial, ischiatic, sciatic
坐骨腓骨の ischiofibular
坐骨尾骨の ischiococcygeal
坐骨ヘルニア ischiocele, sciatic hernia
鎖骨肋骨の cleidocostal
サゴ脾 sago spleen
サザンブロット法 Southern blot technique
さじ(匙)形爪 koilonychia
さじ(匙)状突起 cochleariform process
さじ(匙)状の cochleariform
サシチョウバエ属 *Phlebotomus*
左室機能 left ventricular function
左室駆出率 left ventricular ejection fraction (LVEF)
左室〔内〕圧 left ventricular pressure (LVP)
左室肥大 left ventricular hypertrophy (LVH)
左室壁 left ventricular wall (LVW)
左室補助人工心〔臓〕 left ventricular assist device (LVAD)
左室容量 left ventricular volume (LVV)
砂腫 psammoma, sand tumor
砂腫体 psammoma bodies
挫傷 bruise, contusion, crush, strain
挫傷骨折 strain fracture
挫傷性肺炎 contusion pneumonia
左上肺 left upper lung (LUL)
左上腹部 left upper quadrant (LUQ)
左心耳 left atrial appendage (LAA), left auricle
左心室 left ventricle (LV)
左心室性不全 left ventricular heart failure
左心室発育不全症候群 hypoplastic left heart syndrome (HLHS)
左心室不全 left ventricular failure (LVF)
左心症 sinistrocardia
左心低形成症候群 hypoplastic left heart syndrome (HLHS)
左心バイパス left heart bypass

左心不全　left heart failure (LHF)
左〔心〕房　left atrium (LA)
左心房斜静脈　oblique vein of left atrium
SARS(サーズ)コロナウイルス　*Severe acute respiratory syndrome coronavirus* (SARS–CoV)
嗄声(させい)　hoarseness, trachyphonia
挫折　anaclasis, frustration
左旋　levorotation, sinistrogyration
左前斜位　left anterior oblique position (LAO)
左旋性の　levorotatory
左前頭部　left frontal (LF)
左旋の　sinistrorse
痤瘡　acne
痤瘡形成〔性〕の　acnegenic
痤瘡ケロイド　acne keloid
痤瘡状の　acne(i)form
痤瘡疹　acnitis
左側頭前部　left anterior temporal (LAT)
左側の　sinistral
サタデーナイト麻痺　Saturday night palsy
鎖腟　colpatresia
左中耳炎　left otitis media (LOM)
座長　sitting length
殺(抗)アメーバ性の　amebicidal
殺(抗)アメーバ薬　amebicide
殺ウイルス薬　virucide
雑音　bruit, murmur, souffle, strepitus, susurrus
擦過　paratripsis, scraping
錯覚　illusion
錯角化　parakeratosis
殺かび薬　slimicide
サッカラーゼ　saccharase
サッカリン　saccharin
サッカロミセス属　*Saccharomyces*
殺寄生虫の　parasiticide
殺寄生虫薬　parasiticide
雑居性　polygamy
殺菌　disinfection
殺菌素　bacteriocidin
殺菌の　biocidal
殺菌法　sterilization
殺菌薬　bactericide, disinfectant, germicide, microbicide
撮空摸床　carphology, floccilation
サックス病　Sachs disease
削掘　excavation
サッケード　saccade
雑婚　miscegenation
刷子縁　brush border
雑種　hybrid
雑種強勢　heterosis, hybrid vigo(u)r
雑種弱勢　pauperization
雑種第一代　first filial generation
雑種第二代　second filial generation (F_2)
殺腫瘍ウイルス　oncolytic virus
殺腫瘍性　tumorcidal
擦傷　abrasio
擦傷性の　abrasive
殺条虫剤　teniacide
擦傷薬〔剤〕　abrasive
雑食の　omnivorous
雑色の　versicolor
殺真菌薬　fungicide
殺精子の　spermatozoicide
殺精子薬　spermatocide, spermicide
殺生殖子薬　gametocide
雑性乱視　mixed astigmatism
擦創(すりきず)　excoriation
サッチ足　solid ankle cushion heel foot (SACH foot)
殺虫　disinfestation
殺虫剤　insecticide, pesticide, vermicide
殺トリパノソーマ薬　trypanocide, trypanosomicide
殺繁殖体剤　schizonticide
殺ブドウ球菌薬　staphylocide
殺蚊剤　culicide
殺胞子薬　sporicide
サッポロウイルス　*Sapporo virus*
サッポロ様ウイルス属　Sapporo–like viruses
殺卵剤　ovicide
雑録　miscellany (Misc.)
サディスト　sadist
サディズム　sadism
蹉跌　frustration
砂糖　sugar
作動　operation (OP, Op.)
作動遺伝子　operator gene
作動因子　effector
砂糖炭　sugar charcoal
差動〔の〕　differential
作動(用)薬　agonist
サドマゾヒズム　sadomasochism
サドルブロック　saddle block anesthesia
左内胸動脈　left internal thoracic artery (LITA)
サナギ　nymph
サナダムシ［真田虫］　tapeworm
サナダムシ様　cestode
サナトリウム　sanatorium
左肺上葉　left upper lobe of lung (LUL)
砂漠リウマチ　desert rheumatism
サビアウイルス　*Sabiá virus*
詐病　malingering, simulation
詐病者　malingerer
サーファクタントタンパク〔質〕　surfactant protein
サブスタンスP　substance P
サブストレイン　substrain
サブセット　subset
サブユニット　subunit
サプリメント　supplement
サプレッサー　suppressor
サプレッサーT細胞　suppressor T–cell (Ts)
サブロー寒天培地　Sabouraud agar
サブロー・ブドウ糖寒天培地　Sabouraud dextrose agar

差分　difference
サーベイメータ　survey meter
サーベイランス　surveillance
サーベル状脛骨　saber tibia
左房圧　left atrial pressure (LAP)
サポウイルス属　*Sapovirus*
左方回旋　levoclination, levotorsion
左方回転　levoduction
左房径　left atrial diameter (LAD)
左〔方電気〕軸偏位　left axis deviation
左方偏視　levoversion
サーボ機序　servomechanism
サポゲニン　sapogenin
サポーター　supporter
サポニン　saponin
サマリウム　samarium (Sm)
サーミスタ　thermister
さむけ　chill
挫滅　detrition
挫滅壊死組織除去　débridement
挫滅症候群　crush syndrome
砂毛　piedra
サーモカラー　thermocolor
サーモグラフ　thermograph
サーモグラフィ　thermography
サーモグラム　thermogram
佐薬　adjuvant
坐薬　bougie, suppositorium (supp.), suppository
さや状の　siliquose
鞘の　vaginal
左右識別　right-left discrimination
左右相称　bilateral symmetry
左右の　bilateral
左右肺独立換気　differential lung ventilation (DLV)
左右弁別の　chirognostic
作用　action, effect, function, influence
作用圏　sphere of action
作用時間　reaction time
作用物質　catalyst
作用率　availability ratio
座浴　demibain
サラセミア　thalassemia
サリチルアゾスルファピリジン　salicylazosulfapyridine
サリチル基　salicyl
サリチル酸　salicylic acid (SA)
サリチル酸エチル　ethyl salicylate
サリチル酸塩　salicylate
サリチル酸中毒　salicylism
サリチル酸フィソスチグミン　physostigmine salicylate
サリドマイド　thalidomide
サリドマイド児　thalidomide baby
ザーリ法　Sahli method
サリン　sarin
サルコイドーシス　sarcoidosis
サルコーシス　sarcosis
サルコフスキー試験　Salkowski test
サルシナ　sarcina
サル(猿)手　ape-hand
サル痘ウイルス　*Monkeypox virus*
サルの　simian
サルファ剤　sulfonamide
サルブタモール　salbutamol
サル免疫不全ウイルス　*Simian immunodeficiency virus* (SIV)
サルモネラ・シゲラ寒天培地　*Salmonella-Shigella* agar (SS agar)
サルモネラ症　salmonellosis
サルモネラ食中毒　salmonella food poisoning
サルモネラ属　*Salmonella*
サロゲイト・アウトカム　surrogate outcome
酸　acid (A, a)
残遺胸腺肥大　thymokesis
残遺筋　vestigial muscle
三位相異色　trichroism
残遺部　vestige
残遺物　remnant
産院　lying-in hospital, maternity hospital
3-インドキシル　3-indoxyl
サンウォーキン熱　San Joaquin fever
三塩化酢酸　trichloracetic acid
三塩基コード　triplet codon
酸塩基調節　acid-base regulation
三塩基反復病　triplet repeat disease
酸・塩基比　acid-base ratio (A/B)
酸塩基平衡　acid-base balance
三〔円〕錐歯　triconodont
酸価　acid number, acid value
酸化　oxidation, oxidization
３価　trivalence
酸化亜鉛　zinc oxide
産科医　obstetrician
３回経産婦　tertipara, tripara
産科医の手　accoucheur's hand, obstetrical hand
酸化エチル　ethyl oxide
産科学　obstetrics (OB), tocology
酸化還元　oxidation-reduction, redox
酸化還元酵素　desmolase, oxidoreductase
酸化還元電位　oxidation-reduction potential
参加観察〔法〕　participant observation
産科鉗子　obstetric forceps
三角　triangle, trigone, trigonum
三角架　triangle
三角筋　deltoid, deltoid muscle, triangular muscle
三角筋下滑液包炎　subdeltoid bursitis
三角筋下包　subdeltoid bursa
三角筋胸筋溝　deltopectoral groove
三角筋粗面　deltoid crest, deltoid tuberosity
三角形　triangle, triangularis, triangulum
三角骨　triangular bone, triquetral bone, triquetrum
三核酸塩　trinucleotid(e)
三角層板　triangular lamella
三角頭蓋　trigonocephalus

三角頭蓋症　trigonocephalia
三角頭〔蓋〕体　trigonocephaly
三核の　trinucleate
三角の　triquetrous
三角布　sling, triangular bandage
三角部炎　trigonitis
三角布包帯　sling and swathe
三角法　trigonometry
三角包帯　cravat bandage
三角稜　deltoid crest
３価元素　triad
酸化酵素　oxidase
三踝骨折　trimalleolar fracture
酸化剤　oxidant (O_x)
酸化ジュウテリウム　deuterium oxide
酸化ストレス　oxidative stress
酸化する　oxidize
酸化促進物　prooxidant
酸化体　oxydant
３型３色覚　tritanomaly
３型３色覚者　tritanomal
３型色覚　tritan defect
３型色覚者　tritan
３型２色覚　tritanopia
３型２色覚者　tritanope
酸化窒素　nitric oxide (NO)
酸化の　oxidative
産科病棟　maternity
産科・婦人科　obstetrics and gynecology (OB–GYN)
酸化物　oxide
サンガー・ブラウン運動失調症　Sanger–Brown ataxia
サンガー法　Sanger method
酸化防止剤　antioxidant
産科用腹帯　obstetrical binder
暫間義歯　temporary denture
三環系抗うつ剤　tricyclic antidepressent (TCAD)
三眼性顔〔面〕重複奇形〔体〕　triophthalmos
三顔癒合奇体　triprosopus
酸基　acyl
三脚奇形　tripus
三脚台　tripod
産業医　industrial physician
産業衛生　industrial hygiene
産業看護　occupational health nursing
産業皮膚症　ergodermatosis
残気量　residual volume (RV)
三腔三房心　cor triatrium trilocutare
三腔二室心　cor triloculare biventriculare
三腔二房心　cor triloculare biatrium
三形　trimorphism
散形終末　flower–spray ending
三形性　trimorphism
酸血症　acidemia
三結節性の　tritubercular
３原子価　trivalence
三元の　tertiary
塹壕脛　trench shin
３孔式カテーテル　triple lumen catheter
(TLC)
三咬頭性の　tritubercular
三咬頭の　tricuspid
塹壕熱　trench fever
産後精神異常　postpartum blue
三叉　triradius
残渣　residuum, saburra
酸剤　acid (A, a)
散剤　powder
散在性の　diffuse
三細胞の　tricellular
三叉神経　trigeminal nerve, trigeminus
三叉神経節　trigeminal ganglion
三叉神経痛　trigeminal neuralgia (TN), trifacial neuralgia
三叉神経〔の〕　trifacial, trigeminal
三座配位　tridentate
３色覚　normal trichomatism
三指奇形の　tridactylous
３指数〔法〕　tres indices
惨事ストレス　critical incident stress (CIS)
産児制限　birth control, contraception
三次性癒着　tertiary adhesion
三耳体　triotus
３次治癒　healing by third intention
産室　birth room
三枝ブロック　trifascicular block
三重奇形　triplicity
三重結合　triple bond
三重欠損頭奇形体　triencephalus, triocephalus
三重視　triplopia
三重水素　tritium (T)
三重性　triplicity
三重精巣症　triorchism
三重点　triple point
三重尿管　ureteral triplication
三重の　triple, triplicate
三重反応　triple response
三重〔陽〕子　triton
三受体　triceptor
三主徴　triad
産床　lying–in
三硝酸塩　trisnitrate
産褥　childbed
三色型色覚　trichromatism
産褥〔期〕　puerperium
産褥期精神病　puerperal insanity
産褥子癇　puerperal eclampsia
３色刺激　tristimulus
三色者　trichromat(e)
蚕食性潰瘍　rodent ulcer
三色性色覚　trichromatopsia
産褥性心筋症　peripartum cardiomyopathy
蚕食性の　rodent
産褥熱　metria, puerperal fever
三色の　trichromic
産褥の　lying–in, puerperal
酸親和性の　oxyphilic
酸性雨　acid rain
酸性酸化物　acid oxide

酸性食 acid–ash diet
酸性団 acid group
産生低下 underproductivity
酸性度 acidity
酸性尿症 aciduria
酸性ホスファターゼ acid phosphatase (ACP)
三節 trimer
残屑 debris, rest
三尖手 trident hand
酸染色質 oxychromatin
三染色体性 trisomy
三尖端の trident
三尖の tricuspid, tricuspidal
三尖弁 tricuspid valve (TV), valvula tricuspidalis
三尖弁開放音 tricuspid opening snap (TOS)
三尖弁狭窄 tricuspid stenosis
三尖弁雑音 tricuspid murmur
三尖弁置換術 tricuspid valve replacement (TVR)
三尖弁の tricuspid
三尖弁閉鎖不全 tricuspid insufficiency
三尖弁閉鎖不全(逆流)〔症〕 tricuspid regurgitation (TR)
酸素 oxygen (O_2)
残像 afterimage
三相波 triphasic wave
三相反応 triple response
酸素運搬 oxygen transport
酸素化 oxygenation
酸素解離曲線 oxygen dissociation curve (ODC)
酸素拡散能 oxygen diffusion capacity (DLO_2)
酸素過剰〔症〕 hyperoxia
酸素還元酵素 oxyhydrase
酸素含有量 oxygen content (CO_2)
酸素供給器 oxygenator
酸素供給量 oxygen delivery ($\dot{D}O_2$)
三足寄生性胸結合体 thoracopagus tripus
酸素欠乏 oxygen deficit
酸素効果比 oxygen enhancement ratio (OER)
酸素呼吸 aerobic respiration
酸素消費〔量〕 oxygen consumption
酸素摂取〔量〕 oxygen uptake
酸素脱失 deoxygenation
酸素抽出分画 oxygen extraction fraction (OEF)
酸素抽出率 oxygen extraction rate (O_2ext–R)
酸素添加反応 oxygenation
酸素テント oxygen tent
酸素〔濃度〕計 oximeter
酸素〔濃度〕計測〔法〕 oximetry
酸素付加器 oxygenator
酸素負債 oxygen debt
酸素分圧 partial pressure of oxygen (PO_2)
酸素ヘモグロビン oxyhemoglobin (HbO_2)
酸素飽和度 oxygen saturation (SO_2)
酸素要求量 oxygen demand (OD), oxygen requirement (OR)
酸素容量 oxygen capacity
酸素療法 oxygen therapy
残存 relic
残存種 relict
三胎 triplet
三体奇形 tridymus
散大筋 dilator
三体結合児 somatotridymus
サンタブオリ・ハルティア病 Santavuori–Haltia disease
サンターン suntan
三炭糖リン酸イソメラーゼ triosephosphate isomerase (TPI)
三段脈 tricrotism, trigeminal pulse, trigeminy
酸中毒 acid–intoxication
山頂 cacumen, culmen
三徴 trilogy
暫定治療 tentative treatment
酸滴定法 acidimetry
酸度 acidity
サンドイッチ法 sandwich radioimmunoassay
産道 birth canal, parturient canal
三頭筋 triceps
散瞳筋 iridodilator
三頭筋の tricipital
三頭筋反射 triceps reflex
三瞳孔症 triplokoria, triptokoria
三頭後部結合奇形 tri–iniodymus
散瞳〔症〕 mydriasis
三頭性の tricipital
三頭体 tricephalus
散瞳薬 iridodilator, mydriatic
三糖類 trisaccharide
サントニン santonin
サントリニ管 Santorini canal
サントリニ軟骨 Santorini cartilage
産熱 thermogenesis
産婆 midwife
3杯試験 three–glass test
3倍性 triploidy
3倍体 triploid
三胚葉腫 tridermoma
三胚葉性の tridermic
三胚葉発生期 tridermogenesis
サンパウロチフス São Paulo typhus
三拍脈 tricrotism
散発性の disseminated, sporadic
3半期 trimester
散布 aspersion, inspersion
サンフィリッポ症候群 Sanfilippo syndrome
山腹 declive
散布する disperse, disseminate
散布度 dispersion
三分画 trisection
三分割の trichotomous
三分岐 trifurcation

三分子反応 trimolecular reaction
酸分泌性の oxyntic
散房花状 corymbiform
残味 aftertaste
三面角 tripod
散薬 pulveres, pulvis (plv., pulv.)
残油 residuum
三ヨウ化エチルガラミン gallamine triethiodide
3陽価の tripositive
三葉の trilobate
三様変態 trimorphism
残余窒素 residual nitrogen, rest nitrogen
残余〔の〕 residual
Ⅲ, Ⅳ鰓弓症候群 third and fourth pharyngeal pouch syndrome
散乱 dispersion, scattering
散乱係数 turbidity
産卵刺 terebra
産卵錐 terebra
産瘤 caput succedaneum
霰粒喀痰 chalazia
残留胸腺 persistent thymus
霰粒腫 chalazia, chalazion
残留性の resident, residual
残〔留〕尿 residual urine (RU)
残留農薬 residual pesticide
残留物 relic
三稜鏡 prism
三稜骨 pyramidal bone
三量体 trimer
3列睫毛症 tristichia
三連符遺伝暗号子 triplet codon
三連脈 trigeminal pulse
三和音 triad
三腕奇形 tribrachia
三腕奇形児 tribrachius
三腕寄生性胸結合体 thoracopagus tribrachius

し

死 death, mors
糸 filum
枝 ramus
肢 limb, membrum
脂 adeps
CI 療法 constraint induced movement therapy
Gアクチン G–actin
ジアスターゼ diastase
ジアゼパム diazepam (DZP)
ジアゾ基 diaz(o)
ジアゾキシド diazoxide
ジアゾ試薬 diazo reagent
指圧計 indicator
指圧痕 digital impression, digital marking
指圧法 pointillage
ジアテルミー diathermy
ジアトリゾエートナトリウム diatrizoate sodium
シアノコバラミン cyanocobalamine
シアノバクテリア *Cyanobacteria*
シアリダーゼ sialidase
ジアルジア属 *Giardia*
ジアルジア鞭毛虫症 giardiasis
シアン化物 cyanide
シアンメトヘモグロビン cyanmethemoglobin
自慰 masturbation, onanism
G_1 期 G_1 stage
C1q 固相化反応 C1q solid phase radioimmunoassay
死因 cause mortis (CM)
舐陰 cunnilingus
歯陰窩 dental crypt
子音脱落 smudging
耳咽頭の otopharyngeal
死因の mortiferous
視運動性〔眼球〕反応 optokinetic response (OKR)
視運動性眼振 optokinetic nystagmus (OKN)
CAMP 因子 CAMP factor
シェーグレン症候群 Sjögren syndrome (SS)
J 鎖 J chain
JC ポリオーマウイルス *JC polyomavirus*
CAG リピート病 CAG repeat disease
CSF 産生腫瘍 colony stimulating factor producing tumor
ジエチルスチルベストロール diethylstilbestrol
ジエチルプロピオン diethylpropion
ジェネリック薬 generics
シェパード骨折 Shepherd fracture
ジェミュール gemmule
GM_1 ガングリオシドーシス GM_1 gangliosidosis
GM_2 ガングリオシドーシス GM_2 gangliosidosis
シェーメイカー線 Schoemaker line
ジェリエー病 Gerlier disease
ジェリノ症候群 Gélineau syndrome
ジェリ縫合 Gély suture
シェリントン現象 Sherrington phenomenon
ジェルヴェル・ランゲ・ニールセン症候群 Jervell and Lange–Nielsen syndrome
ジエルドリン dieldrin
指炎 dactylitis
耳炎 otitis
四塩化炭素 carbon tetrachloride
四塩基の quadribasic
耳炎性の otitic
シェントン線 Shenton line
シェーンライン・ヘノッホ紫斑病 Schönlein–Henoch purpura
シェーンライン・ヘノッホ症候群 Schönlein–Henoch syndrome
塩 salt
視黄 retinene
ジオキシゲナーゼ dioxygenase

ジオプター　diopter (D)
囁音胸声　whispered pectoriloquy
耳音響放射　otoacoustic emission
自音共鳴　autophony
シーオン神経　Cyon nerve
歯音様ラ(囉)音　sibilus
し(篩)過　sifting
肢芽　limb bud
自我　ego
歯科医　dental surgeon
耳介　auricle, auricula
自解　isophagy, rhegma
自潰　spontaneous rupture
歯科医学　dentistry
視界計　visuometer
耳介結節　auricular tophus, tuberculum auriculae
自解酵素　autolytic enzyme
歯科医師　dentist
耳介周囲炎　periconchitis
歯牙萎縮　odontatrophia
自家移植　autologous graft
視蓋脊髄路　predorsal bundle
紫外線　ultraviolet (UV), ultraviolet ray
紫外線顕微鏡　ultraviolet microscope
紫外線指数　ultraviolet index
紫外線線量計　uviometer
紫外線灯　ultraviolet lamp
耳介側頭神経　auriculotemporal nerve
耳介側頭神経症候群　auriculotemporal nerve syndrome
耳介軟骨　auricular cartilage
視蓋の　tectalis
耳介の　auricular
耳解剖　ototomy
ジカウイルス　Zika virus
歯科衛生　dental hygiene
歯科衛生士　dental hygienist
自家栄養生物　autotroph
歯〔科〕学　odontology
耳科学の　otologic
自家角膜移植　autokeratoplasty
歯牙過剰　polyodontia
歯牙管　dentinal canal
歯科技工師　denturist
歯科矯正医　orthotist
歯科矯正学　orthodontics
歯科矯正装置　appliance
志賀菌　Shiga bacillus
視覚　sight, vision
視角　visual angle
痔核　hemorrhoidal piles, hemorrhoids, piles
耳学　otology
四角形　tetragonum
視覚受容器　visual receptor
視覚障害　visual disorder
自覚症状　subjective symptom
視覚性　visile
視覚正位反射　optical righting reflex
視覚〔性〕運動の　optokinetic
視覚性健忘〔症〕　visual amnesia
視覚精神的の　visuopsychic
痔〔核〕切除〔術〕　hemorrhoidectomy
視覚的失語〔症〕　visual aphasia
視覚的性刺激試験　visual sexual stimulation (VSS)
自覚〔的〕の　subjective (S)
視覚投射野　visual projection area
視覚の　optic, optical, visual
視覚廃用　anopsia
視覚皮質　visual cortex
視覚誘発電位　visual evoked potential (VEP)
歯牙形成術　odontoplasty
歯牙形成の　dentiparous
自家骨髄移植　autologous bone marrow transplantation (ABMT)
歯牙再生　metodontiasis
歯牙支持組織疾患　parodontopathy
歯牙指数　dental index
歯牙腫　odontoma
自家受精　autogamy
指(趾)過剰症　polydactyly
歯牙消耗症　abrasio dentium
自〔家〕触媒作用(反応)　autocatalysis
歯牙神経痛　odontoneuralgia
自家生殖　autogamy
歯牙清掃　odontexesis
自家接種　autoinoculation
歯牙セメント質　crusta petrosa
耳下腺　parotid, parotid gland
耳下腺炎　parasynanche, parotiditis, parotitis
耳下腺管　parotid duct
耳下腺機能亢進　hyperparotidism
耳下腺硬化症　parotidosclerosis
歯科装置　oral appliance (OA)
C型インフルエンザウイルス　*Influenza C virus*
C型インフルエンザウイルス属　*Influenzavirus C*
C型肝炎　hepatitis C (HC)
G型肝炎　hepatitis G (HG)
C型肝炎ウイルス　*Hepatitis C virus* (HCV)
G型肝炎ウイルス　Hepatitis G virus (HGV)
歯牙脱落　abrasio dentium
地固め療法　consolidation therapy
歯牙知覚過敏　hemodia
歯牙長径　dental length
脂褐素　lipofuscin
脂褐素〔沈着〕症　lipofuscinosis
止渇薬　antidipticum
自我同一　ego identity
志賀毒素　Shiga toxin
歯牙難生　difficult dentition
歯牙捻転　torsiversion
歯科の　dental
４価の　tetravalent
歯牙の　odontic

耳下の parotic
歯牙囊腫 dentigerous cyst
歯牙発生 odontiasis
歯芽発生 odontogenesis, odontogeny
歯牙発生不全 odontatrophia
屍(しかばね) cadaver (CAD, Cad)
自家反射 proprioceptive reflex
耳下副耳 plesiognathus
歯科補てつ(綴)〔学〕 prosthodontia
歯牙摩耗症 odontotripsis
歯科命名法 odontonomy
しかめ顔 grimace
歯科用円錐 dental cone
歯牙様の odontinoid
自我理想 ego ideal
磁化率 susceptibility
志賀類似毒素 Shiga-like toxin (SLT)
ジカルボン酸サイクル dicarboxylic acid cycle
自家ワクチン autovaccine
自家ワクチン療法 autovaccination
止汗 hidroschesis
歯間 interdentium
歯冠 corona dentis, crown
子癇 eclampsia
弛緩 hypotonia, laxation, relaxation
屍姦 necrophilia
四眼 tetraotus
耳管 auditory tube, otopharyngeal tube, pharyngotympanic tube, salpinx
時間 hora, hour (H, h), time (T)
時間意識 time sense
耳管咽頭の salpingopharyngeal
耳管炎 eustachitis, salpingitis, syringitis
歯間音 interdigitality
耳管カテーテル tubal catheter
歯間管 interdental canal
時間感覚 time sense
耳管含気洞 tubal air cell
弛緩期 relaxation time
四眼奇形 tetrophthalmos
耳管峡 isthmus of auditory tube
耳管鏡 salpingoscope
耳管鏡検査法 salpingoscopy
耳管狭窄 tubal stenosis
卵管形成〔術〕 salpingoplasty
歯冠結節 dental tubercle, tuberculum coronae
時間見当識 temporal orientation
耳眼瞼の auriculopalpebral
耳管口蓋垂の salpingostaphyline
耳管口蓋の salpingopalatine
歯冠硬質崩壊 perimylolysis
耳管鼓室 tubotympanum
耳管鼓室炎 tubotympanitis
耳管鼓室口 tympanic opening of auditory tube
耳管鼓室の tubotympanal
時間失見当識 dischronation, temporal disorientation
歯冠周囲炎 pericoronitis
耳管周囲の peritubal
弛緩出血 atonic bleeding
弛緩症 atony
弛緩性 flaccidity, laxity
時間制御方式薬剤投与〔装置〕 time controlled drug delivery (TCDD)
弛緩性麻痺 flaccid paralysis
〔歯〕冠側の coronal
四眼体奇形 tetranophthalmos
歯間退縮 ulatrophia
時間治療 chronotherapy
耳管通気法 salpingocatheterism
耳管点 salpingion
視感度 visibility
弛緩熱 relaxation heat
子癇の eclamptic
歯間の interdental
耳管の salpingian
耳管膿漏 tuborrhea
弛緩不能〔症〕 achalasia
耳管扁桃 tubal tonsil
指汗疱 cheiropompholyx
弛緩縫合 relaxation suture
弛緩膀胱 atonic bladder
止汗薬 anhidrotics
弛緩薬 laxative, relaxant
色暗点 color scotoma
色覚 chromesthesia, color sense, color vision
色覚異常 color vision defect (CVD)
色覚不全 parachromatism
色汗〔症〕 chromhidrosis
磁気共鳴 magnetic resonance (MR)
磁気共鳴画像〔法〕 magnetic resonance imaging (MRI)
磁気共鳴血管造影法 magnetic resonance angiography (MRA)
磁気共鳴スペクトロスコピー magnetic resonance spectroscopy (MRS)
指(趾)奇形児 perodactylus
磁気係数 magnetic susceptibility
色原体 chromogen
色彩恐怖症 chromatophobia, chromophobia
色彩表 color chart
色視症 chromatopsia, colored vision
色情狂 erotomania
色情恐怖症 erotophobia
色情倒錯 parhedonia
色素 pigment, pigmentum
色素異常症 dyschromatosis
色層分析 chromatography
色素顆粒 chromatophore
色素形成 chromatogenesis
色素形成過多 polychromia
色素形成の chromatogenous
色素欠乏〔症〕 achromia
色素原 chromogen
色素嫌性細胞 chromophobe cell
色素細胞 melanocyte
色素酸化酵素 chromo-oxidase

色素産生性の　chromogenic
色素指数　color index (CI)
色素症　pigmentation
色素食細胞　pigmentophage
色素親和性顆粒　chromatic granule
色素性乾皮症　xeroderma pigmentosum (XP)
色素性じんま(蕁麻)疹　urticaria pigmentosa
色素生成　chromogenesis
色素性母斑　nevus pigmentosus
色素性無胆汁症　pigmentary acholia
色素性網膜炎　retinitis pigmentosa
色素体　chromatophore
色素脱失　depigmentation
色素沈着　pigmentation
色素〔沈着〕異常　dyspigmentation
色素沈着過度　hyperpigmentation
色素の　chromogenic, pigmentary
色素排除試験　dye-exclusion test
色素発生　pigmentogenesis
色素非産生〔性〕　achromogenic
色素分泌性の　pigmentary
色素胞　pigmentophore
色素崩壊　pigmentolysis
色素膀胱鏡検査〔法〕　cystochromoscopy
色素〔保有〕細胞　chromatophore, pigmentophore
色素溶解素　pigmentolysin
ジギタリス　digitalis
ジギタリス属　*Digitalis*
ジギタリス飽和　digitalization
色聴　color hearing
色調異常　parachroia
色調不同〔症〕　anisochromasia
ジギトキシン　digitoxin
死期の　thanatoid
磁気の　magnetic
磁気ヒステリシス　magnetic hysteresis
識別　discrimination, identification (ID)
色盲検査用束糸　test skein
糸球　glomus
子宮　metra, uterus, womb
子宮亜全摘〔術〕　subtotal hysterectomy (STH)
子宮アトニー　metratonia
子宮萎縮〔症〕　metratrophia
子宮X線像　hysterograph
子宮炎　uteritis
子宮円索　round ligament
子宮円索動脈　artery of round ligament
子宮横紋筋腫　rhabdomyoma uteri
子宮外妊娠　eccyesis, extrauterine pregnancy (EUP), paracyesis
子宮外の　extrauterine
子宮外膜　perimetrium
子宮外膜炎　perimetritis
子宮外膜の　perimetric
子宮下垂　procidentia uteri
子宮下垂症　metroptosis
視丘下部　hypothalamus
子宮下部帝王切開〔術〕　laparotrachelotomy
子宮癌　uterine cancer
子宮間膜　mesometrium
子宮鏡　hysteroscope, metroscope, uteroscope
子宮鏡検査〔法〕　hysteroscopy
子宮狭窄　metrostenosis
歯弓狭小　intraversion
子宮筋腫　hysteromyoma
子宮緊縮薬　uterotonic
子宮筋腫切開〔術〕　hysteromyotomy
子宮筋腫摘出〔術〕　hysteromyomectomy
子宮筋層　myometrium
子宮筋層炎　mesometritis, metritis, myometritis
子宮筋層内膜炎　endomyometritis
子宮腔　uterine cavity
子宮頸　cervix of uterus, cervix uteri
子宮計　uterometer
子宮頸管　cervical canal
〔子宮〕頸管炎　cervicitis, trachelitis
〔子宮〕頸管開大曲線　cervical dilation curve
〔子宮〕頸管拡張〔術〕　cervical dilatation
〔子宮〕頸管成熟度　cervical ripeness
〔子宮〕頸管切除術　cervicectomy
子宮頸管腺　cervical glands of uterus
〔子宮〕頸管妊娠　cervical pregnancy
〔子宮〕頸管粘液　cervical mucus
〔子宮〕頸管縫縮術　cervical cerclage
〔子宮〕頸管ポリープ　cervical polyp
〔子宮〕頸管無力症　cervical incompetence
〔子宮〕頸管裂傷　cervical laceration
子宮頸形成〔術〕　hysterotracheloplasty, tracheloplasty
子宮頸固定術　trachelopexy
子宮形成〔術〕　metroplasty, uteroplasty
子宮頸切開〔術〕　hysterotrachelotomy, trachelotomy
子宮計測法　hysterometry, uterometry
〔子宮〕頸腟炎　cervicovaginitis
〔子宮〕頸腟の　cervicovaginal
子宮頸摘出〔術〕　hysterotrachelectomy
子宮頸内膜　endocervix
子宮頸内膜炎　endocervicitis
子宮頸内膜の　endocervical
子宮頸の　cervical
子宮頸部切除術　trachelectomy
子宮頸部内膜炎　endotrachelitis
子宮頸部留血症　hematotrachelos
子宮頸部攣縮　trachelism
子宮頸縫合〔術〕　hysterotrachelorraphy, trachelorrhaphy
子宮頸リンパ管腫脹　trachelopanus
子宮痙攣　hysterospasm
子宮血腫　hemometra
子宮結石　uterine calculus, uterolith
子宮結石症　hysterolithiasis
子宮口　uterine orifice
子宮後位症　uterine retroposition
子宮口開大　dilatation of uterine os

子宮口開大度測定器 portiometer
〔子宮〕岬角固定〔術〕 prominence fixture
子宮広間膜 broad ligament of uterus, mesometrium
子宮後屈〔症〕 retrocession of uterus
〔子宮〕後傾後屈〔症〕 retroversioflexion
子宮口切開術 stomatomy, stomatotomy
子宮口閉鎖 metratresia
子宮口縫合術 hysterocleisis
子宮鼓脹〔症〕 physometra
子宮固定〔術〕 hysteropexy, uterofixation, uteropexy
子宮雑音 strepitus uteri, uterine souffle
子宮弛緩〔症〕 metratonia, uterine atony
子宮疾患 hysteropathy
子宮実質炎 myometritis
子宮周囲の perihysteric, perimetric
子宮収縮 uterine contraction
子宮収縮刺激試験 contraction stress test (CST)
子宮収縮〔描写〕図 hysterogram
子宮収縮薬 oxytocic, uterotonic
子宮出血 metrorrhagia
子宮消息子 hysterometer
子宮静脈 uterine vein
子宮静脈炎 metrophlebitis, phlebometritis
子宮性の metrogenous
子宮性無月経 uterine amenorrhea
子宮切開〔術〕 hysterotomy
子宮腺 uterine glands
子宮線維腫 metrofibroma
子宮全脱出 procidentia uteri
子宮仙痛 uterine colic
子宮全摘〔術〕 panhysterectomy, total hysterectomy (TH)
子宮造影〔法〕 hysterography, uterography
子宮体 body of uterus
糸球体 glomerule, glomerulus, renal tuft
四丘体 quadrigeminal bodies
糸球体炎 glomerulitis
糸球体近接装置 cushion of glomerulus
糸球体系蹄毛細血管内皮症 glomerular capillary endotheliosis (GCE)
糸球体硬化症 glomerulosclerosis
糸球体症 glomerulopathy
糸球体腎炎 glomerulonephritis (GN)
糸球体の glomerular
糸球体嚢 glomerular capsule
子宮胎盤機能不全 uteroplacental insufficiency (UPI)
子宮胎盤の uteroplacental
子宮体部吊上術 colposuspension
糸球体毛細血管内硬化症 intercapillary glomerulosclerosis
糸球体濾過値(量) glomerular filtration rate (GFR)
子宮脱 hysterocele, prolapsus uteri, uterine prolapse
子宮腟固定〔術〕 vaginofixation
子宮腟神経叢 uterovaginal plexus
子宮腟の uterovaginal
子宮腟部展退度 effacement
子宮腟部の ectocervical
子宮痛 hysteralgia, hysterodynia, uteralgia, uterismus, uterodynia
子宮底 fundus of uterus
子宮摘出〔術〕 hysterectomy, uterectomy
磁気誘導加速器 betatron
子宮動脈 uterine artery
子宮動脈塞栓術 uterine artery embolization (UAE)
子宮内 intrauterine (IU)
子宮内呱声 vagitus uterinus
子宮内骨折 intrauterine fracture
子宮内死亡胎児 dead fetus in uterus (DFU)
子宮内生活 intrauterine life
子宮内切断 intrauterine amputation
子宮内胎児死亡 intrauterine fetal death (IUFD)
子宮内〔胎児〕発育遅延 intrauterine growth retardation (IUGR)
子宮内妊娠 uterogestation
子宮内反〔症〕 uterine inversion
子宮内避妊〔器〕具 intrauterine contraceptive device (ICD)
子宮内膜 endometrium
子宮内膜炎 endometritis
子宮内膜症 endometriosis
子宮内膜スメアテスト endometrial smear test (EST)
子宮内膜掻は(爬)術 dilatation and curettage (D&C)
子宮内膜の endometrial
子宮内膜剥離 denidation
子宮内容除去術 dilatation and evacuation (D&E)
子宮軟化 metromalacia
子宮軟化症 hysteromalacia
子宮妊娠 uterine pregnancy
〔子宮〕粘膜脱落 deciduation
子宮の uterine
子宮剥離術 hysterolysis
子宮破裂 hysterorrhexis, uterine rupture
子宮腹壁固定術 laparohysteropexy
子宮腹膜炎 metroperitonitis
子宮不全 uterine insufficiency
子宮付属器 uterine appendages
〔子宮〕付属器炎 adnexitis
子宮閉鎖〔症〕 hysteratresia
子宮ヘルニア metroptosis
〔子宮〕娩出力測定〔法〕 tocography
子宮傍〔結合〕組織炎 parametritis
子宮膀胱固定術 hysterocystopexy
子宮縫合術 hysterorrhaphy
子宮膀胱の hysterocystic, uterovesical
子宮膀胱閉鎖術 hysterocystocleisis
子宮傍組織 parametrium
子宮膜 uterine veil
子宮麻痺 metroparalysis
子宮無形成〔症〕 uterine aplasia

子宮無力症　uterine inertia
子宮卵管炎　metrosalpingitis
子宮卵管開口術　hysterosalpingostomy
子宮卵管造影〔法〕　hysterosalpingography (HSG), hysterotubography, uterosalpingography, uterotubography
子宮卵管摘出〔術〕　hysterosalpingectomy
子宮卵管の　uterotubal
子宮卵管卵巣摘出〔術〕　hysterosalpingo-oophorectomy
子宮卵巣摘出〔術〕　hystero-oophorectomy
子宮留血症　hematometra, hemometra
子宮留水症　hydrometra
子宮留膿腫　pyometra
子宮リンパ管炎　metrolymphangitis
子宮漏血　metrostaxis
耳鏡　aural speculum, endotoscope, otoscope
糸筋　myoneme
歯齦炎　gingivitis
軸　axis
シクア　siqua
死腔　dead space
視空間失認　visuospatial agnosia
歯空洞の　buccoaxial
死腔負荷法　increased dead space and expiratory pressure (IDSEP)
歯腔裏装材　cavity liner
軸外の　abaxial
軸下の　subaxial
衄血(じくけつ)　epistaxis
軸索　axon, neuraxis, neuraxon(e)
軸索遠心性の　axifugal, axofugal
軸索丘　axon hillock
軸索求心性の　axopetal
軸索原形質　axoplasm
軸索細胞体間シナプス　axo-somatic synapse
軸索細胞体間の　axosomatic
軸索軸索間シナプス　axo-axonic synapse
軸索軸索間の　axoaxonic
軸索樹枝　axodendrite
軸索樹状突起間シナプス　axo-dendritic synapse
軸索樹状突起間の　axodendritic
軸索鞘　axolemma
軸索断裂　axonotmesis
軸索〔内〕輸送　axonal transport
軸索反射　axon reflex
軸索変性　axonal degeneration, axon degeneration
軸索融解　axolysis
軸糸　axoneme
軸錐　epistropheus
軸性神経炎　axial neuritis
軸柱　columella
軸椎〔骨〕　axis
軸転〔運動〕　rotation
軸転心臓　trochocardia
軸〔電〕流　axial current
軸動脈　axis
シグナル　signal
軸捻　axis rotation
軸の　axial
軸板　axial plate
字句反復症　palinphrasia
軸傍の　paraxial
ジクマロール　dicumarol
軸面頬側の　axiobuccal
軸面近心側の　axiomesial
軸面咬合面側の　axio-occlusal
軸面口唇面の　axiolabial
軸面歯髄面の　axiopulpal
軸面歯肉面の　axiogingival
軸面切縁側の　axioincisal
軸面舌側の　axiolingual
シクラシリン　ciclacillin (ACPC)
シクラメート　cyclamate
シクロスポリン　cyclosporine
ジクロフェナミド　dichlorphenamide
シクロベンザプリン　cyclobenzaprine
歯群　dentition
歯頸　neck of tooth
歯頸唇面の　cervicolabial
指形成術　digitation
耳形成術　otoplasty
歯頸舌面の　cervicolingual
〔歯〕頸線　cervical line
歯頸側唇側の　cervicolabial
歯頸側舌側の　cervicolingual
歯頸の　cervical
児形保有　pedomorphism
時系列　time series
歯隙　diastema
刺激過度　overstimulation
刺激感受性　proprioception
刺激緩和薬　torpent
刺激〔作用〕　stimulation
刺激除去　abirritation
刺激除去の　abirritant
刺激性　pungency
刺激性の　irritative
刺激伝導系　impulse conducting system
刺激反射神経　excitoreflex nerve
刺激物紅斑　erythema ab acris
刺激薬　irritant, stimulator
止血　hemostasis, stanching
止血鉗子　hemostat, hemostatic forceps
止血小鉗子　serrefine
耳結石　otosteon
指(趾)欠損　hypodactylia
止血帯　tourniquet (TQ)
止血の　hemostatic
止血綿　styptic cotton
止血薬　hemostatic
止血用発条鉗子　bulldog forceps
ジケトン基　diketone
ジーゲル耳鏡　Siegle otoscope
ジーゲルト徴候　Siegert sign
次元　dimension
肢幻影感　phantom sensation
試験管　test tube

試験管ベイビー　test tube baby
試験食　test meal
シーケンスアナライザ　sequence analyzer
歯原性　odontogenesis
歯原性の　odontogenic
試験〔的〕開腹術　exploratory laparotomy
試験的用量　test dose（TD）
耳原の　otogenic
時限(間)肺活量　timed vital capacity（TVC）
試験枠　trial frame
咡語　whispered voice
自己愛　autoeroticism，narcissism
自己暗示　autosuggestion，self-suggestion
自己(家)移植　autograft
自己(家)移植片　autotransplant
自己一致　self-congruence
歯溝　dental groove
歯垢　dental plaque，dental tophus
思考　idea
刺咬　morsus
視溝　optic groove
耳垢　cerumen，earwax
耳甲介　concha auriculae
耳硬化〔症〕　otosclerosis
思考型人格　thinking-type personality
思考過程　ideation
思考恐怖〔症〕　phronemophobia
視紅再生　rhodogenesis
試行錯誤　trial and error
視交叉症候群　chiasmal syndrome
視交叉上交連　commissura supraopticae, supraoptic commissure
自咬症　autophagy，self-mutilation
耳垢症　ceruminosis
思考障害　dyslogia
思考制止　retardation of thought
持効性製剤　timed-release preparation
視紅〔素〕　rhodopsin
試行挿入　try-in
耳喉頭学　otolaryngology
耳垢の　ceruminal
視紅発生の　purpuriferous
思考分裂　schizobulia
視紅防衛〔機構〕　rhodophylaxis
耳垢溶解〔薬〕　ceruminolytic
自己回転　spontaneous version
自己概念　self-concept
事後確率　a posteriori probability
死後画像　postmortem imaging（PMI）
自己(家)感染　autoinfection
自己寛容　self-tolerance
ジゴキシン　digoxin
自己嗅覚症　autosmia
自己凝集　autoagglutination
自己凝集素　autoagglutinin
咡語胸声　whispered pectoriloquy
死後強直　cadaveric spasm
自己形成術　autoplasty
自己血液凝集　autohemagglutination
死後血液沈下　postmortem hypostasis
自己血清　autoserum
死後血栓　postmortem thrombus
自己決定　self-determination
自己血輸血　autotransfusion
字語健忘〔症〕　verbal amnesia
自己抗原　autoantigen
自己抗体　autoantibody
死後硬直　cadaveric rigidity,　postmortem rigidity
自己効力感　self-efficacy
自己混合リンパ球反応　autologous mixed lymphocyte reaction（AMLR）
詞語混同　contamination
〔自己〕再生の　regenerative
自己細胞毒素　autocytotoxin
自己細胞溶解　autocytolysis
自己細胞溶解素　autocytolysin
自己催眠　autonarcosis
自己催眠術　idiohypnotism
自己湿疹化　autoeczematization
自己受容性　proprioception
自己消化　autolysis
自己消化の　autolytic
自己消耗　autophagy
自己身体部位失認〔症〕　autotopagnosia
死後診断　paragnosis
自己制御　self-control
自己赤血球感作症候群　autoerythrocyte sensitization syndrome
自己〔赤〕血球凝集素　autohemagglutinin
自己(家)〔赤血球〕溶血素　autohemolysin
自己接種　autoinoculation
自己相関　autocorrelation
自己相関関数　autocorrelation function
自己損傷症　artefact
自己尊重　self-esteem
自己中心の　egotropic
自己(家)中毒　autointoxication
自己(家)中毒症　autotoxemia，autotoxicosis
自己(家)中毒の　autotoxic
自〔己〕調節　autoregulation
自己調節鎮痛法　patient controlled analgesia（PCA）
篩骨　ethmoid，ethmoid bone
篩骨炎　ethmoiditis
歯〔骨〕炎　odontitis
指骨炎　phalangitis
歯骨芽細胞腫　odontoblastoma
歯骨形成　odontosis
篩骨甲介骨の　ethmoturbinal
篩骨神経溝　ethmoidal groove
篩骨切除〔術〕　ethmoidectomy
篩骨洞　ethmoidal sinus
篩骨洞炎　ethmoiditis
篩骨の　ethmoidal
歯骨の　odontic
指(趾)骨の　phalangeal
耳骨の　otosteal
篩骨蜂巣　ethmoidal air sinus,　ethmoidal cell
篩骨迷路　labyrinth of ethmoid

篩骨稜　ethmoidal crest
篩骨漏斗　infundibulum ethmoidale
自己同種溶解素　autoisolysin
自己導尿　self-catheterization
自己投与　self-administration
自己(家)毒血症　autotoxemia
自己(家)毒素　autotoxin
仕事中毒　workaholism
仕事中毒〔の〕 workaholic
自己と非自己　self and not-self
死後〔の〕 postmortem
自己の　autonomic, autonomous
死後の処理　postmortem care
自己破壊　autoclasis
自己抜歯　autoextraction
自己抜毛　autoepilation
自己反響言語　autoecholalia
自己評価　self-esteem
自己文語反復症　autoecholalia
自己分泌　autocrine
死後分娩　postmortem delivery
死後変化　postmortem changes
自己娩出　spontaneous evolution
自己防衛　autarcesis
自己崩壊　autoclasis
自己免疫　autoimmunity
自己免疫化　autoimmunization
自己免疫甲状腺炎　autoimmune thyroiditis
自己免疫疾患　autoimmune disease (AID)
自己免疫性外分泌腺症　autoimmune exocrinopathy
自己免疫性肝炎　autoimmune hepatitis
自己免疫性受容体病　autoimmune receptor disease
自己免疫性膵炎　autoimmune pancreatitis (AIP)
自己免疫性多発内分泌腺症候群　autoimmune polyglandular syndrome
自己免疫性胆管炎　autoimmune cholangitis (AIC)
自己免疫性不妊症　autoimmune infertility
自己免疫性溶血性貧血　autoimmune hemolytic anemia
自己免疫性リンパ球浸潤性下垂体炎　autoimmune lymphocytic hypophysitis
自己免疫反応　autoimmune response
自己免疫補体結合反応　autoimmune complement fixation reaction
自己優越症　egomania
自己融解　autolysis
自己(家)輸血　autohemotransfusion, autotransfusion
自己由来混合リンパ球反応　autologous mixed lymphocyte reaction (AMLR)
自己〔由来〕の　autologous
自己溶解素　autolysin
自己溶解の　autolytic
自己(家)溶血　autohemolysis
自己欲情　autoeroticism
自己ワクチン　autogenous vaccine
歯根　fang, root
歯根管　dental canal
歯根周囲崩壊　perirhizoclasia
歯根切開器　apicostome
歯根切開〔術〕 apicostomy
歯根切除〔術〕 radisectomy
歯根切断　root amputation
歯根尖　apical area
歯根端周囲の　periapical
歯根肉芽腫　apical granuloma, dental granuloma
歯根嚢胞　apical cyst
歯根膜　peridentium, periodontal membrane, periodontium
歯根膜炎　parodontitis, periodontitis
歯根膜の　periodontal
歯根膜崩壊　peridentoclasia, periodontoclasia
歯根膜崩壊症　pericementoclasia
視差　parallax
視座　paradym
舐(し)剤　electuary, lincture
試剤　reagent
G細胞　G cell
視索　optic tract
視索上核下垂体路　supraopticohypophyseal tract
自殺　suicide
自殺狂　thanatomania
自殺傾向　suicidality
自殺者　suicide
自殺未遂　attempted suicide
視差の　parallaxic
示差〔の〕 differential
シサプリド　cisapride
時差ぼけ　jet lag
死産　stillbirth
C3 活性化因子　C3 activator (C3A)
死産の　stillborn
死産率　fetal death rate
歯枝　dental branch
四肢　extremitas, extremity
視紫　porphyropsin
指示　direction, indication
支持　support
示指　forefinger, index (I), indicator
四肢一般感覚　acrognosis
シシウド属　*Angelica*
CGS 単位系　CGS unit system
シシ(獅子)顔　leontiasis
指趾間　interdigit
四肢関節炎　acroarthritis
歯式　dental formula
指示器　detector
支持器　support
四肢奇形　cacomelia
時識錯乱　dischronation
脂色素　lipochrome
支持基底面　base of support
四肢強直症　acromyotonia
視軸　optic axis, visual axis
歯軸化斜角　axial angle

四肢形成術 meloplasty
四肢欠損症 amelia
支持鉤 retinaculum, tenaculum
四肢拘縮 acromyotonia
支持細胞 phalangeal cell, sustentacular cell
指示試験法 past-pointing
指示書 subscription
四肢症 tetradactyly
示指伸筋 extensor indicis, indicator
指示する designate, direct, indicate, prescribe
四肢切断〔術〕 quadruple amputation
支持線 support
指示線 index (I)
〔四肢〕先端の acral
支持組織 supporting tissue
支持帯 binder
指示体 indicator
支持台 support
四耳体奇形 tetraotus
姿質 habitus
脂質 lipid
痔疾 hemorrhoids
脂質異常症 dyslipidemia
四肢痛 melalgia
歯疾患 odontopathy
歯質吸収 odontolysis
屎失禁 encopresis
脂質性肉芽腫症 lipoid granulomatosis
脂質代謝 lipid metabolism
脂質タンパク症 lipid proteinosis
支質溶解 stromatolysis
四肢認知障害 acroagnosis
しし(獅子)鼻 snub nose
支持反応 supporting reaction
指趾肥厚 pachydactyly
四肢不全麻痺 tetraparesis
四肢不同 anisomelia
支持包帯 suspensory bandage
指趾末端部肥大 pachydactylia
四肢麻痺 paranalgesia, quadriplegia, tetraplegia
指示薬 indicator
磁石療法 siderism
止しゃ(瀉)薬(剤) antidiarrhoeica
耳珠 tragus
耳周囲炎 periauritis
歯周炎 paradentitis, parodontitis, periodontitis
歯周症 paradentosis, periodontosis
歯周組織 periodontium
歯周の periodontal
歯周膿瘍 paradental pyorrh(o)ea, periodontal abscess
歯周病学 periodontics
四手奇形 tetrachirus
指趾癒合 syndactyly
指趾癒合体 syndactylus
自主性 autonomy
痔出血 hemorrhoidal bleeding
耳出血 otorrhagia
痔出血促進薬 hemagogue
自主入院 self-commitment
視準 collimation
思春期 puberty
視準器 collimator
思春期後期 postpuberty
思春期前 preadolescence
思春期早発症 precocious puberty
思春期の hebetic
歯床 base
死傷 casualty
支障 nuisance
刺傷 stab, sting
視床 thalamus
自傷 automutilation
針状陰影 spicule
歯状回 dentate gyrus
歯状核 dentate nucleus
歯状核赤核淡蒼球ルイ体萎縮症 dentatorubral pallidoluysian atrophy (DRPLA)
糸状角膜炎(症) filamentary keratopathy
視床下部 hypothalamus
視床下部漏斗 hypothalamic infundibulum
糸状偽足 filopodium
糸状菌 mold
糸状菌疹 mycid
糸状菌性角膜炎 mycotic keratitis
糸状菌病 mycosis
矢状溝 sagittal groove
G症候群 G syndrome
視床後部 metathalamus
耳小骨 auditory ossicles, ossiculum auditus, otosteon
耳小骨形成術 ossiculoplasty
耳小骨切除術 ossiculectomy
耳小骨剥離術 ossiculotomy
指状細胞間連結 interdigitation
視床視交叉の opticochiasmatic
死傷者 casualty
死傷者処理所 casualty clearing station (CCS)
自傷症 self-mutilation
視床症候群 thalamic syndrome
視床上部 epithalamus
歯状靱帯 denticurate ligament
自傷性皮膚症 artefact
視床切開術 thalamotomy
歯状線 dentate line, pectinate line
糸状線維腫 acrochordon
視床前核 anterior nuclei of thalamus
視床線条体静脈 thalamostriate vein
糸状体 filament, skein
糸状虫 filaria
耳小柱桿 plectrum
糸状虫属 *Filaria*
視床枕 pulvinar
視床動脈 thalamic arteries
指状突起 digitation
糸状乳頭 filiform papilla
茸状乳頭 fungiform papilla

視床の thalamic
歯状の dentate
指状の digital
糸状の filaceous, filamentary, filar
刺状の jaculiferous
視床脳 thalamencephalon
耳〔小〕胞 otocyst
歯状縫合 dentate suture
矢状縫合 sagittal suture, sutura sagittalis
痔消滅法 hemorrhoidolysis
矢状面 sagittal plane
自助具 self-help device
自食症 autophagy
自助グループ self-help group
四肢裂 schistomelia
四肢矮小症 acromicria
指診 digital examination
視診 inspection, visual inspection (VI)
持針器 needle-holder
耳真菌症 otomycosis
視神経 optic nerve (ON)
視神経萎縮 optic atrophy (OA)
視神経炎 ophthalmoneuritis, optic neuritis
視神経円板 optic disk
視神経管 optic canal
視神経管内部 intracanicular part of optic nerve
視〔神経〕交叉 optic chiasm (OC)
視神経交叉症候群 chiasmal syndrome
視神経鞘炎 opticomyelitis
視神経脊髄炎 ophthalmoneuromyelitis
耳神経節 otic ganglion
視神経層 stratum opticum
耳〔神経〕痛 otalgia
視神経乳頭の opticopupillary
〔視神経〕乳頭浮腫 optic disc edema
〔視〕神経網膜炎 neuroretinitis
視〔神経〕毛様体の opticociliary
刺鍼(しん)術 acupuncture, pyonex
歯唇の dentilabial
歯髄 dental pulp, pulp
歯髄炎 endodontitis, pulpitis
〔歯〕髄管 pulp canal
歯髄腔 pulp cavity
〔歯〕髄〔結〕石 pulpstone
歯髄小〔結〕節 pulp nodule
歯髄切断 pulp amputation
歯髄痛 pulpalgia
耳垂裂 bifid loblus
指数 index (I), quotient
次数 degree, order
歯数過剰 polydentia, polyodontia
歯数不足 hypodontia, oligodontia
指数弁 counting fingers (CF), numerus digitorum (n.d.)
ジスエルギー dysergia
ジスキネジア dyskinesia
ジスケラトーマ dyskeratoma
シスタチオニン cystathionine
シスチン cystine
シスチン血〔症〕 cystinemia
シスチン結石 cystine calculus
シスチンジスルフォキシド cystine disulfoxide
シスチン蓄積症 cystine storage disease, cystinosis
シスチン尿〔症〕 cystinuria
システム家族療法 system family therapy
ジステンパー distemper
シストアミラーゼ sisto-amylase
ジストマ症 distomatosis
シストメトリー cystometry
シストランク手術 Sistrunk operation
ジストロフィー dystrophia, dystrophy
ジストロフィン dystrophin
シストロン cistron
ジスプラジー dysplasia
ジスプロシウム dysprosium (Dy)
ジスムターゼ dismutase
ジスルフィド結合 S-S bond
ジスルフィラム disulfiram
死生 bionecrosis
歯生 dentition, teething
姿勢 gestalt, posture
刺青 tattoo
自制 continence
自省 introspection
雌性化 feminization
歯性潰瘍 dental ulcer
雌性核染色体 female sex chromosome (X)
自生観念 autochthonous idea
自声強聴 autophony
雌性原核 thelyblast
示性式 rational formula
死精子〔症〕 necrospermia
死生〔症〕 necrobiosis
示性数 genus
姿勢性後弯 postural kyphosis
雌性生殖の thelygenic
自生体 autosite
歯〔性〕の odontogenic
脂性の unctuous
耳性の otic
耳性脳炎 otoencephalitis
歯性嚢胞 odontogenic cyst
雌性発生 gynogenesis
姿勢反射 postural reflex, static reflex
耳性めまい auditory vertigo
視性誘発反応 visually evoked response (VER)
磁性流体 magnetic fluid
歯石 dental calculus, odontolith, tartar
耳石 otoconium, otolite
歯石形成 odontolithiasis
耳石症 otolithiasis
歯石沈着 odontolithiasis
耳石の otolithic
指節 phalanx
施設ケア institutional care
指節骨 phalanx
施設収容性社会不適応 institutionalization
施設症 institutionalism

施設の　institutional
歯舌の　dentilingual
指節癒合症　symphalangia
指節癒着〔症〕 symphalangy
G_0 期　G_0 stage
脂腺　sebaceous gland
視線　visual line
C線維　C fiber
視〔線運〕動性の　optokinetic
脂腺炎　thylacitis
自然科学　natural science
事前確率　a priori probability
自然寛解　spontaneous remission
自然気胸　spontaneous pneumothorax
死戦期の　agonal
自然矯正　spontaneous rectification
視線恐怖　scopophobia
歯尖隙　apical space
自然抗体　natural antibody
自然呼吸　spontaneous breathing (SB), spontaneous respiration (SR)
脂腺腫　sebaceoma
自然消滅腫瘍　vanishing tumor
自然切断　congenital amputation, spontaneous amputation
自然選択　natural selection
自然腟分娩　spontaneous vaginal delivery (SVD)
自然治癒性扁平細胞上皮腫　self-healing squamous epithelioma
自然淘汰　natural selection
自然突然変異　spontaneous mutation
脂腺の　sebaceous
自然の　native, natural, physical
脂腺嚢腫　sebocystoma, steatocystoma
自然破水(破膜)　spontaneous rupture of membranes (SRM)
自然発症高血圧ラット　spontaneous hypertensive rat (SHR)
自然発生　spontaneous generation
自然破裂　spontaneous rupture
自然分娩　natural childbirth
自然放射能　natural radioactivity
自然免疫　innate immunity, natural immunity
自然流産　spontaneous abortion
自然療法　naturopathy
自然療法の　physiomedical
自然歴　natural history
歯槽　alveolus, alveolus dentalis, dental alveoli
刺創　penetrating wound, puncture wound
視像　optical image
歯槽炎　alveolitis
歯槽角　alveolar angle
歯槽管　alveolar canals
歯槽弓　alveolar arch
歯槽形成〔手術〕 alveoloplasty
歯槽孔　alveolar foramen
歯槽骨　alveolar bone
歯槽骨炎　alveolitis
歯槽骨形成〔術〕 alveoloplasty, alveoplasty
歯槽骨膜炎　periostitis alveolaris
歯槽指数　alveolar index
歯槽神経　dental nerve
歯槽唇側の　alveololabial
歯槽切開〔術〕 alveolotomy
歯槽点　alveolon, prosthion
歯槽突起　alveolar process
歯槽突起切開〔術〕 alveolotomy
歯槽突起の　gnathic
趾爪内生　ingrowing toenail
歯槽の　alveolar, alveolodental
歯槽膿瘍　dentoalveolar abscess
歯槽膿漏　alveolar pyorrh(o)ea, gumboil, pyorrh(o)ea alveolaris
視像判断　visuognosis
歯槽部歯肉　alveolar gingiva
歯槽崩壊　alveoloclasia
歯槽隆起　juga alveolaria
シーソー眼振　seesaw nystagmus
糸足　filopodium
磁束　flux
四足運動　tetrapodisis
視束炎　fasciculitis
持続感染　persistent infection
〔持続〕期間　duration
四足奇形　tetrapus
持続(連続)携行式自己腹膜透析　continuous ambulatory peritoneal dialysis (CAPD)
持続硬膜外麻酔(鎮痛)　continuous epidural analgesia
持続酸素療法　continuous oxygen therapy (COT)
持続(連続)循環型腹膜透析　continuous cyclic peritoneal dialysis (CCPD)
持続睡眠　protracted sleep
持続性吸息　apneusis
持続性吸息中枢　apneustic center (APC)
持続性吸息の　apneustic
持続性甲状腺刺激物質　long-acting thyroid stimulator (LATS)
持続〔性〕の　persistent
持続性部分てんかん　epilepsia partialis continua (EPC)
持続性陽圧呼吸　continuous positive pressure breathing (CPPB)
持続注入　continuous infusion (CI)
持続直腸内注腸　seepage
持続痛　persistent pain
持続的気道内陽圧〔呼吸法〕 continuous positive airway pressure (CPAP)
持続的血液透析　continuous hemodialysis (CHD)
持続的血液濾過　continuous hemofiltration (CHF)
持続的血液濾過透析　continuous hemodiafiltration (CHDF)
持続的静脈静脈血液濾過　continuous venovenous hemofiltration (CVVH)
持続的他動運動　continuous passive motion (CPM)

持続的鎮静 continuous sedation
持続的陽圧換気 continuous positive pressure ventilation (CPPV)
持続動静脈血液濾過 continuous arteriovenous hemofiltration (CAVH)
持続熱 synocha
持続勃起〔症〕 priapism
シーソー雑音 seesaw murmur
子孫 progeny, sib
下 inferior
舌 tongue
耳朶 ear lobe
死体 cadaver (CAD, Cad), corpse
肢帯 girdle
歯帯 gubernaculum dentis
支帯 retinaculum
支台 abutment, bridge abutment
死体安置室 morgue
死体安置所 mortuary
死体移植 cadaveric transplantation
死体解剖 necrotomy, postmortem examination
肢帯型筋ジストロフィー limb-girdle muscular dystrophy
死体寄生性の necrophilous
死体狂 necromania
死体強直 cadaveric stiffening
死体恐怖〔症〕 necrophobia
支台継続歯冠 abutment crown
死体検視所 morgue
死体現象 postmortem appearance
死体硬直 cadaveric rigidity, rigo(u)r mortis
支台歯 abutment tooth
死体〔性〕愛 necrophilia
時代精神 Zeitgeist
支台装置 retainer
死〔体〕毒 ptomaine
死体の cadaveric, cadaverous
肢体不自由者 cripple
死体冒瀆 vampirism
死体防腐保存 embalming
肢体容積計 plethysmograph
死体様反応 cadaveric reaction
舌懸かり glossolalia
舌咬み odaxesmus
シダ状化 ferning
歯脱落 dedentition
舌の lingual
下の subjacent
シータ(θ)波 theta(θ) rhythm
下掘れの undermining
舌もつれ lisping
シダー油 cedar oil
シタラビン cytarabine
シータ(θ)リズム theta(θ) rhythm
肢端感覚過敏 acroesthesia
肢端感覚消失 acroanesthesia
肢端強皮症 acroscleroderma
肢端巨大症 pachyacria
肢端硬化症 acrosclerosis, sclerodactylia
肢端紅痛症 rodonalgia
肢端多汗〔症〕 acrohyperhidrosis
肢端疼痛〔症〕 acromelalgia
肢端膿疱症 acropustulosis
Gタンパク〔質〕 G protein
時値 chronaxie
シチジル酸 cytidylic acid
シチジン cytidine (Cyd)
シチジン 5′-三リン酸 cytidine 5′-triphosphate (CTP)
シチジン 5′-二リン酸コリン cytidine 5′-diphosphate choline
仔虫 larva
市中感染 community-acquired infection
市中感染メチシリン耐性黄色ブドウ球菌 community-acquired methicillin resistant *Staphylococcus aureus* (CA-MRSA)
歯長 dental length
弛張 remittence
四徴 tetralogy
死徴学 thanatography
視聴覚の audiovisual, visuoauditory
耳聴管 otoscope
弛張性の remittent
弛張熱 remittent fever
死直前の preagonal, premortal
室 antrum, camera, chamber, room (rm.), ventricle, ventriculus
櫛 crest, crista
膝 geniculum, knee
湿罨法 wet pack, cataplasm
膝位 knee-position
歯痛 dentalgia, odontalgia, odontodynia, odontologia
肢痛 melagra
刺痛 sting, twinge
耳痛 earache, otodynia
室温 ambient temperature, room temperature (RT)
失音楽 amusia
失音調 dysprosody
膝窩 poples, popliteal fossa
膝蓋クローヌス patellar clonus
膝蓋腱反射 knee-jerk reflex, patellar tendon reflex (PTR)
膝蓋骨 kneecap, kneepan, patella
膝蓋骨状の patelliform
膝蓋骨摘出術 patellectomy
膝蓋骨の patellar
膝蓋靱帯 patellar ligament
膝蓋前滑液包炎 prepatellar bursitis
膝蓋前皮下包 prepatellar bursa, subcutaneous prepatellar bursa
膝〔蓋〕内転反射 patello adductor reflex
膝蓋反射 knee jerk, knee reflex
膝窩筋溝 popliteal groove
膝窩腱 hamstring
膝窩静脈 popliteal vein
失活法 devitalization
膝窩動脈 popliteal artery
膝窩の popliteal

膝窩部 popliteal space
疾患 affection, disease, mal, maladie, malum, morbus
疾患影響プロファイル sickness impact profile (SIP)
室間孔 interventricular foramen, porta
失感情症 alexithymia
膝関節 knee joint
膝関節炎 gonarthritis, gonitis
膝関節屈曲 gonycampsis
膝関節切開 gonarthrotomy
膝関節動脈網 arterial network around knee joint
膝関節内障 internal derangement of knee
膝胸位 knee-chest position
失禁 incontinence, incontinentia
シックテスト Schick test
シック反応 Schick reaction
シックビル症候群 sick building syndrome (SBS)
湿気 damp
櫛形成 carination
失血 loss of blood, blood loss (BL)
膝腱 hamstring, hamstring tendon
実験計画 experimental design
実験式 empirical formula
実験室 laboratory (Lab)
実験室助手 laboratorian
実験的研究 experimental study
実験動物 experimental animal
実験の empirical
実験〔用〕の experimental
実行 performance, praxis
実効温度 effective temperature
膝行者 knee walker
失行〔症〕 apraxia, parectropia
実効線量 effective dose (ED)
実効半減期 effective half-life
失語〔症〕 aphasia (APH, aph.), logagnosia, logamnesia, logaphasia
失語〔症〕患者 aphasiac
失算〔症〕 acalculia
実施 praxis, replication
実質 parenchyma, parenchyme
実質性器官 parenchymatous organs
実質性甲状腺腫 parenchymatous goiter
膝十字靱帯 cruciate ligaments of knee
湿潤剤 humectant, wettability
湿潤性 wettability
櫛状筋 pectinati muscles
膝状神経痛 geniculate neuralgia
櫛状線 pectinate line
膝状体 geniculate bodies
櫛状帯 pectinate zone, zona pectinata
失象徴 asymbolia
失象徴〔症〕 asemia
膝状の genicular
櫛状の pectinate, pectineus, pectiniform
櫛状隆起 perikymata
室上稜 supraventricular crest
失書〔症〕 agraphia, logagraphia
湿疹 eczema
失神 faint, fainting, stupefaction, syncope
膝神経節 genicular ganglion
湿疹症 eczematosis
湿疹状アレルギー性接触皮膚炎 eczematous allergic contact dermatitis (EACD)
湿疹〔性〕の eczematous
失神性めまい(眩暈) scotodinia
室靱帯 vestibular ligament
湿疹発生の eczematogenic
失神発作 fainting spells
湿疹様脂漏 eczematoid seborrh(o)ea
湿疹様の eczematoid
湿疹〔様変〕化 eczematization
湿疹様発疹 eczematid
実性暗点 positive scotoma
湿性壊疽 moist gangrene
失声〔症〕 aphonia
実性調節 positive accommodation
湿性の moist
実性輻輳 positive convergence
湿性包帯 water dressing
湿性ラ音 moist rale
実〔測〕死亡率 experienced death rate
実体感覚 stereognosis
実体鏡 stereoscope
実体顕微鏡 stereoscopic microscope
実地の practical
膝肘位 knee-elbow position
室頂 fastigium
失調〔症〕 ataxia, incontinentia
失調性失語〔症〕 ataxiaphasia, ataxic aphasia
失調〔性〕の ataxic
失調性歩行 ataxic gait
失調性歩行不能症 atactic abasia
失調の atactic
膝痛 gonalgia
執刀者 operator
失読〔症〕 alexia, dyslexia
湿度計 hygrometer
湿度測定法 hygrometry
膝内反 baker leg, tragopodia
失認 agnosia
湿熱 moist heat
膝反射計 patellometer
湿布 compress, fomentation, poultice, stupe, wet dressing, wet pack
シッフ塩基 Schiff base
シッフ試薬 Schiff reagent
シッフ反応 Schiff reaction
湿布薬 fomentation
シップル症候群 Sipple syndrome
失文法〔症〕 agrammatism
疾病 disease, dyscrasia, pathema, sickness
疾病管理 disease management
疾病狂 nosomania
疾病恐怖〔症〕 nosophobia, pathophobia
疾病順応 pathophilia
疾病消失 patholysis

疾病親和性 nosophilia
疾病伝播 pathophoresis
疾病登録 case registry
疾病否認 anosognosia
疾病分類 classification of diseases, nosonomy
疾病分類学 nosology, nosotaxy
疾病法則学 pathonomy
疾病模倣 pathomimia
疾病率 morbidity, morbidity rate
室傍核 paraventricular nucleus
失歩〔症〕 abasia
悉無律(しつむりつ) all or none law
失明 ablepsia, anopsia, blindness, typhlosis
失名症 paranomia
湿疣 condyloma
膝様の genual
失立 astasia
失立失歩 astasia-abasia
質量 mass, massa
質量数 mass number
質量分析器 mass spectrograph
質量分析計 mass spectrometer
質量分析法 mass spectrometry (MS)
質量モル濃度 molality
歯堤 dental ledge
視程 visibility
指定感染症 designated infectious disease
指定咬合 check-bite
時定数 time constant
CT 値 CT number
指定伝染病 specified communicable disease
GTP 結合タンパク〔質〕 guanosine triphosphate-binding protein (GTP-binding protein)
CD 分類 CD classification
試適 try-in
至適必要量 optimum requirement (OR)
至適比率 optimal proportion
シデナム舞踏病 Sydenham chorea
シデロサイト siderocyte
シデロファージ siderophage
シデロフィリン siderophilin
シデロブラスト sideroblast
耳点 auriculare, tragion
自転車エルゴメータ bicycle ergometer, cyclergometer
趾頭 tip-toe
耳道 auditory canal
自動 autokinesis
児童虐待 child abuse
四頭筋 quadriceps
自動血球計数器 automatic blood cell counter
児頭牽引器 tiretête
児頭骨盤不均衡 cephalopelvic disproportion (CPD)
自動〔症〕 automatism
自動(計算機)診断 computer-assisted diagnosis (CAD)
自動性 automatism
自動制御 servomechanism
耳道腺 ceruminous gland
児童相談所 child guidance center
自動体外式除細動器 automated external defibrillator (AED)
児童統合失調症 childhood schizophrenia
自動描音器 phonautograph
自動表層角膜切除 automated lamellar keratectomy (ALK)
自動免疫 active immunity
児童用不安尺度 children manifest anxiety scale (CMAS)
耳毒性 ototoxicity
死毒性いぼ postmortem wart
耳毒性の ototoxic
シトクロム cytochrome (Cyte)
シトシン cytosine (Cyt)
歯突起 dens, odontoid process
シトルリン citrulline
シトルリン血〔症〕 citrullinemia
シトロバクター属 *Citrobacter*
歯内歯 dens in dente
歯内療法学 endodontics
シナプス synapse
シナプス間隙 synaptic cleft
シナプス丘部 synaptic hillock
シナプス後抑制 postsynaptic inhibition
シナプス小頭 synaptic bouton
シナプス小胞 synaptic vesicle
シナプス体部 synaptic soma
シナプス遅延 synaptic delay
シナプス伝達 synaptic transmission
シナプス膜 synaptolemma
シナプス遊離 synaptic release
シナプトソーム synaptosome
G_2 期 G_2 stage
歯肉 gingiva, gum
歯肉萎縮症 ulatrophy
歯肉縁 gingival margin
歯肉炎 gingivitis
歯肉潰瘍 ulocace
歯肉癌 ulocarcinoma
歯肉形成手術 gingivoplasty
歯肉口内炎 gingivostomatitis
歯肉腫 epulis
歯肉出血 stomatorrhagia
歯肉腫瘍 uloncus
歯肉症 gingivosis
歯肉舌炎 gingivoglossitis
歯肉切開術 oulectomy
歯肉切除〔術〕 gingivectomy
歯肉線(縁) gum line
歯肉組織切除術 ulectomy
歯肉痛 ulalgia
歯肉の gingival
歯肉膿瘍 parulis
歯肉微痛 ulaganactesis
歯肉ポリープ(茸腫)様 epuloid
歯肉稜 buccogingival ridge
歯肉瘻 gingival fistula

歯肉漏 ulorrhea
四乳腺症 tetramastia, tetramazia
歯乳頭 dental bulb, papilla dentis
耳乳突炎 otomastoiditis
屎尿 excrement
シヌソイド sinusoid
シネ透視撮影法 cinefluorography
シネレシス syneresis
痔の hemorrhoidal
子嚢 ascus
歯嚢 dental follicle
子嚢果 ascocarp
子嚢殻 peridium, perithecium
子嚢菌門 *Ascomycota*
視能訓練学 orthoptics
視能訓練士 orthoptist (ORT)
子嚢発生 ascogenesis
死の本能 death instinct, thanatos
C波 C wave
磁場 magnetic field
歯胚 dental germ
自発 spontaneous rupture
自発運動能 ultromotivity
自発眼振 spontaneous nystagmus (SN)
自発呼吸 spontaneous breathing (SB), spontaneous respiration (SR)
自発性異種凝集素 idioheteroagglutinin
自発性異種溶解素 idioheterolysin
自発性興奮 spontaneous activity
自発性同種凝集素 idioisoagglutinin
自発性同種溶解素 idioisolysin
自発性溶解素 idiolysin
死斑 livor
篩板 cribriform plate
紫斑計 petechiometer
市販後調査 postmarketing surveillance (PMS)
嘴反射 snout reflex
紫斑症 pelidoma
シーハン症候群 Sheehan syndrome
C反応性タンパク〔質〕 C-reactive protein (CRP)
紫斑〔病〕 purpura
紫斑面 ecchymotic mask
四半盲 quadrantanopia
市販薬 over the counter (drug) (OTC)
耳鼻咽喉科学 otorhinolaryngology (ORL)
GB ウイルス GB virus
CPD 液 citrate phosphate dextrose solution (CPD solution)
ジヒドロキシアセトン dihydroxyacetone
ジヒドロコデイン dihydrocodeine
指標 indicator, line (l)
視標追跡検査 eye tracking test
ジピリダモール dipyridamole
しびれ〔感〕 numbness
ジフェニル diphenyl
ジフェニルヒダントインナトリウム diphenylhydantoin sodium
ジフェンヒドラミン diphenhydramine
ジブカイン数 dibucaine number (DN)
指(趾)不足〔症〕 oligodactyly
ジフテリア diphtheria
ジフテリア後麻痺 postdiphteritic paralysis
ジフテリア性 diphtherial
ジフテリア・百日咳・破傷風〔三種混合〕ワクチン diphtheria, pertussis and tetanus toxoids vaccine (DPT vaccine)
ジフテリア様の diphtheroid
シプロフラキサシン ciprofloxacin (CPFX)
四分位数 quartile
四分一視力欠損 quadrantic anopsia
四分位点 quantile
四分円〔部位〕 quadrant
四分染色体 tetrad
四分値 quartile
四分の一 quarter
四分の一半盲 tetranopsia
四分胞子 tetraspore
四分胞子体 tetrasporophyte
四分胞子嚢 tetrasporangium
自閉〔症〕 autism, autistic disorder
嗜癖 addiction, habit
嗜癖者 addict
死別 bereavement
ジペプチダーゼ dipeptidase
ジペプチド dipeptide
Cペプチド免疫測定値 C-peptide immunoreactivity (CPR)
シベリアマダニチフス Siberian tick typhus
シーベルト sievert (Sv)
歯胞 odontotheca
糸胞 trichocyst
脂肪 adeps, adipose, fat
耳胞 acoustic vesicle, auditory vesicle
脂肪異栄養症 lipodystrophy
脂肪壊死 steatonecrosis
脂肪エステル lipid
脂肪円柱 fatty cast
司法解剖 judicial autopsy
脂肪芽細胞 lipoblast
脂肪芽細胞腫 lipoblastoma
脂肪〔過多〕症 adiposis
脂肪肝 fatty liver (FL)
脂肪吸引〔法〕 liposuction
脂肪吸収 lipophagy
死亡狂 necromania
死亡恐怖〔症〕 necrophobia, thanatophobia
脂肪計 pioscope
脂肪形成 adipogenesis, lipogenesis
脂肪形成細胞 lipoblast
脂〔肪〕血〔症〕 lipemia, lipidemia
脂肪結節 lipogranuloma
脂肪欠乏症 lipopenia
脂肪下痢 stearrh(o)ea, steatorrhea
脂肪向性の lipotropic
脂肪呼吸細胞 lipophage
脂肪細胞 adipocyte, adipose cell, fat cell, lipocyte
脂肪酸 fatty acid (FA)
脂肪酸酸化酵素 lipoxidase
脂肪織切除術 lipectomy

脂肪色素　lipochrome
脂肪腫　adipose tumor, lipoma
脂肪腫症　lipomatosis, liposis
脂肪症　steatosis
脂肪心　cor adiposum
脂肪腎　fatty kidney
脂肪浸潤　adipose infiltration, fatty infiltration
死亡診断書　death certificate
脂肪親和性　lipotropism
脂肪親和性ホルモン　lipotropic hormone
脂肪髄膜瘤　lipomeningocele
脂肪性器性異栄養〔症〕　adiposogenital dystrophy
脂肪性骨孔症　adipose osteoporosis
脂肪生成の　adipogenic
脂肪性尿石　urostealith
脂肪性の　adipoid
脂肪性肥大　hyperadiposis
脂肪性肥満〔症〕　lipotrophy
脂肪性浮腫　lipedema, lipoedema
脂肪摂取細胞　lipophage
視放線　optic radiation
脂肪線維腫　lipofibroma
脂肪増加〔症〕　lipotrophy
脂肪塞栓症　fat embolism
脂肪組織　adipose tissue
脂肪組織萎縮〔症〕　lipoatrophy
脂肪組織炎　adipositis, steatitis
脂肪蓄積　adiposity
脂肪沈着症　lipophagia
脂肪沈着性肉芽腫　lipophagic granuloma
死亡統計学　necrology
脂肪貪食細胞　lipophage
脂肪軟骨異栄養症　lipochondrodystrophy
脂肪肉芽腫症　lipogranulomatosis
脂肪肉芽腫　lipogranuloma
脂肪肉腫　liposarcoma
脂肪尿〔症〕　adiposuria, lipuria
脂肪の　fatty, sebaceous
脂肪肺炎　lip(o)id pneumonia
死亡日　date of death (DOD)
脂肪分解　lipolysis
脂肪分解酵素　lipase
脂肪分解の　lipolytic
脂肪分泌の　sebiparous
脂肪ヘルニア　fat hernia
脂肪便　butter stool, fatty stool, steatorrhea
脂肪変性　pimelosis
脂肪変性の　steatogenous
脂肪母細胞腫　lipoblastoma
脂肪油　oil
脂肪融解　steatolysis
脂肪様の　pinguid
死亡率　death rate, lethality, lethality rate, mortality, mortality rate (MR)
脂肪瘤　steatocele
脂肪類皮腫　lipodermoid
死亡録　necrology
死亡論　thanatography
1,3- ジホスホグリセリン酸　1,3-diphosphoglycerate (1,3-P2Gri)
ジホスホピリジンヌクレオチド　diphosphopyridine nucleotide (DPN)
姉妹染色分体交換　sister chromatid exchanges (SCE)
シマメノウ(縞瑪瑙)　onyx
歯磨耗症　abrasio dentium
しみ　cloasma, smut
試味　degustation
シミアンウイルス 40　*Simian virus 40* (SV40)
シミュレーション　simulation
シミュレーター　simulator
嗜眠　lethargy
嗜眠症　hypnolepsy
嗜眠状態　drowsiness, lethargy
嗜眠性昏迷　lethargic stupor
嗜眠性催眠　lethargic hypnosis
嗜眠性脳炎　lethargic encephalitis
シム試験　Simm test
シムズ体位　Sims position
耳鳴(じめい)　tinnitus, tinnitus aurium
シメチコン　simethicone
シメチジン　cimetidine
ジメチルスルホキシド　dimethyl sulfoxide (DMSO)
しめつけ病　squeeze
湿った　moist, wet
C目盛　centigrade
ジメルカプロール　dimercaprol
死面　death mask
地面　ground
獅面症　leontiasis
ジーメンス　siemens (S)
刺毛　pilus, sting
耳毛　hircus
耳毛の　tragal
Cモード　C-mode
指紋　dactylogram, fingerprint
シモンズ病　Simmonds disease
ジーモンス病　Simons disease
視野　vision, visual field (VF, Vf)
斜位　deviation, obliquity
斜位(眼の)　tropia
斜位鏡　phoriascope
シャイ・ドレーガー症候群　Shy-Drager syndrome
斜位の　oblique
シャイベ型難聴　Scheibe deafness
ジャーヴィック型人工心臓　Jarvik artificial heart
シャウマン病　Schaumann disease
社会医学　social medicine
社会医療　socialized medicine
社会恐怖　social phobia
社会診療　socialized medicine
社会的援助　social support
社会的学習理論　social-learning theory
社会的孤立　social isolation
社会的支持　social support

社会的人格　syntropy
社会的入院　hospitalization for non-medical reasons
社会的ひきこもり　social withdrawal
社会的リハビリテーション　social rehabilitation
社会病質人格　sociopathic personality
社会不安障害　social anxiety disorder
社会福祉事業　social service
社会福祉主事　social welfare officer
社会復帰　social rehabilitation
社会保障　social security
社会歴　social history (SH, S.H.)
斜角筋　scalenus
しゃがむ　squat
ジャカルの角　Jacquart angle
試薬　reagent
使薬　vehicle
弱化　weakness
弱感受性　subsensitivity
尺骨　cubitus, ulna
尺骨静脈　ulnar veins
尺骨神経　ulnar nerve
尺骨神経溝　groove for ulnar nerve
尺骨頭　ulnar head
尺骨動脈　ulnar artery
尺骨反射　ulnar reflex
弱酸　weak acid
弱酸性　slightly acid
弱酸性の　acidulous
弱視　amblyopia
弱視計　amblyoscope
弱視視能矯正　pleoptics
弱質　debility, infirmity
弱声症　leptophonia
尺側手根屈筋　flexor carpi ulnaris
尺側手根伸筋　extensor carpi ulnaris
尺側の　ulnar, ulnaris
尺側皮静脈　basilic vein
ジャクソンてんかん　jacksonian epilepsy
ジャクソン発作　jacksonian seizure
ジャクソン膜　Jackson membrane
若虫　nymph
弱聴　amblyacousis
尺度　gauge, scale
尺橈骨の　ulnoradial
弱毒化　attenuation
弱毒化ウイルス　attenuated virus
弱毒性　avirulent
灼熱感　urtication
灼熱痛　causalgia
灼熱様疼痛　thermalgia
若年型糖尿病　juvenile diabetes mellitus (JDM), juvenile-onset diabetes (JD)
若年性関節リウマチ　juvenile rheumatoid arthritis (JRA)
若年性後彎　juvenile kyphosis
若年性黒色腫　juvenile melanoma
若年性骨粗鬆症　juvenile osteoporosis
若年性進行麻痺　juvenile paresis
若年性髄質性嚢胞腎　juvenile nephronophthisis
若年性パーキンソニズム　juvenile parkinsonism
若年性ポリープ　juvenile polyp
若年性慢性関節炎　juvenile chronic arthritis (JCA)
若年性慢性多発性関節炎　juvenile chronic polyarthritis (JCP)
若年発症糖尿病　juvenile-onset diabetes (JD)
若年ミオクロニーてんかん　juvenile myoclonic epilepsy (JME)
雀卵斑　ephelides, freckle
瀉下　catharsis, purgation, purge
視野計　perimeter
斜傾　oblique, obliquity
斜頸　torticollis, wryneck
視野計測の　perimetric
瀉下性の　cathartic
瀉血　bloodletting, exsanguination, venesection
瀉血する　exsanguine, phlebotomize
瀉下薬(剤)　cathartic, evacuant, purgative
ジャコウ［麝香樹］エキス　sumbul extract
遮光計　halometer
斜甲状披裂筋　oblique thyroarytenoid
車骨　cogwheel
斜骨折　oblique fracture
ジャーゴン　jargon
ジャーゴン失語〔症〕　jargon aphasia
瀉剤　flux
斜視　heterotropia, squint, strabismus
車軸関節　pivot joint, trochoid articulation, trochoides, trochoid joint
斜視計　strabismometer
斜視測定　strabismometry
斜視偏位測定計　deviometer
射出　emission, exit
瀉出　cast, evacuation
射出胞子　ballistospore
写真線量計　photographic radiometer
射精　ejaculation, spermatism
射精管　ejaculatory duct
射精管切除　gonangiectomy
射精する　ejaculate
射精遅延　bradyspermatism
射精不能症　aspermia
斜切法切断　oblique amputation
車窓眼振　railroad nystagmus
斜走切断　oblique amputation
視野測定法　perimetry
斜台　clivus, slope
遮断　blockade, blocking, obstruction
遮断抗体　blocking antibody
遮断物　blocker
遮断麻酔　block(ing) anesthesia
遮断薬　blocker
ジャックスタクリン　juxtacrine
ジャックナイフ位　jackknife position
ジャックミエー徴候　Jacquemier sign
シャッヘル神経節　Schacher ganglion

シャドウ　shadow
斜頭〔蓋〕　plagiocephalus
斜頭〔蓋〕〔症〕　plagiocephaly
ジャパンコーマスケール　Japan coma scale (JCS)
シャーピー線維　Sharpey fibers
煮沸　coctio (coct), coction
煮沸せよ　coque (Coq)
煮沸沈降素　thermoprecipitin
シャフリングベビー　shuffling baby
遮蔽(へい)　masking
遮蔽(へい)板　shield
斜偏位　skew deviation
斜方の　rhombic
シャム双子　Siamese twins
斜面　slope
斜乱視　oblique astigmatism
視野輪郭測定器　schematograph
車輪動揺病　car sickness
シャルコー関節　Charcot joint
シャルコー三徴　Charcot triad
シャルコー症候群　Charcot syndrome
シャルコー歩行　Charcot gait
シャルコー・マリー・トゥース病　Charcot–Marie–Tooth disease
シャルコー浴　Charcot bath
シャルコー・ライデン結晶　Charcot–Leyden crystals
斜裂　oblique fissure
斜列　parastichy
ジャングー現象　Gengou phenomenon
シャンツ症候群　Schanz syndrome
シャント血流量　shunt flow ($\dot{Q}S$)
シャント手術　shunt operation
種　semen, species (sp., spp.)
朱　vermillion
手淫　masturbation
〔重〕圧感　barognosis
従圧式人工呼吸器　pressure cycled respirator
周囲　circumference, peripheria, periphery
周囲形成層　pericambium
獣医師　veterinarian
周囲浸潤麻酔〔法〕　field block anesthesia
雌雄異体　dimorphism
雌雄異体の　diecious
周囲脱毛　tiasis
充溢　suffusion
周囲薄膜　circumferential lamella
自由エネルギー　free energy
周縁の　marginal, periclinal
集塊　conglomerate
周界　perimeter
自由回答質問〔法〕　open–ended question
臭化イプラトピウム　ipratropium bromide
獣化狂　lycanthropy
縦隔炎　mediastinitis
縦隔気腫　mediastinal emphysema
縦隔鏡　mediastinoscope
縦隔鏡検査〔法〕　mediastinoscopy
縦隔出血　hematomediastinum , hemomediastinum
縦隔心膜炎　mediastinopericarditis
縦隔切開術　mediastinotomy
縦隔造影法　mediastinography
縦隔〔洞〕　mediastinum
縦隔の　mediastinal
臭化水素酸スコポラミン　scopolamine hydrobromide
臭化水素酸デキストロメトルファン　dextromethorphan hydrobromide
就下性水腫(浮腫)　dependent edema
臭化第一鉄　ferrous bromide
臭化物　bromide
臭汗　fetid sweat
獣姦　sodomy
獣姦者　sodomist
臭汗症　bromhidrosis, fetid perspiration, osmidrosis
習慣性　habituation
習慣性の　habitual
習慣性舞踏病　habit chorea
習慣性攣縮　habit spasm
重感染　hyperinfection
習慣流産　habitual abortion
周期　cycle, period
臭気　effluvium, fetor, odor, offensive odor
終期　telophase
従基準　paratype
終期スパイク　end spike
周期性嘔吐　cyclic vomiting
周期性血小板減少症　cyclic thrombocytopenia
周期性四肢運動障害〔異常〕　periodic limb movement disorder (PLMD)
周期性〔四肢〕麻痺　periodic paralysis (PP)
周期性疾患　typosis
周期性同期性放電　periodic synchronous discharge (PSD)
周期性洞性不整脈　phasic sinus arrhythmia
周期性浮腫　periodic edema
周期表　periodic table
周期変動　chronotropism
宗教狂　theomania
終期リソソーム　telolysosome
獣形奇形　theromorph
醜形恐怖〔症〕　dysmorphophobia
舟形腹　scaphoid abdomen
終結　expiration
充血　congestion, engorgement, hyperemia, injection (Inj.)
住血吸虫　schistosome
住血吸虫属　*Schistosoma*
住血糸状虫症　filariasis
充血した　congested, engorged, injected, turgid
充血除去　decongestive
住血線虫属　*Angiostrongylus*
終結的消毒法　terminal disinfection
重瞼術　double eyelid operation
銃剣状毛　bayonet hair

集合 aggregation, conglomeration
集合管 collecting tube
集光鏡 condenser
重合酵素 polymerase
重合〔作用〕 polymerization
集合腺 aggregate gland
集合〔体〕 aggregate (agg.)
重合体 polymer, polymerid(e)
重合体免疫グロブリン受容体 polymeric immunoglobulin receptor
自由行動下血圧 ambulatory blood pressure (ABP)
自由行動下血圧モニタリング ambulatory blood pressure monitoring (ABPM)
自由行動下高血圧 isolated ambulatory hypertension
集合反射 mass reflex
集合リンパ小節 aggregated lymphatic follicles, aggregated lymphoid nodules
周骨症 periostosis
縦骨折 longitudinal fracture
収差 aberration
重鎖 heavy chain (H chain)
周細管性収縮細胞 peritubular contractile cell
縦座標 ordinate
シュウ酸 oxalic acid
シュウ酸塩加血液 oxalated blood
シュウ酸塩血〔症〕 oxalemia
シュウ酸塩添加 oxalation
シュウ酸塩尿〔症〕 oxaluria
シュウ酸過剰尿〔症〕 hyperoxaluria
周産期 perinatal period
周産期〔児〕死亡 perinatal death
周産期死亡 perinatal mortality (PNM)
周産期死亡率 perinatal mortality rate (PMR)
周産期集中監視室 perinatal intensive care unit (PICU)
周産期の perinatal
13 恐怖症 tredecaphobia, triakaidekaphobia, triskaidekaphobia
周産期罹患率 perinatal morbidity rate (PMR)
周産期歴 perinatal history
シュウ酸症 oxalosis
終糸 filum terminale
獣脂 suet, tallow
十字 chiasm, chiasma, crux
十字形 cross
十字形の crucial, cruciate, cruciform, decussate
十字形吻合 crucial anastomosis
十字形包帯 crucial bandage
終止(結)コドン termination codon
従事(参加)させる involve
終室 ventriculus terminalis
充実性腫瘍 solid tumor
充実性の solid
自由質問 open-ended question
収縮 contraction (C), systole
収縮期 synizesis
収縮期駆出 systolic ejection
収縮期クリック systolic click
収縮期血圧 systolic blood pressure (SBP), systolic pressure (SP)
収縮期高血圧〔症〕 systolic hypertension
収縮期雑音 systolic murmur (SM)
収縮期〔心〕停止 systolic standstill
収縮期前方運動 systolic anterior motion (SAM)
収縮筋 constrictor
収縮終末期最大圧容積比 maximum elastanca (E_{max})
収縮する contract
収縮性 contractility
収縮性の contractile
収縮前期の presystolic
収縮中期 mesosystole
収縮中期クリック midsystolic click
収縮中期突出 midsystolic bucking
収縮中期の midsystolic
周術期心筋梗塞 perioperative myocardial infarction (PMI)
周術期の perioperative
周腫瘍集合リンパ球 tumor infiltrating lymphocytes (TIL)
就床 bed-fast
就床安静 bed rest
袖状移植 sleeve graft
重症黄疸 icterus gravis
重症化 aggravation
重症化させる aggravate
舟状窩弁 valvula fossae navicularis
重症急性呼吸器症候群 severe acute respiratory syndrome (SARS)
重症筋無力症 myasthenia gravis (MG)
舟状骨 navicular bone, scaphoid bone
舟状骨炎 scaphoiditis
重症侵襲性ストレプトコッカス感染症 severe invasive streptococcal infection
舟状水頭〔症〕 scaphohydrocephaly
重症性の grave
重症性不安神経症 psychorrhexis
重症度 grade, severity
舟状頭蓋 cymbocephaly, scaphocephaly, tectocephaly
舟状頭〔蓋〕症 scaphocephalia
舟状頭〔蓋〕体 scaphocephalism
重症な serious
重症乳児ミオクロニーてんかん severe myoclonic epilepsy in infancy (SMEI)
舟状の navicular, scaphoid
重症複合免疫不全症 severe combined immunodeficiency (SCID)
銃床変形 gunstock deformity
修飾 modification
修飾作用 modulation
就職前準備 prehabilitation
修飾物質 modulator
重心 center of gravity (COG)
終神経 terminal nerves

終神経節　ganglion terminale
周神経線維鞘　endoneurium
就寝時刻　bedtime (BT)
就寝前軽食摂取療法　late evening snack (LES)
重水素　deuterium (D), ^{2}H
習性　habit
集成　integration
従性遺伝　sex-influenced inheritance
周生期の　perinatal
雌雄生殖　gamogenesis
修正する　correct
終生治療　lifelong therapy
終生の　lifelong
従性の　sex-controlled
集積　accumulation, conglomeration, localization
重積　introsusception, invagination
集積回路　integrated circuit (IC)
重積嵌頓　intussusception
重積歯　dens in dente
集積(蓄積)する　accumulate
重積する　invaginate
縦線　ordinate
雌雄選択　sexual selection
臭素　bromine (Br)
重曹泉　alkaline spring
重層の　stratified
臭素化の　brominated
収束　convergence
終足　end-foot
縦束　fasciculi longitudinales
従属栄養　heterotrophism
従属栄養生物　heterotroph
縦足弓　longitudinal arch of foot
集束超音波療法　focused ultrasound surgery (FUS)
従属変数　dependent variable
柔組織　parenchyme
臭素疹　bromoderma
臭素中毒　brominism
絨帯　fillet
終腿節　telofemur
雌雄多株　polygamy
終端　termination
集団　cluster, mass, population
集団感染　herd infection
重炭酸塩　bicarbonate
重炭酸土類泉　earthy springs
重炭酸ナトリウム　sodium bicarbonate
集団思考　storming
集団精神療法　group psychotherapy
集団的無意識　collective unconscious
終端の　terminal
集団ヒステリー　epidemic hysteria
集団免疫　herd immunity
集団力学　group dynamics
執着　fetish, fixation
執着性　tenacity
執着性の強い　tenacious
集中　concentration
集中〔治療〕観察室(部)　intensive (therapy) observation unit (IOU)
集中治療室(部)　intensive care unit (ICU)
終点　terminus
重点　focus
充填　implant, packing, plomb, prosthesis
自由電子レーザー　free electron laser (FEL)
充填する　fill
充填法　plombage
雌雄同熟　synacmy
雌雄同体　bisexuality
雌雄同体性　hermaphrodism
雌雄同体の　bisexual
肢誘導〔法〕　limb lead
終動脈　end artery
重篤度　severity
重篤な　grave, serious, severe
重度(重症)の　severe
自由な　free
柔軟　tenderness
柔軟性　pliability
柔軟体操　calisthenics
柔軟な　flexible, pulpy
12 歳臼歯　twelfth-year molar
十二指腸　duodenum
十二指腸炎　duodenitis
十二指腸開口術　duodenostomy
十二指腸潰瘍　duodenal ulcer (DU), ulcus duodeni (UD)
十二指腸間膜　mesoduodenum
十二指腸間膜の　mesoduodenal
十二指腸逆流　duodenal regurgitation
十二指腸球　duodenal bulb, duodenal cap, pileus ventriculi
十二指腸空腸曲　duodenojejunal flexure, flexura duodenojejunalis
十二指腸空腸吻合術　duodenojejunostomy
十二指腸形成術　duodenoplasty
十二指腸小腸吻合術　duodenoenterostomy
十二指腸膵臓切除　duodenopancreatectomy
十二指腸切開　duodenotomy
十二指腸切除〔術〕　duodenectomy
十二指腸腺　duodenal gland
十二指腸総胆管炎　duodenocholang(e)itis
十二指腸総胆管切開　duodenocholedochotomy
十二指腸造瘻術　duodenostomy
十二指腸胆嚢吻合術　duodenocholecystostomy, duodenocystostomy
十二指腸虫症　ancylostomiasis
十二指腸虫貧血　tropical anemia
十二指腸〔直達〕鏡〔検査法〕　duodenoscopy
十二指腸乳頭部切開術　papillotomy
十二指腸の　duodenal
十二指腸剥離術　duodenolysis
十二指腸縫合術　duodenorrhaphy
十二指腸膨大部　ampulla duodeni
十二指腸膨大部を経て　transvaterian
じゅうねつ(揉捏)法　kneading, pétrissage
終脳　endbrain, telencephalon

終脳の　telecephalic
終脳胞　telencephalic vesicle
重拍脈　dicrotic pulse
重拍(複)脈波　dicrotic wave
周波条　perikymata
周波数　cycle, frequency
周波数分析器　frequency analyzer
周波数／秒　hertz (Hz)
18 トリソミー症候群　trisomy 18 syndrome
終板　end-plate, terma
終板電位　end-plate potential (EPP)
終板の　termatic
縦反応　longitudinal reaction
終板旁回　paraterminal gyrus
周皮　pellicle, pellicula, periderm
周皮細胞　peritheliocyte
周皮細胞腫　perithelioma
臭鼻症　oz(a)ena
自由ヒモ　tenia libera
重付加　polyaddition
修復　reparation
重複　duplex, duplication, multiple, polymerism
重複癌　double cancer
重複感覚　polyaesthesia
重〔複〕感染　multiplicity of infection (MOI), superinfection
〔重〕複基準　isotype
重複撮影〔法〕　polysography
重複子宮　duplex uterus
重複子宮の　didelphic
重複肢症　polymelia
重複症候群　overlap syndrome
重複腎　double kidney
重複腎動脈　multiple renal arteries
重複性再発　reduplication
修復〔性〕の　regenerative
重複切痕　dicrotic notch
修復象牙質　reparative dentin(e)
重複体　diplopagus
重複瞳孔　dicoria
修復の　reparative
重複〔拍〕の　dicrotic
重複波前の　predicrotic
重複歩　stride
重複脈亢進の　hyperdicrotic
重複脈波　dicrotism
重複隆起前の　predicrotic
十分　full
十分なこと　fullness
1/10 の　decimal
舟弁　carina
周辺暗点　peripheral scotoma
重弁胃　psalterium
周辺虹彩切除術　peripheral iridectomy
周辺視　peripheral vision, periscopy
周辺視性の　periscopic
周辺の　peripheral
柔膜　perimyelis, pia
終末　end, ending, termination, terminus
終末回腸炎　terminal ileitis
終末期医療　terminal care
終末器官　end organ
終末期腎疾患　end-stage renal disease (ESRD)
終末期鎮静　terminal sedation
終末グリア　teloglia
終末血尿〔症〕　terminal hematuria
終末呼気二酸化炭素(炭酸ガス)分画　end-tidal CO_2 fraction ($FETCO_2$)
終末細気管支　terminal bronchiole
終末小足　neuropodia
終末小体　end-bulb
終末神経線維鞘　epilemma
終末体　telomere
終末動脈　telangion
終末分枝　telodendron
終末へ　terminad
終末膨隆　teleneurite
充満　repletion
充満欠損　filling defect
充満する　fill
羞明　photophobia
羞明の　lucifugal
自由面接　open-ended interview
集網　plexus
終毛　terminal hair
絨毛　villus
絨毛癌　choriocarcinoma
絨毛間腔　intervillous lacuna
絨毛血管腫　chorioangioma
絨毛血管線維腫　chorioangiofibroma
絨毛結節性滑膜炎　pigmented villonodular synovitis
絨毛結節性の　villonodular
絨毛腫　vill(i)oma
絨毛上皮　chorioepithelium
絨毛上皮腫　chorioepithelioma, chorionepithelioma
絨毛診断　chorionic villi sampling (CVS)
絨毛性　villosity
絨毛性ゴナドトロピン　chorionic gonadotropin
周毛〔性〕の　peritrichous
絨毛性の　villose
絨毛腺腫　chorioadenoma
絨毛叢　cotyledon
絨毛組織炎　villositis
絨毛胎盤　villous placenta
絨毛摘出〔術〕　villusectomy
絨毛尿膜　chorioallantoic membrane, chorioallantois
絨毛の　chorial, villous
絨毛のある　villiform
絨毛の多い状態　villosity
絨毛膜　chorion, chorionic villus, choroid
絨毛膜下腔　subchorial syssarcosic
絨毛膜形成前の　previllous
絨毛膜胎盤の　chorioplacental
絨毛膜の　chorionic
絨毛膜癒合の　synchorial
絨毛〔膜〕羊膜炎　chorioamnionitis

絨毛〔様〕癌　carcinoma villosum
絨毛をもつ　villiferous
雌雄モザイク　gynandromorphism
雌雄モザイクの　gynandromorphous
集約法の　intensive
重陽子　deuterion
重要(重大)性　significance, value
重要でない　minor
重要(重大)な　prominent, significant
集落　colony
重量　weight (Wt)
重量オスモル濃度　osmolality
重量覚消失　abarognosis
重量キログラム　kilogram weight
従量式調節換気　volume controlled ventilation (VCV)
重量知覚欠如　baroagnosis
重量の　gravimetric, ponderal
重力牽引　weight traction
重力式注射器　fountain syringe
収斂　constriction, convergence, stypsis
修錬(練)　gymnastics, training
収斂作用　astriction, stypsis
収斂止血薬　styptic
収斂性の　astringent, styptic
収斂薬(剤)　astringent, catastaltica, stegnotic
主音　tonic
手過剰　polychiria
受管　adapter
手関節　wrist
主観的運動強度　rating of perceived exertion (RPE)
主観的幸福感をみる尺度　subjective well-being inventory (SWBI)
主観的所見　subjective (S)
主観〔的〕の　subjective (S)
手汗疱　cheiropompholyx
腫起　tumefaction
手技　maneuver, manipulation, procedure, technique
主気管支　bronchus (Br)
腫起の　tumefacient
酒客振戦　tremor potatorum
主凝集素　chief agglutinin, major agglutinin
縮窄(狭窄)症　coarctation
宿主　host
粥(じゅく)腫　atheroma
宿主域　host range
宿主〔細胞〕回復　host cell reactivation (HCR)
粥(じゅく)腫切除　atherectomy
宿主対移植片反応　host-versus-graft reaction (HVGR)
宿主よりの栄養　paratrophy
縮小　reduction
粥(じゅく)状硬化症　atherosclerosis
縮小手術　limited surgery
縮小〔症〕　achoresis
縮小〔する(させる)〕　decrease, minify
粥(じゅく)状の　athero-
粥(じゅく)状変性　atheromatous degeneration
宿酔　somnolentia, temulence
熟成　aging
熟成温度　maturing temperature
縮瞳　miosis
縮瞳の　miotic
縮瞳薬(剤)　iridoconstrictor, miotic
宿便性の　stercoraceous, stercoral, stercorous
宿便中毒　scatemia
縮毛症　twisted hair
縮毛人種の　ulotrichous
受血者　blood recipient, recipient
受光性の　photophilic
手根横線　rasceta
手根管　carpal canal, carpal tunnel
手根間関節　carpal joints, intercarpal joint
手根管症候群　carpal tunnel syndrome
手根骨　carpal bones, carpus
手根骨切除　carpectomy
手根〔骨〕の　carpal
手根中手〔骨〕の　carpometacarpal
手根中部の　mediocarpal
手根と足の　carpopedal
酒皶　rosacea
主細胞　chief cell
酒皶性痤瘡　acne rosacea
手指　finger
種子　grain, semen
主治医　attending physician
手指形成術　cheiroplasty
手指現象　finger phenomenon
手指(足指)硬化〔症〕　sclerodactyly
種子骨　sesamoid bones
種子骨炎　sesamoiditis
種子骨の　sesamoid
手指失認　finger agnosia
樹枝状角膜炎　dendriform keratitis
樹枝状結晶　dendrite
種子状の　sesamoid
樹枝状の　dendriform
侏儒　ateliosis, microsomia
手首間代反射　wrist-clonus reflex
手指癒合　palmature
手術　operation (OP, Op.)
手術可能性　operability
手術狂　tomomania
手術後　post operation (PO, p/o)
〔手〕術後投薬　postoperative medication
〔手〕術後の　postoperative
手術室　operating room (OR)
手術室看護師　operating room nurse (ORN), scrub nurse
手術室技師　operating room technician (ORT)
手術時の　perioperative
〔手〕術者　operator
手術する　operate

手術台 operating table
手術の operative
手術〔のため〕の operating
手術日 date of surgery (DOS)
手術不能の inoperable
手術野周囲遮断麻酔 field block
種々の various
手掌 palm, thenar, vola
手掌オトガイ反射 palmomental reflex
手掌(足底)から背側への volardorsal
手掌腱膜 palmar aponeurosis
手掌紅斑 palmar erythema
樹状細胞 dendritic cell (DC)
樹状終末 telodendron
主症状 cardinal symptom
縮小する reduce
手掌線条 palmar striae
手掌足蹠線維腫症 palmar and plantar fibromatosis
樹状突起 dendrite, dendritic process, dendron
手掌の palmar, thenal, volaris
珠状の beaded
樹枝様の dendroid
樹状の arboroid, dendritic
手掌の方へ thenad
手掌発汗試験 palmar sweating test (PST)
手掌反射 palmar reflex
手掌表面のみの thenen
手掌紋理 palmar print
手掌紋理図 palmar print pattern
受信者動作(操作)特性曲線 receiver operating characteristic curve (ROC)
受信する receive
珠数形の moniliform
珠数様の toruliform
受精 fecundation, fertilization, semination
授精 insemination
受精時性決定の syngamous, syngonic
受精能獲得 capacitation
受精能獲得抑制 decapacitation
受精能獲得抑制因子 decapacitation factor
受精卵〔子〕 spermatovum
酒石 tartar, tartarus
酒石酸 tartaric acid
酒石酸塩 tartrate
酒石酸メトプロロール metoprolol tartrate
主訴 chief complaint (CC)
主相称面 perradius
種族 species
手足汗疱症 chiropompholyx
手足指関節の強直 symphalangy
手足治療医 chiropodist
手足痛 cheiropodalgia, chiropodalgia
種族発生の phyletic
種族分類 speciation
主題 subject
受体 ceptor
受胎 conception, embryogeny
受胎確率 fecundability
受胎させる fecundate, impregnate
受胎産物 conceptus
腫大〔性〕の tumefied
主題統覚検査 thematic apperception test (TAT)
受胎能 fertility
受諾 acceptance
手段 instrumentation, medium
手段的日常生活動作 instrumental activities of daily living (IADL)
腫脹 enlargement, swelling, tumefaction, tumentia, tumidity, tumor
腫脹〔状態〕 tumescence
腫脹性の tumefied
腫脹の oncotic
腫脹発生の tumefacient
出縁 flange
出芽 budding
出芽痕 bud scar
出血 apoplexy (Apo), bleeding, blood loss (BL), hemorrhage, staxis
出血時間 bleeding time (BT)
出血性胃炎 hemorrhagic gastritis
出血性家族性血管腫症 hemorrhagic family angiomatosis
出血性関節症 hemarthrosis
出血〔性〕傾向 hemorrhagic tendency
出血性梗塞 hemorrhagic infarct
出血性ショック脳症症候群 hemorrhagic shock and encephalopathy syndrome (HSES)
出血性脊髄炎 hematomyelitis
出血性脊髄穿孔症 hematomyelopore
出血〔性〕素質 hemorrhagic diathesis, hemorrhagic tendency
出血性大腸炎 hemorrhagic colitis
出血性腸炎 hemorrhagic enteritis
出血性痘瘡 hemorrhagic smallpox
出血性の hemorrhagic
出血性脳炎 hemorrhagic encephalitis
出血性嚢胞 hemorrhagic cyst
出血性肺炎 hemorrhagic pneumonia
出血性貧血 hemorrhagic anemia
出血体 corpus haemorrhagicum
出血熱 hemorrhagic fever (HF)
出現 phanerosis
術後 post operation (PO, p/o)
術後合併症 postoperative complication
術後感染症 postoperative infection
術後管理 postoperative care (POC)
術後呼吸療法 postoperative respiratory treatment (PRT)
術後疼痛管理 postoperative analgesia service (PAS), postoperative pain service (POPS)
出臍 acromphalus
出産 accouchement, birth, childbearing, confinement, parturition, partus, procreation, tocus
出産経歴 parity
出産後感染 postnatal infection (PNI)
出産死亡率(指数) birth-death ratio, vital

index
出産調節用ピル birth control pill (BCP)
出産の natal, partal
出産の回数 para (P)
出産前の antenatal
出産用椅子 lasanum
出産予定前期 preterm
出産率 natality
出歯 dens exsertus
術式 technique
十進分類法 decimal classification
十進〔法〕の decimal
出生痕 birth scar
出生時 neonatal, paranatal
出生死産率 natimortality
出生時体重 birth weight (BW)
出生前診断 prenatal diagnosis (PND)
出生前の prenatal
出生の natal, native
出生率 birth rate, live birth rate
出生歴 birth history (BH)
術前オリエンテーション preoperative orientation
術前化学療法 neoadjuvant chemotherapy (NAC)
術前診断 preoperative diagnosis (PODx)
〔術前〕全身状態 physical status (PS)
術前の preoperative
術中の intraoperative
術中放射線療法 intraoperative radiation therapy (IORT)
出没 infestation
術野感染 surgical site infection (SSI)
出力 output
シュティールリン徴候 Stierlin sign
主点 principal point
シュードアレシェリア属 *Pseudallescheria*
種痘 vaccination
授動 mobilization
受動アルツス反応 passive Arthus reaction
受動・依存性性格 passive-dependent personality
受動喫煙 passive smoke
種痘恐怖〔症〕 vaccinophobia
主動筋 protagonist
受動・攻撃性人格 passive-aggressive personality
種痘実施者 vaccinator
種痘疹 vaccinid(e)
種痘針 vaccinifer
受動性充血 passive hyperemia
受動的 passive
受動的性倒錯者 pathicus
受動的ひき運動試験 passive duction
種痘の vaccinal
種痘反応 vaccination reaction
手動弁 hand motion (HM), motus manus (m.m.)
受動免疫 passive immunity
受動免疫化学療法 adoptive immunochemotherapy (AICT)
受動輸送 passive transport
種特異的な species-specific
シュードモナス属 *Pseudomonas*
シュトリュンペル・マリー病 Strümpell-Marie disease
授乳 lactation, nursing, thelasis
授乳〔性〕無月経 lactation amenorrhea
授乳不良 ineffective breast-feeding
主任看護師 charge nurse, head nurse
ジュヌ症候群 Jeune syndrome
ジュネーブ協定 Geneva Convention
受媒質 substrate
手背部 opisthen
手白癬 tinea manus
珠皮 integument
守秘義務 confidentiality
樹皮の cortical
珠柄 funiculus
手法 procedure
シュミット症候群 Schmidt syndrome
シュミット・ランターマン切痕 Schmidt-Lanterman incisure
寿命 expectancy of life, life, life expectancy, lifespan, lifetime, span of life
シュモール黄疸 Schmorl jaundice
主薬 base, basis
腫瘍 neoplasm, tumor
受容 acceptance
腫瘍遺伝子 oncogene
腫瘍ウイルス tumor virus
腫瘍壊死因子 tumor necrosis factor (TNF)
腫瘍壊死因子受容体 tumor necrosis factor receptor
腫瘍化 canceration, cancerization
腫瘍学 oncology
腫瘍関連抗原 tumor-associated antigen
受容器 receptor
腫瘍形成 oncogenesis
腫瘍形成の oncogenic, oncogenous
腫瘍血管形成因子 tumor angiogenesis factor (TAF)
腫瘍原性 oncogenicity
腫瘍原性骨軟化症 oncogenic osteomalacia
腫瘍抗原 tumor antigen (T antigen)
腫瘍細胞 tumor cell (TC)
腫瘍細胞親性 tumoraffin
腫瘍細胞親和性の oncotropic
腫瘍症 oncosis
腫瘍状の tumorous
腫瘍随伴性の paraneoplastic
受容〔性〕失語〔症〕 receptive aphasia
腫瘍〔性〕の neoplastic
腫瘍切開術 oncotomy
主要組織適合抗原 major histocompatibility antigen
主要組織適合〔性〕遺伝子(抗原)複合体 major histocompatibility complex (MHC)
受容体 acceptor, receptor
腫瘍胎児性 oncofetal
腫瘍致死線量 tumor lethal dose (TLD)

腫瘍治癒線量 tumor control dose (TCD)
主要徴候 presenting symptom
腫瘍摘出〔術〕 tumorectomy
主要点 cardinal point
腫瘍特異抗原 tumor-specific antigen (TSA)
主要な cardinal, main, major, predominant, presenting, princeps
腫瘍破壊性の tumoricidal
腫瘍発生 tumorigenesis
腫瘍発生因子 tumor-inducing factor (TIF)
腫瘍〔発生〕ウイルス oncogenic virus
腫瘍発生の oncogenic, oncogenous
腫瘍崩壊 oncolysis
腫瘍崩壊ウイルス oncolytic virus
腫瘍崩壊の oncolytic
腫瘍マーカー tumor marker
手用まつばづえ hand crutch
主抑制体 aporepressor
シュラー管 Schüller ducts
シュラー現象 Schüller phenomenon
腫瘤 tumor
腫瘤切除〔術〕 tylectomy
ジュール joule (J, j)
種類 species, variety
シュルツェヒダ Schultze fold
シュルツ・シャールトン反応 Schultz-Charlton reaction
シュルツ・デール試験 Schultz-Dale test
ジュール当量 Joule equivalent
シュルマン症候群 Shulman syndrome
シュレム管 Schlemm canal
手話 manual method
手話言語 sign language
シュワルツマン反応 Shwartzman reaction
手腕 ability
シュワン細胞 Schwann cell
シュワン鞘 Schwann sheath
シュワン鞘炎 schwannosis
準位 level
純一発生 homogenesis
純一発生の homogenic
順送り sifting
純音聴力検査 pure tone audiometry (PTA)
馴化 acclimatization
純化 defecation, purification, sublimation
馴化する acclimate
循環 circulation (CIR, cir.), cycle
循環〔運動〕 circumduction
循環眼振 circumduction nystagmus
循環気質 cyclothymia
循環器〔病〕学 cardiology
循環〔血液〕量 circulating blood volume (CBV), circulation volume
〔循環〕血液量過多症 hypervolemia
〔循環〕血液量減少症 hypovolemia
〔循環〕血液量減少の hypovolemic
〔循環〕血液量増加(過多) polyhemia
循環血漿量 circulating plasma volume (CPV)
循環血中リンパ球 circulating blood lymphocyte (CBL)
准看護師 practical nurse (PN)
循環時間 circulating time (CT)
循環症 cyclothymia
循環する recurring
循環性人格 cycloid personality
循環の circulatory
循環病質 cycloid
循環不全 cardiac insufficiency
循環率 circulation rate
春季角結膜炎 vernal keratoconjunctivitis (VKC)
春季カタル vernal catarrh, vernal conjunctivitis
春季結膜炎 spring conjunctivitis, vernal conjunctivitis
春季の vernal
春機発動期 pubertas
準丘疹状の subpapular
純型 biotype
純系 purebred
峻下薬 drastic
順行性の orthodromic, progressive
順行〔性〕ブロック anterograde block
準実験 quasi-experiment
瞬時の transient
純株 purebred
順序 order, sequence
順序正しい orderly
純粋 purity
純粋種 purebred
純粋の pure
準正常 subnormality
準静的過程 quasistatic process
準静的の quasistatic
純正の pure, true
純赤血球無形成症 pure red cell aplasia (PRCA)
順ぜん(蠕)動吻合 isoperistaltic anastomosis
純濁音界 absolute dullness
準定常の quasistationary
純度 purity
順応 accommodation, adaptation, aptation
順応計 adaptometer
順応性 malleability
順応不良 maladaptation
純培養 pure culture
準備 preparation
順方向の orthodromic
瞬目 blink, nictation, palpebration, star blind, wink
瞬目痙攣 winking spasm
瞬目する palpebrate
瞬目の nictitating
瞬目反射 blink reflex
準臨床的な subclinical
助因子 cofactor
子葉 cotyledon

床　couch, matrix, plate
商　quotient
踵　heel
鞘　sheath
条　stria
昇圧器　booster
昇圧作用のある　pressor
昇圧神経　pressor nerve
昇圧性の　hypertensive
常圧性の　normotensive
昇圧線維　pressor fiber
昇圧の　vasopressor
昇圧物質　pressor substance
昇圧薬　hypertensor, vasopressor
ジョヴァニーニ病　Giovannini disease
小胃　stomach pouch
上位　elevation
上衣　endyma
上位運動ニューロン　upper motor neuron (UMN)
上位運動ニューロン障害　upper motor neuron lesion (UMNL)
上衣下腫　subependymoma
上衣下の　subendymal
上衣細胞　ependymal cell
上位自我　superego
小胃症　microgastria
上位〔性〕　epistasis
常位胎盤早期剥離　early separation of placenta, premature ablation of normally implanted
常位の　nomotopic
上咽腔　nasopharynx
小陰茎〔症〕　micropenis, microphallus
小陰唇　labium minus pudendi, nympha
小陰唇炎　nymphitis
小陰唇腫脹　nymphoncus
小陰唇切開術　nymphotomy
小陰唇切除術　nymphectomy
上咽頭　epipharynx
上咽頭収縮筋　superior pharyngeal constrictor
小鋭棘波　small sharp spike (SSS)
漿液　serofluid
漿液滑液性の　serosynovial
漿液気胸　hydropneumothorax, seropneumothorax
漿液血液状の　serosanguineous
漿液細胞　serous cell
漿液腫　seroma
漿液出血　serohemorrhage
漿液性　serosity
漿液性炎症　serous inflammation
漿液性心気腫　seropneumopericardium
漿液性舌腺　serous linguali gland
漿液性網膜炎　retinitis serosa
漿液腺　serous gland
漿液線維素性の　serofibrinous, seroplastic
漿〔液〕粘液性の　seromucous
漿液粘素　serosamucin
漿液の　serous
漿液膿　seropus
漿液嚢腫　serous cyst
漿液膿性の　seropurulent
漿液瘤　serocele
小円筋　teres minor
消炎〔性〕の　antiphlogistic
消炎薬　antiphlogistic
上横隔動脈　superior phrenic artery
小凹点　dimple
歯〔擦〕音　sibilant
消化　digestion
小窩　faveolus, fossette, fossula, foveola, lacuna, pit
昇華　sublimation
焼痂　eschar
小芽　gemmule
上科　superfamily
浄化　catharsis, defecation, purge
上顆　epicondyle, epicondylus
障害　deficit, derangement, disability, disorder, disturbance, dyscrasia, failure, impair, trauma
傷害　injury
生涯学習　lifelong integrated learning
障害された　impaired
障害者　disabled person
紹介する　refer
傷害〔する〕　damage, insult
上外側上腕皮神経　upper lateral brachial cutaneous nerve
障害の　impaired
障害のある〔者〕　handicapped
小海馬　calcar, unguis
生涯発達　lifespan development
小開腹術　minilaparotomy
障害〔物〕　obstacle
上顆炎　epicondylitis
小下顎〔症〕　microgenia
消化管　alimentary canal, alimentary tract, digestive tract, digestive tube, gut
消化管運動障害　gastrointestinal motility disorder (GIMD)
消化管運動の　enterokinetic
消化管間葉系腫瘍　gastrointestinal stromal tumor (GIST)
消化管系　gastrointestinal system (GIS)
消化管障害　gastrointestinal toxicity
消化器　digestive apparatus, digestive organ, gullet
消化器骨性付属器　splanchnapophysis
消化器内視鏡　digestive endoscope
消化器病　digestive disease (DD)
消化器病学　gastroenterology
小角　corniculum
小核　micronucleus
上顎　upper jaw
小角結節　corniculate tubercle, tuberculum corniculatum
上顎骨　maxilla
〔上顎骨〕頬骨突起　malar process
上顎歯槽突起の　alveolopalatal

小角状の　corniculate
上顎神経　maxillary nerve
上顎前突計　prognathometer
上顎前突〔症〕　prognathia
上顎前突の　prognathic
上顎洞　maxillary antrum, maxillary sinus
上顎洞炎　siagantritis
上顎洞鏡検査　antroscopy
上顎洞後鼻腔の　antrochoanal
上顎洞水腫　antracele
上顎洞性鼻腔の　antronasal
上顎洞痛　antrodynia, antronalgia
上顎突起　maxillary process
上顎突出　prognathism
小角軟骨　corniculate cartilage
上顎の　maxillary
小角膜　microcornea
小核様の　nucleoloid
上顎隣接の　admaxillary
小花梗　pedicle
消化酵素　digestive enzyme
消化酵素分泌欠乏症　achylosis
消化細胞　peptic cell
消化〔作用〕　digestion
消化時(性)白血球増加〔症〕　digestive leukocytosis
消化する　digest
昇華する　sublimate
浄化する　cathartic
消化性潰瘍　peptic ulcer (PU)
消化〔性〕の　digestive, peptic
焼痂切開術　escharotomy
床下組織面　basal seat area
上型　cope
松果体　conarium, corpus pineale, epiphysis, pineal body, pineal gland, pinus
松果体陥凹　pineal recess
松果体機能亢進症　hyperpinealism
松果体機能低下症　hypopinealism
松果体腫　pinealoma
松果体・性腺症候群　pineal-gonadal syndrome
松果体性大性器症　pineal macrogenitosomia
松果体切除術　pinealectomy
松果体の　epiphyseal, pineal
松果体病　pinealopathy
松果体分泌異常　pinealism
浄化値　clearance (C)
上顆痛　epicondylalgia
小割球　micromere
消化毒素　peptinotoxin
消化の　alimentary
小窩のある　faveolate
消化物　digest
昇華物　sublimate
消化不良　dyspepsia, indigestion
消化不良の　dyspeptic
消化薬　digestant, digestive
浄化薬　detergent, pellant
浄化容積　clearance (C)
消化良好　eupepsia
小カロリー　small calorie (cal)
小管　canaliculus, ductule, ductulus, pipet(te), tubule
小幹　plumula
上眼窩裂　superior orbital fissure
小眼球〔症〕　microphthalmia, nanophtalmia
焼還金　annealed gold
上眼瞼　superior palpebra
上眼瞼挙筋　levator palpebrae superioris, palpebralis
小眼瞼症　microblepharia
〔上〕眼瞼麻痺　blepharoplegia
小杆視　rod vision
小肝症　microhepatia
小管状の　tubuliform
上眼静脈　superior ophthalmic vein
小関節面　facet
焼還灯　annealing lamp
小管の　canalicular
〔小〕丸薬　granule
小丸薬　parvule, pillet
正気　compos mentis, lucidity, sanity
蒸気　halitus, vapor, vapo(u)r
定規　protractor, template
蒸気圧　vapor pressure
笑気〔ガス〕　laughing gas
小器官　minute organ, organelle
上機嫌　euphoria
常軌症　rut formation
蒸気焼灼法　vapocauterization
上気道　upper airway, upper respiratory tract (URT)
上気道感染症　upper respiratory tract infection (URTI)
上気道閉塞　upper airway obstruction (UAO)
正気な　lucid
蒸気腐食法　vaporization
小気胞　bleb
蒸気滅菌法　steam sterilization
焼却　burnout, incineration, tephrosis
小丘　caruncle, colliculus, hillock
小球　globule, spherule
上丘 superior colliculus, superior quadrigeminal body
小臼歯　dens bicuspidatus, dens buccalis, dens premolaris, premolar
小球状赤血球　microspherocyte
小球状赤血球〔増加〕症　microspherocytosis
小球性の　microcytic
上丘腕　brachium of superior colliculus, brachium quadrigeminum superius
消去　elimination, extinction
小橋　ponticulus
状況　condition, situation
小胸筋　pectoralis minor
上胸骨　episternum
状況精神病　situational psychosis
滋養強壮の　analeptic
上強膜　episclera
上強膜炎　episcleritis

消極　depolarization
小棘　spicule
蒸気浴　vaporarium
蒸気療法　vapotherapy
蒸気療法をする　vaporize
笑筋　risorius
小腔　loci, loculus
小空洞性脳卒中　lacunar stroke
掌屈　palmar flexion
小グリア細胞　microgliacyte
笑痙　cachinnation
上頸神経節　superior cervical ganglion
上頸心臓枝　superior cervical cardiac branches
上〔頸〕心臓神経　superior cervical cardiac nerve
上下顎骨の　maxillomandibular
小隙　areola
衝撃　impulse, pulsion, shock
上下体重複奇形　anacatadidymous teratism
小血管瘤　microaneurysm (MA)
小結石　microlith
小〔結〕節　nodule, nodulus
〔小〕結節症　nodosity
〔小〕結節状隆起　nodosity
〔小〕結節性　nodosity
小結節性の　micronodular
小結腸〔症〕　microcolon
象限　quadrant
上肩甲横靱帯　superior scapular transverse ligament
条件づけ　conditioning
条件反射　behavior reflex, conditioned reflex
小腱膜瘤　bunionette
上限量　tolerable upper intake level (UL)
条件を設ける　condition
証拠　evidence, proof
正午　meridies (M)
小口　stoma
小孔　foraminulum, ostium
小鉤　unguiculus
小溝　sulculus
症候　symptom (Sx)
常衡　avoirdupois weight
上行咽頭動脈　ascending pharyngeal artery
小口蓋神経　lesser palatine nerves
小口蓋動脈　minor palatine arteries
症候学　semeiology, symptomatology
症候学的記述　semeiography
症候学的の　semiotic
上行脚　ascending limb
上行脚重複隆起〔波〕の　anacrotic
上行脚重複隆起脈　anadicrotism
上行脚隆起性切痕　anacrotic incisura
上行脚隆起の　anacrotic
上行脚隆起〔波〕　anacrotic shoulder
上行脚隆起脈　anacrotic pulse
症候群　symptom complex, syndrome
症候群発現　syndromization
小孔形成　porosis
上行頸動脈　ascending cervical artery
上行結腸　ascending colon
小口〔症〕　microstomia
上甲状腺静脈　superior thyroid vein
上甲状腺動脈　superior thyroid artery
上行腎盂撮影法　ascending pyelography
症候診断学　pathognomy
上行性灰白髄炎　ascending poliomyelitis
症候性潰瘍　symptomatic ulcer
症候性紫斑〔病〕　purpura symptomatica
症候性小人症　symptomatic nanism
上行性神経炎　ascending neuritis
上行性脊髄造影法　ascending myelography
症候性脱毛症　effluvium symptomaticum
症候性の　symptomatic, syndromic
上行性の　afferent
上行性麻痺　ascending paralysis
踵叩打　heel tap
上行大動脈　ascending aorta
踵叩打試験　heel tap test
上喉頭静脈　superior laryngeal vein
小後頭神経　lesser occipital nerve
上喉頭神経　superior laryngeal nerve
小後頭直筋　rectus capitis posterior minor
上喉頭動脈　superior laryngeal artery
猩紅熱　rosalia, scarlatina, scarlet fever
猩紅熱状(様)の　scarlatiniform, scarlatinoid
猩紅熱〔性〕の　scarlatinal
猩紅熱様風疹　scarlatinella
猩紅熱様麻疹　rubeola scarlatina
猩紅熱レンサ球菌抗毒素　scarlet fever streptococcus antitoxin
猩紅熱レンサ球菌毒素　scarlet fever streptococcus toxin
症候の　semeiotic
小孔の　stomal
上行の　ascending
上行変性　ascending degeneration
常衡〔法〕　avoirdupois
上行腰静脈　ascending lumbar vein
症候論　symptomatography
上鼓室　attic
上鼓室炎　atticitis
上鼓室化膿症　atticitis
上鼓室切開　atticotomy
冗語挿入症　embololalia
小骨　bone-let, ossicle, ossiculum
踵骨　calcaneal bone, calcaneum, calcaneus, heel bone
踵骨距骨の　calcaneoastragaloid
踵骨脛骨の　calcaneotibial
踵骨結節　tuberculum calcanei
踵骨腱　calcaneal tendon
踵骨骨頭炎　calcaneoapophysitis
踵骨舟状骨の　calcaneonavicular
踵骨神経痛　calcaneodynia
小骨髄芽球　micromyeloblast
小骨髄球　micromyelocyte
踵骨痛　calcaneodynia, painful heel
小骨盤　lesser pelvis, true pelvis
踵骨肥大　tarsomegaly
踵骨膨隆　prominent heel

小根 radicle
条痕 streak, striation
錠〔剤〕 tabella (TAB, tab.), tablet, troche
小〔細〕胞 cellule
娘細胞 daughter cell
小細胞癌 small cell carcinoma
小坐骨孔 lesser sciatic foramen
硝酸 nitric acid
消散 solution (SOL, sol.)
小山 monticulus
蒸散 perspiratio, perspiration
硝酸イソソルビド isosorbide dinitrate (ISDN)
硝酸銀 silver nitrate
消散させる(する) resolve
蒸散〔作用〕 transpiration
硝酸の nitric
硝子 vitra, vitrum
小枝 ramulus, twig
消止 quenching
小歯 denticle
鑷子 pincet(te), pliers
上肢 upper limb
小指外転筋 abductor digiti minimi
上肢奇形児 perobrachius
常識的な sensible
常識外れ parapsychosis
小指球 antithenar, hypothenar, hypothenar eminence, subvola
小(第5)指屈曲症 streblomicrodactyly
小(第5)指屈曲症 streptomicrodactyly
硝子形質 hyaloplasm
上肢骨 bones of upper limb
生じさせる raise
硝子〔質〕化 hyalinization
硝子質症 hyalinosis
硝子質尿症 hyalinuria
硝子質の hyaline
小指〔症〕 microdactyly, micropsia
小肢症 micromelia, nanomelia
小歯〔症〕 microdontia, microteeth
小字症 micrographia
小耳症 microtia
硝子状小体 hyalin body
上矢状静脈洞 superior sagittal sinus
上矢状静脈洞血栓〔症〕 superior sagittal sinus thrombosis (SSST)
硝子状の vitreous
小指伸筋 extensor digiti minimi
常磁性 paramagnetism
上歯槽神経 superior alveolar nerves
硝子体 corpus vitreum, hyaloid body, vitreous body, vitreum, vitrina oculi
上肢帯 shoulder girdle
硝子体〔液〕 vitreous humor
硝子体炎 hyalitis, vitreitis
硝子体下の subvitrinal
硝子体管 central canal of vitreous
硝子体基質 vitreous stroma
硝子体混濁 opacitas corporis vitrei (OCV)
硝子体切除〔術〕 vitrectomy
硝子体動脈 hyaloid artery
硝子体の hyaloid, vitreous
硝子体剥離 ablatio corporis vitrei, vitreous detachment
硝子体膜 vitreous membrane
硝子体融解症 fluid vitreous, synchysis corporis vitrei
小指対立筋 opponens digiti minimi
小室 areola, cella, ventricle
消失 disappearance, loss
晶質 crystalloid
漿質 plasm
上膝蓋反射 suprapatellar reflex
上室期外収縮 supraventricular extrasystole
小室(小子宮)形成術 utriculoplasty
消失する disappear, vanishing
上室性 supraventricular (SV)
消失性の evanescent
消失胆管症候群 vanishing bile duct syndrome (VBDS)
上膝動脈 superior genicular artery
小室の utricular
消失肺 vanishing lung
上室頻拍 supraventricular tachycardia (SVT)
上歯突出 overjet
硝子軟骨 hyaline cartilage
焼刺法 ignipuncture
硝子膜 hydatoid
照射 irradiation
上斜位 hyperphoria, sursumvergence
上斜筋 superior oblique
焼灼 ablation, cauterization, cautery, thermocauterization, ustion
焼灼器 thermocautery
焼灼する ablate
焼灼性の caustic
上尺側側副動脈 superior ulnar collateral artery
小斜径 suboccipitobregmatic diameter
小斜径周囲 suboccipitobregmatic circumference
照射後発生性 postradiation
上斜視 anopsia, hypertropia
照射性結膜炎 actinic conjunctivitis
〔照射〕治療可能比 therapeutic gain factor (TGF)
常習性の habitual
常習的な frequent
小十二指腸乳頭 lesser duodenal papilla
小集落 punctiform
小手術 minor operation
小手症 microcheiria, microchiria
晶出 crystallization
成就年齢 achievement age (AA)
小循環 lesser circulation
小書 micrography
床状 clinoid
症状 manifestation, presentation, symptom (Sx), symptoma

硝子様円柱　hyaline cast
症状寛(緩)解性の　symptomatolytic
上昇(増加)させる　raise
症状転嫁　transitivism
鞘状突起　vaginal process
硝子様の　hyaloid
掌状の　palmate
症状の　semiotic
上小脳脚　superior cerebellar peduncle
上小脳動脈　superior cerebellar artery
症状の検討　review of symptoms (ROS)
症状のない　asymptomatic
症状の発現　episode
ショウジョウバエ属　*Drosophila*
症状発現前の　preclinical
硝子様板　vitreous lamella
硝子様物質　vitrina
小静脈　venula
消色　discharge (disch.)
小食球　microphage
小食細胞　microphage
小書症　micrographia
小人　dwarf, pygmy, stunt
消尽　quenching
小腎　renculus
上唇　labrum, upper lip
上唇挙筋　levator labii superioris
上神経幹　superior trunk
小〔神経〕膠細胞　microgliacyte
上神経節　superior ganglion
上唇結節　labial tubercle
小唇〔症〕　microcheilia
小人症　ateliosis, dwarfism, microsomia, nanism, nanocormia
上唇静脈　superior labial vein
小心〔臓〕症　microcardia
小心〔臓〕静脈　small cardiac vein
上心臓神経　superior cardiac branches
小陣痛　petit maux
上唇動脈　superior labial artery
上唇の中央隆起　procheilon
小腎杯　minor renal calices
消衰　extinction
憔悴　tabes
常水　aqua (Aq, aq)
上水　tap-water
静水圧　hydrostatic pressure
上膵十二指腸動脈　superior pancreaticoduodenal artery
小水晶体症　microlentia
憔悴性の　marantic
上錐体静脈洞　superior petrosal sinus
小錐体神経　lesser petrosal nerve
小水疱　vesicle
小水疱からなる　vesiculated
小水疱性口内炎　vesicular stomatitis
小水疱性じんま(蕁麻)疹　urticaria vesiculosa
小水疱〔性〕の　vesiculous
小数　decimal
乗数　coefficient
常数　constant
少数クローンの　oligoclonal
少数の　minor
焦性　pyruvic
上声　head voice
小生活圏　biotope
小性器症　microgenitalism
情性欠如者　affectionless psychopath
小生子　sporidium
上生体　epiphysis
止痒性の　antipruritic
脂溶性の　liposoluble
滋養性の　nutritious
焦性ブドウ酸　pyruvic acid (PyA)
乗積　product
小赤芽球　microblast
小脊髄症　micromyelia
小舌　lingula, tongue-tie
蒸泄　evaporation
冗舌　lallation, lalling, lalorrhea
饒舌　volubility
小赤血球　microcyte, microerythrocyte
小〔赤血〕球症　microcythemia, microcytosis
小赤血球性の　microcytic
小〔赤血〕球性貧血　microcytic anemia
小接合子　microgamete
小接合子母体　microgametocyte
小舌〔症〕　microglossia
踵接地　heel contact
小腺　glandula, glandule
滋養煎汁　tisane
常染色体　autosome
常染色体異常　autosomal aberration
常染色体遺伝　autosomal inheritance
常染色体遺伝子　autosomal gene
常染色体性劣性　autosomal recessive (AR)
常染色体の　autosomal
常染色体優性　autosomal dominant (AD)
小先端症　acromicria
上前腸骨棘　anterior superior iliac spine
小泉門　posterior fontanel(le)
小爪　unguiculus
状相　phase
情操　sentiment
少壮期　adolescence
小爪〔症〕　micronychia
上爪皮　eponychium
上爪皮膿疱　eponychia
〔小〕束　fascicle, fasciculus
小足　foot process, pedicel
掌側　palmaris
掌側骨間筋　palmar interossei
消息子　bougie, sound, specillum, staff
消息子拡張法　bougienage
掌側指静脈　palmar digital veins
掌側手根動脈　palmar carpal arch
小足症　micropodia
掌側中手動脈　palmar metacarpal arteries
小体　corpuscle, corpusculum, frenum
小帯　fasciola, frenulum, zonula, zonule
消退　disappearance, resolution

状態 condition, état, state, status
状態依存性学習 state-dependent learning
上体欠如奇形 peracephalus
紙様〔胎〕児 fetus papyraceous
上体重複奇形 anadidymous teratism
上大静脈 superior vena cava (SVC)
上大静脈症候群 superior vena cava syndrome (SVCS)
消退する disappear
小帯切開術 frenotomy
小帯切除〔術〕 frenectomy
小体の corpuscular
小帯の frenal, zonular
上大脳静脈 superior cerebral veins
小帯白内障 zonular cataract
小端症 akromikria
蒸着 evaporation
小柱 columella, trabecula
小虫 vermicule, vermiculus
条虫 cestode
小中隔 septulum
条虫駆虫薬 taeniafuge
小柱形成 trabeculation
条虫症 cestodiasis, taeniasis, teniasis
娘虫体 merozoite
条虫の tenial
条虫撲滅薬 taeniacide
条虫類 tapeworm
小腸 small intestine (SI)
象徴 mark, sign, symbol
小腸移植 small bowel transplantation
象徴化 symbolization
小腸間吻合 enteroenterostomy
上腸間膜静脈 superior mesenteric vein
上腸間膜動脈 superior mesenteric artery (SMA)
上腸間膜動脈神経節 ganglion mesentericum superius
上腸間膜動脈閉塞症 superior mesenteric artery occlusion (SMAO)
小腸結腸炎 enterocolitis
小腸結腸吻合術 enterocolostomy
象徴性 symbolism
象徴知覚 symbolia
冗長の redundant
小腸のねじれ ileal kink
象徴不能〔症〕 asemasia, asemia, asymbolia
症徴リンパ節 signal node
小腸ループ pontoon
上直筋 superior rectus
上直腸静脈 superior rectal vein
上直腸動脈 superior rectal artery
情緒障害 emotional disorder
情緒的虐待 emotional abuse
消沈 dejection
消沈の torpent
踵痛 talalgia
衝程 stroke
小滴 droplet
焦点 focal point, focus
上転 supraduction
焦点距離 focal distance
焦点距離計 focimeter
小殿筋 gluteus minimus
小転子 lesser trochanter, trochantin
上殿静脈 superior gluteal veins
上殿神経 superior gluteal nerve
上殿動脈 superior gluteal artery
焦点の focal
上殿皮神経 superior cluneal nerves
焦点を合わせる focus
小頭 capitulum
小島 islet
小刀 scalpel
晶洞 druse
衝動 drive, impulse
情動 affect, affection, emotion
松濤音 venous hum
小頭〔蓋〕症 microcephalia
小頭〔蓋〕症の microcephalic
小瞳孔 microcoria
常同行為 stereotyped action
情動昏迷 emotional stupor
情動指数 emotional intelligence quotient (EQ)
上頭斜筋 obliquus capitis superior
上橈尺関節 proximal radioulnar joint
常套手段 routine
小頭症 nanocephaly
常同症 stereotypy
情動障害の thymopathic
情動性 affectivity
常同〔性〕 stereotype
衝動性眼振 jerking nystagmus
情動性脱力発作 cataplexis
衝頭接合する butt
小痘瘡 vaccinia
床頭台 bedside table
衝動的な impulsive
情動的な emotional
小頭の capitular, nanocephalous
情動反応 emotional reaction
情動不安 restlessness
情動麻痺 emotional paralysis
小動脈瘤 microaneurysm (MA)
少糖類 oligosaccharide
消毒 disinfection
消毒済注射器 prepacked syringe
消毒する disinfect
消毒薬 antiseptic, disinfectant
衝突 conflict
床突起 clinoid process
小突起 tang
衝突した impacted
衝突腫瘍 collision tumor
上内斜位 hyperesophoria
小内臓神経 lesser splanchnic nerve
小内転筋 adductor minimus
小児 child, infant
小児科医 pediatrician
小児科〔学〕 pediatrics (PED)

小児〔科学〕の　pediatric
小児関節カリエス　pedarthrocace
小児期　childhood
小児期退行精神病　paleophrenia
小児期通常疾患　usual childhood disease (UCD)
小児救急室　pediatric emergency room (PER)
小児恐怖〔症〕　pedophobia
小児巨足症　sciopody
小児期リウマチ疾患　childhood rheumatic disease (CRD)
小児外科　pediatric surgery (PDS, PS)
小児高次救命　pediatric advanced life support (PALS)
小児疾患　childhood disease (CHD)
小児集中治療室　pediatric intensive care unit (PICU)
小児衰弱症　pedatrophia
小児ストロフルス　strophulus infantum
小児性　puerility
小児性愛　pederasty, pederosis, pedophilia
小児知覚テスト　children's apperception test (CAT)
小児腸間膜結核　pedatrophia
小児の　infantile
小児白血病　infantile leukemia
小児パラノイア　paranoia originaria
小児片麻痺　infantile hemiplegia
小児包括評価尺度　children's global assessment scale (CGAS)
小児保健学　puericulture
小児麻酔　pediatric anesthesia
小児麻痺　infantile paralysis
小児慢性疲労症候群　childhood chronic fatigue syndrome (CCFS)
小乳頭　papillula
小乳房症　micromastia
漿尿膜　allantochorion
漿尿膜の　chorioallantoic
承認　admission (Ad, Adm, adm)
消熱の　febrifugal
漿粘液腺　seromucous gland
少年の　juvenile
脂様の　geariform
ショウノウ(樟脳)　camphor
小脳　cerebellum, little brain
小嚢　caveola, utriculus, vesicle
小脳炎　cerebellitis
小脳延髄槽　cerebellomedullary cistern
小脳回症　microgyria
小脳活樹　arbor vitae cerebelli
小脳鎌　falcula, falx cerebelli
小脳橋角　cerebellopontine angle
小嚢形成　sacculation
小脳欠損　notanencephalia
小脳欠損性脳水腫　notencephalocele
小脳谷　vallis
小嚢腫　microcyst
小脳腫瘍　cerebellar tumor
小脳症　micrencephaly
小脳小結節　nodulus
小脳症候群　cerebellar syndrome
小嚢状腺　saccular gland
小嚢状動脈瘤　sacculated aneurysm
小脳〔髄〕症　microencephaly
小脳性〔運動〕失調　cerebellar ataxia
小脳性硬直　cerebellar rigidity
小脳性の　cerebellar
小嚢〔性〕の　vesiculated, vesiculous
小脳性歩行　cerebellar gait
小嚢腺　crypt
小脳脱出　parencephalocele
小脳虫部の　vermian
小脳テント　tentorium cerebelli
小脳の　cerebellar
小脳半球　cerebellar hemisphere
小脳皮質　cerebellar cortex
小脳扁桃　amygdala, amygdala cerebelli, cerebellar tonsil
小脳扁桃嵌頓　tonsillar herniation
小膿疱　phlyzacium
娘嚢胞　daughter cyst
小杯　caliculus, pocillum
小配偶子　microgamete
小配偶子母体　microgametocyte
小瀑　cascade
小麦皮　cuticula
乗馬骨　rider's bone
蒸発　evaporation
蒸発器　vaporizer
蒸発させる　volatilize
蒸発性　vaporizability
消費　consumption
小皮　cuticle, cuticula
小脾　splenulus
上皮　epithelium, pellicle
上皮異形成症　ectodermal dysplasia (ED)
上皮移植　epithelial outlay
小皮縁　cuticular border
上皮化　epithelization
上皮形成　epithelialization
上皮欠如　anoderm
上鼻甲介　concha nasalis superior, superior nasal concha
上皮細胞　epithelial cell
上皮細胞毒素　trichotoxin
上皮残屑　epithelial rest
上皮腫　epithelioma
上皮腫症　epitheliomatosis
小脾症　microsplenia
上皮小体　parathyroid, parathyroid glands
上皮小体欠如〔症〕　parathyroprivia
上皮小体刺激性成分　parathyrotrophic principle
上皮小体刺激性の　parathyrotrophic
上皮小体刺激ホルモン　parathyrotrophic hormone
上皮小体疾患　parathyropathy
上皮小体腫　parastruma
上皮小体切除〔術〕　parathyroidectomy
上皮小体中毒症　parathyrotoxicosis

上皮小体ホルモン　parathyrin, parathyroid hormone (PTH)
上皮真珠　epithelial pearl
消費性凝固障害　consumption coagulopathy (CC)
上皮性腫瘍　epithelial tumor (ET)
上皮成長因子　epidermal growth factor (EGF)
上皮〔性〕の　epithelial
上皮性膜抗原　epithelial membrane antigen (EMA)
上皮組織　epithelial tissue
上鼻道　superior nasal meatus
上皮内癌　carcinoma in situ (CIS)
上皮内リンパ球　intraepithelial lymphocyte (IEL)
小ヒモ　taeniola
常備薬品　officinal
上皮融解　epitheliolysis
上皮融解性の　epitheliolytic
上皮溶解剤　keratolytic
上皮様細胞　epithelioid cell
小〔病〕室　cubicle
小病巣　microlesion
上皮様の　epithelioid
小病変　microlesion
小ビン　phial
小腹腔　lesser peritoneal cavity
小伏在静脈　small saphenous vein
上腹痛　epigastralgia
上腹部　epigastrium
上腹部に接近する　parepigastric
上腹壁静脈　superior epigastric veins
上腹壁動脈　superior epigastric artery
上部構造　superstructure
上部呼吸路　upper respiratory tract (URT)
上部消化管　upper gastrointestinal tract (UGIT)
滋養物　pabulum
小舞踏病　chorea minor
踵部の　calcaneal
上部の　above
小分割球　micromere
少分割照射〔法〕　hypofractionation
上分節　epimere
障壁　barrier
障壁除去　barrier-free
小弁　valvula, valvule
小胞　acinus, caveola, cell, follicle, folliculus, utriculus, vesicle
小房　cella, cellule, loculus, tuft
情報　information
小胞炎　acinitis, vesiculitis
小房化症候群　loculation syndrome
小胞形成　vesiculation
小房形成　loculation
情報検索　information retrieval
上膀胱動脈　superior vesical arteries
小胞子　sporule
小胞子菌症　microsporosis
小胞症　folliculosis
小胞状の　aciniform, vesiculiform
小疱疹　vesicle
小胞〔性〕の　vesiculous
小疱瘡　variola minor
小胞体　endoplasmic reticulum (ER)
情報伝達　propositionizing, signal transduction
情報なし　no information (NI)
上方に　supra (sup.)
小胞の　follicular, locular, vesicular, vesiculose
小房の　locular
上方の　above, superior, upper
小胞輸送　vesicular transport
小発作　petit mal (PM), spells
小発作てんかん　petit mal epilepsy
漿膜　chorion, serosa, serous coat, tunica serosa
鞘膜　vagina
漿膜炎　serositis
鞘膜炎　vaginitis
漿膜性心膜　serous pericardium
漿膜線維性の　serofibrous
漿膜の　serous
賞味　degustation, gustation
静脈　vein (V, v), vena
静脈圧　venous blood pressure (VBP), venous pressure (VP)
静脈運動の　venomotor
静脈炎　phlebitis
静脈角　venous angle
静脈拡張〔症〕　phlebectasia, venectasia
小脈管　vasculum
静脈管　ductus venosus
静脈管索　venous ligament
静脈管隆起　intervenous tubercle
静脈狭窄症　phlebostenosis
静脈系　venation
静脈形成術　phleboplasty
静脈経由の　transvenous
静脈痙攣　venospasm
静脈血　venous blood (VB)
静脈血圧計　phlebomanometer
静脈〔血〕圧の　venopressor
静脈血うっ滞　venostasis
静脈血うっ滞法　phlebostasis
静脈血酸素分圧　partial pressure of venous oxygen ($P\text{VO}_2$)
静脈血酸素飽和度　venous oxygen saturation ($S\text{VO}_2$)
静脈結石　phlebolith
静脈結石症　phlebolithiasis
静脈血栓症　phlebothrombosis
静脈湖　venous lake
静脈溝　venous grooves
静脈硬化〔症〕　phlebosclerosis, venosclerosis
静脈周囲炎　periphlebitis
静脈周囲の　perivenous
静脈縫合術　venesuture
小脈症　microsphygmia
静脈症　phlebosis

静脈静脈吻合〔術〕 venovenostomy
静脈図 phlebogram
静脈性充血 venous hyperemia
静脈性出血 phleborrhagia
静脈性腎盂造影〔法〕 intravenous pyelogram (IVP)
静脈切開 cutdown, venesection
静脈切開術 phlebotomy, venotomy
静脈切除〔術〕 phlebectomy, venectomy
静脈節瘤 varicocele
静脈線維症 venofibrosis
静脈穿刺 venepuncture, venipuncture
〔静〕脈相 venation
静脈叢 veniplex
静脈造影像 venogram
静脈造影〔法〕 phlebography, veinography, venography
静脈注射による intravenously (IV, iv)
静脈中層炎 mesophlebitis
静脈洞 sinus venosus, venous sinus
静脈洞炎 sinuitis, sinusitis
静脈洞外側小窩 lacuna lateralis sinuum
静脈洞傍の parasinoidal
静脈洞ラセン状の sinospiral
静脈怒張 varicosis
静脈怒張の varicose
静脈内注射 intravenation, intravenous injection, venoclysis
静脈〔内〕の intravenous (IV, iv)
静脈内膜炎 endophlebitis
静脈内輸血 intravenous blood transfusion
静脈捻転 phlebostrepsis
静脈の venous
静脈のある venose
静脈波曲線 phlebogram
静脈波計 phlebograph
静脈波図 venogram
静脈抜去器 vein stripper
静脈抜去〔術〕 stripping
静脈波描画法 phlebography
静脈不全症 venous insufficiency
静脈吻合術 venostomy
静脈分流 venous shunt
静脈弁 venous valve
静脈縫合〔術〕 venisuture
静脈麻酔 intravenous anesthesia
静脈瘤 phlebeurysma, varix
静脈瘤形成 varication
静脈瘤硬化療法 varicosclerosation
静脈瘤症 varicosis
静脈瘤状の cirsoid, variciform
静脈瘤性静脈炎 varicophlebitis
静脈瘤性動脈瘤 cirsoid aneurysm, varicose aneurysm
静脈瘤切開術 varicotomy
静脈瘤切除術 varicectomy
静脈瘤造影法 varicography
静脈瘤の variceal, varicose
静脈瘤様腫脹 varicosity
静脈瘤様の varicoid
静脈論 phlebography
静脈をもつ venose
証明 proof
証明し得る certifiable
証明書 certification
証明する certify
消滅させる extinguish
消滅する vanishing
正面像 en face view
睫毛 cilium, eyelash, lash, winker
小網 lesser omentum, omentulum
消耗 burnout, consumption, depletion, tabescence
消耗色素 lipofuscin
睫毛重生〔症〕 districhiasis
消耗〔症〕 athrepsia, decomposition, marasmus, tabefaction, tabes, wasting
睫毛消失 deplumation
睫毛四裂症 tetrastichiasis
消耗性疾患 tisis
消耗性の debilitating, marantic, phthinode
睫毛腺 ciliary gland
睫毛脱落症 madarosis, milphosis
睫毛禿 madarosis ciliaris
睫毛のある ciliated
睫毛乱生〔症〕 phalangosis, trichiasis, trichoma, trichomatosis, trichosis
掌紋 palmar print
小門 type
止痒薬 antipruritic
生薬 galenicals
滋養薬 analeptic
生薬学 pharmacognostics
小葉 flocculus, lobule, lobulus
上葉 superior lobe
小葉間結合組織 interlobular connective tissue
小葉間静脈 interlobular veins
小葉間胆管 interlobular bile duct
小葉間動脈 interlobular arteries
小葉間の interlobular
逍遙狂 planomania
常用検査 routine examination
常用式重量 avoirdupois weight
小葉性肺炎 lobular pneumonia
小葉中心型肺気腫 centrilobular emphysema
小葉中心性分布 centrilobular distribution
小葉中心の centrilobular
小葉中心付近の centrilobular
小葉の lobular
常用の routine
小卵 ovule
踵離地 heel off
踵立方骨の calcaneocuboid
省略する abbreviate
蒸留 destilla (dest)
小隆起 torulus
蒸留器 distillatory, still
蒸留水 aqua destillata (aq.dest.), distilled water (DW)

蒸留〔法〕　distillation
小菱形筋　rhomboideus minor
小菱形骨　trapezoid, trapezoid bone
症例　case, example (Ex), instance
症例研究　case study
症例(事例)研究分析　case-study analysis
症例検討会　case conference
症例症例研究　case-case study
症例対照研究　case-control study
症例の今までの経過　case history (CH)
症例報告書　case report form (CRF)
小裂孔　lacunule
抄録〔集〕　digest
小濾胞性甲状腺腫　microfollicular goiter
じょうろ様陰嚢　watering-can scrotum
小彎　lesser curvature
上腕　brachium, upper arm
上腕関節窩の　glenohumeral
上腕筋　brachialis
上腕肩甲骨の　humeroscapular
上腕骨　humerus
上腕骨滑車　trochlea of humerus
上腕骨小頭　capitellum, capitulum of humerus
上腕骨大結節　trochiter
上腕三頭筋　triceps brachii, triceps muscle of arm
小腕症　microbrachia
上腕静脈　brachial vein
上腕深動脈　deep brachial artery
上腕切断術　above-elbow amputation (AE amputation, AEA)
小腕体　microbrachius
上腕動脈　brachial artery (BA)
上腕二頭筋　biceps brachii, biceps muscle of arm
上腕二頭筋腱膜　bicipital aponeurosis
上腕の　brachial, humeral
除外　exclusion, rule out
初回抗原刺激を受けた　primed
除外食　elimination diet
初回診断　initial diagnosis (ID)
初回通過効果　first-pass effect
初回量　initial dose (ID)
書画感覚　graphesthesia
除活〔法〕　devitalization
除感作　hyposensitization
初感染　primary infection
初感染結核症　primary tuberculosis
初感染巣　primary lesion
初期遺伝子　early gene
初期血尿〔症〕　initial hematuria
初期抗原　early antigen (EA)
初期再結合　primary recombination
初期心室群　initial complex
初期浸潤　primary infiltration
初期スパイク　initial spike
初期の　early, initial
初期梅毒　primary syphilis
初期発生　early development
初期変化群　primary complex
初期〔包括〕医療　primary care
杵臼関節　enarthrodial joint
除去　depletion, elimination, obliteration
除去機　stripper
除去する　obliterate, remove
除去促進薬　eliminant
除菌治療　eradication therapy
燭　candle
食　cibus (cib.)
耳翼　pinna
職員　staff
食塩　salt
食塩浣腸　saline enema (SE)
食塩欠乏症候群　salt depletion syndrome
食塩水浣腸　analeptic enema
食塩の　saline
食塩負荷　salt loading
食芽細胞　phagocytoblast
職業癌　occupational cancer
職業性痙攣　professional cramp
職業的リハビリテーション　vocational rehabilitation
職業の　occupational, vocational
職業病　occupational disease
食〔菌〕作用　phagocytosis
食〔菌〕作用する　phagocytose
食後　post cibum (pc)
食後の　postcibal, postprandial
食細胞　phagocyte, scavenger
食細胞指数　phagocytic index
食細胞性の　cytophagous
食細胞崩壊　phagolysis
食細胞崩壊の　phagocytolytic, phagolytic
食作用を営む　phagocytize
食思　appetite, orexia
触糸　tentacle
食事　diet, meal
食事介助　dietetic support
食事恐怖〔症〕　phagophobia, sitophobia
植歯術　plantation
食事性タンパク摂取　dietary protein intake (DPI)
食事性糖尿　alimentary glycosuria
食事性の　alimentary, dietary
食餌性ボツリヌス症　food-borne botulism
食事摂取基準　Dietary Reference Intakes (DRIs)
食事の　dietary, dietetic, prandial
食事搬入制度　meals on wheels
食思不振　inappetence
触手　tentacle
食事由来の　dietary
食事療法　dietary management, dietetic therapy, dietotherapy, sitotherapy
食事(食物)を与える　feed
触診　manipulation, palpation, touch
触診器　palpatorium
触診・打診・聴診　palpation-percussion and auscultation (pp & a)
触診打診法　plessesthesia
食前　ante cibos (a.c.), ante cibum (a.c.)

褥瘡　bedsore, decubitus, pressure sore
触走性　stereotaxis, stereotropism
褥瘡性潰瘍　decubitus ulcer
褥瘡の　decubital
触打診　palpatopercussion
触知〔可能〕性　palpability
食中毒　bromatotoxism, food poisoning, sitotoxism
食道　esophagus, gullet
食道アカラシア　esophageal achalasia
食道胃管式エアウェイ　esophageal gastric tracheal (tube) airway (EGTA)
食道胃鏡検査法　esophagogastroscopy
食道胃形成術　esophagogastroplasty
食道異所症　esophagectopy
食道胃切開術　esophagogastrotomy
食道胃切除術　esophagogastrectomy
食道胃吻合術　esophagogastroanastomosis, esophagogastrostomy
食道炎　esophagitis
食道潰瘍　esophageal ulcer
食道拡張　esophagectasia
食道下垂症　esophagoptosis
食道カンジダ症　esophageal candidiasis
食道鏡　esophagoscope
食道鏡検査〔法〕　esophagoscopy
食道狭窄　esophageal stenosis, esophageal stricture, esophagostenosis
食道筋切開術　esophagomyotomy
食道空腸胃吻合術　esophagojejunogastrostomosis
食道空腸吻合術　esophagojejunostomy
食道憩室　esophageal diverticulum
食道形成〔術〕　esophagoplasty
食道痙攣　esophageal spasm, esophagism, esophagospasm
食道弛緩　chalasia
食道十二指腸吻合　esophagoduodenostomy
食道出血　esophagorrhagia
食道小腸吻合術　esophagoenterostomy
食道静脈　esophageal veins
食道静脈瘤　esophageal varices
食道真菌症　esophagomycosis
食道心拍曲線　esophageal cardiogram
食道切開術　esophagotomy
食道切除　esophagectomy
食道穿孔　esophageal perforation
食道蠕動〔運動〕低下　esophageal dysmotility
食道造影像　esophagogram
食道造影法　esophagography
食道脱　esophagocele
食道直達鏡　esophagoscope
食道痛　esophagodynia
食道動脈　esophageal branches
食道軟化〔症〕　esophagomalacia
食道の　esophageal
食道発声　esophageal speech, esophageal voice
食道ヒダ法　esophagoplication
食道閉鎖式エアウェイ　esophageal obstructive airway (EOA)
食道閉鎖症　esophageal atresia
食道ヘルニア　esophagocele
食道変位　esophagectopy
食道誘導　esophageal lead
食道裂孔　esophageal aperture, esophageal hiatus
食道瘻造設術　esophagostomy
触認識不能　tactile agnosia
触媒現象　catalysis
触媒作用をする　catalyze
触媒〔質〕　catalyst
触媒する　catalyze
触媒性の　catalytic
職場不適応　maladaptation at work
植皮　anaplastia, skin graft
植皮術　dermatoplasty, dermoplasty
植皮する　graft
食氷　pagophagia
食品　food
食品医薬品局　Food and Drug Administration (FDA)
食品衛生管理者　food sanitation supervisor
食品学　sitology
食品群　food group
食品交換表　food exchange list
食品不純物混和　food adulteration
褥婦　lying-in woman, puerpera
植物　plant, vegetable
植物胃石　phytobezoar
植物ウイルス　plant virus
植物塩基　alkaloid
植物機能　vegetality
植物群　vegetation
植物症　vegetative state
植物状態　vegetative state
植物神経症　vegetative neurosis
植物性　vegetality
植物性凝集素　phytagglutinin
植物性血球凝集素　phytohemagglutinin (PHA)
植物性下痢　vegetable purgative
植物性殺菌薬　phytoncide
植物性神経障害　vegetosis
植物性の　vegetable, vegetative
植物性光皮膚炎　phytophotodermatitis
植物毒性の　phytotoxic
植物毒素　phytotoxin
植物の　vegetal
〔植物の〕粘液　mucilage (muc)
植物薬療法　physiomedicalism
植物薬療法の　physiomedical
植物様の　phytoid
食糞〔症〕　coprophagy, picacism, scatophagy
食胞　phagosome
食胞融解小体　phagolysosome
植毛　hair graft
触毛　palpus, tentacle
食毛症　trichophagy
食物　diet, food, nourishment
食物学　sitology

食物感染　food infection
食物推進　prochoresis
食物趨向性　sitotropism
食物摂取の　ingestive
食物繊維　dietary fiber
食物連鎖　food chain
食欲　appetite, orexia
食欲旺盛　lycorexia
食欲欠乏　dysorexia, inappetence
食欲減退　diminished appetite
食欲亢進　bulimia, excessive appetite
食欲亢進薬　aperitive
食欲促進の　orexigenic
食欲調節野　appestat
食欲倒錯　parorexia
食欲(思)不振　anorexia
食欲不振の　anorexic
食欲抑制薬　anorexiant
職歴　occupational history (OH)
初経　menarche
書痙　cheirospasm, chirospasm, dysgraphia, mogigraphia, scrivener's palsy, writer's cramp, writer's paralysis
初経の　menarcheal
女系の　matrilineal
所見　finding, observation
助言　counsel(l)ing
助言者　counsel(l)or
所見を述べる　observe
助言を求める　consult
徐呼吸　bradypnea
鋤骨　vomer
肋骨珠状形成　beading of ribs
鋤〔骨〕頭底の　vomerobasilar
鋤骨の　vomerine
鋤〔骨〕鼻の　vomeronasal
除細動　defibrillation
除細動器　defibrillator
助産学　midwifery
助産師　midwife
助産術　midwifery
初産婦　primipara (Pp)
初産婦であること　primiparity
書字　writing
書字運動性失語〔症〕　graphomotor aphasia
書字運動の　graphomotor
書字検査　vertical writing test
女子色情症　nymphomania
女子出産減少　spanogyny
書字障害　dysgraphia
書字手　writing hand
女子の　gynecic
書字反復〔症〕　paligraphia, palingraphia
書字不能　agraphia
除脂肪体重　fat-free body mass (FFM), lean body mass (LBM)
書字漏れ　graphorrhea
絮出　flocculation
処女　virgin
絮(じょ)状の　flocculent
処女恐怖症　parthenophobia
助触媒　promoter
処女受精　parthenogamy
処女性　virginity
処女性偽装〔術〕　parthenoplasty
処女生殖　parthenogenesis
徐々に　gradatim (grad)
処女の　virginal
徐々の　gradual
処女膜　hymen
処女膜炎　hymenitis
処女膜痕　caruncula hymenalis
処女膜切開　hymenotomy
処女膜切除術　hymenectomy
処女膜の　hymenal
女性　female (F, f)
女性化　effemination, feminization
女性外陰〔部〕　vulva
女性仮性半陰陽　pseudarrhenia
女〔性〕型骨盤　gynecoid pelvis
女性型乳房　gynecomastia
女性化乳房　gynecomastia
女性化妄想　eviration
女性偽半陰陽　gynandrism
女性偽半陰陽者　androgyny
女性恐怖症　gynephobia
女性性器　muliebria
女性同性愛　female homosexuality, lesbianism
女性同性愛の　lesbian
女性に対する男性の比率　male to female ratio (M/F, M : F)
女性尿道海綿体　corpus spongiosum urethrae muliebris
初生の　protal
女性の　gynecic
女性の外性器　trema
女性不妊〔症〕　female infertility, female sterility
女性ホルモン　female sex hormone
女性ホルモン薬　female hormone agents
女性用カテーテル　female catheter
女性様の　gynecoid
所属リンパ節　regional lymphnode
処置　manipulation, procedure, treatment (TX, Tx)
処置困難な　intractable
初潮　menarche
初潮の　menarcheal
助長の　facilitatory
除痛の質　quality of pain relief (QOPR)
触覚　taction, thigmesthesia, touch
触覚異常　parapsia
触覚印象　tactile image
触覚過敏症　hyperaphia
触覚過敏の　hyperaphic
触覚器触官　tactor
触覚計　esthesiometer, tactometer
触覚障害　anaphia, paraphia, pseudaphia
触覚消失　tactile anesthesia
触覚消失〔症〕の　anaptic

触覚小体　tactile corpuscle
触角性健忘〔症〕　tactile amnesia
触覚測定の　diaphemetric
触覚に関する　haptic
触覚の　tactile, tactilogical, tactual
触覚半月　tactile meniscus
食間　inter cibos (i.c.)
食〔菌〕作用　phacocytosis
ショック　shock
ショック腎　shock kidney
ショック療法　shock therapy, shock treatment
ショ糖　saccharose
初等の　elementary
ショ糖不耐症　sucrose intolerance
ショ糖分解　sucrolysis
ショートラン　short run
初乳　colostrum, foremilk
初妊の　primigravid
初妊婦　primigravida, unigravida
除脳硬直　decerebrate rigidity
除脳術　decerebration
除脳する　decerebrate
除脳の　decerebrate
徐波　slow wave
徐拍　bradycardia
徐波睡眠　slow wave sleep (SWS)
ショパール関節　Chopart joint
ショパール切断術　Chopart amputation
除皮質硬直　decorticate rigidity
鋤鼻軟骨　vomerine cartilage, vomeronasal cartilage
ショーファル症候群　Chauffard syndrome
ジョフロワ徴候　Joffroy sign
序文　proem
助変数　parameter
処方　formula (F), formulation, ordination, prescription, recipe (Rx)
処方ーイベントモニタリング　prescription-event monitoring (PEM)
処方されたように　modo praescripto (Mod praesc)
処方者　prescriber
処方集　formulary
処方する　prescribe, prescribing
徐放性製(薬)剤　controlled release formulation, sustained release formulation, timed-release preparation
処方箋　prescription
処方せん医薬品　prescription drugs
徐脈　bradycardia, bradysphygmia
徐脈性不整脈　bradyarrhythmia
徐脈の　bradycardiac
徐脈頻脈症候群　bradycardia-tachycardia syndrome
庶民　populace
除毛剤　depilatory
所要量　recommended allowance
処理　disposal, management
処理過程　processing
ジョリー〔小〕体　Jolly bodies
処理する　manage
処理能力　throughput
ジョリー反応　Jolly reaction
ジョルダノ・ジョヴァネッティ食　Giordano-Giovanetti diet (G-G diet)
初老〔期〕　presenility
ジョンソン・スティーヴンス症候群　Johnson-Stevens syndrome
シラー試験　Schiller test
知らせる　inform
シラバス　syllabus
調べる　examine
シラミ〔虱〕　louse
シラミ〔虱〕亜目　*Anoplura*
シラミ感染　pediculation
シラミ恐怖〔症〕　pediculophobia
シラミ症　pediculosis, phthiriasis
シラミだらけの　pedicular
シラミの　pedicular
シラミの卵(幼生)　nit
シラミ媒介性チフス　louse-borne typhus
シラミ撲滅剤　pediculicide
紫藍色硬化　cyanotic induration
紫藍色の　livid
尻　breech, clunis, hip, rump
シリカ　silica
シリカ肉芽腫　silica granuloma
自力受診の　walk-in
シリコーン　silicone
自律神経　autonomic nerve
自律神経機能評価法　composite autonomic scoring scale (CASS)
自律神経系　autonomic nervous system (ANS)
自律神経〔系〕の　neurovegetative
自律神経失調症　autonomic imbalance
自律神経遮断薬　autonomic blocking agent
自律神経障害　dysautonomia
自律神経性てんかん　autonomic epilepsy
自律神経反射　autonomic reflex
自律性　autonomy, telergy
自律性神経因性膀胱　autonomous neurogenic bladder
自律性の尊重　respect for autonomy
自律性膀胱　autonomic bladder
自律的な　infrapsychic
自律の　autonomic, autonomous
市立病院　policlinic
支離滅裂　confusion
自留カテーテル　self-retaining catheter
糸粒体　mitochondria, plastosome
歯稜　dental crest
資料　sample
試料　sample, specimen
C領域　constant region (C region)
試料採取　sampling
試料抽出　sampling
視力　sight, vision, visual acuity (VA), visual power, visus
視力鋭敏症　oxyopia
視力計　optimeter

視力検査器　phoroscope
視力検査者　optometrist
視力検査法　optometry
視力再生　senopia
視力障害　paropsia
〔視力〕ゼロ　no light perception (NLP)
視力増強法　pleoptics
視力の　visual
視力表　optotypes, test types
視力補充角膜移植　optic keratoplasty
耳輪　helix
シリングテスト　Schilling test
耳輪の　helical, helicine
汁　juice, succus
シルヴィウス溝下の　subsylvian
シルヴィウス水道　aqueductus Sylvii
シルヴェルスキエルド症候群　Silverskiold syndrome
シルエットサイン　silhouette sign
ジルコニウム　zirconium (Zr)
しるし　show
ジルチアゼム塩酸塩　diltiazem hydrochloride
シルデナフィル　sildenafil
シールド　shield
ジル・ド・ラ・トゥーレット症候群　Gilles de la Tourette syndrome
ジル・ド・ラ・トゥーレット病　Gilles de la Tourette disease
ジルベール症候群　Gilbert syndrome
シルマー試験　Schirmer test
事例　case, instance
事例研究　case study
歯列　dentition
肢裂奇形　schistomelus
歯列弓　dental arch
歯列矯正　orthodontics, teeth straightening
シレックス徴候　Silex sign
歯列不正　malalignment of teeth, odontoloxia
試練　trial
死ろう(蝋)　adipocere, lipocere
脂漏　seborrh(o)ea, stearrh(o)ea
痔瘻　hemorrhoidal fistula
耳漏　otopyorrhea, otorrhea
脂漏異常　dyssebacea
脂漏性角化〔症〕　keratosis seborrheica, seborrheic keratosis
死ろう(蝋)性の　lipoceratous
白くする(なる)　blanch
白黒の　monochromatic
白子(しろこ，しらこ)　albino
シロッカー手術　Shirodkar operation
シロップ　syrup
シロップ剤　syrupus (syr)
白っぽい　whitish
しわ(皺)　crease, rugosity, wrinkle
しわ切除術　rhitidectomy
しわ取り手術　rhytidoplasty
しわのある　rugose
しわのあること　rugosity
四腕奇形　tetrabrachius
指彎曲症　dactylogryposis
心　phren
芯　core
唇　labia, labium, lip
滲　leaching
仁　nucleolus
腎　ren
塵埃　dust
塵埃計算器　conimeter
塵埃状の　pulverulent
塵埃食細胞　coniophage
心アミロイドーシス　cardiac amyloidosis
腎閾値　renal threshold
腎異形成　renal dysplasia
寝衣交換　changing clothes
腎移植〔術〕　renal transplantation
人為淘汰　artificial selection
唇頤の　labiomental
人為の　artificial
心因性嘔吐　psychogenic vomiting
心因性の　psychogenic
腎盂　pelvis, renal pelvis
腎盂炎　pyelitis
腎盂鏡検査〔法〕　pyeloscopy
腎盂形成〔術〕　pelvioplasty, pyeloplasty
腎盂結石〔症〕　pyelolithiasis
腎盂検査法　pelvoscopy
腎盂静脈逆流〔現象〕　pyelovenous backflow
腎盂腎炎　nephropyelitis, pyelonephritis (PN)
腎盂腎杯拡張〔症〕　pyelocaliectasis
腎盂腎杯憩室　pyelocalyceal diverticulum
腎盂性嚢胞　pyelogenic cyst
腎盂切開〔術〕　pelvitomy, pyelotomy
腎盂切石術　pyelolithotomy, pelviolithotomy
腎盂造影法　pyelography
腎盂造瘻術　pyelostomy
腎盂透視法　pyelofluoroscopy
腎盂尿管接合部　pyeloureteric junction (PUJ)
腎盂〔尿管〕像　pyelogram
腎盂フィステル形成〔術〕　pyelostomy
腎盂膀胱炎　pyelocystitis
腎盂膀胱吻合術　pyelocystostomosis
腎影像　nephrogram
深会陰横筋　transversus perinei profundus
浸液　dip
親液性化　lyophilization
親液性の　lyophile
心エコー図　echocardiogram (ECHO), ultrasonocardiography (UCG)
心エコー図検査法　echocardiography (ECCG)
腎X線造影法　renography
伸延　distraction
唇縁　lip
腎炎因子　nephritic factor (NeF)
腎炎群　nephritides
腎炎原性〔の〕　nephritogenic

腎炎の　nephritic
心横隔膜角　cardiophrenic angle
腎横紋筋肉腫様腫瘍　rhabdoid tumor of kidney (RTK)
親オスミウム酸性の　osmiophilic
心音　cardiac sound, heart sound (HS)
心音カテーテル　phonocatheter
心音計　phonocardiograph
心音図　cardiophonogram, phonocardiogram (PCG)
心音図検査〔法〕　phonocardiography (PCG)
進化　evolution
腎窩　renal fossa
侵害受容　nociception
侵害受容器　nociceptor
心外傷　cardiac injury
腎外腎杯　extrarenal calix
親海性の　thalassophile
侵害知覚　nociperception
腎外の　extrarenal
唇外反　eclabium
腎外翻症　ectopia renis
心外膜　epicardium (Epi)
心外膜雑音　pericardial murmur
心外膜周囲炎　peripericarditis
心外膜切除術　epicardiectomy
心外膜剥離術　epicardiolysis
心外膜軋音　pericardial knock
進化距離　evolutionary distance
人格　person, personality
人格解体　dispersonalization
真核細胞　eukaryotic cell
人格障害　personality disorder
真核生物　eukaryote
〔心〕拡張〔期〕　diastole
人格分裂　schizobulia
人格変換　transformation of personality
腎芽〔細胞〕腫　nephroblastoma
心下垂症　drop-heart
腎下垂症　nephroptosis
心窩部　epigastrium
心窩部痛　epigastralgia
心窩部の　epigastric
心窩部反射　epigastric reflex
神感　gnosia
腎癌　Grawitz tumor
心肝角　cardiohepatic angle
腎カンジダ症　renal candidiasis
新関節〔症〕　nearthrosis, neoarthrosis
心肝の　cardiohepatic
心間膜　mesocardium
心奇形　cardiac anomaly
心悸亢進　palpitation
心気症　hypochondria, hypochondriasis
心気症性神経症　hypochondriacal neurosis
心気症の　hypochondrical
心機図検査〔法〕　mechanocardiography
心悸促進薬　cardioaccelerator
心機能回復訓練部(室)　cardiac rehabilitation unit (CRU)
腎機能検査　renal function test
心機能代償不全〔症〕　cardiac decompensation
心胸比　cardiothoracic index
心筋　cardiac muscle
伸筋　extensor
真菌　fungus, mycete
心〔筋〕運動記録器　myocardiography
心筋運動記録計　myocardiograph
心〔筋〕運動図　myocardiogram
心筋壊死　myocardial necrosis
心筋炎　myocarditis
〔真〕菌学　mycology
心筋虚血　myocardial ischemia (MI)
心筋血行再建術　myocardial revascularization
真菌血症　fungemia
心筋血流量　myocardial blood flow (MBF)
心筋梗塞　cardiac infarction, myocardial infarction (MI, MCI)
心筋梗塞後症候群　post-myocardial infarction syndrome (PMI)
心筋細胞　cardiac muscle cell
伸筋支帯　extensor retinaculum
心筋疾患　myocardial disease (MD)
心筋脂肪変性　cardiomyoliposis
心筋収縮力　myocardial contractile force (MCF)
心筋症　cardiomyopathy (CM), myocardiopathy, myocardosis
真菌症　mycosis
心筋焼灼術　ablation
真菌状の　fungiform
心筋心内膜炎　myoendocarditis
心筋心膜炎　myopericarditis
真菌性菌腫　eumycotic mycetoma
真菌性髄膜炎　fungal meningitis
真菌〔性〕の　fungal, mycotic
真菌性肺炎　fungal pneumonia
心筋線維症　callosity of heart, myocardial fibrosis
心筋層　myocardium
真菌中毒症　mycotoxicosis
心筋内血管新生〔術〕　transmyocardial revascularization (TMR)
心筋内膜炎　endomyocarditis
心筋軟化　cardiomalacia
真菌による　mycetogenic
心筋の　myocardial
心筋ブリッジ　myocardial bridge
心筋縫合〔術〕　cardiorrhaphy, myocardiorrhaphy
心筋脈管の　myovascular
真菌様の　fungoid
心筋抑制因子　myocardial depressant factor (MDF)
真空　vacuum
真空管　vacuum tube
真空乾燥器　vacuum desiccator
真空計　vacuum gauge
真空蒸留　vacuum distillation
真空度　vacuum

真空の分極 vacuum polarization
真空分光器 vacuum spectroscope
真空ポンプ vacuum pump
深屈膝運動 full squat
シンクロスコープ synchroscope
シンクロトロン synchrotron
神経 nerve (N)
神経移行術 nerve transfer
神経移植 nerve graft, neurotransplantation
神経移植手術 neurotransplantation surgery
神経移植術 neurotization
神経〔因〕性膀胱 neurogenic bladder
神経因性膀胱機能障害 neurogenic bladder dysfunction (NBD)
神経植込み術 neurotization
神経運動 neurimotor
神経運動性 nervimotility
神経運動の nervimotor
神経栄養の neurotrophic
神経炎 neuritis
神経外鞘炎 perineuritis
神経外鞘の perineurial
神経外胚葉 neuroectoderm
神経外胚葉の neuroectodermal
神経解剖学 neuroanatomy
神経化学 neurochemistry
神経学 neurology
神経学〔的〕な neurologic, neurological
神経芽細胞 neuroblast
神経芽細胞腫 neuroblastoma
神経下の subneural
神経過敏症 nervousness
神経過敏性の nervous
神経管 neural tube
神経眼科学 neurophthalmology
神経管閉鎖不全 neural tube defect
神経機能回復 neurotization
神経弓 neural arch
神経筋症 neuromyopathy
神経筋接合部 neuromuscular junction (NMJ)
神経緊張性の neurotonic
神経緊張反応 neurotonic reaction
神経筋伝達 neuromuscular transmission (NMT)
神経筋動脈球 neuromyoarterial glomus
神経筋の neuromuscular (NM)
神経筋無力症 neuromyasthenia
神経系 nervous system (NS)
神経形質 neuroplasm
神経形成術 neuroplasty
神経外科 neurosurgery
神経外科医 neurosurgeon
神経元 neuron
神経〔原〕性の neurogenic
神経原性肺水腫 neurogenic pulmonary edema (NPE)
神経原線維 neurofibril
神経腱の neurotendinous
神経孔 neuropore
神経溝 medullary groove, neural groove
神経膠 glia, neuroglia
神経効果器接合部 neuroeffector junction
〔神経〕膠芽細胞 glioblast
〔神経〕膠芽〔細胞〕腫 glioblastoma
神経膠細胞 glia cell, gliacyte, neuroglia, neurogliocyte, spongiocyte
〔神経〕膠腫 glioma
神経膠腫 glioneuroma, neuroglioma
神経膠腫症 gliomatosis, neurogliomatosis
神経膠腫の gliomatous
神経膠症 gliosis
神経向性 neurotropic
〔神経膠〕星〔状〕芽細胞 astroblast
〔神経膠〕星状芽細胞腫 astroblastoma
〔神経膠〕星状細胞腫 astrocytoma
神経向性の neurophilic
神経膠肉腫 gliosarcoma
神経膠の glial, neuroglial
神経根 nerve root
神経根炎 radiculoneuritis, ramitis
神経根症 radiculopathy
神経根神経疾患 radiculoneuropathy
神経根脊髄症 radiculomyelopathy
神経根切断術 radicotomy
神経根造影〔法〕 radiculography
神経根ニューロパチー radiculoneuropathy
神経根ミエロパチー radiculomyelopathy
神経細管 neurotubule
神経細糸 neurofilament
神経再支配 reinnervation
神経再生 neural regeneration, neuranagenesis, neurotization
神経再生電極 regeneration electrode
神経細胞 nerve cell, neurocyte, neuron
神経細胞腫 neurocytoma
神経細胞侵食 neuronophagia
神経細胞接着分子 neural cell adhesion molecule (NCAM)
神経細胞の突起 gemmule
神経作用の neurergic
神経弛緩麻酔 neuroleptoanesthesia (NLA)
神経弛緩薬性悪性症候群 neuroleptic malignant syndrome (NMS)
神経織の neural
神経軸 neural axis
神経軸索ジストロフィー neuroaxonal dystrophy (NAD)
神経軸を外れた abneural
神経質 nervousness, nervous temperament
神経質な neurotic
神経支配 innervation
神経支配除去 denervation
神経遮断 nerve block
神経遮断(抑制)性の neuroleptic
神経遮断麻酔〔法〕 neuroleptanalgesia (NLA), neuroleptanesthesia
神経遮断無痛〔法〕 neuroleptanalgesia (NLA)
神経遮断(抑制)薬 neuroleptic
神経腫 neuroma
神経周囲局所麻酔〔法〕 perineural analgesia

用語索引

神経周囲の　perineural
神経周囲麻酔〔法〕　perineural anesthesia
神経周膜　perineurium
神経周膜切開〔術〕　perineurotomy
神経終末　nerve ending, nerve terminal
神経腫症　neuromatosis
神経樹状突起　neurodendrite
神経腫瘍　nerve tumor
神経受容体　neuroreceptor
神経循環系の　neurocirculatory
神経循環〔性〕無力症　neurocirculatory asthenia (NCA)
神経症　neurosis
神経鞘　epineurium, perineurium
神経障害性関節症　neuroarthropathy
神経障害〔性〕の　neuropathic
神経症患者　neurotic
神経衝撃　nerve impulse
神経鞘腫　neurinoma, schwannoma
神経症性人格　neurotic personality
神経症性体温上昇　thermoneurosis
神経衝動　nerve impulse
神経鞘内炎　mesoneuritis
神経鞘肉腫　neurilem(m)omal sarcoma
神経症の　neurotic
神経鞘の　epineural, perineurial
神経上皮細胞　neuroepithelial cell
神経上皮腫　neuroepithelioma
神経上皮の　neuroepithelial
神経上膜　epineurium
神経上膜の　epineurial
深頸静脈　deep cervical vein
神経除去　denervate
神経食細胞　neuronophage
神経心臓の　neurocardiac
神経伸張術　neurectasia
神経伸張術の　neurotonic
神経親和性　neurotropism
神経衰弱　enervation, nervous breakdown
神経衰弱〔症〕　neurasthenia
心係数　cardiac index (CI)
新形成　neoplasia
神経性栄養失調　trophesy
神経性嘔吐　nervous vomiting, vomitus nervosus
神経性咳嗽　nervous cough
神経性下垂体　neurohypophysis
神経性筋萎縮　neurogenic muscular atrophy (NMA)
神経性硬直　rigo(u)r nervorum
神経性耳鳴　nervous tinnitus
唇形成術　labioplasty
神経性消化不良症　nervous indigestion
神経性食欲不振〔症〕　anorexia nervosa (AN)
神経精神医学　neuropsychiatry
神経精神障害　neuropsychopathy
神経精神の　neuropsychiatric
神経性生活徴候　neurological vital signs (NVS)
神経成長因子　nerve growth factor (NGF)
神経成長因子受容体　nerve growth factor receptor (NGF receptor)
神経〔性〕調節　neuroregulation
神経性難聴　nerve deafness (ND)
神経性尿意促迫　sensory urgency
神経性の　nervous, neurotic
神経性不全失語〔症〕　dysphasia, dysphrasia
神経生理学　neurophysiology
神経脊髄炎　neuromyelitis
神経節　ganglion, myelomere, neuroganglion
神経節炎　gangliitis, ganglionitis
〔神経〕節芽細胞　ganglioblast
〔神経〕節膠腫　ganglioglioma
神経節細胞　gangliocyte, ganglion cell
神経節細胞欠損〔症〕　aganglionosis
神経節細胞欠損の　aganglionic
〔神経〕節細胞腫　gangliocytoma
神経節遮断薬　ganglioplegics
神経節腫　ganglioma
神経節周囲炎　perigangliitis
神経切除　enervation
神経節状の　gangliform, ganglioform
神経切除〔術〕　neurectomy
神経節神経　gangliated nerve
〔神経〕節神経腫　ganglioneuroma
神経節切除術　gangliectomy, ganglionectomy
神経切断〔術〕　neurectomy, neurotomy
神経節の　ganglial, ganglionic
神経節のある　gangliate
神経節を備えた　ganglionated
神経セロイドリポフスチン症　neuronal ceroid lipofuscinosis
神経線維　nerve fiber
神経線維細胞　lemmocyte
神経線維腫　neurofibroma
神経線維腫症　neurofibromatosis
神経〔線維〕鞘　neurilemma
神経線維鞘炎　schwannitis
神経線維鞘芽細胞　lemmoblast
神経〔線維〕鞘腫　neurile(m)moma
神経線維鞘内鞘炎　endoperineuritis
神経線維内鞘　endoneurium
神経線維内鞘炎　endoneuritis
神経線維肉腫　neurogenic sarcoma
神経線維の末端　bouton terminal
神経線維網　neuropil
神経像　neurogram
神経叢炎　plexitis
神経足　neuropodia
神経組織　nervous tissue
神経組織学　neurohistology
神経組織発生　neurogenesis
神経単位　neuron
神経断裂　neurotmesis
神経鎮静の　nervine
神経痛　neuralgia, neurodynia
神経的検査　neurologic examination (NE)
神経転位　neurectopia
神経電気検査〔法〕　electroneurography

神経伝達 neurotransmission
神経伝達物質 neurotransmitter
〔神経〕伝導路切断術 tractotomy
神経頭蓋 neurocranium
深頸動脈 deep cervical artery
神経毒 neurotoxin
神経毒性 neurotoxicity
神経毒〔性〕の neurotoxic
神経突起 neuraxon(e)
神経突起再生 neurocladism
神経内視鏡 neuroendoscope
神経内視鏡手術 neuroendoscopic surgery
神経内剥離術 endoneurolysis
神経内分泌腫瘍 neuroendocrine tumor
神経内分泌の neuroendocrine
神経軟化 neuromalacia
神経肉腫 neurosarcoma
神経捻除術 nerve avulsion, neurexeresis
神経の neural
神経脳脊髄障害 neuroencephalomyelopathy
神経胚 neurula
神経梅毒 neural syphilis, neurosyphilis
神経剥離術 neurolysis
神経破砕術 neurotripsy
神経板 neural plate
神経引き抜き nerve avulsion
神経皮膚炎 neurodermatitis
神経皮膚症 neurodermatosis
神経皮膚症候群 neurocutaneous syndrome
神経皮膚の neurocutaneous
神経病学 neurology
神経病者 neuropath, neurotic
神経〔病〕性関節症 neurogenic arthropathy
神経〔病性〕麻痺 neuroparalysis
神経病発生機序 neuropathogenesis
神経病理学 neuropathology
神経フィラメント neurofilament
神経ブロック block(ing) anesthesia
神経吻合術 neuroanastomosis
神経分節 encephalomere, neuromere
神経分泌 neurosecretion
神経分泌の neurosecretory
神経〔分泌〕ホルモン neurohormone, neurosecretory hormone
神経ペプチド neuropeptide (NP)
神経縫合 neurorrhaphy, neurosuture
神経縫合術 nerve suture
神経放射線学 neuroradiology
神経母斑 neuronevus
神経末端 nerve terminal
神経麻痺 nerve palsy (NP)
神経麻痺性角膜炎 neuroparalytic keratitis
神経麻痺の neuroparalytic
神経脈管の neurovascular
神経免疫調節 neuroimmunomodulation
神経網 neuropil
神経薬 nervine
神経薬理学 neuropharmacology
神経溶解素 neurolysin
神経様の neuroid
神経隆縁 lamina
神経稜 neural crest
神経隣接の adnerval
神経リンパ管炎 mesoneuritis
神経を避けて abnerval
神経を離れた abneural
腎結核症 nephrophthisis
腎血管炎 renal vasculitis
心血管疾患 cardiovascular disease (CD, CVD)
心血管疾患集中治療室(部) cardiovascular care unit (CCU)
心血管性高血圧 cardiovascular hypertension
腎血管(動脈)性高血圧〔症〕 renovascular hypertension (RVH)
腎血管〔性〕の renovascular
真結合線 true conjugate
新月状の lunate
腎血漿流量 renal plasma flow (RPF)
真結節 true knot
腎欠損 renal agenesis
腎血流側路 renal shunt
寝言 somniloquence
神現 theophany
針検影法 velonoskiascopy
腎限局型血管炎 renal limited vasculitis
親権主義 parentalism
心原性ショック cardiogenic shock (CGS)
心原性の cardiogenic
心原性肺水腫 cardiogenic pulmonary edema (CPE)
真剣な serious
腎原発性の nephrogenetic
進行 course, process, progress, progression
信号 signal
人口 population
進行胃癌 advanced gastric cancer (AGC)
新興ウイルス emerging virus
人工栄養 artificial alimentation, artificial feeding
唇口蓋の labiopalatine
人工角膜移植〔術〕 keratoprosthesis
腎硬化症 nephrosclerosis
進行癌 advanced cancer
人工換気 artificial ventilation (AV)
新興感染症 emerging infectious disease
人工器官 prosthesis
人工器官の prosthetic
人工気胸 piezotherapy
人工気胸術 artificial pneumothorax
人工気候室 pneumotic chamber
人工気腹術 artificial pneumoperitoneum
人工強直 artificial ankylosis
人工血液 artificial blood
人工抗原 artificial antigen
人工喉頭 artificial larynx
人工硬膜 artificial dura mater
人工肛門 artificial anus, enteroproctia, stoma
人工股関節置換〔術〕 total hip replacement

(THR)
人工呼吸 artificial respiration
人工呼吸器 respirator, ventilator
人工呼吸器関連肺炎 ventilator-associated pneumonia (VAP)
人工呼吸器肺傷害 ventilator-induced lung injury (VILI)
人工鼓膜 artificial tympanum
人工産物 artefact, artifact
人工産物の artifactual
人工歯 artificial tooth
人工歯冠 artificial crown
人工歯根 artificial tooth root
人工シナプス artificial synapse
人工受精 artificial fertilization
人工授精 artificial insemination (AI)
人工受動免疫 artificial passive immunity
人工処女生殖 artificial parthenogenesis
新興真菌感染症 emerging fungal infection
人工心臓 artificial heart
人工腎〔臓〕 artificial kidney (AK)
人工心肺 cardiopulmonary bypass (CPB)
人工心肺装置 pump-oxygenator (PO)
人工真皮 artificial dermis
進行する progress
進行性核上性麻痺 progressive supranuclear palsy (PSP)
進行性化骨性筋炎 progressive ossifying myositis
進行性球麻痺 progressive bulbar palsy (PBP), progressive bulbar paralysis
進行性筋萎縮症 progressive muscular atrophy (PMA), wasting palsy
進行性筋ジストロフィー症 progressive muscular dystrophy (PMD)
進行性疾患 progressive disease (PD)
進行性脂肪異栄養〔症〕 progressive lipodystrophy
進行性小脳性協働収縮異常症 dyssynergia cerebellaris progressiva
進行性神経原性〔腓骨〕筋萎縮 progressive neuropathic (peroneal) muscular atrophy
進行性脊髄性筋萎縮〔症〕 progressive spinal amyotrophy, progressive spinal muscular atrophy
進行性全身性強皮症 progressive systemic sclerosis (PSS)
進行性多巣性白質脳症 progressive multifocal leukoencephalopathy (PML)
進行性の progressive
進行性脳灰白質ジストロフィー progressive cerebral poliodystrophy
進行性脳卒中 progressive stroke
進行〔性〕麻痺 general paresis
人工赤血球 artificial red cells
人工接触伝導 ephapsis
人工臓器 artificial organ
腎梗塞 renal infarction
人工太陽灯 artificial sunlamp
人工炭酸泉浴療法 loutrotherapy
人工知能 artificial intelligence (AI)
人工中耳 middle ear implant (MEI)
人工的 artificial
人工的充血 artificial hyperemia
人工的な factitious
進行度 grade
人口動態統計 vital statistics
人工内耳 cochlear implant
人工乳房 artificial breast
人工乳房移植 breast implant
人工妊娠中絶 artificial interruption of pregnancy, induced abortion
人工破水 artificial rupture
人工破膜 amniotomy
唇紅部切除〔術〕 vermilionectomy
人工ペースメーカ artificial pacemaker
人工膀胱 artificial bladder
進行麻痺 general paralysis, polyparesis, progressive paralysis
人口問題 population problem
人工流産 artificial abortion
人工瘻造設患者 ostomate
深刻な serious
新語〔構成〕 neologism
浸剤 infusion, infusum
真再生 epimorphosis
深在性カンジダ症 deep candidiasis
深在性感染〔症〕 deep(-seated)infection
深在性静脈瘤 spider-burst
深在性真菌症 deep(-seated) mycosis
深在性の deep
腎細胞癌 renal cell carcinoma (RCC)
腎細胞毒素 nephrotoxin
腎細胞溶解〔性〕の nephrolytic
診査手術 exploratory operation
診察 consultation, examination, observation
心雑音 heart murmur
診察室血圧〔測定〕 office blood pressure (measurement) (OBP(M))
診察室高血圧 isolated clinic (office) hypertension
診察を受ける consult
診査の exploratory
振子 pendulum
伸子 template
心耳 appendix auricularis, auricle, auricula
シンシアニン syncyanin
深耳介動脈 deep auricular artery
心軸 mandrel
深指屈筋 flexor digitorum profundus
心仕事係数 cardiac work index (CWI)
新視床 neothalamus
心磁図 magnetocardiography
唇歯槽の labioalveolar
シンシチウム syncytium
シンシチオトキシン syncytiotoxin
心室 ventricle
心疾患 cardiopathy
心室間ブロック interventricular heart block

心疾患歴 heart disease history (HDH)
心室期外収縮 premature ventricular contraction (PVC), ventricular extrasystole, ventricular premature beat, ventricular premature contraction
心室棘波群 ventricular complex
心室勾配 ventricular gradient
心室固有の idioventricular
心室細動 ventricular fibrillation (VF, Vf)
心室自体の idioventricular
心室収縮力低下の hypodynamic
心室性動脈瘤 ventricular aneurysm
心室性不整脈 ventricular arrhythmias
心室性補充収縮 ventricular escape
心室切開〔術〕 ventriculotomy
心室造影像 ventriculogram
心室造影法 ventriculography
心室粗動 ventricular flutter (VF)
心室中隔 atrial septum, interventricular septum
心室中隔欠損〔症〕 ventricular septal defect (VSD)
心室中隔膜性部 membranous part of interventricular septum
心室内伝導遅延 intraventricular conduction delay (IVCD)
心室内の intraventricular
心室内ブロック intraventricular block (IVB)
心室の ventricular
心室肥大 ventricular hypertrophy (VH)
心室頻拍 ventricular tachycardia (VT)
心室捕捉 ventricular capture
心室容積 ventricular volume (VV)
心室(臓)瘤 cardiac aneurysm
唇歯の labiodental
心耳の auricular
真珠 pearl
腎腫 nephroma
人種 race
侵襲 aggression, invasion
腎周囲炎 perinephritis
腎周囲偽性嚢胞 perirenal pseudocyst
腎周囲組織 perinephrium
腎周囲の perinephric
人獣共通感染症 anthropozoonosis, zoonosis
人獣共通感染能 zoonotic potential
〔心〕収縮期〔性〕の systolic
心収縮後期 perisystole
心収縮正常 eusystole
〔心〕収縮末(終)期の telesystolic
侵襲性の invasive
侵襲的検査 intervention study
侵襲的な invasive
人獣伝染病 anthropozoonosis
腎周の perirenal
人種学 ethnology
真珠腫 margaritoma, pearl tumor
滲出〔液〕 effusion, exudate, exudation, infusion, seepage
伸出筋 protractor
心術後症候群 postcardiotomy syndrome
滲出性炎症 exudative inflammation
滲出性関節滑液膜炎 serosynovitis
滲出性精索炎 perispermatitis
浸出性中耳炎 exdative otitis media (EOM), serous otitis media (SOM)
滲出性の exudative
滲出性嚢胞 exudation cyst
進出ブロック exit block
浸出〔溶解〕法 lixiviation
人種の ethnic, racial
真珠病 pearl disease
腎腫瘍 renal tumor
浸潤 invasion, involvement
浸潤影 infiltrative shadow
浸潤する(させる) infiltrate, involve
浸潤性陰影 infiltration
浸潤性局所麻酔 infiltration analgesia
浸潤性の invasive
浸潤性〔麻酔〕無痛覚〔症〕 infiltration analgesia
浸潤〔巣〕 infiltration
浸潤物 infiltrate
浸潤麻酔〔法〕 infiltration anesthesia
腎症 nephropathia, nephropathy
心障害 cardiac toxicity
腎障害 renal toxicity
腎症候性出血熱 hemorrhagic fever with renal syndrome (HFRS)
針状骨 spicule
腎症症候群 nephrotic syndrome (NS)
尋常性痤瘡 acne vulgaris
尋常性天疱瘡 pemphigus vulgaris (PV)
尋常性毛瘡 sycosis vulgaris
尋常性狼瘡 lupus vulgaris
腎小体 renal corpuscle
腎上体 adrenal gland, suprarenal gland
深掌動脈弓 deep palmar arch
腎上の suprarenal, surrenal
新小脳 neocerebellum
腎静脈 renal veins
腎静脈血栓症 renal vein thrombosis
侵食 erosion
侵食潰瘍 phaged(a)ena
侵食する erode
侵食性潰瘍 rodent ulcer
心身医学 psychosomatic medicine (PSM), sychosomatic medicine
心神経の neurocardiac
心身症 psychosomatic disorders (PSD)
心身相関の psychosomatic
深心臓神経叢 deep cardiac plexus
腎心臓の nephrocardiac
心身の psychophysical
心腎の cardionephric
腎心の renicardiac
腎髄 medulla nephrica
親水膠質 hydrophilic colloid
親水性 hydrophilicity
親水性の hydrophilic
親水性物質 hydrophil(e)

腎錐体 pyramides renales, renal pyramid
深錐体神経 deep petrosal nerve
申請 application
新生 neogenesis
震声 trill
震声閾 trill threshold
真正核小体 plasmosome
真正頬顎の orthognathic
真正菌腫 eumycetoma
腎性くる病 renal rickets
真性グロブリン euglobulin
腎性血尿〔症〕 renal hematuria
腎性高血圧 renal hypertension
腎性骨異栄養症 renal osteodystrophy (ROD)
腎性骨ジストロフィー renal osteodystrophy (ROD)
新生児 neonate, newborn (NB)
新生児一過性多(頻)呼吸 transient tachypnea of the newborn (TTNB)
新生児壊死性腸炎 neonatal necrotizing enterocolitis
新生児エリテマトーデス neonatal lupus erythematosus
新生児黄疸 icterus neonatorum, neonatal jaundice, pedicterus
新生児仮死 asphyxia neonatorum
新生児肝炎 neonatal hepatitis
新生児眼炎 ophthalmia neonatorum
新生児期 neonatal, neonatal period, paranatal
新生児胸腺摘出 neonatal thymectomy (NTx)
新生児血小板減少症 neonatal thrombocytopenia
新生児行動評価 neonatal behavioral assessment scale (NBAS)
新生児呼吸窮迫症候群 neonatal respiratory distress syndrome
新生児呼吸困難症候群 newborn respiratory distress syndrome (NRDS)
新生児痤瘡 neonatal acne
新生児歯 neonatal tooth
新生児室 newborn nursery (NBN)
新生児死亡 neonatal mortality (NNM)
新生児死亡率 neonatal death rate (NDR), neonatal mortality rate (NMR)
新生児重症黄疸 icterus gravis neonatorum
新生児集中治療室(部門) neonatal intensive care unit (NICU)
新生児髄膜炎 neonatal meningitis
新生児遷延性肺高血圧症 persistent pulmonary hypertension of the neonate (PPHN)
新生児蘇生法 resuscitation of newborn
新生児チアノーゼ cyanosis neonatorum (CN)
新生児低カルシウム血症 neonatal hypocalcemia
新生児テタニー neonatal tetany
新生児毒素性ショック症候群様発疹症 neonatal toxic shock syndrome–like exanthematous disease (NTED)
新生児の neonatal
新生児白血病 neonatal leukemia
新生児貧血 neonatal anemia
新生児封入体結膜炎 neonatal inclusion conjunctivitis
新生児ヘルペス neonatal herpes simplex
新生児免疫寛容 neonatal tolerance
新生児溶血性疾患 hemolytic disease of the newborn (HDN)
新生児溶血性貧血 neonatal hemolytic anemia
真性焼灼具 actual cautery
真性焼灼法 technocausis
腎性小人症 renal nanism
新生児用品 layette
真性振戦 essential tremor
腎性腎不全 parenchymal renal failure
新生赤血球増加〔症〕 erythroneocytosis
真性赤血球増加〔症〕 polycythemia vera (PV)
真性染色質 euchromatin
真正象牙質 orthodentine
新生組織の neoblastic
真性多血〔症〕 erythremia, plethora vera, polycythemia vera (PV)
腎性糖尿 renal diabetes, renal glycosuria
〔真性〕軟骨腫 enchondroma
新生の neonatal
真性の obligate, true
腎性の renal
真性半陰陽 true hermaphroditism
腎性貧血 renal anemia
新生物 neoplasm, new growth, tumor
腎性網膜症 renal retinopathy
腎性幼稚症 renal nanism
新世界アレナウイルス new world arenaviruses
腎石症 nephrolithiasis
浸漬する plunge
唇舌咽頭の labioglossopharyngeal
腎切開術 nephrotomy
腎石灰症 nephrocalcinosis
唇舌喉頭の labioglossolaryngeal
心切痕 cardiac notch
腎切除術 nephrectomy
腎切石術 nephrolithotomy
唇舌の labiolingual
心尖 cardiac apex
浸染 imbibition
振戦 tremble, tremor, tremulation, trepidatio
振戦運動 trepidation
新鮮液状血漿 fresh plasma (FP)
振戦〔音〕 thrill
腎腺癌 renal adenocarcinoma
振戦恐怖〔症〕 tremophobia
振戦計〔測定〕 tremometer
振戦痙攣 palmospasm
塵閃光 scintillation

振戦状の　trepidant
腎前性腎不全　prerenal failure
振戦性の　tremulans
振戦性発声困難症　tromophonia
振戦性歩行不能症　trembling abasia
振戦せん(譫)妄　delirium tremens (DT), potomania
心選択性の　cardioselective
腎仙痛　nephralgia
心尖点　point of maximal impulse (PMI)
針尖刀　knife needle
新鮮凍結血漿　fresh frozen plasma (FFP)
新鮮な　fresh
心尖拍動　apex beat
心尖拍動図　apex cardiogram (ACG)
振戦描画器　tremograph
振戦描写図　tremogram
振戦不安定性の　tremolabile
振戦発作性歩行不能症　paroxysmal trepidant abasia
振戦麻痺　paralysis agitans, shaking palsy
振戦を起こしやすい　tremophile
心〔臓〕　coeur, cor, heart (HT, ht.)
心像　image, imago, mental image, visualization
腎臓　kidney
心臓移植　heart transplantation (HTx)
心臓運動の　cardiokinetic
心臓運動描画法　cardiokymography
腎造影図　nephrogram
腎造影法　nephrography (NG)
心臓X線図　cardioroentgenogram
心〔臓〕炎　carditis
腎〔臓〕炎　nephritis
心臓外傷　cardioplegia
心臓外の　exocardiac
腎臓潰瘍　nephrelcosis
心〔臓〕拡大　cardiomegaly
心臓拡張〔症〕　cardiectasis, ectasia cordis
心臓拡張期全体の　holodiastolic
心臓拡張と収縮との中間期　peridiastole
心〔臓〕下垂症　cardioptosis
心〔臓〕カテーテル法　cardiac catheterization (CC)
腎臓化膿症　nephropyosis
心〔臓〕機能不全　cardiac insufficiency
心臓機能抑制性の　cardioinhibitory
心臓形の　cordate, cordiform
腎臓形の　nephroid, reniform
心臓外科　cardiac surgery (CAS), cardiosurgery
心臓外科集中治療室　cardiosurgical unit (CSU)
腎臓結核　nephrotuberculosis
心〔臓〕血管系　cardiovascular system (CVS)
心〔臓〕血管系の　cardiovascular
心臓血管外科　cardiovascular surgery (CVS)
心〔臓〕血管呼吸器系　cardiovascular-respiratory system (CVR)
心〔臓〕血管造影法　cardioangiography (CAG)
心〔臓〕血管抵抗　cardiovascular resistance (CVR)
心〔臓〕血管不全　cardiovascular failure (CVF)
腎〔臓〕結石症　nephrolithiasis
腎臓結石排泄術　lithonephrotomy
心臓交感神経　cardiac sympathetic nerve (CSN)
腎〔臓〕向性の　nephrotropic
心肺性　cardiorespiratory (CR, C-R)
腎〔臓〕固定術　nephropexy
心臓雑音　cardiac murmur
心臓作用性の　cardioactive
心臓死　cardiac death
心臓軸転水平転位　trochorizocardia
心〔臓〕疾患　cardiac disease (CD)
心臓周囲の　pericardiac
心臓周期　cardiac cycle
心臓収縮期全体の　holosystolic
心臓腫瘍　cardiac tumor
腎〔臓〕症　nephrosis
心臓除細動　cardioversion
心臓神経　cardiac nerve
心臓神経症　cardiac neurosis, cardioneurosis
心臓神経叢　cardiac plexus
心臓神経の　cardioneural
心臓心膜炎　cardiopericarditis
心臓心膜固定〔術〕　cardiopericardiopexy
深層心理学　depth psychology
心臓性肝硬変　cardiac cirrhosis
心臓性呼吸の　cardiorespiratory (CR, C-R)
心臓性ショック　cardiac shock
心臓性喘息　cardiac asthma
心臓性の　cardiogenic
心臓切開　cardiotomy
心臓前拡張期　prediastole
心臓穿刺　cardiocentesis, cardiopuncture
心臓大動脈の　cardioaortic
心臓大網固定術　cardio-omentopexy
心〔臓〕濁音界　cardiac dullness
腎臓脱　nephrocele
心臓脱〔出〕　cardiocele, ectopia cordis
心〔臓〕タンポナーデ　cardiac tamponade
心臓超音波検査法　echocardiography (ECCG)
心臓超音波像　ultrasonocardiography (UCG)
心臓超音波断層法　ultrasonocardiotomography (UCT)
心臓痛　cardiodynia
腎臓痛　nephralgia
心臓転位　ectocardia
心臓転移　exocardia
心臓転位症　ectopia cordis
心臓同期療法　cardiac resynchronization therapy (CRT)
心臓毒　cardiotoxic
心臓と動脈の　cardioarterial

心臓粘液腫　cardiac myxoma
深層の　deep
心臓の　cardiac
人造の　artificial
腎臓の　nephric
腎〔臓〕嚢腫症　nephrocystosis
収縮期－拡張期比　systolic to diastolic ratio (S/D)
腎臓剥離術　nephrolysis
心〔臓〕破裂　cardiac rupture, cardiorrhexis
心臓反射　cardiac reflex
心〔臓〕肥大　cardiomegaly
心臓病　cardiopathy, heart disease (HD)
心臓〔病〕学　cardiology
腎臓病学　nephrology
心臓病患者　cardiac
心臓部膨隆　voussure
心臓壁動態記録図　kinetocardiography (KCG)
心〔臓〕壁動脈瘤　cardiac aneurysm
腎臓ヘルニア　nephrocele
心臓偏位　ectocardia
心臓べんち(胼胝)　callosity of heart
〔心臓〕弁閉鎖不全　valvular insufficiency
心〔臓〕弁膜炎　cardiovalvulitis
心臓弁膜尖　cusp
心臓マッサージ　cardiac massage
心臓麻痺　cardioplegia
心臓麻痺の　cardioplegic
心臓モニター　cardiac monitor
心〔臓〕容量　cardiac volume (CV)
心臓予備〔力〕　cardiac reserve
心〔臓〕力学　cardiac dynamics
腎造瘻術　nephrostomy
迅速ウレアーゼ試験　rapid urease test
唇側咬合　labial occlusion
唇側歯肉面の　labiogingival
唇側転位　labioplacement, labioversion
深側頭静脈　deep temporal veins
深側頭神経　deep temporal nerves
深側頭動脈　deep temporal arteries
迅速な　rapid
迅速認知症(痴呆)スクリーニングテスト　rapid dementia screening test (RDST)
唇側の　labial
迅速発育菌　rapid grower
迅速プラズマレアギン試験　rapid plasma reagin test (RPR test)
深鼠径輪　deep inguinal ring
深鼠径リンパ節　deep inguinal lymph nodes
心蘇生　cardiac resuscitation (CR)
死んだ　dead
身体　body
寝台　bed, crib
人体　human
靭帯　ligament, ligamentum (lig)
身体違和　dysphoria
身体衛生　body hygiene
身体X線像　somatogram
靭帯炎　desmitis, syndesmitis
身体化　somatization
人体解剖　anthropotomy, somatotomy
人体解剖学　human anatomy
身体(生体)学　somatology
身体各部　member
〔身〕体型　biotype
靭帯形成術　syndesmoplasty
人体計測の　anthropometric
靭帯結合　symphysis ligamentosa, syndesmosis, synneurosis
身体言語　body language
身体検査　physical check-up, physical examination (PE)
靭帯原性　desmogenous
靭帯硬化症　sclerodesmia
靭帯骨化　osteodesmosis
靭帯骨棘形成　syndesmophyte
靭帯固定術　ligamentopexis
靭帯固定法　syndesmopexy
身体死　somatic death
靭帯歯状突起　syndesmo-odontoid
靭帯腫　syndesmoma
身体醜形障害　body dysmorphic disorder
身体障害　physical disability
身体障害者　cripple, physically disabled (person)
〔心〕代償休止　compensatory pause
寝台状の　clinoid
靭帯状の　ligamentous
靭帯上皮　desmepithelium
身体図式　body image
身体清拭　body hygiene
身体性精神病　somatopsychosis
身体・性的の　somatosexual
靭帯切開術　syndesmotomy
靭帯切除術　syndesmectomy
身体前傾　procurvation
身体像　body image
人体測定〔学，法〕　anthropometry
身体治療〔法〕　somatotherapy
身体的依存性　physical dependence
身体的虐待　physical abuse
身体的な　corporic
身体的標徴　somatic stigma
靭帯転位　syndesmectopia
靭帯頭蓋　desmocranium
身体年齢　physical age
身体の　corporeal, physical
靭帯の　ligamentous
身体の正常通路　viae naturales
靭帯剥離　syndesmodiastasis
身体病　somatopathy
靭帯病　desmopathy
身体病恐怖性精神病　somatophrenia
身体表現性障害　somatoform disorders
靭帯付着部症　enthesopathy
靭帯縫合術　syndesmorrhaphy
身体保清　body hygiene
靭帯膜　peridesmium
靭帯膜炎　peridesmitis
人体模型　manikin

人体有鉤嚢虫症 human cysticercosis
靱帯様の desmoid
靱帯論 syndesmography
身体論者 somatist
ジーンターゲッティング gene targeting
シンターゼ synthase
深達性の penetrating
死んだ〔ような〕状態 dead
診断 diacrisis
腎単位 nephron
診断学 diagnostics
診断群分類 diagnosis procedure combination (DPC)
診断群別分類 diagnosis-related group (DRG)
診断計画 diagnostic plan
診断書 certification, medical certificate
診断〔上〕の diagnostic
診断する diagnose
腎断層撮影像 nephrotomogram
腎断層撮影〔法〕 nephrotomography
診断的印象 diagnostic impression
診断的開腹術 exploratory laparotomy
診断〔的〕切開 exploration
診断的腹腔洗浄法 diagnostic peritoneal lavage (DPL)
診断の確認 confirmed diagnosis
〔診断〕不顕性の underdiagnostic
診断〔法〕 diagnosis (Dx)
診断未確定〔の〕 not yet diagnosed (NYD)
診断を下す diagnosticate
シンチカメラ scinticamera
シンチグラフィ scintigraphy
シンチグラム scintigram
シンチ血管造影(撮影)〔法〕 scintiangiography
シンチスキャナ scintiscanner
シンチスキャン scintiscan
シンチ造影法 scintigraphy
シンチ測定〔法〕 scintimetry
シンチフォトグラフ scintiphotograph
シンチフォトグラフィ scintiphotography
シンチメトリ〔ー〕 scintimetry
人中 hyporhinion
腎柱 renal column
深中大脳静脈 deep middle cerebral vein
身長 body length, height (Ht)
伸長 elongation
伸張過度 paratonia
伸張機 stretcher
深腸骨回旋静脈 deep circumflex iliac vein
深腸骨回旋動脈 deep circumflex iliac artery
伸長受容器 stretch receptor
伸長反射 stretch reflex
伸張〔法〕 stretching
真直緊張 orthotonos
シンチレーション scintillation
シンチレーション計数器 scintillation counter
シンチレータ scintillator
陣痛 pain, parodynia
陣痛記録法 tocography
陣痛計 tocodynamometer, tocometer
陣痛室 labor room
陣痛図 tocodynagraph, tocogram, tocograph
陣痛測定計 parturiometer
陣痛測定〔法〕 tocometry
陣痛微弱 uterine inertia
陣痛微弱分娩 atonic labor
陣痛抑制作用をもつ tocolytic
新ツベルクリン new tuberculin
心底 cardiac base
心停止 asystole
心的外傷 psychic trauma
心的外傷後ストレス障害 posttraumatic stress disorder (PTSD)
心的外傷後ストレス症候群 posttraumatic stress syndrome
腎摘除〔術〕 nephrectomy
シンテターゼ synthetase
親鉄性の siderophil(e)
シンテニー synteny
シンテニーの syntenic
伸展 expansion, extension
進展 evolution, progression
腎転位症 ectopia renis
伸展過剰(過度) hyperextension, parectasis
心電計 electrocardiograph
心電図 electrocardiogram (ECG), Elektrokardiogramm (EKG)
心電図記録〔法〕 electrocardiography
心電図上の反応 electrocardiographic response (ECR)
進展する progress
進展度診断 staging
伸展反射 stretch reflex
伸展皮弁 advancement flap
浸透 penetration, permeation
振盪 shaking
振動 oscillation, palmus, thrill, vibration
浸透圧 osmotic pressure (OP)
浸透圧計 osmometer
浸透圧受容器 osmoceptor, osmoreceptor
浸透圧測定法 osmometry
浸透圧調節 osmoregulation
浸透圧調節器 osmoregulator
浸透圧調節性 osmoregularity
浸透圧調節の osmoregulatory
浸透圧利尿 osmotic diuresis
振盪音 fremitus
振動覚欠如 pallan(a)esthesia
振動覚減退 pallhypesthesia
振動感 seisesthesia, seism(a)esthesia
振動〔感〕覚 pallesthesia, pallesthetic sensibility, vibratory sense, vibratory sensibility
振動感覚消失 apall(a)esthesia
振盪器 concussor
振動器 vibrophone
振動極 vibratode

唇動記録器　labiograph
振動記録器　tremorgram
浸透計　osmometer, permeameter
振動計　oscillometer, vibrometer
振動計の　oscillometric
浸透〔現象〕　osmosis
浸透剤　penetrant
浸透させる(する)　impregnate, infiltrate
振動子　vibratode
振動子音　vibrative
振盪〔症〕　commotio, concussion
振動数　frequency
浸透する　osmose
振動する　vibratile
浸透性　permeability
振動性眼振　oscillatory nystagmus
振動性耳鳴　vibratory tinnitus
浸透性の　osmolar
振動性の　vibratile, vibratory
振動測定法　oscillometry
振盪知覚　seisesthesia
振盪聴診法　succussion
浸透度　penetrance
浸透の　osmotic
振動発生器　tremulor
振動描写法　palography
振動マッサージ　vibration
振動マッサージ器　vibromasseur
腎動脈　renal artery
振動脈圧計　sphygmo-oscillometer
腎動脈炎　renal arteritis
腎動脈拡張術　percutaneous transluminal renal angioplasty (PTRA)
腎動脈狭窄　renal artery stenosis (RAS)
腎動脈血栓　renal arterial thrombosis
腎動脈塞栓　renal arterial embolism
腎動脈閉塞　renal artery occlusion
腎動脈瘤　renal artery aneurysm
振動療法　sismotherapy, vibrotherapeutics
腎毒性　nephrotoxicity
腎毒性腎炎　nephrotoxic nephritis (NTN)
腎毒性の　nephrotoxic
シンドビスウイルス　*Sindbis virus*
シンナー　thinner
心内圧　endocardial pressure
心内膜　endocardium (End)
心内膜炎　endocarditis
心内膜炎の　endocarditic
心内膜下心筋梗塞　subendocardial myocardial infarction
心内膜活性率　endocardial viability ratio (EVR)
心内膜床(隆起)　endocardial cushion
心内膜床欠損〔症〕　endocardial cushion defect (ECD)
心内膜心筋線維症　endomyocardial fibrosis (EMF)
心内膜性雑音　endocardial murmur
心内膜線維弾性症　endocardial fibroelastosis (EFE)
シンナー中毒　thinner poisoning
浸軟　maceration
腎軟化症　nephromalacia
浸軟児　macerated embryo
浸軟する　macerate
侵襲　infestation
侵入　infestation, invasion
腎乳頭　renal papillae
腎乳頭壊死　renal papillary necrosis (RPN)
針入度計　penetrator
進入ブロック　entrance block
侵入門　portal of entry
腎尿管切除術　nephroureterectomy
腎尿管膀胱切除術　nephroureterocystectomy
腎尿細管機能異常　renal tubular dysfunction
〔腎〕尿細管性アシドーシス　renal tubular acidosis (RTA)
仁の　nucleolar
腎の　renal
新脳　new brain
心嚢　pericardium
心嚢炎　pericarditis
腎膿腫　pyonephrosis
心嚢貯留液　pericardial effusion (PE)
心嚢内出血　hemopericardium
親嚢胞　parent cyst
腎嚢胞　renal cyst
腎膿瘍　renal abscess
シンノンブレウイルス　*Sin Nombre virus*
腎杯　calyx, renal calyces
心肺移植　heart-lung transplantation (HLT)
心肺運動描記器　cardiopneumograph
心肺〔運動〕描記法　cardiopneumography
シンバイオティクス　synbiotics
腎杯拡張〔症〕　calicectasis, caliectasis, calycectasis
心肺機能　cardiorespiratory function
腎杯憩室　calyceal diverticulum
心肺血液量　cardiopulmonary blood volume (CPBV)
心肺固定術　cardiopneumonopexy
塵(じん)肺〔症〕　anthracotic tuberculosis, coniosis, pneumoconiosis, pneumokoniosis, pneumonoconiosis
腎杯水腫　hydrocalycosis
心肺性雑音　cardiopulmonary murmur
腎杯切除〔術〕　calycectomy
心肺蘇生〔法〕　cardiopulmonary resuscitation (CPR), heart-lung resuscitation (HLR), resuscitation
腎杯蓄膿　pyocalyx
心肺停止　cardiopulmonary arrest (CPA)
心肺の　cardiopulmonary, cardiorespiratory (CR, C-R)
腎杯の　caliceal, calyceal
心肺脳蘇生法　cardiopulmonary-cerebral resuscitation (CPCR)
心肺バイパス　cardiopulmonary bypass (CPB), heart-lung bypass
心肺(胸郭)比　heart-lung ratio (HLR)

心肺予備力　cardiopulmonary reserve (CPR)
心拍　oppression
心拍急速　tachyrhythmia
心拍(動)曲線　cardiogram
心拍記録器　cardiograph
心拍出亢進　hyperkinemia
心拍出量　cardiac output (CO)
心拍出量記録〔計〕　cardiac output recorder (COR)
心拍数　cardiac rate, heart rate (HR, H/R)
心拍静止期　diastasis
心拍促進線維　accelerator fiber
心拍タコグラフ　cardiotachograph
心〔拍〕停止　cardiac arrest (CA)
心拍動　cardiac beat, heart beat
心拍〔動〕記録〔法〕　cardiography
〔心拍の〕歩調とり　pacemaker (PM)
心拍リズム　cardiac rhythm
シンバスタチン　simvastatin
心波動撮影法　electrokymography
腎盤　renal pelvis
ジーンバンク　gene bank
唇反射　lip reflex
針反応　needle reaction
真皮　corium, cutis, cutis vera, derm(a), dermis
真皮移植　dermal graft
深腓骨神経　deep fibular nerve, deep peroneal nerve
新皮質　neocortex, neopallium
腎皮質　renal cortex
新皮質運動性の　neokinetic
腎皮質壊死　renal cortical necrosis (RCN)
〔腎〕皮質血流　cortical blood flow (CBF)
真皮深層熱傷　deep dermal burn (DDB)
審美性　esthetic
真皮浅層熱傷　superficial dermal burn (SDB)
心肥大　cardiac hypertrophy, megalocardia
腎肥大症　nephromegaly
唇鼻の　labionasal
神秘の　hermetic
腎被膜　renicapsule
真皮様の　choroid
シンフィシオン　symphysion
深部異物計　profondometer
シンブウイルス　*Simbu virus*
深部感覚(知覚)　bathyesthesia
深部感覚亢進　bathyhyperesthesia
深部感覚消失(麻痺)　bathyanesthesia
深部感覚低下　bathyhypesthesia
振幅　amplitude, oscillation
深部腱反射　deep tendon reflex (DTR)
深部静脈血栓症　deep vein thrombosis (DVT)
心不全　cardiac decompensation, cardiac failure (CF), cardiac insufficiency, heart failure (HF)
腎不全　renal failure (RF)
深部体温　deep body temperature
深部知覚　deep sensibility
神仏恐怖〔症〕　theophobia
深部疼痛　deep pain
深部反射　deep reflex
深部皮膚真菌症　subcutaneous mycosis
腎部分切除術　heminephrectomy
深部用鉗子　tirefond
シンプラスト　symplast
シンプレックスウイルス属　*Simplexvirus*
心ブロック　heart block
真分数　proper fraction
新変異型クロイツフェルト・ヤコブ病　new variant Creutzfeldt–Jakob disease (nvCJD)
振鞭体　vibraculum
〔心〕弁膜炎　valvulitis
進歩　advance, advancement, improvement
〔心〕房　atrium
心房井戸法　atrial–well technique
心包炎　pericarditis
心房化右室　atrialized right ventricle (ARV)
心房拡張期奔馬調律　atrial diastolic gallop (ADG)
心房間の　interatrial
心房期外収縮　atrial extrasystole, auricular extrasystole
心房－頸動脈の　atrio–carotid (a–c)
腎傍〔結合〕組織炎　paranephritis
唇縫合　cheilorrhaphy
腎縫合術　nephrorrhaphy
心房細動　atrial fibrillation (AF, Af)
唇方歯軸傾斜　labioclination
〔心〕房室束　atrioventricular band
心放射図　radiocardiogram (RCG)
心放射図法　radiocardiography
心房周囲の　periatrial
心房収縮　atrial kick
心房収縮期雑音　atrial systolic murmur
心房心室連続(順次)ペーシング　atrioventricular sequential pacing
心房性期外収縮　atrial premature beat (APB), atrial premature contraction (APC)
心房性増圧反射　auriculopressor reflex
心房性ナトリウム利尿ペプチド　atrial natriuretic peptide (ANP)
心房性ナトリウム利尿ポリペプチド　atrial natriuretic polypeptide (ANP)
心房性ナトリウム利尿ホルモン　atrial natriuretic hormone
心房性ナトリウム利尿ホルモン〔因子〕　atrial natriuretic factor
心房〔性〕の　atrial
心房性頻拍(脈)　atrial tachycardia (AT), auricular tachycardia
心房性奔馬律　auricular gallop
心包切開〔術〕　pericardiotomy
心房粗動　atrial flutter (AF)
心房中隔　interatrial septum (IAS)

心房中隔形成〔術〕 atrioseptoplasty
心房中隔欠損作成術 atrioseptostomy
心房中隔欠損〔症〕 atrial septal defect (ASD)
心房停止 atrial standstill
心房デマンド型ペースメーカ atrial demand pacemaker
心房同期型ペースメーカ atrial synchronized ventricular-limited pacemaker
心房内ブロック intra-atrial heart block
腎傍の paranephric
心房肥大 atriomegaly
心房ペーシング atrial pacing (AP)
進歩させる(する) improve
新補助療法 neoadjuvant
シンポート symport, synport
心膜 pericardia, pericardium
心膜液 pericardial effusion (PE)
心膜炎 pericarditis
心膜横洞 transverse pericardial sinus
心膜開放術 pericardiostomy
心膜気腫 pneumopericardium
心膜腔 pericardial cavity
心膜血気腫 hemopneumopericardium
心膜血腫 hemopericardium
心膜斜洞 oblique pericardial sinus
心膜心筋心内膜炎 perimyoendocarditis
心膜心内膜炎 endopericarditis
心膜心内膜心筋炎 endoperimyocarditis
心膜水気腫 hydropneumopericardium
心膜水腫 hydropericardium
心膜切開後症候群 postpericardiotomy syndrome
心膜(嚢)切開〔術〕 pericardiotomy
心膜切除術 pericardiectomy
心膜穿刺 pericardiocentesis
心膜の pericardial
心膜ノック pericardial knock
心膜剥離術 cardiolysis, pericardiolysis
心膜腹膜管 pericardioperitoneal canal
心膜縫合〔術〕 pericardiorrhaphy
心膜摩擦音 pericardial friction rub
心膜癒着 concretio cordis, pericardiosymphysis
じんま(蕁麻)疹 hives, nettle rash, uredo, urticaria
じんま(蕁麻)疹の urticarial
じんま(蕁麻)疹発生 urtication
じんま(蕁麻)疹発生の urticant, urticariogenic
じんま(蕁麻)疹発生薬 urticant
じんま(蕁麻)疹様苔癬 lichen urticatus, strophulus
じんま(蕁麻)疹様の urticate
じんま(蕁麻)誘導法 urtication
心脈波計 cardiosphygmograph
心脈波図 sphygmocardiogram
心脈波描写器 sphygmocardiograph
腎無形成 renal aplasia
腎明細胞肉腫 clear cell sarcoma of kidney (CCSK)
唇面軸壁歯肉側(部)の labioaxiogingival
唇面歯頸部の labiocervical
腎門 renal hilum
深夜勤務の看護師長 night supervisor
新薬許可出願 New Drug Submission (NDS)
新薬申請 New Drug Application (NDA)
心癒着 accretio cordis
腎葉 renal lobe
信頼限界 confidence limit
信頼性 reliability
信頼度 reliability
心理学 psychics, psychology
心理学者 psychologist
心理学の psychological
心理劇 psychodrama
心理言語学 psycholinguistics
心理検査 psychological test
心理作用学 psychonomy
心理・社会的の psychosocial
心理測定〔学〕 psychometrics
心理的家系図 genogram
心理テスト psychological testing
診療 medical care, medicine (Med.)
診療所 clinic
診療報酬 fee-for-service
診療料の二分 dichotomy
尽力 exertion
心力不全 pump failure
心理療法 psychotherapy
森林熱 tap
人類学 anthropology
腎類脂症 renal lipoidosis
人類染色体国際命名規約 International System for Human Cytogenetic Nomenclature, An (ISCN)
人類体質学 physianthropy
心霊説 psychism
唇裂 cheiloschisis
腎瘻設置術 nephrostomy
真肋 true ribs
真肋骨 costae verae
親和性 attraction
親和力 affinity

す

酢(す) vinegar
図 chart, figure (Fig.)
垂 appendix, pendulum, plectrum, uvula
髄 marrow, medulla, pulpa
推移 course
随意運動 autokinesis
随意運動性の voluntomotory
随意運動野 psychomotor area
随意筋 voluntary muscle
膵移植 pancreatic transplantation
随意振戦 volitional tremor
随意的の exterofective
推移の transitive
随意の volitional, voluntary

膵胃吻合術　pancreaticogastrostomy
推運ぜん(蠕)動　catastalsis
髄液　cerebrospinal fluid (CSF)
髄液圧　cerebrospinal fluid pressure
髄液圧低下症　intracranial hypotension syndrome
膵液還流　pancreatic reflux
〔髄液〕細胞増加〔症〕　pleocytosis
髄液振盪法　spinal pumping
髄液短絡術　cerebrospinal fluid shunt
髄液中糖類減少　hypoglycorrachia
吹音　puff
髄外形質細胞腫　extramedullary plasmacytoma
髄核　nucleus pulposus, vertebral pulp
髄核ヘルニア　herniated nucleus pulposus
水加グリセリン浣腸　glycerin and water enema (GWE)
髄芽細胞　medulloblast
髄芽腫　medulloblastoma
垂下の　pendulous
膵管　pancreatic duct
水管　siphon
水癌　noma, stomatonoma
膵管嚢腫　pancreatic ranula
膵管閉塞　pancreatemphraxis
水気胸〔症〕　hydropneumothorax
水気腫(症)　hydropneumatosis
水気心膜〔症〕　hydropneumopericardium
膵機能検査　pancreatic function test (PFT)
水気腹症　hydropneumoperitoneum
水胸〔症〕　hydrothorax
水銀　mercury (Hg)
水銀剤　mercurial
水銀疹　hydrargyria
水銀中毒〔症〕　hydrargyrism, mercurialism, mercury poisoning
水銀柱ミリメートル　mercury millimeter
水銀の　mercurial
水腔　hydrocele
髄腔　medullary cavity
膵空腸吻合術　pancreaticojejunostomy
水血症　hydremia, span(a)emia
水向性　hydrotropism
膵向性の　pancreatrophic
吸い込み　suction
髄索炎　funiculitis
水酸化アルミニウム　aluminum hydroxide
水酸化ナトリウム　sodium hydroxide
水酸化リン灰石　hydroxyapatite
水酸基　hydroxy, hydroxyl
随時外来血圧　casual clinic blood pressure (CBP)
膵刺激性の　pancreatrophic
髄質　medulla, pulp, substantia medullaris
髄室　pulp chamber
水質汚濁　water pollution
髄質化　medullization
膵疾患　pancreopathy
髄質細胞　pulp cell
髄質脂肪腫　myelolipoma
髄〔質〕状の　pulpiform
髄質性海綿腎　medullary sponge kidney (MSK)
髄質性嚢胞腎　nephronophthisis
髄質切除術　medullectomy
髄質の　medullary
髄質様の　pulpy
髄質を含有した　medullated
随時(臨時)の　occasional
衰弱　debility, lassitude, syntexis, waste
衰弱した　hyposthenic
衰弱状態　hyposthenia
衰弱状態の　hyposthenic
衰弱性の　marantic
衰弱の　asthenic
水車雑音　mill wheel murmur
水腫　edema, hydrocele, oedema
膵周囲炎　peripancreatitis
膵十二指腸静脈　pancreaticoduodenal veins
膵十二指腸吻合術　pancreaticoduodenostomy
水腫性筋腫　hydromyoma
膵出血　pancreatorrhagia
水準　niveau
水準器　level
水症　dropsy, hydrops
水床　water bed
髄状化　pulpation
錐状胸郭　fusiform thorax
髄鞘疾患　myelinopathy
髄鞘腫　myelinoma
髄鞘除去　demyelinization
推奨する　recommend
水晶体　crystalline humor, lens
錐〔状〕体　cone
水晶体炎　phacitis, phakitis
水晶体形の　lentiform
錐状体顆粒　cone granule
錐状体杆状体層　bacillary layer
水晶体吸引〔切開〕　phacoerysis
水晶体屈折計　phacometer
水晶体硬化症　phacosclerosis
水晶体酵素　phacozymase
水晶体後〔部〕線維増殖症　retrolental fibroplasia (RLF)
水晶体混濁　phacoscotasmus
錐状体細胞　cone cell
水晶体質　substantia lentis
水晶体腫　phacoma, phakoma
水晶体焼灼器　electrodiaphake
水晶体〔性〕乱視　lenticular astigmatism
水晶体切開　phacolysis
水晶体脱出　phacometachoresis
水晶体超音波吸引〔術〕　phacoemulsification (PET)
水晶体調節計　phacoscope
水晶体調節力検査法　phacoscopy
水晶体転位　phacentocele
水晶体軟化　phacomalacia
水晶体嚢　periphakus

水晶体嚢炎　phacocystitis, phacohymenitis
水晶体嚢周囲炎　periphacitis
水晶体嚢の　capsulolenticular
水晶体破嚢術　capsulorrhexis
水晶体被膜切開器　cystotome
水晶体被膜切開術　cystitomy
水晶体被膜切開刀　cystitome, kibisitome
水晶体偏位　ectopia lentis
水晶体変性性緑内障　phacoglaucoma
水晶体胞　lens vesicle
水晶体融解　phacolysis
髄鞘脱落　demyelinization
錐状断端　conical stump
膵小腸吻合術　pancreaticoenterostomy
髄状の　pultaceous
水晶嚢下白内障　subcapsular cataract
水晶嚢白内障　capsular cataract
水晶嚢被膜(皮質)白内障　capsulolenticular cataract
膵静脈　pancreatic veins
髄鞘溶解　myelinolysis
推奨量　recommended dietary allowance (RDA)
推進　trusion
水腎症　hydronephrosis, uronephrosis
水腎症の　hydronephrotic
水腎杯症　hydrocalycosis
水膵症　hydropancreatosis
水髄膜瘤　hydromeningocele
水製チンキ剤　aqeous tincture
水性の　aqueous
水〔性〕嚢腫　hydrocyst
膵石症　pancreatolithiasis
水脊髄髄膜ヘルニア　hydromyelomeningocele
水脊髄髄膜瘤　hydromyelomeningocele
膵石切石術　pancreatolithotomy, pancreolithotomy
髄節　myelomere
膵切除〔術〕　pancreatectomy, pancreectomy
水洗　flush
垂線　perpendicular
推薦する　recommend
水素　hydrogen (H)
水素イオン指数　pondus hydrogenii (pH)
水素イオン平衡移動　isohydric shift
膵臓　pancreas
膵〔臓〕炎　pancreatitis
膵臓機能単位　pancreaton
膵〔臓〕撮影〔術, 法〕　pancreatography
膵〔臓〕刺激性の　pancreatotrophic, pancreotropic
膵臓疾患　pancreatopathy
膵〔臓〕脂肪酵素　steapsin
膵臓腫瘍　pancreatoncus
膵〔臓〕切開術　pancreatomy, pancreatotomy
膵〔臓〕痛　pancreatalgia
膵臓に発生する　pancreatogenic
膵〔臓〕の　pancreatic
吹送麻酔　insufflation anesthesia
膵臓様の　pancreatoid
水素価　hydrogen number
水素化物　hydride
推測　inference
垂足　foot-drop
垂足曲線　pedal curve
垂足線　pedal
水素酵素　hydrogenase
膵組織崩壊　pancreatolysis, pancreolysis
膵組織崩壊〔性〕の　pancreatolytic, pancreolytic
水素添加　hydrogenation
水素電極　hydrogen electrode
水素の　hydric
水素平衡性の　isohydric
水素を含む　hydric
衰退　atrophy, involution
錐体　petrosa, pyramid, pyramis
錐体１色覚　cone monochromatism
錐体炎　petrositis
錐体外路系　extrapyramidal system
錐体外路症候群　extrapyramidal syndrome
錐体外路の　extrapyramidal
衰退期　cataplasia
錐体筋　pyramidalis
錐体交叉　decussatio pyramidum, pyramidal decussation
錐体後方の　postpyramidal
錐体鼓室裂　petrotympanic fissure
錐体細胞　pyramidal cell
錐体削開〔術〕　petrosectomy
錐体状骨折　pyramidal fracture
錐体状白内障　pyramidal cataract
錐体前索路　anterior pyramidal tract, prepyramidal tract, tractus pyramidalis anterior
錐体側索路　lateral pyramidal tract, tractus pyramidalis lateralis
錐体突起　pyramidal process
錐体の　pyramidal
錐体部の　petrous
錐体葉　pyramidal lobe
錐体路　pyramidal tract, tractus pyramidalis
錐体路切開術　pyramidotomy
錐体路徴候　pyramid sign
錐体路ニューロン　pyramidal tract neuron (PTN)
水中マッサージ　hydromassage
垂直眼振　vertical nystagmus
垂直感染　vertical infection, vertical transmission
垂直性めまい　vertical vertigo
垂直伝播　vertical transmission
垂直の　perpendicular, vertical, verticalis
垂直被蓋　vertical overlap
水槌脈　water-hammer pulse
スイッチグラス　switchgrass
推定　approximation
推定在胎月齢　estimated gestational age (EGA)
推定胎児体重　estimated fetal weight

(EFW)
推定の putative
推定平均必要量 estimated average requirement (EAR)
水痘 chickenpox, varicella
膵頭 head of pancreas
膵島 pancreatic islet
水道 aqueduct, aqueductus
膵島移植 islet cell transplantation
膵島炎 insulitis
水痘丘疹性の vesiculopapular
〔膵〕島細胞腫 insulinoma
膵島細胞膜抗体 islet cell surface antigen (ICSA)
膵〔頭〕十二指腸切除術 pancreatoduodenectomy
水頭症 hydrocephalia, hydrocephalus
水痘〔疹〕状の varicelliform
水道水 tap-water
水頭性無脳症 hydranencephaly
水痘・帯状疱疹ウイルス varicella-zoster virus (VZV)
水痘嚢胞性の vesiculopustular
水痘様の varicelloid
水痘予防接種 varicellation
水頭瘤 hydrocephalocele
水尿管〔症〕 hydroureter
髄の medullary
髄脳 myelencephalon
水膿腎症 hydropyonephrosis
水脳ヘルニア hydroencephalocele
水嚢胞 hydrocyst
膵嚢胞性線維症 pancreatic cystic fibrosis
水脳瘤 hydroencephalocele
髄板 medullary plate
随伴運動 synkinesis
随伴症状 concomitant symptom
随伴する accompany
随伴性原因 synaetion
随伴性の assident, incidental, synergetic
随伴性発汗 synidrosis
随伴増殖 satellitosis
随伴の concomitant
水ひ(簸) elutriation
膵尾 tail of pancreas
膵尾動脈 artery to tail of pancreas
膵脾の pancreaticosplenic
膵不全 pancreatic insufficiency (PI)
水夫皮膚 sailor's skin
水夫結び sailor's knot
水分過剰 hyperhydration, overhydration
水分活性 water activity
水分含有量減少 hypovolia
水分均衡 isorrhea
水分枯渇 water depletion
水分代謝 water metabolism
水分補給 hydration
水平 horizontal
水平位めまい horizontal vertigo
水平〔的〕被蓋 horizontal overbite, horizontal overlap
水平面 horizontal plane
水平裂 horizontal fissure
水疱 blister, bulla, pomphus
水泡音 rhonchus
水疱形成 sacculation
水胞形の hydatidiform
水封式排液法 water-seal drainage
水疱症 bullosis
水疱状に膨大する bullate
水疱状の vesiculiform
水疱性角膜症 bullous keratopathy
水疱性口〔内〕炎ウイルス vesicular stomatitis virus
水疱性の bullous, vesicular, vesiculose
水疱性膿痂疹 bullous impetigo, impetigo bullosa
水疱性類天疱瘡 bullous pemphigoid
水胞〔体〕 hydatid
水疱発生 vesiculation
水泡ラ音 bubbling rale
スイポックスウイルス属 *Suipoxvirus*
髄膜 meninx
髄膜炎 meningitis
髄膜炎菌 meningococcus
髄膜炎菌性髄膜炎 meningococcal meningitis
髄膜炎菌性敗血症 meningococcemia
髄膜炎〔疾病群〕 meningitides
髄膜炎〔性〕の meningitic
髄膜血管梅毒 meningovascular syphilis
髄膜腫 meningioma
髄膜腫症 meningiomatosis
髄膜出血 meningorrhagia
髄膜症 meningism
髄膜神経根炎 meningoradiculitis
髄膜神経根の meningoradicular
髄膜脊髄炎 meningomyelitis
髄膜脊髄神経根炎 meningomyeloradiculitis
髄膜脊髄瘤 meningomyelocele
髄膜組織球 meningocyte
髄膜チフス meningotyphoid
髄膜と皮質の meningocortical
髄膜肉腫 meningeal sarcoma, meningosarcoma
髄膜脳炎 meningoencephalitis
髄膜脳症 meningoencephalopathy
髄膜脳脊髄炎 meningoencephalomyelitis
髄膜脳瘤 meningoencephalocele
髄膜縫合 meningeorrhaphy
髄膜脈管の meningovascular
髄膜瘤 meningocele
睡眠 sleep, somnus
睡眠異常 dyssomnia
睡眠覚醒障害 sleep and wakefulness disorders
睡眠検査 polysomnography (PSG)
睡眠後期の postdormital
睡眠時周期性運動 periodic movements during sleep (PMS)
睡眠時代謝率 somnolent metabolic rate (SMR)

用語索引

睡眠時無呼吸 sleep apnea
睡眠時無呼吸症候群 sleep apnea syndrome (SAS)
睡眠障害 somnipathy
睡眠障害者 somnipathist
睡眠前期 predormition
睡眠前期の predormital
睡眠潜時反復検査 multiple sleep latency test (MSLT)
睡眠相後退症候群 delayed sleep phase syndrome (DSPS)
睡眠相前進症候群 advanced sleep phase syndrome (ASPS)
睡眠てんかん sleep epilepsy
睡眠の hypnic
睡眠パターンの障害 sleep pattern disturbance
睡眠病 sleeping sickness
睡眠不足 sleep deficit
睡眠物質 sleep substance
睡眠紡錘波 sleep spindle
睡眠発作 paroxysmal sleep
睡眠ポリグラフ計 polysomnography (PSG)
睡眠薬 hypnotic, soporific
睡眠薬嗜癖者 hypnotic addict
睡眠薬中毒 intoxication induced by hypnotics
睡眠誘発性の soporiferous
睡眠療養所 somnarium
水薬 solution (SOL, sol.)
水様胃液分泌 gastrohydrorrhea
水溶液 aqueous solution, water
髄様癌 carcinoma medullare
水様下痢低カリウム血症無胃酸症候群 watery diarrhea-hypokalemia-achlorhydria syndrome (WDHA syndrome)
髄〔様〕上皮腫 medulloepithelioma
水様〔性〕下痢 watery diarrhea
水様性胆汁分泌 hydrocholeresis
水溶性の aqueous, water-soluble
水様胆汁分泌の hydrocholeretic
髄様肉腫 medullary sarcoma
水様〔の〕 watery
水様便 watery stool
水卵管〔症〕 hydrosalpinx
推理 inference
水利尿 water diuresis
水瘤 hydrocele
水瘤切除術 hydrocelectomy
推力 thrust
水濾法 tamisage
水和 hydration
水和物 hydrate
数 number (No.)
吸う suck
スウェーデン式運動 Swedish movements
スウェーデン式体操 Swedish gymnastics
趨解性の lyotropic
皺筋 corrugator
趨光性 photodromy
数個血管吻合 synanastomosis
数字 figure (Fig.)
枢軸 epistropheus, pivot
趨臓器性 organotaxis
数値 value
数度 abundance
皺眉筋 corrugator supercilii
枢要点 cardinal point
趨リンパ球性 lymphotaxis
数列 progression, series
すがた gestalt
姿を消す disappear
スカトール skatol
スカベンジャー scavenger
スカルディノ縦軸間置腎盂形成〔術〕 Scardino vertical flap pyeloplasty
スカルパ液 Scarpa fluid
スカルパ筋膜 Scarpa fascia
スカルパ神経節 Scarpa ganglion
スカルパの三角 Scarpa triangle
スカンク［臭鼬鼠］ skunk
好きなだけ飲む(食べる) binge
スギヒラタケ属 *Pleurocybella*
隙間風恐怖症 anemophobia
スキャッチャードプロット Scatchard plot
スキャナ scanner
スキャン scan
スキラーン骨折 Skillern fracture
頭巾 turban
スキンケア skin care
スキーン腺炎 skeneitis
頭布包帯 cephalline bandage
スクアモイド squamoid
スクアレン squalene
スクィーズ squeeze
スクシニル CoA succinyl coenzyme A (succinyl-CoA)
スクシニル CoA シンテターゼ succinyl coenzyme A synthetase (succinyl-CoA synthetase)
スクシニル CoA リガーゼ succinate-CoA ligase
スクシニルコリン succinylcholine
スクラーゼ sucrase
スクラッチテスト scratch test
スクリーニング screening
スクリーニングテスト screening test
スクリーン screen
スクルプル scruple
スクレイピー scrapie
スクレイピー病原体 scrapie agent
スクロース saccharose, sucrose
図形 diagram
スコット手術 Scott operation
スコポラ scopola
スコポラミン scopolamine
図示 diagram
すす smut
スズ tin (Sn)
鈴音 tinkle
進む(める) advance
裾かがり縫合 blanket suture

スタイレット stylet
スタウリオン staurion
スタージ・ウェーバー症候群 Sturge-Weber syndrome
スタトロン statolon
スタノゾロール stanozolol
スタビライザー stabilizer
スタビラート stabilate
スタフィリン staphylin
スタフィロキナーゼ staphylokinase
スタフィロコアグレース staphylocoagulase
スタフィロロイコシジン staphyloleukocidin
スタラグモメーター stalagmometer
スターリングの法則 Starling law
スタルガルド病 Stargardt disease
すたれた obsolete
ズダン sudan
スーダンエボラウイルス *Sudan Ebola virus*
スタンゲ試験 Stange test
ズダン親和 sudanophilia
スタンダードプレコーション standard precaution
スタンディングオーダー standing order
スチーブンス・ジョンソン症候群 Stevens-Johnson syndrome
スチュアート・プラウアー因子 Stuart-Prower factor
スチール steal
スチール現象 steal phenomenon
スチル雑音 Still murmur
スチル病 Still disease
スチレン styrene
頭痛 cephalalgia, encephalalgia, headache
頭痛薬 cephalic
スツーキー・スカーフ手術 Stookey-Scarff operation
ステアプシン steapsin
ステアリン stearin
スティーダ突起 Stieda process
スティッフマン症候群 stiff-man syndrome
スティープ麻酔法 stypage
ステージ stege
ズーデック萎縮 Sudeck atrophy
すで(既)に déjà
ステノトロフォモナス属 *Stenotrophomonas*
ステープリング stapling
ステープル staple
ステューデントｔ検定 Student t test
ステライルトランスクリプト sterile transcript
ステール stere
ステルヴァーク徴候 Stellwag sign
ステルコビリン stercobilin
ステルコリン stercorin
ステレオ正視鏡 stereo-orthopter
ステレオファントスコープ stereophantoscope
ステレオフォロスコープ stereophoroscope
ステレオフォロメーター stereophorometer
ステロイド steroid
ステロイドざ瘡 steroid acne
ステロイド生成 steroidogenesis
ステロイド糖尿病 steroid diabetes
ステロイドの steroidal
ステロイドホルモン steroid hormone (STH, SH)
ステロール sterol
ステロール溶解性の sterolytic
ステロン sterone
ステンセン管 Stensen duct
ステント stent
ステントグラフト stent graft
ステンベルグ細胞 Sternberg cell
ストークス頸輪 collar of Stokes
ストークス病 Stokes disease
ストッキネット stockinet
ストマトサイト stomatocyte
ストミオン stomion
ストライダー stridor
ストライド stride
ストラウス反応 Straus reaction
ストリキニーネ strychnine
ストリキニン strychnine
ストリキニン嗜癖症 strychninomania
ストリキニン中毒〔症〕 strychninism
ストリップバイオプシー strip biopsy
ストリップ法 stripping method
ストリートドラッグ street drug
ストレス stress
ストレスコーピング stress coping
ストレスタンパク質スーパーファミリー stress protein superfamily
ストレス反応 stress reaction
ストレッサー stressor
ストレッチャ〔ー〕 stretcher
ストレッチング stretching
ストレートバッグ症候群 straight back syndrome
ストレーナ strainer
ストレプトキナーゼ streptokinase (SK)
ストレプトキナーゼ・ストレプトドルナーゼ streptokinase-streptodornase (SKSD)
ストレプトドルナーゼ streptodornase
ストレプトバシラス属 *Streptobacillus*
ストレプトマイシン streptomycin (SM)
ストレプトマイセス症 streptomycosis
ストレプトマイセス属 *Streptomyces*
ストレプトリジン streptolysin
ストロビラ strobila
ストロビラ様の strobiloid
ストロファンチン strophanthin
ストロフルス strophulus
ストロボ喉頭鏡 strobolaryngoscope
ストロボスコープ stroboscope
ストロボライト strobolight
ストロミン stromin
ストロンギルス感染症 strongylosis
ストロンチウム strontium (Sr)
ストーン stone
砂時計胃 hourglass stomach

砂の psammous
砂様の psammous, tophaceous
スネア snare
すねの crural
素練り mastication
スネレン視力表 Snellen chart
スノメド systematized nomenclature of medicine (SNOMED)
スパイカ spica
スパイカ包帯 spica, spica bandage
スパイク spike
スパイク電位 spike potential
スパイク波複合 spike and wave complex
スパイログラフ spirograph
スパイログラム spirogram
スパイロメーター spirometer
スパイロメトリー spirometry
スーパーオキシドジスムターゼ superoxide dismutase (SOD)
スーパーオキシドラジカル superoxide radical
スーパー抗原 superantigen
スーパー抗原関連腎炎 superantigen-related nephritis (SARN)
スパスモーゲン spasmogen
スパチュラ spatula
スパッド spud
スーパーファミリー superfamily
スパランツァニ法則 Spallanzani law
スパルフロキサシン sparfloxacin (SPFX)
スピーチエイド speech aid
スピーチバルブ speech bulb
スピッツ母斑 Spitz nevus
ズビニ鉤虫 Dubini hookworm
スピネリ手術 Spinelli operation
図表 chart, diagram, graph
スピラマイシン spiramycin
スピリルム属 *Spirillum*
スピルス spilus
スピールマイヤー・ストック病 Spielmeyer-Stock disease
スピールマイヤー・フォークト病 Spielmeyer-Vogt disease
スピロノラクトン spironolactone
スピロヘータ spirochete
スピロヘータ血症 spirochetemia
スピロヘータ原性の spirochetogenous
スピロヘータ症 spirochetosis
スピロヘータ属 *Spirochaeta*
スピロヘータ尿症 spirocheturia
スピロヘータの spirochetal
スピロヘータ溶解 spirochetolysis
スピロヘータ溶解素 spirochetolysin
スピンドリング spindling
図譜 atlas
スフィンクス顔〔貌〕 sphinx face
スフィンゴガラクトシド sphingogalactoside
スフィンゴ脂質 sphingolipid
スフィンゴシン sphingosine
スフィンゴミエリン sphingomyelin
スフィンゴミエリン症 sphingomyelinosis
スフィンゴリピド sphingolipid
スフィンゴリピドーシス sphingolipidosis
スフィンゴリポジストロフィー sphingolipodystrophy
スフェニオン sphenion
スフェロプラスト spheroplast
スブスピナーレ subspinale
スブナジオン subnasion
スプライシング splicing
スプライス splice
スプライスアクセプターサイト splice acceptor site
スプライスドナーサイト splice donor site
スプラッシュ splash
スプラメンターレ supramentale
スプリットキャスト法 split cast method
スプリンター splinter
スプルー sprue
スプレーグ・ドーリーネズミ Sprague-Dawley rat (SD rat)
スプレッダー spreader
スプーン状爪 koilonychia
スペアミント spearmint
スペイン型インフルエンザ Spanish influenza
スペクチノマイシン spectinomycin (SPCM)
スペクトル spectrum
スペクトルの spectral
スペクトロメータ spectrometer
スペクトロメトリー spectrometry
すべり成長 sliding growth
すべり出る sliding
スペルミジン spermidine
スペルミン spermine
スペンス症候群 Spens syndrome
ズボアジイ型ヒストプラズマ症 histoplasmosis duboisii
スポーツ外傷 athletic injury, sports injury
スポーツ心〔臓〕 athlete's heart
スポット spot
スポロゴニー sporogony
スポロシスト sporocyst
スポロゾイト sporozoite
スポロトリックス症 sporotrichosis
スポロトリックス性下疳 sporotrichotic chancre
スポロトリックス属 *Sporothrix*
スポロブラスト sporoblast
スポンギン spongin
スポンジ sponge
スポンジテント sponge tent
スポンジプロバング sponge probang
スポンドウェニウイルス Spondweni virus
スマトリプタン sumatriptan
スミス骨折 Smith fracture
スミス手術 Smith operation
スミス・ピーターセン釘 Smith-Petersen nail
スミス・レムリ・オピッツ症候群 Smith-

Lemli–Opitz syndrome (SLO syndrome)
スミレ violet
須毛部白癬 tinea barbae
スモーカーズフェイス smoker's face
スモン subacute myelo–optico–neuropathy (SMON)
スライド slide
スライド凝集反応 slide agglutination
スラップショット slap shot
スラミンナトリウム suramin sodium
すりガラス様陰影 ground glass attenuation (GGA), ground glass opacity (GGO)
すりガラス様像 ground glass appearance
すり砕く triturate
すりこぎ運動 precession
刷込み imprinting
スリーピーベビー sleepy baby
スリル thrill
スリング sling
スリンダク sulindac
スルタミシリン sultamicillin (SBTPC)
鋭い痙攣性疼痛 stitch
鋭さ celerity
スルバクタム sulbactam (SBT)
スルピリン sulpyrin
スルファサラジン sulfasalazine
スルファターゼ sulfatase
スルファメトキサゾール sulfamethoxazole (SMX)
スルフィンピラゾン sulfinpyrazone
スルフヒドリル基 sulfhydryl (SH)
スルベニシリン sulbenicillin (SBPC)
スルホ基 sulfo
スルホサリチル酸 sulfosalicylic acid
スルホサリチル酸試験 sulfosalicylic acid test
スルホニル尿素 sulfonylurea
スルホンアミド sulfonamide
スルホン性の sulfonic
ずれ弾性率 rigidity
スローウイルス感染症 slow virus infection (SVI)
スロープ slope
スワイヤー・ジェームス症候群 Swyer–James syndrome
スワブ swab
スワン・ガンツカテーテル Swan–Ganz catheter (SGC)
スワン・ガンツ熱希釈法 Swan–Ganz thermodilution
スワンネック変形 swanneck deformity

せ

生 living (L, l)
性 gender, sex
精 quintessence, spirit
セイアージャケット Sayre jacket
正イオン cation
声域 voice range
成育可能以前の previable
生育可能な viable
生育性 viability, viableness
精液 semen, seminal fluid
精液過少症 oligospermia
精液顆粒 seminal granule
精液形成の spermatopoietic
精液減少〔症〕 hypospermia
精液湖 lacus seminalis
精液石 sympexis
精液尿〔症〕 seminuria, spermaturia
精液の seminal
精液病 spermatopathy
精液分泌制止 spermatoschesis
精液分泌の spermatopoietic
精液瘤 gonocele, spermatocele
精液漏 spermatorrhea
精液漏恐怖〔症〕 spermatophobia
正円孔 foramen rotundum
正円窓 fenestra rotunda, round window
声音 voice
声音異常 heterophonia
精華(粋) cream
成果 outcome, result
生化学 biochemistry
生化学的転移 biochemical metastasis
生化学的病変 biochemical lesion
生化学の biochemical
性格 character, personality
性学 sexology
性格試験 personality test
正顎指数の orthognathic
正顎性 orthognathia
正確度 precision
性格特性目録 personality inventory
正確な correct
精芽細胞 spermatoblast
星芽腫 astroblastoma
生活 life
生活改善薬 life–improvers, lifestyle drugs
生活形 life form
生活活動強度指数 daily activity index
生活可能性 viableness
生活環 life cycle
生活関連動作 activities parallel to daily living (APDL)
生活技能訓練 social skills training (SST)
生活現象研究法 viviperception
生活歯 dens vitalis, vital tooth
生活史 life history
生活習慣 life habit
生活習慣病 lifestyle related disease
生活周期 life cycle
生活相 life phase
生活抵抗 vital resistance
生活年齢 chronological age (CA)
生活の快適さ amenity of life (AOL)
生活の質 quality of life (QOL)
生活反応 vital reaction
生活必須の teleo–organic
生活力 viability, viableness
性管 gonaduct

精管 deferent canal, deferent duct, ductus deferens, spermiduct, vas deferens
性感異常症 anorgasmy
精管炎 deferentitis, vasitis
性感極期 orgasm
精管結石 spermolith
正看護師 registered nurse (RN)
青汗症 indican(h)idrosis
精管精巣上体吻合〔術〕 vasoepididymostomy
精管精嚢炎 vasovesiculitis
精管精嚢切除 vasovesiculectomy
精管切開術 vasotomy
精管切除 vasectomy, vasoresection
精管切除〔術〕 deferentectomy
精管切断 vasosection
精管穿刺 vasopuncture
性感染症 sexually transmitted disease (STD), sexually transmitted infection (STI)
精管造瘻術 vasostomy
性感帯 erogenous zone
精管動脈 artery to deferent duct
精管の deferential
精管吻合 vasovasostomy
精管縫合 vasorrhaphy
精管膨大部 ampulla of ductus deferens
制汗薬 anhidrotics
性器 genitalia, genital organ
性器いぼ genital wart
正規化 normalization
性器期 genital phase
正期産 partus maturus
性器の genital, sexual
正規の(統計学) normal (N, n)
性機能障害(不全) sexual dysfunction
生気のない dead
性器発育期前の pregenital
正規分布 normal distribution
性器ヘルペス genital herpes
精丘 seminal colliculus, verumontanum
精丘炎 colliculitis, verumontanitis
正球性貧血 normocytic anemia
精丘切除 colliculectomy
精莢 spermatophore
性教育 sex education
精莢嚢 spermatophore sac
成極 polarization
制御糸 bridle suture
制御〔する〕 control
性器隆起 genital prominence
〔性器〕露出症者 exhibitionist
生菌数〔算定〕 viable cell count
静菌性の bacteriostatic
性クロマチン sex chromatin
整形 diorthosis
成形 molding
成形鉗子 pliers
整形外科医 orthopedist
整形外科〔学〕 orthopaedic surgery (ORS), orthopedics
整形術 orthosis
性決定〔法〕 sex determination
清潔法 assanation
生検 biopsy (Bx)
制限 limitation, restriction
制限因子 limiting factor
制限酵素切断断片長多型 restriction fragment length polymorphisms (RFLP)
精原細胞 spermatogonium
生検針 biopsy needle
制限特異性 restriction specificity
性交 coitus, pareunia, sexual congress, sexual intercourse
正向 righting
整合 matching
性交後試験 postcoital test
性交後の postcoital
生合成〔現象〕 biosynthesis
生合成の biosynthetic
性交疼痛〔症〕 dyspareunia
性交の coital
性交能力 potency
正向反射 righting reflex
性交不能症 impotence
青黒着色 lividity
整骨医 osteopath
整骨医学 osteopathic medicine, osteopathy
整骨院 osteopathic hospital
生後の postnatal
性差 sex difference
製剤学 pharmaceutics
精細な minute
星細胞 stellate cell
生細胞〔算定〕 viable cell count
性差医療 gender specific medicine
精索 spermatic cord
精索炎 chorditis, funiculitis, spermatitis
精索固定術 funiculopexy
精索静脈瘤 varicocele, varicole
精索静脈瘤切除術 varicocelectomy
精索神経痛 spermoneuralgia
精索恥骨骨膜固定術 spermoloropexy
精索突起 funicular process
静坐不能〔症〕 akathisia
制酸薬(剤) antacid, antiacid
生歯 dentitio
制止 inhibition, retardation
静止 rest, stasis
正視 stigmatism
精子 sperm, sperma, spermatosome, spermatozoon, spermium
贅耳 pleonotus
生歯異常 dysodontiasis
制止因子 inhibitor
精子核 sperm nucleus
静止核細胞 resting cell
正視眼 emmetropia (E, Em)
精子完成 spermiogenesis
清拭 bed bath
静止期 resting stage, silent period
正色素性 normochromia
正色素性貧血 isochromic anemia

用語索引

正色〔素〕性貧血 normochromic anemia
清拭薬 detergent
精子銀行 sperm bank
正軸進入 synclitism
精子形成 spermatism, spermatogenesis, spermatogeny
精子形成反応 spermatogenic rebound
精子欠乏症 spermacrasia
生歯困難 difficult dentition, dysodontiasis
精子細胞 spermatid, spermid
精子細胞圏 spermosphere
精子細胞原形質 spermoplasm
静止時振戦 resting tremor
精子死滅〔症〕 necrospermia
青視症 cyanopsia
制止性弱視 suppression amblyopia
精子先体形成体 acroblast
性質 character, makeup, nature, quality
静止電位 resting potential
精子毒素 spermatoxin
精子尿症 seminuria
正視の orthoscopic
精子の spermatozoal
静止の static
生死の thanatobiologic(al)
正時排尿 isuria
精子培養 spermoculture
精子発生 spermatogenesis
精子病 spermatopathy
生歯不全 maleruption, metodontiasis
精子無力〔症〕 asthenospermia
斉射 volley
ぜい(脆)弱 tenderness
ぜい(脆)弱X症候群 fragile-X syndrome
ぜい(脆)弱化 embrittlement
ぜい(脆)弱骨 brittle bone
ぜい(脆)弱性 fragility
ぜい(脆)弱性試験 fragility test
ぜい(脆)弱部位 fragile site
成熟 maturation
成熟血球状態 orthocytosis
成熟〔した状態〕 maturity
成熟条虫 strobilus
成熟停止 maturation arrest
成熟抑制 maturation arrest
青春期 pubertas
青春期声変わり paraphonia puberum
青春前期 prepuberty
正常圧 normal pressure (NP)
正常圧水頭症 normal pressure hydrocephalus (NPH)
正常位の orthotopic
正常温度 normothermia
正常化 normalization
清浄化 purgation, purification
精子溶解 spermatolysis, spermolysis
性障害 sexual disorder
精子容解素 spermolysin
正常角化 orthokeratosis
正常可動域 normal range of motion (NR(O)M)
正常カリウム血 normokalemia
正常眼圧 normal intraocular tension (Tn)
正常眼圧緑内障 normal tension glaucoma, normotensive glaucoma
正常緩衝塩基 normal buffer base (NBB)
清浄器 purifier
星状球 astrosphere
正常巨人症 normal gigantism
星状亀裂性骨折 stellate fracture
星状腔 astroc(o)ele
正常形成〔性〕リンパ euplastic lymph
正常血圧性の normotensive
正常月経周期 normal menstrual period (NMP)
正常血清 normal blood serum (NBS)
正常血糖 euglycemia, normoglycemia
正常血糖の euglycemic, normoglycemic
正常限界 normal limits (NL, n.l.)
正常〔健康状態〕 norm
正常行為 eupraxia
星状膠芽細胞 astroblast
正常咬合 neutral occlusion, normal bite, normal occlusion
星状膠細胞 astrocyte
正常咬頭咬合 intercusping
正常呼吸 eupn(o)ea
正常骨髄 normal bone marrow (NBM)
星状細胞 spider cell
正常色覚 normal color vision
正常自然腟分娩 normal spontaneous vaginal delivery (NSVD)
正常自然満期産 normal spontaneous full term delivery (NSFTD)
正常歯の orthodont
正常脂肪症 ortholiposis
正常視野 good visual field (GVF)
正常出産時体重 normal birth weight (NBW)
正常循環血液量 normovolemia
星状神経節 stellate ganglion
星状神経節遮断(麻酔) stellate ganglion block
星状神経節切除術 stellectomy
星状靱帯 radiate ligament
星状体 aster, asteroid body, star
正常体温 normal temperature (NT), normothermia
星状体外圏 perisphere
正常耐糖能 normal glucose tolerance (NGT)
正常〔値〕下限 lower limit of normal (LLN)
正常〔値〕上限 upper limits of normal (ULN)
正常腸音 normal bowel sounds (NBS)
星状点 asterion
性衝動 eroticism
正常洞調律 normal sinus rhythm (NSR)
精子様の spermatoid
正常の normal (N, n)
星状の astral, stellate

正常白血球増加〔症〕 hyperorthocytosis
正常範囲内 within normal limits (WNL)
正常反応 normal reaction (NR)
精上皮 seminiferous epithelium
精上皮腫 seminoma, spermocytoma
正常百分率性白血球減少〔症〕 hypo-orthocytosis
正常標準量 normal standard dose (NSD)
精上皮様の seminoid
正常分娩 normal delivery (ND)
正常，満期，自然分娩 normal, full term, spontaneous delivery (NFTSD)
正常満期分娩 normal full term delivery (NFTD)
星状毛 stellate hair
正常網膜対応 normal retinal correspondence (NRC)
清浄薬 abstergent
正常流 normal flow (NF)
正常量 normal dose (ND)
生殖 procreation, propagation, reproduction
生殖核 germ nucleus, micronucleus
生殖可能性 reproductivity
生殖管 gonaduct
生殖器 genitalia, genital organ
生殖器官 reproductive organ
生殖結節 genital tubercle
生殖溝 genital furrow
生殖細胞 reproductive cell
生殖細胞遺伝子 germ-line gene
生殖細胞系 germ line
生殖細胞突然変異 germ-line mutation
生殖索 genital cord
生殖子 gamete
青色児 blue baby
生殖周期 reproductive cycle
整色性 isochromia
生殖性葉状体 thallospore
生殖腺 gonad
生殖前期の prereproductive
〔生殖〕祖細胞 gonium
生殖的な proligerous
青色尿 urocyanosis
青色の c(a)eruleus
生殖の generative, germinal, reproductive
生殖能〔力〕 fecundity
青色白内障 blue cataract
青色斑 blue spot
生殖・泌尿器の genitourinary (GU)
生殖付属器 gonophore
生殖傍体 paragenitalis
生殖母細胞 gametocyte
生殖補助技術 assisted reproductive technology (ART)
青色母斑 blue nevus
生殖率 reproduction rate
生殖隆起 genital swelling
生殖力 virility
正所〔性〕の nomotopic
正書不能 anorthography
精子・卵子相互作用 sperm-ovum interaction
精子粒 spermatomerite
精子漏泄 profluvium seminis
精神 phren, psyche
精神安定薬 tranquil(l)izer
精神医学 psychiatrics, psychiatry (Psy)
精神医学ソーシャルワーカー psychiatric social worker (PSW)
精神異常 insanity
精神異常作用薬 psychosomimetic, psychotomimetics
精神異常発現薬 psychosomimetic
精神運動障害 psychomotor disturbance
精神運動制止(遅滞) psychomotor retardation
精神運動の psychomotor
精神運動発作 psychomotor epilepsy, psychomotor seizure
精神衛生 mental health (MH), mental hygiene
精神科医 psychiater, psychiatrist
〔精神〕開通法 catharsis
成人型早老症 adult progeria
成人型封入体結膜炎 adult inclusion conjunctivitis
精神活性の psychoactive
精神活動 mentation
精神活動亢進 tachyphrenia
精神活発 prothymia
精神過労 psychentonia
精神感覚の psychosensory
精神感作 psychoallergy
精神鑑定 psychiatric evidence
精神感応 telepathy
成人期 adulthood
精神技術 psychotechnics
精神機転平行説 parallelism
静真菌性の fungistatic
精神外科 psychosurgery
精神元 psychoplasm
精神衰退 deliquium
精神向性の phrenotropic
精神混乱〔症〕 psychataxia
精神作業テスト psychological performance test
精神錯乱 insanity, phrenesis
精神作用 mentation, psychogenesis
精神作用性の phrenotropic
精神作用薬 psychomimetic
精神色感 psychochrome
精神色感症 psychochromesthesia
精神疾患 psychonosema
精神疾患の診断と分類の手引き Diagnostic and Statistical Manual of Mental Disorders (DSM)
精神失調 psychataxia
精神症 psychonosis
精神浄化 psychocatharsis
精神障害 phrenopathy

精神障害の　insane
精神状態　mentality
精神神経症　psychoneurosis
精神神経の　psychoneurologic
精神神経免疫学　psychoneuroimmunology (PNI)
精神心臓反射　psychocardiac reflex
精神身体性器早熟〔症〕　praecoxitas psychosomatogenitalis
精神身体の　psychophysical, psychosomatic
精神診断　psychodiagnosis
精神診断学　psychodiagnostics
精神図　psychogram
精神衰弱者　psychasthene
精神衰弱〔症〕　psychasthenia
精神図〔法〕の　psychographic
精神生活記録　psychobiogram
精神性苦痛　psychalgia
成人性くる病　tardy rickets
精神性の　psychogenic
精神性発音困難　psychophonasthenia
精神性発汗　emotional sweating, mental perspiration
精神性疲労　psychological fatigue
精神生物学　psychobiology
精神性欲の　psychosexual
精神生理学　psychophysiology
精神測定〔学〕　psychometrics
精神退化の　phthersigenic
精神遅滞　amentia
精神遅鈍　psychocoma
精神中枢　phronema
成人T細胞性白血病抗原　adult T-cell leukemia-associated antigen (ATLA)
成人T細胞白血病　adult T-cell leukemia (ATL)
成人T細胞白血病ウイルス　adult T-cell leukemia virus (ATLV)
成人T細胞白血病・リンパ腫　adult T-cell leukemia/lymphoma (ATLL)
精神的依存〔性〕　psychic dependence, psychological dependence
精神的遠隔操作　psychokinesia
精神的苦悩　spiritual distress
精神的な　spiritual
精神的予防〔法〕　psychoprophylaxis
精神電流計　psychogalvanometer
精神電流反射　psychogalvanic reflex (PGR)
精神電流反応　psychogalvanic reaction
精神年齢　mental age (MA)
精神の　mental, phrenic, psychic
精神の死　spiritual death
精神衰弱　athopia
精神薄弱　hypophrenia, phrenasthenia
精神薄弱の　hypophrenic, weak-minded
成人発症型糖尿病　adult-onset diabetes mellitus (AODM)
精神発達　psychogenesis
精神〔発達〕遅滞　mental retardation (MR)
精神反射　psychic reflex, psychoreflex
精神判定法　psychognosis
精神反応　psychoreaction
精神皮膚科学　psychodermatology
精神病　folie, psychinosis, psychosis
精神病恐怖〔症〕　maniaphobia
精神病質　psychopathia, psychopathy
精神病質者　psychopath
精神病質人格　psychopathic personality
精神病〔質〕の　psychopathic
精神病性の　psychotic
精神病前症の　prepsychotic
精神病発生　psychogenesis
精神病発生薬　psychoticum
精神病予防　psychophylaxis
精神病理学　pathopsychology, psychopathology
精神物理学　psychophysics
精神分析　psychoanalysis
精神分析家　analyst, psychoanalyst
精神分析療法　psychoanalysis
精神分裂病　schizophrenia
成人ヘモグロビン　adult hemoglobin, hemoglobin A (HbA)
精神保健　mental hygiene
精神発作　psychic seizure
精神麻痺薬　psychoplegic
精神盲(もう)　psychanopsia
精神薬理学　psychopharmacology
精神抑制薬　psychoinhibitor
精神力動学　psychodynamics
精神律動　psychorhythmia
精神療法　mental therapy, psychotherapy
精神力　mind
静睡眠　quiet sleep (QS)
精製　depuratus (dep), purification
性成熟期　reproductive period
生成物　product
正赤芽球　normoblast
正赤芽球症　normoblastosis
正赤芽球性貧血　erythronormoblastic anemia
生石灰　lime
正赤血球　normocyte
正赤血球症　normocytosis
性腺　gonad
精腺　seminal gland
性腺異常　gonadopathy
性腺機能減退〔症〕　hypogenitalism
性腺機能亢進〔症〕　hypergenitalism, hypergonadism
性腺機能低下〔症〕　hypogonadism
性腺形成異常　gonadal dysgenesis
性腺欠損〔症〕　agonad
性腺刺激細胞　gonadotroph
性腺刺激の　gonadotropic
性腺刺激ホルモン　gonadotrop(h)ic hormone (GTH), gonadotropin
性腺刺激ホルモン放出ホルモン　gonadotrop(h)in releasing hormone (GnRH)
性染色質　sex chromatin
性染色体　sex chromosome

正染性の　orthochromatic
性腺摘出　gonadectomy
生前の　antemortem
性線毛　sex pilus
精巣　didymus, orchis, testicle, testiculus, testis
成層　lamination, stratification
精巣陰嚢癒着　synoscheos
精巣炎　orchitis, testitis
精巣過剰〔症〕　polyorchism
精巣間膜　mesorchium
精巣挙筋　cremaster
精巣挙筋動脈　cremasteric artery
精巣挙筋反射　cremasteric reflex
精巣形成術　orchioplasty
精巣計測器　orchidometer
精巣結核〔症〕　tuberculocele
精巣降下　descensus testis
精巣骨髄腫　orchiomyeloma
精巣固定術　orchiopexy
清掃細胞　scavenger cell
精巣腫　testiculoma
精巣周囲炎　periorchitis
精巣周囲膜　periorchium
性早熟〔症〕　sexual precocity
精巣腫瘤　sarcocele
精巣上体　epididymis
精巣上体炎　epididymitis
精巣上体管　duct of epididymis
精巣上体間膜　mesoepididymis
精巣上体精管切除　epididymodeferentectomy, epididymovasectomy
精巣上体精管吻合術　epididymovasostomy
精巣上体切開術　epididymotomy
精巣上体切除術　epididymectomy, epididymidectomy
精巣上体の　epididymal
精巣鞘膜　perididymis, tunica vaginalis of testis
精巣鞘膜炎　perididymitis, vaginalitis
精巣鞘膜切除術　vaginectomy
精巣静脈　testicular vein
精巣神経痛　orchioneuralgia
精巣水瘤　sarcohydrocele
精巣性女性化症候群　testicular feminization syndrome
精巣精巣上体炎　epididymo-orchitis, orchiepididymitis
精巣精巣上体摘除術　orchidoepididymectomy
精巣切開術　orchiotomy, orchitomy
精巣切除　testectomy
精巣〔組織〕破壊性の　orchitolytic
精巣痛　orchialgia, orchiodynia, testalgia
精巣摘除術　orchidectomy, orchiectomy
精巣転位　parorchidium
精巣導帯　gubernaculum of testis
清掃動物　scavenger
精巣動脈　testicular artery
精巣内分泌過度　hyperorchidism
精巣肉様水瘤　hydrosarcocele
青壮年急死症候群　sudden manhood death syndrome (SMDS)
精巣の　orchidic, testicularis
正像法　orthoscopy
精巣縫合術　orchiorrhaphy
精巣傍組織の　paratesticular
精巣傍体　paradidymis
精巣ホルモン　testoid
精巣輸出管　efferent ductules
精巣輸出小管　vas efferens
精巣癒着〔症〕　synorchidism
精祖細胞　spermatogonium
生存　survival
生存可能な　viable
生存曲線　survival curve
生存時間　survival time (ST)
生存者　survival, survivor
生存中に　intravital, intravitam
生存能力　viability
生存率　survival rate
生存〔率〕分析　survival analysis
成体　imago
生体　organism
声帯　vocal cord (VC, v.c.)
生体移植　living-related transplantation
生体異物　xenobiotic
生体医用工学　biomedical engineering (BME)
声帯炎　chorditis
生体外の　ex vivo
生体解剖　sentisection, vivisection
生態学　ecology
生体観察法　viviperception
生体吸収性人工材料　bioabsorbable material
声帯共鳴音　vocal resonance (VR)
声帯筋　vocalis, vocal muscle
声帯筋炎　myochorditis
生態群　biomes
生態系　ecosystem
声帯結節　teacher nodes
生体〔顕微〕鏡　biomicroscope
生体〔顕微〕鏡検〔査〕〔法〕　biomicroscopy
生体工学　bioengineering, bionics
声帯固定術　cordopexy
生体実験　vivisection
静態疾病率(罹病率)　morbidity prevalence rate
声帯靱帯　vocal ligament
声帯切除〔術〕　cordectomy, cordotomy
生体染色　vital stain
生体適合材料　biocompatible material
生体適合性　biocompatibility
生体毒素　biotoxin
生体(生物)時計　bioclock
声帯突起　vocal process
生体内で　in vivo
生体内利用率(速度)　bioavailability rate
生体反応　biological response
声帯ヒダ　vocal fold
生体フィードバック　biofeedback (BF)

生体部分肝移植術　living-related liver transplantation (LRLT)
生体分光鏡検査〔法〕　biospectroscopy
生体分光計検査法　biospectrometry
生体膜　biomembrane
生体免疫検定　bioimmunoassay (BIA)
生体用材料　biomaterial
生体(生物)リズム　biological rhythm, biorhythm
生体利用性　bioavailability
ぜいたく潅流症候群　luxury perfusion syndrome
生体肝移植術　living donor liver transplantation (LDLT)
生着　take
正中　midline (ML)
成虫　prosopon
精虫　spermatozoon
正中溝状爪異栄養症　dystrophia unguium mediana canaliformis
正中喉頭切開〔術〕　median laryngotomy
正中歯　mesiodens
正中矢状面　median sagittal plane
正中神経　median nerve
正中仙骨静脈　median sacral vein
正中仙骨動脈　median sacral artery
正中動脈　median artery
正中の　median (M, m.), mesiad
正中面　mesion, meson
正中離開　diastema
正中菱形舌炎　glossitis rhomboidea mediana
成(生)長　growth
性徴　sexual characteristics
清澄化　clarification
成長期　anagen
成長期脱毛　anagen effluvium
成長骨折　growing fracture
清澄剤　clarificant
成長細胞　auxocyte
成長図表　auxogram
成長線(歯の)　accretion line
成長直線　linearized growth curve (LGC)
成長痛　growing pain
成長熱　growing fever
生長反応　propagation
整調物　pacemaker (PM)
成長ホルモン　growth hormone (GH), somatotrop(h)ic hormone (STH)
成長ホルモン産生細胞　somatotroph
成長ホルモンの　somatotrop(h)ic
成長ホルモン放出ホルモン　growth hormone releasing hormone (GHRH)
成長ホルモン抑制ホルモン　growth hormone inhibiting hormone (GHIH)
整調リズム　eurhythmia
性的いやがらせ　sexual harassment (SH)
性的虐待　sexual abuse
性的指向　sexual orientation
性的神経衰弱　sexual neurasthenia
性的精神病質　psychopathia sexualis
性的早熟症　hypergenitalism
静的な　static
性的能力　sexual potency
静〔的〕肺コンプライアンス　static compliance (Cst)
性的反応　sexual response
性的不平衡の　missexual
性〔的〕本能　sexual instinct
性的幼稚症　sex infantilism
性転換　sex reversal
性転換手術　transsexual surgery
性転換症　transsexualism
性転換の　sexreversed
性同一性　gender identity
性同一性障害　gender identity disorder
性倒錯〔症〕　parasexuality, sexual deviation, sexual inversion, sexual perversion
青銅〔色〕糖尿病　bronze(d) diabetes
青銅皮膚　bronzed skin
青銅病　bronze(d) disease
生得免疫　innate immunity
精度保証　quality assurance (QA)
制吐薬　antiemetic
ぜい(贅)肉　proud flesh
ぜい(贅)肉症　sarcosis
制乳剤　lactifuge
性尿器の　genitourinary (GU)
性尿器発育不全奇形　agenosomia
青年期　adolescence, period of adolescence
青年期医学　ephebiatrics
青年期混乱　adolescent turmoil
青年脛骨骨端炎　apophysitis tibialis adolescentium
正の　positive
整の　regular
性の　sexual
精嚢　gonecyst, spermatocyst
精嚢炎　gonecystitis, spermatocystitis
精嚢結石　sympexis
精嚢周囲炎　perivesiculitis
精嚢切開術　spermatocystotomy, vesiculotomy
精嚢〔腺〕　seminal vesicle
精嚢〔腺〕炎　vesiculitis
精嚢〔腺〕造影〔法〕　vesiculography
精嚢〔腺〕造影像　vesiculogram
精嚢摘出〔術〕　vesiculectomy
性の健康　sexual health
性の倒錯　erotopathy
正の淘汰　positive selection
生の本能　eros, life instinct
正倍数性　euploidy
青斑　locus ceruleus
性病　venereal disease (VD)
性病性横痃　venereal budo
性病性肉芽腫　granuloma venereum
性病性リンパ肉芽腫　lymphogranuloma venereum (LGV), venereal lymphogranuloma
性病の　venereal
西部ウマ脳炎ウイルス　*Western equine en-*

cephalitis virus
整復 redintegration, reduction, replacement, reposition
整復器 repositor
整復術 plastic surgery (PS), taxis
整復不能 irreducible
生物医学的な biomedical
生物エネルギー biotic energy
生物科学 biological science
生物化学検知器 biosensor
生物化学的酸素要求量 biochemical oxygen demand (BOD)
生物学 biology
生物学〔上〕の biological
生物学的応答 biological response
生物学的応答調節物質 biological response modifier (BRM)
生物学的偽陽性〔反応〕 biological false positive reaction (BFPR)
生物学的許容値 biologic limit values (BLV)
生物学的効果比 relative biological effectiveness (RBE)
生物学的効率 relative biological effectiveness (RBE)
生物学的指標 biologic indicator
生物学的製剤 biologics
生物学的単位 biological unit (BU)
生物学的等価(同等)性 bioequivalence
生物学的半減期 biological half-life
生物環境反応圏 biosphere
生物型 biovar
生物圏 vivosphere
生物検定〔法〕 bioassay, biological assay
生物酵素 living ferment
生物災害 biohazard
生物新発生〔説〕 neobiogenesis
生物測定器 biosensor
生物体の organic
生物体量 biomass
生物統計学 biostatistics
生物発生 biogenesis
生物標本用プラスチック biological plastic
生物物理学 biophysics
生物分類学 biosystematics
生物膜 biofilm
生物薬剤学 biopharmaceutics
成分 component, element, ingredient, moiety, principle
成分栄養剤 elemental diet (ED)
性分化 sexual differentiation
成分除去 pheresis
性癖 inclination
性別 sexuality
性別比 sex ratio
製法 preparation
精包 spermatophore
正方形 tetragonum
星芒形の astroid
精胞子 spermatospore
星芒状 spider
正方晶系 tetragonum
精母細胞 spermatocyte, spermiocyte
精母細胞形成 spermiocytogenesis
精母細胞発生 spermatocytogenesis
性ホルモン sex hormone (SH)
性ホルモン結合グロブリン sex hormone-binding globulin (SHBG)
精〔密〕度 precision
整脈 regular pulse
生命 life
生命維持装置 life support system (LSS)
生命科学 life science
生命元 psychoplasm
生命(生体)工学 biotechnology
生命情報科学 bioinformatics
生命枢要器 vitals
生命中枢 vital center, vitals
生命徴候 vital sign (VS, v/s)
生命徴候安定 vital signs stable (VSS)
生命の vital
生命表 life table
生命表分析 life table analysis, survival analysis
生命力 vital force, vitality
生命倫理 bioethics
声門 glottis, vocal chink
声門下の subglottic
声門痙攣 laryngospasm
声門上炎 supraglottitis
声門衝撃 coup de glotte
声門の glottic
声門裂 fissure of glottis
製薬 pharmaceutic (phar, pharm)
製薬業者 pharmaceutist
製薬の pharmaceutical
精油 oil
性誘導性 sexinfluenced
西洋ワサビペルオキシダーゼ horseradish peroxidase (HRP)
性欲 sexual impulse, sexuality
性欲亢進 gynecomania
性〔欲〕倒錯〔症〕 paraphilia
〔性欲〕内向者 introvert
生来の inherent, innate
正乱視 regular astigmatism
青藍の c(a)eruleus
生理学 physiology
生理学的機能検査 physiological function test
生理学的年齢 physiological age
静力学 statics
生理食塩水 normal saline (NS, N/S), normal saline solution (NSS), physiological saline, saline, saline solution (SS)
生理食塩水凝集素 saline agglutinin
生理的アルブミン尿 physiological albuminuria
生理的暗点 physiological scotoma
生理的黄疸 physiologic jaundice
生理的陥凹 physiological excavation
生理的コスト指数 physiological cost index

(PCI)
生理的骨減少 physiological osteopenia
生理的振戦 physiologic tremor
生理的溶液 physiological solution
生理病理学 physiopathology
精留 rectification
整流〔作用〕 rectification
精力 force, stamina
精力減退の subvirile
青緑色細菌門 *Cyanobacteria*
精錬 elaboration
精漏 emission
ゼイン zein
世界保健機関 World Health Organization (WHO)
セカンド・オピニオン second opinion
セカンドルックオペレーション second look operation (SLO)
咳(せき) cough
石英ガラス vitreosil
石化 petrifaction, petrification
赤外線 infrared ray
赤外線の infrared (IR)
赤外線分光計 infrared spectrometer
赤外部の infrared (IR)
赤芽球 erythroblast (Ebl), hematoblast
赤芽球血病 erythroblastemia
赤芽球減少症 erythroblastopenia
赤芽球腫症 erythroblastomatosis
赤芽球症 erythroblastosis
赤芽球性の erythroblastic
赤芽球癆 pure red cell aplasia (PRCA)
赤核 red nucleus
赤核脊髄の rubrospinal
赤筋 red muscle
蹠行 plantigradation
脊索 notochord
脊索腫 chordoma
脊索腫症 ecchordosis
脊索突起 notochordal process
脊索の chordal
石児 lithopedion
赤視質 red substance
赤視症 erythropsia
咳失神 cough syncope
赤十字国際委員会 International Committee of the Red Cross (ICRC)
赤十字社 Red Cross Society
析出 precipitation
赤色血栓 red thrombus
赤色硬化 red induration
赤色梗塞 red infarct
赤〔色〕骨髄 red bone marrow
赤色歯 erythrodontia
赤〔色〕視 red vision
赤色斑 erythroplakia
赤色反射 red reflex
赤〔色〕脾髄 red pulp
赤唇 red lip
赤唇縁 vermillion border
脊髄 medulla dorsalis, medulla spinalis, spinal cord (SC)
脊髄液 spinal fluid (SF)
脊髄X線造影像 myelogram
脊髄炎 myelitis, rachiomyelitis
脊髄遠心性の spinifugal
脊髄円錐 conus medullaris, medullary cone
脊髄延髄の spinobulbar
脊髄灰白質炎 tephromyelitis
脊髄気腫 pneumatorrhachis
脊髄求心性の spinipetal
脊髄〔腔〕造影 myelography
脊髄空洞症 syringomyelia
脊髄空洞水症 hydrosyringomyelia
脊髄クモ膜 spinal arachnoid mater
脊髄クモ膜造影術 perimyelography
脊髄形成異常〔症〕 myelodysplasia
脊髄欠如 amyelia
〔脊髄〕後角電気刺激法 dorsal column stimulation (DCS)
脊髄硬化〔症〕 myelosclerosis
脊髄後根 sensory root
脊髄後根神経細胞 rhizoneure
脊髄硬膜 dura mater spinalis, spinal dura mater
脊髄根髄膜脊髄炎 rhizomeningomyelitis
脊髄根痛 radiculalgia
脊髄索状変性 combined system disease
脊髄視蓋の tectospinal
脊髄刺激 spinal cord stimulation (SCS)
脊髄刺激薬 spinant
脊髄視床路 spinothalamic tract
脊髄疾患 myelopathy
脊髄遮断(麻酔) spinal block
脊髄出血 myelorrhagia
脊髄症 myelosis
脊髄症性の myelopathic
脊髄小脳性運動失調 spinocerebellar ataxia
脊髄小脳変性症 spinocerebellar degeneration (SCD)
脊髄静脈 spinal veins
脊髄神経 spinal nerves
脊髄神経炎 myeloneuritis
脊髄神経後根神経節炎 radiculoganglionitis
脊髄神経硬膜枝 sinuvertebral nerve
脊髄神経根炎 myeloradiculitis
脊髄神経根形成障害 myeloradiculodysplasia
脊髄神経根障害 myeloradiculopathy
脊髄神経根切除術 radiculectomy
脊髄神経節 spinal ganglion
脊髄神経節炎 myeloganglitis
脊髄神経叢 spinal nerve plexus
脊髄振盪 spinal cord concussion
脊髄髄膜炎 myelomeningitis
脊髄髄膜瘤 myelomeningocele
脊髄性筋萎縮症 spinal muscle atrophy (SMA)
脊髄正中離開 diastematomyelia
脊髄性膀胱機能障害 cord bladder
脊髄切開術 myelotomy
〔脊〕髄節神経炎 segmental neuritis

脊椎前すべり症　prespondylolisthesis
脊髄前側索切断〔術〕　chordotomy
脊髄卒中　hematomyelia
脊髄損傷　spinal cord injury (SCI)
脊髄中心管　syringocele
脊髄痛　myelalgia
脊髄〔内〕出血　hematomyelia, myelapoplexy
脊髄〔内〕水腫〔症〕　hydromyelia
脊髄軟化〔症〕　myelomalacia
脊髄軟膜　pia mater spinalis, spinal pia mater
脊髄の　myeloid, spinal, spinalis
脊髄脳炎　medulloencephalitis
脊髄嚢腫　myelocyst
脊髄嚢髄膜瘤　myelocystomeningocele
脊髄嚢胞の　myelocystic
脊髄嚢瘤　myelocele, myelocystocele
脊髄白質病　leukomyelopathy
脊髄発育不全　myelatelia
脊髄半月　crescent
脊髄反射　spinal reflex
脊髄尾部麻痺　caudal anesthesia
脊髄ヘルニア　spinal cord herniation
脊髄崩壊　myelodiastasis
脊髄縫合術　myelorrhaphy
脊髄膜炎　spinal meningitis
脊髄膜間出血　hematorrhachis
脊髄麻酔　spinal anesthesia
脊髄〔麻酔〕性頭痛　spinal headache
脊髄麻痺　spinal paralysis
脊髄瘤　rachicele, syringocele
脊髄癆　myelophthisis, tabes dorsalis
脊髄癆恐怖症　tabophobia
脊髄癆状の　tabetiform
脊髄癆〔性〕関節症　tabetic arthropathy
脊髄癆性進行麻痺　taboparesis
脊髄癆性発症　tabetic crisis
脊髄彎曲　spinal curvature
咳喘息　cough variant asthma (CVA)
石炭酸　phenol
石炭酸係数　phenol coefficient (PC)
脊柱　acantha, rachis, spinal column, spine, vertebral column, vertebrarium
脊柱管　spinal canal, vertebral canal
脊柱起立筋　erector muscles of spine
〔脊柱〕後側弯　kyphoscoliosis
〔脊柱〕後弯　kyphosis
〔脊柱〕後弯装具　kyphotone
〔脊柱〕指圧療法　chiropractic
〔脊柱〕指圧療法師　chiropractor
脊柱疾患　rachiopathy
脊柱前側弯　lordoscoliosis
脊柱前弯　lordosis
脊柱痛　rachialgia, rachiodynia
脊柱捻転計　torsionometer
脊柱の　rachial, spinal, spinalis
脊柱背側筋麻痺　rachioparalysis
脊柱癒合　rachipagus
脊柱弯曲計　rachiometer
脊椎　axis, backbone, spina, spondylus, vertebra
脊椎インストゥルメンテーション　spinal instrumentation (SI)
脊椎X線写真　spinograph
脊椎X線像　spinogram
脊椎炎　spondylitis
脊椎横突起切開術　transversotomy
脊椎過敏症　spinal-irritation
脊椎関節炎　spondylarthritis
脊椎関節症　spondylarthrosis, spondyloarthropathy
脊椎管内出血　hematorrhachis, hemorrhachis
〔脊〕椎間の　intervertebral
脊椎陥没症　spondylizema
脊椎弓分離　spondyloschisis
脊椎結核　spondylarthrocace
脊椎結合奇形　spondylodidymia
脊椎結合体　rachiopagus, spondylodymus
脊椎溝　vertebral groove
脊椎後すべり症　reversed spondylolisthesis
脊椎構成　vertebration
脊椎後弯　humpback
脊椎固定術　spondylodesis
脊椎式　vertebral formula
脊椎症　spondylopathy, spondylosis
脊椎〔症〕性脊髄症　spondylotic myelopathy
脊椎神経管閉鎖障害　spinal dysraphism
脊椎靭帯骨化症　ossification of spinal ligaments
脊椎すべり症　spondylolisthesis
脊椎脊髄炎　spondylomyelitis
脊椎切除〔術〕　rachiotomy, vertebrectomy
脊椎切断〔術〕　spondylotomy
脊椎穿刺　rachicentesis
脊椎穿刺針　spinal needle (SN)
脊椎前弯　lordosis
〔脊椎〕側弯矯正器　scoliotone
脊椎側弯計　scoliosometer
脊椎治療　spondylotherapy
脊椎痛　spondylalgia, spondylodynia
脊椎動物　vertebrate
脊椎動脈の　vertebrarterial
脊椎軟化症　spondylomalacia
脊椎の　spinal, spinalis
脊椎反射診断法　spondylodiagnosis
脊椎披裂　rachischisis, spina bifida
脊椎披裂症　spinal dysraphism
脊椎分離　spondylolysis
脊椎麻酔　spinal anesthesia, spinal block
脊椎麻酔過敏　rachisensibility
脊椎麻酔不応　rachiresistance
脊椎麻酔法　rachianesthesia
脊椎裂　schistor(r)achis
赤道板　equatorial plate
赤尿症　erythruria
石肺　chalicosis
赤白芽球症　erythroleukoblastosis
赤白血病　erythroleukemia, erythroleukosis
赤髪症　erythrism
赤鼻　acne rosacea
積分器　integration

石〔粉〕症 chalicosis, flint disease
積分法 integration
石墨 graphite
石綿 asbestos
赤面 blush
赤面恐怖 erythrophobia
石綿小体 asbestos body
石綿沈着症 asbestosis
石綿肺 asbestosis, asbestos lung
赤痢 dysentery
赤痢菌属 *Shigella*
〔細菌性〕赤痢 shigellosis
斥力 repulsion
セクレチン secretin
セザリー細胞 Sézary cell
セザリー症候群 Sézary syndrome
セシウム cesium (Cs)
セスタン・シュネ症候群 Cestan–Chenais syndrome
世代 generation
世代交代 digenesis
世代交番 heterogenesis
世代の genesial
ゼータクリット zetacrit
せつ(癤) boil, furuncle, furunculus
節 node, section
舌 glossa, lingua
舌圧子 tongue–depressor
舌咽神経 glossopharyngeal nerve
舌咽神経痛 glossopharyngeal neuralgia
舌咽の glossopharyngeal
舌炎 glossitis, glottitis
絶縁 isolation
切縁結節 mammelon
切縁咬合 edge–to–edge bite
切縁咬合配列 edge–to–edge bite arrangement
切縁歯 secodont
絶縁装置 isolator
絶縁体 nonconductor
舌下 hypoglottis
石灰 calx, lime
切開 dissection, patefaction
石灰塩尿〔症〕 calcariuria
石灰化 calcification
石灰化上皮腫 pilomatricoma
石灰質の calcareous
切開〔術〕 incision, section
石灰小球 calcospherite
石灰浸潤 calcareous infiltration
切開する dissect, incise, lance
切開創ヘルニア incisional hernia
石灰蓄積症 calcicosis
石灰〔沈着〕症 calcinosis
石灰転移 calcareous metastasis
石灰肺 flint disease
舌下錠 sublingual tablet
舌下小丘 caruncula sublingualis, sublingual caruncle
舌下静脈 sublingual vein
舌下神経 hypoglossal nerve
舌下神経核 hypoglossal nucleus
舌下神経管 hypoglossal canal
舌下腺 sublingual gland
舌下腺管 sublingual duct
切割〔術〕 discission, needling
舌下動脈 sublingual artery
舌下の hypoglossal, sublingual
舌下嚢胞 sublingual cyst
舌下部神経 sublingual nerve
舌下傍炎 paraglossitis
雪眼炎 snow blindness
接眼鏡 eyepiece, ocular
節間の intercalary
舌弓 lingual arch
接極子 anchor, anchorage
積極的安楽死 active euthanasia
積極的傾聴 active listening
接近 contiguity
舌筋 lingual muscles
舌形成術 glossoplasty
舌痙攣 glossospasm
赤血球 erythrocyte, red blood cell (RBC)
赤血球陰影 phantom corpuscle
赤血球円柱 blood cast
赤血球円板状変性 erythrocytoschisis
赤血球〔回転〕動態 erythrokinetics
赤血球過少(減少)症 oligocytosis
〔赤〕血球吸着〔現象〕 hemadsorption
赤血球凝集 hemagglutination
赤血球凝集素 hemagglutinin (HA)
赤血球凝集阻止反応 hemagglutination inhibition test
赤血球凝集抑制 hemagglutination inhibition (HAI)
赤血球凝集抑制試験 hemagglutination inhibition test
赤血球形成 erythrocytopoiesis
赤血球形成不全 anerythroplasia
赤血球減少〔症〕 erythrocytopenia, erythropenia, oligocythemia
赤血球恒数 erythrocyte indices
赤血球食細胞増加〔症〕 erythrophagocytosis
赤血球新生性プロトポルフィリン症 erythropoietic protoporphyria
赤血球浸透圧抵抗試験 erythrocyte osmotic fragility test (E–Frag)
赤血球数 red blood cell count (RBC)
赤血球生成 erythrogenesis, erythropoiesis
赤血球生成促進因子 erythropoietin (Epo, Ep)
赤血球生成の erythropoietic
赤血球染色不同〔症〕 anisochromasia
赤血球増加〔症〕 erythrocytosis, hypercythemia, hypererythrocythemia, polycyth(a)emia
赤血球組織系 erythron
赤血球〔大小〕不同〔症〕 anisocytosis
赤血球沈降 erythrocyte sedimentation
赤血球沈降〔現象〕 erythrosedimentation
赤血球沈降速度 blood sedimentation rate (BSR), erythrocyte sedimentation rate

(ESR)
赤血球鉄交代率　red cell iron renewal rate (RCIRR)
赤血球貪食　erythrophagia
赤血球尿症　hematuria
赤血球破壊　hemocytocatheresis
赤血球崩壊　erythroclasis, erythrocytorrhexis, erythrorrhexis, hemocatheresis
赤血球容量　red cell volume (RCV)
赤血球ロゼット形成細胞　erythrocyte rosette forming cell (E-RFC)
赤血病　erythremia
赤血病性骨髄症　erythremic myelosis
舌牽引法　tongue-traction
舌検査　glossoscopy
舌現象　tongue phenomenon
石けん便　soap stool
切腱法　tenotomy
石けん様便　soapy stool
舌語　glossolalia
接合　coaptation, synapse, synthesis
石膏　plaster
舌口蓋筋　palatoglossus
舌口蓋の　palatoglossal
摂合管　siphon
接合完了体　transconjugant
接合期　synaptic stage
接合菌症　phycomycetosis, zygomycosis
接合菌門　*Zygomycota*
接合抗原　conjugated antigen
接合子　copula
接合糸期　zygotene
接合生殖　zygosis
接合生殖性　zygosity
接合装置　adapter
接合体　conjugant, zygote
接合体の　zygotic
舌喉頭蓋の　glossoepiglottic
接合副子　coaptation splint
石膏副子　plaster splint
接合部電位　excitatory junctional potential (EJP)
接合部の　synaptic
接合部頻拍症　junctional tachycardia
接合縫合　approximating suture, coapting suture
接合胞子　sporont, zygospore
節骨　phalanx
舌骨　hyoid bone
節骨炎　phalangitis
切骨器　gouge
舌骨弓　hyoid arch
舌骨後滑液包　retrohyoid bursa
舌骨喉頭蓋の　hyoepiglottic
舌骨舌筋　hyoglossus
舌骨舌筋の　hyoglossal
節骨切除〔術〕　phalangectomy
舌骨大角　thyrohyal
舌骨の　hyoid
節後の　postganglionic
切痕　incisura, incisure, notch
舌根　root of tongue
舌根甲状腺腫　lingual goiter
切歯　dens incisivus, incisor
摂(鑷)子　forceps
舌痔　lingual hemorrhoids
切歯管　incisive canal, incisor canal
切歯孔　foramen incisivum
切歯骨　incisive bone
窃視症　scopophilia, voyeurism
接枝統合失調症　graft schizophrenia
舌歯肉の　linguogingival
切歯の　incisal, incisive
〔切歯の〕舌側葉　cingulum
接枝破瓜病　grafted hebephrenia
切歯縫合　incisive suture
摂取　ingestion, introjection, uptake
舌周囲の　periglottic
接種感受性　inoculability
摂取作用　ingestion
せつ(癤)腫症　furunculosis
接種する　inoculate
接種性痘瘡　inoculation smallpox
摂受体　acceptor
舌腫脹　paraglossa
接種物　inoculum
接種〔法〕　inoculation
摂取〔量〕　intake (I)
切除　abscission, exeresis, obliteration, removal
舌状回　lingual gyrus
舌小帯　frenulum linguae, frenulum of tongue
〔舌〕小帯形成〔術〕　frenoplasty
舌小帯短縮症　ankyloglossia
節状の　nodose
舌状の　linguiform
舌静脈　lingual vein
切除可能性　resectability
切除鏡　resectoscope
接触　contact, taction
摂食　gavage
絶食　abrosia, fasting, inedia
接触アレルギー　contact allergy
接触原　contactant
摂食〔作用〕　athrocytosis
接触受容器　proximoceptor
接触受容体　contact receptor
摂食障害　feeding disorder
絶食する　fast
接触〔性〕口唇炎　contact cheilitis
接触性じんま(蕁麻)疹　contact urticaria (CU)
接触性の　catalytic
接触性膿疱性皮膚炎　contagious pustular dermatitis (CPD)
接触〔性〕皮膚炎　contact dermatitis (CD)
接触阻害　contact inhibition
接触痛　haphalgesia
接触伝染　contagion
接触(直接)伝染性の　prosodemic
接触伝染病　contagious disease

接触反応　contact reaction
接触皮膚炎症候群　contact dermatitis syndrome (CDS)
接触物　contactant
切除〔術〕　excision, resection
切除する　ablate, excise, resect
切歯稜　incisor crest
切歯路角　incisal guide angle
舌神経　lingual nerve
節神経腫　neuroganglioma
舌深静脈　deep lingual vein
舌深動脈　deep lingual artery
節制　temperance
切石術　lithectomy, lithotripsy
舌切開術　glossotomy
舌切除　glossectomy
舌前部の　proglossis
切創　incised wound
切創による　traumatogenic
切創縫合術　traumatonesis
舌側傾斜　linguoclination
舌側咬合　lingual occlusion, linguoclusion
舌側転位　linguoversion
舌側の　lingual
舌苔　coating of tongue
絶対暗点　absolute scotoma
絶対閾値　absolute threshold
絶対音感　absolute hearing
絶対温度　absolute temperature
絶対気圧　atmosphere absolute at sea level (ATA, ata)
絶対禁酒家　teetotal(l)er
絶対禁酒主義　teetotalism
絶対就床安静　absolute bedrest (ABR), complete bedrest (CBR)
切胎〔術〕　embryotomy, lamination
絶対性不整脈　absolute arrhythmia (AA)
絶対濁音界　absolute dullness
絶対調節　absolute accommodation
絶対的白血球増加〔症〕　absolute leukocytosis
絶対的リンパ球増加〔症〕　absolute lymphocytosis
絶対の　absolute (abs.), obligate, strict
絶対不応期　absolute refractory period (ARP)
絶対リスク減少率　absolute risk reduction (ARR)
絶対零点　absolute zero
舌脱　glossocele
切断　abscission, transection, transfixion
切断・再結合モデル　breakage-reunion model
切断〔術〕　amputation (amp), section
切断神経腫　amputation neuroma
切断する　truncate
切断性多血〔症〕　plethora apocoptica
切端の　incisal
切断皮〔膚〕弁　amputation flap
切断法　amputation (amp)
接地　grounding
接着　adaptation, adherence, adhesion (adh.)
接着期　syndesis
接着結合　anchoring junction
接着剤　adhesive
接着性の　adherent, adhesive
接着組織　plerome
接着斑　desmosome
接着分子　adhesion molecule
舌虫症　porocephaliasis, porocephalosis
絶頂　climax, peak
舌痛　glossalgia, glossodynia
摂動　perturbation
舌動脈　lingual artery
説得療法　pithiatry
Z形成術　Z-plasty
Z染色体　Z chromosome
Z帯　Z band, Z disk
舌乳頭炎　linguopapillitis
舌粘膜　periglottis
舌背静脈　dorsal lingual veins
切迫　urge
切迫子宮破裂　threatened rupture of uterus
切迫心筋梗塞　impending myocardial infarction
舌病　glossopathy
切片　section
舌扁桃　lingual tonsil
舌縫合術　glossorrhaphy
説明と同意　informed consent (IC)
絶滅　extinction
雪盲　snow blindness
舌盲孔　foramen cecum
癤様の　furunculoid
切離術　discission
切離する　dissect
舌裂　schistoglossia
切裂法　dilaceration
舌濾胞　folliculus lingualis
セデーション　sedation
背中　back
銭型陰影　coin lesion
セネステジア　cenesthesia
セネストパチー　senestopathy
セノサイト　cenosite
セービンワクチン　Sabin vaccine
セファゾリン　cefazolin (CEZ)
セファレキシン　cephalexin (CEX)
セファロスタット　cephalostat
セファロスポリウム属　*Cephalosporium*
セファロスポリン　cephalosporin (CEP)
セフィキシム　cefixime (CFIX)
セフェピム　cefepime (CFPM)
セフジニル　cefdinir (CFDN)
セプトメータ　septometer
セフトリアキソン　ceftriaxone (CTRX)
セフロキシム　cefuroxime (CXM)
セミレンテインスリン　semilente insulin
セメント芽細胞　cementoblast, cementocyte
セメント芽細胞腫　cementoblastoma
セメント質　cement, cementum

セメント質増殖症　excementosis, hypercementosis
セメント質破壊細胞　cementoclast
セメント質粒　cementicle
セメント腫　cementoma
セメント線　cement line
セメント崩壊　cementoclasia
セメント粒　cementicle
セラチア属　*Serratia*
ゼラチン　gelatin(e)
ゼラチン状の　gelatinous
セラピューティックタッチ　therapeutic touch
セラミックス　ceramics
ゼリー　jelly
セリアック病　celiac disease
セリウム　cerium (Ce)
セリワノフ試験　Selivanoff test
セリン　serine (Ser, S)
セリンプロテアーゼ　serine protease
セルカリア　cercaria
セルター病　Selter disease
セルディンガー法　Seldinger technique
セルトラリン　sertraline
セルトリ細胞　Sertoli cell
セルトリ細胞腫　Sertoli cell tumor
セルフカテーテル法　self-catheterization
セルフケア　self-care
セルフケア不足　self-care deficit
セルフコントロール　self-control
セルライト　cellulite
セルロース　cellulose
セルロプラスミン　ceruloplasmin
セレクチン　selectin
セレクチンファミリー　selectin family
セレブロシド　cerebroside
セレン　selenium (Se)
セレン中毒症　selenosis
セレンピオン　serempion
ゼロ(零)　null, zero
ゼログラフィ　xerography
セロコンバージョン　seroconversion
セロザイム　serozyme
セロトニン　serotonin
セロトニン作用性　serotonergic
ゼロラジオグラフィ　xeroradiography
尖　apex, cuspid, tip
腺　gland, glandula
線　line (l), linea, wire
栓　peg, plomb, plug, rod
前　ante (a)
全　whole
漸悪性の　ingravescent
全圧　total pressure
線維　fiber, fibra, strand
遷移　transition
線維芽細胞　fibroblast
線維芽細胞の　fibroblastic
線維癌腫　fibrocarcinoma
線維筋炎　fibromyositis
線維筋腫　fibromyoma
線維筋性過形成　fibromuscular hyperplasia
線維筋性形成異常症　fibromuscular dysplasia (FMD)
線維筋性の　fibromuscular
線維筋痛〔症〕　fibromyalgia
線維筋痛症候群　fibromyalgia syndrome (FMS)
線維形成　desmoplasia, fibrosis
線維形成〔性〕リンパ　euplastic lymph
線維結節　fibrous tubercle
線維細胞　fibrocyte
線維三角　fibrous trigone, trigona fibrosa
前意識の　foreconscious
線維脂肪腫　fibrolipoma
線維脂肪性の　scleroadipose
線維腫　desmoma, fibroma
線維腫症　fibromatosis
線維腫切除　fibromyectomy
線維腫様の　fibromatoid
線維症　callosity, fibrosis
腺異常位〔症〕　adenectopia
線維状の　filar
線維上皮腫　fibroepithelioma
線維漿膜性の　fibroserous
線維神経腫　fibroneuroma
線維神経鞘腫　fibroneurinoma
線維診断法　inoscopy
線維性異形成　fibrodysplasia
線維性結核の　tuberculofibroid
線維性血管腫　angiofibroma
線維性甲状腺腫　fibrous goiter
線維性骨　woven bone
線維性骨異形成　fibrous dysplasia
線維性神経腫　fibrillary neuroma
線維性心膜　fibrous pericardium
線維性星状膠細胞　fibrous astrocyte
線維性弾性組織の　fibroelastic
線維性の　fibroid, fibrous
遷移性の　transitional
線維性肺疾患　fibrotic lung disease (FLD)
線維性変性　fibroid degeneration
線維性連結　fibrous joint
線維性攣縮　fibrillation
線維腺腫　adenoma fibrosum, fibroadenoma
線維素　fibrin
線維層　stratum fibrosum
線維増殖〔症〕　fibroplasia
線維増殖症の　fibroblastic
線維束形成　fasciculation
線維束の　fascicular
線維素原　fibrinogen
線維素原異常血〔症〕　dysfibrinogenemia
線維素原血〔症〕　fibrinogenemia
線維素原減少〔症〕　fibrinogenopenia
線維素細胞性の　fibrinocellular
線維組織　fiber, fibrous tissue
線維素除去　defibrination
線維素性炎症　fibrinous inflammation
線維素生成　fibrinogenesis
線維素生成の　fibrinogenic
線維素性の　fibrinous

線維素性白内障 fibrinous cataract
線維素尿〔症〕 fibrinuria
線維素分解素 lysin
線維素分離 defibrillation
線維素溶解 fibrinolysis
線維素溶解素 fibrinolysin
線維素様の fibrinoid
線維弾性症 fibroelastosis
線維柱帯切除術 trabeculectomy
線維軟骨 fibrocartilage
線維軟骨炎 fibrochondritis
線維軟骨結合 symphysis
線維軟骨腫 fibrochondroma
線維肉腫 fibrosarcoma
線維乳頭腫 fibropapilloma
線維粘液腫 fibromyxoma
線維粘液軟骨腫 fibromyxochondroma
線維の fibrillary, fibrous
線維嚢腫 fibrocystoma
線維嚢胞 fibrocyst
線維嚢胞性の fibrocystic
前胃部 epigastrium
前胃部ヘルニア epigastrocele
線維閉塞性細気管支炎 bronchiolitis fibrosa obliterans
線維膜 tunica fibrosa
線維網状の fibroreticulate
浅陰核背静脈 superficial dorsal veins of clitoris
浅陰茎背静脈 superficial dorsal veins of penis
前陰唇静脈 anterior labial veins
前陰嚢静脈 anterior scrotal veins
前陰嚢神経 anterior scrotal nerves
船暈 sea sickness
前運動皮質症候群 premotor cortex syndrome
尖鋭恐怖 belonephobia
尖鋭度 acuity
浅会陰横筋 transversus perinei superficialis
腺疫 strangles
腺エナメル上皮腫 adenoameloblastoma
線エネルギー転移(付与) linear energy transfer (LET)
腺炎 adenitis, cryptitis
遷延性アルブミン尿 residual albuminuria
遷延性植物状態 persistent vegetative state (PVS)
遷延性の persistent, protracted
遷延性排尿 protracted micturition
遷延病 protracted illness
遷延分娩 partus serotinus, prolonged labor
遷延分娩後出血 late postpartum hemorrhage (LPPH)
せん(顫)音 trill
せん音閾 trill threshold
喘音の strident
腺化 adenization
鮮化 refresh
旋回 turn
全快 restitutio ad integrum
前外果動脈 anterior lateral malleolar artery
旋回鏡法 thaumatropy
旋回計 turn indicator
前壊血病の prescorbutic
全開散力 total abduction
穿開術 paracentesis
前外側の anterolateral
腺外被 glandilemma
前外方の anteroexternal
前角 anterior horn, ventricornu
前核 pronucleus
前額 brow
前額形成術 metopoplasty
前顎骨 premaxillary bone
全拡張〔期〕雑音 pandiastolic murmur
前拡張期雑音 prediastolic murmur
前拡張期の prediastolic
前額洞炎 prosopantritis
前額の metopic
前仮骨 procallus
腺芽細胞 adenoblast
前下小脳動脈 anterior inferior cerebellar artery
腺下垂体の adenohypophysial
ゼンガー徴候 Saenger sign
浅窩の glenoid
前下壁心筋梗塞 anteroinferior myocardial infarction
前下方の anteroinferior
全か無かの法則 all or none law
浅窩様の glenoidal
潜函 caisson
腺癌 adenocarcinoma, glandular carcinoma
全感覚 panesthesia
全眼〔球〕炎 panophthalmia, panophthalmitis
腺カンクロイド adenocancroid
前癌症 precancerosis
前癌状態の preneoplastic
前癌性の precarcinomatous, premalignant
潜函病 caisson disease, decompression sickness, dysbarism
前眼房 anterior chamber
洗眼薬 collyrium
閃輝 scintillation
前期 prophase
閃輝暗点 photopsia, scintillating scotoma
閃輝暗点症 teichopsia
前期解離 predissociation
前期間 preterm
閃輝計 spintherometer, spintometer
全機性 totality
前期破水 premature rupture of membranes (PROM)
栓球血〔症〕 thrombocythemia
栓球減少〔症〕 thrombocytopenia
栓球生成 thrombopoiesis
栓球素 plakin

栓球増加〔症〕 thrombocytosis
漸強(増)性心雑音 crescendo murmur
前胸部 precordium
前胸部痛 precordialgia
前胸部の precordial
前鋸筋 serratus anterior
腺棘細胞腫 adenoacanthoma
仙棘靱帯 sacrospinous ligament
占拠性病変 space-occupying lesion (SOL)
前巨〔大〕赤芽球 promegaloblast
腺筋腫 adenomyoma
腺筋症 adenomyosis
漸近平衡 asymptotic equilibrium
前駆 antecedent, proem
前駆出期 preejection period (PEP)
前駆症状 prodrome, signal symptom
前屈 anteflexion, ventriflexion
前駆軟骨 precursory cartilage
前駆賦活体 proactivator
前駆物 antecedent
先駆〔物質〕 precursor
前傾 anteversion
線形回帰 linear regression
線形加速器 linear accelerator
前脛骨筋 tibialis anterior
前脛骨静脈 anterior tibial veins
前脛骨動脈 anterior tibial artery
前脛骨熱 pretibial fever
前脛骨反回動脈 anterior tibial recurrent artery
尖圭(形)コンジローマ condyloma acuminatum, pointed condyloma
前頸静脈 anterior jugular vein
全形成能 totipotence
浅頸動脈 superficial cervical artery
尖圭の acuminate
線形の linear
全型発育能 totipotence
潜血 occult blood (OB)
全血 whole blood
全血管炎 panang(i)itis
全血球計算値 complete blood count
全血球量 total blood cell volume
全血漿量 total plasma volume (TPV)
仙結節靱帯 sacrotuberous ligament
全血の比重 blood gravity (Gb)
全血量 total blood volume (TBV), whole blood volume (QBV)
漸減 waning
潜原性の cryptogenic
先験的の a priori
漸減(増)の gradual
せん(譫)語 paralerema
閃光 flash
穿孔 perforation, tresis
閃光暗点 scintillating scotoma
穿孔器 excavator, fraise, reamer
閃光恐怖〔症〕 photaugiaphobia
旋光計 polarimeter
前口形の prognathic
閃光視 spintherism
穿孔〔術〕 fenestration, trephination
閃光状の fulminant
前項心臓反射 bregmocardiac reflex
穿孔性強膜軟化症 scleromalacia perforans
先行性健忘〔症〕 anterograde amnesia
選好性の fastidious
閃光性の fulgurant, fulminating
潜行性の insidious
穿孔性の perforans, perforating, terebrans
穿孔性毛包炎 perforating folliculitis
全酵素 holoenzyme
穿孔創 perforating wound
閃光走査法 scintigram
前酵素〔原〕 prezymogen
潜行伝導 concealed conduction
旋光度 optical activity
閃光発生体 scintillator
閃光法 flash method
穿孔法 terebration
閃光盲 flash blindness
浅溝〔隆起〕 vadum
前交連 anterior commissure
浅呼吸 shallow breathing
〔全〕呼吸抵抗 (total) respiratory resistance (Rrs)
前鼓室動脈 anterior tympanic artery
仙骨 sacrum
仙股痛 sacrocoxalgia
仙骨管 sacral canal
前骨間動脈 anterior interosseous artery
仙骨管裂孔 sacral hiatus
仙骨岬角 promontory of sacrum
仙骨硬膜外麻酔 sacral anesthesia
仙〔骨〕坐骨の sacrosciatic
仙骨指数 sacral index
仙骨周囲の parasacral
仙骨神経 sacral nerves
仙骨神経叢 sacral plexus
前骨髄球 promyelocyte
前骨髄巨核球 promegakaryocyte
前骨髄細胞 promyelocyte
前骨髄腫 premyeloma
仙骨切除術 sacrectomy
仙骨前神経 presacral nerve
仙骨痛 sacralgia, sacrodynia
仙骨の sacral
仙骨稜 sacral crest
前後の anteroposterior (AP), posteroanterior
前後反復の propalinal
前根 anterior root, ventral root
センサー sensor
尖叉 tine
洗剤 wash
潜在意識 subconsciousness
潜在眼球〔症〕 cryptophthalmus
潜在記憶 panmnesis
潜在斜視 phorias
潜在性痛風 masked gout
潜在性の latent, occult, potential
浅在性の superficial

潜在年齢期　latency period
潜在の　cryptic
〔潜在〕能力　potential
潜在保因者　latent carrier
腺細胞　adenocyte
前索　anterior funiculus
前酸素化　preoxygenation
穿刺　centesis, needling, nyxis, puncture, stab
栓子　embolus, obturator, plug
線刺　stick
潜時　latency
前歯　dens primoris, facing
穿刺液　punctate
全耳炎　panotitis
穿刺吸引生検　fine needle biopsy (FNB)
尖軸　pivot
旋軸咬合　torsoclusion
浅指屈筋　flexor digitorum superficialis
前篩骨静脈　anterior ethmoidal vein
前篩骨神経　anterior ethmoidal nerve
前篩骨動脈　anterior ethmoidal artery
穿刺術　paracentesis, tapping
前〔視神経〕交叉溝　prechiasmatic sulcus
穿刺生検〔法〕　punch biopsy
穿刺痛　stinging pain
腺疾患　adenosis
前室間溝　anterior interventricular groove
前室間枝　anterior interventricular branch
全失語〔症〕　global aphasia, total aphasia
穿刺培養　stab culture, stick culture
穿刺反応　puncture reaction
前枝ブロック　anterior fascicular block
腺脂肪腫　adenolipoma
腺脂肪腫症　adenolipomatosis
前斜角筋　scalenus anterior muscle
前斜角筋症候群　scalenus anticus syndrome
漸弱　decrudescence, symptosis
漸弱(減)性心雑音　decrescendo murmur
腺腫　adenoma, adenomata
煎汁　tea
腺周囲炎　periadenitis
前充血　prestasis
前十字靭帯　anterior cruciate ligament
前収縮期　presystole
前収縮期音亢進　presystolic accentuation
前収縮期雑音　presystolic murmur (PSM)
全(汎)収縮期性の　pansystolic
前収縮期の　presystolic
全収縮期膨隆　pansystolic bowing
前縦靭帯　anterior longitudinal ligament
腺腫症　adenomatosis
腺腫性甲状腺腫　adenomatous goiter
腺腫様の　adenomatoid
前準備　preconditioning
腺症　adenopathy
洗浄　douche, irrigation, lavage
線状　streak
線条　stria, stripe
前障　claustrum
栓状核　emboliform nucleus
線状強皮症　linear scleroderma
栓状菌　embolus
線状骨折　linear fracture
洗浄剤　abluent, detergent, lotion, wash
前上歯槽動脈　anterior superior alveolar arteries
洗浄する　irrigate
洗浄赤血球　washed red cell (WRC)
線条体　corpus striatum, striate body, striatum
線条体黒質の　striatonigral
線条体静脈　striate vein
浅掌動脈弓　superficial palmar arch
線条の　filaceous
前障の　claustral
腺上皮　glandular epithelium
線条皮　vergetures
前上方の　anterosuperior
全静脈麻酔　total intravenous anesthesia (TIVA)
前哨リンパ節　sentinel gland
前上腕回旋動脈　anterior circumflex humeral artery
浅上腕動脈　superficial brachial artery
前初期遺伝子　immediate early gene
染色　stain
染色液　staining solution
染色強化剤　accentuator
染色糸　chromonema
染色質　chromatin
染色質核小体　karyosome
染色質走性　chromatotaxis
染色質の　chromatic
染色質溶解　chromatolysis, chromolysis
染色小粒　chromomere
染色性低下　hypochromasia
潜食性の　undermining
染色体　chromatin body, chromosome
染色体異常　chromosomal aberration, chromosomal abnormality
染色体ウォーキング　chromosome walking
染色体外遺伝　extrachromosomal inheritance
染色体組換え　chromosomal recombination
染色体地図　chromosome map
染色体地図作製　chromosome mapping
〔染色体〕対合　synizesis
染色体転座　chromosomal translocation
染色体捻転期　strepsitene
染色体の　chromosomal
染色体乗換え　chromosomal recombination
染色体の連結　catenation
染色体破壊の　clastogenic
染色体複製　duplication of chromosome
染色体不随体　chromosome satellite
〔染色体〕不分離現象　nondisjunction
染色体輪　chromosome ring
染色分体　chromatid
染色法　banding, staining
全除精術　total emasculation
前進　advance, advancement

前唇　prolabium
前腎　pronephros
全身アナフィラキシー　generalized anaphylaxis, systemic anaphylaxis
全身萎縮　panatrophy, pantatrophia
全身活動　whole body activity (WBA)
前腎管　nephric duct
全身奇形　pantamorphia
前進形成　prosoplasia
全身計測装置　whole body counter
全身血管抵抗　systemic vascular resistance (SVR)
全腎血流量　total renal blood flow (TRBF)
精神錯乱　alienation
全身作用　systemic action
前進視〔症〕　presinopsia
〔全身〕順応(適応)症候群　general adaptation syndrome
全身症状　constitutional symptom
全身状態　general status
全身水腫(浮腫)　hyposarca
全身スキャン　whole body scan (WBS)
全身性エリテマトーデス　systemic lupus erythematosus (SLE)
全身性炎症反応症候群　systemic inflammatory response syndrome (SIRS)
全身性カンジダ症　systemic candidiasis
全身性強直・間代てんかん　generalized tonic-clonic epilepsy
全身性強皮症　systemic scleroderma
全身性クリプトコッカス症　systemic cryptococcosis
全身性激痛　periodynia
〔穿〕針生検〔法〕　needle biopsy
全身性硬化症　systemic sclerosis (SSc)
全身性紅斑性狼瘡　systemic lupus erythematosus (SLE)
全身性自己免疫疾患　systemic autoimmune disease
全身性接触皮膚炎　systemic contact dermatitis (SCD)
全身性てんかん　generalized epilepsy (GE)
前進性てんかん　procursive epilepsy
全身性動脈硬化症　generalized arteriosclerosis (GAS)
前進性の　proal
全身〔性〕の　systemic
全身性真菌症　systemic mycosis
全身線スキャン装置　linear scanner for whole body
前心〔臓〕静脈　anterior cardiac veins
浅心臓神経叢　superficial cardiac plexus
全身痛　pantalgia
全人的医療　holistic medicine
先進的な　presenting
漸進的な　gradual
前腎の　prerenal
全身発汗　panhidrosis
前進皮弁　advancement flap
全身表面積　total body surface area (TBSA)
先進部　presentation, presenting part
全身浮腫　anasarca
全身放射線照射　total body irradiation (TBI), whole body irradiation (WBI)
全身包帯　body bandage
全身発赤　generalized rash (GR)
全身麻酔　general anesthesia (GA), panaesthesia
全身麻酔薬　general anesthetic
全身麻痺　total paralysis (TP)
全身無汗無痛症　total anhidrotic analgia
全身浴　plunge-bath
全身リンパ節症　lymphadenosis
仙髄　sacral spinal cord
漸衰　symptosis
前睡眠期の　predormital
全数　diploid
腺〔性〕下垂体　adenohypophysis
潜生活　anabiosis
全精神機能障害　pathergasia
先制鎮痛　preemptive analgesia
前青年期　preadolescence
前赤芽球　proerythroblast, rubriblast
前脊髄視床路　ventral spinothalamic tract
前脊髄小脳路　ventral spinocerebellar tract
前脊髄動脈　anterior spinal artery
前脊髄動脈症候群　anterior spinal artery syndrome (ASAS)
全脊椎裂　holorachischisis
前赤血球　proerythrocyte, prorubricyte
腺切除〔術〕　adenectomy, cryptectomy
腺線維腫　adenofibroma
腺線維症　adenofibrosis
前仙骨孔　pelvic sacral foramina
浅前腕動脈　superficial antebrachial artery
鮮創　refresh
前叢　proplexus
漸増　recruitment
全層角膜移植〔術〕　penetrating keratoplasty
全層植皮　full thickness graft (FTG)
戦争神経症　psychoneurosis of war
漸増性狭心症　crescendo angina
戦争精神病質　psychopathia martialis
漸増的抵抗運動　progressive resistance exercise (PRE)
戦争ヒステリー　war hysteria
全層皮膚移植　full thickness graft (FTG)
先祖返り　atavism
線束　beam
栓塞　plug, tamponade
喘息　asthma
栓塞桿　tent, turunda
前側咬合　anterior occlusion
浅速呼吸　panting
喘息コントロールテスト　asthma control test (ACT)
栓塞子　obturator
喘息性気管支炎　asthmatic bronchitis (AB)
浅側頭静脈　superficial temporal veins

前側頭泉門 sphenoidal fontanel(le)
浅側頭動脈 superficial temporal artery
前側壁心筋梗塞 anterolateral myocardial infarction
栓塞法 tamponment
尖足歩行 equine gait
喘息発作重積状態 status asthmaticus
喘息誘発の asthmogenic
浅鼠径輪 superficial inguinal ring
浅鼠径リンパ節 superficial inguinal lymph nodes
先体 acrosome, head cap
前体 prosoma
センダイウイルス *Sendai virus*
全体性 totality
全体の global, total (T), whole
前大脳静脈 anterior cerebral vein
前大脳動脈 anterior cerebral artery
全体論 holism
選択 choice, election, selection
洗濯板様頭皮 washboard scalp
選択緘黙 selective mutism
選択作用 selective action
選択的局在 selective localization
選択的スプライシング alternative splicing
選択的低アルドステロン症 selective hypoaldosteronism
選択的肺胞気管支造影〔法〕 selective alveolobronchography (SAB)
選択的抑制 selective inhibition
選択度 selectivity
選択毒性 selective toxicity
選択無言症 elective mutism
先端 point, tip
前端 extremitas anterior
先(肢)端異常感覚 acroparesthesia
先端運動失調〔症〕 acroataxia
先端炎 apicitis
先(肢)端角化症 acrokeratosis
先(肢)端巨大症 acromegaly
先端形成不全 acrodysplasia
先端紅痛症 erythromelalgia
先端紅斑症 acroerythema
先端錯感覚 acroparesthesia
センダン属 *Melia*
先端短縮〔症〕 acrobrachy
先(肢)端チアノーゼ〔症〕 acrocyanosis
先端知覚異常 acroparesthesia
尖短頭〔症〕 acrobrachycephaly
先端疼痛〔症〕 acrodynia
先端疼痛性紅斑 acrodynic erythema
先端の apical
先(肢)端皮膚炎 acrodermatitis
先(肢)端皮膚症 acrodermatosis
前知 precognition
前地帯 prozone
前置胎盤 placenta pr(a)evia
センチネルリンパ節 sentinel lymph node
センチメートル波 centimeter wave
線虫 nematode
前柱 anterior column
蠕(ぜん)虫 helminth, worm
蠕(ぜん)虫運動 vermiculation
前中期 prometaphase
蠕(ぜん)虫腫 helminthoma
線虫症 nematodiasis, sibbens
浅中大脳静脈 superficial middle cerebral vein
線虫〔様〕の nematoid, scolecoid
線虫類〔線虫綱〕 Nematoda
洗腸 lavation
前頂 apex
前兆 aura
前徴 prodrome, show
前腸 foregut, prosogaster
仙腸関節 sacroiliac joint
仙腸関節炎 sacrocoxitis
仙腸骨炎 sacroiliitis
浅腸骨回旋静脈 superficial circumflex iliac vein
浅腸骨回旋動脈 superficial circumflex iliac artery
前頂の bregma
仙椎 sacral vertebra
仙椎化 sacralization
仙椎の sacral
仙椎傍の parasacral
仙痛 colic, colicky pain, gripe
穿通 perforation
穿通性潰瘍 penetrating ulcer
穿通性の terebrant
穿通創 penetrating wound
仙痛の colicky
前庭 vestibule, vestibulum
前庭炎 vestibulitis
前庭階 scala vestibuli
前庭蝸牛の vestibulocochlear
前庭眼球反射 vestibuloocular reflex
前庭器 vestibular organ
前庭球 vestibular bulb
前庭球静脈 vein of bulb of vestibule
前庭静脈 vestibular veins
前庭神経 vestibular nerve
前庭神経節 vestibular ganglion
前庭神経野 vestibular area
前庭性眼振 vestibular nystagmus
前庭性失調 vestibular ataxia
前庭脊髄の vestibulospinal
前庭脊髄反射 vestibulospinal reflex
前庭脊髄路 vestibulospinal tract
前定〔説〕 preformation
前庭切開術 vestibulotomy
前庭窓 fenestra vestibuli, vestibular window
前庭瞳孔反応 vestibular pupillary reaction
前庭の vestibular
前庭膜 vestibular membrane
前転 anterograde
前電位 prepotential
先天異常 congenital anomaly
先天〔遺伝〕性疾病 syntrophus
先天胸骨裂 cleft sternum

先天色覚異常　congenital color vision defect
先天性萎縮　aplasia
先天性異常筋緊張症　paramyotonia congenita
先天性眼振　congenital nystagmus
先天性強皮症　scleroderma congenitum
先天性巨大結腸　congenital megacolon
先天性魚鱗癬　congenital ichthyrosis
先天性筋緊張症　congenital myotony, myatonia congenita
先天性筋硬直症　congenital myotonia, myotonia congenita
先天性筋ジストロフィー　congenital muscular dystrophy (CMD)
先天性筋無緊張症　amyotonia congenita
先天性形成欠如　ectrogeny
先天性形成不良性貧血　congenital hypoplastic anemia (CHA)
先天性欠如症　congenital absence
先天性股関節脱臼　congenital dislocation of the hip (CDH)
先天性サイトメガロウイルス感染症　congenital cytomegalovirus infection
先天性腫瘍　congenital tumor
先天性小先端症　acromicria congenita
先天性食道閉鎖〔症〕　congenital esophageal atresia
先天性腎盂尿管移行部狭窄　congenital pyeloureteral junction stenosis
先天性腎盂尿管移行部通過障害　congenital ureteropelvic junction obstruction
先天性神経衰弱　nervousness
先天性心疾患　congenital cardiopathy (CC), congenital heart disease (CHD)
先天性心不全　congenital heart failure (CHF)
先天性水頭症　congenital hydrocephalus
先天性切断　congenital amputation
先天性線毛運動不全症　primary ciliary dyskinesia (PCD)
先天性足指欠損　ectropodism
先天性代謝異常　inborn errors of metabolism
先天性脱毛症　alopecia adnata, hypotrichiasis
先天性多発性関節拘縮症　arthrogryposis multiplex congenita (AMC)
先天性胆道閉鎖症　congenital biliary atresia (CBA)
先天性腸閉鎖〔症〕　congenital intestinal atresia
先天性トランスフェリン欠乏症　congenital atransferrinemia
先天性粘液水腫　congenital myxedema
先天性の　congenital
先天性嚢胞状脳　cystencephalus
先天性肺欠損症　apneumia
先天〔性〕梅毒　congenital syphilis, hereditary syphilis
先天性白血病　congenital leukemia
先天性表皮水疱症　epidermolysis bullosa hereditaria
先天性風疹症候群　congenital rubella syndrome (CRS)
先天性腹直筋短縮症　abdomen obstipum
〔先天性〕部分欠損性奇形　ectogenic teratism
先天性無虹彩〔症〕　congenital aniridia
先天性無歯症　congenital anodontia
先天性無包皮〔症〕　aposthia
先天性免疫寛容　congenital tolerance
先天性免疫不全症候群　congenital immunological deficiency syndrome (CIDS)
先天性翼状片関節筋異形成症　pterygo–arthromyo–dysplasia congenita
先天性両眼癒合症　synopsia
先天性緑内障　congenital glaucoma
先天爪肥厚症　pachyonychia congenita
先天的皮膚色素欠乏〔症〕　congenital achromia
先天ヘルニア　congenital hernia
前転法　advancement
〔先天〕無足症　apodia
先天免疫　innate immunity
先天網膜ヒダ状剥離　ablatio retinae falciformis congenita
剪刀　shears
前頭　forehead, frons
ぜん(蠕)動　peristalsis, vermicular movement, vermiculation
前頭位　bregmatic presentation, sincipital presentation
全洞炎　pansinusitis
前頭蓋窩　anterior cranial fossa
ぜん(蠕)動緩徐　bradystalsis
全動関節　thoroughjoint
ぜん(蠕)動緩慢　hypoperistalsis
穿頭器　trepan, trephine
前頭頬部の　frontomalar
前頭孔　frontal foramen
前頭後頭の　fronto–occipital
前頭骨　frontal bone
穿頭術　perforation, trepanation
尖頭〔症〕　pyrgocephaly
前頭上顎の　frontomaxillary
尖頭〔症〕の　acrocephalic
前頭神経　frontal nerve
前頭側頭型痴呆　frontotemporal dementia
前頭側頭の　frontotemporal
前頭側頭葉変性症　frontotemporal lobar degeneration (FTLD)
尖頭多指癒合〔症〕　acrocephalopolysyndactyly
前頭頂の　anteroparietal
前頭点　metopic point
前頭洞　frontal sinus
前頭頭頂の　frontoparietal
尖頭の　cuspidate
前頭の　frontal, frontalis, sincipital
前頭鼻部の　frontonasal
前頭縫合　metopic suture
前投薬(投与)　premedicament, premedication

前頭葉 frontal lobe
前頭葉性失行 frontal apraxia
前頭葉前部の prefrontal
前頭葉脳脚の pediculofrontal
〔前頭葉〕白質切断術 leukotomy
前頭葉野 prefrontal area
前頭稜 frontal crest
前頭裂脳脱出奇体 proencephalus
前突 protraction, protrusion
前〔突然〕変異 premutation
セントラード centrad
セントラルコア病 central core disease
セントルイス脳炎ウイルス *St. Louis encephalitis virus*
センナ senna
前内側の anteromedial
前内の anterointerior
センナ葉 senna
前軟骨 precartilage
腺軟骨腫 adenochondroma
腺軟骨肉腫 adenochondrosarcoma
腺肉腫 adenosarcoma
前二対体 preopticus
潜入 immersion
全尿量 total urine volume (TUV), total volume of urine (TVU)
前捻 anteversion
腺の glandular, glandulous
洗脳 brainwashing
前脳 forebrain, prosencephalon
全脳炎 panencephalitis
全脳欠如〔奇形〕 pantanencephaly
全脳欠如体 pantanencephalus
全脳死 whole brain death
前脳室 prosoc(o)ele
腺嚢腫 adenocystoma
全能性 totipotence
前波 prewave
前胚 proembryo
〔全〕肺胸部コンプライアンス (total) lung/thorax compliance (C_T)
全肺気量 total lung capacity (TLC)
前配偶子 progamete
前配偶子嚢 progametangium
〔全〕肺血管抵抗 pulmonary vascular resistance (PVR)
全肺血流量 total pulmonary blood flow (TPBF)
全肺静脈還流異常 total anomalous pulmonary venous connection (TAPVC)
浅背側前腕動脈 superficial dorsal antebrachial artery
前背側の anterodorsal
前背板 pronotum
専売薬 proprietary drug
線培養 streak culture
全胚葉性の panblastotropic
前白交連 commissura alba anterior
前白血病 preleukemia
洗髪剤 shampoo
前発生 progenesis
腺発生の adenogenous
仙尾骨 sacrococcyx
仙尾骨筋 sacrococcygeus
浅腓骨神経 superficial fibular nerve, superficial peroneal nerve
仙尾骨痛 sacrocoxalgia
前皮質脊髄路 anterior corticospinal tract
腺被膜 glandilemma
腺病 scrofula
腺病質 scrofulosis
腺病の strumous
全表面湿性の panhygrous
前負荷 preload
潜伏癌 latent cancer
潜伏眼振 latent nystagmus
潜伏感染 latent infection
潜伏期 incubation, incubation period, latency, latent period
全腹腔鏡下子宮全摘術 total laparoscopic hysterectomy (TLH)
潜伏結核 pretuberculosis
潜伏月経 cryptomenorrhea
潜伏性アレルギー latent allergy
潜伏精巣(睾丸) cryptorchidism
潜伏精巣(睾丸)固定術 cryptorchidopexy
潜伏精巣(睾丸)切除 cryptorchidectomy
潜伏性の occult
潜伏統合失調症 latent schizophrenia
潜伏内容 latent content
潜伏の latent
全副鼻洞炎 pansinusitis
全副鼻洞切除術 pansinectomy
浅腹壁静脈 superficial epigastric vein
浅腹壁動脈 superficial epigastric artery
前腹方の anteroventral
全部床義歯 complete denture, full denture
前不正軸進入 anterior asynclitism
全部無色の pantachromatic
前プラスミン proplasmin
腺フレグモーネ adenocellulitis
線分 segment
腺分泌刺激物 succagogue
全分泌腺 holocrine gland
全分泌の holocrine
前分裂組織 promeristem
前平面 frontal plane
前壁子宮切開術 hysterotomy anterior
前壁心筋梗塞 anterior myocardial infarction (AMI), anterior wall myocardial infarction
前壁中隔心筋梗塞 anteroseptal myocardial infarction
腺ペスト bubonic plague
選別試験 screening test
前ヘテロキネシア preheterokinesia
腺房 acinus
前房 primite
〔前房〕隅角鏡 gonioscope
〔前房〕隅角検査法 gonioscopy
前方咬合 anter(o)-occlusion, protrusive occlusion

腺房細胞 acinar cell
前方散乱光 forward scatter (FSC)
前房出血 hyphema, hyphemia
腺房状の aciniform
前房蓄膿 hypopyon
腺房中心細胞 centroacinar cell
前方突進 propulsion
腺房の acinar, acinic, acinose
前方の anterior (a), protrusive
前方反張 emprosthotonus
前方不全 forward failure
前房分化症候群 anterior chamber cleavage syndrome (ACCS)
前方へ frontad, prorsad
前麻酔 preanesthesia, prenarcosis
前麻酔薬 preanesthetic
全末梢抵抗 total peripheral resistance (TPR)
全麻痺 pamplegia, panplegia
前脈絡叢動脈 anterior choroid artery
喘鳴 stertor, stridor, wheeze
喘鳴痙攣 laryngismus stridulus
喘鳴性喉頭炎 laryngitis stridulosa
前迷走神経幹 anterior vagal trunk
鮮明度 visibility
喘鳴の strident
ゼンメリング神経節 Soemmering ganglion
前免疫 preimmunization
線毛 cilium, fimbria, pilus
せん(譫)妄 delirium, phrenesis
前毛細〔血〕管 precapillary
前毛細血管吻合 precapillary anastomosis
線毛上皮 ciliated epithelium
旋毛虫寄生 trichinization
旋毛虫検出器 trichinoscope
旋毛虫症 trichinosis
旋毛虫症恐怖〔症〕 trichinophobia
旋毛虫性の trichinous
線毛不動症候群 immotile cilia syndrome
前毛様体静脈 anterior ciliary veins
前毛様体動脈 anterior ciliary arteries
泉門 fontanel(le), fonticulus
線紋 striation
前門 prosopyle
専門医 specialist (SP)
専門医制度 specialty
専門化 specialization
専門看護師 clinical nurse specialist (CNS)
専門診療 specialization
専門領域個別指導制度 preceptorship
前有糸分裂 promitosis
全雄性の holandric
前誘発 preinduction
前葉 anterior lobe
全溶解固形物 total dissolved solid (TDS)
腺様腎盂炎 pyelitis glandularis
前羊水 forewaters
腺様増殖症 adenoid vegetation
腺様嚢胞癌 adenoid cystic carcinoma
千里眼 telaesthesia, telesthesia
戦慄 shiver, trepidation
戦慄感の phrictopathic
前立小室炎 utriculitis
旋律性舞踏病 rhythmic chorea
前立腺 prostata, prostate, prostate gland
前立腺炎 prostatitis
前立腺潰瘍 prostatelcosis
前立腺癌 prostatic cancer
前立腺計 prostatometer
前立腺結石 prostatolith
前立腺周囲炎 periprostatitis
前立腺症 prostatism
前立腺小室 utriculus prostaticus
前立腺性酸ホスファターゼ prostatic acid phosphatase (PAP)
前立腺切開術 prostatomy
前立腺切除術 prostatectomy
前立腺切石術 prostatolithotomy
前立腺造影法 prostatography
前立腺痛 prostatalgia, prostatodynia
前立腺特異抗原 prostate specific antigen (PSA)
前立腺毒素 prostatotoxin
前立腺の prostatic
前立腺針生検 needle biopsy prostate (NBP)
前立腺肥大 prostatauxe, prostatomegaly
前立腺膀胱の prostaticovesical
前立腺マッサージ prostatic massage
前立腺漏 prostatorrh(o)ea
全流量 total flow (TF)
線量 dosage, dose, dosis (dos.)
染料 dye, stain
線量計 dosimeter, radiometer
線量計測法 dosimetry
線量減少率 dose reduction factor (DRF)
線量当量 dose equivalent (DE)
前緑内障 preglaucoma
線輪 coil
全ろう(聾) anacusia, anakusis
前肋骨吻合 precostal anastomosis
前腕 antibrachium, forearm
前腕回内回外計 pronometer
前弯痙攣 emprosthotonus
前腕正中皮静脈 median antebrachial vein

そ

ゾアカントーシス zoacanthosis
素因 anlage, disposition, predisposition, procatarxis
槽 alveus, cistern, cisterna, socket
叢 flora, plexus
層 lamina, layer, panniculus, stratum, tunica
巣 nidus
相 phase
像 image, picture
増悪 aggravation, exacerbation
増悪する(させる) worsen
ソーヴァル・ソファー症候群 Sohval-Soffer syndrome

爪囲異常　paronychosis
爪異栄養〔症〕　onychodystrophy
爪囲炎　paronychia, perionychia
爪萎縮〔症〕　onychatrophy
相違〔点〕　difference
相引　coupling
掃引　sweep
増員生殖　schizogony
躁うつの　manic–depressive
躁うつ病　manic–depressive psychosis (MDP)
躁うつ病質　cycloid
造影剤　contrast agent, contrast medium
造影剤強調〔法〕　contrast enhancement
総エネルギー　total energy
爪炎　onychia, onyxitis
相応　correspondence
騒音計　audiometer
騒音耳痛　odynacusis
騒音排除　sound abatement
相加　addition
増加　gain
爽快薬　euphoriant
双角子宮　uterus bicornis
双角の　bicornate
爪下血腫　subungual hematoma
象牙質芽細胞　odontoblast
爪下出血　onychophemia
走化性　chemotaxis
走化性ペプチド　chemotactic peptide
層化の　stratified
相加平均　arithmetic mean
層化法　stratification
相関　correlation
相観　physiognomy
総肝管　common hepatic duct
挿管器　intubator
双眼鏡　binocular
双桿菌　diplobacillus
相関係数　coefficient of correlation (CC)
双眼顕微鏡　binocular microscope
造管術　tubulization
挿管する　intubate
挿間性の　intercurrent
創感染　surgical site infection (SSI)
挿管チューブ　intubation tube
総肝動脈　common hepatic artery
双眼の　binocular
相関比　correlation ratio
挿管〔法〕　cannulization, intubation, tubage
相関免疫　premunition
臓器　organ, organum
早期胃癌　early gastric cancer (EGC)
臓器移植　organ transplantation
早期一過性除脈　early deceleration
臓器巨大〔症〕　organomegaly
臓器血流　organ blood flow (OBF)
臓器向性　organotropism
早期再分極　early repolarization
早期産　preterm delivery
早期〔産〕児　preterm infant
総義歯　complete denture, full denture
早期射精　prospermia
臓器腫　organoma
早期収縮　premature contraction
早期収縮症　proiosystolia
早期食道癌　early esophageal cancer
早期診断　early diagnosis
臓器親和性　organotropism
臓器親和性の　organophilic
早期生歯　dentitio praecox
早期治療　early treatment
臓器提供意思表示カード　organ donation card
臓器摘出　exenteration, exentration
早期尿道閉塞症候群　early urethral obstruction sequence
臓器の　organic
早期破水　early rupture of membranes
早期発症　prolepsis
早期発生　prothetely
早期反応　early reaction
〔臓器〕表面酸素分圧　surface oxygen pressure (PSO_2)
臓器壁撮影〔法〕　parietography
送気法　ballooning
双球菌　diplococcus
双球菌状細菌　diplococcoid
増強　enhancement, increment, reinforcement
増強剤　enhancer, potentiator
早期幼児自閉症　early infantile autism (EIA)
双極　doublet
双極細胞　bipolar cell
双極子　dipole
双極子イオン　dipolar ion
双極性の　bipolar
双極説　dipole theory
双極ニューロン　bipolar neuron
双極誘導　bipolar lead
早期離床　early ambulation
早期流産　early abortion
増菌法　enrichment
装具　brace, orthesis
総腔　syncelom
装具学　orthetics
創クリップ　wound clip
象牙　ivory
造形自在性　plasticity
総頸動脈　common carotid artery (CCA)
総頸動脈圧痛　carotodynia
象牙芽細胞腫　odontoblastoma
象牙芽細胞突起　odontoblastic process
象牙細管　canaliculi dentales, dentinal tubule
象牙質　dentin(e), dentinum, ivory, substantia eburnea
象牙質炎　eburnitis
象牙質化　eburnation
象牙質形成　dentinogenesis
象牙質形成不全〔症〕　dentinogenesis imper-

fecta
象牙〔質〕腫　dentinoma
象牙質様の　dentinoid
象牙〔質〕粒　denticle
造血　hematogenesis, hematopoiesis, hemocytopoiesis, hemopoiesis
造血異常　dyshem(at)opoiesis
造血異常の　dyshem(at)opoietic
造血因子受容体　hematopoietic growth factor receptor
造血幹細胞移植　hematopoietic stem cell transplantation (HSCT)
造血器〔官〕増殖症　hemoblastosis
造血器内溶血〔過度〕　plasmotropism
爪欠如　anonychia
造血性増殖因子　hematopoietic growth factor (HGF)
造血性の　hematinic, hemopoietic
造血前駆細胞　hematopoetic progenitor cell
造血の　hematogenous, hematoplastic, hematopoietic, hemogenic
造血微小環境　hematopoietic inductive microenvironment (HIM)
造血薬　hematic
草原熱　scrub typhus
総腱輪　annulus tendineus communis, common tendinous ring
走行　transit
爪甲異所症　onychoheterotopia
爪甲引抜癖　onychotillomania
爪甲栄養障害　onychodystrophy
装甲癌　cancer en cuirasse
総合機能評価　comprehensive functional assessment (CFA)
双口吸虫感染症　paramphistomiasis
双口吸虫属　*Paramphistomum*
爪甲硬化症　scleronychia
爪甲鉤彎症　onychogryposis
奏効細胞　effector cell
爪甲縦裂症　onychorrhexis
双合診　bimanual examination
総合診療医　primary physician
総合診療所　policlinic
走光性　phototaxis
爪甲層状分裂〔症〕　onychoschisis, onychoschizia
総合体　symplex
爪甲脱落症　onychomadesis
双合(手)の　bimanual
爪甲白斑〔症〕　leukonychia
爪甲剥離症　onycholysis
爪〔甲〕肥厚〔症〕　pachyonychia
総合リスクスコア　comprehensive risk score (CRS)
総合〔臨床〕診療施設　polyclinic
相互貫入の　interpenetrating
相互組換え　reciprocal recombination
相互作用　interaction, reaction
造語症　neologism
相互性　reciprocity
総骨間動脈　common interosseous artery
造骨細胞　scleroblast
造骨不全　anostosis
相互抵抗　mutual resistance
相互の　reciprocal
相互優性　condominant inheritance
相互輸血　reciprocal transfusion
総コレステロール　total cholesterol (T-CH, T-Cho)
蒼痕　excoriation
爪痕　excoriation
操作　handling, manipulation, operation (OP, op.)
双細菌　diplobacteria
走査X線撮影法　scanography
走査型電子顕微鏡　scanning electron microscope (SEM)
走査型トンネル顕微鏡　scanning tunneling microscope (STM)
総左室容量　total left ventricular volume (t-LVV)
操作する　manipulate, operate
走査〔する〕　scan
走査透過型電子顕微鏡　scanning transmission electron microscope (STEM)
走査二次電子型電子顕微鏡　scanning electron microscope for secondary electron (SEM)
操作の　operative
走査様式　scan(ning) mode
早産　partus immaturus, partus prematurus, premature birth, premature delivery, premature labor
総酸素要求量　total oxygen demand (TOD)
相似　convergence
双子奇形　didymus
相似形態　plesiomorphism
総脂質　total lipid (TL)
〔総〕指伸筋　extensor digitorum
爪ジストロフィー　onychodystrophy
相似体　analog
総師長　director of nursing
喪失　loss
爪疾患　onychopathy
爪疾患の　onychopathic
桑実状臼歯　mulberry molar
桑実状動脈瘤　berry aneurysm
走湿性　hydrotaxis
走日性　heliotropism
桑実胚　morula
桑実胚形成　morulation
総脂肪酸　total fatty acid (TFA)
爪腫　onychoma
双手圧迫法　bimanual compression
早熟　precocity, prematurity
早熟係数　prematurity index (PI)
早熟の　praecox, precocious, premature
双受体　copula
創傷　injury, wound
爪床　matrix unguis, nail bed
爪床縁　perionychium

層状化　stratification
双晶形成　twinning
層状形成　terracing
相乗〔作用〕　potentialization
相乗作用　potentiation, synergism, synergistic action, synergy
相乗作用の　synergic, synergistic
巣状糸球体硬化症　focal segmental glomerulosclerosis (FSGS)
巣状糸球体腎炎　focal glomerulonephritis (FGN)
爪状腎　ren unguiformis
叢状神経線維腫　plexiform neurofibroma
相称性　symmetry
創傷性ボツリヌス症　wound botulism
相称線　radius
総掌側指神経　common palmar digital nerves
総掌側指動脈　common palmar digital arteries
双焦点レンズ　doublet
槍状刀　lancet
爪床の　hyponychial
爪状の　onychoid
巣状の　focal
層状の　laminar, stratiform
総状の　raceme
叢状の　plexiform
創傷離開　wound dehiscence
増殖　accrementition, proliferation, propagation, vegetation
増殖因子　growth factor (GF)
増殖過剰　paraphyte
増殖〔症〕　hyperplasia
増殖する　proliferate
走触性　thigmotaxis
増殖性　vegetative
増殖性気管支炎　plastic bronchitis
増殖性細胞核抗原　proliferating cell nuclear antigen (PCNA)
増殖性心内膜炎　vegetative endocarditis
増殖性の　plastic
増殖の　hyperplastic
相助物質　synergist
爪真菌症　onychomycosis
双心子　diplosome
造腎組織　nephrogenic tissue
走水性　hydrotaxis
双性　amphoric
双生　diplogenesis, gemination
走性　taxis
双性イオン　zwitterion
双星〔状〕体　amphiaster
叢生する　contrude
双生の　geminate
爪節　phalangette
爪切開術　onychotomy
爪切除術　onychectomy
叢切除〔術〕　plexectomy
双摂体　amboceptor
嘈囃(そうそう)　brash, pyrosis
槽造影法　myelographic cisternography
造窓術　fenestration
想像妊娠　phantom pregnancy, pseudocyesis, pseudopregnancy, spurious pregnancy
爪掻反射　scratch reflex
臓側中胚葉　splanchnic mesoderm
臓側の　visceral
臓側板　splanchnoderm
臓側葉　splanchnopleure
双胎　twin
総体液量　total body water (TBW)
双胎間輸血症候群　twin to twin transfusion syndrome (TTTS)
相対危険度　relative risk
双胎児出生　gemination
相対湿度　relative humidity (RH)
総代謝量　total energy expenditure (TEE)
造袋術　marsupialization
相対成長　allometry, alometric growth
相対代謝率　relative metabolic rate (RMR)
増大単極肢誘導　augmented limb lead
相対的な　relative
相対的白血球増加〔症〕　relative leukocytosis
双胎妊娠　twin pregnancy
相対不応期　relative refractory period (RRP)
双胎法　twin-method
総胆管　choledochus, common bile duct (CBD)
総胆管胃吻合〔術〕　choledochogastrostomy
総胆管回腸吻合〔術〕　choledochoileostomy
総胆管空腸吻合〔術〕　choledochojejunostomy
総胆管形成術　choledochoplasty
総胆管結石症　choledocholithiasis
総胆管結石摘出術　choledocholithotomy
総胆管結石破砕術　choledocholithotripsy
総胆管十二指腸吻合〔術〕　choledochoduodenostomy
総胆管切開術　choledochotomy
〔総〕胆管切除術　choledochectomy
総胆管造影法　choledochography
総胆管－総胆管縫合術　choledochocholedochostomy
総胆管造瘻術　choledochostomy
総胆管腸管吻合〔術〕　choledochoenterostomy
総胆管の　choledochal
総胆管嚢胞　choledochal cyst
総胆管縫合術　choledochorrhaphy
総胆造影〔写真〕　choledochogram
総タンパク　total protein (TP)
装置　apparatus, appliance, device
造腟術　colpopoiesis
早朝嘔吐　morning sickness, morning vomiting
総腸間膜　mesenterium commune
早朝高血圧　morning hypertension
総腸骨静脈　common iliac vein
総腸骨動脈　common iliac artery
早朝尿　early morning urine (EMU)
爪痛　onychalgia
総底側指神経　common plantar digital

nerves
相的行動　phasicity
走電性　electrotaxis
増度　increment
相同　parity
相同遺伝子組換え　homologous recombination
双頭歯　bicuspid
相等性　equivalence
相同性　mimicry
相同性の　homologous
相同染色体　homologous chromosome
相同タンパク〔質〕　homologous protein
相同の　homogeneous
総動脈幹　truncus arteriosus
総動脈幹開存(遺残)症　persistent truncus arteriosus
双特異抗体　bispecific antibody
爪軟化症　onychomalacia
挿入　insertion, intercalation, intromission
挿入器　introducer, packer
挿入術　implantation
挿入する　intercalated, introduce
挿入配列　insertion sequence
挿入法　encheiresis
造尿　uropoiesis
走熱性　thermotaxis
壮年期　middle age
槽の　cisternal
層の　laminar
巣の　nidal
叢の　plexal
掻は(爬)　abrasion, curage, scraping, scratch
総排出腔　cloaca
双胚葉性の　diploblastic
掻は(爬)器　curette
蒼白　pallor
爪白癬　tinea unguium
蒼白の　pale
掻破試験　scratch test
掻は(爬)〔術〕　curettage, curettement
爪破傷　onychoclasis
早発　prolepsis
早発射精　premature ejaculation
早発性障害　early (radiation) injury
早発痴呆　hebephrenia
早発の　praecox, precocious, premature
早発発生　prothetely
掻は(爬)反射　scratch reflex
層板　lamella
相反運動　reciprocation
層板顆粒　lamellar granule
爪半月　lanula, lunula
層板構造　lamination
層板骨　lamellar bone
層板小体　lamellar corpuscles
層板〔状〕の　lamellar
相反神経支配　reciprocal innervation
相反性　reciprocity
層板性白内障　lamellar cataract
相反の　reciprocal, reciprocating
層板白内障　zonular cataract
象鼻〔奇形〕症　rhinocephaly
爪肥厚症　hyperonychia
総腓骨神経　common fibular nerve, common peroneal nerve
造皮術　dermatoplasty
造鼻術　rhinoplasty
象皮症　elephantiasis
象皮症様の　elephantoid
総鼻道　common nasal meatus
躁病　mania, manic psychosis
爪病　onychosis
躁病患者　maniac
躁病の　manic
総ビリルビン　total bilirubin (T–Bil)
増負荷性の　auxotonic
増幅　amplification
増幅器　booster
総婦長　matron
増分　increment
層〔別〕化　stratification
層別に　stratified
爪母　matrix unguis
僧帽　cowl
僧帽化現象　mitralization
僧帽筋　trapezius, trapezius muscle
僧帽筋の　trapezial
相貌失認　prosopagnosia
躁暴状態　raving madness
僧帽〔性〕P　mitral P
造胞体　sporocarp
僧帽弁　mitral, mitral valve (MV)
僧帽弁逸脱〔症候群〕　mitral valve prolapse (syndrome) (MVP(S))
僧帽弁開放音　mitral opening snap (MOS)
〔僧帽弁〕拡張期後退速度　diastolic descent rate (DDR)
僧帽弁型　mitral configuration
僧帽弁逆流〔症〕　mitral regurgitation (MR)
僧帽弁狭窄　mitral stenosis (MS)
僧帽弁形成術　mitral valvuloplasty (MVP)
僧帽弁後尖　posterior mitral leaflet (PML)
僧帽弁交連裂開〔術〕　mitral commissurotomy (MC)
僧帽弁雑音　mitral murmur
僧帽弁・心室中隔間距離　E–point septal separation (EPSS)
僧帽弁置換〔術〕　mitral valve replacement (MVR)
僧帽弁閉鎖不全　mitral insufficiency
増補液　augmentor
相補性　complementarity
相補性組換え型　complementary recombinant
相補性決定領域　complementary determining region (CDR)
相補〔性〕地図　complementation map
相補・代替医療　complementary and alternative medicine (CAM)
草本　herb

叢脈　tuft
層紋　striation
瘙痒〔症〕　itch, pruritus
爪様の　onychoid, unguiculate
双翼筋　bipennate muscle
双翼状の　bipennate
双ラセン期　dispirem(e)
造卵器　oogonia, oogonium
双卵性の　bigeminal
相利共生　mutualism
相利共生動物　mutualist
走流性　rheotaxis
増量　increment
増量剤　augmentor
増量物　replenisher
相力　synergism
増リンパ物質　lymphagogue
ソウルウイルス　*Seoul virus*
早老　presenility, senilism
早漏　prospermia
早老症　progeria, senium praecox
早老性幼稚症　progeronanism
疎液コロイド　lyophobe colloid
疎液性の　lyophobe
粗化　rarefaction
阻害　inhibition, obstruction
阻害する　inhibit
疎隔　alienation
そ(遡)及的な　retrospective
束　bundle, funicle, funiculus, pencil
属　genus
族　group, series, tribe
測圧計　pressometer
足位分娩　agrippa
測温器　thermoscope
側臥位　lateral position, side-lying
族外婚　exogamy
側角　lateral horn
属間交配　genus cross
足関節　ankle, ankle joint
足関節炎　podarthritis
足関節垂下　ankle-drop
足関節包　ankle joint capsule
足関節離断〔術〕　ankle disarticulation
足間代　ankle clonus
足間代反射　ankle clonus reflex
足脚浮腫　tama
足弓　arches of foot
測胸計　thoracometer
側胸痛　pleurodynia
測胸法　thoracometry
足菌腫　mycetoma, mycetoma pedis
足筋力計　pododynamometer
側屈症　lateroflection
速語症　tachyphrasia
足根　tarsus
足根下垂　tarsoptosis
足根骨　tarsal bones, tarsalia
足根骨切除術　tarsotomy
足根骨転位　tarsectopia
足根骨の　tarsale
足根足指の　tarsophalangeal
足根足指反射　tarsophalangeal reflex
足根中部切断　mediotarsal amputation
足根中部の　mediotarsal
足根痛　tarsalgia
足根の　tarsal
測鎖　chain
側鎖　side chain
側顎　paragnathus
足細胞　podocyte
側臍瘤腫　paromphalocele
側索　lateral funiculus
側糸　paraphysis
束糸　skein
足指(趾)　toe
足指下垂症　toedrop
即時型アレルギー　immediate allergy
即時型アレルギー反応　immediate allergic response (IAR)
即時型過敏反応　immediate hypersensitivity reaction
即時型喘息反応　immediate asthmatic response (IAR)
即時〔型〕の　immediate
即時〔型〕反応　immediate reaction
即時義歯　immediate denture
側軸索　collateral
足指骨　phalanges of foot
側枝充血　collateral hyperemia
足指節　pediphalanx
足指爪　toenail
足指内転　infooted
足首　talus, tarsus
足首脈拍　ankle pulse
束状帯　zona fasciculata
束状帯細胞　spongiocyte
側〔静脈〕洞　lateral sinus
側静脈の　paravenous
速食症　tachyphagia
促進　acceleration, facilitation, reinforcement
促進因子　accelerator
促進〔型〕固有心室調律　accelerated idioventricular rhythm (AIVR)
足神経系　pedal system
足神経節　pedal ganglion
足〔神経〕痛　pedialgia
促進剤　accelerant, accelerator
促進神経　accelerator nerve
促進素　accelerant
促進の　facilitatory, festinant
促進物　augmentor
促進グロブリン　accelerator globulin
足水腫　podedema
側性　laterality
属性の　generic
側赤芽球　paraerythroblast
足蹠(せき)反応　foot-pad reaction (FPR)
側舌　paraglossa
束線　pencil
塞栓形成法　embolization

塞栓血〔症〕 embol(a)emia
塞栓〔子〕 embolus
塞栓術 embolotherapy, obliteration
塞栓症 embolism
塞栓性の embolic
塞栓性肺炎 embolic pneumonia
塞栓切除術 embolectomy
足尖離地 toe off
側柱 lateral column
促通 facilitation
足痛 podalgia, pododynia
足痛風 podagra
測定 measurement, observation
足底 pelma, planta, sole, vola
足底凹足 talipes plantaris
測定過少〔症〕 hypometria
測定過大〔症〕 hypermetria
測定可能病変 measurable lesion
足底筋 plantaris
足底腱膜 plantar aponeurosis
足底静脈弓 plantar venous arch
足底接地 foot-flat
足底像 podogram
測定値 measurement
足底痛 pedionalgia, plantalgia
足底動脈弓 plantar arch
足底の plantar, plantaris
足底板 insole
足底反射 plantar reflex
足底描写器 pedograph, podograph
測定不可の not measurable (NM)
測定不能病変 nonmeasurable lesion
足底方形筋 quadratus plantae
足底紋 pelmatogram
足底疣贅 plantar wart
測滴計 stalagmometer
測度 measure
速度 velocity (V)
側頭 temple, tempus
側頭下顎骨の temporomandibular
側頭下の subtemporal
側頭下稜 infratemporal crest
側頭狭窄頭蓋 stenocrotaphy
側頭筋 temporalis
側頭骨 temporal bone
側頭骨岩様部 petrosal bone
側頭骨茎状突起 plectrum
側頭動脈炎 temporal arteritis
側頭動脈症候群 temporal arteritis syndrome
側頭突起 temporal process
側頭の temporal (t)
側頭部下部の basitemporal
側頭葉 temporal lobe
側頭葉てんかん temporal (lobe) epilepsy
足突起病 foot process disease
息肉 vegetation
側脳室 lateral ventricle, procoelia, tricorn
側脳脈絡膜叢 paraplexus
速波 fast wave
足背指神経 dorsal digital nerves of foot
足背静脈弓 dorsal venous arch of foot
足背静脈網 dorsal venous network of foot
足背動脈 dorsal artery of foot
足背動脈弓 dorsal arch
足背動脈網 dorsal arterial network of foot
足白癬 tinea pedis
続発感染 secondary infection
続発疾患 secondary disease
続発症 deuteropathy, sequela
続発性アミロイド症 secondary amyloidosis
続発性アルドステロン症 secondary aldosteronism
続発性の deuteropathic, secondary
続発性貧血 secondary anemia
続発性不妊 secondary infertility
続発〔性〕無月経 secondary amenorrhea
続発性免疫不全症候群 secondary immunodeficiency syndrome
続発性緑内障 secondary glaucoma
側反 lateroversion
側板 pleuron
側半陰陽 lateral hermaphrodism
測微光度計 photometer
測微法 micrometry
足病学 podiatry
側副 collateral
側腹 latus, loin
側腹筋炎 laparomyositis
側副血管 collateral vessel
側副血管床 collateral vascular bed
側副循環(血行) collateral circulation
側副靭帯 collateral ligament
側腹切開術 laparotomy
側腹部 flank
側副路 bypass
側副路性充血 collateral hyperemia
足部浮腫 podedema
側壁心筋梗塞 lateral myocardial infarction
側鞭毛の paramastigote
側方屈曲 lateroflection
側方散乱光 side scatter (SSC)
側方突進 lateropulsion
側方捻転 laterotorsion
側方の lateral
側方偏差 laterodeviation
側方偏視 lateroduction
側歩症 lateropulsion
側膜 paries
速脈 quick pulse
属名 generic term
側面性めまい lateral vertigo
束毛 stereocilium
簇毛 pencil
属模式種 genotype
足浴 footbath
足裏 sole
粟粒鶏眼 heloma miliare
粟粒結核〔症〕 miliary tuberculosis
粟粒性塞栓症 miliary embolism
粟粒動脈瘤 miliary aneurysm
粟粒熱 miliary fever, polyhidrosis

側路 shunt
ソークワクチン Salk vaccine
側弯屈 lateroversion
側弯〔症〕 scoliosis
塑型 molding
鼠径陰唇の inguinolabial
鼠径陰嚢の inguinoscrotal
鼠径鎌 falx inguinalis
鼠径管 abdominal canal, inguinal canal
〔鼠径〕間質ヘルニア interstitial hernia
鼠径靱帯 inguinal ligament
鼠径大陰唇ヘルニア inguinolabial hernia
鼠径大腿ヘルニア inguinocrural hernia
鼠径痛 bubonalgia, inguinodynia
鼠径肉芽腫 granuloma inguinale
鼠径部 groin, inguinal region
鼠径腹膜前の inguinoproperitoneal
鼠径部の inguinal
鼠径ヘルニア inguinal hernia
鼠径輪 annulus inguinalis, inguinal rings
鼠径リンパ肉芽腫 lymphogranuloma inguinale
阻血 avascularization, isch(a)emia
鼠咬症 rat-bite fever
粗細動 flutter-fibrillation
ソシオグラム sociogram
組織 substance, tela, texture, textus, tissue
〔組織〕異常増殖 neoplasia
組織移植 tissue transplantation
組織液 tissue fluid
組織化 organization
組織回収 harvest
組織解剖学 histological anatomy
組織化学 histochemistry
組織学 histology, microanatomy
組織型プラスミノーゲン活性化因子(アクチベーター) tissue plasminogen activator (t-PA, TPA)
組織間液 interstitial fluid (ISF)
組織球 histiocyte, histocyte
組織球腫 histiocytoma
組織球症 histiocytosis, histocytosis
組織球性壊死性リンパ節炎 histiocytic necrotizing lymphadenitis
組織球増加〔症〕 histiocytosis
組織形成性の textoblastic
組織原〔性〕の histiogenic, histogenous
組織工学 tissue engineering
組織呼吸 tissue respiration
組織黒変症 ochronosis
組織採取 harvest
組織再生 plerosis
組織腫 histoma
組織傷害性クロストリジウム histotoxic clostridia
組織親和性の histotropic
組織生成 histogenesis
組織体 frame
組織タイピング tissue typing
組織代用 transubstantiation
組織弾性影像法 tissue elastography
組織適合抗原 histocompatibility antigen
組織適合試験 histocompatibility test
組織適合性 histocompatibility
組織刀 histotome
組織特異抗原 tissue-specific antigen
組織ドプラーイメージング tissue doppler imaging
組織トロンボプラスチン tissue thromboplastin
組織の tissular
組織培養 tissue culture
組織発生 histogenesis
組織ハーモニックイメージング tissue harmonic imaging
組織非適合性 histoincompatibility
組織描写 histography
組織病理学 histopathology
組織分化 histodifferentiation
組織分解 histolysis
組織片 flap
組織崩壊 disorganization, historrhexis
組織融解 histolysis
組織様の histoid
阻止抗体 blocking antibody
阻止〔する〕 arrest
素質 constitution, diathesis, predisposition, trait
礎質 stroma
素質の diathetic
粗死亡率 crude death rate
そしゃく(咀嚼) mastication
そしゃく(咀嚼)する masticate, triturate
ソーシャルケースワーカー social caseworker
ソーシャルスキルトレーニング social skills training (SST)
ソーシャルネットワーク social network
ソーシャルワーカー social worker (SW)
祖集団 population
粗出生率 crude birth rate
訴訟性パラノイア litigious paranoia
疎水性 hydrophobicity
疎水性の hydrophobic
蘇生 anabiosis, revitalization, vivification
疎性 areolar
組成 composition, constitution, formula (F)
蘇生学 resuscitology
蘇生器 resuscitator
蘇生後死亡 death after resuscitation (DAR)
蘇生術 resuscitation
蘇生する revive
蘇生不能の irresuscitable
蘇生不要 do not attempt resuscitation (DNAR), do not resuscitate (DNR)
蘇生不要指示 do not resuscitate order (DNR order)
粗大ライソソーム cytolysosome
疎通 canalization, facilitation
疎通性 rapport

疎通の facilitatory
測角器 goniometer
測光器 photometer
足根管症候群 tarsal tunnel syndrome (TTS)
足根中足関節 tarsometatarsal joints
卒中 apoplectic stroke, apoplexy (Apo)
卒中〔性〕の apoplectic
卒中発作 apoplectic insult
卒倒 fainting, swoon
粗動 flutter
鼠毒 sodoku
外果 lateral malleolus
外の external, outer
ソナグラフ sonagraph
ソナグラム sonagram
ソノグラフ sonography
ソノグラム sonogram
ソノメータ sonometer
そばかす(雀斑)除去法 emaculation
ソマトスタチン somatostatin
ソマトスタチン産生腫瘍 somatostatinoma
ソマトトロピン somatotrop(h)in
ソマトトロピン放出ホルモン somatotrop(h)in-releasing hormone
ソマトトロピン放出抑制ホルモン somatotrop(h)in-release inhibiting hormone
ソマトメジン somatomedin
ソマトメジンC somatomedin C
ソマトロピン somatropin
粗面 tuberositas, tuberosity
粗面小胞体 granular endoplasmic reticulum
粗毛の hirsute
ソモギー効果 Somogyi effect
ソモギー単位 Somogyi unit
ソラマメ中毒症 favism
ソラリゼーション solarization
ゾリンジャー・エリソン症候群 Zollinger-Ellison syndrome
ゾル sol
ソルビトール sorbitol
尊厳死 death with dignity, dying with dignity
存在 occurrence
存在比 abundance ratio
損失 loss
損傷 damage, injury, trauma
損傷剤 vulnerant
損傷する injure
損傷電位 injury potential
孫娘嚢胞 granddaughter cyst
存続 persistence
存続生物 persister
尊重のニード(要求) esteem need
ゾンデ sound, specillum
ソンディテスト Szondi test
ソンネ菌 Sonne bacillus

た

帯 band, cingulum, cord, funicle, girdle, zone
体 body, corpus, formation
袋 sac
腿 thigh
対 versus (vs)
台 base, platform, table
ダイアナコンプレックス Diana complex
ダイアモンド・ブラックファン症候群 Diamond-Blackfan syndrome
ダイアリサンス dialysance
体位 position (P), posture
胎位 presentation, situs
胎位異常 malpresentation
胎域 embryonic area
体位交換 changing position
体位性振戦 static tremor
体位〔性〕の postural
第一永久大臼歯 first permanent molar
第一次消化作用 protopepsia
第一次性徴 primary sexual characteristics
第一次プロテオース protoproteose
第一次卵細胞 primary oocyte
第一大臼歯 first molar
第一鉄 ferrous
第1度房室ブロック first degree arterioventricular block
第1指 pollex
体位ドレナージ postural drainage (PD)
体位反射 attitudinal reflex, postural reflex
対陰極板 target
大陰茎海綿体神経 great cavernous nerves of penis
退院〔させる〕 discharge (disch.)
退院指導 discharge teaching
大陰唇 labium majus pudendi
ダイウイキョウ［大茴香］ star-anise
体液 body fluid, humor, liquid
体液性免疫反応 humoral immune response
体液貯蔵嚢 receptaculum
体液沈下 hypostasis
体液分泌過多 succorrh(o)ea
体液分泌性の succiferous
大S状結腸〔症〕 macrosigmoid
大円筋 teres major
対応 coping, correspondence
ダイオウ［大黄］ rhubarb
大横径 biparietal diameter
対応コドン anticodon
対応制御因子 homologous restriction factor (HRF)
ダイオキシン dioxin
体温 body temperature (BT, T_b), temperature (T)
体温異常降下 hypothermia
体温計 thermometer
退化 anaplasia, dedifferentiation, degeneration, devolution, retrogression

体外移植組織　explant
体外血液透析　extracorporeal dialysis
体外限外濾過〔法〕　extracorporeal ultrafiltration method (ECUM)
〔体〕外骨格　exoskeleton
体外受精　external fecundation, in vitro fertilization (IVF)
体外循環　extracorporeal circulation (ECC)
体外循環容量　extracorporeal volume (ECV)
体外衝撃波胆石破砕療法　extracorporeal shock wave lithotripsy (ESWL)
帯回切除術　cingulectomy
体外透析　external dialysis, extracorporeal dialysis
体外の　extracorporeal
胎芽栄養　embryotroph(y)
体格　physique
大核　macronucleus
対角結合径　diagonal conjugate diameter
大角膜　macrocornea
退化した　degenerate
胎芽毒性　embryotoxicity
胎芽胚葉　embryoblast
胎芽病　embryopathy
耐火物　refractory
大カロリー　large calorie (Cal)
体環　annulus
体感　cenesthesia
体幹　soma, truncus, trunk
体感異常〔症〕　paracenesthesia, senestopathy
体幹結合児　somatopagus
大眼〔症〕　macrophthalmus, ophthalmacrosis
大顔〔症〕　macroprosopia, prosopectasia
耐寒性の　cryotolerant
体幹前屈〔症〕　camptospasm
帯環撤去　debanding
耐寒冷性の　crymophylactic
大気圧　atmosphere absolute at sea level (ATA, ata), atmospheric pressure, barometric pressure (P_B)
大気汚染　air pollution
大気温熱療法　aerothermotherapy
大気〔圏〕　atmosphere
待機的ケア　palliative care
大臼歯　dens molaris, molars, molar tooth
耐久性　endurance
耐久力　strength
胎教　prenatal care
大胸筋　pectoralis major, pectoralis major muscle
大気療法〔学〕　aerotherapeutics
待機レジデント　resident on call (ROC)
帯具　bandage
体腔　body cavity, celom, coelom
体躯X線像　somatogram
大グリア細胞　astroglia, macroglia
大グロブリン　macroglobulin
帯下(たいげ)　fluor
体型　habitus, physique, somatotype, type
体系　system
台形　trapezoid
退形成　anaplasia
体形成　somatogenesis
帯形成　zoning
体型測定　morphometry
台形体　trapezoid body
体系的な　systematic
体型判定法　somatotyping
帯下状の　subzonal
大血管障害　macroangiopathy
体血管抵抗　systemic vascular resistance (SVR)
大血管転位症　transposition of great vessels (TGV)
大結節　greater tubercle
大結腸〔症〕　macrocolon
体験学習　experiential learning
体験〔する〕　experience
大股　coxa magna
対向　antagonism
対口　contra-aperture
退行　degeneration, retrogression
胎向　position (P)
対合　involution
大口蓋管　greater palatine canal
大口蓋孔　greater palatine foramen
大口蓋溝　greater palatine groove
大口蓋神経　greater palatine nerve
大口蓋動脈　greater palatine artery
退行期　catagen
退行期うつ病　involutional depression, involutional melancholia
退行期精神病　involutional psychosis
退行〔現象〕　regression
大膠細胞　astroglia
大虹彩輪　greater circle of iris
退交雑　backcross
対抗作用　antagonism
対孔切開　counteropening
対孔穿刺　counterpuncture
大〔後頭〕孔　foramen magnum
大後頭神経　greater occipital nerve
大後頭直筋　rectus capitis posterior major
退行の　involutional, retrograde
対光反射　light reflex
対光反応　light reaction (LR)
退行変化　cataplasia, undifferentiation
退行変性　retroplasia
対向免疫電気泳動〔法〕　counterimmunoelectrophoresis
対向輸送　countertransport
大骨髄芽球　macromyeloblast
大骨盤　false pelvis, greater pelvis
太鼓ばち　drumstick
太鼓腹　pot-belly
第五病　fifth disease
大災害　disaster
体細胞　somatic cell
体細胞遺伝子　somatic cell gene

大細胞癌 large cell carcinoma
体細胞性生殖 somatic reproduction
体細胞突然変異 somatic mutation, vegetative mutation
体細胞の somatic
大坐骨孔 greater sciatic foramen
大鎖骨上窩 greater supraclavicular fossa
第3期梅毒 tertiary syphilis
第三臼歯 third molar
耐酸性 acid resistance
第3生歯 dentitio tertia
耐酸性の acid-fast
第三脳室 thalamoc(o)ele, third ventricle
第三脳室大槽吻合術 ventriculocisternostomy
第三脳室脈絡組織 tela choroidea of third ventricle, tela choroidea ventriculi tertii
第三腓骨筋 fibularis tertius, peroneus tertius
胎脂 embryonum, vernix caseosa
体肢 extremity
胎児 embryo, fetus
胎児アルコール症候群 fetal alcohol syndrome (FAS)
胎児医学 fetal medicine
大耳介神経 great auricular nerve
胎児仮死 fetal asphyxia
大歯型 megadont
胎児期 fetal period
胎児危機 fetal danger (FD)
胎児鏡 fetoscope
胎児鏡検査 fetoscopy
体軸 alignment
胎児計測 fetometry
胎児呼吸様運動 fetal breathing movement (FBM)
胎児殺し feticide
胎児ジストレス fetal distress
対〔耳〕珠 antitragus
胎児循環 fetal circulation
胎児循環遺残〔症〕 persistent fetal circulation (PFC)
大視症 macropsia
大字症 macrography
大耳症 macrotia
胎児心音 fetal heart sound (FHS)
胎児心音図 fetal phonocardiogram (FPCG)
大歯人種 megadont
胎児診断 fetal diagnosis
胎児心電図 fetal electrocardiogram (FECG)
胎児心拍 fetal rhythm
胎児心拍数 fetal heart rate (FHR)
胎児心拍数陣痛図 cardiotocogram (CTG)
胎児水腫 hydrops fetalis
胎児生育 fetus active (F/A)
胎児性癌 embryonal carcinoma
胎児性癌抗原 oncofetal antigen
胎児性腫瘍 embryonal tumor
胎児性心音 embryocardia
胎児性タンパク fetoprotein
胎児〔性〕の embryonal
胎児ヘモグロビン fetal hemoglobin (HbF)
胎児赤芽球症 erythroblastosis fetalis
胎児切迫仮死 fetal distress
胎児胎盤系 fetoplacental unit
胎児胎盤の fetoplacental
胎児調律 embryocardia
体質 constitution, genius, habitus, trait
体質性白〔色〕帯下 constitutional leucorrhea
体質反応 constitutional reaction
胎児転位腫 progonoma
胎児毒性 embryotoxicity
胎〔児〕の fetal
〔胎児〕排出機序 disengagement
胎児発育遅延 slow fetal growth
胎児病 fetopathy
胎児表皮 epitrichium, periderm
胎児ヘモグロビン hemoglobin F (HbF)
胎児娩出 delivery of the fetus
体脂肪 body fat
代謝 metabolism
代謝異常 dysbolism
〔代謝〕回転 turnover
代謝過度 hypermetabolism
代謝拮抗物質 antimetabolite
代謝クリアランス率 metabolic clearance rate (MCR)
代謝産物 metabolite
代謝水 metabolic water
代謝性 metabolic
代謝性アシドーシス metabolic acidosis
代謝性アルカローシス metabolic alkalosis
代謝性昏睡 metabolic coma
代謝調節 metabolic regulation
代謝当量 metabolic equivalents (METS)
代謝プール metabolic pool
代謝平衡 metabolic equilibrium
代謝率 metabolic rate (MR)
体臭 body odor (BO)
体重 body weight (BW)
体重減少 weight loss
体重減少性無月経 amenorrhea due to weight loss
体重増加 weight gain
大十二指腸乳頭 greater duodenal papilla
大酒家 potator strenuus
退縮 involution, recession, regression, retraction
退縮エナメル上皮 reduced enamel epithelium
退縮性 retractility
退縮性の retractile
退縮不全 subinvolution
大手術 major operation
対珠耳輪裂 antitragohelicine fissure
体循環 systemic circulation
大循環 greater circulation
対照 control
対象 objective, subject
代償 compensation

対象愛　heteroerotism
対照液　blank
帯状回　cingulate gyrus, gyrus cinguli
帯状核細胞　band neutrophil
大上顎〔症〕　macrognathia
帯状核の　claustral
帯状角膜混濁　band-shaped keratopathy
代償過度　overcompensation
帯状感　girdle sensation, zonesthesia
帯状感覚麻痺　girdle anesthesia
代償機能障害　decompensation
大小臼歯　morsal teeth
対照群　control group
対償牽引　counterextension
対照孔　contra-aperture
帯状溝　cingulate sulcus
代償呼吸　vicarious respiration
対照実験　control experiment
帯状絨毛　zonary villus
対称〔性〕　symmetry
対象性愛　alloeroticism
代償性アルカローシス　compensated alkalosis
対称性仮死　symmetrical asphyxia
対称性痙攣　paraspasm
代償性月経　vicarious menstruation
代償〔性〕循環　compensatory circulation
対称性等張性頸反射　symmetric tonic neck reflex (STNR)
対称性の　symmetrical
代償性の　compensatory
代償性肥大　vicarious hypertrophy
対象選択　object choice
対象喪失　object loss
帯状束　cingulum, girdle
帯状胎盤　zonary placenta
帯状痛　girdle pain
胎児様の　embryoid, embryonoid
帯状の　segmental, zonary
代償の　vicarious
対照標準食　control diet (CD)
代償不全　decompensation
帯状ヘルペス状(様)の　zosteroid
対照法　contrast
帯状疱疹　herpes zoster (HZ), shingles, zona, zoster
帯状疱疹ウイルス　herpes zoster virus (HZV)
帯状疱疹後神経痛　postherpetic neuralgia (PHN)
帯状疱疹状(様)の　zosteroid
大静脈　cava, vena cava (VC)
大静脈右心房の　venosinal
大静脈炎　cavitis, celophlebitis
大静脈孔　vena caval opening
大静脈造影法　venacavography
対症療法　symptomatic therapy, symptomatic treatment
代償療法　replacement therapy
対症療法の　nosotropic
耐食(蝕)　anticorrosion
大食細胞　macrophage, macrophagocyte
大食症　sitomania
対処(対応)行動　coping behavior
大書症　macrography
対〔耳〕輪　anthelix, antihelix
対診　confrontation
代診　locum tenens
対人関係　rapport
対人恐怖〔症〕　anthropophobia
大〔神経〕膠細胞　macroglia
大唇〔症〕　macroch(e)ilia
大心〔臓〕静脈　great cardiac vein
大腎杯　major renal calices
大錐体神経　greater petrosal nerve
対数　logarithm
耐性　resistance, tolerance, toleration
体勢　stature
胎勢　attitude
胎生　vivipation
胎生学　embryology
大生活圏　biosphere
胎生環　embryotoxon
体性感覚　somatic sensation, somesthesia
体性感覚誘発電位　somatosensory evoked potential
体性感覚誘発反応　somatosensory evoked response (SER)
体性幹細胞　somatic stem cell
大性器症　macrogenitosomia
胎生期軟骨　precartilage
胎生期末分化性器　phallus
胎生期免疫寛容　fetal tolerance
耐性試験　tolerance test (TT)
体性神経　somatic nerve
体性神経系　somatic nervous system (SNS)
大正赤芽球　macronormoblast
大正染赤芽球　macronormochromoblast
対性知覚麻痺　paranesthesia
胎生聴胞　otocyst
耐性伝達因子　resistance-transfer factor
胎性軟骨異栄養　achondroplasia
胎生の　viviparous
〔胎生〕皮節　dermatomere
胎生毛　lanugo hair
体積　volume (Vol, vol.)
大赤芽球　macroblast
体積計　volumeter
体積測定法　stereometry
体積〔変動〕記録器　plethysmograph
体積〔変動〕記録法　plethysmography
体積〔変動〕測定法　plethysmometry
体節　segment, somite
大舌下腺管　major sublingual duct
体節形成　merogenesis
大赤血球　macrocyte, macroerythrocyte
大〔赤血〕球症　macrocythemia
大〔赤血〕球性貧血　macrocytic anemia
大舌〔症〕　macroglossia, macrolabia
苔癬　lichen
苔癬化　lichenification
大前骨髄球　macropromyelocyte

体染性の　somatochrome
大前庭腺　greater vestibular gland
大泉門　anterior fontanel(le) (AF)
苔癬様　lichenoid
体操　exercise, gymnastics
帯層　stratum zonale, zona
大槽造影〔法〕　cisternography
体操療法　gymnastics
対側骨折　counterfissure
対側衝撃損傷　contrecoup injury
対側〔性〕の　contralateral
体側知覚困難症　dyschiria
対側知覚〔症〕　allocheiria
対側徴候　contralateral sign
対側反射　contralateral reflex
大腿　femur
代替医療　alternative medicine
大腿管　femoral canal
大腿距　calcar femorale
大腿筋　femoral muscle
大腿筋膜張筋　tensor fasciae latae
大腿脛骨の　femorotibial
大腿骨　femur, thigh bone
大腿骨頸　neck of femur
大腿骨長　femur length (FL)
大腿骨頭　head of femur
大腿骨頭靭帯　ligament of head of femur
大腿骨頭無菌性壊死　aseptic necrosis of femoral head
大腿三角　femoral triangle
大腿四頭筋　quadriceps femoris, quadriceps muscle of thigh
大腿四頭筋反射　quadriceps reflex
大腿静脈　femoral vein (FV)
大腿神経　femoral nerve
大腿神経痛　meralgia
大腿深静脈　deep femoral vein
大腿深動脈　deep femoral artery
大腿切断術　above-knee amputation (AK amputation, AKA)
大腿腸骨の　femoroiliac
大腿直筋　rectus femoris
大腿痛　meralgia
大腿動脈　femoral artery (FA)
大腿二頭筋　biceps femoris, biceps muscle of thigh
代替の　alternate
大腿の　femoral
大大脳静脈　great cerebral vein
大腿反射　femoral reflex
大腿部脂肪沈着　steatomery
大腿ヘルニア　femoral hernia, femorocele
大腿方形筋　quadratus femoris
大腿輪　femoral ring
大単球　macromonocyte
体調　condition
体長　stem length
大腸　large intestine
大腸炎　colitis
大腸菌　*Escherichia coli* (EC)
大腸菌エンテロトキシン　*Escherichia coli* enterotoxin
大腸菌症　colibacillosis
大腸菌属　*Escherichia*
大腸菌ファージ　coliphage, *Escherichia coli* phage
大腸周囲粘膜症候群　pericolic membrane syndrome
大腸内視鏡　colonoscope
大腸内視鏡的ポリープ切除〔術〕　colonoscopic polypectomy
大腸粘膜炎　endocolitis
大腸ファイバースコープ　colonofiberscope
ダイテルス細胞　Deiters cell
大殿筋　gluteus maximus (muscle)
多遺伝子　polygene
大転子　greater trochanter, trochanter major
多遺伝子性の　polygenic
態度　attitude, behavior
胎動感　quickening
対等関係　coordination
耐糖曲線　glucose tolerance curve (GTC)
耐糖障害　impaired glucose tolerance (IGT)
耐糖能　glucose tolerance
耐糖能下限試験　borderline glucose tolerance test (BGTT)
耐糖能低下　impaired glucose tolerance (IGT)
大動脈　aorta (AO, Ao)
大動脈圧　aortic pressure (AOP, AP)
大動脈炎　aortitis
大動脈炎症候群　aortitis syndrome
大動脈拡張　aortectasia
大動脈・冠動脈バイパス〔術〕　aortocoronary artery bypass (A–C bypass)
大動脈弓　aortic arch
大動脈球　aortic bulb, bulbus aortae, glomus aorticum
大動脈弓症候群　aortic arch syndrome (AAS)
大動脈狭窄　aortarctia, aortostenosis
大動脈駆出音　aortic ejection sound (AES)
大動脈硬化〔症〕　aortosclerosis
大動脈疾患　aortopathy
大動脈周囲炎　periaortitis
大動脈周囲の　periaortic
大動脈縮(狭)窄症　coarctation of aorta
大動脈小体　aortic bodies
大動脈腎動脈バイパス　aortorenal bypass
大動脈切開〔術〕　aortotomy
大動脈切除〔術〕　aortectomy
大動脈造影図　aortogram
大動脈造影〔法〕　aortography
大動脈中膜炎　mesaortitis, mesoaortitis
大動脈腸骨動脈バイパス　aortoiliac bypass
大動脈痛　aortalgia
大動脈洞　aortic sinus
大動脈内バルーン　intra-aortic balloon (IAB)
大動脈内バルーン対向拍動　intra-aortic bal-

loon counterpulsation (IABC)
大動脈内膜炎　endaortitis, endoaortitis
大動脈の　aortic
大動脈肺動脈中隔　aorticopulmonary septum
大動脈弁　aortic valve (AV, AoV)
大動脈弁狭窄　aortic stenosis (AS), aortic valve stenosis (AVS)
大動脈弁狭窄兼閉鎖不全〔症〕　aortic stenosis and regurgitation (ASR)
大動脈弁駆出量　aortic valve stroke volume (AVSV)
大動脈弁形成〔術〕　aortic valvoplasty (AVP)
大動脈弁口　aortic valve area (AVA)
大動脈弁口径　aortic valve opening (AVO)
大動脈弁疾患　aortic valve disease (AVD)
大動脈弁上〔部〕狭窄　supravalvular aortic stenosis (SVAS)
大動脈弁置換〔術〕　aortic valve replacement (AVR)
大動脈弁閉鎖〔症〕　aortic valve atresia (AVA)
大動脈弁閉鎖不全　aortic insufficiency (AI)
大動脈弁閉鎖不全(逆流)〔症〕　aortic regurgitation (AR)
大動脈弁輪拡張〔症〕　annuloaortic ectasia (AAE)
大動脈縫合〔術〕　aortorrhaphy
大動脈紡錘　aortic spindle
大動脈傍体　para-aortic bodies
大動脈裂孔　aortic aperture, aortic hiatus
〔体〕内骨格　endoskeleton
大内臓神経　greater splanchnic nerve
大内転筋　adductor magnus
体内プロテーゼ　endoprosthesis
ダイナミック空間的画像再構成装置　dynamic spatial reconstructor (DSR)
第２期梅毒　secondary syphilis
体肉　parenchyma
第二鼓膜　secondary tympanic membrane
第二次性徴　secondary sexual characteristics
第二次精母細胞　prespermatid
第二次卵細胞　secondary oocyte
第二水銀の　mercuric
第２生歯　metodontiasis
第２象牙質　secondary dentin(e)
第二大臼歯　second molar
第二鉄塩　ferric
第２度房室ブロック　second degree atrioventricular block
第二白金　platinic
第２補体活性化経路　alternative complement pathway
大乳房〔症〕　macromastia
耐熱性腸管毒　heat-stable enterotoxin (ST)
耐熱性の　thermoduric, thermostabile
耐熱性溶血毒素　thermostable direct hemolysin (TDH)
大脳　cerebrum, encephalon
大脳萎縮　cerebral atrophy
大脳回　gyri cerebri
大脳開口術　cerebrostomy
大脳回症　macrogyria
大脳鎌　falx cerebri
大脳基底核　basal ganglia
大脳脚　crus cerebri
大脳空気造影法　pneumoencephalography
大脳溝　cerebral sulci
大脳後交連　commissura posterior cerebri
大脳交連　commissura cerebri
大脳三叉神経性血管腫症　encephalotrigeminal angiomatosis
大脳縦裂　cerebral longitudinal fissure
〔大〕脳症　encephalosis
大脳小脳裂　cerebrocerebellar fissure
大脳除去　decerebration
大脳髄質　cerebral medulla
大脳性１色覚　cerebral achromatopsia
大脳定位　cerebral localization
大脳動脈　cerebral arteries
大脳動脈輪　cerebral arterial circle, circulus arteriosus cerebri
〔大〕脳の　cerebral
大脳半球　cerebral hemisphere
大脳皮質　cerebral cortex
大脳皮質性の　cortical
〔大脳〕辺縁系　limbic system
〔大脳〕辺縁系の　limbic
大脳・網膜黄斑部の　maculocerebral
大脳誘発反応　cerebral evoked response
〔大脳〕葉硬化症　lobar sclerosis
大脳様の　cerebriform
頽廃　deterioration
大配偶子　macrogamete
大配偶子母体　macrogametocyte
体発達　somatogenesis
胎盤　placenta
胎盤遺残　retention of placenta
胎盤炎　placentitis, placuntitis
胎盤関門　placental barrier
胎盤形成　placentation
胎盤稽留　retentio placentae
胎盤血栓症　placental thrombosis
胎盤合胞体　placental plasmodium
胎盤細胞毒素　placentocytotoxin
胎盤残留　retentio placentae
胎盤疾病　placentopathy
胎盤腫　placentoma
胎盤循環　placental circulation
胎盤成長ホルモン　placental growth hormone
胎盤性毒素　placentotoxin
胎盤造影〔法〕　placentography
胎盤早期剥離　ablation of placenta, premature separation of placenta
胎盤通過　placental transfer
胎盤の　placental, placentoid
胎盤剥離　ablatio placentae, placental separation

胎盤分葉 cotyledon
胎盤娩出 delivery of the placenta
胎盤溶解素 placentolysin
胎盤様の placentoid
対比 contrast
体皮質 somatic cortex
大鼻〔症〕 goundou
対比色 contrast color
対比染色 counterstain
体表創 surface wound
体表面積 body surface area (BSA)
体部位的局在 somatotopic localization
タイプA行動 type A behavior
体幅 antimere
大伏在静脈 great saphenous vein
対物レンズ objective
大舞踏病 chorea major
体部白癬 tinea corporis
タイプB行動 type B behavior
大部分の subtotal
体壁内臓の parietovisceral
体壁葉 somatopleure
体壁瘻 parietal fistula
胎便 meconium
大便 stool
胎便吸引症候群 meconium aspiration syndrome (MAS)
〔大〕便失禁 encopresis, scatacratia
胎便性イレウス(腸閉塞) meconium ileus
退歩 degradation
胎胞 bag of waters
タイポスコープ typoscope
大発作 grand mal (GM)
大発作障害 grand mal convulsive disorder (GMCD)
大発作てんかん grand mal epilepsy
タイマ［大麻］ cannabis
タイマ［大麻］中毒症 cannabism
怠慢恐怖〔症〕 paralipophobia
大網 caul, greater omentum, pileus
体毛 pelage
大網移植術 omentoplasty
大網炎 omentitis
大網固定〔術〕 omentofixation, omentopexy
大網切除〔術〕 omentectomy
大網の omental, epiploic
大網縫合術 omentorrhaphy
大網補塡 omentopexy
大網膜 epiploon
大網〔膜〕炎 epiploitis
大網膜固定術 epiplopexy
退薬症状 withdrawal symptom (WDS)
ダイヤモンド形雑音 diamond-shaped murmur
タイヤリング tiring
代用 substitution
耐容一日摂取量 tolerable daily intake (TDI)
大腰筋 psoas major
代用血漿 plasma substitute
太陽光線療法 solarization
太陽神経節 solar ganglion
太陽神経叢 solar plexus
耐容性 tolerance
大葉性肺炎 lobar pneumonia
耐容線量 tolerance dose (TD)
太陽灯 sunlamp
代用品 substitute
代用薬 succedaneum, surrogate
耐容量 tolerance dose (TD)
第4期梅毒 syphilis quarta
第四脳室 fourth ventricle, parepicoele
第四病 fourth disease
代理化 substitution
代理症 equivalent
大理石化 marmoration
大理石骨病 marble bone disease, osteopetrosis
大理石様骨 marble bone
大理石様皮膚 cutis marmorata
対立遺伝子 allel(e), allelomorph
対立遺伝子間組換え interallelic recombination
対立遺伝子頻度 allele frequency
対立仮説 alternative hypothesis
対立筋 opponens
対立形質 allelomorph
対立形質性 allelomorphism
対立の accumbent, allelic
代理母 surrogate mother
代理ミュンヒハウゼン症候群 Münchhausen syndrome by proxy (MSP)
滞留 congestion, pool
対流圏 trophosphere
対流熱 convective heat
大菱形筋 rhomboideus major
大菱形骨 trapezium
大量災害 mass casualty
大量養素 macronutrient
体力 ability, physical fitness, vitality
体力測定 measurement of physical fitness
体力適正 physical fitness
タイレ腺 Theile gland
大裂孔 lacuna magna
第六性病 sixth venereal disease
第六病 sixth disease
タイロード液 Tyrode solution
大弯 greater curvature
ダイン dyne
多因子性遺伝 multifactorial inheritance
多因子の multifactorial
多飲症 polyposia
多因性 polygeny
多飲多渇症 polydipsia
ダヴィエル手術 Daviel operation
タウ異常症 tauopathy
ダーウィン結節 Darwin tubercle
ダーウィン耳 Darwin ear
タウオパチー tauopathy
タウリン taurine
タウロドンティズム taurodontism
ダウン症候群 Down syndrome

ダウンレギュレーション down regulation
唾液 ptysma, saliva, spittle
唾液核 salivatory nucleus
唾液過剰分泌症 polysialia
唾液管炎 sialodochitis
唾液管形成術 sialodochoplasty
唾液計 sialometer
唾液〔酵素〕分泌減退 hypoptyalism
唾液腺 salivary gland, sialaden
唾液腺炎 sialadenitis, sialitis
唾液腺撮影法 sialography
唾液腺腫 sialadenoncus, sialoma
唾液腺腫瘤 sialocele
唾液腺症 sialadenosis
唾液腺切除術 sialadenectomy
唾液腺造影図 sialogram
唾液腺瘻 sialosyrinx
唾液の salivary, sialic, sialotic
唾液嚢腫 ptyalocele
唾液反応 ptyaloreaction
唾液分泌 salivary secretion, salivation
唾液分泌過多症 hypersialosis
唾液分泌減退 hyposalivation, sialaporia
唾液分泌促進薬 sialagog(ue)
唾液分泌抑制 sialoschesis
唾液マルトース ptyalose
楕円関節 condylar joint, ellipsoid joint
楕円赤血球 elliptocyte, ovalocyte
楕円赤血球症 elliptocytosis, ovalocytosis
楕円切断〔術〕 elliptic amputation
多価アルコール polyatomic alcohol
多価インフルエンザウイルスワクチン polyvalent influenza virus vaccine
他家栄養生物 heterotroph
多核球増加〔症〕 polynucleosis
多核巨〔大〕細胞 polykaryocyte
多核細胞形成 polykaryocytosis
他覚視 photism
他覚症状 objective symptom
多核心の polycentric
多核〔性〕の polynuclear
他覚的耳鳴 objective tinnitus
他覚的所見 objective finding
多角の multangular
多核の multinuclear
多価血清 polyvalent serum
多芽細胞 polyblast
タカジアスターゼ Taka-diastase
多価性 multivalent
多価の polyhydric, polyvalent
高原病 Takahara disease
高安動脈炎 Takayasu arteritis
タカリベウイルス *Tacaribe virus*
多価ワクチン multivalent vaccine, polyvalent vaccine
多汗 excessive sweating, hidrosis
多感覚 polyaesthesia
多環式の polycyclic
多汗症 hyperhidrosis, hyperidrosis, polyhidrosis, sudoresis, sudorrhea
他感性聴覚 phonism
多関節性の multiarticular
多関節の polyarthric, polyarticular
多感染 multi infection
多間代痙攣 polyclonia
タキキニン tachykinin
タキストスコープ tachistoscope
タキゾアイト tachyzoite
多機能の multifunctional
多機能分化性 pluripotent
タキフィラキシー tachyphylaxis
多脚奇形 polyscelus
多凝集能 polyagglutinability
多局性 multilocal
多極性 polypolarity
多局性酵素電気泳動〔法〕 multilocus enzyme electrophoresis (MEE)
多極性の pluripolar
多菌感染 polyinfection
多菌性の polymicrobial
濁音〔界〕 dullness
託児施設 nursery
濁度 cloudiness
タクトイド tactoids
ダグラス窩 Douglas pouch
ダグラス窩穿刺〔術〕 culdocentesis
ダグラス窩膿瘍 Douglas abscess
ダグラスバッグ Douglas bag
タクロリムス水和物 tacrolimus hydrate
多クローン性活性化 polyclonal activation
多クローン性T細胞活性 polyclonal T-cell activator (PTA)
多型 pleiotype
多形核好中球 polymorphonuclear neutrophil (PMN)
多形核の polymorphonuclear
多形核白血球 polymorphonuclear leukocytes (PML)
多形現象 polymorphism
多形質発現 pleotropy
多形質発現性 pleiotropic
多形質表現〔性〕 polypheny
多形性 polymorphia, polymorphism
多形〔性〕〔神経〕膠芽〔細胞〕腫 glioblastoma multiforme
多形態 pleomorphia, polymorphia
多系統萎縮症 multiple system atrophy (MSA)
多形ニューロン polymorphic neuron
多形の multiform, polymorphic
多形皮膚萎縮 poikiloderma
打撃 coup
多血球症 polycytosis
多血質 sanguinous temperament
多血〔症〕 plethora, polyhemia, repletion
多結晶体 polycrystal
多結節性の multinodular
ターゲッティング targeting
他原因の死 dead of other causes (DOC)
多元記録法 polygraphy
多元酵素免疫測定法 enzyme multiplied immunoassay technique (EMIT)

用語索引

多原子酸　polyatomic acid
多原子の　polyatomic
多原子分子　polyatomic molecule
多源性心房頻脈　multifocal atrial tachycardia (MFAT)
多元性の　multifocal
多元論　polyphyletism
たこ　tyloma
蛇行　tortuositas
多合指症　polysyndactylia
多幸〔症〕　euphoria
蛇行状脱毛　ophiasis
蛇行状の　serpens, serpiginous
蛇行疹　serpigo
多孔性　porocity
蛇行性　repens
蛇行性血管腫　angioma serpiginosum
蛇行性の　toruous
多孔度　porocity, porosity
多咬頭の　multicuspidate
多呼吸　panting, polypn(o)ea
ダコスタ症候群　DaCosta syndrome
多骨性　polyostotic
多根歯　multirooted tooth
多根性の　multirooted
多剤耐性　multiple drug resistance (MDR)
多剤耐性遺伝子　multidrug resistance 1 gene (MDR1 gene)
多剤耐性結核　multidrug resistant tuberculosis (MDR-TB)
多剤耐性緑膿菌　multidrug resistant *Pseudomonas aeruginosa* (MDRP)
多剤耐性緑膿菌感染症　multidrug-resistant *Pseudomonas aeruginosa* infections
多剤投与　polypharmaceutic
多剤の　multidrug
多剤療法　polypharmacy
多産　pluriparity
多産の　polytocous, prolific
多産力　uberty
多色素血〔症〕　polychromemia
多色〔素〕性　polychromia
タシキネジア　tasikinesia
多軸索神経細胞　polyaxon
多軸〔性〕関節　multiaxial joint, polyaxial joint
多軸の　multiaxial
多指(趾)〔症〕　hyperdactylia, polydactyly
多肢〔症〕　polymelia
多歯症　polyodontia
多視症　polyopia
多耳〔症〕　polyotia
多歯状の　multidentate
多室の　multilocular
多シナプスの　multisynaptic, polysynaptic
多シナプス反射　polysynaptic reflex
多重　multiple
多重極　multipole
多重性　multiplicity
多種感覚　polyalgesia
多種寄生　polyxeny
多焦点性の　multifocal
多漿膜炎　polyserositis
多小葉の　multilobular
多食　polyphagia
多色細胞腫　pleochromocytoma
多色視　polychromatopsia
多色性　pleochroism, pleochromatism, polychromasia
多所性の　plurilocular
打診　tap, tapping
打診音　percussion note
打診音減弱　hypophonesis
多神経節の　multiganglionic
打診・体位ドレナージ　percussion and postural drainage (PPD)
打診痛　tingling
打診槌　percussor, plessor, plexor
打診板　pleximeter
打診板診断法　pleximetry
打診板法の　plessimetric
打診法　percussion
多数分裂　schizogony
多声　polyphonism
多性雑種　polyhybrid
多精〔子〕受精　polyspermia
多精子症　polyspermia
多生歯〔性〕　polyphyodonty
多精巣(睾丸)症　polyorchism
唾石　ptyalolith, salivary stone, sialolith
唾石症　ptyalolithiasis, salivolithiasis, sialolithiasis
唾石切開術　ptyalolithotomy, sialithotomy
唾石癒着　salivary calculus accretion
多節骨〔症〕　polyphalangism
多節〔症〕　polymeria
多線式放電箱　multiwire spark chamber (MWSC)
多染色体性　polysomy
多染色体の　hyperchromatic
多腺性　pluriglandular
多染性　polychromasia, polychromatophilia, polychromatosis
多染性細胞　polychromatophil(e)
多染性正赤芽球　rubricyte
多染性赤血球　polychromatic cell
多染性赤血球増加症　polychromatocytosis
多腺性の　multiglandular
多染〔性〕の　polychromatophil(e), polychromatophilic
多潜能力　pluripotency
多潜能力の　pluripotent
多相　heterogenesis
多相遺伝　pleiotropia, pleiotropy
多臓器機能障害症候群　multiple organ dysfunction syndrome (MODS)
多臓器不全　multiple organ failure (MOF)
多相系　heterogeneity
多爪症　polyonychia
多相性人格　multiple personality
多相性の　heterogenic
多層体　multilamellar body

多相の　multiphasic
黄昏(たそがれ)　twilight
黄昏視　scotopia, twilight vision
黄昏盲　aknephascopia
多足〔症〕　polypodia
タゾバクタム　tazobactam (TAZ)
堕胎　abortifacient, feticide, miscarriage
多胎産　multiparity
堕胎児　abortus
多体重複奇形　polysomia
多体性　polysomatous
多胎妊娠　multiple pregnancy, plural pregnancy, plurifetation, polycyesis
多体の　polyadelphous
堕胎薬　abortient, abortifacient, abortive
叩き法　tapotement
正しい　correct
正す　correct
ただちに　statim (stat.)
畳込み　convolution, reefing
多段〔階〕　cascade
立ち直り反射　righting reflex
たちまち消える　ethereal
多中心性キャッスルマン病　multicentric Castleman disease (MCD)
多中心の　multicentric, polycentric
脱アシル酵素　deacylase
脱アミド　deamidation
脱アミド酵素　deamidase
脱アミノ基酵素　deamidizing enzyme
脱アミノ〔作用〕　deamination
脱アルコール　dealcoholization
脱灰　decalcification
脱外皮　uncoating
脱核　denucleation
脱核心思考　tangentiality
脱カップリング薬　uncoupler
脱カルボキシル化　decarboxylation
脱感作　desensitization
脱却させる　relieve
脱臼　abarticulation, dislocation, luxatio, luxation
脱臼させる　dislocate
脱臼肢整復術　embole
脱臼性内反股　coxa vara luxans
脱共役　uncoupling
脱共役タンパク〔質〕　uncoupling protein (UCP)
脱共役薬　uncoupler
ダックウォルス現象　Duckworth phenomenon
脱肛　hedrocele, proctoptosis
脱甲状腺症　thyroidism
脱穀　ecdysis
脱酸素　deoxygenation
脱脂　nonfat
脱脂乳　nonfat milk
脱脂綿　absorbent cotton
奪取　deprivation
脱臭剤　deodorant
脱〔出〕　prolapse
脱出　ectopia, expulsion, procidentia, proptosis
脱出した　herniated
脱出髄核　herniated nucleus pulposus
脱出の　hernial
脱条件づけ　deconditioning
脱色　depigmentation
脱女性化　defeminization
脱神経性過敏　denervation supersensitivity
脱髄　demyelination, demyelinization
脱水　anhydrous, deaquation, dehydration, desiccation
脱垂　lapsus
脱水酵素　anhydrase, dehydratase
脱水症　dehydration
脱水する　dehydrate
脱水素化作用　dehydrogenation
脱水素酵素　dehydrase, dehydrogenase
脱水物　dehydrate
脱髄〔法〕　pulpotomy
脱水ラノリン　anhydrous lanolin, lanolin anhydricum
達する　penetrate
達成　achievement
脱〔石〕灰する　decalcify
脱疽　gangrene
脱爪　lapsus unguium
奪胎の　ecbolic
奪胎薬　ecbolic
脱炭酸酵素　decarboxylase
脱男性化　demasculinization
脱腸　enterocele
脱腸帯　truss
脱同期　desynchronization
脱同調　desynchronization
手綱　habenula
手綱核　habenular nucleus
手綱交連　habenular commissure
手綱神経節　ganglion habenulae
手綱の　habenular
タツナミソウ属　*Scutellaria*
脱嚢　excystation
脱皮　ecdysis, excoriation, peeling
脱糞　defecation
脱分極　depolarization
脱分極する　depolarize
脱毛　acomia, baldness, depilation, effluvium, effluvium capillorum, epilation, phalacrosis, trichorrhea
脱毛恐怖〔症〕　peladophobia
脱毛剤　depilatory, psilothron
脱毛症　alopecia, psilosis, tyriasis
脱毛〔症〕の　alopecic
脱毛する　depilate, epilate
脱抑制　derepression
脱落　abolition, deficit, effluvium
脱落細胞性虫垂周囲炎　periappendicitis decidualis
脱落歯　deciduous teeth, dens lacteus
脱落者　outlier
脱落症状　deficiency symptom

脱落性の deciduous (D)
脱落拍動 dropped beat
脱落膜 decidua
脱落膜炎 deciduitis
脱落膜細胞 decidual cell
脱落膜腫 deciduoma
脱硫 purification
脱硫化水素酵素 desulfhydrase
脱硫器 purifier
脱リン〔酸基〕 dephosphorylation
脱漏性健忘〔症〕 lacunar amnesia
楯 shield
多抵抗性の pluriresistant
縦軸 ordinate
縦軸撮影〔法〕 vertigraphy
縦の longitudinal
たて結び granny knot
多動 acrocinesia, hyperactivity, hyperkinesia, hyperkinesis, hypermotility
多瞳孔〔症〕 polycoria
多動症候群 hyperkinetic syndrome
妥当性 validity
他動的可動域 passive range of motion (PROM)
妥当な desirable
多動の hyperkinetic
他動の transitive
多糖〔類〕 polyhexose, polyoside, polysaccharide (PS)
例えば exempli gratia (e.g.), per exemplum (p.e.)
他と異なる differential
タート細胞 tart cell
棚 ledge, shelf
多内分泌障害 pluridyscrinia
田中・ビネー式知能検査 Tanaka-Binet test
ターナー歯 Turner tooth
ターナー症候群 Turner syndrome
ダナゾール danazol
タナ痘ウイルス *Tanapox virus*
谷 trough, vallecula
ダニ acarid, mite
ダニ駆除薬 acaricide, miticide
タニサイト tanycyte
ダニ症 acariasis
ダーニス現象 Danysz phenomenon
ダニ〔性〕皮膚炎 acarodermatitis
ダニチフス mite-borne typhus, tick typhus
ダニの acarid
ダニ媒介ウイルス tick-borne virus
ダニ目 *Acari*
多乳頭〔症〕 polythelia
多乳頭腎 multipapillary kidney
多乳房症 pleomastia, polymastia
多尿試験 polyuria test
多尿〔症〕 polyhydruria, polyuria
多妊 superfecundation
他人愛 alloeroticism
他人恐怖〔症〕 xenophobia
種虫 sporozoite, sporozoon
多年性の perennial
多脳回〔症〕 polygyria
多能性 pluripotency
多能性の pluripotent
多嚢胞性低形成 polycystic hypoplasia
多嚢胞性卵巣症候群 polycystic ovary syndrome (POC)
打膿薬 suppurative
多排卵の polyovulatory
タバコ tobacco
タバコ・アルコール〔性〕弱視 tobacco-alcohol amblyopia
タバコ依存度テスト tobacco dependence screener (TDS)
タバコ中毒 tobacco poisoning
タバコ中毒症 tobaccoism
タバコ特異的ニトロソアミン tobacco-specific nitrosamine (TSNA)
タバコモザイクウイルス *Tobacco mosaic virus* (TMV)
多発異形成 polydysplasia
多発異骨症 pyknodysostosis
多発癌 multiple cancer
多発関節炎 polyarthritis
多発形成障害 polydysplasia
多発骨折 multiple fracture
多発症性の polyleptic
多発神経炎 multiple neuritis, polyneuritis (PN)
多発神経根炎 polyradiculitis
多発〔神経〕根神経障害 polyradiculoneuropathy
多発神経病性紅色水腫〔症〕 erythredema polyneuropathy
多発性黄色板症 xanthelasmatosis
多発性過誤腫症候群 multiple hamartoma syndrome
多発性筋炎 polymyositis (PM)
多発性筋炎・皮膚筋炎 polymyositis/dermatomyositis (PM/DM)
多発性筋間代痙攣 tetanilla
多発性筋痛 polymyalgia
多発性筋肉麻痺 polyplegia
多発性憩室症 diverticulosis
多発〔性〕血管炎 polyangiitis
多発性結節状血管内皮腫 hemangioendothelioma tuberosum multiplex
多発性硬化症 multiple sclerosis (MS)
多発性黒子症候群 multiple lentigines syndrome
多発性骨形成不全〔症〕 pyknodysostosis
多発〔性〕骨髄腫 multiple myeloma (MM)
多発性脂腺〔毛包〕嚢腫症 sebocystomatosis
多発性脂肪腫 lipomatosis
多発性漿膜炎 polyserositis
多発〔性〕動脈炎 polyarteritis
多発性内分泌腫瘍 multiple endocrine neoplasia (MEN)
多発性軟骨炎 polychondritis
多発性脳梗塞 multiple cerebral infarction

多発性嚢胞腎 polycystic kidney
多発〔性〕嚢胞腎症 polycystic kidney disease (PCKD)
多発腺炎 polyadenitis
多発腺症 polyadenopathy
多発腺性の polyadenous
多発先天異常 multiple congenital abnormality (MCA)
多発乳頭腫 polypapilloma
多発ニューロパチー polyneuropathy
多発の multiple
多発脳梗塞性痴呆 multi-infarct dementia (MID)
ターバン turban
ターバン腫瘍 turban tumor
タピア症候群 Tapia syndrome
タピオカ tapioca
多脾症 polysplenia
タヒナウイルス Tahyna virus
多病巣性の multifocal
多腹筋 polyventer
多副鼻洞炎 polysinusitis
ダプソン dapsone
多ブドウ糖類 polyglucose
W形成術 W-plasty
W染色体 W chromosome
WPW 症候群 Wolff-Parkinson-White syndrome (WPW syndrome)
多分割照射法 hyperfractination irradiation
多分子の polymolecular
多弁 volubility
駄弁 lalorrhea
多変形の polyplastic
多弁症 pleniloquence, polylogia, polyphrasia
多変性の polyvariant
多鞭毛虫類 polymastigote
多変量解析 multivariate analysis
多変量〔の〕 multivariate
多房〔性〕の multilocular
多房性嚢胞 multilocular cyst
打撲傷 contusion
打撲傷を負わせる contuse
タポタージ tapotage
卵アルブミン egg albumin
魂 anima
タマチョレイタケ属 *Polyporus*
ダミー dummy
ターミナルケア terminal care
ターミナルトランスフェラーゼ terminal transferase
ターミネーションコドン termination codon
ダム dam
ダム後野 post dam area
ダムダム熱 dumdum fever
溜息 sigh
ため息 suspiration
多面遺伝 pleiotropy
多面性体 polyhedral body
多面〔体〕の polyhedral
多面発現 pleiotropy, pleotropy
多面発現遺伝子 pleiotropic gene
多面〔発現〕作用 pleiotropia, pleiotropy
多面発現性 pleiotropic
多毛症 hypertrichosis, pilosis, polytrichosis
多毛性 pilosity
タモキシフェン tamoxifen
多様〔性〕 heterogeneity, polymorphism, variation, variety
多用途記録計 polygraph
多用途性 polychrest
多様な protean, variable, various
多葉の multilobar
他来の adventitious
ダーラム管 Durham tube
多卵黄の polylecithal
多卵性 polyovular
タランチュラ tarantula
タリウム thallium (Tl)
タリウム心筋シンチグラム thallium scanning
タリウム中毒 thallium poisoning
タリウム中毒症 thallotoxicosis
ダリエー徴候 Darier sign
ダリエー病 Darier disease
他律の heteronomous
多量 abundance, high dosage (HD)
多量月経 flow
多量体免疫グロブリン受容体 polymeric immunoglobulin receptor
タール tar
タルク talc
タルクの talcous
樽〔状〕胸 barrel chest
樽状胸郭 barrelshaped thorax
タール状便 tarry stool
タルデュ斑状出血 Tardieu ecchymoses
タルト tart
ダルトン dalton
タール嚢胞 tarry cyst
ダルリンプル徴候 Dalrymple sign
多裂筋 multifidus
多裂の multifid
多連想症 overdetermination
ダロー液 Darrow solution
たわみ性 flexibility, pliability
田原結節 Tawara node
炭 carbo
単 single
痰(たん) sputum
端 extremitas, extremity, verge
団 group
ターンアラウンドタイム turn around time (TAT)
単位 unit (U)
断位 level
単為結実 parthenocarpy
短胃静脈 short gastric veins
単為生殖 parthenogenesis
単位値 unitage
単〔一〕遺伝子性 monomery

用語索引

単一遺伝子の　haploid, monogenic
単一感覚異常　monoparesthesia
単〔一〕感覚性の　monesthetic
単一光子放射型コンピュータ断層撮影法　single photon emission computed tomography (SPECT)
単一症状の　monosymptomatic
単一説　unicism
単一接合子　monozygote
単一接合子の　monozygotic
単一染色体性　monosomy
単一層　monolayer
単一〔の〕　individual, simple, single
単一配偶子の　monogametic
単一ビタミン欠乏症　monavitaminosis
単一部疾患　monopathy
単一分化性の　unipotent, unipotential
単一妄想症　monomania
短胃動脈　short gastric arteries
単位の　unitary
単為胞子　parthenospore
端黄卵　telolecithal
ターンオーバー　turnover
担音器　phonophore
担架　litter, stretcher
団塊　conglobation
段階　phase
単芽球　monoblast
単核球　mononuclear
単核細胞　monocyte (Mo)
単核細胞〔増加〕症　mononucleosis
単角子宮　uterus unicornis
短顎〔症〕　brachygnathia
単核性食細胞系　mononuclear phagocyte system (MPS)
単核性白血球　mononuclear leukocytes (MNL)
単角の　unicorn
単核の　mononuclear, uninuclear
炭化水素　hydrocarbon
担荷体　supporter
単価の　monovalent
単価ワクチン　monovalent vaccine
胆管　bile duct (BD)
胆管胃吻合術　cholangiogastrostomy
胆管炎　cholangeitis, cholangitis, choledochitis
胆管拡張　cholangiectasis
胆管空腸吻合術　cholangiojejunostomy
胆管〔細胞〕腫　cholangioma
胆管周囲炎　pericholangitis
胆管症　cholangiopathy
単眼症　cyclopia, synophthalmia
単関節　simple joint
単関節炎　monarthritis
胆管切開〔術〕　cholangiotomy
単関節の　monarthric, monoarticular
胆管栓塞　bile thrombus
胆管造影写真(図)　cholangiogram
胆管造影法　cholangiography
単眼体　monophthalmus, synophthalmus
胆管腸管吻合術　cholangioenterostomy
単眼内方回旋　incycloduction
単眼の　monocular
弾丸縫合　shotted suture
胆管瘻〔造設〕術　cholangiostomy
短期化学療法による直接監視下治療　directly observed treatment, short-course (DOTS)
短期記憶　short term memory (STM)
単球　monocyte (Mo)
単球化学走化性タンパク〔質〕　monocyte chemoattractant protein
単球菌　monococcus
単球減少〔症〕　monocytopenia
単球生成　monocytopoiesis
単球性の　monocytic
単球性白血病　monocytic leukemia
単球増加〔症〕　monocytosis
単球走化性活性化因子　monocyte chemotactic and activating factor (MCAF)
単極神経細胞　monaxon
単極性の　monopolar
単極ニューロン　unipolar neuron
単極の　unipolar
単極誘導　unipolar lead
単筋炎　monomyositis
単筋限局麻痺　monomyoplegia
タングステン　tungsten (W)
単クローン抗体　monoclonal antibody (MOAb)
単クローン性　monoclonality
単クローン〔性〕の　monoclonal
単クローン〔性〕免疫グロブリン　monoclonal immunoglobulin
単クローン性免疫グロブリン血症　monoclonal gammopathy
単形〔態〕性　monomorphism
単形〔態〕性の　monomorphic
単痙攣　monospasm
断血　isch(a)emia
胆血症　cholemia
胆血症の　cholemic
短剣状の　laniary
単元論　monophyletism
弾孔　crater
単孔の　uniforate
単交配　monogamia
短後毛様体動脈　short posterior ciliary arteries
短骨　short bone
単骨の　monostotic
単鎖 RNA ファージ　single-stranded RNA-phage
胆細管性肝炎　cholangiolitic hepatitis
胆細管〔性〕肝硬変　cholangiolitic (liver) cirrhosis
単細胞動物　monad
単細胞の　unicellular
単細胞培養　single cell culture
炭酸塩　carbonate
炭酸ガス　carbon dioxide (CO_2)

炭酸ガス過剰症　hypercapnia
炭酸ガス正常状態　normocapnia
炭酸ガスレーザー　carbon dioxide laser
炭酸欠乏症　acapnia
炭酸水　aerated water
炭酸水素ナトリウム　sodium bicarbonate
炭酸脱水酵素　carboanhydrase, carbonic anhydrase
炭酸ナトリウム　sodium carbonate
炭酸不足　hypocapnia
炭酸マグネシウム　magnesium carbonate
端子　terminal
断食　abrosia, fasting, starvation
断食する　fast
担子菌門　*Basidiomycota*
単軸関節　uniaxial joint
短指屈筋　flexor digitorum brevis
単軸の　uniaxial
断指趾型先天性掌蹠角化症　mutilating keratoderma
男子色情症　gynecomania, satyriasis
短指(趾)〔症〕　brachydactyly
単指症　monodactylism
短指伸筋　extensor digitorum brevis
短肢性胎児くる病　rachitis foetalis micromelica
担持族　pheron
単室の　unilocular
単シナプスの　monosynaptic
単シナプス反射　monosynaptic reflex
単肢の　monomelic
胆汁　bile, gall
胆汁うっ滞性の　cholestatic
胆汁嘔吐症　cholemesis
胆汁過多症　hypercholia
胆汁欠乏〔症〕　acholia
胆汁酸　bile acid
胆汁酸塩　cholate
胆汁酸塩寒天〔培地〕　bile salt agar
胆汁産生　biligenesis
胆汁質の　bilious
単収縮　jerk, twitch
胆汁性肝硬変〔症〕　biliary cirrhosis
胆汁正常〔状態〕　eucholia
胆汁性髄液　bilirachia
胆汁生成　cholanopoiesis, cholepoiesis
胆汁生成の　cholanopoietic, cholepoietic
胆汁〔性〕の　choleic
胆汁性腹膜炎　choleperitoneum
胆汁尿症　biliuria, choleuria
胆汁の　biliary
胆汁濃縮症　pachycholia
胆汁の血管内移行　parapedesis
胆汁排出物質　cholagog(ue)
胆汁排泄　biliary excretion
胆汁排泄促進薬　cholecystagogue
胆汁分泌異常　paracholia
胆汁分泌促進性の　cholagogic
胆汁分泌停止　cholestasis
胆汁分泌停止後の　cholestatic
胆汁分泌物質　choleretic
胆汁迷入症　paracholia
単絨毛膜〔性〕の　monochorial
胆汁流出(漏出)　cholerrhagia
短縮術　retrenchment
短縮する　abbreviate
短縮反応　shortening reaction
断種法　sterilization
単純潰瘍　simple ulcer
単純癌　carcinoma simplex
単純感動性　synthymia
単純近視　simple myopia
単純顕微鏡　simple microscope
単純骨折　simple fracture
単純子宮全摘出術　simple total hysterectomy
単純腎摘出術　simple nephrectomy
単純性甲状腺腫　simple goiter
単純性紫斑〔病〕　purpura simplex
単純性心内膜炎　thromboendocarditis
単純性の　uncomplicated
単純性肺好酸球増加症　simple pulmonary eosinophilia
単純性網膜炎　retinitis simplex
単純タンパク〔質〕　simple protein
単純な　simple
単純乳房切除〔術〕　simple mastectomy (SM)
単純ヘルペス(疱疹)　herpes simplex
単純ヘルペスウイルス１型　herpes simplex virus 1 (HSV-1)
単純ヘルペスウイルス２型　herpes simplex virus 2 (HSV-2)
単純疱疹　fever blister
短所　limitation
短掌筋　palmaris brevis
短小指屈筋　flexor digiti minimi brevis
誕生日　date of birth (DOB)
男色　pedication
担色基　chromophore
担色細菌　parachromophore
担色細胞　chromatophore, pigmentophore
単食症　monophagia
単色性色覚　monochromatism
淡色性の　hypochromic
担色の　chromophoric
単色の　monochromatic
淡色の　pale
男色を行う者　pederast
男女性胚〔細胞〕腫　gynandroblastoma
単所の　unilocular
タンジール病　Tangier disease
探針　explorer, probe
短唇奇形　brachycheilia
単神経炎　mononeuritis
単神経の　mononeural
探針〔法〕　probing
炭水化物　carbohydrate
炭水化物尿〔症〕　carbohydraturia
胆膵管膨大部　hepatopancreatic ampulla
単錐歯〔型, 性〕　haplodontia
単数〔の〕　singular (sing.)

単星　monaster
弾性　elastance
男性　male (M, m)
弾性円錐　elastic cone
男性化　masculation, masculinization, virilescence, virilism, virilization
男性化女性　gynandroid
男性化する　masculinize
男〔性〕型骨盤　android pelvis
男性型脱毛　androgenetic alopecia (AGA), male pattern baldness
男性型多毛症　hirsutism
男性型特徴のある　andromorphous
男性化〔の〕　virilizing
男性化毛症　hirsutism
男性器　virilia
男性器除去　emasculation
男性恐怖症　androphobia
端生歯〔型，性〕　acrodont
男性子宮　uterus masculinus
男性症　virilism
単性性　unisexuality
単性生殖　monogenesis, virgin generation
弾性線維腫　elastofibroma
弾性素　elasticin
単精巣(睾丸)者　monorchid
単精巣(睾丸)症　monorchidism
弾性組織　elastic tissue
男性体型の　andromorphous
弾性定数　elastic constant
男性同性愛　uranism
男性同性愛者　uranist
男性特徴　masculinity
弾性軟骨　elastic cartilage
男性乳房　mamma virilis
単性の　unisexual
弾性の　elastic
男性の　masculine, virile
単精発生　merogony
弾性板　tunica elastica
男性半陰陽　gynandrism
男性〔病〕学　andrology
男性不妊〔症〕　male infertility, male sterility
胆性便　bilious stool
男性ホルモン　androgen, male sex hormone
男性ホルモン産生細胞腫　androblastoma
胆石　biliary calculus, gallstone (GS)
胆石症　cholelithiasis
胆赤素　bilirubin
胆石摘出術　cholelithotomy
胆石破砕術　cholelithotripsy
短舌　tongue-tie
断節　mutilation, segmentation
断絶放尿　urinary stuttering
単染色　simple stain
淡染の　pale
炭疽　anthrax
炭素　carbon (C)
単層　monolayer
断層X線撮影装置　laminagraph, tomograph
断層X線撮影〔法〕　laminagraphy, stratigraphy
断層X線像　laminagram, stratigram, tomogram
単相型　haplotype
淡蒼球　globus pallidus (GP), pallidum
淡蒼球切除〔術〕　pallidectomy
淡蒼球切離術　pallidotomy
淡蒼球の　pallidal
断層形成　lamination
断層撮影　radiotomy
断層撮影図　laminogram
断層撮影装置　laminograph
断層撮影〔法〕　laminography, planography, tomography (TG)
断層写真　planogram
断層心エコー図法　cross-sectional echocardiography, two-dimentional echocardiography
単相接合子　ookinete
単相の　monophasic
単層の　monostratal, unilaminar, uniseriate, unistratal
炭疽(そ)菌　anthrax bacillus
嘆息　suspiration
単側アテトーゼ　monathetosis
断続X線撮影法　scanography
断続した　interrupted
単足症　monopodia
単属折　isotropy
断続談話　staccato
断続的な　continual, intermittent
断続放(排)尿　stuttering urination
炭素残屑　carbon rest
担体　bearer, carrier
担体効果　carrier effect
男体女性化　feminism
担体タンパク〔質〕　carrier protein
担体輸送　carrier-mediated transport
タンタル　tantalum (Ta)
断端　stump
断端神経腫　amputation neuroma
断端神経痛　stump neuralgia
端々吻合術　end-to-end anastomosis
探知器　locator
単調体温　monothermia
ダンディー・ウォーカー症候群　Dandy-Walker syndrome
ダンディ手術　Dandy operation
断定的な　crucial, epicritic
たんでき(耽溺)　addiction, supernumerariness
たんでき(耽溺)者　addict
〔担〕鉄〔赤〕芽球　sideroblast
担鉄赤血球　siderocyte
端点　endpoint
短頭　short head
胆道炎　cholangitis
短頭〔蓋〕症　brachycephalia

担当看護師　attending nurse
(医師が患者を)担当している　attending
断頭〔術〕　decapitation
胆道膵管造影〔法〕　cholangiopancreatography
短橈側手根伸筋　extensor carpi radialis brevis
単頭の　uniceps
胆道閉鎖症　biliary atresia (BA)
単糖類　monosaccharide
丹毒　erysipelas, rose
担毒体　toxophore
単独注射　single injection (SI)
丹毒の　erysipelatous
短内転筋　adductor brevis
断乳　delactation
単乳頭腎　unipapillary kidney
タンニン　tannin
タンニン酸　tannic acid
タンニン酸アルブミン　albumin tannate
タンニン酸処理赤血球　tanned red cell (TRC)
胆嚢　cholecyst, cholecystis, gallbladder (GB)
胆嚢胃吻合〔術〕　cholecystogastrostomy
胆嚢運動促進の　cholecystokinetic
胆嚢炎　cholecystitis
胆嚢回腸吻合〔術〕　cholecystoileostomy
胆嚢外の　extracystic
胆嚢拡張　cholecystectasia
胆嚢管　cystic duct
胆嚢管結石切除術　cysticolithectomy
胆嚢管結石破砕術　cysticolithotripsy
胆嚢管切開術　cysticotomy
胆嚢管縫合術　cysticorrhaphy
胆嚢機能促進性の　cholecystagogic
胆嚢空腸吻合〔術〕　cholecystojejunostomy
胆嚢結石症　cholecystolithiasis
胆嚢結石破砕〔術〕　cholecystolithotripsy
胆嚢固定術　cholecystopexy
胆嚢弛緩　cholecystatony
胆嚢疾患　cholecystopathy
胆嚢周囲炎　pericholecystitis
胆嚢十二指腸吻合〔術〕　cholecystoduodenostomy
胆嚢静脈　cystic vein
胆嚢切開術　cholecystotomy
胆嚢切除術　cholecystectomy
胆嚢造影写真(図)　cholecystogram
胆嚢造影法　cholecystography
胆嚢総胆管結石症　cholecystocholedocholithiasis
胆嚢造瘻術　cholecystostomy
胆嚢大腸吻合〔術〕　cholecystocolostomy, colocholecystostomy, cystocolostomy
胆嚢腸管吻合　cholecystenterostomy
胆嚢腸管縫合　cholecystenterorrhaphy
胆嚢動脈　cystic artery
胆嚢の　biliary, cholecystic
胆嚢縫合術　cholecystorrhaphy
単胚の　unigerminal
タンパク異常血〔症〕　dysproteinemia
タンパク異常血症を伴う血管免疫芽球性リンパ節炎　angioimmunoblastic lymphadenopathy with dysproteinemia
タンパク栄養不良症　protein calorie malnutrition (PCM)
タンパク計　albuminometer
タンパク結合　protein binding (PB)
タンパク結合ヨード　protein bound iodine (PBI)
タンパク血〔症〕　proteinemia
タンパク酵素原　pepsinogen
タンパク〔質〕　protein
タンパク質・エネルギー低栄養〔状態〕　protein-energy malnutrition (PEM)
タンパク〔質〕工学　protein engineering
タンパク質分解　proteolysis
タンパク質分解酵素　proteinase
タンパク質分解〔性〕の　proteolytic
タンパク質輸送システム　protein transport system
タンパク症　proteinosis
タンパク商　protein quotient
タンパク食恐怖〔症〕　proteinphobia
タンパク性感染性粒子　proteinaceous infectious particle
タンパク制限食　protein restricted diet
タンパク性抗原　proteantigen
タンパク性細胞　albuminous cell
タンパク像　proteinogram
タンパク呈色反応　protein color reaction
タンパク同化ステロイド　anabolic steroid (AS)
タンパク同化の　anabolic
タンパク同化ホルモン　anabolic hormone
タンパク透析　protein dialysis
タンパク毒素　proteotoxin
タンパク尿恐怖症　albuminurophobia
タンパク尿〔症〕　albuminuria, proteinuria
タンパク比率　protein quotient
タンパク分解酵素　protease
単拍脈　monocrotism
タンパク漏出性胃腸症　protein-losing gastroenteropathy
タンパク漏出性腸症　protein-losing enteropathy (PLE)
短波ジアテルミー　microkymotherapy
短波長感受性錐体　short wave sensitive cone
弾撥音　snap
弾撥雑音　snap
単発神経障害　mononeuropathy
弾発槍状刀　spring lancet
端板　end-plate
短腓骨筋　fubularis brevis, peroneus brevis
ダンピング症候群　dumping syndrome
タンブール　tambour
単分子層　monolayer
単分子の　unimolecular
炭粉腫　anthracoma
炭粉沈着(症)　anthracosis

断片　fragment, splitter
弾片鉗子　bullet forceps
単鞭毛の　uniflagellate
単房〔性〕関節　unilocular joint
単房性骨嚢胞　unicameral bone cyst
単峰性の　unimodal
単房性嚢胞　unilocular cyst
単房の　unicameral, unilocular
短母指外転筋　abductor pollicis brevis
短母指屈筋　flexor pollicis brevis
短母指伸筋　extensor hallucis brevis, extensor pollicis brevis
タンポナーデ　tamponade
タンポン　stype, tampon
タンポン挿入法　tamponment
短松葉杖　sawed crutch
単麻痺　monoparesis, monoplegia
断眠　sleep deprivation
淡明細胞　clear cell
淡明層　stratum lucidum
単面の　unifacial
単毛性の　monotrichous
短毛様体神経　short ciliary nerves
弾薬箱　caisson
単葉身の　unifoliate
単葉の　unilobar
短絡　shunt
短絡手術　shunt operation
短絡反応　short circuit reaction
単乱視　simple astigmatism
単離　isolation
単離する　isolate
単量体　monomer
弾〔力〕性　elasticity, resilience, springiness
弾力性の　elastic
弾力線維腫　elastoma
弾力線維症　elastosis
弾力線維性偽性黄色腫　pseudoxanthoma elasticum
弾力素　elasticin
弾力(性)包帯　elastic bandage
断裂　fragmentation, scissura
ダンロス症候群　Danlos syndrome
談話困難　dyslogia

ち

血　blood
チアノーゼ　cyanosis
チアノーゼ性心疾患　cyanotic heart disease (CHD)
チアノーゼの　cyanosed
チアミン　thiamine
チアミンピロリン酸　thiamine pyrophosphate (TPP)
地衣　lichen
地域医療〔学〕　community medicine, regional medicine
地域医療センター　community health center (CHC)
地域ケア　community care
地域社会センター　community center
地域精神衛生センター　community mental health center (CMHC)
地域の　regional
地域保健　community health
地域保健看護　community health nursing
地域保健看護師　community health nurse
地域保健法　Community Health Law
地域リハビリテーション　community based rehabilitation
地域流行型真菌症　endemic mycosis
小さい　lesser, small
小さい方の　minor
小さくする　tenuate
小さな付属器　tag
チェジアック・東症候群　Chédiak–Higashi syndrome (CHS)
チェックバイト　check–bite
チエニル基　thienyl
チェリーレッド斑　cherry–red spot
遅延　lag, retardation
チェーン　chain
遅延型アレルギー　delayed allergy
遅延型アレルギー反応　delayed allergic reaction
遅延型過敏反応　delayed hypersensitivity reaction (DHR)
遅延作用　delayed action (DA)
チェーン・ストークス〔型〕呼吸　Cheyne–Stokes respiration
遅延〔性〕排尿　hesitancy in voiding, retarded miction
遅延反射　delayed reflex
遅延反応　delayed reaction
遅延反応実験　delayed reaction experiment
チオウラシル　thiouracil
チオウレア　thiourea
チオグアニン　tioguanine
チオバルビツール酸　thiobarbituric acid (TBA)
地階　basement
近い　close
違い　difference
違う　different
知覚　perception, sense
知覚運動〔両〕麻痺　anesthekinesia
知覚解離　sensory dissociation
知覚活性腺の　sensoriglandular
知覚可能〔な〕　sensate
知覚過敏　hyperesthesia, oxyesthesia
知覚器　sense organ
知覚計　esthesiometer
知覚減退　hypaesthesia
知覚作用　consciousness
知覚神経　sensory nerve
知覚神経伝導速度　sensory nerve conduction velocity (SNCV)
知覚(感覚)騒音レベル　perceived noise level (PNL)
知覚的看視　perceptual vigilance
知覚的な　sensible

知覚鈍麻 hypaesthesia
知覚の perceptual, sensational, sensory
知覚麻痺 anesthesia
知覚領 sensorial area
知覚力 perceptivity
知覚力ある sentient
近づく approximate
地下の subterranean
力 power (P), vis
置換 displacement, metathesis, substitution
置換基 substituent
置換骨 replacement bone
置換〔術〕 replacement
置換する displace
置換輸血 substitution transfusion
置換療法 replacement therapy
恥丘 mons pubis
地球温暖化 global warming
蓄積 accumulation, collection
蓄積病 accumulation disease
蓄膿 empyema
蓄膿性疾患 empyesis
竹様脊柱 bamboo spine
チクングニアウイルス *Chikungunya virus* (CHIKV)
地形療法 terrain–cure
治験 clinical trial
治験コーディネーター clinical research coordinator (CRC)
治験実施施設管理機関 site management organization (SMO)
治験審査委員会 Institutional Review Board (IRB)
治験薬 investigational new drug (IND)
恥垢 sebum, smegma
遅効性の slow–acting
恥垢石 smegmolith
遅語症 bradylalia
恥骨 pubic bone, pubis
恥骨下角 subpubic angle
恥骨角 angle of pubes
恥骨弓 arcus pubis, pubic arch
恥骨筋 pectineal muscle, pectineus
恥骨結合 pubic symphysis, symphysis ossium pubis, symphysis pubis
恥骨結合切開〔術〕 symphysiotomy
恥骨結合破裂 rupture of symphysis
恥骨結節 pubic tubercle, tuberculum pubicum
恥骨股関節被膜の pubocapsular
恥骨上膀胱切開〔術〕 suprapubic cystotomy
恥骨切開〔術〕 pubiotomy
恥骨大腿靱帯 pubofemoral ligament
恥骨の pubic
恥骨尾骨筋の pubococcygeal
恥骨尾骨の pubococcygeal
恥骨膀胱靱帯 pubovesical ligament
恥骨稜 pubic crest
智歯 cranter, dens sapientia, dens serotinus, wisdom tooth
致死遺伝子 lethal gene
知識の不足 knowledge deficit
智歯周炎 periserotinitis
致死性家族性不眠症 fatal familial insomnia (FFI)
致死性孤発性不眠症 fatal sporadic insomnia (FSI)
致死性の fatal
致死的の mortiferous
致死の lethal, mortal, thanatophoric
地上の telluric
致死量 fatal dose (FD), lethal dose (LD)
致死量以下の sublethal
地図 map, mapping
チスイビル［血吸蛭］属 *Hirudo*
チーズ化 caseation
地図状角膜炎 geographic keratitis
地図〔状〕舌 geographic tongue, glossitis areata exfoliativa, lingua geographica
地図状の geographic
チーズ様の caseous, tyroid
知性化 intellectualization
遅滞 retardation
地帯現象 zone phenomenon
遅滞者 retardate
遅滞破水 delayed rupture of membranes
チタン titanium (Ti)
父〔親〕 father (F)
父親の paternal
父方の partilateral
地中海熱 Mediterranean fever
地中海貧血 Mediterranean anemia, thalassemia
縮れ毛 kinky hair
縮れ毛病 kinky hair disease
乳を飲む suck
膣 vagina
膣陰唇の vaginolabial
膣会陰形成〔術〕 colpoperineoplasty, vaginoperineoplasty
膣会陰切開〔術〕 colpoperineotomy, vaginoperineotomy
膣会陰縫合〔術〕 colpoperineorrhaphy
膣炎 colpitis, vaginitis
膣円蓋 fornix of vagina
膣外陰の vaginovulvar
膣外射精 extravaginal ejaculation
膣外の extravaginal
膣〔拡大〕鏡検査〔法〕 colposcopy
膣拡大鏡診 colposcopy
膣拡張〔症〕 colpectasia
窒化物形成 nitridation
膣癌 vaginal cancer
膣カンジダ症 candidal vaginitis
膣乾燥症 colpoxerosis
膣気腫 aerocolpos
膣球 globulus
膣鏡 colposcope, vaginal speculum, vaginoscope
膣鏡検査法 vaginoscopy
膣狭窄 colpostenosis

チック　tic
チック患者　tiqueur
腟痙　colpospasm, vaginismus, vaginodynia, vulvismus
腟形成〔術〕　colpoplasty, vaginoplasty
腟顕微鏡　colpomicroscope
腟顕微鏡検査法(診)　colpomicroscopy
腟座(坐)薬　encolpism, pessary
腟式子宮全摘術　total vaginal hysterectomy (TVH)
腟式切開　vaginal section
腟子宮留血症　hematocolpometra
腟疾患　colpopathy
腟周囲炎　perivaginitis
腟出血　colporrhagia
秩序　order
腟錠　vaginal tablet
腟真菌症　vaginomycosis
腟神経　vaginal nerves
腟水症　hydrocolpos
腟性尿失禁　vaginal incontinence
腟切開〔術〕　colpotomy, vaginotomy
腟切開刀　vaginotome
腟切除術　colpectomy, vaginectomy
腟腺　vaginal gland
腟前庭　pronaus, vestibule of vagina
腟前庭球動脈　artery of vestibular bulb
窒素　nitrogen (N)
腟造影図　vaginogram
腟造影法　vaginography
窒息　apnea, asphyxia, choke, pnigma, suffocation
窒息恐怖〔症〕　pnigophobia
窒息させる(する)　asphyxiate, stifle, throttle
窒息性甲状腺腫　suffocative goiter
窒息〔性〕の　asphyxiant, suffocative
腟測定計　vaginometer
窒息物質　suffocant
窒息薬　asphyxiant
窒素係数　nitrogen coefficient
窒素決算　nitrogen balance
窒素減少尿症　hypoazoturia
窒素固定　nitrogen fixation
窒素酸化物　nitrogen oxides (NOx)
窒素循環　nitrogen cycle
窒素尿〔症〕　azoturia
窒素の化合しない　unazotized
窒素平衡　nitrogen balance
腟脱　colpoptosis, prolapsus vaginae, vaginal prolapse, vaginocele
腟断裂　colporrhexis
腟痛　colpodynia, vaginodynia
腟動脈　vaginal artery
腟トリコモナス症　vaginal trichomoniasis
腟内生息の　vaginicoline
腟内容塗布　vaginal smear
腟内リング　intravaginal ring (IVR)
腟粘膜炎　endocolpitis
腟の　vaginal
腟閉鎖術　colpocleisis
腟閉鎖〔症〕　colpatresia, phimosis vaginalis
腟閉鎖切開術　colpostenotomy
腟壁下垂　colpoptosis
腟壁固定術　colpopexy
腟壁縫合〔術〕　colporrhaphy
腟ヘルニア　colpocele, vaginal hernia
腟傍結合組織炎　paravaginitis
腟膀胱炎　colpocystitis
腟膀胱ヘルニア　colpocystocele
腟瘤　colpocele
腟留血症　hematocolpos
腟留膿症　pyocolpos
知的誇大妄想狂　sophomania
知的障害　intellectual disability
知的敏捷　prothymia
チーデマン神経　Tiedemann nerve
チトクロム　cytochrome (Cyte)
遅鈍　hebetude, torpor
遅尿　opsiuria
チネル徴候　Tinel sign
血の　bloody
知能　intelligence, mentality
知能異常　dysgnosia
知能係数　coefficient of intelligence (CI)
知能検査法　intelligence test
知能指数　intelligence quotient (IQ)
知能年齢　intelligence age, mental age (MA)
知能の劣った　obtuse
乳呑児　sucker
遅発育菌　slow grower
遅発一過性徐脈　late deceleration
遅発型アレルギー反応　late allergic response (LAR)
遅発型喘息反応　late asthmatic response (LAR)
遅発月経　delayed menstruation, opsomenorrhea
遅発性　tardive
遅発性ウイルス感染症　slow virus infection (SVI)
遅発性外傷性脳内血腫　delayed traumatic intracerebral hematoma (DTICH)
遅発性感染症　slow infection
遅発性ジスキネジー　tardive dyskinesia (TD)
遅発性障害　delayed radiation injury
遅発〔性〕の　late
遅発性溶血性副作用　delayed hemolytic reaction
遅発統合失調症　late schizophrenia
遅発反応　late response
遅発皮膚反応　late cutaneous reaction (LCR)
乳ばなれ　ablactation
チフス菌血症　typhemia
チフス舌　baked tongue
チフス症　typhosis
チフス〔性〕せん(譫)妄(言)　typhomania, typhonia
チフス様髄膜炎　meningotyphoid

チフスワクチン　typhus vaccine (TV)
痴呆　aphronesis, athymia, dementia, deterioration, idiot, moria
地方病性甲状腺腫　endemic goiter
地方流行の　endemic
地方流行病　endemic
チマセチン　thymacetin
チマダニ属　*Haemaphysalis*
チミアシス　thymiasis
チミオン症　thymiasis
チミジル酸　thymidylic acid
チミジル酸シンターゼ　thymidylate synthase
チミジン　thymidine
チミジン一リン酸　thymidine monophosphate
チミジンキナーゼ　thymidine kinase
チミジン 5′-三リン酸　thymidine 5′-triphosphate
緻密骨　compact bone
緻密質　compact substance
緻密層　stratum compactum
遅脈　slow pulse, tardy pulse
チミン　thymine (Thy)
チームアプローチ　team approach
チーム医療　team health care
チムス酸　thymic acid
チームナーシング方式　team nursing system
致命的な　mortal, thanatophoric
致命率　case fatality rate, lethality, lethality rate
恥毛　pubis, pubisure
チモーゲン　zymogen
チモサン　zymosan (Z)
チモール　thymol
チモール混濁反応　thymol turbidity test (TTT)
茶　tea, thea
着床　implantation, nidation
着床前〔遺伝子〕診断　preimplantation genetic diagnosis (PGD)
着床前診断　preimplantation assessment
着床前の　preimplantation
着色　stain
着色爪　chromonichia
着色尿　chromaturia
着色料　coloring matter
チャーグ・ストラウス症候群　Churg-Strauss syndrome
着点　insertion
茶剤　tea, tisane
チャーチオ腺　Ciaccio gland
茶中毒　theinism
茶中毒者　theic
チャート　chart
チャドック徴候　Chaddock sign
チャドック反射　Chaddock reflex
チャーレイホース　charley-horse
茶碗１杯　teacupful
チャンス骨折　Chance fracture
治癒　cure, healing
柱　column, columna, columnella, pillar, trabecula
注意　attention, notice, precaution
注意逸散　distraction
中医学　traditional Chinese medicine
注意欠陥・多動性障害　attention deficit/hyperactivity disorder (AD/HD)
注意集中　cathexis
注意集中困難症　attention deficit disorder (ADD)
注意障害　inattention
注意力　attention
注意を喚起する　alert
中咽頭収縮筋　constrictor pharyngis medius
注液　clysis
中央黄斑部の　centrocecal
中央手術部　surgicenter
中央値　median (M, m.)
中央着糸染色体　metacentric chromosome
中央の　central, median (M, m.), middle
中凹の　umbilicate
中温性の　mesophilic
肘窩　bend of elbow
仲介　mediation
仲介者　mediator
中外側の　mediolateral
中外胚葉　mesectoderm
中隔　septation, septum
中隔開口〔術〕　septostomy
中隔形成〔術〕　septation
中隔欠損　septal defect (SD)
中隔子宮　uterus septus
中隔切開器　septatome
中隔の　septal, septile
中隔のある　septate
中割球　mesomere
中華料理店症候群　Chinese restaurant syndrome
昼間遺精　diurnal ejaculation
中間解析　interim analysis
中間〔期〕　interkinesis, interphase, interval
中間楔状骨　intermediate cuneiform
中間広筋　vastus intermedius
中間呼気流量　midexpiratory flow (MEF)
中間子　meson
中間施設(住居)　halfway house
中間宿主　intermediate host
中間状態　mesomorphy
中間神経　intermediate nerve
中間数　median (M, m.)
肘関節　elbow joint
中間層板　intermediate lamella
中間体　intermediate body, intermediate form (IF)
中間体格者　mesomorph
中間代謝　intermediary metabolism
中間尿　midstream urine
中間尿標本　midstream specimen
中間の　interim, intermediate
中間板　intermediate disk

中間物　intermediate
中間密度リポタンパク　intermediate density lipoprotein (IDL)
中期　metakinesis, metaphase
肘筋　anconeus
中頸神経節　middle cervical ganglion
中〔頸〕心臓神経　middle cervical cardiac nerve
中〔形〕リンパ球　mesolymphocyte
中結腸静脈　middle colic vein
中結腸動脈　middle colic artery
中高指　middle finger
中甲状腺静脈　middle thyroid veins
昼行の　diurnal
中硬膜静脈　middle meningeal veins
中硬膜動脈　middle meningeal artery
中骨盤の　mesatipellic
中鎖脂肪酸　medium chain triglyceride (MCT)
中止　discontinuation
注視　focal visualization
中指　middle finger
中止　withdrawal
中耳　middle ear, tympanum
中耳炎　otitis media (OM), tympanitis
中歯型　mesodont
注視眼振　fixation nystagmus
中耳減圧症　otopiesis
虫刺症　insect bite
注視〔する〕　gaze
注視線　line of fixation
中実歯〔型，性〕　pleodont
中膝動脈　middle genicular artery
注視反射　gaze reflex
注視野　field of fixation
注射　injection (Inj.)
中斜角筋　scalenus medius
注射器　syringe
注射された　injected
注射する　inject
注射できる　injectable
注射薬(液)　injection (Inj.)
中手　metacarpus
中手間関節　intermetacarpal joint
中手骨　metacarpal, metacarpal bones
中手骨切除術　metacarpectomy
中手根〔骨〕の　mesocarpal, midcarpal
中手指節関節　metacarpophalangeal joint (MCP)
中手手指〔骨〕の　metacarpophalangeal
注出　cast
抽出　abstraction, extraction (Ext)
抽出器　extractor
抽出する　abstract, extract (Ex)
抽出〔標本〕調査　sampling study
抽出物　extract (Ex), extractive
柱状構造　trabecularism
柱状骨　columella
抽象作用　abstraction
柱状図　histogram
虫状の　lumbricoid, vermicular, vermiculose, vermiform
中小脳脚　middle cerebellar peduncle
虫状脈　vermicular pulse
中心　center, centrum
中腎　mesonephros
中心暗点　central scotoma
中心外の　eccentric
中心窩野　area centralis
中心管　central canal, syringocele
中腎管　mesonephric duct
中心球　centrosphere, statosphere
中神経幹　middle trunk
中心血液量　central blood volume (CBV)
中心血管(静脈)閉塞〔症〕　central vein occlusion (CVO)
中心溝　central sulcus
中心後回　gyrus postcentralis, postcentral gyrus, posterior central gyrus
中心後回の　postcentral
中心後溝　postcentral fissure
中心咬合　centric occlusion
中心咬合位　centric occlusal position
中心後方の　postcentral
中心後野　postcentral area
中心骨　central bone
中心子　centriole
中心視覚面　area centralis
中腎腫　mesonephroma
中心周囲核　pericentral nucleus
中心周囲の　pericentral
〔中心〕循環血液量　central circulating blood volume (CCBV)
中心静脈圧　central venous pressure (CVP)
中心静脈栄養法　intravenous hyperalimentation (IVH)
中心静脈内カテーテル　central venous catheter (CVC)
中心性脊髄症候群　central cord syndrome
中心性肺炎　central pneumonia
中心性肥満　central obesity
中心節　centromere
中心切断法　central amputation
中心線　central ray
中心前回　anterior central gyrus, precentral gyrus
中心前野　precentral area
中心〔臓〕静脈　middle cardiac vein
中心体　central body, centrosome, microcentrum, microsphere
中心柱原　plerome
中心電極　central terminal electrode
中心に向かう　paracentral
中心乳び(糜)腔　central lacteal of villus
中心の　central, centralis, centric, ental
中腎の　mesonephric
中腎傍管　paramesonephric duct
中心紡錘　central spindle
虫垂　appendix, appendix vermiformis, vermicular appendix, vermiform appendix, vermix
虫垂炎　appendicitis (APP)

虫垂炎膿瘍　appendiceal abscess
虫垂間膜　mesoappendix
虫垂間膜炎　mesoappendicitis
虫垂結石　appendicolithiasis
虫垂周囲炎　periappendicitis
虫垂周囲の　periappendicular
虫垂静脈　appendicular vein
虫垂切除〔術〕　appendectomy (AP)
虫垂造影〔法〕　vermography
虫垂動脈　appendicular artery
虫垂突起　vermiform process
虫垂の　appendicular
虫垂ヘルニア　appendicocele
虫垂弁　valvula processus vermiformis
肘水瘤　capped elbow
虫垂瘻設置術　appendicostomy
中枢　center, centrum
中枢神経　central nerve (CN)
中枢神経下の　subneural
中枢神経系　central nervous system (CNS)
中枢神経軸　neuroaxis
中枢神経刺激薬　analeptic
中枢性運動の　centrokinetic
中枢性顔面神経麻痺　central facial paralysis
中枢性麻痺　central paralysis
中枢性〔免疫〕寛容　central tolerance
中枢の　central, centralis, centric
中枢抑制状態　central inhibitory state (CIS)
柱図表　histogram
中性咬合　neutral bite, neutroclusion
中性子　neutron
中性子線　neutron ray
中性子治療　neutron therapy
中性脂肪　fat
中性体質　intersex
肘正中皮静脈　median cubital vein
中性点　neutral point
中性の　neutral
抽石〔術〕　litholapaxy
中舌　glossa
中節骨　middle phalanx
中絶した　interrupted
中絶する　interrupt
中絶性交　coitus interruptus
中絶性排尿　interrupted micturition
中前頭動脈　middle frontal artery
肘前の　antecubital
鋳造　cast
中足〔骨〕　metatarsal bones, metatarsus
中足骨間関節　intermetatarsal joint
中足骨間の　intertarsal
中足骨切除術　metatarsectomy
中足骨痛　metatarsalgia
中足根の　mesotarsal, midtarsal
中足指〔骨〕の　metatarsophalangeal
中側頭回　middle temporal gyrus
中側頭静脈　middle temporal vein
中側頭動脈　middle temporal artery
中側の　media
中足の　metatarsal
中大脳動脈　middle cerebral artery
中断〔する〕　discontinuation, interrupt
注腸　enema, intestinal infusion
中腸　midgut
中長頭型　mesaticephalic
中直腸静脈　middle rectal veins
中直腸動脈　middle rectal artery
中程度の　moderate
中殿筋　gluteus medius, mesogluteus
中殿皮神経　middle cluneal nerves
中途　midstream
中頭　centriciput
肘頭　olecranon, point of elbow
虫頭状の　scoleciform
中等値　median (M, m.)
中等度　medium
中頭の　mesocephalic
肘頭方向に　anconad
中毒　intoxication, poisoning, toxication, venenation
中毒学　toxicology
中毒学の　toxicologic
中毒血症　toxemia
中毒症　toxicosis, toxinosis, toxipathy, toxis, toxonosis, toxosis
中毒状態　venenosity
中毒疹　toxicoderma, toxidermia
中毒性甲状腺腫　thyrotoxicosis, toxic goiter
中毒性精神病　paraphora
中毒性破傷風　toxic tetanus
中毒性皮膚炎　toxicodermatitis, toxidermitis
中毒性皮膚症　toxicodermatosis
中毒性表皮壊死〔剥離〕症　toxic epidermal necrolysis (TEN)
中毒性貧血　toxanemia
中毒誘発性の　toxiferous
中毒様の　toxicoid
肘内障　internal derangement of elbow
注入　abouchement, infusion, injection (Inj.)
注入器　instillator
注入する　inject
注入ポンプ　infusion pump (IP)
鋳熱　metal fume fever
中脳　mesencephalon, mesocephalon, midbrain
中脳炎　mesencephalitis
中脳蓋　tectum of midbrain
中脳水道　aqueductus cerebri, aqueductus mesencephali, cerebral aqueduct
中脳切断〔術〕　mesencephalotomy
中脳の　mesocephalic
虫媒の　entomophilous
中胚葉　mesoderm
中胚葉細胞　mesoblast
中胚葉細胞群　mesoblastema
中胚葉腎腫　mesoblastic nephroma (MN)
中胚葉節　metamere
中胚葉の　mesoblastic

中波長感受性錐体　middle wave sensitive cone
中盤　mesophragma
肘反射　elbow reflex
中皮　mesothelium
中鼻甲介　concha nasalis media, middle nasal concha
中皮細胞　mesothelial cell
中皮腫　mesothelioma
中鼻道　middle nasal meatus
中皮の　mesothelial
虫部　vermis
中副腎静脈　middle suprarenal vein
中副腎動脈　middle suprarenal artery
中部動原体型　metacentric
中部動原体染色体　metacentric chromosome
中膜　tunica media
中膜壊死　medionecrosis
中脈　media
昼盲〔症〕　day blindness, hemeralopia
昼夜動揺　nyctohemeral fluctuation
昼夜の　nyctohemeral
昼夜変動　nyctohemeral fluctuation
中庸　medium
中葉　middle lobe
中葉気管支　middle lobar bronchus
虫様筋　lumbricals
虫様構造　vermicule, worm
中庸の　intermediate
虫様の　vermetoid, vermicular, vermiform
中立〔突然〕変異　neutral mutation
中立の　neutral
中流　midstream
中和　neutralization
中和抗体　neutralizing antibody
中和試験　neutralization test (NT)
治癒する(させる)　cure, heal
治癒〔線〕量　curative dose (CD)
チューター制　tutorial system
治癒的な　curative
治癒比　therapeutic ratio (TR)
チューブリン　tubulin
治癒率　curative ratio
チュルク液　Türk solution
チュルク細胞　Türk cell
チョイス　choice
頂　apex, climax, crest, cupola, cupula
腸　bowel, intestine, intestinum
聴唖　audimutism
超ウラン〔元素〕　transuranium
腸運動〔性〕　intestinal motility
腸液　succus entericus
腸炎　endoenteritis, enteritis, enterocolitis, intestinitis
超遠心　ultracentrifugation
超遠心分析　ultracentrifugal analysis (UCA)
超遠心〔分離〕機　ultracentrifuge
超遠心〔分離〕〔法〕　ultracentrifugation
調音　articulation
聴音の　acoustic
超音の　supersonic
超音波　supersonic ray, ultrasonics, ultrasonic wave (USW), ultrasound (US)
超音波エコー　ultrasound echo
超音波計　ultrasonoscope
超音波結石穿孔術　ultrasonic lithotripsy
超音波検査　ultrasonic examination, ultrasonography (US)
超音波検査士　ultrasonographer
超音波検査図　ultrasonogram
超音波検査法　echography, sonography
超音波顕微鏡　ultrasonic microscope
〔超〕音波処理器　sonicator
超音波処理物　sonicate
超音波心臓検査法　ultrasonic cardiography (UCG)
超音波水晶体乳化吸引法　phacoemulsification (PET)
超音波断層検査法　ultrasound tomography (UST)
超音波内視鏡　endoscopic ultrasonography (EUS), ultrasonic endoscope (UE)
超音波ネブライザー　ultrasonic nebulizer (USN)
超音波の　ultrasonic
超音波脳検査法　echoencephalography
超音波発生装置　sonicator
超音波療法　ultrasonic therapy
潮解　deliquescence
張開　flare
腸外膜炎　exenteritis
腸潰瘍　enterelcosis
聴覚　audition, auditory sensation, hearing
聴覚過敏〔症〕　hyperacusia
聴覚眼瞼反射　acousticopalpebral reflex
聴覚〔機能〕訓練士　audiologist
聴〔覚〕原性の　audiogenic
聴覚減退〔症〕　hypoacusia
聴覚減痛法　audioanalgesia
聴覚障害　auditory trauma, hearing disorder
聴覚障害の　deaf
聴覚性　audile
聴覚性健忘〔症〕　auditory amnesia
聴覚性錯覚　paracusia
聴覚性失語〔症〕　auditory aphasia
聴覚増強　hyperacusia
腸拡張　enterectasis, enteromegalia
聴覚動眼反射　auditooculogyric reflex
聴覚の　auditive, auditory
頂顎の　verticomental
聴覚反射　auditory reflex
聴覚面　auditory field
聴覚誘発電位　auditory-evoked potential (AEP)
超過死亡率　excess mortality rate
腸下垂症　enteroptosis
腸下垂の　enteroptotic
蝶形紅斑　butterfly rash

超過敏性 pleoergy
超可変部領域 hypervariable region
腸管 intestine
腸管移植 intestinal transplantation
腸管運動促進作用をもつ prokinetic
腸管外栄養〔法〕 parenteral alimentation
腸管外の parenteral
超感覚的知覚 extrasensory perception (ESP)
腸管カンジダ症 intestinal candidiasis
腸管筋層反射 myenteric reflex
腸管筋の myenteric
長管骨捻転計 tropometer
長冠歯 hypsodont
腸管軸転 volvulus
腸管出血性大腸菌 enterohemorrhagic *Escherichia coli* (EHEC)
腸肝循環 enterohepatic circulation (EHC)
腸管組織侵入性大腸菌 enteroinvasive *Escherichia coli* (EIEC)
〔腸管〕毒素原性大腸菌 enterotoxigenic *Escherichia coli* (ETEC)
腸〔管〕の intestinal
長顔の dolichofacial, dolichoprosopic
腸管病原性大腸菌 enteropathogenic *Escherichia coli* (EPEC)
腸管付着性大腸菌 enteroadherent *Escherichia coli* (EAEC)
腸管閉塞 enterocleisis
腸肝ヘルニア enterohepatocele
鳥顔〔ぼう(貌)〕 brachygnathia, micrognathia
腸間膜 mesenterium, mesentery
腸間膜炎 mesenteritis
腸間膜血管閉塞症 mesenteric vascular occlusion
腸間膜固定術 mesenteriopexy, mesopexy
腸間膜根 root of mesentery
腸間膜症 mesenterium
腸間膜小腸 mesenteric intestine
腸間膜成襞 mesenteriplication
腸間膜の mesenteric
腸間膜縫合術 mesenteriorrhaphy, mesorrhaphy
長期管理(ケア) long-term care (LTC)
長期心拍タコメータ cardiotachometer
腸寄生虫 enterozoon
超気体性の ultragaseous
長期の extensive
長期病 protracted illness
腸球菌 enterococcus
長球の prolate
長球面 prolate
鳥距 calcar avis, calcarinus, ergot, unguis
腸鏡 enteroscope
腸狭窄 enterostenosis
腸狭窄拡張術 enteroplasty
長胸神経 long thoracic nerve
鳥距溝 calcarine sulcus, fissura calcarinus
鳥距皮質 calcarine cortex
腸筋 myenteron
張筋 tensor
蝶形口蓋神経痛 sphenopalatine neuralgia
蝶〔形〕骨 sphenoid, sphenoid bone
蝶形骨開放術 sphenoidectomy
蝶形骨角 sphenoidal angle
蝶形骨基底 basisphenoid
蝶形骨頬骨の sphenomalar
蝶形骨甲介 concha sphenoidalis
蝶形骨篩骨の sphenoethmoid
蝶形骨上顎骨の sphenomaxillary
蝶形骨穿孔器 sphenotribe
蝶形骨穿孔砕頭術 sphenotresia
蝶形骨前部 presphenoid
蝶形骨洞 sphenoidal sinus
蝶形骨洞炎 sphenoiditis
蝶形骨洞開口術 sphenoidostomy
蝶形骨洞切開術 sphenoidotomy
蝶形骨の sphenoidal
長径骨盤の dolichopelvic
蝶形骨翼 wings of sphenoid
蝶形骨翼状突起 alisphenoid
蝶形骨稜 sphenoid crest
腸脛靭帯 iliotibial tract
腸形成〔術〕 enteroplasty
蝶形の papilionaceous
腸痙攣 enterospasm
腸結合術 enteroplexy
腸結石 enterolith
聴結節 acoustic tubercle
張原線維 tonofibril
超顕微鏡的な amicroscopic, submicroscopic, ultramicroscopic, ultravisible
超顕微鏡の ultramicroscopic
潮紅 flush, rubor
徴候 indication, manifestation, sign, stigma, symptom (Sx)
蝶口蓋動脈 sphenopalatine artery
腸向性 enterotropic
調合製剤 preparation
超高速コンピュータ断層撮影 ultrafast computerized tomography (UFCT)
超高速撮像 echo planar imaging (EPI)
徴候的な symptomatic
超高熱の hyperpyrexial
超高比重リポタンパク very high density lipoprotein (VHDL)
調合品 composition
超高頻度 very high frequency (VHF)
長後毛様体動脈 long posterior ciliary arteries
調合薬 preparation
超小型サイクロトロン baby cyclotron
腸骨 iliac bone, ilium
長骨 long bone
腸骨下腹神経 iliohypogastric nerve
腸骨筋 iliacus
腸骨筋腱下包 bursa subtendinea iliaca
聴骨筋反射 acoustic muscle reflex (AMR)
腸骨筋膜下窩 iliacosubfascial fossa
腸骨筋膜下ヘルニア iliacosubfascial hernia

腸骨櫛径 bisiliac
腸骨鼠径神経 ilioinguinal nerve
腸骨鼠径の ilioinguinal
腸骨大腿骨の iliofemoral
腸骨大腿靱帯 iliofemoral ligament
腸骨転子の iliotrochanteric
腸骨の iliac
腸骨部結腸 iliac colon
腸骨稜 crista iliaca, iliac crest
腸骨稜結節 tuberculum iliacum
腸骨リンパ節炎 poradenitis
腸固定術 enteropexy
調査 investigation, survey
聴砂 otoconium
調剤 dispensing
貼剤 patch
調剤過誤 medication error
張細糸 tonofilament
調剤師 dispensing chemist
調剤所 pharmacy
調剤する dispense, fill
張細線維 tonofibril, tonofilament
調剤手引書 dispensatory
調査結果 finding
腸坐骨の iliosciatic
調査〔する〕 investigate, research, study
腸雑音 bowel sound (BS)
腸雑音正常 bowel sounds regular (BSR)
調査票 question(n)aire
超酸化物 superoxide
超自我 superego
長歯〔型, 性〕 hypsodontia
蝶篩陥凹 sphenoethmoidal recess
調色 toning
調色液 toner
長指屈筋 flexor digitorum longus
腸軸捻〔転〕症 volvulus
長指伸筋 extensor digitorum longus
超自然的な occult
調質 tempering
腸疾患 enteropathy
長日周期 infradian rhythm
超日の ultradian
長寿 longevity, macrobiosis
腸重積症 intussusception
超収束 overconvergence
腸絨毛 intestinal villus
腸出血 enterorrhagia, enterostaxis
頂上 peak
長掌筋 palmaris longus
聴小骨 phonophore
腸上の epicolic
長睫毛症 trichomegaly
聴色症 pseudochromesthesia
聴診 auscultation
聴診音減弱 hypophonesis
聴〔診間〕隙 auscultatory gap
聴診器 stethoscope, thoracoscope
腸真菌症 enteromycosis
聴神経 acoustic nerve, acusticus
聴神経鞘腫 acoustic neurile(m)moma
聴神経野 acoustic area
聴診交代 auscultatory alternans
聴診三角 triangle of auscultation
聴診上聴取される stethacoustic
聴診法 stethoscopy
超心理学 parapsychology
長髄歯 taurodont
長髄歯性 taurodontism
調整 adjustment, compensation, regulation
頂生歯 acrodont
腸性自家中毒症 enterotoxication
調整者 coordinator
腸性先(肢)端皮膚炎 acrodermatitis enteropathica
超生体染色 supravital staining
超生体の supravital
腸性チアノーゼ enterogenous cyanosis
腸性中毒症 scatemia
聴性定常〔状態誘発〕反応 auditory steady state response (ASSR)
腸性の enterogenous
頂生の terminal
聴性脳幹反応 auditory brainstem response (ABR)
腸性敗血症 enterosepsis
調製粉乳 modified powder milk (MPM)
聴石 otolite
腸石 splanchnolith
腸石症 enterolithiasis
潮汐の tidal
調節 accommodation, regulation
調節異常〔症〕 dysadaptation, dysregulation
調節遺伝子 regulator gene
腸切開術 enterotomy
調節眼閃 accommodation phosphene
調節筋 accommodation muscle
調節近点 near point of accommodation (NPA)
調節計 accommodometer
調節呼吸 controlled ventilation
調節作用 modulation
腸切除 enterectomy
調節症候群 adaptation syndrome
(機械や装置などを)調節する adjust
調節(機能)性眼精疲労 accommodative asthenopia
調節性輻輳対調節比 accommodative convergence-accommodation ratio (AC/A)
調節度計 optodynamometer
調節反射 accommodation reflex
調節物質 modulator
調節麻痺 cycloplegia
腸線 catgut, gut
腸腺 intestinal gland
チョウセンアサガオ属 *Datura*
腸仙骨の iliosacral
腸穿刺 enterocentesis
腸仙痛 enteralgia
腸線縫合 catgut suture
鳥足状の pedate
超促進薬 ultra-accelerator

超測微計 ultramicrometer
超多剤耐性結核菌 extensively drug-resistant tuberculosis (XDR-TB)
聴打診器 auscultoplectrum, phonacoscope
聴打診法 phonacoscopy
頂端 apex
腸炭疽 intestinal anthrax
腸胆嚢切開術 enterocholecystotomy
腸胆嚢吻合術 enterocholecystostomy
超短波 ultrashort wave (USW)
腸恥骨線 iliopectineal line
腸恥骨の iliopectineal
腸チフス typhia, typhoid, typhoid fever
腸チフス菌溶解素 typholysin
腸チフス性の typhose
腸チフスの typhic
腸チフス・パラチフスAおよびBの混合ワクチン typhoid-paratyphoid A and B vaccine (TAB vaccine)
超長頭〔症〕 ultradolichocephaly
腸痛 enteralgia, enterodynia
蝶番車軸関節 trochoginglymus
腸詰(ソーセージ)中毒 sausage poisoning
調停 mediation
超低カロリー食〔療法〕 very low calorie diet (VLCD)
調停器 mediator
調停者 moderator
超低出生体重 very low birth weight (VLBW)
超低出生体重児 extremely premature infant
超低比重リポタンパク very low density lipoprotein (VLDL)
頂点 acme, peak, vertex
超電〔気伝〕導 superconduction
超伝導 MRI superconducting MRI
超伝導磁石 superconducting magnet
長頭 long head
長頭〔蓋〕体 dolichocephalus
長胴歯性 taurodontism
長橈側手根伸筋 extensor carpi radialis longus
長頭体の dolichocephalic
頂と関係のある vertical
腸毒素 enterotoxin, intestinotoxin
腸毒素血症 enterotoxemia
腸毒素産生性 enterotoxigenic
腸内細菌科 *Enterobacteriaceae*
腸内細菌共通抗原 enterobacterial common antigen (ECA)
腸内細菌叢 intestinal microflora
長内転筋 adductor longus
腸内の enteral
腸内容停滞 enterostasis
長軟毛のある villose
腸の enteric
聴能訓練 auditory training
腸嚢腫 enterocyst, enterocystoma
調波 harmonic
腸胚 gastrula
腸胚形成 gastrulation
超薄切片 ultrathin
超薄切片法 ultramicrotomy
超薄片刀 ultramicrotome
長波長感受性錐体 long wave sensitive cone
聴板 auditory plate
蝶番関節 ginglymoid joint, ginglymus, hinge joint
蝶番関節状の ginglymoarthrodial, ginglymoid
頂板系 peripygium
蝶番状の ginglyform
超微形態(構造) ultrastructure
長腓骨筋 fibularis longus, peroneus longus
腸尾骨の iliococcygeal
超微コロイド粒子 amicron
超皮質性 transcortical
超微小電極 ultramicroelectrode
超微生物 ultravirus
腸病 tormentum
腸病原性の enteropathogenic
腸病原体 enteropathogen
超微粒子 ultrasome
超微量化学 ultramicrochemistry
超微量の ultramicrovolume
超微量分析 ultramicroanalysis
貼布 patch
重複感染 multiple infection
重複する redundant
腸腹膜炎 exenteritis
貼布試験 patch test
腸不全麻痺 enteroparesis
超不透明な ultropaque
腸吻合術 enteroanastomosis
腸閉塞〔症〕 bowel obstruction (BO), ileus, intestinal obstruction, obstipation, splanchnemphraxis
〔腸壁〕感作物 mordant
腸壁内神経叢 enteric plexus
腸壁肥厚 enterauxe
腸壁ヘルニア parietal hernia
腸ヘルニア enterocele
長方形の rectangular
腸縫合術 enterorrhaphy
腸膀胱ヘルニア enterocystocele
長母指外転筋 abductor pollicis longus
長母指屈筋 flexor hallucis longus, flexor pollicis longus
長母指伸筋 extensor hallucis longus, extensor pollicis longus
腸麻痺 enteroparalysis, enteroplegia
調味 dressing
超ミクロトーム ultramicrotome
超無菌的の ultrasterile
長命 longevity, macrobiosis
長命の macrobiotic
聴面 acoustic area
聴毛 auditory hair
腸網ヘルニア enteroepiplocele
長毛様体神経 long ciliary nerves

聴野　audiogram, auditory area, auditory field
跳躍　saltation
跳躍痙攣　palmus
跳躍性舞踏病　saltatory chorea
跳躍の　saltatory
跳躍皮弁　jump flap
跳躍病　louping–ill
跳躍攣縮　saltatory spasm
超優性　overdominance
腸癒着剥離術　enterolysis, synechtenterotomy
腸腰筋　iliopsoas, psoas
腸腰筋炎　psoitis
腸溶剤皮　enteric coating
腸溶錠　enteric coated tablet
腸腰静脈　iliolumbar vein
腸溶性錠剤　enteric coated tablet
腸腰動脈　iliolumbar artery
腸腰の　iliolumbar
腸瘤　enterocele
聴力　audition, auditory acuity, hearing acuity
張力　tension
張力記録器　tonograph
張力記録法　tonography
聴力計　audiometer, sonometer
張力計　tensimeter, tensiometer
聴力検査士　audiometrician
張力差異　heterotonia
張力受容器　stretch receptor, tension receptor
聴力障害　hearing impairment
聴力図　audiogram
聴力測定　audiometry
聴力低下　hypoacusia
聴力の　aural
張力変動性　auxotony
張力変動性の　auxotonic
聴力レベル　hearing level (HL)
腸リンパ本幹　intestinal trunk
鳥類の　avian
腸瘻管形成術　enterostomy
腸瘻〔孔〕　enteroproctia
腸瘻造設術　enterostomy
潮浪波　catacrotic shoulder
超濾過　ultrafiltration (UF)
腸肋筋　iliocostalis
調和　eurhythmia
調和性交代　concordant alternans
調和平均　harmonic mean
直顎性　orthognathia
直筋　rectus
直視下　direct vision
直視下生検　open biopsy
直静脈洞　straight sinus
直進性の　progressive
直精細管　straight tubule
直接化生　direct metaplasia
直接型ビリルビン　direct bilirubin (D–Bil, DB)
直接関係のある　proximate
直接クームステスト　direct Coombs test
直接打診法　immediate percussion
直接に　statim (stat.)
直接熱量測定　direct calorimetry
直接の　direct, immediate
直接免疫蛍光抗体法　direct immunofluorescent antibody test (DFA)
直線加速器　liniac
直線の　linear
直線縫合　sutura plana
直達喉頭検査法　direct laryngoscopy
直達骨折　direct fracture
直腸　rectum (R)
直腸陰唇の　rectolabial
直腸会陰縫合術　rectoperineorrhaphy
直腸Ｓ状結腸　proctosigmoid
直腸Ｓ状結腸炎　proctosigmoiditis
直腸Ｓ状結腸鏡検査法　proctosigmoidoscopy, rectoromanoscopy
直腸Ｓ状結腸切除術　rectosigmoidectomy
直腸Ｓ状結腸の　rectosigmoid
直腸炎　proctitis, rectitis
直腸温〔度〕　rectal temperature (RT)
直腸拡張法　procteurysis
直腸癌　rectal cancer
直腸灌注　proctoclysis
直腸間膜　mesorectum
直腸鏡　proctoscope, rectoromanoscope, rectoscope
直腸鏡検査〔法〕　proctoscopy, rectoscopy
直腸狭窄　proctencleisis, proctostenosis, rectostenosis
直腸痙攣　proctospasm
直腸結腸炎　proctocolitis
直腸結腸鏡検査法　proctocolonoscopy
直腸結腸切除〔術〕　proctocolectomy
直腸〔肛〕切開術　proctotomy
直腸〔肛門〕拡張症　proctectasia
直腸肛門形成術　proctoplasty
直腸〔肛門〕に由来する　proctogenic
直腸固定術　proctopexy, rectopexy
直腸坐骨の　rectischiac
直腸子宮窩　rectouterine excavation
直腸子宮靱帯　rectouterine ligament
直腸周囲炎　perirectitis
直腸周囲痛　proctodynia
直腸出血　proctorrhagia
直腸神経痛　proctalgia
直腸切開刀　rectotome
直腸切除術　proctectomy, rectectomy
直腸造瘻術　proctostomy
直腸脱　proctocele, proctoptosis, rectal prolapse, rectocele
直腸腟形成術　proctocolpoplasty, proctoelytroplasty
直腸〔腟〕前庭の　rectovestibular
直腸直腸吻合術　rectorectostomy
直腸痛　rectalgia
直腸刀　proctotome
直腸内空気吸入　rectal aerophagia

直腸内の　intrarectal (IR)
直腸の　rectal
直腸反射　rectal reflex
直腸尾骨固定術　rectococcypexy
直腸病恐怖症　proctophobia
直腸ヘルニア　hedrocele
直腸弁切開術　proctovalvotomy
直腸傍結合組織　paraproctium
直腸傍結合〔組〕織炎　paraproctitis
直腸膀胱形成術　proctocystoplasty
直腸縫合術　proctorrhaphy, rectorrhaphy
直腸膀胱の　rectovesical
直腸膨大部　ampulla recti
直腸ポリープ　proctopolypus, rectal polyp
直腸麻酔　rectal anesthesia
直腸麻痺性便秘　proctostasis
直腸瘤　rectocele
直腸瘻造設〔術〕　rectostomy
直読計　skopometer
直背症候群　straight back syndrome
直部　straight part
直毛　liotrichia
直乱視　astigmatism with rule
直立位　usustatus
直立姿勢　station
直立性アルブミン尿〔症〕　orthostatic albuminuria
直立性後倒症　hypsokinesis
直立性の　erectile
直立の　orthostatic
直立反射　standing reflex
直立歩行の　orthograde
直流　direct current (DC)
直流刺激　galvanization
直流除細動器　DC defibrillator
直流通電〔療法〕　galvanization
直流電気の　galvanic
直流電気〔療法〕　galvanism
直列　series
緒言　proem
チョコレート嚢胞　chocolate cyst
著述　writing
貯蔵　reserve, storage
貯蔵顆粒　storage granule
貯蔵器　reservoir
貯蔵所　bank, depot
貯蔵ヒト血清　pooled human serum (PHS)
貯蔵病　storage disease
直角の　rectangular
直観者　eidetic
直観像　eidetic image, eidetic imagery
直径　diameter (D, d.)
直交切線　trajectory
直行蠕動　peristaltic rush
著明な　marked
著明に　markedly
貯留　accumulation, collection, pool, retention, stagnation
貯留血清　pooled serum
貯留した　pooled
貯留嚢胞　retention cyst
貯留物　depot
散らし薬　mother's salve
散らす　resolve
地理医学　geomedicine
地理上の　geographic
治療　therapy
治療域　therapeutic range
治療家　therapeutist, therapist
治療学　therapeutics
治療可能な　curable
治療計画　regimen, therapeutic plan
治療継続せよ　continuenter remedia (cont rem)
治療効果のある　curative, therapeutic
治療後の経過の　catamnestic
治療し得る　medicable
治療指数　therapeutic index
治療者　attendant
治療上の　remedial
治療する　attend, cure, manage
治療抵抗性の　rebellious, refractory
治療的　medicinal
治療的血管新生　therapeutic angiogenesis
治療的虹彩切除術　therapeutic iridectomy
治療的電気刺激法　therapeutic electrical stimulation (TES)
治療的流産　therapeutic abortion
治療の　therapeutic
治療必要数　number needed to treat (NNT)
治療不応性の　refractory
治療〔法〕　cure, therapeusis, therapeutics, treatment (TX, Tx)
治療法順(遵)守　therapeutic adherence
治療〔方針〕　management
治療目標　goals of treatment (GOT)
治療薬　remedy, therapeutic agent
治療薬濃度測定　therapeutic drug monitoring (TDM)
治療用乳製品　therapeutic formulas
治療用品　therapeutic armamentarium
治療量以下の　subtherapeutic
治療を加えなかった　untreated
知力　mind
チール切断術　Teale amputation
チレイン　tyrein
チロキシン　thyroxin(e)
チロキシン結合グロブリン　thyroxine-binding globulin (TBG)
チロキシン結合タンパク〔質〕　thyroxine-binding protein (TBP)
チロキシン結合能　thyroxine-binding capacity
チロキシン血〔症〕　thyroxinemia
チログロブリン　thyroglobulin
チロシナーゼ　tyrosinase
チロシン　tyrosine (Tyr)
チロシン血〔症〕　tyrosinemia
チロシン症　tyrosinosis
チロシン尿〔症〕　tyrosinuria
鎮咳性の　antitussive

鎮咳薬　antitussive
沈下性の　hypostatic
チンキ〔剤〕　tincture (Tinct, tinct)
陳旧性心筋梗塞　old myocardial infarction (OMI)
陳旧の　obsolete
鎮痙　spasmolysis
鎮痙性の　anticonvulsive, spasmolytic
鎮痙薬　anticonvulsive, antispasmodic, spasmolysant, spasmolytic
チン腱　Zinn tendon
沈降　precipitation, sedimentation
沈降原　precipitinogen
沈降性イオウ　precipitated sulfur
沈降赤血球　sedimented red cell (SRC)
沈降線スパー　precipitin spur
沈降素　precipitin
沈降速度　sedimentation velocity
沈降速度計　sedimentometer
沈降体積　sedimentation volume
沈降定数　sedimentation constant
沈降平衡　sedimentation equilibrium
沈降率　sedimentation rate
沈渣　deposit, praecipitatus (ppt.), sediment, sedimentum
チン小環　Zinn circle
チン靭帯　Zinn ligament
鎮静　sedation
鎮静化　remission
鎮静作用のある　sedative
鎮静薬　abirritant, sedative, temperans
チンダル間欠滅菌法　tyndallization
チンダル現象　Tyndall phenomenon
沈着　deposition
沈着物　deposit, precipitate (Ppt)
チン中心動脈　Zinn central artery
鎮痛　analgesia
鎮痛薬　anodyne, analgesic, antalgesic
沈泥　slime
沈殿　precipitation
沈殿器　sedimentator
沈殿物　praecipitatus (ppt.), precipitate (Ppt)
鎮吐性の　antiemetic
鎮吐薬　antiemetic
チン膜　Zinn membrane
沈黙野　silent area

つ

ツァンク試験　Tzanck test
追加　accretion
追加する　superinduce
追加の　accessional, supplemental
追加免疫効果　booster effect
椎間円板　intervertebral disks
椎間関節切除〔術〕　facetectomy
椎間孔　intervertebral foramen
椎間孔天蓋切除術　foraminotomy
椎間静脈　intervertebral vein
椎間軟骨(板)　intervertebral cartilage
椎間板炎　diskitis
椎間板症　discopathy
椎間板切除　discectomy
椎間板造影〔法〕　discography
椎間板に原因する　discogenic
椎間板ヘルニア　herniated intervertebral disc, intervertebral disc hernia
椎弓　vertebral arch
椎弓形成術　laminoplasty
椎弓根間の　interpediculate
椎弓切開術　laminotomy
椎弓切除〔術〕　laminectomy
椎孔　vertebral foramen
対号　pairing
対合　synapse
椎骨炎　spondylitis
椎骨状カテーテル　vertebrated catheter
椎骨静脈　vertebral vein
椎骨動脈　vertebral artery
椎骨動脈神経　vertebral nerve
椎骨の　vertebral
椎骨脳底動脈循環不全　vertebrobasilar insufficiency
鎚趾　hallux malleus
対質　antimere
追従眼球運動　ocular following response (OFR)
追跡　tracing
追跡研究　follow-up study
追跡子　tracer
対(つい)切開　counterincision
追想　memory, recall
椎体　centrum, vertebral body
椎体静脈　basivertebral veins
椎体に関連の　basivertebral
対突然変異　transition mutation
追放　purge
対麻痺　paraplegia
対麻痺状の　paraplegiform
対麻痺性骨関節病　paraosteoarthropathy
墜落産　partus praecipitatus
墜落分娩　precipitate labor
痛　pain
通院患者　ambulatory patient
通過　transit
痛覚　nociperception
痛覚過敏　algesthesia, hyperalgesia
痛覚計　algesimeter, algometer, odynometer
痛覚減退〔症〕　hypalgesia, hypoalgesia
痛覚嗜好症　algophilia
痛覚測定〔法〕　algometry
痛覚脱失(消失)〔症〕　analgesia, analgia
痛覚低下の　hypalgesic
痛覚鈍麻の　hypalgesic
痛覚の　algetic
通顆骨折　transcondylar fracture
通気　aeration, perflation
通気管　airway
通気口　vent
通気する　aerate

通気〔法〕 insufflation, tubal inflation, ventilation (V)
通気率 permeability
通頸骨折 transcervical fracture
通経薬 emmenagogue, hemagogue
通常型間質性肺炎 usual interstitial pneumonia (UIP)
通常の routine
通所(外来)リハビリテーション ambulatory rehabilitation
通信指令 emergency medical dispatching (EMD)
通性嫌気性細菌 facultative anaerobe
痛点 pain-point
通年性アレルギー性鼻炎 perennial allergic rhinitis (PAR)
通年性の perennial
痛風 gout
痛風灰 tophus
通風器 wolpert
痛風結節 tophus
痛風治療薬 antipodagric
痛風に効果のある antipodagric
痛風の gouty
痛風発作 gouty attack
通門 gating
通門機序 gating mechanism
通利 catharsis
通路 channel, iter, passage
通話器 channel
杖(つえ) cane, walking stick
ツェツェバエ tsetse fly, tzetze fly
ツェツェバエ属 *Glossina*
ツェリアキー celiac disease
ツェルウェーガー症候群 Zellweger syndrome
ツェンケル憩室 Zenker diverticulum
ツェンケル変性 Zenker degeneration
ツガ hemlock
使い捨て disposal
疲れ目 eyestrain
月 month (M)
つぎ足歩行 tandem gait
付き添い看護師 private duty nurse
付添い人 attendant
付き添う attend
突き出し ejection
突き出し器 ejector
月々の mensual
突き出た protrusive
月の lunar
突き指 sprained finger
机 table
告げる inform
伝える bear
槌(つち) mallet
つちあしゆび(槌趾) hallux malleus, hammer toe
ツチ・アブミ骨連結〔術〕 malleostapediopexy
ツチ(槌)骨 mallet, malleus, plectrum
ツチ骨キヌタ骨の malleoincudal
ツチ骨条 mallear stria
ツチ骨切開術 sphyrotomy
ツチ骨柄 manubrium mallei
土ふまず plantar arch
ツツガムシ〔恙虫〕 chigger
ツツガムシ属 *Trombicula*
恙虫病 tsutsugamushi disease
続ける continue
包む involve, pack
ツートン巨細胞 Touton giant cell
抓(つね)り pincement
角(つの)〔様構造〕 horn
つば flange
ツベルクリン tuberculin (TB)
ツベルクリン型反応 tuberculin type reaction
ツベルクリンテスト tuberculin test
ツベルクリン反応 tuberculin reaction (TR)
ツベルクリン療法 tuberculization
ツベルクレース tuberculase
壺形(状)の urceiform, urceolate
ツボクラリン塩化物 tubocurarine chloride
蕾 bud
爪先(つまさき) tip-toe
つむ形の fusiform
爪 claw, nail, onyx, unguis
爪かみ onychophagy
爪の ungual, unguinal
爪のある unguiculate
詰める pack, plug
強さ intensity, strength
強さ・時間曲線 strength-duration curve (S-D curve)
ツラレミア tular(a)emia
つりあい balance, equilibrium
ツリウム thulium (Tm)
吊り線 suspension wire
ツルゴール turgor
つる状血管腫 racemose hemangioma
つる状静脈性血管腫 angioma venosum racemosum
つる状神経腫 plexiform neuroma
つる状動脈瘤 cirsoid aneurysm, racemose aneurysm
つる状の plexiform
つわり nausea gravidarum, vomiting of pregnancy

て

手 hand, manus
手足 extremity
手足あんま術 chiropody
手足口病 hand-foot-and-mouth disease (HFMD)
手足マッサージ pedicure
デアシラーゼ deacylase
手足攣縮 carpopedal spasm
手当て aid, attention

デアミダーゼ　deamidase
手洗い　hand-washing
手洗い消毒　preoperative hand-washing
底　basis, fundus
提　suspensorium
蹄　ungula
堤　vallum
DIP 関節　distal interphalangeal joint (DIP joint)
低圧　low pressure (LP)
低圧の　hypobaric
低アルカリ度　hypoalkalinity
低アルドステロン症　hypoaldosteronism
低アルドステロン尿〔症〕　hypoaldosteronuria
低アルブミン血〔症〕　hypalbuminemia, hypoalbuminemia
低アルブミン症　hypalbuminosis
定位　localization, orientation
定位異常　dysstasia
低位咬合　infraclusion, infraocclusion
定位手術　stereotaxy
定位手術的照射　stereotactic radiosurgery
定位性健忘〔症〕　localized amnesia
定位的な　stereotactic, stereotaxic
定位の　static, stereotactic, stereotaxic
定位脳手術　stereotaxic neurosurgery
定位反応　orienting response
定位放射線照射　stereotactic irradiation (STI)
低エコー　hypoechoic
低エコー域　hypoechoic area
DNR 指示　do not resuscitate order (DNR order)
DNA ウイルス　DNA virus
DNA〔型〕腫瘍ウイルス　DNA tumor virus
DNA 診断　DNA diagnosis
DNA タイピング　DNA typing
DNA チップ　DNA chip
DNA トランスフェクション　DNA transfection
DNA 複製　DNA replication
TNM 分類　tumor-node-metastasis classification (TNM classification)
DNA ラセン　DNA helix
DMF (dmf)指数　DMF(dmf) index
低塩酸塩尿〔症〕　hypochloruria
低塩食　low salt diet (LSD), low sodium diet
帝王切開〔術〕　cesarean section (CS, C/S), sectio caesarea
帝王切開分娩　partus caesareus
定温器　incubator, thermostat
低温許容性の　cryotolerant
低温症　hypothermia
定温〔性〕の　homothermic
低温生物学　cryobiology
低温槽　cryostat
低温度療法　cold cure
低温発育の　psychrotroph
低温保存法　cryopreservation
低温療法　psychrotherapy, refrigeration
低下　depression, reduction
低下〔する(させる)〕　decrease, reduce
D型肝炎　hepatitis D (HD)
D型肝炎ウイルス　*Hepatitis delta virus* (HDV)
低活性の　subvital
低過敏性　pleoesthesia
低カリウム血〔症〕　hypokalemia, hypopotassemia
低カルシウム血〔症〕　hypocalcemia
T管　T-tube
低眼圧緑内障　low tension glaucoma
低換気　hypoventilation, underventilation
低ガンマグロブリン血〔症〕　hypogammaglobulinemia
定義　definition
低気圧　depression
定期健診　regular health check
提起する　raise
啼泣　vagitus
低吸収領域　low attenuation area (LAA)
耐久性(度)　permanence
提供者　donor
低緊張性十二指腸造影〔法〕　hypotonic duodenography (HDG)
低屈　plantar flexion
ディグリエルモ症候群　Di Guglielmo syndrome
ディグリエルモ病　Di Guglielmo disease
ディグロービング損傷　degloving injury
低クロール血〔症〕　hypochloremia
デイケア　day care
デイケアセンター　day care center
低形成性白血病　hypoplastic leukemia
低形成性貧血　hypoplastic anemia
低形成の　hypoplastic
定型的な　typic, typical
低血圧　hypotonia, low blood pressure (LBP)
低血圧〔症〕　hypotension
低血圧〔症〕性の　hypotensive
低血糖昏睡療法　hypoglycemic shock therapy
低血糖〔症〕　glycopenia, hypoglycemia
低血糖症の　hypoglycemic
低血糖性昏睡　hypoglycemic coma
締結法　cerclage
抵抗　phylaxis, resistance
抵抗する　pellate, resistant
抵抗性の　recalcitrant
抵抗力　resistibility
低呼吸　hypopn(o)ea
低コレステリン(コレステロール)血〔症〕　hypocholester(in)emia
低コンプライアンス膀胱　poorly compliant bladder
低在横定位　deep transverse arrest, deep transverse position
T細管　T tubule
底鰓節　copula

T細胞　T cell
T細胞依存性抗体反応　T cell dependent antibody response
T細胞抗原受容体　T cell antigen receptor (TCR)
T細胞サブセット　T cell subset
T細胞受容体遺伝子　T cell receptor gene (TCR gene)
T細胞増殖因子　T cell growth factor (TCGF)
T細胞非依存性抗体反応　T cell independent antibody re sponse
T細胞〔免疫〕寛容　T cell tolerance
T細胞リンパ腫　T cell lymphoma
デイ・サージェリー　day surgery
テイ・サックス病　Tay-Sachs disease
低酸症　hypoacidity, hypochlorhydria
低酸素血〔症〕　hypoxemia
低酸素症　hypoxia
低酸素性虚血性脳症　hypoxic ischemic encephalopathy (HIE)
低酸素性肺血管攣縮　hypoxic pulmonary vasoconstriction (HPV)
低酸素発作　anoxic spells
低酸素を呈した　hypoxic
停止　discontinuation, insertion, standstill, withdrawal
TCA 回路　tricarboxylic acid cycle (TCA cycle)
停止液　stop solution
停止期　stationary phase
低色素性小球性貧血　hypochromic microcytic anemia
低色素〔性〕の　hypochromic
低色〔素〕性貧血　hypochromic anemia
丁字形包帯　crucial bandage
低刺激の　bland
低脂血症　hypolipidemia
T字〔状〕包帯　T bandage
停止〔する〕　arrest
停止性囊胞　sterile cyst
停止〔反応〕　termination
低四分位　lower quartile
停止分娩　obstructed labor
低脂肪血性症候群　hypolipidemia syndrome
低脂肪食　low fat diet (LFD)
低周波の　audio
定住マクロファージ　resident macrophage
挺出　extrusion, overeruption
提出　presentation
低出生体重児　low birth weight infant (LBWI), premature infant (PI), underweight infant
低出カレーザー〔治療〕　low energy laser (therapy)
定常期　stationary phase
泥状血　pelohemia
泥状血〔現象〕　sludging of blood cell
定常状態　steady state
定常人口　stationary population
定常性　constancy
定常電流　stationary current
定常の　stationary, steady
定常領域　constant region (C region)
定序オン・ランダムオフ機構　ordered on-random off mechanism
定所外の　atopic
定序機構　ordered mechanism
釘植　gomphosis, peg-and-socket joint
低食塩症候群　low salt syndrome
ディジョージ症候群　DiGeorge syndrome
低侵襲手術　minimally invasive surgery (MIS)
低侵襲性冠動脈バイパス〔術〕　minimally invasive direct coronary artery bypass (MIDCAB)
低侵襲治療　minimally invasive treatment (MIT)
低浸透〔圧〕的　hypotonic
低心拍出量症候群　low output syndrome (LOS)
低髄液圧症候群　low cerebrospinal fluid pressure syndrome
定数　constant
ディスク拡散法　disk diffusion method
ディストーション　distortion
ディストログリカン　dystroglycan
ディスプロソディ〔ー〕　dysprosody
ディスメトリア　dysmetria
呈する　present
定性試験　qualitative test
定性の　qualitative
定性分析　qualitative analysis
低石灰化　hypocalcification
低線維食　low fiber diet
低線維素原血〔症〕　hypofibrinogenemia
低線量放射線　low dose radiation
低線量率　low dose rate (LDR)
低層の　low (L, l)
底側骨間筋　plantar interossei
底側中足動脈　plantar metatarsal arteries
底側の　plantar, plantaris
停滞　stagnation
低体温死　hypothermic death
低体温症　hypothermia
低体温麻酔〔法〕　hypothermia, hypothermic anesthesia
低体重　underweight
低炭酸塩〔症〕　hypocarbia
低炭酸ガス血〔症〕　hypocapnia
低タンパク血〔症〕　hypalbuminemia, hypoproteinemia
低タンパク症　hypoproteinosis
低タンパク食　low protein diet
定着　colonization, fixation
低張　hypotonia
低張症候群　hypotonic syndrome
低張尿〔症〕　hyposthenuria
低張の　hypotonic
低調発声　destonation
ティーツェ症候群　Tietze syndrome
ディック試験　Dick test

ティッシュエンジニアリング tissue engineering
手一杯 pugillus (P)
TT ウイルス TT virus
DDS 症候群 4,4′-diaminodiphenyl sulfone syndrome (DDS syndrome)
DDD ペースメーカ DDD pacemaker
蹄鉄腎 horseshoe kidney
低電位差 low voltage
程度 degree, extent
低銅血症 hypocupremia
Tトミー T-tomy
泥土療法 pelotherapy
ディートル発症 Dietl crisis
低トロンビン血〔症〕 hypothrombonemia
低ナトリウム血〔症〕 hyponatremia
低ナトリウム食 low sodium diet
低尿酸尿〔症〕 hypouricuria
T波 T wave
D波 D wave
剃髪 tonsure
底板 floor plate
T-B 細胞間相互作用 T-B cell interaction
TPHAテスト *Treponema pallidum* hemagglutination test (TPHA)
低〔比〕重性の hypobaric
低比重リポタンパクコレステロール low density lipoprotein cholesterol (LDL-C)
低比重リポタンパク〔質〕 low density lipoprotein (LDL)
低ビタミン血症 hypovitaminosis
テイ病 Tay disease
低フィブリノ〔ー〕ゲン血〔症〕 hypofibrinogenemia
底部様の fundiform
低プロトロンビン血〔症〕 hypoprothrombinemia
低分極 hypopolarization
低分子量デキストラン low molecular weight dextran(e) (LMWD)
低ベータ(β)-リポタンパク血〔症〕 hypobetalipoproteinemia
デイホスピタル day hospital
低マグネシウム血〔症〕 hypomagnesemia
低密度リポタンパク質受容体 low density lipoprotein receptor (LDL receptor)
定命説 determinism
低免疫グロブリン血症 hypoimmunoglobulinemia
ディメンション dimension
ディヤード dyad
泥様の peloid
低容量 low volume (LV)
低容量ピル low-dosage pill
定律 law
停留性黄疸 retention jaundice
停留精巣(睾丸) cryptorchidism, retentio testis
停留の stationary
定量 assay, determination, quantum
定量的コンピュータ断層撮影〔法〕 quantitative computed tomography (QCT)
定量的絮数(じょすう)反応 flocculation number reaction
定量分析 quantitative analysis
定量噴霧式吸入器 metered dose inhaler (MDI)
低リン血〔症〕 hypophosphatemia
Tリンパ球 T lymphocyte
Tリンパ球活性化因子 T lymphocyte activating factor (TAF)
ティール切断術 Teale amputation
低レニン血症 hyporeninemia
ティンパニオン tympanion
ティンパノメトリー tympanometry
ディーンフッ素症指数 Dean fluorosis index
デオキシアデニル酸 deoxyadenylic acid (dAMP)
デオキシアデノシン deoxyadenosine (dA, dAdo)
デオキシグアニル酸 deoxyguanylic acid (dGMP)
デオキシグアノシン deoxyguanosine
デオキシコール酸 deoxycholic acid
デオキシコール酸塩 deoxycholate (DOC)
デオキシコルチコステロン deoxycorticosterone (DOC)
デオキシシチジル酸 deoxycytidylic acid (dCMP)
デオキシシチジン deoxycytidine
デオキシチミジル酸 deoxythymidylic acid (dTMP)
デオキシリボ核酸 deoxyribonucleic acid (DNA)
デオキシリボ核タンパク deoxyribonucleoprotein (DNP)
デオキシリボース deoxyribose
デオキシリボヌクレアーゼ deoxyribonuclease (DNase, DNAse, DNAase)
デオキシリボヌクレオシド deoxyribonucleoside
デオキシリボヌクレオチド deoxyribonucleotide
テオフィリン theophylline
テオブロミン theobromine
デカグラム decagram
デカルボキシラーゼ decarboxylase
手・顔面の丹毒 pelagia
滴 drop, gutta (gt.), minim (min, m)
笛 pipe
敵意 animus
適応 accommodation, adaptation, assimilation, competence, indication
適応過程 adjustment process
適応形質 adaptive character
適応酵素 adaptive enzyme
適応障害 adjustment disorder
適応症候群 adaptation syndrome
適応する adaptive
適応性の adaptive
適応段階 adaptation stage

適応度(値) fitness
適応の障害 impaired adjustment
適応反応 adjustment reaction
適応モデル adaptation model
適温 normothermia
滴下 dribbling, drop
滴下器 instillator
滴管 burette
適合 matching
(環境などに)適合させる adjust
適合〔性〕 compatibility
デキサメタゾン dexamethasone (DXM)
摘出器 extractor
摘出〔術〕 avulsion, delivery, evulsion, extirpation, extraction (Ext)
摘出する enucleate, excise
摘除 ablatio
滴状心 drop-heart
滴状の guttate
摘除〔術〕 extirpation
滴数計 stalagmometer
滴数〔測定〕計 stactometer
デキストラン dextran(e)
デキストリン dextrin
デキストリン蓄積〔症〕 dextrinosis
デキストリン尿〔症〕 dextrinuria
デキストロース dextrose
デキストロメトルファン臭化水素酸塩 dextromethorphan hydrobromide
適性 fitness
適性試験 aptitude test
適正発育 appropriate for gestational age (AGA)
適正発育〔児〕 appropriate for dates (infant) (AFD)
滴注 drip
適中度 predictive value
滴定 titration
滴定基準液 titrant
滴定酸 titratable acid
滴定酸度 titrable acidity
滴定し得る titrable
滴定する titrable, titrate
滴定装置 titrater
滴定標準液 titrant
滴定法 titrimetry
滴定量 titer, titre
適当な proper
摘便 stool extraction
摘要 syllabus
適用可能な applicable
適用する apply
適用〔性〕 application
適用方法 modality
適量 dosage
滴瀝 stillicidium
デーキン液 Dakin solution
テク thèque
出口 exit
テクネチウム technetium (Tc)
テクネチウム-99m technetium-99m (^{99m}Tc)
テクノ依存症 technocentered
テクノストレス technostress
テクノストレス眼症 technostress ophthalmopathy
テクノストレス症候群 technostress syndrome
テクノ不安〔症〕 technoanxiety
テクノロジー technology
手首 carpus
手首自傷症候群 wrist-cutting syndrome
手首の carpal
手首の関節 wrist joint
デクランピングショック declamping shock
デケルヴァン病 de Quervain disease
てこ elevator
デゴス症候群 Degos syndrome
凸凹の asperous
デザイン design
手先 pilot
手さぐり trial and error
デジェリン・クルムプケ症候群 Dejerine-Klumpke syndrome
デジェリン・ソッタス病 Dejerine-Sottas disease
デジェリン徴候 Dejerine sign
デジェリン・ルシー症候群 Dejerine-Roussy syndrome
デシケーター desiccator
デジタル減算血管造影〔法〕 digital subtraction angiography (DSA)
デジタルの digital
デジタルラジオグラフィー digital radiography (DR)
デシベル decibel (dB)
手順 procedure
手錠 cuff
デシリットル deciliter (dL)
デスエデュケーション death education
テストステロン testosterone
デスマスク death mask
デスメー膜 Descemet membrane
デスメー膜炎 descemetitis
デスメー膜ヘルニア descemetocele
デスメー膜瘤 descemetocele
デスモイド desmoid
デスモソーム desmosome
デスモプレシン desmopressin
テスラ tesla (T)
デセトープ desetope
デソー包帯 Desault bandage
データなし no data (ND)
テタニー tetany
テタニー後の posttetanic
テタニー症候 tetanism
テタニー性攣縮 tetanic spasm
テタニラ tetanilla
テタヌス菌毒素 spasmotoxin
テタヌス〔性〕の tetanic
テタノスパスミン tetanospasmin
テタノード tetanode

用語索引

テタノリジン tetanolysin
データベース database
鉄 ferrum (Fe), iron
轍 rut
鉄芽球性貧血 sideroblastic anemia
鉄過剰症 hyperferremia
鉄吸収性の siderophilous
鉄血症 siderosis
鉄欠乏症 sideropenia
鉄欠乏〔症〕の sideropenic
鉄欠乏性貧血 iron deficiency anemia (IDA)
鉄剤 iron preparation
徹照器 diaphanoscope, polyscope
徹照法 diaphanoscopy, diascopy, transillumination
徹照用小灯 diaphane
鉄〔性〕線維症 siderofibrosis
鉄泉 iron springs
鉄タンパク質 ferroprotein
鉄沈着症 siderosis
手続き procedure
徹底した strict
徹底操作 working through
鉄道眼振 railroad nystagmus
鉄道恐怖〔症〕 siderodromophobia
鉄動態 ferrokinetics
鉄貪食細胞 siderophage
鉄の ferric, ferruginous
鉄の肺 iron lung
鉄発生性の siderogenous
鉄利用不能性貧血 sideroblastic anemia
デーデルライン〔腟〕桿菌 Döderlein bacillus
デトーニ・ドゥブレ・ファンコーニ症候群 de Toni–Debré–Fanconi syndrome
テトラサイクリン tetracycline (TC)
テトラソミー tetrasomy
テトラヒドラカノビノール tetrahydrocannabinol
テトラヨードチロニン tetraiodothyronine (T_4)
テトロドトキシン tetrodotoxin (TTX)
デーナ手術 Dana operation
テニア属 *Taenia*
テニア属条虫 taenia
テニス脚 tennis leg
テニス腕 tennis arm
テニス手関節炎 tennis wrist
テニス肘 tennis elbow
デニス・ブラウン副子 Denis Browne splint
テニス母指 tennis thumb
テネイシン tenascin
テネスムス tenesmus
手の握力計 squeeze dynamometer
〔手の〕指骨 phalangeal bones of hand
手の舟状骨 navicular bone of hand
デノボ癌 de novo cancer
デノボ合成 de novo synthesis
テノン嚢 Tenon capsule
テノン嚢炎 tenonitis
デバンディング debanding
手引 pilot
デビック病 Devic disease
デヒドラターゼ dehydratase
デヒドロエピアンドロステロン dehydroepiandorosteron (DHEA)
デヒドロコール酸塩試験 dehydrocholate test
デヒドロ酢酸 dehydroacetic acid (DHA)
3–デヒドロレチノール 3–dehydroretinol
テーピング taping
テープ tape
デファジング dephasing
デフェロキサミンメシル酸塩 deferoxamine mesilate
デフェンシン defensin
手袋状知覚麻痺 glove anesthesia
手袋状剥皮損傷 degloving injury
手袋状包帯 gauntlet
手袋製造人縫合 glover's suture
デブリドマン débridement
デプロテン期 diplotene
テベジウス孔 Thebesius foramina
テベシウス循環 thebesian circulation
デペッフェルカテーテル de Pezzer catheter
デベルジー姿勢 Devergie attitude
ディペンドウイルス属 *Dependovirus*
デポリメラーゼ depolymerase
手間のかかる tedious
テマフロキサシン temafloxacin (TMFX)
デマンド型ペースメーカ demand pacemaker
手文字 handshapes
デュアルチェンバーペースメーカ dual chamber pacemaker
デュエーン症候群 Duane syndrome
デュクレー桿菌 Ducrey bacillus
デュシェンヌ症候群 Duchenne syndrome
デューテリウム deuterium (D)
デュピュイトラン拘縮 Dupuytren contracture
デュピュイトラン骨折 Dupuytren fracture
デュピュイトラン切断術 Dupuytren amputation
デュピュイトラン縫合 Dupuytren suture
デュービン・ジョンソン症候群 Dubin–Johnson syndrome
デュプレー病 Duplay disease
デュベルネ孔 Duverney foramen
デュベルネ腺 Duverney gland
デュボア公式 DuBois formula
デュラファニ三徴 Dieulafoy triad
デュルク結節 Dürck nodes
テラジア感染症 thelaziasis
テラトーマ teratoma
テーラー副子 Taylor splint
テーラーメイド医療 tailor–made medicine
テリー症候群 Terry syndrome
デルタウイルス属 *Deltavirus*
デルタ(δ)型肝炎 hepatitis D (HD)

デルタ(δ)顆粒　delta(δ) granule
デルタ細胞　delta cell
デルタ(δ)線　delta(δ) ray
デルタ(δ)-トコフェロール　delta(δ)-tocopherol
デルタ(δ)波　delta(δ) rhythm, delta(δ) wave
デルタレトロウイルス属　*Deltaretrovirus*
テルビウム　terbium (Tb)
デルファイ法　Delphi method
デルフィのリンパ節　Delphian node
デルベー徴候　Delbet sign
テルペン　terpene
テルペン中毒　terpenism
テルペン類似の　terpenoid
デルマトゲン　dermatogen
デルマトソーム　dermatosome
デルマトフィルス属　*Dermatophilus*
テルモフォール　thermophore
テルル　tellurium (Te)
テレス状縫合法　terracing
テレタクター　teletactor
テレパシー　telepathy
テレビ顕微鏡　television microscope
テレメータ　telemeter
テレメトリ　telemetry
テロメア　telomere
テロメラーゼ　telomerase
点　dot, point, punctum, spot
殿　clunis, nates
電圧　potential, voltage (V)
電圧計　voltmeter
電圧固定　voltage clamp
電圧-電流曲線　polarogram
転位　dislocation, displacement, ectopia, ectopy, heterotopia, inversion, rearrangement, translocation, transposition
転移　excursion, involvement, metastasis, transfer, transference, transition
転移 RNA　transfer RNA (tRNA)
電位依存性カルシウムチャネル　potential operated calcium channel (POC)
転移癌　metastatic cancer
電位計　electrometer
転移酵素　transferase
電位〔差〕　potential
転位した　atopic
電位図　electrogram
転移する　involve, metastasize
転移性の　metastatic
転移性網膜炎　metastatic retinitis
転移増殖　colonization, innidiation
転移分娩　metastatic labor
伝音難聴　conductive hearing loss
添加　addition
転化　conversion, inversion
点火　spark
転嫁　transfer
添窩　undercut
展開　development
天蓋　tectorium, tegmen
電解質　electrolyte
電解の　electrolytic
点眼薬　collyrium
電荷結合素子　charge coupled device (CCD)
添加剤　additive
転位させる　invert
転化する　invert
転化糖　invert sugar
添加物　additive
添窩部〔領域〕　infrabulge
転換　conversion, reverse, transformation, transforming, turnover
てんかん(癲癇)　epilepsia, epilepsy (Epi), falling sickness
転換型突然変異　transversion mutation
転換器　nosepiece
点眼器　instillator
てんかん原性の　epileptogenic
転換酵素　convertase
てんかん重積状態　status epilepticus (SE)
転換神経症　conversion neurosis
てんかん性激怒　furor epilepticus
てんかん性昏迷　epileptic stupor
てんかん性精神病質　epileptoid psychopathy
てんかん性の　epileptic
てんかん発生帯　epileptogenic zone
転換ヒステリー　conversion hysteria
点眼びん　undine
点眼〔法〕　instillation
てんかん発作　seizure
点眼薬　eye drop, ophthalmic solution
てんかん様の　epileptiform
転帰　consequence, outcome, result
電気圧力計　electromanometer
電気泳動　electrophoresis
電気泳動易動度　electrophoretic mobility
電気泳動図　electropherogram, electrophoretogram
電気泳動度移動検定　electrophoretic mobility shift assay (EMSA)
電気泳動の　electrophoretic
電気眼圧計　electrotonometer
電気眼球運動図　electro-oculogram (EOG)
電気眼球〔運動〕図記録〔法〕　electro-oculography (EOG)
電気眼振　galvanic nystagmus
電気眼振計検査〔法〕　electronystagmography (ENG)
電気乾燥法　electrodesiccation (EDN)
電気機械解離　electromechanical dissociation
電気嗅覚グラフィ　electroolfactography (EOG)
電気凝固法(術)　electrocoagulation (EC)
電気〔記録〕図　electrogram
電気緊張〔性〕　electrotonus
電気緊張の　electrotonic
電気痙攣　electroconvulsion
電気痙攣の　electroconvulsive

電気痙攣療法　electric convulsive therapy (ECT), electroconvulsive therapy (ECT)
電気血圧計　electromanometer
電気コンデンサ　capacitor
電気砕石〔術〕　electrolithotripsy
電気軸　electrical axis
電気刺激　electrical stimulation (ES)
電気刺激装置　electrostimulator
電気止血法　electrohemostasis
電気シナプス　electric synapse
電気収縮性　electrocontractility
電気焼灼　electrocauterization
電気焼灼切断　electroscission
電気除細動器　electric defibrillator, cardioverter
電気ショック(痙攣)　electroconvulsive shock (ECS), electroshock
電気ショック療法　electroshock therapy
電気心音図記録　electrocardiophonography
電気神経筋検査法　electroneuromyography
電気診断〔法〕　electrodiagnosis
電気浸透流　electro-osmotic flow
電気睡眠　electrosleep
電気睡眠の　electrohypnotic
電気生理学的検査　electrophysiological mapping (EPS)
電気生理学的な　electrophysiological
電気切開　electrocision
電気切石〔術〕　electrolithotripsy
電気走性　electrotaxis
電気単位　electric unit
電気抵抗　resistance
電気抵抗器　resistance
電気的交代　electrical alternans
電気伝導性　electroconductivity
電気透析　electrodialysis
電気に関する　electrical
電気の　electric
電気鍼〔療法〕　electric acupuncture (EAP)
〔電気〕変性反応　reaction of degeneration
電気麻酔　electroanesthesia (EA)
電気麻酔法　electronarcosis
電気マッサージ　electromassage
電気味覚検査法　electric gustometry
電気無痛法　electroanalgesia
電気メス　electrocautery
電極　electrode
電気療法　electrotherapy
電気を用いた　electrical
殿筋　gluteus
殿筋炎　glutitis
殿筋の　gluteal
殿筋反射　gluteal reflex
殿筋麻痺歩行　gluteal gait
デングウイルス　*Dengue virus*
天空恐怖〔症〕　uranophobia
デング出血熱　dengue hemorrhagic fever (DHF)
デングショック症候群　dengue shock syndrome (DSS)
デング熱　dengue, dengue fever (DF), solar fever
典型的結核症　tylosis
典型的な　typic, typical
電撃性痤瘡　acne fulminans
電撃性の　fulminant, lancinating, siderans
電撃痛　lancinating pain
殿結合体　pygopagus
転向　inversio
殿溝　gluteal fold, sulcus gluteus
転向骨盤　inverted pelvis
転向走性　tropotaxis
転向帯　neutral point
電光的な　fulgurant
電光病　lightning stroke
電光様疼痛　lightning pain
転座　dislocation, translocation
天才　genius
天才白痴　idiot-savant
転座保因者　translocation carrier
転子　trochanter
展示　exhibition
電子　electron (E, e)
電子化された　electronic
電子カルテ　electronic medical record (EMR)
転子間線　intertrochanteric line
転子間の　intertrochanteric
転子間稜　intertrochanteric crest
電子供与体　electron donor
転子形形成術　trochanterplasty
電子顕微鏡　electron microscope (EM)
電子シンクロトロン　electron synchrotron
電子スピン共鳴　electron spin resonance (ESR)
電子体温計　electrothermometer
電磁単位　electromagnetic units (emu)
天日の　solar
電子内視鏡　electronic endoscope, videoendoscope
電子の　electronic
電磁波　electromagnetic wave
電子ボルト　electron-volt (eV)
転写　transcription
転写後遺伝子発現抑制　posttranscriptional gene silencing (PTGS)
転写酵素　transcriptase
転写後調節　posttranscriptional regulation
転写時遺伝子発現抑制　transcriptional gene silencing (TGS)
転写物　transcript
点集合　point-set
点状凹窩　pitting
点状角膜炎　punctate keratitis
天井効果　ceiling effect
点状歯　poikilodentosis
点状出血　petechia
点状出血症　petechiasis
点状の　punctate, punctiform
点状白内障　punctate cataract
展色剤　vehicle
電子リニア走査(スキャン)　electronic lin-

ear scan
テンシロン試験 tensilon test
伝心術 telesthesia
添水素〔作用〕 hydrogenation
展性 malleability
伝染 dissemination, infection
伝染性紅斑 erythema infectiosum
伝染性単核症 infectious mononucleosis
伝染性軟属腫 molluscum contagiosum
伝染性軟属腫ウイルス *Molluscum contagiosum virus*
伝染性軟疣(ゆう) molluscum pendulum
伝染性の communicable, infectious
伝染病 communicable disease
伝染力のある communicable
デンソウイルス亜科 *Densovirinae*
転送因子 transporter
填塞 tamponade
填塞器 plugger
填塞子 packer
天体恐怖症 astrophobia
殿大腿の gluteofemoral
伝達 communication, transmission
伝達因子 transfer factor (TF)
伝達可能の transmissible
伝達性 undulation
伝達性の contagious
伝達物質 mediator
伝達麻酔 conduction anesthesia
デンタルコーン dental cone
デンタルフロス dental floss
転置 transposition
電池 battery, cell
デンチノイド dentinoid
転地療法 climatotherapy
デンチン ivory
デンチン管 dentinal canal
デンチンセメント連結 dentinocemental junction
デンチン様の dentinoid
殿痛 pygalgia
点滴 drip
点滴〔静注〕胆道造影(撮影)〔法〕 drip infusion cholangiography (DIC)
点滴静脈内注射 drip infusion in vein (DIV), intravenous drip (IVD)
点滴注入〔法〕 instillation
点滴薬 drop
転々反側 jactation
テント tent, tentorium
転倒 inversion, resupination
点頭 nodding, nutant, nutation
伝導 conduction, duction
伝動 transmission
電動機 motor
転倒骨盤 inverted pelvis
電導子 electrode
伝導性 conductivity
伝導性失語〔症〕 conduction aphasia
電動性の electric
〔伝〕導体 conductor
伝統的出産介助者 traditional birth attendant (TBA)
点頭てんかん epilepsia nutans, infantile spasm
電動の electromotive
点頭発作 spasmus nutans
伝導率(度) conductivity
テント角 tentorial angle
テント下の subtentorial
テント神経 tentorial nerve
テント切痕 tentorial notch
テント切痕ヘルニア transtentorial herniation
点突然変異 point mutation
テントの tentorial
填入 packing
天然甘味剤 natural sweetener
天然痘 smallpox, variola, variola major
天然の native
殿の gluteal
伝播 propagation, transmission
デンバー式発達スクリーニングテスト Denver developmental screening test (DDST)
伝播性海綿状脳症 transmissible spongiform encephalopathy (TSE)
伝播性再分極 propagated repolarization
伝播生殖 sporogenesis, sporogony
伝播性ミンク脳症 transmissible mink encephalopathy (TME)
伝播媒介動物 transvector
伝搬 propagation
点鼻薬 collunarium, nasal drops
点鼻薬乱用 over-medicated nasal cavity
天秤 balance
殿〔部〕 breech, buttock, hip, rump
癜風(でんぷう) pityriasis versicolor, tinea versicolor
殿部奇形腫奇形 pygoamorphus
殿部脂肪蓄積 steatopyga
殿部の natal, pygal
添付文書 package insert
デンプリングサイン dimpling sign
テンプレート template
デンプン amylum, starch
デンプン血症 amylemia
デンプン酵素 diastase
デンプン水解酵素 amylase (AMY, amy)
デンプン尿〔症〕 amyluria
デンプン不消化便 amylorrhea
デンプン分解 amylolysis
デンプン様腎 amyloid kidney
テンペレートファージ temperate phage
展望鏡 periscope
天疱瘡 pemphigus
纏絡法 involution
電離 ionization
電離する ionize
電流計 ammeter
点流行 point epidemic
電流性眼振 galvanic nystagmus
伝令 RNA messenger RNA (mRNA)

殿裂　natal cleft
電話恐怖〔症〕　telephonophobia

と

度〔合い〕　degree
頭　caput (cap.)
島　insula, island, islet
糖　sugar
洞　absconsio, antrum, sinus
胴　soma, torso, trunk
道　canal, meatus, path, tractus
銅　copper (Cu)
等圧式　isobar
等圧の　isobaric
糖アルコール　sugar alcohol
頭囲　head circumference (HC), head girth (HG)
頭位　Kopflage (KL)
同意　consent
同位　isotopy
等イオン点　isoionic point
同位元素(核)　isotope
同位酵素　isoenzyme, isozyme
糖衣錠　dragée, dulcet, sugar-coated tablet
同位染色体　isochromosome
同位染色分体　isochromatid
同位体　isotope
同位置の　homotopic
同一月経期の　tautomenial
同一構造をもつ　homogenous
同一視　identification (ID)
同一受精卵発生の　enzygotic
同一性　identity
同一性拡散　identity diffusion
同一性危機　identity crisis
同一性障害　identity disorder
同一祖先からの　homogenous
同一〔対応〕抗体　homologous antibody
同一歩調で　pari passu
頭位分娩　head birth
頭位変換眼球反射　oculocephalic reflex (OCR)
動員　mobilization, recruitment
投影　projection
投影する　project
糖液漏　glycorrhea
洞炎　antritis
等温〔線(式)〕　isotherm
等温の　isothermal
同音名の　homonymous
等化　anabolism
投下　dumping
当価　equivalence
透過　penetration, permeation
同化　anabolism, assimilation, integration
動画　animation
島回　gyri insulae, insular gyri
頭蓋　brain pan, cranium, skull, vault
頭蓋咽頭管の　craniopharyngeal
頭蓋咽頭腫　craniopharyngioma
頭蓋外内動脈吻合術　extracranial intracranial arterial bypass (EIAB)
頭蓋外の　extracranial
頭蓋外被　epicranium
頭蓋下の　subcranial
頭蓋冠　calvaria, calvarium
頭蓋鉗子　cephalotractor
頭蓋顔面奇形　dyscephaly
頭蓋顔面骨　cranial vertebra
頭蓋顔面の　craniofacial
頭蓋基底軸　craniofacial axis
頭蓋腔　cranial cavity
頭蓋形成術　cranioplasty
頭蓋計測器　craniometer
頭〔蓋〕計測〔法〕　cephalometrics, cephalometry, craniometry
頭蓋結合体　craniopagus
頭蓋鼓室の　craniotympanic
頭蓋骨　cranial bones
頭蓋骨硬化症　craniosclerosis
頭蓋〔骨〕骨折　skull fracture
頭蓋骨骨膜下血腫　cephalhematoma
頭蓋骨耳部　otocranium
頭蓋骨切除術　craniectomy
頭蓋骨軟化症　craniomalacia
頭蓋骨縫合早期癒合症　craniosynostosis, premature craniosynostosis
頭蓋骨膜　pericranium
頭蓋骨膜洞　cephalhematoc(o)ele
頭蓋静脈洞　cranial sinus
頭蓋髄膜瘤　craniomeningocele
頭蓋正中離開　diastematocrania
頭蓋脊柱の　craniospinal
頭蓋脊椎披裂　craniorhachischisis
頭蓋仙骨の　craniosacral
頭蓋穿刺　cephalocentesis, craniopuncture
頭蓋前頂部　sinciput, synciput
頭蓋測定器　cephalometer
頭蓋測定点　craniometric points
頭蓋頂鋭波　vertex sharp transient
頭蓋底外科再建手術　skull base surgery
頭蓋投影図描写器　orthoscope
頭蓋動脈炎　cranial arteritis
頭蓋内圧　intracranial pressure (ICP)
頭蓋内圧測定計　cephalohemometer
頭蓋内外バイパス　extracranial-intracranial bypass (EC-IC bypass)
頭蓋内出血　intracranial hemorrhage
頭蓋内の　endocranial
頭蓋軟化症　craniotabes
頭蓋の　cranial
頭外の　extracranial
〔頭蓋〕脳腫　cerebroma
頭蓋のCT検査　cranial computed tomography (CCT)
頭蓋の縫合　cranial sutures
頭蓋背側脳脱　notencephalocele
頭蓋破裂　cranioschisis
頭蓋病　craniopathy
頭蓋帽　skullcap
頭蓋有窓症　craniofenestria

頭蓋瘤 craniocele
頭蓋裂孔 craniolacunia
頭蓋癆 craniotabes
透過角 filtration angle
透過型電子顕微鏡 transmission electron microscope (TEM)
統覚 apperception
動覚性の motile
統覚の apperceptive
透過酵素 permease
同化〔作用〕 elaboration
同化産物 anabolite
糖化終末産物 advanced glycation endproduct (AGE)
等価症 equivalent
透過性 permeability
透過性因子 permeability factor (PF)
透過性亢進 hyperlucent
透過選択性の permiselective
同化〔促進〕作用 anabolic action
糖が反応する glycate
同化不良 malassimilation
糖化ヘモグロビン glycated hemoglobin, glycosylated hemoglobin
透過率 transmissibility, transmission, transmittance
套管 cannula
盗汗 night sweat, sudor nocturnus
導管 conduit, vessel
糖汗症 saccharephidrosis
導管状の vesselform
套管針 trocar
動眼神経 oculomotor nerve
動眼神経核 oculomotor nucleus
動眼神経副核 accessory oculomotor nucleus
導関数 derivative
動眼の oculogyric
投棄 disposal
動機 incentive, motive
動悸 palpitation
同義因子性 polymery
冬季うつ病 winter depression
冬季嘔吐症 winter vomiting disease
同期化 synchronization
同起源の homoblastic
同義語 synonym
同期式間欠的強制換気 synchronized intermittent mandatory ventilation (SIMV)
同期性 synchronism, synchrony
同期的な synchronous
洞〔機能〕不全症候群 sick sinus syndrome (SSS)
等級 grade
等級(段階)分けする grade
頭胸郭 cephalothorax
頭胸結合奇形 prosoposternodymia
頭胸結合体 janiceps, prosopothoracopagus
動筋〔群〕 agonist
道具 instrument
橈屈 radial flexion(deviation)
道具的条件付け instrumental conditioning
同群凝集 group agglutination, partial agglutination
同型 homotypy
同形 isomorphism
動径 vector
同系移植 isogeneic graft
統計学 statistics
統計〔学〕的な statistical
統計学的有意差なし not statistically significant (NSS)
同系交配 inbreeding
同系交配の inbred
統計〔上〕の statistical
糖形成 glucogenesis
同型性 homotype
動形成術 kineplasty
動形成切断術 kineplastics
同型性の homotypic
同型接合性 homozygosity
同型接合体 homozygote
同型接合体形成 homozygosis
同型接合の homozygous
同形染色体の homomorphic
統計値 statistic
統計的な statistic
同系の isogeneic, syngeneic, syngenic
同形の isomorphous
同型の uniform
同形配偶子 isogamete
同形配偶子生殖 isogame, isogamy
頭頸不全体 derencephalus
統計量 statistic
盗血 steal
凍結肩 frozen shoulder
凍結乾燥 lyophilization
凍結外科〔学〕 cryosurgery
盗血現象 steal phenomenon
凍結した frozen
頭血腫 cephalhematoma, cephalohematoma
糖血症 glycemia
凍結する(させる) freeze
洞結節回復時間 sinus node recovery time (SNRT)
凍結切片 frozen section (FS, f.s.)
凍結探針 cryoprobe
凍結抽出 cryoextraction
凍結腐食器(剤) cryocautery
凍結保護剤 cryoprotectant
凍結療法 cryotherapy
島限 limen insulae
糖原形成の glycogenetic
動原体 kinetochore
糖原〔貯蔵〕病 glycogenosis, glycogen storage disease (GSD)
糖原分解低下 hypoglycogenolysis
糖原分泌の glycosecretory
頭垢 furfur
統合 consolidation, integration, synthesis
動向 current

瞳孔 pupil (P), pupilla
瞳孔異常 dyscoria
統合運動障害 dyspraxia
瞳孔運動の pupillomotor
瞳孔括約筋 sphincter muscle of pupil
瞳孔括約筋切除術 sphincterectomy
統合機 integration
統合教育 integrated education
瞳孔強直〔症〕 iridoplegia, tonic pupil
登校拒否 school refusal
瞳孔距離計 coreometer
瞳孔緊張症 pupillotonia, tonic pupil
透光計 photoradiometer
瞳孔計 coreometer
瞳孔形成術 iridotomy
瞳孔散大筋 dilator muscle of pupil
瞳孔弛緩症 pupillatonia
統合失調症 schizophrenia
統合失調症家族歴 schizophrenia family history (SFH)
統合失調症患者 schizophreniac
統合失調症状態 schizoidism
統合失調症性反応 schizophrenic reaction
統合失調症様の schizophrenoid
統合失調性精神状態 schizophrenosis
同向性 syntropy
同向性の concordant, syntropic
瞳孔整復〔術〕 corepraxia
瞳孔切開術 coreotomy
瞳孔測定 pupillometry
瞳孔帯 pupillary zone
瞳孔等大 isocoria
瞳孔の oculopupillary, pupillary
瞳孔剥離術 corelysis
瞳孔反射 pupillary reflex
瞳孔反応正常 pupils equal, round, and reactive to light and accomodation (PERRLA)
瞳孔不同〔症〕 anisocoria
島後部の postinsular
〔瞳孔〕閉鎖 synizesis
瞳孔閉塞 corocleisis
瞳孔偏(変)位 corectopia
瞳孔変動 hippus
同効薬 substitute
頭垢様の furfuraceous
橈骨 radius
頭骨陥凹粉砕性骨折 enthlasis
橈骨手根関節 radiocarpal joint, wrist joint
橈骨静脈 radial veins
橈骨神経 musculospiral nerve, radial nerve
橈骨神経溝 groove for radial nerve, musculospiral groove
橈骨神経の musculospiral
橈骨神経麻痺 musculospiral paralysis, radial nerve palsy
橈骨徴候 radial sign
橈骨動脈 radial artery
橈骨動脈カテーテル radial artery catheter (RAC)
橈骨動脈拍動 radial pulse
橈骨の radial
橈骨反射 radial reflex
橈骨輪状靱帯 anular ligament of radius
同語反復〔症〕 palilalia
痘痕 pitting
痘痕のある pitted
動作 performance
糖剤 confection, dragée, dulcet
陶材 porcelain
陶材術 ceramics
頭最長筋 trachelalis
動作完了困難 bradyteleocinesia
倒錯 inversio, perversion
倒錯者 pervert
倒錯症 paramania
動作錯誤 parapraxia
動作性検査 performance test
洞察力 insight
ドゥサンクティス・カッキオーネ症候群 De Sanctis–Cacchione syndrome
導子 director, guide
闘士型体型 athletic constitution
等軸の equiaxial, tesseral
同軸の concentric
等歯型 isodont
〔同時〕血液濾過透析法 hemodiafiltration (HDF)
〔陶歯〕削合 milling
同時視 simultaneous perception (SP)
糖脂質 glycolipid
同時失認 simultanagnosia
等指症 isodactylism
瞠視症 scopophilia
同時消毒法 concurrent disinfection
透視図〔法〕 perspective
等歯性 isodont
等時性 isochronism
同時性 synchronism
同時〔性〕の synchronous
導刺帯 gubernaculum
同時値性 isochronism
糖質 saccharide
同質異形 allotropy
同質異形体 allotrope
同質異像 heterophany
同質遺伝子個体群 syngen
同質遺伝子の isogeneic
洞室〔間〕伝導 sinoventricular conduction (s–v conduction)
糖質コルチコイド glucocorticoid
同質三像 trimorphism
糖質新生 glyconeogenesis
等質性 homogeneity
糖質成分 carbohydrate moiety
同質接合の autozygous
同質多形 polymorphism
同質多像仮像 paramorphism
同質二像 dimorphism
同質の homogeneous
同質倍数性 autoploidy

同質倍数体　autoploid
同時(期)的加重　simultaneous summation
同時に起こる　accompany
同時認知不能〔症〕　simultanagnosia
陶歯の　odontoceramic
透視法　diaphanoscopy, photoscopy, transillumination
投射　projection
等尺性運動　isometric exercise
等尺性弛緩　isometric relaxation
等尺性収縮　isometric contraction
等尺〔性〕の　isometric
投射する　project
投射性感覚　referred sensation
投射線維　projection fiber
投射痛　referred pain
投射の　incident
導手　conductor
同種〔異型〕移植〔片〕　allograft
同種〔異系〕抗原　alloantigen, allogeneic antigen
同種〔異系〕抗体　alloantibody
同種〔異系〕〔細胞〕効果　allogeneic effect
同種〔異系〕の　allogeneic
同種異系反応　allogeneic reaction
同種移植〔術〕　allogeneic graft, allogeneic transplantation, homotransplantation, allotransplantation
同種移植〔片〕　homograft, homotransplant
同種移植片拒絶〔反応〕　allograft rejection
洞周囲炎　perisinuitis
同重体　isobar
同種角膜移植　homokeratoplasty
同種間繁殖　interbreeding
同種凝集原　isoagglutinogen
同種凝集現象　isoagglutination
同種凝集素　isoagglutinin
同種菌ワクチン　stock vaccine
同種同系の　isologous
同種血球凝集　isohemagglutination
同種血球凝集素　isohemagglutinin
同種抗原　isoantigen
同種抗体　isoantibody, isobody
同種細胞の　isocellular
同種細胞発生の　homoblastic
同種細胞溶解素　isocytolysin
同種細胞抑制　allogeneic inhibition
同種植皮術　isotransplantation
同種性　homogeneity
同種族沈降素　isoprecipitin
同種〔組織〕移植術　homoplasty
同種組織移植の　isoplastic
同種組織溶解　homolysis
導出　delivery, lead
導出静脈　emissarium
導出〔性〕の　efferent
導出部　emissary
同種〔特異〕親和性の　homophil
同種毒療法　isopathy, isotherapy
同種不同視　anisometropia (ANA)
同種免疫　isoimmunization
同種免疫寛容　allogeneic immune tolerance
同種免疫の　alloimmune
同種免疫反応　alloimmune reaction, alloimmune response
同種溶血〔現象〕　isohemolysis, isolysis
同種溶血〔現象〕の　isolytic
同種溶血素　homolysin, isohemolysin, isolysin
同種療法薬　simil(l)imum
同所移植　orthotopic graft
凍傷　congelation, frostbite
同情　sympathy
洞上鼓室切開術　antroatticotomy
豆状骨　pisiform, pisiform bone, pisiformis
同情的な　sympathetic
同焦点　parfocal
塔状頭〔蓋〕　tower skull
塔状頭〔蓋〕〔症〕　acrocephalia, oxycephaly, turricephaly
塔状の　tower
動静脈奇形　arteriovenous malformation (AVM)
動静脈シャント　arteriovenous shunt (A–V shunt)
動静脈の　arteriovenous (A–V)
動静脈比　arteriovenous ratio (AVR)
動静脈吻合　arteriovenous anastomosis (AVA)
動静脈縫合術　arteriovenous angiorrhaphy
動静脈瘤　arteriovenous aneurysm
動静脈瘻　arteriovenous fistula
等色性　isochromia
等(同)色性の　isochroous
同所性　orthotopic
同所発生部位の　in situ
透磁率計　permeameter
等視力線　isopter
痘〔疹〕　pock, pox, vaccina
同心円層板　concentric lamella
糖新生　glucogenesis, gluconeogenesis
糖新生の　glucogenic
同心性の　concentric
等浸透〔圧〕性　isotonicity
等浸透圧の　isosmotic
痘疹の　vaccinial
糖親和性　glycotropic
糖親和性成分　glycotropic principle
陶酔　inebriety
透水　percolation, seepage
糖髄液症　glycorrhachia
導水管　aqueduct, aqueductus
等水性の　isohydric
陶酔薬　euphoretic
等水溶液　isohydric solution
頭水瘤　cephalhydrocele
同数性　homoploidy
頭声　head voice
動性　kinesis
同性愛　homosexuality
同性愛者　homosexual
同性愛の　homosexual

統制医療　managed care
洞〔性〕徐脈　sinus bradycardia
糖生成の　glycogenetic
糖性唾液症　glycosialia
同性的な　isosexual
洞〔性〕頻脈　sinus tachycardia (ST)
洞〔性〕不整脈　sinus arrhythmia
透析　dialysis
透析アミロイドーシス　dialysis amyloidosis
透析器　dialyzer
透析肩関節症　scapulohumeral periarthritis (SHP)
透析質　diffusate
透析蒸発　pervaporation
透析不均衡症候群　dialysis disequilibrium syndrome
透析物　dialysate
透析膜　dialysis membrane
頭節　scolex
洞切開術　sinusotomy
島腺腫　insuloma
等染性の　isochromatophil(e)
闘争　conflict
凍瘡　chilblain, chimatlon, pagoplexia, pernio, perniosis
痘瘡　smallpox, variola, variola major
頭瘡　scall
等像　isoiconia
痘瘡ウイルス　smallpox virus, *Variola virus*
痘瘡状の　vacciniform, variolate
凍瘡性紅斑　erythema pernio
凍瘡性狼瘡　lupus pernio
痘瘡の　variolic
等像の　isoiconic
陶装白金床義歯　continuous–gum denture
逃走反応　flight reaction
痘瘡様反射　vaccinoid reaction
同族移植の　syngenesioplastic
同族移植片　syngraft
頭側向の　cephalad
橈側手根屈筋　flexor carpi radialis
橈側手根伸筋　extensor carpi radialis
同族性の　analogous
同族組織移植　syngenesiotransplantation
同族体　analog
頭側の　cephalic, cranial, prorsad, superior
橈側の　radial
同側の　homonymous, ipsilateral
同族の　homologous
橈側皮静脈　cephalic vein
同側複視　homonymous diplopia
同素〔体〕　allotrope, allotropy
淘汰　selection
導帯　gubernaculum
動態記録法　kymography
動態疾病率　case–morbidity rate
動態シンチグラフィ　dynamic scintigraphy
同胎接合子　isogamete
動態の　conative
糖唾液過剰分泌　glycosialorrhea
糖唾液〔症〕　glycoptyalism
糖タンパク質　glycoprotein (GP)
同値　equivalent
動注化学療法　arterial infusion chemotherapy (AIC)
同中性子体　isotone
頭頂　paries, vertex
同調　resonance
等張液　isotonic solution
島長回　gyrus longus insulae, long gyrus of insula
頭頂間骨　interparietal bone
頭長筋　longus capitis
頭頂孔　parietal foramen
頭頂後頭溝　parietooccipital sulcus
頭頂後頭の　parietooccipital
頭頂骨　parietal bone
頭頂骨間の　interparietal
等張〔性〕　isotonia, isotonicity
同調性　synchronism, synchrony
等張性溢水　isotonic overhydration
同調性気質　syntone, syntone temperament
等長性収縮　isometric contraction
等張性収縮　isotonic contraction
等(同)長〔性〕の　isometric
等張性の　isotonic
同調性の　syntonic
頭頂前頭の　parietofrontal
頭頂側頭の　parietotemporal
頭頂蝶形骨の　parietosphenoid
頭頂乳突の　parietomastoid
等張尿〔症〕　isosthenuria
頭頂脳脚の　pediculoparietal
同調培養　synchronous culture
頭頂部　sinciput
頭頂部の　parietal (P)
頭頂葉　parietal lobe
洞調律(リズム)　sinus rhythm (SR)
頭頂鱗状部の　parietosquamosal
当直レジデント　resident on call (ROC)
洞椎神経　sinuvertebral nerve
疼痛　dolor (dol.), pain
疼痛外来　pain clinic
疼痛恐怖症　algophobia
疼痛性共感　synesthesialgia
疼痛性結節　tubercula dolorosa
疼痛性紅斑　painful spots
疼痛性挫傷症候群　painful–bruising syndrome
疼痛〔性〕の　dolorific
疼痛性勃起　stymatosis
疼痛性無痛覚症　analgesia algera
疼痛測定〔法〕　dolorimetry
疼痛点　painful point
ドゥップ　dupp
同定　identification (ID)
洞停止　sinus arrest
動的圧力　dynamic pressure
動的運動　dynamic exercise
動的視野測定　kinetic perimetry
動的心電図記録　ambulatory electrocardiog-

raphy
動的心電図検査　dynamic electrocardiography (DCG)
動的な　dynamic
動的副子　dynamic splint
動的平衡　homeostasis
糖転移酵素　glycosyltransferase
等電位線　isoelectric line
等電期　isoelectric period
等電性の　isoelectric
頭殿長　crown rump length (CRL)
等電点　isoelectric point
等電点分離法　isoelectric separation
同等視　isometropia
道徳教育　moral treatment
頭内の　intracranial
導入する　introduce
導入の　afferent
糖尿　glucosuria, glycorrhea, glycosuria, sweet urine
導尿　catheterization
糖尿病　diabetes, diabetes mellitus
糖尿病黄斑症　diabetic maculopathy
糖尿病合併妊婦　pregestational diabetes mellitus
糖尿病患者　diabetic
糖尿病視神経〔乳頭〕症　diabetic papillopathy
糖尿病性　diabetic
糖尿病性アシドーシス　diabetic acidosis
糖尿病性筋萎縮症　diabetic amyotrophy
糖尿病性ケトアシドーシス　diabetes mellitus ketoacidosis (DMKA), diabetic ketoacidosis (DK, DKA)
糖尿病性昏睡　diabetic coma
糖尿病〔性〕細小血管症　diabetic microangiopathy
糖尿病性神経障害　diabetic neuropathy (DN)
糖尿病性腎症　diabetic nephropathy
糖尿病性大血管障害　diabetic macroangiopathy
糖尿病性多発ニューロパチー　diabetic polyneuropathy (DPN)
糖尿病性ニューロパチー　diabetic neuropathy (DN)
糖尿病〔性〕網膜炎　diabetic retinitis
糖尿病性類脂〔肪〕性類壊死　necrobiosis lipoidica diabeticorum
糖尿病前期　prediabetes
糖尿病治療満足度質問票　diabetes treatment satisfaction questionnaire (DTSQ)
糖尿病に基づく　diabetogenous
糖尿病白内障　diabetic cataract
糖尿病網膜症　diabetic retinopathy (DR)
糖尿病誘発物質　diabetogen
透熱性の　diathermal, diathermanous, diathermic
等熱量の　isocaloric
透熱〔療法〕　transthermia
洞の　antral, sinal
道の　meatal
導膿法　drainage
同胚葉性の　homoblastic
頭髪　scalp hair
頭髪密度　hair density
踏板　pedal
頭板状筋　splenius capitis
逃避　escape, flight
頭皮　scalp
筒尾　breech
頭尾軸　cephalocaudal axis
等(同)皮質　isocortex
等比重液　isobaric solution (IBS)
頭皮剥離　scalping
逃避反応　flight reaction
島皮〔膚〕弁　island flap
頭尾方向　cranio-caudal (CC)
痘苗　vaccine virus
痘苗原　vaccinogen
等病原理　isopathic principle
痘苗保有者　vaccinifer
痘苗を接種する　variolate
頭〔部〕　head
東部ウマ脳炎ウイルス　*Eastern equine encephalitis virus*
頭部回転痙攣　gyrospasm
頭部奇形児　perocephalus
頭部寄生体　desmiognathus
導腹　ventriduction
同腹子　litter
頭部計測〔法〕　cephalometry
頭部結合体　cephalodymia, sycephalus, symphyocephalus, syncephalus
頭部血瘤　cephalohematocele
頭部疾患　cephalopathy
頭部前〔頭〕極　antinion
動物　animal
動物愛　zoophilism
〔同物〕異名　synonym
動物ウイルス　animal virus
動物介在療法　animal assisted therapy (AAT)
動物化妄想　zoanthropy
動物虐待　zoosadism
動物恐怖〔症〕　zoophobia
動物細胞　zooblast
動物磁気　pathetism
動物磁気説　mesmerism
動物嗜好　zoophilism
動物心理学　animal psychology
動物性愛　zoolagnia
動物性寄生虫　parazoon
動物性毒素　zootoxin
動物組織移植　zoografting, zooplasty
動物の黄癬　scall
動物模倣　theriomimicry
頭部の　cephalic
頭部膿疱疹　achor
頭部白癬　tinea capitis
頭部粃糠疹　dandruff
ドゥブレ・フィビゲル症候群　Debré–

Fibiger syndrome
同分異性体　metamer
盗癖〔者〕　kleptomaniac
糖ペプチド　glycopeptide
ドゥーベンハーゲウイルス　*Duvenhage virus*
痘疱　vaccinid(e)
同胞　sibling
洞房結節　sinoatrial node (SN), sinus node
〔同方向〕共輸送　synport
等方性　isotropy
等方性の　isotropic
等方性物質　isotropic substance
等方帯　isotropic band (I band)
洞房伝導時間　sinoatrial conduction time (SACT)
洞房の　sinoatrial (S–A)
洞房ブロック　sinoatrial block, sinoauricular block
頭方へ　cephalad
等方(共)輸送　symport
糖蜜　syrup, treacle
動脈　arteria (A, a), artery
動脈圧　arterial blood pressure (ABP), arterial pressure (AP, Pa)
動脈運動性の　arteriomotor
動脈壊死　arterionecrosis
動脈炎　arteritis
動脈円錐　conus arteriosus
動脈管　arterial canal, ductus arteriosus
動脈管開存〔症〕　patent ductus arteriosus (PDA)
動脈管索　ligamentum arteriosum
動脈鉗子　artery forceps
動脈幹中隔　aorticopulmonary septum
動脈狭窄　arteriostenosis
動脈形成術　arterioplasty
動脈形成バルーン　angioplasty balloon
動脈痙攣　arteriospasm
動脈血　arterial blood
動脈血ガス　arterial blood gas (ABG)
動脈血ガス分析　blood gas analysis (BGA)
動脈血酸素含有量　arterial oxygen content (Ca_{O_2})
動脈血酸素分圧　arterial oxygen pressure (Pa_{O_2})
動脈血酸素飽和度　arterial oxygen saturation (Sa_{O_2})
動脈結石　arteriolith
動脈血中ケトン体比　arterial ketone body ratio (AKBR)
動脈血二酸化炭素(炭酸ガス)分圧　arterial carbon dioxide pressure (Pa_{CO_2})
動脈硬化〔症〕　arterial sclerosis, arteriosclerosis
動脈硬化性冠動脈疾患　arteriosclerotic coronary artery disease (ASCAD)
動脈硬化性高血圧性心血管疾患　arteriosclerotic hypertensive cardiovascular disease (ASHCVD)
動脈硬化性心血管疾患　arteriosclerotic cardiovascular disease (ASCVD), atherosclerotic cardiovascular disease (ACVD)
動脈硬化性心疾患　arteriosclerotic heart disease (AHD, ASHD)
動脈硬化性動脈瘤　arteriosclerotic aneurysm
動脈周囲炎　periarteritis
動脈周囲交感神経切除術　arteriosympathectomy
動脈周囲の　periarterial
動脈上気管支　eparterial bronchus
動脈－静脈　arteriolar–venular (AV)
動脈神経の　oculomotor
動脈性高血圧　arterial hypertension (AH)
動脈〔性〕の　arterial
動脈切開術　arterectomy, arteriotomy
動脈切除術　arteriectomy
動脈穿刺〔法〕　arterial puncture, arteriopuncture
動脈〔造影〕図　arteriogram
動脈造影〔法〕　arteriography
動脈中膜炎　mesarteritis
動脈内腔(径)の　arterioluminal
動脈内視鏡検査法　arterial endoscopy
動脈内注射　intra–arterial injection
動脈内の　endarterial
動脈内バルーンパンピング　intra–aortic balloon pumping (IABP)
動脈内膜　endarterium
動脈内膜炎　endarteritis, endoarteritis, intimitis
動脈内膜周囲炎　endoperiarteritis
動脈内容除去術　endarteriectomy
動脈軟化症　arteriomalacia
動脈破裂　arteriorrhexis
動脈皮弁　artery flap
動脈閉塞性疾患　arterial occlusive disease (AOD)
動脈壁弾力計　sphygmotonometer
動脈縫合　arteriorrhaphy
動脈毛細血管の　arteriocapillary
動脈瘤　aneurysm (An)
動脈瘤雑音　aneurysmal bruit
動脈瘤針　aneurysm needle
動脈瘤性骨嚢胞(腫)　aneurysmal bone cyst
動脈瘤整復術(形成術)　aneurysmoplasty
動脈瘤切開術　aneurysmotomy
動脈瘤切除〔術〕　aneurysmectomy
動脈瘤縫合術　endoaneurysmorrhaphy
動脈瘤縫縮術　aneurysmorrhaphy
動脈攣縮　arteriospasm
冬眠　hibernation
冬眠腫　hibernoma
冬眠心筋　hibernating myocardium
透明質　hyaloplasm, hyalosome
透明質〔分粒〕　hyalomere
透明層　stratum lucidum
同名像　homonymous image
透明帯　oolemma, pellucid zone, zona pellucida
透明中隔腔　pseudocele
透明度　transparency

透明な　vitrina
透明の　pellucid
透明肺　hyperlucent lung
トウモロコシ［玉蜀黍］ corn
投薬(投与)〔法〕 administration (Adm), drug administration, medication, recipe (Rx)
投薬(投与)〔する〕 administer, dispense
投薬(投与)〔量〕 dosage, dose, dosis (dos.)
動揺　agitation, deflection, fluctuation
東洋医学　oriental medicine
動揺関節　flail joint
動揺胸郭　flail chest
動揺視　oscillopsia
等容性弛緩　isovolumic relaxation
等容性時間間隔　isovolumic interval
等容性弛緩期　isometric relaxation period, isovolumic relaxation time
等容性収縮　isovolumic contraction
等容性(等長性)収縮期　isometric contraction period
等容性の　isovolumic
動揺病　motion sickness
投与間隔　dosing interval
等卵黄の　isolecithal
倒乱視　astigmatism against rule
動力学　dynamics
倒立顕微鏡　inverted microscope
倒立する　invert
等率白血球減少〔症〕 isohypocytosis
等率白血球増加〔症〕 isohypercytosis
頭瘤　cephalocele
洞瘤　antrocele
導粒　kinetochore
等量　equivalence
当量性　equivalence
等量点　equivalent point
当量〔の〕 equivalent
等量の　isobaric
動力　force, power (P)
動力計　dynamometer
動力的な　dynamic
動力発生　dynamogenesis
同類細胞接合　autogamy
同類体の　homologous
同類対立遺伝子　isoallele
トゥルネゾル　tournesol
凍冷の　psyctic
トゥレット症候群　Tourett syndrome
道路　via
登録　enrollment, registration, registry
登録看護師　registrant
登録所　registry
登録〔免許〕看護師　registered nurse (RN)
登録薬剤師　registered pharmacist (RPh)
同腕染色体　isochromosome
同腕染色分体　isochromatid
通す, 通る　penetrate
トガウイルス科　*Togaviridae*
兎眼　lagophthalmos
兎眼性角膜炎　lagophthalmic keratitis
トキサスカリス症　toxascariasis
ドキサゾシン　doxazosin
トキソイド　toxoid
トキソゲニン　toxogenin
トキソプラズマ症　toxoplasmosis
トキソプラズマ属　*Toxoplasma*
トキソプラスミン反応　toxoplasmin reaction
時々の　occasional
毒　poison
特異過敏性　pathoclisis, pathoklisis
特異血清　specific serum
特異作用　specific action
特異〔性〕 singularity, specificity
特異性の　specific
特異〔体〕質　idiosyncrasy
特異的可溶物質　specific soluble substance (SSS)
特異的な　specific
特異的発達障害　specific developmental disorder (SDD)
特異度　specificity
特異動的作用　specific dynamic action (SDA)
特異な　differential
特異免疫　specific immunity
毒液　venenum, venom
毒牙　sting
毒科学　toxicology
毒科学の　toxicologic
毒が発生する　venenific
毒グモ中毒　arachnidism
毒血〔症〕 blood poisoning, toxaemia, toxemia, toxinemia
毒血の　toxemic
独語　monologue
篤志家　volunteer
読字不能　alexia
特殊看護師(ナース)　special nurse
特殊〔形質〕導入　specialized transduction
特殊疾病率　specific morbidity rate
特殊(特異)死亡率　specific death rate
特殊〔染色〕体　allosome
特殊用語　jargon
読書緩徐　bradylexis
読書障害　dyslexia
読書療法　bibliotherapy
読心術　telaesthesia
読唇法　labiomancy, lip-reading
特性　character, characteristic, trait
毒性　toxicity
毒性アルブミン　toxalbumin
毒性酵素　toxenzyme
毒性作用　toxic action
毒性等量　toxic equivalent (TEQ)
毒性の　toxic, toxicant, venenous
毒性のある　poisonous, virose
独善狂　egomania
毒素　toxin, toxinum
禿瘡　kerion
独創的な　original

毒素抗毒素 toxin-antitoxin (TAT)
毒素産生菌 toxin producer
毒素産生力 toxicity
毒素親和性の toxiphoric, toxophil(e)
毒素スペクトル toxin spectrum
毒素性感染 toxinfection
毒素性ショック症候群 toxic shock syndrome (TSS)
毒素性ショック症候群毒素 toxic shock syndrome toxin (TSST)
毒素性ショック様症候群 toxic shock-like syndrome (TSLS)
毒素族 toxophore
毒素単位 toxic unit
毒素タンパク質 toxoprotein
毒素中和反応 toxin neutralization reaction
毒素破壊素 toxosozin
毒素発生の toxigenic
毒素発生物 toxogen
毒素発生力 toxigenicity
毒素類毒素 toxin-toxoid
毒唾液の venomosalivary
ドクダミ属 *Houttuynia*
特徴 character, characteristic, nature
特徴的な characteristic
特定機能病院 special functioning hospital
特定行動目標 specific behavioral objectives (SBOs)
特定の specific
特定保健用食品 specified health food
特定療養費制度 specified medical service
得点 score
禿頭 acomia
禿頭病 alopecia
ドク(毒)ニンジン hemlock
禿髪 depilation
特発性 idiopathic
特発性アミロイドーシス idiopathic amyloidosis
特発性間質性肺炎 idiopathic interstitial pneumonia (IIP)
特発性汗疱 pompholyx idiopathica
特発性起立性低血圧 idiopathic orthostatic hypotension
特発性血小板減少性紫斑〔病〕 idiopathic thrombocytopenic purpura (ITP)
特発性高アルドステロン症 idiopathic hyperaldosteronism (IHA)
特発性後腹膜腔線維化症 idiopathic retroperitoneal fibrosis
特発性呼吸窮迫症候群 idiopathic respiratory distress syndrome (IRDS)
特発性骨壊死 idiopathic osteonecrosis
特発性骨髄線維症 idiopathic myelofibrosis
特発性骨折 spontaneous fracture
特発性疾患 idiopathy
特発性〔若年性〕骨粗鬆症 idiopathic (juvenile) osteoporosis
特発性縦隔気腫 spontaneous mediastinal emphysema
特発性心筋症 primary cardiomyopathy
特発性心室細動 idiopathic ventricular fibrillation
特発性全般てんかん idiopathic generalized epilepsy
特発性大腿骨頭壊死症 idiopathic osteonecrosis of femoral head
特発性乳児高カルシウム血症 idiopathic hypercalcemia of infancy
特発性の cryptogenic, essential, spontaneous
特発性膿敗血症 cryptogenic septicopyemia, spontaneous septicopyemia
特発性肺線維症 idiopathic pulmonary fibrosis (IPF)
特発性肥厚性大動脈弁下部狭窄 idiopathic hypertrophic subaortic stenosis (IHSS)
特発性頻拍 essential tachycardia
特発性肺ヘモジデローシス idiopathic pulmonary hemosiderosis
禿髪性毛包炎 folliculitis decalvans
特発性門脈圧亢進症 idiopathic portal hypertension (IPH)
毒物 poison, toxicant, venenum
毒物恐怖〔症〕 toxicophobia
毒物原 toxogen
毒物疾患の toxicopathic
毒物注入 envenomation
毒物中和 toxicopexis
毒物特異症候 toxignomic
匿名アルコール者の会 Alcoholic Anonymous (AA)
匿名禁酒会 alcoholics anonymous (AA)
毒薬 poison, venenum
特有の characteristic, specific
毒様の toxicoid
独立栄養 autotrophism
独立栄養生物 autotroph
独立個体 zooid
独立した free
とくり結び clove-hitch knot
毒力 toxicity
毒を保有する veneniferous
時計方向回転 clockwise rotation
時計回りの(に) clockwise
吐血 hematemesis, vomitus cruentes
棘の spinalis
棘のある aculeate
床 bed
塗膏 inunction
トコグラフィ tocography
ドコサヘキサエン酸 docosahexaenoic acid (DHA)
床ずれ bedsore, decubitus
トゴトウイルス属 *Thogotovirus*
トコフェロール tocopherol
トコン(吐根) ipecac
塗擦 infriction, perfrication
塗擦法 linition
塗擦〔薬〕 inunction, friction
都市型黄熱 urban yellow fever
閉じ込め症候群 locked-in syndrome

年頃の viripotent
都市チフス urban typhus
徒手筋カテスト manual muscle test (MMT)
吐出 ptysis, regurgitation
土壌衛生学 pedology
土食〔症〕 dirt-eating
閉じる close
兎唇 cleft lip (CL), harelip
度数 frequency
トスフロキサシン tosufloxacin (TFLX)
トスポウイルス属 *Tospovirus*
努責 bearing down
吐唾〔症〕 sialemesis
トータルヘルスプロモーション・プラン total health promotion plan (THP)
吐胆症 cholemesis
TORCH (トーチ)症候群 TORCH syndrome
土着の native
怒張 engorgement
凸(とつ) convex
凸縁 flange
凸凹 convexoconcave
凸形の cuspidate
突起 extuberance, process, processus
突起した prominent
特記すべきことなし noncontributory (NC), nothing paticular (NP)
特記すべき疾患なし no appreciable disease (NAD)
特許薬 patent medicine
特効薬 specific
突出 extrusion, proptosis, protrusion, trusion
突出計 proptometer
突出咬合 anterior occlusion
突出した prominent
突出する project
突出物 excrescence
突然死 sudden death (SD)
突然心臓死 sudden cardiac death (SCD)
突然の sudden
突然の発症 sudden onset
〔突然〕変異 mutation
突然変異遺伝子 mutant gene
突然変異菌(株) mutant
突然変異種 mutant species
〔突然〕変異性 mutability
〔突然〕変異生成 mutagenesis
突然変異体 mutant
突然変異単位 muton
〔突然〕変異誘発遺伝子 mutator
突然変異誘発性 mutagenesis
突然変異誘発性の mutagenic
凸凸 convexoconvex
ドットブロット法 dot blot technique
トッド麻痺 Todd paralysis
突背 angular kyphosis, gibbus, humpback
突発性細菌性腹膜炎 spontaneous bacterial peritonitis (SBP)
突発性難聴 sudden deafness
突発性発疹 exanthema subitum
突発波 paroxysmal wave
トッピング topping
ドプラー心エコー図 Doppler echocardiography
突隆 prominence, prominentia
凸レンズ loupe
ドデシル硫酸ナトリウム・ポリアクリルアミドゲル電気泳動 sodium dodecyl sulfate-polyacrylamide gel electrophoresis (SDS-PAGE)
届出疾患 notifiable disease
整った ordered
とともに cum (C̄, c̄)
トナー toner
ドナー donor
ドナーカード donor card
ドナー白血球輸注療法 donor leukocyte infusion (DLI)
ドナーリンパ球輸注療法 donor lymphocyte infusion (DLI)
トノグラフ tonograph
トノグラフィ tonography
トノスコープ tonoscope
ドノバン小体 Donovan body
トノフィラメント tonofilament
トノプラスト tonoplast
トノメーター tonometer
ド〔ー〕パ dopa
ド〔ー〕パミン dopamine (DOA)
ド〔ー〕パミン受容体 dopamine receptor
ドーピング doping
ドーピング試験 doping test
塗布 painting
塗布具 applicator
塗布剤 liniment, paint
ドブタミン dobutamine (DOB)
吐物 vomicus, vomit, vomitus
ドプラー効果 Doppler effect
ドブラバ・ベルグラードウイルス *Dobrava-Belgrade virus*
トブラマイシン tobramycin (TOB)
吐糞症 copremesis, fecal vomiting, ileus, stercoraceous vomiting
トポイソメラーゼ topoisomerase
トポロジー topology
トーマス検診法 Thomas sign
トーマス副子 Thomas splint
塗抹〔標本〕 smear
ドミノ移植 domino transplantation
ドメスティック・バイオレンス domestic violence (DV)
伴う involve
共振れ resonance
どもり dysphemia, mogilalia, paralalia literalis, spasmophemia
どもる stutter
吐薬 emetic, vomitive, vomitory
塗油 unction
土曜日夜麻痺 Saturday night palsy

ドライアイ症候群 dry eye syndrome
トライツ弓 Treitz arch
トライツ靭帯 Treitz ligament
トライツヘルニア Treitz hernia
トラウベ徴候 Traube sign
トラギオン tragion
ドラクンクルス属 *Dracunculus*
トラコーマ trachoma
トラコーマ性結膜炎 trachomatous conjunctivitis
トラコーマ腺 trachoma glands
取らせる capiat (cap.)
トラゾドン trazodone
ドラッグチャレンジテスト drug challenge test (DCT)
ドラッグデザイン drug design
ドラッグ・ラグ drug lag
トラネキサム酸 tranexamic acid
トラフ trough
トラホーム trachoma
ドラム dram
トランキライザ tranquil(l)izer
ドランゲ症候群 de Lange syndrome
トランスアセチラーゼ transacetylase
トランスアミナーゼ transaminase
トランスアルドラーゼ transaldolase
トランスグリコシラーゼ transglycosylase
トランスクリプターゼ transcriptase
トランスグルコシラーゼ transglucosylase
トランスケトラーゼ transketolase
トランスコバラミン transcobalamin(e)
トランスコルチン transcortin
トランス脂肪酸 trans–fatty acid (TFA)
トランスダクタント transductant
トランスデューサー transducer
トランスヒドロゲナーゼ transhydrogenase
トランスファーファクター transfer factor (TF)
トランスフェクション transfection
トランスフェクタント transfectant
トランスフェラーゼ transferase
トランスフェリン transferrin
トランスフォーマント transformant
トランスフォーミング増殖(成長)因子 transforming growth factor (TGF)
トランスベクター transvector
トランスペプチダーゼ transpeptidase
トランスポゾン transposon (Tn)
トランスミッター transmitter
トランスメチラーゼ transmethylase
トランスメンブランコントロール transmembrane control
トランスロケーション translocation
トランソニック transonic
トリアージ triage
トリアージタッグ triage tag
トリアゾラム triazolam
取り扱い management
取り扱う manage
トリアムテレン triamterene
鳥インフルエンザ avian influenza (AI)
鳥インフルエンザウイルス avian influenza virus (AIV)
トリウム thorium (Th)
トリエチレンホスホルアミド triethylenephosphoramide (TEPA)
トリ塩 trisalt
トリオーズホスフェートイソメラーゼ triosephosphate isomerase (TPI)
トリガー trigger
トリカブト aconite
トリカルボン酸回路 tricarboxylic acid cycle (TCA cycle)
トリグリセリド triglyceride (TG)
トリコスポロン属 *Trichosporon*
トリコチロマニア trichotillomania
トリコフィトン属 *Trichophyton*
トリコマイシン trichomycin (TRM)
取り込み introjection, uptake
取り込む absorb
トリコモナス症 trichomoniasis
トリコモナス属 *Trichomonas*
ドリコール dolichol
トリステアリン tristearin
トリスバッファー tris buffer, tris–hydroxymethyl–aminomethane (THAM)
トリスヒドロキシメチルアミノメタン tris–hydroxymethyl–aminomethane (THAM)
トリソミー trisomy
トリチウム ^{3}H, tritium (T)
トリチウム標識の tritiated
トリーチャーコリンズ症候群 Treacher Collins syndrome
トリトン triton
トリトン腫瘍 triton tumor
トリニティカンファレンス trinity conference
〔トリ〕ニトログリセリン trinitroglycerin (TNG)
トリヌクレオチド trinucleotid(e)
鳥の avian
とりはだ(鳥肌) crispation, gooseflesh
トリパノソーマ症 trypanosomatosis, trypanosomiasis
トリパノソーマ親和性の trypanosomatotropic
トリパノソーマ〔性〕の trypanosomal, trypanosomic
トリパノソーマ属 *Trypanosoma*
トリパノソマチド〔の〕 trypanosomatid
トリパノソーマ病皮疹 trypanosomid(e)
トリパルサミド tryparsamide
トリパンブルー trypan blue
トリピエ(トリピア)切断術 Tripier amputation
トリ病 ornithosis
トリプシノーゲン trypsinogen
トリプシン trypsin
トリプシンインヒビター trypsin inhibitor
トリプシン処理 trypsinization
トリプシントロンビン trypsin–thrombin

トリーブスヒダ　Treves fold
トリプトファン　tryptophan (Trp)
トリプル X 症候群　triple-X syndrome
トリプレット　triplet
トリプレットコドン　triplet codon
トリホスホピリジンヌクレオチド　triphosphopyridine nucleotide
トリマニュアル　trimanual
鳥目　nyctalopia
トリメタジオン　trimethadione (TMO)
努力　conation, exertion, molimen
努力吸気曲線　forced inspiratory spirogram
努力吸気肺活量　forced inspiratory vital capacity (FIVC)
努力呼吸　effort ventilation, labored respiration
努力症候群　effort syndrome
努力性吸気流量　forced inspiratory flow (FIF)
努力性の　exertional
努力性(努力呼気)肺活量　forced expiratory volume (FEV)
努力的機能　molimen
努力の　conative
努力肺活量　forced vital capacity (FVC)
トリヨードチロニン　triiodothyronine (T_3)
トリラーブ　trilabe
トリル　trill
取枠　cassette
ドル　dol
トルイジン　toluidine
トルイジンブルーO　toluidine blue O
トルエン　toluene
トルコ鞍　sella turcica
トルコ鞍の　sellar
トルゴール　turgor
ドール手術　Dor operation
トルソ　torso
トルソー症候群　Trousseau syndrome
トルソー徴候　Trousseau sign
トルブタミド　tolbutamide
トルラ形の　toruliform
トルラ腫　toruloma
トルローシス　torulosis
トレー　tray
トレオニン　threonine
トレーサー　tracer
トレース　trace
ドレスラー収縮　Dressler beat
ドレスラー症候群　Dressler syndrome
トレチノイン　tretinoin
トレッドミル　treadmill
トレッドミル運動負荷テスト　exercise treadmill test (ETT)
トレッドミル試験　treadmill test
ドレナージ　drainage
トレーニング　training
トレパン　trepan
トレポネーマ　treponeme
トレポネーマ殺菌性の　treponemicidal
トレポネーマ症　treponematosis
トレポネーマ属　*Treponema*
トレポネーマ・パリダム補体結合テスト　*Treponema pallidum* complement fixation test (TPCF)
トレムナー徴候　Trömner sign
ドレーン　drain
トレンデレンブルグ位　Trendelenburg position
トレンデレンブルグ試験　Trendelenburg test
トレンデレンブルグ手術　Trendelenburg operation
トレンデレンブルグ症候　Trendelenburg symptom
トレンデレンブルグ徴候　Trendelenburg sign
泥　target
トロアジェー結節　Troisier node
トロアジェー結節腫　Troisier ganglion
トロカール　trocar
トローチ化　trochiscation
トローチ〔剤〕　lozenge, troche, trochiscus (troch)
ドロナビノール　dronabinol
トロフェクトデルム　trophectoderm
トロポクロム〔細胞〕　tropochrome
トロポコラーゲン　tropocollagen
トロホブラスト　trophoblast
トロホプラスト　trophoplast
トロホン　trophon(e)
トロン　thoron (Tn)
トロンビン　thrombin
トロンビンA　thrombin A
トロンビンコインヒビター　thrombin-coinhibitor
トロンビンB　thrombin B
トロンボエラストグラフ　thromboelastograph
トロンボエラストグラフィ　thromboelastography (TEG)
トロンボエラストグラム　thromboelastogram (TEG)
トロンボキサン　thromboxane (TX)
トロンボザイム　thrombozyme
トロンボステニン　thrombosthenin
トロンボトニン　thrombotonin
トロンボプラスチナーゼ　thromboplastinase
トロンボプラスチノゲナーゼ　thromboplastinogenase
トロンボプラスチノゲン　thromboplastinogen
トロンボプラスチン　thromboplastin
トロンボプラスチン血〔症〕　thromboplastinemia
トロンボポイエチン　thrombopoietin (TPO)
トロンボモジュリン　thrombomodulin (TM)
トロンボン　thrombon
トワート・デレル現象　Twort-d'Herelle phenomenon

鈍感　amblyaphia
鈍感症　apathism
鈍感にする　obtund
鈍形の　obtuse
頓挫　abortion (AB, ab), frustration
頓挫型　abortive form
頓挫性種痘疹　vaccinella
頓挫性の　abortive
呑酸　brash
呑酸嘈囃　heartburn, pyrosis
豚脂凝血　buffy coat clot
鈍傷　blunt injury
貪食細胞　macrophage
貪食作用　phacocytosis, phagocytosis
貪食症(癖)　phagomania
貪食する　phagocytose
鈍聴　amblyacousis
鈍痛　dull pain, slow pain
豚痘　swinepox
鈍な　dull
トンネル　tunnel
トンネル細胞　tunnel cell
豚皮移植　porcine graft
鈍麻　dullness, torpor

な

ナイアシン　niacin
ナイアシンアミド　niacinamide
ナイアシン試験　niacin test
内因感染　endogenous infection
内〔因性〕因子　intrinsic factor (IF)
内因性交感神経刺激作用　intrinsic sympathomimetic activity (ISA)
内因性中毒症　endointoxication
内因性の　endogenous, intrinsic
内因性プリン体　endogenous purine
内陰部静脈　internal pudendal vein
内陰部動脈　internal pudendal artery
内縁　consent
内果　medial malleolus
内科医　internist, physician
内外斜位方向　mediolateral oblique (MLO)
内回旋　internal rotation
内界投射　internalization
内外胚葉の　ectental
内科学　internal medicine (IM)
内科外科学の　medicochirurgic
内科的ジアテルミー　medical diathermy
内科的治療　medical treatment (MT)
内果動脈網　medial malleolar arterial network
内科の　medical
内眼角　medial angle of eye
内眼角ぜい(贅)皮　epicanthus
内基礎層板　internal basic lamellae
内境界膜　internal limiting membrane (ILM)
内胸静脈　internal thoracic veins
内胸動脈　internal thoracic artery
内曲　introflexion
内筋　intrinsic muscle
内腔超音波検査　endosonoscopy
内腔容積測定法　endometry
内屈　incurvation, introflexion
内径　inside diameter (ID)
内形質の　endoplastic
内頸静脈　internal jugular vein (IJV)
内頸動脈　internal carotid artery (ICA)
内向型　introvert
内甲状腺固定術　endothyreopexy
内向性人格　introverted personality
内後頭隆起　internal occipital protuberance
内肛門括約筋　sphincter ani internus
内呼吸　internal respiration
内鼓室　hemotympanum
内骨症　enostosis
内眥　inner canthus
内在化　internalization
内在の　indwelling
内耳　inner ear, internal ear
内耳炎　otitis interna (OI)
内痔核　internal hemorrhoids
内子宮口　internal uterine orifice
内視鏡　endoscope
内視鏡下生検　endoscopic biopsy
内視鏡下第三脳室底開放術　endoscopic third ventriculostomy
内視鏡下鼻内副鼻腔手術　endoscopic sinus surgery (ESS)
内視鏡検査〔法〕　endoscopy
内視鏡手術　endoscopic surgery
内視鏡的胃瘻造設術　endoscopic gastrostomy
内視鏡的逆行性胆管膵管造影〔法〕　endoscopic retrograde cholangiopancreatography (ERCP)
内視鏡的〔十二指腸〕乳頭切開術　endoscopic sphincterotomy (EST)
内視鏡的〔十二指腸〕乳頭バルーン拡張術　endoscopic papillary balloon dilatation (EPBD)
内視鏡的静脈瘤結紮術　endoscopic variceal ligation (EVL)
内視鏡的膵胆管造影〔法〕　endoscopic pancreatocholangiography (EPCG)
内視鏡的胆管ドレナージ　endoscopic biliary drainage (EBD)
内視鏡的粘膜切除術　endoscopic mucosal resection (EMR)
内視鏡的ポリペクトミー　endoscopic polypectomy
内視鏡的レーザー治療　endoscopic laser therapy
内耳孔　opening of internal acoustic meatus
内耳神経　acoustic nerve, vestibulocochlear nerve
内耳神経鞘腫　acoustic neurile(m)moma
内耳性難聴　inner ear hearing loss
内質　endoplasm
内耳道　internal acoustic meatus, internal

auditory meatus
内耳の endaural
内視脈 entoptic pulse
内斜位 esophoria
内斜視 cross eye, esotropia (ET)
内受容〔性〕の interoceptive
内診 pelvic examination
ナイスタチン nystatin
内精筋膜 fascia spermatica interna, internal spermatic fascia
内生的な interoceptive
内生胞子 endospore
内生毛 ingrown hair
ナイセリア属 *Neisseria*
ナイセル液 Neisser staining solution
内線維 endogenous fiber
内層 lining
内臓 visceral organ, viscus
内臓運動の visceromotor
内臓運動抑制の visceroinhibitory
内臓栄養の viscerotrophic
内臓解剖 splanchnotomy
内臓学 splanchnology
内臓学的記述 splanchnography
内臓下垂 visceral ptosis
内臓下垂症 splanchnoptosis, visceroptosis
内層下の subintimal
内臓感覚 splanchnesthesia, splanchnesthetic sensibility
内臓奇形症 perosplanchnia
内臓逆位症 heterotaxia
内臓巨大症 visceromegaly
内臓筋 visceral muscle
内臓腔 splanchnocoele
内臓血流 splanchnic blood flow (SBF)
内臓硬化 splanchnosclerosis
内臓骨格 splanchnoskeleton
内臓錯位 heterotaxia
内臓撮影法 viscerography
内臓疾患 splanchnopathy
内臓脂肪 visceral fat
内臓脂肪型肥満 visceral fat obesity
内臓脂肪症候群 visceral fat syndrome
内臓周囲炎 perisplanchnitis, perivisceritis
内臓受容器 interoceptor
内臓真菌症 visceral mycosis
内臓神経 splanchnic nerve
内臓神経神経節 thoracic splanchnic ganglion
内臓神経切除術 splanchnicectomy
内臓神経切断術 splanchnicotomy
内臓神経の neurosplanchnic, neurovisceral
内臓神経麻酔 splanchnic anesthesia
内臓身体の splanchnosomatic, viscerosomatic
内臓親和性の viscerotropic
内臓性運動反射 visceromotor reflex
内臓性栄養反射 viscerotrophic reflex
内臓性発疹 enanthesis
内臓切開 viscerotomy
内臓切除刀 viscerotome
内臓体節 viscerotome
内臓脱出 eventration
内臓痛 visceralgia, visceral pain
内臓摘出〔術〕 evisceration
内臓徹照法 splanchnoscopy
内臓転位 splanchnectopia, splanchnodiastasis
内臓転位症 ectopia visceralis
内臓突出 eventration
内臓の splanchnic, visceral
内臓剥離 splanchnodiastasis
内臓発症 visceral crisis
内臓ヘルニア splanchnocele
内臓骨格 visceral skeleton
内面層 tapetum
内臓リーシュマニア症 visceral leishmaniasis
内臓矮小〔症〕 splanchnomicria
内側腋窩隙 triangular space
内側顆 medial condyle
内側下膝動脈 medial inferior genicular artery
内側眼瞼靭帯 medial palpebral ligament
内側眼瞼動脈 medial palpebral arteries
内側脚 medial crus
内側弓状靭帯 medial arcuate ligament
内側胸筋神経 medial pectoral nerve
内側楔状骨 medial cuneiform
内側広筋 vastus medialis
内側咬合 mesial occlusion
内側固有掌側指神経 medial proper palmar digital nerve
内側膝腱 inner hamstring, medial hamstring
内側膝状体 corpus geniculatum mediale, medial geniculate body
内側縦束 medial longitudinal fasciculus (MLF)
内側上顆 medial epicondyle
内側上膝動脈 medial superior genicular artery
内側上腕皮神経 medial brachial cutaneous nerve
内側神経束 medial fasciculus
内側前脳束 medial forebrain bundle
内側前腕皮神経 medial antebrachial cutaneous nerve
内側足底神経 medial plantar nerve
内側足底動脈 medial plantar artery
内側鼠径窩 fossa inguinalis medialis, medial inguinal fossa
内側大腿回旋静脈 medial circumflex femoral veins
内側大腿回旋動脈 medial circumflex femoral artery
内側直筋 medial rectus
内側の internal, medial, medialis
内側ハムストリング medial hamstring
内側半月 medial meniscus, meniscus medialis
内側腓腹皮神経 medial sural cutaneous

用語索引

nerve
内側面 mesial surface
内側毛帯 medial lemniscus
内側翼突筋 medial pterygoid
内側翼突筋神経 medial pterygoid nerve
内大脳静脈 internal cerebral veins
内弾性板(膜) lamina elastica interna
内腸骨静脈 internal iliac vein
内腸骨動脈 internal iliac artery
内腸骨動脈の hypogastric
内的破砕療法 implosion
内転 adduction (Add, add), endoduction, introversion
内転筋 adductor
内転筋管 adductor canal, canalis adductorius
内転筋反射 adductor reflex
内転斜位 incyclophoria
内転斜視 incyclotropia
内転足 pes adductus
内頭蓋底 internal cranial base
内毒素 endotoxin (ET, Et)
内毒素血症 endotoxemia
内毒素性ショック endotoxin shock
内毒素中毒症 endotoxicosis
内毒素トキソイド endotoxoid
内毒素の endotoxic
ナイトホスピタル night hospital
内軟骨腫症 enchondromatosis
内軟骨腫の enchondromatous
内軟骨性骨化 endochondral ossification
内尿道口 internal urethral orifice
内胚板 entoblast
内胚葉 endoblast, endoderm, entoderm
内胚葉型 endomorph, endomorphism
内胚葉の hypoblastic
内反 adduction (Add, add), varus
内反顔 prosopus varus
内反筋 invertor
内反屈整復 reinversion
内反股 coxa adducta, coxa vara
内反膝 bowleg, genu varum, out knee
内反手 club hand
内反症 inversion
内反尖足 equinovarus, pes equinovarus, taliped
内反足 club foot, pes adductus, pes varus, skewfoot, talipes varus
内反肘 cubitus varus deformity
内反母趾 hallux varus
内反母指 pollex varus
内皮 endothelia, endothelium
内皮炎 endotheliitis
内皮芽細胞腫 endothelioblastoma
内皮細胞 endotheliocyte
内皮細胞増多症 endotheliocytosis
内皮細胞由来〔血管平滑筋〕弛緩因子 endothelium-derived relaxing factor (EDRF)
内皮細胞様の endothelioid
内皮腫 endothelioma
内皮性骨髄腫 endothelial myeloma
内皮〔増殖〕症 endotheliosis
内皮の endothelial
内部移行 internalization
内部環境 milieu interne
内部寄生虫 endoparasite
内部寄生動物 entozoon
内部寄生動物の entozoal
内腹斜筋 obliquus internus abdominis
内〔部刺激〕受容器 interoceptor
内部の ental, inner, internal
内部ヘルニア entocele
内分泌 incretion, internal secretion
内分泌学 endocrinology
内分泌かく(攪)乱化学物質 endocrine disruptors
内分泌機能障害 pathocrinia
内分泌疾患 endocrinopathy
内分泌腺 endocrine glands
内分泌物 endocrine
内閉鎖筋 obturator internus
内閉〔症〕 autism
内閉の autistic
内ヘルニア internal hernia
内包 capsula interna, internal capsule
内方回旋 intorsion
内方回旋斜位 incyclophoria
内包梗塞 capsular infarction
内方浸透 endosmosis
内膜 endospore, inner membrane, intima, tunica intima
ナイミーヘン症候群 Nijmegen syndrome
内網膜 entoretina
内容除去 exentration
内容物摘出術 evisceration
内リンパ endolymph
内リンパ〔性〕血水腫 endolymphatic hydrops
内裂歯 fang
内瘻 internal fistula
ナイロウイルス属 *Nairovirus*
内肋間筋 intercostales interni
内弯症 inflection
ナウハイム療法 Nauheim treatment
長年の lifelong
長引いた protracted
流れ flow, flumen, run, stream
ナジオン nasion
ナシ［梨］状の piriform
ナジフロキサシン nadifloxacin (NDFX)
ナースステーション nurses' station
ナーススペシャリスト nurse specialist
ナースプラクティショナー nurse practitioner (NP)
ナソロジー gnathology
ナチュラルキラー細胞 natural killer cell (NK cell)
ナチュラルキラー細胞白血病 natural killer cell leukemia (NK cell leukemia)
ナチュラルキラーT細胞 natural killer T-cell (NKT)

ナチュラルキラー標的構造　natural killer target structure (NKTS)
ナチュロパシー　naturopathy
夏型過敏性肺炎　summer-type hypersensitivity pneumonitis
ナックル　knuckle
ナトリウム　natrium (Na), sodium
ナトリウム依存性グルコース共輸送体　sodium-dependent glucose transporte (SGLT)
ナトリウム血〔症〕　natremia
ナトリウム排泄剤　natriuretic
ナトリウムポンプ　sodium pump
ナトリウムランプ　sodium(-vapor) lamp
ナトリウム利尿　natriuresis
ナトリウム利尿性の　natriuretic
7価の　septivalent
七日熱　nanukayami fever
七日病　nanukayami fever
ナノグラム　nanogram (ng)
ナノメーター　nanometer (nm)
ナフジガー手術　Naffziger operation
ナフジガー症候群　Naffziger syndrome
ナフシリン　nafcillin (NFPC)
ナプロキセン　naproxen
オボアルブミン　ovalbumin (OVA)
ナボット嚢胞　nabothian cyst
生標本　wet smear
鉛　lead, plumbum (Pb)
鉛性の　saturnine
鉛中毒　lead poisoning, plumbism
鉛中毒性麻痺　lead paralysis
鉛毒性痛風　saturnine gout
鉛毒性の　saturnine
鉛毒性網膜炎　saturnine retinitis
鉛療法　plumbotherapy
生ワクチン　live vaccine
涙　tear
なみだ目　watery eye
ナルコレプシー　narcolepsy
ナルシシズム　narcissism
ナロキソン塩酸塩　naloxone hydrochloride
ナロルフィン　nalorphine
軟化　mollities, synchysis
軟化歯　malacotic tooth
軟化症　malacia, malacosis, softening
軟化の　malacotic
軟膏　ointment, salve, uncture, unguent, unguentum (ung)
軟口蓋　palatum molle, soft palatine
軟口蓋縫合術　staphylorrhaphy
軟口蓋麻痺　uranoplegia
軟骨　cartilage, cartilago
軟骨炎　chondritis
軟骨化　chondrification
軟骨外生　ectostosis
軟骨核　chondrification
軟骨化骨　endostosis
軟骨芽細胞　chondroblast, chondroplast
軟骨芽〔細胞〕腫　chondroblastoma
軟骨下の　subcartilaginous
軟骨吸収細胞　chondroclast
軟骨棘　chondrophyte
軟骨筋腫　chondromyoma
軟骨形成　chondrification, chondrogenesis
軟骨形成術　chondroplasty
軟骨形成前の　prochondral
軟骨形成不全　hypochondroplasia
軟骨結合　synchondrosis
軟骨結合切開術　synchondroseotomy
軟骨結合切離術　synchondrotomy
軟骨骨形成異常　dyschondrosteosis
軟骨骨の　chondro-osseous
軟骨細胞　chondrocyte
軟骨疾患　chondropathy
軟骨質の　cartilaginous
軟骨腫　chondroma
軟骨腫症　chondromatosis
軟骨腫性(様)の　chondromatous
軟骨症　chondrosis
軟骨性外耳道　cartilagenous external acoustic meatus
軟骨性骨　cartilage bone
軟骨性の　cartilaginous
軟骨性連結　cartilaginous joint
軟骨石灰化〔症〕　chondrocalcinosis
軟骨切除術　chondrectomy
軟骨切離術　chondrotomy
軟骨線維腫　chondrofibroma
軟骨素　chondrin
軟骨粗化　chondroporosis
軟骨痛　chondralgia, chondrodynia
軟骨頭蓋　chondrocranium
軟骨塗擦　unction
軟骨内骨化　endochondral ossification
軟骨内骨形成　endostosis
軟骨内性骨　endochondral bone
軟骨軟化症　chondromalacia
軟骨肉腫　chondrosarcoma, enchondrosarcoma
軟骨粘液腫　chondromyxoma
軟骨粘液線維腫　chondromyxoid fibroma
軟骨の　chondral
軟骨発育不全〔症〕　achondroplasia, chondrodysplasia, chondrodystrophy
軟骨母斑　accessory auricle
軟骨膜　perichondrium
軟骨膜炎　perichondritis
軟骨膜腫　perichondroma
軟骨無形成〔症〕　achondrogenesis, achondroplasia
軟骨溶解　chondrolysis
軟骨様組織　chondroid tissue
軟骨様の　chondroid
軟骨類骨肉腫　chondro-osteoidsarcoma
ナン雑音　nun's murmur
難産　difficult labor, dystocia, partus difficilis
軟質の　soft
軟歯類　tillodontia
軟水　soft water
軟〔髄〕膜　leptomeninx
軟〔髄〕膜炎　leptomeningitis

軟〔髄〕膜クモ膜　piarachnoid
軟〔髄〕膜クモ膜炎　piarachnitis
軟〔髄〕膜の　leptomeningeal
軟性下疳　chancroid, soft chancre, soft sore, venereal sore
軟声症　leptophonia
軟性の　mild, soft
軟性白内障　phacomalacia
軟性パラフィン　petrolatum
軟性べんち(胼胝)　soft corn
難染色性　achromophil
ナンセンスコドン　nonsense codon
ナンセンス〔突然〕変異　nonsense mutation
難染性　chromophobia
難染性の　chromophobe
軟層　buffy coat
軟属腫　molluscum
難治性疼痛　intractable pain
難治〔性〕の　rebellious
難治性の　refractory
難聴　deafness, hearing loss
難聴スクリーニング　auditory screening
難聴の　deaf
軟肉　cushion
軟部組織分解　sarcolysis
軟部肥厚症　pachysomia
軟膜　buffy coat, pia mater
難民　refugee
軟毛　pubescence, vellus
軟ゆう(疣)　molluscum

に

二塩基の　dibasic
臭い　smell
においかぎ試験　sniff test
ニオブ　niobium (Nb)
２回経産婦　secundipara
二核小体の　binucleolate
二核仁の　binucleolate
二核の　binuclear
２価原子　diad
２価元素　dyad
二価性　bivalence
二価染色体　bivalent chromosome
２型３色覚　deuteranomaly
２型３色覚者　deuteranomal
２型色覚　deutan defect
２型色覚者　deutan
２型糖尿病　type 2 diabetes
２型２色覚　deuteranopia
２型２色覚者　deuteranope
２価の　diad, divalent
にかわ(膠)　glue
二顔　tetraotus
二関節の　biarticular, diarticular
二顔体　diprosopus
ニキビダニ属　*Demodex*
二丘体　bigeminal bodies
二極の　bipolar
二腔心　cor biloculare
肉眼　naked eye
肉眼解剖学　gross anatomy
肉眼的　macroscopic
肉眼的血尿　macrohematuria
肉眼的検査　macroscopy
肉眼的の　gross
肉眼〔的〕膿尿　macropyuria
肉眼〔的〕病理学　macropathology
肉芽　granulation
肉茎　pedicle
肉茎形成　pediculation
肉芽腫　granuloma
肉芽腫症　granulomatosis
肉芽腫性炎症　granulomatous inflammation
肉芽腫性糸球体腎炎　granulomatous glomerulonephritis
肉芽腫〔性〕の　granulomatous
肉芽組織　granulation tissue
肉腫　sarcoma (SA)
肉腫症　sarcomatosis
肉腫性肉芽腫　granuloma sarcomatodes
肉腫軟骨腫　sarcoenchondroma
肉腫発生　sarcomagenesis
ニクズク［肉荳蔻］　nutmeg
ニクズク肝　nutmeg liver
肉体的な　corporic
肉体の　corporeal
肉柱　trabeculae carneae
肉柱形成術　trabeculoplasty
肉糖　meat sugar
肉の　sarcous
肉片　fillet
肉様膜　dartos muscle, tunica dartos
肉欲主義　sensualism
ニクロサミド　niclosamide
２クローン性免疫グロブリン血症　biclonal gammopathy
二形〔態〕　dimorphism
二元　two-way
二〔原子〕価の　bivalent
二原子酸素添加酵素　dioxygenase
二犬歯〔性，型〕　dicynodont
二元説　dualism
二元配置法　two-way classification
二項分布　binomial distribution
ニコチン　nicotine
ニコチンアミドアデニンジヌクレオチド　nicotinamide adenine dinucleotide (NAD)
ニコチンアミドアデニンジヌクレオチドリン酸　nicotinamide adenine dinucleotide phosphate (NADP)
ニコチン依存症　nicotine dependence
ニコチン依存度テスト　tobacco dependence screener (TDS)
ニコチン酸アミド　nicotinamide
ニコチン受容体　nicotinic receptor
ニコチン代替療法　nicotine replacement therapy (NRT)
ニコチンテープ　nicotine tape
ニコチン〔様〕の　nicotinic
濁り　cloudiness

濁り度　turbidity
ニコルスキー徴候　Nikolsky sign
二叉の　bifurcate(d), biramous
二酸化イオウ　sulfur dioxide
二酸化炭素　carbon dioxide (CO_2)
二酸化炭素含有量　carbon dioxide content (Cco_2)
二酸化炭素産出量　carbon dioxide production (output) ($\dot{V}co_2$)
二酸化窒素　nitrogen dioxide
二酸化物　dioxide
二次外傷救命処置　advanced trauma life support (ATLS)
二枝形の　biramous
二次感染　secondary infection
２色覚　dichromatism
二指奇形　didactylism
二子宮の　didelphic
二次救命処置　advanced life support (ALS)
二軸〔性〕関節　biaxial joint
二次結核　secondary tuberculosis
二次孔開存〔症〕　persistent ostium secundum
二次作用　secondary action
二次疾患　secondary disease
二次循環救命処置　advanced cardiac life support (ACLS)
二指症　bidactyly
虹症候　rainbow symptom
二次小児救命処置　pediatric advanced life support (PALS)
二次性インポテンス　secondary impotence
二次性高血圧　secondary hypertension
二次性疾患　deuteropathy
二次性斜視　secondary deviation
二次性出血　secondary hemorrhage
二次性受容体　secondary receptor
二次性心筋疾患　secondary myocardial disease
二次性心筋症　secondary cardiomyopathy
二次性デンチン　secondary dentin(e)
二次性白内障　secondary cataract
二次性白血病　secondary leukemia
二次性貧血　secondary anemia
二次性分利　epicrisis
二次性癒着　secondary adhesion
二室の　bilocular
二次的鎮静　secondary sedation
西ナイル熱　West Nile fever
西ナイル脳炎　West Nile encephalitis
二枝の　biramous
二重　duplex, two-way
二重異型接合体　diheterozygote
二重エネルギーX線吸収法　dual-energy X-ray absorptiometry (DXA)
二重音声　diplophonia
二臭化エチレン　ethylene dibromide
二重義歯　telescopic prosthesis
二重極　dipole
二重屈折の　birefractive
二重結合　double bond
二重項　doublet
二重子　deuterion
二重視　diplopia
二重唇　diplocheilia
二重人格　dual personality
二重脊髄〔症〕　diplomyelia
二重線　doublet
二集染色体　diad
二重染色法　double staining technique
二重造影〔法〕　double contrast radiography, double contrast technique
二重束ヘリックス　double-stranded helix
二重〔束〕ラセン　double-stranded helix
二重聴　diplacusis
二重の　bigeminal
二重分類法　two-way classification
二重房室伝導路　dual atrioventricular pathways (dual AV pathway)
二重盲検試験　double blind trial
〔二重盲検〕無作為化比較試験　randomized comparative trial (RCT)
二絨毛膜の　dichorial
24時間血圧モニタリング　ambulatory blood pressure monitoring (ABPM)
二重ラセン　double helix
虹様の　iridian
二漿膜面の　seroserous
二小葉の　bilobular
２色性　dichroism
２色の　dichromatic
二次卵胞　secondary follicle
二心臓体　diplocardia
二生歯性の　diphyodont
二節　dimer
二接合子の　dizygotic
二尖の　bicuspid
二尖弁　valvula bicuspidalis
二相性の　diphasic
二体発生　diplogenesis
二段脈　bigeminy
日常生活動作　activities of daily living (ADL)
日常生活の質　quality of daily living (QDL)
日常の　casual, routine
日内変動　diurnal variation
日内リズム　circadian rhythm
ニッケル　nickel (Ni)
日光じんま(蕁麻)疹　solar urticaria
日光(射)性脳炎　heliencephalitis
日光阻止因子　sun protection factor (SPF)
日光弾力線維症　solar elastosis
日光皮膚炎　solar dermatitis, sunburn, suntan
日光浴　insolation
日光療法　heliotherapy, phacotherapy, solar therapy
ニッシェ　niche
日射計　pyrheliometer
日射病　siriasis, solar fever, sunstroke,

thermic fever
日周期リズム　circadian rhythm
日食盲　eclipse blindness
ニッスル顆粒　Nissl granule
ニッスル小体　Nissl body
ニッスル変性　Nissl degeneration
ニッチ　niche
日中　in diem (i.d.)
ニット　nit
二点閾　double point threshold
二頭　tetraotus
二頭奇形　diplocephaly
二頭筋　biceps, biceps muscle
二頭筋腱反射　biceps tendon reflex (BTR)
二頭筋溝　bicipital groove
二頭筋の　bicipital
二頭筋反射　biceps jerk (BJ)
２動原体の　dicentric
二頭の　ancipital, bicipital
二糖類　disaccharide
ニトラゼパム　nitrazepam (NZP)
ニトリル配糖体含有植物　plant containing nitril glycoside
ニトログリセリン　nitroglycerin (NTG)
ニトロプルシド試験　nitroprusside test
ニトロブルーテトラゾリウム反応　nitroblue tetrazolium reaction (NBT reaction)
二倍性　diploidy
二倍体　diploid
二排卵性の　diovulatory
ニパウイルス　*Nipah virus*
二拍動の　bisferious
ニンヒドリン反応　ninhydrin reaction
ニブ　nib
二腹筋　biventer muscle
二腹筋窩　digastric fossa
二分　dichotomy
二分脊椎　rachischisis, spina bifida
二分染色体　dyad
二分頭蓋　cranioschisis
二分の　bipartite
二分法　binary fission
二分類法　dichotomy
二分裂　binary fission
二弁切断　double-flap amputation
二弁の　bicuspid
ニボー　niveau
二方向混合リンパ球反応　two-way mixed lymphocyte reaction
二房子宮　uterus bilocularis
二放射相称　biradial symmetry
二房〔性〕関節　bilocular joint
二胞性の　bicellular
二峰性脈　pulsus bisferiens
二房の　bilocular
二方面の　bidirectional
日本医薬情報センター　Japan Pharmaceutical Information Center (JAPIC)
日本医薬品一般名称　Japanese Accepted Name (JAN)
日本血球凝集性ウイルス　hemagglutinating virus of Japan (HVJ)
二本鎖 RNA　double stranded RNA (dsRNA)
二本鎖 DNA　double stranded DNA (dsDNA)
日本脳炎　Japanese encephalitis
日本脳炎ウイルス　*Japanese encephalitis virus* (JEV)
日本脳卒中スケール　Japan Stroke Scale (JSS)
日本薬局方　Japanese Pharmacopoeia (JP)
ニーマン・ピック細胞　Niemann-Pick cell
ニーマン・ピック病　Niemann-Pick disease
入院　admission (Ad, Adm, adm), admittance, hospitalization
入院加療　hospitalizing
入院患者　inpatient
入院記録　hospital record (HR)
入院時オリエンテーション　admission orientation
入院時すでに死亡　brought in dead (BID)
入院前検査　preadmission testing (PAT)
入院と治療　hospitalization and treatment (H&T)
入院日　date of admission (DOA)
入院前　prior to admission (p.t.a.)
乳暈　mammilla
乳液　latex
乳痂　crusta lactea
乳化剤　emulsifier
乳管　galactophore, galactophorous duct
乳癌　breast cancer
乳管炎　galactophoritis
乳香　thus
乳剤　emulsion (emul), milk
乳酸　lactic acid (LA)
乳酸塩　lactate
乳酸加リンゲル液　lactated Ringer solution (LR,LRS)
乳酸桿菌　lactobacillus
乳酸桿菌属　*Lactobacillus*
乳酸菌　lactic acid bacterium
乳酸菌牛乳　acidophilus milk
乳酸〔性〕アシドーシス　lactic acidosis
乳酸性閾値　lactate threshold
乳酸脱水素酵素　lactic acid dehydrogenase (LAD, LDH)
乳脂　cream
乳歯　deciduous teeth, dens deciduus, dens lacteus, milk tooth
乳嘴　teat
乳児　baby, infant
乳児院　baby farm
乳児期　infancy, period of infancy
乳児恐怖〔症〕　pediophobia
乳児湿疹　infantile eczema
乳児死亡率　infant mortality rate (IMR)
乳嘴状の　papilliferous
乳児多発性汗腺膿瘍　multiple sweat gland abscesses of infant
乳児定期健診　regular infant health check

乳児頭部脂漏性湿疹 cradle cap
乳児突然死 sudden infant death
乳児突然死症候群 sudden infant death syndrome (SIDS)
乳児ネフローゼ症候群 infantile nephrotic syndrome (INS)
乳児の infantile
乳児皮質骨増殖症 infantile cortical hyperostosis
入射 incidence
乳汁 milk
乳汁過多分泌症 hypergalactosis
乳汁産生 galactopoiesis, lactogenesis
乳汁産生促進性の galactopoietic
乳汁産生の galactopoietic, lactogenic
乳汁生成 galactosis
乳汁の lacteal, lactic
乳汁嚢胞 lactocele
乳汁分泌 lactation
乳汁〔分泌〕過少〔症〕 hypogalactia, oligogalactia
乳汁〔分泌〕過多〔症〕 hyperlactation, polygalactia
乳汁分泌欠如 agalactia, agalactosis
乳汁分泌性の galactophorous, lactiferous, lactigenous
乳汁分泌促進物質 galactagog(ue)
乳汁分泌の lactigerous
乳汁分泌不全の hypogalactous
乳汁分泌ホルモン galactopoietic hormone
乳汁療法 galactotherapy
乳汁漏出〔症〕 galactorrhea, lactorrhea
乳汁漏出性無月経症候群 amenorrh(o)ea galactorrh(o)ea syndrome
乳漿 plasm
乳状液 milk
乳線 mammary line, milk line
乳腺 mammary gland
乳腺萎縮 mastatrophia
乳腺炎 mastadenitis, mastitis
乳腺刺激ホルモン lactation hormone, lactogenic hormone, mammotropic hormone
乳腺腫 mastadenoma
乳腺出血 mastorrhagia
乳腺親和性の mammotropic
乳腺全切除術 total mastectomy
乳腺増殖症 mastoplasia
乳腺痛 mastalgia
乳腺排膿術 mastostomy
乳腺傍結合組織炎 paramastitis
乳濁液 emulsion (emul)
乳濁〔膠〕質 emulsoid
乳濁性の lyophile
乳糖 lactose, milk sugar
乳頭 mammilla, nipple, papilla, teat, thelium, torulus
乳頭炎 mammillitis, papillitis, thelitis
乳頭癌 papillocarcinoma
乳頭形成術 mammilliplasty, papilloplasty
乳糖酵素 lactase
乳頭腫 papilloma
乳頭腫症 papillomatosis
乳頭状化 mammillation
乳頭状癌 papillary carcinoma
乳頭状の mammilliform, papillary, papillate, papilliform
乳頭水腫(浮腫) papilledema
乳頭切除術 papillectomy
乳頭線 mammary line, nipple line
乳頭腺嚢腫 papilloadenocystoma
乳頭体 corpus mamillare, mammillary body
乳頭突起 mammillary process, papillary process
乳頭肉腫 papillosarcoma
乳糖尿〔症〕 lactosuria
乳頭の mammillaria, mammillary
乳頭嚢状腺腫 papillary cystic adenoma
乳糖負荷試験 lactose tolerance test (LTT)
乳糖不耐症 lactose intolerance
乳糖分解酵素欠損〔症〕 alactasia
乳頭傍突起炎 paramastoiditis
乳頭毛 papilla
乳頭網膜炎 papilloretinitis, retinopapillitis
乳頭様突起 mammillation
乳頭様の mammillary
乳突 mastoid
乳突炎 mastoiditis
乳突上稜 supramastoid crest
乳突洞 mastoid antrum
〔乳突〕洞切開 antrostomy
乳突蜂巣 mastoid air cells, mastoid cell
乳白度 opacity
乳鉢 mortar
乳び(糜) chyle
乳び(糜)異常 dyschylia
乳び(糜)化 chylifaction, chylification, chylopoiesis
乳び(糜)管 chyliferous vessel, chylous vessel, lacteal
乳び(糜)管拡張 chylectasia
乳び(糜)管腫 chylangioma
乳び(糜)汗症 chylidrosis
乳び(糜)気胸 chylopneumothorax
乳び(糜)胸 chylothorax
乳び(糜)胸膜〔症〕 chylopleura
乳び(糜)腔 lacteal
乳び(糜)形成過多 polychylia
乳び(糜)血〔症〕 chylemia, chylomicronemia
乳び(糜)血尿 hematochyluria
乳び(糜)欠乏〔症〕 achylia, achymia
乳び(糜)縦隔症 chylomediastinum
乳び(糜)状の chyliform
乳び(糜)脂粒 chylomicron
乳び(糜)心膜炎 chylopericarditis
乳び(糜)心膜〔症〕 chylopericardium
乳び(糜)性陰嚢水腫 chylocele
乳び(糜)性下痢 chylorrhea
乳び(糜)性水胸症 chylous hydrothorax
乳び(糜)生成 chylifaction, chylification, chylopoiesis

乳び(糜)生成の　chylopoietic
乳び(糜)槽　cisterna chyli
乳び(糜)尿〔症〕 chyluria, chylous urine
乳び(糜)の　chylous
乳び(糜)皮膚症　chyloderma
乳び(糜)腹膜〔症〕 chyloperitoneum
乳び(糜)漏　chylorrhea
乳餅　quark
乳母　nurse (NR), wet nurse
乳房　breast, mamma
乳棒　pestle
乳帽　tirelait
乳房暈　areola
乳房X線像　mammogram
乳房炎　mammitis, mastitis
乳房温存療法　conservative treatment of breast cancer
乳房下垂　mastoptosis
乳房過大　hypermastia
乳房形成〔術〕 mammaplasty, mammoplasty, mastoplasty
乳房固定術　mastopexy
乳房再建〔術〕 breast reconstruction
乳房自己検査(法) breast self-examination (BSE)
乳房出血　thelorrhagia
乳房腫瘍　mammary tumor (MT)
乳房状の　mammiform
乳房新造術　mastoneoplasty
乳房切開術　mammotomy, mastotomy
乳房切除術　mammectomy, mastectomy
乳房痛　mammalgia, mastodynia
乳房提靱帯　suspensory ligaments of breast
乳房の　mammary
乳房発育開始　thelarche
乳房発育不全　hypomastia
乳房肥大症　hypermastia
乳房不同　anisomastia
乳房勃起　thelerethism
乳房矮小症　hypomastia
入眠時幻覚　hypnagogic hallucination
乳幼児下痢症　infantile diarrhea
乳幼児健康診査　child health check-up
乳幼児突発性危急事態　apparent life threatening event (ALTE)
乳〔幼〕児ボツリヌス症　infant botulism
乳様水瘤　galactocele
乳様突起　mastoid, mastoid bone, mastoid process
乳様突起炎　mastoiditis
乳様突起切開術　mastoidectomy
乳様傍突起　paramastoid process
乳瘤　galactocele
乳輪　areola
乳輪腺　areolar glands
ニューカッスル病ウイルス　*Newcastle disease virus* (NDV)
ニュージーランドブラック系マウス　New Zealand black mouse (NZB mouse)
ニュートリノ　neutrino
ニュートン　newton
ニューモウイルス亜科　*Pneumovirinae*
ニューモウイルス属　*Pneumovirus*
ニューモグラフ　pneumograph
ニューモシスチス・カリニ肺炎　*Pneumocystis carinii* pneumonia (PCP)
ニューモシスチス属　*Pneumocystis*
ニューモシスチス肺炎　*Pneumocystis* pneumonia
ニューモタコグラフ　pneumotachograph
ニューモタコメータ　pneumotachometer
ニューラプラキシー　neurapraxia
ニューロウイルス　neurovirus
ニューロノファギー　neuronophagia
ニューロパチー　neuropathy
ニューロフィジン　neurophysin
ニューロフィラメント　neurofilament
ニューロペプタイド　neuropeptide
ニューロミオパチー　neuromyopathy
ニューロン　neuron
ニューロン炎　neuronitis
ニューロン路　neuron pathway
尿　urina, urine
尿アルブミン排泄率　urinary albumin excretion (UAE)
尿意　micturition
尿意恐怖〔症〕 urophobia
尿異常　uracrasia
尿意切迫　urinary urgency
尿意切迫症候群　urgency syndrome
尿意ひっ(逼)迫　urgency
尿意頻数　frequent micturition, pollakiuria
尿円柱　urinary cast, urinary cylinder
尿黄色素　urochrome
尿管　ureter
尿管S状結腸吻合〔術〕 ureterosigmoidostomy
尿管炎　ureteritis
尿管拡張症　ureterectasia
尿管丘　mons ureteris
尿管狭窄症　ureterostenosis
尿管極　urinary pole
尿管形成術　ureteroplasty
尿管結石　ureteral stone, ureterolith
尿管結石症　ureterolithiasis
尿管口　ureteric orifice
尿観察診断法　uromancy
尿管出血　ureterorrhagia
尿汗症　sudor urinosus, uridrosis
尿管小腸吻合術　ureteroenterostomy
尿管腎盂移行部接合　ureteropelvic junction (UPJ)
尿管腎盂腎炎　ureteropyelonephritis
尿管腎盂造影術　ureteropyelography
尿管腎盂吻合〔術〕 pelvioneostomy
尿管腎切除術　ureteronephrectomy
尿管水瘤　hydroureter
尿管ステント　ureteral stent
尿管切開術　ureterotomy
尿管切除術　ureterectomy
尿管切石〔術〕 ureterolithotomy
尿管造影術　ureterography

尿管痛 ureteralgia
尿管捻転整復術 ureterolysis
尿管の ureteral, ureteric
尿管膀胱鏡 uretercystoscope
尿管膀胱新吻合術 ureteroneocystostomy
尿管膀胱造口術 ureteroneocystostomy
尿管膀胱吻合術 ureterovesicostomy
尿管癒合剥離術 ureterolysis
尿管瘤 ureterocele
尿管瘻設置術 ureterostomy
尿器 urinal
尿・血漿比 urine-plasma ratio (U/P)
尿結石 urolith
尿〔結〕石の urolithic
尿検査 urinalysis (UA)
尿原性の urinogenous
尿砂 gravel, urinary sand, urocheras, uropsammus
尿細管 renal tubules, uriniferous tubule
尿細管間質性腎炎 tubulointerstitial nephritis (TIN)
尿細管基底膜変性 tubulorrhexis
尿細管最大量 tubular maximum (Tm)
尿細管周囲の peritubular
尿細管腎症 tubulonephrosis
尿細管性タンパク尿 tubular proteinuria
尿細管直部 straight tubule
尿細管内逆流 intracanalicular backflow
尿細管の tubular
尿砂排泄 lithuresis
尿酸 uric acid (UA)
尿酸塩 urate
尿酸塩血〔症〕 uratemia
尿酸塩石 urate stone
尿酸塩尿 uraturia
尿酸過剰尿〔症〕 hyperuricuria
尿酸クリアランス uric acid clearance (Cua)
尿酸血〔症〕 uricemia
尿酸酸化酵素 uricase
尿酸産生 uricopoiesis
尿産生の urinific, uriniparous, uropoietic
尿酸尿〔症〕 uric-aciduria, uricosuria
尿酸分解 uricolysis
尿酸分解〔性〕の uricolytic
尿失禁 urinary incontinence, uroclepsia, urorrhea
尿しぶり tenesmus urinae
尿浸潤 urecchysis
尿浸透圧 urinary osmolarity (uOsm)
尿ストーマ urostoma
尿スミア urinary smear
尿生殖隔膜 urogenital diaphragm
尿生成 uropoiesis
尿生成の urogenous
尿性尿管拡張 uroureter
尿性敗血症 urosepsis
尿性浮腫 uredema
尿石 urolith
尿石症 urolithiasis
尿切迫ー頻尿症候群 urgency-frequency syndrome
尿線 urinary stream
尿線中絶 interrupted micturition
尿素 urea
尿素クリアランス urea clearance
尿素クリアランス試験 urea clearance test
尿素計 ureameter
尿素呼気試験 urea breath test
尿素サイクル urea cycle
尿素霜 urea-frost
尿素窒素 urea nitrogen (UN)
尿素定量 ureametry
尿素軟膏 urea ointment
尿素発生の ureagenetic
尿中細胞像 urocytogram
尿直腸の urorectal
尿貯留 uroschesis
尿検査の uroscopic
尿道 urethra, urogenital tube
尿道炎 urethritis
尿道海綿体 corpus cavernosum urethrae, corpus spongiosum penis
尿道拡張器 urethreurynter
尿道括約筋 urethral sphincter, urethral sphincter muscle
尿道カテーテル urinary catheter (UC)
尿道下裂 hypospadias
尿道癌 urethral cancer
尿道球 bulb of penis, urethral bulb
尿道球炎 bulbitis
尿道球腺 bulbourethral gland
尿道鏡 urethroscope
尿道鏡検査 urethroscopy
尿道鏡検査の urethroscopic
尿道狭窄 urethral stricture
尿道狭窄症 urethrostenosis
尿道鏡の urethroscopic
尿道形成術 urethroplasty
尿道痙攣 urethrism, urethrospasm
尿道結石症 urethrolithiasis
尿道血漏 urethrostaxis
尿道溝 urethral groove
尿道口切開術 porotomy
尿道口縫合術 meatorrhaphy
尿道固定術 urethropexy
尿道索 chordee
尿道周囲炎 periurethritis
尿道出血 urethrorrhagia
尿道腫瘍 urethrophyma
尿道小丘 urethral caruncle
尿道上裂 epispadias
尿道ステント urethral stent
尿道切開術 urethrotomy
尿道腺 urethral glands
尿道前炎 preurethritis
尿道洗浄器 penis syringe
尿道造影〔法〕 urethrography (UG)
尿道造瘻術 urethrostomy
尿道側管 paraurethra
尿道側管炎 paraurethritis
尿道側裂 paraspadias

尿道脱 urethrocele
尿道腟総排出腔 urogenital cloaca
尿道痛 urethralgia, urethrodynia
尿道動脈 urethral artery
尿道の urethral
尿道膿漏 urethroblennorrhea
尿道閉鎖症 urethratresia, urethrophraxis
尿道膀胱炎 urethrocystitis
尿道膀胱鏡 urethrocystoscope
尿道膀胱撮影術 urethrocystography
尿道縫合〔術〕 urethrorrhaphy
尿道膀胱造影図 urethrocystogram
尿道傍腺 paraurethral gland
尿道瘤 urethrocele
尿道稜 urethral crest
尿道輪 annulus urethralis
尿道漏 urethrorrhea
尿道瘻設置術 urethrostomy
尿毒症 uremia
尿毒症性心筋症 uremic cardiomyopathy
尿毒症性心膜炎 uremic pericarditis
尿毒症性腸炎 uremic colitis
尿毒症性ニューロパチー uremic neuropathy
尿毒症性肺炎 uremic pneumonitis
尿毒症前の preuremic
尿毒症毒素 uremic toxin
尿毒疹 uremide
尿毒性 urotoxia, urotoxicity
尿毒性昏睡 uremic coma
尿毒素 urotoxia, urotoxin
尿毒力 urotoxia
二葉の bilobate
尿の uretic, uric, urinary, urinous
尿嚢 allantois
尿嚢血管結合奇形 allantoidoangiopagous teratism
尿嚢腫 urinoma, uroncus
尿濃縮力試験 urine concentration test
尿嚢腎〔症〕 uronephrosis
尿膿腎症 uropyonephrosis
尿膿尿管 uropyoureter
尿排出 urine output (UO)
尿排泄過多 urorrhagia
尿比重計 urinometer, urometer
尿比重測定法 urinometry
尿瓶 urinal
尿分析 uronoscopy, uroscopy
尿閉 anuria, ischuria, urinary obstruction, urinary retention, urodialysis, uroschesis
尿崩症 diabetes insipidus (DI)
尿膜 allantois
尿膜管 urachus
尿膜管膿瘍 pyourachus
尿膜茎 allantoic stalk
尿膜の allantoic
尿膜嚢胞 allantoic vesicle
尿膜発生 allantogenesis
尿量 urine volume (UV)
尿量測定〔法〕 uroflowmetry
尿力学 urodynamics
尿路 urinary tract
尿漏 urorrhea
尿路潰瘍 urelcosis
尿路感染症 urinary tract infection (UTI)
尿路痙攣 urospasm
尿路激痛 urocrisis
尿クリーゼ urocrisis
尿路結石 urinary calculus
尿路疾患 uropathy
尿路上皮 urothelium
尿路上皮腫 urothelioma
尿路造影図 urogram
尿路造影〔法〕 urography
尿路単純X線検査 plain urinary tract X-ray (PUT)
尿路ドレナージ urinary drainage (UD)
尿路排出 urinary output (UO)
尿路病原性大腸菌 uropathogenic *Escherichia coli* (UPEC)
尿路変向〔術〕 urinary diversion
尿道拡張器 divulsor
二卵性 dizygotic
二稜形の ancipital
二量体 dimer
二裂口蓋垂 bifid uvula
二裂の bifid
二裂母指 bifid thumb
二連脈 bigeminy
ニワトリ歩行 steppage gait
任意量 adde libitum (ad lib), quantum vis (qv)
人形恐怖〔症〕 pediophobia
人形の眼反応 doll's eye reflex
人魚体〔奇形〕 sirenomelia
人間嫌い misanthropia
人間工学 ergonomics, human engineering
人間生活の基本的要請 basic human needs (BHN)
人間ドック health screening center
認識 gnosia, information, recognition
認識〔力〕 cognition
妊娠 gestation, gravidity, pregnancy
妊娠嘔吐 emesis gravidarum, vomiting of pregnancy
妊娠期間計算表 periodoscope
妊娠高血圧 gestational hypertension
妊娠高血圧〔症候群〕 pregnancy induced hypertension (PIH)
妊娠高血圧腎症 preeclampsia
妊娠子癇 antepartum eclampsia
妊娠〔持続〕期間 gestational age
妊娠腫 pregnancy tumor
妊娠性イレウス(腸閉塞〔症〕) subparta ileus
妊娠性黒皮症 melasma gravidarum
妊娠性貧血 anemia of pregnancy
妊娠前期 progravid
妊娠前の pregravidic
ニンジン属 *Panax*
妊娠中期 midtrimester

妊娠中毒症　gestosis
妊娠糖尿病　gestational diabetes mellitus (GDM)
妊娠特異β_1糖タンパク　pregnancy-specific $beta_1(\beta_1)$-glycoprotein (SP_1)
妊娠の　gestational, gravid, gravidic
妊娠の回数　gravida (G)
人相学　physiognomy
忍耐力　stamina
認知　perception, recognition
認知症　dementia
認知障害　aphrenia
認知的行動療法　cognitive behavior therapy
認知的不協和　cognitive dissonance
認知の　cognitive
人中　philtrum, philtrum of upper lip
認定基準にそった　ethical
妊馬血清　pregnant mare serum (PMS)
妊馬血清性腺刺激ホルモン　pregnant mare serum gonadotropin (PMSG)
ニンフ　nymph
妊婦　gravida (G)
ニンフォマニア　nymphomania
妊婦の　gravidic
忍容試験　tolerance test (TT)
妊孕性　fertility, uberty

ぬ

ヌカカ属　*Culicoides*
糠状の　furfuraceous
ヌクレアーゼ　nuclease
ヌクレオシド　nucleoside
ヌクレオステミン　nucleostemin
ヌクレオソーム　nucleosome
ヌクレオチド　nucleotide
ヌクレオプロテイン　nucleoprotein (NP)
ヌードマウス　nude mouse
ヌル細胞　null cell

ね

ねあせ(寝汗)　night sweat, sudor nocturnus
ネイザルサイクル　nasal cycle
ネオジム　neodymium (Nd)
ネオリケッチア属　*Neorickettsia*
ネオン　neon (Ne)
ネガティブ鎖ウイルス　negative strand virus
ネギシウイルス　Negishi virus
ネクサス　nexus
ネグリ小体　Negri body
ネグレクト　neglect
ネグレリア属　*Naegleria*
ネコ海綿状脳症　feline spongiform encephalopathy (FSE)
ネコ恐怖〔症〕　cat syncope
寝ごと　sleep talking, somniloquence
ネコ鳴き症候群　cat cry syndrome, cri-du-chat syndrome
ネコ白血病ウイルス　*Feline leukemia virus* (FeLV)
ネコひっかき病　cat scratch disease
ネコ免疫不全ウイルス　*Feline immunodeficiency virus* (FIV)
捻り歩き　helicopod gait
ねじれ　kink, torsion
ねじれ率　torsion
ネズミ〔媒介性〕の　murine
熱　fever
熱安定性の　thermostabile
熱化学　thermochemistry
熱感　heat
熱感覚　caumesthesia
熱希釈　thermodilution
熱狂　cathexis, madness, mania
熱凝固　thermal coagulation
熱凝固法　thermocoagulation
熱血流計　thermostromuhr
熱原性の　thermogenous
熱紅斑　erythema caloricum
熱産生　heat production
熱産生の　calorigen(et)ic
熱刺激性の　thermoexci(ta)tory
熱射病　heat exhaustion, heatstroke, thermoplegia
熱傷　ambustion, burn, scald
熱症　phlegmonosis
熱傷指数　burn index (BI)
熱消失　thermosteresis
熱傷集中監視室　burn care unit (BCU)
熱傷治療薬　antipyrotic
熱傷予後指数　prognostic burn index (PBI)
熱色性　thermochroism
熱ショックタンパク〔質〕　heat shock protein (HSP)
熱性眼振　caloric nystagmus
熱性痙攣　heat cramp, febrile seizure
熱性せん(譫)妄　pyretotyphosis
熱性タンパク尿　febrile proteinuria
熱性の　febrile
熱積算計　thermointegrator
熱線透過性の　transcalent
熱像記録法　thermography
熱走性　thermotaxis
熱素の　caloric
熱帯イチゴ腫　tropical framboesia, yaws
熱帯潰瘍　tropical sore
熱帯潰瘍性膿皮症　pyoderma ulcerosum tropicum
熱帯性横痃　tropical bubo
熱帯性潰瘍　tropical ulcer
熱帯性痙性脊髄麻痺　tropical spastic paraparesis (TSP)
熱帯性貧血　tropical anemia
熱帯チフス　tropical typhus
熱帯肉芽腫　granuloma tropicum
熱帯熱マラリア　falciparum malaria
熱帯白斑性皮膚病　pinta
熱帯フランベジア　tropical framboesia, yaws

熱中症　heat exhaustion, heat illness, heatstroke
熱電気　thermoelectricity
熱電血流計　thermostromuhr
熱電検流計　thermogalvanometer
熱電子　thermoelectron
熱電子の　thermionic
熱電対　thermocouple, thermoelectric couple, thermojunction
熱電流　thermocurrent
熱電流計　thermoammeter
熱毒素　pyrotoxin
ネットワーク方式保健維持機構　network model HMO
熱の　thermic
熱発光　thermoluminescence
熱ばて　heat exhaustion
熱病　fever
熱病性精神病　febrile psychosis
熱病性尿　febrile urine
熱不安定の　heat-labile
熱分利　febrile crisis
熱放散　heat dissipation
熱容量　heat capacity, thermal capacity
熱力学　thermodynamics
熱力関数　entropy
熱量計　calorimeter
熱量測定〔法〕　calorimetry
熱量の　caloric
熱療法　fever therapy
熱力の　thermal
熱攣縮計　thermotonometer
ネプツニウム　neptunium (Np)
ネブライザー　nebulizer
ネフローゼ　nephrosis
ネフローゼ症候群　nephrotic syndrome (NS)
ネフロパチー　nephropathy
ネフロン　nephron
ネム　nem (N)
眠気　sleepiness
ネラトンカテーテル　Nélaton catheter
ネルボン酸　nervonic acid
粘液　mucus, slime
粘液円柱　mucous cast
粘液芽細胞腫　myxoblastoma
粘液癌　mucinoid carcinoma
粘液筋腫　myxomyoma
粘液菌性耳炎　otomucormycosis
粘液血様の　mucosanguinous
粘液原　mucinogen
粘液細胞　mucous cell, myxocyte
粘液産生性の　blennogenous
粘液質　phlegm, phlegmatic temperament
粘液腫　myxoma
粘液腫症　myxomatosis
粘液症　mucinosis
粘液状の　muciform, mucinoid, mucoidal
粘液神経膠腫　myxoglioma
粘液水腫　myxedema
粘液水腫性苔癬　scleromyxedema
粘液水腫様の　myxedematoid
粘液性漿液の　mucoserous
粘液性小腸炎　mucoenteritis
粘液生成　myxopoiesis
粘液性体質者　pituitotrope
粘液性大腸炎　mucous colitis
粘液性腸炎　mucomembranous enteritis
粘液〔性〕の　mucous, pituitous
粘液性ラ音　mucous rale
粘液腺　mucous gland
粘液線維腫　myxofibroma
粘液線維肉腫　myxofibrosarcoma
粘液腺炎　myxadenitis
粘液腺腫　myxadenoma
粘液糖タンパク質　mucin
粘液軟骨腫　myxochondroma
粘液軟骨線維肉腫　myxochondrofibrosarcoma
粘液軟骨肉腫　myxochondrosarcoma
粘液肉腫　myxosarcoma
粘液乳頭腫　myxopapilloma
粘液分泌　blennorrhagia, myxopoiesis
粘液分泌過多　phlegm, polyblennia
粘液分泌欠乏　myxasthenia
粘液分泌減退　hypomyxia
粘液分泌の　muciferous, muciparous
粘液便　mucous stool
粘液変性血管肉腫　angiosarcoma myxomatodes
粘液ポリープ　gelatinous polyp
粘液膜性腸炎　mucomembranous enteritis
粘液溶解の　mucolytic
粘液様の　blennoid, mucoid, myxoid
粘液様嚢胞　myxoid cyst
粘液瘤腫　mucocele
粘液類　slime-molds
粘液類表皮性の　mucoepidermoid
粘滑剤　demulcent, mucilage (muc)
粘〔滑〕質　mucilagenous
捻挫　distortion, sprain, stremma
粘質性　viscidity
粘質の　viscid
粘質物　mucilage
捻除　avulsion
燃焼　combustion
粘漿液〔腺〕細胞　mucoserous cell
粘漿剤　mucilage (muc)
捻除術　exeresis
粘性　viscosity
粘性図　viscograph
ねん(稔)性の　fertile
粘性の　viscous
粘性率　viscosity
年摂取限度　annual limit of intake (ALI)
粘素　mucin
粘弾性　viscoelasticity
粘弾性遅延　viscoelastic retardation
粘弾性模型　viscoelastic model
粘着現象　adhesion phenomenon
粘着剤　conglutinant
粘着試験　adhesion test

粘着性 tackiness, viscidity
粘着性の glutinous, viscid
粘着度 tack
粘着の tacky
粘稠性 ropiness
粘稠度 viscosity
捻転 rotation, torsion
捻転計 torsiometer
捻転骨折 torsion fracture
捻転歯 dens tortilis
捻転糸 strepsinema
捻転ジストニー torsion dystonia
捻転頭奇形 strophocephaly
捻転頭体 strophocephalus
捻転攣縮 torsion spasm
粘度 viscosity
粘度計 viscosimeter
粘度測定〔法〕 viscosimetry
捻髪音 crepitant rale, crepitation, crepitus
粘膜 mucosa, mucous membrane (MM, m.m.), tunica mucosa
粘膜移植 mucosal graft
粘膜炎 mycodermatitis
粘膜下切除〔術〕 submucous resection (SMR)
粘膜下層 tunica submucosa
粘膜下組織 submucosa, submucous tissue, tela submucosa
粘膜癌 mucosal cancer
粘膜関連リンパ組織リンパ腫 mucosa-associated lymphoid tissue lymphoma (MALT lymphoma)
粘膜筋板 lamina muscularis mucosae
粘膜骨膜炎 mucoperiostitis
粘膜固有層 lamina propria
粘膜疹 enanthema
粘膜疹の enanthematous
粘膜性骨膜 mucoperiosteum
粘膜性骨膜の mucoperiosteal
粘膜の mucomembranous, mucosal
粘膜斑 mucous patch
粘膜皮膚の mucocutaneous
粘膜皮膚連結 mucocutaneous junction
粘膜免疫 mucosal immunity
粘膜免疫系 mucosal immune system
粘膜様の myxoid
粘膜ワクチン mucosal vaccine
年齢調整死亡率 age adjusted mortality rate
年齢別死亡率 age specific mortality rate

の

ノイラミニダーゼ neuraminidase (NA)
ノイロン neuron
脳 brain
嚢 bag, bladder, capsula, capsule, pocket, pouch, receptaculum, sac, saccus, vesica
膿 materies, matter, pus
脳アスペルギルス症 cerebral aspergillosis
脳圧 intracranial pressure (ICP)
膿移行 pyoplania
脳萎縮 encephalatrophy, phrenatrophia
脳移植 brain transplantation
脳炎 cephalitis, cerebritis, encephalitis
脳炎ウイルス encephalitis virus
膿嚥下 pyophagia
脳炎後遺症 postencephalitis
ノーウォークウイルス *Norwalk virus*
ノーウォーク様ウイルス属 Norwalk-like viruses
嚢外強直 extracapsular ankylosis
脳回欠損(如) agyria, lissencephaly
脳外傷 traumatic brain injury (TBI)
嚢外性ヘルニア extrasaccular hernia
脳回切除術 gyrectomy
脳回転状皮膚 cutis verticis gyrata
脳外の extracerebral
脳灰白質炎 polioencephalitis
脳回肥厚 pachygyria
脳回裂 schizogyria
膿痂疹 impetigo
膿痂疹性の impetiginous
脳下垂体 hypophysis
脳下垂体機能低下症 hypopituitarism
脳下垂体機能不全症 hypophyseoprivus
脳下垂体製剤 pituitary
脳下垂体分泌異常症 pituitrism
濃化性 spissitude
脳活動解析〔装置〕 functional mapping
脳幹 brainstem
脳幹死 brainstem death
嚢癌腫 cystocarcinoma
脳肝腎症候群 cerebrohepatorenal syndrome
脳幹反応 brainstem response (BSR)
脳灌流圧 cerebral perfusion pressure (CPP)
膿気胸 pneumopyothorax, pyopneumothorax
膿気性腹膜炎 pyopneumoperitonitis
脳機能係数 brain function index (BFI)
脳機能障害 brain dysfunction
脳弓 fornix
膿球 pus cell
脳弓回 fornicate gyrus, gyrus fornicatus
脳弓脚 crus fornicis
脳弓交連 psalterium
脳弓柱 fornix column
脳弓隆 psalis
膿胸 empyema, pyothorax
膿胸排膿管 empyema tube
脳空洞〔症〕 porencephaly
脳クモ膜 cerebral arachnoid mater, encephalic arachnoid
膿形成 purulence, pyogenesis, pyopoiesis
濃血 pachyhemia
脳血液量 cerebral blood volume (CBV)
脳結核腫 cerebral tuberculoma
脳血管撮影 encephaloarteriography
脳血管疾患 cerebrovascular disease (CVD)
脳血管障害 cerebrovascular accident

(CVA)
脳血管性の cerebrovascular
脳血管造影〔法〕 angioencephalography (AEG), cerebral angiography (CAG)
脳血管不全 cerebrovascular insufficiency (CVI)
膿血〔症〕 pyemia, pyoh(a)emia
膿血疹 pyemid(e)
脳血栓〔症〕 cerebral thrombosis
脳血流シンチグラフィ cerebral perfusion scintigraphy
脳血流〔量〕 cerebral blood flow (CBF)
濃厚液 dope
脳硬化症 cerebrosclerosis, encephalosclerosis, sclerencephaly
濃厚(濃縮)血小板 platelet concentrate (PC)
濃厚(濃縮)赤血球 packed red blood cells (PR(B)C)
脳梗塞 brain infarction (CI), cerebral infarction
脳硬膜 cerebral dura mater, dura mater encephali
脳砂 acervulus cerebri, brain sand, psammoma bodies
膿臍 pyoumbilicus
膿細胞 pus cell
脳挫傷 cerebral contusion
脳死 brain death, cerebral death
嚢子 cyst
脳磁図 magnetoencephalogram (MEG)
脳磁図検査法 magnetoencephalography (MEG)
脳自体の idiophrenic
脳室 ventricle
脳室炎 ventriculitis
脳室開窓術 ventriculostomy
脳室化膿症 pyocephalus
脳疾患 encephalopathy
脳室気腫 pneumoventricle
脳室鏡検査法 ventriculoscopy
脳室上衣炎 ependymitis
脳室上衣芽細胞 ependymoblast
脳室上衣芽〔細胞〕腫 ependymoblastoma
脳室上衣細胞 ependymocyte
脳室上衣〔細胞〕腫 ependymoma
脳室上大静脈交通術 ventriculocaval shunt
脳室心房短絡〔術〕 ventriculoatrial shunt (V-A shunt), ventriculoatriostomy
脳室水腫性軟〔髄〕膜脱出 hydrencephalomeningocele
脳室水腫性脳脱出 hydrencephalocele, hydrocephalocele
脳室切開〔術〕 ventriculotomy
脳室穿刺 ventriculopuncture
脳室造影像 ventriculogram
脳室造影〔法〕 cerebral ventriculography (CVG), ventriculography
脳室大槽(脳槽)交通術 ventriculocisternal shunt
脳室内圧 intraventricular pressure (IVP)
脳室内圧測定法 ventriculometry
脳室〔内視〕鏡 ventriculoscope
脳室内出血 intraventricular hemorrhage
脳室内の intraventricular
脳室乳突瘻造設術 ventriculomastoidostomy
脳室の ventricular
〔脳室の〕上衣 ependyma
脳室腹腔造瘻術 ventriculoperitoneostomy
脳室腹腔短絡〔術〕 ventriculoperitoneal shunt (V-P shunt)
脳死判定基準 criteria of brain death diagnosis
嚢腫 cyst, cystoma
膿腫 cystis
濃縮 enrichment, inspissation
濃縮血 pelohemia
濃縮血球量 total packed cell volume (TPCV)
濃縮状態 spissitude
濃縮能 concentrating ability
嚢腫〔状〕肉腫 cystosarcoma
嚢腫性癌腫 cystocarcinoma
脳出血 cerebral hemorrhage, hematencephalon
脳腫瘍 brain tumor (BT)
嚢腫様の cystoid, cystomorphous
脳腫瘤 encephaloma
脳症 cerebropathy, encephalopathy
嚢状胃 hourglass stomach
膿漿〔液〕 ichor
膿状の puriform, puruloid
嚢状の sacciform
膿漿様の ichoroid
膿疹 empyesis
膿腎 pyonephrosis
脳心筋炎 encephalomyocarditis
脳神経 cranial nerves
脳神経核 nuclei of cranial nerves
脳震(振)盪 brain concussion
脳震(振)盪後症候群 postconcussion syndrome
脳深部電気刺激〔療法〕 deep brain stimulation (DBS)
脳髄液関門 brain-cerebrospinal fluid barrier
脳髄計測器 encephalometer
脳〔髄〕作用 cerebration
脳水腫 cephalhydrocele
脳髄膜炎 cerebromeningitis, encephalomeningitis
脳髄膜疾患 encephalomeningopathy
脳髄膜瘤 encephalomeningocele
脳睡眠 cerebral sleep
脳髄様腫瘍 encephaloma
膿精液症 pyospermia
脳性嘔吐 cerebral vomiting
脳性灰白髄炎 cerebral poliomyelitis
脳性巨人症 cerebral gigantism
脳性ナトリウム利尿ペプチド brain natriuretic peptide (BNP)
脳性麻痺 cerebral palsy (CP)

脳石　encephalolith
脳脊髄液　cerebrospinal fluid（CSF）
脳脊髄〔液〕圧　cerebrospinal pressure（CSP）
脳脊髄液減少症　cerebrospinal fluid hypovolemia
脳脊髄液(鼻)漏　cerebrospinal rhinorrhea
脳脊髄液漏出　cerebrospinal fluid leakage
脳脊髄炎　encephalomyelitis
脳脊髄幹　neuraxis
脳脊髄空洞症　syringoencephalomyelia
脳脊髄軸　cerebrospinal axis, encephalomyelonic axis
脳脊髄症　encephalomyelopathy
脳脊髄神経根炎〔症〕　encephalomyeloradiculitis
脳脊髄神経根障害　encephalomyeloradiculopathy
脳脊髄神経根神経炎　encephalomyeloradiculoneuritis
脳脊髄穿刺法　pithing
脳脊髄ニューロパチー　encephalomyeloneuropathy
脳脊髄の　cerebrospinal, encephalospinal
脳脊髄発生　myelogenesis
脳脊髄膜　meninx
脳脊髄膜炎　cerebrospinal meningitis（CSM）
〔脳脊〕髄膜の　meningeal
脳脊髄瘤　encephalomyelocele
脳節　encephalomere
脳切開　encephalotomy
濃染　blush
嚢腺腫　cystadenoma, cystoadenoma
濃染性の　pachychromatic, trachychromatic
嚢腺肉腫　cystadenosarcoma
嚢腺リンパ腫　cystadenolymphoma
膿瘡　ecthyma
脳造影図　encephalogram
脳造影法　encephalography
脳槽造影〔法〕　cisternography
脳塞栓　cerebral embolism
脳卒中　cerebral apoplexy
脳卒中集中治療室　stroke care unit（SCU）
脳卒中ユニット　stroke unit（SU）
脳損傷　brain damage
脳代謝改善薬　brain metabolic stimulant
脳代謝率　cerebral metabolic rate（CMR）
脳脱　encephalocele
濃胆汁症　pachycholia
嚢虫　measles
嚢虫症　cysticercosis, measles
脳・腸管ペプチド　brain-gut peptide
脳低温療法　brain hypothermia treatment
脳底静脈　basal vein
脳底動脈　basilar artery
脳底部髄膜炎　basilar meningitis
脳電図　electrocorticogram（ECoG）
濃度　concentration
能動　conation
能動アナフィラキシー　active anaphylaxis
脳頭蓋　brain box
脳動静脈奇形　cerebral arteriovenous malformation
能動性　motility
能動全身性アナフィラキシー　active systemic anaphylaxis（ASA）
能動的運動範囲　active range of motion（AROM）
脳動脈写　encephaloarteriography
脳動脈瘤　cerebral aneurysm
能動免疫　active immunity
能動輸送　active transport
膿毒症　pyemia
濃度計　densitometer
濃度計測　densitometry
脳内血腫　intracerebral hematoma（ICH）
脳軟化　cerebral softening
脳軟化〔症〕　cerebromalacia, encephalomalacia
脳軟膜　cerebral pia mater, pia mater encephali
膿尿〔症〕　pyuria
脳の　encephalic
嚢の　capsular, vesicular
膿の　puric, pyic
脳嚢髄膜瘤　encephalocystomeningocele
膿嚢胞　pyocyst
脳膿瘍　brain abscess, pyencephalus
脳嚢瘤　encephalocystocele
脳波　brain wave, electroencephalogram
嚢胚　gastrula
嚢胚形成　gastrulation
膿敗血症　septicopyemia
脳波記録　electroencephalography
脳半球　hemisphere
脳半球切除術　hemispherectomy
脳皮質髄膜炎　periencephalitis
脳皮質髄膜造影〔法〕　periencephalography
濃び(糜)汁症　pachychymia
膿皮症　pyoderma, pyodermia
脳貧血　cerebral anemia
脳浮腫　brain edema（BE), cerebral edema
農夫肺　farmer's lung
農夫皮膚　farmer's skin
脳ヘルニア　cerebral hernia
膿便　pyochezia, pyofecia
嚢包　bursa
嚢胞　cyst, vesicula
膿疱　pustula, pustule
嚢胞外の　extracystic
膿疱形成　pustulation
嚢縫合術　capsulorrhaphy
膿疱症　pustulosis
嚢胞状の　cystiform
膿疱状の　pustuliform
膿疱疹　empyesis
嚢胞性甲状腺腫　cystic goiter
嚢胞性線維腫　cystofibroma
嚢胞性線維症　cystic fibrosis（CF）
嚢胞性の　cystic

膿疱性皮膚症　pustuloderma
嚢胞性膀胱炎　cystic cystitis
嚢胞腺癌　cystadenocarcinoma
嚢胞体　oocyst
膿疱発生薬　pustulant
腎盂　kidney basin
脳膜炎　meningitis
脳網膜血管腫症　cerebroretinal angiomatosis
農薬　pesticide
脳有鉤嚢虫症　cysticercosis cerebri
脳由来神経栄養因子　brain-derived neurotrophic factor (BDNF)
膿瘍　abscess
膿溶解性の　pyolytic
脳様癌　encephaloid
膿様漿液　seropus
膿瘍性の　vomicose
〔脳〕葉切除術　lobectomy
脳様の　encephaloid
膿様の　puruloid, pyoid
脳瘤　cephalocele, encephalocele, exencephaly
膿瘤　pyocele
嚢瘤　cystocele
脳隆起　juga cerebralia
脳梁　callosum, corpus callosum
脳梁の　callosal
脳梁辺縁裂　callosomarginal fissure
能力　ability, capacity, competence, potentia
脳裂　schizencephaly
膿漏　pyoblennorrhea, pyorrh(o)ea
膿瘻　sinus
膿漏眼　gonoblennorrhea, ophthalmoblenorrhea
ノカルジア症　nocardiosis
ノカルジア属　*Nocardia*
ノカルジオプシス属　*Nocardiopsis*
のこぎり(鋸)状の　serrated
ノーザンブロット分析　Northern blot analysis
ノーザンブロット法　Northern blot technique
ノセボ効果　nocebo effect
ノックアウトマウス　knockout mouse
ノッティンガム健康プロファイル　Nottingham health profile (NHP)
ノトナーゲル症候群　Nothnagel syndrome
ノトバイオートの　gnotobiotic
ノトバイオロジー　gnotobiology
ノトビオタ　gnotobiota
伸び　elongation, pandiculation
ノーブル体位　Noble position
ノーベリウム　nobelium (No)
ノボビオシン　novobiocin
ノーマライゼーション　normalization
ノミ［蚤］　flea
飲み込み　deglutition, swallowing
ノミ媒介性チフス　flea-borne typhus
ノモグラフ　nomograph
糊　paste
ノルアドレナリン　noradrenaline (NA)
ノルウェー疥癬　Norwegian scabies
ノルエピネフリン　norepinephrine (NEP)
ノルフロキサシン　norfloxacin (NFLX)
ノルム　norm
ノロウイルス属　*Norovirus*
ノンアルサーディスペプシア　nonulcer dyspepsia (NUD)
ノンコンプライアンス　noncompliance
ノンストレステスト　nonstress test (NST)
ノンパラメトリック　nonparametric
ノンレム睡眠　non-rapid eye movement sleep (NREM sleep)

は

歯　dens, tooth
跛　lameness
把握　grasp, grip
杯　calix, cup, cupola, cupula
胚　embryo
肺　lung, pulmo
背　dorsum, tergum
肺アスペルギルス症　pulmonary aspergillosis
バイアル　vial
配位　coordination
胚域　germinal area
配位子　ligand
胚移植　embryo transfer (ET)
肺移植　lung transplantation
肺胃神経　pneumogastric nerve
肺うっ血　pulmonary congestion
排液法　drainage
パイエル腺　Peyer glands
パイエル板　Peyer patch, Peyer plaques
肺炎　pneumonia (PN, Pn)
肺炎球菌　pneumococcus
肺炎球菌症　pneumococcosis
肺炎球菌の　pneumococcal
肺炎球菌肺炎　pneumococcal pneumonia
肺炎菌親和性の　pneumotropic
肺炎性チフス　pneumotyphus
バイオアッセイ　bioassay
バイオアベイラビリティ　bioavailability
バイオインフォマティクス　bioinformatics
バイオエシックス　bioethics
バイオエタノール　bioethanol
バイオクリーンルーム　bioclean patient room (BPR)
バイオコンピュータ　biocomputer
バイオセーフティ　biosafety
バイオセンサー　biosensor
バイオトーム　bioptome
バイオトライボロジー　biotribology
バイオトロン　biotron
バイオニクス　bionics
バイオテクノロジー　biotechnology
バイオハザード　biohazard
バイオフィジカルプロフィール　biophysical profile (BPP)

バイオフィードバック　biofeedback (BF)
バイオフィルム　biofilm
バイオプシー　biopsy (Bx)
バイオプシー針　biopsy needle
バイオマイシン　viomycin (VM)
バイオマーカー　biomarker
バイオマス　biomass
バイオマスエネルギー　biomass energy
バイオミメティックス　biomimetics
バイオリズム　biological rhythm, biorhythm
バイオリン奏者痙攣　violinist's cramp
倍音　harmonic
胚芽　embryo, germ
徘徊　wandering
背臥位　supine position
徘徊症　dromomania
媒介物　fomes, fomite
媒介物質　mediator
徘徊癖　poriomania
媒介変数　parameter
肺拡張不全　pulmonary atelectasis
倍加時間　doubling time
胚芽腫　embryoma
胚芽体　germinal rod
肺活量　vital capacity (VC)
肺活量計　pneusometer
排管　cannula
肺癌　lung cancer (LC)
肺換気　pulmonary ventilation
肺カンジダ症　pulmonary candidiasis
肺冠〔状〕動脈反射　pulmonocoronary reflex
廃棄　disposal
排気　evacuation, exhaustion
排気器　pneumathode
排気構造　pneumathode
排気式換気法　exhaust ventilation
肺気腫症　pulmonary emphysema (PE)
肺機能　pulmonary function (PF)
肺機能検査　pulmonary function test (PFT)
廃棄物　waste
肺吸虫症　paragonimiasis
肺吸虫属　*Paragonimus*
肺吸虫肉芽腫　*Paragonimus* granuloma
肺胸膜　pulmonary pleura
肺胸膜炎　peripneumonia
肺胸膜剥離術　pleuropneumonolysis
肺胸膜ヘルニア　pleurocele
排菌者　carrier
背筋反射　dorsal reflex
肺区域　bronchopulmonary segments, pulmonary segment
配偶　coupling, mating
配偶子　gamete
配偶子細胞　gametocyte
配偶子消失　gametophagia
配偶子相引　gametic coupling
配偶子二型　heterogamy
配偶子の　gametic
配偶子発生　gametogenesis
配偶者間人工授精　artificial insemination with husband's semen (AIH)
配偶出生率　legitimate fertility rate
配偶子卵管内移植　gamete intrafallopian transfer (GIFT)
配偶母体　gametocyte
背屈　dorsal flexion, dorsiflexion
背屈症　camptocormia
背景活動　background activity (BGA)
胚形質　germ plasm
杯形成　cupping, saucerization
胚形成　embryogenesis, embryogeny
胚形成の　embryogenic, embryoplastic
肺形成不全　pulmonary hypoplasia
肺結核　lung tuberculosis, pulmonary tuberculosis
肺血管造影　pulmonary angiography
肺血管病変　pulmonary vascular disease (PVD)
敗血子宮炎　septimetritis
敗血漿　sanies
敗血症　sepsis, septic(a)emia
敗血症性ペスト　pestic(a)emia
敗血〔症〕性網膜炎　retinitis septica
敗血症の　septicemic
敗血疹　pyemid(e)
敗血性猩紅熱　septic scarlet fever
敗血性肺炎　septic pneumonia
肺血栓　pulmonary thrombosis (PT)
肺血栓塞栓症　pulmonary thromboembolism
肺血流量　pulmonary blood flow (PBF)
肺高血圧〔症〕　pulmonary hypertension (PHT)
肺好酸球増多症　pulmonary eosinophilia
肺好酸球増多症を伴う肺浸潤影　pulmonary infiltration with eosinophilia (PIE)
肺梗塞　pulmonary infarction (PI)
配合体　conjugate
肺穀粉〔症〕　pulmonary amylosis
肺固定術　pneumonopexy
肺根　root of lung
肺コンプライアンス　lung compliance (CL, C_L), pulmonary compliance
配座　conformation
胚細胞　germ(inal) cell
杯細胞　goblet cell
胚細胞遺伝子　germ-line gene
胚細胞残遺　fetal rest
胚細胞腫　germinoma
胚細胞卵管内移植　gamete intrafallopian transfer (GIFT)
肺挫傷　pulmonary contusion
肺サーファクタント　pulmonary surfactant
肺三葉切除術　trilobectomy
胚子　embryo
胚子奇形発生　teratogenesis
胚軸　embryonic axis
肺磁図　magnetopneumography
媒質　adjuvant, medium
肺疾患　pulmonary disease (PD)
肺疾患ケア病棟　pulmonary care unit

(PCU)
胚子発生　blastogenesis, blastogeny
胚〔子〕部　embryonic area
背斜の　anticlinal
胚珠　ovule
肺充血　peripneumonia notha, stethemia
胚種質　blastema
排出　dejection, eccrisis
排出管形成　canalization
排出器　ejector
排出溝　spillway
排出する　extrude
排出腺　excretory gland
排出〔物〕　excretion
排出路　spillway
肺循環　pulmonary circulation
排除　ejection, elimination, exclusion
盃状　cotyloid
賠償　redressement, reparation
焙炒　torrefaction
肺障害　pulmonary toxicity
肺硝子膜症　hyaline membrane disease (HMD)
賠償神経症　compensation neurosis
胚子様の　embryoid, embryonoid
杯状の　scyphiform
杯状白内障　cupuliform cataract
胚上皮　surface epithelium
肺静脈　pulmonary veins (PV)
肺小葉　pulmonary lobule
肺小葉周囲炎　perilobulitis
煤色苔　sordes
肺真菌症　pneumomycosis, pneumonomycosis, pulmonary mycosis
肺腎症候群　renal disease with associated pulmonary disease
排水管　drain
排水器　pneumathode
排水基準　waste water standard
排水孔　osculum
肺水腫　pulmonary edema (PE)
倍数性　ploidy, polyploidy
倍数体〔の〕　polyploid
倍数単為生殖　diploid parthenogenesis
媒精　insemination
肺性心　cor pulmonale, pulmonary heart disease (PHD)
肺〔性〕の　pulmonary
肺石　pulmolith
肺石症　pneumolithiasis
肺石綿症　asbestosis pulmonum
排泄　excretion
肺切開術　pneumonotomy, pneumotomy
排泄腔膜　cloacal membrane
排泄減退　hypoeccrisia
排泄減退の　hypoeccritic
肺接合菌症　pulmonary zygomycosis
排泄障害　excretory disorder
〔肺〕舌状葉切除術　lingulectomy
肺切除術　pneumonectomy (PNX), pulmonectomy
排泄〔する〕　discharge (disch.)
排泄性腎盂撮影法　excretion pyelography
排泄促進の　eliminant
排泄動作　toilet activity
排泄の　deferent
排泄物　egesta, ejecta, excrement, excreta
排泄物の　stercorous
排泄薬　eccritic
肺尖　apex of lung
肺線維症　pulmonary fibrosis
媒染剤　mordant
肺穿刺　pneumocentesis, pneumonocentesis
肺尖剥離〔術〕　apicolysis
肺〔臓〕炎　pneumonitis
肺臓死　lung death, pulmonary death
背側　dorsalis
背側骨間筋　dorsal interossei
背側指静脈　dorsal digital veins
背側指神経　dorsal digital nerves of hand
背側指動脈　dorsal digital arteries
背側手根動脈網　dorsal carpal arch
背側静脈弓　dorsal venous arch of foot
背側中手静脈　dorsal metacarpal veins
背側中手動脈　dorsal metacarpal arteries
背側中足静脈　dorsal metatarsal veins
背側中足動脈　dorsal metatarsal arteries
背側の　dorsal (D)
背側面の　dorsolateral
胚体外の　extraembryonic
胚胎生活　embryonic life
胚胎発育　embryogenesis
胚胎発育の　embryogenic
バイタルサイン　vital sign (VS, v/s)
肺炭疽　pulmonary anthrax
排痰法　expectoration of retained secretions
配置　configuration, layout
培地　culture medium, media, medium
配置空間　configuration space
パイ(π)中間子　pi(π) meson
排虫剤　vermifuge
胚中心　germinal center
〔肺〕中葉症候群　middle lobe syndrome
背痛　dorsalgia, rachialgia
肺底　base of lung
バイテラー　vitalor
ハイデンハイン病　Heidenhain disease
肺デンプン〔症〕　pulmonary amylosis
バイト　bite
肺動静脈奇形　pulmonary arteriovenous malformation (PAVM)
配糖体　glycoside
肺動脈　pulmonary artery (PA)
肺動脈圧　pulmonary artery pressure (PAP)
肺動脈〔幹〕　pulmonary trunk
肺動脈楔入圧　pulmonary artery wedge pressure (PAWP)
肺動脈硬化症　pulmonary arteriosclerosis
肺動脈絞扼術　pulmonary artery banding
肺動脈雑音　pulmonary murmur
肺動脈塞栓　pulmonary embolism (PE)

肺動脈Ⅱ音　pulmonic second sound (P_2)
肺動脈弁　pulmonary valve (PV)
肺動脈弁狭窄　pulmonic stenosis (PS), pulmonary stenosis (PS), pulmonary valve stenosis (PVS)
肺動脈弁閉鎖〔症〕　pulmonary atresia (PA)
肺動脈弁閉鎖不全(逆流)〔症〕　pulmonic regurgitation (PR)
肺動脈領域　pulmonary area
梅毒　lues, syphilis
梅毒患者　syphilitic
梅毒感染　syphilization
梅毒恐怖〔症〕　syphiliphobia, syphilophobia
梅毒血清反応　serological test for syphilis (STS)
梅毒腫　syphiloma
梅毒症　syphilopathy, syphilosis
梅毒疹　syphilid(e), syphiloderm(a)
梅毒性潰瘍　syphilitic ulcer
梅毒性褐色疹　syphilionthus
梅毒性眼病　syphilidophthalmia
梅毒性髄膜炎　syphilitic meningitis
梅毒性精神病　syphilopsychosis
背徳性精神病質者　moral psychopathic
梅毒〔性〕の　luetic, syphilitic
梅毒性バラ疹　macular syphilid(e)
梅毒性網膜炎　syphilitic retinitis
梅毒トレポネーマ〔感作〕赤血球凝集テスト　*Treponema pallidum* hemagglutination test (TPHA)
梅毒熱　syphilitic fever
梅毒の　syphilous
梅毒保菌者　syphilipher
肺内外圧差　transpulmonary pressure
肺内シャント率　intrapulmonary shunt fraction (Q_s/Q_t, $\dot{Q}_s/\dot{Q}_t$)
胚乳　albumen
排尿　miction, micturition, uresis, urination, voiding
排尿異常　paruria
排尿回数　urinary frequency
排尿訓練　bladder training, micturition training
排尿困難　dysuria
排尿時膀胱尿道造影〔法〕　voiding cystourethrography (VCUG)
排尿障害　dysuria, urinary disturbance
排尿障害の　dysuric
排尿する　void
排尿性失神　micturition syncope
排尿遅延　bradyuria
排尿躊躇　hesitancy
排尿痛　scalding, urodynia
排尿反射　urinary reflex
排尿流率　voiding flow rate
排尿量　voided volume (VV)
ハイネ手術　Heine operation
胚の　embryonal, germinal
肺の　pulmonal
排膿管　drainage tube
背脳症　notancephalia
排膿促進薬　debriding agent
排膿法　drainage
肺膿瘍　lung abscess
ハイパーサーミア　hyperthermia (HT)
パイパー〔産科〕鉗子　Piper forceps
バイパス　bypass
バイパス移植　bypass graft
バイパスグラフト　bypass graft
胚板　germinal disk, somatome
背板　tergite, tergum
胚盤〔板〕　blastodisk
胚盤胞移植　blastocyst transfer
胚〔盤〕葉　blastoderm
背部　back
パイフェル液　Pfeiffer solution
パイフェル菌　Pfeiffer bacillus
パイフェル現象　Pfeiffer phenomenon
パイフェル症候群　Pfeiffer syndrome
パイフェル病　Pfeiffer disease
背腹の　anteroposterior (AP), dorsiventral, posteroanterior
背部清拭　back care (BC)
背〔部〕痛　backache
パイプ柄状動脈　pipestem artery
ハイブリッドウイルス　hybrid virus
ハイブリッド形成　hybridization
ハイブリッド人工臓器　hybrid-artificial organ
ハイブリッド白血病　hybrid leukemia
ハイブリドーマ　hybridoma
バイブロメータ　vibrometer
配分　distribution
胚分子接合　convergence
排便　defecation, dejection, evacuation, motion, movement
排便困難症　dyschezia
排便性の　feculent
排便調節　bowel control
排便反射　defecation reflex
肺胞　air cell, air vesicle, alveolus, pulmonary alveolus
胞胚　blastodermic vesicle
肺胞炎　alveolitis
肺胞音　vesicular murmur, vesicular sound
肺胞拡張　alveolar ectasia
肺胞管　alveolar duct
肺胞換気〔量〕　alveolar ventilation (V_A, $\dot{V}_A$)
肺胞気　alveolar air
肺胞気管性の　vesiculotubular
肺胞気酸素分圧　alveolar oxygen pressure (P_{AO_2})
肺胞気－動脈血酸素分圧較差　alveolar-arterial oxygen (tension) difference ($a\text{-}A_{DO_2}$)
肺胞気二酸化炭素(炭酸ガス)分画　alveolar carbon dioxide fraction (F_{ACO_2})
肺胞気二酸化炭素(炭酸ガス)分圧　alveolar carbon dioxide pressure (P_{ACO_2})
肺胞腔　alveolar space (AS)
肺縫合術　pneumonorrhaphy
肺胞細胞　alveolar cell, bronchic cell,

pneumonocyte
肺胞細胞癌 alveolar cell carcinoma (ACC)
肺胞〔上皮〕細胞 pneumocyte
肺胞性共鳴音 vesicular resonance
肺胞性呼吸 vesicular respiration
肺胞性呼吸音 vesicular breathing
肺胞タンパク症 alveolar proteinosis, pulmonary alveolar proteinosis (PAP)
肺胞中隔 alveolar septa
肺胞低換気症候群 alveolar hypoventilation syndrome
肺胞〔内〕圧 alveolar pressure (PA)
肺胞の alveolar
肺胞微石症 pulmonary alveolar microlithiasis
肺胞マクロファージ alveolar macrophage
肺胞毛細血管関門 alveolar-capillary barrier
肺胞毛細血管遮断 alveolar-capillary block
肺泡ラ音 vesicular rale
ハイポコニュリド hypoconulid
胚膜 periblast
ハイムリッヒ手技 Heimlich maneuver
背面の dorsal (D), tergal
胚門 blastopore
肺門 hilum of lung
肺門炎 hilitis
肺門の hilar
肺紋理 lung marking
売薬 nostrum, patent medicine
廃用 disuse
胚葉 germ layer
培養 cultivation, culture, incubation
肺葉炎 lobitis
培養基 culture medium, media, medium
廃用症候群 disuse syndrome
〔肺〕葉切除術 lobectomy
背腰の dorsolumbar
廃用の obsolete
培養皮膚 cultured skin
肺容量 lung volume (LV)
肺容量減少術 lung volume reduction surgery (LVRS)
排卵 ovulation
排卵障害 ovulation disorder
排卵性月経 ovulatory menstruation
排卵痛 ovulatory pain
排卵の ovulatory
排卵日 ovulation day
排卵誘発ホルモン ovulation-inducing hormone (OIH)
排卵誘発薬 ovulatory agent
肺理学療法 lung physical therapy
倍率 magnification
稗粒腫 milia, milium
排臨 apparition
肺類脂質症 pneumonolipoidosis
配列 sequence
肺癆 consumption
肺癆の tisic
パイロジェン pyrogen
ハインツ〔小〕体 Heinz body
パイント pint (pt)
バインランド社会的成熟階 Vineland social maturity scale
ハウエル・ジョリー〔小〕体 Howell-Jolly bodies
ハウスメイド膝 housemaid's knee
バウヒン弁 Bauhin valve
パヴリック装具法 Pavlík harness method
パウリの禁制原理 Pauli exclusion principle
ハウンスフィールド単位 Hounsfield unit (HU)
ハウンスフィールド値 Hounsfield number
ハエ〔蠅〕 fly
ハエウジ症 myasis, myiasis
ハエ駆除薬 muscacide, muscicide
破壊性関節炎 arthritis mutilans
破壊性脊椎関節症 destructive spondyloarthropathy (DSA)
破壊赤血球症 rhestocythemia
バーカー仮説 Baker hypothesis
パガノ反応 Pagano reaction
破瓜病 hebephrenia
破瓜病の hebephrenic
パキオニ窩 pacchionian depression
パキオニ小体 pacchionian body
パキオニ腺 pacchionian glands
歯ぎしり bruxism, gnashing, grinding of teeth
バーキットリンパ腫 Burkitt lymphoma (BL)
パキテン期 pachytene
パキネマ pachynema
バ行発音過多症 betacism
パーキンソン顔ぼう(貌) Parkinson mask
パーキンソン症候群 parkinsonism (PKN)
パーキンソン病 Parkinson disease (PD)
吐く vomit
白亜質腫 cementoma, excementosis
白衣高血圧 white-coat hypertension
白化 albinism, chlorosis
バクガ(麦芽) malt
迫害妄想 persecution mania
白芽球症 leukoblastosis
バクガ糖 malt sugar
薄筋 gracilis
白金 platinic
白筋 white muscle
白〔血球〕芽細胞 leukoblast
白交通枝 white ramus communicans
拍(動)後の postsphygmic
白質 materia alba, substantia alba, white matter
白質ジストロフィー leukodystrophy
白質〔脊〕髄炎 leukomyelitis
白質切截術 lobotomy
白質脳炎 leukoencephalitis
白質脳症 leukoencephalopathy
白日夢 reverie, waking dream

薄弱 asthenia
拍出量 outflow, output
瀑状胃 cascade stomach
白色移植片拒絶 white graft rejection
白色悪露 lochia alba
白色血栓 white thrombus
白色梗塞 white infarct
白色砂毛 white piedra
白色指 white finger
白色髄 white pulp
白色水腫 leukoedema
白色足菌腫 white mycetoma
白色帯 parazone
白〔色〕帯下 leukorrh(o)ea
白色瞳孔 leukocoria, leukokoria
白色尿〔症〕 albinuria
白色便 whitish stool
パークス・ウェーバー・ジミトリー症候群 Parkes–Weber–Dimitri syndrome
白赤芽球症 leukoerythroblastosis
白線 linea alba, white line
白癬 ringworm, tinea
白癬菌 trichophyta
白癬菌属 *Trichophyton*
白癬症 trichophytia, trichophytosis
白癬疹 dermatophytid, trichophytid(e)
白癬性毛瘡 sycosis trichophytica, tinea sycosis
白癬の trichophytic
爆創 explosion injuries
薄層クロマトグラフィ〔ー〕 thin–layer chromatography (TLC)
白爪症 achromia unguium
薄束結節 gracile tubercle
白体 corpus albicans
白帯下 emission, metroleukorrhea
白帯下過剰 leukorrhagia
剥脱 desquamation, exfoliation, sublation
剥脱性の exfoliative
剥脱性皮膚炎 keratolysis
白痴 idiocy, idiot
白昼夢 fantasy, oneirism
バクテリア *Bacteria*, bacterium
バクテリオファージ bacteriophage
バクテリオファージ療法 phagotherapy
バクテロイデス属 *Bacteroides*
白でん(癜)風 achromoderma
白糖 saccharose, sucrose
拍動 beat, pulsation, stroke, throb
白痘ウイルス alastrim virus
拍動性疼痛 pulsatile pain
拍動〔性〕の pulsating
拍動痛 throbbing pain
拍動補助装置 pulse assist device (PAD)
白内障 cataract (CAT), cataracta
白内障誘発性の cataractogenic
白尿症 albiduria
爆発 burst, explosion
白髪症 trichopoliosis
爆発性格 explosive psychopath
爆発性精神病質者 explosive psychopathic
爆発性の explosive, fulminating
白斑 leukoderm(i)a, leukoma, leukopathia, vitiligo
白板 leukoderm(i)a
白斑黒皮症 leukomelanodermia, melanoleukoderma
白板症 leukoplakia
白斑様の vitiligoid
剥皮 decortication
剥皮術 dermabrasion, skin abrasion
白皮症 albinism, leukopathia
剥皮創 decollement
白皮斑 achromoderma
爆〔風〕損傷 blast injury
薄壁尿細管 thin portion
薄片 lamina, slice
バークホルデリア属 *Burkholderia*
白膜 albuginea, tunica albuginea
薄膜 film, lamella, pellicle
薄膜形成性球菌 petalococcus
薄膜形成性バクテリア petalobacteria
薄明 twilight
薄明視 twilight vision
白毛 canities, poliosis
白毛症 leukotrichia, trichopoliosis
パクラン焼灼器 Paquelin cautery
剥離 ablation, abrasion, avulsion, desquamation, detachment, removal, separation, stripping, sublation
剥離細胞診断法 exfoliative cytology
剥離〔術〕 decollement
剥離する ablate
剥離性歯肉炎 desquamative gingivitis
剥離性の desquamative, exfoliative
麦粒鉗子 dressing forceps
麦粒腫 hordeolum, sty(e)
麦粒体 triticeum
麦粒様の triticeous
曝露 exposure
波形 repand
波形の undulate
バーゲット三角 Burget triangle
ハーゲマン因子 Hageman factor (HF)
は(跛)行 claudication, lameness, limp
は(跛)行の claudicatory
破骨細胞 osteoclast, osteophage
破骨細胞活性化因子 osteoclast activating factor (OAF)
破骨細胞腫 osteoclastoma
運ぶ bear
破壺様呼吸音 cracked–pot note
パーコール percoll
破砕の clastic
破擦音 affricate
はさみ状歩行 scissors gait
バザン病 Bazin disease
パジェット細胞 Paget cell
パジェット病 Paget disease
はしかワクチン measles vaccine
はじき出し運動 sling movement
破歯細胞 odontoclast

ハシシュ hashish
PASI (パシ)スコア psoriasis area and severity index score
バシディオボールス属 *Basidiobolus*
バシトラシン bacitracin (BC)
橋本甲状腺炎 Hashimoto thyroiditis
橋本病 Hashimoto disease
バージャー病 Buerger disease
播種 dissemination
播種性アスペルギルス症 disseminated aspergillosis
播種性エリテマトーデス disseminated lupus erythematosus
播種性黄色腫 xanthoma disseminatum
播種性カンジダ症 disseminated candidiasis
播種性結核症 disseminated tuberculosis
播種性血管内凝固〔症候群〕 disseminated intravascular coagulation (DIC)
播種性紅斑性狼瘡 disseminated lupus erythematosus
播種性接合菌症 disseminated zygomycosis
播種性脳炎 disseminated encephalitis
播種性淋菌感染症 disseminated gonococcal infection (DGI)
波〔状運〕動 undulation
波状〔性〕の undulating
波状ぜん(蠕)動 diastalsis
波状熱 undulant fever
波状の undulant
破傷風 tetanus (TE, Te)
破傷風恐怖〔症〕 tetanophobia
破傷風トキソイド tetanus toxoid (TT)
破傷風トキソイド抗体 tetanus toxoid antibody (TTA)
破傷風毒素 tetanus toxin
破傷風免疫グロブリン tetanus immunoglobulin (TIG, TIg)
場所恐怖〔症〕 topophobia
バシラス属 *Bacillus*
把針器 needle-holder
破水 rupture, rupture of membrane
パス解析 path analysis
パスカル pascal (Pa)
パスカルの原理 Pascal principle
パスタ剤 paste
パスチア徴候 Pastia sign
パスツール効果 Pasteur effect
パスツール法 pasteurization
パスツレラ症 pasteurellosis
パスツレラ属 *Pasteurella*
ハスナーヒダ Hasner fold
パズフロキサシン pazufloxacin (PZFX)
長谷川式簡易知能評価スケール, 改訂 Hasegawa Dementia Scale-Revised (HDS-R)
バゼット指数 Bazett index
バセドウ三徴 Basedow triad
バセドウ病 Basedow disease
バーゼル解剖学用語 Basle Nomina Anatomica (BNA)
バソトシン vasotocin (VT)
バソトロンビン vasothrombin
バソプレシン vasopressin (VP)
破損 failure, fracture (Fx), rupture
破損血球 smudge cell
裸の naked
バーター症候群 Bartter syndrome
バター状の butyraceous
パターソン・ケリー症候群 Paterson-Kelly syndrome
パターソン小体 Paterson corpuscle
旗徴候 flag sign
バタードウーマン症候群 battered woman syndrome (BWS)
バター様の butyrous
破綻 rhexis
歯単位 dental unit
パターン感受性てんかん pattern sensitive epilepsy
８字形包帯 figure-of-eight bandage
８字状縫合 figure-of-eight suture
八重項 octet
ばち〔状〕指 clubbed finger, drumstick finger
バチスタ手術 Batista operation
パチニ小体 Pacini corpuscle
パチニ小体炎 pacinitis
パチパチ音 crackles
バーチャルエンドスコピー virtual endoscopy
バーチャルリアリティー virtual reality
波長 wave-length
八連球菌 sarcina
発育 development, growing, growth
発育異常性奇形 peroplasia
発育過剰 polytrophia
発育過多性肥大 hypergenesis
発育過度 postmature
発育過度の hypergenetic
発育溝 developmental groove
発育指数 growth quotient
発育〔上〕の developmental
発育線 developmental lines
発育遅延 growth retardation (GR)
発育遅滞 developmental delay
発育不全 aplasia, ateliosis, dysgenesis, failure to thrive (FTT), hypogenesis
発育不全奇形 stasimorphia, stasimorphy
発育不全の hypoplastic, oligomorphic
発育良好の eugonic
発育力 plastodynamia
発育緑内障 developmental glaucoma (DG)
発育歴 developmental history (DH)
発煙性の fuming
発煙硫酸 oleum
発音不全 dyslalia
発音(発語)不明瞭 asaphia
発芽 bud, gemmation, sprouting
発芽管 germ tube
バッカク［麦角］ ergot
ハッカクウイキョウ［八角茴香］ star-anise

バッカク菌属 *Claviceps*
バッカク中毒 ergotism
バッカク瘤 calcar
ハツカネズミ mouse
発癌 oncogenesis
発汗 hidropoiesis, perspiration, sudation, sweating
発汗異常症 dys(h)idrosis
〔発〕癌遺伝子 oncogene
発癌ウイルス oncogenic virus
発汗過少〔症〕 oligohydrosis
発汗過多〔症〕 hyperhidrosis
発癌〔現象〕 carcinogenesis
発汗減少〔症〕 hypohidrosis
発汗減少〔症〕の hypohidrotic
発汗〔作用〕 diaphoresis
発汗皿 sweating pan
発汗刺激性の sudomotor
発汗室 sudatorium
発汗神経 sudomotor nerves
発癌性 carcinogenicity
発汗正常 eudiaphoresis
発癌性の carcinogenic
発癌〔性〕物質 carcinogen
発癌前の preneoplastic
発汗の hidropoietic, sudorific
発汗病 polyhidrosis, sweating sickness
抜管法 extubation
発汗薬 diaphoretic, hidrotic, sudorific
発汗浴 sudarium
発癌抑制遺伝子 antioncogene
曝気 aeration
バッキー格子 Bucky grid
バッキー絞り Bucky diaphragm
抜去 evulsion
発狂 insanity
白金 platinum (Pt)
白金耳 loop
ハッギンス手術 Huggins operation
バックグラウンド放射線 background radiation
パック細胞容積 packed cell volume
パック〔する〕 pack, poultice
バックポインタ back pointer
パック療法 pack therapy
白血球遊走 leukocyte migration
白血球 leukocyte, white blood cell (WBC), white corpuscle
白血球円柱 leukocyte cast
白血球芽細胞 leukocytoblast
白血球凝集素 leukoagglutinin
白血球減少指数 leukopenic index
白血球減少〔症〕 leukocytopenia, leukopenia
白血球減少性白血病 leukopenic leukemia
白血球産生の leukopoietic
白血球腫 leukocytoma
白血球除去輸血 leukapheresis
白血球生成 leukocytogenesis, leukocytopoiesis, leukopoiesis
白血球接着不全症 leukocyte adhesion deficiency (LAD)
白血球走化因子 leukotaxin(e)
白血球増加〔症〕 hyperleukocytosis, leukocytosis
白血球造血 leukopoiesis
白血球毒〔素〕 leukocidin, leukocytotoxin, leukotoxin
白血球尿〔症〕 leukocyturia
白血球搬出〔法〕 leukapheresis
〔白血球〕百分率数 differential blood count
白血球分離 leukapheresis
白血球遊出 leukocytoplania
白血球〔遊〕走性 leukocytotaxis, leukotaxis
白血球〔遊〕走性の leukocytotactic
白血球遊走阻止因子 leukocyte migration inhibitory factor (LMIF)
白血球溶解 leukocytolysis, leukolysis
白血球溶解素 leukocytolysin
白血球溶解の leukocytolytic, leukolytic
白血球漏出 leukopedesis
白血病 leukemia
白血病〔性〕の leukemic
白血病性皮疹 leukemid
白血病性網膜炎 leukemic retinitis
白血病性網膜症 leukemic retinopathy
白血病発生 leukemogenesis
白血病誘発 leukemogenesis
白血病誘発性の leukemogenic
白血病誘発物質 leukemogen
白血病様の leukemoid
白血病抑制因子 leukemia inhibitory factor (LIF)
発現 manifestation
発見 detection, finding
発現させる(する) develop
発現調節 regulation of gene expression
発語 utterance
発光 luminescence, photogenic
発酵 fermentation, zymolysis
発酵させる ferment
発酵性下痢 fermentative diarrhea
発光性の phosgenic, phosphagenic
発酵性の fermentative, zymotic
発光生物 photogen
発光の luminiferous, luminous
発語不能〔症〕 alalia
パッサヴァン隆起 Passavant cushion
パッサヴァン稜 Passavant bar
ハッサル小体 Hassall corpuscle
発散 divergence, exhalation, vapor
抜糸 suture removed (SR)
抜歯 exodontia, extraction (Ext), odontectomy
パッシエン小体 Paschen body
抜歯窩 socket
抜歯鍵 tooth-key
抜歯鉗子 dental forceps, extracting forceps
抜歯器 turnkey
バッシーニ手術 Bassini operation
抜出 extraction (Ext)

発情 heat
発症 crisis, manifestation, onset, sideration
発情期 estrus, rut
発情後期 metestrus
発症後の postictal
〔発症後〕病院到着前心疾患対策 prehospital coronary care (PHCC)
発情周期 estrous cycle
発症する occur
発情静止期 diestrus
発情前期 proestrus
発症前期 prepatent period
発症前診断 preclinical diagnosis
発情ホルモン estrogenic hormone
発症〔率〕 incidence
発色現象 coupling
発色団 chromophore
抜髄針 broach
発生 biogenesis, development, generation, genesis, occurrence
発声 phonation, vocalization
発生異常 phonopathy
発生遺伝学 developmental genetics
発生学 embryology, physiogenesis
発生過度 hyperphonia
発生機序 pathogenesis
発声困難 dysphonia, mogiphonia
発生心理学 genetic psychology
発生する occur
発声正常 orthophony
発生生物学 developmental biology
発生毒性 developmental toxicity
発声の articulatory
発生の developmental, genetic
発生反復 recapitulation
発生〔率〕 incidence
発赤薬 rubefacient
抜染 discharge (disch.)
発達 advancement, development
発達(発育)異常 maldevelopment
発達医療 developmental medicine
発達指数 developmental quotient (DQ)
発達障害 developmental disorder
発達〔上〕の developmental
発達心理学 developmental psychology
発達スクリーニング developmental screening
発達性協調運動障害 developmental coordination disorder (DCD)
発達性言語障害 developmental language disorder
発達年齢 developmental age (DA)
発達理論 developmental theory
ハッチソン型交感神経芽細胞腫 Hutchison type of sympathoblastoma
ハッチンソン・ギルフォード型早老症 Hutchinson–Gilford progeria syndrome (HGPS)
ハッチンソン・ギルフォード症候群 Hutchinson–Gilford syndrome
ハッチンソン・ギルフォード病 Hutchinson–Gilford disease
ハッチンソン三徴 Hutchinson triad
ハッチンソン徴候 Hutchinson sign
ハッチンソンの歯 Hutchinson tooth
発痛帯 trigger zones
発痛点 trigger point
発痛物質 pain producing substance (PPS)
発展 progress
バッテン・マユー病 Batten–Mayou disease
バッド・キアリ症候群 Budd–Chiari syndrome
発毒性の toxicogenic
発熱 pyrexia, thermacogenesis
発熱学 thermogenics
発熱機序 pyretogenesis
発熱期中の intrapyretic
発熱恐怖症 pyrexiophobia
発熱状態 feverishness
発熱性因子 pyrogen
発熱性好中球減少 febrile neutropenia
発熱性〔の〕 pyrogenic
発熱性物質試験法 pyrogen test
発熱停止 defervescence
発熱の exothermic, pyretic
発熱物質 pyretogen, pyrogen
発熱前の antepyretic
発熱薬 pyretic
発熱療法 fever therapy, thermogenics
発病 onset
発表 presentation
発病性 vulnerability
発病前 premorbidity
発病前の premorbid
発病物質 algesic substance
発病率 attack rate
パップ(巴布)〔剤〕 cataplasm, poultice
パッペンハイマー小体 Pappenheimer body
パッペンハイム液 Pappenheim solution
パッペンハイム・サートホッフ染色 Pappenheim–Saathoff methyl green–pyronin stain
パッペンハイム染色 Pappenheim stain
発疱 vesication
発疱疹 vesication
発疱薬 vesicant, vesicatory
抜毛 epilation
発毛剤 trichogen
発毛促進性物質 trichogen
抜毛癖 trichomania, trichotillomania
抜毛発作 trichologia
発揚 excitation
発揚性〔気分変調〕 hyperthymia
発露 crowning
馬蹄形脳半球癒着 cyclocephalia
馬蹄形脳半球癒着体 cyclocephalus
馬蹄腎 horseshoe kidney
馬蹄足 tip–foot
馬蹄瘻 horseshoe fistula
パテルギー pathergy
バーテル指数 Barthel index

波動　fluctuation, wave
波動計　oscillometer
バード型人工呼吸器　Bird respirator
バート症候群　Bart syndrome
パトー症候群　Patau syndrome
ハートナップ病　Hartnup disease
パトナム・デーナ症候群　Putnam–Dana syndrome
パトミオーシス　pathom(e)iosis
ハトムギ属　*Coix*
鳩胸　chicken breast, pectus carinatum, pigeon breast
パトリック試験　Patrick test
パトリック発痛帯　Patrick trigger area
パドリング　puddling
パトワウイルス　*Patois virus*
バートン包帯　Barton bandage
鼻　nasus, nose
はなかぜ　running nose
鼻カタル　snuffles
鼻毛　vibrissa
鼻たけ(茸)　nasal polyp, rhinoncus
鼻血(はなぢ)　epistaxis, nosebleed
鼻づまり　snuffles
鼻の　nasal, rhinal
鼻マスク　nose mask
鼻マスク人工換気　nasal mask ventilation (NMV)
鼻みず　snivel
花むしろ状　storiform
バニシングラング症候群　vanishing lung syndrome
パニック障害　panic disorder (PD)
パニック値　panic values
パニック反応　panic reaction
バーニッシュ　varnish
バニッシングツモール　vanishing tumor
バニリールマンデル酸　vanillyl mandelic acid (VMA)
跳ね返り　rebound
バーネット症候群　Burnett syndrome
ばね母指　trigger thumb
ハネムーン麻痺　honeymoon palsy
ばね指　snapping finger, trigger finger
歯の　dental
歯の移植　tooth transplantation
歯の形成　odontogenesis
歯の長軸　axis
歯の萌出　eruption of tooth
幅　breadth, width
パパイン　papain
母親コンプレックス　mother complex
ハバース管　haversian canal
ハバース層板　haversian lamella
羽ばたき振戦　asterixis, flapping tremor
ハバードタンク　Hubbard tank
パパニコロー試験　Pap test
パパニコロー染色　Papanicolaou stain
馬反足　strephopodia
パーバントバレーペスト　Pahvant valley plague
馬尾　cauda equina
馬尾症候群　cauda equina syndrome
パー比濁計　Parr turbidimeter
パピヨン・ルフェーヴル症候群　Papillon–Lefévre syndrome
パビリオン　pavilion
パピローマウイルス科　*Papillomaviridae*
パピローマウイルス属　*Papillomavirus*
バビンスキー屈股現象　Babinski combined flexion phenomenon
バビンスキー現象　Babinski phenomenon
バビンスキー徴候　Babinski sign
バビンスキー・ナジョット症候群　Babinski–Nageotte syndrome
バビンスキー反射　Babinski reflex
バフィコート　buffy coat
ハーフウェイハウス　halfway house
パーフォーカル　parfocal
パーフォリン　perforin
パプ試験　Pap test
ハプスブルグ唇　Hapsburg lip
ハプテン　hapten
ハプトグロビン　haptoglobin
ハフニウム　hafnium (Hf)
パブロフ小胃　Pavlov pouch
パブロフ法　Pavlov method
ハプロプロテイン　haploprotein
バベシア症　babesiosis
バベシア属　*Babesia*
バーベック顆粒　Birbeck granule
破片　fragment, splitter
パポーバウイルス科　*Papovaviridae*
ハマダラカ亜科　*Anophelinae*
ハマダラカ属　*Anopheles*
バーマフォレストウイルス　*Barmah Forest virus*
歯磨き剤　dentifrice, tooth–paste
ハム　hum
ハム試験　Ham test
場面緘黙　elective mutism, selective mutism
ハーモナイゼーション国際会議　International Conference on Harmonisation (ICH)
波紋　circular slit
早口　paraphrasia praecox
バヨウウイルス　*Bayou virus*
腹　abdomen (Abd, abd), belly, venter
パラアミノ安息香酸　*p*–aminobenzoic acid (PABA)
パラアミノサリチル酸　*p*–aminosalicylic acid (PAS)
パラアミノ馬尿酸　*p*–aminohippuric acid (PAH)
パラアミノ馬尿酸クリアランス　*p*–aminohippuric acid clearance (PAH clearance)
パラアミロイド症　paramyloidosis
パラアルデヒド　paraldehyde
パラアルブミン　paralbumin
払いのけ徴候　flick sign
パラインスリン　parainsulin
パラインフルエンザウイルス　parainfluenza

virus
パラカゼイン　paracasein
パラガングリオン　paraganglion
パラグロブリン　paraglobulin
パラグロブリン尿〔症〕　paraglobulinuria
パラクロマチン　parachromatin
パラ結核〔症〕　paratuberculosis
パラ血友病　parahemophilia
パラコクシジオイデス症　paracoccidioidomycosis
パラコクシジオイデス属　*Paracoccidioides*
パラコート　paraquat
パラコレラ　paracholera
パラサイト　parasite
パラサッカロマイセス　*Parasaccharomyces*
パラジウム　palladium (Pd)
パラシュート反応　parachute response
ハーラー症候群　Hurler syndrome
パラ猩紅熱　parascarlet
バラ(薔薇)疹　roseola, rose spot
パラ水素　parahydrogen
パラ睡眠　parasleep
パラ赤痢　paradysentery
パラセルロース　paracellulose
パラダイム　paradigm
原田病　Harada disease
パラタルバー　palatal bar
パラチオン　parathion
パラチフス　paratyphoid
パラチフス熱　paratyphoid fever
パラチフスの　paraenteric
パラチミー　parathymia
パラデルム　paraderm
パラトラコーマ　paratrachoma
パラトルモン　parathormone
バラニー温度試験　Bárány caloric test
バラニー指示試験　Bárány pointing test
バラニー徴候　Bárány sign
パラニューロン　paraneuron
腹の　ventral
パラノイア　paranoia
パラノイア様の　paranoid
パラノイディズム　paranoidism
パラノーシス　paranosis
腹這い　crawling
パラ反応　parareaction
パラビオーゼ　parabiosis
パラ百日ぜき　parapertussis
パラフィノーマ　paraffinoma
パラフィン　paraffin
パラフィン腫　petrolatoma
パラフィン切片　paraffin section
パラフィン肉芽腫　paraffinoma
パラフィンパック　paraffin pack
ハーラーフォルデン・シュパッツ病　Hallervorden–Spatz disease
パラプラスチン　paraplastin
パラブリー　parabulia
パラフレニー　paraphrenia
パラプロテイン　paraprotein
パラプロテイン血〔症〕　paraproteinemia
パラプロテイン増加症　paraproteinosis
パラフロニア　paraphronia
パラヘモグロビン　parahemoglobin
パラポックスウイルス属　*Parapoxvirus*
パラホルモン　parahormone
パラミエリン　paramyelin
パラミオクローヌス　paramyoclonus
パラミオシノーゲン　paramyosinogen
パラミクソウイルス亜科　*Paramyxovirinae*
パラミクソウイルス科　*Paramyxoviridae*
パラミミー　paramimia
パラミューテーション　paramutation
パラメータ　parameter
パラメタジオン　paramethadione
パラメディカル　paramedical
パラ免疫　paraimmunity
パラ免疫グロブリン血〔症〕　paraimmunoglobulinemia
パラレルギー　parallergia
パラロジオン　paralodion
パラワクシニアウイルス　paravaccinia virus
バランス麻酔　balanced anesthesia
バランチジウム症　balantidiasis
バランチジウム属　*Balantidium*
はり(鍼)　acupuncture, pyonex
針　needle
パリアティブケア　palliative care
バリアフリー　barrier–free
バリウム　barium (Ba)
バリウムがゆ　barium meal
バリウム造影剤　barium contrast medium
バリウム注腸造影〔法〕　barium enema (BaE, BE)
バリウム肺塵症　baritosis
針金接合　wiring
パーリカン　perlecan
〔パリ〕国際解剖学用語　Pariser Nomina Anatomica (PNA)
針刺し事故　needle–stick injury
バリスム〔ス〕　ballismus
針生検　core needle biopsy (CNB)
バリセロウイルス属　*Varicellovirus*
ハリソン溝　Harrison groove
パリティ　parity
バリデーション　validation
パリノー結膜腺症候群　Parinaud oculoglandular syndrome
パリノー症候群　Parinaud syndrome
パリー・ロンベルグ症候群　Parry–Romberg syndrome
バリン　valine (Val)
パリンドローム　palindrome
バルカン枠(きょう)　Balkan frame
パール剤　pearl
バルサム　balsam
パルス　pulse (P)
ハルステッド手術　Halsted operation
ハルステッド縫合　Halsted suture
パルスドプラー心エコー図　pulsed Doppler echocardiography

パルスフィールドゲル電気泳動　pulse(d)-field gel electrophoresis (PFGE)
パルス療法　pulse therapy
バール切開　Bar incision
パルチ手術　Partsch operation
ハルティア・サンタブオリ病　Haltia-Santavuori disease
バルトネラ症　bartonellosis
バルトネラ属　*Bartonella*
ハルトマン法　Hartmann operation
バルトリン腺　Bartholin gland
バルトリン腺炎　bartholinitis
バルビタール　barbital
バルビタール酸塩　barbiturate
バルビタール中毒症　barbiturism
パルフィン縫合　Palfyn suture
バルプロ酸　valproic acid
ハルベルステッテル・プロバツェク小体　Halberstaedter-Prowazek body
パルボウイルス　parvovirus
パルボウイルス亜科　*Parvovirinae*
パルボウイルス科　*Parvoviridae*
パルボウイルス属　*Parvovirus*
バルボタージ　barbotage
パルホルモン　parhormone
パルミチン酸　palmitic acid
パルーリス　parulis
ハルレル動脈輪　circulus arteriosus halleri
バルーン　balloon
バルーン拡張〔術〕　balloon dilation
バルーン心房中隔裂開〔術〕　balloon atrioseptostomy (BAS)
バルーン付きカテーテル　balloon-tip catheter
パレイドリア　pareidolia
パレコウイルス属　*Parechovirus*
膨れた　puffy
破裂　rhegma, rhexis, rupture
破裂孔　lacerated foramen
破裂性の　rhegmatogenous
バレット症候群　Barrett syndrome
バレット上皮　Barrett epithelium
バレット食道　Barrett esophagus
バレー・リュー症候群　Barré-Lieou syndrome
パレレイジン　pareleidin
バレンタイン〔3杯〕検査法　Valentine test
バレンタイン体位　Valentine position
ハロー　halo
パロキセチン　paroxetine
パロー結節　Parrot nodes
ハロゲン　halogen
ハロゲン化物　halide
ハロゲン疹　halogenoderma
バロスタット　barostat
バロットマン　ballottement
ハロペリドール　haloperidol
パロモマイシン　paromomycin (PRM)
パロー裂溝　Parrot furrow
パーロン　perlon
パワー手術　Power operation
斑　macula, macule, mark, punctum
帆　pendulum, velum
板　lamina, placode, plate
バーンアウトシンドローム　burnout syndrome
反圧効果　back-pressure effect
範囲　extent, range
半意識の　semiconscious
半陰陽　hermaphrodism, hermaphroditism, intersex
半陰陽者　hermaphrodite
半円規　protractor
半横臥　semirecumbent
半横隔膜　hemidiaphragm
反回神経　recurrent laryngeal nerve, recurrent nerve
反回神経麻痺　recurrent nerve paralysis (RNP)
反回性の　recurrent
半外側の　hemilateral
半開放麻酔〔法〕　semiopen anesthesia
半顎症　hemignathia
汎下垂体機能低下症　panhypopituitarism
半価層　half-value layer
煩(はん)渇　anadipsia
煩(はん)渇多飲〔症〕　pollakidipsia
バンカート法　Bankart method
半管　semicanal
板間静脈　diploic vein
半関節　amphiarthrosis
汎関節炎　panarthritis
板間層　diploe
板間層の　diploic
半規管　semicircular canal, semicircular ducts
半奇静脈　hemiazygos vein
半寄生体　semiparasite
半規定の　seminormal
半規の　semicircular, semiorbicular
晩期萌出　dentitio tarda
半球　hemisphere
反響言語　echolalia
汎凝集性の　panagglutinable
汎凝集素　panagglutinin
反響的動作言語症　perseveration
反響動作〔症〕　echopraxia
反響表情　echomimia
汎恐怖〔症〕　panphobia, pantophobia
反響様複聴症　echoacousia
半棘筋　semispinalis
汎距骨の　pantalar
バンク角　bank
ハンクス〔溶〕液　Hanks solution
反屈　deflection, retroflexion
反屈位　deflection
半屈曲　semiflexion
ハングマン骨折　hangman's fracture
パンクレアチン　pancreatin
半クレチン病　semicretinism
パンクレリパーゼ　pancrelipase
バンクロフト糸状虫　Bancroft filaria,

Wuchereria bancrofti
汎形態性 pantomorphia
半月 demilune, meniscus
汎血液細胞減少症 panhematopenia
半月〔型〕 semilunar
汎血管炎 panang(i)itis
汎血球形成の panhematopoietic
汎血球減少〔症〕 pancytopenia
汎血球癆 panhemocytophthisis
半月骨 semilunar bone
半月状細胞貧血 crescent–cell anemia
半月状線維軟骨 semilunar fibrocartilage
半月状の demilune, semilunar
半月神経節 semilunar ganglion
半月線 semilunar line
半月体 crescent, malarial crescent
半月体形成性糸球体腎炎 crescentic glomerulonephritis (GN)
半月〔板〕炎 meniscitis
半月弁 valvula semilunaris
半減期 half–life (HL), half–time
半減時間 half–time
汎原体 pangen
半腱様筋 semitendinosus, tendinosus
汎硬化症 pansclerosis
半交差 semidecussation
半合成抗生物質 semisynthetic antibiotics
パンコースト腫瘍 Pancoast tumor
パンコースト症候群 Pancoast syndrome
パンコースト縫合 Pancoast suture
汎骨炎 panosteitis
汎骨髄症 panmyelosis
バンコマイシン vancomycin (VCM)
バンコマイシン耐性黄色ブドウ球菌 vancomycin resistant *Staphylococcus aureus* (VRSA)
バンコマイシン軽度耐性黄色ブドウ球菌 vancomycin intermediate–resistant *Staphylococcus aureus* (VISA)
バンコマイシン耐性腸球菌 vancomycin–resistant enterococcus (VRE)
瘢痕 cicatrix, scar
瘢痕化 cicatrization
瘢痕形成 cicatrization, synulosis
瘢痕拘縮 scar contracture
瘢痕症 ulosis
半昏睡 semicoma, seminarcosis
瘢痕性梗塞 cicatrized infarct
瘢痕〔性〕紅斑〔症〕 ulerythema
瘢痕性腸炎 cicatrizing enteritis
瘢痕〔性〕の cicatricial
瘢痕性皮膚炎 ulodermatitis
瘢痕整復術 keloplasty
瘢痕性類天疱瘡 cicatrical pemphigoid
瘢痕切開術 uletomy
瘢痕切除〔術〕 cicatrectomy
瘢痕組織切除術 ulectomy
半昏眠 semisopor
瘢痕様の uloid
犯罪学 criminology
犯罪恐怖〔症〕 peccatiphobia
犯罪者 criminal
犯罪心理学 criminal psychology
反作用 counteraction, reaction
半時間 semihora (Semih)
半肢症 hemimelia
汎視性 panoptic
反射 reflection, reflex
反射異常亢進 hyperreflexia
反社会性 sociopathy
反社会性人格障害 antisocial personality disorder
反社会性精神病質者 moral psychopathic
反社会的な antisocial
反射弓 reflex arc
反射減弱 hyporeflexia
反射〔現象〕 reflex
反射症状 reflex symptom
反射性咳嗽 reflex cough
反射性血圧変化感受性 reflexogenic pressosensitivity
反射性交感神経性ジストロフィー reflex sympathetic dystrophy (RSD)
反射性神経因性膀胱〔障害〕 reflex neurogenic bladder
反射線条 reflex streak
反射像 reflex
反射相関性 synreflexia
反射てんかん reflex epilepsy
反射様反応 reflex–like reaction
反射抑制 reflex inhibition
反射率 reflectivity
反射療法 reflexotherapy
汎(全)収縮〔期〕雑音 holosystolic murmur, pansystolic murmur
播種性転移 disseminated metastasis
播種性の disseminated
反衝 contrecoup
斑状 maculation
斑状アミロイドーシス macular amyloidosis
斑状丘疹 maculopapule
斑状丘疹性紅皮症 maculopapular erythroderma
斑状強皮症 morphea
板状筋 splenius
板状筋の splenial
反衝骨折 fracture by contrecoup
斑状歯 mottled tooth
斑状出血 ecchymosis
斑状出血の ecchymotic
板状腎 disk kidney
斑状じんま(蕁麻)疹 urticaria maculosa
板状胎盤 discoplacenta
蕃椒チンキ capsicum tincture
汎焦点性の pantoscopic
斑状の macular
板状の tabular
斑状梅毒疹 macular syphilid(e)
汎漿膜炎 polyserositis
汎静脈炎 panphlebitis
板状無気肺 plate like atelectasis
斑状網膜 flecked retina

汎小葉性分布 panlobular distribution
繁殖 proliferation, reproduction
繁殖体 propagule
繁殖の generative
繁殖不能 sterility
汎心炎 pancarditis
半身感覚脱失 hemianesthesia
汎神経炎 panneuritis
半腎切除〔術〕 heminephrectomy
半身不随 hemiplegia
半身舞踏運動 hemichorea
半睡状態 subwaking
半睡半識の hypnopompic
反芻 rumination
反芻障害 rumination disorder
半数染色体 genome
半数体 haploid
半数致死量 half lethal dose (HLD)
反芻動物 ruminant
反芻の regurgitant
半図解の semidiagrammatic
伴性 sex-linkage
伴性遺伝 sex-linked inheritance
伴性形質 sex-linked character
半接合体の hemizygous
伴性の sex-linked
半接合体 hemizygote
半接合体の hemizygotic
半舌切除術 hemiglossectomy
半接着斑 hemidesmosome
半舌の hemiglossal
ハンセン病 Hansen disease, lepra, leprosy
ハンセン病〔性〕の leprous
絆創膏 adhesive bandage
半側アテトーシス hemiathetosis
半側萎縮〔症〕 hemiatrophy
反側顔面の hemifacial
半側空間無視 hemispatial neglect
半側失行症 hemiapraxia
半側舌肥大症 hemimacroglossia
反足治療術 tarsoclasis
半側椎弓切除術 hemilaminectomy
半側の semilateral
半側発汗 hemihidrosis
半側病態失認 hemianosognosia
半側味覚異常 hemigeusia
半側無嗅覚症 hemianosmia
反対牽引〔法〕 counterextension, countertraction
反対咬合 progenia
反対刺激 counterirritation
反対刺激薬 counterirritant
反対伸展 counterextension
半対数 semilogarithm
反対側運動〔症〕 allocinesis
半胎盤 semiplacenta
反対表出 anticathexis, counterinvestment
ハンタウイルス hantavirus
ハンタウイルス属 *Hantavirus*
ハンタウイルス肺症候群 hantavirus pulmonary syndrome (HPS)
ハンター手術 Hunter operation
ハンター舌炎 Hunter glossitis
ハンター導帯 Hunter gubernaculum
ハンター・ラッセル症候群 Hunter-Russell syndrome
ハンターンウイルス *Hantaan virus*
半致死(的)の semilethal
バンチ症候群 Banti syndrome
半致死量 median lethal dose (LD_{50})
パンチドランク症候群 punch drunk syndrome
反跳 rebound, recoil
反跳現象 rebound phenomenon
反張膝 backknee, genu recurvatum
ハンチントン病 Huntington disease
ハンチントン舞踏病 Huntington chorea
半椎体 hemicentrum, pleurocentrum
パンディー試験 Pandy test
半定量的の semiquantitative
バンディング banding
斑点 dot, fleck, macule, patch, plaque, spot, stigma, stippling, tache
反転 inversion, reflection, reversal
斑点形成 mottling
斑点出現 stigmatism
反転靱帯 reflex ligament
反動 reaction, rebound, retroaction
反動圧痛 rebound tenderness
反動形成 reaction formation
半頭症 hemicrania
半透性の semipermeable
半導体レーザー semiconductor laser
半頭肥大症 hemicraniosis
汎動脈炎 panarteritis
半透明性 translucency
反撞隆起 back-stroke elevation
ハント逆現象 Hunt paradoxical phenomenon
パントグラフ pantograph
反時計方向 counterclockwise (CCW)
反時計方向回転 counterclockwise rotation
ハンド・シュラー・クリスチャン病 Hand-Schüller-Christian disease
ハント症候群 Hunt syndrome
ハント神経痛 Hunt neuralgia
パントスコープ pantoscope
パントテン酸 pantothenic acid
ハンドフットクロスモニター hand-foot-cloth monitor
パントモグラフィ pantomography
汎内臓下垂症 pantoptosis
パンナー病 Panner disease
半軟骨の semicartilaginous
半軟食 semi-soft diet (SS)
ハーニウム hahnium
パンヌス pannus
反応 reaction, response
汎脳炎 panencephalitis
万能供血者 universal donor
反応行動 respondent behavior
反応者 responder

万能受血者 universal recipient
反応する respond
反応性 reactivity
反応性愛着障害 reactive attachment disorder
反応性気道機能不全症候群 reactive airways dysfunction syndrome (RADS)
反応性充血 reactive hyperemia
反応〔性〕の reactive
反応性抑圧 reactive repression
反応体 reagin
万能比重計 panhydrometer
反応物質 reactant
万能分流器 universal shunt
万能薬 panacea
反発 rebound, repulsion, restitution
反発する pellate
反発性 resilience
汎発性強皮症 diffuse scleroderma
晩発〔性〕くる病 late rickets, rachitis tarda
反発性再発 rebound relapse
晩発性障害 delayed radiation injury, late (radiation) injury
晩発〔性〕チアノーゼ cyanosis tardiva
晩発性統合失調症 schizophrenia tarda
汎発性の diffuse
晩発生〔の〕 tardive
晩発性皮膚ポルフィリン症 porphyria cutanea tarda (PCT)
汎〔発性〕流行〔病, 性〕の pandemic
晩発梅毒 late syphilis
反発隆起 recoil wave
反復 iteration, recapitulation, reiterature, repetition
半腹臥 semipronation
半腹臥の semiprone
反復拮抗運動不能〔症〕 adiadochokinesis
反復強迫の原則 repetitioncompulsion principle
反復言語 palilalia
反復視 palinopsia
反復刺激後増強 posttetanic potentiation (PTP)
反復刺激後抑圧 posttetanic depression
反復性 repetitive
反復性の iterative, recurrent
反復説 recapitulation theory
反復せよ repetatur (rep)
汎副鼻腔炎 pansinusitis
汎腹膜炎 panperitonitis
反復流産 recurrent abortion
半不妊〔症, 性〕 semisterility
半閉鎖麻酔〔法〕 semiclosed anesthesia
判別 discrimination
バンベルゲル徴候 Bamberger sign
半膜様筋 semimembranosus
半膜様の semimembranous
半麻酔状態 twilight sleep
半松葉杖 sawed crutch
半麻酔 seminarcosis
ハンマン症候群 Hamman syndrome
ハンマン・リッチ症候群 Hamman–Rich syndrome
パンミクシス panmixis
半眠 hypnagogue
半盲 hemianopia, star blind
斑紋 macule, tache
斑紋状ポルフィリン症 variegate porphyria (VP)
斑葉 chlorosis
汎流行 pandemia, pandemic
汎流行性 pandemicity
汎流行〔性〕の pandemic
反流性黄疸 regurgitation jaundice
半流動培地 semi-solid medium
半流動物 dope
半量 moiety, semis (Ss, ss)
半稜 semicrista
半輪の semicircular
半彎曲 semiflexion

ひ

腓(こむら) calf
比 proportion
尾 cauda
非悪性 nonmalignant (NM)
ピア・グループ peer group
ピアソール点 Piersol point
非圧痕性浮腫 nonpitting edema
非アドレナリン作動性・非コリン作動性神経 nonadrenergic, noncholinergic nerves (NANC)
ヒアリン〔質〕化 hyalinization
ヒアリン症 hyalinosis
ヒアリンの hyaline
PR 間隔 P–R interval
非アルコール性脂肪性肝炎 nonalcoholic steatohepatitis (NASH)
非アルコール性脂肪性肝疾患 nonalcoholic fatty liver disease (NAFLD)
非アルコール性の nonalcoholic (NA)
ヒアルロニダーゼ hyaluronidase
ヒアルロン酸 hyaluronic acid (HA)
ピア・レビュー peer review
鼻アレルギー nasal allergy (NA)
鼻アレルギー症 rhinallergosis
非アレルギー性の anallergic
被暗示性 suggestibility
脾移植 splenocleisis
被移植者 recipient
非遺伝性の adventitious
非遺伝体質 paraconstitution
非意図的生成物 unexpected product
鼻咽腔 epipharynx, nasopharynx
鼻咽腔形成〔術〕 velopharyngoplasty
鼻咽腔閉鎖不全 velopharyngeal insufficiency
鼻咽喉〔ファイバー〕スコープ nasopharyngolaryngoscope
鼻咽頭炎 rhinopharyngitis
鼻咽頭癌 nasopharyngeal cancer, nasopha-

ryngeal carcinoma (NPC)
鼻咽頭鏡 nasopharyngoscope, rhinopharyngoscope, salpingoscope
鼻咽頭溝 nasopharyngeal groove
鼻咽頭喉頭鏡 nasopharyngolaryngoscope
鼻咽頭石 rhinopharyngolith
鼻咽頭の nasopharyngeal
Ｂウイルス B virus
Ｂウイルス病 B virus disease
ビウレット burette
ビウレット試験 biuret test
ビウレット試薬 biuret reagent
非運動性活動熱発生 nonexercise activity thermogenesis (NEAT)
非衛生的な insanitary, unhygienic, unsanitary
pH 試験紙 indicator paper
pH モニタリング pH monitoring
冷え症 feeling of cold
非エステル化脂肪酸 nonesterified fatty acid (NEFA)
ピエゾメータ piezometer
ピエドライア属 *Piedraia*
非Ａ非Ｂ型肝炎 non A, non B hepatitis (NANB)
PAP 法 peroxidase–antiperoxidase method (PAP method)
PM 細胞 pacemaker cell
ピエールロバン症候群 Pierre Robin syndrome
脾炎 splenitis
鼻炎 rhinitis
ビオー呼吸 Biot breathing, Biot respiration
ビオチン biotin
鼻オトガイ反射 nasomental reflex
ビオトープ biotope
ピオトロウスキー徴候 Piotrowski sign
ピオルコウスキー試験 Piorkowski test
ピオルコウスキー染色 Piorkowski stain
ピオルコウスキー培地 Piorkowski medium
微温 tepor
微音拡大器 microcoustic
鼻音減弱〔化〕 hyponasality
鼻音症 rhinoism, rhinophony
微音聴診法 phonoscopy
微温の tepid
皮下 hypodermis, subcutaneously
被蓋 overlap, tegmentum
鼻介 turbinal
被蓋下の subtegmental
非開胸式心臓マッサージ closed chest heart massage
被蓋交叉 decussationes tegmentales, tegmental decussations
鼻介骨 turbinate
鼻介骨切開術 turbinotomy
鼻介骨切除器 turbinotome
鼻介骨切除術 turbinectomy
被蓋細胞 tegmental cell
被蓋〔中脳〕症候群 tegmental syndrome
被蓋の tegmental
脾外膜炎 episplenitis
脾潰瘍 splenelcosis
鼻潰瘍 rhinelcosis
日帰り手術 day surgery
鼻科学 rhinology
皮下気腫 pneumoderma
皮角 cornu cutaneum
被殻 putamen
比較暗点 relative scotoma
比較解剖学 comparative anatomy
被角血管腫 angiokeratoma
比較顕微鏡 comparator microscope
比較死亡率 proportional mortality rate
比較心理学 comparative psychology
比較タンパク reference protein
脾芽細胞 splenoblast
ビーカー細胞 beaker cell
非可視性の ultravisible
皮下脂肪組織炎 panniculitis
皮下手術 subcutaneous operation
皮下腫瘤 subcutaneous tumor
脾下垂症 splenoptosis
皮下層 stratum subcutaneum
皮下組織 subcutaneous tissue
Ｂ型インフルエンザウイルス *Influenza B virus*
Ｂ型インフルエンザウイルス属 *Influenzavirus B*
Ｂ型肝炎 hepatitis B (HB)
Ｂ型肝炎ウイルス *Hepatitis B virus* (HBV)
Ｂ型肝炎抗原 hepatitis B antigen (HBAg)
Ｂ型肝炎抗体 hepatitis B antibody (HBAb)
Ｂ型肝炎免疫グロブリン hepatitis B immunoglobulin (HBIG)
Ｂ型肝炎ワクチン hepatitis B vaccine
皮下注射 subcutaneous injection
皮下注射器 hypodermic syringe
皮下注射針 hypodermic needle
皮下注入 hypodermoclysis
比活性 specific activity
非活動〔性〕の inactive
非可動化 immobilization
非可動膝 locked knee
皮下熱傷 deep burn
皮下の hypodermic, subcutaneous (SQ), subintegumental
皮下膿瘍 subcutaneous abscess
鼻下部 hyporhinion
光安定性の photostable
光回復 photoreactivation (PHR)
光壊変 photodisintegration
光解離 photodissociation
光感作 photosensitization
光感受性 photosensitivity
光凝固〔術〕 photocoagulation (PHC)
光駆動 photic driving
光幻覚 photone
光合成独立栄養生物 photoautotroph

光互変　phototropy
光視覚　photone
光重合　photopolymerization
光受容体　photoceptor, photoreceptor
光順応　photopia
光転化　photoconversion
光伝導〔現像〕　photoconductivity
光電流　photocurrent
光同素　phototropy
光動的感作　photodynamic sensitization
光動力学　photokinetic
光毒性　phototoxic
光の散乱　light scattering
光発色菌　photochromogen
光反応　photoreaction
光ファイバー　fiberoptics
光分解　photolysis
光膨張　photoexpansion
光メトヘモグロビン　photomethemoglobin
光網膜炎　photoretinitis
光力学　photodynamics
光リン酸化　photophosphorylation
非観血手術　bloodless operation
非観血的手術　closed surgery
非観血的体外式ペースメーカ　noninvasive temporary pacemaker (NTP)
非観血〔的〕の　noninvasive, nonoperative
非還元性の　unreduced
悲観主義　pessimism
非感受性　insusceptibility
眉間代　ophryosis
非還納性の　irreducible
非貫壁性心筋梗塞　nontransmural myocardial infarction (NTMI)
鼻感冒　coryza, running nose
ヒキガエル様皮膚　toad skin
引き金作用　trigger action
引き金状手指　trigger finger
引き金帯　trigger zone
引き金点　trigger point
引き金野　trigger area
引き金指　snap finger
ひきこもり　social withdrawal, withdrawal
非器質性雑音　inorganic murmur
引き出し症状　drawer sign
非喫煙者　nonsmoker (NSM)
ひきつり笑い　risus sardonicus
脾機能亢進症　hypersplenism
非機能性の　nonfunctioning
被虐性愛　masochism
被虐性愛者　masochist
被虐待児　abused child, battered child
被虐待児症候群　battered child syndrome (BCS)
被虐待女性　battered woman
被虐待女性症候群　battered woman syndrome (BWS)
被虐待配偶者症候群　battered spouse syndrome
被吸収性ガーゼ　absorbable cotton
非吸収性外科用縫合糸　nonabsorbable surgical suture
被吸収性ゼラチン　absorbable gelatin sponge
被吸収性脱脂綿　absorbable cotton
非急速眼運動睡眠　non-rapid eye movement sleep (NREM sleep)
非急速眼球運動　non-rapid eye movement (NREM)
非Q波心筋梗塞　non Q-wave myocardial infarction
PQ 間隔　P-Q interval
鼻鏡　nasal speculum, rhinoscope
非競合的阻害薬　uncompetitive inhibitor
鼻棘　nasal spine
鼻棘点　acanthion
皮筋　cutaneous muscle
非近交系　outbred
非近交動物　outbred
鼻腔　nasal cavity
鼻腔栄養　nasal feeding
鼻腔栄養チューブ　nasogastric tube (NG tube)
鼻腔カニューレ　nasal cannula (NC)
鼻腔乾燥症　mycteroxerosis
鼻〔腔〕狭窄症　rhinostenosis
鼻腔後部ドレナージ　postnasal drainage (PND)
鼻〔腔〕糸状菌症　rhinomycosis
鼻腔抵抗　nasal airway resistance (NAR)
鼻〔腔〕閉塞　rhinocleisis, rhinostenosis
鼻腔誘導法　nasopharyngeal electroencephalography
ビーク徴候　beak sign
ピクトグラフ　pictograph
ピクノーシス　pycnosis, pyknosis
ピクノディソストーシス　pyknodysostosis
ピクノレプシー　pyknolepsy
ピークフローメータ　peak flow meter (PFM)
ビグロー中隔　Bigelow septum
ピクロトキシン　picrotoxin
ヒグローマ　hygroma
非クローム親和性の　achromaffine
非クローム親和性傍神経節腫　achromaffine paraganglioma
非クロム親和性傍神経節腫　chemodectoma
B群溶レン菌　group B streptococcus (GBS)
非経口経路　parenteral pathway
非経口高カロリー輸液　parenteral hyperalimentation
非経口〔的〕栄養〔法〕　parenteral alimentation, parenteral nutrition (PN)
非経口的な　parenteral
非経口投与　parenteral administration
被〔形質〕導入体　transductant
鼻形成術　rhinoplasty
脾形の　spleniform
非痙攣性の　aspastic
非外科的な　nonsurgical
非結核性抗酸菌　nontuberculous mycobacte-

ria
非結核性抗酸菌症　nontuberculous mycobacteriosis
非血小板減少性紫斑病　endotheliosis
脾結腸曲症候群　splenic flexure syndrome
非ケトン性高血糖性高浸透圧性昏睡　nonketotic hyperglycemic hyperosmolar coma (NKHHC)
非ケトン性高血糖性昏睡　nonketotic hyperglycemic coma
非ケトン性高浸透圧性糖尿病昏睡　nonketotic hyperosmolar diabetic coma
ひげ(鬚)白癬　achor
BK ポリオーマウイルス　*BK polyomavirus*
鼻限　limen nasi
被検液　test solution (TS)
被験(検)者　subject
脾原性の　splenogenic
肥厚　hypertrophy, thickening
鼻口蓋溝　nasopalatine groove
鼻甲介骨　scroll bone
鼻口蓋神経　nasopalatine nerve
鼻口蓋の　nasopalatine, palatonasal
脾硬化症　splenceratosis
鼻硬〔化〕症　rhinoscleroma
微好気性　microaerophile
鼻口腔の　naso–oral
脾硬結　splenokeratosis
非公式の　unofficial (unof)
肥厚した　pachytic
粃糠(ひこう)疹　furfur, pityriasis
肥厚性胃炎　hypertrophic gastritis
肥厚性関節炎　hypertrophic arthritis
肥厚性胸膜炎　pachypleuritis
肥厚性骨盤腹膜炎　pachypelviperitonitis
肥厚性骨膜炎　pachyperiostitis
肥厚性鞘膜炎　pachyvaginalitis
肥厚性心嚢炎　pachypericarditis
肥厚性心膜炎　pachypericarditis
肥厚性腟炎　pachyvaginitis
肥厚性の　hypertrophic
微孔性〔の〕　microporous
肥厚性白癬　hypertrophic ringworm
肥厚性瘢痕　hypertrophic scar
肥厚性腹膜炎　pachyperitonitis
肥厚性卵管炎　pachysalpingitis
鼻喉頭炎　rhinolaryngitis
肥厚皮膚　thick skin
非興奮性の　unirritable
非呼吸性アシドーシス　nonrespiratory acidosis
ピコグラム　picogram (pg)
腓骨　calf bone, fibula, perone
尾骨　coccygeal bone, coccyx
鼻骨　nasal bone
腓骨踝　malleolus fibulae
腓骨筋　peroneus
尾骨筋　coccygeus
腓骨踵骨の　fibulocalcaneal
尾骨〔小〕体　coccygeal body, corpus coccygeum
腓骨静脈　peroneal vein
腓骨神経　peroneal nerve
尾骨神経　coccygeal nerve
尾骨神経節　coccygeal ganglion
脾骨髄軟化〔症〕　splenomyelomalacia
脾骨髄の　splenomedullary
尾骨切除　coccygectomy
尾骨腺　coccygeal gland
尾骨痛　coccydynia
尾骨洞　coccygeal sinus
腓骨動脈　peroneal artery
腓骨の　fibular, fibularis, peroneal
尾骨の　coccygeal
鼻骨の　nasal
腓骨部筋萎縮症　peroneal atrophy
日毎の　diurnal, pro die (p.d.)
非固有　improper
ピコルナウイルス　picornavirus
ピコルナウイルス科　*Picornaviridae*
鼻根筋　procerus
鼻根点　nasion
膝　genu
非細菌性血栓性心内膜炎　nonbacterial thrombotic endocarditis (NBTE)
微細屈折計　microrefractometer
微細構造　microstructure
被災者　affected people
微細線維　microfibril
微細な　minute, subtle
微細脳機能障害　minimal brain dysfunction (MBD)
微細脳損傷　minimal brain damage (MBD)
微細物測定計　acribometer
脾細胞　splenocyte
B細胞　B cell
B細胞系リンパ腫　B cell lymphoma
B細胞抗原受容体　B cell antigen receptor (BCR)
B細胞サブセット　B cell subset
B細胞増殖因子　B cell growth factor (BCGF)
B細胞〔免疫〕寛容　B cell tolerance
被災民　displaced people
被催眠者　somnipathist
膝折れ現象　giving way
膝－踵試験　knee–heel test
脾索　splenic cord
膝の　genual
皮脂　sebum
肘(ひじ)　cubitus, elbow
PCR 法　polymerase chain reaction (PCR)
皮脂異常症　dyssebacea
鼻耳管炎　rhinosalpingitis
被刺激性　irritability
皮脂欠乏症　asteatosis
非自己　nonself
微視孔　micropore
BCG 細胞壁骨格　bacillus Calmette–Guérin cell wall skeleton (BCG cell wall skeleton)
非指示的カウンセリング　nondirective coun-

seling
非指示的精神療法 nondirective psychotherapy
非指示的療法 nondirective therapy
皮脂小胞 sebaceous cyst
皮脂〔性〕嚢腫 steatocystoma
皮脂腺 sebaceous follicle
皮脂腺結石 sebolith
皮脂腺腫 steatadenoma
皮質 cortex, tectin
皮質延髄の corticobulbar
皮質下 subcortex
皮質活動電位過剰 hyperponesis
脾疾患 splenopathy
皮質骨 cortical bone
皮質小葉 renculus
皮質視力 cortical vision
皮質性失行 cortical apraxia
皮質性てんかん cortical epilepsy
皮質性の cortical
皮質脊髄路 corticospinal tract
皮質電図 electrocorticogram (ECoG)
皮質脳波 electrocorticogram (ECoG)
皮質脳波記録法 electrocorticography (ECoG)
皮質剥離 decortication
皮質部白内障 cortical cataract
皮質盲 cortical blindness
皮脂の sebaceous
肘の anconal, cubital
皮脂嚢腫 steatoma
皮脂嚢胞 pilar cyst, sebaceous cyst
皮脂分泌障害 parasteatosis
非社会的精神病患者 sociopath
微弱陣痛 weak pain
脾腫 splenoma
比重 specific gravity (SG, sg)
び(糜)汁 chyme
鼻汁 nasal discharge, nasal secretion
脾周囲炎 perisplenitis
B19 ウイルス *B19 virus*
比重計 densimeter, pyknometer
び(糜)汁形成 chymification
脾充血 splenemphraxis
び(糜)汁生成不全〔症〕 achymia
鼻重複奇形 rhinodymia
微絨毛 microvilli, microvillus
非手術的生検法 nonoperative biopsy technique (NOBT)
非手術的の nonoperative
脾出血 splenorrhagia
鼻出血 epistaxis, nosebleed, rhinorrhagia
脾腫瘍 splenoncus
脾腫瘤 splenocele
脾症 splenosis
微小 minimally
鼻症 rhinopathy
皮床溢血 hyponychon
脾障害 splenopathy
微小外傷(損傷) microtrauma
尾状核 caudate nucleus
尾状核後部 surcingle
微小拡散〔法〕 microdiffusion
微小顆粒状好酸性細胞 microxyphil
微小管 microtubule
微小癌 microcarcinoma, minute cancer
非常勤医 attending physician
微小血管圧 microvascular pressure (MVP)
微小血管減圧〔術〕 microvascular decompression (MVD)
微小血管腫 microangioma
微小血管症(障害) microangiopathy
微小血管造影〔法〕 microangiography
微小血管の microvascular
微小血栓症 microthrombosis
微小原線維 microfibril
微小細管 microtubule
微小循環 microcirculation
微小浸潤 microinvasion
微小線維 microfilament
微小穿刺 micropuncture
微小腺腫 microadenoma
微小線量測定〔法〕 microdosimetry
微小塞栓 microembolus
微小塞栓信号 microembolic signal (MS)
微小体積変動記録計 microplethysmograph
鼻上点 ophryon
微小転移 micrometastasis
微小動脈瘤 microaneurysm (MA)
尾状突起 caudate process
微小膿瘍 microabscess
微小吻合 microanastomosis
微小変化型ネフローゼ症候群 minimal change nephrotic syndrome (MCNS)
皮静脈 cutaneous vein
脾静脈 splenic vein
尾状葉 caudate lobe, spigelian lobe
美食狂 opsomania
比色計 colorimeter
比色法 colorimetry
ビショップスコア Bishop score
皮疹 efflorescence, eruption, exanthema, rash, tetter
皮疹群 synanthem
皮神経 cutaneous nerve
非心原性肺水腫 noncardiogenic pulmonary edema (NCPE)
鼻唇溝 nasolabial groove, nasolabial line
非進行性の stable
非侵襲性の noninvasive
非侵襲的心拍出量〔モニタリング〕 noninvasive cardiac output (monitoring) (NICO)
非侵襲的陽圧換気〔法〕 noninvasive positive pressure ventilation (NPPV)
非浸潤性乳管癌 ductal carcinoma in situ (DCIS)
非心〔臓〕原性浮腫 noncardiac edema (NCE)
非心臓性胸痛 noncardiac chest pain (NCCP)
脾腎臓の splenorenal
非振動性耳鳴 nonvibratory tinnitus

鼻唇の　nasolabial
脾髄　splenic pulp
尾髄残屑　caudal medullary rest
非水疱性先天性魚鱗癬様紅皮症　nonbullous congenital ichthyosiform erythroderma
非水疱性膿痂疹　non-bullous impetigo
ピスカセック徴候　Piskacek sign
ビスコグラフ　viscograph
ビスコライザー　viscolizer
ヒス束　bundle of His, His bundle(band)
ヒス束上ブロック　suprahisian block
ヒス束心電図　His bundle electrocardiogram
ヒスタミン　histamine
ヒスタミン血〔症〕　histaminemia
ヒスタミン酵素　histaminase
ヒスタミン作用性の　histaminergic
ヒスタミン試験　histamine test
ヒスタミン受容体　histamine receptor
ヒスタミン性頭痛　histamine headache
ヒス・田原束　His-Tawara bundle
ヒスチジン　histidine (His)
ヒスチジン血〔症〕　histidinemia
ヒスチジン尿〔症〕　histidinuria
ヒステリー　hysteria
ヒステリー患者　hysteriac
ヒステリー球　globus hystericus
ヒステリー弓　hysterical arc
ヒステリシス　hysteresis
ヒステリー性　hysteric
ヒステリー性運動失調　hysteric ataxia
ヒステリー性嘔吐　hysterical vomiting
ヒステリー性カタレプシー　hysterocatalepsy
ヒステリー性関節炎　hysteric joint
ヒステリー性黒内障　hysterical amaurosis
ヒステリー性妊娠　hysteric pregnancy
ヒステリー性の　hysterical
ヒステリー性麻痺　hysterical paralysis
ヒステリー性めまい　hysterical vertigo
ヒステリー徴候　hysterical stigma
ヒステリーてんかん　hysteroepilepsy
ヒステリー発生〔性〕の　hysterogenic
ヒステリー発作　hysterics
ヒステリー様の　hysteroid
非ステロイド性抗炎症薬　nonsteroidal anti-inflammatory drugs (NSAIDs)
ヒステロスコピー　hysteroscopy
ヒステロスコープ　hysteroscope
ヒストグラム　histogram
ヒストプラズマ腫　histoplasmoma
ヒストプラズマ症　histoplasmosis
ヒストプラズマ属　*Histoplasma*
ヒストプラズミン　histoplasmin
ヒストン　histon(e)
ヒストン尿〔症〕　histonuria
ビスマス(蒼鉛)　bismuth (Bi)
ビスマス中毒　bismuthosis
ひずみ(歪)　asymmetry, deformation, skewness
ビス〔モニター〕　bispectral index (BIS)
鼻声　nasal voice, nunnation, rhinism, rhinolalia, twang
非正型　paratype
鼻性呼吸　snuffles
非正視　ametropia (am)
非生体内で　in vitro
脾〔性〕の　splenetic, splenic
鼻性の　rhinogenous
鼻性反射　nasal reflex
非性病性梅毒　nonvenereal syphilis
微生物　germ, micro-organism
微生物学　microbiology
微生物叢　microflora
微生物の　microbial
鼻石　rhinolith
微石症　microlithiasis
鼻石症　rhinolithiasis
飛節　suffraginis
鼻切開術　rhinotomy
非接触型眼圧計　noncontact tonometer (NCT)
脾切除術　splenectomy
鼻洗　nasal wash (NW)
B線維　B fiber
非全身反応　nonsystemic reaction (NSR)
非穿通傷　nonpenetrating wound
鼻前庭　vestibule of nose
鼻前頭静脈　nasofrontal vein
鼻前頭の　nasofrontal
鼻前弯症　rhinokyphosis
ヒ素　arsenic (As)
鼻疽　glanders, malleus
皮層　cortex
脾〔臓〕　lien, spleen
脾造影像　splenogram
脾造影〔法〕　splenography
脾臓機能低下〔症〕　hyposplenism
皮層原　periblem
非相互組換え　nonreciprocal recombination
非相称　asymmetry
脾臓内の　intrasplenic
皮層の　cortical
脾掻は(爬)術　splenocleisis
ヒ素角化症　arsenical keratosis
ヒ素癌　arsenic cancer
尾側の　caudal
ヒ素剤　arsenical
ヒ素疹　arsenical eruption
ヒ素中毒　arsenic poisoning
ヒ素の　arsenical
ヒダ(皺襞)　fold, ligament, ligamentum (lig), plica
肥大型心筋症　hypertrophic cardiomyopathy (HCM)
比体重　body-weight ratio (BWR)
肥大〔症〕　hypertrophy
非対称性　asymmetry
非代償性アシドーシス　uncompensated acidosis
非代償性アルカローシス　uncompensated alkalosis

非対称性緊張性頸反射　asymmetrical tonic neck reflex (ATNR)
非対称性頭部結合体　syncephalus asymmetros
非対称〔性〕の　unsymmetrical
非対称の　skew
肥大性奇形　hypergenetic teratism
肥大性腺疾患　hyperadenosis
肥大生長　thickness growth
肥大性の　hypertrophic
肥大性肺性骨関節症　hypertrophic pulmonary osteoarthropathy
肥大な　thick
肥大の　hypergenetic
比濁計　turbidimeter
比濁分析法　turbidimetry
ヒダ形成　plication
ヒダ舌　lingua plicata
脾脱疽　anthrax
非脱分極性筋弛緩薬　nondepolarizing muscler relaxant
非脱分極〔性〕遮断薬　nondepolarizing blocker
ヒダの　plicate
ビタミン　vitamin (V)
ビタミンA過剰症　A-hypervitaminosis
ビタミン過剰症　hypervitaminosis
ビタミン欠乏症　avitaminosis, hypovitaminosis
ビタミン不足症　subvitaminosis
ビタミン様の　vitaminoid
ビダラビン　vidarabine
左胃静脈　left gastric vein
左胃大網静脈　left gastroepiploic vein
左胃大網動脈　left gastroepiploic artery
左胃動脈　left gastric artery
左回転　levoversion
左下腹部　left lower quadrant (LLQ)
左側恐怖〔症〕　sinistrophobia
左冠状動脈　left coronary artery
左冠動脈主幹部病変　left main coronary artery disease
左結腸曲　left colic flexure
左結腸静脈　left colic vein
左結腸動脈　left colic artery
左〔手〕利き　left-handedness, sinistral, sinistrality
左手利きの　left-handed, sinistromanual
左の　left (L), sinister (sin.)
左房室口　left atrioventricular orifice
左房室弁　left atrioventricular valve
左巻きの　sinistrorse
左回りの　left-handed
左耳　auris sinister, auris sinistra (AS, a.s.)
左耳利き　sinistraural
左眼利き　sinistrocularity
悲嘆　grief
ヒダントイン　hydantoin
非タンパク〔性〕窒素　non-protein nitrogen (NPN)
悲嘆反応　grief reaction
鼻タンポン　rhinobyon
p値　probability value
ピチアチスム　pithiatism
非チアノーゼの　acyanotic
脾柱　trabeculae
鼻中隔　nasal septum
〔鼻〕中隔計　septometer
〔鼻〕中隔形成術　septoplasty
〔鼻〕中隔切開術　septotomy
〔鼻〕中隔切除術　septectomy
鼻中隔軟骨　cartilage of nasal septum
鼻中隔の軟骨部　chondroseptum
非中枢性の　acentric
脾痛　splenalgia, splenodynia
鼻痛　rhinalgia, rhinodynia
ヒッギンソン浣腸器　Higginson syringe
ピックウィック症候群　pickwickian syndrome
ピックウォルス法　Pickworth method
ピック硬膏　Pick plaster
ピック細胞　Pick cell
ピック小体　Pick body
ピック束　Pick bundle
ピック病　Pick disease
ビッグ・ファイブ　big five
ビックリ病　hyperekplexia, startle disease
ヒツジ赤血球凝集反応　sheep red cell agglutination test (SCAT)
筆状突起　stylus
必須アミノ酸　essential amino acid (EAA)
必須栄養素　essential nutrients
必須脂肪酸　essential fatty acid (EFA)
必須代謝物質　accessory growth substance
必須の　essential
筆跡学　graphology
筆先　calamus scriptorius
ピットフィールド徴候　Pitfield sign
引っ張り力　tension
必要時　quoties (quot.)
必要に応じて　pro re nata (p.r.n.)
必要量　requirement
否定　negation
非定位性　disorientation
非定型抗酸菌　atypical mycobacteria
非定型抗酸菌症　atypical mycobacteriosis
非定型性の　atypical
非定型的クリーゼ(発症)　paracrisis
非定型的乳房切除術　modified radical mastectomy
非定型の　heterologous
否定の　negative (N, Neg)
ビデオ診断法　videognosis
脾転位　splenectopy
非電解質　nonelectrolyte
尾殿部の　uropygial
ヒトアデノウイルス　human adenovirus
ヒト RS ウイルス　*Human respiratory syncytial virus*
脾洞　splenic venous sinus
鼻洞炎　nasosinuitis
非同期的な　asynchronous

非同時性の asynchronous
被動性転嫁 passive transfer
非等張の anisotonic
鼻洞の nasoantral
脾動脈 splenic artery
ヒトエコーウイルス human echovirus
ヒトエンテロウイルス human enterovirus
ヒト顆粒球性エーリキア症 human granulocytic ehrlichiosis
ヒトガンマ（γ）グロブリン human gamma(γ) globulin (HGG)
ピトキン液 Pitkin solution
ピトキン溶媒 Pitkin menstruum
非特異性腟炎 nonspecific vaginitis (NSV)
非特異性尿道炎 nonspecific urethritis (NSU)
非特異性の aspecific, nonspecific
非特異的療法 phlogotherapy
非特異免疫 nonspecific immunity
ピトー計 pitometer
〔ヒト〕血清ガンマ（γ）グロブリン serum gamma(γ)-globulins
ヒトゲノム計画 human genome project (HGP)
ヒトコクサッキーウイルス human coxsackievirus
ひとさしゆび index (I)
ピート手術 Peet operation
ヒト主要組織適合遺伝子複合体 human major histocompatibility complex
ヒト上皮増殖因子受容体２型 human epidermal growth factor receptor type 2 (HER2)
ヒトジラミ属 *Pediculus*
ヒト成長因子 human growth factor (HG)
ヒト成長ホルモン human growth hormone (hGH, HGH)
ヒト絨毛〔膜〕性ゴナドトロピン human chorionic gonadotropin (HCG, hCG)
ヒト属 *Homo*
ヒト胎盤性乳腺刺激ホルモン human chorionic somatomammotropic hormone (HCS)
ヒト胎盤性ラクトゲン human placental lactogen (HPL, hPL)
ヒト単球性エーリキア症 human monocytic ehrlichiosis (HME)
ヒトＴ細胞白血病ウイルス human T-cell leukemia virus (HTLV)
ヒトＴリンパ球向性ウイルス human T-lymphotropic virus (HTLV)
ヒト白血球抗原 human leukocyte antigen (HLA)
ヒトパピローマウイルス *Human papillomavirus* (HPV)
ヒトパラインフルエンザウイルス human parainfluenza virus
ヒトパルボウイルス B19 human parvovirus B19 (HPV-B19)
ヒトフォーミウイルス human foamy virus
ヒト閉経期ゴナドトロピン human menopausal gonadotropin (HMG, hMG)
ヒトヘルペスウイルス１～８型 *Human herpesvirus 1～8* (HHV-1～8)
ヒトメタニューモウイルス *Human metapneumovirus*
ヒト免疫グロブリン human immunoglobulin (HIg)
ヒト免疫不全ウイルス human immunodeficiency virus (HIV)
ヒドラジド hydrazide
ピートル切断面 Pitres section
ピートル徴候 Pitres sign
ピトレッシン pitressin
ヒドロキシアパタイト hydroxyapatite
ヒドロキシアンフェタミン hydroxyamphetamine
ヒドロキシ基 hydroxy
ヒドロキシジン塩酸塩 hydroxyzine hydrochloride
ヒドロキシ尿素 hydroxyurea
ヒドロキシプロリン hydroxyproline
ヒドロキシラジカル hydroxy radical
17-ヒドロキシラーゼ欠損症候群 17-hydroxylase deficiency syndrome
ヒドロクロロアチド hydrochlorothiazide
ヒドロコルチゾン hydrocortisone
ビトロネクチン受容体 vitronectin receptor
ヒドロフルメチアジド hydroflumethiazide
ヒドローマ hydroma
ヒドロラーゼ hydrolase
皮内注射 intracutaneous injection, intradermal injection
皮内テスト intradermal test (IDT)
皮内の intracutaneous (IC, ic), intradermal (ID, id)
鼻内の endonasal
皮内反応 intradermal reaction (IDR)
鼻内麻酔 intranasal anesthesia
ヒナゲシ［虞美人草］ red poppy
ピーナッシュ peenash
脾軟化症 splenomalacia
泌尿器 urinary organ
泌尿器科学 urology (Uro)
泌尿生殖器の urogenital
泌尿の urinary
ビニル基 vinyl
避妊器具 contraceptive device
避妊〔法〕 contraception
避妊薬 anticonceptive, contraceptive
ひねくれ〔症〕 perversiveness
ビネー試験 Binet test
ビネー〔知能〕年齢 Binet age
微熱 slight fever
ひねり歩き helicopodia
脾の splenial
被嚢 encapsulation
被嚢炎 capsulitis
鼻脳型接合菌症 rhinocerebral zygomycosis
被嚢幼虫 metacercaria
Ｂ波 B wave
Ｐ波 P wave

疲憊　exhaustion, prostration
疲憊期　stage of exhaustion
非配偶者間人工授精　artificial insemination with donor's semen (AID)
非配偶体　agamete
非配偶体性の　agamic
非倍数性　heteroploidy
鼻背動脈　dorsal nasal artery
非破壊性の　nondestructive
被曝医療　management of persons accidentally irradiated
菲薄化　thinning
菲薄基底膜病　thin basement membrane disease
非白血病性白血病　aleukemic leukemia
火花　spark
皮斑　livedo
皮板　cutis plate, dermatome
非反応者　nonresponder
非反応性　refractoriness
皮斑様の　livedoid
P-P 間隔　P-P interval
非必須アミノ酸　nonessential amino acid (NEA)
皮表脂質　skin surface lipid
脾病の　splenetic
非病理的　nonpathologic (NP)
非病理的診断　no pathologic diagnosis (NPD)
皮膚　cutis, skin
皮膚悪性黒色腫　cutaneous malignant melanoma (CMM)
皮膚アスペルギルス症　cutaneous aspergillosis
皮膚圧痕形成　stigmatization
皮膚アレルギー　skin allergy
皮膚萎縮〔症〕　anetoderma, atrophoderma, atrophodermatosis, atrophodermia
皮膚移植　skin graft
皮膚異色症　dyschromatodermia
ビフィドバクテリウム属　*Bifidobacterium*
皮膚炎　dermatitis
皮膚黄色症　xanthoderma
皮膚黄変症　xanthochromia
皮膚潰瘍　dermal ulcer (DU)
皮膚科学　dermatology
皮膚角皮症　keratodermatitis
皮膚芽細胞　dermoblast
皮膚〔型〕結節性〔多発性〕動脈炎　polyarteritis nodosa cutanea
〔皮膚〕顎口虫症　gnathostomiasis
皮膚割線　cleavage lines
皮膚癌　skin cancer
皮膚感覚異常　paralgia
〔皮膚〕感覚計　sensimeter
皮膚感覚測定器　kinesimeter
皮膚カンジダ症　cutaneous candidiasis
皮膚巨大〔症〕　dermatomegaly
皮膚筋炎　dermatomyositis (DM)
皮膚筋腫　dermatomyoma
被覆　investing, veneer
腓腹　sura
腓腹筋　gastrocnemius
腓腹筋萎縮〔症〕　acnemia
腓腹筋頭種子骨　fabella
被覆小胞　coated vesicle
腓腹神経　sural nerve
腓腹動脈　sural arteries
腓腹の　sural
鼻副鼻腔炎　rhinosinuitis
腓腹部　calf
被覆物　coating, deposit
皮膚クリップ　skin clip
皮膚クリプトコッカス症　cutaneous cryptococcosis
皮膚結核　cutaneous tuberculosis
皮膚結核症　tuberculosis cutis
皮膚血管の　dermovascular
皮膚欠如　adermia
皮膚血流量　cutaneous blood flow (CBF)
皮膚牽引　skin traction
皮膚硬化症　dermatosclerosis, sclerema, scleroderma
皮膚好酸性肉芽腫　eosinophilic granuloma of skin
皮膚向性の　dermotropic
皮膚紅痛症　erythralgia, erythromelalgia
皮膚呼吸　cutaneous respiration, dermal respiration
皮膚骨化　osteodermia
皮膚骨腫　osteoma cutis
皮膚弛緩症　cutis laxa, dermatolysis
皮膚色素欠乏〔症〕　achromatosis, achromoderma
皮膚試験　skin test (ST)
皮膚糸状菌　dermatomyces, dermatophyte
皮膚糸状菌症　dermatomycosis, dermatophytosis
皮膚障害　dermatopathy
皮膚小紅斑形成　stigmatization
ピープショウテスト　peep show test
皮膚色異常　dyschromia
皮膚書字覚消失　graphanesthesia
皮膚真菌症　cutaneous mycosis, dermatomycosis
皮膚神経腫　neuroma cutis
皮膚神経症　dermatoneurosis
皮膚親和性の　dermotropic
ヒプスアリスミア　hypsar(r)hythmia
皮膚節　dermatome
皮膚接合菌症　cutaneous zygomycosis
皮膚切除器　dermatome
皮膚線維腫〔症〕　dermatofibroma, dermatofibrosis
皮膚線維肉腫　dermatofibrosarcoma
皮〔膚〕腺の　acrotic
皮膚腺病　scrofuloderma
皮膚線量　skin dose
皮膚瘙痒感　uredo
皮膚脱毛症　glabrous skin
皮膚多発〔性〕神経炎　dermatopolyneuritis
皮膚炭疽　anthrax of skin

皮膚着色症　pigmentation
皮膚潮紅　rubedo
Ｐ物質　substance P
皮膚Ｔ細胞リンパ腫　cutaneous T cell lymphoma
皮膚電気反射(反応)　galvanic skin reflex (GSR)
皮膚軟化薬　emollient
皮膚粘膜リンパ節症候群　mucocutaneous lymphnode syndrome (MCLS)
皮膚の　cutaneous, dermal, dermatic, skinny
尾部の　pygal
ヒプノゾイト　hypnozoite
皮膚梅毒　syphiloderm(a), vitiligoid
ヒフバエ属　*Dermatobia*
皮膚剥削器　dermabrader
皮膚剥削〔術〕　planing, skin abrasion
皮膚剥離〔術〕　peeling
皮膚発育不全　adermogenesis
皮膚白血病　leukemia cutis
皮膚反射　cutaneous reflex
皮膚反応　cutireaction, skin reaction
皮膚肥厚　pachymenia
皮膚病　dermatosis
皮膚描記症　dermographism
皮膚病予防　dermatophylaxis
皮膚貧血　paling
皮〔膚〕弁　(skin) flap
皮膚変色　parachroma
皮膚弁切断法　flap operation
皮膚弁転下術　subvolution
皮膚放線菌症　actinomycosis cutis
皮膚マラセジア症　dermal malasseziosis
ピブメシリナム　pivmecillinam (PMPC)
皮膚免疫　skin immunity
皮膚毛細血圧計　ochrometer
皮膚様の　dermatoid, dermoid
ビブリオ症　vibriosis
ビブリオ属　*Vibrio*
皮膚良性リンパ節症　lymphadenosis benign cutis (LABC)
ヒブワクチン　Hib vaccine
微分　differentiation
飛蚊症　muscae volitantes
被分析者　analysand
非分泌者　nonsecretor
鼻閉塞　nasal obstruction (NO)
非閉塞性腸間膜虚血症　nonocclusive mesenteric ischemia (NOMI)
非閉塞性の　nonocclusive
披襞　replication
ピペット　pipet(te)
ヒペルエルギー　hyperergia, hypergia
脾ヘルニア　splenocele
脾変　splenification, splenization
皮弁　(skin) flap
非弁膜〔心臓〕疾患　nonvalvular (heart) disease (NVD)
被包　epiboly, sheath, tegument
脾縫合術　splenorrhaphy
被胞した　encysted
比放射能　specific activity
ヒポキサンチン　hypoxanthine
ヒポクラテス顔〔貌〕　hippocratic face
ヒポクラテス振水音　hippocratic succussion
ヒポクラテスの誓い　hippocratic oath, oath of Hippocrates
ヒポコンドリー〔症〕　hypochondriasis
ヒポコンドリー性うつ病　melancholia hypochondriaca
非ホジキンリンパ腫　non-Hodgkin lymphoma
被膜　capsula, capsule, velamen, velamentum
被膜切開術　capsulotomy
被膜切断術　capsulectomy
被膜の　capsular
被膜剥離　arrachement
被膜剥離術　decapsulation
皮膜肥厚　pachymenia
ヒマシ中毒症　ricinism
飛沫　droplet
飛沫感染　droplet infection
肥満恐怖　obesity phobia
肥満細胞　mast cell, mastocyte
肥満細胞腫　mastocytoma
肥満細胞症　mastocytosis
肥満細胞性白血病　mast cell leukemia
肥満指数　obesity index
肥満〔症〕　adiposis, corpulence, fatness, pimelosis, ventrosity
肥満症発生の　lipogenous
びまん性管外性増殖性糸球体腎炎　diffuse extracapillary proliferative glomerulonephritis
びまん性間質性線維症　diffuse interstitial fibrosis (DIF)
びまん性管内性増殖性糸球体腎炎　diffuse endocapillary proliferative glomerulonephritis
びまん性甲状腺腫　diffuse goiter
びまん性糸球体腎炎　glomerulonephritis (GN)
びまん性軸索損傷　diffuse axonal injury
びまん〔性〕出血　suggillation
肥満正常血圧者　obesity normal tension (ONT)
びまん性動脈硬化症　diffuse arteriosclerosis
びまん(瀰漫)性の　diffuse
びまん性脳損傷　diffuse brain injury
びまん性肺胞障害　diffuse alveolar damage (DAD)
びまん性半月体形成糸球体腎炎　diffuse crescentic glomerulonephritis
びまん性汎細気管支炎　diffuse panbronchiolitis (DPB)
びまん性表層角膜炎　keratitis superficialis diffusa (KSD)
肥満体型　plethosomy
肥満低換気症候群　obesity hypoventilation syndrome

肥満度　obesity index
肥満の　obese, pyknic
肥満〔本態性〕高血圧〔症〕　obesity (essential) hypertension (OHT)
ヒメダニ［姫蝨］科　*Argasidae*
ヒモ(紐)　taenia, tenia, vinculum
眉毛　brow, eyebrow
鼻毛　rhinothrix
眉毛炎　ophritis
眉毛振戦　ophryosis
眉毛叢生　synophridia, synophrys
鼻毛様体神経　nasociliary nerve
鼻毛様の　nasociliary
非目標病変　non-target lesion
ピモジド　pimozide
Ｂモード　B-mode
ヒモ(紐)の　tenial
皮紋　dermatoglyph
脾門　hilum of spleen
皮紋判定法　dermatoglyphics
飛躍　flight
媚薬　philter, philtrum
百日ぜき(咳)　pertussis, tussis convulsiva, whooping cough
百日ぜき・ジフテリア・破傷風〔トキソイド〕　pertussis-diphtheria-tetanus (PDT)
百日ぜき様の　pertussoid
百日ぜきワクチン　pertussis vaccine
百分位数　percentile
百分度　Celsius (C)
百分の１の　centesimal
百分法の　centesimal
百分率　percentage
百万分の１秒　microsecond (μ sec)
日焼け　sunburn, suntan
日焼け色　tan
謬見　paralogism
非優生学的な　dysgenic
非遊走性成育　ohne Hauch
ユグナン浮腫　Huguenin edema
ヒューナー不妊試験法　Huhner sterility test
ビュルガー・グリュッツ症候群　Bürger-Grütz syndrome
ビュルケル・チュルク血球計算板　Bürker-Türk hemocytometer
ヒュルツル細胞癌　Hürthle cell carcinoma
ヒュルツル細胞〔甲状〕腺腫　Hürthle cell adenoma
ビュレット　burette
ピューロマイシン　puromycin
表　table
秒　second (S, s)
氷罨法　ice pack
病因　agent, etiology
病院　hospital
病因学　etiology
病院管理長　hospital superintendent
病因性の　morbific
病院前救護(処置)　prehospital care
病院登録主任　registrar
病院内感染　hospital acquired infection, nosocomial infection
病院内治療　hospital care
病院の　nosocomial
病因の　nosogenic, nosopoietic
病院搬送指示　hospital transfer order (HTO)
病因論　pathogenesis
評価　assessment (A), evaluation
美容学　esthetics
評価/計画　assessment and plan (A/P)
表割　superficial cleavage
評価分析　assay
病〔気〕　ailment, disease, ill, illness, mal, maladie, malum, morbus, sickness
描記　registration
標記せよ　signetur (sig)
病気の　sick
病期分類　staging
氷頸　ice collar
病型不定型らい　indeterminate leprosy
美容外科〔学〕　cosmetic surgery, esthetic surgery
氷結　congelation
表現　expression
表現因子　phan
表現型　constitution, phenotype
表現型の　phenomic, phenotypic
表現型発生　phenogenesis
表現型模写　phenocopy
病原型　pathovar
病原性　pathogenicity
表現性の　phanerous
病原〔性〕の　morbific, nosogenic, nosopoietic, pathogenic
表現促進　anticipation
病原体　pathogen
病原体伝播　vection
病原体伝播性の　vectorial
表現的失語〔症〕　expressive aphasia
病原となる　peccant
表現の　expressive
表現率　penetrance
標高　altitude
病後歴　catamnesis
病後歴の　catamnestic
表在呼吸　shallow breathing
表在性潰瘍　usur
表在性カンジダ症　superficial candidiasis
表在性感染〔症〕　superficial infection
表在性真菌症　superficial mycosis
表在性点状角膜炎　keratitis superficialis punctata (KSP), superficial punctate keratitis (SPK)
表在性の　superficial
表在性反射　superficial reflex
表示　label
標識　marker, tag
病識　insight, insight into disease
標識元素　tracer element
^{131}I 標識大凝集アルブミン　iodine-131-labeled macroaggregated albumin

(^{131}IMAA)
^{131}I 標識ヒト血清アルブミン iodine-131-labeled human serum albumin (^{131}I-HSA)
病室 ward (Wd, wd.)
病室外 out of room (OOR)
病弱者 valetudinarian
病弱な infirm
皮様腫 dermoid
表出内容 manifest content
標準 standard
標準(正常)以下の subnormal, substandard
標準液 standard solution
標準温度 standard temperature
標準化 normalization
標準化死亡率 adjusted death rate, standardized mortality ratio (SMR)
標準化出生率 corrected birth rate, standardized birth rate
標準化する normalize
標準型 model
標準菌株 type strain
標準誤差 standard error (SE)
標準種 type species
標準重炭酸塩 standard bicarbonate
標準体重 standard body weight
標準の normal (N, n)
標準濃厚リパーゼ pancrelipase
標準品 reference standards
標準物質 reference material, standard substance
標準偏差 standard deviation (SD)
模擬患者 simulated patient (SP)
標準予防策 standard precaution
表象 ideation
表情 expression, mimesis
表情錯誤 paramimia
表情の mimetic
病床利用率 bed occupancy
表情攣縮 histrionic spasm
病身 invalid
病勢盛んな florid
猫喘〔音〕 bruissement, purr, thrill
猫喘〔音〕振戦 purring thrill
ひょう(瘭)疽 agnail, felon, panaritium, whitlow
表層 surface layer (S layer)
病巣 focus, lesion
病巣感染 focal infection
病巣周囲の perifocal
病巣性硬化症 focal sclerosis
表層点状角膜炎 keratitis punctata superficialis (KPS)
病巣の focal
病態 pathema
費用対効果 cost-effectiveness
病態失認 anosognosia
病態失認てんかん anosognosic epilepsy
病態生理学 pathophysiology
表徴 expression
標徴発現 stigmatism
氷枕 ice-pillow
標定 standardization
標的 target
病的意志 parabulia
病的快活 amoenomania
標的器官 target organ
病的虚言 pseudomania
標的組換えマウス gene targetted mouse
病的骨折 pathologic fracture
病的持続運動 palikinesia
病的饒舌症 panglossia
病的状態 morbidity, pathosis
病的情動の thymopathic
病的所見 pathosis
病的振戦 subsultus
病的増殖物 excrescence
病的組織結合 aclasis
病的多弁症 logorrh(o)ea
病的盗癖 kleptomania
病的鈍感 obtusion
病的な morbid, peccant
病的反復運動 palikinesia
病的癒合 symphysis
標的容積 target volume
病的欲望 parepithymia
氷点 freezing point (FP, f.p.)
氷点計 cryoscope
氷点測定 cryoscopy
病棟 ward (Wd, wd.)
病棟医 house physician
病棟看護師 floor nurse
病棟管理医 administrative doctor
病毒 noxa
病人の sick
脾様の splenoid
美容の cosmetic
皮様嚢胞 dermoid cyst
表皮 cuticle, epiderm, epidermis, pellicula, scarf skin
表皮移植 epidermic graft
表皮炎 epidermitis
表皮下の subcuticular
表皮下縫合 subcuticular suture
表皮原 dermatogen
表皮向性 epidermotropism
表皮細胞 epidermic cell
表皮〔糸状〕菌属 *Epidermophyton*
表皮真菌症 epidermomycosis
表皮親和性 epidermotropism
表皮水疱症 epidermolysis bullosa (EB)
表皮爪膜 pterygium
ヒョウヒ［表皮］ダニ属 *Dermatophagoides*
表皮熱傷 epidermal burn (EB)
表皮の epidermal, epidermic
表皮嚢胞 epidermal cyst
表皮剥脱 keratolysis
表皮剥脱毒素 exfoliative toxin (ET)
表皮剥離 denudation, epidermolysis, excoriation
表皮発育異常 epidermodysplasia
表皮肥厚 acanthosis

表皮肥厚性の acanthotic
表皮膜 cuticula
表皮融解 necrolysis
表皮有棘層疾患 stigmatodermia
標品 specimen
病変 finding, lesion
標本 preparation, sample, specimen
標本調査 sampling study
表面 surface
表面活性物質 surface active material (SAM)
表面上皮 surface epithelium
表面生検〔法〕 surface biopsy
表面治癒性潰瘍 sursanure
表面張力 surface tension (ST)
表面的な superficial
表面の ectal, epidermal
豹紋状眼底 tessellated fundus
豹紋状網膜 leopard retina
病理解剖学 morbid anatomy
病理学 pathology
病理診断 pathological diagnosis
病理的な pathologic
氷冷法 ice application
病歴 case history (CH), chart, clinical history (CH), history (Hx), protocol
病歴聴取 case taking
病歴と身体検査 history and physical examination (H&P)
鼻翼 ala nasi, wings of nose
鼻翼の alinasal
日和見感染〔症〕 opportunistic infection (OI)
日和見真菌〔症〕 opportunistic fungal infection
日和見〔性〕の opportunistic
日和見病原体 opportunistic pathogen
ヒョレア chorea
ヒーラー HeLa
ヒーラー細胞 HeLa cell
ピラジナミド pyrazinamide (PZA)
ヒラメ筋 soleus
平山病 Hirayama disease
びらん(糜爛) erosion, paratripsis, sore
びらん(糜爛)性の erosive
びらん(糜爛)薬 vesicant
ビリオン virion
ピリー骨 Pirie bone
ピリジン pyridine (py)
比〔率〕 quotient, ratio
ピリドキシン pyridoxine
ピリミジン pyrimidine
鼻瘤 rhinophyma
微粒子計 acribometer
微粒子物 particulate
鼻稜 nasal crest
微量アルブミン尿 microalbuminuria
微量栄養素 trace nutrient
微量化学 microchemistry
微量管 pipet(te)
微量元素 trace element
微量呼吸計 microrespirometer
微量細胞傷害試験 microcytotoxicity assay
微量作用 oligodynamic action
微量作用の oligodynamic
微量注射 microinjection
微量定量〔法〕 microdetermination
微量ピペット micropipette
微量分析 microanalysis
微量密度測定〔法〕 microdensimetry
微量ミネラル micromineral
微量養分 micronutrients
ビリルビン bilirubin
ビリルビン血症 bilirubinemia
ビリルビン尿症 bilirubinuria
ヒーリング healing
ピーリング peeling
Bリンパ球 B lymphocyte
ヒル［蛭］ leech
ピル pilulae (pil)
皮類 cortex
鼻涙管 nasolacrimal canal, nasolacrimal duct
鼻涙管結石 rhinodacryolith
鼻涙管ヒダ lacrimal fold
鼻涙腺反射 nasolacrimal reflex (NLR)
鼻涙の nasolacrimal
ヒル手術 Hill operation
ヒルシュスプルング病 Hirschsprung disease
ビールショウスキー・ヤンスキー病 Bielschowsky–Jansky disease
ヒル［蛭］属 *Hirudo*
ピルツ反射 Pilcz reflex
ピルツ療法 Pilcz treatment
ビールナッキー徴候 Biernacki sign
ビルハルツ住血吸虫症 bilharziosis
ピルビン酸 pyruvic acid (PyA)
ピルビン酸カルボキシラーゼ pyruvate carboxylase (PC)
ビルリン virulin
ビルレンス virulence
ビルレントファージ virulent phage
ビルロート手術 Billroth operation
比例 proportion
比例死亡率 proportional mortality ratio (PMR)
披裂 dehiscence
披裂炎 arytenoiditis
披裂筋 arytenoideus
披裂軟骨 arytenoid cartilage
披裂軟骨固定術 arytenoidopexy
披裂軟骨切除 arytenoidectomy
披裂の arytenoid
披裂隆起 arytenoid swelling
疲労 debility, fatigue, lassitude
鼻漏 nasal discharge, nasal secretion, rhinorrh(o)ea
疲労検査 fatigue test (FT)
疲労骨折 fatigue fracture, stress fracture
疲労性 fatigability
疲労度尺度 fatigue severity scale (FSS)
ピロカルピン pilocarpine

ピロカルピン試験　pilocarpine test
ピロゴッフ角　Pirogoff angle
ピロゴッフ切断〔術〕　Pirogoff amputation
広場恐怖〔症〕　agoraphobia
ビンカアルカロイド　vinca alkaloid
頻回嘔吐　vomiturition
頻回の　frequent
敏感な　delicate, sensitive, subtle, tender
ビンキュリン　vinculin
ピンク病　pink disease
ビンクリスチン　vincristine
貧血　anemia, hyphemia, span(a)emia
貧血暈　anemic halo
貧血性梗塞　anemic infarct
貧血性心雑音　anemic murmur
貧血〔性〕の　anemic
頻呼吸　tachypn(o)ea
貧困　poverty
貧困恐怖〔症〕　peniaphobia
品質　quality
品質管理　quality control (QC)
瀕死の　agonal, moribund
品種　form, race
品種改良　stirpiculture
敏捷な　alert
ピンス徴候　Pins sign
ビンスワンガー病　Binswanger disease
ピンセット　pincet(te), tweezers
ピンタ　pinta
ピンタ紅斑疹　pintid
ピン痛覚法　pinprick method (PP)
頻度　frequency, incidence
頻尿〔症〕　frequent urination, pollakiuria, thamuria, urinary frequency
頻拍　tachycardia
頻拍性不整脈　tachyarrhythmia
頻発　frequency
頻発過少月経　polyhypomenorrhea
頻発過多月経　polyhypermenorrhea
頻発月経　epimenorrhea, polymenorrhea
頻繁　prevalence
頻繁な　continual, frequent
ビンブラスチン　vinblastine
頻脈　polycardia, tachycardia, tachyrhythmia, tachysystole

ふ

部　pars, part, portio, region
ファイ現象　phi phenomenon
ファイト・スメリー手技　Veit–Smellie maneuver
ファイバーオプティックス　fiberoptics
ファイバースコープ　fiberscope
ファインゴールド食　Feingold diet
ファウラー位　Fowler position
ファゴット細胞　fagot cell
ファゴリソソーム　phagolysosome
ファージ　phage
ファージ型〔別〕　phage typing, phagovar
ファージ溶解　phagelysis
ファーター憩室　Vater diverticulum
ファーター・パチニ小体　Vater–Pacini corpuscle
ファーター膨大部　Vater ampulla
ファーデン縫合糸　Faden suture
ファーバー症候群　Faber syndrome
ファーバー病　Farber disease
ファブリキウス嚢　bursa of Fabricius
ファブリ病　Fabry disease
ファーマコゲノミクス　pharmacogenomics
ファーマシューティカルケア　pharmaceutical care
ファラド　farad
プアリスク　poor risk
ファレーウス・リンドクヴィスト効果　Fahraeus–Lindqvist effect
ファーレンハイト(華氏)温度単位法　Fahrenheit scale
ファロー四徴　Fallot tetralogy, tetralogy of Fallot (TOF, T/F)
ファロピウス管　fallopian tube
ファロピウス弓　fallopian arch
不安　anxiety, apprehension
ファンクショナルクローニング　functional cloning
ファンコーニ症候群　Fanconi syndrome
ファンコーニ貧血　Fanconi anemia
不安症候群　anxiety syndrome
不安神経症　anxiety neurosis
不安性ヒステリー　anxiety hysteria
ファンタジー　fantasy
不安定　disequilibrium, insecurity
不安定因子　labile factor
不安定型糖尿病　unstable diabetes
不安定狭心症　unstable angina (UA)
不安定性　instability, lability
不安定な　astatic, unstable
不安定の　evanescent, labile
不安定膀胱　unstable bladder
ファン・デル・ヘーベ症候群　van der Hoeve syndrome
不安動揺　unrest
ファンネンスチール法　Pfannenstiel method
ファン・ブーヘム症候群　van Buchem syndrome
部位　part, site
フィアロフォラ属　*Phialophora*
負イオン　anion
部位覚　localization sense
不育症　infertility
フィコミコーシス　phycomycosis
フィジカルアセスメント　physical assessment
フィステル　fistula
フィステル切開〔術〕　fistulotomy
部位相関　syntopy
フィソスチグミン　physostigmine
フィソスチグミン中毒症　physostigminism
フィチン　phytin
フィック法　Fick method
フィッシュ法　fluorescence in situ hy-

bridization (FISH)
フィート foot
フィトナジオン phytonadione
フィードバック feedback
フィトヘマグルチニン phytohemagglutinin (PHA)
フィナステリド finasteride
フィニー手術 Finney operation
部位の regional
フィブリナーゼ fibrinase
フィブリノイド fibrinoid
フィブリノイド壊死 fibrinoid necrosis
フィブリノーゲン fibrinogen
フィブリノーゲン異常血〔症〕 dysfibrinogenemia
フィブリノーゲン血〔症〕 fibrinogenemia
フィブリノーゲン減少〔症〕 fibrinogenopenia
フィブリノーゲン分解 fibrinogenolysis
フィブリノリジン fibrinolysin
フィブリン fibrin
フィブリン安定化因子 fibrin stabilizing factor (FSF)
フィブリン化膿性の fibrinopurulent
フィブリン生成 fibrinogenesis
フィブリン尿〔症〕 fibrinuria
フィブリン分解〔産〕物 fibrin and fibrinogen degradation product (FDP)
フィブリン分解の fibrinolytic
フィブリン溶解 fibrinolysis
フィブリン溶解酵素 fibrinolysin
フィブリン様の fibrinoid
フィブロネクチン fibronectin
フィブロネクチン受容体 fibronectin receptor
フィラデルフィア染色体 Philadelphia chromosome (Ph^1c)
フィラメント filament
フィラリア filaria
フィラリア殺虫性の filaricidal
フィラリア殺虫薬 filaricide
フィラリア症 filariasis
フィラリア属 *Filaria*
フィリップ腺 Philip gland
フィリップソン反射 Phillipson reflex
フィルター filter
フィルム film
フィロウイルス科 *Filoviridae*
フーヴァー徴候 Hoover sign
風化 aeration, efflorescence
風解 efflorescence
風管 wind-pipe
風棘 spina ventosa
風疹 German measles, rubella
風疹ウイルス *Rubella virus* (RV)
風疹ウイルスワクチン rubella virus vaccine
瘋癲(ふうてん) insanity
風土病 endemic disease
封入 inclusion, mounting
封入体 inclusion, inclusion body (IB)
封入体結膜炎 inclusion conjunctivitis
封入体細胞 inclusion cell (I cell)
不衛生な insanitary, unhygienic, unsanitary
富栄養 eutrophication
フェストゥーン festoon
フェティシズム fetishism
フェトプロテイン fetoprotein
フェナントロリン法 *o*-phenanthroline method
フェニトイン phenytoin
フェニルアラニン phenylalanine (Phe)
フェニルケトン尿〔症〕 phenylketonuria (PKU)
フェニル酢酸 phenylacetic acid
フェニルチオカルバミド phenylthiocarbamide
フェニルチオ尿素 phenylthiourea
フェニルヒドラジン phenylhydrazine
フェニルブタゾン phenylbutazone
フェニルプロプアノーラミン phenylpropanolamine
フェネチシリン phenethicillin (PEPC)
フェノチアジン phenothiazine
フェノバルビタール phenobarbital
フェノール phenol
フェノール係数 phenol coefficient (PC)
フェノールスルホンフタレイン phenolsulfonphthalein
フェノールスルホンフタレイン試験 phenolsulfonphthalein test (PSP)
フェノール尿〔症〕 phenoluria
フェノールフタレイン phenolphthalein
フェヒネル・ウェーバー法則 Fechner-Weber law
フェリチン ferritin
フェルティ症候群 Felty syndrome
フェルト様神経組織 feltwork
フェルミウム fermium (Fm)
フェレーシス pheresis
フェロモン pheromone
フェン効果 Fenn effect
フェンテルミン phentermine
フェントラミン phentolamine
フォア・アラジュアニン症候群 Foix-Alajouanine syndrome
フォイルゲン反応 Feulgen reaction
フォヴィル症候群 Foville syndrome
フォーヴィンケル症候群 Vohwinkel syndrome
不応期 refractory period
不応状態 refractory state
不応性 achrestic, refractoriness
不応性貧血 refractory anemia
不応答系動物 nonresponder
フォーカスチャーティング focus charting
フォガーティカテーテル Fogarty balloon catheter
フォーク fork
フォーク状骨折 silver-fork fracture
フォークト・小柳・原田症候群 Vogt-Koya-

nagi-Harada syndrome
フォークト点　Vogt point
フォークト病　Vogt disease
フォーク背状変形　fork deformity, silver-fork deformity
フォーゲス・プロスカウエル反応　Voges-Proskauer reaction
フォーコーナーズウイルス　Four Corners virus
フォーコーナーズ病　Four Corners disease
フォザーギル手術　Fothergill operation
フォザーギル神経痛　Fothergill neuralgia
フォスター・ケネディ症候群　Foster Kennedy syndrome
フォトスキャンニング　photoscanning
フォトン　photon
フォノレノグラム　phonorenogram
フォーブ切断法　Forbe amputation
フォーミーウイルス　foamy virus
フォーリーカテーテル　Foley catheter
フォーリーY字形腎盂形成〔術〕　Foley Y-plasty pyeloplasty
フォリン酸　folinic acid
フォルクマン管　Volkmann canal
フォルクマン拘縮　Volkmann contracture
フォルスマン抗原　Forssman antigen
フォルスマン抗体　Forssman antibody
フォルハルト試験　Volhard test
フォルフォックス療法　FOLFOX regimen
フォレショトニング　foreshortening
フォレスターの分類　Forrester classification
フォン・ウィレブランド病　von Willebrand disease
〔フォン〕ギエルケ病　von Gierke disease
不穏状態　restlessness, unrest
フォンセカエア属　*Fonsecaea*
フォンタン手術　Fontan operation
フォン・レックリングハウゼン・アップルバウム病　von Recklinghausen-Applebaum disease
フォン・レックリングハウゼン病　von Recklinghausen disease
付加　addition, adjection, attachment
負荷　load, loading
不快　ailment, dysphoria, malaise
不快音レベル　uncomfortable loudness level (UCLL)
不快感　discomfort, disesthesia
不快指数　discomfort index (DI)
深い鎮静　deep sedation
不快な　offensive
不可逆性　irreversibility
不可逆性の　irreversible
不確帯　zona incerta
不確定の　indeterminate
負荷軽減　unloading
付加形成　epimorphosis
付加溝　supplemental groove
負荷試験　tolerance test (TT)
付加成長　growth by apposition
付加成長(生長)の　appositional
賦活　activation
賦活エネルギー　activation energy
不活化ウイルス　inactivated virus
不活化ウイルスワクチン　inactivated virus vaccine
不活化ポリオウイルスワクチン　inactivated poliovirus vaccine (IPV)
賦活作用　activator action
賦活睡眠　activated sleep
賦活する　activate
不活〔性〕化する　inactivate
不活性気体　inert gas
不活〔性〕の　inactive, inert
不活性リプレッサー　inactive repressor
〔賦〕活素　kinase
賦活体　activator
不活動性結核症　inactive tuberculosis
不活発な　torpent
賦活反応　activator reaction
付加の　additive, appositional
不関温度　indifferent temperature
不換歯性　monophyodontia
不感症　hyphedonia
不感蒸散　insensible perspiration
不換性歯　monophyodont
不関性の　indifferent
不感性の　insensible
不完全ウイルス　incomplete virus
不完全型　forme fruste
不完全菌門　*Deuteromycota*
不完全菌類　*Deuteromycetes*
不完全抗体　incomplete antibody
不完全骨折　infraction
不完全の　incomplete
不完全ブロック　incomplete heart block
不完全優性の　semidominant
不感知性発汗　insensible sweating
不還納性ヘルニア　irreducible hernia
不感発汗　transpiration
不規則運動〔症〕　arrhythmokinesis
不規則骨　irregular bone
不規則性機能亢進　parasthenia
不規則象牙質　irregular dentin(e)
不規則な　inconstant
不規則の　irregular
不揮発性油　oil
浮球感　ballottement
不競合阻害　uncompetitive inhibition
不協和〔音〕　dissonance
不均一性　ununiformity
不均衡　disequilibrium, unbalance
不均質の　heterogeneous, heterogenous
腹圧　abdominal pressure
腹圧性尿失禁　stress incontinence
腹囲　abdominal circumference (AC), abdominal girth
腹位　ventricumbent
腹陰嚢の　abdominoscrotal
腹会陰の　abdominoperineal
腹横筋　transversus abdominis
複音　diplophonia

用語索引

腹臥 proneness, ventricumbent
腹臥位 prone position
腹外側の ventrolateral
副核 accessory nucleus, parasome
複核の polynuclear
副器官 accessorius
副基体 parabasal body
復業 rehabilitation
副凝集素 minor agglutinin, para-agglutinin
腹胸の abdominothoracic
副筋 accessory muscle
腹腔 abdominal cavity, peritoneal cavity
腹腔気腫 pneumoperitoneum
腹腔鏡 laparoscope, peritoneoscope
腹腔鏡下の laparoscopic
腹腔鏡検査〔法〕 celioscopy, laparoscopy, peritoneoscopy, ventroscopy
腹腔鏡手術 laparoscopic surgery
腹腔血液貯留 abdominal pool
腹腔漿膜炎 endoperitonitis
腹腔神経叢 abdominal brain, celiac plexus
腹腔心臓反射 abdominocardiac reflex
腹腔切開術 abdominal section, ventrotomy
腹腔穿刺〔術〕 abdominal paracentesis, abdominocentesis, celiocentesis
腹腔洗浄 peritoneal lavage
腹腔造影 laparography, peritoneography
腹腔側裂 pleurosomatoschisis
腹腔動脈 celiac trunk
腹腔動脈軸 celiac axis
腹腔動脈造影〔法〕 celiac angiography
腹腔内灌注法 peritoneoclysis
腹腔〔内〕出血 hemoperitoneum
腹腔〔内〕の celiac, endoperitoneal, intraperitoneal
腹腔内輸液 peritoneal transfusion
腹腔妊娠 abdominal pregnancy
複屈折 birefringence
複屈折の birefractive, birefringent
副形質の paraplastic
複形法 orthosis
副結核症 paratuberculosis
副〔血〕行路 bypass
復元 renaturation
副現象 epiphenomenon
腹甲 plastron
複合 compound
複合イオン cluster ion
複合移植 composite graft
腹後位の abdominoposterior
複合〔型〕免疫不全〔症〕 combined immunodeficiency
副睾丸炎 epididymitis
副交感神経 parasympathetic nerve
副交感神経緊張 parotonia
副交感神経系 parasympathetic nervous system (PNS)
副交感神経遮断作用の antimuscarinic
副交感神経の parasympathetic
副睾丸切除術 epididymectomy, epididymidectomy
副睾丸の epididymal
複合顕微鏡 compound microscope
複合災害 emergency complex
副甲状腺 accessory thyroid, parathyroid
副甲状腺機能亢進症 hyperparathyroidism
副甲状腺機能低下症 hypoparathyroidism
副甲状腺機能低下テタニー parathyroid tetany
副甲状腺疾患 parathyropathy
副甲状腺腫 aberrant goiter
副甲状腺注射液 parathyroid injection
副甲状腺中毒症 parathyrotoxicosis
副甲状腺ホルモン parathyrin, parathyroid hormone (PTH)
複合性局所疼痛症候群 complex regional pain syndrome (CRPS)
複〔合〕性近視性乱視 compound myopic astigmatism
複合性動脈瘤 compound aneurysm
複合免疫不全〔疾患〕 combined immunodeficiency (disease) (CID)
複合腺 compound gland
複合臓器不全 multiple organ failure (MOF)
複合体 complex
複合ビタミン輸液 multi-vitamin infusion (MVI)
伏在静脈 saphena
伏在静脈切除術 saphenectomy
伏在静脈腹膜吻合術 venoperitoneostomy
伏在神経 saphenous nerve
伏在の saphenous
伏在裂孔 saphenous opening
複雑〔化〕 complication
複〔雑〕関節 compound joint
複雑骨折 complicated fracture
複雑でない uncomplicated
複雑にする complicate
副作用 side effect
副産物 by-product
複視 diplopia, double vision (DV), multiple vision
副糸 paraphysis
副子 splint
福祉 welfare, well-being
副耳 accessory auricle
副耳介 cervical auricle
複糸期 diplonema, diplotene
腹式胃栄養法 gastrogavage
腹式胃鏡検査法 laparogastroscopy
腹式胃切開術 laparogastrotomy
腹式胃瘻造設〔術〕 laparogastrostomy
腹式回腸切開術 laparoileotomy
腹式肝臓切開術 laparohepatotomy
腹式筋腫切開術 laparomyomotomy
腹式筋腫摘出術 laparomyomectomy
腹式結腸開口術 laparocolostomy
腹式結腸切開術 laparocolotomy
腹式結腸切除術 laparocolectomy
腹式呼吸 abdominal breathing, abdominal

respiration
腹式子宮外妊娠囊切開〔術〕 laparokelyphotomy
腹式子宮切開〔術〕 abdominohysterotomy, abdominouterotomy, laparohysterotomy, laparouterotomy
腹式子宮全摘術 total abdominal hysterectomy
腹式子宮摘出〔術〕 abdominohysterectomy, laparohysterectomy
腹式子宮卵管卵巣摘出〔術〕 laparohysterosalpingo-oophorectomy
腹式子宮卵巣摘出〔術〕 laparohystero-oophorectomy
腹式人口肛門形成術 laparocolostomy
腹式腎摘出術 laparonephrectomy
腹式胆囊切開術 laparocholecystotomy
腹式膣子宮切開〔術〕 laparocolpohysterotomy
腹式膣切開〔術〕 laparocolpotomy, laparoelytrotomy
腹式腸切開術 laparoenterotomy
腹式腸瘻造設〔術〕 laparoenterostomy
腹式囊腫切開術 laparocystotomy
腹式脾切開術 laparosplenotomy
腹式脾摘出術 laparosplenectomy
腹式膀胱切開術 laparocystidotomy, laparocystotomy
腹式盲腸切開術 laparotyphlotomy
腹式卵管切開〔術〕 laparosalpingotomy
腹式卵管摘出〔術〕 laparosalpingectomy
腹式卵管卵巣摘出〔術〕 laparosalpingo-oophorectomy
腹式〔卵巣〕囊腫摘出〔術〕 laparocystectomy
副軸索 collateral
副枝血行 collateral circulation
福祉工学 welfare engineering
福祉事務所 social welfare office
副子装着 splinting
輻射 radiation
輻射熱の photothermal
副収縮 parasystole
副収縮調律(リズム) parasystolic rhythm
副症状 accessory symptom
副触子 accessory tentacle
フクシン fuchsin
副腎 adrenal, adrenal gland, epinephros, paranephros, succenturiate kidney, suprarenal gland
副腎栄養性 adrenotropic
副腎炎 adrenalitis
副腎機能異常の suprarenogenic
副腎機能亢進状態 hyperadrenalism
副腎機能障害 suprarenopathy
副腎機能低下 anadrenalism
副腎機能不全症 hypoadrenalism
副神経 accessory nerve
副腎残屑 adrenal rest
副腎刺激性の adrenotropic
副腎疾患 adrenalopathy, adrenopathy
副腎腫 hypernephroma, suprarenoma
副腎腫大 adrenomegaly
副腎静脈 suprarenal vein
副腎髄質 adrenal medulla (AdM), suprarenal medulla
副腎髄質刺激ホルモン corticoadrenal-stimulating hormone (CASH)
副腎髄質の adrenomedullary, medulloadrenal
副腎髄質ホルモン adrenomedullary hormone
副腎ステロイド adrenal steroid
副腎性器症候群 adrenogenital syndrome
副腎生殖器の adrenogenital
副腎切除術 epinephrectomy
〔副腎〕糖性皮質性ステロイド群 glucocorticoid
副腎動脈 suprarenal artery
副腎の adrenic, paranephric, suprarenal, surrenal
副腎白質ジストロフィー adrenoleukodystrophy (ALD)
副腎皮質 adrenal cortex (AC), suprarenal cortex (AC)
副腎皮質機能亢進 hypercorticalism
副腎皮質機能低下(不全)〔症〕 hypoadrenocorticism
副腎皮質刺激ホルモン adrenocorticotropic hormone (ACTH)
副腎皮質刺激ホルモン放出ホルモン corticotropin releasing hormone (CRH)
副腎皮質ステロイド adrenocorticosteroid, corticosteroid (CS)
副腎皮質の adrenocortical
副腎皮質ホルモン adrenocortical hormone (ACH), cortical hormone
副腎皮質〔様〕作用の adrenocorticomimetic
副腎ホルモン産生の suprarenogenic
副腎ホルモン性体質 suprarenotropism
副腎由来の adrenogenic
副膵 accessory pancreas
腹水 ascites, ascitic fluid (AF), peritoneal fluid (PF)
覆髄 pulp capping
副膵管 accessory pancreatic duct
腹水症 hydroperitoneum
複数腎動脈 aberrant renal arteries
複製 duplication, replication, reproduction
複性遠〔視〕性乱視 compound hyperopic astigmatism
副切開 counterincision
複舌〔症〕 diglossia
副腺 accessory gland
腹前位の abdominoanterior
腹仙〔骨〕の abdominosacral
副前立腺 paraprostate
輻輳 convergence
輻輳遠点 far point of convergence
輻輳角 angle of convergence
輻輳過度 convergence excess
輻輳近点 near point of convergence

(NPC)
輻輳刺激性内転　convergence stimulus adduction
輻輳幅　amplitude of convergence
腹側　venter
腹側から背側へ　ventrodorsad
腹側後側の　ventroposterior
腹側視床　subthalamus
腹側大動脈　ventral aorta
腹側の　anterior (a), hemal, ventral, ventralis
腹側〔方〕へ　ventrad, ventralward
腹鼠径の　ventroinguinal
腹帯　abdominal bandage, abdominal binder, belt
複体　complex
腹帯試験法　belt test
腹大動脈　abdominal aorta (AO)
腹大動脈傍体　para-aortic bodies
腹腟の　abdominovaginal
副中心暗点　paracentral scotoma, pericentral scotoma
複中心体　diplosome
複聴　diplacusis
副調律　pararrhythmia
腹直筋　rectus abdominis
腹直筋鞘　rectus sheath, sheath of rectus abdominis
副治療的な　paratherapeutic
腹痛　abdominal pain, gastralgia, tormen
複筒カテーテル　two-way catheter
腹内側の　ventromedian
腹〔内〕鼠径輪　annulus abdominalis
腹内の　endoabdominal
副乳〔房〕　accessory mamma, mamma accessoria, supernumerary breast
副尿道管　paraurethra
副尿道管炎　paraurethritis
腹の　abdominal
腹膿　pyocelia
腹嚢の　abdominocystic
腹破　abdominal hernia
腹背側の　ventrodorsal
副胚胞　parablast
副半奇静脈　accessory hemiazygos vein
副脾　accessory spleen, splenculus, spleneolus, splenulus, splenunculus
副鼻腔　paranasal sinuses, sinus
副鼻腔アスペルギルス症　paranasal sinus aspergillosis
副鼻腔炎　nasosinuitis, sinuitis, sinusitis
副鼻腔気管支症候群　sinobronchial syndrome (SBS)
副鼻腔(洞)撮影術　sinography
副鼻腔(洞)撮影図　sinogram
腹部　abdomen (Abd, abd), venter
腹部アンギナ　abdominal angina, angina abdominis
腹部炎　celitis
副副腎　accessory adrenal
腹部結合双胎奇形　laparomonodidymus
腹部切開　abdominal section
腹部大動脈瘤　abdominal aortic aneurysm (AAA)
腹部膨満　abdominal distension
複分裂増員　schizogony
腹壁固定〔術〕　ventrofixation, ventrohysteropexy, ventropexy, ventrosuspension
腹壁正中線　ventrimeson
腹壁正中線の　ventrimesal
腹壁切開　abdominal incision
腹壁切除術　laparectomy
腹壁反射　abdominal reflex
腹壁ヘルニア　abdominal hernia, laparocele, ventral hernia
腹壁縫合〔術〕　celiorrhaphy, laparorrhaphy
副鞭毛　paraflagellum
腹方へ　ventrad
腹膜　membrana abdominis, peritoneum
腹膜炎　peritonitis
腹膜炎様ショック　peritonism
腹膜外筋膜　extraperitoneal fascia
腹膜外の　extraperitoneal
腹膜癌腫症　peritoneal carcinomatosis
腹膜形成術　peritoneoplasty
腹膜原発漿液性腺癌　primary serous adenocarcinoma of peritoneum
腹膜後腔　retroperitoneum
腹膜後腔の　retroperitoneal
腹膜後ヘルニア　retroperitoneal hernia
腹膜固定術　peritoneopexy
腹膜症　peritonism
腹膜障害　peritoneopathy
腹膜垂　epiploic appendices
腹膜切開術　peritoneotomy
腹膜穿刺　peritoneocentesis
腹膜前ヘルニア　properitoneal hernia
腹膜透析　peritoneal dialysis (PD)
腹膜妊娠　peritoneal pregnancy
腹膜の　peritoneal
腹膜被覆術　peritonization
腹膜病　peritoneopathy
複脈　dicrotic pulse
腹鳴　borborygmus, rugitus, rumbling in the intestine
腹面の　ventral
服薬指導　medication teaching
服薬遵守　drug compliance
服薬理解能力評価スケール　regimen comprehension scale (RCS)
服用量　dose
副卵巣　oophoron
副卵巣炎　paroophoritis
服量　dosis (dos.)
複レンズ　doublet
父系　paternal line, paternity
賦形薬〔剤〕　excipient, vehicle
不潔恐怖〔症〕　mysophobia
不潔嗜好症　mysophilia
ブケレリア属　*Wuchereria*
不検出　non(not) detectable (ND)
不減衰　decrementless

不減衰伝導　decrementless conduction
不顕性癌　occult cancer
不顕性感染　abortive infection, inapparent infection
不顕性の　inapparent, occult, symptomless
不健全な　unsound
符号　mark, sign
符号化　coding
不合格　rejection
腐骨　sequestrum
腐骨(分離片)形成　sequestration
腐骨摘出〔術〕　necrotomy, sequestrotomy
腐骨の　sequestral
不混和性　immiscibility
浮渣　epistasis
負債　debt
不在層板　interstitial lamella
フサリウム症　fusariosis
フサリウム属　*Fusarium*
不死　immortality
ブジー　bougie
フシジン酸ナトリウム　fusidate sodium
不治の　incurable, inveterate
ブーシャール結節　Bouchard node
浮腫　edema, oedema, tumidity
浮腫状の　edematous
浮腫性強皮症　scleredema
不受精生殖　parthenogenesis
浮腫のある　puffy
不純物　adulterant
不純物混和　adulteration
扶助　aid
負傷　injury
不消化下痢　lientery
不消化便　lienteric stool
不浄語狂　coprolalomania
不詳の死　death from unknown origin
腐食　causis, cauterization, escharotic
腐食剤　caustic, corrosive, erosive, escharotic
腐食する　erode
侮辱〔する〕　insult
腐食〔性〕の　caustic, corrosive, necrophilous, pyrotic
プシロシビン　psilocybin
プシロシン　psilocin
婦人科学　gynecology (GYN, Gyn.)
不浸透性　impermeability
婦人泌尿器科学　urogynecology
不随意運動　involuntary movement (IVM)
不随意筋　involuntary muscle
不随意の　involuntary
付随肢　appendage
付随体　satellite
付随的な　incidental
ブースター効果　booster effect
不斉　asymmetry
腐生菌　saprophyte
不整合　discordance
不正咬合　abnormal occlusion, abocclusion, malocclusion
不正色覚　parachromatism
不正子宮出血　metrorrhagia
不正軸進入　asynclitism
不斉触媒　asymmetric catalyst
不正歯列　malalignment
腐生性の　saprobic
不正象牙質　irregular dentin(e)
不整の　irregular
父性の　paternal
不正表示の　misbranded
不整脈　arrhythmia, cardiac arrhythmia (CA), irregular pulse
不整脈惹起性右室異形成　arrhythmogenic right ventricular dysplasia (ARVD)
不整脈惹起性の　arrhythmogenic
不整脈治療薬　antiarrhythmic
不整癒合　vicious union
不正乱視　irregular astigmatism
防ぐ　prevent
布線　wiring
不全唖　paraphonia
不全角化　parakeratosis
不全〔形質〕導入　abortive transduction
不穿孔　imperforation
不全咬合　aclusion
不全昏睡　cataphora
不全〔症〕　failure, incompetence, insufficiency
不全消毒薬　incomplete disinfectant
不染色質　achromatin
不染色性　achromasia
不全脱臼　semiluxation, subdislocation
不全対麻痺　paraparesis
不全の　incomplete, rudimentary, subtotal
不全麻痺　monoparesis, paresis
不全流産　incomplete abortion
不全リンパ球症候群　bare lymphocyte syndrome
不足　deficiency, deficit, failure, lack
付属器　adnexa, annexa, appendage, appendix
付属器炎　annexitis
付属器の　appendical
付属性の　appendicular
付属の　accessory
フソバクテリウム属　*Fusobacterium*
不耐症　intolerance
不対神経節　ganglion impar
不耐〔性〕　intolerance
付帯徴候　epiphenomenon
ブタクサ　ragweed
ブタクサ属　*Ambrosia*
双子　twins
蓋状の　tectiform
ブタ(豚)の　porcine
フタレイン　phthalein
ブタン　butane
プチアリン　ptyalin
ぶち症　piebaldism
プチット〔突然〕変異体　petite mutant
付着　adherence, adhesion (adh.), apposi-

tion, attachment
付着茎 body stalk
付着絨毛 anchoring villus
付着成長 accretionary growth
付着性の adherent, adhesive
不調和 discordance
不調和性交代 discordant alternans
ブチル基 butyl
ブチル酸 butyric acid
ブチロフェノン butyrophenone
不対の azygos
普通緊張型の normotonic
普通食 regular diet
伏角 angle of inclination, dip
フッ化水素ナトリウム sodium fluoride
復活する revive
フッ化物数 fluoride number
復帰 renaturation
復帰突然変異 reverse mutation
復帰突然変異株 revertant
復旧 restitution
腹筋炎 laparomyitis
フックス症候群 Fuchs syndrome
復古 involution
匐行性 repens
物質 agent, material, matter, substance
物質の physical
物質乱用 substance abuse
フッ素 fluorine (F)
フッ素化 fluoridization
フッ素化物 fluoride
フッ素処理 fluoridization
フッ化水素酸 hydrofluoric acid (Hf)
フッ素〔沈着〕症 fluorosis
フッ素添加 fluoridization
物体 materia, materies, matter
物体盲 object blindness, visual pragmatagnosia
プッティ・プラット手術 Putti-Platt operation
沸点 boiling point
沸騰水 saturation
フットボール膝 football knee
フットポンド foot-pound
物理アレルギー physical allergy
物理的消化 physical digestion
物理的半減期 physical half-life
物理的封じ込め physical containment
物理的レントゲン当量 roentgen equivalent physical (REP)
物理療法 physiatrics, physicotherapeutics, physiotherapy
不定温度 poikilotherm
不定期 DNA 合成 unscheduled DNA synthesis
不定愁訴 unidentified complaints
不定症状 equivocal symptom
不適応 maladaptation
不適合 incompatibility
不適合輸血 incompatible transfusion
プテリオン pterion
太糸期 pachytene
舞踏アテトーゼ choreoathetosis
舞踏アテトーゼ様 choreoathetoid
不動化 immobilization
不同顎型の anisognathous
不透過性 impermeability
不同化の inassimilable
不動関節 immovable joint, synarthrodial joint
ブドウ球菌 staphylococcus
ブドウ球菌感染症 staphylococcia
ブドウ球菌血症 staphylohemia
ブドウ球菌性熱傷様皮膚症候群 staphylococcal scalded skin syndrome (SSSS)
ブドウ球菌性の staphylococcic
ブドウ球菌性肺炎 staphylococcal pneumonia
ブドウ球菌性皮膚炎 staphylodermatitis, staphylodermia
ブドウ球菌属 *Staphylococcus*
ブドウ球菌溶血素 staphylolysin
不登校 school non-attendance
不凍剤 cryoprotectant
不同歯 anisodont
不同視 anisometropia (ANA), heteropsia
不同歯型 anisodontia, heterodontia
不等軸性の heteraxial
不等指症 anisodactyly
不等指症の anisodactyl(o)us
不等四辺形の trapeziform
ぶどう腫 staphyloma
ブドウ〔状〕球菌性の staphylococcal
ブドウ状の racemose, uviform
浮動腎 floating kidney
不等性 heteronomy
不動〔繊〕毛 stereocilium
不等像症 aniseikonia
不導体 nonconductor
不同調節 anisoaccommodation
ブドウ糖 glucose (G, Glu), grape sugar
ブドウ糖酸化酵素 glucose oxidase (GOD)
ブドウ糖食塩水 dextrose in saline (D/S)
ブドウ糖水溶液 dextrose in water (D/W)
ブドウ糖生理的食塩水 dextrose in normal saline (D/NS)
ブドウ糖負荷試験 glucose tolerance test (GTT)
不等皮質 allocortex
舞踏病 chorea
舞踏病痙攣様運動 ballismus
舞踏病性歩行不能症 choreic abasia
舞踏病の choreal, choreic
舞踏病様の choreoid
不同分節 anisomeria
不同分体 anisomeria
ぶどう膜 uvea
ぶどう膜炎 uveitis
ぶどう膜外反症 ectropion uveae
ぶどう膜耳下腺炎 uveoparotitis
ぶどう膜髄膜脳炎症候群 uveomeningoencephalitic syndrome

ぶどう膜層 uvaeformis
ぶどう膜の uveal
不同脈 anisosphygmia
不透明化 opacification
不透明度 cloudiness, opacity
不透明の opaque
不同力 anisosthenia
浮動肋骨 costae fluctuantes
不徳行為の vicious
フート燭 foot-candle (fc)
ブートヌーズ熱 boutonneuse fever
プトマイン ptomaine
プトレッシン putrescine
船酔い mal de mer, pelagism, sea sickness, vomitus marinus
ブニナ小体 Bunina body
ブニヤウイルス科 *Bunyaviridae*
ブニヤウイルス属 *Bunyavirus*
ブニヤンベラウイルス群 Bunyamwera virus group
フニンウイルス *Junín virus*
不妊手術 female sterilization
不妊症 acyesis, infecundity, infertility, sterility
不妊の sterile
不稔の sterile
負の negative (N, Neg)
負の塩基過剰 negative base excess
負の淘汰 negative selection
腐敗 decay, putrefaction, putrescence, putrescentia, regression, rot, vitiation
腐敗菌 saprogen
腐敗性の saprogenic, septic
不発〔形質〕導入 abortive transduction
プーパル線 Poupart line
フープ whoop
部分 moiety, part, portio, portion
部分義歯 partial denture
部分健忘〔症〕 lacunar amnesia
部分抗原 partial antigen
部分前置胎盤 partial placenta previa
部分調査 sampling study
部分的 partial, partitive
部分的凝集素 partial agglutinin
部分トロンボプラスチン時間 partial thromboplastin time (PTT)
部分入院 partial hospitalization
部分乳頭壊死 partial papillary necrosis
部分肺静脈還流異常 partial anomalous pulmonary venous connection (PAPVC)
部分標本 aliquot
部分分泌腺 merocrine gland
部分変性地図 partial denaturation map
部分麻痺 partial paralysis (PP)
不分裂菌 monad
不平(不満)をいう complain
普遍〔形質〕導入 generalized transduction
不偏光 isotropy
不偏光性の unpolarized
不偏性 unbiasedness
不偏導子 indifferent electrode
不変の constant, steady
不偏の unbiased
不飽和 unsaturation
不飽和化 desaturation
不飽和化合物 unsaturated compound
不飽和脂肪酸 unsaturated fatty acid
不飽和炭化水素 unsaturated hydrocarbon
不飽和の unsaturated
プーマラウイルス *Puumala virus*
フマル酸 fumaric acid
不眠 pernoctation, per vigilium, vigil
不眠症 insomnia, sleeplessness, vigilance
不眠症患者 insomniac
不明な obscure
不明瞭言語 slurred speech
ブユ〔蚋〕 gnat
浮遊する float
浮遊軟骨 floating cartilage
浮遊物 floater
浮遊法 flotation method
フューム fume
扶養 maintenance
不溶〔解〕性 insolubility
ブラ bulla
ブライアント膨大部 Bryant ampulla
プライスジョーンズ曲線 Price-Jones curve
フライトナース flight nurse
プライマー primer
プライマー DNA primer DNA
プライマリーケア primary care
プライマリーケア医 primary physician
プライマリーヘルスケア primary health care (PHC)
プライマリーメディカルケア primary medical care
プライミング priming
プライム prime
プライヤー pliers
プラウアー因子 Prower factor
プラウスニッツ・キュストナー抗体 Prausnitz-Küstner antibody
プラウスニッツ・キュストナー反応 Prausnitz-Küstner reaction
プラウトアンギナ Plaut angina
ブラウン・セカール症候群 Brown-Séquard syndrome
ブラウン吻合 Braun anastomosis
プラガー plugger
ブラキスピラ属 *Brachyspira*
プラ〔ー〕ク plaque
プラークコントロール plaque control
プラーグ手技 Prague maneuver
ブラクストンヒックス徴候 Braxton Hicks sign
プラクティカルナース practical nurse (PN)
プラークハイブリダイゼーション〔法〕 plaque hybridization (technique)
フラジオマイシン fradiomycin (FRM)
ブラシカテーテル brush catheter

プラジキニン　bradykinin (BK)
プラシーボ　dummy
ブラジル紫斑熱　Brazilian purpuric fever
フラスコ　flask, lagena (Lag)
プラス鎖ウイルス　positive strand virus
プラスチック　plastic
プラスチン　plastin
プラスティネーション　plastination
プラストソーム　plastosome
ブラストミセス症　blastomycosis
ブラストミセス属　*Blastomyces*
プラストロン　plastron
プラズマ　plasma
プラスマキニン　plasma kinin
プラズマ細胞　plasma cell, plasmacyte
プラズマ細胞腫　plasmacytoma
プラズマ細胞増加〔症〕　plasmacytosis
プラスマジーン　plasmagene
プラスマフェレシス　plasmapheresis
プラスミド　plasmid
プラスミノキナーゼ　plasminokinase
プラスミノ〔ー〕ゲン　plasminogen (PLG)
プラスミノ〔ー〕ゲン活性化因子前駆体　plasminogen proactivator
プラスミノ〔ー〕ゲン・プロアクチベータ　plasminogen proactivator
プラスミン　plasmin
プラスミンインヒビター　plasmin inhibitor
プラスモガミー　plasmogamy
プラスモサン　plasmosan
プラスモジウム　plasmodium
プラスモジウム属　*Plasmodium*
プラスモジウムの　plasmodial
プラスモシン　plasmosin
プラスモン　plasmone
プラセボ　placebo (PL, pl)
プラダー・ウィリー症候群　Prader-Willi syndrome (PWS)
プラチノイド　platinoid
ブラックアウト　black-out
ブラッククリークカナルウイルス　*Black Creek Canal virus*
ブラックヒール　black heel
フラッシュバック　flashback
ブラッシュフィールド斑　Brushfield spots
フラッジング　flooding
ブラッドアクセス　blood access
ブラッドパッチ　blood patch
プラトー　plateau
フラトー・シルデル病　Flatau-Schilder disease
プラトネル結晶　Platner crystal
フラトー法則　Flatau law
ブラナム徴候　Branham sign
プラニオグラフィー　planiography
プラニグラフィー　planigraphy
プラニメータ　planimeter
プラバスタチン　pravastatin
フラビウイルス科　*Flaviviridae*
フラビウイルス属　*Flavivirus*
フラビン　flavin(e)
フラビンタンパク質　flavoprotein
プラムパー　plumper
スコプラリオプシス症　scopulariopsosis
ふ(孵)卵　incubation
プラン　plan (P)
ブランヴェル耳　Blainville ear
ふ(孵)卵期　couveuse
ふ(孵)卵器　incubator
フランク・スターリング曲線　Frank-Starling curve
フランク・スターリング法則　Frank-Starling law
フランクフルト水平面　Frankfurt horizontal plane (F-H plane)
フランケンホイゼル神経叢　Frankenhäuser plexus
ブランコ様雑音　to-and-fro murmur
フランシウム　francium (Fr)
フランシセラ属　*Francisella*
プランジャー　plunger
ブラント・アンドリュース法　Brandt-Andrews maneuver
ブランハメラ亜属　*Branhamella*
フランベジア　frambesia
プランマー・ヴィンソン症候群　Plummer-Vinson syndrome
プランマー徴候　Plummer sign
プランマー病　Plummer disease
プランメット　plummet
フーリエ分析　Fourier analysis
フーリエ変換　Fourier transformation
プリオン　prion
プリオンタンパク〔質〕　prion protein (PrP)
プリオン病　prion disease
プリカマイシン　plicamycin
フリクテン　phlycten, phlyzacium
フリクテン症　phlyctenosis
フリクテン性角膜炎　phlyctenular keratitis
フリクテン性の　phlyctenular
ブリケー症候群　Briquet syndrome
フリーゲル管　Pflüger tube
フリーゲルテタヌス　Pflüger tetanus
フリーゲル〔攣縮〕法則　Pflüger laws
振り子　pendulum
振子空気　pendelluft, pendulum air
振子は(跛)行　pendulous limp
振子〔様〕眼振　pendular nystagmus
振子リズム　pendulum rhythm
プリズム　prism
プリズム曲光度　prism diopter
プリズム式眼屈折計　prismoptometer
ブリソー反射　Brissaud reflex
ブリッカー手術　Bricker operation
プリックテスト　prick test
ブリッジ　bridge, dental bridge
ブリットル型糖尿病　brittle diabetes
フリーデリックセン・ウォーターハウス症候群　Friderichsen-Waterhouse syndrome
フリードライヒ運動失調症　Friedreich ataxia
フリードライヒ現象　Friedreich phenom-

enon
フリードライヒ徴候 Friedreich sign
フリードレンデル肺炎菌 Friedländer bacillus
プリムラ皮膚炎 primula dementia
不良核形成 dyskaryosis
フリーラジカル free radical (FR)
フリーラジカル捕捉剤 free radical scavenger
ブリル・ジンサー病 Brill–Zinsser disease
プリン purine (Pur)
プリン塩基 purine bases
ブリンクマン指数 Brinkman index (BI)
プリン作動性の purinergic
プリン体血症 alloxuremia
プリン体尿症 alloxuria
プリンツメタル異型狭心症 Prinzmetal variant angina
フリント雑音 Flint murmur
プリンヌクレオチド purine nucleotide
プリンの puric
フルー flu
プール pool
ふるい(篩) cribrum
ふるい(篩)状の cribriform, ethmoid
フルイドオンス fluidounce
フルイドラム fluidrachm
ふるい(篩)板 cribrum
ふるい分け試験 screening test
ふる(震)え shakes, tremble
フルオキセチン fluoxetine
フルオレセイン fluorescein
フルオロウラシル fluorouracil
ブルガダ症候群 Brugada syndrome
ブルギア属 *Brugia*
プルキンエ現象 Purkinje phenomenon
プルキンエ細胞 Purkinje cell
プルキンエ線維 Purkinje fibers
プルキンエ・ネットワーク Purkinje network
フルクトース fructose (Fru)
フルクトース尿〔症〕 fructosuria
フルクリレート flucrylate
プール結膜炎 pool conjunctivitis, swimming pool conjunctivitis
フルコナゾール fluconazole
プルシアンブルー Prussian blue
フルシトシン flucytosine
ブルジンスキー徴候 Brudzinski sign
ブルースプロトコール Bruce protocol
ブルセラ vulsella
ブルセラ症 brucellosis
ブルセラ属 *Brucella*
ブルセラム鉗子 vulsellum forceps
ブルダッハ核 Burdach nucleus
フール徴候 Pfuhl sign
ブルック腫瘍 Brooke tumor
ブルック病 Brooke disease, Bruck disease
プルテウス pluteus
ブルドッグ鉗子 bulldog forceps
プルトニウム plutonium (Pu)
ブルトン病 Bruton disease
プール肉芽腫 swimming pool granuloma
ブルヌヴィーユ・プリングル病 Bourneville–Pringle disease
プルーフ proof
ブルーフ腺 Bruch glands
ブルーフ膜 Bruch membrane
プルフリッヒ屈折計 Pulfrich refractometer
プルフリッヒ光度計 Pulfrich photometer
フルーマン試験 Fluhmann test
ブルーム症候群 Bloom syndrome
ブルーメンバッハ斜台 Blumenbach clivus
フルラゼパム flurazepam
フルンケル furuncle
フルンケル様の furunculoid
ブルンシュウィッグ手術 Brunschwig operation
ブルンネル腫瘍 Brenner tumor
ブルンネル腺 Brunner gland
ブルンヒルド・コンプレックス Brunhild complex
プルーンベリー症候群 prune–belly syndrome (PBS)
ブルンベルグ徴候 Blumberg sign
プレアルブミン prealbumin
プレイオージオメトリー play audiometry
プレヴェル徴候 Prevel sign
プレオキシゲネーション preoxygenation
プレオサイトーシス pleocytosis
プレオナズム pleonasm
ブレオマイシン bleomycin (BLM)
プレグナンジオール pregnanediol
フレグモーネ phlegmon(e)
プレコックス感 praecox feeling
フレージァー・スピラー手術 Frazier–Spiller operation
ブレシェー洞 Breschet sinus
プレジオモナス属 *Plesiomonas*
プレシグラフ plessigraph
プレシード・プロシードモデル PRECEDE–PROCEED model
プレシピテーター precipitator
ブレース brace
プレスビオフレニア presbyophrenia
プレセクレチン presecretin
プレチスモグラフ plethysmograph
プレチスモグラフィー plethysmography
プレチスモメトリー plethysmometry
ブレチリウムトシラート bretylium tosylate
フレッチャー基準 Flecher standard
フレッチャー・ヒュージョーンズ分類 Fletcher–Hugh–Jones criteria
プレT細胞受容体 pre T cell receptor
フレデー・ラムステット手術 Fredet–Ramstedt operation
プレドニゾロン prednisolone
プレドニゾロンブドウ糖負荷試験 prednisolone glucose tolerance test (PGTT)
プレドニゾン prednisone (PRD)
プレナム換気法 plenum ventilation
フレノステロール phrenosterol

プレバイオティクス prebiotics
フレヒシッヒ領 Flechsig areas
ブレビバクテリウム属 *Brevibacterium*
ブレビバシラス属 *Brevibacillus*
ブレブ bleb
プレーフェア療法 Playfair treatment
プレベータ (β)-リポタンパク〔質〕 prebeta (pre β)-lipoprotein
フレボウイルス属 *Phlebovirus*
プレホスピタル・ケア prehospital care
プレボテラ属 *Prevotella*
ブレーユ点字 braille
フレーリヒ症候群 Fröhlich syndrome
触れることができない not palpable (NP)
ブレロック・タウシグ短絡術(シャント) Blalock–Taussig shunt (B–T shunt)
プレーン液 Plehn solution
プレーン顆粒 Plehn granules
フレンチパラドックス French paradox
ブレーン反射 Brain reflex
プロアクセレリン proaccelerin
プロアクチベータ proactivator
プロアルブミン proalbumin
フロアン症候群 Froin syndrome
プロインスリン proinsulin
フロイントアジュバント Freund adjuvant
フロイント異常 Freund anomaly
フロイント完全アジュバント Freund complete adjuvant (FCA)
フロイント手術 Freund operation
フロイント補助液 Freund adjuvant
プロヴァツェク小体 Prowazek body
プロウイルス provirus
プロウス・リヒトハイム試験 Proust–Lichtheim test
プロエラスチン proelastin
プロカイン procaine
プロカインアミド procaine amide
ブローカ回 Broca convolution
ブローカ健忘〔症〕 Broca amnesia
ブローカ公式 Broca formula
ブローカ失語〔症〕 Broca aphasia
プロガストリン progastrin
ブローカ中枢 Broca center
ブローカ野 Broca area
プロカルバジン procarbazine (PCZ)
プロカルプ procarp
フロクスウリジン floxuridine
プログノーマ progonoma
プログラム細胞死 programmed cell death
プロゲスチン progestin
プロゲステロン progesterone (Prog)
プロゲストゲン progestogen
プロゲリア progeria
プロ酵素 proenzyme
フロゴシン phlogosin
プロコンバーチン proconvertin
プロサイクリジン塩酸塩 procyclidine hydrochloride
フローサイトメトリー flow cytometry
ブロー手術 Burow operation
プロスタグランジン prostaglandin (PG)
プロスタグランジンシンテターゼ prostaglandin synthetase (PGS)
プロスタグランジン D_2 prostaglandin D_2 (PGD_2)
プロスタグランジン類 prostanoid
プロスタサイクリン prostacyclin
フロスト縫合糸 Frost suture
プロセス process
フロセミド furosemide
プロゾーン prozone
プロタミン protamine
プロタミン亜鉛インスリン protamine zinc insulin (PZI)
プロタミンインスリン protamin(e) insulin (PI)
プロタミン硫酸塩 protamine sulfate
ブローチ broach
ブロック症候群 Brock syndrome
ブロック〔する〕 block
プロット plot
ブロット法 blot technique
フロッピーインファント症候群 floppy infant syndrome
フロッピーバルブ症候群 floppy valve syndrome
ブロッホ・サルズバーガー症候群 Bloch–Sulzberger syndrome
プロテアーゼ protease
プロテアーゼインヒビター protease inhibitor
プロテアソーム proteasome
プロテアン protean
プロテイナーゼ proteinase
ブロディー膿瘍 Brodie abscess
プロテイン protein
プロテウス属 *Proteus*
プロテオグリカン proteoglycan
プロテオース proteose
プロテオース尿〔症〕 proteosuria
プロテオミクス proteomics
プロトオンコジーン protooncogene
プロトコプロポルフィリン症 protocoproporphyria
プロトコラーゲン protocollagen
プロトコル protocol
プロトスチリッド protostylid
プロトテカ症 protothecosis
プロトテコーシス protothecosis
プロトバイオロジー protobiology
プロトフィブリル protofibril
プロトフィリン protophyllin
プロトプラスト protoplast
プロトペクチナーゼ protopectinase
プロトペクチン protopectin
ブロドベント徴候 Broadbent sign
プロトポルフィリン症 protoporphyria
ブロドマン領(野) Brodmann areas
プロトミオシノース protomyosinose
プロドラッグ prodrug
プロトリプシン protrypsin

プロトロンビン prothrombin
プロトロンビン時間 prothrombin time (PT)
プロトロンビン試験 prothrombin test (PT)
プロトン proton
プロトンポンプ proton pump
プロトンポンプ阻害薬 proton pump inhibitor
プロバイオティクス probiotics
プロ〔バクテリオ〕ファージ probacteriophage
プロパージン properdin
プロパジン系 properdin system
プロバング probang
プロバンド法 proband method
プロピオニバクテリウム属 *Propionibacterium*
プロピオン酸血〔症〕 propionic acidemia
プロピシリン propicillin (PPPC)
プロビタミン provitamin
プロピリオドン propyliodone
プロピリジン基 propylidyne
プロピリデン基 propylidene
プロピルアルコール propyl alcohol
プロピルイミダゾール 1-propylimidazole
プロピルウレタン propylurethane
プロピル基 propyl
プロピルグアヤコール propylguaiacol
プロピル酢酸塩 propyl acetate
プロピルチオウラシル 6-propylthiouracil
プロピルヘキセドリン propylhexedrine
プロピレン propylene
プロピレングリコール propylene glycol
プロファージ prophage
プロフィリン profilin
プロブコール probucol
プロペシン propesin
プロベネシド probenecid
プロペプシン propepsin
プロペプトン propeptone
プロペルジン properdin
プロポフォール propofol
フローボリューム flow volume (FV, $\dot{V}$-V)
プロホルモン prohormone
ブロムスルファレイン試験 bromsulphalein test (BSP test)
ブロム中毒症 brominism
プロモータ promoter
フローラ flora
プロラクチノーマ prolactinoma
プロラクチン prolactin (PRL)
プロラクチン分泌抑制ホルモン prolactin inhibiting hormone (PIH)
プロラクチン放出ホルモン prolactin-releasing hormone (PRH)
プロラクチン抑制因子 prolactin inhibiting factor (PIF)
プロラン prolan
フロリジン糖尿病 phlorizin diabetes
フロリープ神経節 Froriep ganglion
プロリン proline
フロンガス flon gas
ブロンキオイド bronchioid
プロントジル prontosil
不和合 incompatibility
吻 rostrum
分圧 partial pressure
雰囲気 atmosphere
分域 domain
分液器 triturium
分化 differentiation, transforming
分果 schizocarpium
糞塊 stercoroma
分解 decomposition, dissolution, split, splitting
分界溝 sulcus terminalis
分界線 terminal line
分解の digestive
分解能 resolution
糞塊瘤 scatoma
分界稜 crista terminalis
分画 fraction
分画電位 injury potential
噴火口 crater
分化〔抗原〕の群別化 cluster of differentiation (CD)
噴火口状の crateriform
分化していない ameristic
分化する(させる) differentiate
分割 cleavage, dieresis, division, partition, split
分割腔の blastocelic
分割細胞 blastomere
分割投与量 partibus vicibus (part vic)
分割法 fractionation
分割模型法 split cast method
分割稜 crista dividens
分岐 bifurcation, divarication, divergence
分岐菌性の streptotrichal
分岐鎖アミノ酸 branched chain amino acid (BCAA)
分岐鎖アミノ酸／チロシン比 branched chain amino acids and tyrosine ratio (BTR)
分岐軸索 schizaxon
分岐神経 furcal nerve
分岐の bifurcate(d), furcal
分岐部 furcation
分極 polarization
分極剤 polarizer
分極させる polarize
分極性 polarizability
分極率 polarizability
分金法 separation
吻合 anastomosis
分光化学 spectrochemistry
分光学 spectroscopy
分光器 spectroscope
分光計 spectrometer
分光蛍光計 spectrofluorometer

分光検査法　spectroscopy
分光光度計　spectrophotometer
分光〔光度〕法　spectrometry
分光写真　spectrogram
分光〔写真〕機　spectrograph
分光写真術　spectrography
吻合術　anastomosis, ostomy
吻合〔症〕　anastomosis
分光測光器　spectrophotometer
吻合の　anastomotic
分光の　spectral
分光比色計　photocolorimeter, spectrocolorimeter
吻合部潰瘍　stoma(l) ulcer
分光偏光計　spectropolarimeter
粉砕　comminution, grinding, pulverization, tripsis
粉砕可能な　triturable
粉砕骨折　comminuted fracture, periclasia, syntripsis
粉剤散布　poudrage
粉砕した　comminuted
粉砕物　triturate
分散　dispersion, variance
分散子　disperse
分散媒　dispersion medium
分散分析〔法〕　analysis of variance (ANOVA)
分枝　arborization, branching
分子　molecule
分子遺伝学　molecular genetics
分子イメージング　molecular imaging
分子運動　pedesis
分時回転数　revolutions per minute (r.p.m., rpm)
分時換気量　expired gas volume per minute, minute ventilation, minute volume ($\dot{V}_E$)
分枝形成　branching
分枝酵素　branching enzyme
分時呼吸数　breaths per minute (BPM)
分時呼吸量　respiratory minute volume
分時心拍出量　cardiac output per minute ($\dot{Q}t$)
分子生物学　molecular biology
分子認識　molecular recognition
分枝の　arborescent, ramose
分子の　molecular
分時拍出量　minute output (MO)
分時拍動数　beats per minute (BPM, bpm)
分枝ブロック　arborization block, fascicular block
糞腫　scatoma
噴出〔する〕　belch
噴出性嘔吐　projectile vomiting
粉状の　pulverulent
糞状の　stercoraceous
分子量　molecular weight (MW)
粉塵　dust
粉塵計　coniometer
糞親性　scatophilia
分水界　watershed
分水界梗塞　watershed infarction
分生胞子　sporidium
糞石　coprolith, enterolith, fecalith, fecaloma, fecal tumor, stercolith
分析　analysis, test
分析器　analyzer
分析心理学　analytical psychology
分析的研究　analytical study
分析的な　analytical
分析の　analytic
分節　cleavage, metamere, segment, segmentation, segmentum
分節言語　syllabic speech
分節構成　articulation
分節骨折　segmental fracture
分節性〔RNA〕ゲノム　segmented (RNA) genome
分節性感覚脱失　segmental anesthesia
分節性の　arthrogenous
分節性麻痺　segmental paralysis
分節の　segmental
分節発生　merogenesis
分絶脾　splenculus
分節〔葉〕核〔好中〕球　segmented neutrophil
分節〔葉〕核〔白血〕球　segmented leukocyte
糞線虫症　strongyloidiasis
糞線虫属　*Strongyloides*
分染法　banding
分層皮膚移植(植皮)　partial thickness graft, split thickness graft
吻側の　rostral
分断　fragmentation
分銅　weight (Wt)
分度器　protractor
フンドプリケーション　fundoplication
糞尿〔症〕　enteruria, fecaluria
吻のある　rostrate
分配　partition
分配クロマトグラフィー　partition chromatography
分配的　partitive
分泌　secretion
分泌遺伝子　secretor
分泌過剰(過多)　parasecretion, polyrrh(o)ea, supersecretion
分泌器　secretor
分泌欠乏症　achylia
分泌減少の　asecretory
分泌障害　parasecretion
分泌神経　secretory nerve
分泌性疾患　diacrisis
分泌腺　secretor
分泌促進性の　crinogenic, secretomotor
分泌促進薬(物質)　secretagogue, secretogogue
分泌阻止の　secretoinhibitory
分泌の　secretory
分泌物　materies, secrete, secretion
分泌胞消化　crinophagy
分泌抑制薬　antisecretory drug

分布　distribution
分別　differentiation, fractionation
糞〔便〕　feces, stercus
分娩　accouchement, birth, childbearing, childbirth, confinement, delivery, labor, labour, parturition, partus, texis, tocus, travail
分娩可能　parity
分娩鉗子　obstetric forceps
分娩監視装置　tocomonitor
分娩恐怖〔症〕　maieusiophobia, tocophobia
糞便検査法　scatoscopy
分娩後　postpartum (PP)
分娩後出血　postpartum hemorrhage (PPH)
分娩後心筋症　postpartum cardiomyopathy
分娩後日数　postpartum day (PPD)
分娩後無月経　postpartum amenorrhea (PPA)
分娩時外傷　birth trauma
分娩子癇　intrapartum eclampsia
分娩時出血　intrapartum hemorrhage
分娩室　birth room, delivery room (DR), labor room
糞〔便〕腫　coproma
分娩・出産滞在室　labor and delivery room (LDR)
分娩ショック　birth trauma
糞便〔性〕膿瘍　fecal abscess
分娩前　ante partum (AP, A/P), preparturient
分娩遷延　bradytocia, tedious labor
分娩促進　oxytocia
分娩損傷　birth injury
分娩台　birthing chair
分娩待期室　predelivery room
糞〔便〕の　fecal, stercoraceous, stercorous
分娩の　partal, parturient
分娩麻痺　birth palsy, obstetric paralysis
分娩誘発薬　parturifacient
糞便様の　fecaloid
分娩予定日　expected date of confinement (EDC), expected date of delivery (EDD)
文法錯誤〔症〕　agrammatism, paragrammatism
粉末　powder, pulvis
粉末化　pulverization
分回し歩行　circumduction gait
分脈葉　parablast
噴霧　spray
噴霧器　atomizer, nebulizer
噴霧薬(剤)　nebula, spray
噴門　cardia, preventriculus
噴門アカラシア　achalasia of the cardia
噴門形成〔術〕　cardioplasty, fundoplication
噴門痙攣　achalasia, cardiospasm, preventriculosis
噴門弛緩症　cardiochalasia
噴門上部　epicardia
噴門食道性の　cardioesophageal
噴門切開　cardiotomy
噴門腺　cardiac gland
噴門側胃切除術　fundectomy, fundusectomy
噴門の　cardiac
噴門幽門吻合術　gastrogastrostomy
噴幽門の　cardiopyloric
分葉核白血球　segmented cell
分葉性糸球体腎炎　lobular glomerulonephritis
分利　crisis, resolution
分離　dieresis, disassociation, disjunction, isolation, segregation, separation, splitting
分離芽腫　choristoblastoma
分離器　separator
分離形成層　delamination
分利後症状検討　epicrisis
分離腫　choristoma
分離症　disaggregation
分離する　dissociate, isolate, pellate
分離性眼振　disjunctive nystagmus
分離性人格　split personality
分離線　line of demarcation
分離組織　chorista
分離体　chorista
分離不安　separation anxiety
粉瘤　atheroma
分離肋軟骨　slipping rib cartilage
分類　classification, grading, taxis
分類学　taxonomy
分類群　group, taxon
分類する　classify
分裂　disorganization, division, sejunction, split, splitting
分裂気質　schizothymia
分裂菌　schizomycete
分裂腔　cleavage cavity
分裂言語〔症〕　schizophrenic language
分裂原性　mitogenicity
分裂子宮　uterus bipartitus
分裂〔小〕体　merozoite, schizont
分裂情動精神病　schizoaffective psychosis
分裂心音　split heart sound
分裂性思考　schizophrenic thinking
分裂赤血球　schistocyte, schizocyte
分裂体　segmenter, sporozoite
分裂病質　schizoid
糞瘻　fecal fistula

へ

ヘアリー細胞　hairy cell
ヘアリー細胞白血病　hairy cell leukemia
ベーア療法　Baer method
ベアリンパ球症候群　bare lymphocyte syndrome
ペアン鉗子　Péan forceps
ペアン手術　Péan operation
ペアン体位　Péan position
柄　manubrium, peduncle, seta
平滑筋　smooth muscle
平滑筋腫　leiomyoma
平滑筋線維腫　leiofibroma

平滑筋肉腫　leiomyosarcoma
平滑皮膚〔症〕　leiodermia
平均気道内圧　mean airway pressure (MAP)
平均血圧　mean blood pressure (MBP)
平均血小板容積　mean platelet volume (MPV)
平均血糖値　mean blood glucose (MBG)
平均赤血球血色素濃度　mean corpuscular hemoglobin concentration (MCHC)
平均赤血球血色素量　mean corpuscular hemoglobin (MCH)
平均赤血球容積　mean corpuscular volume (MCV)
平均滞留時間　mean residence time (MRT)
平均値　mean
平均動脈圧　mean arterial pressure (MAP)
平均内周収縮速度　mean velocity of circumferential fiber shortening (mVCF)
平均熱量　mean calory
平均肺動脈圧　mean pulmonary arterial pressure (MPAP)
平均余命　lifespan, natural span, probable life time
平均律音階　tempered scale
閉経　menopause, pausimenia
閉経期後症候群　postmenopausal syndrome (PMS)
閉経期指数　menopausal index (MI)
閉経後出血　postmenopausal bleeding (PMB)
閉経後骨粗鬆症　postmenopausal osteoporosis
閉経周辺期〔症〕　perimenopause
閉瞼瞳孔反応　eye-closure pupil reaction
平衡　balance, equilibration
平行　parallelism
併合　consolidation
平衡異常　imbalance
平衡運動覚迷路　statokinetic labyrinth
平衡運動性　statokinetic
平衡回路法　balancing network method
平衡感覚　equilibrium sense
平衡検査　balance test (BT)
平行現象　parallelism
併合硬化症　combined sclerosis
平衡咬合　balanced occlusion
平衡持続性の　statotonic
平衡失調　imbalance
並行して　pari passu
平行四辺形　rhombus
平衡食塩水　balanced salt solution (BSS)
平行測定器　parallelometer
平衡速動反射　statokinetic reflex
平衡知覚　equilibrium sense
平衡聴覚器　vestibulocochlear organ
平衡聴覚の　vestibulocochlear
平衡電解質溶液　balanced electrolyte solution (BES)
平衡胞　statocyst
米国医師免許試験　United States Medical Licensing Examination (USMLE)
〔米国〕臨床検査標準化委員会　National Committee for Clinical Laboratory Standards (NCCLS)
閉鎖　atresia, choke, closure, obturation, occlusion
閉鎖管　obturator canal
閉鎖奇形　atresic teratism
閉鎖結節　obturator tubercle, tuberculum obturatorium
閉鎖孔　obturator foramen
閉鎖溝　obturator groove
閉鎖孔ヘルニア　obturator hernia
閉鎖骨折　closed fracture
閉鎖式病院　closed hospital
閉鎖〔循環〕式麻酔　closed anesthesia
閉鎖静脈　obturator veins
閉鎖神経　obturator nerve
閉鎖する　close, occlude
閉鎖性髄膜炎　occlusive meningitis
閉鎖性損傷　nonpenetrating wound
閉鎖性頭部外傷　closed head injury (CHI)
閉鎖堤　terminal bar
閉鎖動脈　obturator artery
閉鎖不全　insufficiency, regurgitation
閉鎖物　obturator
閉鎖面皰　closed comedo
閉鎖稜　obturator crest
平常の　natural
閉所恐怖〔症〕　claustrophobia
閉所嗜好症　claustrophilia
並進運動　translation
ヘイズ　haze
平静　ataraxia
ヘイ切断術　Hey amputation
平線咬合器　occluder
閉塞　blockade, closure, imperforation, obliteration, obstruction, obturation, occlusion
閉塞型睡眠時無呼吸症候群　obstructive sleep apnea syndrome (OSAS)
閉塞隅角緑内障　angle-closure glaucoma
閉塞材　packing material
閉塞する　obstruct, occlude
閉塞性イレウス(腸閉塞〔症〕)　occlusive ileus
閉塞性黄疸　obstructive jaundice
閉塞性気管支炎　obliterative bronchitis
閉塞性血栓　obstructive thrombus
閉塞性血栓〔性〕脈管炎　thromboangiitis obliterans
閉塞性細気管支炎　bronchiolitis obliterans (BO)
閉塞性水頭症　obstructive hydrocephalus
閉塞性動脈炎　arteritis obliterans
閉塞性動脈硬化症　arteriosclerosis obliterans (ASO)
閉塞性動脈疾患　occlusive arterial diseases (OAD)
閉塞性の　obliterative, obstructive, occlu-

sive
閉塞性肺炎 obstructive pneumonia
閉塞性肺疾患 obstructive lung disease (OLD), obstructive pulmonary disease
閉塞性肥大型心筋症 hypertrophic obstructive cardiomyopathy (HOCM)
並体結合 parabiosis
平坦域 plateau
平坦脳波 electrocerebral silence (ECS)
並置 apposition
並置縫合 apposition suture
平調 flat
併発 involvement
併発症(病) complication, intercurrent disease
平板固定術 plating
平板〔培地〕 plate
平板培養 plate culture, plating
へい(蔽)被角膜移植 tectonic keratoplasty
平伏の procumbent
ヘイヘルニア Hey hernia
平凡な trivial
平面 plane, planum
平面関節 arthrodial joint, plane joint
平面視野計 campimeter
平面培養 plate culture
併用 combination
ベイヨネラ属 *Veillonella*
ヘイリー・ヘイリー病 Hailey-Hailey disease
並列 juxtaposition, parallelism, syntropy
並列性の syntropic
ペインクリニック pain clinic
ペイン手術 Payne operation
ベインブリッジ反射 Bainbridge reflex
ヘーガース結節 Haygarth nodes
ベーカー嚢胞 Baker cyst
ヘーガル徴候 Heger sign
壁 paries
壁在血栓 parietal thrombus
壁在性の mural
壁細胞 parietal cell
ヘキサクロロフェン hexachlorophene
壁性血栓 mural thrombus
ヘキソアミン hexosamine
ヘキソキナーゼ hexokinase
壁側中胚葉 somatic mesoderm
壁側板 somatopleure
ヘキソース hexose
ヘキソース-1-リン酸ウリジリルトランスフェラーゼ hexose-1-phosphate uridylyltransferase
壁内心筋梗塞 transmural myocardial infarction
壁内滲出液 insudate
壁板 tapetum
壁板対光反射 tapetal light reflex
ペクシン pexin
ベクター vector
ベクターの vectorial
ペクチン pectin
ペクチン酸塩 pectinate
ベクティス vectis
ベクテレフ病 Bekhterev disease
ベクテレフ・メンデル反射 Bekhterev-Mendel reflex
ペクトース酵素 pectosinase
ベクトル vector
ベクトル心電図 vectorcardiogram (VCG), vector electrocardiogram (VECG)
ベクラードヘルニア Béclard hernia
ベクレル becquerel (Bq)
ベクロニウム vecuronium
ベクロメタゾン beclomethasone
ベゲス・セサル病 Béguez César disease
ペケー槽 Pecquet cistern
ベサリウス骨 vesalianum
ベシウイルス *Vesivirus*
ベジェル bejel
ベシクロウイルス属 *Vesiculovirus*
ペシロミセス属 *Paecilomyces*
ペーシング pacing
ペーシングカテーテル pacing catheter
ペーシング不全 pacing failure
ペースタ paster
ペスチウイルス属 *Pestivirus*
ペスト pest, pestis, plague
ペスト菌血症 pestic(a)emia
ペースメーカ pacemaker (PM)
ペースメーカ細胞 pacemaker cell
ペースメーカ症候群 pacemaker syndrome
ペースメーカ電位 pacemaker potential
ペースメーカ不全 pacemaker failure
ペースメーカ誘発性回帰頻拍 pacemaker mediated tachycardia (PMT)
ペースメーカランナウェイ pacemaker run away
ベセスダシステム Bethesda System, The (TBS)
ベータ(β)-エンドルフィン beta(β)-endorphin
ベータ(β)-ガラクトシダーゼ beta(β)-galactosidase
ベータ(β)顆粒 beta(β) granule
ベータ(β)グロブリン beta(β)-globulin
ベータ(β)交感神経遮断 beta(β)-adrenergic blockade
ベータ(β)交感神経受容体 beta(β)-adrenergic receptor
ベータ(β)細胞 beta(β) cell
ベータ(β)作用 beta(β) action
ベータ(β)遮断薬 beta(β) blocker
ベータ(β)線 beta(β) ray
ベータ(β)線維 beta(β) fiber
ベータトロン betatron
ベータ(β)波 beta(β) wave
ベータヘルペスウイルス亜科 *Betaherpesvirinae*
ベータ(β)崩壊(壊変) beta(β) decay, beta(β) disintegration
ベタメタゾン betamethasone
ベータ(β)-ラクタマーゼ beta(β)-lactam-

ase
ベータ(β)-ラクタマーゼインヒビター beta(β)-lactamase inhibitor
ベータ(β)ラクタム系抗菌薬 beta(β)-lactam antibiotic
ベータ(β)-リポタンパク欠損血症 abetalipoproteinemia
ベータ(β)-リポタンパク質 beta(β)-lipoprotein
ベータレトロウイルス属 *Betaretrovirus*
ベーチェット病 Behçet disease
ベツォルド神経節 Bezold ganglion
ベツォルト・ヤリッシュ反射 Bezold-Jarisch reflex
ベッカー型筋ジストロフィー Becker muscular dystrophy (BMD)
ベッカー試験 Becker test
ベックウィズ・ヴィーデマン症候群 Beckwith-Wiedemann syndrome
ベック病 Boeck disease
ベック腹帯 Beck belt
ベックマン分光光度計 Beckman spectrophotometer
ペッサリー pessary
ヘッセルバッハヘルニア Hesselbach hernia
ベッツ細胞 Betz cell
ペッテ・デーリング病 Pette-Döring disease
ペッテンコーフェル試験 von Pettenkofer test
ベッド bed
ベッドサイド bedside (BS, bs.)
ベッドサイドドレナージ bedside drainage (BSD)
ヘッド帯 Head zone
ヘッドナース head nurse
ベッドメイキング bed making
ベッド利用率 bed occupancy
ペッパー型 Pepper type
ペッパー型交感神経芽細胞腫 Pepper type of sympathoblastoma
ペッパー症候群 Pepper syndrome
ペッパー療法 Pepper treatment
ペッブル pebble
ペデラスティー pederasty
ペデラスト pederast
ヘテロキサンチン heteroxanthine
ヘテロキネシス heterokinesis
ヘテロジェノート heterogenote
ヘテロ接合性 heterozygosity
ヘテロ接合体 heterozygote
ヘテロデュプレックス分析 heteroduplex analysis
ヘテロ二本鎖 heteroduplex
ヘテロメトリー heterometry
ペドグラフ pedograph
ペドフィリー pedophilia
ペトリ皿 Petri dish
ペトリ試験 Petri test
ペトレン食 Petrén diet
ベニア veneer
ペニシラミン penicillamine
ペニシリウム症 penicillosis
ペニシリウム属 *Penicillium*
ペニシリナーゼ penicillinase
ペニシリナーゼ産生淋菌 penicillinase-producing *Neisseria gonorrhoeae* (PPNG)
ペニシリン penicillin (PC, Pc)
ペニシリン系抗生物質 penicillins (PCs)
ペニシリンショック penicillin shock
ペニシリン耐性肺炎球菌 penicillin resistant *Streptococcus pneumoniae* (PRSP)
ペニシリン〔中毒〕症 penicillinosis
ベネズエラウマ脳炎ウイルス *Venezuelan equine encephalitis virus*
ベネディクト症候群 Benedikt syndrome
ペネトレータ penetrator
ベノスタット venostat
ヘノッホ・シェーンライン紫斑病 Henoch-Schönlein purpura (HSP)
ペーパークロマトグラフィ〔ー〕 paper chromatography (PCG)
ヘパシウイルス属 *Hepacivirus*
ヘバーデン結節 Heberden nodes
ヘパトウイルス属 *Hepatovirus*
ヘパトゾーン属 *Hepatozoon*
ヘパドナウイルス科 *Hepadnaviridae*
ヘパトーム hepatoma
ヘパプラスチン試験 hepaplastin test (HPT)
ヘパリン heparin
ヘパリン加新鮮血液 heparinized fresh whole blood
ヘパリン誘因性血小板減少症 heparin induced thrombocytopenia (HIT)
ベビー・サイン baby sign
ベヒテレフ徴候 Bechterew sign
ペプシナーゼ pepsinase
ペプシノ〔ー〕ゲン pepsinogen
ペプシン pepsin
ペプシン尿〔症〕 pepsinuria
ペプシン分泌過度 hyperpepsinia
ペプチダーゼ peptidase
ペプチド peptide
ペプチドグリカン peptidoglycan
ペプチド結合 peptide bond
ペプチド鎖 peptide chain
ペプチド転移 transpeptidation
ペプチド転移酵素 transpeptidase
ペプチドミルク peptide milk
ペプチドワクチン peptide vaccine
ペプトコッカス属 *Peptococcus*
ペプトストレプトコッカス属 *Peptostreptococcus*
ペプトン peptone
ペプトン生成の peptogenic
ペプトン尿症 peptonuria
ヘブラ痒疹 prurigo Hebrae
ペプロス peplos
ヘペウイルス属 *Hepevirus*
ヘマゴグス属 *Haemagogus*
ヘマチン hematin

ヘマチン血症 hematinemia
ヘマトイジン hematoidin
ヘマトキシリン hematoxylin
ヘマトキシリン・エオジン染色 hematoxylin and eosin stain (HE)
ヘマトキシリン体 hematoxylin body
ヘマトクリット hematocrit (Hct, Ht, HMT)
ヘマトポルフィリン hematoporphyrin
ヘマトポルフィリン血症 hematoporphyrinemia
ヘマトポルフィリン症 hematoporphyria
ヘマトポルフィリン尿症 hematoporphyrinuria
ヘマトリン hematolin
ヘミケタール hemiketal
ヘミ接合体 hemizygote
ヘミデスモソーム hemidesmosome
ヘミブロック hemiblock
ヘミン hemin
ヘム heme
ヘモグロビン hemoglobin (Hb, Hg)
ヘモグロビンA hemoglobin A (HbA)
ヘモグロビンF hemoglobin F (HbF)
ヘモグロビンA_{1c} hemoglobin A_{1C} (HbA_{1C})
ヘモグロビン血〔症〕 hemoglobinemia
ヘモグロビン尿〔症〕 hematuria, hemoglobinuria
ヘモグロビン溶解 hemoglobinolysis
ヘモクロマトーシス hemochromatosis
ヘモシアニン hemocyanin
ヘモジデリン hemosiderin
ヘモジデリン沈着症 hemosiderosis
ヘモジデリン貪食細胞 siderophore
ヘモフィルス属 *Haemophilus*
ヘモポルフィリン hemoporphyrin
ペラグラ pellagra
ペラグラ症 pellagrosis
ベラトリン veratrin(e)
ベラドンナ belladonna
ベラドンナ属 *Atropa*
ベラパミル verapamil
ペラン法則 Perrin law
ヘリウム helium (He)
ヘリオトロープ heliotrope
ヘリオトロープ様紅斑 heliotrope erythema
ペリクローム perichrome
ヘリコバクター属 *Helicobacter*
ペリスターシス peristasis
ペリツェーウス・メルツバッハー病 Pelizaeus–Merzbacher disease
ヘリックス模型 helix model
ペリプラスム periplasm
ペリポレーシス peripolesis
ベリリウム beryllium (Be)
ベリリウム症 berylliosis
ベル Bel, bel
ペルーいぼ verruga peruana
ペル・エブスタイン熱 Pel–Ebstein fever
ペルオキシソーム peroxisome
ペルオキシダーゼ・抗ペルオキシダーゼ法 peroxidase–antiperoxidase method (PAP method)
ペルオキシダーゼ標識 peroxidase label(l)-ing
ヘルクスハイマー反応 Herxheimer reaction
ペルゲル核形異常症 Pelger nuclear anomaly
ベル現象 Bell phenomenon
ベール細胞 veil cell
ベルジェ病 Berger disease
ヘルシンキ宣言 Helsinki Oath
ヘルスケア health care
ヘルスフォーオール health for all
ヘルスプロモーション health promotion
ペルソナ persona
ペルタン perthane
ペルチエ効果 Peltier effect
ヘルツ hertz (Hz)
ペルテス試験 Perthes test
ペルテス病 Perthes disease
ベルト belt
ベルナール・スリエ症候群 Bernard–Soulier syndrome
ヘルニア hernia, rupture
ヘルニア嵌頓〔症〕 strangulated hernia
ヘルニア形成 herniation
ヘルニア根治手術 hernioplasty
ヘルニア切開術 herniotomy
ヘルニアの hernial
ヘルニア嚢 hernial sac
ヘルニアバンド truss
ヘルニア縫合術 herniorrhaphy
ヘルニア様の hernioid
ベルの法則 Bell law
ヘルパーウイルス helper virus
ヘルパー細胞 helper cell
ヘルパーT細胞 helper T cell (Th)
ヘルパーファージ helper phage
ヘルパンギーナ herpangina
ヘルプ症候群 HELLP syndrome
ヘルペス herpes
ヘルペスウイルス herpesvirus
ヘルペスウイルス科 *Herpesviridae*
ヘルペス状の herpetiform
ヘルペス(疱疹)性ひょう(瘭)疽 herpetic whitlow
ペル発作 Pel crisis
ベル麻痺 Bell palsy
ヘルミントスポリウム属 *Helminthosporium*
ベル様呼吸音 bell note
ペルリア核 Perlia nucleus
ベルロック皮膚炎 berloque dermatitis
ベルンストレーム痛覚計 Bjoernstroem algesimeter
ベルンハイム症候群 Bernheim syndrome
ペレス徴候 Perez sign
ペレット剤 pellet
ヘロイン heroin(e)

ヘロイン中毒　intoxication induced by heroin
ヘロイン中毒症　heroinism
ペロッテ　pelotte
ベロ毒素　Vero toxin (VT)
ペーロニ病　Peyronie disease
ペロンチト装置　Perroncito apparatus
弁　flap, tag, valve
変位　displacement, malposition, shift, transversion, trusion
変移　sifting
偏位　deflection, deviation, ectopia
便意　defecation desire
変異型クロイツフェルト・ヤコブ病　variant Creutzfeldt–Jakob disease (vCJD)
変位期　metakinesis
変域値〔性〕の　bathmotropic
変異原　mutagen
変異原性　mutagenicity
変異原性試験　mutation test
変異性　variability
変異体(型, 株)　variant
変異誘発物質(因子)　mutagen
片雲　nubecula
辺縁　limb, verge
辺縁暗点　pericentral scotoma
辺縁潰瘍　marginal ulcer
辺縁角膜炎　marginal keratitis
辺縁形成術　marginoplasty
辺縁細胞　border cell
辺縁趨向　margination
辺縁性潰瘍　stoma(l) ulcer
辺縁性眼瞼炎　psorophthalmia
辺縁切除〔術〕　débridement
辺縁洞　marginal sinus
辺縁葉　limbic lobe
変温動物　poikilotherm
便塊　scybalum
弁蓋　operculum
弁蓋炎　operculitis
弁開放音　opening snap (OS)
偏角　amplitude
変角　deflection
変換　modification, substitution, transformation, transmutation
変換運動障害　adiadochokinesis
変(転)換熱　conversive heat
変換療法　substitutive therapy
便器　bedpan
偏倚運動　excursion
変気症　poikilothymia
変形(型)　aberration, deformation, deformity, transformation
変形骨化　metaplastic ossification
変形細胞症　poikilocarynosis
変形視〔症〕　metamorphopsia
変形性関節炎　degenerative arthritis (DA)
弁形成術　valvuloplasty
変形性脊椎炎　deforming spondylitis
変形赤芽球　poikiloblast
変形赤血球　poikilocyte
変形赤血球増加〔症〕　poikilocytosis
変形栓球　poikilothrombocyte
変形癒合　malunion
返血〔法〕　autohemotransfusion, retransfusion
偏見　bias
偏向　deflection
変更　modification
偏光　polarization, polarized light
偏光学　polariscopy
偏光観察法　polariscopy
偏光顕微鏡　polarizing microscope
変行伝導　aberrant conduction
偏光分析　polarimetry
偏差　anomaly, deviation
ベンザルコニウム塩化物　benzalkonium chloride
変時作用　chronotropic action
変時性　chronotropism
変死体　unnatural death
変質　denaturation
便失禁　fecal incontinence
変質者　degenerate, pervert
偏執症　monomania, paranoia, paranoidism
偏執症者　monomaniac
偏執状態　obsession
偏執性人格　paranoid personality
偏執性痴呆　paraphrenia
変種　sport, transmutation, variant, varietas (var.)
娩出　evolution, expulsion
娩出術　extraction (Ext)
娩出力　expulsive force
弁状切断　flap amputation
弁状の　valvate, valviform, valvular
偏食　malacia, unbalanced diet
変色尿〔症〕　chromaturia
偏心咬合　eccentric occlusion
偏心輪　eccentric, excentric
ベンズ　bends
変数(量)　variable
ベンスジョーンズアルブミン　Bence Jones albumin
ベンスジョーンズタンパク〔質〕　Bence Jones protein (BJP)
ベンスジョーンズ反応　Bence Jones reaction
片頭痛　hemicrania, migraine, migraine headache
変性　degeneration, denaturation
偏性嫌気性細菌　obligate anaerobic bacteria, strictly anaerobic bacteria
偏性好気性細菌　obligate aerobic bacteria, strictly aerobic bacteria
変性剤　denaturing agent
変性性脊椎すべり症　degenerative spondylolisthesis
片声帯炎　monocorditis
変性タンパク〔質〕　denatured protein
変性的関節疾患　degenerative joint disease

(DJD)
変性梅毒　parasyphilis
弁切開術　valvotomy, valvulotomy
弁切除〔術〕　valvulectomy
ベンゼン　benzene
便潜血　fecal occult blood (FOB)
ヘンゼン結節　Hensen node
ヘンゼン細胞　Hensen cell
ベンゼン中毒　benzene poisoning, benzolism
片側アテトーシス　hemiathetosis
片側〔運動〕失調〔症〕　hemiataxia
偏側臥呼吸　trepopnea
片側感覚減退〔症〕　hemihyperesthesia, hemihypesthesia
片側感覚不全　hemidysesthesia
片側筋緊張亢進〔症〕　hemihypertonia
片側筋緊張低下〔症〕　hemihypotonia
片側痙直　hemispasm
片側痙攣　hemispasm
片側欠肢〔症〕　hemiectromelia
片側喉頭切開術　hemilaryngotomy
片側喉頭切除術　hemilaryngectomy
片側ジストロフィ　hemidystrophy
片側失行症　hemiapraxia
片側心臓　hemicardia
片側性感覚脱失　unilateral anesthesia
片側精巣(睾丸)摘除術　semicastration
片側舌炎　hemiglossitis
片側仙骨化　hemisacralization
片側多汗症　hemidrosis, hemihyperidrosis
片側痛覚減退症　hemihypalgesia
片側痛覚脱出(消失)症　hemianalgesia
片側発汗　hemidiaphoresis
片側バリズム　hemiballism
片側肥大〔症〕　hemihypertrophy
片側〔不全〕麻痺　hemiparesis
片側味覚脱失〔症〕　hemiageusia
片側翼状の　semipenniform
ベンゾジアゼピン　benzodiazepine
変態　metamorphosis, modification, thaumatropy, transformation
〔変態〕共生　metabiosis
ベンダーゲシュタルトテスト　Bender gestalt test (BGT)
ペンタゾジン　pentazocine
ヘンダーソン・ハッセルバルヒ公式　Henderson–Hasselbalch equation
べんち(胼胝)　callosity, callus, clavus, corn, poroma, tyloma, tylosis
ベンチジン試薬　benzidine reagent
べんち(胼胝)切開　helotomy
べんち(胼胝)体　callosum
扁虫　flatworm, platyhelminth
鞭虫症　trichocephaliasis, trichuriasis
鞭虫属　*Trichuris*
ヴェンチュリ計　venturimeter
変調　conversion, modulation
ベンチレーター　ventilator
ベンチロミド　bentiromide
便通　bowel movement (BM), laxation, stool
ペンデ症候群　Pende syndrome
変伝導の　dromotropic
扁桃　tonsilla
変動　drift, fluctuation
変動一過性徐脈　variable deceleration
扁桃咽頭炎　tonsillopharyngitis
扁桃炎　tonsillitis
変動係数　coefficient of variation (CV)
扁桃結石　tonsillith, tonsolith
扁桃周囲炎　periamygdalitis, quinsy
扁桃疹　tonsillitid(e)
変動性　variability
扁桃切除器　tonsillectome, tonsillotome
扁桃〔腺〕　amygdala, tonsil
扁桃腺アデノイド切除(摘出)〔術〕　adenotonsillectomy
扁桃体結節　amygdaloid tubercle
扁桃チフス　pharyngotyphoid
扁桃摘出(除)術　tonsillectomy, tonsillotomy
扁桃の　tonsillar
扁桃膿瘍　tonsillar abscess
扁桃傍の　paratonsillar
扁桃様の　amygdaloid
ペントジオペント反応　pentdyopent reaction
ペントース　pentose
ヘンドラウイルス　*Hendra virus*
ベンネット型人工呼吸器　Bennett respirator
ベンネット骨折　Bennett fracture
便秘〔症〕　astriction, constipation, obstipation, oppilation, stegnosis
便秘〔性〕の　constipated
ペンフィールド手術　Penfield operation
ペンフィールド染色　Penfield stain
便腹　pot-belly
扁平　aplanatio
扁平化　applanation
扁平角膜症　aplanatio corneae
扁平型黄色腫　xanthoma planum
扁平顔型　platyopic
扁平胸　flat chest
扁平股　coxa plana
扁平紅色苔癬　lichen ruber planus
扁平骨　flat bone
扁平コンジローマ　condyloma latum
扁平細胞　squame
扁平上皮癌　squamous cell carcinoma (SCC)
扁平〔上皮〕細胞　squamous cell
扁平上皮内病変　squamous intraepithelial lesion (SIL)
扁平真珠　squamous pearl
扁平爪　platonychia
扁平足　fallen arch, flatfoot, splay foot, talipes planus
扁平苔癬　lichen planus
扁平頭〔蓋〕　chemocephalia, clinocephaly, planiceps, platycrania
扁平の　flat, platode
扁平母斑　spilus

扁平ゆうぜい(疣贅)　flat wart
弁別　discrimination
変法　modification
弁膜　valve
弁膜性心臓疾患　valvular heart disease (VHD)
片麻痺　hemiplegia
片麻痺性片頭痛　hemiplegic migraine
片麻痺歩行　hemiplegic gait
片無感覚〔症〕　hemianesthesia
鞭毛　flagellum, lash
鞭毛運動　flagellation
鞭毛染色　flagellar stain
鞭毛虫　mastigote
鞭毛虫症　flagellosis
鞭毛放出　exflagellation
片葉　flocculus
片葉節状葉　flocculonodular lobe
ヘンリー　henry (H)
片利共生　commensalism
変力作用　inotropic action
変力〔性〕の　inotropic
ヘンレ係蹄　Henle loop
ヘンレ鞘　Henle sheath
ヘンレのワナ　Henle loop
ヘンレ反応　Henle reaction
ヘンレ膨大部　Henle ampulla

ほ

ポアズ　poise
ボアス〔圧痛〕点　Boas point
ポアズイユ層　Poiseuille space
ポアズイユ法則　Poiseuille law
ボアス痛覚計　Boas algesimeter
ポアソン比　Poisson ratio
保育　child care and education, incubation, nursing
保育所　nursery
ポイツ・ジェガーズ症候群　Peutz-Jeghers syndrome
ホイップル手術　Whipple operation
ホイップル病　Whipple disease
ボイデン法　Boyden technique
ホイーラー・ジョンソン試験　Wheeler-Johnson test
母音　vowel
補因子　cofactor
母音性　vocality
房　camera, chamber, loci
膨圧　turgor pressure
法医解剖　medicolegal autopsy
法医学　forensic medicine
法医学の　forensic, medicolegal
防衛医療　defensive medicine
防衛的コーピング　defensive coping
防衛反応　defense reaction
防疫法　assanation
望遠鏡　telescope
膨化　imbibition, swelling
崩壊　decay, disintegration, lysis
妨害　nuisance
崩壊性障害　disintegrative disorder
蜂窩織炎　cellulitis, phlegmon(e)
傍下垂体　parahypophysis
包括医療　comprehensive medical care
包括的支払い方式　prospective payment system (PPS)
蜂窩肺　honeycomb lung
防かび剤　fungicide
放火癖　pyromania
縫間骨　epactal ossicle
包管術　tubulization
傍感染　parainfection
膨起　haustrum
忘却　obliteration
防御　guarding
防御創　defense wound
防御反応　defense reaction
防御免疫　protective immunity
包茎　phimosis
方形　quadratus
傍系遺伝　collateral inheritance
方形回内筋　pronator quadratus
方形筋　quadrate muscle, quadratus
方形葉　quadrate lobe
乏血〔症〕　isch(a)emia, olig(a)emia, span(a)emia
乏血性ショック　oligemic shock
剖検　autopsy, necropsy, necrotomy, postmortem examination, sectio cadaveris
方向　direction
彷徨　divagation
包合　involution
抱合　conjugation, coupling
縫合　closure, stitch, sutura, suture
膀胱　bladder, cystis, urinary bladder, urocyst, vesica
芳香アンモニア精　aromatic spirit of ammonia
膀胱炎　cystitis, urocystitis
膀胱外の　extracystic
膀胱外反　ecstrophia vesicae
膀胱潰瘍　cystelcosis
膀胱拡張　cystectasia
膀胱下垂症　cystoptosis
膀胱括約筋　vesical sphincter
彷徨狂　planomania
膀胱鏡　cystoscope
膀胱鏡検査法　cystoscopy
縫工筋　sartorius
膀胱形成術　cystoplasty
膀胱頸部　cervix vesicae
膀胱頸部切開〔術〕　cystotrachelotomy
膀胱結石〔症〕　bladder stone, cystolithiasis, vesical calculus
膀胱結石切除術　cystolithectomy
膀胱結石破砕　lithotrity
芳香健胃薬　aromatic stomachic
縫合骨　sutural bone
膀胱固定術　cystopexy
芳香剤　aromatic

縫合材料 stitch
膀胱三角 trigonum vesicae, vesical trigone
膀胱子宮窩 vesicouterine pouch
膀胱子宮の vesicouterine
縫合糸膿瘍 stitch abscess
膀胱周囲炎 paracystitis, pericystitis
膀胱周囲組織 pericystium
縫合術 suturation
膀胱上組織炎 epicystitis
膀胱上皮腫 cystoepithelioma
膀胱腎盂炎 cystopyelitis
膀胱腎盂腎炎 cystopyelonephritis
膀胱腎盂造影法 cystopyelography
膀胱石 urinary calculus
膀胱切開術 cystotomy
膀胱切除術 cystectomy
膀胱切石術 cystolithotomy
縫〔合〕線 suture
膀胱全摘術 total cystectomy
ホロ酵素 holoenzyme
膀胱造影 cystography
膀胱造瘻〔術〕 cystostomy, vesicostomy
芳香族の aromatic
抱合体 conjugate
膀胱膣形成術 colpocystoplasty
膀胱直腸瘻設置術 cystorectostomy
膀胱痛 cystalgia, cystodynia
膀胱電図記録法 electrocystography
膀胱内圧測定〔法〕 cystometrography
膀胱内膜炎 endocystitis
膀胱尿管炎 cystoureteritis
膀胱尿管逆流〔現象〕 vesicoureteral reflux
膀胱尿管造影図 cystoureterogram
膀胱尿管の vesicoureteral
膀胱尿道炎 cystourethritis
膀胱尿道鏡 cystourethroscope
膀胱尿道造影法 cystourethrography
膀胱尿道脱 cystourethrocele
膀胱の urocystic, vesical
膀胱〔嚢〕瘤 cystocele
膀胱膿漏 cystorrhea
縫合破裂 disruption
膀胱反射 bladder reflex, vesical reflex
膀胱腹壁縫合術 ventrocystorrhaphy
縫合不全〔状態〕 dysraphia
膀胱ヘルニア vesicocele
彷徨変異 fluctuation
膀胱縫合術 cystorrhaphy
膀胱傍組織炎 paracystitis
膀胱麻痺 cystoparalysis, cystoplegia
膀胱裏急後重 vesical tenesmus
膀胱瘤 vesicocele
膀胱裂 schistocystis
傍骨炎 parosteitis
傍骨症 parostosis
放散 divergence, irradiation
ホウ酸中毒〔症〕 borism
ホウ酸ナトリウム sodium borate
胞子 spore
傍糸球体細胞 juxtaglomerular cell
傍糸球体装置 juxtaglomerular apparatus
(JGA)
傍糸球体の juxtaglomerular
胞子菌 sporeformer
胞子形成 sporation, sporogenesis, sporulation
胞子原形質 sporoplasm
防止剤(薬) inhibitor
乏指(趾)〔症〕 oligodactyly
胞子小体 sporozoite
胞子生殖 sporic reproduction
胞子体 sporophore, sporophyte
胞子虫 sporozoan, sporozoon
胞子虫症 sporozoosis
房室回帰性頻脈 atrioventricular reentrant tachycardia (AVRT)
房室解離 atrioventricular dissociation
房室管 atrioventricular canal
房室間溝 atrioventricular groove
房室奇形 atrioventricular malformation (AVM)
房室結節 atrioventricular node
房室結節性不整脈 nodal arrhythmia
房室口 atrioventricular orifice
房室接合部 atrioventricular junction (AVJ)
〔房室〕接合部期外収縮 junctional extrasystole
房室接合部頻拍 atrioventricular junctional tachycardia (AVJT)
房室束 atrioventricular bundle
房室中隔 atrioventricular septum, septum atrioventriculare
房室中隔欠損 atrioventricular septal defect (AVSD)
房室伝導路 atrioventricular pathway (AV pathway)
房室の atrioventricular (AV), auriculoventricular (AV), sinoventricular (s–v)
房室ブロック atrioventricular block (A–V block, AVB)
房室弁 atrioventricular valves
胞子の sporic, sporular
防止の preventive
胞子嚢 sporangium, sporocyst
胞子嚢果 sporocarp
胞子嚢群 sorus
胞子嚢穂 strobile, strobilus
胞子嚢柄 sporangiophore
胞子嚢胞子 sporangiospore
胞子発生の sporiferous
ホウ砂 borax
放射 emanation, radiatio, radiation
放射化分析 activation analysis
放射型コンピュータ断層撮影法 emission computed tomography (ECT)
放射(標識)検定法 radioassay
放射受容体測定〔法〕 radioreceptor assay (RRA)
放射状角膜切開 radial keratotomy (RK)
放射スキャン(スキャニング) emission scanning

放射性アレルゲン吸着試験　radioallergosorbent test (RAST)
放射性壊変　radioactive disintegration
放射性核種　radionuclide (RN)
放射性核種コンピュータ断層撮影〔法〕　radionuclide computed tomography (RCT)
放射性降下物　radioactive fallout
放射性追跡子　radioactive tracer
放射性同位元素　radioisotope (RI)
放射〔性同位元素標識〕免疫拡散〔法〕　radioimmunodiffusion
放射〔性同位元素標識〕免疫電気泳動〔法〕　radioimmunoelectrophoresis
放射性同位体　radioisotope (RI)
放射性毒性　radiotoxicity
放射性粘膜炎　radioepithelitis
放射性廃棄物　radioactive waste
放射性免疫沈降法　radioimmunoprecipitation (RIP)
放射線　radiation, ray
放射線〔医〕学　radiology
放射線壊死　radionecrosis
放射線化学　actinochemistry
放射線核種血管造影〔法〕　radionuclide angiography
放射線感受性試験　radiosensitivity test (RST)
放射線吸収線量　radiation absorbed dose (rad)
放射線吸収能　radiochroism
放射線恐怖〔症〕　radiophobia
放射線形成法　radioplastic
放射線外科〔療法〕　radiosurgery
放射線顕微鏡　X-ray microscope
放射線効果　radiation response (RR)
放射線骨壊死　osteoradionecrosis
放射線宿酔　radiation sickness, radiotoxemia
放射線症　radiopathy
放射線上皮炎　radioepithelitis
放射線神経炎　radioneuritis
放射線心造影図　radiocardiogram (RCG)
放射線〔性〕肺〔臓〕炎　radiation pneumonitis
放射線脊髄炎　radiation myelitis
放射線脊髄症　radiation myelopathy
放射線増感剤　radiopotentiator
放射線治療学　radiotherapeutics
放射線透過性　radiability
放射線毒血症　radiotoxemia
放射線熱傷　radiation burn
放射線熱療法　radiothermy
放射線発癌　radiocancerogenesis
放射線被曝　radiation exposure
放射線皮膚炎　actinodermatitis, radiodermatitis
放射線表皮炎　radioepidermitis
放射線膀胱炎　radiocystitis
放射線防護基準　radiation protection guide (RPG)
放射線ホルメシス　radiation hormesis
放射線ホルメシス効果　radiation hormesis effect
放射線滅菌　radiation sterilization
放射線免疫　radioimmunity
放射線量計　iontoquantimeter
放射線療法　actinotherapy, radiation therapy (RT), radiotherapy
放射測定〔法〕　radioassay
放射体　projectile
放射対称　radial symmetry
放射能　activity, radioactivity
放射能汚染　radioactive contamination
放射能泉　radioactive springs
放射〔標識〕免疫定量(測定)〔法〕　radioimmunoassay (RIA)
放射免疫吸着試験　radioimmunosorbent test (RIST)
放射免疫シンチグラフィ　radioimmunoscintigraphy (RIS)
放射免疫治療　radioimmunotherapy (RIT)
放射リガンド　radioligand
放出　discharge, elimination, emission, release
萌出　eruption
膨出　evagination
放出分光写真法　emission spectrography
傍腫瘍性症候群　paraneoplastic syndrome
膨潤　imbibition, swelling
膨潤圧　imbibition pressure
房状管状腺　acinotubular gland
胞状奇胎　cystic mole, hydatidiform mole
帽状腱膜　epicranial aponeurosis, galea
棒状小体　rhabdoid
房状腺　acinous gland
胞状卵胞　vesicular follicle
傍食道ヘルニア　paraesophageal hernia
疱疹　blister, herpes
放神　deliquium
望診　inspection
膨疹　pomphus, urtica, welt, wheal
疱疹ウイルス　herpesvirus
傍神経節　paraganglion
傍神経節腫　paraganglioma
疱疹性アンギナ　herpangina
疱疹性角膜炎　herpetic keratitis
房水　aqueous humor
紡錘　spindle
紡錘運動線維　fusimotor fiber
抱水クロラール　chloral hydrate
乏水血症　anhydremia
紡錘細胞　spindle cell
紡錘細胞癌　spindle cell carcinoma
紡錘糸　spindle
紡錘状　fusiform
紡錘状回　fusiform gyrus
紡錘〔状〕筋　fusiform muscle
紡錘状動脈瘤　fusiform aneurysm
紡錘状胞子　spindle
紡錘波　spindle
乏精子症　oligozoospermatism
傍正中橋網様体　paramedian pontine reticular formation (PPRF)

傍脊髄神経麻酔 paravertebral anesthesia
包摂剤 demulcent
縫線 raphe
放線冠 corona radiata
放線菌科 *Actinomycetaceae*
放線菌糸 actinomycetic thread
放線菌腫 actinomycoma, actinomycotic mycetoma
放線菌症 streptotrichiasis, streptotrichosis
放線菌属 *Actinomyces*
放線針状体 trichite
放線靱帯 radiate ligament
放線帯 zona radiata
ホウ素 boron (B)
蜂巣 cell
蜂巣胃 reticulum
蜂巣胃炎 reticulitis
蜂巣炎 cellulitis, phlegmon(e)
蜂巣〔窩〕 cellula
蜂巣状黄斑 honeycomed macula
蜂巣肺 honeycomb lung
傍側性充血 collateral hyperemia
包帯 band, bandage, deligation, dressing, splenium
膨大 splenium
包帯交換 redress
膨大細胞 oncocyte
膨大細胞腫 oncocytoma
膨大部 ampulla, pavilion
膨大部炎 ampullitis
膨大部〔平衡〕頂 cupula ampullaris
膨大部稜 ampullary crest
乏唾液症 oligoptyalism
包虫 caseworm, hydatid
包虫腫 hydatidoma
包虫症 hydatid disease, hydatidosis
傍中腎管の paramesonephric
傍中心の paracentral
包虫性陰嚢腫 hydatidocele
包虫嚢 hydatid
包虫嚢切開術 hydatidostomy
膨張 dilatation, expansion, extuberance, inflation, tasis
傍直腸の pararectal
法定接種 compulsory vaccination
ボウディッチの法則 Bowditch law
法的脳死 legal brain death
法的盲 legal blindness
傍てんかん paraepilepsy
放電気流 aura
放電〔する〕 discharge (disch.)
放電療法 fulguration
傍洞様の parasinusoidal
ボウトリール膿瘍 Pautrier abscess
傍トルコ鞍の parasellar
傍肉芽腫 paragranuloma
傍乳様突起の paramastoid
放尿 urination
乏尿 oliguria, uropenia
放尿する micturate, urinate
乏尿性急性腎不全 oliguric acute renal failure
放尿痛 urodynia
放任恐怖〔症〕 paralipophobia
放熱 thermolysis
包の capsular
包嚢 cyst
胞嚢 ovule
包嚢脱出 excystation
胞胚 blastocyst, blastula
胞胚腔 blastocele
胞胚腔の blastocelic
胞胚形成 blastulation
胞胚孔 blastopore
放発 irradiation
傍半月板の parameniscus
包皮 foreskin, praeputium, prepuce, preputium
包被 jacket
放屁 flatus, physiosis
砲尾 breech
包皮炎 posthitis
包皮垢脂 smegma praeputii
包皮周囲切除術 peritomy
包皮石 postholith, smegmolith
包皮切開術 circumcision, prepucotomy, preputiotomy
包皮腺 preputial gland
豊富 abundance, exuberation
傍腹膜性膀胱ヘルニア paraperitoneal hernia
防腐剤 antiseptic, preservative
防腐的療法 listerism
豊富な luxuriant, profuse
防腐の aseptic
防腐〔法〕 asepsis
方法 method, plan (P), procedure
方法論(学) methodology
包埋 embedding
包膜 indusium
胞膜 theca
泡沫細胞 foamy cell
泡沫の foamy
泡沫便 spluttery stool
膨満 distention, flatus, turgor
膨満化 turgidization
膨満感 feeling of fullness, fullness
膨満した turgid
膨満〔状態〕 turgescence
ボウマン腺 Bowman gland
ボウマン嚢 Bowman capsule
乏毛症 hypotrichiasis, hypotrichosis, oligotrichosis
訪問看護師 visiting nurse
膨油 swelling
傍卵巣 paroophoron
放離基説 radical theory
膨隆虹彩 iris bombë
膨隆骨折 torus fracture
膨隆する torose
傍リンパ芽球 paralymphoblast
放浪〔習慣〕 vagabondage

傍濾胞細胞　parafollicular cell
飽和液　saturated solution (SS)
飽和指数　saturation index (SI)
飽和した　saturated (sat)
飽和脂肪酸　saturated fatty acid (SFA)
飽和〔度〕　saturation
ポエムス症候群　POEMS syndrome
ボーエン病　Bowen disease
頬　cheek
頬の　genal
保温　incubation
保温期　couveuse
保温物　fomes
捕獲　capture
歩隔　step width
補気　complemental air
歩脚　ambulatory leg
保菌者　carrier, reservoir
ボクサー骨折　boxer's fracture
ボクサー脳症　boxer encephalopathy
ボクシング酔態　punch drunk
ボクセル　voxel
ほくろ(黒子)　lentigo
母系　maternal line
母型　matrix
母系制の　matrilineal
母型の　matrical
母系の　matrilineal
補形薬　excipient
ポケット　pocket, pouch
ポケットチェンバ　pocket chamber
補欠分子族　prosthetic group
補欠分子の　prosthetic
保健　health
保健医療財務局　Health Care Financing Administration
保健医療施設診療　institutional practice
保健医療提供者　health care provider
保健行動　health behavior
保健行動モデル　health behavior model
保健師　community health nurse, hygienist, public health nurse
保健指導　health guidance
保健従事者　health care workers (HCW)
保健所　public health center
保健情報管理　health information management (HIM)
保健統計　health statistics
保健の　hygienic
保護　preservation, protection
歩行　gait, locomotion, walking
歩行〔運動〕　ambulation
歩行運動(練習)　ambulatory exercise
歩行器　walker
歩行恐怖症　basiphobia
歩行困難症　dysbasia
歩行時心電図記録　ambulatory electrocardiography
歩行者　walker
歩行性運動失調　motor ataxia
補酵素　coenzyme
補酵素A　coenzyme A (CoA)
補酵素Q　coenzyme Q (CoQ)
歩行治療　terrain-cure
歩行動作　ambulation activity
匍行の　serpens
歩行不能症　abasia
歩行不能症の　abatic
歩行率　cadence, walking rate
保護眼鏡　protective spectacles
保護剤　demulcent
保護体　protector
保護ブロック　entrance block, protective block
母細胞　metrocyte
星　stella
保持　maintenance, preservation, retention
母指(趾)　hallux, pollex, thumb
母子(児)異室制　rooming-out system
母指外転筋　abductor hallucis
母趾外反症　hallux valgus
星形の　asteroid
母子感染　maternal infection, mother to infant infection
保持器具　retainer
母指球　thenar, thenar eminence
母指吸引癖　thumb sucking
ホジキン・ケイ雑音　Hodgkin-Key murmur
ホジキン細胞　Hodgkin cell
ホジキン病　Hodgkin disease
母趾痙攣性屈曲　antichirotonus
母指骨数過多症　triphalangia
星状の　asteroid
ポジショナルクローニング　positional cloning
ポジショニング　positioning
保持する　preserve
母指対立筋　opponens pollicis
ポジティブ鎖ウイルス　positive strand virus
ポジティブセレクション　positive selection
母子(児)同室制　rooming-in system
母趾疼痛〔症〕　hallux dolorosus
ポジトロン　positron
ポジトロン CT　positron computed tomography
ポジトロン放射型体軸横断断層撮像〔法〕　positron emission transaxial tomography (PETT)
母指内転筋　adductor hallucis, adductor pollicis
母趾内反症　hallux varus
母指(趾)の　hallucal
母児の　fetomaternal
母指反射　finger-thumb reflex
母趾反射　great-toe reflex
保持縫合　retention suture
母子保健　maternal and child care
母子保健事業　maternal and child health service
母児免疫　maternal immunity
補充　escape, prosthesis, recruitment,

repletion
補充栄養 supplemental feeding
補充月経 supplementary menstruation
補充現象 recruitment phenomenon
補充収縮 escaped beat
母集団 population
補充調律(リズム) escaped rhythm
補充の escaped
補充物 replenisher
補充葉 supplemental lobe
補充療法 replacement therapy, substitution therapy
補償 compensation, complementation, redress
補償点 compensation point
補助化学療法 adjuvant chemotherapy
補助換気 assisted ventilation (AV)
補助器官 accessorius
捕食〔現象〕 phagocytosis
補助呼吸 assisted respiration (AR)
補助シグナル分子 accessory signal molecule
補助循環 circulatory assist
補助人工心〔臓〕 ventricular assist device (VAD)
補助的な accessory, ancillary
補助の auxiliary
補助薬 adjuvant
母数 parameter
歩数計 podometer
母数によらない nonparametric
ホスゲン phosgene
ポスト post
ポストポリオ症候群 postpolio syndrome (PPS)
ホスピス hospice
ホスピタリズム hospitalism
ホスファゲン phosphagen
ホスファターゼ phosphatase
ホスファチジルイノシトール phosphatidylinositol (PI)
ホスファチジルエタノールアミン phosphatidylethanolamine (PE)
ホスファチジルグリセロール phosphatidylglycerol (PG)
ホスファチジルコリン phosphatidylcholine (PtdCho)
ホスファチン phosphatine
ホスホアミダーゼ phosphoamidase
ホスホグルコキナーゼ phosphoglucokinase
ホスホグルコムターゼ phosphoglucomutase
ホスホジエステラーゼ phosphodiesterase (PDE)
ホスホフルクトキナーゼ phosphofructokinase (PFK)
ホスホマイシン fosfomycin (FOM)
ホスホムターゼ phosphomutase
ホスホリパーゼ phospholipase
ホスホリボシルトランスフェラーゼ phosphoribosyltransferase
5-ホスホリボシル-1-ピロリン酸 5-phosphoribocyl-1-pyrophosphate (PRPP)
ボーズマン手術 Bozeman operation
ボーズマン・フリッチカテーテル Bozeman-Fritsch catheter
母性 maternity
補正血液量 corrected blood volume (CBV)
補整術 anaplastia
補正洞結節回復時間 corrected sinus node recovery time (CSNRT)
母性の maternal
母性保護 maternal care
ボー線 Beau line
捕捉 capture
保続症 perseveration
補足〔性〕 complementation
保存 maintenance, preservation, storage
ホーソーン効果 Hawthorne effect
保存する preserve
保存的な conservative
保存ヒト赤血球 preserved human erythrocyte (PHE)
保存療法 conservative treatment
補体 complement
補体価 complement titer
補体活性化経路 complement activation pathway
補体結合 complement fixation
補体結合抗体 complement fixing antibody
補体結合試験 complement fixation test
補体結合反応 complement fixation reaction (CF)
補体50%溶血単位 50% complement hemolytic unit (CH_{50})
母体死亡率 maternal mortality rate (MMR)
補体受容体 complement receptor (CR)
母体心拍数 maternal heart rate (MHR)
補体成分 complement component
補体単位 complement unit
母体の matrical, matricial
補体非結合の uncomplemented
母体保護法 Maternal Protection Law
ポタシウム血症 potassemia
ポーター徴候 Porter sign
ポータブルインスリン輸液ポンプ portable insulin infusion pump (PIIP)
ボタロー管 Botallo duct
ボタロー孔 Botallo foramen
ボタン(釦) button
ボタン穴変形 buttonhole deformity
ボダンスキー単位 Bodansky unit
ボタン属 *Paeonia*
ボタン熱 boutonneuse fever
ボタン縫合 button suture
ボタン様の umbonate
保虫宿主 reservoir host
補聴器 hearing aid, microaudiphone, otophone

補聴器適合検査　hearing and fitting examination
歩調反射　stepping reflex
没　tect(-us, -a, -um)
勃起　erection
勃起〔機能〕障害(不全)　erectile dysfunction (ED)
勃起性の　erectile
勃起組織　erectile tissue
勃起補助器　potentor
ボック神経節　Bock ganglion
ポックスウイルス　poxvirus
ポックスウイルス科　*Poxviridae*
発作　attack, bout, fit, insult, paroxysm, raptus, seizure, stroke, throe
発作間〔欠期〕の　interictal, interparoxysmal
発作後の　postictal, postparoxysmal
発作〔症状〕　ictus
発作性運動誘発性舞踏アテトーゼ　paroxysmal kinesigenic choreoathetosis (PKC)
発作性ジストニー性舞踏アテトーゼ　paroxysmal dystonic choreoathetosis
発作性上室性頻拍　paroxysmal supraventricular tachycardia (PSVT)
発作性心室〔性〕頻拍〔症〕　paroxysmal ventricular tachycardia (PVT)
発作性心房細動　paroxysmal atrial fibrillation (PAF)
発作性心房性頻拍　paroxysmal atrial tachycardia (PAT)
発作性疼痛　paroxysmal ache
発作〔性〕の　ictal, paroxysmal
発作性頻拍(脈)　paroxysmal tachycardia
発作性放尿　urocrisis
発作性夜間呼吸困難　paroxysmal nocturnal dyspnea (PND)
発作性夜間ヘモグロビン尿症　paroxysmal nocturnal hemoglobinuria (PNH)
発作頻発　subintrance
発疹　efflorescence, eruption, exanthema
発疹型黄色腫　eruptive xanthoma
発疹消退　deflorescence
発疹チフス　typhus
発疹チフスの　typhic, typhous
発疹チフス様の　typhoid
発疹熱　endemic typhus, murine typhus
発赤　flare, rubor
発赤毒素　erythrogenic toxin
発足　initiation
ポッター症候群　Potter syndrome
発端　proem
発端者　proband, propositus
発端者法　proband method
発端培養　starter
ポッツ手術　Potts operation
ポット骨折　Pott fracture
ポット病　Pott disease
ポット麻痺　Pott paralysis
発斑　blister
ホッファ手術　Hoffa operation
ボツリヌス症(中毒)　botulism
ボツリヌス毒素　botulinum toxin
保定　retention
ボディイメージ　body image
ボディイメージ(身体像)障害　body image disturbance
歩程記録計　pedometer
ボディマスインデクス　body mass index (BMI)
ボディランゲージ　body language
補てつ(綴)　prosthesis
ボーデッケル指数　Bodecker index
補てつ(綴)術　allenthesis
補てつ(綴)する　butt
補てつ(綴)象牙質　reparative dentin(e)
補てつ(綴)治療　denture service
補てつ(綴)の　prosthetic
ポテンシャル　potential
ポート　port
ホトホアー　photophore
ポトメータ　potometer
ポートワイン母斑　port-wine mark
ホートン症候群　Horton syndrome
ボニエ症候群　Bonnier syndrome
哺乳　feeding, nursing
母乳　breast milk (BM)
母乳栄養　breast feeding
母乳銀行　human-milk bank
哺乳時の　lacteal
哺乳する　nurse (NR), suckle
哺乳動物　mammal
母乳哺育　breast feeding
母乳哺育の確立　establishment of breast feeding
骨　bone, os
骨折り　pain
母嚢胞　mother cyst
炎〔を発する〕　flame
ボノー腺　Bonnot gland
補発癌剤　cocarcinogen
歩幅　step length
母斑　birthmark, mole, nevi, nevus, spiloma
母斑症　phacomatosis, phakomatosis
母斑のある　nevose
母斑様の　nevoid
ポビドンヨード　povidone iodine
ほふく(匍匐)　creep
ホフマン現象　Hoffmann phenomenon
ホフマン徴候　Hoffmann sign
ホフマン反射　Hoffman reflex
ボホダレック神経節　Bochdalek ganglion
ボホダレック孔ヘルニア　Bochdalek hernia
ホーマンズ徴候　Homans sign
ホーミング　homing
ホームケア　home care (HC)
ホームヘルパー　home helper
ホメオスタシス　homeostasis
ホメオパシー　homeopathy
ホメオパシスト　homeopathist
ホメオパシーの　homeopathic
ポメロイ手術　Pomeroy operation

ホモゲンチジン酸 homogentisic acid
ホモゲンチジン酸尿症 homogentisuria
ホモシスチン血〔症〕 homocystinemia
ホモシスチン尿〔症〕 homocystinuria
ホモジナイザー homogenizer
ホモジナイズする homogenize
ホモジネート homogenate
ホモ接合性 homozygosity
ホモ接合体 homozygote
保有者 carrier
保有体 reservoir
保養 recruitment
保養院 preventorium
ボーラス bolus
ポラッグ徴候 Pollag sign
ポラリティーテラピー polarity therapy
ポラログラフ polarograph
ポラログラフィ polarography
ポラログラム polarogram
ポラロン polaron
ボランティア volunteer
ポーランド症候群 Poland syndrome
ポリアクリルアミドゲル電気泳動 polyacrylamide gel electrophoresis (PAGE)
ポリア手術 Polya operation
ポリアミン polyamine
ポリエチレン polyethylene
ポリエチレングリコール polyethylene glycol (PEG)
ポリ塩化ビフェニル polychlorinated biphenyl (PCB)
ポリオ polio
ポリオウイルス poliomyelitis virus, *Poliovirus*
ポリオ後症候群 postpolio syndrome (PPS)
ポリオジストロフィー poliodystrophia
ポリオ生ワクチン poliomyelitis live vaccine (PLV)
ポリオーマ polyoma
ポリオーマウイルス科 *Polyomaviridae*
ポリオーマウイルス属 *Polyomavirus*
ポリガラクツロナーゼ polygalacturonase
ポリグラフ polygraph
ポリグラフィ polygraphy
ポリグラム polygram
ポリクリニック policlinic
ホリクリン水化物 folliculin hydrate
ポリグルタミン病 polyglutamine disease
ポリクローナル polyclonal
ポリジーン polygene
ポリジーンの polygenic
ポリスチレンラテックステスト polystyrene latex test
ホリスティック医学 holistic medicine
ポリソーム polysome
ポリッツェル通気〔試験〕法 politzerization
ポリディオキサノン polydioxanone (PDS)
ポリテニー polyteny
ポリニューロパチー polyneuropathy
ポリヌクレオチド polynucleotide
ボリビア出血熱ウイルス Bolivian hemorrhagic fever virus
ポリープ polyp, polypus, tag
ポリープ症 polyposis
ポリープ状の polypiform
ポリープ性の polypous
ポリープ切開術 polypotomy
ポリープ切除〔術〕 polypectomy
ポリープ様の polypoid
ポリブラスト polyblast
ポリペクトミー polypectomy
ポリペプチド polypeptide
ポリペプチド鎖延長因子 polypeptide chain elongation factor
ポリペプチド鎖開始因子 polypeptide chain initiation factor
ポリペプチド鎖終結因子 polypeptide chain termination factor
ポリポーシス polyposis
ポリマー polymer
ポリミキシン polymyxin
ポリメチルメタアクリレート polymethylmethacrylate (PMMA)
ポリメラーゼ polymerase
ポリメラーゼ連鎖(チェーン)反応 polymerase chain reaction (PCR)
ポリリボゾーム polyribosome
ポーリング方程式 Pauling equation
ボルスト・ヤーダソーン型表皮内上皮腫 Borst–Jadassohn type intraepidermal epithelioma
ボルセラ鉗子 volsella forceps
ホルタエア属 *Hortaea*
ホルター心電計 Holter electrocardiograph
ホルターモニタリング Holter monitoring
ポルチオメータ portiometer
ボルチン顆粒 volutin granules
ポルテウス迷路試験 Porteus maze test
ボルデー・ジャング現象 Bordet–Gengou phenomenon
ボルデテラ属 *Bordetella*
ボルト数 voltage (V)
ホルトハウスヘルニア Holthouse hernia
ボルナ病 Borna disease
ホルネル症候群 Horner syndrome
ポール・バンネルテスト Paul–Bunnell test
ポルフィリン血〔症〕 porphyrinemia
ポルフィリン症 porphyria
ポルフィリン尿〔症〕 porphyrinuria
ポルフィロモナス属 *Porphyromonas*
ポルフィン環 porphin
ホールボディーカウンタ whole body counter
ホルマッド腎 Formad kidney
ホルマリン formalin
ボールマン分類 Borrmann classification
ホルミウム holmium (Ho)
ホルミル基 formyl
ホルムアルデヒド formaldehyde
ホルムイミノグルタミン酸 formiminoglutamic acid (FIGLU)
ホルメシス hormesis

ホルモン　hormone
ホルモン依存性腫瘍　hormone dependent tumor
ホルモン感受性リパーゼ　hormone-sensitive lipase
ホルモン産生性腫瘍　hormone producing tumor
ホルモン受容体　hormone receptor
ホルモン性歯肉炎　hormonal gingivitis
ホルモン生成　hormonogenesis
ホルモン生成の　hormonogenic
ホルモン性の　hormonal
ホルモン産生　hormonogenesis
ホルモン補充療法　hormone replacement therapy (HRT)
ホルモン療法　hormone therapy
ボレリア症　borreliosis
ボレリア属　*Borrelia*
ホログラム　hologram
ポロック手術　Pollock operation
ポロニウム　polonium
ホロプター　horopter
ホワイトヘッド手術　Whitehead operation
ポワッサンウイルス　*Powassan virus*
盆　tray
奔逸　flight
放線菌症　actinomycosis
本管　main
本幹　truncus
香港型インフルエンザ　Hong Kong influenza
本質的な　elemental, essential
本態性血小板減少〔症〕　essential thrombopenia
本態性高血圧〔症〕　essential hypertension (EH, EHT)
本態性振戦　essential tremor
本態性低血圧〔症〕　hypopiesis
本態性の　essential
ポンティアック熱　Pontiac fever
ポンティック　pontic
ポンド　libra, pound
本能　instinct
奔馬〔調〕律(リズム)　gallop, gallop rhythm
ポンプ　pump
ボンベイ表現型　Bombay phenotype
ポンペ病　Pompe disease
ボーンホルム病　Bornholm disease
ボンブ熱量計　bomb calorimeter
翻訳　translation
翻訳開始点　translation initiation site
翻訳可能領域　open reading frame (ORF)

ま

マイエル洞　Maier sinus
マイクロオーム　microhm
マイクロキュリー　microcurie (μCi)
マイクログラム　microgram (μg, mcg.)
マイクロクーロン　microcoulomb
マイクロ写真　microphotograph
マイクロシリンジ　microsyringe
マイクロ波　microwave
マイクロピペット　micropipette
マイクロファラッド　microfarad
マイクロボディ　microbody
マイクロボルト　microvolt
マイクロマイクロ　micromicro-
マイクロマイクログラム　micromicrogram (μμg)
マイクロマシン　micromachine
マイクロマニピュレータ　micromanipulator
マイクロミクロン　micromicron
マイクロミリグラム　micromilligram
マイクロミリメートル　micromillimeter
マイクロメートル　micrometer (μm)
マイクロモル濃度　micromolar
マイクロリットル　microliter (μL)
マイコトキシン〔中毒〕症　mycotoxicosis
マイコバクテリア　mycobacteria
マイコバクテリア症　mycobacteriosis
マイコバクテリウム属　*Mycobacterium*
マイコファージ　mycophage
マイコプラズマ　mycoplasma
マイコプラズマ属　*Mycoplasma*
マイコプラズマ肺炎　mycoplasma pneumonia (MPP)
毎時　omni hora (OH, o.h.)
マイスネル小体　Meissner corpuscle
マイスネルの粘膜下神経叢　Meissner plexus
マイトジェン　mitogen
マイナス鎖ウイルス　negative strand virus
毎日　quotidie (quotid)
毎日起こる　quotidian
埋伏骨片除去　disimpaction
埋伏した　impacted
埋伏縫合　buried suture
毎分カウント数　counts per minute (cpm)
毎分心拍出量　cardiac minute volume
埋没　embedding, investing
埋没材　investing material, investment
埋没縫合　buried suture
マイボーム腺　meibomian gland
マイボーム腺嚢胞　meibomian cyst
マイヤー徴候　Meyer sign
マイルズ手術　Miles operation
マイレン酸クロルフェニラミン　chlorpheniramine maleate
マインド・コントロール　mind control
マウス　mouse
マウススティック　mouth stick
マウス・ツー・マウス人工呼吸〔法〕　mouth-to-mouth respiration
マウス痘ウイルス　mousepox virus
マウスピース　mouth piece
マウトネル鞘　Mauthner sheath
マウンティング　mounting
前凹みの　procoelous
前処理(置)　pretreatment
マエディ　maedi
〔前と〕同じく　dicto ditto (do.)

前向き研究　prospective study
前を見よ　vide supra (v.s.)
マオウ［麻黄］属　*Ephedra*
マーカー　marker
マカカ属　*Macaca*
マーカスガン症候群　Marcus Gunn syndrome
曲がった　skew
曲がりやすい　flexible
巻タバコ式ドレーン　cigarette drain
巻き爪　incurvated nail
巻きひげ　clavicula
巻結び　clove-hitch knot
マキューイン徴候　Macewen sign
膜　mater, membrana, membrane, panniculus, tunica, veil, velamen, web
膜安定化　membrane stabilization
マクヴェー手術　McVay operation
膜型人工肺補助体外循環　extracorporeal membrane oxygenation (ECMO)
膜結合受容体　membrane bound receptor
膜孔　pit
膜質解剖　hymenotomy
膜質切除術　hymenectomy
膜受容体　membrane receptor
幕状骨　tentorium
膜状の　membraniform
膜侵襲複合体　membrane attack complex (MAC)
膜性骨　membrane bone
膜性骨癒合　meningosis
膜性糸球体腎炎　membranous glomerulonephritis
膜性増殖性糸球体腎炎　membranoproliferative glomerulonephritis (MPGN)
膜性の　membranaceous, membranous
膜性白内障　membranous cataract
膜電位　membrane potential
膜電位差　membrane potential difference (MPD)
膜軟骨の　membranocartilaginous
マグネシウム　magnesium (Mg)
マグネシウム血〔症〕　magnesiemia
膜の　velar
マグノイド　magnoid
膜平衡　membrane equilibrium
膜迷路　membranous labyrinth
膜輸送　membrane transport
膜様喉頭炎　membranous laryngitis
膜様条虫属　*Hymenolepis*
膜様の　membranoid, veliform
枕状の　pulvinate
枕はげ　pillow alopecia
マクロアミラーゼ　macroamylase
マクロアミラーゼ血〔症〕　macroamylasemia
マクログロブリン　macroglobulin
マクログロブリン血症　macroglobulinemia
マクロ生物〔圏〕の　macrobiotic
マクロファージ　macrophage
マクロファージ活性化因子　macrophage-activating factor (MAF)
マクロファージコロニー刺激因子　macrophage colony stimulating factor (M-CSF)
マクロファージ消失試験　macrophage disappearance reaction (MDR)
マクロファージ遊走因子　macrophage chemotactic factor (MCF)
マクロファージ遊走係数　macrophage migration index (MMI)
マクロファージ遊走阻止因子　macrophage migration inhibitory factor (MIF)
マクロファージ遊走阻止試験　macrophage migration inhibition test (MIT)
マクロライド系抗生物質　macrolides (MLs)
摩砕　grinding, rasion
マザーコンプレックス　mother fixation
摩擦　friction, rub
摩擦アルコール　rubbing alcohol
摩擦音　friction sound, rub
摩擦する　rub
摩擦性雑音　friction murmur
摩擦のある　stridulating
摩擦発光　triboluminescence
マジェンタ色舌　magenta tongue
マーシャル・マーケッティ・クランツ手術　Marshall-Marchetti-Krantz operation
マジャンディー孔　foramen of Magendie
麻疹　measles, morbilli, rosalia, rubeola
麻疹ウイルス　*Measles virus*
麻疹・おたふくかぜ・風疹混合ワクチン　measles-mumps-rubella combined (vaccine) (MMR)
麻疹状の　morbilliform
麻疹封入体脳炎　measles inclusion body encephalitis (MIBE)
麻疹免疫グロブリン　measles immune globulin, measles immunoglobulin (MIG)
麻酔　anaesthesia, analgesia, inebriation
麻酔科医　anesthesiologist, anesthetist
麻酔回路　anesthesia circuit (AC)
麻酔科学　anesthesiology
麻酔学　anesthesiology
麻酔下診察　examination under anesthesia (EUA)
麻酔後回復室　postanesthetic care unit (PACU)
麻酔後の　postanesthetic
麻痺後の　postparalytic
麻酔催眠法　narcohypnosis
麻酔士　anesthetist
麻酔指数　anesthetic index
麻酔深度　depth of anesthesia
麻酔性ショック　anesthetic shock
麻酔性の　narcotic
麻酔専門医　anesthesiologist
麻酔〔総合〕療法　narcosynthesis
麻酔の深さ　depth of anesthesia
麻酔幅　anesthetic area
麻酔分析　narcoanalysis
麻酔〔法〕　anesthesia, narcosis

麻酔薬〔剤〕 anesthetic, inebriant, narcotic
麻酔療法 narcotherapy
マスギャザリング医学 mass gathering medicine
マスク mask
マスタードガス mustard gas
マスタード手術 Mustard operation
マスター二階段試験 Master two-step test
マストアデノウイルス属 *Mastadenovirus*
マスト細胞 mast cell, mastocyte
マスト法 multiple antigen simultaneous test (MAST)
マズラ足 Madura foot
マズラ菌腫 maduromycetoma
マズラ菌症 maduromycosis
マズレラ属 *Madurella*
マゾヒスト masochist
マゾヒズム masochism
股 hip
マタス試験 Matas test
マタス手術 Matas operation
マダニ tick
マダニ症 ixodiasis, ixodism
キララマダニ属 *Amblyomma*
マダニ［真蝨］属 *Ixodes*
マダニの ixodic
まだら症 piebaldism
まだら痴呆 lacunar dementia
斑〔にする〕 fleck
まだらまつげ piebald eyelash
マチュポウイルス *Machupo virus*
末期癌 terminal cancer (TCA)
末期感染 terminal infection
末期の terminal
マックアードル病 McArdle disease
マックバーニー点 McBurney point
マックーン・オルブライト症候群 McCune-Albright syndrome
まつげ winker
マッサージ massage, tripsis
マッサージ師 masseur
マッサージ療法 massotherapy
抹殺 deletion, obliteration
末梢 peripheria, periphery
末梢血管拡張性肉芽腫 granuloma telangiectodes europaeum
末梢血幹細胞移植 peripheral blood stem cell transplantation (PBSCT)
末梢血管疾患 peripheral vascular disease (PVD)
末梢血管抵抗 peripheral vascular resistance
末梢血流量 peripheral blood flow (PBF)
末梢循環不全 peripheral circulatory insufficiency
末梢神経 peripheral nerve (PN)
末梢神経系 peripheral nervous system (PNS)
末梢神経症 peripheral neuropathy (PNP)
末梢性回腸炎 distal ileitis
末梢性顔面神経麻痺 peripheral facial paralysis
末梢性〔免疫〕寛容 peripheral tolerance
末梢穿刺中心静脈カテーテル peripherally inserted central (venous) catheter (PICC)
末梢抵抗 peripheral resistance (PR)
末梢T細胞性リンパ腫 peripheral T cell lymphoma
末梢動脈疾患 peripheral arterial disease (PAD)
末梢の peripheral
末梢方向の adterminal
末梢リンパ節 peripheral lymph node (PLN)
末節骨 distal phalanx
末節骨短縮〔症〕 brachytelephalangia
末端 end, ending
末端化 terminalization
末端小粒 telomere
末端接合 telosynapsis
末端デオキシヌクレオチド転換酵素 terminal deoxynucleotidyl transferase (TdT)
末端の distal
末端肥大性巨人症 acromegalic gigantism
末端部 end-piece
マットレス縫合 mattress suture
まつばづえ(松葉杖) crutch
マッフル muffle
マッフル濾 muffle furnace
マデルング病 Madelung disease
マーデン・ウォーカー症候群 Marden-Walker syndrome
窓あき包帯 fenestrated bandage
マトウ細胞 Mato cell
マトリックスメタロプロテイナーゼ matrix metalloproteinase (MMP)
魔乳 witch's milk
マノメータ manometer
マハイム線維 Mahaim fiber
まばたき wink
麻痺 numbness, obdormition, palsy, paralysis, rigo(u)r, torpescence, torpidity
麻痺性イレウス(腸閉塞〔症〕) adynamic ileus, paralytic ileus
麻痺性胸郭 thorax paralyticus
麻痺性斜視 paralytic strabismus
麻痺〔性〕の paralytic, paretic
麻痺性分泌 paralytic secretion
麻痺性歩行不能症 paralytic abasia
麻痺性めまい paralytic vertigo
麻痺発作 paralytic stroke
麻痺誘発性の paralytogenic
まぶしさ glare
まぶた lid
摩(磨)耗 abrasion, attrition, detrition, wear
麻薬 dope, narcotic, narcotic drug
麻薬拮抗薬 narcotic antagonist
麻薬中毒 narcotic addiction
麻薬中毒者 narcotic
マヤロウイルス *Mayaro virus*

マラコプラキア　malacoplakia
マラセチア症　malasseziosis
マラセチア属　*Malassezia*
マラチオン　malathion
マラニョン症候群　Marañón syndrome
マラニョン反応　Marañón reaction
マラリア　ague, malaria
マラリア〔性〕の　malarial
マラリア熱　malarial fever
マラリア斑点　malarial stippling
マリネスコ・シェーグレン症候群　Marinesco–Sjögren syndrome
マリー・バンベルガー病　Marie–Bamberger disease
マリファナ　marihuana
マルキアファーヴァー・ミケリ症候群　Marchiafava–Micheli syndrome
マルターゼ　maltase
マルタ熱　Malta fever
マルトース　maltose
マルトリートメント　maltreatment
マルピギー小体　malpighian body
マルピギー嚢　malpighian corpuscle
マルファン症候群　Marfan syndrome
マルファン症候群様の　marfanoid
マールブルグウイルス属　*Marburgvirus*
マールブルグ三徴　Marburg triad
マールブルグ病　Marburg disease（MD）
マレーバレー脳炎ウイルス　*Murray Valley encephalitis virus*
マロトー・ラミー症候群　Maroteaux–Lamy syndrome
マロリー小体　Mallory body
マロリー・ワイス症候群　Mallory–Weiss syndrome
まわし斜視　cyclotropia
マン・ウィットニーU検定　Mann–Whitney U test
マン・ウェルニッケ拘縮　Mann–Wernicke contracture
マンガン　manganese（Mn）
満期　full term（FT）
満期出産児　term birth living child（TBLC）
満期正常分娩　full term and normal delivery（FTND）
満期妊娠　uterogestation
満月様顔貌　moon face
満床率　bed occupancy
慢性アルコール性膵炎　chronic alcoholic pancreatitis（CAP）
慢性胃液分泌過多　gastrochronorrhea
慢性胃炎　chronic gastritis
慢性萎縮性カンジダ症　chronic atrophic candidiasis
慢性萎縮性先(肢)端皮膚炎　acrodermatitis atrophicans chronica
慢性咽喉頭炎　pharyngolaryngitis chronica（PLC）
慢性壊死性肺アスペルギルス症　chronic necrotizing pulmonary aspergillosis
慢性炎症　chronic inflammation
慢性炎症性脱髄性多発ニューロパチー　chronic inflammatory demyelinating polyneuropathy（CIDP）
慢性円板状紅斑性狼瘡　chronic discoid lupus erythematosus（CDLE）
慢性灰白脊髄炎　poliomyelopathy
慢性潰瘍性大腸炎　chronic ulcerative colitis（CUC）
慢性カタル性結膜炎　conjunctivitis catarrhalis chronica（CCC）
慢性カタル性腸炎　chronic catarrhal enteritis
慢性活動性胃炎　chronic active gastritis
慢性活動性EBウイルス感染症　chronic active Epstein–Barr virus infection
慢性活動性肝炎　chronic active hepatitis（CAH）
慢性化膿性中耳炎　otitis media purulenta chronica（OMPC）
慢性肝炎　chronic hepatitis（CH）
慢性肝疾患　chronic liver disease（CLD）
慢性間質性肝炎　chronic interstitial hepatitis
慢性肝性脳症　chronic hepatic encephalopathy（CHE）
慢性冠不全　chronic coronary insufficiency（CCI）
慢性気管支炎　chronic bronchitis（CB）
慢性気道閉塞　chronic airway obstruction（CAO）
慢性偽陽性　chronic false positive（CFP）
慢性拒絶〔反応〕　chronic rejection
慢性幻覚精神病　psychose hallucinatoire chronique
慢性高血圧　chronic hypertension（CH）
慢性甲状腺炎　chronic thyroiditis
慢性喉頭炎　chronic laryngitis
慢性硬膜下血腫　chronic subdural hematoma
慢性呼吸器疾患　chronic respiratory disease（CRD）
慢性呼吸不全　chronic respiratory failure（CRF），chronic respiratory insufficiency（CRI）
慢性骨髄性白血病　chronic myelogenous leukemia（CML）
慢性歯牙フッ素沈着症　chronic dental fluorosis
慢性子宮症　metropathy
慢性糸球体腎炎　chronic glomerulonephritis（CGN）
慢性持続性肝炎　chronic persistent hepatitis（CPH）
慢性腎盂腎炎　chronic pyelonephritis（CPN）
慢性進行性外眼筋麻痺　chronic progressive external ophthalmoplegia（CPEO）
慢性進行性多発性硬化症　chronic progressive multiple sclerosis（CPMS）
慢性腎疾患　chronic renal disease（CRD）

慢性腎臓病　chronic kidney disease (CKD)
慢性腎不全　chronic renal failure (CRF), chronic renal insufficiency (CRI)
慢性じんま(蕁麻)疹　chronic urticaria
慢性膵炎　chronic pancreatitis (CP)
慢性前角灰白髄炎　chronic anterior poliomyelitis
慢性代謝性アシドーシス　chronic metabolic acidosis (CMA)
慢性多発性関節炎　chronic polyarthritis (CP)
慢性多発ニューロパチー　chronic polyneuropathy (CPN)
慢性胆道閉塞　chronic obstruction of biliary tract (COBT)
慢性中耳炎　chronic otitis media (COM)
慢性低酸素性肺疾患　chronic hypoxic lung disease (CHLD)
慢性的就床安静　chronic bedrest (CBR)
慢性的透析　chronic hemodialysis (CHD)
慢性動脈閉塞　chronic arterial obstruction (CAO)
慢性毒性　chronic toxicity
慢性鉛〔中毒〕症　saturnism
慢性肉芽腫症　chronic granulomatous disease (CGD)
慢性尿崩症　chronic diabetes insipidus (CDI)
慢性粘膜皮膚カンジダ症　chronic mucocutaneous candidiasis (CM(C)C)
慢性の　chronic, inveterate
慢性脳血管疾患　chronic cerebrovascular disease (CCVD)
慢性脳循環不全　chronic cerebral circulatory insufficiency
慢性脳症候群　chronic brain syndrome (CBS)
慢性肺炎　chronic pneumonia
慢性肺気腫　chronic pulmonary emphysema (CPE)
慢性肺疾患　chronic lung disease (CLD)
慢性肥厚性カンジダ症　chronic hyperplastic candidiasis
慢性ヒ素中毒　arsenicalism
慢性非特異性肺疾患　chronic nonspecific lung disease (CNSLD)
慢性疲労　chronic fatigue
慢性疲労症候群　chronic fatigue syndrome (CFS)
慢性副腎皮質不全　chronic adrenocortical insufficiency
慢性腹膜透析　chronic peritoneal dialysis (CPD)
慢性閉塞隅角緑内障　chronic closed angle glaucoma (CCAG)
慢性閉塞性気道疾患　chronic obstructive airway disease (COAD)
慢性閉塞性肺疾患　chronic obstructive pulmonary disease (COPD)
慢性弁〔心臓〕疾患　chronic valvular heart disease (CVHD)
慢性変性疾患　chronic degenerative disease (CDD)
慢性発作性片側頭痛　chronic paroxysmal hemicrania (CPH)
慢性免疫寛容　chronic tolerance
慢性溶血性貧血　chronic hemolytic anemia (CHA)
慢性良性肝炎　chronic benign hepatitis (CBH)
慢性リンパ性白血病　chronic lymphocytic leukemia (CLL)
慢性涙嚢炎　dacryoblennorrhea
満足　repletion
マンソネラ属　*Mansonella*
マンソン孤虫症　sparganosis mansoni
マンソン裂頭条虫　*Spirometra erinaceieuropaei*
マンチェスター手術　Manchester operation
マン徴候　Mann sign
マンデル酸　mandelic acid (MA)
マンテル・ヘンゼル検定　Mantel–Haenszll test
マントー試験　Mantoux test
マンドリン　mandrin
マントル細胞リンパ腫　mantle cell lymphoma (MCL)
マンドレル　mandrel
マンニトール　mannitol
マンネンロウ［万年老］　rosemary
マンノース受容体　mannose receptor
マンノース 6–リン酸受容体　mannose 6–phosphate receptor
満腹中枢　satiety center
マンモグラフィ〔ー〕　mammography (MMG)
マンロー点　Munro point

み

ミーア　mire
ミアネー熱　mianeh fever
ミイラ化　mummification
ミエリノーシス　myelinosis
ミエリン　myelin
ミエリン塩基性タンパク〔質〕　myelin basic protein (MBP)
ミエリン形成　myelogenesis
ミエリン欠如の　amyelinic
ミエリン鞘　myelin sheath
ミエロサイト　myelocyte
ミエロペルオキシダーゼ　myeloperoxidase (MPO)
ミエローマ　myeloma
ミオイド　myoid
ミオイノシトール　myoinositol
ミオキミア　myokymia
ミオグラフ　myograph
ミオクローヌス　myoclonus
ミオクローヌス性筋攣縮〔症〕　myoclonia
ミオクローヌス性小脳性協働収縮異常症　dyssynergia cerebellaris myoclonica

ミオクローヌスてんかん　myoclonus epilepsy (ME)
ミオクローヌスの　myoclonic
ミオグロビン　myoglobin (Mb)
ミオグロビン尿〔症〕　myoglobinuria
ミオグロブリン　myoglobulin
ミオシン　myosin
ミオパチー　myopathy
ミオパチー性の　myopathic
ミオヘモグロビン　myohemoglobin
ミオリトミー　myorhythmia
味覚　gustation
味覚異常　cacogeusia, dysgeusia
味覚過敏〔症〕　hypergeusia, oxygeusia
味覚減退症　hypogeusia
味覚細胞　gustatory cell
味覚受容器　taste receptor
味覚障害　ageusia, taste disorder
味覚消失　ageusia
味覚神経　taste nerve
未確定診断　unconfirmed diagnosis
味覚鈍感　amblygeustia
味覚の　gustatory, psychogeusic
見かけの　apparent, sham
見かけの怒り　sham rage
三日月形の　lunate
ミカン属　*Citrus*
ミカン膚(樹脂)　pebble
幹　trunk
右　dexter (D,d), dextra (dext.), right (R)
右足利きの　dextropedal
右胃静脈　right gastric vein
右胃大網静脈　right gastroepiploic vein
右胃大網動脈　right gastroepiploic artery
右胃動脈　right gastric artery
右回転　dextrotorsion
右下腹部　right lower quadrant (RLQ)
右から左への　dextrosinistral
右冠状動脈　right coronary artery
右利き　dextrality
右利きの　dextral
右結腸曲　right colic flexure
右結腸静脈　right colic vein
右結腸動脈　right colic artery
右上腹部　right upper quadrant (RUQ)
右中葉　right middle lobe (RML)
右手　right hand (RH)
右手利き　right-handedness
右手利きの　right-handed
右手使いの左手利き　dextrosinistral
幹の　truncal
右房室口　right atrioventricular orifice
右房室弁　right atrioventricular valve
右回り　right-handed
右眼利き　dextrocularity
眉弓　superciliary arch
味球　taste bulb
右リンパ本幹　right lymphatic duct
ミクソウイルス　myxovirus
ミクリッツ手術　Mikulicz operation
ミクリッツ症候群　Mikulicz syndrome
ミクリッツドレーン　Mikulicz drain
ミクログリア　microglia
ミクロ細孔　micropore
ミクロシスト　microcyst
ミクロスポルム属　*Microsporum*
ミクロ組織　microstructure
ミクロソーム　microsome
ミクロトーム　microtome
ミクロノマイシン　micronomicin (MCR)
ミクロファージ　microphage
ミクロフィラメント　microfilament
ミクロフィラリア　microfilaria
ミクロフィラリア血〔症〕　microfilaremia
ミクロプレスチモグラフ　microplethysmograph
ミクロン　micron
未経産　nulliparity
未経産婦　nullipara
眉間　intercilium, mesophryon
未検査　not examined (NE)
眉間中点　ophryon
味孔　gustatory pore, taste pore
未婚の　single
味細胞　taste cell
短いヒモ　vinculum breve
未視体験　jamais vu
ミシマサイコ　*Bupleurum falcatum*
ミシマサイコ属　*Bupleurum*
未熟産　immature labor
未熟児　premature infant (PI)
未熟児出生率　premature birth rate (PBR)
未熟の　immature
未熟白内障　immature cataract
未熟網膜症　retinopathy of prematurity (ROP)
未受精の　unfertilized
未診断　not yet diagnosed (NYD)
水　aqua (Aq, aq), water
水あんま(按摩)　hydromassage
みずかき　web
みずかきのある　webbed
ミズキ属　*Cornus*
水恐怖〔症〕　aquaphobia
水薬　potion, potus
水気　wet
ミスセンス　missense
ミスセンスサプレッサー　missense suppressor
ミスセンス〔突然〕変異　missense mutation
水中毒　water intoxication
水治療法　hydrotherapy
水で伝播される　water-borne
ミスト　mist
水止め胃　water-trap stomach
水負荷テスト　water load test
水疱瘡　varicella
未成熟の　undeveloped
未成年〔者〕　minor
ミセル　micelle
未然型乳幼児突然死症候群　abortive sud-

den infant death syndrome (abortive SIDS), near miss sudden infant death syndrome (near miss SIDS)
溝 channel, gutter, sulcus
未損傷の uninjured
満たす fill
乱れ turbulence
路 via
未知因子 unknown factor (UF)
満ちている full
未知の unknown (UK)
未知の原因による心筋障害 myocardiopathy of unknown origin (MUO)
満ちること fullness
3日ごとの tertian
三日熱マラリア tertian malaria
三つ児 triplet
密造薬 illicit drug
密着結合(接合) tight junction
密度 density (D)
密度計 densimeter, densitometer
密度計測 densitometry
密度分布異常 heteropyknosis
密度分布異常の heteropyknotic
密売薬 illicit drug
密封小線源治療 brachytherapy
ミテラ mitella
ミトコンドリア mitochondria, mitochondrion
ミトコンドリア DNA mitochondrial DNA (mtDNA)
ミトコンドリアの mitochondrial
ミトコンドリア病 mitochondrial disease
ミトコンドリアミオパチー mitochondrial myopathy
緑色 green
ミドリハッカ spearmint
みなし子ウイルス orphan virus
水俣病 Minamata disease
ミニム minim (min, m)
未妊婦 nulligravida
ミネソタコード Minnesota code
ミネソタ多面人格目録(テスト) Minnesota multiphasic personality inventory (MMPI)
ミネソタハートフォード性格分析 Minnesota–Hartford personality assay
ミネラル mineral
ミネラルウォーター mineral water
ミネラルコルチコイド mineralocorticoid
ミネラロコルチコイド産生過剰症 apparent mineralocorticoid excess (syndrome) (AME)
ミノサイクリン minocycline (MINO)
未発達の undeveloped
未破裂脳動脈瘤 unruptured cerebral aneurysm
未評価 not evaluated (NE)
未標識の unlabeled
身振り言語 body language
未分化 undifferentiation
未分化交感神経細胞 sympathogonia
未分化細胞 indifferent cell
未分化性腺 indifferent gonad
未分化組織 indifferent tissue
未分化の indifferent
未分化胚芽細胞 blastocyte
未分化胚細胞腫 dysgerminoma
見本 example (Ex), prototype, sample
見守る watch
耳 auris (aur.), ear
耳洗浄器 aural syringe
耳だれ running ear
耳鳴り strepitus aurium, syrigmus
耳鳴り順応療法 tinnitus retraining therapy (TRT)
耳の aural
耳の訓練 auricular training
味盲 taste blindness
味毛 taste hair
眉毛床切除術 ciliectomy
脈 pulse, pulsus (P)
脈圧 pulse pressure (PP)
脈圧計 sphygmodynamometer, tonometer
脈音器 sphygmophone
脈管 vas, vessel
脈管炎 angiitis, vasculitis
脈管形成 vasculogenesis
脈管再生 revascularization
脈管状の vasiform
脈管神経 vascular nerve
脈管組織 vasalium
脈管帯 vascular zone, zona vasculosa
脈管の vascular
脈管の脈管 vasa vasorum
脈診 sphygmopalpation
脈動 pulsation
脈なし病 pulseless disease
脈波 pulse wave
脈波曲線 sphygmogram
脈波記録法 sphygmography
脈拍 beat, pulse (P), pulsus, sphygmus
脈拍血液粘稠度測定 sphygmoviscosimetry
脈〔拍〕欠損 pulse deficit
脈拍視診法 sphygmoscopy
脈拍心音描写器 sphygmocardioscope
脈拍数 pulse rate (PR)
脈拍整斉 eurhythmia
脈拍の sphygmic
脈拍の触れない pulseless
脈拍不整 intercadence
脈拍容積計 sphygmoplethysmograph
脈〔拍〕力曲線 sphygmobologram
脈〔拍〕力計 sphygmobolometer
脈〔拍〕力測定法 sphygmobolometry
脈波計 sphygmograph
脈波自記器 sphygmochronograph
脈波図 angiogram
脈波前期の presphygmic
脈波伝播速度 pulse wave velocity (PWV)
脈波の上行脚 anacrotic limb
脈波様の sphygmoid

脈絡外の　perichoroid
脈絡髄膜炎　choriomeningitis
脈絡叢　choroid plexus
脈絡膜　chorioid, choroid, choroidea
脈絡膜炎　chorioiditis, choroiditis
脈絡膜血管腫症　choroid angiomatosis
脈絡膜虹彩炎　choroidoiritis
脈絡膜視神経炎　neurochoroiditis
脈絡膜疾患　choroidopathy
脈絡膜内板　entochor(i)oidea
脈絡膜の　chorioidal, chorionic, choroidal
脈絡膜ヘルニア　choriocele
脈絡膜毛細血管層　choriocapillaris
脈絡膜網膜炎　choroidoretinitis
脈絡膜毛様体炎　choroidocyclitis
脈絡毛細管板　choriocapillary layer
脈絡網膜炎　chorioretinitis
脈絡網膜神経炎　neurochorioretinitis
脈瘤　aneurysm (An)
脈管運動　angiokinesis
脈管炎　angitis
脈管学　angiography (AG)
脈管拡張〔症〕　angiectasis
脈管形成細胞　vasoformative cell
脈管結石　angiolith
脈管遮断　devascularization
脈管収縮反射　vasopressor reflex
脈管新生(形成)　angiogenesis
脈管内皮炎　endovasculitis
脈管縫合〔術〕　angiorrhaphy
ミュー(μ)鎖病　mu(μ)-heavy-chain disease
ミュセー徴候　Musset sign
ミュートン　muton
ミュラー管　müllerian duct
ミュラー管阻害物質　müllerian inhibiting substance (MIS)
ミュラー輪　Müller ring
ミュー(μ)律動　mu(μ) rhythm
ミュールズ手術　Mules operation
ミュンヒハウゼン症候群　Münchhausen syndrome
ミョウバン泉　alum springs
ミョウバン沈殿毒素　alum-precipitated toxoid (APT)
ミラー・アボット管　Miller-Abbott tube
味蕾　taste bud
味蕾周囲の　perigemmal
ミラート・グブラー症候群　Millard-Gubler syndrome
ミラート・グブラー麻痺　Millard-Gubler paralysis
ミラー・ニューロン　mirror-neuron
ミラノ基準　Mlano criteria
ミリアンペア　milliampere (mA)
ミリオスモル　milliosmole (mOsm)
ミリグラム　milligram (mg)
ミリグラム当量　milliequivalent (mEq)
ミリバール　millibar (mb)
ミリ秒　millisecond (msec)
ミリポアフィルター　millipore filter (MF)
ミリボルト　millivolt (mV)
ミリミクロン　millimicron (mμ)
ミリメートル　millimeter (mm)
ミリメートル水銀柱　millimeters of mercury (mmHg)
ミリメートル波　millimeter-wave
ミリモル　millimol (mmol, mM)
ミリュー　milieu
ミリリットル　milliliter (mL, ml)
ミリレントゲン　milliroentgen (mR)
ミル　mil
ミルクアルカリ症候群　milk-alkali syndrome
ミルク嫌い　bottle shy
ミルクマン症候群　Milkman syndrome
ミルメシア　myrmecia
ミロキサシン　miloxacin (MLX)
ミンコウスキー数値　Minkowski figure
民衆　populace
民族　race
民族学　ethnology
民族自殺　race suicide
民族の　ethnic, racial

む

無アルファ(α)-リポタンパク血症　analphalipoproteinemia
無アルブミン血〔症〕　analbuminemia
無為　abulia
無位覚〔症〕　atopognosia
６日目ごとの　sextan
無意識の　unconscious
無意志〔症〕　abulia
無意志の　aconative
無為抵抗　passive resistance (PR)
無為の　abulic
無栄養症　athrepsia
無エコー　echo-free
無塩酸症　achlorhydria
無塩酸の　anhydrochloric
無塩の　no salt added (NSA, n.s.a.)
無黄疸性ウイルス性肝炎　anicteric virus hepatitis
無黄卵　alecithal
無音胸声　aphonic pectoriloquy
無音の　silent
無快感〔症〕　anhedonia
無害腫瘍　innocent tumor
無害性雑音　innocent murmur
無害性糖尿病　diabetes innocens
無害〔性〕の　benign, innocuous
無下顎体　hypoagnathus
無核細胞　acaryote, akaryocyte
無角質症　aceratosis
無顎症　agnathia
無核の　acaryote
無下腿〔症〕　acnemia
無カタラーゼ血症　acatalasemia
無カタラーゼ症　acatalasia
むかつき　retching

むかつく gag
無活力 abiotrophy
無価の nonvalent
無ガラクトーゼ尿 agalactosuria
無顆粒球 agranular leukocyte, agranulocyte
無顆粒細胞症 agranulocytosis
無顆粒性白血球 agranular leukocyte
無顆粒〔白血〕球症 agranulocytosis
無カルシウム症 acalcerosis
無感覚 athymia, narcosis, obdormition, torpescence
無感覚症 senselessness
無感覚性疼痛症 anesthesia dolorosa
無感覚の insensible
無眼球症 anophthalmia
無眼瞼〔症〕 ablepharia, ablepharon, blephary
無汗症 adiaphoresis, anhidrosis
無顔症 aprosopia
無関心 apathy
無関心の apathetic, indifferent
無関節の inarticulate
無顔体 aprosopus
無感動 apathy
無関導子 indifferent electrode
無ガンマグロブリン血症 agammaglobulinemia
無潅流領域 nonperfusion area (NPA)
無機栄養 lithotrophism
無機栄養生物 lithotroph
無機化学 inorganic chemistry
無機化合物 inorganic compound
無器官の inorganic
無機質 mineral
無気生活 anaerobiosis
無気性の anaerobic
無機性の inorganic
無気肺 atelectasis
無気肺によるラ音 atelectatic rale
ムギ穂包帯 spica
無嗅覚〔症〕 anosmia
無嗅脳〔症〕 arhinencephalia, arrhinencephalia
無胸骨〔症〕 asternia
無響室 anechoic room
無胸腺症 athymia, athymism
無響の anechoic, sonolucent
無気力 abulia, debility, enervation, inertia
無筋覚 amyoesthesia
無歯症 agomphosis
無菌〔状態〕 sterility
無菌性壊死 aseptic necrosis (AN)
無菌性髄膜炎 aseptic meningitis
無菌〔性〕の amicrobic, axenic
無菌性膿尿 amicrobic pyuria
無菌操作 aseptic procedure
無緊張性膀胱 atonic bladder
無菌的術式 listerism
無菌的な aseptic
無菌動物学 gnotobiology, gnotobiotics
無菌熱 aseptic fever
無菌の sterile
無菌膿尿症 abacterial pyuria
無菌〔法〕 asepsis
無グルテン食 gluten-free diet
無形〔奇形〕 amorphia
無形成〔症〕 aplasia
無形成腎 aplastic kidney
無形成性異形成 aplastic dysplasia
無形成〔性〕の aplastic
無形成リンパ aplastic lymph
無形体 amorphus
無茎の sessile
無頸部子宮 uterus acollis
無痙攣性の aspastic
無血管の avascular
無月経 amenorrhea
無月経〔性〕の amenorrheic
無血の bloodless, noninvasive, nonoperative
無瞼〔症〕 ablepharia, ablepharon, ablephary
夢幻状態 dream state
無限生存の妄想 immortality
夢幻せん(譫)妄 oneirism
ムコイド mucoid
無孔 imperforation
無効化 vitiation
無睾丸症 anorchia
無虹彩〔症〕 aniridia, irideremia
無口症 astomia
無甲状腺症 athyreosis, athyroidism
無甲状腺症の athyrotic
無甲状腺性小人症 athyreotic nanism
無効造血 ineffective erythropoiesis
無孔膣 colpatresia
無喉頭者 laryngectomee
無効な呼吸パターン ineffective breathing pattern
無孔の imperforate
無効の invalid
無肛門〔症〕 aproctia
無呼吸 apnea
無呼吸呼吸 apneustic breathing
無呼吸指数 apnea index (AI)
無呼吸低呼吸指数 apnea-hypopnea index (AHI)
無呼吸テスト nonbreathing test
無呼吸の apneic
ムコ多糖 mucopolysaccharide
ムコ多糖〔体〕沈着〔症〕 mucopolysaccharidosis (MPS)
ムコ多糖〔体〕尿〔症〕 mucopolysacchariduria
ムコタンパク質 mucoprotein (MP)
無骨髄の amyeloic
ムーコル〔菌〕症 mucormycosis
ムーコル属 *Mucor*
無言症 dumbness, mutism
無作為アルダクトン評価試験 randomized aldactone evaluation study (RALES)

無作為化 randomization
無作為化比較試験 randomized controlled trial
無作為化臨床試験 randomized clinical trial (RCT)
無作為抽出 random sampling
無作為の random
無作為標本 random sample
無酸〔症〕 anacidity
無酸素運動 anaerobic exercise
無酸素呼吸 anaerobic respiration
無酸素症 anoxia
無酸素性作業閾値 anaerobic threshold (AT)
虫 insect, worm
無視 neglect
無歯 edentate
無糸〔核〕分裂 amitosis
無色素性 achromasia
無色素の unpigmented
無識別 not identified (NI)
無子宮〔症〕 ametria
虫食いエナメル質(斑状歯) mottled enamel
虫下し anthelmint(h)ic
無刺激食 bland diet
無指合指症 ectrosyndactyly
虫さされ insect bite
無肢症 amelia
無歯〔症〕 anodontia
無指(趾)症 adactyly, aphalangiasis, ectrodactylia
無耳症 anotia
無実施 not performed (NP)
無肢の acolous
無歯の edentulous
無疵の intact
蒸し風呂 sudatorium
無糸分裂 fragmentation
無周期の aperiodic
無収差の anastigmatic
無収縮 asystole
無手症 acheiria
無手体 achirus
矛盾 conflict, paradox
矛盾性運動 kinesis paradoxa
矛盾の paradoxical
無傷 intactness
無条件反射 unconditioned reflex (UCR)
無条件反応 unconditioned response
無症候性感染 silent infection
無症候性キャリアー asymptomatic carrier (ASC)
無症候性虹彩炎 quiet iritis
無症候性細菌尿 asymptomatic bacteriuria (ABU)
無症候性心筋虚血 asymptomatic myocardial ischemia
無症候性心筋梗塞 silent myocardial infarction (SMI)
無症候性の asymptomatic, nonsymptomatic (NS), silent, symptomless
無症候性脳梗塞 asymptomatic cerebral infarction
無症候性脳腫瘍 asymptomatic brain tumor
無症候性保菌者 asymptomatic carrier (ASC)
無照射 no radiation (NR)
無情者 affectionless psychopath
無症状の subclinical
無傷性縫合糸 atraumatic suture
無焦点性 astigmatism
無焦点性の astigmatic
無傷の intact, uninjured
無漿膜野 bare area
無色 achromatism
無色症 achromatosis
無色性 isochromia
無色〔赤血〕球 achromatocyte
無色尿〔症〕 achromaturia
無色の achromatous
無食欲 anorexia
無処置の normal (N, n)
無触覚〔症〕 anaphia
無処理の untreated
無侵襲 intactness
無侵襲計測 noninvasive measurement
無心症 acardia
無唇〔症〕 acheilia
無疹痘 variola sine eruptione
無振動性の aperiodic
無腎の anephric
無水 anhydrous
無水アルコール absolute alcohol
無水晶体眼 aphakic eye
無水晶体症 aphakia
無髄〔神経〕線維 gray fiber, unmyelinated nerve fiber
無髄の amyelinic, pulpless, unmedullated, unmyelinated
無水ブドウ糖 anhydrous dextrose
ムスカリン受容体 muscarinic receptor
ムスカリン受容体拮抗薬 muscarinic receptor antagonist
ムスカリン中毒 muscarinism
ムスカリン〔様〕作用の muscarinic
結び cup
結び目 knot
むずむず脚症候群 restless legs syndrome (RLS)
夢精 nocturnal pollution, pollutio nocturna, wet dream
無生育性の nonviable
無精液〔症〕 aspermatism, aspermia
無声音 aphonic sound
無性器〔症〕 agenitalism
無制限に ad libitum (ad lib.)
無性交生殖の asexual
無精子〔症〕 azoospermia
無声〔症〕 aphonia
無性生殖 agamic reproduction, asexual generation, asexual reproduction, heterogenesis, monogenesis, virgin generation

無性〔生殖〕期　phorozoon
無性生殖体　agamont
無性生殖の　agamous, monogenous
無性世代　asexual generation
無精巣(睾丸)症　anorchia, anorchism
無性の　asexual
無声の silent
無生物の　inanimate
無性胞子　asexual spore
無性欲症　anaphrodisia
無脊髄症　amyelia
無脊髄動物類　Achordata
無脊髄の　amyeloic
無脊椎動物　invertebrate
無石灰症　acalcicosis
無舌口症　aglossostomia
無腺症　anadenia
無線条の　unstriated
無ぜん(蠕)動　aperistalsis
無爪症　anonychia
無層板骨　nonlamellar bone
無足合脚体　sympus apus
無体腔動物　acoelomate
無体腔の　acoelomate
無対舌結節　tuberculum impar
無唾液症　aptyalia
ムターゼ　mutase
無胆汁色素尿〔症〕　acholuria
無胆汁〔症〕　acholia
無胆汁尿性黄疸　acholuric jaundice
むち打ち　flagellation, whiplash
むち打ち後症候群　posttraumatic neck syndrome
むち打ち損傷　whiplash injury
むち打ち網膜症　whiplash retinopathy
無秩序　disorder
夢中遊行　noctambulation, paroniria ambulans, sleep walking
無聴覚〔症〕　anacusia, anakusis
ムチン　mucin
ムチン〔沈着〕症　mucinosis
ムチン様の　mucinoid
無痛横痃　indolent bubo
無痛覚〔症〕　analgesia
無痛性アンギナ　angina sine dolore
無痛性潰瘍　silent ulcer
無痛性血尿　painless hematuria
無痛性心筋梗塞　painless myocardial infarction
無痛性の　indolent
無痛分娩　child birth without pain (CWOP), painless labor
ムック顆粒　Much granule
六つ児　sextuplet
無手足症　acheiropodia
無定位運動症　athetosis
無定位の　astatic
無定形態　amorph
無〔定〕形の　amorphous
無頭蓋〔症〕　acrania
無動緘黙症　akinetic mutism
無動原体の　acentric
無瞳孔〔症〕　acorea
無頭症　acephalia
無動〔症〕　akinesia
無動〔性(症)の〕　akinetic
無頭体　acephalus
無胴体　acormus
無動発作　akinetic seizure
無動無言症　akinetic mutism
無動力〔症〕　adynamia
無毒化　detoxication
無毒性　avirulent
無毒性量　no observed adverse effect level (NOAEL)
無毒の　atoxic
無トランスフェリン血症　atransferrinemia
無努力の　aconative
無乳房〔症〕　amastia, amazia
無尿〔症〕　anuria
胸　chest, pectus
無熱　apyrexia
無熱の　afebrile
胸の　pectoral, pectoralis, thoracic (Th)
胸やけ　brash, heartburn, peratodynia, pyrosis
胸やけの　pyrotic
無能　incompetence
無脳回症　agyria
無脳〔症〕　anencephaly
無脳脊髄奇形　myelacephalus
無脳波活動　electrocerebral silence (ECS)
無肺症　apneumia
無排卵　anovulation, anovulia
無排卵性月経　anovular menstruation, anovulomenorrhea
無白症　aleukia
無発育　agenesis
無(非)白血病　aleukemia
無反射〔症〕　areflexia
無反応性の　rebellious, refractory
無脾症　asplenia
無鼻〔症〕　arhinia, arrhina
無表情〔症〕　amimia
無表情背　poker back
無フィブリノーゲン血症　afibrinogenemia
無分割〔性〕の　ameristic
無柄の　sessile
無弁切断　flapless amputation
無弁の　valveless
夢魔　oneirodynia
無味覚〔症〕　ageusia
無脈　pulseless
無脈性電気活動　pulseless electrical activity (PEA)
無脈拍　acrotism
無脈拍の　acrotic
無名骨　innominate bone
無名の　anonymous, innominate
無毛症　atrichia
無毛の　glabrous
夢遊症患者　somnambulist

夢遊〔病(症)〕 noctambulation, somnambulism
夢遊病性てんかん somnambulistic epilepsy
無欲の apathetic
無ラクターゼ症 alactasia
紫 violet
紫色を発する purpuriferous
ムラサキウマゴヤシ alfalfa
むらのある uneven
無理の irrational
無力 torpidity
無力症 adynamia, asthenia
無力性精神病質 asthenic psychopathia
無力性精神病質者 anesthetic psychopathic
無力な(の) asthenic, ineffective
無リンパ alymphia
無リンパ球〔症〕 alymphocytosis
ムレイン murein
ムロメガロウイルス属 *Muromegalovirus*
無腕〔症〕 abrachia, abrachiatism
無腕体 abrachius
無腕無頭〔症〕 abrachiocephalia
無腕無頭体 abrachiocephalus
ムンテラ Mund Therapie (MT)
ムンプス mumps
ムンプスウイルス *Mumps virus*

め

芽 bud
目(眼) eye (E), oculus (O)
鳴管 syrinx
明細胞 clear cell
迷錯 aberration
明順応 light adaptation
名称 term
名称恐怖〔症〕 onomatophobia
名称失語〔症〕 anomia, nominal aphasia
明所視 photopia
明所視眼 photopic eye
メイズ手術 maze operation
迷走神経 vagus, vagus nerve
迷走神経緊張 vagotonia, vagotony
迷走神経緊張の vagotonic
迷走神経向性 vagotropism
迷走神経向性の vagotropic
迷走神経性徐脈 vagal bradycardia
迷走神経〔性〕の vagovagal
迷走神経性補充収縮 vagal escape
迷走神経切除〔術〕 vagectomy
迷走神経切断術 vagotomy
迷走神経の vagal
迷走神経剥離術 vagolysis
迷走神経抑制の vagolytic
迷走性の aberrant
迷走副神経 vagoaccessorius
明体 phaneroplasm
命題 proposition
酩酊 drunkenness, inebriation, temulence
酩酊薬 inebriant
迷入 aberratio, aberration, stray
迷入血管 vas aberrans
迷入甲状腺 aberrant thyroid
迷入〔性〕の heterotopic
迷入乳房 mamma aberrans
明白前の prepatent
明白な apparent, manifest
命名基準株 nomenclatural type strain
命名法 nomenclature
明滅〔する〕 flicker
メイラード反応 Maillard reaction
明瞭 lucidity
明瞭度 acuity
明瞭な lucid
命令 direction
命令する direct, prescribe
迷路 labyrinth, maze
迷路炎 labyrinthitis
迷路高圧症 otopiesis
迷路周囲 perilabyrinth
迷路静脈 labyrinthine veins
迷路性眼振 labyrinthine nystagmus
迷路切開術 labyrinthotomy
迷路切除術 labyrinthectomy
迷路動脈 labyrinthine artery
迷路の labyrinthine
迷惑 nuisance
メガエルグ megaerg
目隠しの blind
メガダイン megadyne
めがね glasses
メガファラッド megafarad
メガヘルツ megahertz (MHz)
メガボルト megavolt
メグオーム megohm
メーグス症候群 Meigs syndrome
メクロールエタミン mechlorethamine
メサクソン mesaxon
目覚めている waking
メサンギウム細胞 mesangial cell
メサンギウム増殖性糸球体腎炎 mesangial proliferative glomerulonephritis
メサンギウムの mesangial
メジナ虫症 dracunculiasis
メージュ症候群 Meige syndrome
メシリナム mecillinam (MPC)
メシル酸デフェロキサミン deferoxamine mesilate
雌 female (F, f)
メス scalpel
メスカリン mescaline
メズサの頭 caput medusae, Medusa head
メストラノール mestranol
メスナ mesna
メスメリズム mesmerism
メソソーム mesosome
メソトレキサート methotrexate (MTX)
メタ異性 metaisomerism
メタカルパルインデックス metacarpal index (MCI)
メタキネシス metakinesis
メタクロマジー metachromasia

用語索引

メタゴニムス属　*Metagonimus*
メタサイクリン　methacycline（MTC）
メタ細動脈　metarteriole
メタ心理学　metapsychology
メタセルカリア　metacercaria
メタニューモウイルス属　*Metapneumovirus*
メタノール　methanol
メタ分析　metaanalysis
メタヘルペス性角膜炎　metaherpetic keratitis
メタボリックシンドローム　metabolic syndrome（MS）
メタメータ　metameter
^{131}I-メタヨードベンジルグアニジン　metaiodobenzyl guanidine（^{131}I-MIBG）
メタン　methane
メタンフェタミン塩酸塩　methamphetamine hydrochloride
メチオニン　methionine
メチシリン　methicillin（DMPPC）
メチシリン感受性黄色ブドウ球菌　methicillin-sensitive *Staphylococcus aureus*（MSSA）
メチシリン耐性黄色ブドウ球菌　methicillin-resistant *Staphylococcus aureus*（MRSA）
メチシリン耐性表皮ブドウ球菌　methicillin-resistant *Staphylococcus epidermidis*（MRSE）
メチラポン　metyrapone
メチルアルコール　methyl alcohol
メチル化　methylation
メチル基　methyl（Me）
メチル基転移　transmethylation
メチル基転移酵素　methyltransferase
メチルクロトニル補酵素Ａカルボキシラーゼ　methylcrotonyl CoA carboxylase（MCC）
メチルセルロース　methylcellulose
メチルテストステロン　methyltestosterone
メチルトランスフェラーゼ　methyltransferase
メチルプリン　methylpurine
メチルマロン酸　methylmalonic acid（MMA）
メチレン基　methylene
メチレンジオキシメタンフェタミン　methylenedioxymetamphetamine（MDMA）
メチレンブルー　methylene blue
めっき　plating
滅却　occlusion
滅菌器　sterilizer
滅菌した布で包む　drape
滅菌法　sterilization
メッケル腔　Meckel cavity
メッケル憩室　Meckel diverticulum
メッケル症候群　Meckel syndrome
メッケル神経節　Meckel ganglion
メッセンジャー　messenger
メッセンジャーRNA　messenger RNA（mRNA）
滅裂言語　schizophrenic language
メディアン　median（M, m.）
メディエイタ　mediator
メディケア　Medicare
メディケイド　Medicaid
眼と顔の　oculofacial
メトキシ基　methoxy
メトキシル基　methoxyl
メトダイアメルスルフォンアミド剤　methdiamersulfonamide
メトプロロール酒石酸塩　metoprolol tartrate
メトヘマルブミン　methemalbumin
メトヘムアルブミン血〔症〕　methemalbuminemia
メトヘモグロビン　methemoglobin（MetHb）
メトヘモグロビン血〔症〕　methemoglobinemia
メトヘモクロビン尿〔症〕　methemoglobinuria
メトミオグロビン　metmyoglobin
メートル　meter（m）
メートル角　meter angle
メートル燭　meter candle
メトロイリンテル　hysterorynter, metreurynter
メトロイリンテル挿置〔法〕　hystereurysis
メトロニダゾール　metronidazole
メトロノーム　metronome
メトロパチー　metropathy
メナテトレノン　menatetrenone
メニエール病　Ménière disease
メニスカス　meniscus
目に見えるようにすること　visualization
メニンギスムス　meningism
メニンジオーマ　meningioma
メネトリエー病　Ménétrier disease
眼の　ocular, ophthalmic, optic
メノトロピンス　menotropins
メビウス徴候　Möbius sign
メフェナム酸　mefenamic acid
メープルシロップ尿　maple syrup urine
メープルシロップ尿症　maple syrup urine disease（MSUD）
メペリジン　meperidine
めまい(眩暈)　dinus, dizziness, giddiness, paraequilibrium, vertigo
めまい(眩暈)剤　antivertiginous drug
めまい(眩暈)制止薬　antidinic
めまい(眩暈)前兆の　prevertiginous
めまい(眩暈)の　vertiginous
目盛　division, scale
目盛定め　calibration（CAL）
目盛付きの　graduated
目安量　adequate intake（AI）
メーヨー手術　Mayo operation
メラトニン　melatonin
メラニン　melanin
メラニン芽細胞　melanoblast
メラニン芽〔細胞〕腫　melanoblastoma

メラニン〔形成〕細胞　melanocyte
メラニン細胞刺激ホルモン　melanocyte-stimulating hormone (MSH)
メラニン細胞腫　melanocytoma
メラニン色素含有の　melaniferous
メラニン性アダマンチノーマ　melanoameloblastoma
メラニン性エナメル上皮腫　melanoameloblastoma
メラニン爪　melanonychia
メラニン貪食組織球　melanophage
メラニン尿　melanuria
メラニンの　melanoid
メラニン発生　melanogenesis
メラノサイト　melanocyte
メラノソーム　melanosome
メラノトロピン放出ホルモン　melanotropin-releasing hormone
メラノトロピン放出抑制ホルモン　melanotropin release-inhibiting hormone
メラノファージ　melanophage
メラノーマ　melanoma
メランコリー　melancholy
メランジュール　melangeur, mélangeur
メルカーソン・ローゼンタール症候群　Melkersson-Rosenthal syndrome
メルカプタンチオアルコール　mercaptan
メルカプトプリン　mercaptopurine
メルシエー稜　Mercier bar
メルゼブルグ三主徴　Merseburg triad
メルツバッヘル・ペリツェーウス病　Merzbacher-Pelizaeus disease
メレナ　melena
メロミオシン　meromyosin
メロレオストーシス　melorheostosis
面　area, aspect, face, facies, norma
綿　cotton
免疫アジュバント　immunoadjuvant
免疫遺伝学　immunogenetics
免疫応答　immune response
免疫応答遺伝子　immune response gene (Ir gene)
免疫応答性　immunocompetent
免疫回避機構　immunological escape mechanism
免疫芽球　immunoblast
免疫芽球型　immunoblastic
免疫芽球性リンパ節炎様Ｔ細胞リンパ腫　immunoblastic lymphoadenopathy-like T cell lymphoma
免疫学　immunology
免疫拡散法　immunodiffusion test (IDT)
免疫学的　immunologic
免疫〔学的〕活性化細胞　immunologically activated cell
免疫学的監視　immunological surveillance
免疫学的記憶　immunological memory
免疫学的拒絶〔反応〕　immunological rejection
免疫学的検査　immunoassay (IA)
免疫学的増強　immunological enhancement
免疫学的な　immunological
免疫芽細胞　immunoblast
免疫監視機構　immune surveillance, immunological surveillance mechanism, immunosurveillance
免疫寛容　immunological tolerance
免疫寛容の終息　termination of tolerance
免疫吸着物　immunosorbent
免疫吸着法　immunoadsorption
免疫強化　immunopotentiation
免疫強化物質　immunopotentiator
免疫グロブリン　immunoglobulin (Ig, IG)
免疫グロブリンA　immunoglobulin A (IgA)
免疫グロブリンD　immunoglobulin D (IgD)
免疫グロブリンE　immunoglobulin E (IgE)
免疫グロブリンG　immunoglobulin G (IgG)
免疫グロブリンM　immunoglobulin M (IgM)
免疫グロブリン遺伝子　immunoglobulin gene
免疫グロブリンサブクラス　immunoglobulin subclass
免疫グロブリン受容体　immunoglobulin receptor
免疫グロブリンスーパーファミリー　immunoglobulin superfamily
免疫グロブリンの超可変部領域　immunoglobulin hypervariable region
免疫グロブリンの定常部領域　immunoglobulin constant region
免疫グロブリン領域　immunoglobulin domain
免疫蛍光法　immunofluorescence
免疫血清　immune serum
免疫血清グロブリン　immune serum globulin (ISG)
〔免疫〕血清療法　serotherapy
免疫欠乏　immunodeficiency (ID)
免疫原　immunogen
免疫原性　immunogenicity
免疫原性シグナル　immunogenic signal
免疫原の　immunogenic
免疫工学　immunoengineering
免疫コングルチニン　immunoconglutinin
免疫再構築症候群　immune reconstitution inflammatory syndrome (IRIS)
免疫細胞化学　immunocytochemistry
免疫処置　immunization
免疫する　immunize
免疫〔性〕　immunity
免疫〔性〕の　immune
免疫性不妊　immunologic sterility
免疫臓器　immune organs
免疫増強　immunoenhancement
免疫増強〔経腸〕栄養剤　immune-enhancing diet (IED)
免疫増強剤(薬)　immunoenhancer, immu-

nopotentiator
免疫増殖 immunoproliferation
免疫増殖性小腸疾患 immunoproliferative small intestinal disease
免疫測定法 immune assay, immunoassay (IA)
免疫組織化学 immunohistochemistry
免疫単位 immunizing unit (IU)
免疫担当細胞 immunocyte
免疫〔担当〕細胞付着 immunocytoadherence
免疫タンパク〔質〕 immune protein
免疫調節薬 immunomodulator
免疫沈降反応 immunoprecipitation reaction
免疫沈降物 immune precipitate
免疫適格 immunocompetence
免疫適格細胞 immunologically competent cell
免疫適格性 immunocompetent
免疫電気泳動法 immunoelectrophoresis
免疫電気拡散法 electroimmunodiffusion
免疫毒素 immunotoxin
免疫粘着赤血球凝集測定法 immune adherence hemagglutination assay (IAHA)
免疫粘着反応 immune adherence reaction
免疫能 immunocompetence
免疫発生薬 immunifacient
免疫反応 immune reaction
免疫反応性 immunoreactive
免疫反応性インスリン immunoreactive insulin (IRI)
免疫反応性グルカゴン immunoreactive glucagon (IRG)
免疫複合体 immune complex
免疫複合体腎炎 immune complex glomerulonephritis
免疫複合体病 immune complex disease (ICD)
免疫不全 immunodeficiency (ID), immunodeficient
免疫不全症〔候群〕 immunodeficiency syndrome
免疫付着反応 immune adherence reaction
免疫ブロット法 immunoblotting
免疫法 immunization
免疫防御 immunoprophylaxis
免疫放射定量法 immunoradiometric assay (IRMA)
免疫無防備状態の immunocompromised
免疫輸血 immunotransfusion
免疫抑制 immune suppression, immunosuppression
免疫抑制的な immunosuppressive
免疫抑制薬 immunosuppressant
免疫療法 immunotherapy
綿化 flocculation
免荷 nonweight bearing (NWB), relief
綿花状白斑 cotton-wool spot
免荷する relieve
免疫芽球性リンパ節炎 immunoblastic lymphadenopathy (IBL)
免疫の immunologic
綿球 stype, tampon
免許准看護師 licensed practical nurse (L.P.N.)
免許職業看護師 licensed vocational nurse (L.V.N.)
免許専修看護師 licensed practical nurse (L.P.N.)
メンケス病 Menkes disease
メンケベルグ変性 Mönckeberg degeneration
綿花肺 byssinosis
綿撒糸 pencil
綿繖糸 tilma
綿状試験 flocculation test
綿状体 paraphysis
綿状沈降物 flocculus
綿状の flocculent
綿状反応 flocculation
面積計 planimeter
綿線維沈着症 byssinosis
面疔 facial furuncle
メンデル型遺伝 mendelian inheritance
メンデルの mendelian
メンデルの第1法則 Mendel first law
メンデルの第2法則 Mendel second law
メンデルの法則 mendelian law
メンデレビウム mendelevium (Md)
メンブランフィルター membrane filter
綿棒 cotton applicator, swab
面皰 comedo, pimple
面皰形成性 comedogenic
面皰性乳癌 comedocarcinoma
綿棒で分泌物を採集する swab
メンマエキス aspidium oleoresin
面力 surface traction, traction
面力強度 traction intensity

も

モー mho
盲 anopsia, blindness, typhlosis
網 omentum, rete, tuft
毛萎縮 trichatrophy
毛外菌 ectothrix
妄覚 erroneous perception
盲管 cul-de-sac, vas aberrans
毛球 bulbus pili, hair bulb
毛球炎 trichitis
毛形成 piliation
盲系蹄症候群 blind loop syndrome
盲検試験 blind study
盲検の blind
蒙古症 mongolism
蒙古斑 mongolian spot
毛根 hair root
毛根炎 trichitis
毛根鞘 root sheath
毛根鞘腫 trichilemmoma
毛細管拡張症 telangiectasis
毛〔細〕管現象 capillarity
毛細管顕微鏡検査 capillarioscopy

毛細管様骨折　capillary fracture
毛細〔血〕管　capillary
毛細〔血〕管圧　capillary pressure（CP）
毛細〔血〕管運動の　capillariomotor
〔毛〕細〔血〕管炎　capillaritis
毛細血管炎　telangiitis
毛細血管拡張〔症〕　telangiectasia
毛細血管拡張性血管腫　telangiectatic angioma
毛細血管拡張性失調症　ataxia telangiectasia（AT）
毛細血管拡張性肉芽腫　granuloma teleangiectaticum
毛細血管拡張性の　telangiectodes
毛細〔血〕管血流　capillary blood flow（CBF）
〔毛細〕血管顕微鏡　angioscope
毛細血管顕微鏡検査法　capillaroscopy
毛細血管後静脈　postcapillary venule（PCV）
毛細血管疾患　capillaropathy
毛細血管腫　telangioma
毛細血管床　capillary bed
毛細血管ぜい(脆)弱性試験　capillary fragility test
〔毛〕細〔血〕管直径測定器　capillarimeter
毛細〔血〕管瘤　microaneurysm（MA）
毛細胆管　bile capillary
毛周期　hair cycle
毛縦裂症　trichoptilosis
網状　reticulation
網状胃炎　reticulitis
網状骨　cancellous bone
毛状骨折　pilation
網状織肉芽腫　reticulogranuloma
網状織被膜　retoperithelium
網状質　reticulum
網〔状〕赤血球　reticulocyte（Ret）
網〔状〕赤血球減少〔症〕　reticulocytopenia
網状赤血球産生指数　reticulocyte production index（RPI）
網〔状〕赤血球増加〔症〕　reticulocytosis
網〔状〕赤血球反応　reticulocyte response
網状組織の　cancellous
網〔状〕組織被膜　reticuloperithelium
網状帯　zona reticularis（ZR）
毛状の　filiform, floccose, piliform
網状の　reticular, retiform, textiform
毛針　trichita
毛心　trichocardia
毛髄　pith
網生成の　plexogenic
毛石　tricholith
毛舌　glossotrichia
毛舌症　trichoglossia
妄想　delusion
毛瘡　sycosis
妄想型統合失調症　paranoid schizophrenia
妄想症　paranoia
毛瘡状の　sycosiform
妄想〔性〕の　delusional, paranoid
毛巣の　pilonidal
妄想反応　paranoid reaction
毛帯　lemniscus, stratum lemnisci
毛帯交叉　decussatio lemniscorum
盲端の　cecal
毛虫症　scoleciasis
毛虫皮膚炎　raupendermatitis
盲腸　caecum, cecum
盲腸Ｓ字結腸吻合術　cecosigmoidostomy
盲腸炎　cecitis, typhlitis
盲腸回腸吻合術　cecoileostomy
盲腸拡張症　typhlectasis
盲腸下垂症　typhloptosis
盲腸間膜　mesocecum
盲腸結石症　typhlolithiasis
盲腸結腸吻合術　cecocolostomy, colocecostomy
盲腸固定術　cecofixation, cecopexy, typhlopexy
盲腸弛緩症　typhlatony
盲腸周囲炎　paratyphlitis, perityphlitis
盲腸切開〔術〕　cecotomy
盲腸切除術　cecectomy, typhlectomy
盲腸の　cecal
盲腸肥大症　typhlectasis
盲腸縫合術　typhlorrhaphy
盲腸無力症　typhlatony
盲腸瘻術　typhlostomy
盲腸瘻〔造設〕手術　cecostomy
盲点　blind spot, macula caeca, punctum caecum
盲点の　centrocecal
毛頭虫属　*Capillaria*
網内　retothelium
網内系脂肪蓄積症　lipidosis
網内系組織球症　reticulohistiocytosis
毛尿　pilimiction
盲の　blind
網の　omental
盲嚢　caecum, cecum, cul-de-sac
網嚢　omental bursa
毛嚢炎　folliculitis
網嚢孔　epiploic foramen
毛嚢胞　pilar cyst
毛髪　hair, thrix
毛〔髪〕胃石　pilobezoar, trichobezoar
毛髪栄養　trichotrophy
毛髪過少　oligotrichia
毛髪感覚　trichesthesia
毛髪感覚計　trichoesthesiometer
毛〔髪〕感覚消失　trichoanesthesia
毛髪球　pilobezoar
毛髪検査　trichoscopy
毛髪色素欠乏性　achromotrichia
毛髪糸状菌症　trichomycosis
毛髪湿度計　polymeter
毛髪色再生の　trichochromogenic
毛髪植物胃石　trichophytobezoar
毛髪真菌症　trichomycetosis, trichomycosis
毛髪性感覚　trichoesthesia

毛髪性母斑 nevus pilosus
毛髪痛 trichalgia, trichodynia
毛髪の pilar
毛髪のある ciliated
毛髪鼻指節骨症候群 trichorhinophalangeal syndrome
毛髪病 trichonosis
毛髪用軟膏 pomatum
毛髪様の trichoid
盲斑 blind spot
網皮腫 retethelioma, retothelioma
毛筆状突起 penicillum
毛分裂 distrix
毛包 folliculus, hair follicle
毛胞 folliculus pili, trichocyst
毛疱 trichocyte
毛房 hair tuft
毛包炎 folliculitis
毛包脂腺の pilosebaceous
毛包腫 folliculoma, trichofolliculoma
毛包周囲炎 perifolliculitis
毛包周囲の perifollicular
毛包上皮腫 trichoepithelioma
毛包(孔)性角化〔症〕 keratosis follicularis
毛包性母斑 trichofolliculoma
毛包虫 pimple mite
毛包嚢胞 follicular cyst
毛包病 trichocryptosis
毛母腫 pilomatricoma
網膜 retina
網膜炎 retinitis
網膜芽細胞腫 retinoblastoma
網膜杆状体 retinal rod
網〔膜〕血管血圧計 ophthalmodynamometer
網膜血管腫症 angiomatosis of retina
〔網膜〕血管性暗点 angioscotoma
網膜血管〔様〕線条〔症〕 angioid streaks (of retina)
網膜検鏡法 umbrascopy
網膜膠腫 retinocytoma
網膜細胞 retinula
網膜撮影術 retinography
網膜色素上皮層 pigment layer of retina
網膜色素線条〔症〕 angioid streaks (of retina)
網膜脂血症 lipemia retinalis
網膜腫 dictyoma
網膜出血 retinal hemorrhage (RH)
網膜症 retinopathy, retinosis
網膜錐状体 retinal cone
網膜対応 retinal correspondence
網膜対応異常 abnormal retinal correspondence (ARC)
網膜対応欠如 lack of retinal correspondence (LRC)
網膜中心窩 fovea centralis retinae
網膜中心静脈 central retinal vein
網膜中心静脈閉塞症 central retinal vein occlusion (CRVO)
網膜中心動脈 central retinal artery
〔網膜〕中心動脈圧 central arterial pressure (CAP)
網膜中心動脈閉塞症 central retinal artery occlusion (CRAO)
網膜中層 mesoretina
網膜電図 electroretinogram (ERG)
網膜電図検査〔法〕 electroretinography
網膜軟化症 ramollitio retinae, retinomalacia
〔網膜〕乳頭径 disk diameter (DD)
網膜の retinal
網膜剥離 ablatio retinae, detachment of retina, retinal detachment (RD), retinodialysis
〔網膜〕不平等像測定器 eikonometer
網膜分離〔症〕 retinoschisis
網〔膜〕脈絡膜の retinochoroid
網膜様の retinoid
網脈絡膜炎 retinochorioiditis
網脈絡膜疾患 chorioretinopathy
網脈絡膜の chorioretinal
盲目 ablepsia, typhlosis
毛様強膜の cilioscleral
毛様筋麻痺 cycloplegia
網様質 reticular substance
毛様小帯炎 zonulitis
毛様小帯溶解 zonulolysis
毛様脊髄中枢 ciliospinal center
毛様脊髄の ciliospinal
毛様線虫症 trichostrongylosis
毛様体 ciliary body, corpus ciliare, zona ciliaris
毛様帯 ciliary zone
網様体 reticular formation, reticulate body (RF)
毛様体炎 cyclitis
毛様体解離 cyclodialysis
毛様体筋 ciliary muscle
毛様体筋剥離刀 cyclotome
毛様体筋麻痺の cycloplegic
毛様体筋麻痺薬 cycloplegic
毛様体ジアテルミー cyclodiathermy
毛様体小帯 ciliary zonule
毛様体静脈 ciliary vein
毛様体神経 ciliary nerve
毛様体神経節 ciliary ganglion
毛様体神経切開術 ciliotomy
毛様体脊髄反射 ciliospinal reflex
毛様体切開 cyclotomy
毛様体切除〔術〕 ciliectomy, cyclectomy
毛様体の ciliary
毛様体剥離〔術〕 ablatio corporis ciliaris, cyclodialysis
網様体賦活系 reticular activating system (RAS)
毛様体部切開術 ciliarotomy
毛様体扁平部炎 pars-planitis
毛様体脈絡膜炎 cyclochoroiditis
毛様体輪 annulus ciliaris, ciliary ring
毛様体冷凍凝固術 cyclocryotherapy
毛様の pilose
網様の retiform

毛様網膜の　cilioretinal
網絡　network
毛乱生症の　trichomatous
もうろう状態　twilight state
網を形成する　reticulate
燃えつき　burnout
燃えつき症候群　burnout syndrome
模擬　mimesis
模擬の　mimic
モギフォニー　mogiphonia
目　order
木髄　pith
木精　methanol
目測　visual measurement
木炭　charcoal
木治法　xylotherapy
目的論説　teleonomy
目的論的の　teleonomic
木糖　wood sugar, xylose
黙否　mute
木皮の　cortical
目標　mark
目標走性　telotaxis
目標調節式注入法　target controlled infusion (TCI)
目標病変　target lesion
目標量　tentative dietary goal for preventing life-style related disease (DG)
沐浴　bath
モグラ　mole
目録　inventory
模型　manikin, model, phantom
モコラウイルス　*Mokola virus*
モザイク　mosaic
モザイク型　mosaicism
モザイク現象　mosaicism
モザイク状の　tessellated
モザイク性遺伝　mosaic inheritance
モザイク様足底ゆうぜい(疣贅)　mosaic wart
模式種　type species
文字盲　text blindness, word blindness
模写　replication
模床　tilmus
モス管　Moss tube
モース手術　Mohs chemosurgery
モスラー糖尿病　Mosler diabetes
モーター　motor
もたらす　cause
モダリティ　modality
没食子　gall
没薬　thus
モテー手術　Motais operation
モデュレーター　modulator
モデリング　modeling
モデル　manikin, model
モード　mode
戻し得る　reversible
戻し交雑　backcross
戻し呼吸　rebreathing
戻る〔こと〕　return
モートン神経痛　Morton neuralgia
モナコフ症候群　Monakow syndrome
モニター　monitor, monitoring
モニリア症　moniliasis
モニリア性の　monilial
モニリア属　*Monilia*
モーニングケア　morning care
モーニングサージ　morning surge
モノアミン酸化酵素　monoamine oxidase (MAO)
モノアミン酸化酵素阻害剤　monoamine oxidase inhibitor (MAOI)
物語と対話に基づく医療　narrative-based medicine (NBM)
モノグラフ　monograph
モノクローナル抗体　monoclonal antibody (MOAb)
モノクローナルの　monoclonal
モノクロの　monochromatic
喪の作業　mourning work
モノソミー　monosomy
モノネガウイルス目　*Mononegavirales*
モノマー　monomer
モノマニー　monomania
モノメリー　monomery
模範　prototype
モビッツ型房室ブロック　Mobitz types of atrioventricular block
モビッツブロック　Mobitz block
模倣　imitation, mimesis
模倣行動　imitative behavior
模倣する　approximate
模倣性の　mimetic
模倣チック　mimic tic
模倣的な　imitative
模倣麻痺　mimetic paralysis
もやもや病　moya-moya disease
モラクセラ結膜炎　*Moraxella* conjunctivitis
モラクセラ属　*Moraxella*
モリア　moria
モーリアック症候群　Mauriac syndrome
モリブデン　molybdenum (Mo)
モリブデン中毒症　molybdenosis
モリミナ　molimina
モル　mol, mole
モルガニー丘　morgagnian caruncle
モルガニー孔　Morgagni foramen
モルガニー症候群　Morgagni syndrome
モルガニー白内障　morgagnian cataract
モルガネラ属　*Morganella*
モルガン　morgan
モルキオ症候群　Morquio syndrome
モルシポックスウイルス属　*Molluscipoxvirus*
モル腺　Moll gland
モル濃度　molarity, mol concentration
モルヒネ　morphine
モルヒネ硬膜外注入法　epidural morphine
モルヒネ常用　morphinism
モルヒネ中毒　morphinism
モルビリウイルス属　*Morbillivirus*

モルフィン　morphine
モルモット　guinea pig (GP)
もろい　fragile, friable
モロー反射　Moro reflex
モワット・ウィルソン症候群　Mowat-Wilson syndrome
門　division, hilum, hilus, phylum, port, porta
門下生　pupil (P)
紋切り型　stereotype
門戸　portal
モンゴリズム　mongolism
モンゴル人の　Mongolian
モンゴル人様の　mongoloid
モンゴロイド　mongoloid
問診　consultation, physician's question(n)aire (PQ)
問診スキル査定　clinical skills assessment (CSA)
問題　problem
問題解決過程　problem solving process
問題基質型学習　problem-based learning (PBL)
問題行動　problem behavior
問題志向型学習　problem-based learning (PBL)
問題志向型システム　problem oriented system (POS)
問題志向型診療記録　problem oriented medical record (POMR)
問題児童　problem child
問題リスト　problem list (PL)
モンディーニ型難聴　Mondini deafness
モンテジア骨折　Monteggia fracture
モンテプラーゼ　monteplase
モントゴメリー腺　Montgomery glands
門の　hilar, portal
モンブルグ帯　Momburg belt
門脈　portal vein (PV)
門脈圧　portal vein pressure (PVP)
門脈圧亢進症　portal hypertension (PHT)
門脈炎　portitis
門脈拡張〔症〕　portal vein dilation (PVD), pylephlebectasis
門脈管　portal canal
門脈系　portal system
門脈血栓症　pylethrombosis
門脈血流量　portal vein blood flow (PVBF)
門脈周囲炎　peripylephlebitis
門脈循環　portal circulation
門脈造影像　portogram
門脈造影(撮影)〔法〕　portography, portovenography
門脈大循環性脳症　portal-systemic encephalopathy
門脈大静脈吻合　portacaval shunt
門脈と下大静脈の　portacaval
門脈の　portal, pylic
門脈閉鎖〔症〕　pylemphraxis
紋理状網膜　leopard retina
モンロー孔　foramen of Monroe

や

野　area, field, part
夜間アルブミン尿症　noctalbuminuria
夜間遺精　nocturnal pollution
夜間遺尿症　nocturnal enuresis
夜間恐怖〔症〕　nyctophobia
夜間勤務　night shift
夜間勤務看護師　night nurse
夜間高血圧　nocturnal hypertension
夜間骨痛　nocturnal bone pain
夜間睡眠時勃起　nocturnal penile tumescence (NPT)
夜間多尿　nocturia, nycturia
夜間痛　night pain, nyctalgia
夜間の　nocturnal, nycterine
夜間頻尿　nycturia
夜間めまい　nocturnal vertigo
焼き入れ　quenching
ヤギ声　egophony, tragophony
焼きもどし　tempering
野牛肩　buffalo hump
野球肘　baseball elbow
野球指　baseball finger
夜驚症　night terrors
夜勤　night shift
約　circa (ca.), etwa (etw)
薬害　damage from medicines
薬学　pharmacy
薬学教育　pharmacopedia
薬学の　pharmaceutical
薬剤　drug, medicine (Med.), pharmacon
薬剤疫学　pharmacoepidemiology
薬剤学　pharmaceutics
薬剤起因性甲状腺機能亢進症　thyrotoxicosis medicamentosa
薬剤師　chemist, pharmaceutist, pharmacist
薬剤処理の　medicate
薬剤性過敏症症候群　drug-induced hypersensitivity syndrome (DIHS)
薬剤性じんま(蕁麻)疹　urticaria medicamentosa
薬剤性全身性エリテマトーデス様症候群　drug-induced lupus-like syndrome
薬剤耐性　drug resistance
薬剤耐性肺炎球菌　drug-resistant *Streptococcus pneumoniae* (DRSP)
薬剤耐性緑膿菌　drug-resistant *Pseudomonas aeruginosa*
薬剤熱　drug fever
薬剤の　medical, medicinal
薬剤誘起性肺炎　drug-induced pneumonitis
薬剤誘導寛容　drug-induced tolerance
薬剤溶出性ステント　drug eluting stent (DES)
薬事法　Pharmaceutical Affairs Law
軛状の　zygal
薬疹　drug rash

約数　aliquot, measure
薬草　herb
薬草書　herbal
薬草の　herbal
役に立つ　instrumental
薬品　agent
薬びん　lagena (Lag)
薬品説明書　dispensatory
薬物　medicament
薬物アレルギー　drug allergy
薬物依存　drug dependence
薬物学　materia medica, pharmacology
薬物過敏症　drug hypersensitivity
薬物狂　pharmacomania
薬物恐怖〔症〕　pharmacophobia
薬物拘束　medicinal restraint
薬物作用点　site of action of medicament
薬物嗜好〔症〕　pharmacophilia
薬物嗜癖　toxicomania
薬物嗜癖者　drug addict, toxicomaniac
薬物使用評価　drug use evaluation (DUE)
薬物常用者　drug addict
薬物性アシドーシス　pharmacogenic acidosis
〔薬物〕生体内利用率等価性　bioequivalence
薬物速度論　pharmacokinetics
薬物耐性　tolerance to drug
薬物耐性の　drug-fast
薬物中毒　drug intoxication
薬物治療学　pharmacotherapeutics
薬物動態〔学〕　pharmacokinetics
薬物投与　exhibition
薬物投与過多　overdose (OD)
薬物動力学　pharmacokinetics
薬物特異体質　drug idiosyncrasy
薬物有害反応　adverse drug reaction (ADR)
薬物乱用　drug abuse
薬物療法　pharmacotherapy
〔薬〕包紙　paper
薬用式衡量法　apothecaries' weight
薬用量　medicamentous dose
薬浴　medicinated bath
薬理遺伝学　pharmacogenetics
薬理学　pharmacodynamics, pharmacology
薬理学的な　pharmacologic
薬力学　pharmacodynamics
薬理ゲノミクス　pharmacogenomics
薬量学　posology
YAG(ヤグ)レーザー　YAG laser
役割　role
役割演技　role-playing
夜行の　nocturnal
ヤコビー線　Jacoby line
ヤコブソン神経　Jacobson nerve
野菜　vegetable
野獣性の　theroid
野獣様奇形　theromorphism
やせ　emaciation, syntexis
野生型　wild type
やせた　lean, skinny
矢田部・ギルフォード検査　Yatabe-Guilford personality inventory(Y-G test)
ヤタポックスウイルス属　*Yatapoxvirus*
夜中驚悸　night terrors
夜痛症　nyctalgia
薬価　pharmaceutical price
薬価基準　drug tariff standard
薬価表　drug tariff
薬局　dispensary, pharmacy
薬局業務規範　good pharmacy practice (GPP)
薬局方　pharmacopoeia (Ph)
薬局方処方　officinal formula
薬局方注解　dispensatory
薬局方の　official
薬効　virtue
薬効悲観主義　therapeutic pessimism
ヤッフェ反応　Jaffe reaction
野兎病　tular(a)emia
夜尿症　bed-wetting, nocturia, nocturnal enuresis
ヤーヌスグリーンB　Janus green B
屋根形の　tectiform
ヤバサル腫瘍ウイルス　*Yaba monkey tumor virus*
やぶ医者　medicaster, quack
ヤブカ［藪蚊］属　*Aedes*
夜盲〔症〕　night blindness, nyctalopia
やや悪性の　semimalignant
軟らかい　pultaceous
軟らかい食事　soft diet
ヤング症候群　Young syndrome
ヤンスキー・ビールショウスキー病　Jansky-Bielschowsky disease

ゆ

湯あたり　thermal crisis
ユーイング腫〔瘍〕　Ewing tumor
優位　preponderance
UVエンドヌクレアーゼ　UV-endonuclease
有意確率　probability value
有閾物質　threshold substance
有意検査　significance test
有意差なし　no significant difference (NSD), not significant (NS, n.s.)
有意水準　significance level
有意性　significance
有意の　significant
優位の　dominant, superior
優位〔脳〕半球　dominant hemisphere
優位半球　major hemisphere
誘因　incentive
憂うつ　dejection
憂うつ質　melancholiac, melancholic
憂うつ症　pessimism
憂うつ性の　saturnine
憂うつな　blue, spleeny
優越感　superiority complex
融化　deliquescence
融解　colliquation, fusion, liquefaction,

synchesis, synchysis
有害業務 harmful work
有害効果 noci-influence
有蓋骨盤 spondylizema
融解剤 liquefacient
有害作用 toxic action
有害事象 adverse event (AE)
融〔解〕点 melting point (mp)
有害な aversive, deleterious, harmful, poisonous
有害反応 adverse reaction
優格観念 dominant idea
有郭乳頭 vallate papilla
有核の nucleated
有郭の circumvallate, vallate
雄核発生 androgenesis
有機栄養 organotrophism
有機栄養生物 organotroph
有機化学 organic chemistry
有機化学の vitochemical
有機化合物 organic compound
有機化する organize
有気呼吸 aerobic respiration
有機親和性の organophilic
有機水銀 organomercury
有機水銀化合物 organomercurial
有気生活 aerobiosis
有気〔性〕菌 aerobe
有気性の aerobic
有機成分 organic principle
有機体 organism
遊戯聴力検査 play audiometry
有機の organic
遊脚相 swing phase
遊脚中期 midswing
有脚の pedicellate
有機溶剤 organic solvent
有機溶剤乱用 glue-sniffing
有響性ラ音 crackling rale
有棘細胞 prickle cell
有棘細胞癌 spinalioma
有棘細胞の spinocellular
有棘細胞不整増殖 paracanthosis
有棘細胞崩壊 acanthorrhexis
有極性 polarity
有棘赤血球 acanth(r)ocyte
有棘赤血球増加〔症〕 acanth(r)ocytosis
有棘層 stratum spinosum
有棘層増殖性の acanthotic
有棘の spinate
遊戯療法 play therapy
有腔虫 cavitary
有茎移植 pedicle graft
有形質 phaneroplasm
有茎性軟腫 acrochordon
有茎の pedicellate
有茎皮弁 pedicle flap
融合 coalescence, concrescence, copulation, fusion, syngamy
融合影 consolidation
融合核 syncaryon, synkaryon
有鉤鉗子 tenaculum forceps, volsella forceps, vulsellum forceps
有効期〔限〕消滅 expire
有向距離 oriented direction
有効血液量 effective blood volume (EBV)
有鉤骨 hamate, unciform bone, unciforme
融合雑種腫瘍細胞 hybridoma
有効循環血液量 effective circulating blood volume (ECBV)
融合腎 fused kidney
融合する fuse
有効性 efficacy
融合性奇形 symphysic teratism
融合〔性〕の confluent
有効成分 active principle
有溝導子 gorget
有効動脈血液量 effective arterial blood volume (EABV)
有効な effective
有溝の sulcate(d)
有孔の foraminiferous, porous
有向の oriented
有鉤嚢虫症 cysticercosis
有効濃度 effective concentration (EC)
有効半減期 effective half-life
有効不応期 effective refractory period (ERP)
有効弁口面積 effective orifice area
有効毛細血管流 effective capillary flow (ECF)
有効量 effective dose (ED)
融剤 flux
有酸素運動 aerobic exercise, aerobics
有酸素性の aerophilic
有糸〔核〕分裂 karyokinesis, mitosis
有糸核分裂後の postmitotic
〔有〕軸〔偽〕足 axopodium
有歯の dentigerous, dentulous
有糸分裂後期 postmitotic interval
有糸分裂生起〔源〕 mitogenesis
有糸分裂生殖 mitogenesia
有糸分裂前期 premitotic phase
有糸分裂前期の premitotic
有糸分裂の mitotic
〔有糸〕分裂誘発因子 mitogen
疣(ゆう)腫 vegetation
誘出 elicitation
遊出 emigration, transmigration
有床義歯 plate denture
有鞘性の vaginate
ゆう(疣)状皮膚結核 tuberculosis cutis verrucosa
有色光線療法 spectrochrome
夕食前 ante prandium (a.p.)
有色体 plastid
雄ずい(蕊) stamen
有水晶体眼 phakic eye
有水晶体眼内レンズ phakic intraocular lens (phakic IOL)
有髄鞘の medullated
有髄神経 medullated nerve

有髄神経線維 myelinated nerve fiber
有髄の myelinated
優性 dominance
優勢 prevalence
ゆうぜい(疣贅) vegetation, verruca, verruga, wart
優性遺伝 dominant inheritance
優性遺伝子 dominant gene
有声音 voiced sound
雄性化 virilescence
雄性核クロモゾーム(染色体) male sex chromosome (Y)
優生学の eugenic
雄性化する masculinize
優性形質 dominant character
有性細胞 sexual cell
優生手術 eugenic sterilization
優性受容体 dominant receptor
ゆうぜい(疣贅)症 verrucosis
ゆうぜい(疣贅)状異常角化腫 warty dyskeratoma
ゆうぜい(疣贅)状の warty
有性生殖 sexual reproduction, syngenesis
有性世代 sexual generation
優勢な predominant
優性(顕性)の dominant
有性の sexual
有性胞子 sexual spore
優占の dominant
有窓 fenestration
遊走 migration
融像 fusion
有窓鋭ひ(匙) curet, curette
遊走甲状腺腫 diving goiter, wandering goiter
遊走細胞 planocyte
遊走子 zoospore
遊走膝蓋骨 floating patella
遊走集落 swarm
遊走腎 floating kidney, movable kidney, ren mobilis, wandering kidney
遊走性 chemotaxis
遊走性の fugitive, wandering
遊走性ペースメーカ wandering pacemaker
遊走阻止因子 migration-inhibitory factor (MIF)
有窓の fenestrated
遊走胞子 planospore
有窓包帯 fenestrated bandage
有痛性感覚脱失〔症〕 anesthesia dolorosa
有痛性排尿困難 stranguria, strangury
有痛性歩行 an-talgic gait
誘電子 inductor
尤度(ゆうど) likelihood
誘導 derivation, induction, influence, lead
誘導気管支 drainage-bronchus
誘導酵素 induced enzyme
有頭骨 capitate, capitate bone
誘導された induced
誘導質 inducer
誘導する derive, induce
遊動精子 spermatozoid
誘導体 derivative
誘導タンパク〔質〕 derived protein
誘導電流 faradism
有洞の cavitary
誘導発疱(発赤) counterirritation
誘導〔物〕質 inductor
誘導薬 derivative, revulsant, revulsive
尤度関数 likelihood function
有毒ガス damp
有毒性 venenosity
有毒な(の) mephitic, veneniferous
有熱時 adstante febre (adst feb)
有熱状態 feverishness
誘発 challenge, induction, provocation
誘発活性 triggered activity
誘発筋電図 evoked electromyogram (evoked EMG)
誘発された induced
誘発する elicit, induce
誘発性腸チフス provocation typhoid
誘発性の provocative
誘発電位 evoked potential (EP), triggered activity
誘発突然変異 induced mutation
誘発反応 evoked response, provocative reaction
誘発反応聴力検査 evoked response audiometry (ERA)
誘発分娩 induced labor
誘発耳音響反射 transient evoked otoacoustic emission (TEOAE)
誘発ワッセルマン試験 provocative Wassermann test
有病率 prevalence, prevalence rate
裕福 abundance
有弁の valvate
有鞭毛の flagellate
遊歩 migration
有膜の thecate
〔有〕毛細胞 hair cell
有毛細胞白血病 hairy cell leukemia
有毛の pilose
有毛母斑 hairy mole
幽門 pylorus
幽門開口術 pylorostomy
幽門括約筋 pyloric sphincter muscle
幽門管 pyloric canal
幽門狭窄〔症〕 pyloric stenosis (PS), pylorostenosis
幽門筋層切開術 pyloromyotomy
幽門形成術 pyloroplasty
幽門痙攣〔症〕 pylorospasm
幽門口 pyloric orifice
幽門上リンパ節 suprapyloric nodes
幽門切開術 pylorotomy
幽門切除〔術〕 gastropylorectomy, pylorectomy
幽門腺 pyloric glands
幽門洞 pyloric antrum

幽門の pyloric
幽門部 pyloric part
幽門弁 pyloric valve, valvula pylori
有用性 value
遊離 liberation
遊離移植 free graft
遊離基 free radical (FR)
遊離した free
遊離歯肉 free gingiva
遊離脂肪酸 free fatty acid (FFA)
有利受容器 beneceptor
遊離受容体 free receptor
遊離大食細胞 free macrophage
遊離腸管移植 free intestinal transplantation
遊離薬 releaser
優良医薬品供給基準 good supplying practice (GSP)
幽霊細胞 ghost cell
ユウロピウム europium (Eu)
融和性 compatibility
輸液 infusion, transfusion
輸液する transfuse
輸液ポンプ infusion pump (IP)
輸液療法 parenteral fluid therapy
床 solum
ゆがみ deformation
ユーカリア *Eucarya*
ユーカリプトール eucalyptol
行き交う to-and-fro
ユーグロブリン euglobulin
輸血 blood transfusion (BT), transfusion
輸血医学 transfusion medicine
輸血関連急性肺傷害 transfusion-related acute lung injury (TRALI)
輸血後肝炎 posttransfusion hepatitis (PTH), transfusion hepatitis
輸血後GVHD transfusion-associated graft versus host disease (TA-GVHD)
輸血反応 blood transfusion reaction, transfusion reaction
輸血副作用 transfusion reaction
癒合 coaptation, concrescence, union
癒合剤 ulotic
癒合していない ununited
癒合する fuse
癒合性の symphysic
癒合性皮疹 synanthem
癒合不全 dysraphism
揺さぶられっ子症候群 shaken baby syndrome (SBS)
U字管圧力計 manometer, U-tube manometer
輸出管 vasa efferentia
輸出孔 emissary
輸出細動脈 efferent arteriole
輸出〔性〕の efferent, excurrent
輸出の deferent, exodic
輸出リンパ管 efferent lymphatic venule, efferent vessels
〔輸〕精管の deferent
油性の oleaginous, unctuous
輸精の seminiferous
湯槽 piscina
輸送 transport, transportation
輸送器 carrier
ユソウボク[癒瘡木] guaiac
輸送率 transport number
油断ない alert
癒着 accretion, coalescence, concrescence, concretio, conglutination, knitting, syncretio, union
癒着〔症〕 adhesion (adh.), synechia
癒着性の adherent, adhesive
癒着性脳ヘルニア synencephalocele
癒着胎盤 adhesive placenta
癒着短指(趾)症 symbrachydactylia, symbrachydactyly
癒着の conglutinant
癒着剥離術 synechotomy
癒着剥離刀 synechotome
輸注する transfuse
輸注〔法〕 transfusion
ユニバーサルデザイン universal design (UD)
ユニバーサルプレコーション universal precautions
輸入管 vas afferentia
輸入感染症 imported infectious disease
輸入細動脈 afferent arteriole
輸入の afferent
輸入リンパ管 afferent lymphatic vessel
輸入路遮断 deafferentation
輸尿の uriniferous
UNOS(ユーノス) United Network for Organ Sharing
U波 U wave
ユーバクテリウム属 *Eubacterium*
指(ゆび) dactylus, digit, digitus
指あんま(按摩) pointillage
ユビオール uviol
ユビキチン ubiquitin
ユビキノン ubiquinone (CoQ)
指しゃぶり thumb sucking
指の digital
指-鼻試験 finger-nose test
指反射 digital reflex
指-指試験 finger-to-finger test
弓なり緊張 arc de cercle, opisthotonos
夢の oneiric
夢分析診断法 oneiroscopy
油溶性の liposoluble
由来 origin
由来の genesial
ゆらぎ fluctuation, wobble
輸卵管 oviduct
〔輸〕卵管膨大部 ampulla tubae uterinae
輸卵の ovigerous
ユーリオン euryon
ゆりかご死 crib death

よ

余因数 cofactor
よう(癰) carbuncle
葉 folium, lobe, lobus
陽圧換気 positive pressure ventilation (PPV)
陽圧呼吸法 positive pressure breathing (PPB)
陽イオン cathion, cation, positive ion
陽イオン交換樹脂 cation exchange resin
陽イオン交換体 cation exchanger
養育拒否 child neglect
陽陰圧呼吸器 positive-negative pressure respirator (PNPR)
陽陰圧呼吸〔法〕 positive-negative pressure breathing (PNPB)
要因の factorial
陽陰比 positive to negative ratio (P/N)
溶液 solution (SOL, sol.)
幼芽 plumula
陽画 positive
溶解 dissolution, lysis, resolution, solution (SOL, sol.)
溶解化 solubilization
溶解曲線 solubility curve
溶解限度 solubility limit
溶解する dissolve
溶解せよ solve (solv)
溶解素 lysin
溶〔解素〕原 lysogen
溶〔解素〕原生成 lysogenesis
溶解度 solubility
溶解度試験 solubility test
溶解を増強する auxilytic
葉間炎 interlobitis
葉間静脈 interlobar veins
葉間動脈 interlobar artery
葉間の interlobar
揚起 elevation
容器 vessel, well
葉気管支 lobar bronchi
要求 need, requirement
窯業装品 ceramics
陽極 anode (a)
陽極解放 anodal opening (AO)
陽極降下 anode drop
溶菌 bacteriolysis
溶菌型 lysotype
溶菌する bacteriolyze
溶菌〔性〕の bacteriolytic
溶菌素 bacteriolysin
溶菌〔素生成〕の lytic
溶血 cythemolysis, hematolysis, lysemia
溶血〔産〕物 hemolysate
溶血指数 hemolytic index
溶血性黄疸 hemolytic jaundice
溶血性巨脾〔症〕 hemolytic splenomegaly
溶血性尿毒症症候群 hemolytic uremic syndrome (HUS)
溶血性の hematolytic, hemocidal, hemolytic
溶血性貧血 hemolytic anemia (HA)
溶血性輸血反応 hemolytic blood transfusion reaction
溶血素 erythrocytolysin, erythrolysin, hemolysin
溶血素原 hemolysinogen
溶血阻止反応 hemolysis inhibition reaction
溶血単位 hemolytic unit
溶血反応 hemoclastic reaction
溶血〔反応〕現象 erythrocytolysis, erythrolysis, hemolysis
溶血プラーク試験 hemolytic plaque assay
溶血連鎖 hemolytic chain
溶血を起こす hemolyze
溶原化 lysogenization
溶原菌 lysogenic bacterium
溶原性 lysogenicity, lysogeny
溶原〔性〕の lysogenic
揺光 flicker
養護教諭 school nurse teacher
用語〔集〕 terminology
溶骨細胞 osteoclast
養護ホーム nursing home
洋コマ形の turbinate
溶剤 flux, solvent
葉酸 folic acid (FA)
葉酸塩 folate
腰三角 lumbar triangle
葉酸拮抗体 folic acid antagonist
陽子 proton
幼児型脊髄性進行性筋萎縮症 infantile spinal progressive muscular atrophy
様式 type
様式〔的であること〕 modality
葉軸 rachis
幼児殺害 infanticide
幼児自閉症 childhood autism
幼児症 puerilism
溶質 solute
幼児粘液水腫 infantile myxedema
養子〔免疫〕寛容 adoptive tolerance
養子免疫療法 adoptive immunotherapy
幼若型白血球減少症 hyponeocytosis
幼若好中球 teknocyte
幼若細胞 juvenile cell
幼若の immature, juvenile
幼若白血球 neocyte
幼若白血球増多症 hyperneocytosis
溶出 elution
溶出液 eluate
溶出剤 eluant
用手分娩 maneuver
葉状体 thallus
葉状乳頭 foliate papillae
葉状の lobate, phyllode
葉状白斑 ash-leaf macule
腰静脈 lumbar vein
痒疹 prurigo
腰神経 lumbar nerve

腰神経叢　lumbar plexus
羊心小胞　amniocardiac vesicle
羊水　amniotic fluid (AF), water
腰髄　lumbar spinal cord
羊水過少〔症〕　oligoamnios, oligohydramnion, oligohydramnios
羊水過多〔症〕　hydramnion, polyhydramnios
羊水過度吸引症候群　massive amnion aspiration syndrome
羊水感染　amniotic infection
羊水塞栓〔症〕　amniotic fluid embolism
羊水吸引症候群　meconium aspiration syndrome (MAS)
羊水鏡　amnioscope
羊水鏡検査　amnioscopy
羊水混濁　meconium staining
羊水穿刺　amniocentesis
羊水胎児造影　amniofetography
羊水漏　amnioclepsis, amniorrh(o)ea
幼生　larva
養成　education, training
陽性回旋斜位　excyclophoria
溶精子素　spermatolysin
幼生受精　pedogamy
妖精症　leprechaunism
養成する　train
幼生生殖　pedogenesis
陽性相　positive phase
陽性的中率　positive predictive value (PPV)
陽性の　positive
溶性の　soluble
容積　volume (Vol, vol.)
容積曲線　plethysmogram
容積指数　volume index
容積測定の　volumetric
容積変化図　plethysmogram
溶石薬　lithotriptic
溶接工結膜炎　welders' conjunctivitis
腰仙角　lumbosacral angle
腰仙痛　lumbago
腰仙〔部〕の　lumbosacral (LS)
要素　element, factor, ingredient
ヨウ素　iodine (I)
様相　modality
溶相　solution (SOL, sol.)
ヨウ素価　iodine number
ヨウ素還元滴定の　iodometric
腰鼠径神経　lumboinguinal nerve
腰鼠径の　lumboinguinal
ヨウ素試験　iodine test
よう(癰)疽症　carbunculosis
ヨウ素疹　iodine eruption
ヨウ素滴定に関連した　iodometric
葉体　lamina
容態　state
幼稚症　ateliosis, infantilism
幼虫　larva
幼虫移行症　larva migrans
幼虫期　parenchymula
幼虫嚢胞　parasitic cyst
幼虫撲滅剤　larvicide
腰腸肋筋　iliocostalis lumborum
腰椎　lumbar (L), lumbar spine (LS), lumbar vertebra (LV), lumbar vertebrae
腰椎化　lumbarization, sacralization
腰椎クモ膜下腔腹腔短絡術　lumboperitoneal shunt
腰椎穿刺　lumbar puncture (LP)
腰椎捻挫　lumbar spine sprain
腰痛〔症〕　lower back pain (LBP), lumbago
陽電子　positron
陽電子放射断層撮影法　positron emission tomography (PET)
羊痘　ovine smallpox
揺動　titubation
腰動脈　lumbar artery
洋ナシ(梨)形の　pyriform
容認　acceptance
幼年の　juvenile
葉の　lobar
溶媒　solvent
羊皮紙　parchment
羊皮紙皮膚　parchment skin
羊皮紙様頭蓋音　parchment crepitation
用品　armamentarium
腰部　lumbar region
腰腹　loin
腰腹部の　lumboabdominal
腰部結合体　psodymus
腰部の　pelvic
腰部変位腎　lumbar ectopic kidney
養分〔素〕　nutrient
腰ヘルニア　lumbar hernia
用便動作　toilet activity
用法　use
容貌　expression
腰方形筋　quadratus lumborum
腰膨大　lumbar enlargement
羊膜　amnion, amniotic sac, indusium
羊膜炎〔症〕　amnionitis, amniosis
羊膜芽細胞　amnioblast
羊膜腔　amniotic cavity
羊膜索　amniotic band
羊膜腫　amnioma
羊膜絨毛膜の　amniochorial
羊膜切開器　amniotome
羊膜切開〔術〕　amniotomy
羊膜の　amniotic
羊膜発生　amniogenesis
羊膜破裂　amniorrhexis
羊鳴性気管支音　egobronchophony
羊毛脂　adeps lanae
要約〔する〕　abstract, recapitulation
溶融　fusion
揺籃　cradle
溶離　elution
用量　dosis (dos.)
容量　capacity, content, volume (Vol, vol.)
容量液　volumetric solution (VS)
容量オスモル濃度　osmolarity

用量決定　dosage
用量一反応曲線　dose response curve
用量メタメータ　dose metameter
葉緑素　chlorophyll
腰リンパ本幹　lumbar trunk
葉類　folium
腰肋の　lumbocostal
ヨ〔ー〕ガ　yoga
予覚　preperception
予感　premonition
予期　anticipation, expectancy, expectation
予期する　expect
予期発作　subintrance
翼　ala, wing
ヨーク　yoke
翌朝　cras mane (c.m.)
抑圧　repression, suppressio, suppression
抑圧薬　depressor
抑うつ尺度　self-depression scale (SDS)
抑うつ症　depression
抑うつの　depressed, depressive
抑うつ反応　depressive reaction
翼口蓋管　pterygopalatine canal
翼口蓋溝　pterygopalatine groove
翼口蓋神経　pterygopalatine nerves
翼口蓋神経節　pterygopalatine ganglion
抑止　suppressio
抑止〔する〕　arrest
翌日　sequenti luce (seq luce)
翼状筋　pennate muscle
翼状頸　web neck
翼状肩甲骨〔症〕　alar scapula, winged scapula
翼状〔贅〕片　pterygium
翼状突起　pterygoid process
翼状の　alate, alatus, aliform, pterygoid
翼状片症候群　pterygium syndrome
抑制　inhibition, restraint, suppression
抑制遺伝子　repressor gene
抑制因子　inhibitor, repressor
抑制解除　derepression
抑制月経　menoschesis
抑制作用の　depressant
抑制弱視　suppression amblyopia
抑制神経　inhibitory nerve
抑制する　inhibit
抑制性シナプス　inhibitory synapse
抑制的対立遺伝子　antimorph
抑制的な　inhibitory
抑制薬　catastaltica, depressant, inhibitor, suppressant
浴槽　bath
杙(よく)創　impalement
翼付きカテーテル　winged catheter
翼突下顎の　pterygomandibular
翼突管　pterygoid canal
翼突管静脈　vein of pterygoid canal
翼突管神経　nerve of pterygoid canal
翼突管動脈　artery of pterygoid canal
翼突筋神経　pterygoid nerve
翼突結節　pterygoid tubercle
翼の　alar
翼板　wing plate
翼幅　span
翌夜　cras nocte (c.n.)
予後　outcome, prognosis, prognostic
予後栄養(判定)指数　prognostic nutritional index (PNI)
横座標　abscissa
横線　abscissa
よこね　bubonic
横の　transversal
予後の　prognostic
横幅　breadth
横向きの　lateral
予後良好　good risk
四次構造　quaternary structure (of protein)
ヨージパミド　iodipamide
よせ運動　vergence
寄木細工性の　mosaic
予想　anticipation, prediction
予想する　expect
予測　prediction, prognosis
予測値　predictive value
予測肺活量　predicted vital capacity (PVC)
予測(期待)罹病率　expected morbidity rate
よたつき歩行　waddling gait
よだれ　slaver
予知　precognition, premonition, preperception, prognosis
予知する　prognose
４日ごとの　quartan
四日熱　quartan
四日熱マラリア　quartan malaria
欲求　impulse, impulsion, need
欲求不満　frustration
四つ組　tetralogy
四つ組の　tetradic
四つ児　quadruplet
４つの部位からなる　quadruple
四つ這い　creeping
四星　tetraster
ヨード化カリウム　potassium iodide (KI)
ヨード化血清アルブミン　iodinated serum albumin (ISA)
ヨード疹　iododerma
ヨード親和性顆粒　iodophil granule
ヨード性皮疹　iododerm
ヨード中毒〔症〕　iodism
ヨードで処理する　iodize
ヨードバセドウ　jodbasedow
ヨードピラセット　iodopyracet
ヨードプシン　iodopsin
ヨード療法　iodotherapy
ヨードを加える　iodize
夜泣き　pavor nocturnus
予備　reserve
予備意識の　foreconscious, preconscious
予備運動　prelocomotion
予備吸気量　inspiratory reserve volume (IRV)

予備教育　propedeutics
予備気量　reserve air
予備呼気量　expiratory reserve volume (ERV)
予備試験　pretest
予備配置　prelocalization
余病　sequela
予備力　reserve force
ヨヒンビン　yohimbine
ヨーフェンジラート　iophendylate
余分の　redundant
予防　precaution, prevention, prophylaxis
予防医学　preventive medicine, preventology
予防効果　peltation
予防歯科医学　prophylactodontia
予防所　preventorium
予防処置　premunition
予防する　prevent
予防接種　vaccination
予防接種する　vaccinate
予防的化学療法　chemoprophylaxis
予防的緩和医療　preventive palliative medicine
予防的に　prophylactically
予防的歯の開削法　odontotomy
予防の　preventive, prophylactic
予防法　synteresis
予防薬　preventive, prophylactic
予防療法　preventive treatment
余命　expectancy of life, life expectancy
ヨモギ［艾］　sage brush
ヨモギ属　*Artemisia*
与薬　drug administration
より(撚)　twist
余量　reserve
夜の　nocturnal
よろい(甲)〔状〕癌　cancer en cuirasse, panzerkrebs
鎧状の　placoid
よろい(甲)心　armored heart
よろめき　titubation
弱い　weak
弱さ　weakness
四価の　quadrivalent, tetrad
四環(円)の　tetracyclic
四脚奇形　tetrascelus
四脚体　tetramelus
四指の　tetradactylous
四重尿管　ureteral quadruplication
四重脈の　tetracrotic
四色視の　tetrachromic
四染色体　tetrasomy
四胎　quadrigeminus, quadruplet
四段脈　quadrigeminal rhythm
四徴　tetrad
４倍　quadruplicato (quadrupl)
四倍体　tetraploid
四部調律　quadruple rhythm
四分子　tetrad
四分節(裂)　tetramerism
四鞭毛の　tetramastigote
四量体　tetramer
四裂体　tetrad
四連球菌　tetragena
四連脈　quadrigeminal rhythm

ら

蕾　caliculus
らい(癩)　leprosy
来院時心肺停止状態　cardiopulmonary arrest on arrival (CPAOA), dead on arrival (DOA)
ライエル症候群　Lyell syndrome
ライオニゼーション　lyonization
らい(癩)結節　leproma
雷酸の　fulminating
らい(癩)腫　leproma
らい腫型らい　lepromatous leprosy
ライ症候群　Reye syndrome
来診　presentation
ライスネル線維　Reissner fiber
ライスネル膜　Reissner membrane
らい(癩)性結節性紅斑　erythema nodosum leprosum (ENL)
らい〔性〕の　leprous
ライター症候群　Reiter syndrome
ライディッヒ細胞　Leydig cell
ライディッヒ細胞〔機能〕減退　hypoleydigism
ライデン・メービウス筋ジストロフィー　Leyden–Möbius muscular dystrophy
ライト液　Wright staining solution
ライト染色　Wright stain
ライナック　liniac
ライニング　cavity lining
ライノウイルス属　*Rhinovirus*
ライヒテンシュテルン現象　Leichtenstern phenomenon
ライヒマン症候群　Reichmann disease
ライフイベント　life event
ライフサイエンス　life science
ライフスタイル　lifestyle
ライフストレス　life stress
ライヘル管　Reichel duct
ライヘルト管　Reichert canal
ライヘルト軟骨　Reichert cartilage
ライヘル軟骨腫症　Reichel chondromatosis
ライム病　Lyme disease
ライリー・デイ症候群　Riley–Day syndrome
ライル管　Ryle tube
ライル係蹄　Reil ansa
ライル三角　Reil triangle
ライル帯　Reil band
ライン　line (l)
ラウス肉腫ウイルス　*Rous sarcoma virus* (RSV)
ラウスニワトリ肉腫　Rous chicken sarcoma
ラウ突起　Rau process
ラ(囉)音　rale, rhonchus

ラ音発音困難症 lambdacism
裸化 denudation
裸眼 naked eye
裸眼視 naked vision (NV)
ラ行発音不能 rhotacism
ラ行発音不良症 lallation, lalling
酪酸 butyric acid
烙室 muffle
落射蛍光顕微鏡 incident-light fluorescence microscope
落屑 desquamation, exfoliation, peeling
落屑状の scaly
落屑する shed
落屑〔性〕の desquamative, squamous
ラクターゼ lactase
ラクツロース lactulose
落滴 staxis, stillicidium
ラクトアシドーシス lactacidosis
ラクトアルブミン lactalbumin
ラクトゲン lactogen
ラクトース lactose
ラクトン lactone
ラクナ梗塞 lacunar infarct
落葉状天疱瘡 pemphigus foliaceus
落雷 lightning stroke
ラクロスウイルス La Crosse virus
ラケット形切断 racket amputation
ラゴウイルス属 *Lagovirus*
ラジアルスキャン radial scan
ラジアン radian
ラジウム radium (Ra)
ラジウム外科〔療法〕 radiosurgery
ラジオアイソトープ radioisotope (RI)
ラジオアッセイ radioassay
ラジオイムノソルベントテスト radioimmunosorbent test (RIST)
ラジオオートグラフィー radioautography
ラジオオートグラム radioautogram (RAG)
ラジオカルジオグラフィー radiocardiography
ラジオスコープ radioscope
ラジオテルミー(短波ジアテルミー) radiothermy
ラジカル説 radical theory
ラジ細胞法 Raji cell assay
ラジ細胞免疫蛍光法 immunofluorescent assay with Raji cells
ラスキンド手術 Rashkind operation
ラスキンドバルーン中隔欠損作成術 Rashkind balloon septostomy
ラスター raster
ラステリ手術 Rastelli operation
ラスムッセン動脈瘤 Rasmussen aneurysm
ラゼーグ徴候 Lasègue sign
ラセミ型エピネフリン racemic epinephrine (RE)
ラセミ体 raceme
ラセン helix, spiral, whorl
ラセン化 spiralization
ラセン器 spiral organ
ラセン菌血症 spirillemia
ラセン菌症 spirillosis
ラセン菌溶解 spirillolysis
ラセン形終末 annulospiral endings
ラセン〔形〕の helical
ラセン溝 spiral groove
ラセン骨折 spiral fracture, torsion fracture
ラセン細管 spiral tubule
ラセン糸 spiral
ラーセン症候群 Larsen syndrome
ラセン状の helicoid, spiral
ラセン神経節 spiral ganglion
ラセン体 helicoid
ラセン動脈 spiral arteries
ラセンの helicine
ラセン面 helicoid
ラセン様の spiroid
ラタモキセフ latamoxef (LMOX)
ラダンチュ縫合 Le Dentu suture
落下傘士(パラシュート)骨折 paratrooper fracture
落下症候群 dumping syndrome
ラッサウイルス *Lassa virus*
ラッサ熱 Lassa fever
ラッシュ徴候 Rasch sign
ラッセル rale
ラッセル牽引法 Russell traction
ラッセル症候群 Russell syndrome
ラッセル小体 Russell body
ラット血清アルブミン rat serum albumin (RSA)
ラッド症候群 Rud syndrome
ラット単位 rat unit (R.U.)
ラディノウイルス属 *Rhadinovirus*
ラテックス latex
ラテックス吸着試験 latex fixation test (LFT)
ラテックス凝集試験 latex agglutination test
ラテン〔語〕〔の〕 Latin (L)
ラトケ管 Rathke duct
ラトケ腫 Rathke pouch tumor
ラトケ嚢 Rathke pouch
ラドン radon (Rn)
ラニチジン ranitidine
ラヌラ ranula
ラノリン lanolin
ラピドソーム rhapidosome
ラブ lubb
ラファヌス中毒症 raphania
ラフィノース raffinose
ラプタス raptus
ラブダブ lubb-dupp
ラブドウイルス科 *Rhabdoviridae*
ラポール rapport
ラマーズ法 Lamaze method
ラマン効果 Raman effect
ラミナリア〔桿〕 laminaria
ラミニン laminin
ラミネクトミー laminectomy
ラミブジン lamivudine

ラムサール条約　Ramsar Treaty
ラムステット手術　Ramstedt operation
ラムゼイハント症候群　Ramsay Hunt syndrome
ラムダ字形　lambdoid
ラムダ(λ)ファージ　lambda(λ) phage
ラムダ縫合　lambdoid suture
ラメラ顆粒　lamellar granule
ラリンジアルマスク　laryngeal mask
ラリンジアル(喉頭)マスクエアウェイ　laryngeal mask airway (LMA)
ラレー切断〔術〕　Larrey amputation
ラレー裂　Larrey cleft
卵　ovule, ovulum, ovum
卵移植　ovum transfer
ランヴィエ絞輪　Ranvier constriction, Ranvier node
ランヴィエの絞輪間節　internode of Ranvier
卵円窩　fossa ovalis
卵円窩縁　annulus ovalis
卵〔円〕形〔の〕　oviform, ovoid
卵円孔　foramen ovale
卵円孔開存〔症〕　patent foramen ovale
卵円孔弁　valvula foraminis ovalis
卵円状切断　oval amputation
卵円窓　fenestra ovalis, oval window
卵円の　oval
卵円輪　annulus ovalis
卵黄　vitellus, yolk
卵黄質　deuteroplasm
卵黄周囲の　perivitelline
卵黄腺(巣)　vitellarium
卵黄腸管　omphalomesenteric duct, vitelline duct
卵黄腸管嚢胞　vitellointestinal cyst
卵黄の　vitellary, vitelline
卵黄嚢　vitellicle, yolk sac
卵黄膜　oolemma, vitelline membrane
卵核　thelyblast
卵割　cleavage, segmentation
卵割腔　cleavage cavity, segmentation cavity
卵管　oviduct, salpinx, uterine tube
卵管炎　salpingitis
〔卵管〕外移行　external transmigration
卵管開口術　salpingostomatomy, salpingostomy
卵管間膜　mesosalpinx
卵管鏡　salpingoscope
卵管鏡検査法　salpingoscopy
卵管峡部　isthmus of uterine tube
卵管筋層　myosalpinx
卵管筋層炎　myosalpingitis
卵管形成術　tuboplasty
卵管口形成〔術〕　salpingostomatoplasty
卵管采　fimbriae of uterine tube
卵管子宮口　ostium uterinum tubae
卵管子宮の　tubouterine
卵管写　tubography
卵管周囲血腫　hematocele peritubaria
卵管周辺炎　perisalpingitis
卵管靱帯の　tuboligamentous
卵管切開〔術〕　salpingotomy
卵管造影〔法〕　salpingography, tubography
卵管疎通検査　tubal patency test
卵管腟の　tubovaginal
卵管通気〔法〕　pertubation
卵管通水〔法〕　hydrotubation
卵管摘出〔術〕　salpingectomy, tubectomy
〔卵管〕内移行　internal transmigration
卵管内膜炎　endosalpingitis
卵管尿管吻合術　salpingoureterostomy
卵管妊娠　salpingocyesis, tubal pregnancy
卵管捻転　tubatorsion, tubotorsion
卵管の　oviducal, oviductal, salpingian
卵管の漿膜　tunica serosa tubae uterinae
卵管剥離術　salpingolysis
卵管破裂　tubal rupture
卵管腹腔口　abdominal ostium
卵管腹腔の　tuboabdominal
卵管腹膜の　tuboperitoneal
卵管付属器固定〔術〕　tuboadnexopexy
卵管不妊法　tubal sterilization
卵管吻合術　salpingosalpingostomy
卵管閉塞〔症〕　salpingemphraxis, tubal obstruction
卵管ヘルニア　salpingocele
卵管傍〔結合〕組織炎　parasalpingitis
卵管傍〔結合〕組織の　parasalpingeal
卵管縫合〔術〕　salpingorrhaphy
卵管膨大部　ampulla of uterine tube
卵管卵巣炎　salpingo-oophoritis, tubo-ovaritis
卵管卵巣摘出〔術〕　salpingo-oophorectomy
卵管卵巣の　tubo-ovarial
卵管卵巣ヘルニア　salpingo-oophorocele
卵管〔留〕血腫　hemosalpinx
卵管留血症　hematosalpinx
卵管留腫　sactosalpinx
卵管留水症　hydrosalpinx
卵管留膿症　pus tube, pyosalpinx
卵丘　cumulus ovaricus
ラングハンス巨細胞　Langhans giant cell
ラングハンス細胞　Langhans cell
ラングレー顆粒　Langley granule
卵形　oogenesis, oviform
卵形球形の　utriculosaccular
卵形成　ovogenesis
卵形赤血球　elliptocyte, ovalocyte
卵形赤血球症　ovalocytosis
卵形線　oval
卵形の　oval, ovoid
卵形嚢　utricle, utriculus
卵形嚢炎　utriculitis
卵形嚢神経　utricular nerve
卵形嚢の　utricular
卵形嚢膨大部神経　utriculoampullar nerve
卵形マラリア　ovale malaria
ランケ角　Ranke angle
ランゲル腋窩弓　Langer axillary arch
ランゲル線　Langer lines

ランゲルハンス島 island of Langerhans
乱交 pantogamy, promiscuity
ランゴリア徴候 Langoria sign
藍細菌門 *Cyanobacteria*
卵細胞 ootid, ovum
卵細胞質 ooplasm
乱雑 litter
乱視 astigmatism
卵子 egg, ovum
卵子移行 ovular transmigration
乱視矯正角膜切開〔術〕 astigmatic keratotomy (AK)
乱視計 astigmatoscope
卵子形成の ovigenous
卵子原形質 ovoplasm
卵子受精前の progamous
乱視測定〔法〕 astigmatometry, astigmatoscopy
乱視の astigmatic
卵子の ovular, vitelline
卵子発生 oogenesis, ovigenesis
卵子発生の oviferous, ovigenetic
乱視表 astigmagraph, astigmatic dial
卵子分裂 ookinesis
乱数 random number
卵精巣 ovotestis
乱切器 scarificator
ランセット lancet
乱切刀 lancet
乱切法 scarification
卵巣 ovarium, ovary, velamentum
卵巣炎 oophoritis, ovaritis
卵巣開口術 oophorostomy, ovariostomy
卵巣過剰刺激症候群 ovarian hyperstimulation syndrome (OHSS)
卵巣癌 ovarian cancer (OC)
卵巣間膜 mesovarium
卵巣形成術 oophoroplasty
卵巣原性の ovariogenic
卵巣固定術 oophoropexy
卵巣采 ovarian fimbria
卵巣子宮切除術 ovariohysterectomy
卵巣子宮摘出〔術〕 oophorohysterectomy
卵巣周囲炎 periovaritis
卵巣周期 ovarian cycle
卵巣出血 oophorrhagia
卵巣上体 epoophoron, oophoron
卵巣上体垂 appendices epoophori
卵巣静脈 ovarian vein
卵巣精上皮腫 dysgerminoma
卵巣性無月経 ovarian amenorrhea
卵巣切開〔術〕 oophorotomy, ovariotomy
卵巣穿刺 ovariocentesis
〔卵巣〕男性胚細胞腫 arrhenoblastoma
卵巣痛 ovarialgia
卵巣堤索 suspensory ligament of ovary
卵巣摘出〔術〕 oophorectomy, ovariectomy
卵巣動脈 ovarian artery
卵巣内分泌過多 hyperovaria, hyperovarianism
卵巣妊娠 ovariocyesis
卵巣の ovarial, ovarian
卵巣嚢腫形成 oophorocystosis
卵巣嚢腫切除術 oophorocystectomy
卵巣嚢胞 ovarian cyst
卵巣破裂 ovariorrhexis
卵巣付属器固定術 oophoropelliopexy
卵巣ヘルニア ovariocele
卵巣縫合術 oophororrhaphy
卵巣傍体 paroophoron
卵巣傍体炎 paroophoritis
卵巣ホルモン ovarian hormone
〔卵巣〕門細胞 hilus cell
卵巣卵管炎 oophorosalpingitis
卵巣卵管摘出〔術〕 oophorosalpingectomy, ovariosalpingectomy
卵巣留水症 hydrovarium
卵巣留膿症 pyo-ovarium
卵巣濾胞 ovarian follicle
卵巣を切除する unsex
卵祖細胞 oogonia, oogonium
ランダム random
ランダム配列 random arrangement
ランダムパターン皮弁 random pattern flap
ランダム標本 random sample
ランタン lanthanum (La)
ランツ圧痛点 Lanz point
ランデュ・オスラー・ウェーバー病 Rendu-Osler-Weber disease
ランデュ振戦 Rendu tremor
ラントシュッツ腫瘍 Landschutz tumor
ランドリー麻痺 Landry paralysis
卵白 albumen
卵白アルブミン ovalbumin (OVA)
卵白症候群 egg-white syndrome
ランバート・イートン筋無力症候群 Lambert-Eaton myasthenic syndrome (LEMS)
ランプ lamp
ランブリヌーディ手術 Lambrinudi operation
ランペクトミー lumpectomy
ランベルト lambert (L)
ランベール縫合 Lembert suture
卵片発生 merogony
卵胞 follicle, folliculus, ovarian follicle
卵胞液 liquor folliculi
卵胞細胞 follicular cell
卵胞刺激成分 follicle-stimulating principle
卵胞刺激ホルモン follicle stimulating hormone (FSH)
卵胞刺激ホルモン放出因子 follicle stimulating hormone releasing factor (FRF, FSH-RF)
卵胞刺激ホルモン放出ホルモン follicle stimulating hormone-releasing hormone (FSH-RH)
卵胞水腫 hydrops folliculi
卵胞嚢胞 follicular cyst
卵胞ホルモン proestrogen, estrogen
卵胞膜〔細胞〕腫 theca-cell tumor
卵胞膜腫症 thecomatosis

卵母細胞　oocyte, ovocyte
乱(濫)用された　abusive
乱(濫)用〔する〕　abuse
乱流　turbulence

り

リアリティーオリエンテーション　reality orientation
リウマチ　rheumatism
リウマチ因子　rheumatoid factor (RF)
リウマチ性紫斑〔病〕　rheumatic purpura
リウマチ〔性〕小結節　rheumatic nodule
リウマチ性心疾患　rheumatic heart disease (RHD)
リウマチ性心内膜炎　rheumatic endocarditis
リウマチ性多発筋痛症　polymyalgia rheumatica (PMR)
リウマチ性疼痛　rheumatalgia
リウマチ性動脈炎　rheumatoid arteritis
リウマチ性の　rheumatic
リウマチ熱　rheumatic fever (RF)
リウマチ様の　rheumatoid
リウマチ様パンヌス　rheumatoid pannus
リウマトイド　rheumatoid
リウマトイド血管炎　rheumatoid vasculitis
リウマトイド結節　rheumatoid nodule
離液　syneresis
離液性の　lyotropic
リエゾン　liaison
リエゾン精神医学　liaison psychiatry
リエッティ・グレッピ・ミシェリ症候群　Rietti–Greppi–Micheli syndrome
リエントリー　reentry
リオチニン　liothyronine sodium
離開　diastasis
離解　detachment, disaggregation, maceration, solution (SOL, sol.)
理解の遅い　obtuse
離核性の　nucleofugal
理学的訓練　physical training (PT)
理学的検査　physical examination (PE)
理学的診断　physical diagnosis
理学的徴候　physical sign
理学的評価　physical evaluation (PE)
理学療法　physical therapy (PT), physiotherapy
理学療法士　physical therapist (PT), physiotherapist (PT)
リーガー症候群　Rieger syndrome
リカバリールーム　recovery room (RR)
罹患する　suffer
リガンド　ligand
罹患部　pars affecta (Par aff)
罹患〔率〕　incidence (rate), morbidity (rate)
力(ちから)　force
力価　potency, titer, titre
力学　dynamics
力学的イレウス(腸閉塞〔症〕)　dynamic ileus
力学的な　mechanical
力価測定法　titrimetry
力価を測定する　titrate
力積　impulse
力対　couple
裏急後重　tenesmus
力量計　dynamometer
リクター症候群　Richter syndrome
リクライニング位　reclining position
リケッチア科　*Rickettsiaceae*
リケッチア血症　rickettsemia
リケッチア症　rickettsiosis
リケッチア〔性〕の　rickettsial
リケッチア属　*Rickettsia*
リケッチア痘　rickettsialpox
リーゲル脈　Riegel pulse
リコペン　lycopene
リコペン血〔症〕　lycopenemia
リコン　recon
リコンビナント近交系　recombinant inbred strain
離散の　discrete
リシェー手術　Richet operation
リシノプリル　lisinopril
離出分泌腺の　ptyocrinous
リーシュマニア症　leishmaniasis
リーシュマニア属　*Leishmania*
離漿　syneresis
梨状陥凹　piriform recess
梨状胸郭　pyriform thorax
梨状筋　piriformis, pyriformis
梨状筋下孔　infrapiriform foramen
梨状筋上孔　suprapiriform foramen
離情〔症〕　depersonalization
リシン　ricin
リジン　lysine
リー神経節　Lee ganglion
離人症　depersonalization
離心性の　nucleofugal
離心の　eccentric
離水性の　lyotropic
リスク　risk
リスクアセスメント　risk assessment
リスクファクター　risk factor
リスクマネージメント　risk management
リース徴候　Riess sign
リステリア症　listeriosis
リステリア属　*Listeria*
リストカット症候群　wrist–cutting syndrome
リスニング　listening
リース皮膚切除器　Reese dermatome
リスフラン関節　Lisfranc joint
リスフラン手術　Lisfranc operation
リスフラン切断術　Lisfranc amputation
リスペリドン　risperidone
リスベルク神経　Wrisberg nerve
リスベルグ軟骨　Wrisberg cartilage
リスホルムグリッド　Lysholm grid
リースマン心筋症　Riesman myocardosis
リズム　rhythm

リズム法　rhythm method
リスレー回転プリズム　Risley rotary prism
離生　liberation, schizogenesis
リセルギド　lysergide
リセルグ酸ジエチルアミド　lysergic acid diethylamide (LSD)
裏装　cavity lining, lining
裏装金　gold lining
裏装材　lining material
理想〔的〕体重　desirable body weight (DBW), ideal body weight (IBW)
理想的な　ideal
裏装〔法〕　backing
離層法　delamination
リゾゲン　lysogen
リソソーム　lysosome
リソソーム病　lysosomal disease
リゾチーム　lysozyme
リゾープス属　*Rhizopus*
リゾプラスト　rhizoplast
リゾムーコル属　*Rhizomucor*
離脱　wean, weaning, withdrawal
離脱症候群　withdrawal syndrome
離脱症状　withdrawal symptom (WDS)
離脱療法　withdrawal treatment
離断　solution (SOL, sol.)
離断する　interrupt
離断性骨軟骨炎　osteochondritis dissecans (OCD)
離断〔裂〕　rupture
リチウム　lithium (Li)
リチウムの　lithic
リチャードソン徴候　Richardson sign
リチャード病　Richard disease
率　coefficient, proportion, rate
立位　standing position
利通　purgation, purge, purging
立脚相　stance phase
立脚中期　midstance
リッサウイルス属　*Lyssavirus*
リッシュ結節　Lisch nodules
立証　verification
律速段階　rate limiting step
立体異性　stereoisomerism
立体異性体　stereoisomer
立体X線撮影〔法〕　stereoroentgenography, stereoskiagraphy
立体X線〔写真〕測定法　stereoroentgenometry
立体X線像　stereoroentgenograph
立体化学　stereochemistry
立体〔化学〕異性　stereochemical isomerism
立体化学方式　stereochemical formula
立体角　solid angle
立体鏡　stereoscope
立体鏡検査〔法〕　stereoscopy
立体顕微鏡　stereoscopic microscope
立体顕微鏡写真　stereophotomicrograph
立体〔顕微鏡〕写真術　stereophotography
立体視　stereopsis
立体視野計　stereocampimeter
立体写真　stereogram
立体写真撮影法　stereography
立体ストロボスコープ　stereostroboscope
〔立体〕定位固定器　stereotaxic instrument
立体的の　steric
立体透視映画撮影〔法〕　stereocinefluorography
立体特異的　stereospecific
立体認識不能　astereognosis
立体認知　stereocognosy, stereognosis
立体認知の　stereognostic
立体脳波〔法〕　stereo-encephalography (s-EEG)
立体配座　conformation
立体配置　configuration
立体配列　stereotaxis
立体描写器　stereograph
立体ベクトル心電図　stereovector electrocardiogram (SV(E)C)
立体放射線像　stereoradiogram
立体容積計　stereometer
リッター・ロレット現象　Ritter-Rollet phenomenon
律動異常　dysrhythmia
律動的〔自発〕運動不能〔症〕　arrhythmokinesis
律動的な　rhythmic
リットル　liter (L)
リットレヘルニア　Littré hernia
立腹　tantrum
立方形　cuboid
立方骨　cuboid, cuboid bone
立方センチメートル　cubic centimeter (cc)
立方体の　cubic (C, c)
立毛筋　arrector pili muscle
立毛性の　pilomotor
立毛反射　pilomotor reflex
リテイナー　retainer
リーデル球性白血病　Rieder cell leukemia
リーデル甲状腺腫　Riedel struma
リーデル細胞　Rieder cell
リーデル病　Riedel disease
リーデル葉　Riedel lobe
リドカイン　lidocaine
利得　gain
リード・スタンバーク〔巨〕細胞　Reed-Sternberg cell
リード線　Reid base line
リドッチ群反射　Riddoch mass reflex
リドッチ・バッザード反射　Riddoch-Buzzard reflex
リトラクション・スコア　retraction score
リトリル　laetrile
リトル病　Little disease
リドレー洞　Ridley sinus
リニアアクセレレータ　linear accelerator
リニアック　liniac
リニアックグラフィ　liniacgraphy
リニメント〔剤〕　liniment
離乳　ablactation, delactation, wean, weaning
離乳期下痢　weaning brash

離乳食 weaning food
利尿 diuresis, uresis
利尿性の urinable
利尿不全 oliguria
利尿薬〔剤〕 diuretic, uragogue, uretic, urinative
リー脳症 Leigh encephalopathy
リノスポリジウム症 rhinosporidiosis
リパーゼ lipase
リーバック皮膚開窓法 Rebuck skin window technique
リハビリテーション rehabilitation
リハビリテーション看護 rehabilitation nursing
リバビリン ribavirin
リバーミード行動記憶検査 Rivermead behavioral memory test (RBMT)
リバルタ反応 Rivalta reaction
離被架 cradle
リヒターヘルニア Richter hernia
リビドー libido
リピドA lipid A
リビヌス小管 Rivinus canals
リビヌス腺 Rivinus glands
罹病性 susceptibility
罹病率 morbidity
リビングウイル living will
リビング病 Ribbing disease
リファンピシン rifampicin (RFP)
リーブ神経節 Ribes ganglion
リフトバレー熱 Rift Valley fever
リフトバレー熱ウイルス *Rift Valley fever virus*
リブマン・サックス心内膜炎 Libman–Sacks endocarditis
リー・フラウメニ症候群 Li–Fraumeni syndrome
リフレクソロジー reflexology
リプレシン lypressin
リプレッサー repressor
リプロダクティブ・ヘルス reproductive health
リベース rebase
リベド livedo
リーベルキューン腺 Lieberkühn glands
離片 sequestrum
リポイド lipoid
リポイド〔沈着〕症 lipoidosis
リポイド肉芽腫 lipoid granuloma
リボ核酸 ribonucleic acid (RNA)
リボ核酸塩分解酵素 ribonucleotidase
リボ核酸〔分解〕酵素 ribonuclease (RNase)
リボ核タンパク ribonucleoprotein (RNP)
リポキシダーゼ lipoxidase
リボザイム ribozyme
リポジストロフィ lipodystrophy
リボース ribose
リボソーム ribosome (Rb)
リポソーム liposome
リボソーム RNA (リボ核酸) ribosomal RNA (rRNA)
リボタイピング〔法〕 ribotyping
リポ多糖〔体(類)〕 lipopolysaccharide (LPS)
リポタンパク(a) lipoprotein (a) (LP(a))
リポタンパク糸球体症 lipoprotein glomerulopathy
リポタンパク質 lipoprotein
リポタンパクリパーゼ lipoprotein lipase (LPL)
リボチミジル酸 ribothymidylic acid (Thd)
リポトロピン lipotropic hormone, lipotropin (LPH)
リボヌクレアーゼ ribonuclease (RNase)
リボヌクレオシド ribonucleoside
リボヌクレオチド ribonucleotide
リボヌクレオプロテイン ribonucleoprotein (RNP)
リポフスチン lipofuscin
リポフスチン〔沈着〕症 lipofuscinosis
リボフラビン riboflavin(e)
リボフラビン欠乏症 ariboflavinosis
リポプロテイン(a) lipoprotein (a) (LP(a))
リーマー reamer
リモデリング remodeling
りゃくかん(擽感) titillation
略語(字) abbreviation
掠痕 scorings
略す abbreviate
理由 cause
粒 parvule
瘤 boss, vegetation
流域 watershed
流域後梗塞 watershed infarction
流エキス剤 fluidextract
硫化シアン酸第二水銀 mercuric sulfocyanate
硫化水素尿〔症〕 hydrothionuria
硫肝 hepar
隆起 boss, elevation, eminence, eminentia, juga, jugum, process, prominence, prominentia, protuberance, rampart, torus, tuber, tubercle, yoke
隆起性じんま(蕁麻)疹 urticaria tuberosa
隆起性の protuberant, torose
隆起腹 protuberant abdomen
流行 prevalence
流行期 epidemic
流行性 epidemicity
流向性 rheotropism
流行性嘔吐症 epidemic vomiting
流行性角結膜炎 epidemic keratoconjunctivitis (EKC)
流行(伝染)性肝炎 infectious hepatitis (IH)
流行〔性〕感冒 flu, grippe, influenza
流行性感冒の influenzal
流行性胸膜痛 devil's grip
流行性筋痛症 epidemic myalgia, epidemic pleurodynia
流行性耳下腺炎 epidemic parotitis, mumps

流行性出血熱 epidemic hemorrhagic fever (EHF)
流行性腎症 nephropathia epidemica
流行性地方病の endemoepidemic
流行〔性〕の epidemic
流行性脳脊髄膜炎 epidemic cerebrospinal meningitis
〔流行性〕発疹チフス epidemic typhus
流行病学 epidemiology
龍骨形成 carination
龍骨形の carinate
硫酸 sulfuric acid
流産 abortion (AB, ab), abortus, amblosis, miscarriage
硫酸亜鉛 zinc sulfate
硫酸亜鉛混濁試験 zinc sulfate turbidity test (Z(n)TT)
硫酸塩 sulfate
硫酸塩泉 bitter springs
硫酸吸収熱 acid heat
硫酸紙 parchment, parchment paper
流産する abort
硫酸タリウム thallium sulfate
硫酸バリウム barium sulfate
硫酸ヒドロキシクロロキン hydroxychloroquine sulfate
硫酸プロタミン試験 protamine sulfate test (PST)
流産薬 aborticide
粒子 particle
粒子線 ray
粒子の corpuscular
流出 outflow
流出管 drain
流出の excurrent
留出物 distillate
流出リンパ管 efferent lymphatic venule
粒状果の aciniform
隆線 ridge
流ぜん(涎) ptyalosis, salivation, sialism, slobbering
流ぜん(涎)症 polysialia, ptyalism, salivation
流線状過骨症 rheostosis
流ぜん(涎)性の sialogenous
流ぜん(涎)の sialotic
流ぜん(涎)を促進する ptyalize
流速計 flowmeter
流体 fluid (fl)
流体力学 hydromechanics
流唾症 ptyalism
留置カテーテル indwelling catheter, self-retaining catheter
留置の indwelling
隆椎 prominent vertebra
流動 drift, pour, streaming
流動食 liquid food
流動性充血 fluxionary hyperemia
流動性の liquor (LIQ, liq.)
流動測定 rheometry
流入量 inflow
流入リンパ管 afferent lymphatic vessel
理由のない unsound
瘤波 hump
隆鼻術 augmentation rhinoplasty
留分 fraction
流量 discharge (disch.), flow, flow rate (FR), flux
流涙 lacrimation, watery eye
流涙〔症〕 epiphora, tearing
流涙反射 lacrimal reflex
利用 utilization
領 area
量 quantity, quantum, volume (Vol, vol.)
稜 crest, crista, ridge
領域 branch, domain, field, part, range, region
両栄養性ウイルス amphotropic virus
両凹の biconcave
両凹面レンズ biconcave lens
梁下回 gyrus subcallosus, subcallosal gyrus
両顎前突〔症〕 bimaxillary prognathia
両顎の bimaxillary
両価性 ambivalence
両価性の ambivalent
両側肺門リンパ節症 bilateral hilar lymphadenopathy (BHL)
両眼 oculus uterque (OU)
両眼外反 disclination
両眼隔離症 ocular hypertelorism
両眼距離計 vuerometer
両眼視能 binocular visual efficiency (BVE)
両眼上転 sursumversion
両眼視力 binocular vision (BV)
両眼視練習器 orthoptoscope
両眼接近〔症〕 hypotelorism
両眼対比 binocular contrast
両眼単視 binocular single vision (BSV)
両眼包帯 binocle bandage
両脚支持 double support
菱形 rhombus
菱形筋 rhomboideus, rhomboids
菱形骨 multangular bone
菱形骨と中手骨の trapeziometacarpal
梁形成 trabeculation
菱形の rhombic, rhomboid, trapezoid
両交感神経緊張 amphotony
量子 quantum
利用時間 temps utile
量子生物学 quantum biology
両耳側の bitemporal
両耳聴取 diotic listening
両耳聴診器 microphonoscope
両耳の binaural, binotic, diotic
両受体 amboceptor
両肢癒着奇形 symmelia
両肢癒着体 symelus, symmelus
梁上回 gyrus supracallosus, supracallosal gyrus
両色性の amphichroic

良心　conscience
両心室肥大　biventricular hypertrophy (BVH), combined ventricular hypertrophy (CVH)
両親の　biparental
利用する　apply
両性　amphoric
両性愛　bisexuality
両性イオン　zwitterion
良性潰瘍　benign ulcer
良性結合(間葉)組織腫瘍　benign mesenchymal tumor (BMT)
良性呼吸窮迫症　benign respiratory distress (BRD)
良性再発性眩暈症　benign recurrent vertigo (BRV)
良性自然気胸　benign spontaneous pneumothorax (BSP)
良性腫瘍　benign tumor
両性生殖　bisexual reproduction, gamogenesis, tocogony
両性生殖の　bisexual, syngamous
両性世代　sexual generation
両性腺　ovotestis
良性前立腺肥大〔症〕　benign prostatic hypertrophy (BPH)
良性鼠径リンパ腫症　lymphoreticulosis benigna
両性素質　bisexuality
良性体位性眩暈　benign positional vertigo (BPV)
良性単クローン性免疫グロブリン血症　benign monoclonal gammopathy (BMG)
両性的な　isosexual
両性電解質　amphoteric electrolyte
良性頭蓋内圧亢進　benign intracranial hypertension (BIH)
両性の　amphoteric, hermaphrodite
良性の　benign, innocent
両性〔併存〕　ambisexuality
良性発作性眩暈　benign paroxysmal vertigo (BPV)
良性発作性頭位眼振　benign paroxysmal positional nystagmus (BPPN)
良性発作性頭位変換眩暈症　benign paroxysmal positioning vertigo (BPPV)
良性リンパ上皮病変　benign lymphoepithelial lesion (BLL)
良性ローランドてんかん　benign rolandic epilepsy (BRE)
両染色性の細胞　amphocyte
両相性　diphasic
両側顔面神経麻痺　prosopodiplegia
両足結合奇形　sympodia
両足合脚体　sympus dipus
両側聴診器　symballophone
両側頭頂骨の　biparietal
両側乳様突起の　bimastoid
両側の　ambilateral, bilateral
両〔側〕麻痺　diplegia
両側有茎皮〔膚〕弁　bipedicle flap
両大転子の　bitrochanteric
両端圧　bipolar pressure
両中耳炎　bilateral otitis media (BOM)
両中心性の　amphicentric
量的異常性　heterometry
両手利き　ambidexterity
両手利きの　ambidextrous
量的データ　quantitative data
量的な　quantitative
両手〔作業〕が不器用な　ambilevous
両手の　bimanual
両手の利く人　ambidexter
良導体　conductor
両凸　biconvex
量の　quantitative
菱脳　hindbrain
菱脳分節　rhombomere
量不足　quantity not sufficient (QNS)
両分節の　hecateromeric
両分の　bipartite
領分防衛　territoriality
療法　therapia, therapy, treatment (TX, Tx)
両方向の　bidirectional
療法士　therapeutist, therapist
療法の　therapeutic
両面凹の　concavoconcave
菱面体の　rhombohedral
両面瘻　amphibolic fistula
療養型病床群　sanatorium type sickbed
療養所　sanatorium, infirmary
療養病床　bed for long-term care
利用率　availability ratio
緑視者　protanope
緑視症　chloropsia
緑色顔料　green
緑色腫　chloroma
緑色腫性骨髄腫　chloromyeloma
緑色白血病　chloroleukemia
緑内障　glaucoma
緑内障性暈輪　glaucomatous halo
緑内障性〔乳頭〕陥凹　glaucomatous cup
緑内障性の　glaucomatous
緑内障性白内障　glaucomatous cataract
緑内障輪　glaucomatous ring
緑膿菌〔感染〕症　pyocyanosis
緑膿菌類似菌　pseudomonad
緑膿の　pyocyanic
緑便　green stool
旅行医学　travel medicine
旅行者血栓症　traveler's thrombosis
旅行者下痢症　traveler's diarrhea
リラクゼーション　relaxation
リール黒皮(色)症　melanosis Riehl, Riehl melanosis
履歴曲線　hysteresis curve
理論　theory
理論的根拠　rationale
輪　annulus, areola, circle, circulus, cycle, ring
鱗　squama
リン　phosphorus (P)

リンカー　linker
臨界温度　critical temperature
臨界期　critical period
臨界点　critical point
臨界の　critical
輪郭　contour
リン化物　phosphide
リンギズム　lingism
淋菌　gonococcus
輪筋　orbicularis
淋菌性尿道炎　gonococcal urethritis (GU)
淋菌〔性〕の　gonococcal, gonococcic, gonorrheal
輪筋の　orbicular
淋菌〔敗〕血症　gonococcemia
リング状陰影　ring shadow
リンクレアチン　phosphocreatine
リンゲル液　Ringer injection, Ringer lactate (RL)
リンゲル・タイロード液　Ringer-Tyrode solution
リンゲル・ハルトマン液　Ringer-Hartmann solution
リン原質　phosphagen
リン光　phosphorescence
リン光尿〔症〕　photuria
リンゴ酸縮合酵素　malate synthase
リンゴ酸シンターゼ　malate synthase
リンコマイシン　lincomycin (LCM)
リン酸　phosphoric acid
リン酸塩　phosphate
リン酸〔塩〕過剰血〔症〕　hyperphosphatemia
リン酸塩血症　phosphatemia
リン酸塩尿〔症〕　phosphaturia
リン酸オセルタミビル　oseltamivir phosphate
リン酸緩衝生理食塩水　phosphate buffered saline solution
リン酸転移酵素　phosphopherase, transphosphorylase
リン酸転換作用　transphosphorylation
リン酸ナトリウム　sodium phosphate
リン酸六炭糖　hexosephosphate
リン酸六炭糖分解酵素　hexosephosphatase
臨死患者　dying patient
リン脂質　phospholipid (PL)
リン脂質血症　phospholipidemia
リン脂質症　phospholipidosis
臨死体験　near-death experience (NDE)
臨時代診　locum tenens
淋疾　gonorrhea (GC, Gc)
淋疾後尿道炎　postgonococcal urethritis (PGU)
淋疾の　gonorrheal
臨死面接　exit interview
臨終〔呼吸〕　gasp
臨終前の　preagonal
臨終に　in articulo mortis, in extremis
臨終の　premortal
臨終の苦しみ　agony
臨床　clinic
輪状暗点　annular scotoma, ring scotoma
臨床医　clinician
輪状咽頭の　cricopharyngeal
輪状気管切開　cricotracheotomy
臨床記録　clinical record (CR)
臨床研究　clinical research (CR)
臨床検査学(法)　medical technology
臨床検査技師　clinical technologist (CT), medical technician (MT)
臨床検討会　clinical conference (CC)
臨床工学　clinical engineering (CE)
臨床工学士　clinical engineer
輪状甲状筋　cricothyroid
輪状甲状軟骨切開〔術〕　cricothyroidotomy
輪状甲状膜切開〔術〕　cricothyrotomy
輪状骨　orbiculare
鱗状〔細胞〕化　squamatization
臨床試験　clinical trial
臨床実習　bedside learning (BSL), bedside teaching (BST)
臨床上の　clinical
輪状食道腱束　cricoesophageal tendon
臨床診断　clinical diagnosis
臨床心理士　clinical psychologist
臨床推理　clinical reasoning
臨床スキル　clinical skills (CS)
臨床スポーツ医学　clinical sports medicine
輪状切断　circular amputation
輪状体　signet ring
臨床知識　clinical knowledge (CK)
臨床痴呆評価尺度　clinical dementia rating (CDR)
臨床的印象　clinical impression (CI)
臨床的同等性　clinical equivalence
臨床的な　clinical
臨床的脳死　clinical brain death
輪状軟骨　cricoid cartilage
輪状軟骨切開　cricotomy
臨床(病床)日記　clinical chart
輪状の　annular, areolar, cricoid, orbicular, rotate
鱗状の　lepidic, squamous
輪状脳半球癒着奇形　cyclencephalia
輪状白内障　annular cataract
臨床病理学　clinical pathology (CP)
臨床病理学的な　clinicopathological
臨床病理検討会　clinicopathological conference (CPC)
輪状披裂の　cricoaryt(a)enoid
臨床部門　clinical department
鱗状縫合　squamous suture, sutura squamosa
臨床薬学　clinical pharmacy
臨床薬理学　clinical pharmacology
輪生　perigenesis
輪生の　verticillate
鱗屑　scale, squama
隣接の　approximal, approximate
鱗屑のある　scaly
隣接縫合　approximation suture
隣接面う(齲)蝕　approximate caries

隣接面間の interproximal
隣接面の proximal
輪帯 zona orbicularis, zone
リン中毒性壊疽 phosphonecrosis
リンデーン lindane
リント lint
リンド reversible ischemic neurological deficit (RIND)
リンドウ病 Lindau disease
リンドフライシュヒダ Rindfleisch folds
リン尿症 phosphate diabetes
リンネ試験 Rinne test
リンパ lymph
リンパ異常症 lymphopathy
リンパ陰嚢 lymph scrotum
リンパうっ滞 lymphostasis
リンパ〔液〕循環(運動) lymphokinesis
リンパ芽球 lymphoblast, lymphogonia
リンパ芽球腫 lymphoblastoma
リンパ芽球症 lymphoblastosis
リンパ芽球性白血病 lymphoblastic leukemia
リンパ芽球性リンパ腫 lymphoblastic lymphoma
リンパ芽球の lymphoblastic, lymphocytoblast
リンパ管 lymphatic, lymphoduct, lymph vessel
リンパ管炎 lymphangitis, lymphatitis
リンパ管拡張 lymphorrhoid
リンパ管拡張〔症〕 lymphangiectasis, lymphectasia
リンパ管形成術 lymphangioplasty, lymphoplasty
リンパ管腫 lymphangioma
リンパ管周囲炎 perilymphangitis
リンパ管症 lymphopathy
リンパ管静脈炎 lymphangiophlebitis
リンパ管切開術 lymphangiotomy
リンパ管切除術 lymphangiectomy
リンパ管線維腫 lymphangiofibroma
リンパ管造影〔法〕 lymphangiography
リンパ管造瘻〔術〕 lymphaticostomy
リンパ管内皮芽細胞腫 lymphangioendothelioblastoma
リンパ管内皮腫 lymphangioendothelioma
リンパ管肉腫 lymphangiosarcoma
リンパ管の lymphangial
リンパ管平滑筋腫症 lymphangiomyomatosis (LAM)
リンパ球 lymph cell, lymph corpuscle, lymphocyte (Ly), lymphoid cell
リンパ球移入反応 lymphocyte transfer reaction
リンパ球芽球化試験 lymphocyte blastogenesis assay
リンパ球血〔症〕 lymphemia
リンパ球減少〔症〕 lymphocytopenia, lymphopenia
リンパ球混合培養 mixed lymphocyte culture (MLC)
リンパ球産生の lymphopoietic
リンパ球腫 lymphocytoma
リンパ球腫症 lymphocytomatosis
リンパ球受容体 lymphocyte receptor
リンパ球消失症 alymphocytosis
リンパ球上皮共生 lymphoepithelial symbiosis
リンパ球除去 lymphapheresis, lymphocytapheresis, lymphocytopheresis
リンパ球性間質性肺炎 lymphocytic interstitial pneumonia (LIP)
リンパ球生成 lymphocytopoiesis, lymphogenesis, lymphopoiesis
リンパ球性の lymphocytic
リンパ球性脈絡髄膜炎 lymphocytic choriomeningitis (LCM)
リンパ球性脈絡髄膜炎ウイルス *Lymphocytic choriomeningitis virus* (LCMV)
リンパ球性脈絡髄膜炎ウイルス・ラッサウイルス群 LCMV–LASV complex
リンパ球増加〔症〕 lymphocythemia, lymphocytosis
リンパ球増殖試験 lymphocyte proliferation test
リンパ球増殖性の lymphoproliferative
リンパ球表面受容体 lymphocyte surface receptor
リンパ球溶解現象 lympholysis
リンパ球様の lymphoid
リンパ血漿除去 lymphoplasmapheresis
リンパ行性 lymphogenous
リンパ行性塞栓症 lymph embolism
リンパ行性転移 lymphogenous metastasis
リンパ行性の lymphatogenic
リンパ質 lymphatic temperament
リンパ腫 lymphadenoma, lymphocytoma, lymphoma
リンパ腫症 lymphomatosis
リンパ腫症性甲状腺腫 struma lymphomatosa
リンパ腫様の lymphomatoid
リンパ循環 lymphocinesia
リンパ小節 lymph nodule
リンパ上皮腫 lymphoepithelioma
リンパ水腫 lymphedema
リンパ性細胞 lymphoid cell
リンパ性〔細〕網内〔皮〕症 lymphoreticulosis
リンパ性体質 lymphatism
リンパ性体質の lymphatic
リンパ性粘液腫 lymphomyxoma
リンパ性白血病 lymphadenosis, lymphatic leukemia, lymphemia, lymphocytic leukemia
リンパ節 lymph node (LN), lymphoglandula
リンパ節炎 adenitis, lymphadenitis
リンパ節腫 lymphadenoma
リンパ節周囲炎 perilymphadenitis
リンパ節腫症 lymphadenomatosis
リンパ節症 lymphadenopathy, lymphomatosis

リンパ節髄質 medulla of lymph node
リンパ節切除術 lymphadenectomy, lymphoidectomy
リンパ節叢 pleiades
リンパ節造影〔法〕 lymphadenography
リンパ節嚢腫 lymphadenocyst
リンパ節肥大 lymphadenohypertrophy
リンパ節様組織 lymphadenoid
リンパ腺 lymph gland
リンパ組織 lymphatic tissue
リンパ組織崩壊 lymphatolysis
リンパ洞 lymph sinus
リンパ肉芽腫 lymphogranuloma
リンパ肉芽腫症 lymphogranulomatosis
リンパ肉腫 lymphosarcoma
リンパの lymphatic, lymphoid
リンパのう腫 lymphocele
リンパの循環 lymph circulation
リンパプラスマフェレーシス lymphoplasmapheresis
リンパ無形成〔症〕 alymphoplasia
リンパ輸入管 afferent lymphatic
リンパ様組織 lymphoid tissue
リンパ瘤 lymphocele
リンパ流出 lymphorrhage, lymphorrhagia
リンパ漏 lymphorrhage, lymphorrhagia, lymphorrh(o)ea
リンパ濾胞 lymph follicle
〔リンパ〕濾胞周囲の perifollicular
淋病 blennorrhagia, gonorrhea (GC, Gc), gonorrhoea
リンホカイン活性キラー細胞 lymphokine-activated killer cell (LAK)
鱗片の scaly
リンホカイン lymphokine
リンホクリプトウイルス属 *Lymphocryptovirus*
リンホトキシン lymphotoxin (LT)
倫理学 ethics
倫理学の ethical
倫理的な ethical
リン六炭糖キナーゼ phosphohexokinase

る

類 class, group, type
類アンギナ〔症〕 anginoid
涙液 lacrima
涙液の lacrimal
類壊死〔症〕 bionecrosis, necrobiosis
類縁 affinity
類塩基 alkaloid
類塩基体 alkaloid
類縁の analogous
類猿の pithecoid
類音 assonance
累加 addition
類化 anabolism, assimilation
類かき(蛎)殻疹 rupioid
ルイ角 Louis angle
ルイ核 Luys nucleus
類角膜の keratoid
累加効果 additive effect
類型 variety
類過敏性の anaphylactoid
涙管炎 dacryocanaliculitis
類宦官症 eunuchoidism
類宦官症の eunuchoid
類癌〔腫〕 cancroid
類癌〔性〕の cancriform, carcinomatoid
類乾癬 parapsoriasis
涙管閉鎖症 dacryostenosis
涙器 apparatus lacrimalis
涙器切開術 lacrimotomy
涙器切開刀 lacrimotome
涙器切除術 lacrimotectomy
涙丘 lacrimal caruncule
類型的な typic
類系統性 systemoid
類結核型 tuberculoid
類結晶 crystalloid
涙〔結〕石 dacryolith
涙〔結〕石症 dacryolithiasis
類血の hematoid
類腱腫 desmoid
涙湖 lacus lacrimalis
涙溝 lacrimal groove
類合胞体 syncytoid
類黒色素 melanoid
涙骨 lacrimal bone
類骨組織 osteoid tissue
涙骨点 dacryon
類骨の osteoid
類細網症 reticuloid
類索帯の funiform
類似形態の homoeomorphous
類脂血症 lipoidemia
類脂〔質〕性肉芽腫 lipoid granuloma
類脂質前駆物 prelipoid
類歯腫 odontinoid
類脂症 lipoidosis
類似する resemble
類脂性腎症 renal lipoidosis
類脂〔体〕 lipoid
類似体 analog
類湿疹の eczematoid
類似〔点〕 resemblance
類ジフテリア菌 diphtheroid
類脂〔肪〕性腎症 lipoid nephrosis
累乗 power (P)
涙小管 lacrimal canaliculus
類上皮 epithelioid
類上皮血管内皮腫 epithelioid hemangioendothelioma
類人性骨盤 anthropoid pelvis
類水頭〔症〕 hydrocephaloid
類水痘疹 varicelloid
ルイス体 corpus luysii
ルイスの三重反応 Lewis triple response
類生物 zooid
累積 aggregation
涙石 tear stone

累積性 cumulative
累積の cumulative
類赤血病の erythremoid
涙腺 lacrimal gland
類線維〔腫〕 fibroid
類線維腫切除 fibroidectomy
類線維素 fibrinoid
類線維の fibroid
涙腺炎 dacryoadenitis
涙腺静脈 lacrimal vein
涙腺神経 lacrimal nerve
涙腺動脈 lacrimal artery
涙線嚢腫 dacryops
涙腺鼻孔の lacrimonasal
るいそう(羸痩) emaciation, tabescence
類臓器 organoid
ルイ体 Luys body
類苔癬 lichenoid
類丹毒 erysipeloid
類タンパク質 albuminoid
類弾力変性 elastoid degeneration
涙滴赤血球 tear drop cell
涙点 lacrimal punctum
類デンプン質(体) amyloid
類デンプン質腎 amyloid kidney
類デンプン腫 amyloid tumor
類デンプン症 amyloidosis
類天疱瘡 pemphigoid, pemphoid
類洞 sinusoid
類洞前性の presinusoidal
類軟骨の cartilaginoid
類肉腫 sarcoid, sarcomatoid
類肉腫症 sarcoidosis
類粘液の mucoid
涙嚢 dacryocyst, lacrimal sac, tear sac
涙嚢炎 dacryocystitis
涙嚢腫 mucocele
涙嚢切開術 dacryocystotomy
涙嚢切除 dacryocystectomy
涙嚢脱 dacryocele
涙嚢痛 dacryocystalgia
涙嚢鼻腔吻合術 dacryocystorhinostomy
涙嚢ヘルニア dacryocele, dacryocystocele
涙嚢漏 dacryoblennorrhea
類梅毒 syphiloid
類白血球の leukocytoid
類白血病〔性〕の leukemoid
類白血病反応 leukemoid reaction
累犯者 recidivist
類皮腫 dermoid tumor
類皮の dermatoid
類皮嚢胞 dermoid cyst
類表皮癌 epidermoid carcinoma
類表皮腫 epidermoid
類表皮嚢胞 epidermoid cyst
塁壁 rampart
類別 classification
類ペルゲル病 pelgeroid
類扁桃の amygdaloid
類胞子虫 sporozooid
類網膜の retinoid
涙流過多 dacryorrhea
類リンパ球 lymphoid corpuscle
類狼瘡 lupoid
ルヴィーヨー徴候 Revilliod sign
ルゴール液 Lugol solution
ルシュカ孔 foramen of Luschka
ルシュカ嚢 Luschka bursa
ルシュカ扁桃 Luschka tonsil
ルー手術 Roux operation
ルシー・レヴィ症候群 Roussy–Lévy syndrome
ルスト現象 Rust phenomenon
ルスト病 Rust disease
ルタンバッシェ症候群 Lutembacher syndrome
ルック手術 Luc operation
ルックス lux (lx)
ルテイン lutein
ルテイン細胞 lutein cell
ルテオイド luteoid
ルテオトロピン luteotropin (LTH)
ルテチウム lutetium (Lu)
ルドウィヒロ峡炎 Ludwig angina
ルドウィヒ神経節 Ludwig ganglion
ルノー小体 Renaut body
ルノー層 Renaut layer
ルビウイルス属 *Rubivirus*
ルビジウム rubidium (Rb)
ルービン試験 Rubin test
ルビンスタイン・テイビ症候群 Rubinstein–Taybi syndrome
ループ roup
ルフィニ小体 Ruffini corpuscles
ループ状病変 wire–loop lesion
ループス lupus
ループス腎炎 lupus nephritis (LN)
ループスバンドテスト lupus band test
ルブラウイルス属 *Rubulavirus*
ルーペ loupe
ルベオーシス rubeosis
ルポイド肝炎 lupoid hepatitis
ルー法(手術) Roux method
ルミナンス luminance
ルミネッセンス luminescence
ルミノール試験 luminol test
ルーメン lumen
ルリーシュ症候群 Leriche syndrome
ルーY型腸吻合 Roux–en–Y anastomosis
ルーY手術 Roux–en–Y operation
ルンペル・レーデ徴候 Rumpel–Leede sign
ルンメル止血帯 Rummel tourniquet

れ

レアギン reagin
例 example (Ex), instance
零 zero
霊安室 mortuary
冷罨法 cold pack
冷覚 cryesthesia
冷覚過敏〔症〕 hypercryalgesia, hyper-

用語索引

cryesthesia
霊感 inspiration
冷感症 anaphrodisia, frigidity
冷感疼痛 psychralgia
励起 excitation
霊気 pneuma
霊気説 psychism
冷却機 condenser
冷却消息子 psychrophore
冷却する(させる) freeze
冷却性の antithermic
冷却の psyctic
冷却法 hypothermia
冷却麻酔 refrigeration anesthesia
冷気療法 cryoaerotherapy
レイクヴィクトリアマールブルグウイルス *Lake Victoria marburgvirus*
冷光 luminescence
冷硬直点 cold-rigor point
霊魂 spirit
冷情者 affectionless psychopath
冷浸する(せよ) macerate
冷静 ataraxia
隷属する ancillary
冷淡 apathy
冷淡症 apathism
霊長動物 primate
霊長目 *Primates*
霊長類 primate
冷痛 psychralgia
霊的苦痛 spiritual pain
零点 zero
冷凍 refrigeration
冷凍外科〔学〕 cryosurgery
冷凍腐食器(剤) cryocautery
冷凍麻酔〔法〕 cryoanesthesia
冷凍療法 psychrotherapy
冷膿瘍 cold abscess
レイノー壊疽 Raynaud gangrene
レイノー現象 Raynaud phenomenon
レイノー病 Raynaud disease
レイノルズ数 Reynolds number
レイプ rape
レイプ外傷症候群 rape-trauma syndrome
レイミステ徴候 Raimiste sign
鈴鳴音 tinkling
冷浴 psychrolusia
冷浴療法 cold affusion
レイルス randomized aldactone evaluation study (RALES)
レオウイルス reovirus
レオウイルス科 *Reoviridae*
レオパード症候群 LEOPARD syndrome
レオメトリー rheometry
歴史 history (Hx)
暦年齢 chronological age (CA)
レギュラーインスリン regular insulin
レクチン lectin
レグノリ手術 Regnoli operation
レクリエーショナルドラッグ recreational drug
レクリエーション recreation
レコード record
レーザー角膜切削形成術 laser in situs keratomileusis
レーザー角膜切除〔術〕 phototherapeutic keratectomy (PTK)
レーザー角膜内切削形成〔術〕 laser-assisted in situ keratomileusis (LASIK)
レーザー形成外科 laser plastic surgery
レーザー血管形成術 laser angioplasty
レーザー顕微鏡 laser microscope
レーザー椎間板減圧術 laser disc decompression
レーザードプラー laser Doppler
レザバー reservoir
レーザー光凝固〔術〕 laser photocoagulation (LPC)
レーザーメス laser knife
レーザー療法 laser therapy
レジオネラ症 legionellosis
レジオネラ属 *Legionella*
レジオネラ肺炎 *Legionella* pneumonia
レシチン lecithin
レシチンコレステロールアシル基転移酵素 lecithin cholesterol acyltransferase (LCAT)
レジデント resident, resident physician
レシピ recipe (Rx)
レストレスレッグズ症候群 restless legs syndrome (RLS)
レストンエボラウイルス *Reston Ebola virus*
レスビアン lesbian
レスピレーター respirator
レスピロウイルス属 *Respirovirus*
レスベラトロール resveratrol
レセプター receptor
レセルピン reserpine
レダクターゼ reductase
レーダー徴候 Reder sign
レチウス孔 Retzius foramen
レチウス静脈 Retzius veins
レチウス靭帯 Retzius ligament
レチクリン reticulin
レチネン retinene
レチノール retinol
列 column
裂 cleft, crena, gap, rictus, rima, scissura
劣位半球 minor hemisphere
劣化 deterioration
裂開 dehiscence, divulsion
レックリングハウゼン管 von Recklinghausen canal
レックリングハウゼン骨病 von Recklinghausen disease of bone
レックリングハウゼン腫瘍 von Recklinghausen tumor
裂隙羊膜 schizamnion
裂孔 gap, hiatus, lacuna
裂〔溝〕 cleft, fissura, fissure

裂孔開存奇形　ceasmic teratism
裂孔靭帯　lacunar ligament
裂孔性　hiatal
裂孔の　hiatal, lacunar
裂溝の　rictal
裂孔ヘルニア　hiatus hernia
列歯〔型，性〕　taxodont
裂手　cleft hand, split hand
レッシュ・ナイハン症候群　Lesch–Nyhan syndrome
裂傷　laceration, ruptio, ruptura, tear
裂傷した　lacerated
劣性　inferiority
劣性遺伝　recessive inheritance
劣性遺伝子　recessive gene
劣性遺伝病　recessive hereditary disease
劣性形質　recessive character, recessive trait
劣性突然変異　recessive mutation
劣性の　dysgenic, inferior, recessive
裂足　split foot
レッドアウト　redout
劣等感　inferiority complex
裂頭奇形　schizocephalia
裂頭奇形体　schistocephalus
裂頭条虫症　diphyllobothriasis
裂頭条虫属　*Diphyllobothrium*
劣等の　inferior
レット症候群　Rett syndrome
レッドネック症候群　red neck syndrome
裂の　crenate
レップ　roentgen equivalent physical (REP)
裂片　splinter
裂毛〔症〕　trichoclasia, trichorrhexis, trichoschisis
裂毛癖　trichorrhexomania
裂目　hiatus
裂離　tear
裂離骨折　avulsion fracture
レトロウイルス　retrovirus
レトロウイルス科　*Retroviridae*
レトロウイルスベクター　retrovirus vector
レニン　renin
レニン・アンジオテンシン系　renin angiotensin system
レニン基(媒)質　renin substrate
レビー小体型痴呆(認知症)　dementia with Lewy bodies (DLB)
レビー小体病　Lewy body disease
レフェトフ症候群　Refetoff syndrome
レフサム病　Refsum disease
レプチン　leptin
レプトスピラ症　leptospirosis
レプトスピラ性黄疸　leptospiral jaundice
レプトスピラ属　*Leptospira*
レプトスピラ尿〔症〕　leptospiruria
レプトテン　leptotene
レプトトリキア属　*Leptotrichia*
レプトトロンビディウム属　*Leptotrombidium*
レフレル心内膜炎　Löffler endocarditis
レプリコン　replicon
レプリーゼ　reprise
レフレル症候群　Löffler syndrome
レプローマ　leproma
レプロミン　lepromin
レーベル視神経萎縮症　Leber optic atrophy
レーベル先天黒内障　Leber congenital amaurosis
レボチロキシンナトリウム　levothyroxine sodium
レポート　report (Rpt)
レボドパ　levodopa
レボフロキサシン　levofloxacin (LVFX)
レポリポックスウイルス属　*Leporipoxvirus*
レマーク神経節　Remak ganglion
レマーク神経叢　Remak plexus
レマーク線維　Remak fiber
レマーク徴候　Remak sign
レマーク反射　Remak reflex
レーマー試験　Römer test
レム睡眠　rapid eye movement sleep (REM sleep)
レム睡眠行動障害　rapid eye movement sleep behavior disorder (RBD)
レムナント様粒子(リポタンパク)〔コレステロール〕　remnant–like particle(–cholesterol) (RLP(–C))
レーライン径　Löhlein diameter
レルミット徴候　Lhermitte sign
レルモワイエ症候群　Lermoyez syndrome
連　run, tribe
連関　linkage
連環状　circinate
レンギョウ［連翹］属　*Forsythia*
錬金術　alchemy
連句不能〔症〕　aphrasia
連携　liaison
連結　connection, junction, junctura
連結間隔　coupling interval
連結期　coupling
連結する　annectent
連結発情期　persistent esterus
連合　association, commissura, commissure
連合運動の　synkinetic
連合床義歯　combination denture
連合性失語〔症〕　associative aphasia
連合皮質　association cortex
連合野　association area
連鎖　linkage, sequence
錬剤　mass, massa
連鎖価　linkage value
レンサ桿菌　streptobacillus
レンサ球菌　streptococcus
レンサ球菌感染症　streptococcosis
レンサ球菌血症　streptococcemia
レンサ球菌性デオキシリボヌクレアーゼ　streptococcal deoxyribonuclease
レンサ球菌性毒素性ショック症候群　streptococcal toxic shock syndrome (STSS)
レンサ球菌性の　streptococcal

レンサ(連鎖)球菌属 *Streptococcus*
レンサ球菌の streptococcic
レンサ球菌膿皮症 streptodermia
レンサ球菌白血球溶解素 streptoleukocidin
レンサ球菌発熱性外毒素 streptococcal pyrogenic exotoxin (SPE)
レンサ球菌溶血素 streptolysin
連鎖状の moniliform
連鎖性の linked
連鎖地図 linkage map
連鎖による linked
連鎖反射 chain reflex
練習 exercise, training
攣縮 contraction (C), contracture, spasm, spasmus, twitch
攣縮性蟻走感 crispation
攣縮性狭心症 vasospastic angina
攣縮性の spasmodic
連珠毛 beaded hair, monilethrix, moniliform hair
レンショウ細胞 Renshaw cell
レンズ lens
レンズ核 lenticula, lentiform nucleus
レンズ形の lenticular
レンズの焦点深度 penetration
レンズ豆状の lentiform
連星 couple
連接 adaptation
連接器 adapter
連銭形成 nummulation, rouleaux formation
連銭状 rouleau
連銭状の nummular
連想 association
連想試験 association test
連続X線撮影法 serioscopy
連続かがり縫合 blanket suture
連続〔抗原〕変異 antigenic drift
連続した consecutive
連続〔性〕機械様雑音 continuous machinery murmur
連続(続発)性の consecutive
連続切断 consecutive amputation
連続的な consecutive, continual, continuous
連続パーコレーション repercolation
連続波ドプラー心エコー法 continuous wave Doppler echocardiography
連続縫合 continuous suture, uninterrupted suture
レンチウイルス属 *Lentivirus*
レンテインスリン lente insulin
連動 mobilization
レントゲン roentgen (R)
レントゲン線 roentgen ray
レントゲン単位 roentgen unit
レンニン rennin
レンネ鼻側階段 Rönne nasal step
連嚢管 utriculosaccular duct
連嚢の utriculosaccular
レンノックス・ガストー症候群 Lennox–Gastaut syndrome
れん(煉)薬 electuary
連絡 connection
連絡の internuncial
連立 apposition
練和 kneading
煉和 malaxation
連話症 paraphrasia praecox

ろ

路 path, route, tract, tractus
ロア糸状虫症 loiasis
ロア属 *Loa*
ロイコシジン leukocidin
ロイコタキシン leukotaxin(e)
ロイコトキシン leukotoxin
ロイコトリエン leukotriene (LT)
ロイコフィル leukophyl(l)
ロイコリジン leukolysin
ロイシン leucine
ロイシンアミノペプチダーゼ leucine aminopeptidase (LAP)
瘻 sinus
癆 phthisis, tabefaction, tabes, tisis
ろうあ(聾唖)者 deaf–mute, partimute
ろうあ(聾唖)〔症〕 deaf–mutism, partimutism
漏液 seepage
老化 aging, senescence
老化の geriatric
瘻管 fistula
老眼 presbyopia
瘻管形成 fistulation
老眼者 presbyope
老朽 insenescence
ろう(蝋)屈症 catalepsy, flexibilitas cerea
瘻〔孔〕 fistula, syrinx
ろう(蝋)膏 salve
瘻孔試験 fistula test
瘻孔切開〔術〕 fistulotomy, syringotomy
瘻孔切開刀 fistulatome, syringotome
瘻孔切除術 fistulectomy
瘻孔壁切除術 syringectomy
労作性横紋筋融解〔症〕 exertional rhabdomyolysis
労作性狭心症 angina of effort, effort angina pectoris
労作性呼吸困難 dyspnea on exertion (DOE)
老視 presbyopia
老視者 presbyope
漏出 defluvium, defluxion, diapedesis, diapiresis, transudation
漏出液 transudate
漏出する exsorption
老人学 gerontology
老人環 arcus senilis, gerontoxon
老人削痩 geromarasmus
老人性 gerontal
老人性壊疽 presbysphacelus
老人性股関節炎 malum coxae senile

老人性紫斑〔病〕 purpura senilis
老人性動脈硬化症 decrescent arteriosclerosis
老人性の senile
老人斑 senile plaque
老人反射 senile reflex
老人病学 geriatrics
老人様皮膚 geroderma
老衰 dotage, geromarasmus, insenescence, senescence, senility
漏水症 hydrorrh(o)ea
瘻性気管内治療法 tracheofistulization
癆性の tabetic
労作性の exertional
漏泄 profluvium
狼瘡 eatin tetter, lupus
狼瘡性の lupous
瘻造設術 ostomy
狼瘡様の lupoid
狼瘡様毛瘡 lupoid sycosis
ろうそく(蝋燭) candle
漏斗 funnel, infundibulum
労働 labor
漏斗胸 funnel breast, funnel chest, pectus excavatum, shoemaker breast, trichterbrust
漏斗腫 infundibuloma
漏斗状の choanoid
漏斗状網膜 coarctate retina
漏斗部切除〔術〕 infundibulectomy
漏斗部の infundibular
老年 senility
老年医学 geriatrics
老年医学的総合機能評価法 comprehensive geriatric assessment (CGA)
老年化指数 aging index
老年期 senescence, senium
老年期うつ病 senile depression
老年期振戦 senile tremor
老年期精神病 senile psychosis
老年〔期〕の geriatric, gerontal, senile
老年結核 senile tuberculosis
老年歯科〔学〕 gerodontics
老年性萎縮 senile atrophy
老年性色素斑 senile lentigo
老年精神医学 psychogeriatrics
老年性そう(瘙)痒〔症〕 pruritus senilis, senile pruritus
老年性腟炎 senile vaginitis
老年性痴呆 senile dementia (SD)
老年性難聴 presbyacusis
老年性白内障 senile cataract
老年病学 presbyatrics
老年病学の geriatric
瘻の fistulous
ろう(蝋)引き waxing
弄糞 coprolagnia
老齢化 aging
老齢の aged
ろう(蝋)を塗ること waxing
濾液 filtrate
濾過 filtration
濾過圧 filtrating pressure (FP)
濾過器 filter, filtrum
濾過性の filtrable
濾過筒 candle
濾過率 filtration rate (FR)
ロキタンスキー・アショフ洞 Rokitansky-Aschoff sinus
ロキタンスキー病 Rokitansky disease
肋横突起の costotransverse
肋胸骨形成〔術〕 costosternoplasty
肋胸骨の costosternal
肋肩甲骨の costoscapular
6歳臼歯 sixth-year molar
六指症 hexadactylism
ロクソスセレス症 loxoscelism
六炭糖 hexose
肋軟骨 costal cartilage
肋軟骨の chondrocostal, costochondral
6倍体 hexaploid
肋膜炎 pleurisy
ログランクテスト log rank test
六量体 hexamer
ロゴセラピー logotherapy
濾材 filter
露歯 outcrop
ロシア秋脳炎ウイルス Russian autumn encephalitis virus
ロシア春夏脳炎 Russian spring-summer encephalitis (RSSE)
ロシア春夏脳炎ウイルス Russian spring-summer encephalitis virus (RSSE virus)
濾紙イオン泳動法 paper ionophoresis
ロジェー雑音 Roger murmur
ロージェー徴候 Laugier sign
ロジェー反射 Roger reflex
ロジェー病 Roger disease
ロージェーヘルニア Laugier hernia
濾紙クロマトグラフィ〔ー〕 paper chromatography (PCG)
ロジスティック関数 logistic function
ロジスティック曲線 logistic curve
ロジット logit
濾紙電気泳動法 paper chromatoelectrophoresis (PCE)
ロジャース療法 Rogers treatment
ローシュ徴候 Roche sign
露出 exposure
濾出液 transudate
濾出〔現象, 作用〕 transudation
露出症 exhibitionism
濾出性の transudative
ローズ位 Rose position
ローズ・ジョーンス試験 Ross-Jones test
ロスリバーウイルス *Ross river virus*
ローズ・ワーラー試験 Rose-Waaler test
ロゼイン rosein
ロゼオロウイルス属 *Roseolovirus*
ロゼッテ roset(te)
ロゼット形成細胞 rosette-forming cell (RFC)

ロゼット形成試験　rosette formation test
ローゼル・ネラトン線　Roser–Nélaton line
ロゼンジ　lozenge
ローゼンシュタイン症状　Rosenstein symptom
ローゼンバッハ病　Rosenbach disease
ロタウイルス胃腸炎　rotavirus enteritis
ロタウイルス属　*Rotavirus*
ローダミン［花紅］　rhodamine
6回経産婦　sextipara
6回経妊婦　sextigravida
肋下筋　subcostal
肋下静脈　subcostal vein
肋下神経　subcostal nerve
肋下動脈　subcostal artery
6価の　hexad
肋間筋　intercostal muscles
肋間隙　intercostal space
肋間静脈　posterior intercostal veins
肋間上腕神経　intercostobrachial nerves
肋間神経　intercostal nerves
肋間神経痛　intercostal neuralgia, subcostalgia
肋間動脈　posterior intercostal artery
肋間の　intercostal
ロッキー山紅斑熱　Rocky Mountain spotted fever (RMSF)
ロックウッド徴候　Lockwood sign
ロックリンゲル液　Locke–Ringer solution
肋頸動脈　costocervical trunk
肋骨　costa, rib
肋骨烏口の　costocoracoid
肋骨横隔洞　costodiaphragmatic recess, phrenicocostal sinus
肋骨横隔膜角　costophrenic angle
肋骨横突起切除術　costotransversectomy
肋骨角　costal angle
肋骨下神経痛　subcostalgia
肋骨から発生する　costogenic
肋骨弓　costal arch
肋骨胸膜　costal pleura
肋骨挙筋　levatores costarum
肋骨切り　costotome
肋骨結節　tuberculum costae
肋骨剣状突起　costoxiphoid
肋骨溝　costal groove, subcostal groove
肋骨鎖骨症候群　costoclavicular syndrome
肋骨鎖骨の　costoclavicular
肋骨状の　costate
肋骨脊柱角　costovertebral angle (CVA)
肋骨脊柱角叩打痛　costovertebral angle tenderness (CVAT)
肋骨脊椎の　costovertebral
肋骨切開術　costotomy
肋骨切除〔術〕　costectomy
肋骨前〔方〕の　precostal
肋骨痛　costalgia
肋骨頭稜　crest of head of rib
肋骨突起　costal process
肋骨の　costal
ロッソリモ徴候　Rossolimo sign
ロッソリモ反射　Rossolimo reflex
ロッチ徴候　Rotch sign
ロット　lot
ロッド値　lod score
ロッドマン手術　Rodman operation
ローデシアトリパノソーマ症　Rhodesian trypanosomiasis
ローテーターカフ損傷　rotator cuff injury
ロート　scopola
露頭　outcrop
ロドコッカス属　*Rhodococcus*
ロドプシン　rhodopsin
ロートムント・トムソン症候群　Rothmund–Thomson syndrome (RTS)
ロノワ症候群　Launois syndrome
ロバートソン瞳孔　Robertson pupil
ロバン奇形　Robin anomaly
ロバン空隙　Robin spaces
ロバン症候群　Robin syndrome
ロビンソン環　Robinson circle
ロビンソン係数　Robinson index
ロビンソン手術　Robinson operation
ロビンソン病　Robinson disease
ロフォフォラ属　*Lophophora*
ロブシング徴候　Rovsing sign
ロブスタイン神経節　Lobstein ganglion
ロフストランド杖　Lofstrand crutch
ローブル病　Roble disease
濾別　filtration
ロベリン　lobeline
濾胞　follicle, folliculus
濾胞炎　folliculitis
濾胞腫　folliculoma
濾胞樹状細胞　follicular dendritic cell (FDC)
濾胞症　folliculosis
濾胞性甲状腺腫　follicular goiter
濾胞性中心細胞　follicular center cell
濾胞性トラコーマ　follicular trachoma
濾胞の　follicular
ロボトミー　lobotomy
ロマニア徴候　Romaña sign
ロマノフスキー染色　Romanovsky stain
ロモニエー神経節　Laumonier ganglion
ロラゼパム　lorazepam
ローランド溝　Rolando fissure
ローランド溝後方野　postrolandic area
ローランド発射(放電)　rolandic discharge (RD)
ローランド・ペイン症候群　Rowland–Payne syndrome
ローランド野　Rolando area
ロールシャッハ試験　Rorschach test
ロールプレイング　role–playing
呂律　articulation
ローレル指数　Röhrer index (RI)
ローレンシウム　lawrencium (Lr)
ローレンス斜視計　Lawrence strabismometer
ローレンス・ムーン・ビードル症候群　Laurence–Moon–Biedl syndrome

論過 paralogism
ローン・ガノン・レヴァイン症候群 Lown–Ganong–Levine syndrome (LGL syndrome)
ロングフライト血栓症 long flight thrombosis (LFT)
論文 thesis
ローン分類 Lown grading
ロンベルグ試験 Romberg test
ロンベルグ徴候 Romberg sign
ロンベルグ・ハウシップ徴候 Romberg–Howship sign
ロンベルグ病 Romberg disease

わ

和 sum
歪曲 contortion, distortion
穢言 coprolalia
Y字軟骨 Y–shaped cartilage
矮小歯 microdont
矮小体躯〔症〕 nanism
矮小体型 hypomorph
矮小〔な〕 dwarf
矮人 pygmy
歪成分耳音響反射 distortion product otoacoustic emission (DPOAE)
Y染色体 Y chromosome
Y染色体連鎖遺伝子 Y–linked gene
ワイトブレヒト孔 Weitbrecht foramen
Y軟骨 Y cartilage
ワイヤ wire
歪力 strain, surface traction
ワイル病 Weil disease
ワイル・フェリックス反応(試験) Weil–Felix reaction(test)
Y連鎖遺伝 Y linkage
若返り rejuvenescence
若木骨折 greenstick fracture
若はげ premature alopecia
ワーカホリック workaholic
わきが hircismus, osmidrosis axillae, tragomaschalia
ワギニズム vulvismus
枠 frame
ワグスタッフ骨折 Wagstaffe fracture
ワクチニアウイルス *Vaccinia virus*
ワクチン vaccine
ワクチン産生の vaccigenous
ワクチンの vaccinal, vaccinogenous
ワクチンの血清型 vaccine serotype (VS)
ワクチン不全 vaccine failure
ワグナー・ウンフェルリヒト症候群 Wagner–Unverricht syndrome
ワグナー病 Wagner disease
ワクモ属 *Dermanyssus*
和合性 compatibility
和合力 avidity
わざとらしさ mannerism
ワシ(鷲)手 clawhand
和集合 union
わずかの weak
患う develop
ワセリン petrolatum, vaseline
ワタ cotton
わだち rut
渡り migration
ワッセルマン試験 Wassermann test
ワット watt
ワット時 watt–hour
ワット量 wattage
ワトソン・クリックの DNA モデル Watson–Crick DNA model
ワトソン・シュワァルツ試験 Watson–Schwartz test
ワニ(鰐)口鉗子 alligator forceps
ワニス vernix
ワニの涙症候群 crocodile tears syndrome
輪の orbicularis
ワーファリン warfarin
わらび巻き circinate
ワーラー変性 wallerian degeneration
ワーラー・ローズ反応 Waaler–Rose test
割合 proportion
割付け layout
ワルシン腫瘍 Warthin tumor
ワルダイエル輪 Waldeyer ring
ワールデンブルグ症候群 Waardenburg syndrome
ワルテンベルグ症候 Wartenberg symptom
ワルトン管 Wharton duct
ワルトンのゼリー Wharton jelly
ワレンチン神経節 Valentin ganglion
ワレンベルグ症候群 Wallenberg syndrome
腕 brachium
彎脚 bowleg
腕脚の brachiocrural
彎曲 arcuation, curvature, flexura, flexure, gryposis
彎曲歯 dilaceration
彎曲指〔症〕 clinodactyly
彎曲手 talipomanus
彎曲足 talipes
彎曲の flexural
腕骨 carpus
腕尺関節 humeroulnar joint
腕尺部の humeroulnar
腕状構造 brachium
腕神経叢 brachial plexus
腕節 carpus
彎足 talipes
腕肘の brachiocubital
腕吊包帯 arm sling
腕痛 brachialgia
腕橈関節 humeroradial joint
腕橈骨筋 brachioradialis
腕頭静脈 brachiocephalic vein
腕頭動脈 brachiocephalic artery (BCA), brachiocephalic trunk
腕頭の brachiocephalic
腕橈部の humeroradial

APPENDIX 1

基本解剖図集

骨格系

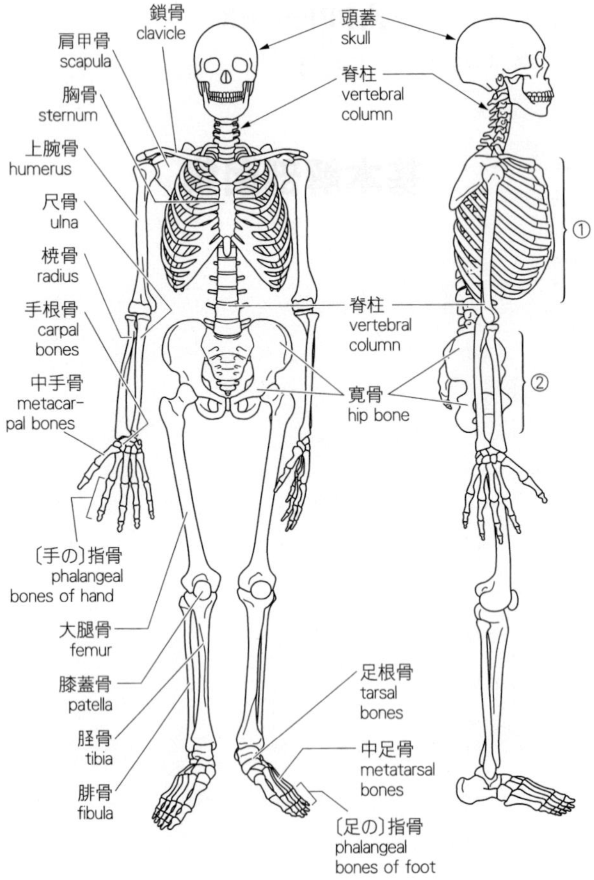

① 胸郭 thorax（胸骨・肋骨・胸椎）
② 骨盤 pelvis（左右の寛骨・仙骨・尾骨）

筋系

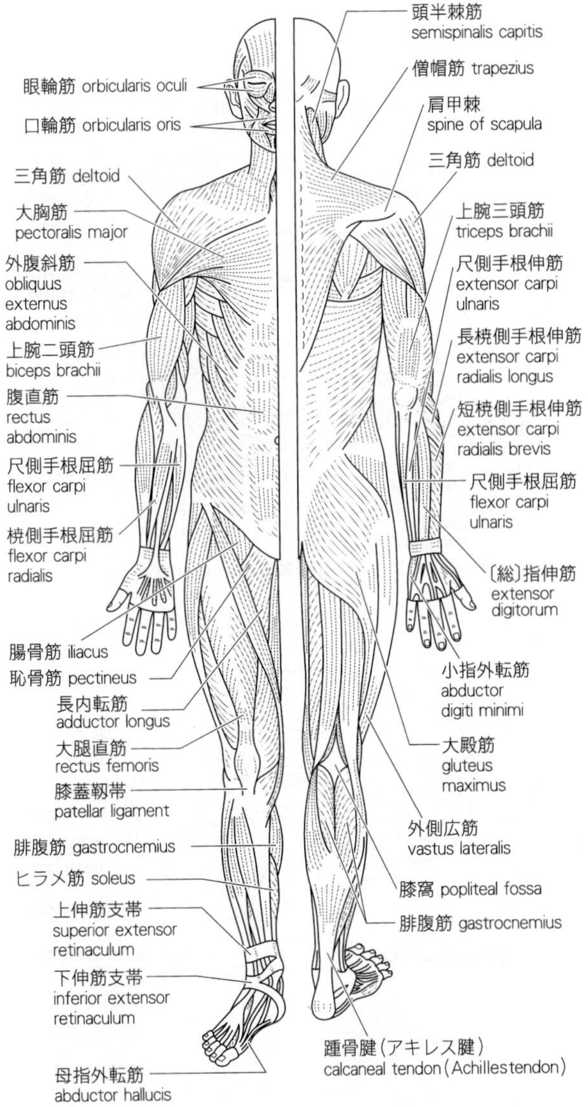

頭半棘筋 semispinalis capitis
眼輪筋 orbicularis oculi
僧帽筋 trapezius
口輪筋 orbicularis oris
肩甲棘 spine of scapula
三角筋 deltoid
三角筋 deltoid
大胸筋 pectoralis major
上腕三頭筋 triceps brachii
外腹斜筋 obliquus externus abdominis
尺側手根伸筋 extensor carpi ulnaris
上腕二頭筋 biceps brachii
長橈側手根伸筋 extensor carpi radialis longus
腹直筋 rectus abdominis
短橈側手根伸筋 extensor carpi radialis brevis
尺側手根屈筋 flexor carpi ulnaris
尺側手根屈筋 flexor carpi ulnaris
橈側手根屈筋 flexor carpi radialis
〔総〕指伸筋 extensor digitorum
腸骨筋 iliacus
恥骨筋 pectineus
小指外転筋 abductor digiti minimi
長内転筋 adductor longus
大腿直筋 rectus femoris
大殿筋 gluteus maximus
膝蓋靱帯 patellar ligament
外側広筋 vastus lateralis
腓腹筋 gastrocnemius
ヒラメ筋 soleus
膝窩 popliteal fossa
上伸筋支帯 superior extensor retinaculum
腓腹筋 gastrocnemius
下伸筋支帯 inferior extensor retinaculum
踵骨腱（アキレス腱）
calcaneal tendon（Achillestendon）
母指外転筋 abductor hallucis

神経系(中枢神経)

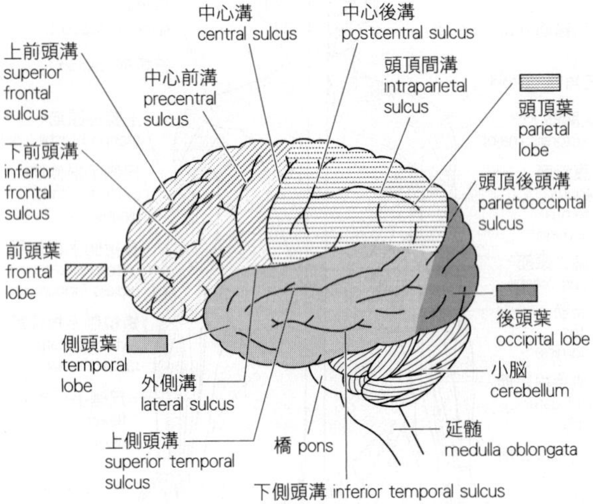
中心溝
central sulcus
中心後溝
postcentral sulcus
上前頭溝
superior frontal sulcus
中心前溝
precentral sulcus
頭頂間溝
intraparietal sulcus
頭頂葉
parietal lobe
下前頭溝
inferior frontal sulcus
頭頂後頭溝
parietooccipital sulcus
前頭葉
frontal lobe
後頭葉
occipital lobe
側頭葉
temporal lobe
外側溝
lateral sulcus
小脳
cerebellum
延髄
medulla oblongata
上側頭溝
superior temporal sulcus
橋 pons
下側頭溝 inferior temporal sulcus

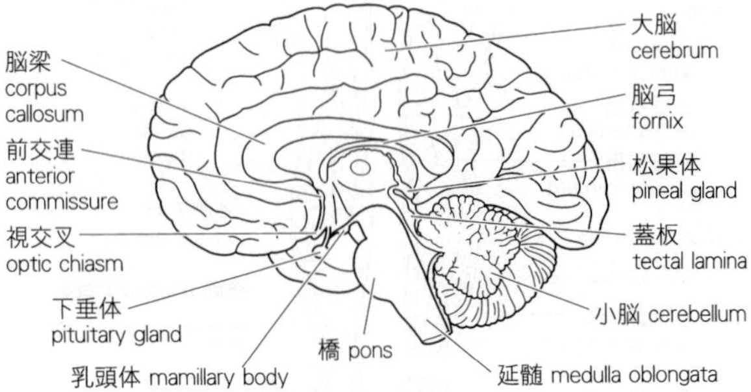
大脳
cerebrum
脳梁
corpus callosum
脳弓
fornix
前交連
anterior commissure
松果体
pineal gland
視交叉
optic chiasm
蓋板
tectal lamina
下垂体
pituitary gland
小脳 cerebellum
橋 pons
乳頭体 mamillary body
延髄 medulla oblongata

神経系(末梢神経;脊髄神経)

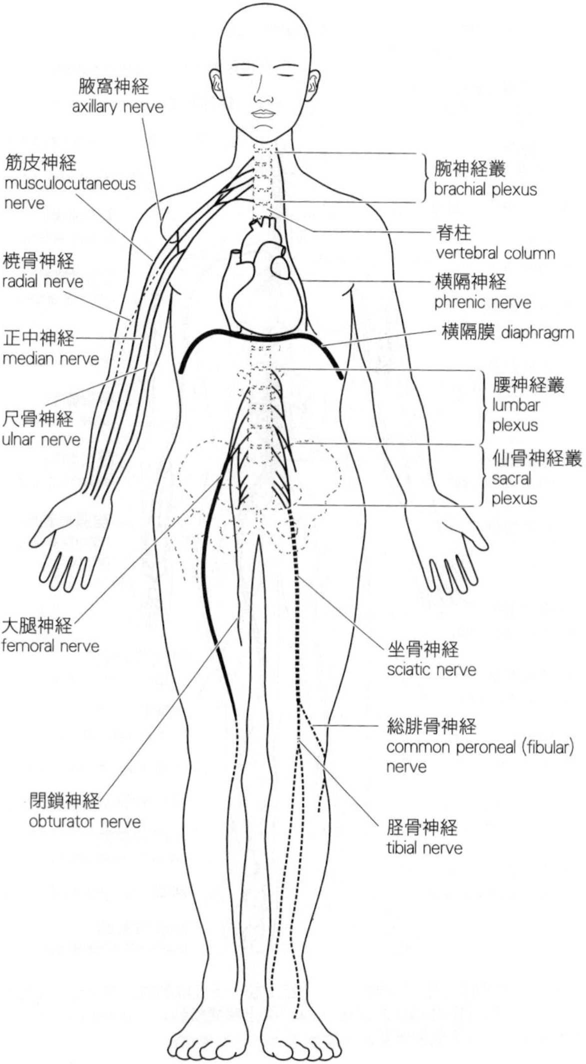
腋窩神経
axillary nerve
筋皮神経
musculocutaneous nerve
橈骨神経
radial nerve
正中神経
median nerve
尺骨神経
ulnar nerve
大腿神経
femoral nerve
閉鎖神経
obturator nerve
腕神経叢
brachial plexus
脊柱
vertebral column
横隔神経
phrenic nerve
横隔膜 diaphragm
腰神経叢
lumbar plexus
仙骨神経叢
sacral plexus
坐骨神経
sciatic nerve
総腓骨神経
common peroneal (fibular) nerve
脛骨神経
tibial nerve

循環器系

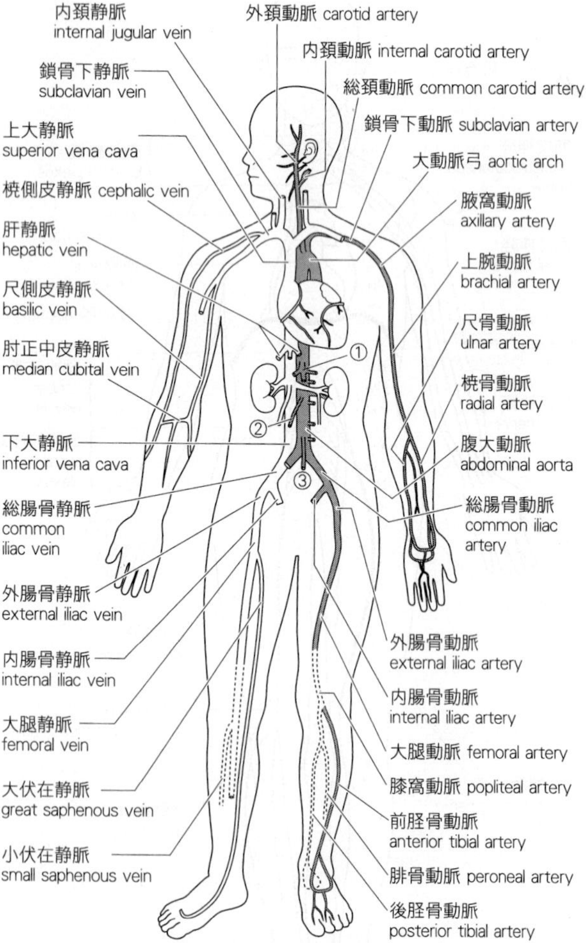

全身の主な動脈（Y）と静脈（Y）；左上肢・下肢は動脈，右上肢・下肢は静脈を示す．①腹腔動脈 celiac trunk　②上腸間膜動脈 superior mesenteric artery　③下腸間膜動脈 inferior mesenteric artery

呼吸器系

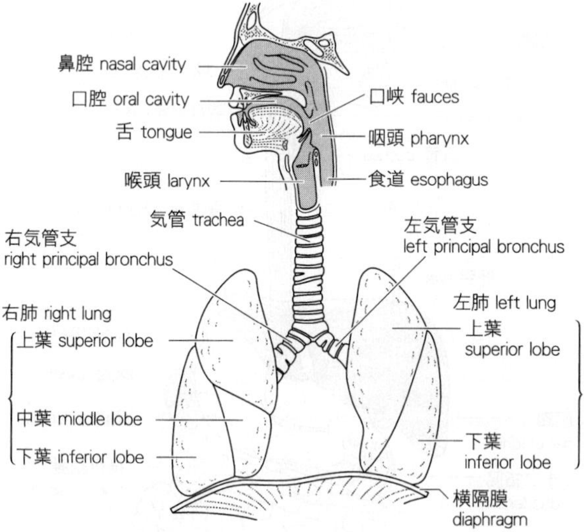

(呼吸器系の構成)

- 気道 airway
  - 鼻 nose
    - 外鼻 external nose
    - 鼻腔 nasal cavity
    - 副鼻腔 paranasal sinuses
  - 咽頭 pharynx
  - 喉頭 larynx
  - 気管 trachea
  - 気管支 (principal) bronchus
- 肺 lung

※ 口腔，舌，食道は呼吸器系に含めない．

消化器系

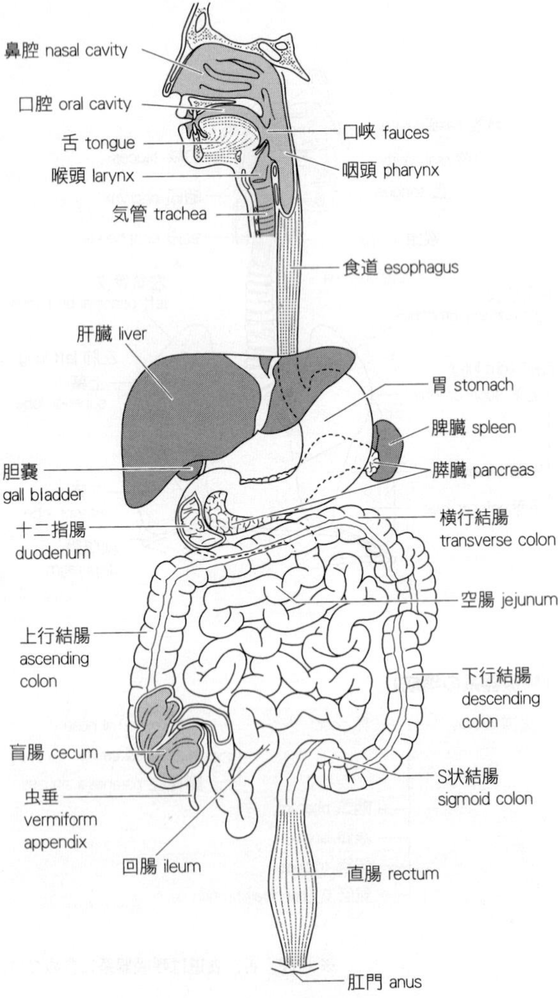
鼻腔 nasal cavity
口腔 oral cavity
舌 tongue
喉頭 larynx
気管 trachea
口峡 fauces
咽頭 pharynx
食道 esophagus
肝臓 liver
胃 stomach
脾臓 spleen
膵臓 pancreas
胆嚢
gall bladder
十二指腸
duodenum
横行結腸
transverse colon
空腸 jejunum
上行結腸
ascending
colon
下行結腸
descending
colon
盲腸 cecum
S状結腸
sigmoid colon
虫垂
vermiform
appendix
回腸 ileum
直腸 rectum
肛門 anus

※ 鼻腔，喉頭，気管，脾臓は消化器系に含めない．

泌尿器系

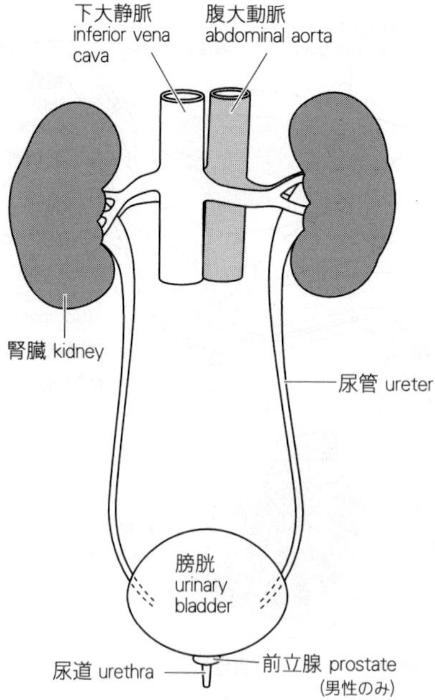

下大静脈
inferior vena cava
腹大動脈
abdominal aorta
腎臓 kidney
尿管 ureter
膀胱
urinary bladder
尿道 urethra
前立腺 prostate
(男性のみ)

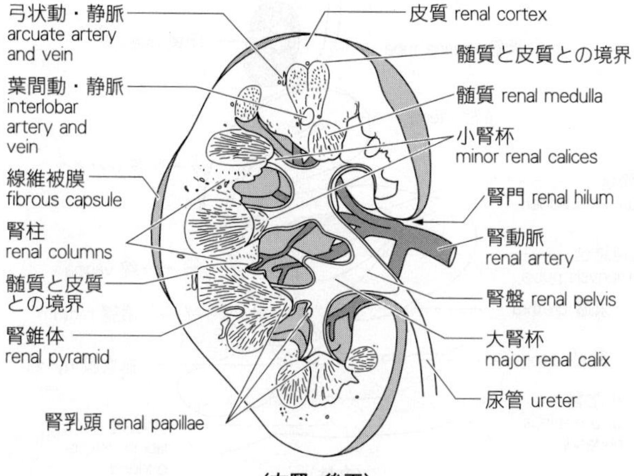

弓状動・静脈
arcuate artery and vein
葉間動・静脈
interlobar artery and vein
線維被膜
fibrous capsule
腎柱
renal columns
髄質と皮質との境界
腎錐体
renal pyramid
腎乳頭 renal papillae
皮質 renal cortex
髄質と皮質との境界
髄質 renal medulla
小腎杯
minor renal calices
腎門 renal hilum
腎動脈
renal artery
腎盤 renal pelvis
大腎杯
major renal calix
尿管 ureter

(左腎，後面)

生殖器系

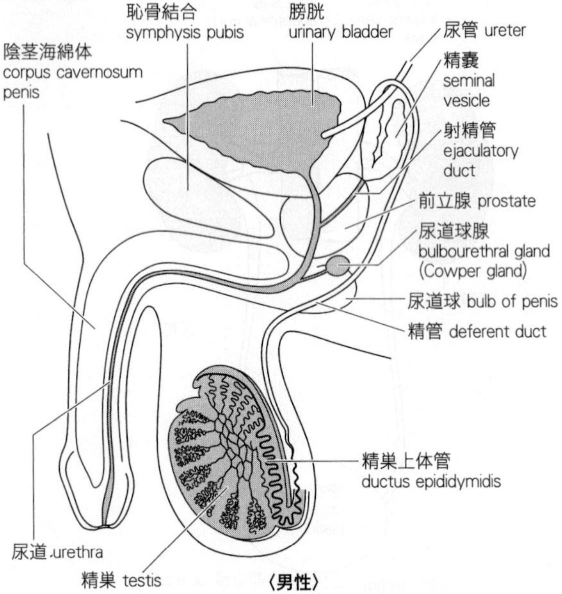
恥骨結合
symphysis pubis
膀胱
urinary bladder
尿管 ureter
精嚢
seminal
vesicle
陰茎海綿体
corpus cavernosum
penis
射精管
ejaculatory
duct
前立腺 prostate
尿道球腺
bulbourethral gland
(Cowper gland)
尿道球 bulb of penis
精管 deferent duct
精巣上体管
ductus epididymidis
尿道 urethra
精巣 testis

〈男性〉

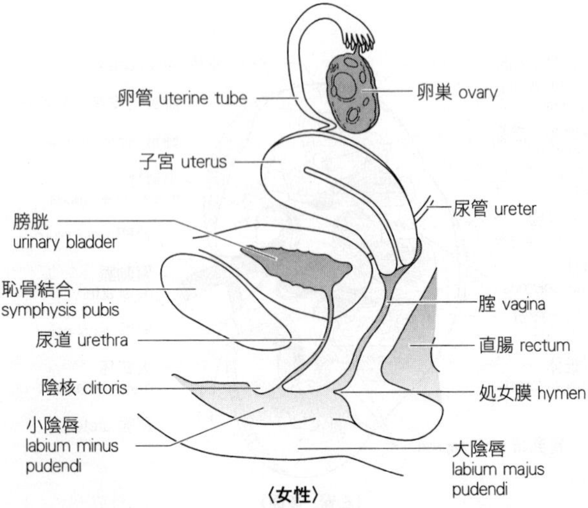
卵管 uterine tube
卵巣 ovary
子宮 uterus
尿管 ureter
膀胱
urinary bladder
恥骨結合
symphysis pubis
腟 vagina
尿道 urethra
直腸 rectum
陰核 clitoris
処女膜 hymen
小陰唇
labium minus
pudendi
大陰唇
labium majus
pudendi

〈女性〉

内分泌系

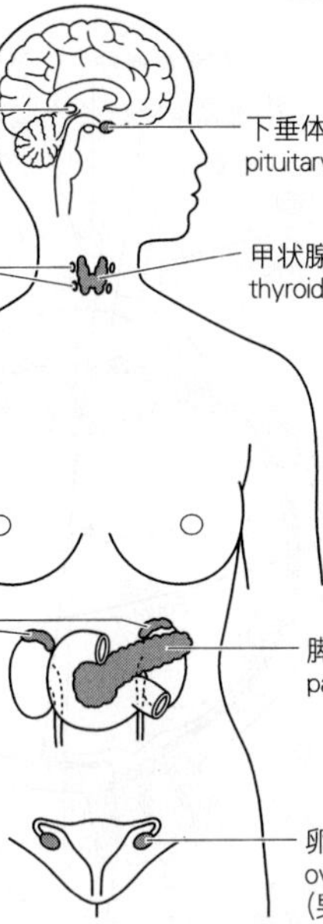

(内分泌腺とホルモン)

下垂体
- a. 前葉ホルモン；
  - 成長ホルモン growth hormone (GH)
  - 甲状腺刺激ホルモン thyroid stimulating hormone (TSH)
  - 卵胞刺激ホルモン follicle stimulating hormone(FSH)
  - 黄体化ホルモン luteinizing hormone (LH)
  - 副腎皮質刺激ホルモン adrenocorticotrophic hormone (ACTH)
  - プロラクチン prolactin
- b. 後葉ホルモン；
  - バソプレシン vasopressin
  - オキシトシン oxytocin

松果体
- メラトニン melatonin

甲状腺
- サイロキシン thyroxine (T4)
- カルシトニン calcitonin

上皮小体(副甲状腺)
- 上皮小体ホルモン(パラトルモン parathormone；PTH)

膵臓(ランゲルハンス島)
- インスリン insulin
- グルカゴン glucagon

副腎(腎小体)
- a. 副腎皮質ホルモン；
  - 糖質コルチコイド glucocorticoids
  - 電解質コルチコイド mineralocorticoids
- b.副腎髄質ホルモン；
  - アドレナリン adrenalin
  - ノルアドレナリン noradrenalin

卵巣(♀)
- 卵巣ホルモン(エストロゲン estrogen)
- 黄体ホルモン(プロゲステロン progesterone)

精巣(♂)
- アンドロゲン androgen

感覚器（視覚系）

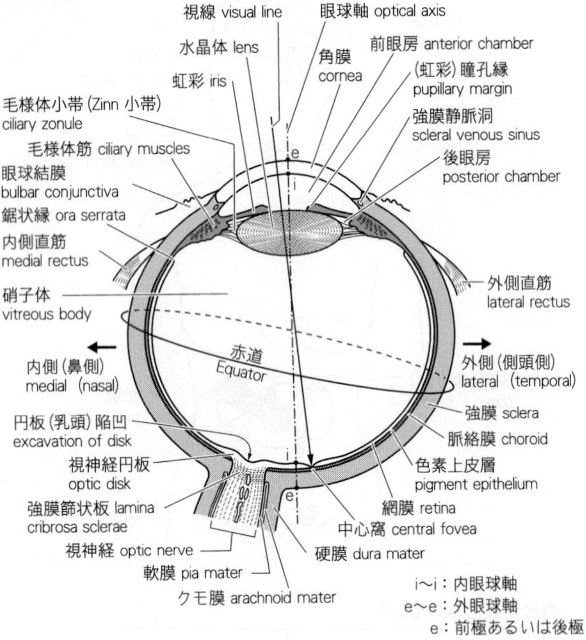
視線 visual line
眼球軸 optical axis
水晶体 lens
角膜 cornea
前眼房 anterior chamber
虹彩 iris
(虹彩) 瞳孔縁 pupillary margin
毛様体小帯 (Zinn 小帯) ciliary zonule
強膜静脈洞 scleral venous sinus
毛様体筋 ciliary muscles
後眼房 posterior chamber
眼球結膜 bulbar conjunctiva
鋸状縁 ora serrata
内側直筋 medial rectus
外側直筋 lateral rectus
硝子体 vitreous body
赤道 Equator
内側 (鼻側) medial (nasal)
外側 (側頭側) lateral (temporal)
強膜 sclera
脈絡膜 choroid
円板 (乳頭) 陥凹 excavation of disk
視神経円板 optic disk
色素上皮層 pigment epithelium
強膜篩状板 lamina cribrosa sclerae
網膜 retina
中心窩 central fovea
視神経 optic nerve
硬膜 dura mater
軟膜 pia mater
クモ膜 arachnoid mater
e
i
i〜i：内眼球軸
e〜e：外眼球軸
e：前極あるいは後極

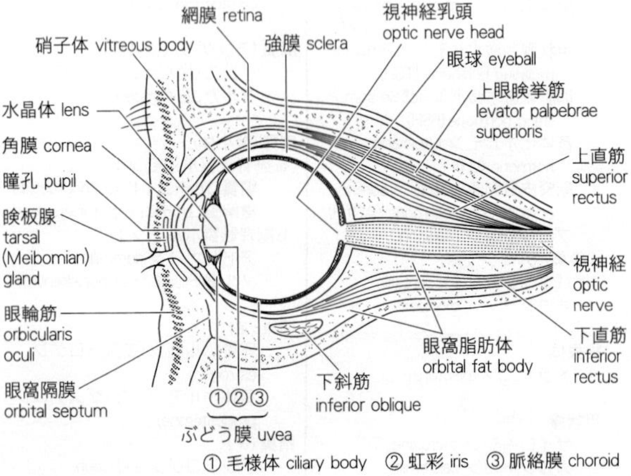
網膜 retina
視神経乳頭 optic nerve head
硝子体 vitreous body
強膜 sclera
眼球 eyeball
水晶体 lens
上眼瞼挙筋 levator palpebrae superioris
角膜 cornea
上直筋 superior rectus
瞳孔 pupil
瞼板腺 tarsal (Meibomian) gland
視神経 optic nerve
眼輪筋 orbicularis oculi
下直筋 inferior rectus
眼窩脂肪体 orbital fat body
眼窩隔膜 orbital septum
下斜筋 inferior oblique
①②③
ぶどう膜 uvea
① 毛様体 ciliary body　② 虹彩 iris　③ 脈絡膜 choroid

感覚器(平衡聴覚器)

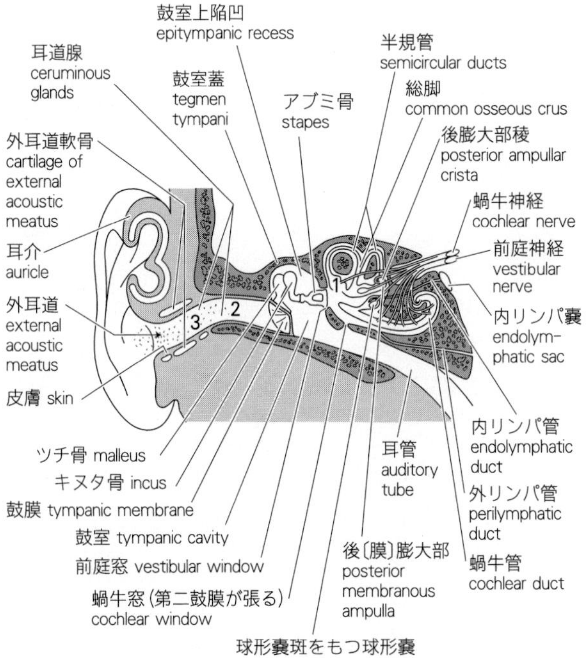

1：前〔膜〕膨大部 anterior membranous ampulla
2：骨性外耳道 osseous external acoustic meatus
3：軟骨性外耳道 cartilagenous external acoustic meatus

APPENDIX 2

ノーベル生理学・医学賞受賞者

ノーベル生理学・医学賞受賞者

1901～2019年度

Adrian, Edgar Douglas（1889-1977） イギリスの生理学者．神経細胞の機能に関する研究により1932年度受賞．

Allison, James Patrick（1948生） アメリカの免疫学者．1990年代半ば，T細胞の抑制性受容体CTLA-4に結合しその機能を阻害する抗体を開発，癌治療において有効であることを明らかにし，免疫チェックポイント阻害療法の原理を確立した．負の免疫制御の阻害による癌治療法を発見した業績により，本庶 佑とともに2018年度受賞．

Arber, Werner（1929生） スイスのグレニヘン生まれの細菌学者．制限酵素の発見と分子遺伝学への応用により1978年度受賞．

Axel, Richard（1946生） アメリカの分子生物学者．嗅覚受容体および嗅覚系の機構の発見により，Linda Brown Buckとともに2004年度受賞．

Axelrod, Julius（1912-2004） ニューヨーク生まれの薬理・生化学者．アドレナリンとノルアドレナリンによって起こる身体の代謝の仕組みを酵素化学的に究明した業績により1970年度受賞．

Baltimore, David（1938生） アメリカ生まれのウイルス学者．癌ウイルスと細胞の遺伝物質との相互作用に関する発見により1975年度受賞．

Banting, Sir Frederick Grant(1891-1941) カナダの生化学者．1922年insulinを発見したことにより1923年度受賞．

Bárány, Robert（1876-1936） オーストラリアの医学者．耳科学，特に内耳系の生理，病理に関して多数の業績をあげたことにより1914年度受賞．

Barré-Sinoussi, Françoise（1947生） フランスのウイルス学者．1983年，エイズ患者のリンパ球からlymphadenopathy-associated virus（LAV，のちのHIV）を分離した．ヒト免疫不全ウイルス（HIV）を発見した業績により，Harald zur Hausen, Luc Antoine Montagnierとともに2008年度受賞．

Beadle, George Wells（1903-1989） アメリカの遺伝学者．ショウジョウバエの交叉に関する研究で眼色発現に関する眼原基移植実験に成功．またアカパンカビの栄養素要求性の突然変異株を用いて生化学的遺伝学の新分野を開拓し，1958年度受賞．

Benacerraf, Baruj（1920-2011） ベネズエラのカラカス生まれのアメリカの病理学者．免疫反応を調節する細胞表面の遺伝的に決められた構造についての研究により1980年度受賞．

Bergström, Sune Karl（1916-2004） ストックホルム生まれの生化学者．プロスタグランジンの生理活性に関する研究により1982年度受賞．

Beutler, Bruce Alan（1957生） アメリカの免疫学者．1998年，マウスにおいて，ショウジョウバエのToll遺伝子にあたるタンパク質Toll-like receptor（TLR）を報告，自然免疫のしくみを解明する端緒となった．自然免疫の活性化に関する発見をした業績により，Jules Alphonse Hoffmann, Ralph Marvin Steinmanとともに2011年度受賞．

Bishop, John Michael（1936生） アメリカの微生物・免疫学者．レトロウイルスのもつ癌遺伝子が細胞起源であることの発見により1989年度受賞．

Black, Sir James Whyte（1924-2010） イギリスの生理・薬理学者．薬物療法における重要な原理（細胞の生理的機能の観点から薬物の開発を進めるなど）の発見により1988年度受賞．

Blackburn, Elizabeth Helen（1948生） オーストラリア生まれのアメリカの分子生物学者．繊毛虫*Tetrahymena*を用いた研究で，テロメアの機能とテロメアの配列が酵素テロメラーゼにより伸長されることを明らかにした．テロメアおよびテロメラーゼによる染色体保護機構を発見した業績により，Carol Widney Greider, Jack William Szostakとともに2009年度受賞．

Blobel, Günter（1936生） ドイツ生まれのアメリカの分子細胞生物学者．細胞内におけるタンパク質輸送の仕組みの発見により，1999年度受賞．

Bloch, Konrad Emil（1912-2000） ドイツ生まれでアメリカに帰化した生化学者．コレステロールと脂肪酸の生合成の機構と調節に関する研究により1964年度受賞．

Blumberg, Baruch Samuel（1925-2011） ニューヨーク生まれの医師．血清肝炎の病原体であるオーストラリア抗原の発見（1964）による業績により1976年度受賞．

Bordet, Jules（1870-1961） ベルギーの細菌学者．1905年補体結合反応を，

1906年百日咳菌を発見した業績により1919年度受賞.

Bovet, Daniel（1907-1992） スイス生まれのイタリアの薬学者．麻酔薬のクラーレの研究とともに抗ヒスタミン剤（1944），スルファミン剤に関する多くの研究業績により1957年度受賞.

Brenner, Sydney（1927生） 南アフリカ連邦生まれのイギリスの分子生物学者．1960年代に，mRNAの存在と，3つのヌクレオチドにより1つのアミノ酸の情報が写しとられることをつきとめた．さらに，線虫*Caenorhabditis elegans*を用いて発生を遺伝子がどのように制御しているかの研究を進め，後の研究により遺伝的にプログラムされた細胞死が存在することやそれを制御する遺伝子が特定され，多くの疾患の解明にもつながる成果となっている．器官発生とプログラム細胞死の遺伝制御を解明した業績により，John Edward Sulston, Howard Robert Horvitzとともに2002年度受賞.

Brown, Michael Stuart（1941生） テキサス大学ダラス保健科学センター遺伝学内科部門長，生化学者．LDL受容体とコレステロール代謝異常の遺伝的基礎を解明した業績により1985年度受賞.

Buck, Linda Brown（1947生） アメリカの分子生物学者．嗅覚受容体および嗅覚系の機構の発見により，Richard Axelとともに2004年度受賞.

Burnet, Sir Frank MacFarlane（1899-1985） オーストラリアにおけるウイルス感染症の研究者．生体内で抗体ができる機構，特に後天的に免疫学的な耐性ができる現象について，クローン選択説を提唱し，その業績により1960年度受賞.

Cajal, Santiago Ramón y（1852-1934） スペインの組織学者．神経系の構造に関する研究により1906年度受賞.

Campbell, William Cecil（1930生） アイルランド生まれのアメリカの生化学・寄生虫学者．抗寄生虫薬イベルメクチンivermectinを開発した．寄生虫感染症に対する新治療法を発見した業績により，大村 智，屠 呦呦とともに2015年度受賞.

Capecchi, Mario Renato（1937生） イタリア生まれのアメリカの分子遺伝学者．ES細胞によるマウスの特定遺伝子改変の原理を発見した業績により，Martin John Evans, Oliver Smithiesとともに2007年度受賞.

Carlsson, Arvid（1923生） スウェーデン，ウプサラ生まれ．神経系における情報伝達機構の研究業績により2000年度受賞.

Carrel, Alexis（1873-1944） フランスの外科医．血管縫合術，血管および臓器の移植に関する業績により1912年度受賞.

Chain, Ernst Boris（1906-1979） イギリスの生化学者．抗生物質の組織的研究を行い，とくにA. Flemingの発見したペニシリンに関する研究業績で1945年度受賞.

Claude, Albet（1899-1983） ルクセンブルク生まれのアメリカ人細胞学者．細胞の構造と機能の解明に努力し，現代細胞学の発展に大きな貢献をした業績により1974年度受賞.

Cohen, Stanley（1922生） ニューヨークのブルックリン生まれの生化学者．1962年，神経成長因子の存在を確認し，同因子の精製過程で上皮成長因子（EGF）を分離同定した業績により1986年度受賞.

Cori, Carl Ferdinand（1896-1984） アメリカの生理，薬理，生化学者．触媒作用によるグリコーゲン消費の発見により1947年度受賞.

Cori, Gerty Theresa（1896-1957） アメリカの生化学者．グリコーゲンの触媒作用による消耗経過の研究業績により1947年度受賞.

Cormack, Allan MaCleod（1924-1998） 南アフリカのヨハネスブルグ生まれのアメリカの物理学者．コンピュータ制御によるX線断層撮影装置の開発により1979年度受賞.

Cournand, Andre Frederic（1895-1988） フランス出身のアメリカの内科医，心肺機能の権威者．心臓カテーテル法を臨床的に応用し，また心疾患の鑑別診断にその有用性と安全性を立証し，今日広く行われている標準的方法に発展させた．その功績により1956年度受賞.

Crick, Francis Harry Compton（1916-2004） イギリスの分子生物学者．核酸の分子構造に関する研究により1962年度受賞.

Dale, Henry Hallett（1875-1968） イギリスの生理学者．神経刺激の化学的伝播に関する業績により1936年度受賞.

Dam, Carl Peter Henrick（1895-1976） デンマークの生化学者．ビタミンKの発見により1943年度受賞.

Dausset, Jean（1916-2009） フランスのツールーズ生まれの血液学者．免疫反応を調節する細胞表面の遺伝的に決められた構造についての研究により1980

年度受賞.

de Duve, Christian René（1917-2013）イギリスのテムズ・ディットン生まれのベルギーの細胞学者. 細胞の構造と機能の研究を一層発展させ, リソソームを分離, その機能を明らかにするなどの業績により1974年度受賞.

Delbrueck, Max（1906-1981）ドイツ生まれでアメリカに帰化した微生物学者. ウイルスの増殖機構と遺伝学的な構造の研究により1969年度受賞.

Doherty, Peter Charles（1940生）オーストラリア生まれのアメリカの免疫学者. 細胞性免疫防御の特異性の研究により1996年度受賞.

Doisy, Edward Adelbert（1893-1986）アメリカの生理, 生化学者. 性ホルモンおよびビタミンKに関する業績により1943年度受賞.

Domagk, Gerhard（1895-1964）ドイツの実験病理学, 薬理学者. プロントジルが致死量のレンサ球菌からハツカネズミを守ることを発見, 次いで1935年人体に応用して成功し, サルファ剤開発の業績により1939年度受賞.

Dulbecco, Renato（1914-2012）イタリアのカタンザロ生まれのアメリカの微生物学者. 癌ウイルスと細胞の遺伝物質との相互作用に関する発見により1975年度受賞.

Edelman, Gerald Maurice（1929-2014）ニューヨーク生まれの生化学者. 抗体の化学構造に関する発見により1972年度受賞.

Edwards, Robert Geoffrey（1925-2013）イギリスの生理学者. 1969年, ヒトの卵巣から採卵した卵子を培養液中で精子と受精させることに成功, 産婦人科医Patrick C. Steptoeとともに研究を進め, 1978年, 体外で受精させた受精卵を子宮に戻して妊娠を達成することで初の体外受精児（いわゆる試験管ベビー test tube baby）を誕生させた. 体外受精技術を開発した業績により, 2010年度受賞.

Ehrlich, Paul（1854-1915）ドイツの細菌学者. 化学療法および免疫に関する業績により1908年度受賞.

Eijkman, Christiaan（1858-1930）オランダの生理学者. 抗神経炎性ビタミンの発見により1929年度受賞.

Einthoven, Willem（1860-1927）オランダの生理学者. 1911年に弦電流計を発明, 心電図法の発見により1924年度受賞.

Elion, Gertrude Belle（1918-1999）アメリカの生化学者. 1951年抗白血病薬6-メルカプトプリン, 1957年免疫抑制薬アザチオプリン, 1977年抗ヘルペス薬アシクロビル, さらにエイズ治療薬アジドチミジンを開発した業績により1988年度受賞.

Enders, John Franklin（1897-1985）アメリカの細菌・免疫学者. 急性灰白髄炎（ポリオ）の病原ウイルスを試験管内で組織培養することに成功した業績により1954年度受賞.

Erlanger, Joseph（1874-1965）アメリカの生理学者. 個々の神経線維が高度に分化された特性を有することの発見により1944年度受賞.

Evans, Martin John（1941生）イギリスの分子生物学者. ES細胞によるマウスの特定遺伝子改変の原理を発見した業績により, Mario Renato Capecchi, Oliver Smithiesとともに2007年度受賞.

Fibiger, Johannes Andreas Grib（1867-1928）デンマークの病理学者. 寄生虫癌Spiroptera carcinomaに感染したアブラ虫でラットを飼育し, 癌性腫瘍を人工的に発生させる（癌寄生虫説）などの研究（実験的癌研究の発端）により1926年度受賞.

Finsen, Niels Ryberg（1860-1904）デンマークの医学者, 生物学者. フィンセン灯を発明し, 尋常性狼瘡（皮膚結核）に対する光線療法を創始した業績により1903年度受賞.

Fire, Andrew Zachary（1959生）アメリカの遺伝学者. RNA干渉の発見（1998）により, Craig Cameron Melloとともに2006年度受賞.

Fischer, Edmond Henri（1920生）中国の上海生まれのアメリカの生化学者. 生体制御機構としての可逆的タンパク質リン酸化の発見により1992年度受賞.

Fleming, Sir Alexander（1881-1955）イギリスの細菌学者. ペニシリンならびに種々の伝染病に対するペニシリンの治療効果に関する業績により1945年度受賞.

Florey, Sir Howard Walter（1898-1968）イギリスの薬理学者. ペニシリンの研究, 生産に関する研究業績により1945年度受賞.

Forssmann, Werner Theodor Otto（1904-1979）ドイツの外科医. 心臓カテーテル法の開発および循環器系の病理学上の研究に対して1956年度受賞.

Furchgott, Robert Francis（1916-2009）アメリカの薬理学者. 循環器系における信号伝達分子としてのNOの発見により1998年度受賞.

Gajdusek, Daniel Carleton（1923-2008） アメリカの小児科医，ウイルス学者．1957年，ニューギニア高地のフォレ族に多発するクールーについて研究し，スローウイルス感染症の一つであることを発見した業績により，1976年度受賞．

Gasser, Herbart Spencer（1888-1963） アメリカの薬理・生理学者．個々の神経線維が高度に分化された特性を有することを発見した業績により1944年度受賞．

Gilman, Alfred Goodman（1941-2015） アメリカの薬理学者．情報転換因子Gタンパク質の精製に成功（1980）したことにより1994年度受賞．

Goldstein, Joseph Leonard（1940生） アメリカの生化学者．家族性高コレステロール血症における受容体欠損の遺伝的基礎を解明したことにより1985年度受賞．

Golgi, Camillo（1844-1926） イタリアの組織学者．神経系の精細な研究を行った業績により1906年度受賞．

Granit, Ragnar Arthur（1900-1991） スウェーデンの生理学者．視覚の基礎的な化学的，生理学的発見により1967年度受賞．

Greengard, Paul（1925生） アメリカ，ニューヨーク生まれ．神経系における情報伝達機構の研究業績により，2000年度受賞．

Greider, Carol Widney（1961生） アメリカの分子生物学者．Blackburnのもとで，テロメアの配列を伸長する酵素テロメラーゼを発見した．テロメア，テロメラーゼによる染色体保護機構を発見した業績により，Elizabeth Helen Blackburn, Jack William Szostakとともに2009年度受賞．

Guillemin, Roger charles Louis（1924生） フランスのディジョン生まれのアメリカの生理学者．脳のペプチドホルモン産生に関する発見により1977年度受賞．

Gullstrand, Allvar（1862-1930） スウェーデンの眼科医．眼の屈折機能に関する研究により1911年度受賞．

Gurdon, John Bertrand（1933生） イギリスの発生生物学者．1962年，アフリカツメガエルを用いて，核を破壊した未受精卵にオタマジャクシの腸上皮細胞の核を移植し成長することを示し，分化した体細胞が発生に必要な遺伝情報を備えていることを報告した．のちに哺乳類にまで研究が拡大した体細胞クローンの先駆．成熟細胞を多能性をもつ状態に初期化できることを発見した業績により，山中伸弥とともに2012年度受賞．

Hall, Jeffrey Connor（1945生） アメリカの遺伝学者，時間生物学者．1984年，Benzerらが提唱していた概日リズムに影響する遺伝子（period；*per*）を特定した．概日リズムを制御する分子機構を発見した業績により，Michael Morris Rosbash，Michael Warren Youngとともに2017年度受賞．

Hartline, Haldan Keffer（1903-1983） アメリカの生理学者．視覚の初期過程における化学的，生理学的発見により1967年度受賞．

Hartwell, Leland Harrison（1939生） アメリカの研究者．*CDC28*遺伝子が細胞周期の開始を制御することを解明．細胞周期に関わる主要な制御因子を発見した業績により，Paul Maxime Nurse，Richard Timothy Huntとともに2001年度受賞．

Hench, Philipp Showalter（1896-1965） アメリカの内科医．生化学者．コルチゾンの研究により1950年度受賞．

Hershey, Alfred Day（1908-1997） アメリカの微生物学者．ウイルスの増殖機構と遺伝学的な構造の研究により1969年度受賞．

Hess, Walter Rudolf（1881-1973） スイスの生理学者．内臓の活動を統合する間脳の機能に関する発見により1949年度受賞．

Heymans, Corneille Jean Francois（1892-1968） ベルギーの生理学者．呼吸調整に対する頚動脈小体および大動脈小体の意義に関する発見により1938年度受賞．

Hill, Archibald Vivian（1886-1977） イギリスの生理学者．筋肉の熱代謝に関する研究により1922年度受賞．

Hitchings, George Herbert（1905-1998） アメリカの生化学者．6-メルカプトプリン，アザチオプリン，アシクロビル，アジドチミジンなどの核酸代謝阻害薬を開発した業績により1988年度受賞．

Hodgkin, Alan Lloyd（1914-1998） イギリスの神経生理学者．神経細胞膜の末梢および中心部における興奮と抑制に現れたイオン機構に関する研究により1963年度受賞．

Hoffmann, Jules Alphonse（1941生） ルクセンブルク生まれのフランスの分子生物学者．1996年ショウジョウバエのToll遺伝子が感染防御に重要な役割をもつことを報告，自然免疫のしくみを解明する端緒となった．自然免疫の活性化に関する発見をした業績により，Bruce Alan Beutler, Ralph Marvin Steinmanとともに2011年度受賞．

Holley, Robert William（1922-1993）アメリカの生化学者．遺伝暗号の解読とそのタンパク合成への役割に対する研究により1968年度受賞．

Honjo, Tasuku（1942生）日本の生化学・免疫学者．1992年，T細胞の抑制性受容体PD-1を同定，のちの研究でPD-1の阻害が癌治療において有効であることが明らかとなり，免疫チェックポイント阻害療法の原理を確立した．負の免疫制御の阻害による癌治療法を発見した業績により，James Patrick Allisonとともに2018年度受賞．

Hopkins, Sir Frederick Gowland（1861-1947）イギリスの生化学者．1903年トリプトファンを発見．ビタミンの研究により1929年度受賞．

Horvitz, Howard Robert（1947生）アメリカの発生生物学者．細胞死遺伝子２つを最初に特定し，そのうちの１つと同様の遺伝子をヒトも持っていることを明らかにした．器官発生とプログラム細胞死の遺伝制御を解明した業績により，Sydney Brenner, John Edward Sulstonとともに2002年度受賞．

Hounsfield, Godfrey Newbold（1919-2004）イギリスのコンピュータ技術者．CT値単位であるHUは彼の名にちなむ．コンピュータ制御によるX線断層撮影像装置の開発により1979年度受賞．

Houssay, Bernardo Alberto（1887-1971）アルゼンチンの生理学者．糖消化に関する下垂体前葉ホルモンの意義についての業績により1947年度受賞．

Hubel, David Hunter（1926-2013）カナダのウィンザー生まれのアメリカの大脳生理学者．眼の網膜からくる情報が脳の視覚領の各細胞でいかに処理されるかの研究により1981年度受賞．

Huggins, Charles Brenton（1901-1997）アメリカの泌尿器科医．前立腺癌のホルモン療法に関する発見により1966年度受賞．

Hunt, Richard Timothy（1943生）イギリスの研究者．1980年初頭，細胞周期を調節するサイクリンを発見．細胞周期に関わる主要な制御因子を発見した業績により，Leland Harrison Hartwell, Paul Maxime Nurseとともに2001年度受賞．

Huxley, Andrew Fielding（1917-2012）イギリスの生理学者．神経細胞膜の末梢および中心部における興奮と抑制に現れたイオン機構に関する研究により1963年度受賞．

Ignarro, Louis J.（1941生）アメリカの薬理学者．循環器系における信号伝達分子としてのNOの発見により1998年度受賞．

Jacob, François（1920-2013）フランスの遺伝学者．酵素とウイルスの合成に関する遺伝的制御の研究により1965年度受賞．

Jerne, Niels Kaj（1911-1994）ロンドン生まれのデンマークの免疫学者．免疫機構の発達と制御についての理論と，モノクローナル抗体のつくり方の原理の発見により1984年度受賞．

Kaelin Jr., William George（1957生）アメリカの腫瘍学者．フォン ヒッペル・リンダウ病において*VHL*遺伝子に変異がみられること，*VHL*遺伝子の欠損が低酸素誘導因子hypoxia-inducible factor（HIF）の発現に関与していることを明らかにした．細胞が酸素濃度を感知し適応する機構を発見した業績により，Peter John Ratcliffe, Gregg Leonard Semenzaとともに2019年度受賞．

Kandel, Eric（1929生）オーストリア，ウィーン生まれのアメリカの学者．神経系における情報伝達機構の研究業績により2000年度受賞．

Katz, Sir Bernard（1911-2003）ドイツのライプチッヒ生まれのイギリスの生理学者．アセチルコリンについて，その仕組みを解明した業績により1970年度受賞．

Kendall, Edward Calvin（1886-1972）アメリカの生理・生化学者．コルチゾンの研究により1950年度受賞．

Khorana, Har Gobind（1922-1993）インド生まれでアメリカに帰化した生化学者．遺伝情報の解読とそのタンパク合成への役割に対する業績により1968年度受賞．

Koch, Robert（1843-1910）ドイツの細菌学者．結核に関する研究業績により1905年度受賞．

Kocher, Emil Theodor（1841-1917）スイスの外科医．甲状腺の生理，病理および外科に関する業績により1909年度受賞．

Köhler, Georges Jean Franz（1946-1995）ミュンヘン生まれのドイツの免疫学者．免疫機構の発達と制御についての理論と，モノクローナル抗体のつくり方の原理（癌細胞とリンパ球を融合させる）の発見（1975）により，1984年度受賞.

Kornberg, Arthur (1918-2007) アメリカの生化学者. デオキシリボ核酸の酵素学的合成 (1956), リボ核酸を酵素学的に合成 (1955) などの業績により1959年度受賞.

Kossel, Albrecht (1853-1927) ドイツの生化学者. タンパク質および核物質に関する研究によって細胞の化学を発展させた業績により1910年度受賞.

Krebs, Edwin Gerhard (1918-2009) アメリカの生化学者. 生体制御機構としての可逆的タンパク質リン酸化の発見により1992年度受賞.

Krebs, Sir Hans Adolf (1900-1981) ドイツ生まれのイギリスの生化学者. ジカルボン酸説を発展させトリカルボン酸回路を発見したことにより1953年度受賞.

Krogh, Schack August Steenberg (1874-1949) デンマークの動物生理学者. 毛細血管の運動調節機構に関する研究により1920年度受賞.

Landsteiner, Karl (1868-1943) オーストリアの病理学者. ABO式血液型の発見 (1901) により1930年度受賞.

Lauterbur, Paul Christian (1929-2007) アメリカの化学者. 1973年, 傾斜磁場を用いた二次元画像が作成できることを発見し, 磁気共鳴映像法 (MRI) の基礎を確立した. MRIに関する発見により, Peter Mansfieldとともに2003年度受賞.

Laveran, Charles Louis Alphonse (1845-1922) フランスの細菌学者. 1880年マラリア原虫を患者血液中に発見, その他トリパノソーマによる疾患の研究に多くの業績をあげ, 1907年度受賞.

Lederberg, Joshua (1925-2008) アメリカの微生物遺伝学者. 1947年大腸菌で遺伝子組換えを発見し, 1951年にネズミチフス菌で形質導入の現象を発見した業績により1958年度受賞.

Levi-Montalcini, Rita (1909-2012) イタリア生まれの神経生物学者. 1950年代にマウス肉腫に神経成長因子 (NGF) の存在を確認. 1960年代にマウス顎下腺から同因子を分離精製し, その研究業績により1986年度受賞.

Lewis, Edward Butts (1918-2004) アメリカの遺伝学者. 初期胚発生における遺伝的制御の研究により1995年度受賞.

Lipmann, Fritz Albert (1899-1986) ドイツで医学を修め, 1939年アメリカに渡り, 生化学者となる. 高エネルギーリン酸結合の概念を確立し, アセチルリン酸, 補酵素Aを分離した業績により1953年度受賞.

Loewi, Otto (1873-1961) ドイツ生まれの薬理学者. 神経刺激の化学的伝播に関する業績により1936年度受賞.

Lorenz, Konrad (1903-1989) ウィーン生まれの動物学者. 自然条件の中で動物を観察し, 仲間の行動によって, 初めて遺伝的な行動パターンが誘発されることを発見. 比較行動学研究の業績により1973年度受賞.

Luria, Salvador Edward (1912-1991) イタリア生まれでアメリカに帰化した微生物学者. ウイルスの増殖機構と遺伝学的な構造の研究により1969年度受賞.

Lwoff, André Michel (1902-1994) フランスの微生物学者. 酵素とウイルスの合成に関する遺伝的制御の研究により1965年度受賞.

Lynen, Feodor (1911-1979) ドイツの生化学者. コレステロールと脂肪酸の生合成の機構と調節に関する研究により1964年度受賞.

Macleod, John James Rickard (1876-1935) イギリス生まれ, カナダの生理学者. insulinの発見 (1922) により1923年度受賞.

Mansfield, Peter (1933-2017) イギリスの物理学者. 磁気共鳴映像法 (MRI) の実用化に貢献し, 1970年代後半に人体の映像化, MRI装置の開発を行った. MRIに関する発見により, Paul Christian Lauterburとともに2003年度受賞.

Marshall, Barry James (1951生) オーストラリアの医師, 微生物学者. ヘリコバクター・ピロリとその胃炎および消化性潰瘍における役割の発見により, John Robin Warrenとともに2005年度受賞.

McClintock, Barbara (1902-1992) アメリカのコネチカット州生まれ, 植物遺伝学者. 流動する遺伝子 (トランスポゾン) の概念の提唱により1983年度受賞.

Medawar, Sir Peter Brian (1915-1987) イギリスの免疫, 細胞病理学者. 後天的免疫耐性を発見した業績により1960年度受賞.

Mello, Craig Cameron (1960生) アメリカの分子生物学者. RNA干渉の発見 (1998) により, Andrew Zachary Fireとともに2006年度受賞.

Metchnikoff, Élie (Mechnikov, Ilya Ilyich) (1845-1916) ロシアの動物学者, 細菌学者. 食菌現象の発見(1892),

その他免疫学上の業績により1908年度受賞.

Meyerhof, Otto Fritz（1884-1951）ドイツ生まれ，アメリカの生理学者．筋肉内における酸素消費と乳酸生成との相関関係の発見により1922年度受賞.

Milstein, Cesar（1927-2002）アルゼンチン生まれのイギリス免疫学者．免疫機構の発達と制御についての理論と，モノクローナル抗体のつくり方の原理の発見により1984年度受賞.

Minot, George Richards（1885-1950）アメリカの内科医．悪性貧血の治療に肝臓食療法を提唱（Minot-Murphy diet, 1926），肝臓製剤の発展に寄与した業績により1934年度受賞.

Moniz, Antonio Caetano de Abreu Freire Egas（1874-1955）ポルトガルの神経病学者，政治家．早発性痴呆症，分裂病その他の精神病に対して前頭葉切断術frontal lobotomyを実施し，脳の機能局在解明により1949年度受賞.

Monod, Jacques Lucien（1910-1976）フランスの生化学者．酵素とウイルスの合成に関する遺伝的制御の研究により1965年度受賞.

Montagnier, Luc Antoine（1932生）フランスのウイルス学者．1983年，エイズ患者のリンパ球からlymphadenopathy-associated virus（LAV，のちのHIV）を分離した．ヒト免疫不全ウイルス（HIV）を発見した業績により，Harald zur Hausen, Françoise Barré-Sinoussiとともに2008年度受賞.

Morgan, Thomas Hunt（1866-1945）アメリカの生理学者，遺伝学者．染色体の遺伝機能に関する業績により1933年度受賞.

Moser, Edvard Ingjald（1962生）ノルウェーの心理・神経科学者．場所細胞を発見したO'Keefe博士の研究を発展させ，2005年にラットの脳の嗅内野に海馬へ空間情報を供給するグリッド細胞を特定した．脳内の空間認知システムを構成する細胞を発見した業績により，John O'Keefe, May-Britt Moserとともに2014年度受賞.

Moser, May-Britt（1963生）ノルウェーの心理・神経科学者．場所細胞を発見したO'Keefe博士の研究を発展させ，2005年にラットの脳の嗅内野に海馬へ空間情報を供給するグリッド細胞を特定した．脳内の空間認知システムを構成する細胞を発見した業績により，John O'Keefe, Edvard Ingjald Moserとともに2014年度受賞.

Muller, Hermann Joseph（1890-1967）アメリカの遺伝学者．X線によりショウジョウバエ遺伝子の人工突然変異を高率に誘発できることを証明した業績により1946年度受賞.

Müller, Paul（1899-1965）スイスの化学者．1939年DDTの合成を行い植物害虫対策の研究や媒介動物の対策の功績により1948年度受賞.

Murad, Ferid（1936生）アメリカの薬理学者．循環器系における信号伝達分子としてのNOの発見により1998年度受賞.

Murphy, William Parry（1892-1987）アメリカの内科医．悪性貧血に対する肝臓食療法の発見により1934年度受賞.

Murray, Joseph Edward（1919-2012）アメリカの医学者．人間の病気治療への臓器・細胞移植の適用を確立した業績などにより1990年度受賞.

Nathans, Daniel（1928-1999）アメリカの微生物学者．制限酵素の発見と分子遺伝学への応用に対する研究により1978年度受賞.

Neher, Erwin（1944生）ドイツのランツベルク生まれの細胞生理学者．チャネルの存在とそのメカニズムを明らかにし，糖尿病，心臓病，嚢胞性線維症などの病気の解明に貢献した業績により，1991年度受賞.

Nicolle, Charles Jules Henri（1866-1936）フランスの細菌学者．1909年，発疹チフスがコロモジラミによって伝染することを発見し，細菌学，免疫学の種々の業績により1928年度受賞.

Nirenberg, Marshall Warren（1927-2010）アメリカの生化学者．遺伝情報の解読とそのタンパク合成への役割に対する研究により1968年度受賞.

Nüsslein-Volhard, Christiane（1942生）ドイツの女性遺伝学者．初期胚発生における遺伝的制御の研究により1995年度受賞.

Nurse, Paul Maxime（1949生）イギリスの研究者．*cdc28*遺伝子を発見し，それに対応するヒトの遺伝子*CDK*を特定した．細胞周期に関わる主要な制御因子を発見した業績により，Leland Harrison Hartwell, Richard Timothy Huntとともに2001年度受賞.

Ochoa, Severo（1905-1993）スペイン生まれのアメリカの生化学者．試験管内でリボ核酸合成など種々の酵素学的合成の業績により1959年度受賞.

Ohsumi, Yoshinori（1945生）日本の分子細胞生物学者．1992年，酵母細胞を用いてオートファジー（自食作用）を誘導・観察，関連遺伝子の特定を行った．すべての真核細胞に共通する生存のための重要な機能が明らかになり，ヒトの疾患解明にも大きく寄与している．オートファジーの機構を発見した業績により2016年度受賞．

O'Keefe, John（1939生） アメリカ生まれのイギリスの神経科学者．1971年，ラットの脳の海馬に特定の場所を通過するときにだけ反応する細胞（場所細胞）を発見した．脳内の空間認知システムを構成する細胞を発見した業績により，Edvard Ingjald Moser, May-Britt Moserとともに2014年度受賞．

Omura, Satoshi（1935生） 日本の化学者．1978年，静岡県伊東市川奈の土壌から*Streptomyces avermitilis*を分離，抗生物質エバーメクチンavermectinを発見した．エバーメクチンを改良した抗寄生虫薬イベルメクチンivermectinは世界で広く用いられ，特に熱帯地域におけるオンコセルカ症やリンパ系フィラリア症の抑制に貢献．寄生虫感染症に対する新治療法を発見した業績により，William Cecil Campbell，屠 呦呦とともに2015年度受賞．

Palade, George Emil（1912-2008） ルーマニア生まれのアメリカの細胞学者．細胞の構造と機能の研究を一層発展させ，RNA顆粒（リボソーム，パラーディの顆粒）の分離など細胞生物学を大きく前進させた業績により1974年度受賞．

Pavlov, Ivan Petrovich（1849-1936） ロシアの生理学者．心臓の神経支配，肝臓の意義に関する研究および特に消化作用，腺の分泌作用などに関する研究に貢献した業績により，1904年度受賞．

Porter, Rodony Robert（1917-1985） イギリスの生化学者．免疫グロブリン研究発展の基礎を築いた業績により，1972年度受賞．

Prusiner, Stanley Ben（1942生） アメリカの生化学者．CJDや狂牛病の原因とされるプリオンタンパクの発見（1982）により1997年度受賞．

Ratcliffe, Peter John（1954生） イギリスの泌尿器科医．腎におけるエリスロポエチンの産生調節，低酸素応答の研究から，細胞内に酸素が十分に存在する状況下では，*VHL*遺伝子産物が低酸素誘導因子1α（HIF-1α）に結合し分解に働く過程を明らかにした。細胞が酸素濃度を感知し適応する機構を発見した業績により，William George Kaelin Jr.，Gregg Leonard Semenzaとともに2019年度受賞．

Reichstein, Tadeus（1897-1996） ポーランド生まれのスイスの生化学者．コルチゾンの研究により1950年度受賞．

Richards Jr., Dickinson Woodruff（1895-1973） アメリカの内科学者．心臓カテーテル法の開発および循環系に与えた病理学上の解明により1956年度受賞．

Richet, Charles Robert（1850-1935） フランスの生理学者．アナフィラキシーという術語を医学に導入し，これに関する研究により1913年度受賞．

Robbins, Frederick Chapman（1916-2003） アメリカの小児科医．急性灰白髄炎（ポリオ）の病原ウイルスの組織培養の研究により1954年度受賞．

Roberts, Richard John（1943生） イギリス生まれのアメリカの分子生物学者．分断遺伝子の発見（1977）により1993年度受賞．

Rodbell, Martin（1925-1998） アメリカの生化学者．情報転換因子Gタンパク質の発見（1970）により1994年度受賞．

Rosbash, Michael Morris（1944生） アメリカの遺伝学者，時間生物学者．1984年，Benzerらが提唱していた概日リズムに影響する遺伝子（period；*per*）を特定した．概日リズムを制御する分子機構を発見した業績により，Jeffrey Connor Hall，Michael Warren Youngとともに2017年度受賞．

Ross, Sir Ronald（1857-1932） イギリスの病理学者．マラリアに関する一連の研究（原虫の発育環，蚊による伝染など）により1902年度受賞．

Rothman, James Edward（1950生） アメリカの細胞生物学者．1980～90年代，哺乳動物の細胞を用いて研究を行い，小胞表面と膜表面のタンパク質の組み合わせによって，小胞が特定の標的とする膜に接着・融合することを明らかにした．小胞輸送の制御機構を発見した業績により，Randy Wayne Schekman, Thomas Christian Südhofとともに2013年度受賞．

Rous, Francis Peyton（1879-1970） アメリカの病理学者．1910年，ニワトリの肉腫からウイルスを分離し癌のウイルス研究への道を開いた．この功績により1966年度受賞．

Sakmann, Bert（1942生） ドイツ，シュトゥットガルト生まれの細胞生理学者．細胞の単一イオンチャネルの機能に関する発見およびパッチ・クランプ法（1982）など，分析技術の開発による業績により1991年度受賞．

Samuelsson, Bengt Ingemar（1934生）

スウェーデンの生化学者．プロスタグランジンの生理活性に関する研究により1982年度受賞．

Schally, Andrew Victor（1926生） リトアニア生まれのアメリカの内分泌学者．脳のペプチドホルモン産生に関する発見により1977年度受賞．

Schekman, Randy Wayne（1948生） アメリカの生化学者．1970年代に酵母を用いた研究を始め，小胞輸送の制御に関わるタンパク質をコードする遺伝子を特定した．小胞輸送の制御機構を発見した業績により，James Edward Rothman, Thomas Christian Südhofとともに2013年度受賞．

Semenza, Gregg Leonard（1956生） アメリカの腫瘍学者，小児科医．1990年代半ば，エリスロポエチンの産生を促進する低酸素応答性の転写因子である低酸素誘導因子hypoxia-inducible factor 1（HIF-1）を同定した．その後，HIFは癌，心血管疾患，糖尿病など種々の病態に関与していることが明らかになった．細胞が酸素濃度を感知し適応する機構を発見した業績により，William George Kaelin Jr., Peter John Ratcliffeとともに2019年度受賞．

Sharp, Phillip Allen（1944生） アメリカ生まれの分子生物学者．分断遺伝子の発見（1977）により1993年度受賞．

Sherrington, Sir Charles Scott（1857-1952） イギリスの生理学者．神経細胞の機能に関する研究により1932年度受賞．

Smith, Hamilton Othanel（1931生） ニューヨーク生まれの微生物学者．制限酵素の発見と分子遺伝学への応用により1978年度受賞．

Smithies, Oliver（1925-2017） イギリス生まれのアメリカの遺伝学者．ES細胞によるマウスの特定遺伝子改変の原理を発見した業績により，Mario Renato Capecchi, Martin John Evansとともに2007年度受賞．

Snell, George Davis（1903-1996） マサチューセッツ州ハーバーヒル生まれの遺伝学者．免疫反応を調節する細胞表面の遺伝的に決められた構造についての研究により1980年度受賞．

Spemann, Hans（1869-1941） ドイツの動物学者．胚の特定部位が胚組織を特定の構造に分化させるという発生の原理に関する重要な発見により1935年度受賞．

Sperry, Roger（1913-1994） アメリカのハートフォード生まれの大脳生理学者．大脳半球の左右の機能分担を解明したことにより1981年度受賞．

Steinman, Ralph Marvin（1943-2011） カナダの免疫学者．1973年，樹状細胞の存在を発見し，免疫系において重要な役割を果すことを報告した．樹状細胞および獲得免疫におけるその役割を発見した業績により，Bruce Alan Beutler, Jules Alphonse Hoffmannとともに2011年度受賞．

Südhof, Thomas Christian（1955生） ドイツ生まれのアメリカの細胞生理学者．1990年代に神経細胞の研究において，小胞がカルシウムイオンに応答して細胞膜に融合し神経伝達物質を放出する分子機構を明らかにした．小胞輸送の制御機構を発見した業績により，James Edward Rothman, Randy Wayne Schekmanとともに2013年度受賞．

Sulston, John Edward（1942生） イギリスの有機化学者，生物学者．1969年にSydney Brennerの研究グループに加わり，線虫の発生においてプログラムにより死を運命づけられている細胞があることを発見した．器官発生とプログラム細胞死の遺伝制御を解明した業績により，Sydney Brenner, Howard Robert Horvitzとともに2002年度受賞．

Sutherland, Earl Wilbur（1915-1974） アメリカの生理学者．ホルモン作用の機構に関する発見で，情報伝達物質環状AMP（cyclic AMP）が存在することを発見した業績により1971年度受賞．

Szent-Györgyi von Nagyrápolt, Albert（1893-1986） ハンガリー生まれのアメリカの生化学者．ビタミンCおよびフマル酸の機能作用に関する業績により1937年度受賞．

Szostak, Jack William（1952生） イギリス生まれのアメリカの分子生物学者．Blackburnとの共同研究でテロメアの機能解明に貢献，テロメアおよびテロメラーゼによる染色体保護機構を発見した業績により，Elizabeth Helen Blackburn, Carol Widney Greiderとともに2009年度受賞．

Tatum, Edward Lawrie（1909-1975） アメリカの生化学者．アカパンカビの突然変異株の栄養素要求性の研究および大腸菌K-12株における遺伝子組換え現象の発見により1958年度受賞．

Temin, Howard Martin（1934-1994） アメリカのフィラデルフィア生まれのウイルス学者，腫瘍学者．腫瘍ウイルスと細胞の遺伝子との相互作用に関する研究により1975年度受賞．

Theiler, Max (1899-1972) 南アフリカのプレトリア生まれのアメリカの微生物学者．黄熱病ワクチンの研究に対する功績により1951年度受賞．

Theorell, Axel Hugo (1903-1982) スウェーデンの生化学者．酸化酵素の物理化学的研究で，黄色酵素，シトクロムペルオキシダーゼの構造に関する業績により1955年度受賞．

Thomas, Edward Donnall (1920-2012) アメリカの医学者．臓器移植を治療法として確立し，移植による拒絶反応の抑制について理論的，実践的に発展させた業績により1990年度受賞．

Tinbergen, Nikolaas (1907-1988) オランダ生まれのイギリスの動物行動学者．トゲウオの行動を実験的に解析して，遺伝的性質の解明に関する発見を根拠づけた業績により1973年度受賞．

Tonegawa, Susumu (1939生) 日本の分子生物学者．1976年バーゼル免疫学研究所員として，抗体の多様性の遺伝学的原理（リンパ球成熟化に伴う遺伝子断片の再構成）の実験的証明を発表．その業績により1987年度受賞．

Tu, Youyou (1930生) 中国の薬学者．キク科ヨモギ属植物*Artemisia annua*から抗マラリア薬となるアルテミシニンartemisininを発見した．マラリアに対する新治療法を発見した業績により，William Cecil Campbell，大村 智とともに2015年度受賞．

Vane, John Robert (1927-2004) イギリスの生化学者．プロスタグランジンの生理活性に関する研究により1982年度受賞．

Varmus, Harold Eliot (1939生) アメリカの分子生物学者．癌発生に関する画期的な業績により1989年度受賞．

von Behring, Emil Adolf (1854-1917) ドイツの細菌学者．北里柴三郎（1852-1931）と共にジフテリア菌を動物に注射し抗毒素の産生を発見，ジフテリア抗血清療法の研究により1901年受賞．

von Békésy, Georg (1899-1972) ハンガリー生まれのアメリカの物理学者．内耳の蝸牛における刺激の機能に関する研究により1961年度受賞．

von Euler-Chelpin, Ulf Svante (1905-1983) スウェーデン生まれの生理学者．ノルアドレナリンを発見し，神経末端から出ている液性伝達物質としては，アドレナリンよりは重要であることを明らかにした業績により1970年度受賞．

von Frisch, Karl Ritter (1886-1982) ウィーン生まれのドイツの動物行動学者．個体的，社会的行動様式の組織と誘発に関する発見など，昆虫生理学（ミツバチのダンスbehavior of bees）に画期的業績をもたらした．これにより1973年度受賞．

von Jauregg, Julius Wagner (1857-1940) オーストリアの精神神経病学者．神経梅毒および早発性痴呆の治療にマラリア接種による発熱療法を導入（マラリア療法malariotherapy）したことにより1927年度受賞．

Waksman, Selman Abraham (1888-1973) 旧ソ連キエフ郊外Priluka生まれの細菌学者．1940年アクチノマイシン，1944年ストレプトマイシンの発見に関与し，抗生物質利用の発展に大きく貢献した業績により1952年度受賞．

Wald, George (1906-1997) アメリカの生理学者．視覚の基礎的な化学的，生理学的発見により1967年度受賞．

Warburg, Otto Heinrich (1883-1970) ドイツの生化学者．生体の呼吸作用，同化作用などの研究に貢献し，生体組織中の酸素の消費量を測定するためのmanometerなどを完成した業績により1931年度受賞．

Warren, John Robin (1937生) オーストラリアの病理医．ヘリコバクター・ピロリとその胃炎および消化性潰瘍における役割の発見により，Barry James Marshallとともに2005年度受賞．

Watson, James Dewey (1928生) アメリカの分子生物学者．核酸の分子構造に関する研究（ワトソン・クリックのDNAモデル）により1962年度受賞．

Weller, Thomas Huckle (1915-2008) アメリカの寄生虫学者．急性灰白髄炎（ポリオ）の病原ウイルスの組織培養の研究により1954年度受賞．

Whipple, George Hoyt (1878-1976) アメリカの病理学者．悪性貧血に対する肝臓食療法の発見により1934年度受賞．

Wieschaus, Eric Francis (1947生) アメリカの遺伝学者．初期胚発生における遺伝的制御の研究により1995年度受賞．

Wiesel, Torsten Nils (1924生) スウェーデン，ウプサラ生まれの大脳生理学者．眼の網膜からくる情報が脳の視覚領の各細胞でいかに処理されるかの研究により1981年度受賞．

Wilkins, Maurice Hugh Frederick (1916-2004) イギリスの核酸分子構造の権威者．核酸の分子構造に関する研究により1962年度受賞．

Yalow, Rosalyn Sussman（1921-2011）ニューヨーク生まれの物理学者．ペプチドホルモンの放射性同位元素標識免疫定量法の開発により1977年度受賞．

Yamanaka, Shinya（1962生）日本の幹細胞生物学者．2006年，マウスの胚性線維芽細胞に4つの遺伝子を導入することによりES細胞のような分化多能性をもつ細胞が樹立されることを報告，iPS細胞（人工多能性幹細胞）induced pluripotent stem cellと名付けた．2007年にはヒトの皮膚細胞からiPS細胞を作製することに成功し，再生医療，病態解明や新薬の研究に大きな可能性を開いた．成熟細胞を多能性をもつ状態に初期化できることを発見した業績により，John Bertrand Gurdonとともに2012年度受賞．

Young, Michael Warren（1949生）アメリカの生物学者．1984年，Benzerらが提唱していた概日リズムに影響する遺伝子（period；*per*）を特定，また，1994年にtimeless（*tim*）遺伝子を特定した．概日リズムを制御する分子機構を発見した業績により，Jeffrey Connor Hall，Michael Morris Rosbashとともに2017年度受賞．

Zinkernagel, Rolf Martin（1944生）スイスの免疫学者．細胞性免疫防御の特異性の研究により1996年度受賞．

zur Hausen, Harald（1936生）ドイツのウイルス学者．1974年にヒトパピローマウイルス（HPV）と子宮頸癌との関係を指摘，1983年に子宮頸癌患者の検体からHPV-16のDNAを発見，その翌年，HPV-16，18のゲノムのクローニングに成功し，後の子宮癌検診・ワクチン開発の進展に寄与した．子宮頸癌の原因となるヒトパピローマウイルスを発見した業績により，Françoise Barré-Sinoussi，Luc Antoine Montagnierとともに2008年度受賞．

APPENDIX 3

単位・記号集

●元素周期表
Periodic Table of Elements

原子番号 元素記号 原 子 量

族 / 周期	1	2	3	4	5	6	7	8	9	10	11	12	13	14	15	16	17	18	族 / 周期
1	1 **H** 1.0079																	2 **He** 4.0026	1
2	3 **Li** 6.941	4 **Be** 9.0122											5 **B** 10.811	6 **C** 12.011	7 **N** 14.007	8 **O** 15.999	9 **F** 18.998	10 **Ne** 20.180	2
3	11 **Na** 22.990	12 **Mg** 24.305											13 **Al** 26.982	14 **Si** 28.086	15 **P** 30.974	16 **S** 32.065	17 **Cl** 35.453	18 **Ar** 39 948	3
4	19 **K** 39.098	20 **Ca** 40.078	21 **Sc** 44.956	22 **Ti** 47.867	23 **V** 50.942	24 **Cr** 51.996	25 **Mn** 54.938	26 **Fe** 55.845	27 **Co** 58.933	28 **Ni** 58.693	29 **Cu** 63.546	30 **Zn** 65.39	31 **Ga** 69.723	32 **Ge** 72.64	33 **As** 74.922	34 **Se** 78.96	35 **Br** 79.904	36 **Kr** 83.80	4
5	37 **Rb** 85.468	38 **Sr** 87.62	39 **Y** 88.906	40 **Zr** 91.224	41 **Nb** 92.906	42 **Mo** 95.94	43 **Tc** (98)	44 **Ru** 101.07	45 **Rh** 102.91	46 **Pd** 106.42	47 **Ag** 107.87	48 **Cd** 112.41	49 **In** 114.82	50 **Sn** 118.71	51 **Sb** 121.76	52 **Te** 127.60	53 **I** 126.90	54 **Xe** 131.29	5
6	55 **Cs** 132.91	56 **Ba** 137.33	57–71 Ln*1	72 **Hf** 178.49	73 **Ta** 180.95	74 **W** 183.84	75 **Re** 186.21	76 **Os** 190.23	77 **Ir** 192.22	78 **Pt** 195.08	79 **Au** 196.97	80 **Hg** 200.59	81 **Tl** 204.38	82 **Pb** 207.2	83 **Bi** 208.98	84 **Po** (209)	85 **At** (210)	86 **Rn** (222)	6
7	87 **Fr** (223)	88 **Ra** (226)	89–103 An*2	104 **Rf** (261)	105 **Db** (262)	106 **Sg** (266)	107 **Bh** (264)	108 **Hs** (265)	109 **Mt** (268)										7

*1ランタノイド lanthanoid (Ln)	57 **La** 138.91	58 **Ce** 140.12	59 **Pr** 140.91	60 **Nd** 144.24	61 **Pm** (145)	62 **Sm** 150.36	63 **Eu** 151.96	64 **Gd** 157.25	65 **Tb** 158.93	66 **Dy** 162.50	67 **Ho** 164.93	68 **Er** 167.26	69 **Tm** 168 93	70 **Yb** 173.04	71 **Lu** 174.97
*2アクチノイド actinoid (An)	89 **Ac** (227)	90 **Th** 232.04	91 **Pa** 231.04	92 **U** 238.03	93 **Np** (237)	94 **Pu** (244)	95 **Am** (243)	96 **Cm** (247)	97 **Bk** (247)	98 **Cf** (251)	99 **Es** (252)	100 **Fm** (257)	101 **Md** (258)	102 **No** (259)	103 **Lr** (262)

Ac	actinium	アクチニウム
Ag	silver (argentum)	銀
Al	aluminium, aluminum	アルミニウム
Am	americium	アメリシウム
Ar	argon	アルゴン
As	arsenic	ヒ素
At	astatine	アスタチン
Au	gold (aurum)	金
B	boron	ホウ素
Ba	barium	バリウム
Be	beryllium	ベリリウム
Bh	bohrium	ボーリウム
Bi	bismuth	ビスマス
Bk	berkelium	バークリウム
Br	bromine	臭素
C	carbon	炭素
Ca	calcium	カルシウム
Cd	cadmium	カドミウム
Ce	cerium	セリウム
Cf	californium	カリホルニウム
Cl	chlorine	塩素
Cm	curium	キュリウム
Co	cobalt	コバルト
Cr	chromium	クロム
Cs	caesium, cesium	セシウム
Cu	copper (cuprum)	銅
Db	dubnium	ドブニウム
Dy	dysprosium	ジスプロシウム
Er	erbium	エルビウム
Es	einsteinium	アインスタイニウム
Eu	europium	ユウロピウム
F	fluorine	フッ素
Fe	iron (ferrum)	鉄
Fm	fermium	フェルミウム
Fr	francium	フランシウム
Ga	gallium	ガリウム
Gd	gadolinium	ガドリニウム
Ge	germanium	ゲルマニウム
H	hydrogen	水素
He	helium	ヘリウム
Hf	hafnium	ハフニウム
Hg	mercury (hydrargyrum)	水銀
Ho	holmium	ホルミウム
Hs	hassium	ハッシウム
I	iodine	ヨウ素
In	indium	インジウム
Ir	iridium	イリジウム
K	potassium (kalium)	カリウム
Kr	krypton	クリプトン
La	lanthanum	ランタン
Li	lithium	リチウム
Lr	lawrencium	ローレンシウム
Lu	lutetium	ルテチウム
Md	mendelevium	メンデレビウム
Mg	magnesium	マグネシウム
Mn	manganese	マンガン
Mo	molybdenum	モリブデン
Mt	meitnerium	マイトネリウム
N	nitrogen	窒素
Na	sodium (natrium)	ナトリウム
Nb	niobium	ニオブ
Nd	neodymium	ネオジム
Ne	neon	ネオン
Ni	nickel	ニッケル
No	nobelium	ノーベリウム
Np	neptunium	ネプツニウム
O	oxygen	酸素
Os	osmium	オスミウム
P	phosphorus	リン
Pa	protactinium	プロトアクチニウム
Pb	lead (plumbum)	鉛
Pd	palladium	パラジウム
Pm	promethium	プロメチウム
Po	polonium	ポロニウム
Pr	praseodymium	プラセオジム
Pt	platinum	白金
Pu	plutonium	プルトニウム
Ra	radium	ラジウム
Rb	rubidium	ルビジウム
Re	rhenium	レニウム
Rf	rutherfordium	ラザホージウム
Rh	rhodium	ロジウム
Rn	radon	ラドン
Ru	ruthenium	ルテニウム
S	sulfur	イオウ
Sb	antimony (stibium)	アンチモン
Sc	scandium	スカンジウム
Se	selenium	セレン
Sg	seaborgium	シーボーギウム
Si	silicon	ケイ素
Sm	samarium	サマリウム
Sn	tin (stannum)	スズ
Sr	strontium	ストロンチウム
Ta	tantalum	タンタル
Tb	terbium	テルビウム
Tc	technetium	テクネチウム
Te	tellurium	テルル
Th	thorium	トリウム
Ti	titanium	チタン
Tl	thallium	タリウム
Tm	thulium	ツリウム
U	uranium	ウラン
V	vanadium	バナジウム
W	tungsten (wolfram)	タングステン
Xe	xenon	キセノン
Y	yttrium	イットリウム
Yb	ytterbium	イッテルビウム
Zn	zinc	亜鉛
Zr	zirconium	ジルコニウム

SI単位

m　メートル　meter　真空中で光が299,792,458分の1秒に進む距離．長さ（国際単位系の基本単位）

kg　キログラム　kilogram　国際度量衡委員会によって選定された国際キログラム原器の質量に等しい．質量（国際単位系の基本単位）

s　秒　second　セシウム133原子の基底状態の2つの超微細準位の間の遷移に対応する放射周期の9,192,631,770倍の継続時間．時間（国際単位系の基本単位）

A　アンペア　ampere　真空中に1m間隔で並行に置かれた無限に小さい円形断面積をもつ無限に長い2本の直線状の導体のそれぞれを流れ，これらの導体の長さ1mごとに2×10^{-7} Nの力を及ぼし合う不変の電流．電流（国際単位系の基本単位）

K　ケルビン　Kelvin　水の三重点（固体・液体・気体の三態が共存できる点）の熱力学温度の273.16分の1．熱力学温度（国際単位系の基本単位）

mol　モル　mole　0.012kgの炭素12の中に存在する原子の数と等しい数の要素粒子,または要素粒子の集合体（組成が明確にされたものに限る）で構成された系の物質量とし,要素粒子または要素粒子の集合体を特定して使用する．物質量（国際単位系の基本単位）

cd　カンデラ　candela　周波数540 × 1,012 Hzの単色放射を放出し，所定の方向におけるその放射強度が683分の1 W/srである光源の，その方向における強度．光度（国際単位系の基本単位）

rad　ラジアン　radian　円の周上でその半径の長さに等しい長さの弧を切り取る2本の半径の間に含まれる平面角．平面角（国際単位系の補助単位）

sr　ステラジアン　steradian　球の中心を頂点とし，その球の半径を1辺とする正方形の面積と等しい面積をその球の表面上で切り取る立体角．立体角（国際単位系の補助単位）

Hz　ヘルツ　hertz　周波数（国際単位系の組立単位）

N　ニュートン　newton　力（国際単位系の組立単位）

Pa　パスカル　pascal　圧力（国際単位系の組立単位）

J　ジュール　joule　エネルギー，仕事，熱量（国際単位系の組立単位）　1J＝0.239 cal

W　ワット　watt　仕事率，電力（国際単位系の組立単位）

C　クーロン　coulomb　電気量，電荷（国際単位系の組立単位）

V　ボルト　volt　電位，電圧，起電力（国際単位系の組立単位）

F　ファラド　farad　静電容量，キャパシタンス　（国際単位系の組立単位）

Ω　オーム　ohm　電気抵抗（国際単位系の組立単位）

S　ジーメンス　siemens　コンダクタンス（国際単位系の組立単位）

Wb　ウェーバ　weber　磁束（国際単位系の組立単位）

T　テスラ　tesla　磁束密度，磁束誘導（国際単位系の組立単位）

H　ヘンリー　henry　インダクタンス（国際単位系の組立単位）

lm　ルーメン　lumen　光速（国際単位系の組立単位）

lx　ルクス　lux　照度（国際単位系の組立単位）

Bq　ベクレル　becquerel　放射能（国際単位系の組立単位）

Gy　グレイ　gray　吸収線量（国際単位系の組立単位）

Sv　シーベルト　sievert　線量当量（国際単位系の組立単位）

長さ

km キロメートル kilometer 10^3 m
m メートル meter 1 m ≒ 39.3701 in, 3.2808 ft
cm センチメートル centimeter 10^{-2} m
mm ミリメートル millimeter 10^{-3} m
μm マイクロメートル micrometer 10^{-6} m
nm ナノメートル nanometer 10^{-9} m
Å オングストローム angstrom 10^{-10} m
yd ヤード yard 1 yard = 3 ft, = 0.9144 m
ft フィート feet (foot) 1 ft = 12 in, 0.3048 m
in インチ inch 1 in = 2.54 cm

質量

kg キログラム kilogram 1 kg ≒ 2.2046 lb
g グラム gram 10^{-3} kg
mg ミリグラム milligram 10^{-6} kg, 10^{-3} g
μg マイクログラム microgram 10^{-9} kg, 10^{-6} g
ng ナノグラム nanogram 10^{-12} kg, 10^{-9} g
pg ピコグラム picogram 10^{-15} kg, 10^{-12} g
lb ポンド pound 1 lb ≒ 0.4536 kg, = 16 oz, 7,000 gr
oz オンス ounce 1 oz ≒ 28.3495 g
gr グレーン grain 1 gr ≒ 64.7989 mg

体積

l リットル liter 1 *l* = 10^{-3} m^3
d*l* デシリットル deciliter 1 d*l* = 10^{-4} m^3, 100 m*l*
m*l* ミリリットル milliliter 1 m*l* = 10^{-6} m^3

比率量

% パーセント percent 10^{-2}
‰ パーミル per mil 10^{-3}
ppm ピーピーエム parts per million 10^{-6}
pphm ピーピーエイチエム parts per hundred million 10^{-8}
ppb ピーピービー parts per billion 10^{-9}
ppt ピーピーティー parts per trillion 10^{-12}

放射線関連

Bq ベクレル Becquerel 放射能を表すSI単位. 1 Bq = 2.7×10^{-11}Ci
Ci キュリー curie SI単位としてBqが使用される.
C/kg クローン·パー·キログラム Coulomb per kilogram 照射線量を表すSI単位. 1C/kg = 3.88×10^3R
R レントゲン roentgen SI単位としてC/kgが使用される.
Gy グレイ Gray 吸収線量を表すSI単位. 1 Gy = 100 rad
Rad ラド rad SI単位としてGyが使用される.
Sv シーベルト Sievert 線量当量を表すSI単位. 1 Sv = 100 rem
Rem レム roentgen equivalent man SI単位としてSvが使用される.
G, Gs ガウス Gauss 磁束密度を表す. 1 G = 10^{-4} T
Rhm roentgen per hour at one meter ラム値. ガンマ線量を表す.

その他

cal カロリー calorie 熱量の単位. 1グラムの水の温度を1℃だけ上昇させるのに要する熱量. SI単位としてはJを用いる. 1 cal = 4.184 J.

dB デジベル decibel 常用対数で表す減衰率の単位. 聴力検査で音圧レベルを示し, また心電計・脳波形・筋電計など医用機器の回路や増幅器の利得を表す単位.

Fr フレンチサイズ French size 医用器具. カテーテルなどの太さを示す単位.

G ゲージ Gage 医用器具. 注射針の太さを示す単位.

g/d*l* グラム・パー・デシリットル gram per deciliter 蛋白（TP, Alb, Glob）, ヘモグロビンなどの濃度を表す単位.

IU アイユー international unit ビタミン, ホルモンの生理的効力や酵素活性の強さなどを表すために用いられる国際単位. ［例］Vitamin A（retinol）1.0 IU = 0.3 μg, Vitamin D（crystalline vitamin D_3）1.0 IU = 0.025 μg, Vitamin E（*dl*-α-tocopherol acetate）1.0 IU = 1 mg など. 酵素活性ついては, 1分間に1 μ mol の基質を変化させる酵素量が1 IU とされる.

μg/d*l* マイクログラム・パー・デシリットル microgram per deciliter 鉄（Fe）, 銅（Cu）など血中成分濃度を表す単位.

mEq/*l* ミリ当量・パー・リットル milli-equivalent per liter ナトリウム（Na）, カリウム（K）, クロール（Cl）, マグネシウム（Mg）などの血中電解質の濃度を表す単位.

mg/d*l* ミリグラム・パー・デシリットル milligram per deciliter ビリルリン, コレステロール, 血糖, 中性脂肪, 尿素, 尿酸, 尿素窒素, クレアチニン, カルシウム（Ca）, 無機リン（P）などの血中成分濃度を表す単位.

mg/*l* ミリグラム・パー・リットル milligram per liter 中性脂肪, 尿素, カルシウム（Ca）, 無機リン（P）などの血中成分濃度を表す単位.

mmHg ミリメートル水銀柱 millimeters of mercury（Hg = hydrargyrum）圧力. ガス分圧や血圧の表示に使われる単位. 1 mmHg ≒ 1 torr, 1 mmHg ≒ 0.13 kPa, 1 kPa ≒ 7.5 mmHg.

mOsm ミリオスモル milliosmol オスモルの1/1000, ヒトの血漿浸透圧濃度は mOsm/kg・H_2O で表す.

ng/m*l* ナノグラム・パー・ミリリットル nanogram per milliliter AFP, CEAなど腫瘍マーカーや成長ホルモン（GH）, プロラクチンなどホルモンの値を表す単位.

Osm オスモル osmol 1 mol の理想溶液と等しい浸透圧（総溶質濃度）を示す濃度. 通常, ヒトの血漿浸透圧は mOsm を用いる.

/μ*l* マイクロリットル当たり per microliter 骨髄数, 血球数を示す単位.

pg/m*l* ピコグラム・パー・ミリリットル picogram per milliliter グルカゴン, エストロゲンなどホルモンを表す単位.

pH ピーエイチ（ペーハー） potential of hydrogen 水素イオン指数. 酸性度を表す単位. 中性= pH 7, 酸性は pH ＜ 7, アルカリ性は pH ＞ 7.

rpm アールピーエム Revolution Per Minute 回転毎分の略で1分間に何回転するかを表す単位. 血液成分, 細胞成分を分離する際に使用する遠心分離機で用いる単位. コンピュータではHDやMOなどの記憶装置がディスクを何回転させ読み書きを行うかを表すのにも使用される. 1 rpm= 60 Hz.

Torr（torr） トル Torricelli 圧力. ガス分圧や血圧の表示に使われる単位. 1 torr ≒ 1 mmHg, 1 torr ≒ 0.13 kPa, 1 kPa ≒ 7.5 torr.

U ユニット unit 酵素活性などを表す単位として用いられる.

U/*l*（IU/*l*） ユニット・パー・リットル unit per liter LDH, AST（GOT）, ALT（GPT）, ALP, AMY, CK などの血中酵素活性値を表す単位.

U/m*l*（IU/m*l*） ユニット・パー・ミリリットル unit per milliliter CA125, CA19-9 などの腫瘍マーカー, 補体価, インスリンなどを表す単位.

10の乗数を表す接頭語

Y	yotta	ヨタ	10^{24}
Z	zetta	ゼタ	10^{21}
E	exa	エクサ	10^{18}
P	peta	ペタ	10^{15}
T	tera	テラ	10^{12}
G	giga	ギガ	10^{9}
M	mega	メガ	10^{6}
k	kilo	キロ	10^{3}
h	hecto	ヘクト	10^{2}
da	deca	デカ	10
d	deci	デシ	10^{-1}
c	centi	センチ	10^{-2}
m	mili	ミリ	10^{-3}
μ	micro	マイクロ	10^{-6}
n	nano	ナノ	10^{-9}
p	pico	ピコ	10^{-12}
f	femto	フェムト	10^{-15}
a	atto	アト	10^{-18}
z	zepto	ゼプト	10^{-21}
y	yocto	ヨクト	10^{-24}

有機化学などで用いられる数詞

mono (hen)	モノ（ヘン）	1
di (do)	ジ（ド）	2
tri	トリ	3
tetra	テトラ	4
penta	ペンタ	5
hexa	ヘキサ	6
hepta	ヘプタ	7
octa	オクタ	8
nona	ノナ	9
deca	デカ	10
undeca	ウンデカ	11
dodeca	ドデカ	12
trideca	トリデカ	13
tetradeca	テトラデカ	14
pentadeca	ペンタデカ	15
hexadeca	ヘキサデカ	16
heptadeca	ヘプタデカ	17
octadeca	オクタデカ	18
nonadeca	ノナデカ	19
(e)icosa	(エ)イコサ	20
hen(e)icosa	ヘン(エ)イコサ	21
docosa	ドコサ	22
tricosa	トリコサ	23
tetracosa	テトラコサ	24
pentacosa	ペンタコサ	25
hexacosa	ヘキサコサ	26
heptacosa	ヘプタコサ	27
octacosa	オクタコサ	28
nonacosa	ノナコサ	29
triaconta	トリアコンタ	30
tetraconta	テトラコンタ	40
pentaconta	ペンタコンタ	50
hexaconta	ヘキサコンタ	60
heptaconta	ヘプタコンタ	70
octaconta	オクタコンタ	80
nonaconta	ノナコンタ	90
hecta	ヘクタ	100
dicta	ジクタ	200
tricta	トリクタ	300
tetracta	テトラクタ	400
pentacta	ペンタクタ	500
hexacta	ヘキサクタ	600
heptacta	ヘプタクタ	700
octacta	オクタクタ	800
nonacta	ノナクタ	900
kilia	キリア	1000
dilia	ジリア	2000
trilia	トリリア	3000
tetralia	テトラリア	4000
pentalia	ペンタリア	5000
hexalia	ヘキサリア	6000
heptalia	ヘプタリア	7000
octalia	オクタリア	8000
nonalia	ノナリア	9000

ギリシア文字

α	A	alpha	アルファ
β	B	beta	ベータ
γ	Γ	gamma	ガンマ
δ	Δ	delta	デルタ
ε	E	epsilon	イプシロン
ζ	Z	zeta	ゼータ
η	H	eta	イータ
θ	Θ	theta	シータ
ι	I	iota	イオタ
κ	K	kappa	カッパ
λ	Λ	lambda	ラムダ
μ	M	mu	ミュー
ν	N	nu	ニュー
ξ	Ξ	xi	グザイ
o	O	omicron	オミクロン
π	Π	pi	パイ
ρ	P	rho	ロー
σ	Σ	sigma	シグマ
τ	T	tau	タウ
υ	Υ	upsilon	ウプシロン
ϕ	Φ	phi	ファイ
χ	X	chi	カイ
ψ	Ψ	psi	プサイ
ω	Ω	omega	オメガ

memo

memo

スタンダード医学英和辞典

2002年 3月15日 1版1刷
2006年 4月20日 4刷
2008年 2月14日 2版1刷
2020年 7月31日 4刷

監　修　　主編集
佐藤登志郎（さとうとしろう）　吉村博邦（よしむらひろくに）

発行者
株式会社 南山堂　代表者 鈴木幹太
〒113-0034　東京都文京区湯島 4-1-11
TEL 代表 03-5689-7850　www.nanzando.com

ISBN 978-4-525-01142-0　定価（本体 4,800 円＋税）

A0114240204-A